Berger · Psychiatrie und Psychotherapie

Berger
Psychiatrie und Psychotherapie

Herausgegeben von Mathias Berger
unter Mitarbeit von Rolf-Dieter Stieglitz

Mit Beiträgen von
J. Angenendt • J. Backhaus • J. Bauer
M. Berger • M. M. Berner • M. Bohus • A. Diefenbacher
D. Ebert • M. M. Fichter • P. Fiedler • H. Förstl
H. J. Freyberger • J. Fritze • U. Frommberger
A. Günthner • M. Härter • B. Heßlinger • W. Hiller
F. Hohagen • M. Hornyak • M. Hüll • H. Kindt • G. Kockott
M. H. Lanczik • G. Lehmkuhl • K. Mann
E. Nyberg • H. M. Olbrich • W. Rief • D. Riemann
A. Rüther • R. Saupe • R.-D. Stieglitz • C. Stiglmayr
W. Trabert • R. Vauth • U. Voderholzer • B. Voges
J. Vollmann • J. Walden • R. Wolf • M. Wolfersdorf

Mit 122 Abbildungen und
293 Tabellen

Urban & Schwarzenberg · München–Wien–Baltimore

Anschrift des Herausgebers:

Prof. Dr. med. Mathias Berger
Universitätsklinik für Psychiatrie und Psychosomatik
Hauptstr. 5
79104 Freiburg

Die Deutsche Bibliothek – CIP-Einheitsaufnahme

Psychiatrie und Psychotherapie : mit Tabellen / hrsg. von Mathias Berger unter Mitarb. von Rolf-Dieter Stieglitz. Mit Beitr. von J. Angenendt ... – München ; Wien ; Baltimore : Urban und Schwarzenberg, 1999
ISBN 3-541-18131-1

Planung: Dr. med. Thomas Hopfe
Lektorat: Elisabeth Borsch, Sandra Bredl, Dr. med. Felicitas Claaß, Elke Simon, Dr. med. Sabine Tatò, Jutta Wittmann, Dr. med. Brigitte Zakaria
Herstellung: Peter Sutterlitte
Zeichnungen: Henriette Rintelen
Umschlaggestaltung: Dieter Vollendorf

Alle Rechte, auch die des Nachdrucks, der Wiedergabe in jeder Form und der Übersetzung in andere Sprachen behalten sich Urheber und Verleger vor. Es ist ohne schriftliche Genehmigung des Verlages nicht erlaubt, das Buch oder Teile daraus auf fotomechanischem Weg (Fotokopie, Mikrokopie) zu vervielfältigen oder unter Verwendung elektronischer bzw. mechanischer Systeme zu speichern, systematisch auszuwerten oder zu verbreiten (mit Ausnahme der in den §§ 53, 54 URG ausdrücklich genannten Sonderfälle).

Satz und Repro: Kösel, Kempten
Druck: Appl, Wemding
Bindung: Großbuchbinderei Monheim
© Urban & Schwarzenberg 1999

ISBN 3-541-18131-1

*Heinz Häfner und Detlev von Zerssen ist dieses Buch gewidmet.
Ihre bedeutenden Beiträge zur Entwicklung einer
modernen Psychiatrie und Psychotherapie, die sich konsequent
an den Ergebnissen wissenschaftlicher Empirie orientieren,
haben uns bei unserer klinischen und wissenschaftlichen Arbeit
wichtige Impulse vermittelt und bei der Abfassung dieses Lehrbuchs
in besonderer Weise inspiriert.*

Zu diesem Buch

Die momentane Situation in Psychiatrie und Psychotherapie

In Deutschland waren Psychiatrie und Psychotherapie bisher in vieler Hinsicht getrennt. Die Psychiatrie wurde häufig als eine Amalgamierung von Psychopathologie und Pharmakopsychiatrie verstanden. Die ärztliche Psychotherapie wurde von der Psychiatrie getrennt gesehen und war vornehmlich tiefenpsychologisch bzw. psychoanalytisch bestimmt.

In den letzten zehn Jahren zeichnete sich, insbesondere in den USA initiiert, eine deutliche Veränderung der Sichtweise ab. Die enormen Fortschritte der Neurobiologie einschließlich der bildgebenden Verfahren ermöglichten zunehmend auch normale psychische Abläufe mit neurobiologischen, d.h. zellulären Veränderungen, in Verbindung zu sehen. Dies führte zu intensiven Bemühungen, einerseits auch bei sogenannten Neurosen nach neurobiologischen Korrelaten zu suchen, und andererseits die neurobiologischen Effekte psychologischer Interventionen zu erforschen. Damit hob sich die Dichotomisierung in als rein psychogen erachteten Erkrankungen wie abnorme Reaktionen, Neurosen sowie Persönlichkeitsstörungen auf der einen Seite und als vornehmlich biologisch verstehbare und damit somatisch behandelbare Erkrankungen wie endogene Psychosen auf der anderen Seite auf.

Die vielfach strapazierte, bisher insbesondere von paramedizinischen und rein psychologisch orientierten Schulrichtungen proklamierte, ganzheitliche Sichtweise psychischer Erkrankungen wurde damit zunehmend wissenschaftlich und klinisch relevant. Dementsprechend wurde eine dichotomisierende Grenzziehung zwischen somatischen und psychischen Störungen verlassen und eine mehrdimensionale Sichtweise des Erkennens, Verstehens und Behandelns psychischer Erkrankungen angestrebt. Auch gerieten die auf Abgrenzung ausgerichteten Schulrichtungen der Psychotherapie, wie Gesprächspsychotherapie, Psychoanalyse oder Verhaltenstherapie, zunehmend in die Kritik zugunsten von integrativen psychotherapeutischen Verfahren, die sich vornehmlich an den Charakteristika einzelner psychischer Erkrankungen orientieren.

Diese Entwicklungen spiegeln sich in diesem Lehrbuch wider, und zwar in einer integrativen, mehrdimensionalen Sichtweise psychischer Erkrankungen. Dies gilt insbesondere für die Darstellungen der Therapiemöglichkeiten, in denen sozio-, pharmako- und psychotherapeutische Verfahren gleichberechtigt erscheinen. Wenn möglich, werden dabei die Ergebnisse empirischer Therapiestudien, soweit diese vorliegen, in den Vordergrund gestellt. Da unser bisheriges Denken – etwa im Hinblick auf die Psychotherapie – leider noch stark durch Schulrichtungen bestimmt wird und z.B. auch in der Weiterbildungsordnung verankert ist, wird in dem Lehrbuch auf sie Bezug genommen, jedoch, wo immer bereits möglich, der Versuch unternommen, über solche konventionellen Sichtweisen hinaus integrative, an den Störungsbildern orientierte Therapieverfahren darzustellen.

Konzeption des Buchs

1992 empfahl der Deutsche Ärztetag den Landesärztekammern die Einführung eines **Facharztes für Psychiatrie und Psychotherapie.** Dieser Empfehlung folgten alle Bundesländer in den folgenden zwei Jahren, so daß in der jetzt gültigen Weiterbildungsordnung der bisherige Arzt für Psychiatrie durch einen Gebietsarzt für Psychiatrie und Psychotherapie abgelöst wurde. Damit wurde in der Weiterbildungsordnung festgelegt, daß Psychotherapie einen integralen, unverzichtbaren Bestandteil des Facharztes darstellt und jeder Weiterbildungsassistent hier eingehende Kenntnisse, Erfahrungen und Fertigkeiten erwerben muß. Darüber hinaus wurden die Richtlinien der Weiterbildungsordnung so gefaßt, daß eine curricular strukturierte Weiterbildung erfolgen muß, d.h. mit vorgeschriebenen theoretischen und praktischen Weiterbildungsbausteinen. Das vorgelegte Lehrbuch soll diesen Anforderungen Rechnung tragen. Es soll dem Assistenten die Möglichkeit geben, in Ergänzung zu seiner praktischen Weiterbildung die – auch für die Facharztprüfung – notwendigen theoretischen Kenntnisse zu erwerben.

Für die **Weiterbildungsermächtigten** und die von ihnen eingesetzten Dozenten soll das Buch eine Leitlinie und Unterstützung für die curriculare Gestaltung der Weiterbildung ihrer Assistenzärzte bieten.

Das Lehrbuch kann als Orientierung für die Anforderungen und die Gestaltung der **Facharztprüfung** durch die von den Bezirksärztekammern beauftragten Prüfer genutzt werden.

Ebenfalls 1992 empfahl der Ärztetag die Einführung eines **Arztes für Psychotherapeutische Medizin.** Dieser Empfehlung kamen sämtliche Landesärztekammern ebenfalls nach. Die Assistenzärzte müssen eine mindestens einjährige psychiatrisch-psychotherapeutische Weiterbildungszeit durchlaufen und benötigen für die Behandlung gewichtiger psychischer Erkrankungen komplexe Informationen über alle relevanten Dimensionen der Diagnostik und Therapie. Insbesondere die enge Verzahnung von Psychotherapie mit unterschiedlichen diagnostischen Kriterien und anderen therapeutischen Dimensionen, wie der Somato- und Pharmakotherapie, dürfte dieses Lehrbuch auch für diese Facharztweiterbildung relevant machen.

Anfang 1998 beschloß der Bundestag das Psychologische Psychotherapeutengesetz. Auch im Rahmen der zukünftigen Ausbildung zum **Psychologischen Psychotherapeuten** ist eine einjährige Tätigkeit in der Psychiatrie und Psychotherapie vorgeschrieben. Psychologische Psychotherapeuten werden umfangreiche differentialdiagnostische und differentialtherapeutische Kenntnisse besitzen müssen. Das Lehrbuch soll auch dazu beitragen, daß Psychologen in der begrenzten zur Verfügung stehenden Ausbildungszeit die notwendigen Kenntnisse erwerben können.

Studenten, die ein spezielles Interesse an dem Fach besitzen, werden zumindest abschnittsweise ihr Wissen um psychiatrisch-psychotherapeutische Fragestellungen über die Studentenlehrbücher hinaus mittels dieses Buchs erweitern können.

Schließlich bietet das Buch sowohl **Fachärzten für Psychiatrie, Nervenärzten, aber auch Allgemeinmedizinern,** die den größten Teil von Patienten mit psychischen Erkrankungen in ihren Praxen behandeln, die Möglichkeit, ihr Wissen im Hinblick auf Diagnostik und Therapie psychischer Erkrankungen zu aktualisieren. Die zum Teil einschneidende Entwicklung in unterschiedlichen Bereichen wie in Psychopharmakologie, Psychotherapie oder bei bildgebenden Verfahren und in der Neurophysiologie dürfte eine komprimierte Darstellung der unterschiedlichen Aspekte des Gebiets auch für die genannten Facharztgruppen sinnvoll machen.

Autoren des Buchs

Die Mehrzahl der Autoren der einzelnen Kapitel stammen aus der Freiburger Abteilung für Psychiatrie und Psychotherapie mit Poliklinik, so daß das Lehrbuch in vieler Hinsicht der Weiterbildungskonzeption der Klinik entspricht. Diese ist unterteilt in ein einjähriges Grundcurriculum, in dessen Verlauf die Grundkenntnisse in Diagnostik, Psychopathologie, Zusatzdiagnostik, Psychotherapieverfahren und Pharmakotherapie vermittelt werden. Dem schließt sich ein dreijähriges Aufbaucurriculum an, das ausschließlich an Störungsbildern orientiert ist. Das heißt, von jedem Störungsbild, wie beispielsweise den affektiven Erkrankungen, werden historischer Hintergrund, Epidemiologie, Psychopathologie, Differentialdiagnostik und unterschiedliche Therapieverfahren integriert dargestellt. In der gleichen Weise ist das Lehrbuch konzipiert. Bis auf wenige Ausnahmen haben die Autoren, die nicht aus der Freiburger Klinik stammen, mit dem Herausgeber am Max-Planck-Institut für Psychiatrie in München bzw. am Zentralinstitut für Seelische Gesundheit in Mannheim zusammengearbeitet. Auch mit der Widmung des Buchs an Professor Detlev von Zerssen und Professor Heinz Häfner wird deutlich gemacht, daß die Konzeption des Buchs ihre Impulse aus diesen beiden Kliniken und der dort entwickelten Form der Psychiatrie und Psychotherapie erhalten hat. An beiden Orten wurde eine von Ideologien und historischem Ballast befreite und an empirischen Untersuchungsergebnissen orientierte Psychiatrie und Psychotherapie betrieben, was die in den letzten Jahren in Deutschland eingetretene Entwicklung des Faches maßgeblich mitbestimmt hat.

Begrenzungen des Lehrbuchs

Die normale psychische Entwicklung des Menschen über die gesamte Lebensspanne hinweg, und zwar als Basis für das Psychopathologieverständnis, ist – im Unterschied zu vergleichbaren amerikanischen Lehrbüchern – in diesem Buch nicht enthalten. Auch sind Grundlagen der Neurobiologie, der Molekularbiologie sowie der Genetik und Molekulargenetik nicht mit aufgenommen. All dies hätte den Rahmen des Lehrbuchs bei weitem gesprengt und ein zweibändiges Werk notwendig gemacht. Außerdem sind diese Kenntnisse zwar für Wissenschaftler, ob sie nun Psychotherapieverfahren entwickeln oder sich um neue pharmakologische einschließlich gentherapeutischer Verfahren bemühen, unabdingbar, spielen aber für den klinisch tätigen Psychiater und Psychotherapeuten nur eine begrenzte Rolle.

Der Übersichtlichkeit halber wurde auf eine Zitierung einzelner, jede Feststellung des Buchs unterstützender Literaturangaben weitgehend verzichtet.

Das Buch enthält jedoch zu jedem Kapitel und Abschnitt weiterführende Literaturangaben. Das Lehrbuch soll dem klinisch tätigen Psychiater und Psychotherapeuten Orientierung und Hilfe sein. Damit kann es nicht auf jeden Literatur- und Wissenschaftsstreit um jeden Einzelaspekt in abgewogener, differenzierter Weise eingehen, sondern muß auch aufgrund einer subjektiven Wertung in zweifelhaften Themenbereichen die zur Zeit sinnvollste Lehrmeinung herausarbeiten. Somit enthält das Lehrbuch implizit eine subjektive Wertung durch die Autoren, die durch ein Übermaß an Zitierungen von einzelnen Literaturbelegen nicht kaschiert werden soll. Die kaum mehr übersehbare Fülle von Zeitschriften und Monographien zu sämtlichen Aspekten unseres Faches geben dem besonders wissenschaftlich Interessierten genug Möglichkeiten, sich weiter zu informieren. Als Hilfestellung wurde an den Lehrbuchtext ein Kapitel über die moderne Entwicklung der Evidence-based Medicine und ihrer Methodik der Literaturrecherchen angefügt.

Danksagung

Die Abfassung dieses Lehrbuchs hat für die gesamte Abteilung über zwei Jahre eine erhebliche Belastung dargestellt. Insbesondere Herr Stieglitz hat sich intensiv um die Verwirklichung des Buchs verdient gemacht. Das gleiche gilt für Frau Herbst, die mehr als die sekretarielle Arbeit leistete, sondern die kontinuierliche Verbindung zum Verlag hielt und half, dem Buch seine Struktur zu geben. Herrn Privatdozent Dr. Mombour danke ich für eine letzte Durchsicht des Buchs, das dem Herausgeber ein Stück die Befürchtung nahm, inzwischen „buchblind" bei der wiederholten Durchsicht der Kapitel doch entscheidende Fehler übersehen zu haben. Mein Dank gilt auch Frau Götz, die als studentische Hilfskraft das Lehrbuch einer kritischen Durchsicht unterzogen und vielfältige Vorschläge für die Gestaltung des Textes und der Abbildungen unterbreitet hat.

Herr Dr. Hopfe und sein Team von Urban & Schwarzenberg ergriffen nicht nur die Initiative zur Abfassung dieses Lehrbuchs, sondern brachten es in ungewöhnlich engagierter Weise zum Abschluß. Allen Genannten gilt neben den Autoren ein entscheidender Teil des Verdienstes, falls das Buch als erfolgreich beurteilt wird.

Der Herausgeber   Oktober 1998

Inhaltsverzeichnis

I Grundlagen der Diagnostik und Therapie

1 **Psychiatrische Untersuchung und Befunderhebung** 3
   R.-D. Stieglitz, H. J. Freyberger

2 **Psychiatrische Diagnostik und Klassifikation** 31
   R.-D. Stieglitz, H. J. Freyberger

3 **Zusatzdiagnostik** 63
   J. Walden, B. Heßlinger, R.-D. Stieglitz

4 **Psychopharmakologie und andere psychobiologische Behandlungsverfahren** 95
   J. Walden

5 **Psychotherapie** 131
   F. Hohagen, R.-D. Stieglitz, M. Bohus, M. Berger

6 **Sozialpsychiatrie** 219
   B. Voges

7 **Psychoedukation, Patientenratgeber und Selbsthilfemanuale** 239
   J. Angenendt, R.-D. Stieglitz

II Psychische Störungen

8 **Organische (und symptomatische) psychische Störungen** 259
   H. Förstl, M. Hüll, J. Bauer

9 **Suchterkrankungen** 345
   K. Mann, A. Günthner

10 **Schizophrenien und andere psychotische Störungen** 405
   H. M. Olbrich, J. Fritze, M. H. Lanczik, R. Vauth

11 **Affektive Erkrankungen** 483
   M. Berger

12 **Angststörungen** 567
   J. Angenendt, U. Frommberger, W. Trabert, C. Stiglmayr, M. Berger

13 **Zwangsstörungen** 619
   F. Hohagen

14 **Somatoforme Störungen** 641
   W. Hiller, W. Rief

15 **Dissoziative Störungen** 657
   H. J. Freyberger, R.-D. Stieglitz

16 **Schlafstörungen** 667
   D. Riemann, M. Hornyak, J. Backhaus, U. Voderholzer

17 Sexualstörungen 695
G. Kockott

18 Anorektische und bulimische Eßstörungen 715
M. M. Fichter

19 Posttraumatische Belastungsstörungen 741
U. Frommberger, E. Nyberg, M. Berger

20 Anpassungsstörungen 763
U. Frommberger

21 Persönlichkeitsstörungen 771
M. Bohus, R.-D. Stieglitz, P. Fiedler, M. Berger

22 Nicht-stoffgebundene Süchte, Impulskontrollstörungen 847
D. Ebert

23 Intelligenzminderung 867
G. Lehmkuhl

24 Artifizielle Störungen 881
H. J. Freyberger, R.-D. Stieglitz

25 Suizidalität 889
M. Wolfersdorf

III Spezielle Aspekte

26 Gerontopsychiatrie und -psychotherapie 907
R. Wolf

27 Konsiliarpsychiatrie und -psychotherapie 941
R. Saupe, A. Diefenbacher

28 Forensische Psychiatrie 957
H. Kindt

29 Ethische Probleme in der Psychiatrie 993
J. Vollmann

**30 Qualitätsmanagement in der psychiatrisch-psycho-
therapeutischen Versorgung** 1001
M. Härter, R.-D. Stieglitz, M. Berger

**31 Evidence-based Medicine – „up to date" im klinischen
Alltag** 1015
A. Rüther, M. M. Berner

Sachverzeichnis 1023

Autorenverzeichnis

Dr. med. Jörg Angenendt • Universitätsklinik für Psychiatrie und Psychosomatik • Abteilung für Psychiatrie und Psychotherapie • Hauptstr. 5 • 79104 Freiburg

Dr. phil. Dipl.-Psych. Jutta Backhaus • Universitätsklinik für Psychiatrie und Psychosomatik • Abteilung für Psychiatrie und Psychotherapie • Hauptstr. 5 • 79104 Freiburg

Prof. Dr. med. Joachim Bauer • Universitätsklinik für Psychiatrie und Psychosomatik • Abteilung für Psychiatrie und Psychotherapie • Hauptstr. 5 • 79104 Freiburg

Prof. Dr. med. Mathias Berger • Universitätsklinik für Psychiatrie und Psychosomatik • Hauptstr. 5 • 79104 Freiburg

Dr. med. Michael M. Berner • Universitätsklinik für Psychiatrie und Psychosomatik • Abteilung für Psychiatrie und Psychotherapie • Hauptstr. 5 • 79104 Freiburg

Dr. med. Martin Bohus • Universitätsklinik für Psychiatrie und Psychosomatik • Abteilung für Psychiatrie und Psychotherapie • Hauptstr. 5 • 79104 Freiburg

Dr. med. Albert Diefenbacher • Krankenhaus Königin Elisabeth Herzberge • Herzbergstr. 79 • 10362 Berlin

Priv.-Doz. Dr. med. Dieter Ebert • Universitätsklinik für Psychiatrie und Psychosomatik • Abteilung für Psychiatrie und Psychotherapie • Hauptstr. 5 • 79104 Freiburg

Prof. Dr. med. Manfred M. Fichter • Medizinisch-Psychosomatische Klinik Roseneck • Am Roseneck 6 • 83209 Prien am Chiemsee

Prof. Dr. med. Peter Fiedler • Psychologisches Institut der Universität Heidelberg • Hauptstr. 47–51 • 69117 Heidelberg

Prof. Dr. med. Hans Förstl • Psychiatrische Klinik des Klinikums rechts der Isar • Ismaninger Str. 22 • 81675 München

Prof. Dr. med. Harald J. Freyberger • Klinik und Poliklinik für Psychiatrie und Psychotherapie • Klinikum der Hansestadt Stralsund • Rostocker Chaussee 70 • 18437 Stralsund

Prof. Dr. med. Jürgen Fritze • Arzt für Neurologie und Psychiatrie • Asternweg 65 • 50259 Pulheim

Dr. med. Ulrich Frommberger • Universitätsklinik für Psychiatrie und Psychosomatik • Abteilung für Psychiatrie und Psychotherapie • Hauptstr. 5 • 79104 Freiburg

Dr. med. Dipl.-Psych. Arthur Günthner • Universitätsklinik für Psychiatrie und Psychotherapie • Osianderstr. 24 • 72076 Tübingen

Dr. med. Dr. phil. Martin Härter • Universitätsklinik für Psychiatrie und Psychosomatik • Abteilung für Psychiatrie und Psychotherapie • Hauptstr. 5 • 79104 Freiburg

Dr. med. Bernd Heßlinger • Universitätsklinik für Psychiatrie und Psychosomatik • Abteilung für Psychiatrie und Psychotherapie • Hauptstr. 5 • 79104 Freiburg

Dr. med. Dipl.-Psych. Wolfgang Hiller • Medizinisch-Psychosomatische Klinik Roseneck • Am Roseneck 6 • 83209 Prien am Chiemsee

Priv.-Doz. Dr. med. Fritz Hohagen • Universitätsklinik für Psychiatrie und Psychosomatik • Abteilung für Psychiatrie und Psychotherapie • Hauptstr. 5 • 79104 Freiburg

Dr. med. Magda Hornyak • Universitätsklinik für Psychiatrie und Psychosomatik • Abteilung für Psychiatrie und Psychotherapie • Hauptstr. 5 • 79104 Freiburg

Dr. med. M. Hüll • Universitätsklinik für Psychiatrie und Psychosomatik • Abteilung für Psychiatrie und Psychotherapie • Hauptstr. 5 • 79104 Freiburg

Prof. Dr. med. Hildburg Kindt • Universitätsklinik für Psychiatrie und Psychosomatik • Abteilung Psychiatrie und Psychotherapie • Hauptstr. 5 • 79104 Freiburg

Prof. Dr. med. Götz Kockott • Psychiatrische Klinik des Klinikums rechts der Isar • Ismaninger Str. 22 • 81675 München

Priv.-Doz. Dr. med. Mario Horst Lanczik • Department of Psychiatry • University of Birmingham • Mindelsohn Way • Birmingham B15 2QZ, UK

Prof. Dr. med. Gerd Lehmkuhl • Klinik für Psychiatrie und Psychotherapie des Kindes- und Jugendalters der Universität zu Köln • Robert-Koch-Str. 10 • 50931 Köln

Prof. Dr. med. Karl Mann • Universitätsklinik für Psychiatrie und Psychotherapie • Osianderstr. 24 • 72076 Tübingen

Dipl.-Psych. Elisabeth Nyberg • Universitätsklinik für Psychiatrie und Psychosomatik • Abteilung für Psychiatrie und Psychotherapie • Hauptstr. 5 • 79104 Freiburg

Priv.-Doz. Dr. med. Hans M. Olbrich • Universitätsklinik für Psychiatrie und Psychosomatik • Abteilung für Psychiatrie und Psychotherapie • Hauptstr. 5 • 79104 Freiburg

Winfried Rief • Medizinisch-Psychosomatische Klinik Roseneck • Am Roseneck 6 • 83209 Prien am Chiemsee

Prof. Dr. rer. soc. Dipl.-Psych. Dieter Riemann • Universitätsklinik für Psychiatrie und Psychosomatik • Abteilung für Psychiatrie und Psychotherapie • Hauptstr. 5 • 79104 Freiburg

Alric Rüther • Klinik für Tumorbiologie • Breisacher Str. 117 • 79106 Freiburg

Dr. med. Dr. phil. Rolf Saupe • Krankenhaus Stade • Psychiatrische Abteilung • Bremervoerder Str. 111 • 21682 Stade

Dr. med. Rolf-Dieter Stieglitz • Universitätsklinik für Psychiatrie und Psychosomatik • Abteilung für Psychiatrie und Psychotherapie • Hauptstr. 5 • 79104 Freiburg

Dipl.-Psych. Christian Stiglmayr • Universitätsklinik für Psychiatrie und Psychosomatik • Abteilung für Psychiatrie und Psychotherapie • Hauptstr. 5 • 79104 Freiburg

Dr. med. Werner Trabert • Sanitas-Fachklinik für Psychosomatische Medizin und Psychotherapie • Von-Müller-Str. 12 • 82467 Garmisch-Partenkirchen

Dr. med. Dipl.-Psych. Roland Vauth • Universitätsklinik für Psychiatrie und Psychosomatik • Abteilung für Psychiatrie und Psychotherapie • Hauptstr. 5 • 79104 Freiburg

Dr. med. Ulrich Voderholzer • Universitätsklinik für Psychiatrie und Psychosomatik • Abteilung für Psychiatrie und Psychotherapie • Hauptstr. 5 • 79104 Freiburg

Priv.-Doz. Dr. med. Burkhardt Voges • Zentralinstitut für Seelische Gesundheit • J 5 • 68159 Mannheim

Prof. Dr. med. Jochen Vollmann • Freie Universität Berlin • Institut für Geschichte der Medizin • Klingsorstr. 119 • 12203 Berlin

Prof. Dr. med. Dr. rer. nat. Jörg Walden • Universitätsklinik für Psychiatrie und Psychosomatik • Abteilung für Psychiatrie und Psychotherapie • Hauptstr. 5 • 79104 Freiburg

Dr. med. Rainer Wolf • Universitätsklinik für Psychiatrie und Psychosomatik • Abteilung für Psychiatrie und Psychotherapie • Hauptstr. 5 • 79104 Freiburg

Prof. Dr. med. Manfred Wolfersdorf • Bezirkskrankenhaus Bayreuth • Nordring 2 • 95445 Bayreuth

I
Grundlagen der Diagnostik und Therapie

1 Psychiatrische Untersuchung und Befunderhebung

Rolf-Dieter Stieglitz und Harald J. Freyberger

Inhalt

1 **Das psychiatrisch-psychotherapeutische Gespräch** 4
  1.1 Arzt-Patient-Beziehung 4
  1.2 Strukturierung des Gesprächs 4
  1.3 Grundlagen der Gesprächsführung ... 5
  1.4 Spezielle Aspekte der Gesprächsführung 7
  1.4.1 Äußere Bedingungen 7
  1.4.2 Schwierige Situationen 7
  1.4.3 Schweigepflicht 8

2 **Psychiatrische Befunderhebung** 8
  2.1 Überblick 8
  2.2 Soziodemographische Angaben 8
  2.3 Krankheitsanamnese 8
  2.3.1 Aktuelle Krankheitsanamnese 8
  2.3.2 Vorgeschichte 9
  2.4 Familienanamnese 9
  2.5 Biographie 10
  2.6 Somatischer Befund 11
  2.7 Persönlichkeit 11
  2.7.1 Persönlichkeitsstruktur 11
  2.7.2 Prämorbide Persönlichkeit 11
  2.8 Psychopathologischer Befund 12
  2.9 Diagnostische Überlegungen 12
  2.10 Behandlungsplanung 12

3 **Untersuchungsebenen** 12
  3.1 Symptomebene 14
  3.1.1 Bewußtseinsstörungen 14
  3.1.2 Orientierungsstörungen 14
  3.1.3 Aufmerksamkeits- und Gedächtnisstörungen 15
  3.1.4 Denkstörungen 17
  3.1.5 Wahrnehmungsstörungen 17
  3.1.6 Ich-Störungen 17
  3.1.7 Zwangs- und Angststörungen 17
  3.1.8 Störungen der Affektivität 21
  3.1.9 Psychomotorische Störungen und Antriebsstörungen 21
  3.1.10 Zirkadiane Besonderheiten 22
  3.1.11 Sozial- und Krankheitsverhalten 22
  3.1.12 Aggressive Erlebens- und Verhaltensmuster 22
  3.1.13 Dissoziative Störungen 22
  3.1.14 Somatische Störungen 22
  3.1.15 Intelligenzstörungen 22
  3.2 Syndromebene 23

4 **Erhebungsinstrumente** 23
  4.1 Überblick 23
  4.2 Klinische Beurteilungsverfahren 23

5 **Dokumentation** 24
  5.1 Befunddokumentation 24
  5.2 Krankengeschichte 24
  5.3 Basisdokumentation 25

6 **Anhang: Selbst- und Fremdbeurteilungsverfahren zur Objektivierung und Quantifizierung psychopathologischer Befunde** 25

1 Das psychiatrisch-psychotherapeutische Gespräch

1.1 Arzt-Patient-Beziehung

Dem ärztlichen Gespräch kommt bei der Behandlung psychiatrischer Krankheiten eine besondere Bedeutung zu. Neben der reinen Informationssammlung zu diagnostischen und therapeutischen Zwecken ist dabei der **Aufbau der therapeutischen Arzt-Patient-Beziehung** von zentraler Bedeutung. Dies führt auch zu einer verbesserten Compliance von seiten des Patienten, was sich positiv auf den Erfolg der Behandlung auswirkt.

Es geht in einem ersten Gespräch zunächst darum, ein Vertrauensverhältnis herzustellen, das als notwendige Voraussetzung für ein effektives Bündnis zwischen Arzt und Patient im Hinblick auf die weitere Behandlung anzusehen ist. Der Arzt hat dabei die gesellschaftlichen, kulturellen wie individuellen Lebenserfahrungen des Patienten zu beachten. Dazu gehört auch die Einstellung des Patienten zum Arzt und zur Behandlung, die auf seinen bisherigen Erfahrungen basiert.

Die Atmosphäre, in der das Gespräch stattfindet, sollte möglichst offen und vertrauensvoll sein, damit es dem Patienten möglich ist, über seine Beschwerden, Probleme und Lebensumstände zu sprechen. Die Arzt-Patient-Beziehung wirkt im Sinne eines unspezifischen Therapiefaktors und ermöglicht dem Patienten, Vertrauen und Hoffnung zu schöpfen, um damit Perspektiven für die Zukunft und neue Sichtweisen der eigenen Krankheit zu entwickeln.

Hinsichtlich der **Informationserhebung** geht es um die systematische Erfassung der Krankheitsanamnese, der Biographie, von relevanten Persönlichkeitsaspekten, der aktuellen Lebenssituation und der psychopathologischen Merkmale, aber auch um subjektive und sich szenisch im Erstgespräch darstellende Eindrücke (z.B. Versuch des Patienten, das Gespräch zu kontrollieren; wiederholtes Anbieten bestimmter Themen). Dies alles führt zur eigentlichen psychiatrischen Untersuchung, d.h. zur **psychopathologischen Befunderhebung** im engeren Sinne, und zur genauen Diagnosestellung, die eine wichtige Voraussetzung für eine differenzierte und adäquate Behandlungsplanung darstellt.

1.2 Strukturierung des Gesprächs

Das psychiatrische Gespräch ist ein sich wiederholender Bestandteil der Behandlung. Es ist zu Beginn der Behandlung anders konzipiert als im Verlauf bzw. am Ende.

Von zentraler Bedeutung ist das **psychiatrische Erstgespräch**. Insbesondere bei einer Erstaufnahme in die Klinik oder dem ersten ambulanten Kontakt sind die Patienten in der Regel eher ängstlich, verunsichert und zum Teil auch mißtrauisch. Sie sollten daher ermutigt werden, ihre Gefühle auszudrücken, und den Eindruck erhalten, nicht be- oder verurteilt zu werden. Der Patient beschreibt zu Beginn des Gesprächs, wie er seine individuellen Probleme und Störungen sieht. Eine zu frühe Strukturierung und Kontrolle des Gesprächs führt oft dazu, daß wichtige Informationen nicht mitgeteilt werden, der Kommunikationsfluß unterbrochen und der Patient verunsichert wird.

Der Arzt sollte offen sein für alles, was ihm der Patient berichtet, nicht nur für das, was er meint, erfragen zu müssen. Ein bestimmter Gesprächsaufbau im Kopf des Untersuchers kann als Strukturierungshilfe durchaus sinnvoll sein, er darf jedoch nicht rigide auf den Patienten angewendet werden.

Dieses Erstgespräch braucht in der Regel etwas mehr Zeit, da die Patienten oft erstmalig die Gelegenheit bekommen, über ihre Beschwerden und Probleme zu sprechen. Der Arzt sollte nicht den Ehrgeiz haben, alles über den Patienten in einer einzigen Sitzung zu erfahren. Meist sind für eine angemessene Informationserhebung zwei bis drei Gespräche notwendig. Erfahrungsgemäß sind für diese Sitzungen ca. 30 bis 60 Minuten notwendig. Es kann dabei hilfreich sein, zu Beginn des jeweiligen Gesprächs die zur Verfügung stehende Zeit zu nennen.

Das Erstgespräch besteht idealerweise aus drei Teilen:

- Zu Beginn des Gesprächs wird der Patient aufgefordert, die Probleme, die ihn zur stationären Aufnahme bzw. zum ambulanten Arztbesuch bewegt haben, darzustellen. Sofern der Patient in der Lage ist, diese Probleme anzusprechen, macht dieser Teil des Gesprächs etwa die Hälfte der gesamten zur Verfügung stehenden Zeit aus.
- Dieser Phase schließt sich ein eher strukturierter zweiter Teil an, in welchem der Untersucher die Informationen erhebt, die er für die diagnostische Einschätzung und Behandlungsplanung benötigt. Im Anschluß sollte der Patient nochmals die Gelegenheit bekommen, Dinge zu ergänzen, die bisher nicht angesprochen wurden, und insbesondere auch Fragen zu stellen.
- Abschließend im dritten Teil teilt der Interviewer dem Patienten zusammenfassend seine Ein-

drücke aus der Gesprächssituation mit, kündigt weitere Schritte insbesondere im Hinblick auf geplante diagnostische und/oder therapeutische Maßnahmen an und vereinbart gegebenenfalls weitere Gespräche.

Diese Dreiteilung der Gesprächsstruktur läßt sich auch auf nachfolgende Gespräche anwenden. Dabei nimmt jedoch der Anteil des offenen Teils zu Beginn des Gesprächs zugunsten einer stärkeren Strukturierung ab. Dennoch sollte der Patient immer das Gefühl haben, daß er die für ihn wichtigen Probleme in einem derartigen Gespräch jederzeit ansprechen kann und bei dem Arzt Bereitschaft findet, ihm zu zuhören. Die **Beendigung eines Gesprächs** erfolgt nicht abrupt, sondern wird rechtzeitig angekündigt.

Ein wichtiger Aspekt gerade im Hinblick auf den Aufbau der Arzt-Patient-Beziehung ist der **Kontakt zu den Angehörigen,** die den Patienten begleiten. Einerseits liefern sie dem Arzt wichtige Informationen insbesondere zur Anamnese. Andererseits beeinflußt der Umgang mit den Angehörigen auch die Entwicklung der Arzt-Patient-Beziehung. Daher empfiehlt es sich in der Regel, zunächst einmal allein mit dem Patienten ein Gespräch zu führen.

Üblicherweise wollen die Angehörigen gleichfalls mit dem Arzt sprechen. Im Anschluß an das Gespräch mit dem Patienten sollte dieser gefragt werden, ob er damit einverstanden ist, daß auch mit den Angehörigen gesprochen wird. In der Regel ist dies kein Problem. Kann der Patient jedoch im Augenblick seine Zustimmung nicht geben, wird dies akzeptiert. Bei bestehender Selbst- und/oder Fremdgefährdung oder Einschränkung der Selbststeuerungsfähigkeit des Patienten muß eventuell aus rechtlichen Überlegungen die Erhebung einer Fremdanamnese auch gegen den Willen des Patienten durchgeführt werden. Im weiteren Behandlungsverlauf wird nochmals der Versuch gemacht, dem Patienten zu erklären, welche Bedeutung Gespräche mit den Angehörigen haben. Oft bietet es sich auch an, gemeinsame Gespräche mit Patienten und Angehörigen durchzuführen.

1.3 Grundlagen der Gesprächsführung

Aufgrund der wichtigen diagnostischen und therapeutischen Funktion ist die erfolgreiche Führung des psychiatrisch-psychotherapeutischen Gesprächs von großer Relevanz. Das Gespräch mit dem Patienten sollte sich auf dessen individuelle Möglichkeiten (z.B. intellektuelle Fähigkeiten) und auf seine momentane Verfassung einstellen.

In dem **Erstgespräch** stellt sich der Arzt zunächst namentlich vor und informiert den Patienten über den Zweck des Gesprächs. Der Patient kann dann frei beginnen und auf seine Art erzählen, wie sich die Beschwerden aus seiner Sicht darstellen. Der Arzt sollte insbesondere in der Anfangsphase des Gesprächs wenig intervenieren und nur versuchen, den Redefluß in Gang zu halten. Er beginnt im Sinne einer nicht direktiven Vorgehensweise mit eher allgemeinen, sogenannten offenen Fragen (z.B. „Was hat Sie zu uns in die Klinik geführt?") und unterstützt durch ermutigende Bemerkungen den Prozeß der Selbstdarstellung des Patienten.

Als allgemeine Regel gilt, den Patienten so lange wie möglich ohne Unterbrechung sprechen zu lassen. Der Arzt kann sein Interesse durch verbale und nonverbale Hinweise wie z.B. Kopfnicken oder kurzes Nachfragen signalisieren. In der Regel werden auf diese Weise wesentliche Probleme und Beschwerden des Patienten erfahren. Erwähnt der Patient aufgrund seines psychopathologischen Zustandes oder einer eher mißtrauischen Haltung wesentliche Aspekte nicht von sich aus, kann der Arzt auf Vorinformationen (z.B. Arztbriefe) zurückgreifen und diese direkt ansprechen. Wichtig ist dabei, dem Patienten zu vermitteln, daß es von großem Interesse ist, wie er selbst seine Schwierigkeiten und Probleme erlebt.

Vom Arzt als diagnostisch bzw. therapeutisch bedeutsam beurteilte, vom Patienten jedoch nicht benannte Probleme brauchen nicht notwendigerweise gleich im Erstgespräch, sondern können gegebenenfalls erst in nachfolgenden Gesprächen differenziert erfragt werden. Wenn schon in der Anfangsphase auf detaillierte Informationen von seiten des Arztes bestanden wird, besteht die Gefahr, daß nicht das gesamte psychopathologische Bild des Patienten deutlich wird. Die initialen Aussagen des Patienten

Tabelle 1-1 Hinweise zur Formulierung von Fragen im diagnostischen Gespräch.

- einfache Formulierungen
- keine doppelten Negationen
- Alltagssprache
- keine Fachbegriffe oder Fremdwörter
- eindeutige Fragen
- keine Überforderung des Patienten mit dem Inhalt der Frage
- offene, neutrale statt suggestiver Fragen
- konkrete statt allgemeiner Fragen
- anschauliche Fragen

Psychiatrische Untersuchung und Befunderhebung

Tabelle 1-2 Allgemeine Hinweise zum Gesprächsverhalten (FÄHNDRICH und STIEGLITZ, 1989, 1998).

Patient	Interviewer
unverständliche, vage Angaben des Patienten oder Benutzung von Fremdwörtern o.ä.	Nachfragen (z.B.: „Das habe ich nicht ganz verstanden. Können Sie mir das etwas näher erklären?"; „Sie haben eben den Begriff ... benutzt. Was verstehen Sie darunter?")
Ausweichen oder Nichteingehen auf eine gestellte Frage	gezieltes Zurückführen (z.B.: „Ich möchte noch einmal auf meine Frage zurückkommen und etwas genauer nachfragen.")
Patient versteht Frage nicht	nochmalige Darbietung der Frage in verändertem Wortlaut; u.U. nochmals nachfragen (z.B.: „Was habe ich Sie gerade gefragt?")
Verdacht auf unwahre oder widersprüchliche Antworten	Kontrollfragen zu einem späteren Zeitpunkt im Gespräch
Verdachtsmomente	gezielt weiter explorieren (z.B.: „Ich habe den Eindruck, daß ... Wie sehen Sie das?")
Verdacht auf Suggestibilität	Patienten ermutigen, Antworten zu erläutern, zu spezifizieren, oder Beispiele nennen lassen
vom Patienten bereits angesprochene Beschwerden	u.U. an geeigneter Stelle im weiteren Gesprächsverlauf nochmals aufgreifen (z.B.: „Sie haben vorhin schon angesprochen, daß Sie schlecht schlafen können. Vielleicht können wir uns darüber noch etwas genauer unterhalten?")
Patient macht vage oder karge Aussagen	Interviewer ermutigt ihn, seine Aussagen zu spezifizieren und Beispiele zu nennen
Patient kommt immer wieder auf ein spezifisches Erlebnis zurück	er wird gebeten, das Erlebnis zu verallgemeinern
Patient macht unklare Aussagen	Patient wird gebeten, zu bestimmten Symptomen Stellung zu nehmen
Patient macht unverständliche Aussagen	bisherige Aussagen werden noch einmal in anderen Worten zusammengefaßt
Patient gibt auf die Frage an, warum er in die Klinik gekommen sei, „seine Frau habe ihn gebracht"	es kann versucht werden, durch eine „Warum-Frage", ihn zu einer näheren Erklärung zu bringen, z.B.: „Was meinen Sie, warum Ihre Frau Sie gebracht hat?"
unlogische Zusammenhänge zwischen Sachverhalten (z.B. bei Patienten mit Wahnvorstellungen)	Patienten ermutigen, Erklärungen für Zusammenhänge aus eigener Sicht zu formulieren
das Gespräch läuft in die richtige Richtung	Patienten ermutigen fortzufahren (z.B.: „Erzählen Sie bitte weiter")
wichtige Aussagen, die weiterverfolgt werden sollen	Interviewer greift sie durch Wiederholung auf
das Gespräch läuft in die falsche Richtung (z.B. bei umständlichen oder ideenflüchtigen Patienten)	vorher angesprochene Aspekte noch einmal aufgreifen
bestimmter Themenbereich ist umfassend besprochen	überleiten zu anderen Fragestellungen mit vorsichtigen Aussagen (z.B.: „Ich möchte Sie jetzt zu einem ganz anderen Thema befragen")

in einem Erstgespräch sind von großer Bedeutung, da der Patient sein Problem aus seiner Sicht erklärt und darstellt, wie er selbst vom Arzt gesehen werden will.

Dem Untersucher stehen eine Vielzahl **unterschiedlicher Explorationstechniken** zur Verfügung, um die für ihn wichtigen Informationen zu erlangen. Allgemeine Hinweise, wie Fragen an den Patienten zu formulieren sind und wie der Gesprächsverlauf gesteuert werden kann, finden sich in den Tabellen 1-1 und 1-2.

Während eine nondirektive Haltung zu Beginn des Gesprächs und im Erstgespräch angebracht ist, treten direktive oder strukturierte Fragen im weiteren Verlauf und in Folgegesprächen stärker in den Vordergrund. Direktive Fragen liefern zu Beginn weniger Informationen über die interpersonelle Beziehung und können die Spontanität des Patientenberichtes hemmen. Im weiteren Verlauf kommt ihnen jedoch eine größere Bedeutung zu, wenn es das Ziel des Gesprächs ist, mehr sachliche Informationen zu erlangen.

Bei Patienten, die im Gespräch einen **Widerstand** zeigen, stehen dem Untersucher verschiedene andere Möglichkeiten der Fragestellung zur Verfügung. Hiermit ist nicht Widerstand im Sinne einer psychodynamischen Sichtweise gemeint, sondern eine bewußte, willkürliche Verhaltensweise, wie das Vermeiden eines bestimmten Themas. Hinweise hierauf können wiederholte, sehr kurze Antworten sein oder daß der Patient einfach das Thema wechselt. Oft sagt der Patient sogar direkt, daß er über ein bestimmtes Thema nicht reden möchte.

Zunächst einmal kann der Arzt die Einstellung des Patienten mit dem Hinweis akzeptieren, vielleicht später nochmals darauf zurückzukommen. Auf keinen Fall sollte versucht werden, den Widerstand „um jeden Preis" zu brechen. Hilfreich ist oftmals, den Patienten direkt mit seinem Widerstand zu konfrontieren und seine Aufmerksamkeit darauf zu fokussieren. Oft ist es auch notwendig, die Ängste oder Ressentiments, die der Patient gegenüber dem Arzt hat, anzusprechen, bevor das besonders nahe gehende Thema behandelt werden kann.

1.4 Spezielle Aspekte der Gesprächsführung

1.4.1 Äußere Bedingungen

Den äußeren Bedingungen kommt insbesondere im Erstgespräch eine große Bedeutung zu, da dem Patienten in der Regel sowohl die anwesende Person als auch die Räumlichkeiten unbekannt sind. Das Erstgespräch sollte daher möglichst frei von äußeren Störungen verlaufen, dazu gehören vor allem Telefonate oder das Hereinkommen von dritten Personen. Es empfiehlt sich daher, das Erstgespräch in einem separaten Arztzimmer durchzuführen und nicht im Krankenzimmer.

Es ist auch wichtig, dem Patienten eine **entspannte Atmosphäre** für das Gespräch zu bieten. Idealerweise ist dies ein ruhiger Raum mit bequemen Sitzmöglichkeiten. Es hat sich dabei als günstig erwiesen, wenn möglichst kein Tisch oder Schreibtisch zwischen Untersucher und Patienten steht, um nicht unnötig Barrieren aufzubauen. Zudem bietet eine einander zugewandte Sitzposition die Möglichkeit, den Patienten und seine Körpersprache besser zu beobachten. Der Arzt kann den Patienten zu Beginn des Gesprächs auf die zur Verfügung stehende Zeit hinweisen und sollte das Gespräch nicht sofort mit Notizen beginnen.

1.4.2 Schwierige Situationen

Im Erstgespräch treten immer wieder schwierige Situationen auf, die den Verlauf des Gesprächs erschweren. Diese Schwierigkeiten sind in der Regel in Zusammenhang mit der psychopathologischen Symptomatik des Patienten und seinen interpersonellen Möglichkeiten zu sehen. Je nach psychopathologischem Bild sind unterschiedliche Vorgehensweisen bezüglich der Strukturierung des Gesprächs und des zeitlichen Rahmens sinnvoll:

- Bei einem **depressiv-gehemmten** Patienten wird das Gespräch durch gezielte Fragen stärker strukturiert sein.
- Bei einem **motorisch unruhigen**, ideenflüchtigen, dysphorischen Patienten wird das Gespräch zunächst kürzer verlaufen, mit einer eher vorsichtigen Wahl bestimmter Fragen zu einigen Themen.
- Bei einem **sehr ängstlichen** Patienten kann es hilfreich sein, das erste Gespräch im Beisein eines ihm vertrauten Menschen zu führen.
- **Aggressiv gespannte** Patienten können oft nicht allein gelassen werden (Fluchtgefahr), deshalb wird unter Umständen eine dritte Person hinzugezogen.

Darüber hinaus lassen sich oft schwierige Situationen im Hinblick auf bestimmte Themen feststellen. Dies betrifft insbesondere den Bereich der Suizidalität. Jeder Untersucher ist verpflichtet, eine eventuell bestehende Suizidalität abzuklären, und zwar bereits im Erstgespräch. Der Arzt sollte darauf achten, dieses Thema vorsichtig, aber auch mit der notwendigen Klarheit anzusprechen.

1.4.3 Schweigepflicht

Gerade bei psychiatrischen Erkrankungen kommt der Schweigepflicht eine große Bedeutung zu, da diese durch die immer noch bestehenden kollektiven Vorurteile für den Patienten mit Schamgefühlen verbunden sind. Es hat sich als hilfreich erwiesen, zu Beginn der Kontaktaufnahme den Patienten zu beruhigen, indem auf die Schweigepflicht aller an der Behandlung Beteiligten explizit hingewiesen wird. Ebenfalls sollte betont werden, daß gegenüber anderen Personen oder Institutionen nur Auskünfte erteilt werden, wenn der Patient ausdrücklich sein Einverständnis dazu gegeben hat.

> **Resümee**
> Dem ärztlichen Gespräch kommen verschiedene Funktionen zu: Erhebung der Anamnese, Beziehungsaufnahme zum Patienten sowie Aufbau einer therapeutischen Arzt-Patient-Beziehung. Die Strukturierung des Gesprächs variiert in Abhängigkeit von der Art und Schwere der Erkrankung, den verschiedenen Phasen der Behandlung und den jeweiligen Zielsetzungen, wobei dem Untersucher eine Vielzahl unterschiedlicher Explorationstechniken zur Verfügung stehen.

2 Psychiatrische Befunderhebung

2.1 Überblick

Der psychiatrischen Befunderhebung kommt im Hinblick auf die **diagnostische und differentialdiagnostische Beurteilung** sowie der daraus resultierenden **Therapieplanung** eine zentrale Bedeutung zu. Sie läßt sich als komplexer Prozeß ansehen und besteht aus verschiedenen Teilelementen (Tab. 1-3).

Die zentralen Informationsquellen für die psychiatrische Befunderhebung stellen die Aussagen des Patienten sowie die Beobachtungen des Untersuchers während des Gesprächs dar. Darüber hinaus kommt auch den Aussagen der Angehörigen insbesondere zur psychiatrischen und somatischen Krankheitsanamnese eine große Bedeutung zu. Ergänzt werden diese Informationen durch Angaben vorbehandelnder Ärzte und Institutionen sowie durch Beobachtungen des Pflegepersonals (sofern diese bereits vorliegen), die bei stationärer Behandlung im weiteren Krankheitsverlauf zunehmend an Bedeutung gewinnen.

2.2 Soziodemographische Angaben

Soziodemographische Angaben zielen auf die Identifikation und Beschreibung des Patienten mit seinem kulturellen und gesellschaftlichen Hintergrund. Sie umfassen Namen, Adresse, telefonische Erreichbarkeit des Patienten, Geburtsdatum und Geschlecht, Geburtsort, Familienstand, Nationalität, Angaben zur schulischen und Berufsausbildung sowie zur gegenwärtigen beruflichen Situation.

2.3 Krankheitsanamnese

Mit der Krankheitsanamnese (Tab. 1-4) sollen frühere und momentane psychiatrische sowie somatische Erkrankungen erfaßt werden.

2.3.1 Aktuelle Krankheitsanamnese

Die aktuelle Krankheitsanamnese umfaßt die differenzierte Beschreibung der aktuellen Symptomatik. Dabei ist darauf zu achten, daß als Grundlage einer präzisen Diagnostik eine möglichst genaue **Beschreibung aller beobachtbaren Phänomene** erfolgt. Neben der reinen Beschreibung werden der Beginn (z.B. akut versus schleichend) sowie der weitere Verlauf der Symptomatik differenziert dokumentiert.

Der Arzt versucht, alle Umstände, die mit dem Auftreten der jetzigen Symptomatik im Zusammenhang stehen könnten, zu erfassen. Dies betrifft zum einen kritische Lebensereignisse (z.B. Tod eines Angehörigen), länger andauernde Belastungssituationen (z.B. chronischer Partnerschaftskonflikt) oder

Tabelle 1-3 Psychiatrische Befunderhebung: Überblick.

- soziodemographische Daten
- Erfassung der Krankheitsanamnese (aktuelle somatische und psychiatrische Anamnese; somatische und psychiatrische Vorgeschichte; Familienanamnese)
- Biographie und Lebensgeschichte
- Beurteilung der sozialen Situation
- Erfassung somatischer Befunde
- Beurteilung der aktuellen wie der prämorbiden Persönlichkeit
- psychopathologischer Befund

2 Psychiatrische Befunderhebung

Tabelle 1-4 Krankheitsanamnese (in Anlehnung an DÜHRSSEN, 1981).

jetzige Erkrankung
chronobiologische Entwicklung der Beschwerden und Symptome
subjektive Gewichtung der Symptomatik, Beurteilung und Erleben der Erkrankung
Auslösesituation und dazugehörige Konfliktkonstellationen mit folgenden Problemfeldern
- persönliche Bindungen, Liebesbeziehungen und Familienleben
  - Partnerwahl und Bindungs- bzw. Beziehungsverhalten
  - die Aufnahme einer neuen Beziehung
  - besondere sexuelle Konflikte in der Partnerschaft
  - das Auftauchen von Rivalitätskonflikten, Macht- oder Geltungsansprüchen in einer Beziehung
  - Konflikt in bezug auf Besitz, Eigentum
  - die Beziehung zu den eigenen Kindern
  - Verluste durch (reale oder phantasierte) Trennung
  - Verluste durch Tod
- Herkunftsfamilie (z.B. Ablösungskonflikte)
- Berufsprobleme, Arbeitsstörungen und Lernschwierigkeiten
- Besitzerleben und -verhalten
- umgebender soziokultureller Raum

Art und Erfolg der bisherigen Behandlungsversuche (psychotherapeutisch, pharmakologisch, Heilpraktiker u.a.)
Therapiemotivation, Erwartungen an die Behandlung
Komplikationen (Selbstbeschädigung, Suizidalität, delinquentes Verhalten, Mißbrauch psychotroper Substanzen)

frühere psychiatrische und somatische Erkrankungen
Entwicklung und Art der Erkrankungen, Diagnosen, Zeitpunkt, Dauer und Verlauf der Erkrankungen, der ambulanten und stationären Therapien und der psychosozialen Konsequenzen (Krankschreibungen, Arbeitslosigkeit, Berentung, Behinderungen usw.)

aktuelle Probleme (z.B. am Arbeitsplatz), aber auch einen etwaigen Zusammenhang mit dem Konsum psychotroper Substanzen.

Neben der reinen Symptom- und Verlaufsbeschreibung sind der Grad der Beeinträchtigung in der Lebensführung für den Patienten bzw. die Konsequenzen in persönlicher, sozialer und beruflicher Hinsicht festzuhalten. Dem **Krankheitskonzept des Patienten,** d.h. seiner individuellen Vorstellung über die Ursachen und die Entwicklung der Erkrankung, seinem Krankheitsverhalten und der sich daraus ableitenden Therapiemotivation kommt für die Therapieplanung eine entscheidende Bedeutung zu. Ebenfalls festzuhalten sind etwaige bereits eingeleitete Behandlungen mit einer genauen Dokumentation der Medikation im Hinblick auf Zeitpunkt und Dosierung.

2.3.2 Vorgeschichte

In der Vorgeschichte werden alle früheren psychiatrischen und somatischen Erkrankungen chronologisch erfaßt. Dabei sind nicht nur die „objektiven" Daten der Krankheitsentwicklung, des -verlaufs und der bisherigen Behandlungsversuche, sondern auch die Einstellungen des Patienten zu seiner Erkrankung und den bisher erfolgten Therapien relevant. Für jede Krankheit ist neben der Bestimmung des vermutlichen Ersterkrankungsalters (einschließlich der Vorbotensymptome) auch die erste Hospitalisierung wichtig.

Die differenzierte Beschreibung der Krankheitsvorgeschichte ist insbesondere bei psychiatrischen Erkrankungen von besonderer Bedeutung, da sie Anhaltspunkte für die Entwicklung der aktuellen Symptomatik geben und auch Hinweise für eine diagnostische Zuordnung des klinischen Bildes im Kontext ätiologischer und/oder pathogenetischer Überlegungen liefern kann.

Jedoch auch unter therapeutischen Gesichtspunkten gibt die Vorgeschichte wichtige Informationen, deshalb sind alle bisherigen Maßnahmen der Behandlung möglichst differenziert zu dokumentieren. So kann z.B. die bekannte Wirksamkeit einer bestimmten Medikation die erneute Entscheidung für diese erleichtern bzw. umgekehrt das Vermerken einer Unwirksamkeit eines Medikaments eine wiederholte Gabe und eine Zeitverzögerung in der Behandlung vermeiden.

Auch das bisherige Krankheits- und Therapiekonzept aus der Sicht des Patienten wird bei der Therapieplanung und -besprechung eventuell berücksichtigt, um Compliance-Probleme zu verhindern.

2.4 Familienanamnese

Die Familienanamnese (Tab. 1-5) dient der Erfassung psychosozialer und krankheitsrelevanter Aspekte aus der Herkunftsfamilie des Patienten. Im Rahmen einer Mehrgenerationenperspektive sollten dabei zumindest Großeltern, Eltern, Geschwi-

Psychiatrische Untersuchung und Befunderhebung

Tabelle 1-5 Familienanamnese.

psychosoziale Situation der Großeltern und Eltern
Alter, Beruf, finanzielle Verhältnisse, gegebenenfalls Todesdaten und -ursachen

Geschwister
Anzahl, Alter, Geschlecht, Familienstand, Stellung des Patienten in der Geschwisterreihe

Familienatmosphäre
Persönlichkeitsstruktur und interaktionelle Besonderheiten von Eltern und weiteren primären Bezugspersonen, Einstellungen der Eltern zur Familie, Erziehung, Sexualität

familiäre Belastung mit psychiatrischen und somatischen Störungen
psychiatrische und somatische (Erb-)Krankheiten und Behandlungen in der Familie (Verwandte 1. und 2. Grades), Suizide, Suizidversuche, Störungen durch psychotrope Substanzen, delinquentes Verhalten und andere Auffälligkeiten

Tabelle 1-6 Biographie des Patienten.

Schwangerschafts- und Geburtsumstände
(Krankheiten oder psychosoziale Auffälligkeiten während der Schwangerschaft der Mutter, Alter der Mutter und des Vaters zum Zeitpunkt der Geburt, eheliches/uneheliches Kind, Geburtsort, Art der Geburt (Früh- oder Spätgeburt, Geburtskomplikationen oder Kaiserschnitt)

frühkindliche Entwicklung
Entwicklungsschritte des Laufens, Sprechens und der Reinlichkeitserziehung, frühkindliche Störungen (Bettnässen, Alpträume usw.), Erziehungsstil, Beziehung zu Eltern und Geschwistern, emotionale Besonderheiten

vorschulische und schulische Entwicklung
Kindergarten, Schulentwicklung, Schulabschluß und damit verbundene Entwicklungsschritte (Schulwechsel, Sitzenbleiben, Stellung gegenüber bestimmten Fächern, Mitschülern und Lehrern; äußere Faktoren mit Einfluß auf die schulische Entwicklung wie z.B. Wohnortwechsel der Eltern usw.)

Pubertät und frühes Erwachsenenalter
Ablösungskonflikte vom Elternhaus, sexuelle Entwicklung (Masturbation, hetero- und homosexuelle Kontakte, Perversionen, Schwangerschaften)

berufliche Entwicklung
Militär-/Zivildienst, Gründe der Ausbildungs- und Berufswahl, Ausbildungsgang und -abschluß, Hintergründe für Berufs- und Stellungswechsel, subjektive Befriedigung durch den Beruf

Partnerschaften, Ehe, Familie und Kinder
Länge der Partnerschaften, Alter, Persönlichkeit und sozioökonomischer Status der Partner, Umstände der Eheschließung, Zahl, Alter und Herkunft der Kinder, partnerschaftliche Einstellungen (Erziehungs- und Lebensstil, Sexualität)

sozioökonomische Besonderheiten
Wohnverhältnisse, wirtschaftliche Situation, Zugehörigkeit zu Religionsgemeinschaften, Vereinen, politischen Organisationen, soziale Kontakte außerhalb der Familie

Freizeit
Hobbys, Interessen

Gewohnheiten
Konsum von Genußmitteln (Alkohol, Tabak), Medikamentenkonsum

ster und Kinder berücksichtigt werden. Bei der Erhebung der einzelnen Gesichtspunkte wird systematisch zwischen der mütterlichen und väterlichen Linie unterschieden, wobei hierbei oft die Erstellung eines sogenannten **Familienstammbaums** von großer Hilfe sein kann.

Neben objektiven Daten, wie Alter und Beruf der Eltern und Geschwister bzw. der eigenen Kinder, sollte die Familienanamnese auch psychische Störungen bei Verwandten ersten Grades erfassen, denn in vielen Studien wird auf eine **genetische Disposition** bestimmter psychiatrischer Erkrankungen hingewiesen. Von besonderer Relevanz sind in diesem Zusammenhang affektive Störungen, psychotische Erkrankungen, Suchterkrankungen sowie Suizide bzw. Suizidversuche.

2.5 Biographie

Der Erfassung der Biographie des Patienten kommt eine besondere Bedeutung zu, da bei einer Vielzahl von psychiatrischen Erkrankungen lebensgeschichtliche Faktoren, die Persönlichkeitsstruktur und eine die Erkrankung auslösende biographische Situation in engem Zusammenhang stehen können (Tab. 1-6).

Bei der Darstellung biographischer Daten und Faktoren bietet sich oft eine Unterscheidung zwischen äußerer und innerer Lebensgeschichte an.

Während zur **äußeren Lebensgeschichte** eher objektive Daten wie bei einem amtlichen Lebenslauf zählen, umfaßt die **innere Lebensgeschichte** stärker subjektive Aspekte, d.h., wie biographische Einzelheiten erlebt worden sind und wie sie in ein inneres Selbstkonzept integriert wurden.

Ziel bei der Erfassung einer Patientenbiographie ist es, die Entwicklung der Persönlichkeit und alle mit dem gegenwärtigen Krankheitsbild eventuell zusammenhängenden Umstände herauszuarbeiten. Eine Darstellung biographischer Befunde kann chronologisch anhand von Themenbereichen erfolgen.

2.6 Somatischer Befund

Zu jeder psychiatrischen Erstuntersuchung gehört auch eine umfassende körperliche und neurologische Untersuchung. Dabei ist für jede vorhandene behandlungsbedürftige Krankheit Diagnose, Medikation und deren Dosierung genau zu erfassen.

Den besonders relevanten somatischen Befunden wird z.B. im Rahmen des multiaxialen Ansatzes des DSM-IV mit einer eigenen Achse III Rechnung getragen. Diese dient der Erfassung körperlicher Störungen, die psychiatrische Erkrankungen komplettieren bzw. deren Erscheinungsbild mitbestimmen können. Hierbei werden nicht nur die aktuelle Symptomatik, sondern auch schwerere körperliche Erkrankungen in der Vorgeschichte (z.B. traumatische Hirnverletzungen) mit erfaßt.

Eine eingehende körperliche Untersuchung ist zudem aus folgenden Gründen von Bedeutung:

- Verschiedene psychische Störungen können als Indikatoren von körperlichen Erkrankungen auftreten (z.B. eine Angststörung als Indikator einer Hyperthyreose).
- Es sollten keine körperlichen Erkrankungen übersehen werden, die unabhängig von psychiatrischen Erkrankungen existieren.
- Verschiedene körperliche Erkrankungen können psychische Störungen (mit) verursachen (z.B. eine Stoffwechselentgleisung ein Delir).

2.7 Persönlichkeit

2.7.1 Persönlichkeitsstruktur

Die Beurteilung der Persönlichkeitsstruktur, auf deren Grundlage sich psychopathologische Symptome entwickeln können, ist in der Psychiatrie seit je von großer Bedeutung. Im Rahmen der psychiatrischen Untersuchung wird versucht, bestimmte strukturelle

Tabelle 1-7 Persönlichkeitsstruktur.

strukturelle Dimensionen
- Selbstwahrnehmung
- Wahrnehmung von anderen
- Selbststeuerung/Impulskontrolle
- Abwehr
- Beziehungsfähigkeit
- Kommunikationsfähigkeit

auffällige Persönlichkeitszüge
- abhängig (dependent)
- affektiv
- anankastisch
- asthenisch
- dissozial (antisozial)
- histrionisch (hysterisch)
- narzißtisch
- paranoid
- schizoid
- selbstunsicher

Dimensionen der Persönlichkeit sowie auffällige Persönlichkeitszüge zu erfassen (Tab. 1-7).

Zu den strukturellen Merkmalen gehören Aspekte der Selbstwahrnehmung (Wünsche, Bedürfnisse, Gefühle) und deren Fremdwahrnehmung, das Ausmaß der Selbststeuerung bzw. Impulskontrolle, die Abwehr und die Kommunikations- und Beziehungsfähigkeit. Zur Charakterisierung der Persönlichkeit lassen sich die in Anlehnung an die Typologie der Persönlichkeitsstörungen konzipierten Aspekte heranziehen (Arbeitskreis OPD, 1996) (s. a. Kap. 21).

2.7.2 Prämorbide Persönlichkeit

Der Erfassung der Persönlichkeit vor Auftreten der Erkrankung kommen verschiedene Funktionen zu:

- Mit der Erfassung des „Normalzustands" läßt sich abschätzen, wieweit eventuell durch eine psychiatrische Erkrankung eine Veränderung der Persönlichkeitsstruktur des Patienten erfolgt ist.
- Verschiedene Untersuchungen haben darauf hingewiesen, daß bestimmte Erkrankungen mit bestimmten prämorbiden Persönlichkeitsstrukturen in Verbindung stehen (z.B. affektive Störungen mit Typus melancholicus, Typus manicus). Aus der Beurteilung der prämorbiden Persönlichkeit können also evtl. Hinweise auf die Diagnose erfolgen.

- Das prämorbide Persönlichkeitsbild kann in die therapeutische Zielsetzung einfließen, indem eine genauere Bestimmung des Therapieziels möglich wird (z.B. prämorbid auffällige Persönlichkeit).

Als diagnostische Hilfsmittel zur Erfassung der Persönlichkeitsstruktur sowie der prämorbiden Persönlichkeit können **Selbst- und Fremdbeurteilungsverfahren** eingesetzt werden (vgl. VON ZERSSEN, 1994).

2.8 Psychopathologischer Befund

Der psychopathologische Befund stellt das Ergebnis der psychiatrischen Untersuchung sowie die Grundlage für diagnostische Entscheidungen und therapeutische Maßnahmen dar.

Unter Psychopathologie versteht man die „Lehre von den Leiden der Seele". Es werden hier die psychischen Merkmale und Symptome, basierend auf Fremd- und Selbstbeurteilung, erfaßt, die die aktuelle psychische Störung kennzeichnen, ohne Aussage über deren Ätiologie und Pathogenese zu machen. Der psychopathologische Befund erfolgt möglichst differenziert und umfaßt verschiedene Merkmalsbereiche, die sich aus den Aussagen des Patienten sowie aus Beobachtungen des Interviewers, ergänzt durch fremdanamnestische Angaben der Angehörigen oder des Pflegepersonals, zusammensetzen (Tab. 1-8).

Einige psychopathologische Phänomene, wie etwa das äußere Erscheinungsbild eines Patienten, lassen sich direkt beobachten bzw. aus dem Verhalten des Patienten erschließen (Fremdbeurteilung, engl. „signs"). Andere Merkmale wie Grübeln oder Denkhemmung, werden hauptsächlich vom Patienten wahrgenommen und berichtet (Selbstbeurteilung, engl. „symptoms").

Im Verlauf der psychopathologischen Befunderhebung und anamnestischen Dokumentation werden auch das Verhalten in der Untersuchungssituation, das Sprechverhalten bzw. die Sprache beurteilt. Diese Merkmale sind zwar nicht primär Teil des psychopathologischen Befundes, geben aber wichtige Hinweise z.B. auf die psychosoziale Integration eines Patienten, seine interpersonellen Kompetenzen und sein Krankheitsverhalten. Als hilfreiches Mittel bei der Befunderhebung haben sich (strukturierte) **Interviewleitfäden** bewährt, z.B. Interviewleitfäden zum AMDP-System (FÄHNDRICH und STIEGLITZ, 1989, 1998).

2.9 Diagnostische Überlegungen

Den vorläufigen Abschluß der psychiatrischen Befunderhebung stellen diagnostische und differentialdiagnostische Überlegungen dar. Hierzu sind alle in der psychiatrischen Untersuchung erhobenen Befunde heranzuziehen und zu integrieren. Bei Anwendung **operationaler Diagnosesysteme** (vgl. Kapitel 2) ist insbesondere auf das Vorliegen von bestimmten Symptom-, Zeit- und Verlaufskriterien sowie auf besondere Ein- und Ausschlußkriterien zu achten.

Häufig ist die zunächst gestellte Diagnose als vorläufig anzusehen, da bei bestimmten Erkrankungen (z.B. Persönlichkeitsstörungen) erst durch die Einbeziehung fremdanamnestischer Daten eine zuverlässige endgültige Diagnose gestellt werden kann. Dies gilt auch für Störungen, bei denen eine detaillierte Krankheitsanamnese für die Diagnosestellung von großer Bedeutung ist, wie z.B. die schizoaffektiven Störungen.

2.10 Behandlungsplanung

Aufgrund der psychiatrischen Untersuchung werden erste Behandlungsschritte eingeleitet. Dies kann abhängig vom diagnostizierten Störungsbild und von den psychosozialen Umständen eine pharmakologische, psychoedukative, psychotherapeutische oder soziotherapeutische Behandlung sein. Oft basiert die Behandlungsplanung zunächst auf einer sogenannten **Syndromdiagnose** (s. Abschn. 3.2). Diese wird als vorläufig angesehen und muß im Verlauf der weiteren Behandlung und unter Einbeziehung zusätzlicher diagnostischer Ergebnisse modifiziert werden. Aufnahme- und Entlassungsdiagnosen sind daher oft nicht identisch.

> **Resümee**
> Der psychiatrischen Befunderhebung kommt im Hinblick auf die diagnostische Beurteilung des Patienten sowie daraus abgeleiteter therapeutischer Interventionen (Therapieplanung) eine zentrale Funktion zu.
> Sie umfaßt die Erhebung soziodemographischer Daten, der Krankheitsanamnese, der Familienanamnese, der Biographie, der verschiedenen Aspekte der Persönlichkeit, des somatischen und des psychopathologischen Befundes.

3 Untersuchungsebenen

Die psychopathologische Befunderhebung ist ein komplexer Prozeß, der eine Vielzahl von Bereichen

3 Untersuchungsebenen

Tabelle 1-8 Psychiatrische Befunderhebung: Merkmalsbereiche (in Anlehnung an das AMDP-System).

Merkmalsbereiche	Untersuchungsparameter
äußeres Erscheinungsbild	Kleidung, Körperpflege, Gestik, Mimik, Physiognomie
Verhalten in der Untersuchungssituation	Auskunftsbereitschaft, Kooperation, Simulation, Dissimulation, interaktionelles Verhalten
Sprechverhalten und Sprache	Klang, Modulation, Sprechstörungen (Stammeln, Stottern), Sprachverständnis und Ausdrucksvermögen
Bewußtsein	quantitativ (Bewußtseinsverminderung); qualitativ (Bewußtseinstrübung, -einengung, -verschiebung)
Orientierung	zeitlich, örtlich, situativ und zur Person
Aufmerksamkeit und Gedächtnis	Auffassungsstörungen, Konzentrationsstörungen, Immediatgedächtnis, Kurz- und Langzeitgedächtnis
Antrieb und Psychomotorik	antriebsarm, -gehemmt, -gesteigert, motorisch unruhig, Parakinesen, Hyperkinesen, Akinese, Hypokinese, Stupor, Raptus, manieriert/bizarr, theatralisch, mutistisch, logorrhöisch
Affektivität	Ratlosigkeit, Gefühl der Gefühllosigkeit, affektarm, Störung der Vitalgefühle, deprimiert/depressiv, hoffnungslos, ängstlich, euphorisch, dysphorisch, gereizt, innerlich unruhig, klagsam/jammrig, Insuffizienzgefühle, gesteigertes Selbstwertgefühl, Schuldgefühle, Verarmungsgefühle, ambivalent, Parathymie, affektlabil, Affektdurchlässigkeit, (-inkontinenz), affektstarr
formales Denken	Verlangsamung, Hemmung, umständliches Denken, eingeengtes Denken, Perseveration, Grübeln, Gedankendrängen, Ideenflucht, Vorbeireden, gesperrt/Gedankenabreißen, inkohärent/zerfahren, Neologismen
inhaltliches Denken	nicht-wahnhaft: Zwang, Hypochondrie, Phobien, überwertige Ideen; formale und inhaltliche Wahnmerkmale
Sinnestäuschungen	Illusionen, Halluzinationen
Ich-Störungen	Derealisation, Depersonalisation, Gedankenausbreitung, -entzug, -eingebung, andere Fremdbeeinflussungserlebnisse
zirkadiane Besonderheiten	Morgentief, Abendtief
Sozial- und Krankheitsverhalten	Krankheitseinsicht, Krankheitsgefühl, Ablehnung der Behandlung, sozialer Rückzug, soziale Umtriebigkeit
aggressives Erlebens- und Verhaltensmuster	Aggressivität, Selbstbeschädigung, Suizidalität
dissoziative Störungen	z.B. Amnesie, Trance, Lähmungen, Fugue
somatische Störungen	z.B. Insomnie, Inkontinenz, Tremor, Impotenz

berücksichtigen muß. Es hat sich daher ein strukturiertes Vorgehen zunehmend durchgesetzt, z.B. das Dokumentationssystem der Arbeitsgemeinschaft für Methodik und Dokumentation in der Psychiatrie (AMDP-System), für das es zudem einen Leitfaden zur Befunderhebung gibt. Psychopathologische Phänomene werden zunächst primär auf Symptomebene erfaßt und lassen sich später zu sogenannten Syndromen zusammenfassen.

3.1 Symptomebene

Die Erfassung der Symptomatik erfolgt in der Regel im klinischen Gespräch und rein deskriptiv ohne Bezug auf bestimmte ätiologische Annahmen oder eine vermutete Störung. Ergeben sich Hinweise auf deutliche Defizite in bestimmten Merkmalsbereichen (Tab. 1-8), so lassen sich zur Objektivierung der Befunde zusätzlich zum Teil spezifische Erhebungsinstrumente (s. Abschn. 4 und Kap. 3) heranziehen. Die wichtigsten Symptome werden im Folgenden definiert.

3.1.1 Bewußtseinsstörungen

Das Bewußtsein läßt sich als Zustand der Bewußtheit des Selbst und der Umwelt definieren. Bewußtseinsstörungen werden auf der Grundlage des gesamten Erlebens und Verhaltens des Patienten in der Untersuchungssituation beurteilt. Bewußtseinsklarheit bedeutet dabei nicht nur eine voll erhaltene Vigilanz, sondern auch die Fähigkeit, auf Situationen adäquat zu reagieren. Unterschieden wird daher zwischen quantitativen und qualitativen Bewußtseinsstörungen. **Quantitative Bewußtseinsstörungen** (Bewußtseinsverminderung) sind durch eine Störung der Vigilanz (Wachheit) bedingt. Sie weisen nahezu immer auf eine organische Ätiologie hin und werden dem Wachheitsgrad entsprechend weiter unterteilt (Tab. 1-9).

Die **qualitativen Bewußtseinsstörungen** stellen Veränderungen des Bewußtseins dar. Die Vigilanz ist zwar erhalten, aber der Patient hat keine adäquaten Reaktionsmöglichkeiten auf sich verändernde Umweltbedingungen. Dabei ist die **Bewußtseinstrübung** durch eine unzureichende Klarheit von Denken und Handeln gekennzeichnet, wie sie etwa bei deliranten Zustandsbildern gefunden wird. Bei der **Bewußtseinseinengung**, die z.B. bei epileptischen Dämmerzuständen auftritt, kommt es bei weitgehend erhaltener Handlungsfähigkeit zu einer Einengung von Denkinhalten und Erlebnissen. Die Ansprechbarkeit auf Außenreize ist vermindert. Das Erleben ist insgesamt traumartig verändert. Bei der **Bewußtseinsverschiebung** oder **-erweiterung** handelt es sich um einen Zustand, der durch das Gefühl des gesteigerten Intensitäts- und Helligkeitserlebens, erhöhter Wachheit und der Vergrößerung des Bewußtseinsraums gekennzeichnet ist. Derartige Zustände treten häufiger in Zusammenhang mit der Einnahme von Halluzinogenen auf.

3.1.2 Orientierungsstörungen

Die Orientierung umfaßt die Genauigkeit der Wahrnehmung des Patienten und seines Verständnisses der ihn umgebenden Situation. Sie bezieht sich auf die Fähigkeit, sich in der zeitlichen, räumlichen und gegenwärtigen persönlichen Situation zurechtzufinden. Die Orientierungsstörungen können teilweise aus dem Gesprächsverlauf erschlossen werden, sind jedoch auch zu explorieren. Die **zeitliche Orientierung** wird etwa durch Abfragen des Datums, des Wochentags, des Jahres oder der Jahreszeit überprüft, während sich die **örtliche Orientierung** stets auf die Kenntnis des Ortes bezieht, an dem sich der Patient gegenwärtig befindet. Mit **situativer Orientierung** ist die Fähigkeit gemeint, die gegenwärtige Situation und die dort anwesenden Personen (z.B. die Untersuchungssituation) richtig einzuschätzen,

Tabelle 1-9 Quantitative Bewußtseinsstörungen.

Störung	Definition
Benommenheit	Patient ist schwer besinnlich, teilnahmslos und verlangsamt, Informationsaufnahme und -verarbeitung sind eingeschränkt
Somnolenz	Patient ist apathisch, schläfrig, aber weckbar
Sopor	Patient schläft und ist nur durch starke Reize (z.B. Kneifen) für kurze Zeit zu erwecken
Koma	Patient ist bewußtlos und nicht mehr weckbar

während die **Orientierung zur Person** das Wissen um Merkmale der eigenen Person und lebensgeschichtliche Zusammenhänge (z.B. erlernter Beruf, Zahl der eigenen Kinder) widerspiegelt.

3.1.3 Aufmerksamkeits- und Gedächtnisstörungen

Aus dem Gesprächsverlauf ergeben sich zumeist bereits erste Hinweise darauf, ob der Patient in seiner Fähigkeit, sich in vollem Umfang den durch seine Sinne vermittelten Eindrücken zuzuwenden, beeinträchtigt ist. Zu unterscheiden sind Aufmerksamkeits- und Konzentrationsstörungen.

Aufmerksamkeitsstörungen umfassen die reduzierte Fähigkeit, verschiedene Wahrnehmungsinhalte in einen Sinnzusammenhang zu bringen und dessen Bedeutung zu erfassen. **Konzentrationsstörungen** beziehen sich auf die reduzierte Fähigkeit, sich über einen längeren Zeitraum einer bestimmten Aufgabe zu zuwenden. Patienten mit Konzentrationsstörungen lassen sich leicht durch von außen kommende Reize ablenken. Konzentrationsstörungen werden überprüft, indem man den Patienten auffordert, fortlaufend von einer Zahl den gleichen Betrag zu subtrahieren (z.B. bei 81 beginnen und jeweils 7 abziehen) oder die Wochentage bzw. Monatsnamen rückwärts aufzusagen. Auffassungsstörungen lassen sich diagnostizieren, indem man den Patienten bittet, den Sinn eines Sprichworts (z.B. Morgenstund hat Gold im Mund) oder einer kurzen Fabel zu erklären.

Hinweise auf **Gedächtnisstörungen** (Tab. 1-10) ergeben sich ebenfalls häufig bereits aus dem Gesprächsverlauf. Die Gedächtnisleistung selbst ist ein komplexer Prozeß, dessen verschiedene Teilkomponenten (Informationsaufnahme und -entschlüsselung, Behalten dieser Informationen sowie Abruf alter oder neuer Gedächtnisinhalte) gestört sein können.

Meist wird eine Unterscheidung zwischen Ultrakurzzeit-, Kurzzeit- und Langzeitgedächtnis getroffen. Beim **Ultrakurzzeitgedächtnis** (oder Immediatgedächtnis) geht es um die unmittelbare Aufnahme und sofortige Reproduktion von Informationen. Das **Kurzzeitgedächtnis** umfaßt die Reproduktion von Informationen nach einem Zeitabstand von ca. fünf bis zehn Minuten. Die Überprüfung des Ultrakurzzeit- und Kurzzeitgedächtnisses kann z.B. durch das Abfragen vorgegebener, unterschiedlicher Begriffe (z.B. „Berlin", „47", „Stuhl") oder das Nacherzählen einer Fabel nach einem entspre-

Tabelle 1-10 Definition der Gedächtnisstörungen nach dem Erscheinungsbild.

Störung	Definition
Amnesie	totale oder lakunäre, d.h. zeitlich oder inhaltlich begrenzte Inhaltslücken
retrograde	Störung für die vor dem Ereignis (z.B. Hirntrauma) liegende Zeit
anterograde	Störung für die Zeit nach dem Ereignis
Hypermnesie	Steigerung der Erinnerungsfähigkeit (z.B. in Fieberzuständen)
Hypomnesie	Herabsetzung der Erinnerungsfähigkeit
Paramnesie	Erinnerungstäuschungen, Gedächtnisillusionen oder Trugerinnerungen (z.B. im Rahmen einer wahnhaften Veränderung der Erinnerung bei schizophrenen Patienten). Der Patient hat das sichere Gefühl, z.B. bestimmte Situationen oder Ereignisse schon einmal erlebt zu haben, von Dingen schon einmal gehört zu haben
Déjà-vu-Erlebnisse	falsches Wiedererkennen bzw. vermeintliche Vertrautheit
Jamais-vu-Erlebnisse	vermeintliche Fremdheit
Akamnesie	Störung des Zeiterlebens und des Zeitgitters, wobei die Vergangenheit als Gegenwart erlebt wird
Zeitgitterstörung	Störung des zeitlichen Rasters und der Chronologie des Veränderten
Konfabulation	Erinnerungslücken werden vom Patienten mit frei erfundenen Fakten oder Ereignissen gefüllt, die der Patient tatsächlich für Erinnerungen, d.h. für Realität, hält

chenden Zeitintervall erfolgen. Beim **Langzeitgedächtnis** geht es um die Reproduktion von Informationen, die Tage bis Jahre zurückliegen können.

Gedächtnisstörungen sind zumeist ein Kardinalsymptom von Hirnfunktionsstörungen unterschiedlichster Ätiologie. Sie können auch als sogenanntes pseudodementielles Syndrom, d.h. als subjektive Beeinträchtigungen bei schwer depressiven Patienten, auftreten. Jedoch kommen prinzipiell bei fast allen psychiatrischen Störungen Gedächtnisstörungen vor.

Tabelle 1-11 Formale Denkstörungen.

Störung	Definition
Denkverlangsamung	vom Untersucher wahrgenommene Verlangsamung des Denkens mit schleppendem Ablauf
Denkhemmung	das Denken wird vom Patienten subjektiv als gebremst, wie gegen einen inneren Widerstand empfunden
umständliches Denken	bezogen auf den Gesprächsinhalt wird das Nebensächliche nicht vom Wesentlichen getrennt. Der Patient haftet an vielen unbedeutenden Einzelheiten. Der inhaltliche Zusammenhang bleibt aber stets erhalten
eingeengtes Denken	der inhaltliche Gedankenumfang ist eingeschränkt. Der Patient ist einem oder wenigen Themen verhaftet und auf wenige Zielvorstellungen fixiert. Dem Patienten gelingt es im Gespräch nicht oder nur schwer, auf ein anderes Thema überzugehen
Perseveration	Haftenbleiben an bestimmten Vorstellungen und Gedanken. Worte oder Angaben, die im aktuellen Gesprächszusammenhang nicht mehr sinnvoll sind, werden mehrfach wiederholt
Grübeln	unablässiges, jedoch nicht zur Lösung oder zum Ziel führendes Beschäftigtsein mit (nicht nur, aber meist) unangenehmen Themen, die vom Patienten nicht als fremd erlebt werden
Gedankendrängen	der Patient ist dem Druck vieler Einfälle oder Gedanken ausgesetzt
Ideenflucht	Vermehrung von Einfällen, die aber nicht mehr von einer Zielvorstellung straff geführt werden. Das Ziel des Denkens kann aufgrund dazwischenkommender Assoziationen ständig wechseln oder verlorengehen und ist vom Untersucher nur noch schwer oder gar nicht mehr zu erkennen
Vorbeireden	der Patient geht nicht auf die Frage ein, obwohl aus seiner Antwort und/oder der Situation ersichtlich ist, daß er die Frage verstanden hat
Gedankenabreißen	plötzlicher Abbruch eines zunächst flüssigen Gedankengangs ohne erkennbaren Grund, was vom Patienten erlebt (Gedankenabreißen) und/oder vom Interviewer beobachtet wird (Sperrung)
Inkohärenz, Zerfahrenheit	Mangel an logischem Zusammenhang zwischen Worten und Sätzen, was dem Patienten nicht bewußt ist. Denken und Sprechen des Patienten verlieren für den Untersucher ihren verständlichen Zusammenhang, sind im Extremfall bis in einzelne, scheinbar zufällig durcheinandergewürfelte Sätze, Satzgruppen oder Gedankenbruchstücke zerrissen. Von einigen Autoren wird die Inkohärenz bei gleichzeitiger Bewußtseinstrübung als zerfahrenes Denken bezeichnet
Kontamination	Verschmelzung heterogener Sachverhalte
Neologismen	Wortneubildungen (zumeist Zusammenziehung von bekannten Wörtern; z.B. Lichtgefäß), die der sprachlichen Konzeption nicht entsprechen und oft nicht unmittelbar verständlich sind

3.1.4 Denkstörungen

Denkstörungen lassen sich aufgrund der sprachlich-inhaltlichen Äußerungen des Patienten während der Untersuchungssituation erschließen. Hierbei wird zwischen formalen und inhaltlichen Denkstörungen unterschieden. Bei den formalen Denkstörungen handelt es sich um objektiv oder subjektiv erlebte Veränderungen in der Geschwindigkeit, Kohärenz und Stringenz des Gedankengangs, während unter inhaltlichen Denkstörungen in der Regel Wahnphänomene zusammengefaßt werden.

Formale Denkstörungen

Als wesentliches Kriterium für den Schweregrad von Denkstörungen kann die Erschwerung des Interviews angesehen werden, wobei sich die formalen Denkstörungen manchmal erst bei längerem Therapieverlauf oder im Zusammenhang mit emotional belastenden Situationen zeigen. Sie sind zumeist nosologisch unspezifisch und können bei einer Vielzahl psychischer Störungen auftreten. Es werden in Anlehnung an das AMDP-System verschiedene Merkmale unterschieden (Tab. 1-11).

Inhaltliche Denkstörungen

Von den formalen sind die inhaltlichen Denkstörungen abzugrenzen, bei denen der Inhalt des Denkens und die Realitätskontrolle beeinträchtigt sind. Hierbei wird zwischen den wahnhaften und nicht-wahnhaften inhaltlichen Denkstörungen unterschieden. Zu den nicht-wahnhaften inhaltlichen Denkstörungen gehören:

- **Hypochondrie:** ängstlich getönte Beziehung zum eigenen Körper, an dem z.B. Mißempfindungen überstark wahrgenommen werden mit der unbegründeten Befürchtung, körperlich krank zu sein oder zu werden. Normale Körpervorgänge erhalten oft eine überstarke Bedeutung.
- **Phobie:** Angst vor bestimmten Objekten oder Situationen, die zumeist vermieden werden; dazugehörige Begriffe: soziale Phobien, Agoraphobie, Klaustrophophie, spezifische Phobien. Der Patient erkennt diese Angst zwar als unsinnig oder zumindest übertrieben, kann sich aber nicht dagegen wehren.
- **Überwertige Ideen:** emotional stark besetzte Erlebnisse oder Gedanken meist negativer Art, die die gesamte Person in unangemessener Weise beherrschen. In Abgrenzung zu wahnhaften Ideen besteht eine starke Realitätskontrolle, eine größere logische Konsistenz der Inhalte und weniger Ich-Bezogenheit.

Im Zentrum der inhaltlichen Denkstörungen steht der **Wahn** in seinen verschiedenen Ausdrucksweisen. Als Wahn wird eine Fehlbeurteilung der Realität bezeichnet, die mit erfahrungsunabhängiger und damit unkorrigierbarer Gewißheit auftritt und an der mit subjektiver Gewißheit festgehalten wird, auch wenn sie im Widerspruch zu Erfahrungen der gesunden Mitmenschen sowie ihrem kollektiven Glauben und Meinen steht. Es besteht **kein** Bedürfnis nach Begründung dieser Fehlbeurteilung.

Bei den wahnhaften (oder paranoiden) Phänomenen lassen sich **formale** und **inhaltliche Merkmale** unterscheiden (Tab. 1-12).

3.1.5 Wahrnehmungsstörungen

Zum Merkmalsbereich der Wahrnehmungsstörungen oder Sinnestäuschungen werden Illusionen, Halluzinationen und Pseudohalluzinationen gerechnet, die anhand des Vorhandenseins oder der Abwesenheit einer Reizquelle und/oder der Fähigkeit bzw. Unfähigkeit der Realitätskontrolle differenziert werden (Tab. 1-13).

3.1.6 Ich-Störungen

Unter Ich-Störungen werden Störungen des Einheitserlebens, der Identität im Zeitverlauf, der Ich-Umwelt-Grenze sowie der Ich-Haftigkeit aller Erlebnisse verstanden. Sie bestehen darin, daß die eigenen seelischen Vorgänge als von außen gemacht erlebt werden. Ich-Störungen müssen im Gespräch unbedingt erfragt werden, da Patienten oft nicht von sich aus darauf zu sprechen kommen (Tab. 1-14).

3.1.7 Zwangs- und Angststörungen

Bei den Zwängen handelt es sich um sich immer wieder gegen inneren Widerstand aufdrängende ich-fremde Merkmale, die vom Patienten als unsinnig und unangenehm erlebt werden. Sie lassen sich nicht oder nur schwer unterbinden, bei Unterdrückung dieser Phänomene tritt oft das Gefühl von Angst oder Unbehagen auf. Unterschieden werden:

- **Zwangsimpulse:** zwanghafte Gedanken oder Vorstellungen wie Zwangsgrübeln und Zwangsbefürchtungen
- **Zwangsdenken:** sich zwanghaft aufdrängende Impulse, bestimmte Handlungen auszuführen (z.B. obszöne Wörter auszusprechen)
- **Zwangshandlungen:** auf der Grundlage von Zwangsimpulsen oder -gedanken immer wieder

Tabelle 1-12 Wahnmerkmale.

Wahnmerkmale	Definition
Formale Wahnmerkmale	
Wahngedanken	wahnhafte Meinungen und Überzeugungen
Wahneinfälle	meist plötzliches und unvermitteltes gedankliches Auftreten von wahnhaften Vorstellungen und Überzeugungen
Wahnwahrnehmung	reale Sinneswahrnehmungen erhalten eine abnorme Bedeutung (meist im Sinne der Eigenbeziehung). Die Wahnwahrnehmung ist eine wahnhafte Fehlinterpretation einer an sich richtigen Wahrnehmung
Wahnstimmung	die erlebte Atmosphäre des Betroffenseins, der Erwartungsspannung und des bedeutungsvollen Angemutetwerdens in einer zumeist unheimlich und bedrohlich erlebten Welt. Diese Stimmung ist charakterisiert durch das Beimessen von Bedeutungen, das In-Beziehung-Setzen von Ereignissen, ein Meinen, Vermuten und Erwarten, das vom Gesunden nicht nachvollzogen werden kann. Sie ist in der Regel eher diffus. Eine Thematisierung des Wahns erfolgt zumeist nicht
systematisierter Wahn	beschreibt logische und paralogische Verknüpfungen einzelner Wahnsymptome mit anderen Wahnphänomenen, Sinnestäuschungen, Ich-Störungen oder auch nicht krankhaft veränderten Beobachtungen oder Erlebnissen. Zwischen diesen Elementen werden kausale oder finale Verbindungen hergestellt, vom Patienten als Beweis oder Bestätigung angesehen und als Gewißheit erlebt („Wahnarbeit")
Wahndynamik	emotionale Anteilnahme am Wahn, die Kraft des Antriebs und die Stärke der Affekte, die im Zusammenhang mit dem Wahn wirksam werden
Inhaltliche Wahnmerkmale	
Beziehungswahn	wahnhafte Eigenbeziehung, selbst belanglose Ereignisse werden ich-bezogen gedeutet. Der Patient ist davon überzeugt, daß etwas nur seinetwegen geschieht
Beeinträchtigungs- und Verfolgungswahn	der Patient erlebt sich selbst als Ziel von Feindseligkeiten. Er fühlt sich bedroht, beleidigt, verspottet und glaubt, die Umgebung trachte ihm nach seiner Gesundheit oder seinem Leben
Eifersuchtswahn	wahnhafte Überzeugung, vom Lebenspartner betrogen und hintergangen worden zu sein, oft verbunden mit dem Versuch, diesem das nachzuweisen
Liebeswahn	wahnhafte Überzeugung, von einer bestimmten Person geliebt zu werden, zu der bisher nicht einmal Kontakt bestanden haben muß
Schuldwahn	wahnhafte Überzeugung, Schuld auf sich geladen zu haben, etwas Unverzeihliches getan zu haben (z.B. gegenüber Gott, anderen sittlichen Instanzen, Gesetzen)
Verarmungswahn	wahnhafte Überzeugung, nicht genügend finanzielle Mittel zur Bestreitung des Lebensunterhalts oder zur Finanzierung der Behandlung zu haben
Verkleinerungswahn	wahnhafte Überzeugung, unbedeutend und wertlos zu sein
hypochondrischer Wahn	wahnhafte Überzeugung, krank zu sein
nihilistischer Wahn	wahnhafte Überzeugung, alles sei tot
Größenwahn	wahnhafte Selbstüberschätzung und Selbstüberhöhung. Der Patient glaubt, besondere Macht oder besondere Fähigkeiten zu besitzen (z.B. Wahn höherer Abstammung, Herrscher der Welt zu sein)
phantastischer Wahn	wahnhafte Überzeugung, sich phantastisch verwandelt oder verändert zu haben (z.B. ein Monster oder Werwolf zu sein)
symbiotischer Wahn (Folie à deux)	ein „primär Gesunder" übernimmt von einem „primär Kranken" die Wahngedanken, so daß beide das Wahnerleben teilen

3 Untersuchungsebenen

Tabelle 1-13 Wahrnehmungsstörungen.

Störung	Definition
Illusion	verfälschte Wahrnehmungen. Eine tatsächlich vorhandene, gegenständliche Reizquelle wird verkannt. Vorkommen u.a. in emotionalen Ausnahmesituationen wie extremer Angst oder bei Fieberzuständen
Stimmenhören	Form der akustischen Halluzination, bei der menschliche Stimmen wahrgenommen werden, ohne daß tatsächlich jemand spricht. Die Stimmen können den Patienten direkt ansprechen, imperativ oder kommentierend seine Handlungen begleiten, in Rede und Gegenrede über ihn sprechen oder sich unterhalten. Stimmenhören kommt häufig bei schizophrenen Psychosen vor
andere akustische Halluzinationen	akustische Halluzinationen, die nicht Stimmen beinhalten (halluzinierte Geräusche, Klänge = Akoasmen)
optische Halluzinationen	Wahrnehmen von Lichtblitzen, Farben, Mustern, Gegenständen (z.B. Tieren) Personen oder ganzen Szenen ohne entsprechende Reizquelle, Vorkommen u.a. beim Alkoholentzugsdelir
Körperhalluzinationen	taktile oder haptische Halluzinationen (Wahrnehmen von nicht vorhandenen Objekten auf Haut und Schleimhäuten) und Störung des Leibempfindens (Coenästhesien, qualitativ abnorme Leibsensationen)
Geruchs-/Geschmacks-halluzinationen	Geruchs- oder Geschmackswahrnehmungen, ohne daß eine Reizquelle ausgemacht werden kann
Pseudohalluzinationen	Trugwahrnehmungen, bei denen die Unwirklichkeit der Trugwahrnehmung vom Patienten erkannt wird. Der Patient kann sagen, daß er Dinge sehe, die eigentlich gar nicht da sind. Vorkommen u.a. in Zuständen extremer Ekstase, als kollektives Phänomen, in emotionalen Ausnahmezuständen wie Panik
hypnagoge Halluzinationen	optische und/oder akustische Halluzinationen, die beim Einschlafen, Aufwachen oder im Halbschlaf auftreten

Tabelle 1-14 Ich-Störungen.

Störung	Definition
Derealisation	Personen, Gegenstände und Umgebung erscheinen unwirklich, fremdartig oder räumlich verändert. Dadurch wirkt die Umwelt z.B. unvertraut, sonderbar oder gespenstisch
Depersonalisation	Störung des Einheitserlebens der Person im Augenblick oder der Identität in der Zeit des Lebenslaufs. Die Person kommt sich selbst fremd, unwirklich, unmittelbar verändert, wie ein anderer und/oder uneinheitlich vor
Gedankenausbreitung	der Patient meint, die Gedanken gehörten ihm nicht mehr alleine, fremde Personen würden Anteil daran haben und wissen, was er denkt (Gedankenlesen)
Gedankenentzug	die Betroffenen glauben, ihnen würden die Gedanken „weggenommen" oder „abgezogen"
Gedankeneingebung	Gedanken und Vorstellungen werden als von außen beeinflußt, gemacht, gelenkt, gesteuert, eingegeben oder aufgedrängt empfunden
andere Fremdbeein-flussungserlebnisse	Verhalten, Erleben und Befinden werden als von außen gemacht und gesteuert erlebt (z.B. Bestrahlung von außen)

Tabelle 1-15 Störungen der Affektivität.

Störung	Definition
Deprimiertheit, Depressivität	negativ getönte Befindlichkeit im Sinne einer niedergedrückten und niedergeschlagenen Stimmung. Eine depressive Störung wird vom Patienten berichtet, kann aber auch aus seinem Verhalten erschlossen werden
Hoffnungslosigkeit	pessimistische Grundstimmung, fehlende Zukunftsorientierung. Der Glaube an eine positive Zukunft ist vermindert oder abhanden gekommen („schwarzsehen")
Insuffizienzgefühle	das Vertrauen in die eigene Leistungsfähigkeit oder in den eigenen Wert ist vermindert oder verlorengegangen. Der Patient glaubt, anderen Personen unterlegen, nichts wert zu sein
Schuldgefühle	der Patient fühlt sich für eine Tat, ein Fehlverhalten, für Gedanken oder Wünsche verantwortlich, die seiner Ansicht nach vor einer weltlichen oder religiösen Instanz, vor anderen Personen oder sich selbst verwerflich sind
Gefühl der Gefühllosigkeit	Reduktion bis Verlust des affektiven Erlebens, eine subjektiv erlebte Gefühlsleere. Der Patient erlebt sich als gefühlsverarmt, leer, verödet, nicht nur für Freude, sondern auch für Trauer
Ratlosigkeit	der Patient findet sich nicht mehr zurecht und begreift seine Situation, seine Umgebung oder Zukunft kaum oder gar nicht mehr. Er versteht nicht mehr, was mit ihm geschieht, und wirkt auf den Beurteiler „staunig" (verwundert, hilflos)
Affektarmut	das Spektrum gezeigter Gefühle ist vermindert. Wenige oder nur sehr dürftige Affekte (z.B. gleichgültig, unbeteiligt, teilnahmslos) sind beobachtbar
Affektstarrheit	Verminderung oder Verlust der affektiven Modulationsfähigkeit. Hier ist die Schwingungsfähigkeit (Amplitude der Gefühle) verringert. Der Patient verharrt unabhängig von äußeren Reizen in einer bestimmten Affektlage (z.B. gleichmäßig dysphorisch)
Verarmungsgefühle	der Patient fürchtet, daß ihm die Mittel zur Bestreitung seines Lebensunterhalts fehlen
innerliche Unruhe	der Patient spürt eine innere Aufgeregtheit, Spannung, Getriebenheit oder Nervosität
Störung der Vitalgefühle	Herabsetzung des Gefühls von Kraft und Lebendigkeit, der körperlichen und seelischen Frische und Ungestörtheit. Der Patient fühlt sich kraftlos, matt und energielos
Ängstlichkeit	der Patient hat Angst, manchmal ohne den Grund angeben zu können. Die Angst kann sich frei flottierend, unbestimmt, in Angstanfällen und/oder durch körperliche Symptome (Schwitzen, Zittern) äußern
Klagen, Jammern	Schmerz, Kummer, Befürchtungen, Ängstlichkeit werden ausdrucksstark in Worten, Mimik und Gesten dargeboten („wehklagen")
Euphorie	anhaltender Zustand übersteigerten Wohlbefindens, der Freude, des Behagens, der Heiterkeit, der Zuversicht, der gesteigerten Vitalgefühle
Dysphorie	mißmutige Verstimmtheit. Der Patient ist schlecht gelaunt, mürrisch, verdrießlich, nörgelnd, mißgestimmt, unzufrieden, ärgerlich
Gereiztheit	der Patient ist in einem Zustand erhöhter Reizbarkeit bis hin zur Gespanntheit
gesteigertes Selbstwertgefühl	ein positiv erlebtes Gefühl der Steigerung des eigenen Wertes, der Kraft und/oder der Leistungsfähigkeit
Ambivalenz	Koexistenz widersprüchlicher Gefühle, Vorstellungen, Wünsche, Intentionen und Impulse, die meist als quälend erlebt wird
Parathymie	Gefühlsausdruck und berichtete Erlebnisinhalte stimmen nicht überein (paradoxe Affekte, inadäquate Gefühlsreaktionen). Der Affekt ist für (eine) bestimmte Situation(en) unangemessen und fehl am Platz
Affektlabilität	schneller Stimmungswechsel, der auf einen Anstoß von außen erfolgt (Vergrößerung affektiver Ablenkbarkeit), aber auch spontan auftreten kann. Die Affekte sind oft nur von kurzer Dauer und können sich in ihrer Ausrichtung schnell ändern (z.B. Wechsel von Trauer und Freude)
Affektdurchlässigkeit (-inkontinenz)	Affekte können bei geringem Anstoß überschießen, manchmal eine übermäßige Stärke annehmen und vom Patienten nicht beherrscht werden

ausgeführte Handlungen (z.B. Sach- oder Kontrollhandlung), die vom Patienten als unsinnig und unnütz erlebt werden.

3.1.8 Störungen der Affektivität

Affektivität beinhaltet im weitesten Sinne die Emotionalität sowie die Gefühlsansprechbarkeit als solche. Die Affektstörungen werden häufig vom Patienten besonders zu Beginn der Erkrankung subjektiv wahrgenommen und oft auch als schmerzlich empfunden. Können sie nicht aus dem Gesprächsverlauf erschlossen werden, so sollten sie gezielt exploriert werden (Tab. 1-15).

3.1.9 Psychomotorische Störungen und Antriebsstörungen

Antriebs- und psychomotorische Störungen werden am Aktivitätsniveau und an der Psychomotorik erkennbar. Antrieb ist dabei die vom Willen weitgehend unabhängig wirkende Kraft, die die Bewegung aller psychischen Funktionen steuert (Tab. 1-16).

Tabelle 1-16 Störungen der Psychomotorik und des Antriebs.

Störung	Definition
Antriebsarmut	Mangel an Energie, Initiative und Anteilnahme
Antriebshemmung	Energie, Initiative und Anteilnahme sind zwar vorhanden, werden aber vom Patienten als gebremst oder blockiert erlebt
Antriebssteigerung	Zunahme an Energie, Initiative und Anteilnahme
motorische Unruhe	gesteigerte ungerichtete motorische Aktivität (z.B. Patient kann nicht stillsitzen)
Parakinesen	qualitativ abnorme, meist komplexe Bewegungen, die häufig die Gestik, Mimik und auch die Sprache betreffen
Stereotypien	sprachliche oder motorische Äußerungen, die längere Zeit hindurch in immer gleicher Form wiederholt werden
■ Verbigerationen	verbale Stereotypien
■ Katalepsie	Haltungsstereotypien
■ wächserne Biegsamkeit	Flexibilitas cerea (Verhalten in einer eingenommenen körperlichen Haltung)
■ Befehlsautomatismus	der Patient führt automatisch Handlungen aus, die er selbst als nicht von ihm intendiert erlebt
■ Negativismus	der Patient tut nicht das Erwartete bzw. genau das Gegenteil
Hyperkinese	Bewegungsunruhe von impulsivem Charakter
Akinese, Hypokinese	Bewegungslosigkeit/Mangel an Bewegung
Stupor	relative Bewegungslosigkeit mit Einschränkungen der Reizaufnahme und der Reaktionen
Raptus	plötzlich auftretender ungeordneter Bewegungssturm aus einem Zustand der Ruhe heraus
Manieriertheit, Bizarrheit	alltägliche Bewegungen und Handlungen (auch Gestik, Mimik und Sprache) erscheinen dem Beobachter verstiegen, verschroben, possenhaft, gekünstelt und verschnörkelt
Theatralismus	die Patienten erwecken den Eindruck, als würden sie sich selbst darstellen
Mutismus	Wortkargheit bis zum Nichtsprechen (Verstummen)
Logorrhoe	verstärkter Redefluß

3.1.10 Zirkadiane Besonderheiten

Mit den sogenannten zirkadianen Besonderheiten sind regelhafte Schwankungen, Schwankungen der Befindlichkeit und des Verhaltens des Patienten über den Tag gemeint, wie sie oft bei depressiven Störungen vorkommen. Unterschieden werden:

- **Morgentief:** regelmäßige morgendliche Verschlechterung des Befindens im Vergleich zu anderen Tageszeiten
- **Abendtief:** regelmäßige abendliche Verschlechterung des Befindens im Vergleich zu anderen Tageszeiten

3.1.11 Sozial- und Krankheitsverhalten

Sozial- und Krankheitsverhalten sind im Arzt-Patient-Gespräch genau zu explorieren, da z.B. das Vorhandensein oder Fehlen eines ausgeprägten Krankheitsgefühls oder eine plötzliche soziale Umtriebigkeit von großem diagnostischem Wert sein kann. Hierzu gehören:

- **sozialer Rückzug:** Einschränkung der Kontakte zu anderen Menschen
- **soziale Umtriebigkeit:** Vermehrung der Kontakte zu anderen Menschen
- **Mangel an Krankheitsgefühl:** Der Patient fühlt sich nicht krank, obwohl objektiv eine Krankheit besteht.
- **Mangel an Krankheitseinsicht:** Der Patient erkennt seine krankhaften Erlebnisse und Verhaltensweisen nicht als krankheitsbedingt an. Er führt sie unter Umständen auf andere Faktoren zurück (z.B. schlechte Ernährung).
- **Ablehnung der Behandlung:** Widerstreben gegen therapeutische Maßnahmen und/oder gegen Krankenhausaufnahme und -aufenthalt (z.B. Ablehnung einer medikamentösen Behandlung).

3.1.12 Aggressive Erlebens- und Verhaltensmuster

Eine weitere bedeutende Gruppe psychopathologischer Merkmale bezieht sich auf aggressive Erlebens- und Verhaltensmuster im weiteren Sinne:

- **Aggressivität:** Aggressionstendenzen (verbale Aggressionen, erhöhte Bereitschaft zu Tätlichkeiten als Verteidigung oder Angriff) und Aggressionshandlungen (Gewalthandlungen gegen Personen oder Gegenstände)
- **Selbstbeschädigung:** Selbstverletzungen ohne damit verbundene Suizidabsichten
- **Suizidalität:** Suizidgedanken oder -handlungen.

3.1.13 Dissoziative Störungen

Nicht-psychotische Desintegration von Wahrnehmung, Identität, mnestischen Funktionen, Willkürmotorik und sich daraus entwickelnde Symptome. Auf psychischem Niveau gehören hierzu etwa die psychogene Bewußtseinsstörung, Schwankungen der Wachheit oder selektive Wahrnehmungsveränderungen. Auf körperlichem Niveau kommen u.a. psychogene Paresen, Aphonien, Dysarthrien oder Parästhesien vor.

3.1.14 Somatische Störungen

Psychische Störungen können von spezifischen somatischen Symptomen begleitet werden und zu ihrer diagnostischen Zuordnung wesentlich beitragen. Störungen in den folgenden Bereichen sind häufig und sollten bei der körperlichen und im Rahmen der psychiatrischen Untersuchung besondere Beachtung finden:

- **Schlafstörungen:** Einschlafstörungen, Durchschlafstörungen, Verkürzung der Schlafdauer, Früherwachen
- **Appetenzstörungen:** Appetit vermindert, Appetit vermehrt, gesteigertes Durstgefühl, Sexualität vermindert
- **gastrointestinale Störungen:** Hypersalivation, Mundtrockenheit, Übelkeit, Erbrechen, Magenbeschwerden, Obstipation, Diarrhoe
- **kardiorespiratorische Symptome:** Atembeschwerden, Schwindel, Herzklopfen, Herzdruck
- **andere vegetative Störungen:** Akkommodationsstörungen, vermehrtes Schwitzen, Seborrhoe, Miktionsstörungen, Menstruationsstörungen
- **weitere Störungen:** Kopfdruck, Rückenbeschwerden, Schweregefühl in den Beinen, Müdigkeit, Hitzegefühl, Frösteln, Konversionssymptome

3.1.15 Intelligenzstörungen

Am Ende der klinischen Untersuchung besitzt der Untersucher ein grobes Bild über die intellektuelle Leistungsfähigkeit des Patienten. Hinweise hierfür ergeben sich einerseits aus dem Gespräch selbst (z.B. Sprache, Verständnis der Fragen), jedoch auch aufgrund klinischer Prüfungen, die einfach durchzuführen sind (Fragen zum Allgemeinwissen oder zum Denkvermögen, z.B. durch die Vorgabe von zwei Begriffen, deren Gemeinsamkeit gefunden werden muß). Bei Hinweisen auf Intelligenzminderungen sollte sich eine differenzierte testpsychologische Untersuchung anschließen (s. Kap. 2 und Kap. 23).

3.2 Syndromebene

Symptome sind die kleinste Einheit zur Beschreibung psychopathologischer Phänomene. Oft treten diese nicht alleine, sondern als Gruppen von Symptomen in regelhafter oder gesetzmäßiger Kombination miteinander auf. Solche Symptomenkomplexe werden als Syndrome bezeichnet. Der Syndrombegriff hat in der psychiatrischen Geschichte eine lange Tradition und wird im klinischen Alltag wie selbstverständlich verwendet. Als Beispiele für „klassische Syndrome", die nosologisch unspezifisch sind, gelten:

- das depressive Syndrom,
- das apathische Syndrom,
- das psychoorganische Syndrom,
- das manische Syndrom oder
- das paranoid-halluzinatorische Syndrom.

Einige dieser genannten Syndrome können noch weiter spezifiziert werden. So ist z.B. das depressive Syndrom je nach Ausprägung der Symptomatik weiter zu differenzieren in ein gehemmt-depressives Syndrom oder ein agitiert-depressives Syndrom. Diese zumeist zunächst aufgrund der klinischen Beobachtung postulierten Syndrome lassen sich auch mittels statistischer Verfahren immer wieder replizieren und sind Inhalt sogenannter mehrdimensionaler Psychopathologieskalen.

Die **Bedeutung der Syndrome** liegt zum einen in der Beschreibung des Krankheitsbildes auf einer höheren Ebene als der der Symptome. Im klinischen Alltag bilden sie auch die Grundlage für die Behandlung mit psychopharmakologischen Substanzen. In klinischen Studien dienen die Syndrombeschreibungen insbesondere der Charakterisierung von Patientengruppen und zum Nachweis der Effektivität therapeutischer Interventionen (z.B. psychotroper Substanzen).

4 Erhebungsinstrumente

4.1 Überblick

Die psychopathologische Befunderhebung erfolgt in der Regel im Rahmen eines klinischen Interviews, in dem sich der Untersucher einen Überblick über die unterschiedlichen Merkmalsbereiche verschafft. Die Untersuchung läßt sich jedoch durch den Einsatz von **standardisierten Erhebungs- und Untersuchungsverfahren** unterstützen, wenn es darum geht

- den Verdacht des Vorliegens von Störungen zu objektivieren,
- den Schweregrad von Störungen zu quantifizieren oder
- eine differenzierte Beschreibung von Defiziten zu erreichen.

Hierzu sind in den letzten 30 Jahren eine Vielzahl von diagnostischen Hilfsmitteln entwickelt worden. Auf einige Verfahren, die sich in der klinischen Anwendung wie in der Forschung bewährt haben, soll nachfolgend hingewiesen werden. Zur psychologischen Leistungsdiagnostik siehe Kapitel 3.

4.2 Klinische Beurteilungsverfahren

Bei der psychopathologischen Befunderhebung kommen zunehmend mehr testpsychologische Untersuchungsinstrumente, **Selbst- und Fremdbeurteilungsverfahren**, zur Anwendung (s. Abschn. 6).

Selbstbeurteilungsverfahren sind Verfahren, die vom Patienten bearbeitet werden, wobei dieser in der Regel zu bestimmten Aussagen Stellung nimmt. Demgegenüber versteht man unter Fremdbeurteilungsverfahren solche, bei denen die Informationserhebung und -dokumentation durch einen geschulten Untersucher erfolgt, wobei in diese Beurteilungen auch Selbstaussagen des Patienten eingehen können bzw. sogar müssen.

Während eine standardisierte Befunddokumentation früher ausschließlich Forschungsprojekten vorbehalten war, findet sie jetzt auch zunehmend Eingang in die klinische Untersuchung. Die Gründe hierfür sind in dem breiten Indikationsbereich von Selbst- und Fremdbeurteilungsverfahren zu sehen:

- Grundlage für Therapieentscheidungen,
- Unterstützung des diagnostischen Prozesses,
- Schweregradbestimmung von Syndromen oder anderer klinisch bedeutsamer Phänomene,
- Verlaufsdokumentation oder
- Effektivitätsbeurteilung therapeutischer Interventionen.

In der **klinischen Forschung** ist der Einsatz dieser Verfahren noch vielfältiger:

- Screening/Selektion von Patienten für klinische Studien (z.B. anhand des Hamilton-Depressionswertes),
- Beschreibung von Stichproben,

- Homogenisierung von Stichproben,
- Grundlagenforschung (z.B. Kovariation mit biologischen Parametern) oder
- Methodenvergleich (z.B. Selbst- und Fremdbeurteilungen).

Dieser weite Indikationsbereich von Selbst- und Fremdbeurteilungsverfahren hat zur Folge, daß mittlerweile eine kaum noch zu überblickende Vielzahl von Instrumenten entwickelt worden ist. Im Anhang an dieses Kapitel finden sich daher nur Beispiele für Verfahren, die sich in der Psychiatrie bewährt haben. Weiterführende und ausführlichere Informationen liefern die dazugehörigen Literaturquellen.

> **Resümee**
>
> Die psychopathologische Befunderhebung basiert in der Regel auf den Aussagen des Patienten und den Beobachtungen des Untersuchers, kann jedoch durch fremdanamnestische Angaben (z.B. von Angehörigen) ergänzt werden.
> Die Befunderhebung erfolgt auf der Symptomebene, wobei alle psychischen Funktionsbereiche und deren mögliche Störungen (vom Bewußtsein über die Orientierung bis hin zum Ich-Erleben) sowie mit psychischen Störungen eng assoziierte körperliche Funktionen (z.B. Schlaf, Appetenz) zu überprüfen sind.
> Die Befunderhebung kann in einem klinischen Gespräch erfolgen. Dem Untersucher stehen zur Unterstützung jedoch auch eine Reihe bewährter Selbst- und Fremdbeurteilungsverfahren zur Verfügung, die entweder das Gesamtspektrum psychopathologischer Phänomene (z.B. das AMDP-System) oder spezifische Teilbereiche (z.B. Hamilton-Depressions-Skala zur Erfassung depressiver Symptome) berücksichtigen.

5 Dokumentation

5.1 Befunddokumentation

Im Anschluß an ein psychiatrisches Gespräch werden die erhobenen Befunde in Form schriftlicher Aufzeichnungen oder in standardisierten Erhebungsbogen dokumentiert. Die umfassendste Erhebungsmethode bietet das **AMDP-System** mit seinen fünf Dokumentationsbelegen:

- Anamnese 1 (u.a. soziodemographische Angaben)
- Anamnese 2 (u.a. Angaben zu Lebensereignissen)
- Anamnese 3 (u.a. Angaben zur bisherigen Krankheitsgeschichte und bisherigen Behandlung)
- psychischer Befund (100 psychopathologische Symptome)
- somatischer Befund (40 somatische Symptome)

Die Ergebnisse des psychiatrischen Gesprächs sowie die Erhebung von relevanten Befunden zum Krankheitsverlauf sind wesentliche Bestandteile der Krankengeschichte.

5.2 Krankengeschichte

In der Krankengeschichte werden die im Laufe der psychiatrischen Untersuchung erhaltenen Informationen über den Patienten, die Beobachtungen des Untersuchers während des Gesprächs sowie seine Einschätzung des psychopathologischen Zustands des Patienten schriftlich fixiert. Eine sorgfältig geführte Krankengeschichte kann darüber hinaus vielfältige Funktionen erfüllen:

- Beitrag zur Klärung diagnostischer Probleme im Verlauf,
- Hilfestellung bei der erneuten Findung einer zuvor erfolgreichen Medikation oder psycho- bzw. soziotherapeutischen Intervention bei Wiederaufnahme oder
- Hilfsmittel bei gerichtlichen Auseinandersetzungen.

Hinsichtlich des **Aufbaus der Krankengeschichte** gibt es keine verbindlichen Richtlinien, jedoch sollte der Aufbau innerhalb einzelner miteinander kooperierender Institutionen gleich sein und zumindest folgende Aspekte umfassen:

- Kennzeichnung des Patienten mittels kurzer soziodemographischer und krankheitsrelevanter Angaben
- erster Eindruck bei Aufnahme
- aktuelle Beschwerden des Patienten, Grund und Umstände der Aufnahme bzw. der Hospitalisierung
- objektive Angaben zur Lebensgeschichte
- Lebensgeschichte im Hinblick auf die Entwicklung der Persönlichkeit, Familienanamnese
- Persönlichkeitscharakteristik in krankhaften und gesunden Zeiten
- spezielle Befunde bezüglich einzelner Funktionen wie Intelligenz, Gedächtnis
- körperliche Untersuchungen
- Vorbehandlungen (somatisch und psychiatrisch)
- zusammenfassende Beschreibung des vorherr-

schenden Zustandsbildes bzw. Syndroms, psychiatrische Diagnosen
- prognostische Erörterungen
- Behandlungsplan.

Im weiteren Verlauf der Behandlung sind der Krankheitsverlauf und die gesamte Therapie (psychopharmakologische, psychotherapeutische, pflegerische) zu dokumentieren.

Den Abschluß der Krankengeschichte bildet eine kurze Zusammenfassung mit Schilderung des Zustands bei Entlassung, des Grades der Besserung oder Heilung und der eingeleiteten Nachbehandlung.

5.3 Basisdokumentation

Neben der rechtlich vorgeschriebenen Führung einer Krankengeschichte bzw. -akte haben viele Institutionen zusätzlich eine sogenannte Basisdokumentation eingeführt. Diese Basisdokumentation umfaßt zumeist die im sogenannten Dillingschen Minimalkatalog aufgeführten Merkmale, die Anfang der 80er Jahre empfohlen wurden, oder sie setzt sich aus selbst konzipierten Erhebungsbogen, ergänzt durch standardisierte Verfahren (z.B. AMDP-System, IMPS), zusammen. Einige universitäre Institutionen verwenden die fünf AMDP-Belege (drei Anamnesebelege, psychischer und somatischer Befund) zur Basisdokumentation (s. Abschn. 5.1).

Aufgrund der gesetzlich vorgeschriebenen Maßnahmen zur **Qualitätssicherung** wird die Forderung, klinikinterne Basisdokumentationen einzurichten, in den kommenden Jahren noch an Bedeutung zunehmen. Dieser Entwicklung vorausgreifend wurde von der Deutschen Gesellschaft für Psychiatrie, Psychotherapie und Nervenheilkunde (DGPPN) ein Vorschlag für eine Basisdokumentation gemacht, deren Einführung allen psychiatrischen Institutionen empfohlen wird. Diese modular aufgebaute Dokumentation besteht aus einem für alle stationären Einrichtungen einheitlichen sogenannten Basismodul (Tab. 1-17), das die wesentlichen soziodemographischen und klinischen Variablen enthält, einem erweiterten Basismodul für diejenigen Kliniken, die noch differenzierter dokumentieren wollen, und sogenannten Zusatzmodulen für spezifische Fragestellungen (z.B. forensische Psychiatrie, Gerontopsychiatrie), wobei letztere sich gegenwärtig noch in der Entwicklung befinden.

> **Resümee**
> Die im psychiatrischen Gespräch erhobenen Informationen müssen anschließend schriftlich fixiert werden. Insbesondere einer klar strukturierten Krankengeschichte kommt für die aktuelle Behandlung wie für etwaige Wiederaufnahmen eine wichtige Funktion zu.
> Mit der zunehmenden Forderung, den Umfang und die Qualität diagnostischer und therapeutischer Maßnahmen zu dokumentieren, ergibt sich die Notwendigkeit der Vereinheitlichung und Standardisierung der Erfassung, wozu eine sogenannte Basisdokumentation entwickelt worden ist.

6 Anhang: Selbst- und Fremdbeurteilungsverfahren zur Objektivierung und Quantifizierung psychopathologischer Befunde

Die Selbst- und/oder Fremdbeurteilungsverfahren sind für einige Fragestellungen hervorragend, jedoch für andere Bereiche eher nicht geeignet.

So sind z.B. **Selbstbeurteilungsverfahren** zeitökonomisch einsetzbar und können ein weites Spektrum klinisch bedeutsamer Phänomene abbilden. Man muß jedoch auch mit Urteilsfehlern (z.B. Jasagetendenzen) rechnen. Ebenso ist zu bedenken, daß Selbstbeurteilungsverfahren bei schwerkranken Patienten nicht oder nur bedingt einsetzbar sind. Verschiedene Studien haben gezeigt, daß die Selbstbeurteilungsverfahren ein weniger differenziertes Bild des Störungsgrades liefern als Fremdbeurteilungsverfahren bzw. daß bestimmte Phänomene gar nicht der Selbstbeurteilung zugänglich sind (z.B. einige Denkstörungen).

Der Einsatz von **Fremdbeurteilungsverfahren** setzt ein umfassendes Training voraus, ist in der Anwendung zeitaufwendig und muß von einem Arzt

Tabelle 1-17 Basisdokumentation der DGPPN: Basismodul (Cording et al., 1995).

Aufnahmebogen
- administrative und soziodemographische Daten
- Aufnahmemodalitäten
- Sozialanamnese
- Krankheitsgeschichte: allgemein
- Krankheitsgeschichte: jetzige Episode
- Status bei Aufnahme

Entlassungsbogen
- Behandlungsdaten
- Entlassungsmodalitäten
- Status bei Entlassung

oder Psychologen durchgeführt werden. Zudem kann bei Fremdbeurteilungsverfahren von bestimmten Fehlerquellen bei der Anwendung ausgegangen werden. Dies betrifft z.B. die oft unzureichende Art der Informationserhebung.

Hierzu haben sich **Interviewleitfäden** als wichtige Hilfsmittel erwiesen. Sie existieren mittlerweile für die meisten Verfahren (z.B. AMDP-System, HAMD, BPRS). Ebenfalls ist auf den spezifischen Indikationsbereich zu achten und auf den adäquaten Meßabstand. So ist z.B. zur Erfassung der Stimmung und Befindlichkeit in kurzen Zeitabständen die HAMD weniger geeignet als z.B. die VAS oder die Bf-S.

Unter Berücksichtigung dieser Aspekte können Selbst- und Fremdbeurteilungsverfahren sinnvoll eingesetzt werden. Bei der Auswahl von Verfahren ist jedoch immer zu prüfen, inwieweit diese hinsichtlich **psychometrischer Kriterien** (insbesondere Reliabilität und Validität) hinreichend überprüft worden sind (STIEGLITZ, 1995). Darüber hinaus haben Methodenstudien zeigen können, daß folgende Punkte weiterhin zu bedenken sind:

- Selbst Skalen mit gleichen oder ähnlichen Benennungen erfassen nicht notwendigerweise dasselbe. So konnte gerade im Bereich der Skalen zur Erfassung der Depressivität gezeigt werden, daß die durch sie erfaßten Inhalte sehr unterschiedlich sind. So fokussiert z.B. das Beck-Depressions-Inventar mehr auf kognitive Symptome der Erkrankung, die Hamilton-Depressions-Skala stärker auf somatische Phänomene.
- Selbst- und Fremdbeurteilungsverfahren korrelieren zudem nicht notwendigerweise miteinander, selbst wenn gleiche Syndrome erfaßt werden sollen. Die Korrelationen liegen oft nur in mittlerer Größenordnung (Bereich 0,4–0,6), d.h., Selbst- und Fremdbeurteilung sind nicht austauschbar. Beide erfassen aus unterschiedlichen Blickwinkeln die interessierenden Phänomene. Da Selbst- und Fremdbeurteilung unterschiedliche Beurteilungsperspektiven abzubilden erlauben, kommt ihnen keine sich ersetzende Funktion zu, vielmehr stellen beide komplementäre Sichtweisen des gleichen Beurteilungsgegenstandes dar.

Tabelle 1-18 Mehrdimensionale Selbst- und Fremdbeurteilungsverfahren (STIEGLITZ und BAUMANN, 1994; AMDP & CIPS, 1990; CIPS, 1996).

Verfahrensgruppe	Verfahren	Abkürzung	Kennzeichen
Selbstbeurteilungsverfahren	Symptom-Checkliste	SCL-90-R	90 Items, 9 Skalen, 3 Globalskalen
Fremdbeurteilungsverfahren	Brief Psychiatric Rating Scale	BPRS	18 Symptomenkomplexe, Gesamtwert und 5 Subskalen
	Nurses Observation Scale for Inpatient Evaluation	NOSIE	30 Items, Gesamtwert und 7 Subskalen
	Comprehensive Psychiatric Rating Scale	CPRS	65 Items, 4 Subskalen, 2 übergeordnete Skalen
	AMDP-System	AMDP	140 Items, 9 Subskalen, 3 übergeordnete Skalen
	Inpatient Multidimensional Psychiatric Scale	IMPS	90 Items, 12 Subskalen, 4 übergeordnete Skalen
	Present State Examination	PSE	140 Items, 38 Subskalen

6 Anhang

Tabelle 1-19 Klinische Selbstbeurteilungsverfahren: störungsgruppenübergreifend (STIEGLITZ und BAUMANN, 1994; AMDP & CIPS, 1990; CIPS, 1996).

Bereiche	Verfahren	Abkürzung	Kennzeichen
Befindlichkeit/ Stimmung	Befindlichkeitsskala	Bf-S	28 Items, Gesamtwert, 2 Parallelformen
	Eigenschaftswörterliste	EWL	162 Items, 15 Subskalen Kurz- und Langform
	Visuelle Analogskala	VAS	100-mm-Skala mit 2 Ankerpunkten
Beschwerden	Beschwerden-Liste	B-L	24 Items, Gesamtwert, 2 Parallelformen
	Freiburger Beschwerdenliste	FBL-R	71 Items, 9 Subskalen, Gesamtwert, Kurz- und Langform

Hinsichtlich der praktischen Anwendung von Selbst- und Fremdbeurteilungsverfahren ist darauf zu achten, daß es zur Interpretation der Skalen- oder Syndromwerte entsprechende Anweisungen gibt. Voraussetzung hierfür sind zumindest sogenannte Referenzwerte (z.B. Mittelwerte von Störungsgruppen), besser noch Norm- oder Cut-off-Werte. So existieren z.B. für die IMPS und das AMDP-System Normwerte, für das BDI, die BDRMS und die HAMD werden Cut-off-Werte angegeben.

Trotz der vielfältigen Anwendungsmöglichkeiten von Selbst- und Fremdbeurteilungsverfahren muß jedoch auch auf deren Grenzen hingewiesen werden. Von einem bestimmten Syndrom darf nicht automatisch auf das Vorliegen einer entsprechenden Störung (Diagnose) geschlossen werden. So ist z.B. beim Vorliegen eines Hamilton-Wertes von 30 von einem schweren depressiven Syndrom auszugehen. Dies bedeutet jedoch nicht auch gleichzeitig das Vorliegen einer schweren depressiven Episode nach ICD-10, denn auch bei anderen Störungen kann gleichzeitig ein depressives Syndrom vorliegen (z.B. Angst- und Zwangsstörungen, schizophrene Störungen). Der Anwender muß daher unbedingt zusätzlich auch die Kriterien der spezifischen Störung prüfen (vgl. hierzu auch Kap. 2).

Wenn es um die **Objektivierung und Quantifizierung klinischer Eindrücke** geht, kommt der Selbst- und Fremdbeurteilung eine wichtige Funktion zu. Insbesondere angesichts der zunehmenden Forderung, die Ergebnisqualität psychiatrischer Behandlung zu dokumentieren, sind sie wichtige Hilfsmittel. So werden z.B. in den Empfehlungen der DGPPN als fakultative Instrumente für eine Basisdokumentation das AMDP-System oder die IMPS als Fremdbeurteilungsverfahren und die SCL-90-R als Selbstbeurteilungsverfahren empfohlen.

In Tabelle 1-18 sind Beispiele für die sogenannten **mehrdimensionalen Verfahren** aufgeführt. Sie stellen ein weites Spektrum klinisch bedeutsamer Syndrome, unabhängig von einer bestimmten Störungsgruppe, dar. Für die meisten liegen auch Normwerte, zumindest aber Referenzwerte vor, die eine Einordnung individueller Werte erlauben (neben dieser standardisierten Erfassung klinischer Syndrome). Daneben haben sich insbesondere Selbstbeurteilungsverfahren zur Erfassung von Randphänomenen psychischer Erkrankungen bewährt (z.B. Befindlichkeiten oder Beschwerden, Tab. 1-19).

Ist man dagegen an einer speziellen Erfassung bestimmter Syndrome oder der differenzierten Beschreibung von Störungsgruppen interessiert, so können die in Tabelle 1-20 aufgeführten Verfahren Anwendung finden. Die Strukturierung der Verfahren erfolgt anhand der Hauptgruppen der ICD-10. Es konnten auch in diese Tabelle nur Beispiele aufgenommen werden. Zudem wurden nur solche Verfahren ausgewählt, die man als therapieschulenunabhängig bezeichnen kann. Die differenzierte Diagnostik einzelner Störungsgruppen z.B. in der Verhaltenstherapie bedarf einer spezifischen Diagnostik (Übersicht bei STIEGLITZ, 1996).

Neben der Abbildung der Psychopathologie durch standardisierte Erhebungsinstrumente wurden in den letzten Jahren insbesondere auch zu wei-

Psychiatrische Untersuchung und Befunderhebung

Tabelle 1-20 Störungsgruppenbezogene Beispiele zu Selbst- und Fremdbeurteilungsverfahren (SCHUTTE und MALOUFF, 1995; STIEGLITZ und BAUMANN, 1994; VAN RIEZEN und SEGAL, 1988; AMDP und CIPS, 1990; HANK ET AL., 1990).

F0 – Organische, einschließlich symptomatischer psychischer Störungen
- Blessed-Roth Dementia Scale
  (Fremdbeurteilung, 22 Items)
- Delirium Rating Scale
  (Fremdbeurteilung, 10 Items)

F1 – Psychische und Verhaltensstörungen durch psychotrope Substanzen
- CAGE Questionnaire
  (Selbstbeurteilung, 6 Items)
- Münchner Alkoholismus-Test (MALT)
  (Selbst- und Fremdbeurteilung, 29 Items)
- Addiction-Severity Index (ASI)
  (Fremdbeurteilung, 161 Items)

F2 – Schizophrenie, schizotype und wahnhafte Störungen
- Scale for the Assessment of Positive and Negative Symptoms (SAPS, SANS)
  (Fremdbeurteilung, 35 bzw. 19 Items)
- Frankfurter Beschwerde-Fragebogen (FBF)
  (Selbstbeurteilung, 98 Items)

F3 – Affektive Störungen
- Hamilton-Depressions-Skala (HAMD)
  (Fremdbeurteilung, 21 Items)
- Bech-Rafaelsen-Melancholie-Skala (BRMS)
  (Fremdbeurteilung, 11 Items)
- Montgomery-Asberg-Depressionsskala (MADRS)
  (Fremdbeurteilung, 10 Items)
- Beck-Depressions-Inventar (BDI)
  (Selbstbeurteilung, 21 Items)
- Depressivitäts-Skala (DS)
  (Selbstbeurteilung, 16 Items)
- Biegel-Murphy-Manie-Skala (BMMS)
  (Fremdbeurteilung, 22 Items)
- Bech-Rafaelsen-Mania-Skala (BRMAS)
  (Fremdbeurteilung, 11 Items)

F4 – Neurotische, Belastungs- und somatoforme Störungen

Angst/Pobie
- Hamilton Anxiety Scale (HAS)
  (Fremdbeurteilung, 14 Items)
- Clinical Rated Anxiety Scale (CRAS)
  (Fremdbeurteilung, 35 Items)
- Patient Rated Anxiety Scale (PRAS)
  (Selbstbeurteilung, 35 Items)

Zwang
- Yale-Brown Obsessive Compulsive Scale (Y-BOCS)
  (Fremdbeurteilung, 10 Items)
- Hamburger Zwangsinventar (HZI)
  (Selbstbeurteilung, 188 Items)

Somatisierung
- Screening für Somatoforme Störungen (SOMS)
  (Selbstbeurteilung, 54 Items)

Dissoziativität
- Dissociative Experience Scale (DES)
  (Selbstbeurteilung, 28 Items)

Posttraumatische Belastungsstörung
- PTSD Symptom Scale (PSS)
  (Selbstbeurteilung, 17 Items)
- Impact of Event Scale (IES)
  (Selbstbeurteilung, 15 Items)

F5 – Verhaltensauffälligkeiten in Verbindung mit körperlichen Störungen und Faktoren

Sexualstörungen
- Leitfragen zur Anamnese sexueller Störungen (LASS)
  (Fremdbeurteilung, 3 Hauptthemenbereiche mit insgesamt 63 Fragen)
- Tübinger Skalen zur Sexualtherapie (TSST)
  (Selbstbeurteilung, 35 Items)

Eßstörungen
- Anorexia-nervosa-Inventar zur Selbstbeurteilung (ANIS)
  (Selbstbeurteilung, 32 Items)
- Eating Disorder Inventory (EDI)
  (Selbstbeurteilung, 91 Items)

Schlafstörungen
- Pittsburgh Sleep Quality Index (PSQL)
  (Selbstbeurteilung, 19 Items)

F6 – Persönlichkeits- und Verhaltensstörungen

Persönlichkeitsstörungen
- Millon Clinical Multiaxial Inventory (MCMI)
  (Selbstbeurteilung, 175 Items)

Impulskontrolle
- Barrett Impulsiveness Scale (BIS)
  (Selbstbeurteilung, 30 Items)
- South Oaks Gambling Screen (GOGS)
  (Selbstbeurteilung, 20 Items)

Tabelle 1-21 Untersuchungsverfahren zu klinisch bedeutsamen Bereichen (STIEGLITZ und BAUMANN, 1994; STIEGLITZ, 1996; STIEGLITZ und LINDEN, 1992).

Bereiche	Verfahren	Abkürzungen
Lebensqualität/-zufriedenheit	Fragebogen zur Lebenszufriedenheit	FLZ
Soziales Netzwerk	Fragebogen zur sozialen Unterstützung	F-SOZU
Compliance/Krankheitskonzept	Krankheitskonzept-Skala	KK-Skala
Coping	Freiburger Fragebogen zur Krankheitsverarbeitung	FKV

teren klinisch als bedeutsam angesehenen Bereichen Verfahren entwickelt (Tab. 1-21). Hierzu zählt die Erfassung der Lebensqualität, der sozialen Unterstützung/des sozialen Netzwerks, der Compliance und des Bewältigungsverhaltens (Coping). Derartige Verfahren können als Ergänzung zu standardisierten Verfahren der Psychopathologie auch in der klinischen Routine eingesetzt werden und liefern wichtige Informationen für die Behandlung.

Literatur

1 Das psychiatrisch-psychotherapeutische Gespräch

Kind, H.: Psychiatrische Untersuchung. Springer, Berlin–Heidelberg–New York 1997.
Leon, R. L., C. L. Bowden, R. A. Faber: The psychiatric interview, history and mental status examination. In: Kaplan, H. I., B. J. Sadock (eds.): Comprehensive Textbook of Psychiatry, pp. 449–462, Volume 1, 5th ed. Williams & Wilkins, Baltimore–Hongkong–London–Sydney 1989.
Othmer, E., S. C. Othmer: The clinical interview using DSM-IV. Volume 1: Fundamentals. American Psychiatric Press, Washington 1994.
Othmer, E., S. C. Othmer: The clinical interview using DSM-IV. Volume 2: The difficult patient. American Psychiatric Press, Washington 1994.
Reimer, C. (Hrsg.): Ärztliche Gesprächsführung, 2. Aufl. Springer, Berlin–Heidelberg–New York 1994.

2 Psychiatrische Befunderhebung

Arbeitskreis OPD: Operationalisierte psychodynamische Diagnostik (OPD). Grundlagen und Manual. Huber, Bern 1996.
Dührssen, A.: Die biographische Anamnese unter tiefenpsychologischem Aspekt. Vandenhoeck & Ruprecht, Göttingen 1981.
Fähndrich, E., R.-D. Stieglitz: Leitfaden zur Erfassung des psychopathologischen Befundes, 2. Aufl. Hogrefe, Göttingen 1998.
Kind, H.: Psychiatrische Untersuchung. Springer, Berlin–Heidelberg–New York 1990.
Othmer, E., S. C. Othmer: The clinical interview using DSM-IV. Volume 1: Fundamentals. American Psychiatric Press, Washington 1994.
Othmer, E., S. C. Othmer: The clinical interview using DSM-IV. Volume 2: The difficult patient. American Psychiatric Press, Washington 1994.
Zerssen, D. v.: Diagnose der prämorbiden Persönlichkeit. In: Stieglitz, R.-D., U. Baumann (Hrsg.): Psychodiagnostik psychischer Störungen, S. 216–229. Enke, Stuttgart 1994.

4 Erhebungsinstrumente und 6 Anhang

AMDP, CIPS: Rating scales for psychiatry. Beltz, Weinheim 1990.
AMDP: Das AMDP-System, 6. Aufl. Hogrefe, Göttingen 1997.
CIPS: Internationale Skalen für Psychiatrie, 4. Aufl. Beltz, Göttingen 1996.
Gunthner, A., F. Stetter: Rating scales in the diagnostic process of alcohol dependency and related disorders. European Addiction Research 2 (1996) 129–139.
Hamilton, M.: Klinische Psychopathologie. Enke, Stuttgart 1984.
Hank, G., K. Hahlweg, N. Klann: Diagnostische Verfahren für Berater. Beltz, Weinheim 1990.
Kind, H.: Psychiatrische Untersuchung. Springer, Berlin–Heidelberg–New York 1997.
Peters, U. H.: Wörterbuch der Psychiatrie und Medizinischen Psychologie. 4., bearbeitete und erweiterte Auflage. Urban & Schwarzenberg, München–Wien–Baltimore 1990.
Riezen, H. v., M. Segal: Comparative evaluation of rating scales for clinical psychopharmacology. Elsevier, Amsterdam 1988.
Scharfetter, C.: Allgemeine Psychopathologie, 3. Aufl. Thieme, Stuttgart 1991.
Schneider K.: Klinische Psychopathologie, 13. Aufl. Thieme, Stuttgart 1992.

Schutte, N. S., J. M. Malouff: Sourcebook of adult assessment strategies. Plenum Press, New York 1995.

Stieglitz, R.-D., M. Linden: Compliance. In: Oldigs-Kerber, J., J. P. Leonard (Hrsg.): Pharmakopsychologie, S. 337–349. Fischer, Jena 1992.

Stieglitz, R.-D., U. Baumann (Hrsg.): Psychodiagnostik psychischer Störungen. Enke, Stuttgart 1994.

Stieglitz, R.-D.: Evaluationskriterien zur Selektion von Ratingskalen in der klinisch-psychologischen/psychiatrischen Diagnostik. In: Rösler, M. (Hrsg.): Psychopathologie, S. 275–290. Psychologie Verlags Union, Weinheim 1995.

Stieglitz, R.-D.: Psychodiagnostik in der Psychotherapie. Psychotherapeut 41 (1996) 51–59.

Westhoff, G.: Handbuch psychosozialer Meßinstrumente. Hogrefe, Göttingen 1993.

5 Dokumentation

AMDP: Das AMDP-System, 6. Aufl. Hogrefe, Göttingen 1997.

Cording, C., W. Gaebel, A. Spengler, R.-D. Stieglitz, H. Geiselhart, U. John, D. W. Netzold, H. Schnell: Die neue psychiatrische Basisdokumentation. Eine Empfehlung der DGPPN zur Qualitätssicherung im (teil-)stationären Bereich. Spektrum der Psychiatrie, Psychotherapie und Nervenheilkunde 24 (1995) 3–41.

Cording, C.: Qualitätssicherung mit der Basisdokumentation. In: Haug, H.-J., R.-D. Stieglitz (Hrsg.): Qualitätssicherung in der Psychiatrie, S. 169–183. Enke, Stuttgart 1995.

Dilling, H., F. Balck, G. Bosch, U. Christiansen, S. Eckmann, K. H. Kaiser, H. Kunze, H. Selheim, H. Spangenberg: Die psychiatrische Basisdokumentation. Spektrum der Psychiatrie und Nervenheilkunde 11 (1982) 147–160.

Kind, H.: Psychiatrische Untersuchung. Springer, Berlin–Heidelberg–New York 1990.

Stieglitz, R.-D.: Fremdbeurteilungsverfahren. In: Stieglitz, R.-D., U. Baumann (Hrsg.): Psychodiagnostik psychischer Störungen, S. 67–78. Enke, Stuttgart 1994.

Stieglitz, R.-D., B. Ahrens: Fremdbeurteilungsverfahren. In: Stieglitz, R.-D., U. Baumann (Hrsg.): Psychodiagnostik psychischer Störungen, S. 79–94. Enke, Stuttgart 1994.

2
Psychiatrische Diagnostik und Klassifikation

Rolf-Dieter Stieglitz und Harald J. Freyberger

1	**Vorbemerkungen**	32
2	**Historische Entwicklung**	32
2.1	Kennzeichen und Ziele von Klassifikationssystemen	32
2.2	Klassifikationssysteme der WHO	33
2.3	Klassifikationssysteme der APA	34
3	**Kennzeichen aktueller Klassifikationssysteme**	36
3.1	Operationalisierte Diagnostik	36
3.2	Komorbidität	36
3.3	Multiaxiale Diagnostik	37
4	**ICD-10 und DSM-IV**	39
4.1	ICD-10	39
4.2	DSM-IV	41
4.3	Unterschiede zwischen ICD-10 und DSM-IV	42
5	**Erhebungsinstrumente der klassifikatorischen Diagnostik**	43
5.1	Übersicht	43
5.2	Checklisten	45
5.3	Strukturierte Interviews	46
5.4	Standardisierte Interviews	46
5.5	Computerisierte Ansätze	47
5.6	Vergleich der Verfahren	48
6	**Möglichkeiten und Grenzen psychiatrischer Klassifikationssysteme**	49
6.1	Anwendungsbezogene Aspekte	49
6.2	Forschungsbezogene Aspekte	51
7	**Diagnostischer Prozeß**	53
7.1	Grundlagen	53
7.2	Diagnostische Ebenen: Symptom, Syndrom, Diagnose	53
7.3	Fehlerquellen	54
7.4	Integration diagnostischer Befunde	55
7.5	Zielsetzungen	57
8	**Psychiatrisch relevante Grundbegriffe**	57
8.1	Epidemiologische und diagnostische Grundbegriffe	57
8.2	Verlaufsrelevante Begriffe	58

1 Vorbemerkungen

Psychiatrische Diagnostik und Klassifikation ist von jeher ein kontrovers diskutiertes Thema (KENDELL, 1978). In den vergangenen Jahren haben Versuche einer reliablen und validen Klassifikation psychischer Störungen sowohl im klinischen als auch im wissenschaftlichen Bereich deutlich an Bedeutung gewonnen, nachdem sie bis in die 80er Jahre hinein erheblich kritisiert wurden. Wesentliche Vorbehalte bezogen sich zum einen auf mögliche soziale Konsequenzen psychiatrischer Diagnosen für den Patienten (Stichworte: Etikettierung, Stigmatisierung, soziale Kontrolle), zum anderen aber auch auf die insgesamt eher unbefriedigende Relevanz psychiatrischer Diagnosen und Klassifikationssysteme für die Indikation psychotherapeutischer, pharmakologischer und anderer Therapieansätze.

Aus wissenschaftlicher Perspektive wurde zudem Kritik an früheren Klassifikationssystemen geäußert, da die diagnostische Übereinstimmung von Klinikern als gering anzusehen sei, was insbesondere für die Diagnostik von neurotischen, affektiven und Persönlichkeitsstörungen auch zutraf. Verschiedene Übersichtsarbeiten belegen, daß die Übereinstimmung zwischen Psychiatern oft kaum größer war als der Zufall, insbesondere beim Vergleich zwischen Psychiatern aus verschiedenen Ländern (s. z.B. SPITZER und FLEISS, 1994). Unter Berücksichtigung dieser Kritikpunkte und Vorbehalte wurden in den vergangenen 10 bis 20 Jahren erhebliche Anstrengungen unternommen, die Klassifikationsansätze zu verbessern, um damit auch eine höhere Akzeptanz bei den Anwendern zu erreichen. Bevor auf diese Entwicklungen näher eingegangen wird, vorab einige **Definitionen,** die für das weitere Verständnis von Bedeutung sind:

- **Klassifikation:** Einteilung und Anordnung von klinisch bedeutsamen Phänomenen (z.B. Symptome), die durch gemeinsame Merkmale gekennzeichnet sind, in ein nach Klassen eingeteiltes System (= Klassifikationssystem)
- **Klassifikatorische Diagnostik:** Untersuchungs- und Entscheidungsprozeß (s. Abschn. 7), der zur Erhebung der (psychopathologischen) Befunde und zur Ableitung von einer oder mehreren Diagnosen führt
- **Nomenklatur:** Aufstellung von Krankheitsbezeichnungen
- **Glossar:** Zusammenstellung von Beschreibungen und Definitionen von Begriffen, die eine Klassifikation ausmachen
- **Nosologie:** Krankheitslehre, d.h. die Systematisierung psychischer Erkrankungen nach einheitlicher Ätiologie, Pathogenese, klinischem Bild, Therapieresponse und Verlauf.

2 Historische Entwicklung

2.1 Kennzeichen und Ziele von Klassifikationssystemen

In einem Klassifikationssystem wird versucht, Störungen nach logischen Prinzipien einzuteilen und anzuordnen und dabei ein möglichst einheitliches Einteilungsprinzip zugrunde zu legen. Mögliche Einteilungskriterien sind z.B. Erscheinungsbild, Ätiologie oder Verlauf von Erkrankungen (s.a. BAUMANN und STIEGLITZ, 1998). Da aber der Wissensstand, z.B. zur Ätiologie und zum Verlauf psychiatrischer Störungen, sehr unterschiedlich und zum Teil unbefriedigend ist, ist ein einheitliches Einteilungsprinzip innerhalb eines Klassifikationssystems im Sinne von nosologischen Entitäten gegenwärtig unrealistisch. Daher sind in den aktuellen Klassifikationssystemen wie ICD-10 und DSM-IV die Einteilungsgründe in den einzelnen Abschnitten sehr unterschiedlich und haben eher vorläufigen Charakter.

Ungeachtet dieser Vorläufigkeit kommt Klassifikationssystemen sowohl aus praktischen als auch aus Forschungsgründen eine große Bedeutung zu. In Forschung und Klinik werden mit Klassifikationssystemen jedoch unterschiedliche Ziele verfolgt:

- **forschungsrelevante Ziele**
  - Charakterisierung von Patientengruppen in empirischen Studien
  - Fallidentifikation in epidemiologischen Studien
  - Grundlage empirischer Untersuchungen zu Ätiologie und Verlauf von Störungen
  - Grundlage empirischer Studien zur Entwicklung und Überprüfung therapeutischer Interventionen
  - Dokumentation von therapeutischen Interventionen psychiatrischer Versorgungseinrichtungen
  - Verbesserung der Kommunikation von Forschungsergebnissen
- **klinisch relevante Ziele**
  - Vereinfachung und Homogenisierung des psychiatrischen Denkens, Reduktion der Komplexität klinischer Phänomene durch Trennung einzelner Betrachtungsebenen (z.B. deskrip-

2 Historische Entwicklung

Tabelle 2-1 Psychiatrische Klassifikationssysteme: historische Entwicklung.

Jahr	Systembezeichnung	Anmerkungen
1948	ICD-6	erste offizielle Klassifikation der WHO
1955	ICD-7	keine grundlegenden Änderungen gegenüber der ICD-6
1952	DSM-I	Definition der Kategorien, Beschreibung der Syndrome
1965	ICD-8	Erweiterung um neue Krankheitsgruppen; internationale Kooperation bei Entwicklung
1968	DSM-II	
1972	SLK	St.-Louis-Kriterien
1975	RDC	Research Diagnostic Criteria
1977	ICD-9	
1980	DSM-III	erste offizielle Operationalisierung psychiatrischer Störungen, multiaxiale Klassifikation; Feldstudien vor Einführung
1987	DSM-III-R	Einführung des Komorbiditätsprinzips
1992	ICD-10	klinisch-diagnostische Leitlinien
1994	ICD-10 DSM-IV	Forschungskriterien

ICD: „International Classification of Diseases" der Weltgesundheitsorganisation (WHO)
DSM: „Diagnostic and Statistical Manual of Mental Disorders" der American Psychiatric Association (APA)

tive Diagnostik, psychosoziale Funktionseinschränkungen)
- Verbesserung der Kommunikation zwischen Klinikern
- Grundlage der klinisch-psychiatrischen Ausbildung
- Grundlage für die Indikationsstellung und Einleitung von Behandlungsmaßnahmen sowie für ihre Überprüfung am Therapieerfolg
- Grundlage für kurz- wie langfristige Prognosestellungen
- Bedarfsplanung für psychiatrische Versorgungseinrichtungen.

Die Entwicklung psychiatrischer Diagnosensysteme hat eine langjährige Tradition (s.a. WITTCHEN, 1994; SARTORIUS ET AL., 1988). In Tabelle 2-1 sind wichtige Entwicklungsschritte chronologisch aufgeführt. Die nachfolgende Darstellung orientiert sich im wesentlichen an den Systemen der Weltgesundheitsorganisation (WHO) und der American Psychiatric Association (APA), die heute die klinische Praxis und Forschung dominieren. Darüber hinaus gab und gibt es noch eine Reihe anderer Klassifikationssysteme, die heute jedoch keine Rolle mehr spielen (Überblick bei BERNER ET AL., 1983).

2.2 Klassifikationssysteme der WHO

Die jetzt vorliegende 10. Revision der „International Statistical Classification of Diseases, Injuries and Causes of Death" (ICD) stellt das Ergebnis der bisher im Abstand von ca. zehn Jahren durchgeführten Revisionskonferenzen dar. Grundlage und Ziel derartiger Revisionskonferenzen war es, auf der Grundlage eines internationalen Konsenses neue Forschungsergebnisse bei der Weiterentwicklung des Systems zu berücksichtigen, Fehler und Inkonsistenzen zu beseitigen und eine Anpassung des Systems an sich verändernde Bedürfnisse der Anwender in Forschung und Praxis zu gewährleisten.

Wesentlichen Einfluß auf die Vorgängerversionen der ICD hat der sogenannte STENGEL-Report aus dem Jahre 1959 gehabt, der im Auftrag der WHO vorgelegt wurde (STENGEL, 1959). In der Arbeitsgruppe wurden 38 Klassifikationssysteme diskutiert und Empfehlungen für Weiterentwicklungen des ICD-Systems gegeben. Die Ergebnisse des STENGEL-Reports lassen sich wie folgt zusammenfassen:

- allgemeine Unzufriedenheit mit dem Zustand psychiatrischer Klassifikationen in allen Mitgliedsländern der WHO (u.a. Kritik an den ätiologischen Implikationen der diagnostischen Begriffe)

- Vorschlag, ätiologische Schlußfolgerungen aus den Definitionen zu entfernen
- Vorschlag zur Einführung operationaler Definitionen.

Diese Vorschläge wurden bei der Entwicklung der ICD-8 und ICD-9 nur unbefriedigend umgesetzt. Die Notwendigkeit der Revision der ICD-9 ergab sich dann aus weiteren Gründen:

- die ICD liegt nicht nur für den Bereich psychischer Störungen vor, sondern umfaßt das Gesamtspektrum von Erkrankungen, für die generell ein Revisonsbedarf bestand
- seit der Einführung der ICD-9 wurde eine Vielzahl von Forschungsergebnissen publiziert, die eine Revision nahelegten
- mit der Einführung des DSM-III und des DSM-III-R war eine Veränderung diagnostischer Konzepte festzustellen, die die ICD-9 nicht mehr zeitgemäß erscheinen ließ.

Die ICD-10 ist das Ergebnis umfassender Konsultationen von mehreren hundert psychiatrischen Experten und Fachgesellschaften aus verschiedenen Ländern über einen Zeitraum von sechs Jahren. Der Entwicklungsprozeß der ICD-10 war ausgerichtet auf die Erstellung „klinisch-diagnostischer Leitlinien" für den klinischen Gebrauch. Die verschiedenen Entwürfe dieser Leitlinien zirkulierten in allen nationalen psychiatrischen Gesellschaften mit der Aufforderung, Kommentare und Rückmeldungen zu geben. Sie wurden zudem in nationalen und in internationalen Feldstudien erprobt. Die derzeit gültige Version ist das Ergebnis dieser umfassenden Bemühungen. Die ICD-10 beansprucht nicht, den aktuellen Kenntnisstand über Störungen darzustellen. Vielmehr ist sie eine von Experten aus verschiedenen Ländern übereinstimmend beschlossene Zusammenstellung von Symptomen und Kommentaren.

2.3 Klassifikationssysteme der APA

Die Entwicklung der Klassifikationssysteme der American Psychiatric Association (APA) wurde im wesentlichen durch die Kritik an den verschiedenen Versionen der ICD bestimmt. Im Vergleich zu anderen Ländern der Welt fanden in den USA unterschiedliche psychiatrische Diagnosenkonzepte praktische Anwendung. Daher wurde von der APA bereits frühzeitig ein eigenes System entwickelt, das „Diagnostic and Statistical Manual of Mental Disorders" (DSM, DSM-I, 1952; DSM-II, 1968).

Parallel dazu wurde in den USA 1978 eine modifizierte Version der ICD-9 (Clinical Modification of ICD-9, ICD-9-CM) mit der Begründung vorgelegt, daß die ICD-9 in der klinischen Anwendung zu wenig differenziert sei und man zu bestimmten Störungsgruppen präzisere Kodierungen benötige. Die ICD-9-CM stellt in den USA bis zum heutigen Tag die Grundlage für Statistiken dar. So wurde der vierstellige ICD-9-Code auf einen fünfstelligen Code erweitert und andere Klassifikations-Nummern vergeben (z.B. 296.0: manische Störung, Einzelepisode; 296.1: manische Störung, Rezidivepisode). Wesentliche Argumente gegen die ICD betrafen die wenig ausführliche Beschreibung von Einzelstörungen sowie die unzureichende Berücksichtigung empirischer Forschungsergebnisse und neuerer methodischer Entwicklungen (z.B. diagnostische Kriterien, multiaxiale Beschreibung).

Vor dem Hintergrund dieser Kritik und unter dem Einfluß der sogenannten FEIGHNER-Kriterien (FEIGHNER ET AL., 1972) und der Research Diagnostic Criteria (RDC) (SPITZER ET AL., 1978), den beiden ersten für Forschungszwecke konzipierten sogenannten operationalen Diagnosensystemen, entstand das DSM-III, das als eigentlicher Meilenstein in der Entwicklung aktueller Klassifikationssysteme angesehen werden kann. Das System wurde in einem aufwendigen Entwicklungsprozeß – erstmalig auch unter Einbeziehung von Feldversuchen – entwickelt.

Das DSM-III unterscheidet sich wesentlich sowohl von seinen Vorläufern als auch von der ICD-9, u.a. durch:

- einen **deskriptiven Ansatz.** Dabei handelt es sich um einen von theoretischen und ätiologischen Annahmen weitgehend unabhängigen Ansatz, der einer reinen symptomorientierten Beschreibung besonderen Stellenwert einräumt
- die **einheitliche und systematische Struktur** bei der Beschreibung jeder Störung (u.a. Haupt- und Nebenmerkmale, Prävalenz, Differentialdiagnosen)
- die **Vorgabe expliziter diagnostischer Kriterien** für jede einzelne Störung
- die Einführung eines **multiaxialen Ansatzes** mit sogenannten Achsen, die eine Beschreibung klinisch bedeutsamer Aspekte über die Symptomatologie hinaus erlauben
- **diagnostische Entscheidungsbäume,** d.h. die graphische Darstellung von diagnostischen Entscheidungsregeln für einzelne Störungsgruppen (Diagnosenalgorithmen)
- ein **Kurzglossar** der wichtigsten Kriterienbegriffe.

Das DSM-III berücksichtigte den damaligen Kenntnisstand über psychiatrische Störungen, war weitgehend mit der ICD-9 vereinbar und in Klinik, Forschung und Administration anwendbar.

Bei der revidierten Fassung DSM-III-R wurden die Grundgedanken des DSM-III zusätzlich präzisiert. Als Neuerung und Erweiterung zu nennen sind insbesondere:

- die weitgehende Aufgabe sogenannter diagnostischer Hierarchieregeln und damit die Einführung des Komorbiditätsprinzips
- die Erweiterung der Klassifikation durch Schweregradbeurteilungs- und Remissionskriterien
- diagnosenspezifische Veränderungen, u.a. Differenzierung einzelner Störungsgruppen, Veränderung diagnostischer Kriterien
- die Aufnahme neuer Störungsgruppen (z.B. körperdysmorphe Störungen).

Gerade der letzte Aspekt ist vor allem beim Vergleich der verschiedenen Versionen des DSM von Bedeutung. So läßt sich eine deutlich zunehmende Ausweitung des Diagnosenspektrums feststellen.

Auch die Entstehung des DSM-IV und dessen Publikation im Jahre 1994 war wie bei den Vorgängern DSM-III und DSM-III-R mit umfangreichen und aufwendigen Entwicklungsprozeduren verbunden. So wurde die Entwicklung des Systems ebenfalls durch eine sogenannte Task Force koordiniert, in die die Ergebnisse von 13 Arbeitsgruppen eingingen. Sie wurde begleitet von zahlreichen Konferenzen und Workshops mit dem Ziel, die empirischen Daten zu einzelnen Störungsgruppen zu erfassen und durch Korrespondenz mit zahlreichen Experten einen Konsens zu finden.

Die Entwicklung des DSM-IV basiert insbesondere auf umfangreichen Literaturreviews, der Da-

Tabelle 2-2 Operationalisierte Diagnostik am Beispiel der depressiven Epsiode der ICD-10 (Forschungskriterien).

Symptomkriterien
1. depressive Stimmung in einem für den Betroffenen deutlich ungewöhnlichen Ausmaß, die meiste Zeit des Tages, fast jeden Tag, im wesentlichen unabhängig von den Umständen
2. deutlicher Interessen- und Freudeverlust an Aktivitäten, die normalerweise angenehm sind
3. verminderter Antrieb und gesteigerte Ermüdbarkeit
4. Verlust des Selbstvertrauens und des Selbstwertgefühls
5. unbegründete Selbstvorwürfe und ausgeprägte, unangemessene Schuldgefühle
6. wiederkehrende Gedanken an den Tod, an Suizid oder suizidales Verhalten
7. Klagen über oder Nachweis eines verminderten Denk- oder Konzentrationsvermögens, Unschlüssigkeit oder Unentschlossenheit
8. psychomotorische Agitiertheit oder Hemmung
9. Schlafstörungen jeder Art
10. Appetitverlust oder gesteigerter Appetit mit entsprechender Gewichtsveränderung

Zeitkriterium
mindestens 2 Wochen

Ausschlußkriterien
- nicht zurückführbar auf Alkoholkonsum oder Substanzgebrauch, eine endokrine Störung, medikamentöse Behandlung oder organische psychische Störung
- niemals manische oder hypomanische Symptome, die schwer genug sind, um die Kriterien für eine manische oder hypomanische Episode zu erfüllen

Diagnosenalgorithmus
- leicht   mindestens 2 der Symptome 1–3 sowie ein oder mehr zusätzliche Symptome von 4 bis 10 bis zu einer Gesamtzahl von 4 Symptomen
- mittel   mindestens 2 der Symptome 1–3 sowie zusätzliche Symptome von 4 bis 10 bis zu einer Gesamtzahl von mindestens 6 Symptomen
- schwer   alle Symptome 1–3 sowie zusätzliche Symptome von 4 bis 10 bis zu einer Gesamtzahl von mindestens 8 Symtomen

tenanalyse von z.T. nicht publizierten Daten und dem Ergebnis von zwölf Feldstudien in mehr als 70 Zentren, in denen über 6000 Patienten untersucht wurden. Die Kriterien für die Änderung gegenüber dem DSM-III waren deutlich restriktiver als noch bei der Entwicklung des DSM-III und DSM-III-R. Wesentlich waren die konsequente Weiterentwicklung der beiden Vorgänger, ein Vergleich mit dem Entwurf der ICD-10 sowie die Ergebnisse der Literatur- und Datenanalysen und der Feldstudien. Der gesamte Prozeß wurde in verschiedenen Bänden, den „Source Books", dokumentiert und somit für den Anwender nachvollziehbar gemacht (APA 1994, 1996). Dies ist im Gegensatz zur Entwicklung der ICD-10 als ein deutlicher Vorteil zu bewerten.

Um Kompatibilität zwischen ICD-10 und DSM-IV zu erreichen, wurden gemeinsame Konferenzen von WHO und APA organisiert, in denen es um die Abstimmung der Störungkonzepte und der diagnostischen Kriterien ging. Beide Systeme sind jedoch nicht voll kompatibel. In der deutschen Version des DSM-IV finden sich zwar bei den Kodierungen in Klammern die korrespondierenden ICD-10-Kodierungen. Diese dienen jedoch nur der Orientierung und bedeuten keine Äquivalenz!

> **Resümee**
> Klassifikationssysteme haben in der Forschung und der klinischen Anwendung eine wichtige Funktion. International akzeptiert sind heute folgende Systeme: die ICD-10 der Weltgesundheitsorganisation (WHO) und das DSM-IV der American Psychiatric Association (APA). Beide stellen das Ergebnis umfangreicher internationaler bzw. nationaler Konsultationen sowie empirischer Studien dar.

3 Kennzeichen aktueller Klassifikationssysteme

Die aktuellen Klassifikationssysteme ICD-10 und DSM-IV sind durch drei wesentliche Kennzeichen zu beschreiben (s.a. WITTCHEN, 1994; DILLING ET AL., 1994):

- operationalisierte Diagnostik
- Komorbiditätsprinzip
- multiaxiale Diagnostik.

3.1. Operationalisierte Diagnostik

Die Einführung operationaler Diagnosensysteme geht im wesentlichen auf die Ergebnisse des STENGEL-Reports aus dem Jahre 1959 zurück, in dem neben der Aufgabe ätiologiegebundener diagnostischer Begriffe die Einführung operational definierter Kriterien und Entscheidungsregeln empfohlen wurde. Der englische Physiker BRIDGEMAN hatte den Begriff der operationalen Definition bereits in den 20er Jahren eingeführt. Darunter versteht man die genaue Festlegung, wie ein bestimmter Gegenstand oder ein Phänomen zu erfassen ist. Bezogen auf die psychiatrische Diagnostik bedeutet dies festzulegen, wie eine Störung definiert ist, nämlich durch

- explizite Vorgabe von diagnostischen Kriterien (Ein- und Ausschlußkriterien), d.h. eine Verbindung von Symptom-, Zeit- und/oder Verlaufskriterien
- diagnostische Entscheidungs- und Verknüpfungsregeln für diese Kriterien.

Bei den Symptomkriterien handelt es sich in der Regel um die klassischen psychopathologischen Symptome (s. Kap. 1). Die Zeit- und Verlaufskriterien sind hingegen sehr heterogen. Sie reichen z.B. von unbestimmten (einige Tage) bis hin zu exakten Zeitangaben (z.B. zwei Wochen bei der depressiven Episode). Am Beispiel der depressiven Episode nach ICD-10 sind in Tabelle 2-2 die Prinzipien der operationalen Diagnostik aufgeführt.

Die Operationalisierung kann unterschiedlich streng erfolgen, was man am Vergleich der klinisch-diagnostischen Leitlinien und der Forschungskriterien der ICD-10 erkennen kann. Letztere wurden primär für Forschungszwecke konzipiert und zeichnen sich bei den meisten Störungsgruppen durch einen höheren Präzisionsgrad aus. Je schärfer die diagnostischen Kategorien jedoch definiert sind, desto mehr Patienten werden den sogenannten Restkategorien, d.h. weniger spezifischen Kategorien, zugeordnet. Da dies in der praktischen Anwendung wenig sinnvoll ist, wurden parallel die klinisch-diagnostischen Leitlinien entwickelt.

3.2 Komorbidität

Komorbidität (Synonyme: multiple Diagnosen; engl.: comorbidity, co-occurence, multiple diagnoses) bedeutet das gemeinsame Auftreten verschiedener psychiatrischer Erkrankungen bei einer Person. Nach der ICD-10 sind so viele Diagnosen zu verschlüsseln, wie zur Beschreibung des klinischen Bildes notwendig sind. In Abgrenzung zur Komorbidität spricht man von **Multimorbidität,** wenn neben einer oder mehreren psychiatrischen Erkrankungen zusätzlich körperliche Erkrankungen vorliegen. Dies ist besonders häufig bei dementiellen Störungen und der Intelligenzminderung (s. Kap. 8 und Kap. 23).

Das Komorbiditätsprinzip stellt insofern eine wesentliche Erneuerung aktueller Klassifikationssysteme dar, als es eine Abkehr von bisher bekannten diagnostischen Hierarchieregeln impliziert. Vor dem Hintergrund der Arbeiten KRAEPELINS wurden diese Regeln erstmals explizit von JASPERS formuliert. Diese auch als **Jasperssche Schichtenregel** bezeichnete diagnostische Vorgehensweise, die noch für die ICD-9 gilt, basiert auf der Annahme, daß psychische Erkrankungen in Schichten angeordnet sind (von organischen Störungen über schizophrene und affektive Störungen bis hin zu den Neurosen). Jede „tiefer liegende" Erkrankung könne das Erscheinungsbild der „darüber liegenden" Erkrankung annehmen. Die eigentliche Diagnose sei aber die tiefer liegende Erkrankung. So könnten z. B. organische Störungen zeitweilig wie schizophrene Störungen aussehen, wären aber als organische Störungen zu diagnostizieren. Als Begründung für diese Regel findet man in der Literatur verschiedene Argumente:

- Identifizierung der wichtigsten Diagnose für Behandlung, Therapie und Prognose
- Identifizierung derjenigen Diagnose mit der sparsamsten Erklärung der Phänomenologie
- Hilfe im differentialdiagnostischen Prozeß
- Identifizierung sogenannter reiner Fälle

Neben der „Schichtenregel" finden sich z.B. im DSM-III auch klinische Regeln, die implizit Hierarchien postulieren: Bei ca. 60% der Störungen werden diagnostische Hierarchieanweisungen gegeben (z.B. „nicht Folge einer...", „nicht durch..."). Empirische Studien haben hierfür jedoch keine hinreichende Begründung erbracht, weshalb in den neueren diagnostischen Systemen wie ICD-10 und DSM-IV das Komorbiditätsprinzip eingeführt wurde (s.a. ANGST, 1994). Dies hat sowohl therapeutisch als auch theoretisch weitreichende Implikationen (s. z.B. SANDERSON ET AL., 1990):

- **therapeutische Implikationen**
  - Patienten mit komorbiden Störungen sind in der Regel schwerer erkrankt und bedürfen z.T. spezifischer Therapieprogramme
  - die Behandlung und Prognose dieser Patienten ist unter Umständen deutlich schwerer bzw. ungünstiger
- **theoretische Implikationen**
  - die Komorbidität psychiatrischer Störungen kann als Ausgangspunkt für Untersuchungen zur Ätiologie und zum Verlauf psychischer Störungen dienen
  - die Aufgabe des Konzepts diagnostischer Hierarchien hat einen entscheidenden Einfluß auf die Schätzung der Prävalenz psychischer Störungen.

Verschiedene Studien weisen darauf hin, daß bestimmte Störungen überzufällig häufig gemeinsam auftreten, z.B.:

- Schizophrenie und substanzbedingte Störungen
- Persönlichkeitsstörungen und substanzbedingte Störungen
- Angst- und Persönlichkeitsstörungen
- depressive- und Angststörungen.

Insbesondere Persönlichkeitsstörungen sowie substanzbedingte Störungen haben sehr häufig den Status von komorbiden Störungen über alle anderen Störungsgruppen hinweg. CLARK ET AL. (1995) haben verschiedene **Ansätze zur Erklärung der Komorbidität** formuliert:

- eine Störung entwickelt sich als sekundäre Komplikation einer anderen Störung (z.B. Substanzmißbrauch als Folge einer bestehenden Phobie)
- Komorbidität basiert auf einer gemeinsamen Diathese oder gemeinsamen Vulnerabilitätsfaktoren (z.B. Major Depression und Generalisierte Angsterkrankung im DSM-III-R)
- Komorbidität ist ein Artefakt sich überlappender diagnostischer Kriterien (z.B. abhängige Persönlichkeitsstörung und soziale Phobie).

Bei der Beurteilung der Komorbidität ist auf verschiedene Aspekte zu achten: Komorbidität läßt sich zwischen Störungsgruppen aus verschiedenen Hauptkategorien (z.B. Komorbidität einer Angst- und Persönlichkeitsstörung), aber auch innerhalb einer Störungsgruppe (z.B. komorbide Störung aus dem Bereich der Persönlichkeitsstörungen) feststellen. Darüber hinaus ist zu unterscheiden, ob Komorbidität im Querschnitt (simultan) oder aber im Längsschnitt („life time" oder sukzessiv) auftritt.

3.3 Multiaxiale Diagnostik

Ein weiterer bedeutsamer Meilenstein in der Entwicklung neuerer Klassifikationssysteme stellt die Einführung eines multiaxialen Ansatzes (Synonyme: multiaxiale Klassifikation, multiaxiale Diagnostik) dar. Der Gedanke einer multiaxialen Klassifikation hat in der Psychiatrie eine lange Tradition, be-

Psychiatrische Diagnostik und Klassifikation

Tabelle 2-3 Multiaxiale Ansätze in ICD-10 und DSM-IV.

	ICD-10	DSM-IV
Achse I	klinische Diagnosen Ia psychische Störungen Ib somatische Störungen	klinische Störungen und andere klinische Zustandsbilder
Achse II	soziale Funktionseinschränkungen (WHO Disability Diagnostic Scale [WHO-DDS]) Globaleinschränkung: 4 Subskalen	Persönlichkeitsstörungen, geistige Behinderung
Achse III	umgebungs- und situationsabhängige Ereignisse/Probleme der Lebensführung und Lebensbewältigung	medizinische Krankheitsfaktoren
Achse IV	entfällt	psychosoziale oder umgebungsbedingte Probleme
Achse V	entfällt	globale Beurteilung des Funktionsniveaus (GAF-Skala)

ginnend mit den Überlegungen KRETSCHMERS zur „mehrdimensionalen Diagnostik" (Überblick s. MEZZICH, 1992). Erstmalig konzeptualisiert wurde der Ansatz VON ESSEN-MÜLLER und WOHLFAHRT im Jahre 1949 mit einem zweiachsigen System (Symptomatologie und Ätiologie). Konsequent eingeführt wurde der Ansatz jedoch erst 1969 durch die Arbeitsgruppe von RUTTER im Bereich der Kinder- und Jugendpsychiatrie. Im Bereich der Erwachsenenpsychiatrie wurde das Konzept der multiaxialen Diagnostik erst mit Einführung des DSM-III umgesetzt.

Allgemeiner Grundgedanke der mittlerweile über 20 verschiedenen Ansätze zur multiaxialen Diagnostik ist der Versuch, der Komplexität klinischer Bedingungen eines Patienten dadurch gerecht zu werden, daß man ihn umfassend anhand von klinisch bedeutsamen Merkmalen, den sogenannten Achsen oder Dimensionen, beschreibt. Hinsichtlich der Frage, welche Achsen zur Beschreibung notwendigerweise heranzuziehen sind, herrscht kein Konsens. Es lassen sich ca. zehn verschiedene Achsen unterscheiden. Am häufigsten finden sich Achsen zur Symptomatologie/Diagnose, Ätiologie und zum Zeitverlauf von Erkrankungen.

Tabelle 2-3 enthält die für ICD-10 und DSM-IV vorgesehenen Achsen (zur ICD-10 s.a. SIEBEL ET AL., 1997). Beiden Systemen gemeinsam ist die skalenbezogene Einschätzung der psychosozialen Funktionsfähigkeit, die im DSM-IV mit der Global Assessment of Functioning Scale (GAF) und in der ICD-10 mit der WHO-Disability Diagnostic Scale (WHO-DDS) vorgenommen wird. Übereinstimmend erfassen ICD-10 (mit der Achse III) und DSM-IV (mit der Achse IV) psychosoziale und Umgebungsfaktoren, Ereignisse oder Lebensprobleme, die mit einer Störung auf Achse I im Zusammenhang stehen können. Der wichtigste Unterschied zwischen der ICD-10 und dem DSM-IV besteht darin, daß die ICD-10 auf die Abbildung von Persönlichkeitsstörungen und medizinischen Krankheitsfaktoren auf einer eigenen Achse verzichtet.

Der prinzipielle Vorteil multiaxialer Ansätze liegt nicht nur in der Betrachtung des Einzelfalls im Rahmen eines bio-psycho-sozialen Ansatzes, sondern auch in der systematischen Erfassung und Dokumentation von Informationen für die Behandlungsplanung und -prognose. Multiaxiale Ansätze haben einen hohen didaktischen Wert und stellen ein wichtiges Instrument der klinisch und epidemiologisch orientierten Forschung dar.

Aus praktischen Gründen muß die Anzahl von Achsen beschränkt bleiben, so daß die gewählten Achsen in der Regel einen Kompromiß aus klinischer Handbarkeit und Vollständigkeit psychiatrischer Befunderhebung darstellen. Praktische Erfahrungen, insbesondere mit dem DSM-III, haben gezeigt, daß ein komplettes multiaxiales System in der Regel kaum angewendet wird. Der Schwerpunkt liegt weiterhin auf den Achsen I (ICD-10) bzw. I bis III (DSM-IV), d.h. denjenigen Achsen, die eine Abbildung von (psychiatrischen und somatischen) Diagnosen erlauben.

Ein weiteres Problem multiaxialer Ansätze besteht darin, daß der Grundgedanke der Unabhängigkeit der Achsen meist nicht durchgehalten werden kann. So werden zum Beispiel auf Achse V des DSM auch psychopathologische Phänomene erfaßt, die ja vielmehr Teil der Diagnostik auf der Achse I

4 ICD-10 und DSM-IV

Tabelle 2-4 Multiaxiale Diagnostik nach ICD-10: fiktives Fallbeispiel.

Achse	Bezeichnungen	Beispiel
I	klinische Diagnosen	
	Ia psychische Störungen	Hauptdiagnose: F40.1 soziale Phobie Zusatzdiagnosen: F10.1 Alkohol, schädlicher Gebrauch F60.31 emotional instabile Persönlichkeitsstörung, Borderline-Typus
	Ib somatische Störungen	keine
II	soziale Funktions-einschränkungen	– Globaleinschätzung der sozialen Funktionseinschränkung = 4 (schwere Funktionseinschränkung) – Selbstfürsorge und Alltagsbewältigung = 4 (schwere Funktionseinschränkung) – berufliche Funktionsfähigkeit = 4 (schwere Funktionseinschränkung) – familiäre Funktionsfähigkeit = 1 (minimale Funktionseinschränkung) – Funktionsfähigkeit in anderen sozialen Rollen und Aktivitäten = 1 (minimale Funktionseinschränkung)
II	umgebungs- und situations-abhängige Ereignisse/Probleme der Lebensführung und Lebensbewältigung[1]	Z61.0 Verlust eines nahen Angehörigen in der Kindheit Z62.2 Heimerziehung Z61.5 Probleme bei sexuellem Mißbrauch in der Kindheit durch eine Person außerhalb der engeren Familie

[1] Kodierungen aus Kapitel Z „Faktoren, die den Gesundheitszustand beeinflussen und zur Inanspruchnahme von Gesundheitsdiensten führen"

darstellen. In Tabelle 2-4 ist zur Illustration ein fiktives Fallbeispiel für die Achsen der ICD-10 aufgeführt.

> **Resümee**
> ICD-10 und DSM-IV sind durch drei wichtige Kennzeichen charakterisiert:
> – Festlegung der Störungen durch operationale Diagnosenkriterien
> – Einführung des Komorbiditätsprinzips
> – Einführung einer multiaxialen Klassifikation.

4 ICD-10 und DSM-IV

ICD-10 und DSM-IV sind beide einem weitgehend atheoretischen, deskriptiven Ansatz verpflichtet. Entsprechend dem gegenwärtig noch begrenzten Wissensstand zu Ätiopathogenese, Verlauf und Therapierbarkeit psychiatrischer Störungen versuchen beide – von wenigen Ausnahmen abgesehen – ätiologische Annahmen und diagnostische Hierarchieregeln aufzugeben. Statt dessen werden psychiatrische Störungsgruppen möglichst präzise und umfassend beschrieben, was als Ausgangspunkt einer empirischen Überprüfung dienen kann.

4.1 ICD-10

Die Einführung der ICD-10 ist mit wesentlichen Veränderungen gegenüber der ICD-9 verbunden. Diese lassen sich unterteilen in formale und konzeptuelle Veränderungen:

■ **formale Änderungen**
- Einführung einer operationalisierten Diagnostik mit Symptom-, Zeit- und Verlaufskriterien und entsprechenden Algorithmen zur Diagnosenstellung
- Neustrukturierung des Systems in zehn diagnostische Hauptgruppen (Tab. 2-5)
- offenes alphanumerisches System mit der Möglichkeit der Ergänzung von weiteren Störungsgruppen in den kommenden Jahren ohne die Notwendigkeit, das gesamte System grundlegend zu verändern
- Versuch einer möglichst umfassenden Kennzeichnung einzelner Störungsgruppen durch differenzierte Kodierung (je nach Störungsgruppe meist hinsichtlich Schweregrad oder Verlauf)
- Entwicklung verschiedener Versionen für unterschiedliche Anwendungsbereiche (s.u.).

Tabelle 2-5 Gegenüberstellung der diagnostischen Hauptgruppen der ICD-10 und des DSM-IV.

	ICD-10	DSM-IV
F0	organische einschließlich symptomatischer psychischer Störungen	Delir, Demenz, amnestische und andere kognitive Störungen
F1	psychische und Verhaltensstörungen durch psychotrope Substanzen	Störungen im Zusammenhang mit psychotropen Substanzen
F2	Schizophrenie, schizoptype und wahnhafte Störungen	Schizophrenie und andere psychotische Störungen
F3	affektive Störungen	affektive Störungen
F4	neurotische, Belastungs- und somatoforme Störungen	Angststörungen Anpassungsstörungen somatoforme Störungen vorgetäuschte Störungen dissoziative Störungen
F5	Verhaltensauffälligkeiten in Verbindung mit körperlichen Störungen oder Faktoren	sexuelle und Geschlechtsidentitätsstörungen Eßstörungen Schlafstörungen
F6	Persönlichkeits- und Verhaltensstörungen	Persönlichkeitsstörungen Störungen der Impulskontrolle, nicht andernorts klassifizierte sexuelle und Geschlechtsidentitätsstörungen
F7	Intelligenzminderung	
F8	Entwicklungsstörungen	
F9	Verhaltens- und emotionale Störungen mit Beginn in der Kindheit und Jugend	Störungen, die gewöhnlich zuerst im Kleinkindalter, in der Kindheit oder Adoleszenz diagnostiziert werden
F99	nicht näher bezeichnete psychische Störungen	andere klinisch relevante Probleme

■ **konzeptuelle Veränderungen**
- veränderte Begrifflichkeit: z.B. Aufgabe der Begriffe Neurose/Psychose bzw. psychogen/psychosomatisch als Einteilungskritcrium, damit verbunden Aufgabe des Neurosenmodells sowie des Endogenitätsprinzips bei der Einteilung psychischer Störungen, Verwendung des Begriffs Störung für Krankheit
- Neugruppierung von Störungen: z.B. Zusammenfassung von Störungen mit gleichem Erscheinungsbild wie den depressiven Störungen in Abschnitt F3, den organischen Störungen in F0 oder den substanzbedingten Störungen in F1
- Einführung des Komorbiditätsprinzips (s. Abschn. 3)
- Einführung eines multiaxialen Ansatzes (s. Abschn. 3).

Eine wesentliche Neuerung gegenüber der ICD-9 stellt das sogenannte **offene alphanumerische System** dar. Die psychischen Störungen sind durch den Buchstaben F gekennzeichnet. Die einzelnen Hauptstörungsgruppen finden sich in hierarchischer Reihenfolge in arabischen Ziffern. Der theoretisch mögliche Bereich zur Unterscheidung von Störungen liegt zwischen F00.00 und F99.99, es sind also etwa 1000 Unterscheidungen möglich. Gegenwärtig sind etwa 60% der Stellen für Störungen vergeben. Entsprechend dem Grundkonzept, das System nicht alle zehn Jahre völlig neu zu entwerfen, sind diese Stellen frei für Störungen, die sich in den kommenden Jahren als empirisch begründbar und bedeutsam erweisen.

Zur Kodierung von Störungen werden verschiedene Ebenen unterschieden. Grundprinzip der ICD-10 wie auch des DSM-IV ist eine möglichst **differenzierte Kennzeichnung von Störungen.** Die Beschreibung und Differenzierung erfolgt im wesentlichen im Hinblick auf das Erscheinungsbild der Erkrankung, ihren Schweregrad oder Verlauf. In Tabelle 2-6 ist dies am Beispiel der depressiven Episode demonstriert. Je mehr Stellen die Kodierung aufweist, desto präziser ist die Charakterisierung

Tabelle 2-6 Kodierungsebenen am Beispiel depressiver Störungen in der ICD-10 und dem DSM-IV: mittelgradige depressive Episode.

Ebene	ICD-10		DSM-IV	
2stellig	F3	affektive Störungen		affektive Störung
3stellig	F32	depressive Episode	296	Major Depression
4stellig	F32.1	mittelgradige depressive Episode	296.2	Major Depression, einzelne Episode
5stellig	F32.11	mit somatischen Symptomen	296.22	mittelschwer

Tabelle 2-7 Versionen des Kapitels V (F) der ICD-10.

- klinisch-diagnostische Leitlinien (DILLING ET AL., 1993)
- Forschungskriterien (DILLING ET AL., 1994)
- Kurzfassung im Rahmen der Gesamt-ICD-10 (DIMDI, 1994)
- Primary Health Care Classification (PHC; MÜSSIGBRODT ET AL., 1996)
- multiaxiales System (SIEBEL ET AL., 1997)
- Lexikon psychopathologischer Grundbegriffe (FREYBERGER ET AL., 1998)
- Cross-walk zwischen diagnostischen Systemen (FREYBERGER ET AL., 1993a, b)
- Internationale Klassifikation neurologischer Erkrankungen (Neurologische Adaptation: KESSLER und FREYBERGER, 1996)

des einzelnen Patienten und seiner Störung. Die Wahl einer bestimmten Differenzierung ist abhängig von der jeweiligen Störungsgruppe. So erfolgt die Differenzierung im Bereich der schizophrenen Störungen anhand des psychopathologischen Querschnittsbildes und des Verlaufs, im Bereich der depressiven Episode anhand des Schweregrades und des Verlaufs.

Eine weitere wichtige Neuerung der ICD-10 gegenüber der ICD-9 sind die **verschiedenen Versionen für unterschiedliche Anwendungsbereiche** (Tab. 2-7). Diese ergeben sich zum einen aus dem Grundkonzept des von der WHO empfohlenen internationalen Klassifikationssystems. Darüber hinaus lassen sich aber auch noch weitere Begründungen anführen:

- internationale Kommunikation über Morbiditäts- und Mortalitätsstatistiken
- Referenzklassifikation für nationale und andere psychiatrische Klassifikationen
- Anwendung in der Forschung
- Anwendung in der klinischen Routine
- Anwendung in der psychiatrischen Ausbildung.

Die Forderung nach Akzeptanz des Systems durch die Anwender verschiedener Nationalitäten und Kulturen setzt eine gute Verständlichkeit und einen einfachen Gebrauch voraus. Damit verbunden ist auch die Notwendigkeit der leichten Übersetzbarkeit in verschiedene Sprachen und zudem die Anwendbarkeit in verschiedenen Bereichen durch unterschiedliche Berufsgruppen. Entsprechend dieser Überlegungen wurde die sogenannte „Family of Instruments" entwickelt, die in Tabelle 2-7 enthalten ist.

4.2 DSM-IV

Das DSM-IV wurde in enger Kooperation zwischen der zentralen US-amerikanischen Behörde ADAMHA (Alcohol, Drug Abuse and Mental Health Administration), der APA (American Psychiatric Association) und den entsprechenden Gremien in der WHO entwickelt. Von daher ist die Übereinstimmung mit der ICD-10 in der Grundkonzeption relativ groß. Dies betrifft den deskriptiven, weitgehend theoriefreien Ansatz und das Ziel einer möglichst differenzierten Beschreibung einzelner Störungsgruppen, die im DSM-IV entweder unter dem Gesichtspunkt des Schweregrads oder des Verlaufs durchgeführt wird (s.a. Tab. 2-6). Ebenfalls bleibt das DSM-IV wie der Vorgänger DSM-III-R einem multiaxialen Ansatz verpflichtet.

Wie bereits ausgeführt, wurde bei der Revision

eher „konservativ" verfahren: Die Schwelle für Änderungen war gering gehalten (z.B. durch begriffliche Veränderungen oder Veränderungen einzelner Kriterien). Als Beispiel sei die Umbenennung von „Angststörungen (oder Angst- und phobische Neurose)" in „Angststörungen" genannt.

Neu und wichtig ist die Einführung sogenannter **Kriterien für die klinische Relevanz** von Symptomen bzw. Störungen. Bei den meisten Zusammenstellungen von Kriterien finden sich Hinweise, ab wann ein Symptom von klinischer Bedeutung ist, was im Hinblick auf die Schwellendefinition von Störungen von großer Hilfe sein kann. So lautet z.B. das C-Kriterium der Major Depression: „Die Symptome verursachen in klinisch bedeutsamer Weise Leiden oder Beeinträchtigungen in sozialen, beruflichen oder anderen wichtigen Funktionsbereichen" (Saß et al., 1996, S. 388).

Wie das DSM-III-R zeichnet sich auch das DSM-IV durch eine **klare Strukturierung** innerhalb der einzelnen Störungsgruppen aus. Bei den jeweiligen Störungsgruppen finden sich meist Aussagen zu folgenden Themenkomplexen:

- diagnostische Merkmale
- Subtypen und/oder Spezifizierung
- zugehörige Merkmale und Störungen
- spezifische kulturelle, Alters- und Geschlechtsmerkmale
- Prävalenz
- Verlauf (Ersterkrankungsalter, Art des Beginns, Episode vs. kontinuierlicher Verlauf, einzelne oder wiederkehrende Episode)
- familiäre Verteilungsmuster
- Differentialdiagnose

Wie beim DSM-III-R ist auch beim DSM-IV der sogar noch erweiterte und aus verschiedenen Sektionen bestehende Anhang hervorzuheben mit Entscheidungsbäumen für Differentialdiagnosen, dem Glossar der Fachausdrücke, Veränderungen gegenüber dem Vorgänger DSM-III-R sowie ICD-10/ICD-9-CM-Kodierungen für ausgewählte medizinische Krankheitsfaktoren und medikamenteninduzierte Störungen. Ebenfalls wurden im Anhang sogenannte provisorische Diagnosen bzw. provisorische Achsen vorgeschlagen, für die es zum gegenwärtigen Zeitpunkt noch nicht genügend empirische Belege für die Aufnahme in das System gab. Diese sind als Vorschläge für Forschungsaktivitäten zu verstehen, um bei einer erneuten Revision genügend Daten und damit Entscheidungskriterien für die Beurteilung ihrer Relevanz zu haben.

4.3 Unterschiede zwischen ICD-10 und DSM-IV

Aufgrund der weitgehenden Abstimmung in den Entwicklungsgremien von ICD-10 und DSM-IV sind die Unterschiede zwischen beiden Systemen eher gering. Auf folgende wesentliche Punkte ist aber hinzuweisen:

- die ICD-10 verfügt im Gegensatz zum DSM-IV über eine Vielzahl unterschiedlicher Versionen entsprechend den unterschiedlichen Aufgabenstellungen. Die größte Übereinstimmung mit dem DSM-IV weisen die Forschungskriterien der ICD-10 auf
- bei der ICD-10 handelt es sich um ein internationales, beim DSM-IV um ein nationales System
- im Unterschied zum DSM-IV wird bei der ICD-10 nur ein drei Achsen umfassendes multiaxiales System gewählt. Die Achsen II und III des DSM-IV werden bei der ICD-10 mit auf der Achse I kodiert, auf der alle Syndrome aufgeführt sind (s. Beispiel in Tab. 2-3)
- beim DSM-IV findet bei den meisten Störungen eine stärkere Operationalisierung im Hinblick auf die klinische und psychosoziale Relevanz der Symptomatik statt (z.B. Funktionsbeeinträchtigungen). Die ICD-10 trennt bis auf wenige Ausnahmen den Bereich der psychosozialen Funktionsbeeinträchtigungen und der (psychischen) Behinderungen von den Störungen der Achse I. Funktionsbeeinträchtigungen werden separat im Rahmen des multiaxialen Ansatzes abgebildet (s.a. Abschn. 3)
- das Ziel einer möglichst differenzierten Kodierung wird in der ICD-10 stärker umgesetzt. So gibt es z.B. in der ICD-10 für die Kodierung des Verlaufs schizophrener Störungen eine fünfte Stelle, die im DSM-IV fehlt (s.a. Kap. 10). Dort ist nur eine verbale Beschreibung des Verlaufs ergänzend zur Diagnose möglich.

Darüber hinaus besteht eine Reihe von Unterschieden auf der Ebene einzelner Störungsgruppen bzw. Subgruppen, auf die in diesem Buch in den entsprechenden Abschnitten näher eingegangen wird. Hingewiesen sei aber bereits auf die unterschiedlich restriktiven Demenzkriterien (s. Kap. 8), die unterschiedlichen Depressionsbegriffe (s. Kap. 11), die unterschiedlichen Klassifizierungen der Angststörungen (s. Kap. 12) und der Persönlichkeitsstörungen (s. Kap. 21).

In Anbetracht einer relativ großen Konvergenz beider Systeme stellt sich für die Anwender die Frage nach der Notwendigkeit zweier konkurrierender Systeme. Diese ergibt sich aus den unterschiedlichen Blickwinkeln. Für die WHO besteht die kontinuierliche Verpflichtung gegenüber den Mitgliedsländern der UNO, in bestimmten Zeitabständen Revisionen vorzunehmen, wobei diese nicht nur den Bereich der psychischen Störungen, sondern alle Erkrankungen betreffen. Aus Sicht der APA ist ein eigenes System weiter relevant im Hinblick auf nationale diagnostische Gewohnheiten, die nicht aufgegeben werden sollen, natürlich auch in Fortsetzung der eigenen diagnostischen Tradition, beginnend mit dem DSM-III. Es besteht heute die Tendenz, beide Systeme zumindest für Forschungsfragestellungen parallel im Sinne eines polydiagnostischen Ansatzes einzusetzen (s.a. Abschn. 6 und 7).

In diesem Lehrbuch wird nicht nur auf die ICD-10 Bezug genommen, da manche Begriffe des DSM-III und seiner Nachfolger auch außerhalb der Forschung internationale Verbreitung gefunden haben. Dies gilt z.B. für die Bezeichnung „Major Depression". Zudem ist die empirische Basis vieler Kategorien des DSM-IV besser belegt und reflektiert damit deutlicher den „state of the art".

> **Resümee**
> ICD-10 und DSM-IV weisen ein Reihe konzeptueller und inhaltlicher Gemeinsamkeiten auf (z.B. deskriptiver Ansatz, operationale Definitionen von Störungen). Die Unterschiede zwischen beiden sind im Vergleich zu ihren Vorgängern (ICD-9 vs. DSM-III-R) deutlich geringer geworden. Neben einigen strukturellen Unterschieden (z.B. verschiedene Versionen der ICD-10 vs. eine Version des DSM-IV) sind auf der Ebene einzelner Störungsgruppen und Subgruppen Unterschiede zu erkennen.

5 Erhebungsinstrumente der klassifikatorischen Diagnostik

5.1 Übersicht

Die Diagnose wird traditionell im Anschluß an ein klinisches Interview oder Gespräch gestellt. Dabei formuliert der Interviewer – entsprechend seiner theoretischen Ausrichtung oder im Hinblick auf ein bestimmtes Diagnosensystem – eigene Fragen, um Informationen für seine Diagnosenstellung zu bekommen. Zahlreiche Studien haben gezeigt, daß die Interrater-Reliabilität, d.h. die Übereinstimmung zwischen verschiedenen Untersuchern, solcher klinischen Interviews eher gering ist.

Mit der Einführung der neuen Klassifikationssysteme wie ICD-10 und DSM-IV konnten deutliche, für Forschungszwecke zum Teil jedoch immer noch nicht befriedigende Verbesserungen erreicht werden. Durch die Einführung der operationalisierten Diagnostik und des Komorbiditätsprinzips in die neuen Klassifikationssysteme haben sich jedoch auch die Anforderungen an den Interviewer deutlich erhöht, so daß bereits frühzeitig Bestrebungen unternommen wurden, geeignete Untersuchungsinstrumente zur Erleichterung der Diagnosenstellung zu entwickeln.

Bei der Analyse älterer Arbeiten zur Interrater-Reliabilität wurden sogenannte **Fehler- oder Varianzquellen des diagnostischen Prozesses** identifiziert. Diese Fehlerquellen werden als mögliche Ursachen für die mangelnde Übereinstimmung der Diagnosen verschiedener Diagnostiker betrachtet. In Tabelle 2-8 sind die wesentlichen Fehlerquellen aufgeführt. **Subjekt- und Situationsvarianz** sind als Abbild realer Veränderungen seitens des Patienten anzusehen und entsprechen der Verlaufsvariabilität psychischer Störungen. **Beobachtungs-, Informa-**

Tabelle 2-8 Varianzquellen im diagnostischen Prozeß (nach Spitzer und Fleiss, 1974).

Subjektvarianz: Ein Patient wird zu zwei Zeitpunkten untersucht, an denen er sich in verschiedenen Krankheitszuständen befindet.

Situationsvarianz: Ein Patient wird zu zwei Zeitpunkten untersucht, an denen er sich in verschiedenen Phasen oder Stadien einer Störung befindet.

Informationsvarianz: Verschiedenen Untersuchern stehen unterschiedliche Informationen zum Patienten und zu seiner Erkrankung zur Verfügung.

Beobachtungsvarianz: Verschiedene Untersucher kommen zu unterschiedlichen Urteilen und Bewertungen über Vorhandensein und Relevanz der vorliegenden Symptome.

Kriterienvarianz: Verschiedene Untersucher verwenden unterschiedliche diagnostische Kriterien für die Diagnose derselben Störung.

IDCL — Internationale Diagnosen Checkliste für ICD-10

Schizophrenie

Name: _____

Alter: _____   Datum: _____

G1
- Ermitteln Sie die Art der psychotischen Symptomatik
- <u>Zeitkriterien für alle Symptome:</u> die meiste Zeit in einer mindestens *einen Monat* dauernden psychotischen Episode (oder irgendwann während der meisten Tage)

Nein | Verdacht | Ja

1 a *Gedankenlautwerden, Gedankeneingebung, Gedankenentzug* oder *Gedankenausbreitung.* ☐ ☐ ☐

b *Kontroll-* oder *Beeinflussungswahn* oder *Gefühl des Gemachten*, deutlich bezogen auf Körper- oder Gliederbewegungen oder auf bestimmte Gedanken, Tätigkeiten oder Empfindungen; Wahnwahrnehmung. ☐ ☐ ☐

c *Hören von Stimmen*,
- die das Verhalten des Patienten laufend kommentieren,
- <u>oder</u> die im Dialog über ihn sprechen,
- <u>oder</u> andere Formen von Stimmen, die aus bestimmten Körperteilen kommen. ☐ ☐ ☐

d *Anderer anhaltender Wahn*, der kulturell unangemessen und völlig unmöglich ist
z.B. das Wetter kontrollieren zu können oder mit Wesen einer anderen Welt in Beziehung zu stehen. ☐ ☐ ☐

2 a *Anhaltende Halluzinationen jeder Sinnesmodalität*, jeden Tag für mindestens einen Monat,
- begleitet von (flüchtigen oder undeutlich ausgebildeten) Wahngedanken ohne deutliche affektive Beteiligung,
- <u>oder</u> begleitet von anhaltenden überwertigen Ideen. ☐ ☐ ☐

b *Neologismen, Gedankenabreißen* oder *Einschiebungen* in den Gedankenfluß, was zu *Zerfahrenheit* oder *Danebenreden* führt. ☐ ☐ ☐

c *Katatone Symptome*
z.B. Erregung, Haltungsstereotypien, Negativismus, Mutismus, Stupor. ☐ ☐ ☐

d *"Negative" Symptome*, nicht verursacht durch Depression oder Neuroleptika
z.B. auffällige Apathie, Sprachverarmung, verflachter oder inadäquater Affekt. ☐ ☐ ☐

Kriterium G1 ist unter folgenden Bedingungen erfüllt:
- Mindestens 1 Merkmal aus **1a** bis **1d** trifft zu
- <u>oder</u> mindestens 2 Merkmale aus **2a** bis **2d** treffen zu

Nein | Verdacht | Ja ☐ ☐ ☐

Ende ←

82219-7

Abbildung 2-1 Auszug aus der ICD-10-Checkliste „Schizophrenie" (aus: Hiller, W., M. Zaudig, W. Mombour: WHO: ICD-10-Checklisten. Huber, Bern 1995).

5 Erhebungsinstrumente der klassifikatorischen Diagnostik

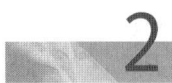

tions- und Kriterienvarianz stellen jedoch wahre Fehlerquellen dar.

Bei der Diagnosenstellung ist die Informations- und Kriterienvarianz besonders wichtig. Dies konnte in einer Reihe empirischer Studien belegt werden. So identifizierte z.B. die Arbeitsgruppe um BECK bereits zu Beginn der 60er Jahre Unterschiede in der Befragungstechnik (= Informationsvarianz) und Bewertung der Symptome (= Beobachtungsvarianz) in 30% der Fälle als Ursache für mangelnde diagnostische Übereinstimmung. In 62,5% der Fälle beruhte die mangelnde diagnostische Übereinstimmung auf Unstimmigkeiten in der Nomenklatur (BECK ET AL., 1962; WARD ET AL., 1962).

Auch neuere Arbeiten weisen in diese Richtung. Dabei sind insbesondere Inkonsistenzen in der Auswahl und Formulierung von Symptomfragen für die mangelnde Interrater-Reliabilität verantwortlich, weniger Inkonsistenzen im Antwortverhalten der Patienten. Andere Studien zeigten darüber hinaus, daß auch mangelnde Kenntnis des verwendeten diagnostischen Systems eine Fehlerquelle darstellt und daß elementare Faktoren wie Aufmerksamkeitsschwankungen des Interviewers zu berücksichtigen sind (s.a. WITTCHEN, 1993).

Durch Einführung operationaler Diagnosensysteme konnte die Kriteriumsvarianz reduziert werden. Um die Fehlerquellen Informations- und/oder Beobachtungsvarianz zu vermindern, wurden verschiedene diagnostische Hilfsmittel entwickelt: Checklisten, strukturierte und standardisierte Interviews sowie computerunterstützte Diagnostikansätze.

5.2 Checklisten

Check- oder Merkmalslisten stellen die einfachsten Hilfsmittel zur Diagnosenstellung dar. Sie beinhalten in der Regel nur die für die einzelnen diagnostischen Kategorien enthaltenen Kriterien. Abbildung 2-1 zeigt einen Ausschnitt aus den Internationalen Diagnosenchecklisten (IDCL). Dem Diagnostiker bleibt es selbst überlassen, wie er Fragen stellt, um die notwendigen Informationen zu erhalten, und wie er die Antworten des Patienten kodiert. Der Gesamtablauf der Informationserhebung liegt dabei in den Händen des Untersuchers und wird nicht durch Anweisungen gesteuert.

In Tabelle 2-9 sind die gegenwärtig verfügbaren deutschsprachigen Instrumente aufgeführt. Die ein-

Tabelle 2-9 Untersuchungsinstrumente zur Diagnostik von ICD-10- und DSM-III-R/DSM-IV-Störungen.

Bereich	Gruppe	Bezeichnung/Abkürzung	System	Autor(en)
Gesamtbereich psychischer Störungen	StrI	Strukturiertes Klinisches Interview für DSM-IV (SKID)	DSM-IV	WITTCHEN ET AL., 1997
	StrI	Schedules for Clinical Assessment in Neuropsychiatry (SCAN)	DSM-III-R/ICD-10	GÜLICK-BAILER ET AL., 1994
	StaI	Composite International Diagnostic Interview (CIDI)	DSM-III-R/ICD-10	WITTCHEN und SEMLER, 1991
	CL	ICD-10-Checklisten	ICD-10	HILLER ET AL., 1995
	CL	ICD-10 Merkmalsliste (ICDML)	ICD-10	DITTMANN ET AL., 1992
Persönlichkeitsstörungen	StrI	International Personality Disorder Examination (IPDE)	ICD-10	MOMBOUR ET AL., 1996
	CL	Aachener Integrierte Merkmalsliste (AIML)	ICD-10 DSM-III-R	SASS ET AL., 1995
	CL	Internationale Diagnosenchecklisten für Persönlichkeitsstörungen nach ICD-10 (IDCL-P)	DSM-IV ICD-10	BRONISCH ET AL., 1995
Demenz	StrI	Strukturiertes Interview für die Diagnose von Demenzen (SIDAM)	DSM-IV/ICD-10	ZAUDIG ET AL., 1996

StrI: strukturiertes Interview; StaI: standardisiertes Interview; CL: Checkliste

zelnen Kriterien werden in den Checklisten entweder störungsgruppenbezogen oder nach Themenbereichen gegliedert zusammengestellt. Die Listen liegen entweder für einzelne Störungsgruppen (IDCL), für den Gesamtbereich aller Störungen (ICDML) oder nur für einen einzelnen Störungsbereich (AMPS) vor. Bis auf die ICDML lassen sich damit Diagnosen nach DSM-III-R und ICD-10 stellen. Gegenwärtig gibt es noch keine Listen für das DSM-IV. Aufgrund der einfachen Struktur der meisten Listen ist eine Adaptation an das neue DSM vermutlich unproblematisch. Entsprechende Modifikationen sind in Vorbereitung.

5.3 Strukturierte Interviews

Interviews sind zielgerichtete Interaktionen zwischen zwei Personen (Befrager und Befragtem) mit dem Ziel, Informationen zu verschiedenen Aspekten des Erlebens und Verhaltens des Befragten zu sammeln. Im Hinblick auf die Klassifikationssysteme bedeutet dies die Bereitstellung von Befragungsstrategien, um festzustellen, ob die in den Diagnosensystemen enthaltenen Kriterien vorhanden sind (Symptom-, Zeit- und Verlaufskriterien; Ein- und Ausschlußkriterien). Hinsichtlich des Strukturierungsgrades der Informationserhebung unterscheidet man zwischen strukturierten und standardisierten Interviews.

Strukturierte Interviews geben eine systematische Gliederung des Prozesses der Informationssammlung vor. Die Exploration durch die Diagnostiker wird durch die Vorgabe von vorformulierten Fragen erleichtert (Einstiegs- und Zusatzfragen). Die Bewertung und Gewichtung der Antworten des Patienten bleibt in der Regel dem Untersucher überlassen (klinisches Urteil), wenngleich zur Urteilserleichterung zum Teil Ratinganweisungen angegeben werden.

Demgegenüber sind bei den **standardisierten Interviews** alle Ebenen des diagnostischen Prozesses sowie alle Elemente der Informationserhebung genau festgelegt: der Ablauf der Untersuchung, die Reihenfolge der Fragen, die Kodierung der Antworten bis zu den meist computerisierten Diagnosenstellungen.

Bei den strukturierten Interviews sind die **Schedules for Clinical Assessment in Neuropsychiatry (SCAN)** hervorzuheben. Es handelt sich dabei um eines der offiziellen Instrumente der WHO, das auf der klassischen Present State Examination (PSE-9) von Wing basiert, aus dessen Arbeitsgruppe heraus auch SCAN entwickelt wurde. Der Einsatzbereich von SCAN liegt in der Ausbildung, der Klinik und der Forschung.

SCAN besteht aus einer Standarderhebung (PSE-10; Teil I: nichtpsychotische Symptome und Screening für Teil II; Teil II: psychotische Symptome und Verhaltensbeurteilung), wahlweisen Erhebungen (z.B. Clinical History Schedule, CHF) und einem computerisierten Auswertungsprogramm (CATEGO-5: u.a. Itemgruppen, Syndromprofile, Diagnosen nach ICD-10, ICD-9, DSM-III-R). Darüber hinaus werden für die Bereiche, für die keine Diagnosenstellung möglich ist, sogenannte Zusatzmodule empfohlen (z.B. für die Persönlichkeitsstörungen das International Personality Disorder Examination, IPDE).

Das Gesamtinterview besteht aus fast 800 Fragen, von denen mindestens 61 gestellt werden müssen. Die Reduktion der Fragen ergibt sich aus der Einführung sogenannter Sprungvermerke: Bei Verneinung bestimmter Fragen müssen keine weiteren Fragen aus dem jeweiligen Bereich gestellt werden. Entsprechend einer möglichst umfassenden Strukturierung wurde versucht, auf Itemebene eine Standardisierung mit einem gleichen Aufbau pro Item vorzunehmen. Jedes Item hat einen eigenen Absatz, der bis zu 5 Unterpunkte beinhalten kann:

- Itemnummer und -name
- obligatorische Fragen
- optionale Fragen
- Itemdefinition und Ratinginstruktion
- Ratingskala
- Ratingkästchen

5.4 Standardisierte Interviews

Auf der Ebene der standardisierten Interviews liegt gegenwärtig nur das **Composite International Diagnostic Interview (CIDI)** vor. Es ist das Ergebnis langjähriger Forschungsarbeiten, aufbauend auf dem Diagnostic Interview Schedule (DIS). Auch CIDI ist eines der offiziellen Instrumente der WHO zur Diagnostik nach ICD-10. Es wurde in epidemiologischen Studien entwickelt und in diesem Kontext auch eingesetzt, ist jedoch gleichfalls in Praxis wie Forschung anwendbar. Aufgrund der maximal möglichen Standardisierung ist CIDI auch für klinisch unerfahrene Untersucher geeignet.

Es handelt sich bei CIDI um ein modular aufgebautes Interview, bestehend aus einer Basisversion und sogenannten Zusatzmodulen (z.B. antisoziale Persönlichkeitsstörungen), das die Stellung von 64 Diagnosen nach ICD-10 und 43 Diagnosen nach

DSM-III-R ermöglicht. Persönlichkeitsstörungen, organische Störungen und Subtypen schizophrener Störungen können jedoch nicht diagnostiziert werden. Die Diagnosen lassen sich im Hinblick auf eine Lifetime- und/oder Querschnittsdiagnose stellen (zwei Wochen, ein Monat, sechs Monate, ein Jahr). CIDI besteht aus 15 Sektionen zu unterschiedlichen Bereichen (z.B. Sektion A: demographische Angaben, Sektion F: manische [F30] und bipolare Störungen [F31], Sektion N: psychosexuelle Funktionsstörungen [F42]).

Ein wesentliches Kennzeichen von CIDI ist das genau festgelegte diagnostische Vorgehen bei jedem Kriterium. Es muß jeweils festgestellt werden, ob das entsprechende Symptom tatsächlich von psychiatrischer Relevanz ist und nicht etwa auf Medikamente, Drogen, Alkohol, körperliche Erkrankungen oder Verletzungen zurückzuführen ist. Erst wenn dies ausgeschlossen werden kann, wozu dem Untersucher ein Entscheidungsbaum zur Verfügung steht, wird das Kriterium zur Diagnosenstellung herangezogen.

Eine Weiterentwicklung und Adaptation an deutsche Verhältnisse stellen die von WITTCHEN und PFISTER (1997) entwickelten sogenannten DIA-X-Interviews dar, die Diagnosen im Querschnitt und Verlauf nach ICD-10 und DSM-IV erlauben.

5.5 Computerisierte Ansätze

Der Einsatz des Computers als Hilfsmittel hat in der Psychiatrie schon eine lange Tradition, z.B. in der psychiatrischen Dokumentation. Zwischenzeitlich wurden jedoch auch computerisierte Ansätze zur Diagnostik entwickelt. In Tabelle 2-10 sind einige Beispiele aufgeführt. Das „klassische" Verfahren stellt das CATEGO-IV zur computerisierten Diagnosenstellung von PSE-9 dar. Es hat sich jedoch in der Praxis nie durchgesetzt und eher im Bereich der Forschung Anwendung gefunden. Erstmalig wurde für DSM-III-R das sogenannte DSM-III-X entwickelt (LANGER, 1988): In einer Art Dialog zwischen Anwender und Programm werden die DSM-Kriterien überprüft, und nach Abschluß des diagnostischen Prozesses wird vom Programm ein Diagnosenvorschlag gemacht.

In der Folgezeit wurden mit der Entwicklung der strukturierten und standardisierten Interviews auch **computerisierte Auswertungsprogramme** für CIDI und SCAN entwickelt. Dies ergab sich insbesondere dadurch, daß es für den Untersucher nach Abschluß der Befunderhebung kaum möglich war, alle Informationen sinnvoll zu einer Diagnose zu integrieren. Erst mit Einführung der computerisierten Auswertungshilfen ließ sich eine maximale Interrater-Reliabilität erreichen. Die Auswertungsprogramme liegen zwischenzeitlich auch in sogenannten Laptop-Versionen vor, die den Einsatz weiter vereinfachen.

Besondere Bedeutung kommt dem von WITTCHEN ET AL. (1997) entwickelten DIA-CDE zu (*C*omputerunterstütztes klinisches *d*ifferentialdiagnostisches *E*xpertensystem). Es handelt sich um ein computerisiertes Diagnosensystem für DSM-IV und ICD-10, welches dem Interviewer für die Hauptdiagnosen (Ausnahme: Persönlichkeitsstörungen) vor allem Fragen zu den diagnostischen Kriterien sowie die Kodierung der Antworten der Patienten zur Verfügung stellt. Es ist ohne besondere EDV wie auch ohne diagnostische Kenntnisse einsetzbar.

Eine Sonderstellung nehmen die sogenannten **Tutorials** ein, die für ICD-10 auf deutsch (MALCHOW ET AL., 1995), für DSM-IV bisher nur auf englisch vorliegen (APA, 1994). Diese Systeme sind keine Programme zur Diagnosenstellung im engeren Sinne, sondern sie ermöglichen dem Anwender, sich schnell in den neuen Diagnosensystemen zu orientieren. Daher werden die Tutorials insbesondere zu Lehrzwecken eingesetzt. Beide Systeme sind sehr benutzerfreundlich und ermöglichen gerade dem Anfänger einen schnellen Einstieg in die Grundkon-

Tabelle 2-10 Computerisierte Ansätze zur ICD-10 und DSM-III-R/IV.

Expertensysteme	DSM-III-X	LANGNER, 1988
	DIA-X-Interview	WITTCHEN und PFISTER, 1997
	DIA-CDE	WITTCHEN ET AL., 1997
Computerisierte Auswertungen	PSE-9/CATEGO-IV	WING ET AL., 1982
	SCAN/CATEGO-V	WING ET AL., 1982; GÜLICK-BAILER ET AL., 1994
	CIDI	WITTCHEN und SEMLER, 1991
Tutorials	ICD-10 Computer-Tutorial	MALCHOW ET AL., 1995
	Electronic DSM-IV	APA, 1994

zepte und natürlich auch die praktische Anwendung der jeweiligen Systeme.

5.6 Vergleich der Verfahren

In den Tabellen 2-11 und 2-12 sind wesentliche Kennzeichen und Unterscheidungsmerkmale der Instrumente aufgeführt. Am weitesten entwickelt und hinsichtlich der psychometrischen Qualität überprüft sind IDCL, SIDAM und besonders CIDI. Die anderen Instrumente sind z.T. noch in der Entwicklung, bzw. die empirischen Studien zu ihrer Evaluierung sind noch nicht abgeschlossen.

Zu Forschungszwecken lassen sich prinzipiell sowohl die Checklisten als auch die strukturierten und standardisierten Interviews verwenden. Bei geringem Ausbildungsgrad der einzelnen Anwender würde man standardisierte Verfahren bevorzugen, weil hier die notwendige Qualifikation im Hinblick auf psychiatrische Kenntnisse am geringsten ist. In der Routinediagnostik werden die Instrumente vermutlich weniger Anwendung finden, denkbar ist bestenfalls der Einsatz von Checklisten. Im Einzelfall (z.B. bei differentialdiagnostisch schwierigen Patienten oder im Rahmen von Begutachtungen) bieten sich jedoch insbesondere die Interviewformen an.

Tabelle 2-11 Erhebungsinstrumente zur ICD-10 und DSM-III-R/IV: aktueller Stand.

	Entwicklungsstand	deutsches Manual	psychometrische Qualität
Checklisten			
■ IDCL	A	ja	evaluiert
■ ICDML	E	i.V.	i.V.
■ AMPS	E	i.V.	i.V.
strukturierte Interviews			
■ SCAN	A	ja	i.V.
■ SIDAM	A	ja	evaluiert
■ IPDE	A	ja	i.V.
standardisierte Interviews			
■ CIDI	A	ja	evaluiert

A: abgeschlossen; E: in Entwicklung; i.V.: in Vorbereitung

Tabelle 2-12 Erhebungsinstrumente zur ICD-10 und DSM-III-R/IV: Anwendungsfragen.

	Training	Durchführung	Auswertung: Hand	Auswertung: Computer	Voraussetzungen: klinische Erfahrung	Voraussetzungen: ICD-/DSM-Kenntnisse
Checklisten						
■ IDCL	3–4 Tage	30–60 min	ja	nein	ja	ja
■ ICDML	3–4 Tage	10–220 min	i.V.	nein	ja	ja
■ AMPS	3–4 Tage	?	nein	i.V.	ja	ja
strukturierte Interviews						
■ SCAN	1 Woche	60–90 min	(ja)	i.V.	ja	ja
■ SIDAM	3–4 Tage	?	ja	nein	ja	ja
■ IPDE	3–4 Tage	bis 240 min	ja	i.V.	ja	ja
standardisierte Interviews						
■ CIDI	1 Woche	75 min	nein	ja	nein	nein

i.V.: in Vorbereitung; ?: keine Angabe

Bei der **Anwendung** ergeben sich große Unterschiede zwischen den Instrumenten, insbesondere bei der Durchführungszeit. Während sie bei den Checklisten am geringsten ist, kann sie bei strukturierten und standardisierten Interviews bis zu mehreren Stunden betragen. Checklisten sind in der Regel per Hand auszuwerten, bei umfangreichen strukturierten und standardisierten Interviews wie SCAN, CIDI und IPDE wird eine computerisierte Auswertung empfohlen. Im Gegensatz zu CIDI erfordert die Anwendung aller anderen Verfahren klinische Erfahrung und Erfahrung mit dem entsprechenden Diagnosensystem.

In der Forschung wird den Instrumenten in Zukunft vermutlich größere Bedeutung zukommen. Dies betrifft die klinische Forschung, insbesondere aber auch epidemiologische Studien sowie die Anwendung im ambulanten Bereich. In der Praxis wird der Untersucher jedoch auch weiterhin zumeist auf das klinische Interview zurückgreifen müssen und nur in Einzelfällen entsprechende Instrumente einsetzen.

Obwohl die aktuellen Diagnosensysteme DSM-III-R/-IV und ICD-10 erst vor einigen Jahren publiziert worden sind, gibt es bereits jetzt eine Anzahl gut elaborierter Instrumente mit zum Teil beachtlicher psychometrischer Qualität. Sie erlauben in der Regel ein breites Spektrum von Diagnosen zu erfassen, wenngleich nicht alle Diagnosen berücksichtigt sind. Insbesondere der Bereich der Persönlichkeitsstörungen muß in der Regel separat mit eigenen Instrumenten erfaßt werden.

Der Einsatz von Instrumenten ermöglicht eine zuverlässigere Diagnosenstellung, was in einer Reihe von Reliabilitätsstudien belegt werden konnte. Nicht nur durch die Einführung der operationalisierten Diagnostik, sondern auch durch die zusätzliche Anwendung von Instrumenten ist eine deutliche Erhöhung der Interrater-Reliabilität zu erreichen. Aufgrund ihres hohen Aufwands (insbesondere Zeit) werden Instrumente jedoch vermutlich auch in Zukunft primär für Forschungszwecke eingesetzt werden.

Die adäquate Anwendung von Erhebungsinstrumenten stellt unterschiedliche Anforderungen an den Benutzer: Bei den Checklisten werden umfassende Kenntnisse des jeweils zugrundeliegenden Klassifikationssystems vorausgesetzt, bei den strukturierten Interviews klinische Erfahrung. Strukturierte wie standardisierte Interviews setzen zudem intensive mehrtägige Trainings und Supervision voraus. Nur so läßt sich eine zuverlässige Diagnosenstellung erreichen.

> **Resümee**
>
> Durch die Einführung operationaler Kriterien für die einzelnen Störungen sind die Anforderungen an den Untersucher deutlich größer und der diagnostische Prozeß komplexer geworden. Zur Unterstützung wurden daher eine Reihe diagnostischer Instrumente entwickelt (Checklisten, strukturierte und standardisierte Interviews), die die Zuverlässigkeit der Diagnosenstellung im Vergleich zum klinischen Gespräch deutlich erhöhen.

6 Möglichkeiten und Grenzen psychiatrischer Klassifikationssysteme

6.1 Anwendungsbezogene Aspekte

Die Anwendung neuerer psychiatrischer Klassifikationssysteme ist mit einer Reihe von Vor- und Nachteilen verbunden (s.a. STIEGLITZ, 1998). Sie setzt zunächst eine umfangreiche theoretische Einführung und insbesondere ein Training voraus, das extern durch Trainingsseminare und intern durch Schulungen gewährleistet werden kann. Die Berücksichtigung einer Vielzahl von Symptomen-, Zeit- und Verlaufskriterien stellt erhöhte Anforderungen an den Diagnostiker (s.a. Abschn. 3). Der diagnostische Prozeß wird insgesamt jedoch deutlich transparenter und die Differentialdiagnostik vereinfacht. Durch das Prinzip einer möglichst differenzierten Kodierung der einzelnen Störungsgruppen haben die neueren diagnostischen Kategorien in der Regel einen deutlich höheren Informationsgehalt als die zum Teil sehr weiten Kategorien der ICD-9. In Tabelle 2-13 ist dies exemplarisch am Beispiel der sogenannten endogenen Depression aufgeführt.

Während es in der ICD-9 für die endogene Depression lediglich eine Kategorie gibt (296.1), läßt sich die Phänomenologie, die unter dieser Gruppe subsumiert worden ist, in der ICD-10 prinzipiell in 13 Kategorien abbilden. Die Diagnose einer mittelgradigen depressiven Episode mit somatischem Syndrom gibt z.B. mehr Informationen über das klinische Erscheinungsbild und den bisherigen Verlauf der Erkrankung. Sie gibt auch Hinweise darauf, daß die Diagnose erstmalig gestellt worden ist. Über den Schweregrad der depressiven Symptomatik wird eine Aussage getroffen und über das Bestehen eines somatischen Syndroms. Demgegenüber ist die Diagnose einer endogenen Depression (ICD-9: 296.1) weniger aufschlußreich. Hierunter könnten sich erfahrungsgemäß eine Vielzahl sehr unterschiedlicher klinischer Erscheinungen verbergen.

Tabelle 2-13 Möglichkeiten der Kodierung der endogenen Depression (ICD-9: 296.1) in der ICD-10.

F32.x	**depressive Episode (einzelne Episode)**
F32.0	leicht
.00	ohne somatische Symptome
.01	mit somatischen Symptomen
F32.1	mittelgradig
.10	ohne somatische Symptome
.11	mit somatischen Symptomen
F32.2	schwer ohne psychotische Symptome
F32.3	schwer mit psychotischen Symptomen
F33.x	**rezidivierende depressive Störung**
F33.0	gegenwärtig leichte Episode
.00	ohne somatische Symptome
.01	mit somatischen Symptomen
F33.1	gegenwärtig mittelgradige Episode
.10	ohne somatische Symptome
.11	mit somatischen Symptomen
F33.2	gegenwärtig schwere Episode ohne psychotische Symptome
F33.3	gegenwärtig schwere Episode mit psychotischen Symptomen
F33.4	gegenwärtig remittierend

Gegenüber ihren Vorgängern ICD-9 und DSM-II können ICD-10 und DSM-IV mit deutlichen Vorteilen aufwarten:

- Beschreibung der notwendigen Kriterien und bedeutsamer Merkmale einzelner Störungsgruppen im Hinblick auf Dauer, Schwere und andere Parameter
- geringerer Interpretationsspielraum bei diagnostischen Entscheidungen
- klare Zuordnungsregeln für Diagnosen
- Reduzierung der Überschneidung diagnostischer Kategorien
- Festlegung von Kriterien für eine „Falldefinition"
- umfassende Anweisung zur Anwendung des jeweiligen Systems.

Als Nachteil ist jedoch weiterhin die fehlende Relevanz der meisten diagnostischen Kategorien für therapeutische Interventionen zu nennen. Bis auf wenige Ausnahmen (z.B. Panikstörungen) lassen sich aufgrund der diagnostischen Kategorien keine expliziten Anweisungen für spezifische Behandlungen ableiten. Auf Diagnosenebene lassen sich eher globale Handlungsanweisungen treffen (z.B. antidepressive Behandlung bei einem depressiven Patienten, neuroleptische Behandlung bei einem schizophrenen Patienten). Die differenzierte (z.B. psychopharmakologische) Behandlung muß jedoch auf weiteren Informationen über das klinische Bild beruhen, die eher auf der Syndromebene anzusiedeln sind (z.B. depressive Störungen: gehemmt versus ängstlich agitiert).

Ein Schritt in Richtung eines stärkeren Therapiebezugs wurde von einer deutschsprachigen Arbeitsgruppe am Beispiel psychodynamischer Variablen, die bereits in der Vergangenheit Gegenstand von Operationalisierungsbemühungen waren, unternommen (STIEGLITZ und SCHÜSSLER, 1995). Wesentliche Theorieaspekte der Psychoanalyse wurden aber auf einem so hohen Abstraktionsniveau formuliert, daß sie z.T. unabhängig von klinisch beobachtbaren Phänomenen sind und oft nur in komplexen Interpretationszusammenhängen erschlossen werden können. Aber auch für beobachtungsnähere psychodynamische Konstrukte wie Abwehrmechanismen oder Übertragungsmuster sind bisher nur wenige Standardisierungsversuche der entsprechenden Operationalisierungen erfolgt, so daß nur wenige reliable Skalen vorliegen.

Vor diesem Hintergrund wurde in Ergänzung zur syndromalen Diagnostik nach ICD-10 von einer deutschsprachigen Arbeitsgruppe ein multiaxiales

System zur „operationalisierten psychodynamischen Diagnostik (OPD)" entwickelt. Es wurde in einer ersten Untersuchung empirisch überprüft, womit sich therapeutisch und prognostisch relevante Aspekte erfassen ließen (zusammenfassend CIERPKA ET AL., 1995; OPD, 1996). Die Merkmale der darin enthaltenen 5 Achsen wurden einer 4stufigen Schweregradabstufung folgend umfassend operationalisiert. Die zugehörigen Definitionen und skalenbezogenen Anker wurden in einem Manual definiert. Die einzelnen Achsen, die als Fremdbeurteilungsskalen entwickelt wurden, beziehen sich auf folgende Aspekte (Tab. 2-14):

- **Achse I – Krankheitserleben und Behandlungsvoraussetzungen** erfaßt vor dem Hintergrund divergierender Konzepte der Copingforschung relativ realitätsnahe und praxisrelevante Gesichtspunkte, die für die differentielle Psychotherapieindikation von Bedeutung sind. Diese beziehen sich sowohl auf affektive als auch auf kognitive Störungsaspekte sowie Behandlungserwartungen, individuelle Ressourcen und soziale Integration. Die Schweregradabstufung erfolgt für jedes Item von 1 (niedriger Ausprägungsgrad) bis 4 (hoher Ausprägungsgrad)
- **Achse II – Beziehung** erfaßt Aspekte des dysfunktionellen habituellen Beziehungsverhaltens. Dieses wird verstanden als Ausdruck der Dynamik zwischen den mehr oder weniger bewußten Beziehungswünschen, den damit intrapsychisch wirksam werdenden Ängsten und Befürchtungen, wie das Gegenüber auf die Wünsche reagieren könnte. Daneben werden typische Reaktionen anderer erfaßt, wobei diese beiden Strukturelemente und auch die Itemformulierungen an komplexe Modelle interpersonellen Verhaltens anknüpfen. Insgesamt werden für zwei Perspektiven und Dimensionen jeweils höchstens vier Merkmale beurteilt, aus denen sich optional eine psychodynamische Formulierung ableiten läßt
- **Achse III – Konflikt** hebt auf nicht erlebbare unbewußte Gegensätzlichkeiten und Problembereiche des Erlebens und Handelns ab. Unterschieden werden einerseits über lange Zeiträume bestehende Konfliktmuster, die sich in wesentlichen Lebensbereichen wie Partnerwahl, Bindungsverhalten, Familienleben, Herkunftsfamilie, Arbeit und Beruf, Besitzverhalten, umgebendem soziokulturellem Raum sowie Krankheitsverhalten und -erleben manifestieren. Andererseits sollen mit dieser Achse auch Aktualkonflikte erfaßt werden
- **Achse IV – Struktur** erfaßt sechs strukturelle Kategorien, die unterschiedliche psychische Funktionen oder Fähigkeiten beinhalten. Um Ausmaß und Qualität struktureller Störungen beschreiben zu können, wurden vier Integrationsstufen der Struktur (von gut integriert bis desintegriert) definiert. Aus den Einzeleinschätzungen läßt sich ein strukturelles Profil ableiten und ein strukturelles Gesamtniveau bestimmen
- mit **Achse V – Psychische und Psychosomatische Störungen** nach Kapitel V (F) der ICD-10 werden syndromale Diagnosen erfaßt und gleichzeitig eine Verbindung zur operationalisierten Diagnostik hergestellt. Neben psychischen Störungen (Achse Va) werden auch Persönlichkeitsstörungen (Achse Vb) und körperliche Erkrankungen (Achse Vc) verschlüsselt, um eine bessere Kompatibilität mit DSM-III-R und DSM-IV zu gewährleisten. Im Hinblick auf die psychische Symptomwahl und die Art der psychosomatischen Wechselwirkung wurde die für somatopsychische Störungen vorbehaltene Kategorie F54 der ICD-10 modifiziert.

6.2 Forschungsbezogene Aspekte

Die Anwendung neuerer Klassifikationssysteme ist insbesondere auch im Bereich der Forschung von großer Relevanz. In den letzten zehn Jahren wurden Forschungsaktivitäten im wesentlichen von der Anwendung des DSM-III respektive DSM-III-R dominiert. Aber bereits in der jüngeren Vergangenheit dürfte es kaum möglich gewesen sein, Arbeiten in Fachzeitschriften zu publizieren, ohne ein neueres Klassifikationssystem einzusetzen. Dieser Trend wird sich in der Zukunft noch verstärken, vermutlich in die Richtung strukturierter und standardisierter Interviews.

Die Anwendung operationalisierter Kriterien ist im Bereich der Forschung von großer Bedeutung, da sie es erstmalig ermöglichen, Patienten einheitlich, basierend auf den gleichen diagnostischen Kriterien, zu beschreiben (= Reduktion der Kriterienvarianz). Das Ziel, möglichst homogene Patientengruppen zu schaffen, wurde durch die Einführung dieser Systeme jedoch nur eingeschränkt erreicht. Durch den in der Regel polythetischen Ansatz (der Patient muß nicht alle Kriterien einer Störung erfüllen, sondern nur eine bestimmte Mindestzahl) muß innerhalb der einzelnen Störungsgruppen immer noch von einer relativ großen Heterogenität ausgegangen werden. Durch die Möglichkeit der Subdifferenzierung und zusätzlichen Feindifferenzierung, z.B. hinsichtlich spezifischer Verlaufsparameter, kommt

2 Psychiatrische Diagnostik und Klassifikation

Tabelle 2-14 Das multiaxiale diagnostische System zur Operationalisierten Psychodynamischen Diagnostik (OPD).

Achse I: Krankheitserleben und Behandlungsvoraussetzungen [4stufige Fremdeinschätzung von 1 (= niedriger) bis 4 (= hoher Ausprägungsgrad)]
1. Beurteilung des Schweregrades der somatischen Erkrankung
2. Beurteilung des Schweregrades der psychischen Erkrankung
3. Leidensdruck
4. Beeinträchtigung des Selbsterlebens
5. Ausmaß der körperlichen Behinderung
6. sekundärer Krankheitsgewinn
7. Einsichtsfähigkeit in psychodynamische Zusammenhänge
8. Einsichtsfähigkeit für somatopsychische Zusammenhänge
9. Einschätzung der geeigneten Behandlungsform (Psychotherapie)
10. Einschätzung der geeigneten Behandlungsform (körperliche Behandlung)
11. Motivation zur Psychotherapie
12. Motivation zur körperlichen Behandlung
13. Compliance
14. Symptomdarbietung: somatische Symptomatik steht im Vordergrund
15. Symptomdarbietung: psychische Symptomatik steht im Vordergrund
16. psychosoziale Integration
17. persönliche Ressourcen
18. soziale Unterstützung
19. Angemessenheit der subjektiven Beeinträchtigung zum Ausmaß der Erkrankung

Achse II: Beziehung (dysfunktionelles habituelles Beziehungsverhalten; Fremdeinschätzung von jeweils 4 nach Relevanz gewichteten Merkmalen je Perspektive und Dimension)
1. Perspektive A: Das Erleben des Patienten mit den Dimensionen „Die Patientin begibt sich immer wieder in die Position, daß sie ..." und „Andere befinden sich gegenüber der Patientin immer wieder in der Position, daß sie ..."
2. Perspektive B: Das Erleben des Therapeuten mit den Dimensionen „Die Patientin begibt sich immer wieder in die Position, daß sie ..." und „Der Therapeut befindet sich gegenüber der Patientin immer wieder in der Position, daß er ..."
3. Psychodynamische Formulierung des dysfunktionalen Beziehungsverhaltens (Option)

Achse III: Konflikt (Fremdeinschätzung mit 4stufigem Rating von 0 (= nicht vorhanden) bis 3 (= hoch) für jeden definierten Konflikt)
1. Abhängigkeit vs. Autonomie
2. Kontrolle vs. Unterwerfung
3. Versorgung vs. Autarkie
4. Selbstwertkonflikte (Selbst- vs. Objektwert)
5. Über-Ich- und Schuldkonflikte
6. Ödipale und sexuelle Konflikte
7. Identitätskonflikte
8. fehlende Konflikt- und Gefühlswahrnehmung
9. Aktualkonflikte

Achse IV: Struktur [Fremdeinschätzung mit 4stufigem Rating von 1 (= gut integriert) bis 4 (= desintegriert)]
1. Selbstwahrnehmung
2. Selbststeuerung
3. Abwehr
4. Objektwahrnehmung
5. Kommunikation
6. Bindung
7. Gesamtniveau

Achse V: Psychische und Psychosomatische Störungen nach dem Kapitel V (F) der ICD-10

Achse Va: Psychische Störungen (Achse Va) mit Zusatzkodierung der Kategorie F54 psychische und Verhaltenseinflüsse bei andernorts klassifizierten Erkrankungen nach Art der psychischen Symptomatik
F54.0x vorwiegend ängstliche Symptomatik
F54.1x vorwiegend depressive Symptomatik
F54.2x vorwiegend hypochondrische Befürchtungen/körperbezogene Symptomatik
F54.3x multiple psychische Symptome
F54.4x präpsychotische oder psychoseähnliche Symptomatik
F54.5x keine psychische Symptomatik erkennbar
F54.8x andere
F54.9x nicht näher bezeichnete und Art der psychosomatischen Wechselwirkung

F54.x0 psychosoziale Faktoren wirken kausal
F54.x1 psychosoziale Faktoren wirken verlaufsstabilisierend
F54.x2 psychosoziale Faktoren sind Folge der Erkrankung
F54.x3 psychosoziale Faktoren wirken kausal und verlaufsstabilisierend
F54.x4 präpsychotische oder psychoseähnliche Symptome sind als Folge der Erkrankung aufzufassen
F54.x5 psychosoziale Faktoren wirken verlaufsstabilisierend und sind als Folge der Erkrankung aufzufassen
F54.x6 alle Wirkmodi stehen in Verbindung
F54.x8 andere
F54.x9 nicht näher bezeichnete

Achse Vb: Persönlichkeitsstörungen (Kategorien F60 und F61 der ICD-10)
Achse Vc: Körperliche Erkrankungen (andere Kapitel der ICD-10)

man jedoch dem Ziel einer Homogenisierung deutlich näher als mit den alten Diagnosensystemen.

Gegenwärtig konkurrieren im Wissenschaftsbereich die Systeme der APA und der WHO. Letztlich sind sie aber keine Konkurrenten im eigentlichen Sinne, sondern sie ergänzen sich gegenseitig. Trotz partieller Unterschiede kann man von einer relativ großen Kompatibilität beider Systeme ausgehen, da verschiedene Expertengruppen in gemeinsamen Konferenzen versucht haben, die Unterschiede zu minimieren.

Die Existenz unterschiedlicher Klassifikationssysteme hat den in den letzten Jahren entwickelten polydiagnostischen Ansatz erst ermöglicht (Überblick s. PHILIPP, 1994). Der Gedanke der polydiagnostischen Strategie geht auf KENDELL zurück, explizit ausformuliert aber wurde er erstmals von BERNER. Unter einem **polydiagnostischen Vorgehen** versteht man die gleichzeitige Anwendung verschiedener diagnostischer Systeme auf dieselbe Patientenpopulation. Ziel ist dabei die Identifizierung möglichst homogener Patientengruppen, z.B. für ätiologisch orientierte Studien oder im Hinblick auf die Revision oder Eliminierung unbefriedigender diagnostischer Kategorien. Voraussetzung dabei ist jedoch, daß alle für die jeweiligen Systeme relevanten Informationen tatsächlich erhoben werden. Bei den diagnostischen Instrumenten CIDI (und den Weiterentwicklungen) und SCAN ist dies der Fall, da beide sowohl Diagnosen nach ICD als auch nach DSM erlauben.

> **Resümee**
> Die Anwendung der aktuellen Klassifikationssysteme ICD-10 und DSM-IV ist in Praxis und Forschung mit einer Reihe von Vorteilen verbunden (z.B. erhöhte Zuverlässigkeit der Diagnosenstellung). Unbefriedigend ist weiterhin, daß aus den diagnostischen Kategorien im Einzelfall nur wenige therapeutische Interventionen abzuleiten sind.

7 Diagnostischer Prozeß

In den vorausgehenden Abschnitten wurden die wesentlichen Grundlagen der diagnostischen Entscheidung dargestellt. Nachfolgend wird versucht, diese im Sinne der diagnostischen Prozesse zu integrieren.

7.1 Grundlagen

In den diagnostischen Prozeß werden sehr unterschiedliche Informationen einbezogen. So lassen sich zum einen große Abweichungen in der Art und im Umfang von Informationen konstatieren, die verschiedene Interviewer erfassen wollen. Zum anderen läßt sich eine erhebliche Variationsbreite in der diagnostischen Relevanz der verschiedenen Informationselemente feststellen. Dabei müssen unterschiedliche Datenebenen und Datenquellen differenziert werden. Folgende bedeutsame Datenebenen lassen sich unterscheiden (BAUMANN und STIEGLITZ, 1994):

- Die **psychische (oder psychologische) Datenebene** erfaßt individuelles Erleben und Verhalten (z.B. Stimmungen, Befindlichkeiten, Leistungsmerkmale).
- Die **soziale Datenebene** erfaßt interindividuelle Systeme (z.B. das soziale Netz eines Patienten, das Ausmaß seiner sozialen Unterstützung).
- Die **ökologische Datenebene** erfaßt die materiellen Rahmenbedingungen (z.B. finanzielle Situation).
- Die **biologische Datenebene** differenziert hinsichtlich verschiedener Teilelemente (biochemische, neuroradiologische, psychophysiologische oder neurophysiologische) und ist daher für die Diagnostik psychischer Störungen von besonderer Bedeutung.

Für die Diagnostik der meisten psychischen Störungen stellen jedoch der psychische Befund und die Anamnese weiterhin die zentralen Bausteine dar.

Neben den unterschiedlichen Datenebenen sind verschiedene **Datenquellen** zu unterscheiden, die Informationen liefern und im diagnostischen Prozeß genutzt werden können. Dies trifft insbesondere auf die psychische Datencbene zu, in der Angaben von Angehörigen, nahen Bezugspersonen oder Partnern neben den Angaben des Patienten selbst eine wichtige Rolle spielen. Auf der psychopathologischen Ebene ist insbesondere die Einschätzung des Untersuchers von zentraler Bedeutung.

7.2 Diagnostische Ebenen: Symptom, Syndrom, Diagnose

Psychiatrische Diagnostik kann auf unterschiedlichen Ebenen stattfinden, wobei untergeordnete Ebenen als Grundlage für Entscheidungen auf höheren Ebenen angesehen werden können. In Tabelle 2-15 findet sich die Unterscheidung der Ebenen hinsichtlich Symptom, Syndrom und Diagnose:

- Die unterste Ebene ist die **Symptomebene.** Hier werden Symptome als kleinste Beschreibungsein-

Tabelle 2-15 Beschreibungsebenen im diagnostischen Prozeß.

Ebene	Depression	Zwang
Symptom	depressiv	Zwangsgedanken
Syndrom	depressives Syndrom	Zwangssyndrom
Diagnose	depressive Episode	Zwangsstörung

heiten psychopathologischer Phänomene erfaßt. Sie lassen sich unterteilen in beobachtbare Verhaltensweisen („signs"; z.B. Zwangshandlung) und vom Patienten berichtete Störungen („symptoms"; z.B. Denkhemmung).

- Auf der nächsthöheren, der **Syndromebene** finden sich die sogenannten psychopathologischen Syndrome, d.h. Symptome, die überzufällig häufig in einer bestimmten Kombination festzustellen sind (z.B. depressives Syndrom, paranoides Syndrom).
- Auf der obersten, der **Diagnosenebene** ist die psychiatrische Diagnose anzusiedeln, die eine Integration von Symptomen und/oder Syndromen sowie zusätzlicher Merkmale (z.B. Zeit- oder Verlaufsmerkmale) beinhaltet.

Tabelle 2-15 verdeutlicht auch, daß ähnliche Begriffe auf unterschiedlichen Ebenen angewandt werden. So spricht man z.B. auf Symptomebene von einem Patienten, der depressiv sei, auf Syndromebene von einem depressiven Syndrom und auf der Diagnosenebene von einer depressiven Episode.

7.3 Fehlerquellen

Die Informationssammlung und/oder die diagnostischen Entscheidungen erfolgen in der Regel durch einen Interviewer, dessen Urteilsvermögen wie bei allen Menschen von bestimmten Urteilsfehlern beeinflußt werden kann. Hierbei kann es sich zum Beispiel um einen Fehler aufgrund falscher Schlußfolgerungen handeln (z.B. logischer Fehler: Annahme, daß bestimmte psychopathologische Phänomene immer zusammen auftreten müßten) oder den sogenannten Halo-Effekt (ein besonders markantes Merkmal beeinflußt die Wahrnehmung anderer Merkmale).

Jedoch sind nicht nur auf seiten des Diagnostikers, sondern auch auf seiten des Patienten Fehlerquellen zu kontrollieren. Zu nennen sind hier u.a.:

- unwissentliche Fehler, bedingt durch Erinnerungsfehler, Selbstbeurteilungs- und Beobachtungsfehler
- absichtliche Verfälschungen wie Simulation (absichtliche Vortäuschung eines Symptoms), Dissimulation (absichtliche Negierung eines Symptoms), Bagatellisierung (absichtliches Herunterspielen eines Symptoms), Aggravation (absichtliche Herausstellung eines Symptoms).

Daneben sind die in Abschnitt 5 bereits aufgeführten Varianzquellen zu berücksichtigen. Während Subjekt-, Situations- und Beobachtungsvarianz auf allen drei diagnostischen Ebenen zum Tragen kommen, kommt der Informations- und Kriterienvarianz besonders auf der Diagnosenebene größere Bedeutung zu (Tab. 2-16). Neben den genannten Fehlerquellen faßt Tabelle 2-17 weitere, in der Diagnostik psychischer Störungen häufig aufzufindende Fehlerquellen zusammen. Diese beinhalten zum einen die Nichtbeachtung formaler diagnostischer Prinzipien der aktuellen Klassifikationssysteme, zum anderen z.B. den Einfluß eigener theoretischer Konzepte von Störungen oder auch nur falsche Schlußfolgerungen.

Zur **Kontrolle bzw. Ausschaltung** der Fehlerquellen sind verschiedene Hilfsmittel einsetzbar. Zu ihrer zuverlässigen Erfassung auf Symptomebene bietet sich z.B. die Verwendung eines Glossars mit der Auflistung und Definition psychopathologischer Merkmale an, wie es z.B. mit dem AMDP-System vorliegt (s.a. Kap. 1). Bei der Beurteilung unterschiedlicher Ausprägungen von Symptomen haben sich zudem sogenannte Skalenverankerungen bewährt (Definition unterschiedlicher Skalenstufen; z.B. AMDP-Merkmal 61 „affektarm", Skalenstufe „leicht": Der Patient zeigt zwar verschiedene Affekte, diese zeigen aber in die gleiche Richtung, z.B. depressive Tönung).

Auch unterschiedliche Fragetechniken des Diagnostikers können zu Schwierigkeiten bei der Symptomerfassung führen (Informationsvarianz). Hier bieten sich als Hilfsmittel Interviewleitfäden bzw. strukturierte Interviews an, die zwischenzeitlich für viele Untersuchungsinstrumente vorliegen (z.B. AMDP, Hamilton-Depressions-Skala). Auf der Diagnosenebene haben sich in den letzten Jahren die

Tabelle 2-16 Mögliche Fehlerquellen im diagnostischen Prozeß.

Fehlerquellen	Untersuchungsebenen		
	Symptom	Syndrom	Diagnose
Subjektvarianz	x	x	x
Situationsvarianz	x	x	x
Informationsvarianz	(x)	(x)	x
Beobachtungsvarianz	x	x	x
Kriterienvarianz	–	x	x

x: zutreffend; (x): z.T. zutreffend; –: entfällt

Tabelle 2-17 In der Praxis häufig auftretende Fehlerquellen im diagnostischen Prozeß auf Diagnosenebene (operationalisierte Diagnostik nach ICD-10 oder DSM-IV).

- Nichtbeachtung der Symptom-, Zeit- und Verlaufskriterien der jeweiligen Störung
- Nichtberücksichtigung der Ausschlußkriterien der jeweiligen Störung
- Nichtberücksichtigung des Komorbiditätsprinzips
- Beeinflussung durch theoretische Konzepte, die nichts mit der Diagnose zu tun haben (z.B. ätiologische Konzepte)
- Einfluß eigener diagnostischer Unsicherheit bei der Entscheidung für eine Diagnose (z.B. bei Borderline-Störung, schizoaffektiver Störung)
- Rückschluß auf eine Diagnose aufgrund eines singulären Phänomens (z.B. hysterisch = hysterische Persönlichkeitsstörung)
- falsche Schlußfolgerungen (z.B. Halo-Effekt)

strukturierten und standardisierten Interviews bewährt (s.a. Abschn. 5), die eine zuverlässige Diagnosenstellung, z.T. unter Einbeziehung computerisierter Auswertungsprogramme, erlauben. Durch die Einführung operationaler Diagnosensysteme konnte insbesondere die Kriterienvarianz deutlich reduziert werden.

Die Anwendung solcher diagnostischer Hilfsmittel sowohl auf Symptom-, Syndrom- als auch Diagnosenebene setzt die genaue Kenntnis der jeweiligen Instrumente und zumeist auch ein umfassendes Training voraus. Auf Diagnosenebene ist bei einem Verzicht auf Interviewverfahren die umfassende Kenntnis des jeweiligen Diagnosensystems unabdingbar.

7.4 Integration diagnostischer Befunde

Bereits in einem relativ frühen Stadium des diagnostischen Prozesses findet nicht nur eine reine Informationssammlung, sondern bereits eine Art Hypothesenprüfung statt. Dabei muß auch die Bedeutung der ersten Minute im diagnostischen Gespräch hervorgehoben werden. Verschiedene Untersuchungen haben gezeigt, daß endgültige Diagnosen schon frühzeitig formuliert werden, oftmals bereits in den ersten Minuten eines Gesprächs. Daß hierbei eine Vielzahl der obengenannten Fehlerquellen zum Tragen kommt, ist offensichtlich. Die ersten Eindrücke und Informationen in einem klinischen Gespräch sollten daher lediglich der Hypothesenbildung dienen.

Abbildung 2-2 zeigt eine vereinfachte Strategie, wie man in der **klinischen Routine** zu einer Diagnose kommt. Dabei sollte man zunächst aufgrund der im Vordergrund stehenden Haupt- und Leitsymptome eine erste hypothetische Diagnose stellen und prüfen. Trifft sie zu, gilt es anschließend zu klären, ob weitere Symptome vorhanden sind, die nicht zur Diagnose gehören, aber vielleicht einer anderen Diagnose zuzuordnen sind (Komorbiditätsprinzip, s.a. Abschn. 3). Der diagnostische Prozeß ist erst dann abgeschlossen, wenn sichergestellt ist, daß die Kriterien keiner weiteren Diagnose erfüllt sind.

Eine Erhöhung der diagnostischen Sicherheit auch in der klinischen Routine bietet der von SPIT-

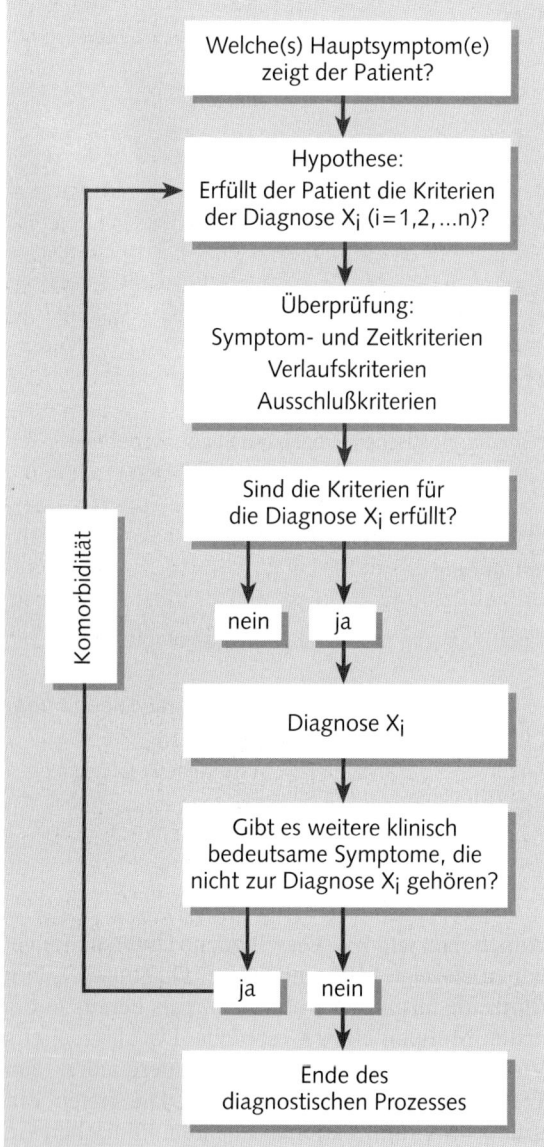

Abbildung 2-2 Diagnostischer Prozeß bei operationalen Diagnosensystemen (nach STIEGLITZ und FREYBERGER, 1996).

ZER zunächst zur Evaluation diagnostischer Instrumente vorgeschlagene sogenannte LEAD-Ansatz (*l*ongitudinal *e*valuation, done by *e*xperts, employing *a*ll *d*ata) (SPITZER und WILLIAMS, 1989). Hierbei wird versucht, alle vorliegenden Informationen zu einem diagnostischen Urteil zu integrieren.

Die Zuordnung der Störung eines Patienten zu einer diagnostischen Kategorie basiert auch heute noch wesentlich auf den Ergebnissen der Befragung des Patienten, eigenen Beobachtungen im klinischen Gespräch und fremdanamnestischen Informationen. Andere diagnostische Verfahren wie z.B. labormedizinische und apparative Untersuchungen oder auch die Ergebnisse testpsychologischer Untersuchungen sind eher im Sinne der Ausschlußdiagnostik von Bedeutung (Ausnahme: z.B. Demenzdiagnostik; s.a. Kap 8).

Allerdings kommt der körperlichen Untersuchung auch bei der Diagnose psychiatrischer Erkrankungen zentrale Bedeutung zu. Allen Hinweisen auf körperliche Erkrankungen bzw. körperlich bedingte psychische Störungen ist nachzugehen, da sie sich bei Bestätigung auf die Behandlung auswirken können (u.a. Behandlung der körperlichen Grunderkrankung).

Eine Vereinfachung des diagnostischen Prozesses läßt sich durch strukturierte und standardisierte Interviews erreichen (s. Abschn. 5). Diese werden in der Regel in Verbindung mit computerisierten Auswertungsprogrammen angewendet. Im klinischen Alltag muß der Diagnostiker die jeweiligen Diagnosen- und Entscheidungsalgorithmen der vermuteten Diagnose heranziehen, wobei ihm im DSM-IV zusätzlich die sogenannten Entscheidungsbäume als Hilfsmittel zur Verfügung stehen.

Das Ergebnis des diagnostischen Prozesses stellen in der Regel die Diagnosen dar. Zu ihrer Kennzeichnung finden sich unterschiedliche Begrifflichkeiten. Zum einen läßt sich zwischen den sogenannten **Haupt- und Neben-(oder Zusatz-)Diagnosen** unterscheiden. Die Hauptdiagnose ist in der Regel diejenige Diagnose, die zur aktuellen Behandlung geführt hat oder die gegenwärtig die größte klinische bzw. therapeutische Relevanz hat. Neben- oder Zusatzdiagnosen sind zwar klinisch auch von Bedeutung, für die aktuelle Behandlung jedoch eher sekundär.

Unter **Lebenszeitdiagnosen** werden solche Diagnosen verstanden, bei denen die gesamte Vorgeschichte des Patienten mit berücksichtigt wird und die Symptomatik, die zum aktuellen Untersuchungszeitpunkt nicht notwendigerweise vorhanden sein muß. Die aktuelle Diagnose wird in Abgrenzung dazu oft als sogenannte **Querschnittsdiagnose** bezeichnet. Bei Störungen, bei denen sowohl der Querschnitt als auch der Verlauf von Bedeutung sind (z.B. affektive Störungen), spricht man oft auch von einer **Verlaufsdiagnose.**

Als **Differential- oder Ausschlußdiagnosen** werden diejenigen Diagnosen bezeichnet, zu denen eine Abgrenzung zu erfolgen hat bzw. bei denen leicht eine fälschliche Zuordnung getroffen werden kann (z.B. schizophrene vs. schizoaffektive Störung).

Komorbide oder multiple Diagnosen (s. Abschn.

3) sind Diagnosen, die bei einem Patienten gleichzeitig vorliegen können (z.B. eine depressive Störung und eine Persönlichkeitsstörung). Auch hier läßt sich wieder zwischen Haupt- und Zusatzdiagnosen bzw. Querschnitts- und Lebenszeitdiagnosen unterscheiden.

Bei stationär behandelten Patienten kann zwischen der **Aufnahme- und Entlassungsdiagnose** unterschieden werden. Hier ergeben sich oft Abweichungen. Die Gründe dafür liegen u.a. darin, daß zu Beginn einer stationären Behandlung oft noch nicht alle Informationen vorliegen (z.B. anamnestische Informationen), daß sich das psychopathologische Bild noch weiterentwickelt oder daß der Patient noch wenig kooperationsbereit ist. Aufnahmediagnosen sind daher oft nur vorläufig und haben eher den Status von Syndromdiagnosen im engeren Sinne. Bei bestimmten Störungen lassen sich Diagnosen gerade bei Aufnahme nur schwer und relativ unzuverlässig stellen. Dies gilt z.B. für Persönlichkeitsstörungen (s.Kap.21), bei denen insbesondere anamnestische Daten berücksichtigt werden müssen und bestimmte Probleme erst in der Interaktion mit anderen Menschen zutage treten (z.B. Mitpatienten, behandelnder Arzt, Pflegepersonal).

Gerade bei klinischen Diagnosen, die auf aktuellen Klassifikationssystemen basieren, ist es wichtig, den Grad der **Diagnosesicherheit** genauer festzulegen. In den aktuellen Diagnosensystemen ICD-10 und DSM-IV gibt es hierfür verschiedene Möglichkeiten.

In der ICD-10 kann der Sicherheitsgrad folgendermaßen kodiert werden: „vorläufig" – fehlende Informationen können wahrscheinlich noch ergänzt werden; „Verdacht auf" – weitere Informationen können nicht mehr eingeholt werden. Im DSM-IV wird eine vorläufige Diagnose empfohlen, wenn zwar der Eindruck entsteht, daß der Patient eine bestimmte Störung hat, aber nicht alle zur Diagnosenstützung notwendigen Symptome erhebbar sind, z.B. aufgrund mangelnder Kooperationsbereitschaft des Patienten.

Darüber hinaus gibt es sowohl im DSM-IV als auch in der ICD-10 einige eher formale Möglichkeiten, diagnostische Unsicherheiten über spezielle Kodierungen, die sogenannten V-Kodes, abzubilden (z.B. ICD-10: F99 nicht näher bezeichnete psychische Störung). Auch gibt es in einigen Abschnitten gesonderte Kategorien (z.B. ICD-10: Fxx.8 andere Störungen; Fxx.9 nicht näher bezeichnete Störungen). So beinhalten z.B. die Kategorien Fxx.8 der ICD-10 solche Störungen, für die keine spezifischen Kategorien zutreffen (z.B. F60.8: u.a. narzißtische Persönlichkeitsstörung, für die keine expliziten Kriterien in den klinisch-diagnostischen Leitlinien existieren).

7.5 Zielsetzungen

Dem diagnostischen Prozeß kommen auf den einzelnen Ebenen unterschiedliche Funktionen zu. Auf der Symptomebene geht es primär um die umfassende Deskription des Krankheitsbildes und um die Erfassung von Informationen als Grundlage für die Diagnosenstellung auf der Syndrom- oder Diagnosenebene (s.a. Kap. 1). Auf der Syndromebene werden insbesondere zu Beginn der Behandlung erste Entscheidungen im Hinblick auf therapeutische Interventionen getroffen, was auch für die Diagnose im engeren Sinne gilt. Symptom-, Syndrom- und Diagnosenerfassung sind daher zur Charakterisierung des (Langzeit-)Verlaufs, Symptom- und Syndromerfassung zusätzlich zur Evaluation der durchgeführten therapeutischen Interventionen von großer Bedeutung.

> **Resümee**
> Psychiatrische Diagnostik kann auf Symptom-, Syndrom- und Diagnosenebene erfolgen. Da auf allen Ebenen unterschiedliche Informationen berücksichtigt werden, ergeben sich eine Vielzahl potentieller Fehlerquellen, die es zu kontrollieren gilt (z.B. durch Verwendung von Erhebungsinstrumenten). Das Ergebnis des diagnostischen Prozesses stellt in der Regel eine Syndromdiagnose (z.B. depressives Syndrom) oder eine Diagnose im engeren Sinne dar (z.B. depressive Episode nach ICD-10).

8 Psychiatrisch relevante Grundbegriffe

8.1 Epidemiologische und diagnostische Grundbegriffe

Unter Epidemiologie versteht man die Lehre von der räumlichen und zeitlichen Verteilung von Krankheiten und der Identifizierung von Faktoren, die damit in Zusammenhang stehen können (z.B. demographische, genetische, Umweltfaktoren) (s.a. HÄFNER und WEYERER, 1990; WEYERER, 1996). Der Epidemiologie kommen daher nicht nur im psychiatrischen Bereich vielfältige Aufgaben zu:

- Untersuchungen zur Prävalenz und Inzidenz von Krankheiten (Tab. 2-18)
- Untersuchungen zu Entstehung, Verlauf und Ausgang von Erkrankungen

Psychiatrische Diagnostik und Klassifikation

Tabelle 2-18 Epidemiologische und statistische Grundbegriffe.

Prävalenz	Gesamtzahl der Krankheitsfälle in einer zuvor definierten Population ■ Punktprävalenz: zu einem bestimmten Zeitpunkt ■ Periodenprävalenz: innerhalb einer bestimmten Zeitperiode
Inzidenz	Anzahl der Neuerkrankungen innerhalb eines bestimmten Zeitraums (z.B. 1 Jahr)
Sensitivität	Anteil der Patienten mit einem bestimmten Symptom, die auch eine bestimmte Diagnose haben
Spezifität	Anteil der Patienten, die ein bestimmtes Symptom sowie eine bestimmte Diagnose nicht haben
positive prädiktive Valenz	Wahrscheinlichkeit, daß der Symptomträger auch die Diagnose hat
negative prädiktive Valenz	Wahrscheinlichkeit, daß Patient, der das Symptom nicht hat, auch die Diagnose nicht hat
odds-ratio	Maß für die Assoziation zwischen Symptomen oder Diagnosen

■ Ermittlung individueller Krankheitsrisiken
■ Prüfung von Hypothesen zu kausalen Beziehungen zwischen Umweltfaktoren und Krankheit

Besondere Bedeutung hat unter diesem Blickwinkel die sogenannte **Falldefinition** bzw. Fallidentifikation, d.h. die Identifizierung von denjenigen Patienten, die sich wegen einer bestimmten Erkrankung in (psychiatrische) Behandlung begeben bzw. einer (psychiatrischen) Behandlung bedürfen. Zuverlässige Fallidentifikationen sind mit gut operationalisierten Diagnosen (nach ICD-10 und DSM-IV) möglich. Dabei ist die Anwendung diagnostischer Hilfsmittel, primär standardisierter Interviews, sehr wichtig. Gerade im amerikanischen Sprachbereich ist eine Vielzahl epidemiologischer Studien mit solchen Instrumenten durchgeführt worden (v.a. CIDI, s.a. Abschn. 5).

Das Ergebnis epidemiologischer und diagnostischer Untersuchungen wird in der Regel durch spezifische Kennwerte ausgedrückt, die in Tabelle 2-18 aufgeführt sind. Zentrale Begriffe sind **Prävalenz und Inzidenz.** Ein weiterer wichtiger epidemiologischer Begriff ist das sogenannte **Morbiditätsrisiko:** Es bezeichnet die Wahrscheinlichkeit, mit der ein Mensch einer vorher festgelegten Population im Laufe seines weiteren Lebens eine bestimmte Erkrankung bekommt. Dieses Morbiditätsrisiko variiert beträchtlich zwischen den einzelnen Störungsgruppen. Ein weiterer wichtiger Begriff – besonders im Kontext der Komorbidität psychischer Störungen – ist das sogenannte „odds-ratio" als Maß für die Assoziation von Symptomen oder Störungen, wobei ein hoher Wert als Indikator für eine hohe Wahrscheinlichkeit des gemeinsamen Auftretens anzusehen ist.

8.2 Verlaufsrelevante Begriffe

Viele psychiatrische Erkrankungen neigen dazu, trotz therapeutischer Intervention erneut aufzutreten, oder zeigen bei natürlichem Verlauf spezifische Verlaufsmuster. In der Literatur findet sich eine Vielzahl von z.T. widersprüchlichen, aber verwandten Begriffen zur Charakterisierung solcher Verläufe. Zur Vereinheitlichung der Sprache sollen nachfolgend einige begriffliche Definitionen getroffen werden.

Beginn einer Erkrankung

Zur Definition der erstmaligen Manifestation einer Erkrankung hat sich der Begriff **Erstmanifestationsalter** etabliert. Die genaue Bestimmung kann jedoch schwierig sein, da der Beginn einer Erkrankung sehr unterschiedlich sein kann. Sie kann abrupt auftreten oder sich schleichend entwickeln. Bei einzelnen Störungen kann diesbezüglich eine große Variationsbreite bestehen.

So wird bei bestimmten Störungen (z.B. Anpassungsstörungen) ein relativ abrupter Beginn gefordert, während bei anderen Erkrankungen sowohl ein abrupter Beginn als auch das langsame Auftreten der Symptomatik möglich ist (z.B. schizophrene Störungen). Weiterhin gibt es Erkrankungen, die erst mit einer – z.T. erstaunlich langen – Latenz auftreten. Ein Beispiel hierfür ist die posttraumatische Belastungsstörung, für die die ICD-10 einen Zeitraum von mehr als sechs Monaten zuläßt.

Bei anderen Krankheiten manifestieren sich bereits im Vorfeld leichte Veränderungen, die nicht notwendigerweise mit den diagnostischen Kriterien einer Störung übereinstimmen. Besonders deutlich ist dies bei den schizophrenen Störungen, bei denen

Tabelle 2-19 Verlaufsrelevante Begriffe (Frank et al., 1991).

Remission	
– volle Remission	Periode, in der die Besserung ein solches Ausmaß erreicht, daß der Patient symptomfrei ist (erfüllt nicht mehr die Kriterien der Störung) bzw. nur noch minimale Symptome aufweist
– partielle Remission	Periode, in der die Besserung ein solches Ausmaß erreicht, daß der Patient nicht mehr alle Symptome der Störung aufweist
Genesung/Wiederherstellung	Remission, die längere Zeit andauert
Rückfall	Wiederauftreten der Symptome in der Remissionsperiode (Patient erfüllt wieder Kriterien der Störung)
Wiedererkrankung	erneutes Auftreten einer Störung nach längerer Zeit

die vorausgehende Symptomatik oft als **Prodromalsymptomatik oder -stadium** bezeichnet wird (z.B. Häfner, 1995).

Auftreten einer einzelnen Erkrankung

Der zentrale Begriff zur Beschreibung einer Erkrankung ist die **Phase**. „Phase ist eine Krankheitsepisode, welche akut beginnt und wieder zurückgeht. Es kann sich um die erste oder eine wiederholte Krankheitsphase handeln, sie kann sich aus voller Gesundheit oder aus einem leichteren chronischen Zustand entwickeln und entweder in Heilung oder in einen leichteren Zustand übergehen" (Bleuler, 1972, S. 247).

Heute wird der Begriff Phase zumeist synonym mit dem Begriff **Episode** verwendet, der als ein zentraler Begriffe der ICD-10 anzusehen ist (z.B. depressive Episode). Eine Episode ist charakterisiert durch das Vorliegen der vollen Symptomatik einer bestimmten Störung über einen Zeitraum, der von Störung zu Störung individuell festgelegt wird. „Episode" wurde bisher primär für den Bereich der affektiven Störungen verwandt, läßt sich jedoch auf einige andere Störungsgruppen übertragen.

Ein Begriff, der primär auf die schizophrenen Störungen beschränkt bleibt, ist der **Schub.** Hiermit ist oft ein bestimmter Verlauf impliziert, nämlich die Veränderung in Richtung auf einen Defekt (d.h., das Niveau vor Einsetzen eines Schubs wird nicht wieder erreicht, es wird keine Vollremission erreicht). Heute findet dieser Begriff kaum noch Anwendung.

Verlauf

Symptome, die nach Abklingen der Akutsymptomatik über einen längeren Zeitraum persistieren, werden als **Residualsymptome** bezeichnet. Das erneute Auftreten einer Episode ist eine **Exazerbation.** Bestimmte Erkrankungen sind durch rezidivierendes Auftreten charakterisiert (z.B. affektive Störungen), andere durch ein relativ anhaltendes Erscheinungsbild (z.B. Persönlichkeitsstörungen).

Außerdem läßt sich der Verlauf einer Störung zusätzlich durch das durch die therapeutische Intervention induzierte psychopathologische Zustandsbild charakterisieren. Zu unterscheiden sind z.B. die **Voll- und die Partialremission** (engl. „complete" bzw. „partial remission"), **Genesung/Wiederherstellung** (engl. „recovery"), **Wiedererkrankung** (engl. „recurrence") und **Rückfall** (engl. „relapse"). Eine einheitliche Definition der Begriffe, wie sie in Tabelle 2-19 den Vorschlägen von Frank et al. (1991) entsprechend enthalten ist, ist insbesondere für empirische Studien wichtig. Zu nennen ist weiterhin der Begriff der **Spontanremission** zur Charakterisierung einer Veränderung ohne eine spezifische Intervention.

Der Bedeutung der Verlaufsbeschreibung einer Störung wird insbesondere in der ICD-10 und dem DSM-IV Rechnung getragen. So ist bei bestimmten Störungen eine eigene Störungsgruppe hierfür vorgesehen (z.B. rezidivierende depressive Episode) oder auf einer tiefer liegenden Ebene eine Subdifferenzierung der Störung anhand von Verlaufscharakteristika vorgegeben (z.B. schizophrene Störungen: F20.x5 vollständige Remission).

> **Resümee**
> Zur Charakterisierung psychischer Störungen finden sich in der Literatur epidemiologische und diagnostische (z.B. Prävalenz) sowie verlaufsbezogene Begriffe (z.B. Episode).

Psychiatrische Diagnostik und Klassifikation

Literatur

1 Vorbemerkungen

Spitzer, R. L., J. L. Fleiss: A re-analysis of the reliability of psychiatric diagnosis. Brit. J. Psychiat. 125 (1974) 341–347.
Kendell, R. E.: Die Diagnose in der Psychiatrie. Enke, Stuttgart 1978.

2 Historische Entwicklung

American Psychiatric Association: DSM-IV Source Book. Volume 1. APA, Washington, D.C. 1994.
American Psychiatric Association: DSM-IV Source Book. Volume 2. APA, Washington, D.C. 1996.
Baumann, U., R.-D. Stieglitz: Klassifikation. in: Baumann, U., M. Perrez (Hrsg.): Klinische Psychologie. Band 1: Grundlagen, Diagnostik, Ätiologie. Huber, Bern–Göttingen–Toronto–Seattle 1998 (im Druck).
Berner, P., E. Gabriel, H. Katschnig, W. Kieffer, K. Koehler, G. Lenz, C. Simhandl: Diagnosekriterien für schizophrene und affektive Psychosen. Weltverband für Psychiatrie, Wien 1983.
Feighner, J. P., E. Robins, S. B. Guze, R. A. Woodruff, G. Winokur, R. Munoz: Diagnostic criteria for use in psychiatric research. Arch. gen. Psychiat. 26 (1972) 57–63
Freyberger, H. J., E. Schulte-Markwort, H. Dilling: Referenztabellen der WHO zum Kapitel V (F) der 10. Revision der Internationalen Klassifikation der Krankheiten (ICD-10): ICD-9 vs. ICD-10. Fortschr. Neurol. Psychiat. 61 (1993a) 109–127.
Freyberger, H. J., E. Schulte-Markwort, H. Dilling: Referenztabellen der WHO zum Kapitel V (F) der 10. Revision der Internationalen Klassifikation der Krankheiten (ICD-10): ICD-9 vs. ICD-10. Fortschr. Neurol. Psychiat. 61 (1993b) 128–143.
Sartorius, N., A. Jablensky, J. E. Cooper, J. D. Burke (eds.): Psychiatric classification in an international perspective. Brit. J. Psychiat. 152 (Suppl. No. 1) (1988) 1–52.
Spitzer, R. L., J. Endicott, E. Robins: Research Diagnostic Criteria. Rationale and reliability. Arch. gen. Psychiat. 35 (1978) 773–782.
Stengel, E.: Classification of mental disorders. Bull. Wld Hlth Org. 21 (1959) 601–663.
Wittchen, H.-U.: Klassifikation. In: Stieglitz, R.-D., U. Baumann (Hrsg): Psychodiagnostik psychischer Störungen, S. 47–63. Enke, Stuttgart 1994.

3 Kennzeichen aktueller Klassifikationssysteme

Angst, J.: Das Komorbiditätsprinzip in der psychiatrischen Diagnostik. In: Dilling, H., E. Schulte-Markwort, H. J. Freyberger (Hrsg.): Von der ICD-9 zur ICD-10. Huber, Bern–Göttingen–Toronto–Seattle 1994.
Clark, L. A., D. Watson, S. Reynolds: Diagnosis and classification of psychopathology: Challenges to the current systems and future directions. Ann. Rev. Psychol. 46 (1995) 121–153.
Dilling, H., E. Schulte-Markwort, H. J. Freyberger (Hrsg.): Von der ICD-9 zur ICD-10. Huber, Bern–Göttingen–Toronto 1994.
Mezzich, J. E.: Multiaxiale Diagnostik und internationale Klassifikation in der Psychiatrie. Fundamenta Psychiatrica 3 (1992) 150–153.
Sanderson, W.C., A. T. Beck, J. Beck: Syndrome comorbidity in patients with major depression or dysthymia: Prevalence and temporal relationship. Amer. J. Psychiat. 147 (1990) 1025–1028.
Siebel, U., R. Michels, P. Hoff, R. T. Schaub, R. Droste, H. J. Freyberger, H. Dilling: Multiaxiales System des Kapitels V (F) der ICD-10. Nervenarzt 68 (1997) 231–238.
Wittchen, H.-U.: Klassifikation. In: Stieglitz, R.-D., U. Baumann (Hrsg): Psychodiagnostik psychischer Störungen, S. 47–63. Enke, Stuttgart 1994.

4 ICD-10 und DSM-IV

American Psychiatric Association: Diagnostic and Statistical Manual of Mental Disorders, 3rd Ed. (DSM-III). APA, Washington, D.C. 1980.
American Psychiatric Association: Diagnostic and Statistical Manual of Mental Disorders, 3rd Ed. (DSM-III-R). APA, Washington, D.C. 1987. Deutsche Fassung: Diagnostisches und statistisches Manual psychischer Störungen: DSM-III-R. Deutsche Bearbeitung und Einführung: Wittchen, H.-U., H. Saß, M. Zaudig, K. Koehler. Beltz, Weinheim 1989.
American Psychiatric Association: Diagnostic and Statistical Manual of Mental Disorders, 4th Ed. (DSM-IV). APA, Washington, D.C. 1994.
Freyberger, H. J., E. Schulte-Markwort, H. Dilling: Referenztabellen der WHO zum Kapitel V (F) der 10. Revision der Internationalen Klassifikation der Krankheiten (ICD-10): ICD-9 vs. ICD-10. Fortschr. Neurol. Psychiat. 61 (1993a) 109–127.
Freyberger, H. J., E. Schulte-Markwort, H. Dilling: Referenztabellen der WHO zum Kapitel V (F) der 10. Revision der Internationalen Klassifikation der Krankheiten (ICD-10): ICD-9 vs. ICD-10. Fortschr. Neurol. Psychiat. 61 (1993b) 128–143.
Dilling, H., W. Mombour, M. H. Schmidt: Internationale Klassifikation psychischer Störungen, ICD-10 Kapitel V (F). Klinisch-diagnostische Leitlinien. 2. Aufl. Huber, Bern–Göttingen–Toronto–Seattle 1993.
Dilling, H., W. Mombour, M. H. Schmidt: Internationale Klassifikation psychischer Störungen, ICD-10 Kapitel V (F). Forschungskriterien. 2. Aufl. Huber, Bern–Göttingen–Toronto–Seattle 1994.
DIMDI (Hrsg.): Internationale statistische Klassifikation der Krankheiten und verwandte Gesundheitsprobleme. 10. Revision (ICD-10). Amtliche deutsche

Ausgabe. Band 1: Systematisches Verzeichnis. Huber, Bern–Göttingen–Toronto–Seattle 1994.

Freyberger, H. J., U. Siebel, W. Mombour, H. Dilling: Lexikon psychopathologischer Grundbegriffe. Huber, Bern–Göttingen–Toronto–Seattle 1998.

Kessler, Ch., H. J. Freyberger: Internationale Klassifikation neurologischer Erkrankungen. Huber, Bern–Göttingen–Toronto–Seattle 1996.

Müßigbrodt, H., S. Kleinschmidt, A. Schürmann, H. J. Freyberger, H. Dilling: Psychische Störungen in der Praxis. Leitfaden zur Diagnostik und Therapie in der Primärversorgung nach dem Kapitel V (F) der ICD-10. Huber, Bern–Göttingen–Toronto–Seattle 1996.

Saß, H., H.-U. Wittchen, M. Zaudig: Diagnostisches und Statistisches Manual Psychischer Störungen (DSM-IV). Hogrefe, Göttingen 1996.

Siebel, U., R. Michels, P. Hoff, R. T. Schaub, R. Droste, H. J. Freyberger, H. Dilling: Multiaxiales System des Kapitels V (F) der ICD-10. Nervenarzt 68 (1997) 231–238.

WHO: International Classification of Diseases. 8. Revision. WHO, Genf 1967.

WHO: International Classification of Diseases. 9. Revision. WHO, Genf 1977.

5 Erhebungsinstrumente der klassifikatorischen Diagnostik

American Psychiatric Association: Electronic DSM-IV. APA, Washington 1994

Beck, A. T., C. H. Ward, M. Mendelson, J. Mock, J. Erlbaugh: Reliability of psychiatric diagnosis. 2. A study of consistency of clinical judgements and ratings. Amer. J. Psychiat. 119 1962) 351–357.

Bronisch, T., W. Hiller, W. Mombour, M. Zaudig: Internationale Diagnosen Checkliste für Persönlichkeitsstörungen nach ICD-10. Huber, Bern–Göttingen–Toronto–Seattle 1995.

Dittmann, V., H. J. Freyberger, R.-D. Stieglitz, M. Zaudig: ICD-10-Merkmalsliste. In: Dittmann, V., H. Dilling, H. J. Freyberger (Hrsg.): Psychiatrische Diagnostik nach ICD-10 – Klinische Erfahrungen bei der Anwendung, S. 185–216. Huber, Bern–Göttingen–Toronto–Seattle 1992.

Gülick-Bailer, M. von, K. Maurer, H. Häfner, WHO: Schedules for Clinical Assessment in Neuropsychiatry (SCAN). Huber, Bern–Göttingen–Toronto–Seattle Wien 1994.

Hiller, W., M. Zaudig, W. Mombour, WHO: ICD-10 Checklisten. Huber, Bern–Göttingen–Toronto–Seattle 1995.

Langner, R.: DSM-III-X-Experten- und Lehrsystem zur psychiatrischen Diagnostik auf der Grundlage des DSM-II-R. Beltz, Weinheim 1988.

Malchow, C. P., R.-D. Kanitz, H. Dilling: ICD-10-Computer-Tutorial: Psychische Störungen. Huber, Bern–Göttingen–Toronto–Seattle 1995.

Mombour, W., M. Zaudig, P. Berger, K. Guttierrez, W. Berner, K. Berger, M. von Cranach, O. Giglhuber, M. von Bose: International Personality Disorder Examination (PDE). Huber, Bern–Göttingen–Toronto–Seattle 1996.

Saß, H., E. M. Steinmeyer, H. Ebel, S. Herpertz: Untersuchungen zur Kategorisierung und Dimensionierung von Persönlichkeitsstörungen. Z. Klin. Psychol. 24 (1995) 239–251.

Saß, H., N. Mende: Zur Erfassung von Persönlichkeitsstörungen mit einer integrierten Merkmalsliste gemäß DSM-III-R und ICD-10 bei stationär behandelten psychiatrischen Patienten. In: Baumann, U., E. Fähndrich, R.-D. Stieglitz, B. Woggon (Hrsg.): Veränderungsmessung in Psychiatrie und klinischer Psychologie, S. 195–206. Profil, München 1990.

Spitzer, R. L., J. L. Fleiss: A re-analysis of the reliability of psychiatric diagnosis. Brit. J. Psychiat. 125 (1974) 341–347.

Stieglitz, R.-D., V. Dittmann, W. Mombour: Erfassungsmethoden und Instrumente zur ICD-10. Fundamenta Psychiatrica 6 (1992) 128–136.

Ward, C. H., A. T. Beck, M. Mendelson, J. R. Mock, J. K. Erbaugh: The psychiatric nomenclature. Reasons for diagnostic disagreement. Arch. gen. Psychiat. 7 (1962) 198–205.

Wing, J. K., J. E. Cooper, N. Sartorius: Die Erfassung und Klassifikation psychiatrischer Systeme. Beltz, Weinheim 1982.

Wittchen, H.-U., A. Weigel, H. Pfister: DIA-CDE. Computerunterstütztes klinisches differentialdiagnostisches Expertensystem. Swets-Zeitlinger, Frankfurt 1997.

Wittchen, H.-U., G. Semler: Composite International Diagnostic Interview. Beltz, Weinheim 1991.

Wittchen, H.-U., H. Pfister: DIA-X Interviews. Swets-Zeitlinger, Frankfurt 1997.

Wittchen, H.-U., H. Unland, B. Knäuper: Interview. In: Stieglitz, R.-D., U. Baumann (Hrsg.): Psychodiagnostik psychischer Störungen, S. 107–125. Enke, Stuttgart 1994.

Wittchen, H.-U., U. Wunderlich, S. Gruschwitz, M. Zaudig: Strukturiertes Klinisches Interview für DSM-IV (SKID). Hogrefe, Göttingen 1997.

Wittchen, H.-U.: Diagnostik psychischer Störungen: Über die Optimierung der Reliabilität zur Verbesserung der Validität? In: Berger, M., H.-J. Müller, H.-U. Wittchen (Hrsg.): Psychiatrie als empirische Wissenschaft, S. 17–39. Zuckschwerdt, München–Bern–Wien–New York 1993.

Zaudig, M., W. Hiller: Strukturiertes Interview für die Diagnose einer Demenz vom Alzheimer-Typ, der Multiinfarkt-(oder vaskulären) Demenz und Demenzen anderer Ätiologie nach DSM-III-R, DSM-IV und ICD-10 (SIDAM). Huber, Bern–Göttingen–Toronto–Seattle 1996.

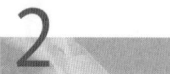

Psychiatrische Diagnostik und Klassifikation

6 Möglichkeiten und Grenzen psychiatrischer Klassifikationssysteme

Berner, P., E. Gabriel, H. Katschnig, W. Kieffer, K. Koehler, G. Lenz, C. Simhandl: Diagnosekriterien für schizophrene und affektive Psychosen. Weltverband für Psychiatrie, Wien 1983.

Cierpka M., P. Buchheim, H. J. Freyberger, S. O. Hoffmann, P. L. Janssen, A. Muhs, G. Rudolf, U. Rüger, W. Schneider, G. Schüssler: Die erste Version einer Operationalisierten Psychodynamischen Diagnostik (OPD-1). Psychotherapeut 40 (1995) 69–78.

Kendell, R.E.: Die Diagnose in der Psychiatrie. Enke, Stuttgart 1978.

OPD (Hrsg.): Operationalisierte Psychodynamische Diagnostik (OPD). Huber, Bern–Göttingen–Toronto–Seattle 1996.

Philipp, M.: Vor- und Nachteile des polydiagnostischen Ansatzes. In: Dilling, H., E. Schulte-Markwort, H. J. Freyberger (Hrsg.): Von der ICD-9 zur ICD-10, S. 59–63. Huber, Bern–Göttingen–Toronto–Seattle 1994.

Stieglitz R. D., G. Schüssler: Instruments in the assessment of psychosomatic and neurotic disorders. Psychother. and Psychosom. 63 (1995) 81–89.

Stieglitz, H.-D.: Diagnostik und Klassifikation psychischer Störungen. Hogrefe, Göttingen–Bern–Toronto–Seattle 1998.

7 Diagnostischer Prozeß

Baumann, U., R.-D. Stieglitz: Psychodiagnostik psychischer Störungen: Allgemeine Grundlagen. In: Stieglitz, R.-D., U. Baumann (Hrsg.): Psychodiagnostik psychischer Störungen, S. 3–20. Enke, Stuttgart 1994.

Spitzer, R. L., J. B. W. Williams: Having a dream: A research strategy for DSM-IV. In: Robins, L. N., J. E. Barrett (eds.): The Validity of Psychiatric Diagnosis, pp. 293–301. Raven Press, New York 1989.

Stieglitz, R.-D., B. Ahrens: Fremdbeurteilungsverfahren. In: Stieglitz, R.-D., U. Baumann (Hrsg.): Psychodiagnostik psychischer Störungen, S. 79–94. Enke, Stuttgart 1994.

Stieglitz, R.-D., H. J. Freyberger: Klassifikation und diagnostischer Prozeß. In: Freyberger, H. J., R.-D. Stieglitz (Hrsg.): Kompendium der Psychiatrie und Psychotherapie. S. 24–45. Karger, Basel 1996.

Wittchen, H.-U.: Diagnostik psychischer Störungen: Über die Optimierung der Reliabilität zur Verbesserung der Validität? In: Berger, M., H.-J. Müller, H.-U. Wittchen (Hrsg.): Psychiatrie als empirische Wissenschaft, S. 17–39. Zuckschwerdt, München–Bern–Wien–New York 1993.

Wittchen, H.-U.: Klassifikation. In: Stieglitz, R.-D., U. Baumann (Hrsg.): Psychodiagnostik psychischer Störungen, S. 49–63. Enke, Stuttgart 1994.

8 Psychiatrisch relevante Grundbegriffe

Bleuler, E.: Lehrbuch der Psychiatrie. 15. Aufl. Springer, Berlin 1993.

Frank, E., R. F. Prien, R. B. Jarrett, M. B. Keller, D. J. Kupfer, P. W. Lavori, A. J. Rush, M. M. Weissman: Conceptualization and rationale for consensus definitions of terms in major depressive disorder. Arch. gen. Psychiat. 48 (1991) 851–855.

Häfner, H., S. Weyerer: Epidemiologie. In: Baumann, U., M. Perrez (Hrsg.): Klinische Psychologie. Band I: Grundlagen, Diagnostik, Ätiologie, S. 38–49. Huber, Bern–Göttingen–Toronto–Seattle 1990.

Häfner, H.: Was ist Schizophrenie? In: Häfner, H. (Hrsg.): Was ist Schizophrenie?, S. 1–56. Fischer, Stuttgart–Jena–New York 1995.

Weyerer, S.: Epidemiologie. In: Freyberger, H. J., R.-D. Stieglitz (Hrsg.): Kompendium der Psychiatrie und Psychotherapie, S. 46–56. Karger, Basel 1996.

Zerssen, D. von: Diagnostik der prämorbiden Persönlichkeit. In: Stieglitz, R.-D., U. Baumann (Hrsg.): Psychodiagnostik psychischer Störungen, S. 216–220. Enke, Stuttgart 1994.

3
Zusatzdiagnostik

Jörg Walden, Bernd Heßlinger und Rolf-Dieter Stieglitz

1	**Einleitung**	64
2	**Funktionelle Diagnostik mit Hilfe bioelektrischer und biomagnetischer Aktivität**	64
	2.1 EEG	64
	2.1.1 Entstehungsmechanismen des EEG	64
	2.1.2 Klinische Grundlagen des EEG	65
	2.1.3 EEG-Befunde bei Erkrankungen mit psychischen Symptomen	67
	2.1.4 EEG unter Psychopharmaka	69
	2.2 Evozierte Potentiale	70
	2.3 Ereigniskorrelierte Potentiale	70
	2.4 Magnetenzephalographie (MEG)	71
	2.5 Polysomnographie	72
	2.6 EKG	73
3	**Labordiagnostik**	73
	3.1 Routinelabor	73
	3.2 Liquordiagnostik	73
	3.3 Schwangerschaftstest	74
	3.4 Spezielle Fragestellungen	74
	3.5 Drogenscreening	74
	3.6 Plasmaspiegel von Psychopharmaka	74
	3.6.1 Indikationen	74
	3.6.2 Antidepressiva	80
	3.6.3 Neuroleptika	80
	3.6.4 Antiepileptika	80
	3.6.5 Lithium	82
4	**Bildgebende Verfahren**	82
	4.1 Strukturelle Verfahren	82
	4.1.1 Computertomographie (CT)	82
	4.1.2 Magnetresonanztomographie (NMR) und Magnetresonanzspektroskopie (MRS)	83
	4.2 Funktionelle Verfahren	83
	4.2.1 Single-Photon-Emissions-Computer-Tomographie (SPECT)	85
	4.2.2 Positronen-Emissions-Tomographie (PET)	85
	4.2.3 Funktionelle Magnetresonanztomographie (FMRT)	87
5	**Testpsychologische Diagnostik**	87
	5.1 Vorbemerkungen	87
	5.2 Leistungsdiagnostik	88
	5.3 Persönlichkeitsdiagnostik	90
	5.4 Rahmenbedingungen	91
	5.5 Möglichkeiten und Grenzen	92

1 Einleitung

Für die Diagnostik psychischer Erkrankungen kommt dem Ausschluß einer organischen Grunderkrankung eine erhebliche Bedeutung zu. Dazu sind neben einer exakten Anamneseerhebung und dem klinischen Untersuchungsbefund eine Reihe von Labortests notwendig. Einige Labortests sind außerdem für das Monitoring der meisten psychopharmakologischen Behandlungen unentbehrlich. Darüber hinaus können mit testpsychologischen Methoden unterstützende Aussagen zur Einordnung der psychischen Erkrankungen gemacht werden. In diesem Kapitel soll zunächst auf die funktionelle Diagnostik mit Hilfe bioelektrischer und biomagnetischer Aktivität (Abschn. 2), auf die Bedeutung einiger biochemischer Laborparameter (Abschn. 3) und schließlich auf strukturelle und funktionelle Verfahren der Bildgebung eingegangen werden (Abschn. 4). Im Anschluß hieran werden die Möglichkeiten der Testpsychologie aufgezeigt (Abschn. 5).

2 Funktionelle Diagnostik mit Hilfe bioelektrischer und biomagnetischer Aktivität

Für die funktionelle Diagnostik psychischer Erkrankungen ist die Ableitung bioelektrischer Aktivität mit Hilfe der **Elektroenzephalographie (EEG)** von Bedeutung. Neben der Ableitung des spontanen EEG unter Standardbedingungen können durch äußerliche Reizungen Aussagen über die Funktion des sensorischen Systems gemacht werden. Dabei werden durch Summierungstechniken EEG-Potentiale ausgelöst, die als **evozierte Potentiale** bezeichnet werden. Darüber hinaus lassen sich durch die Anwendung von bestimmten Testaufgaben EEG-Muster auslösen, die von psychologisch erfaßbaren Größen wie beispielsweise Aufmerksamkeit und Erwartung abhängen; diese werden **ereigniskorrelierte Potentiale** genannt. In neuerer Zeit kann mit sehr aufwendigen Techniken die biomagnetische Aktivität des Gehirns mit Hilfe des **Magnetenzephalogramms (MEG)** getestet werden. Während das Standard-EEG und die evozierten Potentiale in der klinischen Routine eine große Rolle spielen, befinden sich die Untersuchungen zu den ereigniskorrelierten Potentialen und zum MEG noch im Forschungsstadium und werden routinemäßig bisher noch wenig eingesetzt.

2.1 EEG

Das EEG spielt seit seiner Entdeckung durch BERGER (1929) eine bedeutende Rolle als diagnostisches Hilfsmittel zur Erkennung organischer Erkrankungen des zentralen Nervensystems. Der Stellenwert des EEG in der Psychiatrie liegt dabei insbesondere in der Erkennung organischer Prozesse, die psychische Störungen verursachen können. Während die bildgebenden Verfahren diesbezüglich inzwischen höhere Relevanz als das EEG besitzen, bleibt die Ableitung des EEG für Erkrankungen, die primär mit **funktionellen Änderungen** bioelektrischer Aktivität einhergehen, das wichtigste diagnostische Verfahren. Daher spielt das EEG in der Diagnostik der **Epilepsien** eine hervorragende Rolle. Weiterhin können **Psychopharmaka** die bioelektrische Aktivität und damit die EEG-Wellen beeinflussen, so daß versucht wurde, aus dem EEG die Wirkung einzelner Substanzgruppen abzuleiten. Im Folgenden soll zunächst auf die Entstehungsmechanismen des EEG, auf einige klinische Grundlagen, auf für die Psychiatrie relevante Normabweichungen und schließlich auf die Veränderungen des EEG unter der Gabe von Psychopharmaka eingegangen werden.

2.1.1 Entstehungsmechanismen des EEG

Die von der Oberfläche der Hirnrinde abgeleiteten **Potentialschwankungen** (nicht „Hirnströme" wie manchmal fälschlicherweise genannt) reflektieren Feldpotentialänderungen von Nervenzellverbänden der oberflächlichen Schichten der Hirnrinde. Diese Feldpotentialänderungen kommen durch Summierungen hemmender und erregender postsynaptischer Potentiale (den Potentialschwankungen an den Kontaktstellen zwischen den Nervenzellen – Synapsen) einzelner Neurone zustande. Durch einen synchronen Zufluß zu den oberflächennahen Nervenzellen entstehen einzelne EEG-Wellen hoher Amplitude. Durch eine periodische Aufeinanderfolge von Impulsen aus den tieferliegenden Neuronen ergeben sich in der Registrierung des EEG schließlich sinusförmige Potentialschwankungen. Dabei spielen Rückmeldekreise zwischen der Hirnrinde und dem Thalamus eine bedeutende Rolle. Bei ganz hochfrequentem und asynchronem Zufluß aus den tiefer gelegenen Neuronen – was beim aufmerksamen Wachzustand der Fall ist – werden die Wellen im EEG schließlich hochfrequent und besitzen eine geringe Amplitude. Insgesamt sind also an der Entstehung der Feldpotentiale und damit

2 Funktionelle Diagnostik mit Hilfe bioelektrischer und biomagnetischer Aktivität

der Wellen im EEG synaptische Potentiale von besonderer Bedeutung. In diesem Zusammenhang ist zu berücksichtigen, daß durch die schichtenförmige Verteilung der Nervenzellen in der Hirnrinde und durch den dichten Besatz dieser Neurone mit synaptischen Verbindungen eine unterschiedliche Aktivierung der Synapsenpopulationen zu unterschiedlichen Wellenmustern in den verschiedenen Schichten der Hirnrinde führt. So haben experimentelle Untersuchungen gezeigt, daß die Feldpotentiale, die an der Oberfläche und in den tieferen Schichten der Hirnrinde auftreten, durchaus eine unterschiedliche Amplitude, Polung und Frequenz aufweisen können. Dieser Zusammenhang ist für die klinische Diagnostik von großer Bedeutung.

2.1.2 Klinische Grundlagen des EEG

Zur Registrierung des EEG beim Menschen werden an der Schädeloberfläche Elektroden in festgelegter topographischer Anordnung angebracht. Als Bezugspunkte für die Lokalisation der Elektroden dienen dabei die Nasenwurzel (auch Nasion genannt), ein Knochenpunkt am Hinterhaupt (Inion genannt) sowie knöcherne Vertiefungen vor den Ohren (präaurikuläre Punkte). Für die Anordnung der Elektroden werden die Strecke zwischen Nasion und Inion sowie die Strecke zwischen präaurikulären Punkten prozentual unterteilt. Ausgehend von diesen Bezugspunkten wird die jeweils erste Elektrode in einem Abstand von 10% und die weiteren Elektro-

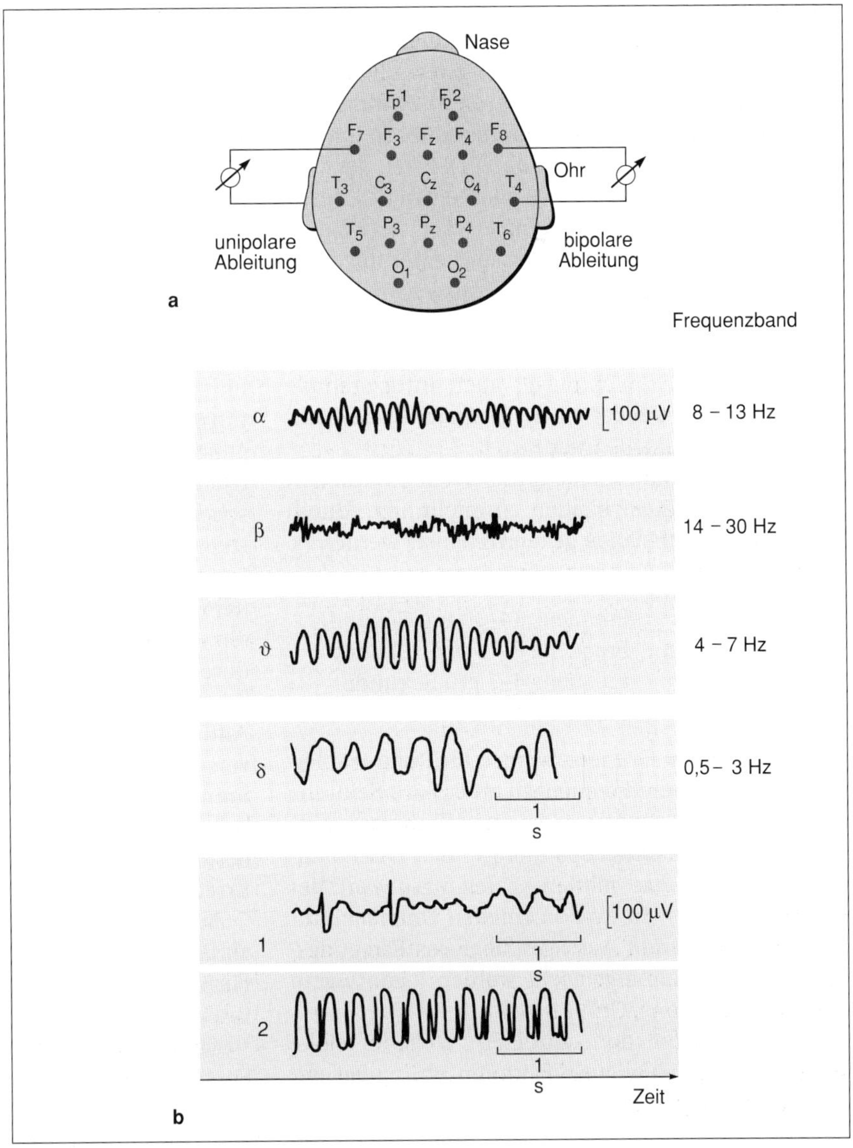

Abbildung 3-1a bis c
Ableitung des EEG beim Menschen (aus: Deetjen, P., E.-J. Speckmann: Physiologie. Urban & Schwarzenberg, München 1994.).

a) Elektrodenpositionen für EEG-Ableitungen von der Schädeloberfläche nach dem internationalen 10–20-System.
b) Einzelne Frequenzbereiche im EEG.
c) EEG bei epileptischer Aktivität mit scharfen Wellen (1) und Spitze-Welle-Komplexen (Spikes and Waves, 2).

den in einem Abstand von 20% der Verbindungslinien zu den bereits lokalisierten Elektroden gesetzt. Dieses Verteilungsprinzip der EEG-Elektroden ist international genormt und wird als „10–20-Elektrodensystem" bezeichnet (Abb. 3-1a bis c).

Durch diese topographische Anordnung werden die Ableitelektroden als frontopolar (fp), frontal (F), zentral (C), parietal (P), temporal (T) und okzipital (O) charakterisiert. Zur Unterscheidung der beiden Hirnrinden werden ungerade Zahlen für die linke und gerade Zahlen für die rechte Hemisphäre als zusätzliche Elektrodenbezeichnung benutzt. Darüber hinaus werden noch Elektroden an Bezugspunkten angebracht, die weniger von der Hirntätigkeit abhängige Potentialschwankungen erfassen. Solche Elektroden werden im Gegensatz zu den differenten Elektroden als Referenzelektroden oder indifferente Elektroden bezeichnet. Zur Ableitung des EEG kann man entweder zwischen zwei differenten Elektroden (bipolare Ableitung) oder zwischen einer differenten und einer Referenzelektrode (unipolare Ableitung) schalten (s. Abb. 3-1). Nach der Verstärkung werden die EEG-Wellen entweder direkt auf Papierbänder aufgezeichnet, oder sie können auf Magnetbänder gespeichert und einer anschließenden computerunterstützten Auswertung zugeführt werden. Im Rahmen einer speziellen klinischen Diagnostik zur Erfassung epileptischer Herde werden in der Epileptologie auch intrazerebrale Elektroden verwendet (z.B. Foramen-ovale-Elektrode; Sphenoidalelektrode).

Die spontan auftretenden EEG-Wellen werden in bestimmte Frequenzbänder eingeteilt, die durch griechische Buchstaben gekennzeichnet werden (s. Abb. 3-1b):

- **Beta**-Wellen: Frequenz 14–30 pro Sekunde
- **Alpha**-Wellen: Frequenz 8–13 pro Sekunde
- **Theta**-Wellen: Frequenz 4–7 pro Sekunde
- **Delta**-Wellen: Frequenz 0,5–3 pro Sekunde.

Aus technischen Gründen werden für Routineableitungen langsamere Frequenzen als 0,5 pro Sekunde nicht mit registriert. Diese langsameren Komponenten (sogenannte Gleichspannungs- oder DC-Potentiale) spiegeln das mittlere Erregungsniveau der Hirnrinde wider. In experimentellen Untersuchungen können hiermit Aussagen über das Erregungsniveau des Gehirns gemacht werden („contingent negative variation", CNV; Abschn. 2.3).

Das Auftreten der einzelnen Wellenbereiche hängt von verschiedenen Faktoren ab, wobei der Reifungsgrad des Gehirns und das aktuelle Aktivitätsniveau eine besondere Bedeutung haben. So findet man im **Kindesalter** vor allem Theta- und Delta-Wellen, die mit zunehmender Reifung des Gehirns im zweiten Lebensjahrzehnt schließlich in Alpha- und Beta-Wellen im Wachzustand übergehen. Beim **Erwachsenen** treten im inaktiven Wachzustand bei geschlossenen Augen Alpha-Wellen auf, die beim Öffnen der Augen in Beta-Wellen übergehen (sogenannte Alpha-Blockade). Beim Übergang in den Schlafzustand treten dann zunehmend langsamere Wellen vom Theta- und Delta-Typ auf. Insgesamt bedeutet eine Amplitudenabnahme und eine Frequenzzunahme des spontanen EEG im Wachzustand unter normalen Bedingungen eine Steigerung des mittleren kortikalen Aktivitätsniveaus. Im Schlafzustand treten langsamere Wellen aus dem Theta- und Delta-Bereich auf. Sie werden während des REM-Schlafs von rascheren Wellen geringerer Amplitude abgelöst.

Für die Beschreibung des EEG sind folgende Kriterien zu berücksichtigen:

- **Frequenz** und **Amplitude** der Wellen,
- **Verteilung** der Rhythmen über den einzelnen Hirnregionen,
- bei abnormalen Potentialschwankungen deren **Form, Steilheitsgrade** und **Polungsrichtungen**,
- **Seitendifferenzen** und **Herdbefunde**.

Bei einer Routine-EEG-Ableitung werden darüber hinaus einige **Provokationsmethoden** durchgeführt, die über die Steigerung des kortikalen Erregungsniveaus insbesondere der Provokation epileptischer Potentiale dienen. Unter den physiologischen Provokationsmethoden werden am häufigsten die Hyperventilation und die Fotostimulation angewendet. Die **Hyperventilation** besteht aus einer forcierten Mehratmung über drei bis fünf Minuten mit etwa 25 tiefen Atemzügen pro Minute. Die durch die Hyperventilation ausgelöste Alkalose führt zu einer Abnahme der freien Kalziumionen-Aktivität im Extrazellularraum mit der Folge einer verstärkten Erregbarkeit der Nervenzellen. Bei der **Fotostimulation** werden hochfrequente Flimmerlichtreize appliziert, so daß über die Stimulierung des visuellen Systems eine Steigerung des kortikalen Erregungsniveaus entsteht.

Auf der Basis einer Spektralanalyse können die aktuellen Frequenzbereiche über den einzelnen Hirnregionen farblich dargestellt werden. Dieses als Brain-Mapping (oder EEG-Mapping) bezeichnete Verfahren wird in der psychopharmakologischen Forschung häufig dazu verwendet, um den Einfluß von Psychopharmaka auf topographische Bereiche der Hirnrinde zu ermitteln.

2 Funktionelle Diagnostik mit Hilfe bioelektrischer und biomagnetischer Aktivität

2.1.3 EEG-Befunde bei Erkrankungen mit psychischen Symptomen

Wie einleitend beschrieben, liegt der Stellenwert des EEG in der Erkennung organischer Prozesse, die psychische Störungen verursachen können. Darüber hinaus kann es eingesetzt werden, wenn der Verdacht besteht, daß psychische Veränderungen durch **Medikamenten- und Drogengebrauch** ausgelöst wurden, sowie zur **Überwachung** einer Therapie mit **Psychopharmaka**.

Bei psychischen Erkrankungen, die keine Korrelation mit organischen Prozessen aufweisen, wie etwa affektiven Störungen, schizophrenen Psychosen oder Persönlichkeitsstörungen, zeigt die EEG-Ableitung keine spezifischen Abweichungen.

Exemplarisch sollen im Folgenden EEG-Veränderungen bei drei wichtigen organischen Prozessen besprochen werden, die psychische Veränderungen induzieren können:

- bei Epilepsien,
- bei Hirntumoren,
- bei entzündlichen Erkrankungen des Zentralnervensystems.

EEG bei Epilepsien

Während eines epileptischen Anfalls treten nicht nur Frequenz- und Amplitudenänderungen des EEG-Grundrhythmus, sondern auch typische Potentialänderungen auf. Diese epilepsietypischen Potentialschwankungen sind durch hohe Amplituden, ein abruptes Einsetzen, Rhythmizität und eine abnorme Synchronisierung gekennzeichnet. Sie werden als **steile Wellen** (Sharp Waves, mehr als 80 ms Dauer), **Spitzen** (Spikes; weniger als 80 ms Dauer) und **Spitze-Welle-Komplexe** (Spike-Wave-Komplexe) bezeichnet (s. Abb. 3-1c). Diese epilepsietypischen Potentiale können einzeln oder in Serie auftreten, auf umschriebene Bezirke begrenzt oder aber auf die gesamte Hirnrinde ausgedehnt sein. Die räumliche und zeitliche Verteilung der epilepsietypischen Potentiale im EEG ist von großer Bedeutung für die Einteilung epileptischer Anfälle. So werden typischerweise bei Partialanfällen nur in einzelnen Ableitungen fokale epilepsietypische Potentiale registriert (Abb. 3-2), hingegen treten bei generalisierten Anfällen in allen Ableitungen epilepsietypische Potentiale auf. Bei einer Unterform der generalisierten Anfälle, den Absencen oder Petit-mal-Anfällen, findet man typischerweise Spike-Wave-Komplexe in einer Frequenz von 3 pro Sekunde (Abb. 3-3).

Es ist zu beachten, daß auch im klinisch anfallsfreien Intervall epilepsietypische Potentiale im EEG auftreten können, während umgekehrt auch klinisch manifeste epileptische Anfälle, bei denen der epileptische Herd beispielsweise in tieferen Hirnschichten liegt, ohne epilepsietypische Potentiale im EEG einhergehen können.

Für die **Psychiatrie** ist es von Bedeutung, daß einige Epilepsie-Patienten, bei denen die Häufigkeit epileptischer Anfälle beispielsweise durch Antiepileptika reduziert wurde, ein produktiv-psychotisches Zustandsbild entwickeln. Dieser Zustand geht mit einer deutlichen Normalisierung des EEG-Befundes, sogenannte **forcierte Normalisierung**,

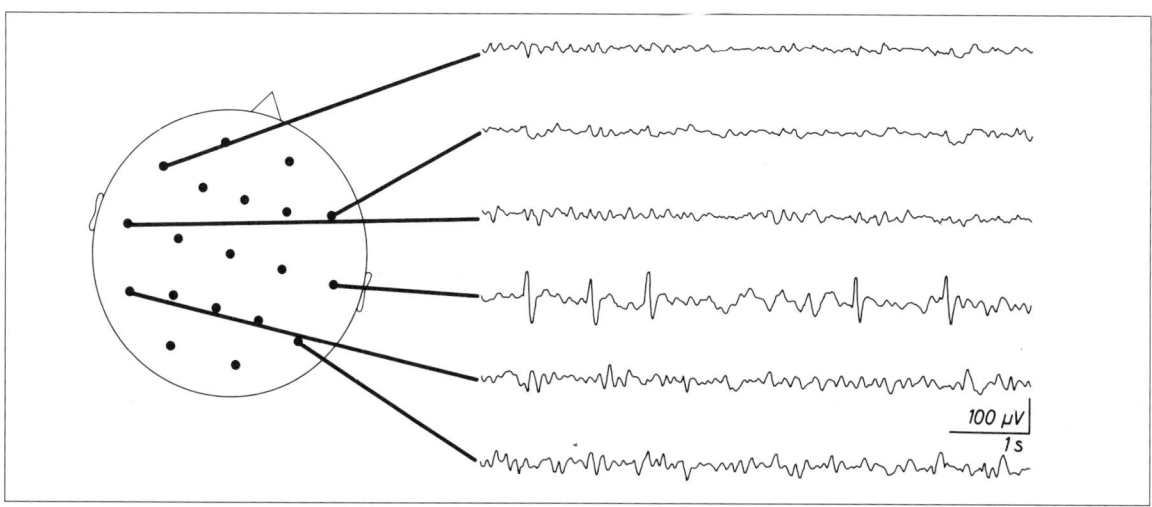

Abbildung 3-2 Epilepsietypische Potentiale, abgeleitet über dem rechten Temporallappen (aus: Speckmann, E.-J.: Experimentelle Epilepsieforschung. Wissenschaftliche Buchgesellschaft, Darmstadt 1986).

3 Zusatzdiagnostik

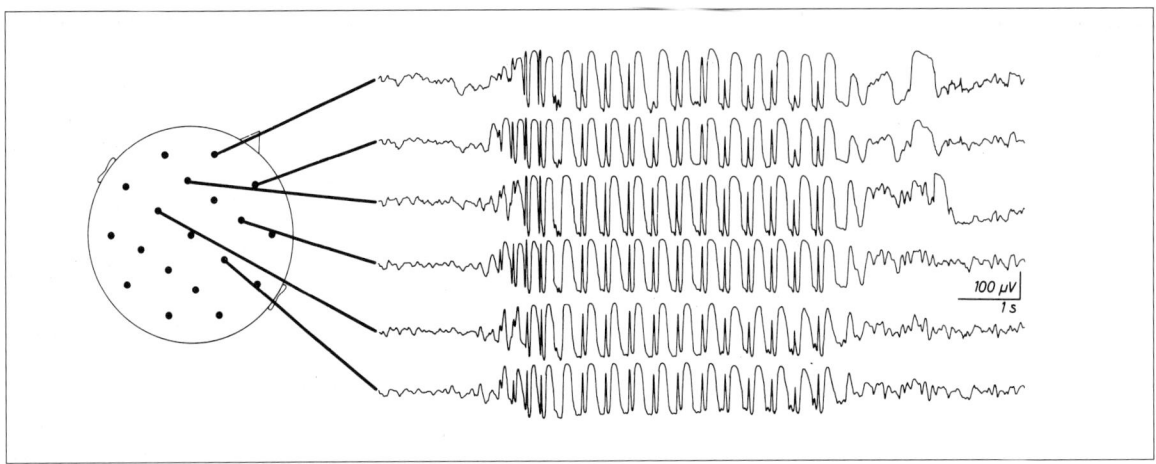

Abbildung 3-3 Generalisierte Spitze-Welle-Komplexe (aus: Speckmann, E.-J.: Experimentelle Epilepsieforschung. Wissenschaftliche Buchgesellschaft, Darmstadt 1986).

einher. In diesem Fall wird auch von einer Alternativpsychose gesprochen.

Ein **relevantes Zustandsbild im Rahmen der Psychiatrie** stellen die **Dämmerzustände** dar. Das Leitsymptom eines Dämmerzustandes, der von Minuten bis Wochen andauern kann, ist die Bewußtseinstrübung. Grundsätzlich lassen sich postparoxysmale von iktalen Dämmerzuständen unterscheiden.

Postparoxysmale Dämmerzustände treten in der Regel nach einem epileptischen Anfall auf. Trotz der Bewußtseinstrübung können Patienten mit einem postparoxysmalen Dämmerzustand einfache Tätigkeiten automatisch durchführen. Häufig kommt es zu einem ziellosen Weglaufen und zu Aggressionshandlungen gegenüber Personen. Für den postparoxysmalen Dämmerzustand besteht in der Regel eine Amnesie. Während dieses Zustandes findet man im EEG eine diffuse Verlangsamung der Grundaktivität.

Bei den iktalen Dämmerzuständen sind die Patienten stuporös, verlangsamt und es besteht eine räumliche und zeitliche Desorientiertheit. Solch ein Dämmerzustand ist das Äquivalent eines generalisierten oder auch fokalen epileptischen Status. **Zustände eines Status einfach fokaler Anfälle** mit sensorischen Empfindungen oder psychischer Symptomatik (sogenannte Aura continua) können unter dem Bild einer paranoid-halluzinatorischen Psychose mit Halluzinationen, Derealisationen und Angstzuständen auftreten. Im EEG liegen in diesem Zustand fokale epileptische Potentiale vor, wobei diese im Routine-Oberflächen-EEG nicht immer nachweisbar sind.

Für Patienten, die über längere Zeit Alkohol getrunken oder Benzodiazepine eingenommen haben, besteht im Rahmen eines Entzugs die große Gefahr eines **Alkohol- oder Benzodiazepin-Entzugsanfalls.** Hierbei handelt es sich um einzelne Anfälle – in der Regel Grand-mal-Anfälle –, ohne daß zwangsläufig eine Disposition zu epileptischen Anfällen bestehen muß. Dementsprechend wird im Rahmen eines Alkoholentzugs in der Regel eine passagere Behandlung mit einem Antiepileptikum (z.B. Carbamazepin) vorgenommen bzw. werden Benzodiazepine in kleinen Schritten abgesetzt.

EEG bei Hirntumoren

Neben der Epilepsiediagnostik kommt dem EEG in der Diagnostik raumfordernder Prozesse **eine große Bedeutung** zu. Da jedoch bezüglich der Lokalisation EEG-Befunde bei Tumoren weniger zuverlässig sind, spielen in neuerer Zeit die neuroradiologischen Methoden in der Diagnostik von Hirntumoren die **größere Rolle**. Als Screening-Methode im Sinne eines Ausschlußverfahrens bleibt das EEG aber auch heute noch für die Tumordiagnostik von Bedeutung. Typischerweise führen Hirntumoren im EEG zu einer allgemeinen Verlangsamung, meistens zu einem Delta-Fokus. Während das Tumorgewebe selbst elektrisch inaktiv ist, werden die Herdbefunde durch die perifokalen Ödeme und durch lokale Durchblutungsstörungen im umliegenden Gewebe induziert. Bei Tumoren der Großhirnhemisphären zeigt das EEG darüber hinaus häufig fokale Entladungen im Sinne von Spikes oder Sharp Waves, ohne daß unbedingt manifeste epileptische Anfälle auftreten müssen. Eine exakte Übereinstimmung zwischen der

Tumorlokalisation und dem EEG-Befund ist bei Tumoren der Großhirnhemisphären häufig nicht gegeben, während die **Seitenlokalisation** genau ist.

EEG bei entzündlichen Erkrankungen

Neben dem klinischen, dem serologischen und dem Liquorbefund spielt das EEG auch in der Diagnostik entzündlicher Erkrankungen des Zentralnervensystems eine Rolle. Wenn auch der Befund im EEG hier wenig spezifisch ist, vermag es aufgrund von Verlaufsbeobachtungen auch Auskunft über die Schwere eines eventuell verbleibenden Defektes zu geben. Enzephalitiden führen im allgemeinen zu einem diffusen Befall des Zentralnervensystems, so daß im EEG immer Allgemeinveränderungen, insbesondere im Sinne einer Verlangsamung des Grundrhythmus, auftreten. Der Grad der Allgemeinveränderung steht dabei in direkter Beziehung zur Schwere des Gewebebefalls. Abbildung 3-4 zeigt exemplarisch ein EEG eines Patienten mit einer Jakob-Creutzfeldt-Erkrankung. Diese durch Prione induzierte Erkrankung geht klinisch mit Vigilanzstörungen und fortschreitender Demenz einher. Im EEG kommt es zunächst zu einer Frequenzverlangsamung und dann zu einer desorganisierten Delta-Aktivität mit charakteristischen, repetitiven, triphasischen Wellen.

2.1.4 EEG unter Psychopharmaka

Praktisch alle zur Verfügung stehenden Psychopharmaka können auch in therapeutischen Dosen zu Veränderungen des EEG-Bildes führen. Die Wirkung auf die EEG-Wellen ist in der Regel unspezifisch, wenn auch einige Substanzgruppen recht typische Änderungen bewirken. Sie sind insgesamt abhängig von den strukturchemischen Eigenschaften der Substanz, der Höhe und Dauer der Dosierung sowie von dem Verlauf der Erkrankung und dem Ausgangs-EEG. Dementsprechend sollte vor Beginn einer Psychopharmakotherapie eine EEG-Ableitung vorliegen.

In der Regel führen **Antidepressiva** und **Antipsychotika** zu einer Verlangsamung und einem Amplitudenanstieg des Alpha-Rhythmus sowie zu einer Häufung von langsameren Wellen aus dem Theta- und Delta-Bereich. Ein zuvor fehlender Alpha-Rhythmus kann sich manchmal erst unter längerer Medikamenteneinnahme manifestieren. In einigen Fällen können auch paroxysmale Ausbrüche langsamerer und steilerer Wellen auftreten. Oft sind solche paroxysmalen Potentiale noch Monate nach Beendigung der medikamentösen Therapie im EEG zu erkennen.

Grundsätzlich können die meisten Antidepressiva und Antipsychotika epileptische Aktivität induzieren. Insbesondere findet man bei dem atypischen Neuroleptikum Clozapin (Leponex®) eine dosisabhängige Zunahme steiler Wellen und sogenannter Slow-Wave-Komplexe.

Vom Auftreten paroxysmaler Aktivität im EEG kann jedoch grundsätzlich **nicht** auf die Gefahr des Auftretens klinisch manifester epileptischer Anfälle geschlossen werden. Dies ist damit zu erklären, daß das EEG nur die bioelektrische Aktivität der obersten Hirnrindenschichten erfaßt. Eine sogenannte erhöhte Krampfbereitschaft läßt sich nicht aus dem Ausprägungsgrad paroxysmaler Potentiale im EEG ableiten. Damit läßt sich auch eine anfallsprophylaktische Behandlung durch das EEG nicht rechtfertigen.

Benzodiazepine induzieren häufig eine diffuse, persistierende Beta-Aktivität. Darüber hinaus können hochgespannte Theta-Wellen und auch steilere Abläufe vorkommen.

Unter einer Therapie mit **Lithium** werden häufig schnell auftretende EEG-Veränderungen mit fokal betonter paroxysmaler Aktivität gesehen, die nicht unbedingt mit dem Lithium-Plasmaspiegel korrelieren. Insgesamt werden mehr linksbetonte fokale Abweichungen beobachtet. Seltener treten auch Spitze-Welle-Komplexe auf. **Carbamezepin** hingegen führt eher zu einer Verlangsamung der Grundfrequenz, wobei auch paroxysmale Abläufe auftreten können.

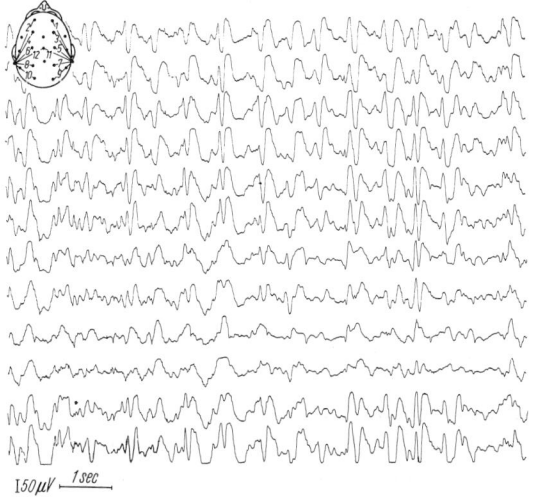

Abbildung 3-4 EEG bei Jakob-Creutzfeldt-Erkrankung. Schwere Allgemeinveränderung mit typischen triphasischen Wellen (aus: Christian, W.: Klinische Elektroenzephalographie. Thieme, Stuttgart–New York 1982).

Der besondere Stellenwert des EEG in der Psychiatrie liegt in der Erkennung organischer Prozesse, die psychische Störungen verursachen können. Während die modernen bildgebenden Verfahren für die Lokalisation solcher Prozesse mittlerweile eine höhere Relevanz als das EEG besitzen, ist das EEG vor allen Dingen für primär funktionelle und mit elektrophysiologischen Korrelaten einhergehenden Veränderungen nach wie vor von Bedeutung. Dies betrifft insbesondere die Epilepsiediagnostik sowie die Diagnostik entzündlicher Erkrankungen. Ferner kann eine Verlaufskontrolle der Nebenwirkungen unter Psychopharmaka erfolgen.

2.2 Evozierte Potentiale

Durch eine experimentelle sensorische Reizung eines Sinneskanals werden über die Signalafferenz zur Hirnrinde zusätzliche Reaktionen im EEG ausgelöst, die sich vom beschriebenen Spontan-EEG abheben und als evozierte Potentiale bezeichnet werden. Da evozierte Potentiale in der Regel eine viel geringere Amplitude als das spontane EEG aufweisen, müssen zu ihrer Darstellung wiederholte Messungen, die mit dem Reiz synchronisiert sind, gemittelt werden. Durch diese Technik der Mittelung können auch von der Hirnrinde weit entfernt generierte Potentiale (etwa aus dem Hirnstamm) erfaßt werden. Je nach Reizung des entsprechenden Sinneskanals weisen die evozierten Potentiale eine typische Form, Latenz und Amplitude auf (Abb. 3-5). Nach Stimulation des visuellen Systems entstehen „visuell evozierte Potentiale" (VEP), nach Reizung des akustischen Systems „akustisch evozierte Potentiale" (AEP) und nach Stimulation eines peripheren Nervs werden „somatosensorisch evozierte Potentiale" (SEP) generiert. In der Klinik spielen die evozierten Potentiale primär in der neurologischen Diagnostik eine Rolle. So findet man beispielsweise bei der Multiplen Sklerose eine typische Latenzverlängerung der VEP.

2.3 Ereigniskorrelierte Potentiale

Die dargestellten evozierten Potentiale können eine Gesamtdauer von Sekunden haben. Dabei sind die frühen Komponenten (bis 100 ms) ganz abhängig von der Dauer und Intensität des Stimulus. Die darauffolgenden, späten Komponenten sind eher von psychischen Faktoren wie Aufmerksamkeit und Erwartung abhängig. Sie werden als ereigniskorrelierte Potentiale (EKP) bezeichnet. Ein sehr häufig un-

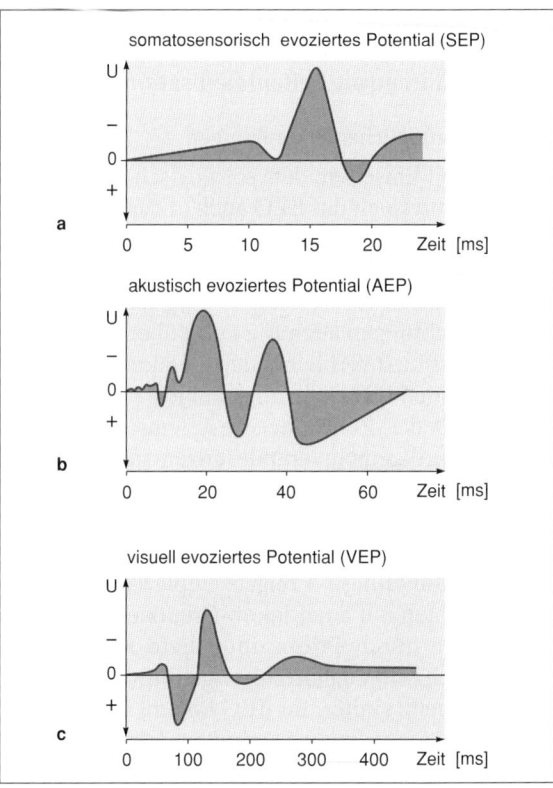

Abbildung 3-5a bis c Evozierte Potentiale nach Reizung eines peripheren Nervs (a), des akustischen Systems (b) und des visuellen Systems (c) (aus: Deetjen, P., E.-J. Speckmann: Physiologie. Urban & Schwarzenberg, München 1994).

tersuchtes EKP, das kognitiven Prozessen zugeordnet wird, ist die sogenannte **P300-Komponente** (Abb. 3-6a). Diese Komponente, die eine positive Polarität besitzt (P) und etwa 300 ms nach der Reizung auftritt, wurde bei Patienten mit psychischen Erkrankungen häufig untersucht. Dabei wurden je nach Reizparadigma insbesondere bei Patienten mit einer schizophrenen Psychose häufig deutliche Amplitudenreduktionen und bei Patienten mit einer dementiellen Erkrankung Latenzverlängerungen beobachtet. Umfangreiche Untersuchungen haben zeigen können, daß die P300-Komponente die Kategorisierung von Ereignissen reflektiert, wobei die Reizwahrscheinlichkeit und die Reizbedeutung in diese Komponente eingehen.

Nach bei Gesunden erhobenen Befunden, daß die P300-Latenz als zeitliches Maß der Stimulusauswertung verwendet werden kann, wurden diese Parameter bei der Untersuchung von Krankheiten eingesetzt, die mit einer dementiellen Entwicklung einhergehen. So konnte festgestellt werden, daß die

2 Funktionelle Diagnostik mit Hilfe bioelektrischer und biomagnetischer Aktivität

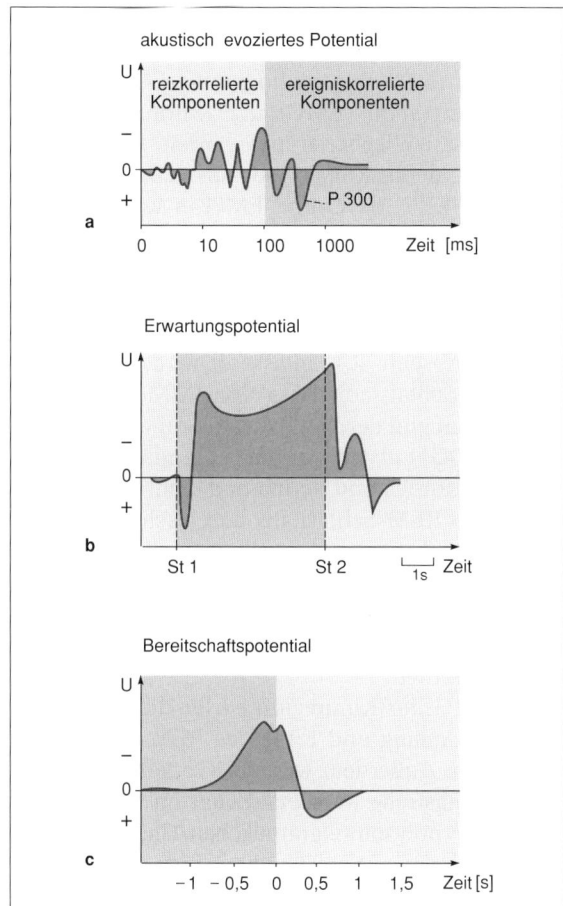

Abbildung 3-6a bis c Ereigniskorrelierte Potentiale, EKP (aus: Deetjen, P., E.-J. Speckmann: Physiologie. Urban & Schwarzenberg, München 1994).
a) Ereigniskorrelierte Komponente (P300) eines akustisch evozierten Potentials.
b) Erwartungspotential zwischen erstem Stimulus (St 1) und Folgestimulus (St 2).
c) Bereitschaftspotential der Hirnrinde vor Beginn einer willkürlichen Bewegung.

P300-Latenz mit dem Alter zunimmt und daß Patienten mit einer Demenz eine verlängerte Latenz im Vergleich zu einem altersentsprechenden normalen Kollektiv haben. Dennoch ist es momentan nicht klar, ob die P300-Latenz als individuelle diagnostische Methode eine höhere diagnostische Effizienz hat als klassische testpsychologische Verfahren.

Zu den EKP zählen auch die **„Erwartungspotentiale"** (sogenannte „contingent negative variation", CNV). Wenn zwei Reize nach einem fest definierten Abstand immer wieder präsentiert werden, dann kündigt der erste Reiz die Entstehung des Folgereizes an. Die Erwartung des Folgereizes generiert ein negatives Potential, dessen Amplitude mit dem Erwartungswert des Folgereizes zunimmt (Abb. 3-6b). Auch bei motorischen Ereignissen lassen sich EKP erfassen. Bei der Durchführung einer willkürlichen Bewegung beginnt etwa eine Sekunde vor Beginn dieser Bewegung eine langsame negative Potentialschwankung, die „Bereitschaftspotential" genannt wird (Abb. 3-6c). Die Amplitude des Bereitschaftspotentials ist dabei mit der Komplexität der durchzuführenden Bewegung korreliert.

> **Resümee**
> Evozierte Potentiale spielen vor allen Dingen in der neurologischen Diagnostik eine Rolle (z.B. typische Latenzverlängerung der VEP bei der multiplen Sklerose). Ereigniskorrelierte Potentiale werden bei der Untersuchung kognitiver Prozesse abgeleitet. Die Analyse ereigniskorrelierter Potentiale wird häufig zu Forschungszwecken durchgeführt. Dabei ergeben sich insbesondere bei Patienten mit schizophrenen Psychosen Amplitudenreduktionen und bei dementiellen Erkrankungen deutliche Latenzveränderungen der P300-Komponente.

2.4 Magnetenzephalographie (MEG)

Nervenzellen generieren einen intrazellulären Stromfluß vom Dendriten zum Zellkörper, der ein magnetisches Feld auslöst. Die Ableitung dieses magnetischen Feldes von der Schädeloberfläche, das millionenfach kleiner ist als das magnetische Feld der Erde, wird als Magnetenzephalogramm (MEG) bezeichnet. Analog zu den ereigniskorrelierten Potentialen können durch Reizungen ereigniskorrelierte Magnetfelder induziert werden. Das MEG beinhaltet mehr Informationen als das EEG, da insbesondere durch das MEG sogenannte **tangentiale Dipole der Gyri des Großhirns** erfaßt werden können, was das EEG nicht leisten kann.

Die ersten Untersuchungen mit dem MEG bei Patienten mit psychischen Erkrankungen weisen dabei auf Veränderungen ereigniskorrelierter Magnetfelder hin. In einer neueren Untersuchung zeigte sich beispielsweise bei der Analyse einer Komponente, die 100 ms nach einem Stimulus erfolgt (sogenannte M100-Komponente), daß bei akut halluzinierenden Patienten mit einer schizophrenen Psychose die Latenz dieser magnetinduzierten Feldkomponente verzögert ist. Ferner wurden weniger interhemisphärische Asymmetrien dieser Komponente bei Patienten mit einer schizophrenen Psychose unter medikamentöser Therapie als bei Patienten ohne Medikamente beobachtet.

Gegenüber dem EEG hat die Ableitung des MEG

den Vorteil einer genaueren Lokalisation **funktioneller Ereignisse** im Zentralnervensystem. Darüber hinaus erfaßt das EEG nur die bioelektrische Aktivität der obersten Hirnrindenschichten, während mit Hilfe des MEG auch tiefere Strukturen erfaßt werden können. Das MEG wird, ebenso wie die funktionellen bildgebenden Verfahren der Single-Photon-Emissions-Computer-Tomographie (SPECT) und der Positronen-Emissions-Tomographie (PET; Abschn. 4.2.2), momentan noch wenig für Routineuntersuchungen, sondern mehr zu Forschungszwecken eingesetzt.

> **Resümee**
> Das MEG hat gegenüber dem EEG den Vorteil einer genaueren Lokalisation funktioneller Ereignisse im zentralen Nervensystem. Daher können mit Hilfe des MEG auch tiefere Strukturen erfaßt werden. Momentan ist die Anwendung des MEG in der Routineuntersuchung jedoch noch nicht etabliert.

2.5 Polysomnographie

Für die Diagnostik von Schlafstörungen (s. Kap. 16) wird in neuerer Zeit die Methode der Schlafpolysomnographie verwendet. Diese schlafphysiologischen Untersuchungseinheiten bestehen aus einem Ableite- und einem Registrierraum. Der Proband wird dabei im Ableiteraum mit Hilfe einer Infrarot-Videokamera überwacht. Zwischen dem Ableite- und dem Registrierraum befindet sich ein schallisolierter Schacht, der der Übermittlung bioelektrischer Signale dient. Im Registrierraum werden die verschiedenen Signale zur Überwachung der Schlafstadien zusammengefaßt. Dabei werden das (EEG), das Elektrookulogramm (EOG) und das Elektromyogramm (EMG) der Kinnregion aufgezeichnet. Zur Registrierung werden Polygraphen verwendet, deren Kanäle die Aufzeichnung der Signale von EEG, EOG und EMG in variabler Verstärkung und Filterung erlauben. Die Datenspeicherung erfolgt dabei in der Regel auf Magnetbändern.

Bei der Ableitung des EEG, das von den Elektrodenpunkten C3 und C4 des internationalen 10–20-Systems (Abschn. 2.1) registriert wird, werden die einzelnen Schlafstadien des Non-REM-Schlafs, der REM-Schlaf und der Wachzustand differenziert.

Das EOG entsteht durch Potentialdifferenzen zwischen Kornea und Retina und dient der Identifizierung des REM-Schlafs, der durch schnelle konjugierte Augenbewegungen gekennzeichnet ist. Ferner können mit Hilfe des EOG Lidschläge im Wachzustand und langsame, rollende Augenbewegungen im leichten Non-REM-Schlaf (Stadium 1) aufgezeichnet werden.

Das EMG der Kinnregion ist für die Identifizierung von Anfang und Ende des REM-Schlafs von Bedeutung. Außerdem werden Körperbewegungen und die phasische Muskelaktivität im REM-Schlaf erfaßt. Die polysomnographischen Charakteristika der verschiedenen Schlafstadien sind in Tabelle 3-1 zusammengefaßt.

Neben der Registrierung von EEG, EOG und EMG können für manche Fragestellungen noch erweiterte Ableitungen durchgeführt werden. Von Be-

Tabelle 3-1 Polysomnographische Charakteristika im EEG, Elektrookulogramm (EOG) und Elektromyogramm (EMG).

	EEG	EOG	EMG
wach	Alpha-Aktivität	Lidschläge	hoher Tonus
Non-REM 1	Theta-Aktivität; Vertexzacken	langsame Augenbewegungen	Abnahme des Muskeltonus
Non-REM 2	Theta-Aktivität; K-Komplexe, Schlafspindeln	keine Augenbewegungen	Abnahme des Muskeltonus
Non-REM 3	hohe Delta-Wellen	keine Augenbewegungen	Abnahme des Muskeltonus
Non-REM 4	hohe Delta-Wellen	keine Augenbewegungen	Abnahme des Muskeltonus
REM	Theta-Aktivität; Sägezahnwellen	konjugierte, schnelle Augenbewegungen	niedriger Tonus

deutung sind z.B. vor allem differenzierte Messungen der motorischen Aktivität, die Messung nächtlicher Erektionen beim Mann und die Registrierung bestimmter atmungsphysiologischer Parameter.

> **Resümee**
> Die Polysomnographie erfaßt synchron EEG, EOG und EMG und eventuell Atmungsparameter. Sie dient der differenzierten Diagnostik von Schlaf- und nächtlichen Atmungsstörungen.

2.6 EKG

Insbesondere bei älteren Patienten ist eine Komorbidität von psychischen mit kardialen Erkrankungen nicht selten. Bei ihnen können Zeichen einer kardialen Vorschädigung im EKG (z.B. bei einer koronaren Herzerkrankung mit zugrundeliegenden kardiovaskulären Risikofaktoren) ein Hinweis auf gleichzeitig bestehende zerebrovaskuläre Schäden sein. Organische Psychosyndrome durch zerebrale Minderversorgung aufgrund mangelnder kardialer Auswurfleistung, bradykarder oder tachykarder Herzrhythmusstörungen sind dagegen seltener. Aber auch bei jüngeren Patienten können kardiale Erkrankungen als psychisch bedingt fehlgedeutet werden.

Von weit größerer Bedeutung ist, daß zahlreiche Psychopharmaka unerwünschte **kardiale Nebenwirkungen** besonders am Reizleitungssystem des Herzens haben können. Das Risiko solcher Nebenwirkungen ist bei vorgeschädigtem Herzen wesentlich erhöht. Dabei müssen häufige und harmlose EKG-Veränderungen wie z.B. Endstreckenveränderungen (T-Wellen-Abflachung) unter Lithiummedikation von seltenen, aber ernsten Nebenwirkungen unterschieden werden.

Für **trizyklische Antidepressiva** sind Erregungsausbreitungsstörungen wie Verlängerung des PR-, QRS- oder QT-Intervalls bei vorgeschädigten Herzen beschrieben. Aber auch **Lithium** und **Carbamazepin** sowie einige Neuroleptika können Störungen der Erregungsbildung und Erregungsleitung verursachen oder verstärken.

Besondere Vorsicht ist immer bei gleichzeitiger Gabe von psychopharmakologischer und kardial wirksamer **internistischer Medikation** geboten.

> **Resümee**
> EKG-Kontrollen sind in folgenden Fällen angezeigt:
> – bei Verdacht auf eine kardiale Vorschädigung
> – vor jeder medikamentösen Einstellung mit potentiell herzschädigenden Psychopharmaka
> – in individuellen Abständen als Kontrolluntersuchung während der medikamentösen Therapie.

3 Labordiagnostik

Die Labordiagnostik, bestehend aus **Blut-, Harn-** sowie ggf. **Liquoruntersuchung,** ist ein wichtiger Baustein der Ausschluß- und Zusatzdiagnostik psychischer Erkrankungen. Da sich eine Vielzahl organischer Erkrankungen – und im Prinzip jede schwere Allgemeinerkrankung – in meist **unspezifischen psychischen Symptomen** äußern können, sind eine gründliche Anamneseerhebung unter Einschluß von organischen Vorerkrankungen, begleitenden körperlichen Beschwerden, Sexual-, Medikamenten- und Drogenanamnese und Auslandsaufenthalten (wegen möglicher Tropenkrankheiten) sowie eine umfassende körperliche Untersuchung Voraussetzungen für eine gezielte Labordiagnostik. Auf diese Weise kann eine den Patienten belastende und unnötige Kosten verursachende ungezielte Diagnostik vermieden werden.

3.1 Routinelabor

Wenn im Rahmen der laborchemischen Primärdiagnostik folgende **Basisparameter** bestimmt werden, sind bereits zahlreiche Aussagen über den Zustand wichtiger Organsysteme möglich:

- Blutkörperchensenkungsgeschwindigkeit (BKS)
- Blutbild
- Elektrolyte
- Kreatinin
- Harnstoff
- GOT
- GPT
- γ-GT
- Blutzucker
- Schilddrüsenparameter
- Urinstatus (einschließlich Eiweiß und Sediment).

Diese Basisparameter können auch als Ausgangswerte zur **Verlaufskontrolle** von möglichen Nebenwirkungen im Rahmen einer medikamentösen Therapie mit Psychopharmaka dienen.

3.2 Liquordiagnostik

Die Indikation für eine Liquordiagnostik ist gegeben, wenn sich anamnestisch, klinisch neurologisch oder aufgrund weiterer Diagnostik (z.B. EEG, bildgebende Verfahren) der Verdacht auf einen entzündlichen oder tumorösen Prozeß im ZNS ergibt. Die Indikation zu Liquorpunktion sollte nach **Ausschluß von erhöhtem Hirndruck** (Augenhinter-

grund, bildgebende Verfahren) oder einer **Gerinnungsstörung** rechtzeitig gestellt werden.
Folgende Größen werden bestimmt:

- Farbe und Klarheit, evtl. Liquordruck bei der Punktion
- Leukozytenzahl
- Zelldifferenzierung (Granulo-, Lympho-, Erythrozyten, evtl. maligne Zellen)
- Glukose- und Proteinkonzentration
- Liquor/Serum-Quotient für Albumin als Hinweis auf eine Störung der Blut-Hirn-Schranke.

Damit können sich erste Hinweise z.B. auf eine nachfolgend mit mikrobiologischen Methoden weiter aufzuschlüsselnde Meningitis ergeben.

Die quantitative Bestimmung von Immunglobulinen und der Nachweis oligoklonaler Banden dienen der Diagnostik von Erkrankungen wie z.B. Enzephalomyelitis disseminata, Borreliose, Neurolues, Herpes-Enzephalitis oder HIV-Enzephalopathie.

3.3 Schwangerschaftstest

Vor einer medikamentösen Therapie muß bei Patientinnen im gebärfähigen Alter ein Schwangerschaftstest durchgeführt werden, um mögliche Kontraindikationen für einzelne Psychopharmaka besonders im ersten Trimenon nicht zu übersehen.

3.4 Spezielle Fragestellungen

Wie zuvor beschrieben sind eine gründliche Anamneseerhebung und eine körperliche Untersuchung Voraussetzungen für eine gezielte Labordiagnostik. Im Folgenden sollen in tabellarischem Überblick einige **organische Erkrankungen** aufgezählt werden, die mit **psychischen Symptomen** einhergehen können und bei denen Diagnostik und Ursachenforschung auch mittels laborchemischer Parameter erfolgen kann. Die hierbei erwähnten psychischen Symptome haben beispielhaften Charakter (Tab. 3-2).

3.5 Drogenscreening

Bei zahlreichen psychischen Erkrankungen stellt sich die Differentialdiagnose einer drogeninduzierten Störung. Nicht selten sind die anamnestischen Angaben bei Patienten mit Suchterkrankungen oder nach Suizidversuchen mit Suchtstoffen unvollständig. Oftmals liegen bei Suchterkrankungen Polytoxikomanien vor, und die angebotenen Stoffe können Verschnitte verschiedener Substanzen sein.

Aus folgenden Gründen kann die Durchführung eines Drogenscreenings notwendig sein:

- **Nachweis** eines Suchtleidens und der einzelnen Substanzen
- **Erkennen** eines drohenden Entzugsyndroms
- **Überwachen** einer Entzugsbehandlung.

Hierbei werden im Ausgangsmaterial Blut oder Urin die folgenden Substanzen untersucht:

- Alkohol
- Amphetamine
- Barbiturate
- Benzodiazepine
- Cannabis
- Halluzinogene
- Kokain
- LSD
- Opiate
- Schnüffelstoffe.

3.6 Plasmaspiegel von Psychopharmaka

Die gleiche Dosis eines Medikaments kann bei verschiedenen Patienten durch genetisch oder altersbedingte individuelle Stoffwechselprozesse oder unterschiedliche Begleitmedikation zu deutlich voneinander abweichenden Plasmakonzentrationen der Substanz oder seiner Metaboliten führen. Als Grund für unterschiedliche therapeutische Wirksamkeiten bei gleichem Plasmaspiegel können individuelle Anpassungsprozesse (z.B. Regulation der Rezeptorzahl) an die Medikation angesehen werden.

Bei der Bestimmung der Plasmakonzentration tritt die Beziehung zwischen Plasmakonzentration und gewünschter therapeutischer Wirkung zugunsten des Verhältnisses von Plasmakonzentration und unerwünschten Medikamentennebenwirkungen sowie der Untersuchung von Medikamentenwechselwirkungen zunehmend in den Hintergrund.

Entscheidend für die Dosierung von Psychopharmaka ist daher primär die **engmaschige klinische Beobachtung** von **Wirkungen und insbesondere Nebenwirkungen**.

3.6.1 Indikationen

Indikationen zur Bestimmung der Plasmakonzentration von Psychopharmaka sind die Kontrolle und Prophylaxe von **Nebenwirkungen** sowie die Kontrolle von **Medikamentenwechselwirkungen.** Die Häufigkeit und Schwere von unerwünschten Nebenwirkungen zeigt in der Regel eine positive Kor-

Tabelle 3-2 Organische Erkrankungen mit psychischen Symptomen und deren Labordiagnostik.

Erkrankung	mögliche psychische Symptomatik	Labordiagnostik
chronisch granulomatöse Erkrankungen		
Sarkoidose	– psychotische Störung, – epileptischer Anfall	– ACE, – Calcium, – Vitamin D, – BSG, – Gamma-Globuline
endokrine Erkrankungen		
Hypothyreose	– Antriebsminderung, – Konzentrationsstörungen, – psychomotorische Verlangsamung, – Depression, – psychotische Störung, – unbehandelt: Demenz	– TSH, – FT_3, – FT_4, – eventuell Schilddrüsenautoantikörper
Hyperthyreose	– gesteigerte Erregbarkeit, – Bewegungsunruhe, – Schlafstörungen, – rasche Ermüdbarkeit, – Adynamie, – bei thyreotoxischer Krise: Desorientiertheit, Bewußtseinsstörung, Agitiertheit, psychotische Störung	– TSH, – FT_3, – FT_4, – eventuell Schilddrüsenautoantikörper
Hyperparathyreoidismus	– Verlangsamung, – Müdigkeit, – Reizbarkeit, – Depression, – bei Entgleisung: Bewußtseinsstörung	– Kalzium, – Parathormon
Hypoparathyreoidismus	– tetanische Anfälle, – psychotische Störung	– Kalzium, – Parathormon
Hyperkortisolismus	– Libido- und Potenzverlust, – Adynamie, – Depression, – psychotische Störung	– Serumkortisoltagesrhythmik, – Dexamethasonhemmtest, – Kortisol im 24-h-Urin
Hypokortisolismus	– Adynamie, – Depression (oft mit morgendlichem Hoch und abendlichem Tief), – Anorexie, – Schwäche	– Serumkortisol, – ACTH-Stimulations-Test
Phäochromozytom	– Nervosität, – Angst, – Schwäche, – Müdigkeit (paroxysmal oder dauernd)	– Plasmakatecholamine, – Katecholamine im 24-h-Urin

Tabelle 3-2 Fortsetzung 1

Erkrankung	mögliche psychische Symptomatik	Labordiagnostik
Hypophyseninsuffizienz	– Libidostörung (siehe Hypothyreose, siehe Hypokortisolismus)	– basale Hypophysenhormone
Akromegalie	– Müdigkeit, – Antriebsstörung – Libido- und Potenzstörung	– Wachstumshormon

Anmerkung: Bei Störungen endokriner Funktionen sollte immer auch an die Möglichkeit von paraneoplastischen Syndromen, pluriglandulären Autoimmunerkrankungen oder Multiplen Endokrinen Neoplasien gedacht werden.

Erkrankungen aus dem rheumatischen Formenkreis – Autoimmunerkrankungen

Erkrankung	mögliche psychische Symptomatik	Labordiagnostik
chronische Polyarthritis	im Prodromalstadium: Adynamie, Ermüdbarkeit	– Rheumafaktor – ANA, – BKS, – CRP, – Eisen, – Kupfer, – Blutbild
systematischer Lupus erythematodes	– Depression, – psychotische Störung, – Krampfanfall, – extrapyramidale Bewegungsstörung	– ANA, – Blutbild, – BKS, – CRP, – Anti-ds-DNS, – Sm-Antigen, – Komplementanalyse
Vaskulitiden	– Kopfschmerz, – Krampfanfall, – unspezifische psychische Veränderung	– Blutbild, – BKS, – CRP, – eventuell HBs-Antigen
Encephalomyelitis disseminata	– jede psychische Störung	– Liquor

Infektionskrankheiten

- **allgemein**

Erkrankung	mögliche psychische Symptomatik	Labordiagnostik
Meningitis/Enzephalitis durch Bakterien, Viren oder Pilze	– jede psychische Störung	– Liquor

- **speziell**

Erkrankung	mögliche psychische Symptomatik	Labordiagnostik
Borreliose	– jede psychische Störung bei Neuroborreliose	– Serumantikörper, – Liquor
HIV Anmerkung: Bei HIV an Begleitinfektionen des ZNS (Toxoplasmose, Herpes, Mykobakterien etc.) oder Begleittumor denken	– Konzentrations- und Gedächtnisstörung, – Depression, – psychotische Störung, – Demenz	– Serumantikörper, – Liquor

Tabelle 3-2   Fortsetzung 2

Erkrankung	mögliche psychische Symptomatik	Labordiagnostik
Lues	– jede psychische Störung bei Neurolues, – unbehandelt progressive Paralyse möglich	– Serumantikörper, – Liquor
Morbus Whipple	– amnestisches Syndrom, – gestörter Schlaf-Wach-Rhythmus, – Krampfanfall	– BKS, – CRP – Blutbild, – Albumin, – Liquor, – Dünndarmbiopsie
Tuberkulose	– bei Meningitis tuberculosa schleichend: Kopfschmerz, Reizbarkeit, Persönlichkeitsveränderungen, – jede psychische Störung	– BKS, – Sputum, – Liquor, – Tuberkulintestung
Mangelerkrankungen		
Vitamin B_1	– Müdigkeit, – Neurasthenie, – psychotische Störung	– Thiaminspiegel in Serum und Urin
Nikotinsäure	– psychotische Störung, – Depression, – Demenz	– Serumspiegel
Folsäure	– bei Überdosierung im Rahmen einer Substitution: Schlafstörung, Erregungszustände, Depression	– Serumspiegel
Vitamin B_{12}	– psychotische Störung, – Durchgangssyndrome, – Bewußtseinsstörung	– Serumspiegel
Biotin	– Depression	– Serumspiegel
Stoffwechselerkrankungen		
Hämochromatose	– Schwäche, – Abgeschlagenheit, – Potenz- und Libidominderung	– Eisen, – Ferritin, – Transferrin, – Desferal-Test
Hyperglykämie	– Mattigkeit, – Abgeschlagenheit, – Inappetenz, – Durst, – Libido- und Potenzstörung, – bei Entwicklung eines diabetischen Komas: Unruhe, Bewegungsdrang, Erregung, Delir, nachfolgend Bewußtseinsstörung bis zum Koma	– Blut- und Urinzucker, – im Grenzbereich: oraler Glucosetoleranztest, – HbA1c

Tabelle 3-2   Fortsetzung 5

Erkrankung	mögliche psychische Symptomatik	Labordiagnostik
Mangan	– psychotische Störung, – Bewegungsstörung	– Mangan in Blut und Urin
Arsen	– Delir, – Bewußtseinsstörung	– Arsen in Blut und Urin
Kohlenmonoxid	– Delir, – Bewußtseinsstörung, – Krampfanfall, – als Spätfolgen: Wesensänderungen, Korsakow-Syndrom	– CO-Hb im Blut

relation mit der Plasmakonzentration. Treten Nebenwirkungen bei hoher Plasmakonzentration auf, kann eine Reduzierung der Dosis die Nebenwirkungen vermindern.

Besonders bei **Risikopatienten** (z.B. ältere Patienten, Patienten mit anamnestisch bekannten Überempfindlichkeitsreaktionen oder mit potentiell interagierender Begleitmedikation) kann die rechtzeitige Bestimmung der Plasmakonzentration eine Dosisanpassung vor dem Auftreten von Nebenwirkungen ermöglichen.

Kontrolle bei **ausbleibender Wirkamkeit**:

- Sollte zum Beispiel im Rahmen einer Therapie mit einem trizyklischen Antidepressivum nach 4 Wochen keine ausreichende therapeutische Wirkung eintreten, kann eine Dosiserhöhung bei niedriger Plasmakonzentration die erfolgreiche Erstmaßnahme sein.
- Kontrolle der **Compliance**. Bei psychischen Erkrankungen stellt eine krankheitsbedingt unzureichende Medikamenteneinnahme ein häufiges Problem dar, das bei Spiegelkontrollen erkennbar und damit korrigierbar werden kann.

Im Folgenden sollen einige Hinweise zu den Plasmakonzentrationen der einzelnen Medikamentengruppen gegeben werden.

3.6.2 Antidepressiva

Aufgrund der oben genannten Indikationen kann die Messung der Plasmakonzentrationen unter der Therapie mit trizyklischen Antidepressiva routinemäßig stattfinden. Spiegelbestimmungen nicht-trizyklischer Antidepressiva haben in der Routinediagnostik der meisten Labors – zum Teil auch wegen der weniger schweren organischen Nebenwirkungen – keine Bedeutung.

Außer der Plasmakonzentration sollten unter der Medikation mit Antidepressiva die in Tabelle 3-3 aufgezeigten Werte routinemäßig kontrolliert werden, um unerwünschte Nebenwirkungen rechtzeitig zu erkennen.

3.6.3 Neuroleptika

Im Vergleich zu anderen Psychopharmaka gibt es weniger gesichertes Datenmaterial zu Plasmakonzentrationen von Neuroleptika in Korrelation zu deren klinischer Wirksamkeit. Es liegen jedoch für verschiedene Substanzen (u.a. für Haloperidol, Fluphenazin, Perazin und Clozapin) Empfehlungen für therapeutisch wirksame Plasmakonzentrationen vor. Eine routinemäßige Bestimmung aufgrund der oben genannten Indikationen wird durch die begrenzte Anzahl von Labors eingeschränkt, die diese durchführen können.

Routinemäßig sollten aber unter Medikation mit Neuroleptika die in Tabelle 3-4 zusammengestellten Laboruntersuchungen durchgeführt werden, um unerwünschte Nebenwirkungen rechtzeitig zu erkennen.

3.6.4 Antiepileptika

Der therapeutische Plasmakonzentrationsbereich der Antiepileptika **Carbamazepin** (6–12 mg/ml) und **Valproinsäure** (50–150 mg/ml) in der Behand-

Tabelle 3-2 Fortsetzung 2

Erkrankung	mögliche psychische Symptomatik	Labordiagnostik
Lues	– jede psychische Störung bei Neurolues, – unbehandelt progressive Paralyse möglich	– Serumantikörper, – Liquor
Morbus Whipple	– amnestisches Syndrom, – gestörter Schlaf-Wach-Rhythmus, – Krampfanfall	– BKS, – CRP – Blutbild, – Albumin, – Liquor, – Dünndarmbiopsie
Tuberkulose	– bei Meningitis tuberculosa schleichend: Kopfschmerz, Reizbarkeit, Persönlichkeitsveränderungen, – jede psychische Störung	– BKS, – Sputum, – Liquor, – Tuberkulintestung
Mangelerkrankungen		
Vitamin B_1	– Müdigkeit, – Neurasthenie, – psychotische Störung	– Thiaminspiegel in Serum und Urin
Nikotinsäure	– psychotische Störung, – Depression, – Demenz	– Serumspiegel
Folsäure	– bei Überdosierung im Rahmen einer Substitution: Schlafstörung, Erregungszustände, Depression	– Serumspiegel
Vitamin B_{12}	– psychotische Störung, – Durchgangssyndrome, – Bewußtseinsstörung	– Serumspiegel
Biotin	– Depression	– Serumspiegel
Stoffwechselerkrankungen		
Hämochromatose	– Schwäche, – Abgeschlagenheit, – Potenz- und Libidominderung	– Eisen, – Ferritin, – Transferrin, – Desferal-Test
Hyperglykämie	– Mattigkeit, – Abgeschlagenheit, – Inappetenz, – Durst, – Libido- und Potenzstörung, – bei Entwicklung eines diabetischen Komas: Unruhe, Bewegungsdrang, Erregung, Delir, nachfolgend Bewußtseinsstörung bis zum Koma	– Blut- und Urinzucker, – im Grenzbereich: oraler Glucosetoleranztest, – HbA1c

Tabelle 3-2 Fortsetzung 3

Erkrankung	mögliche psychische Symptomatik	Labordiagnostik
Hypoglykämie	– nach Heißhunger und Schwäche: Unruhe, Angst, Konzentrationsstörung, Reizbarkeit, Koordinationsstörungen, primitive Automatismen, psychotische Störung, Krampfanfall, Delir, Bewußtseinsstörung bis hin zum Koma	– Blutzucker
Insulinom	– häufig durch mangelnde Nahrungszufuhr ausgelöste Hypoglykämie (siehe dort)	– Blutzucker, – Insulin- und C-Peptid-Spiegel während Hungerversuch
Morbus Wilson	– Konzentrationsstörung, – Bewegungsstörung, – Aggressivität, – Persönlichkeitsveränderung, – Depression, – psychotische Störung, – Demenz	– Kupfer in Serum und Urin, – Coeruloplasmin
Porphyrie	– intermittierend: Verstimmungs- oder Erregungszustände, Halluzinationen, Delir, Krampfanfall	– Porphyrinmetaboliten in Urin und Stuhl
Thrombose und Embolie, Blutungsneigung	– akute organische Psychosyndrome	– INR, – PTT, – Fibrinogen, – AT III, – Protein C und S, – kardiovaskuläre Risikofaktoren, – Blutbild

Vergiftungen

Anmerkung: Entscheidend ist insbesondere bei Erbrechen oder Bewußtseinsstörungen, an eine Vergiftung zu denken (zu Vergiftungen mit Psychopharmaka s. Kap. 4)

Antiasthmatika, z.B. Theophyllin	– Zittrigkeit, – Agitiertheit, – Krampfanfall	– Serumspiegel
Antidiabetika	– s. Hypoglykämie	– Blutzucker, – Insulin, – C-Peptid
Antiepileptika, z.B. Carbamazepin	– Unruhe, – Verwirrtheit, – Bewegungsstörung, – Bewußtseinsstörung, – Augenmuskelmotilitätsstörung, – Krampfanfall	– Serumspiegel

Tabelle 3-2 Fortsetzung 4

Erkrankung	mögliche psychische Symptomatik	Labordiagnostik
Antipyretika, z.B. Salizylate	– Benommenheit, – Schwindel, – Ohrensausen, – Hyperventilation, – Delir, – Bewußtseinsstörung, – Krampfanfall	– Serumspiegel
Digitalis	– Farbensehen, – Halluzinationen, – psychotische Störung, – Krampfanfall	– Serumspiegel
Äthanol	– Gang- und Sprachstörung, – Logorrhö, – Euphorie, – Distanzlosigkeit, – Reizbarkeit, – Aggressivität, – Halluzinationen, – Delir, – Bewußtsseinsstörung	– Serumspiegel
Äthylenglykol	– Verwirrtheit, – Rauschzustände ohne Alkoholfötor, – Krampfanfall, – Bewußtseinsstörung	– Oxalatkristalle im Urin, – metabolische Azidose
Methanol	– Verwirrtheit, – Schwindel, – Sehstörung, – Kopfschmerz, – Bewußtseinsstörung	– Serumspiegel, – metabolische Azidose
Blei – bei chronischer Einnahme: – akute Tetraäthylbleiintoxikation:	 – Müdigkeit, Reizbarkeit, Schlafstörung, Appetitverlust, Kopfschmerz, Alkoholintoleranz; – später: Delir, Krampfanfall – Halluzinationen, Delir, Krampfanfall	 – Blei in Blut und Urin, – Blutbild, – d-Aminolävulinsäure im Urin, – Koproporphyrin III im Urin
Thallium	– Bewegungsstörung, – Verwirrtheit, – Delir, – dementielle Entwicklung	– Thallium in Blut, Urin und Hautanhangsgebilden
Quecksilber – chronische Vergiftung mit Dämpfen: – chronische Vergiftung mit Methylquecksilber:	 – Schreckhaftigkeit, Aggressivität, Alkohol- und Nikotinunverträglichkeit, dementielle Entwicklung, Delir – affektive Störung, Bewegungsstörung, Einschränkungen von Gesichtsfeld, Gehör und Geschmack	– Quecksilber in Blut und Urin

Tabelle 3-2 Fortsetzung 5

Erkrankung	mögliche psychische Symptomatik	Labordiagnostik
Mangan	– psychotische Störung, – Bewegungsstörung	– Mangan in Blut und Urin
Arsen	– Delir, – Bewußtseinsstörung	– Arsen in Blut und Urin
Kohlenmonoxid	– Delir, – Bewußtseinsstörung, – Krampfanfall, – als Spätfolgen: Wesensänderungen, Korsakow-Syndrom	– CO-Hb im Blut

relation mit der Plasmakonzentration. Treten Nebenwirkungen bei hoher Plasmakonzentration auf, kann eine Reduzierung der Dosis die Nebenwirkungen vermindern.

Besonders bei **Risikopatienten** (z.B. ältere Patienten, Patienten mit anamnestisch bekannten Überempfindlichkeitsreaktionen oder mit potentiell interagierender Begleitmedikation) kann die rechtzeitige Bestimmung der Plasmakonzentration eine Dosisanpassung vor dem Auftreten von Nebenwirkungen ermöglichen.

Kontrolle bei **ausbleibender Wirkamkeit:**

- Sollte zum Beispiel im Rahmen einer Therapie mit einem trizyklischen Antidepressivum nach 4 Wochen keine ausreichende therapeutische Wirkung eintreten, kann eine Dosiserhöhung bei niedriger Plasmakonzentration die erfolgreiche Erstmaßnahme sein.
- Kontrolle der **Compliance**. Bei psychischen Erkrankungen stellt eine krankheitsbedingt unzureichende Medikamenteneinnahme ein häufiges Problem dar, das bei Spiegelkontrollen erkennbar und damit korrigierbar werden kann.

Im Folgenden sollen einige Hinweise zu den Plasmakonzentrationen der einzelnen Medikamentengruppen gegeben werden.

3.6.2 Antidepressiva

Aufgrund der oben genannten Indikationen kann die Messung der Plasmakonzentrationen unter der Therapie mit trizyklischen Antidepressiva routinemäßig stattfinden. Spiegelbestimmungen nicht-trizyklischer Antidepressiva haben in der Routinediagnostik der meisten Labors – zum Teil auch wegen der weniger schweren organischen Nebenwirkungen – keine Bedeutung.

Außer der Plasmakonzentration sollten unter der Medikation mit Antidepressiva die in Tabelle 3-3 aufgezeigten Werte routinemäßig kontrolliert werden, um unerwünschte Nebenwirkungen rechtzeitig zu erkennen.

3.6.3 Neuroleptika

Im Vergleich zu anderen Psychopharmaka gibt es weniger gesichertes Datenmaterial zu Plasmakonzentrationen von Neuroleptika in Korrelation zu deren klinischer Wirksamkeit. Es liegen jedoch für verschiedene Substanzen (u.a. für Haloperidol, Fluphenazin, Perazin und Clozapin) Empfehlungen für therapeutisch wirksame Plasmakonzentrationen vor. Eine routinemäßige Bestimmung aufgrund der oben genannten Indikationen wird durch die begrenzte Anzahl von Labors eingeschränkt, die diese durchführen können.

Routinemäßig sollten aber unter Medikation mit Neuroleptika die in Tabelle 3-4 zusammengestellten Laboruntersuchungen durchgeführt werden, um unerwünschte Nebenwirkungen rechtzeitig zu erkennen.

3.6.4 Antiepileptika

Der therapeutische Plasmakonzentrationsbereich der Antiepileptika **Carbamazepin** (6–12 mg/ml) und **Valproinsäure** (50–150 mg/ml) in der Behand-

Tabelle 3-3 Empfehlungen für routinemäßige Laborkontrollen unter Antidepressiva (nach BENKERT und HIPPIUS, 1992).

	Monate						danach vierteljährlich
	1	2	3	4	5	6	
Blutbild							
– trizyklische Antidepressiva	XX	XX	XX	XX	X	X	X
– andere Antidepressiva (außer Mianserin)*	X	X	X	X	X	X	X
Harnstoff, Kreatinin				X		X	X
GOT, GPT, γ-GT	X	X	X			X	X

X = Anzahl der Kontrollen
* für Mianserin empfiehlt die Herstellerfirma in den ersten Monaten wöchentliche Blutbildkontrollen

Tabelle 3-4 Empfehlung für routinemäßige Laborkontrollen unter Neuroleptika (nach BENKERT und HIPPIUS, 1992).

	Monate						danach monatlich	danach vierteljährlich
	1	2	3	4	5	6		
Blutbild								
– trizyklische Neuroleptika	XX	XX	XX	XX	X	X		X
– Clozapin (immer Diff.-BB)	XXXX	XXXX	XXXX	XXXX	XX	X	X	
– andere Neuroleptika	X	X	X	X	X	X		
Harnstoff, Kreatinin			X		X			X
GOT, GPT, γ-GT	X	X	X			X		X

X = Anzahl der Kontrollen

lung des manischen Syndroms sowie in der Phasenprophylaxe affektiver Erkrankungen wird an die in der Behandlung der Epilepsien üblichen Plasmakonzentration angeglichen.

Bei der Behandlung akuter manischer Erregungszustände wird eine rasche Aufsättigung in den oberen therapeutischen Bereich und bei guter Verträglichkeit und Bedarf auch darüber hinaus angestrebt (s. Kap. 11).

Aufgrund der Autoinduktion seines Metabolismus müssen beim Einsatz von Carbamazepin in der Einstellungsphase engmaschige Kontrollen der Plasmakonzentration erfolgen.

Auch werden durch diese Enzyminduktion die Plasmakonzentrationen von anderen Antiepileptika, trizyklischen Antidepressiva und Haloperidol gesenkt.

Wegen ZNS-toxischer Interaktionen in der Kombinationstherapie von Lithium und Carbamazepin sollten engmaschigere Kontrollen durchgeführt und die Carbamazepinkonzentration nicht in den oberen therapeutischen Bereich gehoben werden. Valproinsäure hingegen kann die Lithiumkonzentration senken.

3.6.5 Lithium

Aufgrund der in Kapitel 11 ausführlich geschilderten zahlreichen dosisabhängigen Nebenwirkungen und der geringen therapeutischen Breite sind die regelmäßigen Bestimmungen der Lithiumkonzentration morgens, 12 Stunden nach der letzten Einnahme, von fundamentaler Bedeutung. Dies gilt besonders, da der therapeutische Bereich in der Phasenprophylaxe meist von 0,6 bis 0,8 mmol/l und der antimanische Wirkbereich oft von 1,0 bis 1,2 mmol/l reicht und bei einigen Patienten bereits ab 1,4 mmol/l die Zeichen einer Lithiumintoxikation auftreten.

> **Resümee**
> Die Labordiagnostik dient nicht nur der organischen Ausschlußdiagnostik, sondern auch der Therapieüberwachung und Optimierung beim Einsatz von Psychopharmaka. Umfassende Anamnese und körperliche Untersuchung sind Voraussetzungen für eine gezielte Labordiagnostik.

4 Bildgebende Verfahren

Während die subjektiven Schilderungen der Patienten, die Beobachtung ihres Verhaltens und der Einsatz testpsychologischer Verfahren nur indirekte Aussagen über biologische Hirnfunktionen und ihre Störungen ermöglichen, erlauben die bildgebenden Verfahren einen direkte Abbildung am ganzen intakten Individuum. Zunehmend können dabei nicht nur die Morphologie, sondern auch die Funktionen des Gehirns untersucht werden.

Mittels der **strukturellen Verfahren** Computertomographie (CT) und Magnetresonanztomographie (NMR) können die anatomischen Strukturen untersucht werden. Die Magnetresonanzspektroskopie (MRS) erlaubt die nicht-invasive Quantifizierung von Stoffwechselmetaboliten und daher Rückschlüsse auf biochemische Stoffwechselprozesse in verschiedenen Hirnregionen. Somit stellt sie ein Bindeglied zu den funktionellen Verfahren dar.

Für das Studium der physiologischen und pathophysiologischen Prozesse im Gehirn eignen sich die **funktionellen Verfahren** Single-Photon-Emissions-Computer-Tomographie (SPECT), Positronen-Emissions-Tomographie (PET) und funktionelle Magnetresonanztomographie (FMRT). CT und NMR stehen inzwischen flächendeckend zur Routinediagnostik zur Verfügung, der Einsatz der funktionellen Verfahren ist hingegen, mit Ausnahme der SPECT, noch auf einzelne Zentren beschränkt.

4.1 Strukturelle Verfahren

4.1.1 Computertomographie (CT)

Indikation

Wenn die Anamnese, die klinisch neurologische Untersuchung oder weitere Verfahren wie z.B. das EEG den Verdacht auf eine strukturelle Hirnläsion als Ursache der psychischen Symptomatik ergeben, wird in der Regel primär die Computertomographie des Schädels als bildgebendes Verfahren eingesetzt. (Das CT steht seit den 70er Jahren zur Verfügung, für die Entwicklung erhielten HOUNSFIELD und CORMACK 1979 den Nobelpreis.)

Die Indikation für die Anordnung einer Computertomographie stellt sich in der Psychiatrie besonders bei der Erstmanifestation einer psychischen Erkrankung. Atrophien, ältere Infarkte, Infektionen, Blutungen, Fehlbildungen oder Tumoren können nachgewiesen werden.

Bei einem unausgewählten Patientengut einer psychiatrischen Klinik wies die Computertomographie bei ca. 6% der Patienten deutliche Auffälligkeiten auf. Dabei kann sie bei vielen psychischen Störungen oft unspezifische Veränderungen wie Atrophien oder ventrikuläre Erweiterungen zeigen, die insbesondere immer auch in Beziehung zum Alter des Patienten und zu physiologischen Veränderungen gesehen werden müssen.

Die Computertomographie beruht auf dem Prinzip, daß verschiedene Körpergewebe Röntgenstrahlen unterschiedlich stark abschwächen. Nach Durchleuchtung des Schädels aus verschiedenen Richtungen werden durch leistungsfähige Rechner die Absorptionswerte des Hirngewebes in transaxialen Schichtebenen rekonstruiert. Der Einsatz von Kontrastmitteln kann die Nachweiswahrscheinlichkeit und Artdiagnostik intrazerebraler Prozesse, insbesondere bei Verdacht auf tumoröse Neubildungen, verbessern.

Das Auflösungsvermögen liegt bei modernen Geräten unter 1 cm, die Untersuchungszeit beträgt wenige Minuten. Die Strahlenbelastung entspricht etwa einer konventionellen Röntgenuntersuchung des Schädels in 3 Ebenen. Die effektive Dosis im Bereich der Gonaden liegt dabei noch unter 1 mR.

Vorsicht ist bei der Interpretation **atrophischer Prozesse** geboten. Eine Hirnatrophie zeigt sich im CT durch eine Substanzminderung mit Verschmälerung der Großhirnwindungen und Dilatation des Ventrikelsystems. Sie kann krankheitstypisch umschrieben in einzelnen Hirnregionen auftreten.

Die zerebrale Atrophie ist ein normaler physiologischer Alterungsprozeß. Bei dementiellen Entwicklungen sind strukturelle Veränderungen meist erst in fortgeschritteneren Stadien zu beobachten. Es ergibt sich daher eine Überlappungszone von noch physiologischen und schon pathologischen Befunden, weswegen immer der Gesamtzustand des Patienten einschließlich der Testpsychologie nach Ausschluß einer Depression zur Diagnose einer Demenz herangezogen werden muß.

Bei Anorexia nervosa oder jüngeren Patienten mit Alkoholabhängigkeit und Unterernährung können die atrophischen Veränderungen im CT reversibel sein.

4.1.2 Magnetresonanztomographie (NMR) und Magnetresonanzspektroskopie (MRS)

Indikation

Während die Knochendarstellung im CT überlegen ist, erlaubt die Magnetresonanztomographie durch überlegene Kontrastdiskriminierung verschiedener Gewebe eine sensitivere Darstellung **zerebrovaskulärer Läsionen, entzündlicher Erkrankungen** und **demyelinisierender Prozesse.** Mittels NMR können **kleinere Tumoren,** insbesondere **Metastasen** und **Neurinome,** besser erkannt werden. Knochenbedingte Artefakte treten nicht auf, was besonders an der Schädelbasis und in der hinteren Schädelgrube Bedeutung hat. Die topographische Orientierung kann in verschiedenen Schnittebenen (koronar, sagittal, transversal) in gleicher Qualität und direkt erfolgen.

Das NMR ist im Vergleich zum CT kosten- und zeitaufwendiger. Der höhere Zeitaufwand der Untersuchung und die belastende Untersuchungssituation können gerade bei psychisch Erkrankten eine Sedierung notwendig machen. Das Tragen eines Herzschrittmachers stellt eine Kontraindikation dar, metallische Fremdkörper bedeuten eine relative Kontraindikation. Bei den derzeit verwendeten Magnetfeldstärken sind keine Nebenwirkungen bei den Patienten oder beim Personal beobachtet worden. Gegenüber der CT hat die NMR den Vorteil fehlender Strahlenbelastung.

Die Anwendung der Magnetresonanzspektroskopie (MRS) in der Psychiatrie befindet sich noch im Stadium der Grundlagenforschung. Mit ihr können nicht-invasiv Stoffwechselmetaboliten – z.B. des Membranstoffwechsels, des Energiestoffwechsels und des Stoffwechsels einzelner Aminosäuren und Neurotransmitter – in unterschiedlichen Hirnregionen quantifiziert und so Rückschlüsse auf pathologische Stoffwechselprozesse bei psychischen Erkrankungen oder Wirkungen von Psychopharmaka gezogen werden.

Das Prinzip der Magnetresonanzspektroskopie beruht darauf, daß sich Atomkerne in einem starken Magnetfeld wie Kompaßnadeln parallel zu den Feldlinien ausrichten und durch eingestrahlte Pulse von Radiowellen in bestimmter Weise ausgelenkt werden. Dabei senden sie meßbare Hochfrequenzsignale aus, deren Stärke und Frequenz von der unterschiedlichen Anzahl und dem Zustand der Atome in den einzelnen Gewebeabschnitten abhängt, wobei durch die unterschiedlichen Signale auch Aussagen über die biochemische Gewebezusammensetzung möglich sind. Während bei der NMR nur die Protonen des Wasserstoffs genutzt werden, können bei der MRS auch andere Kerne (z.B. Kohlenstoff, Phosphor u.a.) genutzt werden. Für die Entwicklung dieses spektroskopischen Verfahrens erhielten BLOCH und PURCELL 1952 den Nobelpreis.

Bei der Magnetresonanztomographie (NMR) entsprechen unterschiedliche Signalintensitäten unterschiedlichen Protonendichten und damit unterschiedlichen Gewebedichten. Die Abbildungsparameter können dabei in Abhängigkeit von der Fragestellung variiert werden. Die Auflösung liegt dabei im Bereich weniger Millimeter. Zur Verbesserung der Tumordiagnostik werden spezielle Kontrastmittel wie z.B. Gadolinium-DTPA eingesetzt.

4.2 Funktionelle Verfahren

Bei der Untersuchung der meisten psychischen Erkrankungen befindet sich die Anwendung der funktionellen bildgebenden Verfahren noch im Stadium einer gegenwärtig intensiven Grundlagenforschung. Erste Schritte in Richtung klinische Anwendung wurden bei der Abklärung kognitiver Defizite in der Differentialdiagnose von Demenz und Pseudodemenz im Rahmen einer depressiven Erkrankung bei älteren Menschen getan. Diese oft schwierige Differentialdiagnose ist aufgrund ihrer Häufigkeit, der völlig unterschiedlichen therapeutischen Möglichkeiten und damit Prognose für den Patienten von hoher Bedeutung. Weitere Anwendungsbereiche sind in den nächsten Jahren zu erwarten.

3 Zusatzdiagnostik

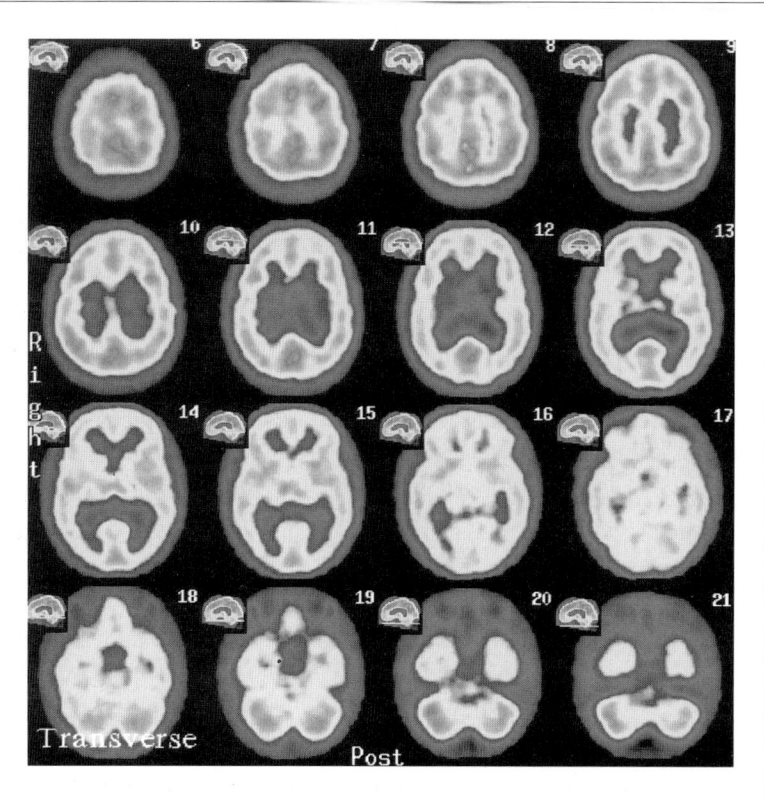

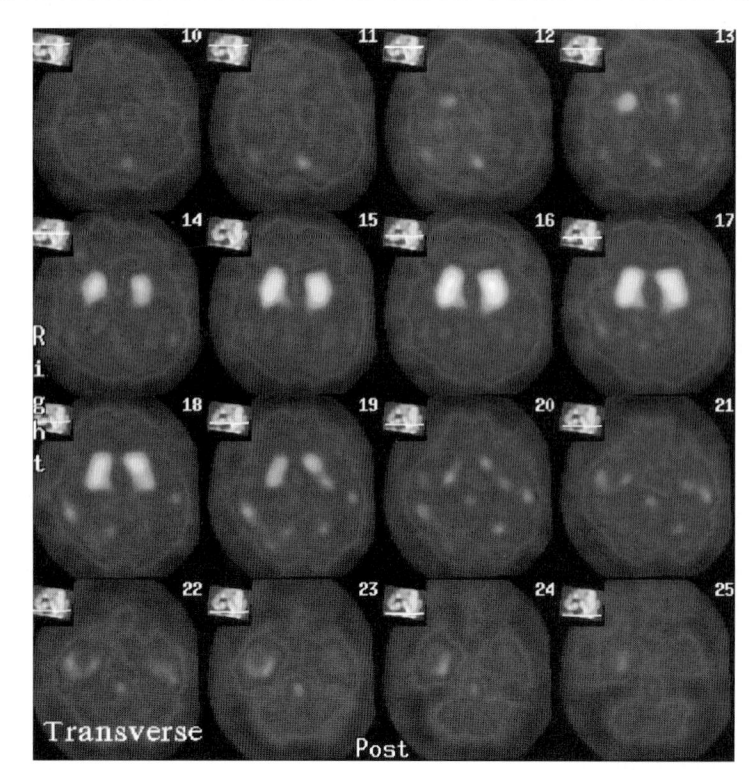

Abbildung 3-7 Single-Photon-Emissions-Computer-Tomographie (SPECT): a) normale Hirnperfusion (^{99m}Tc-HMPAO-SPECT), b) normale D$_2$-Rezeptorendichte (^{123}Jod-IBZM-SPECT). (Abdruck mit freundlicher Genehmigung von Dr. F. D. Jüngling und Priv.-Doz. Dr. E. U. Nitzsche, PET-Zentrum Freiburg)

4.2.1 Single-Photon-Emissions-Computer-Tomographie (SPECT)

SPECT wurde bereits 1963, 10 Jahre vor der ersten klinischen Anwendung des CT, beschrieben und hat sich inzwischen zu einem nuklearmedizinischen Standardverfahren entwickelt (Abb. 3-7).

Indikation

Das Verfahren ist besonders geeignet, Veränderungen des **regionalen zerebralen Blutflusses** nachzuweisen, und wird vor allem zur Diagnostik ischämischer Hirnerkrankungen eingesetzt.

So zeigt SPECT mit überlegener Sensitivität bei einem akuten Schlaganfall bereits innerhalb der ersten 24 Stunden gestörte Durchblutungsverhältnisse, während das CT, insbesondere mit älteren Computertomographen, noch bis zu 48 Stunden unauffällig sein kann.

Auch ist die Messung der vaskulären Reservekapazität mit Provokationstests z.B. durch Acetazolamid möglich. Das Auflösungsvermögen liegt im Bereich von 1–2 cm.

Weiterhin erlaubt die SPECT-Untersuchung Rückschlüsse auf die Funktion der Blut-Hirn-Schranke.

Da Veränderungen der neuronalen Aktivität mit Veränderungen im Blutfluß korrelieren, kann sie auch zur Abklärung dementieller Prozesse eingesetzt werden und bereits pathologische Befunde ergeben, bevor in den strukturellen Verfahren über die Altersnorm hinausgehende Atrophien nachzuweisen sind.

Bei der **Demenz vom Alzheimer-Typ** finden sich symmetrisch Minderungen der zerebralen Durchblutung in der Temporalregion, in der Hippokampusformation und in den parietookzipitalen Hirnabschnitten. Erst in späteren Stadien ist auch die frontale Kortexregion minderdurchblutet. Bei einer **Multiinfarktdemenz** sind die Perfusionsausfälle nicht an typischer Stelle gelegen und meist verstreut. Die **Pseudodemenz** bei schwerer Depression kann insbesondere linksfrontal mit Abklingen der Depression reversible Minderperfusion zeigen.

Bei halbjährlichen SPECT-Kontrollen sind progrediente Verläufe dementieller Prozesse nachweisbar.

Auch der Nachweis und die Verlaufskontrolle einer **HIV-Enzephalopathie** gelingt mit SPECT sensitiver und frühzeitiger als mit CT oder NMR.

Die SPECT-Untersuchung von Rezeptoren erlaubt, zerebrale Rezeptorsysteme bei psychiatrischen Erkrankungen zu untersuchen, und trägt so insbesondere zum Verständnis des Wirkungs- und Nebenwirkungsprofils von Psychopharmaka bei.

Neurologische Indikation für eine SPECT-Rezeptoruntersuchung stellen u.a. der **Morbus Parkinson** und seine Differentialdiagnosen dar. Im Vergleich zu gesunden Kontrollpersonen zeigen Patienten mit Morbus Parkinson meist asymmetrische D_2-Dopaminrezeptorbelegung.

SPECT ist ein szintigraphisches Verfahren, bei dem radioaktiv markierte Substanzen im Bolus injiziert werden. Es kommen Gammastrahler wie z.B. ^{99m}Technetium und ^{123}Jod zum Einsatz. Die Perfusionsverteilung dieser Substanzen im ZNS kann in verschiedenen Phasen (arteriell, parenchymatös, venös) mittels einer um den Patienten rotierenden Gammakamera gemessen werden, die Bilddarstellung erfolgt tomographisch, die Untersuchungszeiten liegen meist zwischen 20 und 60 Minuten.

Zwar ist die räumliche und zeitliche Bildauflösung schlechter als in der Positronen-Emissions-Tomographie, durch die längere Halbwertszeit der Isotope in der SPECT stellt sich aber nicht die Anforderung, ein Zyklotron am Untersuchungsort zur Verfügung zu haben. Die Strahlenbelastung ist stark abhängig von der Halbwertszeit der verwendeten Substanz (z.B. HWZ von ^{123}Jod = 13 Stunden).

Folgende Radiopharmaka kommen u.a. zum Einsatz:

- ^{123}Jod-Amphetamin, ^{99m}Technetium-HMPAO und ^{99m}Technetium-ECD zur zerebralen Blutflußmessung
- ^{123}Jod-IBZM und ^{123}Jod-R-TISCH zur Darstellung der zerebralen Dopaminrezeptoren
- ^{123}Jod-Flumazenil zur Darstellung von Benzodiazepinrezeptoren
- ^{123}Jod-IQNB und ^{123}Jod-Dexetimid zur Darstellung von Acetylcholinrezeptoren
- ^{123}Jod-β-CIT zur Darstellung serotonerger Rezeptoren

Es ist möglich, gleichzeitig mehrere Isotope mit unterschiedlichen Gammaenergien anzuwenden und so zur selben Zeit die Aktivitätsverteilungen verschiedener Radiopharmaka zu messen.

4.2.2 Positronen-Emissions-Tomographie (PET)

Indikation

Erste tomographische Bilddarstellungen des Gehirns mit Positronenstrahlern wurden 1962 beschrieben (Abb. 3-8).

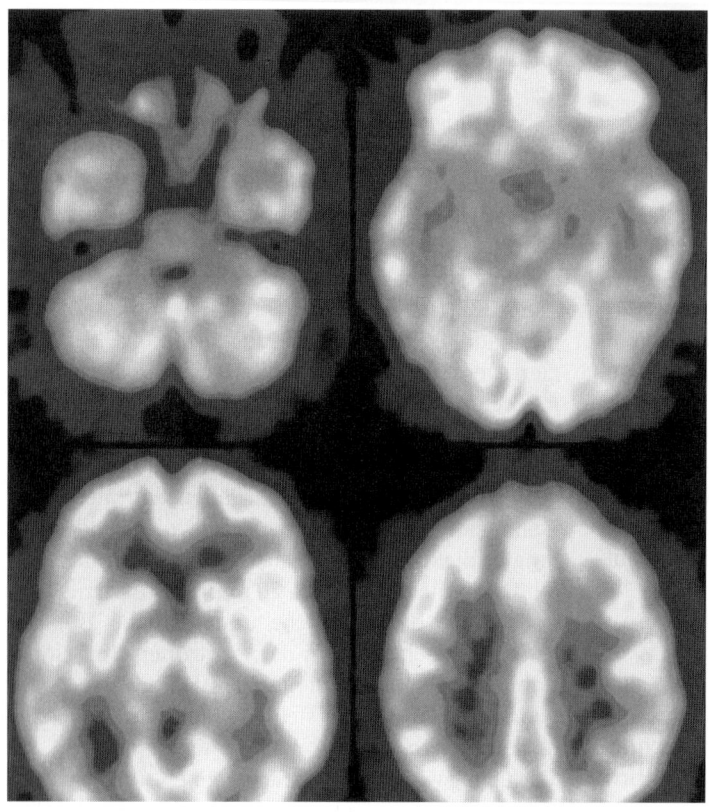

Abbildung 3-8 Positronen-Emissions-Tomographie (PET): normaler Glukosestoffwechsel des Gehirns (^{18}FDG-PET). (Abdruck mit freundlicher Genehmigung von Dr. F. D. Jüngling und Priv.-Doz. Dr. E. U. Nitzsche, PET-Zentrum Freiburg)

Die PET erlaubt die regionale Messung und bildliche Darstellung von **Durchblutung, Stoffwechselprozessen** und **Medikamentenwechselwirkungen** im ZNS. So wurde aufgrund der „Dopamin-Hypothese der Schizophrenie" mit verschiedenen Liganden untersucht, mit welcher Neuroleptikumdosierung welcher Grad an Dopaminrezeptorbesetzung im ZNS erreicht werden kann, und gleichzeitig der therapeutische Effekt bestimmt.

Die mit Hilfe von PET untersuchten zentralnervösen metabolischen Prozesse können in der Differentialdiagnostik der **Demenz vom Alzheimer-Typ, von vaskulären Demenzformen, depressiver Pseudodemenz, degenerativen Prozessen, chronischen Intoxikationen** oder **Enzephalitiden** klinisch eingesetzt werden. Eine Ausweitung des Einsatzes der PET in der Psychiatrie ist in den nächsten Jahren zu erwarten.

Der Einsatz von PET erfordert eine komplexe Technologie und die Zusammenarbeit eines interdisziplinären Teams. Positronenstrahler emittieren beim Zerfall Positronen, positiv geladene Antiteilchen des Elektrons. Diese rekombinieren mit Elektronen unter Aussendung von zwei Gammaquanten. Die Halbwertszeiten betragen dabei wenige Minuten. Diese Kurzlebigkeit hat einerseits den Vorteil einer geringen Strahlenbelastung für den Patienten, sie hat aber andererseits einen großen methodischen Aufwand mit enormen Kosten zur Folge. Weltweit gibt es deswegen bisher nur ca. 150 PET-Systeme.

Der am Ort in einem Zyklotron und einem radiochemischen Labor hergestellte Positronenstrahler wird dem Patienten injiziert. Nach seiner Verteilung im ZNS wird schichtweise mit einer PET-Kamera die Strahlenemission gemessen.

Im Vergleich zur SPECT ist die Berechnung der Aktivitätsverteilung aufgrund der unterschiedlichen Strahlenemission einfacher, der Anteil der Streustrahlen geringer und damit besser zu eliminieren. Diese physikalischen Vorteile zusammen mit den gegenüber den SPECT-Systemen sensitiveren PET-Systemen erlauben eine bessere räumliche (wenige Millimeter) und zeitliche (im Sekundenbereich) Auflösung der PET. Regionale Aktivitätsunterschiede verschiedener metabolischer Prozesse können mit hoher Genauigkeit in beliebiger Schnittführung dargestellt und auch mit dem MRT überlagert werden. Funktionskartierung einzelner Hirnareale durch Messung vor und nach einer Aufgabenstellung an den Probanden und anschließender Subtraktion der Aufnahmen sind möglich.

Da in der Natur von zahlreichen Elementen kurzlebige, positronenstrahlende Isotope vorkommen (z.B. ^{11}Kohlenstoff, ^{15}Sauerstoff, ^{13}Stickstoff und ^{18}Fluor), können gegenüber SPECT wesentlich mehr physiologische Substrate und Pharmaka radioaktiv markiert werden.

Es kommen unter anderen folgende Positronenstrahler zur Anwendung:

- ^{15}Sauerstoff-markiertes Wasser für Messungen der Hirndurchblutung
- ^{18}Fluor-Desoxyglukose zur Quantifizierung des Energiestoffwechsels
- ^{11}Kohlenstoff-Methionin für Untersuchungen der Aminosäureaufnahme und des Proteinstoffwechsels
- ^{18}Fluor-Dopa, ^{18}Fluor-Spiperon und ^{11}Kohlenstoff-Raclopride zur Darstellung der dopaminergen Übertragung.

4.2.3 Funktionelle Magnetresonanztomographie (FMRT)

Während die Magnetresonanztomographie ein rein strukturelles Verfahren ist und die Positronen-Emissions-Tomographie nur einzelne Funktionsbereiche des ZNS darstellen kann, stellt die FMRT eine Kombination aus strukturellem und funktionellem Verfahren dar.

In aktivierten Hirnregionen erhöht sich gegenüber dem Ruhezustand die Blutzufuhr. Während die PET die Diffusion von Radiopharmaka in diese aktivierten Regionen darstellt, wird durch die FMRT der **Anstieg der Sauerstoffkonzentration** in den von dort abfließenden venösen Blutgefäßen gezeigt.

Stark aktivierte Nervenzellen schalten vom aeroben Stoffwechsel auf anaeroben Metabolismus um. Da die Arterien aber in aktivierte Regionen vermehrt sauerstoffbeladenes Blut zuführen, enthalten auch die abfließenden Venen gegenüber Ruhebedingungen mehr sauerstoffbeladenes Hämoglobin.

Daß sich die magnetischen Eigenschaften von Hämoglobin mit der Sauerstoffbeladung ändern, ist bereits seit 1935 bekannt. Daß sich diese Funktionsunterschiede durch Subtraktion der Aufnahmen z.B. vor und nach einer Aufgabenstellung, die einzelne Hirnregionen vermehrt aktiviert, kernspintomographisch darstellen lassen, wurde 1990 entdeckt und wird seither eingesetzt, um die anatomische Zuordnung von Hirnfunktionen zu untersuchen.

Das Verfahren weist mehrere Vorzüge auf: Da keine radioaktiv markierten Substanzen injiziert werden müssen, entfallen jegliche Strahlenbelastung und der enorme methodische und finanzielle Aufwand der PET. Anatomie und Funktion können simultan dargestellt werden. Die räumliche Auflösung im Bereich von 1–2 mm ist hervorragend, moderne Software erlaubt die zeitliche Darstellung in Echtzeit.

Von Nachteil ist die gegenüber der Änderung der neuronalen Aktivität wesentlich trägere Veränderung der zerebralen Durchblutung.

Hier kann die Kombination mit elektrischen Meßverfahren (EEG, MEG), die eine bessere zeitliche als räumliche Auflösung besitzen, zusätzliche Informationen über die Kommunikation verschiedener Hirnareale miteinander verschaffen.

> **Resümee**
>
> Bei Verdacht auf eine strukturelle Hirnläsion als Ursache einer psychischen Symptomatik sind die Computertomographie und die für einige Fragestellungen sensitivere Kernspintomographie unverzichtbare diagnostische Werkzeuge. Für die Zukunft ist zu erwarten, daß die funktionellen bildgebenden Verfahren nicht nur bei der Aufklärung physiologischer und pathophysiologischer Hirnfunktionen, sondern auch bei spezifischen klinischen Fragestellungen eingesetzt werden können.

5 Testpsychologische Diagnostik

5.1 Vorbemerkungen

Unter einer testpsychologischen Diagnostik sollen diejenigen Vorgehensweisen subsumiert werden, bei denen der Einsatz von Untersuchungsverfahren Anwendung findet, die nach bestimmten methodischen Kriterien entwickelt worden sind. Nach LIENERT und RAATZ (1994) versteht man unter einem Test „ein wissenschaftliches Routineverfahren zur Untersuchung eines oder mehrerer empirisch abgrenzbarer Persönlichkeitsmerkmale mit dem Ziel einer möglichst quantitativen Aussage über den relativen Grad der individuellen Merkmalsausprägung". Zur Evaluation psychologischer Tests wurden eine Reihe von Kriterien vorgeschlagen.

Als zentrale **Evaluationskriterien** (Gütekriterien) sind zu nennen:

- **Objektivität,** d.h. der Grad der Unabhängigkeit der Ergebnisse eines Tests vom Anwender,
- **Reliabilität,** d.h. das Ausmaß der Zuverlässigkeit, mit der ein bestimmtes Merkmal erfaßt werden kann,

■ **Validität** zur Kennzeichnung des Grads der Genauigkeit der erfaßten Merkmale.

Für alle Gütekriterien gibt es unterschiedliche Zugangsweisen zur Bestimmung, auf die an dieser Stelle nicht eingegangen werden kann (LIENERT und RAATZ, 1994). Erst wenn hinsichtlich dieser Gütekriterien sowie anderer ebenfalls zu überprüfender Evaluationskriterien (Testkuratorium der Föderation Deutscher Psychologenverbände, 1986) befriedigende Angaben erreicht werden können, sollte ein Untersuchungsverfahren im Rahmen einer testpsychologischen Untersuchung eingesetzt werden.

Da die testpsychologische Diagnostik eine lange Tradition hat, existiert eine kaum noch zu überblickende Anzahl von Untersuchungsverfahren. Zu deren Grobstrukturierung bietet sich eine Unterteilung in Leistungs- und Persönlichkeitstests an. Beide Gruppen lassen sich weiter untergliedern in Teilbereiche. So können bei den **Leistungstests** die Verfahren danach weiter differenziert werden, welche Teilkomponenten sie erfassen: Intelligenz, Aufmerksamkeit und Konzentration, Gedächtnis sowie spezielle Funktionen. Verfahren im **Persönlichkeitsbereich** lassen sich weiter dahingehend differenzieren, ob sie auf die aktuelle oder prämorbide Persönlichkeit fokussiert sind.

In den nachfolgenden Abschnitten soll versucht werden, einen Überblick zu den genannten Bereichen zu geben und diejenigen Verfahren herauszustellen, die sich bewährt haben. Übersichten zu testpsychologischen Verfahren finden sich in einer Reihe von Handbüchern und Monographien (z.B. BRICKENKAMP, 1983 und 1997; HARTJE und POECK, 1997; VON CRAMON ET AL., 1993; LEZAK, 1995).

Hinweise auf die Notwendigkeit der Durchführung einer differenzierten und zumeist auch zeitaufwendigen testpsychologischen Untersuchung ergeben sich aufgrund verschiedener Informationen:

■ subjektive Klagen des Patienten über bestimmte Defizite (z.B. Konzentrationsstörungen),
■ beobachtbare Defizite, Schwierigkeiten im Alltag (z.B. Konzentrationsprobleme bei der Arbeit),
■ Beobachtungen im stationären Alltag (z.B. Patient kann sich bestimmte Termine nicht merken),
■ klinische Prüfungen bestimmter Funktionen (z.B. Konzentration, Gedächtnis; s.a. Kap. 1).

Die Planung einer sich anschließenden testpsychologischen Untersuchung fordert eine Umsetzung dieser Beobachtungen in präzise Fragestellungen, die dann die Auswahl geeigneter Untersuchungsverfahren ermöglicht. Die im Rahmen einer solchen Untersuchung eingesetzten Verfahren lassen sich auch zusammenfassend als **Testbatterie** bezeichnen.

5.2 Leistungsdiagnostik

Der psychologischen Leistungsdiagnostik kommt in der Psychiatrie eine wichtige Funktion zu. In Anlehnung an RIST (1994) sowie SCHURI ET AL. (1994) sollte zwischen einer **allgemeinen** Leistungsdiagnostik und einer **neuropsychologischen** Leistungsdiagnostik unterschieden werden. So zielt die allgemeine Leistungsdiagnostik in der Psychiatrie darauf ab, quantitative Aussagen zu bestimmten Leistungsaspekten von Patienten zu bekommen, um Hilfestellung bei der Diagnosefindung oder Ansatzpunkte für Therapiemaßnahmen bzw. Rehabilitation zu erhalten. Demgegenüber zielt eine neuropsychologische Leistungsdiagnostik auf eine differenzierte Erfassung von Störungsmustern infolge einer Hirnschädigung (Art, Ort und Ausmaß). Das Ergebnis einer neuropsychologischen Untersuchung kann

Tabelle 3-5 Verfahren zur Untersuchung von Intelligenzleistungen (RIST, 1994; BRICKENKAMP, 1997).

Dimensionalität	Verfahren (Beispiele)	Abkürzung
mehrdimensional	Hamburg-Wechsler-Intelligenztest für Erwachsene	HAWIE-R
	Reduzierter Wechsler-Intelligenztest	WIP-86
	Intelligenz-Struktur-Test 70	IST-70
	Leistungsprüfsystem	LPS
eindimensional	Progressive Matrizentests	
	– Standard Progressive Matrices	SPM
	– Colored Progressive Matrices	CPM
	– Advanced Progressive Matrices	APM
	Mehrfachwahl-Wortschatz-Intelligenztest	MWT

Tabelle 3-6 Verfahren zur Untersuchung von Aufmerksamkeits- und Konzentrationsleistung (VON CRAMON ET AL., 1993; SCHURI ET AL., 1994; RIST, 1994).

Bereich	Verfahren (Beispiele)	Abkürzung
kognitive Verarbeitungsgeschwindigkeit	Zahlen-Verbindungs-Test	ZVT
	Aufmerksamkeits-Belastungs-Test	Test d2
selektive Aufmerksamkeit	Farbe-Wort-Inferenztest	FWIT
	Aufmerksamkeits-Belastungs-Test	Test d2
Aufmerksamkeitsteilung	Zahlen-Symbol-Test	ZST
	Paced Auditory Serial Addition Test	PASAT
Daueraufmerksamkeit	Continous Performance Test	CPT
	Konzentrations-Leistungs-Test	KLT

Tabelle 3-7 Verfahren zur Untersuchung von Gedächtnisleistungen (RIST, 1994; SCHURI ET AL., 1994).

Bereich	Verfahren (Beispiele)	Abkürzung
Gesamtbereich	Wechsler Memory Scale – Revised	WMS-R (deutsch revidierter Wechsler-Gedächtnistest)
	Lern- und Gedächtnistest	LGT3
spezielle Teilbereiche	Benton-Test	Benton
	Diagnosticum für Cerebralschädigung	DCS

gleichermaßen zur klassifikatorischen Zuordnung wie zur Prognose und Therapie beitragen. Beide Zugangsweisen dienen zudem der Evaluation therapeutischer Interventionen. Auch wenn die Fragestellungen zum Teil unterschiedlich sind, weisen die Bereiche hinsichtlich der eingesetzten Untersuchungsverfahren große Überschneidungen auf.

In den Tabellen 3-5, 3-6 und 3-7 finden sich Beispiele für Untersuchungsverfahren für Intelligenz-, Aufmerksamkeits- und Konzentrationsleistungen sowie Gedächtnisleistungen, die häufig auch bei psychiatrischen Patientengruppen eingesetzt werden. Die Anwendung der Verfahren setzt die genaue Kenntnis des Testmanuals voraus (insbesondere im Hinblick auf Durchführung, Auswertung und Interpretation). Bei der Auswahl von Verfahren sind jeweils der theoretische Hintergrund sowie der Indikationsbereich genau zu beachten. So unterscheiden sich z.B. die verschiedenen Intelligenztests hinsichtlich der zugrundeliegenden Intelligenztheorie und erlauben dadurch, ein unterschiedlich weit differenziertes Spektrum spezifischer Intelligenzfunktionen abzubilden, bzw. liefern nur einen Globalwert.

Auch die Aufmerksamkeits- und Konzentrationsleistung wie die Gedächtnisleistungen lassen sich in verschiedene Teilkomponenten zerlegen. Einzelne Testverfahren erfassen dabei zum Teil verschiedene Komponenten. Diese werden darüber hinaus auch in einigen Intelligenzverfahren mit überprüft (z.B. Merkfähigkeit im IST-70).

Nach RIST (1994) sollte bei der **Auswahl von Verfahren** insbesondere darauf geachtet werden, ob die jeweiligen Verfahren für einen unteren, mittleren oder oberen Leistungsbereich entwickelt worden sind. So ist z.B. der LGT-3 zur Erfassung von Gedächtnisleistungen primär für den oberen Bereich konzipiert worden. Die CPM dienen dagegen zur Abschätzung des unteren Intelligenzbereichs, während die anderen Versionen (SPM, APM) für höhere Intelligenzbereiche entwickelt wurden. Bei der Auswahl neuropsychologischer Verfahren ist zudem zu beachten, daß einige bisher nur den Status experimenteller Techniken haben, in der zwar klinische Erfahrungen für die Anwendung existieren und die zum Teil auch Referenzwerte haben. Für eine standardisierte Einzelfalldiagnostik sollten sie jedoch nur mit Vorbehalt Anwendung finden.

Während die meisten der genannten Verfahren etwa für den Altersbereich von 18 bis ca. 65 Jahre geeignet sind, ist auf eine besondere Gruppe von Verfahren hinzuweisen, die speziell für das höhere Lebensalter entwickelt wurden. In Tabelle 3-8 findet sich eine Aufstellung bewährter Verfahren. Sie wurden zumeist im Hinblick auf die Erfassung kognitiver Funktionen im höheren Lebensalter entworfen, einige jedoch auch im Hinblick auf die Unterstützung der Demenzdiagnostik (s. Kap. 2) sowie die differenzierte Beschreibung und Verlaufsbeurteilung dementieller Syndrome. Gegenüber den in Tabellen 3-5 bis 3-7 aufgeführten Verfahren zeichnen sich die in Tabelle 3-8 genannten weiterhin dadurch aus, daß sie erst in den letzten Jahren entwickelt wurden, die Normierungen somit noch relativ aktuell sind. Bei der Auswahl einzelner Verfahren gilt es jedoch, die Normierungsstichprobe in Hinblick auf die eigene Fragestellung genau zu überprüfen.

Auch wenn heute in der Mehrzahl der Untersuchungen die Testverfahren noch von einem Versuchsleiter mit dem Patienten durchgeführt werden, ist seit einigen Jahren der Trend zu einer **computerisierten Testvorgabe** zu erkennen. Eine Vielzahl von Verfahren aus dem Bereich der Leistungsdiagnostik wie der Persönlichkeitsdiagnostik liegen zwischenzeitlich auch in computerisierter Form vor. Auch wenn noch nicht abschließend zu beurteilen ist, ob eine derartige Strategie der traditionellen Vorgehensweise äquivalent ist, wird die Entwicklung vermutlich in diese Richtung weitergehen. Dies ist insbesondere unter dem Blickwinkel der Zeitökonomie (Durchführung, Auswertung, zum Teil auch Interpretation) zu sehen. Zu bedenken ist jedoch, daß weitere wichtige Rahmenbedingungen einer testpsychologischen Untersuchung (Abschn. 5.4) dabei nicht verlorengehen dürfen.

5.3 Persönlichkeitsdiagnostik

Von der Leistungsdiagnostik ist die Persönlichkeitsdiagnostik abzugrenzen. Diese versucht, habituelle, motivationale wie emotionale Verhaltensdispositionen, d.h. relativ zeitstabile Merkmale (Traits), zu erfassen. Auch die Verfahren, die in der Persönlichkeitsdiagnostik zum Einsatz kommen, sind vielfältig, heterogen und lassen sich gleichfalls weiter differenzieren. So lassen sich zum einen Verfahren zur Erfassung der **aktuellen Persönlichkeit** von solchen zur Erfassung der **prämorbiden Persönlichkeit** unterscheiden.

Die Verfahren zur aktuellen Persönlichkeit lassen sich in Anlehnung an BRICKENKAMP (1997) weiter differenzieren hinsichtlich **psychometrischer Persönlichkeitstests** und **Persönlichkeits-Entfaltungsverfahren.** Zu den psychometrischen Persönlichkeitstests gehören insbesondere die Persönlichkeits-Struktur-Tests und die Einstellungs- und Interessentests.

Die **Persönlichkeits-Struktur-Tests** haben heutzutage die größte Verbreitung gefunden. An sie sind

Tabelle 3-8   Verfahren für den gerontopsychiatrischen Bereich (MAURER ET AL., 1993; MIELKE und KESSLER, 1994).

Bereich	Verfahren	Abkürzung
Demenz	Alzheimer's Disease Assessment Scale	ADAS
	Demenztest	
	Mini Mental Status Test	MMST
allgemeine Funktionen	Nürnberger-Alters-Inventar (Teilbereiche: u.a. Gedächtnis, Konzentration, kognitive Verarbeitungsgeschwindigkeit)	NAI
	Reisberg-Skalen	
	– Global Deteriotation Scale	GDS
	– Brief Cognitive Rating Scale	BCRS
	– Functional Assessment Staging	FAST
Intelligenz	Leistungsprüfsystem für 50–90jährige	LPS 50+
Aufmerksamkeit/Konzentration	Alters-Konzentrations-Test	AKT

Tabelle 3-9 Verfahren zur Untersuchung von Persönlichkeitsmerkmalen (VON ZERSSEN, 1994).

Bereich	Verfahren	Abkürzung
allgemein	Freiburger Persönlichkeitsinventar	FPI-R
	Minnesota Multiphasic Personality Inventory	MMPI
	NEO-Fünf-Faktoren-Inventar	NEO-FFI
	Sechs-Faktoren-Test	SFT
	Gießen-Test	GT
prämorbide Persönlichkeit	Münchner Persönlichkeitstest	MPT
	Biographisches Persönlichkeits-Interview	BPI

dieselben Evaluationskriterien anzulegen wie an die Leistungstests. Sie lassen sich ähnlich wie die Verfahren zur psychopathologischen Befunddokumentation in ein- und mehrdimensionale Verfahren unterteilen. In Tabelle 3-9 sind häufig eingesetzte Verfahren aufgenommen. Im deutschen Sprachbereich am bekanntesten ist der FPI-R, für den es eine Vielzahl von Reliabilitäts- und Validitätsbelege gibt. Häufig eingesetzt wird auch der MMPI, dessen psychometrische Qualität allerdings eher kontrovers diskutiert wird. Für die neueren Verfahren (NEO-FFI, SFT) liegen bisher wenig Erfahrungen mit psychiatrischen Patienten vor.

In den letzten Jahren sind im deutschsprachigen Bereich auch Verfahren zur Erfassung der **prämorbiden Persönlichkeit** (VON ZERSSEN, 1994) entwickelt worden. Ziel ist die Erfassung der Persönlichkeit, d.h. aller Aspekte des Erlebens und Verhaltens in der gesamten Zeit des Lebens vor Ausbruch einer Erkrankung. Insbesondere im Kontext affektiver Störungen wird der prämorbiden Persönlichkeit eine wichtige Rolle zugesprochen.

Neben den psychometrischen Persönlichkeitstests sind die sogenannten **Persönlichkeits-Entfaltungsverfahren** (oft auch als projektive Verfahren bezeichnet) als eine weitere Hauptgruppe zu nennen. Eine Person wird dabei aufgefordert, die in der Regel unstrukturierten und mehrdeutigen Testvorlagen (z.B. Bilddarstellungen) zu deuten. Die Testreaktionen werden dann in Relation zu Wahrnehmungs- und Denkprozessen sowie emotionalen und motivationalen Merkmalen gesetzt (LEICHSENRING und HILLER, 1994).

Auch das Spektrum projektiver Verfahren ist vielfältig und läßt sich hinsichtlich der geforderten Testreaktionen weiter differenzieren: verbale Ergänzungsverfahren (z.B. Satzergänzungstest), Formdeuteverfahren (z.B. Rorschach-Test), spielerische Gestaltungsverfahren (z.B. Sceno-Test) oder zeichnerische Gestaltungsverfahren (z.B. Wartegg-Zeichentest) oder Bildwahlverfahren (z.B. Szondi-Test).

Projektive Verfahren wurden in den letzten Jahren hinsichtlich ihrer diagnostischen Relevanz eher kontrovers diskutiert. Die Gründe hierfür sind vielfältig. Ein Hauptgrund liegt in der mangelnden empirischen Absicherung der meisten Verfahren (insbesondere unbefriedigende Reliabilität und Validität). Des weiteren ist der in der Regel größere Zeitaufwand (je nach Verfahren in Durchführung, Auswertung und/oder Interpretation) zu nennen. Erst in den letzten Jahren zeigt sich auch von seiten der Forschung ein Interesse an projektiven Verfahren. Eine Reihe empirischer Studien haben zeigen können, daß auch diese Verfahrensgruppe einer psychometrischen Überprüfung zugänglich ist (insbesondere bei Psychosen, Borderline-Persönlichkeitsstörungen; LEICHSENRING und HILLER, 1994). Vorerst bleibt jedoch noch abzuwarten, inwieweit sich weitere Belege für die Validität finden lassen. Erst dann läßt sich abschließend beurteilen, inwieweit der Anspruch, den viele projektive Verfahren hinsichtlich ihrer diagnostischen Möglichkeiten erheben, gerechtfertigt ist.

Von BRICKENKAMP (1997) werden die sogenannten **Einstellungs- und Interessentests** ebenfalls zu den Persönlichkeitstests gezählt. Aus dieser Gruppe kommt lediglich den sogenannten Berufs- und Interessentests in Einzelfällen eine Bedeutung zu, wobei auch hier das Problem der zum Teil alten Normen zu berücksichtigen ist. Zusätzlich ergibt sich hier das Problem der Veränderung von Berufsbildern.

5.4 Rahmenbedingungen

Im Rahmen einer testpsychologischen Untersuchung finden, wie bereits oben ausgeführt, standardisierte Untersuchungsverfahren Anwendung, die bei adäquater Anwendung entsprechend den Instruktionen in der Regel eine hohe Objektivität hinsichtlich der Durchführungs-, Auswertungs- und zumeist auch Interpretationsobjektivität erreichen. Dennoch gilt es gerade bei der Untersuchung psychiatrischer Patienten eine Reihe wichtiger, das Ergebnis einer Untersuchung beeinflussender Faktoren zu berücksichtigen:

- **Untersuchungszeitpunkt:** Von zentraler Bedeutung ist die Festlegung des „optimalen" Untersuchungszeitpunktes für die Durchführung einer testpsychologischen Untersuchung. Oft wird dieser Zeitpunkt zu früh gelegt. Die Ergebnisse lassen sich dann nicht oder nur schwer interpretieren. Die Untersuchung eines noch deutlich depressiven Patienten mit der Fragestellung im Hinblick auf eine wieder aufzunehmende Arbeit wird in der Regel zu deutlichen Defiziten in den verschiedenen Leistungsbereichen führen, erlaubt jedoch keine Aussage darüber, wie die reale Leistungsfähigkeit nach Abklingen der depressiven Symptomatik ist.
- **Untersuchungssituation:** Die Untersuchungssituation ist so zu strukturieren, daß sie in einer für den Patienten möglichst angenehmen, angstfreien Umgebung, ohne störende Außeneinflüsse (z.B. Lärm, Hitze) stattfindet. Voraussetzung hierfür ist der Aufbau einer Beziehung zum Patienten. So sollte die Untersuchung nicht gleich mit einem Test beginnen, sondern eine „Warming-up- Phase" vorgeschaltet werden. Bei der Festlegung der Reihenfolge der Testverfahren ist z.B. auf die Schwierigkeit, die Länge oder die Belastung für den Patienten zu achten.
- **Untersuchungsablauf:** Da Patienten oft noch nicht voll belastbar sind, sollte eine Untersuchung eher morgens stattfinden und nicht erst nachmittags, nachdem der Patient schon an einer Reihe anderer Aktivitäten teilgenommen hat. Auch ist – je nach Patienten – zu überlegen, ob eine unter Umständen längerdauernde Untersuchung gesplittet werden soll.
- **Motivation des Patienten:** Von zentraler Bedeutung ist die Notwendigkeit einer hinreichenden Bereitschaft zur Mitarbeit. Diese läßt sich oft dadurch erreichen, den Patienten bei der Vorbereitung auf die Untersuchung ausführlich über den Sinn und Zweck sowie anschließend auch über die Ergebnisse zu informieren.

Zusätzlich zu beachten ist, daß eine testpsychologische Untersuchung nicht nur aus der standardisierten Durchführung von Testverfahren besteht. Je nach Fragestellung sind eine Reihe weiterer, für die Interpretation der Ergebnisse und Beantwortung der Fragestellung wichtiger Punkte zu berücksichtigen wie die Eigen- oder Fremdanamnese oder subjektive Angaben des Patienten (z.B. Selbstbeurteilung der Leistungsfähigkeit). Insbesondere kommt es jedoch auf eine differenzierte **Verhaltensbeobachtung** während der testpsychologischen Untersuchung an, die folgende Aspekte berücksichtigen sollte: Auffassungsfähigkeit, Instruktionsverständnis, Anspruchsniveau des Patienten, Leistungsmotivation wie Anstrengungsbereitschaft, aber auch die subjektive Einschätzung der erbrachten Leistungen (realistisch versus unrealistisch). Die Beantwortung der Fragestellungen setzt dann die Integration sowohl der testpsychologischen Befunde wie dieser Zusatzinformationen voraus.

5.5 Möglichkeiten und Grenzen

Eine differenzierte testpsychologische Untersuchung unter adäquater Auswahl der Untersuchungsinstrumente kann einen wichtigen Beitrag zur psychiatrischen Diagnostik und Therapie liefern. Dabei sind folgende Aspekte besonders herauszuheben:
- ergänzende Information für die Diagnosenstellung (insbesondere bei organischen Störungen)
- Ansatzpunkte für therapeutische Interventionen (z.B. Konzentrations- und Gedächtnistrainingsprogramme)
- Grundlage für weitere therapeutische Entscheidungen (z.B. Beginn eines Arbeitsversuchs, Wiederaufnahme der Arbeit)
- Evaluation der Effektivität therapeutischer Interventionen.

Bei der **Auswertung** und **Interpretation** testpsychologischer Befunde sind verschiedene Aspekte zu berücksichtigen:

- Bei der Beurteilung ermittelter Testwerte (z.B. IQ-Wert) gilt es, den sogenannten Standardmeßfehler zu berücksichtigen. Aufgrund einer in der Regel nie völlig zuverlässigen Erfassung eines Merkmals (Reliabilität meist kleiner 1) muß der Testwert relativiert werden, indem ein **Vertrauensintervall** angegeben wird, innerhalb dessen der wahre Testwert liegt (z.B. 95–105).
- In Abhängigkeit von der Fragestellung und dem erfaßten Bereich sind die relevanten **Normierungen** heranzuziehen (z.B. Alters- oder Geschlechtsnormen).

Testpsychologische Diagnostik

- Die Interpretation von Testergebnissen darf nicht nur alleine formal aufgrund der erzielten Testwerte (z.B. IQ-Wert) erfolgen, sondern weitere Faktoren sind zu berücksichtigen. Dies betrifft insbesondere das **prämorbide Leistungsniveau**. Hierzu zählen z.B. besonders der Schulabschluß, der Berufsabschluß oder die höchste erreichte berufliche Position – aber auch Ergebnisse früherer testpsychologischer Untersuchungen. So ist z.B. ein IQ von 100 als durchschnittlich zu interpretieren. Wäre jedoch das prämorbide Intelligenzniveau bei 130 anzusiedeln (z.B. aus einem früheren Testbefund zu entnehmen), so ist von einer deutlichen Leistungsverschlechterung in diesem Bereich auszugehen. Die Interpretation von Testbefunden sollte somit immer mit einem interindividuellen (normativen) wie intraindividuellen (ipsativen) Maßstab erfolgen.
- Zusätzlich gilt es, auch die **Verhaltensbeobachtung** während der Testsituation zu berücksichtigen, d.h. die Testmotivation und die Anstrengungsbereitschaft.

Neben den Beiträgen einer testpsychologischen Untersuchung zur Diagnostik und Therapie muß jedoch auch auf deren **Grenzen** hingewiesen werden:

- Testpsychologische Untersuchungen liefern **keine Diagnose**.
- Der Interpretation testpsychologischer Ergebnisse ist bei einer Reihe von Verfahren eine Grenze dadurch gesetzt, daß die **Normen** zum Teil **veraltet** sind. Aufgrund der in der Regel kosten- wie zeitaufwendigen Normierungsprozedur sind diese manchmal 20 Jahre alt und älter.
- Für eine Reihe von Testverfahren (sowohl allgemeine als auch neuropsychologische) liegen **keine deutschsprachigen Adaptationen** und/oder **Normwerte** vor. Hier bedarf es weiterführender Untersuchungen vor einer klinischen Anwendung.

Resümee

Zur Diagnostik psychischer Störungen können testpsychologische Verfahren mit guten bis befriedigenden psychometrischen Kennwerten einen wichtigen Beitrag liefern. Diese Verfahren können je nach Fragestellung zur diagnostischen Abklärung sowie Therapieplanung wie -evaluation herangezogen werden. Die adäquate Anwendung dieser Verfahren setzt jedoch eine umfassende theoretische, methodische wie praktische Ausbildung in der testpsychologischen Diagnostik sowie den einzelnen eingesetzten Verfahren voraus.

Literatur

2 Funktionelle Diagnostik mit Hilfe bioelektrischer und biomagnetischer Aktivität

Albrecht, J.: Lithium und das Herz-Kreislauf-System. In: Die Lithiumtherapie. Springer, Berlin–Heidelberg–New York 1986.

Benkert, O., H. Hippius: Psychiatrische Pharmakotherapie, 5. Aufl. Springer, Berlin–Heidelberg–New York 1992.

Berger, M. (Hrsg.): Handbuch des normalen und gestörten Schlafes. Springer, Berlin–Heidelberg–New York 1992.

Christian, W.: Klinische Elektroenzephalographie. Thieme, Stuttgart–New York 1982.

Deetjen, P., E.-J. Speckmann: Physiologie. Urban & Schwarzenberg, München 1994.

Ebe, M., I. Homma: Leitfaden für die EEG-Praxis. Ein Bildkompendium. Fischer, Stuttgart 1994.

Grunze, H., E. Gouzoulis, J. Walden, J. Kasper: Clozapin (Leponex®). EEG-Veränderungen und Provokation von Anfällen. EEG-Labor 14 (1992) 167–175.

Lutzenberger, W., T. Elbert, B. Rockstroh, N. Birbaumer: Das EEG. Psychophysiologie und Methodik von Spontan-EEG und ereigniskorrelierten Potentialen. Springer, Berlin–Heidelberg–New York 1985.

Roose, S. P., A. H. Glassmann: Antidepressant choice in the patient with cardiac disease: Lessons from the Cardiac Arrhythmia Suppression Trial (CAST) studies. J. clin. Psychiat. 55:9 (1994) (Suppl. A) 83–89.

Roth, W. T., J. M. Ford, A. Pfefferbaum, T. R. Elbert: Methodological issues in event-related brain potential and magnetic field studies. In: Bloom, F. E., D. J. Kupfer: Psychopharmacology, Fourth Generation of Progress, pp. 895–910. American Psychiatric Press, Bethesda 1994.

Schmitt, C., W. Schöls: Vom EKG zur Diagnose, 1. Aufl. Springer, Berlin–Heidelberg–New York 1992.

Speckmann, E.-J.: Experimentelle Epilepsieforschung. Wissenschaftliche Buchgesellschaft, Darmstadt 1986.

Steckler, T. L.: Lithium- and carbamazepine-associated sinus node dysfunction: Nine-year experience in a psychiatric hospital. J. Clin. Psychopharmacol. 14 (1994) 336–339.

Ulrich, G.: Psychiatrische Elektroenzephalographie. Fischer, Jena 1994.

3 Labordiagnostik

Benkert, O., H. Hippius: Psychiatrische Pharmakotherapie, 5. Aufl. Springer, Berlin–Heidelberg–New York 1992.

Classen, M., V. Diehl, K. Kochsiek: Innere Medizin, 3. Aufl. Urban & Schwarzenberg, München 1994.

Thomas, L: Labor und Diagnose, 4. Aufl. Die Medizinische Verlagsgesellschaft, 1992.

Möller, H. J., M. Schmauß: Arzneimitteltherapie in der

Psychiatrie. Wissenschaftliche Verlagsgesellschaft, Stuttgart 1996.

4 Bildgebende Verfahren

Abou-Salen, M. T. (ed.): Brain imaging in psychiatry. Brit. J. Psychiatry 157 (9, Suppl.) (1990) 1.

Functional Neuroimaging, Technical Foundations: Academic Press, San Diego 1994.

Grasby, P., A. Malizia, C. Bend: Psychopharmacology – in vivo neurochemistry and pharmacology. Brit. med. Bull. 52 (3) (1996) 513–526.

Heiß, W.-D.: PET, Klinische Wertigkeit in Neurologie und Psychiatrie, Deutsches Ärzteblatt 92 (1995) A-510–522.

Keshavan, M. S., S. Kapur, J. W. Pettegrew: Magnetic resonance spectroscopy in psychiatry: Potential pitfalls and promise. Amer. J. Psychiatry 148 (1991) 967.

Kranz, Y., B. Lerer, R. Chisin: Brain SPECT in neuropsychiatric disorders. Eur. J. Radiol. 21 (3) (1996) 183–187.

Lissner, J., U. Fink: Radiologie II., 3. Aufl. Enke, Stuttgart 1990.

Maier, M.: In vivo magnetic resonance spectroscopy – Applications in psychiatry. Brit. J. Psychiat. (1995) 167.

Moonen, C.T., P. C. van Zijt, J. A. Frank, E. D. Becker: NIH Bethesda. Functional MRT in medicine and physiology. Science 250 (1990) 53.

Neuroimaging Assessment of Cognitive Disorders. J. clin. Psychiat. 55 Suppl. (1994) 11.

Radü, E. W., B. E. Kendall, I. F. Moseley: Computertomographie des Kopfes, 3. Aufl. Thieme, Stuttgart 1994.

Raichle, M. E.: Bildliches Erfassen von kognitiven Prozessen. Spektrum der Wissenschaft (1994) 56–63.

Uhlenbrock, D.: Kernspintomographie des Kopfes. Thieme, Stuttgart 1990.

Wieler, H. J.: SPECT des Gehirns. Springer, Berlin–Heidelberg–New York 1995.

5 Testpsychologische Diagnostik

Brickenkamp, R.: Erster Ergänzungsband zum Handbuch psychologischer und pädagogischer Tests. Hogrefe, Göttingen 1983.

Brickenkamp, R.: Handbuch psychologischer und pädagogischer Tests, 2. Aufl.. Hogrefe, Göttingen 1997.

Cramon, D. V. v., N. Mai, W. Ziegler (Hrsg.): Neuropsychologische Diagnostik. VCH, Weinheim 1993.

Hartje, W., K. Poeck: Klinische Neuropsychologie, 3. Aufl. Thieme, Stuttgart 1997.

Leichsenring, F., W. Hiller: Projektive Verfahren. In: Stieglitz, R.-D., U. Baumann (Hrsg.): Psychodiagnostik psychischer Störungen, S. 163–173. Enke, Stuttgart 1994.

Lezak, M. D.: Neuropsychological Assessment, 3rd ed. Oxford University Press 1995.

Lienert, G. A., U. Raatz: Testaufbau und Testanalyse, 5. Aufl. Psychologie Verlags Union, Weinheim 1994.

Maurer, K., R. Ihl, L. Frölich: Alzheimer. Springer, Berlin 1993.

Mielke, R., J. Kessler: Alzheimersche Erkrankung und andere Demenzen. Hogrefe, Göttingen 1994.

Rist, F.: Leistungsdiagnostik aus psychiatrischer Sicht. In: Stieglitz, R.-D., U. Baumann (Hrsg.): Psychodiagnostik psychischer Störungen. S. 126–137. Enke, Stuttgart, 1994.

Schuri, U., I. Keller, G. Matthes, D.V. von Cramon: Leistungsdiagnostik aus neuropsychologischer Sicht. In: Stieglitz, R.-D., U. Baumann (Hrsg.): Psychodiagnostik psychischer Störungen, S. 138–148. Enke, Stuttgart, 1994.

Testkuratorium der Föderation deutscher Psychologenverbände: Kriterienkatalog (Mitteilung). Diagnostica 32 (1986) 358–360.

Zerssen, D. v.: Diagnostik der prämorbiden Persönlichkeit. In: Stieglitz, R.-D., U. Baumann (Hrsg.): Psychodiagnostik psychischer Störungen, S. 216–229. Enke, Stuttgart, 1994.

4
Psychopharmakologie und andere psychobiologische Behandlungsverfahren

Jörg Walden

1	**Psychopharmakologie**	96
	1.1 Antidepressiva	96
	1.1.1 Geschichte	96
	1.1.2 Struktur und pharmakologische Klassifikation	96
	1.1.3 Wirkmechanismen	97
	1.1.4 Pharmakokinetik und Wechselwirkungen	99
	1.1.5 Spezifische Anwendungsbereiche	101
	1.1.6 Nebenwirkungen und Nebenwirkungsmanagement	102
	1.2 Phasenprophylaktika	103
	1.2.1 Lithium	104
	1.2.2 Antiepileptika	107
	1.3 Neuroleptika	111
	1.3.1 Geschichte	111
	1.3.2 Struktur und pharmakologische Klassifikation	111
	1.3.3 Wirkmechanismen	112
	1.3.4 Pharmakokinetik und Wechselwirkungen	114
	1.3.5 Spezifische Anwendungsbereiche	116
	1.3.6 Nebenwirkungen und Nebenwirkungsmanagement	116
	1.4 Anxiolytika und Hypnotika	119
	1.4.1 Geschichte	119
	1.4.2 Struktur und pharmakologische Klassifikation	119
	1.4.3 Wirkmechanismen	120
	1.4.4 Pharmakokinetik und Wechselwirkungen	121
	1.4.5 Spezifische Anwendungsbereiche	121
	1.4.6 Nebenwirkungen und Nebenwirkungsmanagement	123
	1.5 Nootropika	124
	1.6 Psychostimulanzien	125
2	**Andere psychobiologische Behandlungsverfahren**	126
	2.1 Elektrokonvulsionstherapie	126
	2.2 Schlafentzugsbehandlung	126
	2.3 Lichttherapie	127

1 Psychopharmakologie

Psychopharmaka sind Substanzen, die einen psychotropen Effekt auf das Zentralnervensystem entfalten und die zur Behandlung psychischer Erkrankungen eingesetzt werden. Die Psychopharmakologie ist eine interdisziplinäre Disziplin, bei der Grundlagenwissenschaften (Biochemie, Pharmakologie, Neurophysiologie) und klinische Wissenschaften (Psychiatrie, Psychologie, Neurologie) zusammenarbeiten. Aus der Erforschung der Wirkmechanismen der Psychopharmaka können Rückschlüsse auf die Ätiologie und Pathogenese psychischer Erkrankungen geschlossen werden. Dementsprechend ist die **psychopharmakologische Grundlagenforschung** für die klinische Psychiatrie von erheblicher Bedeutung.

Im Folgenden sollen Gruppen von Psychopharmaka beschrieben werden, die unter die Überbegriffe Antidepressiva, Phasenprophylaktika, Neuroleptika, Anxiolytika, Nootropika und Psychostimulanzien subsumiert werden. Diese Begriffe haben sich für die Einteilung der einzelnen Psychopharmaka bewährt, obwohl sie nicht zwangsläufig alle Zielsymptome umfassen.

1.1 Antidepressiva

Antidepressiva werden primär in der Behandlung der veränderten Antriebs- und Stimmungslage bei depressiven Erkrankungen verwandt. Neben dieser Hauptindikation werden sie auch bei anderen psychischen Erkrankungen wie Panikstörungen, Zwangsstörungen und Schmerzsyndromen eingesetzt.

1.1.1 Geschichte

Die Entwicklung antidepressiv wirksamer Substanzen (Antidepressiva; älterer Begriff: Thymoleptika) ist zunächst einem Zufall zu verdanken. Der Schweizer Psychiater Kuhn endeckte 1957 das Imipramin als **erste antidepressiv wirksame Substanz**. Er prüfte diese Substanz als Neuroleptikum und stellte später ihre antidepressiven Eigenschaften fest. Etwa zeitgleich wurde auch eine antidepressiv wirksame Komponente des bis dahin für die Tuberkulosebehandlung eingesetzten Monoaminooxidase-Hemmers Iproniazid beschrieben.

In der Folgezeit wurden zahlreiche andere Substanzen mit antidepressiver Wirkung entwickelt, die zunächst chemisch dem Imipramin ähnelten und als trizyklische Antidepressiva (Substanzen mit drei typischen Ringsystemen) bezeichnet wurden. Später wurden tetrazyklische Antidepressiva und Substanzen ohne tri- oder tetrazyklische Struktur synthetisiert.

Das Wissen um die Bedeutung des **Neurotransmitters Serotonin** für die Pathophysiologie affektiver Störungen führte zur Entwicklung von Medikamenten, die selektiv die Wiederaufnahme von Serotonin in die präsynaptische Struktur hemmen (selektive Serotonin-Wiederaufnahmehemmer, SSRI = „*s*elective *s*erotonin *r*euptake *i*nhibitors") oder die auf spezifische Serotoninrezeptoren wirken.

1.1.2 Struktur und pharmakologische Klassifikation

Die Einteilung der unterschiedlichen Antidepressiva kann nach strukturchemischen Merkmalen, nach dem pharmakologischen Wirkmechanismus und nach klinisch-therapeutischen Wirkprofilen erfolgen.

Nach **strukturchemischen Merkmalen** sind folgende Antidepressiva zu nennen:

- trizyklische Antidepressiva
- tetrazyklische Antidepressiva
- neuartige Antidepressiva
- Monoaminooxidase-Hemmer (MAO-Hemmer)
- Aminpräkursoren.

Als trizyklische Antidepressiva bezeichnet man Substanzen, die sich chemisch vom Dibenzazepingerüst bzw. Dibenzocycloheptadiengerüst ableiten. Wichtige trizyklische Antidepressiva sind z.B. Imipramin, Amitriptylin, Clomipramin, Doxepin und Trimipramin. Zu den tetrazyklischen Substanzen zählt vor allem Maprotilin.

Neuartige Antidepressiva sind Mianserin, Trazodon, Viloxazin sowie der 5-HT$_{1A}$-Agonist Buspiron. Zu dieser Gruppe zählen auch die neuen selektiven Serotonin-Wiederaufnahmehemmer Fluoxetin, Fluvoxamin, Paroxetin, Sertralin und Citalopram. Mit Venlafaxin und Mirtazapin wurden gerade in Deutschland zwei Substanzen zugelassen, die sowohl auf das serotoninerge als auch auf das noradrenerge System wirken. Weiterhin wurde gerade Nefazodon als 5-HT$_{2A}$-Antagonist eingeführt.

Bei den Monoaminooxidase-Hemmern kann zwischen Substanzen, die unspezifisch das Enzym MAO$_A$ und MAO$_B$ hemmen (Tranylcypromin), und Substanzen, die selektiv und reversibel nur das Enzym MAO$_A$ hemmen (Moclobemid), unterschieden werden.

Nach dem **klinisch-therapeutischen Wirkprofil** wurden in den 70er Jahren drei verschiedene Zielsyndrome für den Einsatz unterschiedlicher Antidepressiva formuliert. Zu diesen Zielsyndromen zählen „ängstlich-psychomotorische Erregtheit", „vital-depressive Verstimmung" und „psychomotorische Gehemmtheit". Dieses Konzept, das eine spezifische Wirkung von Antidepressiva auf eines dieser Zielsyndrome postulierte, konnte in vielen neueren Studien jedoch nicht bestätigt werden. Neuere Antidepressiva weisen Wirkspektren auf, die über diese drei Zielsyndrome hinausgehen (s. Kap. 11.6.1.3)

Grob kann jedoch eine Einteilung in sedierende und nicht-sedierende Antidepressiva getroffen werden. Zu den sedierenden Antidepressiva gehören u.a. Amitriptylin, Doxepin, Maprotilin und Trimipramin. Zu den nicht-sedierenden und sogar leicht psychomotorisch aktivierenden Substanzen gehören u.a. Desipramin, Nortriptylin, Fluoxetin und Viloxazin.

> **Resümee**
> Die Einteilung der Antidepressiva kann nach strukturchemischen Merkmalen, nach dem pharmakologischen Wirkmechanismus und nach klinisch-therapeutischen Wirkprofilen erfolgen. Klinisch von Bedeutung ist die Einteilung in sedierende und nicht-sedierende Antidepressiva.

1.1.3 Wirkmechanismen

Seit der Entdeckung der antidepressiven Wirkung von Imipramin (s. Abschn. 1.1.1) gab es intensive Untersuchungen der neurobiologischen Wirkme-

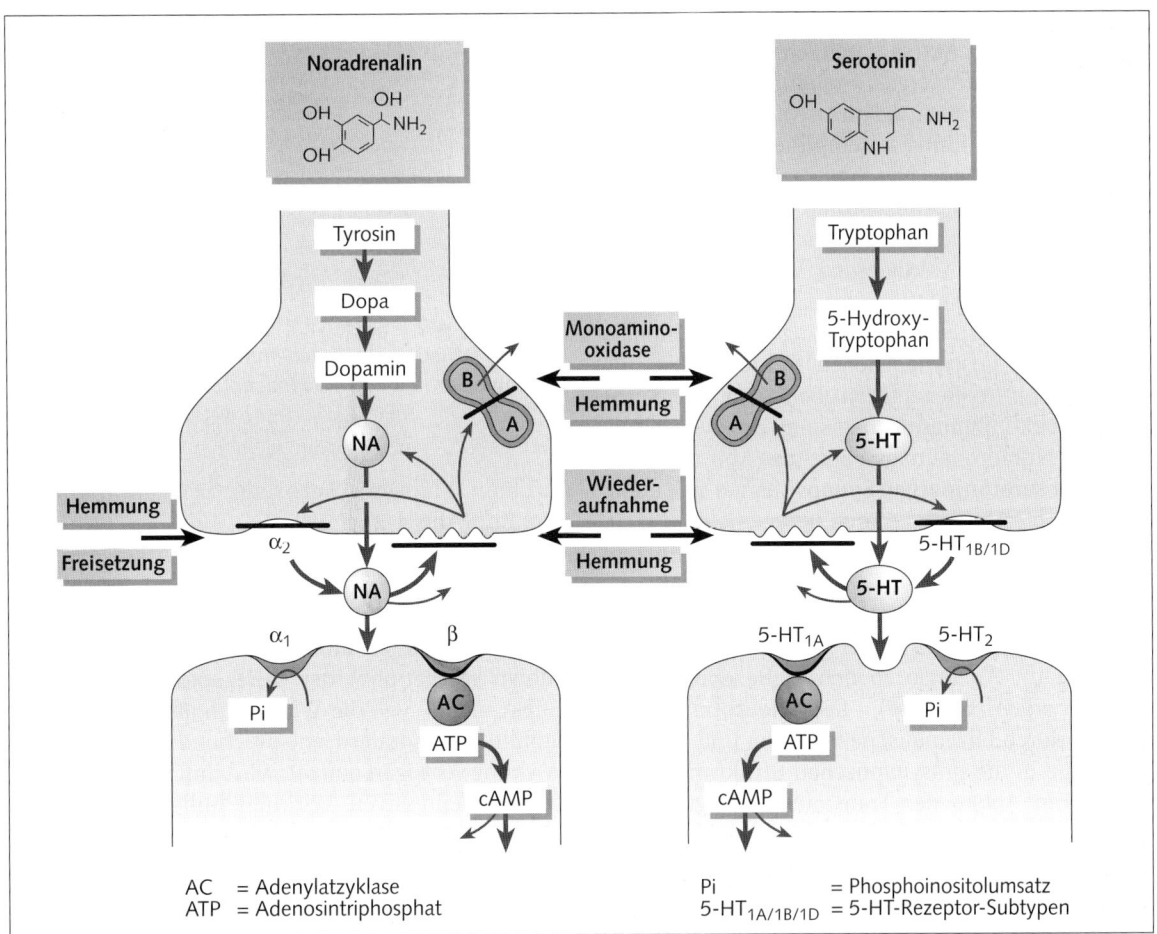

Abbildung 4-1 Noradrenerge (li) und serotonerge Synapse (re) und die Angriffspunkte der herkömmlichen Antidepressiva: Hemmung der Wiederaufnahme von Monoaminen in die neuronalen Nervenendigungen, Blockade der präsynaptischen α_2-Rezeptoren, die die Freisetzung von Noradrenalin regulieren, und Hemmung der intraneuronalen enzymatischen Abbauprozesse (Desaminierung), d.h. MAO-Hemmung. Durch diese Mechanismen wird eine Erhöhung der intrasynaptischen Konzentration der Monoamine bewirkt (nach DELINI-STULA, 1983).

chanismen der Antidepressiva. Man versuchte aus ihren Effekten auf die Pathophysiologie affektiver Erkrankungen zu schließen.

Besondere Bedeutung hatte die Beobachtung, daß bei Patienten, die mit dem Antihypertonikum **Reserpin** behandelt wurden, in 10–20% der Fälle depressive Syndrome auftraten. Da Reserpin zu einer Entleerung noradrenerger Speicher führt, beschäftigten sich in der Folgezeit die Hypothesen zum Wirkmechanismus der Antidepressiva mit den monaminergen Synapsen im Zentralnervensystem.

In den 60er Jahren wurde postuliert, daß ein Mangel an Noradrenalin und/oder Serotonin in der Pathophysiologie der Depressionen eine Rolle spielt. Diese Vorstellung wurde schließlich dahingehend erweitert, daß eine Imbalance im adrenergen und cholinergen System als ursächlich für das Auftreten der Depressionen diskutiert wurde. Inzwischen wird als Entstehungsmechanismus ein relatives Überwiegen der Aktivität des cholinergen gegenüber dem noradrenergen System angesehen. Die Angriffspunkte von Antidepressiva in diesen Systemen sind in Abbildung 4-1 dargestellt.

Bei der **noradrenergen Synapse** lassen sich postsynaptisch α_1- und β-Rezeptoren unterscheiden. An den präsynaptischen Strukturen befinden sich α_2-Rezeptoren. Eine Aktivierung der α_1-Rezeptoren führt zu einer Stimulation und eine Aktivierung der β-Rezeptoren zu einer Hemmung der neuronalen Aktivität des postsynaptischen Neurons. Die präsynaptischen α_2-Rezeptoren bedingen im Sinne eines Rückkopplungsmechanismus eine Verminderung der Noradrenalinausschüttung (Abb. 4-1).

Bei der **serotoninergen Synapse** lassen sich ebenfalls mehrere Unterrezeptoren unterscheiden. Heute werden bereits 15 verschiedene Serotoninrezeptoren differenziert (5-HT_{1A-F}, 5-HT_{2A-C}, 5-HT_{3-8}). Die Ausschüttung des Serotonins aus den präsynaptischen Strukturen wird über 5-$HT_{1B/D}$-Rezeptoren gesteuert (in Analogie zu den α_2-Rezeptoren der noradrenergen Synapse). Die Neurotransmitter werden durch enzymatische Spaltung und Wiederaufnahme in die präsynaptischen Strukturen inaktiviert. Ein Abbau der Transmitter erfolgt primär durch das Enzym Monoaminoxidase (MAO) (Abb. 4-1).

Die meisten Antidepressiva führen zu einer **Wiederaufnahmehemmung** der Transmitter Noradrenalin und Serotonin, wobei eine unterschiedliche Selektivität besteht. Einige Antidepressiva (wie z.B. Maprotilin) hemmen stark die Noradrenalin-Wiederaufnahme während andere Substanzen selektiv die Serotonin-Wiederaufnahme blockieren (Fluvoxamin, Fluoxetin, Paroxetin, Sertralin und Citalopram) (Abb. 4-2).

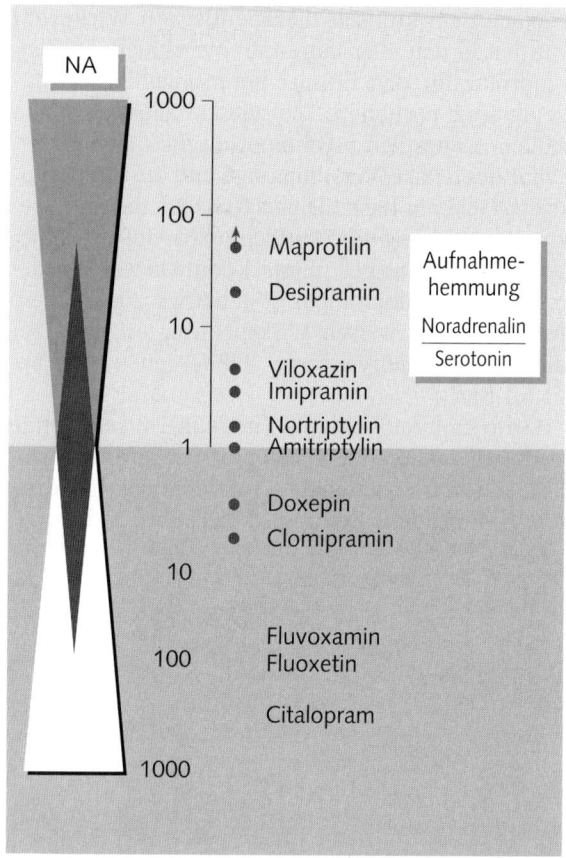

Abbildung 4-2 Selektivität von Antidepressiva bezüglich der Wiederaufnahmehemmung von Noradrenalin (NA) und Serotonin (5-HT) (nach WALDMEIER, 1983)

Es hat sich gezeigt, daß sich nach längerer Anwendung von Antidepressiva die Dichte der einzelnen Rezeptoren verändert. Dabei führen die meisten Antidepressiva zu einer reduzierten Dichte (sog. „down regulation") der β-Rezeptoren. Da dieser Effekt nicht – wie die Wiederaufnahmehemmung – unmittelbar, sondern entsprechend der klinischen Wirkung verzögert eintritt, wird ihm z. Zt. bezüglich der antidepressiven Wirkung hohe Relevanz zugeordnet.

Neben dieser Wirkung auf das noradrenerge und serotoninerge System beeinflussen viele Antidepressiva auch noch andere Transmittersysteme. So wird eine Wirkung auf **histaminerge** Rezeptoren mit Anxiolyse und Sedierung sowie eine Wirkung auf **cholinerge** Rezeptoren mit vielen unerwünschten Effekten (Mundtrockenheit, Obstipation usw.) in Zusammenhang gebracht (s. a. Kap. 11.6.1.3).

1.1 Antidepressiva

> **Resümee**
> Die meisten Antidepressiva beeinflussen die Wiederaufnahme von Noradrenalin oder Serotonin aus dem synaptischen Spalt in die präsynaptischen Strukturen. Aufgrund der klinisch erst nach einer Latenzphase von 2–3 Wochen auftretenden antidepressiven Wirkung wird eine Anpassung der Effektivität postsynaptischer Rezeptoren bei chronischer Gabe von Antidepressiva postuliert.

1.1.4 Pharmakokinetik und Wechselwirkungen

Die **Antidepressiva** werden primär oral gegeben, wobei einige Substanzen auch intramuskulär oder intravenös appliziert werden können. Nach oraler Gabe werden maximale Plasmakonzentrationen nach 1–6 Stunden gemessen. Die Bioverfügbarkeit ist jedoch wegen eines ausgeprägten Metabolisierungseffektes durch die Leber („first pass effect") deutlich eingeschränkt (eine Ausnahme bildet Maprotilin mit einer Bioverfügbarkeit von 100%). Die Eliminationshalbwertszeiten liegen mit wenigen Ausnahmen zwischen 10 und 40 Stunden (Tab. 4-1).

Eine Kumulation zum Fließgleichgewicht („steady state") wird bei den meisten Substanzen nach 5 bis 10 Tagen erreicht.

Ebenso wie bei den Neuroleptika erfolgt eine Verstoffwechselung durch das Zytochrom-P450-System (s. Abschn. 1.3.4). Bei 5–10% der Bevölkerung kommt – bedingt durch einen genetischen Polymorphismus – eine Unterart des Zytochroms P450 (Isoenzym 2D6) nicht vor, so daß bei diesen Personen bei üblichen Dosierungen ein extrem hoher Plasmaspiegel entstehen kann.

Für die Substanz Nortriptylin ist eine Beziehung zwischen klinischer Wirkung und einem optimalen Plasmaspiegel beschrieben worden. Dieses therapeutische Fenster ist aber nicht auf alle Substanzen anzuwenden. Klinisch sollte eine Messung der Plasmaspiegel bei Verdacht auf „non-compliance", einem Nichtansprechen auf die Antidepressiva, und beim Auftreten ausgeprägter Nebenwirkungen (z. B. wegen eines vermuteten genetischen Polymorphismus im P450-Enzym-System) erfolgen.

Eine Komedikation mit anderen Medikamenten kann den Plasmaspiegel vieler Antidepressiva ver-

Tabelle 4-1 Halbwertszeiten einiger Antidepressiva und ihrer aktiven Metaboliten.

Antidepressivum	pharmakologisch aktiver Metabolit	Halbwertszeit der Muttersubstanz (Std.)	Halbwertszeit der aktiven Metaboliten (Std.)
Amitriptylin	Nortriptylin	10–25	17–45
Amitriptylinoxid	Amitriptylin Nortriptylin	17,8	17–45
Clomipramin	Desmethylclomipramin	15–25	25–50
Desipramin	Hydroxydesipramin	14–20	–
Dibenzepin	–	10	–
Doxepin	Desmethyldoxepin	15–20	30–60
Fluoxetin	Desmethylfluoxetin	2–3 Tage	ca. 7 Tage
Fluvoxamin	–	15–20	–
Imipramin	Desipramin	7–18	14–20
Maprotilin	Desmethylmaprotilin?	40–50	–
Mianserin	z. B. Desmethylmianserin	15–20	–
Moclobemid	–	1–2	–
Nortriptylin	–	17–45	–
Paroxetin	–	24	–
Tranylcypromin	–	2–3	–
Trazodon	–	4–12	–
Trimipramin	Desmethyltrimipramin	22–26	–
Viloxazin	–	2–5	–

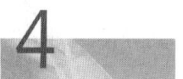

4 Psychopharmakologie und andere psychobiologische Behandlungsverfahren

Tabelle 4-2 Wechselwirkungen durch Enzyminhibition und Enzyminduktion von Psychopharmaka. Eine vollständige Auflistung weiterer interagierender Pharmaka würde die Darstellungsmöglichkeit des Kapitels übersteigen. Eine große Anzahl von SSRIs sind Hemmstoffe an wichtigen Abbauenzymen. Zusätzlich zu den sog. funktionellen „poor metabolizern" durch Einnahme eines Inhibitors spielen bei dem P450-2D6-Enzym genetische Variationen eine große Rolle. Ca. 10% der europäischen Bevölkerung können aufgrund von Mutationen kein P450-2D6-Enzym synthetisieren, diese Personen sind sog. genetische „poor metabolizer" und haben lebenslang ein Risiko, bereits auf geringe Medikamentendosen hin massive Nebenwirkungen zu entwickeln. Der Anteil an genetisch bedingten „rapid metabolizern" liegt nach Schätzungen bei ca. 1%. Bei diesen Personen liegen mehrere Gene für das P450-2D6-Enzym vor. Durch den gesteigerten Abbau werden höhere Medikamentendosen zur Erreichung eines adäquaten Blutspiegels benötigt.

P450-Enzyme	Substrate	Induktoren	Inhibitoren	Konsequenzen
1A2	Clozapin TZA Koffein	Rauchen Omeprazol	Fluvoxamin Cimetidin	hohe Plasmaspiegel bei Kombination Fluvoxamin/Clozapin
2C9/10	Phenytoin Warfarin	Phenobarbital	Cimetidin Fluoxetin?	enge Gerinnungskontrolle bei Kombination Fluoxetin/Warferin Fluvoxamin erhöht indirekt Warfarinspiegel
2C19	Diazepam	Rifampicin	Omeprazol Ketoconazol	sehr lange HWZ bei Kombination Inhibitor/Diazepam
2D6 genetische Unterschiede: 5–15% „poor metabolizer" ca. 1% „rapid metabolizer"	Haloperidol weitere Neuroleptika TZA Codein	Ethanol	Fluoxetin Norfluoxetin Paroxetin weitere SSRI in schwächerem Maße	Anstieg von TZA und Neuroleptikaspiegel unter Fluoxetin, Paroxetin und weiteren SSRIs
3A3/4	Clozapin Methadon TZA Alprazolam Triazolam Clonazepam Terfenadin Carbamazepin	Carbamazepin Phenobarbital Phenytoin	Ketoconazol Fluvoxamin Norfluoxetin (Fluoxetin) Cimetidin Grapefruchtsaft	Erhöhung der Spiegel durch Inhibitoren, extrem bei Ketoconazol Abfall von TZA und Neuroleptikaspiegel unter Carbamazepin

ändern. So kann es durch die Enzyminduktoren Carbamazepin und Barbiturat zu einer Verminderung, durch Neuroleptika zu einer Erhöhung der Antidepressiva-Plasmaspiegel kommen (Tab. 4-2). Andererseits haben insbesondere SSRIs z.T so ausgeprägte Effekte auf die Aktivität von P450-Isoenzymen, daß sie wiederum die Plasmaspiegel anderer Medikamente wie z.B. Antikoagulanzien massiv beeinflussen können.

Die **Dosierungsbreite** der trizyklischen Antidepressiva liegt bei den meisten Substanzen zwischen 75 und 300 mg/Tag. In Deutschland wird häufig als mittlere Dosierung 150 mg/Tag angewendet, während in den USA deutlich höhere Dosierungen gewählt werden. Ein Überblick über Dosierungen einiger Antidepressiva ist in Tabelle 4-3 wiedergegeben. Die Antidepressiva werden in der Regel einschleichend dosiert. Aufgrund ihrer langen Halbwertszeit ist eine ein- bis zweimal tägliche Gabe ausreichend.

> **Resümee**
> Wegen der Verstoffwechselung der meisten Antidepressiva über Zytochrom-P450-Subsysteme können Enzyminduktoren (z.B. Carbamazepin) den Spiegel einiger Antidepressiva vermindern. Durch genetische Polymorphismen der P450-Subsysteme können „low" und „high metabolizer" entstehen. Auch können Antidepressiva, insbesondere SSRIs, durch ihre Effekte auf die P450-Systeme die Plasmaspiegel anderer Medikamente verändern.

Tabelle 4-3 Dosierungen einiger Antidepressiva.

Antidepressivum	Initialdosis (mg/Tag)	Standardtagesdosis (mg/Tag)	Maximaldosis (mg/Tag)
Amitriptylin[1]	50	150	300
Amitriptylinoxid[1]	90	180	300
Citalopram[5]	20	20	60
Clomipramin[1]	50	150	300
Desipramin[1]	50	150	300
Doxepin[1]	50	150	300
Fluoxetin[5]	20	20	80
Fluvoxamin[5]	50	200	300
Imipramin[1]	50	150	300
Maprotilin[2]	50	150	225
Mianserin[2]	30	60	150
Mirtazapin[3]	15	30	60
Moclobemid[4]	150	300	600
Nefazodon[3]	200	400	600
Nortriptylin[1]	50	150	300
Paroxetin[5]	20	20	60
Sertralin[5]	50	100	200
Tranylcypromin[4]	10	20	30
Trazodon[3]	75	300	600
Trimipramin[1]	50	150	400
Venlafaxin[3]	75	150	375

[1] trizyklische Antidepressiva; [2] tetrazyklische Antidepressiva; [3] nicht klassifizierte Antidepressiva; [4] Monoaminooxidase-Hemmer; [5] Serotonin-Wiederaufnahmehemmer.

1.1.5 Spezifische Anwendungsbereiche

Antidepressiva sind auch weiterhin die am häufigsten eingesetzten Mittel in der Behandlung depressiver Erkrankungen. Der antidepressive Effekt ist durch zahlreiche kontrollierte Studien nachgewiesen worden. Die **Erfolgsquote** wird allgemein mit 65–75% angegeben. Hierzu ist in der Regel eine 3- bis 4wöchige Behandlung notwendig.

Außer bei depressiven Erkrankungen wurden einige Antidepressiva auch in der Indikation Panikstörungen und Phobien klinisch getestet. Aus der Gruppe der trizyklischen Antidepressiva werden zur Zeit Imipramin und Clomipramin zur Behandlung der Panikstörungen eingesetzt. Clomipramin und andere Serotonin-Wiederaufnahmehemmer werden auch in der Therapie der Zwangsstörungen verwendet.

Neben der antidepressiven Wirkung entfalten die Antidepressiva auch eine eigenständige **schmerzdistanzierende Wirkung.** Insbesondere sprechen Neuropathien, die Trigeminusneuralgie, chronische Kopfschmerzen und Tumorschmerzen gut auf Antidepressiva an. Am häufigsten werden Amitriptylin, Clomipramin, Imipramin und Trimipramin verwendet, wobei die Dosierung mit 75–125 mg/Tag etwas niedriger als bei der Verwendung als Antidepressivum liegt.

Weiterhin stellen **chronische Insomnien** eine Indikation für sedierende trizyklische Antidepressiva dar. Dies gilt insbesondere für Trimipramin und Doxepin. Ein weiteres Anwendungsgebiet liegt in der Behandlung von **Entzugssyndromen.** Hier kann insbesondere Doxepin in der Alkohol-, Medikamenten- und Drogenentzugsbehandlung verwendet werden.

1.1.6 Nebenwirkungen und Nebenwirkungsmanagement

Die unerwünschten Wirkungen der Antidepressiva sind auf die Beeinflussung verschiedener Neurotransmittersysteme zurückzuführen. Die wichtigsten Nebenwirkungen und der zugrundeliegende pathophysiologische Mechanismus sind in Tabelle 4-4 wiedergegeben.

Als Nebenwirkungen der **trizyklischen Antidepressiva** sind insbesondere die vegetativen Effekte zu nennen. Symptome wie Akkommodationsstörungen, Mundtrockenheit, Darmatonie und Tachykardie dominieren insbesondere zu Beginn der Behandlung und gehen häufig im weiteren Verlauf zurück.

Mit einer Häufigkeit von 10% stellt die orthostatische Hypotonie die häufigste Herz-Kreislauf-Nebenwirkung von trizyklischen Antidepressiva dar. Bedrohlicher kann die hemmende Wirkung auf das Erregungsleitungssystem sein, was sich im EKG als verlängerte PR- und QT-Intervalle manifestiert. Besonders gefährdet sind Patienten mit einem vorbestehenden Schenkelblock, der eine relative Kontraindikation für trizyklische Antidepressiva darstellt.

Tabelle 4-4 Pathophysiologische Mechanismen der häufigsten Nebenwirkungen der Antidepressiva.

pathophysiologischer Mechanismus	Nebenwirkung
Blockade von cholinergen Rezeptoren	Akkommodationsstörungen
	Miktionsstörungen (Urinretention)
	Obstipation
	Mundtrockenheit
Blockade histaminerger Rezeptoren	Müdigkeit, Sedierung
Blockade von α_1-Rezeptoren	Hypotonie, Orthostase,
	Tachykardien, Palpitationen, Arrhythmien
	Schwitzen
Hemmung der Serotoninwiederaufnahme	Gewichtsreduktion
	Übelkeit, Nausea, Tremor, Unruhe, Insomnie

Tabelle 4-5 Wichtige unerwünschte Wirkungen der Antidepressiva (nach Möller und Schmauß, 1996).

Häufigkeit	unerwünschte Wirkung	Gegenmaßnahmen
häufig	Akkommodationsstörungen	Aufklärung: keine Behandlung, evtl. Umsetzen auf Antidepressiva der 2. Generation
	allergische Reaktionen	Präparatewechsel
	Gewichtszunahme	Diätvorschlag
	Harnretention	Carbachol, Distigminbromid
	Hypotension	Dihydroergotamin, Umsetzen auf Antidepressiva der 2. Generation
	Müdigkeit	Hauptdosis der Antidepressiva abends
	Mundtrockenheit	Aufklärung, synthetischer Speichel
	Obstipation	Ballaststoffe, Carbachol, Distigminbromid
	Tremor	β-Rezeptorenblocker, z.B. Propranolol
selten	Agranulozytose	sofortiges Absetzen, Überweisung in internistische Behandlung
	zerebrale Anfälle	hohe Dosen von Antidepressiva und Kombination mit Neuroleptika vermeiden
unterschiedlich häufig	Delir	Kombination mit Anticholinergika vermeiden, Dosisreduktion, Wechsel auf Antidepressiva der 2. Generation
	hypertensive Krise (MAO-Hemmer)	Nifedipin 10 mg p.o.
	kardiale Nebenwirkungen	Präparatewechsel auf Antidepressiva der 2. Generation

Wegen der anticholinergen Wirkung sind auch insbesondere bei organischen Vorschädigungen Delirprovokationen möglich. Deshalb ist eine Kombination mit anderen anticholinergen Substanzen kritisch. Trizyklische Antidepressiva können mit einer Inzidenz von 0,1–2,2% epileptische Anfälle induzieren. Unter dem tetrazyklischen Antidepressivum Maprotilin wurde in einigen Studien eine noch höhere Inzidenz beobachtet.

Trizyklische Antidepressiva sollten nicht schlagartig abgesetzt werden. Als Absetzerscheinungen werden Unruhe, Schweißausbrüche, Erbrechen und Schlafstörungen beobachtet.

Kontraindikationen für trizyklische Antidepressiva sind Prostatahypertrophie, Delirien, Ileus, Engwinkelglaukom und schwere Überleitungsstörungen (Schenkelblock; AV-Block III. Grades).

Die neuen **selektiven Serotonin-Wiederaufnahmehemmer** (Fluvoxamin, Fluoxetin, Paroxetin, Sertralin und Citalopram) besitzen keine anticholinergen Nebenwirkungen und führen nicht zur Sedierung. Andererseits induzieren sie zu Anfang der Behandlung häufig Übelkeit und Erbrechen und bewirken darüber hinaus häufig sexuelle Funktionsstörungen (s. a. Kap. 11.6.1.3).

Viele Nebenwirkungen der Antidepressiva sind subjektiv sehr störend, wenn sie auch häufig nicht gefährlich sind. Die Patienten sind auf die möglichen Nebenwirkungen hinzuweisen, um die Compliance zu fördern. Die Tabelle 4-5 faßt einige Möglichkeiten zur Beherrschung von Nebenwirkungen durch Antidepressiva zusammen.

Pharmakokinetische Interaktionen sind möglich mit Substanzen, die als Enzyminduktoren und -inhibitoren über die Zytochromoxidase P450 wirken. Eine Enzyminduktion mit der Folge des beschleunigten Abbaus der trizyklischen Antidepressiva kann durch Alkohol, Carbamazepin und Barbiturate verursacht werden. Umgekehrt kann durch Cimetidin und Östrogene durch Enzymhemmung ein erhöhter Plasmaspiegel erwartet werden. Die gleichzeitige Gabe von Serotonin-Wiederaufnahmehemmern kann zu drastischen Plasmaspiegelanstiegen von trizyklischen Antidepressiva und anderen (Psycho-)Pharmaka führen (s. Tab. 4-2).

Aufgrund der hohen Nebenwirkungsrate der trizyklischen Antidepressiva sind regelmäßig **Kontrolluntersuchungen** durchzuführen. Diese beinhalten Kontrollen laborchemischer Parameter, EKG, Puls und Blutdruckmessungen sowie das EEG (Tab. 4-6).

> **Resümee**
> Unerwünschte Nebenwirkungen von Antidepressiva sind auf eine Beeinflussung verschiedener Neurotransmittersysteme zurückzuführen. Während bei den trizyklischen Substanzen vor allem cholinerge (Mundtrockenheit, Miktionsstörungen) und adrenerge (Hypotonie) Rezeptoren betroffen sind, kann es bei den Serotonin-Wiederaufnahmehemmern zu Gewichtsreduktion, Übelkeit, Unruhe, Schlafstörungen und Schwindel kommen.

1.2 Phasenprophylaktika

Während in der Prophylaxe **unipolarer Depressionen** primär Antidepressiva zum Einsatz kommen (s. a. Kap. 11), hat sich zur Vorbeugung bei **bipolaren affektiven Störungen** und **schizoaffektiven Störungen** eine Prophylaxe mit Lithiumionen oder bestimmten Antiepileptika bewährt (Carbamazepin und Valproat). Lithiumionen und die genannten Antiepileptika eignen sich auch in der Behandlung des akuten manischen Syndroms. Während Lithium ebenfalls zur Prophylaxe unipolarer Depressionen

Tabelle 4-6 Empfohlene Kontrolluntersuchungen unter einer Therapie mit trizyklischen Antidepressiva (nach Benkert und Hippius, 1996).

	vorher	Monate						$1/4$ jährlich
		I	II	III	IV	V	VI	
Blutbild	1×	2×	2×	2×	1×	1×	1×	1×
RR/Puls	1×	2×	2×	2×	1×	1×	1×	1×
Harnstoff, Kreatinin	1×			1×			1×	1×
GOT, GPT, γ-GT	1×	1×	1×	1×			1×	1×
EKG	1×			1×[1]			1×[1]	1×[1]
EEG	1×			1×[2]			1×[2]	1×[2]

[1] bei Patienten über 50 Jahre und bei kardiovaskulären Störungen; [2] bei Patienten mit hirnorganischen Störungen.

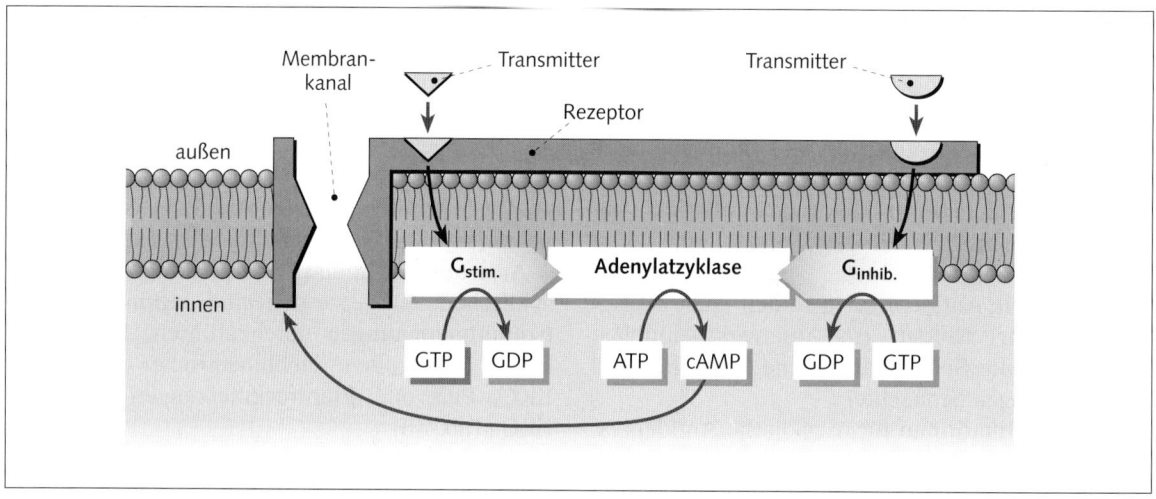

Abbildung 4-3 Adenylatzyklase-System. Indirekte Wirkung des Transmitter-Rezeptor-Komplexes auf den Membrankanal über G-Proteine: Aktivierung der Adenylatzyklase über ein stimulierendes Guanosintriphosphat bindendes Protein (G_{stim}). Hemmung der Adenylatzyklase über ein inhibitorisches Guanosintriphosphat bindendes Protein (G_{inhib}). (außen = Extrazellularraum, innen = Intrazellularraum eines Neurons).

Wirksamkeit besitzt, ist dies für die Antiepileptika bisher nicht genügend geklärt (s. a. Kap. 11).

Die antimanische Wirkung von Lithiumsalzen wurde erstmals Ende der 40er Jahre beschrieben und später, in der 70er Jahren, ausführlich untersucht.

Carbamazepin wird seit langem insbesondere zur Behandlung fokaler epileptischer Anfälle eingesetzt. In den 70er Jahren wurde zunächst die antimanische und später auch die phasenprophylaktische Wirkung dieser Substanz beschrieben. Erst in den letzten Jahren hat sich gezeigt, daß auch das Antiepileptikum Valproat in diesen Indikationen wirksam ist, wenn auch noch nicht genügend kontrollierte Studien zur endgültigen Beurteilung vorliegen.

1.2.1 Lithium

Lithium ist ein einwertiges Metall aus der Gruppe der Alkalimetalle und liegt als Salz vor. In therapeutischen Konzentrationen wirken Lithiumionen auf das Adenylatzyklase-System und den Phosphoinositol-Zyklus. Diese beiden sogenannten Secondmessenger-Systeme sind in Abbildung 4-3 und Abbildung 4-4 schematisch wiedergegeben.

Lithiumionen können die Adenylatzyklase-Aktivität hemmen. Darüber hinaus hemmen sie die neuronale Inositol-1-Phosphatase, so daß im Phosphoinositol-Stoffwechsel Inositol-3-Phosphat (IP_3) und Diazylglycerin (DAG) nicht mehr gebildet werden können. Neben diesen Wirkungen können Lithiumionen die adrenerge und cholinerge Signaltransmission über einen Angriff an den G-Proteinen blockieren. Zusätzlich gibt es Hinweise dafür, daß Lithiumionen auf die serotoninerge Übertragung einen Einfluß ausüben. Dabei wurden insbesondere eine Herabregulierung von $5-HT_1$- und $5-HT_2$-Rezeptoren und eine Verstärkung postsynaptischer $5-HT_{1A}$-Rezeptoren beschrieben.

Nach oraler Applikation werden Lithiumsalze fast vollständig aus dem Darm resorbiert und erreichen nach ein bis drei Stunden die maximale Plasmakonzentration. Die Ausscheidung erfolgt ausschließlich über die Niere. Die Halbwertszeit von Lithiumionen liegt bei etwa 24 Stunden. Das Fließgleichgewicht (steady state) tritt erst nach 4–5 Behandlungstagen ein.

Lithiumionen besitzen eine sehr **geringe therapeutische Breite,** die mit der der Herzglykoside zu vergleichen ist. In der klinischen Routinetherapie werden die Lithium-Plasmakonzentrationen 12 Stunden nach der letzten Einnahme bestimmt. Der therapeutische Bereich in der Prophylaxe affektiver Störungen liegt bei 0,6–0,8 mmol/l und in der Behandlung des akuten manischen Syndroms bei 1,0–1,2 mmol/l (s. a. Kap. 11.7.3.1)

Wegen der vielfältigen Angriffspunkte der Lithiumionen und der geringen therapeutischen Breite ist mit einer Reihe von **Nebenwirkungen** zu rechnen (Tab. 4-7). Als sehr häufige Nebenwirkung ist

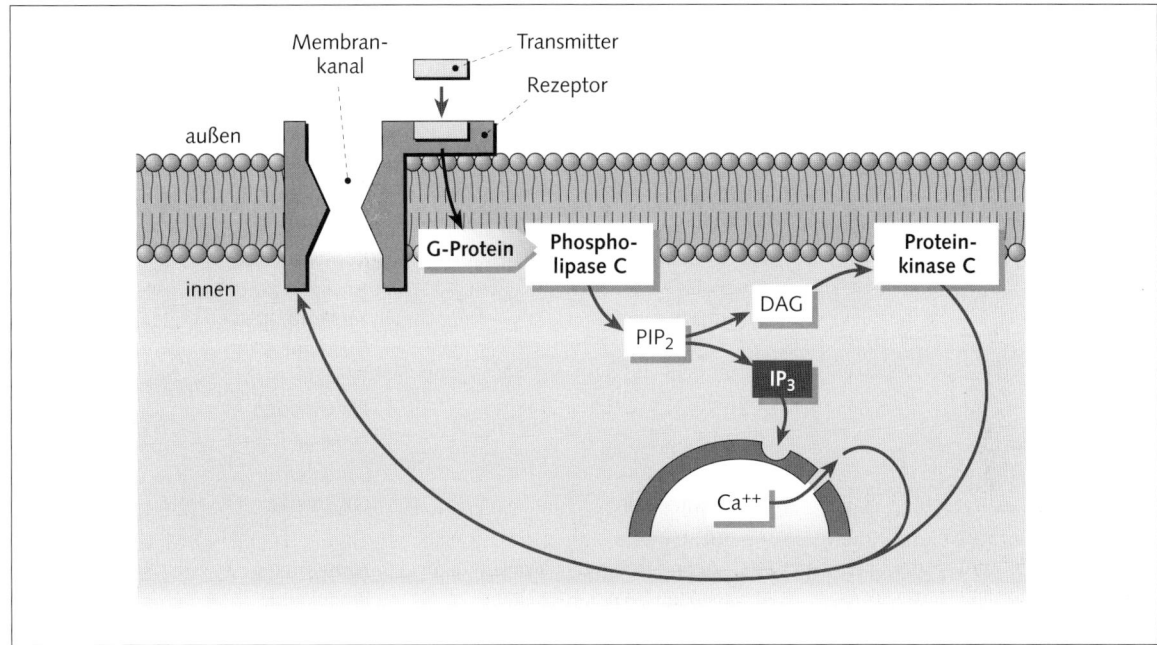

Abbildung 4-4 Phosphoinositol-Zyklus. Indirekte Wirkung des Transmitter-Rezeptor-Komplexes auf den Membrankanal über G-Proteine: Durch den Transmitter-Rezeptor-Komplex wird ein Guanosinphosphat bindendes Protein (G) aktiviert. Dieses stimuliert die Phospholipase C, die in der weiteren Folge Phosphatidylinositol-4,5-bis-phosphat (PIP$_2$) hydrolysiert. Es entstehen Inositol-1,4,5-triphosphat (IP$_3$) und Diacylglycerol (DAG). IP$_3$ interagiert mit spezifischen Rezeptoren und fördert die Ca^{++}-Freisetzung aus nicht-mitochondrialen Speichern. DAG aktiviert Proteinkinase C, die der Substratphosphorylierung dient.

ein feinschlägiger Tremor zu nennen. Diese Nebenwirkung, die die Compliance der Patienten stark gefährdet, kann mit β-Blockern (z.B. Propranolol 3 × 10–40 mg/Tag) behandelt werden.

An renalen Nebenwirkungen treten häufig eine Polyurie und Polydipsie auf. Gastrointestinale Beschwerden äußern sich in Übelkeit, Erbrechen, Bauchschmerzen und Diarrhö. Nach längerer Lithiumtherapie kommt es manchmal zu einer Gewichtszunahme. Wegen der potentiellen Gefahr der Entwicklung einer euthyreoten Struma oder einer Hypothyreose ist die regelmäßige Kontrolle der Schilddrüsenparameter von großer Bedeutung. Bei einer bestehenden Psoriasis muß mit einer Verschlechterung der Symptomatik gerechnet werden. An selteneren Nebenwirkungen können Gesichts- und Knöchelödeme, ein leichter Hyperparathyreoidismus sowie eher reversible und ungefährliche Repolarisationsveränderungen im EKG auftreten.

Bei Lithiumwerten über 1,5 mmol/l (in seltenen Ausnahmefällen auch darunter) kann es zu einer **Lithiumintoxikation** kommen. Der Patient zeigt dabei eine psychomotorische Verlangsamung, Schläfrigkeit, Dysarthrie und Ataxie. Später kann es zu Rigor, epileptischen Anfällen und Bewußtseinstrübungen bis hin zum Koma kommen. Bei dem Verdacht einer Lithiumintoxikation muß Lithium sofort abgesetzt werden. Eine intensivmedizinische Behandlung mit Ausgleich des Wasser- und Elektrolythaushaltes, forcierter Diurese und Stabilisierung der Herz-Kreislauf-Funktion ist notwendig. Da Lithiumionen auch nach längerer Zeit noch aus dem Gewebe herausströmen können, kann es auch noch bis zu einem Zeitraum von zwei Wochen zu weiteren Plasmaspitzen kommen.

Lithiumionen haben eine **teratogene Wirkung** insbesondere bezüglich kardiovaskulärer Fehlbildungen (Ebstein-Anomalie). Tritt eine Schwangerschaft unter Lithiummedikation auf, sollte die Lithiumgabe während der ersten Schwangerschaftsmonate unterbrochen werden.

Mit einer Reihe von Medikamenten kann Lithium **Wechselwirkungen** eingehen. Lithiumionen sollten nicht zusammen mit Thiaziddiuretika verabreicht werden, da es durch eine veränderte Clearance zu einer Erhöhung der Lithiumionenkonzentration kommen kann. Vorsicht ist auch nach Gabe von ACE-Hemmern und Antibiotika geboten. Eine er-

Tabelle 4-7 Unerwünschte Wirkungen von Lithium und Carbamazepin.

Lokalisation der unerwünschten Wirkung	Lithium	Carbamazepin
neurologisch/psychiatrisch	feinschlägiger Tremor Müdigkeit Muskelschwäche Koordinationsstörungen muskuläre Zuckungen Dysarthrie	Müdigkeit (Somnolenz) Schwindel Diplopie Kopfschmerz Ataxie Sehstörungen Nystagmus Tremor Parästhesien
gastrointestinal	Übelkeit Erbrechen Bauchschmerzen Diarrhö	Übelkeit Durchfall Obstipation
kardiovaskulär	EKG-Veränderungen: T-Wellen-Abflachung, T-Wellen-Umkehr Arrhythmien: Sinusknoten-Syndrom, ventrikuläre Extrasystolen, AV-Schenkelblock	Arrhythmien Bradykardie AV-Block
renal	Polyurie, Polydipsie, verminderte Konzentrationsleistung	
hepatisch		Hepatitis (Cholestase) Anstieg der Leberenzyme Hyperammonämie leichter Abfall des Gesamteiweißes
Elektrolyt- und Wasserhaushalt	Gewichtszunahme Ödeme	Hyponatriämie
endokrin	Struma: Myxödem TSH-Anstieg im TRH-Test Hypothyreose Potenz-, Libidostörung (?) Hyperparathyreoidismus mit Hyperkalzämie	ADH-Stimulation Abfall bei T_3, T_4 und proteingebundenem Jod
hämatologisch	Leukozytose	Leukopenie Agranulozytose Thrombozytopenie Thromboembolie aplastische Anämie
dermatologisch	Psoriasis Akne Haarausfall (?)	Exanthem Urtikaria exfoliative Dermatitis Stevens-Johnson-Syndrom Lyell-Syndrom Lupus erythematodes Haarausfall Ekzem

Tabelle 4-8 Wirkungsverstärkung von Lithiumionen (nach FAUST und BAUMHAUER, 1990).

Arzneigruppen/Arzneistoffe	mögliche Ursachen und Folgen
Thiaziddiuretika Schleifendiuretika	verminderte Lithiumausscheidung durch kompensatorische Rückresorption von Lithium: Intoxikationsgefahr. Blutspiegelkontrollen und Anpassung der Lithiumdosierung. Reduktion empfohlen: ggf. Kalium-sparende Diuretika einsetzen
kochsalzarme Diät	gesteigerte Rückresorption von Lithium mit Anstieg des Serumspiegels: Intoxikationsgefahr. Vermehrte Blutspiegelkontrollen empfohlen
nichtsteroidale Antiphlogistika: ■ Indometacin ■ Ketoprofen ■ Diclofenac ■ Ibuprofen ■ Piroxicam ■ Phenylbutazon	verminderte Lithiumausscheidung: Anstieg des Lithiumblutspiegels meist innerhalb von fünf Tagen
Tetrazykline	erhöhter Lithiumspiegel, besonders bei nephrotoxischen Antibiotika möglich
ACE-Hemmer: Enalapril	verminderte Lithiumausscheidung
Kalziumantagonisten: ■ Diltiazem ■ Verapamil	erhöhte Neurotoxizität bei normalen Plasmakonzentrationen
Carbamazepin	erhöhte Neurotoxizität bei normalen Plasmakonzentrationen
Phenytoin	erhöhte Lithiumtoxizität

höhte Neurotoxizität bei normalen Plasmaspiegeln wurde bei gleichzeitiger Gabe von Kalziumantagonisten oder Carbamazepin gefunden (Tab. 4-8).

Eine Kombination von Lithiumionen mit trizyklischen Antidepressiva ist in der Regel unbedenklich. Eine gleichzeitige Gabe von Lithium und selektiven Serotonin-Wiederaufnahmehemmern kann jedoch die Neurotoxizität beider Substanzen erhöhen. Weiterhin konnte beobachtet werden, daß Haloperidol zusammen mit Lithiumionen bei einigen Patienten toxisch wirkt und organische Psychosyndrome induzieren kann.

Eine Lithiumtherapie erfordert einige **Untersuchungen** vor und während der Therapie. Es müssen ausführliche Kontrollen laborchemischer Werte (Kreatininclearance, Urinstatus, Schilddrüsenwerte, Blutbild und Elektrolyte) sowie EKG- und EEG-Kontrollen durchgeführt werden. Routinemäßige Lithium-Plasmaspiegelkontrollen sind bei der Neueinstellung wöchentlich und später in Abständen von ein bis drei Monaten notwendig (Tab. 4-9).

In den letzten Jahren hat sich gezeigt, daß bei einigen Patienten, die die Lithiumbehandlung für einige Zeit ausgesetzt hatten, eine erneute Lithiumgabe keinen therapeutischen Effekt mehr entfaltete. Die Ursache dieses diskontinuitätsbedingten Wirkverlustes ist bisher unklar (Tab. 4-10).

> **Resümee**
> Lithiumionen haben ein enges therapeutisches Fenster (0,6–0,8 mmol/l in der Prophylaxe affektiver Störungen und 1,0–1,2 mmol/l in der Behandlung von akuten Manien). Wichtige Nebenwirkungen sind u.a. Tremor, Gewichtszunahme und Psoriasis, die häufig zu einer Non-Compliance führen. Regelmäßig muß die Schilddrüsenfunktion kontrolliert werden.

1.2.2 Antiepileptika

Neben Lithiumionen haben sich in den letzten Jahren Antiepileptika als phasenprophylaktisch wirksame Medikamente bei bipolaren affektiven und schizoaffektiven Störungen bewährt. Dabei spielt vor allem das Antiepileptikum Carbamazepin, in neuerer Zeit auch Valproat eine Rolle. Erste Berichte über einen positiven psychotropen Effekt von

Tabelle 4-9 Kontrolluntersuchungen vor und während einer Lithiumbehandlung (nach MÖLLER ET AL., 1989).

vor Lithiumbehandlung	während einer Lithiumbehandlung
Anamnese und Untersuchung renale und kardiale Kontraindikationen Schwangerschaft Halsumfang Körpergewicht RR, Puls	**Anamnese und Untersuchung** (bei jeder Konsultation) Wirkung (Rezidiv?) und Nebenwirkungen Schilddrüse (Struma?) Körpergewicht RR
Labor Kreatininclearance Urinstatus Schilddrüsenwerte Blutbild Elektrolyte	**Labor** (bei jeder Konsultation) wie vor der Behandlung **Lithiumspiegelkontrolle** im 1. Monat: wöchentlich im 1. Halbjahr: monatlich danach: ca. alle 3 Monate
EEG **EKG**	**EKG** mindestens einmal im Jahr

Tabelle 4-10 Probleme mit einer Lithiumtherapie.

- Nebenwirkungen
  - Tremor
  - Polyurie, Polydipsie
  - Gewichtszunahme
  - euthyreote Struma
- ein Teil der Patienten sind Non-Responder
- möglicher diskontinuitätsbedingter Wirkverlust
- Subgruppen sprechen schlecht an („rapid cycling"; dysphorische Manie)

Antiepileptika stammen aus den 40er Jahren, als beobachtet wurde, daß Diphenylhydantoin eine stimmungsaufhellende Wirkung besitzt.

Carbamazepin

Die Wirkung von Carbamazepin wurde an verschiedenen Neurotransmittersystemen und Membrankanälen untersucht. Ein wichtiger Mechanismus ist die Blockierung spannungsabhängiger Natriumkanäle. Während normale Aktionspotentiale unbeeinflußt bleiben, werden hochfrequente Serien von Aktionspotentialen selektiv blockiert.

Inwieweit Effekte des Carbamazepins auf noradrenerge, serotoninerge, dopaminerge und adenosinerge Neurone eine Bedeutung in der Wirksamkeit bei Epilepsien und affektiven Störungen haben, ist bisher noch nicht geklärt. Neuere Untersuchungen zeigen, daß Carbamazepin auch komplexe Wirkungen auf Kalziumfluxe besitzt. Dieser kalziumantagonistische Effekt des Carbamazepins könnte einen gemeinsamen Wirkmechanismus bei Epilepsien und affektiven Störungen darstellen.

Carbamazepin wird mit 2–8 Stunden relativ langsam absorbiert, und es hat eine Bioverfügbarkeit von 75–85 %. Die Substanz ist zu 75–85 % an Serumalbumine gebunden.

Carbamazepin wird in erster Linie zu einem Epoxid metabolisiert (Carbamazepin-10,11-Epoxid), das selbst antiepileptische Eigenschaften aufweist, besonders aber für die toxischen Effekte verantwortlich ist. Bei einer Monotherapie beträgt die Relation von Carbamazepin zum Epoxid etwa 10:1. Wenn Carbamazepin mit Valproat kombiniert wird, wird die Metabolisierung des Epoxids durch die Epoxidhydroxylase vermindert, so daß der Epoxidspiegel bis auf ein Verhältnis von Carbamazepin zu Epoxid von 2:1 ansteigt.

Einige Medikamente können den Carbamazepinmetabolismus reduzieren, so daß der Carbamazepinspiegel ansteigt. Zu erwähnen sind hier Kalziumantagonisten vom Papaverintyp, Cimetidin und Erythromycin. Im Gegensatz zum Valproat kann Carbamazepin auch die Hormonclearance beeinflussen, so daß die Wirkung oraler Kontrazeptiva

> **Tabelle 4-11** Probleme mit einer Carbamazepintherapie.
>
> - Nebenwirkungen
>   - leichte Sedierung
>   - funktionelle Erhöhung der Leberenzyme
>   - allergische Hautveränderungen
>   - Tremor
>   - Hyponatriämie
> - Enzyminduktion mit möglichem Wirkverlust anderer (Psycho-)Pharmaka

vermindert ist. Daher sind zu einem sicheren kontrazeptiven Schutz höhere Dosen an Kontrazeptiva erforderlich.

Nach längerer Carbamazepintherapie kann die Substanz ihren eigenen Metabolismus fördern (sogenannte **Autoinduktion**). Daher ist in den ersten Wochen der Therapie eine ständige Dosisanpassung erforderlich, um den therapeutisch wirksamen Plasmaspiegel zu erreichen.

Neben dem Einsatz des Carbamazepins bei Epilepsien wurde in den 60er Jahren auch ein Effekt bei paroxysmalen Schmerzzuständen, insbesondere der Trigeminusneuralgie, beschrieben. Weitere Indikationen für Carbamazepin sind die Migräne, der Clusterkopfschmerz, Neuropathien und posttraumatische Kopfschmerzen. Als Indikation für Carbamazepin werden auch andere paroxysmale Störungen wie motorische Tics, das Gilles-de-la-Tourette-Syndrom, paroxysmale Dysarthrien und persistierender Singultus genannt. Die agonistische Wirkung auf die ADH-Rezeptoren begründet den Einsatz von Carbamazepin beim Diabetes insipidus.

Anfang der 70er Jahre wurde über eine positive Wirkung des Carbamazepins bei manischen Syndromen berichtet. Inzwischen gibt es gute Erfahrungen mit dem Einsatz von Carbamazepin beim manischen Syndrom und in der Prophylaxe bipolarer affektiver Störungen.

Bezüglich der psychiatrischen Indikationen gibt es bisher keine gesicherten Daten zur Korrelation von Plasmaspiegel und Wirksamkeit. Daher erfolgt in der Regel eine Dosierung, die den therapeutischen Plasmaspiegeln in der Epilepsietherapie entspricht. Hier gelten Plasmaspiegel von etwa 6–12 µg/ml als therapeutischer Bereich. Die Dosierung sollte jedoch nach der klinischen Wirksamkeit und dem Auftreten von Nebenwirkungen erfolgen. Wegen der Autoinduktion des Carbamazepins muß anfangs höher dosiert werden, und es müssen ständige Plasmaspiegelkontrollen durchgeführt werden. Von Bedeutung ist, daß Carbamazepin die Plasmaspiegel einiger Neuroleptika vermindern kann, so daß hier eine Dosistitration erforderlich ist.

Nebenwirkungen einer Carbamazepintherapie sind initiale Müdigkeit, Tremor, allergische Hautveränderungen, eine leichte Erhöhung der Transaminasen und eventuell eine geringe Ataxie. Das Auftreten einer aplastischen Anämie und Agranulozytose ist extrem selten (1:125 000) und tritt nur in den ersten sechs Monaten der Therapie auf. Häufiger tritt jedoch eine milde Leukopenie auf, die in keiner Weise auf eine aplastische Episode hindeutet und unkritisch ist. Gegebenenfalls muß die Dosis reduziert und langsam wieder eingeschlichen werden. Wegen der analogen Wirkung des Carbamazepins auf ADH-Rezeptoren kann es zu einer Hyponatriämie kommen (Tab. 4-11).

Durch seinen Effekt auf das Zytochrom-P450-System kann Carbamazepin die Plasmaspiegel gleichzeitig verordneter Medikamente wie Neuroleptika, Antidepressiva, aber auch Antikoagulanzien erheblich absenken. Hier sind engmaschige Plasmaspiegelkontrollen notwendig.

Valproat

Ebenso wie beim Carbamazepin ist die Bioverfügbarkeit und Pharmakokinetik des Valproats individuellen Unterschieden im Metabolismus unterworfen, bedingt durch Krankheitsprozesse, Diät und andere Faktoren. Die Absorptionsrate des Valproats ist abhängig von der pharmazeutischen Formulierung mit einer Bioverfügbarkeit von nahezu 100% bei allen Präparaten. Wie die meisten anderen Antiepileptika wird Valproat zum großen Teil an Proteine gebunden (70–95%), wobei die Bindung in erster Linie an Albumin erfolgt.

Patienten mit niedrigem Albuminspiegel haben einen höheren Anteil an ungebundenem Valproat, was allerdings nicht den Steady-state-Spiegel verändert. Das pharmakologisch aktive ungebundene Valproat kann dabei allerdings Zeichen einer Toxizität induzieren oder verstärken. Mit einer Steigerung der Valproat-Gesamtkonzentration werden die Proteinbindungsstellen schließlich gesättigt, so daß der ungebundene Anteil steigt. Valproat kann Carbamazepin aus den Proteinbindungsstellen verdrängen, mit der Folge einer transienten Carbamazepinintoxikation.

Valproat wird durch verschiedene biochemische Oxidations- und Konjugationsschritte metabolisiert. Der Hauptmetabolisierungsweg bei Patienten mit Valproat-Monotherapie ist die mitochondriale β-Oxidation. Der **Hauptmetabolit** 2-en-Valproat hat eine lange Halbwertszeit, und es wird angenommen, daß dieser Metabolit antiepileptische Eigenschaften aufweist. Ein anderer Metabolisierungsweg ist die mikrosomale Zytochrom-P450-Metabolisierung, die vor allem dann von Bedeutung ist, wenn als Komedikation enzyminduzierende Substanzen wie Carbamazepin genommen werden.

Zu erwähnen ist noch, daß eine Valproattherapie den freien Carnitin-Plasmaspiegel reduziert. Carnitin ist für den Transport von Fettsäuren über die mitochondriale Membran von Bedeutung. Bei Patienten mit vorbestehender verminderter Metabolisierungsrate kann es bei einer Valproattherapie zu einer Hyperammonämie und Enzephalopathie kommen. Bei Valproat-induzierter Hyperammonämie müssen die Carnitinspiegel gemessen werden. Eine Valproattherapie kann dann gegebenenfalls unter Carnitingabe fortgeführt werden.

Wie Carbamazepin besitzt auch Valproat eine hohe **Teratogenität**. Die Häufigkeit von Neuralrohrdefekten (Spina bifida) unter Carbamazepin- oder Valproattherapie liegt bei 1–1,5%. Bei der Valproattherapie kann möglicherweise die Bildung von freien Radikalen während des mikrosomalen Metabolismus von Bedeutung sein. Darüber hinaus kann Valproat den Selenspiegel senken. Selen ist ein Antioxidans und Radikalfänger. Eine Zusatztherapie mit Folsäure bei schwangeren Frauen kann die Inzidenz von Neuralrohrdefekten vermindern.

Zwischen Valproat-Plasmaspiegeln und antiepileptischer und antimanischer Wirkung ist keine lineare Korrelation gegeben. Allgemein wird jedoch von einem therapeutischen Fenster von 50–125 μg/ml ausgegangen. Die Schwellenkonzentration liegt jedoch bei etwa 50 μg/ml.

Valproat wird in der Regel gut vertragen, und **Nebenwirkungen** treten selten auf (Tab. 4-12). Dosisabhängige Nebenwirkungen sind gastrointestinale Beschwerden, eine asymptomatische Erhöhung

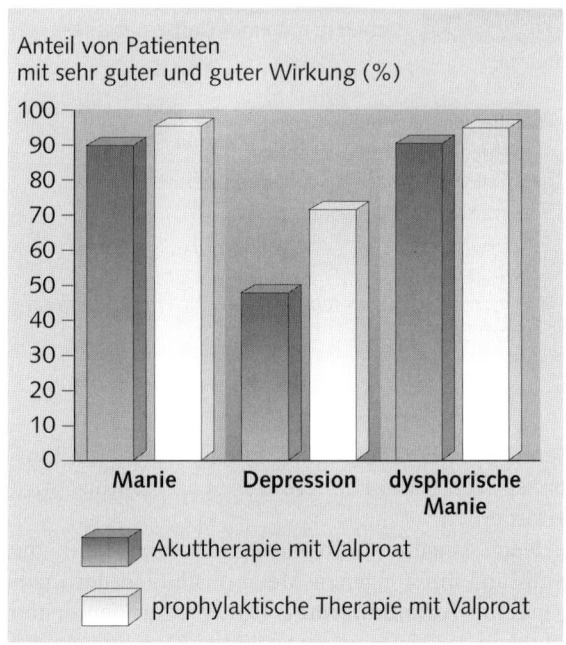

Abbildung 4-5 Gute Wirksamkeit von Valproat bei „rapid cycling" bzw. manischen, depressiven und gemischten Episoden (nach CALABRESE und DELUCCHI, 1990).

der Transaminasen und milde neurologische Symptome wie Tremor und Ataxie. Die Erhöhung der Transaminasen geht nicht mit einer hepatischen Dysfunktion einher, und die Erhöhung dieser Leberwerte kann passager sein oder auch nach einer Dosisreduktion wieder verschwinden. Ein Valproat-induzierter Tremor kann mit Propranolol behandelt werden.

Seltene Nebenwirkungen sind Gewichtszunahme und Haarausfall, und extrem selten kann es zu einer Thrombozytopenie und Koagulopathie kommen. Bei Kindern unter zwei Jahren wurden in den letzten Jahren schwere Leberfunktionsstörungen, teilweise mit Todesfolge, beschrieben. Bei älteren Patienten kommt diese schwere Leberschädigung jedoch nicht vor, und durch sorgfältige Laborwertkontrollen bei jungen Patienten kann Vorsorge getroffen werden.

Es gibt Hinweise darauf, daß Patienten mit schizoaffektiver Störung schlechter als manische Patienten mit bipolarer affektiver Störung auf Valproat ansprechen. Einige Studien sprechen dafür, daß Patienten mit einem „rapid cycling" (vier oder mehr Episoden im Jahr), Patienten mit gleichzeitigem Auftreten von Dysphorien und Depressionen während der Manie (sog. dysphorische oder gemischte Manie) und Patienten mit EEG-Verän-

Tabelle 4-12 Probleme mit einer Valproattherapie.

- leichte initiale Sedierung
- funktionelle Erhöhung der Leberenzyme
- gastrointestinale Intoleranz
- Gewichtszunahme
- Tremor
- Haarverlust
- Gerinnungsstörungen

Tabelle 4-13 Prophylaktische Behandlung affektiver Störungen.

monopolare Depressionen	Antidepressiva (in hoher Konzentration) und/oder Lithium
bipolare affektive Störungen	Lithium Carbamazepin Valproat
„rapid cycling"	Valproat

derungen gut auf Valproat ansprechen (Abb. 4-5) (s. a. Kap. 11.7.3.2).

Eine Übersicht über die Möglichkeiten einer prophylaktischen Behandlung affektiver Störungen ist in Tabelle 4-13 zusammengefaßt.

> **Resümee**
>
> Als Alternative zu Lithiumionen hat sich der Einsatz von Carbamazepin und Valproat als phasenprophylaktisch wirksame Medikamente etabliert. Bei der Verwendung von Carbamazepin ist an eine Enzyminduktion zu denken, während bei der Verwendung von Valproat selten Nebenwirkungen auftreten. Günstige Plasmaspiegel liegen für Carbamazepin bei 6–12 µg/ml und für Valproat bei 50–125 µg/ml. Beide Medikamente sind als teratogen zu beurteilen.

1.3 Neuroleptika

Das Haupteinsatzgebiet der Neuroleptika sind die schizophrenen Psychosen, die mit Sinnestäuschungen, Wahngedanken und schizophrenen Ich-Störungen einhergehen. Dementsprechend werden Neuroleptika auch als **Antipsychotika** bezeichnet. Die **typischen** Neuroleptika führen häufig zu extrapyramidalmotorischen Nebenwirkungen. Bei neueren Substanzen treten diese Nebenwirkungen gar nicht oder sehr viel weniger auf. Solche Substanzen werden auch als **atypische** Neuroleptika bezeichnet.

1.3.1 Geschichte

Als erste antipsychotisch wirkende Substanz wurde Anfang der 50er Jahre das Phenothiazinderivat Chlorpromazin durch DELAY und DENIKER beschrieben. Ein weiterer Meilenstein in der Entwicklung antipsychotisch wirkender Präparate erfolgte Ende der 50er Jahre durch die Einführung des bekanntesten Butyrophenonderivats Haloperidol durch JANSSEN. In den nachfolgenden Jahren erfolgte schließlich die Einführung strukturchemisch und im pharmakologischen Profil andersartig wirkender Substanzen.

Während die meisten antipsychotisch wirkenden Substanzen auch extrapyramidalmotorische Effekte induzieren (neuroleptische Wirkung), verfolgt die aktuelle Forschung die Entwicklung neuer Antipsychotika ohne extrapyramidalmotorische Nebenwirkungen. Die Einführung des Clozapins zeigt, daß grundsätzlich antipsychotisch wirkende Substanzen ohne extrapyramidalmotorische Nebenwirkungen möglich sind. Die Verwendung dieser Substanz ist allerdings limitiert durch die möglicherweise auftretenden Blutbildveränderungen.

Vor der Einführung der Neuroleptika verbrachten Patienten, die an einer schizophrenen Psychose erkrankten, viele Monate in Kliniken. Erst durch den Einsatz der antipsychotisch wirksamen Medikamente war die kürzere Behandlungsdauer in Kliniken und die damit verbundene sozialpsychiatrische Neuentwicklung halbstationärer und ambulanter Einrichtungen (Wohngemeinschaften, Tagesstätten usw.) möglich.

Neuroleptika werden in erster Linie für die „Positivsymptomatik" schizophrener Psychosen (formale und inhaltliche Denkstörungen, schizophrene Ichstörungen) eingesetzt. Weitere Anwendungsgebiete betreffen die Behandlung von akuten manischen Phasen, Wahnsyndromen, wahnhaften Depressionen und einigen organisch bedingten Psychosen. Die „Negativsymptome" schizophrener Psychosen (Affektverflachung, Freudlosigkeit, Verarmung der Sprache und Inhalte) werden durch die meisten Neuroleptika weniger beeinflußt (s. a. Kap. 10.1.8.1).

1.3.2 Struktur und pharmakologische Klassifikation

Neuroleptika lassen sich nach ihrer chemischen Struktur in trizyklische Neuroleptika (Phenothiazine und Thioxanthene), Dibenzoxazepine und nichttrizyklische Neuroleptika (Butyrophenone, Diphenylbutylpiperidine und andere) unterscheiden. Die Unterscheidung nach der **chemischen Struktur** berücksichtigt die wesentlichen Molekülbestandteile, zusätzliche Seitenketten oder Ringsysteme sowie zusätzliche chemische Gruppen. Die Antipsychotika werden danach in folgende Gruppen eingeteilt:

- Phenothiazine
  - mit aliphatischer Seitenkette (z.B. Chlorpromazin, Levomepromazin, Promethazin)
  - mit Piperidylseitenkette (z.B. Thioridazin)

Tabelle 4-14   Einteilung der Neuroleptika nach ihrer neuroleptischen Potenz.

hochpotente Neuroleptika	mittelpotente Neuroleptika	niedrigpotente Neuroleptika
Benperidol	Clozapin	Chlorprothixen
Bromperidol	Perazin	Levomepromazin
Fluphenazin	Sulpirid	Melperon
Flupentixol		Pipamperon
Haloperidol		Thioridazin
Pimozid		

- mit Piperazinylseitenkette (z.B. Fluphenazin, Perazin, Perphenazin)
- Thioxanthene (z.B. Chlorprothixen, Flupentixol)
- Butyrophenone (z.B. Benperidol, Bromperidol, Haloperidol, Melperon, Pipamperon)
- Diphenylbutylpiperidine (z.B. Fluspirilen, Pimozid)
- Benzamide (z.B. Sulpirid)
- Dibenzepine (z.B. Clozapin)

Nach dem **Wirkprofil** können die Substanzen nach ihrer „neuroleptischen Potenz" unterschieden werden, wobei es eine Einteilung in niedrigpotente, mittelpotente und hochpotente Neuroleptika gibt. Die niedrigpotenten Neuroleptika besitzen eine starke sedierende Komponente, während sie nur wenig auf produktiv-psychotische Symptome einwirken. Im Gegensatz dazu wirken die hochpotenten Neuroleptika weniger sedierend und in hohem Maße antipsychotisch. Zwischen diesen beiden Extremen gibt es mittelpotente Neuroleptika, die sowohl antipsychotische als auch sedierende Wirkungen entfalten (Tab. 4-14).

1.3.3 Wirkmechanismen

Schon frühzeitig wurde entdeckt, daß die Neuroleptika eine blockierende Wirkung auf Dopaminrezeptoren entfalten.

Die Synthese des Dopamins erfolgt über die Vorstufen Tyrosin und L-Dopa. Nach der Freisetzung

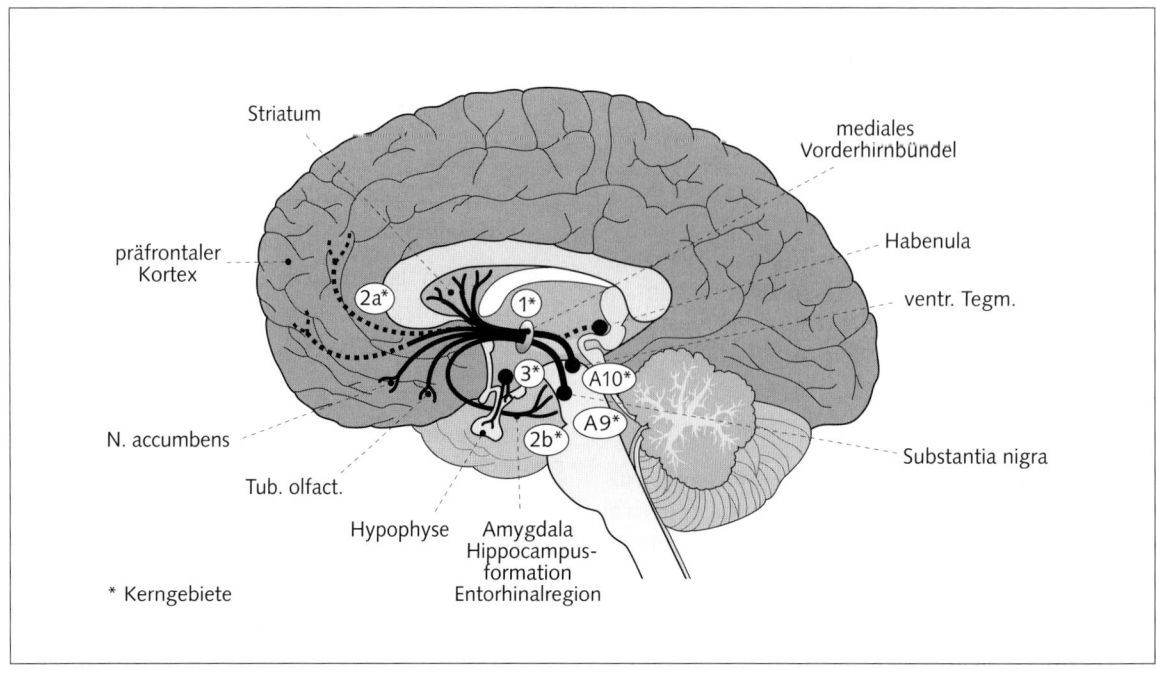

Abbildung 4-6   Wichtige dopaminerge Bahnsysteme (nach Riederer et al., 1992).

des Dopamins kann dieser Transmitter wieder in die präsynaptische Struktur aufgenommen werden, wo er mit Hilfe der Monoaminooxidase (MAO) inaktiviert werden kann. Der Hauptmetabolit des Dopamins ist die Homovanillinsäure.

Im Zentralnervensystem werden vier verschiedene dopaminerge Bahnsysteme unterschieden. Die **nigrostriatale Bahn** zieht von der Substantia nigra zum Striatum. Dieses Bahnsystem wird mit den extrapyramidalmotorischen Nebenwirkungen der Antipsychotika in Verbindung gebracht. Die **tuberoinfundibuläre Bahn** zieht vom Nucleus arcuatus des Hypothalamus zur Eminentia mediana, von wo Dopamin über Portalvenen zur Hypophyse gelangt, in der dieser Transmitter über D_2-Rezeptoren die Prolaktinsekretion hemmt. Die **mesolimbische Bahn** entspringt im mesenzephalen Tegmentum und zieht zu Teilen des limbischen Systems (Nucleus accumbens, laterales Septum, Nucleus amygdalae).

Ebenfalls im lateralen Tegmentum entspringt die **mesokortikale Bahn,** die im frontalen Kortex, im Gyrus cinguli und in der Regio entorhinalis endet. Die Bedeutung der mesolimbischen und mesokortikalen Bahn wird funktionell mit Lern- und Gedächtnis- sowie affektiven Prozessen in Verbindung gebracht (Abb. 4-6).

Primär werden zwei Typen von Dopaminrezeptoren unterschieden, ein D_1-und ein D_2-Rezeptor. Die Aktivierung postsynaptischer Dopaminrezeptoren stimuliert hemmende oder aktivierende G-Proteine (GTP-bindende Proteine), die in der weiteren Folge auf die Adenylatzyklase einwirken und die cAMP-

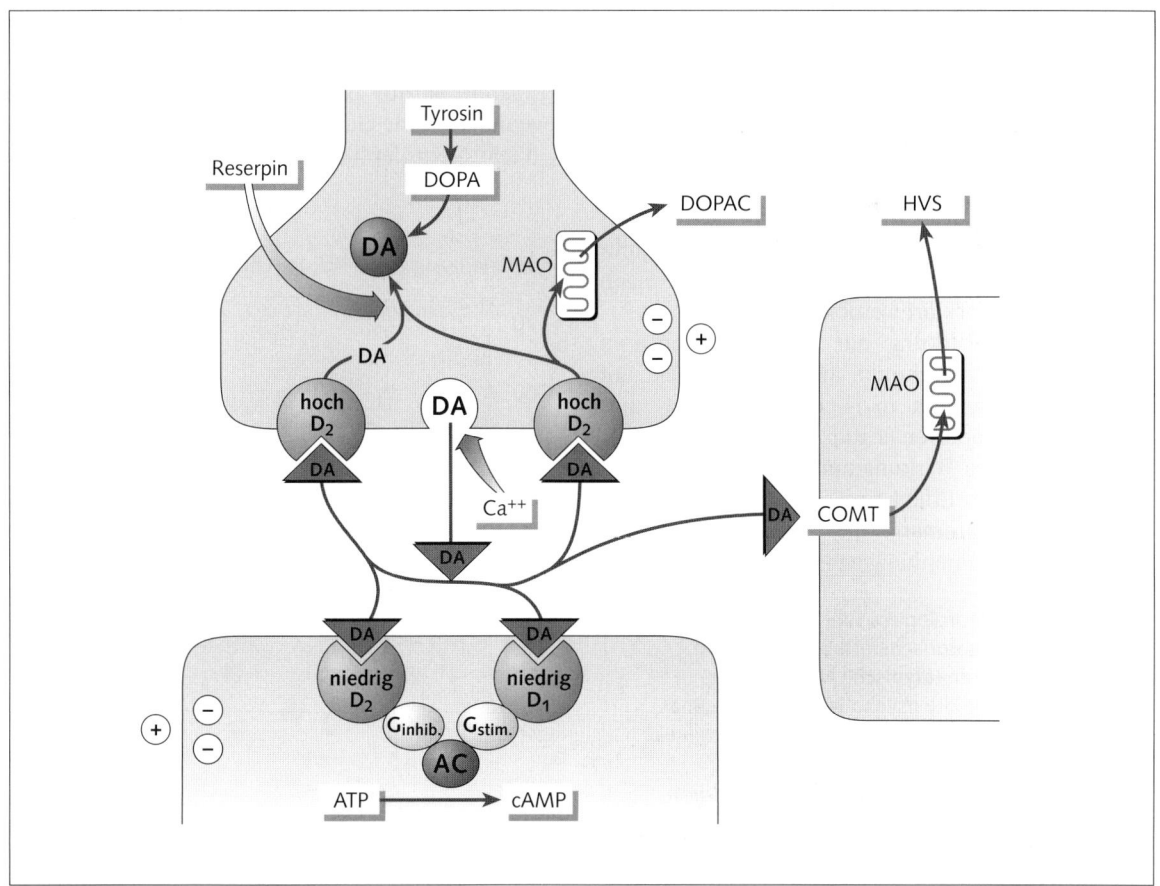

Abbildung 4-7 Modell einer dopaminergen Synapse (li) mit benachbarter Gliazelle (re) und den Angriffspunkten einiger Pharmaka. DA = Dopamin; Tyr = Tyrosin; DOPA = 3,4-Dihydroxyphenylalanin; DOPAC = 3,4-Dihydroxyphenylessigsäure; HVS = Homovanillinsäure; COMT = Catechol-O-Methyltransferase; MAO = Monoaminooxidase; AC = Adenylatzyklase; $G_{inhib.}$, $G_{stim..}$ = inhibitorisches bzw. stimulierendes G-Protein (Guanosintriphosphat-bindendes Protein); D_1, D_2 = Dopaminrezeptoren mit hoher („hoch") oder niedriger („niedrig") Affinität für Dopaminagonisten; ATP = Adenosintriphosphat; cAMP = zyklisches Adenosinmonophosphat; –, + = Polarisation der Zellmembran (nach RIEDERER ET AL., 1992).

Bildung hemmen oder fördern (Abb. 4-7). Die antipsychotische Wirkung wird auf eine Blockierung von D_2-Rezeptoren zurückgeführt. In neuerer Zeit wurden noch weitere Dopaminrezeptoren entdeckt, die als D_3-, D_4- und D_5-Rezeptoren klassifiziert werden. Eine herausgehobene Bedeutung für die antipsychotische Wirkung hat der D_4-Rezeptor, zu dem das atypische Neuroleptikum Clozapin eine 10fach höhere Affinität aufweist.

Die Wirkungen auf das dopaminerge System sind bei akuter und bei chronischer Gabe unterschiedlich. Nach einer akuten Applikation werden die postsynaptischen Dopaminrezeptoren blockiert, jedoch wird durch die Blockierung der präsynaptischen Rezeptoren, die normalerweise die Dopaminausschüttung reduzieren, eine vermehrte Dopaminausschüttung in den synaptischen Spalt induziert. Nach chronischer Applikation kommt es jedoch zu einer Dauerdepolarisation der dopaminergen Neurone mit der Folge, daß weniger Aktionspotentiale generiert werden (sogenannter Depolarisationsblock) und somit auch weniger Dopamin ausgeschüttet wird. Antipsychotika wie das Clozapin bewirken nur in den mesokortikalen und mesolimbischen Bahnen den Depolarisationsblock, nicht jedoch im nigrostriatalen System, womit die fast nicht vorhandenen extrapyramidalen Nebenwirkungen dieser Substanz erklärt werden.

Neben der Wirkung auf Dopaminrezeptoren haben viele Antipsychotika auch einen Effekt auf $5-HT_2$-, Noradrenalin (α_1)-, Histamin (H_1)- und Azetylcholinrezeptoren (s. Kap. 10.1.5.2 u. 10.1.8.1). Die blockierende Wirkung auf die $5-HT_2$-Rezeptoren wird mit dem Effekt einiger Antipsychotika auf die Negativsymptomatik der schizophrenen Psychosen in Zusammenhang gebracht.

> **Resümee**
>
> Die typischen Neuroleptika führen häufig zu extrapyramidalmotorischen Nebenwirkungen. Neuere Substanzen (atypische Neuroleptika) wirken primär auf die psychotische Positiv- und Negativsymptomatik und besitzen ein geringeres Risiko für extrapyramidale Nebenwirkungen. Eine Blockierung dopaminerger D2-Rezeptoren ist wahrscheinlich für die Wirksamkeit bei Positivsymptomatik und eine Blockierung von $5-HT_2$-Rezeptoren für die Wirksamkeit bei Negativsymptomatik verantwortlich.

1.3.4 Pharmakokinetik und Wechselwirkungen

Neuroleptika werden primär oral verabreicht. Im Akutbereich spielen aber auch die intramuskuläre sowie die intravenöse Applikation ein Rolle. Wegen der ausgeprägten Lipophilie werden die Substanzen vollständig aus dem Darm resorbiert und erreichen nach ein bis sechs Stunden ihre höchste Plasmakonzentration. Die Plasmaspiegel nach gleicher oraler Dosierung können jedoch von Patient zu Patient erheblich variieren, was mit der ausgeprägten präsystemischen Verstoffwechselung („first pass effect") erklärt werden kann.

Das Fließgleichgewicht („steady state"), bei dem die Plasmaspiegel relativ konstant bleiben, liegt bei der Mehrzahl der Präparate zwischen vier und acht Tagen. Dies ist bei der Behandlung von Patienten mit schizophrenen Psychosen zu berücksichtigen. Die Eliminationshalbwertszeit ($t_{1/2}$) liegt für alle Substanzen etwa zwischen 15 und 35 Stunden, wobei einige Antipsychotika Extreme aufweisen (z.B. Pimozid: $t_{1/2}$ = 55 Std.; Benperidol: $t_{1/2}$ = 5 Std.). Die meisten Antipsychotika werden in der Leber verstoffwechselt. Eine Ausnahme bildet Sulpirid, das unverändert renal eliminiert wird. Für die meisten Präparate ist aus pharmakokinetischer Sicht eine zweimal tägliche Gabe ausreichend.

Viele Neuroleptika werden durch das mikroso-

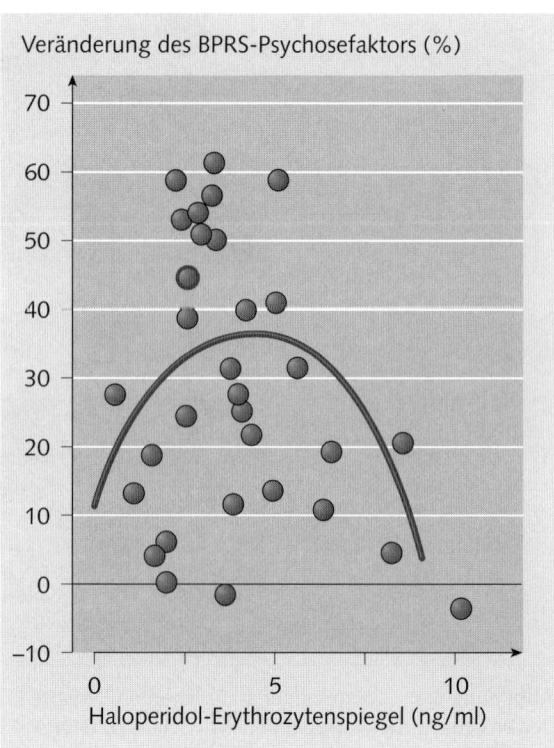

Abbildung 4-8 Beziehung zwischen klinischer Wirkung und Erythrozytenspiegel des Haloperidols. Therapieerfolg, bewertet nach der Brief Psychiatric Rating Scale (BPRS) (nach RIEDERER ET AL., 1992).

male Zytochrom P450 verstoffwechselt, das wegen eines genetischen Polymorphismus in unterschiedlichen Aktivitäten vorkommt. Bei etwa 5–10% der Bevölkerung liegt eine verminderte Aktivität vor, so daß als Folge einer langsameren Verstoffwechselung bei einem Teil der Patienten relativ hohe bis toxisch wirkende Plasmaspiegel vorkommen können.

Für einige Antipsychotika wurde versucht, Korrelationen zwischen dem Plasmaspiegel und der klinischen Wirkung zu ermitteln. Tatsächlich scheint dies für einige Substanzen zuzutreffen. So wurde beispielsweise für Haloperidol ein Plasmaspiegel von 5–12 ng/ml als optimal für die beste antipsychotische Wirkung angesehen (Abb. 4-8). Auch für Clozapin scheint ein minimaler Plasmaspiegel von 250–300 ng/ml bedeutsam zu sein. Aufgrund der aufwendigen und schwierigen Bestimmungsmethoden rechtfertigt sich zur Zeit aber noch nicht eine routinemäßige Kontrolle der Plasmaspiegel. Diese sollte nur bei fehlender Wirkung, bei dem Verdacht der „non-compliance" oder bei unerwartet ausgeprägten Nebenwirkungen erwogen werden.

In der **Langzeittherapie** bieten intramuskulär zu applizierende Depotpräparate Vorteile (s.a. Kap. 10.1.8.1). Die Neuroleptika sind dabei an Trägerstoffe gebunden, die die pharmakologisch aktiven Anteile über einen längeren Zeitraum freigeben. Während die meisten Depotpräparate innerhalb von einigen Tagen Maximalspiegel erreichen, wird vor allem beim Fluphenazindecanoat innerhalb der ersten Stunden ein schnelles Anfluten beobachtet (sogenanntes „early peak"-Phänomen).

Antipsychotika können pharmakokinetisch und pharmakodynamisch mit anderen Pharmaka interagieren. Bei gleichzeitiger Aufnahme von Kaffee, Tee, Cola, Milch, Aktivkohle oder Antazida bilden sich Verbindungen, die ausgefällt werden, so daß ein verminderter Plasmaspiegel die Folge sein kann. Es sollte deshalb ein zweistündiger Abstand zwischen der Einnahme von Neuroleptika und der Aufnahme dieser Stoffe eingehalten werden. Eine verminderte Resorption durch abgeschwächte Motilität des Magen-Darm-Trakts kann durch anticholinerg wirkende Pharmaka verursacht werden

Tabelle 4-15 Wirkprofile und Dosierungen einiger Neuroleptika.

Substanz	Halbwertszeit (Std.)	Wirkprofil	zu empfehlender Dosierungsbereich (mg/Tag)
Benperidol	5	hochpotent	3–60
Bromperidol	22	hochpotent	5–50
Chlorprothixen	9	niederpotent, sedierend	100–800
Clozapin	16	initial dämpfend, mittelpotent, atypisches Neuroleptikum	100–600
Flupentixol	35	hochpotent	5–60
Fluphenazin	16	hochpotent	10–40
Haloperidol	14	hochpotent	5–50
Levomepromazin	21	niederpotent; sedierend	100–600
Melperon	4	niederpotent	50–600
Olanzapin	33	atypisches Neuroleptikum	10–20
Perazin	10	mittelpotent	100–800
Perphenazin	9	hochpotent	4–48
Pimozid	55	hochpotent	2–16
Pipamperon	3	niederpotent	120–360
Promethazin	9	nicht antipsychotisch, sedierend	25–1000
Risperidon (9-Hydroxy-Risperidon)	3 (24)	atypisches Neuroleptikum, hochpotent	2–8
Sulpirid	10	mittelpotent	300–1600
Thioridazin	24	mittelpotent	75–600

(Biperiden, niederpotente Neuroleptika, trizyklische Antidepressiva).

Substanzen mit enzyminduzierender Wirkung (z.B. Carbamazepin, Phenobarbital, Phenytoin) vermindern den Plasmaspiegel der Neuroleptika. Hierdurch kann es zur Verschlechterung des pathopsychologischen Zustandsbildes kommen. Ob trotz der Senkung des Neuroleptikaspiegels die zusätzliche Gabe von Carbamazepin durch eine pharmakodynamische Interaktion eine verstärkte antipsychotische Wirkung bewirkt, ist bisher nicht geklärt. Andererseits kann es durch Gabe von Pharmaka, die den Abbau der Neuroleptika hemmen (z.B. Propranolol, orale Antikonzeptiva, selektive Serotonin-Wiederaufnahmehemmer), zu einem drastischen Anstieg des Plasmaspiegels kommen. Umgekehrt können Antipsychotika den Abbau trizyklischer Antidepressiva hemmen, so daß ein Anstieg des Antidepressivaspiegels möglich ist. Diese vielfältigen Interaktionen verdeutlichen die Notwendigkeit einer exakten Beobachtung und eventueller Plasmaspiegelbestimmungen bei vielen Kombinationsbehandlungen (s. a. Kap. 10.1.8.1).

Wirkprofile und Dosierung einiger Neuroleptika sind in Tabelle 4-15 aufgeführt.

1.3.5 Spezifische Anwendungsbereiche

Aus dem Wirkungsspektrum der Neuroleptika sind folgende Indikationen zu erwähnen:

- akute schizophrene und schizoaffektive Psychosen
- psychomotorische Erregungszustände
- akutes manisches Syndrom
- Langzeittherapie chronisch schizophrener Psychosen
- Rezidivprophylaxe bei remittierten Patienten mit einer schizophrenen Psychose

In Abhängigkeit von den entsprechenden Indikationen müssen die einzelnen Neuroleptika nach ihrem klinischen Wirkungs- und Nebenwirkungsprofil ausgewählt werden. Bei psychotischen Zuständen sind Substanzen mit hoher antipsychotischer Wirkung angezeigt, während bei psychomotorischen Erregungszuständen eher sedierende Neuroleptika indiziert sind.

Die antipsychotische Wirksamkeit der Neuroleptika in der Akutbehandlung von **schizophrenen Psychosen** ist durch viele kontrollierte Studien belegt. Dabei liegen die Raten einer Besserung des psychopathologischen Bildes bei 75% unter der Neuroleptikatherapie gegenüber 25% unter Placebo. Auch in der Prophylaxe schizophrener Psychosen ist die Gabe eines Neuroleptikums sinnvoll. Metaanalysen über viele klinische Studien ergaben eine Rückfallquote im ersten halben Jahr von etwa 20% unter Neuroleptikatherapie und 55% unter Placebogabe. Bei längerer Überprüfung bis zu einem Zeitraum von zwei Jahren ergeben sich hier Rückfallquoten unter Neuroleptikagabe von bis zu 48% und unter Placebo von bis zu 80%. Aufgrund dieser Daten muß für Patienten mit episodenhaft auftretenden schizophrenen Psychosen eine jahrelange neuroleptische Prophylaxe empfohlen werden.

Die Gabe eines Neuroleptikums sollte bei Patienten mit einer schizophrenen Psychose nach vier bis sechs Wochen die klinische Symptomatik bessern. Falls sich kein Therapieerfolg einstellt, kann eine höhere Dosierung gewählt oder auf ein Neuroleptikum einer anderen Substanzklasse zurückgegriffen werden. Insbesondere konnte in klinischen Studien gezeigt werden, daß bis zu 50% bisher therapierefraktärer Patienten von der Gabe des atypischen Neuroleptikums Clozapin noch profitieren.

Während die Neuroleptika bei der schizophrenen Positivsymptomatik in der Regel gut wirken, bereitet die Behandlung der Negativsymptomatik (Apathie, affektive Verflachung usw.) häufig Schwierigkeiten. Aus klinischen Studien geht hervor, daß das Butyrophenonderivat Pimozid und Substanzen mit Wirkung auf das serotonerge System (Flupentixol, Clozapin, Risperidon, Quetiapin, Sertindol) eine gute Wirkung bei der Negativsymptomatik aufweisen.

> **Resümee**
>
> Die Nebenwirkungen der Neuroleptika ergeben sich aus dem Wirkprofil auf die verschiedenen neuronalen Rezeptoren. Häufige Nebenwirkungen sind extrapyramidalmotorische Störungen (Frühdyskinesien, Akathisie, Parkinsonoid), vegetative Symptome und kardiovaskuläre Symptome. Seltene, aber gravierende Nebenwirkungen sind das maligne neuroleptische Syndrom, epileptische Anfälle und die Agranulozytose.

1.3.6 Nebenwirkungen und Nebenwirkungsmanagement

Die Nebenwirkungen der Neuroleptika ergeben sich aus dem Wirkprofil der Substanzen auf die verschiedenen neuronalen Rezeptoren (s. Kap. 10.1.8.1). Die Blockierung dopaminerger Rezeptoren bewirkt extrapyramidalmotorische Symptome. Die anticholinergen Eigenschaften der Substanzen prägen vor allem die vegetativen Begleitsymptome.

1.3 Neuroleptika

Tabelle 4-16 Einteilung der Neuroleptika-Nebenwirkungen nach der Häufigkeit.

relativ häufig	relativ selten
• extrapyramidalmotorische Symptome • Müdigkeit • geringe Blutbildveränderungen • geringe Erhöhungen der Leberwerte • endokrine Nebenwirkungen	• malignes neuroleptisches Syndrom • epileptische Anfälle • Agranulozytose

Tabelle 4-17 Häufige Nebenwirkungen von Neuroleptika und mögliche Behandlungen.

Symptomengruppe	Symptome	mögliche Behandlung
extrapyramidalmotorische Symptome	• Parkinsonoid, Frühdyskinesien	Anticholinergika (Biperiden, evtl. i.v.)
	• Akathisie	Propranolol (20–60 mg/Tag)
	• tardive Dyskinesien	Umstellung auf Clozapin; Versuche mit Baclofen, Diltiazem oder Vitamin E
vegetative Symptome	• Mundtrockenheit • Tachykardie • Miktionsstörungen	
kardiovaskuläre Störungen	• Hypotonie • EKG-Veränderungen	Dihydroergotamin
endokrine Störungen	• Galaktorrhö • Menstruationsstörungen	
hepatische Störungen	• Transaminasenerhöhung	
Störungen der Thermoregulation	• malignes neuroleptisches Syndrom	Dantrolen, Bromocriptin, Lorazepam
Stoffwechselstörungen	• Verminderung der Glukosetoleranz • Appetitsteigerungen	

Durch die Blockierung adrenerger und histaminerger Rezeptoren resultieren schließlich Einflüsse auf das Herz-Kreislauf-System.

Viele der auftretenden Nebenwirkungen der Neuroleptika sind subjektiv sehr störend. Gravierende Nebenwirkungen sind die tardiven Dyskinesien (Spätdyskinesien), die in 50% der Fälle irreversibel sind, und das maligne neuroleptische Syndrom (Tab. 4-16 und Tab. 4-17).

Sehr stark beeinträchtigend für den Patienten sind die **extrapyramidalmotorischen Symptome,** die durch die antidopaminerge Wirkung der Neuroleptika zustande kommen. Frühdyskinesien sind ein dyskinetisch-dystones Syndrom mit tortikollisartigen, choreatischen und athetoiden Bewegungen.

Die **Frühdyskinesien** treten meistens nur zu Beginn der neuroleptischen Behandlung auf. Zur Behandlung werden Antiparkinson-Medikamente eingesetzt (Biperiden; bei akuten Blick- und Schlundkrämpfen auch i.v.). Wegen des Abhängigkeitsprofils der Anticholinergika sollten diese aber nicht prophylaktisch eingenommen werden. Auch parkinsonoide Syndrome mit Rigor, Tremor, Akinese und einem eventuell auftretenden Rabbit-Syndrom (hochfrequenter Tremor der Kaumuskulatur) werden mit Anticholinergika behandelt.

Als **Akathisie** wird eine durch Neuroleptika induzierte motorische Unruhe bezeichnet. Die Patienten klagen darüber, nicht still sitzen oder stehen bleiben zu können. Diese Nebenwirkung wird bei etwa 25%

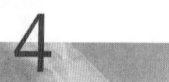

Psychopharmakologie und andere psychobiologische Behandlungsverfahren

der mit Neuroleptika behandelten Patienten beobachtet. Als Therapie können eine Dosisanpassung und die Gabe von zentral wirksamen β-Blockern empfohlen werden (Propranolol 20–60 mg/Tag).

Schwerwiegender sind verspätet auftretende hyperkinetische Dauersyndrome, die als **Spätdyskinesien** oder tardive Dyskinesien bezeichnet werden. Diese manifestieren sich meistens als Saug-, Schmatz- und Zungenbewegungen. Spätdyskinesien werden bei emotionaler Anspannung verstärkt, während sie bei willkürlichen Bewegungen abgeschwächt werden und im Schlaf völlig verschwinden. Die Häufigkeit des Auftretens der Spätdyskinesien wird mit bis zu 20% nach langjähriger Neuroleptikagabe beschrieben. Die Störung ist bei fast 50% der betroffenen Patienten irreversibel.

Die Ursache der Spätdyskinesien ist bisher nicht vollständig geklärt. Diskutiert werden eine Zunahme des Verhältnisses von D_1- zu D_2-Rezeptoren und eine Hypofunktion bestimmter GABAerger Projektionen. Die Behandlung der tardiven Dyskinesien ist schwierig. Grundsätzlich ist die Umstellung auf das atypische Neuroleptikum Clozapin zu erwägen, das mit großer Wahrscheinlichkeit keine Spätdyskinesien verursacht. Behandlungsversuche können mit GABAergen Substanzen (Baclofen), Kalziumantagonisten (Diltiazem) oder Radikalfängern (Vitamin E) gemacht werden.

Das sehr selten auftretende, lebensbedrohliche **maligne neuroleptische Syndrom** entwickelt sich akut innerhalb von 24–72 Stunden und ist gekennzeichnet durch die Leitsymptome Hyperthermie,

Tabelle 4-18 Übersicht notwendiger Untersuchungen vor bzw. während einer Neuroleptikabehandlung (nach Riederer et al., 1992).

Zeitpunkt	Untersuchungen P. N., Klin.	KG, Puls, RR	Hämatol.	Enzyme	EKG	EEG	CT	SST	Zusatz
Tag									
0	x	x	x	x	x	x	x	x	x
Woche									
1–3*			x						
4	x	x	x						
5–7*			x						
8	x	x	x						
9–11*			x						
12	x	x	x	x	x	(x)	(x)		
Monat									
4–5**	x	x	x	x	x	(x)			
9	x	x	x		(x)	(x)			
12	x	x	x	x	x		(x)		

*wöchentlich, **monatlich

Langzeittherapie/Depotpräparate									
Woche									
1–4	wöchentl.	wöchentl.	wöchentl.		(wöchentl.)	(14tägl.)	wöchentl.		x
Monat									
1–3	monatl.	monatl.	14tägl.	14tägl.	monatl.	monatl.			
3–6	monatl.	monatl.	14tägl.	14tägl.	¼jährl.	¼jährl.			
6–12	¼jährl.	¼jährl.	monatl.	monatl.	¼jährl.	¼jährl.			
> 1 Jahr	½jährl.	½jährl.	monatl.	monatl.	½jährl.	½jährl.	jährlich		

Die Untersuchungszeitpunkte sind auf Tage, Wochen oder Monate ausgelegt. Die Untersuchungen umfassen die psychiatrisch-neurologische und klinische Untersuchung (P.N., Klin.), Körpergewicht-, Puls- und Blutdruckkontrolle (KG, Puls, RR), Blutbild und Differentialblutbild (Hämatol.), Kontrolle der Leberfunktionswerte (Enzyme), EKG, EEG, CT, Schwangerschaftstest (SST). Allfällig notwendige Zusatzuntersuchungen ergeben sich aus den individuellen Gegebenheiten. Für Clozapin sind in den ersten 18 Wochen wöchentliche, anschließend monatliche Blutbildkontrollen durchzuführen.

gesteigerter Muskeltonus und wechselnde Bewußtseinslagen. In der Regel kommt es zur Leukozytose und Erhöhung der Kreatinkinase (CK).

Diese schwere Nebenwirkung kommt besonders häufig bei jungen Männern vor. Die Neuroleptika müssen sofort abgesetzt werden. Der dramatische Verlauf zwingt oft dazu, die Patienten auf eine intensivmedizinische Station zu verlegen. Behandlungsversuche können mit Dantrolen (4–10 mg/kg KG), dem Dopaminagonisten Bromocriptin (bis 60 mg/Tag) und Lorazepam (2–8 mg) gemacht werden.

Eine erneute Gabe von Neuroleptika nach überstandenem malignem neuroleptischem Syndrom muß sehr vorsichtig erfolgen, da das Risiko eines Rezidivs etwa 15 % beträgt. Dabei sollten atypische Neuroleptika bevorzugt werden.

Eine durch Neuroleptika induzierte **Störung der Leukopoese** kann zur Leukopenie und Agranulozytose führen. Eine Leukopenie (< 3000/mm^3) ist aber nicht zwangsläufig die Vorstufe der Agranulozytose, da sich die Leukozytenzahlen unter Fortführung der Neuroleptikatherapie häufig schnell wieder normalisieren. Agranulozytosen wurden besonders häufig unter Therapie mit dem atypischen Neuroleptikum Clozapin beobachtet. Eine Behandlung mit Clozapin verpflichtet zu einer wöchentlichen Blutbildkontrolle in den ersten 18 Wochen der Therapie.

Erhöhte Fehlbildungsraten unter Neuroleptikagaben sind nicht bekannt. Dennoch sollte die Notwendigkeit einer Neuroleptikatherapie im ersten Trimenon einer Schwangerschaft sorgfältig abgewogen werden. Am wenigsten kritisch ist dabei die Gabe von Butyrophenonen (insbesondere Haloperidol).

Sowohl vor als auch während einer Neuroleptikatherapie sind eine Reihe von Kontrolluntersuchungen durchzuführen (Tab. 4-18). Diese betreffen regelmäßige Kontrollen des Blutbildes, der Herz-Kreislauf-Parameter und elektrophysiologische Untersuchungen (EKG, EEG).

1.4 Anxiolytika und Hypnotika

Substanzen mit angstlösender und sedierender Wirkung werden als Anxiolytika bzw. Hypnotika bezeichnet. Die meisten dieser Substanzen haben außerdem muskelrelaxierende und antiepileptische Eigenschaften. Als synonyme, ältere Bergriffe werden auch die Ausdrücke Psychosedativa, Ataraktika und Tranquilizer in der Literatur verwendet.

1.4.1 Geschichte

Vorläufer der größten Gruppe der Anxiolytika, der Benzodiazepine, waren die Bromide und die Barbiturate (die beide heute nur noch selten in der Behandlung von Epilepsien eingesetzt werden). 1961 wurde im Rahmen einer routinemäßigen Screening-Prozedur als zufälliges Syntheseprodukt das Chlordiazepoxid und damit die Gruppe der Benzodiazepine entdeckt. Die Benzodiazepine zeichnen sich durch angst- und spannungslösende Wirkungen aus. 1963 wurde Diazepam eingeführt. Gegenüber den Barbituraten besitzen die Benzodiazepine eine geringere Toxizität und eine große therapeutische Breite. Die aktuelle Forschung richtet ihren Schwerpunkt auf die Entwicklung von anxiolytisch wirksamen Substanzen, die nicht sedierend wirken und kein Abhängigkeitsprofil zeigen.

1.4.2 Struktur und pharmakologische Klassifikation

Die Benzodiazepine lassen sich nach ihrer chemischen Struktur in fünf Untergruppen unterteilen:

- 1,4-Benzodiazepine (z.B. Diazepam, Lorazepam und Oxazepam)
- 1,5-Benzodiazepine (z.B. Clobazam)
- Thieno-Benzodiazepine (z.B. Clotiazepam)
- Imidazol-Benzodiazepine (z.B. Midazolam)
- Triazolo-Benzodiazepine (z.B. Alprazolam)

Die einzelnen Benzodiazepinuntergruppen unterscheiden sich aufgrund der Variationen am Benzodiazepingrundgerüst in ihren physikalischen, chemischen und pharmakokinetischen Eigenschaften sowie dem Grad der Metabolisierung (Abb. 4-9). Daraus ergeben sich für die klinische Praxis Unterschiede vor allem in der Wirkungsdauer, der Wirkungsstärke und dem Abhängigkeitsprofil. Neben den Benzodiazepinen gibt es in den letzten Jahren die Neuentwicklungen Zopiclon aus der Zyclopyrrolonreihe und Zolpidem aus der Reihe der Imidazopyridine.

Als Anxiolytika können darüber hinaus noch andere Substanzen verwendet werden. Zu erwähnen sind hierbei Azapirone (z.B. der 5-HT$_{1A}$-Agonist Buspiron), β-Blocker und Antidepressiva mit Wirkung auf den Histaminrezeptor (wie Amitriptylin, Trimipramin und Maprotilin).

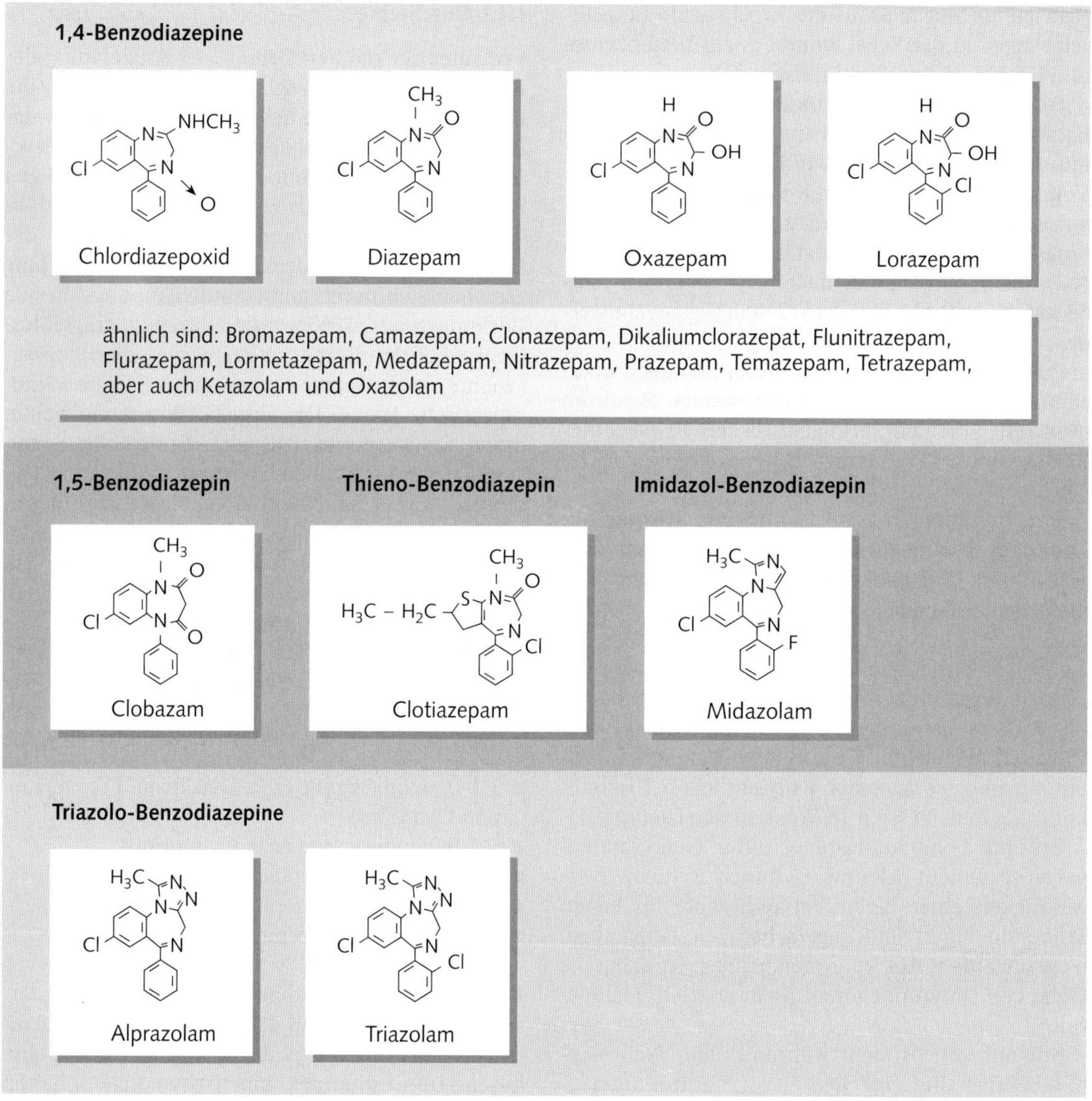

Psychopharmakologie und andere psychobiologische Behandlungsverfahren

1,4-Benzodiazepine

Chlordiazepoxid — Diazepam — Oxazepam — Lorazepam

ähnlich sind: Bromazepam, Camazepam, Clonazepam, Dikaliumclorazepat, Flunitrazepam, Flurazepam, Lormetazepam, Medazepam, Nitrazepam, Prazepam, Temazepam, Tetrazepam, aber auch Ketazolam und Oxazolam

1,5-Benzodiazepin — Clobazam

Thieno-Benzodiazepin — Clotiazepam

Imidazol-Benzodiazepin — Midazolam

Triazolo-Benzodiazepine

Alprazolam — Triazolam

Abbildung 4-9 Benzodiazepinstrukturen (nach Möller und Schmauß, 1996).

1.4.3 Wirkmechanismen

Die Benzodiazepine entfalten ihre Wirkung über Benzodiazepinrezeptoren, die mit dem GABA-(γ-Aminobuttersäure)-Rezeptor verbunden sind. GABA ist der wichtigste hemmende Neurotransmitter im Zentralnervensystem. GABA kann im Zentralnervensystem an zwei verschiedene Rezeptoren binden, die als $GABA_A$- und $GABA_B$-Rezeptor bezeichnet werden. Die Aktivierung des $GABA_A$-Rezeptors aktiviert einen Chlorionenkanal und bewirkt eine Hyperpolarisation der Neurone. Die Stimulation der $GABA_B$-Rezeptoren führt zur Öffnung von Kaliumkanälen.

Die $GABA_B$-Rezeptoren befinden sich sowohl prä- als auch postsynaptisch. Werden die präsynaptischen $GABA_B$-Rezeptoren aktiviert, so kommt es zu einer verminderten Transmitterausschüttung. Für die therapeutische Wirkung der Anxiolytika ist nur der $GABA_A$-Rezeptor von Bedeutung. Benzodiazepine und Barbiturate verstärken die Wirkung am $GABA_A$-Rezeptor, indem sie an spezifische Bindungsstellen angreifen (Abb. 4-10).

1.4 Anxiolytika und Hypnotika

Die Bindungsstellen für Benzodiazepine werden auch Benzodiazepinrezeptoren oder **Omegarezeptoren** genannt. Heute werden drei verschiedene Omegarezeptoren unterschieden, die als Omega$_1$-, Omega$_2$- und Omega$_3$-Rezeptoren bezeichnet werden. Omega$_1$-Rezeptoren und Omega$_2$-Rezeptoren kommen nur im Zentralnervensystem vor und Omega$_3$-Rezeptoren auch in peripheren Organen.

Durch die Gabe von Benzodiazepinantagonisten (z.B. Flumazenil) können die pharmakologischen Effekte der Benzodiazepine aufgehoben werden. Diese Substanzen wirken dadurch, daß sie die Benzodiazepine aus ihrer Rezeptorbindung verdrängen. Flumazenil ist daher zur Therapie einer Benzodiazepinintoxikation geeignet.

Das Zyclopyrrolonderivat Zopiclon und das Imidazopyridin Zolpidem sind strukturell nicht mit den Benzodiazepinen verwandt. Sie wirken vor allem über den Omega$_1$-Rezeptor und nicht über die anderen Omegarezeptoren, womit die fehlende, muskelrelaxierende Wirkung erklärt wird.

1.4.4 Pharmakokinetik und Wechselwirkungen

Die Pharmakokinetik der Benzodiazepine wird durch die vollständige, unveränderte Absorption aller Substanzen und die unterschiedlichen Metabolisierungswege (s.u.) bestimmt. Von Bedeutung ist die unterschiedliche Eiweißbindung: Da nur der freie Anteil an den Rezeptor gelangt, bildet der gebundene Anteil ein Depot. Dementsprechend entfalten Benzodiazepine mit hoher Eiweißbindung erst spät ihre Wirkung.

Die Metabolisierung erfolgt über oxidative (Hydroxylierung) oder nicht-oxidative Mechanismen (Glukuronidierung). Bei einigen Substanzen entstehen aktive Metaboliten. Die Eliminationshalbwertszeiten sind bei den einzelnen Präparaten sehr unterschiedlich und reichen von etwa 2 bis 75 Stunden. Durch lange Halbwertszeiten besteht die Gefahr einer Akkumulation und damit erheblicher Nebenwirkungen (sogenannter „hang-over"). Eine gleichzeitige Gabe enzyminduzierender Substanzen (z.B. Carbamazepin) kann den Stoffwechsel einiger Benzodiazepine beschleunigen, während enzymhemmende Substanzen wie die Serotonin-Wiederaufnahmehemmer den Plasmaspiegel ansteigen lassen können. Benzodiazepine, die primär glukuronidiert werden (Oxazepam, Temazepam, Lorazepam), werden nicht über das Zytochrom P450 verstoffwechselt, so daß hier eine solche Interaktion nicht zu befürchten ist (Tab. 4-19).

1.4.5 Spezifische Anwendungsbereiche

Die Benzodiazepine besitzen eine anxiolytische, hypnotische, muskelrelaxierende und antiepileptische Wirkung. In der Psychiatrie werden die Benzodiazepine bei Angststörungen und Schlafstörungen eingesetzt, wobei die unten genannten strengen Indikationsregeln zu beachten sind (s.a. Kap. 12 u. Kap. 16).

Generalisierte Angststörungen und Panikattacken

Primär sollten generalisierte Angststörungen mit Hilfe von psychotherapeutischen Verfahren behandelt werden. Grundsätzlich hat sich zwar gezeigt, daß Patienten mit ausgeprägten somatischen und kognitiven Angstsymptomen in den ersten Wochen von einer Benzodiazepinbehandlung profitieren können. Es zeigte sich aber, daß nach Monaten keine Überlegenheit mehr gegenüber psychotherapeutischen Behandlungen vorhanden ist (s. Kap. 12). Wegen der Gefahr der Abhängigkeitsentwicklung

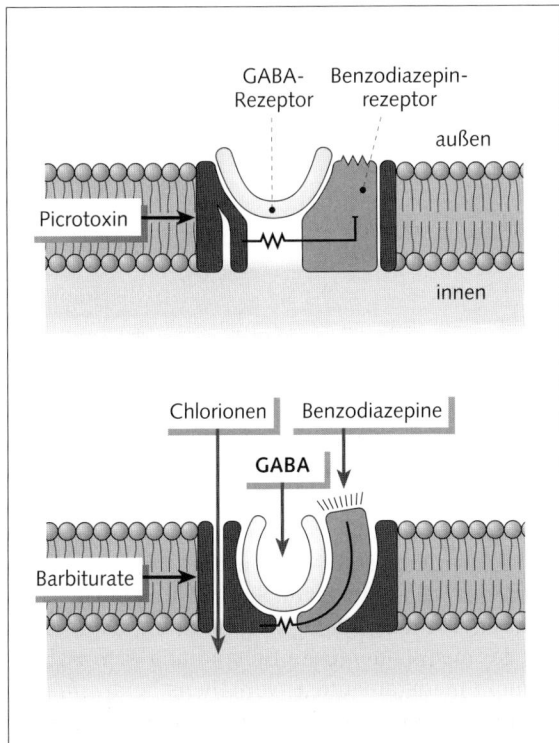

Abbildung 4-10 Interventionspunkte der Benzodiazepine und Barbiturate im GABAergen System. Das Gift Picrotoxin führt zu einer Hemmung des Chlorionenflusses, die Barbiturate zur Aktivierung (nach MÖLLER ET AL., 1989).

Tabelle 4-19 Durchschnittliche Eliminationshalbwertszeiten (in Stunden) der Benzodiazepine und Kurzcharakterisierung der Metabolisierung (Ordnung nach mittleren Eliminationshalbwertszeiten) (nach MÖLLER und SCHMAUß, 1996).

	ohne aktive Metaboliten mit längerer Eliminationshalbwertszeit		mit aktiven Metaboliten, die eine längere Halbwertszeit aufweisen		Metaboliten mit Halbwertszeiten
kurze Halbwertszeit	Midazolam[0]	1,8	Prazepam	0,6	(Oxazepam 8, Desmethyldiazepam 75)
			Flurazepam	1,5	(Desalkylflurazepam, Hydroxyethylflurazepam 72)
			Dikaliumclorazepat	2	(Oxazepam 8, Desmethyldiazepam 75)
	Triazolam[1]	2,5	Medazepam	2,5	(Oxazepam 8, Diazepam 35, Desmethyldiazepam 75)
	Clotiazepam[1]	4			
mittellange Halbwertszeit	Brotizolam[1]	5,5			
	Loprazolam[1]	8			
	Oxazepam[0]	8			
	Temazepam[1]	8			
	Bromazepam[0]	12	Chlordiazepoxid	12	(Oxazepam 8, Demoxepam 45, Desmethyldiazepam 75)
	Lorazepam[0]	13			
	Lormetazepam[0]	13			
	Alprazolam[1]	13,5			
	Tetrazepam[1]	15			
	Metaclazepam[1]	15			
	Flunitrazepam[1]	20	Clobazam	18	(Desmethylclobazam 75)
lange Halbwertszeit	Nitrazepam[0]	30	Oxazolam	30	(Oxazepam 8, Desmethyldiazepam 75)
	Clonazepam[0]	34	Diazepam	35	(Oxazepam 8, Desmethyldiazepam 75)

[0] keine aktiven Metaboliten; [1] keine Metaboliten mit erheblich längerer Eliminationshalbwertszeit

ist auch die Langzeitbehandlung von Panikattacken mit Benzodiazepinen nicht indiziert.

Dem großen **Abhängigkeitspotential** der Benzodiazepine kommt besondere Bedeutung zu. Einige Untersuchungen konnten die anxiolytische Wirkung von 5-HT$_{1A}$-Agonisten (z.B. Buspiron) belegen, die kein Abhängigkeitsprofil aufweisen. Alternativ können insbesondere bei ängstlich-depressiven Syndromen Antidepressiva verordnet werden (z.B. Nefazodon).

Häufig wird in der Praxis eine Neurolept-Anxiolyse mit Fluspirilen durchgeführt. Diese Behandlung ist für die längere Anwendung nicht zu empfehlen, da durch Neuroleptika erhebliche Nebenwirkungen auftreten können (z.B. Spätdyskinesien, s.a. Abschn. 1.3.5).

Schlafstörungen

Hyposomnien (Ein- und Durchschlafstörungen) stellen einen großen Teil aller Schlafstörungen dar. Bei nächtlichen Schlafstörungen und gesteigerter Tagesmüdigkeit muß zunächst nach den Ursachen gesucht werden (Tab. 4-20; s.a. Kap. 16).

Vor der Behandlung von Schlafstörungen muß als erstes eine schlafpädagogische Beratung stattfinden. Vor der medikamentösen Behandlung ist vor allem an nicht-medikamentöse, verhaltenstherapeutische Verfahren zu denken (autogenes Training, Biofeedback, chronotherapeutische Verfahren).

Eine Behandlung von Schlafstörungen mit Benzodiazepinen ist wegen der Toleranzentwicklung und des Abhängigkeitsprofils problematisch und sollte nur in enger Indikationsstellung erfolgen (z.B.

1.4 Anxiolytika und Hypnotika

Tabelle 4-20 Differentialdiagnostik von Schlafstörungen (nach HOHAGEN und BERGER, 1989).

- symptomatische Insomnien bei körperlichen Erkrankungen, z.B. Rheuma, Herz-Kreislauf-Erkrankungen, Duodenalulzera, Hyperthyreose, Asthma bronchiale
- medikamentös bedingte Insomnien (z.B. Gyrasehemmer, β-Blocker, Appetitzügler, Antidepressiva)
- toxisch bedingte Insomnien, z.B. Alkohol, Stimulanzien, Schlafmittel
- Schlafapnoen
- Narkolepsie
- nächtliche Myoklonien, „restless legs"
- Insomnien bei psychiatrischen Erkrankungen, z.B. Depressionen, Schizophrenien, Neurosen
- situativ bedingte Insomnien, z.B. Partnerschaftskonflikte, berufliche Überlastung
- idiopathische Insomnien
- Pseudoinsomnien

Tabelle 4-21 Alternative Medikamente zur Behandlung von Schlafstörungen.

Medikamentengruppe	Beispiel	Dosierung (mg)
Antidepressiva	Trimipramin	25–75
	Amitriptylin	25–75
	Doxepin	25–75
	Nefazodon	200–400
Antihistaminika	Promethazin	25–50
Neuroleptika	Levomepromazin	25–100
	Thioridazin	30–100

zur Entlastung bei akuten Belastungssituationen oder zur Unterstützung anderer medikamentöser Therapien bei der Behandlung somatischer oder psychischer Erkrankungen). Bei der medikamentösen Behandlung von Schlafstörungen können auch alternative Medikamenten eingesetzt werden, die kein Abhängigkeitsprofil aufweisen (Tab. 4-21).

1.4.6 Nebenwirkungen und Nebenwirkungsmanagement

Benzodiazepine haben eine große Verträglichkeit und eine große therapeutische Breite. Nebenwirkungen sind insbesondere Müdigkeit, Konzentrationsstörungen und Einschränkungen der Aufmerksamkeit. Bei intravenöser Applikation kann es zu Atemdepressionen und Blutdruckabfall kommen. Gelegentlich wird nach einer Benzodiazepingabe eine paradoxe Reaktion mit Agitiertheit, Euphorisierung und Schlaflosigkeit beobachtet.

Durch die **geringe Toxizität** der Benzodiazepine ist eine Intoxikation nicht letal. Bei akuter Überdosierung kommt es zur Somnolenz bis hin zum Koma. Andere Anxiolytika können jedoch weitaus toxischer wirken als die Benzodiazepine. Insbesondere Chloralhydrat führt schon bei geringer Überdosierung zu Arrhythmien und schließlich zum Herztod (letale Dosis bei 5 g).

Wegen des großen **Abhängigkeitspotentials** muß eine Behandlung mit Benzodiazepinen zeitlich eng begrenzt sein. Spätestens nach sechs Wochen sollte versucht werden, die Benzodiazepine auszuschleichen und über einen Zeitraum von etwa vier Wochen stufenweise zu reduzieren, um Entzugssymptome zu vermeiden. Vor der Verordnung ist zu bedenken, daß suchtgefährdete Patienten (Patienten mit Suchtanamnese, Schmerzsyndromen oder chronischen Schlafstörungen) besonders schnell in eine Abhängigkeit geraten können.

Als **leichtere Entzugssymptome** nach plötzlichem Absetzen der Benzodiazepine treten bei etwa der Hälfte der Patienten folgende Symptome auf:

- Angst und innere Unruhe
- Schlaflosigkeit
- vegetative Symptome (Tachykardie, Schwitzen, Tremor)

In schweren Fällen können epileptische Anfälle, Verwirrtheitszustände, paranoid-halluzinatorische Syndrome und Photophobien auftreten.

Trotz des Abhängigkeitspotentials ist der Gebrauch von Benzodiazepinen in der Bevölkerung groß. Verschiedene epidemiologische Untersuchungen zeigen, daß etwa 15% der Bevölkerung unregelmäßig und 6% permanent Benzodiazepine zu sich nehmen. Dabei ist der Benzodiazepinmißbrauch bei Frauen und älteren Personen häufiger.

> **Resümee**
> Anxiolytika und Hypnotika haben sedierende und angstlösende Wirkung. Die meisten Substanzen entfalten ihre Wirkungen über eine Beeinflussung des GABA$_A$-Rezeptors. Die Benzodiazepine haben eine hohe Verträglichkeit und eine große therapeutische Breite. Bei Langzeitgebrauch kommt es schnell zur Abhängigkeit.

1.5 Nootropika

Nootropika sind Substanzen zur Verbesserung der integrativen Hirnfunktionen (Aufmerksamkeit, Konzentrationsfähigkeit, Lernen und Gedächtnis). Die Substanzen der Gruppe der Nootropika besitzen unterschiedliche Wirkmechanismen (pharmakologisch verschiedenste Gruppen). Sie sollen vor allem eine neuroprotektive Wirkung entfalten (s. a. Kap. 8).

Nootropika werden klinisch vor allem bei hirnorganisch bedingten Leistungsstörungen im Rahmen von hirnorganischen Psychosyndromen und dementiellen Prozessen gegeben.

Vom pathophysiologischen Mechanismus her stand zu Anfang die Entwicklung von Substanzen mit durchblutungsfördernder Wirkung im Vordergrund (Vasodilatation, Verbesserung der Fließeigenschaften des Blutes usw.). Pathophysiologische Hypothesen, die eine verminderte Aktivität des cholinergen Systems bei der Alzheimer-Demenz postulierten, führten weiter zur Entwicklung von Substanzen, die die cholinerge Übertragung verbessern. Darüber hinaus wurde unter der Vorstellung, daß eine intrazelluläre Anreicherung von Kalziumionen schließlich einen Zelltod bewirken kann, die Anwendung von Kalziumantagonisten in der Behandlung hirnorganischer Psychosyndrome favorisiert.

Zusammenfassend sind folgende **Wirkmechanismen** der bisher im Handel befindlichen Nootropika zu nennen:

- Gefäßdilatation
- Verminderung der Blutviskosität
- membranstabilisierende Effekte
- Verbesserung der Glukoseverwertung
- Kalziumantagonismus
- Beeinflussung von Neurotransmittersystemen, besonders des cholinergen Systems

Ein Überblick über zur Zeit verfügbare Nootropika ist in Tabelle 4-22 wiedergegeben.

Das Ziel der Behandlung mit Nootropika soll die Besserung des dementiellen Syndroms sein. Vor allem die kognitiven Funktionen sollen verbessert und die dadurch bedingte Beeinträchtigung sozialer Alltagsaktivitäten vermindert werden.

Auch wenn ein kausaler Angriffspunkt in die Pathophysiologie der verschiedenen Demenzfor-

Tabelle 4-22 Überblick über zur Zeit verfügbare Nootropika.

Substanz	Wirkmechanismus	Anwendungen und Besonderheiten
Ginkgo biloba	Durchblutungsteigerung, Radikalfänger	Wirksamkeit ungenügend geklärt
Tacrin (Tetrahydroaminoakridin)	Hemmung der Acetylcholinesterase	leichte bis mittelschwere Demenz bei Alzheimer-Erkrankung; bis 160 mg/Tag; schlechte Verträglichkeit durch Leberenzymerhöhungen
Donepezil	Hemmung der Acetylcholinesterase	5–10 mg/Tag
Nicergolin	Vasodilatator	15–30 mg/Tag
Nimodipin	Kalziumantagonist	dementielles Syndrom; 90–180 mg/Tag; kurze Halbwertszeit
Piracetam	Aktivierung des neuronalen Energiestoffwechsels	2400 mg/Tag
Pyritinol	erhöhte Hypoxietoleranz	600 mg/Tag

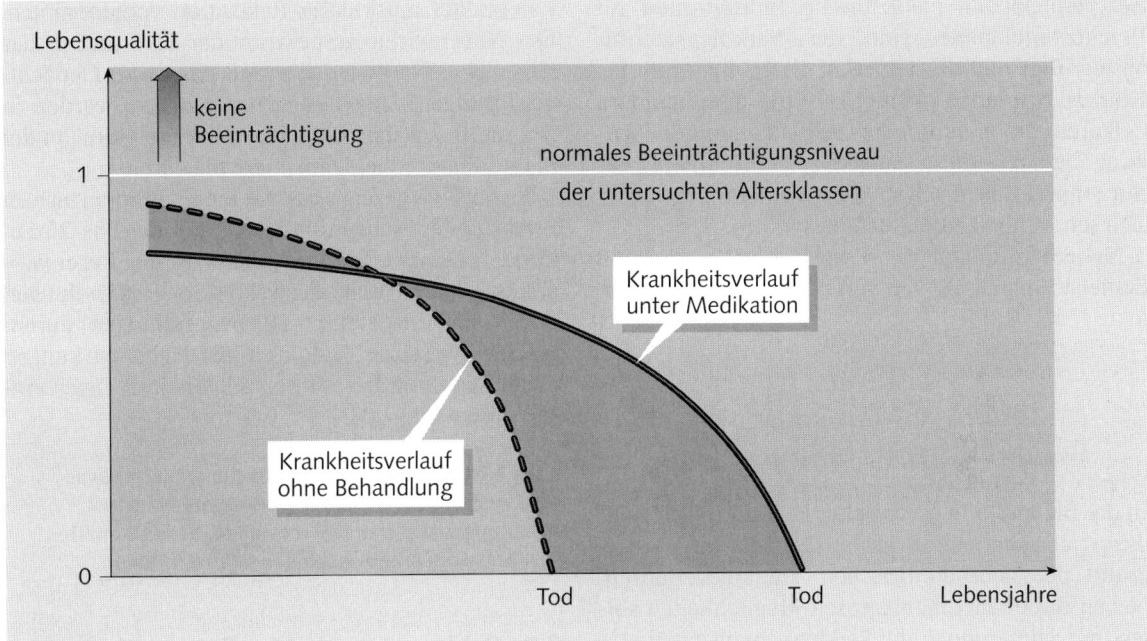

Abbildung 4-11 Darstellung des Gewinns an Lebensqualität durch Einsatz von Nootropika bei Patienten mit dementiellen Erkrankungen (nach MÖLLER und SCHMAUß, 1996)

men bisher kaum möglich und die Wirksamkeit der einzelnen Substanzen nicht ausreichend belegt ist, sollte im Einzelfall dennoch kritisch abgewogen werden, ob nicht doch ein Therapieversuch mit Nootropika durchgeführt wird. Das Ziel hierbei ist es, durch den Einsatz von Nootropika einen Gewinn an Lebensqualität zu erreichen (Abb. 4-11).

Darüber hinaus ist zu berücksichtigen, daß die Behandlung mit Nootropika nur einen Teil der Gesamtbehandlung bei Patienten mit dementiellem Syndrom darstellen kann. So profitieren besonders Patienten von der Behandlung, die gleichzeitig ein kognitives Training absolvieren. Darüber hinaus ist eine besondere psychosoziale Betreuung der Patienten durch Angehörige und medizinisches Personal von Bedeutung.

> **Resümee**
> Nootropika dienen der Verbesserung von Aufmerksamkeit, Konzentrationsfähigkeit und Gedächtnis. Es handelt sich pharmakologisch um Substanzen aus unterschiedlichen Gruppen mit unterschiedlichen Wirkprinzipien.

1.6 Psychostimulanzien

Psychostimulanzien sind Pharmaka, die vorwiegend antriebssteigernd wirken. Die pharmakologische Gruppe dieser Substanzen ist sehr uneinheitlich.

Der Wirkmechanismus der Psychostimulanzien beruht darauf, daß verstärkt Katecholamine (Noradrenalin und Dopamin) aus den präsynaptischen Strukturen freigesetzt werden. Darüber hinaus wird die Wiederaufnahme der Katecholamine in die präsynaptische Region reduziert, so daß mehr Transmittersubstanz im synaptischen Spalt zur Verfügung steht.

Die Psychostimulanzien wirken peripher sympathomimetisch und zentral stimulierend. Sie hemmen das Gefühl der Müdigkeit und wirken psychomotorisch stark aktivierend. Darüber hinaus wirken diese Substanzen appetithemmend. Das am weitesten verbreitete Psychostimulans ist Koffein, das seine Wirkung primär über Adenosinrezeptoren im Zentralnervensystem entfaltet.

Therapeutisch werden **Amphetaminderivate** eingesetzt. In Deutschland besitzen Amphetamin und Metamphetamin keine medizinische Indikation und sind nicht mehr im Handel verfügbar. In begrenztem Umfang werden noch strukturverwandte Präparate eingesetzt:

- Methylphenidat
- Fenetyllin
- Pemolin
- Prolintan

Als verbleibende medizinische **Indikationen** für Psychostimulanzien sind die Narkolepsie (bis 60 mg/Tag) und das hyperkinetische Syndrom bei Kindern zu nennen (0,5 mg/kg KG Methylphenidat).

Durch die psychomotorisch aktivierende Wirkung besitzen diese Substanzen ein erhebliches **Suchtpotential** (s. a. Kap. 9). Außerdem entwickelt sich sehr schnell eine Toleranz.

Nebenwirkungen der Psychostimulanzien sind Schlafstörungen, Appetitverlust und vegetative Effekte (Tachykardie).

2 Andere psychobiologische Behandlungsverfahren

In der Behandlung psychischer Erkrankungen steht die psychopharmakologische Therapie im Vordergrund der neurobiologischen Therapieverfahren. Neben diesen medikamentösen Möglichkeiten sollen im weiteren noch die Elektrokonvulsionstherapie, die Schlafentzugsbehandlung und die Lichttherapie genannt werden.

2.1 Elektrokonvulsionstherapie (EKT)

Schon in den 30er Jahren hatte sich gezeigt, daß die Auslösung epileptischer Anfälle bei Patienten mit psychischen Erkrankungen – vor allem bei Schizophrenien und schweren Depressionen – symptomverbessernde Wirkungen entfalten kann.

Während anfänglich die Auslösung epileptischer Aktivität mit Hilfe von Pharmaka erfolgte (Pentylentetrazol, Kampher), wurde später die elektrische Reizung des Zentralnervensystems durchgeführt. Dieses Therapieverfahren wird Elektrokonvulsionstherapie (EKT) genannt. Während die EKT nach Ergebnissen wissenschaftlicher Studien gute Ergebnisse zeigt, ist die Anwendung in Deutschland in den Hintergrund getreten, da in der öffentlichen Meinung häufig ethische Aspekte vorgebracht werden (Elektroschocktherapie).

Trotz einer guten antidepressiven Wirksamkeit der EKT bleibt dieses Verfahren heute für Patienten mit therapieresistenten affektiven Störungen vorbehalten. Insbesondere gilt die EKT als Mittel der Wahl bei der therapieresistenten wahnhaften Depression, bei der Psychopharmaka nur in 30–50% erfolgreich antidepressiv wirksam sind, während die EKT eine Responderrate von bis zu 90% erreicht. Mittel der Wahl ist die EKT auch für die heute selten auftretenden febrilen Katatonien.

Die EKT wird unter Anästhesie und pharmakologischer muskulärer Relaxation vorgenommen. Das Nebenwirkungsspektrum der EKT umfaßt das allgemeine Narkoserisiko und passagere Gedächtnisstörungen. Um diese zu reduzieren, werden in den meisten Fällen die Elektroden unilateral an der nichtdominanten Hemisphäre plaziert.

Es hat sich gezeigt, daß für einen antidepressiven Effekt epileptische Anfälle von mindestens 25 Sekunden Dauer erforderlich sind. In der Regel werden bei einem Patienten zwei bis drei Behandlungen pro Woche (insgesamt 6–12 Behandlungen) durchgeführt, wobei zur Reduktion der Nebenwirkungen ein behandlungsfreies Intervall von zwei Tagen eingehalten wird.

> **Resümee**
> Die Elektrokonvulsionstherapie ist ein effektives Behandlungsverfahren insbesondere bei sonst therapierefraktären Depressionen, bei wahnhaften Depressionen und katatonen Schizophrenien.

2.2 Schlafentzugsbehandlung

Der Schlafentzug wird schon seit langer Zeit in das Behandlungsspektrum depressiver Syndrome einbezogen. Dies resultierte aus den Beobachtungen, daß depressive Patienten häufig unter Insomnien leiden und Abnormalitäten im REM-Schlaf vorhanden sind.

Patienten mit einer schweren Depression zeigen überwiegend das Bild einer Hyposomnie. Dabei ist die Einschlafzeit verlängert, und es kommt zu häufigem, intermittierendem Erwachen. Neben der Verkürzung der Schlafzeit ist der Schlaf depressiver Patienten flacher, was bedeutet, daß der Tiefschlafanteil reduziert ist. Sehr charakteristisch für die Schlafarchitektur von Patienten mit affektiven Störungen ist die Verkürzung der REM-Latenz, also der Zeitspanne bis zum Auftreten der ersten REM-Phase (s. a. Kap. 16).

Der Tübinger Psychiater SCHULTE entwickelte in den 70er Jahren das therapeutische Verfahren des Schlafentzugs aufgrund von Berichten von Patienten über Stimmungsaufhellung nach durchwachten Nächten. Später wurde bei Patienten mit affektiven Störungen eine Veränderung zirkadianer Rhythmen mit Phasenverschiebungen angenommen und vermutet, daß durch den Schlafentzug eine Regulierung der normalen Schlafarchitektur und anderer biologischer Rhythmen erreicht wird. Die exakten Mechanismen sind jedoch bisher nicht bekannt. Metaanalysen ergaben, daß bei 65% der Patienten mit einer schweren Depression durch einen partiellen oder totalen Schlafentzug eine Depressions-

Tabelle 4-23	Möglichkeiten der Schlafentzugsbehandlung.
totaler Schlafentzug	Beginn morgens bis zum anderen Tag abends (maximal 40 Stunden)
partieller Schlafentzug	Beginn ab 1.00 Uhr bis zum anderen Abend
„phase advance"	Vorverschiebung des Schlaf-Wach-Rhythmus um etwa 6 Stunden
REM-Schlaf-Entzug	selektiver Entzug des REM-Schlafs (nur im Schlaflabor)

aufhellung erreicht werden kann. Aus vielen Untersuchungen kann geschlossen werden, daß depressive Syndrome unterschiedlicher Genese auf diese Therapie ansprechen.

In Tabelle 4-23 sind die möglichen Arten der klinischen Behandlung durch Schlafentzug zusammengestellt. Während der totale und der partielle Schlafentzug (die zweite Nachthälfte betreffend) praktisch leicht durchführbar sind, ist der REM-Schlaf-Entzug bisher nur zu wissenschaftlichen Untersuchungen eingesetzt worden. Von entscheidender Bedeutung ist, daß die Patienten während des Schlafentzugs nicht einnicken (engl. „nap"). Untersuchungen haben gezeigt, daß solche „naps" die antidepressive Wirkung des Schlafentzugs sofort wieder aufheben können.

In annähernd 90% der Fälle kommt es nach erfolgreichem Schlafentzug in der darauffolgenden Nacht, offensichtlich durch den Schlaf, wieder zu einem Rückfall in die Depression. Dies schränkte bisher die klinische Bedeutung dieses Verfahrens erheblich ein. In den letzten Jahren konnte jedoch gezeigt werden, daß durch eine Vermeidung von Schlaf in der zweiten Nachthälfte durch eine Schlafphasenvorverlagerung dieser Rückfall bei zwei Drittel der Patienten zumindest für die Dauer dieser Behandlung vermieden werden kann.

Eine Kombination von Schlafentzug mit der Anwendung von Psychopharmaka ist in der Regel unproblematisch. Es kann sogar eine additive Wirkung beider Therapieverfahren beobachtet werden. Insgesamt ist die Schlafentzugsbehandlung evtl. in Kombination mit Schlafphasenverschiebung eine einfach durchzuführende und effektive Möglichkeit der Depressionsbehandlung, die jedoch bei mittelschweren und schweren Depressionen eine in der Regel notwendige Antidepressivatherapie nicht ersetzt.

> **Resümee**
> Die Schlafentzugsbehandlung (totaler Schlafentzug, partieller Schlafentzug oder „phase advance") ist eine nebenwirkungsarme Möglichkeit der kurzfristigen Besserung des depressiven Affekts.

2.3 Lichttherapie

Wie beschrieben hat der Nachweis von Störungen im zirkadianen Rhythmus depressiver Patienten zu chronobiologischen Hypothesen der Pathophysiologie depressiver Störungen Anlaß gegeben. Da zirkadiane Rhythmen durch Licht beeinflußt werden können, gibt es seit einiger Zeit Versuche, depressive Patienten hellem Licht auszusetzen.

Zur Behandlung werden Geräte benutzt, die eine Beleuchtungsstärke von mindestens 2500 Lux aufweisen. Die Patienten setzen sich täglich für ein bis zwei Stunden in einem Abstand von etwa 50–80 cm vor das Gerät und werden angehalten, in regelmäßigen Abständen in das Licht zu schauen. Die Therapie sollte mindestens eine Woche durchgeführt werden, kann aber auch über Wochen dauern.

Die Lichttherapie wird vor allem bei Patienten angewendet, die an einer saisonal abhängigen Depression (SAD) leiden. Insgesamt sprechen solche Patienten, bei denen depressive Phasen primär in den Wintermonaten auftreten, gut auf eine Lichttherapie an. Für andere Depressionsformen ist der Erfolg dieser Therapieform bisher nicht gesichert. Die Anwendung der Lichttherapie ist in der Regel nebenwirkungsarm. In seltenen Fällen können Augenbrennen und Irritabilität auftreten.

> **Resümee**
> Die Lichttherapie wird häufig bei Patienten eingesetzt, die an einer saisonal abhängigen Depression (SAD) leiden. Die Patienten schauen dabei täglich für ein bis zwei Stunden in eine Lichtquelle von mindestens 2500 Lux.

Literatur

1 Psychopharmakologie

Übersichten

Benkert, O., H. Hippius: Psychiatrische Pharmakotherapie. Springer, Berlin–Heidelberg 1996.
Faust, V., H. Baumhauer: Psychopharmaka. Ecomed, Landsberg 1990.

Laux, G., O. Dietmaier, W. König: Pharmakopsychiatrie. Gustav Fischer, Stuttgart 1997.

Möller, H., M. Schmauß: Arzneimitteltherapie in der Psychiatrie. Wiss. Verlagsgesellschaft, Stuttgart 1996.

Möller, H.-J. (Hrsg.): Therapie psychiatrischer Erkrankungen. Enke, Stuttgart 1993.

Möller, H. J., W. Kissling, G. Wendt, K. D. Stoll (Hrsg.): Psychopharmakotherapie. Ein Leitfaden für Klinik und Praxis. Kohlhammer, Stuttgart 1989.

Medikamenteninteraktionen

Preskorn, S. H.: Pharmacokinetics of antidepressants: why and how they are relevant to treatment. J. clin. Psychiatry 54, Suppl. 9 (1993) 14–34.

Baumann, P.: Pharmacokinetics-pharmacodynamic relationship of the selective serotonin reuptake inhibitor. Clin. Pharmacokinet. 31 (1996) 444–469.

Sachse C., J. Brockmöller, S. Bauer, I. Roots: Cytochrome P450 2D6 variants in a Caucasian population: allel frequencies and phentopic consequences. Amer. J. hum. Genet. 60 (1997) 284–295.

Antidepressiva

Delini-Stula, A.: Pharmakologie der Antidepressiva. In: Langer G., H. Heimann (Hrsg.): Psychopharmaka, Grundlagen und Therapie, S. 81–95. Springer, Wien 1983.

Feighner, J. P., W. F. Boyer (eds.): Selective Serotonin Reuptake Inhibitors. Wiley & Sons, Chichester, 1991.

Kasper, S., J. Fuger, S. Ruhrmann, G. Höflich, H. P. Scholl, P. Danos, B. Martinez, H.-J. Möller: Klinischer Stellenwert der selektiven Serotonin-Wiederaufnahmehemmer (SSRI). Fortschr. Neurol. Psychiat. 60, Suppl. 2 (1992) 193.

Montgomery, S.: Guidelines for treating depressive illness with antidepressants. J. Psychopharmacol. 7 (1993) 19–23.

Riederer, R., G. Laux, W. Pöldinger (Hrsg.): Neuropsychopharmaka – ein Therapie-Handbuch. Antidepressiva und Phasenprophylaktika. Bd. 3. Springer, Wien–New York 1993.

Waldmeier, P. C.: Neurobiologische Wirkungen antidepressiver Substanzen. In: Langer, G., H. Heimann (Hrsg.): Psychopharmaka. Grundlagen und Therapie, S. 65–81. Springer, Wien 1983.

Phasenprophylaktika

Calabrese, J. R., G. A. Delucchi: Spectrum of efficacy of valproate with rapid-cycling bipolar disorder. Amer. J. Psychiat. 147 (1990) 431–737.

van Calker, D., J. Walden (Hrsg.): Valproat in der Psychiatrie. Zuckschwerdt, München 1994.

Emrich, H. M., R. Wolf: Valproate treatment of mania. Prog. Neuro-psychopharmacol. 16 (1992) 691–694.

Müller-Oerlinghausen, B., S. Haas, K. D. Stoll: (Hrsg.): Carbamazepin in der Psychiatrie. Thieme, Stuttgart 1989.

Müller-Oerlinghausen, B., W. Greil: (Hrsg.): Die Lithiumtherapie. Springer, Berlin 1997.

Riederer, R., G. Laux, W. Pöldinger (Hrsg.): Neuropsychopharmaka – ein Therapie-Handbuch. Antidepressiva und Phasenprophylaktika. Bd. 3. Springer, Wien–New York 1993.

Schou, M.: Lithium treatment during pregnancy, delivery, lactation. J. clin. Psychiat. 51 (1990) 410–413.

Walden, J., B. Heßlinger: Bedeutung alter und neuer Antiepileptika in der Behandlung psychischer Erkrankungen. Fortschr. Neurol. Psychiat. 63 (1995) 320–335.

Walden, J., H. Grunze: Bipolare affektive Störungen. Thieme, Stuttgart 1998.

Neuroleptika

Baldessarini, R. J., B. Cohen, M. F. Teichen: Significance of neuroleptic dose and plasma level in the pharmacological treatment of psychoses. Arch. gen. Psychiat. 45 (1988) 79–91.

Klages, U., H. Hippius, F. Müller-Spahn: Atypische Neuroleptika, Pharmakologie und klinische Bedeutung. Fortschr. Neurol. Psychiat. 61 (1993) 390–398.

Klimke, A., E. Klieser: Das atypische Neuroleptikum Clozapin (Leponex) – aktueller Kenntnisstand und neuere klinisch Aspekte. Fortschr. Neurol. Psychiat. 63 (1995) 173–193.

Möller, H.-J. (Hrsg.): Therapieresistenz unter Neuroleptikabehandlung. Springer, Wien 1993.

Riederer, R., G. Laux, W. Pöldinger (Hrsg.): Neuropsychopharmaka – ein Therapie-Handbuch.. Neuroleptika. Bd. 4. Springer, Wien–New York 1998.

Anxiolytika und Hypnotika

Apelt, S., C. Schmauss, H. M. Emrich: Psychopharmakologie und Klinik der Benzodiazepin-Abhängigkeit. Fortschr. Neurol. Psychiat. 60 (1992) 104–109.

Hohagen F., M. Berger: Differentialdiagnose der Schlafstörungen. In: Hippius, H., H. Lauter, W. Greil (Hrsg.): Der gestörte Schlaf, S. 19–32. Medizin-Verlag, München 1989.

Klotz, U., G. Laux: Tranquillantien. Therapeutischer Einsatz und Pharmakologie. Wiss. Verlagsgesellschaft, Stuttgart 1996.

Lader, M., K. Petursson: Rational use of anxiolytic/sedative drugs. Drugs 25 (1983) 514–528.

Laux, G.: Aktueller Stand der Therapie mit Benzodiazepinen. Eine Übersicht. Nervenarzt 66 (1995) 311–322.

Nootropika

Bauer, J., M. Hüll, K. Lieb, M. Berger: Diagnostik und medikamentöse Therapie der Demenz vom Alzheimer-Typ. Nervenheilkunde 14 (1995) 146–155.

Gottfries, C. G.: Pharmacological treatment strategies in dementia disorders. Pharmacopsychiatry 22 (1989) 129–134.

Kriegelstein, J.: Hirnleistungsstörungen. Pharmakologie und Ansätze für die Therapie. Wiss. Verlagsgesellschaft, Stuttgart 1990.

Müller, W. E.: Therapie mit Nootropika. Möglichkeiten und Grenzen. Psycho 21 (1995) 742–751.

Riederer, R., G. Laux, W. Pöldinger (Hrsg.): Neuropsychopharmaka – ein Therapie-Handbuch. Parkinsonmittel und Nootropika. Bd. 5. Springer, Wien–New York 1992.

2 Andere psychobiologische Behandlungsverfahren

Berger, M.: Handbuch des normalen und gestörten Schlafes. Springer, Heidelberg 1993.

Kasper, S., H.-J. Möller: Therapeutischer Schlafentzug – Klinik und Wirkmechanismen. Springer, Berlin–Heidelberg–New York 1996.

Riemann, D., M. Schnitzler, F. Hohagen, M. Berger: Depression und Schlaf – der gegenwärtige Forschungsstand. Fortschr. Neurol. Psychiat. 62 (1994) 458–478.

Sauer, H., H. Lauter: Elektrokrampftherapie. Wirksamkeit und Nebenwirkungen. Nervenarzt 58 (1987) 201–209.

5
Psychotherapie

Fritz Hohagen, Rolf-Dieter Stieglitz, Martin Bohus und Mathias Berger

1 Einleitung	133
2 Verhaltenstherapie und kognitive Therapie	135
2.1 Allgemeine Prinzipien der Verhaltenstherapie	135
2.2 Geschichtliche Entwicklung und lerntheoretische Grundlagen	136
2.2.1 Entwicklungsphasen der Verhaltenstherapie	136
2.2.2 Konditionierungsmodelle	137
2.2.3 Kognitive und psychosoziale Wende	139
2.2.4 Verhaltenstherapie als komplexe Handlungsstrategie	141
2.3 Verhaltenstherapeutische Diagnostik	143
2.3.1 Lern- und Entwicklungsgeschichte des problematischen Verhaltens	144
2.3.2 Verhaltensanalyse auf Symptomebene	144
2.3.3 Funktionsanalyse	145
2.3.4 Instrumente der Verhaltensdiagnostik	145
2.4 Verhaltenstherapeutische Methoden und Techniken	146
2.4.1 Techniken der Reizkonfrontation	146
2.4.2 Operante Methoden	149
2.4.3 Modell-Lernen	151
2.4.4 Aufbau von Kompetenzen („skill training")	152
2.4.5 Kognitive Verfahren	156
2.5 Das Sieben-Phasen-Modell des verhaltenstherapeutischen Prozesses	159
3 Psychoanalytische und psychodynamisch orientierte Verfahren	162
3.1 Psychoanalyse	163
3.1.1 Persönlichkeitstheorie	163
3.1.2 Psychoanalytische Krankheitskonzepte	170
3.1.3 Psychoanalytisch-psychodynamische Therapieverfahren	174
4 Gesprächspsychotherapie	177
4.1 Begriffsbestimmung	177
4.2 Historische Entwicklung	177
4.3 Theorie der Persönlichkeit	178
4.4 Diagnostik in der Gesprächspsychotherapie	179
4.5 Indikation und Kontraindikation	179
4.6 Therapiekonzept	179
4.7 Therapeutische Techniken	181
4.8 Weiterentwicklungen und Modifikationen	182
4.9 Empirische Basis	182
4.10 Schlußbemerkungen	183
5 Paar- und Familientherapie	183
5.1 Paartherapie	183
5.1.1 Begriffsbestimmung	183

5.1.2 Allgemeine Prinzipien der Paartherapie	183
5.1.3 Diagnostik	184
5.1.4 Indikation und Anwendungsbereiche	184
5.1.5 Psychotherapeutische Techniken in der Paartherapie	185
5.1.6 Paartherapie bei ausgewählten Störungsbereichen	186
5.1.7 Empirische Basis	187
5.1.8 Schlußbemerkungen	187
5.2 Familientherapie	188
5.2.1 Begriffsbestimmung	188
5.2.2 Schulen und Richtungen	188
5.2.3 Diagnostik	192
5.2.4 Indikation und Kontraindikation	194
5.2.5 Schulenübergreifende familientherapeutische Interventionen	194
5.2.6 Empirische Basis	195

6 Allgemeine und störungsspezifische Aspekte einer schulenübergreifenden Psychotherapie ... 196

   6.1 Basale psychotherapeutische Prozesse ... 196
   6.2 Störungsspezifische Psychotherapien ... 204

7 Negative Effekte von Psychotherapie ... 210

1 Einleitung

Die Psychotherapie ist derzeit wie kaum ein anderer Behandlungsansatz im Bereich psychischer Störungen im Umbruch begriffen. Während sich früher die einzelnen **Psychotherapieschulen** streng voneinander abgrenzten und jede für sich den Anspruch hatte, die alleinige Psychotherapiemethode für die Behandlung sämtlicher psychischer Störungen zu sein, ist in den letzten Jahren eine „unideologischere" Sichtweise und Diskussion zu verzeichnen. Auf der einen Seite ist man bemüht, **gemeinsame Faktoren** (GRAWE, 1998) verschiedener Psychotherapieschulen zu identifizieren, die die Wirkweise von Psychotherapie erklären könnten. Auf der anderen Seite finden immer mehr **störungsspezifische Psychotherapieansätze** Beachtung, die die speziellen Charakteristika des vorliegenden Störungsbildes berücksichtigen. Damit ergibt sich für dieses Lehrbuchkapitel das Dilemma, ob man sich an den skizzierten neueren Entwicklungen in Klinik und Forschung der Psychotherapie oder an den klassischen Psychotherapieschulen orientiert.

Aus mehreren Gründen sollten trotz einiger Bedenken an dieser Stelle zunächst die relevantesten Therapieschulen dargestellt werden. Zum einen sind sie nach wie vor auch bei störungsspezifischem Vorgehen bezüglich vieler diagnostischer und therapeutischer Aspekte Grundlage für herkömmliches psychotherapeutisches Handeln, so daß auch Psychotherapeuten, die auf der praktischen Ebene schulenübergreifend behandeln, die wichtigsten einzelnen Therapieschulen und deren Behandlungsmethoden kennen sollten. Zum anderen wird im Medizinstudium, in der Weiterbildungsordnung und in den Psychotherapierichtlinien der Kassenärztlichen Vereinigungen sowie der Krankenkassen weiterhin eine Trennung zwischen den hier anerkannten Verfahren, d. h. kognitiver Verhaltenstherapie und Tiefenpsychologie bzw. Psychoanalyse, vorgenommen.

Es wird zunächst die **kognitive und Verhaltenstherapie** dargestellt, da sie die empirisch am besten belegte Psychotherapierichtung ist und die klinische Wirksamkeit in einer Vielzahl von Evaluationsstudien zweifelsfrei nachgewiesen werden konnte. Darüber hinaus gewinnt die kognitive und Verhaltenstherapie im klinischen Alltag immer mehr Bedeutung. Die **Psychoanalyse** wird in diesem Kapitel trotz weitgehend fehlender empirischer Evaluationsstudien und ihres relativ geringen Anteils an der Patientenversorgung dargestellt, weil sie in den letzten Jahrzehnten einen sehr großen Einfluß auf psychotherapeutisches Denken und Handeln ausgeübt hat und ihr ein großer Stellenwert in der geschichtlichen Entwicklung der Psychotherapie zukommt. Für die von der Psychoanalyse abgeleitete **tiefenpsychologisch fundierte Psychotherapie** oder andere **psychodynamische Kurztherapieformen** liegen Studien vor, die ihre klinische Wirksamkeit belegen – wenn auch nicht in gleichem Umfang wie zur kognitiven und Verhaltenstherapie. Auch zur **Gesprächspsychotherapie** (GT) liegen kontrollierte Studien zu einigen Indikationsbereichen vor. Der klinische Wirknachweis für spezielle Indikationsgebiete und die Tatsache, daß bestimmte Elemente der GT die gesamte Psychotherapie mitgeprägt haben, waren Anlaß, auch diese Psychotherapiemethode hier mit aufzunehmen. **Paar- und Familientherapie** erschienen uns ebenfalls wegen ihrer klinischen Bedeutung wichtige Verfahren, die Eingang in dieses Kapitel finden sollten.

Im Anschluß an die Darstellung der klassischen Psychotherapieschulen bzw. -methoden wird versucht, **allgemeine Wirkfaktoren** der Psychotherapie einerseits und Ansätze zu einer **störungsspezifischen Psychotherapie** andererseits zu erläutern. Dieser Abschnitt spiegelt den im Fluß befindlichen gegenwärtigen Stand der Diskussion wider. Die dort aufgeführten Gesichtspunkte werden vor dem Hintergrund der empirischen Forschung weiterentwickelt. Der störungsspezifische Ansatz wird außerdem in den einzelnen Kapiteln, die die jeweiligen Störungsbilder behandeln, aufgegriffen. Wünschenswert wäre eine Entwicklung in der Psychotherapieforschung, in der man unideologisch und unabhängig von den einzelnen Psychotherapieschulen Psychotherapiemethoden auf dem Boden klinischer Forschung entwickelt und evaluiert, die sowohl den individuellen Bedürfnissen des Patienten als auch den Charakteristika des vorliegenden Krankheitsbildes entsprechen.

Unter **Psychotherapie** versteht man die **Behandlung einer Erkrankung mit psychologischen Mitteln.** Psychotherapeutisches Handeln erfolgt auf der Basis einer Theorie normalen und pathologischen Verhaltens. Die klinische Wirksamkeit der angewandten psychotherapeutischen Methode sollte **wissenschaftlich-empirisch nachgewiesen** sein. Psychotherapie wird als bewußter und geplanter interaktioneller Prozeß verstanden, der Verhaltensstörungen und Leidenszustände beeinflussen soll. Dabei muß **zwischen Patient und Therapeut ein Konsens** hergestellt werden, was als **behandlungsbedürftig** angesehen und was als Behandlungsziel angestrebt ist. Bei dem Behandlungsziel kann es sich um Symptomreduktion, Verhaltensänderung und/oder Strukturänderung der Persönlichkeit handeln.

Die Psychotherapie hat in den letzten Jahrzehnten als Behandlung erheblich an Bedeutung gewonnen. Epidemiologische Untersuchungen konnten zeigen, daß etwa 20 bis 30% der Bevölkerung an psychischen und psychosomatischen Störungen leiden und ein großer Teil davon einer psychotherapeutischen Behandlung bedarf. Eine Vielzahl von Längsschnittuntersuchungen belegt, daß beispielsweise bei Angst- und Zwangsstörungen, die zu den häufigsten psychischen Erkrankungen zählen, dauerhafte Symptomreduktion bzw. Remission durch psychotherapeutische Verfahren erzielt werden kann, während die psychopharmakologische Behandlung dieser Störungen lediglich eine adjuvante Methode darstellt, da es nach Absetzen einer isolierten Medikation in der Regel zu einem Wiederauftreten der Symptomatik kommt.

Wie aus einer **Metaanalyse** von GRAWE ET AL. (1994) hervorgeht, konnten bis Mitte der 80er Jahre die kognitive und Verhaltenstherapie bereits in annähernd 600 und die psychodynamische Psychotherapie in ca. 40 kontrollierten Studien ihre klinische Wirksamkeit nachweisen. Dies gilt für einige Indikationsbereiche auch für die Gesprächspsychotherapie. Damit besteht an der Wirksamkeit von Psychotherapie bei den meisten psychischen Erkrankungen kein Zweifel.

Ein neuer Forschungszweig beschäftigt sich mit den **neurobiologischen Grundlagen** sogenannter neurotischer Erkrankungen wie Angst- und Zwangsstörungen und mit neurobiologischen Veränderungen, die unter dem Einfluß von Psychotherapie auftreten. So konnte mit Hilfe der Positronen-Emissions-Tomographie gezeigt werden, daß die kognitive Verhaltenstherapie die Glukoseutilisation im Basalgangliengebiet verändert (Näheres siehe Kapitel 13). Damit ist es gelungen, neurobiologische Veränderungen unter Psychotherapie nachzuweisen und deutlich zu machen, daß psychotherapeutische Interventionen neurobiologische Funktionssysteme beeinflussen können.

Diese Forschungsergebnisse haben wesentlich dazu beigetragen, die dualistische Sichtweise zwischen neurobiologischer und psychischer Ebene aufzuheben, und liefern überzeugende Argumente, daß sich die neurobiologische und die psychische Ebene gegenseitig beeinflussen und als dialektische Einheit aufzufassen sind. Psychologische Interventionen führen zu neurobiologischen Veränderungen, während somatische Behandlungsmethoden wie Schlafentzug bei Depressionen oder psychopharmakologische Behandlung zu psychischen Veränderungen führen. Die psychotherapeutischen Behandlungsmöglichkeiten sollten deshalb nicht isoliert von somatischen Behandlungsmöglichkeiten gesehen werden.

Neuere Studienergebnisse zeigen, daß gerade die **Kombination von Psychotherapie mit medikamentöser Therapie** den Behandlungserfolg bei einer Vielzahl von psychischen Störungen wie beispielsweise Depression und Zwangsstörungen verbessern kann (BEITMAN und KLERMAN, 1991). Ein wichtiger Bereich der Psychotherapieforschung wird sich deshalb in Zukunft mit der Frage beschäftigen müssen, welche Prädiktoren für den alleinigen Einsatz für Psychotherapie und welche Prädiktoren für die Kombination von Psychotherapie und Psychopharmakologie sprechen.

Psychotherapeutisches Handeln ist auf verschiedenen Ebenen möglich:

- Im Rahmen der **hausärztlichen Versorgung** soll die **Grundversorgung psychischer und psychosomatischer Erkrankungen** psychologisch-psychotherapeutisches Denken und Handeln im allgemeinärztlichen Vorgehen verankern. Neben der Reflexion der Arzt-Patient-Beziehung und ihres Einflusses auf das allgemeinärztliche Vorgehen stehen Gesprächsführung, psychoedukative Beratung und einfachere psychotherapeutische Interventionen im Vordergrund.
- Psychotherapeutische Beratung findet auch in **Beratungsstellen** statt. Hier soll das psychotherapeutische Vorgehen auf einen umschriebenen Problembereich fokussiert werden. In wenigen Sitzungen wird zunächst der Problembereich definiert und werden konkrete Schritte der Problemlösung gemeinsam erarbeitet.
- Bei komplexeren oder tiefgreifenderen psychischen Störungen ist eine **Psychotherapie** indiziert. Diese wird von Ärzten mit dem Zusatztitel „Psychotherapie", von Fachärzten für Psychiatrie und Psychotherapie und Fachärzten für psychotherapeutische Medizin sowie von psychologischen Psychotherapeuten gewährleistet.

Grundsätzlich sollte die psychotherapeutische Versorgung gemeindenah, d. h. am Wohnort des Patienten, erfolgen, damit relevante Bezugspersonen in die Behandlung mit einbezogen werden und psychosoziale Faktoren wie berufliches Umfeld etc. berücksichtigt werden können.

Wann immer möglich sollte eine **ambulante Psychotherapie** angestrebt werden, damit der Patient den Bezug zu seinem sozialen und beruflichen Umfeld nicht verliert und sich Veränderungsprozesse in die Lebenssituation des Patienten integrieren. Sehr schwere Erkrankungsformen, Suizidalität des Patienten, massive familiäre Konflikte oder das Fehlen geeigneter ambulanter Therapiemöglichkeiten können eine **stationäre Psychotherapie** nötig werden lassen.

2 Verhaltenstherapie und kognitive Therapie

In den rund 40 Jahren ihrer Entwicklungsgeschichte hat die Verhaltenstherapie eine entscheidende Wandlung erfahren. Von der einfachen Anwendung von Konditionierungsmodellen erfolgte die Weiterentwicklung zu einem komplexen Psychotherapieverfahren mit einer großen Anzahl unterschiedlicher symptom- und problemorientierter Behandlungstechniken. Dabei sind die einzelnen **Interventionstechniken** nicht von nur einem theoretischen Modell abgeleitet, sondern basieren auf einer **Vielzahl allgemeinpsychologischer** und **störungsspezifischer Erklärungsmodelle.** Damit wird die Verhaltenstherapie immer weniger in Abgrenzung zur Psychoanalyse als umschriebenes Verstehens- und Behandlungsverfahren oder als eine Therapieschule, sondern eher als eine **„psychotherapeutische Grundorientierung"** verstanden (MARGRAF und LIEB, 1996), wobei der Anspruch besteht, daß die einzelnen hypothetischen Modelle und Interventionstechniken sich an der empirischen Psychologie orientieren.

Innerhalb kurzer Zeit haben die Verhaltenstherapie und die daraus hergeleitete kognitive Therapie (im folgenden Text der Einfachheit halber und wie meistens üblich zusammenfassend als Verhaltenstherapie bezeichnet) **international** einen bedeutenden, wenn nicht **führenden Stellenwert** innerhalb der ambulanten und stationären psychotherapeutischen Versorgung eingenommen.

Trotz der Tatsache, daß die klinische Effizienz der Verhaltenstherapie mit weitem Abstand am besten empirisch abgesichert ist (GRAWE ET AL., 1994), wurde sie in **Deutschland** erst 1987 als Psychotherapieverfahren im Sinne der Psychotherapierichtlinien der KBV zugelassen. 10 Jahre später sind bereits etwa 50% der niedergelassenen sogenannten Richtlinien-Psychotherapeuten Verhaltenstherapeuten. Im Gegensatz zur Psychoanalyse und Tiefenpsychologie dominieren hier jedoch bisher bei weitem die Psychologen gegenüber den Ärzten.

Dank der Tatsache, daß die Verhaltenstherapie von Beginn an die klinische Wirksamkeit ihrer Methoden empirisch evaluiert hat, können **Indikationsbereiche** angegeben werden, in denen sie als **Psychotherapie der ersten Wahl** gelten kann, wie z.B. bei Zwangs- und Angststörungen (Näheres bei den einzelnen Störungsbildern).

2.1 Allgemeine Prinzipien der Verhaltenstherapie

Unabhängig von den gewählten Interventionsmethoden kann man einige allgemeine Prinzipien der verhaltenstherapeutischen Grundorientierung benennen (MARGRAF und LIEB, 1996):

- **Orientierung an der empirischen Psychologie.** Die Verhaltenstherapie hatte von Beginn an den Anspruch, die klinische Effektivität ihrer Behandlungsmethoden empirisch zu evaluieren. Dies erforderte die **Operationalisierung** von theoretischen Konzepten und therapeutischen Methoden. Dabei wird angestrebt, daß die empirische Überprüfung den methodischen Kriterien der **Objektivität, Reliabilität** und **Validität** entspricht.
- **Problemorientierung.** Die Behandlung **fokussiert das Problemverhalten** und seine **aufrechterhaltenden Bedingungen.** Für verschiedene Störungen und Problembereiche kommen nach einem individuell ermittelten Behandlungsplan unterschiedliche Behandlungsverfahren zur Anwendung, deren klinische Wirksamkeit empirisch abgesichert ist. Die erfolgreiche Modifikation eines Problembereichs zieht häufig die Modifikation anderer Problembereiche nach sich, die nicht explizit in die Behandlungsplanung aufgenommen wurden (Generalisierung).
- **Zielorientierung und zeitliche Limitierung.** Die in der Problemanalyse definierten Störungsbereiche sind primär Ziel der Behandlung. Das Ziel der Behandlung wird mit dem Patienten festgelegt. Ist das mit dem Patienten vereinbarte Behandlungsziel erreicht, wird die Therapie in der Regel beendet.
- **Transparenz.** Sowohl Hypothesen zur Entwicklung und Aufrechterhaltung gestörten Verhaltens als auch die Therapieplanung und -durchführung sollten dem Patienten völlig transparent sein. Jeder einzelne Schritt des Therapieprozesses wird mit dem Patienten besprochen und nur mit seiner Einwilligung vollzogen.

- **Aktive Rolle des Patienten.** Der Patient soll im Rahmen der Verhaltenstherapie aktiv neue Verhaltensweisen und Problemlösestrategien erproben und die gemeinsam mit dem Therapeuten entwickelten Hypothesen zur Entstehung und Aufrechterhaltung des Störungsverhaltens immer wieder empirisch überprüfen. Sie geht also über die Erarbeitung und Reflexion psychodynamischer Zusammenhänge hinaus und fordert vom Patienten die Bereitschaft, aktiv **Verhaltensmodifikationen auch auf der Handlungsebene** anzustreben.
- **Verhaltenstherapie beschränkt sich nicht nur auf die Therapiesitzungen.** Während der therapeutischen Sitzung können auch auf dem Boden einer guten therapeutischen Beziehung Verhaltensmuster identifiziert und Verhaltensänderungen erarbeitet werden. Die angestrebten Verhaltensmodifikationen sollen auch zwischen den Therapiesitzungen im Alltag realisiert und erprobt werden, um eine Generalisierung des Behandlungserfolgs zu gewährleisten. Dies kann in Form von **„Hausaufgaben"** erfolgen.
- **„Hilfe zur Selbsthilfe".** Im Laufe der Verhaltenstherapie soll der Patient **Experte seiner Störung** werden und aktive Bewältigungsstrategien erarbeiten. Er soll Problembereiche selbst analysieren, Problemlösestrategien finden und spezifische Interventionstechniken, wie z.B. die graduierte Exposition, selbst beherrschen können. Durch Aufbau aktiver Bewältigungsstrategien wird das Selbsthilfepotential der Patienten gefördert und Rückfällen vorgebeugt.
- **Der Therapeut als Experte.** Der Therapeut bringt Kompetenzen und Erfahrung in der Behandlung bestimmter Störungsbilder ein und bietet diese dem Patienten an. Neben seiner Rolle als **Experte** kann der Therapeut streckenweise auch als **Modell** dienen. Eine positive therapeutische Beziehung ist von fundamentaler Bedeutung für das Gelingen der Therapie. Die therapeutische Beziehung als solche ist jedoch nicht – im Gegensatz zu den psychoanalytisch orientierten Verfahren – Hauptfokus der Behandlungsmethode.

2.2 Geschichtliche Entwicklung und lerntheoretische Grundlagen

Die Grundlagen verhaltenstherapeutischer Diagnostik und Behandlung sowie die aktuellen Konzepte der Verhaltenstherapie lassen sich am besten aus der **historischen Entwicklung** verstehen (FIEDLER, 1994; KOCH und HAAG, 1994). Im Gegensatz zu anderen Psychotherapieverfahren, wie der psychoanalytisch orientierten Psychotherapie oder der Gesprächspsychotherapie, haben sich die Grundlagen der Verhaltenstherapie nicht aus der klinischen Praxis entwickelt. Ausgangspunkte von Gesprächspsychotherapie und Psychoanalyse waren die klinische Beobachtung und therapeutische Erfahrung an psychisch kranken Patienten, die sekundär zu wissenschaftstheoretischer Untermauerung und theoretischer Begründung dienten. Im Gegensatz hierzu liegen die **Ursprünge** der Verhaltenstherapie in der **experimentellen Untersuchung von Lernprozessen und der Steuerung „normalen" Verhaltens.** Die Verhaltenstherapie ging somit ursprünglich den Weg **„vom Forschungslabor zur klinischen Praxis".** Dies gilt insbesondere für die Anfangsphase der Verhaltenstherapie, da im Verlaufe ihrer **späteren** Entwicklung durchaus **klinische Interventionsmethoden** entwickelt und sekundär **lerntheoretisch begründet wurden.**

2.2.1 Entwicklungsphase der Verhaltenstherapie

Obwohl in den 20er und 30er Jahren einige Arbeiten erschienen, die bereits lerntheoretische Konzepte auf die Behandlung psychischer Störungen anwandten, wurde der Begriff Verhaltenstherapie (**„behavior therapy, behavior modification"**) erst in den **50er Jahren** von verschiedenen Arbeitsgruppen eingeführt. SKINNER und LINDSAY in den USA, WOLPE und LAZARUS in Südafrika, EYSENCK, YATES und SHAPIRO in Großbritannien schlugen diesen Begriff für ein psychotherapeutisches Verfahren vor, das sich an den Grundlagen der **Lerntheorie,** insbesondere an den **Konditionierungsmodellen,** orientiert.

Im Gegensatz zur Psychoanalyse beschränkte sich die ursprüngliche Verhaltenstherapie auf offen beobachtbares Verhalten in Interaktion mit Umweltreizen und verzichtete auf die Untersuchung intrapsychischer Prozesse. Ausgangspunkt war die exakte Untersuchung von isolierten Verhaltensweisen in einer experimentellen Anordnung, aus der lerntheoretische Modelle zur Verhaltenssteuerung abgeleitet wurden. Grundannahme der Verhaltenstherapie wurde dabei, daß **abnormes Verhalten den gleichen lerntheoretischen Gesetzmäßigkeiten unterliegt wie normales Verhalten,** d.h., daß gestörtes Verhalten „gelernt" und auch wieder „verlernt" werden kann. Die therapeutischen Interventionstechniken leiteten sich aus den Konditionierungsmodellen ab.

Für die frühe Entwicklung der Verhaltenstherapie

waren zwei lerntheoretische Modelle entscheidend: das **klassische** und das **operante Konditionieren**. Beide Modelle haben bis heute ihre Bedeutung für die Diagnostik und therapeutischen „Interventionen" in der Verhaltenstherapie behalten, auch wenn sie durch weitere lerntheoretische Modelle und Grundannahmen ergänzt wurden.

2.2.2 Konditionierungsmodelle

Klassisches Konditionieren

Die wissenschaftliche Grundlage der klassischen Konditionierung wurde durch die tierexperimentellen Studien des russischen Physiologen PAWLOW und seiner Mitarbeiter zu Beginn dieses Jahrhundert gelegt. Aus der Tradition der russischen „Flexologie" kommend interessierte sich PAWLOW vor allem für den Zusammenhang zwischen auslösendem Reiz und Reaktion. Er beobachtete im Tierexperiment, daß ein **unkonditionierter Reiz** (das Anbieten von Futter) beim Hund eine **unkonditionierte Reaktion** (Speichelfluß) hervorruft. Durch gleichzeitige Darbietung von Futter und einem Klingelzeichen lernte das Versuchstier, Klingeln mit der Darbietung von Futter zu assoziieren, so daß gegen Ende des Experiments alleine das Klingelzeichen ohne die Darbietung von Futter als konditionierter Reiz Speichelfluß provozierte.

Ausgehend von diesem Experiment ließ sich verallgemeinernd feststellen, daß erstens ein unkonditionierter Stimulus, **UCS**, d.h. ein Reiz, der normalerweise eine ganz bestimmte beobachtbare Reaktion beim Organismus auslöst, zu einer unkonditionierten Reaktion **UCR** führt, die nicht gelernt ist und reflexhaft abläuft. Zweitens kann ein konditionierter, d.h. ursprünglich neutraler Stimulus, **CS,** der normalerweise nicht zur **UCR** führt, den Hinweischarakter des **UCS** annehmen, wenn er gleichzeitig mit diesem dargeboten wird. Drittens führt nach einem Lernprozeß alleine die Darbietung des **CS** zu einer konditionierten Reaktion, **CR,** die der **UCR** entspricht (Abb. 5-1).

Das Modell der klassischen Konditionierung kann zur Erklärung der Pathogenese verschiedener psychischer Störungen herangezogen werden. Eine junge Patientin z.B. hat bei dem Vergewaltigungsversuch durch ihren Onkel (UCS) eine schwere Angstattacke (UCR) erlebt. Nicht nur spätere Begegnungen mit dem Onkel führen zu erneuten Panikattacken (UCR), sondern auch der Anblick ähnlich aussehender oder gekleideter Männer oder das Riechen der von ihm benutzten Parfümmarke (CS). Die dadurch bedingten konditionierten Reaktionen (CR) führen zu massivem Vermeidungsverhalten, d.h. sozialem Rückzug (Zusammenwirken klassischer und operanter Konditionierung; s.u.).

Operantes Konditionieren

Die Lerntheorie des operanten Konditionierens geht auf die tierexperimentellen Untersuchungen von SKINNER Ende der 20er Jahre zurück. SKINNER beobachtete während seiner Experimente, daß nicht alle Verhaltensreaktionen von einem Reiz ausgelöst wurden, sondern daß vom Versuchstier auch ohne

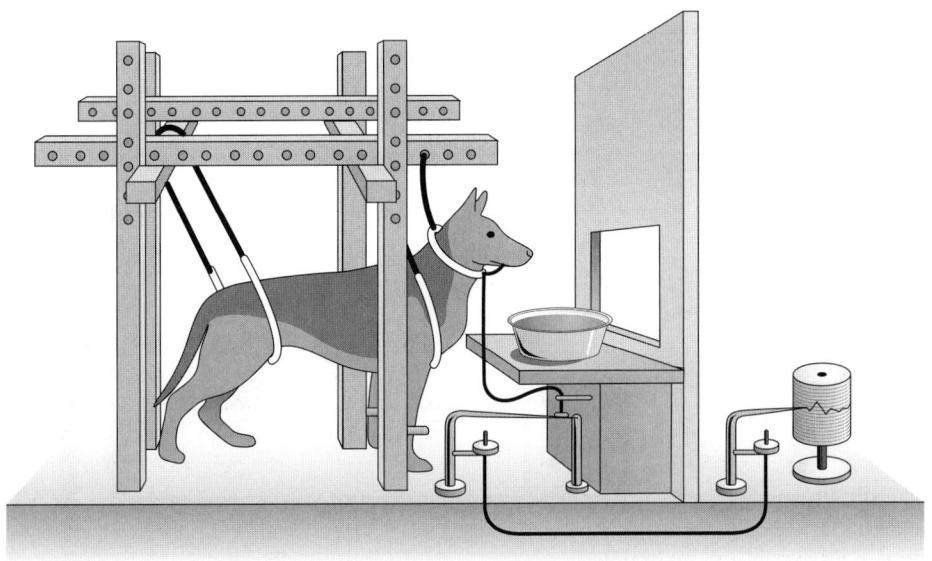

Abbildung 5-1 Pawlows Versuchsanordnung (nach KIMBLE, 1961).

ersichtlichen Auslöser Reaktionen produziert wurden, die von den Konsequenzen des gezeigten Verhaltens gesteuert wurden.

Lernen wird hier allgemein als die Veränderung der **Auftrittshäufigkeit** eines Verhaltens charakterisiert. Nach SKINNER ist die wichtigste Bedingung für das Lernen die **Konsequenz** eines Verhaltens. Zieht es eine positive Konsequenz nach sich, erhöht sich die Wahrscheinlichkeit, daß dieses Verhalten auch in Zukunft häufiger ausgeübt wird. Ist die Konsequenz des Verhaltens negativ, vermindert sich die Wahrscheinlichkeit, daß dieses Verhalten in Zukunft gezeigt wird (Abb. 5-2).

Das lerntheoretische Modell des operanten Konditionierens („Lernen am Erfolg") hat hohe Relevanz für die **Erklärung abweichenden Verhaltens.** Eine Angstpatientin hat die Erfahrung gemacht, daß ihr Partner, trotz eines chronischen Partnerschaftskonflikts, sich während Panikattacken sehr um sie kümmert. Dies erhöht die Wahrscheinlichkeit, daß sich im Verlaufe der Krankheitsentwicklung Panikattacken vermehrt zeigen. Die Panikattacke hat zum einen die Konsequenz, daß die Patientin den Partner dadurch enger an sich bindet, zum anderen vermeidet sie Auseinandersetzungen im Rahmen des Partnerschaftskonflikts.

SKINNER beobachtete, daß nicht jede einzelne Reaktion positiv verstärkt werden muß, um als Verhalten gelernt zu werden. Es genügt, wenn eine bestimmte Reaktion ab und zu, z.B. nach einem bestimmten Zeitintervall, „intermittierend" **verstärkt** wird. Von besonderer Bedeutung für die Lernpsychologie und für das Verständnis von aufrechterhaltenden Faktoren abweichenden Verhaltens ist die Tatsache, daß Verhalten, das durch intermittierende Verstärkung gelernt wurde, **besonders löschungsresistent** ist.

Intermittierende Verstärkung spielt bei der Ausformung und Aufrechterhaltung von normalem und abweichendem Verhalten eine große Rolle. Beispiel für intermittierende Verstärkung wäre ein Kind, das nicht alleine einschlafen möchte. Es hat gelernt, daß es durch Schreien die Eltern dazu bewegen kann, sich zu ihm ins Bett zu legen. Die Eltern, die das stundenlange Zubettgehritual leid haben, sind an einigen Tagen entschlossen, das Kind schreien zu lassen, ohne sich seinen Wünschen zu fügen, an anderen Tagen geben sie seinem Schreien mehr oder weniger rasch nach und legen sich zu ihm. Das Kind lernt, daß es durch sein Schreiverhalten in der Regel sein Ziel erreicht, auch wenn es ihm nicht an allen Tagen gelingt. Es wird also sein letztlich meist erfolgreiches Schreien nicht aufgeben, sondern eher, um die Zahl der Tage, an denen die Eltern nicht reagieren, zu vermindern, sein Fehlverhalten noch intensivieren.

Somit stellen sowohl das **klassische** als auch das **operante Konditionieren** Erklärungsmodelle gestörten Verhaltens dar (Übersicht bei REINECKER, 1994). WOLPE griff Befunde und Theorien zur expe-

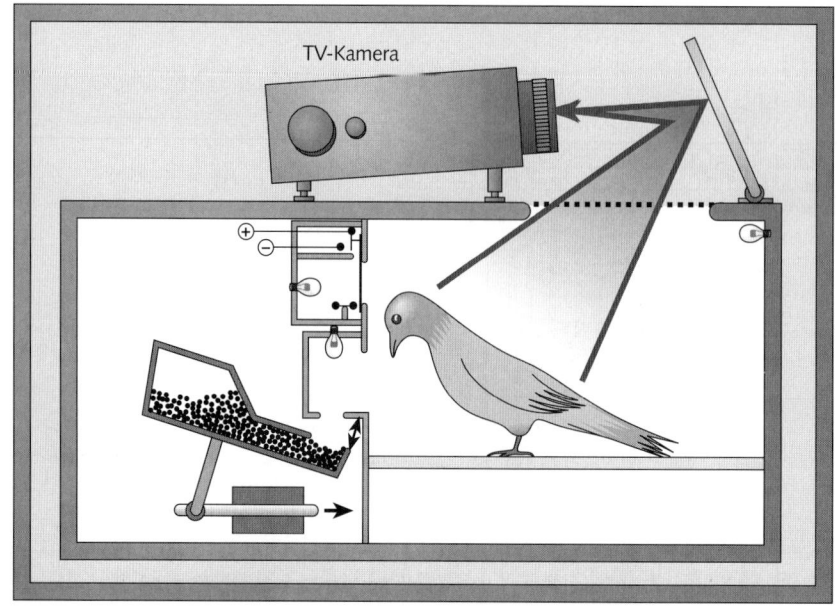

Abbildung 5-2   Skinner-Box (nach ZEIER, 1976).

rimentellen Neurose auf, die zeigen konnten, daß Mechanismen der klassischen Konditionierung bei Entstehung von Angststörungen eine große Rolle spielen. Er übertrug diese Befunde auf pathogenetische Modelle anderer neurotischer Störungen, deren Grundlage **unangemessene Angst** war, die auch deren Schwere bestimmte (WOLPE, 1958; WOLPE und LAZARUS, 1966).

Die Behandlung der Angst ist deshalb bei WOLPE zentraler Ansatzpunkt verschiedenster Störungen, wie psychosomatischer Syndrome, Depressionen, sexueller Störungen und sozialer Auffälligkeiten. Hauptbeitrag WOLPES war die Entwicklung der **systematischen Desensibilisierung** zur Reduktion unangepaßter Angst, die über viele Jahre als wichtigste und am besten evaluierte Interventionsmethode der Verhaltenstherapie galt (siehe Interventionstechniken).

Während sich WOLPES therapeutischer Ansatzpunkt hauptsächlich mit der Behandlung klassisch konditionierter neurotischer Störungen befaßte, entwickelten sich aus dem lerntheoretischen Ansatz des operanten Konditionierens zunächst effektive Behandlungsmöglichkeiten bei psychotischen Störungen sowie autistischen und geistig retardierten Patienten (s. u.).

Eine Vielzahl von **verhaltenstherapeutischen Interventionstechniken** wird aus den lerntheoretischen Modellen des klassischen und operanten Konditionierens abgeleitet:

- die systematische Desensibilisierung
- operante Verfahren, insbesondere „token economy"
- die Aversionstherapie der 60er Jahre
- Expositionsverfahren in sensu und in vivo.

Ihre empirische Absicherung ist unterschiedlich, und trotz ihres Bezugs auf lerntheoretische Konzepte liegen diesen Therapiemethoden eher technikspezifische Theorien als übergeordnete Störungsmodelle zugrunde. Sowohl klassisches als auch operantes Konditionieren stellten zunächst lineare Lernmodelle dar, die intrapsychische Prozesse, Prozesse der Informationsverarbeitung, Feedback-Mechanismen und psychosoziale Lerntheorien nicht berücksichtigten. Von anderen Psychotherapierichtungen, auch innerhalb der Verhaltenstherapie, wurde deshalb die **Kritik** geäußert, daß diese Modelle der **Komplexität menschlichen Verhaltens nicht gerecht werden** und daß sie den Menschen auf ein passives Objekt reduzieren, das lediglich auf simple Umweltreize reagiert.

2.2.3 Kognitive und psychosoziale Wende

In den 70er Jahren wurde man sich immer mehr der Limitierung bewußt, die die Lerntheorien des klassischen und operanten Konditionierens für das Verständnis und die Therapie psychischer Störungen mit sich brachte. Dies führte zum einen zu neuen lerntheoretischen Ansätzen, wie dem Konzept des **Modell-Lernens** (BANDURA, 1977). Darunter versteht man die Tatsache, daß insbesondere im Verlauf der Entwicklung von Kindern und Jugendlichen Verhaltensweisen von Personen, die Vorbildfunktion haben, aufgrund von Beobachtung und Imitation übernommen werden. Dabei spielen eine Reihe von Prozessen, wie Motivation, Aufmerksamkeit, selektive Speicherung und Reproduzierbarkeit, eine große Rolle. Die Bedeutung des Modell-Lernens ist sowohl für die Entwicklung pathologischer Verhaltensweisen als auch für die Therapie psychischer Störungen allgemein akzeptiert.

Zum anderen wurden immer mehr intrapsychische, nicht direkt beobachtbare Vorgänge des Individuums in theoretische Erklärungsmodelle und therapeutische Interventionsstrategien mit einbezogen. Die **Miteinbeziehung intrapsychischer Prozesse** stellt einen tiefen Einschnitt in der Entwicklungsgeschichte der Verhaltenstherapie dar und markiert eine **konzeptuelle Neurorientierung,** die weit über den Begriff „kognitive Wende" hinausgeht. Parallel zur Entwicklung anderer psychologischer Forschungsbereiche, wie z.B. der wissenschaftlichen Auseinandersetzung mit Informationsverarbeitung, Gedächtnis- und Problemlösetheorien, entwickelten sich kognitive Erklärungsmodelle und daraus abgeleitete Interventionstechniken. Während zunächst internale psychologische Komponenten als Vermittler (**Mediatoren**) zwischen den steuernden Umweltreizen und den gezeigten Reaktionen interpretiert wurden, setzte sich immer mehr die Sichtweise durch, daß die konstruktiven, die **Umwelt gestaltenden Fähigkeiten** des Individuums bei der wissenschaftlichen Konzeptbildung und Therapieplanung wesentlich stärker berücksichtigt werden müßten.

Die kognitiven Modelle beziehen die Fähigkeit des Individuums ein, **Informationen wahrzunehmen, zu speichern, zu transformieren und zu sinnvollen Einheiten zu verarbeiten.** Situationen werden unterschiedlich wahrgenommen und bewertet in **Abhängigkeit von biologischen Gegebenheiten, persönlicher Lerngeschichte und motivationalen Faktoren.** Das Individuum besitzt weiterhin die Fähigkeit, in die **Zukunft zu planen** und mögliche

Konsequenzen des eigenen Handelns vorherzusehen. Es **bewertet** anhand eigener Normen und Erfahrungen Situationen, das eigene Handeln und die Konsequenz des eigenen Handelns. Es ist also nicht passives Objekt von Umweltreizen, sondern organisiert und gestaltet aktiv die Umwelt.

Durch die Einbeziehung internaler psychischer Prozesse konnten **komplexere Regelkreismodelle** menschlichen Verhaltens entwickelt werden. Ausgehend von linearen Modellvorstellungen wurden Regelkreismodelle vorgeschlagen, die sowohl Selbstregulationsmechanismen mit entsprechenden Feedbackschleifen als auch externe (z.B. soziale) Einflüsse, internale und biologische Prozesse berücksichtigten (Abb. 5-3).

Im Zuge der Einbeziehung dieser Prozesse in die Erklärungsmodelle psychischer Störungen wurden eine ganze Reihe **kognitiver Techniken** entwickelt, die fester Bestandteil verhaltenstherapeutischen Handelns wurden, z.B. **Problemlösetraining, Streßbewältigungstraining** und **Selbstinstruktionsverfahren.** Eigenverantwortlichkeit und Eigenaktivität des Patienten wurde vor allen in sogenannten **Selbstkontrollverfahren** gefördert, um die Selbstbehandlungskompetenzen zu erhöhen.

Viele dieser kognitiven Techniken gaben als zentralen Wirkfaktor an, **automatisierte, realitätsverzerrende innere Dialoge zu identifizieren,** zu unterbrechen und durch realitätsgerechtere Kognitionen zu ersetzen. Von besonderer klinischer Bedeutung war hier die Hervorhebung von BECK, daß eine **enge Wechselwirkung zwischen Kognitionen und Emotionen** besteht. Kognitionen werden in diesem Ansatz nicht nur als Mediatoren zwischen Individuum und Umwelt gesehen, sondern depressionstypische kognitive Verzerrungen und Fehlinterpretationen werden als Ursache depressiver affektiver Verstimmtheit identifiziert und durch realitätsge-

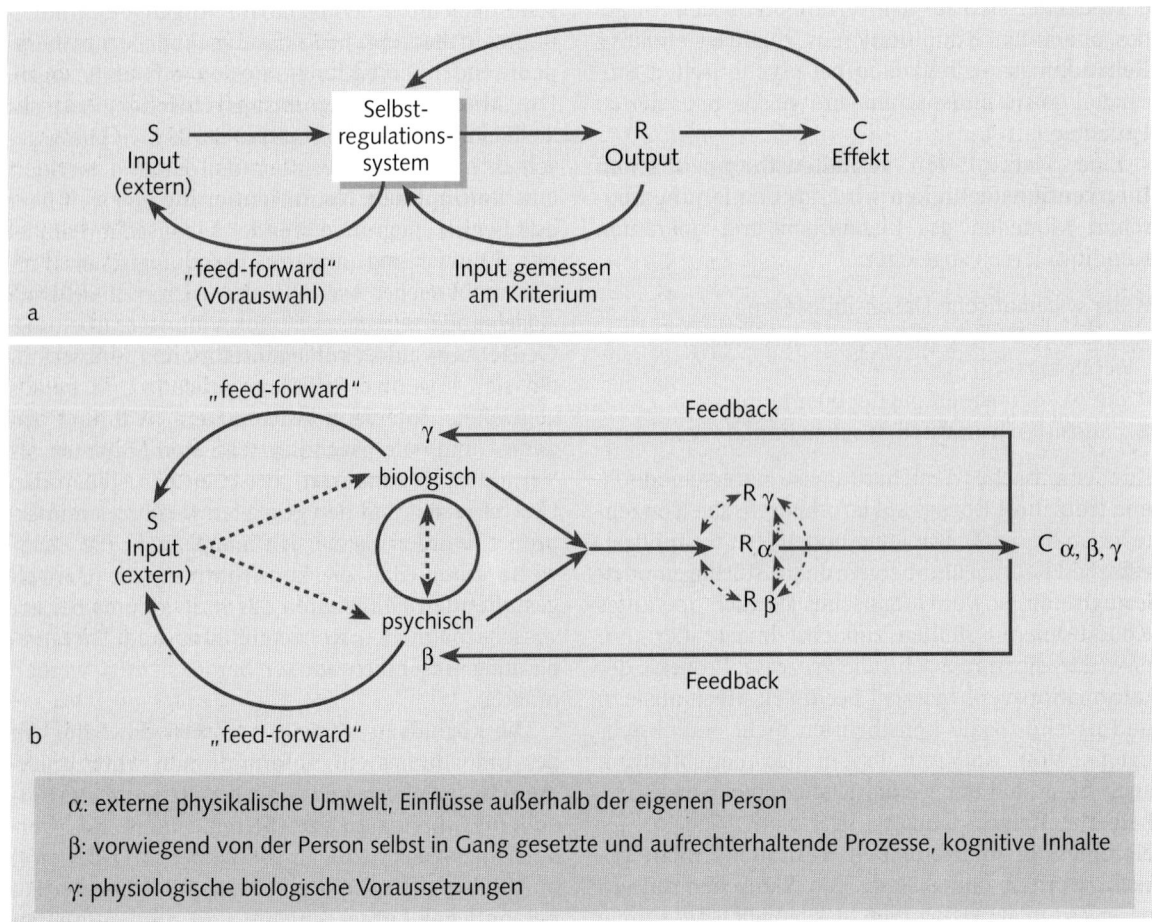

Abbildung 5-3 Komplexe Regelkreismodelle: erweiterte kognitive Modelle, a) Feedback aus der Umwelt, b) internes Feedback (nach REINECKER, 1994).

rechtere kognitive Muster ersetzt. Die kognitive Depressionsbehandlung hat die Therapie affektiver Störungen wesentlich bereichert und kann sich auf eine Vielzahl empirischer Evaluationsstudien stützen (s. Kap. 11).

Als gemeinsame Grundannahme gehen viele dieser kognitiven Behandlungsmethoden davon aus, daß der Patient Selbstbeobachtung, Selbstbewertung und Selbstverstärkung als Methode zur Selbststeuerung einsetzen kann und damit die Fähigkeit zur Korrektur interner Verhaltensdeterminanten besitzt.

Die „kognitive Wende" stellt jedoch nur einen Teilaspekt der konzeptionellen Veränderungen der Verhaltenstherapie in den 70er Jahren dar, man kann auch von einer **sozialpsychologischen Wende** in der Verhaltenstherapie sprechen. Im Rahmen der sozialpsychiatrischen Bewegung der 70er Jahre sah sich die Verhaltenstherapie auch mit dem **Vorwurf der technologisch-pragmatischen Einengung** ihrer Methode konfrontiert, die lediglich das Ziel habe, den Patienten wieder „funktionieren zu lassen", ohne die gesellschaftlichen Bedingungen psychischer Störungen zu berücksichtigen.

Im Verlauf der Auseinandersetzung mit diesen Kritikpunkten wurden in zunehmendem Maße **sozialpsychologische Lerntheorien und Behandlungsansätze** in die Verhaltenstherapie eingeführt und die Bedeutung der lebensgeschichtlichen Entwicklung, der psychosozialen Beziehungen und gesellschaftlichen Bedingungen für die Genese und Aufrechterhaltung psychischer Störungen berücksichtigt und in die Behandlungskonzepte integriert.

Die Erweiterung der individualtherapeutischen Perspektive hatte u.a. die Konsequenz, daß verstärkt das soziale Umfeld in die Verhaltenstherapie mit einbezogen wurde. Als Beispiel seien das verhaltenstherapeutische **Elterntraining**- und die **Eltern-Kind-Therapien**, die verhaltenstherapeutische **Paartherapie** und die **Familientherapie** genannt, die einen festen Stellenwert bekamen und deren klinische Wirksamkeit z.B. bei der Rückfallprophylaxe psychotischer Erkrankungen umfassend evaluiert wurde.

Zusätzlich wurde die duadische therapeutische Beziehung um verhaltenstherapeutische **Gruppentherapien** erweitert, die fester Bestandteil ambulanter Patientenversorgung und stationärer Behandlung, vor allem in verhaltenstherapeutisch orientierten Kliniken, geworden sind. Die sozialpsychologische Perspektive führte weiterhin dazu, daß sich die Verhaltenstherapie zunehmend der **Krisenintervention, Prävention** und **Rehabilitation** sowie **Resozialisierung** zuwandte. Die verhaltenstherapeutische Theoriebildung und Interventionsstrategien wurden weiterhin durch Überlegungen zu **Motivationsfaktoren** und zur **Therapeut-Patient-Beziehung** erweitert.

2.2.4 Verhaltenstherapie als komplexe Handlungsstrategie

Die Einbeziehung intrapsychischer, interaktioneller und gesellschaftlicher Prozesse führte zu einer Vielzahl an Interventionstechniken, die sich auf unterschiedliche lerntheoretische Modelle berufen und die jeweils empirisch in ihrer klinischen Wirksamkeit unterschiedlich gut abgesichert sind. Die Fülle der Interventionstechniken barg jedoch die Gefahr in sich, daß sich die Verhaltenstherapie auf eine Sammlung mehr oder weniger spezifischer Techniken und Behandlungsmaßnahmen reduziert, die ohne eigentliche Konzeption nebeneinander angewandt würden.

In den 80er und zu Beginn der 90er Jahre ist deshalb eine Entwicklung zu **abgestimmten multimodalen Behandlungsansätzen** zu beobachten, die nach der individuellen Problemanalyse des Patienten verschiedene Behandlungsstrategien in einem **Behandlungskonzept** verbindet. Multimodale Verhaltenstherapie versteht sich somit als klinisch und empirisch überprüfte Strategie und Handlungstheorie zur Veränderung von Krankheitssymptomen und Problemverhalten im individuellen Fall.

Die Auswahl der Behandlungsmethoden erfolgt primär aufgrund einer individuellen Problemanalyse, die das Störungsbild des Patienten in verschiedene Problembereiche unterteilt. Die Problembereiche können sowohl das symptomatische Verhalten an sich als auch Störungen im psychosozialen Kontext, wie Partnerschaft, Arbeitsplatz, sowie intrapsychische Prozesse, wie kognitive Muster, Grundannahmen, emotionale Prozesse, und die Aufarbeitung ungünstig verlaufender lerngeschichtlicher Entwicklungen umfassen.

Die Kunst des Verhaltenstherapeuten besteht darin, nach einer **präzisen, umfassenden Problem- und Verhaltensanalyse** die für den Patienten **geeigneten Interventionstechniken** auszuwählen. Die Therapieplanung erfolgt in einer für den Patienten **transparenten Form** unter sorgfältiger Berücksichtigung von **Motivations- und Zielanalyse.** Die Entstehungsmodelle psychischer Störungen berücksichtigen in der Regel ein **bio-psycho-soziales Rahmenmodell,** das alle relevanten Ebenen, die an der Entstehung und Aufrechterhaltung psychischer Störungen beteiligt sind, mit einbezieht.

Der multimodale verhaltenstherapeutische Behandlungsansatz orientiert sich zunehmend an **Krankheitsbildern** und den dabei wiederkehrenden Problembereichen. Seit den 80er Jahren wurden eine ganze Reihe von multimodalen störungsspezifischen Behandlungskonzepten an homogenen Patientengruppen entwickelt und evaluiert. Sie liegen als Behandlungsmanuale für spezifische psychische Störungen bzw. Problembereiche vor. Als Beispiel seien hier lediglich **Manuale** genannt

- zur Behandlung der **Panikstörung** (MARGRAF und SCHNEIDER, 1990)
- für die kognitive Verhaltenstherapie bei **Depressionen** (BECK ET AL., 1994; HAUTZINGER, 1997)
- für **schizophrene Patienten** (RODER ET AL., 1988)
- für **Insomniepatienten** (SCHINDLER, 1994; SCHRAMM ET AL., 1995; RIEMANN und BACKHAUS, 1996).

Therapeutische Konzepte orientieren sich jedoch auch an übergreifenden Zielvorstellungen, wie Verbesserung sozialer Kompetenz und Verbesserung der Kompetenz von Eltern im Umgang mit den psychischen Störungen ihrer Kinder.

Die Entwicklung störungsspezifischer Manuale scheint auf den ersten Blick einen Gegensatz darzustellen zu einer klientenzentrierten, an der individuellen Problemanalyse orientierten Therapieplanung. In Wirklichkeit besteht hier kein Widerspruch. **Störungsspezifische Therapiemanuale** fassen lediglich Interventionsstrategien zusammen, die in der Regel zur erfolgreichen Behandlung eines Krankheitsbildes und der ihm charakteristischen bestimmten Problembereichen erforderlich sind.

Die psychotherapeutische Evaluationsforschung hat die wichtige Aufgabe, die jeweiligen Behandlungselemente auf ihre klinische Wirksamkeit hin zu überprüfen und diejenigen Behandlungselemente herauszufiltern, ohne die eine erfolgreiche Behandlung der vorliegenden Störung nicht möglich ist. Als Beispiel sei hier auf die Entwicklung von Behandlungsprogrammen bei Insomniepatienten hingewiesen. Während frühere Behandlungsprogramme sowohl symptombezogene Techniken, die sich auf den gestörten Schlaf bezogen, als auch komplexere Interventionsmethoden, wie Problemlösung, Streßbewältigung und Aufbau sozialer und Freizeitaktivitäten, mit einbezogen (HOHENBERGER und SCHINDLER, 1984), konnten neuere Studien zeigen, daß die Reduktion dieser Behandlungsprogramme auf rein schlafbezogene Maßnahmen, wie Stimuluskontrolle, Entspannungstraining, kognitive Techniken etc., den komplexeren Behandlungsprogrammen gleichwertig ist (BACKHAUS ET AL., 1995).

Multimodale Verhaltenstherapie entspricht deshalb am ehesten einem **Modulsystem,** wo je nach individueller Problem- und Verhaltensanalyse bestimmte Behandlungsmodule zur Modifikation der analysierten Problembereiche eingesetzt werden. So liegen bei einem Patienten, der an einer Angststörung mit Panikattacken leidet, evtl. zusätzlich ein Partnerschaftskonflikt, eine Selbstsicherheitsproblematik sowie Abgrenzungsprobleme gegenüber den immer noch dominierenden und das Leben des Patienten bestimmen wollenden Eltern vor. Ein multimodaler Behandlungsansatz könnte so aussehen, daß auf der Symptomebene die Panikstörung mittels graduierten Expositionstrainings angegangen wird, während die Partnerschaftsproblematik eine Paartherapie, die Selbstwertproblematik ein Selbstsicherheitstraining und die Abgrenzungsprobleme gegenüber den Eltern sowohl ein Selbstsicherheitstraining als auch die Aufarbeitung und Bewältigung lerngeschichtlicher Faktoren erforderlich macht.

Resümee

Der Begriff „Verhaltenstherapie" („behavior therapy") wurde in den 50er Jahren von verschiedenen Arbeitsgruppen geprägt. Im Gegensatz zur Psychoanalyse beschränkte sich die Verhaltenstherapie ursprünglich auf offen beobachtbares Verhalten in Interaktion mit Umweltreizen. Ausgangspunkt war die exakte Untersuchung isolierter Verhaltensweisen in einer experimentellen Anordnung, aus der lerntheoretische Modelle zur Verhaltenssteuerung abgeleitet wurden. Für die frühe Entwicklung der Verhaltenstherapie waren zwei lerntheoretische Modelle entscheidend, das klassische Konditionieren und das operante Konditionieren.

Klassisches Konditionieren beschreibt, wie ursprünglich neutrale Stimuli konditionierte Reaktionen hervorrufen können. Ein unkonditionierter Stimulus (UCS: Reiz, der normalerweise eine ganz bestimmte beobachtbare Reaktion beim Organismus auslöst) führt zu einer unkonditionierten Reaktion (UCR: Reaktion, die normalerweise durch die Darbietung eines UCS beim Organismus ausgelöst wird, d.h. nicht gelernt ist und reflexhaft abläuft). Ein konditionierter Stimulus (CS: ursprünglich neutraler Reiz, der normalerweise nicht zur UCR führt) kann den Hinweischarakter des UCR annehmen, wenn er gleichzeitig mit diesem dargeboten wird. Nach einem Lernprozeß führt dann die

Resümee

alleinige Darbietung des konditionierten Stimulus zu einer konditionierten Reaktion, die der unkonditionierten Reaktion ähnlich ist.

Das operante Konditionieren stellt nicht den auslösenden Reiz, der eine Reaktion hervorruft, sondern die Konsequenz, die eine bestimmte Handlung hat, in den Mittelpunkt. Ob Verhalten vermehrt gezeigt wird oder nicht, hängt nach diesem Modell davon ab, ob die Konsequenzen positiv oder negativ sind bzw. ob eine negative Konsequenz auf ein entsprechendes Verhalten hin wegfällt („Lernen am Erfolg"). Wenn eine bestimmte Reaktion nur ab und zu verstärkt wird, spricht man von „intermittierender Verstärkung".

In den 60er und 70er Jahren wurden die Lerntheorien des klassischen operanten Konditionierens um neue Ansätze bereichert, wie das Konzept des Modell-Lernens und kognitive Modelle. Unter Modell-Lernen versteht man die Tatsache, daß im Verlaufe der Entwicklungsgeschichte Verhaltensweisen von Personen, die Vorbildfunktion haben, aufgrund von Beobachtung und Imitation übernommen werden. Dabei spielen eine Reihe von Prozessen, wie Aufmerksamkeit, selektive Speicherung, motorische Reproduktion und Motivation, eine große Rolle. Kognitive Modelle beziehen die Fähigkeit des Individuums ein, Informationen wahrzunehmen, zu speichern, zu transformieren und zu sinnvollen Einheiten zu verarbeiten. Weiterhin werden Situationen unterschiedlich wahrgenommen und bewertet in Abhängigkeit von biologischen Gegebenheiten, persönlicher Lerngeschichte und motivationalen Faktoren. Das Individuum besitzt die Fähigkeit, in die Zukunft zu planen und mögliche Konsequenzen des eigenen Handelns vorherzusehen. Es bewertet anhand eigener Normen und Erfahrung Situationen, das eigene Handeln und die Konsequenzen des eigenen Handelns („kognitive Wende").

In den 80er und zu Beginn der 90er Jahre entwickelten sich multimodale Behandlungsansätze, die nach der individuellen Problemanalyse des Patienten verschiedene Behandlungsstrategien in einem Behandlungskonzept verbinden im Sinne einer klinisch und empirisch überprüften Strategie und Handlungstheorie zur Veränderung von Krankheitssymptomen und Problemverhalten im individuellen Fall. Die Problembereiche können sowohl das symptomatische Verhalten an sich als auch Störungen im psychosozialen Kontext wie Partnerschaft, Arbeitsplatz sowie intrapsychische Prozesse wie kognitive Muster, Grundannahmen, emotionale Prozesse und die Aufarbeitung ungünstig verlaufender lerngeschichtlicher Entwicklung umfassen.

2.3 Verhaltenstherapeutische Diagnostik

Die Therapie zielt primär auf gegenwärtiges Problemverhalten und dessen aufrechterhaltende Bedingungen. Dieses Vorgehen setzt eine detaillierte und individuelle **Problemanalyse** voraus, die sowohl die **Symptomebene** als auch deren **aufrechterhaltende Faktoren** mit einbezieht. Sie hat nicht den Anspruch, alle Probleme des Patienten zu lösen, sie wird sich vielmehr auf die klinisch relevantesten Problembereiche konzentrieren, die den Klienten zum Therapeuten geführt haben. Durch klinische Erfahrung und Katamneseuntersuchungen ist allerdings bekannt, daß eine erfolgreiche umschriebene Symptomreduktion und der damit verbundene Aufbau situationsadäquaterer Verhaltensweisen dem Patienten oft im Sinne einer **Generalisierung** ermöglicht, auch in anderen Lebens- und Verhaltensbereichen neue Erfahrungen zu machen und neue Freiheitsgrade zu gewinnen. D.h., auch umschriebene Interventionen können Veränderungen in anderen Lebensbereichen nach sich ziehen, die nicht primär Ziel des verhaltenstherapeutischen Vorgehens waren.

Voraussetzung für die Auswahl der therapeutischen Interventionen ist die Identifikation der **therapiebedürftigen psychopathologischen Symptomatik**. Die Exploration des **aktuellen Störungsbildes** und seiner **Entstehungsgeschichte** ist die Grundlage, auf der die therapeutischen Ziele vereinbart werden. Diese können sich bei einem Patienten wie folgt darstellen:

- depressive Symptomatik: direkte Beeinflussung mit Hilfe spezieller kognitiver Interventionstechniken
- massiver, krankheitsaufrechterhaltender Partnerschaftskonflikt: Therapie im Rahmen eines Kommunikationstrainings
- seit Kindheit stark beeinträchtigende soziale Unsicherheit: Verbesserung mit Hilfe eines Selbstsicherheitstrainings.

Nach Abschluß der Identifikation krankheits- und behandlungsrelevanter Problembereiche und der Therapieziele erfolgt die **exakte Verhaltensanalyse** zur Vorbereitung der detaillierten Therapieschritte. Dabei werden die problematischen Verhaltensweisen bezüglich der **Lerngeschichte**, der **Symptomebene** sowie des **funktionalen Bedingungsgefüges** analysiert.

2.3.1 Lern- und Entwicklungsgeschichte des problematischen Verhaltens

Die präzise Erfassung oft weit zurückreichender lerngeschichtlicher Entstehungsbedingungen ist aus mehreren Gründen unabdingbar. Zum einen kommt es dem **Kausalitätsbedürfnis des Patienten** entgegen, der mit Recht verstehen will, wie es zur Entwicklung des Krankheitsverhaltens kam. Ein Patient, der Zusammenhänge zwischen Symptomatik und lebensgeschichtlichen Prozessen herstellen kann, wird eher motiviert sein, dadurch als sinnvoll verstandene Verhaltensänderungen durchzuführen. Einschränkend muß allerdings erwähnt werden, daß die retrospektive Rekonstruktion der Lerngeschichte subjektiven Bewertungen und Verzerrungen unterliegt.

Bei der Erarbeitung lerngeschichtlicher Bedingungsmodelle wird man analysieren, welche „**Verhaltensmodelle**" den Patienten prägten. Ängstliches und vermeidendes Verhalten eines Elternteils kann dem Kind z.B. vermitteln, daß die Welt voller Gefahren ist, so daß es ebenfalls ängstliche und auf Sicherung bedachte Sicht- und Verhaltensweisen im Sinne des Modell-Lernens imitiert und übernimmt.

Für die **exakte Therapieplanung** ist sehr bedeutsam, welche Verhaltensweisen des Patienten von nahen Bezugspersonen **positiv** verstärkt oder **bestraft** wurden. Überprotektive und ängstliche Eltern werden vorsichtige und ängstliche Verhaltensweisen bei ihren Kindern positiv verstärken, indem sie sie mit Zuwendung belohnen, wenn sie zu Hause bleiben oder eine gewagte Unternehmung unterlassen. Auf der anderen Seite werden die Kinder möglicherweise mit aversiven Situationen (Streit, belastende Diskussionen etc.) konfrontiert, wenn sie mehr nach Autonomie streben und sich aus der Sicht der Eltern in potentiell gefährliche Situationen bringen, wie z.B. im Ferienlager oder durch Ausüben riskanter Sportarten. Im Sinne eines operanten Konditionierens können somit Verhaltensweisen, wie selbstunsicher-ängstliches Verhalten, soziale Überangepaßtheit, Vermeidungsverhalten u.a., ausgeformt werden, die dem späteren Problemverhalten, z.B. einer generalisierten Angststörung, Vorschub leisten.

2.3.2 Verhaltensanalyse auf Symptomebene

In der Verhaltensanalyse auf Symptomebene werden die Stimuli, die das jetzige Krankheitsverhalten jeweils auslösen und aufrechterhalten, identifiziert und die biologischen Determinanten sowie die verhaltensrelevanten kognitiven Einflüsse schematisch im Sinne eines hypothetischen Bedingungsmodells dargestellt. Die Verhaltensanalyse auf Symptomebene wird in der Regel nach dem S-O-R-K-Schema erstellt.

Stimulus (S)

Dies ist der Auslösereiz, der das problematische Verhalten hervorruft. Es kann sich hierbei um situative Bedingungen, wie z.B. das Betreten eines Fahrstuhls als Auslösesituation einer Panikattacke (= **externer Stimulus**), um einen kognitiven (internen) Stimulus, wie z.B. der Gedanken an die Enge des Fahrstuhls (= **kognitiver Stimulus**), oder eine somatische Wahrnehmung, wie Herzklopfen oder Schwitzen (= **somatischer Stimulus**), handeln. Auch **psychosoziale Stimuli**, wie Streit mit dem Ehepartner oder Anspannung durch berufliche Überlastung am Arbeitsplatz, können auslösende Situationen des Krankheitsverhaltens sein.

Organismusvariable (O)

Individuelle **organische Faktoren** können die Auslösung oder Aufrechterhaltung des Krankheitsverhaltens beeinflussen. Hierbei kann es sich um einen frühkindlichen Hirnschaden handeln, der das Verhaltensrepertoire in problematischen Situationen einschränkt, oder um die Neigung zu Tachykardien beim Zigarettenrauchen, bei Alkoholkonsum oder einem Mitralklappenprolaps als Organismusvariable bei der Auslösung von Panikattacken.

Nach neueren Auffassungen der kognitiven Therapie gehören auch stabile, d.h. situationsunabhängige **Erwartungen, Attributionen, Normvorstellungen** oder übergeordnete **Lebenspläne** zum Selbstregulationssystem, die ebenso wie die somatischen Faktoren das Auftreten des Krankheitsverhaltens (R) begünstigen können, und sollten im S-O-R-K-Schema an dieser Stelle Berücksichtigung finden.

Reaktion (R)

Die Reaktion ist das auf den Stimulus erfolgende problematische Verhalten. Man kann eine kognitive, eine emotionale, eine physiologische und eine motorische Verhaltensebene beschreiben. Unter **kognitiver Reaktion** versteht man die meist automatisch ablaufenden Gedanken des Patienten z.B. während einer Panikattacke oder beim Ausüben eines Zwangsrituals. Auf der **emotionalen Ebene** werden die Gefühle beschrieben, die das problematische Verhalten begleiten (z.B. Todesangst,

Scham, Wut etc.). Die **motorische Ebene** stellt die beobachtbare Reaktion dar, d.h. das Verlassen eines Supermarktes während einer Panikattacke, das Handwaschritual des Zwangspatienten, aber auch das Vermeidungsverhalten des Panikpatienten, der keinen Laden mehr betritt, oder das Vermeidungsverhalten des sozialphobisch Kranken, der Situationen meidet, in denen er im Mittelpunkt der Aufmerksamkeit stehen könnte. Auf der **physiologischen Ebene** kommt es zu somatischen Begleiterscheinungen wie Tachykardie, Schwitzen, Schwindelgefühl, Diarrhöen, Muskelverspannung etc.

Konsequenzen (K)

Man unterscheidet kurzfristige und langfristige Konsequenzen. Im Sinne des operanten Konditionierens sind vor allem die **kurzfristigen Konsequenzen** handlungssteuernd. Häufig zeigt sich in der Verhaltensanalyse, daß die kurzfristigen Konsequenzen des Krankheitsverhaltens für den Patienten durchaus positiv sind. Der Patient mit Panikattacken beendet seinen unangenehmen Angstzustand, indem er aus der angstauslösenden Situation flüchtet, d.h. Vermeidungsverhalten zeigt. Der Zwangspatient reduziert seine Spannung, indem er das Zwangsritual ausübt.

Die **langfristigen Konsequenzen** des problematischen Verhaltens sind in der Regel negativ für den Patienten. So wird über das Vermeidungsverhalten die Angststörung mit Panikattacken aufrechterhalten, die Ausübung von Zwangsritualen perpetuiert die Zwangsstörung, interaktionelle Konflikte komplizieren das Krankheitsbild, sozialer Rückzug und Verstärkerverlust führen zu sekundärer Depressivität.

2.3.3 Funktionsanalyse

Die Funktionsanalyse beschreibt die Auswirkungen des Symptomverhaltens auf den Erkrankten selbst und auf sein direktes psychosoziales Umfeld. Die **intraindividuelle Funktion des pathologischen Verhaltens** wird vor dem Hintergrund seiner Grundüberzeugungen, seines Selbstbildes und seiner Lebenspläne deutlich. Ein Patient, der unrealistische, unerfüllbare Leistungsanforderungen an sich stellt („nur wenn ich 100%ige Leistung bringe, wird man mich schätzen"), kann sich möglicherweise vor dem Gefühl des Versagens schützen, indem er letztlich wenig Motivation zur Aufgabe seiner Symptomatik zeigt. Eine chronifizierte Angst oder andere psychische Störung kann ihm weiter als „Entschuldigung" dienen, seinen eigenen Ansprüchen nicht gerecht zu werden.

Die Analyse der **interaktionellen Funktion** gibt Aufschlüsse über krankheitsbedingte Veränderungen im psychosozialen Umfeld des Patienten, die das symptomatische Verhalten aufrechterhalten können. Klient und Therapeut werden deshalb analysieren, welche Auswirkungen die Psychopathologie auf Partnerschaft, Familie, Freundeskreis oder berufliches Umfeld ausübt.

Für die Frage, ob eine komplexere, multimodale Therapie indiziert ist, muß geklärt werden, ob neben der im Vordergrund stehenden Psychopathologie **Defizite** im Bereich **sozialer Kompetenz, Problemlösefertigkeit, Kommunikationsfähigkeit** und **Selbstsicherheit** bestehen. Neben der Frage nach möglichen Defiziten ist die Frage nach den **Ressourcen** des Patienten ebenfalls von Bedeutung, da diese Fähigkeiten und Kompetenzen beim Aufbau von Alternativverhalten zum gestörten Verhalten genutzt werden können.

2.3.4 Instrumente der Verhaltensdiagnostik

Zur Erstellung der Verhaltensanalyse können verschiedene Zugangswege genutzt werden. Grundlage stellt die **Exploration** dar, in der die aktuelle Symptomatik, ihre lerngeschichtliche Entstehung sowie das psychosoziale Umfeld des Patienten erfragt werden. Wann immer möglich, ist die direkte **Beobachtung** des symptomatischen Verhaltens anzustreben. Bei Patienten mit Zwangsstörungen liefert die Beobachtung des Zwangsverhaltens möglichst in der häuslichen Umgebung wichtige Informationen. Ist eine direkte Beobachtung des symptomatischen Verhaltens nicht möglich, werden z.B. Videoaufnahmen als Informationsquelle hinzugezogen.

Zur strukturierten Erfassung der Symptomatik wurden **Rating-Instrumente** und **strukturierte Interviews** entwickelt (s. Kap. 1 und Kap. 2). Erstere eignen sich auch zur Dokumentation des Therapieverlaufs. **Selbstbeobachtungsprotokolle** liefern umfassend und zeitökonomisch Informationen zum Problemverhalten. Der Patient protokolliert den Zeitpunkt, zu dem das symptomatische Verhalten auftritt, die auslösende Situation sowie die begleitenden Gedanken, Gefühle und physiologische Reaktionen. Somit wird das symptomatische Verhalten auf allen relevanten Beobachtungsebenen erfaßt. Neben der diagnostischen Funktion der Selbstbeobachtungsbogen wird dem Patienten bereits in der diagnostischen Phase vermittelt, daß seine aktive Mitarbeit gefordert ist, um zu einer Veränderung des symptomatischen Verhaltens zu gelangen. Des weiteren liefern die Selbstbeobachtungsbogen dem Patienten bereits erste Informationen zur Erstellung der Funktionsanalyse, indem er Zusammenhänge zwischen problematischem Verhalten und auslösenden Situationen/Personen herstellt.

> **Resümee**
>
> Verhaltenstherapeutisches Vorgehen setzt eine detaillierte und individuelle Problemanalyse voraus, die sowohl die Symptomebene als auch die aufrechterhaltenden Faktoren des krankhaften Verhaltens mit einbezieht. Die Verhaltensanalyse analysiert das problematische Verhalten auf der Ebene der Lerngeschichte, auf der Symptomebene sowie als funktionale Bedingungsanalyse.
> Die Lern- und Entwicklungsgeschichte des problematischen Verhaltens erarbeitet, welche Modelle für Verhaltensmuster dem Patienten zur Verfügung standen und welche Verhaltensweisen im Sinne operanten Konditionierens positiv bzw. negativ verstärkt wurden.
> In der Verhaltensanalyse auf Symptomebene werden nach dem S-O-R-K-Schema die Stimuli, die das Krankheitsverhalten auslösen, identifiziert und die biologischen Determinanten sowie die verhaltensrelevanten kognitiven Einflüsse, das Krankheitsverhalten selbst sowie die Konsequenzen des Krankheitsverhaltens als hypothetisches Bedingungsmodell dargestellt. Unter Stimulus (S) versteht man den Auslösereiz, der das problematische Verhalten hervorruft. Bei der Organismusvariablen (O) handelt es sich um einen organischen Faktor, der die Auslösung oder Aufrechterhaltung des Krankheitsverhaltens beeinflussen kann. Im weiteren Sinne gehören auch Erwartungen, Attributionen, Normvorstellungen oder übergeordnete Lebenspläne und kognitive Grundmuster zum Selbstregulationssystem. Das Krankheitsverhalten, die Reaktion (R), wird in die kognitive Reaktion, die emotionale Reaktion, die motorische Reaktion und die physiologische Reaktion unterteilt. Bei den Konsequenzen (K) unterscheidet man kurzfristige und langfristige, wobei vor allem erstere handlungssteuernd wirken. Die Funktionsanalyse beschreibt die Funktion des Symptomverhaltens für den Erkrankten selbst (Grundüberzeugungen, Selbstbild etc.) und die Interaktion mit seinem direkten psychosozialen Umfeld (Partnerschaft, Familie, berufliches Umfeld etc.). Bei der Analyse weiterer aufrechterhaltender Faktoren des symptomatischen Verhaltens wird berücksichtigt, wie der Patient mit dem problematischen Verhalten umgegangen ist, wobei Defizite und Ressourcen des Patienten analysiert und für weitere therapeutische Interventionen berücksichtigt werden.

> **Resümee**
>
> Instrumente der Verhaltensdiagnostik sind zum einen die Exploration des Patienten und seiner Bezugspersonen sowie die direkte Beobachtung des symptomatischen Verhaltens, weiterhin der Einsatz von Rating-Instrumenten und Selbstbeobachtungsprotokollen.

2.4 Verhaltenstherapeutische Methoden und Techniken

Die Verhaltenstherapie hat eine Vielzahl von therapeutischen Methoden entwickelt, die an dieser Stelle nicht alle dargestellt werden können. Es werden nur die wichtigsten Aspekte dargestellt (detaillierte Übersicht bei LINDEN und HAUTZINGER, 1996; MARGRAF, 1996).

In Anlehnung an REINECKER (1996) sollen die therapeutischen Methoden eingeteilt werden in Techniken

- der Reizkonfrontation,
- der Kontrolle von Verhalten durch Veränderungen von Konsequenzen (operante Verfahren)
- des Modell-Lernens
- der Selbstkontrolle sowie
- kognitive Therapieverfahren.

2.4.1 Techniken der Reizkonfrontation

Dieser Gruppe von Verfahren ist gemeinsam, daß zum Abbau von Angst, pathologischem (meist Meidungs-)Verhalten und damit verbundener Kognitionen die wiederholte Konfrontation mit dem auslösenden Stimulus erfolgt. Reizkonfrontationsverfahren werden vor allem bei der Behandlung von Angst-, posttraumatischen Belastungs-, Eß- und Zwangsstörungen eingesetzt.

Systematische Desensibilisierung

Diese von WOLPE in den 50er Jahren entwickelte Behandlungstechnik ist das bestuntersuchte Verfahren der Psychotherapie. Ausgehend von tierexperimentellen Beobachtungen, daß ängstliche Anspannung durch angstantagonisierende Situationen (z.B. Füttern) reduziert werden kann (konditionierte Hemmung), übertrug WOLPE das Prinzip der „reziproken Hemmung" auf menschliches Verhalten.

Das Prinzip der reziproken Hemmung geht davon aus, daß Angst und Entspannung inkompatible Zustände sind. Wenn in der Übungssituation eine angstauslösende Situation imaginiert wird, könne die entstehende Angst durch gleichzeitige Entspannungsübungen antagonisiert werden, bis das Erleben der angstauslösenden Situation in sensu und damit später auch in vivo weitgehend angstfrei erfolgen kann.

Die systematische Desensibilisierung enthält drei Kernelemente:

1. Der Patient erstellt zusammen mit dem Therapeuten eine **Hierarchie der angstauslösenden Situationen.**
2. Er erlernt als angstantagonisierendes Verhalten die **progressive Muskelrelaxation.**
3. Dem Patienten werden **während der Relaxation die angstauslösenden Situationen graduiert dargeboten.**

Die systematische Desensibilisierung strebt im Gegensatz zu anderen Reizkonfrontationsverfahren, bei denen gezielt Angst und anschließende Habituation induziert werden, ein von Beginn an angstfreies Erleben der problematischen Situation an. Die bisher angstauslösenden Situationen werden graduiert in sensu imaginiert und später in vivo erlebt, während der Patient sich in einem Zustand der Entspannung durch die progressive Muskelrelaxation befindet. Nach dem Prinzip der reziproken Hemmung sollten damit die kritischen Situationen ihren angstauslösenden Charakter verlieren, da Angst und Entspannung inkompatible Zustände darstellen. Graduierte Darbietung bedeutet daher, daß erst dann zu einer in der Hierarchie der angstauslösenden Situationen schwierigeren Situation übergegangen wird, wenn der vorherige Stimulus gänzlich angstfrei imaginiert bzw. erlebt werden kann.

Obwohl die Wirksamkeit der systematischen Desensibilisierung in einer Vielzahl von kontrollierten Studien, vor allem bei phobischen Ängsten, nachgewiesen werden konnte, wird die Bedeutung der reziproken Hemmung als Wirkfaktor dieser Behandlungstechnik kontrovers diskutiert. Verschiedene Untersuchungen konnten zeigen, daß weder die Entspannung noch das graduierte Vorgehen unabdingbare Voraussetzungen für eine erfolgreiche Angstreduktion darstellen, so daß **alternative lerntheoretische Erklärungsmodelle**, wie z.B. Habituation, Löschung oder kognitive Prozesse, als alternative Wirkprinzipien vorgeschlagen wurden. Die systematische Desensibilisierung war in der Anfangszeit der Verhaltenstherapie das einflußreichste Behandlungsverfahren. In den letzten Jahren gewannen allerdings andere Techniken der Reizkonfrontation größere Bedeutung für die klinische Praxis.

Graduierte Reizkonfrontation mit Reaktionsverhinderung

Unter **Exposition** versteht man verhaltenstherapeutische Verfahren, bei denen Patienten sich den aversiven Reizen mit der damit verbundenen Angst direkt aussetzen. Dies kann **graduiert** oder **massiv** im Sinne von **Flooding** (Reizüberflutung, s. u.) geschehen. Die zweite Komponente dieses Behandlungsverfahrens besteht in der **Reaktionsverhinderung.** Bei der Behandlung von Angsterkrankungen bedeutet Reaktionsverhinderung, daß das übliche Vermeidungsverhalten nicht mehr durchgeführt wird. Bei Zwangserkrankungen bedeutet es, daß nach Reizkonfrontation das Zwangsritual nicht mehr ausgeführt wird. Reizkonfrontation und Reaktionsverhinderung stellen deshalb eine funktionelle Einheit dar.

HAND hat für Reaktionsverhinderung den Begriff des **Reaktionsmanagements** vorgeschlagen, da nicht sämtliche Reaktionen, sondern nur das Zwangsritual bzw. das Vermeidungsverhalten verhindert werden, die emotionale und physiologische Reaktion nach Reizkonfrontation jedoch gefördert bzw. explizit induziert werden soll. Es geht also bei dieser Behandlungstechnik auch um die erfolgreiche Bewältigung ausgelöster Emotionen, Kognitionen und physiologischer Reaktionen sowie um den Aufbau von Alternativverhalten, so daß der Begriff Reaktionsmanagement zutreffender ist.

Vorbereitend erfolgen bei der häufiger angewandten graduierten Exposition eine detaillierte, operationalisierte **Zielanalyse** (siehe Therapieplanung) und die **Schweregrad-Hierarchisierung** der Situationen, die das Symptomverhalten bisher auslösen. Hierbei werden typische reaktionsauslösende Situationen auf einer Skala von 0 (= keine Reaktionsauslösung) bis 100 (= maximale Reaktionsauslösung) eingeordnet. Beispiele für das Aufstellen einer Angsthierarchie finden sich im Kapitel 12, „Angststörungen", und Kapitel 13, „Zwangsstörungen".

Nach Erstellung einer Hierarchie wird sich der Patient entweder **therapeutenbegleitet oder im Selbstmanagement** graduiert mit den Situationen konfrontieren, die das problematische Verhalten auslösen (s. Kap. 13). Bei der Exposition mit einem Stimulus, den sich der Patient zu Beginn der Behandlung zutraut, soll er sein bisheriges Vermeidungsverhalten aufgeben und bewußt die Anspannung und Angst zulassen, die nach Konfrontation mit der reaktionsauslösenden Situation auftritt. Er macht dabei allerdings die Erfahrung, daß die Anspannung oder Angst nicht unendlich ansteigt, sondern daß es sich bei andauernder Reizkonfrontation um eine **„physiologisch erschöpfliche Reaktion"** handelt, die nach einiger Zeit, etwa 20 bis 30 Minuten, von alleine wieder abfällt.

Bei wiederholter Exposition wird die Anspannung immer geringer ansteigen, bis die Situation problemlos bewältigt werden kann **(Habituation)**. Der Patient macht dadurch die Erfahrung, daß die Befürchtungen, die er an die jeweilige Situation geknüpft hat, übertrieben waren und die Bewältigung der Situation „nicht so schlimm wie befürchtet" war. Diese konkrete Erfahrung und das Erleben der Habituation von Angst und Anspannung in der konkreten Situation stellen die Kernelemente des Expositionstrainings mit Reaktionsmanagement dar. Bei der graduierten Exposition wird nach Bewältigung einer konkreten Situation zur nächstschwierigeren Situation übergegangen.

Eigene Untersuchungen an Patienten mit Zwangsstörungen konnten zeigen, daß das Ausmaß der emotionalen Aktivierung während der Expositionsübung mit dem späteren Behandlungserfolg korreliert. Bei der Expositionsübung ist deshalb darauf zu achten, daß der Patient sich **emotional exponiert** und nicht „kognitiv und emotional meidet". Während der Expositionsübung können sich Angstpatienten z.B. dadurch beruhigen, daß sie ein Anxiolytikum heimlich mit sich führen, das sie bei Bedarf einnehmen können, oder daß sie sich durch Reden o.ä. von der angstauslösenden Situation ablenken. Patienten mit Zwangsstörungen können eine emotionale, physiologische und kognitive Auseinandersetzung mit der zwangsauslösenden Situation dadurch vermeiden, daß sie sich vorstellen, nach erfolgter Expositionsübung ihr Zwangsritual heimlich auszuführen.

Weiterhin muß darauf geachtet werden, daß die Expositionsübung lange genug erfolgt. Bricht der Patient die Exposition in der gefürchteten Situation ab, ohne eine ausreichende Spannungs- oder Angstreduktion erlebt zu haben, bestätigt er seine bisherige Meinung, daß nur Flucht den unangenehmen Spannungszustand reduzieren kann.

Die graduierte Exposition mit Reaktionsmanagement hat sich vor allem bei **der Behandlung von Angst- und Zwangsstörungen** durchgesetzt und kann als das entscheidend wirksame Behandlungselement angesehen werden. Die Expositionsübungen sollten nur initial therapeutenbegleitet durchgeführt werden, damit der Patient die Reizkonfrontation so früh wie möglich im Selbstmanagement erlernt. Der Patient erwirbt so aktive Bewältigungsstrategien, wie er mit angst- oder zwangauslösenden Situationen umgeht, so daß er die in der Therapie gelernte Technik auf alle Lebensbereiche übertragen kann.

Flooding

Unter Flooding (Reizüberflutung) versteht man im Gegensatz zur graduierten Exposition eine unmittelbare In-sensu- oder In-vivo-Konfrontation des Patienten mit der bisher am stärksten gefürchteten Situation. In der Regel erfolgt dies in vivo. Nach ausführlicher Information über das Verfahren konfrontiert sich der Patient so lange mit der angstauslösenden Situation, bis es zu einer Abnahme emotionaler, physiologischer und kognitiver Erregung kommt. Meist ist eine mehrmalige Konfrontation mit der gefürchteten Situation notwendig, um einen dauerhaften Behandlungserfolg zu erzielen. Wenn der maximale Stressor erfolgreich bewältigt werden kann, werden weniger gefürchtete Situationen in der Regel ebenfalls bewältigbar. Der Patient kann das Prinzip der Exposition auf weitere Situationen übertragen.

Die Behandlungsmethode des Floodings wird in erster Linie bei der **Behandlung isolierter Phobien** (z.B. Spinnenphobie, Flugangst etc.) angewandt. Bei komplexeren Störungsbildern, wie der Zwangsstörung, sowie bei komplexeren Angststörungen wird in der Regel die graduierte Exposition eingesetzt. Das Flooding setzt eine ausführliche vorherige Information, eine starke Motivation und eine gute, dem Patienten Sicherheit vermittelnde Therapeut-Patient-Beziehung voraus. Vorteil ist der potentiell rasche Erfolg, Nachteil ein möglicher Therapieabbruch bei doch zu starker, nicht tolerabler Angst, z.B. bei der In-sensu-Expositionsbehandlung einer posttraumatischen Belastungsstörung etwa nach Vergewaltigung oder einem Unfallereignis.

Resümee

Bei den Techniken der Reizkonfrontation unterscheidet man die systematische Desensibilisierung, die graduierte Reizkonfrontation mit Reaktionsmanagement und das Flooding. Die systematische Desensibilisierung geht von der Grundannahme aus, daß Angst und Entspannung inkompatible Zustände sind, die nicht nebeneinander aufrechterhalten werden können („reziproke Hemmung"). Der Patient erstellt zunächst zusammen mit dem Therapeuten eine Hierarchie der angstauslösenden Situationen, erlernt dann als angstantagonisierendes Verhalten die progressive Muskelrelaxation. Die graduierte Darbietung der angstauslösenden Situationen mit gleichzeitiger Entspannung stellt das dritte Behandlungselement dar. Die angstauslösenden Situationen werden graduiert in sensu und später auch in vivo durchlaufen.

Resümee

Im Gegensatz zur systematischen Desensibilisierung induzieren andere Verfahren der Reizkonfrontation Angst und Anspannung und anschließende Habituation. Unter Exposition versteht man verhaltenstherapeutische Verfahren, bei denen Patienten sich den aversiven Reizen oder der gefürchteten Situation und der daran gekoppelten Angst direkt aussetzen. Die zweite Komponente dieses Behandlungsverfahrens besteht in der Reaktionsverhinderung, d.h., daß nach Reizkonfrontation das problematische Verhalten nicht mehr ausgeführt wird. Reizkonfrontation und Reaktionsverhinderung stellen deshalb eine funktionelle Einheit dar. Der Patient gibt damit sein Vermeidungsverhalten auf und läßt bewußt die Anspannung und Angst zu, die nach Konfrontation mit der reaktionsauslösenden Situation auftreten. Er macht dabei die Erfahrung, daß Angst und Anspannung nicht unendlich ansteigen, so daß es sich um eine „physiologisch erschöpfliche Reaktion" handelt, die von alleine wieder abfällt. Bei wiederholter Exposition wird die Anspannung immer geringer ansteigen, bis die Situation problemlos bewältigt werden kann (Habituation). Die Exposition kann graduiert oder massiv im Sinne von Flooding (Reizüberflutung) geschehen.

2.4.2 Operante Methoden

Hierbei handelt es sich um ein Therapieverfahren, das durch eine **Veränderung der bisher üblichen Konsequenzen** erst zu einer Modifikation und anschließenden Stabilisierung von Verhalten führt. Eine Trennung in Reizkonfrontationsverfahren und operante Verfahren wird lediglich aus didaktischen und systematischen Gründen vorgenommen, da bei vielen verhaltenstherapeutischen Techniken beide Wirkprinzipien gleichzeitig zum Tragen kommen, d.h., auch bei Verfahren der Reizkonfrontation modifiziert der Patient mit Panikattacken sein Verhalten nicht nur durch die Habituation, sondern auch durch die Konsequenzen, die die erfolgreiche Bewältigung der angstauslösenden Situation für sein weiteres Verhalten hat.

Operante Methoden kommen in erster Linie dann zur Anwendung, wenn ein erwünschtes Zielverhalten beim Patienten nicht bzw. nur ungenügend ausgeprägt ist. Um dieses Ziel zu erreichen, können **positive** und **negative Verstärkung** eingesetzt werden. Mit **Bestrafung** und **Löschung** wird dagegen eine Abnahme gestörten Verhaltens angestrebt. Generell kann man Methoden zum Aufbau und zur Aufrechterhaltung von Verhalten und Methoden zum Abbau von Verhalten unterscheiden.

Methoden zum Aufbau von Verhalten

Als **negative Verstärkung** bezeichnet man ein Verfahren, bei dem eine vom Patienten negativ erlebte Situation beendet wird, sobald es ihm gelingt, das angestrebte Verhalten auszuführen. Typisches Beispiel ist die Lockerung einer restriktiven Ausgangsregelung bei anorektischen Patientinnen, wenn ihnen eine Gewichtszunahme gelingt.

Die **positive Verstärkung** ist das Standardprocedere zum Aufbau erwünschten Verhaltens. Als positiver Verstärker können sowohl die Reaktion der Umgebung, z.B. von Bezugspersonen, als auch Verhaltensweisen und Kognitionen des Individuums selbst dienen. Um wirksam zu sein, sollte der positive Verstärker unmittelbar nach dem Auftreten des Zielverhaltens wirksam werden, damit der Zusammenhang zwischen Verhalten und Konsequenz transparent ist.

Zunächst sollte zum Aufbau des angestrebten Verhaltens die positive Verstärkung kontinuierlich erfolgen. Zur Stabilisierung des Verhaltens kann dann zur intermittierenden Verstärkung übergegangen werden. Die Wirksamkeit ist sowohl im Alltagsleben als auch für therapeutische Interventionen unbestritten. Die Technik wird zur Entwicklung sozialen Verhaltens bei verhaltensgestörten Kindern, beim Aufbau komplexer Fertigkeiten bei geistig Behinderten oder chronisch schizophrenen Patienten oder etwa zur Förderung gesundheitsbewußten Eß- bzw. Bewegungsverhaltens in der Verhaltensmedizin eingesetzt. Spezielle Techniken positiver Verstärkung stellen Shaping, Chaining, Fading und Prompting dar:

Shaping (dt. = „Ausformung")
Hierunter versteht man die **schrittweise Ausformung eines Verhaltens,** das primär noch nicht im Verhaltensrepertoire des Individuums vorhanden war. Zunächst werden Verhaltensweisen verstärkt, die annäherungsweise Elemente des späteren Zielverhaltens aufweisen. Im weiteren Verlauf werden die Verhaltensweisen diskriminativ verstärkt, die weitere Annäherungen an das Zielverhalten aufweisen, bis letztlich das gewünschte Zielverhalten erreicht wird (z.B. soziale Phobie: Gesprächsübung mit Therapeut, mit Mitpatient, in der Gruppe, mit unbekannten Klinikmitarbeitern, Ansprechen Fremder auf der Straße zur Erfragung eines Weges bis zum freien Vortrag).

Um Shaping effektiv einzusetzen, wird das Zielverhalten genau festgelegt, und auch diejenigen Verhaltensweisen werden definiert, die Ähnlichkeit mit dem Zielverhalten aufweisen und ebenfalls verstärkt werden sollen.

Chaining (dt. = „Verkettung")
Man geht davon aus, daß komplexes menschliches Verhalten **„verkettet"** auftritt und in einzelne kleinere „Kettenglieder" zerlegt werden kann. Wie meistens im normalen Leben wird hier das **letzte Element** der Kette als erstes verstärkt, um dann die Verhaltenskette „von hinten nach vorne" auszugestalten. Die Verhaltensdiagnostik muß analysieren, welche Teile der Handlungskette im Repertoire bereits vorhanden sind und welche durch Verstärkungstechniken aufgebaut werden müssen.

Als Beispiel sei der Aufbau einer unproblematischen sogenannten Feierabendgestaltung eines Alkoholkranken genannt, der bisher regelhaft nach Dienstschluß in einer festen Verhaltensabfolge seine Stammkneipe aufsuchte und sich dort unter recht rigiden situativen Bedingungen betrank. Die am Ende des Abends durchgehaltene Abstinenz wird zuerst verstärkt, und dann werden die einzelnen sinnvollen Schritte zur regelhaften Erreichung dieses Ziels wie unproblematische Sozialkontakte, Aufbau von Hobbys, Präparierung und regelhafte Einnahme eines Abendessens etc. aufgebaut und verstärkt.

Fading (dt. = „Verblassen")
Beim Fading werden unmittelbare Verstärkung und Hilfen **schrittweise ausgeblendet.** Zum Erlernen komplexer Verhaltensweisen werden zunächst auf verschiedenen Ebenen Hilfestellungen angeboten, die mit therapeutischem Fortschritt schrittweise verringert werden. Selbständiges Handeln wird positiv verstärkt, bis der Patient schließlich eigenständig das angestrebte Zielverhalten durchführen kann.

So lernt der Patient z.B. zusammen mit dem Therapeuten beim Einkauf in einem Laden durch Modell-Lernen und operantes Verstärken selbstsicheres Verhalten; in einem nächsten Schritt wird der Therapeut vor dem Laden warten und die Selbstsicherheitsübungen, die der Patient im Laden eigenständig durchgeführt hat, anschließend besprechen, bis er selbständig ohne Hilfe des Therapeuten das selbstsichere Verhalten durchführen kann. Ähnliches gilt etwa für den Aufbau adäquater Freizeit-/Wochenendaktivitäten bei bisher chronischer psychischer Erkrankung.

Prompting (dt. = „Soufflieren")
Hierunter versteht man verbale oder verhaltensbezogene **Hilfestellungen,** die die Aufmerksamkeit des Patienten auf das gewünschte Verhalten fokussieren sollen. Es handelt sich um eine direkte Hilfestellung, in der das erwünschte Verhalten vom Therapeuten etwa im Rollenspiel demonstriert wird und in dem eindeutige Instruktionen erteilt werden.

Beim Prompting handelt es sich um Therapieelemente, die in der Regel in komplexere Therapieprogramme eingebaut sind. Voraussetzungen sind das Zerlegen komplexer Verhaltensmuster in kleine Teilschritte und die konsequente Unterstützung durch den Therapeuten bei der Ausführung der einzelnen Schritte, wie Vormachen, Hinweisen, Wiederholen lassen, Loben etc., hin zu komplexem Zielverhalten.

Methoden zum Abbau von Verhalten
Bei einzelnen Problemverhaltensweisen, wie aggressiven, delinquenten oder auf extreme Zuwendung zielenden Symptomen, erscheint es therapeutisch notwendig, die störenden Verhaltensweisen zu reduzieren bzw. ganz abzubauen. Da im therapeutischen Rahmen die direkte Anwendung von aversiven Reizen („direkte Bestrafung") keine Anwendung finden sollte, werden nur die Methoden zum Abbau von Verhalten dargestellt, die therapeutisch angewandt werden können.

Löschung
Wenn eine positive Konsequenz, die auf ein problematisches Verhalten bisher folgte, konsequent beendet und durch neutrale Konsequenzen ersetzt wird, kommt es meist zu einer Reduktion der Auftrittshäufigkeit dieses Verhaltens. Ein Borderline-Patient, der im Sinne des operanten Konditionierens gelernt hat, über selbstschädigendes Verhalten die Zuwendung von Bezugspersonen zu erlangen, soll die Erfahrung machen, daß das therapeutische Team auf selbstschädigendes Verhalten nicht mit besorgter Zuwendung reagiert (Löschung). Gleichzeitig werden adäquatere Verhaltensweisen der Kommunikationsaufnahme positiv verstärkt.

Time out (Auszeit)
Beim Verfahren des Time out erfolgt auf das problematische Verhalten nicht nur eine neutrale Konsequenz, sondern potentielle Verstärker des Verhaltens werden vollständig entfernt. Dies kann für den Umgang mit z.B. selbstschädigendem Verhalten eines Borderline-Patienten bedeuten, daß er sich nach autoaggressiven Handlungen alleine für zwei Stunden in sein Zimmer zurückziehen muß, um alleine eine Verhaltensanalyse durchzuführen, oder bei wiederholtem Problemverhalten therapeutische

Gespräche für eine Woche ausgesetzt werden. Es versteht sich von selbst, daß die Technik des Time out vorher mit dem Patienten besprochen werden muß und daß er in dieses Verfahren einwilligt.

Verfahren des komplexen Kontingenzmanagements
Unter Kontingenzmanagement versteht man die systematische Anwendung operanter Strategien, die mit dem Ziel eingesetzt werden, komplexe, angestrebte Verhaltensmuster aufzubauen. Techniken des Kontingenzmanagements sind der Einsatz von Münzverstärkungssystemen („token economy") oder der Einsatz von Verhaltensverträgen („contract management").

Münzverstärkung („token economy")
Hierunter versteht man die systematische Verabreichung von Verstärkern in Kontingenz erwünschten oder Abbaus pathologischen Verhaltens. „Tokens" sind Objekte mit Tauschwert, z.B. Münzen, die den Charakter generalisierter konditionierter Verstärker für den Patienten besitzen. Sie können kontingent zum erwünschten Verhalten eingesetzt werden, und ihre Wirkung ist relativ unabhängig vom motivationalen Zustand des Patienten.

„Token economies" wurden für Patienten mit schweren Verhaltensdefiziten in geschlossenen Einrichtungen entwickelt, um sie zu Aktivitäten zu motivieren, die ihnen ein selbständigeres Dasein ermöglichen sollten. Sie erfordern eine individuelle Planung und konsequente Einhaltung der vereinbarten Regelungen durch alle Beteiligten.

Kontingenzverträge („contract management")
Hierunter versteht man „vertragliche" Vereinbarungen, die zwischen Therapeut und Klient abgeschlossen werden. In diesen Verhaltensverträgen werden zu reduzierende problematische Verhaltensweisen des Patienten, Therapieziele, Aufgaben des Therapeuten und Aufgaben des Patienten festgelegt. Der Patient bestimmt in den Verhaltensverträgen, welche präzisen Therapieziele angestrebt werden sowie die Kontingenzen, die für das Erreichen bzw. Nichterreichen erfolgen sollen. Kontingenzverträge wurden in verschiedenen Bereichen, wie Alkoholismus, Partnerproblemen, Eßstörungen etc., angewandt.

Resümee
Bei den operanten Methoden handelt es sich um Therapieverfahren, die durch eine Veränderung von Konsequenzen zu einer Modifikation und Stabilisierung von Verhalten beitragen sollen. Operante Methoden kommen in erster Linie dann zur Anwendung, wenn ein erwünschtes Zielverhalten beim Patienten nicht bzw. nur ungenügend ausgeprägt ist. Gemeinsamer Nenner zum Aufbau erwünschten Verhaltens stellt die positive Verstärkung dar. Als positiver Verstärker können sowohl die Reaktion der Umgebung als auch Verhaltensweisen und Kognitionen des Individuums selbst dienen. Spezielle Techniken positiver Verstärkung stellen Shaping, Chaining, Fading und Prompting dar. Bei einzelnen Problemverhalten wie aggressiven oder delinquenten Verhalten erscheint es therapeutisch notwendig, die störenden Verhaltensweisen zu reduzieren bzw. ganz abzubauen.
Methoden zum Abbau von Verhalten finden hier ihre Anwendung. Wenn eine positive Konsequenz, die auf ein problematisches Verhalten auftritt, konsequent entfernt und durch neutrale Konsequenzen ersetzt wird, kommt es zu einer Reduktion der zukünftigen Auftrittshäufigkeit dieses Verhaltens bzw. zur Aufgabe des symptomatischen Verhaltens im Sinne einer Löschung. Beim Verfahren des Time out erfolgt auf das problematische Verhalten nicht nur eine neutrale Konsequenz, sondern potentielle Verstärker des Verhaltens werden vollständig entfernt.

Unter Kontingenzmanagement versteht man die systematische Anwendung operanter Strategien, die mit dem Ziel eingesetzt werden, erwünschte Verhaltensmuster aufzubauen. Die Technik der Münzverstärkung („token economy") sieht die systematische Verabreichung von Verstärkern in Kontingenz zum erwünschten Verhalten vor. „Tokens" sind Objekte mit Tauschwert. Ihre Wirkung ist relativ unabhängig vom motivationalen Zustand des Patienten. Unter Kontingenzverträgen („contract management") versteht man vertragliche „Vereinbarungen", die zwischen Therapeut und Klient abgeschlossen werden und in denen problematische Verhaltensweisen des Patienten, Therapieziele, Aufgaben des Therapeuten und Aufgaben des Patienten festgelegt werden.

2.4.3 Modell-Lernen

Die Grundannahmen des Modell-Lernens wurden bereits unter Abschnitt 2.2.3 dargestellt. Noch einmal zusammengefaßt basiert Modell-Lernen auf der Tatsache, daß Menschen komplexe Verhaltensweisen bei Personen mit Vorbildfunktion beobachten, nachahmen und – wenn es ihnen gelingt – in ihr eigenes Verhaltensrepertoire übernehmen.

Modell-Lernen eignet sich insbesondere zur Vermittlung komplexer Verhaltensmuster auf der Handlungsebene. Im therapeutischen Kontext können sowohl der Therapeut, andere Mitglieder des

Teams als auch Mitpatienten als Modell dienen. Dies kann kognitive Schemata, Normen, Wertvorstellung und Einstellungen als auch Handlungsmuster und Kognitionen betreffen. Bei der Behandlung von Phobien z.B. dient der Therapeut als Modell, wie man sich mit dem angstauslösenden Objekt konfrontiert und die Situation bewältigen kann. Bei der Behandlung von Zwangsstörungen ist es oft wichtig, daß der Therapeut als Modell „normales" Händewaschen oder Kontrollieren demonstriert, da der Patient aufgrund seiner oft langjährigen Erkrankung verunsichert ist, was „normal" ist, d.h., wie lange und in welcher Form man sich die Hände wäscht oder wie man sich versichert, ob eine Tür abgeschlossen ist.

Modell-Lernen beinhaltet drei Aspekte:

- **Erweiterung des Repertoires.** Der Patient übernimmt neue Verhaltensweisen, die in seinem Repertoire bislang nicht vorhanden waren.
- **Modifikation von Auftrittshäufigkeit.** Der Patient beobachtet, ob das modellhafte Verhalten von Mitpatienten oder Therapeuten zu negativen oder positiven Verhaltenskonsequenzen führt. Die Beobachtung negativer Verhaltenskonsequenzen hemmt, die Beobachtung positiver Konsequenzen fördert das entsprechende Verhalten.
- **Diskriminationslernen.** Der Patient lernt am Modell, welches Verhalten in welcher Situation als angemessen anzusehen ist. Dazu muß er **komplexe Stimulusbedingungen** diskriminieren und bezüglich sozialer Relevanz beurteilen können. Das Verhalten des Modells hat somit Hinweisfunktion im Sinne eines diskriminativen Reizes.

Als therapeutisches Element findet sich Modell-Lernen in einer **Vielzahl von therapeutischen Situationen** und **Interventionsmethoden**. In der Einzeltherapie übernimmt der Therapeut, in Gruppentherapien übernehmen Therapeut und Mitpatienten die Modellfunktion. Modell-Lernen stellt ein wichtiges Element in Selbstsicherheits-, Problemlöse- und sozialen Kompetenztrainings dar. Modelle können auch von Videobeispielen oder im Sinne abstrakter Modelle („Idealverhalten") übernommen werden.

2.4.4 Aufbau von Kompetenzen („skill training")

In der Verhaltensanalyse zeigt sich häufig, daß Patienten etwa mit Anorexie, Zwangserkrankung oder Depression massive Defizite in Kommunikation, sozialen Kompetenzen oder Problemlösefertigkeiten aufweisen, die krankheitsaufrechterhaltende Faktoren darstellen. Der **Aufbau von Kompetenzen in defizitären Bereichen** stellt deshalb eine wichtige **Ergänzung zu symptomorientierten Behandlungsstrategien** dar. Im Rahmen eines allgemeinen Lehrbuchs kann auf einzelne Methoden nur kursorisch eingegangen werden. Eine detaillierte Beschreibung kann den entsprechenden spezifischen Lehrbüchern entnommen werden.

Training sozialer Kompetenz

Menschen befinden sich in einer kontinuierlichen Interaktion mit anderen. Die aktive Gestaltung und Qualität dieser Interaktion entscheidet nicht zuletzt, inwieweit persönliche Ziele erreicht und Bedürfnisse verwirklicht werden. Soziale Kompetenzen können bei Patienten in folgenden Bereichen gestört sein und damit als krankheitsaufrechterhaltende Faktoren wirken (Übersicht bei Pfingsten, 1996):

- **Typ R (Recht):** Hierbei geht es darum, eigene Rechte und berechtigte Interessen gegenüber anderen durchzusetzen, indem Forderungen gestellt und unberechtigte Forderungen anderer abgelehnt werden.
- **Typ K (Kontakt):** Kontakte aufnehmen und gestalten, positive Zuwendung von anderen erlangen.
- **Typ B (Beziehung):** Gefühle, Bedürfnisse und Wünsche in einer Beziehung ausdrücken und umsetzen, Umgang mit Kritik und Kompromisse finden.

Je nach individueller Verhaltensanalyse wird man den Schwerpunkt im Training sozialer Kompetenz beim einzelnen Patienten verschieden setzen, so daß auch verschiedene Methoden zur Anwendung kommen können (z.B. Selbstsicherheitstraining nach Ullrich-De Muynck und Ullrich, 1982, oder Feldhege und Krauthan, 1979). Hierbei muß berücksichtigt werden, daß der Patient nicht durchgängig „sozial inkompetent" ist, sondern daß er sich z.B. im privaten Bereich (Typ B) ohne Probleme behaupten kann, während ausgeprägte Defizite im beruflichen Bereich (Typ R) vorhanden sein können.

Soziale Kompetenztrainings können sowohl in Einzeltherapie als auch in Gruppen oder in Kombination durchgeführt werden. Die Anzahl der Sitzungen ist begrenzt – meist 6 bis 15 Sitzungen. Es gibt vollständig **standardisierte Trainingsmanuale**, in denen die einzelnen Therapieschritte festgelegt sind, Programme mit **fester Grundstruktur**, aber **modifizierbaren Teilkomponenten** und **„offene" Selbstsicherheitstrainingsprogramme**.

Unangemessenes soziales Verhalten wird durch mehrere Faktoren bestimmt: durch Angst bzw. Vermeidung gefürchteter Situationen **(affektive Interferenz)**, die durch mangelnde soziale Fertigkeiten entsteht (Skill-Defizit). Dies wiederum führt zu ungünstigen kognitiven Prozessen oder Inhalten **(kognitive Interferenz)**. Die meisten Trainingsprogramme berücksichtigen deshalb im Sinne eines multifaktoriellen Modells die Interaktion affektiver, motorischer und/oder kognitiver Faktoren.

Nach Erarbeitung eines **Indikationsmodells,** welche Verhaltensdefizite Ziel der Intervention sein sollen, wird durch **Instruktionen und Modelling** das Zielverhalten aufgebaut. In Rollenspielen trainieren die Patienten konkrete Verhaltensweisen, die ihnen helfen sollen, problematische Situationen besser zu bewältigen. Sie modifizieren mit **kognitiven Techniken** interne Regulationsprozesse, d.h. Gedanken und Gefühle, die in Zusammenhang mit den problematischen Situationen auftreten (siehe kognitive Techniken). Gleichzeitig lernen die Patienten, **soziale Erfahrungen aktiv herbeizuführen,** zu evaluieren und für weitere Bewältigungsversuche zu nutzen (selbstgesteuerte Erfahrungsbildung nach PFINGSTEN, 1996).

Verschiedene Methoden des Feedbacks können genutzt werden. Kommen **Videoaufzeichnungen** während der Rollenspiele zur Anwendung, kann der Patient sein Verhalten sehen und beurteilen, was gut und was verbesserungsbedürftig ist. Er kann mit Hilfe der Videoselbstbeobachtung Verhaltensweisen ausformen, die er in den problematischen Situationen einsetzen möchte. Findet das Training sozialer Kompetenzen in Gruppen statt, sind die anderen **Gruppenmitglieder zum einen Modell,** zum anderen geben sie dem einzelnen Gruppenmitglied **Rückmeldung** im Sinne positiver Verstärkung und konstruktiver Kritik.

Zusammenfassend handelt es sich beim Training sozialer Kompetenzen um komplexe verhaltenstherapeutische Vorgehensweisen, bei denen vor allem das **operante Konditionieren** und das **Modell-Lernen** zur Anwendung kommen.

Problemlösetraining

Das Training hat zum Ziel, die Effizienz eines Patienten im Umgang mit Problemen zu verbessern. Im Ablauf des Problemlöseprozesses sollen kognitive Schritte und Modifikationen bisherigen Verhaltens gefördert werden, die zu einer adäquateren Problemwahrnehmung, Erarbeitung effektiver Lösungsstrategien und zur Entscheidung für die effektivste der möglichen Alternativen führen soll. Das Verfahren kann in **Einzel-** oder **Gruppentherapie** durchgeführt werden.

Das Problemlösetraining wird oft zusätzlich zu störungsorientierten Interventionsmethoden angewandt, um weitere krankheitsaufrechterhaltende Faktoren zu bearbeiten.

Die **Struktur des Problemlöseprozesses** besteht aus mehreren, aufeinander aufbauenden Schritten (detaillierte Informationen bei KAISER und HAHLWEG, 1996):

1. Problem- und Zieldefinition
2. Entwicklung von Lösungsmöglichkeiten
3. Bewertung von Lösungsmöglichkeiten
4. Entscheidung über die beste(n) Lösungsmöglichkeit(en)
5. Planung der Umsetzung
6. Rückblick und Bewertung.

Problem- und Zieldefinition

Zunächst müssen Patient und Therapeut festlegen, welches der Probleme, unter denen der Patient leidet, Gegenstand des Problemlösetrainings sein soll. Häufig wird das Problem vom Patienten abstrakt und vage formuliert, z.B. „ich komme mit meinem Mann nicht klar". Das Problem des Partnerschaftskonflikts muß in kleine, überschaubare Teilbereiche gegliedert werden:

- Der Ehemann arbeitet 12 bis 14 Stunden am Tag und hat deshalb kaum Zeit für die Familie.
- Der Ehemann hat ein Alkoholproblem.
- Die Patientin verfügt nicht über genügend Selbstsicherheit, ihre Wünsche dem Ehemann gegenüber zu formulieren und durchzusetzen.
- Die Patientin konnte bislang keinen eigenen Bereich für sich aufbauen, in dem sie sich unabhängig vom Ehemann positiv verstärken kann.

Durch Aufgliederung eines globalen Problems in konkrete Teilbereiche wird es möglich, für jeden Teilbereich eine Problemlösestrategie zu entwickeln.

Nach genauer Analyse des Problems erfolgt die Definition von Zielen, die der Patient mit Hilfe des Therapeuten erreichen möchte. Die Ziele sollten so konkret und verhaltensnah wie möglich bestimmt werden. D.h., die Ziele müssen für jeden einzelnen Teilbereich definiert werden:

- Paargespräche mit dem Ehemann, um eine Reduzierung der Arbeitszeit zu erreichen.
- Einleitung einer Behandlung des Alkoholproblems des Ehemanns.
- Erlernen konkreter Strategien, wie eigene Bedürf-

nisse und Wünsche formuliert und durchgesetzt werden.
- Besuch einer Gymnastikgruppe und Kurse an der Volkshochschule, um Kontakte zu knüpfen und eigenen Interessen nachzugehen.

Durch Aufteilung des Problems „Partnerschaftskonflikt" in klar umrissene Teilprobleme mit definierten Zielvorstellungen wird aus dem Erleben einer diffusen Problematik eine überschaubare und bewältigbare Problemlösestrategie. Der Patient beschreibt den Ist-Zustand und definiert den Soll-Zustand, den er anstreben möchte. Im weiteren Problemlöseprozeß geht es nun um die Frage, wie vom Ist- zum Soll-Zustand vorgegangen werden kann.

Entwicklung von Lösungsmöglichkeiten
Hier geht es darum, im Sinne eines **„Brainstormings"** möglichst viele potentielle Lösungsmöglichkeiten zu sammeln, die vom Ist- zum Soll-Zustand führen können. Alle Einfälle werden zunächst ohne Bewertung zugelassen, keine auch noch so absurd erscheinende Idee unterdrückt. Damit soll die Kreativität des Patienten gefördert werden, auch abseits seiner sonstigen Lösungswege nach Möglichkeiten zu suchen, das Problem erfolgreich zu meistern. Die Alternativen werden schriftlich festgehalten, die Entscheidung für einen speziellen Lösungsweg erfolgt erst später.

Bewertung von Lösungsmöglichkeiten
Nach Sammlung möglichst vieler Lösungswege erfolgt die Bewertung, welche Strategie am erfolgversprechendsten erscheint. Hierzu hat sich die **„Zweispalten-Technik"** bewährt. In der ersten Spalte werden die Vorteile, in der zweiten Spalte die Nachteile einer Lösung gegenübergestellt. Beim Abwägen der Vor- und Nachteile werden auch die voraussichtlichen kurzfristigen und langfristigen Folgen und Konsequenzen dieses Weges, die Wahrscheinlichkeit ihres Eintretens sowie die subjektive Bedeutung und Wichtigkeit der jeweiligen Vor- und Nachteile gewichtet. In dieser Phase sollte der Therapeut verhindern, daß ein Lösungsweg vorschnell ausscheidet, nur weil der Patient zu wenige Aspekte der Lösung berücksichtigt bzw. die Lösungsstrategie nur unvollständig beurteilt.

Entscheidung über die beste(n) Lösungsmöglichkeit(en)
Nach erfolgter systematischer Bewertung aller Varianten muß die beste Lösungsmöglichkeit oder eine Kombination aus verschiedenen Lösungsstrategien gewählt werden. Hierbei muß auch die Frage der Umsetzbarkeit in praktisches Handeln berücksichtigt werden.

Planung der Umsetzung der Lösungsmöglichkeit(en)
Hat der Patient sich für einen Lösungsweg oder eine Kombination von Lösungsstrategien entschieden, erfolgt als nächster Schritt die Planung, wie diese auf der Handlungsebene umzusetzen sind. Dabei wird die Lösungsstrategie in **kleine, genau definierte Schritte zerlegt** und beurteilt, welche Voraussetzungen nötig sind, um den jeweiligen Lösungsschritt in die Tat umzusetzen. Ggf. müssen weitere Informationen eingeholt oder Fertigkeiten geübt werden. Am Ende steht ein **schriftlicher Handlungsplan,** an dem sich der Patient auch während der Sitzungen orientiert.

Bewertung der Lösungsversuche
Zwischen den Therapiesitzungen sollen die **Pläne im alltäglichen Leben angewandt** und anschließend **evaluiert** werden. Der Patient überprüft, ob die eingeschlagenen Lösungsstrategien effektiv waren, und analysiert mögliche Gründe von Mißerfolgen. Ggf. müssen die eingeschlagenen Lösungsstrategien modifiziert oder mit anderen Lösungsansätzen kombiniert werden. Der Therapeut wird bemüht sein, die Selbständigkeit des Patienten zu fördern und ihm schrittweise immer mehr Verantwortung zu übergeben. Ziel des Verfahrens ist es, daß der Patient die Methodik der Problemlösung erlernt, um sie auf möglichst viele Bereich anwenden zu können.

Kommunikationstraining

Partnerschaftskonflikte stellen nicht selten den aufrechterhaltenden Faktor für psychische Störungen dar. Gestörte partnerschaftliche Kommunikation ist ein wichtiges Element bei fast allen Partnerschaftskonflikten. „Kommunikationstraining ist eine verhaltenstherapeutische Intervention mit dem Ziel, Sozialpartner durch die Einübung bestimmter Sprecher- und Zuhörerfertigkeiten in die Lage zu versetzen, sich offen, aufnehmend, konstruktiv und in Kongruenz mit ihren Gefühlen und ihrem nonverbalen Verhalten auseinanderzusetzen" (KAISER und HAHLWEG, 1996). Das Kommunikationstraining wird meist in vier bis fünf Sitzungen à 50 Minuten in wöchentlichem Abstand durchgeführt, und zwar als Ehe-, Familien- oder Gruppentherapie, selten als Einzeltherapie. Ein oder zwei Therapeuten leiten die Sitzungen.

Durch das Kommunikationstraining sollen die Partner in die Lage versetzt werden, bestimmte **Sprecherfertigkeiten** zu entwickeln, d.h. ihre Ansichten, Bedürfnisse und Gefühle in eindeutiger und konkreter Form, die für den Empfänger akzeptabel ist, zu artikulieren. Gleichzeitig sollen **Zuhörerfertigkeiten** geschult werden, um die Gefühle, Bedürfnisse und Meinungen des anderen Partners zu erfassen und ihm entsprechendes Feedback zu geben (siehe KAISER und HAHLWEG, 1996).

Sprecherfertigkeiten

Jeder Partner soll lernen, von seinen eigenen Gedanken, Bedürfnissen, Gefühlen und Wünschen zu sprechen (Selbstöffnung). Dabei sollen Anklagen und Vorwürfe vermieden werden („Du-Sätze": „Du hast wieder mal..."). Die eigenen Gedanken und Meinungen sollen in „Ich-Sätzen" formuliert werden, um es dem Zuhörer zu ermöglichen, die Situation vom Standpunkt des Partners zu verstehen.

Verallgemeinernde Aussagen sollen vermieden werden. Beide Partner sollen lernen, ihre Meinungen anhand konkreter Situationen und Anlässe darzustellen. Beide Partner sollen weiterhin lernen, das Verhalten des anderen möglichst konkret zu beschreiben und sich auf konkrete Situationen zu beziehen. Die Themen sollten aus der Gegenwart rekrutiert werden und sich nicht auf längst vergangene Ereignisse beziehen, die kaum noch rekonstruiert werden können.

Zuhörerfertigkeiten

Der Zuhörer sollte dem Partner durch verbales und nonverbales Verhalten signalisieren, daß er Interesse an den Ausführungen hat **(aufnehmendes Zuhören)**. Durch Zusammenfassen des Gesagten bestätigt er dem Partner, daß er ihn verstanden hat (Paraphrasieren). Bei Unklarheiten oder Mißverständnissen sollte in der Form offener Fragen nachgefragt werden, wobei keine Urteile, sondern mögliche Interpretationen einfließen sollten. Bei zutreffenden Formulierungen und Schilderungen sollte der Partner den Sprecher positiv verstärken **(positive Rückmeldung)**. Löst der Sprecher im Zuhörer starke Gefühle aus, z.B. Wut, Ärger oder Enttäuschung, so soll er **die eigenen Gefühle direkt zurückmelden.** In diesem Fall ist ein Wechsel in die „Sprecherrolle" möglich. Anschließend sollte er sich jedoch bemühen, durch Paraphrasieren sicherzustellen, ob er den Partner richtig verstanden hat.

Kommunikationstraining wird bei **Ehe- und Partnerschaftsstörungen,** in der Therapie **funktioneller Sexualstörungen** und als Zusatzverfahren bei der **Behandlung unterschiedlichster psychischer Störungen** wie Alkoholismus, Depressionen, oder Angsterkrankungen eingesetzt. In der Rückfallprophylaxe psychiatrischer Störungen, wie Schizophrenien, Manien, Depressionen, wurde die klinische Effizienz von Kommunikations- und Problemlösetrainings ebenfalls empirisch abgesichert.

> **Resümee**
>
> Modell-Lernen eignet sich insbesondere zur Vermittlung komplexer Verhaltensmuster auf der Handlungsebene. Im therapeutischen Kontext können sowohl der Therapeut oder andere Mitglieder des therapeutischen Teams als auch Mitpatienten als Modell dienen. Modell-Lernen beinhaltet drei Aspekte: Erweiterung des Repertoires, Modifikation von Auftrittshäufigkeit und Diskriminationslernen. Als therapeutisches Element findet sich Modell-Lernen in einer Vielzahl von therapeutischen Settings und Interventionsmethoden. Modell-Lernen stellt ein wichtiges Element in Selbstsicherheits-, Problemlöse- und sozialem Kompetenztraining dar.
>
> Der Aufbau von Kompetenzen in defizitären Bereichen (Training sozialer Kompetenz) stellt eine wichtige Ergänzung zu symptomorientierten Behandlungsstrategien dar. Nach Erarbeitung eines Erklärungsmodells, welche Verhaltensdefizite Ziel der Intervention sein sollen, wird durch Instruktion und Modelling das Zielverhalten aufgebaut. In Rollenspielen trainieren die Patienten konkrete Verhaltensweisen, die ihnen helfen sollen, problematische Situationen besser zu bewältigen. Sie modifizieren mit kognitiven Techniken interne Regulationsprozesse, die im Zusammenhang mit den problematischen Situationen auftreten, und lernen gleichzeitig, soziale Erfahrungen aktiv herbeizuführen, zu evaluieren und für weitere Bewältigungsversuche zu nutzen.
>
> Das Problemlösetraining hat zum Ziel, die Selbsteffizienz eines Patienten im Umgang mit Problemen zu verbessern. Im Ablauf des Problemlöseprozesses sollen kognitive Schritte und offene Verhaltensmodifikationen gefördert werden, die zu einer adäquateren Problemwahrnehmung und Erarbeitung potentiell effektiver Problemlösestrategien beitragen sollen. Hierbei werden mehrere, aufeinander aufbauende Schritte durchlaufen: Problem- und Zieldefinition, Entwicklung von Lösungsmöglichkeiten, Bewertung von Lösungsmöglichkeiten, Entscheidung über die beste(n) Lösungsmöglichkeit(en), Planung der Umsetzung der Lösungsmöglichkeit(en) und Rückblick und Bewertung der Lösungsmöglichkeit(en).
>
> Kommunikationstraining ist eine verhaltenstherapeutische Intervention mit dem Ziel, Sozialpartner durch die Einübung bestimmter Sprecher- und Zuhörerfertigkeiten in die Lage zu versetzen, sich offen, aufnehmend, konstruktiv und in Kongruenz mit ihren Gefühlen und ihrem nonverbalen Verhalten auseinanderzusetzen.

2.4.5 Kognitive Verfahren

Kognitive Therapieverfahren haben das Ziel, krankheitsauslösende und aufrechterhaltende Informationsaufnahme und -verarbeitung als auch dadurch bedingte emotionale Prozesse zu modifizieren. Modelle kognitiver Verfahren gehen davon aus, daß Einstellung, Erwartung, Attribution, Bewertung und andere kognitive Aktivitäten an der Entstehung und Aufrechterhaltung pathologischen Verhaltens und Fühlens direkt beteiligt sind und daß durch eine entsprechende Veränderung dieser kognitiven Aktivitäten eine psychische Störung sowohl auf der Ebene des Verhaltens als auch der der Affekte positiv beeinflußt werden kann.

Die Grundannahmen der kognitiven Verhaltenstherapie gehen davon aus, daß der menschliche Organismus nicht nur auf die Umwelt selbst, sondern vielmehr auf die **innere (kognitive) Repräsentation seiner Umwelt reagiert**. Die „Realität" der Umgebung wird also zum einen durch den Wahrnehmungsprozeß selbst, zum anderen durch kognitive Verarbeitungsprozesse „gefiltert", so daß sich ein Abbild der Umgebung **(innere Repräsentanz)** ergibt. Die innere Repräsentanz ist abhängig von Vorerfahrungen, Einstellungen, Bewertungen etc., die im Laufe der Lerngeschichte erworben wurden.

In einer zweiten Grundannahme geht die kognitive Verhaltenstherapie davon aus, daß **Gedanken, Gefühle und Verhalten** nicht unvermittelt nebeneinander stehen, sondern **interaktiv miteinander verknüpft sind**. Bestimmte Gedanken führen zu umschriebenen Gefühlen, wodurch ein bestimmtes Verhalten ausgelöst wird, das wiederum eine gedankliche Bewertung bedingt etc. Aus der gegenseitigen Beeinflussung von Gedanken, Gefühlen und Verhalten folgen bereits therapeutische Interventionsstrategien.

Die Vernetzung von Gedanken, Gefühlen und Verhalten zeigt, daß eine **Trennung in „Verhaltenstherapie" und „kognitive Therapie" theoretisch und therapeutisch nicht aufrechterhalten werden kann.** Auch „klassische" Verhaltenstherapie ändert mit Reizkonfrontation und Reaktionsverhinderung nicht nur die Handlungsebene, sondern auch kognitive Prozesse. Der Angstpatient, der erfolgreich bisher gefürchtete Situationen meistern kann, wird seine Einstellung, Bewertung und Erwartung dieser Situationen grundlegend verändern. Umgekehrt werden kognitive Interventionen, wie Selbstinstruktionen, Neubewertung einer Situation und Finden von alternativen Erklärungen, bei einem sozialphobischen Patienten die Handlungsebene verändern, indem er seinen Umgang mit gefürchteten und bislang gemiedenen Situationen verbessert, problematische Situationen meistert, was wiederum zu neuen Erfahrungen und damit kognitiven Veränderungen führen wird.

Die Veränderung von Einstellungen, Erwartungen und Denkmustern ist vor allem auch für die Stabilität therapeutischer Veränderungen notwendig. Verhaltenstherapeutisches Vorgehen ist deshalb immer kognitiv-verhaltenstherapeutisch, ebenso wie kognitive Therapie immer verhaltenstherapeutische Ansätze beinhaltet (REINECKER, 1996).

In den letzten 30 Jahren haben sich jedoch explizite kognitive Interventionsmethoden entwickelt, die als Hauptfokus eine Veränderung kognitiver Prozesse haben und im Folgenden aus didaktischen Erwägungen gesondert dargestellt werden.

Methoden der kognitiven Umstrukturierung

Rational-emotive Therapie (RET)

Nach ELLIS, der die rational-emotive Therapie Anfang der 60er Jahre entwickelte, sind emotionale Probleme und Verhaltensstörungen in der Regel nicht primär durch äußere Umstände verursacht, sondern **Ergebnis irrationaler, d.h. subjektiv verzerrter Wahrnehmung und Interpretation von Ereignissen.** Die verzerrten kognitiven Auffassungen und Bewertungen sind durch irrationale Überzeugungen und Normvorstellungen bedingt. Die Interventionen folgen der sogenannten A-B-C-Theorie:

- A = „activating event"/äußeres Ereignis
- B = „belief system"/rationale bzw. irrationale Meinungen, die das Ereignis A betreffen
- C = „consequences"/affektive und Verhaltenskonsequenz.

Die Therapie nach ELLIS setzt nicht so sehr an den A-Variablen (äußeren Ereignissen) an, sondern bemüht sich, das „belief system", d.h. die irrationalen zu rationaleren Überzeugungen, zu verändern, so daß es zu einer Abschwächung pathologischer emotionaler Konsequenzen (C) kommt.

Zunächst wird der Therapeut dem Patienten das Modell der RET, die A-B-C-Theorie psychischer Störungen, erläutern. Anschließend geht es um die Identifikation entscheidender irrationaler Denkmuster und Annahmen sowie um das Herausarbeiten zugrundeliegender irrationaler Grundannahmen (z.B.: „Nur wenn ich es allen recht mache, werde ich akzeptiert"). Der Patient soll die Erfahrung machen, daß ein enger Zusammenhang zwischen den irrationalen Grundüberzeugungen und den psychischen Problemen besteht.

Wichtigstes Hilfsmittel dieses Erkenntnisprozesses stellt das Prinzip der **„geleiteten Erkenntnis"**, der **„sokratische Dialog",** dar. Mit Hilfe des sokratischen Dialogs bemüht sich der Therapeut, irrationale Annahmen des Patienten zu identifizieren und ggf. überspitzt und pointiert zu formulieren. Die verzerrte, irrationale Grundüberzeugung des Patienten sollte im Verlaufe der Therapie durch eine rationalere, adäquatere Lebenseinstellung ersetzt werden.

Neben den kognitiven Strategien in der RET werden auch verhaltensorientierte Interventionstechniken angewandt.

Kognitive Therapie nach BECK

Die kognitive Therapie wurde von BECK für die Behandlung **affektiver Störungen** entwickelt. Sie stellt ein strukturiertes Therapieprogramm für depressive Patienten dar (Therapiemanual siehe HAUTZINGER, 1997), dessen klinische Wirksamkeit in einer Vielzahl von Studien nachgewiesen wurde (s.a. Kap. 11). Das Modell der kognitiven Umstrukturierung wurde auch auf andere klinische Störungsbilder, insbesondere Angst-, Eß- und Persönlichkeitsstörungen, ausgeweitet.

Depressionstypische Kognitionen. Depressionen werden nach BECK durch depressionstypische Kognitionen ausgelöst. Diese für Depressive sehr charakteristische Art zu denken kann in der Kindheit durch Traumatisierungen, negative Erfahrungen, Modelle oder Trennungserlebnisse gelernt und im Rahmen belastender Ereignisse wieder aktiviert werden. Nach BECK besteht **ein bidirektionaler Zusammenhang zwischen Kognitionen und Emotionen.** Kognitive Prozesse bestimmen emotionale Reaktionen, so daß durch Veränderung depressionstypischer Gedankenmuster eine Behandlung depressiver Emotionen möglich ist.

Der depressive Patient charakterisiert sich nach BECK durch die typische **„kognitive Triade":** durch eine negative Sicht erstens seiner selbst, zweitens der Umwelt und drittens der Zukunft. Diese kognitiven Dysfunktionen bestimmen die anderen Merkmale der affektiven Störung, wie Inaktivität, sozialer Rückzug, emotionale Störung etc. Die depressionstypischen Grundannahmen werden nach BECK durch die folgenden typischen „Denkfehler" depressiver Patienten aufrechterhalten:

- **Willkürliche Schlußfolgerungen.** Der Patient zieht aus Beobachtungen Schlußfolgerungen, die bei genauer Analyse nicht zutreffen (z.B. „Meine Freundin ist schon wieder zu spät, das zeigt, daß ich ihr **überhaupt nicht mehr wichtig bin**"). Alternativerklärungen kommen nicht in Betracht.
- **Unangebrachte Verallgemeinerung.** Eine negative Erfahrung wird auf sämtliche Situationen übertragen (z.B. „Ich habe den Zug verpaßt, mir geht einfach **alles** im Leben schief").
- **Selbstattribution.** Der Patient bezieht Ereignisse auf sich oder macht sich für Dinge verantwortlich, auch wenn es hierfür keinerlei Veranlassung gibt (z.B. „Der Chef hat mich bei der Präsentation der schlechten Jahresbilanz der Firma unfreundlich angeschaut, sicher meint er, **ich hätte** durch meine miese Arbeitsleistung wesentlich das **schlechte Ergebnis verursacht**").
- **Selektive Verallgemeinerung.** Der Patient überbewertet negativ und vernachlässigt positive Aspekte einer Situation (z.B. **katastrophisierende Bewertung eines Versprechers,** obwohl der Rest des Vortrags gut war).
- **Schwarzweißdenken.** Der Patient legt extreme Bewertungsmaßstäbe an sein Verhalten bzw. an Situationen (z.B. seine Leistung war **sehr gut oder extrem schlecht,** ein Urlaub war entweder traumhaft schön oder völlig daneben). Weil der Patient überhöhte Ansprüche an sich und seine Umwelt stellt, wird er „normale" Leistungen oder Reaktionen negativ bewerten, was wiederum zu negativen Kognitionen und depressiven Emotionen führt.

Identifikation automatischer Gedanken. Bei den automatischen Gedanken handelt es sich meist um **Selbstverbalisationen,** die sehr rasch im Bewußtseinsstrom ablaufen, so daß sie vom Patienten oft nicht reflektiert werden. Obwohl die automatischen Gedanken rasch ablaufen, wirken sie unmittelbar auf die Emotionen (z.B. „Ich habe wieder versagt" → depressiver Affekt). Automatische Gedanken können in **Rollenspielen,** in **Imaginationsübungen,** aber vor allem durch **Tagesprotokolle negativer Gedanken** identifiziert werden.

Die Selbstbeobachtungsprotokolle sehen verschiedene Spalten für die auslösende Situation, die daraufolgende Kognition, die damit verbundene Emotion und die sich daraus ergebenden Konsequenzen vor. Automatische Gedanken werden auf der Basis zugrundeliegender Denkmuster generiert, die anhand der Selbstexploration ebenfalls identifiziert und ggf. modifiziert werden.

Kognitives Neubenennen. In der Therapie soll der Patient lernen, seine verzerrten Kognitionen durch adäquatere Gedanken, Bewertungen und

Wahrnehmungen zu ersetzen. Kernelement dieser Therapiephase ist das kognitive Neubenennen, das es dem Patienten ermöglichen soll, mehr Aspekte der Realität wahrzunehmen, als ihm dies seine bislang verzerrten Kognitionen ermöglichten. Hierzu kann man den Selbstbeobachtungsbogen um eine zusätzliche Spalte erweitern, in der der Patient eine **alternative Bewertung** der Situation festhält. Mit dieser Technik schafft der Patient eine erste Distanzierung von den eigenen dysfunktionalen automatischen Gedanken und vollzieht einen ersten Schritt zur Uminterpretation seiner Annahmen über sich selbst, über die Umwelt und die Zukunft.

Realitätstestung. Im zweiten Schritt soll der Patient lernen, seine Kognitionen an der Realität zu überprüfen. Dies kann durch **Rollenspiel, Beobachtungen** etc. erfolgen. Der Patient soll möglichst viele Informationen sammeln und die Realität möglichst genau beschreiben, um Situationen und Ereignisse differenzierbar zu beurteilen und um zu realitätsgerechten Interpretationen zu kommen.

Durch die Auseinandersetzung mit alternativen Erklärungsmöglichkeiten und realitätsgerechteren Interpretationen erfolgt eine „**Entkatastrophisierung**" von Befürchtungen, die durch den depressionstypischen kognitiven Stil ausgelöst wurden. Gleichzeitig lernt er, seinen **Attributionsstil zu verändern.** Anstatt sich selbst für alles verantwortlich zu machen und alles Negative auf seine Person zu beziehen, erarbeitet sich der Patient durch Reattribuierung eine objektivere Sicht der Dinge.

Durch die dargestellten Strategien soll es dem Patienten allmählich gelingen, alternative Erklärungen zu seinen dysfunktionalen Gedanken zu finden. Er soll diese Techniken auf möglichst alle Situationen anwenden und beobachten, wie sich die alternativen Bewertungen und Erklärungsmuster auf seine Emotionen auswirken.

> **Resümee**
>
> Kognitive Therapieverfahren haben das Ziel, Prozesse der Informationsaufnahme und -verarbeitung als entscheidende Kernelemente von Handlungen und affektiven Prozessen zu modifizieren. Modelle kognitiver Verfahren gehen davon aus, daß Einstellung, Erwartung, Attribution, Bewertung und andere kognitive Aktivitäten an der Entstehung und Aufrechterhaltung pathologischen Verhaltens direkt beteiligt seien. Durch eine entsprechende Veränderung dieser kognitiven Aktivitäten könne die psychische Störung verändert werden.
>
> Die rational-emotive Therapie (RET) nach ELLIS geht davon aus, daß emotionale Probleme und Verhaltensstörungen nicht primär durch äußere Umstände verursacht, sondern Ergebnisse irrationaler, subjektiv verzerrter Wahrnehmung und falscher Interpretation von Ereignissen sind. Die verzerrten kognitiven Auffassungen und Bewertungen werden durch irrationale Überzeugungen, Einstellungen oder Normvorstellungen hervorgerufen und aufrechterhalten. Die Interventionen setzen also nicht so sehr an äußeren Variablen, sondern am „Belief-System", d.h. den irrationalen Grundüberzeugungen an. Diese sollen durch rationalere Alternativen ersetzt werden, so daß es zu einer Veränderung pathologischer emotionaler Konsequenzen kommt.
>
> Die kognitive Therapie nach BECK stellt ein Behandlungsverfahren dar, das speziell für affektive Störungen entwickelt wurde. Darüber hinaus hat dieses Verfahren jedoch großen Einfluß auf Therapieansätze bei anderen psychischen Störungen ausgeübt. Nach BECK besteht ein bidirektionaler Zusammenhang zwischen Kognitionen und Emotionen. Kognitive Prozesse bestimmen emotionale Reaktionen, so daß durch Veränderung depressionstypischer Gedankenmuster eine Behandlung depressiver Emotionen möglich ist. Der depressive Patient charakterisiert sich durch die typische kognitive Triade: erstens durch eine negative Sicht seiner selbst, zweitens durch eine negative Sicht der Umwelt und drittens durch eine negative Sicht der Zukunft. Depressionstypische Grundannahmen werden durch typische „Denkfehler" depressiver Patienten aufrechterhalten: willkürliche Schlußfolgerungen, unangebrachte Verallgemeinerungen, Selbstattribution, selektive Verallgemeinerung und Schwarzweißdenken.
>
> In einem ersten Schritt erfolgt die Identifikation automatischer Gedanken. Dann erfolgt die Auseinandersetzung mit den Gedanken, wobei der Patient lernen soll, seine verzerrten Kognitionen durch adäquatere Gedanken, Bewertungen und Wahrnehmungen zu ersetzen. Kernelement dieser Therapiephase ist das „kognitive Neubenennen", das es dem Patienten ermöglichen soll, mehr Aspekte der Realität wahrzunehmen, als ihm dies seine bislang verzerrten Kognitionen ermöglichten. Durch Realitätsteste soll der Patient anschließend lernen, seine Kognitionen mit der Realität zu konfrontieren. Durch die dargestellten Strategien gelingt es dem Patienten allmählich, alternative Erklärungen zu seinen dysfunktionalen Gedanken zu finden.

Methoden der Selbstverbalisierung

Diese Techniken wurden von MEICHENBAUM (1995) als Selbstinstruktionstraining und Streßimpfungstraining entwickelt. Er ging dabei von der Hypothese aus, daß sog. internalisiertes Sprechen eine

2 Verhaltenstherapie und kognitive Therapie

Steuerungsfunktion für menschliches Handeln bekommt (**innerer Dialog**).

Selbstinstruktionstraining

Es wurde zunächst für kindliche Verhaltensstörungen, wie aggressives Verhalten, entwickelt, wurde dann aber auch für andere Indikationen, wie Prüfungsangst, Bewältigung komplexer Aufgaben, Training von Spitzensportlern, Streß- und Schmerzbewältigung adaptiert. Grundlage diese Technik ist die Hypothese, daß die Art des „inneren Sprechens" zur positiven, selbstermutigenden oder negativen, selbstverunsichernden Steuerung von Verhalten führt.

Durch das Erlernen der **Technik der konstruktiven, positiven Selbstinstruktion** wird die Aufmerksamkeit auf die einzelnen Schritte gelenkt, die zur Bewältigung eines Problems notwendig sind. Durch die Technik der Selbstverstärkung für erfolgreich absolvierte Problemlöseschritte wird der Wille bekräftigt, sich weiter mit dem Problem zu konfrontieren und die Auseinandersetzung zu einem erfolgreichen Ende zu führen.

Streßimpfungstraining

Diese kognitive Interventionstechnik wurde zur Bewältigung von Streß und Belastungssituationen entwickelt. Grundannahme des Streßimpfungstrainings liegt darin, daß Streß und damit verbundene Belastungen ganz wesentlich durch kognitive Faktoren vermittelt werden. Ähnlich wie in anderen kognitiven Verfahren werden die auslösenden bzw. aufrechterhaltenden Faktoren analysiert und verändert. Das Steßimpfungstraining besteht aus einer **Unterrichtsphase,** einer **Übungsphase** und einer **Phase der Anwendung** des Trainings.

Die wichtigste Methode zur Bewältigung von Streßsituationen bilden wie beim Selbstinstruktionstraining die vorausgehenden, begleitenden und nachfolgenden **Selbstverbalisationen.** In Form eines inneren Monologs bereitet sich der Patient auf eine Streßsituation vor **(Vorbereitungsphase),** konfrontiert sich anschließend mit dem Stressor **(Konfrontationsphase),** akzeptiert die Angst, Anspannung oder den Streß, mobilisiert aber Bewältigungsstrategien zur Überwindung der Belastungssituation. In der abschließenden Phase der **Selbstverstärkung** belohnt sich der Patient für die erfolgreich durchgestandene Situation mit dem Ziel, das Bewältigungsverhalten in seinem Repertoire zu stabilisieren.

Die konkreten Selbstverbalisationen werden für jeden Patienten individuell erarbeitet und sollten nicht standardisiert vorgegeben werden. Durch ständige Anwendung der Selbstverbalisationen zunächst im therapeutischen Setting (z.B. im Rollenspiel), anschließend im Umfeld des Patienten wird der Patient auf die erfolgreiche Bewältigung von Streßsituationen vorbereitet.

> **Resümee**
>
> Techniken der Selbstverbalisation gehen von der Hypothese aus, daß sogenanntes internalisiertes Sprechen eine Steuerungsfunktion für menschliches Handeln bekommt (innerer Dialog). Das Selbstinstruktionstraining wurde zunächst für kindliche Verhaltensstörungen entwickelt, wurde dann aber auch für andere Indikationen adaptiert. Das Streßimpfungstraining wurde zur Bewältigung von Streß und anderen Belastungssituationen entwickelt. Es geht davon aus, daß Streß und damit verbundene Belastungen ganz wesentlich durch kognitive Faktoren vermittelt werden. Nach Analyse der auslösenden bzw. aufrechterhaltenden Faktoren lernt der Patient, in einer Übungsphase und einer Phase der Anwendung des Trainings adäquate Belastungssituationen zu meistern. Kernelement sind wie beim Selbstinstruktionstraining die vorausgehenden, begleitenden und nachfolgenden Selbstverbalisationen.

2.5 Das Sieben-Phasen-Modell des verhaltenstherapeutischen Prozesses

Die Verhaltenstherapie hat spezielle Interventionsmethoden für bestimmte Störungsbilder entwickelt, die sich empirisch als wirksam erwiesen und die Beurteilung der Verhaltenstherapie als effiziente Therapieform begründen. Dabei wurde von Kritikern der Verhaltenstherapie oft übersehen, daß die symptomorientierten Interventionstechniken, wie dargestellt, in einen umfassenden, differenzierten psychotherapeutischen Prozeß eingebettet sind. Die Vorbereitungsphase vor Durchführung der speziellen Interventionen nimmt nicht selten mehr Zeit in Anspruch als die symptomorientierte Intervention selbst. Darüber hinaus werden die die Symptome aufrechterhaltenden psychosozialen und intrapsychischen Faktoren im Sinne einer multimodalen Verhaltenstherapie mitberücksichtigt (siehe Beispiel Zwangsstörungen – Kapitel 13).

Der psychotherapeutische Prozeß folgt einer strukturierten Vorgehensweise, die sich an dem jeweiligen Störungsbild und dem Stand und den jeweiligen Fähigkeiten des Patienten orientiert. Das Sieben-Phasen-Modell stellt ein allgemeines und flexibles Orientierungsmodell des therapeutischen

Prozesses dar, das für den deutschen Sprachraum adaptiert wurde (KANFER ET AL., 1996).

In der therapeutischen Praxis sind die einzelnen Phasen des Modells nicht scharf zu trennen. Die klare Abgrenzung hat deshalb eher didaktischen Wert. Die einzelnen Stufen stellen jedoch **unverzichtbare „Bausteine"** des therapeutischen Prozesses bei unterschiedlichen Krankheitsbildern dar, die je nach Phase des Therapieprozesses eine unterschiedliche Gewichtung aufweisen, im Idealfall in der therapeutischen Praxis jedoch alle durchlaufen werden sollen. Sie sind nicht identisch mit den Therapiestunden, sondern jede Phase kann mehrere Sitzungen in Anspruch nehmen. Die Darstellung der einzelnen Phasen erfolgt in enger Anlehnung an KANFER ET AL. (1996):

Phase 1: Schaffung günstiger Ausgangsbedingungen/Aufbau einer therapeutischen Beziehung

In dieser Phase werden **organisatorische Details** ebenso geklärt wie die **Erwartungen,** die der Klient an die Therapie hat. Es erfolgen die Erfassung des **aktuellen klinischen Bildes** und **differentialdiagnostische Überlegungen.** Bereits im Erstkontakt wird dem Patienten vermittelt, daß er aktiv und eigenverantwortlich am Therapieprozeß mitarbeiten muß. In dieser Therapiephase etabliert sich auch die **therapeutische Beziehung.** Eine gute und vertrauensvolle therapeutische Beziehung ist Grundvoraussetzung für das Gelingen der Therapie. Der Therapeut bietet hierbei im Sinne des „professionellen Helfers" seine Hilfe an, der Patient sollte Vertrauen in den Therapeuten und dessen Kompetenz gewinnen.

Die Verhaltenstherapie erschöpft sich allerdings nicht in der alleinigen Beziehungsgestaltung. Bei der Arbeit mit den Patienten an dem vereinbarten Therapieziel mit speziellen Interventionstechniken sollten die „Erwartungen und das Vertrauen eingelöst werden; Unterstützung durch den Therapeuten und seine Erklärung bedürfen einer realistischen Umsetzung im konkreten Erleben des Patienten". So gesehen, zeigt sich die Qualität einer therapeutischen Beziehung erst in der Umsetzung während der therapeutischen Arbeit, z.B. im Rahmen eines „mühsamen und oft belastenden therapeutischen Verlaufs" (REINECKER, 1996).

Phase 2: Aufbau von Änderungsmotivation

Veränderung von Problembereichen, Verhaltensmodifikation und kognitive Veränderungen stellen einen tiefgreifenden Einschnitt in das intrapsychische Erleben und den psychosozialen Kontext des Patienten dar. Erfolgreiche Therapie bedeutet für den Patienten somit nicht nur die Beendigung eines Leidenszustandes, sondern auch die Beantwortung der Frage, wie sein **Leben ohne die Erkrankung** aussehen würde. Wie wird er selbst oder das familiäre und berufliche Umfeld auf eine Symptombesserung reagieren? Ergeben sich für ihn Vor- oder Nachteile? Welche Bereiche sollen verändert, welche Bereiche belassen werden? All diese Fragen verdeutlichen, daß eine strenge Trennung der einzelnen Therapiephasen im therapeutischen Prozeß nicht möglich ist. Viele dieser Fragen, die zur Motivationsanalyse gestellt werden müssen, sind bereits Bestandteil der Verhaltensanalyse (Phase 3) und der Zielanalyse (Phase 4).

Weiterhin muß unterschieden werden zwischen **Fremd- und Eigenmotivation** des Patienten. Kommt der Patient aus eigenem Antrieb oder wird er von Ärzten oder Familie „geschickt"? Der Patient muß zu einer aktiven Veränderung von Kognitionen und Verhalten bzw. von Problembereichen bereit sein, die Veränderungsmotivation darf sich nicht nur auf die verbale Ebene beschränken. Ist der Patient zur Veränderung eines Problembereichs motiviert, muß die Frage beantwortet werden, ob dieser Problembereich überhaupt veränderbar ist bzw. ob der Patient die nötigen Ressourcen besitzt, eine erfolgreiche Veränderung herbeizuführen. Damit gehört auch die Klärung von Ressourcen und sozialen Unterstützungsmöglichkeiten zur Motivations- und Veränderungsanalyse.

Phase 3: Verhaltensanalyse

Nachdem bereits in der Anfangsphase eine Erfassung der aktuellen Symptomatik des Patienten erfolgte, beschreibt die Verhaltensanalyse detailliert das aktuelle Beschwerdebild auf der Symptomebene, der lerngeschichtlichen Ebene und im psychosozialen Kontext (siehe Verhaltensanalyse, Abschnitt 2.3). Im Rahmen der Verhaltensanalyse wird ein **hypothetisches Funktions- und Bedingungsmodell** erarbeitet, in dem auslösende und krankheitsaufrechterhaltende Faktoren und Problembereiche beschrieben werden. Das hypothetische Funktions- und Bedingungsmodell ist – wie der Name bereits andeutet – vorläufig, d.h., es muß im weiteren Therapieverlauf validiert, ggf. auch falsifiziert und verändert werden. Aus der Verhaltensanalyse ergeben sich die Variablen, die Kernelemente des pathologischen Verhaltens darstellen und Ziele therapeutischer Interventionen werden sollen.

Phase 4: Zielanalyse

Aus der Verhaltensanalyse ergeben sich die aufrechterhaltenden Faktoren des Problemverhaltens, die im Therapieprozeß modifiziert werden sollen. Damit ist allerdings nur ein Teil der Zielanalyse geleistet. Häufig äußern die Patienten vage Ziele, z.B. „Ich will den Zwang loswerden" oder „Die Angstanfälle sollen verschwinden...". Die **Zielanalyse** muß deshalb so **konkret und präzise wie möglich** durchgeführt werden, d.h. die einzelnen Ziele sollten in operationalisierte, überschaubare Teilziele aufgegliedert werden (siehe Kapitel Zwangsstörungen/Zielanalyse, Kapitel 13).

Bei der Vereinbarung von Therapiezielen spielt die Klärung von **Wertvorstellungen** und **Normen** eine große Rolle (KANFER ET AL., 1996), d.h. welche Lebensziele für den Patienten erstrebenswert sind. Darüber hinaus ist die Klärung von Normen gerade bei vielen chronischen Erkrankungen von Bedeutung. Beispielsweise hat ein Patient mit einer sexuellen Delinquenz oft sehr von der allgemeinen Norm abweichende Vorstellungen über sexuelle Verhaltensweisen und Interaktionen. Zur Klärung der Therapieziele gehört auch die Vereinbarung der therapeutischen Interventionen, die zum Erreichen dieser Ziele notwendigerweise durchgeführt werden.

Phase 5: Durchführung der speziellen therapeutischen Interventionen

Natürlich erfolgt auch in den anderen Phasen des Therapieprozesses eine „Behandlung". Es ist gut belegt, daß bereits in den ersten Therapiephasen Krankheitssymptome abnehmen können. Auf der anderen Seite kann bei der Erfassung von Krankheitssymptomen (z.B. Gedankenzwängen) eine erste Reizkonfrontation auftreten.

In der Regel erfolgt in dieser Therapiephase der Einsatz **spezieller Interventionstechniken,** mit denen ein Problemverhalten verändert werden soll. Dabei kann es sich um ein Selbstsicherheitstraining, Reizkonfrontation mit Reaktionsverhinderung, systematische Desensibilisierung oder ein anderes spezielles Therapieverfahren handeln.

Die therapeutische Intervention wird unter Berücksichtigung des Störungsbildes, der Therapieziele und der Kompetenzen bzw. der **Akzeptanz des Patienten** ausgewählt. Genaue Information über Durchführungstechnik, theoretischen Hintergrund der Methode und Akzeptanz durch den Patienten sind unabdingbare Voraussetzungen dafür, daß die gewählte Interventionsstrategie zum Erfolg führt.

Phase 6: Evaluation und Bewertung der Fortschritte

Die Evaluation des Therapieverlaufs ist aus verschiedenen Gründen notwendig. Sie dient sowohl der Steuerung innerhalb der Therapie als auch der Feststellung, welche Therapieziele erreicht wurden. Hierzu werden eine Evaluation mit entsprechenden **psychometrischen Verfahren** auf der Symptomebene wie auch Veränderungen in der **Lebenssituation** und im **psychosozialen Kontext** aufgeführt. Auch der Aufbau **alternativer Verhaltensweisen** anstelle des Problemverhaltens wird evaluiert.

Die Therapieevaluation erlaubt es auch, **Stagnation** im therapeutischen Prozeß frühzeitig festzustellen. In diesem Fall erfolgt eine genaue Analyse, ob wichtige krankheitsaufrechterhaltende Faktoren auf der Symptomebene oder auf der Ebene der Funktionalität übersehen wurden, die zur Stagnation des therapeutischen Prozesses beitragen. Ggf. muß erneut zu einer früheren therapeutischen Phase zurückgegangen werden (z.B. Motivationsanalyse).

Phase 7: Erfolgsoptimierung/Generalisierung

Die Endphase der Therapie ist entscheidend für die **Generalisierung** und **Stabilisierung** des therapeutischen Erfolgs. Das in der Therapie Gelernte soll auf die Alltagssituationen des Patienten übertragen werden. In gewissem Maße ist dies natürlich auch während der Sitzungen in Form von **Hausaufgaben** geschehen. Ist die Behandlung im stationären Setting erfolgt, muß der Patient die erlernten therapeutischen Strategien zu Hause anwenden können. Aus diesem Grund ist – wann immer möglich – die Durchführung der therapeutischen Interventionstechniken, wie z.B. Reizkonfrontation mit Reaktionsverhinderung im häuslichen Umfeld des Patienten, nötig, um eine Generalisierung zu erreichen.

Um die Eigenständigkeit des Patienten zu fördern, wird man in der Regel die Abstände zwischen den einzelnen Sitzungen vergrößern, um die **therapeutischen Kontakte schrittweise „auszublenden".** Strategien der Selbstkontrolle und des Selbstmanagements können diesen Prozeß unterstützen.

Die Verunsicherung des Patienten, den „Schutz" der therapeutischen Beziehung zu verlieren, sollte in dieser Phase angesprochen werden, die Zeit nach der Therapie muß sorgfältig geplant und vorbereitet werden. Dazu gehört auch die Auflösung der therapeutischen Beziehung. Maßnahmen zur **Rückfallprophylaxe** müssen ebenso besprochen werden wie

Strategien und Verhaltensweisen, die der Patient einschlagen soll, wenn es wieder zu einer Symptomverstärkung bzw. zu einem Rückfall kommt.

Gerade in der Endphase der Therapie ist es wichtig, das **soziale Umfeld** des Patienten (Partner, Familie, berufliches Umfeld des Patienten) **mit einzubeziehen**.

Im Idealfall sollte der Patient während der Therapie zu einem **„Experten seiner Störung"** geworden sein, der flexibel Problemlösestrategien und andere spezielle Interventionsmethoden auf die verschiedensten Problembereiche selbständig anwenden kann. Ein **Nachuntersuchungstermin** in einem halben/einem oder zwei Jahren sollte vereinbart werden, um den langfristigen Therapieverlauf zu erfassen, den Therapieerfolg zu kontrollieren und ggf. bei Wiederauftreten der Symptome gezielt zu intervenieren.

> **Resümee**
>
> Das Sieben-Phasen-Modell des verhaltenstherapeutischen Prozesses sieht eine strukturierte Vorgehensweise vor, die sich an dem jeweiligen Stand und den jeweiligen Fähigkeiten des Patienten orientiert. Es handelt sich um eine mehr didaktische Einteilung der Therapiephasen, da in der therapeutischen Praxis die einzelnen Phasen nicht scharf zu trennen sind:
>
> Phase 1: Schaffung günstiger Ausgangsbedingungen/Aufbau einer therapeutischen Beziehung
>
> Phase 2: Aufbau von Änderungsmotivation
>
> Phase 3: Verhaltensanalyse
> – Lerngeschichte
> – Symptomebene S-O-R-K
> – Funktionsanalyse
>
> Phase 4: Zielanalyse
>
> Phase 5: Durchführung der speziellen therapeutischen Interventionen
> – Auswahl der Interventionsstrategien
>
> Phase 6: Evaluation und Bewertung der Fortschritte
>
> Phase 7: Erfolgsoptimierung/Generalisierung

3 Psychoanalytische und psychodynamisch orientierte Verfahren

Die Psychoanalyse hat über viele Jahrzehnte das Verständnis und die klinische Anwendung von Psychotherapie entscheidend beeinflußt. Über die klinische Anwendung hinaus hatte sie weiterhin einen großen Einfluß auf Literatur und Malerei, pädagogische Konzepte, Sozialpsychologie und Philosophie (SCHNEIDER, 1996).

In zunehmendem Maße muß sich die Psychoanalyse jedoch mit **Kritik** an ihrer **wissenschaftlichen Vorgehensweise** und ihrer **klinischen Wirksamkeit** auseinandersetzen. Ihr wird vorgeworfen, daß ihre Begriffsbildung und Konzepte eine Verifizierung bzw. Falsifizierung von Hypothesen nicht gestatten und daß sich ihre wissenschaftliche Vorgehensweise nicht an den Grundlagen empirisch-wissenschaftlicher Methoden orientiert (POPPER, 1963). Dem begegnend betonen Vertreter der Psychoanalyse, daß sie sich bewußt außerhalb des „empirisch-analytischen Erkenntnisideals eines naturwissenschaftlichen Objektivismus" stellen, da dieser den Funktionszusammenhang zwischen Forscher, Methode und Ergebnissen ungenügend berücksichtigen würde, und daß die Psychoanalyse deshalb eine eigene Methodologie und Erkenntnistheorie, die als „Tiefenhermeneutik" charakterisiert werden könne, verfüge (MERTENS, 1981).

Die Kritik bezieht sich weiterhin auf den weitgehend fehlenden klinischen Wirksamkeitsnachweis vor allem der lang andauernden, hochfrequenten Psychoanalyse, für die es bislang keine kontrollierten Evaluationsstudien gibt (GRAWE ET. AL., 1994). Außerdem sei bislang vollständig unklar, welche Wirkfaktoren bei der Psychoanalyse therapeutisch bedeutsam seien.

Für die von der psychoanalytischen Behandlungsmethode abgeleitete **tiefenpsychologische oder psychodynamische Psychotherapie** (in der Regel bis zu 100 Stunden Therapiedauer) liegen kontrollierte Evaluationsstudien vor, die die klinische Wirksamkeit dieser Methoden für unterschiedliche Störungsbilder belegen. Jedoch ist auch hier nicht zuletzt unter dem Druck der gesundheitspolitischen Diskussion und der Relevanz von Kosten-Nutzen-Aspekten eine Intensivierung der Evaluationsforschung und wissenschaftlichen Überprüfung ihrer Konzepte und Methoden für das ganze Spektrum psychischer und psychosomatischer Erkrankungen notwendig. Aufgrund der Komplexität des Untersuchungsgegenstandes und aufgrund der Tatsache, daß gerade bei länger andauernden Psychotherapien eine Vielzahl intervenierender Variablen und der Spontanverlauf der Erkrankung berücksichtigt werden müssen, sind jedoch erhebliche methodische Probleme zu bedenken.

3.1 Psychoanalyse

Aus didaktischen Gründen kann die psychoanalytische Theorie in unterschiedliche Teilaspekte unterteilt werden:

- ein Strukturmodell der Persönlichkeit
- ein entwicklungspsychologisches Modell
- ein konflikttheoretisches Modell
- eine Behandlungstheorie.

Grundannahme der Psychoanalyse ist, daß menschliches Erleben und Handeln nicht nur auf einer bewußten Ebene geschieht, sondern daß auch eine **unbewußte** oder **vorbewußte Ebene** Einfluß auf bewußtes Denken, Fühlen und Handeln eines Menschen sowie seine Interaktion mit der materiellen und sozialen Umwelt ausübt. Adäquater oder inadäquater Umgang mit dabei entstehenden Konflikten lasse sich also nicht allein aus bewußten Entscheidungen und beobachtbaren Phänomenen erklären, sondern sei Ergebnis einer Vielzahl bewußter und unbewußter Strebungen.

3.1.1 Persönlichkeitstheorie

Strukturmodell der Persönlichkeit

Eine Möglichkeit, das Verhalten von Menschen in normalen und konflikthaften Situationen zu verstehen, bietet das Strukturmodell der Persönlichkeit. Nach diesem Modell setzt sich die Psyche des Menschen aus **drei Strukturen** oder Instanzen zusammen, aus dem Ich, dem Es und dem Über-Ich. Es handelt sich hier nicht um eine strenge Abgegrenztheit der einzelnen Instanzen, sondern es gibt Überschneidungsbereiche zwischen den verschiedenen Strukturen.

Unter dem **Ich** versteht die Psychoanalyse den bewußten Anteil der Persönlichkeit, mit dem das Individuum sich als eigenständig existierend und von der Umwelt abgegrenzt erlebt. Zunächst macht das Neugeborene durch Exploration mit Mund und Hand die Erfahrung, daß der Körper aus verschiedenen Körperteilen besteht. Mit der Zeit wird das Kind die Erfahrung machen, daß sein Körper getrennt vom Körper der Mutter oder von anderen Bezugspersonen existiert, daß es Dinge außerhalb des eigenen Körpers gibt, die zur Umwelt gehören. Es bildet sich ein **körperliches Ich-Erleben** heraus, das einen Teil des Ich-Erlebens als körperliche Abgrenzung von der Umwelt darstellt.

Die Abgrenzung des eigenen körperlichen Ichs von der Umwelt erfolgt in enger Interaktion mit der Mutter und anderen Bezugspersonen durch körperliche Versorgung, Zärtlichkeiten, Spiele, Hautpflege etc. Beeinträchtigungen bei der Ausformung eines intakten Körper-Ichs findet man nach psychoanalytischer Anschauung häufig bei Patienten, die später eine Somatisierungsstörung entwickeln, die als Konsequenz eines Beziehungsdefizits in dieser Entwicklungsphase verstanden wird.

Neben dem körperlichen Ich-Erleben bildet sich auch das **psychische Ich-Erleben** aus. Gefühle und Stimmungen werden als dem eigenen Ich zugehörig und von den Stimmungen anderer abgegrenzt erlebt. Eigene Strebungen und Intentionen werden von denen anderer unterschieden.

Im weiteren Verlauf der Ich-Entwicklung bilden sich **kognitive Ich-Leistungen** (Ich-Funktionen) heraus. Eigene Gefühle, Wünsche, Impulse und Befindlichkeiten können wahrgenommen, Vorgänge in der Umgebung differenziert beobachtet werden. Beschreibendes, einfach vorstellendes als auch abstrahierendes Denken bilden sich heraus. Urteilsfähigkeit und Vorausplanung sind weitere Ich-Funktionen, die der Auseinandersetzung mit und der Anpassung an die Umwelt dienen.

Wichtige Funktionen des Ichs sind weiterhin die **Steuerung von Impulsen und Affekten.** Triebhafte Impulse oder beispielsweise aggressive Affekte können häufig nicht sofort ausgelebt werden, so daß das Ich Entscheidungsinstanz ist, ob die triebhaften Impulse oder Affekte aufgeschoben werden müssen oder sofort ausgelebt werden können.

Das Ich setzt sich nach dieser Theorie also aus mehreren Strukturanteilen zusammen, die sich im Laufe der Entwicklungsgeschichte herausbilden. Das komplexe Zusammenspiel dieser Anteile formt sowohl Struktur als auch Funktion des Gesamt-Ichs, wobei es sich hier nicht um ein statisches, sondern um ein dynamisches Geschehen handelt. Störungen der Ich-Funktion können sich sowohl aus einer Störung von bestimmten Ich-Anteilen als auch aus einem gestörten Zusammenspiel der einzelnen Bestandteile ergeben. Die Ich-Grenzen werden entweder als stabil oder als „durchlässig" erlebt. In einer gestörten Entwicklung der Ich-Strukturen wird die Ursache einer Vielzahl von **psychopathologischen Phänomenen** gesehen. Erwähnt seien hier Somatisierungsstörungen als Defizit des körperlichen Ich-Erlebens, Depersonalisation oder Derealisation als Hinweise auf gestörtes psychisches Ich-Erleben, Störungen der Impulskontrolle oder Störungen der Realitätseinschätzung im Sinne von fehlendem Urteils- oder Vorausplanungsvermögen.

Das Ich besitzt somit für das Individuum eine **wichtige adaptative Funktion,** da es primär über die

Funktion der Wahrnehmung, der Motilität und des Handelns einen Zugang zur Realität schafft. In diesem Sinne kommt dem Ich eine wichtige Vermittlerfunktion zwischen innerer und äußerer Realität zu. Es nimmt auch eine wichtige Vermittlerfunktion zwischen den intrapsychischen Strukturen Es und Über-Ich wahr, indem es die Triebimpulse und Bedürfnisse des Es an die Anforderungen und Regeln der Umwelt anpaßt bzw. den Vorstellungen und Normen des Über-Ichs unterwirft.

Wie im Abschnitt 3.1.2 ausgeführt, werden in der klassischen psychoanalytischen Literatur Neurosen, wie Phobien, Zwänge oder Konversionssyndrome, mit Hilfe des Strukturmodells aus einer mangelhaften Vermittlung zwischen den entgegengesetzten Strebungen von Über-Ich und Es interpretiert. Die Störungen können zum einen aus einer zu starken Triebregung heraus, durch eine rigide und dominierende Über-Ich-Struktur oder durch eine defizitäre Ich-Entwicklung erklärt werden. Das Ich übernimmt auch die Funktionen einer „Zensur" oder eines „Filters", indem es dafür sorgt, daß nicht alle Impulse und Regungen in das Bewußtsein drängen. Hier deutet sich eine enge Interaktion zwischen Ich und Über-Ich an.

Das **Es** ist nach psychoanalytischer Vorstellung durch unbewußte, triebhafte und unmittelbare emotionale Grundbedürfnisse charakterisiert. Es handelt sich um phylogenetisch sehr alte Strebungen, Impulse, Triebe oder Bedürfnisse, wie Sexualtrieb, Hunger oder Aggression, die z.T. eine biologische Grundlage haben. Im weiteren Sinne kann man auch emotionale Grundbedürfnisse zur Es-Struktur zählen.

Das **Über-Ich** stellt eine vom Ich abgegrenzte Instanz dar, die von Freud mit dem „Gewissen" verglichen wurde. In dieser Instanz sind Normen und Werte repräsentiert, die dem Ich als „Handlungsleitfaden" dienen. Der versagende Aspekt dieser Instanz wurde von Freud erstmals in der „Traumzensur" dargestellt. Vor dem Hintergrund des Über-Ichs bildet sich das **Ich-Ideal** heraus, als Entwurf, „wie das Individuum zu sein hat". Während das Ich-Ideal eine Vorbildfunktion aufweist, stellt das Über-Ich eher eine Verbotsinstanz dar, die im Sinne einer Selbstbeobachtung und Bewertung eigenen und fremden Verhaltens und Erlebens in Erscheinung tritt.

In der klassischen psychoanalytischen Literatur wird von Freud als entscheidende Phase zur Ausbildung des Über-Ichs die **ödipale Phase** angesehen. In dieser Phase lernt das Kind, auf Liebeswünsche dem gegengeschlechtlichen Elternteil gegenüber zu verzichten und die konkurrierende Feindseligkeit dem gleichgeschlechtlichen Elternteil gegenüber aufzugeben. Es übernimmt zunächst Regeln des zwischenmenschlichen, insbesondere familiären Umgangs, die von den Eltern vermittelt werden, anschließend religiöse, moralische und gesellschaftliche Normen.

Die adäquate Auflösung des Ödipuskonfliktes, die mitentscheidend an der Ausformung von Über-Ich-Strukturen beteiligt ist, bestimmt aus der Sicht der klassischen Psychoanalyse den weiteren Entwicklungsverlauf und bei Störung dieses Prozesses die Ausprägung neurotischer Konflikte. Neurotische Konflikte werden nach dem strukturellen Konfliktmodell aus einer Verdrängung von sexuellen/aggressiven Triebimpulsen im Sinne des Ich-/Es-/Über-Ich-Konflikts erklärt.

Bereits in der klassischen psychoanalytischen Literatur wurde auf die Bedeutung präödipaler Über-Ich-Vorläufer hingewiesen. In den letzten zwei Jahrzehnten gewannen **objektbeziehungstheoretische Konfliktmodelle** immer mehr an Bedeutung, da sich viele sogenannte frühe oder präödipale Konflikte mit dem Strukturmodell alleine nicht erklären lassen. Da bei präödipalen Konflikten noch nicht von einem stabil entwickelten Ich bzw. Über-Ich ausgegangen werden kann, eignen sich Modelle der Objektbeziehungsentwicklung besser zur Erklärung früher Konflikte und der damit verbundenen frühen Störungen.

In diesem Rahmen gewinnen Konzepte präautonomer Vorläufer des Über-Ichs an Bedeutung. In einer Frühphase, in der Abgrenzung von **Selbst- und Objekterleben oder -repräsentanz** nicht bzw. mangelhaft ausgeprägt ist, können Verbote noch nicht eindeutig der Mutter bzw. einer anderen nahen Beziehungsperson zugeordnet werden. Obwohl sich in der **Loslösungs- und Individuationsphase** zunehmend eine Differenzierung von Selbst- und Objektrepräsentanzen einstellt und obwohl damit eine Zuordnung verbietender Aspekte zu bestimmten Objekten möglich wird, besteht weiterhin noch eine starke Mischung von Selbst- und Objektrepräsentanten, so daß den verbietenden Objektrepräsentanzen immer eigene Anteile von Wut, Enttäuschung und Aggression beigemischt sind. Eine Störung in dieser Entwicklungsphase kann nach dieser Theorie zu einer Fixierung von präautonomen Vorläufern des Über-Ichs und wie beschrieben zu autoaggressiven Impulsen bei späteren interpersonellen Konflikten führen.

Bei ungestörter Entwicklung wird das Kind stabile Selbst- und Objektrepräsentanzen entwickeln und damit eine realistische Interaktionsrepräsentanz ausbilden. Eine deutliche Abgrenzung von Verboten, die von den Eltern ausgehen, und dem eigenen Erleben wird möglich. Nach neuerer psychoanalytischer Auffassung entsteht die Struktur des Über-Ichs nicht nur aus Verboten, d. h. aus einer Identifikation mit dem Aggressor heraus, wie dies Freud postulierte, sondern vielmehr aus einer Idealisierung und Identifikation mit den Eltern, was eine liebevolle Beziehung zu beiden Elternteilen voraussetzt (Mertens, 1981). Während zunächst eine selektive Übernahme von Handlungsprinzipien der Eltern erfolgt, lernt das Kind im Laufe seiner Entwicklung, daß es auch unabhängig von den Eltern Normen und Werte gibt, die es dann im Sinne von moralischen, religiösen Normen etc. übernehmen kann.

> **Resümee**
>
> Das Strukturmodell der Persönlichkeit geht von drei Strukturen oder Instanzen aus, dem Ich, dem Es und dem Über-Ich.
> Unter dem Ich versteht man den bewußten Anteil der Persönlichkeit, mit dem das Individuum sich als eigenständig existierend und von der Umwelt abgegrenzt erlebt. Dies betrifft sowohl das körperliche als auch das psychische Ich-Erleben. Das Ich weist für das Individuum eine wichtige adaptive Funktion an die Umwelt auf, da es primär über die Funktion der Wahrnehmung, der Motilität und des Handelns einen Zugang zur Realität hat. Gleichzeitig kommt dem Ich eine wichtige Vermittlerfunktion zwischen innerer und äußerer Realität zu. Es nimmt auch eine wichtige Vermittlerfunktion zwischen den intrapsychischen Strukturen Es und Über-Ich wahr, indem es die Triebimpulse und Bedürfnisse des Es an die Anforderungen und Regeln der Umwelt anpaßt bzw. den Vorstellungen und Normen des Über-Ichs unterwirft.
> Das Es ist durch unbewußte, triebhafte und unmittelbare emotionale Grundbedürfnisse charakterisiert. Es handelt sich um phylogenetisch sehr alte Strebungen, Impulse, Triebe oder Bedürfnisse, wie Sexualtrieb, Hunger oder Aggression, die zum Teil eine biologische Grundlage haben.
> Das Über-Ich stellt eine von Ich abgegrenzte Instanz dar, die zunächst mit dem „Gewissen" verglichen wurde. In dieser Instanz sind Normen und Werte repräsentiert, die dem Ich als „Handlungsleitfaden" dienen. Vor dem Hintergrund des Über-Ichs bildet sich das Ich-Ideal heraus, der Entwurf, „wie das Individuum zu sein hat". Während das Ich-Ideal eine Vorbildfunktion aufweist, stellt das Über-Ich eher eine Verbotsinstanz dar, die im Sinne einer Selbstbeobachtung und Bewertung eigenen und fremden Verhaltens und Erlebens in Erscheinung tritt.

Entwicklungspsychologisches Modell

Nach Freuds Entwicklungspsychologie kommt dem **Sexualtrieb (Libido)** entscheidende Bedeutung für die Entstehung psychischer Phänome zu. Triebe lassen sich auf organische Prozesse zurückführen und setzen sich psychisch in Affekte oder Handlungsimpulse um, indem sie nach unmittelbarer Triebbefriedigung streben und sich dafür ein Objekt suchen. Während Freud ursprünglich von einem Sexualtrieb und einem Selbsterhaltungstrieb ausging, unterschied er später zwei „Urtriebe", **Eros** (Trieb zur Erhaltung und Entwicklung des Lebens) und **Thanatos** (Destruktionstrieb, auf Destruktion und Aggressivität ausgerichtet).

Im **Phasenmodell** der psychosexuellen Entwicklung geht Freud davon aus, daß der Sexualtrieb entsprechend der jeweiligen Entwicklungsphase zunächst als Partialtrieb Befriedigung durch unterschiedliche erogene Zonen findet, bis sich schließlich der reife Sexualtrieb mit genitaler Befriedigung herausbildet.

Das von Freud entwickelte Phasenmodell, das die psychosexuelle Entwicklung in eine **orale** Phase (erstes bis zweites Lebensjahr), **anal-sadistische Phase** (zweites bis drittes Lebensjahr), **phallisch-narzißtische Phase** und die **Phase des Ödipuskomplex** (drittes bis sechstes Lebensjahr) sowie eine **Latenzphase** (sechstes Lebensjahr bis Pubertät) einteilt, wurde in den letzten Jahrzehnten von Entwicklungspsychologen kritisiert. In der neueren psychoanalytischen Literatur wird der Sexualtrieb nicht mehr allein in den Vordergrund gestellt, sondern die Entwicklung des Kindes unter Berücksichtigung körperlicher, intrapsychischer, sozialer und sexueller Entwicklungprozesse beschrieben.

Wie Rudolf (1996) ausführt, wurde die frühkindliche Entwicklung des Individuums früher als Durchgangsstadium gesehen, die in der „Reife" des erwachsenen Menschen gipfelte, während das Alter als „Involution" oder allmählicher Verfall betrachtet wurde. Diese Hierarchisierung stellt eine Entwertung von Entwicklungsprozessen im Kindesalter bzw. von psychischer Entwicklung im Alter dar. Eine adäquatere Betrachtungsweise geht davon aus, daß jeder Lebensabschnitt seine ganz eigene Berechtigung mit Entwicklungsmöglichkeiten, wie sie dem jeweiligen Lebensabschnitt eigen sind, besitzt.

Jede Entwicklungsstufe mit ihrem eigenen Erleben, Fühlen und Handeln ist in der Erinnerung des Individuums verinnerlicht, so daß es unter bestimmten Umständen, z.B. bei Konflikten, nach der psychoanalytischen Theorie im Sinne einer **Regression**, auf sie zurückgreifen kann.

Die im Folgenden dargestellten Entwicklungsphasen der Persönlichkeitsentwicklung werden nicht als streng voneinander getrennt, sondern als ein **Entwicklungskontinuum** angesehen. Zu bestimmten Phasen steht der Erwerb bestimmter Fähigkeiten im Vordergrund, und zwar in Abhängigkeit von den der Entwicklungsstufe entsprechenden Fähigkeiten des Kindes.

Erstes Lebensjahr („orale Phase")

Dem Neugeborenen stehen zunächst nur bestimmte angeborene Verhaltensschemata, wie **Saugen,** ungezielte Suchbewegungen, Weinen etc. zur Kontaktaufnahme zur Verfügung. Die motorische Aktivität ist ansonsten noch nicht zielgerichtet. Es ist im höchsten Maße von der externen **Befriedigung körperlicher Bedürfnisse** wie Hunger, Durst, Müdigkeit, Temperaturregelung und Schmerzfreiheit abhängig. Gefühle wie Wohlbehagen oder Unlust werden in erster Linie von der Güte dieser Pflege bestimmt. Das Neugeborene, vollständig auf die Versorgung durch die Mutter oder andere enge Bezugspersonen angewiesen, entwickelt rasch ein **differenziertes Kommunikationsverhalten** mit seiner Umwelt. Durch Mienenspiel und Laute trägt es aktiv dazu bei, daß die Mutter es füttert, pflegt und schützt.

Die rasche Weiterentwicklung zielgerichteter Motorik und Wahrnehmung ist in diesem Lebensabschnitt eng gekoppelt mit der Entwicklung psychischer Funktionen. Mit der Zeit lernt das Neugeborene, „Ich" von „Nicht-Ich" abzugrenzen, d. h., es realisiert in zunehmendem Maße, daß sein Körper mit den entsprechenden Körperteilen getrennt von den Personen und Dingen der Umwelt existiert.

Im weiteren Verlauf der Entwicklung wird die Interaktion zwischen den nahen Bezugspersonen und dem Baby immer mehr aufeinander abgestimmt. In dieser wichtigen Entwicklungsphase steht die **Entwicklung** eines **körperlichen und psychischen Kommunikationssystems** mit der Umwelt im Vordergrund. Gelingt dieser Entwicklungsschritt, so entwickelt der Säugling „**Urvertrauen**", indem er die Mutter als verläßlich erlebt und gleichzeitig die Erfahrung macht, daß er selbst die Zuwendung der Umwelt auf sich ziehen kann.

Zweites bis drittes Lebensjahr („anal-sadistische Phase")

In diesem Lebensabschnitt ist die **Entwicklung** der **Motorik** und **Wahrnehmung** weiter vorangeschritten, so daß das Kind seinen Aktionsradius bedeutend erweitern kann. In diese Phase fällt auch die **Kontrolle der Schließmuskulatur** von After und Blase, so daß das Kind lernt, Urin und Kot zu halten bzw. abzugeben. Parallel zur motorischen Entwicklung lernt es Sprechen und Sprachverstehen.

Die Erweiterung des Aktionsradius und die neugewonnenen emotionalen und kognitiven Fähigkeiten tragen weiter dazu bei, daß die einzelnen Ich-Funktionen konsolidiert werden, was zu einer **Stabilisierung des Ich-Erlebens** beiträgt.

Die **neugewonnene Bewegungsfreiheit** erfüllt das gesunde Kind mit Freude und Abenteuerlust. Es erkundet spielerisch die Umwelt, steckt in seinem Höhenflug auch schmerzliche Erfahrungen, wie Hinfallen oder Anstoßen, erstaunlich klaglos weg und erweitert täglich seinen Erfahrungshorizont. Auf der anderen Seite werden die Selbständigkeitsbestrebungen des Kindes häufig empfindlich von den Eltern eingeschränkt, die eine Gefährdung des Kindes bzw. eine Zerstörung oder Verschmutzung von Gegenständen vermeiden wollen. Es ergibt sich ein **Autonomie-Abhängigkeits-Konflikt,** indem das Kind auf der einen Seite trotzig seine Eigenständigkeit behaupten will, sich auf der anderen Seite jeweils ängstlich der Zuneigung und Nähe seiner Eltern vergewissert, auf die es doch so dringend angewiesen ist.

Kennzeichnend für diese Entwicklungsphase ist das Hin- und Herpendeln zwischen Extremen, wie zärtlichem Anlehnungsbedürfnis und wütender Ablehnung, dem Suchen nach Abenteuer und dem Bedürfnis nach Sicherheit, wie sie für die Nähe-Distanz-Problematik des Kindes typisch sind (kämpferisch sich der Umwelt aggressiv bemächtigen).

Durch die ständige Auseinandersetzung mit den elterlichen Mahnungen und Verboten formen sich erste Vorstellungen von Normen und Verhaltensregeln aus, die zur **Strukturierung des Über-Ichs** beitragen. Gleichzeitig beginnt das Kind, sich mit seiner sozialen Umwelt auseinanderzusetzen und seinen Platz im Familiengefüge und unter seinen Spielkameraden zu finden. Die ständig schwankenden, gegensätzlichen Affekte können mit der Zeit besser gesteuert werden.

Drittes bis sechstes Lebensjahr („narzißtisch-phallische Phase/ödipale Phase")

Die körperliche Entwicklung ist nun so weit fortgeschritten, daß Wahrnehmungsfähigkeit und Feinmotorik ausgereift sind. Nach der analytischen Theorie entdeckt das Kind seine Geschlechtszugehörigkeit, die **sexuelle Identifikation** bildet sich aus, so daß am Ende dieser Entwicklung das Kind sich als Junge oder Mädchen empfindet. Es erkennt, daß es zwei Geschlechter gibt, und fühlt sich zum **gegengeschlechtlichen Elternteil hingezogen.** Der Wunsch des Jungen, die Mutter zu besitzen, oder der Wunsch des Mädchens, Liebesobjekt des Vaters zu sein, bringt nach FREUD das Kind in Konflikt mit dem gleichgeschlechtlichen Elternteil. Das Mädchen rivalisiert mit der Mutter, der Junge mit dem Vater. Im Verlauf dieser Entwicklung lernt das Kind, daß sein Verlangen nicht erfüllt werden kann, und verzichtet auf seine Liebeswünsche, den gegengeschlechtlichen Elternteil als Liebespartner zu besitzen, und identifiziert sich mit dem gleichgeschlechtlichen Elternteil. Der Junge möchte so sein wie sein Vater, das Mädchen wie die Mutter.

Die in diesem Zusammenhang von FREUD in den Mittelpunkt gestellte **Kastrationsangst** des Jungen wird in der moderneren psychoanalytischen Literatur eher als Angst vor dem Verlust der körperlichen Integrität gedeutet (s. a. RUDOLF, 1996). Auch der von FREUD postulierte **Penisneid** des Mädchens ist sehr umstritten und wird von vielen Autoren als Artefakt der damaligen soziokulturellen Auffassung abgelehnt. Der beschriebene „**Ödipuskomplex**" spielte in der klassischen Psychoanalyse eine entscheidende Rolle zur Ausprägung von Geschlechtsidentität und Strukturierung des Über-Ichs.

Das Denken des Kindes erfährt in dieser Entwicklungsphase eine umfassende Wandlung. Während des zweiten bis dritten Lebensjahrs herrschte das **magische Denken** vor, bei dem das Kind der Ansicht ist, daß sein Denken unmittelbar Realität werden kann. Zwischen dem vierten bis sechsten Lebensjahr bildet sich das Denken heraus, das den Gesetzen der Logik folgt. Das Kind überprüft seine Auffassungen an der Realität und sucht sich seinen Platz im sozialen Netz der Familie und der weiteren Umwelt. Es definiert seine Rolle im sozialen Kontext. Bezeichnend für diese Entwicklungsphase ist, daß erstmals eine **Drei-Personen-Beziehung** (Triangulierung) die psychische Entwicklung prägt.

Latenzphase
Bis zur Pubertät kommt es nach dieser Theorie zu keinen weiteren qualitativ neuen Entwicklungsschritten. Das Kind übt die in den früheren Entwicklungsphasen gelernten Entwicklungsschritte ein, festigt Ich- und Über-Ich-Strukturen und erweitert seine sozialen Erfahrungen. Während der Schulzeit werden wichtige neue Informationen gesammelt, die Außenkontakte erweitert, wobei das Kind weiterhin auf den Schutz der Familie angewiesen ist.

Pubertät
Dieser nächste, entscheidende Entwicklungsschritt stellt sich unter dem Einfluß der verstärkt gebildeten Geschlechtshormone ein. Der Körper verändert sich, primäre und sekundäre Geschlechtsmerkmale bilden sich aus. Die Pubertät ist noch einmal ein tiefgreifender Einschnitt in der Entwicklungsgeschichte des Jugendlichen, die frühere Erfahrungen in Frage stellt, in der alte Rollen aufgegeben werden und eine neue Rolle gefunden werden muß. Der Körper wird zunächst als fremd oder ungewohnt erlebt, die affektive Stimmungslage zeichnet sich durch ausgeprägte Schwankungen aus.

In dieser Entwicklungsphase der Verunsicherung tendieren Jugendliche dazu, Sicherheit in „**Peergroups**" zu erfahren, die wieder verlassen werden, sobald der Jugendliche sich seiner neuen Rolle sicherer fühlt. Nach abgeschlossener Pubertät hat sich bei günstiger Entwicklung eine **eindeutige Geschlechtsidentität** mit der Möglichkeit reifer, **genitaler Triebbefriedigung** eingestellt.

> **Resümee**
>
> Das FREUDsche entwicklungspsychologische Modell teilt die psychosexuelle Entwicklung in verschiedene Phasen ein.
>
> In der oralen Phase (erstes Lebensjahr) stehen dem Neugeborenen nur bestimmte angeborene Verhaltensschemata wie Saugen, ungezielte Suchbewegungen, Weinen etc. zur Kontaktaufnahme zur Verfügung. Es erfährt die Welt mit den Mitteln, die ihm in dieser Lebensphase zur Verfügung stehen, und entwickelt ein körperliches, psychisches und emotionales Kommunikationssystem mit der Umwelt. Gelingt dieser Entwicklungsschritt, entwickelt der Säugling „Urvertrauen".
>
> In der anal-sadistischen Phase (zweites bis drittes Lebensjahr) ist die Entwicklung der motorischen Fähigkeiten und Wahrnehmungsfähigkeiten weiter vorangeschritten, so daß das Kind seinen Aktionsradius erweitert. In diese Phase fällt auch die Kontrolle der Schließmuskulatur von After und Blase. Parallel zur motorischen Entwicklung lernt das Kind Sprechen und Sprachverstehen. Diese Entwicklungsphase ist charakterisiert von Verlangen nach Selbständigkeit und Autonomie auf der einen Seite, auf der anderen Seite von der Notwendigkeit, die Zuneigung und Nähe der Eltern zu spüren (Autonomie-Abhängigkeits-Konflikt). Durch die ständige Auseinandersetzung mit den elterlichen Mahnungen und Verboten formen sich erste Vorstellungen, Normen und Verhaltensregeln aus, die zur Strukturierung des Über-Ichs beitragen. Die Auseinandersetzung mit der sozialen Umwelt prägt weiterhin diese Entwicklungsphase.
>
> Die narzißtisch-phallische Phase/ödipale Phase

Resümee

(drittes bis sechstes Lebensjahr) ist maßgeblich davon geprägt, daß das Kind seine Geschlechtszugehörigkeit entdeckt. Es erkennt, daß es zwei Geschlechter gibt, und fühlt sich zum gegengeschlechtlichen Elternteil hingezogen und rivalisiert mit dem gleichgeschlechtlichen Elternteil. Im schmerzhaften Verzicht auf die Liebeswünsche, den gegengeschlechtlichen Elternteil als Liebespartner zu besitzen, identifiziert sich das Kind mit dem gleichgeschlechtlichen Elternteil und entwickelt seine geschlechtliche Identität.

Während der Latenzphase übt das Kind die in den früheren Entwicklungsphasen gelernte Entwicklungsschritte ein, festigt Ich- und Über-Ich-Strukturen und erweitert seine sozialen Erfahrungen. Die Pubertät stellt den weiteren einschneidenden Schritt in der Entwicklung dar, die sich unter dem Einfluß der verstärkt gebildeten Geschlechtshormone einstellt. Frühere Erfahrungen werden in Frage gestellt, alte Rollen aufgegeben, während neue Rollen gefunden werden müssen. Nach abgeschlossener Pubertät hat sich bei günstiger Entwicklung eine eindeutige Geschlechtsidentität mit der Möglichkeit reifer, genitaler Triebbefriedigung eingestellt.

Entwicklung der Objektbeziehungen

Eine neue Perspektive eröffnete sich für die Psychoanalyse aus der Entwicklung des Konzepts der **Objektbeziehungen**, das in den letzten Jahrzehnten für wissenschaftliche Fragestellungen und klinische Behandlungen immer mehr an Bedeutung gewonnen hat.

Voraussetzung für die Erarbeitung dieses Konzepts waren Studien mit direkter Beobachtung an Säuglingen und Kleinkindern (MAHLER ET AL., 1978), Studien mit direkter Beobachtung familiärer Interaktion sowie die Beschäftigung mit sogenannten **frühen Störungen** (narzißtische Störungen und Borderline-Störungen), deren Genese mit den klassischen Konzepten der Psychoanalyse nicht ausreichend verstanden werden konnte und die mit dem Standardverfahren der Psychoanalyse nicht erfolgreich therapiert werden konnten.

Unter **Objekt** versteht man den „reagierenden Partner, der die kindlichen Verhaltensweisen mit seinem Verhalten beantwortet, der geliebt, herbeigesehnt, gebraucht und gehaßt wird" (MERTENS, 1981). In enger dialektischer Beziehung zur Mutter oder zu anderen nahen Bezugspersonen lernt das Kind Grundmuster der Interaktion mit anderen, entwickelt die Grundlage für **Selbstvertrauen** und **Selbstachtung** („Narzißmus") und bildet eine Vorstellung von sich selbst („**Selbstrepräsentanz**") und von den anderen („**Objektrepräsentanz**") aus.

Unter **Objektbeziehung** versteht man die phantasierte bzw. vorgestellte Beziehung zu einer anderen Person. Die vorgestellte Beziehung muß sich nicht mit dem tatsächlichen Interaktionsverhalten decken, sondern wird sehr stark von subjektiven Faktoren wie Phantasie und vorangegangenen Prägungen während des Entwicklungsprozesses beeinflußt. Selbstrepräsentanz ist das eigene Selbstbild und Selbstverständnis, während man unter Objektrepräsentanz die vorgestellte Beziehung zu einem Interaktionspartner versteht. Selbst- und Objektrepräsentanz existieren nicht voneinander getrennt, sondern stehen in einem ständigen Prozeß der gegenseitigen Beeinflussung und Beziehung.

Symbiotische Phase (erster bis dritter Lebensmonat)

Nach der Geburt befindet sich der Säugling in einer vollständigen „Fusion mit der Mutter". Er ist noch nicht fähig, sich als eigenständiges Individuum, getrennt von der Mutter zu empfinden, sondern lebt in einer „**Mutter-Kind-Einheit**" mit gemeinsamer Außengrenze. Er unterscheidet noch nicht zwischen Innen und Außen, Selbst und Anderen. Die Interaktion mit der Mutter findet in erster Linie über taktile Reize und Blickkontakt statt, wobei – wie bereits dargestellt – der Säugling über aktive Strategien verfügt, die Aufmerksamkeit der Umwelt auf sich zu ziehen.

In dieser Phase vermittelt das **empathische Eingehen** der Mutter und anderer naher Bezugspersonen auf den Säugling die Grundlage für ein basales Sicherheitsgefühl. Während direkt nach der Geburt der Säugling gegen ein Übermaß an Außenreizen geschützt zu sein scheint, wird im weiteren Verlauf der Entwicklung der Schutz vor störenden Außenreizen durch die Mutter immer wichtiger. Der Säugling macht bei adäquat verlaufender Interaktion die Erfahrung, daß Gefühle wie Unbehagen, Hunger oder Schmerz durch die Mutter zuverlässig aufgehoben werden, was mit der Zeit die Ausbildung des **basalen Sicherheitsgefühls** vertieft.

Loslösungs- und Individuationsphase

Differenzierung (vierter bis fünfter Lebensmonat). Mit der Zeit realisiert der Säugling, daß er keine körperliche Einheit mit der Mutter darstellt, sondern daß er und die Mutter getrennte Existenzen sind. Diese Erkenntnis wird durch die motorische Entwicklung und die Ausbildung von Wahrnehmungsfähigkeiten gefördert. Der Säugling zeigt **explorative Verhaltensweisen,** erforscht die Umgebung und strebt von der Mutter fort. Im günstigen Falle geht die Loslösung von der Mutter mit einem zunehmenden Individuationsprozeß einher. Die körperliche Differenzierung, d. h. die körperliche Abgrenzung von der Mutter, führt auch zur Ausbildung einer **intrapsychischen Autonomie.** Die ersten Ansätze einer Selbst- bzw. einer Objektrepräsentanz bilden sich aus, wobei Selbst- und Objektimagines noch nicht klar voneinander getrennt werden können. Die einfühlsame Einstellung der Mutter hilft dem Kind, die Loslösung bzw. Individuation erfolgreich zu beginnen und fortzusetzen.

Übungsphase (6. bis 14. Lebensmonat). In der frühen Übungsphase schreitet die motorische Entwicklung des Kindes weiter fort und ermöglicht es dem Kleinkind, zu krabbeln, zu klettern, sich aufzurichten und sich weiter von der Mutter wegzubewegen. Die Erweiterung des Aktionsradius ermöglicht es dem Kind erstmals, **Nähe und Distanz zur Mutter selbst zu bestimmen.** In dieser Phase, in der das Kind erstmals die schützende Mutter verläßt, spielen sogenannte **Übergangsobjekte** nach WINNECOTT, z. B. Kuscheltiere, Decken etc., eine Rolle, um dem Kind zusätzlich Sicherheit auch in Abwesenheit der Mutter zu signalisieren. Die ständige Erweiterung des Aktionsradius verschafft dem Kind ein „Hochgefühl", es genießt die Eroberung der Umwelt und erweitert täglich seinen Erfahrungsbereich. In dieser Entwicklungsphase, in der man ein Gefühl der **„Größe und Allmacht"** („Omnipotenz") bei dem Kind vermutet, bilden sich wichtige Strukturanteile des Ichs heraus. Bei aller Begeisterung, die Umwelt zu erforschen, bleibt die Mutter weiterhin der wichtigste Bezugspunkt, der Sicherheit und Geborgenheit vermittelt. Eine Störung in dieser Entwicklungsphase kann dadurch entstehen, daß die Mutter nicht empathisch genug auf die Loslösungsbestrebungen ihres Kindes reagiert.

Wiederannäherungsphase (14. bis 24. Lebensmonat). Nachdem die erste Übungsphase von einem Grundgefühl der „Omnipotenz" gekennzeichnet war, in der dem Kind alles möglich schien und auch die Mutter als bedingungslos verfügbar erlebt wurde, macht das Kleinkind im weiteren Verlauf seiner Entwicklung die schmerzliche Erfahrung, daß ihm die materielle **Umwelt Grenzen setzt.** Das Kind wird sich in zunehmendem Maße der Tatsache bewußt, daß die Mutter nicht grenzenlos verfügbar ist, und realisiert die **körperliche Getrenntheit von der Mutter.** Es reagiert auf diese Verunsicherung mit erhöhter **Trennungsangst** und versichert sich ängstlich, ob die Mutter auch in der Nähe ist. Es ist wütend und enttäuscht, daß die Eltern es nicht vor Stürzen,

Schmerzen etc. beschützen, erfährt zugleich in verstärktem Maße die elterliche Erziehungsgewalt durch Verbote und Einschränkungen. Den Konflikt dieser Entwicklungsphase kann man am besten mit Autonomie-Abhängigkeits-Konflikt charakterisieren. Typisch für diese Entwicklungsphase sind die ausgeprägten **Stimmungsschwankungen** mit emotionaler Unausgeglichenheit und Affektausbrüchen von Wut und Ärger. Das Kind muß lernen, daß von einer Person Verbote, Strenge (= Unlust) als auch Geborgenheit, Liebe, Wärme (= Sicherheit) ausgehen können. Da es sowohl libidinöse als auch aggressive Bestrebungen auf ein und dieselbe Person richten und in dieser Person vereinen lernt, bildet sich allmählich die **Objektkonstanz** aus, d. h., daß die Liebe und Sicherheit der Mutter auch in deren Abwesenheit erfahren wird. Bei diesem schmerzlichen Ablösungsprozeß von der Mutter spielt der **Vater** eine wichtige Rolle, da er als nahe Bezugsperson, die außerhalb der symbiotischen Einheit von Mutter und Kind steht, einen **weiteren Orientierungspunkt** bietet. Während der Wiederannäherungsphase kommt es bei günstigem Verlauf zu einer Festigung von Ich-Funktionen sowie Ausbildung von Selbst- und Objektrepräsentanz.

Konsolidierungsphase (20. bis 36. Lebensmonat). Ist die Wiederannäherungsphase erfolgreich bewältigt worden, ist der Grundstein zu einer stabilen Objektkonstanz gelegt. Das Kind ist in der Lage, auch eine räumliche Trennung von der Mutter zu ertragen, da es eine gefestigte innere emotionale und kognitive Beziehung aufgebaut hat. Es gelingt dem Kleinkind nun, sowohl versagende als auch befriedigende Anteile der Mutter zu einer konsistenten Objektrepräsentanz zu vereinen und selbst eine abgegrenzte Identität zu entwickeln.

Entwicklung von Objektbeziehungen und Entwicklung des Selbstwertgefühls („Narzißmus")

Bei adäquater Bewältigung der dargestellten Entwicklungsphasen sind die Grundlagen für ein **internes Regulationssystem** gelegt, das Sicherheit, Selbstvertrauen, Kohärenz und Konstanz des Selbstbildes und damit psychisches Wohlbefinden gewährleisten soll. Das Kind hat bei günstig verlaufender Entwicklung mütterliche Funktionen internalisiert und ist nun eher in der Lage, Wohlbefinden, das zu Beginn der Entwicklung vollständig abhängig war vom Verhalten der Mutter, selbst zu regulieren.

Kommt es während dieser wichtigen Entwicklungsschritte zu einer **Störung in der Interaktion zwischen Eltern und Kind,** gelingt die Differenzierung von Selbst- und Objektrepräsentanzen in den Subphasen der Loslösung und Individuation nicht adäquat. Folge ist eine **tiefgreifende Störung im internen Regulationssystem des Selbstwertgefühls**. Gegen die damit verbundene Erschütterung und Angst stehen dem Kind prinzipiell zwei „Lösungen" zur Verfügung: die Beibehaltung eines grandiosen Selbst oder die Idealisierung der Elternimagines.

Beibehaltung des grandiosen Selbst

Das Kind, das gerade im Begriff ist, sich aus der symbiotischen Einheit mit der Mutter zu lösen, kennt die Grenzen, die ihm die materielle Umwelt setzt, noch nicht. Durch Weiterentwicklung von Motorik und Wahrnehmung scheinen dem Tatendrang zunächst keine Grenzen gesetzt, auch die Mutter erscheint unbegrenzt verfügbar. Die Grenzen, die durch die materielle Umwelt und durch die Verbote der Eltern aufgezeigt werden, lösen Ängste aus und verstärken das Gefühl von Hilflosigkeit und Abhängigkeit. In dieser Entwicklungsphase ist die Bestätigung durch die Eltern in Form von Lob und Ermutigung besonders wichtig.

Bei adäquater Entwicklung ersetzt das Kind das ursprüngliche grandiose Selbst durch eine realistische, an den Gegebenheiten angepaßte Selbstrepräsentanz, die Voraussetzung für Selbstachtung, Selbstliebe und Selbstvertrauen ist. Bei einer Störung dieses Entwicklungsschritts bleibt nach diesem Modell das Kind an das eigene **Größenselbst fixiert**, wobei **unrealistische Größenphantasien vor dem Gefühl von Hilflosigkeit und Abhängigkeit schützen sollen**. Die Beibehaltung eines grandiosen Selbst kann aber nicht verhindern, daß die zugrundeliegende Verunsicherung und das mangelhaft ausgebildete Selbstwertgefühl immer wieder pathogen einwirken, so daß **Wechsel zwischen omnipotenten Größenphantasien** und **tiefstem Selbstzweifel** zur Ausbildung narzißtischer Störungen führen kann.

Idealisierung der Elternimagines

Das Kleinkind erlebt die Eltern zunächst als allmächtige Personen, die – wenn sie nur wollen – die Umwelt beliebig modifizieren und inneres Wohlbefinden entweder herstellen oder versagen können. Mit der Zeit weicht diese idealisierende Vorstellung einer realistischeren Wahrnehmung der Elternfiguren. Bestimmte Fähigkeiten und Handlungsmuster der Eltern werden selektiv in das eigene Repertoire übernommen. Am Ende dieses Entwicklungsprozesses hat das Kind die Erfahrung verinnerlicht, über eigene Kompetenzen zu verfügen und die Abhängigkeit von den Eltern stückweise abgebaut zu haben.

Eine **Störung dieser Entwicklungsphase** kann zur Folge haben, daß das Kind auf der Stufe der **Idealisierung der Elternrepräsentanzen** stehenbleibt. Eine realistische Auseinandersetzung mit der wahren Person der Eltern ist ihm dadurch unmöglich gemacht. Beibehaltung des grandiosen Selbst und Idealisierung der Elternimagines sind wichtige Faktoren in der Pathogenese von narzißtischen Persönlichkeitsstörungen (s. a. Kap. 21).

> **Resümee**
>
> Eine neue Perspektive eröffnete sich für die Psychoanalyse aus der Entwicklung des Konzepts der Objektbeziehungen, das in den letzten Jahrzehnten für wissenschaftliche Fragestellungen und klinische Behandlungen immer mehr an Bedeutung gewonnen hat. Unter Objekt versteht man den „reagierenden Partner, der die kindlichen Verhaltensweisen mit seinem Verhalten beantwortet, der geliebt, herbeigesehnt, gebraucht und gehaßt wird". Die Entwicklung der Objektbeziehungen wird eingeteilt in eine symbiotische Phase (erster bis dritter Lebensmonat), eine Loslösungs- und Individuationsphase, die wiederum in eine Differenzierungsphase (vierter bis fünfter Lebensmonat), eine Übungsphase, eine Wiederannäherungsphase (14. bis 24. Lebensmonat) sowie eine Konsolidierungsphase (20. bis 36. Lebensmonat) unterteilt wird.
>
> Bei adäquater Bewältigung der dargestellten Entwicklungsphasen sind die Grundlagen für ein internes Regulationssystem gelegt, das Sicherheit, Selbstvertrauen, Kohärenz und Konstanz des Selbstbildes und damit psychisches Wohlbefinden gewährleisten soll. Kommt es während dieser wichtigen Entwicklungsschritte zu einer Störung in der Interaktion zwischen Eltern und Kind, gelingt die Differenzierung von Selbst- und Objektrepräsentanzen in den Subphasen der Loslösung und Individuation nicht adäquat. Folge ist eine tiefgreifende Störung im internen Regulationssystem des Selbstwertgefühls, der „narzißtischen Homöostase", die in der Pathogenese sogenannter frühen Störungen (z.B. Borderline-Störung und narzißtische Störung) eine Rolle spielen soll.

3.1.2 Psychoanalytische Krankheitskonzepte

Strukturelles Konzeptmodell

Kernpunkt psychoanalytischer Krankheitslehre ist die Annahme, daß es **unbewußte seelische Konflikte** gibt, die eine verborgene Eigendynamik entfalten und aus der Sphäre des Unbewußten heraus Handeln, Denken und Affektivität pathologisch determinieren können.

3 Psychoanalytische und psychodynamisch orientierte Verfahren

Das psychoanalytische strukturelle Konfliktmodell unterscheidet zunächst einen äußeren von einem inneren Konflikt. Ein **äußerer Konflikt** stellt eine anhaltende äußere Versagung dar, z.B. länger andauernde emotionale Vernachlässigung des Kindes, unempathisches Eingehen auf das Kind während entscheidender Entwicklungsphasen. Nicht jeder äußere Konflikt führt zu einem **inneren Konflikt.** Wenn die kognitiven oder affektiven Bewältigungsstrategien des betroffenen Individuums allerdings nicht ausreichend sind, um das konflikthafte Erleben zu verarbeiten, entsteht Angst, die das Kind jedoch zu unterdrücken versucht. Der Zustand äußerer Versagung führt zu „innerer Versagung", der äußere Konflikt wird zu einem inneren Konflikt, der sich als neurotische Konfliktlösung äußert. Die Psychoanalyse betont, daß auch ständige Verwöhnung und ein übermäßiges Gewähren entsprechende Konflikte generieren können.

Ausgangspunkt der klassischen Neuroselehre ist das **Instanzen- oder Strukturmodell,** bestehend aus Es, Ich und Über-Ich. Triebabkömmlinge des Es, d.h. aggressive Impulse, sexuelle Impulse etc., drängen in das Bewußtsein und treffen auf Ich-Strukturen, die die Es-Impulse an die Umwelt und deren Normen und Regeln anpassen müssen. Da die Triebimpulse auf unmittelbare Triebbefriedigung drängen, muß das Ich „entscheiden", ob Triebbefriedigung möglich ist oder ob sie aufgeschoben werden muß bzw. nicht realisiert werden kann. Bei diesem „Entscheidungsprozeß" spielen die Instanz des Über-Ich und deren Partialstruktur, das Ich-Ideal, eine wichtige Rolle. Das Ich muß somit zwischen den Triebimpulsen des Es und den verinnerlichten Normen des Über-Ichs vermitteln **(Instanzenkonflikt)**, da die Es-Anteile, wenn sie ins Bewußtsein drängen, Angst, Scham oder Schuldgefühle auslösen können. Das Ich stellt also neben seiner Vermittlerfunktion zwischen den Instanzen auch einen Filter dar, damit **nicht alle Es-Impulse in das Bewußtsein drängen.** Seine wichtige Funktion besteht in der Vermeidung von verunsichernden, ängstigenden Affekten und von Unlust, so daß das bewußte Erleben der triebhaften Bedürfnisse unterdrückt wird.

Man geht davon aus, daß der Instanzenkonflikt, d.h. die Spannung zwischen Es und Über-Ich, nicht unbedingt zu einem neurotischen Konflikt wird. Ein stabiles Ich besitzt die Fähigkeit, die Umwelt so zu verändern, daß eine **Triebbefriedigung möglich wird,** d.h., es wird gestaltend tätig. Auf der anderen Seite besitzt es die Fähigkeit zur **Frustrationstoleranz,** wenn die Triebbefriedigung verwehrt wird.

Bei übermäßig stark ausgeprägten Es-Impulsen, bei struktureller Schwächung des Ichs oder sehr ausgeprägt rigidem Über-Ich kann eine adäquate Lösung des Instanzenkonflikts unmöglich sein. In diesem Fall kann eine **Regression** auf frühere Entwicklungsstufen mit **infantilen Bewältigungsmustern** erfolgen. Die neurotische Konfliktlösung ist in den meisten Fällen jedoch dysfunktional, d.h., sie wirkt dann pathogen, wenn Selbstentfaltung, soziale Interaktion, emotionales Erleben oder kognitive Fähigkeiten beeinträchtigt werden. Bei der pathologischen Konfliktlösung bedient sich das Ich verschiedener **Abwehrmechanismen.**

Bei der Abwehr handelt es sich um einen unbewußten Vorgang, der jedoch von außen häufig beobachtbar ist. Er zeigt sich in verschiedenen Defiziten wie verzerrter Wahrnehmung oder Ausblendung der Wahrnehmung, kognitiven Verzerrungen, Unterbrechung oder Fehlleitung von Handlungsimpulsen, Fehlen bestimmter emotionaler Qualitäten, kommunikativen Defiziten oder Defekten im kognitiven oder emotionalen Erleben.

Abwehrmechanismen

Unter Abwehr versteht man in der Psychoanalyse alle intrapsychischen Operationen, die das Ziel haben, **unlustvolle Gefühle** oder Wahrnehmungen wie Angst, Schuldgefühle, seelischer Schmerz etc. **nicht bewußt werden zu lassen.** Es handelt sich hier primär um eine Ich-Funktion, wobei das Ergebnis des Abwehrprozesses fast immer eine „**unteroptimale Lösung**" darstellt. Da die Abwehr als Ich-Funktion von der Struktur des Ichs abhängig ist, entscheidet die Ausbildung der Ich-Struktur auch darüber, ob reife Abwehrmechanismen zur Verfügung stehen oder ob das Ich auf unreife Abwehrmechanismen zurückgreifen muß.

Zu den **unreifen Abwehrmechanismen** zählt man

- **Projektion:** Eigene Impulse, Gefühle oder Tendenzen werden unbewußt **einem anderen zugeschrieben.** *Beispiel:* Aggressionen in einer Partnerschaft werden auf den Nachbarn projiziert, der als „böser Nachbar" dem eigenen Empfinden nach das Ehepaar ständig drangsaliert.
- **Spaltung:** Inkompatible Inhalte dürfen nicht zusammenkommen. Dabei sind die Inhalte prinzipiell bewußt, d.h. können nicht im Sinne einer reifen Abwehr verdrängt werden. Sie werden **auf mehrere Personen verteilt,** die mit guten bzw. bösen Eigenschaften personifiziert werden. *Beispiel:* Der Therapeut bespricht mit einem Patien-

ten, der an einer Borderline-Störung leidet, daß er wegen Suizidgedanken nicht die Station verlassen soll. Der fürsorglich-schützende Aspekt des Therapeuten kann mit dem verbietenden, versagenden Aspekt des Therapeuten nicht vereinbart werden, so daß der Therapeut und einige Mitglieder des therapeutischen Teams „die Bösen" sind, d. h. entwertet werden, während andere Teammitglieder „die Guten" sind, d. h. idealisiert werden.
- **Identifikation:** Übernahme von Eigenschaften einer Person. *Beispiel:* Ein Schüler übernimmt die politischen Ansichten seines autoritären Lehrers, obwohl sie zu seinem sonstigen Weltbild nicht passen, d. h., er wehrt die Angst ab, indem er sich mit dem **Aggressor identifiziert.**

Für **reife Abwehrmechanismen** ist eine fortgeschrittenere Ich-Strukturierung bzw. eine gewisse Konsistenz von Selbst- und Objektrepräsentanzen Voraussetzung (psycho-neurotische Abwehrmechanismen). Hierzu zählt man (MENTZOS, 1989):

- **Verdrängung:** Hierbei handelt es sich um die älteste von FREUD beschriebene Abwehrmöglichkeit. Das Erlebte wird mit all seinen Aspekten aus dem Bewußtsein in **das Unterbewußte verdrängt.** *Beispiel:* Ein Patient hat ein bestimmtes Ereignis, das für ihn besonders traumatisierend oder beschämend war, vollständig „vergessen".
- **Affektisolierung**: Der **Affekt,** der normalerweise ein bestimmtes Ereignis begleitet, wird vollständig von dem Ereignis **losgekoppelt.** *Beispiel:* Eine Patientin erzählt emotional völlig unbeteiligt eine Begebenheit, in der der Vater sie als Frau vollständig entwertet. Sie vermeidet den schmerzlichen Affekt, indem sie ihn vom Ereignis „abspaltet" und nicht mehr empfindet.
- **Ungeschehenmachen:** Ein angstauslösender Gedanke oder Impuls wird durch eine **magische Gegenhandlung unschädlich gemacht.** *Beispiel:* Eine Patientin leidet unter dem Gedanken, daß dem Ehemann auf seinen Dienstreisen etwas zustößt. Als quasi magische Gegenhandlung stellt sie Kerzen auf und vergewissert sich wiederholt des positiven Horoskops ihres Mannes.
- **Reaktionsbildung**: Ein aggressiver oder angstauslösender Impuls wird durch eine **gegenteilige Strebung abgewehrt,** d.h. „ins Gegenteil verkehrt". *Beispiel:* Eine junge Mutter, die durch die Geburt ihres ersten Kindes in ihrer beruflichen Entwicklung stark eingeschränkt wird und deshalb aggressive Gefühle gegen ihr Baby hat, muß diese Gefühle als unerlaubt und beängstigend unterdrücken, weswegen sie die aggressiven Impulse in überzogene Fürsorge und ständiges Besorgtsein um das Kind umwandelt.
- **Intellektualisierung:** Neigung, emotionale Inhalte in **formalistischer, affektiv abgespaltener Art** zu behandeln, um Emotionalität zu vermeiden. *Beispiel:* Ein Ehemann, der an einer depressiven Verstimmung leidet, konstruiert immer neue Erklärungsmodelle bezüglich betriebswirtschaftlicher Schwierigkeiten in seiner Firma, um seine Verstimmungen zu erklären, ohne die eigentlichen massiven Ängste vor dem offensichtlichen Liebesverlust seiner Ehefrau zulassen zu müssen.
- **Verschiebung:** Ein angstauslösender oder aggressiver Impuls wird von der Person, der er eigentlich gilt, auf eine **andere Person umgelenkt.** *Beispiel:* Eine Patientin ärgert sich über ihren Vorgesetzten, empfindet ihre aggressiven Impulse dem Vorgesetzten gegenüber als zu gefährdend und lenkt ihre Aggressivität auf ihre Arbeitskollegin.

MENTZOS (1989) schildert eine weitere Ebene von Abwehrmechanismen, die **psychosozialen Abwehrmechanismen.** Der Abwehrmechanismus beschränkt sich hierbei nicht auf den intrapsychischen Bereich, sondern involviert das soziale Umfeld. Es werden unbewußt **soziale Konstellationen oder Interaktionen herbeigeführt,** die intrapsychische Störungen stabilisieren oder intrapsychische Vorgänge kompensieren helfen. *Beispiel:* Ein Patient mit einer narzißtischen Störung kümmert sich auf Station immer wieder „rührend" um anscheinend noch kränkere Patienten, wobei er sich am liebsten in die Rolle des „Kotherapeuten" begibt. Er möchte von seiner eigenen kranken Rolle ablenken, die er aufgrund seiner Selbstwertstörung als demütigend und beschämend empfindet.

Objektbeziehungstheoretisches Konfliktmodell

Wie bereits dargestellt, wurde das Strukturmodell zur Erklärung sogenannter reifer Psychoneurosen, bei denen die Strukturbildung von Ich und Über-Ich bereits fortgeschritten bzw. abgeschlossen ist, entwickelt. Man vermutet die initiale Störung bei „reifen neurotischen Krankheitsbildern" im dritten bis sechsten Lebensjahr.

Mit dem Strukturmodell können jedoch sogenannte **frühe Störungen** nicht überzeugend erklärt werden, bei denen eine Fehlentwicklung der Objektbeziehungen im ersten bis dritten Lebensjahr angenommen wird. D. h., die initiale Störung wird in einer Entwicklungsphase, in der Selbst- und Objektrepräsentanzen noch nicht stabil ausgebildet sind, angenommen. In dieser frühen Entwicklungsphase werden die kindlichen Bedürfnisse nach Reizabschirmung und Befriedigung körpernaher Versorgung und affektiver Zuwendung nicht adäquat von der Mutter erfüllt. Die sich daraus ergebende Störung der Interaktion zwischen Mutter und Kind verhindert den Aufbau reifer Selbst- bzw. Objektrepräsentanzen und die Ausformung stabiler Ich- und Über-Ich-Strukturen.

Nach der Theorie neigt das betroffene Individuum im weiteren Verlauf der Entwicklung dazu, Angst und Unlust durch unreife, präödipale Abwehrmechanismen abzuwehren. Typische Abwehrmechanismen, die sich aus der **frühgestörten Subjekt-Objekt-Interaktion** entwickeln, wären **Spaltung und Projektion.** Da das Kind während der symbiotischen Phase und der Loslösungs- und Individuationsphase noch keine stabile Vorstellung von der eigenen, getrennten Existenz von der Mutter ausgebildet hat, vermengen sich Selbst- und Objektrepräsentanzen. Eigene aggressive Impulse der unempathischen Mutter gegenüber werden partiell der noch unreifen Selbstrepräsentanz zugeordnet.

Eine Distanzierung und Auseinandersetzung mit diesen von außen kommenden Anteilen ist insofern erschwert, als das Kind von der Beziehung zur Mutter unmittelbar abhängig ist. Die „bösen Introjekte" gefährden damit das eigene Selbst. Es gelingt dem Kind in dieser Entwicklungsphase nicht, versagende, „böse Anteile" der Mutter mit Schutz gewährenden, „guten Anteilen" der Mutter zu verbinden und zu einer differenzierten Wahrnehmung des mütterlichen Objekts weiterzuentwickeln. Es muß „gute" und „böse" Anteile im Sinne einer Spaltung voneinander trennen, damit entweder eigene „gute" Selbstrepräsentanzen ungefährdet bestehenbleiben oder „gute" Objektrepräsentanzen nicht von „bösen" Objektrepräsentanzen gefährdet werden.

Einer Störung in der frühen Interaktion von Mutter und Kind werden weitreichende **Konsequenzen auf alle Aspekte der Persönlichkeitsentwicklung** zugeordnet:

- Die Ausdifferenzierung kohärenter **Selbst- und Objektrepräsentanzen** wird verhindert, so daß Selbst- und Objektrepräsentanzen „vermengt" bleiben, weswegen in entsprechenden Konfliktsituationen auf unreife Abwehrmechanismen wie Spaltung, Projektion etc. zurückgegriffen werden muß.
- Intrapsychische Strukturen wie Ich und Über-Ich können nur partiell ausgebildet werden.
- Dadurch ergeben sich **interaktionelle Verzerrungen** in der differenzierten Wahrnehmung und Auseinandersetzung mit realen Beziehungen bzw. Beziehungspartnern.
- Durch partielle **ich-strukturelle Defekte** gelingt die Anpassung an die Anforderung der Umwelt nur ungenügend, so daß Affektlabilität, Impulskontrollverluste, affektive und kognitive Verzerrungen eintreten können.
- Strukturelle Defizite und Defizite auf der Objektbeziehungsebene haben tiefgreifende Konsequenzen für die Ausbildung eines stabilen Selbstwertgefühls („**Narzißmus**").
- **Autonomiebestrebungen** werden vom Individuum **angstbesetzt** erlebt. Zum einen hat sich kein stabiles Regulationssystem narzißtischer Homöostase etablieren können, weswegen die Entwicklung autonomer Beziehungen erschwert wird. Zum anderen können **aggressive Impulse** wegen der weiterhin introjektiven und projektiven Wahrnehmungs- und Erlebnisweisen nur **unzulänglich neutralisiert** werden. Deswegen wird Loslösung von einer nahen Bezugsperson als vollständiger Verlust mit allen Konsequenzen erlebt und ruft große **Trennungsangst** hervor.

Zusammenfassend stellt das objektbeziehungstheoretische Konfliktmodell für die psychoanalytisch/psychodynamischen Therapien eine wichtige Ergänzung zum strukturellen Konfliktmodell dar. Es liefert zum einen Hypothesen zur Pathogenese sogenannter früher Störungen und bietet therapeutische Ansatzpunkte bei der Behandlung von beispielsweise narzißtischen und Borderline-Persönlichkeitsstörungen (s.a. Kap. 21).

> **Resümee**
>
> Das strukturelle Konfliktmodell leitet sich aus dem Instanzenmodell, bestehend aus Es, Ich und Über-Ich, ab. Triebabkömmlinge des Es, d. h. aggressive Impulse, sexuelle Impulse etc., drängen in das Bewußtsein und treffen auf Ich-Strukturen, die die Es-Impulse an die Umwelt und deren Normen und Regeln anpassen müssen. Das Ich muß somit zwischen den Triebimpulsen des Es und den verinnerlichten Normen des Über-Ich vermitteln (Instanzenkonflikt), da die Es-Anteile, wenn sie ins Bewußtsein drängen, Angst, Scham oder Schuldgefühle auslösen können (Vermittlerfunktion, Filter). In Konfliktsituationen kann es hierbei zu neurotischen Konfliktlösungen kommen, indem im Sinne einer Regression auf infantile Bewältigungsmuster früherer Entwicklungsstufen zurückgegriffen wird. Die neurotische Konfliktlösung ist dysfunktional, so daß Selbstentfaltung, soziale Interaktion, emotionales Erleben oder kognitive Fähigkeiten beeinträchtigt werden. Bei der pathologischen Konfliktlösung

> **Resümee**
>
> bedient sich das Ich verschiedener Abwehrmechanismen: Projektion, Spaltung, Identifikation (unreife Abwehrmechanismen) sowie Verdrängung, Affektisolierung, Ungeschehenmachen, Reaktionsbildung, Intellektualisierung und Verschiebung (reife Abwehrmechanismen) als auch psycho-sozialer Abwehrmechanismen.
>
> Das Strukturmodell wird zur Erklärung „reifer Psychoneurosen", bei denen die Strukturbildung von Ich und Über-Ich bereits fortgeschritten bzw. abgeschlossen ist, herangezogen. Zur Erklärung „früher Störungen", bei denen eine Störung der Objektbeziehungen im ersten bis dritten Lebensjahr angenommen wird, in der Selbst- und Objektrepräsentanz noch nicht stabil ausgebildet sind, lassen sich besser mit dem objektbeziehungstheoretischen Konfliktmodell erklären. Es stellt damit eine wichtige Ergänzung zum strukturellen Konfliktmodell dar und liefert Hypothesen und therapeutische Ansatzpunkte bei der Behandlung von beispielsweise narzißtischen und Borderline-Persönlichkeitsstörungen.

3.1.3 Psychoanalytisch-psychodynamische Therapieverfahren

Psychoanalytische Therapieverfahren gehen davon aus, daß psychische Erkrankungen oder strukturelle Defizite, die ihre Ursache in früheren gestörten Beziehungen haben, nur **innerhalb einer (therapeutischen) Beziehung** wiederhergestellt werden können. Der Patient hat in der therapeutischen Beziehung die Möglichkeit, fehlgelaufene Entwicklungsprozesse nachzuholen und adäquater abzuschließen. Es handelt sich somit um einen bewußt geplanten, interaktionellen Prozeß.

Bei dem klassischen psychoanalytischen Setting liegt der Patient auf der **Couch,** der Analytiker sitzt hinter ihm. **Grundregel** der Psychoanalyse ist die Aufforderung, nach den Regeln des **freien Assoziierens** alle Gedanken einzubringen, die dem Patienten spontan einfallen. Es soll hierbei keine Rolle spielen, ob diese Gedanken aus der Sicht des Patienten zur Situation gehören, ob sie ihm wichtig oder unwichtig erscheinen oder ob sie für ihn peinlich, beschämend oder schmerzhaft sind. Durch die liegende Position des Patienten und den fehlenden Blickkontakt zum Therapeuten wird die konventionelle Gesprächssituation verhindert. Durch diese Anordnung sollen die **Regression** des Patienten und die freie Assoziation gefördert werden.

Der Psychoanalytiker unterliegt der **Abstinenzregel.** Er ist zwar dem Patienten empathisch zugewandt, soll jedoch keine tröstende Anteilnahme, keine Beruhigung, keine Verbote oder Ratschläge, insbesondere keine Bewertung vermitteln, um die Assoziation des Patienten nicht in eine bestimmte Richtung zu dirigieren.

Dem Analytiker stehen bestimmte **Interventionstechniken** zur Verfügung:

- **Klarifikation**
- **Konfrontation**
- **Deutung.**

Ziel der Interventionen ist die Analyse der momentanen Übertragung und die Deutung des Widerstands, den der Patient gegen die Aufdeckung unbewußter Impulse oder Motive entgegenstellt. Die Deutung soll die **Entstehung** einer bestimmten Störung **rekonstruieren.** Als Material für die Deutung stehen die freie Assoziation des Patienten, Blockierung der Assoziation, Widerstandsverhalten, Träume, nonverbales Verhalten und Fehlleistungen zur Verfügung.

Der Patient soll im Verlaufe der Behandlung Einsicht in eigene unbewußte Motivationen durch Betrachtung der Patient-Therapeut-Beziehung gewinnen. Im Mittelpunkt der Behandlung stehen somit immer die **therapeutische Beziehung** und die **Interpretation der Assoziationen, Phantasien, Impulse oder Affekte in Beziehung zum Analytiker.** Der Therapeut muß die Art und Weise, wie der Patient ihn erlebt, mit der eigenen Selbstwahrnehmung seiner Rolle vergleichen. Diskrepanzen zwischen der Rollenzuschreibung durch den Patienten und dem eigenen Erleben können Hinweise auf vergangene Beziehungsmuster liefern. Die Einsichten, die der Patient gewinnt, müssen anschließend „durchgearbeitet" und in ihren kognitiven, emotionalen und beziehungsrelevanten Aspekten integriert werden. Die **Unterscheidung zwischen phantasierten Beziehungsmustern** und den **realen Beziehungen** trägt zu einer Festigung von Selbst- und Objektrepräsentanzen bei, reale Beziehungen werden transparenter und berechenbarer.

Therapeutische Instrumente: Übertragung/Gegenübertragung

Wichtigste therapeutische „Instrumente" des Analytikers stellen Übertragung und Gegenübertragung dar. In der **Übertragung** werden Erlebnisweisen und Verhaltensmuster in der therapeutischen Beziehung reaktiviert, die ihren Ursprung in früheren Beziehungen haben. Hierbei ist die Wahrnehmung zunächst verzerrt, und Erleben und Verhalten sind, gemessen an der aktuellen therapeutischen Beziehung, inadäquat. Die aktivierten Phantasien, Wünsche, Affekte und Impulse gelten nicht eigentlich dem Therapeuten, sondern sie gelten **früheren Bezugspersonen.** Frühere Beziehungsmuster werden also wiederbelebt. Damit bietet sich dem Patienten die Möglichkeit, **„unerledigte" Beziehungsprobleme** in der therapeutischen Beziehung noch einmal zu leben und diesmal adäquater zu lösen. Oft handelt es sich nicht um ein Wiedererleben im eigentlichen Sinne, vielmehr hat der Patient in der therapeutischen Beziehung erstmals die Möglichkeit, Gefühle in einer Art zu erleben, die ihm in früheren Beziehungssituationen nicht möglich waren (MENTZOS, 1989).

Während die Technik der Psychoanalyse zunächst bei der Behandlung **„reifer Neurosen"** gewonnen wurde, führte die zunehmende klinische Arbeit mit Patienten, die eine sogenannte **frühe Störung** aufweisen, zu einer Modifikation der psychotherapeutischen Technik und Zielsetzung.

Die Übertragung bei „reifen" Neurosen zeichnet sich dadurch aus, daß selten Projektion oder Introjektion als Abwehrmechanismen genutzt werden, da Selbst- und Objektrepräsentanzen weitgehend stabil strukturiert sind. Da die Fähigkeit zur Realitätsprüfung nicht wesentlich beeinträchtigt ist, kann der Patient die reale therapeutische Beziehung von der Übertragungsbeziehung differenzieren und die Übertragungssituation durcharbeiten. Bei „frühen" narzißtischen oder Borderline-Störungen ist die Übertragung durch die mangelnde Differenzierung von Selbst- und Objektrepräsentanz geprägt. Die Objektvorstellungen vom Analytiker und die Selbstvorstellungen des Patienten werden vermischt (**„Selbstobjekt-Übertragung";** MERTENS, 1981). Über weite Strecken des therapeutischen Prozesses muß der Analytiker gewisse Funktionen für den Patienten ausüben (**„Hilfs-Ich"**).

Die tiefergreifende strukturelle Störung dieser Erkrankungsbilder führte neben einer Modifikation der Technik auch zu einer Veränderung des therapeutischen Settings. Die Behandlungen werden in der Regel nicht im Liegen vorgenommen, sondern der Patient hält Blickkontakt mit dem Behandler, um eine zu **tief greifende Regression zu vermeiden.** Die Haltung des Therapeuten ist in der Regel **supportiver** und **aktiver,** wobei weitgehend auf interpretierendes und konfrontierendes Vorgehen verzichtet werden kann. Die Behandlungsfrequenz ist im Gegensatz zur klassischen Psychoanalyse **niederfrequenter** (s.a. MERTENS, 1996).

Die gefühlsmäßige und gedankliche Reaktion des Psychoanalytikers auf die Mitteilungen des Patienten bezeichnet man als **Gegenübertragung.** Was zunächst als „unbewußter Störfaktor" in der frühen psychoanalytischen Literatur beschrieben wurde mit der Forderung, im Sinne der Objektivität die Gegenübertragung zu erkennen und zu bewältigen, ist zu einem wichtigen Kernstück des psychoanalytischen Prozesses geworden (eine differenzierte Unterscheidung von Gegenübertragungsprozessen und Konzepten findet sich bei MERTENS, 1996). Man sieht in der Gegenübertragung nicht mehr ein Hindernis für die Therapie, sondern betrachtet sie als notwendigen Bestandteil, der die Therapie bereichert und vertieft. Die „klassische" Auffassung der Gegenübertragung geht davon aus, daß es sich hier um **unbewußte Reaktionen auf die Übertragung des Patienten** handelt, die überwunden werden muß. Die „totalistische" Auffassung betrachtet Gegenübertragung als die **Gesamtheit der Gedanken und Gefühle, die der Analytiker den Patienten gegenüber verspürt.** Gegenübertragung wird aber auch als Übertragung des Psychoanalytikers auf den Patienten aufgefaßt, d.h. als Übertragung von mehr oder weniger **konflikthaften, kindlichen Erlebniseinstellungen und Erwartungen des Therapeuten auf den Patienten** (Übersicht siehe MERTENS, 1981 und 1996).

Die sorgfältige Wahrnehmung, Analyse und das Verstehen der Gegenübertragungsphänomene stellt eine wichtige Voraussetzung für die korrekte Interpretation und Deutung der Übertragungsphänomene des Patienten dar. Die Grundlagen hierfür werden durch den psychoanalytischen Selbsterfahrungsprozeß gelegt.

Klassische Psychoanalyse

Unter Behandlungstechnik wurden bereits die Charakteristika der klassischen Psychoanalyse beschrieben. Kurz zusammengefaßt ist es in der Regel eine **Langzeittherapie,** bei der **mindestens zwei- bis dreimal pro Woche** Sitzungen stattfinden. Der Patient liegt in der Regel auf der **Couch,** der Psychoanalytiker sitzt hinter ihm. Diese Sitzanordnung soll die **Regression** fördern, die zur **Bearbeitung frühkindlicher Konflikte** notwendig ist. Der Patient wird aufgefordert, **frei zu assoziieren** und alles auszusprechen, was ihm durch den Sinn geht. Durch die Regression sollen die **Übertragung** des Patienten und die Bearbeitung kindlicher Erfahrungen und Bedürfnisse ermöglicht werden sowie die Deutung verdrängter und unbewußter Inhalte. Die Dauer der Behandlung ist in der Regel nicht begrenzt und liegt gewöhnlich bei mehreren Jahren.

Der **Indikationsbereich** für die klassische Psychoanalyse ist sehr begrenzt. Patienten müssen eine gewisse Ich-Stärke und die Fähigkeit, Spannungen und Frustrationen zu ertragen, mitbringen sowie Introspektionsfähigkeit und ein gewisses Niveau sprachlicher Ausdrucksmöglichkeit. Die klassische Analyse ist somit vor allem bei neurotischen Störungen indiziert, hat jedoch u.a. wegen des hohen, schwer zu begründenden Aufwands in der Krankenversorgung nur noch geringe Bedeutung (BRÄUTIGAM, 1994). Ihre eigentliche Domäne liegt inzwischen in der psychoanalytischen Ausbildung.

Tiefenpsychologisch fundierte Psychotherapie (dynamische Psychotherapie)

Während bei der klassischen Psychoanalyse die Symptomreduktion nicht unbedingt explizites Ziel des Verfahrens war, führten die Versorgungsnotwendigkeiten psychisch kranker Patienten und die damit gewonnenen klinischen Erfahrungen zur Modifikation des klassischen psychoanalytischen Ansatzes.

Bei der tiefenpsychologisch fundierten Psychotherapie findet die Behandlung meist im **Sitzen** statt. Die Behandlungsdichte ist **niederfrequenter**, zu Beginn ein- bis zweimal pro Woche, im weiteren Verlauf können die Sitzungen auch in größerem Abstand stattfinden. Im Zentrum stehen die **aktuelle Symptomatik bzw. Belastung** und **Konflikte** in Verbindung mit den **lebensgeschichtlichen Konstellationen** des Patienten. Bearbeitet werden neurotische Fehlhaltungen und die damit verbundenen Leidenszustände des Patienten, wobei die Beziehung den Charakter eines **„Arbeitsbündnisses"** bzw. einer Arbeitsbeziehung hat.

Eine therapeutische tiefe Regression wie bei der Psychoanalyse ist kein Therapieziel. Wie in der Analyse erfolgen jedoch **Deutungen, Widerstandsanalyse** und **Bearbeitung von Übertragungsphänomenen.** Durch die Vermittlung von Einsichten in aktuelle und frühere reale Konfliktsituationen, die meist in Zusammenhang mit neurotischen Bindungen und **Konflikten in der Ursprungsfamilie** gesehen werden, sollen die aktuelle Situation des Patienten verdeutlicht und Zusammenhänge vor dem Hintergrund seiner Erkrankung für ihn nachvollziehbar und verständlich werden. Auf dem Boden neuer **korrigierender Erfahrungen,** die er in der therapeutischen Beziehung macht, und neuer Lernerfahrungen außerhalb der therapeutischen Sitzungen soll die gegenwärtige Situation und Symptomatik des Patienten verändert werden.

Der **Indikationsbereich** wird sehr breit angegeben und umfaßt die meisten reaktiven Störungen, neurotischen Erkrankungen, Persönlichkeitsstörungen und psychosomatische Erkrankungen. In den letzten Jahren wurde Kritik an dieser breiten Indikationsstellung laut, da kritisch hinterfragt wurde, ob **eine** Behandlungstechnik, wenn auch in Modifikationsformen, für fast alle Erkrankungen geeignet sein soll (siehe Abschnitt 6, „Störungsspezifische Psychotherapie").

Fokalpsychotherapie

In den letzten Jahrzehnten wurden verschiedene Formen von Kurzzeittherapien vorgeschlagen. Die Fokaltherapie strebt eine Behandlungsgrenze von 10 bis 30 Stunden an und fokussiert auf äußere und/oder innere Konfliktsituationen, die zur akuten Belastung oder Reaktion mit entsprechender Symptomatik geführt haben. Der Therapeut versucht, die therapeutische Arbeit auf diesen Fokus zu begrenzen, so daß Regression und daraus resultierende Lernerfahrung geringere Bedeutung haben. Intendiert wird Symptomreduktion oder Verbesserung der Lebenssituation durch Einsicht in **psychodynamische Zusammenhänge,** die in direktem Zusammenhang mit der aktuellen Symptomatik stehen.

Als **Indikationen** werden akute Krisensituationen, Beziehungskonflikte oder Suizidversuche sowie Lernstörungen und Examensreaktionen genannt (BRÄUTIGAM, 1994). Ein besonders überzeugendes und sehr gut empirisch belegtes Konzept stellt die **Interpersonelle Psychotherapie** nach KLERMAN und WEISMAN (SCHRAMM, 1996) dar, die im Kapitel 11 detailliert beschrieben wird.

Resümee

Psychoanalytische Behandlungsverfahren gehen davon aus, daß psychische Erkrankungen oder strukturelle Defizite, die ihre Ursache in früheren gestörten Beziehungen haben, nur innerhalb einer (therapeutischen) Beziehung wiederhergestellt werden können. Der Patient hat in der therapeutischen Beziehung die Möglichkeit, fehlgelaufene Entwicklungsprozesse nachzuholen und adäquater abzuschließen. Das psychoanalytische Standardverfahren sieht eine länger andauernde, oft über mehrere Jahre sich erstreckende hochfrequente Behandlung vor. Grundregel ist die Aufforderung, nach den Regeln des freien Assoziierens alle Gedanken einzubringen, die dem Patienten spontan einfallen. Regression des Patienten und freie Assoziation werden gefördert. Der Psychoanalytiker unterliegt der Abstinenzregel. Als Interventionstechniken stehen ihm zur Verfügung: Klarifikation, Konfrontation und Deutung. Ziel der Interventionen ist die Analyse der momentanen Übertragung und die Deutung des Widerstands, den der Patient gegen

Resümee

die Aufdeckung unbewußter Impulse oder Motive entgegenstellt. Die Deutung soll die Entstehung einer bestimmten Störung rekonstruieren. Der Patient soll im Verlaufe der Behandlung Einsicht in eigene unbewußte Motivationen durch Betrachtung der Patient-Therapeut-Beziehung gewinnen. In der Übertragung werden Erlebnisweisen und Verhaltensmuster in der therapeutischen Beziehung reaktiviert, die ihren Ursprung in früheren Beziehungen haben. Die gefühlsmäßige und gedankliche Reaktion des Psychoanalytikers auf die Mitteilungen des Patienten bezeichnet man als Gegenübertragung. Neben den psychoanalytischen Standardverfahren haben sich eine Reihe von Modifikationen der Behandlungstechnik etabliert.

Die tiefenpsychologisch fundierte Psychotherapie stellt die aktuelle Symptomatik bzw. Belastung und Konflikte des Patienten in Verbindung mit den lebensgeschichtlichen Konstellationen in den Vordergrund. Die Behandlung findet im Sitzen statt, die Förderung der Regression wird nicht angestrebt. Durch Einsichten in aktuelle und frühere reale Konfliktsituationen, die meist im Zusammenhang mit neurotischen Bindungen und Konflikten in der Ursprungsfamilie entstanden sind, sollen die aktuelle Situation des Patienten verdeutlicht und Zusammenhänge vor dem Hintergrund seiner Erkrankung für ihn nachvollziehbar und verständlich werden.

Auf dem Boden neuer korrigierender Erfahrungen in der therapeutischen Beziehung soll durch Erkenntnis von psychodynamischen Zusammenhängen und neuen Lernerfahrungen die gegenwärtige Situation und Symptomatik verändert werden.

Die Fokaltherapie strebt eine Behandlungsgrenze von 10 bis 30 Stunden an und fokussiert auf äußere und/oder innere Konfliktsituationen, die zur akuten Belastung oder Reaktion mit entsprechender Symptomatik geführt haben.

4 Gesprächspsychotherapie

4.1 Begriffsbestimmung

Wie bereits erwähnt, gehört diese Therapie nicht zu den sogenannten Richtlinientherapien, die in der Weiterbildungsordnung oder der Gebührenordnung anerkannt sind. Elemente der Gesprächspsychotherapie haben aber im psychotherapeutischen Umgang mit Patienten eine besondere Bedeutung. Außerdem hat sich diese Therapieform sehr um einen empirischen Beleg ihrer Wirksamkeit bemüht. Deshalb soll sie in diesem Buch genauer dargestellt werden.

Es handelt sich um eine eng mit dem Namen von CARL R. ROGERS verbundene psychotherapeutische Richtung. Die von ROGERS erstmalig 1942 vorgelegte Konzeptualisierung hat bis zum heutigen Tag verschiedene Modifikationen erfahren. Vergleichbar vielfältig sind auch die Begrifflichkeiten, die zur Bezeichnung herangezogen werden, wie klientenzentrierte (Gesprächs-)Psychotherapie, klientbezogene Gesprächstherapie, personenzentrierte Gesprächspsychotherapie. Entsprechend dieser unterschiedlichen Benennungen findet sich keine allgemein verbindliche Definition, was unter Gesprächspsychotherapie zu verstehen ist.

BOMMERT (1987) weist darauf hin, daß – etwa in Abgrenzung zur Verhaltenstherapie – bei diesem Verfahren das Gespräch ganz im Mittelpunkt der Therapie steht und der Begriff der Klientenzentriertheit hervorhebt, daß dieser Ansatz **weniger symptom- oder krankheitsbezogen** ist, sondern den **Klienten (nicht den Patienten) in den Fokus der Behandlung stellt**. Daraus ergeben sich selbstverständlich viele Überschneidungen zu anderen Psychotherapieverfahren.

Im deutschsprachigen Bereich hat sich der Begriff der **klientenzentrierten Gesprächspsychotherapie** eingebürgert. Nachfolgend soll aus Gründen der Einfachheit der Begriff der Gesprächspsychotherapie verwendet werden.

4.2 Historische Entwicklung

Die Gesprächspsychotherapie wurde vom amerikanischen Psychologen ROGERS erstmalig in seinen beiden Büchern „The Clinical Treatment of the Problem Child" (1939) sowie „Counselling and Psychotherapy" (1942) niedergelegt. Beeinflußt wurden seine Gedanken im wesentlichen durch seine klinische Arbeit in einer Erziehungsberatungsstelle sowie von theoretischer Seite her durch die Gedanken KIERKEGAARDS und BUBERS, weshalb der Ansatz der Gesprächspsychotherapie heute auch den sogenannten **humanistischen Therapieverfahren** zugeordnet wird.

Wesentlich beeinflußt wurde ROGERS jedoch auch durch die zur damaligen Zeit die Psychotherapie bestimmenden Ansätze von FREUD sowie vor allem von RANK, die **Verantwortung für das eigene Leben** zu übernehmen, das **Konzentrieren auf das Erleben von Gefühlen** oder die **Veränderung der Wahrnehmung** der eigenen Person durch eine Therapie.

Bezüglich der vielfältigen theoretischen und therapeutischen Weiterentwicklungen wurde im allgemeinen von drei bis vier größeren **Entwicklungsphasen** (vgl. z.B. BOMMERT, 1987) ausgegangen:

- Die **erste Phase (1940–1950)** der „**nicht-direktiven Psychotherapie**" ist im wesentlichen mit dem Buch „Counselling and Psychotherapy" von ROGERS (1942) assoziiert. Hier wurden erstmals die Grundgedanken definiert, durch die Therapie einer Person **Wachstum, Reifung** sowie **Selbstverwirklichung** zu ermöglichen. Dies soll durch Schaffung einer **angstfreien Atmosphäre** erreicht werden, die es dem Patienten ermöglicht, seine Gefühle auszudrücken.
  Durch das **Sich-Akzeptiert-** und **Verstanden-Fühlen** kann sich der Patient auch seinen negativen Erfahrungen besser zuwenden und lernt sich dadurch besser kennen. D. h., er wird in die Lage versetzt, im Lauf der Therapie neue Aspekte in seinem Erleben und Verhalten zu entwickeln, die dann letztendlich zu einer Einstellungs- und Verhaltensänderung führen können.
  Das Therapeutenverhalten ist in Abgrenzung zu dem des Analytikers nicht durch deutendes und in Abgrenzung zum Verhaltenstherapeuten nicht durch direktives Verhalten charakterisiert.
- Die **zweite Phase (1950–1967)** läßt sich im wesentlichen durch die Arbeit „**Client-centered Therapy**" von ROGERS (1951) charakterisieren. Der Begriff des **Klienten** soll einerseits die **Eigenaktivität wie Eigenverantwortlichkeit** der hilfesuchenden Person charakterisieren, andererseits jedoch auch betonen, daß seine **Probleme nicht primär als Krankheit anzusehen** sind.
  Als wichtig wird das **aktive Sich-Bemühen** des Therapeuten angesehen, sich in die gesamte **subjektive Erlebenswelt des Klienten einzusehen** und dies dem Patienten mitzuteilen. Dadurch sollte eine selbstexplorative Auseinandersetzung mit sich selbst und den Problemen angestrebt werden.
  In diese Phase fallen auch Erweiterungen des Ansatzes über die Einzeltherapie hinaus u. a. im Hinblick auf Kinder, Gruppen, Schule. Entwickelt wurde von ROGERS in dieser Phase auch seine Theorie zur Persönlichkeit (zusammengefaßt in 19 Thesen, 1951).
- Die **dritte Entwicklungsphase (1967–1970)** ist einerseits durch die **Erforschung des Therapieprozesses,** des Verhaltens des Therapeuten und seiner Beziehung zum Klienten charakterisiert sowie durch Weiterentwicklungen wie das „**experiencing**" und das damit zusammenhängende Konzept des sogenannten „**focusing**" (s. u.).
- Die **Entwicklungen ab den 70er Jahren** sind durch eine Vielzahl unterschiedlicher Entwicklungsstränge bestimmt. Dies betrifft zum einen **Methodenkombinationen** der Gesprächspsychotherapie mit Techniken aus anderen Bereichen sowie die weitere Ausdifferenzierung bereits bekannter Konstrukte und deren Evaluation (HOWE und MINSEL, 1981).

Im deutschsprachigen Bereich wurde die Gesprächspsychotherapie seit den 60er und insbesondere auch in den 70er Jahren wesentlich von TAUSCH vorangetrieben, was sich in den verschiedenen Auflagen seines Buches „Gesprächspsychotherapie" dokumentierte (1. Auflage 1968, 9. Auflage 1990).

4.3 Theorie der Persönlichkeit

Die Überlegungen von ROGERS zur Persönlichkeit und deren weiteren Entwicklung wurden an verschiedenen Stellen dargestellt (ROGERS, 1951, 1987) und im Laufe der Zeit modifiziert. Da die Überlegungen zur Persönlichkeit für die Therapietheorie wesentlich sind, seien sie an dieser Stelle im Hinblick auf die therapeutische Relevanz zusammengefaßt. Nach BOMMERT (1987, S. 37) hat das Persönlichkeitsmodell ROGERS folgende **Grundannahmen:**

Eine **angeborene Tendenz zur Selbstverwirklichung** wird oft auch als sogenannte **Aktualisierungstendenz** bezeichnet, die dazu dient, den Organismus und das Selbst zu erhalten und weiterzuentwickeln, d. h., es ist eine dem Organismus innewohnende Tendenz zur Entwicklung all seiner Möglichkeiten. Das **Selbst-Konzept** besteht aus allen Annahmen und Ansichten einer Person über sich (z. B. „Ich bin nur wenig belastbar"). Es ist das Ergebnis der Wahrnehmung und Bewertung der Interaktion der eigenen Person mit der Umwelt. **Eine positive Wertschätzung** basiert auf der Selbstbewertung eines Individuums, die von den bisherigen Selbsterfahrungen bestimmt ist. Sie ist abhängig von der positiven Zuwendung anderer, d. h. sich selbst als jemanden wahrzunehmen, der positiv beachtet wird. Dies bedeutet dann auch, daß man eine positive Veränderung im Erlebnisfeld des anderen bewirken kann (ROGERS, 1987).

Eine **psychologische Fehlanpassung** entsteht dann, wenn wichtige Erfahrungen mit anderen eine positive Selbstbewertung nicht erlauben (z. B. frühkindliche Erfahrungen von Nichtverstehen durch Bezugspersonen; BIERMANN-RATJEN ET AL., 1987). Das Individuum muß dann quasi zur Verteidigung diese Erfahrungen verzerren oder verleugnen, um die gewünschte Selbststruktur aufrechtzuerhalten. Es entsteht eine sogenannte **Inkongruenz** zwischen Selbst und Erfahrung. Aus dieser Diskrepanz entstehen Spannungen, die zu problematischen Verhaltensweisen führen.

Der Prozeß der **Reintegration** mit dem Ziel, eine Kongruenz zwischen Selbst und Erfahrung zu schaffen, führt durch bestimmte Interaktionen zwischen Therapeut und Klient zu Veränderungen auf seiten des Patienten. Das Ergebnis dieses Prozesses wird als sogenannte voll **funktionsfähige Person** (ROGERS: „fully functioning person") bezeichnet. Diese ist nach ROGERS (1987) u.a. zu charakterisieren durch Offenheit gegenüber neuen Erfahrungen, genauere und differenzierte Symbolisierung von Erfahrungen, Kohärenz zwischen Selbststruktur und Erfahrung, Flexibilität der Selbststruktur oder unverzerrte Realitätswahrnehmung. Der Begriff der funktionsfähigen Person wurde oft falsch verstanden. Nach ROGERS handelt es sich dabei lediglich um ein hypothetisch anzustrebendes Ziel. Die sogenannte **„fully functioning person"** ist als eine Person zu charakterisieren, die sich einem ständigen Wandel und Wechsel unterzieht und sich jeweils auf die neuen Anforderungen einer bestimmten Situation adäquat einstellen kann und sich in einem kontinuierlichen Prozeß der Selbstverwirklichung befindet. Er spricht auch von einer „Person-im-Prozeß".

4.4 Diagnostik in der Gesprächspsychotherapie

Während ROGERS Fragen der Diagnostik gegenüber eher skeptisch eingestellt war, spielen diese sowohl im Bereich der Forschung als auch in der klinischen Anwendung inzwischen eine große Rolle. Aufgrund der großen Bedeutung, die der **Beziehung zwischen Therapeut und Patient** zugemessen wird, wurden insbesondere verschiedene Verfahren zur Erfassung der Interaktion und des Erlebens der therapeutischen Situation entwickelt und umfassend evaluiert. Zu erwähnen ist z.B. der sogenannte „Klienten-Erfahrungsbogen zur Beschreibung der psychotherapeutischen Interaktion und Situation" oder der „Psychotherapeuten-Erfahrungsbogen zur Beschreibung der psychotherapeutischen Interaktion und Situation", beide von SCHWARTZ entwickelt (BIERMANN-RATJEN ET AL., 1987).

In der Gesprächspsychotherapie spielte die Aufzeichnung des Therapiegesprächs mittels **Tonbandaufzeichnung** bereits früh eine zentrale Rolle. Im Hinblick auf die Umsetzung der Therapeutenvariablen (s.a. Abschn. 4.7) und des Verhaltens des Patienten wurden **spezielle Skalen** entwickelt. Auf seiten des Therapeuten waren dies z.B. die Skalen von TAUSCH (vgl. hierzu auch MINSEL, 1975) zur „Verbalisierung emotionaler Erlebnisinhalte des Klienten" **(VEE)** wie z.B. auf seiten des Klienten das Ausmaß der „Selbstexploration des Klienten" (**SE;** Patient spricht über inneres Erleben, Ziele, Wünsche). Derartige Ratingskalen mit operationalisierten Skalenstufen dienten insbesondere der Kontrolle der therapeutischen Interaktion und damit der Überprüfung, inwieweit die als bedeutsam angesehenen Faktoren tatsächlich im Therapiegeschehen umgesetzt wurden.

4.5 Indikation und Kontraindikation

Empirische Studien in den 60er und 70er Jahren führten oft zur Aussage, daß die GT nahezu generell indiziert sei, d.h. sich keine Einengungen hinsichtlich ihrer Indikation erkennen lassen. Neuere Studien weisen jedoch auf spezifische Effekte der Gesprächspsychotherapie hin (s.a. Abschn. 4.9) und sprechen für einen bevorzugten Einsatz bei bestimmten psychischen Störungen wie Depressionen, Angst- oder auch schizophrenen Störungen (s.a. ECKERT ET AL., 1997; MOOSHAGEN, 1997). Diese speziellen Indikationen werden jedoch nicht allgemein akzeptiert (s.u.).

Hinweise zur Kontraindikation lassen sich aus den allgemeinen Modellvorstellungen zur Psychotherapie ableiten und wie folgt kurz zusammenfassen (vgl. auch HOWE und MINSEL, 1981):

- mangelnde kognitive Fertigkeiten des Denkens, der Flexibilität der Sprachfertigkeiten und mangelndes Akzeptieren des Ansatzes, Probleme auf die eigene Person zu beziehen
- fehlende Bereitschaft des Patienten, sich mit eigenen Problemsituationen kontinuierlich konfrontiert zu sehen.

4.6 Therapiekonzept

Nach ROGERS (1957) müssen bestimmte Bedingungen für eine GT gegeben sein:

- Zwei Personen stehen in einem psychologischen Kontakt.
- Die erste, die als Klient bezeichnet wird, ist in einem Zustand von Inkongruenz, Verletzbarkeit und Ängstlichkeit.
- Die zweite Person, als Therapeut bezeichnet, ist kongruent in der Beziehung.
- Der Therapeut zeigt unbedingte positive Zuwendung für den Patienten.
- Der Therapeut begegnet dem Patienten mit einem einfühlenden Verstehen für den inneren Rahmen

des Klienten und ist bestrebt, ihm diese Erfahrung zu vermitteln.
- Die Kommunikation mit dem Klienten im Sinne eines einfühlenden Verstehens und unbedingter positiver Zuwendung muß in einem notwendigen Minimalmaß erreicht sein.

Entsprechend dieser allgemeinen Überlegungen zur Psychotherapie läßt sich das **therapeutische Beziehungsangebot** innerhalb der Gesprächspsychotherapie nach BIERMANN-RATJEN ET AL. (1981, S. 11) wie folgt definieren: „Ich biete Ihnen an, mit mir frei und offen über alles zu sprechen, was Sie beschäftigt und belastet. Sie bestimmen selbst, worüber Sie reden. Ich werde mich bemühen, Ihnen dadurch zu helfen, daß ich Ihnen immer genau sage, was ich verstanden habe aus dem, was Sie sagen. Ich werde Ihnen keine Ratschläge und Hinweise geben. Es ist unsere Erfahrung, daß man durch solche Gespräche ruhiger und entspannter wird, wenn auch nicht sofort und immer, und daß es in der Regel so ist, daß, je klarer und deutlicher Probleme werden, sich um so eher auch Möglichkeiten und Wege zu ihrer Lösung finden."

Nach GRUNWALD (1979) läßt sich die therapeutische Situation wie folgt charakterisieren: „In dieser Atmosphäre der Sicherheit, des Schutzes und der Akzeptierung entspannen sich die festen Grenzen der Selbst-Organisation. Die straffe, harte Gestalt, die typisch ist für jede bedrohliche Organisation, gibt es nicht mehr; an ihrer Stelle ist eine lockere, ungenaue Konfiguration getreten. Das Individuum beginnt, sein Wahrnehmungsfeld immer eingehender zu erforschen. Es entdeckt falsche Verallgemeinerungen, aber seine Selbststruktur ist jetzt soweit entspannt, daß es die komplexen und widersprüchlichen Erfahrungen, auf denen sie basieren, betrachten kann. Es entdeckt Erfahrungen, deren es sich nie bewußt war, die in tiefem Widerstand zu der Wahrnehmung stehen, die es von sich gehabt hat, und das ist in der Tat bedrohlich. Es zieht sich vorübergehend auf die frühere, bequeme Gestalt zurück, aber dann beginnt es langsam und vorsichtig, diese widersprüchlichen Erfahrungen in eine neue und revidierte Struktur aufzunehmen." In Abbildung 5-4 und 5-5 sind diese durch die Therapie induzierten Veränderungen anhand eines einfachen Beispiels in Anlehnung an ROGERS (1981) erläutert. Vor einer Therapie hat eine Person z. B. das Selbstbild von sich, in technischen Dingen unfähig zu sein und deutet dies als Hinweis auf ihre allgemeine Unfähigkeit (a). Gleichzeitig erfährt die Person Mißerfolge bei Aufgaben, die technische Fertigkeiten er-

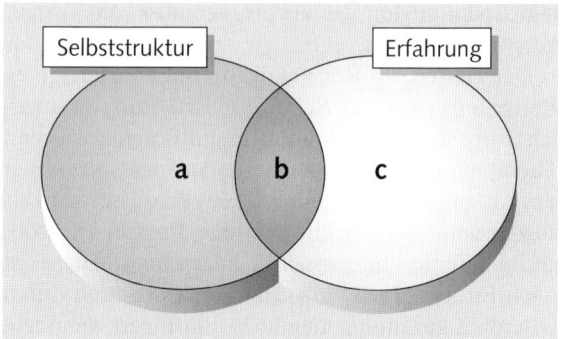

Abbildung 5-4 Gesamtpersönlichkeit *vor* Therapie (Erläuterungen siehe Text; nach ROGERS, 1981).

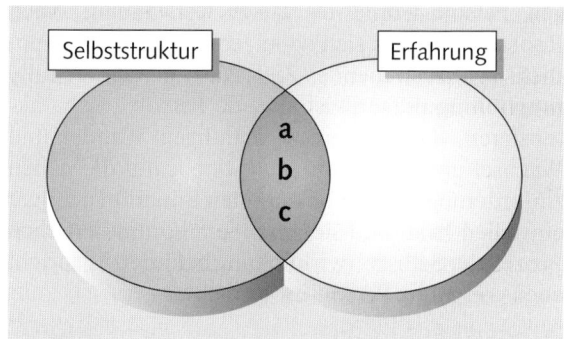

Abbildung 5-5 Gesamtpersönlichkeit *nach* Therapie (Erläuterungen siehe Text; nach ROGERS, 1981).

fordern (b), bewältigt manchmal solche Aufgaben jedoch auch (c). Selbststruktur und Erfahrung zeigen somit nur eine geringe Überschneidung. Nach Ablauf der Therapie könnten folgende Veränderungen eingetreten sein: Dieselbe Person könnte erkannt haben, daß sie im Laufe der Erziehung durch die Eltern vermittelt bekommen hat, in technischen Dingen unbegabt zu sein, was diese als negativ interpretiert haben (a). Dies wird von der Person in einigen Situationen auch so erlebt (b). Sie kann jedoch erkennen, auf diesem Gebiet in bestimmten Bereichen auch Kompetenzen zu haben (c).

Zusammengefaßt bedeutet dies: Durch die Therapie wird versucht, die Selbststruktur und die Erfahrung in größere Übereinstimmung zu bringen.

Ziel der GT ist somit eine positive Veränderung des Selbstkonzepts im Sinne von mehr **Selbstbestimmung** und **Selbstverwirklichung**, von mehr **Selbstvertrauen** und **Kreativität.** Dies geschieht durch Förderung der **Selbstexploration** des Klienten. Die verstärkte Selbstexploration führt in Anwesenheit günstiger Bedingungen, die zu schaffen

Aufgabe des Therapeuten ist, zu einer Klärung von Gefühlen oder Erfahrung (Abbau von Verteidigungshaltungen). Die mit dem Selbst diskrepanten Erfahrungen werden unter diesen Bedingungen als nicht mehr so bedrohlich und angstmachend erlebt. Sie können deshalb genau symbolisiert und besser in das Selbstkonzept integriert werden.

Ein zentraler Inhalt der klientenzentrierten Psychotherapie, die sogenannte **„Prozeßgleichung"**, wurde von ROGERS (1961, zitiert in ROGERS, 1983, S. 150) folgendermaßen formuliert: „Je mehr der Klient den **Therapeuten** als **real oder echt,** als **empathisch** und ihn **bedingungsfrei akzeptierend** wahrnimmt, desto mehr wird sich der Klient von einem statischen, gefühlsarmen, fixierten, unpersönlichen Zustand psychischer Funktionen auf einen Zustand zubewegen, der durch ein fließendes, veränderliches, akzeptierendes Erleben differenzierter persönlicher Gefühle gekennzeichnet ist."

4.7 Therapeutische Techniken

Im Vergleich zu anderen therapeutischen Richtungen wird der Begriff der therapeutischen Technik weniger gern benutzt, da es sich mehr um Grundhaltungen des Therapeuten handelt und daher auch weniger gut im Sinne eines Werkzeuges zu erlernen ist (KRIZ, 1991). Nach ROGERS (1957) sind bei den konstruktiven Persönlichkeitsänderungen aber verschiedene Bedingungen notwendig, die über einen längeren Zeitraum vorhanden sein müssen (s. a. Abschn. 4).

- **Einfühlendes Verstehen des Therapeuten**
  Einfühlendes Verstehen (oder **Empathie**) bedeutet nach ROGERS, daß sich der Therapeut bemühen muß, sich in das Erleben des anderen einzufühlen, d. h. das Erleben (Gefühle, Empfinden) in dessen Bezugsrahmen so zu sehen, wie dieser es selbst wahrnimmt, und zu verstehen sowie es dem Klienten dann möglichst genau und konkret rückzumelden.
  Empathie, in der Variablen VEE (Verbalisierung emotionaler Erlebnisinhalte) erfaßt, bedeutet, den Patienten mit dessen Augen und Bezugsrahmen zu sehen. Die Erlebnisinhalte werden durch den Therapeuten im Sinne eines kontinuierlichen Feedbacks mit eigenen Worten wiedergegeben (KRIZ, 1991).
- **Unbedingte Wertschätzung des Klienten durch den Therapeuten**
  Dieses Therapeutenmerkmal (auch als positive Zuwendung oder bedingungsfreies Akzeptieren bezeichnet) beinhaltet, daß sich der Therapeut darum bemühen muß, dem Klienten eine nicht an bestimmte Bedingungen gebundene positive Wertschätzung entgegenzubringen, d. h., der Klient wird von dem Therapeuten akzeptiert und angenommen, unabhängig davon, was der Klient äußert, unabhängig davon, wie der Klient sich gerade gibt. Der Therapeut gibt keine Ratschläge oder versucht auch nicht, dem Patienten seine eigenen Konzepte oder Überlegungen aufzudrängen.
  TAUSCH faßt dieses Merkmal wie folgt zusammen (1973, S. 15): „Nicht an Bedingungen gebundene Wertschätzung und Wärme ist eine einheitliche Dimension. Sie ist in hohem Maße vorhanden, wenn der Psychotherapeut mit Wärme das, was der Klient erlebt und äußert, akzeptiert, ohne die Akzeptierung und Wärme von Bedingungen abhängig zu machen. Ein niedrigeres Ausmaß liegt vor, wenn der Psychotherapeut den Klienten oder dessen Gefühle wertet, Abneigung oder Mißbilligung ausdrückt oder Wertschätzung und Wärme in selektiv bewertender Weise äußert." Unbedingte Wertschätzung bedeutet jedoch nicht, alle Handlungen und Einstellungen zu akzeptieren. Sie ermöglicht jedoch dem Patienten, allmählich zwischen seinem Wert als Person und der Bewertung seiner Handlungen zu differenzieren (KRIZ, 1991).
- **Kongruenz und Echtheit**
  Bei der Variablen Kongruenz und Echtheit (Übereinstimmung mit sich selbst) handelt es sich um eine nicht einfach nur erlernbare Verhaltensweise, sondern es spiegelt sich nach Ansicht ROGERS darin eine grundlegende Einstellung wider. ROGERS (1983, S. 213) geht davon aus, „daß eine persönliche Weiterentwicklung begünstigt wird, solange der Therapeut lebt, was er wirklich *ist,* wenn er in seiner Beziehung mit dem Klienten echt und ohne Fassade bleibt, also ganz offen Gefühle und Einstellungen lebt, die ihn im Augenblick bewegen." Auf Verhaltensebene äußert sich dies z. B. durch Übereinstimmung von Inhalten einer Aussage und der begleitenden Mimik oder Gestik (KRIZ, 1991).

Für alle drei Variablenbereiche wurden frühzeitig sogenannte **Ratingskalen** entwickelt (s. o. sowie BIERMANN-RATJEN ET AL., 1987), mittels deren es im Rahmen der Supervision zu prüfen ist, inwieweit die Verhaltensweise vom Therapeuten in der spezifischen Therapiesituation realisiert wurden. Empirische Studien haben zeigen können, daß es bedeutsame Zusammenhänge zwischen diesen Variablenbereichen und therapeutischen Veränderungen ergab.

Diese von ROGERS noch als notwendig und hinreichende Bedingungen für eine positive Veränderung auf seiten des Klienten angesehenen Variablenbereiche wurden in verschiedenen Studien sowie aufgrund theoretischer Überlegungen als nicht allein ausreichend angesehen und entsprechende Modifikationen und Weiterentwicklungen vorgenommen. Neben diesen drei Grundvariablen werden in der Literatur **weitere wichtige Therapeutenvariablen,** u.a. Konkretheit, aktives Bemühen und innere Anteilnahme, Konfrontation, Interpretation, Spezifität sowie Information aufgeführt.

Besonders erwähnenswert sind zwei als Weiterentwicklung der Gesprächspsychotherapie anzusehende Aspekte zu nennen, die mit dem Begriff des „experiencing" und „focusing" verbunden werden:

- **Experiencing:** Das Konzept wurde von GENDLIN entwickelt und bezeichnet den Prozeß des **konkreten, aktuellen gefühlsmäßigen Erlebens.** Die Aufmerksamkeit ist dabei auf einen Erlebnisgegenstand gerichtet, der verschwommen sein kann, lediglich ansatzweise erahnt oder körperlich empfunden wird, wie z.B. in folgender Äußerung: „Was ich eben gesagt habe, stimmt schon. Aber irgendwie ist es das noch nicht. Da muß noch was sein." Wenn auch der Erlebnisgegenstand äußerst diffus mit solchen Worten erfaßt ist, kann man doch die volle Aufmerksamkeit auf ihn richten („**direct reference**"). Auch zur Erfassung des Ausmaßes des „experiencing" wurde eine entsprechende Ratingskala entwickelt.
- **Focusing:** Das Focusing (Zentrieren) stellt nach BENSE (1979, S. 109) einen wesentlichen Teil der Experiencing-Theorie dar. „Focusing soll der Prozeß sein, in den jemand eintritt oder der dann abläuft, wenn man sich direkt auf sein Erleben bezieht und in dem der bislang verborgene Gegenstand bzw. eine Bedeutung entwickelt wird." Es geht nach REICHERTS (1991) um das flexible Verfolgen und Vertiefen der beim Klienten anklingenden emotionalen Erlebnisaspekte. „Focusing beinhaltet aktives, gezieltes Lenken der Aufmerksamkeit des Klienten auf seine aktuellen, inneren Zustände und Prozesse, die auch mitschwingende, tieferliegende Emotionen und vage körperliche Erlebnisaspekte zum Gegenstand haben können" (S. 153). Dem Therapeuten steht ein Manual zur Verfügung.

4.8 Weiterentwicklungen und Modifikationen

Allgemein läßt sich festhalten, daß die Ausweitung der Gesprächspsychotherapie im Hinblick auf Setting, Altersbereiche sowie Störungsgruppen erfolgte (s.a. im Überblick SCHWAB und TÖNNIES, 1984; FINKE und TEUSCH, 1996).

Im Hinblick auf die **Settingvariablen** ist neben der Einzel- und Gruppentherapie insbesondere die Erweiterung im Hinblick auf **Paar- und Familientherapie** zu nennen. Unter der Altersperspektive sind Erweiterungen auf **Kinder und Jugendliche** (Stichwort: klientenzentrierte Spieltherapie) sowie auf **Personen im höheren Lebensalter** festzustellen. Die umfangreichsten Aktivitäten bezogen sich jedoch auf die Ausweitung auf unterschiedliche **Störungsgruppen,** wie z.B. Depressionen, Ängste, Phobien, psychosomatische Störungen oder chronisch-organische Erkrankungen (vgl. auch ECKERT, 1994; ECKERT ET AL., 1997; MOOSHAGEN, 1997).

In den letzten Jahren erfolgte eine Ausweitung auf Störungen, die bisher eher als kontraindiziert anzusehen waren. Dies betrifft insbesondere die Anwendung des Konzepts bei **schizophrenen Patienten**. Von verschiedenen Seiten (GAEBEL, 1984; TEUSCH, 1990) wurden Modifikationen des gesprächspsychotherapeutischen Verhaltens (Einzel wie Gruppe) im Hinblick auf diese Störungsgruppen angewendet und ansatzweise bereits erprobt. Bisherige Erfahrungen weisen darauf hin, daß auch bei diesen Störungsgruppen Verhaltensänderungen erreichbar sind.

4.9 Empirische Basis

Zu kaum einer anderen psychotherapeutischen Richtung (mit Ausnahme der Verhaltenstherapie und Tiefenpsychologie) gibt es so viele empirische Arbeiten wie zur Gesprächspsychotherapie.

Ein Schwergewicht der wissenschaftlichen Evaluationsforschung war die **Prozeßforschung** im Hinblick auf die als entscheidend angesehenen Psychotherapeuten-Variablen. Erst später gewannen Fragen zur Indikation resp. differentiellen Indikation zunehmend an Bedeutung (vgl. z.B. ZIELKE, 1979).

GRAWE ET AL. (1994) beurteilen die **Wirksamkeitsstudien** beim Vergleich der Ergebnisse mit denen anderer Therapieformen folgendermaßen: „... dann muß man der Gesprächspsychotherapie eine sehr überzeugende nachgewiesene Wirksamkeit bescheinigen" (S. 134). Sie schränken jedoch aufgrund weiterer Analysen ein, daß die GT zwar ein sehr wirksames Verfahren für ein weites Spektrum an Störungen sei, wenn jedoch dieselben Patienten mit anderen Verfahren aus einem eher kognitiv-behavioralen Setting behandelt werden, ist die Wirkung, die durch diese erzielt wird, in der Regel noch besser.

Für eine **erfolgreiche Gesprächspsychotherapie ist ein relativ gut entwickeltes zwischenmenschliches Verhaltensrepertoire auf seiten des Patienten Voraussetzung**. Die **Patienten müssen die Motivation mitbringen, sich einzubringen,** und in der Lage sein, sich selbstbestimmend mit ihren Schwierigkeiten auseinanderzusetzen. Patienten, die aktive Anleitung vom Therapeuten brauchen und erwarten, scheinen eher für direktivere Therapieformen geeignet zu sein (GRAWE ET AL., 1994, S. 137). Hinsichtlich der drei wesentlichen Therapeutenvariablen sind nach Ansicht von GRAWE ET AL. lediglich **Empathie und Wertschätzung,** nicht aber Echtheit für den Therapieerfolg bedeutsam.

4.10 Schlußbemerkungen

Kritik am Ansatz der GT wurde bereits frühzeitig aus unterschiedlichen Richtungen geübt (vgl. im Überblick MINSEL und BENTE, 1982). Sie zielt insbesondere auf die theoretische Vorstellung hinsichtlich der Persönlichkeit, des psychotherapeutischen Prozesses sowie die Wirksamkeit und Indikationsbereiche des Therapieansatzes. Zu nennen sind auch Versuche, die Wirksamkeit der GT durch alternative Erklärungsmodelle zu deuten. Nach REICHERTS (1991) können zur Erklärung der Wirksamkeit von allem lerntheoretische Modelle (u. a. Gegenkonditionierung, Modell-Lernen, Diskriminationslernen) wie kognitive und Informationsverarbeitungsmodelle (u. a. Aufmerksamkeitslenkung) herangezogen werden.

Die aktuellen Forschungsaktivitäten zeigen jedoch das weiterhin große Interesse an dieser Therapierichtung mit dem Ziel der theoretischen Überprüfung wie therapeutischen Weiterentwicklung und breiten Anwendung (vgl. hierzu auch ECKERT ET AL., 1997).

> **Resümee**
> Die Gesprächspsychotherapie wurde von ROGERS entwickelt. Er erachtet, etwa im Gegensatz zu verhaltenstherapeutischen Verfahren, das Gespräch als entscheidenden und ausreichenden Aspekt einer Psychotherapie und fokussiert sein Vorgehen, etwa in Abgrenzung zur Psychoanalyse, mehr auf die bisher nicht zum Zuge kommenden Selbstverwirklichungskompetenzen seiner Klienten und weniger auf ihre Krankheitsbilder. Das Verhalten des Therapeuten soll durch die drei Elemente der Empathie, Wertschätzung und Echtheit bestimmt sein. Empirische Studien konnten die Wirksamkeit bei einigen Störungsbildern belegen, doch bestehen auf speziellen Störungen ausgerichtete Interventionen nur in Ansätzen. Die Basistechniken der Gesprächspsychotherapie gelten als wichtige Aspekte jeder Art von Psychotherapie.

5 Paar- und Familientherapie

Paar- und Familientherapie stellen im Gegensatz zu den bisher dargestellten psychotherapeutischen Richtungen **keine geschlossene Therapierichtung** dar. Unter dem Begriff werden unterschiedliche Ansätze zusammengefaßt. Es gibt jedoch gemeinsame Aspekte, z.B. das gegenüber der Einzeltherapie veränderte Setting und die Überzeugung, daß Beziehungen der Personen untereinander für die Manifestation und den Verlauf einer Störung von entscheidender Bedeutung sind. Deswegen werden Paar- und Familientherapie meist gemeinsam dargestellt sowie unter dem **Begriff der Familientherapie** zusammengefaßt. Nachfolgend sollen Paar- und Familientherapie aus didaktischen Gründen jedoch getrennt dargestellt werden.

5.1 Paartherapie

5.1.1 Begriffsbestimmung

Für die Paartherapie gibt es wie für die eigentliche Familientherapie keine allgemein akzeptierte Definition. Ansätze zur Therapie kommen aus verschiedenen therapeutischen Richtungen, wie der **Psychoanalyse,** der **strukturellen, systemischen** oder **strategischen Perspektive,** der **Gesprächs-** oder **Verhaltenstherapie.** D. h., die therapeutischen Strategien wurden für die Paarsituation modifiziert. Während früher Paar gleich Ehepaar bedeutete, wird heute der Begriff unabhängig von einem spezifischen familiären Stand verwendet und Paartherapie als Settingfaktor angesehen.

Da an dieser Stelle nicht alle Ansätze vorgestellt werden können, erfolgt eine **Einschränkung auf kognitiv-verhaltenstherapeutisches Vorgehen,** für das die meisten empirischen Effektivitätsnachweise vorliegen (s. a. Abschn. 5.1.7).

5.1.2 Allgemeine Prinzipien der Paartherapie

Nach BORNSTEIN und BORNSTEIN (1993) lassen sich die folgenden **Grundannahmen** der Paartherapie benennen:

- Das Paar ist ein **System,** d.h., das Verhalten wird als eine Funktion von intraindividuellen und/oder interpersonellen Faktoren angesehen.
- Probleme werden als eine Funktion der **Belohnungs-** und **Bestrafungsrate** in der Beziehung verstanden.
- Die **Unfähigkeit, miteinander zu reden,** wird als häufigster Grund für eine Paartherapie angenommen.
- Die Notwendigkeit, Konflikte gemeinsam lösen zu können, ist das entscheidende Therapieziel.
- **Kognitive Faktoren** wie Erwartungen, Überzeugungen, Phantasien bezüglich der eigenen Rolle sowie der des Partners spielen eine wichtige Rolle.

Um Verhaltensänderungen zu erreichen, muß der Therapeut eine positive Arbeitsbeziehung schaffen (vgl. z.B. SCHMALING ET AL., 1994).

Für den Erfolg einer Therapie ist auch entscheidend, ob es gelingt, das Paar zur Durchführung von **Hausaufgaben** zu motivieren. Dem Paar ist deren Funktion zu erklären (z.B. Erprobung in der Realität, eigentliche Therapie findet zwischen den Sitzungen statt). Unter Umständen kann es sogar notwendig sein, die Zeit festzulegen, wann die Hausaufgaben zu machen sind, um etwaige Probleme von vornherein auszuräumen.

Paartherapien werden meist von **zwei Therapeuten** durchgeführt. Dies ist mit einer Reihe von Vorteilen verbunden, z.B. daß die Therapeuten gemeinsam ein bestimmtes erwünschtes Kommunikationsmuster dem Paar vorführen können oder eine vorübergehende Unterstützung z.B. der Frau durch eine weibliche Therapeutin möglich ist. Außerdem können sich Therapeutinnen leichter in die Probleme der Patientinnen einfühlen und vice versa.

Paartherapien sollten **relativ stark strukturiert** sein, was auch den Ablauf der einzelnen Sitzungen bestimmt. In Tabelle 5-1 findet sich ein Beispiel hierfür. Die Vorteile sind vielfältig: Präzise Vorgabe der meist 90minütigen Sitzung schafft strukturelle Klarheit, eine Reduktion von Ängsten bezüglich des weiteren Therapieablaufs und einen klaren zeitlichen Rahmen.

5.1.3 Diagnostik

Der Diagnostik kommen verschiedene Funktionen zu (vgl. auch SCHRÖDER und HAHLWEG, 1996):

- die **Motivation** des Paares, sich auf eine gemeinsame Therapie einzulassen
- die **Erhebung von Informationen zum gegenwärtigen Problem** und zu dessen **Genese**
- das Herausarbeiten von **Ansatzpunkten für therapeutische Interventionen.**

Für wissenschaftliche Studien wurden **Untersuchungsinstrumente** entwickelt, die auf unterschiedliche Therapieziele fokussieren. In Tabelle 5-2 sind exemplarisch einige dieser Verfahren für unterschiedliche Zielbereiche aufgeführt. Sie sind nicht nur im Hinblick auf die Evaluation, sondern auch für Therapieplanung und -durchführung bedeutsam. Gerade Fremdratingverfahren, d.h. die Beurteilung z.B. von Interaktionsverhalten, sind hier zu erwähnen. So wurde z.B. von HAHLWEG ET AL. (1982) ein Instrument entwickelt, das es ermöglicht, das spezifische Interaktionsverhalten von Paaren in der Beziehung direkt zu beurteilen.

Die Ergebnisse der Diagnostik bilden die **Grundlage der konkreten Therapieplanung.** In sie sollen alle Ergebnisse der verschiedenen beim Paar beeinträchtigten Funktionsbereiche integriert werden. Sie werden in eine quasi Dringlichkeitshierarchie gebracht, die den Ablauf der Therapie bestimmt. Ist ein schweres Zerwürfnis eines Paares durch massive Defizite in adäquater konstruktiver Gesprächsführung bedingt, sollte hier ein Kommunikationstraining erfolgen, bevor Probleme, etwa in der Kindererziehung, angegangen werden.

5.1.4 Indikation und Anwendungsbereiche

Eine über eine Beratung hinausgehende Paartherapie ist indiziert, wenn die Paarbeziehung als psycho-

---

Tabelle 5-1 Struktur einer paartherapeutischen Sitzung (nach SCHMALING ET AL., 1994).

1. Festlegung der Tagesordnung der Sitzung	5 Minuten
2. Bewertung der erreichten Therapiefortschritte	10 Minuten
3. Besprechung der Hausaufgaben	15 Minuten
4. Festlegung des aktuellen Themas der Stunde	45 Minuten
5. Festlegung der Hausaufgaben bis zur nächsten Sitzung	15 Minuten

Tabelle 5-2 Untersuchungsinstrumente im Kontext der Paartherapie. Nähere Angaben zu den Verfahren siehe HANK ET AL. (1990).

Bereiche	Beispiele
Anamnese	Fragen zur Lebensgeschichte und Partnerschaft (FLP)
Ehezufriedenheit	Partnerschaftsfragebogen (PFB)
Partnerstile und -strukturen	Gießen-Test (GT)
Partnerschaftliche Kommunikation	Fragebogen zur Kommunikation (FZK)
Problem- und Konfliktbereiche	Problemliste (PL) Veränderungswünsche (VÄW) Problemlöse-Skala (PLS)
Ehebindung und -stabilität	Vertrauen in die Partnerschaft (VIP)
Erwartungen und Einstellungen	Erwartungs-Erfahrungs-Bogen (EEB)

sozialer Belastungsfaktor für die Entstehung und die Aufrechterhaltung einer psychischen Erkrankung eines der Partner anzusehen ist oder wenn sich durch die psychische Störung eines Partners massive Probleme für die Partnerschaft selbst ergeben. Prinzipiell ist daher zu unterscheiden, ob man eine primär **störungsunabhängige** oder eine primär **störungsbezogene Paartherapie** durchführt. Im ersten Fall steht die Beziehungsstörung ganz im Vordergrund für die psychische Destabilisierung eines oder beider Partner, im zweiten Fall ist sie in der Regel Ergänzung einer primären Behandlung einer psychischen Erkrankung eines der Partner, z. B. einer depressiven, manisch-depressiven, schizophrenen oder primären sexuellen Störung. Generell ist es wichtig, die Bedeutung der Paarbeziehung für die aktuelle Problematik frühzeitig zu erkennen und gegebenenfalls rechtzeitig zu intervenieren. Je nach Indikation verschiebt sich der Stellenwert der drei Hauptaspekte aller Paartherapien:

- Psychoedukation
- Reduktion spezifischer Symptome
- Konflikt- und Problembeseitigung.

Kontraindikationen allgemeiner Art bestehen nicht. Es lassen sich jedoch eine Reihe von Faktoren nennen, die die Durchführung einer Paartherapie erschweren oder unmöglich machen (vgl. z.B. SCHMALING ET AL., 1994; SCHRÖDER und HAHLWEG, 1996):

- besondere Schwere der aktuellen **Psychopathologie,** insbesondere akute **Suizidalität**
- unvereinbare **Erwartungen** der Partner an die Therapie
- mangelnde Bereitschaft, das **Therapierationale** zu akzeptieren
- gegenwärtiges **Suchtverhalten**
- Motivation **nur eines** Partners.

5.1.5 Psychotherapeutische Techniken in der Paartherapie (Tab. 5-3)

Nach SAYERS ET AL. (1993) lassen sich drei Gruppen unterscheiden:

- **Techniken zur Erhöhung positiven Verhaltens** gehen von der Beobachtung aus, daß viele Paare die Fähigkeit verloren haben, gemeinsam Vergnügen zu erleben. Therapeuten sollten hier ein

Tabelle 5-3 Paartherapeutische Techniken (nach SCHMALING ET AL., 1994).

- Aufbau von Verhaltensänderungen, positive Verhaltensalternativen
- kognitive Interventionen
- Kommunikationstrainings
- Problemlösetrainings
- Konfliktreduktion („trouble shooting")
- Identifikation und Veränderung negativer Interaktionsmuster
- Generalisierung von Fortschritten außerhalb der Therapie
- Rückfallverhinderung

breites Spektrum von Verfahren anwenden, damit das Paar positive neue Erfahrungen sammeln kann (z.B. Anleitung zur Freizeitgestaltung, Aufbau von Sozialkontakten, Sensualitätstraining etc.).
- **Kognitive Techniken** sind von Bedeutung, da dysfunktionale Kognitionen oft eine Schlüsselrolle in Paarkonflikten darstellen. Zurückgegriffen wird meist auf bekannte Techniken aus der kognitiven Therapie, z.B. von BECK, (s.a. Abschn. 2.4.5). Mittels Verhaltensexperimenten können bestimmte Befürchtungen in der Realität überprüft werden, bei bestimmten dysfunktionalen Kognitionen können die Partner aufgefordert werden, **Pro und Contra** systematisch abzuwägen.
- **Kommunikations- und Problemlösetrainings** kommt in den meisten Therapieansätzen eine zentrale Bedeutung zu. Die Grundprinzipien des Problemlösetrainings und des Kommunikationstrainings wurden bereits im Abschnitt 2.4.4 (Aufbau von Kompetenzen = „skill training") dargestellt. In Tabelle 5-4 findet sich ein Beispiel für ein Problemlösetraining.

5.1.6 Paartherapie bei ausgewählten Störungsbereichen

Inzwischen wurden spezifische Therapieformen entwickelt für Paare, bei denen ein Partner an einer bestimmten psychischen Erkrankung leidet:

Depressionen

Der Fokus der Intervention liegt in der **Aufklärung über das Krankheitsbild „Depression"**, der Klärung der **Reaktionen** des Partners auf die Erkrankung und auf der **partnerschaftlichen Situation** als Ganzem. Die Angaben von depressiven Patienten über partnerschaftliche Probleme sind nicht immer als Artefakte kognitiver Denkfehler des depressiven Patienten anzusehen.

Nach SAYERS ET AL. (1993) kann dem nicht-depressiven Partner die Rolle des quasi **Kotherapeuten** übertragen werden. Dies ist möglich, wenn das Paar nicht über partnerschaftliche Probleme berichtet. Bestehen jedoch Partnerschaftsprobleme als Ursache oder Folge der Depression, zielt die Behandlung sowohl auf die partnerschaftliche Zufriedenheit als auch auf die Depression. In dieser Situation wird der **nicht-depressive Partner gleichfalls Fokus der Behandlung.** Voraussetzung ist jedoch die Bereitschaft, Partnerfragen in die Behandlung einzubeziehen.

Zur Behandlung depressiver Störungen hat sich insbesondere die Interpersonelle Psychotherapie (IPT) bewährt (WEISSMAN und KLERMAN, 1994; s.a. Kap. 11). Die Erweiterung des an sich einzeltherapeutischen Verfahrens auf depressive Patienten und ihre Partner wird als sogenannte **Conjoint Interpersonal Psychotherapy for Depressed Patients with Marital Dispute (IPT-CM)** bezeichnet. Der Unterschied gegenüber der klassischen IPT besteht neben der Einbeziehung des Partners auf der Begrenzung der Therapie auf nur einen Problembereich, und zwar der interpersonellen partnerschaftlichen Dispute. Wie für die IPT existiert auch ein Manual für die IPT-CM. Auch hier wird die Begründung der Einbeziehung des Partners aus den vorliegenden Ergebnissen der Forschung gezogen. Hinsichtlich der Effektivität liegen bisher noch nicht so überzeugende Daten vor wie für die klassische IPT. Es zeigen sich jedoch Hinweise auf deren Effektivität sowie Akzeptanz.

Tabelle 5-4 Teilschritte eines Problemlösetrainings (nach BORNSTEIN und BORNSTEIN, 1994).

- **das Problem definieren** (Schritt 1–3)
    - Schritt 1: den richtigen Zeitpunkt und den richtigen Ort wählen
    - Schritt 2: die Ergebnisse der Problemdiskussion schriftlich festhalten
    - Schritt 3: Problem genau beschreiben

- **das Problem lösen** (Schritt 4–9)
    - Schritt 4: das Problem „als solches akzeptieren"
    - Schritt 5: das Ziel festlegen
    - Schritt 6: möglichst viele Lösungsvarianten zusammentragen
    - Schritt 7: sich für eine Lösung (die immer einen Kompromiß darstellt) zu entscheiden
    - Schritt 8: ausprobieren, Informationen sammeln und das Ergebnis beurteilen
    - Schritt 9: wenn nötig, Änderungen an der Lösung vornehmen oder neu verhandeln

Bipolare Störungen

Aus der Literatur gibt es zahlreiche Hinweise, daß das Risiko eines Rückfalls bei Patienten erhöht ist, die einer streßreichen Interaktion mit Familienmitgliedern ausgesetzt sind (SAYERS ET AL., 1993). Paartherapeutische Interventionen, die ein **Kommunikationstraining** einbeziehen, beinhalten die Möglichkeit, die Interaktion bei Paaren, bei denen ein Partner an einer bipolaren Störung leidet, überdauernd zu verbessern. Die Therapie könnte zu Beginn der stationären Behandlung beginnen und sollte insbesondere im Hinblick auf die Motivation gesehen werden, die Therapie nach Abschluß der Behandlung fortzusetzen.

Agoraphobie

Bezüglich des Stellenwertes einer Paartherapie in der Behandlung von Agoraphobie ist die Datenlage nach JACOBSON ET AL. (1989) nicht eindeutig. EMMELKAMP (1988) kam in einer Übersichtsarbeit u. a. zu dem Ergebnis, daß die Paarbeziehungen meist vergleichbar sind mit denen von „Gesunden", daß eine dysfunktionale Beziehung jedoch einen Einfluß auf das Outcome haben kann.

Alkoholismus

Die Rolle der Paartherapie in der Behandlung von alkoholbedingten Störungen wird eher kontrovers diskutiert. Es gibt in der Literatur verschiedene Behandlungspakete, die insbesondere auch die Problemlösungstrainings und Trainings sozialer Kompetenzen als Ergänzung oder Standardbehandlung in einen Alkoholbehandlungsplan einbeziehen. Vorläufige Ergebnisse lassen es sinnvoll erscheinen, diesen Bereich stärker zu beachten (SAYERS ET AL., 1993).

Paartherapie sexueller Funktionsstörungen

Eine Paartherapie ist bei langandauernden sexuellen Funktionsstörungen bei den Paaren indiziert, die ihre sexuelle Symptomatik als zentrales Problem erleben und die gemeinsam ihre sexuelle Beziehung verändern und befriedigender gestalten wollen. Gegenindikationen sind bestimmte Substanzabhängigkeiten und akute Psychosen.

Eine spezielle Gruppe von Ansätzen beschäftigt sich mit der Therapie sexueller Funktionsstörungen, wie sie außerdem ausführlich in Kapitel 17 abgehandelt werden. Im deutschen Sprachbereich wurde ein umfassendes, bereits in 3. Auflage vorliegendes Programm von ARENTEWICZ und SCHMIDT (1993) vorgelegt. Als Indikationskriterien können die in der ICD-10 aufgeführten sexuellen Funktionsstörungen für Männer und Frauen angesehen werden.

Als Therapieziele des Programms werden von den Autoren genannt:

- Auflösung des Selbstverstärkungsmechanismus
- Behebung sexueller Lerndefizite
- Bedeutung der sexuellen Störung für die Partnerbeziehung verstehbar machen und zugrundeliegende Partnerkonflikte bearbeiten
- ursächliche psychodynamische Konflikte und Ängste verstehbar machen und bearbeiten.

Das strukturierte Programm besteht aus 12 Sitzungen, die vom Indikationsgespräch über das Vorgespräch zu spezifischen verhaltensnahen Übungen reichen (z.B. Streicheln, stimulierendes Streicheln, Einführen des Penis). Für dieses Programm liegen im deutschen Sprachbereich hinreichende Evaluationsstudien vor, so daß dieses Programm als effektiv anzusehen ist.

5.1.7 Empirische Basis

In ihrer Metaanalyse der empirischen Studien zur Psychotherapie berichten GRAWE ET AL. (1994; s.a. SCHRÖDER und HAHLWEG, 1996) über eine **eindrucksvolle Bestätigung der Wirksamkeit der verhaltenstherapeutischen Paartherapie.** Dabei gab es Hinweise, daß umfassendere Programme besser waren als eine reine Kommunikationstherapie. Ebenso gab es Hinweise, daß eine einzelne Paartherapie besser ist als eine solche in Gruppen. Als speziellen Aspekt erwähnen die Autoren die sogenannte verhaltenstherapeutische Sexualtherapie, für die eine differentielle Wirksamkeit nachgewiesen wurde. Für die anderen therapeutischen Richtungen, wie systemisch, psychoanalytisch, humanistisch sowie eklektisch orientierte Paartherapien, war die Anzahl von Studien deutlich geringer, so daß bisher keine klaren Aussagen zur Wirksamkeit getroffen werden können.

5.1.8 Schlußbemerkungen

Partnerschaftliche Probleme sind wichtige, aber oft nicht hinreichend beachtete und therapeutisch bearbeitete Einflußfaktoren auf eine Störung. Ihre Berücksichtigung sollte daher notwendiger und gleichfalls sinnvoller Teil des Gesamtbehandlungsangebots sein. Die vorliegenden Effektivitätsstudien weisen insgesamt auf signifikante Effekte in den Bereichen, die jeweils intendiert werden, hin. Insbesondere verhaltenstherapeutische Techniken haben sich hier als hilfreich erwiesen. Unabhängig von der Lege-artis-Durchführung einer Paartherapie ist unbedingt darauf zu achten, daß alle in Psychiatrie und Psychotherapie Tätigen in der Lage sind, Paarprobleme zu identifizieren und Grundkenntnisse in der Interaktion mit Paaren besitzen, da Paargespräche einen oft notwendigen integralen Bestandteil der Behandlung darstellen.

> **Resümee**
>
> Für Paartherapie als spezielle systemorientierte Arbeitsform liegt bisher keine allgemein anerkannte Definition vor. Ihre Indikation ist dann gegeben, wenn die Paarbeziehung als Belastungsfaktor für die Entstehung oder für den weiteren Verlauf der psychischen Erkrankung anzusehen ist. An Zielen der Paartherapie lassen sich definieren: Psychoedukation, Symptomreduzierung, Konflikt- und Problemlösungsstrategien. Als Voraussetzung für eine strukturierte effektive Arbeit müssen Gegenseitigkeit, die Motivation zum Problemlösen und zum Erarbeiten neuer Kommunikationsstile gegeben sein. Der Therapeut hat die Individualität des Partners und des jeweiligen Paares zu berücksichtigen, bevor spezifische Techniken („skill-training", Kommunikationstraining, Erhöhung positiven Verhaltens, Reduzierung fixierter dysfunktionaler Kognitionen u.a.) zur Anwendung kommen sollten.
>
> Die Effektivität von Paartherapie bei unterschiedlichen Störungsbildern korreliert hoch mit dem Einsatz verhaltenstherapeutischer Techniken.

5.2 Familientherapie

5.2.1 Begriffsbestimmung

Familientherapie basiert nach LANGSLEY ET AL. (1993) und MATTEJAT (1997) auf systemtheoretischen Überlegungen, wie sie u.a. von BATESON (1981) formuliert wurden:

- Die **Familie** ist ein bedeutender **Kontext** für die menschliche Entwicklung.
- Die **Erfahrung** und das **Verhalten** eines Familienmitglieds sind verbunden mit der Erfahrung und dem Verhalten von anderen.
- In der **Familie** wie in allen anderen **sozialen Systemen** besteht die Tendenz zur Wiederholung.
- Psychische Störungen des einzelnen können auf Probleme im familiären Beziehungsgefüge hinweisen.

Es existiert jedoch **kein universeller Ansatz** der Familientherapie, sondern unterschiedliche Richtungen. Demzufolge findet sich auch keine allgemein akzeptierte Definition. Nach TEXTOR (1997, S. 1) versteht man unter Familientherapie einen „Sammelbegriff für eine Anzahl verschiedener therapeutischer Ansätze zur Modifikation pathogener Familiensysteme, zur Verbesserung interpersonaler Beziehungen und zur Veränderung des Erlebens und Verhaltens individueller Familienmitglieder. Es werden Individuation und Autonomie, die Lösung von Konflikten und Problemen, die Stärkung der ehelichen Beziehung und ein befriedigenderes Zusammenleben aller Familienmitglieder angestrebt."

5.2.2 Schulen und Richtungen

Die Wurzeln der familientherapeutischen Ansätze sind vielfältig. Entsprechend findet sich eine große Anzahl unterschiedlicher Konzepte. GURMAN ET AL. (1986) berichten über insgesamt **16 verschiedene Formen der Ehe- und Familientherapie**. Die meisten Einteilungen gehen von vier bis sechs Hauptrichtungen aus (Tab. 5-5).

Nach TEXTOR (1997) lassen sich familientherapeutische Ansätze zusätzlich nach einer Reihe formaler Charakteristika unterscheiden wie zum Beispiel:

- **Einbeziehung** nur eines weiteren Familienmitglieds, von Subsystemen, der ganzen Familie, der erweiterten Familie oder mehrerer Familien
- kurz-, mittel- oder langfristige **Therapiedauer**
- **Behandlungsmodus**
- gemeinsam (ganze Familie)
- seriell (Familiensitzung und Einzelsitzung wechselnd)
- parallel (Individuum und Subsysteme getrennt voneinander, aber mit demselben Therapeuten)
- **stationär** oder **ambulant**
- mit oder ohne **Kotherapeut.**

Nachfolgend sollen Hauptausrichtungen der Familientherapie kurz skizziert werden, wobei zwischen ihnen Überschneidungen bestehen und einzelne Autoren ihre initiale Ausrichtung an einem Verfahren im Laufe der Zeit zugunsten integrativer Vorgehensweisen modifiziert haben.

Psychoanalytische Familientherapie

Bei den meisten Ansätzen psychoanalytischer Familientherapie (KRIZ, 1994; VON SCHLIPPE, 1995; VON SYDOW, 1996) wird die **Beziehung** zwischen den Familienmitgliedern in das Zentrum der Betrachtung gerückt und direkt thematisiert. Nur selten – wie etwa von BAURIEDL (1980) – wurden psychoanalytische, auf das Individuum bezogene Konzepte auf die Arbeit und die Familie übertragen; analytische Therapie, und zwar quasi mit dem einzelnen, aber

Tabelle 5-5 Familientherapeutische Schulen und Richtungen (nach SCHNEIDER, 1988; KRIZ, 1994; VON SCHLIPPE, 1995).

familientherapeutische Richtungen	Vertreter (Beispiele)
psychoanalytisch orientiert	BOZORMENYI-NAGY, FRAMO, STIERLIN, RICHTER
strukturell orientiert	MINUCHIN
strategisch orientiert	HALEY
Kurzzeittherapien paradoxaler Richtung und systemische Familientherapie	SELVINI-PALOZZOLI, WATZLAWICK, WEAKLAND
entwicklungs- und erlebnisorientierte, integrative Familientherapie	SATIR, JACKSON, KIRSCHENBAUM, BOSCH
andere therapeutische Richtungen (Beispiele) ■ verhaltenstherapeutisch ■ individualpsychologisch ■ gestalttherapeutisch	FALLOON, HOGARTY ACKERKNECHT, TITZE KEMPLER

im Familienverbund. Es findet sich somit in der Literatur eine Vielzahl von Ansätzen mit unterschiedlicher Schwerpunktsetzung.

In Deutschland am bekanntesten ist der Ansatz von STIERLIN, der eine Verbindung von systemischem und psychoanalytischem Denken herzustellen versuchte (vgl. im Überblick VON SCHLIPPE, 1995; KRIZ, 1991). Er verlagerte den Blickpunkt von der innerpsychischen Dynamik der einzelnen Familienmitglieder auf die innerfamiliäre Dynamik. Zentrale Gesichtspunkte in seinem System sind die **bezogene Individuation,** d.h. Ausbildung von Individualität wie Bezogenheit auf das Gegenüber, die **Interaktionsmodi von Bindung und Ausstoßung,** d.h. Problematik von Beziehungsstrukturen und Trennung zwischen Generationen, die **Delegation,** d.h. generationenübergreifende Verpflichtungen, die **Mehrgenerationenperspektive von Verdienst und Vermächtnis,** d.h. über mehrere Generationen wirkende Bindung, sowie der Status der **Gegenseitigkeit.**

Strukturelle Familientherapie

Gemeinsamer Nenner dieser Richtung ist die Gliederung der Familie in sogenannte **Subsysteme** (einzelne Personen, Kinder, Eltern usw.), die Beachtung der **Transaktionen** und die **Abgrenzung und die Durchlässigkeit der Grenzen.** Die Grenzen können klar, diffus oder starr sein, wobei diffuse und starre Grenzen als problematisch und damit dysfunktional angesehen werden (REVENSTORFF, 1993).

Die strukturelle Familientherapie, deren wichtigster Vertreter MINUCHIN (1977) ist, hebt drei charakteristische Subsysteme hervor, deren Abgrenzung und Funktionsfähigkeit im Gesamtzusammenhang betrachtet wird: das **eheliche,** das **elterliche** und das **geschwisterliche** Subsystem. Von großer Bedeutung ist dabei das eheliche Subsystem, da es eine zentrale Funktion für die Familie hat.

In der strukturell-orientierten Familientherapie geht es vorwiegend um Diagnose und Veränderung der bestehenden bzw. vom Therapeuten als Beobachter festgestellten **Struktur** der Subsysteme und der Art ihrer Abgrenzung zwischen-, gegen- und zueinander durch Intervention und sogenannte Manipulation (BOSCH, 1988). Die zentrale Aufgabe des Therapeuten besteht demnach darin, die dysfunktionalen Strukturen innerhalb einer Familie, die sich vor allem in einer **Vermischung der Generationsgrenzen** und **Störung der familiären Hierarchie** zeigen, zu erkennen, zu erfassen und zu verändern. Hierzu werden verschiedene Interventionstechniken eingesetzt (vgl. z.B. STIERLIN und SIMON, 1986; VON SCHLIPPE, 1995): Joining (s.u.), vorübergehende Unterstützung einzelner Familienmitglieder, Veränderung von Sitzordnungen.

Strategische Familientherapie

Unter dieser Bezeichnung werden Therapieansätze zusammengefaßt, die Probleme der einzelnen Person praktisch unberücksichtigt lassen, und sich nur mit der **Familie als kommunikativem System beschäftigen** (KRIZ, 1991). Der Fokus der Behandlung liegt auf den Systemprozessen, die sich in der familiären Homöostase, in Regeln, Transaktionen und Interaktionen sowie in beobachtbarem Verhalten der Familienmitglieder äußern (TEXTOR, 1997).

Das Augenmerk liegt beim strategischen Ansatz weit mehr auf Aspekten der **Dysfunktionalität** des Familiensystems und den Möglichkeiten der zur Veränderung führenden Intervention als auf Modellvorstellungen hinsichtlich einer „gesunden Familie", wie z.B. im strukturellen Ansatz (KRIZ, 1991).

So geht es um die Identifikation **pathologischer familiärer Hierarchien** und **generationsübergreifender Koalitionen**. Als Techniken finden u.a. Anwendung symptombezogene paradoxe Techniken wie Reframing oder Symptomverschreibungen (s.u.).

Kurzzeittherapien paradoxaler Richtung und systemische Familientherapie

Ausgehend von erkenntnistheoretischen und kommunikationstheoretischen Überlegungen versuchen Therapeuten diese Richtung in einem möglichst reinen systemischen Ansatz zu verwirklichen. Die Familie wird als ein sich **selbstregulierendes System** angesehen, das von eigenen Gesetzen regiert wird, die es sich im Laufe der Zeit durch Versuch und Irrtum erarbeitet hat (REVENSTORFF, 1993).

Im Mittelpunkt der systemischen Sichtweise stehen daher Beziehungen und deren Dynamik. Dementsprechend ist das Ziel der Therapie, die Muster dieser Beziehung, d.h. **Spielregeln, zu erkennen und zu verändern.** Ziel der systemischen Familientherapie ist es nach SIMON (1985), familiäre Regeln (z.B. „wir müssen zusammenbleiben, die familiäre Struktur darf sich nicht ändern") so zu ändern, daß der Fluß der jeweils individuellen wie auch gemeinsamen **Entwicklung** wieder in Gang gesetzt wird. Die Therapie soll **Hindernisse, Blockierungen und Erstarrung der familiären Evolution auflösen,** so daß die eigenen Ressourcen und Selbstorganisationskräfte der Familie wieder genutzt werden können. Die Veränderungen sollen **nicht *in*** den Therapiesitzungen erfolgen, sondern im Alltag. Dementsprechend beschränkt sich die Therapie auf **wenige Sitzungen,** in denen aktiv und direktiv interveniert wird (u.a. zirkuläres Fragen, positive Symptombewertungen, paradoxe Interventionen, s.u.).

Am bekanntesten wurde der systemische Ansatz durch sein spezifisches formales Setting: Zwei Therapeuten arbeiten mit der Familie, zwei beobachten die Arbeit durch die Einwegscheibe. Die Sitzung wird häufig unterbrochen; Therapeuten und Supervisoren stellen in der Diskussion systemische Hypothesen und Interpretationen auf, die häufig in einschneidenden, paradoxen Interventionen ihren Niederschlag finden.

Erfahrungszentrierte Familientherapie

Bei einer Reihe von familientherapeutischen Ansätzen besteht Nähe zur **humanistischen Psychologie.** Zentrale Konzepte sind z.B. **Autonomie, Wachstum, Ganzheit, Selbstwert**. Diese meist aus verschiedenen einzeltherapeutischen Richtungen hervorgegangenen Ansätze (z.B. Gestalttherapie, klientenzentrierte Therapie; s.a. Abschn. 4) berücksichtigen noch stärker den Kontext und die systematische Vernetzung von Kommunikationen, die dann den Rahmen abgeben, in dem das Symptom des identifizierten Patienten seine Funktion erfüllt.

Die bekannteste Vertreterin innerhalb dieser Gruppe ist SATIR (s.a. REVENSTORFF, 1993). Eine „gestörte" Familie zeichnet sich durch ein **niedriges Selbstwertgefühl, inadäquate und inkongruente Kommunikation** sowie **starre Regeln** aus. Das Selbstwertgefühl wird als der Schlüssel zur Entfaltung des Lebens verstanden. SATIR unterscheidet vier grundlegende negative Kommunikationsformen zum Schutz des Selbstwertgefühls: **Beschwichtigung, Anklagen, Rationalisieren** und **Ablenken:** Jede ist gekennzeichnet durch eine besondere Körperhaltung, eine spezielle Gestik, begleitende Körpergefühle und eine spezifische Syntax.

Eine **inkongruente** Kommunikation zeichnet sich durch ein Festhalten an bestimmten Kommunikationsmustern aus, die nicht flexibel im Hinblick auf die Anpassung an bestimmte veränderte Situationen sind. Je nach der identifizierten vorherrschenden Kommunikationsform stehen spezifische therapeutische Interventionen zur Verfügung, um positive Kommunikation möglich zu machen:

So werden vorhandene **Kräfte und Fähigkeiten im System** betont, außerdem die Aspekte der Selbstregulierung und Selbstheilung. Die **Interventionen sollen die Regeln** in Kommunikation, Interaktion und im innerpsychischen Zusammenspiel **verändern,** welche die Struktur des Systems Familie bedingen. Die Bedürfnisse und der Umgang mit ihnen werden in ihrem Kontext beachtet. Die **Verantwortung für das Gelingen bleibt vornehmlich beim Klienten**.

Therapeutisches Ziel ist, das teilweise geschlossene System der Familie zu öffnen, und systeminhärente und bisher lahmgelegte Kräfte zu ermutigen, anders zu strukturieren oder zu entwickeln. Das therapeutische Eingreifen weist viele Formen der **Ermutigung, Entdeckung, Anerkennung** oder **Stärkung** und **Übung der systeminhärenten Kräfte und Fähigkeiten** im interpersonalen und personalen Bereich auf. Von Beginn der Kontaktaufnahme an achtet der Therapeut auf die Erhöhung des Selbstwertes aller Teilnehmer. Wesentlich sind die Kontaktaufnahme und die Förderung des durch Kontakt unweigerlich entstehenden Prozesses der Auseinandersetzung selbst. Der Therapeut kann nur die dafür notwendigen Bedingungen in Gang setzen.

Verhaltenstherapeutische Familientherapie bei schizophrenen Patienten

Während die bisherigen Verfahren sehr viele Überschneidungen aufweisen und nur mit einer gewissen Künstlichkeit aus historischen oder didaktischen Gründen zu trennen sind, stellt die verhaltenstherapeutische Familientherapie wie die ausführlich dargestellte VT-Paartherapie ein klar umrissenes Vorgehen dar. Sie wurde insbesondere für Familien mit einem schizophrenen Angehörigen entwickelt und ist sehr gut in ihrer Wirksamkeit empirisch belegt. Deswegen soll die VT-Familientherapie an diesem Beispiel dargestellt werden:

Familienmitglieder besitzen häufig wenig Verständnis und Wissen über die Störung des erkrankten Angehörigen. Darüber hinaus ergeben sich oft Probleme in der Bewältigung bestehender und persistierender chronischer Symptome der Erkrankung im genannten Familienverbund. Eine Reihe von Studien in den 70er und 80er Jahren haben einen Zusammenhang zwischen familiären Interaktionsmustern und dem Wiederauftreten der schizophrenen Symptomatik in den darauffolgenden neun Monaten belegen können. Viele dieser Untersuchungen wurden mit dem sogenannten Camberwell Family Interview (CFI) durchgeführt. Für den aus diesem Interview abgeleiteten sogenannten **Expressed-Emotion(EE)-Index** konnte eine positive Korrelation mit der Rezidivrate nachgewiesen werden. Von daher war es naheliegend, familientherapeutische Überlegungen auch im Bereich der Behandlung schizophrener Störungen einzubringen.

Diese meist aus dem **Vulnerabilitäts-Streß-Bewältigungs-Kompetenz-Modell** schizophrener Erkrankungen sowie dem damit eng zusammenhängenden Expressed-Emotion-Konzept entwickelten Ansätze wurden inzwischen **umfassend evaluiert** (s. a. Kap. 10). Die Wirkung dieser auch als **psychoedukative Familienbetreuung** bezeichneten Therapieansätze konnte überzeugend belegt werden, insbesondere im Hinblick auf die Reduktion des Rückfallrisikos über Zeiträume bis zu zwei Jahren.

Von verschiedenen Arbeitsgruppen wurden integrative Interventionen entwickelt, von denen im deutschsprachigen Bereich am bekanntesten das von HAHLWEG ET AL. (1995; s. a. FALLOON, 1993) in Anlehnung an das von FALLOON und Mitarbeitern entwickelte Programm „Familienbetreuung schizophrener Patienten" ist. In Tabelle 5-6 sind die wesentlichen Phasen dieses maximal 25 Stunden umfassenden Therapieprogramms enthalten.

Entsprechend der generell gültigen verhaltenstherapeutischen Tradition steht eine **umfassende Diagnostikphase** zu Beginn der Behandlung im Vordergrund. Ziel ist es, basierend auf Einzelgesprächen sowie auf einer gemeinsamen Familiensitzung, Grundlagen für eine **Verhaltensanalyse** zu bekommen.

Der Therapeut sollte folgende Aspekte berücksichtigen (vgl. z. B. FALLOON, 1993):

- eine therapeutische Allianz mit allen Familienmitgliedern zu erreichen
- detaillierte Information eines jeden Familienmitglieds im Hinblick auf Beobachtung, Gedanken und Gefühle über das präsentierte Problem zu bekommen

Tabelle 5-6 Familienbetreuung schizophrener Patienten: Therapiephasen (nach HAHLWEG, 1995).

Phasen	Kennzeichen
Diagnostikphase	Verhaltensanalyse, Einzelgespräche mit wesentlichen Familienmitgliedern, gemeinsame Familiensitzung, standardisierte Diagnostik mittels bewährter Verfahren
Informationsphase	zwei Sitzungen; Information über Schizophrenie und Neuroleptika (u. a. Nebenwirkungen, Frühwarnzeichen)
Kommunikationstraining	vier bis fünf Sitzungen, Vermittlung von Kommunikationsfertigkeiten als Voraussetzung der Lösung von Problemen, Hausaufgaben
Problemlösetraining	ab ca. der siebten Sitzung Training strukturiertes Problemlösen

- über Interaktionen eines jeden Familienmitglieds innerhalb des Systems (z.B. Verhalten, Gefühle und Einstellung gegenüber anderen Familienmitgliedern, Anstrengung zur Problemlösung) Bescheid zu wissen
- Information über Funktionen eines jeden Familienmitglieds in Settings außerhalb der Familie zu bekommen.

Das Ziel ist, potentielle Interventionsziele zu identifizieren. Ergänzt wird die Diagnostikphase durch umfassende **standardisierte Diagnostikverfahren,** die auch im Bereich der Schizophrenieforschung bereits Anwendung gefunden haben.

Das Kernstück der therapeutischen Intervention bilden drei **Therapiephasen** im engeren Sinne:

1. die Informationsphase
2. das Kommunikationstraining
3. das Problemlösetraining.

Diese werden in hierarchischer Reihenfolge durchgeführt, wobei angenommen wird, daß die eine Phase die notwendige Voraussetzung für die nächstfolgende darstellt.

Die **Informationsphase** soll der Familie **grundlegende Kenntnisse über schizophrene Störungen** (u.a. Symptomatik, Verlauf) bieten und insbesondere dem immer als problematisch angesehenen Bereich der medikamentösen Behandlung, d.h. in diesem Fall der neuroleptischen Behandlung, breiten Raum geben. Bei der Information über die medikamentöse Behandlung stehen vor allem Fragen zu Nebenwirkungen im Vordergrund, insbesondere auch die Wahrnehmung von Frühwarnzeichen im Hinblick auf präventive Interventionen.

Es folgt die Phase des **Kommunikationstrainings,** bestehend aus ca. vier bis fünf Sitzungen. Hier geht es um die Vermittlung grundlegender kommunikativer Fähigkeiten, die als eine Voraussetzung für die Problemlösefähigkeit der Familie angesehen werden. In dieser Phase werden basale Kommunikationsfertigkeiten trainiert, wie z.B. positive und negative Gefühle ausdrücken, Wünsche äußern und das Lernen von aktivem Zuhören. Dem Therapeuten kommt in dieser Phase eine wichtige Funktion zu, wobei auf allgemeine verhaltenstherapeutische Techniken zurückgegriffen wird, wie z.B. **Coaching, Prompting, Verstärken** oder **Modellverhalten.** Ein wesentliches Merkmal dieser wie auch der darauffolgenden Phase ist die Notwendigkeit, das Gelernte in Form von „**Hausaufgaben"** weiter zu erproben.

Das ab der ca. siebten Sitzung sich anschließende sogenannte **Problemlösetraining** hat zum Ziel, einen strukturierten Problemlösansatz in sechs Punkten zu vermitteln.

1. Um welches **Problem** geht es?
2. Aufschreiben der **Lösungsmöglichkeiten,** wobei alle Vorschläge zunächst aufgeschrieben werden und jedes Familienmitglied wenigstens einen Vorschlag vorbringen soll
3. **Lösungsmöglichkeiten diskutieren,** wobei jeder Vorschlag hinsichtlich seiner Vor- und Nachteile diskutiert wird
4. **Auswählen der besten Lösungsmöglichkeit**
5. Überlegung, wie diese beste Lösungsmöglichkeit **in die Tat umgesetzt** wird (in verschiedenen Schritten)
6. **Überprüfen,** inwieweit die Schritte eingehalten wurden, wobei jeder Versuch Anerkennung finden soll.

Bei spezifischen Problemen, für die der Familie keine effektiven Bewältigungsstrategien zur Verfügung stehen, kann der Therapeut eine Hilfestellung geben. Beispiele dafür sind der Gebrauch operanter Verstärkungsprozeduren, um die Motivation, bestimmte Dinge zu tun, zu erhöhen, oder kognitive Strategien zur Eliminierung persistierender negativer Gedanken bzw. soziale „skill-trainings" für die Bewältigung spezifischer interpersoneller Belastungssituationen.

Ein derartiges verhaltenstherapeutisches Interventionsprogramm liegt in **manualisierter Form** vor, sollte jedoch erst nach einem Training in diesem Verfahren eingesetzt werden. Die Therapeuten sollten zudem Erfahrungen in verhaltenstherapeutischer Einzeltherapie sowie in der Therapie psychotischer Patienten haben. Der Schwerpunkt des Programms liegt zwar auf der psychologischen Behandlung der Problematik, jedoch wird entsprechend dem allgemeinen bio-psycho-sozialen Modell und dem aktuellen Kenntnisstand zur Behandlung schizophrener Patienten ausdrücklich die kombinierte Behandlung mit Medikamenten als notwendig angesehen.

5.2.3 Diagnostik

Klassifikationssysteme wie ICD-10 oder DSM-IV werden von Familientherapeuten oft **kritisch gesehen bzw. abgelehnt,** da sie den im Fokus der Therapie stehenden Aspekten zu wenig Berücksichtigung widmen. Die Familientherapeuten sind i.d.R. wenig interessiert an einer standardisierten Diagnostik, sondern begründen ihre Einstellung auf folgenden „Daten"-Quellen:

Analyse der familiären Interaktion

Familiäre Interaktionen zeichnen sich häufig durch **wiederkehrende Interaktionsmuster** aus (z.B. Vater widerspricht Mutter, Kind unterbricht Eltern). Ziel der Analyse derartiger Interaktionen ist, die **zugrundeliegenden Prämissen und Regeln** der Familie zu erkennen, Grenzen, Koalitionen oder Triangulationen (z.B. Kind erhält eine wichtige Funktion für Spannung im elterlichen Subsystem) zu identifizieren sowie Stärken und Ressourcen der einzelnen Familienmitglieder und der gesamten Familie zu erkennen (VON SYDOW, 1996).

Nachdem die Fragen nach der Struktur des Familiensystems und nach den familialen Interaktionen stärker in den Vordergrund getreten sind, hat sich nach KÖTTER und NORDMANN (1996) auch das Bestreben nach einer objektiveren, direkteren und umfassenderen Erhebung der familialen Interaktionsmuster entwickelt, als nur über die individuelle, subjektive Einschätzung der familialen Beziehung über die Familienmitglieder in deren Selbstberichtsmethoden Auskunft zu erhalten. Hierzu wurde eine Reihe von **Diagnostikinstrumenten** erprobt. Hervorzuheben sind insbesondere die standardisierten Verfahren, die versuchen, familiäre Interaktion, z.B. über sogenannte Problemlösungsaufgaben, Entscheidungsaufgaben oder Konfliktlösungsaufgaben, explizit herbeizuführen.

Genogramm

Ein wesentliches Instrument zur dynamischen Erfassung der Entwicklung des Familiensystems ist das Genogramm. Es handelt sich dabei um die Darstellung eines **Familienstammbaums**, der (über mindestens drei Generationen hinweg) vielfältige Informationen über die Mitglieder einer Familie und ihre Beziehungen enthält. Durch die graphische Aufbereitung der wesentlichen Informationen erlaubt das Genogramm einen raschen Überblick über die z.T. komplexen Familienstrukturen und kann dadurch als eine wichtige Grundlage zur **Hypothesenbildung** dienen. In der Darstellung werden standardisierte Symbole und Konventionen verwandt (z.B. zur Kennzeichnung von engen Beziehungen, Konflikten, Grenzen, Trennungen).

Das Erstellen des Genogramms erfolgt in drei Schritten (REICH ET AL., 1996):

1. **Aufzeichnung der biologischen und rechtlichen Beziehungen** von einer Generation zur nächsten und der einzelnen Familienmitglieder zueinander
2. Dokumentation **wichtiger Ereignisse der Familiengeschichte,** wobei zwischen demographischen Informationen (z.B. Alter, Sterbedaten), Informationen über Funktionalität und Dysfunktionalität (z.B. Verhaltensauffälligkeiten, Klinikaufenthalte) und bedeutenden Lebensereignissen (z.B. Heirat, Trennung, Scheidung, Verluste) unterschieden wird.
3. **Einschätzung der Beziehung der einzelnen untereinander** (z.B. enge, distanzierte oder abgebrochene Beziehung).

Ein Genogramm läßt sich in verschiedene Richtungen interpretieren, wie z.B.

- Familienstruktur (z.B. Hypothesen über Rollen und Beziehungen in der Familie)
- Übergänge in familiären Lebenszyklus (z.B. lebensphasentypische Ereignisse wie Heiraten)
- generationsübergreifende, sich wiederholende Muster (z.B. Substanzmißbrauch)
- Lebensereignisse und ihre Folgen (z.B. Auswirkung traumatisierender Ereignisse)
- Beziehungsmuster und Dreiecke (z.B. Konflikte zwischen zwei Personen, Koalitionen).

Zirkuläres Fragen

Die Technik des zirkulären Fragens wurde Ende der 70er Jahre von der Mailänder Schule um SELVINI-PALLAZOLI entwickelt und hat in der Folgezeit eine zentrale Rolle in der systemisch orientierten Familientherapie bekommen. Im gemeinsamen Interview wird jedes Familienmitglied aufgefordert, sich darüber zu äußern, wie es die Beziehung zwischen den Familienangehörigen sieht (z.B. „Frau A, was meinen Sie, was Ihr Mann denkt, wenn Sie sich so verhalten?"). Ziel ist die Bildung und Überprüfung familiendynamischer Hypothesen. Diese Art des Fragens soll den Familienmitgliedern die Möglichkeit geben, sich von kognitiven Festlegungen zu lösen und ihre Schwierigkeiten aus einer anderen Perspektive zu sehen (SCHIEPEK ET AL., 1997).

Skulpturverfahren

Die Familienstruktur und die Familienbeziehung sind für die Familiendiagnostik außerordentlich bedeutsam. Der Begriff der Skulptur bezieht sich in erster Linie auf von Familien gestellte lebende Skulpturen. Einem ausgewählten Familienmitglied, dem „Bildhauer", wird der Auftrag gegeben, die Beziehungen der Familienmitglieder untereinander räumlich darzustellen. Er postiert die Familienmitglieder so im Raum, daß die Beziehungen zwischen diesen aus seiner Sicht deutlich werden. Fehlende Familienmitglieder werden durch Symbole, etwa Mobiliar, ersetzt.

Über die Interpretation der lebenden Skulpturen gibt es ebenso wenig einheitliche Vorstellungen wie über ihre Durchführung. Sie ist abhängig vom Ziel und von den Kriterien, die zur Erstellung der Skulptur vorgegeben waren. Eine wichtige Frage in der Familientherapie ist, wie die Familienmitglieder ihre Struktur und die Beziehung, Nähe und Distanz untereinander erleben.

Derartige **diagnostische Analysen** (z.B. zirkuläre Befragungen, Analyse familiärer Interaktionen) sind gleichzeitig immer auch **therapeutische Interaktionen**. Stärker als bei anderen Therapierichtungen findet ein fließender Übergang zwischen Diagnostik und Intervention statt.

In letzter Zeit gewinnen auch **Selbst- und Fremdbeurteilungsverfahren** sowie strukturierte und standardisierte Interviews zunehmend an Bedeutung. So unterschieden BENNINGHOVEN ET AL. (1996) drei Gruppen von Fragebogeninventaren: Verfahren, die einzelne Konstrukte aus bestimmten Theorien operationalisieren (z.B. Copingfähigkeit der Familie), Verfahren, die auf einer bestimmten singulären Theorie beruhen und häufig schulenspezifisch sind (z.B. Verfahren in Anlehnung an die Theorien Minuchins), theorienübergreifende Verfahren (z.B. Verfahren zur Erfassung des Familienklimas).

5.2.4 Indikation und Kontraindikation

Indikation

Nach SCHNEIDER (1988) ist Familientherapie erfolgversprechend, wenn eine Familie bewußt leidet. Das **Leiden** kann von einem Symptomträger ausgehen, aber auch von drastischen Änderungen der Lebensumstände, wie Verlust durch Tod, Erkrankung, Unfall, durch Verlust von sozialen Bindungen bei Wechsel des Wohnortes. Familien benötigen demnach immer dann therapeutische Hilfestellungen, wenn ihre Bewältigungs- oder Coping-Ressourcen im Verhältnis zu den aufgetretenen Belastungen nicht mehr ausreichen.

Nach MATTEJAT (1997) sind folgende **allgemeine Indikationskriterien** zu berücksichtigen:

- Familiäre Beziehungsprobleme spielen eine wesentliche Rolle bei der Entstehung und Aufrechterhaltung der psychischen Erkrankung eines Familienmitglieds.
- Die Familienmitglieder können bedeutsam zur Lösung der anstehenden Probleme eines erkrankten Familienmitglieds beitragen.
- Die Therapie kann dazu dienen, das Selbsthilfepotential der Familie zu aktivieren.

Gefahren/Kontraindikation

Ähnlich wie bei anderen Therapien müssen auch Fragen der **Kontraindikation** bedacht werden. Nach BOMMERT ET AL. (1990) sind dies:

- Die übrigen Familienmitglieder sind oder zeigen sich nicht vom Problem des Indexpatienten betroffen.
- Die Familie zeigt mangelnde Bereitschaft zur Mitarbeit.

MATTEJAT (1997) nennt als zusätzliche Faktoren bzw. als beschränkende Aspekte aggressives oder dissoziales Verhalten der Familienmitglieder, das Vorhandensein akuter Psychosen, die zu starke Belastung für die Beteiligten, nicht kontrollierbare maligne Interaktionsmuster sowie schwerwiegende Konflikte zwischen den Eltern.

Außerdem muß festgestellt werden, daß Familiengespräche nicht immer per se produktiv sind. So gilt es im Hinblick auf die Angehörigen zu beachten, daß **bestimmte Themen,** z.B. Vorkommnisse aus der Kindheit, nicht dazu verführen, die **Angehörigen anzuklagen.** Andererseits ist auch auf Wünsche der Patienten einzugehen, wenn sie sich z.B. von der Familie trennen möchten und **Familiengespräche als einen Rückschritt** im Hinblick auf wieder zunehmende Abhängigkeit betrachten. Zudem ist darauf zu achten, daß die **Erwartungen** der Patienten im Hinblick auf anstehende Gespräche **realistisch** bleiben. D.h., es müssen immer generelle Überlegungen angestellt werden, ob nicht eine Einzeltherapie oder eine Paartherapie eher als eine Familientherapie zum gewünschten Erfolg führt.

5.2.5 Schulenübergreifende familientherapeutische Interventionen

Eine wertschätzende und kongruente Haltung des Therapeuten sowie ein systemisches Weltbild sind nach VON SCHLIPPE (1995) für die Durchführung von Familientherapie zentral. Vor diesem Hintergrund sind eine Reihe von unterschiedlichen therapeutischen Techniken anwendbar.

Im Folgenden sollen kurz einige spezielle Techniken skizziert werden. Neben direkten therapeutischen Interventionen (z.B. Vorschläge, Vermittlung von Informationen oder Festlegen von Hausaufgaben) sind zu erwähnen: Joining, Reframing (Umdeutung), paradoxe Interventionen oder offene Symptomverschreibungen.

- Unter **Joining** versteht man das therapeutische „Sich-Einstimmen" auf die Familie und ihre

Interaktionsformen, wobei es darum geht, jedes einzelne Mitglied der Familie bei seinen positiven Anteilen anzusprechen.
- Beim **Reframing** (dt. = Umdeuten) wird ein bestimmtes bisher als problematisch angesehenes Verhalten als positiv interpretiert und damit in einen anderen Bedeutungsrahmen (engl. = frame) gesetzt.
- **Paradoxe Interventionen** beinhalten Symptomverschreibungen, wobei ein Bezug zwischen Symptom und Familie hergestellt wird. Die Familie soll dadurch veranlaßt werden, durch eine immer deutlicher werdende Zuspitzung der Familienproblematik diese zu erkennen und dann selbständig zu regulieren.
- **Offene Symptomverschreibungen** sind dagegen nicht paradox, sondern beinhalten die direkte Aufforderung, bewußt eine bestimmte Position einzunehmen, um dadurch aus dem Bemühen um Vermeidung auszusteigen.

Nach STIERLIN und SIMON (1986) lassen sich eine Reihe von **Gemeinsamkeiten** in nahezu allen **familientherapeutischen Ansätzen** erkennen wie z.B. die Neutralität des Therapeuten, das Festlegen von Kommunikationsregeln, die Betonung des Positiven – Herausstellen von Bereichen, die unproblematisch sind – oder Mobilisierung von Ressourcen in der Familie.

In der Familientherapie wird weiterhin den sogenannten **Hausaufgaben** eine zentrale Funktion zugesprochen. Hierzu zählen

- direkte Interventionen wie Instruktion zur Selbst- und Fremdbeobachtung, Verhaltensaufgabe oder Familienverträge (feste Vereinbarungen, die schriftlich fixiert sind)
- Umsetzung von (paradoxen) Symptomverschreibungen oder Regelvereinbarungen.

5.2.6 Empirische Basis

Im Vergleich zur Überprüfung der Effektivität einzel- oder gruppentherapeutischer Ansätze liegen im Bereich der Familientherapie ungleich **weniger Studien** vor.

Die meisten Studien wurden nach GRAWE ET AL. (1994) zur **systemorientierten Familientherapie** publiziert. Hinsichtlich der methodischen Qualität sind deutliche Defizite festzustellen, so daß gegenwärtig wenig über die Wirkung, Wirkungsweise und Indikation dieser Therapieform gesichert ist.

Am zweithäufigsten konnten GRAWE ET AL. (1994) Studien zur **verhaltenstherapeutischen Familientherapie** ermitteln. Als Methoden wurden innerhalb der verhaltenstherapeutischen Familientherapie vor allem überprüft: Verhaltenskontrakte, Selbstsicherheits-, Kommunikations-, Streßbewältigungs- und Problemlösetrainings. Auch hier reichen die vorliegenden Untersuchungen zu einer abschließenden Beurteilung nicht aus.

Zu allen anderen Richtungen konnte jeweils eine Studie ermittelt werden. Insgesamt sind die berichteten Ergebnisse nach GRAWE ET AL. (1994) kein besonders überzeugender Erfolgsnachweis der Familientherapie; sie enthalten aber doch Hinweise auf eine spezifische Wirkung familientherapeutischer Interventionen, denen es sich nachzugehen lohnt. Die nachgewiesenen Effekte beschränken sich auf zwei Veränderungsbereiche: die Verbesserung der Familienbeziehung und die Verringerung der jeweiligen Problematik des „identifizierten Patienten".

Aufgrund der methodischen Probleme der einzelnen Studien läßt sich **nur schwer eine eindeutige Antwort auf die Frage hinsichtlich der Indikation der Familientherapie stellen,** vor allem Fragen der differentiellen Wirkung bleiben unklar. Als hinreichend evaluiert können verhaltenstherapeutisch orientierte Ansätze zur Behandlung von **Familien mit einem schizophrenen Mitglied** angesehen werden (MARJI und STEINER, 1996).

Resümee

Unter den anerkannten Psychotherapiemethoden gewinnen familientherapeutische Ansätze zunehmend an Bedeutung. Sie fußen ausnahmslos auf den Konzepten der Systemtheorie. Familie wird als soziales System verstanden, gleichzeitig wird vorausgesetzt, daß sich psychische Störungen und Erkrankungen nicht nur auf der individuellen, sondern auch auf der Ebene eines komplexen Beziehungsgefüges betrachten und behandeln lassen.

Von der Schulrichtung her sind psychoanalytisch orientierte, erlebnisorientierte und verhaltenstherapeutische Formen zu unterscheiden – diese Einteilung hat mehr historischen als systematischen Wert, nachdem bei allen familientherapeutischen Ansätzen eine mehrdimensionale Diagnostik mit Indikationsstellung erforderlich ist und in der Praxis mehr integrative Therapieformen Anwendung finden.

6 Allgemeine und störungsspezifische Aspekte einer schulenübergreifenden Psychotherapie

Wie bereits dargestellt, hat sich die Psychotherapie in eine fast unüberschaubare Anzahl von Schulen aufgefächert. Nach GRAWE und Mitarbeitern (1994) kann man das Gesamtspektrum grob in fünf Hauptgruppen unterteilen:

1. **Humanistische (erlebnisorientierte) Therapien**
   Hierzu gehören z.B. die klientenzentrierte Gesprächspsychotherapie, die Gestalttherapie und das Psychodrama.
2. **Psychodynamische (tiefenpsychologische) Therapien**
   In diese Gruppe werden die klassische Psychoanalyse und die tiefenpsychologisch fundierten Psychotherapieverfahren eingeordnet.
3. **Kognitiv-behaviorale Therapien**
   Zu dieser Gruppe zählen die „klassischen Verhaltenstherapiemethoden" wie operante Verfahren, Reizkonfrontationsverfahren oder die systematische Desensibilisierung sowie sämtliche kognitive Verfahren.
4. **Interpersonelle und systemische Therapien**
   Vertreter dieser Gruppe sind die interpersonelle Psychotherapie sowie die Paar- und Familientherapie.
5. **Ergänzende spezielle Therapieverfahren**
   Hierzu werden autogenes Training, katathymes Bilderleben und Hypnose gezählt.

In den letzten Jahren ist eine zunehmend kritischer werdende Haltung gegenüber einer schulenorientierten Psychotherapie zu verzeichnen. Zum einen rückt mehr und mehr die Frage in den Vordergrund, welche psychotherapeutische Intervention bei welchen Patientengruppen wirksam ist (ROTH und FONAGY, 1996; ORLINSKY, 1994), zum anderen beschäftigt sich die Psychotherapieforschung mit der Frage, welche Wirkfaktoren für den psychotherapeutischen Prozeß relevant sind – unabhängig von den jeweiligen Therapieschulen (ORLINSKY, 1994; GRAWE, 1998).

6.1 Basale psychotherapeutische Prozesse

FIEDLER schlägt ein Flußdiagramm zur Planung und Durchführung phänomen- und störungsspezifischer Psychotherapien vor, das uns als didaktische und strukturelle Vorgabe gut geeignet erscheint und den folgenden Ausführungen zugrunde gelegt werden soll (FIEDLER, 1997). Zum Teil sind hier Therapieelemente aufgeführt, die auch im Abschnitt 2.5 dargestellt werden (das Sieben-Phasen-Modell des verhaltenstherapeutischen Prozesses). Darüber hinaus werden Prozesse angesprochen, die im „Sieben-Phasen-Modell" nicht explizit berücksichtigt wurden.

Die Schematik kann in sieben sequentielle Schritte unterteilt werden (Abb. 5-6):

Schritt 1: Exploration und Problemanalyse

Zunächst sollte der Patient die Gelegenheit erhalten, seine psychische Problematik zu schildern. Er wird ermuntert, seine Sichtweise über Entstehung und Aufrechterhaltung der Symptomatik zu berichten. Die Rückschau auf biographische Komponenten kann in dieser Phase knapp gehalten werden, da zunächst **Vertrauensbildung** und Stärkung der **Therapiemotivation** im Vordergrund stehen. Gerade wenn der Leidensdruck des Patienten sehr stark ausgeprägt ist, erscheint die Wahrnehmung eigener Fähigkeiten und **Stärken** bisweilen verstellt. Manchmal öffnet die Frage nach früheren bewältigten schwierigen Episoden einen ersten Blick auf das **Ressourcen-Repertoire** des Patienten. Auch die Bedeutung seiner **Therapievorerfahrung** wird häufig unterschätzt. Selten sind diese Erfahrungen nur einseitig, also ausgesprochen frustran oder positiv. Abwertende Kommentare gegenüber vorbehandelnden Kollegen oder deren therapeutische Schulen sollte man unterlassen. Eine offene Kommunikation oder Selbstexploration über die häufig ambivalent erlebten Erfahrungen schützt am besten vor deren Wiederholung.

Der Therapeut sollte versuchen, sich in dieser Phase in die **individuelle Sichtweise** des Patienten zu versetzen. „Empathie", also eine wohlwollende, gewährende Grundhaltung, einzunehmen ist häufig, gerade bei schwer erkrankten Patienten, nicht ausreichend. Vielmehr gilt es, die subjektive Sichtweise des Patienten als in sich stimmig zu erfassen und dies dem Patienten auch zu vermitteln. Störungsspezifisches Wissen des Therapeuten, das empirie- und theoriegeleitetes Fragen ermöglicht, erleichtert diesen Prozeß. **„Verifizierungen",** also präzise Fragen, die vom Patienten als subjektiv stimmig, seine individuelle Situation genau beschreibend, erlebt werden, fördern das Vertrauen in die Expertise des Therapeuten. Die Wahrnehmung, „verstanden zu werden", hilft beim Abbau von Angst und fördert die emotionale Bindung zum Therapeuten.

(Einen Patienten mit generalisierter Angsterkrankung, der über ständig andrängende Befürchtungen

6 Allgemeine und störungsspezifische Aspekte einer schulenübergreifenden Psychotherapie

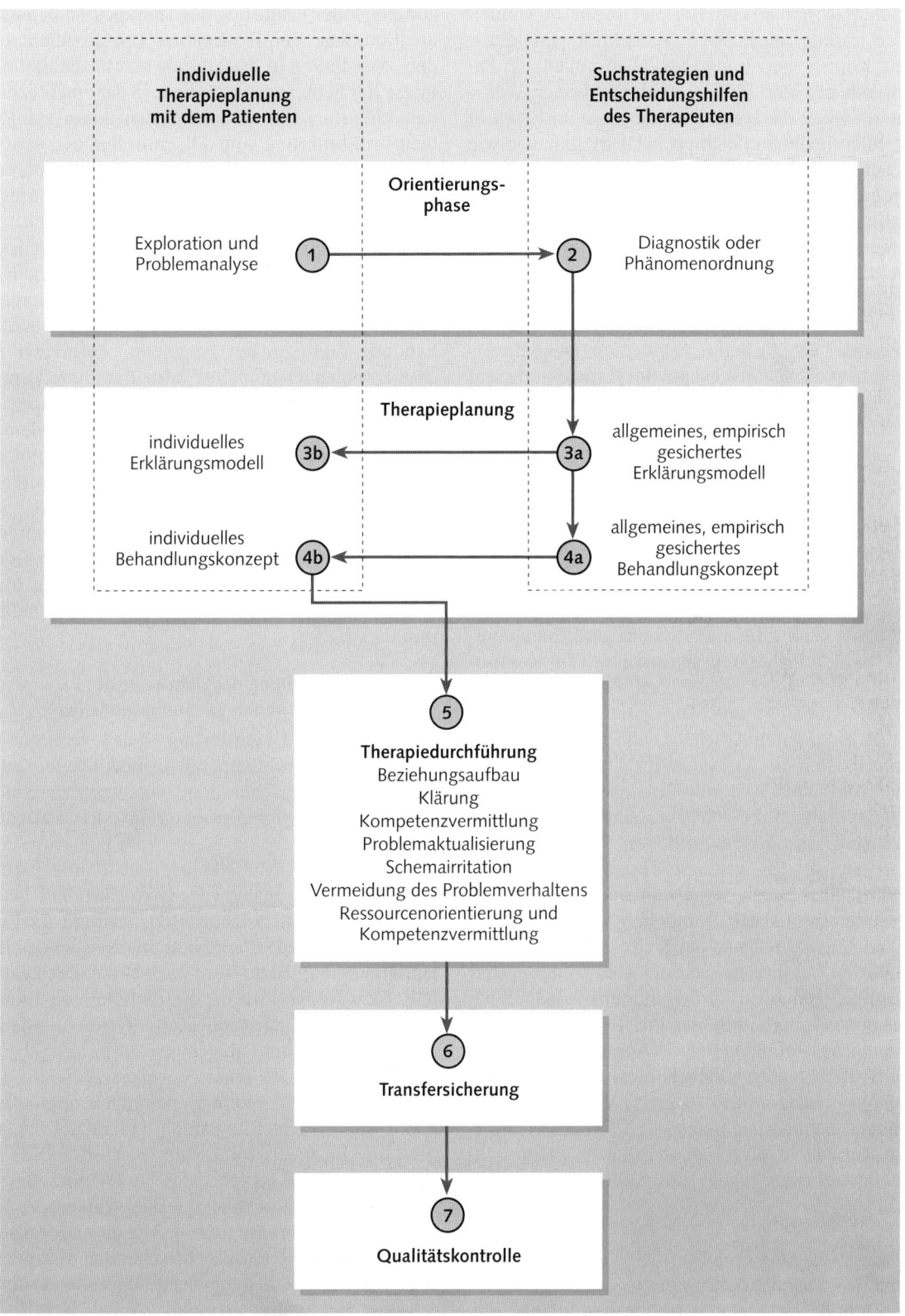

Abbildung 5-6 Therapieplan: ein Schema zur phänomen- und störungsspezifischen Begründung psychologischer Psychotherapie (nach Fiedler, 1997).

berichtet, wird man zum Beispiel fragen, ob er auch unter starken muskulären Verspannungen leidet, unter Kopfschmerzen und Schlafstörungen; ein Patient mit sozialer Phobie wird mit hoher Wahrscheinlichkeit die Frage nach Angst beim Essen in der Öffentlichkeit erleichtert bejahen, genauso wie die Scham, vom Lehrer an der Tafel bloßgestellt zu werden...) Wegweisend in der didaktischen Vermittlung von verbalen und nonverbalen „Rapport-Techniken" sind sicherlich die Vertreter hypnotherapeutischer Schulen.

Die **problemanalytische Exploration** kann als eine von Patient und Therapeut gemeinsam zu erbringende Leistung betrachtet werden. Der Schwerpunkt liegt dabei zunächst auf der Entwicklung und Rekonstruktion der subjektiven Störungstheorie. Bestehende Therapieerwartungen des Patienten sollen geklärt und vorhandene Ressourcen und Kompetenzen eruiert werden. Es hängt vom Fingerspitzengefühl des Therapeuten und vom Schweregrad der Störung ab, zu welchem Zeitpunkt vorhandene psychologische Kenntnisse über die spezifischen psychischen Probleme und Störungen eingebracht werden.

FIEDLER betont die motivierende und therapeutische Funktion dieser **psychoedukativen Komponente** bereits während der explorativen Problemanalyse. Offenheit und Transparenz tragen zum Aufbau einer guten Arbeitsbeziehung bei, Information verbessert die Wirksamkeit späterer therapeutischer Maßnahmen durch Entängstigung. Zudem wird dadurch eine bessere Voraussetzungen zur aktiven und eigenverantwortlichen Beteiligung des Patienten an der weiteren Therapie geschaffen. Fehlerquellen liegen jeweils in den Extrembereichen therapeutischen Handelns: Ausschließliche Bestätigung der subjektiven Sichtweise des Patienten fördert bei diesem zwar das Gefühl, akzeptiert und angenommen zu werden, hinterläßt jedoch bezüglich Veränderbarkeit der Problematik Rat- und Orientierungslosigkeit bzw. Angst. Vorschnelle Plausibilitäten oder „übergestülpte" Krankheitserklärungsmodelle mögen zwar das Vertrauen in die generelle fachliche Kompetenz des Therapeuten fördern, der Patient kann sich aber verunsichert, nicht „richtig wahrgenommen" und „überrumpelt" fühlen.

Schritt 2: Differentialdiagnose und Phänomenordnung

Die Ordnung der pathologischen Phänomene, die **Zuordnung zu einer diagnostischen Entität** und differentialdiagnostische Überlegungen können mit zunehmender Erfahrung des Therapeuten bereits in die Endphase der Exploration eingeflochten werden. Assistenten in Ausbildung holen sich in dieser Phase Rat beim Supervisor bzw. in der entsprechenden Literatur. Das ICD-10-System kann zur Problemstrukturierung und Diagnosefindung benützt werden. Ausnahmen stellen Störungsbilder dar, die nicht explizit einer operationalisierten Diagnose zuzuordnen sind (z. B. Partnerschaftsprobleme, unspezifisches Insuffizienzerleben oder Lebenskrisen). In diesem Fall sollte eine möglichst „hochauflösende", d. h. detaillierte Schema- bzw. Plananalyse die Problematik, deren Auslöser und aufrechterhaltende Bedingungen benennen. Zusätzlich zur „horizontalen Diagnostik", also der Einteilung in psychopathologische Kategorien, sollte vor Beginn der Therapie eine Einschätzung des Ausprägungsgrades des gegenwärtigen Störungsbildes erfolgen. Alleine die Diagnose kann den therapeutischen Handlungsbedarf noch nicht präzisieren. Ein zwangserkrankter Patient mit suizidalen Impulsen erfordert grundlegend andere Interventionen als ein Patient mit der gleichen Grunderkrankung ohne Suizidalität und guter Fähigkeit zur Affektregulation.

Schritt 3: Abgleichung der Sichtweise des Patienten mit objektiv gesicherten Erklärungsmodellen

a) Allgemeine Orientierung. Nach Exploration, Ordnung der Problembereiche und Diagnosestellung sollte der Therapeut ein wissenschaftlich begründbares Ätiologiemodell für den Patienten erarbeiten.

Letztlich sind Modelle der Entstehung psychischer Störungen insbesondere im Einzelfall heuristisch, d. h., nicht zu beweisen, sondern an ihrer Wirksamkeit und Effektivität in der praktischen Umsetzung zu überprüfen; doch sollte dies keinesfalls dazu führen, auf die Erarbeitung von Entstehungsmodellen zu verzichten. Vielmehr ist der Therapeut gehalten, diejenigen empirisch abgesicherten Kenntnisse eines Störungsbildes, die derzeit zur Verfügung stehen, zu nutzen, und offenbleibende Fragestellungen als solche zu benennen. Im klinischen Alltag hat es sich durchaus als hilfreich erwiesen, pathologische Phänomene aus verschiedenen ätiologischen Blickwinkeln zu betrachten. Nicht immer führen etwa lerntheoretische Überlegungen zu einer befriedigenden Erklärung, d. h. beispielsweise systemische oder objekt-theoretische Sichtweisen können zusätzlich hilfreich sein.

b) Individuelle Zupassung. Dieses auf empirischen Befunden basierende Entstehungsmodell sollte dem Patienten vermittelt werden. Hier liegt sicherlich eine Schlüsselproblematik für die erfolgreiche psychotherapeutische Behandlung. Zunächst ist die Passung von individueller und psychologisch-wissenschaftlicher Sichtweise zu prüfen (Konvergenzprüfung). Differenzen zwischen der Sichtweise des Therapeuten und der des Patienten, wie sie im Regelfall zu erwarten sind, sollten offengelegt werden. Bisweilen liegt es lediglich an semantischen Verständigungsschwierigkeiten, oft liegen individuelle und therapeutische Sichtweise jedoch konträr. Dieses Dilemma sollte keinesfalls übergangen werden. Aufklärung des Patienten über den wissenschaftlichen Erkenntnisstand seines Störungsbildes sollte integraler Bestandteil jeder Therapie sein. Es ist einer therapeutischen Beziehung nicht unbedingt abträglich, theoretische Divergenzen herauszuarbeiten, wenn der Therapeut die subjektive Sichtweise des Betroffenen als in sich stimmig und logisch validiert.

Schritt 4: Erarbeitung eines individuellen Behandlungskonzeptes auf empirisch gesicherter Basis

a) Allgemeine Orientierung. In aller Regel beinhalten störungsspezifische Konzepte neben Erklärungsperspektiven zugleich konkrete **Behandlungsmaßnahmen**. Dies trifft natürlich in besonderem Maße für manualgeleitete Therapien zu. Erfahrenen Therapeuten sollte es freistehen, im Einzelfall individuelle Modifikationen und Variationen zu entwickeln, sofern sie wissenschaftlich abgesicherte Erklärungsmodelle oder Behandlungsverfahren nicht negieren oder diesen widersprechen. Anfängern ist zu empfehlen, sich zunächst an die Manuale zu halten.

b) Individuelle Abstimmung. Abhängig von dem Ausprägungsgrad der Störung und der jeweiligen individuellen Charakteristik sollte nun ein auf den jeweiligen Patienten zugeschnittenes **individuelles Behandlungskonzept** erstellt werden. Dies kann nur in engster Abstimmung und Zusammenarbeit mit dem betroffenen Patienten erfolgen (Konvergenzprüfung).

In vielen Fällen bestehen zwischen dem theoriegeleiteten Wissen des Therapeuten und der Vorstellung des Patienten erhebliche Unterschiede. Dies kann sowohl die Behandlungsziele als auch die einzelnen Behandlungsschritte betreffen. Retrospektive Fehleranalysen von therapeutischen Mißerfolgen zeigen häufig, daß diesen Diskrepanzen zwischen Patienten- und Therapeutensicht nicht genug Beachtung geschenkt wurde. Im klinischen Alltag mag es sich als hilfreich erweisen, zunächst regelhaft von Unstimmigkeiten auszugehen. Am deutlichsten zeigt sich diese im Suchtbereich. Nur in Ausnahmefällen entsprechen hier die Vorstellungen des Patienten bezüglich Problemstellung, Trinkmenge oder Abstinenz den wissenschaftlich gestützten Therapiezielen. Dennoch wäre es ein Fehler, sich der Sichtweise des Patienten anzuschließen und z. B. den Einfluß einer Substanzabhängigkeit auf die Entwicklung einer Zwangserkrankung zu übersehen. Auch ein Patient mit Agoraphobie bei Panikattacken wird die therapeutische Hilfe nicht primär mit dem Wunsch nach Unterstützung bei der Exposition suchen. Vielmehr wird sein individuelles Bedürfnis nach Schutz und Sicherheit, also Variationen der „Meidung", im Vordergrund stehen. Aus dieser Blickrichtung erscheint es durchaus verständlich, daß ihm die Rekonstruktion biographischer Entstehungsbedingungen der Panikattacken im geschützten therapeutischen Rahmen zunächst näher liegt als die Konfrontation mit angstauslösenden Stimuli. Die wissenschaftliche Datenlage aber zeigt, daß letztere Methode rascher und effektiver wirkt. Patienten mit Borderline-Störungen sehen selbstschädigendes Verhalten häufig ausschließlich als probates Mittel zur Streßregulation, sind daher nicht primär gewillt, diese Verhaltensmuster aufzugeben, während empirische Daten darauf hinweisen, daß Selbstverletzungen häufig zum eigenständigen, stark destabilisierenden Problem werden.

Diese Beispiele lassen sich auf fast alle Störungsbereiche ausdehnen. Wie bereits ausgeführt liegen therapeutische Fehlerquellen in den Extrembereichen: Ein Negieren der Differenzen zugunsten der individuellen Konzeption des Patienten führt zwar kurzfristig zu einer Stabilisierung der therapeutischen Beziehung, langfristig sind Veränderungsprozesse ohne aktive Mitarbeit des Patienten jedoch unwahrscheinlich. (Bereits an dieser Stelle sollte darauf hingewiesen werden, daß die therapeutische Beziehung per se zwar eine notwendige, jedoch keinesfalls hinreichende Bedingung für therapeutische Veränderungsprozesse darstellt.) Andererseits führt ein ausschließliches Beharren auf die vom Therapeuten entwickelte Behandlungskonzeption mit hoher Wahrscheinlichkeit zu ausgeprägt aversiven Gefühlen und damit nicht selten zum Therapieabbruch. Die Kunstfertigkeit erfahrener Therapeuten liegt in einer Balance dieser beiden Extreme und in der Fertigkeit, die jeweils individuellen Erklärungsschemata des Patienten zu verstehen, zu validieren und einer Realitäts- bzw. Effektivitätsüberprüfung zuzuführen. Methoden und Strategien der kognitiven Umstrukturierung finden bereits in dieser Phase der Therapieplanung ein breites Anwendungsgebiet.

Schritt 5: Individuelle Therapieplanung und -durchführung

Ausgehend von empirischen Befunden, daß zum Teil kontroverse therapeutische Ansätze bei Patientengruppen mit gleichen Störungsbildern und Schweregraden ähnliche Therapieergebnisse erzielen, bemüht sich die Psychotherapieforschung gegenwärtig um die Aufklärung **genereller psychotherapeutischer Wirkprinzipien** quasi auf der Metaebene. Insbesonders die Arbeitsgruppe um K. GRAWE versucht eine schulenübergreifende Veränderungstheorie zu entwickeln (GRAWE, 1995). Aus einer umfassenden Metaanalyse von über 2000 Psychotherapie-Evaluationsstudien extrahierte GRAWE vier Wirkfaktoren, die er als „gesicherte Elemente einer empirisch fundierten psychotherapeutischen Veränderungstheorie" (GRAWE, 1995, S.130) ansieht. Das Zusammenwirken der ubiquitären Wirkfaktoren **Klärung, Bewältigung, Problemaktualisierung und Ressourcenaktivierung,** erweitert um die Dimensionen **intra- und interpersonale Problembehandlungsperspektive** sowie **therapeutische Beziehung,** sollte die Entwicklung von psychotherapeutischen Veränderungsprozessen abbilden. Ergänzend muß erwähnt werden, daß die Qualität therapeutischer Arbeit in hohem Maße von der Intensität und der Auswahl der jeweiligen Wirkfaktoren zum richtigen Zeitpunkt des therapeutischen Prozesses abhängig ist.

Man erleichtert sich das Verständnis dieser Sichtweise, wenn man sich zunächst das theoretische Grundkonzept, die **Schematheorie,** vor Augen führt. Schemata können als grundlegende Organisationseinheiten psychischer Prozesse verstanden werden. Geprägt von interaktiven Prozessen, die genetische Faktoren, neurobiologische Reifungsparameter und biographische Erfahrungen einschließen, bilden sie eine weitgehend unbewußte Matrix, welche die Transaktionen zwischen Individuum und Umwelt steuert. Eine Vielzahl von Modulen wirkt bei der Generierung und Aktivierung von Schemata zusammen: die **Selektion der Aufmerksamkeitsfokussierung** auf spezifische Reize, die Auswahl der jeweils **führenden Sinnesmodalitäten,** die nichtbewußte **Interpretation,** die Induktion von **handlungssteuernden Affekten,** die Aktivierung **bewußtseinsgenerierender Kortexareale,** der Handlungsentwurf, die Antizipation der möglichen Konsequenzen dieser Handlungen und schließlich die **Handlungsebene** selbst.

Das reibungslose Zusammenwirken dieser schematisierten Organisationsprinzipien scheint zur Stabilisierung des Selbstwertgefühls zur Grundannahme von Kontrolle und Vorhersagbarkeit, damit zu einem ausreichenden Maß an Sicherheit und Angstfreiheit zu führen. Störungen der einzelnen Module, wie etwa lerntheoretisch begründbare Fehlinterpretationen von an sich neutralen Reizen, überschießende Affekte, kognitive Verzerrungen hinsichtlich bestimmter Handlungsentwürfe, aber auch Aktivierung widersprüchlicher Schemata äußern sich stets in einer Ahnung von Kontrollverlust, damit Aktivierung von Angst und dem starken Bedürfnis, schemakongruente Wahrnehmungen zu reproduzieren. Schemata sind daher immer als bidirektionale Prinzipien aufzufassen. Einerseits organisieren sie die spezifische Interpretation von „Wirklichkeit", andererseits beeinflussen sie die schemakonforme Produktion von „Wirklichkeit". Mit anderen Worten: **Schemata haben die Tendenz, sich selbst zu replizieren.**

Reifungsprozesse, individuelle Entwicklung und Anpassung an sich verändernde Umweltbedingungen erfordern immer auch eine Veränderung unserer verinnerlichten Schemata. „In dem Maße, in dem die Umgebungsinformation sich nicht an die bestehenden Schemata assimilieren läßt, müssen sich die Schemata an die Umgebung akkommodieren, wenn sie weiterhin Grundlage einer wirkungsvollen Auseinandersetzung mit dieser Umgebung sein sollen" (GRAWE ET AL., 1994). Im Prozeß der Akkommodation und Assimilation werden Schemata reorganisiert.

Die Voraussetzungen sind ein gewisses Maß an Angst- oder Streßtoleranz, heuristische Kompetenz, d. h., die Fähigkeit, neue konzeptuelle Entwürfe zu entwickeln und diese zu erproben, sowie eine Umgebung, die funktionale Anpassungsprozesse positiv verstärkt.

Fehlanpassungen sich entwickelnder Schemata, **„Fixierungen",** d. h. das Persistieren ehemals funktionaler Schemata, oder **parallele Aktivierung widersprüchlicher Schemata** führen zu einer Einschränkung der Austauschmöglichkeiten zwischen Individuum und Umwelt, zu einer Einengung der Variabilität sowie zur Ausblendung von relevanten Teilaspekten der Informationswahrnehmung. Gelingt es, dadurch ein zwar eingeengtes, aber funktionierendes Gleichgewicht zwischen Individuum und Umwelt, d. h. eine schemakongruente Wahrnehmung, herzustellen, so mag dies zwar sehr viel Energie binden, in der Regel entsteht jedoch kein affektiv wahrnehmbarer Leidensdruck. Erst beim Versagen dieser schemainternen Reproduktionsmechanismen werden die dadurch entstehenden negativen Affekte, die ja nichts sind als Indikatoren für Differenzen zwischen Umweltinformation und schemakonformen Richtlinien, wahrgenommen.

Je nach biologischer Prädisposition oder lerngeschichtlichem Hintergrund wird das betroffene Individuum nun Maßnahmen zur Reduktion aversiver Affekte in die Wege leiten, also nach „Lösungen" suchen. Diese bilden sich auf der kognitiven Ebene oder der Handlungsebene ab und können sich damit als pathologische Phänomene manifestieren. Generell gilt, daß nur Lösungsentwürfe beibehalten werden, **die subjektiv als effektiv für die rasche Reduktion** unangenehmer Affekte erlebt werden. Die eigentliche Problematik liegt entweder in den langfristig negativen Konsequenzen oder in der dysfunktionalen Bewältigung auf der realen Problemebene. Die rituelle Waschung des zwangserkrankten Patienten wird von diesem als effektive Möglichkeit zur Reduktion von kognitiv getriggerten aversiven Spannungszuständen erlebt. Problematisch sind die sozialen Konsequenzen, die dadurch bedingte Aufrechterhaltung der Störung und die Unfähigkeit, den psychosozialen Stressoren, welche die dysfunktionalen Kognitionen auslösen, adäquat zu begegnen. Zudem, und dies erscheint uns von großer Bedeutung, haben die meisten dieser unter Streß, Angst und Belastung entwickelten pathologischen, vom Patienten kurzfristig als effektiv oder sogar angenehm empfundenen Verhaltensmuster die Tendenz, sich zu **automatisieren.** Neurobiologisch-kognitiv-emotionale Regelkreise werden gebahnt (GRAWE bezeichnet diese als **„Attraktoren"**). Durch Sensitisierungsprozesse wird die Reizschwelle für die Auslösung der pathologischen Muster herabgesetzt, so daß die auslösenden Reize generalisieren. Schließlich kann dieses initial als Lösungsversuch etablierte Verhalten zum **eigenständigen, dominierenden Problem** werden, das sich im Sinne eines Teufelskreises beständig selbst perpetuiert und im Extremfall das Leben des Betroffenen vollständig beherrscht.

So vielschichtig psychotherapeutische Prozesse auch sein mögen, das **Grundprinzip kann als Reorganisation dysfunktionaler oder maladaptiver Schemata** verstanden werden. Sämtliche von der modernen Psychotherapieforschung **extrahierten Wirkfaktoren** können als ineinandergreifende Teilaspekte dieses Reorganisationsprozesses interpretiert werden:

Klärung

Klärungsbezogene Interventionen zielen auf den motivationalen Aspekt der pathogenetisch bedeutsamen Schemata und damit auch des bisherigen affektiven und handlungsbestimmenden Erlebens. Im Vordergrund der therapeutischen Klärungsarbeit steht also die Förderung eines erweiterten **Bewußtseins** über diese pathogenetisch bedeutsamen Schemata. Viele Patienten leiden darunter, daß sie oft selbst ihr Verhalten und Erleben letztlich nicht verstehen. Eine Einsicht in die schemagesteuerten relevanten Interpretationen der Umwelt, das darin begründete emotionale Erleben oder die jeweiligen Handlungsentwürfe bringt oft eine erste Ahnung von Kontrollgewinn und damit Entängstigung mit sich. Aber auch für den Motivationsaufbau bezüglich neuer Erfahrungen, die Veränderungsbereitschaft und für die aktive Teilnahme am therapeutischen Prozeß sind Klärungsprozesse unumgänglich.

Einige therapeutische Schulen sehen den Schwerpunkt ihrer veränderungsrelevanten Arbeit in Klärungsprozessen. Die Aufdeckung biographisch bedeutsamer, schemabestimmender Faktoren durch genuine Deutungen von Übertragungs- und Gegenübertragungsphänomenen in der therapeutischen Beziehung ist zum Beispiel ausschließlich dem Aspekt der Klärung zuzuordnen.

Es kann erwartet werden, daß die Rekonstruktion kausaler Erklärungs- und Bedingungszusammenhänge für ein bis dahin als „unbegreiflich" bewertetes Erleben oder Handeln das Gefühl von Steuerungsfähigkeit, Kontrolle und damit Angstreduktion mit sich bringt. Das Phänomen der Mythenbildung früherer Naturreligionen unterlag genau diesem Mechanismus. Auch die „Patientenschulung", also psychoedukative Methoden zur Vermittlung empirisch gesicherten Wissens über Ursachen, Entstehung, Verlauf und Prognose sowie fachkundige Behandlung, fällt unter den Aspekt der Klärung. Feinfühlig vermittelt, induziert die „Aufklärung" über bislang unerklärliche Phänomene das Gefühl von Entlastung und Distanz zur Problematik und damit zur Vorstellung, zumindest Teilaspekte der Veränderung anerkannten Spezialisten und Fachkräften zu überantworten. Auch hier sind rasche Angstreduktion und Vertrauensbildung in die Expertise des Behandlers die Folge.

Unter diesen Wirkfaktor fallen damit alle therapeutischen Interventionen, die ihre Wirkung über die **Einsicht** der Patienten in Zusammenhänge und implizite Bedeutung ihrer Erlebens- und Verhaltensweisen erzielen. Die therapeutischen Methoden reichen von der kognitiven Rekonstruktion über Deutungen, Konfrontationen, Paradoxien bis zum „Skulpturing" der Familientherapeuten. Klärungsprozesse sind immer dialektische Prozesse: Schon der Akt des Begreifens intrapsychischer Funktionszusammenhänge, die Einführung einer beobachtenden Metaebene schafft einen neuen, kognitiv und emotional konnotierten Standpunkt (der Schritt zurück), der als Keimzelle oder Operationsbasis für die Reorganisation eines neuen Schemas angesehen werden kann. Diese neue Basis, von der aus, wie aus einer Vogelperspektive, die eigenen intrapsychischen und interpersonellen Organisationsprinzipien betrachtet werden können, ist durchdrungen, gestärkt und geprägt von der Wahrnehmung einer positiven Beziehung zum Therapeuten.

Bewältigung

Dieser Wirkfaktor zielt auf aktive Hilfe zur Problembewältigung. Gemeint ist damit die Bewältigung von Schwierigkeiten, problematischen Verhaltensweisen oder Konflikten durch direkte Anleitung und aktive therapeutische Unterstützung des Patienten. Unter diesen Wirkmechanismus fallen Interventionen wie Entspannungstechniken, Selbstsicherheits- und Kommunikationstraining, Vermittlung von Fertigkeiten zur Streßtoleranz oder zur Emotionsregulation, aber auch Anweisungen wie etwa zur Verzögerung der Ejakulation bei Patienten mit sexueller Funktionsstörung, Zeitmanagement im Arbeits- und Organisationsbereich, Lippenbremsen bei Asthmatikern, „Ablehnungstraining" bei Alkoholikern, um nur einige Beispiele aus einem ständig wachsenden Feld spezifisch entwickelter Fertigkeiten zu nennen.

Die Wirksamkeit dieser Methoden ist in der Regel empirisch gesichert, so daß inzwischen eine Negierung dieser therapeutischen Möglichkeit, häufig durch Unkenntnis des Therapeuten bedingt, als problematisch erachtet werden muß. Als Faustregel sollte gelten, je ausgeprägter eine spezifische, abgrenzbare Problematik auf der Verhaltensebene vorliegt, die zum eigenständigen, sich selbst perpetuierenden Problem geworden ist, desto intensiver sollten die Bemühungen um eine Vermittlung von spezifischen Fertigkeiten durch den Therapeuten sein. Nicht immer muß dies durch den behandelnden Einzeltherapeuten erfolgen, bisweilen erscheint es sinnvoll, dieses Wissen durch ausgebildete Experten in Gruppen zu vermitteln. Ohne die Integration dieser neu erworbenen Ressourcen in den therapeutischen Prozeß wird dem Patienten jedoch die Möglichkeit relevanter neuer Erfahrungen erschwert und droht das erworbene Wissen zu „versickern".

Problemaktualisierung

Bereits Freud hatte darauf hingewiesen, daß Veränderungsprozesse nicht „in absentia", also in Abwesenheit des Bekämpften, vollzogen werden können. Er postulierte, daß in der „Übertragung", also in der Reinszenierung biographisch relevanter Beziehungen innerhalb der therapeutischen Beziehung, genuin bedeutsame Erlebensmuster reaktiviert und damit einer Veränderung zugänglich gemacht werden. Die „Deutung", zum richtigen Zeitpunkt eingesetzt, wirkt als stark irritierendes Moment, das dem Patienten einen Perspektivenwechsel ermöglicht, also einen Abgleich der alten (traumatischen) Erfahrungen mit der neuen, die durch die wohlwollende Beziehung zum Analytiker geprägt ist. Dieses grundlegende Wirkprinzip **Aktivierung von Schemata – Irritation – Reorganisation** ist allen therapeutischen Schulen gemeinsam. Seien es nun Übertragungsdeutungen, „Problemtrance-Induktionstechniken", Rollenspiele oder erlebnisaktivierende Darstellungen im Psychodrama, „Hot-Spot"-Techniken in der kognitiven Therapie, körpereinbeziehende Methoden, hochauflösende Verhaltensanalysen, Imaginationsmethoden, katathymes Bilderleben, Hakomi oder das Aufsuchen von angst- und zwangauslösenden Situationen während der Exposition – alle diese Methoden zielen darauf, dem Patienten zu ermöglichen, die entsprechende Problematik real und aktuell erleben.

Gradmesser für dieses Erleben ist **die Aktivierung des Affekts.** Es versteht sich von selbst, daß bei aktiviertem Schema zum einen **aversive Affekte,** also Furcht, Schuld, Scham, Ekel, Neid, Eifersucht oder Wut und Haß auftreten, daß zum anderen eine hohe Tendenz besteht, gelernte Verhaltensmuster zur Affektreduktion – also das eigentliche manifeste Problemverhalten –, einzusetzen. Nur wenn der Patient sich in die Lage versetzt (in der Regel mit Hilfe des Therapeuten), auf diese eingeschliffenen Verhaltensmuster zu verzichten, wird er imstande sein, neue, adäquate Verhaltensmuster zu erlernen bzw. die Schemata zu reorganisieren. Die obengenannte Triade muß also erweitert werden: **Aktivierung von Schemata – Irritation – Reaktionsverhinderung – Reorganisation.**

Sicherlich stehen eine Vielzahl von Methoden und stilistische Variationen zur Verfügung, die darauf zielen, den Patienten zu ermutigen, trotz der aversiven Affektlage auf die „eingeschliffenen" pathologischen Problemlösestrategien zu verzichten. Fast immer aber ist die aktive Präsenz und Unterstützung des Therapeuten vonnöten. Einige grundlegende Faktoren sind jedoch zu beachten:

Zunächst sollte sichergestellt sein, daß der Patient in der Lage ist, die **aktivierten aversiven Affekte zu modulieren.** Exposition während Medikamenten- oder Drogenentzug erscheint ähnlich kontraindiziert wie Streßinduktion während psychotischer Episoden. Auch Patienten, die zu streßgetriggerten dissoziativen Phänomenen neigen, sind kaum in der Lage, ihre Kognitionen einzusetzen, um aversive Affekte adäquat zu regulieren. Die Vermittlung von Fertigkeiten zur Streßtoleranz und Emotionsmodulation sollte bei diesen Patienten Vorrang haben.

Des weiteren ist darauf zu achten, daß die Induktion problematischer Schemata unter Reaktionsverhinderung fast immer aversive Affekte hervorruft, **die auf den Therapeuten bezogen sind.** Schließlich wird er **Zeuge** einer das Selbstwertgefühl belastenden Situation, und dies ist häufig sehr schambesetzt. Zudem erschwert der Therapeut es dem Patienten, seine subjektiv als kurzfristig erfolgreich erlebten Handlungsmuster anzuwenden. Scham, Ärger und Wut über den Therapeuten sind also zu erwartende und adäquate Affekte während dieser Phase der Therapie. Das zentrale Modul, um diese therapiegefährdenden Kräfte auszubalancieren, ist **die aktive Beziehungsarbeit** durch den Therapeuten. Der Therapeut sollte also wissen, welche Möglichkeiten zur Schamreduktion zur Verfügung stehen, er sollte den Patienten darauf vorbereiten, daß die Beziehung belastet werden wird, er sollte insbesondere diese negativen Affekte nicht auf sich selbst beziehen oder dem Patienten anlasten, sondern diese als immanenten Bestandteil des Schemareorganisationsprozesses verbalisieren und entschärfen.

Und schließlich ist es Aufgabe des Therapeuten, darauf zu achten, daß der Patient tatsächlich in die Lage versetzt wird, **alternative Lösungsmöglichkeiten** zu entwickeln. Auch hier bietet sich ein breites Methodenspektrum an. Die Auswahl sollte jedoch nicht von der schulenspezifischen Ausbildung des Therapeuten, sondern von den jeweiligen Bedürfnissen des Patienten bestimmt sein. Am suffizientesten gelten sicherlich Techniken, die auf die Aktivierung **individueller Ressourcen** des Patienten zielen. Gelingt dies nicht, so ist der Therapeut gehalten, seinerseits aktiv Bewältigungsmöglichkeiten anzubieten und darauf zu achten, daß diese vom Patienten als positive Erfahrung gewertet werden können. Der von manchen therapeutischen Schulen vertretene Standpunkt, es sei ausschließliche Aufgabe des Patienten, Alternativen zu entwickeln, ist sicherlich nicht mehr zeitgemäß und therapeutisch kontraproduktiv. Der Therapeut sollte sich also möglichst **vor** der Aktivierung von problematischen Schemata vergewissern, ob er tatsächlich selbst über die entsprechende Kompetenz zur adäquaten Problemlösung verfügt.

Ressourcenaktivierung

GRAWE (1996) subsumiert unter diesem Wirkfaktor „alle individuellen und interpersonalen Ressourcen, motivationale und potentiale, kommunizierbare und nur erschließbare Eigenarten, die der Patient in die Therapie mitbringt". Parallel zur Problemanalyse sollte daher eine spezifische Ressourcenanalyse durchgeführt werden. Insbesondere Vertreter der hypnotherapeutischen Schulen betonen die fundamentale Bedeutung der Ressourcenaktivierung für die Generierung neuer intrapsychischer und interindividueller Schemata. Zahlreiche imaginative Techniken wurden entwickelt, um Problem- und Ressourcenebene **parallel** zu aktivieren und neue „Verknüpfungen" zu generieren.

Ressourcenaktivierung ist während des gesamten therapeutischen Prozesses bedeutsam. Bereits in der Explorationsphase wird Wert gelegt auf individuelle Erklärungsmodelle der Problementwicklung und auf sog. diskriminierende Variablen, also Bedingungen, unter denen es gerade **nicht** zur Aktivierung der problematischen Handlungsweisen kommt. Bisweilen erscheint es auch hilfreich, die kreative Seite der pathologischen Handlungsmuster zu betonen, immer aber ist es sinnvoll, bereits sehr früh zu eruieren, unter welchen Bedingungen der Patient bereits die Erfahrung gemacht hat, schwierige Umstände eigenständig zu meistern. Verweise darauf, daß er das Potential zur Veränderung in sich trägt, stärken nicht nur die Motivation, sondern bahnen die Entwicklung von Verantwortungsübernahme für den weiteren therapeutischen Verlauf durch den Patienten (Selbstmanagement). Wie bereits erwähnt ist der Therapeut gehalten, dafür zu sorgen, daß während der Phase der Problemaktualisierung immer auf Ressourcen zurückgegriffen werden kann oder neu erlernte Fertigkeiten in das Verhaltensrepertoire übernommen werden. Stets sollte der Patient das Gefühl haben, die entscheidenden Schritte in hohem Maße **selbständig geleistet** zu haben und damit nicht auf die permanente Unterstützung durch den Therapeuten angewiesen zu sein.

Die therapeutische Beziehung

Daß eine positive Therapiebeziehung als der empirisch am besten belegte Wirkfaktor gilt, ist mittlerweile nicht mehr umstritten (ORLINSKY ET AL., 1994). Wie derartige Beziehungen gestaltet sind und unter welchen Bedingungen sie wirken, ist jedoch ein weites Feld. Konzepte, die eine differenzierte Forschung ermöglichen würden, stehen noch in den Anfängen. Welche Dimensionen charakterisieren die Fähigkeit eines Therapeuten, eine tragfähige therapeutische Beziehung einzuleiten? Ist es die Expertise des Therapeuten, seine menschliche Wärme, das Ausmaß seines Einfühlungsvermögens, die Herstellung einer kritischen Distanz, seine „Echtheit", sein Humor, seine Leidensfähigkeit, seine Fähigkeit zur Selbstreflexion? Oder ist es vielmehr die Fähigkeit, kognitive und emotionale Schemata des Patienten zu erspüren und in der Anfangsphase der Therapie dementsprechend kongruent zu antworten? Welcher „Methoden" bedienen sich erfolgreiche Therapeuten, die in der Lage sind, den unterschiedlichsten Patientenpersönlichkeiten das unmittelbare Gefühl zu vermitteln, „verstanden zu werden"? Solange die Antworten auf diese Fragen lediglich im Anekdotischen zu suchen ist, bleibt ein wesentlicher Aspekt der Ausbildung junger Therapeuten dem Zufall oder der Auffassung der jeweiligen therapeutischen „Schule" überlassen.

Auch die Art und Weise, in der die Beziehung den therapeutischen Prozeß beeinflußt, ist weitgehend ungeklärt: Sicherlich spielt sie eine tragende Rolle zur Motivationsentwicklung, als Ressource während schwieriger Prozesse, als positives Modell, als Reorganisationsmuster für dysfunktionale Selbsteinschätzungen usw. Nicht zu unterschätzen ist jedoch auch die Gefahr einer guten therapeutischen Beziehung. Zum einen besteht bei jeder Therapie unweigerlich die Tendenz, konfrontative und konfusionierende, also „schemairritierende" Methoden zugunsten einer wohlwollenden tragfähigen Interaktion in den Hintergrund zu stellen, zum anderen behindert Scham, die ja entsteht, wenn Diskrepanzen zwischen Selbstbild und Realität auftauchen, häufig die Aktivierung von problematischen Schemata. Je mehr Achtung, Respekt und Vertrauen dem Therapeuten entgegengebracht werden, desto schwieriger ist es, ihm die eigenen Niedrigkeiten und Peinlichkeiten „vor Augen zu führen". Wie immer bestimmt die Balance zwischen Nähe und Distanz, zwischen Verständnis und Drängen auf Veränderung, zwischen gewährender und fordernder Haltung die Kunst therapeutischer Beziehungsgestaltung.

Schritt 6: Transfersicherung

Das Ziel aller psychotherapeutischen Bemühungen ist die **Erweiterung der individuellen Freiheitsgrade** im **Alltag des Patienten.** Rigide dysfunktionale Verhaltensmuster werden ersetzt durch ein breiteres, häufig bewußter gesteuertes Repertoire, das eine flexiblere Reagibilität und damit Gestaltungsmöglichkeit des psychosozialen Umfeldes ermöglicht. Es versteht sich daher von selbst, daß die Umsetzung des neu Erlernten im Alltag bereits Bestandteil der Therapieplanung sein sollte. Bei genauerer Analyse des sozialen Umfeldes finden sich in aller Regel eine Reihe von Faktoren, welche die bisherigen, problematischen Verhaltensmuster bestärken und aufrechterhalten bzw. die Etablierung neuer Verhaltensmuster erschweren. Erweist es sich als schwierig, dem Patienten zu vermitteln, wie er seine Partner oder Bezugspersonen zu instruieren hat, so sollte die fakultative Einbeziehung der Betreffenden in Erwägung gezogen werden. Immer aber ist der Patient über Rückfallmöglichkeiten und rasches Krisenmanagement zu instruieren!

Schritt 7: Therapieevaluation

Die Forderung nach Qualitätsmanagement psychotherapeutischer Arbeit wird in den nächsten Jahren sicherlich mit Recht noch deutlicher formuliert werden. Schon heute liegen eine Reihe gut operationalisierter Meßinstrumentarien vor, die auch für Therapeuten, die in der Praxis arbeiten, anwendbar sind. Insbesondere die neu entwickelten digitalisierten Methoden ermöglichen eine Abgleichung der jeweiligen Therapieverläufe und -ergebnisse mit parallelisierbaren Patientengruppen, so daß eine Qualitätskontrolle der eigenen Arbeit möglich erscheint (GRAWE ET AL., 1998).

6.2 Störungsspezifische Psychotherapie

Vor dem Hintergrund einzelner psychotherapeutischer Prozesse soll im Folgenden das Konzept störungsspezifischer Psychotherapien erörtert werden, wobei von der Grundannahme ausgegangen wird, daß die Charakteristika des klinischen Bildes spezielle Interventionsstrategien erfordern.

Kritik der schulengebundenen Psychotherapien (Tab. 5-7)

Gegen die kritiklose Anwendung der dargestellten Schulen bei dem Gesamtspektrum psychischer Störungen sprechen folgende Argumente:

Obwohl eine Vielzahl von Psychotherapieverfah-

Tabelle 5-7 Kritikpunkte an schulengebundener Psychotherapie.

- ungenügender empirischer Wirksamkeitsnachweis für viele Psychotherapieverfahren
- mangelnde wissenschaftliche Absicherung der zugrundeliegenden theoretischen Konzepte
- unangemessener Universalitätsanspruch mit ungenügenden Forschungsbestrebungen zur Differentialindikation einzelner Psychotherapieverfahren
- Widerstand vieler Psychotherapieschulen, andere Therapiemethoden wie Pharmakotherapie, Soziotherapie etc. zu integrieren
- oft kein Bezug zwischen psychotherapeutischer Intervention und den spezifischen Anforderungen des konkreten Krankheitsbildes

ren angeboten wird, liegen – wie bereits dargestellt – lediglich für **wenige,** deswegen in diesem Buch ausführlicher dargestellte **Richtungen kontrollierte Evaluationsstudien** vor. Dies gilt auch meist nur für bestimmte und keineswegs für alle psychischen und psychosomatischen Störungsbilder. Die umfangreiche Analyse zur Evaluationsforschung von GRAWE und Mitarbeitern hat somit den klinischen Wert vieler Psychotherapieschulen in Frage gestellt (GRAWE ET AL., 1994).

Ein Großteil der Psychotherapierichtungen basiert auf **empirisch nicht oder nur zum Teil belegten Theorien.** Dies gilt z. B. für die Triebtheorie oder die Selbstkonzepte psychoanalytischer Verfahren, für theoretische Modelle kognitiver Therapien oder das Persönlichkeitskonzept der Gesprächspsychotherapie. Auch wenn ein klinischer Effektivitätsnachweis empirisch gelang, bedeutet dies nicht, daß das zugrundeliegende theoretische Modell valide ist.

Darüber hinaus haben die meisten Psychotherapieschulen lange einen bisher nicht einzulösenden **Universalitätsanspruch** erhoben. Viele Schulen, wie die Gesprächspsychotherapie, die Psychoanalyse oder die Gestalttherapie, hatten den Anspruch, die Psychotherapiemethode der Wahl für alle bzw. die meisten psychischen Störungen zu sein. Es erscheint jedoch sehr zweifelhaft, ob jede Methode undifferenziert auf alle psychischen Störungen angewandt werden kann. Dieser Universalitätsanspruch spiegelt sich in bislang ungenügenden Forschungsbestrebungen zur Differentialindikation der einzelnen Verfahren wider.

Ein weiterer Kritikpunkt richtet sich auch weiterhin gegen den Widerstand der meisten Schulen, **andere Therapiemethoden,** wie Pharmakotherapie, Soziotherapie aber auch Elemente anderer Therapierichtungen **systematisch und dem gegenwärtigen Forschungsstand entsprechend zu integrieren.** Insbesondere die Unterlassung einer additiven pharmakotherapeutischen Behandlung kann schwerwiegende Folgen für den Patienten haben.

Eine Vielzahl von Studien hat die Überlegenheit der **Kombinationsbehandlung** bei vielen gewichtigen psychischen Erkrankungen nachgewiesen (KLERMAN ET AL., 1991). Bei schwereren depressiven Erkrankungen z. B. kann eine Gefährdung des Patienten nicht ausgeschlossen werden, wenn auf eine zusätzliche Pharmakotherapie verzichtet wird. Auch muß die Unterlassung einer Konfrontationsbehandlung bei jeder Form der Psychotherapie von Angststörungen kritisch beurteilt werden.

Psychotherapeuten, die sich vornehmlich an einer Schulrichtung und an den Klagen des Patienten orientieren, basieren ihr Vorgehen nicht systematisch auf den **Ergebnissen wissenschaftlicher Forschung** zur Genese bestimmter Störungsbilder. Bei Depressionen konnte z. B. nachgewiesen werden, daß Verlusterlebnisse, chronische Partnerschaftskonflikte, neue Rollenanforderungen und defizitäre soziale Kompetenzen das Auftreten und die Aufrechterhaltung depressiver Störungen entscheidend bestimmen. Im Gegensatz zur störungsspezifischen Psychotherapie suchen Psychotherapieschulen primär nach den von ihrer Theorie favorisierten Problembereichen, z. B. Objektbeziehungsstörung, orale Fixierung, Triebkonflikt, lerntheoretisch begründete kognitive Verzerrung oder operante Fehlkonditionierung.

Bezüglich der dargestellten allgemeinen Wirkfaktoren der Psychotherapie besteht oft keine Ausgewogenheit, sondern eine massive Überbewertung der Aspekte der Klärung und Problemaktualisierung gegenüber Problembewältigung und Ressourcenaktivierung bei den psychodynamischen Therapieformen. Bei der Verhaltenstherapie besteht das Problem vice versa.

Insgesamt kann man für viele Therapierichtungen zusammenfassen, daß lange Zeit oft **kein Bezug zwischen psychotherapeutischer Intervention und den spezifischen Anforderungen des konkreten Krankheitsbildes** zu erkennen war. Psychoanalytische Behandlungsmethoden wandten die Technik der Übertragung und Gegenübertragung sowie der Widerstandsdeutung auf alle möglichen psychischen Störungen an, ohne daß in der Regel störungsspezifische Elemente wie spezifische Krankheitsaufklärung oder spezifische Strategien zur Symptombewältigung erkennbar wären. In der Verhaltenstherapie wurden z.B. soziale Defizite bei depressiven Patienten vergleichbar behandelt wie soziale Defizite bei Angsterkrankungen oder Persönlichkeitsstörungen, und zwar unter der Annahme, daß soziale Defizite bei affektiven Störungen denen anderer Störungsbilder entsprächen. Zwar ist hier – wie bei der Darstellung der wichtigsten Therapieschulen beschrieben – eine deutlich stärkere Beachtung der ICD-Diagnostik und der sich daraus ergebenden differentialtherapeutischen Konsequenzen zu erkennen, doch sollte unseres Erachtens, wie im Folgenden dargestellt, dieser Prozeß weiterentwickelt werden.

Das Konzept „störungsspezifischer Psychotherapien"

Das international immer breiteren Raum einnehmende Konzept ist nicht explizit auf eine Therapieschule fixiert, sondern auf die Charakteristika des konkreten Krankheitsbildes bezogen. Dies würde zunächst die genaue Charakterisierung der Krankheitsmerkmale, dann eine diagnostische Festlegung und daraus abgeleitet spezielle psychotherapeutische Interventionen erfordern.

Der Begriff „störungsspezifisch" muß allerdings relativiert werden, da die einzelnen psychotherapeutischen Interventionen nicht „spezifisch" für ein einzelnes Krankheitsbild sind, sondern einzelne Therapiemodule für mehrere Krankheitsbilder entwickelt wurden und relevant sind (z.B. Reizkonfrontationsverfahren bei Zwangsstörungen, Panikstörungen, Phobien und posttraumatischen Belastungsstörungen). Insofern könnte man auch von **einer „störungsorientierten Psychotherapie"** sprechen. Sie verfolgt den Ansatz, Psychotherapie-Module für verschiedene Problembereiche, die durch die spezielle Symptomgestaltung, aber auch durch typische Lerngeschichten, psychodynamische oder innerpsychische Konflikte und zwischenmenschliche Problemkonstellationen des jeweiligen Krankheitsbildes hervorgerufen werden, zu entwickeln und auf diese anzuwenden.

Besonders eindrucksvolle Beispiele für störungsspezifische und damit therapierelevante Problembereiche sind die Anorexia nervosa, Depressionen oder Zwangsstörungen. Andere Therapiestrategien, wie sozio- bzw. pharmakotherapeutische Interventionen, sollten explizit mit einbezogen werden. Dies gilt für alle Störungsbilder, bei denen inzwischen die Überlegenheit der Kombination von Psychotherapie und z.B. Pharmakotherapie empirisch abgesichert ist, wie beim Alkoholismus, bei schweren affektiven, schizophrenen oder Zwangsstörungen.

Störungsspezifische Psychotherapie würde sich z.B. bei Anorexia-nervosa-Patienten in einem Gesamtbehandlungsplan aus Ernährungsberatung, Körpertherapie, eventuell Pharmakotherapie (z.B. bei einer sekundären Depression), Ergotherapie und beruflicher Belastungserprobung und rehabilitativen Ansätzen einfügen. Die Psychotherapie wird krankheitstypische Konflikte wie Abhängigkeits-Autonomie-Konflikte, Körperschemastörungen, Selbstwertprobleme und Sexualängste thematisieren müssen.

Je nach Störungsbild und Stand der empirischen Evaluationsforschung kann Psychotherapie das Hauptbehandlungsverfahren sein. Störungsspezifische Psychotherapie versteht sich als ein Baustein in einem durch die Art und den Schweregrad der Erkrankung notwendigen mehrdimensionalen Behandlungskonzept.

Eine solche störungsspezifische Sichtweise bedeutet nicht, daß man die individuellen Erfordernisse und Bedürfnisse des Patienten außer acht läßt. Das Konzept geht aber davon aus, daß die Störung zu einem Zustand führt, in dem Individuen mit prä-

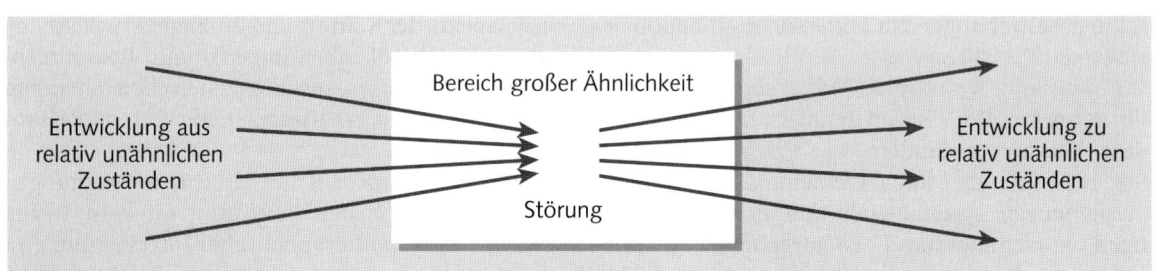

Abbildung 5-7 Angleichung individueller Eigenschaften durch das Störungsbild im Zeitverlauf (nach Caspar und Grawe, 1997).

morbid unterschiedlichsten Charakterzügen und Eigenschaften durch die Erkrankung große Ähnlichkeiten im Verhalten, emotionalen Erleben und in kognitiven Abläufen aufweisen (Abb. 5-7).

Depressive Patienten zeigen im Zustand der Depression große Ähnlichkeiten in Psychomotorik, Mimik, affektiver Gestimmtheit, kognitiver Verzerrungen, somatischer und psychovegetativer Symptome etc. Gleiches gilt auch für Angstpatienten bei Panikattacken, für Patienten mit Zwangserkrankungen oder für Borderlinepatienten. Ohne diese interindividuell ähnlichen psychopathologischen Charakteristika einer akuten psychischen Erkrankung wäre eine Klassifikation und Diagnostik psychischer Störungen nicht möglich. Störungsspezifische Psychotherapie setzt neben den individuellen Ansatzpunkten des Patienten an genau diesen, durch das Störungsbild verursachten Problembereichen an. Mit zunehmendem Abklingen des akuten Zustandsbildes löst sich auch der Bereich großer Ähnlichkeiten in der akuten Krankheitsphase auf und macht wieder einer stärkeren Individualisierung Platz, die veränderte psychotherapeutische Strategien erfordert.

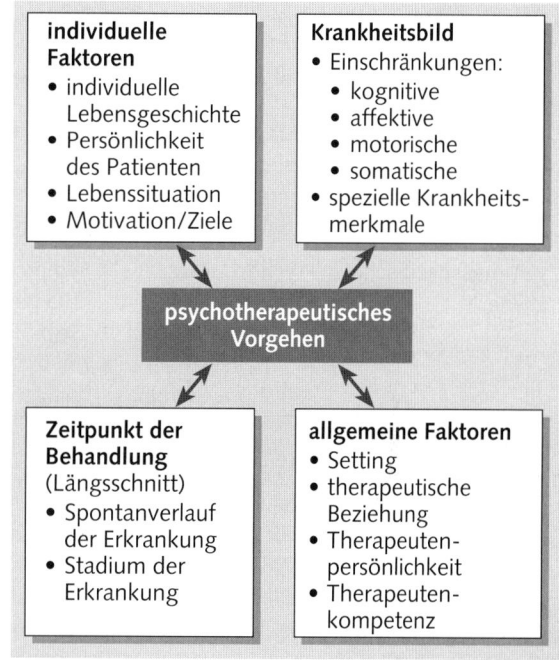

Abbildung 5-8 Determinanten für die Strukturierung der Psychotherapie.

Bestimmende Faktoren für das psychotherapeutische Vorgehen

Um die Besonderheit störungsspezifischer Psychotherapie zu verdeutlichen, sollten zunächst Determinanten für die Strukturierung des psychotherapeutischen Prozesses herausgearbeitet werden (Abb. 5-8). Das psychotherapeutische Vorgehen wird u. a. durch vier Bereiche bestimmt:

- **Individuelle Faktoren des Patienten.** Sie haben ohne Frage entscheidenden Einfluß auf das Vorgehen. Sie werden durch die individuelle Lebensgeschichte, die Fähigkeiten und die Persönlichkeit des Patienten, die aktuelle Lebenssituation sowie die Lebens- und Therapieziele des Patienten und seiner Motivation zur Behandlung gestaltet.
- **Psychotherapieimmanente Faktoren.** Sie bestimmen ebenfalls das Vorgehen. Für den Prozeß ist u. a. die Wahl des Settings und die Art der therapeutischen Beziehung entscheidend. Auch sind psychotherapeutisches Vorgehen und der Erfolg abhängig von der Kompetenz des Therapeuten, d. h. davon, welche Erfahrung er besitzt, welche Verfahren er gelernt hat und wie er sie einsetzt.
- **Das gegenwärtige Krankheitsbild.** Es bestimmt mit seinen speziellen kognitiven, affektiven, motorischen und somatischen Einschränkungen ebenfalls die Erfordernisse und den Ablauf der Therapie. Spezielle Krankheitsmerkmale, wie schwere Körperschemastörungen bei Anorexie oder Suizidalität bei affektiven Störungen, erfordern beispielsweise spezielle Interventionen.
- **Der Zeitpunkt und Spontanverlauf im Längsschnitt.** Er entscheidet zusätzlich das psychotherapeutische Vorgehen. Es ist von Bedeutung, ob es sich um einen episodischen Verlauf mit zu erwartendem spontanem Abklingen der Erkrankungsphase – wie bei der Depression – oder um ein chronisches Krankheitsbild ohne Spontanremissionstendenz – wie bei einer Zwangsstörung – handelt. Außerdem ist das gegenwärtige **Stadium der Erkrankung** entscheidend, ob der Patient in einer Akutphase, in der Erhaltungsphase oder in der Phase der Rückfallprophylaxe zur Therapie kommt. All diese Aspekte sollten Berücksichtigung finden, ob eine Kurz- oder Langzeittherapie und in welcher Frequenz und auf welche Ziele gerichtet indiziert ist (Tab. 5-8).

Tabelle 5-8 Psychotherapie im Zeitverlauf.

	Akutphase	Erhaltungsphase	Rückfallprophylaxe	Rückfallbehandlung
allgemeine Ebene	■ therapeutische Beziehung ■ Compliance ■ Setting	■ Compliance	■ Compliance	■ Setting
störungsspezifische Ebene	■ Psychoedukation ■ Störungsgenese ■ Symptomreduktion ■ Alternativverhalten ■ Angehörigenarbeit ■ ggf. medikamentöse Behandlung	■ Symptomreduktion erhalten (Selbstmanagement) ■ Alternativverhalten festigen ■ Angehörigenarbeit	■ Alternativverhalten ■ Sensibilisierung für Frühsymptome ■ ggf. medikamentöse Behandlung	■ Rückfallanalyse ■ Symptomreduktion („Booster") ■ ggf. medikamentöse Behandlung
individuelle Ebene	■ Ressourcen ■ Defizite ■ Funktionalität	■ Bearbeitung krankheitsaufrechterhaltender Faktoren ■ Funktionalität ■ Lebensplanung/-ziele	■ Funktionalität ■ Lebensplanung/-ziele ■ systemischer Ansatz ■ Streßmanagement	■ Auslöser im psychosozialen Umfeld? ■ intrapsychische Auslöser?
Frequenz ambulant stationär	|||||||||||||||||||| ———— ————	| | | | | | | | |	|	|||||||||||||| ———— ————

Einfluß der Krankheitsphase auf den therapeutischen Prozeß

Aus der Sicht störungsspezifischer Psychotherapie wird nicht nur das **Verhalten des Patienten, sondern auch das des Therapeuten entscheidend durch das Störungsbild des Patienten geprägt.** Therapiemotivation, Lebensziele, Ressourcen und Defizite sehen bei einem depressiven Patienten in der Akutphase der Erkrankung völlig anders aus als in der Remission. Im Folgenden soll detaillierter dargestellt werden, wie stark die Erkrankungsphase den therapeutischen Prozeß bestimmt:

Die **Akutphase** bedingt in der Regel ein Vorgehen mit folgenden Kernelementen:

- spezielle Gestaltung der therapeutischen Beziehung durch die Charakteristika des Krankheitsbildes
- psychoedukative Interventionen für Patienten und Angehörige und Darstellung eines entsprechenden Krankheitsmodells
- Kombination mit weiteren störungsspezifischen Interventionen (z.B. medikamentöser Behandlung oder Soziotherapie)
- Abbau selbst- und therapieschädigenden Verhaltens (z.B. Suizidalität), Sicherung der Compliance
- Analyse der Symptomgenese vor dem biographischen Hintergrund
- Symptomreduktion durch störungsspezifische Interventionen (z. B. Reizkonfrontationstechniken)
- Aufbau von Alternativverhalten und Reduktion krankheitsaufrechterhaltender Faktoren

Der Patient muß zum Therapeuten Vertrauen fassen können und sollte wissen, wie sich sein Zustandsbild erklärt und an welcher Erkrankung er leidet, um vorübergehende bzw. eventuell länger andauernde Beeinträchtigungen zu verstehen und sich entsprechend darauf einzurichten. Bereits zu Beginn ist die differentialdiagnostische Frage zu klären, ob neben der Psychotherapie auch andere, z. B. pharmakologische, Therapien indiziert sind. Dies hängt sehr mit dem Vorliegen potentiell selbstschädigender oder eine Therapie behindernder Symptomatik zusammen (Suizidalität, Abbruchtendenzen, Selbstverletzungen, Suchtverhalten etc.). Wenn notwendig, müssen diese Probleme vor einer weiteren Analyse des Störungsbildes therapiert werden. Danach wird man mit dem Patienten die Störungsgenese herausarbeiten, um ein Erklärungsmodell zu entwickeln, wie sich die vorliegende Erkrankung vor dem Hintergrund der individuellen Lebensgeschichte entwickelt hat.

In der Akutphase der Erkrankung wird es vor allem darum gehen, die Krankheitssymptome des Patienten zu reduzieren (Bewältigung). Dies erfolgt durch Interventionen, die gezielt die beeinträchtigenden Symptome beeinflussen. Dies kann bei depressiven Erkrankungen Aktivitätsaufbau und gezielter Einsatz positiver Verstärkung sowie Modifikation depressionstypischer kognitiver Verzerrungen sein, während bei Panikstörungen, Zwangsstörungen oder phobischen Störungen Reizkonfrontationstechniken eingesetzt werden. Parallel zur Symptomreduktion wird Alternativverhalten aufgebaut, das ebenfalls die spezielle Symptomenkonstellation und den psychosozialen Kontext berücksichtigen muß. Dabei werden vor allem die Ressourcen des Patienten aktiviert. Je nach Störungsbild und psychosozialem Kontext werden die Angehörigen in der Regel in die therapeutische Arbeit einbezogen.

Die Interventionen während der Akutphase werden in der Regel hochfrequent durchgeführt, und zwar je nach Schwere des Störungsbildes ambulant oder stationär.

Während der **Erhaltungsphase** wird es in der Regel darum gehen, dem Patienten mit dem Selbstmanagementansatz zu ermöglichen, weiter an der Symptomreduktion zu arbeiten und das Alternativverhalten zu festigen. In dieser Phase wird die Bearbeitung krankheitsaufrechterhaltender Faktoren mehr an Bedeutung gewinnen. Weiterreichende Therapieziele bezüglich der zukünftigen Lebensgestaltung treten gegenüber symptomorientierten Interventionen in den Vordergrund. Im Sinne der beschriebenen sogenannten Transfersicherung soll der Patient seine Freiheitsgrade im Alltag kontinuierlich erweitern. Die Funktionalität der Symptomatik im familiären oder beruflichen Kontext muß z.B. von einem systemischen Ansatzpunkt bearbeitet werden, da sich nach Symptomreduktion häufig familiäre oder andere psychosoziale Strukturen verändern und ein neues Gleichgewicht gefunden werden muß. Dies erfolgt in der Regel ambulant einmal pro Woche oder alle 14 Tage.

Während der Phase der **Rückfallprophylaxe** geht es in der Regel um Sensibilisierung für Frühsymptome, damit ein drohender Rückfall in Belastungssituationen rechtzeitig erkannt und entsprechend behandelt werden kann. Außerdem dominiert weiterhin die Bearbeitung krankheitsaufrechterhaltender Faktoren, daneben die Bearbeitung von Lebensplanung sowie das Streßmanagement. Die Sitzungen sind niederfrequent.

Da es sich bei vielen psychischen Störungen um chronische Störungsbilder mit Rückfallgefährdung handelt, kann unter Umständen eine **Rückfallbehandlung** notwendig werden. Rückfall bedeutet Wiederauftreten der Symptome und damit Aktualisierung des Krankheitsbildes. In diesem Zusammenhang werden wieder störungsspezifische Behandlungselemente notwendig, wie sie für die Akutbehandlung beschrieben wurden. Das Krankheitsbild mit seinen charakteristischen Symptomen bestimmt wieder die Therapie. Der Patient hat bei vorangegangener Akutbehandlung allerdings das Krankheitsbild und störungsspezifische therapeutische Interventionen kennengelernt, so daß man nicht „am Punkt Null" anfängt. Oft genügen beispielsweise bei Panikstörungen oder Zwangsstörungen sogenannte „booster sessions", um in einem kurzfristigen hochfrequenten Setting wieder zu einer Symptomreduktion zu gelangen.

Besondere Beachtung müssen jetzt die rückfallauslösenden Faktoren in der aktuellen Lebenssituation finden, um entsprechende therapeutische Interventionen, beispielsweise im Bereich Partnerschaft, Beruf oder erweitertem sozialem Umfeld, zur weiteren Rückfallprophylaxe einleiten zu können.

Komorbidität

Zum Abschluß soll auf eine klinisch außerordentlich relevante, aber kaum untersuchte Frage eingegangen werden: Welche Bedeutung hat das Problem der **Komorbidität**? Das Vorliegen einer Anorexia nervosa zusätzlich zu einer Borderline-Störung hat beispielsweise entscheidende Bedeutung für die Wahl der Therapiestrategie. Welche Störung wird zuerst behandelt, die „Primärstörung" oder die „sekundäre Störung"? Pragmatisch wird man häufig von einer **„Prioritäten-Regel"** ausgehen, daß die Symptomatik zunächst behandelt wird, die den Patienten am meisten gefährdet bzw. beeinträchtigt und von deren Behandlung die größte Wirkung für den weiteren therapeutischen Prozeß zu erwarten ist.

Außerdem ist in der Psychotherapieforschung bislang noch nicht ausreichend untersucht, welche psychotherapeutischen Methoden bzw. Interventionen im **Längsschnittprozeß** solcher komplexer Krankheitsverläufe eingesetzt werden sollen. Hier wäre Raum für den Einsatz von Interventionsstrategien, die sich aus den verschiedensten Psychotherapieschulen herleiten. D.h. auch, daß störungsspezifische Psychotherapie nicht die Existenz verschiedener Psychotherapieschulen leugnet. Es bedeutet vielmehr, daß unideologisch verschiedene Psychotherapiemethoden gelernt und indizierte Module in der psychotherapeutischen Praxis eingebracht werden können.

Schlußbemerkung

Störungsspezifische Psychotherapie würde den krankheitsbedingten Erfordernissen gerecht, ohne die individuellen Erfordernisse des Patienten zu vernachlässigen. Hieraus ergäbe sich eine Bereicherung psychotherapeutischer Möglichkeiten und möglicherweise eine weitere Effektivitätssteigerung von Psychotherapie. In diesem Lehrbuch wird bei den einzelnen Störungsbildern so weit als bereits möglich versucht, solche Therapiewege darzustellen.

> **Resümee**
>
> „Störungsspezifische" Psychotherapie ist nicht explizit fixiert auf eine Therapieschule, sondern bezieht sich auf die Charakteristika des konkreten Krankheitsbildes. Dies bedeutet zunächst eine diagnostische Festlegung, dann die genaue Charakterisierung der Krankheitsmerkmale der psychischen Störung und daraus abgeleitet spezielle psychotherapeutische Interventionen. Störungsspezifische Psychotherapie versteht sich als ein Therapieansatz im Rahmen eines Gesamtbehandlungsplans zusammen mit somatischen Therapieansätzen (z.B. Pharmakotherapie), Behandlung einer körperlichen Grunderkrankung und soziotherapeutischen Interventionen. Der Diagnose und Erfassung des klinischen Bildes kommt deswegen eine zentrale Bedeutung zu, da man die Störung als qualitativ verschieden vom „Normalzustand" beschreibt, die alle Faktoren, die am psychotherapeutischen Prozeß beteiligt sind, entscheidend prägt. Dies gilt für individuelle Patientenfaktoren, Therapeutenfaktoren, Setting, Wahl der therapeutischen Interventionen etc. Je akuter das Krankheitsbild, um so bedeutsamer ist der Einfluß des Störungsbildes auf den psychotherapeutischen Prozeß. Mit zunehmender Entaktualisierung der Störung verlieren störungsspezifische Interventionen an Bedeutung, während die Bearbeitung krankheitsaufrechterhaltender Faktoren, weitreichendere Therapieziele und die Funktionalität der Erkrankung im familiären oder beruflichen Kontext in den Vordergrund treten.
>
> Störungsspezifische Psychotherapie bedeutet nicht, daß die individuellen Bedürfnisse des Patienten außer acht gelassen werden. Es bedeutet aber, daß eine Reihe von psychotherapeutischen „Behandlungselementen", die durch die Charakteristika des Krankheitsbildes bestimmt werden, Bestandteil der Psychotherapie sind. Zu diesen Kernelementen gehört: spezielle Gestaltung der therapeutischen Beziehung, Psychoedukation, Kombination mit weiteren störungsspezifischen Interventionen, Abbau selbst- und therapieschädigenden Verhaltens, Analyse der Symptomgenese vor dem biographischen Hintergrund, Symptomreduktion durch störungsspezifische Interventionen sowie Aufbau von Alternativverhalten.

7 Negative Effekte von Psychotherapie

Eine Psychotherapie ist mit dem Risiko verbunden, daß sie nicht nur nicht hilft, sondern sogar schadet. Dies kann zu **Therapieabbrüchen** oder einer **Verschlechterung** bis hin zur Suizidalität oder psychotischen Entgleisung führen. Dies kann durch den **Patienten,** das **Therapiekonzept** und/oder den **Therapeuten** bedingt sein.

Trotzdem wurde lange Zeit davon ausgegangen, daß Psychotherapie entweder hilft oder zumindest dem Patienten nicht schadet. Nicht zuletzt das Publikwerden der Tatsache, daß 5 bis 10% der Psychotherapeuten im Laufe ihrer Berufstätigkeit **intime Beziehungen** mit ihren Patientinnen eingehen, ließ an dieser Auffassung massiven Zweifel entstehen.

GRAWE und MEZENEN (1985) wandten sich im Rahmen einer **Metaanalyse** publizierter, kontrollierter Psychotherapiestudien der Frage zu, wie häufig negative Wirkungen von Psychotherapie vorkommen. Nur eine sehr begrenzte Zahl von Studien machte jedoch hierzu verwertbare Angaben. Die Analyse erbrachte, daß in **30%** der Studien, die eine Beurteilung möglich machten, ein **negativer Effekt** der Psychotherapie anzunehmen war. Andere Autoren gehen davon aus, daß in etwa **10%** der Psychotherapien eine Verschlechterung eintritt.

Diese Ergebnisse führten rasch zu der außerordentlich schwierigen Frage, wie eine durch Psychotherapie bedingte Verschlechterung, d.h. ein negativer Effekt der Behandlung, zu erfassen ist. Sind hierfür die **Angaben des Patienten selber,** die des **Therapeuten** oder **Dritter** wie Familienangehöriger oder Freunde des Patienten von Relevanz? Die Frage stellt sich insbesondere, wenn eine Diskrepanz in der Beurteilung des Therapieeffekts

7 Negative Effekte von Psychotherapie

zwischen den drei beteiligten Gruppierungen besteht.

Darüber hinaus ist zu differenzieren, ob die Psychotherapie selber oder **negative Lebensereignisse,** die unabhängig von der Therapie aufgetreten sind, für die Verschlechterung des Zustandes des Patienten verantwortlich sind. Es ist bekannt, daß negative Lebensereignisse den Verlauf einer Behandlung deutlich intensiver beeinflussen als positive Ereignisse.

Konsequenzen eines negativen Psychotherapieverlaufs

Negative Effekte einer Psychotherapie können in folgenden Konsequenzen ihren Niederschlag finden:

- Patienten können im Rahmen einer Behandlung **suizidal** werden oder **psychotisch entgleisen.** Letzteres wurde vor allen Dingen im Zusammenhang mit gruppendynamischen Seminaren publiziert (KÜFFERLE, 1988).
- Die zur Behandlung führende **Symptomatik** kann sich **verschlechtern.** Dies ist z.B. im Rahmen depressiver Erkrankungen, aber auch bei Zwangsstörungen oder bei paranoiden Entwicklungen beschrieben worden.
- Es kann im Rahmen einer Psychotherapie vorkommen, daß **neue Symptome** auftreten, wie etwa ein Alkohol- oder ein Medikamentenmißbrauch. Patienten können im Rahmen einer Depressionsbehandlung zunehmend massive Angstsymptome oder aggressive Verhaltensweisen zeigen. Gerade am Ende einer Therapie können sich solche Symptomverschiebungen oder -akzentuierungen einstellen.
- Häufig wurde die Befürchtung artikuliert, daß junge schizophrene Patienten im Rahmen einer Psychotherapie ihre **Zukunftsziele zu hoch ansetzen** und dann krankheitsbedingt diesen Zielsetzungen nicht gerecht werden. Daraus können sich starke Symptome von Hoffnungslosigkeit, Selbstwertzweifeln, aber auch überstarke Bindungen an den Therapeuten ergeben.
- Insbesondere im Zusammenhang mit Lehranalysen wurde beschrieben, daß eine Psychotherapie **eine „Psychopathisierung" der Persönlichkeit** bedingen kann. So gaben viele Psychotherapeuten an, daß sie im Rahmen ihrer sogenannten Lehranalyse negative Auswirkungen wie Labilisierung ihrer Partnerschaft, ein destruktives Ausagieren von Problemen und einen Rückzug bei sich beobachtet hätten.

Risiken für einen negativen Psychotherapieverlauf

Eine Reihe von **Risiken** für einen negativen Psychotherapieverlauf wurden durch empirische Untersuchungen belegt (Tab. 5-9):

Die **Erkrankung** ist für eine Psychotherapie **zu schwer,** d.h., Verschlechterungen im Laufe einer Therapie sind nicht notwendigerweise auf die Therapie zurückzuführen, sondern im Einzelfall ist ein progredienter Verlauf der Störung anzunehmen, der auch durch eine Therapie nicht beeinflußbar ist. Das gilt etwa für schwere **Borderline-Persönlichkeitsstörungen,** bei denen häufig Psychotherapien zu einer starken Zunahme der notwendig werdenden stationären Aufenthalte führt. Bei **schweren depressiven Episoden** ist gut belegt, daß alleinige Psychotherapie eher problematisch ist. Expositionstherapien bei schweren **Zwangserkrankungen** können ebenfalls zu einer Verschlechterung führen. **Psychotische Patienten** sind durch unvorsichtige psychotherapeutische Interventionen leicht zu labilisieren. Deswegen ist es unabdingbar, daß Therapeuten nicht nur Diagnosen stellen, sondern auch den Schweregrad der Erkrankung ihrer Patienten adäquat einschätzen.

Tabelle 5-9 Potentielle Faktoren für negative Wirkungen von Psychotherapie.

- zu schwere Krankheitsbilder
- Borderline-Störungen, Psychosen und schwere Zwangserkrankungen
- schizoide, mißtrauische und feindselige Patienten
- unempathische, aggressive oder narzißtische Therapeuten
- fehlende Übereinstimmung der Therapieziele von Patient und Therapeut
- zu kurze Psychotherapien bei Persönlichkeitsstörungen
- passiv schweigende bzw. zu stark deutende Haltung des Therapeuten
- bestimmte Psychotherapieformen wie Aversionstherapien, Psychoanalysen mit der Entstehung von Übertragungsneurosen, paradoxer Techniken, Hypnose, gruppendynamische Seminare, Gestalttherapie
- falsche Indikationsentscheidung

Offensichtlich sind Patienten, die besonders **mißtrauisch** sind, d.h. ein Defizit besitzen, zwischenmenschliches Vertrauen zu entwickeln, und besonders **feindselig** anderen Menschen und auch dem Therapeuten gegenüber sind, oft nicht in der Lage, von einer Psychotherapie zu profitieren.

Es konnte außerdem gezeigt werden, daß bei Therapeuten, die kein **Einfühlungsvermögen** und nur eine **begrenzte Empathie** für ihre Patienten aufbringen, ebenfalls die Gefahr gegeben ist, daß sich der Zustand ihrer Patienten verschlechtert. Dies gilt insbesondere für stark **narzißtisch bedürftige Therapeuten,** die ihre Patienten zur Stabilisierung ihres Selbstwertgefühls mißbrauchen. Die Untersuchungen zum **sexuellen Mißbrauch** von Patienten erbrachten, daß diese Gefahr insbesondere besteht, wenn die Therapeuten gerade eine Trennung hinter sich haben bzw. vereinsamt sind.

Eine wichtige Voraussetzung für erfolgreiche Psychotherapie ist eine **Konkordanz der Zielsetzung** des Patienten und des Therapeuten für den anstehenden psychotherapeutischen Prozeß.

- **Zu kurze Therapien** von weniger als 17 Stunden können zu einer Zunahme negativ verlaufender Psychotherapien insbesondere bei Persönlichkeitsstörungen und interpersonellen Schwierigkeiten führen (Howard et al., 1993),.
- **Zu häufige Passivität** und **Schweigen des Therapeuten** wie auch **zu viele Deutungen** sind mit der gesteigerten Gefahr negativer Wirkung einer Psychotherapie verbunden.

Ob es **einzelne Psychotherapien** gibt, die mit einer höheren Gefahr von negativen Effekten verbunden sind, ist nicht eindeutig geklärt. Dies wird insbesondere für die Gestalttherapie, aber auch für die Aversionstherapie, die Hypnose und analytische Therapien, in deren Rahmen eine sogenannte Übertragungsneurose eintritt, diskutiert. Dies gilt vor allem für schwere Depressionen und Psychosen.

In bezug z.B. auf Gruppen faßt Fiedler (1996) die sogenannten fünf **schädigenden Therapeutenverhaltensweisen** nach Lieberman, Yalom und Miles zusammen:

- direkte oder unterschwellige Feindseligkeit
- Interaktionsprobleme einzelner Patienten direkt und ungefragt ansprechen
- fehlende Solidarität des Therapeuten mit Außenseitern in Gruppen
- Überforderung einzelner Patienten
- strikte Orientierung der Gruppenarbeit an vorgegebenen Gruppennormen.

Diese Faktoren haben einen wesentlichen Einfluß auf die Gruppenkohäsion, das Vertrauen der Patienten in die Gruppenarbeit sowie die Bereitschaft der Patienten zur Selbstöffnung.

Maßnahmen zur Vermeidung negativer Therapieeffekte

Zur **Minimierung der Gefahr** von negativen Therapieeffekten sind folgende Schritte zu empfehlen:

- Vor der Indikationsstellung zu einer Psychotherapie ist es notwendig, eine **exakte Diagnose** einschließlich der **Komorbiditäten** sowohl bezüglich anderer akuter psychischer Erkrankungen als auch im Hinblick auf Persönlichkeitsstörungen und Abhängigkeitserkrankungen zu stellen.
- Eine wichtige Rolle kommt weiterhin dem **psychopathologischen Befund** zu. Mittels Selbst- und Fremdbeurteilungsverfahren kann zusätzlich objektiviert werden, welchen Schweregrad die Störung besitzt (s.a. Kap. 1). Damit ist besser zu beurteilen, ob eine Psychotherapie alleine oder in Kombination mit einer Pharmako- und eventuell Soziotherapie indiziert ist. Immer sollte anhand der zu dem Störungsbild vorliegenden empirisch kontrollierten wissenschaftlichen Studien mit dem Patienten erörtert werden, welche Art von Psychotherapie indiziert ist und ob eine Alternative besteht, etwa in Form einer Pharmakotherapie, bzw. ob eine Kombinationsbehandlung sinnvoll ist. Bei vielen Krankheitsbildern zeigt sich inzwischen, daß eine **Kombinationstherapie** von vielen Patienten gewünscht wird und bessere Ergebnisse erzielt als Monotherapien.
- Wenn eine Therapie nach Ablauf von etwa **50 Stunden keine deutliche Besserung** erbracht hat, sollten all die genannten Fragen der Diagnose, der Komorbidität, des Schweregrades und der Differentialindikation anderer psychotherapeutischer oder pharmakotherapeutischer Interventionen noch einmal intensiv erwogen werden.
- Mehr als in anderen medizinischen Disziplinen kommt **der Interaktion zwischen Arzt und Patient** eine entscheidende therapeutische Funktion zu. Anders als in den übrigen medizinischen Disziplinen findet die Interaktion des Assistenzarztes mit seinen Patienten früh in **Abwesenheit Dritter** statt. Der **Supervision** kommt daher im Rahmen der Psychiatrie- und Psychotherapieausbildung eine zentrale Rolle zu. Sie stellt aber auch später eine kontinuierliche Forderung dar und sollte daher noch berufsbegleitend durch-

Tabelle 5-10 „Truth and Responsibility in Mental Health Practice Act" des US-Staats New Hampshire 1995: Kriterien für eine Finanzierung der in der Psychotherapie notwendigen Patientenaufklärung.

- Erläuterung des zu behandelnden Zustandes
- der bei diesem Zustand zu erwartende Nutzen sowie die Nebenwirkungen und Risiken der angebotenen Psychotherapie
- die Nennung von mindestens zwei Forschungspublikationen, aus denen eine ausreichende Sicherheit und Wirksamkeit der vorgeschlagenen Psychotherapie hervorgehen
- akzeptierte Alternativen zur Therapie des zu behandelnden Zustandes

geführt werden (z.B. kollegiale Supervision, Qualitätszirkel). Wichtige Hilfsmittel zur Kontrolle des eigenen therapeutischen Vorgehens sollten **audio- oder videodokumentierte Therapien** sein, die erfahrungsgemäß gegenüber verbalen Berichten für die Supervision als günstiger anzusehen sind.

- In der klinischen Praxis können zur Unterstützung der Supervision sowie zur Kontrolle der Therapie **psychometrische Verfahren** eingesetzt werden, wie es exemplarisch von GRAWE und BRAUN (1994) vorgestellt wurde. So lassen sich bei wiederholten Anwendungen während einer Therapie Fortschritte, etwaige Stagnationen oder Verschlechterungen rechtzeitig erfassen. Mittels sog. **Stundenbogen** läßt sich zudem die Qualität der Therapie aus Sicht des Patienten abbilden (z.B. Zufriedenheit mit der Therapie, Fortschritte in der Therapie, Qualität der Therapiebeziehung), um auch damit rechtzeitig erkennen zu können, wenn Probleme auftreten.

Einwilligung des Patienten

Angesichts dieser vielfältigen möglichen negativen Auswirkungen von Psychotherapie wurde sowohl in den USA als auch in Deutschland gefordert, daß der Einwilligung des Patienten zur Psychotherapie nach umfangreicher Aufklärung deutlich mehr Bedeutung als bisher eingeräumt werden sollte (Tab. 5-10).

HELMCHEN (1998) fordert deswegen von Psychiatern und Psychotherapeuten hohe ethische Standards, die gewissenhaft einzuhalten sind: „Angesichts der speziellen **persönlichen, nicht-rationalen Qualität der therapeutischen Beziehung** zwischen dem Psychotherapeuten und seinem Patienten und in Erwägung der speziellen Schwierigkeiten, den Patienten vor Beginn der Therapie angemessen **aufzuklären,** um seine Einwilligung zu erhalten, ferner die **Vertraulichkeit** unter allen Umständen zu wahren und nicht zuletzt die Psychotherapie in einem sich ändernden Gesundheitssystem zu finanzieren, ist der Psychotherapeut aufgefordert, **Sensibilität** zu entwickeln und aufrechtzuerhalten gegenüber den **ethischen Implikationen** des seiner Therapie zugrundeliegenden **Menschenbildes** sowie gegenüber dem **Gebrauch seiner Macht** in der therapeutischen Beziehung mit ihrer Abhängigkeit des Patienten von ihm, besonders im Hinblick auf das **Risiko emotionaler oder narzißtischer (und finanzieller) Ausbeutung des Patienten.**"

> **Resümee**
>
> Je nach Analyse der begrenzt hierzu vorliegenden Informationen ist bei 10 bis 30 % der Fälle mit negativen Effekten einer Psychotherapie zu rechnen. Dabei kann es sich um Verschlechterungen bis zu suizidalen oder psychotischen Krisen, Auftreten neuer Symptome oder „Psychopathisierungen" der Persönlichkeit mit Abhängigkeit vom Therapeuten handeln. Schwere Krankheitsbilder, euphorische, kontaktgestörte Patienten und unausgeglichene Therapeuten erhöhen das Risiko.
>
> Eine genaue Diagnostik, Kombinationstherapie mit Pharmaka und qualifizierte Supervision sowie eine initiale schriftliche Einwilligung des Patienten nach ausführlicher Information über die geplante Therapie können das Risiko verringern.

Literatur

1 Einleitung

Beitman, B.D., G.L. Klerman (eds.): Integrating Pharmacotherapy and Psychotherapy. American Psychiatric Press, Washington (D.C.) 1991.

Corsini, R.: Handbuch der Psychotherapie. Beltz, Weinheim 1983.

Grawe, K., R. Donati, F. Bernauer: Psychotherapie im Wandel. Von der Konfession zur Profession. Hogrefe, Bern–Toronto–Seattle 1994.

Grawe, K.: Psychologische Therapie. Hogrefe, Bern–Toronto–Seattle 1998.

2 Verhaltenstherapie und kognitive Therapie

Backhaus, J., E. Schramm, F. Hohagen, S. Lis, D. Riemann, M. Berger: Kognitiv-verhaltenstherapeutische Gruppentherapie bei Patienten mit primärer Insomnie. Wien. med. Wschr. 144 (1995) 79–81.

Bandura, A.: Social Learning Theory. Prentice-Hall, Englewood Cliffs (N.J.) 1977.

Beck, A. T., J. Rush, B. F. Shaw, G. Emery: Kognitive Therapie der Depression, 3. Aufl. Urban & Schwarzenberg, München–Wien–Baltimore 1994.

Feldhege, F. J., G. Krauthahn: Verhaltenstrainingsprogramm zum Aufbau sozialer Kompetenz. Springer, Berlin 1979.

Fiedler, P.: Die Verhaltenstherapie zu Beginn der 90er Jahre: Historische Entwicklung und Perspektiven. In: Zielke, M., J. Sturm (Hrsg.): Handbuch Stationäre Verhaltenstherapie, S. 33–41. PVU Beltz, Weinheim 1994.

Grawe, K., R. Donati, F. Bernauer: Psychotherapie im Wandel. Von der Konfession zur Profession. Hogrefe, Bern–Toronto–Seattle 1994.

Hautzinger, M.: Kognitive Verhaltenstherapie bei Depressionen, 4., überarb. und erg. Aufl. PVU Beltz, Weinheim 1997.

Hohenberger, E., L. Schindler: Ein verhaltenstherapeutisches Programm zur Behandlung von Schlafstörungen. In: Brengelmann, J. C., G. Bühringer (Hrsg.): Therapieforschung für die Praxis. Themen der 10. Verhaltenstherapiewoche, Röttger, München 1984.

Kaiser, A., K. Hahlweg: Kommunikations- und Problemlösetraining. In: Margraf, J. (Hrsg.): Lehrbuch der Verhaltenstherapie. Bd. 1: Grundlagen, Diagnostik, Verfahren, Rahmenbedingungen, S. 371–385. Springer, Berlin–Heidelberg–New York 1996.

Kanfer, F. H., H. Reinecker, D. Schmelzer: Selbstmanagement-Therapie, 2., überarb. Aufl. Springer, Berlin–Heidelberg–New York 1996.

Kimble G. A.: Hilgard and Marquis' Conditioning and Learning. Appleton Century-Crofts Inc., New York 1961.

Koch, U., G. Haag: Verhaltenswissenschaften, Verhaltensmedizin und Klinische Medizin – Ähnlichkeit und Widerspruch im Denken und Handeln. In: Zielke, M., J. Sturm (Hrsg.): Handbuch Stationäre Verhaltenstherapie, S. 28–32. PVU Beltz, Weinheim 1994.

Linden, M., M. Hautzinger: Verhaltenstherapie, 3., überarb. und erw. Aufl. Springer, Berlin–Heidelberg–New York 1996.

Mahoney, M. J.: Kognitive Verhaltenstherapie. Neue Entwicklungen und Integrationsschritte. Pfeiffer, München 1977.

Margraf, J.: Lehrbuch der Verhaltenstherapie. Bd. 1: Grundlagen, Diagnostik, Verfahren, Rahmenbedingungen. Springer, Berlin–Heidelberg–New York 1996.

Margraf, J.: Lehrbuch der Verhaltenstherapie. Bd. 2: Störungen, Glossar. Springer, Berlin–Heidelberg–New York 1996.

Margraf, J., S. Schneider: Panik. Angstanfälle und ihre Behandlung, 2., überarb. Aufl. Springer, Berlin–Heidelberg–New York 1990.

Margraf, J., R. Lieb: Verhaltenstherapie. In: R. D. Stieglitz, Freyberger, H. J. (Hrsg.): Kompendium der Psychiatrie und Psychotherapie, S. 324–339. Karger, Basel–Freiburg–Paris–London–New York–New Delhi–Bangkok–Singapore–Sydney 1996.

Meichenbaum, D.: Kognitive Verhaltensmodifikation. PVU Beltz, Weinheim 1995.

Pfingsten, U.: Training sozialer Kompetenz. In: Margraf, J. (Hrsg.): Lehrbuch der Verhaltenstherapie. Bd. 1: Grundlagen, Diagnostik, Verfahren, Rahmenbedingungen, S. 361–369. Springer, Berlin–Heidelberg–New York 1996.

Reinecker, H.: Grundlagen der Verhaltenstherapie. 2. Aufl. PVU Beltz, Weinheim 1994.

Reinecker, H.: Verhaltenstherapie. In: Senf, W., M. Broda (Hrsg.): Praxis der Psychotherapie, S. 140–183. Thieme, Stuttgart–New York 1996.

Riemann, D., J. Backhaus: Behandlung von Schlafstörungen. Ein psychologisches Gruppenprogramm. PVU Beltz, Weinheim 1996.

Roder, V., H. D. Brenner, N. Kienzle, B. Hode: Integriertes psychologisches Therapieprogramm für schizophrene Patienten. Psychologie Verlags Union, Weinheim 1988.

Schindler, L.: Schlafstörungen. In: Reinecker, H. (Hrsg.): Lehrbuch der Klinischen Psychologie, S. 274–294. Hogrefe, Göttingen–Bern–Toronto–Seattle 1990.

Schramm, E., F. Hohagen, J. Backhaus, S. Lis, M. Berger: Effectiveness of a multicomponent group treatment for insomnia. Behav. cognit. Psychother. 23 (1995) 109–127.

Ullrich de Muynck, R., R. Ullrich: Das Assertiveness-Training-Programm (ATP), 3 Bde. Pfeiffer, München 1982.

Wolpe, J.: Psychotherapy by Reciprocal Inhibition. Stanford University Press, Palo Alto (Calif.) 1958.

Wolpe, J., A. A. Lazarus: Behavior Therapy Techniques: A Guide to the Treatment of Neuroses. Pergamon Press, Oxford 1966.

Zeier, H.: Wörterbuch der Lerntheorien und der Verhaltenstherapie. Kindler, München 1976.

Zielke, M., J. Sturm (Hrsg.): Handbuch Stationäre Verhaltenstherapie. PVU Beltz, Weinheim 1994.

3 Psychoanalytisch und psychodynamisch orientierte Verfahren

Bräutigam, W.: Reaktionen – Neurosen – Abnorme Persönlichkeiten. Seelische Krankheiten im Grundriß. Thieme, Stuttgart–New York 1994.

Grawe, K., R. Donati, F. Bernauer: Psychotherapie im Wandel. Von der Konfession zur Profession. Hogrefe, Bern–Toronto–Seattle 1994.

Kernberg, O. F.: Schwere Persönlichkeitsstörungen, Theorie, Diagnose, Behandlungsstrategien, 3. Aufl. Klett-Cotta, Stuttgart 1991.

Mahler, M., F. S. Pine, A. Bergmann: Die psychische Geburt des Menschen – Symbiose und Individuation. Fischer, Frankfurt 1978.

Mentzos, S.: Neurotische Konfliktverarbeitung. Einführung in die psychoanalytische Neurosenlehre unter Berücksichtigung neuer Perspektiven. Fischer, Frankfurt 1989.

Mertens, W.: Psychoanalyse. Kohlhammer, Stuttgart 1981.

Mertens, W.: Grundlagen psychoanalytischer Psychotherapie. In: Senf, W., M. Broda (Hrsg.): Praxis der Psychotherapie, S. 86–120. Thieme, Stuttgart–New York 1996.

Popper, K. R.: Logik der Forschung. 3. Aufl., J. C. B. Mohr, Tübingen 1969.

Rudolf, G.: Psychotherapeutische Medizin, 3. Aufl. Enke, Stuttgart 1996.

Schneider, W.: Psychoanalytische und andere tiefenpsychologische Verfahren. In: Freyberger, H. J., R.-D. Stieglitz (Hrsg.): Kompendium der Psychiatrie und Psychotherapie, S. 313–323. Karger, Basel–Freiburg–Paris–London–New York–New Delhi–Bangkok–Singapore–Sydney 1996.

4 Gesprächspsychotherapie

Bense, A.: Experiencing. In: Grunwald, W. (Hrsg.): Kritische Stichwörter Gesprächspsychotherapie, S. 90–103. Fink, München 1979.

Bense, A.: Focusing. In: Grunwald, W. (Hrsg.): Kritische Stichwörter Gesprächspsychotherapie, S. 104–110. Fink, München 1979.

Biermann-Ratjen, E., J. Eckert, H. J. Schwartz: Gesprächspsychotherapie, 8. Aufl. Kohlhammer, Stuttgart 1987.

Biermann-Ratjen, E., J. Eckert, H. J. Schwartz: Gesprächspsychotherapie, 2. Aufl. Kohlhammer, Stuttgart 1981.

Bommert, H.: Grundlagen der Gesprächspsychotherapie, 4. Aufl. Kohlhammer, Stuttgart 1987.

Eckert, J., D. Höger, H. W. Linster (Hrsg.): Praxis der Gesprächspsychotherapie. Kohlhammer, Stuttgart, 1997.

Eckert, J.: Gesprächspsychotherapie. In: Reimer, Ch., J. Eckert, M. Hautzinger, E. Wilke (Hrsg.): Psychotherapie, S. 125–191. Springer, Berlin–Heidelberg–New York 1994.

Finke, J., L. Teusch: Gesprächspsychotherapie. In: Senf, W., M. Broda (Hrsg.): Praxis der Psychotherapie, S. 195–200. Thieme, Stuttgart–New York 1996.

Grawe, K., R. Donati, F. Bernauer: Psychotherapie im Wandel. Hogrefe, Göttingen–Bern–Toronto–Seattle 1994.

Grunwald, W. (Hrsg.): Kritische Stichwörter zur Gesprächspsychotherapie. Fink, München 1979.

Howe, J., W.-R. Minsel: Gesprächspsychotherapie. In: Hockel, M., F.-J. Feldhege (Hrsg.): Handbuch der Angewandten Psychologie. Bd. 2: Behandlung und Gesundheit, S. 171–194. Verlag Moderne Industrie, Landsberg (a. L.) 1981.

Kriz, J.: Grundkonzepte der Psychotherapie, 3. Aufl. PVU Beltz, Weinheim 1991.

Minsel, W.-R.: Praxis der Gesprächspsychotherapie, 3. Aufl. Böhlaus, Wien 1975.

Minsel, W.-R., G. Bente: Entwicklung der Gesprächspsychotherapie und ihr neuester Stand. In: Howe, J. (Hrsg.): Therapieformen im Dialog, S. 23–54. Kösel, München 1982.

Mooshagen, D. H.: Klientenzentrierte Therapie bei Depressionen, Schizophrenien und psychosomatischen Störungen. Asanger, Heidelberg 1997.

Reicherts, M.: Gesprächspsychotherapeutisch orientierte Intervention. In: Perrez, M., U. Baumann (Hrsg.): Klinische Psychologie. Bd. 2: Intervention, S. 146–160. Huber, Bern–Göttingen–Toronto 1991.

Rogers, C. R.: Eine Theorie der Psychotherapie, der Persönlichkeit und der zwischenmenschlichen Beziehungen. Entwickelt im Rahmen des klientenzentrierten Ansatzes. GwG, Köln 1987.

Rogers, C. R.: Therapeut und Klient. Fischer, Frankfurt 1983.

Rogers, C. R.: The necessary and sufficient conditions of therapeutic personality change. J. consult. Psychol. 21 (1957) 95–103.

Rogers, C. R.: Client-Centered Therapy. Houghton Mifflin, Boston 1951 (Dtsch. Ausg.: Die klientenzentrierte Gesprächspsychotherapie, 3. Aufl. Kindler, München 1981).

Rogers, C. R.: Counseling and Psychotherapy. Houghton Mifflin, Boston 1942 (Dtsch. Ausg.: Die nicht-direktive Beratung. Fischer, Frankfurt 1985).

Rogers, C. R.: Clinical Treatment of the Problem Child. Houghton Mifflin, Boston 1939.

Schwab, R., S. Tönnies: Klientenzentrierte Einzelpsychotherapie und personenzentrierte Gesprächsgruppen – Neue Forschungsergebnisse und Entwicklungen. In: Baumann, U., H. Berbalk, G. Seidenstücker (Hrsg.): Klinische Psychologie. Bd. 5: Trends in Forschung und Praxis, S. 132–166. Huber, Bern–Göttingen–Toronto 1982.

Tausch, R.: Gesprächspsychotherapie, 9. Aufl. Hogrefe, Göttingen–Bern–Toronto 1990.

Tausch, R.: Gesprächspsychotherapie, 3. Aufl. Hogrefe, Göttingen–Bern–Toronto 1973.

Tausch, R.: Gesprächspsychotherapie. Hogrefe, Göttingen–Bern–Toronto 1968.

Teusch, L.: Klientenzentrierte Gruppenpsychotherapie schizophrener Patienten. In: Behr, M., U. Esser, F. Petermann, W. M. Pfeiffer (Hrsg.): Jahrbuch der personenzentrierten Psychologie und Psychotherapie, S. 144–158. Müller, Salzburg 1990.

Zielke, M.: Indikation zur Gesprächspsychotherapie. Kohlhammer, Stuttgart 1979.

5 Paar- und Familientherapie

Paartherapie

Anneken, R., L. Echelmeyer, K. Kaluza, H. Klein, A. Klockgeter-Kelle, D. Zimmer: Kommunikationstraining für Paare. Handanweisung für Therapeuten. DGVT, Tübingen 1977.

Arentewicz, G., G. Schmidt: Sexuell gestörte Beziehungen, 3. Aufl. Enke, Stuttgart 1993.

Bornstein, P. H., M. T. Bornstein: Psychotherapie mit Ehepaaren. Ein integrativer Ansatz. Huber, Bern–Göttingen–Toronto 1993.

Coyne, J. C.: Strategic marital therapy for depression. In: Jacobson, N. S., A. S. Gurman (eds.): Clinical Handbook of Marital Therapy, pp. 495–511. Guilford, New York–London 1986.

Emanuels-Zuurveeen, L., P. Emmelkamp: Individual behavioural-cognitive therapy v. marital therapy for depression in maritally distressed couples. Brit. J. Psychiat. 169 (1996) 181–188.

Hahlweg, K., L. Schindler, D. Revenstorf: Partnerschaftsprobleme: Diagnose und Therapie. Springer, Berlin–Heidelberg–New York 1982.

Hank, G., K. Hahlweg, N. Klann: Diagnostische Verfahren für Berater. Materialien zur Diagnostik und Therapie in Ehe-, Familien- und Lebensberatung. PVU Beltz, Weinheim 1990.

Jacobson, N. S., K. Dobson, A. E. Fruzetti, K. B. Schmaling, S. Salusky: Marital therapy as a treatment for depression. J. consult. clin. Psychol. 59 (1991) 547–557.

Langsley, D. G., M. Hodes, W. R. Grimson: Psychosocial interventions. In: Sartorius, N., G. de Girolamo, G. Andrews, G. A. German, L. Eisenberg (eds.): Treatment of Mental Disorders, pp. 253–288. WHO and APA, Washington (D. C.) 1993.

Mandel, A., K. H. Mandel, E. Stadter, D. Zimmer: Einübung in die Partnerschaft durch Kommunikationstherapie und Verhaltenstherapie. Pfeiffer, München 1971.

Sayers, S. L., D. H. Baucom, L. Rankin: Marital distress. In: Bellack, A. S., M. Hersen (eds.): Handbook of Behavior Therapy in the Psychiatric Setting, pp. 575–593. Plenum Press, New York 1993.

Schindler, L., K. Hahlweg, D. Revensdorf: Partnerschaftsprobleme: Möglichkeiten der Bewältigung. Springer, Berlin–Heidelberg–New York 1980.

Schmaling, K. B., A. E. Fruzzetti, N. S. Jacobson: Marital therapy. In: Hawton, K., P. M. Salkovskis, J. Kirk, D. M. Clark (eds.): Cognitive Behaviour Therapy for Psychiatric Problems, pp. 339–369. Oxford University Press, Oxford–New York–Tokyo 1994.

Schmidt, G.: Paartherapie bei sexuellen Funktionsstörungen. In: Sigusch, V. (Hrsg.): Sexuelle Störungen und ihre Behandlung, S. 180–199. Thieme, Stuttgart–New York 1996.

Scholz, O. B.: Ehe- und Partnerschaftsstörungen. Kohlhammer, Stuttgart 1987.

Schröder, B., K. Hahlweg: Partnerschafts- und Eheprobleme. In: Margraf, J. (Hrsg.): Lehrbuch der Verhaltenstherapie. Bd. 2, S. 283–294. Springer, Berlin–Heidelberg–New York 1996.

Weisman, M. M., G. Klerman: Conjoint interpersonal psychotherapy for depressed patients with marital disputes. In: Klerman, G., M. M. Weisman (eds.): New Applications of Interpersonal Psychotherapy, pp. 103–128. American Psychiatric Association, New York 1994.

Familientherapie

Arnold, S., P. Joraschky, M. Cierpka: Die Skulpturverfahren. In: Cierpka, M. (Hrsg.): Handbuch der Familiendiagnostik, S. 339–365. Springer, Berlin–Heidelberg–New York 1996.

Bateson, G.: Ökologie des Geistes. Suhrkamp, Frankfurt 1981.

Baumgärtel, F.: Konzepte, Methoden und Ergebnisse der Familiendiagnostik. In: Minsel, W.-R., Scheller, R. (Hrsg.): Brennpunkte der Klinischen Psychologie. Bd. 5: Diagnostik, S. 35–61. Kösel, München 1983.

Bauriedel, T.: Beziehungsanalyse. Suhrkamp, Frankfurt (a. M.) 1980.

Benninghoven, D., M. Cierpka, V. Thomas: Die familientherapeutischen Fragebogeninventare. In: Cierpka, M. (Hrsg.): Handbuch der Familiendiagnostik, S. 431–452. Springer, Berlin–Heidelberg–New York 1996.

Bommert, H., T. Henning, D. Wälte: Indikation zur Familientherapie. Kohlhammer, Stuttgart 1990.

Bosch, M.: Strukturell und entwicklungsorientierte Familientherapie innerhalb der humanistischen Psychotherapie. In: Schneider, K. (Hrsg.): Familientherapie in der Sicht psychotherapeutischer Schulen. 3. Aufl., S. 26–37. Junfermann, Paderborn 1988.

Cierpka, M. (Hrsg.): Handbuch der Familiendiagnostik. Springer, Berlin–Heidelberg–New York 1996.

Falloon, I. R. H.: Behavioral family therapy for schizophrenic and affective disorders. In: Bellack, A. S., M. Hersen (eds.): Handbook of Behavior Therapy in the Psychiatric Setting, pp. 595–611. Plenum Press, New York 1993.

Grawe, K., R. Donati, F. Bernauer: Psychotherapie im Wandel. Hogrefe, Göttingen 1994.

Gurman, A. S., D. P. Kniskern, W. M. Pinsof: Research on the process and outcome of marital and family therapy. In: Garfield, S. L., A. Bergin (eds.): Handbook of Psychotherapy and Behavior Change, pp. 565–626. Wiley, New York 1986.

Hahlweg, K., H. Dürr, U. Müller: Familienbetreuung schizophrener Patienten. PVU Beltz, Weinheim 1995.

Kötter, S., E. Nordmann: Die Analyse der familiären Interaktion – Familiendiagnostische Beobachtungsmethoden. In: Cierpka, M. (Hrsg.): Handbuch der Familiendiagnostik, S. 381–411. Springer, Berlin–Heidelberg–New York 1996.

Kriz, J.: Grundkonzepte der Psychotherapie, 4. Aufl. PVU Beltz, Weinheim 1994.

Langsley, D. G., M. Hodes, W. R. Grimson: Psychosocial

interventions. In: Sartorius, N., G. de Girolamo, G. Andrews, G. A. German, L. Eisenberg (eds.): Treatment of Mental Disorders, pp. 253–288. WHO and American Psychiatric Press, Washington (D.C.)1993.

Marji, J. J., D. Streiner: Family Intervention for Schizophrenia. Cochrane Collaboration, 1996.

Mattejat, F.: Familientherapie. In: Remschmidt, H. (Hrsg.): Psychotherapie im Kindes- und Jugendalter, S. 148–174. Thieme, Stuttgart–New York 1997.

McGoldrick, M., R. Gerson: Genogramme in der Familientherapie. Huber, Bern–Göttingen–Toronto 1990.

Minuchin, S.: Familie und Familientherapie. Lambertus, Freiburg (i. Br.) 1977.

Reich, G., A. Massing, M. Cierpka: Die Mehrgenerationenperspektive und das Genogramm. In: Cierpka, M. (Hrsg.): Handbuch der Familiendiagnostik, S. 223–258. Springer, Berlin–Heidelberg–New York 1996.

Reich, G., U. Rüger: Die Einbeziehung der Familie in die stationäre Psychotherapie. Nervenarzt 65 (1994) 313–322.

Revenstorf, D.: Psychotherapeutische Verfahren. Bd. 4: Gruppen-, Paar- und Familientherapie, 2. Aufl. Kohlhammer, Stuttgart 1993.

Schiepek, G., W. Genz, I. Schröder: Die differentielle Wirkung linealer, strategischer, zirkulärer und reflexiver Fragen in der systemischen Therapie. Psychotherapeut 42 (1997) 237–243.

Schlippe, A. v.: Familientherapie im Überblick, 11. Aufl. Junfermann, Paderborn 1995.

Schneider, K. (Hrsg.): Familientherapie in der Sicht psychotherapeutischer Schulen, 3. Aufl. Junfermann, Paderborn 1988.

Selvini-Palazzoli, M., L. Boscolo, G. Cechin, G. Prata: Paradoxon und Gegenparadoxon. Klett, Stuttgart 1977.

Simon, F. B., H. Stierlin: Die Sprache der Familientherapie. Klett-Cotta, Stuttgart 1984.

Simon, F. B.: Die Grundlagen der systemischen Familientherapie. Nervenarzt 56 (1985) 455–464.

Stierlin, H., F. B. Simon: Familientherapie. In: Kisker, K. P., H. Lauter, J. E. Meyer, C. Müller, E. Stroemgren (Hrsg.): Neurosen, Psychosomatische Erkrankungen, Psychotherapie, S. 249–275. Springer, Berlin–Heidelberg–New York 1986.

Sydow, K. v.: Familien- und Paartherapie. In: Reimer, Ch., J. Eckert, M. Hautzinger, E. Wilke (Hrsg): Psychotherapie, S. 296–323. Springer, Berlin–Heidelberg–New York 1996.

Textor, M. R.: Einführung. In: Textor, M. R. (Hrsg.): Das Buch der Familientherapie. 4. Aufl., S. I–V. Fachbuchhandlung für Psychologie, Frankfurt 1997.

Textor, M. R.: Schulen der Familientherapie. In: Textor, M. R. (Hrsg.): Das Buch der Familientherapie. 4. Aufl., S. 1–39. Fachbuchhandlung für Psychologie, Frankfurt 1997.

6 Allgemeine und störungsspezifische Aspekte einer schulenübergreifenden Psychotherapie

Casper, F., K. Grawe: Was spricht für, was gegen individuelle Fallkonzeptionen? – Überlegungen zu einem alten Problem aus einer neuen Perspektive. In: Casper, F. (Hrsg.): Psychotherapeutische Problemanalyse S. 65–85. DGVT, Tübingen 1996.

Fiedler, P.: Therapieplanung in der modernen Verhaltenstherapie: Von der allgemeinen zur phänomen- und störungsspezifischen Behandlung. In: Reinecker, H., P. Fiedler (Hrsg.): Therapieplanung in der modernen Verhaltenstherapie. Eine Kontroverse, S. 1–27. Pabst Science Publishers, Lengerich 1997.

Grawe, K., M. Grawe-Berger, B. Heiniger, H. Ambühl, F. Caspar: Schematheoretische Fallkonzeption und Therapieplanung. Eine Anleitung für Therapeuten. In: Caspar, F. (Hrsg.): Psychotherapeutische Problemanalyse, S. 189–224. DGVT, Tübingen 1996.

Grawe, K.: Psychologische Therapie. Hogrefe, Göttingen–Bern–Toronto–Seattle 1998.

Grawe, K., R. Donati, F. Bernauer: Psychotherapie im Wandel. Von der Konfession zur Profession. Hogrefe, Bern–Toronto–Seattle 1994.

Grawe, K.: Grundriß einer Allgemeinen Psychotherapie. Psychotherapeut 40 (1995) 130–145.

Klerman, G. L.: In: Beitman, B. A., G. L. Klerman (Hrsg.): Integrating Pharmacotherapy and Psychotherapy. American Psychiatric Press, Washington (D.C.) 1991.

Orlinsky, D. E.: Learning from many masters. Ansätze zu einer wissenschaftlichen Integration psychotherapeutischer Behandlungsmodelle. Psychotherapeut 39 (1994) 2–10.

Orlinsky, D., K. Grawe, B. Parks: Process and outcome in psychotherapy. In: Bergin, A. E., S. L. Garfield (eds.): Handbook of Psychotherapy and Behaviour Change, pp. 270–376. Wiley, New York 1994.

Roth, A., P. Fonagy: What Works for Whom? A Critical Review of Psychotherapy Research. The Guilford Press, New York–London 1996.

7 Negative Effekte von Psychotherapie

Bergin, A. E.: The evaluation of therapeutic outcomes. In: Garfield, S. L., A. E. Bergin (eds.): Handbook of Psychotherapy and Behavior Change: An Empirical Analysis. Wiley, Chichester 1972.

Birnbacher, D., L. Kottje-Birnbacher: Ethik in der Psychotherapie und der Psychotherapieausbildung. In: Senf, W., M. Broda (Hrsg.): Praxis der Psychotherapie, S. 499–506. Thieme, Stuttgart–New York 1996.

Buckley, P., T. B. Karasu, E. Charles: Psychotherapists' view their personal therapy. Psychother.: Theory Res. Pract. 18 (1981) 299–305.

Fiedler, P.: Verhaltenstherapie in und mit Gruppen. PVU Beltz, Weinheim 1996.

Grawe, K., U. Braun: Qualitätskontrolle in der Psychotherapiepraxis. Z. klin. Psychol. 23 (1994) 242–267.

Grawe, K., U. Mezenen: Therapeutische Mißerfolge im Spiegel der empirischen Psychotherapieforschung. Z. personenzentr. Psychol. Psychother. 4 (1985) 355–377.

Helmchen, H.: Ethische Implikationen von Psychotherapie. Nervenarzt 69 (1998) 78–80.

Helmchen, H.: The mutual patient-psychiatrist communication and the therapeutic contract. Comprehens. Psychiat. (in press).

Küfferle, B.: Group dynamics as an emotional turmoil precipitating psychotic manifestation. Psychopathology 21 (1988) 111–115.

Lambert, M. J., A. E. Bergin: The effectiveness of psychotherapy. In: Bergin, A. E., S. L. Garfield (eds.): Handbook of Psychotherapy and Behavior Change. 4th ed., Wiley, New York 1994.

Moggi, F., J. Bossi, K. M. Bachmann: Sexueller Mißbrauch in therapeutischen Beziehungen. Nervenarzt 63 (1992) 705–709.

Mohr, D. C.: Negative outcome in psychotherapy: A critical review. Clin. Psychol: Sci. Pract. 2 (1995) 1–24.

Orlinksy, D. E.: „Learning from Many Masters" – Ansätze zu einer wissenschaftlichen Integration psychotherapeutischer Behandlungsmodelle. Psychotherapeut 39 (1994) 2–9.

Strupp, H., S. W. Hadley, B. Gomes-Schwartz: Psychotherapy for Better or Worse. The Problem of Negative Effects. Jason-Aronson, New York 1977.

Zapotoczky, H. G.: Negative Effekte von Psychotherapie. In: Mund, C., M. Linden, W. Barnett (Hrsg.): Psychotherapie in der Psychiatrie, S. 461–472. Springer, Berlin–Heidelberg–New York 1996.

6
Sozialpsychiatrie

Burkhardt Voges

Inhalt		
1	**Vorbemerkungen**	220
	1.1 Begriffsbestimmung	220
	1.2 Historische Entwicklung	221
2	**Gemeindepsychiatrie und Grundlagen psychiatrischer Versorgung**	223
	2.1 Soziales Netzwerk	224
	2.2 Medizinische Dienste	224
	2.3 Komplementäre Dienste	226
	2.4 Freizeit- und Tagesstrukturierung	227
	2.5 Komplementärer Wohnbereich	228
	2.6 Komplementärer Arbeitsbereich	230
3	**Rehabilitation psychisch Kranker**	232
	3.1 Soziale, medizinische und berufliche Rehabilitation	232
	3.2 Einrichtungen der beruflichen Rehabilitation	234
4	**Evaluation gemeindepsychiatrischer Versorgung**	235

6 Sozialpsychiatrie

1 Vorbemerkungen

Die Sozialpsychiatrie ist verbunden mit der Sozialmedizin, aber aus eigenen historischen Wurzeln erwachsen. Sie ist inhaltlich ein mehrdeutiger Begriff, der einer Auslegung und eines kurzen historischen Rückblicks bedarf.

Die Auffassung, daß Medizin auch soziale Wissenschaft ist, wurde bereits von NEUMANN (1819 bis 1908), VIRCHOW (1821–1902) und LEUBUSCHER (1828–1861) vertreten. Wissenschaftliches Gewicht erhielt das wachsende sozial- und gesundheitspolitische Bewußtsein mit der Errichtung des ersten Lehrstuhls für Sozialhygiene, den GROTJAHN (1869 bis 1931) 1920 in Berlin besetzte. Im Dritten Reich wurde das Fach Sozialhygiene zur Rassenhygiene pervertiert und mörderisch in den Dienst nationalsozialistischer Ziele gestellt.

Erst nach dem Zweiten Weltkrieg wurde die wissenschaftliche Beschäftigung mit sozialen Einflüssen auf Gesundheit und Krankheit unter dem heute geläufigen Begriff der **Sozialmedizin** wieder aufgenommen, die nach NIEHOFF (1995) folgende Inhalte umfaßt:

- „Sozialmedizin untersucht die **Phänomenologie**, die **sozialen Ursachen** und die **Folgen** sich wandelnder Gesundheitsprobleme. Für die Sozialmedizin sind vor allem solche Aspekte von Interesse, die Konsequenzen für die Prävention, die medizinische Betreuung und die Rehabilitation haben (Grundlagenforschung).
- Die Sozialmedizin begreift den epochalen Wandel der gesundheitsbezogenen Belastungen der Menschen als einen **sozialen Prozeß,** in dessen Folge sich die Struktur der Gesundheitsgefährdungen, der vorkommenden Krankheiten, des medizinischen Hilfebedarfs, der Krankheitsfolgen, der Behinderungen und der Todesursachen verändert.
- Die praktische Nutzung solcher Erkenntnisse für die Programm- und Infrastrukturgestaltung der **Gesundheitsförderung,** der **Gesundheitsvorsorge** und der **Gesundheitsversorgung** sind politische Entscheidungen. Diese sind jedoch wieder hinsichtlich ihrer Wirkungen zu beschreiben und zu bewerten (Versorgungsforschung, Evaluationsforschung, angewandte Forschung).

Alle genannten Merkmale besitzen ihre Gültigkeit grundsätzlich auch für den Zweig der Psychiatrie, der heute als **Sozialpsychiatrie** bezeichnet wird. Bei gleicher Zielsetzung wie die Sozialmedizin hat die Sozialpsychiatrie allerdings eine eigene Form und Geschichte und zusätzlich noch ein spezielles, historisch erklärbares Anliegen, nämlich die **Rückkehr des psychisch Kranken in die Gesellschaft.** Gemeint sind die Rückkehr des psychisch Kranken in seine gewohnte Umwelt (Entinstitutionalisierung) und seine Teilhabe an einer zeitgemäßen medizinischen Versorgung, von der er im 19. Jahrhundert durch Errichtung der ortsfernen psychiatrischen Großkrankenhäuser getrennt wurde.

Damals vertraten die Psychiater GRIESINGER (1817–1868) und ROLLER (1802–1878) zur Frage der Neuordnung der stationären Versorgung psychisch Kranker unterschiedliche Konzepte:

- GRIESINGER plädierte für ein gegliedertes System mit „Stadtasylen" und deren Integration in die allgemeine Medizin. Der psychisch Kranke sollte in dem Umfeld bleiben und, falls erforderlich, auch in der Umgebung körperlich behandelt werden können, in der er erkrankte.
- ROLLER vertrat die Ansicht, der psychisch Kranke sei aus dem „krankmachenden Milieu" herauszunehmen und zur Genesung in ein entferntes pflegerisches Umfeld zu verbringen, das durch ländliche Umgebung, Ruhe und Reizarmut bestimmt sei. Nach diesem Prinzip entstand 1842 die badische Anstalt Illenau, die zum Vorbild der stationären Versorgung psychisch Kranker wurde. Heute wissen wir, daß die vielschichtigen Bedürfnisse psychisch Kranker und die Behandlung der verschiedenen Störungen nur durch ein differenziertes Versorgungsangebot abzudecken sind.

1.1 Begriffsbestimmung

Sozialpsychiatrie ist nach GILDEMEISTER (1992) durch fünf Merkmale mit je eigenem Bedeutungsschwerpunkt definiert:
„Mit Sozialpsychiatrie sind so angesprochen

- eine Kritik traditioneller psychiatrischer Konzepte und – an ihrer Stelle – eine soziale Theorie psychischer Störungen,
- verschiedene therapeutische Behandlungskonzeptionen,
- eine soziale Bewegung,
- eine Institutionalisierungsform im Rahmen des Feldes psychosozialer Versorgung und
- eine historische Linien übergreifende wissenschaftliche Perspektive.

Diese Dimensionen überlappen sich zum Teil, stellen also keine trennscharfen analytischen Kategorien dar; sie verweisen vielmehr auf vielfältige, ineinander verwobene historische, soziale und soziokulturelle Aspekte des Umgangs mit psychischer Gestörtheit."

Dieser weitgreifenden Definition ist eine enger sozialmedizinisch ausgerichtete Definition von STROTZKA (1972) an die Seite zu stellen, der die Auffassung vertritt:

„Sozialpsychiatrie (ist) jene Wissenschaft, die sich systematisch mit der Bedeutung von sozialen, kulturellen sowie Umgebungsfaktoren in weitestem Sinne für seelische Gesundheit und Krankheit befaßt. Sie bezieht dabei soziologische, sozialpsychologische und kulturanthropologische Momente sowohl in bezug auf die allgemeine Beeinflussung der Auffassungen von Gesundheit und Krankheit als auch auf deren Bedeutung für den einzelnen in ihre Betrachtung ein. Sie beschäftigt sich im besonderen mit der Diagnose, Prognose, Therapie und Vorbeugung psychischer Krankheit in und für Gruppen von Menschen ... Die Sozialpsychiatrie will nicht als eine gesonderte Wissenschaft angesehen werden ... Sie erfordert häufig Teamarbeit, da die Arbeitsgebiete meist die Kompetenz des Psychiaters überschreiten."

- Pragmatisch und praxisbezogen untersucht und behandelt die Sozialpsychiatrie psychische Störungen im Zusammenhang mit der sozialen Situation des Erkrankten.
- Sie verhütet und/oder verkürzt in manchen Fällen psychiatrische Hospitalisation durch frühzeitige Intervention.
- Sie erleichtert eine gestufte Wiedereingliederung in das soziale Umfeld und den Beruf durch Wohn-, Arbeits- sowie Freizeitangebote und fördert insgesamt durch komplementäre Dienste gemeindenah die (Re-)Integration.

Die hier wiedergegebenen Begriffsbestimmungen sind nur als prägnante Beispiele aus der Vielzahl theoretischer Betrachtungen von Sozialpsychiatrie anzusehen.

Sozialpsychiatrie basiert neben Kenntnissen aus der Medizin auf theoretischen und empirischen Grundlagen der Sozialwissenschaften, der Psychologie, der Ethologie und der Epidemiologie. Bedeutsam sind weiter die Bereiche Prävention, Bedarfsschätzung, Planung, Organisation und Steuerung sowie Versorgungs- und Behandlungskonzepte. Eine wichtige Rolle spielen Evaluation und zunehmend auch Kosten-Nutzen-Analysen.

In Verbindung mit der Formulierung theoretischer Konzepte ist zu berücksichtigen, daß es genausowenig ein allgemeingültiges „soziologisches Modell" wie ein allgemeingültiges „medizinisches Modell" psychischer Krankheiten gibt.

1.2 Historische Entwicklung

Nach gegenwärtiger Kenntnis findet sich der Begriff **„soziale Psychiatrie"** erstmals 1903/04 in einem Artikel von ILBERG (1862–1942). Seine Auffassung steht jedoch in enger Verbindung mit der damals vertretenen Degenerationslehre und ist damit problematisch und überholt.

Zeitgemäßer schreibt FISCHER 1919: „Die Psychiatrie ist schon als Wissenschaft und Forschungsgebiet sozial gerichtet. Überall stößt sie auf soziale Probleme, auf Beziehungen zur menschlichen Gesellschaft ... überall ergeben sich ursächliche Zusammenhänge mit den sozialen oder wirtschaftlichen Zuständen und Mißständen in der Allgemeinheit. Ohne Erforschung der sozialen Ursachen und ohne sozial-medizinisches Handeln, besonders auch in der Prophylaxe und Hygiene, also **ohne soziale Psychiatrie keine Psychiatrie.**"

Diese Sichtweise fand im ersten Drittel des 20. Jahrhunderts Berücksichtigung, endete aber mit Beginn des Schreckensregimes des Nationalsozialismus. Im Dritten Reich wurden über 100 000 psychisch kranke Menschen getötet und die damalige Entwicklung der Psychiatrie in Deutschland zerstört.

Nach dem Zweiten Weltkrieg herrschte in den meisten psychiatrischen Krankenhäusern neben der schlechten Ausstattung zusätzlich größte Platznot, weil ein Teil der Räumlichkeiten durch Fremdnutzung von z.B. regionalen Verwaltungen, Flüchtlingen, Polizei u.a. in Anspruch genommen war.

Nach einer ca. zehn Jahre dauernden Übergangsphase mit der Rückkehr zu alten Behandlungsformen, die vom Mißtrauen der Angehörigen wegen der Verbrechen an Psychiatriepatienten begleitet war, umfaßte der Zeitraum von 1955 bis 1965 eine Periode der Konsolidierung, in der sich einige Psychiater des durch den Nationalismus bedingten Entwicklungsrückstands der westdeutschen Psychiatrie langsam bewußt wurden und sich außerdem neue Therapiemöglichkeiten durch die Einführung von Psychopharmaka ergaben.

Erst Mitte der 60er Jahre begann unter den deutschen Psychiatern eine kritische Erörterung der bis dahin gültigen psychiatrischen Konzepte und die Einbeziehung vor allem im Ausland entwickelter sozialpsychiatrischer Behandlungsmethoden. Diese Entwicklung ist nicht isoliert abgelaufen, sondern steht in Verbindung mit vielfältigen Strömungen der Zeitgeschichte. Begriffe wie Aufbruch, marxistische Ideen, Studentenrevolte, Tendenzen antirestaurativer Liberalisierung in den späten 60er Jahren, Neigung zur Egalisierung, aber auch die Wahrnehmung von benachteiligten Minderheiten sind Schlagwörter, die die damalige Entwicklung in der Psychiatrie beeinflußten.

In Deutschland wiesen HÄFNER ET AL. (1965) auf die desolate und änderungsbedürftige Situation der Patienten in den psychiatrischen Krankenhäusern hin. Anfang der 70er Jahre entstand aus dem „Mannheimer Kreis" die multiprofessionelle **Deutsche Gesellschaft für Soziale Psychiatrie** (DGSP) und als gemeinsames Unternehmen von Politikern und Fachleuten der Psychiatrie die **Aktion Psychisch Kranke.**

1971 entschied der Deutsche Bundestag, eine Umfrage über die Lage der Psychiatrie in der Bundesrepublik erstellen zu lassen. An der Abwicklung, Ergebnisbearbeitung und Formulierung von Empfehlungen hat eine Sachverständigenkommission von ca. 200 Experten mitgewirkt. Das Resultat dieser Bemühungen fand 1975 seinen Ausdruck in der sogenannten **Psychiatrieenquete** mit dem Titel „Bericht über die Lage der Psychiatrie in der Bundesrepublik Deutschland – Zur psychiatrischen und psychotherapeutisch/psychosomatischen Versorgung der Bevölkerung".

Die globalen Schlußfolgerungen wurden in den Empfehlungen zur Neuordnung der Versorgung psychisch Kranker und Behinderter in 14 Grundsätzen und Leitlinien niedergelegt (DEUTSCHER BUNDESTAG, 1975). Die wichtigsten Forderungen lauten zusammengefaßt:

- Entwicklung einer gemeindenahen, bedarfsgerechten und umfassenden Versorgung aller psychisch Kranken und Behinderten in definierten Standard-Versorgungsgebieten,
- Verkleinerung der psychiatrischen Krankenhäuser sowie Auf- und Ausbau komplementärer Dienste; Koordination aller Versorgungseinrichtungen,
- Integration der Psychiatrie in die übrige Medizin durch Errichtung von Abteilungen an Allgemeinkrankenhäusern; Gleichstellung von psychisch Kranken mit körperlich Kranken.

1980 wurde ein fünfjähriges **Modellprogramm Psychiatrie der Bundesrepublik** initiiert, das eine Beraterkommission bis 1986 begleitete. Nach ihrer formellen Auflösung wurde diese als Expertenkommission tätig, die 1988 die „Empfehlungen der Expertenkommission zur Reform der Versorgung im psychiatrischen und psychotherapeutisch/ psychosomatischen Bereich auf der Grundlage des Modellprogramms Psychiatrie der Bundesregierung" publizierte (BMJFFG, 1988). Diese Empfehlungen sind auf Länder- und Regionalebene bezüglich ihrer Realisierung in unterschiedlicher Weise und Qualität in Gang gesetzt. Die Uneinheitlichkeit liegt daran, daß der Bund im Bereich der Psychiatrie, wie überhaupt im Bereich des Gesundheitswesens, nur eine sehr reduzierte Zuständigkeit besitzt. Diese liegt überwiegend in der Hand der Länder und Gemeinden.

Im Rahmen der bisherigen Reformbemühungen der Psychiatrie ist zweifellos eine Verbesserung der Versorgungsangebote für chronisch psychisch kranke Menschen eingetreten. Der in den 60er Jahren von bestimmten Gruppen formulierte Anspruch, eine umfassende gesellschaftliche Veränderung herbeizuführen, in der psychische Störungen nicht mehr entstehen könnten, ist in seiner ideologischen Verankerung an der Realität gescheitert. Bestand hat die Auffassung, daß psychische Störungen neben ihrer körperlichen und psychischen Ebene auch in ihrem sozialen Kontext zu begreifen und anzugehen sind. Aus diesem erweiterten Verständnis sind Formen der stationären Behandlung und Pflege problematisiert und neue Angebote entwickelt worden, die mit den Begriffen Sozialpsychiatrie und Gemeindepsychiatrie (gemeindenahe Psychiatrie) verknüpft sind.

Wurden in der Psychiatrie Ende der 60er Jahre soziale Faktoren akzentuiert und zeitweise in ihrer Bedeutung überschätzt und verabsolutiert, so ist gegenwärtig in der psychiatrischen Forschung eine Betonung biologischer Sichtweisen zu registrieren.

> **Resümee**
>
> Sozialpsychiatrie, in ihren generellen Merkmalen der Sozialmedizin verbunden, jedoch mit einer eigenen Geschichte, ist in weitem Sinn kein Spezialfach der Psychiatrie, sondern eine Akzentsetzung mit schwerpunktmäßiger Betrachtungsweise sozialer Bedingungen und Wirkungen. In engem Sinn ist Sozialpsychiatrie Bestandteil einer komplexen Dimension der psychiatrischen Krankheitslehre und Forschung sowie der psychiatrischen Behandlung und Versorgung.
>
> Unter dem Nationalsozialismus zerstört, ist erst in den 60er und 70er Jahren vor allem im Rahmen der Psychiatrieenquete eine Reformbewegung in Gang gekommen, die eine Wandlung vom kustodialen zum gemeindenahen und rehabilitativen Versorgungsprinzip einleitete und zu einer Verbesserung auf dem Versorgungssektor geführt hat. Keineswegs aber sind alle Ziele erreicht, die im übrigen nicht statisch festgeschrieben sind, sondern in Abhängigkeit neuer Erkenntnisse und der gesamtgesellschaftlichen Entwicklung anzupassen und gegebenfalls auch neu zu formulieren sind.

2 Gemeindepsychiatrie und Grundlagen psychiatrischer Versorgung

Gemeindepsychiatrie, bezogen auf den Ort ihrer Realisierung auch **kommunale Psychiatrie** genannt, ist praktizierte Sozialpsychiatrie. Die Wortbildung leitet sich aus der Übersetzung des amerikanischen Begriffs „community psychiatry" ab. Er bezeichnet eine Bewegung, die Anfang der 60er Jahre im Rahmen der Öffnung der psychiatrischen Großkrankenhäuser mit Entlassung der Patienten in die Gemeinde ihren Ausgang an der Ostküste der USA nahm und zur Einrichtung von Community Mental Health Centers in den Vereinigten Staaten führte.

Ausgehend von diesem Konzept, das eng mit der Entwicklung und der realen Umsetzung praxisbezogener Sozialpsychiatrie verbunden war, wurden Ende der 60er Jahre erste gemeindepsychiatrische Arbeitsgruppen in Deutschland gegründet. Im Laufe der Jahre sind, in Qualität und Umfang unterschiedlich, viele Initiativen, Einrichtungen und Dienste entstanden, die eine Verbesserung der psychiatrischen Versorgung im Sinn einer **gemeindenahen Psychiatrie** mit sich gebracht haben. In den neuen Bundesländern wird deren Ausbau gerade vollzogen.

Mit Gemeindenähe ist nicht nur eine örtliche Bestimmung, sondern auch die Herstellung eines Umfelds für psychisch kranke Menschen gemeint, das zum einen konkret in der Erreichbarkeit von Institutionen besteht im Sinne eines freien Zugangs und zu bewältigender Entfernungen; zum anderen ist ein allgemeines gesellschaftliches Klima zu schaffen, das Aufgeschlossenheit und Verständnis im Wohnbereich, am Arbeitsplatz sowie in der Öffentlichkeit fördert und hervorbringt. Zum Entstehen eines solchen Klimas müssen und können politische, kommunale und kirchliche Gremien sowie Bürgerinitiativen viel beitragen.

Ein weiterer Anspruch an die gemeindenahe Versorgung ist mit dem Begriff **Prävention** verbunden, wobei die primäre Prävention Maßnahmen zur Verhütung, die sekundäre Prävention Maßnahmen zur Früherkennung und -behandlung und die tertiäre Prävention Maßnahmen zur Verhinderung von Spätfolgen einer Störung umfaßt.

Primärprävention ist die wirksamste Form der Vorbeugung, jedoch im Bereich der Psychiatrie schwer zu verwirklichen, weil die Ursachen vieler psychischer Störungen noch unbekannt sind. Sekundär- und Tertiärprävention lassen sich aber durchaus realisieren, wenn ein gut ausgebautes Angebot verschiedenster Dienste und Einrichtungen besteht, das für alle Betroffenen offen, durch Kom-

Tabelle 6-1 Angebote gemeindepsychiatrischer Versorgung.

soziales Netzwerk	▪ Angehörige, Freunde, Nachbarn ▪ Bekannte, Arbeitskollegen ▪ ehrenamtliche Helfer ▪ Selbsthilfegruppen
medizinische Dienste	▪ vollstationärer psychiatrischer Bereich ▪ teilstationärer psychiatrischer Bereich ▪ ambulanter psychiatrischer Bereich
komplementäre Dienste	▪ sozialpsychiatrischer Dienst ▪ psychosozialer Dienst
Freizeitbereich/Tagesstrukturierung	▪ Freizeit- und Kontaktclub ▪ Tagesstätte ▪ sozialpsychiatrisches Zentrum
komplementäre Versorgung im Wohnbereich	▪ Wohnheim ▪ Wohngemeinschaft ▪ betreutes Wohnen ▪ Familienpflege
Arbeitsbereich	▪ Arbeit in Selbsthilfefirmen ▪ Arbeit in Zuverdienstprojekten ▪ Arbeit in geschützter Werkstatt (WfB)

munikations- wie Kooperationsbereitschaft gekennzeichnet ist und dem Patienten Kontinuität der medizinischen Behandlung und sozialen Betreuung garantiert.

In der gemeindepsychiatrischen Versorgung sind heute vielfältige Angebote der **(Wieder-)Eingliederung,** vor allem für Langzeitpatienten, entstanden. Das Ziel für den Patienten ist die subjektiv möglichst befriedigende Abstimmung eigener Möglichkeiten mit den Anforderungen der jeweiligen Lebenssituation. Hierauf sind die Bemühungen aller in der Psychiatrie Tätigen und alle Angebote der Versorgung auszurichten (Tab. 6-1).

2.1 Soziales Netzwerk

Im sozialen Netzwerk als Quelle außerprofessioneller Hilfe spielen die **Angehörigen** die wichtigste Rolle. Was sie oft an schmerzlichen Erfahrungen, Belastungen, finanziellen Ausgaben, gesellschaftlicher Isolation und Zurückweisung durchmachen und bewältigen müssen, ist bekannt und von professioneller Seite im Umgang mit ihnen zu berücksichtigen. Das geschieht leider nicht immer.

Da der Verlauf vieler psychischer Krankheiten auch durch Beziehungs- und Umgangsmerkmale bestimmt ist, haben sich die Angehörigenarbeit in Gruppen, die Entwicklung der Angehörigenselbsthilfe und die Umsetzung der Ergebnisse der Expressed-Emotion-Forschung zur Unterstützung der Angehörigen als hilfreich erwiesen.

Die oft durchaus vorhandene Unterstützungsbereitschaft von Freunden, Nachbarn, Bekannten und Arbeitskollegen bedarf häufig erst des anleitenden Anstoßes zu ihrer Verwirklichung, da diese nicht selten unsicher sind, wo und wie sie helfen können.

Große Bedeutung haben ehrenamtliche Helfer, heute als **Bürgerhelfer** bezeichnet. Bürgerhelfer verstehen sich nicht als Hilfstherapeuten, dennoch stehen sie gelegentlich in einem natürlichen Spannungsverhältnis zu professioneller Hilfe. Sie haben zum Kranken und Behinderten auch meist keine so enge Bindung wie Verwandte. Sie besitzen aber ihre Lebenserfahrung, persönlichen Fertigkeiten und oft mehr emotionale Distanz, was Anteilnahme, Aufmerksamkeit und Freundschaft nicht ausschließt. Alle diese Qualitäten stellen sie als Unterstützung, Schutz oder Beziehungsangebot zur Verfügung. Sie sind tätig in der Clubarbeit, beteiligen sich an Besuchsdiensten und Freizeitangeboten und stehen bei der Bewältigung von Alltagsaufgaben zur Seite.

In den letzten Jahren stagniert die Bürgerhilfe. Das gegenwärtige gesellschaftliche Klima hemmt eher die Entscheidung für einen ehrenamtlichen, unentgeltlichen Einsatz. Keinesfalls aber ist das bürgerschaftliche Engagement überflüssig, denn es enthält eine Qualität der Integrationsförderung in die Gesellschaft, die naturgemäß in der professionellen Versorgung nicht enthalten ist. Mißbraucht würde die Bürgerhilfe allerdings, wenn sie in ihrer Ehrenamtlichkeit als kostengünstiger Ersatz für Fachpersonal eingesetzt würde, eine Gefahr, die man aufgrund der gegenwärtigen wirtschaftlichen Lage im Auge behalten muß.

Die Bewegung der **Selbsthilfegruppen** hat sich im Gegensatz zur Bürgerhilfe kontinuierlich ausgedehnt, vor allem in der Form der Selbsthilfegruppen von Angehörigen. Seit 1992 existiert auch eine offizielle Selbsthilfebewegung der psychisch Kranken selbst, die sich im **Bundesverband Psychiatrie-Erfahrener** zusammengeschlossen haben.

Die jeweiligen Typen der Selbsthilfegruppen sind in ihrer Form, Organisation, Zielsetzung und Arbeitsweise vielfältig, worin sich die unterschiedlichen Hintergründe ihrer Entstehung und regionale Einflüsse ausdrücken. Manchmal haben sie sich in Ergänzung zu bestehenden professionellen Diensten entwickelt, manchmal als kritisierende Reaktion auf Unzulänglichkeiten der professionellen Hilfen.

Als eine Sonderform der Selbsthilfegruppen ist das **Psychose-Seminar** anzusehen, dessen Prototyp 1989 an der Psychiatrischen Klinik des Universitätskrankenhauses Hamburg-Eppendorf entstand. Mittlerweile gibt es ca. 80 solcher Gruppen. In diesen Seminaren treffen sich Professionelle, Angehörige und früher oder gegenwärtig psychisch kranke Menschen, von denen sich ein Teil nicht als Patienten etikettiert, sondern als Psychoseerfahrene und diesen Begriff auch zur Selbstbezeichnung gewählt hat. Alle Teilnehmer des Seminars begegnen sich statusgleich und erweitern in ca. zweistündigen Gesprächen in meist 14tägigem Abstand ihre Erfahrungen, ihr Wissen und ihr Verständnis untereinander.

2.2 Medizinische Dienste

Die **vollstationäre psychiatrische Behandlung** im Krankenhaus, vor Einführung der psychopharmakologischen Behandlung für die Patienten häufig über viele Jahre erforderlich, kann vermutlich nicht völlig abgeschafft werden. Sie ist allerdings bezüglich der Indikation, der Dauer und therapeutischer Möglichkeiten wesentlich verändert worden.

Stationäre Vollversorgung ist heute dem Ziel

nach eine zeitlich begrenzte Maßnahme, von Tagen bei Krisenintervention und einigen Wochen bis Monaten bei akuten, ambulant nicht beherrschbaren Krankheitsepisoden. Langzeitbehandlungen müssen dezidert begründete Ausnahmen bleiben. Chronisch psychisch Kranken sollte ein möglichst natürlicher Lebensraum in einem differenziert ausgebauten gemeindenahen Versorgungssystem verfügbar sein.

Die heutigen psychiatrischen Krankenhäuser sind durch Reduzierung der Bettenzahl, qualitative Verbesserungen der baulichen, personellen, strukturellen und therapeutischen Merkmale grundsätzlich relevante medizinischen Facheinrichtungen geworden. Das gilt auch für die seit den 70er Jahren an allgemeinen Krankenhäusern eingerichteten psychiatrische Abteilungen, vor allem dann, wenn diese Abteilungen (sektorisierte) Pflichtversorgung leisten.

Teilstationäre Behandlungsangebote sind aus der Beobachtung entstanden, daß bei manchen Krankheitsverläufen vollstationäre Aufenthalte eine Überversorgung bedeuten oder eine Entlassung in vollständige Selbstversorgung noch eine zu große Belastung darstellt oder der Wechsel in einen teilstationären Bereich den Klinikaufenthalt verkürzen kann. In diesen Fällen ist eine teilstationäre Behandlung zu erwägen, in welcher der Patient noch im gewohnten Umfeld verbleibt, gleichwohl an diagnostischen und therapeutischen Maßnahmen wie im Krankenhaus teilnehmen kann.

Das häufigste teilstationäre Angebot besteht in Form der **Tagesklinik**. Die Patienten müssen außerhalb der Einrichtung wohnen und verbringen in ihr nur den Tag. Die erste Tagesklinik wurde 1962 in Frankfurt eröffnet. Heute gibt es bereits mehr als 100 solcher Einrichtungen. Der Schwerpunkt der Zielsetzung von Tageskliniken liegt im Aufbau, in der Nutzung und Übung von Rehabilitationspotential für die medizinische, berufliche und soziale Wiedereingliederung oder Suche nach kompensatorischer Hilfe zum Ausgleich von krankheitsbedingter Behinderung. Tageskliniken, in denen die Behandlungskosten von den Krankenkassen getragen werden, sind nicht mit Tagesstätten für psychisch Kranke zu verwechseln (s. Abschn. 2.4).

Tageskliniken für ältere Menschen, sogenannte **Altentageskliniken,** sind noch eine Ausnahme, obwohl diese Gruppe im Vergleich zu jüngeren Kranken in Hinsicht auf den Lebensabschnitt und die vielfach bestehende Multimorbidität ein eigenes diagnostisches und therapeutisches Umfeld braucht.

Nachtkliniken sind nur in geringer Zahl entstanden, oft auch nur mit wenigen Plätzen. Neue werden kaum noch eröffnet. Geplant waren sie für arbeitsfähige Patienten mit einem Arbeitsplatz; meistens fehlte ihnen eine Wohnung. Diagnostik und Therapie blieben marginal. Letztlich ist das Prinzip der Nachtklinik nur ein Behelf gewesen und bei besser ausgebauter kommunaler komplementärer Versorgung eher überflüssig.

Für die **ambulante psychiatrische Behandlung** werden in großem Umfang die Hausärzte und nicht die Psychiater und Nervenärzte in Anspruch genommen.

Erstens sind nicht überall Fachärzte in erreichbarer Nähe vorhanden, und zweitens führen Vorurteile psychischen Krankheiten gegenüber zur Meidung einer fachärztlichen Inanspruchnahme. Auch mag die Vertrautheit zum Hausarzt eine Rolle spielen, sich bei psychischen Störungen von ihm behandeln zu lassen.

Die Empfehlung der Expertenkommission zur **Einrichtung gemeindepsychiatrischer Nervenarztpraxen** mit Sozialarbeiter und Fachpflegepersonal ist eine wünschenswerte Zielvorstellung, aber von den meisten Psychiatern aus wirtschaftlichen Gründen schwer realisierbar (BMJFFG, 1988). Bei Kooperationswilligkeit können sie aber auf Leistungen von Fachkräften anderer Dienste, z.B. der sozialpsychiatrischen Dienste, zurückgreifen oder mit eigenverantwortlich tätigen Diplom-Psychologen in der Praxis oder in Praxisnähe zusammenarbeiten.

Obwohl die ambulante Behandlung in den Versorgungsbereich der niedergelassenen Nervenärzte fällt, ging schon die Sachverständigenkommission der Psychiatrieenquete davon aus, daß nicht alle Patienten erreicht werden, vor allem nicht die „Problemgruppen". Es handelt sich zumeist um solche Patienten, die den Arzt nicht von sich aus aufsuchen und häufig durch einen sehr chronischen Krankheitsverlauf mit schweren sozialen Behinderungen gekennzeichnet sind.

Auf der Rechtsgrundlage des § 118 SGB V sind an einigen psychiatrischen Krankenhäusern **Institutsambulanzen** entstanden, die neben der psychiatrischen Basisbehandlung auch psychiatrische Pflege und sozialpädagogische sowie psychologische Leistungen erbringen. Aufgrund ihrer Ausstattung mit einem multidisziplinären Team und ihrer Organisationsform sind Institutsambulanzen grundsätzlich in der Lage, auch Hausbesuche und Krisenintervention durchzuführen, wobei diese Angebote nachts, an Wochenenden und Feiertagen nicht bestehen.

Diese Lücke ist durch einen zusätzlichen 24stündigen Krisen- und Notfalldienst zu schließen.

Obwohl die gesetzlichen Grundlagen für psychiatrische Institutsambulanzen seit Jahren existieren, sind sie bisher nicht flächendeckend entstanden und oft unzureichend finanziert. Die Sorge einer Gegnerschaft von seiten der niedergelassenen Nervenärzte konnte fallengelassen werden, da sich herausgestellt hat, daß die Klientel einer Institutsambulanz im Kern eine andere ist als die in den Fachpraxen. Eher besteht eine Überschneidung mit solchen sozialpsychiatrischen Diensten, die sehr ähnlich in ihrem Aufgabenspektrum und Angebot gestaltet sind, was aber nicht generell zutrifft. Institutsambulanzen erfüllen dann ihren Zweck, und hierauf ist zu achten, wenn sie sich konsequent schwer gestörter und schwer behinderter psychisch Kranker annehmen.

Die erwähnte **Multiprofessionalität** in den Institutsambulanzen und die Empfehlung an die niedergelassenen Ärzte zur Zusammenarbeit mit anderen Diensten entsprechen einer zeitgemäßen psychiatrischen Versorgung, die wegen ihrer vielfältigen Behandlungs- und Rehabilitationsstrategien nicht mehr allein vom Arzt zu leisten ist. Die meist sehr komplexen Probleme der Langzeitpatienten lassen sich nur in einem teamorientierten Ansatz bewältigen, in welchem dem Arzt zwar therapeutische, aber zunehmend verstärkt auch **Beratungs-, Fortbildungs- und Supervisionsaufgaben** zufallen. Wünschenswerte Persönlichkeitsmerkmale von Mitarbeitern in der psychiatrischen Versorgung nach MOSHER und BURTI (1992) sind in Tabelle 6-2 aufgeführt.

Tabelle 6-2 Wünschenswerte Persönlichkeitsmerkmale von Mitarbeitern in der psychiatrischen Versorgung.

- ausgebildetes Selbstwertgefühl, sicherer Umgang mit Ungewißheit
- aufgeschlossen, annehmend, nicht wertend
- geduldig und unaufdringlich
- praktisch veranlagt, lösungsorientiert
- beweglich, flexibel
- einfühlend, empathisch
- optimistisch und stützend
- freundliche Entschlossenheit
- heiter, humorvoll
- bescheiden
- in Zusammenhängen denkend

2.3 Komplementäre Dienste

Der komplementäre Bereich ist erst im Rahmen der Psychiatriereform neben der stationären und ambulanten ärztlichen Versorgung als drittes wesentliches Glied entstanden. Der Terminus „komplementär" wird inhaltlich verschieden weit gefaßt. Einmal begrenzt er sich auf beschützende Wohnformen, psychosoziale Hilfen und Freizeitangebote, dann wieder bezieht er zusätzliche Angebote ein, die den Sektor Arbeit und nichtmedizinische Initiativen betreffen. Allgemein formuliert umfaßt der komplementäre Bereich Fachdienste, Einrichtungen und Initiativen, die der psychiatrischen Vor- und Nachsorge dienen. Als komplementäre Fachdienste sind in erster Linie der sozialpsychiatrische und psychosoziale Dienst von Bedeutung.

Als Vorläufer der heutigen **sozialpsychiatrischen Dienste** gab es bereits vor dem Zweiten Weltkrieg spezielle psychiatrische Programme der „Außenfürsorge". Der Nationalsozialismus führte zu deren Auflösung.

Die Aufgaben heutiger sozialpsychiatrischer Dienste mit dem Angebot sozialer Hilfe und nachbetreuender sowie vorbeugender Betreuung für die psychisch Kranken und Behinderten, die sich krankheitsbedingt in unterschiedlichem Umfang nicht mehr ausreichend um sich selbst und ihre Angelegenheiten kümmern können, sind allgemein akzeptiert. Auch sind Gemeindebezogenheit und extramuraler Wirkungskreis unstrittig. Unterschiedliche Interessen haben aber bezüglich der Bezeichnung, der Rechtsgrundlage, der Ausbaustufen, der Trägerschaften, der Aufgaben, der Zielgruppen, des Fachpersonal und der Finanzierung zu uneinheitlichen Organisationsformen in den Bundesländern geführt.

Unterschiedlich ist die Beteiligung von Ärzten und deren Übernahme von therapeutischen Aufgaben und Ordnungsfunktionen. In einigen Diensten gehört zum multiprofessionellen Team, das sich aus Sozialarbeitern, wahlweise Krankenpflegekräften und/oder Psychologen zusammensetzt, auch ein Arzt. Ausgebaute sozialpsychiatrische Dienste erfüllen unter anderem Aufgaben, die in England und den USA mit dem Begriff **„case management"** verbunden sind und deren Kernaufgaben Koordinationstätigkeit und Betreuung für den einzelnen Behinderten umfassen.

Bei der Planung sachgemäßer Hilfen im beruflichen Bereich psychisch Kranker entstanden in Verbindung mit der Psychiatrieenquete zunächst Modellförderungen, die der Rückkehr ins Arbeitsleben oder der Erhaltung des Arbeitsplatzes dienten. Die für diese Aufgaben konzipierten Dienste wurden **psychosoziale Dienste** genannt. In der Novellierung des Schwerbehindertengesetzes 1986 wurde die psychosoziale Betreuung aller Schwerbehinderten ausdrücklich als Aufgabe der Hauptfürsorgestellen formuliert. Zwischenzeitlich sind fast überall flächendeckend in den alten Bundesländern Fachdienste für die berufsbegleitende Betreuung Schwerbehinderter entweder direkt bei den (Haupt-)Fürsorgestellen oder bei freien Trägern eingerichtet worden.

Die Aufgaben des psychosozialen Dienstes umfassen die berufliche Stabilisierung von Schwerbehinderten, die sozialversicherungspflichtig beschäftigt werden. Der psychosoziale Dienst bietet Hilfen zum Erhalt des Arbeitsplatzes bei drohender Kündigung und Beratung von Institutionen, Betrieben und betrieblichen Helfern in Fragen seelischer Behinderung und ihrer Auswirkung auf den Arbeitsplatz. Weitere Aufgaben sind Mitarbeit bei Schulungs- und Bildungsmaßnahmen der Hauptfürsorgestelle und Begleitung von dem allgemeinen Arbeitsmarkt zur Verfügung stehenden arbeitslosen Schwerbehinderten, um deren Vermittlungschancen zu erhöhen.

Die rechtliche Zuständigkeit liegt bei der Hauptfürsorgestelle. Die Tätigkeit in einem solchen nichtärztlichen Dienst, der in seinem Einsatz der Zustimmung aller Beteiligten bedarf, erfordert eine im Kern neutrale beraterische Grundhaltung. Zwar ist der Berater Fürsprecher des Behinderten, muß aber Informationen, Bedürfnisse und Grenzen der Möglichkeiten der anderen Beteiligten in seine Betreuung einbeziehen. Bei diesem manchmal schwierigen Balanceakt ist die Bildung und Aufrechterhaltung einer vertrauensvollen Beziehung zum Betreuten äußerst wichtig.

2.4 Freizeit- und Tagesstrukturierung

An erster Stelle und seit den 60er Jahren an vielen Orten verwirklicht, stehen die **Freizeit- und Kontaktclubs** als Einrichtungen der Nachbetreuung für psychisch Kranke. In geselliger Runde bieten sie ohne viel professionelle Eingriffe, oft organisiert von Bürgerhelfern, einen schützenden Ort der freien Aussprache, des Verständnisses und der Hilfe füreinander und ein Übungsfeld sozialen Verhaltens. Wenn gewünscht, können sich die Clubbesucher von einem Sozialarbeiter, Psychologen oder Arzt beraten lassen. Der Club hat engere Verbindung zum normalen Leben als zu psychiatrischen Institutionen und fördert die Integration in die Gemeinde. Träger der Clubs sind oft psychosoziale Hilfsvereine oder Selbsthilfeinitiativen.

Für **Tagesstätten,** in die Freizeitclubs integriert sein können, gibt es (noch) keine verbindliche Finanzierung, mit der Folge, daß bisher nur wenige Tagesstätten eingerichtet wurden und sehr unterschiedlich sind. Dabei wird die Notwendigkeit von Tagesstätten allgemein eingesehen und ihr Mangel beklagt. Zweifellos hat der Auf- und Ausbau komplementärer Hilfen zur deutlichen Verbesserung der Versorgung psychisch Kranker geführt. Die Entwicklung der letzten Jahre hat jedoch gezeigt, daß für einen bestimmten, durch Abbau stationärer Behandlungsplätze immer größer werdenden Teil chronisch psychisch Kranker die gegenwärtig bereitgestellten Hilfen nicht ausreichen.

Dies betrifft insbesondere solche Kranke, die alleine, bei Angehörigen oder auch in betreuten Wohngemeinschaften ohne Beschäftigung leben. Für diesen Personenkreis besteht bei mangelnder Aktivierung und fehlender Außenanregung die Gefahr einer zunehmenden Isolierung mit der möglichen Folge einer Zustandsverschlechterung und Notwendigkeit der (Re-)Hospitalisierung. Hier ist die Tagesstätte als ergänzendes, entlastendes und die Lebensqualität verbesserndes Angebot erforderlich.

Wie erwähnt, gibt es den Typ Tagesstätte mit einheitlicher Angebots- und Organisationsstruktur bisher nicht. In Abhängigkeit regionaler Unterschiede wird auch eine völlige Übereinstimmung solcher Einrichtungen weder notwendig noch wünschenswert sein. Bestimmte Gemeinsamkeiten sollten jedoch bestehen, was auch verschiedene im Rahmen des Bundesmodellprogramms Psychiatrie geförderte derartige Einrichtungen haben erkennen lassen (BMJFFG, 1986).

Tagesstätten unterstehen dem Prinzip der Offenheit und der leichten, möglichst kostenfreien Zugänglichkeit für alle Patientengruppen. In der Realität hat sich herausgestellt, daß es ein Angebot ist, das vor allem von chronisch psychisch Kranken in Anspruch genommen wird. Eine regelmäßige Teilnahme, auch wenn sie im Auge zu behalten ist, sollte nicht zwingend sein. Allerdings sollten Tagesstätten wenigstens an allen Werktagen durchgängig und für einige Stunden möglichst auch an Wochenenden und Feiertagen geöffnet sein.

Die zur Zeit existierenden Tagesstätten sind in ihrem **Angebotsspektrum** sehr heterogen. Es reicht vom alleinigen Angebot eines Kontaktclubs bis zu einer Skala differenzierter Aktivitäten, die auch Arbeitsangebote und eine umfassende Einbeziehung der Bürgerhilfe enthalten.

Unerläßliche Elemente einer Tagesstätte sind:

- Hilfen zur Alltagsgestaltung und Tagesstrukturierung,
- Hilfen zum Erhalt und Aufbau zwischenmenschlicher Beziehungen,
- arbeits- und beschäftigungstherapeutische Angebote,
- Hilfen zur Sicherung rechtlicher und materieller Ansprüche.

Bezüglich personeller Ausstattung sollten neben professionellen Betreuern freiwillige Helfer mit dem Einsatzschwerpunkt im kommunikativen Bereich vertreten sein.

Der **Kostenträger** des hier erörterten Modells einer Tagesstätte ist nach derzeitiger Rechtslage der örtliche Sozialhilfeträger, der zur Einrichtung eines solchen Bausteins allerdings nicht verpflichtet werden kann und bei gegenwärtig angespannter kommunaler Finanzlage kaum zu gewinnen ist. Wird eine Tagesstätte als teilstationäres Angebot in Verbindung mit einer Werkstatt für Behinderte konzipiert, kommt die überörtliche Sozialhilfe als Kostenträger mit in Frage. Dann aber sind wieder regelmäßige Anwesenheit und gewinnbringende Tätigkeit verpflichtend, Forderungen, die für die Kerngruppe einer Tagesstätte zu belastend sind. Erwägenswert ist die Einbeziehung von Ergotherapeuten, die aufgrund ärztlicher Verordnung von Arbeits- und Beschäftigungstherapie tätig werden. Anregungen, die Tagesstätten analog zur Förderung der sozialpsychiatrischen Dienste in Baden-Württemberg durch eine Mischfinanzierung existentiell zu sichern, sind bisher als Regelfinanzierung nicht realisiert.

Mit der Tagesstätte stehen die Begriffe **sozialpsychiatrisches, psychosoziales** oder **gemeindepsychiatrisches Zentrum** inhaltlich in Verbindung. Das sozialpsychiatrische Zentrum ist in seiner theoretischen Konzeption mit einer Beratungs- und Betreuungsfunktion ein umfassendes Gebilde, das eigene Bausteine enthält, die versammelt oder auch räumlich voneinander getrennt ihren Standort haben können.

Bei diesen Bausteinen handelt es sich um Kontakt- und Beratungsstellen, Tagesstätten sowie Initiativen im Bereich Wohnen und Arbeit. Die Kontakt-, Beratungs- und Betreuungsangebote sollen für psychisch Kranke und Behinderte leicht zugänglich sein und möglichst tagsüber und auch nachts zur Verfügung stehen. Das sozialpsychiatrische Zentrum ist als Antwort auf die Notwendigkeit einer krankenorientierten außerstationären Versorgung durch Fachpersonal zu verstehen. Die ärztliche Versorgung erfolgt gesondert.

Die Verwirklichung solcher Zentren ist in wenigen Regionen in unterschiedlicher Ausformung in Gang gekommen, sie sind jedoch keineswegs so verbreitet wie sozialpsychiatrische Dienste. Gründe hierfür liegen u.a. im Fehlen von Förderrichtlinien und ungeklärten Finanzierungsfragen sowie Kooperationsschwierigkeiten.

In Verbindung mit dem sozialpsychiatrischen Zentrum soll der **Gemeindepsychiatrische Verbund (GPV)** erwähnt werden, dessen Konzeption die Expertenkommission in ihren Empfehlungen ausführlich beschreibt (BMJFFG, 1988). Definieren läßt sich der GPV als ein verbindlich kooperierendes Netzwerk von Einrichtungen und Diensten mit vertraglicher Verpflichtung zur Versorgung aller psychisch Kranken und seelisch Behinderten in einem geographisch begrenzten Gebiet.

Der GPV soll die vielfach zersplitterten und konkurrierenden Versorgungsangebote zusammenführen und der Gefahr einer Fehl-, Doppel- und Unterbetreuung entgegenwirken. Die Expertenkommission empfiehlt hierfür die Schaffung eines aufsuchend-ambulanten Dienstes, eine Einrichtung mit Kontaktstellenfunktion, eine Tagesstätte, ein Leitungsgremium und eine Koordinationsstelle.

In den Empfehlungen der Expertenkommission (1988) wird der GPV sowohl als Organisations- wie auch als Planungsmodell beschrieben. Der GPV gibt in seiner Konzeption Leitlinien vor, er ist aber nichts Fertiges, das einer Region einfach übergestülpt werden kann, sondern er muß regional gemeinsam von allen Beteiligten (Planer, Lenker, Nutzer, Anbieter, Kostenträger) entwickelt werden. Hierfür gibt es keine festgelegten Verordnungen. Es handelt sich vielmehr um einen schrittweisen Prozeß, dessen Planungsabschnitte und Ziele je nach Stand der regionalen Versorgung verschieden sind. Die im GPV zusammengeschlossenen Einrichtungen und Dienste verpflichten sich einem Qualitätsstandard, der durch qualitätssichernde Maßnahmen, wie z.B. Dokumentation, garantiert wird.

Das Konzept des GPV, allerdings bisher ohne gesetzliche Durchsetzungkraft, ist als wesentlicher Orientierungsrahmen für die weitere Verbesserung der psychiatrischen Versorgungspraxis anzusehen.

2.5 Komplementärer Wohnbereich

Komplementäre Wohnformen sind ein Kernstück der außerstationären psychiatrischen Versorgung,

2 Gemeindepsychiatrie und Grundlagen psychiatrischer Versorgung

Tabelle 6-3 Hilfen im Wohnbereich, gegliedert nach zunehmender Betreuungsintensität.

- betreutes Wohnen allein oder in der Familie
- therapeutische Wohngemeinschaft
- Außenwohngruppe eines therapeutischen Wohnheims
- therapeutisches Wohnheim zur Langzeitbehandlung
- therapeutisches Wohnheim in Form der Übergangseinrichtung
- Langzeitbereich in einem psychiatrischen Krankenhaus

haben allerdings im Verlauf der Zeit Fragen zu ihren strukturellen Standards aufgeworfen, die unter dem Gesichtspunkt der Bewohnerinteressen oft noch zu festgelegt sind. Wohnangebote sollten so flexibel wie möglich sein, damit psychisch Kranke entsprechend ihren Fähigkeiten den ihnen angemessenen Wohn- und Lebensraum einnehmen können. Günstige Bedingungen sind dort gegeben, wo innerhalb eines Wohngruppenverbundes kleinere Wohngruppen gebildet werden können, die eine Differenzierung der Betreuungsintensität zulassen (Tab. 6-3).

Das **therapeutische Wohnheim** bietet für die psychisch Kranken einen Lebensraum, die keine Behandlung mehr in der Klinik brauchen, aber krankheitsbedingt tagsüber und auch nachts grundsätzlich noch fachlicher Betreuung bedürfen. Bei umfassender, aber nicht überversorgender Hilfe muß die Aufmerksamkeit aller in die Betreuung einbezogenen Personen auf die Wahrnehmung medizinischer, sozialer und beruflicher Rehabilitationspotentiale gerichtet bleiben, um die letztlich nie ausgeschlossene Möglichkeit der Entwicklung einer selbständigeren Lebensform für einen Wechsel in eine ambulant betreute Wohnform oder gänzlich autonome Lebensführung nicht zu übersehen.

Eine schwerpunktmäßig auf bloße pflegerische Tätigkeiten begrenzte psychiatrische Versorgung hat sich auch bei heutigem Stand der Kenntnisse und Möglichkeiten von Behandlung und Betreuung zwar nicht in jedem Fall erübrigt, sie bedarf aber ausnahmslos einer stichhaltigen Begründung.

Das tragende Konzept von Wohnheimen für psychisch Kranke als Facheinrichtungen der extramuralen psychiatrischen Versorgung ist die Annäherung der Lebensverhältnisse an die der übrigen Bevölkerung, was seinen Niederschlag in den räumlichen Gegebenheiten, dem Zusammenleben in Kleingruppen und der Tagesstrukturierung finden muß.

Dies Konzept ist mit einer überschaubaren Heimgröße von 15 bis 30 Plätzen verbunden, wobei sich eine Untergliederung in Gruppen von 4–8 Plätzen für eine individuell orientierte Betreuung als günstig erwiesen hat. Den Bewohnern ist das Recht der Vertretung ihrer eigenen Interessen durch den Heimbeirat oder den Heimfürsprecher einzuräumen. Baulich sind Einzelzimmer und allgemein nutzbare Aufenthalts- und Wirtschaftsräume als Standard zu fordern. Weitere Angebote umfassen das Einüben lebenspraktischer Fähigkeiten, die Teilnahme am öffentlichen Leben, Möglichkeiten von Arbeit oder Beschäftigung sowie von Freizeitgestaltung.

Milieu und Unterstützung im Wohnheim sollen einer drohenden sozialen Isolation vorbeugen, die Verbindung zum kommunalen Leben erhalten oder wiederherstellen und zu einer Stabilisierung der Lebensverhältnisse, der Zunahme von Selbstbestimmung und Verbesserung der persönlichen Zufriedenheit beitragen. Gemeint ist somit Rehabilitation in umfassender Form als Prozeß der Wiedereingliederung in die normalen Lebensvorgänge der Gesellschaft; dies gelingt allerdings nur in unterschiedlichem Maß.

Braucht der psychisch Kranke für diesen Prozeß eine zeitlich begrenzte unterstützende Begleitung, kommt für ihn ein mittelfristiger Aufenthalt in einer **Übergangseinrichtung** in Frage.

Ist das Potential für eine Rehabilitation schwach oder ein günstiger Entwicklungsverlauf der Erkrankung erst zukünftig oder gar nicht absehbar, ist ein **Langzeitwohnheim** mit eventuell lebenslanger Aufenthaltsmöglichkeit ein Ort, an dem ohne zeitlichen Druck und ohne bedrängende Therapieprogramme doch noch Lernerfahrungen und Lebensentfaltung möglich sind.

Entwickeln sich die Fähigkeiten zu autonomer Lebensführung nur in Teilschritten, kann dieser zunehmenden Selbständigkeit, die aber noch keiner vollen Eigenständigkeit entspricht, durch das Angebot sogenannter **Außenwohngruppen** mit geringerem Betreuungsumfang Rechnung getragen werden. Der Bezug besteht institutionell noch zum Heim, die Art der Lebensführung ähnelt aber mehr der in einer Wohngemeinschaft.

Das Betreuungsteam in therapeutischen Wohnheimen besteht in unterschiedlicher Zusammensetzung aus Sozialarbeitern, Fachpflegekräften, Psychologen, Ergotherapeuten, Arbeitserziehern, Verwaltungskräften u.a. Es besteht freie Arztwahl.

Die **Kostenübernahme** für einen Heimplatz (derzeit ca. 3000 DM pro Monat) ist aus der Leistungspflicht der Krankenkassen und Rentenversicherungen ausgeschlossen, weil es sich um „soziale" Wiedereingliederung handelt und nach noch immer geltender Gesetzeslage nicht um therapeutische oder rehabilitative Maßnahmen. So muß der Bewohner oder sein Angehöriger eigenes Vermögen einsetzen. Da dieses meist nicht vorhanden ist, tritt der überörtliche Sozialhilfeträger für die Finanzierung ein. Dieser unhaltbare Zustand wird seit den 70er Jahren beanstandet, gleichwohl ist es bisher nicht zu einer gesetzlichen Änderung gekommen.

Die Aufnahme eines psychisch kranken Menschen in ein **Pflegeheim** ist erst dann indiziert, wenn Art und Schwere der psychischen Erkrankung, oft noch durch Pflege erfordernde körperliche Krankheit zusätzlich belastet, offenere Wohn- oder Betreuungsformen ausschließen.

Therapeutische Wohngemeinschaften sind für die psychisch kranken Menschen vorgesehen, die ihren Lebensbereich zwar weitgehend selbständig gestalten können, aber immer noch in unterschiedlichem Ausmaß der psychosozialen (Nach-)Betreuung bedürfen. Inhalte der Betreuung sind persönliche Hilfen bei der Krankheitsbewältigung, bei Konfliktlösungen und Unterstützung im Bereich der Arbeit, der Aus- und Fortbildung sowie der Freizeit. Das Ziel des nicht auf Dauer angelegten Aufenthalts von durchschnittlich ein bis drei Jahren besteht in einer Förderung der sozialen und beruflichen Eingliederung. Die Bewohner zahlen Miete. Die Betreuung von 10–12 Bewohnern erfolgt werktags durch eine Fachkraft, meistens einen Sozialarbeiter oder Sozialpädagogen, dessen Bezahlung der überörtliche Sozialhilfeträger übernimmt.

Eine ähnliche Versorgungsart bietet das **betreute Einzel- und Paarwohnen** in eigener Wohnung. Diese Wohnform ist für solche Personen geeignet, für die das Leben in einer Gruppe eine Überforderung darstellt. Das betreute Einzelwohnen läßt mehr Raum für Rückzugsmöglichkeiten und enthält weniger Druck hinsichtlich sozialer Kommunikation.

Dem natürlichen familiären Bezugssystem ähnelt am stärksten die **Familienpflege.** Es ist ein meist von einem Familienpflegeteam einer psychiatrischen Klinik begleitetes Versorgungsmodell, das trotz langer Tradition in größerem Umfang derzeit nur in Nordrhein-Westfalen und Baden-Württemberg verwirklicht ist. Die Familienpflege ist eine freiwillige Leistung des überörtlichen Sozialhilfeträgers. Die Gastfamilie erhält ca. 1500 DM pro Monat, davon 600 DM für den Betreuungsaufwand, der Rest dient der Versorgung des Familiengastes, der zusätzlich, wie auch Langzeitpatienten in der Klinik oder im Heim, ein Taschengeld in Höhe von ca. 160 DM bekommt.

Die Auswahl von Kranken und Gastfamilien erfordert Umsicht und sorgfältige Vorbereitung. Organisatorische, finanzielle und rechtliche Fragen sind im Vorfeld zu klären. Alle diese Kriterien bedingen eine gewisse Schwerfälligkeit in der praktischen Umsetzung des Konzepts und sind meist mit der Notwendigkeit einer dauerhaften fachlichen Beratung verbunden. Trotz der genannten Mühen sollte das Prinzip der Familienpflege aber nicht verworfen werden, da es einem natürlichen Zusammenleben nahesteht. Wünschenswert sind eine Regelfinanzierung der Familienpflege und eine Überarbeitung der Richtlinien.

2.6 Komplementärer Arbeitsbereich

Die komplementäre Versorgung im Arbeitsbereich ist in den meisten Regionen unzureichend. Dabei sind psychisch Kranke überdurchschnittlich oft arbeitslos und schwer zu vermitteln. Wie im Wohnbereich gibt es auch im Arbeitsbereich eine Differenzierung von Angeboten, die, gegliedert nach zunehmender Betreuungsintensität, in Tabelle 6-4 zusammengestellt sind.

Ein Angebot, das dem freien Arbeitsmarkt noch am nächsten steht, sind **Selbsthilfefirmen.** Ihr Ziel ist es, für psychisch Kranke Arbeitsplätze mit branchenüblichem Tariflohn zu schaffen, an denen jedoch Rücksicht auf individuelle Belastungsgrenzen genommen wird. Diese Arbeitsform ist für solche Personen geeignet, die in einer Werkstatt für Behinderte unter- und auf dem allgemeinen Arbeitsmarkt überfordert sind. Die Träger solcher Firmen stehen oft vor erheblichen wirtschaftlichen Schwierigkeiten und brauchen im Hintergrund eine stützende betriebswirtschaftlich beratende „Patenschaft" oder wenigstens einen einflußreichen Beirat, um nicht zu schnell von Konkurrenzfirmen mit gesunden Mitarbeitern erdrückt zu werden.

Tabelle 6-4 Hilfen im Arbeitsbereich, gegliedert nach zunehmender Betreuungsintensität.

- psychosoziale Betreuung am Arbeitsplatz
- Zuverdienstprojekt
- Selbsthilfefirma
- Werkstatt für Behinderte
- berufliche Rehabilitationseinrichtung
- Arbeitstherapie im psychiatrischen Krankenhaus

Zur Beratung derartiger Firmengründungen hat sich mit Sitz in Berlin ein Verein zur Förderung von Arbeitsinitiativen und Firmenprojekten (FAF) gebildet. Eine Mitfinanzierung von Firmengründungen und Maßnahmen für psychisch Kranke wird auch vom Europäischen Sozialfond (ESF) gefördert, der Voraussetzungen und Verfahren gegenwärtig allerdings grundlegend reformiert.

Zuverdienstprojekte, wie beispielsweise Entrümpelungsdienste oder Secondhandläden, ermöglichen psychisch behinderten Menschen, ihr häufig geringes Einkommen durch stundenweisen Arbeitseinsatz etwas aufzubessern. Neben dem materiellen Anreiz sind solche Beschäftigungen oft eine wichtige Hilfe zur sinngebenden Tagesstrukturierung und Förderung sozialer Kontakte. Sie lassen sich aber auch als Vorbereitung oder zur Überbrückung von Wartezeit auf Rehabilitationsmaßnahmen nutzen.

Nischenarbeitsplätze werden zunehmend rar, die Anforderungen an eine Qualifikation immer höher. Daher sind der Erhalt von Arbeitsplätzen und die berufliche Rehabilitation eine dringliche Aufgabe (s. Abschn. 3.1).

In diesem Zusammenhang ist eine bundesweite Entwicklung zu erwähnen, die mit den Stichworten **berufliche Integration** und **aktive Beschäftigungspolitik** verbunden ist. Unter aktiver Beschäftigungspolitik mit kommunalen Investitionen und Auftragsvergaben werden alle Konzepte zusammengefaßt, die dazu dienen, langzeitarbeitslosen Menschen, zu denen psychisch Kranke oft gehören, tariflich bezahlte Erwerbsarbeit anstelle staatlicher Sozialleistungen zu gewähren. Ob dieser Bewegung Erfolg beschieden ist, bleibt abzuwarten.

Die größte Zahl langfristiger Arbeits- und Beschäftigungsangebote auf dem geschützten Arbeitsmarkt findet sich in **Werkstätten für Behinderte** (WfB). Der endgültige Rahmen für die Werkstätten für Behinderte wurde erst durch die Verabschiedung der „Werkstättenverordnung" festgelegt (SCHBWV, 1980). In der Bundesrepublik Deutschland gab es 1992 insgesamt 592 anerkannte oder vorläufig anerkannte Werkstätten. Die WfB ist eine Einrichtung zur Eingliederung Behinderter in das Arbeitsleben (BUNDESVEREINIGUNG LEBENSHILFE, 1992). Zur Erfüllung dieses Auftrags ist sie in einen Eingangs- und (Arbeits-)Trainingsbereich sowie einen Arbeits- oder Produktionsbereich unterteilt, außerdem stehen begleitende Dienste zur Verfügung.

Die WfB erfüllt zwei Funktionen:
- Der Trainingsbereich dient der beruflichen Rehabilitation.
- Der Arbeits- oder auch Produktionsbereich ermöglicht für viele Behinderte eine langjährige Teilnahme an der Arbeitswelt, von der sie ohne WfB ausgeschlossen wären.

Kostenträger für den Eingangs- und Arbeitstrainingsbereich, der berufliche Bildung für die Dauer von zwei Jahren ermöglicht, ist die Arbeitsverwaltung oder ein Sozialversicherungsträger. Ist danach eine Vermittlung auf den allgemeinen Arbeitsmarkt oder in eine weiterführende berufliche Trainingsmaßnahme oder Ausbildung, z.B. in einem Berufsförderungswerk, nicht möglich, kann der Behinderte auf einen Dauerarbeitsplatz wechseln. Die Kosten hierfür übernimmt die überörtliche Sozialhilfe. Die monatliche Entlohnung ist gering (meist zwischen 80 und 200 DM), so daß oft noch Hilfe zum Lebensunterhalt nach dem Bundessozialhilfegesetz in Anspruch genommen werden muß.

Primär wurden geistig Behinderte beschäftigt, seit den 80er Jahren sind für psychisch Behinderte eigene Zweigstellen oder eigene Werkstätten, vor allem in Ballungsgebieten, aufgebaut. Die heutige Auffassung von einer Werkstatt als normaler Produktionsstätte, die zusätzlich fürsorgliche und sozialpädagogische Aufgaben für die Beschäftigten übernimmt, stellt die Behinderten teilweise unter einen Leistungsdruck, dem nicht alle gewachsen sind. Diesem Umstand sollte mit der Einbeziehung eines psychiatrischen Beratungsarztes in die Werkstatt Rechnung getragen werden.

Resümee

Die in der Psychiatrie seit den 70er Jahren eingeleitete Reform hat im medizinischen Sektor zur Verkleinerung der psychiatrischen Krankenhäuser, zur Eröffnung psychiatrischer Abteilungen an Allgemeinkrankenhäusern und zu teilstationären Behandlungsmöglichkeiten geführt. Die Zahl der niedergelassenen psychiatrischen Fachärzte ist gewachsen.

Größte Bedeutung hat die Einrichtung komplementärer Dienste und Einrichtungen vor allem für Langzeitpatienten gewonnen, denen damit Unterstützung in den Bereichen Arbeit, Wohnen, Freizeit sowie Kommunikation und bei der Tagesstrukturierung zur Verfügung steht. Die Ziele sind die größtmögliche Selbstbestimmung und Lebenszufriedenheit, deren Ausmaß in Abhängigkeit von verschiedenen Verlaufsformen und -stadien psychischer Krankheit variiert und eine Differenzierung der Angebote erfordert. Diese Notwendigkeit führt zu einem Ausformungsprozeß, der einem stetigen Wandel unterliegt und von einer Vielzahl von Faktoren bestimmt ist, zu denen auch die Berücksichtigung von Familien, Öffentlichkeitsarbeit, bürgerschaftlichem Engagement und politischen Kräften gehört.

3 Rehabilitation psychisch Kranker

Rehabilitation besitzt heute eine zentrale Rolle in Medizin und Psychologie. In einem von der BUNDESARBEITSGEMEINSCHAFT FÜR REHABILITATION (1984) herausgegebenen Wegweiser heißt es:

„Aus ärztlicher Sicht umfaßt Rehabilitation die Gesamtheit der Bemühungen, einen durch Krankheit, ein angeborenes Leiden oder äußere Schädigungen körperlich, geistig oder seelisch behinderten Menschen über die Akutbehandlung hinaus durch umfassende Maßnahmen auf medizinischem, schulischem, beruflichem und allgemein-sozialem Gebiet in die Lage zu versetzen, eine Lebensform und -stellung, die ihm entspricht und seiner würdig ist, im Alltag, in der Gemeinschaft und im Beruf zu finden bzw. wiederzuerlangen."

Allgemeinen Eingang in die Psychiatrie hat der Begriff Rehabilitation erst in den 70er Jahren gefunden, nachdem in Rahmen der psychiatrischen Reformbewegung differenzierte Wohn- und Arbeitsangebote für chronisch psychisch Kranke gemeindenah aufgebaut wurden. Entsprechend ihrer späten Rezeption ist die außerklinische Rehabilitation in der Psychiatrie bisher noch unzureichend realisiert und durch die Besonderheiten des Verlaufs psychischer Erkrankungen oft erschwert.

Rehabilitation ist ein auf ein Ziel ausgerichteter Prozeß, das nach REY (1980) dann erreicht ist, „wenn ein Individuum in der Lage ist, unabhängig und eigenverantwortlich einen Arbeitsplatz auszufüllen, seinen normalen täglichen häuslichen und familiären Verpflichtungen nachzukommen und seine Freizeit nach eigenen Wünschen und Bedürfnissen zu gestalten".

In der Praxis wird dieses optimale Ziel nicht immer erreicht. Es kann durchaus schon als gelungen angesehen werden, wenn auch nur eine teilweise Wiedereingliederung ins normale Sozial- und Berufsleben glückt. Rehabilitation ist bei dem oft wechselvollen Verlauf psychischer Krankheiten mit Besserung, Rückfällen und Plateauphasen in der Regel kein geradlinig ansteigender Prozeß, sondern ein unvorhersehbarer Weg mit meist nicht einschätzbarem Zeitbedarf. Äußerer Druck, Ungeduld, zu hoher Anspruch und zu hohe Erwartungen können sich ungünstig auf den Rehabilitationsverlauf auswirken.

Unverändert gelten die von CIOMPI ET AL. (1977, 1978, 1979) formulierten Kriterien für das Ergebnis psychiatrischer Rehabilitation. Dies hängt weniger von Alter, Geschlecht, lebensgeschichtlichen Daten, Psychopathologie und Diagnose ab als vielmehr von sozialen Faktoren. Auch wenn die Bedeutung der sozialen Faktoren für die Genese psychischer Erkrankungen, vor allem für die körperlich nicht begründbaren Psychosen, möglicherweise weniger Gewicht hat als biologische Faktoren, so scheint der Rehabilitationsverlauf stärker von zwischenmenschlichen Beziehungen, Zukunftserwartungen, Umwelt und Dauer gesellschaftlicher Ausgliederung bestimmt zu sein. Außerdem spielen Persönlichkeitsfaktoren wie Ich-Stärke und das Ausmaß allgemeiner Kompetenz sowie motivationsbildende Merkmale eine wichtige Rolle.

3.1 Soziale, medizinische und berufliche Rehabilitation

Rehabilitation ist ein umfassender und ganzheitlicher Prozeß, der durch unterschiedliche Kostenträgerschaft und jeweils eigene Schwerpunkte in der Zielsetzung eine Untergliederung in medizinische, berufliche und soziale Rehabilitation erfahren hat. Diese Untergliederung ist jedoch künstlich, denn alle Bereiche sind in überlappender Wechselwirkung miteinander verbunden.

Die **soziale Rehabilitation** des psychisch Kranken und Behinderten ist das alles überragende und wichtigste Anliegen eines jeden rehabilitativen Prozesses. Sie „bedeutet die Aufnahme in die Gesamtheit zwischenmenschlicher Ordnungen und Beziehungen, also über Arbeit und Beruf hinaus in die Gemeinschaft, die sich im familiären, politischen, kulturellen und sportlichen Bereich entwickelt hat; d.h., daß der Patient unter Wahrung der Chancengleichheit, entsprechend seinen Neigungen und Fähigkeiten, in alle Bereiche des gesellschaftlichen Lebens einbezogen ist und sich daran beteiligen kann" (BUNDESARBEITSGEMEINSCHAFT FÜR REHABILITATION, 1984).

Medizinische und berufliche Rehabilitation haben für das Gelingen der sozialen Rehabilitation eine große Bedeutung. Das Bemühen um soziale Rehabilitation als übergeordnetes Ziel bleibt permanent erhalten, auch wenn die medizinischen und beruflichen Rehabilitationserfolge bescheiden sind oder ausbleiben. Die Priorität dieses Ziels ist dadurch begründet, daß bei psychischen Störungen und Krankheiten der Gesundheitsschaden und die daraus folgende funktionelle Einschränkung vor allem in einer sozialen Beeinträchtigung ihren Niederschlag findet (Abb. 6-1) (WHO, 1980). Diese vor allem schizophrenietypische Beeinträchtigung ist von großer Bedeutung für den Rehabilitationsprozeß.

Medizinische Rehabilitationsmaßnahmen stehen im Zeitablauf in der Regel an erster Stelle, wenn durch Krankheit bedingte Gesundheitsstörungen entweder länger oder dauerhaft zu erwarten sind. Oft bilden sie die unverzichtbaren Voraussetzungen für umfassendere Rehabilitationsziele. Kernaufgabe ist die Heilung, Besserung und Verhütung der Verschlimmerung von Krankheit durch ärztliche Behandlung sowie Aktivierung der Kranken unter Einsatz von Heilmitteln. Weitere Maßnahmen sind Psychotherapie, psychosoziale Betreuung und Rehabilitationsberatung, psychiatrische Krankenpflege und Bewegungs- sowie Ergotherapie. Beschäftigungstherapie, Arbeitstherapie, Arbeitstraining und Belastungserprobung sind stationär und ambulant durchführbare Bestandteile der medizinischen Rehabilitation.

Beschäftigungstherapie unterscheidet sich von der Arbeitstherapie durch stärker selbstbestimmte, oft kreative Tätigkeit und das Fehlen von Leistungsdruck. Gefördert werden Selbstwertgefühl und -bewußtsein sowie Kommunikations- und Konzentrationsfähigkeit. **Arbeitstherapie und Arbeitstraining** fördern spezielle berufliche Fähigkeiten in definierten Arbeitsfeldern mit der Zielsetzung, einen Arbeitsplatz auf dem allgemeinen oder besonderen Arbeitsmarkt einzunehmen.

Die **Belastungserprobung** dient der Ermittlung der körperlichen, geistigen und seelischen Leistungsbreite sowie der sozialen Fähigkeiten in Anlehnung an die Anforderungen des allgemeinen Arbeitsmarktes. Zur Durchführung aller Verfahren, die mit der Rehabilitation verbunden sind, bedarf es der sachverständigen Einbeziehung ärztlicher und psychologischer Kompetenz sowie des Einsatzes von Ergotherapeuten, Arbeitserziehern, Krankenpflegepersonal und Sozialarbeitern.

Im Gegensatz zu körperlich Kranken, für die die **berufliche Rehabilitation** in der Regel übersichtlich organisiert ist, finden psychisch Kranke meist keine vergleichbar guten Bedingungen vor. Ihr Krankheitszustand ist schwer meßbar, sie haben oft krankheitsbedingt nicht die Einsicht in die Notwendigkeit einer Rehabilitation, das Behördengeflecht ist verwirrend, Zuständigkeiten sind mühevoll zu eruieren. Es existiert eine Fülle sozial- und leistungsrechtlicher Grundlagen für die Versorgung und Rehabilitation psychisch Kranker, deren Kenntnis wichtig ist, deren Erörterung aber den vorgegebenen Rahmen sprengen würde (BRILL, 1995; BUNDESARBEITSGEMEINSCHAFT FÜR REHABILITATION, 1995).

Der wichtigste Ansprechpartner für Fragen der beruflichen Rehabilitation ist das örtliche Arbeitsamt, auch vor Klärung der endgültigen Zuständigkeit. Mit eigenen Fachdiensten wie Amtsarzt und psychologischem Dienst wird ein **Eingliederungsvorschlag** erarbeitet, in den die für notwendig erachteten berufsfördernden Maßnahmen eingehen.

Personalknappheit führt häufig zu langen Wartezeiten, die verlängert werden, wenn ein Rehabilitationsplatz in einer geeigneten Einrichtung nicht frei

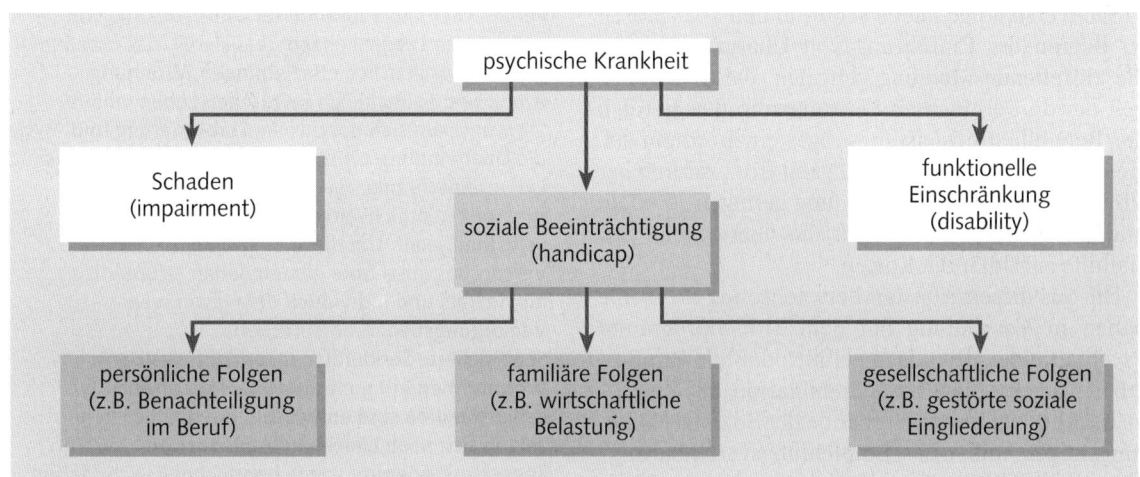

Abbildung 6-1 Klassifikation gesundheitlicher Schäden und Folgen.

ist. Während der Wartezeit findet meist keine Arbeitsvermittlung statt, so daß Untätigkeit und Ungewißheit zu ertragen sind, die als Belastung einen Krankheitsrückfall fördern, der den bis dahin zurückgelegten Rehabilitationsweg unter- oder abbricht. Viele Betroffene können die erforderliche Kraft zur Durchsetzung ihrer Interessen nicht aufbringen. Sie brauchen Unterstützung. In der Klinik ist der Sozialdienst hierfür zuständig, außerhalb u.a. der sozialpsychiatrische Dienst. Auch bieten einige Krankenkassen Reha-Beratung an.

3.2 Einrichtungen der beruflichen Rehabilitation

Als häufigste Einrichtung der beruflichen Rehabilitation, die jedoch stärker in ihrer Funktion als Ort langfristiger Beschäftigungsmöglichkeiten in Anspruch genommen wird, ist die **Werkstatt für Behinderte** (WfB) bereits im Abschnitt 2.6 beschrieben worden.

Spezialisiertere Einrichtungen mit Förderung auch der sozialen (Re-)Integration sind **Berufsförderungswerke** und Einrichtungen, die am häufigsten die Bezeichnung **Berufliches Trainingszentrum** tragen. Beide dienen der beruflich-fachlichen Förderung erwachsener Behinderter. Berufliche Trainingszentren beschränken sich auf Maßnahmen der Berufsfindung, des Berufstrainings, der Berufsvorbereitung und der Zusatzqualifizierung. Berufsausbildung oder Umschulung sind Aufgaben der Berufsförderungswerke. Wartezeiten und Ausleseverfahren erschweren den Zugang. Die Unterbringung in den Einrichtungen erfolgt internatsmäßig. Kostenträger ist in der Regel die Bundesanstalt für Arbeit.

Sachverständige haben schon in den 70er Jahren zu Beginn der Einführung von Übergangsheimen die zutreffende Meinung vertreten, daß die Mehrheit der dort erbrachten Leistungen in den Bereich der Rehabilitationsleistungsträger einzuordnen sei. Gesetzlich ist dieser Zuständigkeit trotz zahlreicher Vorstöße bisher nicht Rechnung getragen worden, und unverändert übernimmt die überörtliche Sozialhilfe subsidiär die Kosten.

Die aus diesem Umstand erwachsenen Probleme haben in Verbindung mit dem Modellprogramm Psychiatrie der BRD dazu geführt, daß die Bundesarbeitsgemeinschaft für Rehabilitation als Zusammenschluß der Spitzenverbände der Sozialversicherungsträger mit der „Empfehlungsvereinbarung" 1986 die **Rehabilitationseinrichtung für psychisch Kranke und Behinderte (RPK)** schuf. Durch sie soll der Mangel eines geeigneten Angebots für die Rehabilitation chronisch psychisch Kranker und Behinderter verringert werden.

Die Verbindlichkeit der Vereinbarung der RPK ist gering, da sie gesetzlich nicht verankert ist. Modellhaft sollte in jedem Bundesland eine derartige Einrichtung mit 50 Plätzen entstehen, bisher ist es aber nur in acht Bundesländern zu solchen Einrichtungen gekommen. Mittlerweile sind verstreut jedoch auch kleinere Abteilungen, teilweise auch mit ambulanten Plätzen ausgestattet, aufgebaut, und damit ist die Forderung des gemeindenahen Angebots etwas stärker berücksichtigt.

Das Konzept sieht eine Vernetzung medizinischer und beruflicher Rehabilitation sowie eine ineinandergreifende Kostenübernahme durch Krankenkasse, Rentenversicherung und Arbeitsverwaltung vor. Das Antragsverfahren und die auf ein bis zwei Jahre begrenzte Rehabilitationsdauer sind an ein aufwendiges Gutachtenverfahren mit günstiger Ergebnisprognose gebunden. Hiermit limitieren einengende Zugangskriterien die Möglichkeit der Inanspruchnahme für einen erheblichen Teil psychiatrischer Langzeitpatienten. Immerhin ist mit der RPK erstmals die Finanzierung der Rehabilitation für psychisch Kranke sozialrechtlich der Rehabilitation somatisch Kranker angeglichen.

Resümee

Rehabilitation, medizinisch, beruflich und sozial ausgerichtet, ist ein Gesamtprozeß unterschiedlicher Dauer und unterschiedlicher Vollständigkeit, der dem Kranken die Teilnahme am normalen Leben, so weit wie seine Fähigkeiten und sein Kompensationsvermögen es zulassen, ermöglichen soll.
Die Bedürfnisse psychisch Kranker unterscheiden sich grundsätzlich nicht von denen anderer Menschen. Sie möchten – soweit notwendig mit verläßlicher und koordinierter Unterstützung von außen – ein Lebenskonzept realisieren, das familiäre und freundschaftliche Beziehungen, Wohnung, Arbeit und Teilhabe am kulturellen Leben umfaßt. Sie wünschen sich psychische Stabilisierung und die Überwindung oft schmerzlich wahrgenommener Lebenseinschränkungen, günstige Bedingungen für ihre Persönlichkeitsentwicklung und soziale Selbständigkeit. Um diese Ziele zu erreichen, sind Versorgungsangebote gemeindenah erforderlich, die flexibel und individuell dem jeweiligen Versorgungsbedarf entsprechen.
Spezialisierte Sonderdienste und differenzierte Wohnformen mit mehr oder weniger offenen Lebensräumen sind entwickelt, am deutlichsten zeigen sich noch Lücken im Angebot von Tagesstrukturierung sowie beruflicher Rehabilitation und Arbeit.

4 Evaluation gemeindepsychiatrischer Versorgung

Wenn, wie es für die psychiatrische Versorgung einschließlich rehabilitativer Maßnahmen zutrifft, neue Behandlungs- und Organisationsformen angewandt werden, müssen sie auf ihre Effizienz und Effektivität geprüft und bewertet werden. Für die **wissenschaftliche Evaluation** sind Voraussetzungen, Rahmenbedingungen und besondere Erfordernisse zu berücksichtigen. „Die besondere Funktion evaluativer Forschung besteht darin, bei sozialpolitischen Entscheidungen die Bewertung so weit wie möglich rational zu begründen und auf jeden Fall den Einfluß wissenschaftlich fundierter Erkenntnisse gegenüber vorgefaßten Meinungen, subjektivem Ermessen oder Modeströmungen zu vergrößern" (COOPER ET AL., 1985).

Hinsichtlich der Beurteilung von Versorgungs- und Rehabilitationsprogrammen beschäftigt sich die Evaluation hauptsächlich mit folgenden Fragen:

- Wurden die vorgegebenen Ziele erreicht?
- Wodurch wurden die Ziele erreicht?
- Wenn sie nicht oder nur unvollständig erreicht wurden, was sind die Gründe hierfür und welche Schwierigkeiten standen der Zielsetzung im Weg?

Die reale Durchführung einer evaluativen Begleitforschung ist mit einer Fülle oft schwierig zu lösender formaler und inhaltlicher Probleme belastet, die sich auf die Aussagekraft entsprechender Untersuchungen auswirken kann. So fallen die Ergebnisse nicht selten uneinheitlich aus, und es gibt Merkmalsbereiche, für die in verschiedenen Evaluationsstudien gegenläufige Effekte beschrieben sind. Im Trend allerdings überwiegen Studien, die für einen positiven Einfluß einer gemeindepsychiatrischen Versorgung auf die Kosten sowie Häufigkeit und Dauer der stationären Aufenthalte sprechen.

Wie wenig breit psychosoziale Interventionen jedoch bisher durch qualitativ vorbildliche Forschungsentwürfe, bindende Leitlinien und einheitliche Nomenklatur gesichert sind und wie notwendig insgesamt die Entwicklung beweisender und generalisierungsfähiger Studien zu Fragen der Leistungsfähigkeit und Wirksamkeit außerstationärer Behandlungen sind, zeigen aktuelle Übersichten zu diesem Thema von MCGORRY ET AL. (1997) und KLUITER (1997).

Zunehmend werden objektiv faßbare Kriterien durch subjektive Evaluationskriterien, z.B. Lebensqualität oder Zufriedenheit mit der Behandlung, ergänzt. In ihrer Berücksichtigung drückt sich die zunehmende Bereitschaft der professionell Tätigen aus, den psychisch kranken und behinderten Menschen in seinen subjektiven Bedürfnissen zu akzeptieren

Ein Problem wirft die Frage auf, ob die Gemeinschaft der Gesunden bereit ist, die Belastungen zu tragen, die beim Zusammenleben mit psychisch kranken Menschen sichtbar werden und manchmal auch als störend empfunden werden. Untersuchungen zur Einstellung der Bevölkerung zu psychisch Kranken stimmen nicht eben zuversichtlich und fordern zu verstärkter Öffentlichkeitsarbeit auf.

> **Resümee**
>
> Die gemeindenahe Psychiatrie mit neuen extramuralen Versorgungs- und Therapieangeboten hat zu einem verstärkten Bedarf an wissenschaftlicher Evaluation geführt. Wegen der meist komplexen Strukturen der zu bewertenden Systeme ergeben sich oft methodische Schwierigkeiten, die sich auf die Validität der Ergebnisse auswirken. Generell scheinen diese eher für günstige Auswirkungen auf objektive Merkmale wie Häufigkeit und Dauer stationärer Aufenthalte, Symptomausprägung und Kosten sowie auf subjektive Faktoren wie Lebensqualität und -zufriedenheit zu sprechen.

Literatur

1 Vorbemerkungen

BMJFFG (Hrsg.): Empfehlungen der Expertenkommission der Bundesregierung zur Reform der Versorgung im psychiatrischen und psychotherapeutisch/psychosomatischen Bereich auf der Grundlage des Modellprogramms Psychiatrie der Bundesregierung, S. 205 bis 208, S. 295–326. Bonn 1988.

Cooper, B., H. Kunze: Sozialpsychiatrie. In: Peters, U. H. (Hrsg.): Die Psychologie des 20. Jahrhunderts, Bd. X., S. 230. Kindler, Zürich 1980.

Deutscher Bundestag: Bericht über die Lage der Psychiatrie in der Bundesrepublik Deutschland: Zur psychiatrischen und psychotherapeutisch/psychosomatischen Versorgung der Bevölkerung. Drucksache 7/4200, S. 16–18. Bundesanzeiger Verlagsgesellschaft, Bonn 1975.

Eikelmann, B.: Sozialpsychiatrisches Basiswissen: Grundlagen und Praxis. Enke, Stuttgart 1997.

Finzen, A.: Die Dimension des Sozialen in Zeiten der biologischen Psychiatrie. Spektrum 26 (1997) 143–154.

Finzen, A., U. Hoffmann-Richter (Hrsg.): Was ist Sozialpsychiatrie: Eine Chronik. Psychiatrie-Verlag, Bonn 1995.

Fischer, M.: Die soziale Psychiatrie im Rahmen der sozialen Hygiene und allgemeinen Wohlfahrtspflege. Allgemeine Zeitschrift für Psychiatrie und Psychisch-Gerichtliche Medizin 75 (1919) 529–548.

Gildemeister, R.: Sozialpsychiatrie. In: Bauer, R. (Hrsg.): Lexikon des Sozial- und Gesundheitswesens, Band II, S. 1870–1876. Oldenbourg, München–Wien 1992.

Häfner, H., W. v. Baeyer, K. P. Kisker: Dringliche Reformen in der psychiatrischen Krankenversorgung der Bundesrepublik. Helfen und Heilen 4 (1965) 1–8.

Ilberg, G.: Soziale Psychiatrie. Monatsschrift für soziale Medizin. I (1903–1904) 321–329, 393–398.

Niehoff, J.-U.: Sozialmedizin systematisch, S. 24. UNI-MED, Lorch/Württemberg 1995.

Strotzka, H.: Einführung in die Sozialpsychiatrie, S. 19. RoRoRo Studium 14. Rowohlt, Reinbek bei Hamburg 1972.

2 Gemeindepsychiatrie und Grundlagen psychiatrischer Versorgung

Angermeyer, M. C., D. Klusmann: Soziales Netzwerk – Ein neues Konzept für die Psychiatrie. Springer, Berlin–Heidelberg–New York 1989.

Becker, J.: Psychiatrische Familienpflege. Spektrum 21, (1992) 245–250.

BMJFFG (Hrsg.): Modellverbund „Ambulante psychiatrische und psychotherapeutisch/psychosomatische Versorgung" – Tagesstrukturierende Hilfen für psychisch Kranke. Bd. 168 der Schriftenreihe des BMJFFG. Kohlhammer, Stuttgart 1986.

BMJFFG (Hrsg.): Empfehlungen der Expertenkommission der Bundesregierung zur Reform der Versorgung im psychiatrischen und psychotherapeutisch/psychosomatischen Bereich auf der Grundlage des Modellprogramms Psychiatrie der Bundesregierung, S. 205 bis 208, S. 295–326. Bonn 1988.

Bock, T., D. Buck, I. Esterer: „Es ist normal, verschieden zu sein". Psychoseseminare – Hilfen zum Dialog. Psychiatrie-Verlag, Bonn 1997.

Bundesvereinigung Lebenshilfe für geistig Behinderte e.V. (Hrsg.): WfB-Handbuch: ergänzbares Handbuch Werkstatt für Behinderte. Lebenshilfe, Marburg 1992.

Hoffmann H., D. Pia: Zur langfristigen Rehabilitation sozialpsychiatrischer Patienten. In: Ciompi, L., H.-P. Dauwalder (Hrsg.): Zeit und Psychiatrie: Sozialpsychiatrische Aspekte. S. 125–138. Huber, Bern–Göttingen–Toronto 1990.

Katschnig, H. (Hrsg.): Die andere Seite der Schizophrenie: Patienten zu Hause, 3. Aufl. Psychologie Verlags Union, München 1989.

Mosher, L. R., L. Burti: Psychiatrie in der Gemeinde: Grundlagen und Praxis. S. 252. Psychiatrie-Verlag, Bonn 1992.

Pörksen, N.: Kommunale Psychiatrie: Das Mannheimer Modell. Rowohlt, Reinbek bei Hamburg 1974.

Rössler, W.: Sozialpsychiatrische Dienste in der Bundesrepublik Deutschland – ein Überblick. Gesundheitswesen 54 (1992) 19–24.

Schmidt-Michel, P. O., M. Konrad, M. Krüger: Selektionsmechanismen bei der Auswahl von Gastfamilien für die psychiatrische Familienpflege. Psychiat. Prax. 16 (1989) 222–229.

SchwbWV (Werkstättenverordnung), in Kraft getreten 1980, Bekanntmachung am 8. Oktober 1979 (BGBl. I, S. 1649).

Sonntag, R.: Ohne Teamwork geht es nicht: Konzepte ambulanter Psychiatrie und Psychotherapie. Dtsch. Ärztebl. 93 (1996) A96–A98.

Thornicroft, G.: Case managers for the mentally ill. Soc. Psychiat. Psychiatr. Epidemiol. 25 (1990) 141–143.

Sozialministerium Baden-Württemberg (Hrsg.): Handreichung zur Konzeption eines Gemeindepsychiatrischen Verbundes (GPV). Sozialministerium, Stuttgart 1996.

3 Rehabilitation psychisch Kranker

Brill, K.-E. (Hrsg.): Organisation, Struktur und Finanzierung gemeindepsychiatrischer Hilfeangebote. Selbstverlag durch Dachverband Psychosozialer Hilfsvereinigungen e.V., Bonn 1995.

Bundesarbeitsgemeinschaft für Rehabilitation: Die Rehabilitation Behinderter – Wegweiser für Ärzte, S. 5, S. 18. Dtsch. Ärzte-Verlag, Köln 1984.

Bundesarbeitsgemeinschaft für Rehabilitation: Rehabilitation Behinderter – Wegweiser für Ärzte und weitere Fachkräfte der Rehabilitation, 2. Aufl. Dtsch. Ärzte-Verlag, Köln 1994.

Bundesarbeitsgemeinschaft für Rehabilitation – Wegweiser: Eingliederung von Behinderten in Arbeit, Beruf und Gesellschaft, 9. Eigenverlag, Frankfurt am Main 1995.

Ciompi, L., C. Ague, J. P. Dauwalder: Ein Forschungsprogramm über die Rehabilitation psychisch Kranker. I. Konzepte und methodologische Probleme. Nervenarzt 48 (1977) 12–18.

Ciompi, L., C. Ague, J. P. Dauwalder: Ein Forschungsprogramm über die Rehabilitation psychisch Kranker. II. Querschnittsuntersuchung chronischer Spitalpatienten in einem modernen psychiatrischen Sektor. Nervenarzt 49 (1978) 332–338.

Ciompi, L., J. P. Dauwalder, C. Ague: Ein Forschungsprogramm zur Rehabilitation psychisch Kranker. III. Längsschnittuntersuchung zum Rehabilitationserfolg und zur Prognostik. Nervenarzt 50 (1979) 366–378.

Rey, E.-R.: Schizophrene Störungen. In: Wittling, W. (Hrsg.): Handbuch der Klinischen Psychologie, Bd. 5. Therapie gestörten Verhaltens, S. 406. Hoffmann & Campe, Hamburg 1980.

Wing, J. K.: Rehabilitation, Soziotherapie und Prävention. In: Kisker, K. P., H. Lauter, J.-E. Meyer, C. Müller, E. Strömgren (Hrsg.): Psychiatrie der Gegenwart 4, Schizophrenien. Springer, Berlin–Heidelberg–New York 1987.

World Health Organization (ed.): International Classification of Impairments, Disabilities and Handicaps. WHO, Geneva 1980.

4 Evaluation gemeindepsychiatrischer Versorgung

Angermeyer, M. C., C. S. Siara: Auswirkungen der Attentate auf Lafontaine und Schäuble auf die Einstellung der Bevölkerung zu psychisch Kranken. Die Entwicklung im Jahre 1990. Nervenarzt 65 (1994a) 41–48.

Angermeyer, M. C., C. S. Siara: Auswirkungen der Attentate auf Lafontaine und Schäuble auf die Einstellung der Bevölkerung zu psychisch Kranken. Die Entwicklung im Jahre 1991. Nervenarzt 65 (1994b) 49–56.

Cooper, B., H. Dilling, S. Kanowski, H. Remschmidt: Die wissenschaftliche Evaluation psychiatrischer Versorgungssysteme: Prinzipien und Forschungsstrategien. Nervenarzt 56 (1985) 348–358.

Eikelmann, B.: Die Klinik sinnvoll ergänzen und ersetzen – zur Versorgung, Effektivität und Indikation des komplementären psychiatrischen Wohnbereichs. Psychiat. Prax. 16 (1989) 19–27.

Heiden, W. an der, B. Krumm, H. Häfner: Die Wirksamkeit ambulanter psychiatrischer Versorgung – Ein Modell zur Evaluation extramuraler Dienste. Springer, Berlin–Heidelberg–New York 1989.

Kluiter, H.: Inpatient treatment and care arrangements to replace or avoid it – searching for evidence-based balance. Current Opinion in Psychiatry 10 (1997) 160–167.

McGorry, P., C. Curry, K. Elkins: Psychosocial interventions in mental health disorders: developing evidence-based practice. Current Opinion in Psychiatry 10 (1997) 173–177.

Olbrich, R.: Die Rehabilitation Schizophrener. In: Häfner, H. (Hrsg.): Was ist Schizophrenie? Fischer, Stuttgart 1995.

Priebe, S., T. Gruyters, M. Heinze, C. Hoffmann, A. Jäkel: Subjektive Evaluationskriterien in der psychiatrischen Versorgung – Erhebungsmethoden für Forschung und Praxis. Psychiat. Prax. 22 (1995) 140–144.

Rössler, W., H.-J. Salize: Planungsmaterialien für die psychiatrische Versorgung. Dtsch. Studienverlag, Weinheim 1993.

Salize H.-J., W. Rössler, I. Reinhard: Kostenermittlung in einem fragmentierten psychiatrischen Versorgungssystem. Gesundheitswesen 58 (Sonderheft 1) (1996) 10–17.

7
Psychoedukation, Patientenratgeber und Selbsthilfemanuale

Jörg Angenendt und Rolf-Dieter Stieglitz

1	Einleitung	240
2	Patientenratgeber	240
3	Selbsthilfemanuale	244
4	Psychoedukative Ansätze	247
	4.1 Störungsgruppenübergreifende Ansätze	247
	4.1.1 Angehörigengruppen	247
	4.1.2 Gesundheitsinformationsgruppen	248
	4.2 Störungsgruppenspezifische Ansätze	248
5	Schlußbemerkungen	252

1 Einleitung

In den letzten Jahren wurde das klassische psychiatrische und psychotherapeutische Behandlungsspektrum durch neue, sogenannte psychoedukative Verfahren ergänzt. Unter **Psychoedukation** versteht man die **Informationsvermittlung** und **Krankheitsaufklärung**. Diese erfolgt im persönlichen Kontakt zwischen Arzt/Therapeut und Patient. Durch speziell für die Zielgruppe der betroffenen Patienten und Angehörigen verfaßte Materialien erfuhr dieser Aspekt jedoch eine erhebliche **Strukturierung, Systematisierung** und **Patientenorientierung.** Der Begriff „Psychoedukation" stammt aus dem Englischen und wurde seit Anfang der 80er Jahre zunächst hauptsächlich im Zusammenhang mit familientherapeutischen Behandlungen verwendet. Heute besitzt er eine besondere Bedeutung in der Verhaltenstherapie. „Edukation" bedeutet dabei Schulung und Unterrichtung mit dem Ziel der Weitergabe und Vermittlung von Wissensinhalten. Die Vorsilbe „Psycho-" verweist darauf, daß es sich nicht um eine rein sachlich-informative Vermittlung handelt, sondern daß bei der Gestaltung psychologische Prinzipien und psychotherapeutische Überlegungen berücksichtigt werden.

Den größten Stellenwert hat die Aufklärung und Informationsvermittlung in der **Verhaltenstherapie.** Nach MARGRAF (1996) ist eines der Grundprinzipien der Verhaltenstherapie deren **Transparenz:** „Verhaltenstherapie setzt auf den aufgeklärten, aktiven Patienten. Das Geben eines plausiblen Erklärungsmodells für die vorliegende Störung und das verständliche Erklären aller Aspekte des therapeutischen Vorgehens sind Bestandteile der Verhaltenstherapie, die das legitime Bedürfnis der Patienten nach dem Verstehen ihrer Lage erfüllen und zu einer erhöhten Akzeptanz der Therapiemaßnahmen sowie zur Prophylaxe von Rückfällen beitragen. Transparenz erhöht ‚Compliance', das Verständnis der Patienten für den therapeutischen Prozeß und indirekt ihre Problemlösefähigkeit. Auf diese Weise können die erworbenen Fertigkeiten bei zukünftigen Schwierigkeiten besser bzw. auch ohne erneute therapeutische Hilfe eingesetzt werden."

Psychoedukative Elemente in die Behandlung einzubeziehen gilt heute bei solchen Erkrankungen als unverzichtbar, bei denen psychologische Ursachen und Bedingungen und eine starke Selbstbeteiligung in der Behandlung von besonderer Bedeutung sind (z.B. Angsterkrankungen). Das gleiche gilt für solche Erkrankungen, die zu Rezidiven und/oder Chronifizierung neigen (z.B. Depression, Schizophrenie). Unter beiden Aspekten sollten psychoedukative Ansätze nicht nur auf Patienten beschränkt bleiben, sondern auch die Angehörigen einbeziehen.

Heute stehen für diese Aufgaben **Patientenratgeber, Selbsthilfeprogramme** und **psychoedukative Therapieprogramme** (zumeist unter Verwendung schriftlicher Therapieunterlagen) zur Verfügung.

Der psychoedukative Ansatz basiert auf der Annahme, daß durch sachgerechte und kompetente Information und Anleitung Patienten mit psychischen und körperlichen Störungen in die Lage versetzt werden können, selbst einen wesentlichen Beitrag für Veränderung, Bewältigung und Gesundung zu leisten, indem sie zum „Experten für die eigene Erkrankung" werden.

Diese Entwicklung wurde vor allem durch ein verändertes Rollenverständnis in der Therapie begünstigt, nach dem der Patient nicht länger als passiver Empfänger therapeutischer Maßnahmen, sondern als ein die Behandlung mitgestaltender Akteur angesehen wird. Seine Bereitschaft und Fähigkeit zur Kooperation kann unter anderem auch durch psychoedukative Maßnahmen verbessert und gefördert werden.

2 Patientenratgeber

Patientenratgeber sind inzwischen für fast alle relevanten psychiatrischen und psychosomatischen Störungen auf dem Buchmarkt erhältlich. Sie sind von fachkompetenten Autoren verfaßt und enthalten für Laien verständliche Informationen zu allen störungs- und therapierelevanten Themen sowie den Auswirkungen der speziellen Störung auf das tägliche Leben (ANGENENDT und STIEGLITZ, 1996; ANGENENDT, 1996). In Tabelle 7-1 sind die zentralen Themenbereiche dieser Patientenratgeber aufgeführt.

Im Vordergrund steht die **sachliche Aufklärung** und **Informationsvermittlung.** Aber auch der Aspekt der **emotionalen Unterstützung und Entlastung** ist von Bedeutung. Durch Fallberichte und Gesprächsausschnitte mit betroffenen Patienten wird versucht, Identifizierungs- und Solidarisierungsprozesse beim Leser hervorzurufen, um so den Zugang zum eigenen Krankheitserleben zu verbessern. Angst-, Schuld- und Schamgefühle gegenüber der eigenen Erkrankung sollen abgebaut werden. Die Vermittlung realistischer Hoffnungen auf Veränderung und das Aufzeigen geeigneter Hilfen können Demoralisierung, Resignation und Rückzugs-

Tabelle 7-1 Zentrale Themenbereiche von Patientenratgebern.

- Beschreibungen der typischen Beschwerde- und Symptommerkmale (Phänomenologie)
- Methoden und Hilfen zur diagnostischen Erfassung sowie Abgrenzung gegenüber anderen Störungsbildern mit ähnlichen Beschwerden (Diagnostik, Differentialdiagnostik)
- Darstellung der medizinischen und psychologischen Ursachen und Bedingungen der Erkrankungen (Ätiologie, Pathogenese)
- Informationen über Verbreitung, Krankheitsverläufe, mögliche psychologische, persönliche und soziale Folgen für die Betroffenen und ihr soziales Umfeld (Epidemiologie)
- Darstellung der wichtigsten Behandlungsverfahren unter Berücksichtigung des gesamten Spektrums bewährter Therapieverfahren und begleitender Hilfestellungen (Therapie)
- Hinweise auf Möglichkeiten der Selbsthilfe und des lebenspraktischen Zurechtkommens mit der Störung
- praktische Hilfen (z.B. Erklärungen wichtiger Fachbegriffe, Adressenverzeichnisse psychosozialer Institutionen, weiterführende Literaturhinweise usw.)

bzw. Isolationstendenzen vorbeugen. Hier spielen neben den spezifischen Faktoren auch unspezifische Therapieeffekte eine große Rolle.

Patientenratgeber beinhalten im Normalfall eher breit angelegte, allgemeine Informationen, so daß ihr Einsatz hauptsächlich **im Vorfeld und zu Beginn** einer professionellen Therapie sinnvoll ist. Befindet sich der Patient bereits in einer fortgeschrittenen Phase der spezifischen Behandlung, ist der potentielle Gewinn wesentlich geringer.

Möglichkeiten, Grenzen und Wirksamkeit des Einsatzes von Ratgebern innerhalb psychiatrisch-psychotherapeutischer Behandlungen sind empirisch nicht ausreichend untersucht. Es besteht jedoch allgemeine Übereinstimmung, daß wegen der eher begrenzten Ziele und des fehlenden Anspruchs, allein therapeutisch wirksam zu sein, solche Ratgeber als **Unterstützung** einer professionellen Therapie anzusehen sind. Voraussetzung ist allerdings, daß die Bücher hohen Qualitätsstandards genügen, was Lesbarkeit, Verständlichkeit für Laien, Richtigkeit sowie Angemessenheit der dargestellten Inhalte anbelangt. Bei einigen aus dem amerikanischen Sprachraum ohne weitere Modifikationen ins Deutsche übersetzten Patientenratgebern für affektive Erkrankungen und Schizophrenien fielen Mängel in bezug auf diese Kriterien auf (WEFELMEYER, 1996). Häufig wurde nicht ausreichend spezifiziert, auf welche Formen aus dem Spektrum der affektiven Erkrankungen die jeweiligen Schriften abzielten. Eine solche Unschärfe kann zu therapeutisch ungünstigen bis gefährlichen Fehleinschätzungen und Krankheits- und Therapievorstellungen bei den Betroffenen führen.

Angesichts der Vielgestaltigkeit der Störungsbilder, Problemkonstellationen und individuellen Voraussetzungen auf seiten der Patienten kann es keinen für alle Patienten gleichermaßen geeigneten, idealen Ratgeber geben. Deshalb sollte der behandelnde Therapeut die wichtigsten störungsspezifischen Patientenratgeber kennen, um im Einzelfall gezielte Empfehlungen aussprechen zu können.

In Tabelle 7-2 ist eine exemplarische Auswahl deutschsprachiger Patientenratgeber für ausgewählte psychiatrische Störungsbilder aufgeführt. Bücher, die mit dem expliziten Anspruch eines Selbsthilfeprogramms verfaßt sind, sind hier nicht erwähnt.

Affektive Störungen

Die hohe Prävalenz und Heterogenität der Gruppe von affektiven Störungen spiegelt sich in der Vielfalt entsprechender Patientenratgeber wider. In einer deutschsprachigen Übersicht werden mehrere Dutzend Patientenratgeber aufgeführt (WEFELMEYER, 1996).

Einige Ratgeber konzentrieren sich nur auf die Depression (FREYBERGER 1991, WOLFERSDORF 1994), während andere auch die Manie (HELMCHEN und RAFAELSEN, 1982; LUDERER, 1994) mit einbeziehen. Allen hier aufgeführten Büchern ist gemeinsam, daß sie sich sowohl an Patienten als auch an deren Angehörige wenden. Sie nehmen ausführlich zu den Bereichen Symptomatik (insbesondere Suizidalität), Diagnostik und der pharmakologischen Behandlung der Depression Stellung. Verständlicherweise können nicht alle für depressive Störungen relevanten Bereiche abgehandelt werden, so daß bestimmte Teilaspekte bei einzelnen Büchern fehlen. So ist die Psychotherapie lediglich in dem Buch von FREYBERGER (1991) ausführlicher dargestellt.

Bei einer Neuauflage wäre es wünschenswert, daß in allen Büchern der Stellenwert der Psychothe-

Tabelle 7-2 Patientenratgeber für weitverbreitete psychiatrische Störungsbilder*.

■ Affektive Störungen

FREYBERGER:	Depression
HELMCHEN, RAFAELSEN:	Depression, Melancholie, Manie. Ein Buch für Kranke und Angehörige
LUDERER:	Himmelhoch jauchzend, zu Tode betrübt. Depression und Manie. Ursachen und Behandlung
WOLFERSDORF:	Depression. Verstehen und Bewältigen

■ Schizophrenie

BÄUML:	Psychosen aus dem schizophrenen Formenkreis. Ein Ratgeber für Patienten und Angehörige
FINZEN:	Schizophrenie – die Krankheit verstehen
HELL, FISCHER-GESTEFELD:	Schizophrenien. Orientierungshilfen für Betroffene
LUDERER:	Schizophrenien. Ratgeber für Patienten und Angehörige
WHO:	Schizophrenie: Information für Angehörige

■ Angststörungen

FENSTERHEIM, BAER:	Leben ohne Angst – Unsicherheiten, Ängste, Phobien erkennen, verstehen, beherrschen
MARKS:	Ängste verstehen und bewältigen
WITTCHEN ET AL.:	Was Sie schon immer über Angst wissen wollten! Angst, Angsterkrankungen, Behandlungsmöglichkeiten
WITTCHEN ET AL.:	Panik-Ratgeber. Was Sie schon immer über die Behandlung von Panikstörungen wissen wollten

■ Zwangsstörungen

HOFFMANN:	Wenn Zwänge das Leben einengen. Zwangsgedanken und Zwangshandlungen. Ursachen, Behandlungsmöglichkeiten und Möglichkeiten der Selbsthilfe
HOFFMANN:	Seele im Korsett. Innere Zwänge verstehen und überwinden

■ Alkohol- und Medikamentenabhängigkeit

LINDENMEYER:	Lieber schlau als blau. Informationen zur Entstehung und Behandlung von Alkohol- und Medikamentenabhängigkeit
SCHNEIDER:	Die Suchtfibel. Informationen zur Abhängigkeit von Alkohol und Medikamenten

■ Demenzen

KRÄMER:	Alzheimer-Krankheit
KRÄMER:	Alzheimer-Kranke betreuen

■ Insomnien

HOHAGEN:	Schlafstörungen. Ursachen, Behandlung, Selbsthilfe
STIFTUNG WARENTEST:	Fit durch gesunden Schlaf

*Die Tabelle enthält Autorennamen und Titel. Genaue bibliographische Angaben finden sich im Literaturverzeichnis.

---

rapie (insbesondere der kognitiven Verhaltenstherapie sowie der interpersonellen Psychotherapie) stärker berücksichtigt würde.

Neben diesen allgemeinen Büchern zur Depression und/oder Manie sei auf die Ratgeber von SCHOU (1991) sowie GREIL ET AL. (1994) hingewiesen, die sich sowohl an den behandelnden Arzt als auch an den Patienten und seine Angehörigen gleichermaßen wenden. Ihr Schwerpunkt liegt auf der Rezidivprophylaxe mit Lithium bzw. Carbamazepin.

Schizophrenie

Im Vergleich zu den affektiven Störungen finden sich in diesem Bereich deutlich weniger Publikationen. Auch hier handelt es sich um Bücher, die sich in der Zwischenzeit klinisch bewährt haben und deren hohe Akzeptanz beim Leser sich in zum Teil wiederholten Auflagen widerspiegelt. Ergänzend wurde in die Tabelle ein kurzer Leitfaden der WHO aufgenommen, der sich vor allem an betroffene Angehörige wendet. Da die relevanten Bereiche für schizophrene Störungen sehr weit gestreut sind, können nicht alle Aspekte in den einzelnen Büchern gleichgewichtig abgehandelt werden. Unterschiede zeigen sich weiterhin in der didaktischen Aufbereitung der Themen sowie der spezifischen Schwerpunktsetzung. So wird z.B. in dem WHO-Ratgeber ein Überblick zum Stand der Forschung gegeben. BÄUML (1995) stellt das auch in der klinischen Praxis wichtige Vulnerabilitäts-Streß-Modell sowie das EE-Konzept als einen wichtigen Baustein der Behandlung dar. Das Buch von FINZEN (1993) zeichnet sich durch umfassende kasuistische Falldarstellungen aus. HELL (1993) wiederum fokussiert u.a. besonders die Aspekte der Selbsthilfe.

Welches Buch im Einzelfall am geeignetsten ist, muß in Abhängigkeit davon bestimmt werden, welche Teilaspekte für den individuellen Patienten von besonderer Bedeutung sind. Der Psychotherapie wird in allen Büchern (Ausnahme: WHO) ein deutlich höherer Stellenwert zugesprochen als in den Ratgebern zur Depression.

Angststörungen

Ein kurzer, didaktisch gut gestalteter und für Patienten ohne Vorwissen sehr geeigneter Ratgeber zum Thema Angst wurde von WITTCHEN ET AL. (1993) verfaßt. Es werden zunächst Hilfestellungen vermittelt, um vor dem Hintergrund häufig diffuser körperlicher und psychischer Beschwerden eine Angststörung erkennen zu können. Mit der korrekten (Selbst-)Identifizierung werden Wege für geeignete und aussichtsreiche therapeutische Maßnahmen aufgezeigt. Im Mittelpunkt stehen dabei verhaltenstherapeutische und psychopharmakologische Verfahren, deren Prinzipien allgemeinverständlich beschrieben werden. Ziel ist, die Schwelle für die Inanspruchnahme solcher Therapieangebote zu senken und die Patienten für diese Hilfestellungen zu motivieren. Es wird das gesamte Spektrum der Angststörungen angesprochen. Für leichtere Fälle von Angststörungen werden auch basale Möglichkeiten der Selbsthilfe beschrieben, ohne daß hier die Grenze zu einem Selbsthilfeprogramm überschritten würde.

Auf Materialien des oben genannten Buches und eines Selbsthilfemanuals für „Platzangst" (MATHEWS ET AL., 1994) basierend haben WITTCHEN ET AL. (1997) einen speziellen „Panik-Ratgeber" zusammengestellt, der spezifisch auf die Bedingungen von Patienten mit Panikattacken und agoraphobischem Vermeidungsverhalten zugeschnitten ist.

Deutlich umfangreicher und recht anspruchsvoll geschrieben ist der von MARKS (1993) verfaßte Patientenratgeber „Ängste verstehen und bewältigen" (die 2. deutsche Auflage seines 1977 erschienenen Buches „Living with Fears"). Dieses Buch bespricht die gesamte Bandbreite der mit Angst assoziierten Störungen, also auch Zwangsstörungen, sexuelle und hypochondrische Ängste. Es geht somit über die Gruppe der Angststörungen im engeren Sinne (nach ICD-10) hinaus. Der Text setzt die Einsicht voraus, daß der Betroffene unter Ängsten leidet, und erfordert eine große Bereitschaft, sich mit den verschiedenen Aspekten von „normaler" und „gestörter" Angst auseinanderzusetzen. Zuletzt werden vor allem expositionsorientierte Behandlungsmaßnahmen detailliert beschrieben, so daß hier der Übergang zu einem Selbsthilfemanual fließend ist. Es wird genau spezifiziert, unter welchen Voraussetzungen eine Selbstbehandlung nach dem beschriebenen Vorgehen versucht werden kann.

Dieses Buch hat als „Klassiker" eines Patientenratgebers die Entwicklung manualgestützter Vorgehensweisen mit Anleitung zur „Selbstexposition" (ohne direkte Therapeutenbegleitung) stimuliert. Als Nachfolger sind die störungsspezifischen Selbsthilfemanuale für Angst- und Zwangsstörungen (s. Abschn. 3) anzusehen. MARKS hat mit seiner Arbeitsgruppe die Wirksamkeit manualgestützter Konfrontationstherapien in Eigenregie bei phobischen Ängsten in mehreren kontrollierten Untersuchungen nachweisen können. Er hält aufgrund dieser Studien die selbständig zwischen den Therapiesitzungen durchgeführten Übungen für den wichtigsten Faktor eines langfristigen Therapieerfolgs.

Zwangsstörungen

Wegen stark ausgeprägter Tendenzen zur Geheimhaltung und Tabuisierung kommt der Krankheitsaufklärung und öffentlichen Information in diesem Bereich eine noch stärkere Bedeutung zu als bei den Angststörungen. Gravierende Unkenntnisse und Fehleinschätzungen über Zwangsstörungen, ihre Ursachen und (vermeintlich fehlenden) Behandlungsmöglichkeiten stellen nicht nur auf seiten der betroffenen Patienten und Angehörigen, sondern auch bei professionellen Helfern ein Hindernis für eine adäquate Therapie dar. Im deutschen Sprachraum ist (neben dem bereits erwähnten Buch von MARKS, 1993) ein für Zwangsstörungen spezifischer, differenzierter Ratgeber von HOFFMANN (1996) erhältlich, der sich auf alle Aspekte von Zwangsstörungen bezieht und dabei besonders die verhaltenstherapeutischen Verfahren beschreibt. Vor zwei Jahren wurde die „Deutsche Gesellschaft für Zwangserkrankungen" gegründet, die viermal im Jahr eine eigene Zeitschrift herausgibt, deren Hauptanliegen (Information, Aufklärung, Motivation, Austausch etc.) als typische Merkmale psychoedukativer Ansätze charakterisierbar sind.

Alkohol- und Medikamentenabhängigkeit

Bezüglich des weitverbreiteten schädlichen Substanzgebrauchs wurde von SCHNEIDER (1994) aus Arbeitsmaterialien der Therapie, Angehörigen- und Öffentlichkeitsarbeit ein Ratgeber entwickelt, der zu zahlreichen Fragen im Zusammenhang mit Mißbrauch und Abhängigkeiten Stellung bezieht. Die als Kapitelüberschriften formulierten Fragen werden auf der Basis wissenschaftlicher und klinischer Fakten und Erfahrungen in prägnanter und allgemeinverständlicher Form beantwortet und mit zusätzlichem einprägsamem Material (Cartoons, Aphorismen, Zitaten) angereichert. Es werden nicht nur die Hauptlinien der derzeit verfügbaren therapeutischen Möglichkeiten aufgezeigt, sondern auch zentrale Themen jeder Behandlung wie Rückfallgefährdung, ungünstige Reaktionen der Familie und des Umfelds auf Abstinenzerreichung, eigene Abwehrmechanismen, Abstinenz versus kontrolliertes Trinken etc. besprochen.

Das Buch von LINDENMEYER (1994) ist in seiner Zielsetzung primär als Anleitung zum Nachdenken über die eigene Abhängigkeit in der Anfangsphase einer Entwöhnungsbehandlung gedacht. Es enthält deshalb neben den Informations- und Aufklärungskapiteln auch Fragebogen und Arbeitsmaterialien, die schriftlich bearbeitet und explizit in der Therapiestunde zur Sprache kommen sollen. Hier werden Reflexionsprozesse bezüglich der eigenen Abhängigkeitsentwicklung, der Ziele für eine Therapie, der Abwehrmechanismen und des Umgangs mit negativ erlebten Zuständen (Angst, Schmerzen, Leere etc.) angeregt.

Demenzen

Mit der Zunahme dementieller Erkrankungen (insbesondere vom Alzheimer-Typ) nimmt auch das Bedürfnis nach Information über diese Krankheitsbilder zu. Für den Bereich der Alzheimer-Demenz wurde von KRÄMER (1993) ein bereits in 2. Auflage erschienener und fast 300 Seiten umfassender Ratgeber vorgelegt, der sich jedoch vor allem an Angehörige und Betreuer wendet. Er stellt mit Überschriften, die in Frageform gehalten sind, die Einordnung der Krankheit, die Krankheitssymptome, Erkennungs- und Untersuchungsmöglichkeiten, Behandlungsmöglichkeiten sowie praktische Hilfen dar. Diese Hilfestellungen und Tips zur alltäglichen Lebensbewältigung werden in einem speziellen Ergänzungsband des gleichen Autors (KRÄMER, 1995) besonders ausführlich aufgezeigt. Neben konkreten Handlungsanweisungen im Umgang mit der Erkrankung und der dadurch entstehenden Belastung für Angehörige und Bezugspersonen werden auch rechtliche Aspekte angeschnitten. Beide Bücher zusammen liefern eine umfassende Darstellung dieses Krankheitsbildes.

Insomnien

Zu Schlafstörungen liegt zwischenzeitlich eine Vielzahl von Ratgebern vor. Exemplarisch sind diejenigen von HOHAGEN (1993) und der STIFTUNG WARENTEST (1994) in die Tabelle 7-2 aufgenommen, die sich in der klinischen Anwendung sehr bewährt haben. Beide enthalten umfassende Informationen über Erscheinungsbild, biologische Grundlagen sowie Behandlungsansätze.

Andere Störungsbilder

Nicht angesprochen werden können hier die vielen Patientenratgeber für das breite Spektrum von somatoformen Störungen (z.B. Schmerzen: PFAFFENRATH ET AL., 1992; GÖBEL, 1994; LOIBL, 1996) oder Eßstörungen (Anorexia und Bulimia nervosa: GERLINGHOFF ET AL., 1993; ORBACH, 1984; WISE, 1994).

> **Resümee**
> In den letzten 10 Jahren sind eine Vielzahl von seriösen Patientenratgebern zu den wichtigsten psychiatrischen Störungsbildern herausgegeben worden, die umfassend über die Symptomatik, die Entstehung, den Verlauf sowie die Behandlung informieren. Sie können in unterschiedlichen Kontexten Anwendung finden: allgemein zur Information, Informationen im Vorfeld einer Behandlung sowie vor allem aber im Rahmen der Therapie.

3 Selbsthilfemanuale

Selbsthilfemanuale gehen in ihrer Zielsetzung erheblich über den Anspruch von Ratgebern und Aufklärungsschriften hinaus. Hier wird insbesondere in Form kognitiv-verhaltenstherapeutischer Behandlungsprogramme der Versuch gemacht, die in der Verhaltenstherapie etablierten Verfahren und Techniken für eine **Selbstanwendung** des Patienten schriftlich darzubieten. Selbsthilfebücher sind häufig aus manualgestützten Therapieprogrammen hervorgegangen, in denen das Vorgehen für den Therapeuten hoch strukturiert ist (WILSON, 1996). Aus didaktisch gut aufbereiteten therapiebegleitenden Materialien für Patienten entstanden dann häufig in konsequenter Fortentwicklung entsprechende Selbsthilfeschriften.

Das Bearbeiten der konkret und präzise beschriebenen Anleitungen und Übungen soll eine systematische Selbstbehandlung – bei bestimmten Störungsbildern und unter besonderen Voraussetzungen – evtl. auch ohne weitere Hilfestellung eines Therapeuten ermöglichen. Im Gegensatz zu den anfänglich in der Verhaltenstherapie gebräuchlichen allgemeinen Problemlöseansätzen haben in den letzten Jahren vor allem **störungsspezifisch ausgerichtete Programme** an Bedeutung gewonnen (FIEDLER, 1995).

Die meisten Selbsthilfeprogramme sind als **multimodale** Veränderungsprogramme unter Verwendung einer Reihe unterschiedlicher Therapieverfahren und -techniken aufgebaut. Man unterscheidet drei Anwendungsmodalitäten von Selbsthilfeprogrammen, wie sie in Tabelle 7-3 aufgeführt sind (GLASGOW ET AL., 1978).

Um als Selbsthilfeprogramme einsetzbar zu sein, müssen die vermittelten Therapietechniken einen hohen klinisch-empirischen Entwicklungsstand aufweisen und sich im üblichen Therapeutensetting als wirksam erwiesen haben. Des weiteren müssen sich die wichtigen Behandlungsverfahren und -techniken standardisieren lassen, und eine Selbstanwendung für die Patienten muß möglich sein. Diese Voraussetzung ist bei vielen psychiatrischen Störungsbildern häufig aber nicht gegeben. Bei schwereren Erkrankungen kann die Selbstbehandlungskompetenz so weit beeinträchtigt sein, daß an den Einsatz von Selbsthilfemanualen nicht zu denken ist. Im psychiatrisch-psychotherapeutischen Kontext überwiegen deshalb eindeutig Anwendungsversuche bei ambulanten und leichter gestörten Patienten. Bevorzugt wird dabei zumeist der Einsatz im Rahmen von Selbsthilfeprogrammen, die durch Therapeuten angeleitet werden. Hier liegen im Bereich der verschiedenen Angststörungen (spezifische und soziale Phobien, Agoraphobie, Panikstörung), für Zwangsstörungen, Schlafstörungen und Depressionen entsprechende Selbsthilfemanuale vor. Viele andere Selbsthilfeprogramme und -manuale werden primär bei Klienten von Beratungsstellen, Teilnehmern öffentlicher Gesundheitsprogramme sowie in wissenschaftlichen Kontexten eingesetzt.

Bezüglich der Evaluation von Selbsthilfemanualen besteht ein Defizit an methodisch adäquaten und kontrollierten Studien. Insgesamt ist die empirische Absicherung noch unzureichend. Die Abbrecherquoten bei Selbsthilfeprogrammen sind oft hoch (GLASGOW ET AL., 1978).

Werden Selbsthilfemanuale im Rahmen einer professionellen Therapie eingesetzt, ist durch die Eingangsdiagnostik sichergestellt, daß das Hauptproblem des Patienten tatsächlich in dem Bereich besteht, auf den das Manual abzielt. So kann eine potentiell schädigende oder gefährdende Selbstselektion von Patienten verhindert werden, sich auf Programme einzulassen, die nicht wirklich für sie geeignet sind.

Der Therapeut, der Selbsthilfemanuale innerhalb seiner Behandlung zum Einsatz bringen will, hat zu klären, welche allgemeinen und spezifischen Ziele innerhalb des Gesamtvorgehens durch die schriftlichen Materialien erreicht werden sollen (**Indikation**). Wichtig ist die Feststellung, daß im Einzelfall generell oder in bestimmten Abschnitten der Therapie **Kontraindikationen** für den Einsatz des schriftlichen Materials bestehen können (z.B. der Patient ist nicht vertraut im Umgang mit differenzierten schriftlichen Materialien; der Patient ist noch nicht ausreichend motiviert; der Patient braucht in einer bestimmter Situation eher emotionale als „technische" Unterstützung).

Es ist unabdingbar, daß der Therapeut mit dem im Manual dargestellten Vorgehen vertraut ist und genügend Zeit für die Klärung von Verständnis-

Tabelle 7-3 Anwendungsmodalitäten von Selbsthilfeprogrammen.

- Selbsthilfeprogramme im eigentlichen Sinne, in denen ein schriftlich fixiertes Therapiemanual ohne weiteren Therapeutenkontakt als einziges Verfahren eingesetzt wird
- minimale Kontaktprogramme, in denen das Selbsthilfemanual die Basis der Therapie bildet, während Kontakte zu einem Therapeuten auf kurze oder z.T. auch nur telefonische Kontakte reduziert sind
- therapeutenangeleitete Programme, in denen die Manuale innerhalb eines direkten einzel- oder gruppentherapeutischen Kontaktes mit einem Therapeuten angewandt werden

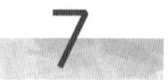

Psychoedukation, Patientenratgeber und Selbsthilfemanuale

Tabelle 7-4 Potentielle Vorteile von Selbsthilfemanualen.

- Selbsthilfemanuale können durch ihre systematische Beschreibung und Anleitung der Veränderungsschritte das in den gemeinsamen Sitzungen erarbeitete Krankheits- und Therapieverständnis vertiefen
- sie unterstützen die Durchführung der therapeutischen Hausaufgaben und Übungen zwischen den Sitzungen
- sie ermöglichen eine den persönlichen Voraussetzungen und individuellen Zielen angepaßte Durchführung von Maßnahmen
- sie können Kapazitäten (Zeit und Raum) für eine Berücksichtigung anderer therapeutischer Prozesse schaffen
- sie können in der Phase der Nachbehandlung wichtige Funktionen zur Stabilisierung und Rückfallprävention erhalten

fragen bzw. Fragen über bestimmte Einzelheiten des Vorgehens einplant. Die Vorteile von Selbsthilfemanualen innerhalb eines therapeutischen Gesamtvorgehens sind in Tabelle 7-4 aufgeführt.

Selbsthilfemanuale werden – besonders in den USA – bevorzugt für Störungsbilder publiziert, in denen die Verhaltenstherapie einen hohen Entwicklungsstand erreicht hat (z.B. bei Angststörungen) und bei denen der Einsatz von Selbstkontrolltechniken unverzichtbar ist (z.B. Rauchen, exzessives Trinken, störende Verhaltensgewohnheiten). Für diese Störungsbereiche ist auch tendenziell noch die beste empirische Absicherung festzustellen.

In letzter Zeit werden diese Manuale jedoch auch bei der Behandlung von Depressionen, Schlafstörungen und kindlichen Verhaltensstörungen eingesetzt. Ein ausreichender Nachweis, daß die Verfahren in diesen Anwendungsbereichen sicher und wirksam sind, steht jedoch noch aus.

Für eine Übersicht der im amerikanischen Sprachraum erheblich weiter verbreiteten Selbsthilfemanuale sei auf ANGENENDT (1996) verwiesen. In Tabelle 7-5 findet sich eine exemplarische Auswahl einiger im deutschen Sprachraum verfügbaren Selbsthilfemanuale.

> **Resümee**
> Selbsthilfemanuale gehen in ihren therapeutischen Intentionen über den Anspruch von Patientenratgebern deutlich hinaus. Zumeist sind hier kognitiv-verhaltenstherapeutische Therapieverfahren und -techniken in schriftlicher Form zur systematischen Selbstanwendung für Patienten aufbereitet. In den meisten Fällen ist jedoch eine

Tabelle 7-5 Ausgewählte Selbsthilfemanuale für weitverbreitete Störungsbilder*.

- **Angst**
  - MARKS: Ängste verstehen und bewältigen
  - MATHEWS, GELDER, JOHNSTON: Platzangst
  - SCHMIDT-TRAUB: Angst bewältigen. Selbsthilfe bei Panik und Agoraphobie
- **Zwang**
  - BAER: Alles unter Kontrolle
  - FOA, WILSON: Hör endlich auf damit
- **Depression**
  - BURNS: Fühl Dich gut
  - MERKLE: Wenn das Leben zur Last wird
- **Insomnie**
  - BACKHAUS, RIEMANN: Schlafstörungen bewältigen. Informationen und Anleitung zur Selbsthilfe
- **Sexualität**
  - BARBACH: For yourself
  - ZILBERGELD: Männliche Sexualität

* Die Tabelle enthält Autorennamen und Titel. Genaue bibliographische Angaben finden sich im Literaturverzeichnis.

> Selbsthilfe im eigentlichen Sinne, ohne jegliche therapeutische Anbindung und Begleitung, nicht ausreichend. Wie bei anderen Verfahren auch muß der Therapeut Indikationen und Kontraindikationen sorgfältig klären.

4 Psychoedukative Ansätze

Psychoedukative Ansätze gehen von dem Grundgedanken aus, Patienten und/oder Angehörigen die zum Verständnis der jeweiligen Erkrankung notwendigen Informationen zu vermitteln. Während die bisher vorgestellten Patientenratgeber und Selbsthilfemanuale als niedrigschwellige Informationsangebote anzusehen sind, sollen nachfolgend Ansätze vorgestellt werden, in denen die Informationsvermittlung im Rahmen oder zur Begleitung (z.B. in einer Angehörigengruppe) einer professionellen Therapie erfolgt.

FIEDLER (1995) unterscheidet hier zwischen sogenannten **störungsbezogenen** psychoedukativen Ansätzen, **problem- bzw. phänomenorientierten** Ansätzen (Störungen des Beziehungsverhaltens bei psychiatrischen Patienten) oder **zielbezogenen** Ansätzen (störungsübergreifende Zielvorstellungen wie z.B. Aufbau sozialer Kompetenzen). Im Folgenden werden vor allem störungsbezogene psychoedukative Ansätze beschrieben.

4.1 Störungsgruppenübergreifende Ansätze

4.1.1 Angehörigengruppen

Angehörigengruppen haben in der Psychiatrie eine lange Tradition und gelten mittlerweile fast als Standard (z.B. ANGERMEYER ET AL., 1984). Sie werden von vielen psychiatrischen Institutionen angeboten und besonders häufig von Angehörigen schizophrener Patienten, in den letzten Jahren aufgrund der zunehmenden klinischen Bedeutung auch von Angehörigen mit dementiellen Erkrankungen (WORMSTALL ET AL., 1996) in Anspruch genommen. Während Angehörigengruppen meist stationsübergreifend angeboten werden, finden sich seit einigen Jahren häufiger auch stationsbezogene Gruppen. Diese haben den Vorteil, spezifischer auf die individuellen Bedürfnisse der Angehörigen einzugehen, insbesondere in der akuten Behandlungsphase der Erkrankung.

Oft werden Angehörigengruppen auch aufgrund von Eigeninitiativen gebildet, ohne Anbindung an eine bestimmte Institution. Der Zusammenschluß zu Angehörigengruppen psychiatrischer Patienten wird begünstigt durch eine Reihe von Faktoren, die sich auf folgende **Gemeinsamkeiten** beziehen (vgl. z.B. SCHERRMANN ET AL., 1992):

- Für Angehörige sind viele Fragen im Zusammenhang mit der Erkrankung offen und ungeklärt.
- Für Angehörige entstehen unausweichliche Belastungen, d.h., sie leiden mit den Patienten unter den Auswirkungen der psychiatrischen Erkrankungen.
- Angehörige fühlen sich oft hilflos gegenüber den behandelnden Experten und Institutionen.
- Angehörige weisen oft Schuld- und Angstgefühle auf.
- Der alltägliche Umgang mit dem Patienten bringt u.U. Unsicherheit in schwierigen Situationen und Konflikte mit sich.
- Von seiten des normalen sozialen Umfelds erleben Angehörige oft Unverständnis oder gar Kontaktvermeidung, was zu sozialem Rückzug und Isolation führen kann.
- Angehörige müssen für viele Aspekte der Lebensführung – zumindest zeitweise – Verantwortung für ihre erkrankten Angehörigen übernehmen.

Dementsprechend können Angehörigengruppen vielfältige **Funktionen** zukommen, wie z.B.

- allgemeine Entlastung (Sich-Mitteilen, Austausch mit gleichermaßen Betroffenen, Solidaritätsgefühle etc.)
- Reduktion von Unsicherheit und Hilflosigkeit gegenüber der Erkrankung, dem Patienten und den mit der Behandlung befaßten Institutionen durch Informationsvermittlung
- Vermittlung von Hoffnung und realistischen Perspektiven
- Vermittlung konkreter Handlungsmöglichkeiten im Umgang mit dem Patienten in kritischen Situationen (z.B. Aggressivität)
- Verbesserung der Kommunikation über die Störung des Patienten und deren Wirkungen auf die Angehörigen.

Angehörigengruppen können bezüglich einer Reihe **äußerer Merkmale** unterschieden werden:

- Störungshomogenität der erkrankten Angehörigen
- Zugangsbegrenzungen (z.B. Gruppen nur für Angehörige stationär behandelter Patienten oder Gruppen für stationär sowie ehemals stationär behandelte Patienten)
- Gruppen mit oder ohne Anleitung bzw. Modera-

tion (z.B. durch Psychologen, Arzt, Sozialarbeiter)
- Gruppen mit oder ohne Anbindung an Selbsthilfegruppen
- spezielle Setting-Faktoren (z.B. Häufigkeit der Treffen, Grad der Organisiertheit, Bezug zu spezifischen Institutionen etc.).

Erfahrungsgemäß sind Gruppen mit Betroffenen, deren Angehörige unter den gleichen Störungsbildern leiden, günstiger. Die Gemeinsamkeiten im Hinblick auf die Symptomatik und die damit verbundenen Folgen sind größer, wodurch ein besserer Erfahrungsaustausch und gleichermaßen eine spezifischere Hilfestellung sowie Entlastung möglich ist.

Zudem ist die Fluktuation in derartigen Gruppen geringer im Vergleich zu solchen mit heterogener Zusammensetzung, was die Symptomatik der Patienten betrifft. Als günstig erwiesen hat sich die Anwesenheit eines Moderators im Hinblick auf die Vermittlung von spezifischen Informationen, die als Experten- und berufliches Erfahrungswissen den Angehörigen selbst nicht zugänglich sind. Gruppen, die längere Zeit zusammen sind, sollten wenn möglich in Selbsthilfegruppen übergehen.

> **Resümee**
> Angehörigengruppen (stationsbezogen oder -übergreifend) sollten Standard jeder psychiatrischen Institution sein. Ihnen kommen vielfältige Funktionen im Hinblick auf die Informationsvermittlung sowie die Entlastung der Angehörigen zu.

4.1.2 Gesundheitsinformationsgruppen

Gesundheitsinformationsgruppen, die seit einigen Jahren in einer Reihe von Kliniken etabliert worden sind, haben zum Teil ähnliche Funktionen wie die Angehörigengruppen (Informationsvermittlung, Entlastung, Erfahrungsaustausch), zielen jedoch primär auf die Patienten selbst ab. In der Regel finden derartige Gruppen einmal pro Woche mit einer Dauer von 45–60 Minuten statt. Es handelt sich zumeist um offene Gruppen, die es ermöglichen, neu hinzukommende Patienten konsekutiv mit einzubeziehen. Die Themen werden in der Regel von den Teilnehmern selbst festgelegt. Sie lassen sich dahingehend differenzieren, ob es sich um störungsspezifische (z.B. Umgang mit Halluzinationen oder Wahn bei schizophrenen Störungen) oder störungsgruppenübergreifende Informationen handelt (z.B. Offenheit im Umgang mit der Erkrankung, allgemeine Ängste, Interaktion zwischen Alkohol und Medikation, Schlafstörungen). Während die meisten Gesundheitsinformationsgruppen eher wenig standardisiert sind, gibt es zwischenzeitlich auch Ansätze, die strukturiert vorgehen.

Als Beispiel für eine auf psychiatrische Patienten zugeschnittene Gruppe sei der sogenannte Gesundheitsunterricht im Patientenclub genannt (NAGEL-SCHMITT, 1996). Er besteht aus den Elementen Begrüßungsphase, Informationsteil und einem sich anschließenden offenen Beisammensein. Das Kernstück bildet der Informationsteil, der ca. 45 Minuten dauert und sich aus der Kurzinformation zu einem bestimmten krankheitsrelevanten Thema (z.B. Was ist eine Psychose?), einem Frageteil zum jeweils gewählten Thema sowie einem sich anschließenden Diskussionsteil zusammensetzt.

> **Resümee**
> Gesundheitsinformationsgruppen gewinnen zunehmend stärker Beachtung in der Psychiatrie. Den sich hinsichtlich ihres Strukturiertheitsgrades unterscheidenden Gruppen kommt eine wichtige psychoedukative Funktion zu.

4.2 Störungsgruppenspezifische Ansätze

Entsprechend dem allgemeinen Trend zur Entwicklung störungsspezifischer Therapieverfahren sind entsprechende Bemühungen auch im Bereich der Psychoedukation zu erkennen. Während in den meisten kognitiv-verhaltenstherapeutischen Therapieansätzen psychoedukative Elemente innerhalb der Einzeltherapie eine wichtige Rolle spielen (vgl. im Überblick MARGRAF, 1996), finden sich zunehmend im Hinblick auf spezifische Störungsgruppen systematische Therapiebausteine mit Informationen zur Symptomatik, Diagnose, Ätiologie und Entstehung der Störung, Behandlungsbedingungen, Verlauf und weiterer Prognose.

Im Hinblick auf die allgemeinen Ziele und Funktionen solcher psychoedukativen Elemente innerhalb der Therapie finden sich eine Reihe von Gemeinsamkeiten, die in Tabelle 7-1 für die Patientenratgeber aufgelistet sind. Besonders hervorzuheben sind die Information und Entlastung des Patienten, die Verbesserung der Effektivität der spezifischen therapeutischen Interventionen, die Verbesserung der Selbsthilfemöglichkeiten des Patienten und die Verminderung des Rückfallrisikos.

Unterschiede zwischen verschiedenen psychoedukativen Strategien beziehen sich zum einen auf die Unterscheidung der Zielgruppe dieser Maßnahmen, d.h. die Frage, ob Psychoedukation nur auf den Patienten (monofokaler) oder auch auf die Familie/Angehörigen (bifokaler Ansatz) abzielt. Wei-

Tabelle 7-6 Formale Unterscheidungsmerkmale psychoedukativer Ansätze.

- standardisiert versus nichtstandardisiert
- Verwendung von Hilfsmitteln (z.B. Patientenmanuale) versus keine Verwendung von Hilfsmitteln
- „reine" psychoedukative Ansätze versus „gemischte" (multimodale) Ansätze (Psychoedukation als ein Therapiebaustein)
- unterschiedliche Zielgruppen (Angehörige/Familie)
- unterschiedliche Settings (Einzel-, Gruppentherapie)

tere Unterscheidungsmerkmale sind in Tabelle 7-6 aufgeführt.

Aufgrund der Fülle des inzwischen publizierten Materials (FIEDLER, 1995) kann an dieser Stelle kein vollständiger Überblick gegeben werden. Exemplarisch sollen einige Bereiche skizziert werden, bei denen die Psychoedukation eine besondere Bedeutung spielt und die zudem hinreichend empirisch abgesichert sind. Dies betrifft den Bereich der schizophrenen Störungen, der depressiven Störungen, der Angststörungen sowie einer spezifischen Untergruppe der Schlafstörungen.

Schizophrene Störungen

Die umfangreichsten und empirisch am besten untersuchten Ansätze, psychoedukative Elemente in die Therapie einzubeziehen, liegen bei schizophrenen Störungen vor (vgl. Überblick BUTTNER, 1996). Dies erfolgte vor dem Hintergrund einer oft schlechten Compliance und einer häufig insuffizienten Rezidivprophylaxe dieser Patienten.

Ziele psychoedukativer Maßnahmen bei schizophrenen Störungen sind deshalb vor allem:

- die Verbesserung der Krankheitseinsicht
- die Verbesserung der Akzeptanz einer zumeist unverzichtbaren medikamentösen Behandlung
- das Erlernen einer verantwortungsvollen und verlaufsabhängigen Feinabstimmung der medikamentösen Therapie und des Umgangs mit Nebenwirkungen
- die Auseinandersetzung mit dysfunktionalen und nicht-hilfreichen Krankheitskonzepten.

Im Hinblick auf diese Aspekte kommt der Psychoedukation die zentrale Aufgabe zu, durch Information die Unsicherheit des Patienten zu verringern und seine Therapiemotivation und -compliance zu stärken.

Stärker noch als bei anderen Störungsgruppen ist aufgrund des jüngeren Erkrankungsalters und des Zusammenlebens in den Familien ein Einbezug von Angehörigen in die Therapie unverzichtbar. Viele empirische Studien konnten zeigen, daß der familiären Kommunikation und Interaktion eine wichtige verlaufsmodifizierende Funktion zukommt, speziell im Hinblick auf das Rückfallrisiko.

Rein psychoedukative-informationszentrierte Ansätze

In den letzten Jahren sind im deutschsprachigen Bereich eine Reihe von primär psychoedukativen Ansätzen entwickelt worden, die ihren Schwerpunkt entweder auf den **Patienten** selbst oder aber auf seine **Angehörigen** legen. Exemplarisch für die erste Gruppe seien drei standardisierte Ansätze genannt:

- **Informationsgruppe für Psychosepatienten von STARK (1992):**
  Dieses vier Sitzungen umfassende Gruppenprogramm beinhaltet die Elemente Symptomatik der Psychose, Krankheitsmodell, Medikation sowie Vorsorge.
- **Psychoedukatives Training für schizophrene Patienten (PTS) von KIESERG ET AL. (1994; vgl. auch HORNUNG ET AL., 1996):**
  Das Training besteht aus insgesamt 14 Sitzungen, die sich auf 3 übergeordnete Themenbereiche beziehen: Informationsvermittlung und Krankheitskonzept, Medikationsverhalten sowie Rezidivprophylaxe (Frühsymptome, Krisen, erneute stationäre Aufnahme).
- **Psychoedukative Gruppenarbeit mit schizophren und schizoaffektiv erkrankten Menschen (PEGASUS) von Wienberg (1995):**
  Das Programm besteht aus 14 einstündigen Sitzungen unter der Leitung von 2 Moderatoren. Ziele der geschlossenen Gruppe von 6–8 Teilnehmern sind unter anderem die Reduktion von Angst und Unsicherheit in bezug auf die Erkrankung sowie die Förderung von Autonomie. Das standardisierte Vorgehen ist in einem Therapeutenmanual dargestellt.

Erste Ergebnisse belegen eine hohe Akzeptanz derartiger Angebote und eine Verbesserung des Wissensstands des Patienten über seine Erkrankung. In einer amerikanischen Studie konnten ATKINSON ET AL. (1996) zeigen, daß Patienten einer psychoedukativen Gruppe – im Vergleich zu Patienten, die nicht daran teilgenommen haben – bezüglich ihrer täglichen Lebensbewältigung sowie ihrer subjektiven Lebensqualität überlegen waren. Der Nachweis einer tatsächlich verbesserten rezidivprophylaktischen Wirkung steht jedoch noch weitgehend aus.

Neben patientenzentrierten Ansätzen finden sich auch solche, die explizit auf **Angehörige/Familienmitglieder** ausgelegt sind. Die darin enthaltenen psychoedukativen Strategien orientieren sich dabei in der Regel an denen in einer familientherapeutischen Behandlung eingesetzten (siehe unten). SCHERRMANN ET AL. (1992) entwickelten eine psychoedukative Angehörigengruppe (Informationsgruppe) mit einem strukturierten Programm über 12 Sitzungen, die vor allem auf Fertigkeiten zur Problemlösung, das Erkennen von Frühwarnzeichen für Rückfälle und den Umgang mit rückfallgefährdenden Situationen konzentrieren. Für diesen Gruppenansatz bestätigen erste Ergebnisse hinsichtlich der Reduktion von Belastungen und der Rückfallhäufigkeit eine Überlegenheit gegenüber einer reinen Gesprächsgruppe.

Im Hinblick auf die Anwendung psychoedukativer Programme in unterschiedlichen Settings konnten MCFARLANE ET AL. (1995) zeigen, daß die Rückfallraten bei Einbezug der Angehörigen niedriger waren als bei Beschränkung auf die behandelten Patienten selbst. Gleichzeitig zeigten sich besondere Vorteile, wenn die teilnehmenden Familien in einer gemeinsamen Gruppe zusammengeführt worden waren.

Wenngleich für die genannten Ansätze Therapeutenmanuale vorliegen, erfordert deren adäquate Anwendung eine **hohe Qualifikation des Therapeuten oder Moderators** im Hinblick auf allgemeine Kenntnisse und Erfahrungen in der Leitung von Gruppen, spezifische Erfahrungen mit der entsprechenden Störungsgruppe und eine qualifizierende Ausbildung und Supervision in dem jeweiligen Programm.

Psychoedukation als Therapiebaustein von Programmen
Umfangreiche Forschungsaktivitäten sind seit 20 Jahren im Kontext der **behavioralen Familientherapie** bei schizophrenen Patienten zu verzeichnen (vgl. im Überblick SCHAUB ET AL., 1996). Die Ansätze konzentrieren sich meist auf das sogenannte Vulnerabilitäts-Streß-Modell und deren Modifikationen, das eine Verbindung herstellt zwischen der Ätiologie, dem Verlauf und der psychopharmakologischen sowie psychotherapeutischen Behandlung (s.a. Kap. 10).

Für die Therapieansätze gibt es mittlerweile überzeugende Belege ihrer Wirksamkeit (vgl. im Überblick BUTTNER, 1996). Ein zentraler Baustein fast aller Programme ist die Psychoedukation. Gegenüber allgemeinen psychoedukativen Ansätzen wurden im Hinblick auf die Besonderheiten bei schizophrenen Störungen Modifikationen und Adaptationen vorgenommen.

Nach GOLDSTEIN (1994) sind folgende Aspekte in der psychoedukativen Behandlung von besonderer Relevanz:

- Integration der psychotischen Erfahrung
- Akzeptanz der Vulnerabilität für zukünftige Episoden
- Notwendigkeit einer psychopharmakologischen Behandlung zur Symptomkontrolle
- Bedeutung streßvoller Lebensereignisse als Auslöser eines erneuten Auftretens der Störung
- Unterscheidung zwischen Persönlichkeit und Erkrankung.

Aus der Vielzahl der vorliegenden Therapieprogramme sei exemplarisch die sogenannte **psychoedukative Familienbetreuung** VON FALLOON in der deutschen Adaptation von HAHLWEG ET AL. (1995) hervorgehoben.

Dieses Programm liegt als Manual vor und wurde umfassend empirisch überprüft. Die ca. 25 Sitzungen umfassende Familientherapie ist auf einen Zeitraum von 2 Jahren konzipiert. Folgende Therapiephasen können unterschieden werden:

1. individuelle Verhaltensanalyse
2. Psychoedukation (sogenannte Informationsphase)
3. Kommunikationstraining
4. Problemlösetraining.

Die Informationsphase besteht aus den Teilelementen „Information zur Schizophrenie" sowie „medikamentöse Behandlung" (u.a. Identifizierung von und Reaktion auf Frühwarnzeichen, Neuroleptika und deren Nebenwirkungen).

Auch im Kontext der meisten anderen verhaltenstherapeutischen Gruppenprogramme für schizophrene Psychosen kommt der Psychoedukation eine zentrale Rolle zu (vgl. VAUTH, 1996, sowie Kap. 10). So sind z.B. im Programm von LIBERMAN (1988) explizit psychoedukative Module enthalten (Medikamenten- und Symptommanagement).

Neben familientherapeutischen existieren auch **individuumzentrierte Therapieansätze** mit psychoedukativen Elementen. Exemplarisch sei das sogenannte Problemlöse- und Krisenbewältigungsprogramm von BUCHKREMER ET AL. (1987) erwähnt. Es beinhaltet neben der 4stündigen Psychoedukation (Vulnerabilitäts-Streß-Modell, Behandlungsmöglichkeiten sowie Wirkung und Nebenwirkung von Neuroleptika) ein 9stündiges Problemlösetraining sowie die Entwicklung individueller Krisenpläne (2 Stunden). Im Vergleich zu einer sogenannten handlungsorientierten Gruppentherapie konnten LEVANDOWSKI ET AL. (1994) im Rahmen einer Fünf-Jahres-Katamnese signifikant weniger Rehospitalisierung für die Problemlösegruppe aufzeigen.

Depressive Störungen

Für depressive Störungen sind in den letzten Jahren eine Reihe standardisierter Therapieprogramme entwickelt worden, in denen psychoedukative Elemente eine zentrale Rolle spielen. Zu nennen sind hier die **kognitive Verhaltenstherapie der Depression nach BECK** mit der manualisierten und an deutsche Verhältnisse adaptierten Form von HAUTZINGER ET AL. (1992) oder das **kognitiv-verhaltenstherapeutische Gruppenprogramm nach LEWINSOHN** von HERRLE ET AL. (1994). Bei letzterem spielen psychoedukative Elemente besonders in den ersten Sitzungen eine Rolle, da die Vorstellung der sozialen Lerntheorie der Depression theoretische Grundlage des gesamten Kursprogramms ist. Es sieht den therapiebegleitenden Einsatz eines Übungsbuchs für die Teilnehmer vor.

Ein besonderer Stellenwert kommt der Psychoedukation auch im Rahmen der **Interpersonellen Psychotherapie (IPT)** VON KLERMAN ET AL. zu (KLERMAN ET AL., 1984; deutsch SCHRAMM, 1996). Psychoedukation ist der Schwerpunkt in der Initialphase (1. bis 3. Sitzung) der Therapie mit folgenden Inhalten:

- Benennen der Symptome
- Erklärung der Depression und ihrer Behandlung
- Vermittlung der „Krankenrolle"
- die Rolle des Patienten im Rahmen der IPT.

Auch hier unterstützen schriftliche Informationsmaterialien diesen Baustein.

Angststörungen

In den kognitiv-verhaltenstherapeutischen Therapieansätzen bei Angststörungen soll die Psychoedukation den Patienten vor allem durch ein angemessenes Verständnis von „normalen" und „gestörten" Angstreaktionen ein veränderungsorientiertes Therapierational vermitteln. Daraus werden konkrete Behandlungsschritte ableitbar und plausibel, die korrigierende Lernerfahrungen und eine handlungsorientierte Bewältigung von Angst ermöglichen.

Exemplarisch sei der besondere Stellenwert der Psychoedukation in der Behandlung der Agoraphobie (MATHEWS ET AL., 1994) und der Panikstörung angeführt (MARGRAF ET AL., 1990). In dem in unterschiedlichen Settings anwendbaren sogenannten „Home-based treatment program" der Agoraphobie werden störungs- und therapierelevante Informationen in Form prägnanter Kapitel zu Themen wie „Normale und gestörte Angst", „Entstehung und Auslösung von gestörter Angst", „Angst und Vermeidung", „Übungstherapie", „10 Regeln der Angstbewältigung" etc. dargestellt. Am Ende jedes Kapitels finden sich Fragen, die eine Lernkontrolle der wichtigsten Aspekte ermöglichen. Lernen durch Einsicht und Verständnis soll in beständiger Wechselwirkung zu übend-handelnden Programmbestandteilen stehen, zu denen in diesem Selbsthilfemanual genaue Anleitungen gegeben werden.

In dem von MARGRAF ET AL. entwickelten standardisierten Therapieprogramm bei Panikstörungen bildet der zu Beginn der Therapie (1.–3. Sitzung) vorgesehene psychoedukative Teil ebenfalls die Basis für weiterführende Interventionen. Zur Erläuterung der Therapierationale ist die Informationsvermittlung über die allgemeine Natur der Angst ein wichtiges kognitives Therapieelement (unter anderem Vermittlung des 3-Komponenten-Modells der Angst, unterschiedliche Arten von Angstanfällen, Genese, Angstverlauf). Zur didaktischen Unterstützung werden eingängige Graphiken (z.B. „Teufelskreis der Angst" oder „Streßberg") und Arbeitsmaterialien (z.B. Information zu den Ursachen von Angst und Angstanfällen) eingesetzt.

Schlafstörungen

Für Patienten mit nichtorganischen Schlafstörungen (psychophysiologische Insomnien) wurde von RIEMANN und BACKHAUS (1996) ein kognitiv-verhaltenstherapeutisches Gruppenprogramm entwickelt und empirisch evaluiert. Es umfaßt sechs Therapiesitzungen. In einer einleitenden „Informationssitzung" werden wesentliche die Schlafstörung und ihre Therapie betreffenden Aspekte vermittelt:

- Inhalte, Ziele und organisatorische Aspekte der Therapie
- Hinweise auf die aktive Rolle des Patienten
- Informationen über Schlafmedikation
- Vermittlung der Therapierationale durch Einführung des „Teufelskreises der Schlafstörung und Schlafmitteleinnahme"

- Einführung eines sogenannten Schlafprotokolls zur Selbstbeobachtung des Schlafverhaltens.

Auch hier wird – wie bei anderen bereits erwähnten Programmen – ein therapiebegleitender Patientenratgeber eingesetzt (BACKHAUS und RIEMANN, 1996).

> **Resümee**
>
> Psychoedukative Elemente stellen in vielen standardisierten Therapieprogrammen einen grundlegenden Baustein dar, der als Basis für weiterführende therapeutische Verfahren und Schritte dient. Psychoedukative Verfahren sollten auch integraler Bestandteil in der Routinebehandlung sein, wozu in stärker individualisierten Behandlungen auf die vielfältigen störungsspezifischen und empirisch überprüften Materialien zurückgegriffen werden kann.

5 Schlußbemerkungen

GRAWE ET AL. (1994) unterscheiden in ihrer schulenübergreifenden Konzeptualisierung der Psychotherapie drei übergeordnete Wirkfaktoren, die grundsätzlich in allen Therapieschulen vorhanden, aber unterschiedlich stark gewichtet sind: Problemlöse-, Klärungs- und Beziehungsperspektive.

Die hier dargestellten psychoedukativen Verfahren lassen sich dabei schwerpunktmäßig der **Problemlöseperspektive** zuordnen: Die Patienten sollen in ihrem „Nicht-Verstehen" und „Nicht-Können" entsprechende Hilfestellungen erfahren, um ihre Bewältigungsmöglichkeiten zu verbessern. Mit deutlichen Abstrichen werden Ziele und Aspekte der **Klärungsperspektive** verfolgt. Hier geht es um ein vertieftes – auch biographisches Verständnis – des eigenen Verhaltens und Erlebens sowie die Klärung von Motiven, Einstellungen und Konzepten über die eigene Person. Tendenziell am wenigsten deutlich tritt der Beziehungsaspekt als spezifischer Faktor der psychoedukativen Verfahren in Erscheinung.

Die Psychoedukation verfolgt also das Ziel, durch systematische Aufklärung und sachgerechte Informationen Patienten mit psychischen Störungen und ihren Angehörigen ein angemessenes Verständnis der Beschwerden zu ermöglichen. Dadurch sollen die Chancen einer möglichst großen Eigenbeteiligung an der Behandlung, die Compliance für therapeutische Maßnahmen und die Selbstbehandlungskompetenz gefördert werden.

Da Psychoedukation bevorzugt mit Hilfe von schriftlichen Materialien, in Gruppen und mit eher begrenztem therapeutischem Kontakt geschieht, können vor allem allgemeine Informationen zu den störungs- und therapierelevanten Themen gegeben werden. Die Vorteile einer hohen Verfügbarkeit und Ökonomie – und damit großen potentiellen Breitenwirkung – solcher Maßnahmen bringen unvermeidbar eine Beschränkung des Individuellen mit sich. Es werden **stärker störungsspezifische als individuumspezifische** Faktoren berücksichtigt.

Eine ausschließlich schriftliche Vermittlung von Informationen in Form von Patientenratgebern und Selbsthilfemanualen ist bei ausgewählten, leichten Störungsbildern prinzipiell möglich. Der therapeutische Nutzen solcher Materialien außerhalb eines weitergehenden therapeutischen Kontextes scheint aber auch hier in den meisten Fällen sehr begrenzt. Die Motivation und Verbindlichkeit der Programmdurchführung wird in der Regel gegenüber der „reinen Selbsthilfe" schon bei geringem, aber direktem Therapeutenkontakt deutlich verbessert. So sind die Abbrecherquoten bei minimalen Kontaktprogrammen sehr viel geringer als bei ausschließlicher Selbsthilfe.

Insgesamt kann zum gegenwärtigen Zeitpunkt nicht differenziert gesagt werden, in welchen Anwendungskontexten (Selbsthilfeprogramm, Beratung, Therapie), bei welchen Störungen, mit welchen Selbsthilfemanualen welche spezifischen Effekte erzielt werden können. Nicht aufrechterhalten werden kann die Annahme, daß sich die im üblichen Therapiesetting nachgewiesene Effektivität verschiedener verhaltenstherapeutischer Verfahren und Techniken unmittelbar auf die Anwendung in Form eines schriftlichen Therapiemanuals übertragen läßt.

Die Bedeutung, die einer auf schriftlichem Material gestützten Psychoedukation innerhalb einer Therapie zukommen kann, hängt von folgenden Faktoren ab:

- symptombezogene Merkmale (Art und Schwere der Störung, Vorbehandlungen)
- persönliche Voraussetzungen des Patienten (Motivation, Intelligenz, Lesebereitschaft und -fähigkeit)
- Intention und Merkmale des schriftlichen Materials (Ratgeber, Selbsthilfemanual, Umfang, Komplexitätsgrad)
- Einsatz primär als Therapievorbereitung bzw. -begleitung oder in der Phase der Nachbehandlung.

Eine auf den individuellen Fall zugeschnittene Behandlung bedarf ergänzender Methoden, die sich vor allem im Rahmen einer engen therapeutischen

Beziehung realisieren lassen. Therapie und Psychotherapie lassen sich offensichtlich eben nicht auf den Aspekt von Aufklärung und Problemlösung allein reduzieren. Psychoedukation kann in ihrem Stellenwert als eine notwendige, aber in den meisten Fällen nicht hinreichende Bedingung psychiatrisch-psychotherapeutischer Behandlung und ihrer Wirksamkeit bewertet werden.

Psychoedukation ist auf der anderen Seite mehr als ein unspezifischer Therapiefaktor, der in mehr oder weniger jeder Therapie implizit vorhanden ist. Sie ist aufgrund der Systematisierung und des teilweise sehr elaborierten Vorgehens – nach dem Vorbild von Therapiemanualen – gerade in der Verhaltenstherapie zu einer spezifischen Therapiemaßnahme entwickelt worden, in der Störungs- und Behandlungswissen der direkten Nutzung für Patienten zugänglich gemacht wird.

Das Verfahren darf jedoch nicht überschätzt werden. Für die meisten psychiatrischen Störungsbilder sind Patientenratgeber und Selbsthilfemanuale mit Sicherheit kein Ersatz für eine spezifische Therapie, können aber in unterschiedlichen Phasen der Therapie unterstützend zur Anwendung kommen.

Auch wenn eine kontrollierte empirische Überprüfung ihrer Möglichkeiten und Grenzen in absehbarer Zeit nicht anstehen wird, ist für behandelnde Ärzte und Therapeuten ein Vertrautsein mit den wichtigsten Büchern und Programmen empfehlenswert.

Es ist wichtig zu betonen, daß die Durchführung psychoedukativer Maßnahmen – auch wenn diese in manualisierter Form vorliegen – an den Therapeuten und dessen Qualifikation hohe Anforderungen stellt und die Kenntnis der Programme keineswegs eine qualifizierte Therapieausbildung ersetzen kann. Umgekehrt scheint ein besseres Vertrautsein mit den vielfältigen Verfahren und eine bessere Integration der psychoedukativen Therapieprogramme in der psychiatrischen und psychotherapeutischen Ausbildung ein unverzichtbarer Schritt zu werden.

Literatur

1 Einleitung

Margraf, J.: Grundprinzipien und historische Entwicklung. In: Margraf, J. (Hrsg.): Lehrbuch der Verhaltenstherapie. Band I. Springer, Berlin–Heidelberg–New York 1996.

Wolf, D.: Bibliotherapie in der psychotherapeutischen Praxis. PAL, Mannheim 1989.

2 Patientenratgeber

Angenendt, J.: Patientenratgeber und Selbsthilfematerialien. In: Margraf, J. (Hrsg.): Lehrbuch der Verhaltenstherapie, S. 435–448. Springer, Berlin–Heidelberg–New York 1996.

Angenendt, J., R.-D. Stieglitz: Psychoedukation, Patientenratgeber und Selbsthilfemanuale. In: Freyberger, H. J., R.-D. Stieglitz (Hrsg.): Kompendium der Psychiatrie und Psychotherapie, S. 392–403. Karger, Basel 1996.

Wefelmeyer, T.: Bücher über Depressionen, Manien und Schizophrenien für Patienten und deren Angehörige. Spektrum 25 (1996) 2–23.

Wilson, G. T.: Manual-based treatments: the clinical application of research findings. Behav. Res. Ther. 34 (1996) 295–314.

Affektive Störungen

Freyberger, H.: Depression. Bund Verlag, Köln 1991.

Greil, W., N. Sassim, C. Ströbel: Die manisch depressive Krankheit: Therapie mit Carbamazepin, für Betroffene, Angehörige und Therapeuten. Thieme, Stuttgart–New York 1994.

Helmchen, H., O. J. Rafaelsen: Depression, Melancholie, Manie. Ein Buch für Kranke und Angehörige. Thieme, Stuttgart–New York 1992.

Luderer, H.-J.: Himmelhoch jauchzend, zu Tode betrübt. Depression und Manie. Ursachen und Behandlung. Thieme, Stuttgart–New York 1994.

Schou, M.: Lithium-Behandlung der manisch-depressiven Krankheit. Thieme, Stuttgart–New York 1991.

Wolfersdorf, M.: Depression. Verstehen und Bewältigen. Springer, Berlin–Heidelberg–New York 1994.

Schizophrenie

Bäuml, J.: Psychosen aus dem schizophrenen Formenkreis. Ein Ratgeber für Patienten und Angehörige (3. Auflage). Springer, Berlin–Heidelberg–New York 1995.

Finzen, A.: Schizophrenie – die Krankheit verstehen. Psychiatrie Verlag, Bonn 1993.

Hell, D., M. Fischer-Gestefeld: Schizophrenien. Verständnisgrundlagen und Orientierungshilfen (2. Auflage). Springer, Berlin–Heidelberg–New York 1993.

Luderer, H.-J.: Schizophrenien. Ratgeber für Patienten und Angehörige. Thieme, Stuttgart–New York 1989.

WHO: Schizophrenie: Informationen für Angehörige (2. Aufl.). Zentralinstitut für Seelische Gesundheit, Mannheim 1993.

Angststörungen

Fensterheim, H., L. Baer: Leben ohne Angst – Unsicherheiten, Ängste, Phobien erkennen, verstehen, beherrschen. Goldmann, München 1995.

Marks, I.: Ängste verstehen und bewältigen. Springer, Berlin–Heidelberg–New York 1993.

Mathews, A., M. Gelder, D. Johnston: Platzangst. Ein Übungsprogramm für Betroffene und Angehörige (Deutsche Bearbeitung: Hand, I., C. Fisser-Wilke). Karger, Basel 1994.

Wittchen, H.-U., M. Bullinger-Naber, I. Hand, S. Kasper, H. Katschnig, M. Linden, J. Margraf, H.-J. Möller, D. Naber, W. Pöldinger: Was Sie schon immer über Angst wissen wollten! Angst, Angsterkrankungen, Behandlungsmöglichkeiten. Karger, Basel 1993.

Wittchen, H.-U., O. Benkert, R. Boerner, B. Gülsdorff, M. Philipp, A. Szegedi. Panik–Ratgeber. Was Sie schon immer über die Behandlung von Panikstörungen wissen wollten. Karger, Basel 1997.

Zwangsstörungen

Hoffmann, N.: Wenn Zwänge das Leben einengen. Zwangsgedanken und Zwangshandlungen. Ursachen, Behandlungsmöglichkeiten und Möglichkeiten der Selbsthilfe (5. Auflage). PAL, Mannheim 1996.

Hoffmann, N.: Seele im Korsett, innere Zwänge verstehen und überwinden. Herder, Freiburg 1994.

Alkohol- und Medikamentenabhängigkeit

Lindenmeyer, J.: Lieber schlau als blau. Informationen zur Entstehung und Behandlung von Alkohol- und Medikamentenabhängigkeit. PVU, München 1994.

Schneider, R.: Die Suchtfibel. Informationen zur Abhängigkeit von Alkohol und Medikamenten. Röttger, München 1994.

Demenzen

Krämer, G.: Alzheimer-Krankheit. Ursachen, Krankheitszeichen, Untersuchung, Behandlung. Trias, Stuttgart 1993.

Krämer, G.: Alzheimer-Kranke betreuen. Praktische Ratschläge für den Alltag. Trias, Stuttgart 1995.

Insomnien

Hohagen, F.: Schlafstörungen. Ursachen, Behandlung, Selbsthilfe. Wort & Bild, Baierbrunn 1993.

Stiftung Warentest: Fit durch gesunden Schlaf. Stiftung Warentest, Berlin 1994.

Andere Störungsbilder

Gerlinghoff, M., H. Backmund, N. Mai: Magersucht und Bulimie. Verstehen und bewältigen. Beltz Quadriga, Weinheim 1993.

Göbel, H.: Kopfschmerzen – Leiden, die man nicht hinnehmen muß. Springer, Berlin–Heidelberg–New York 1994.

Loibl, M.: Selbsthilfe bei Migräne – Aktiv dem Schmerz begegnen. Kösel, München 1996.

Orbach, S.: Anti-Diätbuch, über die Psychologie der Dickleibigkeit, die Ursachen von Eßsucht. Frauenoffensive, München 1994.

Pfaffenrath, V., W.-D. Gerber: Chronische Kopfschmerzen. Kohlhammer, Stuttgart 1992.

Wise, K.: Wenn Essen zum Zwang wird. Wege aus der Bulimie. PAL, Mannheim 1994.

3 Selbsthilfemanuale

Fiedler, P.: Psychoedukative Verhaltenstherapie in Gruppen. Verhaltensmodifikation und Verhaltensmedizin 16 (1995) 35–53.

Glasgow, R., G. Rosen: Behavioral bibliotherapy: a review of self-help behavior therapy manuals. Psychol. Bull. 85 (1978) 1–23.

Wilson, G. T.: Manual-based treatments: the clinical application of research findings. Behav. Res. Ther. 34 (1996) 295–314.

Angst

Marks, I.: Ängste verstehen und bewältigen. Springer, Berlin–Heidelberg–New York 1993.

Mathews, A., M. Gelder, D. Johnston: Platzangst. Ein Übungsprogramm für Betroffene und Angehörige (Deutsche Bearbeitung: Hand, I., C. Fisser-Wilke). Karger, Basel 1994.

Schmidt-Traub, S.: Angst bewältigen. Selbsthilfe bei Panik und Agoraphobie. Springer, Berlin–Heidelberg–New York 1995.

Zwang

Baer, L.: Alles unter Kontrolle. Zwangsgedanken und Zwangshandlungen überwinden. Huber, Bern–Göttingen–Toronto 1995.

Foa, E., X. Wilson: Hör endlich auf damit. Wie sie sich von zwanghaften Verhalten und fixen Ideen befreien. Goldmann, München 1994.

Depression

Burns, D.: Fühl Dich gut. Angstfrei mit Depressionen umgehen. édition trèves, Trier 1991.

Merkle, R.: Wenn das Leben zur Last wird. Ein praktischer Ratgeber zur Überwindung seelischer Tiefs und depressiver Verstimmungen. PAL, Mannheim 1991.

Insomnie

Backhaus, J., D. Riemann: Schlafstörungen bewältigen. Informationen und Anleitung zur Selbsthilfe. PVU, Weinheim 1996.

Hohagen, F.: Schlafstörungen – Ursache, Behandlung Selbsthilfe. Wort & Bild, Baierbrunn 1993.

Sexualität

Barbach, L.G.: For yourself. Die Erfüllung weiblicher Sexualität. Ullstein, Berlin 1996.

Zilbergeld, B.: Männliche Sexualität (24. Aufl.). DGVT, Tübingen 1993.

4 Psychoedukative Ansätze

Angermeyer, C., A. Finzen (Hrsg.): Die Angehörigengruppe. Enke, Stuttgart 1984.

Atkinson, J. M., D. A. Coia, W. Harper, J. P. Gouilmore: The impact of education groups for people with schizophrenia on social functioning and quality of life. Brit. J. Psychiat. 168 (1996) 199–204.

Backhaus, J., D. Riemann: Schlafstörungen bewältigen. Informationen und Anleitung zur Selbsthilfe. PVU, Weinheim 1996.

Buchkremer, G., P. A. Fiedler: Kognitive versus handlungsorientierte Therapie. Vergleich zweier psychotherapeutischer Methoden zur Rezidivprophylaxe bei schizophrenen Patienten. Nervenarzt 58 (1987) 481–488.

Büttner, P.: Die Wirksamkeit psychoedukativer Verfahren in der Schizophreniebehandlung. In: Stark, A. (Hrsg.): Verhaltenstherapeutische und psychoedukative Ansätze im Umgang mit schizophrenen Erkrankungen, S. 193–206. DGVT-Verlag, Tübingen 1996.

Goldstein, M. J.: Psychoeducational and family therapy in relapse prevention. Acta psychiat. scand. 89 (Suppl. 382) (1994) 54–57.

Hahlweg, K., H. Dürr, U. Müller: Familienbetreuung schizophrener Patienten. Beltz, Weinheim 1995.

Hautzinger, M., W. Stark, R. Treiber: Kognitive Verhaltenstherapie bei Depressionen. PVU, Weinheim 1992.

Herrle, J., Ch. Kühner: Die Depression bewältigen. Ein kognitiv-verhaltenstherapeutisches Gruppenprogramm nach P. M. Lewinson. PVU, Weinheim 1994.

Hornung, W. P.: Was kann Psychoedukation bei schizophrenen Patienten erreichen? Nervenarzt 15 (1996) 141–144.

Hornung, W. P., A. Kieserg, R. Feldmann: Psychoedukatives Training für schizophrene Patienten (PTS). In: Stark, A. (Hrsg.): Verhaltenstherapeutische und psychoedukative Ansätze im Umgang mit schizophren Erkrankten, S. 257–278. DGVT-Verlag, Tübingen 1996.

Kieserg, A., W. P. Hornung: Psychoedukatives Training für schizophrene Patienten (PTS). Ein verhaltenstherapeutisches Behandlungsprogramm zur Rezidivprophylaxe. DGVT-Verlag, Tübingen 1994.

Klerman, G. L., M. M. Weissman, B. J. Rounsaville, E. S. Chevron: Interpersonal psychotherapy of depression. Basic Books, New York 1984.

Levandowski, L., G. Buchkremer, M. Stark: Das Gruppenklima und die Therapeut/Patient-Beziehung bei zwei Gruppentherapiestrategien für schizophrene Patienten – ein Beitrag zur Klärung differentieller Therapieeffekte. Psychother. Psychosom. med. Psychol. 44 (1994) 115–121.

Liberman, R. P.: Social and Independent Living Skills. Clinical Research Center for Schizophrenia and Psychiatric Rehabilitation, Los Angeles 1998.

Margraf, J. (Hrsg.): Lehrbuch der Verhaltenstherapie. Band II. Springer, Berlin–Heidelberg–New York 1996.

Margraf, J., S. Schneider: Panik. Angstanfälle und ihre Behandlung. Springer, Berlin–Heidelberg–New York 1990.

Mathews, A., M. Gelder, D. Johnston: Platzangst. Ein Übungsprogramm für Betroffene und Angehörige (Deutsche Bearbeitung: Hand, I., C. Fisser-Wilke). Karger, Basel 1994.

McFarlane, W. R., E. Lukens, B. Link, R. Dushay, S. A. Deakins, M. Newmark, E. J. Dunne, B. Horen, J. Toran: Multiple-family groups and psychoeducation in the treatment of schizophrenia. Arch. gen. Psychiat. 52 (1995) 679–687.

Nagel-Schmitt, U.: Kognitive Strategien zur Krankheitsbewältigung bei psychisch kranken Menschen – Gesundheitsunterricht im Patientenclub. In: Stark, A. (Hrsg.): Verhaltenstherapeutische und psychoedukative Ansätze im Umgang mit schizophren Erkrankten, S. 103–119. DGVT-Verlag, Tübingen 1996.

Riemann, D., J. Backhaus: Behandlung von Schlafstörungen. Ein psychologisches Gruppenprogramm. PVU, Weinheim 1996.

Schaub, A., H.-D. Brenner: Aktueller verhaltenstherapeutischer Ansatz zur Behandlung schizophren erkrankter Menschen. In: Stark, H. (Hrsg.): Verhaltenstherapeutische und psychoedukative Ansätze im Umgang mit schizophren Erkrankten, S. 37–65. DGVT-Verlag, Tübingen 1996.

Scherrmann, T., H.U. Seitzer, R. Rutow, C. Vieten: Psychoedukative Angehörigengruppe zur Belastungsreduktion und Rückfallprophylaxe in Familien schizophrener Patienten. Psychiat. Prax. 19 (1992) 66–71.

Schramm, E.: Interpersonelle Psychotherapie. Schattauer, Stuttgart–New York 1996.

Stark, F.-M.: Strukturierte Information der Vulnerabilität und Belastungsmanagement für schizophrene Patienten. Verhaltenstherapie 2 (1992) 40–47.

Vauth, R.: Verhaltenstherapeutische Gruppenpsychotherapie. In.: Freyberger, H. J., R.-D. Stieglitz (Hrsg.:) Kompendium der Psychiatrie und Psychotherapie. Karger, Basel 1996.

Wienberg, G. (Hrsg.): Schizophrenie zum Thema machen. Psychiatrie-Verlag, Bonn 1995.

Wormstall, H., A. Günthner, C. Morawetz, W. Schmidt: Die deutschen Alzheimer-Angehörigengruppen. Eine Bestandsaufnahme. Nervenarzt 67 (1996) 751–756.

Schlußbemerkungen

Grawe, K., R. Donati, F. Bernauer: Psychotherapie im Wandel. Von der Konfession zur Profession. Hogrefe, Göttingen 1994.

II
Psychische Störungen

8
Organische (und symptomatische) psychische Störungen

Hans Förstl, mit einem Teilbeitrag* von Michael Hüll und Joachim Bauer

Inhalt

1 **Einleitung** 261
2 **Demenz** 261
    2.1 Definition und Epidemiologie 261
    2.2 Diagnose 262
    2.3 Differentialdiagnose 262
    2.4 Demenz bei Alzheimer-Krankheit 267
    2.4.1 Geschichtlicher Rückblick 267
    2.4.2 Klinisches Erscheinungsbild und Verlauf 267
    2.4.3 Neurobiologie und Pathogenese 271
    2.4.4 Epidemiologie 276
    2.4.5 Diagnostische Abklärung eines Verdachts auf Alzheimer-Demenz 278
    2.4.6 Medikamentöse und nicht-medikamentöse Therapie 284
    2.5 Vaskuläre Demenzen 289
    2.5.1 Definition 289
    2.5.2 Epidemiologie 289
    2.5.3 Diagnose 290
    2.5.4 Einteilung der vaskulären Demenzen nach der ICD-10 291
    2.5.5 Therapie und Prävention 296
    2.5.6 Andere Klassifikationskriterien 296
    2.6 Demenz bei andernorts klassifizierten Erkrankungen 298
    2.6.1 Demenz bei Pick-Krankheit 298
    2.6.2 Demenz bei Chorea Huntington 302
    2.6.3 Demenz bei Parkinson-Krankheit 304
    2.6.4 Demenz bei Creutzfeld-Jakob-Krankheit 308
    2.6.5 Demenz bei HIV-Erkrankung 309
    2.6.6 Andere Formen und Ursachen der Demenz 311

3 **Amnesie** 319
    3.1 Hirnerkrankungen 320
    3.2 Systemische Erkrankungen 321

4 **Delir** 322
    4.1 Definition 322
    4.2 Diagnostik 323
    4.3 Therapie 324

* Abschnitt 2.4

5 Andere organisch bedingte psychische Störungen 328
- 5.1 Organische Halluzinose 328
- 5.2 Organische katatone Störung 334
- 5.3 Organische wahnhafte (schizophreniforme) Störung 335
- 5.4 Organische affektive Störungen und organische emotional labile (asthenische) Störung 336
- 5.5 Organische Angststörung 336
- 5.6 Organische dissoziative Störung 336
- 5.7 Leichte kognitive Störung 337
- 5.8 Andere organische psychische Störungen aufgrund einer Schädigung oder Funktionsstörung des Gehirns oder einer körperlichen Erkrankung 337

6 Persönlichkeits- und Verhaltensstörung aufgrund einer Erkrankung, Schädigung oder Funktionsstörung des Gehirns 337
- 6.1 Organische Persönlichkeitsstörung 337
- 6.2 Postenzephalitisches Syndrom 338
- 6.3 Organisches Psychosyndrom nach Schädel-Hirn-Trauma 339
- 6.4 Andere organische Persönlichkeits- und Verhaltensstörungen 339

1 Einleitung

Zur Diagnose einer „körperlichen Psychose" forderte K. SCHNEIDER (1946) erstens einen belangvollen körperlichen Befund, zweitens einen eindeutigen Zusammenhang zwischen dem organischen Faktor und der Psychose, drittens ein Fehlen alternativer Ursachen (dazu zählte er auch eine familiäre Belastung) und viertens eine günstige Beeinflussung durch eine Besserung der organischen Erkrankung. LIPOWSKI (1975) gliederte die psychischen Störungen als Folge einer Hirnerkrankung in drei Gruppen:

- **organisch bedingte Störungen** im engeren Sinne mit unterschiedlichen psychopathologischen Störungen als direkte Folge einer diffusen oder fokalen Hirnschädigung bzw. einer metabolischen Störung
- **reaktive Störungen,** also Psychosen, Neurosen, Persönlichkeits- und Verhaltensstörungen als Fehlanpassungen an die Belastungen durch die physische Erkrankung und deren psychologische und soziale Konsequenzen
- **Verhaltensabweichungen** mit selbstschädigender Verweigerung der Compliance, Krankheitsverleugnung oder übertriebener Abhängigkeit.

Moderne Klassifikationssysteme wie ICD-10 und DSM-IV schließen an diese Überlegungen von Lipowski an. Gegenstand dieses Kapitels sind die organischen einschließlich der symptomatischen psychischen Störungen nach der ICD-10, deren Gliederung und Definitionen trotz einiger dadurch entstehender Redundanzen als Leitfaden des Beitrags gewählt wurden:

- **Demenz:**
  - Demenz bei Alzheimer-Krankheit (F00)
  - vaskuläre Demenz (F01)
  - Demenz bei andernorts klassifizierten Erkrankungen, z. B. bei fokaler kortikaler Degeneration, Chorea Huntington, Morbus Parkinson, Creutzfeldt-Jakob-Krankheit, HIV-induzierte Demenz (F02)
- **Amnesie,** organisch amnestisches Syndrom, nicht durch Alkohol oder psychotrope Substanzen bedingt (F04)
- **Delir,** nicht durch Alkohol oder psychotrope Substanzen bedingt (F05)
- **andere organisch bedingte psychische Störungen:**
  - z. B. organische Halluzinose, Katatonie, wahnhafte, affektive, Angst-, dissoziative, asthenische Störung oder leichte kognitive Störung (F06)
  - organische Persönlichkeits- oder Verhaltensstörung, z. B. nach Enzephalitis oder Schädel-Hirn-Trauma (F07).

Dieser Abschnitt der ICD-10 bezieht sich vorwiegend auf die organisch bedingten Störungen nach LIPOWSKI im engeren Sinn, berührt aber auch die mittelbaren Krankheitsfolgen. Der Schwerpunkt dieser Ausführungen liegt auf Demenz, amnestischem Syndrom und Delir. Seltenere in der ICD-10 aufgeführte organische Störungen werden in diesem Beitrag kurz angesprochen; die ausführlichere Darstellung ihrer medizinisch-neurologischen Ursachen und der neuropsychiatrischen Folgen muß ausführlicheren Texten vorbehalten bleiben.

2 Demenz

2.1 Definition und Epidemiologie

Die derzeit gültige Definition dementieller Syndrome, wie sie in der ICD-10 angegeben wird, umfaßt drei Elemente:

- Störungen des Gedächtnisses
- Beeinträchtigung zumindestens eines weiteren neuropsychologischen Teilbereiches
- eine damit verbundene alltagsrelevante Einschränkung der Lebensführung.

Im Vergleich zu Minderbegabungen verschiedenster Genese stellen Demenzen den Verlust einer zuvor einmal erreichten kognitiven Fähigkeit dar. Der Begriff der Demenz beinhaltet jedoch keine Wertung hinsichtlich des Verlaufs der Defizite. Als Demenzen bezeichnete Defizite können daher rückläufig, konstant oder progredient sein.

Die breite Streuung der epidemiologischen Angaben zur Demenzverteilung ergibt sich aus den unterschiedlichen Methoden, die in den verschiedenen Untersuchungen zur Bestimmung der Demenzform eingesetzt wurden. Verläßlichste diagnostische Aussagen gehen aus neuropathologischen Studien hervor. Da unklare Krankheitsverläufe eher zu einer neuropathologischen Untersuchung führen, findet in diesen Studien eine gewisse Selektion zugunsten der selteneren Demenzursachen statt.

Auch reversible neuropsychologische Leistungsminderungen werden als Demenzen bezeichnet. Bei ca. 10% aller Patienten mit einer dementiellen Symptomatik liegt eine solche reversible, behandelbare Ursache vor. Bei richtiger Therapie kann in dieser Gruppe eine weitreichende Wiederherstellung der Leistungsfähigkeit erzielt werden. Der Erkennung dieser Gruppe kommt deshalb eine große Bedeutung zu.

2.2 Diagnose

Die wesentliche Voraussetzung für die Diagnose ist der Nachweis einer Abnahme des Gedächtnisses und des Denkvermögens mit erheblicher Beeinträchtigung der Aktivitäten des täglichen Lebens. Die Störung des Gedächtnisses betrifft typischerweise Aufnahme, Speichern und Wiedergabe neuer Information. Auch früher gelernte und vertraute Inhalte können besonders in den späteren Stadien ebenfalls verlorengehen. Demenz ist jedoch mehr als eine Gedächtnisstörung: Es bestehen zusätzlich eine Beeinträchtigung des Denkvermögens, der Fähigkeit zu vernünftigem Urteilen und die Verminderung des Ideenflusses. Die Informationsverarbeitung ist beeinträchtigt. Für den Betreffenden wird es immer schwieriger, sich mehr als einem Stimulus gleichzeitig aufmerksam zuzuwenden, z.B. an einem Gespräch mit mehreren Personen teilzunehmen. Der Wechsel der Aufmerksamkeit von einem Thema zum anderen ist erschwert. Für die Demenz als einzige Diagnose wird der Nachweis von Bewußtseinsklarheit gefordert. Die Doppeldiagnose eines Delirs bei Demenz ist jedoch häufig (F05.1). Für die zuverlässige klinische Diagnose einer Demenz müssen die erwähnten Symptome und Störungen mindestens sechs Monate bestanden haben.

Die Feststellung **kognitiver Defizite** ist eine notwendige Voraussetzung für die Diagnose eines Demenzsyndroms. Sie fordert zwingend eine genaue Erhebung des psychischen Befundes sowie die Anwendung standardisierter, reproduzierbarer Tests.

Aufgrund seiner leichten Durchführbarkeit ist der Mini-Mental-Status-Test („Mini-Mental-State-Examination", MMSE) trotz testpsychologischer Einwände immer noch das meistverwendete Instrument, und sein Einsatz ist einem Verzicht auf jede Testung bei weitem vorzuziehen. Der Test kann jedoch allenfalls der groben Einschätzung kognitiver Defizite und der Verlaufskontrolle dieser Störungen dienen (Tab. 8-1).

Zur Abschätzung der Beeinträchtigung im Alltag und zur Differentialdiagnose der Demenzen sind weitere Verfahren erforderlich. Neben den intellektuellen Einbußen führen dementielle Erkrankungen zu einer Reihe von Verhaltensänderungen, deren Ausmaß zur Beurteilung der Behinderung von erheblicher Bedeutung ist. Diese „nicht-kognitiven" Störungen werden im „Clinical Dementia Rating" (CDR) berücksichtigt (Tab. 8-2).

Durch das „Functional Assessment Staging" (FAST) nach REISBERG (1988) kann eine einfachere, an Einzelitems orientierte Abschätzung des Schweregrades erfolgen, die vor allem in den Früh- und Spätstadien der Demenz eine bessere Verlaufsbeurteilung gestattet (Tab. 8-3).

2.3 Differentialdiagnose

Obwohl sehr viele unterschiedliche, potentiell medizinisch und chirurgisch behandelbare Erkrankungen eine Demenz verursachen können, repräsentieren diese insgesamt nur einen kleinen Prozentsatz der gesamten Fälle. Es wäre jedoch ein verhängnisvoller Irrtum, allein wegen der relativen Häufigkeit der „primär degenerativen", derzeit nicht erfolgreich kausal behandelbaren Alzheimer-Demenz fatalistisch auf eine konsequente Differentialdiagnostik zu verzichten.

Ein diagnostisches Minimalprogramm zur Erfassung von Ursachen und aggravierenden Faktoren teilweise reversibler Demenzen ist in Tabelle 8-4 aufgeführt. Erst wenn alle genannten Untersuchungen keinen Anhalt für eine spezifische Ursache ergeben haben, sollte die Diagnose Alzheimer-Demenz erwogen werden.

Die Logik bei der Differentialdiagnostik wichtiger Demenzformen ist in einem Fließschema in Abbildung 8-1 aufgeführt. Während sich der Wert des CT früher im wesentlichen auf die Erkennung vaskulärer und raumfordernder Prozesse beschränkte, sind mit der neuen Generation hochauflösender Computer- und Magnetresonanztomographen wesentlich detailliertere Aussagen – etwa über die Atrophiemuster in Kortex und Basalganglien – möglich.

> **Resümee**
>
> Der Begriff der Demenz beschreibt ein klinisches Erscheinungsbild und zwingt zu differentialdiagnostischer Abklärung. Er beinhaltet keine Wertung bezüglich des Verlaufs. Etwa die Hälfte aller dementen Patienten leiden an einer Alzheimer-Demenz, die zweitgrößte Gruppe stellen die vaskulär bedingten Demenzen dar. Ca. 10% aller Demenzen beruhen auf einer behandelbaren Grundstörung und können sich unter Therapie bessern. Bildgebende Verfahren sind heute ebenso unverzichtbar für die Differentialdiagnose der Demenzen wie die Durchführung eines zumindest kurzen kognitiven Tests für die Feststellung eines Demenzsyndroms.

Tabelle 8-1 „Mini-Mental-State"-Test (nach FOLSTEIN ET AL., 1975).

1. Orientierung		
a) zur Zeit	Können Sie mir sagen, welche(n/s) – Jahr – Jahreszeit – Monat – Tag – Datum wir haben?	max. 5 Punkte
b) zum Ort	Können Sie mir sagen, wo wir uns befinden? – Staat – Bundesland – Stadt – Krankenhaus – Stockwerk oder Station	max. 5 Punkte
2. Nachsprechen	Sprechen Sie mir bitte nach: Apfel, Tafel, Pfennig. (Der Patient erhält 3 Punkte, wenn er nach einmaligem zusammenhängendem Vorsagen die drei Wörter wiederholen kann; kann er nur zwei Wörter wiederholen, erhält er 2, bei einem nur 1 Punkt; maximal bis fünfmal vorsagen.)	max. 3 Punkte
3. Aufmerksamkeit und Rechnen	Bitte ziehen Sie von 100 fortlaufend jeweils 7 ab. (Für jede richtige Subtraktion bis 65 erhält der Patient 1 Punkt; Folgefehler werden nicht gerechnet.)	max. 5 Punkte
4. Gedächtnis	Erinnern Sie sich an die Wörter, die ich Ihnen eben vorgesagt habe?	max. 3 Punkte
5. Benennen	Was ist das? (Armbanduhr; Bleistift)	max. 2 Punkte
6. Nachsprechen	Bitte sprechen Sie mir nach: „Ohne Fleiß kein Preis!"	max. 1 Punkt
7. Sprachverständnis	Nehmen Sie bitte das Blatt Papier in die rechte Hand, falten Sie es in der Mitte, und legen Sie es auf den Boden!	max. 3 Punkte
8. Lesen	Bitte lesen Sie das, und tun Sie es auch! (Auf einem separaten Blatt wird dem Patienten die Aufforderung „Schließen Sie die Augen!" vorgelegt.)	max. 1 Punkt
9. Schreiben	Bitte schreiben Sie irgendeinen Satz! (vollständiger Satz mit Subjekt und Prädikat)	max. 1 Punkt
10. Zeichnen	Bitte zeichnen Sie das ab! (zwei sich überschneidende Fünfecke auf separatem Blatt)	max. 1 Punkt
Gesamtwert		max. 30 Punkte

Werte über 24 sind noch nicht als pathologisch einzuschätzen.

Organische (und symptomatische) psychische Störungen

Tabelle 8-2 Schweregrad der Demenz nach dem Clinical Dementia Rating (CDR, BERG, 1984).

	gesund CDR 0	fragliche Demenz CDR 0,5	leichte Demenz CDR 1	mittelschwere Demenz CDR 2	schwere Demenz CDR 3
Gedächtnis	■ keine Gedächtnisstörungen oder leichte, inkonsistente Vergeßlichkeit	■ leichte konsistente Vergeßlichkeit ■ teilweise erhaltene Erinnerung an Geschehnisse ■ „benigne Vergeßlichkeit"	■ mittelschwerer Gedächtnisverlust, v.a. für kürzliche Ereignisse ■ Defizit interferiert mit dem Alltagsleben	■ schwerer Gedächtnisverlust ■ nur „überlernte" Inhalte erhalten ■ neue Inhalte werden schnell vergessen	■ schwerer Gedächtnisverlust ■ nur Fragmente erhalten
Orientierung	■ vollständig orientiert		■ einige Schwierigkeiten mit dem Zeitgitter ■ bei Untersuchung orientiert zu Ort und Person, geographische Desorientierung möglich	■ gewöhnlich desorientiert zur Zeit, häufig zum Ort	■ nur orientiert zur Person
Urteilsvermögen und Problemlösen	■ erledigt alltägliche Probleme gut ■ Urteilsvermögen unverändert zur Vorgeschichte	■ nur fragliche Beeinträchtigung beim Lösen von Problemen, v.a. bei abstrakten Aufgaben (Ähnlichkeiten, Unterschiede)	■ mäßige Schwierigkeiten beim Lösen komplexer Probleme ■ soziale Urteilsfähigkeit gewöhnlich erhalten	■ schwer beeinträchtigt beim Lösen von Ähnlichkeits- oder Unterschiedsaufgaben ■ soziales Urteilsvermögen normalerweise beeinträchtigt	■ unfähig, Entscheidungen zu treffen oder Probleme zu lösen
gesellschaftliche Aktivitäten	■ unverändert unabhängige Funktion im Beruf, beim Einkaufen, bei geschäftlichen und finanziellen Angelegenheiten, bei freiwilligen und sozialen Tätigkeiten	■ nur fragliche oder leichte Beeinträchtigung bei diesen Arbeiten	■ unfähig, diese Aktivitäten unabhängig wahrzunehmen, Beteiligung ist jedoch immer noch möglich ■ kann bei oberflächlicher Betrachtung noch normal erscheinen	■ keine Möglichkeit mehr, Tätigkeiten unabhängig außerhalb des Hauses auszuführen ■ kann gelegentlich noch zu Anlässen außerhalb des Hauses mitgenommen werden	■ wirkt zu krank, um zu irgendwelchen Anlässen außerhalb des Hauses mitgenommen zu werden
Heim und Hobbys	■ Leben zu Hause ■ Hobbys und intellektuelle Interessen gut erhalten	■ Leben zu Hause ■ Hobbys, intellektuelle Interessen leichtgradig beeinträchtigt	■ leichte, aber definitive Beeinträchtigung der häuslichen Funktionen ■ schwierige Aufgaben abgegeben ■ anspruchsvolle Hobbys und Interessen aufgegeben	■ nur leichte Aufgaben werden bewältigt ■ stark eingeschränkte Interessen mit Mühe erhalten	■ keine nennenswerte Funktionsfähigkeit im Haus außerhalb des eigenen Zimmers
Körperpflege	■ versorgt sich vollständig selbst		■ muß aufgefordert werden	■ benötigt Unterstützung bei Anziehen, Hygiene, Ordnung der Habseligkeiten	■ benötigt viel Hilfe bei der Körperpflege ■ häufig inkontinent

Bewertet werden sollen ausschließlich Funktionsbeeinträchtigungen, bedingt durch die kognitiven Defizite und nicht durch andere Faktoren.

Tabelle 8-3 Modifizierte Version des FAST („Functional Assessment Staging" nach REISBERG, 1988).

(1) Weder subjektive noch objektive funktionelle Beeinträchtigung.
(2) Subjektive Klagen über das Verlegen von Gegenständen und über Schwierigkeiten bei der Arbeit.
(3) Verminderung der Arbeitsleistung, die auch Mitarbeitern auffällt; Schwierigkeiten, an neue Orte zu gelangen.
(4) Verminderte Fähigkeit, komplexere Aufgaben zu verrichten (z.B. ein Abendessen mit Gästen zu planen; mit den eigenen Finanzen umzugehen; zu wirtschaften).
(5) Benötigt Hilfe beim Auswählen korrekter Kleidung.
(6) Schwierigkeiten, sich korrekt anzukleiden.
(7) Unfähig, sich richtig zu baden; entwickelt Angst davor, allein zu baden.
(8) Unfähig, allein die Toilette zu benutzen (z.B. vergißt, die Spülung zu betätigen; reinigt sich nicht richtig).
(9) Urininkontinenz.
(10) Stuhlinkontinenz.
(11) Eingeschränktes Sprachvermögen (redet 1 bis 5 Wörter am Tag).
(12) Vollständiger Verlust verständlichen Vokabulars.
(13) Nicht gehfähig.
(14) Unfähig, selbständig zu sitzen.
(15) Unfähig zu lächeln.
(16) Unfähig, den Kopf anzuheben.

Tabelle 8-4 Diagnostisches Minimalprogramm zur Differentialdiagnose der Demenzen. (Falls die richtungweisenden Untersuchungen pathologische Befunde zeigen, ist meist eine weitere, gezielte, manchmal invasive Diagnostik notwendig, um die Verdachtsdiagnose abzusichern.)

richtungweisende Untersuchungen	Verdachtsdiagnosen
Eigen- und Fremdanamnese	■ Medikamente*, Drogen*, Lösungsmittel* ■ Alkohol*, „Wernicke-Korsakoff-Psychose"* ■ Schädel-Hirn-Trauma*, „Boxer-Demenz"* ■ Zustand nach Enzephalitis* (z.B. Herpes-Enzephalitis) ■ Schlafapnoe-Syndrom*
psychiatrische Untersuchung (inklusive Testung)	■ „depressive Pseudodemenz"* ■ schizophrener Residualzustand* ■ dissoziative Störung („Ganser-Syndrom")*
neurologische Untersuchung	■ Morbus Parkinson und verwandte Erkrankungen (z.B. progressive supranukleäre Parese oder „Steele-Richardson-Olszewski"-Syndrom) ■ Chorea Huntington ■ hepatolentikuläre Degeneration („Morbus Wilson")* ■ andere heredodegenerative Erkrankungen
Neurophysiologie (EEG)	■ Creutzfeldt-Jakob-Erkrankung
internistische Untersuchung (inklusive EKG und Labor: BKS, Blutbild, Differentialblutbild, Kalzium, Kalium, Natrium, γ-GT, Kreatinin, T_3, T_4, TSH, Vitamin B_{12}, Folsäure, TPHA)	■ chronische zerebrale Hypoxie bei Herzinsuffizienz, Anämie* ■ paraneoplastische Syndrome, (z.B. limbische Enzephalitis)* ■ Autoimmunerkrankungen* ■ Leber-, Nierenversagen* ■ Endokrinopathien* (Diabetes mellitus, Schilddrüse, Nebenschilddrüse) ■ Hypovitaminosen* ■ progressive Paralyse*

Fortsetzung siehe folgende Seite

8 Organische (und symptomatische) psychische Störungen

Tabelle 8-4 Fortsetzung

richtungweisende Untersuchungen	Verdachtsdiagnosen
Neuroradiologie (CT oder NMR)	■ <u>vaskuläre Demenzen</u> (*) (Multi-Infarkt-Demenz, subkortikale vaskuläre Enzephalopathie, Thalamusinfarkte) ■ <u>raumfordernde Prozesse</u>* (Subduralhämatom, maligne Tumoren, Granulome und Abszesse) ■ Normaldruckhydrozephalus* ■ HIV-Enzephalopathie ■ fokale kortikale Hirnatrophien („Morbus Pick") ■ entzündliche und degenerative Erkrankungen mit Beteiligung des Marklagers

<u>unterstrichen</u> sind die zahlenmäßig wichtigsten Demenzformen,
* potentiell vermeidbare oder behandelbare und potentiell reversible Demenzformen.

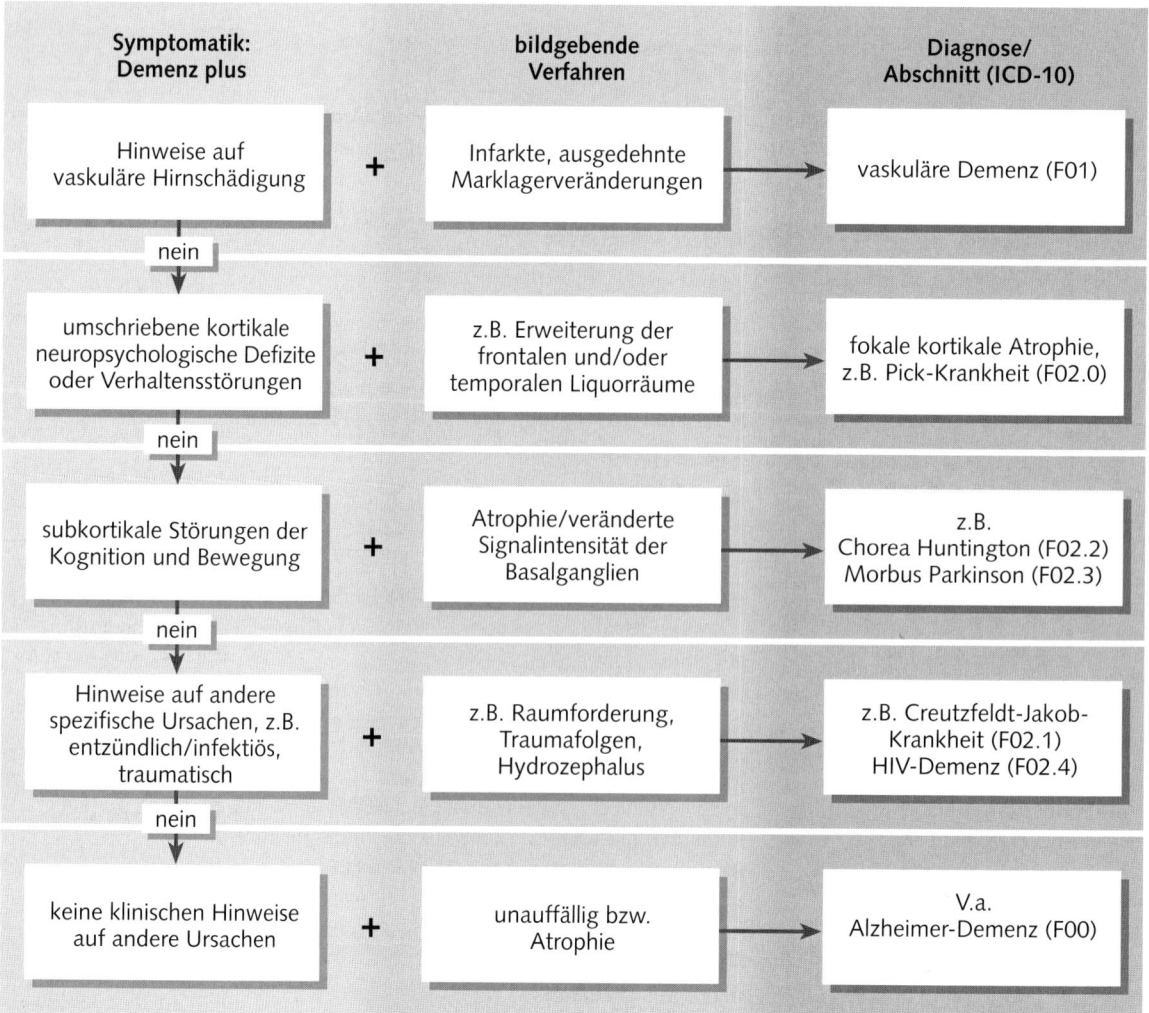

Abbildung 8-1 Vereinfachtes Fließschema zur Differentialdiagnose der Demenzen (in Anlehnung an ICD-10).

2.4 Demenz bei Alzheimer-Krankheit

2.4.1 Geschichtlicher Rückblick

Kortikale Plaques (herdförmige, extrazelluläre Ablagerungen) im Hirngewebe von älteren Patienten mit Alzheimer-Demenz wurden von REDLICH bereits 1898 als Korrelat der **senilen Demenz** beschrieben. Darauf aufbauend stellte ALZHEIMER 1906 erstmals die Vermutung auf, daß die von ihm entdeckte **neurofibrilläre Degeneration von Nervenzellen** ursächlich für die **präsenile Demenz** sei. Nach Untersuchungen an größeren Fallzahlen fand ALZHEIMER auch in Gehirnen älterer dementer Patienten die neurofibrilläre Degeneration und verwarf 1911 seine ursprüngliche neuropathologische Unterscheidung zwischen präseniler und seniler Demenzform. Zusätzlich zur Einheitlichkeit der neuropathologischen Veränderungen bei präseniler und seniler Demenz findet sich auch epidemiologisch keine Zweigipfeligkeit des Auftretens der Alzheimer-Demenz entlang dem Alter. Statt dessen erfolgt eine kontinuierliche altersbegleitende Zunahme der Prävalenz der Alzheimer-Demenz. Eine Unterteilung in eine präsenile und eine senile Form ist also weder aus neuropathologischer noch aus epidemiologischer Sicht gerechtfertigt. Die willkürlich gesetzte Altersgrenze zur Unterteilung für Patienten mit einer Alzheimer-Demenz mit frühem Beginn liegt beim 65. Lebensjahr.

ALZHEIMER korrigierte frühere Auffassungen auch in einem weiteren Punkt. Durch die Untersuchung von Gehirnen gesunder älterer Menschen erkannte er, daß die ursprünglich als pathognomonisch angesehenen Plaques nicht spezifisch für ein dementielles Syndrom waren. Ein – zum Teil auch massives – Vorkommen von Plaques ließ sich auch in den Gehirnen gesunder älterer Menschen finden. Auch neuere Arbeiten rücken die Bedeutung der quantitativen Plaquebeladung des Kortex in den Hintergrund. Untersuchungen der letzten zehn Jahre haben gezeigt, daß statt dessen die Abnahme der kortikalen Synapsendichte sowie die Ausbreitung der neurofibrillären Degeneration hippokampaler und kortikaler Neurone das am engsten mit der Alzheimer-Demenz verbundene morphologische Korrelat darstellen (s. Abschn. 2.4.3).

> **Resümee**
> Die Alzheimer-Krankheit trägt ihren Namen nach dem neuropathologisch tätigen Psychiater ALOIS ALZHEIMER. Dieser beschrieb Anfang des 20. Jahrhunderts neuropathologische Veränderungen im Gehirn von dementen Patienten. Der Erkrankungsbeginn beeinflußt nicht die Diagnose einer Alzheimer-Demenz. Sowohl präsenile Demenzen (Erkrankungsbeginn vor dem 65. Lebensjahr) als auch Erkrankungen, die im hohen Lebensalter beginnen, werden Alzheimer-Demenz genannt.

2.4.2 Klinisches Erscheinungsbild und Verlauf

Kennzeichnend für die Alzheimer-Demenz sind ein **schleichender Beginn** der Symptomatik sowie eine eher **gleichförmige Progression.** Eine stark fluktuierende kognitive Symptomatik spricht gegen eine Alzheimer-Demenz. Frühe, sehr diskrete kognitive Defizite und oft damit einhergehende krankheitsbedingte Verhaltensänderungen werden meist erst retrospektiv in der Fremdanamnese als erste Krankheitszeichen erkennbar.

Folgende diskrete Verhaltensänderungen können in der **Frühphase** einer Alzheimer-Demenz auftreten:

- nachlassende Aktivität
- vermehrter sozialer Rückzug
- verminderte Sorgfalt.

Gelegentlich besteht eine Affektlabilität, die jedoch meist geringer ausgeprägt ist als die sogenannte Affektinkontinenz bei vaskulären Demenzformen. Diskrete Veränderungen des Verhaltens treten oft schon vor den ersten neuropsychologischen Leistungsdefiziten auf.

Im Frühstadium kann sich die Diagnosestellung schwierig gestalten. Gelegentlich sind die Frühsymptome einer Alzheimer-Demenz nur schwer von einer affektiven Symptomatik im Rahmen einer Depression zu unterscheiden. Kognitive Defizite treten als sogenannte Pseudodemenz auch im Rahmen einer Depression auf. Bei der Klärung dieser Frage helfen die eingehende psychiatrische und neuropsychologische Untersuchung sowie eine Beobachtung des mittelfristigen Verlaufs (Tab. 8-5). Bei Vorliegen einer depressiven Pseudodemenz sollte mit der Besserung der Stimmungslage unter antidepressiver Therapie oder einer kurzfristigen Stimmungsaufhellung nach einer Schlafentzugsbehandlung auch eine kognitive Besserung einhergehen. Das Ausbleiben einer affektiven (und kognitiven) Besserung unter antidepressiver oder Schlafentzugstherapie beweist umgekehrt hingegen nicht das Vorhandensein einer organischen Demenz.

Anschließend an die oft nur durch Rückzug und Unsicherheit gekennzeichnete Frühphase der Alzheimer-Demenz treten im weiteren Krankheitsverlauf die neuropsychologischen Beeinträchtigungen in den Vordergrund. **Mnestische Störungen** fallen anfangs als Merkfähigkeitsstörungen auf: Neu-

Tabelle 8-5 Hinweise für das Vorliegen einer depressiven „Pseudodemenz".

„echte Demenz"	depressive „Pseudodemenz"
■ kognitive Defizite werden eher dissimuliert ■ semantische Paraphrasien	■ ausgeprägtes Klagen über kognitive Defizite ■ Gedächtnisprobleme werden in den Vordergrund gestellt und detailliert beschrieben
■ Testleistungen und Alltagsverhalten entsprechen sich	■ Widersprüche zwischen Testleistung („ich kann das nicht") und Alltagskompetenzen
■ Affekt im Frühstadium oft depressiv, in mäßig fortgeschritteneren Stadien eher ausgeglichen	■ oft ausgeprägter depressiver Affekt (teils aber „abgewehrt") ■ Früherwachen ■ Grübeln ■ Selbstzweifel
■ keine Besserung der kognitiven Symptome auf antidepressive Therapie	■ Besserung der kognitiven Symptome im Rahmen einer erfolgreichen antidepressiven Therapie

erworbenes wird nur schlecht eingeprägt und rasch vergessen bei anfänglich besser erhaltenen älteren Gedächtnisinhalten. Bei fortschreitender Erkrankung bildet sich zusätzlich zur anterograden Gedächtnisstörung auch eine retrograde Amnesie aus. Zweithäufigstes Frühsymptom neben der Gedächtnisstörung ist bei der Alzheimer-Demenz ein apraktisches „Nicht-Können" von Alltagsaktivitäten. Aus Gedächtnisstörungen, Apraxie und den nachfolgend beschriebenen weiteren Störungen der verschiedenen neuropsychologischen Teilleistungsbereiche resultiert als „Alltagssyndrom" der Alzheimer-Demenz eine allgemeine Hilflosigkeit.

Amnestische, apraktische, agnostische und aphasische Störungen können bei der Alzheimer-Demenz zunächst jeweils einzeln und dann in unterschiedlicher Kombination auftreten. Im Rahmen von **apraktischen Störungen** können Tätigkeiten des Alltags, z.B. das Kochen, das Ankleiden, sowie die Verrichtung beruflicher oder häuslicher Arbeit behindert sein. **Aphasische Störungen** treten zunächst als eine durch Wortfindungsstörungen charakterisierte amnestische Aphasie auf. Typischerweise helfen sich die Patienten mit Umschreibungen (semantischen Paraphasien). Varianten einer **agnostischen Störung** bestehen in der Unfähigkeit des Erkennens von bekannten Gesichtern (Prosopagnosie), der fehlenden Zuordnung von Werkzeugen (z. B. Schraubenzieher, Kugelschreiber) zu ihrem Gebrauch sowie der Unfähigkeit zum Uhrenablesen. Oft finden sich eine verminderte Rechenfähigkeit (Dyskalkulie bis zur Akalkulie) sowie ein visuokonstruktives Defizit, z. B. beim Abzeichnen von Figuren.

Zu Beginn der Alzheimer-Demenz fehlen motorische oder sensible neurologische Symptome. Diese finden sich allenfalls in fortgeschritteneren Stadien oder im Endstadium der Erkrankung. **Primitivreflexe** und gesteigerte **Muskeleigenreflexe** sind zumeist die **ersten neurologischen Symptome.** Später kann eine **Bradykinese,** zunächst meist ohne, im weiteren Verlauf auch mit einem erhöhten Muskeltonus auftreten. In fortgeschritteneren Stadien finden sich bei jedem dritten Betroffenen ein **Parkinson-Syndrom,** bei jedem fünften bis zehnten **Myoklonien.** Befunde, die eine Alzheimer-Demenz eher unwahrscheinlich erscheinen lassen beziehungsweise ausschließen, sind bereits im Frühstadium eines dementiellen Prozesses auftretende extrapyramidale Symptome, Kleinhirnzeichen, Symptome des ersten und zweiten Motoneurons, Hirnnervenausfälle sowie Krampfanfälle.

In fortgeschritteneren Stadien kann bei der Alzheimer-Demenz eine **Harn- oder Stuhlinkontinenz** hinzutreten. Über die Mechanismen, die zu einer Inkontinenz im Rahmen der Alzheimer-Demenz führen, ist noch wenig bekannt. Sechs Jahre nach Krankheitsbeginn soll die Hälfte aller Patienten von einer Inkontinenz betroffen sein.

Psychiatrische Begleitsymptome treten im Verlauf der Alzheimer-Demenz bei bis zu 70% aller Erkrankten auf. Am Anfang der Erkrankung zeigen sich häufig die bereits erwähnten **depressiven Verstimmungen,** oft im Sinne einer depressiven Anpassungsstörung in Reaktion auf selbsterkannte Defizite. **Vermehrte Unruhe** tritt in fortgeschritteneren Stadien der Erkrankung bei 70% auf, 20% der Patienten zeigen ein **apathisches Syndrom.** Zwischen

10 und 17% der Patienten entwickeln **Wahnsymptome** und **Halluzinationen,** insbesondere visueller Art. In späteren Stadien ist meist auch der **Schlaf-Wach-Rhythmus** gestört. Dies steht wahrscheinlich im Zusammenhang mit neuropathologischen Veränderungen im Bereich des Nucleus suprachiasmaticus des Hypothalamus. Einem eher apathischen Bild während der Tageszeit steht häufig eine am frühen Abend beginnende Unruhe („sun-downing") gegenüber. Die psychiatrische Symptomatik und die Inkontinenz stellen oft die entscheidenden Belastungen für pflegende Angehörige dar, um die Aufnahme in eine Pflegeeinrichtung zu erwägen (Tab. 8-6).

Wie bereits beschrieben, sind der schleichende, unmerkliche Beginn und die langsame, kontinuierliche Verschlechterung ohne abrupte Zustandsänderung kennzeichnend für den Verlauf der Alzheimer-Demenz. Es kann auch zu leichten Schwankungen der Symptomatik kommen. Besonders unter Zeitdruck oder unter Streßbedingungen können sich Orientierungs- und Gedächtnisstörungen kurzfristig verschlechtern. Die Progression kann während der ersten zwei Jahre sehr gering sein, so daß die Symptomatik stabil wirkt. Wenn der Krankheitsverlauf mit dem MMSE dokumentiert wird, liegt die jährliche Progression der Symptomatik zwischen 0 bis 5 Punkten in den Jahren der Frühphase der Erkrankung (MMSE 20 bis 25) und bei 2,5 bis 10 Punkten im mittleren Stadium (MMSE 15 bis 10).

Die Alzheimer-Demenz verläuft im Mittel ca. 8 Jahre, wobei eine große Spannweite (2 bis 15 Jahre) der Krankheitsdauer möglich ist. Ein präseniler (vor dem 65. Lebensjahr) oder seniler (nach dem 65. Lebensjahr) Beginn hat entgegen früheren Auffassungen keinen unterschiedlichen Einfluß auf den Krankheitsverlauf (die Progressionsraten sind unabhängig von einem frühen oder späten Erkrankungsbeginn). Auch die Tatsache, ob die Erkrankung „sporadisch" (negative Familienanamnese) oder „familiär" (Vorhandensein erkrankter Erstgradangehöriger) auftritt, hat entgegen der früheren Annahmen keinen Einfluß auf den Verlauf. Es ist festzuhalten, daß Patienten mit einem frühen Erkrankungsbeginn (präsenile Alzheimer-Demenz) insgesamt nicht signifikant häufiger von einer familiären Form der Alzheimer-Demenz betroffen sind. Allerdings gehören umgekehrt die meisten der wenigen familiären Alzheimer-Demenzformen mit bekannter Genetik zur Gruppe der präsenilen Erkrankungen (Tab. 8-7).

> **Resümee**
> Die initiale Symptomatik einer Alzheimer-Demenz ist nur schwer von einer depressiven Störung zu differenzieren. Bei der neurologischen Untersuchung erkennbare Symptome finden sich meist erst in späteren Erkrankungsstadien. Nach einem anfänglich langsamen Verlauf findet sich häufiger eine Phase des rascheren Abfalls der kognitiven Leistungsfähigkeit, gefolgt von einer stabiler wirkenden dritten Phase. Das Erkrankungsalter hat keinen Einfluß auf den Erkrankungsverlauf.

Genetisch bedingte Alzheimer-Demenzen

Eine signifikante familiäre Häufung von Demenzerkrankungen (familiäre Alzheimer-Demenz, FAD) findet sich bei etwa 7% aller Patienten mit einer Alzheimer-Demenz. Der Begriff „familiär" wird dabei nur beschreibend gebraucht, ohne eine bestimmte Ätiologie zu implizieren. Wie bereits erwähnt, unterscheidet sich die Gesamtheit dieser Untergruppe mit einer familiären Alzheimer-Demenz weder bezüglich des Erkrankungsalters noch bezüglich des Erkrankungsverlaufs von den 93% der anderen, „sporadisch" genannten Fälle.

Lediglich bei einer kleinen Untergruppe innerhalb der genannten 7% mit vermuteter FAD liegt die Ursache der Erkrankung in einer der heute bekannten Mutationen auf den Chromosomen 1, 14 oder 21. Bei den wenigen Patienten mit einer Alzheimer-Demenz mit bekannter genetischer Ursache findet sich in den meisten Fällen ein präseniler Erkrankungsbeginn. Wie bereits erwähnt, spricht ein präseniler Beginn umgekehrt aber keineswegs automatisch für eine genetische Belastung.

Mutationen auf den Chromosomen 21, 14 und 1 sind als Auslöser einer Alzheimer-Demenz bekannt. Auf dem Chromosom 21 wurden verschiedene krankheitsauslösende Mutationen im Gen des Amyloidvorläuferproteins (Amyloid-Präkursor-Protein, APP) gefunden. Dieses Protein und sein Abbauprodukt, das β-Amyloidprotein, stellen den Haupt-

Tabelle 8-6 Ungefähre Häufigkeit psychiatrischer Begleitsymptome bei Patienten mit Alzheimer-Demenz; die Auftrittswahrscheinlichkeit ist stadienabhängig.

depressive Verstimmung	70%
vermehrte Unruhe	70%
Apathie	20%
Wahnsymptome und Halluzinationen	10–17%
Störung des Schlaf-Wach-Rhythmus	20–30%

8 Organische (und symptomatische) psychische Störungen

Tabelle 8-7 Erkrankungen mit familiärem Auftreten von Demenzen.

Erkrankung	Genetik	klinische Merkmale
■ familiäre Alzheimer-Demenz (FAD) (7% aller Alzheimer-Demenzen)	zum Teil autosomal-dominant (siehe unten) nicht genetische Faktoren? polygenetisch?	ausgeprägte familiäre Häufung, meist ähnliches Erkrankungsalter in der Familie, neuropsychologisch nicht abgrenzbar von der Gesamtgruppe der Alzheimer-Demenzen
Mutationen im Amyloidgen <3% der FAD-Patienten	Chromosom 21 autosomal-dominant	Krankheitsbeginn oft vor dem 65. Lebensjahr
Mutationen im PS1/S182-Gen ca. 80% der FAD-Patienten	Chromosom 14 autosomal-dominant	Beginn meist vor dem 55. Lebensjahr Myoklonien Krampfanfälle gehäuft (10–30%)
Mutationen im PS2/E5-1/STM-2-Gen ca. 17% der FAD-Patienten	Chromosom 1 autosomal-dominant	Beginn vor dem 55. Lebensjahr Myoklonien Krampfanfälle gehäuft (10–30%)
■ weitere genetisch bedingte Demenzen	autosomal-dominant	
Chorea Huntington	Chromosom 4 Triplettwiederholungen	choreatiforme Bewegungsstörung
familiäre Creutzfeldt-Jakob-Erkrankung	Mutation im Prion-Gen	rascher Verlauf Myoklonien
Gerstmann-Sträussler-Syndrom	Mutation im Prion-Gen	Ataxie Bewegungsstörung
familiäre fatale Insomnie	Mutation im Prion-Gen	Insomnie Ataxie Myoklonien
■ genetisch bedingte Speicherkrankheiten mit Demenz	autosomal-rezessiv	siehe Tabelle 8-26

bestandteil der sogenannten Amyloid-Plaques dar (extrazelluläre Ablagerungen in der Hirnrinde und anderen Hirnregionen). Von dieser Mutation auf Chromosom 21 sind weltweit nur sehr wenige Familien betroffen. Häufigere Mutationen als Ursache einer Alzheimer-Demenz innerhalb der kleinen FAD-Gruppe betreffen die Chromosomen 14 und 1, wobei zwei einander ähnliche Gene betroffen sind. Diese Gene kodieren für Proteine mit sieben transmembranösen Abschnitten, deren Funktion noch unbekannt ist. Für diese Proteine wurde der Name Präseniline vorgeschlagen. Das Gen auf Chromosom 14 wird Präsenilin 1 (= PS1 = S-182), das Gen auf Chromosom 1 wird Präsenilin 2 (= PS2 = E5-1/STM-2) genannt.

Varianten des Apolipoprotein-E-Gens als Risikofaktoren

Als Plasmaprotein ist Apolipoprotein E (ApoE) neben weiteren Apolipoproteinen für den Transport von Lipiden und Cholesterin verantwortlich. Außer in der Leber wird ApoE auch im Gehirn gebildet. Dort scheint es für die Bereitstellung von Membranlipiden benötigt zu werden und spielt bei Reparaturprozessen eine wichtige Rolle. Das Gen für das ApoE-Protein liegt auf Chromosom 19. Das ApoE kommt in drei Varianten, dem ApoE2, ApoE3 und ApoE4, vor. Diese Varianten unterscheiden sich jeweils in einer oder zwei Aminosäuren. Es sind verschiedene homozygote oder heterozygote Kombinationen möglich (2/2, 2/3, 3/3, 3/4, 4/4). Am häufigsten kommt in der Allgemeinbevölkerung das ApoE3 vor. Die Allelhäufigkeit in der allgemeinen Bevölkerung liegt für ApoE3 bei 0,77, für ApoE4 bei 0,15 und für ApoE2 bei 0,08.

Über mindestens ein ApoE4-Allel verfügen 20 bis 30% der Allgemeinbevölkerung. Bei Patienten mit einer Alzheimer-Demenz fand sich jedoch ein Allel des ApoE4 in 60–70% aller Fälle. Damit ist ApoE4 offenbar ein genetischer Risikofaktor für eine Alzheimer-Demenz. ApoE4 ist jedoch weder eine hinreichende noch eine notwendige Bedingung für das Auftreten einer Alzheimer-Demenz. Das Lebenszeitrisiko für einen jungen Menschen, der homozygot für ApoE4 ist (4/4), ist mit 6,4% gegenüber sonst 2% allerdings deutlich erhöht.

ApoE4 ist nicht nur ein Risikofaktor für eine Alzheimer-Demenz, sondern auch für die koronare Herzerkrankung (besonders für die früh auftretende Form), für Arteriosklerose und für vaskuläre Demenzen. Mit zunehmendem Lebensalter findet sich in der Allgemeinbevölkerung eine Abnahme der ApoE4-Häufigkeit, was auf eine reduzierte Lebenserwartung bei ApoE4-Trägern hinweist.

Entsprechend einer kürzlich abgehaltenen Konsensus-Konferenz ist eine ApoE-Typisierung für eine prädiktive Alzheimer-Diagnostik ungeeignet. Zusammenfassend bleibt festzuhalten, daß eine Untersuchung des ApoE-Polymorphismus mit Blick auf die Alzheimer-Demenz weder eine diagnostische noch eine prädiktive Bedeutung hat.

> **Resümee**
> Mutationen auf den Chromosomen 1, 14 und 21 spielen bei einer geringen Anzahl von Patienten eine entscheidende Rolle. Die überwiegende Mehrzahl der Alzheimer-Erkrankungen tritt sporadisch auf. Das Apolipoprotein E4 ist ein Risikofaktor ohne prädiktive Bedeutung.

2.4.3 Neurobiologie und Pathogenese

Vorbemerkungen zur Organisation höherer kognitiver Leistungen

Höhere kognitive Leistungen des Gehirns werden durch eine hochkomplexe, kortikokortikale Verschaltung der Nervenzellen möglich. Diese Verschaltung wird im Rahmen der Alzheimer-Demenz gestört. Im Vergleich zu den primären Sinnesfeldern finden Verknüpfungen verschiedener poly- und supramodaler Sinnesmodalitäten in topographisch weniger gut definierbaren Assoziationsfeldern statt. Die funktionell gekoppelte Aktivierung verschiedener Assoziationsfelder erlaubt es dem Gehirn, seine Umwelt wahrzunehmen, dieses Erkennen mit einer Bedeutung zu erleben und diese Bedeutung mit faktischen und gefühlsmäßigen Erinnerungsinhalten zu verbinden. Für jede Stufe dieses Erkennungsprozesses sind immer komplexere Verschaltungsbahnen und Funktionsschleifen nötig. Aufgrund der Untersuchung von Menschen mit doppelseitiger medialer Temporallappenschädigung wurde die eminente Bedeutung des **entorhinalen Kortex** und **Hippokampus** für den Neuerwerb von Gedächtnisinhalten erkannt. Eine ähnliche Funktion, wie der mediale Temporallappen für das Speichern von Gedächtnisinhalten hat, scheint die Amygdala für die Speicherung von affektiv getönten kognitiven Prozessen zu haben. Zerstörung der Amygdala und Unterbrechung ihrer Verbindungen scheinen das Wahrnehmen und Erinnern von Gefühlen zu erschweren (Abb. 8-2).

Synapsenverlust ist das primäre Korrelat der Alzheimer-Demenz

Auf der Suche nach einem morphologischen Korrelat der kognitiven Symptomatik bei der Alzheimer-Demenz hat sich in den letzten Jahren herausgestellt, daß eine Dysfunktion und quantitative **Abnahme kortikaler Synapsen** am engsten mit den klinischen Ausfällen korreliert. Auch entlang der normalen Hirnalterung erfolgt eine langsame Reduktion der kortikalen Synapsendichte. Bei Patienten mit einer Alzheimer-Demenz liegt die kortikale Synapsenzahl um 25–50% unter der Synapsenanzahl von altersentsprechenden gesunden Vergleichspersonen. Die Dichte der kortikalen Synapsen korreliert positiv eng mit dem kognitiven Leistungsvermögen und negativ mit dem Schweregrad der Demenz (Abb. 8-3).

Die Reduktion der Synapsendichte wurde bei der Alzheimer-Demenz vor allem im **parietotemporalen** und **frontalen Kortex** sowie im **entorhinalen Kortex** festgestellt. Die dadurch bedingte **Diskonnektion** des Neokortex vom medialen Temporallappen und von der hippokampalen Formation führt zu einem Verlust an koordinierter neuronaler Aktivität und erklärt die typischen Kennzeichen der Alzheimer-Demenz.

Die Ursachen der synaptischen Dysfunktion und der pathologischen Synapsenverluste bei der Alzheimer-Demenz sind unbekannt. Die synaptische Verschaltung kortikaler Areale unterliegt verschiedenen äußeren Einflüssen. Aus tierexperimentellen Arbeiten sind Veränderungen kortikaler Verschaltungen in Abhängigkeit von einer stimulierenden oder reizarmen Umwelt bekannt. Nervenzellen besitzen im Sinne einer „**Plastizität**" die Fähigkeit,

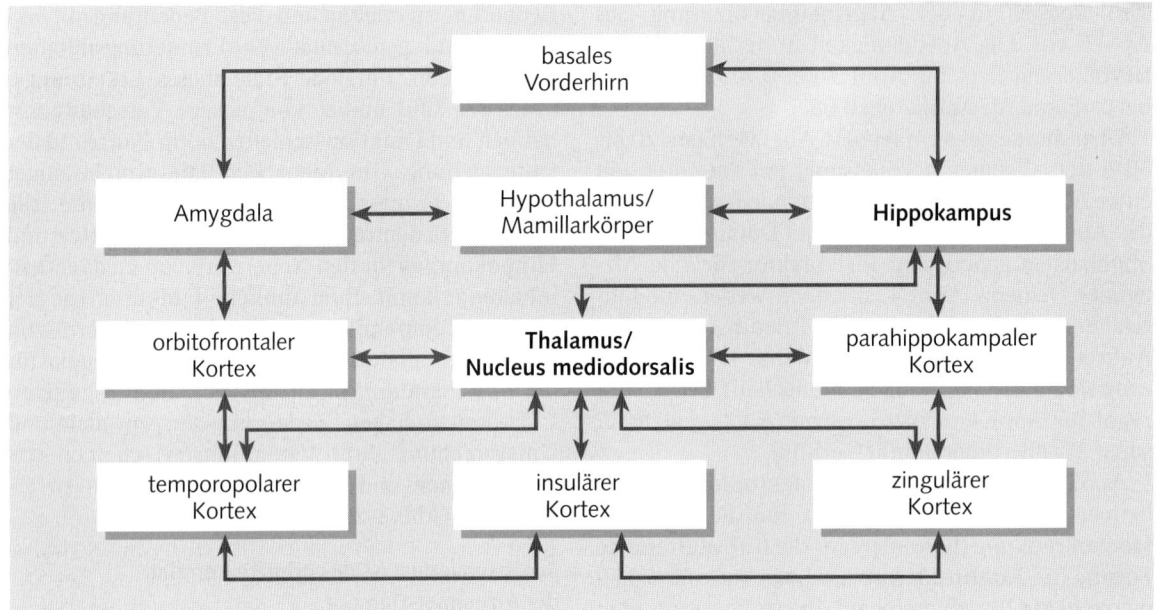

Abbildung 8-2 Modell der neuronalen Vernetzung für höhere kognitive Leistungen. Die Abbildung illustriert den Einbezug der verschiedensten kortikalen Areale für die Gedächtnisfunktion und ihre reziproken Verbindungen. Ausfälle in den fettgedruckten Gebieten können schwerer kompensiert werden als Ausfälle anderer kortikaler Gebiete.

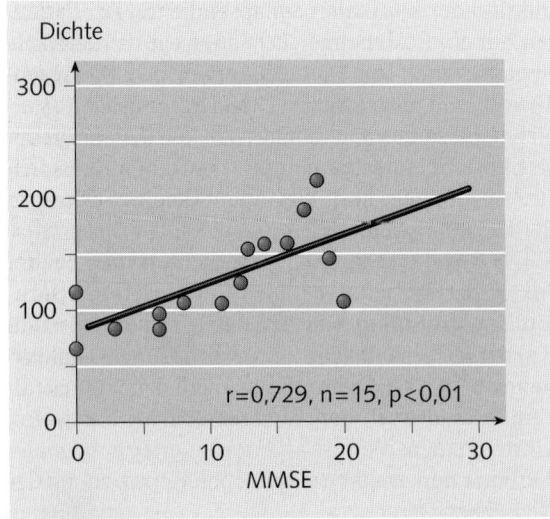

Abbildung 8-3 Korrelation der Synapsendichte zur kognitiven Leistungsfähigkeit (MMSE = „Mini-Mental-State-Examination") (nach Terry et al., 1991).

vorhandene Synapsen bei verstärkter Benutzung zu stabilisieren und neue Synapsen auszubilden. Auch im höheren Alter gibt es Anzeichen einer erhaltenen morphologischen synaptischen Plastizität. Interessanterweise sind gerade diese „Plastizitätszeichen" bei Patienten mit einer Alzheimer-Demenz nicht mehr nachweisbar, wohingegen beim normalen Altern diese Plastizität erhalten bleibt.

Die synaptische Dysfunktion führt zu einem **verminderten kortikalen Glukoseverbrauch.** Diese Glukoseminderutilisation kann durch eine Positronen Emissions-Tomographie bildgebend dargestellt werden, wenn radioaktiv markierte Glukose (18-Fluorodesoxyglucose) als Testsubstanz benutzt wird. Durch den Verlust von Synapsen entsteht ein **kortikokortikales Diskonnektionssyndrom.** Vernetzte kortikale Felder zeigen bei gesunden Menschen eine gewisse „Kohärenz", d.h., daß koordinierte Veränderungen der von ihnen erzeugten elektroenzephalographischen Signale berechnet werden können. Die verminderte Vernetzung bei Patienten mit einer Alzheimer-Demenz spiegelt sich bei EEG-Untersuchungen mit einer speziellen Computerauswertung in einer verminderten „Kohärenz" wider.

„Klassische" histopathologische Marker der Alzheimer-Demenz

Eine Übersicht histologischer Befunde ist in Tabelle 8-8 zusammengestellt.

Tabelle 8-8 Histologische Befunde bei der Alzheimer-Demenz.

	Charakterisierung der Störung	Beziehung zur Alzheimer-Demenz
Synapsen	Dysfunktion Verlust	früh im Krankheitsverlauf eng zum Demenzgrad korreliert
Amyloidplaques	extrazelluläre, herdförmige Ablagerung von β-Amyloid	auch bei Gesunden vorhanden
neurofibrilläre Degeneration	Veränderungen des neuronalen Zytoskeletts in Fibrillenform	korreliert mit Demenzgrad auch bei anderen Erkrankungen vorhanden
immunologische Veränderungen	Zytokine (Interleukin-1α, -6) Akute-Phase-Proteine	gehäuft bei Patienten mit einer Alzheimer-Demenz

Diffuse und neuritische Plaques

Bereits vor den Arbeiten von ALZHEIMER waren **Plaques,** damals auch „senile Drusen" genannt, vom Wiener Neuropathologen REDLICH im Jahre 1898 als pathologisches Korrelat der senilen Demenz beschrieben worden. Plaques sind Ablagerungen in der extrazellulären Grundsubstanz (Neuropil) des Hirnmantels und zeigten eine Anfärbbarkeit, wie es für stärkehaltige Ablagerungen bekannt war. Deshalb wurden diese extrazellulären Ablagerungen irrtümlich als Amyloid (Stärke) bezeichnet. Obwohl biochemisch unrichtig, wurde die Bezeichnung Amyloid für die in allen Plaques enthaltene Hauptkomponente beibehalten.

In einer Untergruppe von Plaques lassen sich degenerative Veränderungen von Nervenzellen und ihren Ausläufern finden. Degenerativ veränderte Neuriten lassen sich durch Silbersalze anfärben und dadurch sichtbar machen. Plaques, die keine veränderten Neuriten und einen geringeren Kondensationsgrad der Ablagerungen im extrazellulären Raum zeigen, heißen „diffuse Plaques", solche mit veränderten Neuriten werden „neuritische Plaques" genannt (Näheres zur neuritischen und neurofibrillären Degeneration s. Abschn. „Neurofibrilläre Degeneration"; Abb. 8-4a und b).

Diffuse Plaques, die ein Frühstadium der Plaqueentstehung darstellen, kommen regelmäßig auch bei gesunden älteren Menschen vor. Die Häufigkeit neuritischer Plaques ist demgegenüber gut mit dem Auftreten und dem Schweregrad einer Demenz korreliert. In geringem Ausmaß lassen sich neuritische Plaques allerdings auch bei Gesunden finden, was schon ALZHEIMER und seine Mitarbeiter beschrieben haben.

Bislang ist unklar, welche Faktoren die Umwandlung der diffusen Plaques in die neuritischen Plaques verursacht. Festzuhalten ist, daß die Ablagerung von Amyloidproteinen per se kein hinreichender pathogenetischer Faktor für die Demenzentstehung ist.

Mit molekularbiologischen Untersuchungsmethoden konnte das β-Amyloidprotein als ein Hauptbestandteil der diffusen und neuritischen Plaques identifiziert werden. Dieses Protein ist ein Bruchstück eines transmembranösen Vorläuferproteins, das in neuronalen und nicht-neuronalen Zellen des Gehirns gebildet wird. Das Gen dieses Amyloid-Präkursor-Proteins (APP) liegt auf Chromosom 21.

Die Entstehungsmechanismen der Ablagerungen des β-Amyloidproteins sind unbekannt. Es liegen Hinweise darauf vor, daß die Aggregation des β-Amyloidproteins zur Bildung von toxischen Amyloidfibrillen führt und primäre Ursache einer nachfolgenden neuritischen Veränderung ist. Dieser sogenannten Kaskaden-Theorie zufolge bilden sich zuerst diffuse Amyloidablagerungen. Im Laufe der Zeit entstehen aus nicht genau geklärten Ursachen dann Amyloidfibrillen und schädigen die neuronalen Strukturen.

Eine alternative Hypothese („umgekehrte Kaskaden-Theorie") stellt als primären Prozeß die neuritische Pathologie in den Vordergrund. Demnach ist die neurofibrilläre und neuritische Degeneration ein primärer Prozeß und führt sekundär zur Umwandlung von diffusen in neuritische Plaques. Kompliziert wird das Bild noch dadurch, daß in Einzelfällen nicht nur Amyloidablagerungen in Abwesenheit von neuritischen Veränderungen vorkommen können, sondern auch neuritische Veränderungen ohne Amyloidablagerungen (Abb. 8-5).

Organische (und symptomatische) psychische Störungen

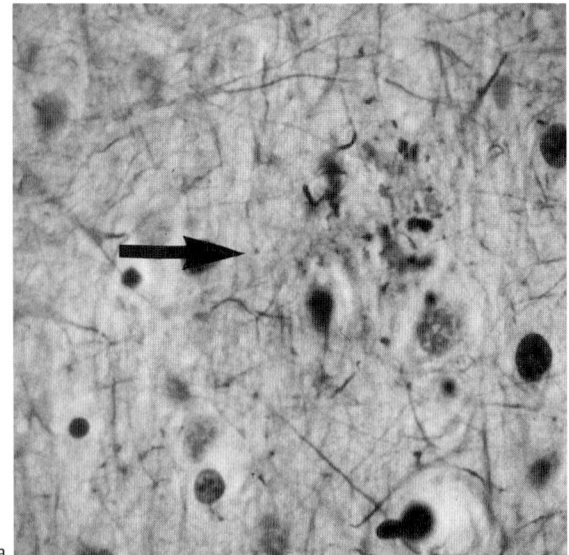

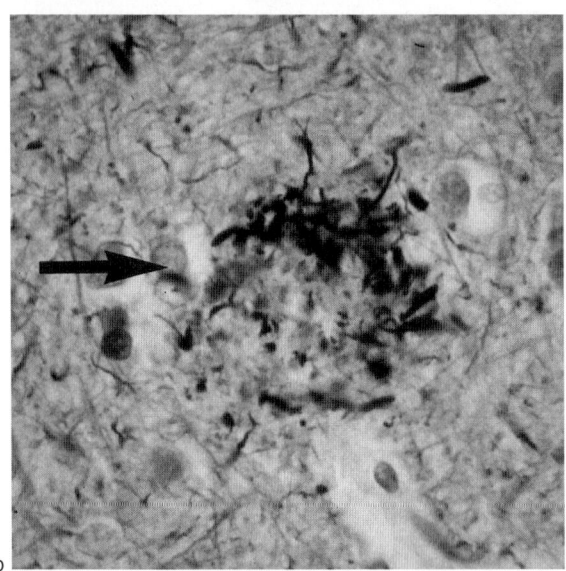

Abbildung 8-4a und b Diffuser (a) und neuritischer (b) Plaque bei der Alzheimer-Demenz (zerebraler Kortex, Bielschowsky-Methode).

Neurofibrilläre Degeneration („neurofibrillary tangles", NFT)

Veränderungen des Zytoskeletts hippokampaler und kortikaler Neurone mit Auftreten von intrazellulär gelegenen paarigen, ineinander verschraubten Filamenten sind bei Alzheimer-Kranken ein Kernbefund – im Gegensatz zur eher unspezifischen Amyloidpathologie. Hauptbestandteile dieser **intrazellulären helikalen** Filamente sind Neurofilamente sowie verschiedene Mikrotubuli-assoziierte Proteine (MAP) einschließlich einer hyperphosphorylierten Form des sogenannten **tau-Proteins.** Die Ausbreitung der neurofibrillären Degeneration im Kortex folgt einem einheitlichen Muster. Sie beginnt im entorhinalen Kortex, geht dann auf den Hippokampus über und bezieht schließlich den Neokortex mit ein. Geringgradige neurofibrilläre Veränderungen sind im Bereich des entorhinalen-hippokampalen Überganges auch bei gesunden älteren Menschen zu finden. Das Übergreifen der neurofibrillären Pathologie vom entorhinalen Kortex und Hippokampus auf den Neokortex ist eng mit dem Auftreten von kognitiven Defiziten verbunden. Die Ausprägung der neurofibrillären Veränderungen schreitet mit dem Schweregrad der Alzheimer-Demenz fort. Die neurofibrillären Veränderungen scheinen im Vergleich zur Synapsenpathologie erst später im Krankheitsverlauf in deutlicher Ausprägung aufzutreten.

Das Vorkommen neurofibrillärer Veränderungen ist nicht auf die Alzheimer-Demenz beschränkt, sie scheinen vielmehr eine gemeinsame pathologische Endstrecke verschiedener neurodegenerativer Erkrankungen zu sein. Neurofibrilläre Veränderungen können auch bei folgenden Erkrankungen beobachtet werden:

- Dementia pugilistica („Boxer-Demenz")
- postenzephalitischem Parkinson-Syndrom
- arteriovenösen Fehlbildungen
- subakuter sklerosierender Panenzephalitis
- Hydrozephalie mit geistiger Behinderung.

Bei 10% der Patienten mit einer Alzheimer-Demenz finden sich nur geringe oder keine neurofibrilläre Veränderungen. Diese Fälle, zum Teil mit reiner Plaquepathologie, weisen oft andere intrazelluläre Ablagerungen, sogenannte Lewy-Körper, auf. Manche Autoren summieren dieses neuropathologische Bild auch unter der Gruppe der Lewy-Körper-Demenz (s. Abschn. 2.6.3).

Veränderte Neuriten

Degenerativ veränderte Nervenzellfortsätze (Neuriten) lassen sich bei der Alzheimer-Demenz durch Silberfärbungen darstellen. Meistens handelt es sich um veränderte Dendriten. Die Häufigkeit dieser Veränderungen nimmt parallel mit den neurofibrillären Veränderungen in den Nervenzellkörpern („**tangles**") zu. Da degenerierte Neuriten ebenso wie die neurofibrillären „tangles" (NFT) durch das Auftreten einer hyperphosphorylierten Form des tau-Proteins charakterisiert sind, dürfte es sich bei beiden Phänomenen um den Ausdruck ein und desselben pathologischen Prozesses handeln (Abb. 8-6).

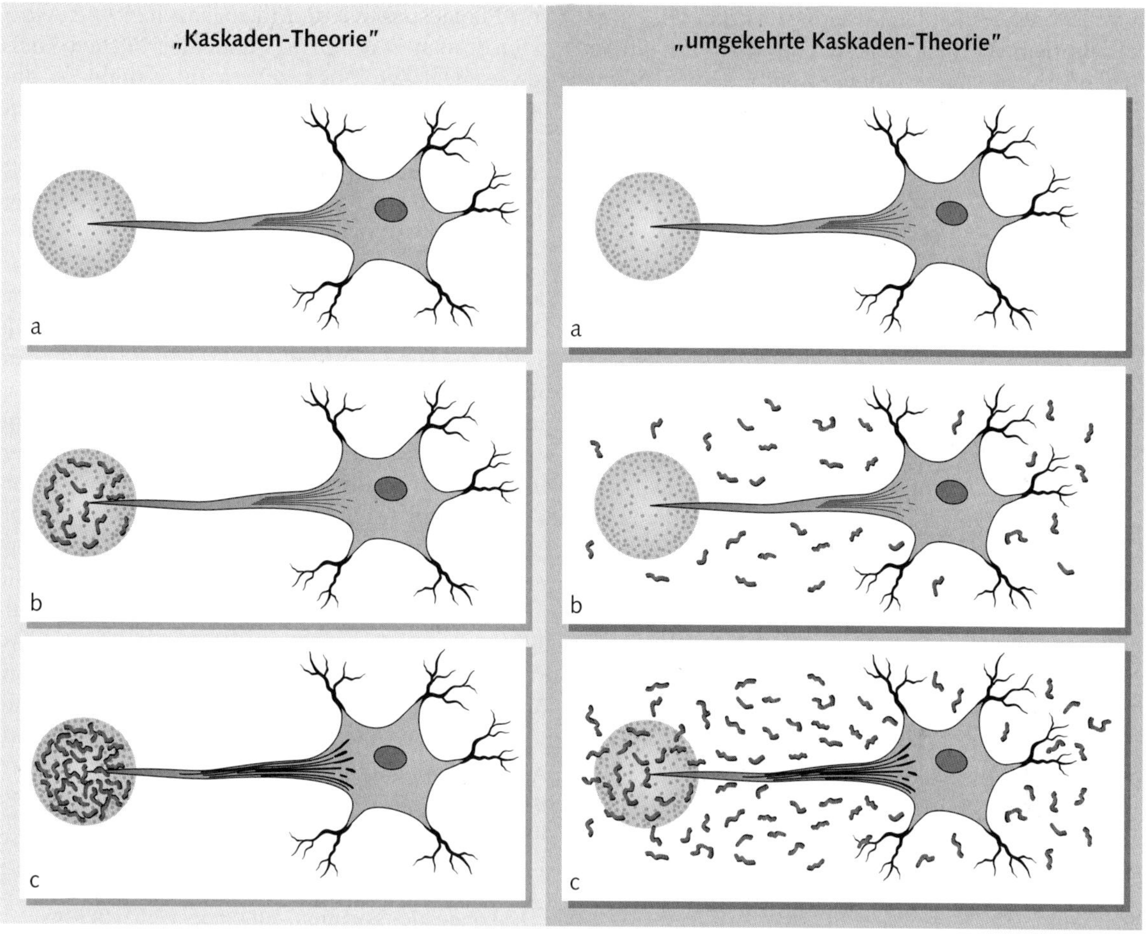

"Kaskaden-Theorie"	"umgekehrte Kaskaden-Theorie"
a	a
b	b
c	c

Abbildung 8-5 „Kaskaden-Theorie" und „umgekehrte Kaskaden-Theorie" zum Entstehungsmechanismus von neuritischen Plaques (linke Reihe a–c: Diffuse Amyloidablagerungen bewirken neurofibrilläre Degeneration und damit Umwandlung in neuritische Plaques; rechte Reihe a–c: Neurofibrillen entstehen unabhängig von Amyloidablagerungen, in Amyloidablagerungen bewirken sie die Umwandlung zu neuritischen Plaques).

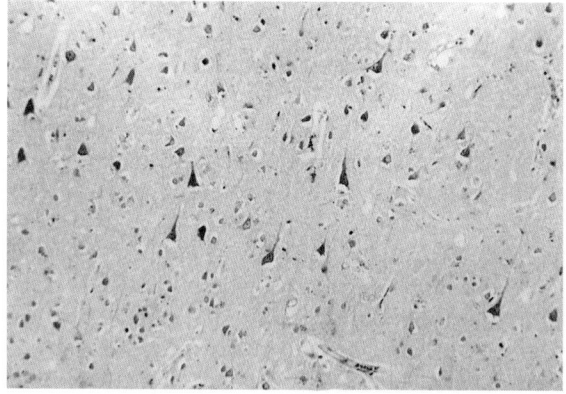

Abbildung 8-6 Neurofibrilläre „tangles" (zerebraler Kortex, Bodian-Methode).

Amyloidablagerung in den Gefäßwänden

Amyloidablagerungen in den kortikalen und leptomeningealen Hirngefäßen finden sich bei 30% aller gesunden älteren Personen und bei den meisten Patienten mit einer Alzheimer-Demenz. Das Amyloidprotein in der Media und Adventitia der kleinen Gefäße und im Bereich der Basalmembran der Kapillaren ist mit dem β-Amyloidprotein identisch, am C-terminalen Ende aber möglicherweise um zwei bis drei Aminosäuren verkürzt. Dieses perivaskuläre Amyloid entstammt höchstwahrscheinlich nicht aus dem Blutstrom. Viele Befunde sprechen dafür, daß es sich bei dem vaskulären Amyloid um Amyloid aus den Plaques handelt, welches aus dem Nervengrundgewebe (Neuropil) zu den perivaskulären

Virchow-Robin-Räumen drainiert wurde. Dies entspricht dem Weg, auf welchem das nicht mit einem Lymphsystem ausgestattete Zentralnervensystem physiologisch anfallenden Gewebedebris entsorgt.

Schrumpfung großer Nervenzellen (scheinbare Nervenzellverluste) und tatsächlicher Zelluntergang

Im Bereich des Kortex wurden bei Patienten mit einer Alzheimer-Demenz **Verringerungen der großen Neurone** von bis zu 50% festgestellt. Gleichzeitig zeigten die meisten Untersuchungen, daß die Gesamtzahl von kortikalen Nervenzellen unverändert ist. Daraus wurde geschlossen, daß eine Schrumpfung der großen kortikalen Neurone stattgefunden hat. Nervenzellverluste finden sich bei Patienten mit einer Alzheimer-Demenz allenfalls im entorhinalen Kortex, der eine Schaltstelle zwischen neokortikalen Assoziationsgebieten und dem Hippokampus darstellt. Dort lassen sich Zytoskelettablagerungen als „Geisterzellen" oder „Grabsteine" bereits untergegangener Zellen im Extrazellularraum finden. Von Zellverlusten sind auch subkortikale Kerngebiete betroffen, wenn auch in unterschiedlicher Ausprägung. Bei einem Teil der Patienten mit einer Alzheimer-Demenz sind sowohl im Nucleus basalis Meynert als auch im Nucleus coeruleus, in den dorsalen Raphekernen und in der Substantia nigra die Nervenzellzahlen reduziert.

Veränderungen der Neurotransmission

Im Rahmen des Synapsenverlustes finden sich auch eine Abnahme der cholinergen Innervation des Kortex und ein verringerter Stoffwechsel von Monoaminen. Neben der Abnahme dieser Transmitter findet sich auch eine Reduktion cholinerger und aminerger Rezeptoren.

Immunologische Aspekte

Es bestehen vielfältige Hinweise auf eine Beteiligung immunologischer Mechanismen an der Entstehung der Alzheimer-Demenz. Ein Zehntel bis ein Fünftel aller Zellen des Gehirns sind Mikrogliazellen, die den gewebsständigen Makrophagen anderer Organe entsprechen. Dieser hohe Anteil an Zellen des unspezifischen Immunsystems verdeutlicht das enorme Schädigungspotential bei erhöhter Aktivierung. Mikrogliazellen sind zur Bildung von Zytokinen und Sauerstoffradikalen sowie zur Phagozytose fähig. Neben Mikrogliazellen können auch Astrogliazellen Zytokine synthetisieren.

In den Gehirnen von Patienten mit Alzheimer-Demenz lassen sich, besonders häufig im Bereich von Plaques, aktivierte Mikrogliazellen und Astrozyten finden. Zu den in Alzheimer-Hirnen nachgewiesenen Zytokinen zählen Interleukin-1α und Interleukin-6. Tumor-Nekrose-Faktor (TNF) und Interleukin-1β ließen sich nicht nachweisen. Bei nicht an Demenz erkrankten älteren Menschen läßt sich post mortem Interleukin-6 nicht nachweisen (s. Tab. 8-8).

Neben den genannten Zytokinen finden sich in den Kortizes von Patienten mit einer Alzheimer-Demenz verschiedene Akute-Phase-Proteine. Die Synthese von Akute-Phase-Proteinen stellt eine unspezifische Reaktion des Körpers zur Erhaltung der Homöostase dar. Die Synthese dieser Proteine steht in den bisher ausgiebig untersuchten Organen außerhalb des ZNS unter der Kontrolle von Interleukin-1 und Interleukin-6. In den Gehirnen von Patienten mit einer Alzheimer-Demenz wurden mit verschiedenen Untersuchungstechniken bisher die Akute-Phase-Proteine $α_1$-Antichymotrypsin, Metallothionein, Apolipoprotein-E sowie das C-reaktive Protein nachgewiesen. Die durch Zytokine und Akute-Phase-Proteine charakterisierte, an eine „Akute-Phase-Reaktion" erinnernde Konstellation, ist bei der Alzheimer-Demenz streng auf das Gehirn selbst beschränkt und bildet sich nicht in den entsprechenden Serumwerten ab.

> **Resümee**
> Der Alzheimer-Demenz liegt ein kortikokortikales Dyskonnektionssyndrom zugrunde, wobei besonders die Verbindungen der für die Gedächtnisbildung wichtigen, hippo- und parahippokampalen Kortexareale unterbrochen sind. Pathohistologische Kennzeichen sind Amyloidablagerungen und neurofibrilläre Veränderungen. Die Zusammenhänge zwischen diesen beiden Läsionstypen und dem funktionell entscheidenden Synapsenverlust ist noch unklar.

2.4.4 Epidemiologie

Alter(n)

Der wichtigste Risikofaktor für die Alzheimer-Demenz ist das Alter. Mit steigendem Alter erhöhen sich die Prävalenz und Inzidenz der Alzheimer-Demenz in nahezu exponentieller Weise. Zwischen dem 90. und 95. Lebensjahr ist allerdings ein Maximum der Inzidenz erreicht. Jenseits des 95. Lebensjahres nimmt die Inzidenz für die Alzheimer-Demenz wieder ab. Der Anteil von Patienten mit einer Demenz jeglicher Genese beträgt bei allen über 65jährigen ca. 5% (Tab. 8-9).

Tabelle 8-9	Prävalenz der Alzheimer-Demenz.
Altersgruppe	Alzheimer-Demenz
30–59 Jahre	0,02%
60–69 Jahre	0,3%
70–79 Jahre	3,2%
80–90 Jahre	10,8%

Familiäre Häufung neurologischer Erkrankungen

Eine dementielle Erkrankung eines Erstgradangehörigen erhöht das altersabhängige Risiko für eine Alzheimer-Demenz etwa um den Faktor 3. Bei Untersuchungen zu dieser Fragestellung wurde bei den erkrankten Angehörigen zumeist die dementielle Symptomatik nicht hinsichtlich des Vorliegens einer Alzheimer-Demenz oder einer vaskulären Demenz differenziert. Interessanterweise erhöht auch das Vorkommen anderer neurologischer Erkrankungen bei Erstgradangehörigen (auch ohne zwangsläufige dementielle Symptomatik) das Risiko von Patienten, an einer Alzheimer-Demenz zu erkranken. Dies könnte darauf hindeuten, daß nicht-genetische Faktoren – z.B. die durch neurologisch erkrankte Angehörige erzeugte Dauerbelastung – als Kofaktor einer Alzheimer-Demenz in Betracht zu ziehen sind.

Einfluß von Schulbildung und psychosozialer Aktivität

In gut kontrollierten Studien konnte gezeigt werden, daß eine höhere Schulbildung in der Jugend mit der Verminderung des späteren Risikos, an einer Alzheimer-Demenz zu erkranken, einhergeht. Personen mit einer Schulbildung unter vier Jahren haben gegenüber Personen mit einer Schulbildung über zehn Jahre ein 4fach erhöhtes Risiko, im Alter an einer Alzheimer-Demenz zu erkranken. Diese Daten sind allerdings schwierig zu deuten. Sie könnten auf Unterschiede der Lebensweise hinweisen, wie zum Beispiel Unterschiede im Gebrauch von Nikotin, Alkohol und Medikamenten. Eine andere Deutung könnte bei der Alzheimer-Demenz aber auch darin bestehen, daß eine größere kognitive Reservekapazität über längere Zeit einer klinischen Manifestation der Erkrankung entgegensteht. Für die letztgenannte Deutung könnte der Befund einer japanischen Studie sprechen, daß Personen mit stark verminderter allgemeiner psychosozialer Aktivität im mittleren Lebensalter ein 9fach erhöhtes Risiko für eine spätere Alzheimer-Demenz haben.

Schädel-Hirn-Traumen

Frühere Hirntraumen mit nachfolgender Bewußtlosigkeit erhöhen statistisch gesehen die Auftretenswahrscheinlichkeit einer Alzheimer-Demenz ca. um den Faktor 2. Neuropathologische Untersuchungen konnten bei Todesfällen nach Traumata Amyloidablagerungen nachweisen, die wenige Stunden nach dem Trauma entstanden sein mußten. Die Bedeutung solcher Ablagerungen, falls entsprechende Traumata überlebt werden, ist jedoch ungewiß. Verschiedene Daten weisen darauf hin, daß diffuse Amyloidablagerungen vom Gehirn (unter anderem durch Drainage in die perivaskulären Virchow-Robin-Räume) beseitigt werden können. Bei der Dementia pugilistica, dem dementiellen Syndrom durch kumulative zerebrale Traumata bei Boxern, findet man deutliche neurofibrilläre Veränderungen und weniger eine Häufung von Plaques.

Einfluß von Östrogenen

Eine Östrogensubstitution nach der Menopause oder nach Ovarektomie scheint das Risiko, an einer Alzheimer-Demenz zu erkranken, deutlich (um etwa 40%) zu senken. Allerdings könnten bei diesen Untersuchungen Selektionseffekte eine Rolle spielen. Beispielsweise dürften sich Lebensweise und Bildungsstand substituierter und nicht substituierter Frauen erheblich unterscheiden.

Einfluß des Geschlechts

Frauen sind im Vergleich zu Männern von der Alzheimer-Demenz relativ häufiger betroffen. Dieses Übergewicht des weiblichen Geschlechts scheint auch nach Korrektur für Lebenserwartung und Länge des Krankheitsverlaufs fortzubestehen. Ob dies auf hormonale Unterschiede zurückgeführt werden kann, ist noch unklar.

Vermindertes Alzheimer-Risiko bei Patienten mit vorbestehender rheumatoider Arthritis

Epidemiologische Untersuchungen an Patienten mit einer rheumatoiden Arthritis zeigen bei dieser Patientengruppe eine Halbierung des Risikos, später an einer Alzheimer-Demenz zu erkranken. Welche Faktoren hierbei die Protektion vermitteln, ist unklar. Bei der rheumatoiden Arthritis liegt ein Interleukin-6-assoziierter, chronisch-entzündlicher Prozeß der Gelenke unklarer Ätiologie vor. Auch bei der Alzheimer-Demenz wurden Entzündungsparameter nachgewiesen (s. Abschn. 2.4.3). Da bei der rheumatoiden Arthritis meist über längere Zeit eine antiinflammatorische Therapie durchgeführt wird, könnte hierin die entscheidende Protektion gegen das Auftreten einer späteren Alzheimer-Demenz liegen.

Protektive Effekte antiinflammatorischer Substanzen

In mehreren epidemiologischen Studien konnte eine inverse Korrelation zwischen dem Auftreten einer Alzheimer-Demenz und dem früheren Gebrauch von antiinflammatorischen (sowohl steroidalen als auch nicht-steroidalen) Substanzen nachgewiesen werden. Insbesondere die Anwendung von Indometacin und ähnlichen Substanzen zeigte eine deutliche protektive Wirkung gegenüber dem Auftreten einer Alzheimer-Demenz. Zusätzlich zu den retrospektiven epidemiologischen Daten liegt für Indometacin auch eine klinische Therapiestudie bei Alzheimer-Patienten mit ermutigenden Ergebnissen vor. Diese placebokontrollierte Doppelblindstudie wurde über ein halbes Jahr, allerdings nur an einer kleinen Patientenzahl, durchgeführt.

> **Resümee**
> Hauptrisikofaktor für das Auftreten einer Alzheimer-Demenz ist das Lebensalter. Ein erhöhtes Risiko besteht auch bei dem Vorhandensein weiterer neurologischer Erkrankungen in der Familie, wobei diese Risikoerhöhung multifaktoriell bedingt erscheint. Weitere Risikofaktoren sind geringe Schulbildung, geringe psychosoziale Betätigung sowie Schadel-Hirn-Traumen. Aus epidemiologischen Daten ergeben sich Hinweise für eine protektive Wirkung von antiinflammatorischen Substanzen und Östrogenen.

2.4.5 Diagnostische Abklärung eines Verdachts auf Alzheimer-Demenz

Die Demenz ist als ein syndromales klinisches Bild definiert. Da es für die Alzheimer-Demenz keinen alleinbeweisenden neuroradiologischen oder laborchemischen Befund gibt, gilt es immer, die Klinik unter Einschluß einer neuropsychologischen Testung und weiterer Zusatzbefunde zu werten. Zunächst müssen die Demenzkriterien der ICD-10 erfüllt sein, also Abnahme des Gedächtnisses, eine weitere neuropsychologische Teilleistungsschwäche (Orientierung, Praxie, Rechenvermögen) und eine Beeinträchtigung der sozialen Aktivität. Für die Diagnose einer Alzheimer-Demenz muß nach ICD-10 zusätzlich ein schleichender Verlauf vorliegen. Es muß der Ausschluß einer anderen Demenzursache erfolgen. Die Diagnose einer Alzheimer-Demenz ist als umfangreiche Ausschlußdiagnose definiert und bedarf daher weitgefächerter Untersuchungen, insbesondere zur Erkennung reversibler Demenzformen (Tab. 8-10).

Tabelle 8-10 ICD-10-Kriterien für Alzheimer-Demenzen und vaskuläre Demenzen im Vergleich.

Alzheimer-Demenz	vaskuläre Demenz
■ Erfüllung der allgemeinen Demenzkriterien: – Abnahme des Gedächtnisses – Abnahme des Denkvermögens in weiteren neuropsychologischen Teilleistungsbereichen – Beeinträchtigung von persönlichen Aktivitäten	
■ kein Hinweis auf eine andere, demenzverursachende Erkrankung, z.B.: – zerebrovaskuläre Erkrankung – Normaldruckhydrozephalus – Morbus Parkinson, Morbus Huntington – Hypothyreose	■ ungleiche Verteilung höherer kognitiver Defizite ■ Nachweis einer fokalen Hirnschädigung: – spastische Hemiparese – einseitige Reflexsteigerung – positiver Babinski-Reflex – Pseudobulbärparalyse
■ Vorgeschichte meist auffallend frei von körperlichen Vorerkrankungen	■ Bildgebung (NMR, CT): Nachweis einer zerebralen Infarzierung ■ anamnestische Hinweise: – Insultanamnese – Hypertonus
■ Beginn immer langsam mit gleichförmig-progredientem Verlauf	■ schleichender oder insultartiger Beginn möglich. Verlauf langsam progredient oder mit stufenweiser Verschlechterung möglich

Ausführlichere Kriterien wurden von der NINCDS/ADRDA (National Institute of Neurological and Communicative Disorders and Stroke/ Alzheimer's Disease and Related Disorders Association) in den Vereinigten Staaten entworfen. Diese Kriterien erlauben die Diagnosestellung einer **wahrscheinlichen** Alzheimer-Demenz in Abwesenheit einer Beeinträchtigung des Alltagslebens. Die Beeinträchtigung des Alltagslebens ist aber gerade in der ICD-10 eine notwendige Diagnosevoraussetzung. Ebenso erlauben die NINCDS/ADRDA-Kriterien die Diagnose einer **möglichen** Alzheimer-Demenz in Anwesenheit einer anderen Erkrankung, die demenzverursachend sein kann, aber nicht für die Demenzursache gehalten wird. In der ICD-10 würde eine solche Konstellation die Diagnose einer Alzheimer-Demenz verbieten (Tab. 8-11).

Tabelle 8-11 NINCDS/ADRDA-Kriterien für eine sichere, wahrscheinliche und mögliche Alzheimer-Demenz (NINCDS: National Institute of Neurological and Communicative Disorders and Stroke; ADRDA: Alzheimer's Disease and Related Disorders Association).

sichere Alzheimer-Demenz (neuropathologische Diagnosesicherung post mortem)
klinisch wahrscheinliche Alzheimer-Demenz

I. notwendige Voraussetzungen:
- Zeichen einer Demenz in der klinischen Untersuchung und bei neuropsychologischen Tests (z.B. MMS*)
- Defizite in zwei oder mehr kognitiven Bereichen
- fortschreitende Verschlechterung des Gedächtnisses und anderer kognitiver Funktionen
- keine Bewußtseinstrübung
- Beginn zwischen dem 40. und 90. Lebensjahr
- Ausschluß einer anderen körperlichen oder neurologischen Krankheit, die für die Symptomatik verantwortlich gemacht werden kann

II. unterstützende Befunde:
- fortschreitende Verschlechterung der Sprache (Aphasie), Motorik (Apraxie) und Wahrnehmung (Agnosie)
- Beeinträchtigungen des Alltagslebens und Verhaltensänderungen
- positive Familienanamnese für Alzheimer-Demenz, besonders, falls neuropathologisch gesichert
- Normalbefund einer Liquoranalyse, unspezifische EEG-Veränderungen, CCT-gesicherte Progression einer zerebralen Atrophie

III. mit der Diagnose einer wahrscheinlichen Alzheimer-Demenz vereinbar:
- Plateaus im Krankheitsverlauf
- Begleitsymptome wie Depression, Schlaflosigkeit, Inkontinenz, Wahn, Verkennungen, Halluzinationen, „katastrophisierende Reaktionen", Störungen des Sexualverhaltens, Gewichtsverlust
- besonders bei fortgeschrittener Erkrankung: erhöhter Muskeltonus, Myoklonien, Gangstörungen, Krampfanfälle
- normales CCT

IV. Befunde und anamnestische Angaben, die die Diagnose einer Alzheimer-Demenz unwahrscheinlich erscheinen lassen:
- plötzlicher Beginn (apoplexartig)
- früh auftretende fokal-neurologische Ausfälle: Hemiparesen, Anopsien, Ataxien
- früh auftretende Krampfanfälle und Gangstörungen

klinisch mögliche Alzheimer-Demenz

- dementielles Syndrom mit atypischer Symptomatik oder atypischem Verlauf ohne erkennbare andere neurologische oder internistische Demenzursache
- dementielles Syndrom mit gleichzeitig vorliegender anderer Erkrankung, die auch eine Demenz erzeugen kann, in diesem Fall aber nicht als entscheidende Ursache angesehen wird
- progredientes Defizit in nur einem kognitiven Bereich

*MMS= Mini-Mental-State-Test, siehe neuropsychologische Testung

Anamnese (Eigen- und Fremdanamnese)

Neben den **biographischen Angaben** und den **Vorerkrankungen** sollten besonders folgende Punkte exploriert werden:

- Schädel-Hirn-Traumen
- Vollnarkosen
- Hinweise auf endokrinologische Erkrankungen (Diabetes mellitus, Hypothyreose)
- Hypertonie
- akute oder chronische Entzündungen
- neurologische Vorerkrankungen oder neurologische Ausfälle verdienen besondere Aufmerksamkeit
- Medikamenteneinnahmen über längere Zeiträume sollten dokumentiert werden.

Bei der aktuellen Anamnese sind die persönlichen Umstände und die im Vordergrund stehenden Beschwerden bei Beginn der Erkrankung wichtig. Diese Angaben sollten auch in einem Gespräch mit einem oder besser mehreren Angehörigen nochmals erhoben werden. Hierbei ist insbesondere der **Verlauf** der Erkrankung von entscheidendem Interesse. Die Frage, ob die Symptomatik abrupt oder allmählich, gleichmäßig progredient oder fluktuierend verläuft, sollte eindeutig geklärt werden. Ebenso ist die Information über ein **Schädeltrauma** bei Beginn der Symptomatik, über eine (eventuell nur kurzzeitige und vorübergehende) **Lähmung** oder über **Hirnnervenausfälle** ein entscheidender differentialdiagnostischer Hinweis.

Klinischer Status

Internistische Untersuchung. Neben der Erhebung des allgemeinen körperlichen Status kommt eine besondere Bedeutung dem Erkennen von **kardiovaskulären Risikofaktoren** zu. Ein langjähriger Hypertonus (Augenhintergrund), eine bestehende arterielle Verschlußkrankheit, eine kardiovaskuläre Insuffizienz oder ein Diabetes mellitus weisen auf eine mögliche vaskuläre Ursache der Demenz hin. Ebenso können Leistungsminderungen anderer Organe wie Endokrinium, Leber, Niere sowie Malabsorptionssyndrome zu einer dementiellen Symptomatik führen. Auch Hinweise auf eine Vaskulitis müssen gezielt gesucht werden. Eine Livedo racemosa kann Hinweis auf einen Morbus Sneddon sein, ein Kayser-Fleischer-Ring ist ein möglicher Hinweis auf einen Morbus Wilson.

Neurologische Untersuchung. Fokale neurologische Ausfälle sprechen gegen eine Alzheimer-Demenz. Besondere Beachtung sollte der **Hirnnervenfunktion** gelten. Diskrete Zeichen einer (Pseudo-) Bulbärparalyse (Schluck- und Artikulationsstörungen) können auf eine subkortikale vaskuläre Enzephalopathie, eine dementielle Symptomatik in Zusammenhang mit einer Motoneuronerkrankung oder auf eine progressive supranukleäre Paralyse hinweisen. Bei der progressiven supranukleären Paralyse finden sich auch eine Blicksenkerparese sowie eine starre Extension der Halswirbelsäule und eine vermehrte Fallneigung. Eine fehlende Lichtreaktion bei erhaltener Konvergenzreaktion (Robertson-Zeichen) weist auf eine Neurolues hin.

Im Rahmen des gesamten Neurostatus sollte auch die Untersuchung der **primären Sinnesleistungen** erfolgen. Defizite im Rahmen neuropsychologischer Tests aufgrund von Schwerhörigkeit oder Einbußen der Sehkraft stellen natürlich keine dementielle Symptomatik dar.

Zeichen einer **Polyneuropathie** oder einer Schwerpunktsneuropathie können auf einen bisher unerkannten Diabetes mellitus, auf eine toxisch-nutritive Schädigung, eine Vaskulitis oder auf ein paraneoplastisches Geschehen hinweisen und somit wichtige differentialdiagnostische Hinweise mit Blick auf die Demenz geben. Ein schleppender Gang kann auf einen Normaldruckhydrozephalus hinweisen.

Psychiatrische Untersuchung

Der psychiatrischen Untersuchung kommt besondere Bedeutung zu. Die Abgrenzung zu einer **depressiven Pseudodemenz** kann ausgesprochen schwierig sein. Depressive Störungen sind im Alter oft mit Konzentrations- und Gedächtnisstörungen assoziiert. Der depressive Affekt kann bei älteren Männern oft nur schlecht erkennbar sein, auch bei Nachfrage werden depressive Verstimmungen meist nicht angegeben. Bei Frauen wird er häufig durch Klagen über multiple Körperbeschwerden ersetzt. Oft sind Schlafstörungen mit Früherwachen und morgendlichem Grübeln der entscheidende Hinweis auf eine relevante depressive Störung. Auch **schizophrene Psychosen** oder **isolierte Wahnerkrankungen** zählen zur Differentialdiagnose einer Demenz.

Eine Bewußtseinsstörung muß ausgeschlossen werden und spricht (auch wenn sie nur fluktuierend auftritt) gegen eine Alzheimer-Demenz. Auch sollte eine bereits gestellte Demenzdiagnose nicht dazu führen, daß delirante Zustände, zum Beispiel aufgrund von unerwünschten Medikamenteneffekten beziehungsweise Intoxikationen (anticholinerges Syndrom), aufgrund von hohem Fieber (Infekte) oder endokrinen Entgleisungen (Hypoglykämie) übersehen werden.

Neuropsychologische Untersuchung

Zuerst sollten durch eine klinisch-neuropsychologische Untersuchung die Konzentration, die Aufmerksamkeit und die Auffassungsgabe, die Merkfähigkeit und das Altgedächtnis, die Orientierung zu allen Qualitäten, die Praxie, Gnosie, Kalkulie und die Sprache geprüft werden. Die neuropsychologischen Leistungen sollten im Anschluß an die freie klinische Untersuchung möglichst auch mit Hilfe eines Minimums an Testinventaren standardisiert erfaßt werden. Bei Zeitdruck sinken die Leistungen der meisten Probanden. Eine starke Verlangsamung sowie eine starke Beeinträchtigung der Umstellungsfähigkeit auf neue Aufgaben und eine erschwerte aktive Gedächtnisfähigkeit bei gut erhaltener Wiedererkennungsleistung deutet auf eine Demenz vom Frontallappentyp (FLD) oder subkortikale Demenz hin (s. Abschn. 2.6.1).

Als Standard-Kurztest bietet sich der MMSE an. Zusammengefaßt mit der Hachinski-Skala, die hauptsächlich Risikofaktoren für eine vaskuläre Demenz erfaßt, findet sich das MMSE auch in dem Münchener SIDAM-Interview wieder (SIDAM: Strukturiertes Interview für die Diagnose einer Demenz vom Alzheimer-Typ, Multiinfarktdemenz und Demenzen anderer Ätiologie). Dieser strukturierte Beurteilungsbogen enthält also ein Instrument zur Beurteilung der Wahrscheinlichkeit einer vaskulären Demenz aufgrund von klinischen Befunden, ein Instrument zur standardisierten Erfassung des Demenzgrades und weitere wichtige, in der Anamnese zu stellende Fragen. Eine Auswertung der im Interview ankreuzbaren Befunde erfolgt über ein Punktesystem. Eine Untersuchung mit dem MMSE dauert ca. 20 Minuten, mit dem SIDAM ca. 45 Minuten.

Eine ausführlichere Erfassung kognitiver und nicht-kognitiver Defizite gelingt mit der Alzheimer's Disease Assessment Scale (ADAS, Beltz Verlag). Für eine Einstufung anhand dieses umfangreichen Inventars ist eine ein- bis zweistündige Untersuchungsphase notwendig. Zur Einschätzung des globalen Schweregrades kann die Global Deterioration Scale (GDS) dienen. Zur diagnostischen Einschätzung und zur Verlaufsbeobachtung eines depressiven Syndroms eignet sich die Hamilton Depression Scale, die etwa 10 Minuten in Anspruch nimmt.

Laborchemische Untersuchungen

Laborchemische Untersuchungen dienen dem Ausschluß einer anderen Erkrankung bei einem Verdacht auf Alzheimer-Demenz oder dem Nachweis von behandelbaren Risikofaktoren bei einer vaskulären Demenz. Laborparameter, die eine eindeutige positive Diagnose einer Alzheimer-Demenz ermöglichen, stehen zur Zeit nicht zur Verfügung. Untersuchungen zum Nachweis des tau-Proteins im Liquor zeigen eindeutige Unterschiede zwischen Patienten mit einer Alzheimer-Demenz und Patienten ohne organische Erkrankung. Die Unterschiede zwischen Patienten mit einer Alzheimer-Demenz und einer vaskulären Demenz sind weniger eindeutig. Die tau-Diagnostik wird in Kürze für eine Routineanwendung etabliert sein (Tab. 8-12). Der Nachweis einer erhöhten Konzentration des tau-Proteins im Liquor ermöglicht bei einer dementiellen Symptomatik den Nachweis einer neurologischen Grunderkrankung.

Apparative Zusatzdiagnostik

EKG. Hinweise auf eine koronare Herzkrankheit als Zeichen einer Tendenz zu vaskulären Erkrankungen, Rhythmusstörungen als Risiko für zerebrovaskuläre Ereignisse.

Röntgen-Thorax. Hinweise auf eine Herzinsuffizienz, entzündliche Lungenerkrankung, Sarkoidose.

EEG. Bei der Alzheimer-Demenz findet sich anfänglich eine Reduktion der Alpha-Ausprägung, oft mit nur fokaler Verlangsamung. Später findet sich eine zunehmende diffuse allgemeine Verlangsamung mit parietotemporal vermehrt eingestreuten Theta- und Delta-Wellen. Leichte Allgemeinveränderungen treten aber auch bei 20–40 % nicht dementer alter Menschen auf und können deshalb für sich alleine nicht zur positiven Diagnose einer Demenz benutzt werden.

Morphologische Bildgebung. Zwingend zur Abklärung eines dementiellen Syndroms gehört ein Verfahren zur morphologischen Bildgebung, also eine kraniale Computertomographie (CT) oder eine Kernspintomographie (NMR). Dieses dient dem Ausschluß einer anderen Ursache eines dementiellen Syndroms, z. B. eines Normaldruckhydrozephalus, vaskulärer Läsionen oder einer Raumforderung. Weder mit einer CT- noch mit einer NMR-Untersuchung kann eine Alzheimer-Demenz positiv diagnostiziert werden. Insbesondere ist eine äußere und/oder innere Hirnatrophie nicht diagnoseweisend für eine Alzheimer-Demenz. Der Nachweis stattgehabter zerebraler Ischämien weist auf eine vaskulär bedingte Demenzursache hin. Aber auch bei bereits vorliegenden Hinweisen auf eine vaskuläre Demenz muß in einer Erstabklärung eine andere Demenzursache, z. B. ein subdurales Häma-

Tabelle 8-12 Laborchemische Untersuchungen zum Ausschluß einer anderen Erkrankung bei Verdacht auf Alzheimer-Demenz.

obligatorisch	fakultativ
klinisch-chemische Parameter	
Differentialblutbild	Parathormon
Blutsenkung (BKS)	Kupfer im Serum
Elektrolyte	Coeruloplasmin
Nierenretentionswerte	Blutzuckertagesprofil
Leberwerte	Lipidelektrophorese
Serumglukose	
C-reaktives Protein (CRP)	
Schilddrüsenwerte (T_3, T_4, TSH)	
Vitamin B_{12}	
Folsäure	
serologisch-immunologische Parameter	
Luesserologie	Virusserologie
ANA	ANCA
Phospholipid-Antikörper	weitere Auto-Antikörper
	Liquordiagnostik
	Zellzahl
	Albumin- und Immunglobulinkonzentration
	Albumin-Quotient
	Immunglobulin-Indizes
	oligoklonale Banden

tom, ein Normaldruckhydrozephalus oder ein frontales Meningeom, ausgeschlossen werden.

■ **Kraniales CT:** Für die Ausschlußdiagnostik eines raumfordernden Prozesses kann ein kraniales CT als ausreichend angesehen werden. Ein unauffälliges CT läßt eine vaskuläre Demenz unwahrscheinlich erscheinen, vaskulär bedingte Veränderungen im CT erlauben bei entsprechender Klinik die Diagnose einer vaskulären Demenz. Sollte trotz des Verdachtes auf eine infarktbedingte Demenz (Vorliegen vaskulärer Risikofaktoren, plötzlicher Beginn der Symptomatik, fokal-neurologische Zeichen) kein erklärender Befund im CT gefunden werden, ist eine NMR-Untersuchung indiziert. Diese bietet eine deutlich bessere Auflösung und ermöglicht damit die Identifikation auch kleiner Läsionen.

– **Marklagerveränderungen (Leukoaraiosis):** Veränderungen des Marklagers lassen sich im CT zwar nur mit einer geringen Sensitivität, dafür aber mit einer hohen Spezifität bezüglich ihrer pathogenetischen Relevanz darstellen. Obwohl die sogenannte Leukoaraiosis in ihrer volumenmäßigen Ausdehnung nicht proportional das dementielle Syndrom bestimmt, sollte für eine signifikante pathologische Wertigkeit mindestens ein Viertel des Marklagers verändert sein. Geringere, aber teilweise auch größere Ausdehnungen finden sich sowohl bei klinisch unauffälligen alten Menschen als auch bei später neuropathologisch gesicherten Alzheimer-Demenzen. Auch hier gilt, daß erst die klinischen Befunde eine richtige Interpretation der neuroradiologischen Ergebnisse ermöglichen. Zur Beurteilung von Marklagerveränderungen sollte nicht alleine auf T2-gewichtete MR-Bilder zurückgegriffen werden. Im Gegensatz zu im CT erkannten Marklagerveränderungen können ein Teil der im T2-Bild erkannten Veränderungen nicht als sicher pathologisch beurteilt werden.

– **Kortikale Infarkte:** Die Darstellung kortikaler Infarktareale mit einem bildgebenden Verfahren unterstützt die Verdachtsdiagnose einer vaskulär bedingten Demenz. Läßt sich aufgrund der anamnestischen Angaben der Zeitpunkt der Ischämie bestimmen und liegt diese in einem Zeitraum von drei Monaten zu dem Beginn der dementiellen Symptomatik, dann ist die Diagnose einer vaskulären Demenz hochwahrscheinlich. Findet sich ein isolierter kleiner kortikaler Infarkt, der sich anamnestisch auf einen Zeitpunkt zurückdatieren läßt, der in einem größeren Abstand vor der dementiellen Symptomatik liegt, dann ist eine später beginnende Alzheimer-Demenz zwar unwahrscheinlicher, aber nicht ausgeschlossen.

- **Atrophiezeichen** im CT und NMR bei Patienten mit einer Alzheimer-Demenz. Ein Fünftel aller Patienten mit einer Alzheimer-Demenz zeigen im CT einen Normalbefund. Bei Gruppenuntersuchungen zeigen Patienten mit einer Alzheimer-Demenz im Durchschnitt eine stärker ausgeprägte äußere Atrophie des medialen Temporallappens sowie eine Erweiterung des temporalen Anteils des Seitenventrikels und des dritten Ventrikels. Der sowohl im CT sowie im NMR nachweisbare Verlust an Hirngewebe entspricht der Atrophie des Hippokampus und parahippokampaler Areale. Werden Gruppen von Patienten und gesunden Gleichaltrigen untersucht, unterscheiden sich die statistischen Mittelwerte der Atrophiemaße sowohl zwischen Gesunden und Erkrankten als auch zwischen leicht und schwer Dementen. In den einzelnen Gruppen ergibt sich aber eine große Streuung, so daß für den einzelnen Patienten alleine aufgrund der Atrophie keine Demenzdiagnose gestellt werden kann. Deshalb ist im Einzelfall das Vorhandensein oder Fehlen von Atrophiezeichen nicht diagnoseweisend.

■ **Kernspintomographie** des Schädels (NMR): Kleinere lakunäre Infarkte im Bereich des Thalamus, des Hirnstamms, des Marklagers und des Kleinhirns werden mit einer NMR-Untersuchung sensitiver als bei einer CT-Untersuchung erfaßt. Bei Verdacht auf einen „strategischen" Infarkt im Thalamusbereich ist ein NMR deutlich vorzuziehen.

■ **Single-Photon-Emissions-Computer-Tomographie** (SPECT): Im Gegensatz zu den bildgebenden Verfahren, die hauptsächlich morphologische Aspekte des Gehirns abbilden, werden durch SPECT-Untersuchungen funktionelle Zustände abgebildet. SPECT-Untersuchungen gehören nicht zu den Standarduntersuchungen der Demenzdiagnostik und können keine morphologische Bildgebung ersetzen. Durch die Injektion (Technetium-markierte Amine) oder Inhalation (Xenon-Isotope) von radioaktiven Substanzen kann die regionale zerebrale Durchblutung bildgebend dargestellt werden. Die jeweils momentane regionale Perfusion ist beim Gesunden wie beim Erkrankten abhängig vom aktuellen Wachheits- und Tätigkeitszustand und damit Schwankungen unterworfen. Bei vaskulär bedingten Demenzen finden sich häufig reduziert durchblutete Kortexareale. Diese Areale stellen metabolisch inaktiveres Gewebe dar, das entweder ischämisch geschädigt wurde oder durch Unterbrechung der zuführenden Axone inaktiv ist. Im zweiten Fall können morphologische Bildgebungen diesen Bereich als unauffällig darstellen. Die Größe dieser inaktiven Areale korreliert besser mit den kognitiven Beeinträchtigungen als die Größe der morphologisch geschädigten Areale aufgrund von NMR- oder CT-Befunden. Bei der Alzheimer-Demenz findet sich meist eine Reduktion des parietotemporalen, teilweise aber auch des frontalen zerebralen Blutflusses. Aufgrund einer gewissen Überlappung der Befunde von gesunden älteren Personen und Patienten mit einer Alzheimer-Demenz ist eine definitive Diagnose im Einzelfall alleine aufgrund einer SPECT-Untersuchung nicht möglich. Die klinische Wertigkeit der Darstellung von unterschiedlichen neuronalen Rezeptoren mittels der SPECT-Untersuchung durch markierte Liganden läßt sich noch nicht beurteilen.

■ **Positronen-Emissions-Tomographie** (PET): Ebenso wie die SPECT-Untersuchung bildet die PET-Untersuchung einen funktionellen Zustand ab. In der Regel wird zur Abklärung von dementiellen Syndromen die Glukoseutilisation mit 18-Fluorodeoxyglucose untersucht. Im Vergleich zum SPECT bietet das PET jedoch eine deutlich höhere räumliche Auflösung. Ebenso ist es möglich, verschiedenste biologische Substanzen als Tracer zu markieren. Die Anreicherung von Glukose in Hirnarealen entspricht der synaptischen Aktivität in diesen Gebieten und ist eng mit dem augenblicklichen Funktionszustand verknüpft. Die PET-Untersuchung erlaubt meist bereits im Frühstadium der Alzheimer-Demenz den Nachweis einer parietotemporalen Glukoseminderutilisation, wobei auch hier Befundüberlappungen mit gesunden Kontrollpersonen vorkommen können. Eine halbseitige Betonung der Reduktion der mit dem PET dargestellten Glukoseutilisation korreliert bei der Alzheimer-Demenz sehr gut mit der kognitiven Symptomatik. Linksseitiger Hypometabolismus korreliert mit sprachlichen Defiziten, rechtsseitiger Hypometabolismus korreliert mit visuell-räumlichen Defiziten. Eine Abnahme der Glukoseutilisation im weiteren Verlauf spiegelt die Zunahme der neuropsychologischen Defizite wider. Obwohl diese Untersuchung noch nicht zu den standardisierten Methoden gehört, kann im Einzelfall ein positiver PET-Befund die frühe Diagnose einer Alzheimer-Demenz unterstützen. Ein PET-Befund kann aber für sich alleine keine Alzheimer-Diagnose begründen.

- **Kernspinresonanz-Spektroskopie** (MRS): Unter Verlust der guten räumlichen Auflösung ist es möglich, mit MR-Geräten die Konzentration bestimmter Moleküle im Gehirn zu bestimmen. Hierbei macht man sich zunutze, daß einzelne Substanzen wie z.B. N-Acetyl-Aspartat charakteristische Signale bei Magnetfeldänderungen abgeben. N-Acetyl-Aspartat findet sich hauptsächlich in Neuronen, so daß die Konzentrationsmessung Aufschluß über die Neuronendichte ergibt. Aus methodischen Gründen können jedoch die Konzentrationswerte nur für relativ große Meßvolumina (ca. 2 cm³) angegeben und nicht einzelnen Strukturen in diesem Meßvolumen zugeordnet werden (weiße Substanz, graue Substanz). Vorläufige Studien konnten einen Unterschied in der Konzentration dieser auf Neurone beschränkten Substanz zwischen älteren Normalpersonen und Dementen finden. Ob diese Unterschiede bereits früh im Krankheitsverlauf nachweisbar sind, ist noch unklar.

Resümee

Das Vorliegen einer Alzheimer-Demenz kann durch keinerlei derzeit verfügbare Untersuchung positiv bewiesen werden. Es muß eine umfangreiche Ausschlußdiagnostik durchgeführt werden, um behandelbare Demenzursachen zu erkennen. Besondere Bedeutung kommt hierbei der morphologischen Bildgebung zu, da viele Differentialdiagnosen mit ihr ausgeschlossen werden können. Die Frage, ob die Symptomatik im Zusammenhang mit einer depressiven Störung steht, kann nur durch eine ausführliche psychiatrische Exploration geklärt werden. Der Demenzgrad sollte durch psychometrische Tests dokumentiert werden.

2.4.6 Medikamentöse und nicht-medikamentöse Therapie

Nootropika mit unspezifischer Wirkung auf Stoffwechsel und Durchblutung

In der Gruppe der Nootropika finden sich Medikamente ohne spezifischen Angriffspunkt. An dieser Stelle seien einige Substanzen dieser Gruppe genannt, die meist sowohl bei Demenzen vaskulärer Genese als auch bei der Alzheimer-Demenz zum Einsatz kommen (eine Übersicht über die medikamentösen Therapieansätzen bei kognitiven Defiziten im Rahmen einer Alzheimer-Demenz bietet Tabelle 8-13):

- **Nicergolin:** Dieses Alkaloid hat eine leichte vasodilatorische Komponente und eine leichte adrenolytische sowie dopaminerge Wirkung. Es verbessert die Glukoseutilisation von Nervenzellen. Eine neuere Studie zeigt bei einer Dosis von zweimal 30 mg pro Tag sowohl bei vaskulär bedingten Demenzen als auch bei der Alzheimer-Demenz einen positiven Effekt.
- **Piracetam:** Zu dieser Substanz liegt eine neuere, über ein Jahr durchgeführte Studie vor, die bei einer täglichen Einnahme von 8 g eine Verminderung der Krankheitsprogression zeigt. Der Wirkmechanismus ist nicht bekannt. Bei Piracetamdosen im empfohlenen Dosisbereich von 8–13 g täglich kann es zu erheblichen Unruhezuständen kommen.
- **Ginkgo-Präparate:** Zur Beurteilung der Wirksamkeit von Ginkgo-Präparaten liegen für die

Tabelle 8-13 Nootropika und Substanzen mit möglicherweise neuroprotektivem Effekt.

	Dosierung/Tag	Wirkprinzip	Nebenwirkung
Nicergolin	2 × 30 mg	Steigerung der Glukoseutilisation dopaminerg	Hautrötung
Piracetam	8–13 g	unklar	Unruhe
Ginkgo-Präparate	40–120 mg	Radikalefänger	selten leichte Magenbeschwerden

Alzheimer-Demenz zur Zeit nur wenige Studien vor. Aufgrund dieser Studienlage ist eine abschließende Bewertung dieser Präparategruppe nicht möglich. Die experimentell belegte Funktion von Ginkgo-Inhaltsstoffen als Radikalefänger könnte einer möglichen Wirkung zugrundeliegen.

Medikamente mit Einfluß auf die Neurotransmission

Da unterschiedliche Neurotransmittersysteme bei der Alzheimer-Krankheit betroffen sind, wird eine Verstärkung der Neurotransmission für cholinerge und aminerge Systeme als therapeutisches Substitutionsprinzip diskutiert. Therapieansätze mit direkten Rezeptoragonisten für die cholinerge Neurotransmission erbrachten keine positiven Effekte. Zur Zeit werden hauptsächlich Cholinesterasehemmer zur Unterbrechung des Acetylcholinabbaus untersucht (Tab. 8-14).

■ **Tacrin:** Für Tetrahydroaminoacridin (THA oder Tacrin) konnte in zwei amerikanischen Studien bei einer Untergruppe von Patienten eine leichte Verbesserung der kognitiven Symptomatik gezeigt werden. Eine Einschränkung der Tacrin-Anwendung ergibt sich aus den Nebenwirkungen (Übelkeit, Erbrechen, Diarrhö, Erhöhungen der Leberenzyme). Therapieeffekte zeigen sich erst ab einer Tagesdosis von 80 mg (bis 160 mg). Allerdings brachen bei einer Tagesdosis von 80 mg 52% und bei einer Tagesdosis von 160 mg 73% der Teilnehmer der jeweiligen Studie die Therapie aufgrund der Nebenwirkungen ab. Wegen der Enzymerhöhungen ist eine wöchentliche Kontrolle der Leberwerte nötig.

■ **Donezepil:** Nach der Zulassung in der Schweiz steht auch in Deutschland seit der zweiten Jahreshälfte 1997 der Cholinesterasehemmer Donezepil zur Verfügung. Gegenüber dem Cholinesterasehemmer Tacrin zeichnet sich Donezepil durch eine deutlich verbesserte Verträglichkeit (15% Therapieabbrecher bei der Einnahme von 5 mg, 32% bei 10 mg), kaum vorhandenen Wirkungen auf die Leber (keine engmaschigen Enzymkontrollen) und nur einmalige Gabe (ausreichende Halbwertszeit) aus. Die Wirkunterschiede zwischen der 5-mg- und der 10-mg-Dosierung waren weniger stark ausgeprägt, so daß eine Aufdosierung bis 10 mg keine zwingende Bedingung für einen Behandlungseffekt ist. Ein protektiver Einfluß kann mit dieser Medikation nicht erreicht werden. Untersuchungen zeigten, daß nach dem Absetzen der Substanz ein Abfall der kognitiven Leistungen bis auf das Kontrollgruppenniveau eintritt.

■ **Rivastigmin:** In diesem Jahr erfolgte die Zulassung eines weiteren Cholinesterasehemmers zur Behandlung der Alzheimer-Demenz. Bisherige Studienergebnisse lassen ein ähnliches Wirkungs- und Nebenwirkungsprofil wie für Donezepil erwarten. Zu allen in der Entwicklung befindlichen oder zugelassenen Cholinesterasehem-

Tabelle 8-14 Medikamente zur Beeinflussung der Neurotransmission bei der Alzheimer-Demenz.

	Dosierung/Tag	Wirkprinzip	Nebenwirkung
Tacrin	80–160 mg	Cholinesterasehemmer	Übelkeit Anorexia Erbrechen Diarrhö Myalgie erhöhte Leberenzyme
Donezepil	5–10 mg	Cholinesterasehemmer	Übelkeit Diarrhö Erbrechen
Selegilin/ L-Deprenyl	5–10 mg	MAO-B-Hemmer	Schwindel Müdigkeit Schlaflosigkeit Ödeme
Memantine	10–20 mg	Glutamatmodulator	Schwindel Unruhe

mern existieren keine direkten Vergleichsstudien. Durch Unterschiede im Studiendesign läßt sich auch nur schwer die maximale Wirksamkeit der verschiedenen Substanzen gegeneinander einschätzen. Angesichts der gemeinsamen Wirkprinzipien kann jedoch angenommen werden, daß alle Cholinesterasehemmer eine ähnliche beschränkte Wirksamkeit bei der Alzheimer-Demenz haben.

- **Monoaminooxidase-B-Inhibitoren** wie z. B. Selegilin/L-Deprenyl erhöhen die Verfügbarkeit von Dopamin und Phenylethylamin und damit die aminerge Neurotransmission. Selegilin/L-Deprenyl zeigte in sechs von sieben klinischen Studien eine Wirksamkeit bezüglich der kognitiven Symptomatik. Neben einer Verstärkung der aminergen Neurotransmission verhindern Monoaminooxidase-B-Inhibitoren auch das Entstehen von potentiell schädigenden, intrazellulären Sauerstoffradikalen. Ob damit bei langfristigem Einsatz auch ein zusätzlicher neuroprotektiver Effekt vorhanden ist, ließ sich in den Therapiestudien nicht zeigen. Langzeitstudienergebnisse zeigten nur geringe Effekte. Wegen der Möglichkeit des gestörten Nachtschlafs sollte Selegilin/L-Deprenyl vormittags verabreicht werden.
- **Glutamatmodulatoren:** Memantine und Amantadine gehören zu Glutamatrezeptor-bindenden Substanzen, die aufgrund ihrer Bindungskinetik eine schädliche glutamaterge Überstimulation blockieren können. Diese glutamaterge Überstimulation spielt eine tierexperimentell gut belegte Rolle in der Randzone von ischämischen Schäden. Welchen Stellenwert eine glutamaterge Überstimulation im Sinne einer Exzitotoxizität bei der Alzheimer-Demenz hat, ist noch unklar. Bisherige Untersuchungen scheinen eine Verbesserung des Krankheitsverlaufs nahezulegen, obwohl die Studienlage nur eine begrenzte Aussagekraft hat. Zum Nachweis einer deutlichen Neuroprotektion erscheint zur Zeit für alle Substanzklassen kein geeignetes Studiendesign möglich, da sich protektive Effekte in der klinischen Evaluation nicht sicher von symptomatischen Effekten auf die aktuelle Neurotransmission trennen lassen. Eine Gabe von Memantine sollte wegen damit verbundener Antriebssteigerungen am Vormittag erfolgen.

Antiinflammatorische Therapie

Nichtsteroidale Antiphlogistika

Neuropathologische Untersuchungen legen die Beteiligung eines chronisch-entzündlichen oder immunologischen Geschehens an der Pathogenese der Alzheimer-Demenz nahe. Retrospektiv erhobene epidemiologische Daten zeigen, daß eine frühere längerfristige Einnahme von antiinflammatorischen Substanzen das Risiko einer späteren Alzheimer-Erkrankung signifikant senkt.

Eine kleine prospektive Therapiestudie mit Indometacin zeigte bei Alzheimer-Kranken nach einem halben Jahr ein Sistieren der Krankheitsprogression in der Behandlungsgruppe gegenüber der Placebogruppe. Weitere Studien werden benötigt, um diesen Effekt zu bestätigen. Antientzündliche Therapieansätze zählen derzeit jedoch zu den vielleicht vielversprechendsten therapeutischen Optionen.

Steroide

Die Wirkung einer entzündungshemmenden Therapie mittels Steroiden (10–20 mg Methylprednisolon) wird zur Zeit in einer vom NIA (National Institute of Aging) der USA organisierten Multicenter-Studie untersucht. Eine längerfristige Anwendung von Steroiden oberhalb der Cushing-Dosis würde allerdings gerade bei älteren Menschen erhebliche unerwünschte Wirkungen mit sich bringen.

Nicht-medikamentöse Therapie von kognitiven Defiziten

Auch im Alter bleibt die Fähigkeit des menschlichen Gehirns erhalten, sich neuen Anforderungen in einer plastischen Weise anzupassen oder höhere kortikale Funktionen bei Zerstörung der ursprünglichen in neue Kortexareale zu verlagern. Entscheidend zur Aktivierung der plastischen Mechanismen im Gehirn scheinen eine ständige Übung der zu erhaltenden Fähigkeiten und eine hinreichende Motivation zu sein. Untersuchungen an alten Menschen konnten zeigen, daß eine kombinierte Aktivierung mit kognitiven und körperlichen Tätigkeiten einer einseitigen Aktivierung überlegen ist. Dazu mag auch die erhöhte Gehirndurchblutung während körperlicher Betätigung beitragen.

Da sich oft ein großer Erwartungsdruck von Angehörigen auf die von ihnen betreuten Patienten mit einer Alzheimer-Demenz überträgt, kann eine im häuslichen Rahmen durchgeführte Aktivierungstherapie durch Leistungsdruck und Ungeduld zu einer eher negativen Reaktion des Erkrankten führen. Eine kombinierte körperliche und kognitive Therapie sollte möglichst in einer spezialisierten Tagesstätte erfolgen.

Therapie von nicht-kognitiven Symptomen

Verhaltensauffälligkeiten treten bei 70% der Patienten mit einer Alzheimer-Demenz auf. Diese können zu einer hohen Belastung für Angehörige und Pflegepersonen werden und sind ein häufiger Grund für die Heimaufnahme. Verhaltensauffälligkeiten sind durch pathologische Hirnveränderungen bedingt oder treten in Reaktion auf wahrgenommene kognitive Defizite auf (Tab. 8-15).

Medikamentöse Therapie von nicht-kognitiven Symptomen

Generell sollte die medikamentöse Behandlung alter Menschen mit geringsten Medikamentendosen begonnen und die Indikation zur medikamentösen Therapie regelmäßig überprüft werden.

- **Neuroleptika:** Bei akustischen und optischen Halluzinationen, aber auch bei allgemein agitiertunruhigem Verhalten eignen sich Neuroleptika zur medikamentösen Therapie. Hierbei sollte die Behandlung mit niederen Dosen (z. B. 0,25 mg Haloperidol) begonnen werden. Hochpotente Neuroleptika sind aufgrund ihrer extrapyramidalen Nebenwirkung gerade bei älteren Personen oft problematisch. Niederpotente Neuroleptika besitzen eine stärkere kardiovaskuläre Nebenwirkungskomponente, welche die Anwendung gelegentlich beschränkt. Bei gleichzeitig vorliegendem Parkinson-Syndrom ist eine Behandlung mit Clozapin unter den dabei notwendigen Blutkontrollen zu erwägen, wobei die anticholinerge Wirkung von Clozapin zu einer kognitiven Verschlechterung führen kann. Neuroleptika erhöhen das Sturz- und damit Frakturrisiko alter Menschen. Die Notwendigkeit einer Neuroleptikabehandlung ist durch wiederholte ausschleichende Absetzversuche zu testen. Bei rein paranoider Symptomatik ohne Halluzinationen erweisen sich Neuroleptika meist als weniger wirksam.
- **Antidepressiva:** Bei ausreichenden Anhaltspunkten für eine depressive Störung ist eine antidepressive Pharmakotherapie bei Patienten mit einer Demenz durchaus sinnvoll. Zur Vermeidung von kognitiv beeinträchtigenden anticholinergen Nebenwirkungen sollten bevorzugt Substanzen wie Nortriptylin, Trazodon oder MAO-Hemmer eingesetzt werden. Bei dem Einsatz von selektiven Serotonin-Wiederaufnahmehemmern müssen besonders die z.T. langen Halbwertszeiten und die Hemmung des Abbauwegs anderer, über den Leberstoffwechsel metabolisierter Medikamente beachtet werden. Eine alleinige medikamentöse antidepressive Therapie bei Patienten, die in einer isolierten und reizarmen Umgebung leben, erscheint allerdings nicht sinnvoll. Hier sollten sozialtherapeutische und nichtmedikamentöse Maßnahmen im Vordergrund stehen.
- **Benzodiazepine:** Eine Medikation mit Benzodiazepinen sollte bei Demenzkranken möglichst vermieden werden. Besonders ungünstig wirken sich hierbei die zusätzlichen kognitiven Defizite durch Benzodiazepine aus, zumal diese bei älteren Menschen mit verlängerter Halbwertszeit wirksam sind. Benzodiazepine erhöhen auch die Sturzgefahr und damit das Frakturrisiko. Eine Abhängigkeitsentwicklung mit Wirkungsverlust kann sich bei längerer Anwendung ergeben. Bei

Tabelle 8-15 Therapie von nicht-kognitiven Symptomen bei Alzheimer-Demenz.

	medikamentöse Therapie	nicht-medikamentöse Therapie
paranoides Verhalten	(Neuroleptika)	Aufdeckung und Vermeidung von Auslösern
Halluzinationen	Neuroleptika	
Aggressivität	(Neuroleptika)	Klärung von Auslösern
Apathie und Rückzug	(Antidepressiva)	Aktivierung
depressive Symptome	Antidepressiva	Aktivierung
Störung des Tag-Nacht-Rhythmus „Wandertrieb"	(sedierende Neuroleptika)	Tagesstrukturierung körperliche Aktivität

Patienten mit Demenz finden sich im höheren Maße paradoxe Reaktionen (Unruhe, Erregungszustände) nach der Einnahme von Benzodiazepinen.

Nichtmedikamentöse Therapie von nicht-kognitiven Symptomen

Mißtrauen, paranoide Verhaltensweisen. Befürchtungen, bestohlen oder beraubt worden zu sein, können teilweise auf das Verlegen oder Vergessen von Gegenständen zurückgeführt werden. Hierdurch entstehen Spannungen zu Angehörigen und Pflegepersonen. Wichtig ist eine Entlastung dieser Personen, indem ihnen die Krankheitsbedingtheit solcher seitens des Kranken gemachten Anschuldigungen erklärt wird. Eine klare Ordnung zur Aufbewahrung bestimmter Gegenstände hilft bei paranoiden Verhaltensweisen.

Aggressivität. Aggressives Verhalten kann in höchstem Maße die zwischenmenschliche Kontaktaufnahme und die weiteren Voraussetzungen zur Pflege im häuslichen Umfeld gefährden. Bei vaskulär bedingten Demenzen ist bei Erregungszuständen eine sofortige Kontrolle des Blutdrucks angezeigt, da Blutdruckspitzen Ursache eines aggressiven Verhaltens sein können und einer kausalen Therapie zugänglich sind. Auslösende Situationen für aggressives Verhalten sollten analysiert werden. Häufig kann eine beruhigende Ansprache hilfreich sein.

Rufen und Kreischen. Beständiges Rufen kann Ausdruck verschiedener Zustände sein, z.B. nicht mehr anders artikulierbarer Schmerzen, eines Isolationsgefühls oder einer Depression. Falls eine Schmerzursache nicht vorliegt, können bei Schwerkranken sowohl das Gefühl der Isolation als auch die depressive Symptomatik durch vermehrte körperliche Stimulation reduziert werden. Hierzu können massierende Bewegungen oder passive Dehnungsübungen dienen.

Apathie und Rückzug. Bei apathischem und teilnahmslosem Verhalten sollte eine ausführliche Abklärung möglicher behandelbarer Ursachen erfolgen. Zuerst sollte der Ausschluß einer medikamentösen Sedation oder einer hinzugetretenen körperlichen Erkrankung erfolgen. Des weiteren sollte überprüft werden, ob eine Minderung der primären Sinnesleistungen (Sehkraft, Gehör) für die Teilnahmslosigkeit verantwortlich sein kann. Ebenso sollte ein neu auftretendes Parkinson-Syndrom behandelt werden, wobei die Medikation sorgsam nach aktueller Neuroleptikaeinnahme zu explorieren ist. Liegt keiner der obengenannten Gründe vor und ist auch die Umgebung und Tagesstruktur stimulierend genug gestaltet, sollte die Verdachtsdiagnose einer depressiven Störung gestellt werden.

Depressive Symptome. Depressive Symptome, die die Diagnosekriterien einer depressiven Störung erfüllen, finden sich im Verlauf von dementiellen Erkrankungen bei einem Fünftel der Betroffenen. Bei bereits vorbekannter dementieller Symptomatik kann eine neuauftretende Depression durch die reduzierten Ausdrucksmöglichkeiten des Patienten verschleiert werden. Selbstaussagen über das eigene Befinden sind bei Demenzkranken oft reduziert. Depressive Symptome können bei älteren Menschen auch leicht durch Antihypertensiva (β-Blocker, Reserpin, α-Methyldopa, Kalziumantagonisten) oder Steroide ausgelöst werden. Vor der medikamentösen Behandlung der depressiven Symptome sollte eine ausreichend anregende Gestaltung der Tagesstruktur und der Umgebung erzielt werden.

Störungen des Tag-Nacht-Rhythmus. Vermehrte nächtliche Unruhe und Agitiertheit ist oft Ausdruck eines gestörten Aktivitätsablaufs während der Tagesstunden. Die im Bett verbrachte Zeit sollte bei dementen Patienten auf 7–8 Stunden pro Nacht beschränkt und Schlafphasen während des Tages sollten möglichst vermieden werden. Dadurch wird eine ausreichende Müdigkeit mit einem im Bett rasch einsetzenden Schlaf erreicht. Durch die Verkürzung der Wachzeit im Bett erscheint dem Patienten selbst die Schlafgestaltung effektiver.

„Wandertrieb" bei der Alzheimer-Demenz. Ein gesteigerter Bewegungsdrang mit vermehrtem Umherwandern findet sich häufig im Verlauf einer Alzheimer-Demenz. Eine ausreichende und regelmäßige körperliche Aktivierung kann ungerichtete Rastlosigkeit reduzieren. Ob durch Spazierengehen ohne Begleitung eine Gefährdung des Erkrankten besteht, sollte durch Beobachtung in der natürlichen Umgebung des Betroffenen beurteilt werden. Besteht eine Eigengefährdung bei unkontrolliertem Verlassen der Wohnung oder der Pflegeeinrichtung, sind Sicherungsmaßnahmen an Türen meist nicht zu umgehen.

Resümee

Die medikamentöse Therapie der kognitiven Defizite ist zur Zeit noch sehr unbefriedigend. Nootropika können über unspezifische Stoffwechselwirkungen einen leichten positiven Effekt zeigen. Substanzen mit Einfluß auf die Neurotransmission zeigen einen positiven Effekt, wobei neuere Cholinesterasehemmer weniger unerwünschte Wirkungen als ältere Hemmstoffe haben. Ansätze zu einer protektiven Behandlung gegen den fortschreitenden kognitiven

Abbau stehen erst am Anfang. Symptomatisch kommen bei zusätzlichen psychiatrischen Auffälligkeiten auch Antidepressiva und Neuroleptika zur Anwendung. Die Auswahl richtet sich hierbei nach der veränderten Pharmakokinetik und Pharmakodynamik bei älteren Menschen sowie der erhöhten zerebralen Empfindlichkeit bei dementen Patienten. Generell sollte mit niedrigsten Dosierungen begonnen werden. Benzodiazepine sollten möglichst nicht zum Einsatz kommen.

2.5 Vaskuläre Demenzen

2.5.1 Definition

Der Begriff „vaskuläre Demenz" ersetzt zahlreiche unscharfe Bezeichnungen wie „Verkalkung, Zerebralsklerose, arteriosklerotische Demenz, chronisch zerebrovaskuläre Insuffizienz" usw. Schwerwiegende vaskuläre Hirnerkrankungen beschäftigen den Neurologen häufiger als den Psychiater. Die neurologische Akut- und Postakutdiagnostik ist primär auf das Erkennen behandelbarer somatischer und neuropsychologischer Störungen ausgerichtet. Die Diagnose „Demenz" sollte hierbei gegenüber den Patienten und Angehörigen vermieden werden, selbst wenn die Diagnosekriterien mit Ausnahme der 6monatigen Symptomdauer erfüllt werden, da in einer frühen Erkrankungsphase die langfristigen Folgen nur unzureichend abschätzbar sind und aus dieser diagnostischen Zuordnung keine gezielten therapeutischen Konsequenzen abzuleiten wären.

Die vaskulären Demenzen sind eine **heterogene Krankheitsgruppe** und nur durch zwei gemeinsame Eigenschaften definiert:

- Demenz
- Hinweise auf eine relevante vaskuläre Ursache.

Wie in den Leitlinien der ICD-10 angegeben, können die neuropsychologischen Defizite bei bestimmten Formen der vaskulären Demenz ungleich verteilt sein, zusätzlich können bereits früh im Krankheitsverlauf von Patienten subjektiv wahrgenommene und vom Arzt objektivierbare Herdzeichen auftreten. Der Beginn ist typischerweise plötzlich, die Verschlechterung erfolgt stufenweise, nämlich immer dann, wenn zusätzliche vaskuläre Läsionen auftreten. Die traditionelle Beschreibung gilt vor allem für die sogenannte Multi-Infarkt-Demenz (MID, s. Abschn. 2.5.4) und ist nur bedingt auf andere vaskuläre Demenzen zu übertragen.

2.5.2 Epidemiologie

Hirninfarkte sind die führende Ursache körperlich und kognitiv bedingter (einschließlich dementieller) Behinderungen sowie die dritthäufigste Todesursache in den entwickelten Ländern. Etwa 10–20 % aller Demenzen in der westlichen Welt werden als vaskulär bedingt angesehen, weitere etwa 20 % als eine Mischung aus vaskulärer und Alzheimer-Demenz. Damit nehmen die vaskulären Demenzen hinsichtlich ihrer Häufigkeit den zweiten Rang hinter der Alzheimer-Demenz ein. Die Mortalität der vaskulären Demenzen ist höher bzw. die mittlere Lebenserwartung nach Beginn der Symptome (ca. vier Jahre) niedriger als bei der Alzheimer-Demenz. Männer sind etwas häufiger betroffen als Frauen. Die Neuerkrankungsrate steigt bis zum 75. Lebensjahr an, danach steigt die Inzidenz der Alzheimer-Demenz jedoch weit steiler als die der vaskulären Demenzen. Tatsächliche regionale Abweichungen, konzeptionelle Differenzen und diagnostische Schwierigkeiten haben zu abweichenden Ergebnissen epidemiologischer Untersuchungen geführt.

In epidemiologischen Feldstudien mit großen Patientenzahlen ist das einsetzbare diagnostische Instrumentarium zwangsläufig limitiert und beschränkt sich häufig auf Fragebogen und kurze Tests. Die Patientenauswahl in klinischen Studien ist nicht epidemiologisch repräsentativ, dafür können die Patienten aber eingehender untersucht werden. Damit steigt die Wahrscheinlichkeit, daß im CT, oder noch häufiger im sensitiveren NMR, vaskuläre Veränderungen zu erkennen sind, die in einen Zusammenhang mit einer Demenz gebracht werden können.

Die Risikofaktoren der vaskulären Demenz wurden kaum untersucht, um so mehr ist über die Risikofaktoren für Schlaganfälle bekannt: 80 % der Schlaganfälle sind ischämisch und beruhen meist auf einer Fibrose oder einer Atheromatose hirnversorgender Gefäße bzw. sind Folge einer kardialen Emboliequelle. Weitere Risikofaktoren sind Hypertonie – auch intermittierende Hypotonie (vor allem nächtliches Absinken des Blutdrucks bei Behandlung) –, Herzrhythmusstörungen, kongestive Kardiomyopathie, koronare Herzkrankheit, periphere Arteriosklerose einschließlich Karotisstenosen, Diabetes mellitus, Hyperlipidämien, Rauchen, transiente ischämische Episoden. Diese Faktoren sind voneinander nicht unabhängig. Schlaganfälle erhöhen das Risiko, an einer vaskulären Demenz zu erkranken, etwa um den Faktor 5. Hohes Alter, niedrige Bildung, ein früherer Schlaganfall und Diabetes mellitus sind Risikofaktoren für die Entwicklung einer Demenz früh nach einem erneuten Hirninfarkt. Diabetes mellitus und Hypercholesterinämie können per se leichtgradige kognitive Einbußen bewirken. Komorbidität mit einer Alzheimer-Demenz bzw. eine vorbestehende Hirnatrophie steigern das Risiko, längerfristig eine Demenz zu entwickeln.

2.5.3 Diagnose

Diagnostische Leitlinien nach ICD-10: Die kognitive Beeinträchtigung unterschiedlicher Teilleistungen ist bei der vaskulären Demenz gewöhnlich ungleichmäßig und fluktuierend. Es treten Gedächtnisverlust, intellektuelle Beeinträchtigungen und neurologische Herdzeichen auf. Einsicht und Urteilsfähigkeit können relativ gut erhalten sein. Ein plötzlicher Beginn, eine oft sprunghafte Verschlechterung und neurologische Herdzeichen und Symptome erhöhen die Wahrscheinlichkeit der Diagnose. Bestätigt werden kann sie in manchen Fällen nur durch CT, NMR oder letztendlich durch die neuropathologische Untersuchung.

Zusätzlich können folgende Befunde erhoben werden:

- Hypertonie
- Strömungsgeräusche über der A. carotis
- Affektlabilität mit vorübergehender depressiver Stimmung, unmotiviertem Weinen oder unbeherrschtem Lachen
- vorübergehende Episoden von Bewußtseinstrübung oder Delir – oft durch weitere Infarkte hervorgerufen.

Man geht davon aus, daß die Persönlichkeit relativ gut erhalten bleibt, allerdings kann es auch zu Persönlichkeitsänderungen mit Apathie und Enthemmung kommen oder sich eine Zuspitzung früherer Persönlichkeitszüge wie Ich-Bezogenheit, paranoide Haltungen oder Reizbarkeit entwickeln.

Neuropsychologische Untersuchung

Einfache klinische Tests, wie der zum Demenzscreening häufig verwendete MMSE („Mini-Mental-State-Examination", s. Tab. 8-1), sind zur Erfassung der kognitiven Defizite vaskulärer Hirnerkrankungen schlechter geeignet als etwa zur einfachen Abschätzung der Schwere einer Alzheimer-Demenz mit ihrem überwiegend kortikalen Schädigungsmuster. Die MMSE betont Gedächtnis- und Sprachfunktionen, vernachlässigt jedoch Aufmerksamkeits-, Konzentrations- und andere zeitabhängige Leistungen (z. B. Wortproduktion und Reaktionszeiten), die bei vaskulären Demenzen weit stärker beeinträchtigt sein können als Sprache, Handeln und Wahrnehmung.

Die psychopathologischen, neurologischen und somatischen Störungen sind insgesamt etwas häufiger und variabler als bei der Alzheimer-Demenz, was eine besondere Sorgfalt in der psychiatrischen Anamnese und Befunderhebung erfordert und in vielen Fällen eine neurologische und internistische Diagnostik und Therapie durch die entsprechenden Fachbereiche notwendig macht. Unverzichtbar sind bereits bei der Erstuntersuchung gezielte Fragen nach zerebrovaskulären Risikofaktoren und Ereignissen, nach depressiven und wahnhaften Störungen sowie eine möglichst vollständige Erhebung und Dokumentation des neurologischen Status.

Apparative Diagnostik

Die **CT- oder NMR-Untersuchung** ist obligat bei jeder Form der Demenz, also auch bei den vaskulären Demenzen. Das Fehlen erkennbarer vaskulärer Veränderungen im CT – und insbesondere im sensitiveren NMR – spricht gegen das Vorliegen einer vaskulären Demenz. Der Nachweis von ischämischen Infarkten und Blutungen bzw. von deren radiologisch faßbaren Folgen zeigt jedoch nicht, ob es sich hierbei um die alleinige Ursache einer Demenz, um einen aggravierenden Faktor oder um eine bloße Koinzidenz zwischen morphologischen und klinischen Befunden handelt. Wenngleich die neurologisch-psychiatrische Diagnostik durch die neuen bildgebenden Verfahren entscheidend verbessert wurde, kann die klinische Diagnose einer Demenz keinesfalls allein aus CT oder NMR abgeleitet werden. Nur ein kleiner Teil der Patienten mit vaskulären Hirnveränderungen ist dement. Bei dementen Patienten können „Alzheimer-Veränderungen" im Bereich des medialen Temporallappens weit wichtiger für die Defizite sein als einige neuroradiologisch leicht faßbare ischämische Läsionen im Hemisphärenbereich. Daher sollten immer auch Hippokampus und perihippokampale Strukturen in einer speziellen Schichtführung dargestellt werden. In Anlehnung an neuropathologische Ergebnisse wurde versucht, einen kritischen Schwellenwert (und zwar von etwa 100 ml) für zerstörtes Hirnvolumen festzulegen, jenseits dessen mit einer Demenz zu rechnen ist. Dazu ist jedoch kritisch anzumerken, daß zwar kleinere Läsionen in der Regel geringere Folgen haben als größere Defekte, eine allgemeine Aussage über das Infarktvolumen aber weit weniger als Angaben über die Lokalisation bzw. Verteilung der Läsionen bedeutet. Ein kleiner, möglicherweise bilateraler Thalamusinfarkt in einem „strategisch" wichtigen, also neuropsychologisch essentiellen Gebiet des limbischen Systems kann weiter reichende Folgen haben als eine ausgedehnte Läsion im Bereich der nicht-dominanten Großhirnhemisphäre.

Die in **SPECT** und **PET** darstellbaren Auswirkungen einer Läsion auf Perfusion und Metabolismus stehen meist in einem engeren Zusammenhang zu den neuropsychologischen Defiziten als der morphologisch faßbare Befund. So kann das Ausmaß der Funktionsveränderung weit über den demarkierten Läsionsbereich hinausgehen (Penumbra) bzw. eine Fernwirkung ausüben, wie etwa bei einer umfangreichen frontokortikalen Aktivitätsminderung nach Thalamusinfarkt (Diaschisis). Parietotemporale, häufig asymmetrische Veränderungen sind typisch für die Alzheimer-Demenz. Bei den vaskulären Demenzen finden sich andere frontale, diffuse oder fleckige Verteilungsmuster. Diese Ergebnisse sind in erster Linie von pathophysiologischer Bedeutung, und der diagnostische Stellenwert dieser Funktionsuntersuchungen ist geringer als der Stellenwert von CT oder NMR.

EEG. Visuell ausgewertete EEGs ergeben bei den vaskulären Demenzen in mehr als 50% Normalbefunde. Herdbefunde, aber auch Spitzen und steile Wellen und eingelagerte langsame Strecken finden sich häufiger als bei der Alzheimer-Demenz. In der topographischen Darstellung (brain mapping) weicht – wie in SPECT und PET – die Lokalisation von den Alzheimer-typischen Veränderungen ab. Die Alpha-Aktivität sinkt, die Theta-Aktivität steigt mit zunehmender Demenzschwere an.

EKG. Das (Langzeit-)EKG liefert wichtige Hinweise auf kardiale Risiken, etwa Rhythmusstörungen oder Infarktfolgen. Bei Verdacht auf Emboliequellen in Herz oder Karotiden sind eine (evtl. transösophageale) Echokardiographie und eine Doppler-Sonographie der Halsgefäße indiziert.

2.5.4 Einteilung der vaskulären Demenzen nach der ICD-10

Die in der **ICD-10** aufgeführten Formen vaskulärer Demenzen sind plausibel, beruhen auf traditionellen Klassifikationen und sind mit neueren Erkenntnissen in Einklang zu bringen. Nachteilig sind die fehlende Operationalisierung und die Verwendung verschiedener Ordnungsprinzipien (Akuität und Lokalisation), die zu offensichtlichen Überlappungen der aufgelisteten Formen beitragen.

Vaskuläre Demenz mit akutem Beginn

Die vaskuläre Demenz mit akutem Beginn (F01.0) entwickelt sich rasch und üblicherweise plötzlich nach einer Reihe vorangegangener Schlaganfälle als Folge einer zerebrovaskulären Thrombose, Embolie oder Blutung. In seltenen Fällen kann eine einzige massive Blutung die Ursache sein.

Das Risiko für einen Patienten, an einer vaskulären Demenz zu erkranken, ist bereits nach einem ersten Schlaganfall nachweislich erhöht; selten kann ein dementielles Syndrom bereits in der ersten Postakutphase manifest werden. Bei genauer Anamneseerhebung ist der akute Beginn eines dementiellen Syndroms bei vorher vollständig erhaltener intellektueller Leistungsfähigkeit aber selten. Meist wird durch einen Schlaganfall ein Schwellenwert nach bereits bestehender kognitiver Vorschädigung überschritten. Pathophysiologisch kann es sich um Thrombosen, Embolien oder Blutungen handeln, um singuläre oder multiple, große Territorialinfarkte, um eine Hirnvenenthrombose oder Massenblutung. Ähnliche klinische Folgen können in Ausnahmefällen durch Ergotismus, eine schwere Migräne oder eine hypertensive Enzephalopathie und eine hypoxische Hirnschädigung hervorgerufen werden. Die hypoxische Hirnschädigung, z.B. nach Reanimation wegen eines Herzstillstandes, nach Strangulation oder CO-Vergiftung, zählt nicht zu den vaskulären Hirnläsionen im engeren Sinne.

Zwei charakteristische Syndrome nach vaskulären Läsionen strategisch wichtiger Regionen des limbischen Systems und des Neokortex werden genauer dargestellt:

- **Thalamusinfarkte** können zu einer vaskulär bedingten dienzephalen Demenz führen. Dabei handelt es sich um häufig bilaterale Läsionen im Bereich kleiner Äste der paramedianen thalamosubthalamischen Arterie. Die Folgen reichen von **subtilen kognitiven Defiziten,** die eine Frontallappenläsion imitieren können, bis zu **Amnesie, Demenz** oder **akinetischem Mutismus.** Begleitende **neurologische Störungen,** z.B. der Pupillo- und Okulomotorik, sind häufig. Entscheidend ist vermutlich die Durchtrennung (Diskonnektion) dienzephaler Leitungsbahnen des limbischen Systems. Ähnliche Symptome können auch traumatisch, etwa durch eine stereotaktische Schmerzbehandlung, oder durch degenerative Thalamusdemenzen verursacht sein (Abb. 8-7).

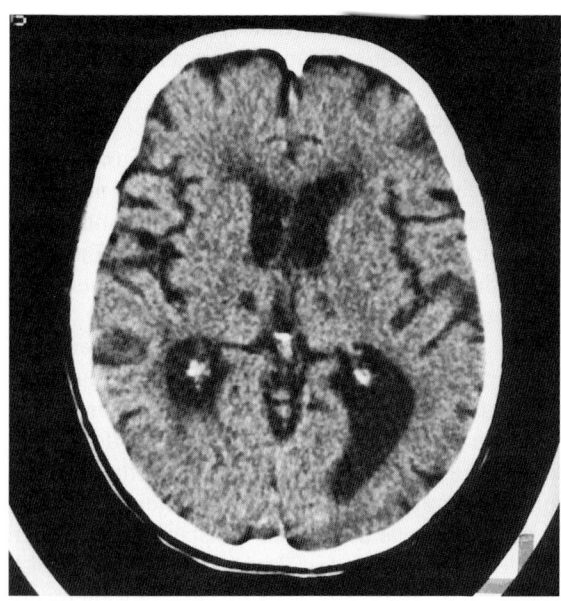

Abbildung 8-7 Bilaterale Thalamusinfarkte. Demenz, 71jähriger Mann (CT nativ).

■ **Gyrus-angularis-Syndrom:** Der Gyrus angularis (Area 39 nach BRODMANN) begrenzt das okzipitale Ende des Sulcus temporalis superior und ist Teil der parietalen Assoziationsareale. In der linken Hemisphäre ist er das Bindeglied zwischen sekundärer Seh- und Hörrinde, verbindet also visuelle Informationen mit Sprache und ist auch am Schreibvorgang beteiligt. Ein Gefäßverschluß im hinteren Mediastrombahngebiet der dominanten Hemisphäre, typischerweise bei bekannter Hypertonie oder Herzerkrankung, kann akut zu einem **scheinbar dementiellen Bild** mit sensorischer Aphasie, Alexie, Agraphie und auch konstruktiver Apraxie führen. Gelegentlich beschrieben wurde ein sogenanntes **Gerstmann-Syndrom**, also die Kombination von Akalkulie, Links-rechts-Verwechslung, Dysgraphie und Fingeragnosie. Neurologisch finden sich meist diskrete rechtsseitige Herdzeichen. Die Ausdehnung der Läsion in CT oder NMR kann sehr gering sein.

Multi-Infarkt-Demenz (MID, vorwiegend kortikal)

Die vorwiegend kortikale MID (F01.1) beginnt allmählich nach mehreren kleinen ischämischen Episoden, die zu einer Anhäufung von lakunären Defekten im Hirngewebe führen.

Die MID wurde bereits von ALZHEIMER klinisch und neuropathologisch charakterisiert. Auf ALZHEIMERS frühe Publikationen geht auch der sogenannte Hachinski-Ischämie-Score zur Differenzierung der MID und der Alzheimer-Demenz zurück (Tab. 8-16). Der von HACHINSKI geprägte Begriff MID wurde lange Zeit ausgeweitet und synonym mit vaskulärer Demenz verwendet. Hinsichtlich Lokalisation und Art der Läsionen ähneln sich die Schlüssel-Nummern F01.0 (vaskuläre Demenz mit akutem Beginn) und F01.1 (Multi-Infarkt-Demenz), und es ist vor allem die Art des Auftretens, durch die sich die vaskuläre Demenz mit akutem Beginn und die MID unterscheiden. Die Ischämie-Scores gelten also – mit Ausnahme des Kriteriums „plötzlicher Beginn" – für beide ICD-10-Kategorien der vaskulären Demenz.

Im Gegensatz zu ALZHEIMERS Beobachtungen waren HACHINSKIS Patienten bei der Definition des Ischämie-Scores nicht neuropathologisch untersucht. Die Auswahl der Items und die Vergabe von Punktwerten erfolgte also aufgrund klinischer Erfahrung und war nicht pathoanatomisch validiert. Dies wurde von mehreren Arbeitsgruppen nachgeholt. Die Fähigkeit einiger Items, zwischen einer Alzheimer-Demenz und der MID zu differenzieren, wurde wiederholt belegt. Besonders große Bedeutung für die Diagnose einer MID besitzen folgende Merkmale:

■ plötzlicher Beginn
■ anamnestische Hinweise auf einen Hypertonus
■ neurologische Herdsymptome und Herdzeichen.

Die CT-Untersuchung besitzt große differentialdiagnostische Bedeutung. In CT oder NMR sind meist bilaterale Infarkte, eine äußere Hirnatrophie und seltener eine Ventrikelaufweitung zu erkennen.

Symptomatik. Die psychiatrische Symptomatik im engeren Sinn, also nächtliche Verwirrtheit, Erhaltensein der Persönlichkeit bei vorhandenen kognitiven Defiziten, depressive Störungen und Affektinkontinenz, ist für die MID durchaus charakteristisch, jedoch sind die Unterschiede zur Alzheimer-Demenz nicht groß genug, um wesentlich zu einer Differenzierung beizutragen. Neuropsychologisch stellt sich die MID häufig als ein Mosaik einzelner Leistungsdefizite dar, bei dem bestimmte Teilleistungen (im Vergleich zur Alzheimer-Demenz) häufiger gut erhalten sind. Die Schwellenwerte zur Diagnose einer MID und einer Alzheimer-Demenz werden ebenfalls in Tabelle 8-16 angegeben. In einem Zwischenbereich kann eine Komorbidität von MID und Alzheimer-Demenz angenommen werden. Die Scores eignen sich nicht, um andersgeartete Demenzen von der MID abzugrenzen.

Tabelle 8-16 „Ischämie-Scores" zur Differenzierung von Alzheimer-Demenz und Multi-Infarkt-Demenz (MID).

Kriterium	Hachinski et al. (1975)	Rosen et al. (1980)	Loeb und Gandolfo (1983)	Fischer et al. (1991)
plötzlicher Beginn	2	2	2	2
stufenweise Verschlechterung	1	1	–	1
fluktuierender Verlauf	2	–	–	2
nächtliche Verwirrtheit	1	–	–	1
erhaltene Persönlichkeit	1	–	–	1
depressive Symptomatik	1	–	–	1
somatische Beschwerden	1	1	–	1
Affektinkontinenz	1	1	–	1
anamnestische Hinweise auf Hypertonus	1	1	–	1
anamnestische Hinweise auf Schlaganfälle	2	2	1	2
Atherosklerose	1	–	–	1
neurologische Herdsymptome	2	2	2	2*
neurologische Herdzeichen	2	2	2	
Hirninfarkte	–	–	2/3**	2***
Maximum (Punkte)	18	12	10	18
Multi-Infarkt-Demenz	> 6	> 3	> 4	> 6
gemischt	5–6	3	3–4	?
Alzheimer-Demenz	< 5	< 3	< 3	?

* Symptome und Zeichen wurden zu einem Kriterium zusammengefaßt.
** isolierte (2 Punkte) oder multiple (3 Punkte) Hypodensitäten im CT.
*** Infarkt oder umschriebene Hirnatrophie im CT.

Subkortikale vaskuläre Demenz

Patienten mit der Diagnose subkortikale vaskuläre Demenz (F01.2) weisen in der Anamnese Hypertonie und ischämische Herde im Marklager der Hemisphären auf. Diese können klinisch vermutet und im CT oder NMR nachgewiesen werden. Im Gegensatz zum klinischen Bild, das sehr an eine Alzheimer-Demenz erinnert, ist die Hirnrinde gewöhnlich intakt (bei Nachweis einer diffusen Entmarkung der weißen Substanz kann der Ausdruck „Binswanger-Enzephalopathie" verwendet werden).

Verlauf. Die subkortikale vaskuläre Demenz wird im Mittel zwischen dem 55. bis 60. Lebensjahr festgestellt. Sie verläuft im allgemeinen progredient. Die Lebenserwartung ist verkürzt.

Symptomatik. Klinisch kann die Langsamkeit der Patienten das dominierende Symptom sein. Es verschlechtern sich Stimmung, Antrieb und Interesse. Gelegentlich sind die Patienten aggressiv enthemmt. Hypochondrische und paranoide Ideen kommen vor. Neuropsychologisch fällt eine Störung von Aufmerksamkeit und Konzentration auf. Das episodische Gedächtnis erscheint vergleichsweise weniger gestört als bei der Alzheimer-Demenz. Orientierung, Lesen, Rechnen, visuomotorische Leistungen und Abstraktionsvermögen können beeinträchtigt sein. Dabei erscheint jedoch vorwiegend die Taktfrequenz der kognitiven Leistungen aufgrund einer subkortikalen Diskonnektion gestört und weniger die einzelne neuropsychologische Ferchen können. Angiographisch sind arterielle Kaliberschwankungen ähnlich der Moya-Moya nachzuweisen. Antiphospholipid-Antikörper, und zwar Antikardiolipin-Antikörper, und Lupusantikoagulans sind in 35% der Fälle positiv.

Das Gehirn kann beim systemischen **Lupus erythematodes,** einer Kollagenose, in Form ausgedehnter Territorialinfarkte oder kleiner Lakunen betroffen sein. Das neuropsychologische Bild ist sehr variabel und reicht von schizophren anmutenden Psychosen zu Chorea-artigen Symptomen und epileptischen Anfällen. Die BKS ist erhöht, antinukleäre und LE-Antiköper sind nachzuweisen. Bei Territorialinfarkten sollte nach Antiphospholipid-Antikörpern gesucht werden, um ggf. eine Antikoagulation einzuleiten.

Die **Panarteriitis nodosa,** eine zerebrale Autoimmunvaskulitis mit fakultativer Beteiligung mittelgroßer extra- und intrakranialer Gefäße kann sowohl zu dementiellen als auch deliranten Bildern führen.

Die **Arteriitis temporalis,** eine Riesenzellarteriitis, die gelegentlich mit einer Polymyalgia rheumatica assoziiert ist, kann zu Verschlüssen im Bereich der A. ophthalmica, A. cerebri media und der Aa. cerebri posteriores führen. Die meist alten Patienten leiden unter migräneartigen Kopfschmerzen und zeigen eine prominente, pulslose Schläfenarterie. Um dauerhafte Schäden zu vermeiden, sollte bereits bei klinischem Verdacht in Verbindung mit einer Sturzsenkung behandelt werden. Die Diagnosesicherung erfolgt durch Biopsie der A. temporalis.

2.5.5 Therapie und Prävention

Das Beispiel der Vaskulitiden zeigt, daß bei einigen, prozentual insgesamt seltenen Formen der vaskulären Demenz eine gezielte, in diesem Fall immunsuppressive Behandlung notwendig und möglich ist. Die Diagnostik dient also nicht nur der Befunddokumentation, sondern einer differentiellen Therapie der Grunderkrankungen. Bei manifester Demenz kann die Gabe von Acetylsalizylat, Nimodipin oder Nootropika zu einer leichten Verbesserung der kognitiven Leistung führen, wobei indirekte hämodynamische Effekte nicht immer klar von direkten neuropharmakologischen Wirkungen zu trennen sind. Depressive Symptomatik, Wahn und Aggressivität können mit Antidepressiva und Neuroleptika symptomatisch behandelt werden. Aufgrund der zerebralen Schädigung und der erhöhten Neigung zu Nebenwirkungen muß die Dosierung behutsam erfolgen.

Aufgrund der Kenntnisse über die Schlaganfall-Risikofaktoren und über den Zusammenhang zwischen Schlaganfall und vaskulärer Demenz besteht die Chance zu einer früh greifenden Prävention durch Verzicht auf Rauchen, Alkohol, Überernährung und ggf. eine Behandlung von Hochdruck, Hyperlipidämie, Diabetes mellitus und anderen potentiell zu zerebrovaskulären Störungen führenden Erkrankungen. Bei Personen mit hohem Risiko kann der frühzeitige Einsatz von Acetylsalizylatsäure erwogen werden.

2.5.6 Andere Klassifikationskriterien

Die fehlende Operationalisierung der konventionellen ICD-10-Kriterien und die Überlappung der einzelnen Diagnosen geben Anlaß zur Kritik. Eine Reihe konkurrierender Kriterien, mit denen jeweils unterschiedliche Bereiche der vaskulär bedingten kognitiven Störungen erfaßt werden, hat in Forschung und Praxis Bedeutung gewonnen. Zwei wichtige Beispiele werden im Folgenden genannt.

ADDTC-Kriterien

Die „**A**lzheimer's **D**isease **D**iagnostic and **T**reatment **C**enters" haben den Versuch unternommen, in Anlehnung an die NINCDS/ADRDA-Kriterien für die Alzheimer-Demenz (s. Abschn. 2.4.4 und Tab. 8-11) Kriterien für die Feststellung einer wahrscheinlichen, möglichen und sicheren ischämischen vaskulären Demenz (IVD) festzulegen (Tab. 8-17). Hierzu werden nicht nur Anamnese und Klinik, sondern auch Neuroradiologie und (zur Sicherung der Diagnose) die Neuropathologie herangezogen.

Zur Diagnose einer wahrscheinlichen IVD muß mindestens ein Hirninfarkt außerhalb des Zerebellums neuroradiologisch nachgewiesen werden. Wesentlich ist die zeitliche Beziehung zwischen Infarkt und Beginn der Demenz. Ansonsten erscheinen in diesen Kriterien die klinischen Merkmale eher von nachgeordneter Bedeutung. Zu den möglichen ischämischen vaskulären Demenzen zählen erstens ein einzelner Hirninfarkt ohne eindeutige zeitliche Beziehung zur Demenz und zweitens das Binswanger-Syndrom mit ausgedehnten Marklagerveränderungen, vaskulären Risikofaktoren, Harninkontinenz und Gangstörungen. Für die definitive IVD wird der neuropathologische Nachweis multipler Infarkte außerhalb des Zerebellums gefordert. Folgende Punkte sind jedoch kritisch anzumerken:

■ Es wurden ausschließlich ischämische Infarkte berücksichtigt, Veränderungen kleiner Gefäße

Tabelle 8-16 „Ischämie-Scores" zur Differenzierung von Alzheimer-Demenz und Multi-Infarkt-Demenz (MID).

Kriterium	HACHINSKI ET AL. (1975)	ROSEN ET AL. (1980)	LOEB und GANDOLFO (1983)	FISCHER ET AL. (1991)
plötzlicher Beginn	2	2	2	2
stufenweise Verschlechterung	1	1	–	1
fluktuierender Verlauf	2	–	–	2
nächtliche Verwirrtheit	1	–	–	1
erhaltene Persönlichkeit	1	–	–	1
depressive Symptomatik	1	–	–	1
somatische Beschwerden	1	1	–	1
Affektinkontinenz	1	1	–	1
anamnestische Hinweise auf Hypertonus	1	1	–	1
anamnestische Hinweise auf Schlaganfälle	2	2	1	2
Atherosklerose	1	–	–	1
neurologische Herdsymptome	2	2	2	2*
neurologische Herdzeichen	2	2	2	
Hirninfarkte	–	–	2/3**	2***
Maximum (Punkte)	18	12	10	18
Multi-Infarkt-Demenz	> 6	> 3	> 4	> 6
gemischt	5–6	3	3–4	?
Alzheimer-Demenz	< 5	< 3	< 3	?

* Symptome und Zeichen wurden zu einem Kriterium zusammengefaßt.
** isolierte (2 Punkte) oder multiple (3 Punkte) Hypodensitäten im CT.
*** Infarkt oder umschriebene Hirnatrophie im CT.

Subkortikale vaskuläre Demenz

Patienten mit der Diagnose subkortikale vaskuläre Demenz (F01.2) weisen in der Anamnese Hypertonie und ischämische Herde im Marklager der Hemisphären auf. Diese können klinisch vermutet und im CT oder NMR nachgewiesen werden. Im Gegensatz zum klinischen Bild, das sehr an eine Alzheimer-Demenz erinnert, ist die Hirnrinde gewöhnlich intakt (bei Nachweis einer diffusen Entmarkung der weißen Substanz kann der Ausdruck „Binswanger-Enzephalopathie" verwendet werden).

Verlauf. Die subkortikale vaskuläre Demenz wird im Mittel zwischen dem 55. bis 60. Lebensjahr festgestellt. Sie verläuft im allgemeinen progredient. Die Lebenserwartung ist verkürzt.

Symptomatik. Klinisch kann die Langsamkeit der Patienten das dominierende Symptom sein. Es verschlechtern sich Stimmung, Antrieb und Interesse. Gelegentlich sind die Patienten aggressiv enthemmt. Hypochondrische und paranoide Ideen kommen vor. Neuropsychologisch fällt eine Störung von Aufmerksamkeit und Konzentration auf. Das episodische Gedächtnis erscheint vergleichsweise weniger gestört als bei der Alzheimer-Demenz. Orientierung, Lesen, Rechnen, visuomotorische Leistungen und Abstraktionsvermögen können beeinträchtigt sein. Dabei erscheint jedoch vorwiegend die Taktfrequenz der kognitiven Leistungen aufgrund einer subkortikalen Diskonnektion gestört und weniger die einzelne neuropsychologische Fertigkeit, die durch äußere Stimulation häufig noch aktiviert werden kann. Somit kann das klinische Bild einem Frontallappensyndrom ähneln. Neurologisch sind bei der Hälfte der Patienten Gangstörungen, häufig im Sinne einer Gangapraxie, und eine Blaseninkontinenz vorhanden. Über epileptische Anfälle, Schwindel und Synkopen wird häufig berichtet. Anders als bei der MID können fokale Symptome fehlen. Die Marklagerveränderungen sind häufig kombiniert mit sogenannten lakunären Infarkten im Bereich der Stammganglien (Status lacunaris), die extrapyramidalmotorische Störungen (vor allem Hypokinese und Rigor), aber auch Dysarthrie, Dysphagie und emotionale Labilität bedingen können. Die Schwere der neuropsychiatrischen Störungen ist korreliert mit der Reduktion der kortikalen und subkortikalen Perfusion und mit dem Ausmaß der Marklager- und Stammganglieninfarkte.

Diagnostik. Der Verdacht auf eine subkortikale vaskuläre Demenz wird seit Einführung des NMR häufiger geäußert. Eine Anhebung der Signalintensität im T2-Bild bzw. eine fleckige oder diffuse Dichteminderung des Marklagers im CT werden häufig als Leukoaraiosis bezeichnet. Ein neuropathologisches Korrelat dieser Veränderung ist in vielen Fällen nur schwer faßbar, und eine Gleichsetzung mit der Binswanger-Enzephalopathie erscheint daher nicht gerechtfertigt. BINSWANGER beschrieb Patienten mit hochgradig pathologischen Marklagerveränderungen („Encephalitis chronica subcorticalis progressiva"). Für die Diagnose einer subkortikalen vaskulären Demenz ist der **neuroradiologische Nachweis der Marklagerveränderungen** (Abb. 8-8) unverzichtbar. Leichtere, in CT und NMR erkennbare Marklagerveränderungen können sich gelegentlich als ebenso reversibel erweisen wie die assoziierten klinischen Störungen (z. B. reversibles posteriores Leukoenzephalopathie-Syndrom).

CT und NMR zeigen neben den fleckigen oder ausgedehnten diffusen Marklagerveränderungen häufig eine Hirnatrophie. Das NMR ist wegen des höheren Auflösungsvermögens und der artefaktarmen Darstellung schädelbasisnaher Strukturen besser als das CT zur Darstellung der 0,5 bis 1,5 cm großen Lakunen im Bereich von Stammganglien, Thalamus, Hirnstamm und Kleinhirn geeignet. Einzelne Territorialinfarkte sind mit der Diagnose „subkortikale vaskuläre Demenz" vereinbar. Bereits vor der eindeutigen klinischen Manifestation einer Demenz und zu einem Zeitpunkt, da im CT noch keine Veränderungen erkennbar sind, können mit SPECT und PET eine subkortikale und kortikale Reduktion des Blutflusses oder Metabolismus nachgewiesen werden. Die EEG-Befunde sind uncharakteristisch. Mit evozierten Potentialen kann eine verlängerte zentrale Leitungszeit registriert werden. Im Liquor finden sich bei einigen Patienten oligoklonale Banden.

Neuropathologisch besteht eine Lipohyalinose penetrierender Markarterien und Arteriolen (Mikroangiopathie), die aufgrund der Wandverdickung zu subakuten inkompletten Marklagerinfarkten führen kann. Entzündungszeichen fehlen. Häufig besteht gleichzeitig eine Makroangiopathie der Hirnbasisarterien. In fleckförmigen Arealen oder diffus sind eine Demyelinisierung und in weiter fortgeschrittenen Stadien axonale Schädigungen und Astrozytosen nachzuweisen. Bei den betreffenden Arealen handelt es sich hinsichtlich der Gefäßversorgung häufig um die „letzten Wiesen", also um Regionen, die bei einem Blutdruckabfall mit reduzierter Vis a tergo oder bei einer diffusen Mikroangiopathie mit erhöhtem peripherem Widerstand hämodynamisch besonders vulnerabel sind.

Gemischte (kortikale und subkortikale) vaskuläre Demenz

Bei genauer Betrachtung bilden nach der ICD-10-Einteilung Übergangsformen vaskulärer Demenzen (F01.3) eher die Regel als die Ausnahme. Das Bild einer vaskulären Demenz mit multiplen kortikalen

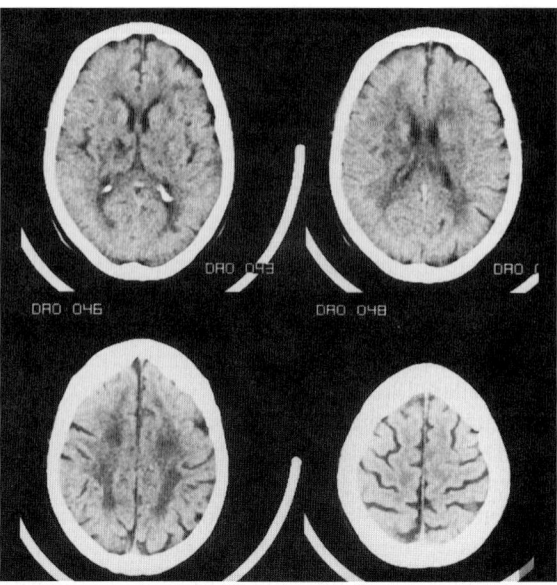

Abbildung 8-8 Ausgeprägte konfluierende Marklagerveränderungen. Subkortikale vaskuläre Demenz, 72jährige Frau (CT nativ).

und daneben subkortikalen Infarkten zeigt Abbildung 8-9.

In diese Rubrik soll nicht die häufige Mischung von vaskulären Demenzen und Alzheimer-Demenz eingeordnet werden.

Andere vaskuläre Demenzformen

In diesem Abschnitt sind eine Reihe seltener vaskulär bedingter Demenzformen (F01.8) zusammengefaßt.

Die **zerebrale Amyloidangiopathie** (kongophile Angiopathie) ist eine primäre Amyloidose des Gehirns und kann isoliert oder gemeinsam mit einer Alzheimer-Demenz auftreten. Die Unterformen dieser Erkrankung lassen sich unter verschiedenen Gesichtspunkten definieren, nämlich hinsichtlich der Klinik (hämorrhagisch/dementiell), der Familiarität (sporadisch/familiär) und der Molekulargenetik (familiäre Subtypen: holländisch/isländisch).

Eine zerebrale Amyloidangiopathie kann differentialdiagnostisch erwogen werden, wenn beim Patienten ohne bekannte Risikofaktoren (z.B. Hypertonus) in einem Alter über 60 Jahre nach einer oder mehreren zerebralen Blutungen eine Demenz auftritt. Beim autosomal-dominant vererbten isländischen Typ beginnt die Erkrankung zwischen dem 20. und 60. Lebensjahr, beim holländischen Typ zwischen dem 45. und 60. Lebensjahr.

Die begleitenden neurologischen Störungen sind oft ausgeprägt: Hemiparesen, Hirnnervenausfälle, Kopfschmerzen, epileptische Anfälle, Schwindel. Der Tod erfolgt meist innerhalb eines Jahres nach der ersten Blutung.

Im CT sind eine ausgeprägte Marklagerhypodensität und häufig die Spuren mehrzeitiger Hirnblutungen mit atypischer Lokalisation im Marklager nachzuweisen. Fronto-, parieto- und temporokortikal können zusätzliche Blutungen auftreten.

Neuropathologisch handelt es sich um Amyloidablagerungen in kleinen und mittleren kortikalen und leptomeningealen Gefäßen des Neokortex und Zerebellums. Die Ablagerungen führen zu Destruktionen der Lamina elastica interna, zu fibrinoiden Nekrosen und schließlich zu Mikroaneurysmen, aus denen spontan oder nach Bagatelltraumen Blutungen ins subkortikale Marklager erfolgen. Der Schwerpunkt der Veränderungen liegt supratentoriell.

CADASIL („**C**erebral **A**utosomal **D**ominant **A**rteriopathy with **S**ubcortical **I**nfarcts and **L**eukencephalopathy") wurde bisher bei wenigen Familien beschrieben. Die Patienten leiden häufig unter Migräneattacken. Bevorzugt im frühen und mittleren Erwachsenenalter treten rezidivierende subkortikale ischämische Infarkte auf. Bei einigen Betroffenen entwickelt sich eine subkortikale Demenz. Es wurde auch über depressive und manische Syndrome berichtet. Im NMR konnte gezeigt werden, daß alle, also auch die klinisch noch asymptomatischen, Genträger mit 35 Jahren zahlreiche scharf abgegrenzte subkortikale Infarkte aufweisen. Die Penetranz dieser autosomal-dominanten Erkrankung ist also vollständig. Der Genlocus auf Chromosom 19 (19q12) ist assoziiert mit einem Locus für die familiäre hemiplegische Migräne. Neuropathologisch ist die Erkrankung als nicht-arteriosklerotische nicht-amyloide Angiopathie einzuordnen. Vaskuläre Faktoren, wie ein Hypertonus, scheinen nicht mit einem erhöhten Risiko für diese Erkrankungen einherzugehen.

Die **Homozystinurie** ist eine seltene, autosomal-rezessive Erkrankung, bei deren oligosymptomatischer, juveniler Form zerebrale Blutungen und Infarkte zu einer Demenz führen können. Diese Störung ist mit multiplen Anomalien von Skelett und Auge sowie einer vorbestehenden Intelligenzminderung assoziiert. Durch eine spezifische Diät und Gaben von Vitamin B_6 kann mitunter eine gewisse Besserung oder eine Verminderung der Krankheitsprogression erreicht werden.

Das **Sneddon-Syndrom** ist klinisch durch eine Livedo racemosa und Hirninfarkte gekennzeichnet, die in CT bzw. NMR dem Bild einer MID entspre-

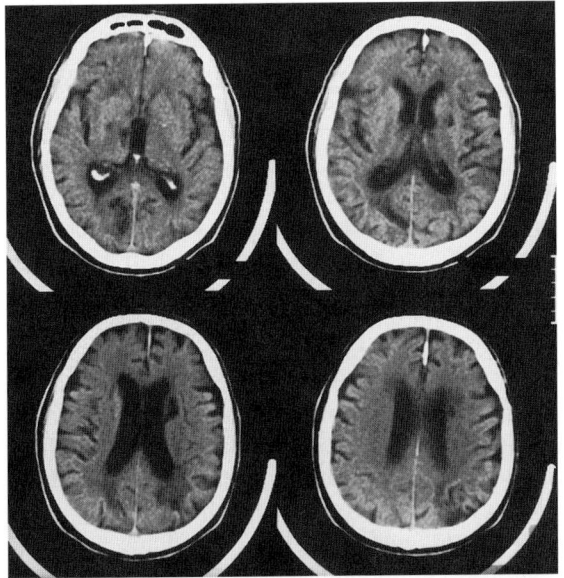

Abbildung 8-9 Multiple kortikale und daneben subkortikale Infarkte. Vaskuläre Demenz, 77jähriger Mann (CT nativ).

chen können. Angiographisch sind arterielle Kaliberschwankungen ähnlich der Moya-Moya nachzuweisen. Antiphospholipid-Antikörper, und zwar Antikardiolipin-Antikörper, und Lupusantikoagulans sind in 35% der Fälle positiv.

Das Gehirn kann beim systemischen **Lupus erythematodes,** einer Kollagenose, in Form ausgedehnter Territorialinfarkte oder kleiner Lakunen betroffen sein. Das neuropsychologische Bild ist sehr variabel und reicht von schizophren anmutenden Psychosen zu Chorea-artigen Symptomen und epileptischen Anfällen. Die BKS ist erhöht, antinukleäre und LE-Antiköper sind nachzuweisen. Bei Territorialinfarkten sollte nach Antiphospholipid-Antikörpern gesucht werden, um ggf. eine Antikoagulation einzuleiten.

Die **Panarteriitis nodosa,** eine zerebrale Autoimmunvaskulitis mit fakultativer Beteiligung mittelgroßer extra- und intrakranialer Gefäße kann sowohl zu dementiellen als auch deliranten Bildern führen.

Die **Arteriitis temporalis,** eine Riesenzellarteriitis, die gelegentlich mit einer Polymyalgia rheumatica assoziiert ist, kann zu Verschlüssen im Bereich der A. ophthalmica, A. cerebri media und der Aa. cerebri posteriores führen. Die meist alten Patienten leiden unter migräneartigen Kopfschmerzen und zeigen eine prominente, pulslose Schläfenarterie. Um dauerhafte Schäden zu vermeiden, sollte bereits bei klinischem Verdacht in Verbindung mit einer Sturzsenkung behandelt werden. Die Diagnosesicherung erfolgt durch Biopsie der A. temporalis.

2.5.5 Therapie und Prävention

Das Beispiel der Vaskulitiden zeigt, daß bei einigen, prozentual insgesamt selteneren Formen der vaskulären Demenz eine gezielte, in diesem Fall immunsuppressive Behandlung notwendig und möglich ist. Die Diagnostik dient also nicht nur der Befunddokumentation, sondern einer differentiellen Therapie der Grunderkrankungen. Bei manifester Demenz kann die Gabe von Acetylsalizylat, Nimodipin oder Nootropika zu einer leichten Verbesserung der kognitiven Leistung führen, wobei indirekte hämodynamische Effekte nicht immer klar von direkten neuropharmakologischen Wirkungen zu trennen sind. Depressive Symptomatik, Wahn und Aggressivität können mit Antidepressiva und Neuroleptika symptomatisch behandelt werden. Aufgrund der zerebralen Schädigung und der erhöhten Neigung zu Nebenwirkungen muß die Dosierung behutsam erfolgen.

Aufgrund der Kenntnisse über die Schlaganfall-Risikofaktoren und über den Zusammenhang zwischen Schlaganfall und vaskulärer Demenz besteht die Chance zu einer früh greifenden Prävention durch Verzicht auf Rauchen, Alkohol, Überernährung und ggf. eine Behandlung von Hochdruck, Hyperlipidämie, Diabetes mellitus und anderen potentiell zu zerebrovaskulären Störungen führenden Erkrankungen. Bei Personen mit hohem Risiko kann der frühzeitige Einsatz von Acetylsalizylatsäure erwogen werden.

2.5.6 Andere Klassifikationskriterien

Die fehlende Operationalisierung der konventionellen ICD-10-Kriterien und die Überlappung der einzelnen Diagnosen geben Anlaß zur Kritik. Eine Reihe konkurrierender Kriterien, mit denen jeweils unterschiedliche Bereiche der vaskulär bedingten kognitiven Störungen erfaßt werden, hat in Forschung und Praxis Bedeutung gewonnen. Zwei wichtige Beispiele werden im Folgenden genannt.

ADDTC-Kriterien

Die „**A**lzheimer's **D**isease **D**iagnostic and **T**reatment **C**enters" haben den Versuch unternommen, in Anlehnung an die NINCDS/ADRDA-Kriterien für die Alzheimer-Demenz (s. Abschn. 2.4.4 und Tab. 8-11) Kriterien für die Feststellung einer wahrscheinlichen, möglichen und sicheren ischämischen vaskulären Demenz (IVD) festzulegen (Tab. 8-17). Hierzu werden nicht nur Anamnese und Klinik, sondern auch Neuroradiologie und (zur Sicherung der Diagnose) die Neuropathologie herangezogen.

Zur Diagnose einer wahrscheinlichen IVD muß mindestens ein Hirninfarkt außerhalb des Zerebellums neuroradiologisch nachgewiesen werden. Wesentlich ist die zeitliche Beziehung zwischen Infarkt und Beginn der Demenz. Ansonsten erscheinen in diesen Kriterien die klinischen Merkmale eher von nachgeordneter Bedeutung. Zu den möglichen ischämischen vaskulären Demenzen zählen erstens ein einzelner Hirninfarkt ohne eindeutige zeitliche Beziehung zur Demenz und zweitens das Binswanger-Syndrom mit ausgedehnten Marklagerveränderungen, vaskulären Risikofaktoren, Harninkontinenz und Gangstörungen. Für die definitive IVD wird der neuropathologische Nachweis multipler Infarkte außerhalb des Zerebellums gefordert. Folgende Punkte sind jedoch kritisch anzumerken:

- Es wurden ausschließlich ischämische Infarkte berücksichtigt, Veränderungen kleiner Gefäße

Tabelle 8-17 Kriterien für die Diagnose einer ischämischen vaskulären Demenz (IVD; nach CHUI ET AL., 1992).

wahrscheinliche IVD

A Alle der folgenden Kriterien müssen für die klinische Diagnose einer wahrscheinlichen IVD erfüllt sein:
A.1 Demenz
A.2 Nachweis von zwei oder mehreren ischämischen Infarkten durch Anamnese, neurologische Zeichen und/oder bildgebende Verfahren (CT oder T1-gewichtetes Magnetresonanztomogramm)
oder
Nachweis eines einzelnen Hirninfarkts mit einer klar dokumentierten zeitlichen Beziehung zum Beginn der Demenz
A.3 Nachweis von mindestens einem Hirninfarkt außerhalb des Zerebellums durch CT oder ein T1-gewichtetes NMR
B Die Diagnose einer wahrscheinlichen IVD wird unterstützt durch:
B.1 Nachweis multipler Infarkte in Hirnregionen mit bekannter Beziehung zu kognitiven Funktionen
B.2 Anamese multipler transienter ischämischer Attacken
B.3 Anamnese vaskulärer Risikofaktoren (z.B. Hypertonus, Herzerkrankung, Diabetes mellitus)
B.4 erhöhter Wert auf der (ursprünglichen oder modifizierten) Hachinski-Skala
C Klinische Befunde, die vermutlich mit der IVD assoziiert sind, aber weiter untersucht werden, müssen beinhalten:
C.1 relativ frühes Auftreten von Gangstörungen und Harninkontinenz
C.2 periventrikuläre und Marklagerveränderungen im T2-gewichteten NMR, die das altersübliche Maß überschreiten
C.3 fokale Veränderungen in elektrophysiologischen Untersuchungen (EEG, evozierte Potentiale) und bei bildgebenden Funktionsuntersuchungen (z.B. SPECT, PET, Magnet-Resonanz-Spektroskopie)
D Andere klinische Befunde, die weder einen eindeutigen Hinweis für oder gegen die Diagnose IVD bedeuten, sind:
D.1 Perioden mit langsam progredienter Symptomatik
D.2 Illusionen, Halluzinationen, Wahn
D.3 zerebrale Anfälle
E Klinische Befunde, die an der Diagnose „wahrscheinliche IVD" zweifeln lassen, sind:
E.1 transkortikale sensorische Aphasie bei fehlendem Nachweis ensprechender fokaler Läsionen durch bildgebende Verfahren
E.2 Fehlen weiterer zentraler neurologischer Symptome und Zeichen neben kognitiven Störungen

mögliche IVD

Die klinische Diagnose einer möglichen IVD kann gestellt werden bei Vorhandensein einer:
1 Demenz
und einem oder mehreren der folgenden Punkte:
2.a Anamnese oder Nachweis eines einzelnen ischämischen Infarkts (nicht aber multipler Hirninfarkte) ohne eine klar dokumentierte zeitliche Beziehung zum Beginn der Demenz
oder
2.b „Binswanger-Syndrom" (ohne multiple Hirninfarkte) einschließlich der folgenden Befunde:
i frühe Harninkontinenz, die nicht durch eine urologische Erkrankung erklärt ist, Gangstörungen (z.B. parkinsonoide, haftende, apraktische oder „senile" Gangstörung) ohne ersichtliche periphere Ursache
ii vaskuläre Risikofaktoren
iii Nachweis ausgedehnter Marklagerveränderungen mittels bildgebender Verfahren

definitive IVD

Die Diagnose einer definitiven IVD erfordert eine histopathologische Hirnuntersuchung bei:
A klinischem Nachweis einer Demenz
B pathologischem Nachweis multipler Infarkte außerhalb des Zerebellums
(Hinweis: Falls eine Alzheimer-Demenz nachgewiesen wird oder andere pathologische Veränderungen, die möglicherweise zur Demenz beigetragen haben, sollte die Diagnose einer gemischten Demenz gestellt werden)

gemischte Demenz

Die Diagnose einer gemischten Demenz sollte gestellt werden in Gegenwart einer oder mehrerer systemischer oder Hirnerkrankungen, die vermutlich in kausaler Beziehung zur Demenz stehen.

Die Plausibilität der IVD-Diagnose sollte spezifiziert werden als möglich, wahrscheinlich oder definitiv, und die andere(n) Erkrankung(en) sollten aufgeführt werden (z.B.: gemischte Demenz mit wahrscheinlicher IVD und möglicher Alzheimer-Demenz oder gemischte Demenz bei definitiver IVD und Hypothyreoidismus).

fanden keinen Eingang in die Formulierung der neuropathologischen Kriterien.
- Die subkortikalen Veränderungen des Binswanger-Syndroms erlauben nur die Einordnung als mögliche ischämische vaskuläre Demenz (von einer wahrscheinlichen vaskulären Demenz kann allenfalls bei einzelnen oder multiplen Hirninfarkten gesprochen werden).
- Es wird nicht der Versuch unternommen, eine pathophysiologisch sinnvolle Klassifikation anhand topographischer Gesichtspunkte zu entwickeln. Dieser Aspekt wird nur in den ergänzenden Forschungskriterien erwähnt.

NINDS/AIREN

Genau diesen letztgenannten Ansatz verfolgte eine internationale Konsensuskonferenz, die ebenfalls detaillierte Kriterien für die Diagnose einer wahrscheinlichen, möglichen und definitiven vaskulären Demenz unter Einschluß hämorrhagischer und ischämisch-hypoxischer Formen erarbeitete. Zusätzlich wurde der Versuch unternommen, die vaskulären Läsionen nach ihrer Lokalisation und Schwere zu klassifizieren. Dabei wird angenommen, daß auch ein einzelner Infarkt eine vaskuläre Demenz verursachen kann, und es werden – anders als in den ADDTC-Kriterien – neuroradiologisch nachweisbare vaskuläre Veränderungen unabhängig von ihrer Lokalisation als Hinweis auf eine vaskuläre Demenz gewertet. Dabei werden semiquantitative Angaben über die Schwere bzw. Ausdehnung der notwendigen Läsionen gemacht (Tab. 8-18).

2.6 Demenz bei andernorts klassifizierten Erkrankungen

2.6.1 Demenz bei Pick-Krankheit

Diagnostische Leitlinien (F02.0). Folgende Merkmale sind erforderlich:

- fortschreitende Demenz
- überwiegend Frontalhirnsymptome mit Euphorie, emotionaler Verflachung und Vergröberung im sozialen Verhalten, Enthemmung und entweder Apathie oder Ruhelosigkeit
- die Verhaltensstörungen gehen gewöhnlich offensichtlichen Gedächtnisstörungen voran. Im Gegensatz zur Alzheimer-Demenz sind Frontalhirnsymptome ausgeprägter als Temporal- und Parietalhirnsymptome.

Diese Leitlinien operationalisieren Merkmale einer ausgedehnten, progredienten Frontalhirnschädigung. PICK beschrieb in mehreren Arbeiten den

---

Tabelle 8-18 Neuroradiologische Befunde bei vaskulärer Demenz (nach ROMAN ET AL., 1993).

I Topographie
Jede einzelne der folgenden Läsionen oder Kombinationen davon können mit einer Demenz assoziiert sein:

- Infarkte großer Arterien in den folgenden Arealen
  - A. cerebri anterior[1]
  - A. cerebri posterior einschließlich paramedianer Thalamusinfarkte und inferiorer Mediotemporallappen-Läsionen[1]
  - Assoziationsareale: parieto-temporal, temporo-okzipital (einschließlich Gyrus angularis)[1]
  - „Wasserscheideninfarkte" im Versorgungsbereich der Karotiden: frontal, parietal[1]

- Mikroangiopathie
  - Lakunen in den Basalganglien und im frontalen Marklager[1,2]
  - ausgedehnte periventrikuläre Marklagerläsionen[1,2]
  - bilaterale Thalamusläsionen

II Schwere, Ausprägung
Zusätzlich zu den oben genannten Befunden können die folgenden Läsionen mit einer Demenz assoziiert sein:
- Territorialinfarkte der dominanten Hemisphäre[1]
- bilaterale große Hemisphäreninfarkte[1]
- Leukenzephalopathie von mindestens einem Viertel des gesamten Marklagers[1,2]

[1] Marklagerveränderungen, die sich nur auf dem T2- und nicht auf dem T1-gewichteten NMR-Bild oder im CT abzeichnen, sind nur von fraglicher klinischer Bedeutung.
[2] Das Fehlen vaskulärer Läsionen in CT und NMR schließt die Diagnose einer wahrscheinlichen vaskulären Demenz aus.

Zusammenhang von fokal betonter Hirnatrophie und korrespondierenden neuropsychologischen Defiziten, aber nur einer seiner Patienten erfüllte die eben genannten Kriterien. Charakteristische histopathologische Substrate, die sich bei einer Teilgruppe der lobären Atrophien nachweisen lassen, nämlich intraneurale argentophile Einschlußkörperchen (Pick-Körperchen) und ballonierte Neuronen (Pick-Zellen), wurden 1911 von ALZHEIMER beschrieben.

Epidemiologie und Verlauf

Die Erkrankung tritt meist sporadisch, seltener familiär und dann autosomal-dominant auf. Sie beginnt überwiegend vor dem 65. Lebensjahr. Die Verlaufsdauer beträgt 5–10 Jahre. Männer sind – im Gegensatz zur Alzheimer-Demenz – etwas häufiger betroffen. Im Mittel ist die Frontallappendegeneration 5- bis 10mal seltener als die Alzheimer-Demenz; es scheint regionale Unterschiede zu geben.

Symptomatik

Die klinische Symptomatik ist von der Lokalisation und nicht von der Art der neuropathologischen Veränderungen determiniert. Je nach Schwerpunkt der Veränderungen im Frontalkortex können initial Zeichen der Enthemmung (Orbitalläsion) oder der Antriebslosigkeit (Konvexitätsläsion) im Vordergrund stehen.

Charakteristisch ist das Auftreten von Persönlichkeits- oder Verhaltensänderungen vor dem Beginn mnestischer und anderer kognitiver Störungen. Das Verhalten und die Leistungsfähigkeit der Patienten können starken Schwankungen unterliegen, die anscheinend von der Motivationslage des Patienten abhängen. Da die Patienten meist wenig Krankheitseinsicht zeigen und den Anschein erwecken, alles zu können, wenn sie nur wollten, wird ihr Fehlverhalten von Angehörigen und Ärzten in den Frühstadien häufig als Ausdruck einer Depression oder von Interesse- bzw. Rücksichtslosigkeit oder sogar mutwilliger Boshaftigkeit mißdeutet. Die Patienten entsprechen nicht der typischen Vorstellung einer degenerativen dementiellen Erkrankung. Zwangsgedanken und Zwangshandlungen, depressive Symptome, Wahn und Halluzinationen können vorhanden sein. Neurologische Auffälligkeiten sind initial seltener als bei der Alzheimer-Demenz.

Nach C. SCHNEIDER sind die temporo-parieto-kortikalen Leistungen verstärkt im zweiten Krankheitsstadium beeinträchtigt (Tab. 8-19). In dieser Phase können nach den Wortfindungsstörungen „stehende" Symptome (z.B. „Grammophon"-Symptom mit ständig repetierten Geschichten), Palilalie, Echolalie, Mutismus und Amimie auftreten („PEMA"). Die bei temporaler Beteiligung häufige Hyperoralität und die extreme Ablenkbarkeit der Patienten von Außenreizen (Hypermetamorphose) können als Ausdruck eines Klüver-Bucy-Syndroms aufgefaßt werden. Neurologische Desintegrationszeichen wie z.B. Palmomentalreflex, Glabellareflex und andere, sind häufig.

Im dritten Stadium ist das Krankheitsbild der Frontallappendegeneration klinisch nicht von einer Alzheimer-Demenz zu unterscheiden. Gelegentlich entwickelt sich eine Parkinson-Symptomatik. Auch mit bildgebenden Verfahren ist aufgrund der globalen Hirnatrophie häufig nicht mehr eine eindeutige Unterscheidung von einer Alzheimer-Demenz oder einem Hydrozephalus zu erzielen. Das EEG kann in dieser späten Phase eine schwere Allgemeinveränderung zeigen.

Diagnostik

Das EEG ist auffallend normal, aber in CT und NMR kann der Verdacht auf eine Frontallappen-

Tabelle 8-19 Stadieneinteilung der lobären Atrophie nach C. SCHNEIDER (1927).

Stadium	Merkmale
I	Persönlichkeitsstörung, Kritiklosigkeit, Gleichgültigkeit, Mangel an Aufmerksamkeit und – bei Beteiligung des Temporallappens – Symptome einer amnestischen Aphasie
II	Verlust der höheren geistigen Leistungen und der feineren Kombinations- und Urteilsfähigkeit bei gleichzeitiger Zunahme der neuropsychologischen Herdsymptome und mit Auftreten sogenannter stehender Symptome (z.B. „stehender" Redewendungen) und anderer sprachlicher und nichtsprachlicher Manierismen und Stereotypien
III	schwere, alle Leistungsbereiche erfassende Demenz

atrophie auch in frühen und mittleren Stadien bereits erhärtet werden (Abb. 8-10a und b). Die Vorderhörner sind dilatiert, der frontopolare Kortex verschmälert. In vielen Fällen ist eine Atrophie des frontalen Temporalpols mit Aufweitung der **Sylvischen Fissuren** erkennbar. Die typische Befundkonstellation von normalem Alpha-EEG und auffallender Frontallappenatrophie im CT oder NMR trägt wesentlich zur Differentialdiagnose bei. Eine frontale Minderperfusion bzw. ein Hypometabolismus in SPECT und PET ist in der überwiegenden Zahl der Fälle nachzuweisen. Der Befund ist jedoch vieldeutig und kann durch eine funktionelle psychiatrische Erkrankung, durch Thalamusläsionen und zahlreiche andere Störungen verursacht sein.

Differentialdiagnostisch gelingt es meist intravital, die Frontallappendegeneration von einer Chorea Huntington, einer Creutzfeldt-Jakob-Krankheit, einer progressiven supranukleären Parese, einer progressiven Paralyse, einer subkortikalen vaskulären Enzephalopathie und von Thalamusinfarkten abzugrenzen.

Neuropathologisch fällt eine ausgeprägte Erweiterung der Hirnfurchen auf, die häufig frontal stärker als temporal und links stärker als rechts ausgeprägt ist. Histopathologisch ist in allen Fällen ein Verlust kleiner Pyramidenzellen in den oberen Rindenschichten (Lamina II und III) nachzuweisen, der mit einem spongiösen Umbau und einer subkortikalen Gliose einhergeht. Nur in 50 % finden sich ballonierte Neuronen, nur in weniger als 20 % intraneuronale argyrophile Einschlußkörper, und zwar vor allem bei temporaler Beteiligung. Allerdings kann auch eine Alzheimer-Demenz mit einer frontalen Hirndegeneration beginnen und erst postmortal von einer Frontallappendegeneration mit den genannten histopathologischen Veränderungen zu differenzieren sein.

Die Frontallappendegeneration kann also wie folgt histopathologisch untergliedert werden:

- Picksche Atrophie im engeren Sinne mit Pick-Körperchen sowie ballonierten Zellen
- Frontallappendegeneration vom Non-Alzheimer-Typ mit Neuronenverlust und Spongiose (ohne Pick-Körperchen und Pick-Zellen sowie nur vereinzelte Plaques und Neurofibrillen; dies ist der häufigste neuropathologische Befund)
- frontale Hirnatrophien anderer Art (Alzheimer-Plaques und Neurofibrillen, vaskuläre oder spongiöse Veränderungen etc.).

Diese genannten degenerativen Formen sind anhand der klinischen Symptomatik nicht voneinander zu unterscheiden. Sie verlaufen häufig asymmetrisch und sind meist mit einer Schädigung des frontalen Temporalpols assoziiert.

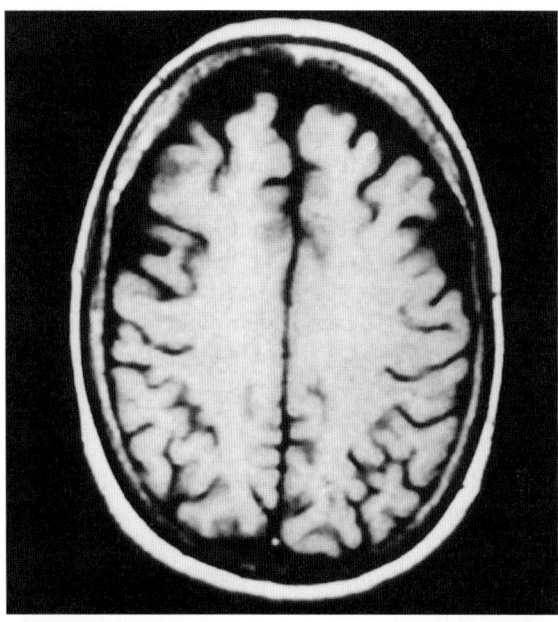

a

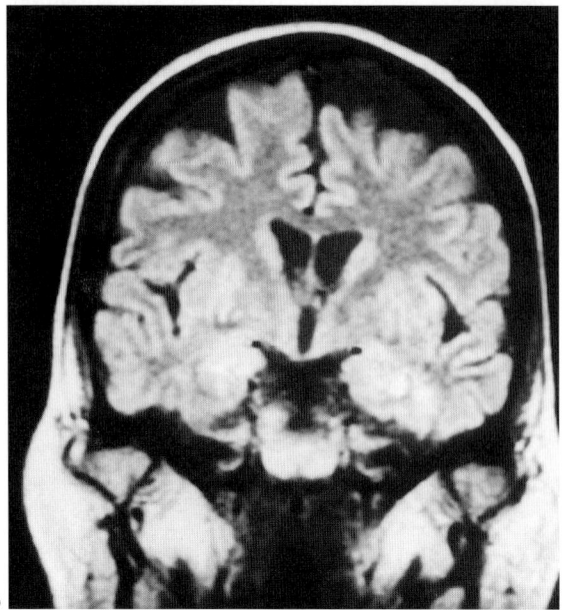

b

Abbildung 8-10a und b Frontallappendegeneration. 62jährige Patientin mit Leistungsminderung und Apathie (horizontale [a] und frontale [b] Schichtführung im NMR, T1-gewichtet).

Prädilektionstypen und Sonderformen kortikaler Hirndegeneration

Weit seltener als die frontalen bzw. fronto-temporalen Hirndegenerationen sind folgende Formen:

- Kombination von Frontallappendegeneration mit amyotropher Lateralsklerose (FLD-ALS-Komplex)
- langsam progrediente Aphasie bei einer Atrophie des temporalen Neokortex der dominanten Hemisphäre
- progressive Prosopagnosie (Störung des Gesichtererkennens) bei Degeneration des rechten Temporallappens
- langsam progrediente Apraxie bei Parietallappendegeneration
- progrediente visuelle Agnosie bei Degeneration des parieto-okzipitalen Assoziationskortex
- Kombination von neokortikaler und Stammgangliendegeneration (kortikobasale Degeneration).

Die **kortikobasale Degeneration** ist eine seltene Degeneration kortikaler und subkortikaler Areale, die zwischen dem 50. und 60. Lebensjahr schleichend beginnt und innerhalb von 10 Jahren zum Tode führt. Auffallend ist die meist asymmetrische Kombination von striären und temporo-parieto-okzipitalen Veränderungen, die in den Diagnosekriterien operationalisiert wurden. Essentiell ist also die Kombination von Rigor mit Apraxie oder Aphasie, Dysarthrie und visuell-räumlichen Störungen. Der Rigor muß ohne provozierende Manöver leicht erkennbar sein. Hinweise zur klinischen Abgrenzung von anderen degenerativen Hirnerkrankungen werden in Tabelle 8-20 gegeben. Neuropathologisch findet sich in der Lamina III der Assoziationsareale, den Basalganglien (vor allem der Substantia nigra) sowie im Thalamus, Hirnstamm und Zerebellum eine neuronale Achromasie mit Ballonierung, ein Neuronenverlust und eine Gliose.

Unterschiede zwischen kortikaler und subkortikaler Demenz

Verlangsamung, Verstimmtheit, Vergeßlichkeit und extrapyramidalmotorische Störungen sind die gemeinsamen Merkmale von **subkortikalen Demenzen**. Aphasie, Apraxie, Agnosie und Amnesie (Alzheimer-Demenz) bzw. frühe Veränderungen von Persönlichkeit und Verhalten (Frontallappendegeneration) sind Zeichen **kortikaler Demenzen**. Nicht

Tabelle 8-20 Diagnosekriterien für die kortikobasale Degeneration (erweitert nach LANG ET AL., 1994).

Einschlußkriterien

- Zu einem Zeitpunkt im Verlauf der Erkrankung müssen die Patienten Rigor plus eines der folgenden Symptome zeigen: Apraxie, kortikale Sensibilitätsstörung und „alien limb"-Phänomene. Diese Merkmale müssen nicht gleichzeitig im selben Körperteil vorhanden sein.
- Alternativ kann eine einzige Extremität (typischerweise der Arm) einen mäßigen bis starken Rigor, eine fixiert dystone Haltung und einen Spontan- oder Reflexmyoklonus zeigen. Sofern diese Merkmale beidseits vorhanden sind, müssen sie einen eindeutig asymmetrischen Beginn aufweisen.

Ausschlußkriterien	Differentialdiagnose z.B.:
Beginn mit anderen kognitiven Störungen außer Apraxie, Sprech- oder Sprachstörungen	Alzheimer-Demenz andere fokal beginnende Hirndegeneration
ausgeprägte Demenz bei noch gehfähigen Patienten	Alzheimer-Demenz
Ansprechen auf Levodopa	Morbus Parkinson
typischer Parkinson-Ruhetremor (4–6 Hz)	Morbus Parkinson
vertikale Blickparese nach unten (einschließlich Fehlen der schnellen Komponente des optokinetischen Nystagmus)	progressive supranukleäre Parese
schwere autonome Störungen einschließlich symptomatischer orthostatischer Hypotension, Harn- und Stuhlinkontinenz bzw. -verhalt	Shy-Drager-Syndrom Multisystematrophie Dysautonomie
Nachweis andersartiger zerebraler Läsionen, die die Störung erklären können	zerebrovaskuläre Läsionen

alle Demenzformen lassen sich in dieses Schema einordnen, und kombinierte Störungen sind vor allem in späteren Krankheitsstadien häufig. Diese Unterschiede zwischen vorwiegend kortikalen und subkortikalen Schädigungsmustern wurden im Zusammenhang mit den vaskulären Demenzen bereits skizziert und sind in Tabelle 8-21 nochmals prototypisch wiedergegeben.

2.6.1 Demenz bei Chorea Huntington

Diagnostische Leitlinien (F02.2). Die Diagnose ist bei Zusammentreffen von choreiformen Bewegungsstörungen mit einer Demenz und der Diagnose einer Chorea Huntington in der Familienanamnese sehr naheliegend. Zweifellos kommen jedoch auch sporadische Fälle vor.

In der Frühmanifestation treten unwillkürliche choreiforme Bewegungen auf, typischerweise im Gesicht, an den Händen und Schultern oder im Gangbild. Sie gehen gewöhnlich der Demenz voraus und fehlen nur selten, wenn die Demenz weit fortgeschritten ist. Andere motorische Phänomene können bei einem ungewöhnlich frühen Beginn (z. B. striärer Rigor) oder im höheren Alter (z. B Intentionstremor) vorherrschen.

Die Demenz ist im frühen Stadium charakterisiert durch eine vorwiegende Beteiligung der Frontalhirnfunktionen bei zunächst noch relativ gut erhaltenem Gedächtnis.

Epidemiologie und Verlauf

Die Chorea Huntington ist eine autosomal-dominante Erkrankung mit kompletter Penetranz und kann selten auch sporadisch auftreten. Bei dem Risikogen handelt es sich um eine verlängerte Trinukleotid-Sequenz („triplet repeat": 42 bis 100 CAG-repeats bei Patienten im Vergleich zu normalerweise 10 bis 34 CAG-repeats bei Normalpersonen) auf dem distalen kurzen Arm von Chromosom 4 (Locus 4p16.3). Die Prävalenz liegt bei etwa 5/100 000. Die Krankheitsdauer kann bis zu 15 Jahre und mehr betragen. Die Erkrankung beginnt meist zwischen dem 35. und 40. Lebensjahr. Bei Übertragung von der Mutter kann sie später einsetzen, bei der Übertragung vom Vater kann sie von Generation zu Generation früher auftreten (Antizipation). Die juvenile, vor dem 20. Lebensjahr beginnende Variante (Westphal-Variante) zeigt häufiger eine rigide Symptomatik, späte, nach dem 50. Lebensjahr beginnende Erkrankungen können einen mitigierten Verlauf nehmen.

Symptomatik

In der Frühphase der Erkrankung können die Genträger durch paranoide Ideen, depressive Symptome, Apathie oder Aggressivität und kleinere Delikte erstmals auffallen. Der Beginn ist schleichend, und die Krankheit kündigt sich meist durch diskrete hyperkinetische Phänomene an, z.B. Schulterzucken, Fingerklopfen, Fußstampfen, gelegentlich ausfahrende Bewegungen und Grimassieren, die initial häufig kaschiert und in Willkürbewegungen überführt werden. Die Hyperkinesien schießen abrupt ein und zeigen eine große Variabilität. Choreiforme Bewegungsmuster sind häufig mit athetoiden Bewegungen kombiniert. Dabei bleibt kein Körperteil und kein Bewegungsablauf ausgespart. Der Gang

Tabelle 8-21 Unterschiede zwischen kortikaler und subkortikaler Demenz.

	kortikale Demenz	subkortikale Demenz
Prototypen	Alzheimer-Demenz fokal beginnende kortikale Hirnatrophien, z.B. Morbus Pick	Chorea Huntington Morbus Parkinson progressive supranukleäre Parese
Lokalisation	Neokortex, Paläokortex, v.a. Regio entorhinalis, Hippokampus und Assoziationsareale	Stammganglien, Thalamus, Hirnstamm
Motorik	unauffällig	extrapyramidalmotorische Störungen
Kognition und Affekt	Amnesie Aphasie Apraxie Agnosie (Werkzeugstörungen)	Verlangsamung Verstimmtheit Vergeßlichkeit (Basisstörungen)

der Patienten ist breitbeinig, durch plötzliches Rukken und Taumeln unterbrochen, das Sprechen ist explosiv und verwaschen, Atmung und Schlucken erfolgen dyston und unkoordiniert.

Die Suizidrate in Huntington-Familien ist hoch. Einsicht und gesteigerte Sensitivität und Depressivität im Frühstadium können einer Indifferenz und Euphorie weichen. Bis zu 50 % der Patienten entwickeln eine depressive Symptomatik, bis 70 % eine ausgeprägte Demenz. Im Vordergrund der neuropsychologischen Störungen steht lange Zeit die psychomotorische Verlangsamung, die Unfähigkeit, zu planen, Handlungsabläufe zu sequenzieren und sich (vor allem bei komplexeren Aufgaben) zu motivieren und auch zu erinnern. Aphasie, Apraxie und Agnosie entwickeln sich erst spät. Die Ausprägung der motorischen Störungen ist mit der Schwere der Demenz korreliert.

Diagnostik

Im EEG fällt eine flache Grundaktivität (< 25 μV) auf. Somatisch-evozierte Potentiale können erniedrigt sein. Diese Veränderungen sind unspezifisch. CT und NMR zeigen eine Kaudatumatrophie, deren Ausmaß im Zusammenhang mit der funktionellen Behinderung steht. SPECT und PET zeigen eine reduzierte Perfusion bzw. Aktivität im Kaudatum und Putamen. Dieser Befund kann der klinischen Krankheitsmanifestation vorausgehen. Bildgebende Verfahren sollten nicht mehr zur Diagnosesicherung herangezogen werden, da ein zuverlässiger genetischer Test zur Verfügung steht.

Makropathologisch finden sich neben einer Putamen- und Kaudatumkopfatrophie eine frontale Furchen- und Ventrikelerweiterung. Histologisch ist ein Verlust kleiner Neurone mit relativem Erhalt größerer Nervenzellen im Striatum nachzuweisen. Betroffen sind vorwiegend GABAerge striatale Neurone, die zur Substantia nigra und zum lateralen Teil des Globus pallidus projizieren. Hinweise auf einen Neuronenverlust zeigen sich auch in den höheren Rindenschichten des Frontallappens. Funktionell führt der Verlust GABAerger Neurone zu einem dopaminergen Übergewicht.

Therapie

Therapeutisch erwies sich die Dopaminblockade mit Neuroleptika, z.B. Haloperidol, oder mit Tiaprid als wirksam. Ineffektiv waren bisher die Versuche, die GABAerge Neurotransmission, etwa mit Baclofen, oder die cholinerge Neurotransmission, etwa mit Physostigmin, zu unterstützen. Psychische Störungen können symptomatisch mit Antidepressiva und Neuroleptika beeinflußt werden. Die genetische Beratung ist von elementarer Bedeutung.

Differentialdiagnosen

Differentialdiagnostisch ist die Chorea Huntington von folgenden Erkrankungen abzugrenzen:

- sporadische, senile Chorea
- Chorea Sydenham nach A-Streptokokken-Infektion
- Chorea gravidarum, die einer Chorea Sydenham folgen kann
- tardive Dyskinesie nach Neuroleptikatherapie
- vaskulär bedingte Chorea
- hepatolentikuläre Degeneration (Morbus Wilson)
- Torsionsdystonien
- viele andere choreatisch-dystone Bewegungsstörungen
- Neuroakanthozytose.

Idiopathische Torsionsdystonien führen zu zähflüssigen, stereotypen, schmerzlosen Bewegungsabläufen im Nacken-, Schulter- und Rumpfbereich (z.B. Torticollis spasmodicus). Auslöser sind selten nachzuweisen; verstärkt werden die Dystonien durch Aufregung und intendierte oder passive Bewegungen. Die Dystonien zeigen eine Tendenz, sich auszubreiten und zu verstärken. Nach Ruhephasen kann eine kurz anhaltende Verbesserung eintreten. Versuche, die Dystonie durch eine starke Willensanstrengung zu überwinden, führen meist zu noch stärkerer Verkrampfung. Dennoch bleibt die Leistungsfähigkeit der Patienten im allgemeinen erstaunlich gut erhalten. Spontane anfallsartige Bewegungsstürme gehören nicht zum Krankheitsbild. Verschiedene organisch verursachte Dyskinesien können jedoch durch Bewegungen („kinesiogen") ausgelöst werden. Tremor und Myoklonus können auftreten. Die Erkrankung kann familiär gehäuft auftreten und spontan remittieren. Sie wird leicht als „psychogen" verkannt.

Für die **psychogene Dystonie** ist im allgemeinen ein Auslöser zu eruieren. Sie betrifft häufig die Beine und führt aus einem Anspannungszustand heraus zu fixierten Spasmen. Sie ist rasch progredient und eskaliert zu einer hochgradigen Behinderung für selektive Bereiche, die in keinem überzeugenden Zusammenhang zur Dystonie stehen. Die Symptomatik kann sich krisenhaft zuspitzen, und die Patienten klagen dabei typischerweise über Schmerzen.

Beim **Gilles-de-la-Tourette-Syndrom** leiden die Patienten unter einer Kombination verschiedener unwillkürlicher, schneller, stereotyper, nicht rhythmisch ablaufender, einfacher oder komplexer Bewegungen und Vokalisationen. Typisch sind Schulterzucken, Grimassieren und Blinzeln, Räuspern, Husten und Grunzen. Es können ganze Wörter und Sätze mit gelegentlich obszönem Inhalt geäußert werden (Koprolalie) oder obszöne Gesten ausgeführt werden (Kopropraxie). Diese Komplikation tritt bei etwa 30% der Patienten auf. Zwangshandlungen und (auto)aggressive Handlungen kommen vor. Der Bewegungsdrang ist nahezu unwiderstehlich, nimmt in Streßsituationen zu und im Schlaf ab. Neben dem sozialen Stigma kann die Symptomatik zu sekundären Erkrankungen der Haut, der Gelenke und Muskeln führen. Das ausgeprägte Syndrom stellt die Extremvariante eines Kontinuums dar, das bis zu den sehr häufigen, kleinen Manierismen und „schlechten Angewohnheiten" reicht.

Die Diagnose eines Gilles-de-la-Tourette-Syndroms sollte nur gestellt werden, wenn eine Kombination der beschriebenen motorischen bzw. motorischen und vokalen Tics mehrfach täglich in nahezu gleicher Weise auftritt. Die Symptomatik kann sich jedoch über die Zeit verändern. Differentialdiagnostisch sind eine Chorea Huntington, Enzephalitiden, Nebenwirkungen von L-Dopa oder von Neuroleptika (tardive Tics) auszuschließen.

Bei 90% der Patienten beginnt die Symptomatik zwischen dem 2. und 15., im Mittel im 7. Lebensjahr und niemals nach dem 21. Lebensjahr. Transiente Tics von weniger als einem Jahr Dauer entwickeln 15% aller Kinder. Das männliche Geschlecht ist überwiegend betroffen (3:1). Das Lebenszeitrisiko beträgt ca. 0,5/1000. Ein hereditärer Faktor ist wahrscheinlich, da homozygote Zwillinge eine Konkordanz von 77% zeigen. Die Pathophysiologie der Störung ist noch nicht ausreichend aufgeklärt. Beziehungen zur Pathophysiologie der Zwangsstörungen sind möglich.

Die Erkrankung ist nicht heilbar, aber symptomatisch zu behandeln. Das Erlernen von Entspannungstechniken kann die motorischen Störungen lindern. Supportive Psychotherapie und Beratung bei den sekundären emotionalen Problemen der Patienten sind von großer Bedeutung. Medikamentös ist eine systematische Polypragmasie zu empfehlen, wobei mit dem Einsatz antidopaminerg wirksamer Substanzen begonnen werden sollte (z.B. Haloperidol mit initial niedriger Tagesdosis < 1 mg und ggf. langsamer Steigerung).

Die **Neuroakanthozytose** (Choreakanthozytose; Levine-Critchley-Syndrom) ist eine seltene differentialdiagnostisch bedeutende, heterogene und klinisch vielgestaltige, familiär oder sporadisch auftretende Störung mit Erstmanifestationen vom Kindes- bis zum späten Erwachsenenalter (meist im dritten Lebensjahrzehnt). Die genetischen Formen folgen einem autosomal-dominanten oder häufiger einem rezessiven Modus.

Die neurologischen Symptome können eine Chorea oder Choreoathetose umfassen, ein Parkinsonoid, faziale Dyskinesien, Tics, epileptische Anfälle, Faszikulationen, eine Polyneuropathie mit abgeschwächten Muskeleigenreflexen, Sensibilitätsstörungen und einer distalen Amyotrophie. Psychiatrisch treten Persönlichkeitsstörungen auf, maniforme und depressive Störungen, Zwangsstörungen und neuropsychologische Defizite vor allem der präfrontal subkortikalen Schleifen, die zu einer Demenz fortschreiten können.

Differentialdiagnostisch sind unter anderem eine Chorea Huntington, Vitamin-E-Mangel (mit Retinopathie), ein systemischer Lupus erythematodes und eine Abetalipoproteinämie auszuschließen. Im Gegensatz zur Abetalipoproteinämie – der klassischen Akanthozytose oder Bassen-Kornzweig-Erkrankung – treten bei der Neuroakanthozytose keine Störungen des Lipidstoffwechsels auf. Bei beiden Erkrankungen werden bei mindestens 3% (meist 15%) der Erythrozyten sogenannte Stechapfelformen mit dornförmigen Ausziehungen nachgewiesen.

Im EEG finden sich typische Berger-Komplexe. Die Nervenbiopsie zeigt Veränderungen vor allem der Axone mit großem Durchmesser und starke regenerative Veränderungen. In den Stammganglien ist vor allem im Nucleus caudatus ein Verlust von Neuronen aller Größen nachzuweisen. Der Zusammenhang zwischen der genetisch verankerten Störung der Erythrozytenmembran und den neuropathologischen Veränderungen ist noch nicht aufgeklärt. Eine spezifische Behandlung steht nicht zur Verfügung.

2.6.3 Demenz bei Parkinson-Krankheit

Diagnostische Leitlinien (F02.3). Demenz, die sich bei einem Patienten mit fortgeschrittener, gewöhnlich schwerer Parkinson-Krankheit entwickelt.

Die Symptomentrias Rigor, Hypokinesie und Tremor ist verursacht durch ein dopaminerges Defizit im nigrostriatalen System. Weitere typische Zeichen sind die Störung posturaler (gleichgewichtsregulierender) Reflexe mit Pro- und Retropulsion, ein kleinschrittiger Gang, Bradykinesie mit Mikrographie, Hypomimie und Hypophonie.

Epidemiologie und Verlauf

Der Morbus Parkinson ist eine idiopathische Erkrankung mit meist geringem genetischem Risiko, einem leichten Überwiegen des männlichen Geschlechts, einem mittleren Krankheitsbeginn um 60 Jahre und einer mittleren Dauer von etwa 14 Jahren. Der juvenile Morbus Parkinson mit Beginn vor dem 21. Lebensjahr ist jedoch stets familiär bedingt. Patienten mit einer Alzheimer-Demenz haben gehäuft Verwandte ersten Grades mit einem Morbus Parkinson. Die Gesamtprävalenz beträgt 100 bis 200 pro 100 000. Betroffen ist etwa 1 % der über 65jährigen, höhere Schätzungen in epidemiologischen Studien sind teilweise auf Schwierigkeiten in der Abgrenzung von einem sekundären Parkinson-Syndrom zurückzuführen, z. B. dem medikamentös induzierten Parkinsonismus, Normaldruckhydrozephalus, vaskulären Hirnveränderungen im Stammganglienbereich, Kohlenmonoxid- und Manganintoxikationen, Neurosyphilis und anderen Enzephalitiden.

Symptomatik

Etwa 30 % der Patienten entwickeln im späteren Verlauf ein Demenzsyndrom. Der Prozentsatz ist doppelt so hoch wie in der altersgleichen Normalbevölkerung und noch höher bei Patienten mit vaskulär bedingtem Parkinsonismus. Ein weiteres Drittel der Patienten leidet unter leichteren kognitiven Störungen, die sich unter der Behandlung mit L-Dopa bessern können. Schlechtes Ansprechen auf L-Dopa und hohes Erkrankungsalter sind Prädiktoren für die Entwicklung einer kognitiven Störung. Eine verminderte Sprachproduktion (verbal fluency) kann Vorzeichen einer beginnenden Demenz sein. Die charakteristische Bradyphrenie des manifesten Morbus Parkinson ist testpsychologisch erfaßbar. Es besteht ein schwacher Zusammenhang zwischen der Schwere der kognitiven Defizite und der Ausprägung der motorischen Störungen, die nach Hoehn und Yahr gradiert werden können (Tab. 8-22).

Wahn und Halluzinationen können sowohl im Gefolge der kognitiven Störungen als auch als Nebenwirkung einer dopaminergen oder anticholinergen Behandlung auftreten. Sie können von lebhaften Träumen bis zu einer anhaltenden paranoid-halluzinatorischen Symptomatik reichen (Tab. 8-23). Depressive Symptome sind bei etwa der Hälfte der Patienten nachzuweisen und umfassen kurzzeitige reaktive Störungen sowie schwerste vitale Beeinträchtigungen mit Suizidgedanken. Die depressiven Störungen stehen in keinem eindeutigen Zusammenhang mit dem Krankheitsstadium, können jedoch Gedächtnis- und andere kognitive Störungen verstärken. Die Unterscheidung zwischen Verlangsamung oder Retardierung als Folge der Bewegungs- oder depressiven Störung ist oft schwer zu treffen. Zusätzlich können Angst und Zwangssymptome vorhanden sein.

Diagnostik

CT und NMR zeigen supratentoriell allenfalls eine leichte Hirnatrophie. Mit der NMR konnte in wissenschaftlichen Studien ein verringerter Durchmesser der Substantia nigra mit ausgeprägten Veränderungen in der Pars compacta demonstriert werden. Im SPECT ist ein verminderter Blutfluß im Parietalkortex, Putamen und Kaudatum nachzuweisen; im PET eine verminderte 18-Fluoro-DOPA-Aufnahme im Striatum. Diese Veränderungen können schon vor der klinischen Krankheitsmanifesta-

Tabelle 8-22 Schweregradeinteilung des Morbus Parkinson nach Hoehn und Yahr (1967).

Grad	Beschreibung
0	keine Zeichen der Erkrankung
1	einseitige Symptomatik mit nur geringer funktioneller Beeinträchtigung
2	beidseitige Symptomatik ohne Gleichgewichtsstörungen
3	leichte bis mäßige bilaterale Störungen leichte Standunsicherheit unabhängige Lebensführung möglich
4	schwere Behinderung weiterhin in der Lage, zu gehen und ohne Hilfe zu stehen
5	ohne fremde Hilfe auf den Rollstuhl angewiesen oder bettlägerig

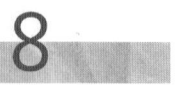

Tabelle 8-23 Parkinson-Beurteilungsskalen für den Bereich psychischer Störungen (nach der Unified Parkinson's Disease Rating Scale; FAHN und MARSDEN, 1987).

kognitive Defizite

0 keine

1 leichte, konsistente Vergeßlichkeit mit teilweise erhaltener Erinnerung an die betreffenden Ereignisse, keine weiteren Schwierigkeiten

2 mäßige Gedächtnisstörungen mit Desorientierung und mäßigen Schwierigkeiten beim Lösen anspruchsvoller Aufgaben; leichte, aber eindeutige Beeinträchtigung der häuslichen Funktionen, der Patient muß dabei gelegentlich unterstützt werden

3 schwere Gedächtnisstörungen mit Desorientierung zur Zeit und häufig zum Ort, schwere Beeinträchtigung beim Problemlösen

4 schwere Gedächtnisstörungen, wobei allein die Orientierung zur Person erhalten ist, unfähig, Entscheidungen zu treffen oder Probleme zu lösen, benötigt viel Hilfe in der persönlichen Pflege, kann nicht allein gelassen werden

Wahn und Halluzinationen
(aufgrund einer Demenz oder der Medikamenteneffekte)

0 keine

1 lebhafte Träume

2 „benigne" Halluzinationen mit erhaltener Einsicht

3 gelegentliche bis häufige Halluzinationen oder Wahnvorstellungen ohne erhaltene Einsicht, die Alltagskompetenz kann dadurch gestört sein

4 persistierende Halluzinationen, Wahnvorstellungen oder eine „floride Psychose", unfähig, für sich selbst zu sorgen

depressive Symptomatik

0 fehlen

1 Momente der Trauer oder Schuldgefühle, die über das normale Maß hinausgehen, niemals über Tage oder Wochen anhaltend

2 anhaltende depressive Symptomatik (eine Woche oder mehr)

3 anhaltende depressive Symptomatik mit vegetativen Störungen (Insomnie, Anorexie, Gewichtsverlust, Interessenverlust)

4 anhaltende depressive Symptomatik mit vegetativen Symptomen und Suizidgedanken oder -absichten

Motivation und Initiative

0 normal

1 weniger aktiv als sonst, passiver

2 Verlust von Initiative und Interesse bei ungewohnten Aufgaben außerhalb der täglichen Routine

3 Verlust von Initiative und Desinteresse an alltäglichen Routineaufgaben

4 zurückgezogen, vollkommen motivationslos

tion bestehen, finden sich aber in ähnlicher Weise bei der progressiven supranukleären Parese.

Die klinische Diagnose eines Morbus Parkinson kann in 80 % der Fälle neuropathologisch bestätigt werden. Als notwendiges histopathologisches Merkmal gelten Lewy-Körperchen, blasse intraneuronale Einschlußkörper. Sie sind bei den Patienten in Substantia nigra, Locus coeruleus und dorsalem Vaguskern, meist auch im Nucleus basalis Meynert und Kortex nachzuweisen. Zellgebiete mit einer hohen Zahl von Lewy-Körperchen zeigen häufig einen starken Neuronenverlust. Hierdurch sinken die

Dopaminproduktion in der Substantia nigra und die Dopaminkonzentration in den Projektionsarealen, z. B. im Striatum. Der Dopaminverlust im Striatum ist für die Hypokinesie, im Mesokortex für den Rigor und im tiefen Hypothalamus für den Tremor verantwortlich. Die Zellzahl im cholinergen Nucleus basalis Meynert kann bis auf 20% abnehmen und die Cholinazetyltransferase-Konzentration um 50% zurückgehen. Dies könnte einerseits „frontale" neuropsychologische Störungen, andererseits mnestische Probleme erklären. Derzeit ist nicht schlüssig zu beantworten, ob in erster Linie kortikale Alzheimer-Veränderungen, kortikale Lewy-Körperchen oder eine möglicherweise retrograd ausgelöste neuronale Degeneration im Nucleus basalis Meynert für die Demenz beim Morbus Parkinson verantwortlich sind. Die Vielzahl der neurochemischen Veränderungen läßt vermuten, daß die Ursache der klinischen Störungen nicht auf einen einfachen Nenner zu bringen ist.

Therapie

Dopaminerge Behandlungsstrategien haben sich als äußerst wirkungsvoll erwiesen. L-Dopa wird von der Dopa-Decarboxylase in Dopamin überführt und erlaubt bei 90% der Patienten eine 5- bis 10jährige Kontrolle von Rigor und Hypokinesie. L-Dopa kann zu gastrointestinalen Nebenwirkungen mit Übelkeit führen, zu abnormen überschießenden Bewegungen im Sinn von Choreoathetose, Akathisie, Tics sowie Dystonien, aber auch zu innerer Unruhe. Die Stimmung kann angehoben sein. Auch ohne Zeichen eines Delirs können Halluzinationen und Wahnvorstellungen auftreten. Bei 50% der behandelten Patienten entwickeln sich während einer sechsmonatigen Behandlungsdauer Depressionen, wobei frühere affektive Episoden als Risikofaktoren anzusehen sind.

Die L-Dopa-Wirkung wird durch den MAO-B-Inhibitor Selegilin unterstützt. Die Substanz kann möglicherweise über eine rein symptomatische Wirkung hinaus als Radikalefänger die Krankheitsprogredienz im Frühstadium verlangsamen. Einschränkend sind erste Berichte über eine gesteigerte Mortalität bei längerer Anwendung zu nennen.

Der Dopaminagonist Lisurid reduziert die Fluktuation der Hypo- und Hyperkinesien. Bei Unverträglichkeit von L-Dopa kann der Dopaminrezeptor-Agonist Bromocriptin eingesetzt werden. Die Nebenwirkungen sind ähnlich wie bei L-Dopa, Verwirrtheitszustände treten jedoch etwas häufiger auf. Amantadin begünstigt neben seiner Wirkung als NMDA-Antagonist die Dopaminfreisetzung und bedingt geringere Nebenwirkungen, die symptomatische Verbesserung ist jedoch oft nur von kurzer Dauer.

Die Bolusgabe von Apomorphin kann bei störenden Symptomen zu einer raschen Besserung führen. Anticholinergika können als alternative oder ergänzende Substanzen eingesetzt werden. Medikamentös intraktable Bewegungsstörungen können nach einer stereotaktischen Elektrokoagulationsbehandlung passager gebessert werden. Dies und die Implantation eigener, genetisch modifizierter oder embryonaler Dopamin-produzierender Zellen ins Kaudatum bleiben einem kleinen Kreis schwerkranker Patienten in hochspezialisierten Zentren vorbehalten. Eine Elektrokonvulsionstherapie oder eine antidepressive Behandlung mit Trizyklika kann aufgrund der anticholinergen Nebenwirkungen einen günstigen Effekt auf die „extrapyramidalmotorische Symptomatik" ausüben.

Die Wahrscheinlichkeit für das Vorliegen einer der folgenden **Differentialdiagnosen** steigt, falls ein Therapieversuch mit L-Dopa erfolglos bleibt:

- medikamentös induzierter Parkinsonismus (Anamnese?)
- vaskulärer Parkinsonismus (Hinweise durch Klinik, CT oder NMR?)
- progressive supranukleäre Parese und Multisystematrophie
- Normaldruck-Hydrozephalus (CT-/NMR-Befund, Inkontinenz, Ataxie?)
- Dementia pugilistica (Anamnese, knock-outs?)
- „Lewy-Körperchen-Demenz"
- Alzheimer-Demenz
- psychogener oder psychogen überlagerter Parkinsonismus mit meist atypischen klinischen Merkmalen.

Die **progressive supranukleäre Parese** (Steele-Richardson-Olszewski-Syndrom) ist durch folgende Symptome charakterisiert:

- supranukleäre Blicklähmung, die vor allem den Blick nach unten betrifft
- Pseudobulbärparalyse
- Dysarthrie
- Dystonie und axialer Rigor im Nacken- und Rumpfbereich
- Demenz.

Auffallend sind die hochgereckte Haltung und die ausgeprägte frühe Stand- und Ganginstabilität der Patienten, die häufig zu dramatischen Stürzen führt. Für die Erkrankung sprechen ein schleichender Beginn nach dem 40. Lebensjahr, unauffällige CT-/

NMR-Befunde und eine meist „leere" Familienanamnese. Gelegentlich wurden autosomal-dominante, klinisch heterogene Krankheitsformen beschrieben. Gegen die Diagnose sprechen autonome Störungen, ausgeprägter Ruhetremor, Polyneuropathie und deutlich einseitige Symptomausprägung. Die Prävalenz beträgt etwa 1/100000, die Verlaufsdauer 5 bis 10 Jahre. Neuropathologisch sind Neurofibrillen im Pallidum, Nucleus subthalamicus, geringer auch in den pontinen Nuclei einschließlich des Tegmentums, der Medulla und des Nucleus dentatus, im Gyrus praecentralis und Präfrontalkortex nachweisbar.

Die **Lewy-Körperchen-Demenz** ist eine kürzlich beschriebene Demenzform, die für bis zu 20% aller Demenzen verantwortlich sein könnte. Die eigenständige Bedeutung dieser Erkrankung ist jedoch umstritten, da es sich möglicherweise um eine Koinzidenz von Morbus Parkinson und Alzheimer-Demenz handelt. Mehrere Arbeitsgruppen haben Diagnosekriterien vorgeschlagen; ein Beispiel ist in Tabelle 8-24 aufgeführt. Als typisch werden fluktuierende kognitive Störungen bzw. wiederkehrende Verwirrtheitszustände sowie Halluzinationen und eine leichte Parkinson-Symptomatik beschrieben. Von einiger praktischer Bedeutung könnte die Überempfindlichkeit auf Neuroleptika einschließlich des malignen Neuroleptika-induzierten Syndroms sein. Die Patienten weisen nigrale und neokortikale Lewy-Körperchen und im höheren Alter meist auch Plaques und gelegentlich Neurofibrillen auf.

2.6.4 Demenz bei Creutzfeldt-Jakob-Krankheit

Diagnostische Leitlinien (F02.1). Die Creutzfeldt-Jakob-Erkrankung muß in allen Fällen einer rasch fortschreitenden Demenz (über Monate bis ein oder zwei Jahre) vermutet werden. Gleichzeitig oder in der Folge treten vielfältige neurologische Symptome auf. Manchmal können, wie bei der sogenannten amyotrophen Form, die neurologischen Symptome vor dem Beginn der Demenz auftreten. Es kommt gewöhnlich zu einer fortschreitenden spastischen Lähmung der Extremitäten, begleitet von „extrapyramidalen" Zeichen wie Tremor, Rigor und choreatisch-athetotischen Bewegungen. Andere Varianten können mit Ataxie, Visusstörungen oder Muskelfibrillationen und Atrophie des ersten motorischen Neurons einhergehen. Folgende Trias legt die Diagnose nahe:

- rasch fortschreitende ausgeprägte Demenz
- Erkrankungen des pyramidalen und „extrapyramidalen" Systems mit Myoklonus
- ein charakteristisches EEG (mit triphasischen Wellen) ist sehr verdächtig für die Krankheit.

Epidemiologie und Verlauf

Die Creutzfeldt-Jakob-Krankheit ist eine rasch progrediente spongiforme Enzephalopathie mit einem Häufigkeitsgipfel um das 60. Lebensjahr. Die jährliche Inzidenz beträgt bis zu 1/1 Million und entspricht aufgrund der mittleren Überlebenszeit von etwa einem Jahr der Prävalenz. Die meisten Erkrankungsfälle treten sporadisch auf.

Tabelle 8-24 Operationalisierte Kriterien zur Diagnose einer Demenz vom Lewy-Körperchen-Typ (modifiziert nach McKeith et al., 1992).

A Fluktuierende kognitive Defizite mit Beeinträchtigung von Gedächtnis und höheren kortikalen Funktionen (z.B. Sprache, visuell-räumlichen Leistungen, Praxie und abstraktem Denken). Die Fluktuationen sind ausgeprägt und können sich entweder als episodische Verwirrtheit und luzide Intervalle manifestieren oder bei wiederholten Tests der intellektuellen Leistungsfähigkeit auffallen bzw. durch eine sehr wechselhafte Alltagsbewältigung („activities of daily living").

B Mindestens einer der folgenden Punkte muß erfüllt sein:
   (1) optische und/oder akustische Halluzinationen, die meist von sekundärem paranoidem Wahn begleitet sind,
   (2) leichte, spontane „extrapyramidalmotorische" Störungen oder ein neuroleptisches Hypersensitivitätssyndrom, d.h. übersteigerte Nebenwirkungen nach normalen Neuroleptikadosen,
   (3) wiederholte unerklärte Stürze und/oder transiente Verwirrtheitszustände bzw. Bewußtseinsverluste.

C Trotz des wechselnden Erscheinungsbildes persistieren die klinischen Störungen über einen langen Zeitraum (Wochen oder Monate) im Unterschied zu einem Delir mit meist kürzerer Dauer.

D Ausschluß somatischer Krankheitsursachen durch geeignete körperliche und apparative Untersuchungen.

E Ausschluß zerebrovaskulärer Läsionen durch Anamnese und bildgebende Verfahren.

Als Vorzeichen der Erkrankung können psychische (Depression, Angst, Halluzinationen), vegetative (Schlaf- und Appetitstörungen) und motorische Störungen (Tremor, Ataxie) auftreten. Die rasch progrediente Demenz und ihre Kombination mit unterschiedlichen neurologischen Symptomenmustern sind das Kennzeichen der Creutzfeldt-Jakob-Krankheit. Die phänotypische Heterogenität der Erkrankung ist bereits in den ICD-10-Kriterien dargestellt. In Abhängigkeit vom Transmissionsmodus oder von der Lokalisation und Symptomatik des Prozesses wurden einige Sonderformen abgegrenzt:

- die amyotrophe Erkrankungsform
- die ataktische Form
- die Heidenhain-Form mit extrapyramidalmotorischen Störungen, Myoklonus, zerebellärer Ataxie und Erblindung
- die familiäre Gerstmann-Sträussler-Scheinker-Erkrankung
- die thalamische Variante Stern-Garcin
- die seltene, tödlich verlaufende, familiäre Insomnie
- Kuru als Folge von rituellem Kannibalismus
- iatrogene Enzephalopathien nach neurochirurgischen Eingriffen, Hornhauttransplantationen oder Behandlung mit Wachstumshormon aus Leichenhypophyse.

Die Terminologie und Nosologie dieser Krankheitsgruppe ist durch neue molekulargenetische Ergebnisse im Umbruch begriffen. Es gibt einige verwandte veterinärmedizinische Erkrankungen, z.B. die bovine spongiforme Enzephalopathie (BSE). Von allen genannten Erkrankungen wird angenommen, daß sie von Prionen (proteinaceous infectious agents) verursacht werden. Die Inkubationszeit der infektiösen Formen liegt vermutlich zwischen 1 und 16 Jahren.

Diagnostik

Klinisch-chemische Routinewerte, vor allem Entzündungsparameter, sind normal. CT und NMR können lange Zeit unauffällig sein. Die Verdachtsdiagnose wird in den mittleren und späteren Krankheitsstadien durch bilaterale periodische polyphasische, teilweise steile oder langsame Abläufe bei mäßiger bis schwerer Allgemeinveränderung im EEG gestützt. Inzwischen besteht die Möglichkeit, im Liquor krankheitsspezifische Proteine nachzuweisen.

Im Gehirn sind keine Entzündungszeichen nachzuweisen. Histologisch besteht eine spongiforme Enzephalopathie mit Neuronenverlust, Vakuolisation und Astrozytose, vor allem im Kortex und in den Basalganglien.

2.6.5 Demenz bei HIV-Erkrankung

HIV-bedingte Demenzen (F02.4) gelten inzwischen als häufigste Demenzform bei jungen Patienten. Ein Drittel der AIDS-Patienten entwickelt im Krankheitsverlauf eine Demenz. Die Jahresinzidenz der Demenz bei HIV-Infizierten beträgt 14%. In Risikogruppen besteht eine hohe Komorbidität mit Alkohol- und Drogenabhängigkeit sowie deren Folgen.

Die kognitiven Defizite entwickeln sich schleichend mit zunehmender Verlangsamung sowie Beeinträchtigung von Gedächtnis und Konzentration. Neuropsychologisch erfaßbar sind die frühe Verlangsamung motorischer Reaktionen und die Beeinträchtigung des Kurzzeitgedächtnisses. Höhere kortikale Funktionen bleiben lange erhalten.

Die Diagnosestellung ist ein akuter Stressor und kann Angstzustände und depressive Episoden auslösen. Die Patienten sind in dieser Phase besonders suizidgefährdet. Depressive Störungen sind die im Verlauf der Erkrankung insgesamt häufigsten psychischen Störungen bei nicht-dementen Patienten. Differentialdiagnostisch abzugrenzen ist die sogenannte **AIDS-Phobie,** also die Angst, sich infiziert zu haben ohne Vorliegen serologischer Hinweise auf eine Infektion. Im Verlauf einer HIV-Infektion können Anpassungsstörungen auftreten. Schizophreniforme Psychosen sind selten (weniger als 1% der Patienten). Gelegentlich sind organisch verursachte Verhaltensänderungen mit Apathie und Rückzug, seltener mit Zeichen der Disinhibition zu beobachten.

Als neurologische Veränderungen finden sich neben den frontalen Enthemmungszeichen Dysarthrie, Tremor, Ataxie, Hyperreflexie und sensorische Neuropathie. Die Stadieneinteilung nach den CDC-Kriterien orientiert sich vorwiegend an internistisch-neurologischen Kriterien, vor allem an Infektionskrankheiten (Tab. 8-25; Abb. 8-11)

Zu zerebralen Komplikationen können z.B. die folgenden opportunistischen Erreger führen:

- **Toxoplasma gondii:** Reaktivierung einer latenten Infektion mit Meningoenzephalitis oder Fokalinfektion und meist multiplen Rundherden mit perifokalem Ödem. Ein Antikörpernachweis aus Blut und Liquor ist möglich.
- **Cryptococcus neoformans:** unspezifische, subakute Meningoenzephalitis mit Lethargie und möglicherweise Demenz als Erstsymptom. Lym-

Tabelle 8-25 CDC-Klassifikation der HIV-Infektion (modifiziert nach: „Revised classification system for HIV-infection and expanded surveillance case definition for AIDS among adolescents and adults", CENTERS FOR DISEASE CONTROL, 1993).

klinische Kategorie	klinische Befunde und Erkrankungen
A	– akute Infektion – asymptomatisches Stadium – persistierende generalisierte Lymphadenopathie
B	Krankheitssymptome oder Erkrankungen, die nicht in die Kategorie C (AIDS) fallen, dennoch aber der HIV-Infektion ursächlich zuzuordnen sind oder auf eine Störung der zellulären Immunabwehr hinweisen, z.B.: – Infektionen: Herpes zoster, rezidivierend mit Beteiligung mehrerer Dermatome; bazilläre Angiomatose; Listeriose; Candida-Infektionen, oropharyngeal oder chronisch vulvovaginal; orale Haarzell-Leukoplakie; Entzündungen des kleinen Beckens, Komplikationen von Tuben- oder Ovarialabszessen – konstitutionelle Symptome: Fieber über 38 °C; persistierende Diarrhöen; Gewichtsverlust (5–10% des Körpergewichts) – periphere Neuropathie
C	Krankheiten, die bei bekannter HIV-Infektion die Diagnose AIDS definieren: – parasitäre und Protozoeninfektionen: Pneumocystis-carinii-Pneumonie; Toxoplasma-Enzephalitis; intestinale Kryptosporidiose; intestinale Infektion mit Isospora belli – Pilzinfektionen: Candidiasis von Ösophagus, Trachea, Bronchien und Lunge; Kryptokokkose, Histoplasmose und Kokzidioidomykose, extrapulmonal oder disseminiert – bakterielle Infektionen: rezidivierende Salmonellen-Sepsis; Tuberkulose; Infektionen mit Mycobacterium avium complex oder Mycobacterium kansasii, extrapulmonal oder disseminiert; rezidivierende Pneumonien (> 1 pro Jahr) – Virusinfektionen: Zytomegalie-Retinitis oder Infektion anderer Organe, nicht Leber und Milz; chronische Herpes-simplex-Infektion mit Ulzera, Bronchitis, Pneumonie, Ösophagitis; progressive multifokale Leukenzephalopathie – Tumoren: Kaposi-Sarkom; Non-Hodgkin-Lymphome; invasives Zervixkarzinom – sonstige: HIV-Enzephalopathie; HIV-bedingte Kachexie („wasting syndrome")

phozytäre Liquorpleozytose, Antigentest und eventuell direkter Pilznachweis im Tuschepräparat.
- **Mycobacterium avium intracellulare:** vorwiegend internistische oder neurologische Symptomatik in Abhängigkeit von der Lokalisation.
- **JC-Virus:** progressive multifokale Leukenzephalopathie (PML) mit subkortikaler Demyelinisierung (NMR/CT!), rasche Entwicklung einer Demenz.

Bei alleiniger HIV-Infektion sind im Liquor eine leichte lymphozytäre Pleozytose, eine Erhöhung des Eiweißes, vor allem des IgG, gelegentlich oligoklonale Banden sowie Antikörper gegen HIV nachzuweisen. Die Relation der CD4-Helfer- zu den CD8-Suppressor-Lymphozyten ist im Blut und Liquor erniedrigt.

Parallel zur Entwicklung einer Demenzsymptomatik zeigen sich in CT und NMR eine Aufweitung der Ventrikel und Furchen sowie fleckige Marklagerveränderungen. Im späteren Krankheitsverlauf zeigt das EEG eine Allgemeinveränderung. 75% aller AIDS-Patienten weisen postmortal neuropathologische Veränderungen auf. Dazu zählen eine meningeale Verdickung, kortikaler Neuronenverlust sowie diffuse oder fokal betonte Marklagerveränderungen mit Demyelinisierung, Astrozytose oder spongiöser Degeneration.

HIV führt zu weitreichenden Schädigungen des Immunsystems. Davon sind auch die Makrophagen und die Mikroglia des ZNS betroffen. HIV-1, die häufigste Ursache von AIDS in der westlichen Welt, ist ein zytopathisches Retrovirus aus der Lentivirus-Gruppe mit einem zentralen Kern aus doppelsträn-

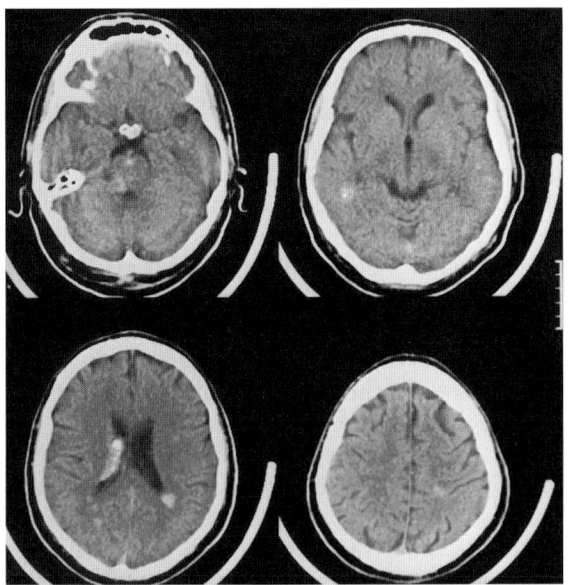

Abbildung 8-11 Zerebrale Toxoplasmose bei HIV-Infektion. 53jähriger Mann (CT nativ).

giger RNA, reverser Transkriptase, Strukturproteinen und einer Lipidhülle mit den Glykoproteinen GP120 und GP41. GP120 hemmt selektiv das neurotrophe Peptid Neuroleukin und bindet an das CD4-Antigen bzw. an die Zellen, die dieses Antigen tragen.

Behandlungsziele sind erstens die Verbesserung der Immunkompetenz, zweitens eine Verhinderung der Virusausbreitung und drittens die Therapie opportunistischer Infektionen. Die antivirale Therapie erfolgt mit Nukleosidanaloga, wie Zidovudin, die die reverse Transkription der Virus-RNA auf DNA hemmen. Erfolgversprechend scheint die Kombinationstherapie (zwei Nukleosidanaloga, ein Proteaseinhibitor), die zu einer signifikanten Reduktion der Viruslast führt. Dadurch kann die kognitive Leistung zeitweise verbessert und die Krankheitsprogression möglicherweise verlangsamt werden. Trizyklika können vorsichtig (cave: Delir) gegen depressive Störungen eingesetzt werden, Neuroleptika gegen die seltenen schizophreniformen Symptome (cave: „extrapyramidalmotorische" Störungen). Im Vordergrund der psychiatrischen Interventionen stehen bei der HIV-Infektion die Beratung sowie die gezielte kognitive oder Verhaltenstherapie bei reaktiven Störungen.

2.6.6 Andere Formen und Ursachen der Demenz

Prinzipiell kann jede Erkrankung, die zu einer mangelhaften Oxygenierung oder Substratversorgung des Gehirns führt, bei ausreichender Dauer und Schwere eine Demenz verursachen!

Ursachen von Demenz bei andernorts klassifizierten Krankheitsbildern (F02.8):

- infektiös-entzündlich, z. B.:
  - Neurosyphilis, progressive Paralyse
  - multiple Sklerose
  - Trypanosomenerkrankung
  - Periarteriitis nodosa
  - systemischer Lupus erythematodes
  - paraneoplastische limbische Enzephalitis
- genetisch:
  - zerebrale Lipidstoffwechselstörungen
  - hepatolentikuläre Degeneration (Morbus Wilson)
- metabolisch-endokrinologisch, z. B.:
  - Schilddrüsenerkrankung
  - Hypoglykämie
  - Hyperkalzämie
- nutritiv-toxisch, z. B.:
  - Vitamin-B_{12}-Mangel
  - Niazinmangel
  - (Guam-)Parkinson-Demenz-Komplex
  - adulte Zöliakie mit Malabsorption fettlöslicher Vitamine (z. B. Vitamin E)
  - Intoxikationen
  - Kohlenmonoxidvergiftung
- traumatisch, z. B.:
  - Schädel-Hirn-Trauma (einschließlich Normaldruckhydrozephalus, „dementia pugilistica")
- neoplastisch.

Infektiös-entzündlich

Syphilis, progressive Paralyse. Um die Jahrhundertwende standen etwa 20% der Aufnahmen in Nervenkliniken im Zusammenhang mit einer Neurolues. Von besonderer psychiatrischer Bedeutung ist die parenchymatöse Form der Neurolues, progressive Paralyse, eine chronische Enzephalitis (Spätform der Syphilis) mit vorrangiger Frontalhirnbeteiligung. Die Erkrankung ist selten geworden, steigt jedoch im Gefolge der HIV-Infektion wieder an und wird vor allem bei atypischer Manifestation gelegentlich verkannt. Nach einem neurasthenischen Vorstadium können sich 10 bis 25 Jahre nach der Infektion depressive Störungen, seltener Größenideen einschließlich intellektueller Defizite entwickeln.

Drei Verlaufsformen wurden traditionell unterschieden:

- eine depressiv-hypochondrische
- eine expansiv-manische („klassische Form")
- eine stumpf-demente.

Tatsächlich können die Formen ineinander übergehen. Die frühe Persönlichkeitsveränderung sowie apathisch-depressiv oder disinhibiert-manisch anmutende Verhaltensauffälligkeiten sind durch eine Schädigung des Frontallappens bedingt und münden beim Fortschreiten des Prozesses in eine ausgeprägte Demenz. Wahn und Halluzinationen sind in diesem Stadium häufig. Neurologisch fallen Pupillenstörungen auf, etwa Anisokorie und Entrundung sowie typischerweise kleine, nicht auf Licht, aber auf Konvergenz reagierende Pupillen (Argyll-Robertson-Phänomen). Im Gesichtsbereich treten periorales mimisches Beben, Zuckungen und Tremores bei ansonsten schlaffem Gesichtsausdruck (Paralytikergesicht) auf. Gangstörungen können auf eine Hinterstrangläsion (Tabes dorsalis) hinweisen.

In 90% der unbehandelten Fälle ist die VDRL-Mikroflockungsreaktion in Blut und Liquor positiv. Der Titer normalisiert sich nach erfolgreicher Behandlung. Die FTA-Absorptionsreaktion und der TPHA-Test liefern in der Regel noch über längere Zeit pathologische Ergebnisse. Das Liquoreiweiß, vor allem die Globulinfraktion mit intrathekaler IgG- und IgM-Synthese, und die Lymphozytenzahl sind erhöht. Neuropathologisch sind eine meningeale Verdickung, eine frontokortikale Atrophie durch Neuronenverlust und eine Astrozytose zu demonstrieren, und in einigen Fällen kann sogar der Erreger, Treponema pallidum, im Autopsiematerial nachgewiesen werden.

Wichtig ist die frühzeitige, konsequente hoch dosierte Penizillinbehandlung, möglichst im ersten oder zweiten Krankheitsstadium. Auch im dritten Krankheitsstadium kann in den meisten Fällen eine Besserung mit Penizillin erzielt werden. Akute febrile Reaktionen mit Symptomverstärkung nach Behandlungsbeginn (Herxheimer-Reaktion) können durch die Kombinationsbehandlung mit Steroiden vermieden werden.

Weitere Manifestationen am ZNS sind die raumfordernd wirkende gummöse Syphilis sowie die vaskuläre und meningeale Form der Neurolues.

Die **Neuroborreliose** (Lyme disease) ist eine durch Zeckenstich übertragene Spirochätose mit dem Erreger B. burgdorferi, die in 15% aller unbehandelten Fälle zu schwerwiegenden neurologischen Störungen (Meningoenzephalitis, Hirnnervenlähmung, Radikuloneuropathie) führen kann. Etwa 50% der Patienten leiden unter Müdigkeit, Erschöpfung und Myalgien (symptomatisches „chronic fatigue syndrome"). Über schwerwiegende kognitive Störungen im Sinne einer Demenz wird selten berichtet, jedoch sollte die Differentialdiagnose bei leichten kognitiven Störungen ggf. erwogen werden. Der Verdacht wird serologisch durch Blut- und vor allem durch Liquoruntersuchungen gestützt. Im NMR finden sich fleckförmige Hyperintensitäten. Im Frühstadium ist die orale Behandlung mit Penizillin-Cephalosporinen, Erythromycin oder Tetrazyklinen meist erfolgreich, im späteren Stadium ist eine parenterale Therapie mit Cephalosporinen oder Generalia, z. B. Ceftinaxon, erforderlich.

Die **zerebrale Trypanosomiasis** (Schlafkrankheit) ist eine chronische parasitäre Meningoenzephalitis, die durch Ferntourismus auch in Europa auftreten kann. Nach einem Stich der Tsetsefliege und einer Primärläsion sowie einem kurzen fiebrigen Stadium (febril-glanduläre, parasitämische Phase) entwickelt sich ein enzephalitisches Stadium. Zeitlicher Ablauf und klinische Symptomatik sind außerordentlich variabel. Verschiedenste vegetative und Verhaltensänderungen sowie neurologische Störungen einschließlich Aphasie, Apraxie und Anfällen können auftreten. Häufig beobachtet werden Verwirrtheitszustände mit akustischen und optischen Halluzinationen sowie Verfolgungsideen. Unbehandelt entwickeln sich bei einem Großteil der Patienten Apathie, Somnolenz, Stupor und Koma. Spontanremissionen sind selten, ausgebrannte Residualsyndrome ohne Behandlung häufig. Die Mortalität hängt vom Erregertyp ab. Die Trypanosomen können direkt aus dem Liquor nachgewiesen werden. Die Wahl des Antibiotikums richtet sich nach dem Krankheitsstadium und dem Erreger.

Die **Encephalomyelitis disseminata** beginnt vorwiegend im jüngeren Erwachsenenalter vom 20. bis zum 40. Lebensjahr. Frauen werden etwas häufiger betroffen. Die Prävalenz beträgt 50/100 000. Die Erkrankung tritt familiär gehäuft auf. Die Konkordanzrate bei homozygoten Zwillingen beträgt 50%, bei dizygoten 17%. Es besteht eine Assoziation mit bestimmten HLA-Antigenen, vor allem DR2. Im Liquor sind bei über 90% als unspezifisches Zeichen einer intrathekalen IgG-Synthese oligoklonale Eiweißbanden nachzuweisen. Meistens finden sich multifokale Marklager- und Hirnstammläsionen im NMR („multiple Sklerose"). Im frühen Krankheitsstadium sind die perivaskulären Räume durch Lymphozyten, Makrophagen und Plasmazellen infiltriert. Lipolytische und proteolytische Enzyme führen zu einer Demyelinisierung mit nachfolgender Gliose.

Depressive Störungen können einer neurologischen Krankheitsmanifestation um Jahre vorausgehen, und oft wird daher zunächst die Diagnose einer affektiven Erkrankung gestellt. Bei akutem Verlauf zeigen fast alle Patienten eine ausgeprägte emotionale Instabilität. Vor allem Männer unter 30 Jahren weisen nach der Diagnosestellung ein hohes Suizidrisiko auf. Etwa 10–25 % der Patienten wirken inadäquat euphorisch, 50 % eher depressiv verstimmt, reizbar oder apathisch. Ebenso bei 50 % sind intellektuelle Defizite festzustellen, die vor allem Kurzzeitgedächtnis und planendes Handeln betreffen. Bis zu 30 % der Patienten entwickeln im Krankheitsverlauf schwere kognitive Einbußen. Sehr selten tritt bei besonders rascher Progredienz eine Demenz als Frühsymptom auf. Eine therapeutische Stützung – gegebenenfalls flankiert von psychopharmakologischen Maßnahmen – sollte sowohl den Patienten mit akuter Angst in akuten Krankheitsschüben als auch jenen mit eher chronisch depressiver Symptomatik angeboten werden.

Genetisch

Die **zerebralen Lipidstoffwechselstörungen** (Tab. 8-26) sind überwiegend autosomal-rezessive Erkrankungen, die sich in der frühen Kindheit und nur selten im Erwachsenenalter manifestieren. Die Erkrankungen sind häufig von motorischen Störungen und verschiedenen Organanomalien begleitet. Mit Hilfe bildgebender Verfahren lassen sich zwei Krankheitsgruppen unterscheiden:

- Leukodystrophien (z. B. die metachromatische L., Osteodysplasie, Xanthomatose, Adrenoleukodystrophie)
- Poliodystrophien (GM2-Gangliosidose, Zeroidlipofuszinosen, Angiokeratoma corporis diffusum).

Die **hepatolentikuläre Degeneration** (Morbus Wilson) ist eine autosomal-rezessiv vererbte Störung des Kupferstoffwechsels, bei der zuwenig funktionstüchtiges Transportprotein (Coeruloplasmin) zur Verfügung steht. Die Prävalenz beträgt 3/100 000. Die Manifestation erfolgt meist zwischen dem 15. und 20. Lebensjahr, Männer sind etwas häufiger betroffen als Frauen.

Die Erkrankung beginnt häufig mit einem febrilen Ikterus und auffallender Affektlabilität, Reizbarkeit und Aggressivität. Alternativ können die Patienten apathisch und stumpf erscheinen. Psychopathologische Störungen entwickeln 60 %, höhergradige kognitive Defizite aber nur 6 % der Patienten.

Die neurologischen und internistischen Symptome sind großenteils durch eine Kupferablagerung im ZNS (vor allem den Basalganglien), in Leber und Niere bedingt. Die extrapyramidalmotorischen Störungen reichen von choreoathetotischen Hyper- zu rigiden Hypokinesien. Außerdem entwickeln sich zerebelläre Koordinationsstörungen. Die Sprache ist dysarthrisch verwaschen. Als typisch gilt die Asterixis, also ein ruckartiger Verlust des Haltetonus mit unregelmäßigen Korrekturbewegungen beim Armhalteversuch, der sich distal an den Fingern stärker als proximal im Schulterbereich bemerkbar macht. Einen Kayser-Fleischer-Ring, ein schmales bräunlich-grünliches Band in der Peripherie der Hornhaut, bedingt durch Kupferablagerung in der Descemetschen Membran, findet sich bei 60 % der Patienten.

Die Diagnose wird laborchemisch durch den Nachweis folgender Parameter gesichert:

- verminderte Coeruloplasminkonzentration im Serum (bei 95 % der Patienten)
- verminderte Kupferkonzentration im Serum
- erhöhte Kupferausscheidung im Urin von über 50 mg/24 h (meist mehr als 100 µg/g Trockengewicht)
- erhöhte Kupferkonzentration im Leberpunktat

Im CT/NMR sind umschriebene, teilweise zystische Veränderungen im Basalganglienbereich und eine Hirnatrophie zu demonstrieren. Neuropathologisch zeigen sich die Veränderungen als bräunliche Verfärbung und Schrumpfung vor allem des Corpus striatum. Histologisch ist in den Zerfallsherden des Striatums, geringer auch in anderen Bereichen, ein Status spongiosus mit pathologischen Gefäßwucherungen darzustellen. Kupfer wird vor allem perikapillär abgelagert und in Astrozyten aufgenommen.

Die Behandlung sollte zur Vermeidung irreversibler Schäden möglichst frühzeitig einsetzen und zu einer Normalisierung der Kupferbilanz führen. Dazu dienen erstens eine kupferarme Diät und zweitens eine Erhöhung der Kupferausscheidung durch D-Penizillamin. Die Kupferaufnahme kann durch Zinksulfat oder -azetat gebremst werden.

Differentialdiagnostisch müssen abgegrenzt werden:

- psychogene Störungen
- Chorea Huntington
- Enzephalomyelitis disseminata.

8 Organische (und symptomatische) psychische Störungen

Tabelle 8-26 Genetisch verankerte zerebrale Lipidstoffwechselstörungen mit Demenzen (Beginn im Erwachsenenalter).

Erkrankung	Klinik: Demenz plus	Defekt (Folge)
autosomal-rezessiv		
Gaucher I	Myoklonus zerebrale Anfälle Akathisie	β-Glukozerebrosidase-Mangel
Globoidzell-Leukodystrophie (Krabbe)	Ataxie Paresen Schluckstörungen	Galaktozerebrosid-β-Galaktosidase
GM1-Gangliosidose III	Dysarthrie Ataxie Rigor („juveniler Parkinsonismus")	β-Galaktosidase-Mangel
GM2-Gangliosidose, adulte (Tay-Sachs)	Ataxie Schwäche spinale Muskelatrophie	Hexoseaminidase-A-Mangel
Leukodystrophie, metachromatische, adulte	Persönlichkeitsveränderungen Wahn Halluzinationen Spastik Ataxie	Arylsulfatase A-Mangel (↑ Sulfatide)
Lipofuszinose, adulte (Morbus Kufs)	aggressives Verhalten Ataxie Myoklonie zerebrale Anfälle	Lipofuszin-Speicherung (↑ Dolichole im Urin)
Mukopolysaccharidose IIIB (Sanfilippo)	Dysostosen Organomegalie	N-Azetyl-α-Glukosaminidase-Mangel
Neuraminidase-Mangel	Ataxie Myoklonie zerebrale Anfälle Makulaveränderungen (kirschroter Fleck)	Neuraminidase-Mangel
Niemann-Pick-Krankheit, Typ II C	vertikale Blickparese Ataxie Dysarthrie Organomegalie selten auch schizophreniforme Psychosen	gestört sind die Cholesterinveresterung bzw. die Sphingomyelinase-Aktivität
Osteodysplasie, lipomembranöse, polyzystische, mit Demenz	zerebrale Anfälle Knochenzysten Frakturen Basalganglienverkalkung	veränderte Fettzellen im Biopsiematerial
Xanthomatose, zerebrotendinöse	Ataxie Katarakt periphere Neuropathie Xanthome	↓ 26-Hydroxylase in Lebermitochondrien
autosomal-dominant		
Leukodystrophie, familiäre	progrediente Spastik diffuse Demyelinisation	
X-chromosomal		
Adrenoleukodystrophie Polyneuropathie	Spastik Nebenniereninsuffizienz	Überschuß an langkettigen Fettsäuren
Angiokeratoma corporis diffusum (Morbus Fabry)	Hautveränderungen Fieber Schlaganfälle Herzinsuffizienz	α-Galaktosidase-Mangel (Trihexosylzeramidablagerungen)

Endokrinologisch-metabolisch

Verschiedene endokrinologische und metabolische Störungen können von kognitiven Defiziten begleitet sein. Es ist nur selten der Fall, daß ausgeprägte dementielle Syndrome als differentialdiagnostisches Problem im Vordergrund stehen, da aufgrund wegweisender internistisch-klinischer und laborchemischer Befunde die zugrundeliegenden Störungen vor einer Chronifizierung erkannt und behandelt werden können (einige dieser Erkrankungen werden im Abschnitt 4 dargestellt). Häufiger können hormonelle und Stoffwechselstörungen bei multimorbiden alten Patienten mit vaskulären und Alzheimer-Demenzen die Symptomatik verstärken.

Hypothyreosen können zu zahlreichen neuropsychiatrischen Symptomen wie diskreter Verlangsamung, Depression, Hypomanie, Wahn, Halluzinationen bis zu Verwirrtheitszuständen und selten auch bis zu einer Demenz führen. Nach länger bestehenden kognitiven Defiziten garantiert auch eine adäquate hormonelle Substitution keine vollständige intellektuelle Wiederherstellung.

Die **Hyperthyreose** führt typischerweise zu ängstlicher Ruhelosigkeit, vegetativen Störungen und gelegentlich einer agitierten Depression. Bei alten Patienten kann ein blander Verwirrtheitszustand bei einer stillen Hyperthyreose ohne weitere Zeichen einer Überfunktion lange Zeit unerkannt oder auch als beginnende degenerative Hirnerkrankung fehlgedeutet werden.

Ein **Hypoparathyreoidismus** mit rascher Entwicklung, etwa nach einer operativen Entfernung der Nebenschilddrüsen, führt meist zu akuten Zeichen einer neuronalen Übererregbarkeit (Tetanie, zerebrale Anfälle). Bei chronischer Entwicklung können charakteristische neurologische Symptome fehlen und eine Verhaltensveränderung oder intellektuelle Beeinträchtigungen im Vordergrund stehen. In der CT finden sich typische ausgedehnte Kalkablagerungen in den Basalganglien und periventrikulär (Abb. 8-12).

Hyperparathyreoidismus mit rascher Entwicklung führt bei etwa 50% der Patienten zu Apathie, Persönlichkeitsveränderungen und Delir, bei einem Viertel zu leichtgradigen kognitiven Defiziten.

Nutritiv-toxisch

Vitamin-B_{12}-Mangel. Cobalamin (= Extrinsic-Faktor)-Mangel kann einerseits zu einer makrozytären Anämie (Perniziosa) führen, andererseits zu einer Myelinschädigung im Gehirn und Rückenmark (funikuläre Myelose). Die Entwicklung einer Demenz kann in seltenen Fällen einer Anämie vorausgehen.

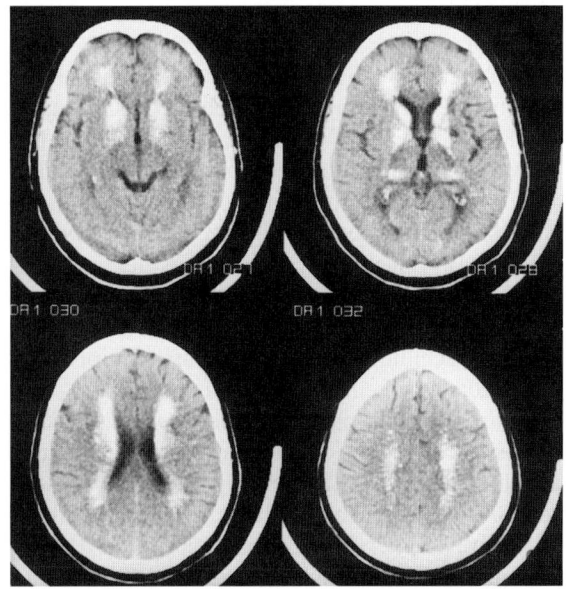

Abbildung 8-12 Ausgedehnte periventrikuläre und Stammganglienverkalkungen bei Hypoparathyreoidismus nach Schilddrüsenoperation. 64jährige Patienten (CT nativ).

Ursache oder Auslöser des B_{12}-Mangels ist in vielen Fällen ein Intrinsic-Faktor-Mangel, eine autoimmunbedingte oder alkoholinduzierte atrophische Gastritis, selten ein Magenkarzinom bzw. eine Gastrektomie. Ferner sind differentialdiagnostisch eine Resorptionsstörung, z. B. Blind-loop-Phänomen, Mangelernährung oder ein erhöhter Bedarf etwa in der Schwangerschaft zu berücksichtigen. Verschiedene Pharmaka können zu diesem Mangel beitragen, z. B. Phenobarbital, Primidon, Phenylbutazon, Zytostatika und andere.

Die Vitamin-B_{12}-Reserven des Körpers decken den Bedarf von zwei Jahren. Sind diese Speicher aufgebraucht, entwickeln 80 % der Patienten eine Anämie, periphere Neuropathie sowie eine Schädigung des N. opticus und der langen Bahnen des Rückenmarks. Ein Brennen an Füßen und Händen sowie eine rasche Ermüdung beim Gehen sind häufige neurologische Frühzeichen. Danach entwickeln sich bei unbehandelten Patienten eine überwiegend sensible Ataxie, Paraparese, Retentio urinae und nach Jahren ein partieller Rückenmarksquerschnitt. Die Erkrankung beginnt meist im mittleren und höheren Lebensalter und verläuft unbehandelt stetig progredient.

Psychopathologisch fallen Stimmungsschwankungen, Reizbarkeit, Depression und Apathie auf. Demenz, Delir, Wahn und Halluzinationen sind selten. Bei der neurologischen Untersuchung finden sich eine zentral bedingte motorische Schwäche sowie ein beeinträchtigtes Lage- und Vibrationsempfinden. Die Bauchhautreflexe fehlen im Gegensatz zur Encephalomyelitis disseminata nur selten. Die Nervenleitgeschwindigkeiten bei axonaler Schädigung sind verlangsamt. Sinnvolle laborchemische Untersuchungen bestehen in der Bestimmung des Vitamin-B_{12}-Spiegels im Blut sowie der serologischen Untersuchung auf Parietalzell- und Intrinsic-Faktor-Autoantikörper. Die B_{12}-Resorption wird mit dem Schilling-Test geprüft. Gastroskopisch ist der Verdacht auf eine Gastritis zu überprüfen.

Neuropathologisch sind in den langen Rückenmarksbahnen, vor allem des Hals- und Brustmarks, unscharf begrenzte Entmarkungsherde nachzuweisen. Sie können auch das Marklager der Hemisphären, den N. opticus, die Sehbahn sowie die Hinterstränge betreffen und führen sekundär zu einer axonalen Läsion mit Wallerscher Degeneration.

Die Behandlung besteht in einer mehrwöchigen hochdosierten parenteralen Vitamin-B_{12}-Substitution (1000 µg Vitamin B_{12} i.m. täglich), die in niedriger Dosis lebenslang fortgeführt werden soll (1000 µg Vitamin B_{12} i.m. monatlich).

Differentialdiagnostisch ist an folgende Erkrankungen zu denken:

- Folsäuremangel
- Niazinmangel (Pellagra)
- Encephalomyelitis disseminata
- Heredoataxien
- raumfordernde spinale Prozesse
- Polyneuritis anderer Genese.

Die Hälfte aller **Patienten mit Alkoholkrankheit** leidet unter leichten kognitiven Defiziten mit Störungen von Aufmerksamkeit, Abstraktionsvermögen, Gedächtnis und visuell-räumlichen Leistungen. Die Breite der Störungen geht weit über ein amnestisches Syndrom hinaus (s. Abschn. 3). Weniger als 10 % der Alkoholiker entwickeln eine Demenz. Die Alkoholdemenz ist dennoch häufiger als eine ausgeprägte Wernicke-Korsakoff-Enzephalopathie.

An der Neurotoxizität anderer **organischer Lösungsmittel** wie Toluol und Trichloräthylen besteht grundsätzlich kein Zweifel. Die schädliche Wirkung dieser Substanzen nach mehrjährigem Mißbrauch oder beruflicher Exposition ist nicht nur an der Demenz, sondern an pyramidal- und extrapyramidalmotorischen Störungen und an einer diffusen, vor allem das Marklager und das Kleinhirn betreffenden, Hirnatrophie, abzulesen. Die Frage nach einem Zusammenhang zwischen einer langjährigen beruflichen Lösungsmittelexposition und einer beginnenden Demenz ist meist schwer zu beantworten (Abb. 8-13).

Zahlreiche **Schwermetalle** (Quecksilber, Blei, Arsen, Mangan u. a.) können bei längerer Exposition nach einem Stadium der „Neurasthenie" oder vermehrten Reizbarkeit zu erheblichen und anhaltenden kognitiven Defiziten führen. Häufig damit verbunden sind Störungen im Bereich der peripheren und Hirnnerven sowie hämatologische Auffälligkeiten. Eine Parkinsonsymptomatik ist charakteristisch für eine Manganintoxikation. Diagnostisch richtungweisend sind meist die Anamnese und die toxikologische Untersuchung von Blut und Urin.

Organophosphate (DDT und andere Insektizide) sind Cholinesterasehemmer. Sie führen bei längerer Exposition zu Irritabilität, Konzentrationsstörungen und anderen unspezifischen Beschwerden, selten zu einer Demenz.

Medikamente sind die häufigste Ursache potentiell reversibler Demenzsyndrome. Benzodiazepine, Barbiturate und Pharmaka mit anticholinergen Nebenwirkungen erweisen sich vor allem bei älteren Patienten als besonders gefährlich, und zwar selbst bei normalen Tagesdosen und Serumspiegeln (Abb. 8-14)

Für den **amyotrophen Lateralsklerose(ALS)-Parkinson-Demenz-Komplex von Guam,** der vor

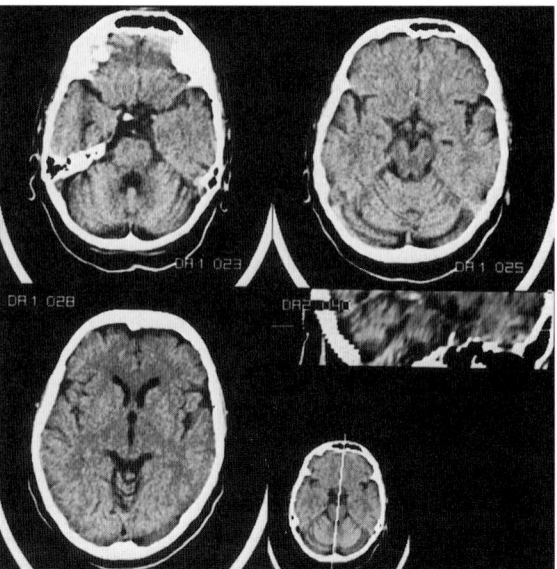

Abbildung 8-13 Kleinhirnatrophie und leichte frontale Atrophie. Ataxie und Schwindel nach mehrjähriger Lösungsmittelexposition, 62jähriger Mann (CT nativ).

allem während des Zweiten Weltkriegs beim Stamm der Chamorros beobachtet wurde und dessen Häufigkeit nun abnimmt, ist möglicherweise ein langsam wirkendes Toxin (8-Methylamino-L-Alanin = BMAA) der Sagopflanze Cycas circinalis verantwortlich. Die Erkrankung führt zu ausgedehnten Nervenzelldegenerationen und Neurofibrillenablagerungen.

Die adulte Sprue kann oligosymptomatisch verlaufen und – neben Demenz und Myoklonus – durch die Malabsorption fettlöslicher Vitamine Zeichen eines **Vitamin-E-Mangelsyndroms** (Sensibilitätsstörungen, Hyporeflexie, zerebelläre Ataxie) aufweisen. Die Behandlung besteht in einer glutenfreien Diät und Vitaminsubstitution. Die Demenz ist meist irreversibel.

Die **chronische Kohlenmonoxidexposition** in schlecht belüfteten Räumen (Automechaniker) führt zu unspezifischen, reversiblen Beschwerden. Die akute Exposition gegenüber hohen Konzentrationen kann schwere anoxische Hirnschäden, häufig mit fokalen Stammganglienläsionen, verursachen. Gelegentlich treten schwerwiegende kognitive Defizite nach initialer Besserung erst mit mehrwöchiger Verzögerung auf.

Traumafolgen

Die akuten Folgen eines **Schädel-Hirn-Traumas** werden im Abschnitt Delir angesprochen. In Abhängigkeit von der globalen Schwere, der Art und Lokalisation einer direkten Gewebsverletzung persistieren generalisierte oder fokale kognitive Defizite. Meist sind Gedächtnisfunktionen mit betroffen, und die Geschwindigkeit kognitiver Abläufe ist reduziert. Häufig bestehen zusätzliche Persönlichkeitsstörungen und depressive Syndrome, selten schizophreniforme Symptome. Bei Impressionsfrakturen, posttraumatischer Amnesie über 24 Stunden und frühen Anfällen ist die Gefahr eines persistierenden Anfallsleidens groß. Liegt einer der drei genannten Faktoren vor, so beträgt das Risiko 20%, falls alle drei Faktoren vorhanden sind, mehr als 50%. Bagatelltraumen können bei vorbestehender Hirnschädigung bzw. bei starker Blutungsneigung gravierende kognitive Konsequenzen haben (Abb. 8-15 und 8-16).

Als klassisches klinisches Kennzeichen des **Normaldruckhydrozephalus** (NDH, Hydrocephalus communicans) gilt die Symptomentrias Demenz, Gangstörungen und Inkontinenz. Neben einer Störung des Gedächtnisses besteht häufig eine auffallende Verlangsamung mit Beeinträchtigung von Antrieb und Aufmerksamkeit, von Urteils- und Abstraktionsvermögen. Die Gangstörungen können sowohl apraktisch als auch rigid-ataktisch oder spastisch erscheinen. Im Gegensatz zum Morbus Parkinson sind nur die Beine betroffen. Die Kontinenz ist erst spät im Krankheitsverlauf beeinträchtigt. Charakteristisch sind die starken Fluktuationen im Verlauf eines oder mehrerer Tage.

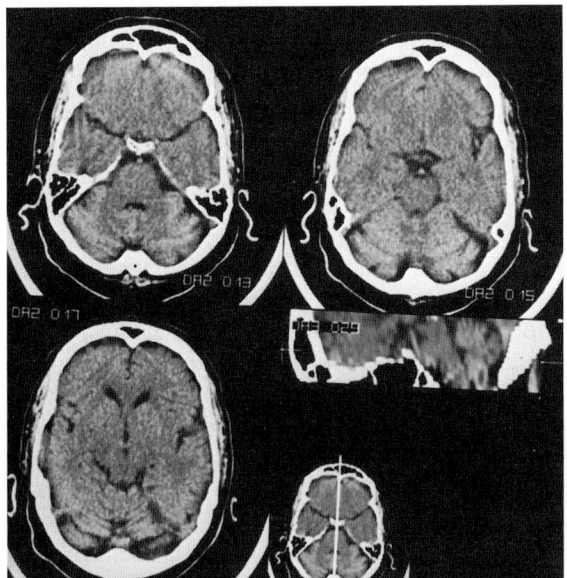

Abbildung 8-14 Kleinhirnatrophie. Mehrjähriger Alkohol- und Barbituratabusus, 58jähriger Mann (CT nativ).

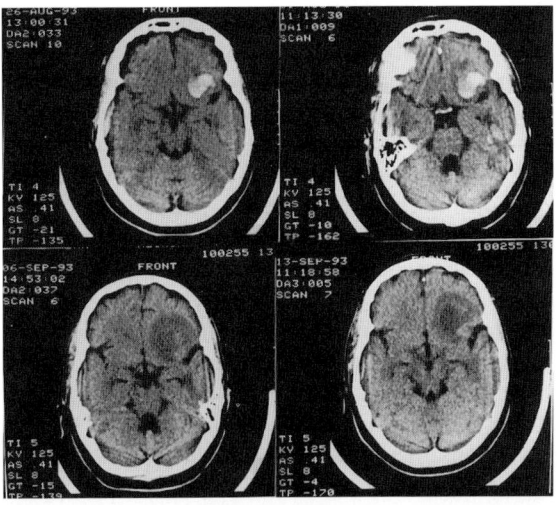

Abbildung 8-15 Links frontale Kontusionsblutung. Alkoholismus, Zustand nach Sturz, 38jähriger Mann. Verlauf vom Aufnahmetag (links oben) über 18 Tage bis zur Entwicklung einer „Schokoladenzyste" (rechts unten; CT nativ).

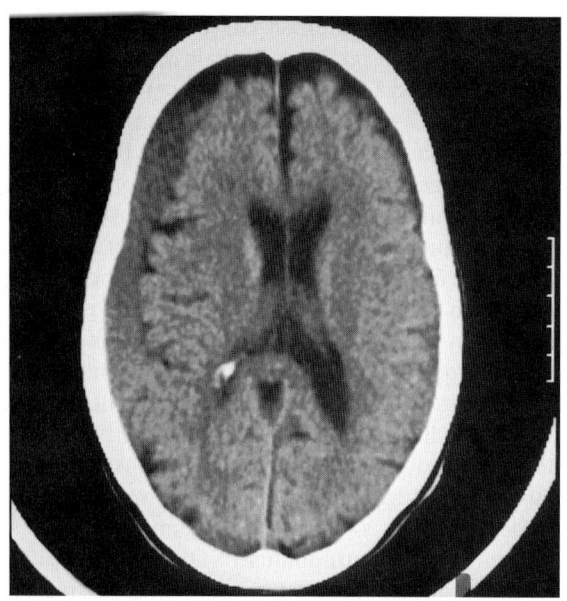

Abbildung 8-16 Subduralhämatom, Zufallsbefund. Klinisch bestand der Verdacht auf eine Alzheimer-Demenz. Normaler Hippokampus, 81jährige Frau (CT nativ).

Tabelle 8-27 Algorithmus zur Wahrscheinlichkeitsdiagnose eines Normaldruckhydrozephalus (NDH) bei dementen Patienten. Nach Dippel und Habbema (1993) entspricht ein Summenscore von 20 oder mehr einer 80%- bzw. von 40 oder mehr einer 95%-Wahrscheinlichkeit für das Vorliegen eines NDH.

Befund	Score
Gangstörungen	+44
Pseudobulbärzeichen	+21
Harninkontinenz	+18
Babinski-Reflex	+ 5
männliches Geschlecht	+ 5
stufenweise Verschlechterung	−10
fokalneurologische Zeichen	−13
Dysphasie	−17
Alter > 60 oder > 75	−70/−91
CT-Befund positiv oder negativ	+18/−14
Summe	

Über längere Zeiträume ist der Verlauf langsam progredient.

Im CT fällt eine Aufweitung des dritten und der Seitenventrikel mit vorwiegend frontaler, periventrikulärer Liquordiapedese auf. Vierter Ventrikel und äußere Liquorräume sind normal weit. Im NMR ist darüber hinaus ein hyperdynames, pulssynchrones Liquorpendelphänomen im Aquädukt zu demonstrieren („fluid void sign"). Diagnostisch und bezüglich der Behandlungsperspektiven wichtig ist die Liquorpunktion. Der Liquordruck ist normal; durch Langzeitmonitoring sind jedoch häufig vorwiegend nächtliche Druckspitzen nachzuweisen. Falls nach der Punktion von ca. 50 ml Liquor eine nachweisliche klinische Besserung erfolgt („fluid tap test"), läßt dies auf einen günstigen Behandlungserfolg schließen, der sich allerdings vorwiegend auf die motorischen Störungen, weniger auf die kognitiven Einbußen erstreckt.

In 30–50% der Fälle ist durch Anlegen eines ventrikulo-atrialen oder -peritonealen Shunts eine Besserung zu erzielen. Bei einem Drittel der Patienten treten postoperativ Komplikationen auf (Infektion, Subduralhämatom, Shunt-Malfunktion, zerebrale Anfälle). Die Prognose ist insgesamt günstiger bei positivem „fluid tap test" und bei einer eindeutig nachweisbaren Ursache für den Normaldruckhydrozephalus. Bei der Hälfte der Patienten ist keine zugrundeliegende Ursache erkennbar. Häufig geht ein Schädel-Hirn-Trauma, ein neurochirurgischer Eingriff, eine Subarachnoidalblutung oder eine oft subklinische Meningoenzephalitis voraus. Man nimmt an, daß der Liquorabfluß subarachnoidal im Bereich der Pacchioni-Granulationen blockiert ist (Tab. 8-27; Abb. 8-17).

Beim **nicht-kommunizierenden Hydrozephalus** liegt eine intrazerebrale Liquorblockade im Bereich des Aquädukts oder der Foraminae, z. B. durch eine Raumforderung, Blutung, Entzündung oder kongenitale Malformation, vor. Es besteht kein ventrikulärer Reflux (kein Pendelphänomen), und der Liquorfluß über die Hemisphärenkonvexität ist normal.

Der **Hydrocephalus e vacuo** ist nicht obstruktiv, sondern die Folge einer Hirnatrophie (Abb. 8-18).

Die **Dementia pugilistica** (Boxerdemenz) ist eine spät in der Boxerkarriere auftretende, langsam progrediente Demenz mit extrapyramidalmotorischen und zerebellären Symptomen. In den Basalganglien, vor allem der Substantia nigra, finden sich intraneuronale Fibrillen, Neuronenverlust und Astrozytose. Die Ausprägung der Symptomatik und die Dichte der Neurofibrillen stehen im Zusammenhang mit der Zahl der Knockouts.

Neoplastische Prozesse

Hirntumoren können zu einem nicht-kommunizierenden Hydrozephalus führen und somit zu einer direkten Steigerung des intrakranialen Drucks, ei-

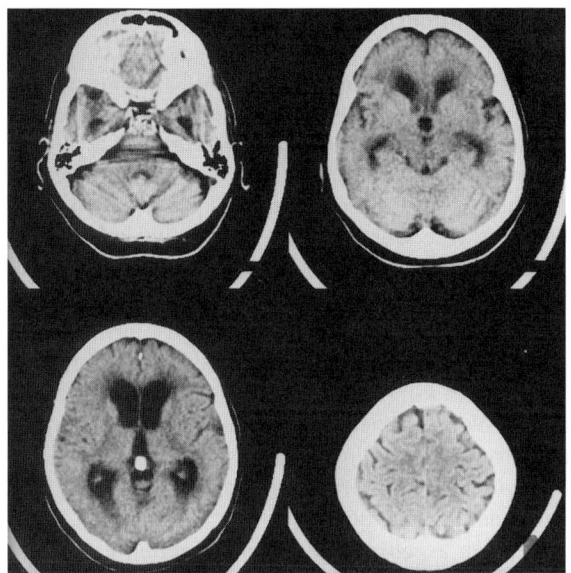

Abbildung 8-17 Normaldruckhydrozephalus. Klinische Diagnose: „hirnorganisches Psychosyndrom, dementielle Entwicklung, Parkinson-Syndrom", 71jährige Frau.
links oben: enger IV. Ventrikel, weite Temporalhörner;
rechts oben: weiter III. Ventrikel, unscharf begrenzte und erweiterte Temporalhörner (Liquordiapedese);
links unten: hydrozephal erweiterte, unscharf begrenzte Frontalhörner (Liquordiapedese);
rechts unten: dazu kontrastierend enge äußere apikale Liquorräume (CT nativ).

ner sekundären Reduktion des zerebralen Blutflusses und zu einer lokalen Gewebskompression oder Zerstörung. Bei Frontallappenprozessen, seltener bei Tumoren anderer Lokalisation, kann es zu einer Erhöhung des intrakranialen Drucks ohne fokalneurologische Zeichen kommen und damit zu einer Beeinträchtigung von Urteils- und Abstraktionsvermögen, die mit einer Demenz anderer Genese verwechselt werden kann. Hirntumoren sind einer der wesentlichen Gründe für die Unverzichtbarkeit bildgebender Verfahren bei der Demenzdiagnostik (Abb. 8-19 und 8-20).

Die paraneoplastische **limbische Enzephalitis** führt zu vorwiegend mnestischen Störungen des Neugedächtnisses. Sie ist durch „Fernwirkungen" systemischer Tumoren – häufig (in 50%) ein kleinzelliges Lungenkarzinom – verursacht. Neuropathologisch können im Hippokampus entzündliche Veränderungen nachweisbar sein, die einer Virusenzephalitis ähneln.

3 Amnesie

Diagnostische Leitlinien. Für die Diagnose „organisches amnestisches Syndrom, nicht durch Alkohol oder psychotrope Substanzen bedingt" (F04) müssen folgende Merkmale vorliegen:

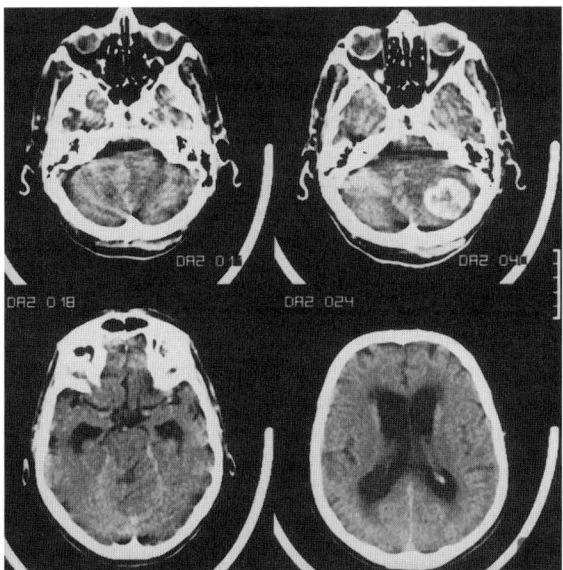

Abbildung 8-18 Infratentorieller Tumor, Kompression des IV. Ventrikels, Liquoraufstau mit Ventrikelerweiterung und frontal periventrikulärer Liquordiapedese. Klinische Diagnose: „organisches Psychosyndrom", 71jähriger Patient (CT nativ).

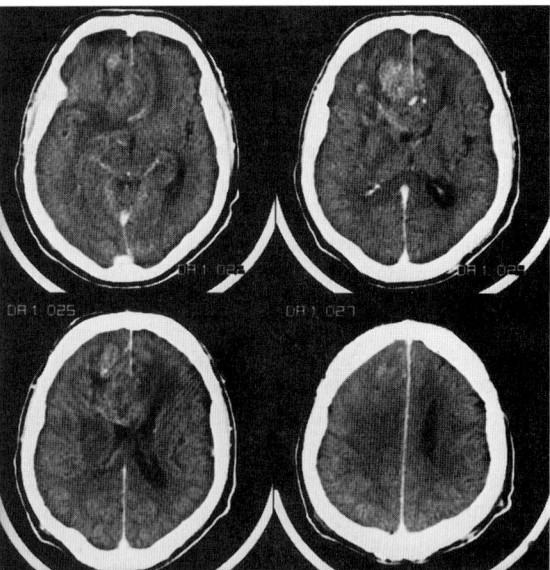

Abbildung 8-19 Frontales Schmetterlingsgliom. Erster Grand-mal-Anfall bei Alkoholismus, klinisch „unklares organisches Psychosyndrom" (CT).

8 Organische (und symptomatische) psychische Störungen

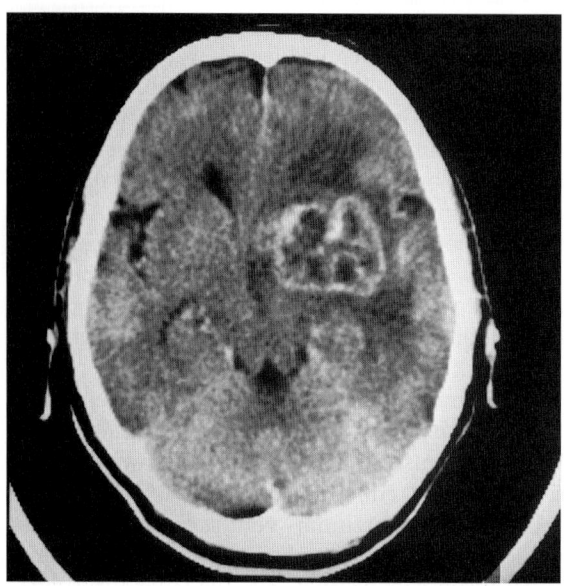

Abbildung 8-20 Glioblastom im Stammganglienbereich links. Zufallsbefund bei klinischem Verdacht auf Lithiumintoxikation, Differentialdiagnose: beginnende Demenz, 61jährige Frau (CT nativ).

- Beeinträchtigung des Neugedächtnisses (das Lernen von neuem Material ist beeinträchtigt); antero- und retrograde Amnesie; die verminderte Fähigkeit, vergangene Erlebnisse in ihrer chronologischen Reihenfolge in Erinnerung zu rufen
- anamnestischer oder objektiver Nachweis einer Hirnschädigung oder einer Hirnerkrankung (insbesondere bilateral dienzephale und mediotemporale Strukturen betreffend)
- Fehlen einer Störung des Immediatgedächtnisses (der unmittelbaren Wiedergabe), wie z.B. Zahlennachsprechen, Fehlen von Aufmerksamkeits- und Bewußtseinsstörungen und Fehlen einer Beeinträchtigung der allgemeinen intellektuellen Fähigkeit.

Konfabulationen, Mangel an Einsichtsfähigkeit und emotionale Veränderungen (Apathie, Entschlußlosigkeit) sind zusätzliche, aber nicht notwendige Hinweise auf die Diagnose.

Das Altgedächtnis ist beim amnestischen Syndrom meist weniger stark betroffen als die Erinnerung an kürzlich Gelerntes. Bestimmte Gedächtnisfunktionen, z.B. das „nicht-deklarative" (= implizite, unbewußte automatische) Gedächtnis für Handlungen und Reaktionen, können bei intaktem Neokortex unbeeinträchtigt sein.

3.1 Hirnerkrankungen

Schädel-Hirn-Traumata sind zahlenmäßig die in der klinischen Praxis mit Abstand bedeutendsten Ursachen für ein amnestisches Syndrom. Sie führen vorwiegend zu anterograden und in geringerem Ausmaß zu retrograden mnestischen Störungen. Die Schwere der Hirnverletzung (vor allem des Temporallappens) korreliert mit der Dauer der posttraumatischen Amnesie und mit dem Auftreten und Ausmaß weiterer kognitiver und motorischer Störungen. In der Erholungsphase wird die mnestische Lücke kürzer. Das Ausmaß der innerhalb der ersten Wochen nach dem Erwachen aus einem Koma erreichten Verbesserung ist der zuverlässigste Indikator für den Grad des endgültig zu erreichenden Leistungsstandes.

Bei den **zerebrovaskulären Ursachen** eines isolierten amnestischen Syndroms handelt es sich überwiegend um Infarkte des Basilaris- bzw. Posterior-Strombahngebiets durch Embolie, Thrombose oder Kompression. Assoziiert sind häufig sensomotorische Hemiparesen, Gesichtsfeldausfälle oder komplexere Störungen durch Läsionen im Bereich von parieto-okzipitalen Assoziationsarealen (Prosopagnosie, Achromatopsie, Alexie etc.). Pathophysiologisch entscheidend ist die Läsion von Bahnen des limbischen Systems, etwa in Hippokampus und Thalamus.

Durch Aneurysmablutungen aus der A. communicans anterior kann es ebenfalls zu Verletzungen von Mittellinienstrukturen kommen, etwa im Bereich des anterioren Hypothalamus, der septalen Nuklei, der Lamina terminalis, des Fornix und auch des Gyrus cinguli anterior. Bei genauer Untersuchung finden sich dabei häufig weitere Zeichen einer Frontallappenläsion (mangelnde Einsicht, Disinhibition, Greifreflexe, Hemiparese) und gleichzeitig dienzephale vegetative Störungen (Hypothermie, Diabetes insipidus). Neuropsychologisch kann das Bild von einer eigentlichen Amnesie abweichen und primär in einer gesteigerten Ablenkbarkeit bestehen.

Die **transiente globale Amnesie** ist ein passageres, vermutlich vaskulär bedingtes amnestisches Syndrom von weniger als 24 Stunden Dauer und einer Inzidenz von 5 bis 10/100 000. Betroffen sind vorwiegend Patienten über 50 Jahre.

Die Störung entwickelt sich akut und besteht in einer mehrere Stunden andauernden anterograden und retrograden Amnesie. Dabei ist der Patient aufmerksam und bewußtseinsklar, die Erinnerung an die eigene Identität sowie die Krankheitseinsicht bleiben überwiegend erhalten. Die Betroffenen erkennen bekannte Personen, jedoch entwickelt sich kein Gefühl der Vertrautheit mit der unmittelbaren Situation. Sie wiederholen ständig die gleichen Fragen, wirken irritiert, beunruhigt und können daher gelegentlich den Eindruck einer leichtgradigen Verwirrtheit hervorrufen. Weitere neurologische Störungen bestehen nicht.

Im Verlauf von meist 6–24 Stunden erfolgt eine protrahierte Besserung der Orientiertheit und Vertrautheit mit der Umgebung bis zur vollkommenen Normalisierung. Bei 20 % der Patienten treten mehr als eine Episode auf. Im SPECT läßt sich eine reversible, meist bilaterale temporo-parietale Verminderung des zerebralen Blutflusses zeigen. Nach wiederholten transienten globalen Amnesien auf der Basis einer zerebrovaskulären Vorschädigung finden sich häufig Infarkte im Vertebrobasilar- und Posteriorgebiet.

Risikofaktoren sind die „vertebrobasiläre Insuffizienz", Herzvitien, Aufregungen, Koitus, Schmerzen, Migräne, Anfälle, aber auch Benzodiazepinabusus, Hypoglykämie, Neoplasmen. Im Vergleich zu transienten ischämischen Attacken mit anderer Symptomatik zeigen die Patienten mit transienter globaler Amnesie häufiger einen Hypotonus und Migräne, jedoch seltener Diabetes, Hypercholesterinämie und Hypertriglyzeridämien.

Die **Herpes-simplex-Enzephalitis** ist die häufigste, schwerste nicht-epidemische fokal betonte Enzephalitis. Deren häufigste neuropsychologische Konsequenz ist die Amnesie. Im Vergleich zur Wernicke-Korsakoff-Enzephalopathie bleibt die Einsicht vergleichsweise besser erhalten, und die Störung ist häufig mit einer Aphasie, einer Anosmie, komplex-partiellen Anfällen sowie einem Klüver-Bucy-Syndrom kombiniert. Psychopathologisch fallen die Verhaltens- bzw. Persönlichkeitsveränderungen im Krankheitsverlauf sowie olfaktorischen und gustatorischen Halluzinationen auf. Entzündliche und hämorrhagische Veränderungen betreffen vor allem den Orbitofrontal- und Mediotemporalkortex. Sie sind im NMR bereits sehr früh im Verlauf darzustellen. Unbehandelt verläuft die Erkrankung letal. Mit Aciclovir steht eine effiziente Behandlung zur Verfügung, die frühzeitig – bereits bei klinischem Verdacht – eingesetzt werden sollte.

Bei der **Encephalomyelitis disseminata** finden sich bei 40–60 % der Patienten mnestische Störungen, am häufigsten eine Beeinträchtigung des Kurzzeitgedächtnisses, von der sowohl verbales als auch non-verbales Material betroffen ist. Diese Defizite werden mit temporalen und dienzephalen Demyelinisierungen in Verbindung gebracht. Ein ausgeprägtes amnestisches Syndrom ist selten.

Gliome am Boden und in der Wand des dritten Ventrikels können durch direkte Infiltration thalamische und hypothalamische Kerngruppen zerstören, **Kraniopharyngeome** können durch aufwärts gerichteten Druck auf die Corpora mamillaria und benachbarte Trakte zu einem amnestischen Syndrom führen.

3.2 Systemische Erkrankungen

Wernicke-Korsakoff-Enzephalopathie. WERNICKE beschrieb ein akutes Krankheitsbild mit Delirium tremens, Ophthalmoplegie, Ataxie und Verwirrtheit. KORSAKOFF berichtete über ein chronisch amnestisches Syndrom mit Polyneuropathie. Beide Krankheitsbilder sind häufig miteinander assoziiert und haben eine gemeinsame pathophysiologische Grundlage, nämlich einen systemischen Thiaminmangel.

Die Erkrankung kann langsam einsetzen oder akut mit einem Delir beginnen. Die initiale amnestische Phase hält bis zu 3 Monaten an. Neuropsychologisch besteht meist eine anterograde und retrograde Amnesie mit einer stärkeren Beeinträchtigung des Kurzzeit- als des Langzeitgedächtnisses. Von der Alkoholdemenz ist das Wernicke-Korsakoff-Syndrom durch das Fehlen schwerwiegender Störungen der Aufmerksamkeit, Abstraktion und Konstruktion zu differenzieren. Früh im Krankheitsverlauf kann ein konfabulatorisches Syndrom einsetzen, später dominieren häufig Apathie und Passivität. Die Patienten besitzen typischerweise keine Krankheitseinsicht.

Pathoanatomisch besteht eine Hyperplasie kleiner Gefäße im Bereich der Kerngebiete um den dritten und vierten Ventrikel mit Hämorrhagien, Astrozytose sowie axonalen und neuronalen Veränderungen. Besonders schwer betroffen sind typischerweise die Corpora mamillaria und der Nucleus dorsomedialis thalami. Untersuchungen mit modernen bildgebenden Verfahren haben aber gezeigt, daß die strukturellen und metabolischen Veränderungen meist über das limbische System hinausgehen und auch den Frontallappen betreffen.

Der zugrundeliegende Thiaminmangel kann durch Mangelernährung, Alkoholismus, Magenkarzinom, Hyperemesis gravidarum, Hämodialyse oder lange intravenöse Hyperalimentation verursacht sein. Eine vererbte Störung der Transketolaseaktivität kann als Risikofaktor wirksam werden.

Die frühzeitige Behandlung mit Thiamin kann die Entstehung eines chronisch amnestischen Syndroms verhindern, hat aber nur geringe Effekte auf eine bereits länger bestehende Amnesie. Nach Thiaminbehandlung kann im Verlauf eines Jahres eine deutliche Leistungsanhebung eintreten; 25% der Patienten zeigen keine Verbesserung, 25% eine vollständige Restitution.

Nach Kohlenmonoxid-Intoxikation, Strangulation (z. B. nach Suizidversuch durch Erhängen), Anästhesiezwischenfällen, Zuständen nach Reanimation, rezidivierenden, schweren Hypoglykämien können sich anhaltende amnestische Störungen entwickeln. Pathophysiologische Grundlage ist die besonders ausgeprägte Vulnerabilität des Hippokampus für Anoxien bzw. Hypoglykämien.

Die **dissoziative Amnesie** (F44) muß differentialdiagnostisch abgegrenzt werden. Diese psychogene Störung ist charakterisiert durch das Fehlen einer einschlägigen körperlichen Krankheit, das Vorhandensein emotionaler Stressoren und durch selektive Gedächtnisdefizite, die häufig die eigene Biographie betreffen.

> **Resümee**
>
> Die Hauptursachen des amnestischen Syndroms lassen sich in drei Gruppen gliedern: Hirnerkrankungen, systemische Erkrankungen und Medikamente/Drogen. Die am häufigsten zugrundeliegende Hirnerkrankungen sind Schädel-Hirn-Traumata, zerebrovaskuläre Erkrankungen (vor allem des Thalamus und Temporallappens), zerebrale Anfälle, Hypoxien (nach Suizidversuch durch Erhängen) oder Kohlenmonoxidvergiftung, die Herpes-simplex-Enzephalitis und die Encephalomyelitis disseminata. Die wichtigsten systemischen Störungen sind Thiaminmangel und Hypoglykämie. Benzodiazepine und andere Sedativa, Alkohol und Neurotoxine sind die häufigsten pharmakologischen Ursachen eines amnestischen Syndroms. Vollnarkosen und Elektrokonvulsionstherapie können als iatrogene Gründe einer passageren, meist leichten amnestischen Störung angesehen werden.

4 Delir

4.1 Definition

Diagnostische Leitlinien. Für die endgültige Diagnose „Delir, nicht durch Alkohol oder psychotrope Substanzen bedingt" (F05) müssen leichte oder schwere Symptome in jedem der folgenden Bereiche vorliegen:

1. Störung des Bewußtseins und der Aufmerksamkeit (auf einem Kontinuum zwischen leichter Bewußtseinsminderung und Koma; reduzierte Fähigkeit, die Aufmerksamkeit auszurichten, zu fokussieren, aufrechtzuerhalten und umzustellen)
2. globale Störungen der Kognition; Wahrnehmungsstörungen, wie Verzerrungen der Wahrnehmung, Illusionen und meist optische Halluzinationen; Beeinträchtigung des abstrakten Denkens und der Auffassung, mit oder ohne flüchtige Wahnideen, aber typischerweise mit einem gewissen Grad an Inkohärenz; Beeinträchtigung des Neugedächtnisses, aber mit relativ intaktem Langzeitgedächtnis; zeitliche Desorientiertheit, in schweren Fällen auch Desorientierung zu Ort und Person
3. psychomotorische Störungen (Hypo- oder Hyperaktivität und nicht vorhersehbarer Wechsel zwischen beiden; verlängerte Reaktionszeit; vermehrter oder verminderter Redefluß; verstärkte Schreckreaktion)
4. Störung des Schlaf-Wach-Rhythmus (Schlafstörungen, bei schweren Fällen völlige Schlaflosigkeit oder Umkehr des Schlaf-Wach-Rhythmus. Schläfrigkeit am Tage; nächtliche Verschlimmerung der Symptomatik; unangenehme Träume oder Alpträume, die nach dem Erwachen als Halluzinationen weiterbestehen können).
5. affektive Störungen, wie Depression, Angst oder Furcht, Reizbarkeit, Euphorie, Apathie oder staunende Ratlosigkeit.

Der Beginn ist gewöhnlich akut, im Tagesverlauf wechselnd, die Gesamtdauer der Störung beträgt weniger als sechs Monate.

Ob das Delir eine Demenz überlagert oder nicht, kann mit einer vierten Stelle kodiert werden (Delir ohne Demenz: F05.0; Delir bei Demenz: F05.1).

Einige Autoren reservieren die Bezeichnung Delir für eine Teilgruppe akuter Verwirrtheitszustände mit vegetativen Störungen, Agitiertheit und Halluzinationen. Hier wird der Begriff Delir synonym mit der Bezeichnung Verwirrtheitszustand verwendet. In der 4. Auflage des Diagnostic and Statistical Manual of Mental Disorders (DSM-IV) werden die Kriterien für ein Delir insgesamt weniger detailliert ausgeführt als im ICD-10, einige Begriffe sind jedoch präziser operationalisiert. Es müssen vorliegen:

A. eine Störung des Bewußtseins, also der Fähigkeit, die Aufmerksamkeit auf einen Punkt zu richten, aufrechtzuerhalten und umzustellen (ICD-10-Kriterium 1)
B. eine Störung der Kognition (z. B. Gedächtnisstörung, Desorientierung, Sprachstörung) oder Entwicklung einer Wahrnehmungsstörung, die nicht hinreichend durch eine Demenz erklärt ist (ICD-10-Kriterium 2)
C. eine Entwicklung der Störung im Verlauf weniger Stunden oder Tage und tageszeitliche Schwankungen.

Die Aufmerksamkeit, also die Fähigkeit, die Kognition im Wachzustand einzugrenzen (zu fokussieren) und auszurichten, wird im klinischen Alltag z. B. durch das Zahlennachsprechen geprüft („digit span test"; durchschnittlich können 6 Zahlen wiederholt werden – vorwärts 7, rückwärts 5).

Die Konzentration, also die Fähigkeit, die Kognition im Wachzustand zu fokussieren und aufrechtzuerhalten, kann z.B. durch Substraktionsaufgaben getestet werden (von 100 fortlaufend 7 subtrahieren; von 20 rückwärts bis 1 zählen; Wörter rückwärts buchstabieren). Bei Verdacht auf ein Delir sollte nicht auf die standardisierte Anwendung eines einfachen, kurzen Tests verzichtet werden (z. B. MMSE; s. Abschn. 2).

Der traditionelle Bewußtseinsbegriff ist schwer auszuloten. In der Praxis erschöpft sich die Untersuchung auf „Bewußtseinstrübung" häufig in Fragen zur Orientiertheit. Feinere Differenzierungen zwischen einer sogenannten Bewußtseinstrübung, einer -einengung und einer -verschiebung beruhen weitgehend auf der subjektiven Einschätzung und Konzepten des Untersuchers, sind also psychopathologisch durchaus reizvoll, bleiben jedoch oft ohne Handlungskonsequenz.

4.2 Diagnostik

Durch das Anlegen einfacher und möglichst eindeutiger Beurteilungsmaßstäbe werden die Erkennung und Verlaufsbeurteilung von Verwirrtheitszuständen sowie die Kommunikation mit Kollegen anderer Fachrichtungen verbessert. Ein Beispiel für die standardisierte Fremdbeurteilung von Delirien ist in Tabelle 8-28 aufgeführt.

Tabelle 8-28 Fremdbeurteilung von Delirien nach der Confusion Assessment Method (CAM; nach Inouye, 1994). Angehörigen oder Pflegepersonal werden explizit die aufgeführten Fragen gestellt.

1. akuter Beginn und fluktuierender Verlauf
   - gibt es Hinweise auf eine akute psychische Veränderung des Patienten im Vergleich zum Ausgangsbefund?
   - schwankt das (abnorme) Verhalten im Tagesverlauf, d.h., kommt es und verschwindet es wieder, oder nimmt es hinsichtlich seiner Ausprägung zu und ab?

2. Aufmerksamkeitsstörung
   - hat der Patient Schwierigkeiten, seine Aufmerksamkeit auszurichten,
   - ist er zum Beispiel leicht ablenkbar,
   - hat er Probleme, einem Gespräch zu folgen?

3. Inkohärenz
   - war das Denken des Patienten ungeordnet oder inkohärent,
   - etwa im Gespräch weitschweifig und am Thema vorbei,
   - mit einem unklaren oder unlogischen Gedankengang,
   - oder mit einem unvermittelten Springen von Thema zu Thema?

4. veränderte Bewußtseinslage
   wie würden Sie insgesamt die Bewußtseinslage des Patienten einschätzen:
   - wach (normal),
   - hypervigilant, überreizt
   - lethargisch (müde, leicht weckbar),
   - stuporös (schwer weckbar) oder
   - komatös (nicht weckbar)?

Zur Diagnose eines Delirs nach dem CAM müssen die Kriterien 1 und 2 sowie 3 oder 4 erfüllt sein.

Große Untersuchungen haben gezeigt, daß 10 bis 15% der Patienten auf chirurgischen Stationen und 15–25% der Patienten auf internistischen Stationen, dabei insgesamt 30–40% aller Patienten über 65 Jahre im Verlauf des stationären Aufenthalts ein Delir entwickeln. Auf bestimmten Stationen (Intensivstation 30%), bei bestimmten Erkrankungen (Verbrennungen 20–30%; AIDS 30%) oder nach bestimmten Eingriffen (Kardiotomie bis 70%; Hüftgelenksoperation nach Fraktur 40–50%) sind Delirien besonders häufig.

Wichtige **Risikofaktoren** für die Entwicklung eines Delirs sind das Alter (Greise oder Kleinkinder), eine vorbestehende Hirnschädigung (z.B. Alzheimer-Demenz oder zerebrovaskuläre Veränderungen), Alkoholismus, Fehlernährung, Diabetes mellitus, Karzinome, andere körperlichen Erkrankungen und anamnestische Hinweise auf ein früheres Delir. Besondere perioperative Risikofaktoren sind Schmerzen bzw. die Schmerzmedikation, Insomnie, Elektrolytstörungen, Blutverlust oder vorbestehende Anämie, Infektionen und Fieber. Eine allgemeingültige Rangordnung der bekannten Risikofaktoren zur Herleitung zuverlässiger und übertragbarer prädiktiver Risikomodelle ist noch nicht etabliert. Zwischen einer Reihe prospektiver Untersuchungen an verschiedenen Zentren besteht jedoch eine akzeptable Übereinstimmung hinsichtlich der wesentlichen genannten Faktoren (Tab. 8-29).

Anhaltspunkte zur Abgrenzung zwischen Delir-, Demenz- und Schizophreniesymptomatik sind in Tabelle 8-30 aufgeführt. Alle genannten Erkrankungen können sich atypisch präsentieren, und es muß überdies stets damit gerechnet werden, daß ein Delir von anderen psychischen und neurologischen Erkrankungen – besonders häufig einer Demenz – überlagert ist. Im Zweifelsfall muß daher stets von der Reversibilität des Zustandsbildes und von seiner Behandelbarkeit ausgegangen werden.

Die wesentlichen **diagnostischen Schritte** sind in Tabelle 8-31 festgehalten. Entscheidend sind die Maßnahmen unter 1a, „Anamnese und Befund". Auf der ersten diagnostischen Stufe sollte die Indikation für die genannten Untersuchungen liberal gestellt werden, auf der zweiten Stufe ist eine sorgfältigere und gezielte Abwägung des erwarteten Nutzens erforderlich.

Die wichtigsten Ursachen eines Delirs sind durch die genannten diagnostischen Schritte festzustellen. Sie lassen sich wie folgt gliedern:

- Intoxikation mit oder ohne Entzug von zentral wirksamen Substanzen
- ZNS-Erkrankungen
- systemische Erkrankungen.

Beispiele zentral wirksamer Pharmaka sind in Tabelle 8-32 aufgelistet. Eine Verursachung oder zumindest eine Auslösung bzw. Verstärkung der Delirsymptomatik durch eine der genannten Substanzen ist – vor allem bei älteren Patienten – häufig nachzuweisen. Insgesamt seltener sind die in den Tabellen 8-33 bis 8-37 skizzierten zerebralen oder systemischen Erkrankungen. Die nachstehenden Ursachen werden dennoch aufgeführt, da ein Übersehen fatale Folgen haben kann:

- bakterielle Meningoenzephalitiden (Tab. 8-33)
- virale Meningoenzephalitiden (Tab. 8-34)
- mykotische und parasitäre Meningoenzephalitiden (Tab. 8-35)
- zerebrovaskuläre Erkrankungen (Tab. 8-36) und
- endokrinologische oder Elektrolytstörungen (Tab. 8-37).

CT und NMR sind entsprechend der begünstigenden, auslösenden oder verursachenden Erkrankungen verändert, zeigen also häufig eine Hirnatrophie bzw. vaskuläre Veränderungen. Im EEG läßt sich bei Delirien überwiegend eine Allgemeinveränderung nachweisen. Ein Normalbefund weist im allgemeinen auf eine nicht-organische, eventuell psychogene Störung hin (Abb. 8-21 und Abb. 8-22).

4.3 Therapie

Die identifizierten Ursachen eines Delirs müssen gezielt behandelt werden. **Allgemeine therapeutische Maßnahmen** bei einem akut aufgetretenen Delir unklarer Ursache sind:

- Krankenhausaufnahme zur dringenden diagnostischen Abklärung. Ziel der Diagnostik ist der Nachweis einer spezifischen, gezielt behandelbaren Störung.
- Reduktion einer Selbst- und Fremdgefährdung, etwa bei aggressiven Patienten (hierzu kann es in Ausnahmefällen notwendig sein, den Patienten unter ständiger Überwachung zu fixieren).
- Zuwendung, am besten kontinuierlich durch vertraute Personen und mit ruhiger Gesprächsführung.
- Nach Möglichkeit Einbeziehung der Angehörigen. Dazu ist eine Aufklärung über die Natur des gestörten Verhaltens und der verwirrten Äußerungen indiziert.

4 Delir

Tabelle 8-29 Risikofaktoren für die Entwicklung eines Delirs in der Literatur (CAM: Confusion Assessment Method; MMSE: „Mini-Mental-State-Examination").

Autor (Jahr)	n (w:m)	Alter in Jahren Klinik/Fachbereich	Instrumente	Häufigkeit	Risikofaktoren [odds ratio]
Fisher und Flowerdew (1995)	80 (37:43)	≥60 Orthopädische Klinik	CAM, MMSE, Zifferblatt	17,5% 7,5% schwer	1. Hinweise auf kognitive Defizite im Zeichentest (Zifferblatt) [9,0] 2. weibliches Geschlecht [5,6]
Levkoff et al. (1988)	14702	≥60 Allgemeinkrankenhaus	Labor	117/14702 ??	1. Harnwegsinfekt [3,1] 2. niedriges Serumalbumin [2,4] 3. Leukozytose [2,0] 4. Proteinurie [1,2]*
Francis et al. (1990)	226	≥70 Allgemeinkrankenhaus	MMSE, ADL, Blessed, DSM-III-R	22%	1. abnormes Serumnatrium 2. Krankheitsschwere 3. Demenz 4. Fieber/Hypothermie 5. psychoaktive Medikamente 6. Azotämie
Inouye et al. (1993)	107	≥70 Akademisches Lehrkrankenhaus	CAM	25%	1. Sehminderung [3,5] 2. Krankheitsschwere [3,5] 3. kognitive Defizite [2,8] 4. Harnstoffstickstoff/Kreatinin-Quotient [2,0]**
Pompei et al. (1994)	432	≥65 medizinische und chirurgische Stationen aus 2 Lehrkrankenhäusern	CAM	15%	1. kognitive Defizite [3,6] 2. Schwere der Komorbidität [1,7] 3. Depression [3,5] 4. Alkoholismus [3,3]
Rockwood (1989)	80	≥65 Allgemeinkrankenhaus	Glasgow-Koma-Skala, DSM-III	24/80	1. Alter 2. Demenz 3. instabiler Zustand bei Aufnahme (Infektion, Linksherzversagen)
Schor et al. (1992)	291	≥65 medizinische und chirurgische Stationen Langzeitbereich	„Delirium Symptom Interview", DSM-III	91/291	1. kognitive Beeinträchtigung [9,0] 2. Alter ≧80 [5,2] 3. Frakturen bei Aufnahme [6,6] 4. Infektion mit Symptomen [3,0] 5. weibliches Geschlecht [2,4] 6. Neuroleptika [4,5] 7. Narkotika [2,5]

* insgesamt 80% Prädiktion
** 1 Punkt pro Risikofaktor: 0 Punkte = 9%; 1 bis 2 Punkte = 23%; 3 bis 4 Punkte = 83%

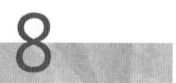

Organische (und symptomatische) psychische Störungen

Tabelle 8-30 Klinische Merkmale zur Differentialdiagnose von Delir, Demenz und Schizophrenie (nach LIPOWSKI, 1989).

	Delir	Demenz	Schizophrenie
Beginn	rasch (Stunden)	langsam (Monate)	langsam
Tagesverlauf	schwankend, mit nächtlicher Exazerbation	stabil	stabil
Hinweise auf körperliche Erkrankungen oder Medikamenten-/Drogenwirkung	meist	fehlt häufig	meist keine
„Bewußtsein"	getrübt	meist klar	klar
Kognition	global gestört	global beeinträchtigt	kann selektiv gestört sein
Aufmerksamkeit	eingeschränkt	normal (außer in schweren Stadien)	kann gestört sein
Orientierung	meist beeinträchtigt (zumindest für Zeit)	häufig beeinträchtigt	kann beeinträchtigt sein
Sprache	häufig inkohärent, langsam oder beschleunigt	Wortfindungsstörungen, Perseverationen	normal, langsam oder schnell
Psychomotorik	vermehrt/reduziert/ schwankend	häufig unauffällig	kann zwischen Retardierung und Hyperaktivität schwanken
unwillkürliche Bewegungen	häufig Asterixis oder grober Tremor	fehlen meist	fehlen häufig
Halluzinationen	meist optisch oder optisch und akustisch	fehlen häufig	vorwiegend akustisch
Wahn	flüchtig, wenig systematisiert	fehlen häufig	persistierend, systematisiert
EEG	deutliche Allgemeinveränderung	leicht verlangsamt im fortgeschrittenen Stadium	weitgehend normal

- Erleichterung der Orientierung durch wiederholte einfache Hinweise auf Ort, Situation und Zeit, Vermeidung sensorischer Defizite durch gute Beleuchtung, ggf. Brille und Hörhilfe; einfacher, klarer, freundlicher Umgangston.
- Halluzinationen, Wahn, Agitation und Aggressivität sind am besten mit Haloperidol 2–10 mg i.m. (ggf. Wiederholung nach 1 Stunde, max. 30 mg/Tag) zu beeinflussen. Bei wachen, kooperativen Patienten ist eine orale Gabe zu bevorzugen (anderthalbfach höhere Anfangsdosis).
- Anticholinerge und sedierende Medikamente sollten wegen der Gefahr einer Verschlechterung oder Verschleierung des Zustandsbildes im allgemeinen vermieden werden; im Benzodiazepin- oder Alkoholentzugsdelir kann die kurzzeitige und kontrollierte Gabe von Benzodiazepinen allein oder alternierend mit Haloperidol indiziert sein.
- Anticholinerge Delirien können durch die Gabe von 0,5–2 mg Physostigmin i.v. oder i.m. (Wiederholung ggf. nach 15–30 min) gebessert werden. Dieses letzte Mittel sollte nur eingesetzt werden, wenn die peripheren Zeichen eines anticholinergen Syndroms (z.B. Tachykardie/ Arrhythmie, Hypertonus, Hyperthermie), zerebrale Anfälle oder ein komatöses Zustandsbild durch andere medikamentöse Maßnahmen nicht

4 Delir

Tabelle 8-31 Differentialdiagnostische Maßnahmen bei einem Delir.

diagnostische Maßnahme	Verdacht auf z.B.:
Erste Stufe	
1a Anamnese und Befund vor allem auch Fremdanamnese, Medikamentenanamnese; klinische Untersuchung (Vitalparameter!) einschließlich kurzer kognitiver Testung	vorbestehende Demenz
1b Notfallabor Glukose, BKS, Differentialblutbild, Elektrolyte, Leberenzyme, Quick, Albumin, Kreatinin, Harnstoff	metabolisches Delir
Infektionssuche Urinsediment, Röntgen-Thorax	okkulte Infektion
Zweite Stufe, falls durch die oben genannten Maßnahmen keine befriedigende Erklärung gewonnen wurde	
2a Labor Ammoniak, Blutgase, Blutkulturen, Magnesium, Schilddrüsenfunktion, Vitamin-B_{12}- und Thiaminspiegel	metabolisch-toxische Ursachen
Toxikologie in Abhängigkeit von der Medikamentenanamnese und vom klinischen Befund auch Bestimmung von Serumspiegeln (Alkohol, Digitalis, Lithium)	pharmakogenes Delir
2b EKG	kardiale Ursache
2c CT/NMR	Hirninfarkt, Trauma, Tumoren
2d EEG	(unerkanntes) Anfallsleiden, DD zu funktionellen Störungen
2e Liquoruntersuchung Glukose, Zellen	Meningitis

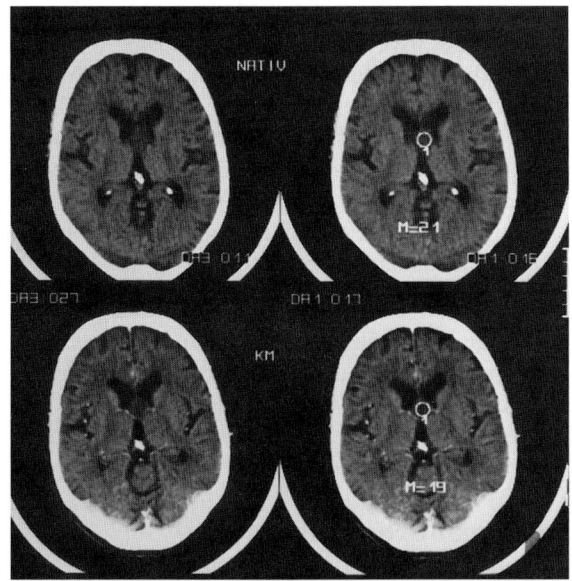

Abbildung 8-21 Kolloidzyste im III. Ventrikel. Wechselnde Verwirrtheitszustände, 67jährige Patientin.

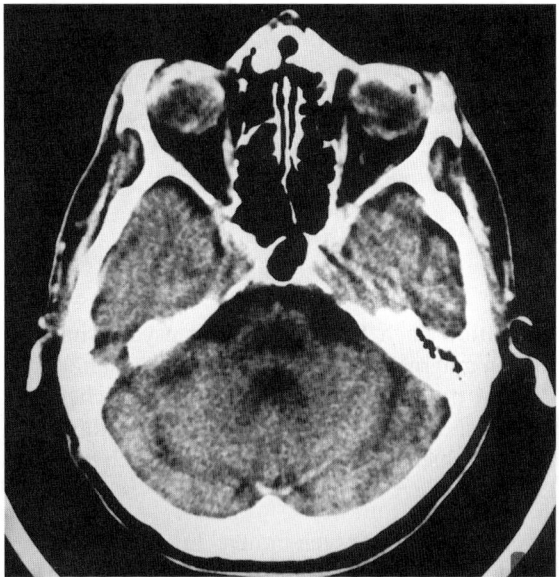

Abbildung 8-22 Zentrale pontine Myelinolyse. Wernicke-Korsakoff-Enzephalopathie, zerebrale Anfälle, Ataxie, 44jähriger Patient (CT nativ).

Tabelle 8-32 Medikamente als Auslöser von Delirien (nach HEWER und FÖRSTL, 1994).

Substanzgruppe	Beispiele
Analgetika	Opiate, Salizylate
Antiarrhythmika	Chinidin, Disopyramid, Flecainid, Lidocain, Mexiletin, Procainamid, Amiodaron
Antiasthmatika	Aminophylline
Antibiotika	Aminoglykoside, Cephalosporine, Penizilline, Sulfonamide, Isoniazid, Rifampicin, Amphotericin B, Metronidazol
Anticholinergika	Atropin, Skopolamin
Antidepressiva	Amitriptylin, Imipramin
Antihistaminika	H1/H2-Blocker
Antihypertensiva	Captopril, Clonidin, Reserpin, α-Methyldopa
Antikonvulsiva	Phenobarbital, Phenytoin, Valproat
Antiphlogistika	ACTH, Kortikosteroide, Phenylbutazon
Narkotika	
Neuroleptika	Haloperidol, Thioridazin, Clozapin
Parkinsontherapeutika	Amantadin, Biperiden, Carbidopa, Levodopa, Trihexyphenidyl
Sedativa/Hypnotika	Barbiturate, Benzodiazepine, Chloralhydrat (!)
Virustatika	Aciclovir
Zytostatika	5-Fluorouracil
Verschiedene	Chloroquin, Lithium, Metrizamid

zu beherrschen sind. Der Cholinesteraseinhibitor Physostigmin darf bei Patienten mit Asthma, Bradykardien oder stenosierenden Gefäßerkrankungen nicht eingesetzt werden. Physostigmin kann die toxische Wirkung trizyklischer Antidepressiva verstärken und dadurch Arrhythmien sowie zerebrale Anfälle fördern.

5 Andere organisch bedingte psychische Störungen

Definition nach ICD-10: Andere psychische Störungen aufgrund einer Schädigung oder Funktionsstörung des Gehirns oder einer körperlichen Erkrankung (F06). Die Entscheidung, ein klinisches Syndrom hier zu klassifizieren, muß durch folgende Punkte gestützt werden:

1. Nachweis einer zerebralen Erkrankung, Verletzung oder Funktionsstörung oder einer systemischen körperlichen Erkrankung, von der bekannt ist, daß sie mit einem der hier aufgeführten Syndrome einhergehen kann
2. ein zeitlicher Zusammenhang (Wochen oder einige Monate) zwischen der Entwicklung der zugrundeliegenden Krankheit und dem Auftreten des psychischen Syndroms
3. Rückbildung der psychischen Störung nach Rückbildung oder Besserung der zugrundeliegenden vermuteten Ursache
4. kein überzeugender Beleg für andere Verursachung des psychischen Syndroms (wie z.B. sehr belastete Familiengeschichte oder auslösende belastende Ereignisse).

Die Bedingungen unter 1. und 2. rechtfertigen eine vorläufige Diagnose; sind alle vier Bedingungen vorhanden, erhöht sich der Sicherheitsgrad der diagnostischen Klassifikation beträchtlich.

Die ICD-10 gibt nahezu wörtlich die eingangs genannten Kriterien von SCHNEIDER wieder.

5.1 Organische Halluzinose

Diagnostische Leitlinien (F06.0). Zusätzlich zu den allgemeinen Kriterien in der Einleitung zu Abschnitt 5 müssen folgende Merkmale vorhanden sein:

5 Andere organisch bedingte psychische Störungen

Tabelle 8-33 Akute und subakute bakterielle Meningoenzephalitiden.

Diagnose	Ätiologie und Risikofaktoren (RF)	typische klinische Befunde: Delir plus	richtungweisende apparative Befunde
bakterielle Meningitis	Kleinkinder: Escherichia coli Kinder: Haemophilus influenzae, Neisseria meningitidis Erwachsene/Otitis/Trauma: Streptococcus pneumoniae neurochirurgischer Eingriff/Shunt: Staphylococcus aureus und albus Leukopenie/Diabetes: Pseudomonas aeruginosa	Fieber, Erbrechen, Kopfschmerz, Nackensteife (kann im Senium und im Koma fehlen) ? Abszeß, Otitis, Petechien Komplikationen: zerebrale Anfälle, Hydrozephalus, Waterhouse-Friderichsen-Syndrom (= adrenale Hämorrhagie, Hypotension) bei Neisseria meningitidis	BB (Leukozytose, Leukopenie) Blutkulturen, Urinkulturen LP: Leukozyten, Protein, Glukose, Gram-Färbung, Kultur (cave bei Stauungspapille oder fokal neurologischen Zeichen oder Herdbefund im CT) Röntgen: Thorax, Sinus, Mastoid CT: Kontrastanhebung EEG: diffuse Verlangsamung bzw. Herdbefund bei Abszeß, Zerebritis
tuberkulöse Meningitis	Mycobacterium tuberculosis RF: frühere Lungen-Tbc, beeinträchtigte Immunlage (Kortikoid-Behandlung, HIV-Infektion, Alkoholismus, Deprivation)	Fieber, Kopfschmerz, Apathie, Nackensteife, Gewichtsverlust, Erbrechen, Diplopie, Visusminderung, Herdzeichen, zerebrale Anfälle Komplikationen: Hydrozephalus, Hirndruck, Hirnnervenlähmung, Hirninfarkt	LP: lymphozytäre und mononukleäre Pleozytose, Protein, Glukose, Ziehl-Neelsen-Färbung nativ und Kultur Röntgen: Thorax, spezifischer Herd CT: Kontrastanhebung an den basalen Meningen, Hydrozephalus positiver Tuberkulin-Hauttest
syphilitische Meningitis (Sekundärstadium)	Treponema pallidum RF: ♂, Primärinfektion vor 2 Jahren	Kopfschmerz, Schwindel, Erbrechen, Nackensteife, Anfälle, Herdsymptome, Hörminderung und Sehstörung, Stauungspapille, Hirnnervenlähmung Komplikationen: Fortentwicklung zur tertiären Neurosyphilis (basal-leptomeningitisch, vaskulär, gummös) bzw. zur progressiven Paralyse	LP: lympho- oder monozytäre Pleozytose, Protein, Glukose, CSF-VDRL, FTA-positiv
Lyme-Krankheit (Meningitis/Meningoenzephalitis)	Borrelia burgdorferi RF: Zeckenbiß (Erythema chronicum migrans)	Kopfschmerz, Erschöpfung, Nackensteife, Photophobie, Muskel- und Gelenkschmerzen, Schwindel, Appetitlosigkeit Komplikationen: Myo-, Perikarditis, Kardiomegalie, Reizleitungsstörung, Herzinsuffizienz, Arthritis; persistierende kognitive Störungen	LP: lymphozytäre Pleozytose, Protein, Glukose, Serologie CT/NMR: Marklagerläsionen bei persistierenden kognitiven Defiziten

(BB: Blutbild, LP: Liquorpunktion)

8 Organische (und symptomatische) psychische Störungen

Tabelle 8-34 Akute und subakute virale Meningoenzephalitiden.

Diagnose	Ätiologie und Risikofaktoren (RF)	typische klinische Befunde: Delir plus	richtungweisende apparative Befunde
virale Meningitis	meist Enteroviren: Coxsackie B > Echoviren > Mumps > Coxsackie A > Hepatitis, EBV Kinder und junge Erwachsene	Fieber, Kopfschmerz, Nackensteife, Photophobie, schmerzhafte Augenbewegungen (Symptome meist weniger schwer als bei bakterieller Meningitis) systemische Infektion: Erythem, Pharyngitis, Lymphadenopathie, Myokarditis, Diarrhö	LP: lympho-, monozytäre Pleozytose, Protein, Glukose, Antikörper-Titer BB: Leukopenie oder leichte Leukozytose; Amylase bei Mumps, Transaminasen bei infektiöser Mononukleose (EBV) und Hepatitis EEG: Allgemeinveränderung, selten Herdbefund
virale Enzephalitis	Masern, Varicella, Mumps, Röteln	schwere Bewußtseinsstörung mit zerebralen Anfällen, neurologische Herdzeichen	
Herpes-simplex-Enzephalitis	häufiger: HSV-1 – Stomatitis, meist Enzephalitis seltener: HSV-2 – venerische Infektion, meist Meningitis Viruspersistenz in sensorischen Ganglien, Reaktivierung unter Streß/Neuinfektion	Kopfschmerz, Nackensteife, Erbrechen, Verhaltensauffälligkeiten, amnestisches Syndrom, fokale oder generalisierte Anfälle, rasche Progredienz Komplikationen: persistierende Gedächtnis- und Verhaltensstörungen durch strukturelle Läsionen im Bereich des limbischen Systems	LP: lymphozytäre/granulozytäre Pleozytose, Protein, Glukose EEG: uni- oder bitemporal betonte, periodische langsame Wellen NMR: temporal betonte Signalanhebung, zunächst im T2-gewichteten Bild (Biopsie zur definitiven Diagnose)
HIV-1-Meningitis	humanes Immundefizienzvirus I RF: Homosexualität, Promiskuität, i.v. Drogenabusus, Blut- oder Faktor-VIII-Transfusionen	Kopfschmerz, Fieber, Hirnnervenlähmung (v.a. VII), andere Herdsymptome, zerebrale Anfälle Komplikationen: Herpes-simplex-, Varicella-zoster-, Zytomegalievirus-Enzephalitis, Kryptokokkenmeningitis, zerebrale Toxoplasmose, Pneumocystis-carinii-Pneumonie	LP: mononukleäre Pleozytose zur Zeit der Serumkonversion

(BB: Blutbild, LP: Liquorpunktion)

5 Andere organisch bedingte psychische Störungen

Tabelle 8-35 Akute und subakute mykotische und parasitäre Meningoenzephalitiden.

Diagnose	Ätiologie und Risikofaktoren (RF)	typische klinische Befunde: Delir plus	richtungweisende apparative Befunde
Mykosen	häufig opportunistische Infektionen mit Cryptococcus neoformans, Candida, Aspergillus. RF: Karzinom, immunsuppressive Behandlung, i.v. Drogenabusus, Diabetes mellitus, AIDS, Organtransplantation, langdauernde Antibiotikatherapie	Kopfschmerz, Apathie, Schwindel, Erbrechen, Sehstörungen, zerebrale Anfälle, Herdsymptome, Fieber kann fehlen Stauungspapille, Visusminderung, Ptosis, Exophthalmus, Hirnnervenlähmungen, Herdzeichen, spinale Kompression	Blutkulturen, Urinkulturen (Candida) LP: lymphozytäre Pleozytose <1000 Zellen/μl (Normalbefund bei immunsupprimierten Patienten; polymorphonukleäre Pleozytose bei Aspergillus), Protein: langsamer Anstieg auf 200 mg/dl, Glukose, Gram-Färbung Biopsie bei V.a. Mukormykose Röntgen: Thorax – Lymphadenopathie, fleckförmige, miliare Infiltrationen, Kavitationen, Ergüsse CT/NMR: Raumforderungen z.B. bei Kryptokokkus; Hydrozephalus; Lokalisation der Infektionsquelle, z.B. Orbita, paranasale Sinus
Malaria	Plasmodium falciparum, nach Reisen in Endemiegebiete mit Anopheles-Moskitos	typischerweise 3- oder 4-Tages-Fieber, Schüttelfrost, Myalgien, Übelkeit, Erbrechen Komplikationen: Anfälle, Koma, zerebrale Mikroinfarkte, Nierenversagen, Lungenödem	BB: Anämie, direkter Parasitennachweis im „dicken Tropfen" LP: Druck, mononukleäre Pleozytose, Protein, Xanthochromie
Toxoplasmose	Toxoplasma gondii, z.B. Ingestion von Schweine- und Schaffleisch RF: Immunsuppression, Malignom (z.B. Hodgkin-Lymphom), AIDS	ggf. Myoklonus, zerebrale Anfälle, Asterixis, Myalgie, Arthralgie, Lymphadenopathie, Myokarditis, Pneumonie, Erythem	Blut: Sabin-Feldman-Test (>1:32 000), positiver IgM-Titer LP: normal bzw. leichte mononukleäre Pleozytose, Eiweiß CT/NMR: kontrastaufnehmende Ringe/Rundherde
Zystizerkose	Larven von Taenia solium (Schweinebandwurm)	Kopfschmerzen, Anfälle, neurologische Herdsymptome, Hydrozephalus, Myelopathie, subakute Meningitis	BB: Eosinophilie LP: lymphozytäre Pleozytose (<100/μl), Eosinophile, Protein 50–100 mg/dl, Glukose 20–50 mg/dl Stuhl: Parasitennachweis Röntgen: Weichteilverkalkung CT/NMR: kontrastaufnehmende Herde, Kalzifikationen, Ventrikelerweiterung

(BB: Blutbild, LP: Liquorpunktion)

Organische (und symptomatische) psychische Störungen

Tabelle 8-36 Zerebrovaskuläre Erkrankungen als Ursache eines akuten oder chronischen Delirs.

Diagnose	Ätiologie und Risikofaktoren (RF)	typische klinische Befunde: Delir plus	richtungweisende apparative Befunde
hypertensive Enzephalopathie	Hypertonus, Nierenversagen	Kopfschmerz, Erbrechen, Sehstörungen, Herdzeichen, fokale oder generalisierte Anfälle RR: ca. 250/150 mmHg Stauungspapille, arterioläre Spasmen, Hämorrhagien und Exsudate am Augenhintergrund	? Urämie CT/NMR: häufig Marklagerveränderungen Differentialdiagnose: Infarkt/Subarachnoidalblutung
Subarachnoidalblutung	Aneurysma	plötzlicher Beginn, Kopfschmerz, Erbrechen, Nackensteife, Herdsymptome, Retinablutung Grad I und II: keine Bewußtseinsstörung Grad III: Verwirrtheitszustand Grad IV: Stupor	CT/NMR: meist beweisend; falls negativ ggf. Lumbalpunktion LP: > 100 000 Erythrozyten/l, nach einigen Stunden xanthochrom
Lupus erythematodes	RF: ♂ : ♀ = 1 : 9, vor allem 10–40 Jahre; Thrombozytopenie; Absetzen einer Steroidbehandlung	zerebrale Anfälle, meist generalisiert, stilles Delir oder Agitation, schizophreniforme Psychose mit Halluzinationen und paranoidem Wahn, depressives/maniformes Bild	LP: Protein, mononukleäre Pleozytose, Serologie EEG: Allgemeinveränderung, Herdbefunde
disseminierte intravaskuläre Koagulation	RF: schwere systemische Erkrankungen	Lethargie, Agitation, Petechien (Haut, Schleimhäute, gastrointestinal, urologisch, Hirn!) Komplikationen: Hypotension, Oligurie	Thrombozytopenie, Fibrinogen, Fibrinogen-Fibrin-Degradationsprodukte, PTT
thrombotische thrombozytopenische Purpura		Kopfschmerz, Herdsymptome, zerebrale Anfälle, Purpura/Ekchymosen/Petechien, disseminierte Mikroinfarkte, meist fulminanter Verlauf	hämolytische normochrome Anämie, Hb < 10 g/dl, Thrombozyten < 60 000/l, PT, PTT, Fibrinogen

(BB: Blutbild, LP: Liquorpunktion)

5 Andere organisch bedingte psychische Störungen

Tabelle 8-37 Endokrinologische und Elektrolytstörungen.

Diagnose	Risikofaktoren	typische klinische Befunde: Delir plus	richtungsweisende apparative Befunde
Hypoglykämie	Diabetes mellitus, Insulinbehandlung, Insulinom, Fehlernährung, Alkoholismus, Tumoren	Tachykardie, Schwitzen, Mydriasis, Agitation, Somnolenz, Koma, Herzzeichen, zerebrale Anfälle	BZ
Hyperglykämie hyperosmolar ketotisch	Diabetes mellitus und Infektion Typ II Typ I	Polydipsie, Polyurie, Hypotension zerebrale Anfälle, Herzzeichen, Koma Kussmaul-Atmung	Suche nach möglicherweise auslösender Infektion – BZ >800 mg/dl; Osmolarität >350 Osmol/l – BZ 300–600 mg/dl; Osmolarität <350 Osmol/l, Ketose, Azidose
Hypothyreose Myxödem		Verlangsamung/Agitation, Wahn und Halluzinationen, Dysarthrie, Anfälle, Koma, verzögerte Relaxation bei Prüfung der Muskeleigenreflexe; nach langer Dauer: Demenz	T_4, TSH, Cholesterin
Hyperthyreose thyreotoxische Krise	bekannte Hyperthyreose, Auslöser: Infektion, Trauma, metabolische Erkrankungen; Intoxikationen, z.B. mit Psychostimulanzien, evtl. Verschlechterung nach Neuroleptikagabe	Agitation mit Halluzinationen und Wahn bei jungen Patienten apathische, depressive Zustandsbilder bei Patienten >50 Jahre Tachykardie, hohe RR-Amplitude, Gewichtsverlust, Tremor, Hyperreflexie	T_4, T_3
Hypoadrenalismus Morbus Addison	Autoimmunerkrankung, Hämorrhagie, rasches Absetzen einer Kortikoidbehandlung; Infektion (Tbc) oder sekundär: ACTH	Erschöpfung, Schwäche, Gewichtsverlust, Anorexie, Hyperpigmentation, Hypotension, Übelkeit, Erbrechen, Bauchschmerzen, Diarrhö/Obstipation	Kortisol, Natrium, Glukose, Bikarbonat, Kalium, Eosinophilie; Bestätigung durch fehlenden Kortisolanstieg bei ACTH-Stimulation
Hyperadrenalismus Morbus Cushing	ACTH – sekundär Kortisol – primär	(Delir selten, häufiger:) Depressionen/Euphorie, Reizbarkeit, Gedächtnisstörung, Wahn und Halluzinationen, Cushing-Habitus	Kortisol im 24-h-Urin Bestätigung: fehlende Reaktion im Dexamethasonhemmtest
Hypokalzämie	Behandlung mit Kalziumantagonisten	„neuronale Übererregbarkeit" mit Reizbarkeit, Halluzinationen, Depression, Übelkeit, Erbrechen, Abdominalschmerzen, periorale und distale Extremitätenparästhesien, Tetanie (Chvostek- und Trousseau-Zeichen), zerebrale Anfälle; Katarakte, Stauungspapille	Serumkalzium <4,5 meq/l, Hyperkaliämie kann Symptome verstärken
Hyperkalzämie		Apathie, Kopfschmerzen, (myopathische) Schwäche, Dehydratation, Durst, Polyurie, Obstipation, Übelkeit, Erbrechen, Abdominalschmerzen; Nephrolithiasis, neurologische Herzzeichen, Koma; (selten) zerebrale Anfälle	Serumkalzium >6 meq/l, Parathormon Hämatokrit EKG: verkürztes QT-Intervall Röntgen: Abdomen: Ileus, Kalzifikationen
Hyponatriämie		Kopfschmerz, Apathie, Schwäche, Muskelkrämpfe, Übelkeit, Erbrechen Koma, Exsikkose/Hyperhydratation, Tremor, Rigor, Babinski, fokale generalisierte Anfälle, Herzzeichen durch Demaskierung kompensierter Hirnläsionen (z.B. Infarkte) Komplikationen: zu rasche Kompensation → zentrale pontine Myelinolyse (s. Abb. 8-22)	Serumnatrium <120 meq/l
Disäquilibriumsyndrom	erste Dialyse, zu rasche Korrektur einer Hyperosmolarität/Azotämie bzw. einer Azidose	Kopfschmerz, Reizbarkeit, Übelkeit, Muskelkrämpfe, gelegentlich Myoklonus, Anfälle, Koma	EEG: nach Dialyse Spikes, steile Wellen

(BZ: Blutzucker)

- Nachweis von ständigen oder immer wieder auftretenden Halluzinationen auf irgendeinem Sinnesgebiet
- Fehlen von Bewußtseinstrübung
- Fehlen eines eindeutigen intellektuellen Abbaus
- keine auffällige Störung der Stimmung und kein Vorherrschen von Wahnideen.

Bei organisch ausgelösten Halluzinationen ist im Gegensatz zu den „funktionellen Psychosen" die optische häufiger als die akustische Modalität betroffen.

Optische Halluzinationen können durch Läsionen in jedem Bereich des visuellen Systems bedingt sein und damit ätiologisch heterogene Ursachen aufweisen. Im Bereich der Augen handelt es sich meist um Katarakte oder Makuladegenerationen, an N. opticus und Sehbahn um eine Encephalomyelitis disseminata, vaskuläre oder raumfordernde Prozesse; an der primären Sehrinde können Perfusionsstörungen im Rahmen einer Migräne eine Rolle spielen, in den höheren Assoziationsarealen des Parietotemporalkortex fokale Veränderungen oder ausgedehnte destruktive Prozesse. Beim epileptischen Temporallappenanfall können geformte, kurze und stereotype optische Halluzinationen oder sogar identifizierbare visuelle Erinnerungen auftauchen, die häufig mit anderen Anfallszeichen, etwa motorischen Phänomenen, assoziiert sind. Die Enthemmungs(„release")-Halluzinationen bei ausgedehnten Infarkten, Tumoren oder entzündlichen Prozessen im Bereich der Hemisphären sind demgegenüber variabler, länger und häufig mit einem Gesichtsfelddefekt kombiniert.

Das **Charles-Bonnet-Syndrom** ist eine Sonderform lebhafter szenischer (Pseudo-)Halluzinationen bei reduziertem Visus, die von den Patienten im allgemeinen als irreal erkannt und gelegentlich – besonders bei sozialer Isolation – als unterhaltsam und interessant empfunden werden. Spontan werden diese Symptome kaum angegeben. Bei den tumorös oder vaskulär bedingten pedunkulären Halluzinationen treten ebenfalls meist gegen Abend „Liliput-Wahrnehmungen" auf, die mit anderen Zeichen einer Hirnläsion sowie Schlafstörungen assoziiert sind. Eine pathophysiologische Grundlage im Hirnstamm wird auch für die Narkolepsie angenommen, bei der zusammen mit Schlafstörungen, Schlaflähmungen und Kataplexie auch hypnagoge (Einschlaf-) und hypnopompe (Aufwach-) Halluzinationen registriert werden. Lebhafte visuelle Halluzinationen können durch eine Überdosierung dopaminerger Substanzen bei der Parkinsontherapie ausgelöst werden.

Nach der ICD-Definition sind optische Halluzinationen bei dementiellen Erkrankungen, z. B. bei einer vaskulären, Alzheimer- oder Lewy-Körperchen-Demenz, die affektsyntonen Halluzinationen bei affektiven Erkrankungen und die rasch wechselnden Halluzinationen bei Verwirrtheitszuständen nicht den organischen Halluzinosen zuzurechnen.

Die Entstehung **akustischer Halluzinationen** wird durch Hypakusis und Ohrgeräusche gefördert und kann durch Hirnstamm- oder Temporallappenläsionen ausgelöst werden. Die Alkoholhalluzinose ist ein Beispiel für eine akustische Halluzinose mit organischem Substrat. Die **musikalische Halluzinose** ist eine komplexe Form akustischer Halluzinosen. Mit diesen beiden Ausnahmen sind die organisch bedingten akustischen Halluzinosen überwiegend durch kurze, repetitive Sinneswahrnehmungen gekennzeichnet.

Der **Dermatozoenwahn (Ekbom-Syndrom)** ist nach der ICD-10 als **taktile Halluzinose** einzuordnen. Kribbelparästhesien („Ameisenlaufen") werden von den Patienten als Zeichen einer parasitären Infektion mit Würmern oder Insekten aufgefaßt und führen zu Kratzen und forcierten Reinigungsversuchen. Männer sind häufiger betroffen als Frauen. Die Feststellung der Ursache ist meist eine diagnostische Herausforderung. Der Mißbrauch von Alkohol und anderen Substanzen kann eine Rolle spielen. Diabetes mellitus, Hypovitaminosen, Nierenversagen, Lymphome und viele andere zu einer Polyneuropathie oder zu Hautveränderungen mit Pruritus disponierende Erkrankungen können ebenso zugrunde liegen wie eine beginnende Demenz oder eine entsprechende Symptomatik in der Umgebung des Patienten („Folie à deux").

Die Unzinatuskrise am Beginn eines komplexpartiellen Anfalls repräsentiert eine Sonderform der **gustatorischen Halluzinosen**.

5.2 Organische katatone Störung

Diagnostische Leitlinien (F06.1). Allgemeine Kriterien siehe Einleitung zu Abschnitt 5. Zusätzlich soll eines der folgenden Merkmale vorhanden sein:

1. Stupor (Verminderung oder vollständiges Fehlen spontaner Bewegung mit teilweisem oder vollständigem Mutismus, Negativismus und Haltungsstereotypien)
2. Erregung (starke Hypermotilität mit oder ohne Tendenz zur Fremdgefährdung)

3. beides (ein rascher und unvorhersehbarer Wechsel von Hypo- zu Hyperaktivität).

Andere katatone Phänomene, die die Wahrscheinlichkeit der Diagnose erhöhen, sind Stereotypien, Flexibilitas cerea, Impulshandlungen.

Die in der ICD-10 beschriebene motorische Symptomatik ist vielgestaltig. Ebenso vielfältig sind die potentiellen organischen Ursachen einer Störung der Bewegungsplanung und -initiierung in Hirnstamm, Basalganglien und Präfrontalkortex. Metabolisch bedingte Komata, die zu einer Beeinträchtigung der gesamten Hirnfunktion führen, sowie degenerative Erkrankungen der Basalganglien und des Frontallappens sind häufige organische Korrelate einer katatonen Symptomatik. Läsionen des anterioren Gyrus cinguli können einen akinetischen Mutismus auslösen. Die Differentialdiagnose zu einer schizophrenen Katatonie und einem malignen Neuroleptika-induzierten Syndrom kann erhebliche Schwierigkeiten bereiten.

5.3 Organische wahnhafte (schizophreniforme) Störung

Diagnostische Leitlinien (F06.2): Allgemeine Kriterien siehe Einleitung zu Abschnitt 5. Zusätzlich müssen Wahnideen bestehen (Verfolgungswahn, Wahn körperlicher Veränderung; Eifersuchtswahn; Krankheitswahn; Wahn, daß man selbst oder eine andere Person tot sei).

Halluzinationen, formale Denkstörungen oder einzelne katatone Phänomene können vorliegen. Bewußtsein und Gedächtnis sind ungestört. Die Diagnose ist nicht zu stellen, wenn der Verdacht auf eine organische Ursache unspezifisch oder beschränkt ist, z.B. auf Befunde wie vergrößerte Ventrikel (sichtbar im CT) oder auf unspezifische neurologische Symptome.

Zu diesen Störungen gehören paranoide oder paranoid-halluzinatorische Syndrome organischen Ursprungs einschließlich der schizophreniformen Psychosen bei Epilepsien. Psychosen bei Epilepsien zeigen nur selten „Negativsymptome" und nehmen meist einen günstigeren Verlauf als die Schizophrenie. Die Zustandsbilder sind häufig mit affektiven und Angststörungen vermischt. Bei der Auswahl und Dosierung von Neuroleptika und Antidepressiva sind die Erniedrigung der Krampfschwelle sowie die Interaktion von Psychopharmaka und Antiepileptika zu beachten.

Bei jüngeren Patienten müssen differentialdiagnostisch neben Entwicklungsstörungen und perinatalen Komplikationen vor allem drogeninduzierte Psychosen erwogen werden. Organisch bedingte Wahnstörungen nehmen aber allgemein im höheren Lebensalter zu. Häufig nachweisbar sind Läsionen im Bereich der Basalganglien, des limbischen Systems und des temporalen Neokortex. Die Ätiologie reicht von degenerativen „extrapyramidalmotorischen" Erkrankungen und überwiegend linksseitig lokalisierten traumatischen, vaskulären, raumfordernden und entzündlichen Veränderungen. Der Zusammenhang mit strukturellen Hirnveränderungen ist nicht immer zweifelsfrei zu beweisen (Abb. 8-23). Sensorische Deprivation und soziale Isolation (Kontaktmangelparanoid) können begünstigend wirken.

Besonders häufig werden Bestehlungs- und Verfolgungsideen geäußert. Sonderformen sind:

- der hypochondrische Wahn
- der nihilistische Wahn, z.B. das Cotard-Syndrom (Körperteile oder die ganze Person sei abgestorben)
- der Eifersuchtswahn, z.B. das Othello-Syndrom (die wahnhafte Überzeugung von der sexuellen Untreue des Partners)
- der Liebeswahn, z.B. das Clérambault-Syndrom (Glaube, von einer meist hochstehenden Person geliebt zu werden, mit Bedrängen des vermeintlichen Partners).

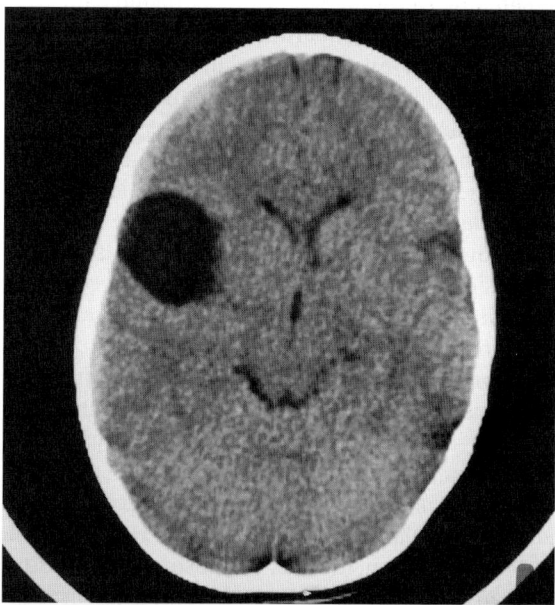

Abbildung 8-23 Raumfordernde Arachnoidalzyste rechts. Klinisch Verdacht auf Schizophrenie, 15jährige Patientin (CT nativ).

Bei wahnhaften Mißidentifikationen etwa des Ortes (z. B. reduplikative Paramnesie) oder anderer Personen (z.B. das Capgras- oder das Fregoli-Syndrom) bzw. die wahnhafte Überzeugung von der Anwesenheit imaginärer Gäste („phantom boarders") sind durch genaue Untersuchung im allgemeinen zumindest subtile Gedächtnisstörungen nachzuweisen. Diese Störungen treten ohnehin meist im Gefolge von Demenzen auf, entsprechen also nur bedingt den genannten ICD-10-Kriterien.

5.4 Organische affektive Störung und organische emotional labile (asthenische) Störung

Diagnostische Leitlinien (organische affektive Störung, F06.3; organische emotional labile – asthenische – Störung F06.6). Allgemeine Merkmale siehe Einleitung zu Abschnitt 5; zusätzliche Kriterien gelten wie für F30 bis F33 (manische Episode, bipolar affektive Störung, depressive Episode und rezidivierende depressive Episode).

Ein grundsätzliches Problem der Neuropsychiatrie, das bei der Untersuchung organisch affektiver Störungen besonders auffällt, ist die Schwierigkeit und vielleicht auch der Sinn bei der Differenzierung zwischen normalpsychologisch interpretierbaren reaktiven Störungen auf eine Erkrankung einerseits und den unmittelbar organisch bedingten Folgen der Erkrankung andererseits. Ebenso stellt sich die Frage, inwiefern die organisch bedingten „affektiv" erscheinenden Veränderungen in ihrem Wesen den primären affektiven Erkrankungen vergleichbar sind und ob die gleichen Beurteilungsrichtlinien an beide Arten von Störungen in gleicher Weise angelegt werden dürfen. Erschwerend kommt hinzu, daß auch die zugrundeliegende Störung nicht immer klar erfaßt werden kann, da bestimmte klinische Veränderungen – etwa der Kognition, des Vegetativums und Endokriniums – Ausdruck sowohl einer organischen als auch einer affektiven Erkrankung sein können.

Depressive Symptome repräsentieren die häufigste psychopathologische Folge chronisch systemischer oder Hirnerkrankungen. Bei etwa einem Drittel der Patienten mit einer Alzheimer- oder vaskulären Demenz oder anderen schwerwiegenden zerebrovaskulären Erkrankungen, Hirntraumata und Hirntumoren, Morbus Parkinson, Chorea Huntington, Epilepsie oder Encephalomyelitis disseminata werden depressive Störungen beschrieben. Die Angaben variieren jedoch stark. Gelegentlich wird die Ansicht vertreten, daß insbesondere linksseitige Läsionen in der Nähe des Frontalpols zur Entwicklung depressiver Symptome disponieren. Während mehrere Arbeitsguppen Hinweise auf einen Zusammenhang mit einer fronto-orbitalen Funktionsstörung herstellen konnten, hielt der angebliche Einfluß der Läsionsseite einer Überprüfung nicht stand. Zahlreiche Medikamente, z.B. alpha-Methyldopa oder Reserpin, können depressive Störungen auslösen.

Maniforme Syndrome werden gelegentlich bei Frontallappenschädigungen etwa bei progressiver Paralyse oder Frontallappendegeneration, bei einer L-Dopa- bzw. Dopaminagonistenüberdosierung im Rahmen der Parkinsonbehandlung oder bei einer Kortikoidbehandlung beobachtet.

Eine ausgeprägte **Affektlabilität** oder „Affektinkontinenz" mit pathologischem Lachen und Weinen kann sich nach orbito-frontalen und Hirnstammläsionen entwickeln, etwa bei einer Pseudobulbärparalyse, durch eine Encephalomyelitis disseminata oder bei einem „Status lacunaris". Medikamenteninduzierte oder affektive Störungen im Zusammenhang mit einer Epilepsie sind unter F06.8 zu kodieren.

5.5 Organische Angststörung

Die häufigsten organischen Ursachen einer Angststörung (F06.4) lassen sich in drei Gruppen zusammenfassen:

- Hirnerkrankungen, z. B. Temporallappenepilepsie, Hirninfarkt und Subarachnoidalblutung, Hirntrauma, Hirntumor (vor allem im Bereich des dritten Ventrikels), Encephalomyelitis disseminata, Migräne, Morbus Parkinson (insbesondere bei Patienten mit ausgeprägtem On-off-Phänomen) und andere
- internistische Erkrankungen, z. B. Thyreotoxikose, Phäochromozytom, Hypoglykämie, Herzvitien (möglicherweise Mitralklappenprolaps, intermittierende Rhythmusstörungen mit Tachyarrhythmien) und andere
- Medikamente/Drogen, z. B. Thyroxin, Koffein, Amphetamin, Kokain, Alkohol und Alkohol- bzw. Drogenentzug, vor allem von Sedativa.

5.6 Organische dissoziative Störung

Derealisations- und Depersonalisationszustände (F06.5) werden unter anderem durch zerebrale Anfälle – vor allem komplex-partielle Anfälle –, Traumen oder Migräne ausgelöst und können im zeitlichen Zusammenhang mit Verwirrtheitszuständen unterschiedlicher Genese auftreten. Bei der transienten globalen Amnesie bleibt das Empfinden der personalen Identität typischerweise erhalten.

5.7 Leichte kognitive Störung

Diagnostische Leitlinien. Die Hauptmerkmale der leichten kognitiven Störung (F06.7) sind Klagen über Gedächtnisstörungen, Vergeßlichkeit, Lernschwierigkeiten und eine verminderte Fähigkeit, sich längere Zeit auf eine Aufgabe zu konzentrieren. Das Erlernen eines neuen Stoffes wird subjektiv für schwierig gehalten, auch wenn ein Test objektiv Normalwerte zeigt. Keines dieser Symptome ist so schwer, daß die Diagnose Demenz oder Delir gestellt werden kann.

In dieser Definition werden zwei Dinge vermengt, nämlich zum einen die subjektive Wahrnehmung kognitiver Defizite und zum anderen deren objektive Messung. In der Literatur wird meist unterschieden zwischen

- subjektiven Gedächtnisstörungen („memory complaints") ohne objektivierbare intellektuelle Störungen und
- leichten, altersassoziierten Gedächtniseinbußen („age-associated memory impairment"), die nicht die Kriterien einer Demenz erfüllen. Die Patienten müssen über 50 Jahre alt sein und sowohl subjektive Beschwerden als auch leichte, objektivierbare Defizite aufweisen (Gedächtnisleistung mehr als eine Standardabweichung unter der mittleren Leistung junger gesunder Erwachsener). Die sogenannte benigne Altersvergeßlichkeit ist ein eng verwandter Begriff.

Die genannten Konzepte überlappen sich stark und sind nicht scharf zu fassen. In mehreren Studien konnte gezeigt werden, daß subjektive Klagen über eine Vergeßlichkeit mit der Depressivität, nicht aber mit objektiven Leistungseinschränkungen verbunden sind, während leichte objektive Defizite enger mit der Fremdbeurteilung der Leistungsfähigkeit durch die Angehörigen und mit organischen Faktoren, etwa einer Hirnatrophie, korrelieren.

Entscheidend ist die Frage nach der Differenzierbarkeit einer „benignen senilen Vergeßlichkeit" und einer beginnenden Demenz. Ein großer Anteil der Personen mit leichten kognitiven Störungen zeigt keine Progredienz bzw. sogar eine gewisse Verbesserung im weiteren Verlauf. Es verwundert nicht, daß Patienten, die zu einem späteren Zeitpunkt eine eindeutige Demenz entwickeln und vorab bereits im Rahmen einer epidemiologischen Untersuchung mit erfaßt wurden, häufig leichte kognitive Defizite aufwiesen. Dennoch kann die Prädiktion einer Demenz vor der Entwicklung eindeutiger und ausgeprägter kognitiver Defizite anhand klinischer Symptome nur unzuverlässig erfolgen. Zum Zeitpunkt der Diagnosestellung liegen in den meisten Fällen bereits signifikante strukturelle Hirnveränderungen vor. Bei dem kleinen Anteil der Patienten mit autosomal-dominanten, komplett penetranten Mutationen, die zu einer Alzheimer-Demenz oder zu einer Sonderform der vaskulären Demenz (CADASIL) oder anderen degenerativen Hirnerkrankungen führen können, wäre eine Vorhersage möglich. Da derzeit für die meisten dieser Krankheitsformen keine effiziente Therapie zur Verfügung steht, ist eine solche Vorhersage ethisch problematisch. Die Patienten müssen genetisch beraten und psychotherapeutisch betreut werden.

5.8 Andere organische psychische Störungen aufgrund einer Schädigung oder Funktionsstörung des Gehirns oder einer körperlichen Erkrankung

Beispiele für diese Kategorie (F06.8) sind vorübergehende oder leichte affektive Zustandsbilder, die nicht die Kriterien einer organischen affektiven Störung erfüllen, wie sie z.B. unter der Behandlung mit Steroiden oder Antidepressiva auftreten, bzw. eine „nicht näher bezeichnete epileptische Psychose".

6 Persönlichkeits- und Verhaltensstörung aufgrund einer Erkrankung, Schädigung oder Funktionsstörung des Gehirns

6.1 Organische Persönlichkeitsstörung

Diagnostische Leitlinien (F07.0). Zusätzlich zu einer Vorgeschichte oder anderen Hinweisen auf eine Hirnerkrankung, Hirnschädigung oder Hirnfunktionsstörung gründet sich die Diagnose auf das Vorliegen von mindestens zwei der folgenden Merkmale:

1. andauernd reduzierte Fähigkeit, zielgerichtete Aktivitäten über längere Zeiträume durchzuhalten und Befriedigungen aufzuschieben
2. verändertes emotionales Verhalten, das durch emotionale Labilität, flache und ungerechtfertig-

te Fröhlichkeit (Euphorie, inadäquate Witzelsucht) und leichten Wechsel zu Reizbarkeit oder kurz andauernden Ausbrüchen von Wut und Aggression charakterisiert ist; in manchen Fällen kann Apathie mehr im Vordergrund stehen
3. Äußerungen von Bedürfnissen und Impulsen meist ohne Berücksichtigung von Konsequenzen oder sozialen Konventionen (wie Stehlen, unangemessene sexuelle Annäherungsversuche, gieriges Essen oder Vernachlässigen der Körperpflege)
4. kognitive Störungen in Form von Mißtrauen oder paranoidem Denken und/oder exzessiver Beschäftigung mit einem einzigen, meist abstrakten Thema (z. B. Religion, Recht oder Unrecht)
5. auffällige Veränderung der Sprachproduktion und des Redeflusses, Umständlichkeit, Begriffsunschärfe, zähflüssiges Denken und Schreibsucht
6. verändertes Sexualverhalten (verminderte Sexualität oder Wechsel in der sexuellen Präferenz).

Nahezu jede Hirnerkrankung oder Hirnläsion kann zu Veränderungen der Persönlichkeit mit oder ohne eindeutig erkennbaren Defiziten führen.

Von besonderer klinischer Bedeutung ist das „**Frontallappensyndrom**" (Abb. 8-24), das – in Abhängigkeit von der Lokalisation der Läsion – in mehrere Prototypen, die bei traumatischen, vaskulären und degenerativen Erkrankungen meist in Kombination auftreten, eingeteilt werden kann:

- Bei einer Schädigung des **dorsolateralen Präfrontalkortex** sind das planende Handeln, die Umstellungsfähigkeit und die Aufmerksamkeitsleistung sowie das spontane Erinnern von neu gelernten Inhalten beeinträchtigt. Das Verharren auf einer bestimmten Problemlösestrategie ist im „Wisconsin Card Sorting Test" nachzuweisen. Im Gespräch fallen meist eine Perseverationsneigung und eine verminderte Sprachproduktion (reduzierte „verbal fluency") auf.
- **Orbitofrontale Läsionen** führen zu einer erhöhten Reizbarkeit und emotionalen Labilität. Die Patienten sind impulsiv, verhalten sich sozial inadäquat, distanzlos, taktlos und rücksichtslos bis zur Selbst- und Fremdgefährdung. In der Testsituation sind die Patienten unaufmerksam, unkonzentriert und leicht ablenkbar.
- Apathie, fehlende Motivierbarkeit bis zur Willenlosigkeit und zum akinetischen Mutismus sind die Zeichen einer **mediofrontalen Läsion**. Im Gegensatz zum „locked-in-Syndrom", zur katatonen Schizophrenie und zum malignen Neuroleptika-induzierten Syndrom können die Patienten bei attraktiven Außenreizen kurzzeitig adäquat reagieren.

Die frontale **Lobotomie** oder die etwas subtilere **Leukotomie** mit einer Durchtrennung thalamofrontaler Bahnen wurden unter anderem zur Behandlung intraktabler Schmerzen eingesetzt, führten aber zu keinen anhaltenden Erfolgen, sondern zu erheblichen Persönlichkeits- und gelegentlich zu mnestischen Veränderungen. Die Methode wurde verlassen.

Die Persönlichkeitsstörungen bei temporalen Läsionen sind häufig mit neuropsychologischen Störungen (Sprache und Gedächtnis) kombiniert.

6.2 Postenzephalitisches Syndrom

Diagnostische Leitlinien (F07.1). Das Erscheinungsbild kann sich in allgemeinem Unwohlsein, Apathie oder Reizbarkeit, in einer gewissen Verminderung kognitiver Funktionen (Lernstörungen), veränderten Schlaf- und Eßgewohnheiten, Änderungen im Sexualverhalten und in der sozialen Urteilsfähigkeit äußern. Es gibt eine Reihe bleibender neurologischer Funktionsstörungen, wie Lähmung, Taubheit, Aphasie, konstruktive Apraxie, Akalkulie.

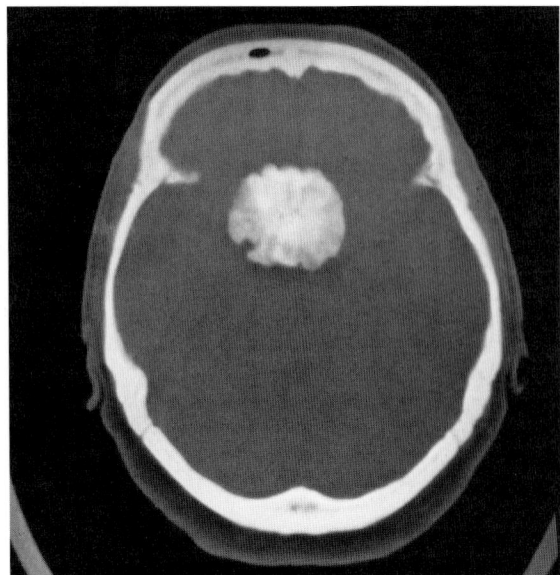

Abbildung 8-24 Frontobasales Meningeom. Persönlichkeitsveränderung mit Disinhibition, 84jährige Patientin (CT Knochenfenster).

Im Gegensatz zur organischen Persönlichkeitsstörung sind die unspezifischen postenzephalitischen Symptome meist reversibel.

6.3 Organisches Psychosyndrom nach Schädel-Hirn-Trauma

Diagnostische Leitlinien (F07.2). Mindestens drei der folgenden Merkmale rechtfertigen die Diagnose:

- Kopfschmerzen
- Schwindel
- Erschöpftheit
- Reizbarkeit
- Störungen der Konzentration, des geistigen Leistungsvermögens, des Gedächtnisses oder des Schlafes
- verminderte Belastungsfähigkeit bei Streß, emotionalen Reizen oder unter Alkohol.

Sorgfältige technische Untersuchungen (EEG, evozierte Hirnstammpotentiale, Elektronystagmographie, bildgebende Verfahren) können objektive Nachweise liefern und die Symptome belegen, aber oft sind diese Befunde negativ. Die Beschwerden sind nicht notwendigerweise mit Entschädigungs- oder Rentenbegehren verbunden.

Die genannten Merkmale können die Diagnose nur bei entsprechender Anamnese stützen. Häufig vorhanden sind Frontallappenläsionen mit den eben genannten Folgen. Neben fokalen Läsionen hat das globale Ausmaß der Schädigung Einfluß auf die Schwere der posttraumatischen Persönlichkeitsveränderungen. Darüber hinaus wird immer wieder ein Zusammenhang mit der prämorbiden Persönlichkeit im Sinne einer Abstumpfung oder Akzentuierung beschrieben. Das Syndrom ist häufig und belastet die Angehörigen oft noch mehr als die Patienten.

6.4 Andere organische Persönlichkeits- und Verhaltensstörungen

In dieser Kategorie (F07.8) sind sowohl Störungen mit nur vermuteter organischer Ursache einzuordnen als auch leichte kognitive Störungen bei progredienten Erkrankungen, wie etwa der Alzheimer-Demenz, die noch nicht die klinischen Kriterien einer Demenz erfüllen.

Literatur

1 Einleitung

Classen, M., V. Diehl, K. Kochsiek (Hrsg.): Innere Medizin. Urban & Schwarzenberg, München–Wien–Baltimore 1998.

Förstl, H. (Hrsg.): Lehrbuch der Gerontopsychiatrie. Enke, Stuttgart 1997.

Lipowski, Z.: Organic brain syndromes (overview and classification. In: Blumer, D., D. F. Benson (Hrsg.): Psychiatric Aspects of Neurologic Disease. (11–35). Grune & Stratton 1975.

Lishman, W. A.: Organic Psychiatry, 2. Aufl. Blackwell, 1987.

Schneider, K.: Klinische Psychopathologie. Thieme, Stuttgart 1946.

Stoudemire, A.: Psychological Factors Affecting Medical Conditions. Am. Psychiat. Press 1995.

2 Demenz

2.1 Definition und Epidemiologie

Baldwin, B., H. Förstl: „Pick's disease" – 101 years on. Brit. J. Psychiat. 163 (1993) 100–104.

Corrada, M., R. Brookmeyer, C. Kawas: Sources of variability in prevalence rates of Alzheimer's disease. Int. J. Epidem. 24 (1995) 1000–1005.

Cummings, J. L., D. F. Benson: Dementia – a Clinical Approach. Butterworth-Heinemann, Boston 1992.

Fischer, P., W. Danielczyk, K. Jellinger, H. Lassman, M. Simanyi, G. Gatterer, A. Marterer, F. Seitelberger: Differential diagnosis of dementia diseases. A prospective clinical study with neuropathologic diagnostic verification. Nervenarzt 62 (1991) 408–414.

World Health Organization: Internationale Klassifikation psychischer Störungen, ICD-10. Huber, Bern–Göttingen–Toronto 1991.

Jackson, M., J. Lowe: The new neuropathology of degenerative frontotemporal dementias. Acta neuropath. (Berl.) 91 (1996) 127–134.

Jellinger, K. A.: Diagnostic accuracy of Alzheimer's disease: A clinicopathological study. Acta neuropath. (Berl.) 91 (1996) 219–220.

Rocca, W. A., A. Hofman, C. Brayne, M. M. B. Breteler, M. Clarke, J. R. M. Copeland, J.-F. Dartigues, K. Engedal, O. Hagnell, T. J. Heeren, C. Jonker: Frequency and distribution of Alzheimer's disease in Europe: a collaborative study of 1980–1990 prevalence findings. Ann. Neurol. 30 (1991) 381–390.

2.2 Diagnose

Berg, L.: Clinical dementia rating. Brit. J. Psychiat. (1984) 145–339.

Cummings, J. L., D. F. Benson: Dementia (a Clinical Approach (2. Aufl.). Butterworth-Heinemann, Boston 1992.

Folstein, M. F., S. E. Folstein, P. R. McHugh: Mini-Mental State (a practical method for grading the cognitive state of patients for the clinician. J. Psychiat. Res. 12 (1975) 189–198.

Förstl, H., F. Hentschel: The contribution of neuroimaging to the differential diagnosis of dementias. Revs. Clin. Gerontol. 4 (1994) 317–341.

Lang, C.: Demenz. Chapman & Hall 1994.

Reisberg, B.: Functional assessment staging. Psychopharmacol. Bull. 24 (1988) 653–659.

2.4 Demenz bei Alzheimer-Erkrankung

Geschichtlicher Rückblick

Alzheimer, A.: Über eine eigenartige Erkrankung der Hirnrinde. Allg. Zeitschr. f. Psychiatr. 64 (1907) 146–148.

Alzheimer, A.: Über eigenartige Krankheitsfälle des späteren Alters. Zeitschr. f. die ges. Psychiatr. u. Neurol. 4 (1911) 355–356.

Bancher, C., H. Braak, P. Fischer, K. A. Jellinger: Neuropathological staging of Alzheimer lesions and intellectual status in Alzheimer's and Parkinson's disease patients. Neurosci. Lett. 162 (1993) 179–182.

Braunmühl, A. v.: Kolloidchemische Betrachtungsweise seniler und präseniler Gewebsveränderungen. Zeitschr. f. die ges. Psychiatr. u. Neurol. 142 (1932) 1–54.

Fischer, P., H. Lassmann, K. Jellinger, M. Simanyi, C. Bancher, A. Travniczek Marterer, G. Gatterer, W. Danielczyk: Alzheimer dementia. A clinical longterm study with quantitative neuropathology. Wien. med. Wschr. 141 (1991) 455–462.

Gellerstedt, N.: Zur Kenntnis der Hirnveränderungen bei der normalen Altersinvolution. Uppsala Läkareforen Förhandl 38 (1932) 193–409.

Lassmann, H., R. Weiler, P. Fischer, C. Bancher, K. Jellinger, E. Floor, W. Danielczyk, F. Seitelberger, H. Winkler: Synaptic pathology in Alzheimer's disease: immunological data for markers of synaptic and large dense-core vesicles. Neuroscience 46 (1992) 1–8.

Terry, R. D., E. Masliah, D. P. Salmon, N. Butters, R. DeTeresa, R. Hill, L. A. Hansen, R. Katzman: Physical basis of cognitive alterations in Alzheimer's disease: synapse loss is the major correlate of cognitive impairment. Ann. Neurol. 30 (1991) 572–580.

Klinisches Erscheinungsbild und Verlauf

Corder, E. H., A. M. Saunders, W. J. Strittmatter, D. E. Schmechel, P. C. Gaskell Jr., J. B. Rimmler, P. A. Locke, P. M. Conneally, K. E. Schmader, R. E. Tanzi, J. F. Gusella, G. W. Small, A. D. Roses, M. A. Pericak-Vance, J. L. Haines: Apolipoprotein E, survival in Alzheimer's disease patients, and the competing risks of death and Alzheimer's disease. Neurology (Minneap.) 45 (1995) 1323–1328.

Förstl, H., A. Burns, R. Jacoby, R. Levy: Neuroanatomical correlates of clinical misidentification and misperception in senile dementia of the Alzheimer type. J. clin. Psychiat. 51 (1991) 268–271.

Förstl, H., A. Burns, N. Cairns, P. Luthert, P. Lantos, R. Levy: Organic correlates of depressive symptoms in Alzheimer's dementia. Results of a prospective study, review of the literature. Nervenarzt 63 (1992) 566–574.

Förstl, H., A. Burns, R. Levy, N. Cairns, P. Luthert, P. Lantos: Neurological signs in Alzheimer's disease. Arch. Neurol. (Chic.) 49 (1992) 1038–1042.

Franssen, E. H., A. Kluger, C. L. Torossian, B. Reisberg: The neurologic syndrome of severe Alzheimer's disease: Relationship to functional decline. Arch. Neurol. (Chic.) 50 (1993) 1029–1039.

Ilsley, J. E., A. P. R. Moffoot, R. E. O'Carroll: An analysis of memory dysfunction in major depression. J. Affective Disorders 35 (1995) 1–9.

Levy-Lahad, E., W. Wasco, P. Poorkaj, D. M. Romano, J. Oshima, W. H. Pettingell, C. E. Yu, P. D. Jondro, S. D. Schmidt, K. Wang, A. C. Crowley, Y.-H. Fu, S. Y. Guenette, D. Galas, E. Nemens, E. M. Wijsman, T. D. Bird, G. D. Schellenberg, R. E. Tanzi: Candidate gene for the chromosome 1 familial Alzheimer's disease locus. Science 269 (1995) 973–977.

Lopez, O. L., M. P. Gonzalez, J. T. Becker, C. F. Reynolds, A. Sudilovsky, S. T. DeKosky: Symptoms of depression in Alzheimer's disease, frontal lobe-type dementia, and subcortical dementia. Ann. N. Y. Acad. Sci. 769 (1995) 389–392.

Morris, J. C., S. Edland, C. Clark, D. Galasko, E. Koss, R. Mohs, G. van Belle, G. Fillenbaum, A. Heyman: The consortium to establish a registry for Alzheimer's disease (CERAD). Rates of cognitive changes in the longitudinal assessment of probable Alzheimer's disease. Neurology (Minneap.) 43 (1993) 2457–2465.

Rogaev, E. I., R. Sherrington, E. A. Rogaeva, G. Levesque, M. Ikeda, Y. Liang, H. Chi, C. Lin, K. Holman, T. Tsuda, L. Mar, S. Sorbi, B. Nacmias, S. Piacentini, L. Amaducci, I. Chumakov, D. Cohen, L. Lannfelt, P. E. Fraser, J. M. Rommens, P. H. St George-Hyslop: Familial Alzheimer's disease in kindreds with missense mutations in a gene on chromosome 1 related to the Alzheimer's disease type 3 gene. Nature (Lond.) 376 (1995) 775–778.

Roses, A. D: Apolipoprotein E genotyping in the differential diagnosis, not prediction, of Alzheimer's disease. Ann. Neurol. 38 (1995) 6–14.

Sherrington, R., E. I. Rogaev, Y. Liang, E. A. Rogaeva, G. Levesque, M. Ikeda, H. Chi, C. Lin, G. Li, K. Holman, T. Tsuda, L. Mar, J.-F. Foncin, A. C. Bruni, M. P. Montesi, S. Sorbi, I. Rainero, L. Pinessi, L. Nee, I. Chumakov, D. Pollen, A. Brookes, P. Sanseau, P. H. St George-Hyslop: Cloning of a gene bearing missense mutations in early-onset familial Alzheimer's disease. Nature (Lond.) 375 (1995) 754–760.

Weiner, M. F., S. D. Edland, H. Luszczynska: Prevalence and incidence of mayor depression in Alzheimer's disease. Amer. J. Psychiat. 151 (1994) 1006–1009.

Neurobiologie und Pathogenese der Alzheimer-Demenz

Bauer, J., G. Stadtmüller, J. Qualmann, H. Bauer: Premorbid psychological processes in Alzheimer's disease and in vascular dementia. Z. Geront. 28 (1995) 179–189.

Bonaiuto, S., W. A. Rocca, A. Lippi, E. Giannandrea, M. Mele, F. Cavarzeran, L. Amaducci: Education and occupation as risk factors for dementia: A population-based case-control study. Neuroepidemiology 14 (1995) 101–109.

Breitner, J. C. S., K. A. Welsh, M. J. Helms, P. C. Gaskell, B. A. Gau, A. D. Roses, M. A. Pericak-Vance, A. M. Saunders: Delayed onset of Alzheimer's disease with nonsteroidal anti-inflammatory and histamine H2 blocking drugs. Neurobiol. Aging 16 (1995) 523–530.

Canadian Study of Health and Aging: The Canadian Study of Health and Aging: Risk factors for Alzheimer's disease in Canada. Neurology (Minneap.) 44 (1994) 2073–2080.

DeKosky, S. T., S. W. Scheff: Synapse loss in frontal cortex biopsies in Alzheimer's disease: correlation with cognitive severity. Ann. Neurol. 27 (1990) 457–464.

Fischer, P., H. Lassmann, K. Jellinger, M. Simanyi, C. Bancher, A. Travniczek Marterer, G. Gatterer, W. Danielczyk: Alzheimer dementia. A clinical long-term study with quantitative neuropathology. Wien. med. Wschr. 141 (1991) 455–462.

Hebert, L. E., P. A. Scherr, L. A. Beckett, M. S. Albert, D. M. Pilgrim, M. J. Chown, H. H. Funkenstein, D. A. Evans: Age-specific incidence of Alzheimer's disease in a community population. J. Amer. med. Ass. 273 (1995) 1354–1359.

Huell, M., S. Strauss, B. Volk, M. Berger, J. Bauer: Interleukin-6 is present in early stages of plaque formation and is restricted to the brains of Alzheimer's disease patients. Acta neuropath. (Berl.) 89 (1995) 544–551.

Kasahara, H., A. Karasawa, N. Wakutsu, H. Yamada, M. Tanno, M. Kobayashi, S. Ushijima: A clinical study on premorbid personality and personality change in patients with age-associated dementia. Jap. J. Psychiat. Neurol. 48 (1994) 779–787.

Langui, D., A. Probst, J. Ulrich: Alzheimer's changes in non-demented and demented patients: A statistical approach to their relationships. Acta neuropath. (Berl.) 89 (1995) 57–62.

Leuchter, A. F., T. F. Newton, I. A. Cook, D. O. Walter, S. Rosenberg Thompson, P. A. Lachenbruch: Changes in brain functional connectivity in Alzheimer-type and multi-infarct dementia. Brain 115 (1992) 1543–1561.

Masliah, E.: Mechanisms of synaptic dysfunction in Alzheimer's disease. Histopathology 10 (1995) 509–519.

Ott, A., M. M. B. Breteler, F. van Harskamp, J. J. Claus, T. J. M. van der Cammen, D. E. Grobbee, A. Hofman: Prevalence of Alzheimer's disease and vascular dementia: Association with education. The Rotterdam study. Brit. med. J. 310 (1995) 970–973.

Rocca, W. A., A. Hofman, C. Brayne, M. M. B. Breteler, M. Clarke, J. R. M. Copeland, J.-F. Dartigues, K. Engedal, O. Hagnell, T. J. Heeren, C. Jonker: Frequency and distribution of Alzheimer's disease in Europe: a collaborative study of 1980–1990 prevalence findings. Ann. Neurol. 30 (1991) 381–390.

Rogers, J.: Inflammation as a pathogenic mechanism in Alzheimer's disease. Arzneimittel-Forsch. 45 (1995) 439–442.

Rogers, J., L. C. Kirby, S. R. Hempelman, D. L. Berry, P. L. McGeer, A. W. Kaszniak, J. Zalinski, M. Cofield, L. Mansukhani, P. Willson, E. Kogan: Clinical trial of indomethacin in Alzheimer's disease. Neurology (Minneap.) 43 (1993) 1609–1611.

Smith, C., L. Pettigrew, M. Avison, J. Kirsch, A. Tinkhtman, F. Schmitt, D. P. Wermeling, D. R. Wekstein, W. R. Markesberry: Frontal lobe phosphorus metabolism and neuropsychological function in aging and in Alzheimer's disease. Ann. Neurol. 38 (1995) 194–201.

Smith, M. A., D. A. Dewitt, D. Praprotnik, G. Perry: Senile plaques and neurofibrillary tangles: The concurrent lesions of Alzheimer's disease. Neurobiol. Aging 16 (1995) 343–344.

Terry, R. D., E. Masliah, D. P. Salmon, N. Butters, R. DeTeresa, R. Hill, L. A. Hansen, R. Katzman: Physical basis of cognitive alterations in Alzheimer's disease: synapse loss is the major correlate of cognitive impairment. Ann. Neurol. 30 (1991) 572–580.

Wisniewski, H. M., J. Wegiel: Do neurofibrillary tangles initiate plaque formation or is it β-amyloidosis that leads to NFT pathology? Neurobiol. Aging 16 (1995) 341–343.

Diagnostische Abklärung eines Verdachts auf Alzheimer-Demenz

Bauer, J., M. Hüll, K. Lieb, M. Berger: Diagnostik und medikamentöse Therapie der Demenz vom Alzheimer-Typ. Nervenheilk. 14 (1995) 146–155.

Blacker, D., M. S. Albert, S. S. Bassett, R. C. P. Go, L. E. Harrell, M. F. Folstein: Reliability and validity of NINCDS-ADRDA criteria for Alzheimer's disease: The National Institute of Mental Health Genetics Initiative. Arch. Neurol. (Chic.) 51 (1994) 1198–1204.

Fischer, P., W. Danielczyk, K. Jellinger, H. Lassman, M. Simanyi, G. Gatterer, A. Marterer, F. Seitelberger: Differential diagnosis of dementia diseases. A prospective clinical study with neuropathologic diagnostic verification. Nervenarzt 62 (1991) 408–414.

Förstl, H., C. Besthorn, F. Hentschel, C. Geiger-Kabisch, H. Sattel, U. Schreiter-Gasser: Frontal lobe degeneration and Alzheimer's disease: A controlled study on clinical findings, volumetric brain changes and quantitative electroencephalography data. Dementia 7 (1996) 27–34.

Jack, C. R. J., R. C. Petersen, P. C. O'Brien, E. G. Tangalos: MR-based hippocampal volumetry in the diagnosis of Alzheimer's disease. Neurology (Minneap.) 42 (1992) 183–188.

Julin, P., L.-O. Wahlund, H. Basun, A. Persson, K. Måre, U. Rudberg: Clinical diagnosis of frontal lobe dementia and Alzheimer's disease: Relation to cerebral perfusion, brain atrophy and electroencephalography. Dementia 6 (1995) 142–147.

Shonk, T. K., R. A. Moats, P. Gifford, T. Michaelis, J. C. Mandigo, J. Izumi, B. D. Ross: Probable Alzheimer disease: Diagnosis with proton MR spectroscopy. Radiology 195 (1995) 65–72.

Szelies, B., M. Grond, K. Herholz, J. Kessler, T. Wullen, W. D. Heiss: Quantitative EEG mapping and PET in Alzheimer's disease. J. neurol. Sci. 110 (1992) 46–56.

Vigo-Pelfrey, C., P. Seubert, R. Barbour, C. Blomquist, M. Lee, D. Lee, F. Coria, L. Chang, B. Miller, I. Lieberburg, D. Schenk: Elevation of microtubule-associated protein tau in the cerebrospinal fluid of patients with Alzheimer's disease. Neurology (Minneap.) 45 (1995) 788–793.

Medikamentöse und nicht-medikamentöse Therapie

Aisen, P. S., K. L. Davis: Inflammatory mechanisms in Alzheimer's disease: implications for therapy. Amer. J. Psychiat. 151 (1994) 1105–1113.

Bauer, J., M. Hüll, K. Lieb, M. Berger: Diagnostik und medikamentöse Therapie der Demenz vom Alzheimer-Typ. Nervenheilkunde 14 (1995) 146–155.

Bliwise, D. L., J. S. Carroll, K. A. Lee, J. C. Nekich, W. C. Dement: Sleep and „sundowning" in nursing home patients with dementia. Psychiat. Res. 48 (1993) 277–292.

Croisile, B., M. Trillet, J. Fondarai, B. Laurent, F. Maugiere, M. Billardon: Long-term and high-dose piracetam treatment of Alzheimer's disease. Neurology (Minneap.) 43 (1993) 301–305.

Knapp, M. J., D. S. Knopman, P. R. Solomon, W. W. Wendlbury, C. S. Davis, S. I. Gracon: A 30-week randomized controlled trial of high-dose tacrine in patients with Alzheimer's disease. J. Amer. med. Ass. 271 (1994) 985–991.

Maltby, N., G. A. Broe, H. Creasey, A. F. Jorm, H. Christensen, W. S. Brooks: Efficacy of tacrine and lecithin in mild to moderate Alzheimer's disease: double blind trial. Brit. med. J. 308 (1994) 879–883.

Pantev, M., R. Ritter, R. Görtelmeyer: Clinical and behavioural evaluation in long-term care patients with mild to moderate dementia under memantine treatment. Z. Geront. 6 (1993) 103–117.

Saletu, B., E. Paulus, L. Linzmayer, P. Anderer, H. V. Semlitsch, J. Grünberger, L. Wicke, A. Neuhold, I. Podreka: Nicergoline in senile dementia of Alzheimer type and multi-infarct dementia: A double-blind, placebo-controlled, clinical and EEG/ERP mapping study. Psychopharmacology 117 (1995) 385–395.

Schneider, L. S., J. T. Olin, S. Pawluczyk: A double blind crossover pilot study of L-deprenyl (selegeline) combined with cholinesterase inhibitor in Alzheimer's disease. Amer. J. Psychiat. 159 (1993) 321–323.

Weiterführende Übersichtsarbeiten

Bauer, J.: Die Alzheimer-Krankheit. Schattauer, Stuttgart 1994.

Terry, R. D., R. Katzmann, K. L. Bick: Alzheimer Disease. Raven Press, New York 1994.

2.5 Vaskuläre Demenz

Chabriat, H., K. Vahedi, M. T. Iba-Zizen, A. Joutel, A. Nibbio, T. G. Nagy, M. O. Krebs, J. Julien, B. Dubois, X. Ducrocq, M. Levasseur, P. Homeyer, J. L. Mas, O. Lyon-Caen, E. Tournier-Lasserve, M. G. Bousser: Clinical spectrum of CADASIL (a study of 7 families). Lancet 346 (1995) 934–939.

Chui, H. C., J. I. Victoroff, D. Margolin, W. Jagust, R. Shankle, R. Katzman: Criteria for the diagnosis of ischemic vascular dementia proposed by the State of California Alzheimer's Disease Diagnostic and Treatment Centers. Neurology 42 (1992) 473–480.

Fischer, P., K. Jellinger, G. Gatterer, W. Danielczyk: Prospective neuropathological evaluation of Hachinski's Ischemic Score in dementia. J. Neurol. Neurosurg. Psychiatry 54 (1991) 580–583.

Gorelick, P. B., A. Chatterjee, D. Patel, G. Flowerdew, W. Dolear, J. Taber, Y. Harris: Cranial computed tomographic observations in multi-infarct dementia. A controlled study. Stroke 23 (1992) 804–811.

Hachinski, V. C., L. D. Iliff, L. D., E. Zilhka, G. H. Du Boulay, V. L. McAllister, J. Marshall, R. W. Russel, L. Symon: Cerebral blood flow in dementia. Arch. Neurol. 32 (1975) 632–637.

Hennerici, M.: Vaskuläre Demenz. In: Gerontopsychiatrie. Enke, Stuttgart 1997.

Kloß, T. M., R. Maleßa, C. Weiller, H. C. Diener: Vaskuläre Demenz im Wandel (eine Übersicht zur vaskulären Demenz von zurückliegenden zu neuen Konzepten. Fortschr. Neurol. Psychiat. 62 (1994) 197–219.

Loeb, C., C. Gandolfo: Diagnostic evaluation of degenerative and vascular dementia. Stroke 14 (1983) 399–401.

Ott, A., M. M. B. Breteler, F. van Harskamp, J. J. Claus, T. J. M. van der Cammen, D. E. Grobbee, A. Hofman: Prevalence of Alzheimer's disease and vascular dementia: association with education. The Rotterdam study. Brit. Med. J., 310 (1995) 970–973.

Roman G. C., T. K. Tatemichi, T. Erkinjuntti, J. L. Cummings, J. C. Masden, J. H. Garcia, L. Amaducci, J. M. Orgogozo, A. Brun, A. Hofman: Vascular dementia: diagnostic criteria for research studies: report of the NINCDS-AIREN international workshop. Neurology 43 (1993) 250–260.

Rosen, W. G., R. D. Terry, P. Fuld, R. Katzman, A. Peck: Pathological verification of ischemic score in differentiation of dementias. Ann. Neurol. 7 (1980) 486–488.

Tatemichi, T. K., M. Paik, E. Bagiella, D. W. Desmond, Y. Stern, M. Sano, W. A. Hauser, R. Mayeux: Risk of dementia after stroke in a hospitalized cohort: results of a longitudinal study. Neurology 44 (1994) 1885–1891.

Wetterling, T., R.-D. Kanitz, K.-J. Borgis: Comparison of different diagnostic criteria for vascular dementia (ADDTC, DSM-IV, ICD-10, NINDS-AIREN). Stroke 27 (1996) 30–36.

2.6 Demenz bei andernorts klassifizierten Erkrankungen

Coker, S. B.: The diagnosis of childhood neurodegenerative disorders presenting as dementia in adults. Neurology 41 (1991) 794–798.

Collins, S. J., J. E. Ahlskog, J. E. Parisi, D. M. Maraganore: Progressive supranuclear palsy (neuropathologically based diagnostic clinical criteria. J. Neurol. Neurosurg. Psychiat. 58 (1995) 167–173.

Conrad, B., A. Ceballos-Baumann: Bewegungsstörungen in der Neurologie. Thieme, Stuttgart 1996.

Deuschl, G., W. Oertel, W. Poewe: Früh- und Differentialdiagnose des Parkinson Syndroms. Deutsch. Ärzteblatt 91 (1995) 847–853.

Dippel, D. W. J., J. D. F. Habbema: Probabilistic diagnosis of normal pressure hydrocephalus and other treatable cerebral lesions in dementia. J. Neurol. Sci. 119 (1993) 123–133.

Fahn, S., C. D. Marsden: Recent Developments in Parkinson's Disease II (153–163). MacMillan New York 1987.

Förstl, H., A. Burns, P. Luthert, N. Cairns, R. Levy: The Lewy-body variant of Alzheimer's disease. Clinical and pathological findings. Brit. J. Psychiat. 162 (1993) 385–392.

Förstl, H., F. Hentschel, C. Besthorn, C. Geiger-Kabisch, H. Sattel, U. Schreiter-Gasser, J. R. Bayerl, F. Schmitz, H. P. Schmitt: Frontal und temporal beginnende Hirnatrophie – klinische und apparative Befunde. Nervenarzt 65 (1994) 611–618.

Hentschel, F., D. F. Braus, R. Zerfass, H. Förstl: Die kortikobasale Degeneration in Computertomographie und Magnetresonanztomographie. Fortschr. Röntgenstr. bildgeb. Verf. 163 (1995) 88–91.

Hewer, W., S. Biedert, H. Förstl, B. Alm: Unentdeckte körperliche Erkrankungen bei psychiatrischen Neuaufnahmen. Psychiat. Prax. 19 (1992) 171–177.

Hoehn, M. M., M. D. Yahr: Parkinsonism: onset, progression and mortality. Neurology 17 (1967) 427–442.

Hughes, A. J., S. E. Daniel, L. Kilford, A. J. Lees: Accuracy of clinical diagnosis of idiopathic Parkinson's disease (a clinico-pathological study of 100 cases. J. Neurol. Neurosurg. Psychiat. 55 (1992) 181–184.

Lang, A. E.: Psychogenic dystonia, a review of 18 cases. Can. J. Neurol. Sci. 22 (1995) 136–143.

Lang, A. E., D. E. Riley, C. Bergeron: Cortico-basal ganglionic degeneration. In: Calne, D. B. (Hrsg.) Neurodegenerative Disorders (877–889). Saunders, Philadelphia 1994.

Lange, K. W., B. J. Sahakian, N. P. Quinn, C. D. Marsden, T. W. Robbins: Comparison of executive and visuospatial memory function in Huntington's disease and dementia of Alzheimer type matched for degree of dementia. J. Neurol. Neurosurg. Psychiat. 58 (1995) 598–606.

McKeith, I., R. H. Perry, A. F. Fairbairn, S. Jabeen, E. K. Perry: Operational criteria for senile dementia of Lewy body type (SDLT). Psychol. Med. 22 (1992) 911–922.

Niederecker, M., D. Naber, R. Riedel, C. Perro, F. D. Goebel: Zur Häufigkeit und Ätiologie von Psychosen bei HIV-Infizierten. Nervenarzt 66 (1995) 367–371.

Schneider, C.: Über Picksche Krankheit. Monatsschr. Psychiat. Neurol. 15 (1927) 230–275.

Suzuki, K.: Genetic disorders of lipid, glycoprotein, and mucopolysaccharid metabolism. In: Siegel, G. J., B. W. Agranoff, R. W. Albers, P. W. Molinoff (Hrsg.): Basic Neurochemistry (5th ed.). Raven, New York 1994.

Tandberg, E., J. P. Larsen, D. Aarsland, J. L. Cummings: The occurrence of depression in Parkinson's disease (a community-based study). Arch. Neurol. 53 (1996) 175–179.

Trenkwalder, C., J. Schwarz, J. Gebhard, D. Ruland, P. Trenkwalder, H. W. Heuse, W. H. Oertel: Starnberg trial on epidemiology of Parkinsonism and hypertension in the elderly. Prevalence of Parkinson's disease and related disorders assessed by a door-to-door survey of inhabitants older than 65 years. Arch. Neurol. 52 (1995) 1017–1022.

Weber, T., S. Poser, H. A. Kretzschmar: Prionkrankheiten (heutiger Wissensstand). Deut. Ärztebl. 91 (1994) 3021–3030.

3 Amnesie

Evans, J., B. Wilson, E. P. Wraight, J. R. Hodges: Neuropsychological and SPECT scan findings during and after transient global amnesia: evidence for the differential impairment of remote episodic memory. J. Neurol. Neurosurg. Psychiat. 56 (1993) 1227–1230.

Hodges, J. R., C. D. Ward: Observations during transient global amnesia. Brain 112 (1989) 595–620.

Kapur, N., S. Barker, E. H. Burrows, D. Ellison, J. Brice, L. S. Illis, K. Scholey, C. Colbourn, B. Wilson, M. Loates: Herpes simplex encephalitis (long-term magnetic resonance imaging and neuropsychological profile. J. Neurol. Neurosurg. Psychiat. 57 (1994) 1334–1342.

Kopelman, M. D.: Amnesia (organic and psychogenic). Brit. J. Psychiat. 150 (1987) 428–442.

Kopelman, M. D.: The Korsakoff syndrome. Brit. J. Psychiat. 166 (1995) 154–173.

Markowitsch, H. J., D. Y. von Cramon, U. Schuri: Mnestic performance profile of a bilateral diencephalic infarct patient with preserved intelligence and severe amnesic disturbances. J. Clin. Exp. Neuropsychol. 15 (1993) 627–652.

Schmidtke, K.: Funktionelle Gedächtnisstörungen. Nervenarzt 66 (1995) 338–346.

Wetterling, Y.: Amnestisches Syndrom (Stand der Forschung). Fortschr. Neurol. Psychiat. 63 (1995) 402–410.

4 Delir

Fisher, B. W., G. Flowerdew: A simple model for predicting postoperative delirium in older patients undergoing elective orthopedic surgery. J. Amer. Geriat. Soc. 43 (1995) 175–178.

Francis, J., D. Martin, W. N. Kapoor: A prospective study of delirium in hospitalized elderly. J. Amer. med. Assoc. 263 (1990) 1097–1101.

Hewer, W., H. Förstl: Verwirrtheitszustände in höherem Lebensalter (eine aktuelle Literaturübersicht). Psychiat. Prax. 21 (1994) 131–138.

Inouye, S. K., C. M. Viscoli, R. I. Horwitz, L. D. Hurst, M. E. Tinetti: A predictive model for delirium in hospitalized elderly medical patients based on admission characteristics. Ann. intern Med. 119 (1993) 474–481.

Inouye, S. K.: The dilemma of delirium: clinical and research controversies regarding diagnosis and evaluation of delirium in hospitalized elderly medical patients. Amer. J. Med. 97 (1994) 278–288.

Jacobson, S. A., A. F. Leuchter, D. O. Walter: Conventional and quantitative EEG in the diagnosis of delirium among the elderly. J. Neurol. Neurosurg. Psychiat. 56 (1993) 153–158.

Koponen, H., L. Hurri, U. Stenbäck, E. Mattila, H. Soininen, P. J. Riekkinen: Computed tomography findings in delirium. J. Nervous Mental Disease 177 (1989) 226–231.

Levkoff, S. E., B. Liptzin, D. A. Evans, P. D. Cleary, L. A. Lipsitz, T. Wetle, J. W. Rowe: Progression and resolution of delirium in elderly patients hospitalized for acute care. Amer. J. Geriat. Psychiat. 2 (1994) 230–238.

Lipowski, Z. J.: Delirium in the elderly patient. New Engl. J. Med. 320 (1989) 578–582.

Pompei, P., M. Foreman, C. K. Cassel, C. Alessi, D. Cox: Detecting delirium among hospitalized older patients. Arch. intern. Med. 155 (1995) 301–307.

Rockwood, K.: Acute confusion in elderly medical patients. J. Amer. Geriat. Soc. 37 (1989) 150–154.

Schoor, J. D., S. E. Levkoff, L. A. Lipsitz, C. H. Reilly, P. D. Cleary, J. W. Rowe, D. A. Evans: Risk factors for delirium in hospitalized elderly. J. Amer. med. Assoc. 267 (1992) 827–831.

Seltzer, B., M.-M. Mesulam: Confusional states and delirium as disorders of attention. In: Boller, F., J. Grafman, J. (Hrsg.) Handbook of Neuropsychology, Vol. 1. Elsevier Science Publisher B. V. 1988.

Teasdale, G., B. Jennett: Assessment of coma and impaired consciousness. A practical scale. Lancet 2 (1974) 81–83.

Wetterling, T.: Delir (Stand der Forschung). Fortschr. Neurol. Psychiat. 62 (1994) 280–289.

5 Andere organisch bedingte psychische Störungen

Barker, A., R. Jones, C. Jennison: A prevalence study of age-associated memory impairment. Brit. J. Psychiat. 167 (1995) 642–648.

Christensen, H., A. S. Henderson, A. F. Jorm, A. J. Mackinnon, R. Scott, A. E. Korten: ICD-10 mild cognitive disorder: epidemiological evidence on its validity. Psychol. Med. 25 (1995) 105–120.

Cornelius, J. R., J. Mezzich, H. Fabrega, M. D. Cornelius, J. Myers, R. F. Ulrich: Characterizing organic hallucinosis. Comp. Psychiat. 32 (19.) 338–344.

Cummings, J. L.: Frontal-subcortical circuits and human behaviour. Arch. Neurol. 50 (1993) 873–880.

Förstl, H., F. Hentschel, H. Sattel, C. Geiger-Kabisch, C. Besthorn, C. Czech, U. Mönning, K. Beyreuther: Age-associated memory impairment and Alzheimer's disease (only time will tell the difference). Arzneimittelforschung/Drug Res. 45 (1995) 394–397.

Förstl, H., W. Hewer: Malignes Neuroleptika-induziertes Syndrom und akute lebensbedrohliche Katatonie. Intensivmed. Notfallmed. 26 (1989) 117–122.

Fuchs, T.: Isolierte Wahnformen und Halluzinosen. In: Förstl, H. (Hrsg.): Lehrbuch der Gerontopsychiatrie. Enke, Stuttgart 1996.

Hänninen, T., M. Hallikainen, K. Koivisto, E.-L. Helkala, K. J. Reinikainen, H. Soininen, L. Mykkänen, M. Laakso, K. Pyörälä, P. J. Riekkinen: A follow-up study of age-associated memory impairment (neuropsychological predictors of dementia). J. Amer. Geriat. Soc. 43 (1995) 1007–1015.

Sattel, H., C. Geiger-Kabisch, C. Besthorn, U. Schreiter-Gasser, R. Zerfass, F. Hentschel, H. Förstl: Kognitive Leistungsprofile bei wahrscheinlicher Alzheimer-Demenz und bei Kontrollprobanden mit und ohne subjektive Gedächtnisstörungen. Zeitschr. Gerontopsychol.-psychiatrie 7 (1994) 17–28.

Suchenwirth, R. M. A., G. Ritter (Hrsg.): Begutachtung der hirnorganischen Wesensänderung. Fischer, Stuttgart 1995.

Zerfass, R., K. Kretzschmar, H. Förstl: Depressive Störungen nach Hirninfarkt: Beziehungen zu Infarktlage, Hirnatrophie und kognitiven Defiziten. Nervenarzt 63 (1992) 163–168.

Abbildungen

Die Abbildungen 8-7 bis 8-24 wurden freundlicherweise von Prof. Dr. F. Henschel, Mannheim, zur Verfügung gestellt.

9
Suchterkrankungen

Karl Mann und Arthur Günthner*

Inhalt

1. **Allgemeine Vorbemerkungen für alle Störungen durch psychotrope Substanzen** 347
   - 1.1 Terminologie und Diagnostik 347
   - 1.2 Biologische und verhaltenspharmakologische Grundlagen 348
   - 1.3 Genetik 350
   - 1.4 Soziale Bedingungen, Lerntheorie und Persönlichkeitsvariablen 350

2. **Alkoholbedingte Störungen** 351
   - 2.1 Einleitung 351
   - 2.2 Definitionen und Diagnostik 351
   - 2.3 Zusatzdiagnosen bei Alkoholabhängigen (Komorbidität) 352
   - 2.4 Epidemiologie 353
   - 2.5 Symptomatik 353
   - 2.5.1 Allgemeine Befunde 353
   - 2.5.2 Neuropsychiatrische Symptome und Folgeschäden 353
   - 2.5.3 Weitere medizinische Folgeschäden 356
   - 2.5.4 Soziale Folgen 356
   - 2.6 Ätiologie und Pathogenese 357
   - 2.7 Therapie 357
   - 2.7.1 Motivation und Änderungsbereitschaft 357
   - 2.7.2 Frühinterventionen 359
   - 2.7.3 Therapie bei Alkoholintoxikationen 360
   - 2.7.4 Entgiftung 360
   - 2.7.5 Entwöhnungsbehandlung 362
   - 2.7.6 Ambulante Nachbetreuung und Selbsthilfe 365
   - 2.7.7 Behandlungsstrategien bei Komorbidität 365
   - 2.7.8 Pharmakotherapie zur Rezidivprophylaxe 366
   - 2.8 Verlauf und Prognose 367

3. **Nikotinbedingte Störungen (Tabakabhängigkeit)** 367
   - 3.1 Einleitung 367
   - 3.2 Definitionen und Diagnostik 367
   - 3.3 Zusatzdiagnosen 367
   - 3.4 Epidemiologie 367
   - 3.5 Pharmakologie des Rauchens 368
   - 3.6 Symptomatik 368
   - 3.6.1 Nikotinintoxikation 368
   - 3.6.2 Das Nikotinentzugssyndrom 368
   - 3.6.3 Folgeschäden 368
   - 3.7 Therapie 369
   - 3.7.1 Kurzinterventionen 369
   - 3.7.2 Verhaltenstherapie 369

* Wir danken Herrn Dr. Gann für seine konstruktive Hilfe bei der Erstellung des Kapitels 9.2.7: Therapie alkoholbedingter Störungen

3.7.3 Medikamentöse Verfahren 369
3.7.4 Substitutionsbehandlung mit Nikotin 369
3.7.5 Kombinationsmethoden 370

4 Drogenbedingte Störungen 370
4.1 Terminologie und einleitende Bemerkungen 370
4.2 Epidemiologie und Verlauf 370
4.3 Symptomatik und Typisierung 371
4.3.1 Cannabis 371
4.3.2 Halluzinogene 372
4.3.3 Inhalanzien 374
4.3.4 Opioide 374
4.3.5 Kokain und andere Stimulanzien 375
4.3.6 Koffein 377
4.3.7 Phencyclidin 378
4.3.8 Multipler Substanzgebrauch 378
4.3.9 Störungen im Zusammenhang mit anderen (oder unbekannten) Substanzen 378
4.4 Ätiologie und Pathogenese 379
4.5 Differentialdiagnostischer Prozeß und Komorbidität 379
4.6 Therapie der Drogenabhängigkeit 380
4.6.1 Maßnahmen zur Kontaktaufnahme und Schadensminderung 381
4.6.2 Körperliche Entgiftung, medikamentöse Therapie und aktive Motivationsförderung zur Weiterbehandlung 381
4.6.3 Entwöhnungsbehandlung und psychotherapeutische Ansätze 384
4.6.4 Behandlung mit Opiatagonisten (Substitution), partiellen Opiatagonisten oder Opiatantagonisten 387
4.6.5 Nachsorge und weitere therapeutische Hilfen 393

5 Medikamentenabhängigkeit und Medikamentenmißbrauch 394
5.1 Terminologie 394
5.2 Epidemiologie 395
5.3 Symptomatik und Typisierung 395
5.3.1 Störungen durch Sedativa, Hypnotika oder Anxiolytika 395
5.3.2 Störungen durch Schmerzmittel 398
5.4 Ätiologie und Pathogenese 398
5.5 Therapie und Prävention der Medikamentenabhängigkeit 399

1 Allgemeine Vorbemerkungen für alle Störungen durch psychotrope Substanzen

1.1 Terminologie und Diagnostik

Der Begriff „Sucht" leitet sich aus dem Altgermanischen ab. Er hat Beziehungen zu „suht" (Krankheit) und zu „siech". Ursprünglich waren in erster Linie körperliche Krankheiten gemeint. Entsprechend findet sich diese Bedeutung wieder in Begriffen wie Fallsucht, Schwindsucht, Gelbsucht oder Wassersucht. Ende des 18. Jahrhunderts wird Sucht erstmals mit „suchen" in Verbindung gebracht. Dabei finden sich in falscher Etymologie Formulierungen wie Ruhmsucht und Sehnsucht (HIRSCHMÜLLER, 1996).

In den medizinischen Diagnose- und Klassifikationssystemen taucht der Begriff „Sucht" nicht im Sinne einer eigenständigen Krankheitskategorie auf. Statt dessen werden in der „International Classification of Diseases" (ICD-10), Kapitel V (F) (DILLING ET AL., 1993) **„Psychische und Verhaltensstörungen durch psychotrope Substanzen"** aufgeführt. Diese werden entsprechend der jeweiligen verursachenden Substanz in weitere Kategorien aufgeteilt (Tab. 9-1). Dem alltagssprachlichen Begriff „Sucht" bzw. „Suchtkrankheit" am nächsten kommt der Begriff der **„Abhängigkeit"**. Diese Diagnose soll nach ICD-10 dann gestellt werden, wenn bei einem Patienten **irgendwann während des letzten Jahres mindestens drei von sechs Kriterien vorhanden** waren (Tab. 9-2). Zur Diagnose werden körperliche (z.B. Entzugssymptome), psychische (z.B. eingeengtes Verhaltensmuster, kognitive oder emotionale Defizite) und soziale Faktoren (z.B. Arbeitsplatzverlust) herangezogen.

Für die Kategorie **„schädlicher Gebrauch"** oder **„Mißbrauch"** einer Substanz ist nach ICD-10 ein Konsumverhalten maßgeblich, das zu einer Gesundheitsschädigung führt. Diese Gesundheitsschädigung kann körperlicher Art sein (z.B. eine Hepatitis durch Selbstinjektion von Substanzen) oder psychischer Art (z.B. eine depressive Episode durch massiven Alkoholkonsum). Zu beachten ist dabei, daß nach ICD-10 die Ablehnung des Konsumverhaltens oder einer bestimmten Substanz von anderen Personen oder einer ganzen Gesellschaft kein Beweis für den schädlichen Gebrauch ist, ebensowenig wie etwaige negative soziale Folgen (z.B. Inhaftierung, Arbeitsplatzverlust oder Eheprobleme), eine akute Intoxikation oder ein „Kater" (hangover). Die Diagnose eines schädlichen Gebrauchs setzt voraus, daß die beschriebenen Symptome nie die Kriterien für die Kategorisierung als Abhängigkeit erfüllt haben. Die Störungen durch psychotrope Substanzen werden je nach dem klinischen Erscheinungsbild in zehn weitere Unterkategorien aufgeteilt (Tab. 9-3).

Tabelle 9-1 Psychische und Verhaltensstörungen durch psychotrope Substanzen (ICD-10, Kapitel V, F).

F10	Alkohol
F11	Opioide
F12	Cannabinoide
F13	Sedativa oder Hypnotika
F14	Kokain
F15	andere Stimulanzien, einschließlich Koffein
F16	Halluzinogene
F17	Tabak
F18	flüchtige Lösungsmittel
F19	multipler Substanzgebrauch und Konsum anderer psychotroper Substanzen

Tabelle 9-2 Diagnostische Leitlinien für das Abhängigkeitssyndrom (nach ICD-10; Text zum Teil gekürzt).

Die Diagnose Abhängigkeit soll nur gestellt werden, wenn irgendwann während des letzten Jahres drei oder mehr der folgenden Kriterien vorhanden waren:

- ein starker Wunsch oder Zwang, Substanzen oder Alkohol zu konsumieren
- verminderte Kontrollfähigkeit bezüglich des Beginns, der Beendigung und der Menge des Substanz- oder Alkoholkonsums
- ein körperliches Entzugssyndrom
- Nachweis einer Toleranz. Um die ursprünglich durch niedrigere Dosen erreichten Wirkungen der Substanz hervorzurufen, sind zunehmend höhere Dosen erforderlich
- fortschreitende Vernachlässigung anderer Vergnügungen oder Interessen zugunsten des Substanzkonsums
- anhaltender Substanz- oder Alkoholkonsum trotz Nachweises eindeutiger schädlicher Folgen ... körperlicher ... oder sozialer ... oder psychischer ... Art

9 Suchterkrankungen

Tabelle 9-3 Erscheinungsformen psychischer und Verhaltensstörungen durch psychotrope Substanzen (ICD-10, Kapitel V, F).

F1x.0	akute Intoxikation
F1x.1	schädlicher Gebrauch
F1x.2	Abhängigkeitssyndrom
F1x.3	Entzugssyndrom
F1x.4	Entzugssyndrom mit Delir
F1x.5	psychotische Störung

durch Alkohol oder psychotrope Substanzen bedingte(s/r)

F1x.6	amnestisches Syndrom
F1x.7	Restzustand und verzögert auftretende psychotische Störung
F1x.8	psychische oder Verhaltensstörungen
F1x.9	nicht näher bezeichnete psychische oder Verhaltensstörung

Resümee

Neue internationale Diagnosesysteme erlauben eine klare Einteilung der Störungen durch psychotrope Substanzen. Besonders bemerkenswert ist die Gültigkeit der Kriterien für alle stoffgebundenen Abhängigkeiten. „Schädlicher Gebrauch" bzw. „Mißbrauch" wird von Abhängigkeit abgegrenzt durch das Vorliegen von Gesundheitsschädigungen aufgrund des Konsums psychotroper Substanzen, ohne daß die Abhängigkeitskriterien erfüllt werden.

1.2 Biologische und verhaltenspharmakologische Grundlagen

„Wenn Drogen zu allen Zeiten und von allen Völkern geschätzt und eingenommen wurden, so ist dies ein erster Hinweis darauf, daß es nicht nur gesellschaftliche, sondern auch biologische Gründe dafür gibt" (SCHMIDT, 1996). Wesentliche Charakteristika abhängig machender Substanzen sind Toleranz (Gewöhnung), physische und psychische Abhängigkeit.

Toleranz (Gewöhnung) bezeichnet die Abnahme der Drogenwirkung bei wiederholter Gabe. Diesem Wirkungsverlust wird oft mit einer erhöhten Drogenzufuhr entgegengewirkt. Gewöhnung kann auch bei anderen Substanzen und Pharmaka auftreten. Sie kann sich auf verschiedenen Ebenen manifestieren; so kann es sich um einen verstärkten Abbau der Substanz, um Anpassungsvorgänge der Synapse oder der nachgeschalteten Signalwege oder um andere Prozesse handeln (KALANT, 1996).

Eine **körperliche Abhängigkeit** liegt vor, wenn sich nach Absetzen der verwendeten Substanz ein Entzugssyndrom ausbildet. Die dabei auftretenden Symptome sind oftmals gegensätzlich zur akuten Drogenwirkung. Die Entzugserscheinungen sind Folge der Tatsache, daß es unter andauernder Drogenzufuhr zu entsprechenden neuronalen Anpassungsprozessen kommt und daß bei Absetzen der Droge nun die Neuronen fehlangepaßt sind. Oft ist der Zellstoffwechsel auch anderer Organsysteme betroffen.

Unter **psychischer Abhängigkeit** versteht man ein starkes, unwiderstehliches Verlangen nach einer Droge (engl.: craving). Die psychische Abhängigkeit entwickelt sich allmählich unter wiederholter Drogeneinnahme, offenbar aber nur, wenn das Individuum aktiv zur Droge greift. Verhält sich die Person bezüglich der Drogenzufuhr passiv, ist die Wahrscheinlichkeit einer Abhängigkeit viel geringer (WOLFFGRAMM, 1996).

Die Bezeichnungen körperliche und psychische Abhängigkeit sind unscharf und werden oft mißverstanden im Sinne einer klaren Dichotomie von körperlichen und psychischen („psychologischen") Phänomenen. Wird bei fortgesetztem Substanzkonsum ein „point of no return" überschritten, kommt es zu einem Verlust der Eigenkontrolle über die Substanzzufuhr, einem wesentlichen Merkmal für die Diagnose „Abhängigkeit". Man kann heute mit ziemlicher Sicherheit davon ausgehen, daß bei der Entwicklung körperlicher Abhängigkeit auch psychische Phänomene (z.B. Konditionierungen) eine Rolle spielen, wie umgekehrt eine psychische Abhängigkeit ohne Veränderung des körperlichen Substrats nicht denkbar ist (Tab. 9-4).

Während bis vor einigen Jahren noch vielfach angenommen wurde, daß vor allem die Angst vor den Entzugssymptomen das Suchtverhalten motiviert, gehen wir heute davon aus, daß die Belohnung gesucht wird, also die positive Verstärkung. Vor allem **Belohnung** und **Lernen** sind für die psychische Abhängigkeit verantwortlich, wobei den Prozessen der klassischen und operanten Konditionierung eine große Bedeutung beigemessen wird: Umweltreize, Erwartung und das Einnahmeritual werden mit der Drogenwirkung assoziiert. Im angloamerikanischen Sprachraum wird heute (verhaltensorientiert) von „drug seeking" und „drug taking" gesprochen.

Beim „Lernen durch Belohnung" spielt das **Belohnungssystem** eine bedeutsame Rolle. Es reprä-

1 Allgemeine Vorbemerkungen für alle Störungen durch psychotrope Substanzen

Tabelle 9-4 Toleranz, psychische und körperliche Abhängigkeit bei verschiedenen Substanztypen.

Substanztyp	Toleranz	psychische Abhängigkeit	körperliche Abhängigkeit
Cannabis	(+)	++	(+)
Mescalin	+	++	–
Weckamine	+	++	–
Kokain	–(?)	+++	(+)
Alkohol/Barbiturate	+	++	++
Morphin	++	+++	+++

sentiert die biologische Basis für das Erlernen von Reiz-Reaktions-Mustern, die im Tierversuch den Dynamismus begründen, z.B. über Barrieren hin zur Futterquelle oder zum Nest und zur Endhandlung zu finden. Bei Zerstörung dieses Systems fallen diese lebenserhaltenden Handlungen aus, das Tier trinkt nicht, frißt nicht und stirbt (SCHMIDT, 1996). Dieses Belohnungssystem ist der Ort, an dem suchterzeugende Substanzen wirken.

Bei den Neuronen, deren Aktivierung „Belohnung" vermittelt, handelt es sich um ein verzweigtes System, innerhalb dessen die einzelnen Drogen ein geringfügig unterschiedliches Aktivierungsmuster hervorrufen. So konnte nachgewiesen werden, daß Alkohol zu einem Anstieg von β-Endorphinen (s.u.) führt. Die dopaminergen Neuronen vom ventralen Tegmentum (VTA) des Mittelhirns zum Nucleus accumbens des Vorderhirns scheinen besonders wichtig zu sein. Die dopaminerge Transmission wird durch verschiedene Substanzen mit Suchtpotenz gesteigert (z.B. Alkohol, Opiate, Nikotin, Kokain). Es könnte sich somit um eine gemeinsame Endstrecke von Drogenwirkungen handeln. Hier ergibt sich eine Querverbindung zur Frage, warum bestimmte Individuen abhängig werden, andere jedoch nicht (s. Abschn. 1.3).

Nach der Dopamindefizit-Hypothese gibt es bei manchen Individuen eine verminderte Ansprechbarkeit der zum Belohnungssystem gehörenden mesolimbischen dopaminergen Neurone. Diese könnte mit Drogeneinnahme kompensiert werden, so daß eine erhöhte Gefährdung für die Entwicklung süchtigen Verhaltens gegeben wäre. Es gibt für diese Hypothese Evidenzen im Tierversuch. Ein erniedrigter basaler β-Endorphin-Spiegel soll einen Risikofaktor zur Entwicklung einer Alkoholabhängigkeit darstellen. Es wäre jedoch falsch, das Belohnungssystem einzig im Zusammenhang mit dem dopaminergen und opioidergen System zu sehen. Durch eine Vielzahl von zusätzlichen Verschaltungen sind auch serotonerge, noradrenerge, GABAerge und andere Neurotransmitter modulierend beteiligt.

Spezifische Drogenwirkungen über die Vermittlung entsprechender Rezeptoren sind seit der Entdeckung der Morphinrezeptoren 1973 nachgewiesen. 1975 wurden körpereigene, an Morphinrezeptoren bindende Stoffe gefunden (Endorphine: „endogene Morphine"). Sie haben morphinartige Wirkungen, indem sie Schmerzempfindungen vermindern und belohnend wirken. Ebenso wie Morphin haben sie ein Suchtpotential. Weiter sind Nikotin- bzw. Cotininrezeptoren (ein Metabolit des Nikotins), Cannabis- und Benzodiazepinrezeptoren bekannt. Ein spezifischer Alkoholrezeptor wurde bisher nicht gefunden. Die Zunahme der NMDA-Rezeptoren bei Alkoholabhängigen erklärt einen Teil der Symptome im Entzug (z.B. die erhöhte Krampfbereitschaft); u.a. werden die neurotoxischen Wirkungen des Alkohols hierauf zurückgeführt.

> **Resümee**
>
> Die biologischen Grundlagen der stoffgebundenen Abhängigkeiten sind dank intensiver Forschung in den letzten Jahren sehr viel klarer geworden. Phänomene wie Gewöhnung, körperliche und psychische Abhängigkeit und Kontrollverlust können in Tiermodellen nachgewiesen und genau untersucht werden. Dabei spielen plastische Veränderungen, z.B. der glutamatergen und GABAergen Rezeptoren, eine Rolle. Jüngste Forschungsergebnisse zeigen, daß nicht nur die Wirkung der Opioide, des Cannabis oder des Nikotins, sondern auch die des Alkohols über Interaktionen mit bestimmten Rezeptoren vermittelt wird.

1.3 Genetik

Schon lange ist bekannt, daß Mißbrauch und Abhängigkeit von Alkohol und anderen Drogen überzufällig häufig bei Mitgliedern derselben Familie beobachtet werden können. Für die Alkoholabhängigkeit ist der mögliche Einfluß von Erbfaktoren am besten untersucht, die folgenden Ausführungen werden sich deshalb im wesentlichen hierauf konzentrieren.

Die **starke familiäre Häufung von Alkoholproblemen bzw. Alkoholabhängigkeit** könnte einerseits damit zusammenhängen, daß ein Kind „lernt", Alkoholiker zu werden, wobei das Vorbild der Eltern und das häusliche Milieu die entscheidende Rolle spielen. Andererseits könnte angenommen werden, daß ein Kind mit Genen ausgestattet ist, die eine Disposition zur Entwicklung von Alkoholproblemen beinhalten. Möglicherweise treffen beide Hypothesen zu.

Empirische Studien haben deutliche Hinweise für die Bedeutung von genetischen Faktoren erbracht (MAIER, 1996). Sie erbrachten deutlich höhere Konkordanzraten für die Prävalenz des Alkoholismus bei homo- als bei heterozygoten Zwillingen. Andererseits zeigen die Studien mit eineiigen Zwillingen Konkordanzraten, die deutlich unter 100 % liegen, so daß neben genetischen auch andere Faktoren eine bedeutsame Rolle bei der Transmission der Alkoholabhängigkeit spielen müssen. Adoptionsstudien haben höhere Raten von Alkoholabhängigkeit bei Kindern alkoholkranker Eltern gezeigt, wenn die Kinder in einer nicht oder wenig trinkenden Umgebung aufwuchsen. Das Risiko eines adoptierten Kindes zur Abhängigkeit war nicht signifikant weiter erhöht, wenn einer der Adoptiveltern eine Alkoholabhängigkeit aufwies.

Ein weiterer Ansatz zur Untersuchung von Erbeinflüssen besteht in der Suche nach spezifischen Genen oder Genkonstellationen, die mit dem Auftreten von Alkoholabhängigkeit assoziiert sind. Im Gegensatz zu anderen psychiatrischen Erkrankungen gibt es bei Alkoholismus vier klar umschriebene polymorphe Genorte, die wahrscheinlich die Prävalenz des Alkoholismus epidemiologisch beeinflussen. Drei dieser Genorte kodieren Isoenzyme, die den oxidativen Alkoholabbau (ADH) und Acetaldehydabbau (ALDH) übernehmen. Ein vierter Genort ist das A_1-Allel des D_2-Rezeptor-Locus (DRD_2). Für die Unterscheidung von alkoholkranken versus gesunden europäischen Jugendlichen tragen der ADH- und der ALDH-Locus wenig bei. Sie spielen aber bei asiatischen Versuchspersonen eine entscheidende Rolle (MAIER, 1996). Erste Mitteilungen im Zusammenhang mit dem Dopamin-D_2-Rezeptor-Gen auf Chromosom 11 (BLUM ET AL., 1990) konnten allerdings nicht repliziert werden. Es gilt heute als gesichert, daß die familiäre Übertragung der Alkoholabhängigkeit ein polygenetisches Geschehen sein muß. Dabei sind die genetischen Faktoren und die individuumsbezogenen Umgebungsfaktoren als etwa gleichbedeutend anzusehen.

> **Resümee**
> Hinweise auf die Bedeutung genetischer Faktoren bei der Entstehung abhängigen Verhaltens gibt es für alle Substanzgruppen. Bei der Alkoholabhängigkeit wird ihr Einfluß durch Zwillings- und Adoptionsstudien sowie durch Familienstudien mit genetischen Markern belegt. Der Beitrag genetischer Faktoren zur Entstehung von Abhängigkeit dürfte etwa gleichgewichtig sein mit der Rolle individuumsbezogener Umgebungsfaktoren.

1.4 Soziale Bedingungen, Lerntheorie und Persönlichkeitsvariablen

Soziokulturelle Theorien zur Entstehung von Abhängigkeit waren erstmals um die Jahrhundertwende in der Diskussion, als die Degenerationslehre in voller Blüte stand und vom sogenannten Elendsalkoholismus die Rede war. Man vermutete die Abhängigkeit überwiegend bei den niederen sozialen Klassen. Heute weiß man, daß **Abhängigkeit in allen sozialen Schichten in vergleichbarem Maße** auftritt. Die frühere Sicht mag dadurch erklärt werden, daß eine über längere Zeit bestehende Abhängigkeit in der Regel sekundär zu einem sozialen Abstieg führt. Somit sind Abhängige im Querschnittsbild tatsächlich eher in schwierigen sozialen Situationen mit deutlich geringeren Ressourcen zu finden.

Der **Erstkonsum** psychotroper Substanzen wird durch eine Reihe von Faktoren beeinflußt. Hierzu gehören Kosten und Verfügbarkeit der Drogen, Verhalten der Gleichaltrigen, Gesetze, aber auch soziale Haltungen und kulturelle Traditionen.

Die **Verfügbarkeit,** vor allem der illegalen Drogen, ist in der Regel in den Innenbezirken der Städte größer als auf dem Land. Diese Verfügbarkeit hat nicht nur einen Einfluß auf den Erstgebrauch, sondern auch auf den fortgesetzten Konsum und auf die Rückfallraten behandelter Drogenabhängiger. Werden Drogen durch eine hinreichend große Anzahl von Abhängigen in bislang drogenfreie Gemeinden gebracht, kann eine Ausbreitung von Konsum und Abhängigkeit entstehen, für die die erhöhte Verfügbarkeit wesentlich bedeutsamer ist als andere der vorgenannten Faktoren („Infektionsmodell der Suchtausbreitung").

Bereits bei der Betrachtung der biologischen und verhaltenspharmakologischen Grundlagen der Sucht, die v.a. in kontrollierten Tierexperimenten erforscht wurden, läßt sich deutlich die Rolle von **Lern- bzw. Konditionierungsprozessen** bei der Entstehung und Aufrechterhaltung der Sucht belegen. Aber auch bei Menschen kann jeder Substanzgebrauch als Verhalten interpretiert werden, das durch seine Konsequenzen verstärkt wird. So können Drogen durch Vermittlung angenehmer Empfindungen als positive Verstärker von süchtigem Verhalten angesehen werden. Sofern sie Zustände von Dysphorie, Mißempfindungen, innerer Leere, Angst oder Depressivität beenden, sind sie als negative Verstärker wirksam; dies trifft z.B. auch bei der Einnahme von Drogen zur Beendigung unangenehmer Entzugssymptome zu. Neben primären Verstärkungsprozessen durch die unmittelbaren (körperlichen) Auswirkungen der Drogeneinnahme spielen sekundäre Verstärkungsmechanismen eine Rolle. So wird z.B. drogenkonsumierendes Verhalten sozial verstärkt, wenn mit der Einnahme einer Droge eine vermehrte Anerkennung durch die soziale Gruppe verbunden ist. Kommt es zu täglichen Drogeneinnahmen, können auch damit verbundene Handlungen und Requisiten den Charakter von sekundären Verstärkern erhalten.

Neben der operanten Verstärkung können auch Elemente der klassischen Konditionierung eine Rolle spielen. So können ursprünglich neutrale Umgebungsmerkmale eine für Substanzabhängige besondere, konditionierte Bedeutung erlangen (z.B. Szenemerkmale, Drogensprachgebrauch) und drogenspezifische Reaktionsmuster auslösen.

Immer wieder wurde postuliert, daß die Abhängigkeit von psychotropen Substanzen auf dem Boden einer spezifischen **„Suchtpersönlichkeit"** entsteht. Als Beispiel sei ZIMBERG (1985) zitiert: „Wir nehmen an, daß die Entwicklung eines späteren Alkoholikers auf der oralen Stufe fixiert bleibt. Diese Fixierung erklärt die infantilen und abhängigen Charakterzüge wie z.B. Narzißmus, egoistisches Verhalten, Passivität und Abhängigkeit."

Ausführliche Darstellungen der psychoanalytischen und tiefenpsychologischen Theorien zur Entstehung von Abhängigkeiten finden sich z.B. bei SCHLÜTER-DUPONT (1990). Sie sollen an dieser Stelle nicht wiederholt werden, zumal sie empirisch kaum zu belegen oder zu widerlegen sind. Dies heißt nicht, daß sie im Einzelfall nicht therapeutisch nutzbar gemacht werden könnten. Der Zusammenhang von Persönlichkeitsvariablen und Suchtentstehung konnte überzeugend eigentlich nur für die antisoziale Persönlichkeit gezeigt werden. Für sie ist ein Zusammenhang mit Alkohol- und Drogenabhängigkeit nachgewiesen worden (s. Abschn. 2.3). Insgesamt scheint das Problem der antisozialen Persönlichkeitsstörung im Zusammenhang mit Substanzabhängigkeit in den USA ausgeprägter zu sein als in Mitteleuropa.

> **Resümee**
> Es besteht kein Zweifel, daß soziale Bedingungen sowie die Lerngeschichte eines Individuums bedeutsam für die Entwicklung einer Abhängigkeit sein können. Der früher häufig als gesichert angenommene Einfluß einer sogenannten Suchtpersönlichkeit läßt sich nicht belegen. Lediglich für die antisoziale Persönlichkeitsstörung sind Zusammenhänge nachgewiesen.

2 Alkoholbedingte Störungen

2.1 Einleitung

Die Bedeutung der Alkoholkrankheit reicht über das psychiatrische und das psychotherapeutische Fachgebiet hinaus. Angesichts der hohen Zahlen alkoholabhängiger Menschen und der alkoholbedingten Folgeschäden in fast allen Organsystemen haben auch Internisten, Allgemeinärzte, Neurologen, Chirurgen (gehäufte Unfälle), Kinderärzte (Alkoholembryopathie) und wegen der Häufigkeit der Karzinome auch HNO-Ärzte und Kieferchirurgen häufig Alkoholabhängige als Patienten.

2.2 Definitionen und Diagnostik

Die Diagnostik der Alkoholabhängigkeit ruht auf zwei klinischen Säulen: bestimmten Leitsymptomen und Laborwerten. Je früher eine drohende oder manifeste Abhängigkeit diagnostiziert wird, desto erfolgreicher kann mit einfachen Mitteln Abhilfe geschaffen werden.

Alkoholabhängig bzw. alkoholkrank sind Menschen, wenn sie eine Reihe **typischer Symptome** aufweisen (mindestens drei von sechs, s. Tab. 9-2). Am wichtigsten sind **Toleranzentwicklung, Kontrollverlust** und **Entzugserscheinungen** bei gleichzeitiger Unfähigkeit zu dauerhafter Abstinenz.

Pathologische Veränderungen von **klinisch-chemischen Laborwerten** weisen auf erhöhten Alkoholkonsum hin. Abhängiges Trinken kann damit aber nicht von Mißbrauch unterschieden werden.

Am bekanntesten und leichtesten in der Praxis zu erheben ist die Bestimmung der Gamma-Glutamyl-Transferase (g-GT). Sie ist bei 70–80 % der Alkoholabhängigen erhöht, sinkt jedoch bei Abstinenzphasen innerhalb von einigen Wochen wieder ab und erreicht dann häufig Normwerte. Auch bei fortgeschrittenen Stadien chronischer Lebererkrankungen kann eine Erhöhung der γ-GT fehlen. Eine geringere diagnostische Trennschärfe liegt bei Erhöhung der Leberenzyme GOT und GPT vor. Da aufgrund von Lebererkrankungen anderer Genese die genannten Enzyme erhöht sein können, hat sich die Hinzunahme des mittleren Erythrozytenvolumens (MCV) bewährt. Dieses ist bei mehr als zwei Drittel der Alkoholabhängigen bzw. der regelmäßig und viel Alkohol trinkenden Konsumenten erhöht. Die Erhöhung des MCV ist zeitlich stabiler, so daß sie noch Wochen nach dem Beginn einer Abstinenzphase nachweisbar sein kann (HAFFNER ET AL., 1989).

Neuerdings sind weitere **„biologische Marker"** zur Diagnostik von erhöhtem Alkoholkonsum hinzugekommen. Es handelt sich um das „Carbohydrate-deficient transferrin" (CDT) und das 5-Hydroxytryptophol. Während das CDT eine der γ-GT vergleichbare Sensitivität besitzt, liegt die Spezifität etwas höher. Somit empfiehlt sich der Einsatz im Rahmen wissenschaftlicher Studien.

Neben den operationalisierten Diagnosekriterien und den laborchemischen Variablen wurden für die Diagnosestellung der Abhängigkeit **Fragebogenverfahren** entwickelt. Am bekanntesten im deutschsprachigen Raum ist der Münchner Alkoholismus-Test (MALT, FEUERLEIN ET AL., 1977).

Abschließend sei hervorgehoben, daß die Diagnose „Alkoholabhängigkeit" nicht primär von der Menge des konsumierten Alkohols abhängt. Vielmehr spielen die individuelle Disposition und Reagibilität eine wichtige Rolle für die Ausprägung eines Abhängigkeitssyndroms beim einzelnen.

Immer wieder wurde versucht, eine **Typologie** für die Gesamtgruppe der Alkoholabhängigen zu erstellen. Große klinische Bedeutung hat die Einteilung von JELLINEK (1960). Er unterscheidet den **„Gamma-Alkoholiker"** (variables Trinkmuster mit häufigen Räuschen, Kontrollverlust und kurzen Abstinenzzeiten) vom **„Delta-Alkoholiker"** (konstant hoher Konsum, meist nicht bis zum Rausch). Als **„Epsilon-Alkoholiker"** bezeichnet er den sogenannten Quartalstrinker.

Unter den neueren Typologien kommt den Vorschlägen von CLONINGER (1987) die größte Bedeutung zu. Er postuliert zwei Typen: Der **Typ-I-Alkoholiker** weist einen späteren Krankheitsbeginn, kaum familiäre Belastung, keine Geschlechtspräferenz und eine bessere Prognose auf. Der **Typ-II-Alkoholiker** ist gekennzeichnet durch einen Beginn der Abhängigkeit vor dem 25. Lebensjahr, eine erhöhte familiäre Belastung, ein klares Überwiegen des männlichen Geschlechts, häufiges Auftreten von Zügen einer antisozialen Persönlichkeit und einer schlechteren Prognose. Im übrigen wird beiden Typen ein unterschiedliches Profil in drei neu formulierten **Persönlichkeitsdimensionen** zugeschrieben:

- „novelty seeking" (intensives Verlangen nach neuen Eindrücken und anregenden Stimuli)
- „harm avoidance" (Tendenz zur Meidung aversiver Stimuli)
- „reward dependence" (starkes Ansprechen auf Belohnung und Bestätigung vor allem im zwischenmenschlichen Bereich).

Die Typologie von CLONINGER wurde rasch in Forschungsdesigns mit sehr unterschiedlicher Zielsetzung eingesetzt. Viele Replikationsstudien zeigten jedoch nur geringe Trennschärfen. In „Project MATCH" wurden nicht die erwarteten Unterschiede im Therapieerfolg zwischen Typ I und II festgestellt (s. Abschn. 2.7).

> **Resümee**
> Die Diagnostik der Alkoholabhängigkeit beruht auf dem Vorliegen von mindestens 3 von 6 Kriterien sowie meist einer Erhöhung von Laborwerten wie der γ-GT, dem mittleren Erythrozytenvolumen und dem „Carbohydrate-defizienten Transferrin" (CDT).

2.3 Zusatzdiagnosen bei Alkoholabhängigen (Komorbidität)

In verschiedenen Studien weisen rund 30–60 % der alkoholabhängigen Frauen eine psychiatrische Zusatzdiagnose auf. Es kommen zu etwa gleichen Teilen **Angststörungen** und **depressive Syndrome** vor bzw. eine Kombination aus beiden. Ein geringerer Teil der Patientinnen weist eine Persönlichkeitsstörung auf. Bei alkoholabhängigen Männern liegt die psychiatrische Komorbidität bei etwa 20–40 %, wobei an erster Stelle die depressiven Erkrankungen, dann die Angststörungen und die Persönlichkeitsstörungen zu nennen sind. Bei beiden Geschlechtern kommt Abhängigkeit von anderen Substanzen in etwa 10 % hinzu (ohne Berücksichtigung der Nikotinabhängigkeit).

Unter den Persönlichkeitsstörungen nimmt die antisoziale Persönlichkeit im Zusammenhang mit der Alkoholabhängigkeit eine besondere Rolle ein.

Sie beginnt in der Regel während der Adoleszenz und setzt sich in das Erwachsenenalter fort. In den USA spielt der Zusammenhang zwischen Alkoholabhängigkeit und antisozialer Persönlichkeit eine deutlich größere Rolle als in Deutschland. Es wird beschrieben, daß dort rund 80 % der Menschen mit der Diagnose einer antisozialen Persönlichkeitsstörung auch schwerwiegende Alkoholprobleme aufweisen. Diese Patienten zeichnen sich auch während der Therapie durch häufige Gewaltanwendung und frühe Therapieabbrüche aus (s. Abschn. 2.2).

Kritisch muß zum Konzept der Komorbidität allerdings angemerkt werden, daß Alkoholabhängige gerade nach längerfristig erhöhtem Alkoholkonsum, aber auch während und kurz nach dem Entzug häufig ausgeprägte Angst- und Depressionssymptome aufweisen. Beide bilden sich unter Abstinenzbedingungen im weiteren Verlauf weitgehend zurück, so daß die oben genannten Prävalenzraten komorbider psychiatrischer Störungen von manchen Autoren als Artefakt gewertet werden (z.B. SCHUCKIT und HESSELBROCK, 1994). Wo in einem relevanten Umfang ein Nebeneinanderbestehen von Abhängigkeitserkrankungen mit anderen psychiatrischen Krankheiten vorliegt, ist häufig eine intensivere Behandlung nötig. Diese Patienten weisen in der Regel schlechtere Therapieergebnisse auf.

> **Resümee**
> Bei Frauen, weniger häufig bei Männern finden sich neben der Alkoholabhängigkeit weitere psychiatrische Erkrankungen. Dies ist unter Umständen mit einer schlechteren Prognose verbunden. Psychiatrische Symptome wie Ängstlichkeit und Depressivität, die während der Zeit häufiger Intoxikationen oder im zeitlichen Umfeld des Entzugs auftreten, sollen nicht mit einer Komorbidität im engeren Sinn verwechselt werden.

2.4 Epidemiologie

Rund 3 Millionen Deutsche sind alkoholabhängig. Dies entspricht 5 % der erwachsenen Männer und etwa 2 % der Frauen. Der Konsum alkoholischer Getränke ist nach dem Zweiten Weltkrieg kontinuierlich gestiegen und hat sich zuletzt jährlich bei einem durchschnittlichen Konsum von knapp 12 Liter reinem Alkohol pro Person eingependelt. Deutschland liegt damit in der Spitzengruppe aller Länder, was unmittelbare gesundheitspolitische Konsequenzen hat. Es läßt sich klar zeigen, daß die Zahl der Todesfälle an Leberzirrhose mit dem Alkoholkonsum in der Bevölkerung korreliert. Ähnliches gilt auch für die Suizidrate. Ein Viertel aller Alkoholabhängiger unternimmt Suizidversuche, rund 15 % sterben durch Suizid.

Der Anteil von Alkoholabhängigen unter den Patienten verschiedener Abteilungen der Kliniken wird unterschätzt. Mehr als 30 % aller Patienten in psychiatrischen Krankenhäusern sind alkoholabhängig. Die internistischen und chirurgischen Abteilungen sind in der Regel mit über 20 % Alkoholabhängigen belegt.

Die Diagnose einer Alkoholabhängigkeit wird oft übersehen. Werden in psychiatrischen Abteilungen rund zwei Drittel der Abhängigen richtig diagnostiziert, sinkt diese Zahl auf rund 50 % in der Inneren Medizin und 20 % in den chirurgischen Abteilungen.

> **Resümee**
> Drei Millionen Alkoholabhängige in Deutschland entsprechen etwa 5 % der männlichen und 2 % der weiblichen Erwachsenenbevölkerung.

2.5 Symptomatik

2.5.1 Allgemeine Befunde

Je nach Stadium der Erkrankung sind unterschiedliche klinische Symptome zu erwarten. Sie können zur Unterstützung der Abhängigkeitsdiagnose herangezogen werden. Für eine Alkoholabhängigkeit typische körperliche Symptome sind:

- reduzierter Allgemeinzustand
- Inappetenz
- Gewichtsverlust
- Muskelatrophie (primär der Waden)
- gerötete Gesichtshaut mit Teleangiektasien
- Spider-Nävi
- Gastroenteritiden mit Erbrechen und Durchfällen, Magen- und Duodenalulzera
- vermehrte Schweißneigung
- feuchte, kühle Akren
- Schlaf- und Potenzstörungen.

Psychische Symptome wie Angstneigung, dysphorische und depressive Verstimmungen und innere Unruhe müssen zu differentialdiagnostischen Überlegungen hinsichtlich einer möglichen Alkoholabhängigkeit Anlaß geben.

2.5.2 Neuropsychiatrische Symptome und Folgeschäden

Akute Alkoholintoxikation („einfacher" Rausch)

Je nach Trinkgewöhnung und Toleranzentwicklung werden bei ansteigenden Blutalkoholspiegeln folgende Symptome beobachtet: gehobene Stimmung,

Abbau von Ängsten und Hemmungen und eine Steigerung des Antriebs und der Motorik. Bei zunehmenden Dosen treten Dysphorie, Gereiztheit, Ermüdung und Bewußtseinsstörungen bis zu Benommenheit und Koma auf. Im mittleren Dosisbereich beginnen Dysarthrie wie auch Störungen der Koordination, Aufmerksamkeit, Wahrnehmung und Urteilskraft.

Pathologischer Rausch

Der Begriff „pathologischer Rausch" ist definitorisch unscharf und erscheint weitgehend überflüssig. Die Symptome des „einfachen" Rausches können kaum als nichtpathologisch betrachtet werden. Der „pathologische Rausch" soll keine quantitative Steigerung des „einfachen Rausches" darstellen, sondern etwas qualitativ anderes sein. Bereits durch niedrige Alkoholmengen ausgelöst wird er als Dämmerzustand verstanden und imponiert durch persönlichkeitsfremde Verhaltensstörungen (Aggressivität). Orientierung und Bewußtsein sind gestört. Die Stimmung wird durch Angst und Gereiztheit charakterisiert. Für den gesamten Zustand soll eine Amnesie bestehen. Insgesamt ist die empirische Evidenz zum pathologischen Rausch nicht überzeugend.

Das Entzugssyndrom

Setzen Alkoholabhängige gewollt oder ungewollt Alkohol ab (z.B. bei Krankenhausaufenthalten), entwickelt sich in der Regel ein **vegetatives Syndrom (Prädelir).** Die dafür charakteristischen Symptome können nach den betroffenen Organsystemen unterteilt werden:

- Magen-Darm-Trakt: Brechreiz, Durchfälle
- Kreislauf: Tachykardie, Hypertonie
- Atmung: Tachypnoe
- Vegetativum: erhöhte Schweißneigung, Schlafstörungen, feuchte und kühle Akren
- ZNS: generalisierte Krampfanfälle (Grand mal), Tremor, Dysarthrie, Ataxie, innere Unruhe, Antriebssteigerung, ängstliche, dysphorische, depressive Verstimmung, Halluzinationen (vorwiegend optisch), Schreckhaftigkeit, kurze Episoden von Wahrnehmungsstörungen mit rascher Distanzierung.

In der Regel klingt das Entzugssyndrom nach drei bis sieben Tagen ab, längere Verläufe sind selten. Bei rund einem Drittel der Patienten ist eine **medikamentöse Behandlung** erforderlich. Verschiedene Pharmaka wurden vorgeschlagen, u.a. Benzodiazepine und Carbamazepin. Bewährt und am weitesten verbreitet ist die Gabe von Clomethiazol, sofern sie unter stationärer Überwachung erfolgt. Initial werden 2–4 Kapseln à 192 mg gegeben, dann alle 2–4 Stunden zwei weitere Kapseln (maximale Tagesdosis 24 Kapseln). Hierbei orientiert man sich an der Ausprägung der Entzugserscheinungen (z.B. Puls über 120/min). Danach schrittweises Ausschleichen über ca. 1 Woche.

Beim **Delirium tremens** kommt zu den in der Regel stark ausgeprägten vorher genannten Symptomen als wesentliches neues Element die Störung der Orientierung hinzu. Die Patienten sind zeitlich, örtlich und situativ, manchmal auch zur Person, desorientiert. Meist liegt auch eine Bewußtseinsminderung vor. Optische Halluzinationen (Insekten, kleine Tiere usw.) sind häufig zu beobachten. Rund die Hälfte aller Delirien beginnt mit einem zerebralen Krampfanfall. Unbehandelt besteht ein beträchtliches Todesrisiko (bis zu 25%). Patienten mit Delirium tremens sollten umgehend in eine Klinik eingewiesen werden. Die Therapie besteht in der Gabe von Butyrophenonen (z.B. Haloperidol 20 mg) und Benzodiazepinen. Alternativ kann auch parenteral Clomethiazol verabreicht werden (bis 20 g/Tag). Letzteres sollte jedoch nur unter intensivmedizinischen Bedingungen erfolgen, da unter der parentalen Gabe von Chlomethiazol lebensbedrohliche Komplikationen (Atemdepression) auftreten können.

Alkoholhalluzinose

Die Alkoholhalluzinose ist selten. Manchmal bestehen differentialdiagnostische Schwierigkeiten in der Abgrenzung zum Delirium tremens. Während eine Reihe von Symptomen ähnlich ausgeprägt sind (z.B. Angstgefühle, psychomotorische Erregtheit und lebhafte, vorwiegend akustische Halluzinationen), fehlen die vegetativen Erscheinungen sowie die Orientierungsstörung vollständig. Die beiden letztgenannten Punkte stellen die entscheidenden differentialdiagnostischen Unterschiede zum Delirium tremens dar.

Die Behandlung der Alkoholhalluzinose erfolgt überwiegend mit hochpotenten Neuroleptika (z.B. Haloperidol 5–10 mg/Tag). Die Prognose einer akuten Alkoholhalluzinose ist in der Regel gut. Eine neuroleptische Dauertherapie ist nicht erforderlich. Wichtigste Voraussetzung ist jedoch die konsequente Einhaltung der Abstinenz. Wird weiter getrunken, kann es zu Rezidiven kommen, wobei die Prognose dieser dann chronisch verlaufenden Alkoholhalluzinose als eher schlecht anzusehen ist.

Der alkoholische Eifersuchtswahn

Es handelt sich um eine seltene Störung, die ihre besondere Bedeutung durch die Tatsache erlangt, daß sie zu Straftaten Anlaß geben kann. Die Patienten sind unkorrigierbar von der Untreue ihres Partners überzeugt. Die Entwicklung ist schleichend. Die Behandlung ist schwierig, sowohl psychopharmakologische Versuche mit Neuroleptika als auch psychotherapeutische Ansätze haben sich in der Mehrzahl der Fälle als wenig erfolgreich herausgestellt. Wichtig ist die Erzielung einer Abstinenz, in deren Folge die Symptomatik in der Regel sehr langsam zurückgebildet wird. Gelingt dies nicht, muß vor allem bei gravierenden Verläufen auch an eine Trennung der Partner gedacht werden, um gewalttätigen „Lösungen" vorzubeugen.

Substanzverlust und Funktionsdefizite des Nervensystems

Atrophische Veränderungen vor allem des Kleinhirnoberwurms sind schon lange bekannt. Sie führen klinisch zu Intentionstremor, Dysarthrie, Ataxie und Nystagmus. Die Symptomatik ist häufiger, als früher angenommen wurde. Sie tritt bei 30–50% der Patienten auf. Ebenfalls neu ist die Erkenntnis, daß unter Abstinenzbedingungen zumindest eine Funktionsverbesserung nachgewiesen werden kann.

In etwa einem Drittel bis der Hälfte der Fälle zeigen sich **Großhirn**atrophien. Vorwiegend betroffen ist das Marklager. Diese Veränderungen korrelieren in gewissem Umfang mit Einbußen der psychischen Leistungsfähigkeit (MANN, 1992). Diese kognitiven und visuomotorischen Defizite sind unter Abstinenzbedingungen teilweise reversibel. Auch die in vivo nachweisbaren hirnatrophischen Veränderungen sind partiell reversibel, wobei es jedoch nicht zu einer Restitutio ad integrum kommt. Wenn die kognitiven Leistungsänderungen persistieren und auch Störungen der Persönlichkeit und des Charakters im Sinne einer Verflachung und Distanzminderung hinzukommen, kann von einer „Wesensänderung" gesprochen werden.

Die **Wernicke-Enzephalopathie** ist ein nicht ganz seltenes (3–12% aller chronisch Alkoholabhängigen), akut behandlungsbedürftiges Syndrom bei Alkoholabhängigen und beruht auf einem Thiaminmangel. Auch Thiaminmangelzustände anderer Genese können dazu führen. Leitsymptome sind: Bewußtseinstrübung, Ataxie und Augenmuskelstörungen (Ophthalmoplegie, konjugierte Blicklähmungen, Pupillenstörungen) und Nystagmen. Häufig gehen dieser Symptomatik Prodromi wie Magen-Darm-Störungen und Fieber voraus. Neuropathologisch finden sich charakteristische Veränderungen in Hirnregionen um den dritten Ventrikel.

Therapeutisch muß beim Vorliegen einer Wernicke-Enzephalopathie sofort Vitamin B_1 verabreicht werden (50 mg Thiamin i.v. und 50 mg i.m.). Nach der sofortigen Klinikeinweisung wird die Thiaminmedikation fortgeführt und gegebenenfalls auf orale Applikation umgestellt. Die ophthalmoplegischen Krankheitssymptome bilden sich unter dieser Behandlung in der Regel relativ schnell zurück, während die Verwirrtheit einige Tage bis Wochen anhalten kann. Nystagmus und Ataxie können länger bestehen und persistieren in einer Reihe von Fällen dauerhaft.

Das **Korsakow-Syndrom** beginnt häufig mit einer Wernicke-Enzephalopathie, manchmal auch mit einem Verwirrtheitszustand anderer Genese. Leitsymptome sind Störungen des Alt- und Neugedächtnisses (mit Konfabulationen), der Konzentrationsfähigkeit und der Orientierung. Häufig entstehen ausgedehnte Symptome einer Polyneuropathie. Der Verlauf ist meist chronisch. Die Fetalität liegt zwischen 15 und 20% der Fälle. Wie sich anhand von Autopsiestudien belegen läßt, sind die für ein Korsakow-Syndrom spezifischen neuropathologischen Veränderungen weit häufiger zu finden, als klinisch diagnostiziert wird. Man muß also annehmen, daß dieses Krankheitsbild im klinischen Alltag bei manchen Patienten übersehen wird.

In den letzten Jahren setzte sich die schon früher geäußerte Meinung zunehmend durch, wonach die beiden zuvor geschilderten Symptomenkomplexe mehr als einheitliches Wernicke-Korsakow-Syndrom (WKS) aufgefaßt werden. In den neuen Klassifikationssystemen tauchen sie als „**alkoholbedingte amnestische Störungen**" auf. Offenbar gibt es hierfür genetische Risikofaktoren auf dem Boden einer Transketolasedefizienz. Vom WKS wird eine alkoholinduzierte andauernde Demenz abgegrenzt. Hierunter fallen globale Beeinträchtigungen der intellektuellen Leistungsfähigkeit. Sowohl die Trennung zwischen persistierender Gedächtnisstörung und persistierender Demenz wie auch die Betrachtung des Wernicke-Korsakow-Syndroms als Entität blieben jedoch nicht unwidersprochen (LISHMAN, 1990).

Polyneuropathie

Zwischen 20 und 40% der Alkoholabhängigen entwickeln Symptome einer Polyneuropathie. Sie umfaßt motorische, sensible und autonome Bahnen. Zunächst zeigt sich eine sockenförmig begrenzte

Hypästhesie im Bereich der unteren Extremität, die mit Parästhesien und Schmerz einhergehen kann. Hinzu kommen eine Reflexabschwächung, beginnend mit dem Achillessehnenreflex, und Muskelatrophien. Oberflächen- und Tiefensensibilität sind gestört. Die Symptomatik kann auf die oberen Extremitäten übergreifen. Trophische Veränderungen, Störungen der Schweißproduktion und Potenzstörungen kommen hinzu.

> **Bestimmte körperliche und psychische Symptome deuten auf eine Alkoholabhängigkeit hin. Die Symptome der akuten Alkoholintoxikation hängen von der jeweiligen Dosis und von der individuellen Toleranzentwicklung ab.**
>
> **Im Alkoholentzug treten charakteristische Symptome auf, die verschiedene Organsysteme betreffen. Etwa ein Drittel der Patienten muß medikamentös behandelt werden. Bei einem Delirium tremens, der stärksten Ausprägungsform des Alkoholentzugs, ist eine sofortige Klinikeinweisung erforderlich.**
>
> **Alkoholhalluzinose und alkoholischer Eifersuchtswahn sind eher seltene Folgeerscheinungen.**
>
> **Alkoholiker weisen atrophische Veränderungen in Marklager, Basalganglien und Kortex auf. Diese gehen in der Regel mit kognitiven Defiziten und Gedächtnisstörungen einher. Unter Abstinenzbedingungen sind die morphologischen Veränderungen partiell reversibel. Die funktionellen Defizite bessern sich, ohne daß es jedoch immer zu einer Restitutio ad integrum kommt.**
>
> **Beim Verdacht auf eine Wernicke-Enzephalopathie muß sofort Thiamin verabreicht werden.**

2.5.3 Weitere medizinische Folgeschäden

Bei erhöhtem Alkoholkonsum häufen sich gastrointestinale Folgeerscheinungen wie akute Ösophagitis, Mallory-Weiss-Syndrom, Ösophagusvarizenblutung (als Folge der alkoholbedingten portalen Hypertension mit Umgehungskreislauf), Gastritis, Resorptionsstörungen, Fettleber, Hepatitis, Leberzirrhose, akute und chronische Pankreatitis. Außerdem kommt es häufig zu Hypertonie, Kardiomyopathie, toxischen Störungen des Knochenmarks und des Mineralstoffwechsels. Weiter lassen sich eine Hypertriglyzidämie und eine Hypoglykämie diagnostizieren. Das Krebsrisiko vor allem im Bereich von Mund, Kehlkopf, Speiseröhre, Magen, Leber, Pankreas und Rektum ist erhöht.

Störungen des Vitaminhaushaltes sind häufig Folge veränderter Ernährungsgewohnheiten, können jedoch auch Konsequenz einer alkoholbedingten Veränderung der Resorption sein. Klinisch wichtig sind Mangelzustände der Vitamine B_1, B_2 und B_{12} sowie der Folsäure.

Hormonelle Veränderungen finden sich in vielen Systemen (Schilddrüse, Nebennierenrinde, Gonaden) mit den entsprechenden klinischen Folgen (z.B. Impotenz). Im Bereich der Haut finden sich neben der Gesichtsrötung mit Teleangiektasien häufig Rhinophyme, Acne rosacea und Dupuytrensche Kontrakturen.

Zusammengefaßt führen die genannten körperlichen Folgeerscheinungen von chronisch gesteigertem Alkoholkonsum neben der erhöhten Suizidgefährdung zu einer **deutlichen Verringerung der Lebenserwartung von Alkoholabhängigen** (um ca. 15 %; FEUERLEIN, 1996).

Demgegenüber fallen günstige gesundheitliche Auswirkungen von regelmäßigem Alkoholkonsum, wie sie in den letzten Jahre mehrfach berichtet wurden, kaum ins Gewicht. Das Risiko einer Angina pectoris scheint gesenkt zu werden. Dies gilt offenbar jedoch nur für den Konsum geringer Alkoholmengen, wie täglich etwa $1/4$ l Wein oder $1/2$ l Bier. Bei größeren Mengen überwiegen sehr rasch die negativen Konsequenzen.

2.5.4 Soziale Folgen

Viele Alkoholabhängige erleben einen sozialen Abstieg. Zunächst kommt es zu familiären Auseinandersetzungen wegen der zunehmenden Bedeutung des Alkoholkonsums und der Beschaffung von Alkoholika. Ehescheidungen und der Verlust von Freunden und Bekannten sind die Folgen. Im Beruf kommt es zu Leistungsabfall, zunehmenden Fehlzeiten und schließlich zum Arbeitsplatzverlust.

Die Verkehrstüchtigkeit nimmt ab, und Trunkenheitsfahrten häufen sich, was schließlich bei rund zwei Drittel der Betroffenen zum Verlust des Führerscheins führt.

Parallel zum sozialen Abstieg kommt es häufig zu Straftaten, die im Rausch begangen werden. Im Endstadium der Alkoholabhängigkeit können auch Eigentumsdelikte vorkommen, die in manchen Punkten an die Beschaffungskriminalität von Drogenabhängigen erinnern.

> **Chronisch erhöhter Alkoholkonsum führt zu ernstlichen gesundheitlichen Folgeerscheinungen und einer verringerten Lebenserwartung. Neben den körperlichen Schäden kommt es oft zu einem sozialen Abstieg.**

2.6 Ätiologie und Pathogenese

Zur Entstehung der Alkoholabhängigkeit gibt es mehr Annahmen und Vermutungen als gesichertes Wissen. Übereinstimmung besteht dahingehend, daß es eine zur Entwicklung von süchtigem Verhalten prädisponierende „Alkoholikerpersönlichkeit" oder „Suchtpersönlichkeit" nicht gibt (s. Abschn. 1.4). Eine Alkoholabhängigkeit kann bei den unterschiedlichsten Persönlichkeitstypen auftreten. Ein etwas höheres Risiko scheint vorzuliegen bei „antisozialen Persönlichkeiten" mit impulsivem und aggressivem Verhalten und mangelnder Fähigkeit, sich in soziale Strukturen einzuordnen.

Die Ausbildung einer Abhängigkeit wird durch ein Bedingungsgefüge erklärt, bei dem **individuelle Faktoren** (genetische Belastung, Lerngeschichte) ebenso eine Rolle spielen wie **Umweltbedingungen** und die **spezifische Wirkung der Droge Alkohol**. Dieses Zusammenspiel soll in der Abbildung 9-1 demonstriert werden.

Aus der Abbildung ist zu entnehmen, daß bei der gegebenen Suchtpotenz von Alkohol zu einer hohen Disposition (z. B. genetische Belastung) nur eine entsprechend geringe Exposition hinzukommen muß. Umgekehrt erfordern niedrige dispositionelle Faktoren hohe Konsummengen über längere Zeit zur Ausbildung einer Abhängigkeit. Bei Drogen mit höherer Suchtpotenz als Alkohol (z. B. Heroin) gilt prinzipiell das gleiche Modell, allerdings verläuft die Kurve steiler, d. h., den dispositionellen Faktoren kommt ein relativ geringeres Gewicht zu (Abb. 9-2). Im übrigen wird auf die Abschnitte 1.3 und 1.4 verwiesen).

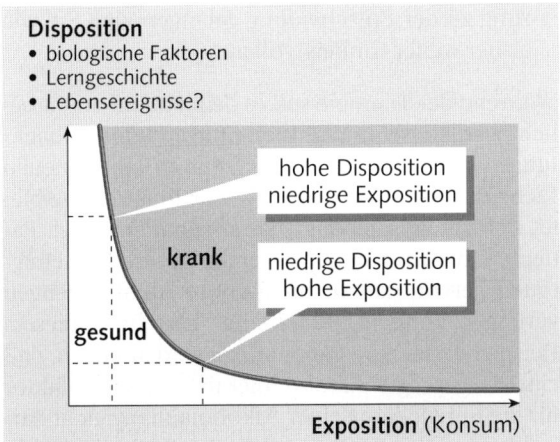

Abbildung 9-1
Dispositions-Expositions-Modell zur Suchtentstehung (I).

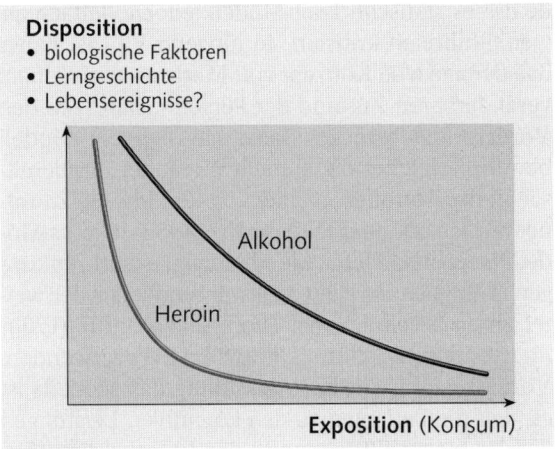

Abbildung 9-2
Dispositions-Expositions-Modell zur Suchtentstehung (II).

> Zur Entwicklung einer Alkoholabhängigkeit tragen bei: die Droge Alkohol selbst, Umweltbedingungen und die Person mit ihrer biologischen Ausstattung, ihrer psychosozialen Entwicklung und Lerngeschichte. Die Annahme einer „Alkoholikerpersönlichkeit" als konstituierender Faktor wurde von der modernen Forschung widerlegt.

2.7 Therapie

2.7.1 Motivation und Änderungsbereitschaft

Die Behandlung des Alkoholgefährdeten oder Alkoholabhängigen muß entsprechend dem Stadium der Erkrankung individuell geplant werden. Von ausschlaggebender Bedeutung ist dabei die Motivation des Betroffenen. Seine Gründe, Alkohol zu trinken, hängen u. a. von Erwartungen ab (z. B. Entspannungswirkung). Alkohol kann in den entsprechenden Mengen beruhigen, stimulieren, enthemmen, aber auch zu sozialer Anerkennung führen.

Aufgabe der Behandlung ist es, die Motivation zum Trinken zugunsten einer Motivation zur Abstinenz abzubauen. Krankheitseinsicht, Bereitschaft zur Veränderung und innere Einstellung zur Ursache der Erkrankung spielen dabei ebenso eine Rolle wie spezifische Abwehrmechanismen, das Ausmaß an sozialer Unterstützung oder die Angst vor Sanktionen (Verlust des Partners, Führerscheinentzug, Arbeitsplatzverlust; siehe VELTRUP, 1993).

Motivation wurde ursprünglich eher als durchgängiger Persönlichkeitszug („trait") gesehen. Um die Bereitschaft zu einer Behandlung oder zur Veränderung messen und beeinflussen zu können, wurde dieses statische Trait-Modell jedoch vielfach als wenig hilfreich kritisiert. In jüngerer Zeit ist daher das dynamische Konzept von Motivation als einem veränderbaren Zustand der Person („state") in den Vordergrund gerückt. Dabei hat sich ein Modell bewährt, welches die aktuelle Veränderungsbereitschaft des Betroffenen einer von fünf Phasen zuordnet (PROCHASKA und DICLEMENTE, 1986). Dieses Modell hat prinzipiell für alle Abhängigkeitserkrankungen Gültigkeit und läßt sich während jedes der weiter unten beschriebenen Therapieabschnitte (Frühintervention, Entgiftung, Entwöhnung) verwenden. Voraussetzung für die Anwendung des Modells ist es, daß die Patienten zu den kognitiven Leistungen der Problemwahrnehmung, der Entscheidungsfindung und zur Handlungsorganisation fähig sind.

Die identifizierten Phasen der Veränderungsbereitschaft sind: Vorbesinnung, Besinnung, Vorbereitung, Handlungsbereitschaft und Aufrechterhaltung. Das Veränderungsmodell beschreibt intentionale Verhaltensänderungen der Klienten. Diese manifestieren sich in seinem persönlichen Erfahrungsbereich (z.B. Bewußtmachung, Reevaluation durch sich selbst oder durch andere usw.) und können z.B. verhaltenstherapeutisch gezielt behandelt werden. Ausgehend von den Phasen der Veränderungsbereitschaft läßt sich unter dem Gesichtspunkt motivationspsychologische Prinzipien ein konkretes motivationstherapeutisches Vorgehen ableiten, das sowohl im klinischen als auch im ambulanten Setting anwendbar ist.

In der **Vorbesinnungs-** und **Besinnungsphase** kommt es entscheidend darauf an, den Patienten dazu zu bringen, selbstmotivierende Äußerungen von sich zu geben („Wenn ich es sage und von niemandem dazu gezwungen wurde, dann muß ich es glauben"). Mögliche Strategien hierfür sind:

- **Offene Fragen:** „Aus der Tatsache, daß Sie hier sind, schließe ich, daß sich im Zusammenhang mit Ihrem Trinken einige Schwierigkeiten ergeben haben. Wollen Sie mit mir darüber sprechen?" Wenn das Gespräch trotz reflektiven Zuhörens ins Stocken kommen sollte, bietet sich an, mögliche Problembereiche konkret anzusprechen: Gesundheit, Gedächtnis, soziale Beziehungen und finanzielle Situation.
- **Paradoxe Interventionen:** Diese Strategie ist vor allem dann in Betracht zu ziehen, wenn durch die offene Fragetechnik der Patient nicht in ausreichendem Maße zu selbstmotivierenden Äußerungen zu bewegen ist. Eine mögliche Intervention wäre dann: „Ich bin mir nicht sicher, ob Sie sich überhaupt ändern wollen. Es hört sich an, als ob Sie glücklicher wären, wenn Sie so weiter trinken wie bisher."

Auf Äußerungen des Patienten geht der Therapeut mit reflektivem oder empathischem Zuhören ein, wobei es manchmal sinnvoll sein kann, die Ambivalenz des Patienten zu reflektieren („doppelseitige Reflexion"): „Sie genießen das Trinken wirklich, und Sie wollen es nicht aufgeben. Andererseits sehen Sie ernsthafte familiäre und berufliche Probleme, die Ihr Trinken verursacht hat." Durch die Hervorhebung auch kleinster Fortschritte in der Therapie ist der Patient immer wieder zu ermutigen.

Für den Therapeuten kann es hilfreich sein, sich vor Augen zu führen, daß Verleugnung und Widerstand des Patienten häufig ein Ergebnis der interpersonellen Interaktion mit dem Therapeuten ist. Es handelt sich also in erster Linie um ein Therapeutenproblem. Folgende Strategien haben sich im Umgang mit Verleugnung und Widerstand bewährt:

- einfache Reflexion
- doppelseitige Reflexion
- Reflexion mit Verallgemeinerung: „Bezüglich Ihres Trinkens gibt es tatsächlich keinerlei Probleme?"
- Focusänderung: *Patient:* „Ich kann unmöglich mit dem Trinken aufhören. Alle meine Freunde trinken." *Therapeut:* „Das war eigentlich nicht unser Thema. Ich schlage vor, daß wir diesen Gesichtspunkt zurückstellen. Ich habe Sie gebeten, mir zu berichten, wie Ihre Frau Ihr Trinkverhalten einschätzt."
- paradoxe Intervention: *Patient:* „Ich kann unmöglich mit dem Trinken aufhören." *Therapeut:* „Es kann durchaus sein, daß Sie am Ende der Sitzung zu der Entscheidung gelangen, daß Sie wie bisher weiter trinken wollen."

Während der Therapie soll es dem Patienten ermöglicht werden, seine Wahrnehmungen und Beobachtungen bezüglich seines Trinkens in einem neuen Licht zu sehen („reframing"). Zur Illustration bietet sich als Beispiel das Toleranzphänomen an. Patienten heben häufig mit einer gewissen Genugtuung hervor, daß sie auch große Alkoholmengen vertragen können. „Reframing" besteht in diesem Beispiel darin, dem Patienten zu verdeutlichen, daß eine ausgeprägte Alkoholtoleranz ein Risikofaktor für die Entwicklung einer Alkoholabhängigkeit darstellt, da ein körpereigenes „Frühwarnsystem" fehlt. Im Laufe der Sitzungen sollte der Therapeut bemüht sein, wiederholt das bisher Besprochene zusammenzufassen, um dem Patienten zu ermöglichen, seine selbstmotivierenden Äußerungen ein weiteres Mal zu hören.

Von entscheidender Bedeutung ist es, rechtzeitig zu erkennen, wenn der Patient von der Besinnungsphase in die **Phase der Handlungsbereitschaft** überwechselt. Mögliche Anzeichen hierfür sind z.B., daß der Patient vermehrt sich selbst motiviert und Vorstellungen äußert, wie sein „Leben nach dem Alkohol" aussehen könnte. Es gibt keine Regel für die Dauer der einzelnen Phasen. Das erfordert Geduld und Aufmerksamkeit von seiten des Therapeuten. In dieser Phase sollte der Therapeut explorieren, wie sich der Patient eine Änderung seines Trinkverhaltens vorstellt. Hierbei ist der Patient immer wieder auf seine Eigenverantwortung und seine Entscheidungsfreiheit hinzuweisen. Hilfreich kann die Erstellung einer Pro-und-Kontra-Liste durch den Patienten sein: Was sind die Vor- und Nachteile des Alkoholtrinkens wie bisher, bzw. was sind die Vor- und Nachteile eines veränderten Trinkverhaltens?

Es kommt häufig vor, daß Patienten Informationen allgemeiner Art über die Alkoholerkrankung erbitten. Der Therapeut sollte im Sinne eines empathischen Vorgehens Informationen geben, aber umgehend eine Rückmeldung erbitten, etwa mit der Frage: „Überrascht Sie diese Information?" Auch erbetenen Rat sollte der Therapeut nicht verweigern. Konkrete Handlungsvorschläge sind jedoch nicht angebracht. Statt dessen sollte der Patient nach konkreten Möglichkeiten und etwaigen Hindernissen bei deren Ausführung gefragt werden.

Der Therapeut sollte klar zum Ausdruck bringen, daß er Alkoholabstinenz empfiehlt (nicht verordnet). Ein Abstinenzversuch für einen bestimmten Zeitraum (z.B. drei Monate) oder ein „ausschleichender" Alkoholkonsum kann erwogen werden.

Nach einer Rekapitulation der Gesamtsituation des Patienten durch den Therapeuten sollte eine **Entscheidung** angestrebt werden. Von großer Bedeutung ist, daß diese freiwillige Entscheidung des Patienten z.B. durch dessen Unterschrift unter einen Veränderungsplan Verbindlichkeitscharakter bekommt. Ambivalenten oder zögerlichen Patienten sollte Verständnis entgegengebracht werden, wenn diese ihre Entscheidung aufschieben wollen.

Die Einbeziehung einer anderen Person (z.B. Lebenspartner) bietet eine Möglichkeit, den Motivationsprozeß positiv zu beeinflussen. Mit Hilfe der beispielhaft aufgeführten Fragen sollte es der Person ermöglicht werden, über ihre Erfahrungen mit dem Patienten zu sprechen:

- „Was hat Sie in der Vergangenheit ermutigt, und was hat Sie entmutigt?"
- „Welche Auswirkungen hatte sein/ihr Trinken auf Sie?"
- „Was fürchten Sie, wird passieren, wenn er/sie weiter trinken wird?"
- „Was mögen Sie am meisten an ihm/ihr, wenn er/sie nicht betrunken ist?"
- „Was für Hinweise haben Sie bemerkt, daß er/sie bereit ist, sich zu ändern?"
- „Wie können Sie ihm/ihr bei seinen/ihren Bemühungen, sich zu ändern, behilflich sein?"

Der Therapeut sollte immer wieder versuchen, die Reaktionen des Patienten auf die Äußerungen der jeweiligen Person in Erfahrung zu bringen.

Im Laufe einer Therapie können die verschiedenen Phasen des Verlaufsmodells nach PROHASKA und DICLEMENTE unterschiedlich häufig durchlaufen werden. Langzeitstudien zeigten, daß es auch im Spätverlauf immer wieder zu Motivationsverlusten kommen kann. Insofern sollte Motivationsarbeit neben der speziellen Therapiemethode (z.B. Verhaltenstherapie) fester Bestandteil einer Langzeitentwöhnungstherapie sein. Motivationstherapeutische Interventionen können also während aller Therapiephasen (Frühintervention, Entgiftung, Entwöhnung, Nachbetreuung) indiziert sein. Auf der anderen Seite haben zahlreiche Studien gezeigt, daß relativ kurze motivationstherapeutische Strategien alleine ausreichen können, um eine Veränderung des Trinkverhaltens zu bewirken und anschließende längerfristige Therapien (sogenannte Langzeit-Entwöhnungstherapien) nicht unbedingt notwendig sind.

> **Resümee**
> Das dynamische Motivationskonzept teilt die Veränderungsbereitschaft des einzelnen in verschiedene Phasen ein, die u.U. mehrfach durchlaufen werden können und für die spezifische Interventionen zur Verfügung stehen.

2.7.2 Frühinterventionen

Bei der Diagnose „schädlicher Gebrauch" ist eine **„Minimalintervention"** angezeigt. Sie kann in einem ärztlichen Gespräch bestehen, in dem auf die bereits vorliegenden Warnsymptome hingewiesen wird. Bereits dieser einfache ärztliche Rat (evtl. unter Hinzuziehung von Angehörigen) kann zu einer signifikanten Verringerung der Trinkmengen und damit zu einer Reduktion des Risikos für die Entwicklung einer Abhängigkeit führen.

Beim Vorliegen einer Alkoholabhängigkeit erfolgt eine **Frühintervention** in Form eines aufklärenden und konfrontierenden Gesprächs, in dem Punkt für Punkt die im Kapitel „Diagnostik" aufgeführten Diagnosekriterien und Laboruntersuchungen besprochen werden. Ziel ist die Abstinenzmotivation. Folgende Faktoren haben sich als besonders wichtig und hilfreich beim Motivationsprozeß herausgestellt:

- die Bewußtmachung bereits eingetretener negativer Folgen des Alkoholkonsums
- eine eingehende Beratung zu Zielen und Vorgehensweisen
- das Aufzeigen möglicher Therapieformen
- Empathie
- der Ausdruck von Zuversicht und die Bekräftigung aufkommender Hoffnung.

In diesem Motivationsprozeß ist die Einbeziehung der Angehörigen sehr wichtig, da viele Abhängige ein charakteristisches Abwehrverhalten mit Bagatellisierungstendenzen zeigen. Weitere mögliche Maßnahmen sind die Überweisung in eine Fachambulanz oder Suchtberatungsstelle.

> **Resümee**
> Entscheidend für den Erfolg der Therapie ist oftmals der frühzeitige Beginn.

2.7.3 Therapie bei Alkoholintoxikationen

Maßgeblich für die Ausprägung von Intoxikationszeichen bei Alkoholabhängigen ist nicht alleine die Höhe des Blutalkoholspiegels, sondern vor allem der Grad der Toleranzentwicklung, die allgemeine und aktuelle körperliche Verfassung und die momentane Umgebung. In der Praxis bewährt sich die Einteilung in drei Rauschstadien, wobei die Höhe der Blutalkoholspiegel bei Alkoholikern nicht die Bedeutung hat wie bei Gesunden. Entscheidend ist hier der psychopathologische Befund.

- **leichter Rausch:** verminderte psychomotorische Leistungsfähigkeit, Enthemmung, vermehrter Rede- und Tätigkeitsdrang
- **mittelschwerer Rausch:** Euphorie oder aggressive Gereiztheit, verminderte Selbstkritik, explosive Reaktionsweisen
- **schwerer Rausch:** Bewußtseinsstörung, Desorientiertheit, Angst, Erregung, Ataxie, Schwindel, Dysarthrie, Nystagmus.

Die häufigste Komplikation beim **leichten und mittelschweren Rausch** ist ein Erregungszustand. Primär ist ein beruhigendes Gespräch angezeigt. Dabei sollte dem Patienten Empathie entgegengebracht, gleichzeitig aber deutlich „Grenzen" gesetzt werden. Wichtig ist die Einschätzung der Wirkung von eventuell den Patienten begleitenden Personen auf die aktuelle Verfassung des Patienten. Ihre Hinzuziehung zum Gespräch oder ihre Entfernung aus der unmittelbaren Umgebung des Patienten kann je nach Beziehungskonstellation eine beruhigende oder eskalierende Wirkung haben. Sollten diese Maßnahmen nicht erfolgreich sein, ist insbesondere bei einer aus dem Erregungszustand resultierenden Eigen- oder Fremdgefährdung eine medikamentöse Behandlung indiziert. Streng kontraindiziert sind aber Benzodiazepine oder Chlomethiazol. Mittel der Wahl ist Haloperidol, initial in einer Dosierung von 5–10 mg, vorzugsweise i.v. Eine ein- bis zweimalige Wiederholung der Gabe dieser Dosis in Abständen von 30 Minuten ist möglich.

Liegt ein **schwerer Rausch** vor, ist insbesondere bei einer Bewußtseinsstörung rasches Handeln angesagt: Eine Prellmarke am Schädel und ein neurologischer Herdbefund lassen eine Hirnblutung befürchten und machen ein kraniales CT zwingend. Eine kurze Fremdanamnese kann klären helfen, ob ein Suizidversuch (z.B. eine zusätzliche Medikamentenintoxikation) vorausging. Ab einem Blutalkoholspiegel von ca. 3,5–4‰ (je nach körperlicher Verfassung auch bei niedrigeren Spiegeln) ist eine intensivmedizinische Behandlung notwendig. Unter Umständen ist der Patient mit ärztlicher Begleitung in ein geeignetes Krankenhaus zu verlegen, wobei aufgrund der Aspirations- und Sturzgefahr auf eine geeignete Lagerung des Patienten zu achten ist. Desorientierte oder erheblich sturzgefährdete Patienten, die sich aufgrund ihrer eingeschränkten Kritikfähigkeit aber trotzdem aus der Ambulanz bzw. Station entfernen wollen, müssen behutsam davon abgehalten werden.

> **Resümee**
> Alkoholintoxikationen werden in drei Rauschstadien eingeteilt. Die erforderlichen therapeutischen Maßnahmen richten sich nach der Schwere des Rauschzustandes.

2.7.4 Entgiftung

In den skandinavischen und angelsächsischen Ländern gewinnt angesichts der hohen Krankenhauskosten eine **ambulante Entzugsbehandlung** in Form eines „Heruntertrinkens" zunehmend an Bedeutung. Hierbei werden die Patienten aufgefordert, unter engmaschiger ärztlicher Kontrolle die konsumierte Alkoholmenge langsam (z.B. über einen

Zeitraum von zwei bis drei Wochen hinweg) zu verringern. Zwingende Voraussetzungen für die Erwägung einer ambulanten Entzugsbehandlung sind:

- der Patient ist bekannt und gilt als zuverlässig
- eine ausreichende soziale Integration mit festem Wohnsitz
- das Fehlen von schwerwiegenden körperlichen Erkrankungen
- keine Verletzungen an Kopf oder Extremitäten
- keine psychiatrische Komorbidität
- keine epileptischen Anfälle
- kein Medikamenten- oder Drogenmißbrauch in der Vorgeschichte
- es handelt sich um eine geplante Entzugsbehandlung.

Aus psychotherapeutischer Sicht bietet eine ambulante Entzugsbehandlung den Vorteil, daß der Patient in seinem Selbstvertrauen und in seiner Zuversicht in die eigene Kompetenz gestärkt wird. Dies erhöht seine Selbstwirksamkeitserwartung, was wiederum in Hochrisikosituationen therapeutisch genutzt werden kann.

In Deutschland erfolgt die in der Regel **stationäre Entgiftungsbehandlung** in den medizinischen Abteilungen der Allgemeinkrankenhäuser oder in psychiatrischen Kliniken, die seit einigen Jahren fast ausnahmslos über spezialisierte Suchtbereiche verfügen.

Die **Ziele** der Entgiftungsmaßnahmen (je nach Schwere der Alkoholabhängigkeit) sind:

- stationäre Entwöhnungstherapie
- ambulante Behandlung
- Vermittlung in Selbsthilfegruppen.

Bei etwa 30 bis 50 % der Entgiftungen muß pharmakologisch behandelt werden. Im stationären Rahmen hat sich **Clomethiazol** bewährt (s. a. Abschn. 2.5.2). Auch Benzodiazepine, evtl. kombiniert mit Neuroleptika, können verordnet werden. Das schrittweise Ausschleichen von Clomethiazol und Benzodiazepinen über 4 bis 7 Tage ist zu beachten. Eine medikamentöse Behandlung sollte wegen der Wechselwirkungen zwischen Medikamenten und Alkohol möglichst erst dann erfolgen, wenn der Blutalkoholspiegel unter 1‰ beträgt. Bei Vorliegen einer kardiopulmonalen Begleiterkrankung sollte wegen der Nebenwirkungen von Clomethiazol (Atemdepression, hypotone Blutdruckreaktion, bronchiale Hypersekretion) auf dieses Präparat verzichtet werden. Alternativ bietet sich der Einsatz von Benzodiazepinen an (z. B. 10 mg Diazepam pro Stunde bis zur Symptomfreiheit). Allerdings haben Benzodiazepine, verglichen mit Chlomethiazol, bei der Behandlung des Volldelirs eine geringere Effektivität.

Im Konsiliardienst wird der Psychiater häufig zu Patienten zugezogen, die vor einer Operation stehen oder diese gerade überstanden haben und Entzugserscheinungen entwickeln. Das Problem ist in diesen Fällen, daß (z. B. durch die Gabe von Clomethiazol) eine Einhaltung des Operationstermins nicht möglich sein wird bzw. postoperativ Komplikationen auftreten können. In der Klinik hat deshalb die Gabe von Alkoholinfusionen Verbreitung gefunden, was zu heftiger Kritik seitens der Psychiater Anlaß gab. HEIL ET AL. (1990) fanden in einem randomisierten Gruppenvergleich eine Überlegenheit der Alkoholinfusionen über die Gabe von Clomethiazol und Haloperidol zur Vermeidung deliranter Anzeichen. Die postoperative Intensivüberwachungszeit war kürzer nach Gabe von Alkohol. In einer größeren Studie waren die Ergebnisse jedoch weniger eindeutig (SPIES ET AL., 1995). Unbestritten ist, daß die Gabe von Alkohol bei schon eingetretenem Delir nicht wirksam ist.

Wird der rein körperliche Entzug von Alkoholkranken nicht von Motivationsarbeit begleitet, so kommt es zu hohen Rückfallraten und nur in wenigen Fällen zu einer weiterführenden Entwöhnungbehandlung. Ziele eines „qualifizierten Entzugs" sind die Motivation des Patienten und seine Vermittlung in die nächste Behandlungsstufe. Die Motivationsarbeit kann aufgeteilt werden in gruppentherapeutische Programme mit unterschiedlicher Akzentsetzung: Informationsvermittlung, Verhaltensdiagnostik, kognitive Umstrukturierung, Entspannung und Ansätze zur Rückfallprävention. Daneben hat sich auch der Einsatz von Selbsthilfeliteratur als motivationsfördernd erwiesen. Katamnestische Untersuchungen sprechen für die Wirksamkeit solcher Programme (MANN ET AL., 1995; STETTER und MANN, 1997). Nahezu 50 % aller Patienten hatten sechs Monate später tatsächlich eine weiterführende Behandlung begonnen. Der Einwand, ein derart von außen gesteuertes konfrontatives Motivationskonzept könne nicht zu stabilen Erfolgen führen, kann entkräftet werden. Nur wenige der vermittelten Patienten haben innerhalb der ersten zwei Wochen die angetretene Entwöhnungsbehandlung abgebrochen, ein Prozentsatz, der im Rahmen anderer Studien liegt (KÜFNER ET AL., 1986). Inzwischen liegen auch wissenschaftliche Evaluationen von anderen Entzugsmodellen vor. Sie beruhen auf ähnlichen Grundprinzipien der Motivationsförderung und sind auch in der praktischen Durchführung vergleichbar (z. B. VELTRUP ET AL., 1995).

9 Suchterkrankungen

> **Resümee**
>
> Nach heutiger Auffassung sollte die Entgiftung sich nicht auf rein körperliche und pharmakologische Maßnahmen beschränken, sondern im Sinne eines „qualifizierten Entzugs" zugleich motivationsfördernde psychotherapeutische Maßnahmen beinhalten. Wesentliches Ziel ist die Förderung von Krankheitseinsicht und Veränderungsbereitschaft. Eine weiterführende Entwöhnungsbehandlung sollte angestrebt werden.

2.7.5 Entwöhnungsbehandlung

Rahmenbedingungen

Die Entwöhnungsbehandlung schließt möglichst eng an die Entgiftung an. Wichtigstes therapeutisches Ziel ist die Festigung des Abstinenzwunsches. Zu diesem Zweck hat sich ein breites Spektrum von psycho- und soziotherapeutischen Maßnahmen bewährt (s. u.).

Die erste stationäre Einrichtung für Alkoholabhängige in Europa wurde 1851 in Lintorf bei Düsseldorf eröffnet. Sie wurde vom Pfarrer des Dorfes geleitet. Nachdem der Schwerpunkt zunächst auf Besserung durch Vorbildfunktion und Vermittlung ethischer Wertvorstellungen gelegt worden war, konnte Pfarrer Hirsch dreißig Jahre später rückblickend feststellen, daß zwei Bedingungen für den Erfolg der Therapie entscheidend waren: die Selektion von Patienten und das klare Abstinenzgebot mit Kontrollen und Sanktionen.

Dominierten nach dem Zweiten Weltkrieg die sogenannten Kuren von 6 Monaten und länger, kam es in den letzten Jahren zu einer allmählichen Verkürzung der stationären Behandlungszeiten. Dies wurde durch positive Ergebnisse in Modelleinrichtungen gefördert und steht im Einklang mit internationalen Erfahrungen. Heute ist man zu einer individualisierten Festsetzung der Therapiedauer gekommen. Je nach dem Stadium der Erkrankung und den persönlichen und sozialen Ressourcen eines Patienten wird eine ambulante, eine teilstationäre, eine stationäre Kurzzeittherapie (4–6 Wochen) oder eine stationäre Behandlung von mittlerer Dauer (2 bis 4 Monate) vorgeschlagen. Die Behandlung von 6 Monaten wird besonders für Patienten mit schlechter Prognose und geringer sozialer Unterstützung ihre Bedeutung behalten.

Psychotherapie während der Entwöhnung

Die Psychotherapie von Suchtkranken in der Entwöhnungssituation greift auf die bekannten Verfahren der allgemeinen Psychotherapie zurück. In ihr gelten die gleichen grundlegenden Wirkfaktoren, wie sie auch für die allgemeine Psychotherapie beschrieben wurden (Problemaktualisierung, motivationale Klärung, Ressourcenaktivierung, aktive Hilfe zur Problembewältigung, GRAWE, 1995). Ähnlich wie aus verhaltenstherapeutischer Sicht werden die allgemeinen Wirkfaktoren („Kommunalitäten") auch aus psychoanalytischer Sicht beschrieben. MEYER (1990) unterscheidet:

- die Mobilisierung von Hoffnung
- die Anwendung einer Theorie, wie Heilung erzielt werden kann, bezogen auf Verfahren, welche Heilung erzielen
- das Angebot einer Helferbeziehung
- eine Klärung oder Neudefinition von Problemen
- die Suche nach konstruktiveren Problemlösungsmöglichkeiten.

Trotz aller Gemeinsamkeiten mit der Psychotherapie anderer psychischer Störungen gibt es in der Behandlung von Suchtkranken einige **Besonderheiten,** die die psychotherapeutische Vorgehensweise modifizieren:

- Abstinenz ist überragendes Ziel der Behandlung und – zumindest kurzzeitig – auch Voraussetzung der traditionellen Psychotherapie von Abhängigen.
- Die Psychotherapie des Suchtkranken zielt auf die **Veränderung eines Annäherungsverhaltens,** in diesem Fall der Einnahme des Suchtmittels. Im Gegensatz hierzu steht in der Psychotherapie anderer Störungen häufig die Veränderung eines Vermeidungsverhaltens (z.B. Angst) im Vordergrund. Während im letzteren Fall eine gestufte Erfolgshierarchie verfolgt werden kann, muß bei Abhängigen sofort eine umfassende Verhaltensänderung erzielt werden, die es dann zu stabilisieren gilt.
- Die Tradition der **Selbsthilfe**bewegungen hat für die Psychotherapie von Abhängigen einen besonderen Stellenwert. Auch hier unterschied sie sich lange Zeit von der Behandlung anderer psychischer Störungen.

Aus diesen prinzipiellen Unterschieden folgen auch Unterschiede für die praktische Durchführung der Behandlung. So besteht der erste und wesentliche Schritt darin, in kurzer Zeit ein tragfähiges Arbeitsbündnis herzustellen und die Voraussetzung für eine Entwöhnungsbehandlung in Form der Abstinenz sicherzustellen. Auch im weiteren Verlauf der Therapie liegt eine Besonderheit in der permanenten Gefährdung durch Rückfall. Auch wenn der Rückfall nicht naturgesetzhaft zum Abbruch der Behandlung führen muß, wird diese Gefahr mit jedem weiteren Trinktag größer. Sowohl für die Initiierung wie auch für die eigentliche Durchführung der Psychotherapie von Abhängigen haben sich verschiedene, aufeinander abgestimmte Vorgehensweisen bewährt, die die oben genannten Besonderheiten berücksichtigen und der ausschließlichen Orientierung an einer psychotherapeutischen Schule überlegen sind. Der genannte Methodenpluralismus gewinnt so den Charakter einer gerade für Suchtkranke spezifischen Behandlungsweise.

Trotz der soeben beschriebenen Sonderstellung der Psychotherapie von Abhängigen soll im Folgenden eine Übersicht über den derzeitigen Kenntnisstand zur **differentiellen Wirksamkeit einzelner Therapiemethoden** gegeben werden. Nach einer umfassenden Zusammenstellung durch das Institute of Medicine (1990) gilt folgendes:

- **Aversionsverfahren** basieren auf dem Prinzip der Dekonditionierung. Positive Assoziationen mit Alkohol werden durch aversive Stimuli ersetzt. Alkohol wird dabei mit unangenehmen Erfahrungen oder Bildern assoziiert. Ziel ist es, den Wunsch nach Alkohol zu verlieren und das Trinken zu vermeiden. Hierzu wurden verschiedene Verfahren verwandt. Elektrische Stimuli werden aus ethischen Gründen nicht mehr verwendet. Pharmakologische Aversionen lösen Übelkeit und Erbrechen aus. Die genannten Verfahren wurden in einigen unkontrollierten Studien als positiv bewertet. Allerdings fand sich in kontrollierten Untersuchungen nur wenig Unterstützung für diese frühen Ergebnisse.
- Die **verdeckte Konditionierung** ist eine Alternative zu den oben beschriebenen Aversionstherapien. Das Ziel ist ebenfalls aversive Dekonditionierung, wobei jedoch hauptsächlich Imaginationen verwendet werden. Medikamente und elektrische Reize sind somit überflüssig. Die Stärke der Konditionierung korreliert mit dem Behandlungseffekt.
- Die **tiefenpsychologisch orientierte Psychotherapie** wird fast nur in Studien aus den USA beurteilt. In den frühen Studien um 1980 konnten keine klaren Erfolge nachgewiesen werden. Die einsichtsorientierte Behandlung hatte bei Patienten mit niedrigem Selbstwertgefühl sogar negative Ergebnisse (zur Kritik dieser Aussage siehe unten).
- Die **kognitive Therapie** versucht, selbstzerstörerisches Verhalten zu reduzieren, indem irrationale Gedankengänge modifiziert und Kontrolltechniken vermittelt werden. Die Erstellung eines Fallkonzepts ist ein wesentlicher Bestandteil der Therapie. Der therapeutische Ansatz zielt darauf ab, den Drang zu reduzieren, indem die Grundannahmen, die Verlangen und Drang auslösen, hinterfragt und verschiedene Möglichkeiten der Kontrolle vermittelt werden. Hier zeigte sich in Studien eine leichte Überlegenheit über die Kontrollbedingungen.
- **Selbstkontrolltechniken** vermitteln dem Patienten Fertigkeiten und Strategien zur Bewältigung von Versuchungssituationen, wobei klassische Techniken wie therapeutischer Vertrag, Gedankenstop, verdeckte Sensibilisierung, verdeckte Kontrolle, Selbstsicherheitstraining, Entspannungstraining, Streß- und Angstmanagement und Problemlösetraining angewandt werden. Zwei Studien mit positiven Effekten stehen vier Studien mit negativen Ergebnissen gegenüber.
- In **multimodalen Behandlungsstrategien** wird Informationsvermittlung (psychoedukatives Training) mit dem Training sozialer Fertigkeiten und allgemeinen supportiven Maßnahmen kombiniert. Häufig werden auch kognitive Restrukturierungsmaßnahmen hinzugenommen. Insgesamt überwiegen für diesen Ansatz die Studien mit positiven Ergebnissen. Die Hinzunahme von Entspannungsverfahren wird als hilfreich beschrieben.

Rückfallverhütungsprogramme beruhen auf einer Konzeption von MARLATT und GORDON (1985). Danach ist Rückfall nicht als ein plötzlich auftretendes Ereignis zu sehen, sondern eher als ein Entwicklungsprozeß. Dieser enthält eine Abfolge von kognitiven und verhaltenswirksamen Ereignissen, die schließlich zum Rückfall führen. Hieraus folgt, daß geeignete Maßnahmen die Wahrscheinlichkeit eines Rückfalls reduzieren können, sofern sie rechtzeitig und gezielt eingesetzt werden. Trotz der theoretischen Brillanz des Modells gilt ebenso wie für die meisten der zuvor beschriebenen Therapiemodalitäten, daß einigen positiven Studien eine mindestens ebenso große Anzahl von Studien entgegenstehen, die keinen spezifischen Effekt der Rückfallprävention nachweisen konnten.

In einer neueren Metaanalyse, die die derzeit verfügbaren und einem bestimmten methodischen Standard entsprechenden Studien umfaßt, finden sich rund 30 experimentelle und 20 nichtexperimentelle Studien (Süss, 1995). Rund 58% aller Behandlungsgruppen dieser Studien wurden mit einer multidimensionalen Standardtherapie behandelt. 22% der Gruppen erhielten eine verhaltenstherapeutische Behandlung, vier Gruppen wurden mit Paar- bzw. Familientherapie behandelt. Zusätzlich fanden sich acht Gruppen, die eine medikamentöse Therapie mit Disulfiram erhielten. Auch die verhaltenstherapeutisch behandelten Gruppen sowie die Gruppen mit Paar- und Familientherapie wurden jeweils durch zusätzliche Elemente aus der Standardtherapie ergänzt, so daß auch in diesen beiden Bereichen von einer eklektischen Breitbandtherapie gesprochen werden könnte. Die Prüfung der differentiellen Wirksamkeit ergab leichte Vorteile für die verhaltenstherapeutischen Behandlungen, die im Vergleich zur Standardmethode (der auch die Familien- und Paartherapien zugerechnet wurden) jedoch statistisch nicht signifikant waren. Verglichen mit den Minimalinterventionen und der Disulfiramtherapie zeigten beide Behandlungsformen deutlichere Therapieeffekte, die für den Bereich der Verhaltenstherapie auch statistisch gegen den Zufall gesichert werden konnten.

Zu diesen Ergebnissen muß jedoch kritisch angemerkt werden, daß die größte deutsche Studie nicht berücksichtigt worden ist. Diese untersuchte die Wirksamkeit der Standardmethode mit tiefenpsychologischer Ausrichtung und kam zu bemerkenswerten Therapieergebnissen (KÜFNER und FEUERLEIN, 1989). Erfolgreiche Behandlungseinrichtungen zeichnen sich durch folgende Charakteristika aus:

- Es erfolgt eine Selektion prognostisch günstigerer Patienten.
- Das Modell der therapeutischen Gemeinschaft wird verfolgt.
- Ehepartner und Bezugspersonen werden aktiv einbezogen.
- Eine aktive Nachsorge und Nachbetreuung am Ende der stationären Therapie wird im Sinne einer Kontinuität der Betreuung angestrebt.

Der Vergleich stationärer mit ambulanter Behandlung ist schwer zu beurteilen, da es nur eine sehr geringe Zahl entsprechender Studien gibt. Amerikanische Autoren (MILLER und HESTER, 1986) kamen zu dem Schluß, daß es keinen nennenswerten Unterschied im Therapieerfolg gibt. Dem ist in letzter Zeit nachdrücklich widersprochen worden (s.u.). Es wurde argumentiert, daß die den zuvor zitierten Metaanalysen zugrundeliegenden Stichproben hinsichtlich des Schweregrades der Erkrankung nicht vergleichbar waren. Wird dieser mit einbezogen, zeigt sich nach wie vor eine Überlegenheit der stationären Behandlung, was eine ambulante Therapie in geeigneten Fällen natürlich nicht ausschließt (PETTINATI und BELDEN, 1996).

Therapeutenvariablen spielen wahrscheinlich eine größere Rolle für das Therapieergebnis als die bisher beschriebenen Settingvariablen. So fand sich in kontrollierten Studien, daß der Grad der Empathie des Therapeuten mit dem Therapieergebnis korrelierte (INSTITUTE OF MEDICINE, 1990). Unterstützende und akzeptierende Vorgehensweise führten zu einer geringeren Rückfallrate in der 12monatigen Nachbeobachtungszeit als konfrontatives und direktives Vorgehen. Das Ausmaß der Motivation (betrachtet als Trait) spielte keine Rolle für das spätere Therapieergebnis. Dieser Befund unterstreicht die in Abschnitt 2.7.1 gemachte Unterscheidung zwischen der Trait- und State-Betrachtung von Motivation. Die Einbeziehung von Angehörigen, insbesondere des Ehepartners, hat sich als positiv für die Vermeidung von Therapieabbrüchen gezeigt.

In der schon mehrfach zitierten großen amerikanischen Übersichtsarbeit (INSTITUTE OF MEDICINE, 1990) wird zusammenfassend gefolgert:

- Eine angemessene und spezifische Behandlung von Alkoholabhängigen kann zu eindeutig positiven Resultaten führen. Eine ganze Reihe spezifischer Behandlungsmodalitäten wurde mit einem Therapieerfolg assoziiert, wenn man sie in kontrollierten Studien mit Wartegruppen ohne Behandlung oder mit alternativen Behandlungsformen verglich.
- Es gibt keine einzelne, den anderen Behandlungsmodalitäten überlegene Therapieform, die für alle Alkoholabhängige gültig wäre. „Statt zu versuchen die Überlegenheit einer einzelnen Methode durch das Prüfen spezifischer Interventionen in heterogenen Stichproben nachzuweisen, sollten Outcome-Studien vielmehr die Charakteristika von Teilstichproben untersuchen, für die spezifische Behandlungsmodalitäten maximal erfolgreich sind."
- Therapeutenvariablen als Erfolgsdeterminanten wurden bisher deutlich unterschätzt. Fertigkeiten und Werthaltungen der Therapeuten sind wichtige Faktoren, die den Erfolg beeinflussen. Dies ist unabhängig von der Art ihrer psychotherapeutischen Ausbildung.
- Selbsthilfegruppen, insbesondere die Anonymen Alkoholiker, sind extrem weit verbreitet. Studien, die ihren Erfolg belegen könnten, fehlen jedoch fast vollständig. Dennoch wird angenommen, daß die Selbsthilfegruppen insgesamt einen positiven, stabilisierenden Faktor in der Auseinandersetzung vieler Alkoholabhängiger mit ihrer Krankheit darstellen.

- Die Behandlung anderer, mit dem Trinken zusammenhängender Lebensprobleme kann das Therapieergebnis positiv beeinflussen. Hierzu gehören das Training sozialer Fertigkeiten, Ehe- und Familientherapie, unter Umständen eine medikamentöse antidepressive Behandlung, Streßmanagement und die Einbindung in gemeindenahe Hilfssysteme.
- Der globale Behandlungserfolg unausgewählter Patienten scheint zwischen stationären und ambulanten Behandlungsformen keinen Unterschied aufzuweisen. Das gleiche gilt für längerdauernde Behandlungen im Vergleich zu kürzeren. Einschränkend muß jedoch gesagt werden, daß bei einer größeren Schwere der Abhängigkeit und ausgeprägteren psychiatrischen Zusatzstörungen sowie schon weiter fortgeschrittenen Alkoholfolgeschäden eine längere und stationäre Behandlung der kürzeren, ambulanten überlegen ist.

Die Ergebnisse der größten weltweit je durchgeführten Psychotherapiestudie mit Alkoholabhängigen („MATCH") unterstreicht die wichtigsten zuvor gemachten Feststellungen. Rund 1800 Patienten wurden randomisiert drei unterschiedlichen Therapiearmen zugeteilt: einer an das Zwölf-Stufen-Programm der Anonymen Alkoholiker angelehnten Therapie, einer kognitiven Verhaltenstherapie zur Verbesserung von Bewältigungsstrategien („coping skills") und einer Behandlung zur Förderung der Motivation. Die Behandlungsdauer betrug 12 Wochen. Es fand sich ein hoch signifikanter Anstieg der trinkfreien Tage. Wurde doch getrunken, lag der Alkoholkonsum deutlich niedriger als vor der Behandlung. Überraschenderweise hatten alle drei Behandlungsmodalitäten einen vergleichbar guten Erfolg. Von den Matchinghypothesen konnte nur eine bestätigt werden. Bei niedrigem psychiatrischem Schweregrad (gemessen mit dem Addiction Severity Index, ASI) war das Zwölf-Stufen-Programm besser als die beiden übrigen Therapieformen. Trotz schwerer Ausgangssymptomatik schnitten die stationär vorbehandelten Patienten signifikant besser ab als die primär ambulant therapierten Patienten (Project Match Research Group, 1997).

Resümee
Ziel der Entwöhnungsbehandlung ist die Festigung des Abstinenzwunsches. Hierzu werden verschiedene psychotherapeutische Vorgehensweisen eingesetzt. Dieser Methodenpluralismus ist der Orientierung an einer einzigen psychotherapeutischen Schule in der Regel überlegen.

2.7.6 Ambulante Nachbetreuung und Selbsthilfe

Patienten, die von Fachambulanzen oder Beratungsstellen ambulant über längere Zeit weiterbetreut werden, haben eine deutlich bessere Prognose. Ähnliches gilt für die regelmäßige Teilnahme an Selbsthilfegruppen (z.B. Anonyme Alkoholiker, Blaukreuzler, Guttempler usw.). Auf besondere Rückfallverhütungsprogramme und ihre wissenschaftliche Evaluation wurde schon hingewiesen (Abschn. 2.7.5). In einem geringeren Umfang kann auch die Einleitung einer allgemeinen Psychotherapie bei einem niedergelassenen Arzt oder Psychologen indiziert sein. Dies gilt besonders beim Vorliegen von Komorbidität oder bei neurotischen Faktoren in der Genese der Abhängigkeit (Schwoon, 1996).

2.7.7 Behandlungsstrategien bei Komorbidität

Eine individuell ausgerichtete Alkoholismustherapie muß auch eine eventuell vorhandene Komorbidität berücksichtigen. Aufgrund ihrer besonderen Häufigkeit werden hier die Depressionen und Angststörungen hervorgehoben. Wegen der raschen Reversibilität **depressiver Syndrome** bei Alkoholabhängigen nach Abstinenzbeginn sollte zwei bis vier Wochen gewartet werden, bevor man die Indikation zu einer medikamentösen antidepressiven Behandlung stellt. Die medikamentöse Depressionsbehandlung erfolgt nach den üblichen Regeln der Thymoleptikatherapie. Hinsichtlich der Schwerpunktsetzung der psychotherapeutischen Behandlung sollte man sich folgende Fragen vergegenwärtigen:

- Ist die Depression so gravierend, daß der Schwerpunkt der Therapie zunächst auf die Reduktion der depressiven Symptomatik und nicht auf der Suchtproblematik liegen sollte?
- Ist es wahrscheinlich, daß die Reduktion der depressiven Symptome auch eine Reduktion des Verlangens nach Suchtmitteln bewirkt?
- Kann die Behandlung der Sucht die depressive Symptomatik reduzieren?
- Können psychotherapeutische Strategien zur Behandlung der Sucht und der depressiven Symptomatik gleichzeitig angewandt werden?
- Ist der Patient suizidal, so daß eine Krisenintervention zur Vermeidung eines Suizidversuchs absolute Priorität hat?

Wie bei der Depression ist eine psychopharmakologische Behandlung einer **Angststörung** erst sinnvoll, wenn auch nach mindestens zwei- bis vierwöchiger Abstinenz die Angststörung persistiert. Besonders gut untersucht ist bei Alkoholabhängigen mit Angststörungen das serotonerg wirksame Anxiolytikum Buspiron. In einer offenen klinischen Studie konnte gezeigt werden, daß dieses Präparat sowohl die Angstsymptomatik als auch das Verlangen nach Alkohol vermindert. Psychotherapeutisch ist in erster Linie an eine kognitiv-verhaltenstherapeutisch orientierte Behandlung sowie an Entspannungstechniken zu denken. Bezüglich einer psychotherapeutischen Intervention gelten die gleichen Fragestellungen wie bei den Ausführungen zur psychotherapeutischen Behandlung einer komorbiden Depression.

2.7.8 Pharmakotherapie zur Rezidivprophylaxe

Wie bereits dargestellt, sind die rein psychotherapeutisch orientierten Entwöhnungsbehandlungen erfolgreich. Jedoch nimmt in Deutschland pro Jahr nur rund 1% aller Alkoholabhängigen eine Entwöhnungsbehandlung in Anspruch. Etwa 2,5% der Abhängigen werden ein- oder mehrmals pro Jahr körperlich entgiftet, ohne daß suchtspezifische Behandlungsmaßnahmen durchgeführt werden. 25% der Patienten werden aus den unterschiedlichsten Gründen in Allgemeinkrankenhäusern behandelt. Der größte Anteil der Alkoholabhängigen (70%) wird von Hausärzten zumindest einmal pro Jahr gesehen. In den Suchtberatungsstellen wurden rund 8% der Betroffenen betreut. Neue Methoden und Konzepte, die auch von niedergelassenen Allgemeinmedizinern in Zusammenarbeit mit Suchttherapeuten angewandt werden können, sind somit dringend notwendig.

Eine mögliche neue Behandlung sind die sogenannten **Anticravingsubstanzen.** In der Postentzugs- und Entwöhnungsphase, speziell in den ersten Monaten nach der Entlassung aus einem stationären Umfeld, soll das Verlangen nach Alkohol („craving") verringert und somit Rückfälle verhindert werden.

Das glutamaterge System

Aus Tierversuchen ergaben sich erste Hinweise, wonach **Acamprosat** (Calciumacetylhomotaurinat) eine Wirkung auf das Verlangen nach Alkohol haben könnte. Die Alkoholaufnahme alkoholgewöhnter Ratten war unter Acamprosat signifikant geringer trotz unveränderter Flüssigkeitsaufnahme. Anfänglich wurde dies auf eine GABAerge Wirkung zurückgeführt. Später wurde ein glutamatmodulierender Mechanismus gefunden, wodurch sich der Kalziumeinstrom in die Nervenzelle verringert (LITTLETON ET AL., 1991). Bei einer Zusammenfassung von 13 unabhängigen placebokontrollierten Studien im europäischen Sprachraum konnte die Wirkung von Acamprosat an knapp 4000 Patienten nachgewiesen werden. Bis auf eine englische Studie zeigten alle übrigen 12 Studien positive Ergebnisse (MANN ET AL., 1995). Acamprosat (Campral®) wird wie folgt dosiert: 2/2/2 Kapseln zu je 333 mg bei über 60 kg schweren Patienten; bei weniger als 60 kg Körpergewicht: 2/1/1 Kapseln. Die Medikation sollte bis 6 Monate nach Entzug kontinuierlich verabreicht werden. Wöchentliche Gespräche im Sinne einer stützenden Begleitung sind unabdingbar.

Das opioiderge System

In den USA konnte in zwei placebokontrollierten Doppelblindstudien die Wirksamkeit des Opiatantagonisten **Naltrexon** nachgewiesen werden. Am erfolgreichsten bezüglich des Erreichens der Abstinenz war die Kombination von Naltrexon und allgemein stützender Psychotherapie. In Europa wird die Wirksamkeit von Naltrexon im Rahmen einer Multicenterstudie in England und Deutschland an 300 Patienten überprüft. Es zeigten sich keine Unterschiede zwischen Verum und Placebo. Naltrexon kann im Rahmen der ärztlichen Therapiefreiheit an Alkoholabhängige verordnet werden (1 Tablette zu 50 mg/Tag).

Das dopaminerge System

Aufgrund tierexperimenteller Befunde wird angenommen, daß dem dopaminergen System eine wichtige Bedeutung bei der Entwicklung und Aufrechterhaltung der Alkoholabhängigkeit zukommt (ROMMELSPACHER, 1996). In den letzten Jahren wurden mehrere Untersuchungen mit Dopaminagonisten und -antagonisten durchgeführt. Erste positive Effekte des Dopaminagonisten Bromocriptin konnten in einer Nachfolgeuntersuchung nicht repliziert werden. Eine große Multicenterstudie mit Tiapridex zeigte keinen Unterschied zwischen Verum und Placebo. Die Wirksamkeit des Dopaminagonisten Lisurid wurde aufgrund seiner hohen Affinität zum D_1-Rezeptor in einer placebokontrollierten Doppelblindstudie überprüft. Danach war die Substanz Placebo nicht über-, sondern unterlegen. Insgesamt ist die Wirkung von dopaminergen Substanzen auf die Abstinenzraten bei Alkoholabhängigen bisher nicht überzeugend. Zudem muß grundsätzlich bei einer Behandlung mit Neuroleptika das Risiko extrapyramidaler Nebenwirkungen, insbesondere von Spätdyskinesien, bedacht werden.

Das serotonerge System

Im Tierversuch gefundene positive Effekte der Serotonin-Wiederaufnahmehemmer waren in klinischen Studien mit abhängigen Patienten nicht oder nur kurzfristig nachweisbar.

Konklusion

In einer Metaanalyse der Studien mit einer Behandlungsdauer von mindestens drei Monaten konnte gezeigt werden, daß einige der bisher geprüften Anticravingsubstanzen eine gute Wirkung aufweisen. Hier ist in erster Linie Acamprosat zu nennen, mit Abstrichen auch Naltrexon. Somit ist heute auch bei Alkoholabhängigen eine Kombinationsbehandlung aus Psychotherapie und Pharmakotherapie möglich. Zu beachten ist hierbei allerdings, daß Anticravingsubstanzen nur unter psychotherapeutischen Rahmenbedingungen verordnet werden sollten. Eine alleinige Verordnung von Anticravingsubstanzen birgt die Gefahr, daß eine in der Behandlung dringend notwendige Auseinandersetzung mit der Erkrankung und der Lebenssituation des einzelnen nicht stattfindet oder sogar verhindert wird. Grundsätzlich sind Anticravingsubstanzen adjuvante oder supportive Therapieelemente (MANN und MUNDLE, 1996).

> **Resümee**
> Seit Mitte der 90er Jahre gibt es pharmakotherapeutische Ansätze, die in Verbindung mit den bewährten psychotherapeutischen Verfahren die Häufigkeit von Rückfällen senken. Die besten Effekte auf die Abstinenzrate bei Alkoholabhängigen wurden bisher durch Acamprosat, einem Modulator des glutamatergen Systems, erzielt.

2.8 Verlauf und Prognose

In der Behandlung von Alkoholabhängigen kann von einer Kontakt-, einer Entgiftungs-, einer Entwöhnungs- und einer Nachsorgephase gesprochen werden. In jeder dieser Phasen kann es zu Rückfällen in das süchtige Verhalten kommen. Auch bei häufigeren Rückfällen ist ein therapeutischer Nihilismus nicht angebracht. Es gibt Verläufe von Patienten, die nach zahlreichen Rückfällen bei entsprechender Beratung und Behandlung doch noch das Ziel einer Abstinenz erreichen.

Nach neueren Untersuchungen können durch geeignete Motivationsmaßnahmen bei der Entgiftung bis zu 50% der primär unmotivierten und nicht krankheitseinsichtigen Patienten zum Antreten der nächsten Behandlungsschritte gebracht werden. Die Erfolgsraten der stationären Entwöhnungsbehandlungen liegen bei 50 bis 70%, wobei mittel- und längerfristig eine **stabile Besserung bei 40 bis 50%** der Patienten erreicht werden kann. Diese Zahlen beruhen auf dem Intention-to-treat-Prinzip, d.h., alle Therapieabbrecher werden mitberücksichtigt.

3 Nikotinbedingte Störungen (Tabakabhängigkeit)

3.1 Einleitung

Auf der Basis von 2500 Studien wurde belegt, daß Rauchen und andere Formen der Nikotinzufuhr abhängig machen können. Ähnlichkeiten von Nikotin mit anderen suchtauslösenden Substanzen wie Heroin und Kokain auf der pharmakologischen und der Verhaltensebene wurden betont.

In den USA folgte eine entschlossene Kampagne mit staatlichen und gesellschaftlichen, präventiven und therapeutischen Mitteln. **Innerhalb weniger Jahre konnte dadurch die Prävalenz des Rauchens nahezu halbiert werden.**

3.2 Definitionen und Diagnostik

Die Kriterien für die Diagnose einer Nikotinabhängigkeit sind die gleichen wie bei allen anderen substanzgebundenen Abhängigkeiten (s. Abschn 1, Tab. 9-2).

3.3 Zusatzdiagnosen

Raucher konsumieren in weit höherem Maß als Nichtraucher auch andere psychotrope Substanzen. Häufig findet sich neben der Diagnose einer Nikotinabhängigkeit ein schädlicher Gebrauch von Alkohol, Benzodiazepinen und Koffein. 80 bis 90% der Alkoholabhängigen sind starke Raucher. Ähnliches gilt für Opiatabhängige. Auch unter psychiatrischen Patienten finden sich häufiger starke Raucher als in der Normalbevölkerung. Dies gilt besonders für schizophrene (knapp 90%) und manische Patienten (rund 70%). Depressive scheinen besondere Schwierigkeiten zu haben, mit dem Rauchen aufzuhören.

3.4 Epidemiologie

In Deutschland rauchen rund 27% der erwachsenen Bevölkerung. Der Anteil rauchender Männer liegt bei etwa 34%, mit leicht sinkender Tendenz in den letzten Jahren. Dagegen hat der Anteil rauchender Frauen stetig zugenommen auf derzeit etwa 21 %. Bei den Jugendlichen fand sich in den letzten Jahren eine geringfügige Abnahme, die sich jedoch wieder abzuflachen scheint. („Mikrozensus" Stat. Bundesamt, 1995). Mehr als 22 % der rauchenden Männer und mehr als 12 % der rauchenden Frauen konsumieren über 20 Zigaretten pro Tag. Schätzungen über den Anteil süchtiger Raucher gehen weit auseinander (zwischen 20 und 90 Prozent).

Die Folgeschäden des Rauchens können hier nur kursorisch behandelt werden. Es wird geschätzt, daß in der Bundesrepublik (alte Länder) jährlich zwischen 90 000 und 140 000 Menschen an den Folgen des Zigarettenrauchens versterben. Das relative Risiko, an Krebs zu sterben, ist bei rauchenden Männern und Frauen zum Teil drastisch erhöht:

- **Männer:** Mundhöhle 27,5fach, Lunge 22,4fach, Kehlkopf 10,5fach, Speiseröhre 7,6fach
- **Frauen:** Mundhöhle 5,6fach, Lunge 11,9fach, Kehlkopf 17,8fach, Speiseröhre 10,3fach.

Dieses Risiko steigt noch um ein Vielfaches, wenn gleichzeitig vermehrt Alkohol konsumiert wird. Der Anteil von Raucherinnen und Rauchern an der Mortalität einzelner Karzinome liegt zwischen 92 % (Mundhöhle), 90 % (Lunge), 81 % (Kehlkopf) usw. In den USA stehen 25 % aller vorzeitigen Todesfälle mit dem Rauchen im Zusammenhang. Obwohl die Raucher deutlich weniger als 30 % der Bevölkerung ausmachen, müssen mehr als 60 % der direkten Gesundheitskosten für sie aufgewendet werden (mehr als 1 Mrd. Dollar am Tag in den USA).

> **Resümee**
> In Deutschland raucht ein gutes Viertel der erwachsenen Bevölkerung mit deutlich zunehmender Tendenz bei den Frauen. Der Zusammenhang von Zigarettenrauchen und einem erhöhten Krebsrisiko ist eindeutig belegt. Dies gilt auch für das Passivrauchen.

3.5 Pharmakologie des Rauchens

Der Hauptwirkstoff beim Tabakrauchen ist das Tabakalkaloid Nikotin. Es gelangt in Sekundenschnelle ins Gehirn und bindet an nikotinerge Acetylcholinrezeptoren (OPITZ, 1995). Nach dem Rauchen einer Zigarette steigen die Konzentrationen von Acetylcholin, Adrenalin, Noradrenalin, β-Endorphinen, Dopamin und Vasopressin im Plasma und im Gehirn. Die Bioverfügbarkeit von Serotonin wird gesteigert.

Diese pharmakologischen Effekte führen bei Rauchern zu psychotropen Wirkungen wie der Steigerung des Wohlbefindens, einer besseren Gedächtnisleistung, gesteigerter Aufmerksamkeit und einer besseren psychomotorischen Leistungsfähigkeit. Die Streßtoleranz nimmt zu, und Angst, Anspannung und Aggressivität gehen zurück. Daneben kommt es zu einer Muskelrelaxation und einer Verminderung des Hungergefühls.

> **Resümee**
> Rauchen führt zu einem unmittelbaren Ansteigen der Konzentrationen verschiedener Neurotransmitter im Gehirn mit entsprechender Wirkung auf das Belohnungssystem.

3.6 Symptomatik

3.6.1 Nikotinintoxikation

Sie ist bei Kindern und Jugendlichen ein häufiger Grund zur stationären Einweisung. Zu den Symptomen gehören Nausea, Bauchschmerzen, Erbrechen, Diarrhö, Hypersalivation, Palor, Kopfschmerzen, Benommenheit und Kaltschweißigkeit. Bei hohen Dosen kommen Verwirrtheit, Wahrnehmungsstörungen, Tachykardie und starke Hypertonie hinzu. Die Symptomatik kann bis hin zum Atemstillstand führen.

3.6.2 Das Nikotinentzugssyndrom

Innerhalb von 24 Stunden nach abruptem Absetzen oder deutlichem Verringern der Nikotinzufuhr können die folgenden Symptome auftreten: Dysphorie, oder depressive Verstimmung, Schlafstörungen, vermehrte Irritierbarkeit, Frustrierbarkeit und Ärger, Angst, Störungen der Konzentration, Unruhe, verminderter Puls und verstärkter Appetit.

3.6.3 Folgeschäden

Die abhängig machende Substanz ist Nikotin. Es bewirkt beim Erwachsenen jedoch kaum Zell- und Organschäden und ist diesbezüglich nicht mit Alkohol zu vergleichen. Ausgenommen hiervon ist der Nikotingebrauch während der Schwangerschaft. Hier werden regelmäßig Verzögerungen und Störungen in der Entwicklung verschiedener Organe sowie der geistigen Entwicklung beobachtet. Geburtsgewicht und Körpergröße sind um 8 % vermindert gegenüber der Norm. Die Rate an Fehlgeburten ist erhöht.

Die wesentlichen gesundheitlichen Schäden entstehen durch die übrigen im Tabakrauch befindlichen Substanzen. Dies gilt vor allem für die Krebsentstehung (TUYNS, 1996; SEITZ ET AL., 1995). Eine Übersicht über weitere Folgeschäden findet sich bei BATRA (1995).

3.7 Therapie

Mit Abstinenzraten zwischen 10 und 30% nach einem Jahr liegt der Erfolg der Behandlung der Nikotinabhängigkeit zwischen den Resultaten bei Alkoholabhängigen und denen bei Opiatabhängigen.

3.7.1 Kurzinterventionen

Allein der Rat eines Arztes, das Rauchen einzustellen, ist in etwa 5% der Fälle erfolgreich. Dieses Vorgehen bedient sich der sogenannten Schlußpunkt-Methode, wie sie auch von den meisten Rauchern selbst angewandt wird. Nach einem entsprechenden Entschluß wird der Tabakkonsum abrupt beendet. Ein langsames Reduzieren des Konsums ist deutlich weniger erfolgreich. Die Erfolge sind am besten bei Rauchern, die nicht körperlich abhängig sind und die noch nicht zu häufig Mißerfolge erlebt haben.

Unter **„Bibliotherapie"** versteht man die Vermittlung der Inhalte über therapeutische Prinzipien durch Bücher und Manuale. Mit Abstinenzraten von 10 bis 15% nach einem Jahr gehört sie zu den erfolgreichen Kurzinterventionen. Sie läßt sich besonders gut auch mit den meisten der nachfolgend geschilderten Methoden verbinden.

Mit **suggestiven Methoden** wie der Hypnose lassen sich durchaus imponierende Erfolge erzielen. Sie sind in der Regel jedoch nicht von Dauer. Besser als die Heterohypnose sind autohypnoide Verfahren. Das autogene Training kann gut mit anderen Methoden kombiniert werden. Neben dem entspannenden Effekt kann mittels „formelhafter Vorsatzbildungen" eine kognitive Umstrukturierung erzielt werden. Besonders erfolgreich sind Formulierungen, die, in die Grundübungen eingebaut, eine zunehmende innere Distanz zum Suchtmittel herstellen (z.B.: „Rauchen in jeder Situation gleichgültig", LANGEN, 1995). Kognitionen im Zusammenhang mit dem Rauchen werden somit weniger wichtig, die Werbung für Tabakwaren wird weniger wahrgenommen.

Mittels **Akupunktur** können durchaus beträchtliche Erfolge erzielt werden. Hier gilt ähnlich wie bei der Heterohypnose jedoch, daß die Effekte in der Regel nicht sehr lange anhalten. Ob hier spezifische Wirkungen unterstellt werden können, ist unklar. Sicherlich spielen suggestive Komponenten eine wichtige Rolle.

3.7.2 Verhaltenstherapie

Frühe verhaltenstherapeutische Versuche mit verschiedenen Aversionsmethoden haben sich nicht bewährt. Moderne verhaltenstherapeutische Methoden kombinieren die Löschungen der alten Verhaltensmuster und die Verstärkung neu erlernter Verhaltensweisen mit kognitiven Umstrukturierungen. Dabei muß, wie in allen anderen Verfahren, stetig die Motivation zur Abstinenz erhalten und verstärkt werden. Die Vermittlung von Fertigkeiten zum Selbstmanagement, zur Selbstinstruktion und Selbstkontrolle haben sich bewährt. Hierzu gehören Strichlisten, Erfolgskurven, Tagesprotokolle oder Rauchertagebücher (BATRA, 1996).

3.7.3 Medikamentöse Verfahren

Geschmacksvergällende Substanzen zur Unterstützung des Abstinenzwunsches von Rauchern haben sich nicht bewährt. In den letzten Jahren wurden eine Fülle von Psychopharmaka geprüft. Versuche mit klassischen Antidepressiva, Benzodiazepinen und Neuroleptika waren an unausgelesenen Stichproben nicht erfolgreich. Sie mögen im Einzelfall hilfreich sein, besonders wenn der Entzug von Tabak eine Angst- oder depressive Symptomatik freigelegt hat. In erfolgversprechender Prüfung sind derzeit Moclobemid, ein MAO_A-Hemmer, und Mecamylamin, ein zentraler „Nikotinantagonist" (BERLIN ET AL., 1995). Die bisherigen randomisierten, placebokontrollierten Studien zeigten in der Regel eine rund doppelt so hohe Abstinenzrate für die Prüfsubstanz. Allerdings fehlen bisher Replikationen, so daß derzeit noch keine Therapieempfehlung gegeben werden kann.

3.7.4 Substitutionsbehandlung mit Nikotin

Ein neues Kapitel in der Behandlung wurde mit der Nikotinsubstitution aufgeschlagen. **Nikotinkaugummis** wurden zur Milderung der Entzugssymptome und des „craving" entwickelt. Obwohl in kontrollierten Studien durchaus bewährt, konnten sie sich nicht durchsetzen. Dies könnte am pharmakologischen Profil gelegen haben, mit relativ hohen Nikotinspitzen im Blut, die mit Phasen sinkender Konzentration abwechselten, was den „Rauchdruck" wieder erhöhte. Auch die geringe soziale Akzeptanz des Kaugummis mag eine Rolle gespielt haben.

Nikotinpflaster waren der nächste Schritt. Sie gewährleisten eine kontinuierlichere Aufnahme des

Nikotins durch die Haut. Studien, in denen verschiedene psychotherapeutische Methoden mit Nikotinpflastern kombiniert wurden, zeigten eine klare Überlegenheit der Nikotinpflaster gegenüber Placebopflastern. Das pharmakologische Profil wurde kritisiert, da die Nikotinanflutung zu keinem ausreichenden Spiegel führe, um das „craving" genügend unterdrücken zu können.

Die neueste Entwicklung sind **Nasensprays mit Nikotin.** Erste Studien zeigen eine gute therapeutische Wirksamkeit, wobei die endgültige Akzeptanz bei der Zielgruppe abgewartet werden muß. Kritische Stimmen warnen vor der hohen potentiellen Suchtgefahr.

3.7.5 Kombinationsmethoden

Nach dem heutigen Kenntnisstand sind Kombinationen aus den vorher genannten Einzelbehandlungen die Therapie der Wahl. Es konnte gezeigt werden, daß die Bibliotherapie einen Erfolg in der Einjahreskatamnese von ca. 15% aufwies. Verhaltenstherapie für sich alleine war in 20–25% nach einem Jahr erfolgreich. Kombiniert mit Nikotinpflaster steigt die Erfolgsrate bei der Bibliotherapie auf ca. 20% und bei der Verhaltenstherapie auf bis zu 30% (BATRA und BUCHKREMER, 1992). Dies sind immer noch deutlich geringere Abstinenzzahlen, als sie beispielsweise in der Behandlung von Alkoholabhängigen erreicht werden. Es muß daran erinnert werden, daß es sich um sehr viel größere Zahlen von Betroffenen handelt. Würde es gelingen, 25% aller Raucher zur Abstinenz zu bewegen, wären dies immerhin 5 Millionen Menschen in Deutschland.

> **Resümee**
> In der Therapie von Nikotinabhängigen sind die therapeutischen Erfolge bei gleichzeitigem Einsatz mehrerer Methoden am besten. Die Kombination von Nikotinsubstitution und Verhaltenstherapie führt zu Abstinenzraten nach einem Jahr von etwa 30%, Nikotinsubstitution mit der Gabe entsprechender Broschüren („Bibliotherapie") führt in 20 bis 25% der Fälle zur Abstinenz.

4 Drogenbedingte Störungen

4.1 Terminologie und einleitende Bemerkungen

Während in der Alltagssprache und bei epidemiologischen Betrachtungen häufig zwischen „weichen" (z.B. Cannabis) und „harten" Drogen (z.B. Heroin, Kokain) unterschieden wird, oft unter der impliziten Annahme einer größeren Gefährlichkeit und Bedrohlichkeit der harten Drogen und einer möglichen Rolle der weichen Drogen als „Einstiegsdrogen", enthalten sich sowohl die ICD-10 als auch das DSM-IV derartiger Wertungen. Im Folgenden werden die Störungen behandelt, die unter die im deutschen Sprachraum weite Fassung des Drogenbegriffs fallen.

4.2 Epidemiologie und Verlauf

Epidemiologische Ergebnisse zum Erst- oder regelmäßigen Konsum illegaler Drogen variieren je nach Zielpopulation und Erhebungsdesign, wobei große Unterschiede zwischen verschiedenen Ländern (in diesen wieder zwischen unterschiedlichen Regionen) und verschiedenen Subpopulationen festzustellen sind.

Bei den illegalen Drogen nimmt das zu den „weichen" Drogen gerechnete Cannabis weltweit den ersten Platz ein; die Zahl der regulären Konsumenten wird weltweit auf etwa 200 bis 300 Millionen geschätzt. Die Lebenszeitprävalenz in den USA für Marihuana betrug 1988 37% (Männer) bzw. 30% (Frauen), in Westdeutschland lag sie 1994 für Haschisch und Marihuana bei etwa 17% (Männer) bzw. 9% (Frauen), in Ostdeutschland bei 3 bis 4% (Männer) bzw. 1% (Frauen). Für „harte" Drogen (v.a. Opiate und Kokain bzw. Crack) lag die Lebenszeitprävalenz in Westdeutschland 1994 bei 2 bis 3%, für Ostdeutschland fehlen noch entsprechende Schätzungen.

Die Entwicklung der letzten Jahre zeigt, daß Heroin als konsumiertes Rauschmittel gegenüber anderen Rauschgiften offenbar an Bedeutung verliert, während die Anzahl der Kokain- und auch der Amphetaminkonsumenten in den letzten Jahren stetig ansteigt. Zu der Verteilung erstauffälliger Konsumenten harter Drogen nach Rauschgiftarten siehe Tabelle 9-5 (nach Angaben des Fachverbandes Drogen- und Rauschmittel, FDR).

Seit Beginn der 90er Jahre ist ein ansteigender Trend zum Konsum nicht nur von Amphetaminen und LSD, sondern vor allem von Amphetaminderivaten festzustellen. Hierzu wird auch die, besonders von Jugendlichen, bei Partys und in Diskotheken konsumierte Droge „Ecstasy" gerechnet. Die Bezeichnung „Ecstasy" gilt im engeren Sinne nur für die Substanz MDMA (Methylendioxymethamphetamin), wird heute aber auch für eine Reihe anderer Amphetaminderivate wie z.B. MDE (Methylendioxyethylamphetamin) sowie MDA (Methylendioxyamphetamin) verwendet. Die Lebenszeitpräva-

Tabelle 9-5 Verteilung erstauffälliger Konsumenten harter Drogen nach Rauschgiftarten.

	1992	1993	1994
Heroin	69,6%	59,8%	53,3%
Kokain	17,3%	23,1%	27,0%
Amphetamin	10,9%	13,5%	14,6%
LSD	1,0%	1,2%	2,0%
sonstige	1,2%	2,4%	3,1%

lenz für den Konsum von Ecstasy und Partydrogen betrug 1994 in Westdeutschland 0,2%, wobei die Ergebnisse von Jugendstudien (1994/5) auf eine Verbreitung von Designerdrogen und aufputschenden Medikamenten von 3–4% bei den über 17jährigen und von 8–9% bei den 18- bis 25jährigen hinweisen.

Intravenös injizierende Drogenabhängige laufen Gefahr, sich mit dem HI(Human Immunodeficiency)-Virus zu infizieren. Der Anteil der Drogenkonsumenten an allen gemeldeten Aidsfällen lag im Jahre 1993 bei 14,7%. Entscheidende Faktoren bei dieser Entwicklung stellen hochriskante Verhaltensweisen der Drogenabhängigen, wie z.B. das gemeinsame Benutzen von Injektionsbesteck („needle sharing") oder ungeschützte Sexualpraktiken, dar.

> **Resümee**
> Bei den illegalen Drogen nimmt die „weiche" Droge Cannabis weltweit den ersten Platz ein. Unter den „harten" Drogen steht Heroin an erster Stelle, wobei zunehmend stimulierende Substanzen wie Kokain sowie Designerdrogen (Ecstasy) an Bedeutung gewinnen; hierbei bestehen zum Teil erhebliche länder- und regionalspezifische Unterschiede. Mit der Verbreitung der HIV-Infektion und Aidserkrankung finden hochriskante Verhaltensweisen bei Drogenabhängigen verstärkt Beachtung.

4.3 Symptomatik und Typisierung

Alle hier besprochenen Substanzen wirken auf das Gehirn, wobei verschiedene exzitatorische bzw. inhibitorische Neurotransmittersysteme beteiligt sind (s. Abschn. 1). Die Wirkung unterliegt einer **Vielzahl modulierender Einflüsse**, so daß dieselbe Substanz je nach Dosis, Applikationsart, bestehender Toleranz, genetisch mitbedingten Metabolismusprozessen, Alter, Geschlecht, klinischem Status, Begleitkrankheiten usw. unterschiedliche Wirkungen wie Sedierung oder Stimulierung haben kann. Bei illegalen Drogen ist oft mit Zusatz- oder Ersatzstoffen zu rechnen.

Der bei Drogenabhängigen häufig zu beobachtende Gebrauch mehrerer Drogen (bzw. polyvalenter Mißbrauch) führt zu zusätzlicher diagnostischer Unsicherheit und erfordert erhöhte Vorsicht im klinischen Praxisalltag, vor allem bei akuter Intoxikation. Immer ist auch differentialdiagnostisch an das Vorliegen anderer, d.h. nicht substanzbedingter Störungen oder Erkrankungen zu denken. Nur wenn kein Anhalt für das Vorliegen anderer Erkrankungen oder Störungen besteht, können die nachfolgend beschriebenen diagnostischen Kategorien angewendet werden. Im Folgenden werden in Anlehnung an das DSM-IV für einzelne Substanzklassen Symptomatik und Typisierung skizziert.

> **Resümee**
> Die Wirkungen von Drogen auf das Gehirn und die damit verbundenen Auswirkungen auf das Verhalten und die klinische Symptomatik unterliegen einer Vielzahl modulierender Bedingungen, je nach Droge, Konsument und situativen Einflüssen.

4.3.1 Cannabis

Unter Cannabis versteht man die Gesamtheit bioaktiver Substanzen der aus Asien stammenden Hanfpflanze **Cannabis sativa.** Die hinsichtlich ihrer euphorisierenden Wirkung wichtigste dieser Substanzen ist das Δ-9-Tetrahydrocannabinol (THC). Im Marihuana, das vorzugsweise aus den oberen Blättern, Vorblättern und Blütenstengeln der reifen weiblichen Pflanze gewonnen und meist in Zigarettenform konsumiert wird, beträgt der THC-Gehalt etwa 1–5%. Im Haschisch, das aus dem an der Unterseite der Blätter in den Drüsenhaaren befindlichen Cannabisharz gewonnen wird, sind bis zu 10% THC enthalten. Neben dem Rauchen sind Essen und Schnupfen die üblichen Formen der Haschischaufnahme. Beim Rauchen treten die kardiovaskulären und zentralnervösen Wirkungen bereits innerhalb einer Minute nach der Inhalation auf, erreichen ihr Maximum nach etwa 20–30 Minuten und dauern etwa 2–3 Stunden an. Bei der oralen Aufnahme beginnt die Wirkung nach etwa 30 Minuten, erreicht nach etwa 2–3 Stunden ihr Maximum und dauert etwa 3–6 Stunden. Cannabinoide wirken zentral hemmend auf die Aktivität der Adenylatzyklase. Es gibt Hinweise auf die Existenz spezifischer Cannabinoidrezeptoren. Beim Drogenscreening im Urin können die Metaboliten bei gelegentlichem Konsum etwa 2–3 Tage lang nachgewiesen werden, bei täglichem und starkem Konsum bis zu 4 Wochen.

Cannabisabhängigkeit und Cannabismißbrauch sind gemäß den allgemeinen Kriterien für Abhängigkeit und Mißbrauch definiert (s.o.). Bei Cannabisabhängigkeit entwickelt sich im allgemeinen **keine körperliche Abhängigkeit,** jedoch wurde für die meisten Wirkungen von Cannabis eine Toleranzentwicklung berichtet. Die Cannabisintoxikation ist durch klinisch bedeutsame maladaptive Verhaltens- oder psychische Änderungen wie die folgenden gekennzeichnet: Beeinträchtigung der motorischen Koordination, Euphorie, Angst, Gefühl der zeitlichen Verlangsamung, Beeinträchtigung der Urteilsfähigkeit, sozialen Rückzug. Nach DSM-IV müssen für diese Kategorie (Intoxikation) zwei oder mehr der folgenden **Symptome** innerhalb von zwei Stunden nach Cannabiskonsum vorliegen: konjunktivale Injektion, gesteigerter Appetit, Mundtrockenheit und Tachykardie. Weitere Wirkungen des Cannabis sind die Reduktion des intraokulären Drucks, die Bronchodilatation sowie die Inhibition von Übelkeit und Erbrechen. Derartige Effekte wurden auch therapeutisch genutzt, z.B. die Anwendung von synthetischem Δ-9-THC bei durch Chemotherapie verursachter Übelkeit und Erbrechen.

Ein Subtyp der Cannabisintoxikation zeichnet sich durch **Wahrnehmungsstörungen** („perceptual disturbances") aus. Diese können entweder in Halluzinationen bei intakter Realitätsprüfung bestehen (d.h., der Konsument weiß, daß die Halluzinationen substanzinduziert sind und nicht die äußere Realität widerspiegeln) oder sich als auditorische, visuelle, oder taktile Illusionen äußern. Selten können bei Cannabiskonsum auch intoxikationsbedingte Delirien, psychotische oder Angststörungen auftreten.

Der gelegentliche Konsum von Cannabis impliziert nicht das Vorliegen eines Substanzmißbrauchs oder die Entwicklung einer Abhängigkeit. In der Bundesstudie „Repräsentativerhebung zum Konsum und Mißbrauch von illegalen Drogen, alkoholischen Getränken, Medikamenten und Tabakwaren" im Auftrag des Bundesministeriums für Gesundheit (Stand 1995) betrug die Lebenszeitprävalenz für den Gebrauch von Haschisch/Marihuana in Westdeutschland 18,4% (Männer) bzw. 9,4% (Frauen) und in Ostdeutschland 5,8% (Männer) bzw. 1,4% (Frauen). Ein Fünftel der Konsumenten konsumierte Haschisch fast täglich, 60% höchstens einmal pro Jahr.

„Cannabisentzug" als eigenständige Diagnose ist im DSM-IV nicht aufgeführt. Beim Absetzen von Cannabinoiden wurden Stimmungsänderungen (Reizbarkeit, Ängstlichkeit) und physiologische Veränderungen (Schwitzen, Übelkeit, Schlafstörungen, Tremor) berichtet, v.a. beim vorausgegangenen Konsum sehr hoher Dosen. Die klinische Wertigkeit dieser Symptome ist jedoch unklar.

> **Resümee**
> Bei Cannabis ist der wichtigste Inhaltsstoff mit euphorisierender Wirkung das Δ-9-Tetrahydrocannabinol (THC). Dies ist in Marihuana und in Haschisch mit einem Anteil von 1 bis 10% enthalten. Bevorzugte Applikationsformen sind Rauchen, Essen und Schnupfen. Neben der euphorisierenden Wirkung können vegetative Symptome, Angstzustände, Beeinträchtigungen der Urteilsfähigkeit, sozialer Rückzug und zum Teil auch Wahrnehmungsstörungen auftreten.

4.3.2 Halluzinogene

Zu den Halluzinogenen werden pharmakologisch unterschiedliche Substanzklassen gerechnet wie Ergotderivate (z.B. **LSD**), Phenylalkylamine (z.B. **Meskalin,** MDA, MDMA = **Ecstasy**), Indolalkaloide (z.B. Psilocybin) und andere. Die halluzinogenen Effekte variieren je nach Substanz bezüglich Wirkungseintritt und Wirkungsdauer. So liegt das Wirkungsmaximum von MDMA (Ecstasy) bei etwa einer halben Stunde und die Wirkungsdauer bei etwa 4–6 Stunden, während die Wirkung des LSD innerhalb von Minuten einsetzt, ihr Maximum nach etwa 2–4 Stunden erreicht und etwa 12–14 Stunden dauert. Nach DSM-IV können auch für Halluzinogene die Diagnosen „Abhängigkeit" sowie „Mißbrauch" gemäß den oben aufgeführten Kriterien gestellt werden. Ein körperliches Entzugssyndrom, wie es z.B. bei Opiatabhängigkeit zu beobachten ist, tritt bei Halluzinogenen jedoch nicht auf. Die Toleranzentwicklung entwickelt sich eher schnell in bezug auf die euphorisierenden und psychedelischen („delein" = offenbaren, manifest machen) Wirkungen der Halluzinogene, nicht jedoch in bezug auf die vegetativen Wirkungen (z.B. Blutdruckerhöhung, Tachykardie, Mydriasis, Hyperreflexie).

Empirisch allerdings bestehen Zweifel daran, die DSM-III-R- bzw. DSM-IV-Kriterien zur Beschreibung des Abhängigkeitssyndroms auch auf Halluzinogene anzuwenden. Während für die Substanzklassen Alkohol, Cannabis, Kokain, Stimulanzien, Sedativa und Opiate empirische und statistische (faktorenanalytische) Belege für die Brauchbarkeit dieser Abhängigkeitskriterien vorliegen, konnte dieser Nachweis für die Halluzinogene nicht erbracht werden. So berichten z.B. nur wenige Halluzinogenkonsumenten einen Kontrollverlust. Weiterhin legen empirische Ergebnisse sowohl aus der Grundlagen- als auch aus der angewandten Forschung nahe, die Substanzklasse „Halluzinogene" differenzierter zu betrachten.

Auf der pharmakologischen Ebene scheint die halluzinogene Wirkung vor allem über die Aktivierung zentraler serotonerger 5-HT$_2$- sowie 5-HT$_1$-Rezeptoren vermittelt zu werden. Hierbei wirken „klassische" Halluzinogene wie z.B. das halbsynthetische LSD oder das Indol-Halluzinogen Psilocybin vermutlich als partielle 5-HT$_2$-Agonisten. Auch Phenylalkylamine wie MDMA (3,4-Methylendioxymethamphetamin, „Ecstasy") oder MDE (3,4-Methylendioxy-N-ethylamphetamin, „Eve") besitzen, dosisabhängig, eine halluzinogene Wirkung, jedoch wirken sie, vermutlich auf der Basis dopaminerger Mechanismen, auch amphetaminartig und nehmen eine Art Mittelstellung zwischen Stimulanzien und klassischen Halluzinogenen ein. So werden MDMA, MDE und andere ringsubstituierte Methamphetamin-Derivate von einigen Autoren als eigene Substanzklasse mit der Bezeichnung „Entaktogene" (engl.: entactogens) geführt, da sie angeblich eine Berührung des eigenen Inneren ermöglichen („en" = innen, „tactus" = Berührung, „gen" = entstehen lassen). Die Wirkung dieser Entaktogene besteht neben der amphetaminähnlichen Stimulation in der Induktion angenehmer, leicht zu kontrollierender emotionaler Zustände mit Entspannung, Angstfreiheit und Glücksgefühlen. Diese Wirkung und die relativ leichte und billige Herstellungsmöglichkeit in Tablettenform (als „Designerdrogen") machen verständlich, daß die Entaktogene in Diskotheken und auf Partys von Jugendlichen eine rasche Verbreitung fanden. Für eine eigenständige Betrachtung der Entaktogene spricht auch, daß sie im Tierversuch andere Wirkungen auf die Motorik haben als Stimulanzien oder andere Halluzinogene.

Die **Halluzinogenintoxikation** kann sich in folgenden Symptomen äußern, die sich während oder kurz nach dem Halluzinogengebrauch entwickeln können: ausgeprägte Angst oder Depression, Beziehungsideen, Angst vor dem Verlieren des eigenen Verstands, Wahnideen, Beeinträchtigung der Urteilsfähigkeit, Beeinträchtigung der Erfüllung sozialer oder beruflicher Pflichten. Halluzinogenbedingte Änderungen der Wahrnehmung treten typischerweise im Zustand vollständiger Wachheit auf, z.B. subjektive Verstärkung von Wahrnehmungseindrücken, Depersonalisation, Derealisation, Illusionen, Halluzinationen, Synästhesien (Verschmelzung von Sinnesempfindungen).

Nach DSM-IV bedarf es zur Diagnose einer Intoxikation der Beobachtung zweier oder mehrerer der folgenden Kriterien während oder kurz nach dem Halluzinogengebrauch:

- Mydriasis
- Tachykardie
- Schwitzen
- Palpitationen
- Verschwommensehen
- Tremor
- Koordinationsstörungen.

Typisch für Halluzinogene ist auch das mögliche Auftreten einer durch sie bedingten **persistierenden Wahrnehmungsstörung** (Flashback). Diese episodisch auftretenden Nachhallzustände von häufig sehr kurzer Dauer (Sekunden oder Minuten) äußern sich als Wiedererleben von Wahrnehmungseindrücken, die zuvor im halluzinogen-intoxikierten Zustand erlebt worden waren, auch wenn inzwischen der Gebrauch von Halluzinogenen beendet worden ist. Zu diesen möglichen Wahrnehmungsstörungen gehören z.B. geometrische Halluzinationen, falsche Bewegungswahrnehmungen im peripheren Gesichtsfeld, Farbblitze, intensive Farbeindrücke, positive Nachbilder, Makropsie und Mikropsie. Diese Wahrnehmungsstörungen werden dann als Flashbacks klassifiziert, wenn sie zu klinisch bedeutsamen Leiden oder Beeinträchtigungen in wichtigen Lebensbereichen führen.

Auch die Halluzinogene können Störungen wie intoxikationsbedingte Delirien, psychotische Störungen, affektive Störungen und Angststörungen induzieren. MDMA (Ecstasy) sowie MDA führen bei Ratten zu einem langanhaltenden Serotoninmangel. Dieser liefert möglicherweise eine Erklärung für ein lebensbedrohliches klinisches Bild, das zum Teil dem malignen neuroleptischen Syndrom ähnelt, sich in Koma, starker Hyperpyrexie, disseminierter intravaskulärer Koagulopathie, Rhabdomyolyse und akutem Nierenversagen äußert und bei Jugendlichen bzw. jungen Erwachsenen auftritt, die sich unter MDA- bzw. MDMA-Einfluß bei langdauerndem Tanzen verausgaben. Dies sowie Berichte über Krampfanfälle, kardiale Arrhythmien und Leberversagen, selbst bei seltenem oder niederfrequentem Gebrauch, weisen auf eine potentielle Gefährlichkeit dieser Substanzen im Individualfall hin, auch wenn Tausende von Jugendlichen nach dem Gebrauch einer Designerdroge keine gravierenden Störungen erleben. Dabei ist zu beachten, daß bei der Analyse illegaler „Straßendrogen", die als Designerdrogen im Umlauf waren, der Anteil der Phenylalkylamine wie MDMA, MDE und MDA stark variierte (bis hin zum Fehlen dieser Substanzen) und oft Beimengungen von Coffein und anderen Drogen gefunden wurden. Darüber hinaus finden sich in Tierversuchen Hinweise, daß Entaktogene in unterschiedlichem Ausmaß und dosisabhängig neurotoxisch auf serotonerge und dopaminerge Neurone wirken. Sollten sich diese Hinweise bestätigen und den Verdacht auf neurotoxische Schädigungen auch beim Menschen begründen, so sollte dies nicht nur im Präventionsbereich berücksichtigt werden, sondern auch bei der Diskussion um den Einsatz derartiger Substanzen zur Unterstützung therapeutischer Prozesse, wie er von manchen Autoren vertreten wird.

> **Resümee**
> Bei den Halluzinogenen (z.B. LSD, Psilocybin, Ecstasy) können ausgeprägte psychotische bzw. affektive Störungen auftreten. Wahrnehmungsstörungen treten meist im Zustand vollständiger Wachheit auf, u.U. in persistierender Form als „Flashback". Neben vegetativen Reaktionen können lebensbedrohliche klinische Zustände auftreten.

4.3.3 Inhalanzien

Auch für den absichtlichen Gebrauch oder die Exposition gegenüber flüchtigen Inhalanzien (Schnüffelstoffen, z.B. organische Lösungsmittel), mit Ausnahme anästhetischer Gase und kurzwirksamer Vasodilatatoren, gelten die diagnostischen Kriterien der Abhängigkeit und des Mißbrauchs wie oben beschrieben. Eindeutige Belege für ein mögliches Entzugssyndrom (mit Reizbarkeit, Übelkeit, Schlafstörungen, Tremor, flüchtigen Illusionen) gibt es nicht. Toleranzentwicklungen bei massivem Konsum wurden berichtet, ebenso ein „Lösungsmittelschnüfflerausschlag" um Nase und Mund, unspezifische respiratorische Befunde (z.B. Nasenausfluß, Husten) sowie Verletzungen oder Brandwunden bei Inhalation entzündlicher Stoffe.

Viele der inhalierten Mittel bestehen aus einer Mischung verschiedener Substanzen, sind in einer Vielzahl kommerzieller Produkte enthalten und relativ leicht, legal und billig zu erwerben. Zu den inhalierten Stoffen gehören aliphatische und aromatische Kohlenwasserstoffe (z.B. in Klebstoffen, Benzin), halogenierte Kohlenwasserstoffe (z.B. in Reinigungsmitteln, Treibgasen) und andere flüchtige Substanzen. Durch das Inhalieren wirken diese Stoffe relativ rasch, oft innerhalb weniger Minuten.

Klinisch bedeutsame **Symptome der Intoxikation** bei absichtlichem Gebrauch oder kurzzeitiger hoher Exposition sind z.B. Gleichgültigkeit, Streitlust, Apathie, Beeinträchtigung der Urteilsfähigkeit, Beeinträchtigung der Erfüllung sozialer oder beruflicher Verpflichtungen. Nach DSM-IV kann bei Vorliegen von zwei oder mehreren der folgenden **Kriterien** während oder kurz nach dem Gebrauch von Inhalanzien von einer Intoxikation ausgegangen werden:

- Schwindel
- Nystagmus
- Koordinationsstörungen
- undeutliche Sprache
- unsicherer Gang
- Lethargie
- Reflexabschwächung
- psychomotorische Verlangsamung
- Tremor
- allgemeine Muskelschwäche
- verschwommenes Sehen oder Diplopie (Doppelbilder)
- Stupor oder Koma
- Euphorie.

Weiterhin können Inhalanzien auch intoxikationsbedingte Delirien, persistierende Demenz, psychotische Störungen, affektive und Angststörungen sowie körperliche Erkrankungen (z.B. Leberschädigung, neurologische Störungen) induzieren. Durch Hypoxie, Elektrolytverschiebungen oder Arrhythmie kann es zum „plötzlichen Schnüfflertod" kommen.

> **Resümee**
> Inhalanzien (Schnüffelstoffe) führen neben psychischen Effekten, wie Euphorie und Lethargie, oft auch zu neurologischen Auffälligkeiten und Leberschädigungen.

4.3.4 Opioide

Von den mehr als 20 chemisch unterscheidbaren Opioiden mit klinischer Relevanz kommt dem halbsynthetischen Heroin derzeit die größte Bedeutung zu. Die Opioide mit hohem Mißbrauchs- oder Abhängigkeitspotential wirken über den prototypischen μ-Rezeptor, z.B. das natürliche Opiat Morphin. Andere Opioide (z.B. Butorphanol) binden bevorzugt am κ-Rezeptor, andere (z.B. das endogene Met-Enkephalin oder synthetische Peptide) am δ-Rezeptor. Der Begriff „Opioid" bezeichnet dabei irgendeine exogene Substanz, die an irgendeinem der verschiedenen Subtypen von Opioidrezeptoren bindet und einen agonistischen Effekt hat.

Heroin (Diacetylmorphin) ist potenter und lipidlöslicher als Morphin und geht dadurch schneller durch die Blut-Hirn-Schranke, wird jedoch rasch zu 6-Monoacetylmorphin und Morphin hydrolysiert. Das synthetische Codein (3-Methoxymorphin) ist vermutlich eine Vorstufe (prodrug) ohne starke eigene Bindung an den µ-Rezeptor und wird nach seiner Absorption in Morphin umgewandelt. Methadon ist ebenfalls synthetisch und ein typischer µ-Rezeptor-Agonist mit lang anhaltender Wirkungsdauer bei wiederholter Anwendung und mit gegenüber Heroin bzw. Morphin kaum euphorisierender Wirkung.

Opioide werden therapeutisch in Arzneimitteln wie z.B. Analgetika, Anästhetika und in Mitteln gegen Diarrhö oder Husten eingesetzt. Die mißbräuchliche Verwendung kann auf intravenöse oder orale Art erfolgen, auch Rauchen oder Schnupfen (z.B. bei relativ reinem Heroin) sind gängige Konsumarten.

Der Konsum von Opioiden wird durch die diagnostischen Kategorien „Opiodabhängigkeit" und „Opioidmißbrauch" nach den oben genannten globalen Kriterien beschrieben. Die Opioidabhängigkeit ist in der Regel durch eine bedeutsame Toleranzentwicklung sowie das Auftreten von Entzugssymptomen bei abruptem Absetzen gekennzeichnet.

Die **Opioidintoxikation** ist gekennzeichnet durch initiale Euphorie, gefolgt von Apathie, Dysphorie, psychomotorischer Unruhe oder Verlangsamung, Beeinträchtigungen der Urteilsfähigkeit oder Beeinträchtigung der Erfüllung sozialer oder beruflicher Verpflichtungen. Diese Symptome treten während oder kurz nach dem Opioidgebrauch auf. Nach DSM-IV treten bei der Opioidintoxikation neben einer Pupillenkonstriktion (oder einer Pupillendilatation bei schwerer Überdosierung) ein oder mehrere der folgenden Symptome auf: Benommenheit oder Koma, verwaschene Sprache und Aufmerksamkeits- oder Gedächtnisstörungen. Schwere Intoxikationen können zum Tod führen.

Auch bei der Opioidintoxikation können **Wahrnehmungsstörungen** („perceptual disturbances") bei intakter Realitätsprüfung auftreten. Ebenso sind opioidinduzierte Intoxikationsdelirien, psychotische Störungen, affektive Störungen sowie Sexual- und Schlafstörungen bekannt.

Das **Opioidentzugssyndrom** kann entweder durch die Beendigung (oder die Reduktion) eines schweren und über mehrere Wochen oder länger anhaltenden Opioidgebrauchs oder aber durch die Verabreichung eines Opioidantagonisten (z.B. Naloxon, Naltrexon) nach einer Periode fortgesetzten Opioidkonsums hervorgerufen werden. Nach DSM-IV ist dieses Entzugssyndrom durch drei oder mehrere der folgenden **Kriterien** gekennzeichnet:

- dysphorische Stimmung
- Übelkeit oder Erbrechen
- Muskelschmerzen
- Tränenfluß oder Rhinorrhö
- Pupillendilatation, Piloarrektion („Gänsehaut"), oder Schwitzen
- Diarrhö
- Gähnen
- Fieber
- Schlaflosigkeit.

Bei Abhängigkeit von kurzfristig wirksamen Opioiden wie Heroin treten akute Entzugssymptome meist innerhalb von 6 bis 24 Stunden nach der letzten Applikation auf und dauern in unterschiedlicher Intensität etwa 5 bis 7 Tage an. Bei längerfristig wirksamen Opioiden wie Methadon kommt es etwa innerhalb von 2 bis 4 Tagen (z.T. auch früher) zu Entzugserscheinungen, nicht selten mit einem protrahierten und von den Betroffenen als sehr unangenehm erlebten Verlauf. Weniger akute bzw. chronisch anhaltende Symptome wie Schlaflosigkeit, Dysphorie, Angst, Anhedonie und das Verlangen nach der Droge („craving") bestehen nach dem Absetzen des Opioids oft noch über Wochen und Monate hinweg fort.

> **Resümee**
> Opioide (vor allem Heroin, Morphin) führen initial zu Euphorie, gefolgt von Apathie, Dysphorie und weiteren psychischen Störungen bis hin zu Intoxikationsdelirien und psychotischen Störungen. Auf der körperlichen Ebene ist aus diagnostischer Sicht die Pupillenkonstriktion relevant, weiterhin bei Reduktion oder Absetzen der Opioide das Auftreten eines Opioidentzugssyndroms.

4.3.5 Kokain und andere Stimulanzien

Kokain und die **Amphetamine** zeigen trotz unterschiedlicher Wirkmechanismen sehr ähnliche Effekte beim Gebrauch durch den Menschen. Im DSM-IV werden die durch sie bedingten Intoxikations- und Entzugssymptome nach den gleichen Kriterien spezifiziert. Auch die Toxizität ist gut vergleichbar. Beide führen zu einer sehr raschen Wirkung in Form einer äußerst angenehm beschriebenen Gefühlslage, die im Amerikanischen als „rush" bezeichnet wird. Die Konsumenten berichten einen höheren Grad an Wachheit, Euphorie und Wohlbefinden. Ruhe- und Schlafbedürfnis werden reduziert. Dieser „rush" hält nur wenige Minuten an, während andere psychische und physiologische Effekte länger andauern und sich erst mit den abnehmenden Plasmaspiegeln zurückbilden. Beide

Substanzen können zu einem paranoiden Syndrom, bis hin zu akuten psychotischen Bildern, führen, die schwer von einer Schizophrenie zu unterscheiden sind.

Beide Substanzen haben eine ausgeprägt verstärkende Wirkung auf das Gehirn. Sie aktivieren mesolimbische und mesokortikale dopaminerge Neurone. Kokain wirkt dabei vermutlich primär über eine reversible Hemmung des Rücktransports von synaptisch freigesetztem Dopamin in die Nervenzelle, hemmt aber auch den Rücktransport anderer biogener Amine wie Noradrenalin und Serotonin. Amphetamin und seine Derivate wirken vermutlich primär über eine verstärkte Freisetzung von Dopamin, aber auch von Noradrenalin in den synaptischen Spalt. Das funktionelle Resultat ist dabei das gleiche: Sowohl Kokain als auch Amphetamin(derivate) potenzieren die Dopaminwirkung.

Bei chronischem Gebrauch entwickelt sich eine gewisse Toleranz für die Effekte von Amphetamin. Dies scheint für Kokain nicht oder nur in geringerem Umfang der Fall zu sein.

Die Wirkung von Kokain ist relativ kurz, die Halbwertszeit im Plasma liegt zwischen 30 und 90 Minuten. Metaboliten können im Urin noch 24 bis 48 Stunden nach der Einnahme nachgewiesen werden. Die Halbwertszeit von Amphetamin ist deutlich länger (7 bis 19 Stunden).

Die abhängig machende Potenz von Kokain und Amphetaminen muß als mäßig stark eingeschätzt werden. Nach amerikanischen Erfahrungen erfüllen rund 10% der Personen mit entsprechender Konsumerfahrung die Kriterien einer **Abhängigkeit**. Bei den Abhängigkeitskriterien spielt der Substanzgebrauch zur Linderung von Entzugssymptomen eine geringere Rolle als bei den anderen Substanzklassen. Allerdings kann sich bei Kokain eine Abhängigkeit angesichts der starken euphorisierenden Effekte bereits nach kurzer Zeit entwickeln. Da die Wirkdauer bei Kokain relativ kurz ist, geben Kokainabhängige oft viel Geld in kurzer Zeit aus. Die Wirkdauer von Amphetaminen ist dagegen länger, so daß diese meist weniger häufig genommen werden, wobei es aufgrund einer Toleranzentwicklung oft auch zu exzessiven Dosissteigerungen kommen kann. Sowohl bei Kokain- als auch bei Amphetaminabhängigkeit können häufig zwei Gebrauchsmuster unterschieden werden: ein eher episodischer und dabei oft exzessiver Gebrauch (engl. „binges") sowie ein (fast) täglicher Gebrauch.

Kokain kann auf verschiedene Weise konsumiert werden, sei es oral, durch Injektion, durch Absorption über die Nasenschleimhäute oder durch Inhalation und Absorption durch die Lungenalveolen. Die Inhalation von Kokain als freie Base führt unmittelbar zur Absorption und zu einem raschen Wirkungseintritt. Kokainhydrochlorid, die wasserlösliche Form, die üblicherweise für das Schnupfen oder die Injektion verwendet wird, eignet sich nicht so sehr zum Rauchen, da es durch die Verbrennungshitze weitgehend zerstört wird. „**Crack**" ist eine harte, weiße Substanz mit Verunreinigungen, die durch Erhitzen von Kokainhydrochlorid mit Natriumbikarbonat zu einer verunreinigten freien Base führt, die beim Rauchen zu einem typischen Geräusch („crackling sound") führt. Schließlich gibt es noch Kokain-Sulfat bzw. Coca-Paste, ein Intermediärprodukt, welches meist Lösungsmittel enthält. Nicht selten wird Kokain mit Heroin gemischt und injiziert (Straßenname „Speedball").

Auch Amphetamine können oral, intravenös oder – wie z.B. das Metamphetamin (Straßenname „**Speed**") – über die Nasenschleimhaut („Schnupfen") appliziert werden. Eine besonders reine und kristalline Form des Metamphetamins (Straßenname „**Ice**") kann aufgrund des niedrigen Siedepunkts auch geraucht werden und entfaltet eine rasche und stark stimulierende Wirkung. Neben der Stoffgruppe der Amphetamine mit substituierter Phenylethylstruktur werden zu den amphetaminähnlichen Substanzen wirkungsähnliche Stoffe wie Methylphenidat und auch natürlich in Pflanzen vorkommende Stimulanzien wie Khat gerechnet. Amphetamine und amphetaminähnliche Substanzen finden sich als Inhaltsstoffe ebenso in Appetitzüglern. Auch bei der Behandlung hyperaktiver Kinder kommen diese Substanzen zur Anwendung, wobei hier die Suchtgefahr selbst bei mehrjähriger Therapie gering ist.

Die Kokain- und die Amphetamin-**Intoxikation** manifestieren sich in affektiven Symptomen wie Euphorie oder affektiver Abstumpfung, Änderungen in der sozialen Umgänglichkeit, Hypervigilanz, zwischenmenschlicher Sensibilität, Angst, Anspannung oder Ärger, stereotypen Verhaltensweisen, Beeinträchtigungen des Urteilsvermögens oder Beeinträchtigung der sozialen oder beruflichen Leistungsfähigkeit. Nach DSM-IV müssen für die diagnostische Einordnung zwei oder mehr der folgenden **Kriterien** erfüllt sein:

- Tachykardie oder Bradykardie
- Pupillendilatation
- erhöhter oder erniedrigter Blutdruck
- Schwitzen oder Frösteln
- Übelkeit oder Erbrechen

- Gewichtsverlust
- psychomotorische Agitiertheit oder Verlangsamung
- Muskelschwäche, Atemdepression, Brustschmerzen oder Herzrhythmusstörungen
- Verwirrtheit, Krampfanfälle, Dyskinesien, Dystonien oder Koma

Bei Kokain- bzw. Amphetaminintoxikationen können ebenso wie bei Cannabis-, Heroin- und Phencyclidin-Intoxikationen **Wahrnehmungsstörungen** („perceptual disturbances") bei intakter Realitätsprüfung vorkommen. Auch substanzinduzierte Intoxikationsdelirien, psychotische Störungen, affektive Störungen sowie Angst-, Sexual- und Schlafstörungen sind nach DSM-IV klassifizierbar.

Aus klinischer Sicht ist zu beachten, daß es bei der **Kombination von Stimulanzien mit trizyklischen Antidepressiva** zu einer potenzierenden Interaktion kommen kann. Insbesondere die Kombination von Monoaminooxidase-Hemmern mit Stimulanzien ist gefährlich, da Stimulanzien ebenfalls die Monoaminooxidase blockieren und dadurch adrenerge Krisen auftreten können. Neuroleptika, Beta-Rezeptorenblocker und Barbiturate dagegen wirken gegenüber Stimulanzien eher antagonistisch und können deshalb auch bei Intoxikationen mit Stimulanzien eingesetzt werden.

In den letzten Jahren wurde die Ansicht, daß fortgesetzter Kokain- bzw. Amphetaminkonsum nicht zu wesentlichen Entzugserscheinungen führe, revidiert. Es kommt zwar nicht zu ausgeprägten vegetativen Zeichen einer Entzugssymptomatik wie z.B. beim Heroin- oder Alkoholentzug, wohl aber zu deutlichen psychischen und auch physiologischen Auswirkungen, die nach Absetzen oder Reduktion als Entzugssymptomatik beschrieben wurden. So liegt nach DSM-IV dann ein **Entzug** vor, wenn innerhalb weniger Stunden bis einige Tage nach Beendigung oder Reduktion eines schweren und fortgesetzten Kokain- bzw. Amphetamingebrauchs eine dysphorische Stimmung sowie zwei oder mehr der folgenden **Kriterien** zutreffen:

- Müdigkeit
- lebhafte, unangenehme Träume
- Schlaflosigkeit oder Hypersomnie
- Appetitsteigerung
- psychomotorische Verlangsamung oder Unruhe.

Obgleich nach Beendigung des Gebrauchs etliche Kokainabhängige keine oder nur wenige klinisch bedeutsame Entzugssymptome aufweisen, kann es – vor allem nach Perioden wiederholten und hochdosierten Gebrauchs – zu akuten Entzugssymptomen (engl. „crash") kommen, in deren Rahmen depressive Symptome mit Suizidideen oder suizidalem Verhalten auftreten können. Dies gilt im wesentlichen auch für das Absetzen von Amphetaminen bei Amphetaminabhängigen.

Resümee

Kokain, Amphetamin und andere Stimulanzien führen zu Wachheit, Euphorie und Wohlbefinden sowie zu reduziertem Ruhe- und Schlafbedürfnis und zu anderen vegetativen Zeichen der Aktivierung. Der Entzug dieser Substanzen führt vorwiegend zu Störungen im psychischen, besonders im affektiven Bereich (dysphorische Stimmung), weniger im körperlich-vegetativen Bereich.

4.3.6 Koffein

Auch für Koffein werden, vor allem bei langanhaltendem und hochdosiertem Konsum, Aspekte der Abhängigkeit mit Toleranzentwicklung und möglichen Entzugserscheinungen diskutiert, auch wenn die klinische Wertigkeit der Symptome noch nicht eindeutig gesichert ist. Koffein ist in verschiedenen Genußmitteln wie Kaffee (gebrüht: ca. 600 mg/l) und Tee (250 mg/l) enthalten, aber auch in Arzeimitteln wie Analgetika oder Grippemitteln sowie als Monopräparat in Tabletten. Koffein (chemisch 1,3,7-Trimethylxanthin) gehört zur Gruppe der natürlich vorkommenden Purine. Es wirkt vermutlich kompetitiv antagonistisch an Adenosinrezeptoren mit erhöhter Freisetzung von Katecholaminen, möglicherweise auch als inverser Agonist an Benzodiazepinrezeptoren.

Die diagnostischen **Kriterien für die Koffeinintoxikation** nach DSM-IV umfassen bei einem kurz zurückliegenden Konsum von gewöhnlich mehr als 250 mg Koffein (etwa mehr als 2–3 Tassen gebrühter Kaffee) das Auftreten von fünf oder mehr der folgenden Symptome, die sich während oder kurz nach dem Koffeinkonsum entwickeln:

- Rastlosigkeit
- Nervosität
- Erregung
- Schlaflosigkeit
- Gesichtsrötung
- Diurese
- gastrointestinale Störungen
- Muskelzucken
- weitschweifiger Gedanken- und Redefluß
- Tachykardie oder kardiale Arrhythmie
- Perioden von Unerschöpfbarkeit
- psychomotorische Agitiertheit.

Auch hier wird für die Diagnose gefordert, daß diese Symptome in klinisch bedeutsamer Weise Leiden oder Beeinträchtigungen in sozialen, beruflichen oder anderen Funktionsbereichen verursachen und nicht auf andere medizinische Krankheitsfaktoren oder psychische Störungen zurückgeführt werden können.

4.3.7 Phencyclidin

Auch Phencyclidin (PCP), eine Substanz, die erstmals 1926 synthetisiert und später als Anästhetikum eingesetzt, dann aber wegen seiner psychischen Nebenwirkungen nicht vermarktet wurde, führt zu Zuständen der Abhängigkeit und des Mißbrauchs wie oben definiert. Allerdings konnten beim Menschen bisher Toleranzentwicklung oder Entzugserscheinungen nicht eindeutig nachgewiesen werden. PCP ist unter Straßennamen wie „Angel Dust", „Peace Pill" oder „Hog" bekannt, und es existieren über 30 synthetische PCP-Analoga. Zu den phencyclidinähnlichen Substanzen werden auch ähnlich wirkende Stoffe wie das Ketamin gerechnet.

PCP wird üblicherweise in Tabak- oder Marihuanazigaretten geraucht oder aber oral oder intravenös zugeführt. Es wirkt über eigene PCP-Rezeptoren im Gehirn, die exzitatorische NMDA- oder glutamatvermittelte Effekte modulieren, beeinflußt jedoch auch das dopaminerge System im Sinne amphetaminartiger Effekte und moduliert das serotonerge sowie das cholinerge System.

Die Phencyclidin-**Intoxikation** äußert sich in Gleichgültigkeit, Feindseligkeit, Impulsivität, Unberechenbarkeit, psychomotorischer Unruhe, Beeinträchtigung der Urteilsfähigkeit oder Beeinträchtigung der Erfüllung sozialer oder beruflicher Verpflichtungen und tritt während oder kurz nach dem Gebrauch dieser Substanz auf (bei oraler Anwendung Höhepunkt etwa 2 Stunden nach Einnahme).

Nach DSM-IV wird die Diagnose einer PCP-Intoxikation dann gestellt, wenn innerhalb einer Stunde (schneller beim Rauchen, Schnupfen oder intravenösen Gebrauch) zwei oder mehrere der folgenden **Symptome** auftreten:

- vertikaler oder horizontaler Nystagmus
- Hypertonie oder Tachykardie
- Taubheitsgefühl oder verminderte Schmerzempfindlichkeit
- Ataxie
- Dysarthrie
- Muskelsteifheit
- Krampfanfälle oder Koma
- Hyperakusis.

Bei Phencyclidin-Intoxikationen können ebenso wie bei Cannabis- und Heroin-Intoxikationen **Wahrnehmungsstörungen** („perceptual disturbances") bei intakter Realitätsprüfung vorkommen. Auch substanzinduzierte Intoxikationsdelirien und Koma, psychotische Störungen und Katatonie, affektive Störungen sowie Angststörungen sind nach DSM-IV klassifizierbar.

> **Resümee**
> Phencyclidin führt neben neurologischen Symptomen zu Gleichgültigkeit, Feindseligkeit, Impulsivität, Unberechenbarkeit, psychischer Unruhe und Beeinträchtigung der Urteilsfähigkeit.

4.3.8 Multipler Substanzgebrauch

Störungen durch multiplen Substanzgebrauch liegen nach der ICD-10 dann vor, wenn mehrere Substanzen konsumiert werden und kein Stoff oder keine Stoffgruppe vorherrscht. Die Substanzaufnahme erfolgt chaotisch und wahllos, oder Bestandteile verschiedener Substanzklassen sind untrennbar vermischt. Die Diagnose einer Abhängigkeit von mehreren Substanzen (polysubstance dependence) erfordert nach DSM-IV den wiederholten Gebrauch von Substanzen aus mindestens drei Substanzgruppen (nicht mitgerechnet werden Koffein und Nikotin) über einen Zeitraum von zwölf Monaten, wobei keine Substanz im Vordergrund steht und die Abhängigkeitskriterien für die gesamte Gruppe der Substanzen, jedoch nicht für eine spezifische Substanz erfüllt sind.

> **Resümee**
> Multipler Substanzgebrauch liegt dann vor, wenn die Substanzaufnahme chaotisch und wahllos erfolgt, ohne daß ein bestimmter Stoff oder eine bestimmte Stoffgruppe vorherrscht.

4.3.9 Störungen im Zusammenhang mit anderen (oder unbekannten) Substanzen

Eine Vielzahl weiterer Substanzen können psychotrope Effekte aufweisen bzw. zu psychischen Störungen führen. Hierzu gehören z.B. anabole Steroide, Nitritinhalanzien (Straßenname „poppers"), salpetrige Oxide („Lachgas"), Betelnüsse und Kava (Substanz aus der südpazifischen Pfefferpflanze). Im DSM-IV wird zusammenfassend von Störungen mit anderen (oder unbekannten) Substanzen gesprochen.

4.4 Ätiologie und Pathogenese

Insgesamt geht man heutzutage von einer multifaktoriellen Genese substanzgebundener Suchterkrankungen aus, bei der sowohl dispositionelle als auch lerngeschichtliche, sowohl genetisch-biologische als auch psychologische und soziokulturelle Einflüsse zusammenwirken (s. Abschn. 1).

4.5 Differentialdiagnostischer Prozeß und Komorbidität

Durch Drogen ausgelöste akute Störungen bzw. Intoxikationen unterscheiden sich symptomatisch oft nicht von anderen organischen oder endogenen Psychosen. So wurden z.B. halluzinogene Substanzen wie LSD verwendet, um auf der symptomatologischen Ebene „Modellpsychosen" zu generieren. Für die Differentialdiagnose wichtig sind daher sowohl anamnestische (vor allem auch fremdanamnestische) Angaben, z.B. über den aktuellen Substanzgebrauch oder schwere körperliche Erkrankungen, sowie aktuelle Laborbefunde („Drogenscreening") und Untersuchungen zum Ausschluß wesentlicher anderweitiger somatischer Störungen. So können beispielsweise delirante Zustände und Durchgangssyndrome im Rahmen von fieberhaften Infektionskrankheiten auftreten.

Bei der differentialdiagnostischen Betrachtung drogenbedingter Intoxikationszustände nehmen substanzbezogene bzw. substanzklassenbezogene Nachweisverfahren eine große Rolle ein. In der klinischen Praxis kommt dem **Drogenscreening** die wichtigste Rolle zu. Dabei ist zu beachten, daß derartige Screeningverfahren meist nur einen qualitativen (und nicht quantitativen) Nachweis ermöglichen und eine hohe Sensitivität anstreben (zum Teil 98 % oder höher), was oft auf Kosten der Spezifität geht und bei 30 bis 35 % der Untersuchungen zu falsch-positiven Ergebnissen führt. Oft basieren die Tests auf Immunoassays (enzymatisch oder als Radioimmunoassay). Positive Ergebnisse dieser Screening-Untersuchungen müssen in der Regel vor allem bei wichtigen klinischen oder forensischen Entscheidungen durch teurere, spezifische und quantitative, konfirmatorische Analysen, z.B. auf der Basis chromatographischer Verfahren, ergänzt werden. Die in Tabelle 9-6 aufgeführten Nachweiszeiten für verschiedene Substanzen beim Drogenscreening im Urin (in Anlehnung an SCHUCKIT, 1995) sind nur als grobe Näherungswerte zu betrachten. So kann z.B. Cannabis bei regelmäßigem Konsum über drei Wochen hinweg oder länger nachgewiesen werden, ebenso Kokain (bzw. dessen Metabolit Benzoylecgonin) bei regelmäßigem Konsum zusätzlich über ein paar weitere Tage hinweg. Auch bei den Benzodiazepinen kann die Nachweisdauer je nach Wirksubstanz und Metabolitenmuster bis zu mehreren Wochen betragen.

Nicht-invasive Ansätze zum Nachweis drogenbedingter Wirkungen stellen z.B. die statische und dynamische Pupillometrie dar. Ein Verfahren zum Langzeitnachweis von Drogen über Wochen bzw. Monate ist die Haarfollikelanalyse. Hierbei macht man sich die Tatsache zunutze, daß die meisten Drogen durch den Blutkreislauf auch die Haarfollikel erreichen und dort gespeichert werden. Unter der Annahme, daß die meisten Haare eine bestimmte Länge im Monat wachsen, kann man bei der Analyse verschiedener Haarsegmente den Monat schätzen, in dem eine Person Kontakt mit bestimmten Drogen hatte. Auch dieser Ansatz ist qualitativer Natur, und bezüglich seiner Sensitivität und Spezifität besteht derzeit noch keine einheitliche Einschätzung.

Klinische Instrumente zur Selbst- und Fremdbeurteilung spielen sowohl zum Zwecke des Screenings als auch für die Diagnosesicherung eine Rolle. So dienen zur näheren und standardisierten Beschreibung der Drogenabhängigkeit Instrumente wie der „Addiction Severity Index" (ASI) oder das „Composite International Diagnostic Interview Substance Abuse Module" (CIDI-SAM).

Tabelle 9-6 Drogenscreening im Urin: Nachweisdauer verschiedener Substanzen.

Substanz	übliche Nachweisdauer
Amphetamine	48 Stunden
Barbiturate (kurz wirksame)	24 Stunden
(lang wirksame)	7 Tage
Benzodiazepine	3 Tage
Cannabinoide	5 Tage
Kokain	3 Tage
Codein	48 Stunden
Morphin	48 Stunden
Methadon	3 Tage
Phencyclidin	3–8 Tage

Auch wenn Studien zur **Komorbidität** etliche Unterschiede im Untersuchungsdesign und in der angewandten Methodik aufweisen, so lassen sich doch klare empirische Belege für das gemeinsame Auftreten von drogenbedingten Störungen und anderen psychischen Störungen finden:

- Mehr als die Hälfte aller Patienten mit einer substanzbedingten Störung litten in ihrem gesamten Leben auch an einer anderen Form einer psychischen Störung.
- Affektive Störungen finden sich gehäuft bei Alkohol- und Drogenabhängigen. Dies gilt für depressive Syndrome (Major Depression), Angststörungen (Phobien, generalisierte Angststörung, Panikstörung) sowie bipolare Störungen (Manie).
- Auch Störungen aus dem schizophrenen Formenkreis sind in starker und konsistenter Weise mit Alkohol- oder Drogenabhängigkeit assoziiert.
- Verhaltensstörungen mit Beginn in der Kindheit oder Jugend sowie antisoziale Persönlichkeitsstörungen im Erwachsenenalter finden sich gehäuft sowohl bei Mißbrauch als auch bei Abhängigkeit von psychotropen Substanzen.

Bei der Betrachtung der zeitlichen Reihenfolge zeigte sich, daß bei der Mehrzahl der untersuchten komorbiden Patienten (zwischen 70 und 90%, je nach Studie) die psychische Störung vor der Störung durch psychotrope Substanzen auftrat.

Neben dem gehäuften Auftreten von Drogenabhängigkeit und einer anderen psychischen Störung, oft auch als „duale Diagnosen" bezeichnet, finden sich bei Drogenabhängigen häufig auch **körperliche Störungen** und Symptome. Werden Drogen z.B. intravenös injiziert, finden sich punktförmige Einstichstellen, zerstochene Venen, periphere Ödeme sowie – besonders bei mangelnder Hygiene und bei Injektionen in das Unterhautfettgewebe – Abszesse, Zellulitis und Narben von früheren Hautverletzungen.

Infektionskrankheiten sind häufig, vor allem Hepatitiden, HIV-Infektionen und bakterielle Endokarditiden. Auch Tuberkulose und Tetanus können auftreten. Unfälle und Verletzungen, auch als Folge von Gewalttätigkeit, sind nicht selten. Andere Schädigungen sind z.T. abhängig von der Substanz oder vom Applikationsmodus (z.B. Irritationen der Nasenschleimhaut beim Schnüffeln). Auch sexuelle Funktionsstörungen und Menstruationsstörungen bei Frauen sind nicht selten.

> **Resümee**
>
> Bei drogenbedingten Störungen sind differentialdiagnostisch andere Psychosen auszuschließen. Die Differenzierung nach Substanzklassen erfolgt in der klinischen Praxis mittels Drogenscreening. Bei Patienten mit einer substanzbedingten Störung sind häufig affektive Störungen, schizophrene Erkrankungen sowie Entwicklungs- und Persönlichkeitsstörungen zu beobachten. Auch körperliche Störungen, z.B. aufgrund von Infektionen, sind häufig.

4.6 Therapie der Drogenabhängigkeit

Während in vielen psychiatrischen Kliniken die Behandlung Drogenabhängiger fester Bestandteil des Therapieprogramms ist, nehmen nur sehr wenige niedergelassene Psychiater, Nervenärzte und Psychotherapeuten an der Therapie dieser dringend behandlungsbedürftigen Patienten teil. Die in Deutschland bestehenden gesetzlichen und kassenärztlichen Rahmenbedingungen (z.B. BtMG, BtMVV, NUB-Richtlinien) engen den ärztlichen Handlungsspielraum ein. Sie basieren jedoch nicht immer auf gesicherten wissenschaftlichen Erkenntnissen, so daß hier ein dringender, an den praktischen Problemen orientierter Forschungs- und Handlungsbedarf gegeben ist.

Die nachfolgenden Ausführungen beziehen sich schwerpunktartig auf die Behandlung opioidabhängiger bzw. polytoxikomaner Patienten. Prinzipiell unterscheidet sich die psychosoziale Behandlung von Kokain- und Amphetaminabhängigen nicht wesentlich von der Therapie der Opioidabhängigen. Bemerkenswert ist auch bei Kokain- und Amphetaminabhängigen ein hohes Maß an Komorbidität, z.B. mit depressiven Störungen, aber auch mit Persönlichkeitsstörungen. Pharmakologische Begleittherapien der üblichen psychologischen und psychotherapeutischen Vorgehensweisen bei Kokain- und Amphetaminabhängigkeit setzen an einem relativen Dopamindefizit an. Infolgedessen wurden Dopaminagonisten, wie Bromocriptin, eingesetzt, ebenso Amantadin. Bisher gibt es jedoch keine überzeugenden Doppelblindstudien, die eine besondere Wirksamkeit dieser Vorgehensweisen nachweisen konnten.

Die Behandlung Drogenabhängiger läßt sich entsprechend dem Verlauf der Abhängigkeit und dem Ausmaß der Veränderungsbereitschaft beim Patienten einteilen in:

- Maßnahmen zur Kontaktaufnahme und Schadensminderung

- körperliche Entgiftung und aktive Motivationsförderung zur Weiterbehandlung („qualifizierte Entgiftung") bei prinzipiell abstinenzorientierten Patienten bzw. Teilentgiftung bei substituierten Patienten mit Beigebrauch
- Entwöhnungsbehandlung bei prinzipiell abstinenzorientierten Patienten
- Substitutionsbehandlung mit Opiatagonisten bei Patienten, die zum Behandlungszeitpunkt nicht zu einer abstinenzorientierten Therapie bereit sind und für die eine entsprechende Indikation besteht, oder der Einsatz von Opiatantagonisten nach abgeschlossener Entgiftung
- Nachsorge.

4.6.1 Maßnahmen zur Kontaktaufnahme und Schadensminderung

Durch **niederschwellige** Hilfsangebote (d.h. ohne besondere Vorbedingungen für die Aufnahme zur Behandlung) werden eine bessere Erreichbarkeit Drogenabhängiger sowie eine Verminderung der körperlichen (Tab. 9-7), psychischen und sozialen Folgen angestrebt („harm reduction"). Diese reichen oft bis hin zu Verelendung und Drogentod. Die Ansätze berücksichtigen, daß viele Drogenabhängige durch das jeweils vorhandene medizinische Versorgungssystem nicht ausreichend erreicht werden. Ihre Randgruppenzugehörigkeit und soziale Isolation von der Allgemeinbevölkerung, ihr negatives Selbstbild und Image in der Öffentlichkeit sowie Verstöße gegen gesetzliche Normen (z.B. Verstoß gegen das Betäubungsmittelgesetz; Beschaffungskriminalität) erschweren ihre Reintegration in die Gesellschaft und deren Hilfssysteme. Demzufolge liegen die Schwerpunkte schadensmindernder Ansätze in der Entwicklung bzw. Bereitstellung von

Tabelle 9-7 Körperliche Schäden bei Drogenabhängigen.

- akute Drogenintoxikation, Drogennotfall
- Organschädigungen durch chronische Drogeneinwirkung
- Fehlernährung
- Infektionskrankheiten (Hepatitis, HIV u.a.)
- Abszesse, Phlebitiden, Septikämien
- Unfälle unter Drogeneinfluß
- Verschleppung bzw. Nicht-Behandlung von Erkrankungen

Tabelle 9-8 Schadensmindernde Intervention bei Drogenabhängigen.

- rasche medizinische Hilfe für intoxikierte Patienten (Drogen-Nottelefon; Frühwarnsystem)
- Schulung der i.v. Drogenabhängigen (Drogenwirkung, Risiken, Injektionsstrategien, Erste-Hilfe-Maßnahmen, Herbeiholen von Hilfe)
- Spritzenbehälter, Spritzenautomaten, Spritzenaustausch, Kondome (safer use/safer shoot, safer sex)
- Impfprogramme
- aufsuchende Straßensozialarbeit („streetwork")
- Stärkung der Selbsthilfepotentiale (Selbsthilfegruppen)
- Fixerräume
- Kontaktladen, geschützte Räume (Duschen, Waschen, Notschlafstellen, Vermittlung medizinischer Hilfen)

Lebens- und Überlebenshilfen. Die Hilfen im Rahmen der psychosozialen Grundversorgung bestehen in der Beratung zur Sicherung des Lebensunterhalts, in Wohnangeboten, in Arbeitsangeboten sowie in der Gewährung von Sozialhilfe. Weitere Interventionen und Hilfsmaßnahmen, deren Realisierung im Rahmen regionaler Versorgungskonzepte nicht selten umstritten ist, sind in Tabelle 9-8 aufgeführt.

Im weiteren Sinne können auch Interventionsansätze, die eine Schnellvermittlung von Drogenabhängigen zu einer adäquaten Therapie unter Umgehung langer Wartezeiten zum Ziel haben („Therapie sofort"), zu den schadensmindernden Ansätzen gerechnet werden.

> **Maßnahmen zur Kontaktaufnahme und Schadensminderung tragen zur Lebens- und Überlebenshilfe für Drogenabhängige bei.**

4.6.2 Körperliche Entgiftung, medikamentöse Therapie und aktive Motivationsförderung zur Weiterbehandlung

Neben den Interventionen zur Kontaktaufnahme und Schadensminderung stellen Entgiftungs- bzw. Entzugsbehandlungen einen weiteren Baustein des Hilfesystems für Drogenabhängige dar. Diese werden ebenfalls zunehmend niederschwellig angeboten. Vor allem bei polyvalentem Drogenkonsum bzw. Polytoxikomanie ist ein ambulanter Entzug oft mit hohen Risiken verbunden, so daß eine stationäre Behandlung angestrebt werden sollte.

Entzugsbehandlungen orientieren sich zunehmend an Modellen der „qualifizierten Entgiftung", bei denen Unterstützung und aktive Motivationsförderung zur Weiterbehandlung eine zentrale Rolle spielen. Die qualifizierte Entgiftung bei Drogenabhängigen kann in verschiedener Form durchgeführt werden, und zwar als

- Entgiftung ohne Medikamente („kalter" Entzug)
- medikamentengestützte Entgiftung
- opioidgestützte Entgiftung („warmer" Entzug)
- forcierte Entgiftung.

Bei der Entgiftung ohne Medikamente werden die entsprechenden Drogen (z.B. Opioide, Kokain) abrupt abgesetzt. Begleitend werden dabei häufig unterstützende Maßnahmen wie z.B. physikalische Therapie, Balneotherapie, Akupunktur, Entspannungsverfahren sowie verstärkte soziale Zuwendung angewandt.

Bei der **medikamentengestützten Entgiftung** werden symptomorientiert die entzugsbedingten Folgen durch Gabe von Arzneimitteln behandelt. Vor einer unkritischen Anwendung von Therapieschemata mit Dosisempfehlungen muß gewarnt werden, da eine Vielzahl möglicher Einflußfaktoren den Behandlungsverlauf bestimmen kann. Hierzu gehören die bei Aufnahme der Patienten oft unsichere Informationslage, mögliche Interaktionseffekte beim gleichzeitigen Gebrauch mehrerer Substanzen, die große interindividuelle Variabilität der Entzugsverläufe und mögliche rasche Zustandsänderungen, die eine Überwachung der Patienten und eine regelmäßige Überprüfung der Behandlungsstrategie erfordern.

In der medikamentengestützten Entgiftungsbehandlung kommen häufig **sedierende Antidepressiva** zum Einsatz, wobei sich vor allem Doxepin bewährt hat. Doxepin ist nicht nur beim Opioidentzug selbst, sondern auch bei depressiv-unruhigen Zuständen nach der Entzugsphase hilfreich. Die optimale Dosierung beträgt 3×25 mg bis 3×75 mg pro Tag. Bei dieser Dosierung zeigt Doxepin im allgemeinen wenig Nebenwirkungen (Vorsicht bei Krampfanfällen in der Anamnese), allerdings wird es von verschiedenen Patienten in unterschiedlicher Weise vertragen. Gegen Ende der Behandlung wird Doxepin reduziert und abgesetzt.

Das aus der Hypertoniebehandlung bekannte **Clonidin** wirkt auf α_2-adrenerge Rezeptoren. Es hemmt die Freisetzung von Noradrenalin und wird ebenfalls häufig zur Behandlung der vegetativen Entzugssymptomatik eingesetzt, wobei diese Substanz jedoch nur bei einem Teil der Drogenabhängigen für die Behandlung des „reinen" Opioidentzugs geeignet erscheint. Auch wird nur ein Teil der Symptome (z.B. Schmerzen, Muskelkrämpfe) abgedeckt. Weniger hilfreich scheint die Substanz dagegen bei dem Verlangen nach Drogen („craving") oder bei affektiven Störungen zu sein. Weiterhin sind die kreislaufrelevanten Nebenwirkungen (Blutdruckabfall) sowie die Sedierung durch Clonidin zu beachten. Diese Substanz sollte nur unter strenger klinischer Überwachung eingesetzt werden. Clonidin sollte nicht abrupt abgesetzt, sondern über einige Tage ausgeschlichen werden. Ein mögliches Dosierungsschema (nach LADEWIG und STOHLER, 1994) ist das folgende:

1. Tag:	14 h:	½ Tbl. à 0,15 mg (Testdosis) nach 1–2 h Bludruck- und Pulsmessung. Falls Blutdruck ≤ 120/80 und/oder Puls ≤ 70, gegebenenfalls Änderung der medikamentösen Strategie erforderlich, ansonsten, falls Testdosis gut vertragen wurde, wie folgt:
	22 h:	2 Tbl. à 0,15 mg
2. Tag:	8 h:	2 Tbl. à 0,15 mg
	15 h:	1 Tbl. à 0,15 mg
	22 h:	2 Tbl. à 0,15 mg
3.–5. Tag:		gleiche Dosis wie am 2. Tag
6. Tag:	8 h:	1 Tbl. à 0,15 mg
	15 h:	½ Tbl. à 0,15 mg
	22 h:	1 Tbl. à 0,15 mg
7. Tag:	8 h:	½ Tbl. à 0,15 mg
	22 h:	½ Tbl. à 0,15 mg
8. Tag:	22 h:	½ Tbl. à 0,15 mg

Benzodiazepine haben ein eigenes Abhängigkeitspotential und sind beim Drogenentzug in der Regel nicht das Mittel der ersten Wahl. Sie können jedoch unterstützend verabreicht werden, z.B. bei schweren Unruhezuständen oder persistierenden Schlafstörungen sowie zusätzlich bei schweren Entzugssymptomen. Klinisch finden häufig Benzodiazepine mit längerer Halbwertszeit Anwendung, z.B. Diazepam in einer Dosierung von bis zu 30 mg pro Tag oder Dikaliumchlorazepat mit bis zu 60 mg pro Tag. Dabei ist zu berücksichtigen, daß Drogenabhängige oft zusätzlich zu harten Drogen auch Benzodiazepine einnehmen, so daß gegebenenfalls eine Benzodiazepintoleranz bestehen kann. Im Fall einer zusätzlichen Benzodiazepinabhängigkeit kann der Einsatz von Carbamazepin erwogen werden (z.B. 200 bis 800 mg täglich über zwei bis drei Wochen).

Neuroleptika finden am ehesten bei starken Erregungszuständen während des Opioidentzugs Anwendung, ansonsten spielen sie eine eher untergeordnete Rolle. Weitere eingesetzte, allerdings hinsichtlich ihrer Wirksamkeit beim Opioidentzug strittig beurteilte Medikamente sind das GABAerg wirkende Baclofen, das starke zentral wirksame Analgetikum Buprenorphin sowie Beta-Rezeptorenblocker.

Die **opioidgestützte Entgiftung** von Opioidabhängigen ist eine weitere Behandlungsmöglichkeit, deren Indikationsstellung in Deutschland noch umstritten ist. Das Prinzip der opioidgestützten Entgiftung besteht darin, statt des illegalen Opioids (z.B. Heroin) einen Ersatzstoff, in der Regel **Methadon,** zu geben und diesen anschließend schrittweise auszuschleichen. Dadurch werden in der Frühphase der Behandlung, also besonders in den ersten Tagen, Entzugssymptome abgeschwächt oder verhindert, jedoch treten bei einem insgesamt protrahierten Verlauf die Entzugssymptome später auf. Die Festlegung des Behandlungsprotokolls mit entsprechender flexibler Dosisanpassung sollte sich unter Berücksichtigung der Glaubwürdigkeit des Patienten nach der vor Aufnahme üblichen Opioiddosis richten. Auch sollte vor allem in den ersten zwei Tagen eine gezielte Untersuchung des Patienten hinsichtlich möglicher Über- oder Unterdosierungen erfolgen.

Bei Opioidabhängigkeit ohne vorbestehende methadongestützte Substitutionsbehandlung können z.B. unter stationären Bedingungen am 1. Tag (Aufnahmetag) insgesamt 30 bis 40 mg Methadon-Racemat in geteilten Einzeldosen gegeben werden. Ab dem zweiten und den folgenden Tagen wird die Dosis täglich um 5–10 mg/d reduziert bis zum Erreichen einer Tagesdosis von 10 mg/d. Dann werden für 1–3 Tage 5 mg/d gegeben. Nach der letzten Dosis wird der Patient mindestens 48 Stunden lang (gegebenenfalls einige Tage) beobachtet und entlassen, wenn keine objektiven Zeichen des Opioidentzugs mehr bestehen.

Bei Patienten in bestehender regelmäßiger Methadonsubstitutionsbehandlung kann Methadon nach Bestätigung der letzten regulären Dosis und dem letzten Verabreichungstag z.B. wie folgt entzogen werden: Am 1. Tag (Aufnahmetag) erhält der Patient seine reguläre Methadonerhaltungsdosis oder nach Absprache bzw. nach klinischem Befund auch weniger, allerdings in Einzeldosen aufgeteilt. Ab dem zweiten und den folgenden Tagen wird die Dosis täglich um 5–10 mg/d reduziert bis zum Erreichen einer Tagesdosis von 40 mg/d. Danach wird die tägliche Gesamtdosis um nicht mehr als 5 mg/d reduziert, bis eine Tagesdosis von insgesamt 5 mg erreicht ist. Dann werden für zwei bis drei Tage 5 mg/d gegeben. Nach der letzten Dosis wird der Patient mindestens 48 Stunden lang (gegebenenfalls einige Tage) beobachtet und entlassen, wenn keine objektiven Zeichen des Opioidentzugs mehr bestehen.

Ein weiterer, partieller Opiatagonist, der in hohen Dosen opiatantagonistisch wirkt, ist das **Buprenorphin,** das nach bisherigen Studien in niedrigen Dosen Entzugssymptome wirksam zu unterdrücken scheint und möglicherweise in den nächsten Jahren vermehrt Anwendung finden wird. Prinzipiell können auch Codein bzw. Dihydrocodein (DHC) zur opioidgestützten Entgiftung verwendet werden, jedoch sind diese Substanzen diesbezüglich bei der stationären Entzugsbehandlung wegen der relativ zum Methadon deutlich kürzeren Halbwertszeit von geringer Bedeutung.

Bei der **forcierten Entgiftung** von Opioiden, in den Medien auch als „Turbo-Entzug" bekannt geworden, wird innerhalb weniger Stunden eine beschleunigte Entgiftung unter starker Sedation bzw. unter Narkosebedingungen durchgeführt. Dabei kommen kurzzeitig wirksame **Opiatantagonisten** (Naloxon) oder Langzeitantagonisten (Naltrexon) zum Einsatz. Nach dem Ende des beschleunigten Entzugsverlaufs werden Langzeitantagonisten (Naltrexon) ambulant weitergegeben, um die Opiatrezeptoren weiterhin zu blockieren. Obgleich das Prinzip dieser Methode bereits seit vielen Jahren bekannt ist, wurde diese in der Vergangenheit nur selten angewendet und befindet sich derzeit eher im Versuchsstadium. Neben dem erheblichen intensivmedizinischen Aufwand bestehen Einschränkungen dahingehend, daß sich diese Art der Entgiftung am ehesten für Patienten mit „reiner" Opioidabhängigkeit und hoher Motivation sowie für substituierte Patienten mit Abstinenzwunsch eignet, vor allem wenn große Angst vor intensiven oder protrahierten Entzugssymptomen besteht.

Neben der vollständigen Entgiftung mit Absetzen bzw. Ausschleichen aller psychotropen Substanzen mit Abhängigkeitscharakter kann unter speziellen Umständen, z.B. bei Rückfall bzw. Beigebrauch legaler oder illegaler Drogen auf dem Hintergrund einer bislang erfolgversprechenden Substitutionsbehandlung, auch eine **Teilentgiftung** erfolgen. Hierbei wird die Droge, die beim Rückfall oder beim Beigebrauch genommen wurde, entzogen. Damit soll die Möglichkeit zur Fortführung der bisherigen Therapie gewährleistet werden.

> **Resümee**
> Körperliche Entgiftung findet zunehmend als sogenannte qualifizierte Entgiftung mit aktiver Motivationsförderung zur Weiterbehandlung statt; bei substituierten Patienten mit entsprechendem Behandlungswunsch wird oft eine Teilentgiftung durchgeführt. Entgiftungsbehandlungen können dabei ohne Medikamente, medikamentengestützt, opioidgestützt oder – bei Opioiden – forciert durchgeführt werden.

4.6.3 Entwöhnungsbehandlung und psychotherapeutische Ansätze

Das Behandlungsspektrum von abstinenzorientierten Programmen, seien sie stationär, teilstationär oder ambulant, weist eine große Vielfalt auf. Die Kriterien für die Zuweisung der Drogenabhängigen zu den jeweiligen Behandlungsangeboten sind selten klar formuliert und hängen oft von der Verfügbarkeit von Behandlungsangeboten überhaupt, regionalen Besonderheiten, institutionellen Präferenzen der Beratungsstellen und anderen pragmatischen Einflüssen ab. Zudem spielt zunehmend das forensisch relevante Konzept „Therapie statt Strafe" eine Rolle, bei dem Drogenabhängige, die wegen einer Straftat verurteilt wurden, diese Strafe oder zumindest einen Teil davon durch eine Behandlung ersetzen können.

Während die Kostenübernahme für eine Akutbehandlung drogenabhängiger Patienten in Deutschland primär den Krankenkassen obliegt, gelten Entwöhnungsprogramme in der Regel als Maßnahmen der Rehabilitation und werden von den Rentenversicherungsträgern getragen. Neben den bisher üblichen stationären Entwöhnungsprogrammen werden seit Anfang der 90er Jahre auf Antrag auch ambulante Rehabilitationsbehandlungen von den Rentenversicherungsträgern finanziert, jedoch sind die diesbezüglichen Zugangsvoraussetzungen eher hochschwellig. Inwieweit die strukturellen Rahmenbedingungen und damit zusammenhängende Schnittstellenprobleme (z.B. Wartezeiten, Antragsverfahren, Zugangsvoraussetzungen und Zuweisungsmodalitäten für die jeweilige Therapie bzw. Einrichtung) den langfristigen Behandlungserfolg wesentlich beeinflussen, ist noch unzureichend erforscht.

Stationäre und ambulante Entwöhnungsprogramme

Entwöhnungsprogramme mit ca. 4200 Betten für die fachspezifische stationäre Behandlung Drogenabhängiger in Deutschland diversifizieren sich zunehmend im Hinblick auf unterschiedliche Behandlungsdauer und Behandlungselemente sowie Teilpopulationen der Drogenabhängigen. In der Regel sind sie abstinenzorientiert und setzen eine vorherige Entgiftung voraus. Während die Programme ursprünglich stark am Selbsthilfeansatz sowie an pädagogischen und arbeitstherapeutischen Grundsätzen orientiert waren und auf den Prinzipien einer therapeutischen Gemeinschaft beruhten, schließen Weiterentwicklungen auch eine psychotherapeutische Behandlung im engeren Sinn sowie eine stärkere Professionalisierung der Mitarbeiter ein. So stellen in Deutschland in den Einrichtungen der Drogenhilfe die **Psychotherapie,** die **Arbeitstherapie** sowie die **Freizeitgestaltung** gleichgewichtig die drei Säulen der modernen Drogentherapie dar. Die Arbeitstherapie dient hierbei primär der Eigenversorgung der therapeutischen Gemeinschaft und der partiellen Übernahme von Verantwortung und weniger der beruflichen Erprobung. Die Angebote des Freizeitbereichs sollen Sicherheit in ausgewählten Bereichen (z.B. in bestimmten Sportarten) geben sowie die Entwicklung von Interessen im kreativen Bereich mit der Möglichkeit zur Erfahrungs- und Motivationsbildung fördern. Darüber hinaus bietet die Institution mit ihrem festen Rahmen einen Schutzraum und dient oft als Ausgangspunkt für die vorsichtige und gestufte Überleitung zu weiteren Nachbehandlungen, z.B. im Rahmen einer teilstationären oder ambulanten Nachsorge.

Aufgrund dieser Diversifizierung, Flexibilisierung, Professionalisierung und der regionalen Besonderheiten in der stationären Rehabilitation Drogenabhängiger sind einfache Vergleiche der Einrichtungen nur sehr beschränkt möglich. So stehen in Deutschland von Leistungsträgern finanzierte Behandlungsmöglichkeiten von einer ambulanten Therapie über mehrwöchige stationäre Kompakttherapien bis hin zu mehrmonatigen stationären Therapien zur Verfügung. In den USA werden, bedingt durch das unterschiedliche Gesundheits-, Krankheits- und Sozialversicherungssystem, auf stationärem Sektor eher kurzdauernde Therapieansätze favorisiert, vor allem wenn die Kosten privat getragen werden müssen. Darüber hinaus bestehen dort gemeindenahe Programme sowie an den Prinzipien der Anonymen Alkoholiker orientierte 12-Stufen-Programme mit starker Selbsthilfekomponente.

Auf der Basis eines ausführlichen Überblicks über die englisch- und deutschsprachige Literatur für den Zeitraum zwischen 1975 und 1990 fanden KÜFNER ET AL. (1994), daß 20 bis 25 % der Drogenabhängigen in stationärer Entwöhnungsbehandlung ihre

Behandlung regulär beendeten. Die Schwankungsbreite lag bei den einzelnen Einrichtungen zwischen 6 und 49%. Die reguläre Beendigung der Therapie war dabei unabhängig von Therapieformen und Klientenmerkmalen wichtigster Prädiktor für den langfristigen Therapieerfolg. An einer wissenschaftlichen Studie im Rahmen eines Modellprogramms „Stationäre Krisenintervention bei Drogenabhängigen" in Deutschland, von 1987 bis 1992 vom Bundesministerium für Gesundheit gefördert, nahmen 34 Einrichtungen mit 41 Therapiehäusern teil (KÜFNER ET AL., 1994). Durch den Einsatz von speziell dafür angestellten Krisenberatern sollte hier versucht werden, die hohen Abbruchquoten bei der stationären Behandlung zu senken. Die Klientenstichprobe unterteilte sich in eine Versuchsgruppe mit Krisenberatern (5678 Klienten) und eine Kontrollgruppe (3123 Klienten). Es zeigte sich, daß die Abbruchquoten der Einrichtungen, die von 43 bis 91% reichten, für die Versuchsgruppe gegenüber der Kontrollgruppe nur geringfügig von im Mittel 72,9% auf 71,1% reduziert werden konnte. Hinsichtlich der Klientenmerkmale fanden sich die in Tabelle 9-9 aufgeführten positiven Prognosefaktoren (für eine höhere Haltequote) bei Männern und Frauen. Etliche Einrichtungs- und Behandlungsmerkmale waren ebenfalls mit einer hohen Haltequote assoziiert. Hierzu gehörten beim Behandlungsangebot häufigere, regelmäßige erlebnispädagogische Maßnahmen und keine Freizeitgruppen ohne Therapeuten sowie zeitlich weniger Gruppentherapie, weniger Arbeitstherapie, weniger Realitätstraining und weniger Sport; weiterhin gehörten erfolgreiche Einrichtungen häufiger einer sogenannten Therapiekette (Beratung bis hin zu teilstationärer Nachsorge) an. Bei den Krisenberatermerkmalen erwiesen sich die Durchführung spezieller Klientengruppen sowie regelmäßige konzeptuelle Überlegungen als wichtig für eine positive Haltequote.

Diese Daten zeigen, daß selbst bei Beschränkung auf einen gegenüber den USA wohl homogeneren Kulturraum eine Vielzahl unterschiedlicher Einflüsse für das Verbleiben in einer stationären Drogentherapie relevant ist.

Psychotherapie und die Entwicklung prozeßorientierter Therapieprogramme unter Berücksichtigung von Patienten- und Therapiemerkmalen

Im angelsächsischen Bereich wird zunehmend die Rolle auf den jeweiligen Patienten abgestimmter Therapieprogramme im Rahmen der sogenannten „client-treatment matching research" betont. Dabei spielen nicht nur zeitlich überdauernde Merkmale von Klienten im Sinne von Persönlichkeitsmerkmalen (engl. „traits") eine Rolle, sondern auch unterschiedliche Reaktionsbereitschaften der Patienten im Verlauf ihrer Suchtentwicklung, die sogenannten Zustandsmerkmale (engl. „states"). Dies kommt in Ansätzen wie dem von DiCLEMENTE und PROCHASKA (siehe hierzu die Ausführungen über Alkoholabhängigkeit im Abschnitt 2.7.1) zur Erfassung von Prozeßmerkmalen in der Therapie zum Ausdruck, die sowohl auf der Verhaltens- als auch auf der Erlebnisebene die patienteneigene Stufe der Veränderungsbereitschaft und der Veränderungsprozesse zu erfassen suchen, um für den jeweiligen Patienten maßgeschneiderte Interventionen zu entwickeln.

So ergaben sich bei einem Vergleich dreier Therapieformen (kurzzeitige Breitspektrumtherapie, ausgedehnte beziehungsorientierte Therapie sowie ausgedehnte kognitive Verhaltenstherapie) Hinweise auf einen besseren Therapieerfolg bei Übereinstimmung bestimmter Patientenmerkmale (z.B. wenig soziale Unterstützung durch die Umwelt bei Thera-

Tabelle 9-9 Positive Prognosefaktoren für eine höhere Haltequote bei stationärer Behandlung.

für Männer:
- Arbeitsplatzverlust
- geringe selbstbeurteilte Abbruchwahrscheinlichkeit
- persönlicher Einsatz für andere
- geringe Belastung durch die Trennung von Bezugspersonen
- hohe Therapiebereitschaft
- kein Kontakt zur Drogenszene
- Angst bei Drogenentzug
- Schwierigkeiten in der Familie wegen Drogen
- Zittern im letzten halben Jahr

für Frauen:
- subjektiv geringer eingeschätzte Abbruchwahrscheinlichkeit
- geringere Belastung durch die Trennung von Familie und Freunden
- gelegentlicher Brechreiz als Entzugssymptom
- Zufriedenheit in der Partnerschaft
- subjektiv eingeschätzt größere Bedeutung des Rauscherlebnisses

plebeginn) mit Behandlungsmerkmalen (z.B. Verbesserung von Beziehungen im Rahmen der beziehungsorientierten Therapie).

Für psychotherapeutische Interventionen wurden auch im Suchtbereich vielfältige Aspekte hervorgehoben bzw. aus theoretischen oder empirisch orientierten Modellen abgeleitet. So ergab sich z.B. ein Vorteil von **Kurzinterventionen** (maximal 3 Sitzungen) gegenüber länger dauernden Therapieformen für weniger stark gestörte Suchtpatienten. Um die hohe Arbeitslosigkeit bei methadonsubstituierten Patienten zu behandeln, erwies sich eine berufsbezogene kognitive Problemlöseintervention über 10 Sitzungen hinweg als kurzfristig erfolgreich zur Anhebung der Beschäftigungsquote, jedoch fand sich ein Jahr danach ein Abfall auf das Niveau der Kontrollgruppe, was die Notwendigkeit einer konsequenten Nachsorge verdeutlicht.

Familientherapeutische und systemische Ansätze berücksichtigen bei der Behandlung nicht nur die Drogenabhängigen selbst, sondern auch **Angehörige** und andere Bezugspersonen, insbesondere wenn diese co-abhängige Verhaltensweisen zeigen, die funktional zur Aufrechterhaltung der Drogenabhängigkeit beitragen. In umfassenden Gruppentherapien für Kokainabhängige werden z.B. edukative Elemente mit medikamentösen Strategien, therapeutischen Vereinbarungen sowie Beratungsgesprächen verknüpft, wobei individuelle „case manager" für die jeweilige Einzelbetreuung mitverantwortlich sind und helfen, zukunftsorientierte Perspektiven zu entwickeln.

Umfassende Ansätze finden sich auch bei der Behandlung komorbider Patienten mit einer **Doppeldiagnose** (Drogenabhängigkeit sowie anderweitige psychische Störung). Neben der Berücksichtigung der neurokognitiven und emotionalen Defizite bei diesen Patienten schließen diese Ansätze nicht nur Kleingruppen-, Einzel- und supportive Therapie, sondern auch Treffen in der Gemeinde, Vorlesungen und Diätkurse mit ein.

Eine Vielzahl weiterer psychotherapeutischer Ansätze kommt bei der Behandlung Drogenabhängiger zur Anwendung. Hierzu gehören das Neurolinguistische Programmieren (NLP) ebenso wie das Training spezifischer Fertigkeiten. Aus verhaltenstherapeutischer Sicht zeigte sich die zusätzliche Schaffung von Anreizen mittels Gutscheinen („vouchers") einer verhaltenstherapeutischen Standardbehandlung überlegen. Auch verhaltenstherapeutische Ansätze mit theoretischer Nähe zu tierexperimentellen Studien versuchen durch Anwendung von Modellen der Drogenkonditionierung eine Löschung konditionierter Reaktionen auf Drogen zu erreichen. Dabei werden drogenabhängige Patienten situativen Auslösereizen für ihren Drogenkonsum ausgesetzt („cue exposure treatment"). Insgesamt zählen zu den psychotherapeutischen Hauptrichtungen bei der Behandlung von Heroinabhängigen neben der traditionellen Psychotherapie die **Verhaltenstherapie,** die kognitive Verhaltenstherapie, die **Familientherapie, Trainingsmaßnahmen** zum Erwerb sozialer Fertigkeiten („social skills training") sowie **therapeutische Gemeinschaften.**

Studien zur relativen Bedeutung von Beratung einerseits und Psychotherapie andererseits weisen darauf hin, daß professionelle Psychotherapie eine hilfreiche Ergänzung der psychosozialen Beratung bei methadonsubstituierten Patienten mit klinisch relevanten psychiatrischen Symptomen sein kann. Allerdings sollte hierbei die Psychotherapie adäquat in den Ablauf des jeweiligen Methadonprogramms eingebettet und der jeweilige Psychotherapeut kompetent und mit drogenabhängigen Patienten vertraut sein. So fanden sich z.B. in einer Studie in den USA mit 210 methadonsubstituierten opioidabhängigen Patienten unmittelbar nach der Therapie signifikante Verbesserungen sowohl bei der Gruppe, die eine allgemeine Beratung sowie eine zusätzliche Drogenberatung erhalten hatte, als auch in der Gruppe mit Beratung und zusätzlicher Psychotherapie. In einer Katamnesestudie mit 84 Patienten fanden sich nach sechs Monaten anhaltende positive Therapieeffekte bei der Gruppe mit Beratung und zusätzlicher Psychotherapie, während sich die anfänglichen positiven Effekte der Gruppe mit Beratung und drogenspezifischer Zusatzberatung zurückgebildet hatten.

Daß sich Psychotherapie und **Pharmakotherapie** nicht ausschließen, sondern ergänzen können, wurde bereits im Abschnitt über Alkoholismus beschrieben. Auch bei Drogenabhängigen können diesbezügliche Strategien erfolgreich angewendet werden. So erwiesen sich bei der Behandlung des Kokainmißbrauchs bei methadonsubstituierten Patienten therapeutische Strategien als erfolgversprechend, die spezifische Wirkstoffe, wie z.B. Desimipramin, adäquat spezifischen Patientenmerkmalen, wie z.B. Depression oder antisozialer Persönlichkeitsstörung, zuordneten. Zum Erreichen der Kokainabstinenz werden im Rahmen von Therapieprogrammen Module wie die Entwicklung alternativer Verstärker (im lerntheoretischen Sinn) sowie das Training von Alltagsfertigkeiten eingesetzt.

Kombinierte Behandlungsansätze lassen sich allerdings nicht einfach auf andere Kulturen übertragen. So fanden sich bei der Behandlung von Drogenabhängigen in Israel mit Methadon (n = 28) oder der Kombination von Clonidin und Antidepressiva (n = 29), jeweils zusätzlich zu einer psychotherapeutischen Behandlung, keine wesentlichen Unterschiede in den Effekten dieser beiden Behandlungsarten. Die Autoren folgerten, daß – im Vergleich mit den USA und anderen westlichen Staaten – die Substitutionstherapie mit Methadon in Israel weniger erfolgversprechend ist. Zu dieser Frage erscheinen weitere interkulturelle Vergleichsstudien erforderlich.

Obwohl eine Vielzahl therapeutischer Ansätze zur Behandlung Drogenabhängiger zur Verfügung steht, zeigt eine Analyse von 1239 Artikeln aus dem Veröffentlichungszeitraum von 1984 bis 1987 in 7 führenden Zeitschriften zu Alkohol- und anderen Suchtkrankheiten, daß sich weniger als 10 % der Artikel mit therapeutischen Interventionen befaßten. Davon hatten weniger als 3 % psychotherapeutische Behandlungen zum Thema. Dies weist auf das Forschungsdefizit in diesem Bereich hin.

Resümee

Entwöhnungsbehandlungen werden meist stationär über mehrere Monate hinweg durchgeführt und abgebrochen. Zunehmend werden auch ambulante Therapieversuche unternommen.

Psychotherapie und Trainingsmaßnahmen zum Erwerb sozialer Fertigkeiten sind oft in unterschiedlicher Weise in die stationären Therapieprogramme integriert und berücksichtigen spezifische Merkmale der Patienten.

4.6.4 Behandlung mit Opiatagonisten (Substitution), partiellen Opiatagonisten oder Opiatantagonisten

Wenn die Fähigkeit zum Leben in Abstinenz nicht in einem zeitlich bestimmten Rahmen oder in manchen Fällen trotz vielfältiger Bemühungen gar nicht erreichbar ist, sind weitere Behandlungsformen erforderlich. Zu diesen gehört die Behandlung Opioidabhängiger mit **Opiatagonisten,** z.B. die Substitutionstherapie mit Methadon (oder mit anderen Ersatzstoffen), die in vielen Regionen vorwiegend von niedergelassenen praktischen und Allgemeinärzten oder aber in Klinikambulanzen durchgeführt wird. Auch **partielle Opiatagonisten,** z.B. Buprenorphin, können therapeutisch eingesetzt werden. Im Gegensatz zu der Substitutionsbehandlung mit Ersatzstoffen (Opiatagonisten) setzt die Behandlung mit **Opiatantagonisten,** z.B. mit Naltrexon, eine abgeschlossene Entgiftung voraus.

Stellenwert und Rahmenbedingungen der Substitutionsbehandlung

Die Zahl der durchgeführten Substitutionsbehandlungen relativ zur Zahl der Gesamtbevölkerung bzw. zur Zahl der Drogenabhängigen variiert international sehr. Auch hinsichtlich der Kernelemente, der Dauer und des Vergabemodus bestehen oft beträchtliche Unterschiede zwischen einzelnen Ländern. Hierbei sind der jeweilige kulturelle Hintergrund, die legislativen Rahmenbedingungen sowie das jeweilige Gesundheitssystem zu berücksichtigen. In Europa kam es zwischen 1988 und 1992 zu einer dramatischen Zunahme in der Anwendung von Methadon. Als Gründe für die Durchführung von Substitutionsprogrammen werden häufig Effekte wie die Abnahme des Gebrauchs illegaler Opioide, die Senkung der Kriminalitätsrate, die Abnahme der Arbeitslosigkeit sowie eine geringere Inzidenz von HIV-Infektionen angeführt. Dabei hängen die positiven Wirkungen und der Nutzen von Substitutionsbehandlungen von der Organisation und der Qualität derartiger Programme ab. Integrierte Maßnahmen wie Beratung, zusätzliche medizinische bzw. psychiatrische Behandlung, Arbeitsmöglichkeiten und Familientherapie können die Effektivität einer Substitutionsbehandlung deutlich verbessern. In vielen Ländern erhalten derzeit weniger als 20 % der Opioidabhängigen eine Substitutionsbehandlung mit Methadon (FARRELL ET AL., 1995). Die bisherigen Erfahrungen in Deutschland bestätigen die durch umfangreiche Studien belegten günstigen Therapieresultate einer Substitutionsbehandlung (FINKBEINER und GASTPAR, 1997; RASCHKE, 1994).

Bei der Durchführung einer Substitutionsbehandlung in Deutschland sind geltende **rechtliche Bestimmungen** wie das Betäubungsmittelgesetz (BtMG) sowie die Betäubungsmittel-Verschreibungsverordnung (BtMVV) zu beachten. So fällt z.B. die Verschreibung von Codein bzw. Dihydrocodein (DHC) mit der „Zehnten Verordnung zur Änderung betäubungsmittelrechtlicher Vorschriften (Zehnte Betäubungsmittelrechts-Änderungsverordnung – 10. BtMÄndV)" unter das Betäubungsmittelgesetz und ist für die Substitution nur noch „in anders nicht behandelbaren Ausnahmefällen zulässig". Dies hat Auswirkungen auf die Substitutionspraxis vieler niedergelassener Ärzte, die bisher diese Substanzen als Ausweichsubstanzen oder auch als Mittel erster Wahl ansahen, sei es im Sinne eines einfacheren Patientenmanagements oder unter dem

Eindruck einer besseren Wirkung im Vergleich zu Methadon (ULMER, 1997). Mit der 10. BtMÄndV wurden auch für die Substitution mit Methadon andere Rahmenbedingungen definiert.

Demgegenüber beziehen sich die Richtlinien des Bundesausschusses der Ärzte und Krankenkassen über die Einführung neuer Untersuchungs- und Behandlungsmethoden (sogenannte „NUB-Richtlinien") primär auf die vertragsärztliche Versorgung. Dies bedeutet, daß z.B. eine Substitutionsbehandlung, die nach den NUB-Richtlinien nicht indiziert ist, in der Regel nicht vertragsärztlich entgolten wird. Wird die Substitutionsbehandlung von seiten des behandelnden Arztes im konkreten Einzelfall dennoch als erforderlich angesehen, z.B. im Sinne einer sozialmedizinischen Indikation, so kann sie auf privatärztlicher Basis durchgeführt werden, soweit sie nicht den erwähnten Bestimmungen des BtMG bzw. der BtMVV widerspricht. So wurde z.B. in einer Querschnittsuntersuchung an 118 mit Levo-Methadon substituierten Patienten (durch 24 niedergelassene Ärzte) in Essen festgestellt, daß lediglich 54 dieser Patienten nach den NUB-Richtlinien auf Kosten der Krankenkassen behandelt wurden, die Mehrzahl dagegen, nämlich 64 Patienten, wurde nicht nach diesen NUB-Richtlinien substituiert. Da die angemessene Beachtung der gesetzlichen Bestimmungen und Regelungen sowie der NUB-Richtlinien detaillierte Kenntnisse voraussetzt, empfiehlt es sich dringend für jeden an der Durchführung von Substitutionsbehandlungen interessierten Arzt, spezielle Fortbildungsveranstaltungen hierzu zu besuchen, wie sie z.B. in Form der Fachkunde Suchttherapie in Baden-Württemberg angeboten werden. Auch die Teilnahme an einem entsprechenden (regionalen) Qualitätszirkel empfiehlt sich für substituierende Ärzte.

Die folgenden Ausführungen geben einen Überblick über die Prinzipien der Substitutionsbehandlung, vor allem beim Einsatz von Methadon. Hierzu gibt es eine Reihe von Vorschlägen und Empfehlungen, z.B. von der Bundesärztekammer („Leitlinien") sowie von Landes- und Bezirksärztekammern, von einer Arbeitsgruppe aus verschiedenen Institutionen (BÜHRINGER ET AL., 1995) unter der Geschäftsführung des Instituts für Therapieforschung (IFT) in München („Methadon-Standards"), von der Deutschen Gesellschaft für Suchtmedizin (DGDS) („Leitlinien") sowie von anderen Institutionen. Manche dieser Empfehlungen sind wissenschaftlich begründet, manche basieren auf praktischen Erfahrungen, manche haben eher zukunftsweisenden Vorschlagscharakter. Allgemein akzeptierte und verbindliche „Standards" existieren derzeit nicht. Die nachfolgenden Ausführungen berücksichtigen vorhandene Empfehlungen oder Leitlinien. Sie sollen jedoch eher als Orientierungshilfen angesehen werden, die ärztliches Handeln in oft komplexen Entscheidungssituationen nicht ersetzen können, insbesondere wenn die Bedingungen, unter denen die Behandlung durchgeführt wird, sehr unterschiedlich oder nur wenig kontrollierbar sind. Inwieweit die jeweiligen Vorschläge unter verschiedenen Rahmenbedingungen (z.B. Praxen niedergelassener Ärzte, Klinikambulanzen) und unter Berücksichtigung der regionalen Versorgungssituation realisierbar oder angemessen sind, kann Gegenstand einer evaluativen Versorgungsforschung sein.

Substitutionsbehandlung mit Methadon

Methadon ist ein vollsynthetisches Opioid mit Angriffspunkt am μ-Rezeptor im ZNS. Es liegt chemisch in Form eines Racemats (Dextro-, Levo-Methadon oder D,L-Methadon) vor, bei dem lediglich die linksdrehende Form (das Levo- oder L-Methadon) die wesentliche Wirkkomponente darstellt, die rechtsdrehende Form (das Dextro- oder D-Methadon) dagegen im Vergleich chemisch-pharmakologisch inaktiv ist bzw. nur etwa 1/50 der analgetischen Potenz des Levo-Methadons besitzt. Zwar gibt es in Deutschland auch die linksdrehende Form allein im Handel als sogenanntes L-Polamidon®, die jedoch in der Herstellung wesentlich teurer ist, weshalb zunehmend auf das Methadon-Racemat umgestellt wird. Dabei gilt als Faustregel, daß hinsichtlich der Wirksamkeit derselben Menge Levo-Methadon die jeweils doppelte Menge des Methadon-Racemats entspricht. Dies ist wegen des bis dato in Deutschland noch uneinheitlichen Einsatzes von Levo-Methadon (bzw. L-Polamidon®) einerseits oder des Methadon-Racemats andererseits bei Dosisangaben zu beachten.

Studien aus den USA über den Einsatz des länger wirksamen L-alpha-acetylmethadols (LAAM) oder Methadylacetats bei der Substitutionsbehandlung ergaben mit dem Methadon vergleichbare Ergebnisse. Dabei werden von dieser Substanz zu Beginn üblicherweise 20 bis 30 mg dreimal pro Woche gegeben und falls erforderlich bis 80 mg dreimal pro Woche gesteigert. Allerdings klagen manche Patienten über amphetaminartige Nebenwirkungen und Nervosität, und die therapeutischen Haltequoten im Vergleich zur Behandlung mit Methadon liegen häufig niedriger.

Mögliche **Indikationskriterien** für eine Substitutionsbehandlung mit Methadon sind in der Tabelle

9-10 aufgeführt, wobei auch hier kein allgemein akzeptierter Konsens unter Experten besteht und vorgeschlagene Kriterien eine große Bandbreite aufweisen. Als Regel sollten auch bei der Indikationsstellung die individuelle Lebenssituation und der aktuelle Zustand der Betroffenen, der Behandlungsrahmen und die Verfügbarkeit von Behandlungsalternativen sowie andere Rahmenbedingungen berücksichtigt werden. Insofern sollten empfohlene Kriterien nicht als starre Vorgaben angesehen werden, sondern als Orientierungshilfen im Rahmen eines ärztlichen Entscheidungsprozesses. So kann z.B. ein fester Wohnsitz des Patienten die Entscheidung für eine Substitutionsbehandlung erleichtern, umgekehrt jedoch sollte nicht davon ausgegangen werden, daß ein fehlender fester Wohnsitz automatisch den Ausschluß von einer Substitutionsbehandlung impliziert. Auch kann die Befristung einer Substitution auf sechs Monate im Rahmen einer diagnostischen Phase sinnvoll sein, jedoch sind auch Fälle denkbar, in denen die diagnostische Phase länger dauert und ein starres Zeitschema für ärztliches Entscheiden und Handeln unangemessen ist. Wird z.B. eine Überbrückungsindikation bei Drogenabhängigkeit mit einer Schwangerschaft gestellt, so sollte auch ein bestehendes hohes Rückfallrisiko bei plötzlicher Beendigung der Substitution berücksichtigt und ggf. die Substitution weitergeführt werden.

In unkomplizierten Fällen, z.B. bei „isolierter" Opiatabhängigkeit, fehlenden Hinweisen auf ernsthafte psychische Störungen, guter therapeutischer Beziehung, sind der **Therapiebeginn** und die **Dosisfestlegung** ambulant möglich. Bei schwerwiegender Polytoxikomanie und internistischen oder psychiatrischen Begleiterkrankungen ist jedoch eine stationäre Therapie angeraten. Die Initialdosis soll bei opioidtoleranten Drogenabhängigen maximal 40 mg D,L-Methadon (20 mg Levo-Methadon) betragen, um versehentliche Überdosierung und To-

Tabelle 9-10 Indikationskriterien für eine Substitutionsbehandlung mit Methadon.

- Alter ≥ 18 Jahre
- manifeste, dokumentierte Opioidabhängigkeit > 2 Jahre
- soziale Substitutionsfähigkeit (fester Wohnsitz, regelmäßiges Erscheinen, Zustimmung zu notwendigen Rehabilitationsmaßnahmen; Kontrollen und Begleituntersuchungen)
- Indikation für *nicht-befristete* Substitution:
  - Drogenabhängigkeit bei schweren konsumierenden Erkrankungen
  - Drogenabhängigkeit bei opioidpflichtigen Schmerzzuständen
  - Drogenabhängigkeit bei AIDS
  - Drogenabhängigkeit, bei der im Verlauf der Behandlung bei diagnostischer Indikation die Notwendigkeit für eine nicht-befristete Substitution deutlich wurde
- Indikation für eine *befristete* Substitution
  - Notwendigkeit für eine diagnostische Phase, um die Frage der therapeutischen Maßnahmen zu klären
  - max. 6 Monate
- Indikation für eine *kurzzeitig befristete* Substitution („Überbrückungsindikation")
  - Drogenabhängigkeit mit lebensbedrohlichem Zustand im Entzug
  - Drogenabhängigkeit; unbedingt notwendige stationäre Behandlung wg. akuter oder schwerer Erkrankung; gegen den Willen nicht gleichzeitig ein Drogenentzug zumutbar
  - Drogenabhängigkeit mit einer Schwangerschaft
  - Schüler und Studenten in Prüfungssituationen
  - Beschäftigte vor Beendigung einer größeren Arbeit und/oder Regelung eines wichtigen Auftrags (vor Antritt einer nachgewiesenen Entgiftungsbehandlung)
  - Überbrückung einer Wartezeit bis zum Antritt einer nachgewiesenen Entgiftung im Hinblick auf Antritt einer drogenfreien Behandlung

desfälle zu vermeiden. Treten Entzugssymptome auf, so kann noch am selben Tag (oder bei Behandlungsbeginn am Abend dann am darauffolgenden Morgen) eine zweite Dosis gegeben werden. Unter Berücksichtigung der vom Patienten angegebenen Wirkdauer sowie der subjektiven und objektiven Entzugs- bzw. Intoxikationssymptomatik kann dann die Dosis an den Folgetagen sukzessive geändert (bei Entzugszeichen: gesteigert) werden, bis der Patient 24 Stunden lang keine Entzugssymptome mehr spürt. Maßgebliche Kriterien sind dabei der klinische Befund und die subjektiven Angaben des Patienten, dem Serumspiegel des Methadons kommt hierbei weniger Bedeutung zu. Ein mögliches Dosierungsschema ist in Tabelle 9-11 dargestellt, wobei auch hier die vom Patienten bisher gebrauchte Dosis an Opioiden (z.B. Straßen-Heroin) und die Bandbreite der Vorgehensweisen in der Praxis zu berücksichtigen sind. Auch hier und im folgenden gilt, daß eine flexible und der klinischen Symptomatik angemessene Dosierung Vorrang vor einem starren Dosierungsschema hat.

Nach ein bis sechs Tagen kann die gesamte Dosis einmalig morgens gegeben werden. In der ersten Woche sollte täglich eine ärztliche Kontrolluntersuchung erfolgen, später bei stabiler Dosierung mindestens einmal pro Woche. Bei begleitendem Ausschleichen von Benzodiazepinen oder Barbituraten kann die Methadondosis gegebenenfalls gesteigert werden.

Bei der Beurteilung der Methadonwirkung sind die Dosisangaben zur Substitution lediglich Orientierungshilfen. Die sorgfältige Beachtung bestimmter klinischer Zeichen ist jedoch unerläßlich. Dazu gehören – neben den Angaben des Patienten über seine subjektive Befindlichkeit – folgende objektiv erfaßbare **Kriterien:** Pupillengröße (bei Überdosis: Miosis), Darmgeräusche (bei Überdosis: Darmstille), Schwitzen, Frieren, Tremor und die Stuhlfrequenz.

Auftretende Nebenwirkungen sollten behandelt werden, ggf. unter vorsichtiger Reduktion der Dosis, die jedoch ausreichend sein sollte, um Entzugssymptome und das Verlangen nach Opiaten zu reduzieren. Bei Auftreten von Entzugssymptomen, internistischen Krankheiten (z.B. einer Grippe), bestimmten Medikamenten oder körperlicher Arbeit kann eine Dosiserhöhung in Schritten von 10 bis 20 mg Methadon (bzw. 5 bis 10 mg Levo-Methadon) erforderlich werden. Nach jeder **Dosisänderung** sollte vor einer erneuten Dosisänderung mindestens eine einwöchige ärztliche Beobachtungsphase bestehen. Bei Auftreten von Nebenwirkungen (Schwitzen, Sedierung) sollte eine Dosisreduktion um nicht mehr als 10 bis 20 mg Methadon (bzw. 5 bis 10 mg Levo-Methadon) ebenfalls in mindestens einwöchigem Abstand erfolgen.

Andere Empfehlungen zur Dosisreduktion, z.B. zur Beendigung einer Substitution unter ambulanten Bedingungen, gehen von einer Reduktion der jeweiligen Dosis um 10 % pro Woche aus, die hinsichtlich der Entzugssymptomatik von den Patienten meist gut vertragen wird. Ab einer Dosis von 30–40 mg Methadon (bzw. 15–20 mg Levo-Methadon) sollte die weitere Reduktion in kleineren Schritten (2,5–5 mg Methadon bzw. 1,25–2,5 mg Levo-Methadon) erfolgen. Der Entzug der letzten 10–20 mg Methadon (bzw. 5–10 mg Levo-Methadon) kann stationär erfolgen. Dabei können gegebenenfalls Antidepressiva oder Carbamazepin gegeben werden.

Die **Erhaltungsdosis** wird in der Regel innerhalb von 1 bis 3 Monaten nach Beginn der Therapie gefunden. Eine Ausnahme stellen wesentliche somatische oder psychische Belastungen dar, bei denen eine Dosisanpassung notwendig sein kann.

Die **Dosierungspraxis** sollte flexibel und nach Maßgabe des klinischen Eindrucks des Patienten gehandhabt werden. Der optimale Blutspiegel des

Tabelle 9-11 Mögliches Dosierungsschema bei der Ersteinstellung mit Methadon.

1. Tag:	
morgens	20–30 mg Methadon (bzw. 10–15 mg Levo-Methadon)
nachmitt./ abends	10–40 mg Methadon (bzw. 5–20 mg Levo-Methadon) (unter Berücksichtigung der subjekt. und objekt. Entzugs- bzw. Intoxikationssymptomatik!)
2. Tag (und folgende):	
morgens	Dosis jeweils um 10 mg Methadon (bzw. 5 mg Levo-Methadon) erhöhen
nachmitt./ abends	Dosis um entsprechende Menge reduzieren, bis (nach ein bis sechs Tagen) die geeignete Dosis einmalig morgens verabreicht wird

Methadons liegt etwa zwischen 150 und 600 ng/ml Blut, von manchen Autoren wird für die Erhaltungsdosis auch eine untere Grenze von 400 ng/ml Blut angegeben. In der Praxis ist der Blutspiegel jedoch meist nicht relevant, da für die Dosisfindung in erster Linie der klinische Eindruck und die Angaben des Patienten herangezogen werden. Bei der Dosierung ist zu beachten, daß Levo-Methadon die etwa doppelte Wirksamkeit des Methadon-Racemats besitzt. Bei pharmakologisch prinzipiell vergleichbarer Wirkung von Levo-Methadon und D,L-Methadon ist eine Umstellung von einer Substanz auf die andere oft ohne allzu große Probleme möglich. Es gibt Hinweise auf subjektiv erlebte Wirkungsunterschiede sowie eine etwas längere Wirkungsdauer von Levo-Methadon, allerdings ist hierzu die wissenschaftliche Datenbasis relativ dünn. Weiterhin ist bei der Dosierung auch an das verzögerte Eintreten der Wirkung zu denken (cave Überdosierung). Was die Auswirkungen auf die Leberfunktion anbetrifft, so wurde bisher bei der Methadon-Langzeitgabe von 80–120 mg Methadon-Racemat keine wesentliche Hepatotoxizität festgestellt.

Empfehlungen für eine Maximaldosis (z.B. 120 mg D,L-Methadon) sind problematisch und nicht immer wissenschaftlich belegt. Zwar kommen – bei großer interindividueller Variabilität – viele Opioidabhängige mit einer Dosis von 80–120 mg D,L-Methadon pro Tag (oder auch weniger) zurecht, jedoch finden sich in der Praxis immer wieder Patienten, bei denen auch höhere Dosierungen (z.B. um 200 mg D,L-Methadon pro Tag oder mehr) ärztlich indiziert sein können. Auch hier hat die Orientierung an klinischen Kriterien Vorrang gegenüber einer starren Grenze. So sollten höhere Dosierungen dann Anwendung finden, wenn es, z.B. aufgrund eines beschleunigten Stoffwechsels (rapid metabolizing) oder einer Enzyminduktion (z.B. durch Antikonvulsiva oder Rifampicin), zum Auftreten von Entzugssymptomen kommt. Auch gibt es empirische Hinweise, daß komorbide Drogenabhängige mit einer zusätzlichen psychischen Störung von einer höheren Methadondosis profitieren und daß eine Erhöhung der Methadondosis die Häufigkeit des Beigebrauchs reduzieren kann. Bei Verdacht auf Stoffwechselbesonderheiten kann die Bestimmung des Methadon-Plasmaspiegels hilfreich sein.

Aufgrund seiner pharmakokinetischen Eigenschaften (rasche Resorption nach oraler Gabe, maximale Plasmaspiegel nach etwa zwei bis sechs Stunden, hohe Bioverfügbarkeit von etwa 80% sowie eine Plasmaeliminationshalbwertzeit von etwa 24 bis 48 Stunden) kann Methadon nach Erreichen der Erhaltungsdosis als **einmalige Tagesdosis** gegeben werden, täglich im etwa gleichen Zeitraum. Es wird in Saft verdünnt unter Aufsicht eines behandelnden Arztes oder ausgebildeten medizinischen Personals oral verabreicht und die Einnahme durch Nachspülen kontrolliert. In manchen Ländern wird Methadon auch in Tablettenform eingesetzt.

Mit Inkrafttreten der 10. BtMÄndV kann das Substitutionsmittel dem Patienten nicht nur vom behandelnden Arzt oder von seinem ärztlichen Vertreter, sondern auch „von dem von ihm angewiesenen oder beauftragten, eingewiesenen und kontrollierten medizinischen, pharmazeutischen oder in staatlich anerkannten Einrichtungen der Suchtkrankenhilfe tätigen und dafür ausgebildeten Personal zum unmittelbaren Verbrauch" überlassen werden. Auch die Mitnahme des Methadons (oder eines entsprechenden Substitutionsmittels) nach Hause (sogenannte „Take-Home"-Dosis) ist für eine bis zu sieben Tage benötigte Menge des Substitutionsmittels zulässig, allerdings nur unter bestimmten Bedingungen (z.B. vorherige Substitutionsdauer von mindestens sechs Monaten, abgeschlossene Dosiseinstellung, bestimmungsgemäße Verwendung des Substitutionsmittels, kein problematischer Beigebrauch anderer Drogen).

Bei Schwangeren kann nach gemeinsamer Absprache die Substitution ausschleichend vor der Niederkunft beendet werden. Besteht dabei jedoch erkennbar die Gefahr eines Rückfalls in den Drogenkonsum, so muß dieses Risiko in Rechnung gestellt und die Substitution gegebenenfalls weitergeführt werden. Bei Fortführung der Substitution muß der Entzug des Neugeborenen auf einer geeigneten Kinderintensivstation organisiert werden.

Kontrollen auf Alkoholeinnahme, möglich in Atemluft, Blut und Urin, sollten in den ersten vier Wochen regelmäßig, sonst nur bei Verdacht erfolgen. Beim Drogenscreening im Urin sollte auf Opiate, Benzodiazepine, Amphetamine, Cannabis, Kokain sowie Barbiturate hin kontrolliert werden, im Verlauf auch selektiv. In den ersten Wochen sollte das Drogenscreening wöchentlich, dann 2- bis 3wöchentlich, ab 6 bis 12 Monaten alle 4 bis 8 Wochen erfolgen, und zwar in unregelmäßigen Abständen und unangemeldet. Zusätzliche Kontrollen sollten bei Verdacht auf Intoxikation vorgenommen werden bzw. um die Echtheit der Urinkontrolle zu sichern. Die Therapiekontrolle findet jedoch im wesentlichen nach klinischer Beobachtung statt.

Die **Nebenwirkungen von Methadon** bestehen in Sedierung, Übelkeit, Erbrechen, Obstipation,

Mundtrockenheit, Miosis, Spasmen der glatten Muskulatur (Bronchien, Blase), arterieller Hypotonie, Bradykardie, Hyperhidrosis sowie sexuellen und menstruellen Funktionsstörungen, wobei viele dieser Symptome (Ausnahme: Miosis) nur bei Nichttoleranten beobachtet werden.

Bei **Alkoholkonsum** sollte Methadon erst nach dem Abklingen einer Alkoholintoxikation bzw. bei einer möglichst niedrigen Atem- oder Blutalkoholkonzentration (wenn möglich von 0‰) gegeben werden. Nebenkonsum und Rückfälle zeigen einen möglichen zusätzlichen Therapiebedarf an (z.B. in Form einer psychiatrischen Therapie oder Teilentgiftung).

Nebenkonsum von Benzodiazepinen oder Kokain ist in den ersten drei bis sechs Monaten tolerabel. Die Beendigung und den Ausschluß von der Therapie muß man individuell entscheiden und mögliche psychiatrische Störungen mit berücksichtigen (Risikoabwägung: Beikonsum versus Beendigung).

Ein **Ausschluß von der Substitutionstherapie** kann in folgenden Fällen erfolgen:

- wiederholte Rückfälle mit Opiaten oder Barbituraten und Nichtkontrollierbarkeit des Konsums
- Handel mit oder Verkauf von illegalen Drogen, Diebstahl von Methadon oder Rezepten
- tätliche und verbale Aggressionen gegen Mitpatienten oder Personal
- schwerwiegende Nebenwirkungen des Methadons (in diesen Fällen ist nach der 10. BtMÄndV unter bestimmten Bedingungen und in anders nicht behandelbaren Ausnahmefällen auch eine Substitution mit Codein oder Dihydrocodein möglich),
- Verweigerung der Teilnahme an psychotherapeutischen oder sozialen Maßnahmen trotz fachlicher Notwendigkeit.

In der ärztlichen Praxis kann die Frage des Ausschlusses aus der Substitutionsbehandlung besondere Entscheidungsprobleme mit sich bringen, vor allem wenn dieser Ausschluß ohne Realisierung einer Behandlungsalternative vollzogen wird. Werden z.B. Substitutionsmittel nicht bestimmungsgemäß verwendet oder besteht problematischer Beigebrauch, so stellt sich die Frage nach der Substitutionsbeendigung. Eine Fortführung der Substitution kann in diesen Fällen mit juristischen bzw. haftungsrechtlichen Konsequenzen für den behandelnden Arzt verbunden sein. Auf der anderen Seite kann der Ausschluß von einer Substitutionsbehandlung mit einem erhöhten Risiko für die Gesundheit bzw. das Leben eines Drogenabhängigen assoziiert sein. Gerade in solchen Fällen könnten therapeutische Netzwerke und Qualitätszirkel eine Unterstützung für den jeweiligen substituierenden Arzt darstellen und die Entscheidungsfindung auf eine breitere Basis stellen.

Eine **Beendigung der Therapie** auf Wunsch des Patienten selbst erfolgt im Rahmen einer allmählichen Reduktion über 1 bis 12 Monate. Dabei soll zusammen mit dem Patienten ein Behandlungsbzw. Dosierungsschema zusammengestellt werden. Bei Mißerfolg der Reduktion ist eine Wiederaufnahme der Substitution mit der ursprünglichen Erhaltungsdosis möglich. Beim Ausschluß aus der Substitutionsbehandlung sollte dem Patienten das Angebot einer stationären Therapie für den Opiatentzug gemacht werden. Falls er eine stationäre Behandlung ablehnt, soll er über lokale Hilfsmöglichkeiten aufgeklärt und die Dosis über ein bis zwei Wochen hinweg ausgeschlichen werden.

Bei der Methadonsubstitution empfehlen sich das Einholen einer Einverständniserklärung des Patienten bzw. der **Abschluß eines Behandlungsvertrags** sowie die Ausstellung eines **ärztlichen Attests über Substitution.** Patienten, die die Praxis des behandelnden Arztes zeitweilig oder auf Dauer wechseln, hat der behandelnde Arzt laut 10. BtMÄndV vor der Fortsetzung der Substitution auf einem Betäubungsmittelrezept eine Substitutionsbescheinigung auszustellen. Es besteht keine generelle Einschränkung der Fahrtauglichkeit. Diese ist im Einzelfall abzuklären. Im individuellen Fall kann eine neuropsychologische Untersuchung nach Absprache mit dem Patienten im Rahmen der Behandlung durchaus angezeigt erscheinen.

Behandlung mit Codein oder Dihydrocodein (DHC)

Die Behandlung Opiatabhängiger mit Codein oder Dihydrocodein (DHC) als Substitutionsmittel ist umstritten. Bevor Codein bzw. DHC mit Inkrafttreten der 10. BtMÄndV nur noch zur Substitution „in anders nicht behandelbaren Ausnahmefällen" zugelassen wurden, hatte die Substitution mit Codein bzw. DHC in etwa die gleiche Größenordnung erreicht wie die Substitution mit Methadon.

Ein wesentlicher Grund für die Behandlung mit Codein/Dihydrocodein lag darin, daß sie in der herkömmlichen Konzentration und Applikationsform nicht wie das Methadon/L-Polamidon® unter die Bestimmung des Betäubungsmittelgesetzes fielen und somit für Arzt und Patienten weniger restriktiv verschrieben werden konnten. Die bisherige Diskussion um das Für und Wider der Behandlung mit

Codein/DHC wurde geführt unter Bezugnahme auf pharmakologische Vorteile des Methadon/L-Polamidon® (wie z.B. die längere Halbwertszeit), das unterschiedliche Nebenwirkungsprofil, die bessere (ärztliche) Kontrolle bei der Methadon-/L-Polamidon®-Substitution sowie eine aus Bayern (jedoch nicht aus anderen Bundesländern) berichtete Häufung von Todesfällen durch dihydrocodeinhaltige Ersatzmittel.

Gesicherte empirische Daten liegen bisher im Vergleich zu der Substitutionstherapie mit Methadon kaum vor, was eine wissenschaftliche Beurteilung erschwert. Eine Ausnahme stellt eine kontrollierte Studie mit direktem Vergleich von 157 Patientenpaaren dar. Dabei wurden Codein-/DHC-substituierte Patienten aus den Praxen von vier niedergelassenen Ärzten aus großstädtischen Regionen in der BRD mit Hamburger (Levo-)Methadon-Patienten im Hinblick auf ihren körperlichen und psychischen Zustand, ihre soziale Situation sowie ihren Beikonsum miteinander verglichen. Diese Studie, in der die Ausgangsstichproben bezüglich Geschlecht, Behandlungsdauer und Alter parallelisiert worden waren, führte zu im großen und ganzen vergleichbaren Ergebnissen der Codein- und der Methadonsubstitution, wobei insbesondere im sozialen Bereich bei den Codein-Patienten günstigere Ausgangsbedingungen bestanden (WERTHEIM ET AL., 1996; KRAUSZ ET AL., 1995). Dies zeigt zum einen erneut die Relevanz empirischer Studien bei strittigen Behandlungsfragen; zum anderen könnten die unterschiedlichen Ausgangsbedingungen der beiden Stichproben auf mögliche (Selbst-)Selektionsprozesse verweisen, z.B. indem beruflich integrierte Patienten ihren Lebensalltag weniger einengende Behandlungsformen wählen.

Gegenüber Codein hat Dihydrocodein eine längere Wirkungsdauer der Einzeldosis von ca. fünf bis sechs Stunden, so daß die Patienten unter einer Behandlung ca. 4×/Tag das DHC, z.B. in Form von DHC-Saft oder DHC-Kapseln, zu sich nehmen müssen. Aufgrund der kurzen Wirkdauer klagen manche Patienten evtl. öfter über leichte Entzugserscheinungen (vor allem morgens), weitere Nebenwirkungen sind Völlegefühl, Obstipation sowie Pruritus.

Bei DHC kann zusätzlicher Heroingebrauch durch die Differenzierung der Opiate beim Drogenscreening im Urin erkannt werden, bei Codein nicht.

Behandlung mit partiellen Opiatagonisten

Die Behandlung von Opiatabhängigen mit partiellen Opiatagonisten wie z.B. Pentazocin (Fortral®), Buprenorphin (Temgesic®), oder Tilidin (Valoron®) ist umstritten, da diese Substanzen auch als Suchtmittel mißbraucht werden können. Ihr Einsatz als Analgetika ist bei methadonsubstituierten Patienten kontraindiziert, da sie bei diesen aufgrund ihrer opiatagonistischen Eigenschaften dosisabhängig eine Entzugssymptomatik hervorrufen können.

Der partielle μ-Rezeptor-Agonist **Buprenorphin**, klinisch als Analgetikum im Gebrauch, zeigte sich in einigen Studien mit Methadon vergleichbar, sowohl für die Entzugs- als auch für die Substitutionsbehandlung. In niedrigen Dosen führt Buprenorphin zu morphinartigen Effekten. Die relativ zu anderen Opiaten geringe Atemdepression bei höheren Dosen sowie das Ausbleiben von Entzugssymptomen über 48 bis 72 Stunden hinweg – ebenfalls bei höheren Dosen – läßt Buprenorphin als Alternative zur Substitutionsbehandlung mit Methadon erscheinen.

Behandlung mit Opiatantagonisten

Bei einer Behandlung mit dem kurz wirksamen Naloxon (i.v.) ist die Injektion von Opiaten wirkungslos, da die Rezeptoren besetzt sind. Auch das länger wirksame Naltrexon (per os) blockiert z.B. die Wirkung von Heroin für etwa 24 Stunden.

In der Regel kann eine Behandlung mit Opiatantagonisten bei abstinenzwilligen, kooperativen Patienten nach gesicherter Opiatentgiftung (7 bis 10 opiatfreie Tage) durchgeführt werden, wobei nach einem Vortest durch i.v. Injektion von Naloxon zur Überprüfung des abgeschlossenen Entzugs alle zwei Tage etwa 100 mg Naltrexon oral verabreicht werden.

> **Resümee**
> Die Substitutionstherapie mittels Opiatagonisten wird vor allem mit Methadon (bzw. mit L-Polamidon®) oder (in anders nicht behandelbaren Ausnahmefällen) mit (Dihydro-)Codein durchgeführt. Daneben finden – mit jeweils anderem Indikationsbereich – partielle Opiatagonisten (z.B. Buprenorphin) sowie nach abgeschlossener Entgiftung Opiatantagonisten (z.B. Naltrexon) Anwendung.

4.6.5 Nachsorge und weitere therapeutische Hilfen

Auch im Bereich der Nachsorge im Anschluß an vorangegangene Therapien ist eine begleitende Hilfe zur **psychosozialen Stabilisierung** sowie zur sozialen und beruflichen **Rehabilitation** von entscheidender Bedeutung, da, wie viele Studien zeigen, die meisten Rückfälle in den ersten Monaten nach Abschluß einer Therapie auftreten. Die Vorbereitung der Nachsorge bereits während der vorangehenden Therapie, der Aufbau sozialer Fertigkeiten, die Möglichkeit zu weiterführender und begleitender Beratung, die Einbindung in Selbsthilfegruppen, die rasche Verfügbarkeit und Annahme von Kriseninterventionen, die Einbindung naher Bezugspersonen und die Integration des drogenabhängigen Patienten in ein gemeindenahes therapeutisches Netzwerk mit verbindlicher Kooperation im Rahmen eines regionalen Versorgungskonzeptes sind wichtige Elemente für die weitere Stabilisierung.

Auch die Therapie von Begleiterkrankungen spielt in der Nachsorge eine wichtige Rolle. Chronische Infektionen (z.B. Hepatitis B/C, HIV), fortbestehende oder phasenhaft auftretende psychische Störungen sowie Persönlichkeitsstörungen können für die weitere Entwicklung und Prognose relevant sein und verdienen Beachtung.

Integrierte Konzepte, die sowohl psychosoziale als auch medikamentöse Behandlungsansätze auf interdisziplinärer Basis vereinen und eine Entscheidung für die jeweilige Behandlungsform indikationsgesteuert anhand überprüfbarer und dokumentierter Kriterien erlauben, sind derzeit noch rar und bedürfen dringend der Untermauerung durch empirische Daten. Auch die Integration suchtmedizinischer Inhalte in Fort- und Weiterbildung gehört zu solchen qualitätsverbessernden Maßnahmen.

Resümee
Die Nachsorge im Anschluß an vorangegangene Therapien sollte möglichst gemeindenah und im Rahmen eines therapeutischen Netzwerkes erfolgen.

5 Medikamentenabhängigkeit und Medikamentenmißbrauch

5.1 Terminologie

Die Arzneimittelkommission der Deutschen Ärzteschaft in Zusammenarbeit mit der Deutschen Hauptstelle gegen die Suchtgefahren veröffentlichte im Januar 1989 eine „Liste der Arzneimittel mit Abhängigkeitspotential" im Mitteilungsblatt der Ärzteschaft „Arzneiverordnungen" (Tab. 9-12).

Die ICD-10 sowie das DSM-IV enthalten eigene Kategorien jeweils für **Sedativa** oder **Hypnotika** (im DSM-IV zusätzlich mit **Anxiolytika**) wie für **Stimulanzien,** einschließlich Koffein, aber ausschließlich Kokain (ICD-10), bzw. Amphetamine und Koffein

Tabelle 9-12 Liste der Wirkstoffgruppen mit Abhängigkeitspotential.

- Amphetamine und ähnliche Stoffe
- Atropin und ähnliche Stoffe
- Barbitursäurederivate
- Benzodiazepine
- Ephedrin und ähnliche Stoffe
- Methadon und ähnliche Stoffe (Opioid)
- Opioide (Morphinderivate)
- Phenothiazine
- Säureamide
- Carbaminsäurederivate
- Pethidin (Opioid)
- Bromharnstoffderivate
- Fentanyle (Opioid)
- Kombinationen ohne Zuordnung

(zwei Kategorien im DSM-IV). Dabei werden spezifische diagnostische Kriterien zum Teil nur für „Intoxikation" mit bzw. „Entzug" von einer Substanz angegeben, während andere medikamentenbedingte Störungsbilder nach ihrem Hauptsymptom anderen diagnostischen Kategorien, z.B. medikamenteninduzierten psychotischen Störungen, zugeordnet werden. **Schmerzmittel** stellen keine eigenständige Kategorie in den gängigen Klassifikationssystemen dar. Aufgrund ihres hohen Anteils an (nicht rezeptpflichtigen) Selbstmedikationsmitteln werden diese nachfolgend mitbehandelt werden (Tab. 9-13).

In der klinischen Praxis spielt im Zusammenhang mit Medikamentenmißbrauch bzw. Medikamentenabhängigkeit die Kategorie der Sedativa, Hypnotika und Anxiolytika die wichtigste Rolle. Während der Begriff „Hypnotika" das Ziel der therapeutischen Anwendung, nämlich die Schlafinduktion, klar bezeichnet, ist der unpräzise Begriff der „Sedativa" seit den fünfziger Jahren dieses Jahrhunderts mit der Entwicklung spezifischer Tranquilizer in den Hintergrund getreten. Dabei versteht man unter Tranquilizer Substanzen, die spezifische anxiolytische, d.h. angst- und spannungslösende Eigenschaften auf psychischer bzw. vegetativer Ebene zeigen, die sich nicht oder nicht ausschließlich auf unspezifische sedierende Effekte reduzieren lassen. Ein weiterer Begriff, oft synonym zu „(Psycho-)Sedativa" oder „Tranquilizer" gebraucht, ist „Ataraktika".

Tabelle 9-13 Erweiterte Liste der Wirkstoffgruppen mit Abhängigkeitspotential (nach GLAESKE, 1995).

kleine Analgetika	Migränemittel
Acetylsalicylsäure	Ergotamin
Ibuprofen	Dihydroergotamin
Metamizol	
Paracetamol	
Propyphenazon	

> **Resümee**
> Unter den Medikamenten mit Mißbrauchs- oder Abhängigkeitspotential kommt den Sedativa, Hypnotika und Anxiolytika klinisch die größte Bedeutung zu.

5.2 Epidemiologie

Bei den Medikamenten kommen etwa fünf Prozent aller vielverordneten Arzneimittel mit einem eigenen Suchtpotential als verursachende Substanz in Betracht. Eine Hauptrolle spielen die **Benzodiazepin**-Derivate.

Beim Einsatz von Tranquilizern lassen sich verschiedene Subgruppen spezifizieren. So nehmen z.B. relativ viele psychiatrische Patienten Tranquilizer ein, wobei Mißbrauchs- oder Abhängigkeitsprobleme nur bei 0,4 bis 13% der aufgenommenen Patienten festgestellt wurden. Benzodiazepine werden häufig von Personen genommen, die auch von anderen Substanzen abhängig sind. Hierzu gehören vor allem Opioidabhängige, von denen 30 bis 90% zusätzlich Benzodiazepine einnehmen. Zu den Gruppen, die ein erhöhtes Mißbrauchsrisiko aufweisen, gehören alkoholabhängige Patienten. Der gleichzeitige Gebrauch von Benzodiazepinen läßt sich bei 12 bis 33% der zur Therapie aufgenommenen Patienten nachweisen, wobei Frauen höhere Raten aufweisen als Männer.

Wie eine deutsche Studie zur Verordnung von kleinen **Analgetika und Migränemitteln** zeigt, ist das Risiko, durch ärztliche Verordnung von Analgetika und Migränemitteln abhängig zu werden, sehr gering. Das Abhängigkeitspotential lag bei den kleinen Analgetika bei 0,2%, bei den ergotamin-/dihydroergotaminhaltigen Migränemitteln bei 1,8%.

Benzodiazepine, Analgetika und Barbiturate stehen auch bei **psychiatrischen Patienten** bei den in mißbräuchlicher oder abhängiger Weise eingenommenen Arzneimitteln an vorderster Stelle. Dies belegt eine Studie an drei deutschen psychiatrischen Universitätskliniken (AMÜP-Projekt), in deren Rahmen bei 1551 von 23545 Aufnahmen (6,6%) Mißbrauch oder Abhängigkeit von Arzneimitteln festgestellt wurde. Dabei standen die Benzodiazepine mit 78,1% der Nennungen an erster Stelle, gefolgt von Analgetika (nicht barbiturathaltig, nicht opiathaltig) mit 25,1% und den Barbituraten mit 20,5%. Alle anderen Substanzen lagen in ihrer Nennung jeweils unter 10%; Chlomethiazol bei 5,7%, Antidepressiva bei 0,5% und Neuroleptika bei 0,2%. Bei den Antidepressiva nahmen die betreffenden Patienten stets auch andere Substanzen in mißbräuchlicher oder abhängiger Weise ein. Primärer oder isolierter Mißbrauch von Antidepressiva wurde in keinem Fall beobachtet.

> **Resümee**
> Unter den Medikamenten mit Mißbrauchs- bzw. Abhängigkeitspotential spielen die Benzodiazepin-Derivate die Hauptrolle. Diese spielen häufig bei Mehrfachabhängigkeit, vor allem bei Opioidabhängigkeit, eine Rolle.

5.3 Symptomatik und Typisierung

5.3.1 Störungen durch Sedativa, Hypnotika, oder Anxiolytika

Neben den auch für diese Substanzen nachfolgend näher erläuterten Zeichen der Abhängigkeit sind besonders die Intoxikations- sowie Entzugssymptome zu beachten. Die **Intoxikation** mit Sedativa, Hypnotika oder Anxiolytika ist durch klinisch bedeutsames unangepaßtes Verhalten oder psychische Veränderungen gekennzeichnet. Hierzu gehören z.B. unangemessenes sexuelles oder aggressives Verhalten, Stimmungslabilität, geminderte Urteilsfähigkeit und beeinträchtigte soziale oder berufliche Funktionsfähigkeit. Nach DSM-IV können dabei eines oder mehrere der folgenden **Symptome** auftreten:

- undeutliche Sprache
- Koordinationsstörungen
- Gangunsicherheit
- Nystagmus
- Aufmerksamkeits- oder Gedächtnisstörungen
- Stupor oder Koma.

Obgleich je nach Substanz besonders bei leichten Intoxikationen Unterschiede im klinischen Bild auftreten können, sind die allgemeinen Intoxikationszeichen über die Substanzen hinweg sehr ähnlich, und es empfiehlt sich ein rasches Screening zur Identifikation der jeweiligen Substanz.

Benzodiazepine weisen trotz erheblicher quantitativer Unterschiede (Dosis in mg/kg beim Tier bzw. Tagesdosis beim Menschen) im wesentlichen ein sehr ähnliches pharmakologisches Wirkspektrum auf. Der größte Unterschied bei den Benzodiazepinen liegt in deren pharmakokinetischen Eigenschaften, wie z.B. Bioverfügbarkeit und Halbwertszeit, wobei das Alter der Konsumenten, deren Leberfunktion, die Galenik des Arzneimittels und andere Faktoren die Wirkung modulieren. So beträgt die Halbwertszeit von Midazolam 1–3 Stunden, von Triazolam 2–4 Stunden, von Lorazepam 10 bis 18 Stunden und von Diazepam 30–45 Stunden, wobei bei manchen Benzodiazepinen noch aktive Metaboliten mit längerer Halbwertszeit gebildet werden. Besonders bei Benzodiazepinen mit langer Halbwertszeit bzw. lang wirksamen Metaboliten kann es, vor allem bei älteren Menschen mit veränderter Metabolisierungsrate, durch Kumulation zu einem „hangover"-Effekt im Sinne einer relativen Überdosierung kommen. Dieser äußert sich in Benommenheit, Schwindel, herabgesetzter Vigilanz, Koordinationsstörungen und Ataxie. Zusammen mit der muskelrelaxierenden Wirkung von Benzodiazepinen ist hierbei die Gefahr von Stürzen und damit Frakturen besonders groß. Im Gegensatz zu den Barbituraten verfügen die Benzodiazepine über eine große therapeutische Breite. Das Verhältnis der letalen zur effektiven Dosis ist etwa 200:1 oder höher. Ausnahmen hiervon stellen Mischintoxikationen mit anderen Substanzen, z.B. mit Alkohol, dar. Hierbei können bereits relativ geringe Dosen zu lebensbedrohlichen Zuständen führen. Weitere unerwünschte Wirkungen der Benzodiazepine sind tagsüber auftretende Angstzustände (bei kurz wirksamen Hypnotika wie Triazolam) mnestische Beeinträchtigungen (ebenfalls besonders bei Triazolam) sowie, besonders bei hohen Dosen, psychoseähnliche Zustände, Verwirrtheitszustände sowie paradoxe Reaktionen.

Die Intoxikation mit **Barbituraten** ist bei relativ niedrigen Dosen ähnlich einer Alkoholintoxikation und ist gekennzeichnet durch Lethargie, Koordinationsstörungen und kognitive Beeinträchtigungen. Das Sprechtempo ist verlangsamt, Auffassungsfähigkeit und Urteilsvermögen sind vermindert. Des weiteren können eine Enthemmung mit aggressiven und sexuellen Impulsen und eine Überzeichnung bestehender Persönlichkeitszüge auftreten. Die Verlangsamung und Passivität bilden sich in der Regel innerhalb weniger Stunden zurück, während die kognitiven, affektiven und motorischen Störungen, in Abhängigkeit von der jeweiligen Substanz, 12 bis 24 Stunden bestehenbleiben können. Auch paranoide und suizidale Symptome können auftreten. Auf neurologischer Ebene finden sich Nystagmus, Diplopie, Strabismus, Ataxie, ein positiver Romberg-Versuch, Hypotonie und Reflexminderung. Relative Überdosierungen in Form von Kumulationseffekten und Hang-over-Effekten („Barbituratkater") treten bei regelmäßiger Einnahme von Barbituraten mit langer oder mit mittellanger Halbwertszeit auf. Die geringe therapeutische Breite der Barbiturate zeigt sich in einem Verhältnis der letalen zur effektiven Dosis von 3:1 bis 30:1. Es kommt rasch zu akzidentiellen Überdosierungen mit Atemdepression. Aufgrund der geringen therapeutischen Breite ist auch die Letalität bei suizidalen Handlungen oder bei versehentlicher Einnahme (vor allem bei Kindern) hoch. Bereits die Einnahme von 1 g Pentobarbital, 1,5 g Amobarbital bzw. Phenobarbital oder 2 g Barbital bzw. Cyclobarbital kann tödlich wirken. Die mittlere letale Dosis beträgt bei Pentobarbital und Amobarbital 2–3 g, bei Phenobarbital 6–10 g. Des weiteren ist die wirkungsverstärkende Interaktion von Barbituraten mit anderen psychotropen Pharmaka zu beachten.

Der **Entzug von Sedativa, Hypnotika oder Anxiolytika** zeigt sich nach DSM-IV innerhalb von Stunden bis wenigen Tagen nach Absetzung oder Reduktion der betreffenden Substanz durch zwei oder mehrere der folgenden **Symptome:**

- Hyperaktivität des vegetativen Nervensystems (z.B. Schwitzen oder Pulsbeschleunigung mit mehr als 100 Schlägen/min),
- starker Tremor der Hände,
- Schlaflosigkeit,
- Übelkeit oder Erbrechen,
- flüchtige optische, taktile oder akustische Halluzinationen oder Illusionen,
- psychomotorische Erregung,
- Ängste,
- Grand-mal-Krampfanfälle.

In der Regel führen diese Symptome zu einer klinisch bedeutsamen Beeinträchtigung in wichtigen Lebensbereichen. Auch hier können u.U. **Wahrnehmungsstörungen** mit intakter Realitätsprüfung auftreten.

Bei den **Benzodiazepinen** zeigt sich der **Entzug** durch leichtere Symptome wie z.B. Angst, Schlaflosigkeit und Alpträume bzw. auf vegetativer Ebene durch Tremor, Tachykardie und Schwitzen. Es kann aber auch zu stark ausgeprägten Symptomen wie generalisierten Krampfanfällen, psychotischen Zuständen, Fieber und Tod kommen. Zu den spezifischen Syndromen werden sensorische Perzeptionsstörungen mit Realitätserhalt (z.B. Liftgefühl) oder Fahrigkeit und Zerstreutheit, aber auch Depersonalisations- bzw. Derealisationsphänomene gerechnet. Zu den häufigsten Symptomen (in etwa der Hälfte oder mehr der Fälle) gehören Schlafstörungen und affektive Störungen wie Angst und Dysphorie sowie Myalgien bzw. Muskelzucken. Weitere häufige Zeichen (zwischen 20 und 40% der Fälle) sind Tremor bzw. Zittern, Kopfschmerzen, gastrointestinale Symptome (Übelkeit, Erbrechen, Appetitstörung, Gewichtsverlust), Schwitzen, verschwommenes Sehen und Perzeptionsstörungen (Überempfindlichkeit gegen Geräusche oder Licht).

Von den Entzugssymptomen sind die sogenannten **Rebound**phänomene zu unterscheiden. Hierunter versteht man kompensatorische Gegenregulationsmechanismen nach Absetzen einer Substanz, die zu einem verstärkten Wiederauftreten der ursprünglichen Symptomatik führen und je nach Wirkdauer der Substanz innerhalb weniger Tage abklingen. Sie sind besonders häufig bei kurz wirksamen Benzodiazepinen wie z.B. Triazolam. Für die Praxis besonders relevant ist dabei das Auftreten der Rebound-Insomnie.

Der **Entzug** von **Barbituraten** führt bei abruptem Absetzen zu Übererregbarkeit, innerer Unruhe, Angst, Tremor und Schwächegefühl bis hin zu Krämpfen und organisch bedingten Psychosen. Die Stärke der Symptome ebenso wie das Auftreten von paroxysmalen EEG-Veränderungen ist abhängig von der Dosis und Dauer der Barbiturateinnahme. Bei hohen Dosen können bis zu zwei Drittel der Patienten zwischen dem dritten und achten Tag ein Delir entwickeln, das nur schwer behandelbar ist und dem Desorientierung, visuelle Halluzinationen und Alpträume vorangehen können. Die Entzugssymptome treten meist innerhalb von 24 Stunden auf, mit einem Maximum nach 2–3 Tagen und einer Gesamtdauer zwischen 3 und 14 Tagen.

Die Kriterien für **Abhängigkeit** treffen auch für die Substanzklasse der Sedativa, Hypnotika und Anxiolytika zu, obwohl die Anwendung der Definitionen von ICD-10 bzw. DSM-IV für manche Unterklassen, z.B. die Benzodiazepine, problematisch erscheint. Hier sind z.B. schwerwiegende soziale Folgen relativ selten. Es können auch bei konstant niedrigen Dosen Entzugserscheinungen auftreten (sog. Niedrigdosisabhängigkeit, engl. „low-dose dependency"). Die symptomatologischen Abgrenzungen dieser Entzugserscheinungen von der Ursprungssymptomatik, die zur Indikationsstellung Anlaß gab, sind oft schwierig, und in der therapeutischen Praxis bestehen häufig fließende Übergänge zwischen therapeutischer und mißbräuchlicher Langzeiteinnahme. Außerdem können auch hier, wie bei anderen Substanzen mit Abhängigkeitspotenz, Übergänge von einem gelegentlichen Mißbrauchsmuster (vor allem bei jüngeren Menschen zum Erzielen bestimmter, z.B. euphorischer Effekte) hin zu einem gehäuften bzw. kontinuierlichen Mißbrauchsmuster auftreten, z.B. bei älteren Menschen, die diese Substanzen zur Linderung chronischer Störungen wie Schlaflosigkeit oder Angst einnehmen. Ausgeprägte und oft rasch einsetzende Abhängigkeitsentwicklungen sind vor allem bei der intravenösen Zufuhr dieser Substanzen festzustellen, z.B. bei Abhängigen von Drogen anderer Substanzklassen.

Die **Benzodiazepinabhängigkeit** kann sich, je nach der entsprechenden Substanz, innerhalb weniger Wochen ausbilden. Das Auftreten von Entzugssymptomen korreliert oft mit der Stärke des Medikaments, der Dosis und der Einnahmedauer. Lorazepam und Alprazolam, aber auch Diazepam, verfügen aus klinischer Sicht über ein relativ hohes Abhängigkeitspotential. Benzodiazepinen mit einer raschen Anflutung und einer hohen Potenz wird oft ein relativ höheres Abhängigkeitspotential zugeschrieben, wobei zusätzliche Risikofaktoren wie hohe Einnahmedosis, langer Einnahmezeitraum, vorbestehende affektive Störungen (Angst, Depression), geringe Schulbildung, aber auch chronische körperliche Krankheiten oder chronische Schlafstörungen zu beachten sind. Kurz wirksame Benzodiazepine führen gegenüber länger wirksamen Benzodiazepinen zu einer relativ rascheren Toleranzentwicklung.

Gegenüber der oben angeführten „low-dose dependency", die sich gehäuft bei Insomniepatienten nachweisen läßt, findet sich die „high-dose dependency" häufig als sekundäres Phänomen bei Alkohol- oder Drogenabhängigkeit. So wird z.B. Flunitrazepam bevorzugt von Opiatabhängigen verwendet und dabei häufig in aufgelöster Form intravenös injiziert. Seit dem 1. Februar 1998 darf Flunitrazepam in der bisherigen Dosis von 1-mg-Tabletten zwar weiter auf Normalrezept verschrieben werden, bei Verschreibungen an betäubungsmittelabhängige Personen jedoch gelten die Vorschriften über das Verschreiben und die Abgabe von Betäubungsmitteln (d.h. die Verschreibung auf Betäubungsmittelrezept).

Die **Abhängigkeit von Barbituraten** kann sich nach täglichen Dosen von 400 mg Pentobarbital über drei Monate zeigen und zu den beschriebenen Entzugserscheinungen führen. Die rasche Toleranzentwicklung und Dosissteigerungen bis zum Faktor 10–15 implizieren ein erhöhtes Intoxikationsrisiko.

Andere, z. T. ältere Sedativa oder Anxiolytika wie Meprobamat, Chloralhydrat oder Methaqualon spielen heutzutage kaum eine Rolle bei psychiatrisch relevanten medikamentös bedingten Störungen.

5.3.2 Störungen durch Schmerzmittel

Mißbrauch und Abhängigkeit von nicht-narkotischen Analgetika und Sedativa bleiben oft unentdeckt. Gefährdet sind insbesondere Patienten, die Analgetika aufgrund chronischer Schmerzen und multipler psychosomatischer Syndrome dauerhaft einnehmen. Viele dieser Patienten nehmen Kombinationspräparate ein, die Barbiturate, Benzodiazepine, Koffein, Salizylate, Pyrazolonderivate oder Kodein und Propoxyphen enthalten. Während viele Schmerzmittel mißbräuchlich eingenommen werden können, beschränken sich die Schmerzmittel mit Abhängigkeitspotential auf solche mit entsprechenden Wirkstoffen wie Opiaten, Barbituraten, Benzodiazepinen und Koffein, während Salizylsäurederivate oder Antirheumatika praktisch kein Abhängigkeitspotential aufweisen.

Die Symptomatik ist aufgrund der Verschiedenartigkeit der Wirkstoffe sowie deren Kombinationsmöglichkeiten in Mischpräparaten unter Berücksichtigung der jeweiligen Grundkrankheit vielfältig und oft unspezifisch. Sie reicht von chronischen Schmerzen, unspezifischen neurologischen Symptomen wie Schwindel, Dysarthrie, Gangunsicherheit usw. bis hin zu affektiven Störungen, Schlafstörungen, Leistungseinbußen und, je nach Wirkstoffen, Entzugssymptomen. Bei analgetischen Mischpräparaten treten dabei gehäuft rheumatoider Gliederschmerz, feinschlägiger Tremor und ängstlich-depressive Verstimmtheit auf. Bei Präparaten mit Koffein kann es nach Abbruch der Behandlung zum Koffein-Entzugskopfschmerz kommen, der zur erneuten Einnahme von Schmerzmitteln führen kann.

> **Resümee**
> Sedativa, Hypnotika oder Anxiolytika haben eine unterschiedlich große therapeutische Breite (gering bei Barbituraten, relativ groß bei Benzodiazepinen). Sie führen bei Überdosierung zu neurologischen Störungen, im Entzug zu vegetativen Aktivierungszuständen bis hin zu Grand-mal-Anfällen sowie teilweise zu Reboundphänomenen mit verstärktem Wiederauftreten der ursprünglichen Symptomatik. Mißbrauch und Abhängigkeit von Schmerzmitteln ist bei (Kombinations-) Präparaten, die Opiate, Barbiturate, Benzodiazepine oder Koffein enthalten, möglich und bleibt oft unentdeckt.

5.4 Ätiologie und Pathogenese

Benzodiazepine, Barbiturate und barbituratähnliche Substanzen wirken primär auf neuronale Synapsen, die den Neurotransmitter **Gammaaminobuttersäure (GABA)** enthalten. GABA ist die quantitativ bedeutendste hemmende Transmittersubstanz im Säugergehirn. GABA-Rezeptoren können in verschiedene Untertypen eingeteilt werden, wobei der sog. GABA$_A$-Rezeptor als integralen Bestandteil eine spezifische, hochaffine Bindungsstelle für Benzodiazepine, den sog. zentralen Benzodiazepinrezeptor, enthält. Über diese zentralen Benzodiazepinrezeptoren entfalten die Benzodiazepine überwiegend ihre pharmakologischen und klinisch relevanten Wirkungen. GABA$_A$-Rezeptoren gehören zur Klasse der rezeptorgekoppelten Ionenkanäle. Dabei führt GABA durch Öffnung des Chloridionenkanals zu einem Chloridioneneinstrom in die Zelle. Benzodiazepine erhöhen nun die Frequenz dieser durch GABA induzierten Öffnung des Chloridionenkanals und verstärken somit die GABAerge Transmission. Inzwischen kennt man eine Reihe verschiedener Substanzen, die am Benzodiazepinrezeptor je nach ihrer intrinsischen Aktivität agonistisch oder antagonistisch wirken.

Barbiturate wirken ebenfalls – über die sogenannte Barbituratbindungsstelle – am GABA$_A$-Rezeptor, indem sie zu einer Verlängerung der GABAerg induzierten Öffnung des Chloridionenkanals führen. Die stärkere Toxizität der Barbiturate im Vergleich mit den Benzodiazepinen liegt möglicherweise darin begründet, daß Barbiturate – im Gegensatz zu den Benzodiazepinen – auch in Abwesenheit einer GABAergen Transmission GABA$_A$-Rezeptoren aktivieren können. Des weiteren werden ein Einfluß der Barbiturate auf Kalziumkanäle, eine membranstabilisierende Wirkung sowie Interaktionen mit dem cholinergen und serotonergen System diskutiert.

Auf der physiologischen oder Verhaltensebene beobachtbare Phänomene wie Toleranzentwicklung, Entzugssymptome oder unterschiedliche Reaktionsbereitschaften bei Gabe der verschiedenen Substanzen lassen sich auf dieser molekularbiologischen Ebene beschreiben und tragen zum Verständnis der substantiellen Verankerung von Abhängigkeitsmerkmalen bei.

Neben der molekularbiologischen Ebene zeigen klassische neuro- und verhaltenspharmakologische Modelle im Tierexperiment (Selbstverabreichungsstudien, Konditionierung experimenteller Konflikte, substanzbedingte Veränderungen des Spontanverhaltens etc.), daß Benzodiazepine verhaltenskontrollierende Verstärkereigenschaften (im lernpsychologischen Sinn) aufweisen, die jedoch – im Vergleich mit denen bei illegalen Drogen oder bei Barbituraten – eher gering ausgeprägt sind.

Die weder opiat- noch barbiturathaltigen Analgetika umfassen ein breites Spektrum von Substanzen, die z.T. auch unter anderen Indikationen eingesetzt werden (z.B. Antidepressiva). Gemeinsam ist ihnen trotz im einzelnen oft unterschiedlicher Wirkmechanismen, daß sie das nozizeptive System beeinflussen. Periphere Analgetika wie Acetylsalicylsäure und Pyrazolonderivate (z.B. Metamizol, Propyphenazon) modulieren beispielsweise über eine Hemmung der Prostaglandinsynthese die Empfindlichkeit von Nozizeptoren. Auch zusätzliche zentrale Wirkungen bei ansonsten primär peripher wirksamen Substanzen werden diskutiert.

Resümee
Benzodiazepine und Barbiturate wirken über das GABA$_A$-erge System. Sie haben relativ schwache verhaltenskontrollierende Verstärkereigenschaften.

5.5 Therapie und Prävention der Medikamentenabhängigkeit

Der Arzt kann wesentlich zur **Prävention** der Medikamentenabhängigkeit beitragen, indem er psychotrop wirksame Substanzen mit Suchtpotential (insbesondere Benzodiazepine) zurückhaltend verschreibt und die bereits 1975 vom Weltärztetag formulierten Voraussetzungen sowie weitere praktische Vorsichtsregeln für eine Verschreibung dieser Substanzen einhält (Tab. 9-14).

Bei der **Behandlung** medikamentenabhängiger Patienten kommt dem niedergelassenen Arzt große Bedeutung bei der rechtzeitigen Erkennung und Motivationsförderung sowie der Nachbetreuung zu. Die spezifische Entzugsbehandlung sollte dagegen in aller Regel stationär erfolgen, da vor allem bei Polytoxikomanie lebensbedrohliche Komplikationen auftreten können. Bei der Entwöhnungsbehandlung sollte unter Berücksichtigung möglicher Begleiterkrankungen und der sozialen Situation des Patienten entschieden werden, inwieweit eine ambulante, stationäre oder kombinierte (stationäre und ambulante) Therapie angezeigt ist.

Benzodiazepine sollten bei supratherapeutischen Dosen zu Beginn einer Entzugsbehandlung um 30% der gewohnten Dosis reduziert werden und dann, falls keine stärkeren Entzugssymptome oder Komplikationen auftreten, jeweils nach wenigen Tagen um jeweils 10–25% weiter reduziert werden, wobei am Ende ein langsameres Ausschleichen der Medikation angemessen sein kann. Bei therapeutischen Dosen kann der Entzug anfänglich mit einer Dosisreduktion von 10–15% beginnen und dann ebenfalls gestuft durchgeführt werden. Besonderes Augenmerk ist dabei dem Auftreten von Angstsymptomen zu widmen.

Die genannten Regeln können nur einen Anhalt für die Behandlung Benzodiazepinabhängiger geben. Allgemein kann – in Abhängigkeit von der jeweiligen Substanz – bereits ab einer zweiwöchigen Einnahme von Benzodiazepinen mit der Notwendigkeit der gestuften Entgiftung gerechnet werden. Bei lange, z.B. Monate oder Jahre, bestehendem Benzodiazepingebrauch können unter Umständen wesentlich längere Entgiftungszeiten erforderlich sein. Das ist vor allem dann der Fall, wenn starke Angstzustände im Entgiftungsverlauf auftreten, die zusätzliche Maßnahmen, z.B. verhaltenstherapeutische Interventionen oder die Gabe weiterer Medi-

Tabelle 9-14 Voraussetzungen und Regeln für die Verschreibung psychotroper Substanzen.

- exakte Diagnostik und Sicherung der Indikation (sowie regelmäßige Überprüfung der Indikation für die Weiterverschreibung)
- Aufklärung (v.a. auch über das Mißbrauchs- und Abhängigkeitspotential)
- sorgfältige Auswahl der Mittel unter Berücksichtigung möglicher Gefahren des Mißbrauchs (v.a. auch bei Suizidalität)
- Beachtung psychotroper Stoffe in Mischpräparaten
- Erkennung der Disposition zum Mißbrauch (Risikogruppen)
- Vorsicht vor Verschreibung auf Wunsch bzw. auf Druck des Patienten
- kontrollierte Verschreibung (keine Blanko-Rezepte!) und ausreichend persönliche Kontakte im Behandlungsverlauf
- Verschreibung bevorzugt kleiner Packungen

kamente, erforderlich machen. Die Gabe von Carbamazepin kann bei Abhängigkeit von hohen Benzodiazepindosen höhere tägliche Dosisreduktionen erlauben. Auch sind Studien mit abruptem Benzodiazepinentzug unter Carbamazepinmedikation bekannt. Weitere medikamentöse Strategien bei der Behandlung des Benzodiazepinentzugs sind der Einsatz von Betablockern, Clonidin sowie von (sedierenden) Antidepressiva.

Bei gleichzeitiger Abhängigkeit von Benzodiazepinen und Alkohol ist mit einem veränderten zeitlichen Ablauf und einer Verstärkung der Benzodiazepin-Entzugssymptome zu rechnen. Im allgemeinen reicht die Gabe von Benzodiazepinen nach den obengenannten Prinzipien aus, jedoch kann in Extremfällen die Gabe von Barbituraten erforderlich sein. Bei gleichzeitiger Abhängigkeit von Benzodiazepinen und Opioiden ist es im allgemeinen empfehlenswert, die Benzodiazepine zu entziehen und den Patienten über eine Substitutionsbehandlung mit Methadon oder mit einem anderen oralen Opioid zu stabilisieren. Nach Beendigung des Benzodiazepinentzugs kann anschließend der Opioidentzug durchgeführt werden. Bei Abhängigkeit von jeweils geringen Dosen beider Substanzen kann auch ein simultaner Entzug erwogen werden.

Im Fall einer Kokainabhängigkeit werden Benzodiazepine oft eingesetzt, um auftretende Angstzustände zu vermindern. Soweit Benzodiazepine nur intermittierend hierfür eingenommen werden, ist eine Entgiftung in der Regel nicht erforderlich. Ansonsten ist bei Kokainabhängigkeit und gleichzeitiger Benzodiazepinabhängigkeit mit einem veränderten klinischen Bild der Entzugssymptomatik zu rechnen und die vitalen Zeichen wie Puls, Blutdruck etc. sollten sorgfältig überwacht werden.

Psychologische Interventionen beim Entzug von Benzodiazepinen wurden relativ selten untersucht. Bei Patienten mit generalisierten Angststörungen sind Entspannungsverfahren in der Regel wenig hilfreich. Kognitiv-verhaltenstherapeutische Ansätze, z.B. im Sinne einer kognitiven Restrukturierung, sollen den Patienten ein Gefühl der Kontrolle über Entzugssymptome bzw. auftretende Ängste vermitteln. Sie berücksichtigen die Erfahrung, daß Placebosubstitution zu weniger starken Entzugssymptomen führt und so die Bedeutung moderierender Variablen aufzeigt. Insgesamt geben Langzeitstudien zur Behandlung der Benzodiazepinabhängigkeit mit Abstinenzquoten von über 70% nach 2,7 bis 5 Jahren zu der Hoffnung Anlaß, daß eine erfolgreiche Therapie bei vielen Patienten erreicht werden kann, auch wenn gelegentliche Rückfälle mit der Notwendigkeit einer erneuten Behandlung vorkommen.

Beim **Entzug von Barbituraten** ist wie generell bei Sedativa und Hypnotika ein abruptes Absetzen zu vermeiden, da es hierdurch zu ernsthaften medizinischen Komplikationen bis hin zum Tod kommen kann. Beim allmählichen und gestuften Entzug ist ein langwirksames Barbiturat wie z.B. Phenobarbital zu bevorzugen. Das Dosierungsschema muß dabei individuell festgelegt werden. Man kann z.B. wie folgt vorgehen: In einer ersten Phase zur Stabilisierung können umgerechnet je 30 mg Phenobarbital substituiert werden für je 100 mg Amobarbital (oder andere entsprechende Barbiturate) an bisheriger Einnahmedosis. Treten Zeichen der Überdosierung auf (z.B. anhaltender Nystagmus, Ataxie, undeutliche Sprache), so muß die Dosis ein- oder mehrmals ausgesetzt bzw. neu berechnet werden. Insgesamt sollten dabei pro Tag nicht mehr als 500 mg Phenobarbital gegeben werden. Nach einer zweitägigen Phase auf diesem initialen Dosisniveau kann Phenobarbital um 30 mg pro Tag reduziert werden, sofern nicht der Patient Intoxikations- oder aber Entzugszeichen entwickelt. Falls Intoxikationszeichen auftreten, kann die Tagesdosis um die Hälfte reduziert und danach in 30-mg-Schritten pro Tag weiter reduziert werden. Bei Auftreten von Entzugserscheinungen dagegen kann die Tagesdosis (z.B. um die Hälfte) angehoben und von dieser Dosis dann wieder allmählich entzogen werden.

Analgetika sollten aus suchtpräventiven Gründen möglichst als Monosubstanzen verschrieben werden. Bei opiathaltigen Substanzen (z.B. Mischungen mit Codein) ist besondere Vorsicht geboten, vor allem wenn diese im Rahmen einer Polytoxikomanie eingenommen werden. Bei entsprechender Indikation (z.B. bei tumorbedingter starker Schmerzsymptomatik) und in der Hand schmerztherapeutisch erfahrener Ärzte sollten opiathaltige Schmerzmittel allerdings durchaus Anwendung finden. Bei bestehender Mißbrauchs- oder Abhängigkeitsproblematik von Analgetika muß im Einzelfall und unter Berücksichtigung einer bestehenden Schmerzsymptomatik entschieden werden, inwieweit diese Analgetika reduziert oder durch weniger mißbräuchlich verwendete Mittel (z.B. Antidepressiva) ersetzt werden bzw. inwieweit andere, auch nicht-medikamentöse schmerztherapeutische Strategien angewendet werden können. Oft ist dabei eine enge konsiliarische bzw. interdisziplinäre Abstimmung, z.B. im Rahmen einer Schmerzambulanz oder in einem entsprechenden Behandlungszentrum, erforderlich.

Resümee

Eine zurückhaltende Verschreibung von Substanzen mit Suchtpotential trägt wesentlich zur Prävention der Medikamentenabhängigkeit bei. Benzodiazepine werden vorsichtig und schrittweise unter Berücksichtigung der klinischen Symptomatik entzogen. Barbiturate können stufenweise unter Einsatz von z. B. Phenobarbital entzogen werden. Beim Entzug von Analgetika richtet sich die Entzugsbehandlung nach den jeweiligen Inhaltsstoffen (häufig Kombinationspräparate).

Literatur

1 Allgemeine Vorbemerkungen für alle Störungen durch psychotrope Substanzen

American Psychiatric Association: Diagnostic and Statistical Manual of Mental Disorders, 4th ed. American Psychiatric Association, Washington (D.C.) 1994.

Blum, K., E. P. Noble, P. J. Sheridan, A. Montgomery, T. Ritchie, P. Jagadeeswaran, H. Nogami, A. H. Briggs, J. B. Cohn: Allelic association of human dopamine D2 receptor gene in alcoholism. J. Amer. med. Ass. 263 (1990) 2055–2060.

Dilling, H., W. Mombour, M. H. Schmidt (Hrsg.): Internationale Klassifikation psychiatrischer Störungen, 9. korr. Aufl. Huber, Bern–Göttingen–Toronto 1993.

Kalant, H.: Current state of knowledge about the mechanisms of alcohol tolerance. Add. Biol. 1 (1996) 133–141.

Längle, G., K. Mann, G. Buchkremer (Hrsg.): „Sucht". Die Lebenswelten Abhängiger. Attempto, Tübingen 1996.

Mann, K.: Alkohol und Gehirn – Über strukturelle und funktionelle Veränderungen nach erfolgreicher Therapie. Springer, Berlin–Heidelberg–New York 1992.

Schlüter-Dupont, L.: Alkoholismus-Therapie. Pathogenetische, psychodynamische, klinische und therapeutische Grundlagen. Schattauer, Stuttgart–New York 1990.

Zimberg, S.: Principles of alcoholism psychotherapy. In: Zimberg, S., J. Wallace, S. B. Blume (eds.): Practical Approaches to Alcoholism Psychotherapy. 2nd ed., pp. 3–22. Plenum Press, New York 1985.

2 Alkoholbedingte Störungen

Arend, H.: Alkoholismus – Ambulante Therapie und Rückfallprophylaxe. Beltz Psychologie Verlags Union, Weinheim 1994.

Beck, A. T., F. D. Wright, C. F. Newman, B. S. Liese: Cognitive Therapy of Substance Abuse. Guilford Press, New York–London 1993. (Dt. Ausg.: Lindenmeyer, J. (Hrsg.): Kognitive Therapie der Sucht. Beltz Psychologie Verlags Union, Weinheim 1997.)

Cloninger, C. R.: Neurogenetic adaptive mechanisms in alcoholism. Science 236 (1987) 410–416.

Donovan, D. M., G. A. Marlatt: Assessment of Addictive Behaviors. Guilford Press, London–New York 1985.

Edwards, G.: Arbeit mit Alkoholkranken. Ein Leitfaden für die helfenden Berufe. Beltz Psychologie Verlags Union, Weinheim 1986.

Feuerlein, W., C. Ringer, H. Küfner, K. Antons: Diagnose des Alkoholismus: Der Münchner Alkoholismustest (MALT). Münch. med. Wschr. 119 (1977) 1275.

Grawe, K.: Grundriß einer Allgemeinen Psychotherapie. Psychotherapeut 40 (1995) 130–145.

Haffner, H. T., I. S. Becker, K. Mann: Zur Sensitivität klinisch-chemischer Marker des Alkoholismus nach kurzfristiger anlaßbezogener Alkoholkarenz. Blutalkohol 26 (1989) 114–129.

Heil, T., D. Martnes, K. Eyrich: Das Alkoholentzugssyndrom in der postoperativen Phase – Therapie oder Prophylaxe? Langenbecks Arch. Chir. (Suppl. II) (1990) 1137.

Institute of Medicine: Broadening the Base of Treatment for Alcohol Problems. National Academy Press, Washington (D.C.) 1990.

Jellinek, E. M.: Alcoholism: A genus and some of its species. Canad. med. Ass. J. 83 (1960) 1341–1345.

Küfner, H., W. Feuerlein, T. Flohrschütz: Die stationäre Behandlung von Alkoholabhängigen: Merkmale von Patienten und Behandlungseinrichtungen, katamnestische Ergebnisse. Suchtgefahren 32 (1986) 1–86.

Lishman, W. A.: Alcohol and the brain. Brit. J. Psychiat. 156 (1990) 635–644.

Littleton, J. M., C. Brennan, O. Bouchenafa: The role of calcium flux in the central nervous system actions of ethanol. Ann. N. Y. Acad. Sci. 625 (1991) 388–394.

Mann, K.: Alkohol und Gehirn – Über strukturelle und funktionelle Veränderungen nach erfolgreicher Therapie. Springer, Berlin–Heidelberg–New York 1992.

Mann, K., S. Chabac, P. Lehert, A. Potgieter, H. Sass: Acamprosate Improves Treatment Outcome in Alcoholics: A Poole Analysis of 11 Randomized Placebo Controlled Trials in 3338 Patients. Amer. College of Neuropsychopharmocology 1995 Annual Meeting (abstract). Puerto Rico, USA 1995.

Mann, K., F. Stetter, A. Günthner, G. Buchkremer: Qualitätsverbesserung in der Entzugsbehandlung von Alkoholabhängigen. Dtsch. Ärztebl. 92 (1995) 2217–2221.

Mann, K., U. Widmann: Zur Neurobiologie der Alkoholabhängigkeit: Neuropathologie und CT/NMR-Befunde. Fortschr. Neurol. Psychiat. 63 (1995) 238–247.

Miller, W. R., S. Rollnick: Motivational Interviewing. Preparing People to Change Addictive Behavior. Guilford Press, London–New York 1991.

Moore, R. D., L. R. Bone, G. Geller, J. A. Mamon, E. J. Stokes, D. M. Levine: Prevalence, detection, and treatment of alcoholism in hospitalized patients. J. Amer. med. Ass. 261 (1989) 403–407.

O'Malley, S. S., A. J. Jaffe, G. Chang, R. S. Schottenfeld, R. E. Meyer, B. Rounsaville: Naltrexone and coping

skills therapy for alcohol dependence. A controlled study. Arch. gen. Psychiat. 49 (1992) 881–887.
Petry, J.: Alkoholismustherapie. Gruppentherapeutische Motivierungsstrategien. Beltz Psychologie Verlags Union, Weinheim 1993.
Project Match Research Group: Matching alcoholism treatments to client heterogeneity: Project MATCH posttreatment drinking outcomes. J. Stud. Alcohol 58 (1997) 7–29.
Schuckit, M. A., V. Hesselbrock: Alcohol dependency and anxiety disorders: What is the relationship? Amer. J. Psychiat. 15 (1994) 1723–1734.
Soyka, M.: Alkoholismus. Eine Krankheit und ihre Therapie. Wiss. Verlagsgesellschaft mbH, Stuttgart 1997.
Spies, C. D., N. Dubisz, W. Funk, S. Blum, C. Müller, H. Rommelspacher, G. Brummer, M. Specht, L. Hannemann, H. W. Striebel, W. Schaffartzik: Prophylaxis of alcohol withdrawal syndrome in alcohol-dependent patients admitted to the intensive care unit after tumour resection. Brit. J. Anaesth. 75 (1995) 734–739.
Stetter, F., K. Mann: Zum Krankheitsverlauf Alkoholabhängiger nach einer stationären Entgiftungs- und Motivationsbehandlung. Nervenarzt 68 (1997) 574–581.
Süß, H. M.: Zur Wirksamkeit der Therapie bei Alkoholabhängigen: Ergebnisse einer Meta-Analyse. Psychol. Rundschau 46 (1995) 248–266.
Veltrup, C.: Stationäre Motivationstherapie. Therapiewoche 43 (1993) 1424–1425.
Volpicelli, J. R., A. I. Altermann, M. Hayashida, C. P. O'Brien: Naltrexone in the treatment of alcohol dependence. Arch. gen. Psychiat. 49 (1992) 876–880.
Wetterling, T., C. Veltrup: Diagnostik und Therapie von Alkoholproblemen. Ein Leitfaden. Springer, Berlin–Heidelberg–New York 1997.

3 Nikotinbedingte Störungen (Tabakabhängigkeit)

Batra, A.: Tabakabhängigkeit und moderne Raucherentwöhnungsmethoden. In: Mann, K., G. Buchkremer (Hrsg.): Sucht. Grundlagen, Diagnostik, Therapie, S. 323–331. Fischer, Stuttgart–Jena–New York 1996.
Batra, A.: Tabak: Neue Befunde zu Gefährdungspotentialen. In: Deutsche Hauptstelle gegen die Suchtgefahren (Hrsg.): Jahrbuch Sucht 1996, S. 84–93. Neuland-Verlagsgesellschaft, Geesthacht 1995.
Batra, A., G. Buchkremer: Tobacco addiction and nonpharmacological approaches to smoking cessation. Int. J. Smoking Cess. 1 (1992) 38–43.
Opitz, K.: Tabakabhängigkeit und Grundlagen der Nicotinsubstitution. In: Mann, K., G Buchkremer (Hrsg.): Suchtforschung und Suchttherapie in Deutschland, S. 106–108. SUCHT - Sonderband, Geesthacht 1995.
Statistisches Bundesamt (Hrsg.): Mikrozensus Mai 1995. Fragen zu den Rauchgewohnheiten 1995. Gesundheitswesen, Fachserie 12, Reihe S. 3, Fragen zur Gesundheit. Metzler-Poeschel, Stuttgart 1995.
Sutherland, G., M. A. Russel, I. Stapleton, C. Feyerabend, O. Ferno: Nasal nicotine spray: A rapid nicotine delivery system. Psychopharmacology 108 (1992) 512–518.
US-Department of Health and Human Services: Report: The Health Consequences of Smoking: Nicotine Addiction 1999. Centers for Disease Control and Preventions, Atlanta.

4 Drogenbedingte Störungen

Bardeleben, U. v., S. Petitjean, R. Stohler, C. Natsch, D. Ladewig: Substitution als Behandlungsmöglichkeit Opiatabhängiger. Psychiat. Prax. 21 (1994) 7–9.
Bender, K., K. Bonorden-Kleij, M. Krausz, P. Degkwitz, B. Kellermann: Niedrigschwelliger Drogenentzug. Dtsch. Ärztebl. 90 (1993) B147-B151.
Bühringer, G., M. Gastpar, W. Heinz, K.-A. Kovar, D. Ladewig, D. Naber, K.-L. Täschner, A. Uchtenhagen, K. Wanke (Hrsg.): Methadon-Standards: Vorschläge zur Qualitätssicherung der Methadon-Substitution im Rahmen der Behandlung von Drogenabhängigen. Enke, Stuttgart 1995.
Bundeskriminalamt (Hrsg.): Rauschgiftjahresbericht 1994. Bundeskriminalamt, Wiesbaden 1995.
Deutsche Hauptstelle gegen die Suchtgefahren (Hrsg.): Jahrbuch Sucht '96. Neuland-Verlagsgesellschaft, Geesthacht 1995.
DiClemente, C. C.: Changing addictive behaviors: A process perspective. Curr. Direct. psychol. Sci. 2 (1993) 101–106.
Farrell, M., J. Neeleman, M. Gossop, P. Griffiths, E. Buning, E. Finch, J. Strang: Methadone provision in the European Union. Int. J. Drug Pol. 6 (1995) 168–172.
Finkbeiner, T., M. Gastpar: Der aktuelle Stand in der Substitutionsbehandlung Drogenabhängiger. Nervenheilkunde 16 (1997) 215–221.
Gerlach, D., S. Schüling: Phencyclidin. Hinweise zur Erkennung und Behandlung der PCP-Intoxikation. Suchtgefahren 30 (1984) 273–279.
Gölz, J. (Hrsg.): Der drogenabhängige Patient. Urban & Schwarzenberg, München–Wien–Baltimore 1995.
Herbst, K.: Repräsentativerhebung 1994 zum Konsum und Mißbrauch von illegalen Drogen, alkoholischen Getränken, Medikamenten und Tabakwaren. In: Deutsche Hauptstelle gegen die Suchtgefahren (Hrsg.): Jahrbuch Sucht 1996, S. 203–222. Neuland-Verlagsgesellschaft, Geesthacht 1995.
Keup, W.: Mißbrauchsmuster bei Abhängigkeit von Alkohol, Medikamenten und Drogen. Frühwarnsystem-Daten für die Bundesrepublik Deutschland 1976–1990. Lambertus, Freiburg (i.B.) 1993.
Krausz, M., P. Degkwitz, A. Wernecke, U. Verthein, G. Chorzelski, K. Behrendt: Substitutionsbehandlung von Heroinabhängigen mit codeinhaltigen Präparaten – Behandlungseffekte aus Sicht der Ärzte und Patienten. Psychiatrische Praxis 22 (1995) 179–185.
Küfner, H., A. Denis, I. Roch, J. Arzt, U. Rug: Stationäre Krisenintervention bei Drogenabhängigen: Ergebnisse

der wissenschaftlichen Begleitung des Modellprogramms. Nomos, Baden-Baden 1994.
Ladewig, D., R. Stohler: Das Opiatentzugssyndrom – Skalierungen und medikamentöse Strategien. In: Tretter, F., S. Bussello-Spieth, W. Bender (Hrsg.): Therapie von Entzugssyndromen, S. 145–157. Springer, Berlin–Heidelberg–New York 1994.
Ladewig, D.: Therapeutische Strategien im Drogenbereich. Psychiat. Prax. 21 (1994) 1–2.
Leune, J.: Illegale Drogen in der Gesellschaft. In: Deutsche Hauptstelle gegen die Suchtgefahren (Hrsg.): Jahrbuch Sucht 1996, S. 147–160. Neuland-Verlagsgesellschaft, Geesthacht 1995.
Lowinson, J. H., P. Ruiz, R. B. Millman, J. G. Langrod (eds.): Substance Abuse. A Comprehensive Textbook. Williams & Wilkins, Baltimore–Philadelphia–Hongkong–London–Munich–Sydney–Tokyo 1992.
Peterson, R.: Rauschgiftlage 1994. In: Deutsche Hauptstelle gegen die Suchtgefahren (Hrsg.): Jahrbuch Sucht 1996, S. 134–146. Neuland-Verlagsgesellschaft, Geesthacht 1995.
Platt, J., S. D. Husband, D. Taube: Major psychotherapeutic modalities for heroin addiction: A brief overview. Special issue: Substance user treatment for research, practice, and policy. Int. J. Addict. 25 (1990) 1453–1477.
Raschke, P.: Substitutionstherapie: Ergebnisse langfristiger Behandlung von Opiatabhängigen. Lambertus, Freiburg 1994.
Schuckit, M. A.: Drug and Alcohol Abuse. A Clinical Guide to Diagnosis and Treatment. Plenum Medical Book Company, New York–London 1995.
Stohler, R., S. Petitjean, C. Hörler, U. v. Bardeleben, D. Ladewig: Entzugsbehandlung Drogenabhängiger mit dem Ziel der Abstinenz. Psychiat. Prax. 21 (1994) 10–19.
Tolsma, R. J., M. E. Driol, T. A. Hiland: Psychotherapy and addiction: A survey of journals. Int. J. Addict. 27 (1992) 1249–1266.
Tretter, F., S. Bussello-Spieth, W. Bender (Hrsg.): Therapie von Entzugssyndromen. Springer, Berlin–Heidelberg–New York 1994.
Ulmer, A.: Die Dihydrocodein-Substitution. Thieme, Stuttgart–New York 1997.
Verthein, U., P. Degkwitz, C. Haasen, P. Raschke, M. Krausz: Die Substitutionsbehandlung Opiatabhängiger mit Codein/Dihydrocodein und Methadon – ein Kontrollgruppenvergleich. Sucht 42 (1996) 108–117.
Wittchen, H.-U., A. Perkonigg, V. Reed: Comorbidity of mental disorders and substance use disorders. Europ. Addict. Res. 2 (1996) 36–47.

5 Medikamentenabhängigkeit und Medikamentenmißbrauch

Deutsche Hauptstelle gegen die Suchtgefahren e.V. (Hrsg.): Medikamentenabhängigkeit. Eine Information für Ärzte. Aschenbach-Druck, Hamm 1991.
Glaeske, G.: Arzneimittel 1994. In: Deutsche Hauptstelle gegen die Suchtgefahren (Hrsg.): Jahrbuch Sucht 1996, S. 103–123. Neuland-Verlagsgesellschaft, Geesthacht 1995.
Herbst, K.: Repräsentativerhebung 1994 zum Konsum und Mißbrauch von illegalen Drogen, alkoholischen Getränken, Medikamenten und Tabakwaren. In: Deutsche Hauptstelle gegen die Suchtgefahren (Hrsg.): Jahrbuch Sucht 1996, S. 203–222. Neuland-Verlagsgesellschaft, Geesthacht 1995.
Hohagen, F., U. Voderholzer, M. Berger: Benzodiazepin-Hypnotika: Unerwünschte Wirkungen, Kontraindikationen, Überdosierung, Intoxikation. In: Riederer, P., G. Laux, W. Pöldinger (Hrsg.): Neuro-Psychopharmaka. Ein Therapie-Handbuch. Bd. 2: Tranquilizer und Hypnotika, S. 148–153. Springer, Berlin–Heidelberg–New York 1995.
Keup, W.: Mißbrauchsmuster bei Abhängigkeit von Alkohol, Medikamenten und Drogen. Frühwarnsystem-Daten für die Bundesrepublik Deutschland 1976–1990. Lambertus, Freiburg (i.B.) 1993.
Keup, W.: Flunitrazepam (Rohypnol) erreicht Spitzenplatz als Drogen-Ersatzmittel. Sucht 41 (1995) 362–366.
Ladewig, D.: Analgetikamißbrauch und -abhängigkeit. Münch. med. Wschr. 126 (1984) 1201–1204.
Laux, G.: Aktueller Stand der Behandlung mit Benzodiazepinen. Nervenarzt 66 (1995) 311–329.
Lowinson, J. H., P. Ruiz, R. B. Millman, G. Langrod (eds.): Substance Abuse. A Comprehensive Textbook. Williams & Wilkins, Baltimore–Philadephia–Hongkong–London–Munich–Sydney–Tokyo 1992.
Remien, J.: Medikamente mit Mißbrauchspotential. Eine Analyse auf der Basis des ärztlich verordneten Arzneimittelverbrauchs aller Versicherten einer Krankenkasse. In: Deutsche Hauptstelle gegen die Suchtgefahren (Hrsg.): Jahrbuch Sucht 1996, S. 124–133. Neuland-Verlagsgesellschaft, Geesthacht 1995.
Riederer, P., G. Laux, W. Pöldinger (Hrsg.): Neuro-Psychopharmaka. Ein Therapie-Handbuch. Bd. 2: Tranquilizer und Hypnotika. Springer, Berlin–Heidelberg–New York 1995.
Schuckit, M. A.: Drug and Alcohol Abuse. A Clinical Guide to Diagnosis and Treatment. Plenum Medical Book Company, New York–London 1995.

10
Schizophrenien und andere psychotische Störungen

Hans Michael Olbrich, Jürgen Fritze,
Mario Horst Lanczik** und Roland Vauth****

1	**Schizophrenien**	406
1.1	Terminologie	406
1.2	Epidemiologie	407
1.2.1	Prävalenz und Inzidenz	407
1.2.2	Risikofaktoren	408
1.3	Symptomatik	411
1.3.1	Störungen von Denken und Sprache	411
1.3.2	Störungen der Affektivität	412
1.3.3	Halluzinationen	413
1.3.4	Wahn	414
1.3.5	Ich-Störungen	415
1.3.6	Katatone Symptome	415
1.3.7	Neuropsychologische Defizite	416
1.3.8	Somatische Symptome	417
1.4	Subtypisierung der Schizophrenie	417
1.4.1	Traditionelle Subgruppen	417
1.4.2	Bewertung der traditionellen Subtypen der Schizophrenie	419
1.4.3	Positiv-Negativ-Konzept	419
1.4.4	Dimensionaler Ansatz	420
1.5	Ätiologie und Pathogenese	421
1.5.1	Genetik	421
1.5.2	Neurochemie und Neuropharmakologie	423
1.5.3	Morphologische Befunde und andere organische Faktoren	427
1.5.4	Psychosoziale Faktoren	430
1.6	Diagnose und Differentialdiagnose	432
1.6.1	Diagnose	432
1.6.2	Differentialdiagnose	433
1.7	Verlauf und Ausgang	435
1.7.1	Verlauf	436
1.7.2	Ausgang	436
1.7.3	Voraussage des Verlaufs	438
1.8	Behandlung der Schizophrenien	440
1.8.1	Psychopharmakotherapie	440
1.8.2	Elektrokonvulsionstherapie	449
1.8.3	Psycho- und Soziotherapie	449

* Verfasser von Abschnitt 1.5.1, 1.5.2, 1.5.3, 1.8.1 und 1.8.2
** Verfasser von Abschnitt 2
*** Verfasser von Abschnitt 1.5.4 und 1.8.3

Inhalt		
2	**Andere psychotische Störungen**	458
2.1	Anhaltende wahnhafte Störung	459
2.2	Vorübergehende akute psychotische Störungen	463
2.2.1	Die akute polymorphe psychotische Störung ohne/mit Symptomen einer Schizophrenie	464
2.2.2	Die akute schizophreniforme psychotische Störung	466
2.3	Induzierte wahnhafte Störung	467
2.4	Schizoaffektive Störungen	470
2.5	Puerperalpsychosen	474

1 Schizophrenien

1.1 Terminologie

Die heute als Schizophrenie bezeichneten Störungsbilder haben eine vielfältige Begriffsgeschichte. GRIESINGER und SNELL unterschieden zwischen „primärer Verrücktheit" und „sekundären Schwächezuständen". HECKER (1871) und KAHLBAUM (1874) veröffentlichten Arbeiten über das „Jugendirresein" (Hebephrenie) bzw. über das „Spannungsirresein" (Katatonie).

Der von KRAEPELIN konzipierte, noch heute relevante Krankheitsbegriff entstand aus dem Ansatz, bei den Psychosen eine Zweiteilung vorzunehmen. Aufgrund der akribischen Beobachtung von Krankheitsbild und Verlauf bei vielen Psychosepatienten unterschied KRAEPELIN 1893 in seinem Lehrbuch zwischen dem „manisch-depressiven Irresein" und der **Dementia praecox,** unserer heutigen Schizophrenie: Während manisch-depressive Erkrankungen in nahezu jedem Lebensalter des Erwachsenen auftreten könnten und eher durch einen episodischen und günstigen Verlauf gekennzeichnet seien, manifestiere sich die Dementia praecox typischerweise im zweiten und dritten Lebensjahrzehnt und zeige häufig einen progredienten und ungünstigen Verlauf mit dem Resultat des dementiellen Abbaus in jungen Jahren. Intellektuelle Beeinträchtigung war für ihn eines der vielfältigen kennzeichnenden Symptome dieser Krankheit wie weiterhin auch Wahn, Halluzinationen, psychomotorische Auffälligkeiten, affektive Abstumpfung, Antriebsminderung und soziale Isolation.

Während nach KRAEPELIN die Dementia praecox vorrangig durch ihren Verlauf und Ausgang charakterisiert ist, hielt E. BLEULER die querschnittsmäßig erfaßbare Symptomatik für entscheidend. In seiner 1911 erschienenen Monographie „Dementia praecox oder die Gruppe der Schizophrenien" beschrieb er Assoziationslockerung, Affektstörungen (z.B. Parathymie), Autismus und Ambivalenz (die „vier großen A's") als die **Grundsymptome der Schizophrenie,** denen er die akzessorischen Symptome wie etwa Sinnestäuschungen, Wahnphänomene und katatone Symptome gegenüberstellte.

Nach E. BLEULER stellen die Grundsymptome verschiedene Aspekte der Kernstörung dieser Erkrankung dar, als welche er die Spaltung der Persönlichkeit und Verselbständigung von seelischen Teilfunktionen ansah; entsprechend plädierte er für den **Terminus Schizophrenie** für diese Krankheit. Die Bezeichnung Dementia praecox hielt er auch deshalb für entbehrlich, weil er auf nicht wenige Fälle mit späterem Beginn und ohne deletären Verlauf verweisen konnte. Anders als bei Symptomen wie Halluzination und Wahn gibt es für E. BLEULERS Grundsymptome fließende Übergänge zum normalpsychologischen Erleben. Die Folge war, daß die Schizophreniediagnostik in der Tradition E. BLEULERS zu immer weiteren Definitionen und Konzepten führte.

In neuerer Zeit beeinflußte die anglo-amerikanische Psychiatrie die Konzeptualisierung des Schizophreniebegriffs durch die Bestrebungen, **standardisierte Diagnosen** zu etablieren. Anfang der 70er Jahre publizierte Studien wie das United States-United Kingdom Diagnostic Project und die International Pilot Study of Schizophrenia der Weltgesundheitsorganisation hatten gezeigt, daß beispielsweise in den USA sehr viel häufiger als in Großbritannien die Diagnose Schizophrenie und entsprechend seltener die Diagnose einer depressiven Erkrankung, Manie oder Persönlichkeitsstörung gestellt wurde.

Ein wichtiger Schritt hin zu einer reliablen Schizophreniediagnostik war die von WING ET AL. 1974 entwickelte Present State Examination zusammen mit dem EDV-gestützten CATEGO-Algorithmus, ein operationalisiertes Verfahren der Diagnosenfindung. Die Schizophreniediagnose stützt sich dabei vornehmlich auf spezifische Manifestationen von Wahn und Halluzinationen, wie sie von KURT SCHNEIDER (1887–1967) als die **Symptome 1. Ranges** der Schizophrenie konzipiert worden waren.

In den heutzutage verwendeten, international etablierten Diagnosesystemen ICD-10 und DSM-IV stellt der Schizophreniebegriff weitgehend eine Amalgamierung der oben beschriebenen Konzepte dar. Sowohl KRAEPELINS Hinweise auf die Bedeutung des Verlaufs (DSM-Bedingung, daß die Symptomatik mindestens sechs Monate vorhanden sein muß) als auch die Grundsymptome E. BLEULERS und die Erstrangsymptome KURT SCHNEIDERS wurden in besonderer Weise berücksichtigt.

1.2 Epidemiologie

1.2.1 Prävalenz und Inzidenz

Es ist bislang keine Population aufgefunden worden, in der die Schizophrenie nicht oder extrem selten vorkommt. Tabelle 10-1 gibt ausgesuchte Prävalenzstudien wieder, die in unterschiedlichen Ländern über eine Zeitspanne von mehr als einem halben Jahrhundert durchgeführt wurden (JABLENSKY, 1995). Bei allen handelt es sich um aufwendige Zensusuntersuchungen mit der kompletten Erfassung einer relativ großen Population, teilweise auch um solche mit einer Wiederholungsuntersuchung nach zehn oder mehr Jahren.

Bei der Mehrheit der aufgeführten Studien fanden sich **Prävalenzraten zwischen 1,4 und 3,9/1000** – in Anbetracht der Unterschiede bei der psychopathologischen Befunderhebung und den verwendeten Diagnosesystemen eine bemerkenswert geringe Varianz. Die davon differenten Befunde von BÖÖK ET AL. beziehen sich auf eine geographisch isolierte Population jenseits des Polarkreises in Nordschweden. Die insgesamt hohe Prävalenz wird auf eine hohe Inzuchtrate und die Differenz der Prävalenzwerte auf einen unterschiedlichen Modus der Falldefinition zurückgeführt. Die von CROCETTI ET AL. gefundene hohe Prävalenzrate der Schizophrenie in Kroatien ist, wie weitere Untersuchungen zeigten,

> **Resümee**
> KRAEPELIN (1893) definierte einen Schizophreniebegriff in Hinblick auf eine Zweiteilung der endogenen Psychosen, wobei er die Schizophrenie wegen des frühen Beginns und des ungünstigen Verlaufs („Dementia praecox") von den manisch-depressiven Psychosen abgrenzte. In E. BLEULERS (1911) Schizophreniekonzept wird die Erkrankung vornehmlich durch eine Gruppe von „Grundsymptomen" charakterisiert, die allesamt Ausdruck einer Spaltung der Persönlichkeit („Schizophrenie") sind. Wesentliche Kriterien des in ICD-10 und DSM-IV verwendeten Schizophreniebegriffs leiten sich von den Konzepten KRAEPELINS und E. BLEULERS ab, ergänzt durch KURT SCHNEIDERS Erstrangsymptome der Schizophrenie.

Tabelle 10-1 Studien zur Prävalenz der Schizophrenie (nach JABLENSKY, 1995).

Autoren	Land	Population	Prävalenz pro 1000
BRUGGER (1931)	Deutschland	Gebiet in Thüringen	2,4
STRÖMGREN (1938); BOJHOLM und STRÖMGREN (1989)	Dänemark	Inselbevölkerung (n = 50 000)	3,9 → 3,3
LEMKAU ET AL. (1943)	USA	Haushaltsstichprobe	2,9
BÖÖK (1953); BÖÖK ET AL. (1978)	Schweden	Gebiet in Nordschweden in genetischer Isolation (n = 9000)	9,5 → 17,0
RIN und LIN (1962); LIN ET AL. (1989)	Taiwan	Bevölkerungsstichprobe (n = 19 931)	2,1 → 1,4
BASH und BASH-LIECHTI (1969)	Iran	ländliche Region (n = 11 585)	2,1
CROCETTI ET AL. (1971)	Kroatien	Stichprobe von 9201 Haushalten	5,9
DUBE und KUMAR (1972)	Indien	4 Gebiete von Agra (n = 29 468)	2,6
TEMKOV ET AL. (1975)	Bulgarien	städtische Region (n = 140 000)	2,8
ROTSTEIN (1977)	frühere UdSSR	Bevölkerungsstichprobe (n = 35 590)	3,8

auf die Halbinsel Istrien und einige Nachbargemeinden beschränkt. Da diese Region seit dem letzten Jahrhundert von einer hohen Auswanderungsquote betroffen ist, wird die ausgeprägte Schizophreniehäufigkeit vorrangig mit negativer Selektion erklärt.

Untersuchungen auf Mikroebene zeigen, daß die Prävalenz der Schizophrenie erheblich variieren kann, wenn sie für relativ kleine Populationen ermittelt wird. YOUSSEF ET AL. (1991) fanden für 36 ausgesuchte Bezirke in einer ländlichen Region Irlands (ca. 25000 Einwohner) Prävalenzraten zwischen 0 und 14,3/1000. Solche Beobachtungen sind für chronische Erkrankungen mit tendenziell niedriger Prävalenz nicht ungewöhnlich.

In der von der Weltgesundheitsorganisation durchgeführten Studie zum Outcome of Severe Mental Disorders (SARTORIUS ET AL., 1986; JABLENSKY ET AL., 1992) wurden Auftreten und Verlauf der Schizophrenie in bislang einmaliger Weise in zehn verschiedenen Ländern (auf vier Kontinenten) mit gleichem methodischem Vorgehen untersucht. Über 1500 Personen wurden dabei erfaßt. Die Fallidentifikation erfolgte mittels der Present State Examination und des CATEGO-Algorithmus von WING ET AL. (s.o.).

Legte man eine breite Diagnosendefinition der Schizophrenie (ICD-9 oder CATEGO S, P und O) zugrunde, dann variierte für den untersuchten Altersbereich zwischen 15 und 54 Jahren die Jahresinzidenz zwischen 0,16/1000 in Aarhus (Dänemark) und 0,42/1000 in der ländlichen Region von Chandigarh (Indien). Bei Verwendung einer engen Definition, der Kernschizophrenie mit Erstrangsymptomen KURT SCHNEIDERS (CATEGO S+), verschwanden alle signifikanten Unterschiede, und es ergab sich eine für alle Zentren ähnliche **Inzidenzrate von etwa 0,10/1000** (Abb. 10-1). Dieses Ergebnis stellt eine Überraschung dar, da die Inzidenzraten nahezu aller bekannten Krankheiten über Klimazonen, Länder und Kulturen hinweg variieren. Es könnte sich dadurch erklären lassen, daß schizophrene Erkrankungen durch eine größere Zahl unterschiedlicher Faktoren verursacht werden.

1.2.2 Risikofaktoren

Risikofaktoren für Schizophrenie sind inhärente oder erworbene Merkmale eines Individuums oder Umweltbedingungen, die mit einer erhöhten Wahrscheinlichkeit einhergehen, an Schizophrenie zu erkranken. Epidemiologische Studien zur Schizophrenie versuchen, die wichtigsten Risikofaktoren für diese Erkrankung zu eruieren. Sie sollen im Fol-

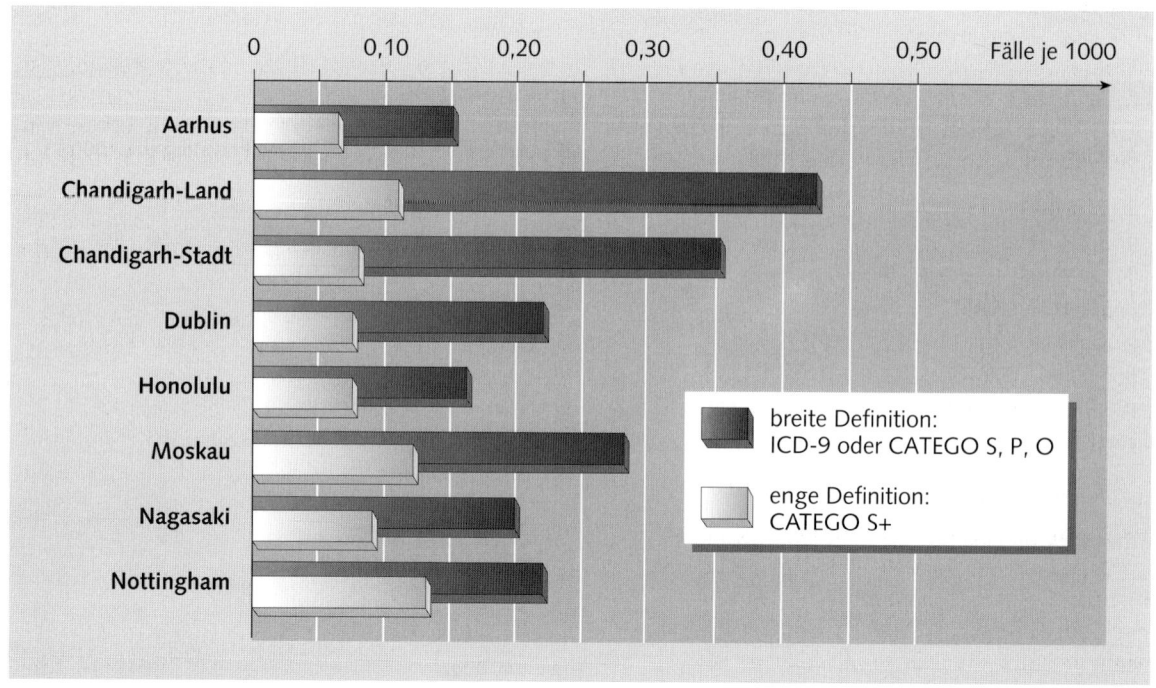

Abbildung 10-1 Inzidenzraten der Schizophrenie je 1000 der Bevölkerung. Ergebnisse von 8 Regionen einer Multicenterstudie der Weltgesundheitsorganisation.

genden besprochen werden, soweit sie nicht im Kapitel „Ätiologie" berücksichtigt werden.

Alter und Geschlecht

Männer erkranken im Vergleich zu Frauen signifikant **früher** an einer Schizophrenie. Auch ihre erste Behandlung und Hospitalisation erfolgt früher. Dies hat etwa auch die oben erwähnte Outcome-Studie der Weltgesundheitsorganisation ergeben. Beim männlichen Geschlecht liegt das größte Risiko, erstmalig an Schizophrenie zu erkranken, zwischen 15 und 25, beim weiblichen zwischen 25 und 35 Jahren. Bislang sind die Ursachen dafür ungeklärt.

Beide Geschlechter erkranken etwa **gleich häufig** an Schizophrenie. Unterschiedliche Inzidenzraten für beide Geschlechter wird man allerdings in Studien finden, die die Unterschiede im Erstmanifestationsalter nicht berücksichtigen. Berichte, daß männliche gegenüber weiblichen schizophren Erkrankten ausgeprägtere prämorbide Persönlichkeitsauffälligkeiten, mehr Geburtskomplikationen und zerebrale Strukturveränderungen sowie ungünstigere Verläufe aufweisen, bedürfen noch adäquater Replikationsstudien.

Saisonale Einflüsse

Ein überproportional großer Anteil von schizophren Erkrankten wird während der **Wintermonate** geboren, wobei der saisonale Überschuß etwa bei 10% liegt. Entsprechende Beobachtungen wurden sowohl für die nördliche als auch – wenn auch weniger ausgeprägt – für die südliche Hemisphäre gemacht. Sie lassen erkennen, daß bei der Genese der Schizophrenie auch Umweltfaktoren bedeutsam sein können.

Verschiedene Faktoren werden für den saisonalen Effekt verantwortlich gemacht. Neben der – banalen – Erklärung gehäufter Konzeptionen bei Eltern schizophren Erkrankter im Frühjahr und Sommer werden saisonal bedingte Temperaturminderungen, Ernährungsdefizite und vor allem Infektionen (vorrangig während des dritten bis siebten Schwangerschaftsmonats) diskutiert.

Sozioökonomischer Status

Schizophrene Patienten finden sich signifikant häufiger in **niederen sozialen Schichten,** wobei in den entsprechenden Untersuchungen der soziale Status durch Merkmale wie Ausbildung, Beruf, Einkommen und Wohnsituation charakterisiert war.

Für diesen gut dokumentierten Befund gibt es zwei verschiedene Erklärungsansätze. Zum einen wird postuliert, daß Faktoren, die in niederen sozialen Schichten vermehrt vorgefunden werden, die Manifestation der schizophrenen Erkrankung begünstigen, wie z.B. Konfrontation mit sozialen Stressoren, körperliche Gefährdung im beruflichen Bereich, Exposition gegenüber Infektionen sowie geringere Unterstützung in Belastungssituationen.

Nach dem anderen Erklärungsansatz bewirkt die Erkrankung selbst mit ihrer Symptomausprägung und ihrer Beeinträchtigung kognitiver Kompetenzen ein Abgleiten auf sozial niedere Stufen **(Drift-Theorie)**. Prospektive epidemiologische Studien sprechen eher für das letztgenannte Konzept.

Familienstand

Alleinstehende Personen weisen eine größere Schizophrenieinzidenz auf als verheiratete. Daraus wurde die Hypothese abgeleitet, daß bei Unverheirateten und Geschiedenen ein erhöhtes Risiko für diese Erkrankung vorliegt.

Ähnlich wie beim Aspekt sozioökonomischer Status diskutiert, könnte auch umgekehrt die schizophrene Erkrankung eheliche Bindungen eher verhindern und vermehrt zu Scheidungen führen. Jedenfalls konnte nicht gezeigt werden, daß Heirat einen protektiven Effekt hinsichtlich Schizophrenie ausübt; auch zeigen Personen nach Verlust ihres Ehepartners oder Lebensgefährten keine erhöhte Schizophrenieinzidenz.

Weitere Faktoren

Aufgrund von retrospektiven Studien wurde angenommen, daß Geburtskomplikationen das Risiko erhöhen, später an Schizophrenie zu erkranken. Prospektive Untersuchungen konnten dies nicht bestätigen.

In einigen Studien wird auch über einen Zusammenhang zwischen **perinatalen Komplikationen** und früherer Krankheitsmanifestation, vermehrter Negativsymptomatik und schlechterer Prognose berichtet. Zur Validierung solcher Beobachtungen stehen prospektive Studien aus.

Rasse und Kultur sowie Urbanisation und Industrialisierung sollen verschiedenen Berichten zufolge einen Einfluß auf die Erkrankungshäufigkeit haben; reliable und replizierte Befunde hierzu liegen nicht vor.

Komorbidität, Mortalität und Suizid

Körperliche Erkrankungen bei schizophren Erkrankten sind häufig, wenn sie im Klinikalltag auch relativ selten diagnostiziert werden. In verschiedenen Studien hierzu wurde bei stationär (46–80%) und ambulant (20–43%) behandelten, an Schizophrenie Erkrankten eine gleichzeitig bestehende somatische Erkrankung gefunden. In 46% der Fälle verschlechterte diese die psychische Verfassung des Patienten, und in 7% war sie lebensbedrohlich.

Hinsichtlich psychischer Störungen weist die Schizophrenie die **höchste Komorbidität mit Suchterkrankungen** auf. Sie sind ein bedeutsamer Faktor für Verlauf und Ausgang. Von Belang sind Mißbrauch oder Abhängigkeit von Alkohol, Psychostimulanzien, Benzodiazepinen, Halluzinogenen, Antiparkinsonmitteln, Kaffee und Nikotin. In der oben erwähnten 10-Länder-Studie der Weltgesundheitsorganisation berichteten 57% der männlichen Patienten von Alkoholmißbrauch im Jahr vor ihrer Befragung. In drei der Studienzentren fand sich bei 24–41% der Patienten ein Drogenmißbrauch (vorrangig Marihuana und Kokain).

Die relativ **hohe Mortalitätsrate** bei schizophren Erkrankten ist vielfach dokumentiert. In einer norwegischen (ähnliche Zahlen auch in einer englischen) Untersuchung fanden sich relative jährliche Mortalitätsraten von 21/1000 für männliche und von 15/1000 für weibliche schizophren Erkrankte (JABLENSKY, 1995). Dies liegt um mehr als das Zweifache höher als die Mortalität der entsprechenden Gesamtbevölkerung, gegenüber dieser ist die Lebensdauer schizophren Erkrankter um etwa zehn Jahre kürzer.

Hauptsächliche Ursachen der überzufällig höheren Mortalität schizophren Erkrankter sind Unfälle und insbesondere **Suizide**. Für die Suizidalität sind spezifische Risikofaktoren eruiert worden: Patienten jüngeren Alters und männlichen Geschlechts, langandauernde Krankheitsgeschichte mit zahlreichen Exazerbationen, zum Entlassungszeitpunkt aus stationärer Behandlung noch deutlich vorhandene psychotische Symptomatik, ausgeprägte Beeinträchtigung der intellektuellen und sozialen Kompetenz, merkliche Angewiesenheit auf eine Behandlung sowie Verlust des Vertrauens in die Behandlung. Hohe Gefährdung besteht insbesondere in der Phase kurz nach der Entlassung, wenn die Patienten die Beeinträchtigung ihrer sozialen Kompetenz im vollen Ausmaß wahrnehmen, für die Zukunft hin keine Besserung, sondern eher eine Verschlechterung erwarten und hoffnungslos und depressiv werden (ICD-10-Subtypus: postschizophrene Depression).

> **Resümee**
> Untersuchungen zur Prävalenz der Schizophrenie, durchgeführt während der letzten fünf Jahrzehnte in verschiedenen Ländern und anhand großer Bevölkerungsstichproben, ergaben bis auf wenige Ausnahmen Häufigkeitsraten in einem relativ geringen Schwankungsbereich von 1,4–3,9/1000. In einer epidemiologischen Studie der WHO, durchgeführt in zehn verschiedenen Ländern an Menschen unterschiedlicher Rasse und Kultur und mit identischem Vorgehen bei der Fallfindung und -identifikation, fand sich für die Schizophrenie enger Definition (CATEGO S+) eine für die verschiedenen Länder nahezu gleiche Inzidenzrate um 0,1/1000, ein in der Medizin seltener Befund.
> Bedingungen, die signifikant mit dem Auftreten von Schizophrenie assoziiert sind (sogenannte Risikofaktoren), sind niedriger sozialer Status, Familienstand: ledig oder geschieden sowie Geburt während der Wintermonate. Die Komorbidität mit Suchterkrankungen ist für den Verlauf der Schizophrenie von besonderer Bedeutung, die Mortalität schizophren Erkrankter (vorrangig infolge Suizid) beträgt mehr als das Zweifache der der Gesamtbevölkerung.

Tabelle 10-2 Symptome der akuten und chronischen Schizophrenie (nach WHO, 1973, und CREER und WING, 1975).

Symptom	Häufigkeit (%)
akute Schizophrenie	
Mangel an Krankheitseinsicht	97
akustische Halluzinationen	74
Beziehungsideen	70
Mißtrauen	66
Affektverflachung	66
Stimmenhören	65
Wahnstimmung	64
Verfolgungswahn	64
Gedankeneingebung	52
Gedankenlautwerden	50
chronische Schizophrenie	
sozialer Rückzug	74
verminderte Aktivität	56
Verarmung des Sprechens	54
wenige Freizeitinteressen	50
Verlangsamung	48
vermehrte Aktivität	41
seltsame Ideen	34
Depression	34
seltsames Verhalten	34
Vernachlässigung des Äußeren	30
seltsame Haltungen und Bewegungsabläufe	25
Drohungen oder Gewalttätigkeiten	23
schlechte Tischmanieren	13
gesellschaftlich peinliches Verhalten	8
ungewöhnliches Sexualverhalten	8

1.3 Symptomatik

Die Schizophrenie manifestiert sich in der akuten oder chronischen Erkrankungsphase in der Regel mit einer unterschiedlichen Symptomatik (Tabelle 10-2). Während bei der akuten Schizophrenie „positive" Symptome dominieren, stehen bei der chronischen „negative" Symptome im Vordergrund des klinischen Bildes. **Negativsymptomatik** kann als das Fehlen von Funktionen und Aspekten der Psyche aufgefaßt werden, die bei einem normalen Individuum anzutreffen sein sollten. **Positivsymptomatik** dagegen umfaßt Phänomene, die beim Gesunden nicht vorhanden sind. Bezüglich des Positiv-Negativ-Konzeptes der Schizophrenie sei auf den Abschnitt 1.4.3 verwiesen.

1.3.1 Störungen von Denken und Sprache

Terminologisch wird zwischen **inhaltlichen** Denkstörungen (im wesentlichen gleichbedeutend mit Wahninhalten) und **formalen** Denkstörungen unterschieden; letztere werden hier näher besprochen. Diese Denkstörungen werden zumeist durch die Beobachtung von Sprache und Kommunikation und somit primär als Sprachstörungen erfaßt. Dies findet in der neuesten DSM-Version (DSM-IV) seine Berücksichtigung: In den diagnostischen Kriterien für Schizophrenie wurde hier „Denkstörung" durch „desorganisierte Sprache" ersetzt.

Die **Denkzerfahrenheit** ist die fundamentale (formale) Denkstörung schizophren Erkrankter, die in verschiedenen Formen und Ausprägungsgraden zur Beobachtung kommt. Als Assoziationslockerung war sie für E. BLEULER eines der Grundsymptome der Schizophrenie, zu denen er weiterhin auch Affektstörungen, Autismus und Ambivalenz zählte (die „vier großen A's der Schizophrenie"). Die Grundsymptome waren für ihn die vorrangigen Manifestationen der schizophrenen Kernstörung, und er stellte sie in dieser Hinsicht den akzessorischen Symptomen gegenüber (Tab. 10-3).

Bei der Denkzerfahrenheit hat das Denken (und damit auch das Sprechen) des Patienten keinen verständlichen Zusammenhang mehr. Es ist zerrissen bis in einzelne, scheinbar zufällig durcheinandergewürfelte Sätze, Satzgruppen und Gedankenbruchstücke (dissoziiertes Denken).

Bei leichten Formen – **Paralogik** – kann der Satzbau noch intakt sein. Beispiel: „Die Versorgung der Ukraine mit Schnellbooten ist ein echtes Kanarienproblem. Nicht die Durchschauung eines Umformungsprozesses steht dabei im Vordergrund, sondern es ist eine grobe Vernachlässigung der Individualpflichten zu verzeichnen. Jenseitige Bedürfnisse strömen ein und machen aus dem Leben ein doppeltes Tauschgefecht. Übersetzungsschwierigkeiten. Bei Übertretung des Ausgehverbotes drohen Durchtriebenheitsanspielungen und man sieht übergangslose Mantelkonturen."

Bei hochgradiger Denkzerfahrenheit ist der Satzbau zerstört – **Paragrammatismus** – bis zum unverständlichen, sinnleeren Wort- und Silbengemisch („Wortsalat", Schizophasie). Beispiel: Ein schizophrener Patient schrieb auf: „Das beste fortentlässig ver schauen vor ak kindliche Massenfriedens gelastige freie nach abschwirrenden kopfenthauptender Aufzucht dem 9ten bauchkehrlaute geboten" (Beispiele zitiert nach BARZ, 1981).

In beiden Beispielen finden sich als ein weiteres Merkmal schizophrener Denk- bzw. Sprachstörung **Neologismen:** Wortneubildungen, die nicht der sprachlichen Konvention entsprechen. Hiermit versuchen schizophren Erkrankte ihre Privatsymbole auszudrücken, bei langer Beschäftigung mit ihnen kann man sie teilweise verstehen lernen.

Eine diskrete Form der Denkzerfahrenheit ist das **Danebenreden;** das sind Antworten, die nicht zur gestellten Frage passen.

Tabelle 10-3 Grund- und akzessorische Symptome der Schizophrenie (nach E. BLEULER, 1911).

Grundsymptome	akzessorische Symptome
■ Assoziationslockerung (Störung des Gedankenganges) ■ Affektstörungen (Parathymie) ■ Ambivalenz ■ Autismus ■ Störungen des subjektiven Erlebens der eigenen Persönlichkeit	■ Sinnestäuschungen ■ Wahnideen ■ katatone Symptome ■ Auffälligkeiten von Sprache und Schrift (Mutismus, Neologismen) u.a.

Als besondere Manifestationen schizophrener Denkzerfahrenheit sind zu nennen:
- Begriffszerfall (Begriffe verlieren ihre feste Bedeutung und ihre scharfe Abgrenzung),
- Kontamination (Verschmelzung heterogener Sachverhalte),
- Verdichtung (Zusammenziehen von mehreren, nicht unbedingt widersprüchlichen Ideen in eine) und
- Substitution (Ersatz von geläufigen Begriffen durch irgendwelche andere).

Durch diese Deviationen des Denkens erscheinen die sprachlichen Äußerungen der schizophren Erkrankten unbestimmt, „verblasen", verschwommen und teilweise bizarr.

Eine weitere Gruppe von formalen Denkstörungen bei schizophren Erkrankten betrifft den **Gedankenablauf** bzw. Sprechfluß. Dieser kann beschleunigt sein, es kann aber auch eine Denk- bzw. Sprechhemmung vorliegen bis hin zum Mutismus, bei welchem der Patient überhaupt nichts mehr äußert.

Beim **Gedankenabreißen** als wichtigster zu dieser Gruppe gehörenden Denkstörung wird der Gedankenstrom plötzlich und gewöhnlich nur für mehrere Sekunden unterbrochen. Nach der Unterbrechung kann der Patient mit einem anderen Thema in seinem Gespräch fortfahren. Diese vom Patienten oft als qualvoll empfunde Störung wird von ihm z.B. als „Gedankenabbrechen" oder „Fadenverlieren" geschildert.

In der ICD-10 finden formale Denkstörungen im Katolog der schizophrenietypischen Symptome Berücksichtigung, wenn auch nicht mit der gleichen hohen diagnostischen Wertigkeit wie die Erstrangsymptome KURT SCHNEIDERS. Unter den Diagnosekriterien für Schizophrenie sind dort aufgeführt: Gedankenabreißen, Zerfahrenheit, Danebenreden und Neologismen.

1.3.2 Störungen der Affektivität

Affektivität umfaßt verschiedene Aspekte, u.a. Affekte im eigentlichen Sinn, (Lust- und Unlust-)Gefühle und Stimmung. Bei der Schizophrenie finden sich Störungen in allen drei genannten Bereichen.

Affektverflachung und inadäquater Affekt

Die **Affektverflachung** schizophren Erkrankter zeigt sich an Auffälligkeiten wie Gefühlsleere und -abstumpfung, Wurstigkeit und Gleichgültigkeit sowie geminderter emotionaler Ansprechbarkeit.

Der **inadäquate Affekt** gehört zu den Grundsymptomen der Schizophrenie nach E. BLEULER, von ihm als **Parathymie** bezeichnet (s. Tab. 10-3). Hierbei stimmen Gefühlsausdruck und aktuelle Situation oder Kommunikation nicht überein. Der Patient erscheint depressiv bei Gleichgültigem und Belanglosem, unbewegt oder amüsiert bei der Schilderung grausiger Wahninhalte oder eines ernsthaften, schweren Suizidversuchs. Dazu gehören auch abrupte Stimmungswechsel im Gespräch, die aus der Situation heraus nicht verständlich sind, wie weiterhin Zornesausbrüche, aggressive Wendungen und distanzloses Verhalten.

Das Pendant zur Parathymie auf Verhaltensebene ist die **Paramimie.** Hier passen Mimik bzw. Gestik und Stimmung nicht zusammen; der Patient lacht beispielsweise, während er aus einem traurigen Anlaß Trauer empfindet.

Affektive Störungen werden in den ICD-10-Kriterien für die Diagnose Schizophrenie unter der Rubrik **negative Symptome** aufgeführt, ein Symptomenbereich, dessen detaillierter Erfassung in jüngster Zeit besondere Aufmerksamkeit gewidmet wurde. In der von ANDREASEN ET AL. (1987) entwickelten Skala zur Negativsymptomatik (SANS: Scale for the Assessment of Negative Symptoms, s.a. Abschn. 1.4.3) wird mit einer der dort aufgeführten fünf Subskalen Affektverflachung und mit einer anderen Anhedonie (s.u.) erfaßt.

Die unter Affektverflachung subsumierten Symptome und ihre Häufigkeit, beobachtet bei 111 konsekutiven Klinikaufnahmen schizophren Erkrankter (eine leichtgradige Ausprägung wurde auch berücksichtigt), sind:
- starrer Gesichtsausdruck (87%)
- Verminderung der Spontanbewegungen (51%)
- Verarmung der Ausdrucksbewegungen (58%)
- mangelnder Blickkontakt (55%)
- fehlende affektive Auslenkbarkeit (36%)
- Mangel an Stimmodulation (49%) und
- inadäquater Affekt (51%), dieses Symptom wurde vereinfachend mit in diese Subskala genommen.

Anhedonie

Unter Anhedonie versteht man die Unfähigkeit, Lust und Freude zu empfinden. Vergnügen und Befriedigung bleibt aus in Situationen, die normalerweise mit Lustgefühlen verbunden sind, Zerstreuungen, Unterhaltungen, Kino, Musik und Lektüre können nicht genossen werden.

Auf Anhedonie als ein basales Defizit im Erleben schizophren Erkrankter machten zwar schon vor Jahrzehnten der Psychoanalytiker RADO bzw. der Psychologe MEEHL aufmerksam. Doch erst in jüngster Zeit fand der Begriff Anhedonie Eingang in die klinische Psychiatrie, und zwar vor allem mit der Etablierung der SANS (s.o).

ANDREASEN ET AL. subsumieren unter der Subskala „Anhedonie – sozialer Rückzug" folgende Symptome und ihre Häufigkeit (bei 111 schizophren Erkrankten):

- wenige Freizeitinteressen und -aktivitäten (79%)
- geringes sexuelles Interesse und Aktivität (34%)
- beeinträchtigte Fähigkeit, Intimität und Nähe zu fühlen (59%)
- geringer Kontakt zu Freunden und Altersgenossen (88%).

Depression

Schizophren Erkrankte können maniforme und depressive Verstimmungen zeigen. Von großer praktischer Bedeutung ist das Auftreten von depressiven Episoden im Verlauf der Schizophrenie. Man findet hierzu (bei Einschluß auch weniger schwerer Fälle) Häufigkeitsangaben von über 50% für die akute und von etwa 10% für die chronische Erkrankungsphase. Die Manifestation eines depressiven Syndroms ist insbesondere für die Prognose (Suizidalität) und die Therapie bedeutsam.

In der ICD-10 werden die depressiven Episoden, die im Anschluß an eine floride schizophrene Psychose auftreten, als **postschizophrene Depression** gesondert verschlüsselt.

1.3.3 Halluzinationen

Nach einer Aufstellung von CUTTING (1995) treten akustische Halluzinationen etwa bei 50%, visuelle bei 15% und taktile bei 5% der schizophren Erkrankten auf.

Die allerhäufigste Halluzination ist das Stimmenhören und nicht irgendeine **akustische Halluzination**. Abortive akustische Sinnestäuschungen wie Knallen oder undifferenzierte Geräusche (Akoasmen) sind sehr viel seltener. Die Stimmen können laut und deutlich oder leise und verschwommen vernommen werden. Sie können aus der Nähe oder aus der Ferne, aus der Außenwelt oder dem eigenen Körper kommen. Häufig können die Patienten angeben, ob es sich um eine männliche oder weibliche Stimme handelt, aber nicht, zu wem diese gehört. Gewöhnlich werden nur relativ kurze Sätze oder einzelne Worte vernommen.

Stimmenhören ist ein für die Schizophrenie so charakteristisches Phänomen, daß KURT SCHNEIDER bestimmte Formen davon zusammen mit den Ich-Störungen zum Hauptkontingent der **schizophrenen Symptome 1. Ranges** zählte (Tab. 10-4). Hierzu zählte er (Beispiele zitiert nach HUBER, 1994):

- **Gedankenlautwerden** (Hören der eigenen Gedanken): „Die Gedanken sprechen innerlich mit mir, wenn ich allein bin. Das sind keine Stimmen, sondern laute Gedanken." – „Ich kann meine eigenen Gedanken hören. Es ist furchtbar störend. Ich spüre auch den Rhythmus des Denkens. Ich weiß nicht, woher das kommt."
- **Dialogische Stimmen** (in Form von Rede und Gegenrede): „Abends bei völliger Ruhe höre ich Bekannte, die sich über mich unterhalten. Ich höre die Stimme des Hausarztes und des Pastors genau heraus, obschon die Stimmen sehr leise sind. Einmal hörte ich ein Gespräch der Schwägerin mit dem Bruder. Die Schwägerin machte mir Vorwürfe, der Bruder nahm mich in Schutz."
- **Stimmen, die die Handlungen des Patienten kommentieren:** Eine Stimme habe andauernd ihr Verhalten glossiert. Zum Beispiel habe sie gehört: „Jetzt bewegt sie sich. Jetzt steht sie auf. Jetzt holt sie Luft. Sie zieht sich an. Das ist aber ein schäbiges Kleid."

Tabelle 10-4 Schizophrene Symptome ersten und zweiten Ranges (nach KURT SCHNEIDER, 1992).

Symptome ersten Ranges	Symptome zweiten Ranges
- dialogische Stimmen - kommentierende Stimmen - Gedankenlautwerden - leibliche Beeinflussungserlebnisse - Gedankeneingebung - Gedankenentzug - Gedankenausbreitung - Gefühl des Gemachten - Wahnwahrnehmungen	- sonstige akustische Halluzinationen - Halluzinationen auf anderen Sinnesgebieten - Wahneinfälle - Ratlosigkeit - depressive und frohe Verstimmung - erlebte Gefühlsverarmung

Den Erstrangsymptomen kommt nach KURT SCHNEIDER eine besonders hohe diagnostische Wertigkeit zu, sie machen aber, anders als die Grundsymptome E. BLEULERS, keine spezifische Aussage zur Ätiopathogenese der Erkrankung und auch nicht zu ihrer Prognose.

Zu **optischen Halluzinationen** finden sich weit weniger systematische Beschreibungen. Zumeist werden von den Patienten nicht alltägliche oder auch befremdliche Bilder geschildert wie z.B.: „Ein großes Tier wie ein Polyp", „Etwas wie eine Maus, die über den Flur läuft", „Luftspiegelungen in einer Wüste" oder „Rattenschwanz, der aus dem eigenen Gesäß kommt" (aus einer Übersicht von CUTTING, 1995).

Beim Vorhandensein von **taktilen (leiblichen) Halluzinationen** fühlen sich die Patienten typischerweise am oder im Körper elektrisch, magnetisch, durch Apparate, Strahlen oder andere physikalische Vorgänge beeinflußt oder verändert. Das Kriterium des „Gemachten", die Zurückführung auf äußere Einflüsse muß dabei erfüllt sein. Ansonsten ist eher an das Vorliegen von Zönästhesien (abnorme Leibgefühle von seltsamem, bizarrem Charakter) zu denken.

Olfaktorische (Geruchs-) und gustatorische (Geschmacks-) Halluzinationen wie auch Illusionen kommen bei schizophren Erkrankten relativ selten vor.

1.3.4 Wahn

Wahn tritt bei mehr als 90% der schizophren Erkrankten im Verlaufe ihrer Erkrankung auf. Von den verschiedenen Formen des Wahns sind für die klinische Praxis Wahnstimmung, Wahnwahrnehmung und Wahneinfall am wichtigsten.

Meist entsteht Wahn aus einer **Wahnstimmung.** Der Patient hat das allgemeine, unbestimmte Gefühl, daß „etwas los ist, in der Luft liegt". Die Vorgänge der Umgebung erscheinen ihm merkwürdig und seltsam. Viele Handlungen und belanglose Vorgänge bekommen eine geheimnisvolle, aber nicht entschlüsselbare Bedeutung. Der Patient fühlt sich im Mittelpunkt des Geschehens. Alles ist auf ihn gemünzt, und er neigt dazu, alle möglichen Andeutungen und Zeichen auf sich zu beziehen, ohne ihnen jedoch einen bestimmten Sinn geben zu können. Eine tiefgreifende Unsicherheit erfaßt ihn, er wird ängstlich, ratlos und möglicherweise auch suizidal.

Wahnwahrnehmungen liegen vor, wenn der Patient einer richtigen Sinneswahrnehmung ohne rationalen oder emotional verständlichen Anlaß eine abnorme Bedeutung (meist im Sinne der Eigenbeziehung) beilegt. Eine Wahnwahrnehmung ist also eine wahnhafte Fehlinterpretation einer wirklichen Wahrnehmung. Ein Beispiel von CONRAD (1992): Der Patient sieht Tropfen, die sich am Käse gebildet haben, und er denkt, dies sei so gemacht, um ihm zu bedeuten, er müsse schwitzen, d.h. sich mehr einsetzen und besser bewähren.

Wahneinfälle können verschiedener Thematik sein; bei schizophren Erkrankten sind am häufigsten anzutreffen Beeinträchtigung durch Verfolgung oder Vergiftung, hypochondrische Befürchtungen (insbesondere der bevorstehende eigene Tod) sowie Größenideen in Form von besonderen Fähigkeiten, politischer und religiöser Berufung.

Die folgenden Beispiele sind nach SCHARFETTER (1991) zitiert.

- **Verfolgungswahn:** Auf einer Reise nach Prag. Es gab eine Menge Zeichen, die ihm die Gewißheit verschafften, daß er bedroht und überwacht werde. Der Vorhang im Zimmer habe sich so merkwürdig bewegt, der Spiegel sei so gestanden, daß man ihn beobachten konnte. Im Radio war ein Abhörgerät. Die Kellnerin sprach zuerst nicht, dann doch deutsch. Der Kellner ging in auffälliger Weise zum Schreibtisch, wohl, um seine Notizen insgeheim zu photokopieren. Es sei doch höchst merkwürdig, daß der Kellner Eis ins Zimmer gebracht habe, das er doch gar nicht verlangt habe. Ein Bekannter kam einige Tage nach dem verabredeten Termin. Ein Kollege sprach Dinge, die alle auf den Kranken selbst bezogen waren. Schmerzen in der Hüfte kommen daher, daß man ihm unter Drogeneinfluß etwas eingepflanzt habe, das zu seiner Überführung als Verbrecher dienlich sei.
- **Hypochondrischer Wahn:** „Ich weiß, daß ich Krebs habe ... Ich spüre die Knoten, ich sehe lauter Tierchen im Rachen. ... Der Arzt hat mich untersucht, gesagt, er finde nichts. Als er mir zum Abschied die Hand gab und mit dem Kopf nickte, hat er mir bedeutet: Sie haben doch Krebs."
- **Religiöse Berufung:** Der Patient ahnt, daß etwas Großes, Bedeutsames im Gang ist, was ihn beglückt und zugleich ängstigt. Er ahnt den Anbruch einer neuen Welt und daß er selbst für deren Kommen eine besondere religiöse Bedeutung habe. Er ist beglückt über die größere Aufgabe und über die Anleitung von Gott.

Die Patienten halten an ihren Wahnideen mit unerschütterlicher Überzeugung fest, unkorrigierbar durch andersartige Erfahrungen oder Argumente anderer (Wahnkriterien nach Jaspers; siehe Schneider, 1992), und so haben diese in der Regel auch erkennbare Auswirkungen auf das reale Verhalten.

Bei Verfolgungswahn beispielsweise suchen sie Hilfe bei nahestehenden Bezugspersonen, Ärzten, Behörden und insbesondere bei der Polizei. Sie setzen sich mit den vermeintlichen Verfolgern verbal oder tätlich auseinander, können fliehen oder sogar Suizidversuche verüben.

Wahnwahrnehmungen sind vom normalen Erleben relativ leichter zu unterscheiden als Wahneinfälle. Erstere wurden deshalb von Kurt Schneider als schizophrene Symptome 1. Ranges, letztere als solche 2. Ranges bewertet. Im DSM-IV – und entsprechend auch in der ICD-10 – ist ein Wahneinfall dann ein für die Diagnose Schizophrenie allein hinreichendes Symptom, wenn er bizarrer Natur ist.

1.3.5 Ich-Störungen

Ich-Störungen liegen vor, wenn die eigenen seelischen Vorgänge als von anderen gemacht, gelenkt und kontrolliert erlebt werden. Sie werden auch als **Störungen der Meinhaftigkeit des Erlebens** bezeichnet. Die Einheit des Ichs ist dabei aufgehoben, die intrapsychischen Vorgänge sind in Ich-hafte und Ich-fremde gespalten. Dies trifft insbesondere für die Vorgänge des Denkens und des Willens (und damit zusammenhängend für Antrieb, Strebungen und Handlungen) zu.

Als Erklärung wird oft Suggestion, Hypnose und Beeinflussung durch fremde Mächte oder Kräfte angegeben. Ich-Störungen bilden zusammen mit bestimmten Formen des Stimmenhörens das Hauptkontingent der **schizophrenen Symptome 1. Ranges** nach Kurt Schneider (s. Tab. 10-4).

Zu den Ich-Störungen zählen (Beispiele zitiert nach Huber, 1994):

- **Gedankeneingebung** (fremde Gedanken werden eingegeben): „Unbekannte Personen zwingen mir Gedanken auf und wollen mir damit übel. Dauernd habe ich Gedanken im Kopf, die nicht zu mir gehören." – „Fremde Gedanken werden mir von außen suggeriert. Die kommen in Wellen."
- **Gedankenentzug** (andere Menschen ziehen die Gedanken ab): „Ich merke, wie man mir meine Gedanken wegnimmt. Dies ist verbunden mit einem unmäßigen Druck auf den Kopf."
- **Gedankenausbreitung** (andere haben Teil an den Gedanken): „Andere wissen, was ich denke. Die können meine Gedanken lesen."
- **Willensbeeinflussung** (Antrieb, Strebungen und Handlungen werden als von anderen gemacht und beeinflußt erlebt): „Mein Kompagnon beeinflußt mich. Ich werde wie ein Roboter gelenkt und geleitet. Vielleicht durch Hypnose. Manchmal sind es auch mehrere Menschen, die mir ihren Willen aufzwingen." – „Ich werde von jemandem dirigiert, z.B. als ich aus dem Bett aufstand, das war nicht mein eigener Wille. Ich habe das Gefühl, ich werde gelenkt wie ein Sklave, der tun muß, was ihm aufgetragen wird, so als ob ich geführt werde."

Für den Phänomenbereich der Ich-Störungen verwendete E. Bleuler den Ausdruck **Depersonalisation**. Heutzutage wird dieser Terminus wie auch die **Derealisation** für Entfremdungserlebnisse verwendet, die den Charakter der Ferne, Unwirklichkeit und Fremdheit haben, ohne daß dies als von außen gemacht und beeinflußt empfunden wird. Depersonalisation und Derealisation sind demnach nicht so eng mit der Diagnose Schizophrenie verknüpft wie die Ich-Störungen, häufig treten sie im Rahmen neurotischer Störungen auf.

In der anglo-amerikanischen Psychiatrie zählen Ich-Störungen zu den Wahnphänomenen.

1.3.6 Katatone Symptome

Katatone Symptome sind Auffälligkeiten auf der Ebene der Psychomotorik, die sich in Hypo- und Hyperphänomene unterteilen lassen (Tab. 10-5). In der International Pilot Study of Schizophrenia (WHO, 1973) zeigten 7% der 811 Schizophrenen eine katatone Symptomatik. Diese ist im Vergleich zu früher – Kraepelin gab Schätzungen von 20% für seine Patienten an – seltener geworden, wofür unter verschiedenen Faktoren vor allem auch verbesserte Behandlungsverfahren ursächlich in Betracht kommen. Am häufigsten sind Manierismen, gefolgt von Stereotypien, Stupor, Negativismus und Echopraxie.

Katatone Symptome kommen auch bei anderen Erkrankungen vor wie etwa bei der Major Depression (Stupor) oder Frontalhirnläsionen (Echopraxie). Am spezifischsten mit Schizophrenie verknüpft sind Manierismen, Stereotypien, Negativismus, Katalepsie und Grimassieren.

Katatone Zustandsbilder können zu kritischen Situationen für Patienten und ihre Umgebung führen. In der katatonen Erregung, nicht selten unvorhergesehen und plötzlich auftretend (Raptus), können die Patienten toben und schreien, gegen

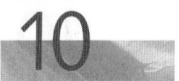
Schizophrenien und andere psychotische Störungen

Tabelle 10-5 Katatone Symptome.

Hypokinese	
■ Stupor	gänzliches Fehlen von Bewegung und Sprechen bei klarem Bewußtsein; Patient reagiert auch nicht auf äußere Reize, obwohl er die Vorgänge der Umgebung zu registrieren vermag
■ Negativismus	Sperren gegen jede Handlung, zu der man aufgefordert wird; beim passiven Negativismus werden keine, beim aktiven andere Handlungen ausgeführt
■ Katalepsie	passiv vorgegebene und auch noch so unbequeme Körperstellungen werden abnorm lange beibehalten
■ Haltungsstereotypie	Verharren in bestimmten Haltungen über lange Zeit, im Gegensatz zur Katalepsie auch angesichts äußerer Versuche der Veränderung
Hyperkinese	
■ psychomotorische Erregung	sinn- und zweckloser Bewegungsdrang, psychomotorische und sprachliche Unruhe etwa in Form von Nesteln, Laufen, Schlagen, Seufzen oder Schreien
■ Bewegungs- und Sprachstereotypien	fortgesetztes, leeres und zielloses Wiederholen von Bewegungsabläufen, Sätzen, Wörtern oder Silben
■ Echopraxie	ständiges sinnloses Nachahmen von Bewegungen und Handlungen der Umgebung (sprachliches Analogon: Echolalie)
■ Manierismen	sonderbare verschrobene oder bizarre Abwandlungen alltäglicher Bewegungen und Handlungen (wenn Mimik betroffen: Grimassieren)

Wände und Türen anrennen und sich dabei verletzen oder Anwesende angreifen. Eine Patientin mit einer Katatonie war vor einem Gasofen zum Wärmen stehen geblieben und nach längerer Pause vom Personal reaktionslos mit schweren Verbrennungen an den Unterschenkeln vorgefunden worden (zitiert nach Mundt, 1995).

1.3.7 Neuropsychologische Defizite

Schizophren Erkrankte weisen bei vielen kognitiven und neuropsychologischen Tests **Leistungsbeeinträchtigungen** im Sinne eines sogenannten generalisierten Defizits auf. Darüber hinaus gibt es Funktionsbereiche, in denen schizophren Erkrankte in besonderem Ausmaß beeinträchtigt sind.

Der IQ ist – wie viele Querschnittsuntersuchungen zeigten – tendenziell erniedrigt, häufig mit Punktwerten zwischen 85 und 90, wobei der verbale IQ in der Regel höher ausfällt (oft im Normbereich) als der Handlungs-IQ. Untersuchungen mit umfangreichen Testbatterien der klinischen sowie speziellen Testverfahren der experimentellen Psychologie haben **selektiv ausgeprägtere Beeinträchtigungen** schizophren Erkrankter im Bereich von Aufmerksamkeit, Gedächtnis und sogenannter exekutiver Funktionen gezeigt.

Verschiedene Aspekte der **Aufmerksamkeit** sind dabei betroffen wie die Orientierung auf neue Reize, die selektive Filterung relevanter Information gegenüber irrelevanter, die gezielte Aufmerksamkeitsverlagerung von einer Signalquelle auf eine andere und die Aufrechterhaltung einer Daueraufmerksamkeit (Vigilanz). Entsprechende Defizite schizophren Erkrankter sind insbesondere durch Reiz-Reaktions-Aufgaben bei besonderen Stimulusarrangements, etwa im Continuous Performance Test und Span of Apprehension Test, nachzuweisen.

Störungen des **Gedächtnisses** können den Prozeß der Enkodierung, der Konsolidierung, des Wiedererkennens („recognition") und des Erinnerns („retrieval") betreffen. Die Defizite schizophren Erkrankter kommen am ausgeprägtesten beim Erinnern von Geschichten und optischen Designs sowie im Wortpaar-Assoziationstest zur Beobachtung.

Hinsichtlich **exekutiver Funktionen** zeigen schizophren Erkrankte insbesondere Beeinträchtigungen bei der Konzeptbildung, beim Problemlösen, beim flexiblen Wechsel der kognitiven Einstellung und der selektiven Beachtung kritischer Signale. Entsprechende Defizite finden sich vor allem im Wisconsin Card Sorting Test und im Category Test der Halstead-Reitan-Testbatterie.

Aus neuropsychologischer Sicht weisen diese Defizite auf eine Dysfunktion von frontalen und mediotemporalen Hirnregionen hin. Vom **Verlauf** her finden sich prämorbid allenfalls subtile Beeinträchtigungen, ausgeprägtere Einbußen erscheinen rasch nach Krankheitsausbruch, nach mehreren Krankheitsjahren ist zumeist keine weitere wesentliche Zunahme der kognitiven Defizite zu beobachten.

Das klinische Korrelat der intellektuellen Defizite schizophren Erkrankter sind **negative Symptome,** die vor allem beim ICD-10-Subtyp „schizophrenes Residuum" das klinische Bild dominieren. Negativsymptomatik findet sich auch bei anderen Erkrankungen, und dementsprechend hat sich gezeigt, daß eine befriedigende testpsychologische Differenzierung zwischen chronischer Schizophrenie mit Residuum und etwa chronischer organischer Psychose nicht möglich ist.

Die testpsychologische Erfassung kognitiver Störungen schizophren Erkrankter ist zwar nicht für die Diagnostik, jedoch für die **Rehabilitation** dieser Patienten bedeutsam. Diese intellektuellen Defizite gehen mit Verläufen einher, die durch mangelnde soziale Kompetenz im beruflichen und privaten Bereich gekennzeichnet sind. Die detaillierte Erfassung der Defizite kann für die Planung einer adäquaten Therapie hilfreich sein.

1.3.8 Somatische Symptome

Hinweise für eine ZNS-Dysfunktion finden sich relativ häufig, manchen Angaben zufolge bei (bzw. über) 50% der schizophren Erkrankten.

Zu den häufigsten Auffälligkeiten zählen die sogenannten **„neurological soft signs",** generell nichtlokalisatorische neurologische Symptome, obwohl sie auch bei umschriebenen Läsionen von Frontal- oder Parietalhirn zur Beobachtung kommen können. Hierzu gehören insbesondere Beeinträchtigungen von Funktionen wie Stereognosie, Graphästhesie, Propriozeption, Diadochokinese, Gleichgewicht und Rechts-links-Diskrimination.

Abnorme unwillkürliche Bewegungen finden sich bei schizophren Erkrankten als katatone Symptome und weiterhin in Form von Hyperkinesen extrapyramidalen Typs. Bei choreiformen und athetoiden Bewegungsabläufen im Bereich von Gesicht, Rumpf und Extremitäten muß zwar in erster Linie an Spätfolgen einer Neuroleptikamedikation gedacht werden, doch wurden diese Bewegungsstörungen auch schon vor Einführung der Neuroleptika bei schizophren Erkrankten beobachtet.

Bei der Aufgabe, ein in Bewegung befindliches Objekt kontinuierlich mit den Augen zu verfolgen – „smooth pursuit eye movement" (SPEM) –, treten bei 50–80% der schizophren Erkrankten in abnormer Weise intermittierend **Sakkaden** auf. Diese können auch nach Remission und bei ca. 40% der Verwandten ersten Grades von schizophren Erkrankten (dagegen bei erblich unbelasteten Personen nur zu 8%) beobachtet werden, so daß diese Abnormität als einer der biologischen Marker der Schizophrenie in Betracht gezogen wird. Man nimmt an, daß bei dieser Störung vorrangig die Zuflüsse vom Frontalhirn zu den Basalganglien und den oberen Vierhügeln betroffen sind.

Bei schizophren Erkrankten kann eine Vielfalt **vegetativer Störungen** beobachtet werden. Typisch sind: Tachykardie und Bradykardie, umschriebene Vasodilatation und -konstriktion, Hyper- und Hyposalivation, Obstipation und Diarrhö, Polyurie und Oligurie sowie Veränderungen von Libido und Potenz sowie Störungen der Schlaf-Wach-Regulation.

Die Störungen sind nicht nur als Korrelate abnormen psychischen und psychotischen Erlebens aufzufassen, sondern finden sich – als Ausdruck einer Dysfunktion zentraler vegetativer Zentren – auch in Abwesenheit von wesentlichen psychischen Veränderungen, beispielsweise im Prodrom oder in Remission. Charakteristisch ist das episodische Vorkommen dieser Störungen, wobei nicht selten Wechsel zwischen Hyper- und Hypofunktion beobachtet werden können.

1.4 Subtypisierung der Schizophrenie

Seit KRAEPELIN, der die Unterformen paranoide, hebephrene und katatone Schizophrenie vorschlug, gibt es immer wieder Ansätze, die Schizophrenie in Subtypen zu gliedern. Die Identifikation von homogenen Subgruppen könnte günstigere Voraussetzungen im Hinblick auf Therapie, Prognose und klinische Forschung mit sich bringen. Zunächst werden die in der ICD-10 aufgeführten traditionellen Subgruppen besprochen, dann das Positiv-Negativ-Konzept. Neben diesen kategorialen Ansätzen sind auch dimensionale Konzepte der Schizophrenie vorgeschlagen worden, hierauf wird am Ende dieses Abschnitts eingegangen.

1.4.1 Traditionelle Subgruppen

Paranoide Schizophrenie
(ICD-10: F20.0, DSM-IV: 295.30)

Diese Form der Schizophrenie ist charakterisiert durch Wahnvorstellungen und/oder Halluzinationen. Nicht im Vordergrund des klinischen Bildes stehen Denkzerfahrenheit mit desorganisierter Sprache und Verhalten, katatone Symptome und ein flacher und inadäquater Affekt.

Es können **vielfältige Wahnideen** auftreten, die

dann häufig in enger Beziehung zueinander erlebt werden. Typische Wahnvorstellungen sind Verfolgungs- und Größen- oder Sendungswahn. Aus ersterem kann ein ängstlich-zurückhaltendes bis hin zu suizidalem Verhalten resultieren. Die Kombination von Verfolgungs- und Größenwahn geht oft mit Gereiztheit, Streitbarkeit und letztlich Gewalttätigkeiten einher. **Akustische Halluzinationen** sind sehr viel häufiger als optische oder solche anderer Sinnesmodalitäten.

Im Vergleich zu anderen Subtypen tritt die paranoide Schizophrenie häufig erst im späteren Lebensalter auf und die Patienten verfügen prämorbid oft über eine höhere soziale Kompetenz und weisen eine bessere Kurz- und Langzeitprognose auf.

Hebephrene Schizophrenie (ICD-10: F20.1, DSM-IV: 295.10)

Im Vordergrund des klinischen Bildes stehen Affekt-, Denk- und Antriebsstörungen. Katatone Symptome sind in der Regel nicht vorhanden und Halluzinationen und Wahn, wenn überhaupt, nur in flüchtiger, fragmentarischer Form.

Die Stimmung ist flach, oft unpassend und heiterläppisch. Das Denken ist ungeordnet, die Sprache unbestimmt oder bizarr. Ausgeprägte Denkstörungen können dazu führen, daß der Patient alltägliche Aktivitäten wie Mahlzeiten zubereiten oder sich ankleiden nicht mehr verrichten kann. Die Antriebsstörung kann sich in einem apathisch-indifferenten oder rastlos-enthemmten oder auch ungeniert-distanzlosen Verhalten äußern. Nicht selten werden Manierismen, Grimassieren und Faxen beobachtet.

Von den anderen Subtypen unterscheidet sich die hebephrene (Synonym: desorganisierte) Schizophrenie tendenziell durch früheres Auftreten, prämorbid größere Inkompetenz im sozialen Bereich und eine ungünstigere Prognose mit Neigung zur Chronifizierung.

Katatone Schizophrenie (ICD-10: F20.2, DSM-IV: 295.20)

Diese Form der Schizophrenie ist zu diagnostizieren, wenn eines oder mehrere der folgenden Symptome das klinische Bild beherrschen: Stupor, psychomotorische Erregung, Haltungsstereotypien, Negativismus, Katalepsie, wächserne Biegsamkeit sowie andere Symptome wie Befehlsautomatie (Echopraxie und -lalie) und Sprachstereotypien.

Katatone Zustandsbilder können zu kritischen Situationen in Form von Erschöpfungszuständen, schweren Mangelzuständen infolge ungenügender Nahrungszufuhr sowie Selbst- und Fremdverletzungen führen. Es scheint, daß die katatone Schizophrenie seltener geworden ist; möglicherweise dank der neuen Behandlungsverfahren in der zweiten Hälfte dieses Jahrhunderts.

Perniziöse Katatonie. Neben den katatonen Symptomen treten hohes Fieber (ohne nachweisbare Infektion), Kreislaufstörungen (Tachykardien), Exsikkose und teilweise Zyanose und Hämorrhagien auf. Diese Variante der katatonen Schizophrenie, insbesondere mit letalen Verläufen, kommt nur noch äußerst selten zur Beobachtung, differentialdiagnostisch muß sie gegen das maligne neuroleptische Syndrom abgegrenzt werden (s. Abschn. 1.8.1).

Undifferenzierte Schizophrenie (ICD-10: F20.3, DSM-IV: 295.90)

Diese Diagnose ist zu stellen, wenn nicht eindeutig die Kriterien der paranoiden, hebephrenen oder katatonen Schizophrenie erfüllt werden. Sie kommt nur für akute schizophrene Erkrankungen in Betracht, postschizophrene Depression und schizophrenes Residuum müssen ausgeschlossen werden.

Postschizophrene Depression (ICD-10: F20.4)

Depressive Syndrome treten nicht selten im Verlauf der Schizophrenie und insbesondere nach Abklingen einer akuten Erkrankungsphase auf, sie implizieren wichtige prognostische (insbesondere Suizidgefährdung) und therapeutische Aspekte. Die Diagnose postschizophrene Depression wird gestellt, wenn

- innerhalb der letzten zwölf Monate, aber nicht mehr zum gegenwärtigen Zeitpunkt ein Krankheitsbild vorlag bzw. vorliegt, das die allgemeinen Kriterien der Schizophrenie (F20) erfüllt,
- ein oder einige schizophrene Symptome noch vorhanden sind und
- depressive Symptome, die die Kriterien einer depressiven Episode erfüllen, seit mindestens zwei Wochen bestehen und das klinische Bild dominieren.

Schizophrenes Residuum (ICD-10: F20.5, DSM-IV: 295.60)

Die Diagnose schizophrenes Residuum wird gestellt, wenn

- früher wenigstens einmal ein psychotisches Zustandsbild auftrat, das die allgemeinen Kriterien der Schizophrenie (F20) erfüllte, und
- während der letzten 12 Monate ausgeprägte negative Symptome vorhanden waren, wohingegen

floride Symptome wie Wahn- und Halluzinationen mit geringer oder wesentlich verminderter Intensität vorlagen.

Das schizophrene Residuum kann zeitlich begrenzt etwa im Übergang von akut-psychotischer Episode zur vollständigen Remission oder kontinuierlich über viele Jahre mit oder ohne akute Exazerbationen vorkommen.

Schizophrenia simplex (ICD-10: F20.6)

Hier handelt es sich um eine Form der Schizophrenie, bei der sich eine ausgeprägte Negativsymptomatik entwickelt, ohne daß jemals zuvor eine nennenswerte floride psychotische Symptomatik vorhanden war. Das Zustandsbild ist von schleichender Progredienz mit zunehmend schwererer Negativsymptomatik und häufig vom Abbruch einer Ausbildung oder von beruflichem Abstieg sowie sozialem Rückzug und Isolation begleitet.

Es ist zu beachten, daß dieses relativ unspezifische Zustandsbild bei einer Reihe anderer psychischer Störungen, somatischen Erkrankungen und drogeninduzierten Störungen vorkommen kann.

1.4.2 Bewertung der traditionellen Subtypen der Schizophrenie

Klinikern wie Wissenschaftlern drängt sich immer wieder der Eindruck auf, daß die Schizophrenie eine heterogene Störung ist. Dies würde eine Differenzierung auf ätiologischer, pathophysiologischer und symptomatischer Ebene erwarten lassen.

KRAEPELIN hatte mit seiner Unterscheidung von paranoider, hebephrener und katatoner Schizophrenie auf Symptomebene eine Unterteilung in der Absicht vorgenommen, zu homogenen Subtypen der Schizophrenie zu gelangen. Dies ist, wie die entsprechende Forschung hierzu zeigte, mit diesen und auch den anderen, oben beschriebenen Unterformen nur sehr bedingt gelungen.

Verlaufsuntersuchungen von schizophrenen Patienten über einen längeren Zeitraum zeigten, daß die diagnostizierten Subtypen sich im Längsschnitt nicht als besonders stabil erwiesen. Eine einigermaßen akzeptable Stabilität ergab sich lediglich für den paranoiden Subtypus und generell für Patienten, die im Verlauf keine bedeutende Besserung erfahren hatten. Weiterhin ließ sich in der Mehrzahl der durchgeführten genetischen Studien für die traditionellen Subtypen kein Erbgang auffinden. Allerdings zeigte sich in einigen Zwillingsstudien eine mäßige Konkordanz der Subtypendiagnose der erkrankten Zwillinge. Schließlich erbrachten die genannten Subtypen nur geringe Aufschlüsse hinsichtlich der Prognose der Erkrankung.

Erwähnenswert ist die Beobachtung, daß die initiale Präsenz des hebephrenen Subtypus häufiger einen ungünstigen, die des paranoiden einen günstigen Verlauf erwarten läßt.

1.4.3 Positiv-Negativ-Konzept

Unzufriedenheit mit den genannten traditionellen Subtypen der Schizophrenie führte in neuerer Zeit zu anderen Ansätzen der Schizophrenieklassifikation.

1980 schlug CROW eine strenge **Dichotomisierung** der schizophrenen Erkrankung vor: Die **Typ-I-Schizophrenie** umfasse Krankheitsbilder mit Vorherrschen positiver Symptome (Plussymptome), gutem prämorbidem Funktionsniveau, akutem Beginn, unauffälligem kranialem CT, gutem Ansprechen auf medikamentöse Therapie und einem relativ günstigen Verlauf. **Die Typ-II-Schizophrenie** sei dagegen gekennzeichnet durch das Dominieren negativer Symptome (Minussymptome), schlechtes prämorbides Funktionsniveau, allmählichen Beginn, abnorme Hirnstrukturen im CT, geringe Effizienz der Pharmakotherapie und schlechte Prognose. Zur Erforschung dieses Konzeptes entwickelten ANDREASEN ET AL. (1987) Ratingskalen zur Erfassung negativer (SANS: Scale for the Assessment of Negative Symptoms) und positiver Symptomatik (SAPS: Scale for the Assessment of Positive Symptoms).

Die **SANS** gliedert sich in fünf Symptomgruppen:

- Affektverflachung
- Alogie (Sprachverarmung)
- Abulie(Willenlosigkeit)-Apathie
- Anhedonie-sozialer Rückzug
- Aufmerksamkeitsstörungen.

Die **SAPS** gliedert sich in die vier Symptomgruppen:

- Halluzinationen
- Wahn
- bizarres Verhalten
- positive formale Denkstörungen.

Wie man sieht, orientiert sich diese Klassifikation an E. BLEULERS Unterscheidung von Grund- und akzessorischen Symptomen. Je nach Anteil an positiver und negativer Symptomatik wird ein vorliegendes Zustandsbild als positive, negative oder gemischte schizophrene Episode diagnostiziert.

Im Verlauf des letzten Jahrzehnts hat das Positiv-Negativ-Konzept zu einer Vielzahl wissenschaftlicher Studien geführt und auch Eingang in die klinische Praxis gefunden. Untersucht wurden diese Subtypen u.a. hinsichtlich Verlauf, Ausgang, familiärer Konstellationen, Neurotransmitterhypothesen und Brain-Imaging-Befunde.

Die Forschungen führten insgesamt zu der ernüchternden Erkenntnis, daß die Positiv-Negativ-Typologie eine zu starke Vereinfachung darstellt und nicht zu validen Subtypen führt. Insbesondere zeigte sich, daß Positiv- und Negativsymptomatik im Längsschnitt keine unabhängigen Phänomene sind und vielmehr Übergänge ineinander vorkommen.

Weiterhin ist bei der Querschnittsdiagnostik ein hoher Anteil an schizophrenen Zustandsbildern als Mischform zu klassifizieren. Häufig beginnen Schizophrenien mit einer Negativsymptomatik, auf die sich bei akuter Exazerbation eine Positivsymptomatik aufpfropft, um dann nach Behandlung der psychotischen Exazerbation wieder von Negativsymptomen geprägt zu sein (s. Abschn. 1.7.1).

1.4.4 Dimensionaler Ansatz

Die dargestellten Konzepte einer Typologie der Schizophrenie bedienten sich des kategoriellen Ansatzes, der besagt, daß die vorgeschlagenen Subtypen im Prinzip homogene und sich einander ausschließende Unterformen der Schizophrenie darstellen.

Dieses Vorgehen wird, wie sich zeigte, der Heterogenität dieser Erkrankung nicht gerecht, und so wird im Anhang B des DSM-IV (Vorschläge für neue Kategorien, deren definitive Bewertung noch aussteht) ein dimensionaler Ansatz vorgeschlagen. Dieser stimmt im wesentlichen mit einer Konzeption überein, die von LIDDLE seit 1987 anhand mehrerer Publikationen entwickelt wurde.

Ausgehend von einer Überprüfung des Positiv-Negativ-Konzeptes, das von ihm wegen methodischer Mängel kritisiert wurde, kam LIDDLE zu der Beobachtung, daß sich die Symptomatik schizophren Erkrankter in **drei Syndromen** clustert (Tab. 10-6). Dabei entspricht, wie man sieht, das Syndrom der Realitätsverzerrung der Positivsymptomatik und das der psychomotorischen Verarmung der Negativsymptomatik. Zusätzlich ergibt sich ein weiteres, eigenständiges desorganisiertes Syndrom.

LIDDLE konnte nun zeigen – und dies wäre für ein valides Modell der Heterogenität der Schizophrenie wichtig –, daß diese Separierung auf Symptomebene mit einer solchen auf Strukturebene einhergeht. Sowohl Untersuchungen mit einer neuropsychologischen Testbatterie, die die Leistungen unterschiedlicher Hirnregionen selektiv zu erfassen gestattete, wie auch Untersuchungen der regionalen Hirndurchblutung mittels PET erbrachten das Ergebnis, daß die Syndrome mit einer Dysfunktion unterschiedlicher Hirnareale verknüpft waren. Und zwar ist das Syndrom der psychomotorischen Verarmung vorrangig mit dem linksseitigen dorsalen präfrontalen Kortex, das der Desorganisation mit dem rechtsseitigen ventralen präfrontalen Kortex und das der Realitätsverzerrung mit dem medialen Temporallappen assoziiert.

Diese Syndrome repräsentieren keine Subtypen-Kategorien, sondern **Dimensionen**, d.h., im allgemeinen liegt nicht nur ein Syndrom bei kompletter Abwesenheit der beiden anderen vor. Entsprechend ist bei der Festlegung der Diagnose zu bestimmen, in welchem Ausmaß jedes der drei Syndrome vorliegt.

> **Resümee**
>
> Ein erster systematischer Ansatz, das vielfältige Erscheinungsbild der Schizophrenie zu ordnen, ist KRAEPELINS Unterteilung in eine paranoide, hebephrene und katatone Schizophrenie. Die ICD-10 führt neben diesen zusätzlich noch vier weitere Subtypen auf. Darüber hinaus hat im Verlauf des letzten Jahrzehnts das Positiv-Negativ-Konzept der Schizophrenie im Bereich von Klinik und Forschung Bedeutung erlangt. Wiewohl sie eine Reihe praktischer Vorzüge aufweisen, vermögen diese Subtypen, als Kategorien konzipiert, keine valide Systematisierung des heterogenen Phänomens Schizophrenie zu leisten. Ein in jüngster Zeit von LIDDLE entwickelter dimensionaler Ansatz der Symptomklassifizierung, bei dem sich zudem Bezüge zu relevanten neurobiologischen Befunden ergeben, erscheint hier aussichtsreicher.

Tabelle 10-6 Schizophrene Syndrome (nach LIDDLE, 1995).

Verarmung der Psychomotorik	Desorganisation	Realitätsverzerrung
Verarmung der Sprache	formale Denkstörung	Wahn
Affektverflachung	Ablenkbarkeit	Halluzinationen
verminderte motorische Aktivität	inadäquater Affekt	

1.5 Ätiologie und Pathogenese

1.5.1 Genetik

Phänotypische Genetik

Die familiäre Häufung als Ausdruck einer genetischen Komponente ist zweifelsfrei belegt, wenn auch an den Zwillings- und Adoptionsstudien methodische Kritik geübt wird. Das betrifft insbesondere den Aspekt, daß bei diesen Untersuchungen teilweise eine zu breite Schizophreniedefinition verwendet wurde. Allerdings treten ca. 80% der Schizophrenien sporadisch, d.h. ohne erkennbare weitere Erkrankungsfälle in der Familie, auf. Insofern ist der Erklärungswert der Genetik im Einzelfall begrenzt.

Das Erkrankungsrisiko ist bei Verwandten schizophren Kranker eindeutig erhöht (Abb. 10-2), bei Frauen stärker als bei Männern. Eineiige Zwillinge zeigen mit ca. 46% (30–76%) eine deutlich höhere Konkordanz als zweieiige Zwillinge mit 14% (0–28%). Die schärfste Trennung zwischen den Konkordanzraten mono- und dizygoter Zwillinge ergibt sich, wenn Krankheiten des „schizophrenen Spektrums" wie schizoaffektive und atypische Psychosen sowie schizotype Persönlichkeiten als Krankheitsfälle in die Analyse einbezogen werden.

Ca. 50% der Kinder schizophren Kranker zeigen psychische Auffälligkeiten, 12% erkranken an einer Schizophrenie gegenüber einem Erkrankungsrisiko von ca. 1% in der Allgemeinbevölkerung. Geschwister haben ein mit 10% deutlich erhöhtes Risiko. Die Variabilität zwischen den verschiedenen Studien ist u.a. durch unterschiedliche Krankheitsdefinitionen bedingt.

Genetische Faktoren erklären aber nur einen Teil der Varianz. Dies zeigt sich am deutlichsten daran, daß monozygote Zwillinge bei weitem keine vollständige Konkordanz aufweisen. Der Vererbungsmodus ist unklar. Die Analyse wird kompliziert durch die anzunehmende nosologische Heterogenität und die Probleme der Klassifikation. Polygene Vererbung und Heterogenie werden favorisiert, was aber Kopplungen an Hauptgene und variable Penetranz zuläßt.

Eine Unterscheidung zwischen familiären gegenüber sporadischen Erkrankungen als eigenständige Entitäten ist nicht hinreichend gesichert.

Molekulare Genetik

Die molekulare Genetik verwendet prinzipiell zwei Methoden zur Identifizierung von Krankheitsgenen: Kopplungs- und Assoziationsuntersuchungen.

Unter **Kopplung** versteht man das Phänomen, daß zwei Gene überzufällig häufig miteinander vererbt werden. Kopplung beruht darauf, daß zwei Genorte, z.B. für ein „Krankheitsgen" und ein „Markergen" (das zu der Krankheit keine pathogenetische Beziehung hat), so eng benachbart sind, daß eine Neukombination beider Genorte durch „crossing over" während der Meiose unwahrscheinlich ist. Je enger beide Genorte benachbart sind, um so

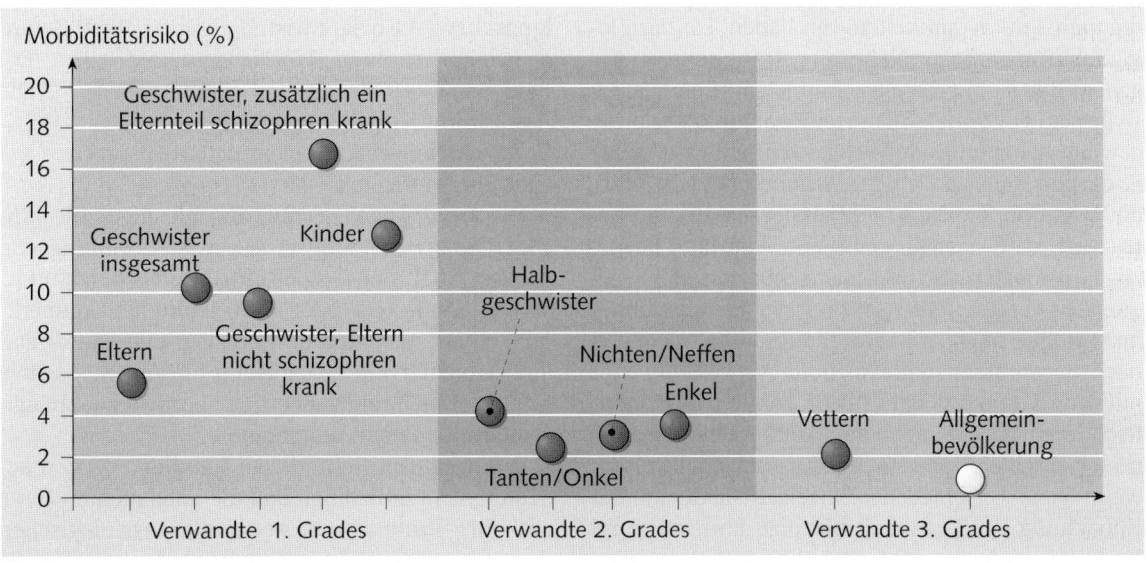

Abbildung 10-2 Lebenslanges Risiko einer Erkrankung an schizophrenen Psychosen abhängig vom Verwandtschaftsgrad zu einem schizophrenen Indexfall (GOTTESMAN und SHIELDS, 1976: nach PROPPING, 1989).

höher ist die Wahrscheinlichkeit einer gemeinsamen Vererbung. Die Häufigkeit von Rekombinationen zweier Gene ist daher auch ein Maß für ihren Abstand im Genom; ein solches Maß ist der sogenannte „Lod(logarithm of odds) score", angegeben in „Centi-Morgan".

Kopplungsuntersuchungen sind die Methode der Wahl bei monogenen Erkrankungen mit Mendelschem Erbgang oder Erkrankungen mit zumindest einem Hauptgeneffekt. Verschiedene Abwandlungen der klassischen Kopplungsanalyse mittels Lod-score-Analyse („affected sib-pair"- und „affected pedigree-member"-Methoden) erlauben, Kopplungsanalysen auch ohne Annahmen über den Erbgang durchzuführen, haben aber geringere statistische Aussagekraft.

Assoziation dagegen liegt vor, wenn in einer nicht untereinander verwandten Population ein Phänotyp (z.B. eine Krankheit) überzufällig häufig mit einem bestimmten Allel eines Gens (DNS-Sequenzvariante bzw. „Genotyp") zusammen auftritt. Assoziation beruht im einfachsten Fall darauf, daß das assoziierte Allel direkt mit dem Phänotyp (der Krankheit) in Zusammenhang steht, also z.B. eine Mutation (veränderte Basensequenz) enthält, die pathophysiologisch relevante funktionelle Veränderungen bedingt (veränderte Expression oder Funktion von Proteinen). Assoziationsstudien werden daher häufig mit sogenannten Kandidatengenen durchgeführt, also Genen, von denen man aufgrund pathophysiologischer Hypothesen eine Rolle beim Krankheitsgeschehen vermutet.

Assoziation kann aber auch zu Allelen vorliegen, die nichts mit Krankheit zu tun haben, sondern lediglich in räumlicher Nähe zum Krankheitsgen liegen, so daß sie mit diesem gekoppelt auftreten (s.o.). In diesem Fall spricht man von Kopplungsungleichgewicht. Kopplungsungleichgewicht entsteht in der Evolution aufgrund eines „Gründereffektes", d.h., die Mutation, die die Krankheit hervorruft oder begünstigt, wird nach ihrem ersten Auftreten bevorzugt zusammen mit den benachbarten DNS-Sequenzen vererbt. Jede Assoziation sollte sich daher im Prinzip auch mit Kopplungsuntersuchungen nachweisen lassen (das assoziierte Allel ist entweder mit einem krankheits(mit)bedingenden Gen identisch oder mit einem solchen gekoppelt). Assoziationen lassen sich aber auch dann noch nachweisen, wenn viele verschiedene Einzelgeneffekte an der Entstehung der Krankheit beteiligt sind, während Kopplungsuntersuchungen in diesem Falle wegen der Vielzahl der zu untersuchenden Familien kaum durchführbar sind. Nachteile der Assoziationsuntersuchungen sind die im Vergleich zu Kopplungsuntersuchungen geringere statistische Aussagekraft und ihre Anfälligkeit für ethnische Stratifikationseffekte.

Bisher konnten keine definitiven Kopplungen oder Assoziationen identifiziert werden. Zur Zeit wächst aber die Zahl der publizierten Untersuchungen explosionsartig; auf viele der negativen oder widersprüchlichen Befunde kann hier nicht eingegangen werden.

In einer Familie wiesen zwei schizophren Erkrankte eine partielle Trisomie des Chromosoms 5 auf. Davon ausgehende Untersuchungen bestätigten in einzelnen weiteren Stammbäumen eine Kopplung an anonyme Marker auf Chromosom 1.4. Dieser Befund ließ sich aber in anderen Studien nicht replizieren. Diese Diskrepanz wurde als molekulargenetischer Beweis der Heterogenität interpretiert. Entsprechend einer Metaanalyse ist diese Interpretation aber unwahrscheinlich, da sich der Kopplungsbefund nur in dieser einzigen Studie fand.

Eine Kopplung an eine partielle Translokation des Chromosoms 11 in einigen wenigen Familien war interessant, da sich hier eine Reihe von Kandidatengenen wie D_2-Rezeptor, Tyrosinase, Porphobilinogen-Deaminase oder NCAM („neuronal cell adhesion molecule") finden; jedoch blieben mehrere Kopplungsstudien negativ.

Wegen der pharmakologischen Hinweise auf die pathogenetische Beteiligung der **dopaminergen Neurotransmission** wurden die Gene der fünf Dopaminrezeptortypen und des Dopamintransporters bisher am intensivsten, jedoch erfolglos in Kopplungs- bzw. Assoziationsstudien untersucht. Befunde einer erhöhten Homozygotierate eines D_3-Rezeptor-Allels ließen sich nicht replizieren. Die Assoziation eines Polymorphismus des $5-HT_{2A}$-Rezeptors mit einem bevorzugten Ansprechen auf Clozapin ist fraglich.

Die bevorzugte Erkrankung gleichgeschlechtlicher Geschwister und eine gewisse Häufung von Aneuploidien der Geschlechtschromosomen, etwa als Varianten XXY oder XXX, lenkte die Aufmerksamkeit auf die rekombinierende pseudoautosomale Region der Geschlechtschromosomen; positive Kopplungsbefunde ließen sich aber von unabhängigen Gruppen nicht bestätigen.

Die negativen Befunde bei Kandidatengenen bedeuten nicht unbedingt, daß die untersuchten Gene und ihre Produkte an den pathophysiologischen Prozessen unbeteiligt sein müssen. So könnten die Störungen z.B. Regulatorgene oder posttranslationelle Modifikationen betreffen.

Neue Kopplungsbefunde betreffen die Chromosomen 3, 6 und 8. Von weiterem künftigem Interesse sind auch mit erhöhtem Risiko schizophrener Erkrankung einhergehende Aberrationen der Chromosomen 5, 11, 18 und 19 sowie bei Ashkenazi-Juden besonders häufige und gelegentlich mit Schizophrenie kosegregierende Krankheiten wie amyotrophe Lateralsklerose, Morbus Tay-Sachs und Morbus Gaucher.

> **Resümee**
> Überzeugende Evidenzen belegen, daß schizophrene Psychosen u.a. einen genetischen Ursprung haben. Dieser erklärt aber nur einen Teil des Erkrankungsrisikos, besonders klar erkennbar an der maximal 70%igen Konkordanzrate monozygoter Zwillinge. Der Erbgang ist unklar, am ehesten polygen. Trotz intensiver Forschung ließen sich bisher keine replizierbaren Assoziationen oder Kopplungen an biologische Marker identifizieren. Die untersuchten Marker schließen auch Kandidatengene der chemischen Neurotransmission, u.a. der Dopaminrezeptoren, ein.

1.5.2 Neurochemie und Neuropharmakologie

Wie für normale psychische Funktionsabläufe so ist auch für psychopathologische Phänomene von einem neurochemischen Korrelat auszugehen. Angesichts der Vielfalt der unter dem Begriff Schizophrenie subsumierten psychopathologischen Symptome ist hier jedoch kaum ein einheitliches Muster neurochemischer Störungen zu erwarten. Aus Gründen der empirischen Überprüfbarkeit gehen die bisherigen Hypothesenbildungen jedoch meist von einer einheitlichen Störung aus. Ein gut belegtes neurochemisches Modell der Schizophrenie liegt bisher nicht vor. Im Folgenden sollen die am häufigsten diskutierten Vorstellungen dargestellt werden.

Dopamin

Seit über 20 Jahren hat die ursprünglich von S. H. SNYDER bzw. A. CARLSSON zu Beginn der 70er Jahre formulierte **Dopaminhypothese der Schizophrenie** in verschiedenen Umformulierungen u.a. mit Einbeziehung anderer Transmittersysteme immer noch die größte heuristische Bedeutung.

Diese postuliert prä- oder postsynaptische Regulationsstörungen des Dopaminstoffwechsels mit resultierender dopaminerger Überaktivität in limbischen Hirnregionen und möglicherweise dopaminerger Unteraktivität im Frontalhirn. Dabei werden zunehmend Interaktionen mit anderen Neurotransmittersystemen (vor allem Glutamat) einbezogen.

Für die Diskussion der Bedeutung des dopaminergen Systems bei der Schizophrenie sind folgende anatomische und funktionale Charakteristika relevant (s.a. Kap. 4.1.3.3):

Das dopaminerge System besteht aus vier Gruppen spezifisch projizierender Bahnen:

- das für die extrapyramidale Motorik relevante nigrostriatale System, das von der Substantia nigra/Pars compacta (auch A9 genannt) zum dorsalen Striatum zieht
- das vom ventralen Tegmentum (auch A10 genannt) projizierende, mutmaßlich für Stimmung, Antrieb und Motivation verantwortliche mesolimbische System
- die mutmaßlich für die Kognition verantwortlichen mesofrontokortikalen und mesohippokampalen Bahnen
- das die Prolaktinsekretion hemmende tuberoinfundibuläre System.

In den synaptischen Spalt freigesetztes Dopamin wird durch aktive Wiederaufnahme in das präsynaptische Terminal und Metabolisierung durch Monoaminooxidase (MAO) und Catechol-O-Methyltransferase (COMT) inaktiviert (s. Kap. 4, Abb. 4-7).

Dopamin bindet an zwei primär pharmakologisch charakterisierte Rezeptorfamilien (D_1 und D_2) mit hoher bzw. geringer Affinität. Die molekulargenetische Charakterisierung erbrachte bereits 5 Rezeptortypen. Die D_1-Familie mit den D_1- und D_5-Rezeptoren vermittelt über GTP-bindende Transduktionsproteine (G-Proteine) eine Stimulation von Adenylatzyklasen als Second-messenger-System, die D_2-Familie mit den D_2-, D_3- und D_4-Rezeptoren eine Inhibition der Zyklasen.

Neuroleptika und Dopamin

Die Dopaminhypothese beruht vornehmlich auf der Tatsache, daß alle in der Schizophreniebehandlung wirksamen neuroleptischen Substanzen zu einer **Blockade von Dopaminrezeptoren,** vor allem dem D_2-Typ, führen. Dabei korreliert die durchschnittliche klinisch antipsychotische Dosis der verschiedenen Substanzen invers mit ihrer Affinität zum Dopaminrezeptor (Abb. 10-3). Das atypische Neuroleptikum Clozapin (s.u.) reiht sich hier ebenfalls ein, wenn seine Affinität zum D_4-Rezeptor berücksichtigt wird. Neuroleptika binden variabel auch an eine Reihe anderer (cholinerger, noradrenerger, serotonerger, histaminerger) Rezeptoren, jedoch ohne gesicherte Korrelation zur antipsychotisch wirksamen Dosis.

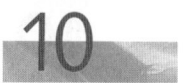

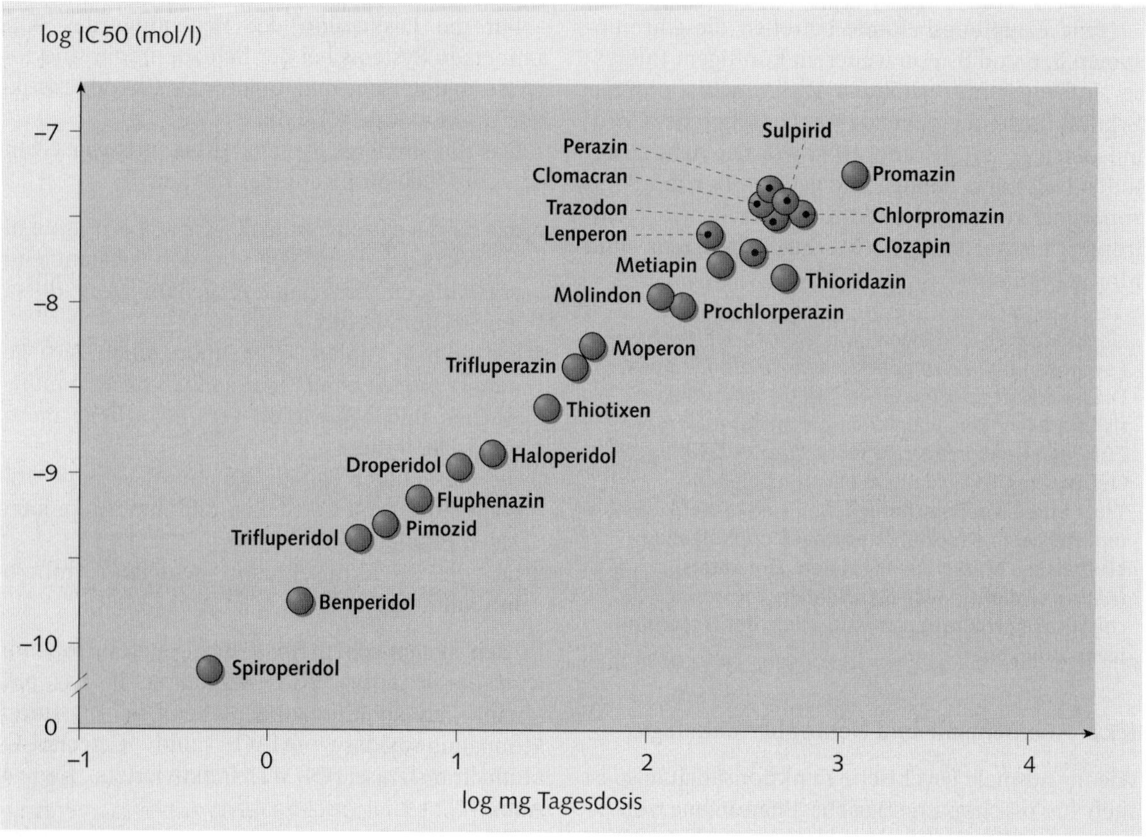

Schizophrenien und andere psychotische Störungen

Abbildung 10-3 Neuroleptika hemmen die Bindung von ^{3}H-Haloperidol an D_2-Dopamin-Rezeptoren in Homogenaten des Corpus striatum vom Kalb mit direkter Beziehung zur mittleren klinisch-antipsychotischen Dosis (nach Seeman et al., 1978).

Ein Problem der Dopaminhypothese ist die Tatsache, daß schizophrene Minussymptome weniger gut auf Neuroleptika ansprechen. Hier können im Gegenteil Dopaminagonisten die Symptome lindern. Unter anderem deshalb wurde eine nosologische Dichotomie bezüglich produktiver Symptome („Typ I") gegenüber Minussymptomen („Typ II") vorgeschlagen (s.a. Abschn. 1.4.3).

Auch die Wirklatenz von Neuroleptika ist ein Problem dieser Hypothese. Es ist nicht mit der Vorstellung einer einfachen dopaminergen Überaktivität vereinbar, daß sich die antipsychotische Wirkung von Neuroleptika nur allmählich über Tage bis Wochen entwickelt, während die Dopamin-D_2-Rezeptoren abhängig von der Applikationsroute innerhalb von Minuten bis maximal Stunden komplett blockiert sind. Die Wirklatenz ist am ehesten mit einem analog verzögert nach ca. zwei Wochen eintretenden Depolarisationsblock dopaminerger Neuronen zu erklären (s. Kap. 4.1.3.3).

Amphetamine und Dopamin
Ein weiteres Argument für die Dopaminhypothese leitet sich aus Anwendungsbeobachtungen mit Amphetamin ab. Psychostimulanzien wie Amphetamin wirken akut euphorisierend. Dies wird darauf zurückgeführt, daß Amphetamin die synaptische Freisetzung von Dopamin (aber auch Noradrenalin und Serotonin) fördert und die Inaktivierung dieser Amine durch präsynaptische Wiederaufnahme hemmt.

Bei chronischer und hochdosierter Einnahme provoziert Amphetamin Psychosen, die sich nur schwer von Schizophrenien unterscheiden lassen. Allerdings sind diese Amphetaminpsychosen von produktiven, paranoid-halluzinatorischen Symptomen geprägt, die auffallend prompt, nämlich innerhalb von Stunden bis Tagen, auf Neuroleptika ansprechen, und zwar ebenso wie die Euphorie. Bei schizophrenen Psychosen bewirken Neuroleptika deutlich weniger unmittelbare Effekte.

Dopaminkonzentration bei schizophren Erkrankten

Widersprüchlich sind die Ergebnisse zur Dopaminkonzentration bei schizophren Erkrankten: Messungen von Dopamin und seinem Hauptmetaboliten Homovanillinsäure (HVA) in Liquor und postmortalem Hirngewebe ergaben uneinheitliche Ergebnisse. Die Zahl der Dopamintransporter unterscheidet sich wohl nicht gegenüber Gesunden.

Die Diskrepanzen könnten mit dem geringen Beitrag der mutmaßlich involvierten Hirnregionen, der (hypothetischen) Bedeutung tonischer gegenüber phasischer Freisetzung von Dopamin, einer unzureichenden Berücksichtigung der Zustandsabhängigkeit, dem kraniokaudalen Gradienten im Liquor und der erfolgten Medikation zusammenhängen. Als homöostatische Gegenregulation steigt HVA unter Neuroleptika an, wogegen sich aber in wenigen Wochen Toleranz entwickelt (Abb. 10-4).

Plasma-HVA entstammt zu ca. 30% dem ZNS, der Rest aus der Nahrung und aus noradrenergen Neuronen des Sympathikus. Die Untersuchungen stimmen weitgehend darin überein, daß hohe Konzentrationen vor Behandlung und ein ausgeprägter Konzentrationsabfall unter der neuroleptischen Therapie eine eher günstige Therapieresponse prädizieren.

Dopaminrezeptoren

Intensiv diskutiert wird die Frage, ob Dopaminrezeptoren bei schizophrenen Psychosen vermehrt sind. Zahlreiche Post-mortem-Studien fanden eine erhöhte Bindungskapazität von mit verschiedenen Neuroleptika markierten D_2-Rezeptoren, sogar mit bimodaler Verteilung, nicht aber bei Markierung mit dem Agonisten ^{3}H-Apomorphin. Inzwischen besteht aber weitgehender Konsens, daß die Erhöhung der D_2-Rezeptoren am ehesten Ausdruck der Heraufregulation durch die neuroleptische Therapie ist. Möglicherweise ist die Zahl von D_4-Rezeptoren vermehrt.

Bisherige In-vivo-Untersuchungen mit der **Positronen-Emissions-Tomographie (PET)** sprechen eher gegen eine Dopaminrezeptor-Supersensitivität bei schizophrenen Psychosen. Zwar fanden WONG ET AL. (1986) als erste eine erhöhte Bindung von 3-N-(^{11}C)Methylspiperon, nicht aber FARDE ET AL. (1990) unter Verwendung von ^{11}C-Racloprid. Da diese Gruppe auch mit 3-N-(^{11}C)Methylspiperon keine vermehrte Bindung finden konnte, läßt sich diese Diskrepanz nicht dadurch erklären, daß Spiperon D_2-, D_3-, und D_4-Rezeptoren, Raclopid aber nur D_2- und D_3-Rezeptoren markiert.

Unter üblichen Dosierungen typischer Neuroleptika fanden sich in PET-Studien die D_2-Rezeptoren zu 70–80% besetzt. Es ergab sich kein diesbezüglicher Unterschied zwischen Therapie-Respondern und Non-Respondern.

Abhängig vom individuellen Rezeptorbindungsprofil eines Neuroleptikums ließ sich die Blockade auch anderer Rezeptoren in vivo nachweisen. So blockieren Clozapin und Flupentixol in therapeutischer Dosis ca. 40% der D_1-Rezeptoren, Clozapin und Risperidon über 80% der Serotonin(5-HT)$_2$-Rezeptoren.

Mit **neurohormonellen Provokationstests** wurde über das „Fenster der Hypophyse" versucht, Störungen der Transmitterrezeptoren nachzuweisen. Studien zur Dopaminhypothese nutzten die dopaminerge Stimulierbarkeit der Wachstumshormon(HGH)-Sekretion und die dopaminerge Inhibierbarkeit bzw. antidopaminerge Stimulierbarkeit der Prolaktinsekretion. Die Befunde sind variabel, Unterschiede gegenüber Gesunden nicht gesichert.

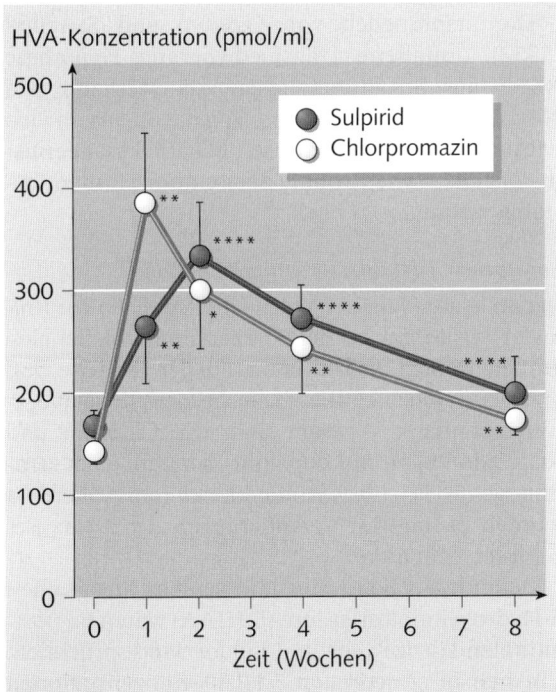

Abbildung 10-4 Konzentration (Mittel ± SEM) des Dopaminmetaboliten Homovanillinsäure (HVA) im Liquor schizophrener Kranker vor (n = 23) und unter der Therapie mit dem typischen Neuroleptikum Chlorpromazin (n = 7–12) bzw. dem atypischen Neuroleptikum Sulpirid (n = 7–14). Nach initialem Anstieg von HVA unter beiden Neuroleptika entwickelt sich Toleranz (nach HÄRNRYD ET AL., 1984).

Möglicherweise korreliert die HGH-Sekretion nach dem dopaminergen Agonisten Apomorphin mit der Schwere der Erkrankung, mit positiven bzw. KURT SCHNEIDERS Erstrangsymptomen und auch negativen Symptomen. Dabei ist sie höher bei akut schizophren Kranken gegenüber chronisch Kranken und normal oder vermindert bei chronisch Kranken mit vornehmlich negativen Symptomen.

Glutamat

Seit Beginn der 80er Jahre wird neben der Dopamin- die **Glutamathypothese der Schizophrenie** bzw. die Kombination beider diskutiert. Hierfür sprechen u.a. pharmakologische Tests mit **Phencyclidin.** Das dissoziative Anästhetikum Phencyclidin (PCP) ist wegen seiner psychotropen Effekte nicht in klinischem Einsatz (wohl aber sein Derivat Ketamin). Wahrnehmungsverzerrungen und unter Umständen akustische und optische Halluzinationen stehen im Vordergrund der psychopathologischen Symptomatik.

Besonders längerfristiger Konsum sogenannter „Runs" kann das Spektrum der Wirkungen erweitern: Dann werden auch paranoide Denkinhalte, formale Denkstörungen, Angst bis zur Panik, katatone Symptome und auch Defizitsymptome beobachtet. Da PCP bei gesunden Probanden somit nicht nur Positiv-, sondern auch Negativsymptome provozieren kann, gewinnt die PCP-Psychose als das anscheinend beste Modell für schizophrene Erkrankungen an experimenteller Bedeutung. PCP und auch Ketamin können darüber hinaus im Gegensatz zu Amphetamin psychotische Symptome bei schizophrenen Patienten provozieren. Pharmakodynamisch interagiert PCP mit multiplen Transmittersystemen. Die in vivo erreichten PCP-Konzentrationen in Relation zu den Affinitäten zu diesen verschiedenen Systemen legen nahe, daß nur die Blockade des Kalzium präferierenden Ionenkanals des spannungsabhängigen glutamatergen NMDA (N-methyl-D-Aspartat)-Rezeptors für die psychotogene Wirkung verantwortlich ist. PCP ist also ein non-kompetitiver NMDA-Antagonist.

Glutamatmessungen in Liquor und postmortalem Hirngewebe fanden keine eindeutigen Resultate. Dies verwundert nicht, da Glutamat weit überwiegend dem metabolischen Pool und nicht dem Transmitterpool entstammt.

Die **Zahl der NMDA-Rezeptoren** im präfrontalen Kortex und Putamen wurde überwiegend erhöht gefunden, was mit einer „Denervierungssupersensitivität" infolge einer verminderten Glutamatfreisetzung vereinbar wäre, wie angesichts der psychotogenen Wirkung von PCP zu erwarten. Möglicherweise sind Normabweichungen spezifisch für einzelne Hirnregionen. Unter Neuroleptika ändert sich tierexperimentell die Expression einzelner Glutamatrezeptor-Typen, z.B. mit Zunahme der PCP-Bindung.

Psychodysleptika und Serotonin

Psychodysleptika

Bei den psychotropen Wirkungen von Meskalin, Lysergsäurediäthylamid (LSD) und einer Reihe weiterer Psychodysleptika stehen Wahrnehmungsstörungen (in der Regel Pseudohalluzinationen) besonders optischer Art ganz im Vordergrund. Entsprechend erleben schizophren Kranke diese Wirkungen anders als ihre autochthonen Krankheitssymptome, was den Modellcharakter psychodysleptisch induzierter Psychosen in Frage stellt. Dennoch bieten sie Startpunkte für das pathophysiologische Verständnis von Halluzinationen: Der gemeinsame Wirkmechanismus der Psychodysleptika liegt in einer Stimulation von Serotonin-$_{2A}$-Rezeptoren.

Die ursprünglich von OSMOND und SMYTHIES (1952) formulierte Transmethylierungs-Hypothese wurde aus Strukturanalogien von Meskalin und Noradrenalin abgeleitet und ging davon aus, in vivo würden psychotomimetische Phenäthylaminderivate entstehen. Dies konnte aber empirisch nicht bestätigt werden.

Serotonin (5-Hydroxytryptamin; 5-HT)

In den letzten Jahren spielen Überlegungen zur Rolle des Serotonins bei der Schizophrenie wieder eine größere Rolle. Dies beruht u.a. auf der Tatsache, daß atypische Neuroleptika, die insbesondere bei Negativsymptomatik wirksam sind, wie Clozapin und Risperidon nicht nur dopamin-, sondern auch serotonerge (5-HT$_2$-)Rezeptoren blockieren. Außerdem wurden postmortal Veränderungen der 5-HT$_2$-Rezeptoren gefunden.

Befunde zu Serotonin und seinem Metaboliten 5-Hydroxyindolessigsäure (5-HIAA) waren im postmortalen Hirngewebe und Liquor widersprüchlich. Ein sich in erniedrigten 5-HIAA-Konzentrationen im Liquor widerspiegelndes serotonerges Defizit scheint eher krankheitsübergreifend mit impulsivem und (auto-)aggressivem Verhalten im Sinne von Persönlichkeitsauffälligkeiten zusammenzuhängen als mit der Schizophrenie selbst, was aber einen Risikofaktor für Schizophrenien darstellen könnte. Messungen der unterschiedlichen Serotoninrezeptoren waren uneinheitlich, u.a. wegen der

Schizophrenien: 1.5 Ätiologie und Pathogenese

Vielzahl der Subtypen (5-HT$_{1-7}$, 5-HT$_{1A-E}$, 5-HT$_{2A-C}$) mit nur eingeschränkter Verfügbarkeit spezifischer Liganden.

Multivariate Neurochemie

Wahrscheinlich stellt jeder monomechanistische Forschungsansatz eine zu grobe Vereinfachung dar. Vielmehr entstehen psychische Störungen eher aus Dysbalancen verschiedener Systeme. Tatsächlich konnten die bisher wenigen multivariaten Analysen multipler Liquorparameter vornehmlich innerhalb der aminergen Neurotransmission solche Dysbalancen identifizieren und unbehandelte von behandelten schizophren Kranken und von Gesunden trennen. Auch eine dopaminerg-glutaminerge Imbalance scheint ein für weitere Forschungen relevantes Modell zu sein.

> **Resümee**
>
> Die biochemischen Konzepte zur Ätiopathogenese der Schizophrenie fußen im wesentlichen auf indirekten, nämlich pharmakologischen Evidenzen. Da die antipsychotische Wirkung der Neuroleptika mit der Blockade von D$_2$-Rezeptoren zusammenhängt, wird für produktiv-psychotische Symptome eine mesolimbische dopaminerge Überaktivität angenommen. Für Minussymptome könnte eine Unteraktivität mesofrontokortikaler dopaminerger Neurone verantwortlich sein. Dabei spricht gegen die Vorstellung einer schlicht quantitativen Störung die sogenannte Wirklatenz der Neuroleptikaeffekte. Diese wird mit einem Depolarisationsblock dopaminerger Neurone erklärt. Die adaptiven Veränderungen von Homovanillinsäure unter Neuroleptika sowie die endokrinen Reaktionen auf dopaminerge Agonisten wären gleichfalls mit einer dopaminergen Dysregulation vereinbar. Die unter Phencyclidin zu beobachtenden psychomimetischen Wirkungen lassen an eine (Mit-)Beteiligung des glutamatergen Systems im Sinne einer Unteraktivität denken. Der direkte Nachweis einer Störung der Neurotransmission bei der Schizophrenie ist bisher nicht gelungen. Möglicherweise sind Dysbalancen multipler Transmittersysteme entscheidend.

1.5.3 Morphologische Befunde und andere organische Faktoren

Die morphologische, auch neuropathologische Schizophrenieforschung und die damit verbundene Suche nach organischen Faktoren ist in den letzten 20 Jahren durch neue neuroradiologische Methoden wie Computertomographie (CT), Kernspintomographie (NMR) und -spektroskopie, Positronen-Emissions-Tomographie (PET) der regionalen Hirndurchblutung, des Energiestoffwechsels und der Proteinsynthese sowie der Single-Photon-Emissions-Computer-Tomography (SPECT) wiederbelebt worden.

Mit den zuletzt genannten Methoden des **funktionellen Imaging** läßt sich die regionale neuronale Aktivität abbilden. So führen einfache motorische Aufgaben oder Wahrnehmungen zu Steigerungen von Durchblutung und Stoffwechsel in den entsprechenden primären Hirnarealen.

CT/NMR

Bereits frühe pneumenzephalographische Studien durch HUBER (1957) wiesen auf Ventrikelerweiterungen hin. Nach der ersten CT-Studie durch JOHNSTONE ET AL. (1976) haben inzwischen über 200 kontrollierte CT/NMR-Studien zweifelsfrei belegt, daß schizophren Kranke im Mittel erweiterte Seitenventrikel mit Linksbetonung sowie erweiterte dritte Ventrikel und Hirnfurchen gegenüber Gesunden aufweisen.

Meist wurde die Ventrikelweite als relatives Maß bestimmt, nämlich als sogenannte **Ventricle-to-Brain-Ratio (VBR),** d.h. als Quotient aus Ventrikelfläche und Hirnfläche in der Schicht mit der größten Ventrikelweite. Der Überlappungsbereich ist aber erheblich: Nur knapp 50% der Kranken haben eine Ventrikulomegalie. Die Ventrikelweite ist unimodal verteilt, d.h., es gibt keinen Hinweis für das Vorliegen einer speziellen Subgruppe mit erweiterten Ventrikeln.

Ob eine größere VBR vorzugsweise mit Defizitsymptomen, neuropsychologischen Defiziten, schlechter prämorbider sozialer Integration und schlechtem Ansprechen auf neuroleptische Therapie assoziiert ist, bleibt umstritten. Ventrikel- und Sulkuserweiterungen sind nicht spezifisch, sondern finden sich ebenso, wenn auch in geringerer Ausprägung, u.a. bei affektiven Psychosen.

Die VBR ist genetisch determiniert. Die Erweiterungen der Liquorräume sind unabhängig von Alter, Geschlecht, früheren therapeutischen Interventionen und sozioökonomischem Status. Jedoch sind erweiterte Liquorräume mit schwerer Krankheit assoziiert. Die Erweiterung ist statisch, da sie bereits bei Ersterkrankung besteht und bei Verlaufsuntersuchungen wohl keine Progredienz zeigt. Erweiterte Ventrikel werden auch bei Verwandten mit erhöhtem Erkrankungsrisiko beobachtet. Der prospektive Nachweis, daß Nachkommen mit erweiterten Ventrikeln auch tatsächlich gehäuft erkranken, steht aus.

Die Ursache der Ventrikulomegalie liegt am ehesten in einer Verminderung der periventrikulären Zelldichte. Dies erklärt die Betonung der Temporalhörner, wo mittels NMR und in postmortalen Untersuchungen Volumenminderungen besonders des Hippokampus und Parahippokampus nachgewiesen wurden.

Neuropathologie

In limbischen Regionen des Temporallappens sind Volumenminderungen der grauen Substanz um ca. 15% und Zellzahlminderungen des Hippokampus, Amygdaleums und Gyrus parahippocampalis beschrieben, möglicherweise mit Linksbetonung. Letzteres könnte mit der beim männlichen Geschlecht stärker als beim weiblichen verzögerten Reifung der linken Hemisphäre zusammenhängen. Weniger gut etabliert sind Volumen- und Zellzahlminderungen im Thalamus. Geringere Neuronendichte und Verlust kleiner Interneuronen fanden sich in einzelnen Schichten des frontalen Kortex und Gyrus cinguli.

In der Area entorhinalis wurden Verwerfungen der neuronalen Schichten als möglicher Ausdruck von Migrationsstörungen in der Ontogenese beschrieben. Neurone im Cingulum waren abnorm gelagert und hatten vermehrt vertikale Axone. Im Hippokampus fanden sich ektope und fehlorientierte (rotierte) Neurone besonders an den Übergängen der verschiedenen Subfelder (CA1 etc.).

Für die **Theorie einer Migrationsstörung** spricht, daß sich ähnliche Befunde bei Opfern der Atombombenkatastrophe von Hiroshima und Nagasaki mit erhöhter Prävalenz schizophrener Störungen fanden. Schizophren Kranke scheinen aber keine zu Mutationen disponierende Störung der DNA-Reparatur aufzuweisen. Die Migrationsstörung könnte genetische und infektiöse Ursachen haben, oder gerade die Interaktion zwischen beiden. Solche postmortalen Veränderungen zeigen allerdings nur ca. 50% der schizophren Kranken, und sie sind nicht spezifisch.

Retrospektiv erhobene Befunde, wonach später schizophren Erkrankte neurologische Defizite wie motorische Ungeschicklichkeit und atavistische Reflexe (z.B. Mundöffnungs-, Fingerspreizphänomen) schon während der Kindheit aufwiesen, wären mit einer solchen Störung der neuronalen Entwicklung vereinbar.

Funktionelle Morphologie (PET/SPECT)

FRANZEN und INGVAR berichteten 1971 erstmals über eine Minderung des anterior-posterioren Gradienten der regionalen Hirndurchblutung (rCBF) bei schizophren Erkrankten nach intrakarotidaler Injektion von ^{133}Xenon, was zur Prägung des Begriffs „**Hypofrontalität**" führte. Diese frontale Perfusionsminderung um ca. 1–8% gilt inzwischen aufgrund zahlreicher, u.a. auch mittels SPECT und PET durchgeführter Studien als etabliert. Die Hypofrontalität zeigt sich auch bei Messung des Glukoseumsatzes mittels PET. Sie wird besonders deutlich unter neuropsychologischen Testaufgaben, die eine mit Aktivierung des dorsolateralen Frontalkortex verbundene planende Strategie verlangen, wie dem Wisconsin Card Sorting Test (WCST), und zeigt eine Linksbetonung.

Hypofrontalität ist mit Chronizität, dominierenden Defizitsymptomen, psychomotorischer Verlangsamung und kognitiven Störungen assoziiert. Sie scheint sich auch diagnoseübergreifend bei psychomotorischer Hemmung in der Depression zu finden, wurde allerdings unter dem WCST nur bei schizophren und nicht bei depressiv Erkrankten beobachtet.

Es wird versucht, die Hypofrontalität mit einer frontalen dopaminergen Unteraktivität zu erklären. Allerdings zeigen vorläufige Befunde, daß der frontale Glukoseumsatz unter Neuroleptika wie Haloperidol, aber auch Clozapin eher abnimmt (Abb. 10-5). Dies erklärt vermutlich, warum sowohl behandelte als auch unbehandelte schizophren Kranke die Hypofrontalität aufweisen.

Akustische Halluzinationen sind mit Steigerungen von Durchblutung und Glukoseumsatz in sprachrelevanten Regionen bitemporal und linkstemporoparietal sowie in der Region des Broca-Sprachzentrums verbunden.

Geburtskomplikationen

Das Interesse an Geburtskomplikationen als Risikofaktor wurde durch eine Reihe positiver Studien der dänischen Gruppe um MEDNICK und SCHULSINGER, beginnend Ende der 60er Jahre, stimuliert. Die Ergebnisse sind aber wenig konsistent, das Erkrankungsrisiko wird allenfalls marginal um ca. 1% erhöht. Immerhin wird die Erweiterung der Ventrikel von der Interaktion von genetischem Risiko und Geburtskomplikationen prädiziert. Es kann nicht ausgeschlossen werden, daß umgekehrt die genetische Disposition zur Schizophrenie durch Dysmaturation auch zu Geburtskomplikationen disponiert, die damit ein Epiphänomen darstellen.

Infektions- und Immunhypothesen

Das Fehlen entzündlicher Reaktionen oder Gliosen im postmortalen Hirngewebe spricht gegen aktuelle oder frühere Infektionen. Dementsprechend blieben die Ergebnisse von Inokulationsversuchen zur

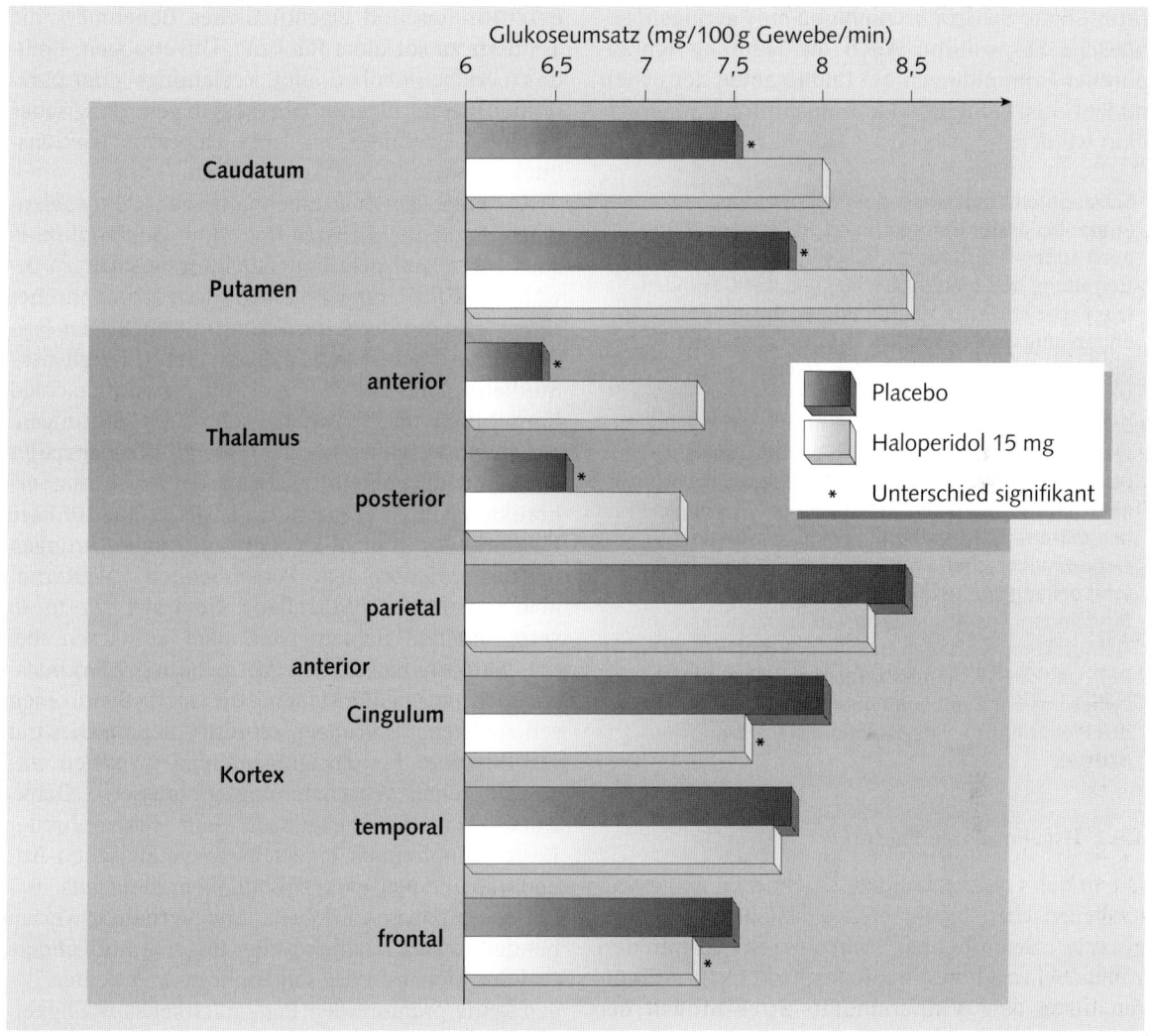

Abbildung 10-5 Differentielle Veränderungen des regionalen Glukoseumsatzes in verschiedenen Hirnregionen (PET) unter dem Einfluß von Haloperidol im Vergleich zu Placebo (Befunde von Holcomb et al., 1994, zitiert in Tamminga und Lahti, 1995).

Prüfung der Übertragbarkeit und von Bestimmungen von Immunglobulinen, spezifischen Antikörpern gegen neurotrope Viren (Zytomegalie, Herpes simplex Typ 1, Epstein-Barr, Masern, Mumps, Pocken), Autoantikörpern, der zellulären Abwehr (Helferzellen, Suppressorzellen) sowie fremder Nukleinsäuren mit Hybridisierung oder Polymerase-Chain-Reaction (PCR) inkonsistent. Die negativen Befunde schließen aber latente Infektionen mit atypischen Erregern, die zum Beispiel in das Wirtsgenom integriert sein könnten, nicht aus.

Die Infektionshypothese hat ihr härtestes, wenn auch retrospektiv erbrachtes Argument in epidemiologischen Daten: Nach Influenza-Pandemien fand sich in Finnland, Dänemark, England und Japan eine Häufung schizophrener Erkrankungen bei Personen, die sich damals in der Gestation (besonders im zweiten Trimester) befunden hatten. Allerdings wurde das von anderen Studien in England, Holland und den USA nicht bestätigt.

Unter schizophren Erkrankten findet sich ein diskretes (ca. 10%) Überwiegen von Wintergeburten und somit eine erhöhte Exposition gegenüber Virusinfektionen während ihrer Fetalperiode. Diese Beobachtung wurde allerdings nur für die nördliche Halbkugel und besonders in städtischer Umgebung gemacht. Bei Wintergeburten finden sich häufiger Ventrikulomegalien sowie möglicherweise mehr prozeßhafte Schizophrenien und eine geringere genetische Disposition. Auch die Häufung schizophrener Erkrankungen bei Immigranten der ersten und zweiten Generation könnte mit Infektionen erklärt werden.

> **Resümee**
>
> Schizophren Kranke haben erweiterte innere (erster bis dritter Ventrikel) und weniger eindeutig auch äußere Liquorräume, allerdings mit unimodaler Verteilung und breiter Überlappung mit Gesunden. Die Assoziation der Ventrikulomegalie mit der Erkrankung wird besonders deutlich beim intrafamiliären Vergleich. Ihr liegen Zellzahl- und Volumenminderungen der periventrikulären grauen Substanz zugrunde, vermutlich nicht umschrieben, wenn auch im Temporallappen betont. Zusätzlich bestehen zytoarchitektonische Störungen. Ursächlich kämen Infektionen im 2. Trimester mit Störungen der neuronalen Migration in Frage, wofür ein Geburtenüberschuß im Winter spricht. Allerdings fehlt bislang der histologische Nachweis solcher Infektionen. Die Assoziation von Schizophrenie mit Geburtskomplikationen ist schwach und vieldeutig. PET- und SPECT-Studien zeigen, daß Minussymptome wohl mit einer neuronalen Unteraktivität des Frontalhirns („Hypofrontalität") zusammenhängen.

1.5.4 Psychosoziale Faktoren

Die in den vorhergehenden Abschnitten dargestellten genetischen, biochemischen und hirnmorphologischen Befunde bei schizophren Erkrankten zählen, wie auch bestimmte Persönlichkeitsstrukturen, nach dem **Vulnerabilitäts-Streß-Modell** der Schizophrenie zu den Faktoren, die eine Disposition (= Vulnerabilität) für die Manifestation dieser Erkrankung konstituieren. Hierzu kommt es bei Hinzutreten bestimmter Stressoren, zu denen insbesondere „life events" und „high expressed emotions" gehören, die in den folgenden Abschnitten besprochen werden.

Persönlichkeitsfaktoren und psychodynamische Aspekte

Bereits E. BLEULER und KRETSCHMER hatten aufgrund der Beobachtung nicht-erkrankter Angehöriger schizophrener Patienten einen fließenden Übergang von **„Schizoidie"** zur Schizophrenie angenommen. Die Merkmale der „Schizoidie" sind im DSM-III und in der ICD-10 weitgehend in die Merkmale der **„schizotypen Persönlichkeitsstörung"** aufgenommen worden.

Kennzeichnend für schizoid-schizotypes Erleben und Verhalten sind vor allem seltsam anmutendes, exzentrisches und eigentümliches Benehmen, die Tendenz zu sozialem Rückzug, Unvermögen, Freude zu erleben (Anhedonie), Beziehungs- oder paranoide Ideen, bizarre Überzeugungen, magisches Denken, Derealisations- und Depersonalisationserleben sowie soziale Ängstlichkeit.

Zur Frage des Zusammenhangs zwischen schizotyper Persönlichkeitsstörung und Schizophrenie sind vor allem zwei Untersuchungsansätze zu erwähnen: Ein Vergleich von Kindern schizophrener Eltern und Kindern von Eltern mit affektiven Psychosen erbrachte im Langzeitverlauf (High-risk-Studien) generell keinen Häufigkeitsunterschied hinsichtlich der Prävalenz schizoider Störungen. Bei einem Vergleich nur der Untergruppe der später an Schizophrenie oder affektiven Psychosen erkrankten Kinder zeigte sich allerdings eine stärkere Häufung von schizoiden Persönlichkeitsstörungen in der prämorbiden Persönlichkeit. Weiterhin ließen sich bei Probanden, die hohe Werte in verschiedenen Schizotypie-Skalen aufwiesen, bei der faktorenanalytischen Verrechnung Merkmalsgruppen zusammenstellen, die sich Syndromen schizophrener Störungen zuordnen ließen. Dies traf insbesondere für Zusammenhänge zwischen ungewöhnlichen Wahrnehmungserlebnissen, „Denkstilen" und Überzeugungen und schizophrener Positivsymptomatik einerseits sowie zwischen Anhedonie und Negativsymptomatik andererseits zu.

Bei schizotypen Erlebens- und Verhaltensweisen handelt es sich letztlich weder um eine notwendige (bei der Mehrzahl der schizophrenen Patienten liegen keine prämorbiden Persönlichkeitsauffälligkeiten vor) noch um eine spezifische oder hinreichende (prädisponierende) Bedingung für das Auftreten von Schizophrenie.

Psychodynamische Ansätze versuchen zu erklären, aufgrund welcher Mechanismen der später an Schizophrenie Erkrankte sich zunehmend von einer allgemein gültigen Sichtweise „abkoppelt" („decentering from intersubjectivity"). Postuliert wird die Rückkehr (Regression) schizophren Erkrankter zu Denk- und Wahrnehmungsformen früherer Entwicklungsstufen. FREUD sprach von „primärprozeßhaftem" Denken, das bei Wahn und Halluzinationen schizophren Erkrankter in ähnlicher Ausprägung vorherrscht wie bei Kindern und Urvölkern sowie bei Denkprozessen im Traum.

Vertreter solcher **psychodynamischer Regressionstheorien** sind z.B. JUNG, FREUD, FENICHEL, RAPPAPORT, FEDERN und ARIETI. Die Hauptschwäche dieser Ansätze besteht in der fehlenden empirischen Absicherung, der unzureichenden ätiopathogenetischen Spezifität und der Vernachlässigung unseres aktuellen Kenntnisstandes über die Multifaktorialität der Schizophrenieentwicklung.

Die Bedeutung kritischer Lebensereignisse ("life events")

Kritische Lebensereignisse wie Ortswechsel, Eintritt in den Beruf oder Arbeitsplatzwechsel, beruflicher Auf- oder Abstieg, Ablösung vom Elternhaus, Beginn bzw. Ende einer Partnerschaft usw. stellen besondere Anforderungen an das Adaptationspotential des Betroffenen. Da erkrankungsbedingte Funktionseinschränkungen (z.B. Residualsymptomatik) bzw. Vulnerabilitätsfaktoren (z.B. Aufmerksamkeitsstörungen) die Fähigkeit zur Bewältigung solcher klassischen Lebensthemen mindern, lag es auf der Hand, den Zusammenhang zwischen kritischen Lebensereignissen und dem (Wieder-)Ausbruch schizophrener Psychosen zu untersuchen. Gesucht wurde nach Störungsspezifität und Häufung kritischer Lebensereignisse vor Störungsausbruch sowie nach einer spezifischen Sensitivität (Vulnerabilität) schizophrener Menschen gegenüber solchen „kritischen Lebensereignissen". Lange Zeit konnte man ausschließlich auf sogenannte retrospektive Studien zurückgreifen, denen für diesen Forschungsansatz typische methodische Mängel anhaften. In jüngster Zeit werden zu dieser Thematik zunehmend mehr prospektive Untersuchungen durchgeführt.

In einer Reihe von Studien der Life-event-Forschung konnte gezeigt werden, daß schizophrene Patienten im Vergleich zur Normalbevölkerung kein höheres, im Vergleich zu anderen, z.B. depressiven Patientengruppen sogar ein geringeres Ausmaß an Stressoren angaben. Auch in prospektiven Studien konnte bisher nicht abschließend geklärt werden, ob es in den Vormonaten vor (Wieder-) Ausbruch der Erkrankung zu einer Häufung belastender Lebensereignisse kommt oder nicht. Survival-Analysen in neueren Untersuchungen sprechen dafür, daß der Einfluß kritischer Lebensereignisse gegenüber dem Effekt neuroleptischer Medikation zurücktritt.

Wahrscheinlich ist es sinnvoll, zwischen kritischen Lebensereignissen und Prodromalsymptomatik einen sich wechselseitig verstärkenden Teufelskreis anzunehmen, wobei das Auftreten von Prodromalsymptomatik (Ängste, Depression, Verunsicherung auf Wahrnehmungs- und Interpretationsebene) die Auseinandersetzungsfähigkeit des Patienten mit Belastungen einschränkt und Belastungen wiederum das Auftreten von Prodromalsymptomatik fördern.

Familiäres Umfeld und „expressed emotion"

Auf der Suche nach ätiologischen Faktoren bzw. rückfallrelevanten Umfeldaspekten schizophrener Patienten stieß man schon relativ früh auf die Bedeutung der Familienatmosphäre und hier auf die Bedeutung sogenannter **„high expressed emotion"- (HEE)-Muster** familiärer Kommunikation. In einem halbstrukturierten Interview (Camberwell Family Interview) wurden die Häufigkeit kritischer Kommentare in der familiären Kommunikation sowie Einschätzungen zur allgemeinen Feindseligkeit und (entmündigenden) Überbehütung („emotional overinvolvement") registriert.

Vielen der Studien haften ähnliche methodische Probleme wie den Untersuchungen zur Life-event-Forschung an. Insgesamt zeigt sich jedoch – und zwar auch in prospektiven Studien –, daß ein hohes Ausmaß an kritischen Kommentaren und feindseligen Einstellungen gegenüber dem schizophrenen Menschen sowie ein übersteigertes Ausmaß an Einmischung in seine Belange das **Wiedererkrankungsrisiko** deutlich erhöhen, und zwar weitgehend unabhängig vom Geschlecht und auch bei medizierten Patienten (wenn auch in geringerem Ausmaß) (Tab. 10-7).

Das ursprüngliche HEE-Konzept erfuhr allerdings auch eine Reihe von Einschränkungen. So gelang es nicht immer, diesen Zusammenhang nachzuweisen, insbesondere nicht für die Erstmanifestation schizophrener Erkrankungen. Auch stand die Auswirkung von „high expressed emotion" auf das Rückfallrisiko in Zusammenhang mit psychopathologischer Gesamtgestörtheit. Nicht jede Dimension des „high expressed emotion" ist für den Rückfall von Relevanz: So kommt z.B. übermäßiger Kritik oder Feindseligkeit eine hohe Bedeutung, emotionalem Überengagement jedoch kaum eine Bedeutung zu.

Außerdem ist der rezidivfördernde Einfluß von HEE nicht schizophreniespezifisch, sondern zeigte sich ebenfalls etwa bei psychosomatischen Erkrankungen. Rückfallbegünstigend war auch nicht nur eine HEE der Familienatmosphäre, sondern auch ein überengagiertes therapeutisches Milieu. Insgesamt muß der Zusammenhang zwischen „high expressed emotion" und Rückfall als ein **interaktives Geschehen** aufgefaßt werden: Problemverhalten des Patienten auf der einen Seite und suboptimales Krisenmanagement und Überforderungsgefühle der Angehörigen auf der anderen Seite verstärken sich wechselseitig.

Grenzüberschreitendes Verhalten kann so durchaus als ein Versuch von Familienmitgliedern gesehen werden, soziale Kontrolle über das Verhalten

Schizophrenien und andere psychotische Störungen

Tabelle 10-7 „Expressed emotion" (EE) und Rezidivhäufigkeit nach 9 bis 12 Monaten (nach R. Olbrich, 1994).

Studie	n	Rückfallrate				
		niedriges EE		hohes EE		
Brown et al. (1962)	97	13/47	28%	38/50	76%	<,001
Brown et al. (1972)	101	9/56	16%	26/45	58%	<,001
Vaughn und Leff (1976)	37	1/16	6%	10/21	48%	<,007
Vaughn et al. (1984)	54	3/18	17%	20/36	56%	<,02
Köttgen et al. (1984)	50	12/21	57%	12/29	41%	n.s.
Moline et al. (1985)	24	4/13	31%	10/11	91%	<,004
Nuechterlein et al. (1986)	26	0/7	0%	7/19	37%	<,03
Karno et al. (1987)	44	7/27	26%	10/17	59%	<,03
Leff et al. (1987)	70	5/54	9%	5/16	31%	<,05
Rostworowska et al. (1987)	36	1/11	9%	15/25	60%	<,009
Tarrier et al. (1988)	48	4/19	21%	14/29	48%	<,02
McCreadie und Philips (1988)	59	7/35	20%	4/24	17%	n.s.
Watzl et al. (im Druck)	61	6/21	29%	23/40	58%	<,01
insgesamt	674	72/312	23%	194/362	54%	

des Patienten auszuüben, eventuell als Ausdruck von Hilflosigkeit. Folgerichtig betrachten neue Ansätze der Familienbetreuung dysfunktionale Kommunikations- und Problemlösemuster sowie ungünstige Interaktionsmuster eher als ein wechselseitig zwischen Patient und Familie determiniertes Geschehen.

> **Resümee**
>
> Psychodynamische Überlegungen zur Ursache schizophrener Störungen konnten empirisch nicht belegt werden, und ebensowenig konnte die schizotype Persönlichkeitsstörung im Sinne einer notwendigen Voraussetzung, die nosologiespezifisch wäre für schizophrene Störungen, nachgewiesen werden. Auch hinsichtlich der Faktoren kritische Lebensereignisse und „high expressed emotion"-Muster der familiären Kommunikation kann nicht von einer unidirektionalen Beziehung zwischen Lebensereignissen bzw. „high expressed emotion" und (Wieder-)Ausbruch der Erkrankung ausgegangen werden. Neuere Studien zeigen eher, daß kritische Lebensereignisse bzw. „high expressed emotion" und schizophrene Prodromalsymptomatik im Sinne eines sich wechselseitig verstärkenden Teufelskreises in die manifeste Erkrankung hineinführen. Insgesamt kann dem Vulnerabilitäts-Streß-Modell eine wichtige heuristische Bedeutung zugewiesen werden, insofern es sich nicht nur eignet, die verschiedenen ätiologischen Konzepte zusammenfassend zu integrieren, sondern auch für eine individuelle Planung psychosozialer Interventionsmaßnahmen mit Blick auf eine Verminderung des Rückfallrisikos geeignet ist.

1.6 Diagnose und Differentialdiagnose

1.6.1 Diagnose

Die **ICD-10** führt acht Gruppen von Symptomen auf, denen für die Diagnose der Schizophrenie eine besondere Bedeutung zukommt; sie sind in Tabelle 10-8 wiedergegeben.

Erforderlich für die Diagnose Schizophrenie ist nach ICD-10, daß aus den Gruppen 1–4 mindestens ein Symptom eindeutig (zwei oder mehr, wenn weniger eindeutig) oder aus den Gruppen 5–8 mindestens zwei Symptome vorhanden sind. Dabei müssen diese Symptome fast ständig während eines Monats oder länger vorgelegen haben, bei kürzerer Manifestationsdauer kommt die Diagnose „Akute schizophreniforme psychotische Störung" (F23.2) in Betracht. Wenn depressive oder manische Symptome gleichzeitig und in etwa gleicher Intensität auftreten, ist eine schizoaffektive Störung (F25) zu diagnostizieren. Auch bei eindeutiger Hirnerkrankung, während einer Intoxikation oder während des Entzugs sollte die Diagnose Schizophrenie nicht gestellt werden.

Zu diesen Diagnosekriterien ist anzumerken, daß die Symptomgruppen 1–3 **schizophrene Symptome 1. Ranges** nach Kurt Schneider, die Gruppen 4 und 5 solche zweiten Ranges repräsentieren. Den Erstrangsymptomen kommt eine herausragende Stellung bei der ICD-10-Diagnose Schizophrenie zu, sie sind aber für diese Diagnose nicht unbedingt erforderlich. Negative Symptome erscheinen erstmals im

Tabelle 10-8 Diagnostische Kriterien der Schizophrenie nach ICD-10 (F20).

Erforderlich für die Diagnose Schizophrenie ist mindestens eines der unter 1 bis 4 oder sind mindestens zwei der unter 5 bis 8 aufgeführten Symptome. Diese Symptome müssen fast ständig während eines Monats oder länger deutlich vorhanden sein.

1. Gedankenlautwerden, Gedankeneingebung, Gedankenentzug oder Gedankenausbreitung
2. Kontrollwahn, Beeinflussungswahn, Gefühl des Gemachten, deutlich bezogen auf Körper- oder Gliederbewegungen oder bestimmte Gedanken, Tätigkeiten oder Empfindungen; Wahnwahrnehmung
3. kommentierende oder dialogische Stimmen, die über die Patienten reden, oder andere Stimmen, die aus bestimmten Körperteilen kommen
4. anhaltender kulturell unangemessener, bizarrer Wahn, wie der, das Wetter kontrollieren zu können oder mit Außerirdischen in Verbindung zu stehen
5. anhaltende Halluzinationen jeder Sinnesmodalität, täglich während mindestens eines Monats, begleitet von flüchtigen oder undeutlich ausgebildeten Wahngedanken ohne deutliche affektive Beteiligung oder begleitet von langanhaltenden überwertigen Ideen
6. Neologismen, Gedankenabreißen oder Einschiebungen in den Gedankenfluß, was zu Zerfahrenheit oder Danebenreden führt
7. katatone Symptome wie Erregung, Haltungsstereotypien oder wächserne Biegsamkeit (Flexibilitas cerea), Negativismus, Mutismus und Stupor
8. „negative" Symptome wie auffällige Apathie, Sprachverarmung, verflachte oder inadäquate Affekte (es muß sichergestellt sein, daß diese Symptome nicht durch eine Depression oder eine neuroleptische Medikation verursacht werden)

Kriterienkatalog einer ICD-Schizophreniediagnose, ein Resultat der intensiven Diskussion zur Negativ-Positiv-Dichotomie schizophrener Symptomatik während des letzten Jahrzehnts.

Ein anderes Diagnosesystem mit gut ausgearbeiteten Schizophreniekriterien, denen man in wissenschaftlichen Veröffentlichungen oder in der Fachliteratur aus dem angloamerikanischen Bereich begegnet, ist das **DSM-IV**. Es weist im Vergleich zur ICD-10 eine strengere Operationalisierung, ein strengeres Zeitkriterium (Vorliegen der Störung für mindestens sechs Monate) sowie die Bedingung auf, daß auf sozialer Ebene krankheitsbedingte Beeinträchtigungen vorhanden sind.

Das DSM-IV bzw. seine beiden Vorläufer wurden insbesondere in Anlehnung an die Feighner-(St. Louis-)Kriterien und die von SPITZER ET AL. 1978 konzipierten **Research Diagnostic Criteria (RDC)** entwickelt. Die RDC kommen heute noch vielfach in wissenschaftlichen Studien zur Anwendung und sehen insbesondere eine sorgfältige Abgrenzung gegenüber den (schizo-)affektiven Psychosen vor. Die **Present State Examination (PSE)** zusammen mit dem EDV-gestützten **CATEGO-Algorithmus** ist ein weltweit etabliertes Diagnosesystem mit einer Schizophreniedefinition hoher Reliabilität, das sich auf die Erstrangsymptome KURT SCHNEIDERS stützt (s.a. Abschn. 1.3)

1.6.2 Differentialdiagnose

Schizophrenien müssen gegen andere Erkrankungen mit schizophreniformer Symptomatik abgegrenzt werden (Tab. 10-9). Somatische Erkrankungen und substanzinduzierte Störungen mit schizophrenieähnlicher Ausgestaltung werden auch als **sekundäre oder symptomatische Schizophrenien** bezeichnet. Sie erfordern eine sorgfältige, die psychischen Störungen wie die körperlichen Erkrankungen berücksichtigende Anamnese und einen psychischen wie auch körperlichen, einschließlich neurologischen Befund.

Weiterhin sind routinemäßig folgende apparative Untersuchungen durchzuführen: großes Blutbild, Leberenzyme, Serum-Elektrolyte, -Kreatinin und -Harnstoff, Urinstatus, BKS, Schilddrüsenhormone, Luesserologie, EEG und Urin-Drogenscreening. Häufig sind zusätzliche Untersuchungen erforderlich, insbesondere CT und Kernspintomographie, Liquordiagnostik und HIV-Serologie.

Symptomatische Schizophrenien können, wie Tabelle 10-9 zeigt, durch ein breites Spektrum somatischer Erkrankungen bedingt sein; sie werden mit dem ICD-10-Code F06.2 verschlüsselt.

Von den **drogeninduzierten Psychosen** (F1x.5) seien besonders erwähnt die Alkoholhalluzinose, die durch chronischen Kokain- und Amphetamin-

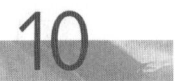

Schizophrenien und andere psychotische Störungen

Tabelle 10-9 Differentialdiagnose der Schizophrenie.

psychische Störung	somatische Erkrankung	substanzinduzierte Psychose
anhaltende wahnhafte Störung akute schizophreniforme psychotische Störung schizoaffektive Störung	Epilepsie (insbesondere Temporallappen-Epilepsie) Tumor (insbesondere des Frontal- und Temporallappens) Schädel-Hirn-Trauma	Psychostimulanzien (insbesondere Kokain, Amphetamin) Halluzinogene (insbesondere Phencyclidin) Anticholinergika und L-Dopa
depressive Episode (Major Depression) Zwangsstörung Autismus	zerebrovaskuläre Erkrankung ZNS-Infektion (insbesondere Neurosyphilis, Herpes-Enzephalitis, AIDS) Chorea Huntington	Alkohol (insbesondere Alkoholhalluzinose) Alkoholentzug Barbiturat-/Benzodiazepinentzug
Persönlichkeitsstörungen Simulation	Endokrinopathie (insbesondere der Schilddrüse) metabolische Störung (z.B. Porphyrie, Wilson-Syndrom) Autoimmunerkrankung (z.B. Lupus erythematodes disseminatus) Vitaminmangel-Syndrom (z.B. B_{12}) Intoxikation (z.B. Schwermetallvergiftung)	

abusus hervorgerufenen und durch Wahn und Halluzinationen gekennzeichneten Zustandsbilder, oft ähnlich einer beginnenden Schizophrenie, sowie die unter Phencyclidin auftretenden und schizophrene Positiv- und Negativsymptomatik aufweisenden Krankheitsbilder.

Die Differentialdiagnose gegenüber **anderen psychischen Störungen** betrifft die übrigen in der ICD-10 unter F2 aufgeführten Krankheitsbilder. Diejenigen mit schizophrenietypischer Symptomatik, die – behandelt oder nicht, und deshalb ein recht unpräzises Kriterium – weniger als einen Monat bestehen, werden als „akute schizophreniforme psychotische Störung" verschlüsselt. Bei den „anhaltenden wahnhaften Störungen" läßt der Wahn zumeist eine bizarre Ausgestaltung vermissen, und es fehlen auch andere schizophrenietypische Symptome wie Halluzinationen, Denkzerfahrenheit und eine ausgeprägte Negativsymptomatik.

Treten neben schizophrener Symptomatik affektive Störungen auf, so ist an die Diagnose depressive (oder manische) Episode mit psychotischen Symptomen zu denken. Sie wird gestellt, wenn psychotische Symptome ausschließlich während Perioden mit einer affektiven Störung auftreten. Eine **schizoaffektive Störung** wird bei Vorliegen von akut-schizophrenen und depressiven bzw. manischen Symptomen mit annähernd gleicher Intensität diagnostiziert, wenn Halluzination und Wahn für mindestens zwei Wochen auch in Abwesenheit der affektiven Störung vorkommen.

Patienten mit **Persönlichkeitsstörungen** (insbesondere schizotype, schizoide und paranoide) können ähnlich den schizophren Erkrankten bizarre Vorstellungen, magisches Denken, affektive Indifferenz und sozialen Rückzug zeigen, doch lassen sie Halluzinationen, Wahn oder grob desorganisiertes Verhalten vermissen.

> **Resümee**
>
> Nach ICD-10 sind schizophrene Symptome 1. Ranges nach KURT SCHNEIDER hinreichend, aber nicht notwendig für die Diagnose Schizophrenie, die auch bei Vorliegen bestimmter Zweitrangsymptome und negativer Symptome gestellt werden kann. Diese Symptome müssen mindestens einen Monat vorhanden sein. Für die Differentialdiagnose kommen eine Reihe anderer psychischer Störungen, somatischer Erkrankungen und drogeninduzierter Psychosen in Betracht. Ihre Abgrenzung erfordert eine auch somatisch orientierte Erhebung von Anamnese und einen klinischen Befund sowie eine entsprechende Labordiagnostik.

1.7 Verlauf und Ausgang

Der Verlauf der Schizophrenie kann sehr unterschiedlich sein. Viele Autoren versuchten, Verlaufstypen herauszuarbeiten. Die wohl bekannteste, von M. BLEULER (1972) konzipierte **Typologie schizophrener Krankheitsverläufe** ist in Abbildung 10-6 wiedergegeben; ihr liegen die Langzeitbeobachtungen von 208 Patienten zugrunde. In der Abbildung ist angegeben, bei welchem Prozentanteil dieser Patienten die einzelnen Verlaufsmuster beobachtet wurden. Diese Verlaufsklassifikation erscheint zu detailliert, als daß sie breitere Anwendung in der klinischen Praxis finden könnte.

M. BLEULERS Verlaufstypologie weist zudem eine geringe Interreabilität (30%) auf, wie CIOMPI und MÜLLER (1976) in ihrer Langzeitstudie (Verlauf von 289 schizophren Erkrankten über durchschnittlich 37 Jahre erfaßt) fanden. Eine ausreichende Befundübereinstimmung ergab sich für diese Autoren erst dann, wenn die verschiedenen Charakteristika des Verlaufs – Beginn, zwischenzeitlicher Verlauf und Ausgang – getrennt beurteilt wurden. Hierbei zeigte sich, daß bei 43% der Patienten ein akuter und bei 44% ein chronischer Beginn vorlag, 43% einen linearen und 50% einen wellenförmigen Verlauf aufwiesen und daß bei der letztlichen Beurteilung zur Festlegung des Ausgangs der Erkrankung 49% der Patienten entweder vollständig remittiert oder geringgradig beeinträchtigt waren, während 44% einen mittelgradigen oder schweren „End-(Defekt-)Zustand" zeigten.

ICD-10 und DSM-IV spezifizieren sechs verschiedene Verlaufsbilder; die von ICD-10 finden

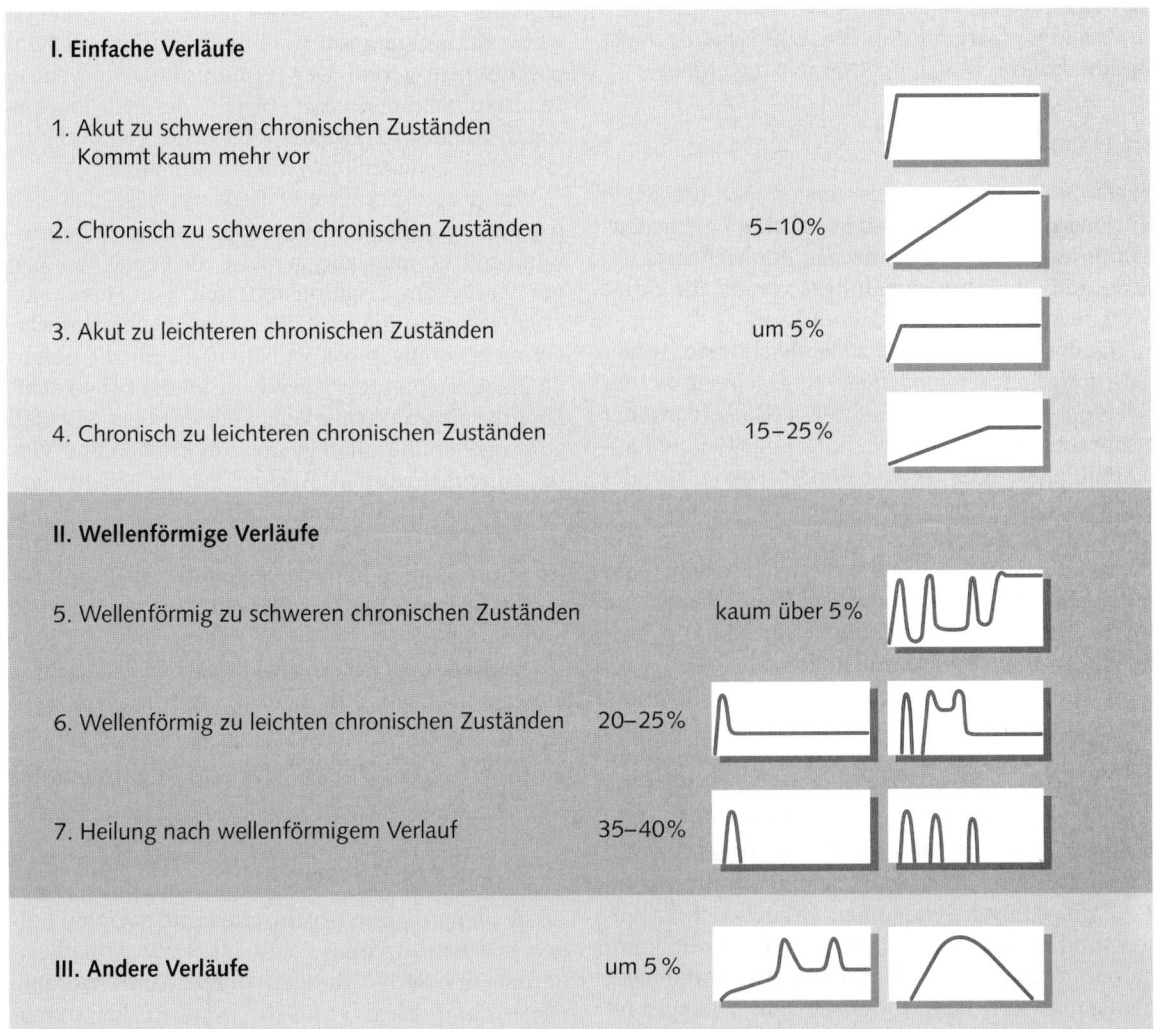

Abbildung 10-6 Verlaufsformen der Schizophrenie und ihre Häufigkeit (nach M. BLEULER, 1983).

Tabelle 10-10 Klassifikation des Verlaufs schizophrener Erkrankungen nach ICD-10.

F20.x0	kontinuierlich
F20.x1	episodisch, mit zunehmendem Residuum
F20.x2	episodisch, mit stabilem Residuum
F20.x3	episodisch remittierend
F20.x4	unvollständige Remission
F20.x5	vollständige Remission
F20.x8	andere
F20.x9	Beobachtungszeitraum weniger als ein Jahr

sich in Tabelle 10-10. Den klinischen Erfordernissen genügt vielfach schon eine Charakterisierung des Verlaufs, die zwischen Prodromalphase, aktiver Krankheitsphase und Residualphase unterscheidet. Im Folgenden sollen zunächst Prodromal- und aktive Phase (Verlauf) und dann die Endzustände in der Residualphase (Ausgang) besprochen werden.

1.7.1 Verlauf

Schizophrenie tritt mit der ersten psychotischen Episode zumeist im Verlauf des dritten Lebensjahrzehnts auf. Nicht immer, aber in der Mehrzahl der Fälle, geht eine **Prodromalphase** voraus, die einige Monate bis viele Jahre andauern kann.

Häufige in dieser Phase zu beobachtende Auffälligkeiten sind schwindendes Engagement in der Schule oder bei der Arbeit, Vernachlässigung der Körperhygiene und der Kleidung, ungewohnte Launenhaftigkeit oder Wutausbrüche sowie sozialer Rückzug mit emotionaler Distanzierung von der Familie und Ignorierung oder Zurückweisung von Freunden. Eltern und Lehrer schätzen dies nicht selten als unbequeme Aspekte der Entwicklung zum Erwachsensein ein, und ärztlicherseits kann von einer „Adoleszentenkrise" die Rede sein.

HÄFNER ET AL. (1992) erfaßten die im Frühverlauf der Schizophrenie auftretenden Auffälligkeiten mit etablierten psychopathologischen Meßinstrumenten, indem sie die Patienten (und deren Angehörige) anläßlich der ersten Klinikaufnahme retrospektiv befragten. 70% der Schizophrenien begannen mit negativen, 20% mit negativen und positiven und 10% mit positiven Symptomen. Bezüglich ihrer Präsenz und Entwicklung in der Zeit vor der Klinikaufnahme zeigte sich, daß die Negativsymptomatik häufig über viele Jahre vorhanden war, zunächst relativ langsam und mit zunehmender Annäherung an die Erstaufnahme immer rascher (exponentiell) zunahm. Gegenüber der Negativ- setzte die Positivsymptomatik mit deutlicher Verzögerung ein.

Die mit der Erstmanifestation florider psychotischer Symptome eingeleitete **aktive Erkrankungsphase** kann durch das Persistieren positiver Symptome gekennzeichnet sein (Typus des kontinuierlichen Verlaufs). In der Mehrzahl findet sich aber ein Wechsel von psychotischen Exazerbationen und Remissionen. Dabei sind die Remissionen nicht immer komplett, und es findet sich eine (nicht unbedingt irreversible) Residualsymptomatik, häufig in Form einer ausgeprägten Negativsymptomatik.

Zu diesen Verläufen liegen nur wenige allgemein akzeptierte Zahlenangaben vor. Besteht eine Residualsymptomatik für länger als drei Jahre, so ist sie in der Regel nicht mehr rückbildungsfähig. In Fällen fortschreitender Erkrankung geht die Symptomprogression in der Regel nicht über das fünfte Krankheitsjahr hinaus. Die Schizophrenie ist demnach keine Erkrankung mit potentiell kontinuierlichem psychischem Verfall. Der Terminus Prozeßpsychose ist also unzutreffend. Bei etwa 5% der Fälle kann es sogar, zumeist im zweiten oder dritten Krankheitsjahrzehnt, zu einer Teilremission kommen.

Von großer praktischer Bedeutung ist, daß sich psychotische Rückfälle durch **Frühwarnzeichen** ankündigen können, die zumeist für einige Wochen vor der Dekompensation auftreten. Von HERZ ET AL. (1980) wurden hierzu erste systematische Untersuchungen durchgeführt. Tabelle 10-11 gibt die Befunde einer eigenen retrospektiven Studie bei 49 schizophren Erkrankten wieder, bei der dem Rückfall vorausgehende Auffälligkeiten im Erleben und Verhalten erfragt wurden. Aus der Tabelle ersieht man, daß vorrangig Symptome angegeben wurden, die auch nicht zur Psychose disponierte Individuen unter Streß erleiden können. Psychotische Symptome erscheinen erst an 10. und weiterhin noch an 19. und 23. Stelle.

Die Kenntnis der Frühwarnzeichen ist wichtig, um zu versuchen, durch entsprechende therapeutische Maßnahmen einen psychotischen Rückfall zu vermeiden oder zumindestens dessen Ausprägung zu mildern.

1.7.2 Ausgang

Zu den langfristigen **psychischen und sozialen Folgen** der Schizophrenie sind innerhalb von Westeuropa drei große Studien durchgeführt worden: CIOMPI und MÜLLER (1976) erfaßten für durchschnittlich 37 Jahre den Verlauf von 289 zwischen 1900 und 1962 in der Psychiatrischen Universitäts-

Tabelle 10-11 Häufige Frühwarnzeichen – Untersuchung bei 49 Schizophrenen (nach H. OLBRICH und GIERER, 1998).

Frühwarnzeichen	Rang	Häufigkeit (%)
Ruhelosigkeit	1	72
Schlafstörungen	2	64
Nervosität, Gespanntheit	3	62
Schwierigkeiten bei der Arbeit	4	60
die anderen verstehen mich nicht	5	56
sich überfordert fühlen	6	54
weniger Freude empfinden	7	52
weniger Kontakt mit Freunden	7	52
sehr aufgeregt sein	9	48
die anderen reden über mich/lachen mich aus	10	40
weniger aktiv sein als gewöhnlich	10	40
Angst vor der Zukunft	10	40
Konzentrationsschwierigkeiten	13	38
Gedächtnisschwierigkeiten	14	36
mehr religiöse Gedanken haben	14	36
Beschäftigung nur mit einer Sache	16	34
die Kontrolle über sich selbst verlieren	16	34
Halluzinationen	19	30
Beeinflussungsgedanken	23	28

klinik Lausanne behandelten Patienten (s.o.), M. BLEULER (1972) verfolgte über 23 Jahre das Schicksal von 208 in den Jahren 1942/43 in der Psychiatrischen Universitätsklinik Zürich (Burghölzli) aufgenommenen schizophren Erkrankten, und HUBER ET AL. (1979) untersuchten für durchschnittlich 22 Jahre den Verlauf von 500 zwischen 1945 und 1959 in der Psychiatrischen Universitätsklinik Bonn stationär behandelten Patienten.

Ein wertvoller Aspekt dieser Untersuchungen ist darin zu sehen, daß der Erfassungszeitraum für die Mehrzahl der Patienten vor der Neuroleptika-Ära liegt und man in dieser Hinsicht den „natürlichen" Verlauf der Schizophrenie beurteilen konnte. In wichtigen Aspekten kamen die drei Studien und insbesondere die beiden letztgenannten zu ähnlichen Ergebnissen; die folgenden Angaben wurden der Bonner Studie entnommen.

Hinsichtlich der **psychischen Langzeitfolgen** fand sich, daß ca. 22% der Patienten eine Vollremission, 43% ein uncharakteristisches und 35% ein charakteristisches Residuum aufwiesen. Das uncharakteristische Residuum ist hauptsächlich durch eine kognitive und dynamische Insuffizienz gekennzeichnet, die in der Regel mehr für den Patienten als für den Untersucher bemerkbar ist und querschnittsmäßig nicht für die Diagnose Schizophrenie ausreicht. Dies trifft hingegen für das charakteristische Residuum zu, bei dem sich insbesondere auch E. Bleulers Grundsymptome wie Denkzerfahrenheit, Parathymie und Autismus sowie KURT SCHNEIDERS Erst- und Zweitrangsymptome finden können.

Die Befunde für die **soziale Langzeitprognose** sind in Tabelle 10-12 wiedergegeben. 56% der Patienten waren ca. zwei Jahrzehnte nach Krankheitsausbruch voll erwerbstätig, davon 38% auf und 18% unterhalb früherem Niveau. Von den übrigen als sozial nicht geheilt beurteilten schizophren Erkrankten waren 19% begrenzt erwerbsfähig, 17% erwerbs- und 8% arbeitsunfähig. Sozialer und psychopathologischer Langzeitverlauf korrelieren, wie man der Tabelle entnehmen kann, hochsignifikant. Auch geht das uncharakteristische Residuum mit einer günstigeren sozialen Prognose einher als das charakteristische Residuum.

KRAEPELIN hat in die psychiatrische Nosologie die Schizophrenie als eine Krankheit eingeführt, die vorrangig durch einen desolaten Ausgang (geschätzte Heilungsrate 3%: Dementia praecox) gekennzeichnet ist. Diese Charakterisierung tradierte sich

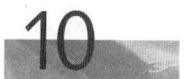

Schizophrenien und andere psychotische Störungen

Tabelle 10-12 Soziale und psychopathologische Langzeitprognose bei 500 schizophrenen Patienten (nach Huber et al., 1994).

soziale Remission	Voll-remissionen	uncharakteristische Residuen	charakteristische Residuen	insgesamt	
voll erwerbstätig auf früherem Niveau	97,3%	30,0%	12,1%	38,6%	56,2% sozial geheilt
voll erwerbstätig unter früherem Niveau	1,8%	29,4%	12,7%	17,6%	
begrenzt erwerbstätig	–	22,6%	27,7%	19,4%	
erwerbsunfähig	0,9%	16,1%	27,2%	16,6%	43,8% sozial nicht geheilt
völlig arbeitsunfähig	–	1,8%	20,2%	7,8%	

über mehr als ein halbes Jahrhundert hinweg in der Lehrmeinung von der Schizophrenie als einer unheilbaren, zum sozialen Niedergang führenden Erkrankung. Es ist als ein besonderes Verdienst der Bonner und der beiden anderen großen Langzeitstudien anzusehen, hier **eine für die medizinische und soziale Rehabilitation schizophren Erkrankter bedeutsame Korrektur** vorgenommen zu haben.

1.7.3 Voraussage des Verlaufs

Von hoher klinischer Relevanz ist die Frage, ob der Krankheitsausgang bereits bei Erkrankungsbeginn aufgrund der anamnestischen und klinischen Daten vorauszusagen ist. Die drei großen europäischen Langzeitstudien haben keine Befunde erbracht, die eine verläßliche Voraussage der Langzeitfolgen für den betroffenen Patienten gestatten. Dies dürfte neben methodischen Aspekten (retrospektiver Ansatz bei den Langzeitstudien) u.a. auch darauf zurückzuführen sein, daß auch während des Krankheitsverlaufs auftretende Faktoren den schließlichen Krankheitsausgang beeinflussen.

Die in Tabelle 10-13 wiedergegebenen Befunde zur prognostischen Einschätzung der Schizophrenie basieren deshalb auf **kurz- bis mittelfristigen Verlaufsuntersuchungen** (ca. neun Monate bis fünf Jahre), die prospektiv angelegt waren und zudem Prädiktoren und Ausgangsvariablen wie Psychopathologie, soziale Kompetenz und Lebensqualität in der Regel standardisiert erfaßten. Die in der Tabelle aufgeführten **Prädiktoren** sind sechs verschiedenen Klassen zugeordnet:

- soziodemographische und familienbezogene Hintergrundvariablen,
- prämorbide Persönlichkeit und Funktionsfähigkeit auf psychosozialer Ebene,
- Daten zu vorausgegangenen Krankheitsepisoden,
- Art des Beginns,
- Daten zum initialen klinischen Bild und
- eine Restkategorie mit verschiedenartigen Variablen.

Berücksichtigt wurden in der Tabelle Variablen, die sich in Untersuchungen verschiedener Arbeitsgruppen als Prädiktoren mit gleichem prognostischem Trend erwiesen. Mit * wurden die in vielfachen Replikationsstudien validierten „robusten" Prädiktoren gekennzeichnet. Wie man sieht, hat (mit Ausnahme der negativen Symptome) die initiale klinische Symptomatik einen geringeren Prognosewert als die anderen (davor) aufgeführten Variablen. Insgesamt weisen die bislang durch die Forschung aufgefundenen Prädiktoren eine relativ bescheidene prädiktive Aussagekraft auf.

Bei der International Pilot Study of Schizophrenia (IPSS; WHO 1975) beispielsweise, einer der am besten konzipierten Schizophrenieverlaufsstudien, ergab die Regressionsanalyse, daß 47 mögliche Prädiktoren nur 38% der 2-Jahres-Ausgangsvarianz erklärten. Als ein summarisches Ergebnis fand sich, daß ca. 60% der schizophren Erkrankten innerhalb von zwei Jahren nach der ersten Klinikaufnahme einen Rückfall erleiden. Neuroleptika sind hierbei ein bedeutsamer modifizierender Faktor. Mehrere Verlaufsuntersuchungen (neun bis zwölf Monate) unter kontinuierlicher **Neuroleptikamedikation** zeigten übereinstimmend eine gegenüber Placebo um durchschnittlich 50% signifikant niedrigere Rückfallrate.

Als ein weiterer wichtiger verlaufsbestimmender Faktor erwies sich das emotionale Klima in der Familie des schizophren Erkrankten, erfaßt durch **Expressed-emotion(EE)-Indices**. In 23 von 26 Ver-

Tabelle 10-13 Prädiktoren für Verlauf und Ausgang der Schizophrenie, EE = „expressed emotion" (nach JABLENSKY, 1995).

schlechte Prognose	gute Prognose
soziodemographische und familienbezogene Daten	
ledig, geschieden, getrennt*	verheiratet*
männlich	weiblich
hohes EE*	niedriges EE*
	affektive Störungen in der Verwandtschaft
prämorbide Persönlichkeit und Anpassung	
schizoide Persönlichkeit	extrovertierte oder zyklothyme Persönlichkeit*
soziale Isolation*	gute Anpassung im Arbeits- und Freizeitbereich*
Anpassungsprobleme während der Adoleszenz	Streß oder „life-events" vor Krankheitsausbruch
vorausgegangene Krankheitsepisoden	
häufiger und von längerer Dauer*	seltener und von kürzerer Dauer*
Art des Krankheitsbeginns	
schleichend*	akut*
initiales klinisches Bild	
Negativsymptomatik*	affektive Auffälligkeiten
akustische Halluzinationen ersten Ranges	„soft neurological signs"
leibliche Beeinflussungserlebnisse	
bizarre Wahnideen	
andere Variablen	
abnormes NMR	gutes initiales Ansprechen auf Neuroleptika
kortikale Atrophie im CT	
Drogenabusus (Cannabis)	

* „robuste" Prädiktoren (Replikation in vielfachen Studien)

laufsstudien über 9 bis 24 Monate fand sich bei Patienten mit hohen gegenüber solchen mit niedrigen EE eine signifikant höhere Rückfallquote.

EE dürfte auch eine wichtige intervenierende Variable für unterschiedliche Verläufe in unterentwickelten gegenüber hochentwickelten Ländern sein. In der oben erwähnten, in neun verschiedenen Ländern durchgeführten IPSS fand sich, daß die Einschätzung „günstigster Ausgang" bei 48 bzw. 57% der in Indien bzw. Nigeria Untersuchten, hingegen nur bei 6–26% der in westlichen Industriestaaten untersuchten Patienten vergeben wurde. Man nimmt an, daß die andersartige Familienstruktur (z.B. Großfamilie) in den Entwicklungsländern über ein vergleichsweise geringeres EE zur günstigeren Prognose beiträgt.

> **Resümee**
>
> Der Verlauf der Schizophrenie kann sehr unterschiedlich sein, M. BLEULER beschrieb elf verschiedene Verlaufstypen. Vereinfachte, für die Praxis geeignete Beschreibungen des Verlaufs unterteilen diesen in eine Prodromal-, aktive Erkrankungs- und Residualphase (Ausgang). Negative Symptome kennzeichnen die Prodromal-phase, die Erstmanifestation florider psychotischer (positiver) Symptome den Beginn der aktiven Erkrankungsphase, die als häufigsten Verlaufstyp einen Wechsel von psychotischen Exazerbationen und (partiellen) Remissionen aufweist. Häufig werden die Exazerbationen durch Frühwarnzeichen, unspezifische Streßsymptome, angekündigt.
> Langzeitbeobachtungen über Jahrzehnte hinweg haben einen im Vergleich zu KRAEPELINS traditioneller Charakterisierung der Schizophrenie günstigen Ausgang gezeigt. In der Bonner Langzeitstudie wiesen 22% der Patienten eine Vollremission und nur 35% ein Residuum schizophrener Ausprägung auf. 56% waren voll, 19% begrenzt erwerbsfähig. Voraussagen des Ausgangs sind bislang nur für kurz- und

Resümee: mittelfristige Verläufe (bis ca. fünf Jahre) möglich und von mäßiger Treffsicherheit. Prädiktoren eines günstigen Ausgangs sind Ehe und weibliches Geschlecht sowie gute soziale Kontakte, akuter Krankheitsbeginn, wenige und kurze vorherige Krankheitsepisoden und eine kontinuierliche Neuroleptikatherapie.

1.8 Behandlung der Schizophrenien

1.8.1 Psychopharmakotherapie

Antipsychotische Therapie

Der Begriff **Neuroleptikum** wurde 1955 von J. DELAY UND P. DENIKER geprägt, um die spezifischen Eigenschaften dieser Substanzgruppe zu beschreiben (s. Kap. 4.1.3.1). Sie sahen fünf Kriterien für ein Neuroleptikum vor:

- Hervorrufen eines spezifischen Zustandes der Indifferenz („major tranquilizer" ohne Schlaferzwingung
- therapeutische Wirksamkeit bei Erregung und Unruhe
- Linderung psychotischer Symptome
- Provokation extrapyramidaler und vegetativer Zeichen
- Betonung subkortikaler Effekte.

Allen diesen Substanzen ist gemeinsam, daß sie Dopaminrezeptoren der D_2-Familie blockieren, wobei die klinisch antipsychotisch wirksame Dosis invers mit der Affinität zu diesen Rezeptoren korreliert.

Die chemischen Eigenschaften dieser Substanzen sind medizinisch weitgehend bedeutungslos. Die chemische Struktur ist vielmehr Zufällen, Vorerfahrungen (sogenannte „lead structures") und der Patentierbarkeit zu verdanken und damit wenig für eine ordnende Gliederung der Neuroleptika geeignet. Die chemische Grundstruktur gibt allenfalls begrenzte Hinweise auf die Interaktion einer Substanz mit anderen Rezeptoren (Abb. 10-7), woraus sich auf erwünschte (z.B. Sedierung) und unerwünschte Begleitwirkungen (z.B. orthostatische Hypotonie) rückschließen läßt.

Bedeutsam ist die Einteilung in **typische und atypische Neuroleptika.** Typische Neuroleptika verursachen bei der Ratte Katalepsie und beim Menschen ein Parkinsonoid, das bei atypischen Neuroleptika fehlt oder zumindest weniger ausgeprägt ist.

Typische Neuroleptika

Medizinisch bedeutungsvoll ist die Gliederung der typischen Neuroleptika in hoch- gegenüber niedrigpotenten. **Hochpotente** Neuroleptika bedürfen für die gleiche antipsychotische Wirkung einer geringen Dosis (z.B. Haloperidol-Tagesdosis: 10 mg) dank hoher Affinität zu D_2-Rezeptoren, **niedrigpotente** aber einer hohen (z.B. Levomepromazin-Tagesdosis: 1000 mg) wegen geringer Affinität zu D_2-Rezeptoren. Aus toxikologischer Sicht ist immer eine geringe Dosis wünschenswert. Für typische Neuroleptika kann auch als Faustregel gelten, daß hohe Potenz mit höherem Risiko extrapyramidalmotorischer Begleitwirkungen, niedrige Potenz mit stärkerer Sedierung und höherem Risiko vegetativer Begleitwirkungen verbunden ist.

Bereits in den ersten Berichten wurde die **Wirksamkeit** vornehmlich gegen produktive Symptome dokumentiert und inzwischen vielfach in ca. 200 doppelblinden, placebokontrollierten Studien repliziert. Ebenfalls seit den ersten Berichten ist klar, daß diese Substanzen wenig gegen Defizitsymptome ausrichten und gegen Depressivität unwirksam sind.

Die Wirkung entwickelt sich nur allmählich im Laufe von Tagen bis zu 3–6 Wochen (**„Wirklatenz"**). Die Besserung kann über Monate weiter zunehmen, wobei sich im Einzelfall nicht mehr zwischen Medikamentenwirkung und Spontanverlauf unterscheiden läßt. Die klinische Erfahrung bestätigt die Wirksamkeit bei psychotischen Zuständen jedweder Ätiologie; wissenschaftlich belegt ist dies für die Depression mit psychotischen Merkmalen bei Kombination mit Antidepressiva. Trotz der biologischen Wirkung (Rezeptorblockade) bleibt aber bei ca. 20–30% der schizophren Kranken ein hinreichender antipsychotischer Effekt aus. Diese **Therapieresistenz** betrifft auch produktive Symptome.

Die **Auswahl des Neuroleptikums** für den individuellen Kranken richtet sich allein nach dem Profil der Begleitwirkungen in Relation zur Verträglichkeit. Deshalb werden niedrig- und hochpotente Neuroleptika nahezu regelhaft kombiniert eingesetzt. Analog zur Therapie der Herzinsuffizienz heißt dies: Das hochpotente Neuroleptikum ist wie Digitalis zu dosieren, das niedrigpotente Neuroleptikum zur Beruhigung adjuvant wie ein Diuretikum. Allerdings sind klare Relationen zwischen Wirkung und Dosis oder Plasmakonzentration weit weniger etabliert als für Digitalis (s. Kap. 4, Abb. 4-8). Dies liegt vermutlich an der sogenannten Wirklatenz, d.h., die Wirksamkeit des Neuroleptikums ist nicht an die akute, bei intravenöser Applikation innerhalb von 10 Minuten erreichbare Rezeptorblockade gebunden, sondern hängt vermutlich von sekundären biochemischen Adaptationen, wie dem Depolarisationsblock, ab (s. Abschn. 1.5.2).

Schizophrenien: 1.8 Behandlung

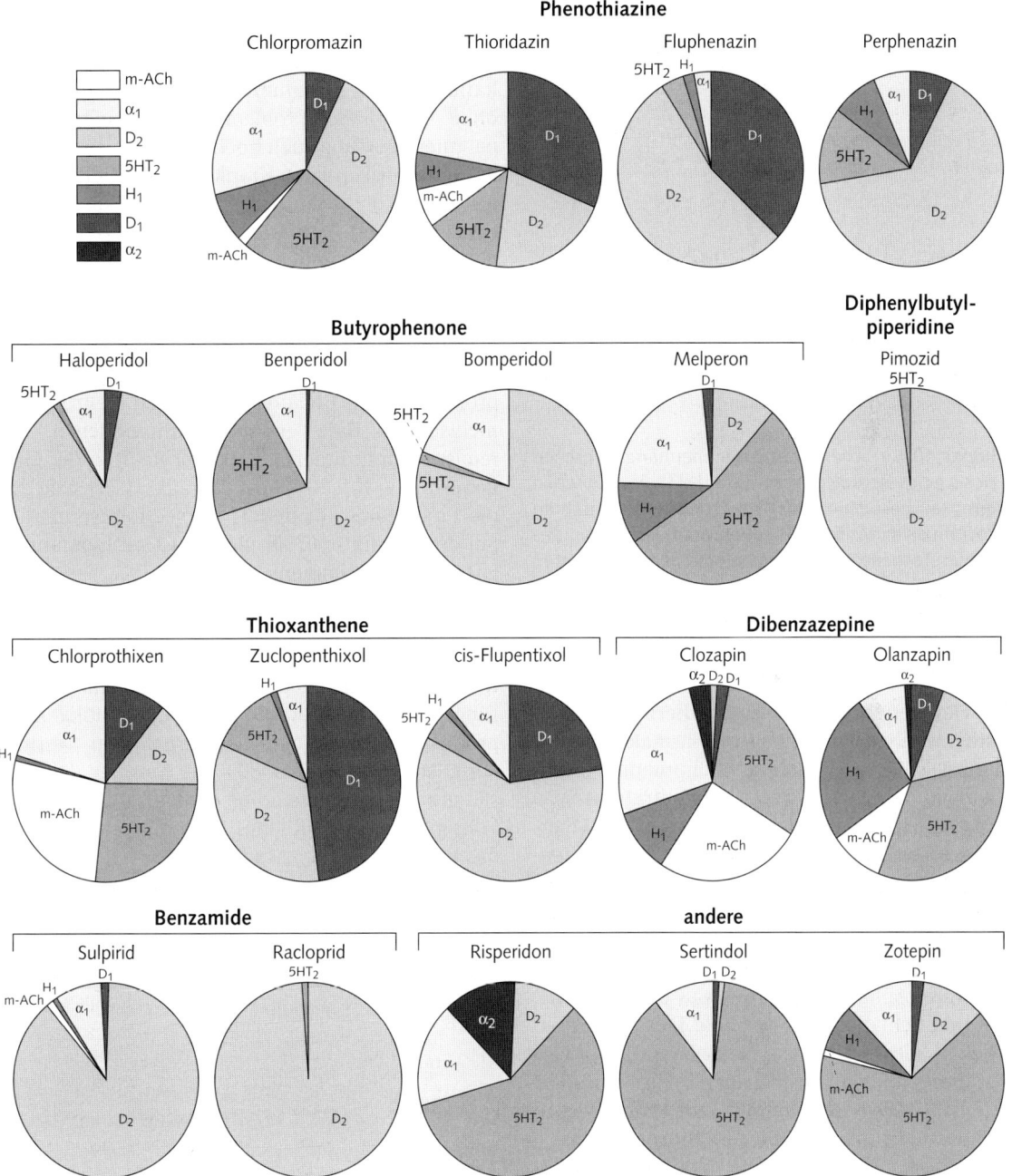

Abbildung 10-7 Rezeptorbindungsprofile einiger gängiger Neuroleptika an M_1-muskarinerg-cholinerge, H_1-histaminerge, α_1- bzw. α_2-adrenerge, D_1- bzw. D_2-dopaminerge, 5-HT_2-serotonerge Rezeptoren in Hirnhomogenaten. Dargestellt anhand der Dissoziationskonstanten (K_D) bzw. Inhibitionskonzentrationen (K_i), Berechnung als $1/K_iD_1+1/K_iD_2+1/K_i5HT_2+... = 100\%$.

Immerhin ist klar, daß sich Therapieerfolg oder -versagen bei Compliance nicht aus unzureichender Rezeptorblockade erklärt. Daher ist von einer weiteren Dosissteigerung kaum therapeutischer Gewinn zu erwarten; hingegen nehmen die unerwünschten Wirkungen zu (Abb. 10-8). Darüber hinaus gibt es sogar Hinweise auf eine kurvilineare Dosis-Wirkungs-Beziehung (s. Kap. 4, Abb. 4-8), die Wirksamkeit nimmt bei höherer Dosis wieder ab.

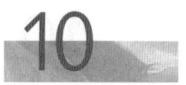

10 Schizophrenien und andere psychotische Störungen

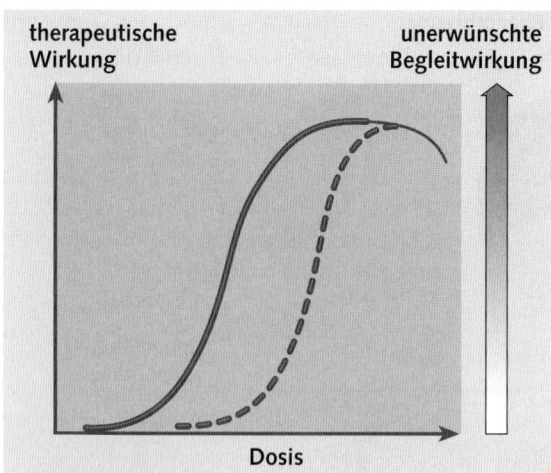

Abbildung 10-8 Schema des Zusammenhangs zwischen der Dosis eines Neuroleptikums und der therapeutischen Wirkung (ausgezogene Linie) bzw. den unerwünschten extrapyramidalmotorischen (Parkinsonoid) Begleitwirkungen (unterbrochene Linie), die oberhalb der sogenannten neuroleptischen Schwelle erheblich zunehmen bei nur geringem weiterem therapeutischem Gewinn.

Für Haloperidol wird von einem **therapeutischen Fenster** zwischen 5 und 12 ng/ml Plasmakonzentration ausgegangen. Für andere hochpotente Neuroleptika wurden Dosis- bzw. Konzentrations-Wirkungs-Beziehungen weniger untersucht. Die Übertragbarkeit erscheint jedoch plausibel. Dies bedeutet eine initiale und über mindestens sechs Wochen stabile Tagesdosis, die z.B. für Haloperidol bei der Mehrzahl der Patienten zwischen 10 bis maximal 20 mg liegt und auf zwei bis drei Einzelgaben zu verteilen wäre. Abhängig vom Ausmaß der Erregung, Angst und Schlaflosigkeit wird die Dosis eines zusätzlichen niedrigpotenten Neuroleptikums (oder Benzodiazepins, s.u.) flexibel nach Bedarf adjustiert mit einem Dosisschwerpunkt zur Nacht, z.B. 3 × 25 mg und zur Nacht 100 mg Chlorprothixen.

Die Frage, ob hochpotente Neuroleptika einschleichend bis zur Zieldosis zu steigern sind oder ob mit der Zieldosis zu beginnen ist, wird kontrovers diskutiert. Der klinische Eindruck, wonach mit einer initialen Volldosis ein schnellerer Therapieerfolg zu erzielen ist, kann sich nur auf eine schwache Datenbasis stützen. Niedrigpotente Neuroleptika sind wegen der autonomen Begleitwirkungen immer einschleichend zu dosieren und die Dosis flexibel nach Bedarf und Verträglichkeit zu steuern.

Kontrovers diskutiert wird auch, ob eine initial parenterale (i.v., i.m.) Applikation der Neuroleptika Vorteile bietet. Wieder kann sich der klinische Eindruck einer schnelleren Wirkung nicht auf sichere Daten berufen. Der Vorteil der **parenteralen Applikation** liegt in der unmittelbaren Bioverfügbarkeit ohne Compliance-Probleme. Andererseits ist bei parenteraler Gabe auch hochpotenter Neuroleptika besonders bei erregten Kranken an die Gefahr unerwarteter, plötzlicher Todesfälle durch kardiale Arrhythmien und Aspiration zu denken. Bei niedrigpotenten Neuroleptika ist die parenterale Gabe wegen der dann besonders ausgeprägten vegetativen Reaktionen nach Möglichkeit zu vermeiden.

Neuroleptika wirken nicht kurativ, sondern symptomsuppressiv, episodenverkürzend und rezidivprophylaktisch. Entsprechend haben Neuroleptika nichts an der Rate der psychopathologischen Vollremissionen geändert, die immer noch in der Größenordnung von 20% liegt. Daraus erklärt sich, daß die Prädiktoren für den Therapieerfolg vermutlich mit den Prädiktoren für eine günstige Spontanprognose übereinstimmen.

Rezidivprophylaxe
Das Risiko einer erneuten psychotischen Exazerbation beläuft sich auf ca. 70% innerhalb eines Jahres. Eine **Erhaltungstherapie** mit Neuroleptika kann produktiv-psychotische Exazerbationen verhindern; jedoch nur bei ca. 80% der Kranken. Dies bestätigt sich in Absetzstudien (Abb. 10-9).

Es gibt kein verläßliches Kriterium, aus dem sich das Risiko eines Rezidivs abschätzen ließe. Dies bedeutet, daß ca. 30% der Kranken womöglich unnötig einer Rezidivprophylaxe ausgesetzt werden;

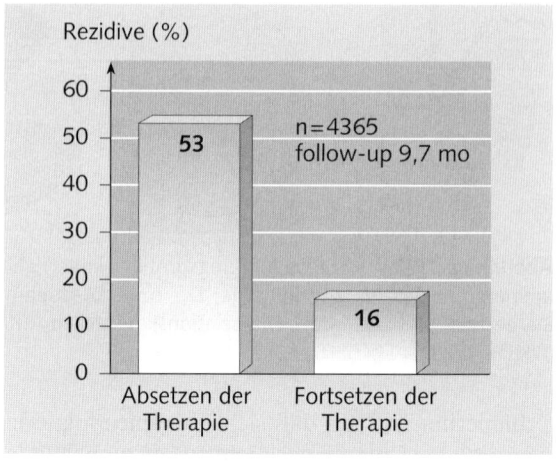

Abbildung 10-9 Rückfallraten bei Absetzen bzw. Fortführung einer Neuroleptikatherapie (nach GILBERT ET AL., 1995).

Schizophrenien: 1.8 Behandlung

sie lassen sich nicht a priori identifizieren. Deshalb sollte bei Erstmanifestationen mit Vollremission die prophylaktische Medikation nach 12 Monaten über ca. 3 Monate ausschleichend abgesetzt werden. Die Wirksamkeit der Erhaltungstherapie hinsichtlich der Verhinderung oder wenigstens Verzögerung des Rezidivs ist bis zu einer Dauer von 7 Jahren durch Studien belegt. In der Praxis wird im Zweifelsfall, d.h. bei bisher rezidivierendem und schwerem Verlauf, eine lebenslange Erhaltungstherapie notwendig. Selbst jahrelange Rezidivfreiheit bedeutet nicht, auf die Erhaltungstherapie verzichten zu können. Dies stellt besonders hohe Anforderungen, individuell die optimale, d.h. nebenwirkungsfrei wirksame Dosis zu ermitteln.

Die Erhaltungstherapie mit **Depotneuroleptika** ist der mit oraler Dauerapplikation und erst recht der intermittierenden oder gar bedarfsgesteuerten Applikation überlegen. Depotneuroleptika sind intramuskulär applizierbare Präparationen, in denen das Neuroleptikum (hochpotent: Haloperidol, Fluphenazin, Perphenazin, Flupentixol; mittelpotent: Zuclopentixol) mit Decansäure verestert und in Sesamöl gelöst ist. Eine Ausnahme bildet Fluspirilen, das als Kristallsuspension appliziert wird.

Die verschiedenen Präparate unterscheiden sich in der Halbwertszeit der Freisetzung (Esterspaltung) aus dem Depot. Davon hängen die Zeit bis zum Erreichen des „steady state" (5 Halbwertszeiten) und das Injektionsintervall ab (Zuclopentixolacetat 3 Tage, Fluspirilen 1 Woche; Haloperidoldecanoat 4 Wochen; sonst 2[–3] Wochen). Für die verschiedenen Depotpräparate gibt es keine etablierten Differentialindikationen, auch nicht auf der Basis der Verträglichkeit. Die **intramuskuläre Applikation** bietet den Vorteil, daß der First-pass-Metabolismus der Leber umgangen wird, was die interindividuelle Variabilität der Bioverfügbarkeit reduziert.

Zur Erhaltungstherapie mit Depotneuroleptika wurden nur wenige Dosisfindungsstudien durchgeführt. Danach sind 12,5–25 mg Fluphenazin einer 5-mg-Dosis überlegen, 40 mg Flupentixol einer 20-mg-Dosis, 200 mg Haloperidol einer Dosis von 25, 50 oder 100 mg. Die Dosis ist individuell zu ermitteln mit besonderem Augenmerk auf die Verträglichkeit.

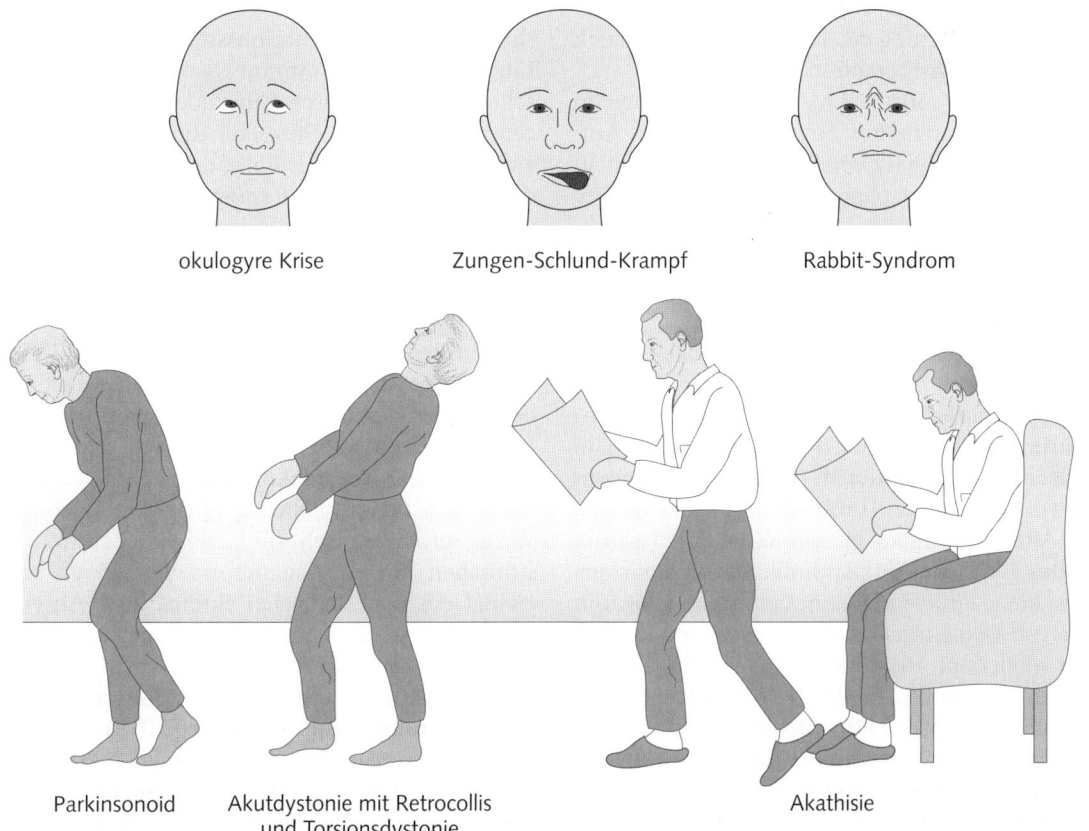

Abbildung 10-10 Unerwünschte extrapyramidalmotorische Begleitwirkungen typischer Neuroleptika.

Unerwünschte Begleitwirkungen

Von den unerwünschten Begleitwirkungen beeinträchtigen subjektiv am stärksten die mit der Blockade von D_2-Rezeptoren im nigrostriatalen System zusammenhängenden **motorischen Effekte** (Abb. 10-10), die auch eine erhebliche und damit antitherapeutische soziale Stigmatisierung bedeuten. Sie treten vor allem unter **hochpotenten Neuroleptika** auf (s.a. Kap. 4.1.3.6).

Dosis- und altersabhängig entwickeln 20–30% allmählich ein **Parkinsonoid,** wobei Rigor und Hypokinese über Tremor dominieren. Das Parkinsonoid wird am besten durch Dosisreduktion behandelt, soweit dies der psychopathologische Befund erlaubt (s. Abb. 10-8). Alternativ und zur Überbrückung und Feinsteuerung werden Anticholinergika wie Biperiden oder Metixen oder Glutamat-Partialantagonisten wie Amantadin verwendet.

Bei jeweils 20% treten besonders in den ersten Behandlungstagen **akut-dystone Reaktionen** (Torticollis, Retrocollis, Torsionsdystonie, okulogyre Krise, Zungen-Schlund-Krampf) und Rabbit-Syndrom (unwillkürliches Heben der Nasenwurzel) auf. Die Akutdystonien lassen sich prompt durch Anticholinergika (z.B. Biperiden, auch i.v.) beheben; zur Verhinderung des Rezidivs bedarf es auch hier der Erhaltungstherapie.

Die **Akathisie** (30%), d.h. Unfähigkeit längeren Sitzens und zwanghaftes Herumlaufen oder Auf-der-Stelle-Treten, manchmal auch als Kribbeln in den Füßen erlebt, ist pharmakologisch schwieriger zu beeinflussen: Entscheidend ist die Dosisreduktion; ca. je ein Drittel sprechen auf Anticholinergika, Benzodiazepine bzw. β-Blocker (Propranolol) an.

Ca. 20% (7–70%) der Kranken entwickeln **Spätdyskinesien** nach längerfristiger (Monate bis Jahre) Neuroleptikaapplikation. Klinisch ähneln die unwillkürlichen Bewegungen, die sich überwiegend im Mundbereich manifestieren (Mümmeln, Zungenwälzen), der Chorea Huntington. Eine Therapie fehlt. Anticholinergika exazerbieren Spätdyskinesien. Das atypische Antipsychotikum Clozapin verursacht keine tardiven Dyskinesien. Unter Clozapin können sie sich zurückbilden, treten aber nach Absetzen wieder auf. Risikofaktoren sind fortgeschrittenes Alter, vermutlich weibliches Geschlecht sowie begleitende organische Hirnaffektionen.

Möglicherweise besteht eine schwache Korrelation mit der Lebenszeitdosis und Behandlungsdauer. Spätdystonien sind anscheinend selten, epidemiologische Daten fehlen. Wenig untersucht, aber zweifelsfrei bedeutsam ist die Beeinträchtigung der kognitiven Funktionen und der Kreativität unter Neuroleptika.

Auch die anderen unerwünschten Wirkungen, die besonders bei **niedrigpotenten Neuroleptika** auftreten, lassen sich auf die Blockade verschiedener Rezeptoren zurückführen und sind derart abhängig von der Dosis, daß Prävalenzangaben wenig sinnvoll sind. Immerhin sind die im Folgenden genannten Begleitwirkungen bei den im Alltag eingesetzten Dosierungen alle häufig. Mit fortgeschrittenem Alter nehmen die Risiken zu.

Überwiegend „nur" subjektiv unangenehm sind die **anticholinergen Begleiteffekte** (Mundtrockenheit, Akkommodationsstörung, Miktionsstörung, Obstipation), wobei Harnverhalten, Ileus und Glaukomanfall zu einem Notfall werden können. Die Sedierung wird den antiadrenergen und antihistaminergen Eigenschaften zugeschrieben, sie beeinträchtigen die Fähigkeit zur aktiven Teilnahme am Straßenverkehr und zum Bedienen von Maschinen. Eine Übersedierung muß wegen der Immobilisierung mit Gefahr von Thrombembolien und hypostatischer Pneumonie unbedingt vermieden werden.

Die **antidopaminergen Wirkungen** sind auch für Hyperprolaktinämie mit Gynäkomastie, Galaktorrhö und sexuelle Funktionsstörungen (Fehlen der Libido, Anorgasmie) verantwortlich. Die orthostatische Hypotonie durch Blockade α-adrenerger Rezeptoren kann im Einzelfall durch Sturz, Verletzung, Fraktur – und als Folge der Immobilisierung – durch Thrombose und Lungenembolie gefährlich werden. Besonders gefährdet sind ältere Menschen mit latenter Herzinsuffizienz, da sie ihren Blutdruck durch erhöhten Sympathikotonus mit Vasokonstriktion aufrechterhalten.

Neuroleptika können vermutlich über die antiserotonerge Steigerung des Appetits sowie die Minderung der Mobilität gelegentlich auch **exzessives Übergewicht** induzieren. Übergewicht ist nicht nur als vaskulärer Risikofaktor und orthopädisch, sondern auch für die Lebensqualität von Bedeutung. Wenig problematisch sind meist Leberfunktionsstörungen mit Anstieg der Enzyme (5%); selten zwingt ein cholestatischer Ikterus zum Absetzen. Lebensgefährlich, wenn auch selten (ca. 2‰) sind aber Blutbildungsstörungen.

Lebensgefährlich ist das mit ca. 0,2% seltene **maligne neuroleptische Syndrom (MNS).** Die klinische Symptomatik ähnelt der malignen Hyperthermie, ohne ätiologisch damit zusammenzuhängen: zunehmender Rigor, Fieber über 38,5 °C, Bewußtseinstrübung, autonome Dysregulation, Anstieg der Kreatinkinase (CK). Die Lebensgefahr (ca. 20%!)

ergibt sich aus den Komplikationen der Rhabdomyolyse (Nierenversagen), der Immobilisierung (Thrombose, Embolie, Dekubitus, Pneumonie) und der vegetativen Dysregulation (Exsikkose).

Die Therapie besteht primär im **Absetzen der Neuroleptika** (was die besondere Gefährlichkeit initialer Depot-Neurolepsie erklärt) und Sicherung der vitalen Funktionen. Das Syndrom bildet sich dann innerhalb von 10 Tagen spontan zurück. In schweren, komplizierten Fällen oder bei verzögerter Rückbildung kann Amantadin oder Dantrolen helfen, wozu aus ethischen Gründen aber kontrollierte Studien fehlen. Für die Grundkrankheit kommt als therapeutische Alternative die Elektrokonvulsionsbehandlung in Frage (s. Abschn 1.8.2). Reexposition gegen typische Neuroleptika führt nur selten zum Wiederauftreten des MNS.

Therapieresistenz

Sie ist mit 20–30% häufig. Eine allgemein akzeptierte, operationalisierte Definition der Therapieresistenz gibt es nicht. Dies liegt an den sich weiterentwickelnden, komplexer werdenden Kriterien der Wirksamkeit. Über die Frage der Resistenz sollte in der Akuttherapie nicht vor Ablauf von 6 Wochen unter stabiler Standarddosis und sicherer Compliance entschieden werden. Die gängige Praxis, dann ein anderes Neuroleptikum einzusetzen, kann sich auf wenig empirische Daten berufen. Es gibt keine Evidenz, daß ein Neuroleptikum einem anderen überlegen wäre (mit Ausnahme von Clozapin, s.u.). Ebensowenig gibt es Evidenz für interindividuelle Unterschiede der Response auf spezifische Neuroleptika.

Die einzige Möglichkeit, durch **Wechsel des Neuroleptikums** doch einen Erfolg zu erreichen, ist dann gegeben, wenn das Therapieversagen mit mangelnder Bioverfügbarkeit durch hohen First-pass-Metabolismus in der Leber zusammenhängt. Die Bioverfügbarkeit zeigt nämlich erhebliche interindividuelle Unterschiede um den Faktor 20–50. Die Bestimmung der Plasmakonzentration hat sich aber für die klinische Routine nicht als effizient erwiesen, da allenfalls lose Dosis-Wirkungs-Korrelationen existieren. Wegen des Problems der Bioverfügbarkeit sollte das neu gewählte Neuroleptikum chemisch einer anderen Gruppe angehören. Wenn auch mit diesem zweiten Neuroleptikum kein Erfolg zu erzielen ist, sollten atypische Neuroleptika erwogen werden.

Atypische Neuroleptika

Einige antipsychotisch wirksame Substanzen verhalten sich atypisch: Clozapin löst beim Tier keine

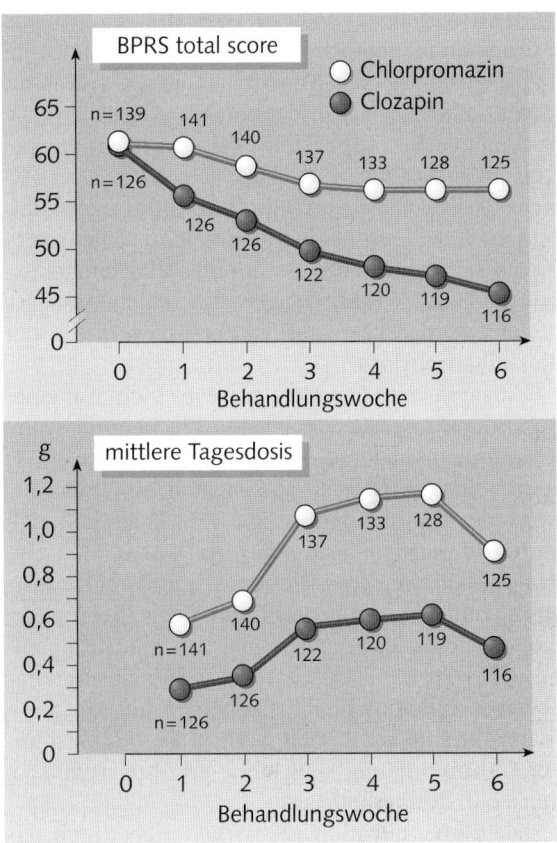

Abbildung 10-11 Beispiel einer doppelblinden Therapiestudie, die die Überlegenheit von Clozapin gegenüber Chlorpromazin bei zuvor therapierefraktären Schizophreniepatienten zeigt. Der Therapierfolg wurde anhand der Brief Psychiatric Rating Scale (BPRS) bewertet (oben), unten sind die mittleren Tagesdosen wiedergegeben (nach KANE ET AL., 1988).

Katalepsie und beim Menschen keine extrapyramidalmotorischen Nebenwirkungen aus; bei Thioridazin, Melperon, Zotepin, einigen Benzamiden (Sulpirid, Remoxiprid) sowie Risperidon und anderen $5\text{-HT}_2/D_2$-Antagonisten wie Olanzapin, Seroquel, Sertindol, Ziprasidon sind sie seltener und weniger ausgeprägt.

Clozapin wurde 1960 in den Labors der Firma Wander synthetisiert und wäre wegen des Fehlens des kataleptischen Effektes, der damals als zwingend angesehen wurde, beinahe nicht bis zur Zulassung weiterentwickelt worden. Clozapin ist das einzige Antipsychotikum, das anderen typischen Neuroleptika in der Wirksamkeit besonders gegen sogenannte Minussymptome bei therapierefraktären schizophrenen Kranken überlegen zu sein scheint (Abb. 10-11).

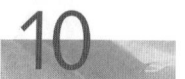

Schizophrenien und andere psychotische Störungen

Auch wegen des nahezu vollständigen Fehlens extrapyramidalmotorischer Effekte wird Clozapin zur Zeit für jegliche Neuentwicklungen von Antipsychotika als der **„Goldstandard"** angesehen. Die therapeutische Tagesdosis liegt in Europa bei 200–300(–600) mg, in den USA bis 900 mg, was einem Plasmaspiegel von 200–400(–1000) ng/ml entspricht. Da Clozapin ein niedrigpotentes Neuroleptikum mit erheblichen autonomen Begleiteffekten ist, muß die Zieldosis immer einschleichend angesteuert werden. Clozapin ist auch wirksam in der Rezidivprophylaxe.

Clozapin wäre fast ideal, wenn es nicht mit einer Agranulozytoserate von bis zu 1% belastet wäre. Grand-mal-Anfälle (2–6%) und Myoklonien sowie anticholinerge Delirien (5%) treten besonders bei schneller Dosissteigerung auf. Das Delir läßt sich durch Physostigmin oder geringe Dosen (1–5 mg) Haloperidol kupieren. Besser ist die Applikationspause und Neustart in geringerer Dosis. Bei wiederholten zerebralen Anfällen oder persistierender entsprechender EEG-Aktivität darf wegen des Agranulozytoserisikos nicht mit Carbamazepin, aber mit Valproinsäure kombiniert werden. Das EEG ist unter Clozapin häufig auch ohne erhöhte Anfallsbereitschaft dysrhythmisch.

Die Hypersalivation (20%) läßt sich durch das nicht hirngängige Pirenzepin (muskarinerger $M_{1/4}$-Antagonist) lindern. Die dosisabhängige, unter Clozapin besonders häufige und ausgeprägte Tachykardie läßt sich durch β-Blocker mindern. Besondere Vorsicht ist bei Kombination mit Benzodiazepinen wegen einer möglichen Atemdepression geboten. Entsprechend seinem Rezeptorprofil kann Clozapin auch alle anderen obengenannten Begleitwirkungen der Neuroleptika hervorrufen. Die Gewichtszunahme ist möglicherweise ausgeprägter. Clozapin verursacht im Gegensatz zu anderen Neuroleptika keine anhaltende Hyperprolaktinämie.

Wegen des **Agranulozytoserisikos** darf Clozapin nur von registrierten Ärzten verschrieben werden, die in den ersten 18 Wochen wöchentliche und dann monatliche Blutbildkontrollen gewährleisten. Außerdem muß das Blutbild bei jedem „grippalen Infekt" unmittelbar kontrolliert werden. Unbedingt sind Kombinationen mit anderen, potentiell myelotoxischen Pharmaka („Grippemittel") zu vermeiden.

Die Leukopenie (Granulozyten < 1000/mm³) verlangt **sofortiges Absetzen** (der Verdacht reicht aus!) und bedarf intensiver internistischer Therapie mit Isolierung und prophylaktischer Gabe von Antibiotika und Antimykotika. Das Blutbild erholt sich dann innerhalb von zwei bis drei Wochen. Neuerdings kann dies durch Gabe des Granulozyten-Colony-Stimulating-Factor (G-CSF) beschleunigt werden. Von einer Agranulozytose unbedingt abzugrenzen ist ein vorübergehendes Fieber nach zwei Wochen, das sich typischerweise nach ein bis zwei Wochen spontan zurückbildet und symptomatisch (Paracetamol) zu behandeln ist.

Auch **Thioridazin** und **Trimipramin** – eigentlich eingeführt als Antidepressiva – können als atypische Neuroleptika bezeichnet werden. Sie besitzen dopaminblockierende Effekte und haben eine starke anticholinerge Wirkung. Extrapyramidalmotorische (EPS) Nebenwirkungen sind sehr selten. Trimipramin ähnelt wie Melperon bezüglich seiner vielfältigen Rezeptorwirkungen dem Clozapin. Die **Benzamide** zeichnen sich durch hohe Selektivität für D_2-Rezeptoren aus, möglicherweise mit hirnregionaler Spezifität im mesolimbischen und mesokortikalen System. **Zotepin** kombiniert den D_2-Antagonismus mit einem potenten $5-HT_2$-Antagonismus; außerdem ist Zotepin ein Inhibitor der synaptischen Wiederaufnahme von Noradrenalin und damit den Antidepressiva ähnlich.

Risperidon ist der erste, kürzlich zugelassene Vertreter einer neuen pharmakodynamischen Entwicklungsstrategie, indem hier ein relativ schwacher Dopaminantagonismus mit einem starken Serotoninantagonismus, und zwar am $5-HT_2$-Rezeptor, (und mäßigen antiadrenergen Wirkungen) kombiniert wurde. Wie die diesbezüglich vergleichbaren **neuen atypischen Neuroleptika** Olanzapin, Sertindol und Quetiapin sollen alle diese Medikamente durch die Kombination von Dopamin- und $5-HT_2$-Blockade und ihre präferentielle Wirkung auf die A10-Region, d.h. die mesolimbisch/mesokortikalen dopaminergen Bahnen, weniger starke EPS-Effekte als die typischen Neuroleptika und eine bessere Wirksamkeit auf Negativsymptomatik ausüben. Klinisch behält Clozapin aber bisher eine einmalige Sonderstellung, da es tatsächlich kein Parkinsonoid auslöst.

Adjuvante Psychopharmakotherapie

Zumindest die akute Psychopharmakotherapie ist nahezu regelhaft eine **Polypharmakotherapie**. Dies hat drei wesentliche Gründe:

- Die Therapie kann leider nicht kurativ sein, sondern nur symptomsuppressiv; d.h., Begleitsymptome wie Angst, Erregung, Depressivität bedürfen adjuvanter Therapie.
- Ca. 30% der Kranken sprechen nicht auf die Standardtherapie an, wofür symptomorientiert adjuvante Auswege gesucht werden.

- Die Nebenwirkungen bedürfen häufig, wie oben beschrieben, zusätzlicher pharmakologischer Intervention.

Dies ist zwar unvermeidlich aber bedauerlich, weil mit jedem weiteren Medikament die Compliance geringer wird. Außerdem sind zahlreiche und oft nur schwer kalkulierbare pharmakokinetische und pharmakodynamische Interaktionen zu erwarten. Das Ziel muß die Monotherapie sein, zumindest in der ambulanten Behandlung.

Während die Monotherapie mit **Benzodiazepinen** an der psychotischen Kernsymptomatik nahezu nichts ändert, scheint die Kombination mit einem Neuroleptikum in Standarddosis die Besserung bei einem Teil der Kranken zu beschleunigen. Dies gilt insbesondere für hochpotente Neuroleptika. Anekdotische Berichte, aber auch der klinische Alltag zeigen, daß sich ein katatoner Stupor zumindest vorübergehend durch ein Benzodiazepin – meist durch Lorazepam – lösen läßt.

Erregten Kranken können bei Wahl eines Benzodiazepins die unangenehmen autonomen Begleitwirkungen adjuvanter niedrigpotenter Neuroleptika erspart werden. Bei gefährlichen und gefährdeten, hocherregten Kranken hat sich die auch intravenös mögliche Sedierung durch Kombination eines hochpotenten Neuroleptikums mit einem Benzodiazepin (z.B. 5 mg Haloperidol, gefolgt von 1–4 mg Lorazepam; keine „Mischspritze"!) bewährt. Die langsam und unter Reanimationsbereitschaft zu injizierende Dosis ist so zu wählen, daß der Kranke anschließend ausreichend sediert ist.

Lithium hat seine Domäne in der Therapie der Manie und der Rezidivprophylaxe affektiver Psychosen. Lithium ist zwar bei Schizophrenien in der Rezidivprophylaxe unwirksam, es scheint aber diagnoseübergreifend die Fähigkeit zur Impulskontrolle zu verbessern. Hierin liegt das Motiv von Klinikern zur adjuvanten Gabe vor allem bei maniformen und impulsiv-aggressiven Kranken, wobei jedoch zu dieser Indikation kontrollierte Studien bisher nicht vorliegen.

Carbamazepin, ein Antiepileptikum, entfaltet ähnliche Verhaltenseffekte wie Lithium, weshalb es unter analoger Wahrung der Kautelen eine Alternative darstellt. Die Datenlage ist vergleichbar unsicher. Vorteilhaft ist die größere therapeutische Breite als bei Lithium. In der Retardform wirft Carbamazepin kaum Verträglichkeitsprobleme auf. Zu beachten ist das mit 10% hohe Risiko allergischer Hautreaktionen, die zum Absetzen zwingen, und das mit ca. 0,1‰ nicht geringe Risiko von Leukopenie und Agranulozytose. Als Enzyminduktor des Zytochrom-P450-Systems kann Carbamazepin den Plasmaspiegel von Neuroleptika drastisch vermindern. Bei einer solchen Kombination sind deshalb engmaschige Plasmaspiegelbestimmungen beider Substanzen indiziert.

Antidepressiva werden recht häufig mit Neuroleptika kombiniert. Ziel ist dabei die Linderung einerseits von Defizitsymptomen wie Amotivationalität und Adynamie, andererseits von spontan oder im Stadium der postpsychotischen Remission in ca. 20% auftretenden Depressionen. Zu bedenken ist dabei, daß Antidepressiva die Rückbildung noch bestehender psychotischer Symptome behindern können (Abb. 10-12). Außerdem sind pharmakokinetische Interaktionen zu berücksichtigen, Neuroleptika und trizyklische Antidepressiva erhöhen gegenseitig ihre Bioverfügbarkeit. Die serotonergen Antidepressiva Fluoxetin und Fluvoxamin erhöhen die Bioverfügbarkeit von Clozapin, und zwar bei einem Teil der Patienten drastisch. Deshalb sollten auch solche Kombinationen nur bei engmaschigen Plasmaspiegelbestimmungen erfolgen.

Wahl des adäquaten Therapieverfahrens

Der Patient sollte nicht ohne strikte Indikation, z.B. unmittelbar nach stationärer Aufnahme, zu einer Psychopharmakotherapie gedrängt werden. Wenn klinisch vertretbar, sollte er sich erst einmal in der Klinik eingewöhnen können, und es sollte der alleinige Effekt der stationären Aufnahme auf das Befinden abgewartet werden. Eine z.B. zweitägige initiale Beobachtungsphase ist meist sinnvoll. Von Anfang an müssen mit dem Patienten die Behandlungsziele definiert und ein entsprechend umfassender Behandlungsplan erstellt werden.

Der **besonnene, ruhige Patient** mit einer Wahnerkrankung sollte mit der oralen Gabe eines hochpotenten Neuroleptikums in Standarddosis, z.B. Haloperidol 5-0-0-10 mg, Fluphenazin 3-3-3-5 mg oder Flupentixol 5-5-5-10 mg behandelt werden. Soweit die Verträglichkeit es erlaubt, wird das gewählte Präparat in der Standarddosis für mindestens sechs Wochen beibehalten. Bei Schlafstörungen werden zur Nacht adjuvant, z.B. Promethazin oder Levomepromazin, in flexibel nach Bedarf und Verträglichkeit adjustierter Dosis von etwa 25 bis 200 mg gegeben.

Im Falle von Akutdystonien kommen 2 mg Biperiden intravenös in Betracht, gefolgt von oraler Prophylaxe mit 3 × 2 mg Biperiden. Akutdystonien in der Vorgeschichte scheinen ein Prädiktor künftiger Akutdystonien zu sein, weshalb hier die Prophylaxe

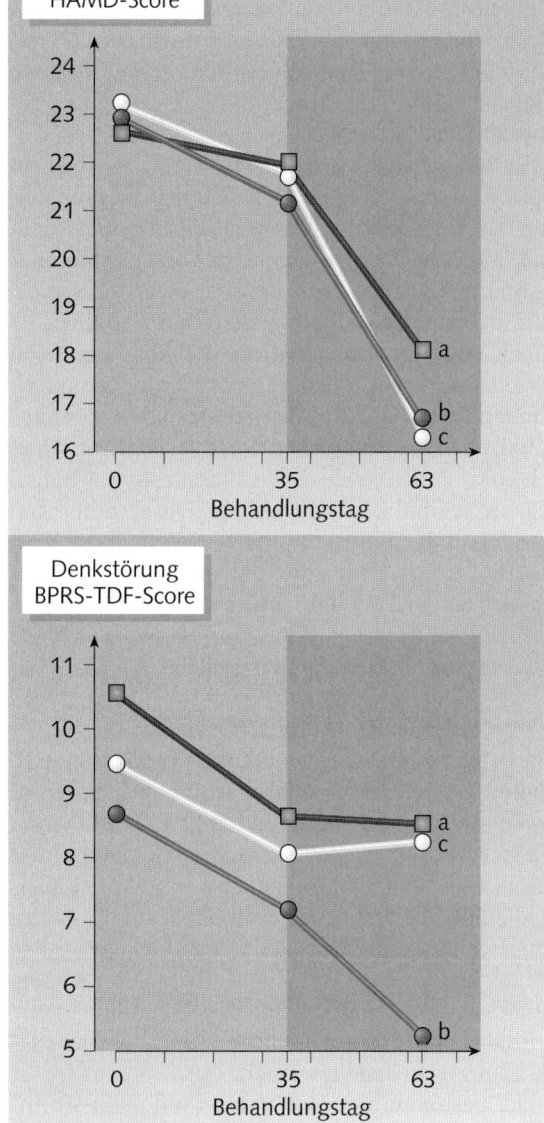

a = Desipramin
b = Placebo
c = Amitriptylin

Abbildung 10-12 Behinderung der Rückbildung von Denkstörungen unter Haloperidol durch adjuvante Antidepressiva. Alle drei Patientengruppen (a, b, c) erhielten über den gesamten Untersuchungszeitraum (Tag 0–63) Haloperidol (0,4 mg/kg × d) + Benzatropin (6 mg/d). Von Tag 35 bis 63 wurde zusätzlich Desipramin: 3,5 mg/kg × d (a) oder Placebo (b) oder Amitriptylin: 3,5 mg/kg × d (c) gegeben. Beurteilung der Denkstörung anhand der Brief Psychiatric Rating Scale (BPRS) und der Stimmung mittels der Hamilton Depression Scale (HAMD) (nach KRAMER ET AL., 1989).

mit Biperiden auch primär begonnen werden kann. Bei Auftreten eines Parkinsonoids sollten Dosisreduktion und vorübergehend Biperiden- oder Amantadin-Gaben (3 × 100 mg) erfolgen.

Der **erregte**, (meist auch) **denkzerfahrene Kranke** wird initial mit z.B. Haloperidol 5–10 mg plus Diazepam 10–40 mg oder Lorazepam 2–4 mg sediert. Bei starker Erregtheit sollte dies frühzeitig intravenös unter Reanimationsbereitschaft (d.h. Beatmungsbeutel und Notfallkoffer müssen erreichbar sein) erfolgen. Alternativ kommt Zuclopentixolacetat (50–150 mg i.m.) in Frage. Das hochpotente Neuroleptikum wird wie bereits dargestellt gehandhabt. Adjuvant erfolgt eine nach Wirkung und Verträglichkeit ggf. täglich in der Dosis adjustierte Beruhigung mit einem niedrigpotenten Neuroleptikum oder alternativ mit Benzodiazepinen.

Der **desorganisierte, wenig erregte Patient** kann mit einer Monotherapie mit einem schwach- bis mittelpotenten Neuroleptikum behandelt werden, z.B. Perazin über ca. eine Woche nach Verträglichkeit einschleichend bis zur Zieldosis von 400–800 mg.

Bei **katatonmutistisch Erkrankten** empfiehlt sich initial ein eher höher zu dosierendes Benzodiazepin, etwa Lorazepam (2 mg). Ansonsten folgt die neuroleptische Standardtherapie, vorzugsweise mit fortgesetzter adjuvanter Gabe des Benzodiazepins. Bei Negativismus mit Nahrungsverweigerung sollte frühzeitig mit Infusionen substituiert werden, um Exsikkose, Elektrolytentgleisung etc. zu vermeiden bzw. das Risiko des Übergangs in eine perniziöse Katatonie zu reduzieren. Bei Immobilität kommen frühzeitig sogenannte Low-dose-Heparinisierung sowie Krankengymnastik zur Prophylaxe von Thrombose, Thrombembolie und Pneumonie in Betracht. Die Überwachung von Körpertemperatur und CK-Aktivität hilft, frühzeitig die Entwicklung eines malignen neuroleptischen Syndroms zu erkennen.

Bei Therapieerfolg kann überlappend die Umstellung auf ein **Depotpräparat** erfolgen, wobei vorzugsweise das gleiche Agens wie in der Akuttherapie verwendet werden sollte. Dessen Dosis ist als Standarddosis zu wählen, sofern nicht in der Akutbehandlung geringere Dosen gegeben wurden. Die Indikation des Depotpräparats liegt neben der Symptomsuppression in der Rezidivprophylaxe.

Bei **mangelndem Therapieerfolg** wird in der Regel nach sechs Wochen auf ein Neuroleptikum anderer chemischer Grundstruktur gewechselt und der Behandlungszyklus unter analogen Kautelen wiederholt. In Einzelfällen, z.B. wenn Bestimmungen der Plasmaspiegel Hinweise auf mangelnde Bioverfügbarkeit oder Non-Compliance ergeben, kann ausnahmsweise ein Depotpräparat auch zur Akuttherapie verwendet werden. Die Umstellung von oraler Medikation auf Depotmedikation erfolgt vorzugsweise überlappend mit Ausschleichen des vorherigen und Einschleichen des neuen Präparats.

Ein Rückgriff auf **adjuvante Strategien** (Lithium, Carbamazepin, Antidepressiva) ist angezeigt, soweit entsprechende Zielsymptome vorliegen. Hierbei ist jedoch dringend durch Plasmaspiegelbestimmungen auf mögliche pharmakokinetische Interaktionen zu achten.

Bei Scheitern auch des zweiten Behandlungszyklus kommt der **Übergang auf Clozapin** in Betracht. Bei deutlichen, durch Dosiserniedrigung, Anticholinergika, Amantadin oder β-Blocker nicht zu lindernden extrapyramidalmotorischen Nebenwirkungen wird ein frühzeitiger Wechsel auf eines der neuen atypischen Neuroleptika, insbesondere auf Clozapin, empfohlen.

Bei **gerontopsychiatrischen Patienten** ist wegen verzögerter Medikamentenelimination die Zieldosis der Psychopharmaka in der Regel zu halbieren. Auch hier sind Plasmaspiegelbestimmungen hilfreich.

1.8.2 Elektrokonvulsionstherapie (EKT)

Die Elektrokonvulsionstherapie, d.h. eine Serie von z.B. sechs elektrisch ausgelösten großen zerebralen Anfällen innerhalb von zwei Wochen, birgt bei Durchführung in Kurznarkose mit Muskelrelaxation keine über das allgemeine Narkoserisiko (ca. 1:100 000) hinausgehenden gravierenden Gefahren. Bei unipolarer Applikation des Stroms über der nicht-dominanten Hemisphäre sind auch die vorübergehenden mnestischen Störungen gering.

Die Domäne der Elektrokonvulsionstherapie sind schwere Depressionen. Ursprünglich aber war die chemisch mit Kampher ausgelöste Konvulsion von L. Meduna (1935) als Therapie der Schizophrenie konzipiert. Hier hat diese Therapieform kaum noch Bedeutung. Die Task Force der American Psychiatric Association sah 1990 eine Indikation nur bei Exazerbationen mit ausgeprägter katatoner oder affektiver (depressiver/maniformer) Symptomatik oder bei Kranken, die früher günstig reagiert hatten. Allgemein akzeptiert ist die unter Umständen lebensrettende Wirksamkeit bei sogenannter **perniziöser Katatonie** (s. Abschn. 1.4.1).

Neuerdings deuten mehrere Studien Erfolge mit **adjuvanter Konvulsionstherapie** bei primärem Versagen der Neuroleptikatherapie an. Vor einer generellen Therapieempfehlung bedarf es aber weiterer Studien.

> **Resümee**
>
> Neuroleptika sind die Therapie erster Wahl bei schizophrenen Psychosen, jedoch profitieren nur ca. 70% der Kranken davon. Das paranoid-halluzinatorische Syndrom und die Denkzerfahrenheit stellen die vorrangige Zielsymptomatik dar. Die typischen unerwünschten Begleitwirkungen auf das extrapyramidalmotorische System sind unter hochpotenten Neuroleptika häufig, subjektiv quälend und sozial beeinträchtigend. Unter niedrigpotenten Neuroleptika dominieren vegetative Begleiteffekte. Ihre Vermeidung bedarf einer sorgfältigen Dosierung.
> Besondere therapeutische Probleme bereiten die Negativsymptome. Hier ist für Clozapin eine Wirksamkeit bewiesen und scheint auch bei anderen atypischen Neuroleptika zu bestehen. Diese Gruppe hat weniger extrapyramidalmotorische Nebenwirkungen. Dies gilt insbesondere für Clozapin, das jedoch mit einem besonderen Risiko der lebensbedrohlichen Agranulozytose behaftet ist.
> Bei Angst, Erregung, Depressivität und maniformer Symptomatik kommt eine adjuvante Pharmakotherapie mit Benzodiazepinen, Antidepressiva, Lithium und Carbamazepin in Betracht, wobei jedoch auf pharmakologische Interaktionen zu achten ist. Die Pharmakotherapie muß immer Teil eines auch psycho- und soziotherapeutischen Gesamtkonzepts sein.

1.8.3 Psycho- und Soziotherapie

Psychotherapeutische Basisbehandlung

Der psychotherapeutischen Basisbehandlung kommt in der Gesamtbehandlung der Schizophrenien eine entscheidende Bedeutung zu. Voraussetzung hierfür ist eine **tragfähige Arzt-Patient-Beziehung.** Nur wenn der Patient das Gefühl hat, in seiner krankheitsbedingten Verunsicherung ernst genommen zu werden, wird er bei den notwendigen Behandlungsmaßnahmen kooperieren. Das frühzeitige **Einbeziehen von Angehörigen** ist wichtig und liefert häufig wesentliche Informationen zur notwendigen Gestaltung der Rezidivprophylaxe.

Die Sammlung von Informationen und die Festlegung der Behandlung sollten sich am heuristischen **Vulnerabilitäts-Streß-Kompetenz-Modell** orientieren, wie es von Nuechterlein et al. (1992) konzipiert wurde. Es geht darum, sich eine Übersicht über die aktuellen und prämorbiden Einschränkungen des Leistungsprofils, über relevante Belastungsmomente seiner gegenwärtigen oder künftigen Lebensumgebung und mögliche Ressourcen (Bewälti-

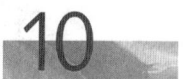

Schizophrenien und andere psychotische Störungen

Tabelle 10-14 Förderung der Ausbildung eines funktionellen Krankheitsverständnisses (nach COURSEY, 1989).

- **Vermittlung eines emotional akzeptablen und kognitiv verständlichen Krankheitsmodells durch den Therapeuten**
- **Auseinandersetzung mit den Funktions- und Ressourceneinbußen durch die Erkrankung**
  Verlust von Freund- und Partnerschaften oder Arbeitsplatz, geringere kognitive Funktionsfähigkeit (Aufmerksamkeit, Arbeitsgedächtnis)
- **Unterstützung von Differenzierung und Integration der Krankheitserlebnisse in das Selbstkonzept des Patienten**
  Leitfragen: „Welcher Teil meiner Erfahrung bin ich? Welcher Teil meiner Erfahrung ist die Erkrankung? Was kann ich durch eigene Anstrengung ändern und was nicht? Wie kann ich das Bild, das ich von mir vor der Erkrankung hatte, zusammenbringen mit den Erfahrungen während der akuten Erkrankungsphase und den Erfahrungen mit den Einbußen nach der Erkrankung?"
- **Ressourcenanalyse**
  Welche „Stärken" hat der Patient, welche Bewältigungsmöglichkeiten hat er bisher im Umgang mit ähnlich schwierigen Lebenssituationen (Residualsymptomatik) genutzt? Welche Unterstützung bietet das soziale Umfeld?

gungsrepertoire des Patienten, stützendes soziales Umfeld usw.) zu verschaffen.

Diese sogenannte **ressourcenorientierte Sichtweise** ist wohl der wichtigste Unterschied zur klassischen, defizitorientierten psychopathologischen Einordnung des Patienten. Ganz wesentlich ist es, das Krankheits- und Behandlungsmodell des Patienten („health belief model", subjektive Krankheitstheorie) gründlich zu explorieren und ihn dabei zu unterstützen, eine Sicht von der Erkrankung und von sich selbst zu entwickeln, die für den weiteren Verlauf der Erkrankung günstig ist. Die Hauptaspekte beim Aufbau eines solchen funktionalen „Krankheits"- bzw. „Selbstkonzeptes" sind in Tabelle 10-14 dargestellt.

Die Auseinandersetzung des Patienten mit seiner Erkrankung kann irgendwo auf dem Kontinuum zwischen Leugnen und aktiver Auseinandersetzung eingeordnet werden. Um auf Dauer nicht zu passiv, demoralisiert und hoffnungslos zu sein, muß er lernen, eine **„Selbstwirksamkeitserwartung"** (Hoffnung auf Bewältigbarkeit anstehender Schwierigkeiten) zu entwickeln, die seiner individuellen Ressourcenlage in der jeweiligen Phase der Erkrankung angemessen ist.

Kernelemente der Basistherapie sind
- der Aufbau von situationsadäquater Selbstwirksamkeitserwartung
- die Stabilisierung des Selbstwerts
- compliancesichernde Psychoedukation, d.h. Vermittlung von Wissen über Ursache und Behandlung der Erkrankung
- die Identifizierung individueller Risikofaktoren für den Verlauf (z.B. soziale Fertigkeitsdefizite)
- die Erarbeitung eines „Krisenplans".

Im Rahmen eines **Krisenplans** werden gestufte Verhaltensmöglichkeiten mit dem Patienten erarbeitet, die er bei Frühsymptomen/Prodromi eines drohenden Rückfalls ergreifen kann, z.B. Selbstmedikation, Aufsuchen von Kontaktpersonen oder seines Facharztes bzw. dessen Vertreter. In einen solchen Krisenplan können auch Angehörige einbezogen werden.

Hiermit werden zwei Ebenen gleichzeitig angesprochen: Zum einen lernt der Patient, Sicherheitssignale von Gefahrensignalen eines drohenden Rückfalls zu unterscheiden, was Patient und Angehörigen vermehrte Sicherheit gibt. Zum anderen wird indirekt auch affektiv auf die Möglichkeit eines Rückfalls hingearbeitet, was die Aufnahmebereitschaft für die dann notwendige Behandlung stärkt. Dieses Vorgehen fördert die akzeptierende Auseinandersetzung mit Rückfällen und setzt an die Stelle diffuser Verunsicherung das Prüfen von Krisensignalen.

Tiefenpsychologische Behandlungsansätze

Da für traditionellere psychodynamische Formen der Einzel- und Gruppenpsychotherapie schizophrener Störungen empirisch überzeugende Wirksamkeitsbelege nach wie vor ausstehen, begrenzt sich die Darstellung auf das Vorgehen der „reality-adaptive-supportive psychotherapy", kurz der supportiven Psychotherapie. Im Unterschied zu den klassischen tiefenpsychologischen Verfahren konnte für diesen Therapieansatz überzeugend gezeigt werden, daß die Rehospitalisationsraten gesenkt und berufliche und soziale Funktionsfähigkeit gestärkt werden (Tab. 10-15).

Schizophrenien: 1.8 Behandlung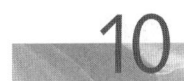

Tabelle 10-15 Komponenten einer (psychodynamischen) supportiven Psychotherapie (nach KATES und ROCKLAND, 1994).

Stabilisierungsphase
- Aufbau eines therapeutischen Bündnisses
- Psychoedukation
- Optimierung der psychopharmakologischen Einstellung in Kooperation mit dem Patienten

Maintenance-Phase
- allgemeines Ziel: Entlastung des „Ich" von Ansprüchen anderer seelischer Instanzen (Über-Ich, Es)
- Therapeutenverhalten: aktiver, geringere Frustration von Übertragungswünschen, höheres Ausmaß von „Selbsteinbringung" des Therapeuten zur Stärkung defizienter Ich-Funktionen des Patienten
- Unterstützung, Ermutigung und Stärkung adaptiver Widerstands- und Abwehrformen, Klärung, Konfrontation und Entmutigung dysfunktionaler/maladaptiver Abwehrformen
- Zurückstellen von freier Assoziation und Traumanalyse sowie stärkeren Formen der Regression, statt dessen Fokussierung des bewußten und vorbewußten Materials

Training in sozialen Fertigkeiten und Problemlösen, Mehrkomponenten-Rehabilitationsprogramme

Die dargestellten Verfahren sind Gruppentherapien, auch wenn sich oft einzelne ihrer Elemente wirksam in eine Einzeltherapie integrieren lassen. Sie fokussieren die Bereiche Beruf, Wohnsituation bzw. familiäres Umfeld und Freizeit. Behandelt werden in den Gruppen je nach Behinderungsgrad vier bis zehn Teilnehmer über sechs Wochen bis zwei Jahre in täglicher bis wöchentlicher Frequenz.

Soziale Fertigkeitsdefizite sind bei schizophrenen Patienten häufig und weitgehend unabhängig vom Ausprägungsgrad der psychopathologischen Symptomatik. Sie verhindern, daß sich der Patient befriedigende Sozialkontakte und damit für Belastungssituationen ein geeignetes soziales Netz aufbauen kann.

Die Ursachen sozialer Kompetenzdefizite bei schizophrenen Patienten können auf unterschiedlichen Funktionsebenen lokalisiert werden: Beeinträchtigungen finden sich etwa auf den Ebenen der Wahrnehmung (v.a. Identifikation nonverbaler Signale negativer Affekte) und Informationsverarbeitung (Interpretation von sozialen Hinweisreizen, Abruf und Bewertung unterschiedlicher Handlungsalternativen beim Lösen interpersoneller Probleme). Weiterhin bestehen Fertigkeitsdefizite in den Bereichen Wortflüssigkeit sowie Nutzung paralingualer Elemente und nonverbalen Verhaltens zur Steuerung des Gesprächsflusses und -wechsels.

Sekundäre Beeinträchtigungen des Sozialverhaltens sind residuale Negativ- oder Positivsymptomatik (Interferenz mit der Verarbeitung sozialer Hinweisreize, soziales Rückzugsverhalten, Defizite auf

Tabelle 10-16 Basiskomponenten sozialer Fertigkeitstrainings.

- Aufbau aktiver Änderungserwartung und kognitive Vorstrukturierung der Lernsituation durch Unterweisung des Therapeuten: Elemente und Vorteile des Zielverhaltens
- Herausarbeiten der Teilschritte der Zielhandlung in der Gruppe mit anschließender Modelldarbietung durch Therapeut und Kotherapeut: Lenkung der Aufmerksamkeit auf die kritischen Handlungsaspekte als Voraussetzung für die Endkodierung des Zielverhaltens
- gemeinsame Rekapitulation der Teilschritte der Zielhandlung und des Handlungsziels durch die Gruppe (Prinzip des „cognitive rehearsal"), Realisieren des Zielverhaltens durch den Patienten selbst im Rollenspiel mit dem Kotherapeuten (Prinzip des „behavioral rehearsal")
- spezifische und konkret verhaltensbezogene Rückmeldung an den Patienten möglichst unmittelbar, Fokussieren auf wenige zentrale Aspekte, zunächst positiv, dann erst korrigierend durch Kotherapeut und schließlich Gruppe
- erneutes Durchspielen der Trainingssituation im Rollenspiel durch den Patienten, um schrittweise Korrekturvorschläge umzusetzen
- spezifische Übungen für die außertherapeutische Situation zur Förderung der Generalisierung der aufgebauten Kompetenzen

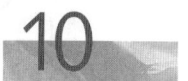

Schizophrenien und andere psychotische Störungen

der Ebene von Motivation und Antrieb) und Neuroleptika-Nebenwirkungen (z.B. reduzierte nonverbale Affektexpressionen, Bewegungsunruhe).

Bei allen **sozialen Fertigkeitstrainings** (Tab. 10-16) kommt neben direkten Lernprozessen durch den Patienten sogenannten Modellernprozessen besondere Bedeutung zu. Gerade für schwer beeinträchtigte Patienten scheint es wichtig zu sein, vor der eigenen Durchführung das Zielverhalten erst einmal bei einer Modellperson beobachten zu können. Die Evaluation verschiedenster Ansätze zum Aufbau sozialer Fertigkeiten bei schizophrenen Patienten zeigt auch bei längerer Nachbeobachtung, daß Verkürzung der stationären Aufenthaltsdauer, Verminderung der Rückfallrate und Übertragung der sozialen Fertigkeiten auf die außertherapeutische Alltagssituation hierdurch möglich sind. Wichtig ist allerdings, daß diese Fertigkeiten im Alltag von Patienten auch eingesetzt werden. Dies wiederum ist in hohem Maße davon bestimmt, inwieweit der Patient durch sein soziales Umfeld Gelegenheit, Ermutigung und Verstärkung für den Einsatz der neuen Fertigkeiten erhält.

Problemlösetrainings sind zumeist essentieller Bestandteil psychosozialer Interventionspakete. Das gestufte Vorgehen im Umgang mit Schwierigkeiten soll dem Patienten beibringen, Anforderungen, die seine innere oder äußere Lebenssituation an ihn stellt, weder zu unter- noch zu überschätzen. Die Ausbildung eines realistischen „Anspruchsniveaus" ist wiederum Voraussetzung dafür, daß der Patient sich dauerhaft Erfolgserlebnisse sichern kann, auch bei erkrankungsbedingt reduzierter Ressourcenlage. „Zerlegung" von Problemen in Teilprobleme, systematisches Erarbeiten einer auf eine praktikable Lösung ausgerichteten Definition des Problems, Sichten von alternativen Vorgehensweisen der Zielerreichung und deren Bewertung sowie Umsetzung sind Hauptelemente verhaltenstherapeutischen Problemlösetrainings. Für viele Patienten ist hierbei der interpersonelle Bereich besonders bedeutsam. Gerade zwischenmenschliche Konflikte werden als besonders schwer bewältigbar erlebt und bedingen häufig Rückfälle.

Da soziales Fertigkeits- und Problemlösetraining in der Regel dem Patienten im Zusammenhang mit anderen Maßnahmen vermittelt wird, werden zwei im deutschsprachigen bzw. im amerikanischen Raum verwandte Mehrkomponenten-Rehabilitationsprogramme dargestellt, das **Integrierte Psychologische Trainingsprogramm (IPT)** bzw. das **Social and Independent Living Skills Program**.

Das IPT verwirklicht ein fünfstufiges Aufbautraining, das ein Patient nach der ursprünglichen Konzeption sequentiell durchläuft, wofür es nach einer neueren Untersuchung allerdings keine empirische Rechtfertigung gibt (Tab. 10-17).

Im Baustein „**Kognitive Differenzierung**" werden über Zuordnung von Kärtchen zu gemeinsamen oder unterschiedlichen Kategorien von Begriffen beim Patienten basale Störungen der Abstraktionsfähigkeit und Konzeptbildung sowie der Aufmerksamkeit (selektive A.) fokussiert. **Soziale Wahrnehmung** wird anhand von Diamaterial mit unterschiedlichem emotionalem Gehalt trainiert. Der Patient lernt dabei, „vorschnelle" Interpretationen zurückzuhalten. Im **Kommunikationstraining** geht es einmal um die (Wieder-)Erschließung von Wort- und Begriffsfeldern. Dabei wird der spezifischen Schwäche schizophrener Patienten bei der Reaktualisierung von Vorerfahrungen Rechnung getragen. Andererseits geht es um den Aufbau direkter kommunikativer Kompetenz (z.B. aktives Zuhören). Hiermit werden die Voraussetzungen für den nächsten Baustein, „**Soziales Fertigkeitstraining**", geschaffen. Hier werden wichtige Aspekte selbstsicheren Verhaltens in zunehmend komplexeren und affektiv aufgeladeneren Kontexten im Rollenspiel aufgebaut. Im letzten Baustein „**Interpersonelles Problemlösen**" können die Patienten ihre individuellen Probleme einbringen und deren Zergliederung in Teile und Zwischenziele sowie die Entwicklung und Bewertung von alternativen Lösungsstrategien und deren Umsetzung lernen.

Für dieses Training liegen eine Reihe von Wirksamkeitsbelegen auch im 18-Monats-Langzeitverlauf vor, die jedoch die Wirksamkeit bisher einseitig für den kognitiven und psychopathologischen Be-

Tabelle 10-17 Die fünf Stufen des Integrierten Psychologischen Trainingsprogramms (IPT) schizophrener Patienten (nach RODER ET AL., 1992).

kognitives Funktionstraining	soziales Fertigkeitstraining
■ kognitive Differenzierung	■ verbale Kommunikation II
■ soziale Wahrnehmung	■ Training sozialer Fertigkeiten
■ verbale Kommunikation I	■ interpersonelles Problemlösen

Tabelle 10-18 Bausteine des UCLA-Training of Social and Independent Living Skills (nach Eckman et al., 1992).

- **Verbesserung der Körperhygiene**
  Körperpflege, situationsangemessene Kleidung
- **Umgang mit Freizeit und Erholung**
  Auswahl attraktiver Freizeitaktivitäten, Informationsbeschaffung, Ressourcenklärung und -aktivierung, Bewerten und Aufrechterhalten von Freizeitaktivitäten
- **Umgang mit Symptomen**
  Identifikation von Frühwarnzeichen, deren Bewältigung, Coping in Zusammenhang mit persistierender Produktivsymptomatik, Strategien zur Vermeidung von Alkohol und Drogen
- **Umgang mit Medikation**
  Information über Wirkung und Vorteile neuroleptischer Medikation, korrekte Selbstmedikation in Abhängigkeit von der Wirksamkeit, Erkennen von Nebenwirkungen, Abstimmung von Dosis und Art der Medikation mit ärztlichem Behandler, Abbau von Vorbehalten, z.B. gegenüber Depot-Medikation

reich untersuchten und die wichtige Ebene des Sozialverhaltens und der interpersonellen Problemlösung entweder ausklammerten oder nur inkonsistent nachweisen konnten.

Das Social and Independent Living Skills Programm wurde von Liberman in Los Angeles in den letzten 15 Jahren schrittweise entwickelt und umfaßt Bausteine für die in Tabelle 10-18 dargestellten Ziele. Es handelt sich um ein Langzeit-Rehabilitationsprogramm über insgesamt ca. drei Monate mit einem Zeitbedarf pro „Modul" von zwei 90minütigen Sitzungen pro Woche über ca. drei Monate. Sein Vorteil besteht in der speziell für schwer beeinträchtigte Patienten wichtigen hohen Strukturiertheit.

Behandlungsverfahren bei (medikamentöser) Therapieresistenz: kognitiv-behaviorale Therapie von Halluzination und Wahn

Die Behandlungsresistenz schizophrener Produktivsymptomatik ist auch bei optimaler psychopharmakologischer Einstellung und gesicherter Compliance der Patienten kein Ausnahmefall. Ca. 20–30% der Patienten sind verschiedensten Studien zufolge als Non-Responder einzustufen. Die gesellschaftlichen Kosten sowie der Leidensdruck für Angehörige und Patienten ist oft beträchtlich: Depression und Suizidalität, Rückzug und Passivität bei geringer sozialer und beruflicher Integration sind mögliche Folgen.

Die meisten der derzeit vorliegenden Behandlungsansätze sind Einzeltherapien. Klassische operante Methoden, die über eine Beeinflussung der Folgen psychotischen Verhaltens dessen Auftrittshäufigkeit zu vermindern versuchen, sind weniger relevant als komplexere, am sogenannten **Selbstkontrollmodell** orientierte Behandlungsansätze. Ausgangspunkt für solche Ansätze ist hierbei die Vorstellung, daß der Patient ganz prinzipiell dazu in der Lage ist, unter therapeutischer Anleitung „Regisseur" seines eigenen Veränderungsprozesses zu werden und Strategien zu entwickeln, pathologisches Verhalten zu identifizieren und durch therapeutisch optimierte Selbsthilfestrategien zu kontrollieren.

Neuere Methoden setzen daher an den auslösenden oder symptomverstärkenden Situationen und deren Veränderung sowie an der Produktivsymptomatik selbst an. Sie optimieren vom Patienten bereits selbst eingesetztes Bewältigungsverhalten und greifen schließlich die Bedeutung, die der Patient bestimmten Halluzinationen bzw. Wahninhalten zuschreibt (z.B. angst- oder depressionsinduzierende Bewertungsprozesse), auf. Die genaue Bedingungsanalyse (Tab. 10-19) von Produktivsymptomatik ermöglicht es dem Patienten Strategien zu vermitteln, wie er solche Auslöser vermeiden oder verändern kann.

Ein Beispiel für eine solche **Reizkontrollstrategie** ist, wenn man den Patienten, der in Situationen mit sehr vielen Menschen (z.B. Einkauf in der Fußgängerzone) vermehrt halluziniert, im Einsatz von gezielter Ablenkung und in progressiver Muskelrelaxation unterweist. Die wirksamste Interferenz akustischer Halluzinationen wird offensichtlich durch sprachbezogene Prozesse ausgelöst, z.B. Lesen oder „offenes" oder „verdecktes" Sprechen. Solche Strategien können eingebettet sein in ein Angstbewältigungstraining.

Eine zweite Gruppe von Verfahren zielt auf die Veränderungen bzw. Kontrolle der Produktivsymptome selbst, man spricht auch von sogenannten

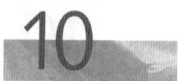

Schizophrenien und andere psychotische Störungen

Tabelle 10-19 Vorgehen zur Analyse wahnhaften Verhaltens und dessen Spontanbewältigung.(nach TARRIER, 1992).

1. **Verhaltensanalyse**
   - Wie oft, wie lange, wie stark interferiert das fokussierte Symptom mit Alltagsaktivitäten. Wie schwierig ist es zu ignorieren? Wie stark ist der Patient damit beschäftigt? usw.
   - Erfassung von **Begleitemotionen**: Wie fühlen Sie sich, wenn dies geschieht? (z. B. ängstlich, nervös, ärgerlich)
   - Welche **körperlichen Reaktionen** gehen damit einher? (z. B. Schnellerschlagen des Herzens, vermehrte Muskelspannung, vermehrtes Schwitzen, Magenschmerzen usw.)
   - Sicherstellung, ob gezeigte Reaktionen typisch: Was geschieht sonst? Geschieht das immer auf diese Weise?
2. Erfassen von **Auslösebedingungen,** die regelhaft und konsistent z.B. wahnhaften Interpretationen oder Gedanken vorausgehen (Was geschieht gerade, wenn ...?; Was geschah bevor ...?). Hierbei Erfassung externer wie interner Hinweisreize, insbesondere Gefühle von innerer Anspannung oder kognitive Stimuli wie Ketten bestimmter Gedanken (Beispiele: Stimulationsmangel wie Alleinsein oder Nichtaktivsein vs. Überstimulation z.B. in emotional aufgeladenen sozialen Situationen)
3. Erfassung der **Konsequenzen** – insbesondere der mittel- bis langfristigen, nicht so sehr der unmittelbaren emotionalen Reaktionen
4. Erfassen aktiver **Coping-Strategien** und deren Effizienz: Wie stark hilft das? (kein Effekt, vernachlässigbar – zeitweise etwas besser – viel besser, auch längerfristig). Wie gehen Sie damit um? Wie reagieren Sie auf ...? Was machen Sie, um sich besser zu fühlen? Wie können Sie (z. B. wahnhafte Gedanken) ... loswerden?
   - Beschreibung der Coping-Strategien auf **kognitiver Ebene** (z.B. können Sie sich helfen, indem Sie bestimmte Dinge denken oder sich etwas Bestimmtes sagen? Beachte: Verengt sich die Aufmerksamkeit auf bestimmte Stimuli, oder wechselt sie auf andere?)
   - **physiologische Strategien,** wie Atemkontrolle oder unangemessene Reaktionen wie Alkohol- oder Drogenabusus
   - **verhaltensbezogene Strategien** wie Zu- oder Abnahme sozialer Aktivitäten, Involvieren in vermehrtes Handeln, Realitätstesten (Überprüfen unterschiedlicher Erklärungen von Ereignissen)

Tabelle 10-20 Ablaufschema zum Aufbau und zur Optimierung von Bewältigungsstrategien im Umgang mit persistierender Produktivsymptomatik.

1. **Auswahl des Zielsymptoms nach Prioritäten (Leidensdruck, Adaptationseinschränkung) und Leichtigkeit der Behandlung (Klarheit der Auslösebedingung, Verfügbarkeit der angemessenen Bewältigungsstrategien)**
2. **Auswahl der potentiell erfolgreichsten und angemessensten Bewältigungsstrategie**
   - kognitive Strategien wie
     - Verlagerung der Aufmerksamkeit,
     - Selbstinstruktionen oder
     - „rationale Neuformulierung"
   - verhaltensbezogene Strategien wie
     - Aufnahme von Aktivitäten (z.B. Lesen, Spaziergang)
     - sozialer Rückzug oder
     - Aufnahme sozialer Interaktionen
   - körperbezogene Strategien wie Entspannungs- und Atmungsübungen (Alternativverhalten zu Drogen und Alkohol)
   - wahrnehmungsprozeßbezogene Strategien (z.B. Walkman, Ohrstöpsel)
3. **Erklären des Vorgehens und Überprüfung des Verständnisses seitens des Patienten**
4. **probeweise Realisation der Bewältigungsstrategie in der Therapiesitzung:**
   - Übung der Strategie ohne Berücksichtigung der Kontextbedingungen und Einstufung des Erfolges der Realisation
   - Symptomsimulation/Suggestion der Auslösebedingung (Instruktion, Vorstellungsübung)
   - wiederholtes Durchspielen der Vorstellung (cognitive rehearsal)
   - Festlegung der Voraussetzung für die Anwendung im Alltag
5. **Festlegung von Übungssituationen im Alltagskontext**
6. **Überprüfung des Erfolgs, gestützt auf Selbstprotokollierung in der Nachfolgesitzung**

Reaktionskontrollstrategien. Beispiele hierfür sind Gedankenstop-Verfahren – dies soll den Übergang zur anschließend unmittelbar realisierten Ablenkstrategie erleichtern – oder auch das Hören von subjektiv angenehm erlebter Musik (Prinzip der Gegenkonditionierung) mit einem Walkman, das zugleich eine Interferenz mit Halluzinationen auslöst („counter-stimulation").

Als Ausgangspunkt für eine weitere Gruppe therapeutischer Interventionen dienen die spontan vom Patienten selbst gezeigten **Bewältigungsversuche** seiner Produktivsymptomatik (Übersicht s. Tab. 10-20). Das Ziel besteht hierbei darin, die Bewältigungsreaktionen des einzelnen Patienten zu ermitteln, die entweder subjektiv vom Patienten als unzureichend erlebt werden oder aber die vom Standpunkt der Funktions- und Bedingungsanalyse aus gesehen als aufrechterhaltende Faktoren im psychopathogenetischen Prozeß zu sehen sind. Diese sollen dann modifiziert bzw. durch effizientere Strategien substituiert werden. Das therapeutische Vorgehen ist in der Tabelle 10-20 dargestellt.

Eine vierte Gruppe von therapeutischen Strategien fokussiert die **subjektive Bedeutung,** die der Patient der **Produktivsymptomatik („appraisal")** zuschreibt. Bedeutsam ist, daß Halluzinationen oder Wahn nicht a priori Auswirkungen auf Affekte oder Verhalten in negativer Richtung haben. Dysfunktional werden sie durch Bewertungsprozesse des Patienten. Das Auftreten von (Fremd- oder Selbst-)Aggression, Depression oder Angst hängt z.B. davon ab, inwieweit der Patient dem „Sender" der akustischen Halluzinationen eine übelwollende oder aber auch eine ihn schützen wollende Intention zuschreibt bzw. inwieweit die wahnhaften Wahrnehmungs- und Interpretationsprozesse den Patienten eine vermeintliche Gefährdung zentraler Bereiche seines Lebens, seiner Wertebildung oder aber seines Selbstkonzeptes antizipieren lassen. Hier ist der spezifische Indikationsbereich für kognitiv-behaviorale Therapieansätze (Tab. 10-21).

Familientherapie: Psychoedukation und Reduktion von „high expressed emotion"

Die Bedeutung der Familie als Ressource zur Verbesserung des Erkrankungsverlaufs und in der sozialen Rehabilitation wuchs zum einen mit der Abkehr von stigmatisierenden ätiologischen Ansätzen, die die Familie als alleinige Ursache der Schizophrenie definiert hatten (z.B. das Konzept der „schizophrenogenen Mutter"), und zum anderen durch den wachsenden Stellenwert der gemeindenahen psychiatrischen Versorgung.

Die verschiedenen familientherapeutische Ansätze (Tab. 10-22), die sich dem **Vulnerabilitäts-Streß-Kompetenz-Modell** (NUECHTERLEIN ET AL., 1992) verpflichtet sehen, unterscheiden sich in einer Reihe von Dimensionen wie z.B. dem „setting" der Intervention (Wohnung der Familie, stationäre versus ambulante Patienten), der Modalität (Arbeit mit der

---

Tabelle 10-21 Gemeinsame Elemente kognitiver Interventionen bei chronischer Produktivsymptomatik.

1. **Herstellen der Behandlungsvoraussetzungen**
   - Psychoedukation: Vermittlung eines destigmatisierenden Behandlungs- und Störungsmodells
   - Vermittlung der Grundhaltung des „collaborative empirism"
   - Verminderung von Reaktanz durch nicht-konfrontatives Vorgehen
2. **Graduierung des therapeutischen Vorgehens**
   - Auswahl der Zielsymptomatik aufgrund motivationaler Gesichtspunkte und Behandlungsaussicht
3. **Überprüfung der psychotischen Wahrnehmung/Interpretationen**
   - „distancing"
   - sokratischer Dialog und Columbo-Methode: Diskutieren von Alternativerklärungen, Dekatastrophisierung, Herausarbeiten automatischer Gedanken („inference-chairing"), Identifikation von Grundüberzeugungen („core beliefs")
   - Formulierung überprüfbarer Schlußfolgerungen aus wahnhaften Überzeugungen oder Halluzinationsinhalt („reality-testing")
4. **Veränderung der Valenz des psychotischen Erlebens**
   - Umstrukturierung, Reattribution, Pro-und-Kontra-Technik
5. **Einbezug des sozialen Bezugssystems**
   - Psychoedukation (nach dem Prinzip rationaler „Entängstigung"), Verdeutlichung der Rolle externer Auslöser und von Streß
   - Reduktion von sekundärem „high expressed emotion"

Tabelle 10-22	Gemeinsame Komponenten familientherapeutisch orientierter Behandlungsansätze.

- verpflichtende **neuroleptische Behandlung**
- Information von Patient und Angehörigen über Ursachen und Behandlungsmöglichkeiten schizophrener Störungen (**Psychoedukation**): Verminderung wechselseitiger Schuldzuweisungen durch Hinweis auf biologische Faktoren in der Genese
- **Abbau von High-expressed-emotion-Mustern** und eskalationsförderndem Verhalten des Patienten, z.B. durch Kommunikationstraining
- **Erarbeitung von konkreten Lösungen** für aktuelle Familienprobleme: u.a. Akzeptanz interpersoneller Grenzen in der Familie, Zerlegung von Zielen in Zwischenschritte
- **Aktivierung des Selbsthilfepotentials** von Familiensystem und Patient, Ausweitung der Therapie von Problemen des Patienten auf das gesamte Familiensystem

einzelnen Familie versus mit einer Vielzahl von Familien in einer Gruppe), Dauer der Interventionen (sechs Wochen bis zwei Jahre) und dem Grad des Einbezugs des Erkrankten in die Familientherapiesitzung sowie dem Grad an Strukturiertheit der Intervention. Der gemeinsame Nenner der verschiedenen Ansätze ist, wie gesagt, das Vulnerabilitäts-Streß-Modell.

Die breite empirische Evaluation vor allem in den 80er Jahren konnte zusammenfassend zeigen, daß High-expressed-emotion-Kommunikationsmuster sich reduzieren lassen und dies die Rückfallrate auch bei medizierten Patienten über Beobachtungszeiträume von immerhin bis zu zwei Jahren deutlich herabsetzt.

Neben den familienzentrierten Behandlungsansätzen darf die Bedeutung von **Angehörigengruppen** nicht vernachlässigt werden. Ihre Hauptkomponenten bestehen in der Vermittlung von Wissen und Informationen über die Erkrankung ihres Angehörigen (Krankheitsmodelle, Therapiemöglichkeiten, Möglichkeiten der Selbsthilfe und praktischen Unterstützung), in emotionaler Entlastung und wechselseitiger Unterstützung, insbesondere im Abbau von Schuld-, Scham- und Angstgefühlen sowie von Demoralisierung und Resignation und umgekehrt im Aufbau von realistischen Hoffnungen. Hierbei kommt dem Erfahrungsaustausch zwischen den Angehörigen hinsichtlich emotionaler Entlastung und Entwicklung von alternativen Verhaltensmöglichkeiten für kritische Situationen eine enorme Bedeutung zu.

Gemeindenahe psychiatrische Versorgung schizophrener Menschen (s.a. Kap. 6)

Überall in Europa und in den USA wurden über die letzten drei Jahrzehnte hinweg psychiatrische Krankenhäuser verkleinert und die Zahl psychiatrischer Betten reduziert, so z.B. in der Bundesrepublik um ca. 30%. Damit ging eine Verkürzung der durchschnittlichen stationären Verweildauer für psychiatrische Patienten einher von noch ca. 130 Tagen zu Anfang auf weniger als 70 Tage am Ende der 80er Jahre. Diese Verkürzung der durchschnittlichen stationären Aufenthaltsdauer ist vorrangig auf alternative, extramurale Versorgungsangebote vor allem für chronisch psychisch kranke Patienten zurückzuführen.

Die Grundidee, psychische Störungen dort zu behandeln, wo sie entstehen und sichtbar werden, nämlich in der sozialen Umgebung des Patienten, führte zur Entwicklung von **fünf Prinzipien gemeindenaher Versorgung** schizophrener Patienten:

1. **Deinstitutionalisierung:** Klinikaufenthalte sollten auf ein notwendiges Mindestmaß beschränkt bleiben, um die Unabhängigkeit und Eigenständigkeit auch schwer beeinträchtigter schizophrener Patienten zu fördern. Dies fordert die Schaffung von zur Klinik alternativen Unterstützungsangeboten wie teilstationären Behandlungseinrichtungen oder komplementären Diensten, die Übernahme von Betreuungsaufgaben durch informierte und trainierte Angehörige sowie die gezielte Förderung des Selbsthilfepotentials der Patienten selbst (Bewältigungsstrategien; Selbsthilfegruppen).

2. **Sektorisierung:** Psychiatrische Großkrankenhäuser draußen weit vor der Stadtgrenze fördern Beziehungsabbrüche und Ausgrenzung des Patienten aus der ihn tragenden sozialen Gemeinschaft, verlängern unnötig die Hospitalisierungsdauer, fördern Rückzugstendenzen und Passivierung der Patienten. Die Verkleinerung des Einzugsgebietes der einzelnen Kliniken wird daher als ein wichtiges Ziel gesehen.

3. Das Prinzip der **„Kontinuität und Koordination"** trägt der Tatsache Rechnung, daß sich über längere Zeiträume hinweg der psychische Zustand und die soziale Situation des schizophrenen Patienten ändern und daher therapeutisch-rehabilitative Angebote diesen wechselnden Ausgangslagen und Bedürfnissen flexibel Rechnung tragen müssen. Die Koordination einer solchen flexiblen Abstufung des Hilfsangebotes soll durch eine kontinuierlich zuständige Bezugsperson gewährleistet werden („case management"). Besitzt eine solche Bezugsperson zusätzlich eine eigene therapeutische Qualifikation, spricht man vom „clinical case manager".
4. Die stärkere **Orientierung an Patientenbedürfnissen** fordert die Verwirklichung von Mitspracherechten in der Gestaltung der Versorgung durch die Patienten selbst. Das setzt wiederum voraus, daß die Arbeitsweisen der Versorgungseinrichtungen transparent und überprüfbar sind.
5. Die gemeindenahe Versorgung muß auf das Ziel einer **sekundären** und **tertiären Rückfallprävention** ausgerichtet sein.

Umgesetzt werden die Prinzipien der gemeindenahen psychiatrischen Versorgung schizophrener Menschen durch Verkleinerung von psychiatrischen Landeskrankenhäusern und psychiatrischen Abteilungen in Bezirkskrankenhäuser und vor allem durch Schaffung von psychiatrischen Abteilungen in Allgemeinkrankenhäusern sowie teilstationären, „ambulanten" und „komplementären" Einrichtungen.

Beispiele für **teilstationäre Einrichtungen** sind Tageskliniken, die den Patienten im natürlichen sozialen Umfeld belassen und zugleich soziale, kognitive und lebenspraktische Fertigkeiten in geschütztem Rahmen trainieren bzw. den Übergang von vollstationärer zu ambulanter Behandlung erleichtern. Das Gegenstück hierzu bilden Nachtkliniken, die den Patienten Teilnahme an rehabilitativen Angeboten anderer Einrichtungen oder aber auch die Berufstätigkeit gestatten, zugleich aber den geschützten Rahmen der Nachtklinik bieten.

Neben den **ambulanten Einrichtungen,** zu denen niedergelassene Fachärzte wie psychosoziale Beratungsstellen und die sozialpsychiatrischen Dienste von Gesundheitsämtern zu rechnen sind, sind die **komplementären Einrichtungen** zu erwähnen: Sie waren ursprünglich als ergänzendes Gegenstück zur herkömmlichen (teil-)stationären und ambulanten Behandlung gedacht. Jetzt bilden sie das Herzstück der gemeindenahen Versorgung. Sie bieten für die Bereiche Wohnen (Wohnheime, therapeutische Wohngruppen, betreutes Einzelwohnen), Arbeit (überbetriebliche Rehabilitationseinrichtungen: Berufsbildungswerke für Erstausbildung, Berufsförderungswerke für Umschulungen oder Fortbildung in Werkstätten) und Freizeit (z.B. Tagesstätten, zum Teil psychosoziale Kontakt- und Beratungsstellen) Unterstützung.

Dank einer Reihe von internationalen Studien (Madison/Wisconsin [USA], Sydney, London) liegen **Effektivitätsbelege** vor, die deutlich zeigen, daß solcherart gemeindenahe psychiatrische Versorgung im Vergleich mit herkömmlichen Kombinationen von Krankenhaus und ambulanter Versorgung mittelfristig die Hospitalisierungsrate vermindert, die Kosten senkt und insgesamt den Verlauf psychiatrischer Erkrankungen verbessert (Lebensqualität, soziales und berufliches Funktionsniveau).

Resümee

Klassische tiefenpsychologische Verfahren konnten bisher – mit Ausnahme der Variante „supportive Psychotherapie" – einen empirischen Wirksamkeitsbeleg weder für das Einzel- noch für das Gruppensetting erbringen. Während gruppentherapeutische Ansätze zur Förderung sozialer Fertigkeiten und des Problemlösens und in neuerer Zeit auch deren Ausweitung auf spezielle Anwendungskontexte wie Arbeit und Freizeit sowie Medikation klar empirisch belegt sind, ist dies für einzeltherapeutische Ansätze zur Behandlung chronischer Produktivsymptomatik gegenwärtig nur rudimentär der Fall. Trotzdem scheint die Kombination einer konsequenten verhaltenstherapeutischen Behandlung, die sowohl Selbsthilfestrategien des Patienten optimiert als auch klassische Prinzipien kognitiv-behavioraler Intervention verwirklicht, zukunftsweisend. Der Einbezug der Angehörigen über neuere familientherapeutische Ansätze und die Realisation von Angehörigengruppen können ebenfalls als deutlich rückfallsenkende Maßnahmen betrachtet werden. Inwieweit versorgungsstrukturelle Verbesserungen, die mit Begriffen der Deinstitutionalisierung und der Dezentralisierung der Versorgung benannt werden können, künftig noch eine weitere Verbesserung von sozialer und beruflicher Integration bei schizophrenen Patienten erreichen können, bleibt abzuwarten.

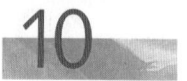

Schizophrenien und andere psychotische Störungen

Tabelle 10-23 Andere psychotische Störungen entsprechend der ICD-10, die nicht zu den schizophrenen und nicht zu den affektiven Psychosen gezählt werden.

schizotype Störung	F21
anhaltende wahnhafte Störungen	F22.0
■ andere anhaltende wahnhafte Störungen	
– paranoides Zustandsbild im Involutionsalter	F22.8
– Querulantenwahn (Paranoia querulans)	F22.8
vorübergehende akute psychotische Störung	F23
■ akute polymorphe psychotische Störung ohne Symptome einer Schizophrenie	F23.0
■ akute polymorphe psychotische Störung mit Symptomen einer Schizophrenie	F23.1
■ akute schizophreniforme psychotische Störung	F23.2
■ andere akute vorwiegend wahnhafte psychotische Störung	F23.3
induzierte wahnhafte Störung	F24
schizoaffektive Störungen	F25
■ schizomanische Störung	F25.0
■ schizodepressive Störung	F25.1
■ gemischte schizoaffektive Störung	F25.2

2 Andere psychotische Störungen

Ein definitives nosologisches Konzept für die psychischen Erkrankungen, die in den heute allgemein angewandten Klassifikationssystemen ICD-10 und DSM-IV weder den schizophrenen noch den affektiven Psychosen zugeordnet werden können, gibt es bislang nicht. Das Kapitel „andere psychotische Erkrankungen" in der 10. Revision der ICD demonstriert einerseits die Unsicherheit bei der Klassifikation der endogenen Psychosen insgesamt, und andererseits verdeutlicht es Auflösungstendenzen des auf KRAEPELIN zurückgehenden dichotomen Prinzips der endogenen Psychosen sowie die Tendenz zur weiteren nosologischen Differenzierung (Tab. 10-23).

Zu diesen Psychosen gehören die **schizoaffektiven** und die **akuten polymorphen psychotischen Störungen,** die sich auf der Grundlage einer syndromalen Gliederung weder bei den schizophrenen noch bei den affektiven Erkrankungen nosologisch einordnen lassen. Die **andauernden wahnhaften Störungen** und die **schizophreniformen Störungen** würden bei ihrer Zuordnung zu den Schizophrenien die prognostische Validität des Konzeptes der Schizophrenien in Frage stellen. Die schizophreniforme Störung würde außerdem bei einer rein syndromalen Gliederung und unter Vernachlässigung des Verlaufsaspektes als Schizophrenie klassifiziert werden müssen.

Der Begriff der **schizotypen Störungen** könnte das Konzept der Schizophrenie als eine diagnostische Entität im Rahmen der endogenen Psychosen überhaupt in Frage stellen und dann eine einheitspsychotische Kontinuumsvorstellung im Sinne einer „Persönlichkeitspsychose" stützen. In DSM-IV wird dieses Störungsbild den Persönlichkeitsstörungen („schizotype Persönlichkeitsstörung") zugeordnet, und in diesem Buch wird es auch in dem entsprechenden Kapitel besprochen (s. Kap. 21).

Eine Vielzahl alternativer Überlegungen zur Klassifikation der Psychosen, die bei der auf KRAEPELIN (und E. BLEULER) zurückzuführenden Zweiteilung der endogenen Psychosen in affektive und schizophrene Erkrankungen nur schwer einzuordnen wären, zieht sich durch die Geschichte der Psychiatrie des 20. Jahrhunderts. Die Klassifikation dieser Psychosen entsprechend der ICD-10 stellt einen Kompromiß zwischen den unterschiedlichsten Meinungen und Schulen dar. Sie kann deshalb nicht Anspruch auf Endgültigkeit erheben. Sie ist zum jetzigen Zeitpunkt eher lediglich das vorläufige Ergebnis eines Versuches, eine gemeinsame Nomenklatur zum Verstehen im Sinne der Verständigung untereinander zu formulieren und nicht im Sinne eines ursächlichen Verstehens der Erkrankungen zu interpretieren. Aus diesem Grunde sind die in diesem Kapitel beschriebenen diagnostischen Konzepte im besonderen Maße als vorläufig zu betrachten. Dem Kliniker und dem Wissenschaftler wird die Klassifikation dieser psychischen Erkrankungen dadurch erleichtert, daß ICD-10 und DSM-IV bei diesen Erkrankungen jetzt weitgehend kompatibel sind. Auf

Unterschiede zwischen beiden wird jeweils gesondert hingewiesen.

Am Schluß des Kapitels werden im Wochenbett auftretende psychotische Erkrankungen, die **Puerperalpsychosen,** besprochen. Ihre adäquate Einordnung in die etablierten Diagnosesysteme wird kontrovers diskutiert, hinsichtlich der zur Beobachtung kommenden Krankheitsbilder erscheint ihre Berücksichtigung in diesem Kapitel gerechtfertigt.

2.1 Anhaltende wahnhafte Störung

Definition

Das Konzept der wahnhaften Störung, wie es auch in die gegenwärtig angewandten Klassifikationssysteme Eingang gefunden hat, ist nur historisch zu verstehen. Es ist das Verdienst von KARL LUDWIG KAHLBAUM (1863), darauf hingewiesen zu haben, daß bei den unterschiedlichsten psychischen Erkrankungen Wahnphänomene das klinische Bild prägen können. Den Terminus Paranoia wollte er deshalb nur auf die psychischen Erkrankungen angewandt wissen, die einen langen, psychopathologisch unveränderten, nicht fluktuierenden Verlauf haben und bei denen der Wahn das einzige oder zumindest prominenteste psychopathologische Merkmal ist und bleibt.

Die Berechtigung, anhaltende wahnhafte Störungen unterschiedlichen Inhaltes zu einer Krankheitseinheit zusammenzufassen, ergibt sich aus deren valider symptomatologischer, verlaufstypischer und prognostischer Definition, die im wesentlichen auf KRAEPELIN und sein Konzept der **„Paranoia"** und deren Abgrenzung von der **„Dementia praecox"** zurückgeht und kaum modifiziert in die derzeit allgemein angewandten Klassifikationssysteme wieder eingeführt wurde. KURT MAYER (1921), der KRAEPELINS Patienten mit einer Paranoia später nachuntersuchte, stellte allerdings fest, daß die allermeisten einen der Dementia praecox entsprechenden Verlauf nahmen. Deswegen wurde z.B. von KURT SCHNEIDER immer wieder der Versuch unternommen, die anhaltend wahnhafte Störung als Untergruppe den Schizophrenien zuzuordnen.

Die **psychodynamische Sichtweise** der Wahnerkrankung wurde von SIGMUND FREUD mit der Beschreibung der Projektion als Hauptabwehrmechanismus der Paranoia (1896) und der autobiographischen Beschreibung des Falles Schreber (Dementia paranoides; 1911) begründet, dessen Paranoia im Rahmen einer Ferndiagnose als Ausdruck einer Außenprojektion seiner eigenen, auf den Vater gerichteten, latenten und ambivalenten Homosexualität zu interpretieren sei. Diese Theorie wurde von Anfang an kontrovers diskutiert. Nach BLEULER wäre bei Schreber eine paranoid-halluzinatorische Schizophrenie, nach LEONHARD, wegen des bipolaren und prognostisch günstigen Verlaufs, eine zykloide Psychose diagnostiziert worden.

ERNST KRETSCHMER (1918) postulierte in seinem Buch über den **sensitiven Beziehungswahn** einen Zusammenhang zwischen **Persönlichkeit** und Wahnentwicklung, der die weitere wissenschaftliche Diskussion anregte. Danach sollen besonders sensitiv-asthenische Persönlichkeiten mit depressiven und pessimistischen Merkmalen, die leicht narzißtisch kränkbar seien, dazu neigen, paranoid zu werden, wenn ein als Schlüsselerlebnis zu bezeichnendes Ereignis zu einem ganz bestimmten Zeitpunkt in das Leben dieser Menschen einbreche und zu einer Kränkung führe.

Auch LEONHARD betont in seinem Buch über die akzentuierten Persönlichkeiten die Bedeutung der prämorbiden Persönlichkeitsstörung im Sinne einer **übernachhaltigen Wesensart** für die „paranoische Entwicklung". Unter dem Eindruck einer Summation kränkender Erlebnisse kann danach aus überwertigen Ideen ein Wahn entstehen. Ob es ein Kontinuum mit nur graduellen Unterschieden zwischen paranoiden Persönlichkeitsstörungen, der wahnhaften Störung und paranoiden Schizophrenien gibt, ist sehr umstritten.

Da die Betroffenen nur selten von sich aus fachärztliche Hilfe suchen, sind systematische Untersuchungen dieses Krankheitsbildes rar. Die Beschreibungen der wahnhaften Störungen stützen sich lediglich auf eine Vielzahl von Kasuistiken, die zum Teil Berühmtheit erlangten.

Psychopathologie

Die anhaltende wahnhafte Störung ist klinisch gekennzeichnet durch die Entwicklung einer einzelnen Wahnidee oder mehrerer aufeinander bezogener Wahninhalte. Man spricht dann von einem sogenannten systematisierten Wahn. Die Denkinhalte dieser Störung sind sehr unterschiedlich. Die **häufigsten Themen** sind:

- Verfolgung und Eifersucht (Othello-Syndrom),
- Liebe und Sexualität (Erotomanie),
- Größe (Megalomanie),
- Hypochondrie und
- Querulanz.

Die Kranken fühlen sich z.B. absichtlich schlecht behandelt, sind überzeugt davon, daß sie von einer ansonsten fremden Person geliebt würden, halten sich für eine berühmte Persönlichkeit mit außergewöhnlichem Wissen und Macht, wähnen ihren Sexualpartner als untreu oder wähnen sich körperlich mißgestaltet (fälschlicherweise oft als Dysmorphophobie bezeichnet), an einer Infektionserkrankung, z.B. AIDS, leidend oder von Parasiten befallen.

Diese Wahnideen sind im Gegensatz zu vielen Wahnideen schizophren erkrankter Patienten nicht bizarr, d.h. inhaltlich nicht ungewöhnlich und unverständlich, unter Umständen bleiben sie sogar einfühlbar. Der Inhalt des Wahns dieser Erkrankung läßt sich oft, wie der Zeitpunkt seiner Manifestation, mit der Lebenssituation des Patienten in eine Beziehung setzen. Die Wahnvorstellungen sind meist das einzige psychopathologische Charakteristikum.

Abgesehen von passageren depressiven Verstimmungen sind in der Regel keine weiteren psychopathologischen Symptome zu finden, insbesondere keine anhaltenden Wahrnehmungsstörungen in Form von akustischen oder optischen Halluzinationen. Lediglich olfaktorische oder taktile Halluzinationen wären mit der Diagnose einer nur wahnhaften Störung vereinbar, wenn sie mit den Wahninhalten in einem thematischen Zusammenhang stehen. Die Betroffenen fallen durch ihr Verhalten, ihre Sprache oder ihren Affekt häufig kaum auf. Ein Teil lebt allerdings zurückgezogen, ist mißtrauisch, seltener offen feindselig oder gar gewalttätig. Orientierung, Aufmerksamkeit und Auffassungsvermögen sind ungestört.

Sonderformen der wahnhaften Störung stellen das sogenannte **Capgras-Syndrom** und der **Fregoli-Wahn** dar. Bei ersterem wähnt der Kranke eine ihm bekannte Person als Doppelgänger und weist auf angebliche minimale Unterschiede zwischen der ihm bekannten Person und dem angeblichen Doppelgänger hin. Beim Fregoli-Syndrom handelt es sich um eine Variante des Capgras-Syndroms, bei dem gewähnt wird, daß z.B. Familienangehörige die Gestalt von Fremden angenommen hätten oder ein Familienmitglied sich in ein anderes verwandelt habe.

Verlauf und Prognose

Der Beginn der wahnhaften Störung kann sowohl akut (z.B. beim Liebeswahn) als auch schleichend sein und schon im Jugendalter liegen. Insgesamt die Hälfte aller Patienten mit anhaltenden wahnhaften Störungen wird wieder gesund. Der typische Manifestationszeitraum ist das mittlere und späte Lebensalter.

Die eher akut auftretenden Fälle beginnen im vierten Lebensjahrzehnt. Mehr als die Hälfte dieser akut Erkrankten genesen, und nur ein Zehntel nimmt einen chronischen Verlauf. Ein Drittel erleidet Rückfälle. Die eher schleichend verlaufenden Wahnerkrankungen beginnen häufig im fünften Lebensjahrzehnt. Etwa die Hälfte dieser Wahnkranken wird wieder gesund, bei einem Drittel bleibt die Wahnerkrankung unverändert. Auch werden lebenslange Verläufe beschrieben. Im Verlauf kommt es zwar zu keinen weiteren psychischen Alterationen, doch kann der Grad der Auseinandersetzung mit den Wahninhalten weiter zunehmen und den Patienten zunehmend beeinträchtigen.

Je akuter der Beginn und je jünger das Lebensalter zum Zeitpunkt der Erstmanifestation ist, desto günstiger ist die Prognose. Patienten mit einem Verfolgungswahn haben eine günstigere Prognose als die mit Größen- und Eifersuchtswahn.

Insgesamt ist die Prognose für Patienten mit nur wahnhaften Störungen günstiger als bei schizophren Erkrankten. Wie günstig die Prognose gegenüber den schizophrenen Erkrankungen ist, wird u.a. daran ablesbar, daß fast alle reinen Wahnkranken berufstätig sind und auch bleiben. Die mitunter schlechte soziale Situation der Kranken bestand zumeist schon prämorbid und ist, anders als bei vielen schizophren Erkrankten, nicht auf die Negativsymptomatik bzw. ein Residualsyndrom im Huberschen Sinne zurückzuführen. Zwischen 3 und 22% aller wahnhaften Störungen werden im Langzeitverlauf als Schizophrenien und 6% als affektive Erkrankungen identifiziert. Die Diagnose der anhaltenden wahnhaften Störung ist im Verlauf vergleichsweise stabil.

Forensische Bedeutung

Die forensische Bedeutung der wahnhaften Störung liegt u.a. darin, daß diese Patienten oft „prozeßsüchtig" sind. Der Grad des Mißtrauens kann sich bei einem kleineren Teil der Patienten mit Eifersuchts-, Liebes- und Verfolgungswahn bis zur Feindseligkeit und Aggressivität steigern. Besonders der Eifersuchtswahn kann sogar Motiv für Tötungsdelikte sein. Im Gegensatz zu Frauen können erotomane Männer besonders zur Gewalttätigkeit neigen.

Psychosoziale Aspekte

Bei Wahnkranken ist eher das soziale Leben, z.B. das Familienleben, beeinträchtigt als die intellektuelle Leistungsfähigkeit und die berufliche Tätigkeit. Auch hier unterscheiden sie sich deutlich von schizophrenen Patienten. Oft fallen sie z.B. bei Nachbarn oder der Polizei etwa wegen eines querulatorischen Verhaltens auf und suchen erst sehr spät den Rat und Schutz eines Arztes außerhalb oder in einer Klinik.

Diagnose und Differentialdiagnose

Bevor eine anhaltende wahnhafte Störung diagnostiziert wird, sind sowohl das Vorliegen einer anderen endogenen Psychose als auch eine organisch bedingte Psychose auszuschließen. Einerseits handelt es sich bei der Diagnose einer andauernden wahnhaften Störung um eine Ausschlußdiagnose, d. h. im Sinne der noch immer vorherrschenden Zweiteilung der endogenen Psychosen um eine residuäre Kategorie. Andererseits sollte bei Vorliegen einer paranoiden Symptomatik vermieden werden, vorzeitig eine Erkrankung aus dem schizophrenen Formenkreis zu diagnostizieren.

Nach ICD-10 muß die Wahnsymptomatik mindestens über einen Zeitraum von drei Monaten durchgehend bestehen, um als anhaltende wahnhafte Störung klassifiziert werden zu können. Bei kürzer andauernden wahnhaften Störungen sind nach der ICD-10 **vorübergehende akute psychotische Störungen** zu diagnostizieren. Bei Auftreten von Ich-Störungen, z.B. in Form von Gedankenausbreitung usw. – aktuell oder anamnestisch –, ist differentialdiagnostisch eher eine Erkrankung aus dem **schizophrenen** Formenkreis zu erwägen. Formale Denkstörungen sprechen ebenfalls für eine schizophrene Erkrankung. Ist der Wahninhalt stimmungskongruent und im Verlauf phasisch auftretend, so ist eine **affektive Erkrankung** in die differentialdiagnostischen Erwägungen mit einzubeziehen. Ein Schuldwahn spricht viel eher für eine Major Depression.

Differentialdiagnostisch sind auch eine Reihe **organischer Psychosyndrome** zu erwägen. Paranoide Syndrome finden sich bei Epilepsien, degenerativen Demenzen, metabolischen Enzephalopathien, extrapyramidalen Erkrankungen und traumatischen Hirnschädigungen, bei denen aber neben der Wahnsymptomatik auch kognitive Beeinträchtigungen eruierbar sind. Bei Erstmanifestation einer Wahnsymptomatik im Senium ist an einen beginnenden dementiellen Prozeß degenerativer oder vaskulärer Genese zu denken. Ein akuter Beginn im Alter kann z.B. durch einen zerebrovaskulären Insult verursacht werden.

Bei Vorliegen einer Wahnsymptomatik verdient die **Drogenanamnese** besondere Aufmerksamkeit. Es ist differentialdiagnostisch an Abusus von Alkohol, Amphetaminen, Sympathomimetika und Kokain zu denken, der anfangs – wie die anhaltend wahnhafte Störung während ihres gesamten Verlaufs – ohne kognitive Beeinträchtigungen auftreten kann. Bei einer abrupten Wesensänderung mit paranoider Symptomatik ist auch an eine internistische Ursache des paranoiden Syndroms zu denken. Als Nebenwirkungen der Behandlung mit **Steroiden** und **L-Dopa** können paranoide Syndrome entstehen.

Eine wahnhafte Störung in Form eines Eifersuchtswahns ist selten und eher bei affektiven Erkrankungen, paranoiden Schizophrenien, Drogenabusus, Epileptikern und vor allem im Rahmen eines dementiellen Abbaus zu finden. Beim Eifersuchtswahn ist differentialdiagnostisch insbesondere der 1911 erstmals von KRAFFT-EBING beschriebene **alkoholische Eifersuchtswahn** (bei Männern) zu erwägen, der meistens mit einer Impulskontrollstörung assoziiert ist. Eine schwierige Differentialdiagnose zur andauernden wahnhaften Störung kann die **paranoide Persönlichkeitsstörung** darstellen. Im Gegensatz zum Wahnkranken leiden die paranoiden Persönlichkeiten und deren Umgebung nicht unter einem bestimmten Wahn, sondern allgemein unter der mißtrauischen und leicht kränkbaren Wesensart des Betroffenen.

Als diagnostisches Hilfsmittel zur Erfassung der paranoiden Symptomatik ist die Paranoia-Skala des **Minnesota Multiphasic Personality Inventory** geeignet.

Epidemiologie

Die anhaltend wahnhafte Störung ist eher selten. Außerdem ist eine Tendenz erkennbar, anhaltend wahnhafte Störungen entweder bei den affektiven oder bei den schizophrenen Erkrankungen diagnostisch einzuordnen. Dazu kommt, daß die Betroffenen eher mit Juristen als mit Psychiatern in Kontakt kommen. In den psychiatrischen Kliniken stellen sie auch nur 1–2% der stationären Patienten. Der Anteil der Frauen wird als etwas höher als der von Männern angenommen. Die Erotomanie wird häufiger bei alleinstehenden und wenig attraktiven Frauen mit sehr limitierten sexuellen Kontakten diagnostiziert.

Die anhaltend Wahnkranken sind im Vergleich zu Patienten mit affektiven Erkrankungen schon vor Manifestation der Erkrankung meist sozial und ausbildungsmäßig benachteiligt und gehören oft zu Randgruppen. Der durchschnittliche Erkrankungsbeginn liegt später als bei der Schizophrenie.

Ätiologie und Pathogenese

Die Ursachen der anhaltenden wahnhaften Störung

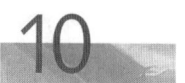

Schizophrenien und andere psychotische Störungen

sind unbekannt. Es gibt bisher weder überzeugende Hinweise auf erbliche noch solche auf irgendwelche neuropathologischen Faktoren bei ihrer Entstehung.

In Skandinavien werden die anhaltenden wahnhaften Störungen in der Regel als **reaktive Psychosen** interpretiert. Eklektisch orientierte Forscher sehen ein Zusammenwirken konstitutionell-genetischer und erlebnisbedingter Einflüsse bei der Pathogenese. Befunde über eine höhere Inzidenz von affektiven und schizophrenen Erkrankungen in den Familien der Betroffenen sind inkonsistent. Hingegen werden häufiger paranoide Persönlichkeitsstörungen in der Verwandtschaft gefunden als bei schizophren Erkrankten oder psychisch Gesunden. Deshalb werden im allgemeinen psychologische Faktoren bei der Pathogenese dieser Erkrankung favorisiert.

Als zusätzliche pathogenetische Dispositionen werden **Deprivation** und **Isolation** unterschiedlicher Genese angesehen. Menschen mit Sinnesdefekten (z.B. Taubstumme, Sehbehinderte), Ältere, Vertriebene, Flüchtlinge und Auswanderer in fremdsprachlicher und kulturfremder Umgebung (z.B. Gastarbeiter) sollen vulnerabler sein. Unter Flüchtlingen und Vertriebenen sollen anhaltende wahnhafte Störungen zehnmal häufiger auftreten als unter der einheimischen Bevölkerung. Schwerhörigkeit und Sehschwäche im Alter stellen ebenfalls prädisponierende Faktoren dar. Ob Immigrant oder Sehbehinderter, beide geraten in ein für sie unklares Wahrnehmungsfeld, das Mißtrauen und Angst auslöst.

Hinsichtlich der **prämorbiden Persönlichkeit** unterscheiden sich offensichtlich die Patienten mit wahnhafter Störung von schizophren Erkrankten. Während schizophren Erkrankte vor Ausbruch der Erkrankung eher als introvertiert, schizoid und unterwürfig beschrieben werden, sind Patienten vor Entwicklung der wahnhaften Störung extrovertiert, dominant und hypersensitiv. Ihre Intelligenz ist meistens unterdurchschnittlich. Sie sollen schon in frühen Lebensjahren mißtrauisch, starr, abweisend, aber gleichzeitig hypersensitiv der Umwelt gegenüberstehen. Diese mißtrauische Wesensart führt zu einer Kontaktlücke, die den Kranken weiter isoliert und dadurch wiederum die wahnbereite Persönlichkeit provoziert.

Behandlung

Eine wesentliche Voraussetzung für eine Therapie der wahnhaften Störung ist eine gute Arzt-Patient-Beziehung, die aber nur sehr schwer aufzubauen ist, da der – obwohl offensichtlich schwer leidende – Patient das Vorliegen einer psychischen Erkrankung zumeist negiert und deshalb oft auch gegen seinen Willen einer Behandlung zugeführt wird.

Jedes aufdeckende, d.h. tiefenpsychologisch orientierte psychotherapeutische Verfahren ist kontraindiziert. Die Wahninhalte dürfen zu Beginn der Behandlung weder bestätigt noch in Frage gestellt werden. Die **Kombination supportiver psychotherapeutischer und kognitiv-verhaltenstherapeutischer Verfahren** kann erfolgversprechend sein. Dabei sollten zunächst nur Nebenaspekte der Erkrankung angesprochen werden, ohne den Realitätsgehalt der Wahninhalte in Zweifel zu ziehen. Die Patienten sind oft isoliert, werden abgelehnt, sind niedergeschlagen, ängstlich und schlaflos. Die Thematisierung dieser sekundären Folgen der Wahnerkrankung kann im Rahmen eines gesprächstherapeutischen Ansatzes erfolgen. Ziel einer solchen Therapie wird sein, den Patienten das Gefühl zu vermitteln, sicher, beschützt, ermutigt und nicht alleine zu sein.

Es hat sich als sinnvoll erwiesen, die Familie, die den Kranken wegen seines auffälligen Verhaltens und des dadurch verursachten Ärgers ablehnt, in die Behandlung mit einzubeziehen und sie über die Krankheitswertigkeit der Störung aufzuklären. Bei Patienten mit einem Querulantenwahn ist Therapiemotivation am seltensten zu wecken. Seine Aggressionen, die sich allerdings selten in Gewalttätigkeiten äußern, richten sich schnell gegen jeden Helfer. So vergrault er Familienangehörige und Therapeuten sehr rasch, die erfahrungsgemäß häufig resignieren.

Bei der anhaltenden wahnhaften Störung sollte eine **antipsychotische Medikation** mit Neuroleptika versucht werden. Entsprechende wissenschaftliche Untersuchungen sind jedoch rar. Das hochpotente Neuroleptikum Pimozid (Orap®) soll beim hypochondrischen und beim Eifersuchtswahn erfolgreich sein. Erregung, Angst und Wahn gilt es akut durch parenterale Applikation eines hochpotenten Neuroleptikums zu lindern. Erst dann kann der Patient auch gesprächsbereit sein. Wegen der fast immer unbefriedigenden Compliance sollte bald eine Depot-Neuroleptie, z.B. mit Haloperidoldecanoat oder Flupentixoldecanoat, begonnen werden.

Falldarstellungen berichten auch über Remissionen nach Einnahme selektiver Serotonin-Wiederaufnahmehemmer und spezifischer Dopaminblocker. Auch wird über Erfolge mit Kombinationen von antipsychotischer mit antidepressiver Medikation sowie nach Gaben von Carbamazepin und Lithium berichtet. Kontrollierte Untersuchungen fehlen aber auch hier, und es ist zu bedenken, daß diese Patienten wegen der fehlenden Krankheitseinsicht kaum Nebenwirkungen der Medikamente tolerieren und die Behandlung bei deren Auftreten schnell wieder abbrechen. Eine medikamentöse Therapie in Kombination mit einer supportiven Psychotherapie ist bei jüngeren erfolgversprechender als bei älteren Patienten, deren Zustandsbild zumeist refraktär bleibt.

Eine Hospitalisierung der Wahnkranken wird nur bei Fremd- und Selbstgefährdung sowie Angst- und Erregungszuständen notwendig sein. Der große Teil der Patienten kann ambulant behandelt werden.

Der Eifersuchtswahn ist besonders schwer zu therapieren und meist nur durch Trennung vom Partner für beide Betroffenen zu lindern. Beim Verfolgungswahn werden die Heilungschancen vergleichsweise am günstigsten und beim Querulantenwahn am ungünstigsten eingeschätzt.

Resümee

Bei den seltenen „anhaltenden wahnhaften Störungen" sind Wahnphänomene unterschiedlichen Inhalts das einzige oder zumindest das prominenteste psychopathologische Merkmal. Im Gegensatz zur Schizophrenie sind die Wahninhalte nicht bizarr, d.h. nicht so ungewöhnlich und nicht unverständlich. Häufigste Wahnthemen sind Verfolgung und Eifersucht, Liebe und Sexualität, Größe, Hypochondrie und Querulanz. Die Erkrankung hat einen extensiven, psychopathologisch lange unveränderten und nicht fluktuierenden Verlauf, und die Ursachen sind unbekannt. Die Behandlung erfolgt in der Regel durch hochpotente Neuroleptika, eventuell begleitet durch supportive psychotherapeutische oder kognitiv-behaviorale Verfahren.

2.2 Vorübergehende akute psychotische Störungen

Einleitung

Bei der Gruppe der „vorübergehenden akuten psychotischen Störungen" wird das Dilemma der Klassifikation der endogenen Psychosen am deutlichsten. Die diagnostische Verwirrung war und ist bei den Psychosen, bei denen sich sogenannte schizophrene und affektive Symptomatik vermischt sowie die Schwere der Psychose durch eine kurzfristige Vollremission kontrastiert wird, am größten. Die in der zehnten Revision der ICD neu formulierte Diagnose unter dem Sammelbegriff der „vorübergehenden akuten psychotischen Störung" suggeriert zwar ein neues Konzept. Letztendlich ist lediglich der Begriff neu, sozusagen „alter Wein in neuen Schläuchen". Zu den vorübergehenden akuten psychotischen Störungen werden die „akute polymorphe psychotische Störung" und die „schizophreniforme psychotische Störung" gezählt.

Die **akuten polymorphen psychotischen Störungen** entsprechen zum einen teilweise LEONHARDS Konzept der **zykloiden Psychosen** mit seinen Unterformen der Angst-Glück-Psychose, der erregten und gehemmten Verwirrtheitspsychose und der akinetischen bzw. hyperkinetischen Motilitätspsychose, zum anderen dem französischen Konzept der **„bouffée delirante".** Teilweise deckt sich die Definition der akuten polymorphen psychotischen Störung auch mit dem skandinavischen Konzept der **psychogenen Psychosen.** Die ältere Beschreibung der **schizophrenieähnlichen Emotionspsychosen** durch LABHARDT, der auch die reaktive Auslösung dieser Erkrankungsform konzidiert, und die Beschreibung der **oneiroiden Emotionspsychosen** durch BOETERS kommen der heutigen Definition der akuten polymorphen psychotischen Störung nach ICD-10 am nächsten.

Der Begriff der **schizophreniformen Störung** wurde 1939 von LANGFELDT eingeführt, um psychotische Patienten beschreiben zu können, deren Erkrankung im Gegensatz zur Schizophrenie einen abrupten Beginn und eine gute Prognose hat, d.h. keinen chronischen Verlauf nimmt und nicht in einem Defektzustand endet. Die ursprüngliche Definition der schizophreniformen Psychose LANGFELDTS würde demnach alle unten aufgeführten Subtypen der „vorübergehenden akuten psychotischen Störungen" und alle prognostisch günstig verlaufenden **schizoaffektiven Erkrankungen** nach ICD-10 umfassen. Auch die im DSM-IV definierten **kurzen reaktiven Psychosen** würden nach LANGFELDT hier nosologisch eingeordnet werden müssen. In der zur Zeit gültigen zehnten Fassung der ICD wurde die Definition der schizophreniformen Störung aber wesentlich enger gefaßt.

Ob es sich bei den schizophreniformen Störungen um eine Form der Schizophrenie mit guter Prognose, eine atypische affektive Erkrankung oder um eine heterogene Gruppe verschiedener diagnostischer Subtypen handelt, ist nicht geklärt.

Neuere Untersuchungen stellen die Validität des Konzeptes der schizophreniformen Psychose in Frage. Vermutlich handelt es sich tatsächlich um eine heterogene Gruppe aus phasisch verlaufenden schizoaffektiven Störungen, Erstmanifestationen schizophrener Psychosen, atypischer affektiver Erkrankungen und nur zu einem sehr kleinen Teil um schizophreniforme Erkrankungen im engeren Sinn;

d.h. um Psychosen, die im Querschnittsbild den Schizophrenien gleichen, im Längsschnitt aber eine gute Prognose mit kompletter Remission haben und eher den phasisch verlaufenden Erkrankungen entsprechen. Es besteht also noch erheblicher Forschungsbedarf zur Formulierung eines validen Konzeptes der schizophreniformen Psychosen.

Definition

Entscheidend für die Diagnosestellung aller drei Formen der vorübergehenden akuten psychotischen Störungen ist das **Zeitkriterium.** Der Krankheitsverlauf ist kürzer als bei den anderen endogenen Psychosen, und der Beginn der Störung ist akut oder sogar abrupt. Je nachdem ob ein schnell wechselndes psychopathologisches Bild vorliegt oder die Symptomatik während des Krankheitsverlaufes vergleichsweise stabil ist, werden akute polymorphe psychotische Störungen von akuten schizophreniformen psychotischen Störungen unterschieden. Die akuten polymorphen psychotischen Störungen werden in solche ohne Symptome einer Schizophrenie und solche mit Symptomen einer Schizophrenie unterteilt.

2.2.1 Die akute polymorphe psychotische Störung ohne/mit Symptomen einer Schizophrenie

Psychopathologie

Das klinische Bild der Störung ist vielgestaltig und oft gekennzeichnet durch polar zueinander stehende Symptomenkomplexe. Neben Wahrnehmungsstörungen in Form von illusionären Verkennungen und Halluzinationen finden sich inhaltliche Denkstörungen wie Beziehungsideen, abnorme Eigenbeziehungssetzung und andere Wahnphänomene. Das formale Denken kann entweder in der Erregung durch einen zerfahrenen Rededrang wie bei der sogenannten **verworrenen Manie** oder durch eine Denkhemmung gekennzeichnet sein, Phänomene also, die ebenfalls polar zueinander stehen.

Wenn zum psychopathologischen Bild zusätzlich Personenverkennungen und Ratlosigkeit treten, entsteht das Vollbild eines von Leonhard und anderen als **Verwirrtheitspsychose** bezeichneten Krankheitsbildes, und zwar entweder einer erregten oder einer gehemmten Form desselben. Der affektive Teil der Erkrankung findet seinen Ausdruck in Angstzuständen, Glücksgefühlen bis hin zur Ekstase oder einer erhöhten Reizbarkeit. Pathognomonisch für die akute polymorphe psychotische Störung ist das schnell und häufig wechselnde affektive Zustandsbild. Die Psychomotorik kann wie bei der **Motilitätspsychose** nach Leonhard (1995) durch Hyperkinesen oder Akinesen der Ausdrucks- und Reaktivbewegungen, z.B. Grimassieren auf dem einen Pol und Haltungsverharren auf dem anderen Pol des Syndroms, pathologisch verändert sein.

Ein Teil dieser Kranken leidet unter einer für die Schizophrenien typischen Symptomatik mit anhaltenden Halluzinationen, bizarren Wahnideen und schizophrenietypischen Ich-Störungen, die aber per definitionem weniger als einen Monat dauern.

Verlauf und Prognose

Der Beginn dieser Psychosen ist **akut,** d.h., der Übergang von einem nicht-psychotischen in ein eindeutig psychotisches Zustandsbild entwickelt sich innerhalb von höchstens zwei Wochen. Oft ist die Entstehung sogar abrupt innerhalb von 48 Stunden. Die Symptomatik wechselt typischerweise von Tag zu Tag oder sogar von Stunde zu Stunde. Hervorstechendstes Merkmal der akuten polymorphen psychotischen Störung ist deren gutartiger Verlauf, d.h., es kommt in der Regel zu einer **vollständigen Remission** schon nach wenigen Tagen oder Wochen. Prädiktoren für eine günstige Prognose sind ein abrupter Beginn, eine ausgeprägte affektive Symptomatik und eine Verwirrtheitssymptomatik.

Diagnose und Differentialdiagnose

Wenn die Symptomatik der akuten polymorphen psychotischen Störung ohne Symptome einer Schizophrenie länger als drei Monate andauert, ist differentialdiagnostisch eine **anhaltende wahnhafte Störung** oder eine andere nicht-organische psychotische Störung zu erwägen. Dauert bei der akuten polymorphen psychotischen Störung mit Symptomen einer Schizophrenie die für die Schizophrenien typische Symptomatik länger als einen Monat an, so ist die Diagnose in **Schizophrenie** zu ändern.

Zu Beginn der Symptomatik ist die akute polymorphe psychotische Störung mit Symptomen einer Schizophrenie nur schwer von einer Schizophrenie zu unterscheiden. Ebenso kann die Differentialdiagnose zu affektiven Erkrankungen mit psychotischen Merkmalen bei dem Typus ohne Symptome einer Schizophrenie zu Beginn der Erkrankung schwierig sein. Die definitive diagnostische Einordnung entsprechend der ICD-10 ergibt sich dann also erst in der Längsschnittbetrachtung.

Die Diagnose einer akuten polymorphen psychotischen Störung ist – vom Zeitkriterium abgesehen – in der Regel mit der Diagnose einer kurzen psychotischen Störung oder einer kurzen reaktiven Psychose nach DSM-IV kompatibel. Die Abgrenzung zur akuten Belastungsreaktion, posttraumatischen Belastungsstörung und Anpassungsstörung ergibt sich aus dem Fehlen psychotischer Symptome bei diesen psychischen Reaktionen auf Belastungen. In seltenen Fällen kann auch einmal die Unterscheidung gegenüber simulierten Psychosen bei dissoziativen Störungen schwierig sein. Außerdem ist die akute polymorphe psychotische Störung von **drogeninduzierten** (LSD, Amphetamine, Kokain, Mescalin, PCP) und medikamenteninduzierten Psychosen (z.B. durch Steroide oder Thyroxin) abzugrenzen. Bei einer Verwirrtheitssymptomatik mit gestörter Auffassung ist an Delirien, z.B. im Rahmen einer Entzugssymptomatik, zu denken.

Eine Reihe somatischer Erkrankungen können mit einem **organischen Psychosyndrom** einhergehen, das klinisch den vorübergehenden akuten psychotischen Störungen gleicht. Dazu gehören Anfallsleiden, Schädel-Hirn-Traumen, Infektions- und Immunschwächeerkrankungen wie AIDS, endokrine Erkrankungen wie Morbus Cushing, Morbus Addison und Hyperthyreosen sowie Stoffwechselerkrankungen wie Morbus Wilson und die akute intermittierende Porphyrie. Aus diesem Grund sind bei diesen Psychosen besonders intensive internistische, neurologische und laborchemische Untersuchungen (Blutbild, Elektrolyte, Glukose, Schilddrüsenfunktionstests, Leberenzyme, Vitamin-B_{12}- und Folsäurewerte, Serum-Kortisol, Kalzium- und Phosphatkonzentration u.v.a.m.) angezeigt, eventuell auch Syphilistests.

Epidemiologie

Die weit auseinanderliegenden Angaben zu Prävalenz und Inzidenz der akuten polymorphen psychotischen Störung sind nicht verwertbar. Es gibt auch keine reliablen Daten zu einer möglichen Geschlechtswendigkeit u.ä.

Ätiologie

Die Verursachung der akuten polymorphen psychotischen Störungen ist unbekannt. Die Kumulation **akuter belastender Lebensereignisse** scheint bei einem Teil der Betroffenen bei entsprechender Disposition diese Form psychischer Störungen auszulösen, weswegen auch ein Teil dieser Erkrankungen, insbesondere in Skandinavien, nach der Beschreibung von Wimmer (1916) **psychogene Psychosen** genannt werden. Solche akuten Belastungen können beispielsweise Trauerfälle, unerwarteter Partnerverlust, Unfälle, Erleben von Kriegshandlungen, Terrorismus und Folter sein. Langanhaltende belastende Schwierigkeiten oder Lebensumstände kommen bei dieser Störung als Belastungsquelle nicht in Betracht.

Gut kontrollierte Studien liegen aber nicht in ausreichender Zahl vor, um die Auslösung dieser Störung durch Streßfaktoren hinreichend belegen zu können. Es wird angenommen, daß bestimmte Persönlichkeitsmerkmale, wie z.B. bei der paranoiden, schizotypischen, histrionischen oder Borderline-Persönlichkeitsstörung prädisponierend wirken.

Zu den biologisch belastenden Stressoren kann z.B. auch der Steroidentzug nach Ausstoßung der Placenta post partum gerechnet werden. Bei einem großen Teil der **postpartalen Psychosen** handelt es sich, entsprechend der neuen Terminologie der ICD-10, um akute polymorphe psychotische Störungen.

Behandlung

Kurzfristig ist bei den akuten polymorphen psychotischen Störungen die stationäre Aufnahme notwendig, in vielen Fällen sogar die Therapie auf einer geschlossenen Intensivstation. Dabei ist eine reizarme Umgebung förderlich.

Die Medikation besteht in der Regel aus **antipsychotisch potenten Neuroleptika,** gegebenenfalls adjuvant Benzodiazepinen bei ausgeprägten Erregungszuständen. Es hat sich bewährt, Antiparkinsonmittel frühzeitig dazuzugeben. Kontrollierte Therapiestudien zu den akuten polymorphen psychotischen Störungen liegen noch nicht vor. Aus diesem Grund muß teilweise auf Therapiestudien zu den zykloiden Psychosen zurückgegriffen werden. Bei diesen führt die Elektrokonvulsionsbehandlung schon nach wenigen (zwei bis vier) Applikationen zu einer suffizienten Rückbildung der Symptomatik.

Inwieweit bei diesem Krankheitsbild Antidepressiva und Lithium hilfreich sind, ist noch nicht ausreichend geklärt. Allerdings können die Erfahrungen, die bei der prophylaktischen Behandlung der zykloiden Psychosen gewonnen wurden, hier erwähnt werden. Bei diesen ist die phasensuppressive Wirkung des Lithiums noch effektiver als bei schizoaffektiven Psychosen (Walinder, 1972; Maj, 1984). Das könnte daran liegen, daß unter dem Konzept der schizoaffektiven Psychosen im Gegensatz zu den zykloiden Psychosen bzw. den akuten polymorphen psychotischen Störungen auch nichtphasisch verlaufende Erkrankungen subsumiert werden. Eine Prophylaxe mit Neuroleptika scheint bei den zykloiden Psychosen gegenüber dem Lithium weniger effektiv zu sein.

Längerfristig sollten im Rahmen einer **supportiven Psychotherapie** bei jedem Patienten mögliche auslösende Vulnerabilitäts- bzw. Streßfaktoren eruiert werden, um gegebenenfalls zusammen mit dem Patienten Copingstrategien zu entwickeln. Tiefenpsychologisch orientierte psychotherapeutische Verfahren sind dagegen nicht indiziert.

2.2.2 Die akute schizophreniforme psychotische Störung

Psychopathologie

In Übereinstimmung mit der Beschreibung dieser psychotischen Erkrankungsform im DSM-IV ist die Symptomatik mit der der **Schizophrenien** sowohl qualitativ als auch hinsichtlich des Ausprägungsgrades vergleichbar. Es treten sowohl paranoid-halluzinatorische Syndrome wie auch katatone Symptome und schizophrenietypische formale Denkstörungen auf. Eine begleitende affektive Symptomatik hat im Gegensatz zur **schizoaffektiven Psychose** nie den Ausprägungsgrad einer affektiven Erkrankung.

Verlauf und Prognose

Mehr als die Hälfte der Patienten erkrankt erneut. Langzeitstudien zeigen, daß der größere Teil im Längsschnitt zu einem späteren Zeitpunkt als Schizophrenie, schizoaffektive Psychose oder affektive Störung mit psychotischen Symptomen reklassifiziert wird. Die prognostische Validität des Konzeptes der schizophreniformen Störung wird durch diese Untersuchungen in Frage gestellt. Höchstens ein Drittel der zunächst als schizophreniform diagnostizierten Erkrankungen nehmen einen remittierenden bzw. phasischen Verlauf. Bei diesem Drittel bleibt in der Regel das soziale Umfeld intakt, d.h., die Kranken bleiben berufstätig, und die familiären Bindungen bleiben erhalten. Je besser der prämorbide Status des Patienten war, desto besser ist auch die Prognose.

Diagnose und Differentialdiagnose

Die Diagnose einer schizophreniformen Störung ist prinzipiell als vorläufig anzusehen, da wie erwähnt die Erkrankung im weiteren Verlauf überwiegend in eine Schizophrenie, rein affektive oder schizoaffektive Störung mündet. Nur eine sehr kleine „Kerngruppe" schizophreniform Erkrankter wird im weiteren Krankheitsverlauf wiederum als schizophreniform identifiziert.

Per definitionem dauert bei der akuten schizophreniformen psychotischen Störung die schizophrene Symptomatik weniger als einen Monat an. Nach einer Krankheitsdauer von mehr als einem Monat ist eine **Schizophrenie** zu diagnostizieren. Das DSM-IV betont wie die ICD-10 ebenfalls das **Zeitkriterium** bei der Diagnosestellung der schizophreniformen Störung. Allerdings muß nach DSM-IV eine schizophreniforme Störung mindestens einen Monat andauern, aber erst nach einem Verlauf von mehr als sechs Monaten in die Diagnose Schizophrenie umgeändert werden. Nach DSM-IV sind Psychosen mit dem beschriebenen Symptomenprofil, die unter einem Monat andauern, als **kurze psychotische Störung** zu diagnostizieren.

Da **drogeninduzierte Psychosen** klinisch schizophrenen Psychosen gleichen können und ebenfalls wieder relativ rasch abklingen, sind schizophreniforme Psychosen besonders von diesen exogenen Psychosen zu unterscheiden. Ein abrupter Beginn der Psychose spricht – außer für eine akute polymorphe psychotische Störung – immer auch für eine drogeninduzierte psychotische Störung. Aus diesem Grund sind die Erhebung einer Drogenanamnese und entsprechende toxikologische Laboruntersuchungen indiziert. Für die Abgrenzung zu schizophreniformen Störungen aufgrund intrakranieller Tumoren, Meningitiden, Temporallappenepilepsien usw. kann u.a. die Beurteilung des Wachheitsgrades des Patienten entscheidend sein.

Epidemiologie

Die schizophreniforme Psychose scheint selten zu sein. Die lebenslange Prävalenz wird mit 0,2%, die Ein-Jahres-Prävalenz mit 0,1% angegeben. Das Ersterkrankungsalter liegt wie bei den schizophrenen Psychosen im Jugend- und frühen Erwachsenenalter.

Ätiologie und Pathogenese

Die Rolle **psychosozialer Stressoren** bei der Entstehung der schizophreniformen Störung ist noch nicht ausreichend untersucht. Bei einem größeren Teil der Patienten sind solche Faktoren zumindest eruierbar.

Die Angaben zur **klinischen Genetik** der schizophreniformen Störung sind nicht einheitlich und widersprechen sich zum Teil. Das Morbiditätsrisiko für Verwandte schizophreniform Erkrankter ist, je nach Untersuchung, für Schizophrenien und affektive Erkrankungen erhöht. Einerseits sprechen einige Untersuchungen dafür, daß das Morbiditätsrisiko, an einer Schizophrenie zu erkranken, für Verwandte von schizophreniform Erkrankten höher ist als das von Verwandten mit affektiven Erkrankungen, aber niedriger als das von Verwandten mit Schizophrenien. Andererseits ist die Prävalenz von affektiven Erkrankungen bei Verwandten von schizophreniform Erkrankten höher als bei schizophren Erkrankten. Ebenso ist die Rate affektiv Erkrankter mit psychotischen Symptomen bei Verwandten schizophreniform Erkrankter höher als bei Patienten mit bipolaren affektiven Psychosen.

Interessant ist in diesem Zusammenhang, daß familienanamnestisch bei schizoaffektiv Erkrankten meistens schizophreniform erkrankte Verwandte gefunden wurden, kaum jedoch bei schizophreniform erkrankten Patienten. Diese genetischen Daten sprechen allesamt für die Heterogenität der schizophreniformen Psychosen und damit eher gegen die Validität dieses Konzeptes.

Spezifische hirnstrukturelle Veränderungen bei Patienten mit einer schizophreniformen Psychose wurden nicht gefunden. Nur eine **neuroradiologische Untersuchung** (kraniales CT) fand bei schizophreniformen Störungen und Schizophrenien im Vergleich zu gesunden Kontrollgruppen und anderen, auch affektiven psychischen Erkrankungen signifikant häufiger eine erhöhte Ventricle-to-Brain-Ratio (WEINBERGER ET AL., 1982). Linksventrikuläre Erweiterungen im CT sollen nach DELISI ET AL. (1992) mit der Entwicklung der Erkrankung in Richtung Schizophrenie oder schizoaffektiver Störung korrelieren. Die meisten kranialen CT-Untersuchungen fanden keine neuroradiologisch faßbaren Unterschiede zwischen schizophreniform Erkrankten und Gesunden.

Neuroendokrine Untersuchungen zeigen im Dexamethason-Test bei schizophreniform Erkrankten eine Suppression, die zwischen der bei affektiven und der bei schizophrenen Psychosen liegt, während die Werte für das thyreoideastimulierende Hormon (TSH) nach Infusion des Thyreotropin-Releasing-Hormons (TRH) ähnlich denen bei affektiven Erkrankungen sind. Schizophreniform erkrankte Patienten nach Remission haben signifikant häufiger einen abnormen Dexamethason- und TRH-Test.

Behandlung

Die paranoid-halluzinatorische Symptomatik bei schizophreniformen Störungen spricht sehr gut auf die Behandlung mit **hochpotenten Neuroleptika** an, und zwar schneller und besser als bei den schizophrenen Psychosen. Bei gleichzeitigem Bestehen von Agitiertheit und Angstzuständen bewährt sich eine adjuvante Behandlung mit Benzodiazepinen. Auf diese medikamentöse Therapie mit Neuroleptika und Benzodiazepinen sollte trotz des kurzfristigen und gutartigen Spontanverlaufes nicht verzichtet werden, um die psychosozialen Konsequenzen, die sich aus der Erkrankung für den Patienten ergeben, zu minimieren. Eine eventuelle prophylaktische Behandlung mit Neuroleptika oder Lithium hängt vom weiteren Verlauf der Erkrankung ab, auch davon, ob sie weiter phasisch verläuft. Eine stationäre Aufnahme ist in den meisten Fällen erforderlich.

Die Umgebung des Patienten sollte wenig stimulierend und streßinduzierend sein. Eine **supportive Psychotherapie** zur Rückgewinnung des Selbstwertgefühls der Betroffenen und die Entwicklung von Problemlösungsstrategien, um die psychosozialen Auswirkungen der Erkrankung zu begrenzen, können in vielen Fällen hilfreich sein. Tiefenpsychologische Ansätze einer Psychotherapie sind bei schizophreniformen Störungen kontraindiziert.

> **Resümee**
>
> Die sogenannten vorübergehenden akuten psychotischen Störungen unterscheiden sich – entsprechend ihrer Bezeichnung – von anderen psychotischen Störungen durch ihren transienten und spontan remittierenden Verlauf. Der Beginn ist abrupt, oft innerhalb von wenigen Stunden, der Verlauf kurz. Die Krankheitsbilder mit einem schnell wechselnden, vielgestaltigen Verlauf werden „akute polymorphe psychotische Störung" genannt, von denen ein Teil auch eine für die Schizophrenien typische Symptomatik zeigt. Oft läßt sich, wie bei den schizoaffektiven Störungen, eine ausgeprägte affektive Komponente bei der Symptomatik eruieren. Die Krankheitsbilder mit einer weniger wechselnden Symptomatik werden „akute schizophreniforme psychotische Störung" genannt. Im Querschnitt ist das klinische Bild dieses Subtyps von den Schizophrenien nicht zu unterscheiden. Für beide Subtypen wird eine mögliche reaktive Auslösung bzw. Triggerung durch psychosoziale Stressoren diskutiert. Die Behandlung erfolgt durch hochpotente Neuroleptika, gegebenenfalls in Kombination mit Benzodiazepinen, und im allgemeinen stationär.

2.3 Induzierte wahnhafte Störung

Einleitung

Daß ein Wahnkranker seine Wahninhalte auf einen ansonsten psychisch Gesunden quasi übertragen kann, ist mit der Beschreibung des „infektiösen Irreseins" durch IDELER 1838 schon in den psychiatrischen Lehrbüchern seit dem 19. Jahrhundert präsent und wurde 1848 von HOFBAUER „Contagio psychica" genannt. Die in ICD-10 und DSM-IV aufgeführte „induzierte wahnhafte Störung" wurde 1860 von BAILLARGER unter dem Begriff **Folie à communiquée** beschrieben. Die gebräuchlichste Bezeichnung für diese wahnhafte Störung ist auch heute noch die der **Folie à deux** von LASÈGUE und FALRET von 1873 bzw. 1877. Relativ geläufig ist hierfür auch der Terminus **induziertes Irresein**.

In der Folgezeit wurden eine Reihe von Subtypen und differentialdiagnostische Beschreibungen zu den induzierten wahnhaften Störungen veröffentlicht. REGIS grenzte 1896 von der „klassischen" Folie à deux die sogenannte **Folie simultanée** ab, bei der bei beiden Partnern gleichzeitig eine Psychose manifest wird und auch bei beiden eine genetische Disposition für eine Wahnerkrankung vorliegt. KIERNAN beschreibt 1880 unter dem Terminus **Folie transformée** das zufällige Zusammentreffen zweier Wahnkranker mit gleichen Wahninhalten. DE MONTYEL unterscheidet 1884 von der Folie à deux den vom Partner des Wahnkranken nur gespielten Wahn im Rahmen seiner Anpassung oder Unterwerfung an den dominanten psychisch Kranken. Auf LEHMANN (1983) geht die **Folie induite** zurück, die die Übernahme der Wahninhalte eines Wahnkranken durch einen anderen Wahnkranken beschreibt. Alle diese Varianten im Umfeld des induzierten Wahns haben bis heute ihre Gültigkeit behalten.

Definition

Bei der induzierten wahnhaften Störung handelt es sich um die Übernahme wahnhafter Überzeugungen eines psychisch Kranken durch eine ansonsten gesunde Person, die mit dem primär Wahnkranken in einer engen emotionalen Beziehung lebt. Dabei leidet zunächst nur der zumeist schizophrene, primär Wahnkranke unter einer psychotischen Störung. Bei dem sekundär Wahnkranken sind die Wahnvorstellungen induziert. Gelegentlich betrifft die Störung auch mehr als zwei Personen. Man spricht dann auch von einer **Folie à trois** usw. und gegebenenfalls von einer **Folie à famille,** wenn eine ganze Familie, z.B. Eltern und Kinder, betroffen sind.

Psychopathologie

Die häufigsten Wahnideen haben einen Verfolgungs- und/oder einen Größenwahn zum Inhalt. Auch hypochondrische Wahnideen sind relativ häufig. Daneben finden sich zumeist im Rahmen des Größenwahnes religiöse Wahninhalte und Querulantenwahn. Um übertragbar zu sein, ist eine der Voraussetzungen für den induzierten Wahn, daß der Wahninhalt im Rahmen des Möglichen liegt und sich auf gemeinsame Ängste, Erfahrungen und Hoffnungen bezieht. Bei den sogenannten induzierten Halluzinationen handelt es sich in der Regel um illusionäre Verkennungen bei der induziert erkrankten Person oder lediglich um verbale Bestätigungen der Halluzinationen des Induzierenden. An unspezifischen Symptomen können beim induziert wahnkranken Patienten eine erhöhte Ängstlichkeit und depressive Verstimmungen beobachtet werden.

Verlauf und Prognose

Die Wahnphänomene sind sowohl bei dem induzierenden als auch bei dem induzierten Wahnkranken chronisch. Werden die beiden nicht getrennt, so hat der Patient mit dem induzierten Wahn dieselbe Prognose wie der primär Wahnkranke. Nach der Trennung gibt der induzierte Wahnkranke den Wahn zumeist spontan auf. Psychodynamisch interessant scheint die Interpretation des induzierten Wahns dahingehend zu sein, daß der sekundär Wahnkranke befürchten könnte, bei Fallenlassen des Wahns seine Beziehung zu gefährden. In diesen Fällen wäre dann die Bezeichnung **symbiontischer Wahn** von SCHARFETTER (1970) am treffendsten.

Diagnose und Differentialdiagnose

Differentialdiagnostisch ist bei der induzierten wahnhaften Störung ein **gemeinschaftlicher Drogenmißbrauch** zu erwägen. Aber auch an die Simulation einer Psychose muß gedacht werden. Gibt es Anhaltspunkte dafür, daß beide Wahnkranke unabhängig voneinander erkrankt sind, so kann zwar im weitesten Sinne noch von einer Folie à deux, aber nicht mehr von einer induzierten wahnhaften Störung gesprochen werden, auch dann nicht, wenn einzelne Wahninhalte bei dem einen Kranken zuerst aufgetreten sind. Es handelt sich dann im eigentlichen Sinne um eine Folie simultanée. Die Übergänge zwischen den Varianten des induzierten Wahns sind oft fließend, so daß es sehr schwierig sein kann zu entscheiden, ob es sich um eine „echte" induzierte wahnhafte Störung handelt. Besonders bei wahnkranken Blutsverwandten muß in den meisten Fällen zumindest zunächst davon ausgegangen werden, daß beide primär an einer Psychose leiden.

Bei dem laienhaft so bezeichneten „Massenwahn" oder der „Massenhysterie" handelt es sich nicht um eine induzierte wahnhafte Störung, sondern um Auflösungserscheinungen des vernunfts- und willensmäßig gesteuerten Verhaltens größerer Menschengruppen, entstanden unter erhöhtem psychischem Druck, wie z.B. in Notlagen, die sich vor allem in starker Erregung, Aggressivität oder Schreien äußern können.

Epidemiologie

1,7–2,6% der stationär-psychiatrischen Aufnahmen sollen dieses Krankheitsbild zeigen. Genaue wissenschaftliche Untersuchungen zu Prävalenz und Inzidenz fehlen allerdings. Alle Autoren sind sich darin einig, daß die induzierte wahnhafte Störung wahrscheinlich nicht so selten ist, aber eben nur bei genauer psychiatrischer Untersuchung des Umfeldes psychisch kranker Patienten eruiert werden kann.

Die induzierte wahnhafte Störung tritt in den allermeisten Fällen als Folie à deux auf. Nur sehr selten sind mehrere Personen mit induzierter wahnhafter Störung, z.B. im Sinne einer Folie à trois oder Folie à famille, zu eruieren. Als häufigste familiäre Konstellation findet sich Folie à deux unter Geschwistern, Eheleuten und bei Müttern mit Kindern. Sowohl bei den Induzierenden als auch bei den Induzierten ist das weibliche Geschlecht überrepräsentiert.

Ätiologie und Pathogenese

Die Ursachen der induzierten wahnhaften Störung sind nicht bekannt. Hinsichtlich der Ätiopathogenese werden vorrangig psychoanalytische, sozialpsychiatrische und hereditäre Erklärungsmodelle herangezogen. Höheres Lebensalter, niedrigere Intelligenz, Schwerhörigkeit und Sehminderungen, zerebrovaskuläre Erkrankungen und Alkoholabusus scheinen prädisponierende Faktoren zu sein.

Die umstrittenen **psychoanalytischen** Interpretationsversuche postulieren den induzierten Wahn als Folge einer Dominanz-Unterwerfungs-Beziehung oder „Identifikation". Eine andere psychodynamisch orientierte Interpretation geht davon aus, daß der primär-psychotisch Erkrankte versucht, im Zuge seiner Vereinsamung in seiner Wahnwelt einen Gefährten zu finden, mit dem er seine psychotischen Erlebnisse teilen kann.

Die Genese ist vermutlich multifaktoriell, d.h., daß die Störung in einem schicksalhaften Zusammenwirken von individueller Disposition, lebensgeschichtlicher Erfahrung und aktueller sozialer Situation entsteht.

Sozialpsychiatrische Aspekte und Primärpersönlichkeit

Beide Betroffenen leben in einer zumeist außergewöhnlich engen Beziehung und sind zumeist sozial, sprachlich, kulturell oder aufgrund geographischer Verhältnisse von anderen Menschen isoliert. Diese **soziale Isolation** und der Verlust der Realitätskontrolle sind sowohl Folgen als auch aufrechterhaltende Faktoren des induzierten Wahns. Die Person, bei der die Wahnideen induziert wurden, nimmt gegenüber dem Partner mit der primären Psychose eine abhängige und unterwürfige Position ein; sie erscheint Ich-schwach.

Der Induzierende ist gegenüber dem Induzierten der Aktive, Sthenische, Dominierende und oft auch intellektuell der Überlegene. Patienten mit einem induzierten Wahn sind erhöht beeindruckbar und suggestibel. Die Übernahme der Wahnideen hat für sie oft einen „sekundären Krankheitsgewinn" in Form der Stabilisierung der Beziehung zwischen den Kranken, der Wahn wird zum herausragenden verbindenden Agens.

Behandlung

Nach einer Trennung kommt es in der Regel zu einer spontanen Remission der induzierten wahnhaften Störung. Der induziert Wahnkranke muß die zeitlichen und räumlichen Möglichkeiten haben, sich vom Wahn des Partners zu distanzieren. Das verschafft ihm die Möglichkeit zur Realitätsprüfung ohne Einfluß des primär Wahnkranken, zur Neubewertung der Umwelt und letztendlich zur Korrektur der pathologischen wahnhaften Ansichten. Deshalb wird empfohlen, beim sekundär wahnhaft Erkrankten im Gegensatz zum primär Wahnkranken nur im Ausnahmefall, d.h. bei ausbleibender Remission und frühestens zwei Wochen nach Separation, mit einer antipsychotischen medikamentösen Therapie zu beginnen. Bei persistierender Symptomeinwirkung durch den primär Erkrankten kann es später wieder zu Rückfällen kommen.

Entscheidend für die längerfristige Prognose sind sozialpsychiatrische Maßnahmen, die insbesondere darauf zielen, die soziale Isolation der Betroffenen zu überwinden. In Einzelfällen kann nach Abklingen der Wahnsymptomatik bei beiden Wahnkranken eine Familientherapie präventiv wirken. Jedenfalls erfordert die Behandlung sowohl des Induzenten als auch des Induzierten eine gute Koordination aller beteiligter Therapeuten.

Bei der in der Regel bestehenden fehlenden Krankheitseinsicht kann die Notwendigkeit zur richterlichen Unterbringung sowohl des primär als auch des induziert Wahnkranken notwendig werden, z.B. bei wahnbedingter Gewaltbereitschaft bzw. Gewalttätigkeit.

Resümee

Bei der „induzierten wahnhaften Störung", häufiger unter dem Terminus der „Folie à deux" bekannt, handelt es sich um die Übernahme wahnhafter

Resümee: Überzeugungen eines psychisch Kranken durch eine ansonsten gesunde Person, die mit dem primär Wahnkranken in einer engen emotionalen Beziehung lebt. Werden die beiden Wahnkranken nicht getrennt, so hat der Patient mit dem induzierten Wahn dieselbe Prognose wie der primär Wahnkranke. Nach Trennung gibt der induziert Wahnkranke den Wahn zumeist spontan wieder auf.

2.4 Schizoaffektive Störungen

Einleitung

Schizoaffektive Störungen bzw. schizoaffektive Psychosen werden immer häufiger diagnostiziert. Der Grund dafür liegt in der Unsicherheit, psychotische Krankheitsbilder entweder bei den affektiven oder bei den schizophrenen Erkrankungen einzuordnen, wenn sie sowohl mit einer Wahnsymptomatik und Wahrnehmungsstörungen als auch mit affektiven Auslenkungen einhergehen.

Allgemein wird bei der Diagnosenstellung einer schizoaffektiven Störung die affektive mit der sogenannten schizophrenen Symptomatik einfach addiert. Das reicht aber zur Postulierung einer diagnostischen Entität nicht aus, wie dies PETERS (1983) formuliert hat. Das Konzept der schizoaffektiven Störung ist auch aus anderen Gründen nach wie vor sehr kontrovers. Es konnte bisher nicht ausreichend reliabel definiert werden. Seine genetische und prognostische Validität sowie sein prädiktorischer Wert für therapeutische Interventionen sind unsicher.

Konkurrierende Konzepte wie z.B. die kombinierte psychopathologische und prognostische Differenzierung von **zykloiden Psychosen** und **unsystematischer Schizophrenie** im Rahmen der Leonhard-Klassifikation versuchen diesen Mangel an prognostischer und genetischer Validität zu beheben.

Im wesentlichen werden zur Zeit sechs **Hypothesen** zur Ätiologie und Nosologie der schizoaffektiven Störung diskutiert: Es handelt sich um

- eine schizoaffektive Störung als Variante der Schizophrenie
- eine schizoaffektive Störung als Variante der affektiven Psychosen
- eine dritte endogene Psychose neben den affektiven und schizophrenen Erkrankungen
- eine heterogene Gruppe von Erkrankungen mit Varianten der Schizophrenie und der affektiven Erkrankung sowie eventuell einer kleineren Kerngruppe schizoaffektiver Erkrankungen im engeren Sinn
- eine Interpretation der schizoaffektiven Erkrankungen im Rahmen des Konzeptes der „Einheitspsychose" als intermediäre Erkrankung im Spektrum von den schizophrenen zu den affektiven Psychosen
- die schizoaffektive Erkrankung als Ausdruck einer doppelten biologischen und eventuell auch genetischen Disposition sowohl für schizophrene als auch für affektive Erkrankungen.

Definition

Die schizoaffektive Störung ist nach ICD-10 dadurch gekennzeichnet, daß sowohl affektive wie auch sogenannte schizophrene Symptome, z.B. Wahn und Halluzinationen, in der gleichen Krankheitsphase und nahezu gleichzeitig auftreten. Dabei ist die affektive Symptomatik neben den schizophrenietypischen Symptomen so ausgeprägt, daß sie für sich alleine die Diagnose einer affektiven Psychose rechtfertigen würde. Kurzfristig kann aber auch eine schizophrene Symptomatik isoliert, d.h. ohne affektive Begleitsymptomatik, vorliegen.

Bei den schizoaffektiven Störungen werden Subtypen unterschieden, bei denen sich schizophrene Symptome mit depressiven, manischen oder depressiven und manischen Symptomen in derselben Krankheitsepisode mischen. Man spricht deshalb von schizoaffektiven Störungen vom **depressiven, manischen** oder **gemischten Typus.** Im Gegensatz dazu werden im DSM-IV die schizomanischen Störungen einem bipolaren Typus der schizoaffektiven Störung zugeordnet.

Psychopathologie

Grundsätzlich können alle Symptome einer schizophrenen Psychose wie Wahrnehmungsstörungen, inhaltliche und formale Denkstörungen auch bei schizoaffektiven Störungen eruiert werden.

Der Wahn hat meistens eine Verfolgung zum Inhalt, aber auch alle anderen Wahnformen, teilweise bizarren und phantastischen Inhalts, kommen vor. Der Wahninhalt kann stimmungskongruent oder -inkongruent sein. Ich-Störungen werden als Gedankeneingebung, Gedankenentzug und das Gefühl, „gelenkt und beeinflußt bzw. kontrolliert zu werden", gefunden. Bei den Wahrnehmungsstörungen sind Phoneme am häufigsten, aber auch andere Sinnesgebiete können betroffen sein, nämlich durch olfaktorische, gustatorische, taktile und optische Halluzinationen und illusionäre Verkennungen.

Die affektive Störung zeigt sich beim schizomanischen Syndrom in Form von einer gehobenen, aber auch gereizten Stimmungslage, Größenideen mit Selbstüberschätzung, einem gesteigerten Rede- und

Betätigungsdrang und flüchtigem Denken mit erhöhter Ablenkbarkeit. Der affektive Teil des schizodepressiven Syndroms ist gekennzeichnet durch eine traurige Verstimmung mit dem Gefühl der Hoffnungslosigkeit, Schuldgefühlen, Selbstentwertungstendenzen, Denkhemmung, Minderung der Entschluß- und Handlungsfähigkeit, verringertem oder gesteigertem Antrieb sowie Schlaf- und Appetitstörungen. Suizidgefährdung ist hierbei sogar noch höher einzuschätzen als die von Patienten mit rein melancholischen Episoden. Schizodepressive Krankheitsepisoden sind wesentlich häufiger als schizomanische.

Verlauf und Prognose

Schizoaffektive Störungen haben einen vielgestaltigen Verlauf. Etwa 20% der Patienten weisen einen chronischen Verlauf auf. Bei den übrigen kann es zu wiederholten Krankheitsepisoden kommen, in einer Langzeitstudie über 25 Jahre wurden durchschnittlich sechs Rezidive beobachtet. Die Prognose ist besser als die schizophren Erkrankter, aber schlechter als die affektiv Erkrankter.

Schizoaffektive Psychosen vom manischen Typus haben gegenüber denen vom depressiven eine günstigere Langzeitprognose. Bei ihnen kommt es in der Regel nach wenigen Wochen zu einer vollständigen Rückbildung der Symptomatik, während die schizodepressiven Episoden sich weniger abrupt und florid entwickeln, aber von längerer Dauer sind. Auch entwickelt ein kleinerer Teil der schizodepressiv Erkrankten im Langzeitverlauf ein schizophrenes Residuum.

Generell gilt, je ausgeprägter der schizophrene Anteil des schizoaffektiven Syndroms, desto schlechter die Langzeitprognose. Detaillierte Aussagen zur Prognose der schizoaffektiven Störung sind kaum möglich, da alle Formen von Verläufen potentiell möglich sind. Die Langzeitverläufe sprechen für eine Heterogenität dieser Störung.

Diagnose und Differentialdiagnose

Die schizoaffektive Störung ist insbesondere von den reinen affektiven Erkrankungen und den schizophrenen Psychosen abzugrenzen. Sie darf nur diagnostiziert werden, wenn keine organischen Faktoren zu eruieren sind.

Die Abgrenzung zu den **affektiven Erkrankungen** kann Schwierigkeiten bereiten, wenn Depressionen oder Manien mit psychotischen Merkmalen vorliegen. Für diese Fälle sei auf das exaktere Kriterium für schizoaffektive Störungen in DSM-IV verwiesen, das festlegt, daß die schizophrene mindestens zwei Wochen länger als die affektive Symptomatik vorzuliegen hat.

Die Abgrenzung zu den **schizophrenen Störungen** kann gleichfalls zu Schwierigkeiten führen, da viele dieser Kranken auch unter depressiven Verstimmungszuständen leiden. Die Differentialdiagnose hängt entsprechend der Operationalisierung durch die ICD-10 vom zeitlichen Zusammenhang der affektiven und schizophrenen Merkmale ab. Bei der Schizophrenie sollen die affektiven Störungen im Vergleich zu der Gesamtdauer der Erkrankung relativ kurze Zeit andauern oder nur während der Residualphase auftreten. Dies trifft insbesondere für den Schizophrenie-Subtypus **postschizophrene Depression** zu. Im Unterschied zu den Schizophrenien ist bei den schizoaffektiv Erkrankten die prämorbide psychosoziale Adaptation, gemessen an zwischenmenschlichen Beziehungen, schulischen und beruflichen Leistungen usw., signifikant besser.

Die **Folgen der medikamentösen Therapie** schizophrener Psychosen können zu Fehlinterpretationen führen. Antriebsminderung und Akinese sowie die motorische Unruhe einer Akathisie können Ausdruck unerwünschter Wirkungen einer Behandlung mit Neuroleptika sein und mit einem schizodepressiven Syndrom bzw. mit einem psychomotorischen Unruhezustand eines schizomanischen Syndroms verwechselt werden.

Die Abgrenzung zu den **anhaltend wahnhaften Störungen** ergibt sich vor allem aus der Tatsache, daß bei ihr ausschließlich nicht-bizarre Wahninhalte auftreten und weitere Symptome, wie sie für die schizophrenen und affektiven Psychosen pathognomonisch sind, fehlen.

Organisch bedingte psychotische Störungen. z.B. aufgrund der Behandlung mit Medikamenten wie Kortikosteroiden, einer Intoxikation oder auch einer chronischen körperlichen Erkrankung können wie bei der schizoaffektiven Störung mit Wahrnehmungs- und inhaltlichen Denkstörungen im Sinne eines Wahns sowie affektiven Störungen einhergehen. Psychostimulanzien können zu einem klinischen Bild führen, das in der akuten Intoxikation dem der Schizomanie und im Entzug dem einer Schizodepression entspricht. Andererseits können bei entsprechender Disposition durch Drogen, z.B. Cannabis oder LSD, Exazerbationen einer schizoaffektiven Psychose getriggert werden. Jedenfalls sollte bei jedem schizoaffektiven Syndrom ein **Drogenscreening** veranlaßt werden.

Epidemiologie

Die in den letzten Jahrzehnten oft wechselnden Definitionen der schizoaffektiven Störungen und die Anwendung individueller diagnostischer Kriterien bei einzelnen Forschergruppen machen es schwierig, epidemiologische Daten zu dieser Erkrankung zu bewerten. 10–30% aller Aufnahmen von Patienten mit einer endogenen Psychose in psychiatrischen Kliniken sollen an einer Erkrankung aus dem sich überlappenden Spektrum affektiver und schizophrener Psychosen leiden. Die jährliche Inzidenz wird zwischen 0,3 und 5,7 auf 100 000 Einwohner und die lebenslange Prävalenz mit 0,5–0,8% angegeben. Bei 20% der Patienten mit der Einweisungsdiagnose einer schizophrenen Psychose wird bei der Entlassung eine schizoaffektive Störung diagnostiziert.

Die Erstmanifestation der schizoaffektiven Störung liegt typischerweise im späten Jugend- und frühen Erwachsenenalter. Es besteht ein nur tendenzieller Geschlechtsunterschied: Frauen sollen geringfügig häufiger erkranken.

Ätiologie und Pathogenese

Es sind zwar, wie bei den akuten polymorphen psychotischen Störungen, auch bei den schizoaffektiven Störungen psychologische bzw. psychodynamische Faktoren als Präzipitatoren anerkannt. Aber nur, wenn eine entsprechende biologisch verankerte Disposition vorliegt, dürfte es zur Manifestation der Erkrankung kommen.

Spezifische hirnmorphologische, physiologische, neuropsychologische und neurochemische Untersuchungen sind allerdings wegen der umstrittenen Abgrenzung der schizoaffektiven Störungen rar bzw. nur schwer zu interpretieren. Ergebnisse neuroendokriner Studien erbrachten Anhaltspunkte dafür, den schizodepressiven Typus in einem nosologischen Zusammenhang mit den schizophrenen Erkrankungen zu interpretieren. Bei schizodepressiv Erkrankten lassen sich ebenso selten Non-Suppressionen beim Dexamethason-Test finden wie bei schizophren Erkrankten oder gesunden Probanden im Gegensatz zu den höheren Raten bei endogen Depressiven. Auch verhalten sich bei schizoaffektiv Erkrankten die Werte für das TSH und Prolaktin nach Infusion des Thyreotropin-Releasing-Hormons (TRH) ähnlich denen bei schizophren Erkrankten und unterschiedlich zu denen bei endogenen Depressionen.

Genetische Untersuchungen

Das Morbiditätsrisiko für Psychosen insgesamt ist bei den Verwandten schizoaffektiv Erkrankter höher als bei Verwandten schizophren Erkrankter oder affektiv Erkrankter, insbesondere bei Verwandten ersten Grades (12–42%). In Familienuntersuchungen läßt sich **kein genetisch determinierter Typ der schizoaffektiven Psychosen** auffinden.

Teilt man die Indexfälle mit schizoaffektiven Psychosen in solche mit ausgeprägterer schizophrener und solche mit ausgeprägter affektiver Symptomatik, dann läßt sich unter den Verwandten eine gewisse, jedoch schwache Tendenz zur Homotypie nachweisen. Bei Anwendung der RDC-Kriterien zeigt insbesondere der „schizophrene Typus" der schizoaffektiven Störung eine genetische Beziehung – z.B. in Zwillingsuntersuchungen – zu den schizophrenen Erkrankungen. Ungeklärt ist in diesem Zusammenhang aber, ob der „schizophrene Typus" der schizoaffektiven Störungen entsprechend der Operationalisierung durch die RDC nicht eher mit der schizophreniformen psychotischen Störung der ICD-10-Klassifikation weitgehend identisch ist.

Andere Untersuchungen stützen die Hypothese einer „dritten Psychose", nach denen bei Patienten mit schizoaffektiven Erkrankungen auch psychisch erkrankte Verwandte am häufigsten unter dieser Störung leiden. Aber auch die Heterogenitätshypothese und die Spektrumshypothese lassen sich durch genetische Untersuchungen, die allerdings selten repliziert werden konnten, stützen. Es hat den Anschein, daß unter Zugrundelegung des ICD-10-Klassifikationskonzepts keine Klärung der Ätiologie dieser Störung im schizoaffektiven Übergangsbereich zu erwarten ist.

Behandlung

Die medikamentöse Behandlung der schizoaffektiven Psychosen richtet sich nach der vorherrschenden Symptomatik, d.h., sie ist streng **syndromorientiert**.

Therapie des schizomanischen Syndroms

Bei akuten affektdominanten schizomanischen Syndromen ist die **Kombination hochpotenter Neuroleptika mit Lithium** gegenüber der Behandlung nur mit Neuroleptika oder nur mit Lithium überlegen. Bei psychomotorisch unruhigen und antriebsgesteigerten Patienten kommen eher sedierende, niederpotente Neuroleptika in Betracht. Die Dosierung der Neuroleptika und des Lithiums unterscheidet sich nicht von der der Behandlung bei schizophrenen bzw. manischen Psychosen.

Als Alternative zu Lithium kann auch bei den schizomanischen Psychosen **Carbamazepin** mit einem angestrebten Plasmaspiegel von 6–12 µg/ml oder, in Ausnahmefällen (bei Lithium- und Carbamazepin-Unverträglichkeit oder -Non-Response), **Valproat** angewandt werden. Carbamazepin in der Kombination mit Neuroleptika ist der Lithium-Neuroleptika-Kombination vorzuziehen, wenn eine schnelle antimanische Wirkung angestrebt wird und wenn potentielle additive Nebenwirkungen einer Lithium-Neuroleptikum-Kombination vermieden werden sollen. Da Carbamazepin jedoch Neuroleptikaspiegel zum Teil drastisch senken kann, sind hier Plasmaspiegelkontrollen sinnvoll.

Bei Therapieresistenz schwerer schizomanischer Syndrome ist die **Elektrokonvulsionsbehandlung (EKT)** zu erwägen.

Therapie des schizodepressiven Syndroms
In der klinischen Praxis finden sich immer wieder Patienten mit einem schizodepressiven Syndrom, die mit einer Kombination von Neuroleptika und Antidepressiva erfolgreich behandelt werden. Allerdings nur in einer einschlägigen Untersuchung zur Behandlung von schizodepressiven Syndromen erwies sich eine solche Kombination gegenüber der Behandlung mit nur einer dieser Komponenten überlegen. Die Kombinationstherapie birgt die Gefahr, daß Neuroleptika den depressiven Anteil des Syndroms verstärken und daß Antidepressiva zu einer Exazerbation der „schizophrenen" Symptomatik führen oder deren Remission verlangsamen können. Auch eine additive Lithiumgabe ist anders als bei der Behandlung des schizomanischen Syndroms bei der Behandlung des akuten schizodepressiven Syndroms nicht weiter hilfreich.

Schizodepressive Syndrome sollten also vorzugsweise **monotherapeutisch mit hochpotenten Neuroleptika** in einer Dosierung, wie sie für die Behandlung der schizophrenen Psychosen üblich ist, behandelt werden. In den meisten Fällen kommt es unter dieser Therapie mit dem Abklingen der schizophrenen Symptomatik auch zu einer Remission der depressiven Verstimmung. Wenn sich unter der Neurolepsie zwar die schizophrene Symptomatik zurückgebildet hat, die depressive Verstimmung aber weiterhin besteht, sollte ein Behandlungsregime wie bei der postschizophrenen Depression mit Antidepressiva in langsam steigernder Dosierung gewählt werden.

Die zwischen den psychotischen Episoden im engeren Sinne auftretenden, oft länger anhaltenden reinen depressiven Syndrome sollten mit Antidepressiva behandelt werden. Die Therapie des schizodepressiven Syndroms durch EKT sollte den refraktären Fällen vorbehalten bleiben.

Phasenprophylaxe
Wenn bei den schizoaffektiven Psychosen ein **phasischer Verlauf** erkennbar ist, sollte eine **Prophylaxe mit Lithium** erwogen werden, und zwar insbesondere dann, wenn die affektive Symptomatik gegenüber der sogenannten schizophrenen im Vordergrund des klinischen Bildes steht. Der Lithium-Plasmaspiegel ist, wie bei den phasisch verlaufenden reinen affektiven Erkrankungen auch, zwischen 0,6 und 0,8 mmol/l einzustellen und regelmäßig zu kontrollieren. Dominiert im Längsschnitt der Erkrankung manische gegenüber depressiver Symptomatik, so ist Carbamazepin dem Lithium vorzuziehen. Wegen des Risikos tardiver Dyskinesien im Rahmen einer neuroleptischen Langzeitbehandlung gerade bei Psychosen, die mit einer affektiven Begleitsymptomatik einhergehen, wird von einer Phasenprophylaxe mit hochpotenten Neuroleptika bei schizoaffektiven Psychosen eher abgeraten und auf Lithium oder Carbamazepin verwiesen. Falls auf eine Prophylaxe mit Neuroleptika zurückgegriffen wird, sollte auf eine möglichst nebenwirkungsfreie Dosierung langsam heruntertitriert werden.

Psychosoziale Aspekte der Behandlung schizoaffektiver Erkrankungen
Intrapsychische Faktoren können bei entsprechender neurobiologischer Disposition eine schizoaffektive Psychose manifest werden lassen. Aus diesem Grund sind supportive oder kognitiv-behaviorale psychotherapeutische Maßnahmen indiziert, unter anderem auch solche, die zu einer Reduktion von Stressoren wie beispielsweise einer High-expressed-emotion-Konstellation in der Familie führen. Solche Behandlungsprogramme können in teilstationären oder Rehabilitationseinrichtungen durchgeführt werden.

In der Akutphase ist fast immer die Hospitalisierung angezeigt, insbesondere bei vorliegender Suizidalität oder Fremdgefährdung.

> **Resümee**
>
> Die „schizoaffektiven Störungen" sind psychopathologisch gekennzeichnet durch gleichzeitiges Vorliegen von affektiver Symptomatik, deren Ausprägungsgrad alleine schon die Diagnose einer affektiven Erkrankung rechtfertigen würde, und sogenannter schizophrener Symptomatik mit Wahn und Halluzinationen. Es werden ein schizomanischer, schizodepressiver und gemischt schizoaffektiver Subtypus unterschieden. Schizoaffektive Psychosen können sowohl phasisch als auch chronifizierend verlaufen und in ein Residualsyndrom münden. Die Prognose ist aber immer besser als bei den Schizophrenien. Die

> **Resümee**
>
> Akuttherapie erfolgt mit hoch- oder niederpotenten Neuroleptika und je nach dem affektiven Anteil mit Lithium bzw. Carbamazepin oder einem Antidepressivum. Bei phasisch verlaufenden Erkrankungen hat sich bei einem Teil der Patienten eine Prophylaxe mit Lithium und/oder Carbamazepin bewährt. An nicht-medikamentösen Therapieansätzen kommen vor allem supportive psychotherapeutische Maßnahmen und kognitiv-behaviorale Behandlungsverfahren in Betracht.

2.5 Puerperalpsychosen

Definition

Bei den Puerperalpsychosen handelt es sich um Psychosen, die ausschließlich durch ihr Auftreten in zeitlicher Nähe zur Niederkunft definiert sind. Das typischerweise gehäufte Auftreten psychotischer Syndrome im Puerperium, die entsprechend traditionellen diagnostischen Kriterien weder bei den affektiven noch bei den schizophrenen Erkrankungen eingeordnet werden konnten, führte zu der Annahme, daß sie in ihrem klinischen Bild und in ihrem Verlauf atypisch seien. Im Rahmen der Weiterentwicklungen von ICD und DSM ergeben sich Möglichkeiten, die Puerperalpsychosen differenzierter einzuordnen.

Psychopathologie

Die Symptomatik der Puerperalpsychosen ist schon im Querschnittsverlauf als **bipolar** mit schnell wechselnden manischen und depressiven Stimmungslagen zu identifizieren. Die simultan auftretende paranoid-halluzinatorische Symptomatik mit Beziehungswahn und auch optischen und akustischen Halluzinationen erfüllt zu 62% die Kriterien der **schizophrenen Symptome 1. Ranges** nach KURT SCHNEIDER. **Psychomotorische** Phänomene, die denen der katatonen Psychosen ähnlich sind, mit psychomotorischen Erregungszuständen im Wechsel mit Stupor werden zu 44% beobachtet. Die nicht seltene **Verwirrtheitssymptomatik** kann auch zu einem den organischen Psychosyndromen ähnlichen psychopathologischen Bild führen. Die **Suizidalität** bei postpartal psychotischen Frauen ist außerordentlich hoch. **Forensisch** ist außerdem bedeutsam, daß etwa 4% der postpartal psychotischen Mütter ihr Neugeborenes töten, oft im Rahmen eines erweiterten Suizids.

Diagnose

Traditionell werden die Puerperalpsychosen als nosologisch unspezifisch angesehen. Da das klinische Bild oft gleichzeitig durch eine paranoid-halluzinatorische wie affektive Symptomatik gekennzeichnet ist, hat sich erst durch die Einführung der Konzepte der **schizoaffektiven** und **zykloiden** Psychosen die Möglichkeit einer differenzierteren diagnostischen Einordnung ergeben. Entsprechend der ICD-10 dürfte die Mehrzahl dieser Störungen zukünftig bei den **vorübergehenden akuten psychotischen Störungen** eingeordnet werden (s.a. Abschn. 2.2).

Verlauf und Prognose

Pathognomonisch für die Puerperalpsychosen ist ein sehr **akuter Beginn** zumeist innerhalb der ersten vier Wochen nach der Entbindung. Sie nehmen innerhalb von wenigen Stunden eine stürmische Entwicklung. Innerhalb von drei bis sechs Wochen klingt die Symptomatik dann in der Regel spontan wieder ab, doch sind auch Verläufe von bis zu einem Jahr post partum bekannt. Oft ändert sich das Erscheinungsbild dieser Psychoseform nach einem akuten, über nur wenige Tage gehenden Verlauf in eine rein affektive, zumeist depressive Symptomatik.

Die Prognose ist im allgemeinen gut, d.h., daß bei einem Teil der Patientinnen die Erkrankung nur mit einer Episode während des Wochenbetts auftritt, bei dem überwiegenden Teil einen – wie für die affektiven Erkrankungen typischen – **phasischen,** zumeist **bipolaren,** Verlauf nimmt. Schizophrene Verlaufstypen mit Ausbildung eines Residualsyndroms sind extrem selten. Diese Patientinnen waren dann in der Regel schon vor der Schwangerschaft chronisch-psychotisch erkrankt. Das Risiko, erneut postpartal psychotisch zu erkranken, liegt bei 13–14%.

Epidemiologie

Die Inzidenz für psychische Erkrankungen insgesamt steigt bei Frauen in den ersten Wochen bzw. Monaten nach einer Niederkunft dramatisch an. Sie ist allein für Psychosen um das 18fache höher gegenüber dem Zeitraum der Schwangerschaft. Die Hospitalisationsrate steigt im Vergleich zu allen Frauen im gebärfähigen Alter in den ersten 30 Tagen post partum um das 35fache an. Im Vergleich zu sonstigen postpartal auftretenden psychischen Erkrankungen, z.B. den postpartalen Depressionen, stellen die Puerperalpsychosen im engeren Sinne mit einer Inzidenz von ein bis zwei Erkrankungen auf 1000 Geburten ein eher seltenes Ereignis dar.

Ätiologie und Pathogenese

Die Krankheitsentstehung der postpartalen Psychosen ist unklar. Obwohl aus naheliegenden Gründen zu vermuten wäre, gibt es für abnorme endokrine

Befundkonstellationen bisher keine eindeutigen Hinweise. Die genetischen Befunde von Schöpf (1994) legen nahe, daß es sich bei den postpartalen Psychosen um ätiologisch zwei unterschiedliche Krankheitsgruppen handelt: einmal um einen Subtypus, bei dem die postpartalen endokrinen Umstellungsvorgänge eine vorbestehende genetische Disposition für endogene Psychosen lediglich demaskieren, und dann um eine Variante, bei der die Psychose ausschließlich postpartal auftritt und alleine die endokrinen Umstellungsvorgänge direkt pathogenetisch wirksam werden. Geburtshilfliche Faktoren und andere situationsabhängige Stressoren bzw. „life-events" werden als Triggermechanismen postpartaler Psychosen allgemein überschätzt.

Behandlung

Die medikamentöse Therapie ist wie bei den schizoaffektiven und den vorübergehenden akuten psychotischen Störungen streng **syndromorientiert.** Ist wegen des Vorliegens einer manischen Symptomatik eine Lithiumbehandlung erforderlich, so sollte sofort abgestillt werden. Bei der Behandlung mit trizyklischen Medikamenten ist dies gleichfalls zu empfehlen. Wenn eine psychotisch erkrankte Mutter unbedingt stillen will, ist eine Medikation mit Butyrophenonen der mit Phenothiazinen vorzuziehen. Am schnellsten wirksam ist bei den Puerperalpsychosen die Elektrokonvulsionsbehandlung, oft schon nach zwei bis vier Behandlungen.

Wegen der hohen Suizidalitätsrate und der potentiellen Gefahr eines erweiterten Suizids ist eine Hospitalisierung erforderlich. In den meisten englischsprachigen Ländern werden psychotische Mütter zusammen mit ihren Neugeborenen in sogenannten **Mother-and-Baby-Units** gemeinsam stationär behandelt, um bei den dabei gegebenen Bedingungen die Mutter-Kind-Bindung unter psychotherapeutischer Führung zu optimieren und gleichzeitig die Gefahr der Kindstötung zu minimieren.

Literatur

1 Schizophrenien

Terminologie

Bleuler, E.: Dementia praecox oder Gruppe der Schizophrenien. Deuticke, Leipzig–Wien 1911.
Hecker, E.: Die Hebephrenie. Ein Beitrag zur klinischen Psychopathologie. Virchows Arch. 52 (1871) 394–429.
Kahlbaum, K.: Die Katatonie oder das Spannungsirresein. Hirschwald, Berlin 1874.
Kendell, R. E.: Die Diagnosen in der Psychiatrie. Enke, Stuttgart 1978.
Kraepelin, E.: Psychiatrie, 4. Aufl. Abel (Meixner), Leipzig 1893.
Schneider, K.: Klinische Psychopathologie, 14. Aufl. Thieme, Stuttgart–New York 1992.
Wing, J. K., J. E. Cooper, N. Sartorius: Measurement and Classification of Psychiatric Symptoms. Cambridge University Press, Cambridge 1974.

Epidemiologie

Flekky, K.: Epidemiologie und Genetik. In: Kisker, K. P., H. Lauter, J. E. Meyer, C. Müller, E. Strömgren (Hrsg.): Psychiatrie der Gegenwart 4: Schizophrenien, S. 119–154. Springer, Berlin–Heidelberg–New York 1987.
Häfner, H. (Hrsg.): Was ist Schizophrenie? Fischer, Stuttgart–Jena–New York 1995
Jablensky, A., N. Sartorius, G. Ernberg, M. Anker, A. Korten, J. E. Cooper, R. Day, A. Bertelsen: Schizophrenia: Manifestations, incidence and course in different cultures. A World Health Organization ten-country study. Psychol. Med. (Monograph Suppl. 20). Cambridge University Press, Cambridge 1992.
Jablensky, A.: Schizophrenia: The Epidemiological Horizon. In: Hirsch, S. R., D. R. Weinberger (eds.): Schizophrenia, pp. 206–252. Blackwell Science, Oxford 1995.
Karno, M., G. S. Norquist: Schizophrenia: Epidemiology. In: Kaplan, H. I., B. J. Sadock (eds.): Comprehensive Textbook of Psychiatry/VI, pp. 902–909. Williams & Wilkins, Baltimore 1995.
Sartorius, N., A. Jablensky, A. Korten, G. Ernberg, M. Anker, J. E. Cooper, R. Day: Early manifestations and first-contact incidence of schizophrenia in different cultures. Psychol. Med. 16 (1986) 909–928.
Wing, J. K., J. E. Cooper, N. Sartorius: Measurement and Classification of Psychiatric Symptoms. Cambridge University Press, Cambridge 1974.
Youssef, H. A., A. Kinsella, J. L. Waddington: Evidence of geographical variations in the prevalence of schizophrenia in rural Ireland. Arch. gen. Psychiat. 48 (1991) 254–258.

Symptomatik

Andreasen, N. C.: The diagnosis of schizophrenia. Schizophrenia Bull. 13 (1987) 9–22.
Barz, H.: Psychopathologie und ihre psychologischen Grundlagen. Huber, Göttingen–Bern–Toronto 1981.
Bleuler, E.: Dementia praecox oder Gruppe der Schizophrenien. Deuticke, Leipzig–Wien 1911.
Conrad, K.: Die beginnende Schizophrenie, 6. Aufl. Thieme, Stuttgart–New York 1992.
Creer, C., J. U. Wing: Living with a schizophrenic patient. Brit. J. Hosp. Med. 14 (1975) 73–82.
Cutting, J.: Descriptive Psychopathology. In: Hirsch, S. R., D. R. Weinberger (eds.): Schizophrenia, pp. 15–27. Blackwell Science, Oxford 1995.

Goldberg, T. E., J. M. Gold: Neurocognitive Deficits in Schizophrenia. In: Hirsch, S. R., D. R. Weinberger (eds.): Schizophrenia, pp. 146–162. Blackwell Science, Oxford 1995.
Green, M. F.: Information Processing in Schizophrenia. In: Kavanagh, D. J. (ed.): Schizophrenia, pp. 45–58. Chapman & Hall, London 1992.
Huber, G.: Psychiatrie. Schattauer, Stuttgart 1994.
Mundt, Ch.: Schizophrenie. In: Faust, V. (Hrsg.): Psychiatrie, S. 93–109. Fischer, Stuttgart–Jena–New York 1995.
Scharfetter, Ch.: Allgemeine Psychopathologie. Thieme, Stuttgart–New York 1991.
Schneider, K.: Klinische Psychopathologie. 14. Aufl. Thieme, Stuttgart–New York 1992.
World Health Organization: Report of the International Pilot Study of Schizophrenia, Vol. 1. World Health Organization, Geneva 1973.

Subtypisierung der Schizophrenie

American Psychiatric Association: Diagnostic and Statistical Manual of Mental Disorders: DSM-IV, 4th ed. American Psychiatric Association, Washington 1994.
Andreasen, N. C., M. A. Roy, F. Flaum: Positive and negative symptoms. In: Hirsch, S. R., D. R. Weinberger (eds.): Schizophrenia, pp. 28–45. Blackwell Science, Oxford 1995.
Bentall, R. P.: The classification of schizophrenia. In: Kavanagh, D. J. (ed.): Schizophrenia, S. 23–44. Chapman & Hall, London 1992.
Black, D. W., N. C. Andreasen: Schizophrenia, schizophreniform disorder, and delusional (paranoid) disorder. In: Hales, R. E., S. C. Yudofsky, J. A. Talbott (eds.): Textbook of Psychiatry, pp. 411–464. American Psychiatric Press, Washington D. C. 1994.
Crow, T. J.: The molecular pathology of schizophrenia. More than one disease process. Brit. med. J. 280 (1980) 66–68.
Dilling, H., W. Mombour, M. H. Schmidt (Hrsg.): Internationale Klassifikation psychischer Störungen: ICD-10, Kapitel V (F). Huber, Göttingen–Bern–Toronto 1991.
Häfner, H. (Hrsg.): Was ist Schizophrenie? Fischer, Stuttgart–Jena–New York 1995.
Huber, G.: Psychiatrie. Schattauer, Stuttgart 1994.
Liddle, P. F.: The symptoms of chronic schizophrenia: a re-examination of the positive-negative dichotomy. Brit. J. Psychiat. 151 (1987) 145–151.
Liddle, P. F.: Inner connections with domain of dementia praecox: role of supervisory mental processes in schizophrenia. Europ. Arch. Psychiat. clin. Neurosci. 245 (1995) 210–215.
Siris, S. G.: Depression and schizophrenia. In: Hirsch, S. R., D. R. Weinberger (eds.): Schizophrenia, pp. 128–145. Blackwell Science, Oxford 1995.

Ätiologie und Pathogenese: Genetik

Bassett, A. S.: Chromosomal aberrations and schizophrenia. Autosomes. Brit. J. Psychiat. 161 (1992) 323–334.
Davison, K.: Organic schizophrenia-like psychoses. Neurol. Psychiat. Brain Res. 1 (1992) 90–94.
Delisi, L. E., U. Friedrich, J. Wahlstrom, A. Boccio Smith, A. Forsman, K. Eklund, T. J. Crow: Schizophrenia and sex chromosome anomalies. Schizophrenia Bull. 20 (1994) 495–505.
Goodman, A. B.: Medical conditions in Ashkenazi schizophrenic pedigrees. Schizophrenia Bull. 20 (1994) 507–517.
Gottesman, I. I., J. Shields: A critical review of recent adoption, twin and family studies of schizophrenia: behavioral genetics perspectives. Schizophrenia Bull. 2 (1976) 360–401.
Kringlen, E., G. Cramer: Offspring of monozygotic twins discordant for schizophrenia. Arch. gen. Psychiat. 46 (1989) 873–877.
Meehl, P. E.: Toward an integrated theory of schizotaxia, schizotypy, and schizophrenia. J. Pers. Disord. 4 (1990) 1–99.
Norman, R. M. G., A. K. Malla: Stressful life events and schizophrenia I: A review of the research. Brit. J. Psychiat. 162 (1993) 161–166.
Propping, P.: Psychiatrische Genetik. Befunde und Konzepte. Springer, Berlin–Heidelberg–New York 1989.
Propping, P., M. M. Nothen, J. Korner, M. Rietschel, W. Maier: Association tests in psychiatric disorders. Concepts and findings. Nervenarzt 65 (1994) 725–740.
Torrey, E. F.: Are we overestimating the genetic contribution to schizophrenia? Schizophrenia Bull. 18 (1992) 159–170.

Ätiologie und Pathogenese: Neurochemie und Neuropharmakologie

Akiyama, K., A. Kanzaki, K. Tsuchida, H. Ujike: Methamphetamine-induced behavioral sensitization and its implications for relapse of schizophrenia. Schizophr. Res. 12 (1994) 251–257.
Bandelow, B., E. Rüther: Antipsychotische Behandlung. Psychopharmakotherapie 1 (1997) 6–17.
Carlsson, M., A. Carlsson: Interactions between glutamatergic and monoaminergic systems within the basal ganglia – implications for schizophrenia and Parkinson's disease. Trends Neurosci. 13 (1990) 272–276.
Crow, T. J.: Molecular pathology of schizophrenia: more than one disease process? Brit. med. J. 280 (1980) 66–68.
Farde, L., F. A. Wiesel, S. Stone-Elander, C. Halldin, A. L. Nordström, H. Hall, G. Sedvall: D_2-dopamine receptors in neuroleptic-naive schizophrenic patients: A positron emission tomography study with [^{11}C] raclopride. Arch. gen. Psychiat. 47 (1990) 213–219.
Fritze, J.: Einführung in die Biologische Psychiatrie. Fischer, Stuttgart–Jena–New York 1989.

Fritze, J.: Neuroleptika: Neurobiochemie, Wirkmechanismen. In: Riederer, P., G. Laux, W. Pöldinger, (Hrsg.): Neuro-Psychopharmaka, S. 59–80. Springer, Berlin–Heidelberg–New York 1992.

Gattaz, W. F., T. Gasser, H. Beckmann: Multidimensional analysis of the concentrations of 17 substances in CSF of schizophrenics and controls. Biol. Psychiat. 20 (1985) 360–366.

Grace, A. A.: The depolarization block hypothesis of neuroleptic action: Implications for the etiology and treatment of schizophrenia. J. neural Transm. 36 (1992) 91–131.

Härnryd, C., L. Bjerkenstedt, B. Gullberg, D. Oxenstierna, G. Sedvall, F. A. Wiesel: Time course for effects of sulpiride and chlorpromazine on monoamine metabolite and prolactin levels in cerebrospinal fluid from schizophrenic patients. Acta psychiat. scand. 311 (1984) 75–92.

Kornhuber, J., M. Weller: Current status regarding biochemical hypotheses on the pathogenesis of schizophrenia. Nervenarzt 65 (1994) 741–754.

Penington, N. J., A. P. Fox: Effects of LSD on Ca^{++} currents in central 5-HT-containing neurons: 5-HT(1A) receptors may play a role in hallucinogenesis. J. Pharmacol. exp. Ther. 269 (1994) 1160–1165.

Sedvall, G.: PET imaging of dopamine receptors in human basal ganglia: relevance to mental illness. Trends Neurosci. 13 (1990) 302–308.

Seeman, P., J. L. Tedesco, T. Lee, M. Chau Wong, P. Muller, J. Bowles, P. M. Whittaker, C. McManus, M. Tittler, P. Weinreich, W. C. Friend, G. M. Brown: Dopamine receptors in the central nervous system. Fed. Proc. 37 (1978) 130–136.

Tuinier, S., W. M. A. Verhoeven, H. M. van Praag: Cerebrospinal fluid 5-hydroxyindoleacetic acid and aggression: A critical reappraisal of the clinical data. Int. Clin. Psychopharmacol. 10 (1995) 147–156.

Wolkin, A., E. Duncan, M. Sanfilipo, S. Wieland, T. B. Cooper, J. Rotrosen: Persistent psychosis after reduction in pre- and post-synaptic dopaminergic function. J. neural Transm. 95 (1994) 49–61.

Wong, D. F., H. N. Wagner jr., L. E. Tune: Positron emission tomography reveals elevated D2-receptor in drug-naive schizophrenics. Science 234 (1986) 1558–1563.

Ätiologie und Pathogenese: Morphologische Befunde und andere organische Faktoren

Beckmann, H., E. Franzek: Deficit of birthrates in winter and spring months in distinct subgroups of mainly genetically determined schizophrenia. Psychopathology 25 (1992) 57–64.

Bogerts, B.: Recent advances in the neuropathology of schizophrenia. Schizophrenia Bull. 19 (1993) 431–445.

Elkis, H., L. Friedman, A. Wise, H. Y. Meltzer: Meta-analyses of studies of ventricular enlargement and cortical sulcal prominence in mood disorders: Comparisons with controls or patients with schizophrenia. Arch. gen. Psychiat. 52 (1995) 735–746.

Kirch, D. G.: Infection and autoimmunity as etiologic factors in schizophrenia: A review and reappraisal. Schizophrenia Bull. 19 (1993) 355–370.

Kotrla, K. J., D. R. Weinberger: Brain imaging in schizophrenia. Ann. Rev. Med. 46 (1995) 113–122.

McGuire, P. K., G. M. S. Shah, R. M. Murray: Increased blood flow in Broca's area during auditory hallucinations in schizophrenia. Lancet 342 (1993) 703–706.

McNeil, T. F.: Review article: Obstetric complications in schizophrenic parents. Schizophrenia Res. 5 (1991) 89–101.

Tamminga, C. A., R. A. Lahti: Antipsychotische Wirkmechanismen der Neuroleptika bei Schizophrenie: Spekulative Betrachtungen. In: Gerlach, J. (Hrsg.): Schizophrenie: Dopaminrezeptoren und Neuroleptika, S. 185–197. Springer, Berlin–Heidelberg–New York 1995.

Van Horn, J. D., I. C. McManus: Ventricular enlargement in schizophrenia. A meta-analysis of studies of the ventricle: brain ratio (VBR). Brit. J. Psychiat. 160 (1992) 687–697.

Walker, E. F.: Developmentally moderated expressions of the neuropathology underlying schizophrenia. Schizophrenia Bull. 20 (1994) 453–480.

Ätiologie und Pathogenese: Psychosoziale Faktoren

Arieti, S.: Interpretation of Schizophrenia. Crosby, Lockwood-Staples, London 1974.

Bebbington, P., L. Kuipers: Life events and social factors. In: Kavenagh, D. J. (ed.). Schizophrenia. An Overview and Practical Handbook, pp. 126–144. Chapman & Hall, London 1992.

Bebbington, P., S. Wilkins, P. W. Jones, A. Foerster, R. Murray, B. Toone, S. Lewis: Life-events and psychosis. Initial results from the Camberwell collaborative psychosis study. Brit. J. Psychiat. 162 (1993) 72–79.

Berenbaum, H., F. Fuiter: Schizophrenia and personality: Exploration of the boundaries and connections between vulnerability and outcome. J. abnorm. Psychol. 103 (1) (1994) 148–158.

Hales, R. E., S. C. Yudofsky, J. A. Talbott (eds.): The American Psychiatric Press Textbook of Psychiatry 2nd ed. American Psychiatric Press, Washington, D. C. 1994.

Hirsch, S., P. Cramer, J. Bowen: The triggering hypothesis of the role of life events in schizophrenia. Brit. J. Psychiat. 161 (18) (1992) 84–87.

Kavenagh, D.: Recent developments in expressed emotion and schizophrenia. Brit. J. Psychiat. 160 (1992) 601–620.

Norman, R. N. G., A. K. Malla: Stressful life events and schizophrenia I: A review of the research. Brit. J. Psychiat. 162 (1993) 161–166.

Nuechterlein, K. H., M. E. Dawson, M. Gitlin, J. Ventura, M. J. Goldstein, K. S. Snyder, C. M. Yee, J. Mintz:

Developmental processes in schizophrenic disorders: Longitudinal studies of vulnerability and stress. Schizophrenia Bull. 18 (1992) 387–425.

Olbrich, R.: Die Suche nach Risikofaktoren für psychotische Rezidive schizophrener Kranker. Überblicksarbeit. Z. klin. Psychol. 23 (1994) 153–162.

Parnas, J., T. D. Cannon, S. A. Mednick, F. Schulsinger: Early predictors of onset and course of schizophrenia: Some Results from the Copenhagen high-risk study. In: Häfner, H., W. F. Gattaz (eds.): Search for the Courses of Schizophrenia, Vol. III, pp. 67–86. Springer, Berlin–Heidelberg–New York 1995.

Siever, L. J., A. J. Bergman, R. S. E. Keefe: The schizophrenia spectrum personality disorders. In: Hirsch, S. R., D. R. Weinberger (eds.): Schizophrenia, pp. 87–105. Cambridge University Press, Cambridge 1995.

Ventura, J., K. H. Nuechterlein, D. Lukoff, J. P. Hardesty: A prospective study of stressful life-events and schizophrenic relapse. J abnorm. Psychol. 98 (4) (1989) 407–411.

Ventura, J., K. H. Nuechterlein, J. P. Hardesty, M. Gittlen: Life-events and schizophrenic relapse after withdrawal of medication. Brit. J. Psychiat. 161 (1992) 615–620.

Diagnose und Differentialdiagnose

American Psychiatric Association: Diagnostic and Statistical Manual of Mental Disorders: DSM-IV, 4th ed. American Psychiatric Association, Washington D. C. 1994.

Dilling, H., W. Mombour, M. H. Schmidt (Hrsg.): Internationale Klassifikation psychischer Störungen: ICD-10, Kapitel V (F). Huber, Göttingen–Bern–Toronto 1991.

Feighner, J. P., E. Robins, S. B. Guze, R. A. Woodruff, G. Winokur, R. Munoz: Diagnostic criteria for use in psychiatric research. Arch. gen. Psychiat. 26 (1972) 57–63.

Lewis, S. W.: The secondary schizophrenias. In: Hirsch, S. R., D. R. Weinberger (eds.): Schizophrenia, pp. 324–340. Blackwell Science, Oxford 1995.

Lipton, A. A., R. Cancro: Schizophrenia: Clinical Features. In: Kaplan, H. I., B. J. Sadock (eds.): Comprehensive Textbook of Psychiatry/IV, pp. 968–986. William & Wilkins, Baltimore 1995.

Spitzer, R. L., J. Endicott, E. Robins: Research diagnostic criteria: rationale and reliability. Arch. gen. Psychiat. 35 (1978) 773–82.

Wing, J. K., J. E. Cooper, N. Sartorius: Measurement and Classification of Psychiatric Symptoms. Cambridge University Press, Cambridge 1974.

Wing, J. K.: Differentialdiagnosis of schizophrenia. In: Kavanagh, D. J. (ed.): Schizophrenia, pp. 6–22. Chapman & Hall, London 1992.

Verlauf und Ausgang

Bleuler, M.: Die schizophrenen Geistesstörungen im Lichte langjähriger Kranken- und Familiengeschichten. Thieme, Stuttgart–New York 1972.

Bleuler, M.: Lehrbuch der Psychiatrie, 15. Aufl. Springer, Berlin–Heidelberg–New York 1983.

Ciompi, L., C. Müller: Lebensweg und Alter der Schizophrenen. Eine katamnestische Langzeitstudie bis ins Senium. Springer, Berlin–Heidelberg–New York, 1976.

Dilling, H., W. Mombour, M. H. Schmidt (Hrsg.): Internationale Klassifikation psychischer Störungen: ICD-10, Kapitel V (F). Huber, Göttingen–Bern–Toronto 1991.

Häfner, H., A. Riecher-Rössler, K. Maurer, B. Fätkenheuer, W. Löffler: First onset and early symptomatology of schizophrenia. A chapter of epidemiological and neurobiological research into age and sex differences. Europ. Arch. Psychiat. Clin. Neurosci. 242 (1992) 109–118.

Herz, M. I., C. Melville: Relapse in schizophrenia. Amer. J. Psychiat. 137 (1980) 801–805.

Huber, G.: Psychiatrie, 5. Aufl. Schattauer, Stuttgart 1994.

Huber, G., G. Gross, R. Schüttler: Schizophrenie. Eine verlaufs- und sozialpsychiatrische Langzeitstudie. Springer, Berlin–Heidelberg–New York, 1979.

Jablensky, A.: Schizophrenia: The epidemiological horizon. In: Hirsch, S. R., D. R. Weinberger (eds.): Schizophrenia, pp. 206–252. Blackwell Science, Oxford 1995.

Lipton, A. A., R. Cancro: Schizophrenia: Clinical features. In: Kaplan, H. I., B. J. Sadock (eds.): Comprehensive Textbook of Psychiatry/VI, pp. 968–986. William & Wilkins, Baltimore 1995.

Möller, H. J., D. v. Zerssen: Course and outcome of schizophrenia. In: Hirsch, S. R., D. R. Weinberger (eds.): Schizophrenia, pp. 106–127. Blackwell Science, Oxford 1995.

Olbrich, R.: Die Suche nach Risikofaktoren für psychotische Rezidive schizophrener Kranker. Z. klin. Psychol. 23 (1994) 153–162.

Olbrich, H. M., B. Gierer: Bewältigungsverhalten Schizophrener im Vorfeld einer psychotischen Dekompensation. In Vorbereitung,1998.

World Health Organization: Schizophrenia: The International Pilot Study of Schizophrenia, Vol. 1. World Health Organization, Geneva 1975.

Behandlung: Psychopharmako- und Elektrokonvulsionstherapie

Baldessarini, R. J., B. M. Cohen, M. H. Teicher: Significance of neuroleptic dose and plasma level in the pharmacological treatment of psychoses. Arch. gen. Psychiat. 45 (1988) 79–91.

Benkert, O., H. Hippius: Psychiatrische Pharmakotherapie, 6. Aufl. Springer, Berlin–Heidelberg–New York 1996.

Blaisdell, G. D.: Akathisia: A comprehensive review and treatment summary. Pharmacopsychiatry 27 (1994) 139–146.

Caroff, S. N., S. C. Mann: Neuroleptic malignant syndrome. Med. Clin. N. Amer. 77 (1993) 185–202.

Gerlach, J., D. E. Casey: Tardive dyskinesia. Acta psychiat. scand. 77 (1988) 369–378.

Gilbert, P. L., M. J. Harris, L. A. McAdams, D. V. Jeste, R. J. Baldessarini, A. C. Viguera, W. T. Carpenter, C. A. Tamminga, J. F. Greden, R. Tandon, H. Y. Meltzer, K. H. Nuechterlein, M. J. Gitlin, K. L. Subotnik, R. J. Wyatt: Neuroleptic withdrawal in schizophrenic patients: A review of the literature. Arch. gen. Psychiat. 52 (1995) 173–212.

Hyttel, J., J. Arnt, M. van den Berghe: Selective dopamine D1 and D2 receptor antagonists. In: Dahl, S. G., L. F. Gram (eds.): Clinical Pharmacology in Psychiatry, pp. 109–122. Springer, Berlin–Heidelberg–New York 1989.

Kane, J., G. Honigfeld, J. Singer, H. Y. Meltzer: Clozapine for the treatment-resistant schizophrenic: a double-blind comparison versus chlorpromazine/benztropine. Arch. gen. Psychiat. 48 (1988) 789–796.

Kane, J. M., S. R. Marder: Psychopharmacologic treatment of schizophrenia. Schizophrenia Bull. 19 (1993) 287–302.

Kissling, W.: Compliance, quality assurance and standards for relapse prevention in schizophrenia. Acta psychiat. scand. 89 (1994) 16–24.

Kramer, M. S., W. H. Vogel, C. DiJohnson, D. A. Dewey, P. Sheves, S. Cavicchia, P. Litle, R. Schmidt, I. Kimes: Antidepressants in 'depressed' schizophrenic inpatients. A controlled trial. Arch. gen. Psychiat. 46 (1989) 922–928.

Montastruc, J. L., M. E. Llau, O. Rascol, J. M. Senard: Drug-induced parkinsonism: A review. Fundam. Clin. Pharmacol. 8 (1994) 293–306.

Nobler, M. S., H. A. Sackeim: Augmentation strategies in electroconvulsive therapy: A synthesis. Convulsive Ther. 9 (1993) 331–351.

Riederer, P., G. Laux, W. Pöldinger (Hrsg.): Neuro-Psychopharmaka, Bd. 4: Neuroleptika. Springer, Berlin–Heidelberg–New York 1992.

Wolkowitz, O. M.: Rational polypharmacy in schizophrenia. Ann. clin. Psychiat. 5 (1993) 79–90.

Wolkowitz, O. M., D. Pickar: Benzodiazepines in the treatment of schizophrenia: A review and reappraisal. Amer. J. Psychiat. 148 (1991) 714–726.

Behandlung: Psycho- und Soziotherapie

Angenendt, J., R.-D. Stieglitz: Psychoedukation, Patientenratgeber und Selbsthilfemanuale. In: Freyberger, H. J., R.-D. Stieglitz (Hrsg.): Kompendium der Psychiatrie und Psychotherapie. Karger, Basel 1996.

Barrowclough, C., N. Tarrier: „Psycho-social" interventions with families and their effects of the course of schizophrenia: A review. Psychol. Med. 14 (1984) 629–642.

Bellack, A. S., K. T. Mueser: Psychosocial treatment for schizophrenia. Schizophrenia Bull. 19 (1993) 317–336.

Bellack, A. S., M. Sayers, K. T. Mueser, N. Bennett: Evaluation of social problems solving in schizophrenia. J. abnorm. Psychol. 103 (2) (1994) 371–378.

Benkert, O., H. Hippius: Psychiatrische Pharmakotherapie, 6. Aufl. Springer, Berlin–Heidelberg–New York 1996.

Chadwick, P. D. J., M. J. Birchwood: The only potence of voices. A cognitive approach to auditory hallucinations. Brit. J. Psychiat. 164 (1994) 190–201.

Conte, H. R.: Review of research in supportive psychotherapy: An update. Amer. J. Psychother. 48 (404) (1994) 494–504.

Coursey, R. D.: Psychotherapy with persons suffering from schizophrenia: The need for a new agenda. Schizophrenia Bull. 15 (3) (1989) 349–353.

Dewald, P. A.: Principles of supportive psychotherapy. Amer. J. Psychother. 48 (4) (1994) 505–518.

Eckman, T. A., S. H. Wirshing, S. R. Marder, R. P. Liberman, K. Johnston-Cronk, K. Zimmermann, J. Minz: Technique for training schizophrenic patients in illness self-management: A controlled trial. Amer. J. Psychiat. 149 (11) (1992) 1549–1555.

Gunderson, J. G., H. N. Katz, M. L. Vannicelli, J. P. Frosch, P. H. Knapp: Effects of psychotherapy in schizophrenia: II. comperative outcome of two forms of treatment. Schizophrenia Bull. 10 (1984) 564–598.

Hahlweg K., H. Dürr, U. Müller: Familienbetreuung schizophrener Patienten. Ein verhaltenstherapeutischer Ansatz zur Rückfallprophylaxe – Konzepte, Behandlungsanleitungen und Materialien. Beltz, Weinheim 1995.

Kates, J., L. H. Rockland: Supportive psychotherapy of the schizophrenic patient. Amer. J. Psychother. 48 (4) (1994) 543–561.

Kingdon, D. G., D. Turkington: Cognitive-Behavioral Therapy of Schizophrenia. Erlbaum, London–Hillsdale–New Jersey 1994.

Liberman, R. P., P. W. Corrigan: Designing new psychosocial treatments for schizophrenia. Psychiatry 56 (3) (1993) 238–253.

Nuechterlein, K. H., M. E. Dawson, M. Gitlin, J. Ventura, M. J. Goldstein, K. S. Snyder, C. M. Yee, J. Mintz: Developmental processes in schizophrenic disorders: Longitudinal studies of vulnerability and stress. Schizophrenia Bull. 18 (1992) 387–425.

Priebe, S.: Sozialpsychiatrie und gemeindenahe Versorgung. In: Freyberger, H. J., R.-D. Stieglitz (Hrsg.): Kompendium der Psychiatrie und Psychotherapie. Karger, Basel (185–200) 1995.

Riederer, P., G. Laux, W. Pöldinger (Hrsg.): Neuro-Psychopharmaka, Bd. 4: Neuroleptika. Springer, Berlin–Heidelberg–New York 1992.

Roder, V., H. D. Brenner, N. Kienzle, B. Hodel: Integriertes Psychologisches Trainingsprogramm für Schizophrene Patienten. Psychologie Verlags Union, Weinheim 1992.

Rössler, W., H. J. Salize, U. Biecheler, A. Riecher-Rössler: Stand und Entwicklung der psychiatrischen Versorgung. Nervenarzt 65 (1994) 427–437.

Romme, M. A. J., A. Honig, E. O. Northoorn: Coping with hearing voices: An emancipatory approach. Brit. J. Psychiat. 161 (1992) 99–103.

Strauss, J. S.: Subjective experiences of schizophrenia: Toward a new dynamic psychiatry-II. Schizophrenia Bull. 15 (1989) 179–187.

Tarrier, N.: Management and modification of residual positive psychotic symptoms. In: Birchwood, M., N. Tarrier (eds.): Elevations in the Psychological Management of Schizophrenia, pp. 147–169. Wiley & Sons, New York 1992.

Tarrier, N., S. Harwood, L. Yusopoff, R. Beckett, A. Baker: Coping Strategy Enhancement (CSE): A method of treating residual schizophrenic symptoms. Behavioral Psychother. 18 (1990) 283–293.

Vauth, R., R.-D. Stieglitz: Verhaltenstherapeutische Interventionen bei persistierender halluzinatorischer und wahnhafter Symptomatik schizophrener Patienten. Verhaltensther. 4 (1994) 177–185.

Wiedemann, G., K. Hahlweg, G. Hark, E. Feinstein: Deliverability of psychoeducation of family management. Schizophrenia Bull. 20 (3) (1994) 547–556.

2 Andere psychotische Störungen

Lanczik, M., H. Beckmann: Historical aspects of affective disorders. In: Feighner, J. P., W. F. Boyer: The diagnosis of depression, pp. 1–16. Wiley, Chichester 1991.

Leonhard, K.: Die atypischen Psychosen und Kleists Lehre von den endogenen Psychosen: Gruhle, H. W., R. Jung, W. Mayer-Gross, M. Müller (Hrsg.): Psychiatrie der Gegenwart II, S. 147–179. Springer, Berlin–Heidelberg–New York 1960.

Saß, H.: Strukturelle und dynamische Persönlichkeitsvarianten im Vorfeld idiopathischer Psychosyndrome. In: Mundt, C., H. Saß: Für und wider die Einheitspsychose, S. 37–48. Thieme, Stuttgart–New York 1992.

Anhaltende wahnhafte Störungen

Caduff, F.: Querulanz - ein verschwindendes psychopathologisches Verhaltensmuster? Fortschr. Neurol. Psychiat. 63 (1995) 504–510.

Krafft-Ebing, R. v.: Über Eifersuchtswahn beim Mann. Jb. Psychiat. 10 (1892) 212–231.

Kretschmer, E.: Der sensitive Beziehungswahn. Springer, Berlin–Heidelberg–New York 1927.

Opjordsmoen, S.: Long-term course and outcome in delusional disorder. Acta psychiat. scand. 78 (1987) 556–586.

Peters, U. H.: Daniel Paul Schrebers, des Senatspräsidenten Krankheit. Fortschr. Neurol. Psychiat. 63 (1995) 469–479.

Pfuhlmann, B.: Monosymptomatische Psychosen: Ätiologie, Differentialdiagnostik, Differentialtherapie, nosologische Stellung. Med. Diss., Erlangen 1992.

Pohlmeier, H.: Pathographie und Biographie – Hintergründe der Fälle Schreber und Klug. Fortschr. Neurol. Psychiat. 63 (1995) 297–302.

Retterstöl, N.: Nicht-schizophrene paranoide Entwicklungen und Paranoia. In: Kisker, K. P., H. Lauter, J. E. Meyer, C. Müller, E. Strömgren (Hrsg.): Schizophrenien. Psychiatrie der Gegenwart 4, 3. Aufl. Springer, Berlin–Heidelberg–New York 1987.

Soyka, M.: Das Othello-Syndrom – Eifersucht und Eifersuchtswahn als Symptome psychischer Störungen. Fortschr. Neurol. Psychiat. 63 (1995) 487–494.

Watt, J. A. G.: The relationship of paranoid states to schizophrenia. Amer. J. Psychiat. 142 (1985) 1456–1458.

Winokur, G.: Delusional disorder (paranoia). Comprehens. Psychiat. 18 (1977) 453–479.

Vorübergehende akute psychotische Störungen

Bergem, A. L. M., A. Dahl, C. Guldberg, H. Hansen: Langeldt's schizophreniform psychoses fifty years later. Brit. J. Psychiat. 157 (1990) 351–354.

Boeters, U.: Die oneiroiden Emotionspsychosen. Klinische Studie als Beitrag zur Differentialdiagnose atypischer Psychosen. Karger, Basel 1971.

Coryell, W. H., M. T. Tsuang: Outcome after 40 years in DSM-III schizophreniform disorder. Arch. gen. Psychiat. 43 (1986) 324–328.

Fogelson, D. L., B. M. Cohen, H. G. Pope: A study of DSM-III schizophreniform disorder. Arch. gen. Psychiat. 43 (1982) 1281–1285.

Jörgensen, P., J. Jensen: An attempt to operationalize reactive delusional psychosis. Acta psychiat. scand. 78 (1988) 627–631.

Labhardt, F.: Die schizophrenieähnlichen Emotionspsychosen. Springer, Berlin–Heidelberg–New York 1963.

Lanczik, M., J. Fritze: Leonhard-Klassifikation endogener Psychosen – erste biologische Befunde und differentialtherapeutische Erwägungen. Fortschr. Neurol. Psychiat. 60 (1992) 296–304.

Langfeldt, G.: Schizophreniform States. Munksgaard, Kopenhagen 1939.

Marengo, J. T., M. Harrow, J. F. Westermeyer: Early longitudinal course of acute-chronic and paranoid-undifferentiated schizophrenia subtypes and schizophreniform disorders. J. Abnorm. Psychol. 100 (1991) 600–603.

Nuechterlein, K. H., J. Ventura, I. R. H. Falloon, D. L. Fogelson, M. Gitlin: Schizophrenia and schizophreniform disorder: is there a critical difference? Schizophrenia Res. 4 (1991) 265–266.

Perris, C., M. Eisemann: Zykloide psychotische Störungen: Ihre Beziehungen zu den schizoaffektiven Psychosen. In: Marneros, A. (Hrsg.): Schizoaffektive Psychosen: Diagnose, Therapie und Prophylaxe, S. 29–43. Springer, Berlin–Heidelberg–New York 1989.

Pulver, A. E., C. H. Brown, P. S. Wolyniec, J. A. McGrath, D. Tam: Psychiatric morbidity in the relatives of patients with DSM-III schizophreniform disorder: comparison with relatives of schizophrenic and bipolar disorder patients. J. psychiat. Res. 25 (1991) 19–29.

Stephens, J. H., J. W. Shaffer, W. T. Carpenter: Reactive psychosis. J. nerv. ment. Dis. 170 (1982) 657–663.

Strakowski, S. M.: Diagnostic validity of schizophreniform disorder. Amer. J. Psychiat. 151 (1994) 815–824.
Weinberger, D. R., L. E. DeLisi, G. P. Perman, S. D. Targum, R. J. Wyatt: Computed tomography in schizophreniform disorder and other acute psychiatric disorders. Arch. gen. Psychiat. 39 (1982) 778–783.

Induzierte wahnhafte Störungen

Arenz, D., G. Höflich: Psychopathologische Konzepte des induzierten Irreseins am Fallbeispiel einer folie à deux. Fortschr. Neurol. Psychiat. 64 (1996) 13–19.
Caduff, F., T. Hubschmid: Folie à deux. Nervenarzt 66 (1995) 73–76.
Fernando, F. P., M. Frieze: A relapsing folie à trois. Brit. J. Psychiat. 146 (1985) 315–324.
Fluro, L.: Der induzierte Wahn. Fortschr. Neurol. Psychiat. 42 (1974) 76–96.
Glassmann, J. N., M. Magulac, F. Darko: Folie à famille: shared paranoid disorder in a Vietnam veteran and his family. Amer. J. Psychiat. 144 (1987) 658–660.
Hofbauer, J. C.: Infectio psychica. Österr. med. Wschr. 39 (1848) 1184–1188.
Kendler, K.: Late-onset folie simultanée in a pair of monozygotic twins. Brit. J. Psychiat. 148 (1986) 463–465.
Lasègue, C., J. Falret: La folie à deux ou la folie communiquée. Ann. méd.-Psychol. 10 (1873) 483.
Mundt, C.: Psychopathologische Überlegungen an Hand einer symbiontischen Psychose. Nervenarzt 49 (1978) 235–239.
Scharfetter, C.: Symbiontische Psychosen. Huber, Bern–Göttingen–Toronto 1970.
Zillessen, K. E., G.-E. Trott, A. Warnke: Induzierte wahnhafte Störung im Kindes- und Jugendalter. Z. Kinder- Jugendpsychiat. 24 (1996) 117–126.

Schizoaffektive Störungen

Angst, J., W. Felder, B. Lohmeyer: Are schizoaffective psychoses heterogenous? Results of a genetic investigation, I. J. affect. Disorders 1 (1979) 139–153.
Angst, J., W. Felder, B. Lohmeyer: Are schizoaffective psychoses heterogenous? Results of a genetic investigation, II. J. affect. Disorders 1 (1979) 155–156.
Armbruster, B., G. Gross, G. Huber: Long-term prognosis and course of schizoaffective, schizophreniform, and cycloid psychosis. Psychiat. clin. 16 (1983) 156–168.
Bandelow, B., E. Rüther: Neuroleptika in der Behandlung schizoaffektiver Psychosen. In: Marneros, A. (Hrsg.): Schizoaffektive Psychosen: Diagnose, Therapie und Prophylaxe, S. 149–158. Springer, Berlin–Heidelberg–New York 1989.
Brockington, I. F., R. E. Kendell, J. M. Kellett, S. H. Curry, S. Wainwright: Trials of lithium, chlorpromazine and amitriptyline in schizo-affective patients. Brit. J. Psychiat. 133 (1978) 162–168.
Brockington, I. F., J. P. Leff: Schizoaffective psychosis: definition and incidence. Psychol. Med. 9 (1979) 91–99.
Brockington, I. F., H. Y. Meltzer: The nosology of schizoaffective psychosis. Psychiat. Dev. 4 (1983).
Goodnick, P. J., H. Y. Meltzer: Treatment of schizoaffective disorders. Schizophrenia Bull. 10 (1984) 30–48.
Grossman, L. S., M. Harrow, J. F. Goldberg, C. G. Fichtner: Outcome of schizoaffective disorder at two long-term follow-ups: Comparisons with outcome of schizophrenia and affective disorders. Amer. J. Psychiat. 148 (1991) 1359–1365.
Kasanin, J.: The acute schizo-affective psychoses. Amer. J. Psychiat. 13 (1933) 97–126.
Levitt, J. J., M. T. Tsuang: The heterogenity of schizoaffective disorder: implications for treatment. Amer. J. Psychiat. 145 (1988) 926–936.
Maj, M.: Lithium prophylaxis in schizoaffective disorder – a prospective study. J. affect. Disorders 14 (1988) 129–135.
Marneros, A., A. Deister, A. Rohde: Quality of affective symptomatology and its importance for the definition of schizoaffective disorders. Psychopathology 22 (1989) 152–160.
Marneros, A., A. Rohde, A. Deister, H. Jünemann: Syndrome shift in long-term course of schizoaffective disorders. Europ. Arch. Psychiatr. Neurol. Sci. 236 (1988) 97–104.
Möller, H. J., C. Morin: Behandlung schizodepressiver Syndrome mit Antidepressiva. In: Marneros, A. (Hrsg.): Schizoaffektive Psychosen: Diagnose, Therapie und Prophylaxe, S. 159–178. Springer, Berlin–Heidelberg–New York 1989.
Peters, U. H.: On the reason, why psychiatry in 80 years could not integrate schizoaffective psychoses. Can it now? Psychiat. clin. (Basel) 16 (1983) 103–108.
Pope, H. G., J. F. Lipinski, B. M. Cohen: Schizoaffective disorder: an invalid diagnosis? A comparison of schizoaffective disorder, schizophrenia, and affective disorder. Amer. J. Psychiat. 137 (1980) 921–927.
Procci, W. R.: Schizoaffective psychosis: fact or fiction? Arch. gen. Psychiat. 33 (1976) 1167–1178.
Pull, C. B., M. C. Pull, P. Pichot: Nosological position of schizoaffective psychoses in France. Psychiat. clin. 16 (1983) 141–148.
Sauer, H.: Die nosologische Stellung schizoaffektiver Psychosen. Nervenarzt 61 (1990) 3–15.
Tsuang, D., W. Coryell: An 8-year follow-up of patients with DSM-III-R psychotic depression, schizoaffective disorder, and schizophrenia. Amer. J. Psychiat. 150 (1993) 1182–1188.

Puerperalpsychosen

Brockington, I. F.: Motherhood and Mental Health. Oxford University Press, Oxford–New York–Tokyo 1996.
Lanczik, M., J. Fritze, H. Beckmann: Puerperal and cycloid psychoses. Results of a retro-spective study. Psychopathology 23 (1990) 220–227.
Schöpf, J.: Postpartum Psychosen. Ein Beitrag zur Nosologie. Springer, Berlin–Heidelberg–New York 1994.

11
Affektive Erkrankungen

Mathias Berger

Inhalt

1 Terminologie 484
    1.1 Historische Entwicklung 484
    1.2 Klassifikation nach ICD-10 und DSM-IV 485

2 Epidemiologie und Verlauf 487
    2.1 Monophasische und wiederkehrende Depressionen 487
    2.2 Bipolare affektive Erkrankungen 490
    2.3 Dysthymien 491
    2.4 Zyklothymien 491

3 Symptomatik und Typisierung 492
    3.1 Major Depression (DSM-IV), depressive Episoden (ICD-10) 493
    3.1.1 Symptomatik 493
    3.1.2 Subtypisierung der Major Depression bzw. depressiver Episoden 497
    3.2 Dysthymien 501
    3.3 Manien 502
    3.3.1 Symptomatik 502
    3.3.2 Subtypisierung von Manien 504
    3.4 Zyklothymien 506

4 Ätiologie und Pathogenese 507
    4.1 Genetische Faktoren 508
    4.2 Alterationen der Neurotransmittersysteme 508
    4.3 Die pathogenetische Bedeutung von Schlaf 511
    4.4 Neuroendokrinologie 513
    4.5 Tierexperimentelle Depressionsforschung 515
    4.6 Psychosoziale Aspekte 517
    4.6.1 Persönlichkeitsfaktoren 517
    4.6.2 Psychodynamische Aspekte 518
    4.6.3 Lerntheoretische und kognitive Aspekte 519
    4.7 Integrative bio-psycho-soziale Modelle 520

5 Differentialdiagnostischer Prozeß 525
    5.1 Ausschluß einer organischen Erkrankung 525
    5.2 Differentialdiagnostik nicht-organisch bedingter affektiver Erkrankungen 528

6 Akuttherapie affektiver Erkrankungen 529
    6.1 Depressionstherapie 529
    6.1.1 Hospitalisierung 529
    6.1.2 Psychotherapeutische Basisbehandlung („clinical management") 530
    6.1.3 Pharmakotherapie 530
    6.1.4 Schlafentzugstherapie 536
    6.1.5 Elektrokonvulsionstherapie 539
    6.1.6 Lichttherapie 539

11 Affektive Erkrankungen

6.1.7 Spezielle psychotherapeutische Verfahren	539
6.1.8 Wahl des adäquaten Therapieverfahrens	544
6.1.9 Behandlungsverfahren bei therapieresistenten Depressionen	544
6.2 Dysthymietherapie	545
6.3 Manietherapie	546
6.3.1 Psychotherapeutische Basisbehandlung („clinical management")	546
6.3.2 Hospitalisierung	547
6.3.3 Pharmakotherapie	547
6.3.4 Elektrokonvulsionstherapie	548
6.4 Zyklothymietherapie	548
7 Erhaltungstherapie und Rezidivprophylaxe	**549**
7.1 Terminologie	549
7.2 Erhaltungstherapie („continuation therapy")	550
7.2.1 Unipolare Störungen	550
7.2.2 Bipolare Störungen	551
7.3 Rezidivprophylaxe („maintenance therapy")	551
7.3.1 Unipolare depressive Störungen	553
7.3.2 Bipolare affektive Störungen	560

1 Terminologie

1.1 Historische Entwicklung

Affektive Erkrankungen wurden bereits in der Antike präzise beschrieben und von HIPPOKRATES im 4. Jahrhundert v. Chr. als **Melancholie** und **Manie** bezeichnet. Humorale Störungen der schwarzen Galle (griechisch: mélaina choláe) und gelben Galle sind nur eine unter vielen Vorstellungen, die man sich zur Entstehung dieser einschneidenden seelischen Erkrankungen machte. Mitte des 19. Jahrhunderts wurde dezidiert beschrieben, daß Patienten zwischen depressiven und gehobenen Stimmungslagen „zyklieren" können, was JULES FALRET zu dem Terminus „folie circulaire" veranlaßte. KAHLBAUM führte 1880 den Begriff der **Zyklothymie** ein, um zu verdeutlichen, daß Manien und Melancholien unterschiedliche Zustände nur eines Krankheitsbildes darstellen. Diese Sichtweise wurde von KRAEPELIN Ende des 19. Jahrhunderts akzentuiert, der den Begriff des **„manisch-depressiven Irreseins"** einführte und postulierte, daß auch unipolare Depressionen unter dieser Krankheitseinheit zu subsumieren seien.

Später wurden all diese Erkrankungen als **affektive Psychosen** bezeichnet, und zwar unabhängig von ihrem Schweregrad. Zur Abgrenzung gegenüber den schizophrenen Psychosen wurde hervorgehoben, daß sie jeweils nach Abklingen der einzelnen Phasen ad integrum ausheilen. Beide Erkrankungen, d.h. „manisch-depressives Irresein" und Schizophrenien, wurden als **endogene Psychosen** benannt. Durch den Endogenitätsbegriff wurde eine körperliche, d.h. auf heredo-konstitutionelle Faktoren beruhende Ursache unterstellt, die zumindest bis heute jedoch noch nicht nachgewiesen werden konnte. Die endogenen Psychosen wurden somit nicht im Kausalzusammenhang mit Erlebnissen gesehen.

Leichteren depressiven Störungen wurde nicht der Status eigentlicher Krankheiten zugesprochen, sondern sie wurden, etwa von KURT SCHNEIDER, als **„Spielarten der Norm"** den sogenannten Hintergrund- oder Untergrunddepressionen sowie den depressiven Reaktionen zugeordnet. Der Begriff der **Neurose**, der eng mit psychoanalytischen Konzeptionen amalgamiert ist, fand in die deutsche Psychiatrie nur zögerlich Eingang.

In den 60er Jahren verdeutlichten Familien- und Verlaufsstudien, daß **unipolare Depressionen** entgegen früheren Vorstellungen doch von **bipolaren Erkrankungen** abgegrenzt werden müssen. Untersuchungen etwa von LEONARD, PERRIS und ANGST führten dazu, daß ausschließlich depressive Erkrankungsphasen als sogenannte **unipolare endogene Depressionen** oder **Melancholien** klassifiziert und von **bipolaren endogenen Psychosen** abgegrenzt wurden. Insbesondere im deutschen Sprachraum wurden dabei weiterhin die Begriffe Endogenität und Melancholie mit dem Begriff Psychose gleichgesetzt.

Im angloamerikanischen Sprachraum setzte sich jedoch durch, nur dann von **psychotischen Depressionen** zu sprechen, wenn diese mit Halluzinationen, Wahnideen oder massiven Beeinträchtigungen des Realitätsbezuges einhergingen. Außerdem wurde der Begriff der **Zyklothymie** völlig neu definiert. Während im deutschen Sprachraum bipolare affektive Erkrankungen mit Zyklothymien gleichgesetzt werden, werden damit in den aktuellen Diagnoseschemata chronifizierte, leichte Krankheitsbilder bezeichnet, bei denen sowohl die depressiven als auch die gehobenen Stimmungsphasen nicht das Vollbild einer Depression oder Manie erreichen.

Auch der Bereich der **nicht-endogenen Depressionen** fand in den 60er Jahren mehr Beachtung. Insbesondere der Begriff der **neurotischen Depression** wurde zunehmend im klinischen Alltag und in wissenschaftlichen Untersuchungen verwendet. In der Diagnostik setzte sich eine **Dichotomisierung** zwischen endogenen Depressionen einerseits und neurotischen und reaktiv-situativen Depressionen andererseits durch. Dabei wurde in der Regel davon ausgegangen, daß es sich hierbei um zwei klar abgrenzbare Krankheitseinheiten (bimodale Häufigkeitsverteilung) handele. Das heißt, die Genetik, die Symptomatologie, der Verlauf, aber auch die Ätiopathogenese und Therapierbarkeit beider Krankheitsgruppen wurden als eindeutig unterscheidbar erachtet.

Diese Sichtweise wurde in den letzten zehn Jahren weitgehend verlassen. Umfangreiche Studien zu allen genannten Bereichen ergaben mehr Überschneidungen und Gemeinsamkeiten als Differenzen zwischen den unterschiedlichen Depressionsformen. Das heißt, sogenannte neurotische und reaktive Depressionen zeigen bei detaillierter wissenschaftlicher Analyse in Genetik, Symptomatologie, Epidemiologie, Verlauf und Ansprechen auf unterschiedliche Therapieverfahren keine entscheidenden Unterschiede zu den sogenannten endogenen oder auch als autonom bezeichneten Depressionen.

1.2 Klassifikation nach ICD-10 und DSM-IV

Bisher besteht nicht die Möglichkeit, nosologische Entitäten aufgrund spezifischer Ätiologien, Pathophysiologien, Verläufe und Therapieeffekte voneinander abzugrenzen. Vielmehr ist eine Typisierung unterschiedlicher Depressionsformen auf dem Boden der Kategorien Symptomatologie, Schweregrad, Krankheitsdauer und Rückfallrisiko der zur Zeit einzige wissenschaftlich begründbare Weg und wird in den **neuen Klassifikationssystemen,** wie dem **DSM-IV** der American Psychiatric Association und der **ICD-10** der Weltgesundheitsorganisation, eingehalten (Tab. 11-1). Das heißt, es wird auf bisher implizierte hypothetische ätiopathogenetische Modelle bei der Diagnosestellung und Klassifikation wie endogen, neurotisch, autonom etc. verzichtet zugunsten einer Präzisierung des Quer- und Längsschnitts der vorliegenden Erkrankungen. Gerade Begriffe wie Endogenität oder Neurose implizierten ätiopathogenetische Vorstellungen, die zwischen Ländern, Schulen und Kliniken unterschiedlich waren und sich durch wissenschaftlich-empirische Untersuchungen nicht belegen ließen, so daß der Verzicht auf diese Termini die Voraussetzung für eine internationale Vergleichbarkeit von Klassifikations- und Diagnoseverfahren darstellt.

Der in DSM-III(-R), DSM-IV und ICD-10 gewählte deskriptive, in amerikanischen Lehrbüchern oft als pluralistisch-mehrdimensional bezeichnete Ansatz ist in vieler Hinsicht ein Kompromiß zwischen unterschiedlichen Ländern und Schulrichtungen. Auf der anderen Seite ist er ein Eingeständnis des bisher begrenzten Wissens um die Ätiopathogenese affektiver Erkrankungen. Die bestehenden Diagnostik- und Klassifikationssysteme sind deswegen auch nur als vorläufig anzusehen.

Depressionen, Manien, Dysthymien und **Zyklothymien** werden im DSM-IV unter dem Begriff **Mood Disorders,** also Stimmungserkrankungen, und in der ICD-10 unter dem der affektiven Störungen subsumiert. Sprachlich präziser ist dabei der Begriff der Mood Disorder, da es bei Depressionen und Manien um Veränderungen der Gestimmtheit, also der Grundstimmung geht, nicht um Störungen von Affekten, also Gefühlswallungen oder emotionalen Ausnahmesituationen mit entsprechender vorübergehender psychovegetativer Begleitsymptomatik. Ansonsten müßten etwa Angst- und Panikerkrankungen ebenfalls hier mit erfaßt werden. Da sich der Begriff der Stimmungserkrankungen sprachlich in Deutschland jedoch nicht durchgesetzt hat, wird auch in diesem Lehrbuch der Begriff der affektiven Erkrankungen unter Ausschluß der Angst- und Panikerkrankungen benutzt.

Entsprechend der deskriptiven, an Schweregrad und Erkrankungsdauer orientierten Diagnose- und Klassifikationssysteme ist, wie bereits erwähnt, auf die Begriffe endogene und neurotische Depression verzichtet worden. Eine gewichtige, mindestens

Tabelle 11-1 ICD-10-Klassifikation affektiver Störungen.

F30 manische Episode
- F30.0 Hypomanie
- F30.1 Manie ohne psychotische Symptome
- F30.2 Manie mit psychotischen Symptomen
- F30.8 andere
- F30.9 nicht näher bezeichnete

F31 bipolare affektive Störung
- F31.0 gegenwärtig hypomanische Episode
- F31.1 gegenwärtig manische Episode ohne psychotische Symptome
- F31.2 gegenwärtig manische Episode mit psychotischen Symptomen
- F31.3 gegenwärtig mittelgradige oder leichte depressive Episode
  - .30 ohne somatische Symptome
  - .31 mit somatischen Symptomen
- F31.4 gegenwärtig schwere depressive Episode ohne psychotische Symptome
- F31.5 gegenwärtig schwere depressive Episode mit psychotischen Symptomen
- F31.6 gegenwärtig gemischte Episode
- F31.7 gegenwärtig remittiert
- F31.8 andere
- F31.9 nicht näher bezeichnete

F32 depressive Episode
- F32.0 leichte depressive Episode
  - .00 ohne somatische Symptome
  - .01 mit somatischen Symptomen
- F32.1 mittelgradige depressive Episode
  - .10 ohne somatische Symptome
  - .11 mit somatischen Symptomen
- F32.2 schwere depressive Episode ohne psychotische Symptome
- F32.3 schwere depressive Episode mit psychotischen Symptomen
- F32.8 andere
- F32.9 nicht näher bezeichnete

F33 rezidivierende depressive Störungen
- F33.0 gegenwärtig leichte Episode
  - .00 ohne somatische Symptome
  - .01 mit somatischen Symptomen
- F33.1 gegenwärtig mittelgradige Episode
  - .10 ohne somatische Symptome
  - .11 mit somatischen Symptomen
- F33.2 gegenwärtig schwere Episode ohne psychotische Symptome
- F33.3 gegenwärtig schwere Episode mit psychotischen Symptomen
- F33.4 gegenwärtig remittiert
- F33.8 andere
- F33.9 nicht näher bezeichnete

F34 anhaltende affektive Störungen
- F34.0 Zyklothymia
- F34.1 Dysthymia
- F34.8 andere
- F34.9 nicht näher bezeichnete

F38 andere affektive Störungen
- F38.0 andere einzelne affektive Störungen
  - .00 gemischte affektive Episode
- F38.1 andere rezidivierende affektive Störungen
  - .10 rezidivierende kurze depressive Störung
- F38.8 andere näher bezeichnete

F39 nicht näher bezeichnete affektive Störung

zwei Wochen bestehende Erkrankung wird im DSM-IV als **Major Depression (MD)** bezeichnet. Leider ist es bisher nicht gelungen, diesen englischsprachigen Begriff adäquat ins Deutsche zu übertragen. Die Übersetzung „typische Depression" hat keinen Eingang in die Sprachkonventionen gefunden. In der ICD-10 wird – leider nicht identisch mit der Definition für Major Depression – eine gewichtige Depression als **depressive Episode** bezeichnet.

Der Major Depression bzw. depressiven Episode wird die **Dysthymie** als leichtere Depressionsform gegenübergestellt. Diese muß aber seit mehreren Jahren (mindestens zwei nach DSM-IV), d.h. chronifiziert, bestehen. Mit diesem Begriff werden Patienten charakterisiert, bei denen früher eine depressive Persönlichkeitsstörung oder Neurose diagnostiziert worden wäre.

Die **bipolaren Störungen** werden in **bipolar I**

und **II** unterschieden, je nachdem ob die gehobene, euphorische oder gereizte Stimmungslage das Vollbild einer Manie erreicht oder nur als Hypomanie (s.u.) zu typisieren ist.

Zyklothyme Störungen werden entsprechend den Dysthymien als Krankheitsbilder bezeichnet, die chronifiziert sind, d.h. nach DSM-IV mindestens zwei Jahre bestehen, und bei denen die depressiven und hypomanen Stimmungsschwankungen leichteren Grades sind.

Nach folgenden Kriterien können die Erkrankungen weiter charakterisiert werden:

- nach ihrer Schwere
- nach dem Auftreten psychotischer Symptome
- nach einem melancholietypischen Symptomenmuster – nach ICD-10 „mit somatischen Symptomen"
- nach ihrem Verlauf, d.h., ob die Erkrankungen voll oder nur partiell remittieren oder chronisch verlaufen
- nach einer saisonalen Bindung
- bezüglich der Frequenz wiederkehrender Erkrankungsphasen; wenn mindestens vier Krankheitsepisoden pro Jahr auftreten, spricht man von einem **„rapid cycling"**.

Diese Sichtweise bewirkte eine entscheidende Veränderung und auch „Entideologisierung" der Sprache im Bereich affektiver Erkrankungen. Manche Begriffe wie Psychose, Zyklothymie oder Dysthymie erhielten unter den deskriptiven Aspekten eine neue Bedeutung. Dies führte gerade in Deutschland, wo die Entwicklung der psychiatrischen Terminologie in den ersten Jahrzehnten dieses Jahrhunderts weitgehend bestimmt wurde und die Begriffe eine tief verankerte Tradition besitzen, zu einigen Irritationen. Oft werden die Termini noch in tradierter und parallel dazu in neuer Bedeutung benutzt. Eine Übernahme der international üblichen Terminologie in Diagnostik und Klassifikation ist jedoch unumgänglich, um im internationalen Kontext verständlich zu bleiben.

> **Resümee**
> Tradierte, auf ätiopathogenetische Hypothesen basierende Krankheitsbegriffe wie endogene oder neurotische Depressionen wurden in den modernen internationalen Diagnosesystemen zugunsten einer Typisierung aufgegeben, die sich rein deskriptiv an den Dimensionen von Symptomatologie, Schweregrad und Dauer orientiert. Begriffe wie Dysthymie oder Zyklothymie erhielten so eine neue Bedeutung.

2 Epidemiologie und Verlauf

2.1 Monophasische und wiederkehrende Depressionen

Obwohl ein zunehmendes Interesse an der gesundheitspolitischen Relevanz affektiver Störungen sich in einer Vielzahl vergleichender internationaler Studien niederschlug, sind die Angaben in der Literatur über die Häufigkeit depressiver Erkrankungen breit gestreut. Kein Zweifel besteht an der Tatsache, daß Depressionen neben Angststörungen die häufigsten psychischen Erkrankungen darstellen.

Die Angabe exakter Zahlen zur Inzidenz und Prävalenz depressiver Störungen ist dadurch erschwert, daß in vielen Studien unterschiedliche Diagnosekriterien, wie ICD-8, 9 oder 10, DSM-III, DSM-III-R oder DSM-IV oder die Research Diagnostic Criteria (RDC), und unterschiedliche Untersuchungsverfahren wie freie oder standardisierte Interviews, Fragebogen oder Symptomlisten angewendet wurden.

Zusammenfassend ergibt sich jedoch, daß **sämtliche depressiven Störungen von Krankheitswert** unter Einbeziehung auch leichterer Formen, wie Dysthymien oder Minor Depression, in der Erwachsenenbevölkerung eine **Punktprävalenz von etwa 15–30%** aufweisen. **Major Depression** bzw. depressive Episoden im engeren Sinne zeigen dagegen eine **Punktprävalenz von 2–7%,** dabei ist das Verhältnis von Melancholien zu nicht-melancholischen Depressionen, bzw. nach ICD-10 von Depressionen mit und ohne somatische Symptome, als etwa 1:4 einzuschätzen. Pro Jahr erkrankt etwa 1% der Erwachsenenbevölkerung neu an einer depressiven Störung und 1‰ an einer schweren psychotischen Depression.

Von besonderem Interesse sind die Berechnungen des **Lebenszeitrisikos,** an einer Depression zu erkranken. Dies hängt u.a. von der Lebenserwartung der Gesamtbevölkerung ab. Es wird für MD ein Lebenszeitrisiko von 7–18% angenommen.

Alle internationalen Studien zu Inzidenz, Punkt- oder Lebenszeitprävalenz bestätigen die Tatsache, daß **Frauen doppelt so häufig erkranken wie Männer.** Dies mag genetische oder hormonelle Ursachen haben, kann aber zum Teil auch geschlechtsspezifische Unterschiede der sozialen Situation oder in der Krankheitsbewertung und im Krankheitsverhalten widerspiegeln. Jüngste Untersuchungen von ANGST (1987) im Rahmen der sogenannten Zürich-Studie verdeutlichen, daß Frauen zumindest leichten depressiven Verstimmungen mehr Beachtung beimessen, stärkere Hilfserwartungen entwickeln und sich später deutlicher an die Störung erinnern. Von besonderem Aufschluß sind in diesem Zusammenhang Untersuchungen zu Schlafstörungen, bei denen mittels der Polysomnographie die Möglichkeit der Objektivierung der geklagten Beschwerden besteht. Dabei ergab sich, daß Männer objektiv, d.h. bei Messungen im Schlaflabor, deutlich schlechter als Frauen schlafen, letztere aber wesentlich häufiger subjektiv über einen unzureichenden Schlaf klagen und entsprechende Behandlung wünschen. Ähnliche Ergebnisse zu geschlechtsspezifisch differentem Krankheitsverhalten und ebensolcher -bewältigung liegen auch für Herzbeschwerden oder für Angststörungen vor.

Es gibt Hinweise dafür, daß die Häufigkeit insbesondere leichterer Depressionen in den letzten Jahrzehnten ständig zunimmt und daß das Ersterkrankungsalter sich nach vorn verlagert. Dieses als **Kohorten-Effekt** bezeichnete Phänomen wird im Zusammenhang mit den Lebensbedingungen wie Familienstrukturen, Leistungsanforderungen etc. gesehen. Außerdem bestehen eine zunehmend geringere Bereitschaft, psychisches Unwohlsein und Distress zu ertragen, sowie eine gesteigerte Erwartung gegenüber dem medizinischen und psychosozialen Versorgungssystem.

Die **Erstmanifestation depressiver Erkrankungen** hat ihren Häufigkeitsgipfel in der Mitte des dritten Lebensjahrzehnts, 50% der Ersterkrankungen treten bereits vor Erreichen des 40. Lebensjahres auf. Im höheren Lebensalter, d.h. über 65 Jahre, nimmt die Wahrscheinlichkeit einer erstmaligen Manifestation einer depressiven Störung eher ab; nur 10% der Patienten erkranken zum ersten Mal nach dem 60. Lebensjahr.

Bei der Mehrzahl der Patienten treten Depressionen als **Episoden** oder **Phasen** auf, d.h., sie sind selbstlimitierend und klingen auch ohne therapeutische Maßnahmen ab (Abb. 11-1). Bei 2/3 der Erkrankten gilt, daß die Episode komplett ausheilt, nur in 1/3 der Fälle tritt eine lediglich partielle Besserung ein, oder die Patienten bleiben bereits nach der ersten Erkrankungsepisode chronisch depressiv. Ein solcher besonders ungünstiger Verlauf ist nur bei maximal 15% zu beobachten. Insbesondere leichtere Depressionen remittieren zu einem hohen Prozentsatz auch ohne medizinische Behandlung. Das Ende der Episode erfolgt entweder spontan oder ist das Ergebnis einer Placebowirkung wie einer unspezifischen ärztlichen Maßnahme oder bedingt sich durch die Unterstützung von Familie und Freunden bzw. jede Art von emotionaler Zuwendung. Die genetische oder pathophysiologische Determiniertheit depressiver Erkrankungen spielt jedoch vermutlich für die Verlaufslimitierung eine entscheidende Rolle.

Untersuchungen vor der Psychopharmaka-Ära erbrachten **Episodendauern von 6–8 Monaten**. Die Entwicklung von Behandlungsmaßnahmen im Bereich der Psychopharmakologie, Psychotherapie, Elektrokonvulsionstherapie oder Schlafdeprivation haben die Phasenlängen für die meisten Patienten deutlich verkürzt und abgemildert. Es bleibt jedoch ein Anteil von etwa 15–20%, die eine Episodendauer von mehr als 12 Monaten aufweisen und damit zur Chronifizierung neigen.

Das **Risiko einer ungünstigen Prognose** steigt bei älteren Patienten und bei Patienten mit einer ausgeprägten familiären genetischen Belastung, fehlender sozialer Unterstützung, vorbestehenden sozialen Anpassungsstörungen sowie chronischen zwischenmenschlichen, z.B. familiären oder beruflichen, Konflikten.

Komorbidität mit anderen psychischen Erkrankungen stellt ein erhöhtes Risiko für einen schlechten Verlauf dar. Dies gilt etwa für die 10% Patienten mit einer MD, die bereits vorher an einer Dysthymie litten (Abb. 11-2). Bei hospitalisierten Patienten beträgt dieser Anteil von sogenannten **doppelten Depressionen** (Dysthymie und depressive Episode, im englischen Schrifttum als „double depression" bezeichnet) ca. 15–25%.

Besonders häufig besteht eine **Komorbidität** mit Angst- und Panikerkrankungen, wobei nicht selten schwer zu entscheiden ist, welche Erkrankung

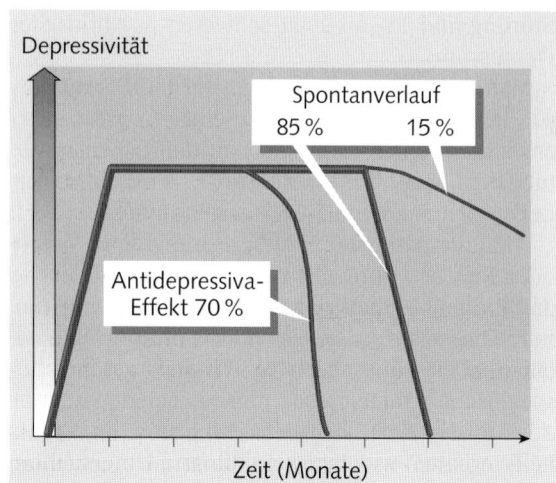

Abbildung 11-1 Spontanverlauf und Therapiemöglichkeit depressiver Episoden.

2 Epidemiologie und Verlauf

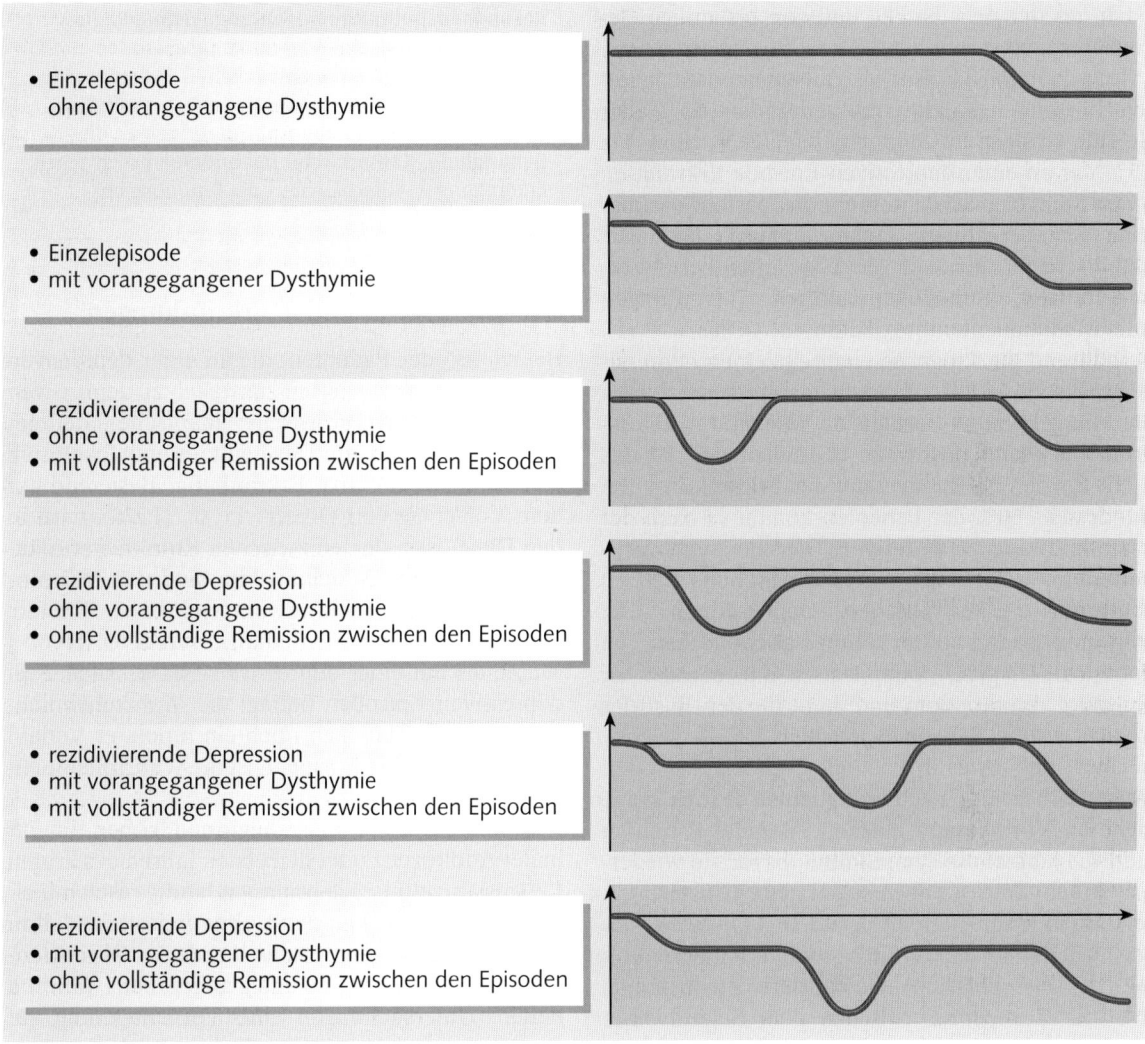

Abbildung 11-2 Verlaufsmuster unipolarer Depressionen (nach DSM-IV, 1993).

primär bestand. Häufiger gehen Angststörungen einer Depression voraus als umgekehrt. Eine Überschneidung der Syndrome Angst und Depression wurde bei 50% der Patienten ermittelt, wobei das gemeinsame Auftreten mit der Schwere und der Länge der bestehenden Störung zunimmt. Die 15–30% der Fälle mit Depressionen, die durch eine gewichtige Angst- und Panikerkrankung kompliziert werden, zeigen einen deutlich höheren Grad von Therapieresistenz und Chronifizierung.

Weitere prognostisch negative Faktoren depressiver Störungen sind die Komorbidität mit Alkohol-, Medikamenten- und Drogenabhängigkeit. Dabei ist die adäquate Diagnosestellung einer Depression aufgrund der potentiell depressiogenen Wirkung dieser Substanzen außerordentlich schwierig, so daß relevante Daten über Komorbiditäts- und Prognoseraten nicht verfügbar sind. Auch das Vorliegen einer begleitenden Persönlichkeitsstörung, vor allem vom narzißtischen, histrionischen oder Borderline-Typ, beeinträchtigt die Prognose, wie auch die Komorbidität mit einer Zwangserkrankung oder einer Anorexia bzw. Bulimia nervosa. Eßstörungen mit begleitender Depression weisen einen wesentlich höheren Chronifizierungsgrad und eine höhere Suizidrate auf als eine isolierte Eßstörung ohne begleitende Depression.

Eine nur teilweise Besserung oder Chronifizierung depressiver Erkrankungen ist mit bleibenden sozialen und beruflichen Beeinträchtigungen, Rückzug von bisherigen zwischenmenschlichen Kontakten und Interessensphären, dem Risiko des

Verlustes der Arbeitsstelle und von bisherigen Bezugspersonen verbunden.

Jede depressive Episode ist mit einem nicht zu unterschätzenden **Suizidrisiko** verbunden. 50% aller Suizide erfolgen im Rahmen einer Depression. Da 15% der an einer depressiven Episode Erkrankten einen Suizidversuch unternehmen, besteht darüber hinaus die erhebliche Gefahr dadurch bedingter Dauerschäden etwa durch selbst intendierte Verkehrsunfälle, Strangulationsfolgen, Vergiftungen oder Medikamentenintoxikationen.

Während die Prognose einer einzelnen depressiven Episode – falls es nicht zu einer suizidalen Handlung kommt – bezüglich der Restitutio ad integrum insgesamt positiv zu beurteilen ist, gilt das nicht für den Langzeitverlauf der Erkrankung. Bei mindestens **50%** der Patienten kommt es nach der Ersterkrankung zu **Rezidiven.** Die Wahrscheinlichkeit steigt von leichten nicht-melancholischen zu schweren melancholischen Depressionen. Bei schweren Depressionen vom melancholischen Typ beträgt die Chance, monophasisch, d.h. an nur einer Episode, zu erkranken und dann für den Rest des Lebens gesund zu bleiben, lediglich 25%.

Über den Ablauf wiederkehrender Episoden lassen sich beim einzelnen Patienten jedoch keine sicheren Vorhersagen machen. Manche Patienten sind für Jahrzehnte symptomfrei, bevor sie wiedererkranken, andere haben sogenannte **Cluster,** d.h. relativ rasch aufeinanderfolgende Erkrankungsphasen. Mittelt man die Verläufe größerer Patientenkollektive, so ergibt sich eine **mittlere Zykluslänge,** d.h. die Zeitspanne zwischen dem Beginn einer Phase und dem Beginn der nachfolgenden, von **vier bis fünf Jahren.** Bei Patienten mit häufig wiederkehrenden Episoden zeigt sich im höheren Alter eine Verkürzung dieser Zyklusdauer. Das heißt, im Gegensatz etwa zu schizophrenen Erkrankungen haben affektive Störungen die Tendenz, sich im Alter zu intensivieren. Bei 2/3 der wiederkehrenden Erkrankungen bleibt es bei unipolaren, d.h. rein depressiven Verläufen. Unipolare Depressionen stellen die Mehrzahl aller depressiven Störungen dar. In 10% schließt sich an eine depressive Phase eine sogenannte hypomanische Nachschwankung an, wobei diese u.a. auch durch die antidepressive Therapie bedingt sein kann.

> **Resümee**
> Depressive Erkrankungen besitzen mit einer Punktprävalenz von mindestens 10%, der in der Regel mehrmonatigen Episodendauer, der dadurch bedingten starken psychosozialen Beeinträchtigung und der hohen Suizidgefahr eine hervorgehobene gesundheitspolitische Bedeutung. Während die Prognose der einzelnen Erkrankungsepisoden insbesondere durch die entwickelten Therapiemöglichkeiten als gut zu beurteilen ist, stellt das hohe Rückfallrisiko hohe Anforderungen an die Behandlung. Komorbidität mit anderen psychischen Erkrankungen verschlechtert die Prognose entscheidend.

2.2 Bipolare affektive Erkrankungen

Bei ca. 1/5 der Patienten, die an einer depressiven Episode erkranken, treten zusätzlich zu depressiven Phasen auch hypomanische, manische oder gemischte Episoden auf. Das heißt, es entwickelt sich eine bipolare affektive Erkrankung. Basierend auf dem Vorschlag von DUNNER ET AL. (1976), wird in den Diagnosesystemen zwischen Krankheitsverläufen mit MD plus Manie als **bipolar I** und MD plus Hypomanie als **bipolar II** unterschieden. Bipolare Erkrankungen beginnen häufiger mit einer (Hypo-)Manie als mit einer depressiven Phase. Nach zwei depressiven Episoden beträgt die Wahrscheinlichkeit nur 10%, daß sich noch ein bipolarer Verlauf einstellt, nach drei Episoden ist die Wahrscheinlichkeit sehr gering.

Bipolare Erkrankungen **beginnen früher,** d.h. oft in der Adoleszenz oder den ersten Jahren des dritten Lebensjahrzehnts. Sie beginnen häufig rasch mit einer Manie und gehen dann ohne freies Intervall in eine Depression über. Früher wurde das Ersterkrankungsalter mit Mitte Zwanzig angegeben, während neuere Untersuchungen eine Vorverlagerung auf das 18. Lebensjahr ergeben. Es kann sich dabei sowohl um einen Kohorten-Effekt als auch um die Folge einer subtileren Diagnostik handeln. Exakte Analysen des Erkrankungsbeginns erbrachten, daß die ersten Symptome im Mittel mit 15,5 Jahren auftreten, die Diagnosekriterien (RDC) einer Erkrankung mit 18 Jahren erfüllt sind, die erste Behandlung jedoch im Mittel erst mit 22 Jahren und die erste Hospitalisierung mit 26 Jahren erfolgt.

Im Gegensatz zu unipolaren bestehen bei bipolaren Störungen **keine Unterschiede in der Erkrankungshäufigkeit zwischen den Geschlechtern.** Dies ergab sich in international vergleichenden Studien sowohl für die Punktprävalenz als auch für das Lebenszeitrisiko.

Das **Lebenszeitrisiko,** an einer bipolaren Störung zu erkranken, wird aufgrund umfangreicher Studien mit **1–2%** angegeben. Der Verlauf bipolarer Erkrankungen ist in der Regel schwerer als der unipolarer Verläufe. Im Mittel weisen die Lebenszeitverläufe acht manische bzw. depressive Episoden auf. Dabei dominieren jedoch depressive Erkrankungsphasen.

Etwa 5–15% der Betroffenen entwickeln im Laufe eines Jahres mindestens vier Episoden und erfüllen damit die Kriterien eines **„rapid cycling"**. Dies ist mit einer besonders ungünstigen Prognose verbunden. Der Begriff erscheint nicht in der ICD-10, ist aber im DSM-IV und im internationalen Schrifttum fest verankert. Bei nur 20% dieser Patienten beginnt die Erkrankung mit einem „rapid cycling", d.h., bei der Mehrzahl entsteht diese hohe Phasenfrequenz erst im späteren Verlauf. 80–90% der „rapid cycler" sind Frauen.

20–30% der Patienten zeigen auch in den freien Intervallen Störungen im Sinne einer Stimmungslabilität bzw. Beeinträchtigungen im interpersonellen oder beruflichen Bereich (Abb. 11-3). Hinzu kommt das Problem, daß früh erkrankte Patienten in ihrer normalen Entwicklung, etwa in der Ausbildung, aber auch im zwischenmenschlichen Bereich, so stark beeinträchtigt werden, daß sich daraus häufig auch nach Abklingen der Erkrankung sekundäre, schwerwiegende Anpassungsprobleme ergeben. Außerdem weisen Patienten mit bipolaren Erkrankungen wesentlich häufiger, nämlich in **50%** der Fälle, **psychotische**, ihren Realitätsbezug massiv beeinträchtigende Symptome auf.

Die **Suizidhäufigkeit** bipolar erkrankter Patienten liegt mit 15–30% noch über der unipolarer wiederkehrender Depressionen, bei denen von einer Suizidmortalität von 15% bei zumindest einmal hospitalisierten Patienten ausgegangen wird.

Auch die Rate komplizierender Alkohol-, Medikamenten- und Drogenabhängigkeit ist bei bipolaren affektiven Krankheiten deutlich höher als bei unipolaren Erkrankungen.

Ausschließlich manische Episoden treten nur selten auf. **Unipolare Manien** stellen etwa 5% der Gesamtheit affektiver uni- und bipolarer Erkrankungen dar. Die Patienten haben häufig wegen des in der manischen Episode vornehmlich positiven Lebensgefühls nur eine begrenzte Behandlungsbereitschaft. Lediglich gravierende Konsequenzen ihrer manischen Episoden können sie schließlich zu einer prophylaktischen Therapie veranlassen.

> **Resümee**
> Bipolare affektive Erkrankungen beginnen deutlich früher, verlaufen schwerer und bedingen eine besonders hohe Selbstmordrate. Sie stellen etwa ein Fünftel aller affektiven Erkrankungen dar. Hier besteht keine Ungleichverteilung des Erkrankungsrisikos der Geschlechter.

2.3 Dysthymien

Da die Diagnose in dieser Form erst jüngeren Datums ist, gibt es hierzu wesentlich weniger epidemiologische und Verlaufsuntersuchungen. Wegen des per definitionem geforderten Zeitkriteriums einer zweijährigen kontinuierlichen Symptomatik wird die Diagnose Dysthymie etwas seltener gestellt als Major Depression. Ihre **Lebenszeitprävalenz** wird mit **6%**, ihre **Punktprävalenz** mit **3%** angegeben. Anders als bei der unipolaren Depression besteht **keine Geschlechtsdifferenz** in der Erkrankungswahrscheinlichkeit.

Dysthymien beginnen meist im Jugendalter und haben eine hohe Tendenz zu chronifizieren. In 10–25% werden sie in ihrem Verlauf von einer Major Depression überlagert (sogenannte **doppelte Depression**) (Abb. 11-2). In der Regel kehren die Patienten danach zu chronischen Zuständen der Dysthymie zurück. Auch hier gilt, daß die früh beginnende und chronische Störung mit den üblichen beruflichen und zwischenmenschlichen Entwicklungsschritten interferiert und so umfängliche psychosoziale Folgeprobleme bedingt. Die Patienten sind häufig isoliert, ohne Partner, arbeitslos und ohne adäquate, ihrem intellektuellen Niveau entsprechende Ausbildung. Suizidversuche und selbstverschuldete Unfälle sind häufig. Ohne Diagnosestellung und Therapie ist die Prognose schlecht.

2.4 Zyklothymien

Diese Erkrankung tritt mit einer **Lebenszeitprävalenz von 0,4–1%** fast genauso häufig auf wie bipolare affektive Erkrankungen. Auch hier ist **kein Geschlechtsunterschied** bekannt. Während die Patienten in Phasen gehobener, hypomanischer Stimmung aktiv, erfolgreich und durchsetzungsfähig erscheinen, schlägt dies in depressiven Episoden in Gehemmtheit, Energielosigkeit und fehlende Anteilnahme um. Da der Umschlag meist ohne erkennbaren Anlaß erfolgt, gelten die Patienten als unzuverlässig, launisch und unberechenbar. Häufig entwickelt sich zusätzlich ein Alkohol-, Medikamenten- oder Drogenmißbrauch. Die Störung darf nur diagnostiziert werden, wenn sich aus der meist im jugendlichen Alter beginnenden Symptomatik schwerwiegende schulische, berufliche oder zwischenmenschliche Probleme ergeben. In 15–50% geht die Störung in eine Bipolar-I- oder -II-Erkrankung über, oder es muß eine Doppeldiagnose gestellt werden (Abb. 11-3).

11 Affektive Erkrankungen

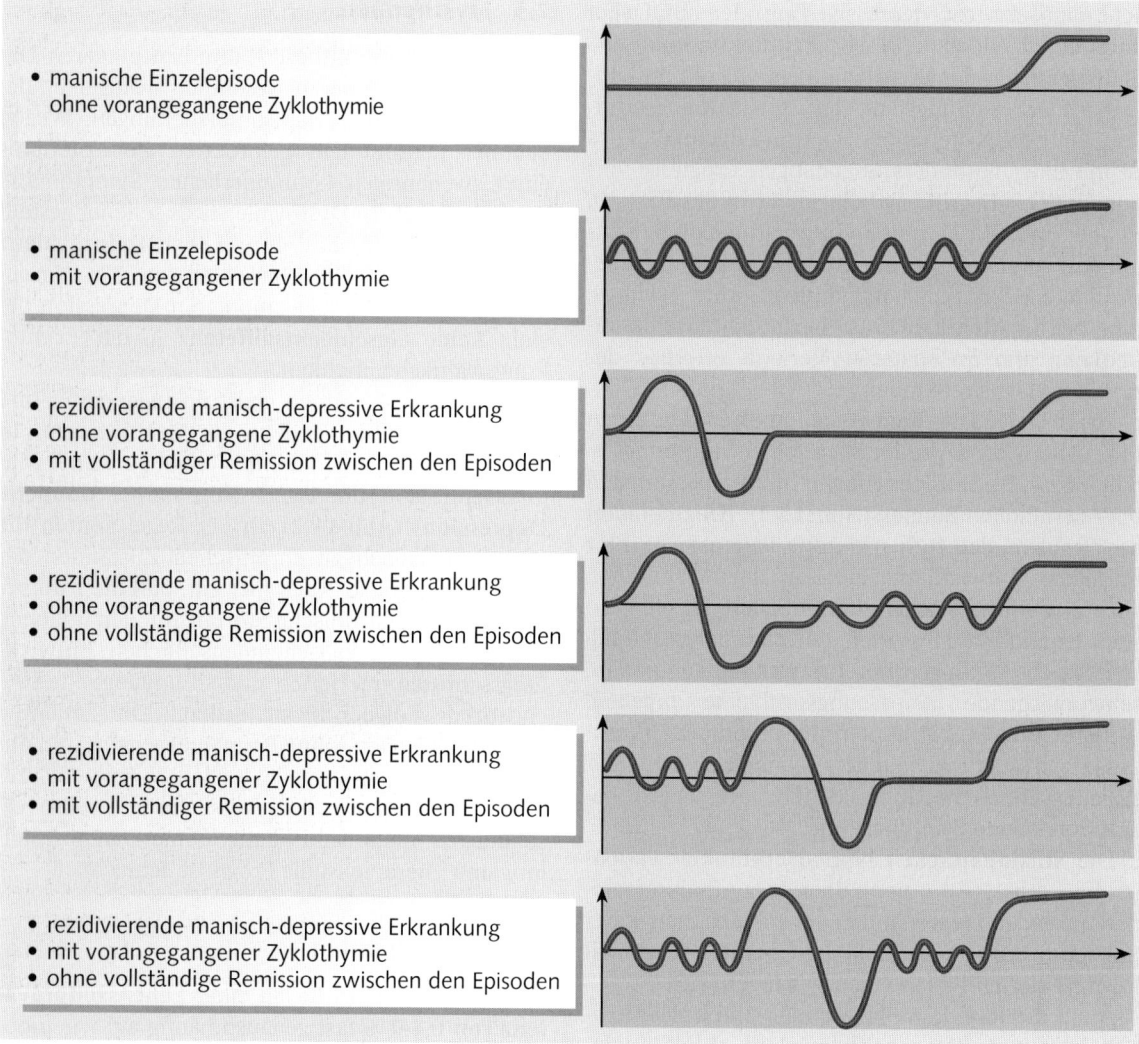

Abbildung 11-3 Verlaufsmuster bipolarer affektiver Erkrankungen (nach DSM-IV, 1993).

Resümee

Dysthymien und Zyklothymien haben gegenüber der älteren Terminologie neue Bedeutungen und charakterisieren chronische, d.h. über mindestens zwei Jahre, monopolar oder bipolar verlaufende affektive Erkrankungen, die jedoch nicht den Schweregrad einer depressiven Episode bzw. Manie erfüllen. Sie besitzen eine hohe Prävalenz von zusammen annähernd 4%, stellen für die Betroffenen eine erhebliche Beeinträchtigung ihrer Lebensqualität dar und zeigen eine häufige Komorbidität mit depressiven Episoden bzw. bipolaren Erkrankungen sowie Alkoholismus und Drogenabhängigkeit. Sie benennen Krankheitsbilder, die früher häufig als Persönlichkeitsstörungen oder Neurosen bezeichnet wurden.

3 Symptomatik und Typisierung

Da Episoden von Niedergeschlagenheit, Verzagtheit und Mutlosigkeit, insbesondere nach Enttäuschungen, Trennungen oder dem Verlust von wichtigen Bezugspersonen zum normalen Leben gehören, ist die Trennlinie zwischen noch normaler und bereits pathologischer Reaktion häufig schwierig. Dies gilt nicht nur für die Betroffenen und ihre Angehörigen, sondern ist nicht selten auch ein Problem für die konsultierten Ärzte oder Psychologen. Entscheidend sind die Intensität und Komplexität der Symptomatik, deren Dauer und die Beeinträchtigung üblicher psychosozialer und physiologischer Funktionen. Auch hier ist zu begrüßen, daß die modernen Diagnosesysteme klar definierte Kriterien vorgeben, wann der Status einer Erkrankung erreicht ist.

3.1 Major Depression (DSM-IV), depressive Episoden (ICD-10)

3.1.1 Symptomatik

Im Zentrum einer gewichtigen depressiven Erkrankung – im Folgenden entsprechend dem DSM-IV als **Major Depression** (MD) oder entsprechend der ICD-10 als **depressive Episode** bezeichnet – stehen die Symptome „depressive Verstimmung" und „gravierender Interessenverlust und Freudlosigkeit".

Zur Diagnosestellung nach DSM-IV muß mindestens eines dieser beiden Symptome und mindestens vier weitere Beschwerden wie Schlafstörungen, Gewichtsverlust, Suizidalität etc. vorliegen.

Nach der ICD-10 ist für die Diagnosestellung einer depressiven Episode das Bestehen von mindestens zwei der drei **Hauptsymptome** depressive Verstimmung, Verlust von Interesse und Freude sowie erhöhte Ermüdbarkeit erforderlich. Daneben müssen bei leichteren Depressionen zwei, bei mittelgradigen drei und bei schweren Depressionen mindestens vier weitere der in Tabelle 11-2 aufgeführten depressionstypischen Beschwerden vorhanden sein.

Die Diagnose einer MD oder depressiven Episode setzt voraus, daß die Symptomatik **mindestens zwei Wochen** besteht.

Depressive Stimmung

Die Patienten charakterisieren diesen Zustand außerordentlich unterschiedlich. Manche sprechen von **Niedergeschlagenheit, Hoffnungslosigkeit, Verzweiflung,** während andere mehr das **Gefühl der Gefühllosigkeit** betonen. Mit diesem Paradoxon ist gemeint, daß sie sich wie emotional tot erleben, d.h. reaktionslos auf äußere Ereignisse und unfähig, auf freudige wie auf bedrückende Erlebnisse adäquat zu reagieren. Besonders diese Symptomatik wird als quälend und mit keinem anderen Zustand menschlichen Leidens vergleichbar beschrieben.

Etwa 70–80% der Patienten berichten zusätzlich über **Angstgefühle,** meist ungerichtet als Ausdruck einer starken Unsicherheit und Zukunftsangst. Hiermit in enger Verbindung stehen das Phänomen der raschen **Irritierbarkeit** und das Gefühl, durch jegliche Art von Anforderung, etwa bezüglich sozialer Kontakte, überfordert zu sein. Dieses **Überfordertsein** kann sich auch im Erleben und in der Äußerung von Ärger und Wut gegenüber der Umwelt äußern.

Zu Recht ist im DSM-IV zur Diagnosestellung lediglich gefordert, daß diese Symptomatik während des größten Teils des Tages bestehen muß. Mehr als die Hälfte aller Depressiven erleben **Tagesschwankungen** ihrer Stimmung. Meist geht es den Patienten morgens nach dem Erwachen besonders schlecht, im Laufe des Nachmittags bessert sich die Stimmung, und am Abend erleben selbst schwerst Erkrankte gelegentlich, daß sich ihre Befindlichkeit weitgehend normalisiert. Meist erwachen sie jedoch schon in den frühen Morgenstunden in erneut gedrückter Stimmungslage. Weniger häufig sind die Tagesschwankungen durch ein Abendtief charakterisiert.

Traurige Verstimmung ist nicht bei allen Patienten unmittelbar erkennbar. Etwa 10% erleben ihre **körperlichen Beschwerden** so im Vordergrund ste-

Tabelle 11-2 ICD-10-Kriterien für depressive Episode.

Die Patienten leiden seit mindestens zwei Wochen unter mindestens zwei der folgenden drei Hauptsymptome:

- depressive Stimmung
- Verlust von Interesse oder Freude
- erhöhte Ermüdbarkeit

sowie bei leichten depressiven Episoden unter mindestens zwei der folgenden weiteren Symptome:

- verminderte Konzentration und Aufmerksamkeit
- vermindertes Selbstwertgefühl und Selbstvertrauen
- Schuldgefühle und Gefühle von Wertlosigkeit (sogar bei leichten depressiven Episoden)
- negative und pessimistische Zukunftsperspektiven
- Suizidgedanken oder erfolgte Selbstverletzung oder Suizidhandlungen
- Schlafstörungen
- verminderter Appetit

hend, daß sie nur diese, nicht aber ihre depressive Stimmung als Beschwerde schildern. Dies führte zu Begriffen wie „maskierte" oder „larvierte" Depression, oder auch bei Patienten, die sich besonders um eine gefaßte Fassade bemühen und die depressive Symptomatologie verleugnen oder verdrängen, zur sogenannten „smiling depression". Erst ein eingehendes, empathisch geführtes Gespräch kann das Vollbild der Erkrankung auch im emotionalen Bereich für Patient und Arzt deutlich machen. Oft ist die Schlafstörung mit morgendlichem Früherwachen und grübelnd-sorgenvollem Wachliegen jedoch das einzig klar faßbare Symptom einer depressiven Störung.

Interessenverlust und Freudlosigkeit

Auch dieser Symptomenkomplex, häufig als **Anhedonie** bezeichnet, wird fast immer von gewichtig depressiv Erkrankten geschildert und ist dem Außenstehenden meist rasch erkennbar. Nur bei leichteren Erkrankungsphasen gelingt es den Patienten, durch erhebliche Anstrengungen ihr übliches Aktivitätsniveau für die Umwelt als unverändert aufrechtzuerhalten. Die Symptomatik bezieht sich meist auf die Führung des Haushalts, Körperpflege, berufliche Tätigkeiten und ist für den Patienten besonders irritierend bei bisher als erfreulich und unterhaltsam erlebten Hobbys und Freizeitaktivitäten. Gerade hier wird der Rückzug depressiver Patienten häufig von der Umwelt als Ausdruck von Desinteresse oder Ablehnung fehlgedeutet.

Gewichtsverlust

Ca. 70% der Patienten erleben während einer MD einen deutlichen **Appetitmangel.** Sie können das Essen nicht mehr genießen und erleben die Nahrung als geschmacksarm. Dies führt häufig zu massivem Gewichtsverlust, wobei eine Minderung von mehr als 5% des Ausgangsgewichtes pro Monat diagnostisch als relevant erachtet wird. Dieses Phänomen führt bei jungen weiblichen Patienten nicht selten zur differentialdiagnostischen Erwägung einer Anorexia nervosa, insbesondere wenn die Patientinnen immer schon ein Körperideal ausgesprochener Schlankheit besaßen und, wie die Mehrzahl aller jungen Frauen, intermittierend Diät hielten.

Schlafstörungen

Störungen des Schlafs sind das häufigste Symptom bei Depressionen (Tab. 11-3). Meistens beginnen Erkrankungsepisoden mit einer Insomnie. Deswegen empfiehlt sich die Frage nach der Schlafqualität und -quantität, insbesondere bei Patienten mit soge-

Tabelle 11-3 Häufigkeit typischer Symptome bei Depressionen (nach WINOKUR ET AL., 1969).

Symptom	%
Insomnie	100
traurige Verstimmung	100
Weinerlichkeit	94
schlechte Konzentration	91
Suizidgedanken	82
Müdigkeit	76
Reizbarkeit	76
psychomotorische Verlangsamung	76
Appetitmangel	66
Tagesschwankungen	64
Hoffnungslosigkeit	51
Gedächtnisstörungen	35
Wahnideen	33
Selbstmordversuche	15
akustische Halluzinationen	6

nannten maskierten Depressionen (etwa in der hausärztlichen Praxis). Es gibt fast keine Patienten, die nicht über eine **Insomnie,** und zwar Einschlaf- und Durchschlafstörungen oder frühmorgendliches Erwachen, bzw. in etwa 10% der Fälle über eine **Hypersomnie** klagen. Obwohl der Schlaf, zumindest bei Patienten mit einem Morgentief, ganz offensichtlich seinen regenerativen Effekt für die Patienten verloren hat und vielmehr depressionsintensivierend wirkt (s.u.), klagen Patienten über dieses Symptom besonders und wünschen rasche Abhilfe. Für suizidale Patienten stellt insbesondere die Kombination eines frühmorgendlichen Erwachens und eines damit verbundenen Stimmungstiefs eine besondere Gefährdung dar.

Psychomotorische Gehemmtheit oder Agitiertheit

In der Regel wirken depressive Patienten verlangsamt, in ihrer Mimik und Gestik reduziert; ihre Sprache ist leise und zögerlich. Nicht selten gestaltet sich das Gespräch mit gehemmt depressiven Patienten mühsam, da sie zwischen den Sätzen und Worten lange Pausen machen und nur verzögert und leise auf Fragen antworten. Dies kann sich bis zu einem **depressiven Stupor** steigern, in dem eine Kontaktaufnahme mit dem Patienten kaum mehr möglich ist und die Patienten keine Nahrung mehr zu sich nehmen und wie erstarrt wirken. Interessanterweise berichten auch diese stark gehemmt wirkenden Patienten dennoch meistens über eine quälende innere Unruhe.

Letztere kann zu einer psychomotorischen Agitiertheit führen, in der die Patienten unaufhörlich herumlaufen, die Hände ringen oder andere stereotype Bewegungen ausführen. Sie sind auch in ihren verbalen Äußerungen oft ungebremst, jammernd und benehmen sich anklammernd. Mit ihren stereotyp vorgebrachten Klagen suchen sie in häufig schwer ertragbarer Weise Kontakt mit ihrer Umgebung. Dabei äußern sie in wiederkehrenden Fragen oder Klagen ihr Leiden und ihr Hilfesuchen, was zu dem nicht sehr schönen Begriff der „Jammerdepression" geführt hat. Gerade ältere Patienten können dabei einen quasi histrionischen Eindruck vermitteln, wobei die Symptomatik jedoch Ausdruck schwersten, kaum erträglichen inneren Leidens darstellt und nicht als demonstrativ zu werten ist.

Differentialdiagnostisch ist bei neuroleptika-behandelten Patienten an eine Akathisie und bei bis vor kurzem Benzodiazepin-behandelten Patienten an eine beginnende Entzugssymptomatik zu denken.

Energielosigkeit und Ermüdbarkeit

Diese Symptome stehen im Zusammenhang mit der **Antriebslosigkeit.** Die Patienten erleben sich als kaum belastbar. Alltagsaktivitäten wie das Anziehen und Waschen sind erschöpfend und kaum zu bewältigen. Das gleiche gilt für jede Art von sozialen Kontakten. Sie ziehen sich oft ins Bett zurück, um dem Gefühl der Erschöpfung und Energielosigkeit nachgeben zu können, ohne dort aber zur Ruhe zu kommen oder schlafen zu können.

Eingeschränktes Konzentrations- und Denkvermögen, Entscheidungslosigkeit

Insbesondere Patienten mittleren Alters und Ältere glauben gelegentlich, eigentlich an einer Alzheimer-Demenz zu leiden. Diese Befürchtung ist durch die starke Denkhemmung und die Unfähigkeit, komplexe Zusammenhänge zu erfassen, bedingt. Die Patienten sind häufig nicht in der Lage, Zeitung zu lesen, Fernsehsendungen zu folgen oder sonst selbstverständliche Alltagsaufgaben, wie das Einkaufen oder das Essenkochen, zu bewältigen. Sie können sich auf die jeweiligen äußeren Ansprüche nicht konzentrieren, da ihr Denken von wiederkehrenden Grübeleien, Selbstzweifeln und Ängsten besetzt ist. Bei Durchführung psychologischer Tests erkennt man jedoch rasch die Diskrepanz zwischen der sehr schlechten Selbsteinschätzung und den realen Fähigkeiten der Patienten. Häufig ist das Tempo bei den Testaufgaben deutlich verlangsamt, jedoch werden die Aufgaben unter Aufwendung großer Mühen und dem intellektuellen Niveau des Patienten entsprechend richtig beantwortet.

Bei älteren Patienten wird das Vorliegen deutlicher, insbesondere subjektiv erlebter kognitiver Beeinträchtigungen im Rahmen depressiver Erkrankungen als **depressive Pseudodemenz** bezeichnet.

Die starken **Entscheidungsschwierigkeiten** machen sich bei Patienten oft bereits an der morgendlichen Kleiderwahl fest, die zu einer stundenlangen verzweifelten Prozedur werden kann. Jede Art von Entscheidung, die Unterschrift unter ein wenig bedeutendes Dokument, lange schon anstehende Fragen der Testamentserstellung, die Veranlassung kleinerer Reparaturarbeiten im Hause etc. können zu unlösbaren, den Patienten viele Stunden des Tages beschäftigenden Problemen werden. Diese Entscheidungsschwierigkeit kann sich auch in der Behandlung fatal auswirken, wenn dem Patienten etwa vorgeschlagen wird, ein Antidepressivum einzunehmen, sich stationär behandeln zu lassen oder an einer Schlafentzugsbehandlung teilzunehmen. Diese von ihm als „mündigem Patienten" zu seiner Genesung erwarteten Entscheidungen können ihn gänzlich überfordern und eventuell zu einer deutlichen Verzögerung einer an sich notwendigen Therapie führen.

Gefühl der Wertlosigkeit und Schuld

Auch Personen mit einem an sich stabilen Selbstwertgefühl leiden in depressiven Episoden unter einem massiven **Selbstwertmangel.** Sie verlieren die selbstverständliche Gewißheit bezüglich bisheriger positiver Eigenschaften und Kompetenzen, etwa in der Haushaltsführung, im Beruf, in sozialen Kontakten oder in Freizeittätigkeiten.

Häufig wird in diesem Sinne auch die Vergangenheit verzerrt erinnert. Patienten schildern, daß auch früher die Lebensgestaltung nur auf Schein und Bluff beruhte oder nur unter großen inneren Anstrengungen gelungen sei. Die fehlende Überzeugung, die vielfältigen Aufgaben des Lebens jetzt und vor allem in der Zukunft bewältigen zu können, führt nicht nur zu Ängsten, sondern insbesondere auch zu Hoffnungslosigkeit und Verzweiflung. Oft ermöglicht erst eine detaillierte **Fremdanamnese,** sich ein realistisches Bild von der **prämorbiden Persönlichkeit** des Patienten zu machen, die sich dann bei Abklingen der Depression wieder zu erkennen gibt.

Patienten neigen aus diesen Selbstwertzweifeln

oft zu **überstürzten Entlastungsversuchen** von zukünftigen Aufgaben, wie Kündigung eines Arbeitsplatzes, Aufgabe eines Betriebes, Bitte um Auflösung einer Ehe oder bei älteren Patienten Betreiben einer Heimunterbringung. Diese Initiativen werden von den Patienten nach Abklingen der Depression oft als kaum mehr nachvollziehbar und irrational beurteilt, so daß es häufig die Aufgabe des Arztes ist, solchen Wünschen nach entscheidenden Veränderungen der Lebenssituation in der Depression entgegenzuwirken.

So wie die Vergangenheit in bezug auf die eigenen Fähigkeiten verzerrt wird, so können sich auch lang vergessen geglaubte und erledigte Unkorrektheiten nachträglich als kaum zu ertragende Schuld darstellen. Ein nicht gehaltenes Versprechen, eine eheliche Untreue vor vielen Jahren oder ein früherer Schwangerschaftsabbruch können jetzt in der Depression zu einem erdrückenden **Schuldgefühl** führen. All diese Symptome steigern sich bei einem Teil der Patienten zu einer Störung der Realitätswahrnehmung, z.B. zu einem unkorrigierbaren **Wahn,** der das Denken des Patienten gänzlich dominieren kann.

Beim Auftreten von Störungen der Realitätswahrnehmung und/oder halluzinatorischen Symptomen im Rahmen einer Depression spricht man von einer **psychotischen Ausgestaltung** der Depression. Das Auftreten eines Schuld- und Versündigungs- oder Nichtigkeitswahns ist mit einer hohen Suizidgefährdung und der Notwendigkeit einer Hospitalisierung, wenn nötig einer fürsorglichen Zurückhaltung, verbunden.

Suizidalität

Die Mehrzahl aller depressiven Patienten beschäftigt sich im Laufe ihrer Erkrankung mit dem Gedanken, es sei besser, tot zu sein, als diesen Zustand weiter ertragen zu müssen. Auch denken viele Patienten, daß ihr Tod für die Umwelt ebenfalls eine Erleichterung darstelle. Bei 80% besteht der Wunsch, möglichst rasch an einer unheilbaren Krankheit oder einem Unfall zu sterben, oder es entstehen mehr oder weniger konkrete Überlegungen, wie man sich aktiv das Leben nehmen kann. Nicht selten bereiten diese Patienten ihren Suizid vor, d.h., sie besorgen sich einen Strick, eine Pistole oder Medikamente, um, falls sie die Depression nicht mehr ertragen können, ihrem Leben und dem Leiden rasch ein Ende machen zu können.

Auch in diesem Bereich können **Wahnsymptome und Halluzinationen** etwa in der Form auftreten, daß ein Patient die Gewißheit hat, nur durch seinen Tod seine Familie vor dem Untergang retten oder eine unsägliche Schuld aus der Vergangenheit tilgen zu können. Extrem suizidgefährdet sind Patienten, die Stimmen hören, die ihnen in imperativer Form den Suizid nahelegen. Wenn Halluzinationen mit Äußerungen über den Unwert des Patienten, ihr Versagen, ihre Schuld, ihre Hoffnungslosigkeit und die Belastung, die sie für ihre Umwelt darstellen, verbunden sind, dann spricht man von „synthymen" (also in Einklang mit der negativen, depressiven Sicht stehenden) Halluzinationen. Die Patienten können in einem solchen Zustand gänzlich den Realitätsbezug verlieren und nicht mehr Verantwortung für ihre gegenwärtige Lebenssituation tragen.

Suizidgedanken oder -absichten müssen einfühlsam, aber aktiv exploriert werden. Eine immer wieder vorgetragene, jedoch gefährliche Fehleinschätzung ist die Meinung, man könne Patienten durch Fragen nach Suizidabsichten erst auf diese Idee bringen. In der Regel erleben die Patienten auch ihre Suizidideen und -impulse als schuldhaft und verwerflich und verschweigen sie gegenüber ihren Angehörigen und Freunden. So ist es eine wichtige Aufgabe des Arztes, sie in umsichtiger und empathischer Form dazu zu bewegen, über diesen Bereich offen und rückhaltlos zu sprechen. Dies ist der wichtigste und erste (diagnostische und beziehungsrelevante) Schritt der Suizidprophylaxe. Ein besonderes Gefahrenmoment stellen Ideen eines erweiterten Suizids, etwa die Kinder oder den Ehepartner betreffend, dar. Auch hier ist in der Regel eine Hospitalisierung und eventuell gesetzliche Unterbringung wegen der bestehenden Fremd- und Selbstgefährdung indiziert.

Da Suizidalität starken Schwankungen unterworfen ist und häufig nach initialem Abklingen doch kurzfristig bei Stimmungseinbrüchen wiederkehrt, sind wiederholte Gespräche zu dieser Thematik während des gesamten Krankheitsverlaufs unabdingbar. Eine starke Suizidgefährdung besteht oft noch im Rahmen einer **abklingenden Depression.** Hierfür gibt es verschiedene Erklärungen. Zum ersten fällt dann bei einigen Patienten die massive Hemmung fort, die vorher ein Umsetzen der Suizidpläne verhindert hat. Zweitens können im Laufe einer Aufhellung der Depression kurzfristige Verschlechterungen besonders katastrophal von den Patienten registriert werden. Drittens besteht aber auch die Möglichkeit, daß sich Patienten, nachdem sie sich zum Suizid entschlossen haben, nach außen hin gebessert wirken, da ihnen die Situation jetzt terminiert erscheint. Dies kann zu besonders krassen Fehlbeurteilungen durch die Umwelt führen.

Depressionen stellen mit 50% die häufigste Ursache für Suizide dar. Abhängig von den Behandlungsmodalitäten sterben 10–15% der Patienten mit wiederkehrenden depressiven Erkrankungen auf diese Art. Man geht davon aus, daß 1% der Patienten pro Jahr an Suizid verstirbt. Diese hohe Rate verdeutlicht ebenfalls die Aussage vieler depressiv erkrankter Patienten, daß ein vergleichbares Maß von psychischem Schmerz, Leiden und Gequältsein einen Menschen nicht treffen kann. Auch Patienten, die bereits vorher von schweren Schicksalsschlägen und gravierenden körperlichen Erkrankungen betroffen waren, beurteilen die dadurch verursachten Leidenszustände als nicht vergleichbar mit den durch eine mehrmonatige Depression ausgelösten Qualen.

Vegetative Symptome

Explizit in den Kriterien für Major Depression bzw. depressive Episoden nicht aufgeführt sind die vielfältigen somatischen und vegetativen Beschwerden, unter denen die Patienten leiden können. Wegen ihrer Unspezifität, d.h. ihres häufigen Auftretens auch bei anderen Arten psychischer Erkrankungen, sind sie nicht in den Rang von Diagnostikkriterien aufgenommen, verdienen dennoch wegen ihrer klinischen Bedeutung Erwähnung. Sie dominieren insbesondere bei den bereits erwähnten maskierten oder larvierten Depressionen. Häufig genannte Beschwerden sind:

- Obstipation
- Kopfschmerzen
- Muskelkrämpfe
- Herzbeschwerden
- Ohrgeräusche
- Übelkeit und Magenbeschwerden
- Schwindel und Kreislaufbeschwerden.

Häufig akzentuieren sich bereits bestehende leichtere körperliche Erkrankungen und Beschwerden, wie Lumbalgien, Neigung zu Gastritiden oder Herzrhythmusstörungen im Rahmen der Depression. In Verbindung mit dem geschilderten Gewichtsverlust vieler Depressiver ist initial differentialdiagnostisch häufig auch an eine konsumierende körperliche Erkrankung zu denken. Wichtig ist hierbei jedoch, diese Diagnostik bei negativen Befunden nicht unnötig auszuweiten, d.h. durch inadäquate diagnostische Maßnahmen zusätzliche Schäden zuzufügen und eine adäquate Depressionstherapie zu verhindern.

Patienten leiden fast immer auch unter einem Verlust ihres **sexuellen Interesses**, häufig auch unter **Störungen der Sexualfunktionen** wie Impotenz oder Anorgasmie. Bei Frauen setzt oft während der Depression die Periode aus oder wird unregelmäßig. Dies hängt mit den später zu erwähnenden ausgeprägten endokrinen Veränderungen im Rahmen depressiver Erkrankungen zusammen.

3.1.2 Subtypisierung der Major Depression bzw. depressiver Episoden

Zwar hat das Konzept der Major Depression allgemeine Anerkennung gefunden, und die meisten Fachleute sind sich darin einig, daß es sich um ein sehr heterogenes Krankheitsbild handelt, doch ist weiterhin unklar, ob abgrenzbare nosologische Entitäten innerhalb der Depressionen existieren. Keines der Konzepte, wie endogene, neurotische, autonome, agitierte oder psychotische Depression, hat sich bisher bezüglich Ätiopathogenese, Genetik, Verlauf und Therapierbarkeit als hinreichend deutlich abgrenzbar validieren lassen. Deswegen wurden für die weitere Spezifizierung von Subtypen ebenfalls nur **deskriptive Merkmalscluster** gewählt und auf jede ätiologische Implikation verzichtet.

Schweregrad

In DSM-IV und ICD-10 werden **leichte, mittelschwere** und **schwere Formen** einer MD bzw. depressiven Episode differenziert. Leichte Depressionen zeichnen sich in DSM-IV lediglich durch das Vorliegen von fünf bis sechs, in der ICD-10 von vier bis fünf Depressionssymptomen und einer geringgradigen Leistungsbeeinträchtigung aus. Häufig kann das bisherige Tätigkeitsprofil jedoch unter gesteigerten Anstrengungen aufrechterhalten werden. Dagegen weisen schwere Depressionen meistens das gesamte Symptomenspektrum auf und führen zu deutlich erkennbaren Beeinträchtigungen im täglichen Leben. Mittelschwere Depressionen benennen den Zwischenbereich.

Psychotische („wahnhafte") Depressionen

Entgegen der in der deutschen Psychiatrie gängigen Gleichsetzung von endogenen und psychotischen Depressionen hat sich international durchgesetzt, den Terminus „psychotisch" nur bei Störungen der Realitätswahrnehmung, z.B. Vorliegen von Wahnideen, Halluzinationen oder einem depressiven Stupor zu verwenden. Er drückt damit das Vorliegen einer besonders schweren, den Realitätsbezug des Patienten massiv beeinträchtigenden Form der Erkrankung aus. Sie bedingt in der Regel eine stationäre Einweisung und intensive psychopharmakologische Behandlung, bei Nichtansprechen auf pharmakologische Behandlung gelegentlich auch den Einsatz der Elektrokonvulsionstherapie. Der Suizidprävention kommt höchste Relevanz zu.

Das Spektrum der potentiellen Wahninhalte reicht von der Überzeugung, unheilbar krank (**hypochondrischer Wahn**), innerlich bereits tot und in einer Art Totenreich zu sein (**nihilistischer Wahn**), rettungslos zu verarmen und sich und die Familie nicht mehr ernähren zu können (**Verarmungswahn**), sich in entsetzlicher Weise schuldig gemacht und versündigt zu haben und ständig neue Vergehen auf sich zu laden, bis zu der Vorstellung, für alle Unglücke in der Welt, wie Erdbeben, Kriege, Hungerkatastrophen etc., verantwortlich zu sein (**Versündigungs-, Verschuldungs- und Skrupulantenwahn**) und bis zu der Gewißheit, körperlich ständig weiter zu schrumpfen (**Verkleinerungswahn**).

Die Übergänge von depressiven Verzerrungen zu überwertigen Ideen, die im Gespräch zumindest noch einer vorübergehenden Korrektur zugänglich sind, bis zu einer vollkommenen Wahngewißheit sind fließend. Letztere kann sich zu der ständigen ängstlichen Gewißheit steigern, jede Minute wegen der begangenen Verbrechen von der Polizei abgeholt zu werden. Solcher Art erkrankte Patienten besitzen keinerlei Krankheitseinsicht, sondern erleben ihr Leiden als konsequente Folge ihrer begangenen Schuld und lehnen konsequenterweise ärztliche Behandlung als sinnloses und verfehltes Hilfsbemühen ab.

Insgesamt werden im Rahmen psychotischer Depressionen offensichtlich menschliche Urängste mobilisiert, die ansonsten nur in Alpträumen oder in gelegentlichen Panikzuständen zum Tragen kommen. Ihre Genese und individuelle Bedeutung ist psychodynamisch meistens nur bedingt herleitbar und den Patienten nach Abklingen der Erkrankung oft nicht mehr verständlich und zugänglich.

Depressive Inhalte können sich bei einem kleinen Teil von Patienten mit psychotisch ausgestalteter Depression auch in Form **akustischer Halluzinationen** niederschlagen. Die Patienten hören eine ihnen eventuell bekannte Stimme, aber auch ihnen unbekannte Stimmen, z.B. die des Teufels, die ihnen ihr Versagen, ihre Schuldhaftigkeit und Wertlosigkeit vorhält und sie gegebenenfalls zum Suizid auffordert.

Traditionell war bisher mit der Diagnose einer affektiven Erkrankung nur das Vorliegen synthymer, also **stimmungskongruenter** psychotischer Phänomene vereinbar. Damit ist gemeint, daß z.B. ein Patient zwar davon überzeugt sein kann, von der Polizei abgehört zu werden, aber nur, damit die Behörden die Legitimation haben, ihn wegen der begangenen Vergehen festnehmen zu können und damit die Menschheit vor ihm, und zwar zu Recht, zu schützen. Auch wenn paranoide Inhalte vorliegen, müssen sie nach dieser Auffassung auf dem Boden eigenen Versagens, Unwertgefühls und der individuellen Schuld beruhen, d.h. von der depressiven Symptomatik getragen werden. Dagegen waren Wahnideen bezüglich einer feindseligen Verfolgung, in der sich der Patient als unschuldiges Opfer fühlt, einer Kontrolle durch externe Mächte oder einer Ausbreitung bzw. Fremdheit der eigenen Gedanken mit einer solchen diagnostischen Klassifikation nicht kompatibel und führten zur Diagnose einer schizoaffektiven oder schizophrenen Erkrankung. Im DSM-IV und in der ICD-10 sind jedoch auch **nicht-stimmungskongruente**, d.h. parathyme Halluzinationen und Wahnsymptome der Diagnose MD bzw. depressive Episode zuzuordnen, wenn sie gleichzeitig mit einer gewichtigen depressiven Verstimmung auftreten. In diesen Fällen wird von einer wesentlich schlechteren Prognose ausgegangen. Es ist zu bezweifeln, ob sich diese Ausweitung des Begriffs der affektiven Erkrankung auf Dauer halten wird (siehe auch Kapitel 10.2).

Untersuchungen aus den 60er Jahren geben noch an, daß etwa ein Drittel der Patienten unter einer psychotischen Form der Erkrankung leiden. Die verbesserte Diagnostik, das intensivierte Versorgungsnetz für psychisch Erkrankte und die verbesserten medizinischen Behandlungsmöglichkeiten haben jedoch zu einer deutlichen Abnahme dieser schweren Formen geführt. In der klinischen Klientel findet man um 15% wahnhaft depressiv Erkrankte (stimmungskongruent).

Melancholische Depression (DSM-IV), Depression mit somatischen Symptomen (ICD-10)
(Tab. 11-4)

Früher wurde diese Form als endogen, autonom oder psychotisch bezeichnet. Dabei wurde davon ausgegangen, daß diese Art der Depression ohne äußere Belastung oder Auslöser beginnt, sich von der Umwelt weitgehend unabhängig vollzieht und in ihrer Qualität von im normalen Leben erfahrenen Zuständen von Trauer und Depression, etwa durch den Tod eines nahestehenden Menschen, gänzlich verschieden ist. Auch die Dominanz vegetativer und sogenannter vitaler Symptome – die in der ICD-10 jetzt als „somatisch" bezeichnet werden –, wie Tagesschwankung, frühmorgendliches Erwachen und eine Fülle von massiven körperlichen Mißemp-

3 Symptomatik und Typisierung

Tabelle 11-4 ICD-10 – Diagnostikkriterien für eine depressive Episode mit somatischen Symptomen (melancholischer Subtyp).

- Interessenverlust oder Verlust der Freude an normalerweise angenehmen Aktivitäten
- mangelnde Fähigkeit, auf eine freundliche Umgebung oder günstige Ereignisse emotional zu reagieren
- frühmorgendliches Erwachen; zwei oder mehr Stunden vor der gewohnten Zeit
- Morgentief
- der durch andere objektivierte Befund einer psychomotorischen Hemmung oder Agitiertheit
- deutlicher Appetitverlust
- Gewichtsverlust, häufig mehr als 5 % des Körpergewichts im vergangenen Monat
- deutlicher Libidoverlust

Ein somatisches Syndrom ist nur dann zu diagnostizieren, wenn wenigstens vier der genannten Symptome eindeutig feststellbar sind.

findungen und Funktionsstörungen, wurden als Ausdruck einer eher biologisch denn psychosozial bedingten Störung gesehen.

Die Untersuchungen zur prämorbiden Persönlichkeit dieser Patienten ergab darüber hinaus, daß sie eher ein auffälliges Maß an Normalität als neurotische oder unangepaßte Charaktereigenschaften aufweisen. Die bei diesen Patienten häufig zu findende Persönlichkeit, die von TELLENBACH als **Typus melancholicus** bezeichnet wurde, ist durch Eigenschaften wie besondere Pflichterfüllung, den Wunsch, es anderen recht zu machen, Ordentlichkeit und Verläßlichkeit charakterisiert. Die Patienten neigen zur sogenannten **internalen Attribution,** d.h., insbesondere Mißerfolge schreiben sie sich selbst zu und versuchen durch vermehrte Anstrengungen diese wettzumachen. Demgegenüber ließen sich bei Patienten, die früher als neurotisch depressiv charakterisiert wurden, häufig bereits prämorbid Zeichen sozialer Unangepaßtheit, Unzufriedenheit und Konfliktbeladenheit ermitteln. Sie zeigen eher einen externalen Attributionsstil, d.h., insbesondere Mißerfolge werden eher der Umwelt angelastet und damit die eigene Person entlastet.

Erhebliche **Zweifel an der nosologischen Eigenständigkeit von Melancholien** ergaben sich aus der Tatsache, daß bisher keinerlei biologische Auffälligkeiten zu ermitteln waren, wie z.B. Hyperkortisolismus oder eine Veränderung der REM-Schlaf-Struktur, die nicht auch bei gleich schwer erkrankten nicht-melancholisch Depressiven zu finden sind (s. Abschn. 4). Außerdem zeigte sich, daß auch nicht-melancholisch Depressive vergleichsweise häufig gut auf Antidepressiva ansprechen und genetisch eine starke Überlappung beider Depressionsformen besteht. Auch Melancholiepatienten weisen im Rahmen der sogenannten Life-event-Forschung, d.h. der Suche nach psychosozialen Auslösefaktoren, in mehr als 50 % klar erkennbare Belastungsfaktoren auf, die im Zusammenhang mit dem Auftreten der Erkrankung stehen.

Dennoch gibt die diagnostische Typisierung der Melancholie einige wichtige Anhaltspunkte für die klinische Diagnose und Differentialtherapie. Die Patienten tendieren vergleichsweise stärker zur Entwicklung psychotischer Symptome und sind damit vermehrt suizidgefährdet. Ihre Symptomatik ist vornehmlich pharmakologisch und nur partiell psychotherapeutisch behandelbar. Sie sprechen besser auf Schlafentzug als nicht-melancholisch Depressive an. Außerdem haben sie einen recht charakteristischen Verlauf, d.h., die Depression klingt zwar in der Regel nach einigen Monaten wieder komplett ab, jedoch besteht eine hohe Tendenz zu Rückfällen und Wiedererkrankungen.

Klinisch relevant ist insbesondere die Tatsache, daß die melancholische Form der Depression die Eigenschaft besitzt, sich eher von psychosozialen Faktoren abzukoppeln und sich quasi zu verselbständigen oder sich etwa an chronobiologische Rhythmen anzukoppeln. Dies wird etwa durch das besonders häufige Auftreten gerade dieser Form von Depressionen im Frühjahr und Herbst erkennbar, aber in extremer Form auch bei Patienten mit einem 48-Stunden-Rhythmus (Abb. 11-4). Diese Patienten zeigen einen täglichen Wechsel von normaler und depressiver Stimmung, wobei dieses Phänomen so stark chronobiologisch determiniert ist, daß es auch unter Isolation von äußeren Zeitgebern weiterbestehen kann.

Auch diese Beobachtungen sprechen dafür, daß die Gruppe der Patienten mit melancholischer Depression auf dem Kontinuum der ätiopathogenetischen Faktoren von neurobiologischen zu sozialen

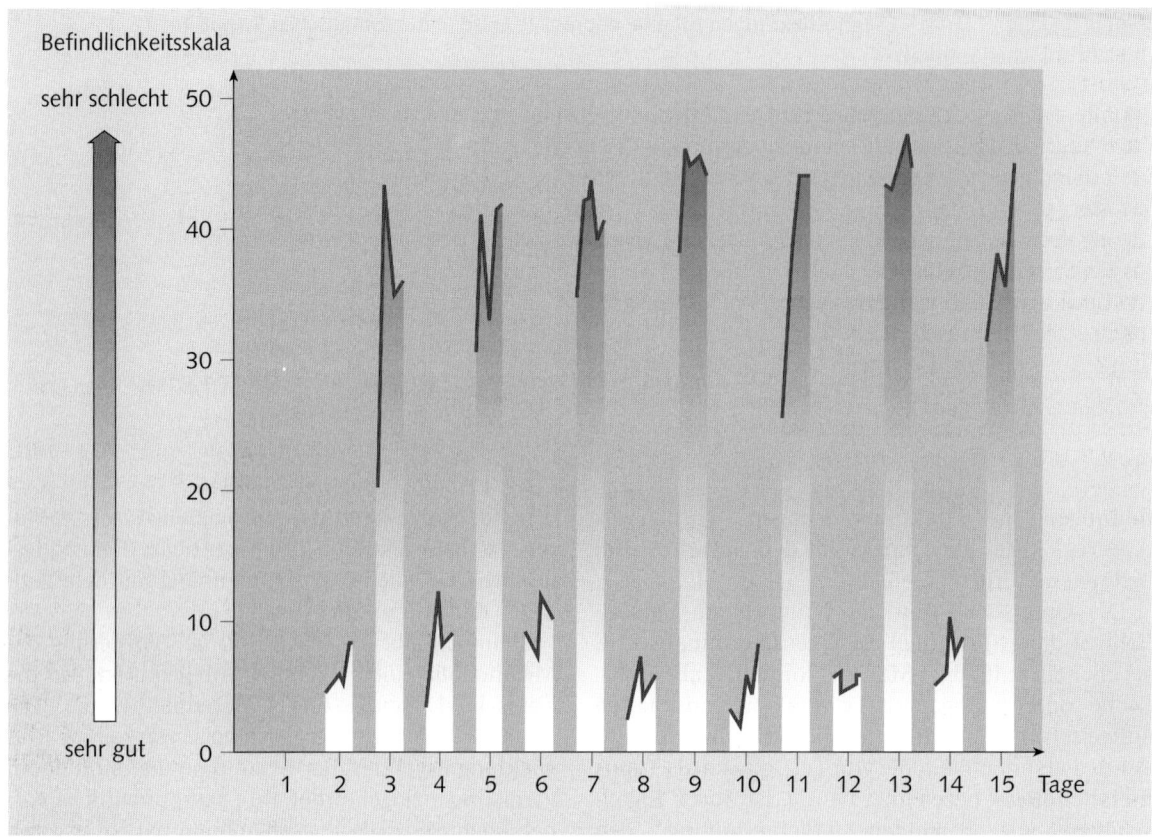

Abbildung 11-4 Stimmungsprofil eines 48-Std.-rapid-cycling.

und innerpsychischen Auslösemomenten mehr auf der Seite der somatischen Verursachung anzusiedeln ist.

Saisonale Depressionen

Affektive Erkrankungen zeigen einen deutlichen Erkrankungsgipfel im Frühjahr und einen zweiten weniger prominenten Anstieg im Herbst. Dagegen ist der Beginn depressiver Erkrankungen im Sommer und Winter seltener. Dies verdeutlicht sich auch in der Verteilung von Suiziden über das Jahr. Während also sowohl depressive Erkrankungen als auch Suizide im Winter seltener auftreten, wurde in den letzten Jahren eine Depressionsform beschrieben, die im **Spätherbst oder Winter** auftritt und im Frühjahr abklingt. Sie weist nach den Beschreibern eine **atypische Symptomatik** mit im Vordergrund stehender Energielosigkeit, Hypersomnie, Gewichtszunahme und insbesondere der Aufnahme großer Mengen von Kohlenhydraten auf. Ein relativ hoher Prozentsatz von Patienten mit einer „seasonal affective disorder" (SAD) zeigt allerdings einen bipolaren Verlauf vom Typ „bipolar II" mit einer Winterdepression und einer hypomanischen Nacherkrankung im Frühjahr.

Die günstigste **Therapie** der vornehmlich bei jungen Frauen auftretenden Form einer Winterdepression soll eine etwa zweistündige tägliche Therapie mit 2000 Lux hellem Licht darstellen. Das Krankheitskonzept ist mit vielen unbewiesenen oder auch als widerlegt zu geltenden ätiopathogenetischen Implikationen, wie etwa einer Phasenverschiebung oder internen Desynchronisation biologischer Rhythmen bei depressiven Patienten, gekoppelt. Patienten, die konstant eine solche jahreszeitliche Bindung mit der entsprechenden atypischen Symptomatik von Krankheitswert zeigen, scheinen recht selten zu sein. Vielmehr weichen Patienten oft im Verlauf der Erkrankung von diesem Muster ab.

Nach DSM-IV darf die Diagnose einer saisonalen Depression nur dann gestellt werden, wenn das jahreszeitliche Muster über mindestens zwei Jahre besteht und nicht mit depressiven Episoden zu anderen Jahreszeiten vermengt ist.

Primäre und sekundäre Depressionen

Dieses nicht in alle Klassifikationssysteme aufgenommene Typisierungsschema von Depressionen beruht auf der Unterscheidung von primären Erkrankungen, die bei Personen auftreten, die vorher keine andere Art von psychischer Störung aufwiesen, gegenüber sekundären Erkrankungen, bei denen die Patienten bereits vorher an einer anderen psychischen Störung, wie Alkoholismus, Panikerkrankung, Zwangserkrankung oder einer gewichtigen Persönlichkeitsstörung litten. Diese Unterteilung ist klinisch sinnvoll, da Depressionen als Zweitdiagnose in ihrer Symptomatik zwar gänzlich einer primären Depression gleichen können, doch durch die Vorerkrankung andere genetische Bezeichnungen und andere Verlaufscharakteristika aufweisen. Außerdem sprechen sie häufig anders auf unterschiedliche Therapieformen an. Für die Ersterkrankung sind begleitende Depressionen oft von hohem Stellenwert, sie verschlechtern die Prognose und erhöhen das Suizidrisiko.

3.2 Dysthymien

In den aktuellen Diagnosesystemen charakterisiert dieser Begriff Patienten, die eine **leichtere, aber chronifizierte Form einer depressiven Verstimmung** aufweisen. Wegen der präziseren Ausführung gegenüber der ICD-10 werden in Tabelle 11-5 die DSM-IV-Kriterien dargestellt. Die Störung wurde früher als depressiver Charakter, depressive Persönlichkeit oder neurotische Depression bezeichnet. Auf all diese Begriffe, insbesondere den der depressiven Neurose, wurde verzichtet, da Untersuchungen ergaben, daß diese Termini ausgesprochen uneinheitlich innerhalb der Psychiatrie benutzt wurden. Von KLERMAN ET AL. (1979) wurden zwölf unterschiedliche Definitionen für den Begriff Neurose ermittelt, die mit unterschiedlichen ätiopathogenetischen und therapeutischen Vorstellungen verbunden sind. Insbesondere die Annahme, daß diese Patienten schlecht auf Antidepressiva, aber gut auf Psychotherapie ansprechen und weniger psychobiologische Auffälligkeiten aufweisen als sogenannte melancholisch Depressive, ließ sich nicht bestätigen. Eher schien eine Unterteilung in leichtere chronifizierte und schwere akute Depressionen sinnvoll.

Somit wird eine Dysthymie diagnostiziert, wenn die Erkrankung mehrere Jahre – nach DSM-IV **mindestens zwei** – besteht, die Symptomatik an der überwiegenden Zahl der Tage vorhanden ist und die Symptomatik weniger ausgeprägt ist als bei einer Major Depression bzw. depressiven Episode. Das heißt, nach DSM-IV müssen neben einer depressiven Verstimmung zwei der folgenden Symptome vorliegen:

- Appetitminderung oder Appetitsteigerung
- Insomnie oder Hypersomnie
- Energieverlust und Müdigkeit
- geringes Selbstvertrauen
- schlechte Konzentrations- und Entscheidungsfähigkeit
- das Gefühl der Hoffnungslosigkeit.

Wenn die Symptomatik bis in die Kindheit oder Jugend zurückverfolgt werden kann, ist die Diagnose quasi gleichbedeutend mit dem früheren Begriff der depressiven Persönlichkeit.

Da 10–25% dieser Patienten im Laufe der Zeit eine Major Depression entwickeln, wurde der Begriff der **„double depression"** geprägt. Wenn also Patienten an einer Dysthymie leiden, dann – etwa im Rahmen einer Belastungssituation – eine Major Depression entwickeln und anschließend wieder das Bild einer Dysthymie aufweisen, wird eine doppelte Depression diagnostiziert. Diese ist prognostisch besonders ungünstig, wie auch die häufige Kombination mit Persönlichkeitsstörungen, etwa vom Borderline-, histrionischen, narzißtischen oder abhängigen Typ.

Im Zusammenhang mit leichteren depressiven Störungen – d.h. quasi vor einer Major Depression – sind noch die im DSM-IV unter der Kategorie „Depressive Störungen, NNB" aufgeführten Diagnosen Minor Depression und die „recurrent brief depression" zu nennen. Erstere entspricht in der ICD-10 der leichten depressiven Episode. Unter einer **Minor Depression** versteht man das Auftreten depressiver Erkrankungsphasen von mindestens zwei Wochen Dauer, die jedoch nicht alle Kriterien für eine Major Depression erfüllen. Auch diese Form wurde früher häufig mit neurotischer Depression gleichgesetzt.

Wiederkehrende kurze Depressionen („recurrent brief depression") wurden in ihrer Bedeutung vor allen Dingen von dem Züricher Psychiater JULES ANGST beschrieben. Er ermittelte in einer epidemiologischen Verlaufsstudie, daß ein erheblicher Anteil der Probanden unter intensiven, kurzfristigen und klinisch relevanten Verstimmungsphasen leiden, die das Zeitkriterium (mindestens zweiwöchige Dauer) einer Major Depression nicht erfüllen, sonst aber alle Eigenschaften einer MD zeigen (ANGST ET AL., 1990). In einer repräsentativen Stichprobe von Patienten in hausärztlichen Praxen in Deutschland ergab sich eine Häufigkeit von 5% von Patienten mit einer wiederkehrenden kurzen Depression als alleinige psychiatrische Diagnose.

Tabelle 11-5 DSM-IV – Diagnostische Kriterien für die dysthyme Störung (300.4).

A. Depressive Verstimmung, die die meiste Zeit des Tages an mehr als der Hälfte aller Tage, entweder vom Patienten berichtet oder von anderen beobachtet, über einen mindestens zweijährigen Zeitraum andauert.

   Beachte: Bei Kindern und Heranwachsenden kann reizbare Verstimmung vorliegen, und die Dauer muß mindestens ein Jahr betragen.

B. Während der depressiven Verstimmung bestehen mindestens zwei der folgenden Symptome:
   - Appetitlosigkeit oder übermäßiges Bedürfnis zu essen
   - Schlaflosigkeit oder übermäßiges Schlafbedürfnis
   - Energiemangel oder Erschöpfung
   - geringes Selbstwertgefühl
   - Konzentrationsstörungen oder Entscheidungserschwernis
   - Gefühl der Hoffnungslosigkeit

C. In der betreffenden Zweijahresperiode (ein Jahr bei Kindern und Heranwachsenden) gab es keinen Zeitraum von mehr als zwei Monaten ohne Symptome wie unter A und B beschrieben.

D. In den ersten zwei Jahren der Störung (ein Jahr bei Kindern und Heranwachsenden) bestand keine Episode einer Major Depression, d.h., das Störungsbild wird nicht besser durch eine chronische oder teilremittierte Major Depression erklärt.

   Beachte: Vor der Entwicklung der dysthymen Störung kann eine Episode einer Major Depression aufgetreten sein, vorausgesetzt, daß eine vollständige Remission erfolgt ist (also für mindestens zwei Monate keine bedeutsamen Zeichen oder Symptome). Nach den ersten zwei Jahren einer dysthymen Störung (ein Jahr bei Kindern und Heranwachsenden) können Episoden einer Major Depression eine dysthyme Störung überlagern. In solchen Fällen können beide Diagnosen gestellt werden, wenn die Kriterien für eine Major Depression erfüllt sind.

E. Zu keinem Zeitpunkt ist eine manische Episode, eine gemischte Episode oder eine hypomanische Episode aufgetreten, und die Kriterien für eine zyklothyme Störung waren niemals erfüllt.

F. Die Störung tritt nicht ausschließlich im Verlauf einer chronischen psychotischen Störung wie Schizophrenie oder wahnhafter Störung auf.

G. Die Symptome gehen nicht auf die direkte Wirkung einer Substanz (z.B. Droge, Medikament) oder eines medizinischen Krankheitsfaktors (z.B. Hypothyreose) zurück.

H. Die Symptome verursachen in klinisch bedeutsamer Weise Leiden oder Beeinträchtigungen in sozialen, beruflichen oder anderen wichtigen Funktionsbereichen.

   Bestimme, ob:
   - **mit frühem Beginn:** Beginn der Störung vor Vollendung des 21. Lebensjahres
   - **mit spätem Beginn:** Beginn der Störung im Alter von 21 Jahren oder später
   - **mit atypischen Merkmalen** (für die jüngste Zweijahresperiode der dysthymen Störung)

Die Diagnose wird gestellt, wenn die Depressionen mindestens zwei Tage bis zu zwei Wochen, und zwar mindestens einmal pro Monat über einen Zeitraum von einem Jahr, auftreten. Die Relevanz dieser Störung verdeutlicht sich in der hohen Rate von Suizidversuchen dieser Patientengruppe. Trotz genetischer Beziehungen zu den anderen Depressionsformen scheinen Antidepressiva bei dieser Störung weniger wirksam zu sein.

3.3 Manien

3.3.1 Symptomatik

Obwohl Manien deutlich seltener auftreten als depressive Erkrankungen und auch bei Patienten mit bipolaren Erkrankungen nur etwa 10–20% der Erkrankungsepisoden ausmachen, üben sie einen intensiven, anhaltenden Eindruck auf die konsultierten Ärzte, aber auch auf Familienmitglieder und das weitere Umfeld der Betroffenen aus. Im Zentrum der Erkrankung steht eine abnorme und anhaltend **gehobene expansive oder reizbare Stimmungslage.** Die Patienten beschreiben ihren Zustand als euphorisch, großartig, beglückend. Leichtere manische Erkrankungen können auf die Umgebung anregend und erheiternd wirken und machen ein Gespräch häufig zu einem amüsanten, erfreulichen Erlebnis. Nahe Familienangehörige und Fremde erkennen jedoch, daß dieser Zustand als krankhaft zu werten ist. Insbesondere wenn die Wünsche der Patienten nicht von ihrer Umwelt respektiert oder realisiert werden, kann die Stimmung in eine gereizte und aggressive Form umschlagen. Manche Patienten zeigen durchgehend eher eine gereizt-aggressive als eine euphorisch-glückliche Stimmung.

Im Krankenhaus sind die Patienten auf der Station oft schwierig lenkbar, streiten um ihre vermeintlichen Rechte und reagieren außerordentlich empfindlich auf jede Begrenzung oder Zurechtweisung. Abwertende Bemerkungen und Handlungen ihnen gegenüber sind daher zu vermeiden. Manische Patienten haben ein Gespür für Konflikte in Gruppen, mischen sich distanzlos in die Lebenssituation und Konfliktbereiche anderer ein, zeigen wenig Verantwortlichkeit bezüglich ihres Handelns und versuchen sehr häufig, die Grenzen auszutesten, die man ihren Aktivitäten setzt.

Durch schlagartig und unerwartet einschießende, zum Teil nur **kurze depressive Verstimmungen,** die für Minuten oder Stunden anhalten können, sind auch diese Patienten in unvorhersehbarer Weise **suizidgefährdet.** Man geht davon aus, daß annähernd 10% der manischen Patienten kurzfristige Suizidgedanken hegen. Häufig ist mit der Manie auch ein vermehrter Alkoholkonsum oder Drogenmißbrauch verbunden, was eine weitere Intensivierung der Symptomatik bedingt, aber auch eine Behandlung besonders dringlich werden läßt.

Typische Symptome bei Manien und ihre Häufigkeit sind in Tabelle 11-6 aufgeführt. Da es sich bei Manien um Extremsituationen handelt, ist in den Diagnostikkriterien des DSM-IV lediglich ein **Erkrankungszeitraum von einer Woche,** in der ICD-10 von einigen Tagen als notwendig vorgegeben. Neben der Grundsymptomatik müssen zur Stellung der Diagnose Manie nach DSM-IV von den folgenden Symptomen mindestens drei, wenn die Stimmung ausschließlich gereizt ist, mindestens vier vorhanden sein:

Gesteigertes Selbstwertgefühl oder Größenideen

Selbst bisher eher selbstunsichere Persönlichkeiten zeigen im Rahmen manischer Erkrankungen ein deutlich gehobenes Selbstwertgefühl. Auch wenn ihnen entsprechende Kompetenzen und Ausbildungen fehlen, fühlen sie sich im Rahmen der Erkrankung in unrealistischer Weise mit verschiedensten Begabungen ausgestattet, z.B. in der Lage, unterschiedliche berufliche, künstlerische oder soziale Tätigkeiten durchzuführen. Dies reicht vom Dichten bis zu irrationalen geschäftlichen Aktivitäten oder dem Versuch, in die Politik einzugreifen. Von der Meinung von Fachleuten bleiben sie häufig unbeeindruckt und fühlen sich diesen maßlos überlegen. Dies kann bis zu Größenideen und dem Wahn führen, eine bedeutende, hervorragende Persönlichkeit des öffentlichen Lebens zu sein, entscheidende, die Welt bewegende Erfindungen gemacht zu haben oder auch als Statthalter Gottes auf Erden walten zu müssen. Von der Großartigkeit ihres Handelns überzeugt, sind sie außerordentlich daran interessiert, die Ergebnisse einer breiten Öffentlichkeit durch Leserbriefe, öffentliche Reden etc. kundzutun.

Tabelle 11-6 Häufigkeit typischer Symptome bei Manien (nach WINOKUR ET AL., 1969).

Symptom	%
Irritierbarkeit	100
Rededrang	99
Euphorie	98
Labilität	95
Ideenflucht	93
Insomnie	90
Größenideen	86
Reizbarkeit	85
Feindseligkeit	83
Extravaganz	69
Depression	68
Tagesschwankungen	67
Depression nach der Manie	52
Wahnideen in irgendeiner Form	48
erhöhter Alkoholkonsum	42
gesteigerte Libido	32
akustische Halluzinationen	21
Promiskuität	11
Selbstmordgedanken	7

Vermindertes Schlafbedürfnis

Manische Patienten können über Wochen und Monate mit sehr wenig Schlaf auskommen. In der Regel wachen sie nach drei oder vier Stunden Schlaf auf, sind erholt und froh, möglichst viele Stunden des Tages aktiv gestalten zu können. Nach Abklingen der Manie tritt kein sogenannter Rebound bezüglich des Schlafbedürfnisses ein. Wie in der Depression ist auch in der Manie die Störung des Schlafs bei annähernd 100% der Patienten vorhanden und somit ein relevanter diagnostischer Wegweiser. Anders als in der Depression handelt es sich aber um reine Hyposomnien mit extrem kurzem, aber erholsamem Schlaf.

Starker Rededrang

Manische Patienten reden in der Regel sehr viel, laut und schnell, lassen sich von ihrer Umgebung nur ungern unterbrechen und nehmen wenig Rücksicht auf die Kommunikationswünsche ihrer Gesprächspartner. Bei leichten Manien kann dies noch amüsant, ideenreich und spritzig wirken, steigert sich bei ausgeprägteren Krankheitsbildern jedoch zu immer lockerer werdenden, unlogisch-assoziativen, schließlich nicht mehr nachvollziehbaren Gedankenabläufen. Insbesondere wenn der Versuch gemacht wird, die Patienten einzuschränken, werden sie gereizt und können sich zunehmend in feindseligen Beschimpfungen und aggressiven Beleidigungen ergehen.

Ideenflucht und die subjektive Erfahrung des Gedankenjagens

Dieses Symptom ist mit dem Symptom des vermehrten Rededrangs engstens gekoppelt. Die Patienten selbst erleben anfänglich das rasche Andrängen unterschiedlicher Ideen als ausgesprochen inspirierend und beglückend, im fortgeschrittenen Stadium aber zuweilen als fremd und bedrohlich. Die Ideenflucht kann sich bis zur Zusammenhanglosigkeit mit dem Bild einer sogenannten verworrenen Manie entwickeln. In diesem Stadium ist eine Einflußnahme von außen kaum mehr möglich. Die starke Ablenkbarkeit dokumentiert sich in der Tatsache, daß die Aufmerksamkeit der Patienten sehr leicht von unwichtigen irrelevanten Reizen okkupiert wird. Dies führt zu raschen Themenwechseln, veranlaßt durch Hintergrundgeräusche, plötzliche Beobachtungen oder auch durch von anderen oder den Patienten selbst benutzte Worte oder Sätze, die sie wieder an andere Erlebnisse erinnern.

Steigerung zielgerichteter Aktivitäten, verbunden mit psychomotorischer Unruhe

Die Steigerung zielgerichteter Aktivitäten im sozialen, beruflichen oder auch sexuellen Bereich, verbunden mit einer psychomotorischen Unruhe, ist häufig nachträglich der bei weitem problematischste Aspekt manischer Erkrankungen. Die Patienten stürzen sich in dem Gefühl absoluter Siegesgewißheit und grenzenlosen Erfolgs in gewagte berufliche Aktivitäten, gehen neue Verbindungen und sexuelle Beziehungen ein oder tätigen umfangreiche Käufe. All dies kann zu schweren familiären, finanziellen, beruflichen und sozialen Schäden führen. Patienten können sich etwa durch Geldspekulationen, Berufswechsel, aber auch illegale, etwa finanzielle Transaktionen in wenigen Tagen oder Wochen um ihr gesamtes Vermögen und ihre soziale Position bringen. Sie neigen dazu, eine Unzahl von sozialen Kontakten aufzunehmen bzw. wiederaufzunehmen oder durch Anrufe und Briefeschreiben eine später kaum mehr zu überschauende Zahl von Personen zu kontaktieren und sie mit Vorschlägen und Plänen zu überschütten. Dies wirkt häufig rücksichtslos durch die Tendenz, zu dominieren und den anderen zu manipulieren.

Auch bei manischen Auslenkungen kann das Auftreten **psychotischer Symptome,** d.h. von megalomanen Wahnideen, zu einer besonderen Akzentuierung der Aktivitäten führen. Die Patienten haben meist keinerlei Krankheitseinsicht und beurteilen Therapiebemühungen als ungebührliche Einmischung in ihre im Moment besonders glückliche und erfolgreiche Lebensgestaltung. Die exzessive Beschäftigung mit angenehmen Aktivitäten, die mit großer Wahrscheinlichkeit unangenehme Konsequenzen haben, z.B. dem ständigen Ausgeben von Lokalrunden, sexuellen Abenteuern oder unverantwortlichen geschäftlichen Investitionen, stehen hiermit ebenfalls im Zusammenhang. Fast immer, wenn Familienangehörige, Bekannte oder Vorgesetzte sie an diesen Aktivitäten hindern wollen, kommt es zu heftigen Auseinandersetzungen. Die fehlende Urteilskraft und die aufgehobene Bindung an soziale und gesetzliche Normen bringt Patienten nicht selten auch in Schwierigkeiten mit dem Gesetz, etwa durch illegale Transaktionen, Versicherungsbetrügereien oder sexuelle Nötigung.

3.3.2 Subtypisierung von Manien

Psychotische Manie

Im Vergleich zur Major Depression treten bei Manien wesentlich häufiger psychotische Symptome auf. Man geht von 50% manischer Patienten im Gegensatz zu etwa 15–20% depressiver Patienten aus, die im Laufe der Erkrankung Halluzinationen oder Wahnideen aufweisen. Dabei wird wie bei den Depressionen zwischen stimmungskongruenten, also **synthymen,** und stimmungsinkongruenten, **parathymen Wahninhalten** und **Halluzinationen** unterschieden. Erstere sind die eigentlich typischen psychotischen Symptome bei Manien. Sie reichen von der Vorstellung, eine weltbewegende Erfindung gemacht zu haben, beruflich grenzenlos erfolgreich zu sein, bis zu der Überzeugung, eine bedeutende Persönlichkeit des öffentlichen Lebens oder gar Gott zu sein. Entsprechende Äußerungen von halluzinierten Stimmen können sie in diesen Größenideen bestätigen. Auch sogenannte verworrene oder delirante Manien sind zu den Psychosen zu zählen, wenn der Realitätsbezug völlig aufgehoben ist und die Patienten quasi durch die nicht mehr zu steuernde Flut von Gedankenfetzen und Assoziationen zur eigenständigen Lebensgestaltung und Realitätsbeurteilung nicht mehr in der Lage sind. Wahnsymptome sind im Vergleich zu Halluzinationen etwa dreimal so häufig. Wie häufig beide Symptome gleichzeitig auftreten, ist bisher nicht geklärt.

Gemischte manisch-depressive Episoden

Nach DSM-IV spricht man von einer gemischten Episode, wenn für wenigstens eine Woche sowohl die Kriterien einer manischen Episode als auch die einer Major Depression erfüllt sind. Dabei kann in kurzen Zeitintervallen von Minuten bis Stunden der Zustand zwischen tiefer Niedergeschlagenheit und Gereiztheit oder Euphorie wechseln. In der Regel leiden diese Patienten unter schweren Schlafstörungen, Erregung und psychotischen Symptomen und Suizidimpulsen. Meistens sind eine stationäre Behandlung und intensive pharmakologische Therapie sowie eine umfassende Suizidprävention erforderlich. Gemischte Episoden können sich aus manischen oder depressiven Episoden entwickeln und gehen häufig in eine Major Depression über.

Wegen der immer wieder einschießenden depressiven Verstimmungen sind diese Patienten wesentlich eher zu einer Therapie motivierbar als rein manische Patienten.

Aber auch bei Patienten, die diese Kriterien nicht erfüllen, sind depressive Symptome bei manischen Episoden eher die Regel als die Ausnahme, so daß das Konzept, Manien und Depressionen stellten gegensätzliche affektive Erkrankungspole eines Kontinuums dar, zu vereinfachend ist.

Hypomanische Episoden

Die gehobene Stimmungslage hypomanischer Patienten ist in dem Kontinuum gehobenen Lebensgefühls oft nicht eindeutig als krankhaft einzuordnen. Das Gesamtkontinuum manischer Auslenkungen reicht von gesunden Zuständen besonderer Heiterkeit, Glücksgefühlen, optimistischer Grundstimmung und positiven Zukunftsperspektiven bis zu den schweren psychotischen verworrenen Manien. Bei Hypomanien ist es häufig schwer zu entscheiden, ob das Verhalten noch normal oder bereits krankhaft ist. In einer Hypomanie erlebt der Patient sich in der Regel nicht als krank, sondern als in einer besonders glücklichen, erfolgreichen und energiegeladenen Lebensphase. Auch Personen, die den Patienten nicht prämorbid gekannt haben, halten ihn meist für auffällig, etwas irritierend oder „nervös", aber nicht im eigentlichen Sinne für krank. Entscheidend für die Feststellung einer Hypomanie ist, daß sich der Patient von seiner Grundpersönlichkeit durch eine deutlich gehobene (aber nicht in vollem Sinne manische) Stimmung abhebt.

Oft ist es daher nur die vertraute Umwelt, die den Zustand als krankhaft erkennt und insbesondere bei Kenntnis einer bestehenden bipolaren Erkrankung den Zustand dieser Störung zuordnet.

Nach DSM-IV sind zur Diagnosestellung einer hypomanen Episode nur vier Tage einer abnorm und anhaltend gehobenen, expansiven oder gereizten Stimmungslage notwendig. Außerdem müssen bei ausschließlich gereizter Stimmungslage drei, ansonsten vier der bereits unter der Rubrik Manien genannten sieben zusätzlichen Symptome vorliegen. Dabei schließt jedoch das Vorkommen von psychotischen Phänomenen diese Diagnose aus. Entscheidend für die Diagnose einer Hypomanie ist jedoch, daß hier die Stimmungslage in der Regel für den Außenstehenden eher ansteckend erheiternd und amüsant ist und nicht als krankhaft beurteilt wird. Die enthusiastische Aufnahme sozialer, interpersoneller oder beruflicher Kontakte kann sich ausgesprochen erfolgreich gestalten. Auch können künstlerisch kreative Tätigkeiten, etwa das Schreiben von Gedichten oder Essays, positive Resultate ergeben. Im Gegensatz zur Manie sind die Aktivitäten gewöhnlich organisiert und wirken nicht bizarr. Dennoch kann es etwa durch unkritisches Verhalten oder gesteigerte sexuelle Aktivitäten zu beruflichen oder familiären Problemen kommen.

5–15% der Personen mit einer Hypomanie entwickeln im Verlauf der Krankheit volle manische Episoden. Fast immer ist zur Diagnose einer Hypomanie eine **intensive Fremdanamnese** der dem Pa-

Tabelle 11-7 DSM-IV – Diagnostische Kriterien für eine zyklothyme Störung (301.13).

A. Für die Dauer von mindestens zwei Jahren bestehen zahlreiche Perioden mit hypomanischen Symptomen und zahlreiche Perioden mit depressiven Symptomen, die nicht die Kriterien einer Episode einer Major Depression erfüllen.
   Beachte: Bei Kindern und Heranwachsenden muß die Dauer mindestens ein Jahr betragen.
B. Während dieser Zweijahresperiode (ein Jahr bei Kindern und Heranwachsenden) bestand nicht länger als zwei Monate Symptomfreiheit gemäß Kriterium A.
C. Während der ersten zwei Jahre der Störung bestand keine Episode einer Major Depression, manische Episode oder gemischte Episode.
D. Die Symptome aus A können nicht besser durch eine schizoaffektive Störung erklärt werden und überlagern nicht eine Schizophrenie, schizophreniforme Störung, wahnhafte Störung oder nicht näher bezeichnete psychotische Störung.
E. Die Symptome gehen nicht auf die direkte körperliche Wirkung einer Substanz (z.B. Droge, Medikament) oder eines medizinischen Krankheitsfaktors zurück.
F. Die Symptome verursachen in klinisch bedeutsamer Weise Leiden oder Beeinträchtigungen in sozialen, beruflichen oder anderen wichtigen Funktionsbereichen.
   Beachte: Wenn nach den ersten zwei Jahren einer zyklothymen Störung (ein Jahr bei Kindern und Heranwachsenden) manische oder gemischte Episoden die Störung überlagern, kann zusätzlich eine Bipolar-I-Störung diagnostiziert werden. Bei überlagernden Episoden einer Major Depression nach dem ersten Zweijahreszeitraum kann zusätzlich eine Bipolar-II-Störung diagnostiziert werden.

tienten nahestehenden Personen unumgänglich, um den krankhaften Charakter des momentanen Verhaltens adäquat einschätzen zu können. Selten ist eine stationäre Aufnahme erforderlich. Auch diese Patienten stehen Behandlungen, etwa mit Lithium, meist ablehnend gegenüber. Lediglich Patienten, die bereits mehrere entsprechende Phasen durchgemacht haben, können die Selbstkritik aufbringen, ihren Zustand als krankhaft zu erachten, und daraus die entsprechenden Konsequenzen ziehen.

Wenn während der Behandlung einer Depression mit einem Antidepressivum eine Hypomanie auftritt, führt dies nicht zur Diagnose einer hypomanischen Episode, also zu einer Bipolar-II-Erkrankung, sondern wird als medikamentös induzierte hypomanische Störung diagnostiziert.

3.4 Zyklothymien

Im Gegensatz zu dem tradierten Begriff der Zyklothymie, der früher im deutschsprachigen Raum gleichbedeutend war mit einer bipolaren affektiven Erkrankung oder Psychose, bezeichnet dieser Begriff heute in den neuen Diagnoseschemata Krankheitsbilder, die leicht als stimmungslabile Psychopathie oder unzuverlässige Charakterzüge launischer Menschen fehlinterpretiert werden.

Wegen der deutlich präziseren Charakterisierung im DSM-IV gegenüber der ICD-10 sind in Tabelle 11-7 die DSM-IV-Kriterien aufgeführt. Somit wird eine Zyklothymie, die in der Regel im jugendlichen Alter beginnt, diagnostiziert, wenn **innerhalb von zwei Jahren mehrere depressive und hypomane Stimmungsschwankungen auftreten,** die bezüglich ihrer Schwere, Dauer und Intensität sowie der Beeinflussung der Lebensführung nicht die Kriterien einer Major Depression oder einer Manie erfüllen. Die Diagnose darf nach DSM-IV nur gestellt werden, wenn maximal zwei Monate dauernde freie Intervalle in den zwei Jahren auftreten. Treten im späteren Verlauf Manien oder depressive Episoden auf, geht die Diagnose in eine bipolare affektive Erkrankung über oder, falls sich anschließend wieder eine zyklothyme Symptomatik einstellt, kann eine Doppeldiagnose gestellt werden (Abb. 11-5).

> **Resümee**
> Nachdem bisher nicht nur im internationalen Vergleich, sondern sogar zwischen einzelnen Kliniken gravierende Unterschiede in der Charakterisierung und diagnostischen Typisierung affektiver Erkrankungen bestand, haben die weitgehend kongruenten Diagnosesysteme von ICD-10 und DSM-IV zu einer verbindlichen Beschreibung der Einzelsymptome, aber auch der diagnostischen

Subklassifizierung geführt. Die Unterscheidung von depressiven Episoden, Dysthymien, psychotischen und melancholischen Depressionen bzw. Bipolar-I- und -II-Erkrankungen und Zyklothymien orientiert sich durchgehend am Schweregrad und Verlauf der Symptome und nicht mehr an ätiopathogenetischen Modellvorstellungen.

4 Ätiologie und Pathogenese

Obwohl affektive Erkrankungen in den letzten 15 Jahren im Zentrum der empirisch-psychiatrischen Forschung standen, ist das Wissen um die Ätiopathogenese einschließlich Pathochemie, Pathophysiologie, Psychodynamik, Lerngeschichte und Soziogenese lückenhaft. Es gibt zwar einige gut ausformulierte und plausible bio-psycho-soziale Modelle zur Entstehung und Aufrechterhaltung affektiver Erkrankungen, doch fehlen bisher in entscheidenden Bereichen die empirischen Belege.

Als eindeutig nachgewiesen kann gelten, daß die **genetische Belastung** einen entscheidenden ätiologischen Aspekt darstellt. Unter anderem durch Zwillingsstudien ist aber auch klar, daß lediglich die **Vulnerabilität** vererbt wird, die im Zusammenspiel mit Auslösefaktoren das Auftreten der affektiven Erkrankung bedingt. Als Auslöser kommen sowohl somatische Faktoren, wie eine hormonelle Umstellung im Wochenbett oder eine körperliche Erkrankung, als auch psychosoziale Faktoren, z.B. Verluste, Trennungen, berufliche Enttäuschungen, Überforderungen, Ehekrisen etc., in Frage.

Welche **neurobiologischen Faktoren** eine Rolle spielen und ob bzw. wie diese vererbt werden, ob z.B. ein Enzym defizient, ein Rezeptor supersensitiv oder ein Second-messenger-System hyperaktiv ist und bei Streßsituationen zur neurobiologischen Dekompensation führt, ist bisher ungeklärt. Da das Wissen um die neurobiologischen Grundlagen psychischer Funktionen und ihre Störungsmöglichkeiten bis zu Beginn der 80er Jahre sehr begrenzt war, müssen neurobiologische Depressionsmodelle der 60er bis 80er Jahre rückblickend als simplifizierend und fast ausschließlich auf indirekten Evidenzen beruhend beurteilt werden. Erst in den letzten zehn Jahren ist eine so entscheidende Entwicklung in der Aufklärung neurobiologischer Funktionssysteme und ihrer inhärenten pathophysiologischen Entgleisungsmöglichkeiten eingeleitet worden, daß dies zu Recht für die nähere Zukunft entscheidende Fortschritte auch bei der Erforschung der genetisch-neurobiologischen Aspekte affektiver Erkrankungen er-

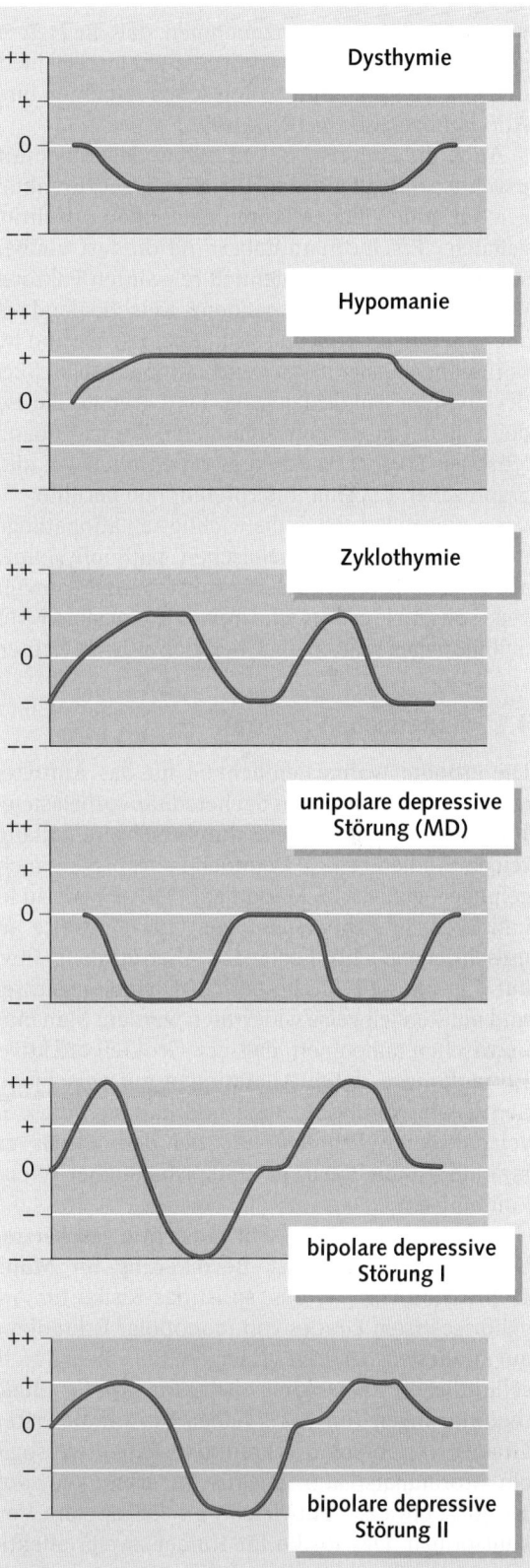

Abbildung 11-5 Verlaufsformen unterschiedlicher Subtypen affektiver Störungen.

warten läßt. Dabei ist anzunehmen, daß die Heterogenität affektiver Erkrankungen auch Unterschiede in den jeweiligen neurobiologischen Aspekten ihrer Ätiopathogenese ergeben wird.

Auch die empirische Aufklärung der Bedeutung **psychosozialer Faktoren** für affektive Erkrankungen hat in den letzten Jahren deutliche Fortschritte gemacht. Erschwerend dabei sind die fast unüberschaubare Fülle von potentiell relevanten Faktoren und ihre häufige Interdependenz. Entscheidend war auch hier die Einführung strikt empirischer und hypothesengeleiteter Forschung mit der Möglichkeit der Hypothesenfalsifizierung. Dies grenzte die Bedeutung der lange Zeit dominierenden psychoanalytischen Forschung ein, die vornehmlich auf idiographischen Einzelfallinterpretationen beruhte.

Im Folgenden sollen die wichtigsten ätiopathogenetischen, d.h. pathochemischen, pathophysiologischen und psychosozialen, Entstehungsbedingungen, soweit sie belegt sind bzw. zu plausiblen Modellbildungen führten, im Überblick erörtert werden.

4.1 Genetische Faktoren

Die erhöhte Wahrscheinlichkeit für das Auftreten affektiver Erkrankungen bei hereditär vorbelasteten Individuen ist mittlerweile durch mehrere umfangreiche Studien belegt. Dennoch ist es bislang nicht gelungen, genetische Marker auf DNA-Ebene zu lokalisieren. Die Untersuchungen, die Hinweise auf umschriebene chromosomale Aberrationen, etwa auf Chromosom 11, beschrieben, sind umstritten und mußten teilweise widerrufen werden. Man muß inzwischen annehmen, daß der Großteil affektiver Erkrankungen durch Alterationen auf verschiedenen Genen verursacht wird und daß sich diese in verschiedenen Familien und bei den jeweils erkrankten Individuen in unterschiedlicher Weise kombinieren.

Geht man von einer sehr vorsichtig geschätzten Lebenszeitprävalenz der Bevölkerung für **Major Depression** von 7% aus, so ist das Risiko für Angehörige ersten Grades von monopolar Erkrankten auf mindestens 10–15% gesteigert. Bei einem durchschnittlichen Erkrankungsrisiko für **bipolar-affektive Störungen** von 1–2% haben Verwandte ersten Grades von bipolar erkrankten Patienten sogar ein Morbiditätsrisiko, affektiv zu erkranken, von 15–20%; etwa 8% entwickeln erneut bipolare Verlaufsformen. Das Risiko für Kinder zweier affektiv erkrankter Eltern steigt auf ca. 55%. Es konnte nachgewiesen werden, daß nicht nur für die melancholische Form der Major Depression, sondern auch für nicht-melancholische Depressionen eine hereditäre Prädisposition angenommen werden muß.

Für **dysthyme Störungen** konnte gezeigt werden, daß diese Erkrankungen häufiger bei Angehörigen ersten Grades von Major-Depression-Erkrankten auftreten als in der allgemeinen Bevölkerung.

Unter den Angehörigen von **Zyklothymie-Erkrankten** finden sich häufiger Fälle von depressiven Episoden und Bipolar-I- und -II-Störungen als in der Allgemeinbevölkerung.

Seit 1982 sind zehn Zwillingsstudien von affektiv Erkrankten durchgeführt worden. Zu den sorgfältigsten zählt eine dänische Studie, bei der 110 eineiige und zweieiige Zwillinge untersucht wurden. Zusammenfassend kann davon ausgegangen werden, daß die Konkordanzrate für bipolare Verläufe bei eineiigen Zwillingen um 80%, bei zweieiigen Zwillingen um 15–20% liegt. Für monopolare Verläufe betragen die Konkordanzraten bei eineiigen um 50% und bei zweieiigen Zwillingen 15–20%. Die meisten konkordanten eineiigen Zwillingspaare sind auch für den Verlaufstyp konkordant. Auch bei der Gruppe nicht-melancholisch Depressiver ergaben sich bei Zwillingsstudien klare Hinweise für eine genetische Prädisposition.

4.2 Alterationen der Neurotransmittersysteme

Drei Jahrzehnte neurobiologischer Forschung haben die Hypothesen erhärtet, daß neurochemischen Störungen der Reizübertragung und Weiterleitung im ZNS eine entscheidende Bedeutung für die Ätiopathogenese depressiver Erkrankungen zukommt und deren Korrektur im Rahmen somatischer Therapieverfahren hohe Relevanz besitzt.

Die ursprüngliche **Katecholaminmangel-Hypothese,** wie sie von BUNNEY, DAVIS und SCHILDKRAUT entwickelt wurde, postulierte ein funktionales Defizit von Noradrenalin (NA) in für die Stimmungsregulation wichtigen zentralen noradrenergen Funktionssystemen. Durch Einbeziehung von Serotonin (5-HT) und Dopamin (DA) erweiterte sich das Modell zur **Monoaminmangel-Hypothese.** Dieses Modell basierte vor allem auf Beobachtungen, daß Substanzen, die den Gehalt aminerger Neurotransmitter im synaptischen Spalt steuern, auch Affekte modulieren (Abb. 11-6). So führt die Gabe des den Blutdruck senkenden Medikaments Reserpin, das die Konzentration von NA, DA und 5-HT im synaptischen Spalt reduziert oder die Gabe von α-Methylparathyrosin (AMPT), das die Synthese von NA

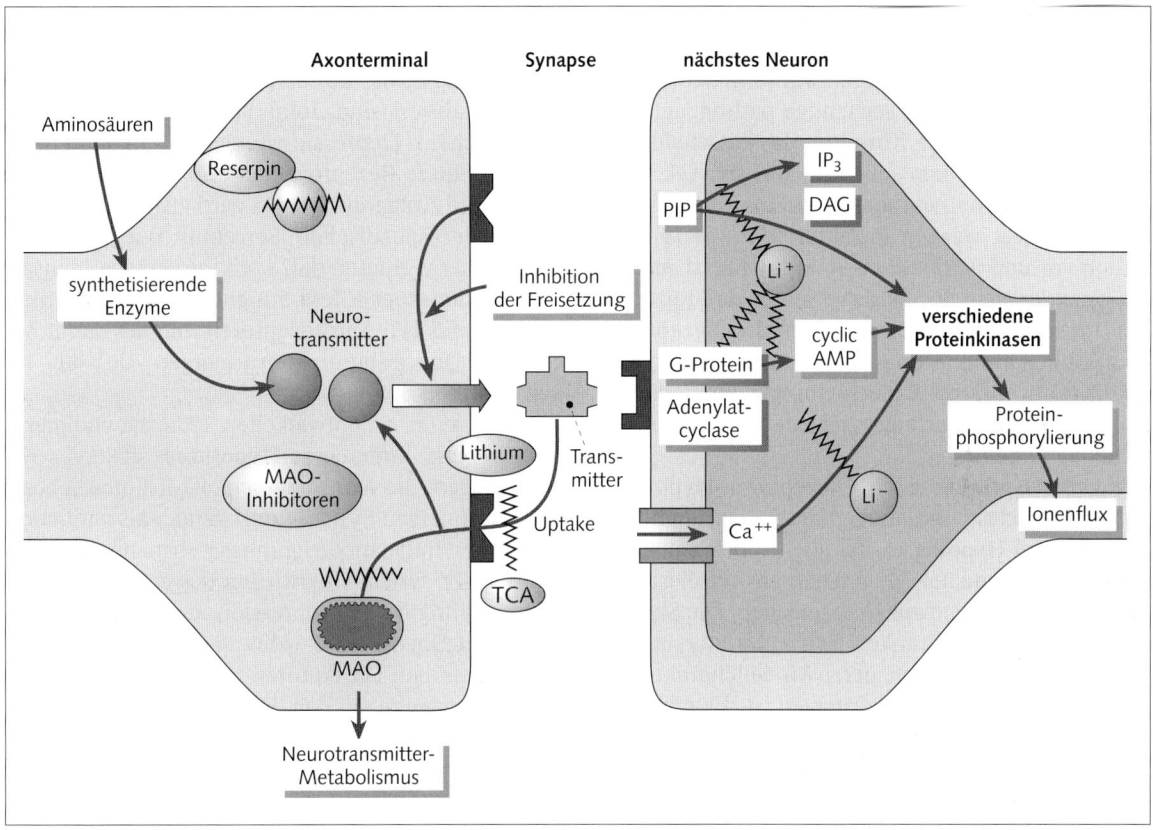

Abbildung 11-6 Bekannte Effekte von stimmungsbeeinflussenden Medikamenten auf Synapsenfunktionen (Erläuterung siehe Text).

blockiert, bei einem Teil der damit behandelten Personen zu depressiven Verstimmungen.

Gestützt wurde dieser Ansatz durch die Aufklärung der Wirkmechanismen von antidepressiven Substanzen, die durch Verminderung der Rückresorption bzw. durch Blockade des oxidativen Abbaus der genannten Neurotransmitter im synaptischen Spalt dort zu ihrer Anreicherung führen. Untersuchungen zur Konzentration der aminergen Abbauprodukte wie 3-Methoxy-4-Hydroxy-Phenylglykol (MHPG) in Blut, Urin und Liquor bei Depressiven und Gesunden ergaben jedoch nur zum Teil erniedrigte Werte bei Patienten. Dies mag jedoch auch an der Schwierigkeit liegen, zentrale von peripheren Abbauprodukten zu trennen. So kann ein zentraler Mangel durch periphere noradrenerge Hyperaktivität kaschiert werden. Erniedrigte Konzentration von Serotonin-Abbauprodukten fanden sich in den Gehirnen Depressiver nach Suizid.

Methodische Schwierigkeiten lassen jedoch keine eindeutige Interpretation dieser Befunde zu. Die Mängel der klassischen Monoaminmangel-Hypothese verdeutlichen sich in der Frage, weshalb die antidepressive Wirkung tri- und tetrazyklischer Antidepressiva erst nach einem Intervall von mindestens ein bis zwei Wochen auftritt, obgleich die genannten pharmakologischen Effekte unmittelbar nach ihrer Gabe nachweisbar sind. Auch die Wirksamkeit sogenannter atypischer Antidepressiva, die nicht noradrenerg oder serotonerg wirken, wie z.B. Trimipramin, ist damit nicht erklärbar.

Während die akute Gabe von typischen Antidepressiva die Konzentration biogener Amine im synaptischen Spalt steigert, verändert eine chronische Applikation die Anzahl und Bindungskapazität der Rezeptoren, und zwar insbesondere der noradrenergen β-Rezeptoren. In Tierversuchen konnte nachgewiesen werden, daß die chronische Gabe von Antidepressiva eine Verminderung der Empfindlichkeit der β-Rezeptoren induziert (Down-Regulation). Zahlreiche tierexperimentelle Folgestudien konnten diesen Effekt bei der Langzeitgabe einer Vielzahl von Antidepressiva bestätigen. Da Antidepressiva dieselbe Zeitspanne benötigen, um eine β-Down-Regulation und einen therapeutischen Effekt zu entwickeln, nahm man an, daß eine Supersensivität der β-Rezeptoren während der depressiven Erkrankung eine gewichtige pathogenetische Rolle spiele und deren Korrektur das entscheidende therapeutische Prinzip der Antidepressiva sei.

Um diese Hypothese auf ihre klinische Relevanz zu überprüfen, wurden Rezeptoren auf peripheren Zellen vor und während einer Antidepressivamedikation untersucht. Es wurde vermutet, daß Rezeptoren auf Blutzellen und zentralnervöse Rezeptoren im Hinblick auf Bindungs- und Funktionscharakteristika konform sind. Untersuchungen an menschlichen Lymphozyten ergaben jedoch sehr unterschiedliche Befunde.

Zweifellos markierte die β-Rezeptoren-Hypothese einen Fortschritt gegenüber der ursprünglichen Aminmangel-Hypothese; dennoch weist auch sie deutliche Defizite auf: Zum einen basiert diese Hypothese vornehmlich auf Tierversuchen. Die Studien am Menschen beschränken sich auf Untersuchungen an peripheren Zellen, deren Modellcharakter für zentralnervöse Prozesse umstritten ist. Es wird diskutiert, ob die β-Down-Regulation ein Epiphänomen nach Erhöhung noradrenerger Transmitter im synaptischen Spalt durch Antidepressiva darstellt, also als Folgephänomen einer an sich bedeutungsvolleren Transmitteraktivierung zu verstehen ist. Außerdem gibt es effiziente Antidepressiva, die keine nennenswerte β-Down-Regulation bedingen.

Neben Änderungen der β-Rezeptoren wird zur Zeit über Störungen der α_2-**Rezeptoren** diskutiert. Für die funktionelle Aktivierung zentralnervöser α_2-Rezeptoren beim Menschen gilt die Freisetzung von Wachstumshormon (STH) nach Clonidinapplikation als valider Marker. Clonidin, selektiver α_2-Rezeptor-Agonist mit wenig Wirkung auf 5-HT- und Dopaminrezeptoren, induziert die Freisetzung von STH durch spezifische Stimulation von postsynaptischen α_2-Rezeptoren. Eine Vielzahl von Studien wies im Clonidintest eine reduzierte STH-Freisetzung bei depressiven Patienten nach. Es bleibt jedoch umstritten, ob damit ein differentialdiagnostisch relevanter Test zur Verfügung steht.

Auch im Zusammenhang mit dem **serotonergen System** wird in letzter Zeit auf die Bedeutung von präsynaptischen α_2-adrenergen Heterorezeptoren hingewiesen. Antagonisten dieser Rezeptoren können die Serotonintransmission aktivieren. Das heißt, Substanzen, die diesen Rezeptortyp blockieren, haben damit eine stimulierende Wirkung sowohl auf das noradrenerge als auch auf das serotonerge System.

Durch die in den letzten Jahren erzielten Kenntnisse über unterschiedliche Rezeptortypen des serotonergen Systems, die ebenfalls prä- und postsynaptisch lokalisiert sind, fokussiert sich das Interesse biologischer Depressionsforschung zunehmend auch auf diese Rezeptortypen und spezifische Agonisten und Antagonisten. So wird etwa für die neue Klasse der spezifischen Serotonin-Wiederaufnahmehemmer vermutet, daß auch ihr verzögert einsetzender klinischer Effekt auf einer Desensitivierung terminaler 5-HT-Autorezeptoren und der damit bedingten Desinhibition serotonerger Aktivität im synaptischen Spalt beruht.

JANOWSKY ET AL. entwickelten 1972 die cholinerg-noradrenerge **Imbalance-Hypothese** affektiver Erkrankungen, die man inzwischen bei Einbeziehung des serotonergen Systems zutreffender als cholinerg-aminerge Imbalance-Hypothese benennen sollte (Abb. 11-7). Einem Überwiegen des cholinergen Systems während der Depression stehe ein relatives aminerges Übergewicht während der manischen Episode gegenüber. Die Autoren stützten ihre Hypothese unter anderem auf den depressiogenen Effekt von Physostigmin. Als Cholinesterasehemmer steigert es die Konzentration von Acetylcholin im synaptischen Spalt und führt bei Gesunden zu depressionsähnlichen Zuständen. Bei Depressiven verschlechtert es die Affektlage. Zudem läßt sich manische Symptomatik mit Cholinergika erfolgreich therapieren.

Im Hinblick auf das aminerge System konnte gezeigt werden, daß durch eine Reduzierung aminerger Transmitter im synaptischen Spalt, hervorgerufen durch Blockade der Tyrosinhydroxylase mit α-Methylparathyrosin (AMPT) depressionsähnliche Veränderungen des Affekts, des Antriebs und der kognitiven Leistung hervorgerufen werden können. Amphetamine, die die Konzentration aminerger Transmitter an der Synapse erhöhen, können maniforme Affektlagen hervorrufen. Eine Reihe von Befunden weist darüber hinaus auf eine dynamische, gegenregulatorische Interaktion zwischen aminergen und cholinergen Systemen hin. Diese dynamische Interaktion ist auf mehreren Ebenen organisiert.

Neben der Transmitter- und Rezeptorebene spielen intrazelluläre Regulationsmechanismen, d.h. **Second-messenger-Systeme,** eine wesentliche Rolle in der Balance der Erregungsweiterleitung (Abb. 11-8). Second-messenger-Mechanismen sind für die Signaltransmission von der Zelloberfläche ins Zellinnere verantwortlich und scheinen eine wesentliche Rolle bei der intrazellulären Modulation der Signalweiterleitung zu spielen. Die Aufklärung dieser intrazellulären Transmissionssysteme rückt zu-

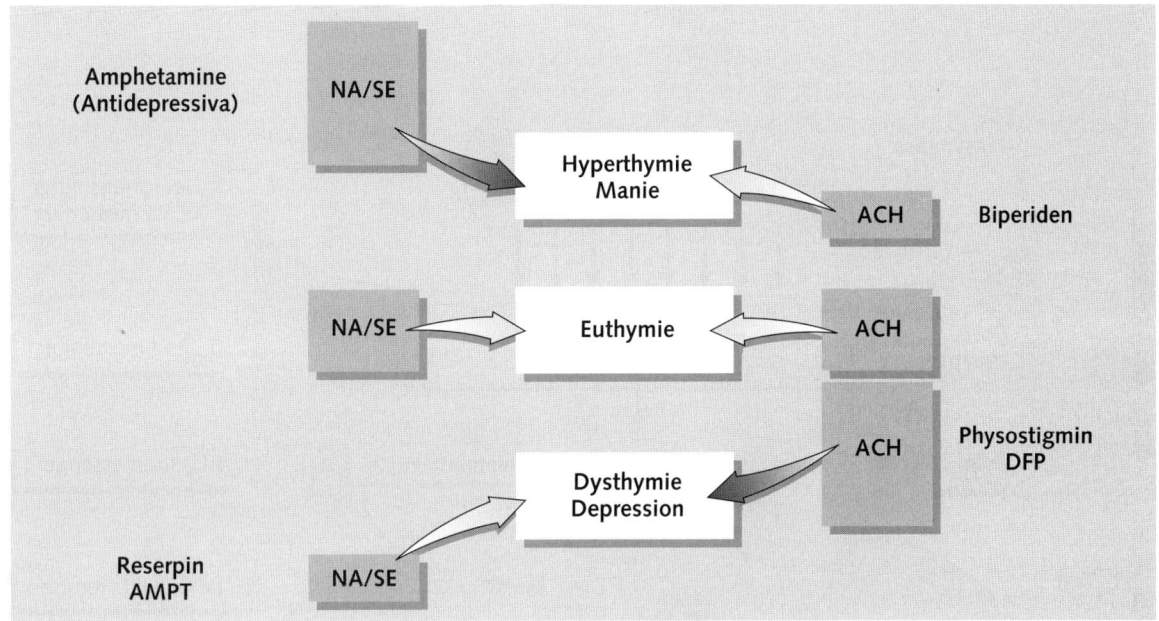

Abbildung 11-7 Die cholinerg-aminerge Imbalance-Hypothese affektiver Erkrankungen
(NA = Noradrenalin, SE = Serotonin, ACH= Acetylcholin, AMPT = α-Methylparathyrosin; Erläuterung siehe Text).

nehmend in das Interesse biologisch-psychiatrischer Forschung. Dies ist unter anderem durch die Beobachtung bedingt, daß Lithium und Carbamazepin, Medikamente, die sowohl in der Akutbehandlung als auch in der Phasenprophylaxe affektiver Störungen eine wesentliche Rolle spielen, gerade auf die Second-messenger-Systeme, wie das Phosphoinositol-System und die intrazelluläre Kalziumfreisetzung, eine hemmende Wirkung ausüben.

Zusammenfassend kann festgestellt werden, daß weder die klassische Monoaminmangel-Hypothese noch deren Ausweitung auf die Ebene der Rezeptoren und Second-messenger-Mechanismen bislang die Anforderungen an ein allgemein gültiges, biologisches Depressionsmodell erfüllen konnten. Auch die cholinerg-aminerge Imbalance-Theorie läßt sich aufgrund der komplexen, mehrdimensionalen Verschaltung nur schwer objektivieren.

Für die Zukunft dürfte die Erforschung intrazellulärer Mechanismen auf der Ebene der „second messenger", der intrazellulären Kalziumhomöostase, der Early-onset-Gene und der Genexpression für die biologische Depressionsforschung von entscheidender Bedeutung sein (Abb. 11-8). Gerade der molekularbiologischen und -genetischen Forschung kommt vermutlich besondere Bedeutung zu, da sie Prozesse untersucht, die in Tagen und Wochen zu Veränderungen führen, etwa über die Zusammensetzung der Zellmembranen oder die Freisetzung von Wachstumsfaktoren etc. und damit Zeitbereiche widerspiegeln, wie sie in der Therapie depressiver Erkrankungen mit Antidepressiva relevant sind.

4.3 Die pathogenetische Bedeutung von Schlaf

Gestörter Schlaf ist das häufigste und meist initiale Symptom bei depressiven sowie manischen Erkrankungen. Charakteristisch für depressive Erkrankungen sind insbesondere Veränderungen des **REM-Schlaf-Musters**, und zwar eine Vorverlagerung und Verlängerung der ersten REM-Phase sowie eine erhöhte Augenbewegungsdichte (REM-Intensität). In ihrer Kombination besitzen diese REM-Schlaf-Parameter eine hohe Spezifität für primäre Depressionen. Experimentell ist nachgewiesen, daß das REM-Schlaf-System im Sinne einer reziproken Interaktion durch noradrenerge Neurone im Locus coeruleus sowie serotonerge Neurone in den Raphekernen inhibiert und durch cholinerge Neurone vornehmlich im gigantozellulären Feld der Brückenhaube über Muskarinrezeptoren stimuliert wird (Abb. 11-9).

40% der akut depressiven Patienten weisen zwar bei nur einer Nachtableitung eine noch normale REM-Schlaf-Verteilung auf, reagieren jedoch bei einem Provokationstest auf Stimulation mit einem

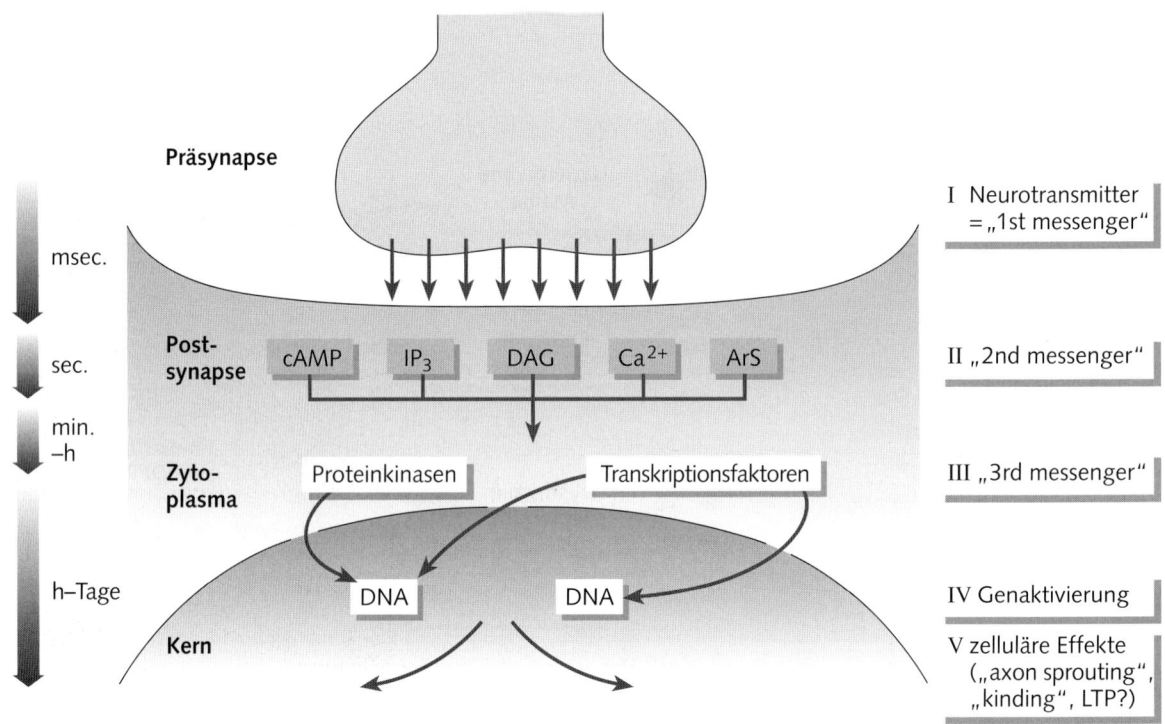

Abbildung 11-8 Signaltransduktionsprozesse von Neurotransmittern und Kontrolle der Gentranskription (extrem vereinfacht). Bindung von Neurotransmittern an ihre Rezeptoren führt über eine Aktivierung von G-Proteinen zu Veränderungen des intrazellulären Gehaltes an Second-messenger-Substanzen, die über eine Aktivierung von Proteinkinasen schnelle zelluläre Aktivitätsänderungen vermitteln (z.B. Veränderungen der Aktivität von Ionenkanälen). Zusätzlich können „second messenger" aber auch langfristigere Veränderungen der Zellaktivität (z.B. Wachstums- und Differenzierungsprozesse) auslösen. Dies erfolgt über eine Aktivierung von konstitutiv exprimierten Transkriptionsfaktoren (z.B. „cAMP-responsive element-binding proteins" [CREB]) und/oder die Induktion von sogenannten „immediate early genes" (z.B. „c-fos", „c-jun"), deren Genprodukte ebenfalls als Transkriptionsfaktoren wirken („induzierbare Transkriptionsfaktoren"). (cAMP = zyklisches AMP, IP$_3$ = Inositol-1,4,5-triphosphat, DAG = Diacylglycerin, ArS = Arachidonsäure)

zentral wirksamen Cholinergikum im Vergleich zu gesunden Kontrollpersonen hypersensitiv, d.h., sie zeigen unter diesen Bedingungen ebenfalls eine deutliche REM-Schlaf-Desinhibition zu Beginn der Nacht. REM-Dysregulation sowohl unter Normalbedingungen als auch nach cholinerger Induktion wird als Indikator für die zentralnervöse Interaktion zwischen cholinerger und aminerger Transmission interpretiert. Neuere Untersuchungen zeigen, daß auch bisher noch gesunde Angehörige einer Familie mit bereits zwei affektiv erkrankten Mitgliedern gehäuft eine auffällig kurze REM-Latenz nach einem cholinergen Stimulationstest aufweisen und diese Personen offenbar besonders gefährdet sind, depressiv zu erkranken.

Auf die zentrale Rolle des Schlafs sowie auf eine biologische Verankerung depressiver Symptomatologie weist auch der antidepressive Effekt von **Schlafentzug** hin. In einer Metaanalyse von 1700 dokumentierten und publizierten Schlafentzügen bei depressiven Patienten fand sich, daß je nach diagnostischer Zuordnung 60–70% der Patienten mit einer deutlichen Stimmungsaufhellung reagieren. 83% dieser Patienten entwickelten jedoch einen Rückfall in der darauffolgenden Nacht (Wu und Bunney, 1992).

Eigene Untersuchungen ergaben, daß bereits kurze Tagesschlafepisoden – besonders am Morgen – nach erfolgreichem Schlafentzug in etwa der Hälfte bis zwei Drittel der Patienten Rückfälle auslösen. Positronen-Emissions-tomographische Untersuchungen des Glukosemetabolismus bei Depressionen vor und nach Schlafentzug zeigten, daß Patienten mit einer Depression häufig einen gesteigerten Hirnstoffwechsel, insbesondere in dem zum limbischen System gehörenden und dicht cholinerg in-

4 Ätiologie und Pathogenese

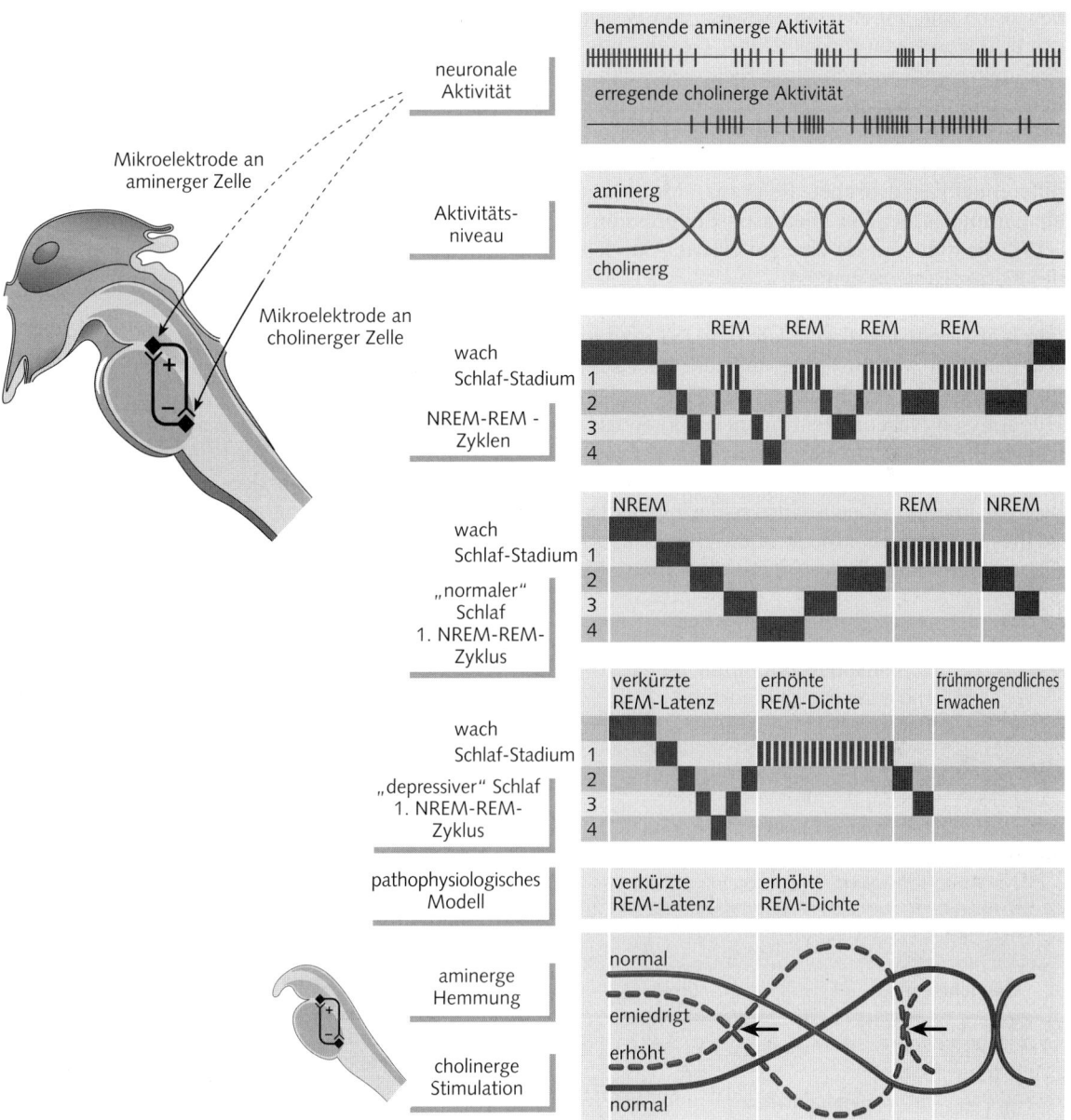

Abbildung 11-9 Hobson-McCarley-Modell der Regulation von Non-REM- und REM-Schlaf (Erläuterungen siehe auch Text; nach Dressing und Riemann, 1994).

nervierten Gyrus cinguli, aufweisen. Patienten mit einem derartigen Hypermetabolismus reagieren am günstigsten auf Schlafentzug. Dabei führt der Schlafentzug zu einer Reduktion des Glukosemetabolismus auf sein Normalmaß. Auch diese Befunde werden als Ausdruck einer zentralnervösen Überaktivität cholinerger Neurotransmission und ihrer Korrektur durch eine Schlafentzugsbehandlung gedeutet, doch werden auch alternative Modelle wie eine Störung des dopaminergen Systems diskutiert.

4.4 Neuroendokrinologie

Der **Hyperkortisolismus** bei vielen depressiv Erkrankten wurde während der letzten drei Jahrzehnte zum Gegenstand intensiver Forschungstätigkeit. Die Interpretation erfuhr jedoch zwei entscheidende Wandlungen. Bis in die Mitte der 70er Jahre wurde er als inadäquate Streßreaktion gedeutet. Das unterschiedliche Ausmaß des Hyperkortisolismus wurde auf die interindividuellen Unterschiede in der bewußten und unbewußten Abwehr von Belastungen bei Depressiven zurückgeführt. Gegen Ende der 70er Jahre änderte sich diese Sichtweise dahingehend, daß der Hyperkortisolismus als biologischer Marker für den endogenen Subtyp depressiver Erkrankungen angesehen wurde, und zwar mit hoher differentialdiagnostischer Relevanz. Meist wurde ein pathologischer Dexamethason-Suppressionstest (DST) als Indikator für eine gesteigerte Aktivierung des Kortisolsystems benutzt.

Diese Annahmen haben sich mittlerweile als falsch erwiesen. Die Ergebnisse des DST sind nicht spezifisch für Melancholien, und der Test scheint für die Messung der Funktion der Hypothalamus-Hypophysen-Nebennierenrinden(HHN)-Achse wegen einer Vielzahl von möglichen Störvariablen von eingeschränkter Bedeutung. Intervenierende Variablen wie interindividuelle Unterschiede in der Dexamethason-Pharmakokinetik, Gewichtsverlust, Medikamenten- und Alkoholentzug, aber auch situativ bedingter Streß beeinflussen die Testergebnisse unabhängig von nosologischen Klassifikationen. Zudem scheint es, daß interindividuelle, vermutlich genetisch bedingte Unterschiede in der Empfindlichkeit der HHN-Achse deren Aktivierbarkeit sowohl bei Gesunden als auch bei Depressiven entscheidend beeinflussen. Das heißt, ob ein depressiver Patient einen Hyperkortisolismus aufweist, hängt nicht nur von dem Ausmaß seiner Erkrankung und dem damit verbundenen innerpsychischen Streß, sondern auch von der konstitutionell bedingten Stabilität bzw. Irritabilität seiner HHN-Achse ab.

Zur Zeit wird vor allem eine Bidirektionalität zwischen Depressivität und Hyperkortisolismus diskutiert. Es wird vermutet, daß der durch die Depression bedingte erhöhte Aktivitätspegel der HHN-Achse seinerseits depressiogene Effekte ausübt und so zumindest zu einer Aufrechterhaltung der Erkrankung beitragen kann.

Da Hyperkortisolismus eine inhibierende Wirkung auf andere endokrine Systeme, wie die Schilddrüsenachse und das Wachstumshormon(STH)-System ausübt, ist anzunehmen, daß Auffälligkeiten auch in diesen Systemen, wie eine abgeschwächte TSH-Antwort im TRH-Test oder eine verminderte nächtliche STH-Ausschüttung, Folgen des Hyperkortisolismus darstellen (Abb. 11-10).

Neuere Studien deuten darauf hin, daß die Ursache der erhöhten Aktivität der HNN-Achse auf einer **Störung im Bereich der Feedback-Mechanismen** des Systems beruhen könnte. Im Rahmen einer Streßantwort des Organismus ist es notwendig, daß die Fülle der in Gang gesetzten Reaktionen rasch und vollständig wieder beendet wird. Im Rahmen der hierfür vorhandenen Feedback-Mechanismen hemmen Steroide die Aktivität der HHN-Achse, indem sie im ZNS auf verschiedenen Ebenen an Rezeptoren binden und so das System „herunterregulieren".

Es gibt zwei Typen von Steroidrezeptoren, die Mineralokortikoidrezeptoren (MR) und die Glukokortikoidrezeptoren (GR). Die GR sind unter basalen Bedingungen nur zu etwa 50% gesättigt und daher für die Beendigung einer streßinduzierten Aktivierung der HNN-Achse von Bedeutung. Im Falle einer Überexposition der GR mit Steroiden kommt es zu einer Verminderung der Rezeptorendichte und damit zu einer Schwächung der Feedback-Mechanismen.

In neueren tierexperimentellen Studien mit verschiedenen Antidepressiva konnte gezeigt werden, daß nach mehrwöchiger Gabe ein signifikanter Anstieg der MR im Hippokampus und der GR im Hy-

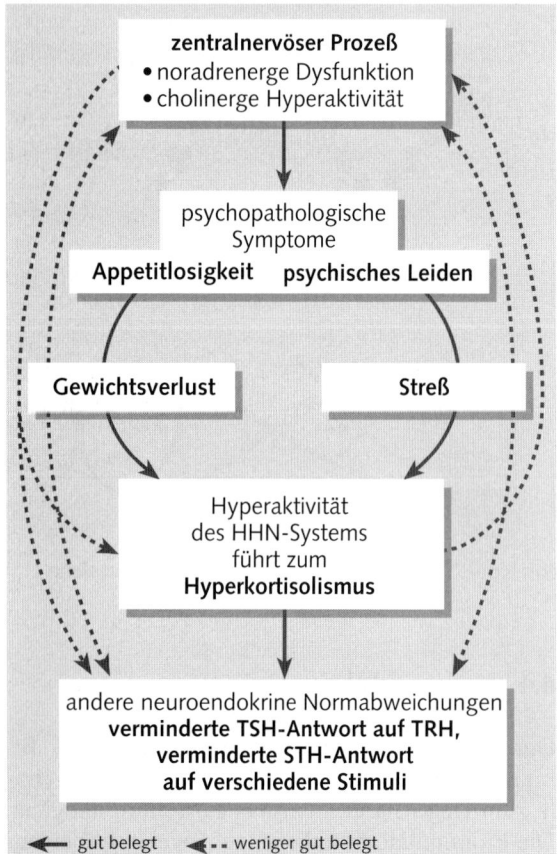

Abbildung 11-10 Theoretische Modelle der Pathogenese von neuroendokrinen Abnormitäten bei Depressionen (nach VON ZERSSEN ET AL., 1986).

pothalamus der Versuchstiere eintritt. Diese und andere Untersuchungen deuten darauf hin, daß der Wirkmechanismus von Antidepressiva darauf beruhen könnte, daß diese Substanzen ein gestörtes Feedback der HHN-Achse durch Wiederheraufregulation von Kortisolrezeptoren im Hippocampus wieder normalisieren und so die adäquate Funktionsfähigkeit des Systems wiederherstellen.

Offen bleibt hierbei jedoch, ob Störungen im Bereich der GR eher primär, z.B. durch genetisch bedingte Subsensitivität der Rezeptoren, verursacht sind oder mehr im Gefolge einer chronischen Überaktivierung der HHN-Achse entstehen. Bemerkenswert und scheinbar widersprüchlich scheint dabei zu sein, daß verschiedene antidepressive Therapieverfahren wie die Gabe von Antidepressiva oder Schlafentzug im Rahmen ihrer akuten Wirkungen die HHN-Achse aktivieren, während im Zuge der klinischen Remission ein Rückgang des Hyperkortisolismus eintritt. Diese scheinbaren Widersprüche zwischen akuten und chronischen Effekten sowie der Mechanismus der GR-Heraufregulation bedürfen noch der weiteren Klärung.

4.5 Tierexperimentelle Depressionsforschung

Komplexere Studien zur Streßreaktion als Depressionsäquivalent sowohl auf physiologischer, biochemischer als auch auf Verhaltensebene wurden bislang vornehmlich tierexperimentell durchgeführt. In zahlreichen Publikationen konnte gezeigt werden, daß nicht nur die Dauer der Streßexposition, sondern vor allem auch die Möglichkeit der Streßbewältigung einen entscheidenden Einfluß auf Veränderungen der Neurotransmittersysteme hat. Innerhalb physiologischer Grenzen reagiert das noradrenerge System bei Streß mit einer Steigerung des Umsatzes, wobei sich Synthese und Verbrauch die Waage halten. Es konnte nachgewiesen werden, daß eine zentralnervöse **Reduktion der Katecholamine** bei Versuchstieren nach wiederholten Schmerzreizen eintreten kann abhängig davon, ob die Versuchstiere die Schockapplikation kontrollieren (d.h. durch eigenes Verhalten beeinflussen bzw. beendigen) können oder nicht. Letzteres überfordert wesentlich schneller die zentralnervösen Streßadaptationsmöglichkeiten.

Außerdem konnte gezeigt werden, daß auch eine Heraufregulation von β-Rezeptoren als Konsequenz milder unkontrollierbarer Stressoren auftritt. Erst im Falle lang anhaltender und/oder unkontrollierbarer Streßexpositionen, d.h. **gelernter Hilflosigkeit,** übersteigt der Transmitterverbrauch die Denovo-Synthese. Wie in der Abbildung 11-11, 1a) und 1b) skizziert, führt letzteres in den Gehirnen der Versuchstiere schließlich zu einer aminergcholinergen Imbalance zugunsten des cholinergen Systems. Lernerfahrung und soziale Aspekte beeinflussen dabei die Reagibilität des aminergen Systems. So reagieren paarweise getestete Ratten weniger empfindlich im Vergleich zu einzeln getesteten Tieren. Selbst früher gelernte, im jetzigen Modell jedoch sinnlos gewordene Lösungsstrategien reduzieren die Sensibilität der Versuchstiere im Vergleich zu Tieren, die nie die Erfahrung einer Problemlösung unter vergleichbarer Belastung gemacht haben. Umgekehrt beschleunigen vorangegangene Erfahrungen von Unkontrollierbarkeit die Entwicklung von depressionsäquivalentem Verhalten und die Reduktion aminerger Transmitter (Abb. 11-11, 2).

Ein Beispiel für besonders schweren chronischen Streß, bei dem die Möglichkeit der Kontrolle fehlt, sind **Separationsexperimente,** d.h. die frühe Trennung vom Muttertier. Aufgrund der zeitlichen Koinzidenz von frühen Lernprozessen sowie kritischen neurobiologischen Entwicklungsphasen einerseits und den physiologisch-neurochemischen Korrelaten von Belastungsreaktionen andererseits scheint die Gefahr von Langzeitfolgen hier besonders groß. Dies hat hohe Relevanz für die Depressionsforschung beim Menschen: Depressive Patienten haben in ihrer Kindheit im Vergleich zu gesunden Kontrollpersonen zwei- bis dreimal so häufig Verlusterlebnisse durchgemacht. Trennungserlebnisse können offensichtlich eine gesteigerte Vulnerabilität bedingen, im späteren Leben depressiv zu entgleisen.

Daß auch im Erwachsenenalter depressive Krisen häufig durch **Verlusterlebnisse** ausgelöst werden, ist bestens bekannt. Aus diesem Grunde wurde insbesondere in Primatenexperimenten eine Vielzahl von Studien durchgeführt, in denen Jungtiere in unterschiedlichen Stadien ihrer Entwicklung von den Muttertieren oder der Gesamtgruppe isoliert wurden. Das heißt, die Tiere wurden einem von ihnen unkontrollierbaren Streß ausgesetzt und die Verhaltens- und biochemischen Korrelate untersucht.

Die ersten Arbeiten über Reaktionen von Primaten auf frühe Trennungen vom Muttertier erschienen in den frühen 60er Jahren. Die Reaktionsmuster ließen sich vergleichen mit dem Verhalten von Kindern, die nach Trennung von ihrer Mutter zunächst mit einer Protestphase mit Ärgerreaktion, später mit einer Verzweiflungsphase mit im Vordergrund ste-

Affektive Erkrankungen

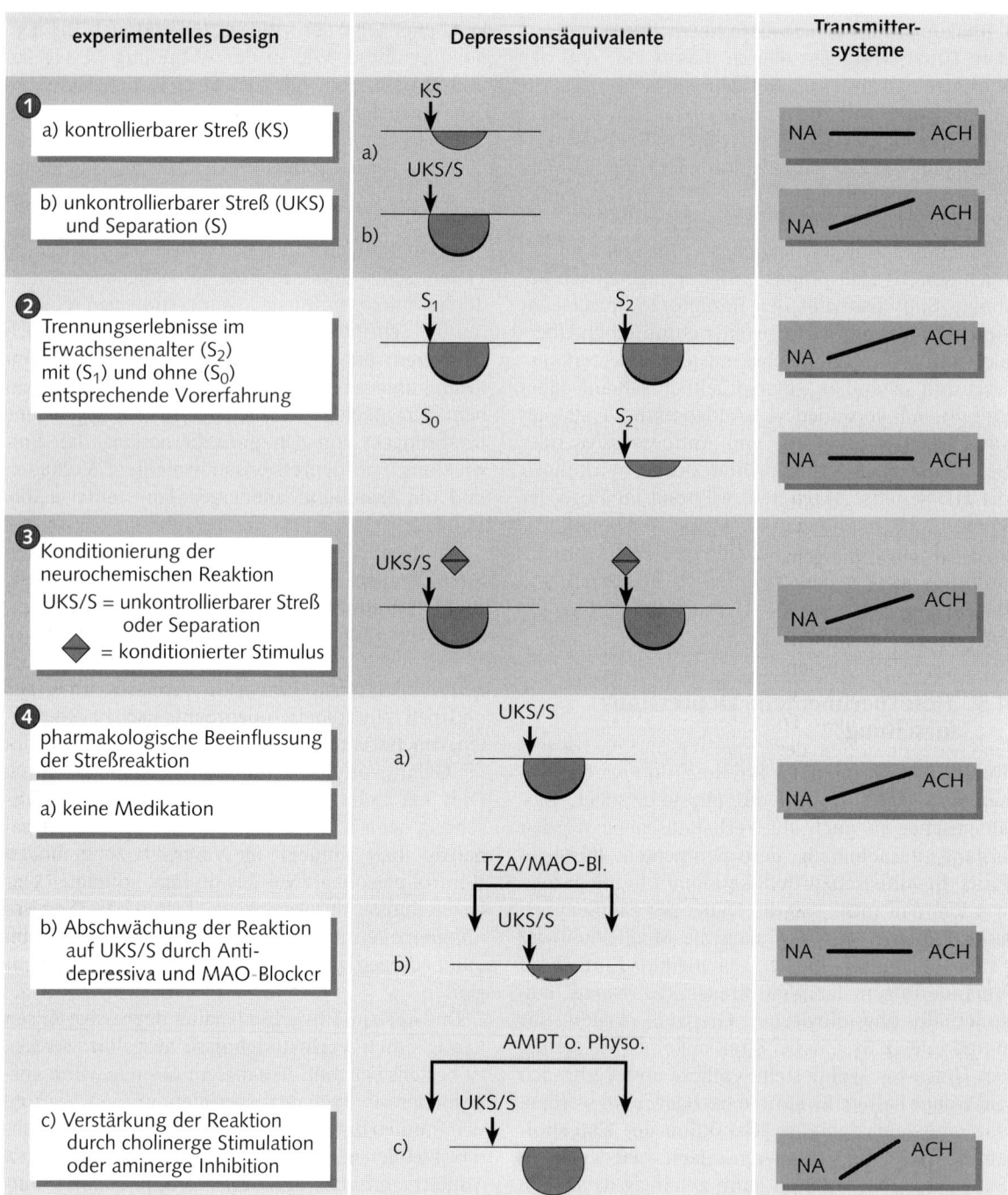

Abbildung 11-11 Tierexperimentelle Untersuchungen zu Streß und Separation (Erläuterung siehe Text; nach BOHUS und BERGER, 1992).

hender Angst und schließlich mit zurückgezogenem, apathischem Verhalten reagieren. SPITZ prägte dafür den Begriff der **anaklitischen Depression**.

Mit der Etablierung des **Peer-Separations-Modells** entwickelte MCKINNEY erstmals ein replizierbares Testsystem, da die mehrmaligen Trennungsreaktionen eines Tieres von der Gruppe kaum Adaptationsmechanismen zeigen und daher wiederholbar sind. Neben einer Reihe soziostruktureller Einflußfaktoren wurden auch neurobiologische Veränderungen untersucht. In der Protestphase fanden sich zentral und peripher ein deutlicher Noradrenalinanstieg, eine gesteigerte Serotoninsynthese im Hypothalamus sowie hohe Plasmakortisolspiegel. Während der Rückzugsphase konnten telemetrisch REM-Veränderungen nachgewiesen werden, die jetzt für eine relative Erhöhung zentralnervöser cholinerger Neurotransmission typisch sind. Wie in der Abbildung 11-11, 2 skizziert, reagieren Versuchstiere, die im Verlauf früherer Entwicklungsstufen bereits Trennungserfahrungen gemacht haben, auf erneute Verlusterlebnisse im ausgewachsenen Zustand mit deutlich ausgeprägterer Streßreaktion als Kontrolltiere.

Es konnte auch in andersartigen Streßexperimenten, wie dem Paradigma der gelernten Hilflosigkeit, nachgewiesen werden, daß sich die neurochemischen Veränderungen bei Konfrontation mit unkontrollierbarem Streß im Sinne der klassischen Lerntheorie als konditionierbar erweisen. Wie in der Abbildung 11-11, 3 skizziert, lösen ursprünglich neutrale Reize, die gemeinsam mit Elektroschocks appliziert waren, bei Folgeversuchen allein die streßbedingten neurochemischen Alterationen aus.

In diesen Zusammenhängen ist das experimentell gut belegte Phänomen des „kindling" (wörtlich übersetzt „anfeuern") von Relevanz: Im Gegensatz zu lange bekannten Toleranzentwicklungen oder Down-Regulationen des zentralen Nervensystems auf kontinuierliche Reize reagieren zentrale Neuronenverbände auf diskontinuierlich, in längeren Zeitabschnitten erfolgende Reize mit einer Senkung der Reaktionsschwelle. Auf diese Weise kann die Empfindlichkeit von Neuronenverbänden gesteigert werden, d.h. zunächst unterschwellige Reize führen schließlich zu instabilen Zuständen, die später auch durch konditionierte Stimuli ausgelöst werden und schließlich als Spontanentladungen auftreten. Gegenwärtig wird diskutiert, ob das Kindling-Phänomen die neurobiologische Brücke zwischen frühen Verlustereignissen und Traumata einerseits und später gesteigerter Vulnerabilität gegenüber psychosozialen Belastungen andererseits darstellt.

Den zahlreichen **pharmakologischen Studien,** die die bidirektionale Interaktion zwischen Neurochemie und Verhalten untersuchen, liegt primär die Hypothese zugrunde, daß Pharmaka, die die aminerge Aktivität reduzieren, die Effekte von unkontrollierbarem Streß verstärken und daß eine Steigerung der aminergen Transmission den umgekehrten Effekt ausübt. Abbildung 11-11, 4 skizziert, daß durch die Gabe von Antidepressiva oder MAO-Hemmern, welche den Noradrenalin- und Serotoningehalt im synaptischen Spalt erhöhen, die induzierte Trennungsreaktion in Separationsexperimenten supprimiert werden kann. AMPT hingegen reduziert durch Inhibition der Tyrosinhydroxylase die Konzentration des verfügbaren Noradrenalins und verstärkt die Reaktion. Eine Erhöhung der Acetylcholinkonzentration durch den Cholinesterasehemmer Physostigmin vor der Trennung verstärkt vor allem die Phase des verzweifelten Rückzugs („despair").

4.6 Psychosoziale Aspekte

4.6.1 Persönlichkeitsfaktoren

Im deutschen Sprachraum hat das von Tellenbach entwickelte Konzept des **Typus melancholicus** eine besondere Bedeutung erlangt. Aufgrund gezielter Exploration von Patienten nach einer depressiven Phase und ihren Angehörigen arbeitete Tellenbach den Typus melancholicus als charakteristische prämorbide Persönlichkeit insbesondere unipolar-melancholisch Depressiver heraus. Er hat hierzu die beiden Begriffe der „Inkludenz" (Eingeschlossensein z.B. in Normen) und „Remanenz" (Zurückbleiben hinter z.B. Entwicklungsanforderungen) eingeführt.

Im Vordergrund steht dabei das **Phänomen der Ordentlichkeit,** d.h., es besteht eine überdurchschnittliche Empfindlichkeit des Gewissens in bezug auf die Ordnungen personeller und sachlicher Bezüge. Zentrales Anliegen sind ein geordneter Tagesplan, Akkuratesse, Verläßlichkeit, Überschaubarkeit und Bescheidenheit. Die Patienten haben ein hohes Anspruchsniveau an sich und eine hohe Leistungsmotivation. Der Wunsch nach einer geborgenen, vertrauten Atmosphäre führt meist zu früher Eheschließung, aufopfernder Bezogenheit auf die Familie und einem überschaubaren Freundeskreis. Auch im Arbeitsbereich streben sie durch Aufopferungsbereitschaft, minuziöse Ordentlichkeit und hohe Anforderungen an die eigenen Leistungen eine breite Anerkennung und Wertschätzung durch ihre Umgebung an.

Während dieser prämorbide Persönlichkeitstyp insbesondere durch die empirischen Untersuchungen von von Zerssen für Melancholie-Patienten als gut belegt gilt, ist er für bipolare oder nicht-melancholisch Depressive deutlich weniger charakteristisch. Bei letzteren finden sich häufiger Züge von Neurotizismus bzw. Introvertiertheit. Diese Patienten beschreiben sich häufig als ängstlich, besorgt und Stimmungsschwankungen unterworfen. Sie reagieren leicht emotional und kehren nach Erlebnissen, die sie erregt haben, nur langsam auf ein ausgeglichenes Niveau zurück. Es konnte gezeigt werden, daß Patienten mit hohem Neurotizismus schlechter auf verschiedene Therapieformen ansprechen. Die weitgehende Unauffälligkeit der prämorbiden Persönlichkeit bipolarer Patienten erklärt sich nach von ZERSSEN durch die Kombination von Zügen des Typus melancholicus mit dazu überwiegend konträren Zügen eines Typus manicus. Diese hyperthymen Persönlichkeitseigenschaften herrschen nur bei Patienten mit einer starken Dominanz manischer Episoden vor.

Der Typus melancholicus kann als strukturelle Kompensation bei Neigung, depressiv zu entgleisen, verstanden werden. Anders ausgedrückt könnte es sein, daß Menschen mit einer gesteigerten Vulnerabilität für Depressionen sich mit einer sehr stabilen, kontrollierten und auf soziale Anerkennung und Unterstützung bedachten Lebensführung quasi gegen den Ausbruch der Erkrankung zu immunisieren versuchen, ohne sich dessen bewußt zu sein. Prospektive Längsschnittstudien zum empirischen Beleg dieser Hypothese stehen jedoch aus.

4.6.2 Psychodynamische Aspekte

Weiter reichend sind die ätiopathogenetischen Vorstellungen zur Depression, die die Psychoanalyse entwickelt hat. Ihr entwicklungspsychologisch bestimmtes Dispositionsmodell für depressive Erkrankungen geht davon aus, daß Depressivität aus einer **Störung des Selbstwertgefühls (narzißtische Krise)** und einer fehlverarbeiteten, d.h. **gegen sich selbst gerichteten Aggressivität** entsteht.

Das Modell besagt, daß die Disposition durch eine frühkindliche, psychische und interaktionelle Fehlentwicklung bedingt wird. Der hilflose und abhängige Säugling erlebe das Gefühl der Sicherheit durch eine symbiotische Beziehung zu seiner Mutter. Das Gefühl der Selbstsicherheit des Säuglings sei ausschließlich durch die liebevolle Zuwendung von seiten der allmächtig und initial noch nicht von ihm als getrennt erlebten Mutter bedingt. Dies schütze ihn quasi vor der Erkenntnis seiner vollkommenen Hilflosigkeit und Abhängigkeit und vor „depressiven Gefühlen", wie sie von SPITZ bei allein gelassenen Säuglingen als anaklitische Depression und Verzweiflung beschrieben wurde.

In den für die depressive Disposition entscheidenden frühkindlichen Entwicklungsabschnitten komme es normalerweise zu einer zunehmenden Individuation und Separation des Kindes von der Mutter. Dabei wird für das Gelingen dieses Schrittes eine ausreichende Internalisierung der mütterlichen Funktion, vor allem hinsichtlich der „narzißtischen Zufuhr", angenommen. Dieser Schritt wird bei Personen, die später an Depressionen erkranken, als gestört erachtet. Entweder erfolge die Trennung zu abrupt und schroff, oder die Mutter erlaube die notwendige, schrittweise Loslösung nicht. In beiden Fällen blieben eine überstarke **Abhängigkeit von symbiotischen Objektbeziehungen** und eine Abhängigkeit von ständiger äußerer narzißtischer Zufuhr.

Zusätzlich wird in dieser Theorie eine **Fehlverarbeitung entstandener Aggressionen** angenommen. Das Kleinkind könne seine durch die Frustration entstehende Wut nicht adäquat, objektbezogen abführen. Entweder sei die Mutter nicht anwesend, oder sie überschütte das Kind mit einem Übermaß an symbiotischer Umsorgung. Da die innerpsychische Trennung vom symbiotischen Objekt nicht vollzogen werde, d.h. das Objekt internalisiert bleibe, richteten sich die Wut und die Aggression des Kindes damit gegen sich selbst. Der „Schatten der Aggression" lege sich gewissermaßen auf das Ich des latent depressiven Individuums. Daraus leiteten sich die bei Depressiven zu beobachtenden Selbstvorwürfe und Selbstbestrafungstendenzen ab.

Entscheidend für das Risiko dieser Personen, im späteren Leben depressiv zu entgleisen, sei die Tatsache, daß das fragile Selbstwertsystem ständig im Übermaß **symbiotische Bindungen** anstrebe und durch große Anstrengungen narzißtische „Ersatzgratifikationen" durch andere zu erhalten versuche. Gerade aus dem Bemühen um Anerkennung ergebe sich ein überhöhtes Anspruchsniveau bzw. Ich-Ideal mit der Gefahr des Zurückbleibens hinter den sich selbst gestellten Anforderungen und Zielen. Außerdem entstehe durch die frühkindliche Fehlentwicklung und Traumatisierung eine besondere Verletzlichkeit gegenüber Trennungs- und Verlusterlebnissen bzw. zwischenmenschlichen Zurückweisungen und Ablehnungen.

Es ist erkennbar, daß diese Interpretation – auch wenn sie nicht durch empirische longitudinale Studien belegt ist – zumindest im Hinblick auf das empirisch-phänomenologisch belegte Konzept des Typus melancholicus Plausibilität besitzt. Eine gewisse empirische Bestätigung erhalten diese Modellvorstellungen auch durch die Tatsache, daß Depressive als Gruppe häufiger in der Kindheit einen Elternteil durch Tod, Scheidung oder andere Ursachen verloren haben, als dies in verschiedene Kontrollgruppen nachweisbar war.

Auch ergab die sogenannte **Life-event-Forschung,** daß Depressive im Vorfeld der Erkrankung mehr belastende Ereignisse, insbesondere vom sogenannten „exit"-Typ, aufweisen (25%) als eine gesunde Kontrollgruppe (5%). Diese Ereignisse stellen für den Betroffenen Verluste mit zum Teil langfristigen sozialen Folgen dar. Sie sind um so entscheidender, je schwächer das Netz sozialer Unterstützung ausgebildet ist. Die Tatsachen, daß jedoch einerseits nur ein Viertel der Depressiven ein solches Verlustereignis im zeitlichen Zusammenhang mit dem Erkrankungsbeginn angeben können und andererseits nur 20% der Personen, die einen Verlust erleiden, depressiv erkranken, verdeutlichen, daß zu dem Ereignis prädisponierende Faktoren, etwa genetischer, neurobiologischer oder psychosozialer Art, hinzukommen müssen, um das Auftreten einer Depression zu bedingen.

4.6.3 Lerntheoretische und kognitive Aspekte

Das ursprüngliche, in den 50er Jahren von LEWINSOHN formulierte lerntheoretische Konzept der Depression beruht auf der Annahme, daß **Verstärkerverluste** (Verlust von Bildungen) entscheidend für das Auftreten einer depressiven Verstimmung seien. Ein Mangel an bisherigen „Belohnungen" (im lernpsychologischen Sinn) bzw. Verstärkerquellen, die für das Wohlbefinden einer Person bedeutsam waren, bedingen nach diesem Modell eine zunehmende depressive Verstimmung und Resignation, so daß der Patient zunehmend Verhaltensweisen reduziert, die zum Erreichen anderer, alternativer Verstärker führen können. Dabei wird insbesondere der Verlust sozialer Verstärkung durch wichtige Kontaktpersonen hervorgehoben.

Nach der lerntheoretischen Vorstellung wird auf diese Weise Verhalten, das früher belohnt wurde, gelöscht. Mit anderen Worten führt – entsprechend dem **Extinktionsprinzip** – der Verstärkerverlust zu herabgesetzter Aktivität und zu negativen emotionalen und somatisch-vegetativen Symptomen, über die depressive Patienten klagen. Dies wiederum wird zumindest kurzfristig aufrechterhalten durch **kontingente positive Verstärkung** durch das soziale Umfeld, etwa durch Trösten, mitleidige Zuwendung, Arztbesuche etc.

Verstärkerverlust kann eintreten durch den Tod oder die Trennung von Angehörigen, durch Zurückweisungen durch Bezugspersonen, durch finanzielle Verarmung und anderweitige unglückliche Lebensumstände, aber auch durch ungünstige Persönlichkeitseigenschaften, wie einen Mangel an sozialen Fertigkeiten oder Unkenntnis, die etwa in einer unbekannten Lebenssituation zu einer geringen Rate positiver Verstärkung führt.

Durch eine Vielzahl empirischer Untersuchungen konnte belegt werden, daß ein Zusammenhang zwischen Depressivität und der Rate positiver Verstärkungen besteht, die auf das depressionstypische Verhalten folgen. Ein kausaler Einfluß der Verhaltensrate auf depressive Syndrome ist jedoch nicht erwiesen. Es ist bisher nicht geklärt, ob Verstärkerverluste der Depressivität vorhergehen, sie lediglich begleiten oder nur die Konsequenz einer depressiven Erkrankung darstellen.

Von SELIGMAN und Mitarbeitern wurde in den 60er Jahren insbesondere aufgrund von Tierversuchen, aber auch von Humanexperimenten das Konzept der **gelernten Hilflosigkeit** als Depressionsäquivalent entwickelt. Dieses Modell geht davon aus, daß aversive Reize alleine nicht notwendigerweise tiefgreifende negative psychische Konsequenzen bedingen, sondern vielmehr die Nicht-Kontrollierbarkeit dieser aversiven Reize. SELIGMAN geht außerdem davon aus, daß das Erleben von Verstärkungen und Belohnungen einen Patienten nicht vor dem Auftreten depressiver Verstimmung schützt, solange diese unabhängig von der eigenen Reaktion, d.h. unkontrollierbar, erfolgen. Hilflosigkeit entsteht in Situationen, in denen ein Individuum erfährt, daß bestimmte negative Erfahrungen sich unbeeinflußbar durch eigenes Verhalten wiederholen. Dieses Modell basiert auf bereits erwähnten Experimenten, die zeigen, daß Tiere durch die identische Zahl und Intensität von Schmerzreizen weniger beeinträchtigt sind, wenn sie diesen jeweils durch planvolles Verhalten entgehen können, als wenn sie diesen hilflos ausgeliefert sind. In letzterem Fall führte die gleiche Zahl aversiver Reize rasch zu Resignation und einem depressionsäquivalenten Verhaltensmuster.

Humanexperimente zeigten entsprechende Ergebnisse. Dabei war für die Depressionstheorie folgende Beobachtung entscheidend: Wenn Personen in einer bestimmten Situation Hilflosigkeit und die Unmöglichkeit, die Dinge selbst zu steuern, erleben, resultiert daraus die Erwartung, auch in Zukunft in entsprechenden Situationen keinen Einfluß auf die Situation ausüben zu können.

Später hoben die Autoren hervor, daß zu dem Erlebnis der Hilflosigkeit noch das Muster der **Kausalattribution** von Bedeutung ist. Erlebt ein Individuum eine Situation als unkontrollierbar, glaubt aber, daß andere Individuen an seiner Stelle durchaus die Situation kontrollieren könnten, spricht man von einer **internalen Attribution.** Das heißt, die Hilflosigkeit resultiert aus dem Gefühl des persönlichen Versagens. Ist das Individuum jedoch der

Auffassung, daß auch andere Personen in dieser Situation keinerlei Kontrollmöglichkeit besäßen, spricht man von einer **externalen Attribution** mit dem Gefühl einer universellen Hilflosigkeit.

Seligman geht davon aus, daß nur die internale Attribution, d.h. das Gefühl der selbstverschuldeten Hilflosigkeit, eine Verminderung des Selbstwertgefühls bedinge und somit mit der Gefahr einer Depression einhergehe. Die Therapie müsse somit dem Patienten wieder das Gefühl vermitteln, die Umwelt kontrollieren und Schwierigkeiten meistern zu können.

Auch bezüglich dieser Theorie ist unklar, inwieweit Hilflosigkeitserleben und veränderter Attributionsstil Begleiterscheinungen oder Ursachen depressiver Erkrankungen sind. Empirische Untersuchungen mit depressiven Patienten deuten darauf hin, daß melancholische Depressionen Hilflosigkeit und internalen Attributionsstil als Folgeerscheinung, nicht-melancholische Depressionen jedoch diese kognitiven Mustern als Vulnerabilitätsfaktoren aufweisen.

Das **kognitive Depressionsmodell** von Beck, ebenfalls bereits in den späten 50er Jahren entwickelt, postuliert, daß Depressionen aus gestörten kognitiven Abläufen entstehen (wobei „Kognition" hier Prinzipien der innerpsychischen Umweltwahrnehmung und Erfahrungsverarbeitung bezeichnet). Beck geht davon aus, daß Depressionen auf negativen Denkschemata bezüglich der eigenen Person sowie der gegenwärtigen und zukünftigen Umwelterfahrungen beruhen und die Umwelt selektiv, und zwar nur bezüglich ihrer negativen Elemente, wahrgenommen wird. Die so verzerrte Selbstwahrnehmung und die negative Interpretation von Umwelterfahrungen ist die Quelle von ständigen Enttäuschungen und Ablehnungen. Positive oder neutrale Situationen werden so negativ affektiv getönt, und negative Erfahrungen werden selektiv überbetont.

Beck, der primär Psychoanalytiker war, geht davon aus, daß eine Vulnerabilität für Depressionen über Verlusttraumata, kumulative oder chronisch belastende Erfahrungen, eventuell im Zusammenspiel mit biochemischen Regulationsprozessen entstehe. Die negativen Erfahrungen führen nach dieser Theorie zunehmend zur **selektiven Zuwendung zu sogenannten schemakongruenten Inhalten,** d.h. Erfahrungen und Interpretationen, die der depressiven Grundhaltung entsprechen. Diese führen wiederum zu **automatischen Gedanken,** die sich als unfreiwillig, reflexhaft, stereotyp, aber dem betreffenden Individuum plausibel erscheinend entwickeln. Die automatischen Gedanken sind durch typische logische Fehler gekennzeichnet, wie Übergeneralisierung von umschriebenen negativen Erfahrungen, selektives Abstrahieren, ungerechtfertigte Bezüge zur eigenen Person und dichotomisierendes, polarisierendes Kategorisieren, d.h. sogenanntes Schwarzweißdenken. Diese automatischen Gedanken lösen dann den depressiven Affekt aus.

Die Auslösung und Aufrechterhaltung depressiver Episoden wird durch ein **Feedback-System** erklärt, in dem unbefriedigende momentane Lebenssituationen Denkschemata bedingen, die in der Vergangenheit im Rahmen von Verlusten und negativen Erfahrungen entwickelt wurden. Damit werden auch die damaligen affektiven Prozesse reaktiviert. Die Affekte wiederum haben einen verstärkenden Einfluß auf die negativen kognitiven Schemata und bestätigen sie scheinbar für den Betroffenen. Die **Wechselwirkung zwischen kognitiven und affektiven Prozessen** hat bei Beck eine zentrale Bedeutung für die Aufrechterhaltung eines depressiven Zustandes. Die anderen Phänomene der Depression, etwa die vegetativen Symptome, sind seines Erachtens Epiphänomene der beschriebenen kognitiven Prozesse.

In experimentellen Studien konnte bestätigt werden, daß depressive Patienten nicht nur eine negative Sicht der eigenen Person, ein selektives Erinnern negativer Inhalte und eine globale negative Zukunftsperspektive, sondern auch situationsübergreifende dysfunktionale Einstellungen aufweisen. Die Annahme jedoch, daß depressive Denkschemata auch außerhalb depressiver Episoden einen psychologischen Vulnerabilitätsmarker darstellen, konnte durch empirische Studien bisher nicht gestützt werden. Deutlich wurde jedoch, daß nicht voll remittierte Patienten mit kognitiv-dysfunktionalen Verzerrungen eine hohe Rückfallgefahr aufweisen. Gut belegt ist auch, daß Therapien, die diese dysfunktionalen Gedanken korrigieren, wirksam sind.

4.7 Integrative bio-psycho-soziale Modelle

Die dargestellten empirischen Ergebnisse zu biochemischen, psychologischen und sozialen Aspekten in der Genese affektiver Erkrankungen verdeutlichen, daß Depressionsmodelle diese unterschiedlichen Gesichtspunkte berücksichtigen sollten und eindimensionale Entstehungsmodelle zu kurz greifen. Ein adäquates Depressionsmodell muß berücksichtigen, daß physiologische Stressoren – wie somatische Erkrankungen oder bestimmte Medikamente – genauso wie psychosoziale Stressoren – wie der Tod

4 Ätiologie und Pathogenese

eines Angehörigen oder ein Wohnortwechsel – Depressionen auslösen können. Außerdem ist klar, daß eine genetische Prädisposition genauso anzunehmen ist wie eine entwicklungsbedingte Prädisposition durch frühe Verlust- und Separationsereignisse.

AKISKAL und MCKINNEY postulierten in den 70er Jahren das **Modell einer gemeinsamen dienzephalen Endstrecke** (Abb. 11-12). Die Autoren gingen davon aus, daß unterschiedliche Streßfaktoren zu einer Störung der biogenen Amine führen. Dies wiederum führe im Dienzephalon zu neurochemischen, neurophysiologischen und verhaltensmäßigen Änderungen. Dabei komme den anatomischen Strukturen des sogenannten **Verstärkersystems** (Reinforcement-System) im vorderen Längsbündel und im periventrikulären Bereich besondere Bedeutung zu.

Die Autoren nehmen an, daß dieses Reinforcement-Zentrum mit dem Hypothalamus, dem retikulären Arousal-System und dem extrapyramidalmotorischen System in enger funktionaler Verbindung stehe. Bei nicht-depressiven Personen bestehe innerhalb dieser Systeme eine funktionale Homöostase. Die funktionale Einheit werde gestört, wenn es durch chronifizierten Streß zur Überaktivierung im Arousal-System und damit zu einer Erschöpfung in aminergen Systemen komme. Dies führe zu vegetativer und psychomotorischer Dysregulation und zum Verlust der Selbstkontrolle, was wiederum zu erneutem Streß, zu weiterem Hyperarousal, zu größerer Hoffnungslosigkeit und damit zu einem Circulus vitiosus führe.

Das **Defizit biogener Amine** im Reinforcement-System bedinge eine funktionelle Störung unabhängig davon, ob das Defizit primär oder sekundär ist. Aminmangel könne also zum Teil als Ursache für die funktionelle Störung gelten, andererseits bilde es aber auch einen Folgeschritt in der gesamten ätiopathogenetischen Kette. Die Depression kann nach diesem Modell als der **„final common pathway"** vieler ineinandergreifender Prozesse aufgefaßt werden, und zwar neurochemischer, neurophysiologischer und verhaltensmäßiger Art, die eine funktionelle Veränderung im dienzephalen Reinforcement-System bewirken. Hierfür spielen initial genetische, entwicklungspsychologische, physiologische, psychologische und psychosoziale Faktoren die entscheidenden Rollen.

Ein eigenes psycho-biologisches Depressionsmodell versucht, die **aminerg-cholinerge Imbalance-Hypothese von Depressionen und REM-Schlaf-Desinhibition** in den Rahmen breit akzeptierter psychologischer, sozialer und biologischer Depressionskonzepte zu stellen. Es geht von einer gesteigerten genetischen Disposition, einer gesteigerten Vulnerabilität durch Kindheitstraumata und der Möglichkeit sowohl physischer als auch psychischer Auslösefaktoren sowie einer dann einsetzenden Eigendynamik depressiver Episoden aus (Abb. 11-13a). Im Zentrum des Modells steht die postulierte aminerg-cholinerge Imbalance (Abb. 11-13b).

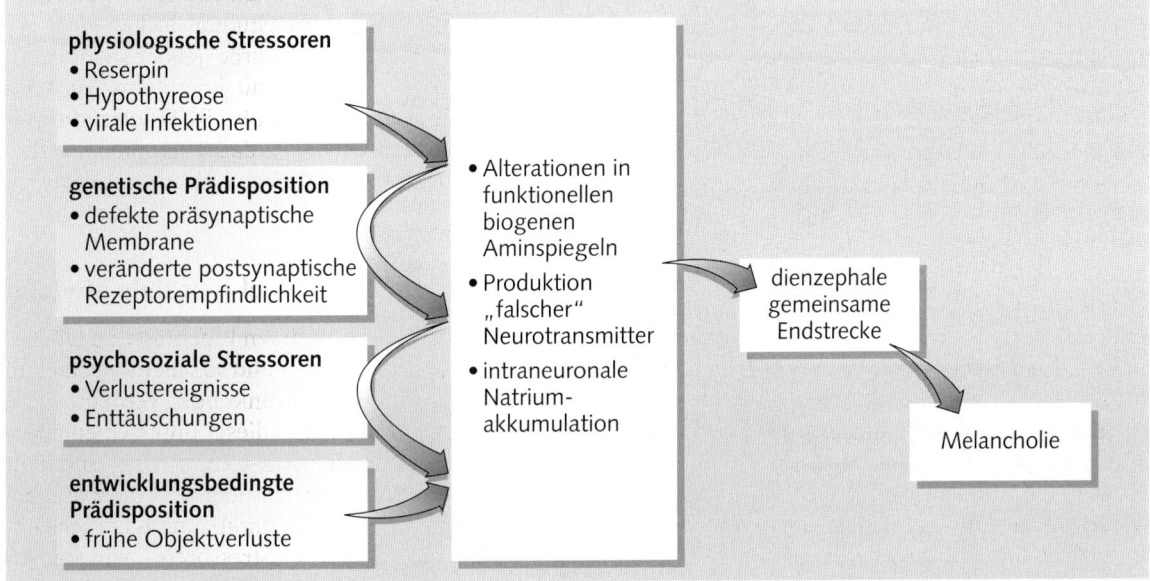

Abbildung 11-12 Melancholie als gemeinsame Endstrecke (Erläuterung siehe Text; nach AKISKAL und MCKINNEY, 1975).

Eine solche Balancestörung muß sowohl durch somatische Erkrankungen oder Belastungen wie Wochenbett oder depressiogen wirkende Medikamente als auch durch psychische Belastungen wie Verlustereignisse, Wohnungswechsel oder innerpsychische Konflikte auslösbar sein.

Insbesondere für die psychosozialen Belastungen steht beim Menschen der direkte Nachweis eines entsprechenden Einflusses auf aminerge und cholinerge Transmittersysteme bisher aus. Wie dargestellt, liegen jedoch aus tierexperimentellen Untersuchungen Hinweise vor, daß psychische Belastungen eine Inhibition des aminergen und eine Stimulation des cholinergen Systems bedingen können. Im Hinblick auf psychosoziale Stressoren gilt beim Menschen – analog zu den angeführten tierexperimentellen Studien –, daß etwa Lernerfahrungen oder soziale Unterstützung den depressiogenen Effekt von Stressoren abpuffern können.

Ein wichtiger Aspekt des Modells sind interindividuelle Unterschiede in der Stabilität der Transmitterbalance, also eine **unterschiedliche biologische Vulnerabilität.** Die bereits geschilderten Studien lassen das cholinerge System als einen möglichen Kandidaten für einen solchen Vulnerabilitätsmarker erscheinen. Nimmt man bei genetisch belasteten

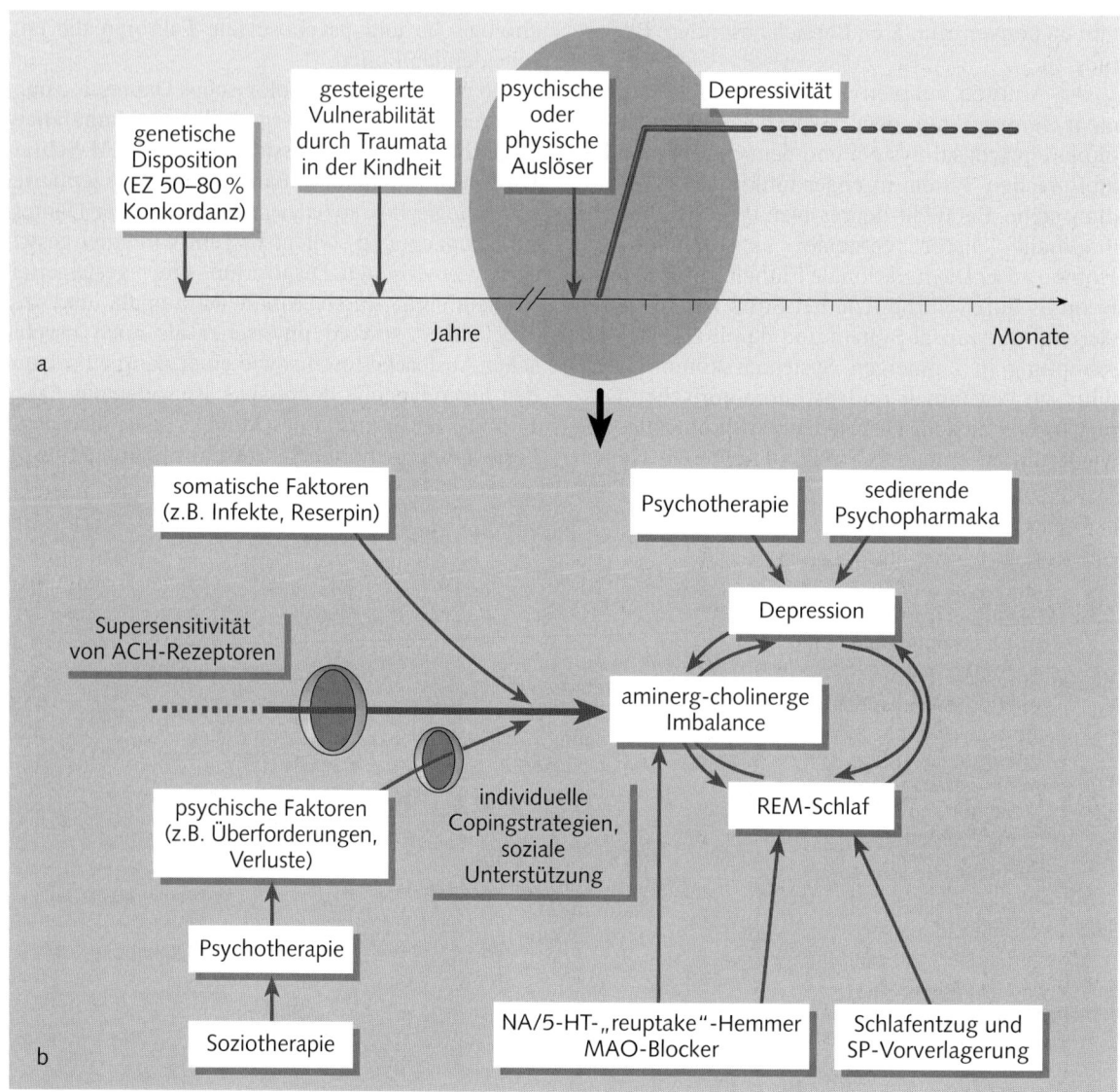

Abbildung 11-13   Eigenes Depressionsmodell (Erläuterung siehe Text).

Personen eine Supersensitivität cholinerger Rezeptoren an, müßte diese ständig aminerg kompensiert werden. Jede Minderung der zentralnervösen aminergen Aktivität, etwa durch chronischen Streß, könnte rasch mit der Gefahr einhergehen, eine manifeste cholinerg-aminerge Transmitter-Imbalance zu entwickeln. Verschiedene Untersuchungen konnten zeigen, daß Angehörige Depressiver in der Tat ein verändertes REM-Schlaf-System und insbesondere eine gesteigerte Empfindlichkeit auf cholinerge Stimulation als Hinweis auf eine konstitutionelle Überaktivität des cholinergen Systems aufweisen.

Ein weiterer sich aus den Schlafuntersuchungen ergebender Aspekt des Modells ist, daß im Falle einer Transmitter-Imbalance einerseits das psychopathologische Phänomen der Depression und andererseits eine **Desinhibition von REM-Schlaf,** der cholinerg gesteuert wird, entsteht. Das Auftreten von REM-Schlaf wiederum ist mit einer starken Dominanz des cholinergen Systems verbunden, so daß dies einen negativen Effekt auf das affektive System haben sollte.

Bezüglich der Genese und Aufrechterhaltung der Transmitter-Imbalance muß schließlich noch Berücksichtigung finden, daß **Depressivität selbst einen massiven zentralnervösen Stressor** darstellt. Depressivität ist mit psychischem Leiden verbunden, an das – wie der chronische Hyperkortisolismus vieler Depressiver zeigt – eine neurobiologische Adaptation nicht möglich zu sein scheint. Das Streßhormon Kortisol reagiert normalerweise nur auf neue Belastungssituationen, d.h., bei Wiederholung auch äußerst unangenehmer Streßsituationen kommt es nicht mehr zu einer Hormonausschüttung. Dies gilt etwa für phobische Patienten, die einem sie ängstigenden Stimulus ausgesetzt werden. Bei Depressionen scheint jedoch eine solche Adaptation nicht möglich.

Daraus ergibt sich die Hypothese, daß nicht nur eine Transmitter-Imbalance Depression erzeugt, sondern die Depressivität selbst auch Rückwirkungen auf die zentralnervöse Transmitteraktivität ausübt. Somit bestünde eine **Bidirektionalität zwischen biochemischer Entgleisung und depressiver Symptomatologie.**

Das Modell soll ebenfalls abbilden, welche **unterschiedlichen Therapiemöglichkeiten** depressiver Erkrankungen vorstellbar sind. Nach dem Modell wäre eine medikamentöse Korrektur der zentralnervösen Transmitter-Imbalance der unmittelbarste Ansatz. Psychotherapie kann sowohl den pathogenen Effekt depressionsauslösender psychosozialer Streßfaktoren als auch den krankheitsaufrechterhaltenden Effekt der depressiven Symptomatik selbst mildern. Letzterer Effekt dürfte auch der Wirkmechanismus von unspezifisch sedierenden Psychopharmaka bei Depressionen sein. Dagegen greifen therapeutische Manipulationen der Schlaf-Wach-Rhythmik (s.u.) direkt in den bidirektionalen Zusammenhang von neurochemischen Störungen und Schlaf ein.

Die vorgestellten Modelle versuchen, Bedingungen der Entstehung und Aufrechterhaltung affektiver Erkrankungen unter Einbeziehung neurochemischer, neurophysiologischer und psychosozialer Variablen zusammenzufassen. Sie geben jedoch keine Hinweise auf mögliche Ursachen von raschen Stimmungsumschlägen einer Depression zu ausgeglichener Stimmungslage oder zur Manie bzw. vice versa. Auch enthalten die Modelle keine Erklärungsmöglichkeit für Tagesschwankungen, den raschen Effekt von Schlafentzug oder das „rapid cycling".

Bereits in den 60er Jahren wurde versucht, affektive Erkrankungen mittels **biokybernetischer Prinzipien der Regelkreisvorgänge** zu erklären. Insbesondere klinische Phänomene wie das rasche Umschlagen einer Depression in eine Manie oder das Phänomen des „rapid cycling" lassen solche Erklärungsversuche auch für die Zukunft als sinnvoll erscheinen. Trotz des heuristischen Wertes dieser Modellvorstellungen muß jedoch auch weiterhin kritisch angemerkt werden, daß entsprechende Daten über Funktionszustände der entscheidenden Transmittersysteme im ZNS insbesondere unter Bedingungen rascher Veränderungen psychopathologischer Zustandsbilder nicht in ausreichendem Maße vorliegen, um das Modell validieren zu können.

Moderne Untersuchungen, etwa zu Second-messenger-Systemen und „immediate early genes" legen nahe, daß das bisherige Imbalancemodell zwischen aminergen und cholinergen Transmittern zu stark simplifiziert und nachgeordneten intrazellulären Funktionssystemen größte Bedeutung zukommen dürfte.

Auch wird man **chronobiologische Aspekte** stärker berücksichtigen müssen. Cholinerge und aminerge Transmittersysteme schwingen nicht nur ultradian (ca. 90 Minuten), vielmehr ist – insbesondere aufgrund tierexperimenteller Untersuchungen – auch eine zirkadiane (etwa 24stündige) Schwingung, und zwar mit einer gegenläufigen Rhythmik der Aktivität beider Transmittersysteme, anzunehmen (Abb. 11-14). Dies dürfte nicht nur für das Aus-

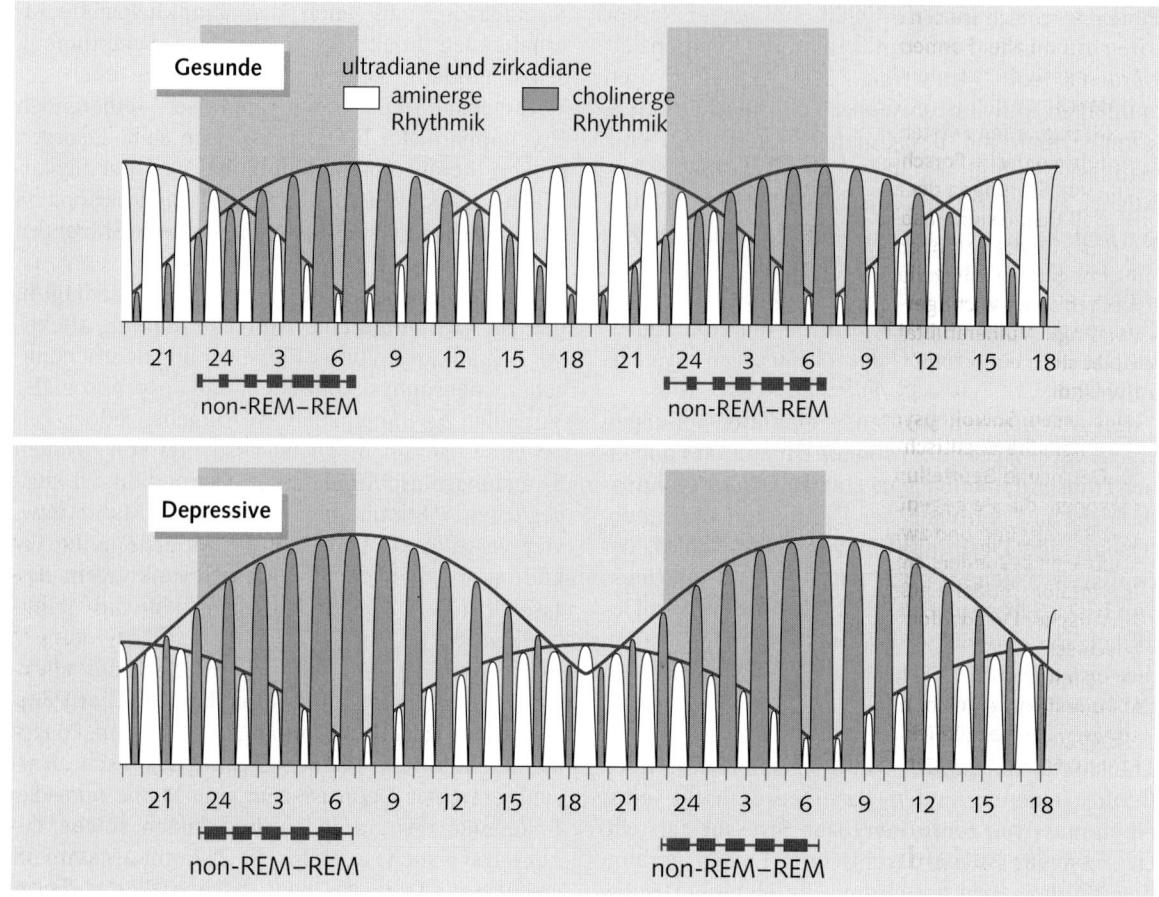

Abbildung 11-14 Modell der zirkadianen und ultradianen Rhythmik von aminergen und cholinergen zentralnervösen Neurotransmittern bei Gesunden und Depressiven (nach BERGER ET AL., 1993).

maß der klinischen Symptomatik inklusive Tagesschwankung, sondern auch für die Ausprägung neurophysiologischer oder neuroendokriner Normabweichungen von entscheidender Bedeutung sein. Die rasch zunehmenden Kenntnisse über Möglichkeiten einer Einflußnahme auf Phasenlage, Periodik und Amplitude endogener Rhythmen, etwa durch Pharmaka, Manipulation der Schlafphasen oder auch Lichteinwirkung, dürften Zugang zu einem besseren Verständnis der biologischen Grundlagen affektiver Erkrankungen eröffnen.

GILBERT legte 1984 ein umfassendes Depressionsmodell vor. Er griff dabei erstmals die neu entwickelte Terminologie der **Katastrophentheorie** auf und skizzierte die sich entwickelnde Depression als Zustand hochenergetischer Instabilität. Die Katastrophentheorie bietet ein mathematisches Modell zur Berechnung von hochvulnerablen Systemen, die in stark energetischen Zuständen zu Diskontinuität neigen, zu plötzlichem Umschlagen in ein pathologisches Gleichgewicht zugunsten eines der Regelpartner. Dieser Zustand bleibt für einen so langen Zeitraum stabil, bis er sich unter Generierung oszillierender Eigenschwingungen erneut mittig einschwingt.

GILBERT weist damit den Weg zu einer Analyse offener dynamischer Regelsysteme. Für die psychiatrische Wissenschaft ergibt sich die Notwendigkeit solcher Modelle, da sie in besonderer Weise mit komplexen Systemerkrankungen konfrontiert ist, d.h. mit Regelstörungen in einem Netzwerk aus Neurobiologie, sozialen Faktoren und individueller Lerngeschichte, für die konventionelle Krankheitskonzepte unzureichend sind.

5 Differentialdiagnostischer Prozeß

Resümee

Familienstudien weisen auf eine genetische Disposition aller Formen affektiver Erkrankungen. Zwillingsstudien verdeutlichen jedoch auch, daß genetischen Faktoren nur eine Teilbedeutung bei der multifaktoriellen Entstehung zukommt. Bisherige neurobiologische Forschung spricht für die Bedeutung von Störungen der aminergen und cholinergen Neurotransmission, insbesondere im limbischen System, für die Pathogenese der Erkrankungen, doch dürften hierbei intrazelluläre Signalübertragungsmechanismen wichtiger sein als synaptische Vorgänge. Vulnerabilität für affektive Erkrankungen ergibt sich neben genetischer Disposition aus frühkindlichen Traumata, insbesondere Verlusterlebnissen. Sowohl psychodynamische als auch verhaltenstherapeutisch-kognitive Modelle sprechen für Denk- und Beurteilungsschemata bei vulnerablen Personen, die sie gegenüber Kränkungen, Verlust von Bestätigung und zwischenmenschlichen Kontakten besonders empfindlich machen. Depressionsmodelle müssen dieses Zusammenspiel genetischer Disposition, kindlicher Prägung, innerpsychischen Denk- und Bewertungsschemata und aktuellen physischen wie psychosozialen Belastungsfaktoren nicht nur bezüglich der Auslösung, sondern auch bezüglich der Aufrechterhaltung affektiver Erkrankungen berücksichtigen.

5 Differentialdiagnostischer Prozeß

Wenn sich im Gespräch mit dem Patienten der Verdacht auf ein depressives Syndrom ergibt, kann der Kliniker mit Hilfe von **Fremd- und Selbstbeurteilungsskalen** seine Einschätzung zusätzlich untermauern. Hierfür kommen einerseits Selbstbeurteilungsskalen wie das Beck-Depressions-Inventar (BDI) oder die von Zerssenschen Befindlichkeits- und Depressionsskalen in Frage. Der Patient kann diese Skalen innerhalb weniger Minuten ausfüllen. Sie sind gut evaluiert und besitzen valide Cut-off-Punkte zur Unterscheidung von noch normalen Verstimmungszuständen und krankhaften depressiven Störungen. Für longitudinale Beobachtungen, etwa von Tagesschwankungen, Therapieeffekten oder einem „rapid cycling", haben sich auch visuelle Analogskalen bewährt. Hierbei muß der Patient seine gegenwärtige Stimmung zwischen den Polen maximalen Wohlbefindens bzw. Unwohlseins auf einer Linie mittels eines Kreuzes angeben.

Seine eigene Beurteilung kann der Arzt durch ein sogenanntes Fremdrating wie die Hamilton-21-Item-Depressionsskala oder die Montgomery-Asberg Skala zur Erfassung depressiver Symptome überprüfen. Auch hier gibt es valide Cut-off-Punkte zur Erfassung einer gewichtigen depressiven Verstimmung.

Im Anschluß an die Befunderhebung muß eine möglichst exakte Differentialdiagnostik betrieben werden, um die dem depressiven Syndrom zugrundeliegende Erkrankung (primäre Depression oder depressives Syndrom im Rahmen einer anderen Erkrankung) zu klären und um adäquate therapeutische Maßnahmen einleiten zu können. Hierzu gehören die folgenden Schritte:

5.1 Ausschluß einer organischen Erkrankung

Eine große Zahl somatischer Erkrankungen kann mit dem Auftreten depressiver Symptome verbunden sein. Insbesondere in hausärztlichen Praxen konnte gezeigt werden, daß bei depressiven Patienten durch eine exakte Diagnostik in etwa 40% bisher unerkannte nicht-psychiatrische Erkrankungen ermittelt wurden, die mit der depressiven Symptomatik im Zusammenhang standen (Tab. 11-8). Insbesondere chronische Erkrankungen können durch die verbundenen Beeinträchtigungen reaktiv zu einer depressiven Verstimmung führen. Davon ist bei ca. 25% aller chronisch körperlich Erkrankten auszugehen. Daneben gibt es eine größere Zahl von somatischen Erkrankungen, bei denen depressive Symptome nicht nur im direkten Zusammenhang mit der Erkrankung stehen, sondern nicht selten die initiale Symptomatik darstellen. Deren Diagnostik ist von hoher Relevanz, da es zu fatalen Fehlbehandlungen kommen kann.

Beim Auftreten einer Depression sind neben einer adäquaten Anamneseerhebung sowie körperlichen und neurologischen Untersuchung eine Reihe von Zusatzuntersuchungen, wie Laborparameter (Blutbild, BKS, Leber- und Nierenwerte), EKG, EEG und bei Ersterkrankungen ein kraniales Computertomogramm indiziert.

Bei klinischem Verdacht sollte insbesondere an die Möglichkeit einer **Endokrinopathie**, d.h. einer Über- oder Unterfunktion der Nebennierenrinde (Morbus Cushing, Morbus Addison) und der Schilddrüse, gedacht werden. 8–17% der depressiven Patienten und über 50% der therapierefraktärdepressiven Patienten zeigen eine subklinische Hypothyreose, die nur bei 5% der Normalbevölkerung besteht. Die Lebenszeitprävalenz von Depressionen bei bestehender subklinischer Hypothyreose ist signifikant (56%) gegenüber der Normalbevölkerung (10%) erhöht.

11 Affektive Erkrankungen

Tabelle 11-8 Mögliche somatische Erkrankungen als Ursachen für depressive Störungen.

Infektionskrankheiten (z.B.)
- Viruspneumonie
- Mononukleose
- Influenza
- Brucellose
- Typhus

kardiovaskuläre und pulmonale Erkrankungen (z.B.)
- Herzinsuffizienz
- Arrhythmien
- chronisch obstruktive Bronchitis
- Schlafapnoe

Neoplasmen
- Pankreaskarzinom
- Leukämien
- Hirntumoren

Endokrinopathien (z.B.)
- Hypothyreose
- Hyperthyreose
- Addison-Erkrankung
- Cushing-Syndrom
- Hyperparathyreoidismus
- Hypoparathyreoidismus
- Diabetes mellitus

metabolische Störungen (z.B.)
- Urämie
- Leberinsuffizienz
- Vitamin-B_{12}-Mangel
- Folsäuremangel
- Morbus Wilson
- Hypoproteinämie
- Porphyrie

gastrointestinale Erkrankungen (z.B.)
- Pankreatitis
- entzündliche Darmerkrankungen
- Morbus Whipple

Kollagenosen (z.B.)
- Lupus erythematodes
- Polymyalgia rheumatica
- Panarteriitis nodosa

Hirnerkrankungen (z.B.)
- Morbus Parkinson
- Encephalomyelitis disseminata
- Alzheimer-Erkrankung
- Enzephalomalazie
- Epilepsie

Bei Risikopatienten ist wegen der Möglichkeit einer zentralnervösen Beteiligung eine **AIDS-Diagnostik** anzustreben. Bezüglich **infektiöser Erkrankungen** ist bei jüngeren Patienten an eine Mononukleose, bei älteren Patienten an eine virale Pneumonie zu denken. Beide Erkrankungen gehen nicht selten mit ausgeprägten depressiven Verstimmungen einher. Neben der Anamnese und klinischen Untersuchung sollten mittels EEG und Computertomographie **zerebrale Durchblutungsstörungen** als Ursache depressiver Erkrankungen ausgeschlossen werden. Hier ist nicht nur an Folgen einer Herzinsuffizienz oder schweren Herzrhythmusstörungen, sondern auch an nächtliche zerebrale Hypoxien durch eine Schlafapnoe zu denken. Nach einer Enzephalomalazie weisen etwa 25% der Patienten in den darauffolgenden Monaten deutliche depressive Verstimmungen auf. Nicht optimal eingestellte **Epilepsien,** insbesondere vom Temporallappen-Typ, gehen mit dem Risiko depressiv-dysthymer Verstimmungen ein.

Ca. 4% eines unausgewählten klinischen Patientengutes einer psychiatrischen Klinik zeigen bei Computertomographien deutliche Auffälligkeiten, wie etwa **Hirnatrophien** oder **raumfordernde Prozesse. Dementielle Erkrankungen** vom Alzheimer-Typ weisen in annähernd der Hälfte der Fälle gerade im Anfangsstadium eine begleitende depressive Symptomatik auf. Etwa 50% aller Patienten mit einer **Parkinson-Erkrankung** haben deutliche Symptome einer Depression, die mit den Einschränkungen bei neuropsychologischen Tests korrelieren. Die depressiven Symptome können durch die starke motorische Hemmung maskiert werden.

Bezüglich **Stoffwechselerkrankungen** sollte immer an das Vorliegen einer intermittierenden Porphyrie gedacht werden, insbesondere wenn die Patienten anamnestisch über ungeklärte wiederkehrende Abdominalbeschwerden berichten. Daneben ist an die Möglichkeit eines Morbus Wilson zu denken. Bei den **Neoplasmen** sind insbesondere die schwierig zu diagnostizierenden Pankreaskarzinome häufig mit einer depressiven Symptomatik gekoppelt und können neben unspezifischem Gewichtsverlust und intestinalen Beschwerden das Initialsymptom darstellen.

Besondere Bedeutung kommt einer exakten Erhebung bezüglich **Medikamenten** und **Drogen** zu. Vorrangig ist hier die Komorbidität mit **Alkoholismus** zu nennen. Bei etwa 30–40% von Patienten, die einen Alkoholismus aufweisen, wird im Laufe ihres Lebens zumindest einmal die Diagnose einer Major Depression gestellt. Dies trifft mehr für Frauen als für Männer zu. Ein hoher täglicher Alkoholkonsum geht mit einer hohen Wahrscheinlichkeit depressiver Symptomatik einher. Diese Patienten haben ein hohes Risiko für andere Substanzabhängigkeiten und Suizid. Die Symptomatik kann sich beim Entzug verstärken. Dennoch stellt die Therapie des Alkoholismus das primäre Ziel dar. Eine Behandlung der Depression bei Fortbestehen des Alkoholismus macht wenig Sinn. Andererseits ist bei bipolar erkrankten Patienten bekannt, daß sie insbesondere in manischen Phasen zu einem verstärkten Alkoholkonsum neigen. Ein Drittel der weiblichen und mehr als die Hälfte der männlichen manischen Patienten steigern ihren Alkoholkonsum während der Erkrankungsphase erheblich. In diesen Fällen steht die Behandlung der Manie im Vordergrund.

Kokainabhängigkeit führt im Rahmen der Intoxikationen vornehmlich zu hypomanischen und manischen Symptombildern, während im Entzug häufig ein depressives Stimmungsbild auftritt. Insbesondere bei jahrelanger **Cannabisabhängigkeit** kann es auch zu depressiven Symptomen kommen, obwohl hier eher hypomanische, ängstliche und psychotische Störungsbilder zu erwarten sind.

Amphetaminmißbrauch kann zu depressiven Störungsbildern führen, dann häufig verbunden mit motorischer Agitiertheit. Es kommt jedoch auch vor, daß depressive Patienten versuchen, mit Amphetaminen ihre Symptomatik zu bekämpfen. Häufiger führen Amphetamine allerdings zu hypomanischen und zu paranoiden Zuständen.

Während den meisten Ärzten die Tatsache bekannt ist, daß **Reserpin** bei der Hypertoniebehandlung Depressionen auslösen kann, ist das weite Spektrum medikamentöser Auslösung depressiver Symptomatik meist nicht bekannt (Tab. 11-9). Ein

Tabelle 11-9 Medikamente und Drogen, die Depressionen bedingen können (nach SOREFF und MCNEILL, 1987).

Antihypertensiva
- Reserpin
- α-Methyldopa
- Propranolol
  (und andere hirngängige β-adrenerge Blocker)
- Prazosin
- Clonidin

Kardiaka und Antiarrhythmika
- Digitalis
- Lidocain
- Disopyramid
- Propranolol
- Metoprolol

Kortikosteroide

orale Kontrazeptiva

Cimetidin

Antiglaukom-Medikamente

Indometacin

Antibiotika
- Cycloserin
- Isoniazid (INH)
- Nalidixinsäure
- Gyrasehemmer

Disulfiram

Zytostatika
- Vincristin
- Vinblastin

Cholinergika
- Physostigmin
- Takrin

Levodopa

Absetzen von
- Coffein
- Nikotin
- Amphetaminen, Kokain
- Fenfluramin
- Barbituraten

psychotrope Substanzen
- Benzodiazepine
- Chlorpromazin
- Phenothiazine

Alkohol

andere
- Halothan
- Phenylephrin
- Antikonvulsiva
- Baclofen
- Pentazocin
- Morphin, andere Opiate

großer Anteil von Patienten in der hausärztlichen Praxis wird mit potentiell depressiogenen Medikamenten behandelt. Grundsätzlich können alle **hirngängigen Antihypertensiva,** die antinoradrenerg wirken, depressiogene Nebenwirkungen ausüben. Das heißt, neben Reserpin kommt auch α-Methyldopa, Propranolol, Prazosin, Clonidin oder Guanethidin hier Bedeutung zu. Einzelne Berichte liegen über den depressiogenen Effekt von **Kardiaka** wie Digitalis und den Antiarrhythmika Lidocain und Disopyramidphosphat vor.

Gut bekannt ist die euphorisierende Wirkung von **Glukokortikoiden,** doch werden auch zum Teil starke depressive Verstimmungen ausgelöst. Es gibt eine große Zahl von Beobachtungen über depressive Verstimmungen durch **orale Kontrazeptiva,** wie über das in der Ulkustherapie häufig eingesetzte **Cimetidin.** Das gleiche gilt für das nichtsteroidale Antiphlogistikum **Indometacin.** Von den Antibiotika sind besonders die **Gyrasehemmer,** von den Zytostatika die **Vinca-Alkaloide** Vincristin und Vinblastin zu nennen. Während **L-Dopa** in der Parkinson-Behandlung insbesondere mit der Gefahr produktiver Psychosen, Schlafstörungen und Alpträumen einhergeht, werden auch depressive Verstimmungen beobachtet. **Antikonvulsiva,** insbesondere bei hohen Plasmaspiegeln, sind in der Lage, dysphorisch-depressive Verstimmungen auszulösen.

Auch von **Benzodiazepinen** ist bekannt, daß sie das Bild einer Major Depression bedingen können. Insbesondere das Absetzen dieser Substanzgruppe kann über Tage und eventuell Wochen das Bild einer schweren agitierten Depression bedingen. Das gleiche gilt für Barbiturate. Auch das Beenden eines starken **Nikotin- oder Koffeinmißbrauchs** kann eine depressive Symptomatik provozieren. Nur eine sehr genaue Anamneseerhebung eventuell in Kombination mit einem Medikamenten- und Drogenscreening von Urin oder Blut kann hier Fehldiagnosen und Fehlbehandlungen verhindern.

5.2 Differentialdiagnostik nicht-organisch bedingter affektiver Erkrankungen

Nach Ausschluß einer organischen oder pharmakologisch bedingten Depression ist bei Patienten mit einer Major Depression oder Dysthymie zu klären, ob sie in ihrer Vorgeschichte manische oder hypomanische Episoden aufweisen. In diesem Falle müßte die Diagnose einer Bipolar-I- oder Bipolar-II-Erkrankung oder – bei Vorliegen einer Dysthymie und hypomanischer Schwankungen – die einer Zyklothymie gestellt werden.

Zur genauen Klassifikation sind weiterhin der Schweregrad sowie das Vorhandensein von melancholischen oder psychotischen Symptomen zu bestimmen. Depressive Erkrankungen können auch in Form sekundärer Depressionen im Rahmen von Eßstörungen, Anpassungsstörungen, somatoformen Störungen, Angsterkrankungen oder schizophrenen Psychosen auftreten.

Die schwierigste Differentialdiagnose besteht gegenüber **Angsterkrankungen,** so daß im DSM-IV auch die Diagnose einer gemischten Angst-/Depressionserkrankung möglich ist. Ein Drittel der Patienten mit Panikstörungen und/oder Agoraphobie entwickeln das Vollbild einer Major Depression. Aber auch bei einer 6-Jahres-Katamnese **primär paranoid Schizophrener** zeigten 30% eine Komorbidität mit Major Depression. Bei der Differentialdiagnose zwischen einer primären und einer sekundären Depression kann die Ableitung einer Polysomnographie hilfreich sein. Das typische Muster von verkürzter REM-Latenz und erhöhter Augenbewegungsdichte ist bisher nur bei primären Depressionen eindeutig nachgewiesen worden, während bei sekundären Depressionen im Rahmen anderer Erkrankungen dieses Muster nur ausnahmsweise vorliegt.

Besonders schwierig und bisher diagnostisch uneinheitlich gelöst ist das **kombinierte Auftreten von affektiven und schizophrenen Symptomen.** Nach DSM-IV müssen zur Diagnosestellung einer Schizophrenie, schizoaffektiven Erkrankung oder einer paranoiden Störung Krankheitsepisoden nachweisbar sein, in denen nur psychotische Symptome bei Abwesenheit gewichtiger affektiver Symptome nachweisbar sind; bei Gleichzeitigkeit schizophrener und affektiver Symptome ist eine affektive Erkrankung zu diagnostizieren. Da schizophrene Patienten häufig auch an Agitiertheit, Größenideen und katatonen Symptomen leiden, ist die Abgrenzung zwischen einer schizomanischen und einer rein schizophrenen Symptomatik gerade bei jugendlichen Patienten häufig schwierig.

Als besonders unglücklich ist zu erachten, daß im Gegensatz zu DSM-IV nach den ICD-10-Kriterien eine schizoaffektive Psychose nur diagnostiziert werden kann, wenn sowohl eindeutig schizophrene als auch eindeutig affektive Symptome gleichzeitig oder nur durch wenige Tage getrennt während der gleichen Krankheitsepisode vorhanden sind. Damit widerspricht dieses Diagnoseschema im Hinblick auf affektive Erkrankungen in einem entscheidenden Punkt den DSM-IV-Kriterien.

> **Resümee**
> Die Häufigkeit, in der somatische Erkrankungen direkt oder indirekt, d.h. reaktiv depressive Verstimmungen hervorrufen, macht eine exakte körperliche Diagnostik notwendig. Die breite Palette von Pharmaka und Drogen, die zu affektiven Störungen führen können, ist ebenfalls von hoher differentialdiagnostischer und damit therapeutischer Relevanz. Bezüglich anderer psychischer Erkrankungen ist besonders die Überschneidung mit Angsterkrankungen und schizophrenen Erkrankungen zu beachten.

6 Akuttherapie affektiver Erkrankungen

Epidemiologische Untersuchungen haben gezeigt, daß **nur ca. 15% der Patienten mit Depressionen adäquat diagnostiziert und behandelt werden.** Dies gilt, obwohl etwa 10–20% der Klientel eines Hausarztes diesen wegen einer Depression aufsuchen. Zur Zeit wird lediglich bei etwa der Hälfte der Fälle die Diagnose vom Hausarzt gestellt, nur in 1/5 erfolgt eine adäquate Depressionsbehandlung, obwohl die Behandlung affektiver Erkrankungen als sehr aussichtsreich zu beurteilen ist. Dies gilt zumindest für die einzelnen Krankheitsphasen, die Behandlung ist jedoch im Hinblick auf den Langzeitverlauf skeptischer zu beurteilen. Der behandelnde Arzt sollte das breite Gebiet somatischer, psychologischer und sozialer Behandlungsmodalitäten, die inzwischen zur Verfügung stehen, kennen und auf den einzelnen Patienten gezielt anzuwenden wissen. Der Einsatz unterschiedlicher Therapieverfahren sollte flexibel und frei von theoretischen Schulen oder Behandlungsideologien sein.

Dem Patienten kann zu Beginn der Akutbehandlung eine optimistische Prognose bezüglich der Therapie der jetzigen Erkrankungsepisode vermittelt werden. Es sollte ihm aber auch gleichzeitig die Möglichkeit eines Rezidivs der Erkrankung und damit die langfristige Behandlungsnotwendigkeit, z.B. Phasenprophylaxe, im Verlauf der Akuttherapie empathisch und realistisch erläutert werden.

In der Therapie affektiver Erkrankungen ist zwischen drei Stadien zu unterscheiden:

- der Akutbehandlung
- der Erhaltungstherapie, um nach Abklingen der akuten Störung einen Rückfall zu verhindern
- der medikamentösen Prophylaxe, um Neuerkrankungen zu verhindern.

6.1 Depressionstherapie

6.1.1 Hospitalisierung

Die erste und häufig schwer zu entscheidende Frage ist, ob ein Patient mit einer affektiven Erkrankung stationär behandelt werden muß. Bei depressiven Patienten ist die **Gefahr einer Suizidhandlung** hier an erster Stelle zu nennen. Insbesondere **psychotisch-depressive** Patienten, etwa mit akustischen Halluzinationen und Wahnideen, müssen in der Regel stationär behandelt werden. Auch **alleinstehende Patienten,** insbesondere im höheren Lebensalter, die durch ihre Depression nicht mehr in der Lage sind, für sich selbst Sorge zu tragen, und zu verwahrlosen drohen bzw. sich durch unzureichende Flüssigkeits- und Nahrungsaufnahme zusätzlich somatisch gefährden, sind dringend im Rahmen einer stationären Behandlung zu unterstützen und zu entlasten. **Schwere familiäre Konflikte** oder zu Hause nicht zu umgehende, jedoch vom Patienten nicht zu bewältigende Belastungen können ebenfalls eine stationäre Behandlung sinnvoll machen.

In den meisten Fällen ist es eine **längere, ergebnislose ambulante Behandlung,** die zur Einleitung intensivierter und komplexerer Therapiemaßnahmen im Rahmen einer stationären Behandlung führt. Da die Patienten krankheitsbedingt sich häufig mit jeder Art von Entscheidung schwertun und ihre Depression schuldhaft erleben, können sie sich oft trotz objektiv bestehender Notwendigkeit nur mühsam zu einer stationären Aufnahme entscheiden. Typischerweise äußern schwer depressive Patienten die Überlegung, sie würden zu Hause dringend gebraucht, dürften ihre Angehörigen nicht alleine lassen oder sie hätten keinen zu rechtfertigenden Anspruch auf stationäre Therapie. Insbesondere bei Suizidalität und wahnhaften Depressionen ist, wenn auch nur bei einem geringen Prozentsatz der Patienten, eine gegen ihren Willen erfolgende Unterbringung in einer psychiatrischen Klinik unumgänglich.

Noch wichtiger, aber auch problematischer ist häufig die **Hospitalisierung manischer Patienten.** Fremdgefährdung, Selbstgefährdung durch kurzfristig einschießende depressive Verstimmungen, aber auch erheblich selbstschädigendes soziales Verhalten, etwa durch berufliche Fehlentscheidungen, finanzielle Spekulationen oder massive familiäre und anderweitige soziale Auseinandersetzungen können die Aufnahme in eine Klinik notwendig machen. Hier ist durch die fehlende Krankheitseinsicht des Patienten nicht selten eine fürsorgliche Zurückhaltung nach dem Betreuungs- oder Unterbringungsgesetz unvermeidbar.

6.1.2 Psychotherapeutische Basisbehandlung („clinical management")

In der Behandlung von akut depressiven Patienten hat sich gezeigt, daß der Therapeut aktiv, verfügbar, in seinem Vorgehen flexibel und stützend vorgehen sollte. Es ist wichtig, daß er durch **empathische Kontaktaufnahme** rasch eine **vertrauensvolle Beziehung** zum Patienten aufbaut. Passiv-abwartendes Verhalten kann bei dem Patienten die Überzeugung auslösen, daß dies eine Zurückweisung sei und eine Antipathie des Arztes ausdrücke.

Während der Exploration sollte der Arzt von sich aus insbesondere **Suizidimpulse und -gedanken erfragen.** Bei schwer depressiven Patienten sollte dies täglich erfolgen. Die Ermittlung des gesamten Spektrums depressiver Symptome sollte zugewandt und zielstrebig erfolgen. In der Regel ist eine rasche Fremdanamnese zur vollständigen Beurteilung der Symptomatik notwendig.

Wichtig – insbesondere gegen Ende des Erstgesprächs – ist die Frage an den Patienten, worin er die Ursache seiner Erkrankung sieht und welche therapeutische Unterstützung er erwartet. Dem sollten eine intensive Information über die vorliegende Krankheit und ein rationales Verständnis der Symptome, ihrer Behandelbarkeit und ihrer Prognose folgen. Dem Patienten sollte ein sogenanntes **medizinisches Krankheitsmodell** vermittelt werden, d.h. die Information, daß er zur Zeit wirklich krank ist und ihm Hilfe zusteht. Die Vermittlung eines solchen medizinischen Krankheitsmodells stellt bei mittelgradig und schwer depressiven Patienten eine ganz wesentliche, unverzichtbare Entlastung des Patienten dar. Zu frühes Erörtern von Konflikten und Versäumnissen als Ursache der Depression ist mit dem Risiko verbunden, daß sich der Patient verstärkt als schuldig und Versager erachtet.

Die psychoedukative Führung des Patienten während der depressiven Episode sollte in der familiären Situation sowie am Arbeitsplatz erst einmal eine **Entlastung von bisherigen Pflichten und Ansprüchen bedingen.**

Besondere Verantwortung kommt dem Arzt in der Verhinderung depressionsbedingter Wünsche nach überstürzten Veränderungen seiner Lebenssituation zu. Nicht selten wollen die Patienten aus Schuldgefühlen und aus dem Gefühl der Überlastung heraus ihren Arbeitsplatz kündigen, vorzeitig in ein Altenheim ziehen oder sich von ihrer Familie trennen. Der Therapeut sollte auf den Patienten einwirken, solche Entscheidungen bis zum Abklingen seiner Depression zu verschieben.

Von remittierten Patienten wird immer wieder berichtet, wie enorm wichtig sie **hoffnungsvolle Äußerungen** des Arztes erlebt haben. Auch wenn sie im Zustand der Depression solchen Äußerungen zweifelnd oder gar ungläubig gegenüberstehen, ist es gerade im Hinblick auf bestehende Verzweiflung und Suizidalität für die Patienten offensichtlich außerordentlich wichtig, den Arzt als ermutigend und Hoffnung ausstrahlend zu erleben. Diese externe Unterstützung sollte durch Einbeziehung von Familie und Freunden wenn möglich intensiviert werden.

Bezüglich des Verlaufs der Therapie sollten dem Patienten erreichbare, aber für ihn auch **substantielle Ziele** gesetzt werden, um wieder Erfolgserlebnisse, d.h. positive Verstärker, erzielen zu können. Auch in diesem Zusammenhang sind alle Hilfestellungen konkret, sehr spezifisch und nicht abstrakt zu formulieren.

Viele Depressive erleben ihre Symptomatik primär auf der körperlichen Ebene. Der Arzt sollte dem Patienten die **psychosomatischen Zusammenhänge** von Depressionen und somatischen Beschwerden vermitteln und ihm helfen, mit diesen Beschwerden so gut, wie es zur Zeit geht, fertig zu werden. Der Patient braucht Hilfe etwa im Hinblick auf Obstipation, Schlafstörungen, Gewichtsverlust oder lumbosakrale Schmerzsymptome. Eine Nichtbeachtung dieser Symptomatik kann vom Patienten als Mißachtung und Unverständnis für seine Situation interpretiert werden.

Eine wichtige Komponente der psychotherapeutischen Basisbehandlung ist, dem Patienten **Einsicht in die häufig notwendige medikamentöse Therapie** zu vermitteln.

6.1.3 Pharmakotherapie

Für die Akutbehandlung von depressiven Episoden wurde in den letzten 40 Jahren eine Vielzahl vergleichbar wirksamer Antidepressiva entwickelt. Sie stellen bei schweren depressiven Episoden neben der Elektrokonvulsionstherapie (s. Abschn. 6.1.5) das bisher wirksamste und bestbelegte Therapieverfahren dar. Ihre Anwendung verdoppelt die Chance eines depressiven Patienten, innerhalb eines Monats zu remittieren. Bei mittelgradigen und schweren Formen einer MD sind sie einer alleinigen psychotherapeutischen Behandlung überlegen. Antidepressiva lassen sich in vier Gruppen unterteilen:

Tri- und tetrazyklische Antidepressiva (TZA)

Zu dieser Gruppe gehören Substanzen wie Amitriptylin, Imipramin und seine Derivate Clomipramin und Desimipramin, Doxepin oder Maprotilin.

Die Struktur dieser Substanzen ist ähnlich der Kernstruktur der Phenothiazine und Dioxanthene. Die Substanzen haben untereinander ähnliche pharmakologische und klinische Wirkung. Neben ihrer antidepressiven Wirkung erzeugen sie aufgrund ihrer Effekte auf Histaminrezeptoren einen unterschiedlich starken **sedativen Effekt.** Ihre antidepressive Wirkung steht vermutlich in einem Zusammenhang mit der Hemmung der Rückresorption von Noradrenalin und Serotonin im synaptischen Spalt bzw. durch eine Veränderung der Sensitivität der postsynaptischen Noradrenalin- und Serotoninrezeptoren. Dabei ist die jeweilige Wirkung auf die beiden Transmittersysteme unterschiedlich. So beeinflußt Maprotilin etwa vornehmlich die Rückresorption von Noradrenalin und Clomipramin die von Serotonin. Es ist anzunehmen, daß ihr anticholinerger Effekt antidepressiv wirksam ist

In der Regel wird mit einer **Dosis** von etwa 50 mg pro Tag begonnen und schrittweise in den nächsten Tagen auf 150–200 mg gesteigert. Der bei abendlicher Gabe schlaffördernde Effekt der meisten Antidepressiva wird sofort wirksam, wird von den Patienten als sehr günstig erlebt und führt zu einer Förderung der Compliance. In der Mehrzahl der Fälle sind zwei bis drei Wochen Therapie notwendig, bis eine Besserung der Depression erkennbar wird. Insbesondere initial üben die meisten Antidepressiva dieser Gruppe einen sedierenden und schlafinduzierenden Effekt aus, der insbesondere bei schweren und hospitalisierten Depressionen therapeutisch erwünscht ist.

Spezifische Serotonin-Wiederaufnahmehemmer (SSRI = „selective serotonin reuptake inhibitors")

Hierzu gehören Fluvoxamin, Fluoxetin, Paroxetin, Citalopram und Sertralin.

Diese Substanzen haben keinen sedierenden Effekt, was bei der Behandlung schwerer (meist agitierter) Depressionen ein entscheidender Nachteil sein kann. Ihre antidepressive Wirkung soll etwas schneller einsetzen als die der Trizyklika. Sie sind weniger toxisch. Ihre therapeutische Breite ist größer als die der TZA, d.h., die Dosis letalis liegt um ein Vielfaches über den therapeutischen Dosen.

Während die **Dosierung** bei Fluvoxamin der von Trizyklika entspricht, kann bei Fluoxetin unmittelbar mit 20 mg begonnen und diese Dosis beibehalten werden. Diese Substanz besitzt im Gegensatz zu den Trizyklika und zu anderen SSRI eine wesentlich längere Halbwertszeit. Es besteht damit die Gefahr einer starken Kumulation, die sich insbesondere bei notwendigem Absetzen des Medikaments wegen Nebenwirkungen ungünstig auswirken kann. Nicht selten ist wegen möglicher serotonerger Nebenwirkungen (s. u.) bei Fluoxetin die Gabe von 20 mg nur jeden zweiten oder dritten Tag notwendig. Insbesondere zu Beginn einer SSRI-Therapie ist mit Nebenwirkungen wie innerer Unruhe, Tremor, Schlafstörungen und Übelkeit zu rechnen. Diese können sich zu dem Bild eines serotonergen Syndroms (s. Kap. 4) steigern. Ein klinisch außerordentlich relevantes Problem stellt die Hemmung vieler SSRIs auf das detoxifizierende Zytochrom-P450-Enzymsystem der Leber dar. Dies kann bei gleichzeitiger Gabe anderer Medikamente wie Neuroleptika, TZAs oder Marcumar® zu erheblichen Interaktionen führen.

Monoaminooxidase(MAO)-Hemmer

Zu dieser Substanzgruppe gehören Tranylcypromin, Phenelzin und Moclobemid.

Während die ersten beiden Substanzen irreversible Blocker beider Formen des Enzyms, der Monoaminooxidase A und B, darstellen, ist Moclobemid ein reversibel selektiv auf die Monoaminooxidase A wirkendes Medikament. Damit entfällt die Gefahr des Tyramineffekts und somit das Risiko einer hypertensiven Krise, die durch einen zu starken, nahrungsbedingten Anstieg von nicht durch MAO enzymatisch abgebautes Tyramin ausgelöst wird. Monoaminooxidase B, das durch irreversible MAO-Hemmer, nicht jedoch durch Moclobemid gehemmt wird, reicht für die Tyramin-Verstoffwechselung aus. Somit sind die umfangreichen, bei MAO-Hemmern sonst notwendigen diätetischen Maßnahmen einer tyraminfreien Diät bei reversiblen Blockern wesentlich weniger bedeutungsvoll.

Bei Kombination mit anderen Medikamenten, wie Trizyklika, ist Vorsicht geboten. Die Kombination etwa mit dem Trizyklikum Clomipramin ist wegen beschriebener Todesfälle nicht erlaubt, auch dürfen die neuen spezifischen Serotonin-Wiederaufnahmehemmer nicht mit MAO-Hemmern gemeinsam gegeben werden

Auch diese Medikamente benötigen bis zum Wirkeintritt ein bis drei Wochen. MAO-Hemmer werden insbesondere empfohlen bei Patienten mit atypischen Depressionen, d.h. Patienten mit deutlicher Angstsymptomatik, Hypersomnie und Gewichtszunahme und eher extrovertiert-histrionischer Persönlichkeitsstruktur. Sie haben keinen sedierenden Effekt, sondern können insbesondere zu Beginn der Therapie Schlafstörungen und Unruhe erzeugen.

Atypische Antidepressiva

Hierzu gehören Buspiron, Trazodon, Mianserin, Mirtazapin und Trimipramin.

Diese Medikamente zeichnen sich insbesondere durch einen anderen pharmakologischen Wirkmechanismus aus. Sie sind keine klassischen NA- oder SE-Wiederaufnahmehemmer. Bis auf Buspiron haben diese Substanzen deutlich sedierende und schlafanstoßende Wirkung. Sie wirken auf das dopaminerge (z.B. Trimipramin), serotonerge (z.B. Buspiron) oder noradrenerg-präsynaptische System (z.B. Mianserin). Bisher konnten keine entscheidenden Unterschiede in der Wirksamkeit zwischen ihnen und den Wiederaufnahmehemmern ermittelt werden.

Differentialindikation

Die Wahl des Antidepressivums richtet sich nach der jeweiligen Symptomatik, der besonderen Empfindlichkeit einzelner Patienten, früherer Ansprechbarkeit auf bestimmte Substanzen und ihrem individuellen Nebenwirkungsprofil (Tab. 11-10 u. 11-11).

Agitierte depressive Krankheitsbilder mit ausgeprägten Schlafstörungen sollten vornehmlich mit **sedierenden Antidepressiva** mit einer Einmaldosis am Abend (Doxepin, Amitriptylin, Trimipramin, Mianserin) behandelt werden. Dies macht in der Regel auch die Gabe eines zusätzlichen Hypnotikums, etwa vom Benzodiazepintyp, überflüssig. Die Patienten sollten auf die anticholinergen Eigenschaften von Medikamenten wie Obstipation, Mundtrockenheit etc. und auf zur Verfügung stehende Gegenmaßnahmen hingewiesen werden.

Patienten, die im Arbeitsprozeß bleiben, bei denen somit ein sedierender Effekt unerwünscht ist, können mit **Serotonin-Wiederaufnahmehemmern** behandelt werden. Bei diesen muß jedoch die Möglichkeit von Nebenwirkungen wie innerer Unruhe, Zittern und Übelkeit gerade in den ersten Behandlungstagen bedacht und die Patienten müssen darauf vorbereitet werden. SSRIs empfehlen sich auch bei Patienten mit Herzerkrankungen wie Überleitungsstörungen, da der TZA-typische, potentielle kardiotoxische Effekt dieser Medikamente fehlt. Bei atypischen Depressionen mit eher vermehrtem Schlafbedürfnis, Gewichtszunahme, Ängstlichkeit und extrovertiert-histrionischer Persönlichkeitsstruktur werden MAO-Hemmer empfohlen.

Für alle Medikamente gilt bisher, daß sie eine **Wirklatenz** von etwa zwei bis drei Wochen und eine

Tabelle 11-10 Differentialindikation von Antidepressiva.

	besondere Eignung bei	Haupt-/Nebenwirkung/Probleme	besondere Hinweise
TZA (Amitriptylin, Imipramin, Clomipramin u.ä.)	schwer Depressiven mit starker innerer Unruhe, Agiliertheit und Schlafstörungen	orthostatische Störungen, Sedation am Tage, Mundtrockenheit, Obstipation, kardiale Überleitungsstörung bei KHK-Patienten	Vorsicht bei Patienten mit Glaukom, Prostatahyperplasie, KHK!
SSRI (Fluoxetin, Fluvoxamin, Paroxetin, Sertralin, Citalopram)	Patienten mit vorbestehender koronarer Herzerkrankung; leicht und mittelgradig Depressiven ohne schwerere Schlafstörungen und innere Unruhe	Übelkeit, Unruhe, Schlafstörungen, Diarrhoen	Vorsicht bei Kombination mit anderen Medikamenten (TZA, Neuroleptika, Benzodiazepine, Marcumar®), keine Kombination mit MAO-Hemmern
MAO-Hemmer (Tranylcypromin)	atypischer Depression mit Hypersomnie, Hyperplasie und histrionischen Zügen; Therapieresistenz auf TZAs und SSRIs	orthostatische Störungen (RR↓ oder RR↑), Medikamenten-Wechselwirkung (keine Kombination mit SSRIs oder mit Sympathomimetika)	keine Kombination mit SSRIs

Tabelle 11-11 Nebenwirkungsprofile einiger Antidepressiva.

Substanz	anti-cholinerg	Müdigkeit	Insomnie/Unruhe	kardio-vaskulär	gastro-intestinal	Gewichts-zunahme
Amitriptylin	+++	+++	−	+++	−	+++
Desipramin	+	+	+	++	−	+
Imipramin	++	++	+	+++	+	++
Moclobemid	+	−	++	+	+	+
Nortriptylin	+	+	−	++	−	+
Paroxetin	−	+	++	−	++	−
Trazodon	−	+++	−	+	+	+
Trimipramin	++	+++	−	+	−	++

Erfolgsrate von 60–70% aufweisen. Es gibt jedoch insbesondere durch die sorgfältigen Multicenter-Studien der „Danish University Antidepressant Group" Hinweise, daß Trizyklika, in diesem Falle Clomipramin, bei hospitalisierten, schwer depressiven Patienten effektiver sind als SSRI (Paroxetin und Citalopram) und der reversible MAO-Hemmer Moclobemid. Diese Studien sind jedoch nicht unwidersprochen.

Sehr häufig werden Depressionen, vor allem in der allgemeinärztlichen Praxis, mit Benzodiazepinen oder mit Neuroleptika, insbesondere oft mit wöchentlichen Imap®-Depot-Injektionen, behandelt. Für beide Therapieverfahren steht ein wissenschaftlicher Nachweis ihrer Effektivität aus. Wegen der Gefahr von Abhängigkeit (Benzodiazepine) bzw. Spätdyskinesien (Neuroleptika) sollte auf diese Medikation bei depressiven Patienten möglichst verzichtet werden. Nur bei akuter Suizidalität, sehr stark ängstlichen Depressionen und schweren Schlafstörungen kann vorübergehend auf Benzodiazepin-Hypnotika oder sedierende Neuroleptika zurückgegriffen werden. In der Regel ist dies jedoch bei der Gabe von stark sedierenden Antidepressiva wie Trimipramin, Doxepin oder Trazodon nicht nötig. Wenn Benzodiazepine gegeben werden, sollte man sich darüber im klaren sein, daß häufig bei Dosisreduktion Entzugseffekte wie eine Rebound-Insomnie und eine vorübergehende Verschlechterung des Zustands in Kauf genommen werden müssen.

Nebenwirkungen und Nebenwirkungsmanagement

Das Nebenwirkungsprofil jedes einzelnen Medikamentes wird durch sein pharmakologisches Wirkprofil bestimmt. Wie in Tabelle 11-12 aufgeführt, wirken Antidepressiva auf eine Vielzahl von Transmittersystemen mit unterschiedlichen potentiellen Nebenwirkungen.

Da die Abbruchrate bei mit Antidepressiva behandelten Patienten in den ersten drei Wochen bei mindestens 15% liegt, sollte der behandelnde Arzt besonders über das Spektrum der Nebenwirkungen und mögliche frühzeitige Gegenmaßnahmen informiert sein. Deswegen werden im Folgenden die hauptsächlichen unerwünschten Medikamenteneffekte und mögliche daraus zu ziehende Konsequenzen aufgeführt (Tab. 11-13).

Schwindel, Sedierung und das Gefühl der Benommenheit

Viele Patienten klagen in den ersten Tagen über Schwindel, Benommenheit und ein unangenehmes Gefühl, „mediziert" zu sein. Nicht selten ist dies durch initiale orthostatische Fehlregulationen oder einen zu stark sedierenden Effekt der Medikamente bedingt. Die Einmalgabe des sedierenden Antidepressivums etwa ein bis zwei Stunden vor dem Zubettgehen kann zu einer Abnahme des Sedierungs- und Benommenheitsgefühls während des Tages führen. Den Patienten kann mitgeteilt werden, daß sich Nebenwirkungen in der Regel nach wenigen Tagen deutlich zurückbilden.

Eventuell ist eine vorübergehende Dosisreduktion indiziert oder die Gabe eines Kreislaufmittels, etwa aus der Ergotamingruppe. Wenn sedierende Antidepressiva wie Amitriptylin, Doxepin, Trimipramin oder Trazodon zu stark sedierende Effekte haben, kann zu weniger sedierenden Medikamenten wie Nortriptylin, Clomipramin oder einem spezifischen

Affektive Erkrankungen

Tabelle 11-12 Nebenwirkungen von Antidepressiva (geordnet nach den zugehörigen pharmakologischen Wirkungen).

Symptomatik	Wirkmechanismus	Auftreten bevorzugt bei
anticholinerges Syndrom Akkommodationsstörung, Glaukomprovokation, Mundtrockenheit, Darmatonie mit Obstipation (Ileus!), Blasenatonie mit Harnverhalt, Sinustachykardie, Hyperhidrosis, Gedächtnisstörungen, sexuelle Funktionsstörungen	Blockade von muskarinischen Rezeptoren	Amitriptylin, Trimipramin und Doxepin
adrenerges Syndrom Tremor, Tachykardie, Schlafstörungen, Erektions- und Ejakulationsstörungen, Steigerung pressorischer Effekte von Sympathomimetika, Hemmung der Wirkung von manchen Antihypertensiva (z.B. Guanethidine)	Hemmung der NA-Wiederaufnahme	Desipramin, Imipramin, Nortriptylin
serotonerges Syndrom Diarrhoe, Übelkeit, Erbrechen, Tremor, Angst, Agitiertheit, Kopfschmerzen, Gewichtsverlust, Hyperpyrexie, Tachykardie, Hypertonie, Kollaps, Myoklonien, Magenkrämpfe, sexuelle Funktionsstörungen	Hemmung der 5-HT-Wiederaufnahme	Clomipramin, Fluvoxamin, Fluoxetine und Paroxetin, Sertralin, Citalopran *Beachte:* keine Kombination von SSRI mit MAO-Hemmern erlaubt!
adrenolytisches Syndrom orthostatische Hypotonie, Reflextachykardie, Priapismus	Blockade von peripheren α_1- und α_2-Rezeptoren Hemmung der antihypertensiven Effekte von Clonidin, Guanabenz, α-Methyldopa und Guanfacin (α_2) Potenzierung der antihypertensiven Wirkung von Prazosin und Ferazosin (α_1)	Trimipramin, Doxepin, Amitriptylin
antihistaminerges Syndrom Sedierung, Benommenheit, Gewichtszunahme, Hypotonie, Potenzierung der Wirkung anderer zentral dämpfender Pharmaka	Blockade von H_1-Rezeptoren	Amitriptylin, Doxepin, Trimipramin
antiserotonerges Syndrom Ejakulationsstörungen, Hypotonie (Vorbeugung von Migräne)	Blockade von $5-HT_{1+2}$-Rezeptoren	insbesondere Trizyklika und Trazodon

Serotonin-Wiederaufnahmehemmer wie Fluvoxamin, Fluoxetin oder Paroxetin gewechselt werden.

Anticholinerge Effekte

Alle trizyklischen Antidepressiva besitzen einen ausgeprägten antimuskarinergen Effekt. Auch MAO-Hemmer, obwohl nicht direkt anticholinerg wirkend, haben häufig entsprechende Nebenwirkungen. Dazu gehören Mundtrockenheit, Schwierigkeiten beim Lesen durch Fokussierungsprobleme, Obstipation und Harnverhalten. Auch diese Symptome bilden sich in der Regel innerhalb

6 Akuttherapie affektiver Erkrankungen

Tabelle 11-13 Häufige und wichtige unerwünschte Wirkungen der Antidepressiva (nach LANGER und HEIMANN, 1983).

Nebenwirkung	Therapie bzw. Prophylaxe
häufig	
Mundtrockenheit	Dihydroergotamin
Müdigkeit	Hauptdosis abends
Hypotonie (Schwindel)	Dihydroergotamin, Umstellung auf Nicht-Trizyklika
allergische Reaktionen	evtl. Präparatwechsel
Obstipation	ausreichend Flüssigkeit und Quellstoffe, Cholinergika (z.B. 1 Amp. Carbachol i.m.), Umstellung auf Nicht-Trizyklika
Tremor	β-Blocker (Propranolol)
Akkommodationsstörungen	evtl. Umstellung auf Nicht-Trizyklika
selten	
Glaukomanfall	hohe Dosen, rasche Dosisänderung und Kombination mit Neuroleptika sind zu vermeiden
epileptische Anfälle	
Delir	
Harnsperre	Carbachol, evtl. Dosisreduktion oder Umstellung auf Nicht-Trizyklika
kardiale Nebenwirkungen	Nicht-Trizyklika

der ersten Tage bis Wochen der Behandlung zurück.

Verminderte Speichelsekretion, Akkommodationsprobleme, Harnverhalten sowie Obstipation können durch die Gabe von Cholinergika wie Pilocarpin-Augentropfen bzw. 1%ige Pilocarpinlösung oral oder bei Harnverhalten 30–200 mg Bethanechol pro Tag behandelt werden. Bei Verstopfung sollte insbesondere auf eine ausreichende Zufuhr von Wasser und Quellstoffen als Laxanzien geachtet werden. Wenn der anticholinerge Effekt von den Patienten nicht toleriert wird, ist der Wechsel zu Medikamenten ohne diesen Effekt wie Fluoxetin, Fluvoxamin, Paroxetin, Citalopram, Sertralin oder Trazodon indiziert. Bei Amitriptylin-Unverträglichkeit ist ein Versuch mit Amitriptylin-N-Oxid sinnvoll, das deutlich weniger periphere anticholinerge Effekte besitzt.

Gewichtszunahme
Häufig klagen die Patienten unter der Einnahme von Trizyklika oder MAO-Hemmern über vermehrten Appetit und Gewichtszunahme. In diesen Fällen kann zu Serotonin-Wiederaufnahmehemmern gewechselt werden, da diese eher zu einer Gewichts- und Appetitreduktion führen.

Sexuelle Funktionsstörungen
Erektions- und Ejakulationsstörungen beim Mann sowie ein Libidoverlust und Anorgasmie bei beiden Geschlechtern können komplizierende Nebenwirkungen bei Antidepressiva-Einnahme darstellen. Am häufigsten werden diese Symptome bei MAO-Hemmern und Fluoxetin berichtet. Schwierig ist oft die Abgrenzung, ob die Beeinträchtigung der Sexualität Depressions- oder Medikamentenfolge darstellt.

Bei noch nicht voll remittierten Patienten empfiehlt sich häufig noch abzuwarten, ob eine Besserung der Sexualfunktion mit weiterer Aufhellung der Stimmung eintritt. Ansonsten ist eventuell eine Dosisreduktion oder ein Wechsel auf ein anderes Präparat indiziert. An medikamentösen Maßnahmen wurde die Gabe von 7,5–15 mg Neostigmin 30 Minuten vor einem intendierten Sexualkontakt zur Verbesserung der Libido und Verhinderung von verzögerter, schmerzhafter Ejakulation empfohlen. Cyproheptadin, 4 mg pro Tag, wird zur Behandlung der Anorgasmie angegeben.

Neurologische Nebeneffekte
TZA können – wie auch Neuroleptika – die Krampfschwelle senken und in seltenen Fällen zu **epileptischen Anfällen** führen. Dies kann auch bei Personen geschehen, die eine diesbezüglich unauffällige Vorgeschichte haben. Dennoch sollte in diesen Fällen eine genaue neurologische Untersuchung einschließlich EEG, CT durchgeführt sowie Alko-

hol- oder Benzodiazepinmißbrauch bzw. die Einnahme weiterer Medikamente ausgeschlossen werden. Alle SSRI sowie Trazodon, Trimipramin und MAO-Hemmer haben ein besonderes geringes Risiko, einen Anfall auszulösen. Bei Anfallsrisiko sollte die Antidepressivagabe sicherheitshalber mit Carbamazepin oder Clonazepam kombiniert werden, wobei jedoch die Carbamazepin-bedingte Enzyminduktion ein Absinken des Antidepressivaspiegels ermöglicht (Plasmaspiegelkontrollen).

Tri- und tetrazyklische Antidepressiva können in seltenen Fällen **Myoklonien** auslösen. Dies ist insbesondere für Maprotilin beschrieben worden und kann zu Stürzen und dadurch bedingten Verletzungen führen. Bei Auftreten von Myoklonien sollte der Medikamentenspiegel zum Ausschluß einer Überdosierung überprüft werden. Bei adäquatem Medikamentenspiegel ist der Wechsel auf ein anderes Präparat oder die zusätzliche Gabe von Clonazepam zu erwägen.

Kardiovaskuläre Nebenwirkungen

Orthostatische Hypotension ist ein häufiger initialer Effekt von trizyklischen Antidepressiva und MAO-Hemmern. Wegen der initialen Gefahr, zu stürzen und sich Verletzungen zuzufügen, ist auf diese Nebenwirkung besonders zu achten. Langsames Einschleichen der Dosis, Dosisreduktion, Wechsel auf einen Serotonin-Wiederaufnahmehemmer oder die additive Gabe von kreislaufstabilisierenden Medikamenten sind Möglichkeiten zur Minimierung dieser Gefahr.

Insbesondere Trizyklika haben aufgrund einer Hemmung der Natriumpumpe Wirkungen auf das **Reizleitungssystem des Herzens.** Einerseits wirken sie wie Klasse-I-Antiarrhythmika; Patienten mit ventrikulären Arrhythmien, die bereits ein Klasse-I-Antiarrhythmikum erhalten, sollten deswegen nur nach kardiologischem Konsil mit einem Trizyklikum behandelt werden. Trizyklika können aber auch Arrhythmien, etwa bei Patienten mit KHK oder einem subklinischen Sinusknotensyndrom und einer Sinusknotendysfunktion, auslösen. Hier ist insbesondere an die Möglichkeit der Provokation von Bradyarrhythmien und Extrasystolien zu denken. Auch ist das Auftreten von AV-Blocks, die sich nach Absetzen der Medikation wieder zurückbilden, ein nicht selten beschriebenes Phänomen.

Bei allen Patienten mit KHK oder präexistierenden, aber asymptomatischen Überleitungsstörungen ist die Gabe von trizyklischen Antidepressiva nur unter kardiologischer Kontrolle indiziert. Serotonin-Wiederaufnahmehemmer, Mianserin oder Trazodon haben den Vorteil, geringere Wirkung auf das Reizleitungssystem des Herzens auszuüben, und werden deswegen insbesondere bei älteren, multimorbiden Patienten empfohlen. Bei den SSRIs ist in diesen Fällen jedoch wegen ihrer vielseitigen pharmakokinetischen Interaktionen mit anderen Pharmaka Vorsicht geboten.

Angstsymptome und Schlafstörungen

Insbesondere Serotonin-Wiederaufnahmehemmer wie Fluoxetin, Fluvoxamin, Citalopram, Sertralin, Paroxetin, aber auch Clomipramin können zu ausgeprägten Schlafstörungen und zu gesteigerter Ängstlichkeit gerade zu Beginn der Therapie führen. Hier ist häufig die zusätzliche Gabe eines sedierenden Antidepressivums wie Trimipramin oder Trazodon etwa ein bis zwei Stunden vor dem Zubettgehen indiziert. Es muß jedoch auch hier darauf geachtet werden, daß SSRIs den Abbau von Trizyklika inhibieren und damit ihren Plasmaspiegel deutlich erhöhen können. Das bedeutet, daß Blutspiegelkontrollen bei Kombinationsbehandlung häufig sinnvoll sind. Insgesamt sollte die letzte Gabe eines nicht-sedierenden Antidepressivums in der Regel vor 16 Uhr erfolgen.

Compliance und Sicherheit

Während Untersuchungen im stationären Bereich keine entscheidenden Unterschiede in den **Abbruchraten** durch Nebenwirkungen zwischen Trizyklika, SSRI und einem reversiblen MAO-Hemmer fanden, gibt es inzwischen einige Studien aus dem ambulanten Bereich, die über eine bessere Compliance der Patienten bei SSRIs als bei Trizyklika berichten.

Antidepressiva können in **suizidaler Absicht** eingenommen werden. Für Trizyklika gilt, daß etwa die Dosis von 10 Tagen auf einmal eingenommen tödlich wirkt. Aber auch schon geringere Dosen können etwa im Zusammenhang mit Alkohol oder bei Unterkühlung lebensgefährlich sein. Deswegen sollten den Patienten nur kleinere Medikamentenmengen verschrieben werden. In der Klinik ist darauf zu achten, daß die Patienten die verordneten Medikamente nicht sammeln. Neuere Antidepressiva, wie die Serotonin-Wiederaufnahmehemmer oder das atypische Antidepressivum Mianserin, sind bei einer Überdosierung weniger gefährlich.

6.1.4 Schlafentzugstherapie

In den 60er Jahren wurde von dem Tübinger Psychiater SCHULTE die Schlafentzugsbehandlung in die

Depressionstherapie eingeführt. Er beobachtete bei seinen Patienten, daß eine durchwachte Nacht zu einer vorübergehenden eindrucksvollen Besserung der Stimmung führen kann. Eine aktuelle Metaanalyse aller vorliegenden Untersuchungen zum Schlafentzug der Arbeitsgruppe um BUNNEY erbrachte, daß etwa 60% aller depressiven Patienten nach einer durchwachten Nacht am darauffolgenden Tag eine deutliche Besserung erleben. Dies gilt sogar für 70% der Patienten mit einem melancholischen Depressionstyp. **Positive Prädiktoren** stellen auch Tagesschwankungen und verkürzte REM-Latenz im Schlaf-EEG dar. Dieser Befund spricht dafür, daß Schlaf bei vielen depressiv Erkrankten seinen regenerativen Effekt verloren hat und depressionsintensivierend wirkt. Dies wird insbesondere deutlich, wenn Patienten nach einem erfolgreichen Schlafentzug am darauffolgenden Tag einen Kurzschlaf machen. Bereits ein etwas mehr als 10minütiger Kurzschlaf kann – insbesondere in den Morgenstunden – zu einem deutlichen Rückfall in die Depression führen (Abb. 11-15). Am Nachmittag und in der ersten Nachthälfte scheint Schlaf dagegen nicht depressionsintensivierend zu wirken.

Der **Nachteil** der Schlafentzugsbehandlung ist die hohe Wahrscheinlichkeit, daß die Patienten in der darauffolgenden Nacht einen Rückfall in die Depression erleben. Deswegen ist die klinische Bedeutung des Schlafentzugs begrenzt. Er kann eingesetzt werden:

- im Zusammenhang mit einer beginnenden antidepressiven Medikation, um die Zeitspanne bis zum Auftreten des medikamentös bedingten antidepressiven Effekts zu überbrücken
- bei Patienten, die unter Antidepressiva bisher nur eine Teilremission erlebten. Hier kann ein Schlafentzug oder auch eine Serie von (partiellen) Schlafentzügen, etwa dreimal pro Woche, zu einer Remission führen
- als differentialdiagnostisches Instrument bei der Unterscheidung von pseudodementen Depressionen und beginnenden dementiellen Erkrankungen. Pseudodement Depressive zeigen häufig nach Schlafentzug eine vorübergehende deutliche Besserung, die eine beginnende dementielle Erkrankung, auch in der Selbstwahrnehmung des Betroffenen, sehr unwahrscheinlich macht.

Es konnte nachgewiesen werden, daß auch ein **partieller Schlafentzug** in der zweiten Nachthälfte antidepressive Wirkung besitzt. In diesem Falle werden die Patienten nach einer fünf- oder sechsstündi-

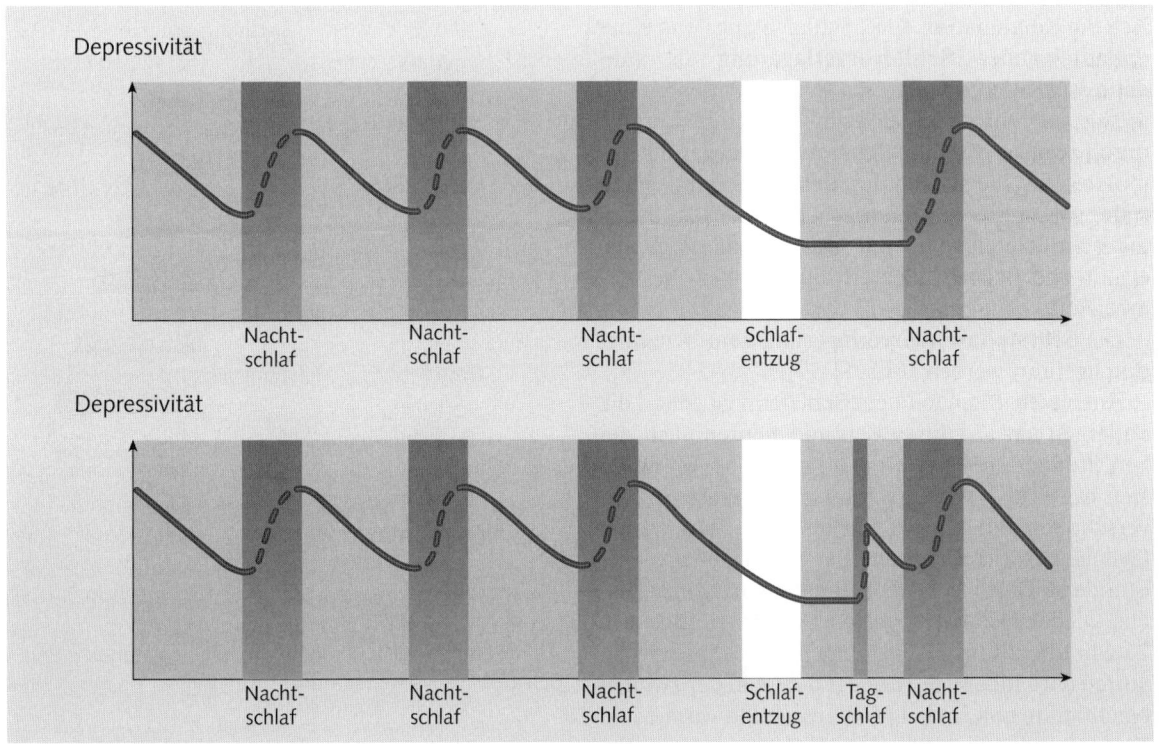

Abbildung 11-15 Die Zusammenhänge von Depression, Schlaf und Schlafentzug (Erläuterungen siehe Text).

Affektive Erkrankungen

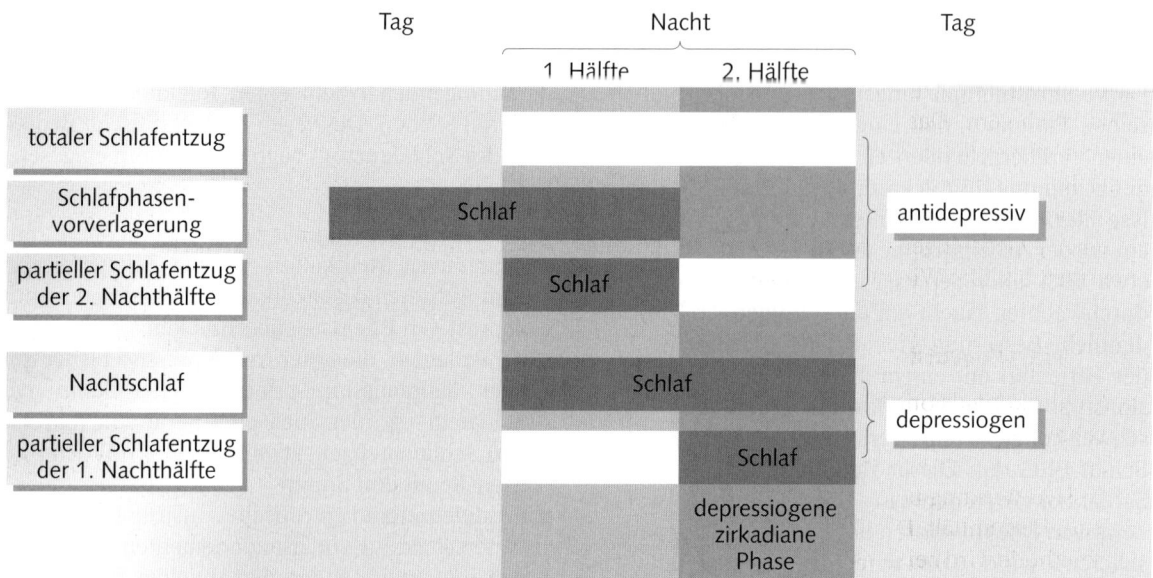

Abbildung 11-16 Die Beziehung zwischen Schlafzeitpunkt und antidepressivem Effekt des Schlafentzugs (nach WEHR und GOODWIN, 1981).

gen Schlafdauer um 1 oder 2 Uhr morgens geweckt und bleiben für den Rest der Nacht und am darauffolgenden Tag wach. Dieses Verfahren kann auch mehrere Nächte wiederholt werden, um einen Rückfall zu verhindern (Abb. 11-16).

Da Nachmittagsschlaf und Schlaf in den ersten Stunden der Nacht einen deutlich weniger stark depressionsintensivierenden Effekt besitzen, bietet sich die Kombination eines Schlafentzugs und einer darauffolgenden **Schlafvorverlagerung** als antidepressives Verfahren an. Ca. 2/3 der Patienten, die positiv auf einen Schlafentzug reagieren, können durch eine solche Schlafphasenvorverlagerung zumindest für die Dauer der Behandlung in einem stabil gebesserten Zustand gehalten werden. Systematische Untersuchungen des Effekts über die eigentliche Behandlungszeit hinaus liegen bei unmedizierten Patienten nicht vor.

Die **Schlafphasenvorverlagerung** kann wie folgt durchgeführt werden (Abb. 11-17):

Am ersten Tag nach dem Schlafentzug gehen die Patienten um 17 Uhr zu Bett und werden nach sieben Stunden, um Mitternacht, geweckt. Am nächsten Tag wird die Schlafzeit um eine Stunde zurückverschoben, d.h. von 18 Uhr bis 1 Uhr. Nach einer täglichen Rückverlagerung der Schlafzeit um eine Stunde befinden sich die Patienten nach einer Woche wieder in dem normalen Schlafrhythmus von 23 Uhr abends bis 6 Uhr morgens. Mit diesem Verfahren wird für einige Tage der Schlaf in der zweiten Nachthälfte und in den Morgenstunden vermieden. Dadurch kann sich bei einer Untergruppe von Patienten offensichtlich der Effekt des Schlafentzugs

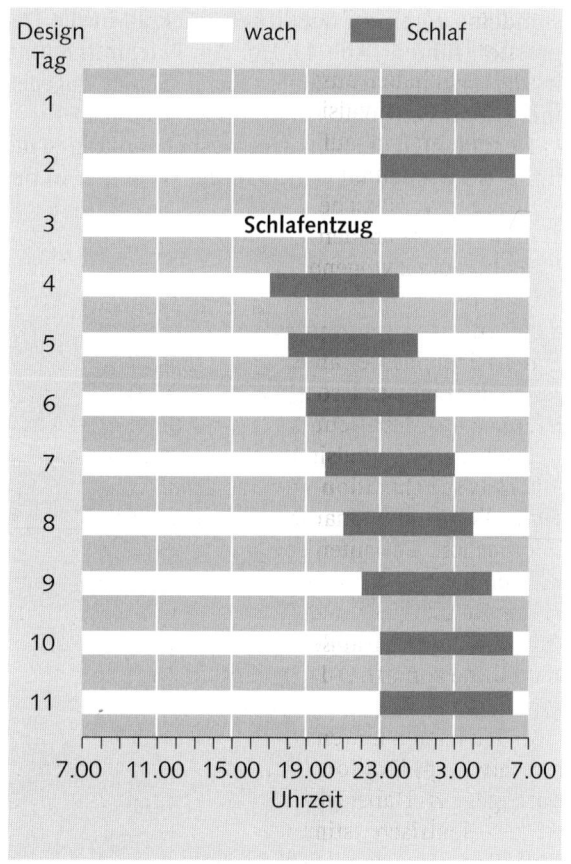

Abbildung 11-17 Kombination von Schlafentzug und Schlafphasenvorverlagerung.

auf die zentralen neurobiologischen Funktionssysteme verlängern. Das Verfahren ersetzt insbesondere bei mittelschwer und schwer Depressiven die in der Regel indizierte medikamentöse Antidepressivatherapie nicht, bietet sich aber vor allem an, um bei einer gleichzeitigen Antidepressivatherapie die Latenzzeit bis zum Wirkeintritt zu überbrücken.

6.1.5 Elektrokonvulsionstherapie

Die Elektrokonvulsionstherapie (EKT) ist ein häufig und schnell wirkendes Therapieverfahren bei schweren depressiven Erkrankungen, dessen positive antidepressive Wirkung bei einmaliger Anwendung jedoch nur kurz anhält. Die Sicherheit dieser Behandlungsmethode wird bei sachgerechter Durchführung als hoch erachtet. Dennoch gilt die Elektrokonvulsionstherapie heute lediglich als **Ultima ratio** bei psychotischen Depressionen mit Therapieresistenz. Dies beruht insbesondere auf der negativen Reputation dieser Behandlungsform in der Bevölkerung und der Laienvorstellung, daß dadurch schwere, irreversible Schäden ausgelöst werden.

Die Elektrokonvulsionstherapie wird in der Regel bei Patienten mit auf Medikamente und Psychotherapie resistenten Depressionen durchgeführt. Schwere psychotische Suizidalität und stuporöse Zustände können den Einsatz der Elektrokonvulsionstherapie zwingend machen. Hierbei stellt sich jedoch oft das Problem, daß die Patienten nicht mehr zu einer Einwilligung nach adäquater Information über das Verfahren und seine Nebenwirkungen in der Lage sind, so daß die Behandlung die Einleitung eines Eilbetreuungsverfahrens voraussetzt.

Die Elektrokonvulsionstherapie wird in **Narkose mit Muskelrelaxation** durchgeführt. Deswegen ist dafür die Zusammenarbeit mit einem Anäthesisten erforderlich. Patienten mit schweren Herzerkrankungen oder organischen Hirnerkrankungen dürfen dieser Behandlung nicht unterzogen werden. Eine Anwendung sollte außerdem nicht bei gleichzeitiger Einnahme von MAO-Hemmern oder Lithium erfolgen.

In den letzten Jahren hat sich zunehmend die **unilaterale Applikation** des elektrischen Stroms durchgesetzt. Dabei wird die nicht-dominante Hirnhälfte elektrisch stimuliert. Es soll ein etwa 25sekündiger generalisierter Krampfanfall ausgelöst werden. Die Stromstärke sollte dabei deutlich über dem Grenzwert liegen, der gerade eben eine Konvulsion hervorruft. In der Regel werden **sechs Elektrokonvulsionstherapien** in Abständen von zwei bis drei Tagen durchgeführt. Wenn diese Serie von unilateralen Behandlungen nicht erfolgreich ist, wird empfohlen, einige bilaterale Elektrokonvulsionstherapien anzuschließen.

Die Hauptnebenwirkungen der Elektrokonvulsionstherapie sind **vorübergehende kognitive Beeinträchtigungen.** Unmittelbar nach Abklingen der Narkose besteht häufig ein kurzfristiger postiktaler Verwirrtheitszustand mit einer anterograden und retrograden Amnesie. Die Gedächtnisstörungen, die oft schwer von den durch die Depression bedingten Beeinträchtigungen zu unterscheiden sind, halten in der Regel mehrere Tage bis wenige Wochen an. Nur selten berichten Patienten über anhaltende, umschriebene kognitive Beeinträchtigungen, deren neurobiologische Ursache bisher ungeklärt ist.

6.1.6 Lichttherapie

In den letzten Jahren wurde immer wieder beobachtet, daß bei der speziellen Form der Winterdepression die Applikation von Licht hilfreich war. Patienten, die ausschließlich im Winter unter Abgeschlagenheit, vermehrtem Heißhunger, Hypersomnie und körperlichen Mißempfindungen leiden, sollen positiv auf eine tägliche, mindestens halbstündige Exposition mit wenigstens 2000 Lux hellem Licht ansprechen. Der Expositionszeitpunkt während des Tages ist dabei offenbar bedeutungslos. Da der Lichteffekt nur sehr schwierig vom Placeboeffekt dieses Verfahren zu trennen ist, besteht über den Sinn dieser Behandlungsmethode Uneinigkeit. Bei einigen Patienten kommt es als Nebenwirkung offenbar durch die Lichtapplikation zu einer gewissen Agitiertheit und zu Schlafstörungen.

6.1.7 Spezifische psychotherapeutische Verfahren

Tiefenpsychologisch-psychoanalytische Psychotherapie

Diese im internationalen Schrifttum auch als **psychodynamische Psychotherapie** bezeichnete Therapieform ist noch immer die am häufigsten von Klinikern angewandte psychologische Technik, obwohl der wissenschaftliche Nachweis ihrer Effektivität als sehr begrenzt beurteilt werden muß. Dies gilt insbesondere für über 100 Stunden reichende psychoanalytische Langzeittherapien. Die Psychoanalyse geht davon aus, daß depressive Erkrankungen durch einen frühen Objektverlust und eine dadurch bedingte starke narzißtische Bedürftigkeit und gegen sich selbst gerichtete aggressive Impulse bedingt sind (s.a. Abschn. 4.6.2). Dem Patienten sind diese Konflikte üblicherweise unbewußt und damit nicht unmittelbar zugänglich, so daß auch die Lösungsmöglichkeiten von ihm nicht gezielt und willentlich gewählt werden können.

Das Hauptziel der tiefenpsychologisch-psychoanalytischen Therapie ist, diese unbewußten Konflikte zugänglich und verständlich zu machen und eventuell den Patienten im Rahmen einer kathartischen Entlastung seine **Aggressionen erleben zu lassen.** Dabei spielt die Reflexion der Therapeut-Patienten-Beziehung, d.h. die **Analyse der Übertragungs- und Gegenübertragungsreaktion,** eine ebenso große Rolle wie die **therapeutische Bearbeitung des Widerstandes** des Patienten gegenüber dem therapeutischen Prozeß. Die Theorie geht davon aus, daß gerade die fehlende Bereitschaft des Patienten, sich bestimmten Einsichten zu öffnen, ihre Ursache in pathogenetisch relevanten, aber dem Patienten unangenehmen Konflikten hat. Das Bewußtmachen und das Verstehen der Konflikte sind die Voraussetzungen, daß der Patient diese meistert oder zumindest die Konflikte neutralisiert.

Bei schweren depressiven Erkrankungen werden auch psychodynamisch arbeitende Therapeuten den Patienten **primär stützen,** eine Minderung der quälenden depressiven Symptomatik anstreben und sekundäre Belastungen, d.h. den Patienten zusätzlich quälende Lebensumstände, zu mindern versuchen. Den bei einer analytischen Therapie einzuschlagenden Weg einer therapeutischen Regression auf die Ebene der infantilen Konflikte, die dann in der Übertragungssituation reaktiviert und verdeutlicht werden können, wird man bei schwerer depressiven Patienten also nicht einschlagen. Hier muß die Stärkung der momentanen Ich-Funktionen im Vordergrund stehen.

Bei der **tiefenpsychologischen Fokaltherapie** wird ein besonderes Problem des Patienten im Rahmen einer Kurzzeittherapie fokussiert. Das heißt, es wird versucht, den intrapsychischen, unverstandenen konkreten Konflikt, der in der bestehenden Depression reaktiviert wurde, durch Interpretationen, auch unter Nutzung der Übertragungs-Gegenübertragungs-Situation, aufzudecken und zu bewältigen. Parallel zur Bewußtmachung des Konfliktes wird eine rasche Stärkung der Ich-Funktion und der sozialen Integration des Patienten angestrebt.

Trotz der breiten Anwendung von tiefenpsychologischen Fokaltherapien, mittelfristigen tiefenpsychologischen Therapien und psychoanalytischen Langzeittherapien bei depressiven Patienten bleiben durch die bisher nur für kurz- und mittelfristige Behandlungen vorliegende wissenschaftliche Evaluation der Verfahren eine Reihe von offenen Fragen und Bedenken. Der Versuch der Aufdeckung unbewußter, aus der Kindheit stammender Konflikte kann für die Patienten zu einer weiteren Belastung und damit zu einer **Intensivierung der Depression** führen.

Wird Depression nicht als Krankheit im eigentlichen Sinne, sondern als Folge unbewußter Konflikte gesehen, besteht die Gefahr, daß der Patient sich erst einmal in einer gesteigerten Verantwortlichkeit für seinen Zustand erlebt und dadurch vermehrte Schuldgefühle aufkommen. Auch sind in der Regel nur zur Introspektion fähige, intellektuell differenzierte Personen in der Lage, in einer sophistizierten, tiefenpsychologisch-analytischen Therapie konstruktiv mitzuarbeiten. Als besonders problematisch sind die häufig lange Zeitdauer und das oft offene Ende der Therapie zu beurteilen. Langzeittherapien können insbesondere die Bindung des Patienten an den Therapeuten so intensiv gestalten, daß sie eine inadäquat hohe Bedeutung in der Lebensgestaltung des Patienten erhalten und damit die Trennung vom Therapeuten ein neues, eigenes Problem wird. Da depressive Episoden eine hohe Spontanremissionsrate nach ca. 5–6 Monaten aufweisen, scheint schon deswegen eine analytische Langzeittherapie wenig sinnvoll.

Verhaltenstherapie

Die Verhaltenstherapie depressiver Erkrankungen beruht auf der Verstärkerverlust-Theorie von LEWINSOHN und der Theorie der gelernten Hilflosigkeit von SELIGMAN. Zu den angewandten Techniken gehört ein **Aktivitätstraining** des Patienten, um wieder Erfolgserlebnisse und damit positive Verstärker zu erreichen. Außerdem werden seine sozialen Kompetenzen gefördert und die Fähigkeit, Konflikte aktiv und produktiv zu lösen. Hierfür können etwa Rollenspiele verwendet werden. Durch **Selbstkontrollverfahren,** etwa durch Gedankenstop, kann der Patient versuchen, Ketten von automatisierten depressiven Gedankenabläufen zu unterbrechen. Das Verfahren hat sich bei milden und mittelgradig depressiven Patienten als wirksam erwiesen. Eine Kombination mit Antidepressiva scheint besonders effizient. Ob dieses Verfahren Effekte über die Depression hinaus im Sinne einer Prophylaxe von depressiven Neuerkrankungen besitzt, wurde bisher nicht geklärt.

Bezüglich des exakten Ablaufs der Therapie ist auf die allgemeinen Prinzipien der Verhaltenstherapie zu rekurrieren. Nach Aufbau einer positiven Therapeut-Patienten-Beziehung wird häufig eine

Verhaltensanalyse mittels Tages- und Wochenprotokollen erstellt. Daraus ergibt sich der Aufbau von Aktivitäten mit dem Ziel einer Erhöhung angenehmer und eines Abbaus belastender, aversiver Tätigkeiten. Der Patient lernt dabei, sich für jeweils kleinere, bewältigbare Belastungen des Alltaglebens in sinnvollen (nicht zu großen) Intervallen zu belohnen.

Auch der Aufbau sozialer Kompetenzen und ein Kommunikationstraining erfolgen nach den allgemeinen Regeln der Verhaltenstherapie. Bei besonders angespannten und innerlich erregten Patienten kann versucht werden, über das Jacobsonsche Entspannungsverfahren einen Abbau dieser häufig als besonders quälend erlebten Symptomatik zu erreichen. Vorsicht ist mit dem Aufbau von Aktivitäten bei gehemmten Patienten geboten, da sie ihnen eventuell durch die Schwere ihrer Depression nicht nachgehen können und dies als schuldhaftes Versagen interpretieren.

Kognitive Psychotherapie

Die kognitive Psychotherapie ist neben der interpersonellen Therapie das zur Zeit am besten belegte psychologische Therapieverfahren bei Depressionen. Es hat den Vorteil, als störungsspezifisches Therapieverfahren entwickelt worden zu sein. Es handelt sich also nicht um die Übertragung eines generellen Therapieprogramms auf eine beliebige psychische Erkrankung. Die Therapie basiert vielmehr auf einem auf die Depression zugeschnittenen spezifischen Ansatz mit der Vorstellung, daß **negative, selbstabwertende Wahrnehmungs- und Denkschemata** die depressiven Affekte bedingen und daß diese Kognitionen entsprechende Emotionen und Verhalten nach sich ziehen und aufrechterhalten. Der Therapeut hat somit die Aufgabe, kognitive Verzerrungen des Patienten in der Beurteilung der eigenen Person, aber auch der Umwelt und der Zukunft („**kognitive Triade**") exakt zu erfassen und mit dem Patienten einen sogenannten **sokratischen Dialog** über deren Realitätsgehalt zu führen.

Auch hier sind Tagesprotokolle zur Erfassung der negativen Gedanken sinnvoll. Der Patient soll durch gelenktes Fragen selbst auf die Widersprüche, krankheitsaufrechterhaltendes Verhalten, gedankliche Verzerrungen, negative Fehlbeurteilungen und Schlußfolgerungen aufmerksam werden. Dies gilt insbesondere für die Tendenz depressiver Patienten, **selektiv negative Erfahrungen besonders stark wahrzunehmen, zu bewerten und zu generalisieren.**

Der Patient soll durch die kognitive Therapie schrittweise veränderte Einsichten, aber auch daraus sich ergebende veränderte Verhaltensstrategien erlernen. Insbesondere entwickelt er eine vermehrte Selbstkontrolle in Situationen, die normalerweise von depressionstypischen Gedankengängen gefolgt werden. Der Patient lernt, depressionstypische Gedankenketten und ihre Verhaltenskonsequenzen zu durchbrechen und sich alternative Kognitionen und Verhaltensmuster zu erarbeiten. Damit soll er wieder eine Selbstkontrolle über seine Denkschemata erzielen.

Die Beziehung zum Therapeuten soll positiv gestaltet werden. Beziehungs-, Übertragungs- und Gegenübertragungsaspekte spielen in der Therapie keine eigentliche Rolle. Der Patient wird jedoch der kognitiven Therapie und ihrem direktiven Aspekt nur folgen, wenn er den Therapeuten in einer positiven Rolle sieht. Die Vergangenheit spielt in der Therapie nur eine untergeordnete Rolle. Sie wird nur im Sinne einer **vertikalen Verhaltensanalyse** mit herangezogen, wenn für die Korrektur bestehender kognitiver Denkmuster die Einbeziehung von deren Vorgeschichte und Genese als unabdingbar erscheint.

Von den Kritikern der Methode wird betont, daß das Verfahren zu einer oberflächlichen Korrektur der Gedankenmuster führen kann, ohne die zugrundeliegenden unbewußten Konflikte adäquat zu bearbeiten. Auch wird die kurze, d.h. in der Regel 50 Stunden nicht überschreitende Zeitspanne der kognitiven Therapie für viele Patienten mit gewichtigeren Persönlichkeitsstörungen und Konflikten als unzureichend erachtet. Außerdem wurde kritisch angemerkt, daß die aktive, den Patienten überzeugen wollende Vorgehensweise des Therapeuten das Selbstbewußtsein und die Unabhängigkeit des Patienten unterminieren könne.

Umfangreiche wissenschaftliche Untersuchungen und Vergleichsstudien mit anderen psychologischen Therapieformen und einer Pharmakotherapie ergaben, daß die kognitive Therapie zumindest bei leichten und mittelschweren Depressionen mit dem Effekt von Antidepressiva vergleichbar ist. Bei Berücksichtigung des Anteils von Therapieverweigerern und Abbrechern scheint der Effekt sogar der Pharmakotherapie überlegen.

Besonders interessant ist die Tatsache, daß eine kognitive Therapie offenbar auch in einem Einjahreszeitraum das Wiederauftreten von depressiven Erkrankungsepisoden verringert. Für die Gruppe der schweren Depressionen mit einem melancholischen Symptomenmuster ist die Wirksamkeit jedoch zweifelhaft. Hier wird die Kombination mit einer Pharmakotherapie empfohlen. Diese Ergebnisse wurden in Behandlungszeiträumen von 12–20 Wochen mit anfänglich zwei Sitzungen pro Woche, später wöchentlichen und dann in größeren Abständen erfolgenden Behandlungen erhoben.

Als für den Erfolg entscheidend wurde ermittelt, daß der Therapeut unter Umständen wiederholt Begründungen und Erklärungen für das Krankheitsgeschehen gibt, das Vorgehen strukturiert und problemorientiert ist, daß der Fokus der Therapie auf Übungen und Fertigkeiten zur Überwindung von Problemen liegt und ein Kontakt mit dem Patienten auch zwischen den Sitzungen, etwa durch Telefonate, möglich ist. Der Patient soll in der Therapie lernen, daß seine Befindlichkeit, seine Denkabläufe und Affekte durch seine Denkschemata und sein Handeln beeinflußbar sind und er so auch auf mögliche Krisen und Verschlechterungen vorbereitet wird, um in Zukunft aktiv gegensteuern zu können. Häufig ist die Einbeziehung der Partner und der Familie angebracht.

Interpersonelle Psychotherapie (IPT)

Die interpersonelle Schule, die in den 30er und 40er Jahren in den Vereinigten Staaten gegründet wurde und u.a. mit den Namen ADOLF MEIER, STUCK SULLIVAN und FRIEDA FROMM-REICHMANN verbunden ist, vertritt die Auffassung, daß sich psychische Störungen primär im interpersonellen Kontext abbilden und daß umgekehrt die psychosozialen und interpersonellen Erfahrungen des Patienten entscheidenden Einfluß auf das psychische Krankheitsgeschehen haben und die Basis für die Behandlung darstellen sollten. Psychische Störungen werden als Folge mißlungener Anpassungsprozesse an sich verändernde Umweltbedingungen gesehen. Eine breite empirische Basis stützt diese Sichtweise insbesondere für depressive Erkrankungen.

So konnte gezeigt werden, daß der Verlust enger zwischenmenschlicher Beziehungen einen entscheidenden Einfluß auf das Auftreten einer Depression hat. Studien über soziale Belastungen und negative „life events" belegen übereinstimmend den Einfluß sozialer und interpersoneller Belastungen, insbesondere ehelicher Konflikt- und Verlustereignisse, auf Entstehung und Verlauf von Depressionen. Auch neuere epidemiologische Daten zeigen einen deutlichen Zusammenhang zwischen ehelichen Auseinandersetzungen und Depressionen. Nach Auftreten belastender Lebensereignisse zeigte sich in der Life-event-Forschung ein sechsfach erhöhtes Risiko für die Entwicklung einer depressiven Episode. Insbesondere Verlust- und Enttäuschungsereignisse mit langfristigen sozialen Folgen kommen bei Depressiven in der Vorphase der Erkrankung wesentlich häufiger als bei Gesunden vor. Die Forschungen zum „social support" bestätigten darüber hinaus, daß ein Mangel an sozialen Beziehungen einen Risikofaktor für das Auftreten affektiver Störungen darstellt.

Das der IPT zugrundeliegende **Depressionskonzept**, das von KLERMAN und WEISSMAN entwickelt wurde, postuliert drei an der Depressionsentstehung beteiligte Prozesse:

- die Symptombildung
- die sozialen und interpersonellen Beziehungen des Patienten
- die Persönlichkeitsstruktur des Patienten.

Mit Hilfe der interpersonellen Psychotherapie sollen die beiden erstgenannten Prozesse verändert werden. Wesentliche Ziele der IPT sind zum einen die Verbesserung der depressiven Symptomatik und zum anderen die Entwicklung von Strategien zur Bewältigung der sozialen und interpersonellen Schwierigkeiten, die mit dem Auftreten der Depression in Verbindung stehen.

Die interpersonelle Psychotherapie basiert auf einem **medizinischen Krankheitsmodell** der Depression. Unter einem „medizinischen Krankheitsmodell" wird dabei verstanden, daß der Patient entlastet und nicht selbst für die Erkrankung verantwortlich gemacht wird, d.h., daß auf psychologische Verursachungsmodelle ganz verzichtet wird. Die Krankheit wird dem Patienten gegenüber als „medizinisches Ereignis" interpretiert, bei dem Veranlagungs- und Belastungsfaktoren zusammenwirken. Dieses Modell macht es außerdem möglich, daß die IPT allein, aber auch in Kombination mit antidepressiv wirkenden Medikamenten angewandt wird.

KLERMAN und WEISSMAN konzipierten die IPT als **Kurzform von 12–20 wöchentlichen Einzelsitzungen**. Sie wurde zunächst nur für ambulante, unipolar depressive, nicht-psychotische Patienten entwickelt. Mit IPT behandelte Patienten sollten keine psychotischen Symptome aufweisen. Der therapeutische Prozeß gliedert sich in eine initiale (1.–3. Sitzung), eine mittlere (4.–13. Sitzung) und eine Beendigungsphase (14.–16. Sitzung).

Die **initiale Phase** zielt in erster Linie auf die **Symptomminderung** und hat vor allem psychoedukativen und stützenden Charakter. Nach einer umfassenden diagnostischen Abklärung wird der Patient über Diagnose, Prognose und den geplanten Behandlungsverlauf detailliert informiert. In diese Phase fällt auch die Identifizierung eines von vier potentiellen Problembereichen, welchem die interpersonelle Problematik des Patienten am ehesten zuzuordnen ist, der unmittelbar mit der Entwicklung der Depression in Zusammenhang gebracht wird und auf welchen sich Patient und Therapeut im Behandlungsvertrag als im Vordergrund stehend einigen. Es werden in der IPT die folgenden vier **Problembereiche** unterschieden:

- „Verluste" bzw. **abnorme Trauerreaktion** (verzögerte oder verzerrte Trauerreaktion auf den Tod eines nahestehenden Menschen),
- **interpersonelle Auseinandersetzung** (Patient und eine Bezugsperson haben unterschiedliche Erwartungen hinsichtlich der Beziehung),
- **Rollenwechsel** (Schwierigkeiten mit Veränderungen hinsichtlich einer gewohnten beruflichen oder privaten Rolle),
- **interpersonelle Defizite** (Schwierigkeiten, Beziehungen aufzubauen und aufrechtzuerhalten).

In der **mittleren Phase** wird einer oder zwei aus diesen vier Problembereichen fokussiert und bearbeitet, wobei die Auswahl zuvor (in der initialen Phase) zusammen mit dem Patienten erfolgte. Die Arbeitsmethoden der IPT bestehen in Klärung, Affektermutigung und in verhaltensmodifizierenden Techniken (inkl. Rollenspiel). Dabei werden unter anderem angemessene Bewältigungsstrategien sowie alternative Verhaltensmöglichkeiten erarbeitet. Die Beziehung des Therapeuten zum Patienten ist nicht wie in der Psychoanalyse – etwa durch therapeutische Bearbeitung der Übertragungs-Gegenübertragungs-Reaktionen – zentraler Gegenstand der Therapie; die Beziehung sollte möglichst positiv und unproblematisch gestaltet werden.

Auch werden keine unbewußten Konflikte thematisiert, und die Vorgeschichte wird nur insoweit einbezogen, wie sie für die Lösung gegenwärtiger und zukünftiger Probleme unmittelbare Relevanz besitzt. In dieser Phase werden – je nach Problembereich – **allgemein anerkannte Psychotherapietechniken** etwa der Trauerarbeit, der Paartherapie oder das Problemlösetraining angewandt. Der Therapeut muß deshalb neben der etwa 40stündigen Schulung in der IPT über eine allgemeine psychotherapeutische Kompetenz bzw. Vorbildung verfügen.

Die **dritte oder Beendigungsphase** dient der Vorbereitung des Patienten auf das Behandlungsende, das als Zeit potentieller Trauer gesehen wird. Dabei soll zusammengefaßt werden, was in der Therapie erreicht werden konnte und welche Implikationen dies für die Zukunft hat. Darüber hinaus steht die Bearbeitung der mit der Beendigung der Therapie verbundenen Gefühle des Patienten (z.B. Angst, Ärger etc.) im Vordergrund.

Die Techniken der IPT sind durchweg anderen Therapieformen entlehnt, aber zum Teil modifiziert. Ein **Manual,** in dem Strategien und Ziele sowie die Therapeutenrolle definiert sind, macht die IPT mit anderen standardisierten Therapieverfahren vergleichbar. Die Wirksamkeit der IPT wurde in den letzten 20 Jahren durch zahlreiche Studien belegt. Für ambulante, nicht-psychotisch Depressive konnte gezeigt werden, daß die IPT bei der Akutbehandlung eine mit Antidepressiva vergleichbare Effektivität aufweist. Bei schwer depressiven Patienten zeigt jedoch die Kombination mit Antidepressiva einen deutlich besseren Effekt als die jeweilige Monotherapie, d.h., die Ansprechrate konnte von etwa 60 auf 80% gesteigert werden. Inzwischen konnte außerdem belegt werden, daß in der Modifikation der Langzeitbehandlung, bei der die interpersonelle Psychotherapie in vierwöchigen Abständen durchgeführt wird, auch das Risiko von Rückfällen deutlich reduziert werden kann (s. Abschn. 7.3), jedoch weniger effizient als durch eine Antidepressivamedikation.

Paar- und Familientherapie

Häufig ist die Einbeziehung von Familienangehörigen ein entscheidender Aspekt in der Therapie depressiver Erkrankungen. Auch hier stehen psychoedukative Aspekte im Vordergrund. Die Angehörigen sollten über das Erscheinungsbild, die Behandlungsmöglichkeiten und die Prognose depressiver Erkrankungen eingehend informiert werden. Wenn Ehe- und Familienprobleme bedeutsam für das Auftreten der Depression sind, sollten sie gezielt Gegenstand von Gesprächen darstellen, insbesondere wenn der Patient bezüglich der depressiven Symptomatik gebessert und somit gesprächsbereiter ist. Wissenschaftliche Untersuchungen geben Hinweise darauf, daß diese Form der Therapie depressive Symptome mindern und die Rückfallgefahr reduzieren kann. Ob unterschiedliche paar- und familientherapeutische Konzepte wie verhaltenstherapeutische, interpersonelle, tiefenpsychologische, systemische Verfahren, oder die sich am High-expressed-emotion-Konzept orientierte Form unterschiedlich effektiv sind, ist nicht geklärt (s. Kap. 10).

Gruppentherapie

Diese Form der Therapie spielt insbesondere bei Trauerreaktionen oder depressiven Störungen im Rahmen chronischer körperlicher Erkrankungen eine Rolle. Die Patienten können unter diesen Umständen von den Erfahrungen anderer Patienten mit gleicher Symptomatik oder ähnlichem Schicksal und dem Gedankenaustausch mit ihnen profitieren. Außerdem können solche Gruppen, insbesondere wenn sie einen deutlich psychoedukativen Aspekt haben, die Compliance der Patienten erhöhen und stellen vorübergehend auch eine Verbesserung des sozialen Netzwerks der Patienten dar.

6.1.8 Wahl des adäquaten Therapieverfahrens

Die **Sichtweise des Patienten** hinsichtlich der Genese seiner Erkrankung und deren Behandelbarkeit spielt eine entscheidende Rolle bei der Auswahl des Therapieverfahrens. Wenn Patienten mit gewichtigen depressiven Störungen eine antidepressive Medikation wünschen, sollte dies in der Regel auch erfolgen, bei schweren depressiven Störungen muß sie erfolgen. Eine begleitende **psychotherapeutische Basisbehandlung** mit **psychoedukativen Aspekten,** wenn möglich unter **Einbeziehung des Partners und der Familie,** ist auf jeden Fall indiziert. Wenn Patienten mit leichteren Depressionen eine medikamentöse Therapie ablehnen, ist es gerechtfertigt und erfolgversprechend, sie ausschließlich psychotherapeutisch zu behandeln.

Bei schweren melancholischen Depressionen, mit oder ohne psychotischen Inhalten, sollte man auf einer **antidepressiven Medikation** insistieren. Bei psychotischen Depressionen mit Wahninhalten oder Halluzinationen ist in der Regel die Gabe eines Neuroleptikums zusätzlich zur Antidepressivamedikation notwendig.

Die Wahl des psychotherapeutischen Verfahrens sollte sich primär nach der Art der Erkrankung und der Persönlichkeit des Patienten richten. Bisher liegen keine empirischen Studien zur Differentialindikation unterschiedlicher Psychotherapieverfahren vor. Eine **interpersonelle Psychotherapie** ist besonders sinnvoll für Patienten mit erkennbaren interpersonellen Konflikten, nach dem Tod von für sie wichtigen Angehörigen oder bei Patienten, die nach einer Veränderung ihrer Lebenssituation schlecht mit der neuen Aufgabenstellung zurechtkommen. **Verhaltenstherapie** inklusive Rollenspiele und der Erwerb bisher defizienter sozialer Kompetenzen scheinen bei Patienten indiziert, die bereits prämorbid unter Selbstunsicherheit und sozialen Phobien und Inkompetenzen litten. Die **kognitive Therapie** wird besonders für Patienten als hilfreich erachtet, die in der Lage sind und auch anstreben, eine strukturierte Gesprächsbegleitung in einer schwierigen Lebenssituation und Krise zu erhalten.

Als Indikation für einen **psychodynamischen und psychoanalytischen Ansatz** gelten das Vorliegen eines chronischen Gefühls der Sinnlosigkeit, eine schwere chronische Selbstwertproblematik und eine Kindheitsgeschichte von Mißbrauch und Verlustereignissen. Insbesondere Patienten mit einer koexistierenden Persönlichkeitsstörung scheinen häufig nur in einer langfristig orientierten Therapie adäquat behandelbar. Doch fehlen gerade hier bisher die empirischen Belege als Hilfe bei der Differentialindikation für ein bestimmtes Psychotherapieverfahren.

Es gibt keine Hinweise darauf, daß für irgendeine dieser Psychotherapieformen die zusätzliche Gabe von Antidepressiva kontraindiziert ist. Umgekehrt scheint Psychotherapie (insbesondere die IPT) jedoch die therapeutische Ansprechrate von antidepressiver medikamentöser Behandlung von ca. 60 auf 80% zu erhöhen. Die meisten Untersuchungen zeigen, daß eine **Kombination von Psychotherapie und Pharmakotherapie** insbesondere auch im Langzeitverlauf günstigere Ergebnisse erbringt.

6.1.9 Behandlungsverfahren bei therapieresistenten Depressionen

Etwa ein Drittel der Patienten spricht nicht auf die initiale Behandlung an, so daß Behandlungsverfahren bei Therapieresistenz einen wichtigen Aspekt klinischen Handelns darstellen.

Falls ein Patient initial nur zu einer psychotherapeutischen Behandlung bereit war, sollte ihm dringend eine zusätzliche medikamentöse Behandlung angeraten werden, wenn nach vier bis sechs Wochen bei zwei Therapiestunden pro Woche keine entscheidende Besserung eingetreten ist. Dies gilt insbesondere für mittelschwere und schwere Depressionen, ganz besonders bei Depressionen mit melancholischer bzw. somatischer Symptomatik, wenn sich die Patienten initial trotz dringender ärztlicher Empfehlung nicht zu einer medikamentösen, jedoch zu einer psychotherapeutischen Behandlung entschließen können.

Ist im Rahmen einer Antidepressivatherapie nach vier Wochen keine deutliche Symptomminderung aufgetreten, sollte als erstes der **Medikamentenspiegel** kontrolliert werden. Antidepressivaresistenz legt immer den Verdacht nahe, daß hierfür eine abnorme Pharmakokinetik mit zu niedrigen Plasmaspiegeln ursächlich ist. Auch sollte eine unzureichende Compliance des Patienten ausgeschlossen werden. In diesem Falle sollte rasch eine Dosiserhöhung mit engmaschigen Plasmaspiegelkontrollen erfolgen.

Bei einigen Patienten tritt erst in der fünften oder sechsten Woche eine deutliche Wirkung des Antidepressivums ein. Daher sollte bei ausbleibendem Therapieerfolg und nachgewiesenem ausreichendem Plasmaspiegel frühestens nach einer fünf- bis sechswöchigen Standardtherapie die Therapie mit diesem Medikament als unzureichend beurteilt werden.

Adjuvante Therapiemaßnahmen sollten jedoch bereits nach vier Wochen erfolgloser Antidepressivagabe erwogen werden. Es kann als erwiesen gelten, daß die zusätzliche Gabe von **Lithium** zu einer bestehenden Trizyklika- oder Monoaminooxidase-Hemmer-Therapie einen deutlichen synergistischen Therapieeffekt bedingt. Bei etwa 50% der Non-Responder ist innerhalb weniger Tage mit einer deutlichen Depressionsaufhellung zu rechnen. Dies scheint insbesondere für Depressionen im Rahmen von bipolaren Erkrankungen zu gelten. Vereinzelt wurde auch über positive Therapieeffekte bei Kombination eines Antidepressivums mit Carbamazepin oder Valproinsäure berichtet.

Ebenfalls als adjuvante Therapie empfohlen, jedoch nicht so eindeutig belegt ist die zusätzliche Gabe von **Trijodthyronin** (T_3), und zwar 25 bis 50 µg/Tag. Auch hier scheinen insbesondere depressive Patienten mit bipolaren Erkrankungen positiv zu reagieren. Auch die T_3-Potenzierung wird in der Regel innerhalb von drei bis fünf Tagen wirksam. Wenn sich nach zwei Wochen keine Besserung zeigt, ist eine Fortsetzung der Behandlung nicht indiziert. T_4-Gaben erwiesen sich als weniger hilfreich.

Seit Einführung der spezifischen Serotonin-Wiederaufnahmehemmer wurde mehrfach über Studien berichtet, in denen bei Therapieresistenz eines dieser Pharmaka mit einem trizyklischen Antidepressivum kombiniert worden ist. Dabei ist jedoch besonders darauf zu achten, daß alle Serotonin-Wiederaufnahmehemmer, außer Sertralin, die Plasmaspiegel von Trizyklika deutlich erhöhen und somit zu Intoxikationserscheinungen führen können. Daher sind engmaschige Plasmaspiegelkontrollen erforderlich.

Falls nicht bereits zu Beginn der Pharmakotherapie erfolgt, sollte zumindest nach fehlender Wirksamkeit eines Antidepressivums eine Kombinationstherapie mit initialem **Schlafentzug** und anschließender **Schlafphasenvorverlagerung** vor Umstellung auf ein zweites Antidepressivum durchgeführt werden.

Bei fehlendem Effekt eines ersten Antidepressivums nach einer Behandlungsdauer von etwa sechs Wochen sollte auf ein **anderes Antidepressivum** umgesetzt werden. Frühere Überlegungen, daß hier ein Wechsel des pharmakologischen Prinzips, d.h. von einem Serotonin- auf einen Noradrenalin-Wiederaufnahmehemmer bzw. vice versa, sinnvoll sei, fanden in entsprechenden empirischen Studien keine Stütze. Auch fand sich kein Hinweis, daß eine Infusionstherapie einer oralen Medikation überlegen sei.

Falls auch eine zweite Therapiephase mit einem Antidepressivum inklusive adjuvanter Therapiemaßnahmen (s.o.) keinen ausreichenden Effekt erbringt, ist zunächst ein Versuch mit dem **MAO-Hemmer** Parnate, dann die Indikation zu einer **Elektrokonvulsionstherapie** mit dem Patienten zu erörtern. Alternativ wäre an die **Kombination** eines Antidepressivums mit einem MAO-Hemmer unter besonderen Vorsichtsmaßnahmen zu denken. Es darf jedoch niemals ein MAO-Hemmer mit einem Serotonin-Wiederaufnahmehemmer wegen möglicher lebensbedrohlicher Nebenwirkungen (serotonerges Syndrom) gewählt werden.

Bei allen Therapieresistenzen ist neben der somatischen Behandlung eine **intensivierte psychosoziale Diagnostik** unumgänglich. Schwere, nicht gelöste psychosoziale Beeinträchtigungen, etwa in der Familie oder am Arbeitsplatz, können zu einer Chronifizierung depressiver Symptomatik beitragen. Nicht selten wird bei chronisch verlaufenden Depressionen erst schrittweise deutlich, daß die depressive Erkrankung eine wichtige Funktion im Lebenskontext des Patienten hat, z.B. daß etwa der Ehepartner den Patienten verlassen will, sobald dieser gesundet ist. Die Depression würde in diesem Falle einen Schutz vor dem drohenden Auseinanderbrechen der Beziehung darstellen. Daher sollte bei allen chronifizierten Depressionen eine Intensivierung der psychotherapeutischen Basisbehandlung erfolgen. Eventuell müssen auch speziellere psychotherapeutische Maßnahmen, z.B. eine Paartherapie oder eine interpersonelle Therapie, zum Einsatz kommen.

6.2 Dysthymietherapie

Solange dysthyme Krankheitsbilder als depressive Persönlichkeitsstörung aufgefaßt wurden, galt ihre Prognose als ausgesprochen schlecht. Erst seit 1980, als im Diagnosesystem des DSM-III Dysthymien als chronische Unterform affektiver Erkrankungen eingestuft wurden, gibt es systematische Therapiestudien.

In mehreren Untersuchungen konnte deutlich gezeigt werden, daß **Antidepressiva** bei Dysthymien indiziert sind. Allerdings zeigen nur maximal 50% der Patienten auf eine adäquate Antidepressivabehandlung eine deutliche Besserung. Dem steht eine sehr geringe **Placeboresponse** von 15% gegenüber. Das heißt, im Gegensatz zu leichten Formen einer depressiven Episode zeigen chronische Dysthymien eine wesentlich geringere Besserungsrate auf Placebogabe.

Inzwischen liegen auch umfangreiche Untersuchungen zu **Psychotherapieverfahren** bei Dysthymien vor. Dies ist bedeutsam, da, wie erwähnt, etwa 50% der Patienten nicht auf Antidepressiva ansprechen, andere Patienten die Einnahme von Medikamenten ablehnen oder unter unangenehmen Nebenwirkungen leiden.

Die psychoanalytische Literatur zur Behandlung von Dysthymien ist wenig aussagekräftig. Meistens wird zwischen akuten und chronischen Formen der Depression und zwischen Depressionen im engeren Sinne und Dysthymien nicht unterschieden. Insbesondere werden keine Therapieergebnisse dargestellt. Psychotherapiemanuale zur Behandlung von Dysthymien liegen nicht vor. Das heißt, es gibt keinen wissenschaftlichen Beleg, daß **psychodynamische Kurz- und Langzeittherapien** bei diesen Patienten hilfreich sind. Dies steht im Gegensatz zu der Tatsache, daß diese Form der Therapie sowohl in der ambulanten als auch in der klinischen Behandlung – etwa in psychosomatischen Kliniken – das am häufigsten angewandte Therapieverfahren darstellt.

Demgegenüber liegen mehrere Studien zu **kognitiv-behavioralen Psychotherapieansätzen** bei dysthymen Patienten vor. Zusammenfassend kann davon ausgegangen werden, daß etwa 40% der dysthymen Patienten einen günstigen Effekt dieser Psychotherapieverfahren erkennen lassen. Therapiemanuale für dieses Kurzzeitverfahren, in denen das Training sozialer Fertigkeiten neben der Therapie dysthymer kognitiver Verzerrungen im Vordergrund steht, liegen vor.

Es wurde auch ein Therapiemanual für die **interpersonelle Psychotherapie (IPT)** von Dysthymien entwickelt. Die Zahl der unter kontrollierten Bedingungen behandelten Patienten ist noch gering, doch deutet sich an, daß auch hier ein Behandlungserfolg bei etwa 40–50% der Patienten zu erzielen ist. In der IPT wird von einem medizinischen Modell der affektiven Störung ausgegangen. Die Therapie wird auf die gegenwärtigen Probleme zentriert, interpersonelle Themen wie die Ablehnung und übertriebene Ansprüche von anderen, das Ausdrücken positiver Gefühle anderen gegenüber etc. werden in das Zentrum der Behandlung gestellt, und es wird insbesondere darauf geachtet, daß die Therapie zeitlich limitiert ist, um inadäquate Erwartungen der Patienten von vornherein zu begrenzen.

Unzureichende Informationen liegen bisher über die **Kombination von Pharmakotherapie und Psychotherapieverfahren** vor. Es wird jedoch empfohlen, mit einer Pharmakotherapie zu beginnnen und bei Patienten mit unzureichendem Effekt eine Psychotherapie nach Art einer kognitiv-behavioralen oder interpersonalen Therapie anzuschließen.

Wegen des hohen Risikos dysthymer Patienten, im Laufe ihres Lebens eine Major Depression, also eine Doppeldepression (Dysthymie und Major Depression) zu entwickeln, ergeben sich vielfältige Überschneidungen mit den Therapieverfahren bei akuten Depressionen (s. Abschn. 6.1).

Wegen der Chronizität der Erkrankung sind sowohl bei der Pharmako- als auch bei der Psychotherapie Erhaltungstherapien über längere Zeit, z.B. monatliche Psychotherapiesitzungen auch nach Abklingen der dysthymen Symptomatik, zu empfehlen.

Ungeklärt ist bisher die Therapiemöglichkeit bei den bereits erwähnten **wiederkehrenden kurzen Depressionen**. Antidepressiva erwiesen sich bezüglich der Verhütung der kurzen wiederkehrenden depressiven Episoden als wenig wirksam. Am ehesten wurde noch eine Moclobemid-Behandlung empfohlen. Zur Zeit wird untersucht, inwieweit Medikamente, die sich in der Behandlung des „rapid cycling" bewährt haben, wie Carbamazepin oder Valproat, auch hier indiziert sind. Psychotherapiestudien liegen bisher nicht vor.

6.3 Manietherapie

Die Therapie gestaltet sich gerade bei schweren Manien oft schwierig, da sich die Patienten durch die fehlende Krankheitseinsicht in der Regel einer Behandlung widersetzen. Auch nahe Bezugspersonen, Ärzte etc. verlieren in der Regel den Kontakt mit dem Patienten in einem solchen Zustand. Die Gefahr der gereizten Feindseligkeiten kann auch mit Fremdgefährdung durch verbale und auch tätliche Aggressionen verbunden sein. Häufig müssen die Patienten daher fürsorglich zurückgehalten werden.

6.3.1 Psychotherapeutische Basisbehandlung („clinical management")

Manische Patienten besitzen aufgrund des in der Manie fehlenden Leidensdrucks in der Regel keine oder nur eine geringe Krankheitseinsicht. Erst bei wiederholten Manien und der Erinnerung an dadurch ausgelöste schwere Folgeprobleme und an anschließende depressive Episoden können Patienten auch in einem (hypo-)manischen Zustand Einsicht in die Notwendigkeit einer Behandlung entwickeln.

Trotz des Gefühls grenzenloser Überlegenheit, eigener Allmacht und Unverletzlichkeit ist die Mehrzahl manischer Patienten leicht kränkbar und hochsensibel gegenüber Begrenzung, Nichtberücksichtigung ihrer Wünsche und Bedürfnisse. Völlig sinnlos ist autoritäres Auftreten. Da andererseits nur eine positive Arzt-Patienten-Beziehung den Patienten zu einer freiwilligen Behandlung motivieren kann, ist diese mit Umsicht anzustreben. Ein freundlich-verständnisvolles Verhalten des Therapeuten muß hier mit unaufgeregter, aber konsequenter Begrenzung des Patienten kombiniert werden. Häufig ist das Schließen von Kompromissen notwendig, um dem Patienten das Gefühl zu vermitteln, nicht fremdbestimmt zu sein und sich unterwerfen zu müssen und einer Behandlung zustimmen zu können.

Die psychotherapeutische Basisbehandlung des Patienten sollte insbesondere darauf abzielen, den Aktionsradius und die sozialen Kontakte und Stimuli des Patienten zu begrenzen. Viele Patienten reagieren bereits positiv, wenn sie während des Tages immer wieder für einige Zeit allein sind und nicht durch soziale Kontakte von ihren manischen Größenideen mitgerissen werden. Günstig wirkt sich außerdem aus, wenn die gesteigerte Aktivität der Patienten in Bahnen gelenkt wird, wo sie keinen Schaden, insbesondere keine Konflikte in zwischenmenschlichen Beziehungen provozieren, d.h., wenn die Patienten sich etwa künstlerisch-kreativ oder sportlich betätigen und dabei auf intensive Kommunikation mit anderen soweit wie möglich verzichten. Anzustreben ist außerdem ein geregelter Tag-Nacht- bzw. Schlaf-Wach-Rhythmus.

6.3.2 Hospitalisierung

Für die überwiegende Mehrzahl akut manischer Patienten ist eine stationäre Aufnahme indiziert. Andernfalls ist eine adäquate Behandlung, insbesondere eine konsequente Medikation, meist nicht zu gewährleisten. Auf der Station sollten die Patienten nicht zu viele soziale Kontakte haben und etwa an Gruppentherapien nicht teilnehmen. Es muß darauf geachtet werden, daß sie sich nicht zu sehr in die Probleme anderer Patienten einmischen und eventuell Patienten und therapeutisches Personal durch ihr Geschick, soziale Konflikte zu erspüren, gegeneinander ausspielen. Im Umgang mit den Patienten ist es wichtig, ihre starke Bedürftigkeit nach Anerkennung und ihre Kränkbarkeit zu respektieren, andererseits ihnen aber auf der Station die unabdingbaren Grenzen zu setzen.

Wenn Patienten einerseits keinerlei Krankheits- und Behandlungseinsicht haben, sie aber andererseits sich und andere gefährden, etwa durch Aggressivität, einschießende depressive Verstimmung mit Suizidalität, oder wenn sie ihr Vermögen und ihre soziale Position in Gefahr bringen, ist eine stationäre Einweisung nach dem Betreuungs- oder Unterbringungsgesetz häufig unumgänglich.

6.3.3 Pharmakotherapie

Lithium ist das Mittel der Wahl zur Behandlung der akuten Manie, zumal in den meisten Fällen bei einer manischen Episode zusätzlich auch die Indikation zur prophylaktischen Behandlung gegeben ist. Zur Behandlung der akuten Manie oder Hypomanie sollten eher hohe Lithiumplasmaspiegel bis 1,2 mmol/l angestrebt werden. Aufgrund von im einzelnen noch ungeklärten pharmakokinetischen und pharmakodynamischen Besonderheiten benötigen manische Patienten höhere Lithiumdosen zum Erreichen therapeutischer Plasmaspiegel als euthyme oder depressive Patienten. Häufige Spiegelmessungen sind daher erforderlich, um initial einer Unterdosierung und später – während der Remissionsphase – einer Intoxikation vorzubeugen. Bei den meisten Patienten können therapeutische Effekte mit adäquaten Plasmaspiegeln durch Tagesdosen von 900–1800 mg Lithiumcarbonat erreicht werden.

Da die Wirkung von Lithium erst mit einer zeitlichen Verzögerung von ca. einer Woche einsetzt und eine Lithiumtherapie bei hocherregten und nicht kooperativen Patienten initial häufig nicht durchführbar ist, erweist es sich bei schweren Manien oft als unumgänglich, die Behandlung zunächst mit einem nieder- oder mittelpotenten **Neuroleptikum** zu beginnen und sobald wie möglich zusätzlich mit Lithium zu behandeln. Dabei sind meistens Dosierungen von 300–1000 Äquivalenten von Chlorpromazin erforderlich. Die adjuvante Gabe von hochpotenten Neuroleptika bei akuten Manien sollte möglichst zurückhaltend erfolgen, da manische Patienten erfahrungsgemäß die unerwünschten Wirkungen (Akathisie, Dyskinesien, motorisches Eingebundensein) als besonders quälend erleben, was ihre Behandlungsbereitschaft weiter reduziert.

Die **Induktion von Schlaf** stellt bei manischen

Patienten eine besondere therapeutische Aufgabe dar. Aus mehreren Untersuchungen ist bekannt, daß eine Schlafdauer von mindestens sechs bis sieben Stunden einen deutlichen antimanischen Effekt ausübt. Hier kommen etwa sedierende Neuroleptika wie Levomepromazin oder Benzodiazepine in Frage.

Als Alternative zur Lithiumtherapie bzw. bei Therapieresistenz auch als Zusatztherapie zur Lithiumgabe steht die Behandlung mit **Antikonvulsiva**, insbesondere Carbamazepin und Valproinsäure, zur Verfügung. Die empirische Datenlage zur **Differentialindikation** dieser drei Therapiemöglichkeiten ist derzeit noch unbefriedigend; die Resultate sind inkonsistent und zum Teil widersprüchlich. Lithium scheint relativ weniger wirksam zu sein bei dysphorischen Manien, gemischt manisch-depressiven Zuständen und einem „rapid cycling" sowie bei manischen Episoden im Rahmen schizoaffektiver Störungen. Sowohl Carbamazepin als auch Valproat sollen bei der Therapie gemischter, d.h. dysphorischer Manien und beim „rapid cycling" effektiver sein als Lithium. Bei der Differentialindikation zur Behandlung mit Lithium, Carbamazepin oder Valproat ist außer diesen klinischen Parametern auch das individuelle Risiko für unerwünschte Nebenwirkungen und die damit zusammenhängende, zu erwartende Compliance des Patienten zu berücksichtigen.

Carbamazepin kann in der Behandlung von Manien wesentlich höher dosiert werden als in der Schmerz- oder Epilepsiebehandlung. In der Regel kann innerhalb von wenigen Tagen auf Dosen von über 1000 mg gesteigert werden, ohne daß wesentliche Nebenwirkungen auftreten. Zum rascheren Wirkungseintritt wird die Gabe von Carbamazepin-Saft empfohlen. Tägliche Gaben von bis zu 1600 mg sind bei unzureichendem Therapieeffekt und bei begrenzten Nebenwirkungen möglich. Der Blutspiegel sollte zwischen 6 und 12 mg/ml betragen. Kombinationen von Carbamazepin sowohl mit Neuroleptika als auch mit Lithium sind möglich.

Es sollte bedacht werden, daß die hepatische Zytochrom-P450-Metabolisierung von Carbamazepin durch die Substanz selbst induziert wird und somit die Blutspiegel im Laufe der Behandlung abfallen können. Die initialen Nebenwirkungen von Carbamazepin wie Schwindel, Benommenheit oder Übelkeit bilden sich in der Regel während der ersten Tage zurück, können jedoch eine vorübergehende Dosisreduktion notwendig machen. 5–15% der Patienten entwickeln Hautexantheme. Auch sie können ein Absetzen der Carbamazepinmedikation notwendig machen. Es hat sich gezeigt, daß in diesen Fällen auch die Umstellung auf ein Präparat mit einer anderen Galenik günstig sein kann. Leberenzyme und Blutbild sowie Thrombozytenzahl sollten vor der Behandlung und während des ersten Monats wöchentlich und dann monatlich kontrolliert werden. Agranulozytosen sind selten; sinken die Leukozyten unter 3000, sollte die Behandlung beendet werden.

Valproinsäure wird gewöhnlich in einer Dosis von 500–1000 mg pro Tag in drei Dosen begonnen und kann innerhalb der folgenden Tage auf 750–3000 mg pro Tag gesteigert werden. Blutspiegel von 50–150 mg/ml sind anzustreben. Schwere Nebenwirkungen sind bisher nicht beschrieben. Die Leberfunktion sollte jedoch engmaschig kontrolliert werden. Bei Kindern und Jugendlichen mit Epilepsien wurden unter Valproat fatale Hepatopathien beschrieben. Auch bei Valproat sind Kombinationen mit Lithium, Carbamazepin oder Neuroleptika möglich.

6.3.4 Elektrokonvulsionstherapie

Bei Therapieresistenz und schwerer Fremd- und/oder Selbstgefährdung sollte eine Elektrokonvulsionstherapie erwogen werden. Lithium sollte wegen möglicher neurotoxischer Komplikationen abgesetzt werden. Es wurde berichtet, daß bei schweren Manien eine bilaterale Elektrokonvulsionstherapie zur Erreichung des notwendigen antimanischen Effektes notwendig ist.

6.4 Zyklothymietherapie

Die Datenlage zur Effizienz unterschiedlicher Therapieverfahren bei Zyklothymien ist begrenzt. Es gibt maßgebliche Hinweise, daß die **Pharmakotherapie** mit Lithium, aber auch mit Carbamazepin oder Valproat eine effektive Behandlung darstellt. Die Dosierung und die Plasmakonzentrationen dieser Substanzen bei Zyklothymien sollten entsprechend den Richtlinien bei bipolaren Erkrankungen gewählt werden. Bei depressiven Erkrankungsphasen im Rahmen einer Zyklothymie ist der Einsatz von Antidepressiva problematisch, da bei 40–50% aller Zyklothymiepatienten bei alleiniger Antidepressivamedikation hypomanische oder manische Episoden ausgelöst werden. Deswegen ist in diesem Falle eine Kombination mit Lithium oder einem Antikonvulsivum sinnvoll.

Eine spezielle Psychotherapieform für Zyklothymien wurde bisher nicht entwickelt. Wegen der massiven psychosozialen Probleme – etwa in der Familie oder in Beziehungen – sollte die **psychosoziale Betreuung** diese Bereiche besonders berücksichtigen. Immer dürfte ein psychoedukativer Ansatz sinnvoll und notwendig sein, um die Patienten in die Lage zu versetzen, mit der chronischen Erkrankung besser leben und fertig werden zu können. Die Betreuung eines Patienten, z.B. durch einen Sozialarbeiter, kann zur Minimierung psychosozial negativer Konsequenzen durch zyklothyme Stimmungsschwankungen erforderlich sein. Die meisten Patienten brauchen eine jahrelange Therapie. Diese dürfte auch Voraussetzung für eine adäquate Compliance im Hinblick auf notwendige pharmakologische Therapiemaßnahmen darstellen.

Resümee

Die Akutbehandlung depressiver Patienten ist als günstig zu erachten. Bei kombinierter Anwendung pharmako- und psychotherapeutischer Maßnahmen kann man von positiven Effekten bei etwa 3/4 der Patienten ausgehen. Bei Dysthymien ist die Prognose mit einer therapeutischen Ansprechrate von ca. 40–50% deutlich schlechter. Bei leichten und mittelschweren Depressionen kommt das breite Spektrum von somatischen, insbesondere pharmakologischen, und psychotherapeutischen Verfahren, hier insbesondere die kognitive Therapie und die interpersonelle Therapie, neben den weniger gut belegten tiefenpsychologischen und verhaltenstherapeutischen Behandlungen in Frage. Schwere, insbesondere suizidale Depressionen sind eine Domäne der Antidepressivabehandlung. Bei deren Auswahl ist zu berücksichtigen, daß Antidepressiva bezüglich ihres sedierenden Effekts und ihrer Nebenwirkungen differieren. Ungenügende Berücksichtigung dieser Faktoren dürfte sich in einer hohen Non-Compliance-Rate bei dieser Behandlungsform niederschlagen. Bei psychotischen Depressionen ist in der Regel eine Kombination mit Neuroleptika notwendig. Gut belegte Kriterien für die Differentialindikation unterschiedlicher Psychotherapieformen liegen bisher nicht vor. Hohe Relevanz kommt der psychotherapeutischen Basisbehandlung zu, die die Grundlage für eine adäquate Arzt-Patienten-Beziehung, aber auch für die initiale Entlastung und die Compliance der Behandlungsmaßnahmen darstellt.
In der Maniebehandlung gewinnen neben Lithium Antikonvulsiva zunehmend an Bedeutung. Diese Substanzgruppen sind, wenn es die Schwere des Krankheitsbildes erlaubt, Neuroleptika vorzuziehen, da diese von den Patienten in der Regel schlechter toleriert werden.

7 Erhaltungstherapie und Rezidivprophylaxe

7.1 Terminologie

Die Therapie zur Verhinderung einer Wiedererkrankung nach erfolgreicher Akuttherapie affektiver Erkrankungen wird in die beiden folgenden Bereiche unterteilt (Abb. 11-18):

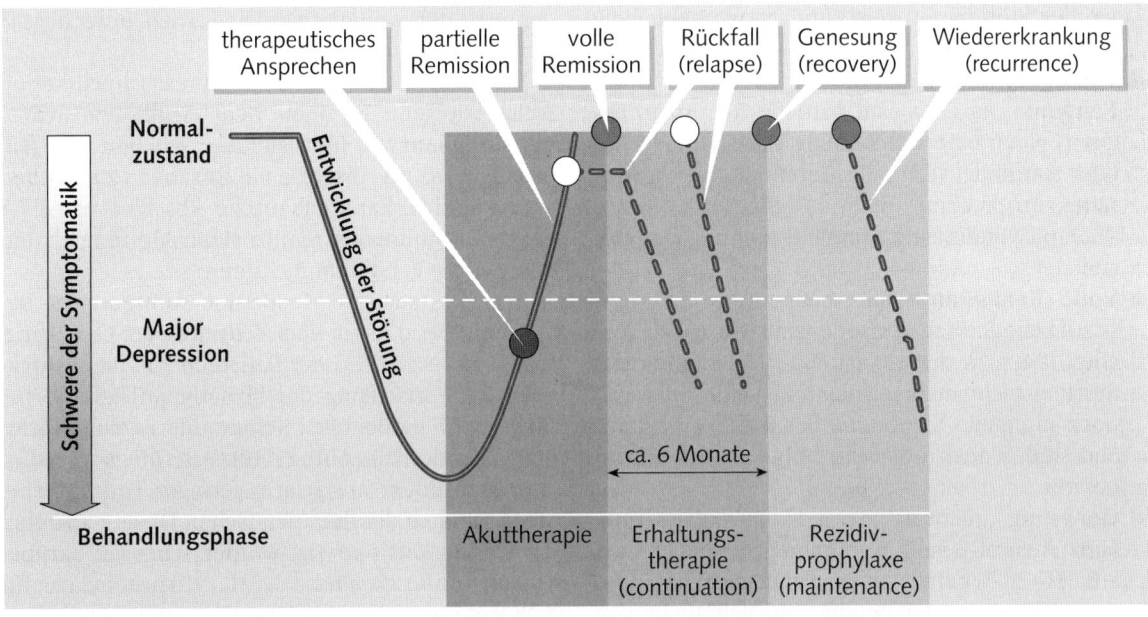

Abbildung 11-18 Terminologie für Verlauf und Behandlung rezidivierender affektiver Erkrankungen.

- Zeitspanne der **Erhaltungstherapie** („continuation therapy"), in der die Symptomatik zwar abgeklungen, die Krankheitsepisode aber noch nicht wirklich beendet ist. Jedes Wiederauftreten der Symptomatik in dieser Zeit ist als **Rückfall** („relapse") zu werten, der zu der noch nicht abgeklungenen Phase zu rechnen ist
- Zeitspanne der **Rezidivprophylaxe** („maintenance therapy"), in der die letzte Episode als beendet gilt und ein Wiederauftreten der Symptomatik als Wiedererkrankung bzw. als Rezidiv („recurrence") angesehen wird.

Erst in neuster Zeit sind diese und einige damit zusammenhängende Begriffe und die Zeitspannen, auf die sie sich beziehen, präzise definiert worden. Der Mangel an Übereinstimmung und Präzision in der Definition des klinischen Verlaufs hatte in der Vergangenheit zu erheblichen Schwierigkeiten bei Vergleich und Interpretation verschiedener klinischer Studien zu Ätiologie, Pathogenese und Behandlungsergebnissen bei affektiven Störungen geführt. Inzwischen hat man sich international auf die folgenden Definitionen geeinigt:

- **Episode:** eine zeitliche Periode, während der ein Patient die syndromalen Kriterien der Störung, definiert etwa nach DSM-IV oder ICD-10, erfüllt
- **Partielle Remission** („partial remission"): eine zeitliche Periode, während der ein Patient eine Besserung eines solchen Ausmaßes zeigt, daß die Kriterien der Störung nicht mehr erfüllt sind, in der er aber noch mehr als nur minimale Symptome der Störung aufweist, und zwar unabhängig davon, ob eine Therapie stattfindet oder nicht
- **Therapeutisches Ansprechen** („response"): der Zeitpunkt, an dem eine partielle Remission beginnt, wenn eine Behandlung stattgefunden hat oder stattfindet (d.h., der Terminus „therapeutisches Ansprechen" setzt das Stattfinden einer Therapie voraus, eine kausale Beziehung wird postuliert)
- **Volle Remission** („full remission"): eine umschriebene zeitliche Periode von etwa 16–20 Wochen (s. u.), in der ein Patient die Kriterien der Störung nicht mehr erfüllt und keine oder nur noch minimale Symptome der Störung vorhanden sind, jedoch noch ein hohes Rückfallrisiko besteht
- **Genesung** („recovery"): eine Symptombesserung vom Ausmaß einer Remission, die länger als z.B. 16–20 Wochen anhält, und zwar mit oder ohne Therapie. Der Begriff wird gebraucht, um Genesung von der letzten Erkrankungsepisode zu bezeichnen, nicht jedoch von der Krankheit per se
- **Rückfall** („relapse"): ein Wiederauftreten der Symptome der Störung, bei dem die Erkrankungskriterien voll erfüllt werden, und zwar während der Periode der partiellen oder vollen Remission, aber vor der Periode der Genesung
- **Wiedererkrankung** („recurrence"): ein erneutes Auftreten der vollen Symptomatik der Störung, d.h. das Auftreten einer neuen Episode, nachdem eine „Genesung" eingetreten war. Die Zeitdauer, in der eine vollständige Besserung der Symptome aufgetreten sein muß, damit eine „Remission" als „Genesung" qualifiziert werden kann, ist bisher nicht genau definiert, da die Forschung in dieser Hinsicht nicht abgeschlossen ist. Die meisten Autoren gehen derzeit von einer Zeitspanne von 16–20 Wochen aus, die WHO von sechs Monaten.

7.2 Erhaltungstherapie („continuation therapy")

7.2.1 Unipolare Störungen

Es besteht inzwischen weitgehend Einigkeit, daß die medikamentöse Behandlung einer depressiven Episode nach Eintritt der Remission noch mindestens vier, besser sechs Monate (also bis zur Genesung =„recovery") fortgeführt werden sollte. Depressive Episoden bei unipolaren Störungen – auch eine depressive Erstmanifestation – sollten in der Zeit der Erhaltungstherapie mit der Dosis des Antidepressivums weiterbehandelt werden, unter der die Remission eingetreten ist.

Das Absetzen einer Antidepressivamedikation sollte wie eine Lithium- oder Antikonvulsivabehandlung langsam über mehrere Wochen erfolgen, da bei abruptem Absetzen mit Rezidiven zu rechnen ist. Außerdem kann das rasche Absetzen von TZA zu einem cholinergen Syndrom mit Alpträumen und depressiver Verstimmung führen.

Ein Absetzen der Medikation während der Remissionszeit, d.h. vor dem Zeitpunkt der Genesung, führt bei bis zu 75% der Patienten zu einem Rückfall. Die Fortsetzung der bisherigen Therapie bedingt einen eindeutigen Schutz und ist daher dringend erforderlich (Abb. 11-19). Allerdings ist erst in einigen Studien mit relativ geringer Fallzahl eine Überlegenheit der therapeutischen Dosis gegenüber der halben Dosis gezeigt worden. Dies gilt darüber hinaus nur für die Phase der Rezidivprophylaxe; für den Zeitraum der Erhaltungstherapie liegen diesbezüglich keine speziellen Studien vor.

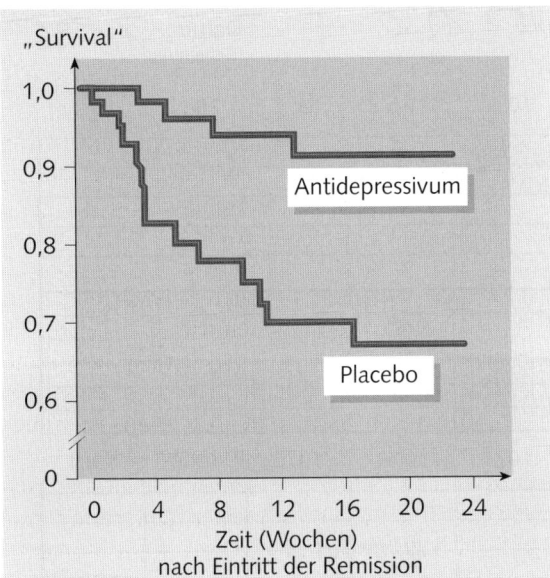

Abbildung 11-19 Rückfallgefahr in der Remissionszeit. „Survival-Analyse" von Rückfällen nach einer Remission bei Placebogabe im Vergleich zu einer antidepressiven Erhaltungstherapie (nach MONTGOMERY ET AL., 1993).

7.2.2 Bipolare Störungen

Zum Vorgehen während der Erhaltungstherapie bei bipolaren Störungen liegen noch keine speziellen Untersuchungen vor. Es wird empfohlen, eine manische Phase mit der Medikation, unter der die Remission eingetreten ist, d.h. in der Regel Lithium und/ oder ein Antikonvulsivum bzw. Neuroleptikum, noch einige Monate weiterzubehandeln. In den meisten Fällen wird sich daran eine rezidivprophylaktische Behandlung anschließen (s.u.).

Bezüglich der Erhaltungstherapie bei einer depressiven Episode im Rahmen einer bipolaren Störung besteht Uneinigkeit, da eine Therapie mit einem Antidepressivum möglicherweise mit dem Risiko der Auslösung manischer Episoden oder eines „rapid cycling" verbunden ist. Obwohl empirische Studien zu dieser Frage weitgehend fehlen, erscheint es plausibel, bipolar erkrankte Patienten im Anschluß an eine mit einem Antidepressivum erfolgreich behandelte depressive Episode mit einer Kombination aus dem Antidepressivum und Lithium oder eventuell einem Antikonvulsivum zu behandeln, und zwar zumindest für die Dauer der Erhaltungstherapie, d.h. für vier bis sechs Monate.

In den meisten Fällen wird ohnehin eine **phasenprophylaktische Behandlung** erforderlich sein. Dieses Vorgehen würde sowohl einen Absetzeffekt des Antidepressivums, d.h. einen Rückfall, vermeiden als auch einer eventuellen Induktion manischer Episoden vorbeugen. In diesem Sinne zeigten Studien eine Überlegenheit der Kombination von Lithium und Imipramin gegenüber Lithium oder Imipramin alleine bei der Rezidivprophylaxe bipolar erkrankter Patienten mit depressiver Indexphase. Bei diesen Untersuchungen wurde jedoch nicht scharf zwischen Erhaltungstherapie und Rezidivprophylaxe unterschieden.

Liegt keine Indikation für eine Weiterführung der Therapie im Sinne einer Rezidivprophylaxe vor, so sollte nach Ende der Erhaltungstherapie das Antidepressivum nur sehr langsam reduziert werden. Es wird empfohlen, eine wöchentliche Reduktion von einem Viertel bis einem Drittel der Gesamtdosis durchzuführen, um eine Induktion von Rückfällen zu vermeiden.

7.3 Rezidivprophylaxe („maintenance therapy")

Die Indikationsstellung für eine phasenprophylaktische Behandlung erfordert eine möglichst präzise Information erstens über die Wahrscheinlichkeit des Auftretens weiterer Krankheitsepisoden, zweitens über die voraussichtliche Schwere der Symptomatik sowie die dadurch verursachte Beeinträchtigung im Leben des Patienten, seines Freundes- und Familienkreises und eventuell unbeteiligter Dritter (Fremdgefährdung bei Manien) und drittens über das individuelle Risiko für schwerwiegende Nebenwirkungen. Faktoren, die das Risiko für Rückfälle und Wiedererkrankungen bestimmen, sind in Tabelle 11-14 zusammengefaßt.

Wichtigste Voraussagefaktoren für zu erwartende gewichtige weitere Krankheitsepisoden sind die **Schwere und die Zahl der vorangegangenen Episoden,** insbesondere Suizidversuche, eine psychotische oder katatone Symptomatik und massive Be-

Tabelle 11-14 Risikofaktoren für Rückfall („relapse") und Wiedererkrankung („recurrence").

- bipolarer Verlauf
- frühes Erkrankungsalter
- Komorbidität mit Angststörungen und Sucht
- hohe Anzahl vergangener Episoden
- residuale Symptomatik
- schlechtes Ansprechen auf initiale Therapie
- „double depression"

11 Affektive Erkrankungen

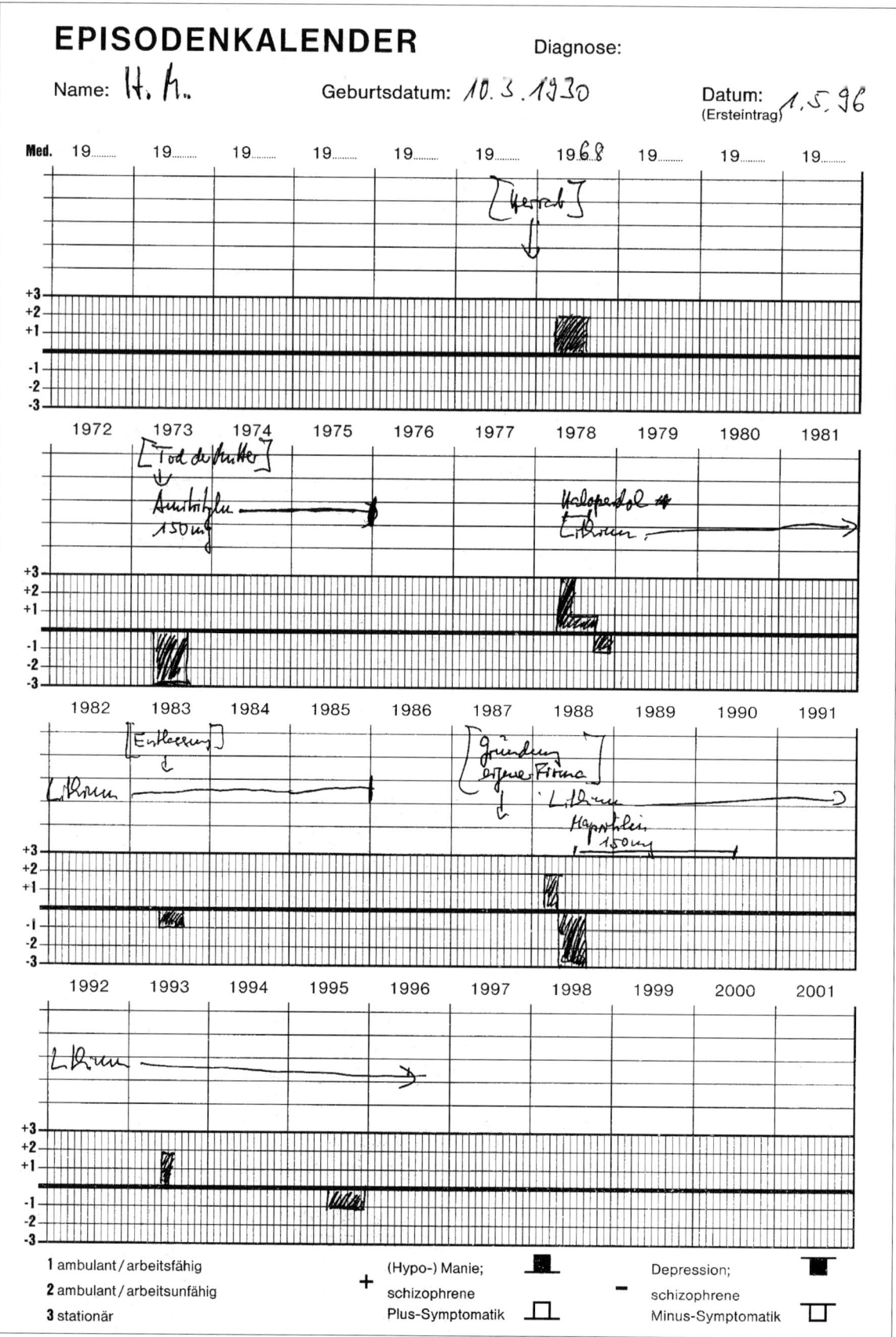

Abbildung 11-20   Fiktives Beispiel eines Episodenkalenders.

einträchtigungen der Lebensführung. Das Ausfüllen eines sogenannten Episodenkalenders kann für die Prognosestellung hilfreich sein (Abb. 11-20).

Aufgrund der Vielzahl der Faktoren, die bei der **Indikationsstellung zur prophylaktischen Therapie** beim einzelnen Patienten abgewogen werden müssen, waren die in der Literatur empfohlenen Kriterien bislang recht unterschiedlich. Basierend auf den Ergebnissen umfangreicher Verlaufsuntersuchungen schlug JULES ANGST folgendes Indikationskriterium für eine rezidivprophylaktische Behandlung bei unipolaren affektiven Störungen vor: Neben der Indexphase muß innerhalb eines Zeitraums von fünf Jahren vor der Indexphase mindestens eine weitere depressive Episode stattgefunden haben (d.h. zwei Episoden in fünf Jahren). Dieses Kriterium ist inzwischen allgemein akzeptiert.

Für bipolare Störungen wurde das Kriterium „zwei Episoden in vier Jahren" einschließlich der Indexphase vorgeschlagen. Angesichts des besonders hohen Rezidivrisikos bipolarer Störungen und des hohen sozialen Gefährdungspotentials manischer Episoden wird aber auch empfohlen, schon beim Auftreten einer ersten manischen Phase die rezidivprophylaktische Behandlung einzuleiten.

7.3.1 Unipolare depressive Störungen

Zur Rezidivprophylaxe unipolarer depressiver Störungen stehen vornehmlich zwei Medikamentenformen zur Verfügung: Antidepressiva und Lithium.

Antidepressiva

Zu empfehlen ist die Weiterführung der Erhaltungstherapie mit dem Antidepressivum, unter dem die Remission eingetreten ist. Vorläufige Studienergebnisse mit allerdings noch geringen Fallzahlen zeigen, daß bei der Rezidivprophylaxe die volle therapeutische Dosis des Antidepressivums einer reduzierten Dosis überlegen ist. Es gibt wenig gesicherte Informationen darüber, welches Antidepressivum sich für eine prophylaktische Behandlung besonders gut eignet, da in den meisten Studien lediglich die Effektivität im Vergleich zu Placebo untersucht wurde. Die beste Evidenz liegt für die prophylaktische Wirkung von **Imipramin** vor.

Die Effektivität von **Serotonin-Wiederaufnahmehemmern** scheint ebenfalls gesichert, allerdings erst über einen relativ kurzen Zeitraum von einem Jahr. Auch für **Maprotilin** wurde die prophylaktische Wirksamkeit gesichert, während für andere klassische Antidepressiva wie etwa Amitriptylin keine ausreichenden Daten vorliegen. Aufgrund klinischer Erfahrungen scheint es jedoch gerechtfertigt anzunehmen, daß ein Antidepressivum, das sich in der Akuttherapie als effektiv erwiesen hat, bei gleichbleibender Dosierung auch prophylaktisch wirksam sein wird. Daß dies nicht immer zutrifft, zeigt allerdings eine Studie an älteren Patienten, die zunächst auf eine Therapie mit Nortriptylin angesprochen hatten, während sich in der Prophylaxe kein Unterschied zwischen Nortriptylin und Placebo zeigte.

Lithium

Die prophylaktische Wirkung einer Lithiumbehandlung ist auch für unipolare Störungen recht gut belegt. Sie ist allerdings der Behandlung mit Antidepressiva nicht signifikant überlegen.

Differentialindikation

Eindeutige Kriterien für eine Entscheidung zwischen Antidepressiva und Lithium stehen nicht zur Verfügung. Für eine Lithiumprophylaxe könnten eine Unverträglichkeit von Antidepressiva oder Hinweise auf mögliche Bipolarität sprechen, z.B. vermehrte Reizbarkeit, Irritierbarkeit oder hyperthyme Stimmungsauslenkungen unter Antidepressivatherapie, sowie bipolare Störungen bei Angehörigen ersten Grades.

Ob ein gutes Ansprechen auf eine Potenzierung der Antidepressivawirkung durch Lithium in der Akutbehandlung möglicherweise einen Prädiktor für eine gute prophylaktische Wirkung einer Lithiumtherapie darstellt, ist ungeklärt. Einer prophylaktischen Behandlung mit Antidepressiva dürfte der Vorzug zu geben sein bei Patienten, die ein hohes Risiko für unerwünschte Lithiumeffekte aufweisen.

Ob eine der beiden Behandlungsstrategien unter dem Gesichtspunkt der Suizidprophylaxe Vorteile aufweist, ist ebenfalls unklar. Allerdings sprechen neuere Studien dafür, daß die erhöhte Mortalität, die sich bei Patienten mit affektiven Störungen findet, unter einer Lithiumtherapie nahezu auf die Normalwerte der Gesamtbevölkerung reduziert ist. Eine suizidprophylaktische Wirkung könnte eine der Ursachen für diesen Befund sein.

Systemische Effekte und Kontraindikationen (Tab. 11-15)

Lithium wird durch die Niere eliminiert und kann die renale tubuläre Aktivität beeinflussen. Patienten mit **eingeschränkter Nierenfunktion** haben daher ein hohes Risiko für unerwünschte Lithiumeffekte. Unter Lithiumtherapie darf wegen der dadurch er-

Tabelle 11-15 Systemische Effekte von Lithium (nach GOODWIN und JAMISON, 1990).

Schilddrüse

- Hypothyreose bei 5–35% der Patienten
- nicht-toxische Struma bei 4–12% der Patienten

Nieren

- tubuläre Funktionsbeeinträchtigungen – bedingt durch Dosis und Behandlungsdauer
- verminderte renale Konzentrationsfähigkeit bei 15–30% der Patienten
- vorübergehende Polyurie bei 50% der Patienten – persistiert bei 20–40% der Patienten bei langfristigen Erhaltungstherapien
- glomeruläre Funktion erhalten
- histologische Veränderungen nicht lithiumspezifisch

Zentralnervensystem

- normalerweise vorübergehend und dosisabhängig: signifikant als Ursache für Non-Compliance; bei Intensivierung kann Neurotoxizität auftreten
- feiner Tremor bei 33–65% der Patienten – überwiegend bei Männern; persistiert bei 4–50% der Patienten bei Erhaltungstherapie
- verminderte motorische Koordination – milde Ataxien können Toxizität anzeigen, Muskelschwäche
- extrapyramidal: Zahnrad-Rigidität (meist geringfügig) bei 48–59% der Patienten – verbunden mit längerer Behandlung
- unspezifische EEG-Veränderungen
- kognitive und Gedächtnisfunktion

Stoffwechsel

- Gewichtszunahme bei 11–33% der Patienten – manchmal als Folge von Hypothyreose oder durstbedingter Steigerung der Kalorienaufnahme
- veränderter Glukosestoffwechsel
- Hyperparathyreose – selten

Haut

- makulopapulöse und akneähnliche Veränderungen – frühzeitiges Erscheinen; reversibel
- Psoriasis – nicht ungewöhnlich bei Patienten mit einer Anamnese oder Familienanamnese von Psoriasis
- mäßiger Haarausfall gelegentlich berichtet – in fast allen Fällen bei Frauen

Herz-Kreislauf-System

- EKG: T-Wellen-Abflachung oder -Inversion – gutartig; reversibel
- Sinusknotendysfunktion – selten; reversibel
- kardiale Arrhythmien – selten, im allgemeinen dosisabhängig

gastrointestinal

- vorübergehende Diarrhoe, in Verbindung mit rascher Dosissteigerung und Zeitpunkt der Medikamentengabe

teratogen

- siehe Text

zeugten erhöhten Nephrotoxizität keine kochsalzarme Kost verordnet werden. **Herzerkrankungen** schließen in der Regel eine Lithiumtherapie aus. Lithium kann durch seine natriumsubstituierende Wirkung elektrokardiographische Veränderungen, insbesondere eine T-Wellen-Abflachung, verursachen, die als harmlos und reversibel zu erachten ist. Es gibt jedoch vereinzelte Berichte über schwerere kardiale Komplikationen unter Lithiumapplikationen. Insbesondere kann Lithium, etwa nach frischem Myokardinfarkt, zu einer gesteigerten Irritabilität des Myokards führen.

Bei **Epilepsien, Parkinson-Erkrankung, zerebellären Erkrankungen** und **Myasthenia gravis** sollte Lithium nicht gegeben werden. Eine **Psoriasis** kann unter einer Lithiumbehandlung exazerbieren und gilt deswegen in der Regel als Kontraindikation. Außerdem ist eine bestehende **Schwangerschaft** eine Indikation gegen eine Lithiumgabe (s.u.). Bei Patienten mit fraglicher Compliance ist von einer Lithiumtherapie abzuraten.

Schwangerschaft und Stillzeit

Ein besonderes Problem ergibt sich bei Patientinnen, die unter Lithiummedikation eine Schwangerschaft wünschen bzw. ungewollt schwanger werden. Es besteht kein Zweifel, daß Lithium **teratogene Effekte** besitzt. Etwa 7–10% der Kinder, deren Mütter in den ersten drei Monaten der Schwangerschaft Lithium eingenommen haben, weisen Fehlbildungen auf. Diese treffen insbesondere das Herz und die großen Gefäße, wie die Epstein-Anomalien. Deswegen sollte möglichst in den ersten drei Schwangerschaftsmonaten kein Lithium appliziert werden.

Bei Patientinnen mit einem sehr hohen Erkrankungsrisiko bei Absetzen von Lithium sollte erwogen werden, ob eine andere, weniger problematische prophylaktische Medikation wie ein **Antidepressivum** oder bei bipolaren Erkrankungen eine **Kombination eines Antidepressivums mit einem Neuroleptikum** gegeben wird. Frühere Empfehlungen, in diesen Fällen auf Carbamazepin umzustellen, können aufgrund neuerer Berichte über gehäufte Fehlbildungen auch unter Carbamazepin nicht aufrechterhalten werden.

Nach dem ersten Trimenon ist die Lithiumgabe weniger problematisch als davor. Es sollten jedoch Lithiumkonzentrationsspitzen durch Verteilung der Dosis über den Tag vermieden werden, da Lithium die Plazenta passiert. Durch die Möglichkeit hormoneller und anderer physiologischer Veränderungen muß der Lithium-Plasmaspiegel engmaschig kontrolliert werden. Vor der Entbindung ist in der Regel eine **Dosisreduktion** um mindestens 50% zu empfehlen, um nach der Entbindung Intoxikationen durch Veränderung der Nierenfunktion zu vermeiden. Wegen der hohen Gefahr der Post-partum-Erkrankungen ist nach der Entbindung rasch ein adäquater Lithiumspiegel anzustreben. Unter Lithiumtherapie darf nicht gestillt werden.

Interaktionen mit anderen Medikamenten

Lithium sollte wegen seines u.a. **serotonergen Effektes** und der erhöhten Gefahr eines serotonergen Syndroms möglichst nicht und wenn, dann unter Vorsicht, mit einem SSRI kombiniert werden.

Initiale Berichte über neurotoxische Schäden von Lithium in Kombination mit Neuroleptika konnten zwar nicht bestätigt werden, doch sollten zumindest die Neuroleptikagaben bei Kombination mit Lithium niedriger sein als bei alleiniger Neuroleptikamedikation. Auch sollte der Lithiumspiegel nicht über 1 mmol/l bei Kombinationsbehandlungen gesteigert werden.

Bei Patienten, die eine Behandlung mit Medikamenten benötigen, die mit der Lithiumausscheidung interferieren, z.B. Thiaziddiuretika, Antirheumatika vom Butazolidintyp wie Indometacin oder Diclofenac, ist besondere Vorsicht geboten (Tab. 11-16).

Therapieüberwachung

Patienten müssen vor einer Lithiumeinstellung umfangreich informiert und voruntersucht werden. Dies gilt im Hinblick auf die Funktion von Nieren, kardiovaskulärem System, Schilddrüse und zentralem Nervensystem (Tab. 11-17).

Der optimale **Plasmaspiegel** einer phasenprophylaktischen Lithiumtherapie beträgt 0,6 bis 0,8 mmol/l, wobei bei älteren Patienten eher der Bereich um 0,6 mmol/l anzustreben ist. Es erscheint gesichert, daß Plasmaspiegel unter 0,6 mmol/l ein höheres Rezidivrisiko mit sich bringen. Plasmaspiegel über 0,8 mmol/l sind mit dem höheren Risiko unerwünschter Nebenwirkungen verbunden. Es konnte aber auch gezeigt werden, daß manche Patienten erst bei einem Lithiumspiegel zwischen 0,8 und 1 mmol/l adäquat reagieren. Das heißt, eine **individuelle Feineinstellung** der Lithiumdosis ist deswegen ausgesprochen bedeutungsvoll für eine erfolgreiche Rezidivprophylaxe.

Während der ersten Wochen einer Lithiumeinstellung sollten die Spiegel wöchentlich kontrolliert werden. Wenn sich der Plasmaspiegel stabilisiert hat, sind während des ersten Jahres Kontrollen in vier- bis achtwöchigen Abständen und dann eventuell auch in größeren Abständen indiziert. Ein **kontinuierliches Monitoring** bleibt bedeutungsvoll, da unerwartete medizinische Erkrankungen oder anderweitige Medikationen den Lithiumspiegel verändern können. Außerdem wird dadurch eine Verschlechterung der Compliance der Patienten über die Jahre hinweg verhindert. Eindeutig stellt eine ungenügende Compliance den Hauptgrund für Rückfälle von Patienten im Rahmen rezidivprophylaktischer Maßnahmen dar.

Neben dem Lithiumspiegel sollten jedes halbe Jahr die **Schilddrüsenfunktion** mittels T_3-, T_4- und

Affektive Erkrankungen

Tabelle 11-16 Interaktion von unterschiedlichen Medikamenten mit Lithium (nach Goodwin und Jamison, 1990).

Medikament	Interaktion
Diuretika	
Thiazide	reduzierten die Lithium-Clearance, Effekt auf distal-tubuläre Funktion
Schleifendiuretika (Furosemid-Typ-Diuretika)	kein Effekt auf die Lithium-Clearance
Kalium-sparende Diuretika	können benutzt werden zur Behandlung der Lithium-induzierten Polyurie
nicht-steroidale antiinflammatorische Medikamente	
Indometacin	können den Lithiumspiegel über Effekt auf die Clearance erhöhen
Phenylbutazon	
Naproxen	
Ibuprofen	
u.a.	
Antibiotika	
Metronidazol	möglicher renaler Effekt; können Lithiumspiegel erhöhen
Erythromycin	und Diarrhoen bedingen
Antihypertensiva	
Methyldopa	kann Lithiumspiegel erhöhen, kann neurotoxische Symptome verursachen; Mechanismus unklar
Clonidin	Lithium kann antihypertensiven Effekt abschwächen
Kardiaka/Antiarrhythmika	
Digitalis	kann in Kombination mit erhöhten Lithiumspiegeln schwerwiegende, anhaltende Arrhythmien bedingen
Digoxin	der Effekt auf die kardiale Reizüberleitung kann durch Lithium
Chinidin	verstärkt werden; Digoxin kann den Effekt von Lithium reduzieren.
Kalziumkanalblocker (Verapramil etc.)	kann die Lithiumausscheidung erhöhen
Bronchodilatatoren	
Aminophyllin	signifikant erhöhte Lithiumausscheidung, möglicherweise erhöhtes
Theophyllin	Mortalitätsrisiko bei bestimmten kardiovaskulären Erkrankungen
Insulin und orale Antidiabetika	sorgfältiges Monitoring auf Glukosespiegel ist notwendig, da Lithium die Glukosetoleranz erhöhen kann; Mechanismus unklar
Neuroleptika	erhöhen das Risiko der Neurotoxizität (?); Spätdyskinesien
SSRI	erhöhtes Risiko eines serotonergen Syndroms
Antikonvulsiva	
Carbamazepin	additive ZNS-Effekte können Neurotoxizität produzieren
Valproat	kann den Lithiumspiegel senken

TSH-Test und die **Nierenfunktion** mittels des Plasmakreatinins und einer Urinanalyse geprüft werden. Berichte über häufige histopathologische Auffälligkeiten im Sinne einer interstitiellen Fibrose, tubulären Atrophie oder Glomerulosklerose konnten in umfangreichen Untersuchungen nicht bestätigt werden. Insbesondere ergibt sich auch bei langdauernder Lithiumeinnahme kein Hinweis auf eine Senkung der glomerulären Filtrationsrate. Zwar weist etwa ein Fünftel der Patienten auch unter

7 Erhaltungstherapie und Rezidivprophylaxe

Tabelle 11-17 Tabelle der notwendigen Voruntersuchungen bei einer Lithiumeinstellung.

Minimalempfehlungen:
- Blutbild
- Kreatinin
- T_4, freies T_4
- TSH
- Urinstatus einschließlich Eiweißausscheidung und Sediment

zusätzliche Empfehlungen bei Verdacht auf Nierenschädigung:
- 24-Stunden-Urin-Messung
- Kreatinin-Clearance
- Urin-Osmolarität
- Elektrolyte

langdauernder Medikation einen lithiuminduzierten nephrogenen Diabetes insipidus auf, doch ist dies in der Regel nicht mit morphologischen Veränderungen verbunden. Lithiumintoxikationen, etwa im Rahmen somatischer Erkrankungen mit Fieber und Dehydratation, können jedoch zu Nierenschädigungen führen. Deswegen ist ein halbjährliches Monitoring der Nierenfunktion erforderlich.

Patienten sollten genauestens über mögliche Probleme im Zusammenhang mit der Lithiumeinnahme hingewiesen werden. Hierzu zählt jede Art von Erkrankung, die mit einer **verminderten Flüssigkeits- und Salzaufnahme** verbunden sind. Hier sind insbesondere mit Durchfall und Erbrechen verbundene Infektionskrankheiten zu nennen. Jede Art von Natriumverarmung des Organismus führt zu einer verstärkten Natrium- und daran gekoppelten Lithiumrückresorption und damit der Gefahr einer Lithiumintoxikation.

Tabelle 11-18 Häufigkeit von Lithium-Nebenwirkungen (nach Goodwin und Jamison, 1990).

Nebeneffekt	Häufigkeit (%)
vermehrter Durst	35,9
Polyurie	30,4
Gedächtnisstörungen	28,2
Tremor	26,6
Gewichtszunahme	18,9
Benommenheit/Müdigkeit	12,4
Diarrhoe	8,7
keine Beschwerden	26,2

Die Patienten sollten insbesondere vor **Diäten** und ihrem möglichen Einfluß auf den Lithiumspiegel gewarnt werden. Diät zur Gewichtsreduktion ist häufig mit einer Abnahme der Salzaufnahme und damit der Gefahr einer Lithiumintoxikation verbunden. Das gleiche gilt für große körperliche Anstrengungen, insbesondere bei hohen Außentemperaturen, wegen der Gefahr von hohem Wasser- und Kochsalzverlust durch Schwitzen.

Vor jedem **chirurgischen Eingriff** mit einer Allgemeinnarkose sollte die Lithiummedikation wenige Tage vorher halbiert und dann unterbrochen werden. Lithium potenziert den Effekt mancher Narkotika und erschwert postoperativ die Wasser- und Elektrolytbilanzierung.

Nebenwirkungen und Nebenwirkungsmanagement
Lithium besitzt eine größere Zahl von subjektiv zum Teil recht unangenehmen Nebenwirkungen (Tab. 11-18). Wird der Patient hierüber nicht ausführlich informiert und werden nicht alle möglichen Gegenmaßnahmen zur Minderung dieser Nebeneffekte getroffen, führt dies häufig zu einer Weigerung der Patienten zur weiteren Lithiumeinnahme oder zu einer unzuverlässigen Compliance. Unerwünschte Nebenwirkungen führen in etwa einem Viertel der Fälle zum Absetzen der Medikation und somit zu einer hohen Rückfallgefahr. Die Beschäftigung mit den Nebenwirkungen der Lithiummedikation stellt einen wichtigen therapeutischen Aspekt der Rezidivprophylaxe dar. Manche dieser Nebenwirkungen bessern sich unter einer vorsichtigen Dosisreduktion, so daß dies in der Regel versucht werden sollte. Manche Nebenwirkungen schwächen sich auch mit der Zeit ab (Tab. 11-19).

- **Tremor:** Ein leichter, insbesondere Fingertremor ist ein häufiger Nebeneffekt von Lithium und kann sicher und rasch behoben werden. Die Gabe eines zentralnervösen β-Blockers wie Propranolol (10–80 mg/Tag) führt meistens innerhalb einer halben Stunde zur Minderung des Tremors. Der Effekt hält für etwa vier bis sechs Stunden an.
- **Polyurie:** Eine Polyurie, die durch einen lithiuminduzierten nephrogenen Diabetes insipidus bedingt wurde (ADH-Blockade), kann unter Umständen für den Patienten so unangenehm sein, daß er das Lithium absetzt. Sonst kann, falls eine Dosisreduktion keinen ausreichenden Effekt erbringt, die zusätzliche Gabe eines Diuretikums vom Furosemidtyp eine Polyurie mildern. Anderenfalls ist bei anhaltenden täglichen Urinmengen von über 3 l ein Wechsel auf etwa Carbamazepin zu erwägen.

11 Affektive Erkrankungen

Tabelle 11-19 Unerwünschte (Neben-)Wirkungen von Lithium (nach LANGER und HEIMANN, 1983).

Organsysteme	(Neben-)Wirkungen	Bemerkungen	Therapie
zentralnervös	feinschlägiger Tremor	häufig	Dosisreduktion, Änderung des Dosierungsschemas evtl. β-Blocker (Propranolol)
	Müdigkeit Muskelschwäche mnestische Störungen Rigor	eher bei Beginn der Lithiumtherapie	
	Koordinationsstörungen muskuläre Zuckungen Dysarthrie zerebrale Anfälle Verwirrtheit Desorientiertheit Delir Bewußtseinstrübung	Hinweis auf eine drohende oder manifeste *Lithiumintoxikation* Lithium-Serumkontrollen!	Dosisreduktion bzw. Absetzen von Lithium evtl. Therapie der Intoxikation
gastrointestinal	Übelkeit Erbrechen Bauchschmerzen Diarrhoe	oft bei Beginn der Lithiumtherapie Diarrhoen häufiger bei Lithium-Retardtabletten. Diarrhoen und Erbrechen können Ausdruck einer *Lithiumintoxikation* sein.	
kardiovaskulär	*EKG-Veränderungen* T-Wellen-Abflachung T-Wellen-Umkehr	reversibel, ungefährlich	
	Arrhythmien Sinusknoten-Syndrom ventrikuläre Extrasystolen AV-Schenkelblock	sehr selten; Folge von Störungen der Reizbildung oder der Erregungsleitung, eher bei vorbestehenden Herzerkrankungen	Absetzen von Lithium Antiarrhythmika Schrittmacherimplantation
renal	*funktionell:* Polyurie, Polydipsie verminderte Konzentrationsleistung (Durstversuch, DDAVP-Test)	reversibel, ungefährlich (cave: Lithiumüberdosierung) *Vorsicht bei Diuretikabehandlung!*	evtl. Dosisreduktion
	histologisch: interstitielle Fibrose Nephronatrophie, Glomerulosklerose	unspezifische Veränderungen	
Elektrolyt- und Wasserhaushalt	Gewichtszunahme	häufig	kalorienarme Diät bei normaler Kochsalzzufuhr
	Ödeme	selten	*Vorsicht bei Gabe von Diuretika!*
endokrin	Struma TSH-Anstieg im TRH-Test Hypothyreose (?) Potenz-, Libidostörung (?) Hyperparathyreoidismus mit Hyperkalzämie	häufig strumigen! selten vereinzelt beschrieben	Hormonsubstitution evtl. Hormonsubstitution
hämatologisch	Leukozytose	häufig, reversibel, ungefährlich	
dermatologisch	Akne Haarausfall (?) Psoriasis	Exazerbation einer Psoriasis möglich Psoriasis: relative Kontraindikation	

- **Hypothyreose:** Lithium führt – vermutlich über eine Inhibition von zyklischem AMP – bei bis zu einem Drittel der Patienten initial zu einer Minderung der Schilddrüsenfunktion. Innerhalb der ersten zwölf Monate kommt es jedoch bei den meisten Patienten zu einer Rückbildung einer solchen initialen, gewöhnlich milden Hypothyreose. Etwa 15–20% der Patienten entwickeln im Laufe einer Dauermedikation mit Lithium eine Hypothyreose, die eine Substitution mit Schilddrüsenhormonen erforderlich macht. Dabei kommt es insbesondere noch vor einer signifikanten Verminderung des freien T_3 und T_4 im Serum zu einer Anhebung der TSH-Spiegel und schließlich zur Entwicklung einer (euthyreoten) Struma. Häufig wird die Schilddrüsensubstitution vor allen Dingen zur Strumaprophylaxe durchgeführt.
- **Gewichtszunahme:** Eine der häufigsten Ursachen für das Abbrechen einer Lithiummedikation ist eine vom Patienten als unakzeptabel erlebte Gewichtszunahme. Bei den meisten Patienten kommt es zu Beginn einer Lithiumtherapie zu vermehrtem Durst und vermutlich dadurch bedingt zur vermehrten Aufnahme flüssiger Kalorien (Zucker in Säften u.a.!) mit der Folge einer Gewichtszunahme von wenigen Kilo, die sich in der Regel zurückbildet. Etwa 25% der Patienten zeigen jedoch im Laufe einer längerfristigen Lithiumtherapie eine deutliche Steigerung des Körpergewichts von mehr als 5 kg. Dies ist vor allem für Frauen, die bereits vorher Probleme hatten, ihr Gewicht zu kontrollieren, häufig ein Grund, die Lithiumprophylaxe abzubrechen. In diesen Fällen sind eine Restriktion der Kalorienaufnahme, insbesondere die Vermeidung von kalorienhaltigen Getränken bei gesteigertem Durst, und regelmäßiges körperliches Training zu empfehlen. Lithiumbehandelte Patienten zeigen häufig eine milde **Hypoglykämie,** insbesondere einige Stunden nach Kohlenhydrataufnahme. Bei einigen Patienten führt eine Vermeidung von kohlenhydrathaltiger Nahrung zur Minderung der Hungerattacken. Es wurde berichtet, daß die tägliche Dosis von 500–1000 mg L-Glutamin ebenfalls das „Carbohydrat-Craving" unterdrücken kann.
- **Kognitive Beeinträchtigungen:** Mehr als ein Viertel der mit Lithium behandelten Patienten berichten über den Eindruck, die Denkprozesse seien verlangsamt, sowie über Schwierigkeiten, Neues zu lernen und zu behalten, und über Konzentrationsschwierigkeiten. Umfangreiche Untersuchungen haben den Eindruck verstärkt, daß – unabhängig von den kognitiven Beeinträchtigungen, die durch die depressive Erkrankung hervorgerufen werden – Lithium selbst entsprechende Probleme bedingen kann. Bei Klagen der Patienten sollte der Lithiumspiegel so weit wie möglich gesenkt werden. Da vermutet wird, daß die zentralnervösen Symptome durch eine Erniedrigung des Folsäurespiegels bedingt sein könnten, wird empfohlen, diese Patienten mit Multivitaminpräparaten mit 400 mg Folsäure pro Tag zu behandeln. Dies soll, zumindest bei einem Teil der Patienten, zu einer Abnahme der kognitiven Beeinträchtigungen führen.
- **Neurotoxizität:** Wegen des schmalen Grenzbereichs zwischen therapeutischer und toxischer Dosis müssen Patienten über die Symptome einer beginnenden **Lithiumintoxikation** exakt informiert werden. Diese treten bereits bei Spiegeln von 1,4–2 mmol/l auf. Sie äußern sich in kognitiven Beeinträchtigungen, Verwirrtheit, Müdigkeit, Sprachstörungen, innerer Unruhe und Irritierbarkeit. Bei höheren Dosen treten zunehmend zerebelläre Symptome wie Ataxie, Sprachstörungen sowie choreatiforme oder Parkinson-ähnliche Bewegungsstörungen und schließlich generalisierte Krampfanfälle auf. Die Symptome einer schweren Lithiumintoxikation sind nicht immer reversibel und können insbesondere bei koexistierenden somatischen Erkrankungen sowie einer gleichzeitigen Neuroleptikamedikation zu Koma und Tod führen. Sie erfordern sofortige intensivmedizinische Maßnahmen wie forcierte Diurese oder eine Dialysebehandlung.

Antikonvulsiva

Carbamazepin scheint neben seinem moderaten antidepressiven Effekten auch prophylaktische Wirkung bei unipolaren Depressionen zu haben. Die wenigen bisher vorliegenden Vergleichsstudien zeigen keinen eindeutigen Unterschied in der Effektivität von Lithium und Carbamazepin in der Prophylaxe unipolarer Depressionen. Bis zum Vorliegen umfangreicher und besser kontrollierter Vergleichsstudien ist der Einsatz von Carbamazepin in dieser Indikation wohl auf Patienten zu beschränken, die weder durch eine Propyhlaxe mit Antidepressiva noch mit Lithium zufriedenstellend stabilisiert werden können oder die auf diese anderen beiden Medikamentengruppen intolerable Nebenwirkungen entwickeln. Zur Frage einer möglichen prophylaktischen Wirkung von Valproat bei unipolaren depressiven Störungen liegen derzeit keine Untersuchungen vor.

Psychotherapie

Als Alternative zur medikamentösen Therapie sollte zur Rückfallprophylaxe bei Patienten, die nur eine leicht bis mittelschwer ausgeprägte Symptomatik ohne Suizidalität aufweisen, auch eine Psychotherapie in Erwägung gezogen werden. Eine speziell für diesen Zweck entwickelte niederfrequente Form der **interpersonellen Psychotherapie (IPT)** hat sich auch in der Prophylaxe depressiver Störungen bewährt. Patienten, die mit der „Maintenance"-Form der IPT (IPT-M) behandelt wurden, blieben etwa doppelt so lange ohne Rezidiv wie Patienten, die nur unspezifische supportive Unterstützung erhielten (Abb. 11-21).

Der prophylaktische Effekt von IPT-M war allerdings bei Patienten mit melancholischen Depressionsformen deutlich geringer ausgeprägt als bei Patienten mit nicht-melancholischen Depressionen. Andere Psychotherapieformen, auch kognitive Psychotherapie, sind in ihrem prophylaktischen Wert weniger gut belegt. Eine prophylaktische psychotherapeutische Erhaltungsbehandlung ist eventuell auch in Kombination mit Pharmakotherapie indiziert, insbesondere bei Patienten, die einer Pharmakotherapie eher skeptisch gegenüberstehen und daher eine unsichere Compliance aufweisen. Im Rahmen der Psychotherapie kann dann auch gezielt an einer adäquaten Akzeptanz der Erkrankung und einer notwendigen Medikation gearbeitet werden.

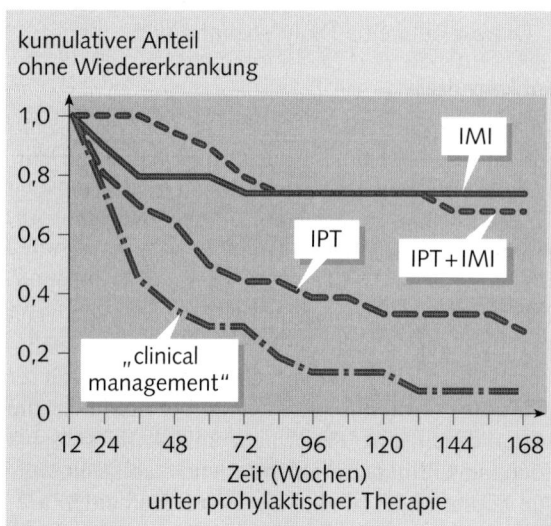

Abbildung 11-21 Prophylaktischer Effekt von Imipramin (IMI) und interpersoneller Psychotherapie (IPT) bei unipolaren Depressionen (Major Depression) (nach FRANK ET AL., 1992).

Dauer der prophylaktischen Behandlung

Über die notwendige Dauer einer prophylaktischen Therapie affektiver Störungen besteht Unklarheit. Eine signifikante rezidivprophylaktische Wirkung ist für Imipramin noch nach fünfjähriger Behandlung nachweisbar. Es ist daher wahrscheinlich, daß Patienten mit schweren, häufig rezidivierenden Depressionen eine lebenslange Prophylaxe benötigen. Wenn ein Absetzen etwa auf dringenden Wunsch des Patienten oder bei nicht zu tolerierenden Nebenwirkungen erfolgt, dann sollte insbesondere bei trizyklischen Antidepressiva ausschleichend, d.h. über Wochen bis eventuell Monate, reduziert werden, um das Risiko eines cholinergen Rebound-Effekts zu vermeiden.

Auch eine Lithiumprophylaxe sollte nur ausschleichend beendet werden, obwohl ein Lithiumentzugssyndrom, wenn überhaupt, eher bei bipolar erkrankten Patienten aufzutreten scheint. Es konnte jedoch gezeigt werden, daß auch das rasche Absetzen von Lithium mit einem höheren Rückfallrisiko verbunden ist.

7.3.2 Bipolare affektive Störungen

Lithium

Lithium ist nach wie vor das Mittel der Wahl zur prophylaktischen Behandlung bipolarer affektiver Störungen. Obwohl die meisten Studien eine ca. 60%ige Reduktion im Auftreten von Wiedererkrankungen unter Lithiumtherapie im Gruppenvergleich zu Placebo zeigen, findet sich ein vollständiges Sistieren der Rezidive nur bei etwa 50% der Patienten. 25% zeigen kein und weitere 25% nur ein inkomplettes Ansprechen auf die Lithiumprophylaxe.

In der Regel wird bei Patienten mit typischen bipolaren Verläufen bereits während der manischen Phase eine Einstellung auf Lithium vorgenommen. Auch bei depressiver Indexphase sollte schon während der Akutbehandlung neben dem Antidepressivum mit der Lithiumprophylaxe begonnen werden, erstens um die Lithiumpotenzierung in der Akutbehandlung zu nutzen und zweitens um einer möglichen Induktion manischer Episoden bzw. eines „rapid cycling" durch Antidepressiva vorzubeugen. Bipolar erkrankte Patienten benötigen nach Ergebnissen einiger, aber nicht aller Autoren eher höhere Serumspiegel (zwischen 0,8 und 1 mmol/l) für eine vollständige Stabilisierung.

Antikonvulsiva

Lithium ist weniger geeignet für die prophylaktische Therapie bei „rapid cycling" und bei dysphorisch-

7 Erhaltungstherapie und Rezidivprophylaxe

manischen Mischzuständen. Als Alternative steht eine Behandlung mit den Antikonvulsiva Carbamazepin oder Valproat zur Verfügung, die insbesondere für die Behandlung von „rapid cycling" besser geeignet erscheinen. Bei Patienten mit dysphorisch-manischen Mischzuständen scheint Valproat besonders effektiv zu sein.

Die Wirksamkeit der beiden Antikonvulsiva in der Phasenprophylaxe ist allerdings noch unzureichend untersucht. In einer ersten, sehr umfangreichen, deutschen Multicenterstudie wurde die prophylaktische Wirksamkeit von Lithium und Carbamazepin bei bipolaren Patienten verglichen (GREIL, 1994). Die Behandlung mit Lithium erwies sich bei bipolaren Patienten dem Carbamazepin überlegen. In Übereinstimmung mit anderen Untersuchungen wurde auch hierbei unter einer Lithiumbehandlung eine deutlich geringere Suizidrate festgestellt. Bei „rapid cycling" oder gegenwärtiger bzw. vorangegangener manischer Phase mit dysphorischer bzw. gemischter Symptomatik ist eine prophylaktische Behandlung mit Carbamazepin oder Valproat vermutlich vorzuziehen. Bei Nichtansprechen auf eine prophylaktische Monotherapie ist es sinnvoll, zunächst unter einer Kombinationstherapie z.B. mit Lithium und Carbamazepin eine Stabilisierung anzustreben und erst im zweiten Schritt zu testen, ob die Monotherapie mit der alternativen Substanz ausreichend ist.

Bei Therapieresistenz gegenüber Lithium und/oder Antikonvulsiva kommt eine zusätzliche Behandlung mit Kalziumantagonisten oder hochdosierten Schilddrüsenhormonen in Frage, insbesondere bei „rapid cycling". Der Kalziumantagonist Nimodipin scheint bei der Behandlung von extrem schnellem „rapid cycling" („ultra rapid cycling") geeignet zu sein.

Die Wirksamkeit einer Phasenprophylaxe kann in der Regel erst nach einem längeren Zeitraum von ein bis zwei Jahren beurteilt werden, denn einerseits können initial noch leichte Erkrankungsphasen auftreten, die sich bei längerer Prophylaxe zurückbilden, andererseits kann sich unter Umständen erst nach Monaten oder Jahren eine neue Episode einstellen. Bei engmaschiger Kontrolle können aber auch Verschlechterungen im Befinden erkannt werden, die noch nicht die Kriterien eines Rückfalls oder eines Rezidivs erfüllen. Derartige Stimmungsschwankungen haben nach neuesten Arbeiten einen hohen prädiktiven Wert für einen Rückfall bzw. ein Rezidiv und sollten zur Überprüfung der Compliance und eventuell zur Abänderung der prophylaktischen Behandlung Anlaß geben.

Dauer der Rezidivprophylaxe

Wie lange eine rezidivprophylaktische Behandlung mit Lithium oder Anitikonvulsiva fortgeführt werden sollte, ist umstritten. Möglicherweise muß eine solche Behandlung lebenslang erfolgen. Absetzen von Lithium und vielleicht auch von Antikonvulsiva kann dazu führen, daß bei Wiederansetzen nach einem Rückfall der prophylaktische Erfolg ausbleibt. Das Absetzen von Lithium ist insbesondere bei bipolaren Störungen in den ersten sechs bis zwölf Monaten mit einem gehäuften Auftreten von meist manischen Rezidiven verbunden. Ob es sich dabei tatsächlich um eine Entzugssymptomatik im Sinne eines Rebound-Effekts handelt, ist umstritten. Die Gefahr eines Rezidivs nach Absetzen kann durch sehr langsames Ausschleichen von Lithium über mehrere Wochen deutlich vermindert werden.

Psychotherapie

Empirische Nachweise für den rezidivprophylaktischen Effekt von Psychotherapien bei bipolaren affektiven Störungen stehen bisher aus. Dies gilt auch für die „Maintenance"-Form der interpersonellen Psychotherapie (IPT-M). Im Vergleich zur alleinigen Pharmakotherapie bewirkt eine Kombination von kognitiver Therapie und interpersoneller Psychotherapie mit Pharmakotherapie keine signifikanten zusätzlichen Verbesserungen des Erfolgs akuter oder prophylaktischer Behandlung. Es gibt jedoch Hinweise darauf, daß Psychotherapie allein oder in Kombination die soziale Anpassung der Patienten verbessert. Gerade jugendliche Patienten sind häufig durch die Erkrankung in ihrer psychosozialen Entwicklung erheblich beeinträchtigt, so daß eine psychotherapeutische Betreuung bereits für die Korrektur der sekundären psychosozialen Folgestörungen der affektiven Erkrankung sinnvoll erscheint. Außerdem dürfte sie zu einer Verbesserung der Compliance beitragen. Wegen der oft massiven sozialen Konflikte im Umfeld bipolar Erkrankter erscheinen familientherapeutische Ansätze mit stark psychoedukativen Elementen sinnvoll.

Bei den moderneren Psychotherapieformen für bipolare Erkrankungen wird mit dem Patienten an der Krankheitsverarbeitung und -akzeptanz, der Medikamenten-Compliance, den psychosozialen Folgen und dem Vulnerabilitätskonzept für weitere Episoden, d.h. die Notwendigkeit der Streßreduktion, gearbeitet. Von der Gruppe um FRANK und KUPFER wurde eine sogenannte „social rhythm therapy" entwickelt, die sich vornehmlich zum Ziel setzt, den häufig chaotisch strukturierten Tagesablauf einschließlich Unregelmäßigkeiten des Schlaf-Wach-Rhythmus als Schutz vor Wiedererkrankungen zu regulieren.

> **Resümee**
>
> Wegen der hohen Risikogefahr affektiver Erkrankungen kommt deren Vorbeugung hohe Relevanz zu. Bei allen affektiven Erkrankungen gilt, daß während sechs Monaten nach Eintritt der Remission das Rückfallrisiko so hoch ist, daß für diesen Zeitraum eine Erhaltungstherapie mit der Dosis, die zur Remission geführt hat, erfolgen sollte. Bei Vorliegen von zwei oder mehr depressiven Episoden innerhalb von fünf Jahren sollte eine Phasenprophylaxe mit Lithium oder einem Antidepressivum durchgeführt werden. Auch Psychotherapie, besonders interpersonelle Therapie, ist bei leichteren Depressionen zur Rückfall- und Wiedererkrankungsprophylaxe geeignet.
> Aufgrund des sehr hohen Wiedererkrankungsrisikos bei bipolaren Störungen sollte schon nach der ersten manischen Phase eine Prophylaxe erwogen werden. Geeignet sind hierbei Lithium und Carbamazepin sowie Valproat. Bei allen Erhaltungs- und phasenprophylaktischen Therapien ist besonders auf Nebenwirkungen und deren Behandlung zu achten, da ansonsten die Compliance gering ist. Zu deren Verbesserung sind zusätzlich meist intensive psychoedukative sowie oft psychotherapeutische Maßnahmen erforderlich.

Literatur

1 Terminologie

American Psychiatric Association: Practice guideline for major depressive disorder in adults. Amer. J. Psychiat. 150 (Suppl.) (1993).

Angst, J.: Begriff der affektiven Erkrankungen. In: Urscher, K. P., H. Lauber, J.-E. Meyer, C. Müller, E. Strömgren (Hrsg.): Psychiatrie der Gegenwart. Bd. 5: Affektive Psychosen, S. 1–50. Springer, Berlin–Heidelberg–New York 1987.

Bucher, R.: Depression und Melancholie. Eine historische und triebpsychologische Untersuchung zur Struktur und Klassifizierung der Depressionsformen. Huber, Bern–Göttingen–Toronto 1977.

Dilling, H., W. Mombour, M. H. Schmidt: Internationale Klassifikation psychischer Störungen – ICD-10. Kapitel V (F): Klinisch-diagnostische Leitlinien, 1. Aufl. WHO, Huber, Bern–Göttingen–Toronto 1991.

Goodwin, F. K., K. R. Jamison: Manic-Depressive Illness. Oxford University Press, New York–Oxford 1990.

Howland, R. H., M. E. Thase: A comprehensive review of cyclothymic disorder. J. nerv. ment. Dis. 181 (1993) 485–493.

Kaplan, H. I., B. J. Sadock, J. A. Grebb: Synopsis of Psychiatry. Behavioral Sciences Clinical Psychiatry, 7th ed. Williams & Wilkins, Baltimore–Philadephia–Hong Kong–London–Munich–Sydney–Tokyo 1992.

Kendell, R. E.: Die Diagnose in der Psychiatrie, 1. Aufl. Enke, Stuttgart 1978.

Klerman, G. L., R. Endicott, R. M. Spiker, A. Hirschfeld: Neurotic depression: A systematic analysis of multiple criteria of meanings. Amer. J. Psychiat. 136 (1979) 57–61.

Nicholi, A. M.: The New Harvard Guide to Psychiatry. The Belknap Press of Harvard University Press, Cambridge/Massachusetts–London 1988.

Osser, D. N.: A systematic approach to the classification and pharmacotherapy of nonpsychotic major depression and dysthymia. J. clin. Psychopharmacol. 13 (1993) 133–144.

Paykel, E. S. (ed.): Handbook of Affective Disorders. Churchill Livingstone, Edinburgh–London–Melbourne–New York 1992.

Schmidt-Degenhard, M.: Melancholie und Depression. Zur Problemgeschichte der depressiven Erkrankungen seit Beginn des 19. Jahrhunderts. Kohlhammer, Stuttgart–Berlin–Köln–Mainz 1983.

Zerssen, D. von: Definition und Klassifikation affektiver Störungen aus historischer Sicht. In: Zerssen, D. von, H.-J. Möller (Hrsg.): Affektive Störungen: Diagnostische, epidemiologische, biologische und therapeutische Aspekte, S. 3–11. Springer, Berlin–Heidelberg–New York 1988.

2 Epidemiologie und Verlauf

Akiskal, H. S.: Depression in cyclothymic and related temperaments: Clinical and pharmacologic considerations. J. clin. Psychiat. Monogr. 10 (1992) 37–43.

American Psychiatric Association: Practice guideline for major depressive disorder in adults. Amer. J. Psychiat. 150 (4) (Suppl.) (1993).

Angst, J., A. Dobler-Mikola: The Zurich Study. II. The continuum from normal to pathological depressive mood swings. Europ. Arch. Psychiat. Neurol Sci. 234 (1984) 30–38.

Angst, J., A. Dobler-Mikola: Depressive Syndrome in einer Kohorte junger Erwachsener im Längsschnitt. In: Olbrich, R. G. (Hrsg.): Prospektive Verlaufsforschung in der Psychiatrie, S. 67–81. Springer, Berlin–Heidelberg–New York 1988.

Angst, J.: Epidemiologie der affektiven Störungen. In: Urscher, K. P., H. Lauber, J.-E. Meyer, C. Müller, E. Strömgren (Hrsg.): Psychiatrie der Gegenwart. Bd. 5: Affektive Psychosen, S. 51–68. Springer, Berlin–Heidelberg–New York 1987.

Angst, J.: The course of affective disorders. Psychopathology 19 (Suppl. 2) (1986) 47–52.

Brieger, P., A. Marneros: Was ist Zyklothymia? Nervenarzt 68 (1997) 531–544.

Burton, S. W., H. S. Akiskal: Dysthymic Disorder. Gaskell, London 1990.

Dilling, H., J. Karschny, S. Weyerl, M. M. Fichter: Zur Prävalenz affektiver Störungen. Ergebnisse der oberbayerischen Feldstudie. In: Zerssen, D. von, H.-J. Möller (Hrsg.): Affektive Störungen: Diagnostische, epidemiologische, biologische und therapeutische Aspekte, S. 71–83. Springer, Berlin–Heidelberg–New York 1988.

Goodwin, F. K., K. R. Jamison: Manic-Depressive Illness. Oxford University Press, New York–Oxford 1990.

Howland, R. H., M. E. Thase: A comprehensive review of cyclothymic disorder. J. ment. Dis. 181 (1993) 485–493.

Kaplan, H. I., B. J. Sadock, J. A. Grebb: Synopsis of Psychiatry. Behavioral Sciences Clinical Psychiatry, 7th ed. Williams & Wilkins, Baltimore–Philadelphia–Hong Kong–London–Munich–Sydney–Tokyo 1992.

Maj, M.: Predictors of course of depression. Curr. Opin. Psychiat. 7 (1994) 291–294.

Tohen, M., C. M. Waternaux, M. T. Tsuang: Outcome in mania. Arch. gen. Psychiat. 47 (1990) 1106–1111.

Weissman, M. M., P. J. Leaf, M. L. Bruce, L. Florio: The epidemiology of dysthymia in five communities: Rates, rishes, comorbidity and treatment. Amer. J. Psychiat. 145 (1988) 815–819.

Weissman, M. M.: The affective disorders: Bipolar disorder and major depression. In: McClelland, H., A. Kerr (eds.): Concepts of Mental Disorder, pp. 103–110. Gaskell, London 1991.

Wolfersdorf, M.: Depressive Störungen. Psychotherapeut 40 (1995) 330–347.

3 Symptomatik und Typisierung

Akiskal, H. S.: Depression in cyclothymic and related temperaments: Clinical and pharmacologic considerations. J. clin. Psychiat. Monogr. 10 (1992) 37–43.

American Psychiatric Association: Diagnostic and Statistical Manual of Mental Disorders – DSM-IV. American Psychiatric Association, Washington (D.C.) 1994.

Angst, J., K. R. Merikangas, P. Scheidegger, W. Wicki: Recurrent brief depression: A new subtype of affective disorder. J. affect. Disord. 19 (1990) 87–98.

Angst, J.: The course of affective disorders. Psychopathology 19 (Suppl. 2) (1986) 47–52.

Brieger, P., A. Marneros: Was ist Zyklothymia? Nervenarzt 68 (1997) 531–544.

Burton, S. W., H. S. Akiskal: Dysthymic Disorder. Gaskell, London 1990.

Dilling, H., W. Mombour, M. H. Schmidt: Internationale Klassifikation psychischer Störungen – ICD-10. Kapitel V (F): Klinisch-diagnostische Leitlinien, 1. Aufl. WHO, Huber, Bern–Göttingen–Toronto 1991.

Dilsaver, S. C., Y.-W. Chen, A. C. Swann, A. M. Shoaib, K. J. Krajewski: Suicidality in patients with pure and depressive mania. Amer. J. Psychiat. 151 (1994) 1312–1315.

Freedman, A. M., H. J. Kaplan, B. J. Sadock, U. H. Peters: Psychiatrie in Praxis und Klinik. Bd. 1: Schizophrenie und affektive Erkrankungen, Verlust und Trauer. Thieme, Stuttgart–New York 1984.

Goodwin, F. K., K. R. Jamison: Manic-Depressive Illness. Oxford University Press, Oxford–New York–Tokyo 1990.

Howland, R. H., M. E. Thase: A comprehensive review of cyclothymic disorder. J. nerv. ment. Dis. 181 (1993) 485–493.

Klerman, G. L., R. Endicott, R. M. Spiker, A. Hirschfeld: Neurotic depression: A systematic analysis of multiple criteria of meanings. Amer. J. Psychiat. 136 (1979) 57–61.

Kuhs, H., R. Tölle: Symptomatik der affektiven Psychosen (Melancholien und Manien). In: Urscher, K. P., H. Lauber, J.-E. Meyer, C. Müller, E. Strömgren (Hrsg.): Psychiatrie der Gegenwart. Bd. 5: Affektive Psychosen, 69–114. Springer, Berlin–Heidelberg–New York 1987.

Saß, H., H.-U. Wittchen, M. Zaudig: Diagnostisches und statistisches Manual psychischer Störungen. Hogrefe, Göttingen–Bern–Toronto–Seattle 1996.

Tellenbach, H.: Melancholie. Problemgeschichte, Endogenität, Typologie, Pathogenese, Klinik. Springer, Berlin–Heidelberg–New York 1976.

Thompson, C., T. Silverstone: Seasonal Affective Disorder. Clin. Neurosci. Publishers, London 1989.

Winokur, G., P. Clayton, T. Reich: Manic Depressive Illness. Mosby, St. Louis (M.O.) 1969.

4 Ätiologie und Pathogenese

Akiskal, H. S., W. T. McKinney: Overview of recent research in depression. Integration of ten conceptual models into a comprehensive clinical frame. Arch. gen. Psychiat. 32 (1975) 285–305.

Aldenhoff, J.: Überlegungen zur Psychobiologie der Depression. Nervenarzt 68 (1997) 379–389.

Ball, W. A., P. C. Whybrow: Biology of depression and mania. Curr. Opin. Psychiat. 6 (1993) 27–34.

Baumgarten, H.: Schilddrüsenhormone und depressive Erkrankung – kritische Übersicht und Perspektiven. Nervenarzt 64 (1993) 1–10.

Beck, A. T.: Cognitive Therapy and the Emotional Disorders. International Universities Press, New York 1976.

Benedetti, G.: Zur Psychodynamik der Depression. Nervenarzt 52 (1981) 621–628.

Berger, M., D. Riemann, M. Wiegand, C. Lauer, J. Vollmann, S. Krieger, F. Hohagen, D. von Zerssen: Polysomnographische Beiträge zum Verständnis der Pathogenese affektiver Erkrankungen. In: Berger, M., H.-J. Möller, H.-U. Wittchen (Hrsg.): Psychiatrie als empirische Wissenschaft, S. 128–140. Zuckschwerdt, München–Bern–Wien–New York 1993.

Bohus, M., M. Berger: Der Beitrag biologisch-psychiatrischer Befunde zum Verständnis depressiver Erkrankungen. Z. klin. Psychol. 21 (1992) 156–171.

CINP. Task Force for the Collegium Internationale Neuropsychopharmacologicum: Impact of neuropharmacology in the 1990th – strategies for the therapy of depressive illness. Europ. Neuropsychopharmacol. 3 (1993) 153–156.

Dreßing, H., D. Riemann: Diagnostik und Therapie von Schlafstörungen. Fischer, Stuttgart–Jena–New York 1994.

Gilbert, P.: Depression. From Psychology to Brain State. Lawrence Erlbaum Associates, Publishers, London–Hillsdale–New Jersey 1984.

Goodwin, F. K., K. R. Jamison: Manic-Depressive Illness. Oxford University Press, Oxford–New York–Tokyo 1990.

Gotthardt, U., J. Heuser: Neuroendokrinologische Forschung in der Psychiatrie. In: Lieb, K., D. Riemann, M. Berger (Hrsg.). Biologisch-psychiatrische Forschung, S. 43–70. Fischer, Stuttgart–Jena–New York 1995.

Harris, T. O., G. W. Brown: Social causes of depression. Curr. Opin. Psychiat. 9 (1996) 3–10.

Holsboer, F.: Neuroendocrinology of mood disorders. Psychopharmacology 83 (1995) 957–969.

Jong-Meyer, R. de: Der Beitrag psychologischer Konzepte zum Verständnis depressiver Erkrankungen. Z. klin. Psychol. 21 (1992) 133–155.

Matussek, N., F. Holsboer: Biologischer Hintergrund. In: Kisker, K. P., H. Lauter, J.-E. Meyer, C. Müller, E. Strömgren (Hrsg.): Psychiatrie der Gegenwart. Bd. 5: Affektive Psychosen. 3. Aufl., S. 203–240. Springer, Berlin–Heidelberg–New York 1987.

Mitscherlich, A., E. Jacobson: Depression. Literatur der Psychoanalyse. Eine vergleichende Untersuchung normaler, neurotischer und psychotisch-depressiver Zustände. Suhrkamp, Frankfurt a. M. 1977.

Möller, H.-J., D. von Zerssen: Prämorbide Persönlichkeit von Patienten mit affektiven Psychosen. In: Kisker, K. P., H. Lauter, J.-E. Meyer, C. Müller, E. Strömgren (Hrsg.): Psychiatrie der Gegenwart. Bd. 5: Affektive Psychosen. 3. Aufl., S. 165–180. Springer, Berlin–Heidelberg–New York 1987.

Nicholi, A. M.: The New Harvard Guide to Psychiatry. The Belknap Press of Harvard University Press, Cambridge/Massachusetts–London 1988.

Paykel, E. S.: Psychosoziale Faktoren. In: Kisker, K. P., H. Lauter, J.-E. Meyer, C. Müller, E. Strömgren (Hrsg.): Psychiatrie der Gegenwart, Bd. 5 Affektive Psychosen, 3. Aufl., S. 181–202. Springer, Berlin–Heidelberg–New York 1987.

Popping, P.: Psychiatrische Genetik. Springer, Berlin–Heidelberg–New York 1989.

Post, R. M., J. C. Ballenger, M. D. Baltimur (eds.): Neurobiology of Mood Disorders. William & Wilkins, Baltimore 1984.

Siever, L. H., K. L. Davis: Overview: Toward a dysregulation hypothesis of depression. Amer. J. Psychiat. 142 (1985) 1017–1031.

Steffens, D. C., L. A. Tupler, K. R. Krishnan: The neurostructural/neurofunctional basis of depression/mania. Curr. Opin. Psychiat. 6 (1993) 22–26.

Steinmeyer, E.-M. (Hrsg.): Depression: Ätiologie, Diagnostik und Therapie. Kohlhammer, Stuttgart–Berlin–Köln–Mainz 1980.

Steinmeyer, E.-M.: Psychologische Modelle der Entstehung affektiver Störungen. In: Zerssen, D. von, H.-J. Möller (Hrsg.): Affektive Störungen: Diagnostische, epidemiologische, biologische und therapeutische Aspekte, S. 221–231. Springer, Berlin–Heidelberg–New York 1988.

Warsh, J. J., P. P. Li: Second messenger systems and mood disorders. Curr. Opin. Psychiat. 9 (1996) 23–29.

Whybrow, P. C., H. S. Akiskal, W. T. McKinney jr.: Mood Disorders Towards a New Psychobiology. Plenum Press, New York 1984.

Zerbin-Rüding, E.: Psychiatrische Genetik. In: Kisker, K. P., J. E. Meyer, C. Müller, E. Strömgren (Hrsg) Grundlagen und Methoden der Psychiatrie. Teil 2, S. 545–618. Springer, Berlin–Heidelberg–New York 1980.

Zerssen, D. von, M. Berger, M. Dose, P. Doerr, C. Krieg, S. Bossert, D. Riemann, K. Pirke, R. Dolhofer, O. Müller: The nature of neuroendocrine abnormalities in depression: A controversial issue in contemporary psychiatry. Psychiat. Develop. 3 (1986) 237–256.

5 Differentialdiagnostischer Prozeß

Albersnagel, F. A., P. M. G. Emmelkamp, R. van den Hoofdakker: Depression. Theorie, Diagnostik und Behandlung. Verlag für Angewandte Psychologie, Göttingen–Stuttgart 1993.

American Psychiatric Association: Diagnostic and Statistical Manual of Mental Disorders – DSM-IV. American Psychiatric Association, Washington (D.C.) 1994.

Baumgarten, H.: Schilddrüsenhormone und depressive Erkrankung – Kritische Übersicht und Perspektiven. Nervenarzt 64 (1993) 1–10.

Gastpar, M., J. Rimpel: Akutbehandlung affektiver Erkrankungen. Nervenheilkunde 14 (1995) 100–107.

Kaplan, H. I., B. J. Sadock, J. A. Grebb: Synopsis of Psychiatry. Behavioral Sciences Clinical Psychiatry, 7th ed. Williams & Wilkins, Baltimore–Philadephia–Hong Kong–London–Munich–Sydney–Tokyo 1992.

Kohlmeyer, K.: Stellenwert der kranialen Computer-Tomographie in der psychiatrischen Diagnostik. In: Helmchen, H., J. P. Hedde, A. Pitzker (Hrsg.): Hirndiagnostik mit bildgebenden Verfahren, S. 21–33. MMV Medizin Verlag, München 1985.

Möller, H.-J.: Syndrome und Verlaufsformen affektiver Störungen sowie Probleme ihrer psychometrischen Erfassung. In: Zerssen, D. von, H.-J. Möller (Hrsg.): Affektive Störungen: Diagnostische, epidemiologische, biologische und therapeutische Aspekte, S. 46–70. Springer, Berlin–Heidelberg–New York 1988.

Sorcft, S. M., G. N. McNeil: Handbook of Psychiatric Differential Diagnosis. PSG Publishing Company, Littleton 1987.

Stieglitz, R. D., U. Baumann: Psychodiagnostik psychischer Störungen. Enke, Stuttgart 1994.

Winokur, G., D. W. Black, A. Nashrallah: Depression secondary to other psychiatric disorders and medical illnesses. Amer. J. Psychiat. 154 (1988) 233–237.

6 Akuttherapie affektiver Erkrankungen

Akiskal, H. S.: Depression in cyclothymic and related temperaments: Clinical and pharmacologic considerations. J. clin. Psychiat. Monogr. 10 (1992) 37–43.

Albersnagel, F. A., P. M. G. Emmelkamp, R. van den Hoofdakker: Depression. Theorie, Diagnostik und Behandlung. Verlag für Angewandte Psychologie, Göttingen–Stuttgart 1993.

Beaumont, G.: The treatment of depression in primary care. In: Langer, S. Z., N. Brunello, G. Racagni, J. Mendlewicz (eds.): Critical Issues in the Treatment of Affective Disorders, pp. 25–31. Karger, Basel–Freiburg–Paris–London 1994.

Benedetti, G.: Analytische Therapie der affektiven Psychosen. In: Kisker, K. P., H. Lauter, J.-E. Meyer, C. Müller, E. Strömgren (Hrsg.): Psychiatrie der Gegenwart. Bd. 5: Affektive Psychosen. 3. Aufl., S. 369–386. Springer, Berlin–Heidelberg–New York 1987.

Berger, M., J. Vollmann, F. Hohagen, A. König, H. Lohner, U. Voderholzer, D. Riemann: Sleep deprivation combined with consecutive sleep phase advance as a fast-acting therapy in depression: An open pilot trial in medicated and unmedicated patients. Amer. J. Psychiat. 154 (1997) 870–872.

Blackburn, J.-M.: Psychology and psychotherapy of depression. Curr. Opin. Psychiat. 7 (1994) 30–33.

Brieger, P., A. Marneros: Was ist Zyklothymia? Nervenarzt 68 (1997) 531–544.

Danish University Antidepressant Group: Moclobemide: A reversible MAO-A-inhibitor showing weaker antidepressant effect than clomipramine in a controlled multicenter study. J. affect. Disord. 28 (1993) 105–116.

Danish University Antidepressant Group: Paroxetin, a selective reuptake inhibitor showing better tolerance, but weaker antidepressant effect than clomipramine in a controlled multicenter study. J. affect. Disord. 18 (1990) 289–299.

Gastpar, M., J. Rimpel: Akutbehandlung affektiver Erkrankungen. Nervenheilkunde 14 (1995) 100–107.

Goodwin, F. K., A. P. Zis: Lithium in the treatment of mania: Comparison with neuroleptics. Arch. gen. Psychiat. 36 (1979) 840–844.

Goodwin, F. K., K. R. Jamison: Manic-Depressive Illness. Oxford University Press, Oxford–New York–Tokyo 1990.

Howland, R. H., M. E. Thase: A comprehensive review of cyclothymic disorder. J. nerv. ment. Dis. 181 (1993) 485–493.

Howland, R. H.: Pharmacotherapy of dysthymia: A review. J. clin. Psychopharmacol. 11 (1991) 83–92.

Jefferson, J. W., J. H. Greist, D. L. Ackermann: Lithium Encyclopedia for Clinical Practice, 2nd ed. Amer. Psychiat. Press, Washington–London 1987.

Jong-Meyer, R. de: Die verhaltenstherapeutisch-kognitive Beeinflussung affektiver Störungen. In: Zerssen, D. von, H.-J. Möller (Hrsg): Affektive Störungen: Diagnostische, epidemiologische, biologische und therapeutische Aspekte, S. 232–242. Springer, Berlin–Heidelberg–New York 1988.

Kaplan, H. I., B. J. Sadock, J. A. Grebb: Synopsis of Psychiatry. Behavioral Sciences Clinical Psychiatry, 7th ed. Williams & Wilkins, Baltimore–Philadelphia–Hong Kong–London–Munich–Sydney–Tokyo 1992.

Lanczik, M., M. Knoche, J. Fritze: Psychopharmakotherapie während Gravidität und Laktation. Teil 1: Gravidität. Nervenarzt 69 (1998) 1–9.

Lanczik, M., M. Knoche, J. Fritze: Psychopharmakotherapie während Gravidität und Laktation. Teil 2: Laktation. Nervenarzt 69 (1998) 10–14.

Langer, G., H. Heimann: Psychopharmaka: Grundlagen und Therapie. Springer, Berlin–Heidelberg–New York 1983.

Linden, M.: Psychotherapie bei depressiven Erkrankungen, speziell endogenen Depressionen. In: Kisker, K. P., H. Lauter, J.-E. Meyer, C. Müller, E. Strömgren (Hrsg.): Psychiatrie der Gegenwart. Bd.5: Affektive Psychosen. 3. Aufl., S. 387–402. Springer, Berlin–Heidelberg–New York 1987.

Markowitz, J. C.: Psychotherapy of dysthymia. Amer. J. Psychiat. 151 (1994) 1114–1121.

McCullough, J. P.: Psychotherapy for dysthymia: A naturalistic study of ten patients. J. nerv. ment. Dis. 179 (1991) 734–740.

Melzer, H. Y. (ed.): Psychopharmacology: The Third Generation of Progress. Raven, New York 1987.

Möller, H.-J. (Hrsg.): Therapie psychiatrischer Erkrankungen. Enke, Stuttgart 1993.

Mundt, Ch.: Die Psychotherapie depressiver Erkrankungen: zum theoretischen Hintergrund seiner Praxisrelevanz. Nervenarzt 68 (1996) 183–197.

Ottosson, J.-O.: Elektrokrampftherapie. In: Kisker, K. P., H. Lauter, J.-E. Meyer, C. Müller, E. Strömgren (Hrsg.): Psychiatrie der Gegenwart. Bd. 5: Affektive Psychosen. 3. Aufl., S. 343–368. Springer, Berlin–Heidelberg–New York 1987.

Post, R. M., J. C. Ballenger, M. D. Baltimur (eds.): Neurobiology of Mood Disorders. Williams & Wilkins, Baltimore–Philadelphia–Hong Kong–London–Munich–Sydney–Tokyo 1984.

Post, R. M., R. A. Kelter, K. Kenicoff, G. S. Leverich, K. Mikalanshas: Assessment of anticonvulsant drugs in patients with bipolar affective illness. In: Hindmarch, J., P. D. Stonie (eds.): Human Psychopharmacology. Vol. 4, pp. 211–245. Wiley & Sons, New York 1993.

Riederer, P., G. Laux, W. Pöldinger (Hrsg.): Neuropsychopharmaka. Bd. 3: Antidepressiva und Phasenprophylaxe. Springer, Berlin–Heidelberg–New York 1992.

Sauer, H., H. Lauter: Elektrokrampftherapie. Nervenarzt 58 (1987) 201–209.

Schramm, E., M. Berger: Zum gegenwärtigen Stand der interpersonellen Psychotherapie. Nervenarzt 65 (1994) 2–10.

Scott, J.: Cognitive therapy of depressiv disorders. Curr. Opin. Psychiat. 7 (1994) 233–236.

Stravyuski, A., A. Shahar, R. Verreault: A pilot study of the cognitive treatment of dysthymic disorder. Behav. Psychother. 4 (1991) 369–372.

Vestergaard, P.: Treatment and prevention of mania: A Scandinavian perspective. Neuropsychopharmacology 7 (1992) 249–259.

Waring, E. M., C. H. Chamberlaine, E. W. McCrank: Dysthymie: A randomized study of cognitive marital therapy and antidepressants. Canad. J. Psychiat. 33 (1988) 96–99.

Woggon, B.: Pharmakotherapie affektiver Störungen. In: Kisker, K. P., H. Lauter, J.-E. Meyer, C. Müller, E. Strömgren (Hrsg.): Psychiatrie der Gegenwart. Bd. 5: Affektive Psychosen. 3. Aufl., S. 273–326. Springer, Berlin–Heidelberg–New York 1987.

Woggon, B.: Psychopharmakologische Akutbehandlung affektiver Störungen. In: Zerssen, D. von, H.-J. Möller (Hrsg): Affektive Störungen: Diagnostische, epidemiologische, biologische und therapeutische Aspekte, S. 197–208. Springer, Berlin–Heidelberg–New York 1988.

Wolfersdorf, M.: Hilfreicher Umgang mit Depressiven. Hogrefe, Göttingen–Bern–Toronto–Seattle 1992.

7 Erhaltungstherapie und Rezidivprophylaxe

American Psychiatric Association: Practice guideline for major depressive disorder in adults. Amer. J. Psychiat. 150 (Suppl. 4) (1993) 1–26.

Calker, D. van, J. Walden: Valproat in der Psychiatrie. Zuckschwerdt, München–Bern–Wien–New York 1994.

Calker, D. van, M. Berger: Erhaltungstherapie und Prophylaxe rezidivierender affektiver Erkrankungen. Nervenheilkunde 14 (1995) 108–117.

Ehlers, C. L., E. Frank, D. J. Kupfer: Social zeitgebers and biological rhythms. A unified approach to understanding the etiology of depression. Arch. gen. Psychiat. 45 (1988) 948–952.

Emrich, H. M., M. Dose: Klinische Aspekte der pharmakologischen Langzeittherapie affektiver Störungen. In: Zerssen, D. von, H.-J. Möller (Hrsg.): Affektive Störungen: Diagnostische, epidemiologische, biologische und therapeutische Aspekte, S. 209–220. Springer, Berlin–Heidelberg–New York 1988.

Frank, E., R. F. Prien, R. B. Jarret, M. B. Keller, D. J. Kupfer, P. W. Lavori, A. J. Rush, M. M. Weissman: Conceptualization and rationale for consensus definitions of terms in major depressive disorder. Arch. gen. Psychiat. 48 (1991) 851–855.

Frank, E., S. Johnson, D. J. Kupfer: Psychological treatments in prevention of relapse. In: Montgomery, S. A., F. Rouillon (eds.): Long-Term Treatment of Depression, pp. 197–228. Wiley & Sons, New York 1992.

Goodwin, F. K., K. R. Jamison: Manic-Depressive Illness. Oxford University Press, Oxford–New York–Tokyo 1990.

Greil, W., W. Ludwig-Mayerhofer, B. Steller, A. Czernik, H. Giedke, B. Müller-Oerlinghausen, M. Osterheider, G. A. E. Rudolf, H. Sauer, J. Tegeler, T. Wetterling: Lithium- oder Carbamazepinprophylaxe bei affektiven Psychosen? Ergebnisse einer kontrollierten multizentrischen Studie. In: Müller-Oerlinghausen, B., A. Berghöfer (Hrsg.): Ziele und Ergebnisse der medikamentösen Prophylaxe affektiver Psychosen, S. 113–119. Thieme, Stuttgart–New York 1994.

Langer, G., H. Heimann: Psychopharmaka: Grundlagen und Therapie. Springer, Berlin–Heidelberg–New York 1983.

Möller, H.-J.: Therapie psychischer Erkrankungen. Enke, Stuttgart 1993.

Montgomery, S., A. Roberts, A. G. Patel: Placebo-controlled efficacy of antidepressants in continuation treatment. Int. clin. Psychopharmacol. 9 (Suppl. 1) (1994) 49–53.

Montgomery, S., F. Rouillon: Long-Term Treatment of Depression. Wiley & Sons, New York 1992.

Riederer, P., G. Laux, W. Pöldinger: Neuro-Psychopharmaka. Bd. 3: Antidepressiva und Phasenprophylaxe. Springer, Berlin–Heidelberg–New York 1992.

Schou, M.: Lithium. In: Kisker, K. P., H. Lauter, J.-E. Meyer, C. Müller, E. Strömgren (Hrsg.): Psychiatrie der Gegenwart. Bd. 5: Affektive Psychosen. 3. Aufl., S. 327–342. Springer, Berlin–Heidelberg–New York 1987.

Schramm, E., M. Berger: Zum gegenwärtigen Stand der interpersonellen Psychotherapie. Nervenarzt 65 (1994) 2–10.

Thase, M.: Maintenance treatments of recurrent depression. Curr. Opin. Psychiat. 6 (1993) 16–21.

Walden, J., J. von Wegerer, M. Berger, H. Grunze: Wirksamkeit von Antiepileptika bei psychischen Erkrankungen. EEG-Labor 18 (1996) 32–47.

12
Angststörungen

*Jörg Angenendt, Ulrich Frommberger, Werner Trabert,
Christian Stiglmayr und Mathias Berger*

Inhalt

1 **Terminologie** ... 569
2 **Epidemiologie und Verlauf** ... 571
    2.1 Prävalenz ... 571
    2.2 Risikofaktoren ... 571
    2.2.1 Alter ... 571
    2.2.2 Geschlecht ... 572
    2.2.3 Weitere Risikofaktoren ... 572
    2.3 Komorbidität ... 572
    2.4 Verlauf ... 573
    2.5 Soziale Auswirkungen ... 573
3 **Symptomatik und Typisierung** ... 574
    3.1 Agoraphobie mit oder ohne Panikstörung ... 575
    3.1.1 Situativ gebundene Ängste ... 576
    3.1.2 Agoraphobisches Vermeidungsverhalten ... 576
    3.2 Soziale Phobie ... 578
    3.3 Spezifische Phobie ... 578
    3.4 Panikstörung ... 580
    3.5 Generalisierte Angststörung ... 580
    3.6 Andere Angststörungen ... 582
4 **Ätiologie und Pathogenese** ... 583
    4.1 Biologische Modellvorstellungen ... 384
    4.1.1 Genetische Faktoren ... 584
    4.1.2 Neuroanatomie und Neurophysiologie ... 585
    4.1.3 Neuroendokrinologie ... 587
    4.1.4 Psychophysiologie ... 588
    4.2 Psychodynamische Modellvorstellungen ... 588
    4.3 Lerntheoretische und kognitive Modelle ... 590
    4.4 Integrative Modelle ... 593
5 **Differentialdiagnostischer Prozeß** ... 595
    5.1 Ausschluß einer organischen Erkrankung ... 596
    5.2 Ausschluß anderer psychiatrischer Erkrankungen ... 597
    5.3 Differentialdiagnostik innerhalb des Spektrums von Angststörungen ... 598
    5.4 Therapierelevante und therapiebegleitende Diagnostik ... 598
6 **Therapie** ... 600
    6.1 Psychotherapeutische Basisbehandlung („clinical management") ... 600
    6.2 Therapie der Agoraphobie und der Panikstörung ... 601
    6.2.1 Pharmakotherapie ... 601

6.2.2	Verhaltenstherapeutische Verfahren	603
6.3	Therapie der sozialen Phobie	606
6.3.1	Pharmakotherapie	606
6.3.2	Verhaltenstherapeutische Verfahren	607
6.4	Therapie der spezifischen Phobie	608
6.4.1	Pharmakotherapie	608
6.4.2	Verhaltenstherapeutische Verfahren	608
6.5	Therapie der Panikstörung	609
6.5.1	Pharmakotherapie	609
6.5.2	Verhaltenstherapeutische Verfahren	610
6.6	Therapie der generalisierten Angststörung (GAS)	610
6.6.1	Pharmakotherapie	610
6.6.2	Verhaltenstherapeutische Verfahren	611
6.7	Psychodynamische Therapie der Angststörungen	611
6.8	Rahmenbedingungen der Therapie von Angststörungen	612
6.8.1	Therapiesetting	612
6.8.2	Kombinationsbehandlungen	612
6.8.3	Differentielle Indikationen	613

1 Terminologie

Angst ist eine existentielle Grunderfahrung, die ein Bestandteil des menschlichen Lebens ist. Das unvermeidbare Erleben von Angst findet seit frühester Zeit seinen Niederschlag in religiösen, literarischen und philosophisch-wissenschaftlichen Zeugnissen. Diese verdeutlichen, daß neben der normalen Angst, die als biologisch angelegtes Reaktionsmuster auf die Wahrnehmung, Bewältigung und Vermeidung von Gefahren und Bedrohungen dient, immer auch **übersteigerte Angstformen** individueller und kollektiver Art bekannt waren. Bevor sich die psychiatrische Krankheitslehre seit Mitte des 19. Jahrhunderts mit der Angst als psychischer Krankheit zu beschäftigen begann, hatten philosophisch geprägte Angstlehren den größten Einfluß. DESCARTES sah Erinnerungsbilder des Gehirns an früher als bedrohlich erlebte Situationen als Ursachen phobischer Ängste an. Seit Mitte des 19. Jahrhunderts finden sich Hinweise auf die zentrale Bedeutung, die man der Angst als Bedingung der verschiedensten psychischen Krankheiten beimaß. Der Krankenhauspsychiater DICK sah 1876 „die Angst der Kranken als das Alpha und Omega der praktischen Psychiatrie an". Dabei wurde krankhafte Angst zunächst im Sinne eines Syndroms, nicht aber als eigenständige Krankheitseinheit aufgefaßt. Der enge Bezug von Angst besonders zur Depression wurde stets betont.

1872 wurde von dem deutschen Nervenarzt WESTPHAL eine Arbeit mit dem Titel „Agoraphobie, eine neuropathische Erscheinung" veröffentlicht. Darin gab er eine bis heute in ihrer Präzison gültige Beschreibung der Symptome eines Patienten, der unter starken Ängsten beim Betreten öffentlicher Plätze litt und den gleichzeitig die Grundlosigkeit seiner dabei auftretenden Todesängste erschreckte. WESTPHAL hob den rein psychischen Charakter der „Platzfurcht" hervor und grenzte sich von den damals vorherrschenden neurophysiologischen und hirnpathologischen Erklärungsansätzen ab. Zwei Jahre zuvor hatte BENEDIKT den Begriff „Platzschwindel" zur Kennzeichnung eines der Agoraphobie vergleichbaren Störungsbildes geprägt. Im Gegensatz zu WESTPHAL hatte BENEDIKT jedoch als Kernmerkmal dieses Syndroms eher den Schwindel als die Angst gesehen.

Unter dem Begriff der **Phobie** wurde den seelischen Störungen mit einem umgrenzten Angsterleben größere Beachtung geschenkt. CORDES hatte nach dem Erscheinen von WESTPHALS Aufsatz darauf hingewiesen, daß die Agoraphobie eine spezielle Form aus der Vielfalt verschiedener Angstgestaltungen darstellt, welche sich auf die unterschiedlichsten Objekte und Situationen beziehen können. Er beschrieb Phobien als eine „bestimmte Abart gewisser psychischer Angstgefühle, die sich mehr oder weniger ähnlich sind, sich nicht in ihrer Qualität, sondern nur in ihrer Intensität voneinander unterscheiden und namentlich alle dieselbe Ursache haben" (Zitat nach SCHMIDT-DEGENHART, 1986).

1895 wurde von SIGMUND FREUD der Begriff der **Angstneurose** geprägt, der bis in die 70er Jahre unseres Jahrhunderts die Terminologie im Bereich der Angststörungen bestimmte. Die Angstneurose umfaßte in FREUDS Beschreibung unterschiedliche Angstformen. Besonders hervorgehoben wurden die sich als akute ängstliche Erregung äußernden sogenannten **freiflottierenden Ängste.** Diese werden nicht durch spezielle Objekte oder Situationen ausgelöst und sind zusätzlich durch eine hypochondrische Erwartungshaltung gekennzeichnet. Von der Angstneurose im engeren Sinn unterschied er die Phobien, die er auch als **„Angsthysterie"** beschrieb. Die Vorstellungen FREUDS über die den Angststörungen zugrundeliegenden physiologischen und pathogenetischen Mechanismen wandelten sich mehrfach, so daß unterschiedliche Angsttheorien von FREUD bekannt sind. Der Begriff der Angstneurose blieb als übergeordnete Bezeichnung für die verschiedenen Formen der Angststörungen bis zu den psychiatrischen Klassifikationssystemen der ICD-9 und DSM-II bestimmend.

Seit den 50er Jahren haben intensive Forschungsbemühungen im Bereich der Angststörungen das über lange Zeit vor allen Dingen psychoanalytisch geprägte Verständnis dieser Erkrankungen grundlegend in Frage gestellt. Von besonderer Bedeutung waren dabei die wissenschaftlichen und klinischen Studien zur Verhaltenstherapie verschiedener Phobien und die Arbeiten der biologischen Psychiatrie, beginnend mit den Untersuchungen des amerikanischen Psychiaters KLEIN über die Wirkung von Imipramin bei Panikattacken. Beide Therapierichtungen haben das Verständnis von Angsterkrankungen und deren Behandlungsmöglichkeiten entscheidend erweitert und die Terminologie in den neueren Diagnosesystemen des DSM-III und den nachfolgenden Versionen sowie der ICD-10 beeinflußt. Der Begriff der Angsterkrankung wurde zugunsten des Begriffs der **Angststörung** aufgegeben.

Eine wichtige Veränderung gegenüber der bis dahin vorherrschenden Terminologie ergab sich durch die explizite Formulierung des Konstrukts der **„Panikattacken"** im DSM-III (1980). Dieses Konzept geht auf den Einfluß von KLEIN zurück, der aufgrund der unterschiedlichen Wirksamkeit des trizyklischen Antidepressivums Imipramin eine qualitative Unterscheidung zwischen phobischen Angstsymptomen und Panikattacken bzw. der daraus resultierenden Panikstörung postulierte. KLEINS Hypothese war, daß Panikattacken im Gegensatz zu Phobien gut auf Imipramin ansprechen. Viele der für Phobien typischen Beschwerden, wie phobisches Vermeidungsverhalten, Erwartungsangst und ängstliche Daueranspannung, seien – vor allem bei der Agoraphobie – sekundäre Folgeerscheinungen der als primär angesehenen spontanen Panikattacken.

DSM-III-R bzw. DSM-IV sowie ICD-10 (Tab. 12-1) haben gemeinsam, daß beide eine weitere Ausdifferenzierung der „Angstneurose" nach phänomenologischen Gesichtspunkten vorgenommen haben. Die Angstneurose wird jetzt unterteilt in die bereits beschriebene **Panikstörung**, d.h. eine akute, in Form von Panikattacken auftretende Angst ohne spezifische Auslöser, und in eine eher chronische Form nicht objektgebundener Angst, die als **generalisierte Angststörung** bezeichnet wird. Bei den Phobien werden **Agoraphobie mit und ohne Panikstörung, soziale Phobie** und **spezifische Phobie** unterschieden. Der Begriff „einfache Phobie" sollte nicht mehr verwendet werden, da damit eine Aussage über einen vermeintlich geringen Schweregrad nahegelegt wird.

Klinisch ist die Unterscheidung zwischen **primären** Angststörungen im Sinne der obigen Ausführungen und **sekundären** Angstformen von besonderer Wichtigkeit. Als sekundäre Ängste und Syndrome versteht man Beschwerden, die sich durch im Vordergrund stehende ängstliche Beschwerden manifestieren, jedoch auf eine körperlich definierbare Grunderkrankung oder auf eine andere psychiatrische Erkrankung zurückzuführen sind.

> Unter Angststörungen wird heute eine Gruppe von Störungen zusammengefaßt, die durch exzessive Angstreaktionen bei gleichzeitigem Fehlen akuter

Tabelle 12-1 ICD-10- und DSM-IV-Klassifikation der Angststörungen.

ICD-10		DSM-IV	
F40	**phobische Störungen**		
40.0	Agoraphobie		
40.0	ohne Panikstörung	300.22	Agoraphobie ohne Panikstörung in der Vorgeschichte
40.01	mit Panikstörung	300.21	Panikstörung mit Agoraphobie
40.1	soziale Phobie	300.23	soziale Phobie
40.2	spezifische (isolierte) Phobie	300.29	spezifische Phobie
40.8	andere		
40.9	nicht näher bezeichnete		
F41	**Andere Angststörungen**		
41.0	Panikstörungen (episodisch paroxysmale Angst)	300.1	Panikstörung ohne Agoraphobie
41.1	generalisierte Angststörung	300.02	generalisierte Angststörung
41.2	Angst und Depression, gemischt		
41.3	andere gemischte Angststörungen		
41.8	andere näher bezeichnete		
41.9	nicht näher bezeichnete	300.00	Anststörung nicht näher bezeichnet
		300.3	Zwangsstörung
		309.81	posttraumatische Belastungsstörung
		308.3	akute Streßerkrankung
		293.89	Angststörung aufgrund des medizinischen Allgemeinzustandes
		291.x/ 292.x	substanzinduzierte Angststörung

Gefahren und Bedrohungen charakterisiert sind. Die Abgrenzung gegenüber der „normalen" Angst ergibt sich weniger aus den unmittelbaren Reaktionsformen als vielmehr aus den Umständen (Auslöser, Intensität, Dauer, Angemessenheit der Angstreaktion) und den Folgen des Auftretens der Angstreaktionen. Die heute gebräuchliche Typisierung der Angststörungen orientiert sich unter Verzicht auf ätiologische Annahmen an der speziellen Symptomatik, am Schweregrad, Verlauf und an der Dauer der Symptomatik.

2 Epidemiologie und Verlauf

2.1 Prävalenz

Präzise und differenzierte Häufigkeitsangaben zur Verbreitung von Angststörungen in der Allgemeinbevölkerung liegen erst seit Mitte der 80er Jahre vor. Sie sind Ergebnisse einer Reihe von epidemiologischen Untersuchungen an repräsentativen Bevölkerungsstichproben in verschiedenen Ländern und Kulturen, in denen standardisierte Diagnoseinstrumente zur Beurteilung des Vorliegens einer Angststörung eingesetzt wurden. Frühere Prävalenzschätzungen für Angsterkrankungen waren überwiegend aus klinischen Stichproben abgeleitet und zeigten sehr große Schwankungsbreiten. Die neueren Untersuchungen weisen dagegen relativ gute Übereinstimmungen bezüglich der Verbreitungshäufigkeit von Angststörungen auf.

Danach gehören Angststörungen mit einer **Lebenszeitprävalenz von insgesamt 15%** zu den häufigsten psychischen Erkrankungen in der Normalbevölkerung. Die Wahrscheinlichkeit, im Laufe des Lebens an einer Form der genannten Angststörungen zu erkranken, ist somit größer als für affektive Störungen und etwas geringer als für Störungen durch schädlichen Substanzgebrauch. Die **Punktprävalenz** der Angststörungen insgesamt beträgt etwa 7%.

Für die verschiedenen Unterformen von Angststörungen ergeben sich aufgrund der neueren Studien folgende **mittlere Lebenszeitprävalenzen:** Am weitesten verbreitet sind danach phobische Störungen: spezifische Phobien mit etwa 10%, Agoraphobie mit etwa 5%, soziale Phobie mit 2,5%. Die Panikstörung tritt bei etwa 2% der Allgemeinbevölkerung auf. Die Angaben für die generalisierte Angststörung sind aufgrund der erst in den 80er Jahren operationalisierten Diagnosekriterien noch sehr divergierend. Neuere Studien bestätigten eine Lebenszeitprävalenz von etwa 5% (WITTCHEN und EATON, 1994). Schätzungen für die Prävalenz der Restkategorie anderer Angststörungen (z.B. Angst und Depression, gemischt) fehlen noch völlig. Auch fällt auf, daß die Prävalenzraten in Abhängigkeit von den verwandten Diagnosekriterien (z.B. bei der Panikstörung nach Modifikationen von DSM-III zu DSM-III-R) variieren können. Tabelle 12-2 faßt die Prävalenzdaten untereinander vergleichbarer epidemiologischer Studien zusammen.

2.2 Risikofaktoren

2.2.1 Alter

Das Erstauftreten der verschiedenen Angststörungen scheint mit unterschiedlichen lebenszeitlichen Entwicklungsphasen assoziiert zu sein. Spezifische Phobien entstehen in der Regel bereits in der Kindheit, soziale Phobien oftmals in der frühen Jugend bei Eintritt der Pubertät und Panikstörungen und Agoraphobien bevorzugt zwischen dem 20. und 30. Lebensjahr. Bei der generalisierten Angststörung ist eine bimodale Verteilung mit einer Häufung sowohl in der Adoleszenz als auch um das 40. Lebensjahr beschrieben. Für die meisten Angststörungen, möglicherweise mit Ausnahme der generalisierten

Tabelle 12-2 Lifetime-Prävalenz von Angststörungen (nach PERKONIGG und WITTCHEN, 1995).

Diagnose	Bereich der Einzelstudien	Median (abgeleitet)
Panikstörung DSM-III	1,1–2,4%	1,9%
Panikstörung DSM-III-R	3,2–3,6%	3,6%
Agoraphobie	2,1–10,9%	5,4%
spezifische Phobie	4,5–11,3%	8,6%
soziale Phobie DSM-III	1,0–3,9%	2,4%
generalisierte Angst	1,9–31,1%	5,1%

Angst, gilt, daß ein erstmaliges Auftreten klinisch relevanter Beschwerden nach dem 45. Lebensjahr selten ist.

2.2.2 Geschlecht

Das Verhältnis von Frauen zu Männern wird auf mindestens 2:1 geschätzt, jedoch wird bei sozialen Phobien eine Tendenz zur Gleichverteilung angenommen. Insbesondere die Agoraphobie weist mit 80–90% einen hohen Anteil von Frauen gegenüber Männern auf. Inwieweit die Unterschiede auf einer erhöhten biologischen Vulnerabilität von Frauen (z.B. infolge von hormonellen Einflüssen) beruhen oder überwiegend auf geschlechtsspezifische Lerneinflüsse und soziokulturelle Faktoren zurückzuführen sind, ist bis heute Gegenstand kontroverser Diskussionen.

2.2.3 Weitere Risikofaktoren

Neben dem weiblichen Geschlecht konnte aus einer Vielzahl soziodemographischer Merkmale relativ konsistent nur der Familienstand als weiterer Risikofaktor identifiziert werden. Bei Agoraphobie, Panikstörungen, sozialen und anderen Phobien finden sich höhere Raten von getrennt lebenden, geschiedenen und verwitweten im Gegensatz zu verheirateten und ledigen Personen. Bei der generalisierten Angststörung ist dieser Zusammenhang nicht eindeutig. Andere Faktoren, wie städtisches versus ländliches Lebensumfeld, Art des Beschäftigungsverhältnisses und sozialer Status, sind nicht mit einem erhöhten Risiko für Angsterkrankungen verbunden.

2.3 Komorbidität

Bereits vor der Einführung des diagnostischen Komorbiditätsprinzips war bekannt, daß Patienten mit Angststörungen gehäuft auch andere psychische Störungen zeigen, wie z.B. depressive Beschwerden. Auch eine Häufung von körperlich funktionellen Beschwerden, von Mißbrauch bzw. Abhängigkeit von Alkohol und Psychopharmaka sowie von Persönlichkeitsstörungen konnte beobachtet werden. Waren diese Daten bis zu Beginn der 80er Jahre primär aus klinischen Studien gewonnen, so ließen sie sich später auch mit Hilfe epidemiologischer Untersuchungen präzisieren. Neuere epidemiologische Ergebnisse zur Komorbidität zeigen, daß zwischen 30 und 80% der Personen, die eine definierte Angststörung aufweisen, unter **mindestens einer weiteren Angststörung** leiden bzw. – in der Längsschnittbetrachtung – gelitten haben. In einer deutschen Untersuchung (WITTCHEN, 1987) zeigten lediglich 8% der Panikstörungen, 25% der Agoraphobien und jeweils 44% der spezifischen und sozialen Phobien nur diese eine Unterform der Angststörungen. Alle übrigen Personen erfüllten die Kriterien für mindestens eine, häufig sogar zwei und mehr weitere Angststörungen.

Neben den Assoziationen verschiedener Angststörungen miteinander ist eine hohe Komorbidität mit Depressionen, Substanzmißbrauch und -abhängigkeit gesichert. So weisen etwa 60% aller Patienten mit einer Panikstörung oder einer generalisierten Angststörung auch die Lebenszeitdiagnose einer **Depression** auf; bei den phobischen Störungen wird die Komorbidität mit 30–40% angegeben. Auch bei einer Querschnittsbetrachtung ist von Komorbidität mit einer Depression zwischen jeweils 40% bei Panikstörungen und generalisierter Angst und 20–25% bei den phobischen Störungen auszugehen. Das relative Risiko für Patienten, im Quer- oder Längsschnitt an einer depressiven Störung zu erkranken, ist für Angstpatienten damit im Vergleich zur Allgemeinbevölkerung um ein Vielfaches erhöht. Gleiches gilt für die Wahrscheinlichkeit von Angstpatienten, im Laufe ihres Lebens die diagnostischen Kriterien für eine **Suchterkrankung** zu erfüllen. Zwischen 25 und 40% der Patienten mit Angststörungen weisen die Lebenszeitdiagnose des Mißbrauchs oder der Abhängigkeit von Alkohol, Medikamenten oder anderen Drogen auf.

Die Befunde zu den Überlappungen mit anderen psychischen Störungen sind bisher weniger eindeutig. Die Komorbidität mit somatoformen Störungen, Zwangsstörungen und der posttraumatischen Belastungsstörung ist jedoch ebenfalls erheblich. Die in klinischen Untersuchungen wiederholt beschriebenen engen Verbindungen zwischen Angst- und Persönlichkeitsstörungen sind wegen vielfältiger methodischer Probleme bei der Definition, verläßlichen Erfassung und retrospektiven Bewertung von Persönlichkeitsstörungen mit einer gewissen Vorsicht zu interpretieren. Dies gilt um so mehr, als die Häufigkeitsangaben zwischen 20 und 62% variieren.

Angesichts der hohen Komorbidität von Angststörungen und Depressionen ist die Frage der **zeitlichen Abfolge** beider Syndrome in verschiedenen Studien genauer untersucht worden. Dabei wurde übereinstimmend gefunden, daß in mehr als 70% aller Fälle die Angstsymptomatik dem Auftreten depressiver Beschwerden vorausging. Bei etwa

10–20% kann von einem etwa gleichzeitigen Auftreten ausgegangen werden, und nur bei maximal 20% der Fälle geht die depressive Symptomatik dem Auftreten von Angst voraus. Die Mehrzahl der komorbiden Depressionen ist demzufolge als sekundär zur Angststörung zu betrachten. Während die Zeitspanne zwischen Manifestation der Angst einerseits und Depression andererseits bei Phobien im Durchschnitt über 10 Jahre beträgt, ist die Entwicklung einer sekundären Depression bei Panikstörung und generalisierter Angst im Durchschnitt schon nach 13 Monaten zu beobachten.

2.4 Verlauf

Der Spontanverlauf von Angststörungen gilt als ausgesprochen ungünstig. Die Rate von spontanen Rückbildungen wird auf nur 20% geschätzt. Bei durchaus vorhandenen Verlaufsschwankungen mit zum Teil mehrmonatigen bis mehrjährigen symptomarmen Intervallen gilt die chronisch milde und persistierende Verlaufsform als die häufigste. 50% der Fälle mit Agoraphobie, jeweils 40–45% der Fälle mit spezifischen oder sozialen Phobien sowie mit Panikstörungen zeigten in der Münchner Studie von WITTCHEN und VON ZERSSEN (1987) einen chronischen Verlauf.

Die mittlere Zeitdauer zwischen dem Erstauftreten von Angstsymptomen und ihrer Diagnose beträgt in der Regel 5 bis 15 Jahre, so daß bei den meisten identifizierten Angststörungen bereits von einer erheblichen Chronifizierung auszugehen ist. Eine progressive Verschlechterung wurde vor allem bei Patienten mit Panikstörungen festgestellt, bei denen die Entwicklung eines zunehmenden phobischen Vermeidungsverhaltens bis hin zur ausgeprägten Agoraphobie sehr häufig ist. Die Entwicklung von Komorbidität, insbesondere mit sekundärer Depression und Substanzmißbrauch, wird als prognostisch ungünstiger Faktor angesehen.

2.5 Soziale Auswirkungen

Generell kann davon ausgegangen werden, daß aufgrund der speziellen Symptommerkmale und der sich daraus ergebenden Beeinträchtigungen Agoraphobien und Panikstörungen für die Lebensführung des Betroffenen als besonders gravierend anzusehen sind. Die spezifische Phobie ist in der Regel mit deutlich weniger Einschränkungen verbunden, weil die selektive Vermeidung spezieller angstauslösender Situationen weite Teile der übrigen Lebensführung unbeeinflußt lassen kann. Soziale Phobie und generalisierte Angststörung nehmen diesbezüglich eine Zwischenstellung ein. Die soziale Phobie kann angesichts der Unvermeidbarkeit zwischenmenschlicher Interaktionen in allen Lebensbereichen je nach dem Grad ihrer Generalisierung zu unterschiedlich ausgeprägten Einschränkungen der Lebensbewältigung führen.

Betrachtet man die Auswirkungen phobischer Angststörungen (Agoraphobien, soziale und spezifische Phobien) hinsichtlich der drei Faktoren „massive psychosoziale Einschränkung", „Inanspruchnahme professioneller Hilfen" und „regelmäßige Einnahme von anxiolytischen Medikamenten", so weisen 50% der Personen mit identifizierten Angststörungen in der Allgemeinbevölkerung mindestens einen dieser drei Indikatoren für den Schweregrad auf. In klinischen Stichproben sind diese Anteile deutlich höher.

Als psychosoziale Folgen chronisch verlaufender Angststörungen sind das hohe Inanspruchnahmeverhalten des medizinischen Versorgungssystems, Gefahren der Fehldiagnose und Fehlbehandlung und erhebliche sozialwirtschaftliche Kosten durch Arbeitsausfallzeiten und vorzeitige Berentungen anzusehen. Für die Betroffenen selbst sind neben Einbußen der Lebensqualität durch Angst und phobische Vermeidung vor allem Einbrüche des Selbstwerterlebens und negative Einflüsse auf die familiären und sozialen Beziehungen zu verzeichnen. Die ungünstigere Verlaufsform mit einer Entwicklung von sekundärer Depression und Substanzmißbrauch ist pathogenetisch von hoher Relevanz und bedarf für die individuelle Therapieplanung besonderer Berücksichtigung. Nicht zuletzt ist auch das erhöhte Suizidrisiko für Patienten mit chronifizierten Angststörungen bedrohlich.

Resümee

Angsterkrankungen gehören mit einer Lebenszeitprävalenz von insgesamt 15% zu den häufigsten psychischen Störungen. Dabei überwiegen die phobischen Störungen (spezifische Phobie, Agoraphobie, soziale Phobie) gegenüber der Panikstörung und der generalisierten Angst. Es besteht eine hohe Komorbidität der Angststörungen untereinander, des weiteren mit Depression und Substanzmißbrauch. Der spontane Verlauf von Angststörungen ist ungünstig: Chronische Verlaufsformen überwiegen gegenüber deutlichen Besserungen oder vollständigen Remissionen. Dieses gilt in besonderem Maße bei Komorbidität mit anderen psychischen Störungen. Erhebliche persönliche und psychosoziale Folgen chronisch verlaufender Angststörungen unterstreichen ihre hohe klinische Relevanz.

3 Symptomatik und Typisierung

Eine angemessene **Beschreibung der Angstsymptomatik** erfordert eine Charakterisierung der Beschwerden und Symptome auf den verschiedenen Reaktionsebenen. Dabei galt lange Zeit die sogenannte 3-Ebenen-Betrachtung nach LANG (1973) als Standard, der eine körperlich-physiologische, eine emotional-kognitive und eine behavioral-verhaltensmäßige Reaktionsebene unterschied. Für die Psychotherapie mit Angstpatienten hat sich als nützlich herausgestellt, den kognitiv-emotionalen Reaktionsanteil weiter zu differenzieren, woraus eine 4-Ebenen-Betrachtung resultiert (Abb. 12-1).

Die Unterscheidung und **Typisierung der Angststörungen** wurde – in Anlehnung an FREUD (1926) – zunächst im Hinblick auf das **Vorliegen bzw. Fehlen von situativen Auslösern** für die Ängste vorgenommen. Daraus ergab sich die noch in der ICD-9-Version vorgenommene dichotome Unterteilung der Angsterkrankungen in die Angstneurosen (anfallsartig oder in Form eines ängstlich-angespannten Dauerzustandes auftretende Ängste ohne situative Auslöser) und die Phobien (durch Objekte oder Situationen ausgelöste Ängste). Im DSM-III und nachfolgenden Versionen sowie der ICD-10 erfolgte eine erhebliche Ausdifferenzierung der Ängste vorwiegend nach phänomenologischen Gesichtspunkten. Außerdem wurden Panikattacken erstmals im DSM-III als eigenständige Symptome aufgenommen und operationalisiert.

Neben der Unterscheidung von Ängsten mit Auslöser von denen ohne kann als zweite Dimension die zeitliche Dauer der Angstreaktion im Sinne eines **episodischen** bzw. **persistenten** Auftretens betrachtet werden. Beide Dimensionen in Kombination ergeben das in Tabelle 12-3 gezeigte Typisierungsschema der Angststörungen.

Im DSM-IV ist das Konzept der Angststörungen umfassender beschrieben als in der ICD-10. Es werden im DSM-IV neben den Angststörungen im engeren Sinne die Zwangsstörung, die posttraumatische Belastungsstörung, die Trennungsangst und andere, auf Medikamentenwirkung bzw. körperliche Erkrankungen zurückzuführende Ängste subsumiert (s. Tab. 12-1). Bei Phobien, Panikstörung und generalisierter Angststörung ist allerdings von einer weitgehenden Konvergenz beider Diagnosesysteme auszugehen.

Als **zentrale Leitsymptome** der Angststörungen werden heute die phobischen Ängste und die Panikattacken betrachtet. **Phobische Ängste** sind gekennzeichnet durch die folgenden gemeinsamen Merkmale:

- Eine anhaltende und intensive Angst vor einem umschriebenen Objekt oder einer umschriebenen Situation.
- Die Begegnung mit dem Objekt ruft eine Angstreaktion hervor.
- Die Situation wird unter intensivem Angsterleben ertragen oder völlig vermieden.

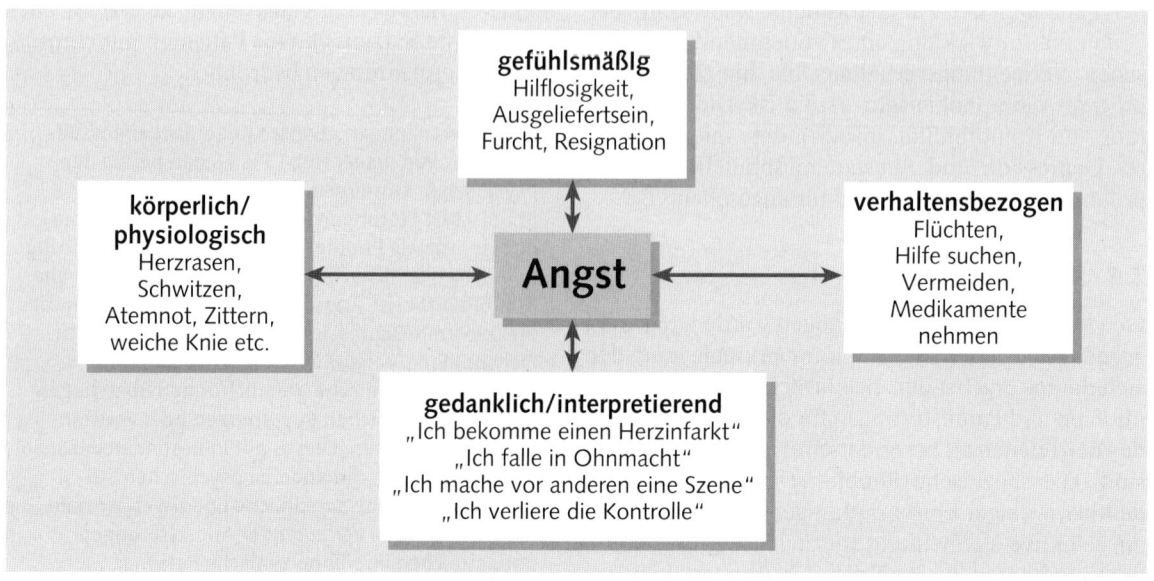

Abbildung 12-1 4-Ebenen-Modell der Angstreaktion (dargestellt am Beispiel einer Agoraphobie und Panikstörung).

3 Symptomatik und Typisierung

Tabelle 12-3 Typisierung von Angststörungen nach ihrem Verlauf.

	episodisch	persistent
mit situativen Auslösern	Anpassungsstörung akute Streßreaktion	Phobie
ohne situative Auslöser	Panikstörung	generalisierte Angststörung

- Es kommt zu erheblichen Beeinträchtigungen der normalen Lebensführung.
- Der Patient leidet unter seiner Angst.
- Er erkennt selbst, daß die Angstreaktion übertrieben und unbegründet ist.
- Die Angst ist nicht auf eine körperliche oder eine andere psychische Erkrankung zurückzuführen.

Eine Unterscheidung der einzelnen Phobien ergibt sich anhand der jeweiligen Merkmale der angstauslösenden Situationen oder Objekte, der Schwere und des Verlaufs der Angstreaktionen.

Panikattacken werden im DSM-IV und ICD-10 als episodisch auftretende Angstanfälle verstanden, die im Rahmen einer Reihe psychischer Störungen auftreten können und keineswegs auf Angststörungen beschränkt sein müssen. Panikattacken selbst werden deshalb nicht als eigenständige diagnostische Kategorie betrachtet. Eine Panikstörung kann erst diagnostiziert werden, wenn die Angstattacken hinsichtlich ihrer Intensität, ihrer Häufigkeit, ihres Verlaufs und des Grades der durch sie erlebten Beeinträchtigung genau definiert sind.

Zur genauen Operationalisierung von Panikattacken sei auf das B-Kriterium der ICD-10-Forschungskriterien in Tabelle 12-6 verwiesen. Die Forschungskriterien der ICD-10 werden im Folgenden herangezogen, weil sie präzisere Definitionen der Störungsmerkmale enthalten als die diagnostischen Leitlinien.

3.1 Agoraphobie mit oder ohne Panikstörung

Als die komplexeste und zugleich wichtigste Form der Phobie wird die Agoraphobie bewertet. Sie macht mit 50% der in klinischen Institutionen behandelten Angststörungen die größte Untergruppe aus.

In der ICD-10 werden die Agoraphobie mit Panikstörung (F40.01), in der Panikattacken zumindest im Verlauf der Erkrankung aufgetreten sein müssen, von einer Agoraphobie ohne Panikattacken unterschieden (F40.00). Diese ist gekennzeichnet durch das Fehlen von eindeutigen Panikattacken im Längs- und Querschnitt (das DSM-IV bezeichnet diese spezielle Form als „Agoraphobie ohne Panikstörung in der Vorgeschichte"). Inwieweit die letztgenannte diagnostische Kategorie überhaupt praktische Relevanz besitzt, ist umstritten. In klinischen Studien werden Patienten mit Agoraphobie ohne Panikstörung in der Vorgeschichte sehr selten beobachtet.

ICD-10 und DSM-IV weichen in der Terminologie der klinisch relevanten Form der Agoraphobie plus Panikattacke bei der Reihenfolge beider Störungskomponenten voneinander ab: Die ICD-10 spricht von der „Agoraphobie mit Panikstörung", das DSM-IV von der „Panikstörung mit Agoraphobie", womit unterschiedliche Annahmen über die Bedeutung der Panikstörung und die Entstehung der Agoraphobie zugrunde liegen. Das amerikanische System geht davon aus, daß die Agoraphobie sekundär aus wiederholten spontanen Panikattacken, die in der Öffentlichkeit auftraten, oder aus der Erwartung, daß Panikattacken dort besonders bedrohlich oder unangenehm wären, entsteht. Die spontanen Panikattacken stehen im DSM im Vordergrund, da sie in ihrer Intensität und katastrophisierenden Bewertung den Patienten nachhaltig beeinflussen. Demgegenüber zeigen die Resultate von epidemiologischen Studien, daß ein Auftreten von Panikattacken nicht unbedingt für die Entstehung einer späteren Agoraphobie notwendig ist. Insbesondere ist das Angsterleben nicht immer durch die für Panikattacken typische Vielfalt der Symptome gekennzeichnet. Vielmehr scheint sich das Angsterleben häufig auf isoliert erlebte Beschwerden und Symptome zu beziehen. Des weiteren wird wohl zu Recht in der ICD-10 das Auftreten von Panikattacken in der bereits phobisch erlebten Situation nur als Anzeichen des Schweregrads der Agoraphobie gewertet. Die phobische Angst wird als Leitsymptomatik betrachtet, die gegenüber der Panikstörung diagnostische Priorität hat.

Diese Unterschiede beziehen sich vor allem auf die ätiologischen und pathogenetischen Annahmen zur Entstehung der Agoraphobie. Für die deskriptive Beschreibung dagegen besteht zwischen beiden Diagnosesystemen kein relevanter Unterschied. Kernsymptome sind zum einen die situativ gebundenen Ängste und Angstanfälle, zum anderen das phobische Vermeidungsverhalten (Tab. 12-4).

3.1.1 Situativ gebundene Ängste

Agoraphobische Patienten beschreiben typischerweise intensive Ängste in einer Reihe von öffentlichen Situationen außerhalb des eigenen Hauses. Die Angst ist entgegen der eingeschränkten eigentlichen Bedeutung des Begriffs („Agoraphobie = Platzangst") keineswegs auf weite Plätze beschränkt. Die meistgenannten Situationen sind Menschenmengen, Kaufhäuser, Supermärkte, Spaziergänge, die Benutzung öffentlicher Verkehrsmittel (Bus, Straßenbahn, U-Bahn) oder auch ganz bestimmter anderer Verkehrsmittel (Flugzeug, Schiff, Seilbahn), das Autofahren (besonders häufig auf Autobahnen), Wartesituationen, Kino-, Theater-, und Restaurantbesuche. Auch das Alleinsein zu Hause ist häufig, wenn auch nicht immer angstauslösend.

Agoraphobische Ängste unterliegen meist großen Fluktuationen, die für die Patienten selbst schwer nachvollziehbar sind. Ein Merkmal der Agoraphobie ist die **Erwartungsangst,** die als intensives Angsterleben bereits antizipierend vor einer tatsächlichen Begegnung mit den entsprechenden Situationen auftritt. Dieses trifft insbesondere für im Vorfeld klar absehbare und verbindlich geregelte Termine, Verabredungen und unvermeidbare Situationen zu. Bei unerwarteten und spontanen Begegnungen mit entsprechenden Situationen oder plötzlich entstehenden Notwendigkeiten beschreiben Patienten häufig ein weniger ausgeprägtes Angsterleben. Die Patienten befürchten, daß sie beim Auftreten von Angstanfällen nicht unverzüglich oder ohne die Aufmerksamkeit anderer zu erregen die entsprechenden Situationen verlassen können.

Die Ängste agoraphobischer Patienten richten sich darauf, einen akuten, körperlich bedrohlichen Zustand wie Ohnmacht, Herzinfarkt oder Schlaganfall zu erleiden, möglicherweise die Kontrolle über sich zu verlieren, verrückt zu werden oder sterben zu müssen. Andere meinen, Durchfall zu bekommen, zu erbrechen, unkontrolliert Wasser lassen zu müssen oder durch ihre Ängste für erhebliches Aufsehen bei anderen Menschen zu sorgen. Die Furcht richtet sich darauf, in entsprechenden Situationen festgehalten zu sein, „in der Falle zu sitzen", ohne daß entsprechende Flucht- und Rückzugsmöglichkeiten oder Hilfen zugänglich wären.

Die Angst vor Panikattacken und die damit verbundenen körperlichen Angstanzeichen sind eine zentrale Komponente des Erlebens. Die Frage, inwieweit die in agoraphobischen Situationen ausgelösten Ängste sich eher quantitativ oder qualitativ von anderem Angsterleben unterscheiden, wird kontrovers diskutiert. Insbesondere ist eine genaue Unterscheidung zwischen situativ ausgelösten, durch Erwartungsängstlichkeit ausgelösten und spontanen, völlig unerwarteten Panikattacken häufig kaum möglich.

3.1.2 Agoraphobisches Vermeidungsverhalten

Neben der situativ ausgelösten Angst ist die **Vermeidung angstauslösender Situationen** das zweite Kernmerkmal der Agoraphobie. Das Ausmaß des Vermeidungsverhaltens agoraphobischer Patienten kann erheblich variieren. Bei leichteren Formen werden entsprechend den individuellen Vorerfahrungen oder der Einschätzung der Bedrohung lediglich selektiv bestimmte öffentliche Situationen vermieden, andere Situationen des Alltagslebens aber ohne Einschränkungen aufgesucht. Die Symptomatik kann bis zu schwersten Vermeidungsformen reichen, bei denen Patienten unbegleitet das eigene Haus nicht mehr verlassen und in ihrer Bewegungsfreiheit völlig eingeschränkt sind.

Für viele Patienten ist die Begleitung durch Familienangehörige oder Freunde angstmindernd, so daß in Begleitung deutlich mehr Situationen aufgesucht werden können als alleine. Auch die Gesellschaft von Kleinkindern oder Haustieren bzw. das Mitführen von Gegenständen (z.B. Schirm, Kinderwagen, Fahrrad) ermöglicht ihnen gelegentlich, öffentliche Situationen doch noch aufzusuchen. Das Tragen einer Sonnenbrille, das Verlassen des Hauses bei Dunkelheit, das Wissen um notfalls in der Nähe befindliche Ärzte oder andere, Sicherheit vermittelnde Personen oder Institutionen sowie das Einplanen der Möglichkeit, sich in das eigene in der Nähe abgestellte Auto zurückziehen zu können, sind Versuche, die Vermeidung durch spezielle Arrangements partiell zu durchbrechen. Welche spezifischen Situationen beim einzelnen Patienten als unbewältigbar vermieden und welche dagegen noch aufgesucht werden, ist durch eine systematische Befragung detailliert zu erheben. Dabei ist darauf zu achten, daß ein möglichst breites Spektrum verschiedener Situationen exploriert wird, da Patienten mit chronischer Agoraphobie sich so weit auf ein Leben mit der Angst eingerichtet haben können, daß sie das Ausmaß ihres Vermeidungsverhaltens

Tabelle 12-4 ICD-10-Forschungskriterien für die Agoraphobie ohne und mit Panikstörung (F40.00/40.01).

F40.0 Agoraphobie

A. Deutliche und anhaltende Furcht vor oder Vermeidung von mindestens zwei der folgenden Situationen:
  1. Menschenmengen
  2. öffentliche Plätze
  3. allein Reisen
  4. Reisen, mit weiter Entfernung von Zuhause.

B. Wenigstens einmal nach Auftreten der Störung müssen in den gefürchteten Situationen mindestens zwei Angstsymptome aus der unten angegebenen Liste (eins der Symptome muß eines der Items 1. bis 4. sein) und wenigstens zu einem Zeitpunkt gemeinsam vorhanden gewesen sein:

  vegetative Symptome:
  1. Palpitationen, Herzklopfen oder erhöhte Herzfrequenz
  2. Schweißausbrüche
  3. fein- oder grobschlägiger Tremor
  4. Mundtrockenheit (nicht infolge Medikation oder Exsikkose).

  Symptome, die Thorax und Abdomen betreffen:
  5. Atembeschwerden
  6. Beklemmungsgefühl
  7. Thoraxschmerzen oder -mißempfindungen
  8. Nausea oder abdominelle Mißempfindungen (z.B. Unruhegefühl im Magen).

  psychische Symptome:
  9. Gefühl von Schwindel, Unsicherheit, Schwäche oder Benommenheit
  10. Gefühl, die Objekte sind unwirklich (Derealisation) oder man selbst ist weit entfernt oder „nicht wirklich hier" (Depersonalisation)

  allgemeine Symptome:
  13. Hitzewallungen oder Kälteschauer
  14. Gefühllosigkeit oder Kribbelgefühle.

C. Deutliche emotionale Belastung durch das Vermeidungsverhalten oder die Angstsymptome; die Betroffenen haben die Einsicht, daß diese übertrieben oder unvernünftig sind.

D. Die Symptome beschränken sich ausschließlich oder vornehmlich auf die gefürchteten Situationen oder Gedanken an sie.

E. *Häufigstes Ausschlußkriterium:* Die Symptome des Kriteriums A. sind nicht bedingt durch Wahn, Halluzinationen oder andere Symptome der Störungsgruppen organische psychische Störungen (F0), Schizophrenie und verwandte Störungen (F2), affektive Störungen (F3) oder eine Zwangsstörung (F42) oder sind nicht Folge einer kulturell akzeptierten Anschauung.

Das Vorliegen oder Fehlen einer Panikstörung (F41.0) in der Mehrzahl der agoraphobischen Situationen kann mit der fünften Stelle angegeben werden:

F40.00 Agoraphobie ohne Panikstörung

F40.01 Agoraphobie mit Panikstörung

spontan nicht in vollem Umfang angeben. Häufig erleben sie einen Teil ihrer Bewegungseinschränkungen inzwischen als „normal".

Eine andere, weitaus subtilere Form von Vermeidungsverhalten ist die sogenannte **kognitive Vermeidung**. Diese ist gekennzeichnet durch Versuche des Patienten, sich bei der Konfrontation mit stark angstauslösenden Situationen durch gedankliche Ablenkungsmanöver zu beruhigen, z.B. durch minuziöses Nachrechnen, wie lange die Fahrt der

U-Bahn bis in den nächsten Bahnhof noch dauert, und die gleichzeitige gedankliche Rückversicherung, dann ja notfalls aussteigen zu können. An kognitive Formen der Angstvermeidung ist besonders zu denken, wenn Patienten trotz wiederholter Konfrontation mit den phobischen Situationen über ein gleichbleibend intensives Angstniveau über lange Zeiträume berichten.

3.2 Soziale Phobie

Kernmerkmal der sozialen Phobie ist eine übermäßige Angst in **zwischenmenschlichen Situationen,** in denen sich der Patient im Mittelpunkt der Aufmerksamkeit und Bewertung durch andere erlebt. Es handelt sich dabei um Situationen wie das Redenhalten in der Öffentlichkeit, das Essen oder Trinken in Gegenwart anderer Menschen, das Leisten von Unterschriften oder weitergehend jegliche soziale Begegnung mit anderen Personen.

Sozialphobische Patienten befürchten, negativ bewertet zu werden, sich zu blamieren oder peinlich aufzufallen. Viele befürchten, daß ihre Angst oder deren vegetative Anzeichen von anderen bemerkt werden, sie somit als unsicher, schwach oder minderwertig angesehen werden könnten. Körperliche Symptome wie Herzrasen, Zittern, Schwitzen, Kurzatmigkeit, Erröten, Harn- oder Stuhldrang sind dabei die häufigsten Angstanzeichen. In schweren Fällen entspricht das Angsterleben bei der sozialen Phobie einer situativ gebundenen Panikattacke. Die Angstreaktion tritt nahezu unvermeidbar und sofort bei der Begegnung mit den entsprechenden Situationen auf, die nur unter intensivem Angsterleben durchgestanden, häufiger aber vermieden werden.

Insbesondere bei weitgehendem Vermeidungsverhalten sind schwere Folgen in den Bereichen der beruflichen Leistungsfähigkeit (z.B. Beeinträchtigung des beruflichen Zurecht- und Fortkommens), der sozialen Beziehungen (Isolation, Partnersuche) und anderen Aktivitäten (sozialer Rückzug) zu verzeichnen. Die Diagnose einer sozialen Phobie wird bei Personen unter 18 Jahren nur dann gestellt, wenn soziale Ängste über einen Zeitraum von mindestens sechs Monaten andauern.

Im DSM-IV wird eine Unterscheidung zwischen den auf bestimmte Situationen begrenzten sozialen Ängsten (z.B. Ängste bei öffentlichem Sprechen oder Essen in Anwesenheit anderer) und der generalisierten sozialen Phobie vorgenommen, bei der nahezu alle zwischenmenschlichen Begegnungen als angstauslösend erlebt werden. Bei der **generalisierten sozialen Phobie** besteht eine hohe Wahrscheinlichkeit zur Komorbidität mit der ängstlich-vermeidenden (selbstunsicheren) Persönlichkeitsstörung.

Patienten mit sozialen Phobien sind besonders empfindlich gegenüber Kritik, negativer Bewertung und Zurückweisung. Sie zeigen häufig Defizite in sozial kompetentem Verhalten, starke Selbstzweifel und Selbstkritik. Sie antizipieren Ablehnung von seiten der vermeintlich strengen und sie genau beobachtenden Interaktionspartner. Auffällig ist ein hohes Maß von Selbstaufmerksamkeit in sozialen Situationen. Die Patienten zeigen oftmals eine Tendenz, sich selbst in ihrem Verhalten und der Wirkung auf andere zu kontrollieren. Im Einzelfall muß sorgfältig unterschieden werden zwischen ängstlicher Hemmung, die bei vorhandenen Kompetenzen ein adäquates soziales Auftreten und Handeln „nur" beeinträchtigt, und fehlenden Kompetenzen zur Bewältigung der jeweiligen sozialen Situationen. Insbesondere bei chronifizierten Verläufen können sich soziale Hemmungen oder Ängste und soziale Defizite wechselseitig verstärken.

Soziale Ängste gehören mit Sicherheit zu den in der Primärversorgung am häufigsten „übersehenen" psychischen Beschwerden. Sie werden in ihrer Bedeutung regelmäßig unterschätzt oder als nicht veränderbare Charaktereigenschaften bagatellisiert. Patienten mit sozialen Phobien begeben sich selten primär wegen dieser Symptomatik in psychiatrische oder psychotherapeutische Behandlung. Zumeist wird die Symptomatik im Rahmen der Behandlung einer anderen Achse-I-Störung (z.B. im Rahmen einer Depression, Agoraphobie, Zwangs-, Eß- oder somatoformen Störung) diagnostiziert.

Bei Personen mit ausgeprägten sozialen Ängsten besteht die Gefahr, daß sie zur Verminderung ihrer Beschwerden Alkohol oder Benzodiazepine einsetzen und so einen Substanzmißbrauch oder eine Abhängigkeit entwickeln.

3.3 Spezifische Phobie

Spezifische Phobien zeichnen sich durch eine **anhaltende Angst vor einem umschriebenen Objekt oder einer umgrenzten Situation** aus. Die angstauslösenden Situationen können vielfältig sein. Am weitesten verbreitet sind phobische Ängste vor Tieren (Hunde, Schlangen, Spinnen, Katzen, Vögel usw.), vor spezifischen Situationen der natürlichen Umwelt (z.B. Höhen, Sturm, Wasser, Blitze, Gewitter), vor Blut, Injektionen und Verletzungen (medizinische Eingriffe, Zahnarztbesuche) und phobische Ängste vor weiteren speziellen Situationen (geschlossene Räumlichkeiten wie Aufzüge, Tunnel, Flugzeuge, Autofahren).

Im Gegensatz zu der Agoraphobie zeichnen sich die Monophobien durch ihr Begrenztsein auf einzelne und ausgestanzte Situationen aus. Die Befürchtungen richten sich primär auf die von den Situationen und Objekten ausgehenden Gefahren und Bedrohungen (z.B. Angst vor Flugzeugabsturz, Angst vor Verletzungen durch Hunde, Angst vor Unfällen bei Autofahrphobien). Häufig werden jedoch auch die eigenen Reaktionen in den angstauslösenden Situationen wie das Erleben von Panikattacken, Schwindelanfällen und Kontrollverlust befürchtet. Die Angstintensität nimmt mit der physischen Nähe zu dem auslösenden Stimulus zu, d.h. symbolische Abbildungen von phobischen Objekten in Büchern oder im Fernsehen lösen zumeist weniger starke Angstreaktionen aus als die reale Begegnung. Dennoch spielen auch hier Erwartungsängste und die „Angst vor der Angst" eine große Rolle.

Charakteristisch für spezifische Ängste ist das zumeist konsequent gezeigte phobische Vermeidungsverhalten. Weil das Vermeiden spezifischer Situationen nicht notwendigerweise zu merklichen Beeinträchtigungen in der Lebensführung führt, besteht häufig **kein ausgeprägter Leidensdruck.** Viele Personen mit spezifischen Phobien erleben die Ängste nicht als Störung oder als behandlungsbedürftig. Spezifische Phobien, die in für das Individuum alltagsrelevanten Situationen auftreten (z.B. Flugphobie bei Geschäftsreisenden, Klaustrophobie oder Höhenphobie in speziellen Berufen, Dentalphobie) können jedoch zu ausgeprägten Leidenszuständen und zu problematischen Versuchen der „Angstbewältigung" (z.B. Einnahme von Alkohol oder Benzodiazepinen) führen. Spezifische Phobien bei Kindern sind sehr häufig, zeigen jedoch im Zuge von Reifungs- und Entwicklungsfortschritten eine hohe Tendenz zur spontanen Remission. Bei Persistieren der oft bereits in der Kindheit und Jugend beginnenden spezifischen Ängste in das Erwachsenenalter hinein besteht dagegen eine hohe Tendenz zur Chronifizierung.

Eine Sonderstellung innerhalb der isolierten Phobien nimmt die Blut-, Injektions- und Verletzungsphobie ein. Anders als bei den anderen Angststörungen kann es bei der Konfrontation mit dem angstauslösenden Stimulus (Blut) zu einer Kreislaufregulationsstörung kommen. Bei diesen Patienten kommt es nach anfänglicher sympathischer Erregungssteigerung zu einer vasovagalen Umkehrreaktion, die in etwa 60% der Fälle zum Kollaps führt.

Die Forschungskriterien der ICD-10 finden sich in Tabelle 12-5.

Tabelle 12-5 ICD-10-Forschungskriterien der spezifischen (isolierten) Phobie (F40.2).

A. Entweder 1. oder 2.:
  1. deutliche Furcht vor einem bestimmten Objekt oder einer bestimmten Situation, außer Agoraphobie (F40.0) oder sozialer Phobie (F40.1)
  2. deutliche Vermeidung solcher Objekte und Situationen, außer Agoraphobie (F40.00 oder sozialer Phobie (F40.1).

  Häufige phobische Objekte und Situationen sind Tiere, Vögel, Insekten, große Höhen, Donner, Flugreisen, kleine geschlossene Räume, der Anblick von Blut oder Verletzungen, Injektionen, Zahnarzt- und Krankenhausbesuche.

B. Angstsymptome in den gefürchteten Situationen mindestens einmal seit Auftreten der Störung wie in Kriterium B. von F40.0 (Agoraphobie) definiert.

C. Deutliche emotionale Belastung durch die Symptome oder das Vermeidungsverhalten; Einsicht, daß diese übertrieben und unvernünftig sind.

D. Die Symptome sind auf die gefürchtete Situation oder Gedanken an diese beschränkt.

Wenn gewünscht, können die spezifischen Phobien wie folgt unterteilt werden:
  – Tier-Typ (z.B. Insekten, Hunde)
  – Naturgewalten-Typ (z.B. Sturm, Wasser)
  – Blut-Injektion-Verletzungs-Typ
  – situativer Typ (z.B. Fahrstuhl, Tunnel)
  – andere Typen.

3.4 Panikstörung

Kernmerkmal der Panikstörung sind wiederholt auftretende Panikattacken, die nicht durch spezifische Situationen oder Umstände ausgelöst werden. Sie sind für den Patienten nicht vorherzusehen und deshalb durch gezieltes Vermeidungsverhalten nicht zu kontrollieren. Die Panikattacken sind durch ein Auftreten unangenehmer und als bedrohlich erlebter körperlicher Symptome innerhalb kürzester Zeit gekennzeichnet. Panikattacken erreichen innerhalb von 10 Minuten nach dem Auftreten der ersten Anzeichen ihr Maximum. Sie können über unterschiedlich lange Zeit anhalten, die Dauer von Panikattacken kann zwischen wenigen Minuten bis zu 1–2 Stunden betragen. In systematischen Untersuchungen wurde ein Durchschnittswert von etwa 30 Minuten ermittelt. Es wurde jedoch auch beobachtet, daß die Beschreibung und Einschätzung sehr von der Art der Befragung abhängig ist. Retrospektiv werden offensichtlich schwerere Anfälle geschildert als bei ereignisnaher Protokollierung. Die subjektiv zumeist als besonders stark und bedrohlich empfundenen Veränderungen der Herztätigkeit ließen sich anhand physiologischer Messungen nur in geringem Ausmaß bestätigen. Das objektive Ausmaß der Pulsfrequenzerhöhung und Blutdrucksteigerung ist weit geringer, als es die subjektiv erlebte Intensität der Angst für die Patienten nahelegt.

Es ist charakteristisch für Panikstörungen ohne phobisches Vermeidungsverhalten, daß zwischen den einzelnen Attacken freie Intervalle unterschiedlicher Länge vorkommen. Patienten mit täglichen oder täglich mehrfachen Angstanfällen sind der eine Pol auf einem Kontinuum, deren anderer Pol durch Patienten mit seltenen Attacken (weniger als 1mal pro Monat) gekennzeichnet ist. Im Gegensatz zur Version des DSM-III-R sieht das DSM-IV keine bestimmte Frequenz der Panikattacken (mindestens vier Attacken innerhalb eines 4-Wochen-Intervalls) als erforderliches Diagnosekriterium vor. Es wird lediglich das wiederholte Auftreten der Attacken gefordert.

In den mehrere Tage oder gar Wochen anhaltenden symptomfreien Intervallen schwanken die Patienten dabei zwischen der Hoffnung, die Angstanfälle letztlich doch überwunden zu haben, und einer starken **Erwartungsangst,** jederzeit wieder einen Panikanfall erleiden zu können. Eine starke Besorgtheit um die möglichen körperlichen oder psychischen Folgen eines solchen Anfalls mit zum Teil ausgeprägt hypochondrischen Befürchtungen ist die Regel.

Patienten mit wiederholten Panikattacken wenden sich in akuten Angstzuständen wegen der von ihnen **erlebten unmittelbaren körperlichen oder psychischen Bedrohung** sehr häufig auch notfallmäßig an Ärzte und medizinische Ambulanzen. Hinweise auf unauffällige körperliche Untersuchungsbefunde zeigen allenfalls für kurze Zeit eine gewisse Beruhigung, die jedoch spätestens in der nächsten Akutsituation, als seien die Rückversicherungen nicht mehr gültig, wiederum von massivstem Bedrohungserleben abgelöst werden. Das exzessive Aufsuchen von Ärzten ist häufig, ebenso der wiederholte Wunsch nach immer aufwendigeren diagnostischen Verfahren zur Identifizierung der vermeintlichen körperlichen Ursachen.

Bei einem über längere Zeit bestehenden Paniksyndrom ist die Entwicklung eines phobischen Vermeidungsverhaltens sehr wahrscheinlich. Dieses muß dabei nicht zwangsläufig auf spezielle äußere typisch agoraphobische Situationen beschränkt sein. Es kann sich auch auf spezielle interozeptive Reize, z.B. Herzfrequenzbeschleunigung infolge intensiver körperlicher Anstrengungen beziehen, so daß Patienten die Teilnahme an Sport oder anderen körperlichen Belastungen, zum Teil auch sexuelle Betätigungen, vermeiden. Dies wiederum führt im Verlauf zu mangelnder körperlicher Belastungsfähigkeit, so daß die bei körperlicher Belastung auftretenden Körperreaktionen immer stärker als bedrohlich erlebt werden.

Wie bereits dargestellt, werden in der ICD-10 Panikanfälle, die eindeutig an phobische Auslösesituationen gebunden sind, als den Schweregrad charakterisierende Symptome betrachtet und damit den phobischen Störungen nachgeordnet. Die Diagnose einer Panikstörung soll nur vergeben werden, wenn Panikattacken jenseits bestimmter Auslösesituationen auftreten (Tab. 12-6).

3.5 Generalisierte Angststörung

Die generalisierte Angststörung (GAS) ist charakterisiert durch ein starkes und anhaltendes Erleben von **Angst und Sorgen,** das nicht an spezifische Situationen und Objekte gebunden ist und auch nicht in Form attackenartiger Angstanfälle auftritt. Für einen Patienten mit einer generalisierten Angststörung erscheint die Welt bedrohlich und voller Risiken. Die typische und immer wiederkehrende Frage lautet: „Was wäre, wenn?" Ohne spezifische Hinweise auf eine akute Bedrohung werden Unglücksfälle, Krankheiten und Schicksalsschläge für die eigene Person oder das engere soziale Umfeld

Tabelle 12-6　ICD-10-Forschungskriterien für die Panikstörung (episodisch paroxysmale Angst) (F41.0).

A. Wiederholte Panikattacken, die nicht auf eine spezifische Situation oder ein spezifisches Objekt bezogen sind und oft spontan auftreten (d.h., die Attacken sind nicht vorhersagbar). Die Panikattacken sind nicht verbunden mit besonderer Anstrengung, gefährlichen oder lebensbedrohlichen Situationen.

B. Eine Panikattacke hat alle folgenden Charakteristika:
   a. es ist eine einzelne Episode von intensiver Angst oder Unbehagen
   b. sie beginnt abrupt
   c. sie erreicht innerhalb weniger Minuten ein Maximum und dauert mindestens einige Minuten
   d. mindestens vier Symptome der unten angegebenen Liste, davon eins von den Symptomen 1. bis 4., müssen vorliegen.

   vegetative Symptome:
   1. Palpitationen, Herzklopfen oder erhöhte Herzfrequenz
   2. Schweißausbrüche
   3. fein- oder grobschlägiger Tremor
   4. Mundtrockenheit (nicht infolge Medikation oder Exsikkose).

   Symptome, die Thorax und Abdomen betreffen:
   5. Atembeschwerden
   6. Beklemmungsgefühl
   7. Thoraxschmerzen und -mißempfindungen
   8. Nausea oder abdominelle Mißempfindungen (z.B. Unruhegefühl im Magen)

   psychische Symptome:
   9. Gefühl von Schwindel, Unsicherheit, Schwäche oder Benommenheit
   10. Gefühl, die Objekte sind unwirklich (Derealisation) oder man selbst ist weit entfernt oder „nicht wirklich hier" (Depersonalisation)
   11. Angst vor Kontrollverlust, verrückt zu werden oder „auszuflippen"
   12. Angst zu sterben.

   allgemeine Symptome:
   13. Hitzegefühle oder Kälteschauer
   14. Gefühllosigkeit oder Kribbelgefühle

C. *Häufigstes Ausschlußkriterium:* Die Panikattacken sind nicht Folge einer körperlichen Störung, einer organischen psychischen Störung (F0) oder einer anderen psychischen Störung wie Schizophrenie und verwandten Störungen (F2), einer affektiven Störung (F3) oder einer somatoformen Störung (F45).

befürchtet und ängstlich antizipiert. Der Fokus der Sorgen kann ständig wechseln. Die Inhalte der Sorgen müssen sich keineswegs von denen gesunder Menschen unterscheiden. Die ungewöhnliche Häufigkeit, Dauer, Intensität sowie die **Unkontrollierbarkeit** markieren die Grenze zum Pathologischen. Eine starke **Grübelneigung** und der Rückzug aus sozialen Kontakten sind häufige Folgeerscheinungen. Des weiteren führt die permanente psychische Anspannung fast unweigerlich zu physischen Begleitbeschwerden (vor allem Muskelverspannungen, Kopfschmerzen, gastrointestinalen Beschwerden, Schlafstörungen), die individuell stark variieren können, in jedem Fall aber zu erneuten Sorgen Anlaß geben. Patienten mit generalisierter Angststörung zeichnen sich durch **motorische Anspannung, erhöhte Vigilanz und vegetative Übererregtheit** aus.

Die generalisierte Angststörung ist häufig begleitet von weiteren Angststörungen und leichteren depressiven Syndromen im Sinne der Dysthymie. Der meist schleichende Beginn, die Neigung zu Überängstlichkeit und Überbesorgtheit bereits in Kindheit und Jugend haben Diskussionen aufgeworfen, inwieweit die Symptome der generalisierten Angststörung als Merkmale einer ängstlich-vermeidenden Persönlichkeitsstörung zu begreifen seien. Eine hohe Komorbidität mit Persönlichkeitsstörungen konnte insbesondere bei Patienten mit einem frühen Erstmanifestationsalter nachgewiesen werden. In dieser Untergruppe findet sich zudem ein deutliches Überwiegen weiblicher Patienten. Mit

Anstieg des Ersterkrankungsalters nivellieren sich die Geschlechtsunterschiede. Um so häufiger finden sich in der Untergruppe mit höherem Erstmanifestationsalter kritische Lebensereignisse als akut auslösende Faktoren.

Generell begeben sich Patienten mit einer generalisierten Angststörung wegen ihrer Symptomatik nur selten in psychiatrische oder psychotherapeutische Behandlung. Häufiger finden sie sich in den primären Versorgungseinrichtungen. Dort steht meist die Behandlung der somatisch erlebten Beschwerden (Nervosität, Unruhe, Schlafstörungen, spannungsbedingte Schmerzen) im Vordergrund, so daß eine korrekte Diagnose einer generalisierten Angststörung nur selten erfolgt. Für die Diagnose der GAS müssen die Sorgen seit mindestens sechs Monaten bestehen. Sofern Angst und Besorgnis sich auf eine zugrundeliegende körperliche oder psychische Störung beziehen, darf die Diagnose nur dann gestellt werden, wenn sich Ängste und Besorgtheit eindeutig nicht nur auf diese zugrundeliegende Erkrankung beziehen (Tab. 12-7).

3.6 Andere Angststörungen

Bei den anderen Angststörungen handelt es sich im wesentlichen um Fälle, in denen einerseits die Hauptbeschwerden des Patienten in vorherrschender Angst oder phobischer Vermeidung bestehen. Andererseits werden die diagnostischen Kriterien für eine der beschriebenen Phobien, der Panikstörung oder der generalisierten Angststörung nicht vollständig erfüllt. Sie können als subklinische Formen dieser Angststörungen angesehen werden. Man spricht von „nicht näher bezeichneten" Angststörungen oder „anderen Angststörungen".

Darüber hinaus wurde in der ICD-10 allerdings die spezielle Kategorie einer **gemischten Angst- und depressiven Störung** geschaffen. Hier wird von einer Koexistenz von leichteren ängstlichen und depressiven Beschwerden ausgegangen, die beide nicht das volle Ausmaß einer Angststörung oder depressiven Störung erreichen. Es ist sehr wahrscheinlich, daß eine entsprechend milde Kombination beider Syndrome in der Allgemeinbevölkerung weit verbreitet ist, ohne daß ein entsprechendes Krankheitsgefühl besteht oder professionelle Hilfestellung für diese Beschwerden in Anspruch genommen wird. Denkbar sind bei Patienten mit gemischter Angst und Depression auch fließende Übergänge zu Persönlichkeitsstörungen des ängstlich-furchtsamen Musters bzw. auch entsprechende Persönlichkeitsakzentuierungen im normalpsychologischen Bereich. Die differentialdiagnostische Abgrenzung zur Anpassungsstörung mit ängstlichen und depressiven Merkmalen erfolgt über die dort spezifisch definierten Kriterien bezüglich belastender Erlebnisse und der zeitlichen Abfolge zwischen Ereignis und eintretender Belastungsreaktion.

> **Resümee**
>
> Pathologische Ängste lassen sich durch spezielle Reaktionsmerkmale auf vier unterschiedlichen Ebenen beschreiben: der physiologischen, emotionalen, kognitiven und verhaltensbezogenen Reaktionsebene. Innerhalb der Angststörungen lassen sich anhand der Merkmale der situativen Bedingtheit (mit oder ohne Auslöser) und des Verlaufs (episodisch bzw. persistierend) voneinander unterscheiden: die phobischen Ängste, die zeitlich überdauernd und an spezielle Auslösesituationen gebunden sind (Agoraphobie, soziale Phobie, spezifische Phobie), die Panikstörung, die in Form episodisch auftretender und nicht-situationsgebundener Angstanfälle dominiert, und die generalisierte Angststörung, die eine nicht an spezielle Auslösesituationen gebundene Form von Angst und ängstlich-sorgenvoller Daueranspannung darstellt.
>
> Agoraphobie und Panikstörung treten besonders häufig gemeinsam auf. Bei beiden Störungsbildern stehen Angstanfälle mit einer Reihe heftiger vegetativ-sympathikotoner Körpererregungen und damit verbundenen akuten Bedrohungsgefühlen, weniger die von den Situationen ausgehenden Gefahren im Mittelpunkt.
>
> Bei den spezifischen Phobien werden dagegen die von den angstauslösenden Objekten und Situationen ausgehenden Gefahren oder die Wahrscheinlichkeit ihres Eintreffens überschätzt. Die soziale Phobie bezieht sich auf zwischenmenschliche Situationen. Die Patienten befürchten, abgelehnt oder negativ bewertet zu werden oder aufgrund ihrer Anspannung selbst starke Scham und Peinlichkeit zu erleben.
>
> Die generalisierte Angststörung gilt als die diagnostisch nach wie vor am unschärfsten definierte Störung, die die stärksten Überlappungen mit Symptomen affektiver, somatoformer und Persönlichkeitsstörungen aufweist.
>
> Kennzeichnend für Patienten mit Angststörungen ist die „Angst vor der Angst", eine Neigung zur verstärkten körperlichen Selbstbeobachtung, eine gedankliche Überbewertung möglicher Gefahren der Auslösesituationen bzw. der eigenen Reaktionen darauf sowie Vermeidungsverhalten und mangelndes Vertrauen in die eigenen Bewältigungsmöglichkeiten.

Tabelle 12-7 ICD-10-Forschungskriterien für die generalisierte Angststörung (F41.1).

A. Ein Zeitraum von mindestens sechs Monaten mit vorherrschender Anspannung, Besorgnis und Befürchtungen in bezug auf alltägliche Ereignisse und Probleme.

B. Mindestens vier Symptome der unten angegebenen Liste, davon eins von den Symptomen 1. bis 4., müssen vorliegen:

vegetative Symptome:
1. Palpitationen, Herzklopfen oder erhöhte Herzfrequenz
2. Schweißausbrüche
3. fein- oder grobschlägiger Tremor
4. Mundtrockenheit (nicht infolge Medikation oder Exsikkose).

Symptome, die Thorax und Abdomen betreffen:
5. Atembeschwerden
6. Beklemmungsgefühl
7. Thoraxschmerzen und -mißempfindungen
8. Nausea oder abdominelle Mißempfindungen (z.B. Unruhegefühl im Magen)

psychische Symptome:
9. Gefühl von Schwindel, Unsicherheit, Schwäche und Benommenheit
10. Gefühl, die Objekte sind unwirklich (Derealisation) oder man selbst ist weit entfernt oder „nicht wirklich hier" (Depersonalisation)
11. Angst vor Kontrollverlust, verrückt zu werden oder „auszuflippen"
12. Angst zu sterben.

allgemeine Symptome:
13. Hitzegefühle oder Kälteschauer
14. Gefühllosigkeit oder Kribbelgefühle

Symptome der Anspannung:
15. Muskelverspannung, akute und chronische Schmerzen
16. Ruhelosigkeit und Unfähigkeit zum Entspannen
17. Gefühle von Aufgedrehtsein, Nervosität und psychischer Anspannung
18. Kloßgefühl im Hals oder Schluckbeschwerden.

andere unspezifische Symptome:
19. übertriebene Reaktionen auf kleine Überraschungen oder Erschrecktwerden
20. Konzentrationsschwierigkeiten, Leeregefühl im Kopf wegen Sorgen oder Angst
21. anhaltende Reizbarkeit
22. Einschlafstörungen wegen der Besorgnis

C. Die Störung erfüllt nicht die Kriterien für eine Panikstörung (F41.0), eine phobische Störung (F40), eine Zwangsstörung (F42) oder eine hypochondrische Störung (F45.2).

D. *Häufigstes Ausschlußkriterium:* Die Störung ist nicht zurückzuführen auf eine organische Krankheit wie eine Hyperthyreose, eine organische psychische Störung (F0) oder auf eine durch psychotrope Substanzen bedingte Störung (F1), z.B. auf einen exzessiven Genuß von amphetaminähnlichen Substanzen oder auf einen Benzodiazepinentzug.

4 Ätiologie und Pathogenese

Es gibt bis heute kein umfassendes und allgemein anerkanntes ätiologisches Konzept der Angsterkrankungen. Verschiedene Modelle und Theorien zur Ätiologie und Pathogenese haben Angststörungen auf einzelne Ursachenkomplexe zurückzuführen versucht, wobei **genetische, biologische, psychosoziale** und **psychologische Erklärungsansätze** unterschieden werden können. Die jeweiligen ätiologischen Modelle beziehen sich auf unterschiedliche Erkenntnisquellen, wie z.B. Zwillingsstudien, Adoptionsstudien, Tierexperimente, epidemiologische und Life-event-Forschung, Therapiestudien etc.

Die aus den jeweiligen Ansätzen erhaltenen Untersuchungsbefunde sind empirisch unterschiedlich gut abgesichert. In der Regel ist der Grad der empirischen Fundierung um so größer, je enger und eingeschränkter der Untersuchungsausschnitt ist. Andererseits werden eindimensionale Modelle nach dem derzeitigen Erkenntnisstand den komplexen Mechanismen psychischer Erkrankungen nicht gerecht.

Multikausale bzw. integrative Modelle postulieren ein **Zusammenwirken verschiedener Faktoren** als verursachende Bedingungen sowie **komplexe Wechselwirkungen** mit krankheitsfördernden und -unterhaltenden Faktoren. Diese treten erst nach Manifestation der Symptomatik auf, sind häufig aber nicht weniger bedeutsam für den Krankheitsprozeß als die zeitlich vorausgegangenen Entstehungsbedingungen. Integrative Modelle, wie sie auch für andere psychische Störungen formuliert worden sind, entsprechen den komplexen Krankheitsprozessen bei Angststörungen besser, sie sind jedoch gerade wegen ihres hohen Komplexitätsgrades empirisch nur schwer zu überprüfen.

Die Frage, ob den verschiedenen Angststörungen gleiche oder unterschiedliche ätiologische und pathogenetische Mechanismen zugrunde liegen, ist umstritten. Aktuell sprechen die meisten Befunde dafür, daß innerhalb der Angststörungen von unterschiedlichen ätiopathogenetischen Prozessen auszugehen ist. Wahrscheinlich ist sogar bei Patienten mit der gleichen klassifikatorischen Diagnose die Annahme einer einheitlichen Verursachung und Aufrechterhaltung der jeweiligen Angststörung nicht gerechtfertigt. Neben Vulnerabilitäts- und krankheitsauslösenden Faktoren ist der Einfluß überdauernder oder vorübergehender protektiver Faktoren von Bedeutung. Bevor die integrativen Modelle dargestellt werden, sollen die wichtigsten ätiopathogenetischen Erklärungsansätze beschrieben werden.

4.1 Biologische Modellvorstellungen

Bei der Betrachtung der biologischen Modellvorstellungen der Angststörungen ist zu beachten, daß die Zahl und Qualität der biologischen Untersuchungen bei den verschiedenen Angststörungen sehr variiert. So sind die Panikstörungen mit und ohne Agoraphobie vergleichsweise gut untersucht, dagegen sind die generalisierte Angststörung oder die spezifischen Phobien bisher nur wenig auf biologische Auffälligkeiten hin geprüft. Damit schwankt auch die Güte der Aussagen. Dies hat zur Folge, daß sich die bisherigen Befunde nicht ohne weiteres generalisieren lassen, sondern nur in ihrem beschränkten, empirisch geprüften Rahmen gültig sind.

Die Modellbildungen beruhen auf einer **Kombination verschiedener Untersuchungsansätze**, z.B. Familienuntersuchungen, Provokationsstudien, bildgebenden Verfahren, klinischer Beobachtung, der Pharmakotherapie und tierexperimentellen Studien.

Modelle der **funktionellen Neuroanatomie** (KRYSTAL ET AL., 1996; GODDARD und CHARNEY, 1997) verknüpfen die Funktionen einzelner neuronaler Zentren zu einem Netzwerk. Sie sehen u. a. den Locus coeruleus als zentralen Ort eines Alarmsystems an, den Thalamus als Zentrum der Verarbeitung sensorischer Stimuli und die Amygdala als Ort der Bewertung sensorischer Reize und nachfolgender Entwicklung von Angstaffekten und -reaktionen. Der Hippokampus wird als Struktur für die Integration von neuen Informationen in bereits vorhandene Erfahrungen gesehen und kortikale Areale (u.a. der orbitofrontale Kortex) als Zentren für die Planung und Auswahl komplexer Handlungsmuster. Diese Funktionen werden durch eine Vielzahl von Neurohormonen moduliert (z.B. Noradrenalin, Serotonin, γ-Aminobuttersäure [GABA]).

Auf diesen biologischen Grundlagen entstehen charakteristische psychische Phänomene: spontane Panikattacken, konditionierte Angstreaktionen oder ein phobisches Vermeidungsverhalten. Hier finden auch Sensitivierungsprozesse statt, die wahrscheinlich eine Bedeutung für die Vulnerabilität gegenüber Traumata und anderen Belastungen wie auch für die Chronifizierung von Angstsymptomen haben. Durch pharmakologische und psychologische Therapiemethoden können diese Netzwerke beeinflußt werden.

4.1.1 Genetische Faktoren

Einige umfangreiche Studien belegen den Einfluß genetischer Faktoren auf die Entstehung von Angsterkrankungen. Dazu wurden sowohl Angehörige manifest Erkrankter, Zwillinge wie auch Probanden aus der Allgemeinbevölkerung untersucht. Die Häufigkeitsverteilung der Angststörungen bei den unterschiedlichen Gruppen wurde bestimmt. In Linkage-Analysen konnte kein einzelnes für die Panikstörung verantwortliches Gen identifiziert werden. Da der Nachweis einer Veränderung einzelner Genloci bei Angsterkrankungen fehlt und die Konkordanzraten monozygoter Zwillinge relativ niedrig sind, ist davon auszugehen, daß eine **Vielzahl von Genen** an der Ausprägung von Angsterkrankungen beteiligt ist.

Angehörige ersten Grades von Panikpatienten haben ein erhöhtes Risiko, in ihrem Leben an einer Panikstörung zu erkranken. Die **Konkordanzrate** bei monozygoten Zwillingen wurde mit 31% angegeben. In einer großen Zwillingsstudie wurde der genetische Einfluß auf die Entstehung von Panikstörungen mit oder ohne Agoraphobie auf 35–40% geschätzt (KENDLER ET AL.,1993). In Studien wird das Morbiditätsrisiko für Panikstörungen bei Angehörigen bereits Erkrankter mit 5,7–20% angegeben. Wie bei den anderen Angststörungen spielen hier **neben genetischen Einflüssen auch lebensgeschichtliche Erfahrungen und akute Ereignisse eine wichtige Rolle** bei der Entstehung der Symptomatik.

Familienstudien ergaben, daß Panikstörung und Depression voneinander getrennte Erkrankungen darstellen. Auch konnte in den Familienuntersuchungen die erhöhte Komorbidität von Angsterkrankungen miteinander aufgezeigt werden. Angehörige ersten Grades von Patienten mit einer Panikstörung wiesen ein erhöhtes Risiko für soziale Phobie auf (GOLDSTEIN ET AL., 1994). Auch die Komorbidität mit Alkoholismus war erhöht. Für die Entwicklung einer generalisierten Angststörung fand sich in einer großen Zwillingsuntersuchung ein signifikanter Einfluß genetischer Faktoren, der auf 30% geschätzt wurde (KENDLER ET AL.,1992).

Angehörige von Patienten mit Phobien weisen ein dreifach erhöhtes Risiko auf, an einer Phobie zu erkranken. Eine Zwillingsstudie kommt zu dem Schluß, daß genetischen Faktoren bei den Phobien ein wesentlicher Einfluß zukommt (KENDLER ET AL., 1992). Genetische Einflüsse versus Umwelteinflüsse sollen dabei für die einzelnen Phobien in unterschiedlichem Verhältnis vorliegen.

Insgesamt läßt sich der Einfluß genetischer Faktoren im Verhältnis zu Umweltfaktoren bei der Genese der Angststörungen noch nicht exakt abschätzen. Die bisherigen Untersuchungen sprechen für einen deutlichen, aber nur mäßig ausgeprägten Einfluß genetischer Faktoren, deren Natur noch ungeklärt ist.

4.1.2 Neuroanatomie und Neurophysiologie

Neuroanatomische Veränderungen wie Hirntumoren, chronisch subdurale Hämatome, aber auch funktionelle Störungen durch komplex-partielle zerebrale Anfälle können Angstsyndrome hervorrufen. Es konnten in wenigen Untersuchungen mit Hilfe der genaueren Methode der Magnetresonanztomographie (MRT) strukturelle Hirnveränderungen im **Temporallappen,** rechts betont, dargestellt werden. Wiesen Panikpatienten ein pathologisches EEG auf, fanden sich im MRT morphologische Veränderungen vor allem im limbischen System und im Kortex. Untersuchungen zur Darstellung der regionalen Hirndurchblutung (rCBF) und des Hirnstoffwechsels (Positronen-Emissions-Tomographie, PET) zeigten bei verschiedenen Formen der Angsterkrankungen Veränderungen in der Durchblutung und im Metabolismus insbesondere **hippokampaler Regionen.** Wurde Angst mit Hilfe von Laktatinfusionen induziert, zeigte sich sowohl bei Patienten mit Panikstörung wie auch bei jenen mit generalisierter Angststörung eine **erhöhte zerebrale Durchblutung.** Bei gesunden Kontrollpersonen kam es zu einer Zunahme des Metabolismus, wenn sie während der Untersuchung Angst entwickelten. Es zeigte sich eine asymmetrische Verteilung mit rechtsseitig gesteigertem Blutfluß gegenüber der Ruhedurchblutung in der parahippokampalen Region. Dies deutet darauf hin, daß auch kognitive Prozesse bei solchen Untersuchungen eine wichtige Rolle spielen. Da teilweise **Artefakte** und Hyperventilation im Sinne von überlagerten Muskeldurchblutungsänderungen die wenigen Untersuchungen beeinflußten, ist bei der Interpretation der Ergebnisse Zurückhaltung geboten und die Replikation von Ergebnissen durch andere Arbeitsgruppen notwendig. Weitere Befunde mittels PET weisen darauf hin, daß bei spezifischer Phobie unter Symptomprovokation paralimbische Strukturen involviert sind. Untersuchungen zur generalisierten Angststörung sprechen dafür, daß die Basalganglien bei dieser Störung beteiligt sein könnten. Da diese Studien erst in geringer Zahl vorliegen und eine Reihe von methodischen Problemen aufweisen, sind definitive Aussagen über die bei Angsterkrankungen beteiligten Hirnregionen und ihre Funktion derzeit nicht möglich.

Trotz dieser Einschränkungen lassen sich aus tierexperimentellen Untersuchungen sowie experimentellen und klinischen Studien an Patienten Modelle zur Genese von Angstsyndromen formulieren. Aufgrund der Forschung der letzten 30 Jahre zur Panikstörung ist die Hypothesenbildung bei dieser Störung am weitesten fortgeschritten. Die ausgeprägte vegetative Symptomatik bei **Panikattacken** weist auf eine **Beteiligung des Hirnstammes** hin. Dem Kerngebiet des **Locus coeruleus,** dem bis zu 70% der noradrenergen Neurone des Gehirns entstammen, kommt dabei eine zentrale Bedeutung zu.

Von diesem Kerngebiet im dorsolateralen Tegmentum der Pons gehen Efferenzen in viele Hirngebiete, u.a. den Hypothalamus, den Hippokampus, die Amygdala und in viele Bereiche des Kortex. Der Locus coeruleus wiederum erhält Afferenzen von anderen pontinen und hypothalamischen Kerngebieten. Elektrische Stimulationen des Kerngebietes führten bei Affen zu Panikattacken mit ähnlichen Symptomen wie beim Menschen. Sie zeigten Furcht und Alarmreaktionen, die bei operativer Entfernung des Kerngebiets erheblich abnahmen. Die Steuerung des Kerngebiets unterliegt vielfältigen Einflüssen, auf die im Folgenden jeweils Bezug genommen wird.

Die **noradrenerge** Aktivität des Locus coeruleus wird über präsynaptische α_2-Adrenorezeptoren, d.h. über Autorezeptoren, moduliert. Die Stimulation der Autorezeptoren senkt die Entladungsrate der noradrenergen Neurone und erniedrigt damit die Freisetzung von Noradrenalin. Eine Veränderung des empfindlichen Gleichgewichts bei der Steuerung des Kerngebiets kann sowohl eine Hyperaktivierung wie auch Inaktivierung bewirken. Der Locus coeruleus wird u.a. durch α_2-Adrenorezeptor-Antagonisten, wie Yohimbin oder CO_2, stimuliert. Die Aktivität des Locus coeruleus wird vermindert durch GABA, Opioide und Clonidin, einem α_2-Adrenorezeptor-Agonisten. Clonidin wirkt bei Panikpatienten anxiolytisch und führt zu einer Reduktion des Hauptmetaboliten von zentralem Noradrenalin, dem 3-Methoxy-4-Hydroxyphenylglykol (MHPG). Die chronische Gabe von noradrenerg wirksamen trizyklischen Antidepressiva wie Imipramin oder Desipramin reduziert den zentralen noradrenergen Metabolismus und die Entladungsrate der noradrenergen Neurone des Locus coeruleus.

Benzodiazepine wirken über das **GABAerge** System am GABA-Benzodiazepin-Rezeptor-Komplex anxiolytisch. Benzodiazepine reduzieren die Feuerrate der noradrenergen Neurone des Locus coeruleus.

Nachdem lange Zeit das noradrenerge System bei der Erforschung der Angst- und Panikattacken im Mittelpunkt stand, rückt zunehmend das **serotoninerge** System in den Vordergrund des Interesses. So konnte gezeigt werden, daß die Verminderung der Aktivität serotoninerger Neurone anxiolytisch und ihre Aktivierung anxiogen wirken kann. Die intravenöse Gabe des Serotonin-Agonisten mCPP (m-Chlorophenylpiperazin) konnte Angstzustände auslösen, während Serotoninrezeptor-Antagonisten diese Angstzustände verhindern konnten. Die Stimulation der präsynaptischen Freisetzung von Serotonin mittels Fenfluramin führte häufiger zu Angstzuständen bei Patienten mit Panikerkrankungen im Vergleich zu Kontrollpersonen. Aus den Befunden ist auf eine Überempfindlichkeit sowohl prä- wie postsynaptischer Serotoninrezeptoren bei Patienten mit Panikerkrankungen geschlossen worden. Diese postulierte Überempfindlichkeit der Serotoninrezeptoren könnte die bei Serotonin-Wiederaufnahmehemmern beobachtete biphasische Reaktion der Patienten erklären. Diese Reaktion besteht darin, daß Patienten initial mehr Angstsymptome und eine erhöhte vegetative Empfindlichkeit zeigen und erst in einer zweiten Phase eine Reduktion der Angstsymptomatik erleben. Die erste Phase könnte das Resultat einer Stimulation hypersensitiver Serotoninrezeptoren sein, die sich anschließend mit einer Down-Regulation auf ein neues Gleichgewicht einstellen. Die Veränderung der Homöostase in der Rezeptorregulation könnte auch die zum Teil heftige Symptomatik bei plötzlichem Absetzen von serotonerg wirksamen Psychopharmaka erklären. In den letzten Jahren sind eine Reihe von Serotoninrezeptor-Subtypen durch molekularbiologische Verfahren identifiziert worden. Die genaue Kenntnis über die Funktion der Serotoninrezeptoren und ihrer Subtypen in der Genese der Angst läßt für die Zukunft wesentliche neue Erkenntnisse erwarten.

Tierstudien zeigten, daß serotoninerge Nuklei in der Pons und im Mittelhirn wie dem Nucleus raphe den Locus coeruleus wesentlich modulieren können. In Tierversuchen fanden sich bei Reizung des limbischen Systems (Gyrus cinguli, Hippokampus, Septum, Thalamus, Hypothalamus, entorhinaler Kortex und Amygdala) eine Entwicklung von Angstsymptomen. Nach Zerstörung von Kernen der **Amygdala** verschwanden Symptome von Angst und Furcht. Es wird angenommen, daß die Amygdalakerne über Projektionsbahnen andere Hirnareale aktivieren können und ihnen damit bei der Genese von Angst und Furcht eine wichtige Rolle zukommt.

Insgesamt zeigt sich eine **Beteiligung verschiedener Hirnregionen (Hirnstamm, limbisches System, Kortex)** an der Entstehung einer Angstsymptomatik, deren komplexe Interaktionen bislang nur unzureichend bekannt sind.

Ein Modell, das tierexperimentelle, pharmakologische und klinische Befunde zu integrieren versucht, postuliert, daß die Panikattacken im Locus coeruleus ihren Ursprung haben, das limbische System das anatomische Substrat für die Erwartungsangst sei und der präfrontale Kortex wesentlich das agoraphobe Vermeidungsverhalten steuere. Das limbische System ist besonders reich an GABA-

Benzodiazepinrezeptoren. Benzodiazepine können erfolgreich bei generalisierter Angststörung eingesetzt werden. Postuliert wurde, daß während angstprovozierender Situationen endogene Substanzen freigesetzt werden könnten, die durch Bindung an GABA-Rezeptoren die Anzahl der verfügbaren GABA-Rezeptoren vermindern.

Provokationstests, die Induktion von Angstzuständen im Tierversuch oder bei Patienten mit Panikerkrankung und Kontrollpersonen ermöglichten das Studium von Angst auf der phänomenologischen, biologischen und psychologischen Ebene. Drei Substanzen wurden am häufigsten in ihrer Wirkung studiert: Natriumlaktat, CO_2 und Yohimbin-Hydrochlorid. Ihre Gabe provoziert bei den meisten Patienten mit Panikstörung vegetative Phänomene, die vergleichbar mit denen bei Panikattacken sind. In einem deutlich geringeren Maße entwickeln dagegen gesunde Kontrollpersonen vegetative und kognitive Angstphänomene. Untersuchungen an Probanden konnten jedoch zeigen, daß die Häufigkeit von Paniksymptomen bei Probanden nicht nur auf den zugrundeliegenden biologischen Mechanismen beruht, sondern auch von psychologischen und situativen Phänomenen abhängig ist. Erwartungsängste, Verhalten der Untersucher und Gestaltung der Räumlichkeiten haben wesentlichen Einfluß auf die Häufigkeit von Angstphänomenen bei Provokationstests. Das Ausmaß des wechselseitigen Einflusses biologischer, psychischer und situativer Faktoren wie auch ihre zeitliche Aufeinanderfolge sind noch ungeklärt und bei der Bewertung der Ergebnisse von Provokationsstudien zu beachten. Mentale Prozesse haben wiederum eine biologische Grundlage mit komplizierten neuronalen Mechanismen. Ein Verständnis der biologischen Basis von katastrophisierenden Kognitionen ist bislang noch nicht ausreichend erreicht worden.

Der Pathomechanismus der verschiedenen **Provokationsmethoden** ist bisher in vielen Aspekten noch ungeklärt. Mögliche zugrundeliegende Mechanismen werden im Folgenden kurz skizziert. Die Auslösung von Panikattacken durch Koffein beruht möglicherweise auf einer Blockade zentraler Adenosinrezeptoren, deren hemmender Einfluß auf den Locus coeruleus reduziert wird. Mit Hilfe von Natrium-Laktat-Lösung wurden bei Patienten mit Panikerkrankung wie auch bei Patienten mit Depressionen und sekundärer Panikstörung Panikattacken induziert. Die laktatinduzierte Panikattacke ist jedoch kein spezifischer Marker für die Panikstörung. Auch bei generalisierter Angststörung oder sozialer Phobie können Panikattacken mittels Laktatinfusion ausgelöst werden. Zum Mechanismus der laktatinduzierten Panikattacken wurden verschiedene Modelle entworfen. Ein Modell geht davon aus, daß Laktat in Bikarbonat umgewandelt wird und dann eine metabolische Alkalose erzeuge. Das auf diesem Wege freigesetzte CO_2, das leicht die Blut-Hirn-Schranke passiert, aktiviere einen zentralen medullären Chemorezeptor, der wiederum über efferente Bahnen den an der Atmungsregulation beteiligten medullären Nucleus gigantocellularis innerviere und über weitere efferente Bahnen den Locus coeruleus mit seinen noradrenergen Neuronen aktiviere. Eine indirekte Stimulation der Hirnstammareale, z. B. durch Isoproterenol, das die Blut-Hirn-Schranke nicht passiert, könnte über Blutdrucksteigerung und Aktivierung des Nervus vagus via periphere Barorezeptoren über medulläre Kerngebiete wiederum zur Aktivierung des Locus coeruleus führen. Bei den Provokationsmethoden ist zu beachten, daß häufig nicht zu entscheiden ist, welche Region primär und welche sekundär durch Projektionen aktiviert wird. Zudem sind die biologischen Mechanismen der Aktivierung (z. B. über Laktat, $paCO_2$ oder pH) nicht ausreichend geklärt.

Aus den Befunden der Provokationsstudien und der Tatsache, daß nur ein Teil der Probanden nach Provokation mit Panikattacken reagiert, wurde darauf geschlossen, daß die beteiligten Neurone eine erhöhte Erregbarkeit aufweisen könnten, die möglicherweise genetisch determiniert sei. Bei Panikpatienten wurde ein „Erstickungs-Alarmsystem" mit einem **hypersensitiven** Detektor postuliert, das dazu führen könnte, daß physiologische Prozesse fehlinterpretiert werden, und der bei erniedrigten Schwellenwerten leichter einen „Fehlalarm" in Form einer Panikattacke auslöst. Die klinische Erfahrung zeigt, daß bei Patienten mit einer Panikstörung unter körperlicher Belastung zwar Herz- und Atmungsfrequenz zunehmen, jedoch kaum Panikattacken auftreten. Daher wurde auch angenommen, daß möglicherweise die gleichzeitige und aufeinander abzustimmende integrative Funktion zwischen peripheren, vegetativen Meßgrößen und metabolischen, zentralen Meßgrößen fehlinterpretiert oder fehlverarbeitet wird. Diese unzureichende Verarbeitung unterschiedlicher Reize könnte Panikattacken auslösen.

4.1.3 Neuroendokrinologie

Die humorale Streßantwort als Adaptation auf eine augenblickliche Belastungssituation führt zur Freisetzung von Adrenalin, Noradrenalin, Kortisol,

ACTH, Kortikotropin, Prolaktin und Wachstumshormon (GH). Dagegen ist der basale Kortisolspiegel bei Patienten mit Panikerkrankung nicht erhöht. Provokations- und Hemmtests zeigen jedoch eine Veränderung der Reaktion von Panikpatienten gegenüber Kontrollpersonen: Bis zu 30% der Patienten mit einer Panikstörung weisen einen pathologischen Dexamethason-Hemmtest auf. Diese Häufigkeit ist allerdings deutlich geringer als bei Patienten mit depressiven Störungen.

Untersuchungen weisen auf eine vermehrte Sekretion des hypothalamischen Neuropeptids Corticotropin-releasing-Hormon (CRH) während einer Panikattacke hin. CRH-Stimulation bewirkte an der Hypophyse von Patienten mit einer Panikstörung eine erniedrigte ACTH-Antwort. Dies könnte auf eine Unterempfindlichkeit von hypophysären CRH-Rezeptoren zurückzuführen sein. CRH kann bei direkter Applikation in den Locus coeruleus eine Aktivierung im Sinn einer erhöhten Streßreaktion bewirken. Im Tierversuch kann CRH Verhaltensweisen auslösen, die als Angstreaktionen zu interpretieren sind. Vermutet wird eine erniedrigte postsynaptische α_2-Adrenorezeptor-Empfindlichkeit. Auch diese Befunde sind jedoch nicht spezifisch für Angststörungen.

4.1.4 Psychophysiologie

Derzeit gibt es noch keinen Hinweis auf spezifische psychophysiologische Reaktionsmuster bei Angsterkrankungen. Die Untersuchungsergebnisse sprechen jedoch dafür, daß eine erhöhte Spontanfluktuation der elektrodermalen Aktivität bei Angsterkrankungen vorliegt. Kardiale Veränderungen und vasomotorische Reaktionen weisen auf einen erheblichen sympathikotonen Einfluß auf die Symptombildung bei den Angststörungen. Studien zeigten, daß Panikpatienten sich von Kontrollpersonen im Ausgangsniveau ihrer Angst und Aktivierung unterscheiden und daß Erwartungshaltungen dieses Niveau stark beeinflussen. Diskrepant ist das massive Ausmaß subjektiven Erlebens der Symptome, z.B. der Herzfunktion und der objektiv zumeist nur geringgradigen Erhöhungen von Herzfrequenz oder Blutdruck während einer Panikattacke. Nach Gabe von Yohimbin wird eine erhöhte Reaktionsamplitude von Herzfrequenz und Blutdruck gefunden. Ein Problem ist hierbei, daß die physiologischen Parameter in der Peripherie, nicht jedoch zentral erfaßt werden. Befunde bei Panikpatienten mit Agoraphobie nach Stimulation mit visuell oder akustisch evozierten Potentialen weisen darauf hin, daß die zentrale Transmissionszeit im Bereich der Pons und des Mittelhirns verzögert ist. Andere Ergebnisse deuten auf eine erhöhte Sensitivität für Stimuli bei Panikpatienten hin und daß die Diskriminationsfähigkeit bei neuen Stimuli im Hinblick auf ihre Relevanz beeinträchtigt ist. Dies stützt die Hypothese einer Regulationsstörung, an der der Locus coeruleus wesentlichen Anteil haben könnte.

4.2 Psychodynamische Modellvorstellungen

Die psychodynamischen Modelle für die Entstehung von Angststörungen haben seit der Erstbeschreibung durch FREUD (1895) wesentliche Modifikationen erfahren. FREUD grenzte die Angstneurose als eigenständiges Krankheitsbild von der Neurasthenie ab. Er ging zunächst in einem eher biologisch orientierten Konzept von der Vorstellung aus, daß eine **Stauung libidinöser Triebenergie** sich mangels adäquater motorisch-somatischer Abfuhr auf der psychischen Ebene als Angst darstellen würde, die von somatischen Erscheinungen begleitet wird. In seiner zweiten Angsttheorie von 1926 stellte FREUD dann nicht mehr die Konflikte zwischen Triebimpulsen und einem strengen Gewissen in den Vordergrund, sondern er nahm neben konstitutionellen, biologischen Gründen **Traumata** in der Biographie als ursächlich an, also Situationen, in denen Hilflosigkeit erlebt wurde. „Die Angst ist die ursprüngliche Reaktion auf die Hilflosigkeit im Trauma, die dann später in der Gefahrsituation als Hilfssignal reproduziert wird" (FREUD, 1926). Die Angst sei also „einerseits Erwartung des Traumas, andererseits eine gemilderte Wiederholung desselben". Die Struktur des Ichs und seiner Abwehrfunktionen steuere die Intensität der Signalangst. Die Entstehung der Angst wird damit als ein primär psychologisches Geschehen interpretiert. Demnach ist die Angst ein **Warnsignal** für eine drohende Gefahr.

Die **Signalangsttheorien** können (nach HOFFMANN und BASSLER, 1992) wie folgt kurz skizziert werden: Eine äußere, belastende oder traumatisierende Situation bedingt eine Stimulation von verbotenen oder gefürchteten, z.B. aggressiven Triebimpulsen. Diese Triebimpulse, die den internalisierten Normen und der Erziehung zuwiderlaufen, führen zu einer Zunahme von Spannung und signalisieren eine Gefahr. Dieses Signal einer Gefahr resultiert in einem regressiven Ausweichen, das jedoch infantile, nicht bewältigte Triebkonflikte wieder mobilisiert und zu einer Zunahme von Spannung führt. Die intendierte Entlastung von Spannung wird dahingehend frustriert, daß die Spannung zunimmt. Das Ich als Organisation der Abwehr kann diese Zunahme der Spannung nicht weiter durch den Einsatz der zur Verfügung stehenden Abwehrmechanismen bewältigen. Die **Angst selbst bricht als Symptom durch** und wird damit selbst zum Signal einer drohenden Gefahr und Reizüberflutung für das Ich. Über Rückkoppelungsprozesse zwischen Wahrnehmung von Angst und somatischen Symptomen sowie Wiederzunahme der Angst bei Wahrnehmung der Signale steigert sich der Angstprozeß weiter bis zu klinischen Symptomen. Die Wahrnehmung der Angstsignale ist abhängig von der Struktur des Ichs. So gelingt es z.B. einem rigiden Gewissen wesentlich besser, die Angstsignale zu verdrängen, die dann unerwartet in Form von Angstattacken durchbrechen, als bei denjenigen, deren Struktur von Ich und Selbst schwach ausgestaltet sind und bei denen unreifere Abwehrmechanismen zur Abwehr der Angst herangezogen werden.

Damit kann sowohl eine konfliktbedingte wie auch eine strukturbedingte Genese pathologischer Ängste aufgezeigt werden. In einem weiteren Modell zur Genese der Angst wird dem von BOWLBY (1976) herausgearbeiteten, evolutionär gewachsenen Bedürfnis nach emotionaler Bindung Rechnung getragen. Angst tritt auf, wenn der **Verlust der Bindung** droht. Angst kann daher sowohl real drohende Trennungen signalisieren wie auch die Antizipation oder Phantasie von Trennungen. Nach BOWLBY werden Ängste in verschiedenen Phasen der lebensgeschichtlichen Entwicklung bewältigt. Werden die Ängste bei phasenspezifischen Konflikten nicht ausreichend gelöst, komme es zu einer Fixierung, die dazu führen kann, daß ein Erwachsener bei ähnlichen Konfliktsituationen wieder auf die infantile, der damaligen Phase entsprechenden Erlebnisweise und Angstbewältigung regrediere, d.h. sich auf eine Ebene begebe, auf der er sich weniger angstvoll und hilflos fühle. Wenn die Angst also durch andere Abwehrmechanismen nicht mehr beherrscht werden könne, besteht so über die Regression die Möglichkeit, weitgehend angstfrei zu bleiben. Die Symptome oder Folgen der Abwehr führen zwar zu neurotischen Einschränkungen, aber es gelingt, die Angst unbewußt bleiben zu lassen. Versagen die unbewußten Bewältigungsversuche, so bricht die heftige, infantile Angst durch.

Bei den einzelnen Angststörungen werden unterschiedliche psychodynamische Prozesse als wirksam erachtet. Das psychodynamische Modell für die Genese der **Phobie** sieht die Verschiebung bzw. Projektion als wesentlichen Abwehrvorgang: Die ursprünglich intrapsychische Gefahr, z.B. in Form einer unterbewußten aggressiven oder sexuellen Phantasie, wird nach außen verlagert. Durch die **Verlagerung der intrapsychischen Gefahr nach außen** wird eine Reduktion der Angst erlebt. Mit diesem gefürchteten, jetzt äußeren Objekt besteht die Verbindung über unbewußte Phantasien. Durch assoziative Verknüpfung können immer mehr Objekte oder Situationen als gefahrvoll erlebt werden; auch sie müssen vermieden werden, eine Generalisierung setzt sich in Gang. Die Gefahr steigt, und Situationen oder Objekte werden dann als besonders bedrohlich erlebt, wenn eine Schutz und Sicherheit gebende Person nicht zur Verfügung steht. Das Erleben der gefürchteten und vermiedenen Situation führe zu einem Versagen der Abwehrleistungen des Ichs, und eine situative Angstattacke kann erfolgen. Der Abwehr der unbewußten Ängste vor Triebimpulsen und der Angst vor Schutzlosigkeit kann nicht nur mit phobischem Vermeidungsverhalten, sondern auch mit kontraphobischem Agieren entgegengewirkt werden. Dann werden die gefürchteten Angstobjekte bevorzugt aufgesucht. Das kontraphobische Verhalten wirkt dem befürchteten Autonomieverlust und der Einschränkung z.B. von Aggressivität unbewußt entgegen. Sind die oben skizzierten Abwehrmechanismen nicht ausreichend erfolgreich, so manifestiert sich Angst. Das Erleben nicht bewältigbarer Angstzustände führt häufig bereits nach kurzer Zeit zur Angst vor der Angst. Hierdurch wird sowohl ein Vermeidungsverhalten gefördert wie auch das Vertrauen in die eigenen Bewältigungsmöglichkeiten der Angst weiter reduziert. Resignation, Hilflosigkeit und zunehmende Demoralisierung führen oft zu sekundären Depressionen bis hin zur Suizidalität.

Sucht man nach den Entwicklungsbedingungen für die unzureichende Bildung des Ichs, so kommen z.B. Defizite in der expansiven Entwicklungsphase, bei der eine beginnende Lokomotion als Phase von Trennung, aber auch Wiederannäherung eintritt, in Frage. Bezugspersonen können auf diese motorische Expansivität ängstlich anklammernd und einschränkend reagieren oder sich distanzierend verhalten. Sowohl überfürsorgliches Verhalten mit unzureichenden Lernprozessen in der Auseinandersetzung mit der sozialen Umwelt wie auch die Überforderung durch Trennungen oder Forderungen nach kompetentem Verhalten, das der Entwicklungsphase des Kindes unangemessen ist, können Angst im Umgang mit expansiven Impulsen fördern. Dies könnte eine Grundlage für den **Bindungs- und**

Autonomiekonflikt des Angstpatienten sein. Das soziale Interaktionsmuster von Angstpatienten ist häufig geprägt von ängstlicher Anklammerung. Die Gegenwart von schützenden Objekten oder Übergangsobjekten mildert Ängste, z.B. auch die Beruhigungstablette in der Tasche. Aufgrund der mangelnden Fähigkeit zur Selbststeuerung sucht der Patient Steuerung von außen, z.B. durch Institutionen, Gruppen oder Familienangehörige. Die sehr starke Bindung an ein solches Objekt baut eine Abhängigkeit auf. Abhängigkeit und Bindung verstärken sich wechselseitig. Der Partner übernimmt häufig die Funktion eines „Hilfs-Ichs". Innerhalb einer Partnerschaft wird der Patient mitunter zum „Symptomträger". Dies wird sichtbar, wenn sich der Patient während einer Therapie stabilisiert und zunehmend autonom wird. Manchmal dekompensiert der Partner, der durch das bisherige Beziehungsarrangement seine eigenen Ängste binden konnte. **Partnerschaftskonflikte oder Trennungssituationen** bilden daher typische Auslöser zur Manifestation der Ängste. Der Konflikt zwischen Emanzipationswünschen und Trennungsängsten wird dadurch verschärft, daß es auch nicht gelingt, eine konkrete innere Vorstellung der sicheren Beziehung zu einem bestimmten Menschen zu entwickeln, dem gleichzeitig liebevolle und aversive Gefühle gelten können. Aggressive Komponenten innerhalb der Beziehung, die die Sicherheit und die als fragil erlebte Beziehung bedrohen könnten, werden daher häufig durch Idealisierung des Partners kaschiert.

Eine Weiterentwicklung eines psychodynamischen Modells der Panikstörung stellten SHEAR ET AL. (1993) vor. Sie postulieren eine **angeborene neurophysiologische Vulnerabilität** und die Entwicklung einer **psychischen Vulnerabilität** unter dem Einfluß eines angstfördernden Verhaltens der Eltern. Diese sei gekennzeichnet durch Konflikte in bezug auf Abhängigkeit versus Unabhängigkeit, gestörte Objektbeziehungen und insgesamt unzureichende Abwehrmechanismen. Die Wechselwirkung zwischen neurophysiologischer und psychischer Vulnerabilität könne bei somatischen oder psychischen Belastungen zu sich steigernden Gefühlen der Hilflosigkeit mit Katastrophenphantasien und somatischen Symptomen führen, unter deren Eindruck sich dann die erste Angstattacke manifestieren kann.

Symptome der Angstneurose FREUDS finden sich zum Teil auch in der Konzeptualisierung der generalisierten Angststörung in der DSM-Klassifikation wieder. Die freiflottierenden, zum Teil diffusen Ängste stellen eine Angst vor Verlust der Objektrepräsentanz und der damit eng verbundenen Selbstrepräsentanz dar. Die **Angstbewältigungsmechanismen sind instabil.** Daher bricht die Angst immer wieder als Symptom durch. Der Konflikt zwischen Emanzipationswünschen und Trennungsängsten ist auch hier zentral und das Erleben von Ambivalenz liebevoller und aggressiver Impulse den Objekten gegenüber unmöglich. Gesucht werden daher „starke Schutzfiguren" (TRESS ET AL., 1995) zur Reduktion tiefgreifender Ängste. Es wurde auch die Auffassung vertreten, daß die unterschiedlichen Angststörungen verschiedene Grade an Ich-Stärke und Angstbewältigung widerspiegelten. So stelle die generalisierte Angststörung die Angsterkrankung mit dem geringsten Grad an Ich-Stärke und Abwehrleistung dar, während über die Panikstörung mit Agoraphobie bis hin zu den spezifischen und sozialen Phobien die Ich-Stärke zunehme. Den einzelnen Störungsbildern wurden auch verschiedene Objektbeziehungsmuster, Interaktionsformen und Entwicklungsphasen, in denen die psychodynamischen Grundlagen für die Störungen gelegt wurden, zugeordnet (TRESS ET AL., 1995).

4.3 Lerntheoretische und kognitive Modelle

Lerntheoretische Modelle betonen die zentrale Bedeutung psychologischer Lernvorgänge für die Ausbildung und Aufrechterhaltung von Angststörungen. Bedeutsam für spätere lerntheoretische Erklärungen neurotischer Störungen im allgemeinen und Ängsten im besonderen sind die Arbeiten des russischen Physiologen PAWLOW zur sogenannten **experimentellen Neurose**. Er hatte bei Versuchstieren visuelle Diskriminationsaufgaben (z.B. die Unterscheidung eines Kreises von einer Ellipse) mit aversiven Reizen (z.B. elektrischer Stromstoß) gekoppelt. Die Tiere lernten schnell, durch die korrekte Unterscheidung der optischen Reize den Erhalt von Stromstößen zu verhindern. Bei zunehmend stärkerer Angleichung der diskriminativen Reize konnten die Tiere die Stromstöße allerdings immer weniger vermeiden. Diese Versuchsanordnung führte bei den Tieren zu verhaltensmäßigen, emotionalen und endokrinen Veränderungen, die als „experimentelle Neurose" bezeichnet wurden. Die Tiere bildeten Anzeichen von Übererregung, Flucht- und Vermeidungsverhalten gegenüber der gesamten Versuchsanordnung aus. Auch wenn eine direkte Übertragung solcher tierexperimenteller Befunde auf Mechanismen bei der Genese menschlicher Angststörungen nicht möglich ist, haben PAWLOWS

Überlegungen spätere psychologische Konfliktmodelle beeinflußt.

Das für die Weiterentwicklung von lerntheoretischen Modellvorstellungen wichtigste Modell ist die sogenannte **Zwei-Faktoren-Theorie** der Entstehung und Aufrechterhaltung von Ängsten nach MOWRER (Abb. 12-2). MOWRER ging in seiner 1947 formulierten Vorstellung davon aus, daß sich menschliche Ängste durch **klassische Konditionierungsvorgänge** erklären ließen. Dieses bedeutet, daß ursprünglich neutrale Stimuli (CS) durch ein wiederholt gemeinsames Auftreten mit einem unkonditionierten Reiz (UCS), der reflexhaft, d. h. ohne vorher gelernt worden zu sein, Angst-, Schreck- oder Schmerzreaktionen (UCR) auslöst, selbst zum Auslöser einer vergleichbaren, konditionierten Angstreaktion (CR) werden können. Der neue Reiz erhält durch diesen Lernprozeß die Qualität eines Signals für die danach zu erwartende unkonditionierte Angstreaktion und löst nach einiger Zeit allein, d. h., auch ohne daß der unkonditionierte Stimulus noch folgen muß, eine Angstreaktion aus. Lerntheoretisch wäre bei Ausbleiben der Kopplung zwischen konditioniertem und unkonditioniertem Stimulus eine Löschung der Angstreaktion zu erwarten, da der konditionierte Stimulus bei Wegfall des gemeinsamen Auftretens mit dem unkonditionierten Stimulus seine Signalfunktion einbüßen müßte. An dieser Stelle tritt der zweite Faktor des Lernprozesses in Erscheinung: das Auftreten des konditionierten Reizes wird im Sinne eines diskriminativen Reizes (S^Δ) zum Auslöser einer Vermeidungsreaktion, durch die die erwartete Angstreaktion vermieden wird. Das Ausbleiben der erwarteten aversiven Konsequenz führt somit zu einer **negativen Verstärkung des Vermeidungsverhaltens**. Die Zwei-Faktoren-Theorie führt das stabile Fortbestehen einer durch Lernprozesse erworbenen Angstreaktion also primär auf das vom Individuum gezeigte Vermeidungsverhalten gegenüber der angstauslösenden Situation zurück. Das Vermeidungsverhalten selbst verhindert korrigierende Lernerfahrungen und eine Überprüfung, ob die für die Herausbildung der Angstreaktion traumatisierende Bedingung weiterbesteht.

Die Zwei-Faktoren-Theorie hat sich wegen einer

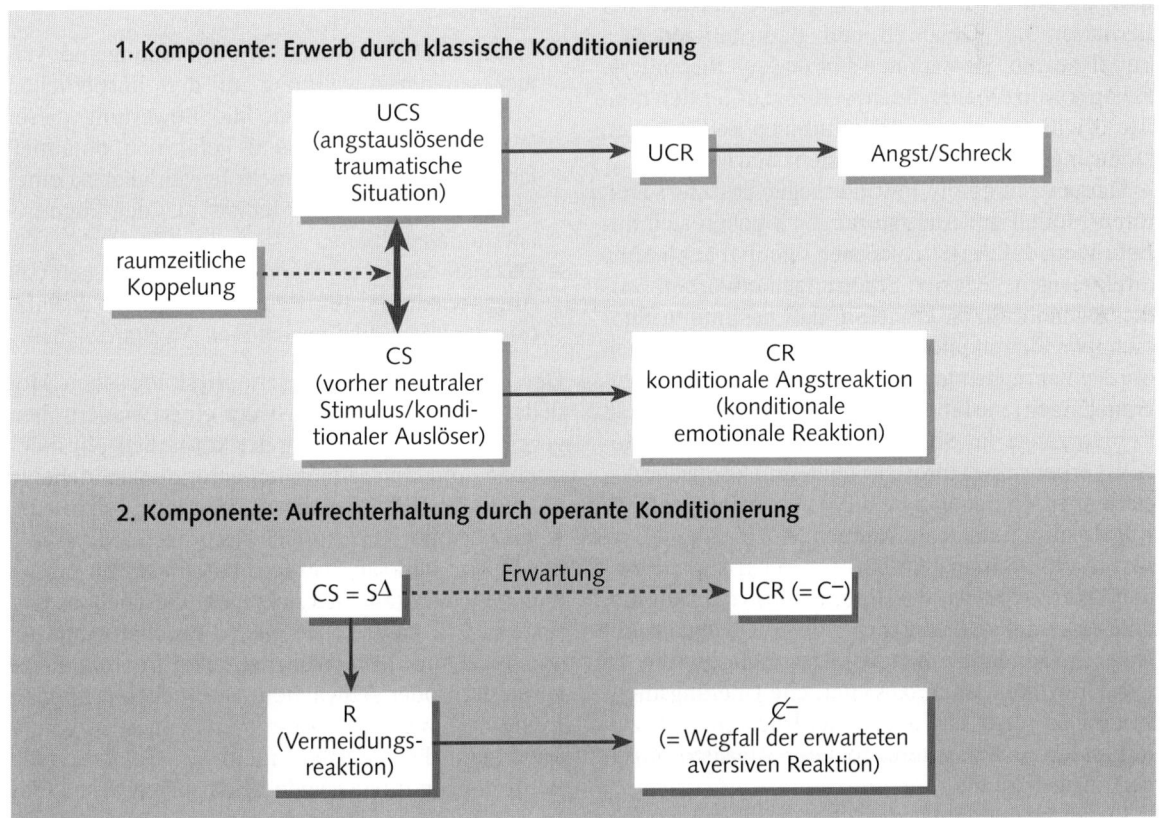

Abbildung 12-2 Modell der Zwei-Faktoren-Theorie der Angstentstehung und Aufrechterhaltung. Erläuterung siehe Text (nach MOWRER, 1947).

Reihe modellabweichender Befunde in dieser einfachen Form nicht aufrechterhalten lassen und mehrfache Modifikationen erfahren. So konnte festgestellt werden, daß traumatische Erfahrungen (z.B. im Sinne von Gewalterlebnissen oder belastenden Erfahrungen bei ärztlichen Eingriffen) nicht zwingend zur Ausprägung phobischer Reaktionen führen müssen. Hier scheinen individuelle Differenzen im Sinne modifizierender oder protektiver Faktoren trotz des Bestehens von Konditionierungssituationen die Genese gelernter Angstreaktionen verhindern zu können. Ein weiterer Einwand bezieht sich auf die Tatsache, daß keineswegs alle neutralen Stimuli zu Auslösern für gelernte Angstreaktionen werden können. SELIGMAN hat darauf hingewiesen, daß bestimmte Reize wie Tiere, Dunkelheit, Höhen, enge Räume usw. bevorzugt als angstauslösende Stimuli in Betracht kommen, während andere Stimuli, die durchaus Gefährdungspotential besitzen (z.B. elektrische Steckdosen), keine phobischen Ängste hervorbringen. SELIGMAN (1971) hat diesen Sachverhalt durch seine Hypothese der „biological preparedness" zu erklären versucht. Diese besagt, daß Konditionierungsvorgänge bevorzugt mit Reizen herausgebildet werden, die in früheren Phasen der Evolution mit Gefahren und Bedrohungen verknüpft waren. Sie wirken als biologisch disponierte Gefahrenreize weiter, auch wenn sie unter den heutigen zivilisatorischen und kulturellen Bedingungen keine angemessene Reaktion mehr bewirken.

Die gewichtigsten Einwände gegen das Zwei-Faktoren-Modell der Angststörungen ergeben sich aus Befunden, daß Angstreaktionen offenbar auch ohne direkte eigene aversive Erfahrungen erworben werden können. So ist erwiesen, daß bestimmte Phobien (wie Flugphobien oder Krankheitsängste) auch ohne entsprechende traumatisierende eigene Lernerfahrungen entstehen. Hier ist anzunehmen, daß Lernvorgänge im Sinne des stellvertretenden Modell-Lernens über Informationen (anekdotische Erzählungen, Berichte in Medien) zur Ausbildung von Angstreaktionen führen können. Auch scheint **Lernen am Modell,** der Einfluß des langfristig wirksamen Lernvorbildes, wie Eltern selbst mit Ängsten und Ängstlichkeit umgehen, für den Umgang mit Angst bei Kindern von großer Bedeutung zu sein. Es gibt Hinweise darauf, daß elterliche Überängstlichkeit, aber auch ein angstunterdrückender Erziehungsstil die Entstehung späterer Angststörungen begünstigen kann.

In der Weiterentwicklung der lerntheoretischen Modellvorstellungen hat die Annahme **kognitiv vermittelter Lernvorgänge** gegenüber einfachen Stimulus-Response-Konditionierungen eine zunehmend größere Bedeutung erlangt. Nicht die Umweltreize als solche sind demnach die entscheidenden Bedingungen, sondern die im Individuum ablaufenden informationsverarbeitenden Prozesse. Speziell zur Erklärung der Lernvorgänge bei der Panikstörung wurden kognitiv-lerntheoretische Konzepte herangezogen, die als sogenannte **psychophysiologische Modelle der Panikattacken** bezeichnet werden. Sie gehen von folgenden Grundvorstellungen aus:

- Das Auftreten von Panikattacken wird ausgelöst durch interne körperliche Stimuli. Diese sind unspezifisch und können völlig unterschiedliche Ursachen haben (z.B. durch Bagatellerkrankungen bedingte körperliche Mißempfindungen, vegetative Erregung als Folge von akutem oder chronischem Streß, körperliche Überanstrengung o.ä.).
- Diese als solche ungefährlichen körperlichen Mißempfindungen erfahren durch bestimmte informationsverarbeitende (kognitive) Prozesse des Individuums eine weitere Intensivierung im Sinne eines positiven Rückkoppelungsmechanismus.
- Dabei führt die bewußte Wahrnehmung und Aufmerksamkeitszuwendung zu den körperlichen Mißempfindungen sowie die Bewertung dieser körperlichen Symptome als gefährlich, potentiell lebensbedrohlich und nicht bewältigbar zu einer Steigerung des Angsterlebens auf der kognitiv-emotionalen Ebene.
- Das sich daraus ergebende intensive Erleben von Angst wiederum führt zu einer weiteren Eskalation der körperlich-vegetativen Angstanzeichen.

Der Kerngedanke des psychophysiologischen Modells der Panikattacken ist der einer wiederholten gegenseitigen Verstärkung der körperlich-physiologischen und der gedanklich-emotionalen Aspekte (Abb. 12-3). Eine solche Eskalation unterbleibt, wenn negative Rückkoppelungsprozesse innerhalb der Person wirksam werden. Diese können prinzipiell an jeder Stelle des zirkulären Geschehens einsetzen: Z.B. kann die intensive Beschäftigung mit anderen Dingen die Wahrnehmung interner Reize verhindern oder schwächen. Des weiteren können Interpretationen der wahrgenommenen Mißempfindungen, die plausible, nicht auf Gefahren und Bedrohungen hinweisende Erklärungen bieten, das Auftreten von Panikattacken verhindern. Letztendlich können auch Ermüdung und Gewöhnung eine weitere Eskalation begrenzen.

4 Ätiologie und Pathogenese

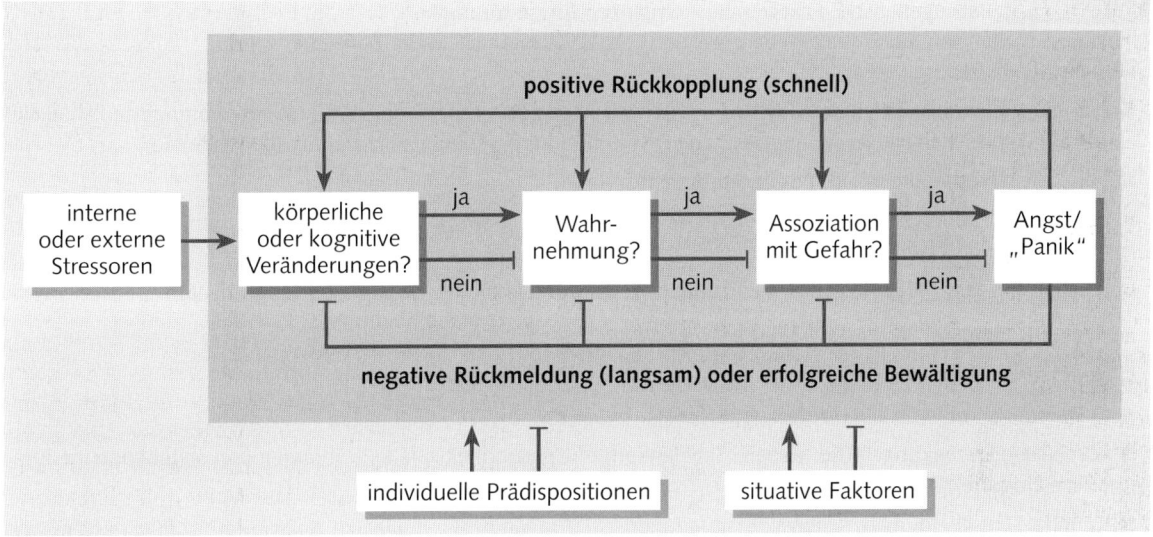

Abbildung 12-3 Graphische Darstellung des psychophysiologischen Modells (nach EHLERS und MARGRAF, 1989).

Zusätzlich zu diesen intern ablaufenden Wahrnehmungs- und Bewertungsvorgängen wirken auch situative Faktoren und individuelle Prädispositionen auf das akute Angsterleben ein. So können z.B. die Anwesenheit anderer Personen oder die Erreichbarkeit ärztlicher Hilfe das Geschehen beeinflussen. Neben interozeptiven Vorgängen können auch bedrohliche Gedanken und Vorstellungen (Erwartungsängste) den Ausgangspunkt für Panikattacken darstellen. Die Annahme spontaner Angstanfälle wird gegenüber der Hypothese zurückgedrängt, daß Panikattacken überwiegend durch interozeptive und ängstlich gefärbte Erwartungen und Vorstellungen ausgelöst werden.

Diese Modellvorstellungen können mit den entsprechenden Modifikationen auch für die Erklärung situativ ausgelöster Angstattacken, z.B. bei der sozialen Phobie oder auch spezifischen Phobie, herangezogen werden. Bei diesen richtet sich die kognitive Bewertungskomponente jedoch in der Regel nicht primär auf die Bedrohungen, die von den körperlichen Reaktionen selbst ausgehen, sondern auf die von den Objekten bzw. Situationen ausgehenden Gefahren oder das Erleben von Peinlichkeit und Scham gegenüber anderen Menschen. Das psychophysiologische Modell von Angst- und Panikanfällen erklärt vor allem die aufrechterhaltenden Mechanismen bei wiederkehrenden Angstanfällen. Die Gründe des Erstauftretens von Panikattacken können mit Hilfe dieses Modells nicht hinreichend erklärt werden. Es werden individuelle Prädispositionen im Sinne einer genetisch vererbten oder lebensgeschichtlich erworbenen erhöhten Vulnerabilität für interozeptive Erregungsvorgänge bzw. deren Wahrnehmung angenommen.

4.4 Integrative Modelle

Integrative Modelle der Ätiologie und Pathogenese von Angststörungen betonen gegenüber den eindimensionalen Erklärungsansätzen das Zusammenwirken **biologisch-körperlicher, psychischer** und außerhalb des Individuums liegender **physikalischer und sozialer** Faktoren. Eine zweite Differenzierungsebene betrifft die Unterscheidung verursachender, auslösender und aufrechterhaltender Bedingungen der Symptomatik. Verursachende Bedingungen wie Dispositionen und Vulnerabilitäten gehen der Symptommanifestation zeitlich voraus. Auslösende Bedingungen sind die zum Zeitpunkt des Erstauftretens wirksamen biologischen, psychologischen und externen Einflüsse, die bei gegebener Prädisposition das Krankheitsgeschehen unmittelbar hervorgebracht haben. Aufrechterhaltende Faktoren sind solche, die zeitlich der Symptomatik nachfolgen, also Konsequenzen, Aus- und Rückwirkungen der Störung.

In Tabelle 12-8 findet sich eine Zusammenstellung wichtiger ätiologischer und pathogenetischer Faktoren von Angststörungen im Sinne einer integrativen Betrachtungsweise. Die oben beschriebenen Theorien sind dort zu einem umfassenderen Modell zusammengefaßt. Ein solches integratives Modell wird den komplexen ätiologischen und pa-

Tabelle 12-8 Pathogenetische Faktoren bei komplexen Angststörungen.

verursachende Bedingungen:

- erhöhte Vulnerabilität (z.B. genetische Faktoren für allgemein erhöhte Ängstlichkeit oder verringerte Fähigkeit zur physiologischen Habituation; genetische Disposition für psychische und emotionale Probleme)
- „biological preparedness" für bestimmte Angststimuli
- Lern- und Erziehungseinflüsse („überbehütender" Erziehungsstil, angstinduzierender Erziehungsstil, instabile familiäre Verhältnisse, Modell-Lernen, stellvertretendes Lernen)
- Persönlichkeitsfaktoren (ängstlich-vermeidend, dependent, externale Kontrollüberzeugung etc.)

auslösende Faktoren:

- traumatische Lernerfahrungen mit Angststimuli (klassisches Konditionieren)
- akute oder chronische Überforderungen/Streß
- körperliche Erkrankungen (hormonelle Schwankungen)/gesundheitliche Bedrohungen (bevorstehende medizinische Eingriffe)
- Konflikt-, Entscheidungs-, Ambivalenzsituationen
- Drogeneinflüsse (Koffein, Alkohol, Nikotin, Cannabis, andere stimulierende Drogen)

aufrechterhaltende Faktoren:

- Vermeidungsverhalten (operantes Konditionieren)
- ungünstiger Umgang mit Angstreaktionen (forcierte Selbstbeobachtung, Erwartungsängste, kognitive Verzerrungen etc.)
- Entmutigung durch fehlende Angstkontrolle
- intrapsychische Funktionen (Abwehrmechanismen, Aggressionshemmung, Ausdruck von Ambivalenzen etc.)
- interaktionelle Funktionen („Gewinn" von Aufmerksamkeit, Kontrolle, Krankheitsstatus; systemische Funktionen, z.B. Patient als „Symptomträger")
- Eigendynamik der (chronischen) Symptomatik

thogenetischen Mechanismen bei Angststörungen am ehesten gerecht. Es ist in der Lage, verschiedene biologische, psychodynamische, lerntheoretische und psychosoziale Erklärungsansätze in ihrem Zusammenwirken zu berücksichtigen. Die empirische Validierung solcher integrativer Modelle bedeutet eine starke methodologische Herausforderung und ist bisher nur in Ansätzen gelungen. Für die klinische Hypothesenbildung und die Therapieplanung im Einzelfall ist eine individuelle Rekonstruktion der wichtigsten Einflußfaktoren, die zur Entstehung, Auslösung und Aufrechterhaltung der Angstsymptomatik beigetragen haben, unerläßlich.

Resümee

Wie bei anderen komplexen Störungsbildern wird ein Vulnerabilitäts-Streß-Modell den Bedingungen der Entstehung und Auslösung von Angststörungen am ehesten gerecht.

Genetische Faktoren spielen im Sinne einer erhöhten Vulnerabilität für Ängstlichkeit eine Rolle. Dagegen ist eine genetische Komponente für die Heraus-bildung spezieller Angststörungen nicht gesichert. Lern- und Erfahrungseinflüsse sind von großer Bedeutung für die Pathogenese. Für viele (z.B. spezifische Phobien), keineswegs aber für alle Angststörungen können traumatische Ereignisse als Auslöser der pathologischen Angstreaktionen festgestellt werden. Neben Entwicklungen mit akut wirksamen Auslösefaktoren, wie sie bei der Panikstörung und Agoraphobie häufig sind, sind schleichende Entstehungsverläufe z.B. bei der sozialen Phobie und generalisierten Angststörung bekannt. Hier sind kumulative Belastungsfaktoren anzunehmen, die erst unter speziellen Konstellationen in der Umwelt zum Auftreten der Angstsymptomatik führen. Angst aufrechterhaltende Faktoren ergeben sich im Sinne einer Eigendynamik aus dem ungünstigen Umgang des Patienten mit der aufgetretenen Angst und einer verringerten Einschätzung eigener Bewältigungsmöglichkeiten.

Psychodynamische Faktoren kommen als Faktoren der Entstehung und Aufrechterhaltung in Betracht, sollten aber im individuellen Fall anhand der vorliegenden Informationen plausibel nachweisbar sein.

Für die Therapie ist die Entwicklung eines auch für den Patienten nachvollziehbaren Erklärungsmodells von großer Bedeutung. Dieses kann die Komplexität der Ursachen und Bedingungen reduzieren, muß aber die Vielfalt der möglichen Einflußfaktoren berücksichtigen und darf einzelne Faktoren nicht in den Vordergrund stellen.

5 Differentialdiagnostischer Prozeß

Ängstliche Erregung, Nervosität und Anspannung gehören zu den am häufigsten geschilderten Beschwerden, mit denen Ärzte in der Primärversorgung konfrontiert sind. In vielen Fällen sind solche Beschwerden auf gesundheitliche Probleme und damit verbundene Sorgen zurückzuführen. Allerdings können auch Belastungen und Sorgen in der beruflichen, familiären und sozialen Lebensführung („Streß") zu vergleichbaren Beschwerden führen, ohne daß diese von den Patienten als solche in ihrer Bedingtheit erkannt und zur Sprache gebracht werden. Zumeist verbergen sich Ängste hinter einer Vielfalt von körperlichen Beschwerden. Nur ein persönliches Gespräch kann die Frage klären, ob die beobachteten und beschriebenen ängstlichen Beschwerden als normale Reaktion auf gesundheitliche oder psychosoziale Probleme zu verstehen sind.

Sind Intensität, Häufigkeit und Dauer der ängstlichen Beschwerden nur schwer erklärbar oder erscheinen sie gänzlich unangemessen, so ist es sinnvoll, das Bestehen einer Angststörung zu erwägen und den diagnostischen Prozeß zur gezielten Ab-

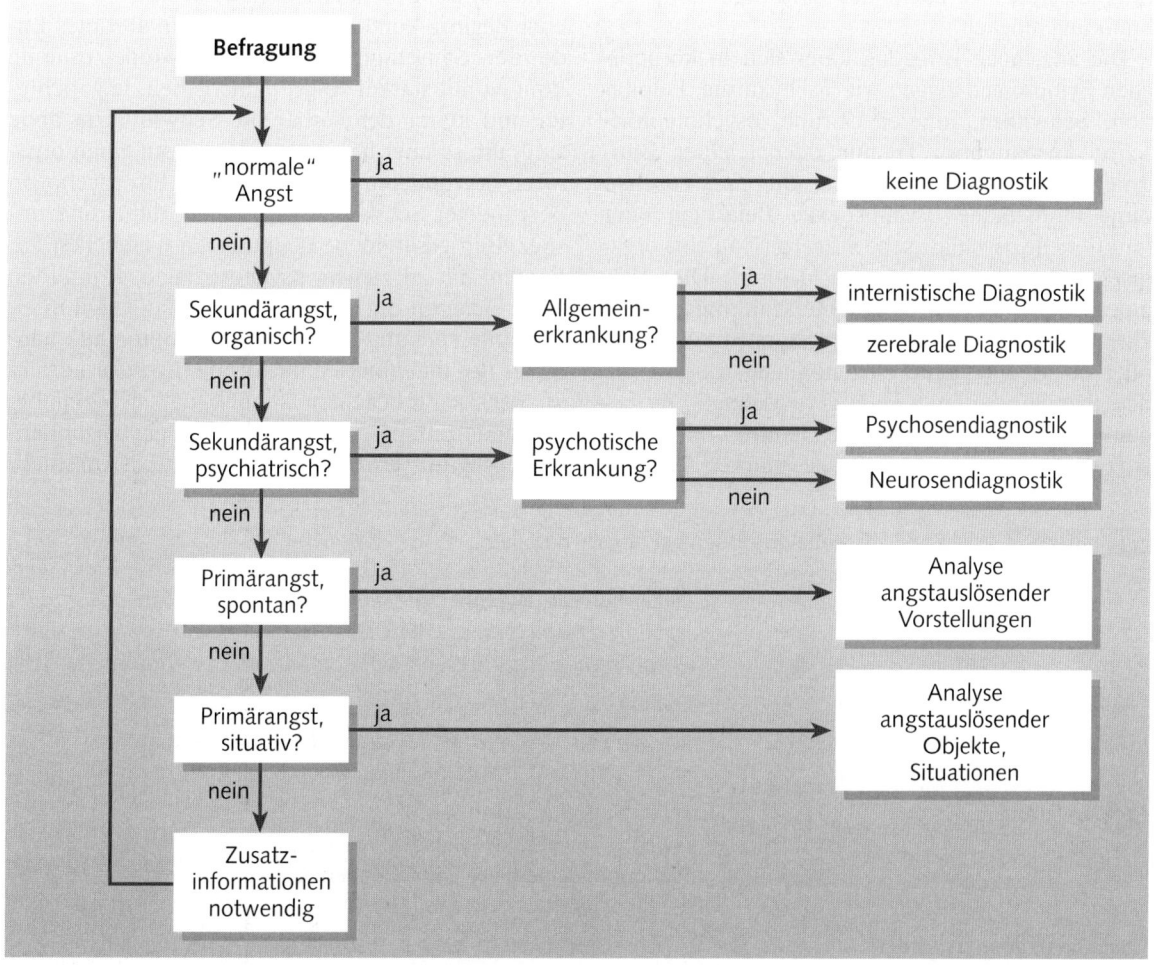

Abbildung 12-4 Diagnostischer Entscheidungsprozeß bei Angstzuständen.

klärung dieser Verdachtsdiagnose fortzuführen. Dazu sollte man möglichst parallel zur hypothesengeleiteten körperlichen und psychiatrischen Ausschlußdiagnostik eine gezielte Befragung nach Merkmalen einer primären Angststörung durchführen. Der diagnostische Prozeß läßt sich anhand des abgebildeten Flußdiagramms veranschaulichen (Abb. 12-4).

5.1 Ausschluß einer organischen Erkrankung

Besteht ein Angstsyndrom von klinischer Relevanz, so ist im zweiten diagnostischen Schritt das Vorliegen einer organischen Grunderkrankung als Ursache der geschilderten Angstsymptome auszuschließen. Der psychopathologische Befund einer organisch bedingten Angstsymptomatik ist unspezifisch. Lediglich durch Nuancen der Schilderung oder der Symptomatik ist dem Erfahrenen ein richtungsweisender Verdacht auf eine organische Erkrankung möglich.

Die ängstliche Erregung kann sich in körperlichen Symptomen zeigen wie Tachykardie, Palpitation, Schwitzen, innerer Unruhe, psychomotorischer Anspannung, Tremor oder leichter Blutdruckerhöhung. Besonders bei älteren Menschen ohne momentane psychosoziale Belastung oder funktionelle psychiatrische Störung ist an eine organische Grunderkrankung zu denken. Die Anamnese kann klären, ob Suchterkrankungen oder chronische organische Erkrankungen vorliegen oder ob Medikamente eingenommen werden, die den Sympathikotonus verändern können. Zu bedenken ist auch, daß Koffein, Nikotin und Schlafentzug Ängste auslösen oder verstärken können.

Bei Hyperthyreose kann sich zunächst eine ängstliche Erregung zeigen. Deren stetige Zunahme kann auf eine thyreotoxische Krise hinweisen. Die hypertensive Krise bei Phäochromozytom ist mit starker Angst oder Todesfurcht sowie länger dauernder ängstlicher Erregung verbunden. Beim Cushing-Syndrom kann sich eine ängstlich-depressive Gestimmtheit, Antriebsstörung und affektive Labilität zeigen. Bei Hypoglykämie kann die ängstliche Erregung mit innerer Unruhe, Konzentrations- und Sehschwächen einhergehen. Bei der koronaren Herzkrankheit oder bei einem Myokardinfarkt können starke Angstsymptome auftreten. Diese sind jedoch häufig verbunden mit Schmerzen in Ruhe, im Schlafen wie auch bereits bei geringer Belastung. Bei Epilepsie kann Angst sowohl als Anfallsäquivalent wie auch im Intervall zwischen den Anfällen vorkommen. Wahrnehmungsveränderungen treten hier auf im Sinne von Halluzinationen, Mikropsie, Makropsie, Déjà-vu-Erlebnissen, Derealisation oder Depersonalisation. Charakteristisch dafür sind ein plötzlicher Beginn, kurze Zeitdauer und ein abruptes Ende der Symptomatik. Auch Schwindelzustände können mit starker Angst einhergehen. Je gerichteter und klarer definierbar die Schwindelzustände sind, um so eher liegt der Verdacht auf einen organisch begründeten Schwindel nahe. Ein psychogen begründeter Schwindel wird häufig diffus und unspezifisch geschildert. Bei jüngeren weiblichen Patienten mit aktuellen psychosozialen Konflikten ohne sicheren organischen Befund fand sich in einer Untersuchung die Schwindelsymptomatik häufig als Resultat einer Panikstörung (FROMMBERGER ET AL., 1993). Zu beachten ist auch, daß sich eine beginnende Entzugssymptomatik bei Substanzabhängigkeit in unspezifischer Erregung und Ängstlich-

Tabelle 12-9 Wichtige Differentialdiagnosen bei Angstsyndromen.

endokrine Angstsyndrome	Hyperthyreose, Hypothyreose, Hyperparathyreoidismus, Thyreotoxikose, Phäochromozytom, Cushing-Syndrom, Karzinoidsyndrom
metabolische Angstsyndrome	Hypoglykämie, Hypokaliämie
Herz-Angstsyndrome	koronare Herzinsuffizienz, Myokardinfarkt, Herzrhythmusstörungen, Postkardiotomiesyndrom
zerebrale Angstsyndrome	zerebrale Anfallsleiden, AIDS, Encephalomyelitis disseminata, vestibuläre Störungen, Morbus Parkinson, dementielle Erkrankungen, Chorea Huntington, zerebrale Vaskulitiden, Morbus Wilson
pulmonale Angstsyndrome	Asthma bronchiale, chronisch obstruktive Lungenerkrankungen, Pneumothorax, Lungenembolie, Lungenödem

keit äußern kann. Auch sind die wahnhaften und halluzinatorischen Erlebnisse während eines Delirs von massiven Ängsten und erheblicher vegetativer Erregung begleitet. Differentialdiagnostisch relevante Störungen sind in Tabelle 12-9 zusammengefaßt.

Zum Ausschluß einer organisch verursachten Angststörung sind eine körperliche Untersuchung und die Durchführung basisdiagnostischer Verfahren erforderlich. Die **Basisdiagnostik** sollte folgende Untersuchungen einschließen: Blutbild, Elektrolyte, Blutzucker, Schilddrüsenwerte, EKG und Leberwerte. Bei der zerebralen Diagnostik ist optional ein EEG durchzuführen. Gegebenenfalls sind bei pathologischen neurologischen Befunden CCT oder MRT zu veranlassen. Ein Drogenscreening kann eine verheimlichte Einnahme von Benzodiazepinen oder anderen Drogen offenbaren.

5.2 Ausschluß anderer psychiatrischer Erkrankungen

Neben körperlichen Grunderkrankungen sind andere psychiatrische Erkrankungen auszuschließen, die ein Angstsyndrom verursachen können. Die wichtigste und zugleich schwierigste differentialdiagnostische Unterscheidung bezieht sich hierbei auf **depressive Beschwerden.** Ängste gehören fast regelhaft zum Symptomenkomplex bei depressiven Erkrankungen, so daß grundsätzlich von einer erheblichen Überlappung der Syndrome auszugehen ist. Ein wichtiges Unterscheidungsmerkmal ist der zeitliche Verlauf, d.h. die Frage, ob bei Längsschnittbetrachtung zuerst die Angststörung und danach depressive Beschwerden aufgetreten sind oder umgekehrt. Weiterhin ist die Frage zu klären, ob bei rezidivierenden Depressionen nach Abklingen der depressiven Episode auch die Angstsymptome remittierten. Treten schwere Angstsymptome tatsächlich nur im Verlauf einer depressiven Episode auf, ohne daß vor deren Manifestation bereits Ängste vorhanden waren, liegt eine primäre depressive Erkrankung vor. Häufig kann auch die Schwere der psychosozialen Beeinträchtigungen als Unterscheidungskriterium herangezogen werden.

Als Faustregel gilt, daß depressive Episoden unmittelbar nach dem Auftreten mit schwereren psychosozialen Beeinträchtigungen verbunden sind als Angststörungen, die in der Regel erst bei chronischem und schwerem Verlauf zu massiven Beeinträchtigungen führen. Angsterkrankungen bedingen nur selten akut oder kurz nach ihrem Erstauftreten erhebliche psychosoziale Einschränkungen und sozialen Rückzug, da die Patienten erst lange gegen die Ängste anzugehen versuchen (z.B. durch Vermeidung, Begleitarrangements und andere Hilfestellungen), bevor es zu den für die Depression typischen Symptomen des Rückzugs, der Antriebshemmung und gedrückten Stimmung kommt. Für leichtere Fälle eines gemischten Beschwerdebildes aus Angst und Depression ist im ICD-10 die Diagnosekategorie der „Angst und Depression, gemischt" (F41.2) vorgesehen, die jedoch nur in Betracht kommt, wenn nicht die entscheidenden Kriterien für eine der Hauptstörungen erfüllt sind.

Die Differentialdiagnose gegenüber Ängsten im Rahmen einer **schizophrenen Grunderkrankung** ist zumeist weniger schwierig. Angst tritt bei Psychosen zumeist gekoppelt an eine produktive Symptomatik mit paranoid-halluzinatorischem Erleben oder Katatonie auf. Eine sorgfältige Ausschlußdiagnostik ist aber wichtig, weil bei psychotischen Erkrankungen in der Vorgeschichte bestimmte bei primären Angsterkrankungen indizierte Therapieverfahren (z.B. Expositionsverfahren in massierter Form) zu einer Exazerbation der psychotischen Symptomatik führen können und deshalb als kontraindiziert gelten.

Differentialdiagnostisch muß ausgeschlossen werden, daß die Angstsymptomatik Folge eines akuten oder chronischen **Substanzgebrauchs** ist. Neben dem Mißbrauch bzw. der Abhängigkeit von Alkohol und Benzodiazepinen ist eine Drogenanamnese bezüglich Amphetaminen, Kokain, Cannabis und neueren sogenannten Designerdrogen zu erheben. Bei Panikattacken ist auch die Frage des exzessiven Koffeinkonsums zu stellen. Angesichts einer hohen Lebenszeitkomorbidität zwischen Angststörungen und schädlichem Substanzgebrauch muß unterschieden werden zwischen Substanzgebrauch als Folge einer chronisch bestehenden Angststörung und Angstsymptomen, die als Folge des Gebrauchs oder des **Absetzens psychotroper Substanzen** zu sehen sind. Im DSM-IV ist für solche Fälle von Angstsyndromen eine eigenständige diagnostische Kategorie definiert worden (substanzinduzierte Angststörungen). Liegen im Querschnitt ein Abhängigkeitssyndrom und eine Angststörung vor, ist zunächst eine Therapie des Abhängigkeitssyndroms, z.B eine Entzugsbehandlung, erforderlich, bevor eine erneute Bewertung der Angst und eine spezifische Therapie der Angstsymptomatik zu erwägen ist.

5.3 Differentialdiagnostik innerhalb des Spektrums von Angststörungen

Besteht ein Angstsyndrom, das nicht auf eine körperliche oder andere psychiatrische Grunderkrankung zurückzuführen ist, so liegt eine **primäre Angststörung** vor. Die Differentialdiagnose innerhalb dieser Gruppe ergibt sich vor allem durch die Phänomenologie und Verlaufsmerkmale der Ängste. Das Bestehen der verschiedenen Unterformen kann systematisch durch spezifische Eingangsfragen abgeklärt werden.

Zunächst kann dabei nach dem Auftreten von spontanen, d.h. plötzlichen und **unerwarteten Angstanfällen** ohne spezielle angstauslösende Bedingungen gefragt werden. Wird diese Eingangsfrage bejaht, ist eine weitere gezielte Exploration der für eine Panikstörung charakteristischen Merkmale erforderlich. Ein wichtiges Ziel der Exploration ist dabei die Überprüfung, ob sich aufgrund der Panikattacken bei dem Patienten bereits ein phobisches Vermeidungsverhalten gegenüber bestimmten Auslösesituationen herausgebildet hat. Des weiteren ist eine Exploration nach interozeptiven oder gedanklichen Auslösern für Panikattacken sinnvoll. Liegt eine **nicht-situationsgebundene Angst** ohne anfallsweise auftretende Attacken vor, sind Fragen zum Bestehen **übermäßiger Sorgen,** die nicht kontrollierbar erscheinen, nach erhöhter Erregung, Nervosität und Anspannung sinnvoll.

Im nächsten Schritt ist das Bestehen einer phobischen Angststörung zu klären. Dabei stehen Fragen nach den **speziellen Situationen,** die Angstreaktionen auslösen, und nach dem **Vermeidungsverhalten** im Vordergrund. Agoraphobische Ängste zeichnen sich durch eine hohe Komplexität und Vielfalt der angstauslösenden Situationen aus. Die Patienten befürchten in der Regel weniger die von den phobischen Situationen ausgehenden Gefahren, sondern vielmehr ihre in diesem Zusammenhang erwarteten Angstreaktionen oder **Panikanfälle.** Da die Komorbidität phobischer Störungen mit der Panikstörung sehr hoch ist, ist die Frage nach der aktuell im Vordergrund stehenden Symptomatik besonders wichtig. Für die Therapieplanung ist diese Unterscheidung notwendig, da bei vielen Agoraphobikern Panikattacken für die Genese der Agoraphobie zwar wichtig waren, im Krankheitsverlauf gegenüber dem Vermeidungsverhalten jedoch völlig in den Hintergrund getreten sein können. Auf der anderen Seite des Kontinuums stehen Panikattacken, die trotz eines weitgehenden phobischen Vermeidungsverhaltens und unabhängig von Erwartungsängsten weiterhin auftreten und daher als besonders belastend erlebt werden. Das Bestehen sozialer Ängste kann über Eingangsfragen nach dem Auftreten von intensiven Ängsten in **zwischenmenschlichen Situationen** begonnen werden. Im Mittelpunkt steht die als negativ antizipierte Bewertung durch andere Menschen, nicht dagegen Angstanfälle bzw. deren körperliche Folgen. Als Eingangsfrage für spezifische Phobien ist nach Angst vor spezifischen Situationen oder **Objekten** und ihrer Vermeidung zu fragen. Im Gegensatz zur Agoraphobie beziehen sich die Befürchtungen häufig stärker auf die von den entsprechenden Objekten ausgehenden Gefahren und Bedrohungen.

Auch die weitere Differentialdiagnose gegenüber anderen Angsterkrankungen wie der Zwangsstörung bzw. der posttraumatischen Belastungsstörung ist durch entsprechende spezifische Eingangsfragestellungen möglich (s. Kap. 5, Kap. 13 und Kap. 19).

Haben sich durch die beschriebene schrittweise Exploration keine eindeutigen Hinweise auf das Bestehen einer Phobie, Panikstörung oder generalisierten Angststörung ergeben, ist zu entscheiden, inwieweit das Störungsbild sich einer der bestehenden diagnostischen Restkategorien der Angststörungen zuordnen läßt. Sollte auch dadurch keine ausreichende Klarheit der diagnostischen Einordnung bestehen, ist das Vorliegen einer sekundären Angststörung erneut zu erwägen und das Zustandekommen der Diagnose zu überprüfen und gegebenenfalls zu wiederholen.

Das mit Abstand wichtigste Verfahren zur diagnostischen Zuordnung von Angstsyndromen ist somit die **ausführliche und präzise Exploration.** Für Forschungsfragestellungen wird der Durchführung strukturierter diagnostischer Interviews wie dem „Strukturierten Interview zur Diagnose psychischer Störungen" (SKID), dem „Composite International Diagnostic Interview" (CIDI), dem „Diagnostischen Interview für Psychische Störungen" (DIPS) oder diagnostischen Checklisten eine zentrale Bedeutung eingeräumt. In der klinischen Praxis sind diese wegen des großen Zeitaufwands zumeist nicht praktikabel.

5.4 Therapierelevante und therapiebegleitende Diagnostik

Die bisher beschriebenen diagnostischen Schritte bei Vorliegen eines Angstsyndroms führen bei adäquater Durchführung zu einer exakten **klassifikatorischen Diagnose.** Für die Auswahl der weiteren Diagnostik und Therapie spielen die den jeweiligen

Schulen zugrundeliegenden ätiopathogenetischen Modelle eine entscheidende Rolle.

So hat z.B. die Verhaltenstherapie mit ihrem diagnostischen Vorgehen, der sogenannten **Verhaltensanalyse,** ein für die individuelle Therapieplanung notwendiges Vorgehen beschrieben (s.a. Kap. 5). Ziel der Verhaltensanalyse ist dabei eine möglichst exakte Rekonstruktion der Bedingungen, die im vorliegenden Einzelfall zur Verursachung, Auslösung und Aufrechterhaltung der Angstsymptomatik beigetragen haben. Dazu ist die Erhebung der biographischen Anamnese und der symptombezogenen Lerngeschichte erforderlich, ebenso die Erfassung bestehender Probleme und Belastungen jenseits der Symptomatik im engeren Sinne, der von der Symptomatik ausgehenden Auswirkungen und Rückwirkungen auf den Patienten selbst und sein soziales Umfeld. Die Klärung der individuellen Therapieziele, der Therapie- und Veränderungsmotivation sowie des Vorhandenseins positiver Ressourcen des Patienten sind für die individuelle Therapieplanung unerläßlich. Erst nach sorgfältiger Beantwortung dieser Fragen ist eine Entscheidung über die zum Einsatz kommenden Verfahren ausreichend begründbar. Diagnostik und Therapiedurchführung stehen dabei in ständiger Wechselwirkung.

Zu Beginn der Therapie sind von seiten des Therapeuten Überlegungen anzustellen, mit Hilfe welcher **Meßverfahren** die Wirksamkeit der Behandlungsmaßnahmen evaluiert werden kann. Eine über die exakte Diagnosestellung hinausgehende sogenannte Baseline-Erhebung ist notwendig: Ziel ist die genaue Charakterisierung der Angstsymptomatik hinsichtlich der Häufigkeit, Dauer, Intensität und des Ausmaßes des Angsterlebens bzw. des Vermeidungsverhaltens sowie eine Beurteilung der psychosozialen Folgen der Symptomatik. Aus wissenschaftlichen Therapiestudien sind verschiedene Selbst- und Fremdbeurteilungsverfahren sowie sogenannte Verhaltenstests bekannt. Diese Verfahren sind zur Beurteilung der Symptomatik und des Therapieverlaufs sehr hilfreich, stehen für die routinemäßige Verwendung im klinischen Einzelfall jedoch nicht immer zur Verfügung oder sind in ihrer Handhabung zu aufwendig. In Tabelle 12-10 werden unterschiedliche Meßinstrumente zur Beurteilung von Symptomatik und Verlauf von Angststörungen mit Beispielen deutschsprachiger Skalen angefügt (s.a. Kap. 3). Für die Evaluation der Behandlungsmaßnahmen in der Routineversorgung ist eine Beschränkung auf wenige der hier aufgeführten Instrumente ausreichend. Auf jeden Fall ist eine mehrfach vorzunehmende Messung der Angstsymptomatik im Therapieverlauf sinnvoll und erforderlich, um Veränderungen angemessen abzubilden. Sind entsprechende Meßinstrumente nicht verfügbar oder zu umfangreich, können Selbstbeurteilungen auf einer sogenannten visuellen Analogskala

Tabelle 12-10 Meßinstrumente zur Beurteilung von Symptomatik und Verlauf von Angststörungen.

- globale Beurteilung: z.B. Clinical Global Assessment (CGI)
- allgemeine Ratingskalen zur Messung von Angst:
  - *Fremdbeurteilung:* z.B. Hamilton Anxiety Scale (HAMA), Clinician Rated Anxiety Scale (CRAS)
  - *Selbstbeurteilungsskalen:* z.B. Symptom Check List (SCL-90-R), Beck-Angst-Inventar (BAI)
- spezielle Ratingskalen:
  - *generalisierte Angst:* z.B. Hamilton Anxiety Scale (HAMA), State-Trait-Angstinventar (STAI)
  - *Agoraphobie und Panikattacken:* Selbstbeobachtungsprotokolle und Tagebücher der Panikanfälle, z.B. Marburger Angst-Tagebuch oder Selbstbeurteilung des agoraphobischen Vermeidungsverhaltens hinsichtlich Häufigkeit der Vermeidung, Intensität des Angsterlebens, Wahrscheinlichkeit des Auftretens von Angstsymptomen in den betreffenden Situationen usw.
  - *Selbstbeurteilungsfragebogen:* z.B. Fear-Questionnaire (FQ), Mobilitäts-Inventar (MI), Fragebogen zu angstbezogenen Kognitionen (ACQ), Fragebogen zu Angst vor körperlichen Symptomen (BSQ)
  - *soziale Angst:* Unsicherheits-Fragebogen (U-Fragebogen)
- Einschränkungen der Lebensqualität: z.B. Sheehan Disability Scale (SDS)

vorgenommen werden. Dabei können bestimmte Aussagen, z.B. „durch meine Angstsymptomatik fühle ich mich in meiner Lebensführung beeinträchtigt", auf einem Kontinuum beurteilt werden, dessen beiden Endpole verbal umschrieben sind (z.B. „überhaupt nicht" und „maximal"). Auf jeden Fall sollten Einschätzungen bezüglich des jeweiligen speziellen Sachverhaltes klar definiert werden und die Beurteilungen schriftlich erfolgen.

> **Resümee**
>
> Das diagnostische und differentialdiagnostische Vorgehen bei vorliegenden Angstsymptomen kann als sequentieller Bewertungs- und Entscheidungsprozeß beschrieben werden:
>
> - Zunächst sind die vorgebrachten Angstbeschwerden des Patienten als noch „normal" oder „gestört" zu bewerten.
> - Liegt eine als pathologisch bewertete Angst vor, muß ausgeschlossen werden, daß diese auf eine körperliche Grunderkrankung zurückgeführt werden kann.
> - Es ist das Bestehen einer anderen psychiatrischen Erkrankung, z.B. einer primär affektiven Erkrankung, einer schizophrenen Psychose oder des schädlichen Substanzgebrauchs, auszuschließen.
> - Kann das Vorliegen eines sekundären Angstsyndroms ausgeschlossen werden, so liegt eine primäre Angststörung vor. Auslösesituation, Verlaufsmerkmale und Schweregrad erlauben eine Zuordnung zu einer diagnostischen Unterform der Angststörungen.
> - Diese klassifikatorische Diagnostik ist notwendige, aber nicht hinreichende Bedingung für die Therapieplanung und -durchführung. Die weitere Diagnostik ist abhängig von den speziellen Erfordernissen der zum Einsatz kommenden Behandlungsverfahren.
> - Eine Messung psychopathologischer und sozialer Veränderungen ist für die Evaluation der Therapie und die Beurteilung, ob weitere Maßnahmen erforderlich sind, notwendig.

6 Therapie

Trotz des in den letzten Jahrzehnten sprunghaft gestiegenen Wissens über wirksame Behandlungsmöglichkeiten der Angststörungen besteht eine Diskrepanz zwischen den Behandlungen, die in der Versorgungspraxis am häufigsten zur Anwendung kommen, und den psychopharmakologischen und psychotherapeutischen Therapieverfahren, die sich als effektiv erwiesen haben.

Sehr häufig wird das Bestehen einer Angststörung trotz ihrer weiten Verbreitung nicht erkannt und diagnostiziert. Die Diagnosestellung erfolgt in der Regel erst viele Jahre nach dem Erstauftreten der Beschwerden, was eine frühe Einleitung geeigneter Therapiemaßnahmen verhindert. Die inzwischen eingetretenen Chronifizierungsfolgen können eine erst Jahre später aufgenommene spezifische Behandlung erheblich komplizieren.

Die Aus- und Fortbildung der in der Primärversorgung tätigen Ärzte zur korrekten Wahrnehmung und frühzeitigen Diagnosestellung von Angststörungen ist eine der wichtigsten Aufgaben von Psychiatern und Psychotherapeuten. Das Vertrautsein mit den Angststörungen und ihren Unterformen, Kompetenzen in der Basisbehandlung sowie Kenntnisse über fachpsychiatrische und psychotherapeutische Behandlungsmöglichkeiten sind wichtige Ziele zur Verbesserung der aktuellen Versorgungssituation. Dieses scheint um so mehr geboten, als Angststörungen bei adäquater Therapie eine günstige kurz- und langfristige Prognose aufweisen.

6.1 Psychotherapeutische Basisbehandlung („clinical management")

Unabhängig von der speziellen Form der Angststörung sollte einer psychotherapeutischen Basisbehandlung bei Angstpatienten ein hoher Stellenwert zukommen. Wichtig ist ein Behandlungsrahmen, der genügend Zeit für ein ausführliches Gespräch mit dem Patienten ermöglicht. Die Entwicklung einer **vertrauensvollen Beziehung** zum Patienten und ein entsprechendes Ernstnehmen der von dem Patienten selbst als irrational erlebten Ängste sind dabei notwendige Voraussetzungen für eine weiterführende Exploration. Nach der Einleitungsphase, in der der Patient zunächst Gelegenheit haben sollte, seine Beschwerden spontan zu beschreiben, ist in der zweiten Phase eine spezifische, auf das Angsterleben bezogene Befragung hilfreich. Das an der Art der Fragestellungen für den Patienten erkennbare Vertrautsein des Therapeuten mit den typischen Beschwerden und Symptomen wird von den meisten Patienten als große Entlastung erlebt.

Eine **Aufklärung** des Patienten über Angst und Angststörungen, typische Mechanismen bei Angststörungen, ihre Verbreitung in der Allgemeinbevölkerung, typische Verläufe von Angststörungen und die grundsätzlich verfügbaren Behandlungsverfahren gilt heute als unerläßliche Maßnahme in der Angstbehandlung. Für diese **Psychoedukation** stehen eine Reihe von schriftlichen Informationen zur Verfügung, die von kurzen Aufklärungsblättern bis hin zu differenzierten Patientenratgebern und ausgearbeiteten Selbsthilfeprogrammen reichen (s.a. Kap. 7). Die Ziele der Psychoedukation sind vielfältig. Krankheitsaufklärung, emotionale Entlastung, Ermutigung, das Aufzeigen geeigneter Behandlungsmöglichkeiten sowie Hinweise auf Möglichkeiten der Selbsthilfe zählen zu den wichtigsten Aufgaben. Übergeordnetes Ziel ist dabei die Vermittlung eines angemessenen Krankheitsverständnisses, das eine Dichotomisierung zwischen körperlichen und psychischen Aspekten der Angststörung überwindet und die vielfachen Wechselwirkungen zwischen den körperlichen und anderen Aspekten (kognitiv, emotional, behavioral) des Angstgeschehens präzise aufzeigt. Besonders bei Patienten mit akut auftretenden Panikattacken ist eine Aufklärung und Rückversicherung über den trotz intensiven Angsterlebens letztendlich körperlich und psychisch ungefährlichen Charakter der Anfälle wiederholt notwendig.

Aufgabe der Basisbehandlung ist auch, unter Berücksichtigung von Art, Schwere und Dauer der Symptomatik sowie der bisherigen Vorbehandlung mit dem Patienten zu einer **Entscheidung** über die für ihn am besten geeigneten und realisierbaren Behandlungsmöglichkeiten zu gelangen. Die Erwartungen des Patienten an die Behandlung, seine eigenen Therapieziele, aber auch seine Toleranz gegenüber den bis zum Wirkungseintritt der Behandlungsmaßnahmen fortbestehenden Angstbeschwerden sind dabei unbedingt zu berücksichtigen. **Ermutigung** und **Motivationsförderung,** aktive Formen der Angstbewältigung zu erproben, sind hilfreiche Maßnahmen im Umgang mit Angstpatienten.

6.2 Therapie der Agoraphobie und der Panikstörung

Die meisten Therapiestudien zur Pharmakotherapie und Psychotherapie der Agoraphobie haben Patienten mit einer Kombination von agoraphobischer Angst, Vermeidung und Panikattacken eingeschlossen. Daraus folgt, daß sich die Therapieverfahren in der Regel auf die Agoraphobie und Panikstörung gleichermaßen beziehen und eine strikte Trennung nicht angemessen ist. Auf die spezifischen Unterschiede wird an entsprechenden Stellen besonders eingegangen.

6.2.1 Pharmakotherapie

Für die Psychopharmakotherapie der **Panikstörung** stehen verschiedene Substanzklassen zur Verfügung. Der wissenschaftliche Wirksamkeitsnachweis ist zumeist an Patienten durchgeführt worden, bei denen auch gleichzeitig eine Agoraphobie vorlag. Der Begriff der Panikstörung geht im wesentlichen auf die Arbeiten von KLEIN und FINK (1962) zurück, die als erste berichteten, daß Imipramin bei plötzlich auftretenden Angstzuständen, den Panikattacken, wirksam sei. Da auf Imipramin zwar Panikattacken, nicht aber die Symptome des jetzt als generalisierte Angststörung bezeichneten Syndroms ansprachen, wurde eine „pharmakologische Dissektion" des seit 1895 durch FREUD festgelegten Krankheitsbegriffs der Angstneurose durchgeführt. Da die genannten Autoren davon ausgehen, daß die spontanen Panikattacken häufig am Beginn einer Krankheitsentwicklung stehen und sich sekundär oft eine Agoraphobie und depressive Syndrome entwickeln, wird für die pharmakologische Behandlung konsequenterweise primär die pharmakogene Unterdrückung der Panikattacken empfohlen.

Trizyklische Antidepressiva

Seit der Erstbeschreibung der Wirksamkeit von **Imipramin** in der Behandlung der Panikattacken ist dieses Antidepressivum in zahlreichen placebokontrollierten Studien untersucht worden. Da für Imipramin die umfangreichsten wissenschaftlichen Wirksamkeitsnachweise vorliegen, soll die Therapie an diesem Beispiel beschrieben werden. Seine **Wirksamkeit für 70–90% der Patienten mit Panikstörung** mit und ohne Agoraphobie gilt als belegt. Die Wirksamkeit von Imipramin bei der Reduktion von Panikattacken ist nachweislich nicht an das gleichzeitige Vorhandensein einer depressiven Symptomatik gebunden. Der Wirksamkeitsnachweis für trizyklische Antidepressiva bezieht sich in den meisten Studien auf eine Behandlungsdauer von wenigen Wochen bis einigen Monaten. Über die Beziehung zwischen der Dosis und den genannten Wirkungen bestehen widersprüchliche Befunde. Insgesamt ist eher nicht von einer direkten linearen positiven Korrelation zwischen Dosierung und antipanischen und antiphobischen Wirkungen auszugehen. Aus den wissenschaftlichen Befunden und der klinischen Erfahrung ist jedoch zu schließen, daß die **Dosis bei mindestens 100 bis 150 mg Imipramin pro Tag** liegen und bei mangelnder therapeutischer Wirksamkeit bis auf 400 mg erhöht werden sollte, soweit nicht Nebenwirkungen und die Compliance der Patienten dieses Vorgehen einschränken.

Problematisch sind die bei bis zu 30% der mit Imipramin behandelten Patienten beschriebenen initialen, der Wirkung von Amphetamin ähnlichen Symptome in Form von Ängsten, Unruhe, Schlafstörungen, Zittern, Tachykardie. Zwar bilden sich diese Symptome im allgemeinen nach wenigen Tagen bis Wochen zurück, sind aber dennoch häufig Anlaß für Therapieabbrüche. Daher ist zu empfehlen, die Therapie mit einer niedrigen Tagesdosis, wie etwa 10 mg, zu beginnen. Je nach Verträglichkeit kann dann in zunächst 10-mg-Schritten, später in 25-mg-Schritten auf die anzustrebende Dosis von mindestens 100–150 mg Imipramin gesteigert werden.

Im Gegensatz zu den Benzodiazepinen tritt bei den trizyklischen Antidepressiva der antipanische **Effekt erst nach zwei bis sechs Wochen** ein. Die antiphobische Wirksamkeit soll mit einer weiteren Verzögerung von einigen Wochen folgen. Im Rahmen der Psychoedukation sind die Patienten auf die Wirklatenz hinzuweisen. Mit der Wirkung von Imipramin als **Langzeittherapie** und den Absetzeffekten beschäftigten sich bisher nur wenige Untersuchungen. Aus diesen ist abzuleiten, daß es auch nach einer längerfristigen Imipramintherapie in der Regel nicht zu einer Vollremission kommt, sondern noch in reduziertem Maße Panikattacken erlebt werden. Zudem treten nach Absetzen von Imipramin in einem hohen Maße Rückfälle auf. Da mit längerer Imipramineinnahme die Rückfallraten geringer werden, wird die Dauer der Imipramintherapie über mindestens 6–18 Monate empfohlen. Das Absetzen von Imipramin soll über mehrere Wochen langsam und stufenweise erfolgen.

An **Nebenwirkungen** stehen neben den oben erwähnten initialen amphetaminähnlichen Symptomen anticholinerge Symptome im Vordergrund. Mundtrockenheit, Obstipation, Miktionsbeschwerden oder Schwindel werden als unangenehm empfunden. Aufgrund dieser Nebenwirkungen werden in Studien über Panikstörungen mit Agoraphobie unter trizyklischen Antidepressiva deutlich höhere Abbrecherquoten berichtet als z.B. bei Therapie mit Benzodiazepinen oder bei Verhaltenstherapie. Entscheidend für die Compliance des Patienten ist eine umfassende Aufklärung über die Art der Nebenwirkung, den Zeitverlauf der unerwünschten Arzneimittelwirkungen und über die in der Regel erst nach einigen Wochen einsetzenden erwünschten Wirkungen.

Als Alternative zum Imipramin wird das trizyklische Antidepressivum Clomipramin angesehen. Die Datenlage bei Clomipramin ist jedoch nicht so umfangreich wie bei Imipramin. Über andere trizyklische Substanzen liegen zwar auch Berichte vor, ihre Wirksamkeit ist jedoch durch Studien weniger abgesichert.

MAO-Hemmer

Die Wirkung **irreversibler MAO-Hemmer** auf Panikattacken und Agoraphobie wurde in einigen kontrollierten Studien geprüft. In diesen Studien fand das in Deutschland nicht erhältliche Phenelzin Verwendung und zeigte **zum Teil höhere Wirksamkeit als Imipramin.** Die in Deutschland als einzige zugelassene Substanz dieser Stoffklasse – Tranylcypromin – ist dagegen sehr wenig untersucht worden. In einer Studie zeigte sich eine positive Wirkung bei der Panikstörung. Nach klinischer Erfahrung werden Dosen von 20–80 mg als ausreichend angesehen. Auch hier sollte sehr niedrig dosiert begonnen werden.

Mehrere **Nachteile** dieser Therapie sind zu beachten: Diätrestriktionen für tyraminhaltige Nahrungsmittel, Restriktionen bei Komedikationen, ihre Toxizität bei Überdosierung sowie Probleme bei der Umstellung auf trizyklische Antidepressiva oder Serotonin-Wiederaufnahmehemmer. Gefürchtet bei den irreversiblen MAO-Hemmern ist das Auftreten hypertensiver Krisen durch Interaktion mit tyraminhaltiger Nahrung oder Sympathomimetika. Die häufiger auftretende orthostatische Hypotonie wird als unangenehm empfunden. Infolge der Aktivierung durch die irreversiblen MAO-Hemmer können Insomnien auftreten. Der größte Teil der unter irreversiblen MAO-Hemmern auftretenden Nebenwirkungen soll unter der Therapie mit dem reversiblen MAO-Hemmer Moclobemid nicht bzw. nur in wesentlich abgeschwächter Form auftreten. Die Wirksamkeit von Moclobemid bei Panikstörung und Agoraphobie ist bislang jedoch nicht ausreichend gesichert.

Serotonin-Wiederaufnahmehemmer

Von den Serotonin-Wiederaufnahmehemmern (SSRI) ist für **Fluvoxamin** die Reduktion der Panikattacken und als Konsequenz die Reduktion des Vermeidungsverhaltens bei einer Dosis von 150 mg gezeigt worden. Hinweise auf antipanische Wirksamkeit gibt es auch für Fluoxetin und **Paroxetin.** Paroxetin ist in Deutschland für die Indikation Panikstörung zugelassen. Aufgrund des anderen und insgesamt **geringeren Nebenwirkungsspektrums** werden die SSRI als Alternative zum Imipramin angesehen. Wegen der bei dieser Gruppe zu Beginn der Behandlung häufig auftretenden serotonergen Nebenwirkungen, wie z.B. Unruhe, Erregung, Schlafstörungen, muß durch sehr vorsichtige initiale Dosierung und ausführliche Information die Gefahr frühzeitiger Therapieabbrüche vermindert werden.

Benzodiazepine

Für **Alprazolam** ist in groß angelegten Studien der Wirksamkeitsnachweis bei Panikattacken erbracht worden. Alprazolam soll auch das Vermeidungsverhalten reduzieren. Der Wirkungseintritt ist schneller und die Compliance aufgrund des **geringer ausgeprägten Nebenwirkungsprofils** besser als bei dem trizyklischen Antidepressivum Imipramin. Es ist fraglich, ob die in den Studien verwandten hohen Dosen von durchschnittlich 6 mg Alprazolam notwendig sind, um eine ausreichende klinische Wirksamkeit zu erreichen. Relativ kurze Plasmahalbwertszeiten könnten zur Zunahme von Angst zwischen den Einnahmezeiten und dann zu einer unkontrollierten Dosissteigerung führen. Für andere Benzodiazepine wie Clonazepam mit seiner langen Halbwertszeit wurde dieses Risiko nicht berichtet. Neben Alprazolam liegen positive Therapieberichte für Clonazepam und Lorazepam vor. Diese beiden Benzodiazepine sind jedoch wesentlich weniger auf ihre antipanische Wirkung hin untersucht.

Der häufige Einsatz von Benzodiazepinen in der Praxis ist erklärbar durch die **rasche Wirksamkeit, gute Verträglichkeit und geringe Toxizität.** Daher werden die Benzodiazepine oft langjährig verschrieben. Bei chronischer Einnahme können sie jedoch zu einer Nivellierung von Persönlichkeitseigenschaften sowie auch zu Zeichen chronischer Intoxikation führen. Kumulationsphänomene gerade bei älteren Patienten können erhebliche Komplikationen bedingen. Problematisch sind auch Benzodiazepin-Entzugsphänomene sowie die erhebliche Zahl von Rückfällen nach Absetzen der Medikation. Oft ist nach langfristiger Gabe ein langsames schrittweises Absetzen über mehrere Monate notwendig. Dieser Prozeß kann durch zusätzliche Gabe von Carbamazepin erleichtert werden. Als Folge von Benzodiazepin-Abhängigkeit und chronischer Intoxikation drohen den Patienten unter anderem psychomotorische Störungen, paradoxe Reaktionen, Vergeßlichkeit, psychische Leistungsminderung, dysphorische Verstimmungszustände und muskuläre Schwäche. Daher wird zumeist empfohlen, die Benzodiazepine nur initial in der Therapie der Panikstörung zu verwenden, möglichst auf sie zu verzichten und, sofern es überhaupt notwendig ist, ihren Einsatz auf ca. 2–4 Wochen zu beschränken. Um Absetzerscheinungen und Entzugssymptomatik bei Benzodiazepinen zu vermeiden, wurden verschiedene Schemata zum „Ausschleichen" empfohlen. Ein relativ schnelles Absetzen über 4 Wochen sieht die wöchentliche Reduktion auf die Hälfte der vorherigen Dosis vor. Andere, langsamere Schemata, geben eine Reduktionsempfehlung von 10% der Ausgangsdosis alle 2–3 Wochen an. Die klinische Erfahrung weist darauf hin, daß das endgültige Absetzen häufig ausgeprägte Schwierigkeiten nach sich zieht. Dabei sind Reboundphänomene, die in der Regel nur in den ersten Wochen nach Weglassen der Medikation auftreten, von Rückfällen, d.h. dem dauerhaften Wiederauftreten der Panikstörung nach Absetzen der Medikation, zu unterscheiden.

Andere Stoffgruppen

β-Blocker, Clonidin, Buspiron und niedrigdosierte Depot-Neuroleptika werden bei der Therapie von Panikattacken in ihrer Wirksamkeit als nicht ausreichend belegt angesehen. Depot-Neuroleptika sind mit ihrem Risiko der extrapyramidalmotorischen Nebenwirkungen und bei einer längerfristigen Gabe mit dem Risiko der Spätdyskinesien behaftet. Diese gravierenden Nebenwirkungen wie auch die möglichen Blutbild- und Leberenzymveränderungen werden als so schwerwiegend betrachtet, daß bei Panikstörungen vom Einsatz der Depot-Neuroleptika abgeraten wird.

6.2.2 Verhaltenstherapeutische Verfahren

Aufgrund ihrer nachgewiesenen Kurz- und Langzeiteffekte bei Patienten mit Agoraphobie mit und ohne Panikstörung gelten verhaltenstherapeutische Verfahren heute als **Therapie der Wahl.** Bei der Verhaltenstherapie werden drei Methoden unterschieden: **Expositionsverfahren, kognitive Verfahren und Entspannungsverfahren.** Die Verfahren unterscheiden sich darin, welche der drei miteinander in Wechselwirkung stehenden Symptomebenen der Angst (verhaltensbezogen, kognitiv-emotional oder physiologisch) zum primären Ansatz der Therapie gewählt werden. Unabhängig von dieser Differenzierung weisen sie folgende **Gemeinsamkeiten** auf:

- Sie haben eine Unterbrechung des Teufelskreises zwischen Angst sowie Flucht- und Vermeidungsverhalten zum Ziel.

- Sie betonen die Notwendigkeit praktischer Übungen zur Angstbewältigung.
- Sie vermitteln „Hilfsmittel" zum aktiven Umgang bzw. zur Bewältigung von aufkommenden Angstreaktionen.

Expositionsverfahren

Die Angst agoraphobischer Patienten richtet sich sowohl auf die externen, symptomauslösenden Situationen als auch auf die dabei auftretenden internen körperlichen und psychischen Reaktionen. Patienten mit Agoraphobie versuchen dabei, den Angstreaktionen durch Flucht- oder Vermeidungsverhalten zu begegnen. Ziel der Expositionsverfahren ist es also, das phobietypische Flucht- und Vermeidungsverhalten abzubauen und den Patienten dabei gleichzeitig Möglichkeiten zu einem veränderten Umgang mit aufkommenden Angstreaktionen zu vermitteln. Vor Anwendung des Expositionsverfahrens ist eine **intensive Vorbereitung und Aufklärung** der Patienten über das geplante Vorgehen wichtig. Entscheidend ist, daß der Patient plausible Vorstellungen darüber entwickelt, daß für eine Veränderung der Agoraphobie das Aufsuchen angstauslösender Situationen notwendig ist und daß kein angstfreies oder angstunterdrückendes Erleben der Situationen angestrebt wird. Vielmehr geht es im Sinne eines „Angst- und Panikreaktionsmanagements" um das **Erlernen eines veränderten Umgangs** mit Ängsten und Panikgefühlen. Angestrebt ist ein Zulassen der Ängste auf der körperlichen und emotionalen Ebene. Unterbunden werden sollen gleichzeitig die phobische Flucht- und Vermeidungsreaktion auf der motorischen Ebene bzw. die angstverstärkenden kognitiven Aktivitäten im Sinne eigener katastrophisierender Phantasien darüber, was in den entsprechenden Situationen passieren könnte. Angestrebt wird ein **Verbleiben in der Situation trotz unangenehmer Körperempfindungen und Gefühle,** bis ein Abklingen der Angst in der Situation erreicht wird. Durch ein solches Vorgehen wird für den Patienten wieder erfahrbar, daß die in der Phantasie antizipierten Katastrophen nicht eintreten, die körperlichen Reaktionen spontan zum Abklingen tendieren und durch einen geeigneten Umgang mit der Angst Einfluß auf – wenn auch nicht völlige Kontrolle über – das Geschehen gewonnen werden kann.

Der diesem Vorgehen zugrundeliegende Grundgedanke kann mit Hilfe einer typischen Angstverlaufskurve verdeutlicht werden (Abb. 12-5). Sie verdeutlicht, wie der Patient in seiner Vorstellung einen weiteren, stetigen Anstieg der Angst bis zum

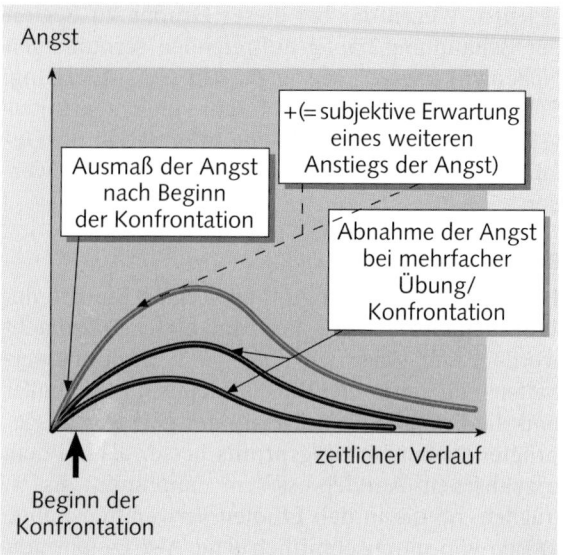

Abbildung 12-5 Skizze über die Abnahme von Angst im Verlauf der Expositionsbehandlung.

Eintreten der befürchteten Konsequenzen (z.B. Ohnmacht, Herzinfarkt, Kontrollverlust etc.) antizipiert (gestrichelte Linie). Nur durch einen Verbleib in der Situation trotz der Ängste kann erfahrbar werden, daß die Angst auch ohne Flucht einer Selbstbegrenzung unterliegt und nach Überschreiten des Höhepunktes wieder abnimmt. Bei wiederholter Exposition ist eine Abnahme der Angstintensität zu erwarten. In der Vorbereitungsphase der Expositionsbehandlung kann eine solche Grafik als wichtiges Hilfsmittel zur Aufklärung und Psychoedukation verwendet werden.

Bei der Expositionsbehandlung gibt es folgende unterschiedliche **Durchführungsmodalitäten:** Exposition in der Vorstellung („in sensu") versus in der Realität („in vivo"), kurze versus verlängerte Exposition, „graduierte" versus „massierte", Einzelexposition versus Exposition in der Gruppe. Vergleichende Untersuchungen belegen dabei die **Überlegenheit der Konfrontation in der Realität** gegenüber der Konfrontation auf der Vorstellungsebene. Für die Dauer der Expositionsübungen lassen sich keine verbindlichen zeitlichen Angaben machen. Entscheidend ist, daß der Patient **ausreichend lange** in der angstauslösenden Situation verbleibt, bis ein Abklingen der Symptomatik erfolgt ist. Für die Therapie agoraphobischer Patienten erfordert die Übung außerhalb des Therapiezimmers einen Zeitaufwand von mindestens 2 Stunden pro Sitzung, um entsprechende Therapieschritte adäquat durchführen zu können. Längere Übungszeiten von halbtägiger (4–6 Stunden) oder ganztägiger (6- bis 12stündiger) Sitzungsdauer zeigen therapeutisch sehr günstige Wirkungen, sind jedoch wegen des Zeit- und Organisationsaufwands nur schwer zu realisieren. Ähnliches gilt für die Durchführung der Expositionsbehandlung in Gruppen, die bei agoraphobischen Patienten als gleichermaßen effektiv gilt wie die Einzeltherapie. Auch hier limitieren praktische und organisatorische Gesichtspunkte, insbesondere außerhalb des stationären Behandlungsrahmens, diese Anwendungsform.

Die Frage der unterschiedlichen Wirksamkeit des graduierten versus massierten Vorgehens der Exposition wird bis heute kontrovers diskutiert. Die massierte Form der Exposition wird auch als „**Flooding-Therapie**" im Sinne einer Überflutung mit den angstauslösenden Reizen („Reizexposition") und den dadurch ausgelösten Angstreaktionen („Reaktionsüberflutung") bezeichnet. Ein solches Vorgehen ist charakterisiert durch die schon zu Beginn der Übungsbehandlung vorgenommene Auslösung starker bis maximaler Ängste („Panik") durch in der Angsthierarchie hoch bewertete Auslösesituationen. Hierbei werden Maßnahmen, die dem intensiven Erleben von Angst entgegenstehen könnten (z.B. Entspannung, Ablenkung), nicht vermittelt. Vielmehr soll für den Patienten erfahrbar werden, daß selbst bei intensivster Angst und Panik durch einen Verbleib in der Situation ein Abklingen der Angst erreicht wird.

Nach heutigem Verständnis der Reiz- und Reaktionsexposition gelten Maßnahmen zur aktiven Bewältigung der Angst, wie positive Selbstinstruktionen, die gezielte Aufmerksamkeitsverlagerung auf äußere Realitätsaspekte und Atemtechniken als förderlich und vereinbar mit einem solchen Methode. Das Vorgehen erfordert einige mehrstündige Übungssitzungen in Begleitung eines mit dem Verfahren vertrauten Therapeuten, hohe Therapiemotivation und Handlungsbereitschaft des Patienten. Diese kann, besonders bei Angstpatienten mit deutlich depressiv-resignativer Symptomkomponente, zu Beginn der Therapie fehlen. Speziell bei Patienten mit starken Panikattacken scheint dieses Vorgehen langfristig stabile Veränderungen zu bewirken und spätere Rückfälle zu verhindern, da im Rahmen der Therapie der Umgang gerade auch mit stärksten Angstanfällen vermittelt wird.

Eine Alternative stellt das **graduierte Expositionsvorgehen (Habituationstraining)** dar. Es sieht eine schwierigkeitsgestufte Annäherung an die angstauslösenden Situationen vor, beginnt dabei mit den in der Angsthierarchie niedrig stehenden Übungssituationen und vermittelt in kleinen Schritten, wie ein anderer Umgang mit der Angst erlernt werden kann. Die Graduierung führt häufig dazu, daß die Angst nicht so intensiv ausgelöst wird und Angstmaxima (Panik) auch ganz ausbleiben können. Erfolge bei der Angstbewältigung und Ermutigung durch korrigierende Erfahrungen motivieren die Patienten zum Aufsuchen zunehmend schwierigerer Situationen. Kann sich ein Patient wegen zu starker Ängste vor der nächstschwierigen Übung (z.B. U-Bahn-Fahrt bis in die City) noch nicht zu deren Durchführung entscheiden, sind Zwischenschritte (z.B. zunächst nur 3 Stationen fahren) erlaubt, bevor die ursprünglich intendierte Aufgabe erfüllt wird. Ein solches Vorgehen entspricht in dieser Hinsicht eher einem Desensibilisierungsmodell, arbeitet aber nicht mit Entspannung als Angstantagonisten. Wie bei der massierten Exposition wird auch hier das Abklingen der Angstreaktion durch Verbleib in der Situation, die Überprüfung der Phantasien an der Realität und ein verändertes Umgehen mit den eigenen körperlichen und emotionalen Signalen angestrebt. Das graduierte Vorgehen wird von den meisten Patienten gut akzeptiert, zeigt in der Regel aber langsamere Fortschritte und ist bei verbleibenden Restsymptomen, speziell Panikattacken, anfälliger für Rückfälle. Es ist anzunehmen, daß während der Übungssituationen durch die mitunter gegebene Möglichkeit, einem weiteren Anstieg der Angst zu entgehen, weniger Lernvoraussetzungen geschaffen werden, um nach Abschluß der Therapie mit noch auftretenden, schweren Angstattacken wirksam umgehen zu können.

Diese Einschätzung einer differentiellen Wirksamkeit des graduierten versus massierten Expositionsvorgehens ist nicht unumstritten. MARKS (1993) hält aufgrund eigener Untersuchungen mit verschiedenen Versionen der Exposition die Auslösung besonders starker Ängste und die aufwendige Begleitung durch einen Therapeuten für verzichtbar. Nach seinen Befunden ist eine eigenständige und vor allem regelmäßige Durchführung von Expositionsübungen durch den Patienten die entscheidende Wirkkomponente überhaupt. Deshalb seien auch manualgestützte Expositionsvorgehen, die ausschließlich in Form von Übungen zwischen den Therapiesitzungen durchgeführt werden, vergleichbar effektiv wie therapeutenbegleitete Verfahren. Für die Durchführung der Exposition in Eigenregie innerhalb einer VT gibt es ein besonders geeignetes Behandlungsmanual (MATHEWS ET AL., 1994). Unter bestimmten Umständen kann es auch als „Selbsthilfe-Manual" verwendet werden.

Die **Wirksamkeit der Expositionsverfahren** bei Agoraphobie gehört zu den am besten dokumentierten Befunden der Psychotherapieforschung. In kontrollierten Studien erwies sich diese Form der Behandlung für 60–75 % der Patienten als effektiv. Darüber hinausgehend ist durch eine Reihe von Langzeituntersuchungen bis zu zehn Jahren nach Behandlungsende die hohe Stabilität der Verbesserungen nachgewiesen worden. Ein weitreichender Abbau des Vermeidungsverhaltens, niedrige Rückfallquoten nach Therapieende und Tendenzen zur Verbesserung auch in anderen Bereichen der Psychopathologie unterstreichen die hohe Wirksamkeit dieses störungsspezifischen Verfahrens.

Kognitive Therapieverfahren

Kognitive Therapieverfahren wurden primär im Hinblick auf die **spontanen Panikattacken** entwickelt. Anders als bei phobischen Ängsten ist zumindestens ein Teil der Attacken bei Panikstörungen nicht an äußere, situative Auslöser gebunden. Deshalb ist eine Reizkonfrontationstherapie im oben beschriebenen Sinne bei Panikstörungen häufig nicht durchführbar. Kognitive Therapieverfahren versuchen, diese Lücke zu schließen. Sie beinhalten folgende Bestandteile:

- Eine differenzierte Aufklärung des Patienten über Panikattacken und die daran beteiligten Mechanismen **(Psychoedukation)**.
- Eine **Reattribution** der körperlichen Mißempfindungen durch eine intensive Auseinandersetzung mit angstinduzierenden oder -verstärkenden dysfunktionalen Interpretationen und die Entwicklung alternativer (adäquater) Bewertungsmöglichkeiten.
- Die gezielte Anwendung dieser veränderten Bewertungen bei Übungen zur interozeptiven **Exposition.** Dabei findet eine Konfrontation mit panikprovozierenden körperlichen Erregungszeichen statt (z.B. Induktion von Herzrasen durch körperliche Belastung, Atemnot durch Hyperventilationsübungen, Schwindel durch Drehungen u.ä.). Für Patienten wird erfahrbar, daß panikähnliche körperliche Mißempfindungen willkürlich und kontrolliert herbeigeführt werden können.

Ob durch zusätzliche kognitive Interventionen die Wirksamkeit einer Expositionsbehandlung bei Agoraphobie verbessert werden kann, ist umstritten. Befürworter betonen den besonderen Nutzen, wenn neben den situationsbedingten Angstanfällen weiterhin auch nicht-situativ ausgelöste Ängste auftreten.

Entspannungsverfahren

Die Agoraphobie ist unter alleiniger Verwendung von Entspannungsverfahren nicht effizient behandelbar. Auch die Durchführung der systematischen Desensibilisierung, anfänglich die wichtigste Behandlungsform bei Ängsten innerhalb der Verhaltenstherapie, ist nicht ausreichend wirksam. Der Stellenwert modifizierter Formen der Entspannung ist empirisch noch nicht hinreichend gesichert. Generell kann davon ausgegangen werden, daß Entspannungsverfahren heute nicht mehr als hinlängliche Therapie der Agoraphobie gelten können, wohl aber innerhalb der Gesamtbehandlung als **ergänzende Methode** zur Reduktion der allgemeinen Ängstlichkeit und des physiologischen Anspannungsniveaus einen wichtigen Beitrag leisten können.

6.3 Therapie der sozialen Phobie

6.3.1 Pharmakotherapie

Die Wirksamkeit psychopharmakologischer Behandlung sozialer Ängste wurde erst in den letzten Jahren in kontrollierten Studien überprüft. Im Vergleich zur Agoraphobie und Panikstörung liegen zu diesen Störungsbildern nur wenige Untersuchungen hinsichtlich der Effektivität von trizyklischen Antidepressiva, Benzodiazepinen, selektiven Serotonin-Wiederaufnahmehemmern und MAO-Hemmern vor.

Häufiger wurde dagegen der Effekt von β-**Blockern** untersucht. Sie kommen wegen des regelhaften Auftretens vegetativer Beschwerden bei sozialen Ängsten sehr häufig zum Einsatz, zumal sie von Patienten zumeist gut vertragen werden. Die Wirksamkeit gilt vor allem bei umschriebenen Ängsten (z.B. Auftrittsängsten vor Publikum) als klinisch belegt. Da β-Blocker die Blut-Hirn-Schranke nicht durchdringen, wird angenommen, daß Angst und Anspannung als Folge der Verminderung peripherer, vegetativer Symptome (Tachykardie, Zittern) nachlassen. Im Gegensatz zu den umschriebenen sozialen Phobien ist eine Wirksamkeit von β-Blockern bei der generalisierten Form sozialer Angst nicht belegt.

Für die **Benzodiazepine** Alprazolam und Clonazepam zeigte sich in mehreren Studien eine Reduktion von sozialen Ängsten und Vermeidungsverhalten. Sie sind allerdings wegen des Abhängigkeitspotentials bei längerfristiger Anwendung problematisch.

Irreversible und reversible (Moclobemid) **MAO-Hemmer** erwiesen sich in mehreren Studien als effektiv zur Reduktion der Angst und Vermeidung, auch bei Patienten mit der generalisierten Form einer sozialen Phobie. Moclobemid ist in Deutschland als einzige Substanz für die Indikation soziale Phobie bisher zugelassen.

Es gibt Hinweise für eine Wirksamkeit von **selektiven Serotonin-Wiederaufnahmehemmern**.

6.3.2 Verhaltenstherapeutische Verfahren

Die Verhaltenstherapie sozialer Ängste hat sich in einem solchen Ausmaß bewährt, daß sie auch die generelle Etablierung und Verbreitung der Verhaltenstherapie entscheidend fördern konnte. Bereits seit den 50er Jahren wurde angenommen, daß Selbstsicherheit, Durchsetzungsfähigkeit und „assertives Verhalten" Angst und Gehemmtheit in zwischenmenschlichen Kontakten entgegenwirken. Ausgehend von diesen Überlegungen wurden Verfahren zur Förderung selbstsicheren Verhaltens und sozialer Kompetenz entwickelt und überprüft. Von Anfang an dominierten komplexe Programme mit einer Vielzahl unterschiedlicher Behandlungselemente:

- Aufbau von selbstsicherem Verhalten durch Instruktion
- Verhaltensformung
- Modell-Lernen
- Verhaltensübungen im Rollenspiel
- Übungen „in vivo"
- operante Verstärkermethoden
- „Feedback" durch Therapeuten, Gruppenmitglieder und mittels Videoaufzeichnungen.

Die Verfahren orientieren sich am beobachtbaren Verhalten und haben die **Vermittlung interaktioneller Basiskompetenzen** zum Ziel. Die Fähigkeit, mit Interaktionspartnern Blickkontakt zu halten, der adäquate Einsatz von Mimik und Gestik, Körperhaltung, Stimm-Modulation und der explizite Gebrauch von „Ich-Sätzen" werden in ihrer Bedeutung für soziale Interaktionen verdeutlicht und auf der Verhaltensebene geübt. Aufbauend auf diesen Basisfertigkeiten geht es im weiteren um das Einüben sozial kompetenten Verhaltens in zwischenmenschlichen Standardsituationen. Die verschiedenen Formen sozialen Kompetenztrainings unterscheiden sich hinsichtlich ihres Umfangs und ihrer Komplexität. In der Regel werden folgende Situationstypen eingeschlossen:

- Kontakte zu anderen Menschen herstellen, aufrechterhalten und beenden können
- angemessene Forderungen, Kritik, aber auch Lob aussprechen und von anderen annehmen können
- eigene Gefühle, Bedürfnisse, Vorstellungen und Wünsche situationsadäquat zum Ausdruck bringen
- Fähigkeit zur Kooperation und Kommunikation in unterschiedlichen sozialen Kontexten
- kritisches Hinterfragen von sozialen Gewohnheiten, Konventionen und Normen
- adäquates Zurechtkommen mit sozialen Mittelpunktssituationen.

Im Gegensatz zu ursprünglichen Konzeptionen des Selbstsicherheitstrainings mit Betonung der Durchsetzungsfähigkeit und Selbstbehauptung steht bei den heutigen Verfahren das Einüben **sozial angemessenen Verhaltens** unter Berücksichtigung der Interaktionspartner und Kontextbedingungen stärker im Vordergrund. Bereits bei der Zielbestimmung sozial angemessenen Verhaltens fließen entsprechend soziale Wahrnehmungsvorgänge, aber auch eine Auseinandersetzung mit Normen und Konventionen ein.

In der weiteren Entwicklung wurden **kognitive Aspekte** im Sinne einer Auseinandersetzung mit der innerpsychischen Wahrnehmung und Bewertung sozialer Situationen, mit ungünstigen Selbstverbalisationen und einem negativen Selbstkonzept stärker berücksichtigt. Die Erfahrung lehrte also, daß neben der Modifikation des sichtbaren Verhaltens in sozialen Interaktionssituationen die Auseinandersetzung mit kognitiven und emotionalen Verhaltensaspekten notwendig ist.

Neben dem Training selbstsicheren Verhaltens findet in der Therapie zunehmend eine Auseinandersetzung mit problemerzeugenden Einstellungen zur eigenen Person statt. Solche können bestehen in Perfektionsansprüchen, in der mangelnden Wahrnehmung der eigenen Bedürfnisse und Wünsche sowie in einer negativ verzerrten Selbstbeurteilung. Für das Angsterleben in sozialen Situationen spielen Faktoren wie erhöhte Selbstaufmerksamkeit, negative Erwartungen (Projektionen) hinsichtlich der Reaktionen anderer auf das eigene Verhalten und die Interpretation eigener Angstanzeichen als Beweis für die eigene Unzulänglichkeit eine große Rolle. Hier wird eine kognitive Modifikation dieser ungünstigen Verarbeitungsmechanismen angestrebt.

Bei Vorliegen einer sozialen Phobie ist die Frage des funktionalen Zusammenhangs zwischen sozialer Angst und sozialen Defiziten im individuellen

Fall zu klären. Spielen soziale Verhaltensdefizite eine Rolle, wird in der Therapie der Aufbau sozialer Fertigkeiten besonders stark gewichtet werden müssen. Stehen demgegenüber soziale Ängste und Hemmungen im Vordergrund, ist eine Angstbehandlung im Sinne der Exposition in realen sozialen Situationen oder im Rollenspiel, in bestimmten Fällen auch zunächst auf der Gedankenebene angezeigt. Verfahren zur Förderung der **sozialen Kompetenz** sollten wann immer möglich in Gruppen durchgeführt werden, da dies den Therapieprozeß intensiviert. Für Patienten mit ausgeprägten Lerndefiziten kann das Vorschalten einer einzeltherapeutischen Therapiephase jedoch notwendig sein, wenn sie wegen ihrer sozialen Ängste initial eine Gruppentherapie ablehnen. **Expositionsübungen** in vivo sind zentraler Bestandteil des Behandlungsplans. Im Unterschied zur Therapie spezifischer und agoraphobischer Ängste findet wegen des besonderen Charakters sozialer Situationen die Exposition in der Regel in eher kurzen Zeitsequenzen statt. Diese Situationen sind zudem nicht beliebig wiederholbar und steuerbar. In Programmen mit hohen Expositionsanteilen wird deshalb die Notwendigkeit der mehrfachen Wiederholung der Übungen mit unterschiedlichen Interaktionspartnern innerhalb einer Sitzung hervorgehoben.

Die **Effektivität** verhaltenstherapeutischer Vorgehensweisen bei sozialen Ängsten ist gut belegt. Das gilt auch für die Stabilität der therapeutisch erreichten Veränderungen und den Transfer auf die alltäglichen Lebensbedingungen. Unklarheit herrscht bei der Frage, welche Bestandteile der komplexen Programme notwendig, welche dagegen möglicherweise verzichtbar sind.

6.4 Therapie der spezifischen Phobie

6.4.1 Pharmakotherapie

Zwischen der Versorgungspraxis und dem Stand der empirischen Therapieforschung besteht eine Diskrepanz. In der hausärztlichen Versorgungspraxis stehen medikamentöse Therapieversuche vor allem mit Benzodiazepinen, Depot-Neuroleptika, seltener Antidepressiva und β-Blockern im Vordergrund. Die Wirksamkeit der Substanzen bei diesem Störungsbild ist häufig nicht belegt, z.B. zeigte sich für Imipramin in den wenigen Studien kein signifikanter Unterschied zu Placebo. Durch klinische Erfahrungen und empirische Untersuchungen sind die vielfältigen negativen Auswirkungen der üblichen Verschreibungspraxis wie Abhängigkeit bei längerfristiger Anwendung, Verminderung aktiver Lösungsmöglichkeiten zur Angstbewältigung, Rückfälle nach Absetzen der Benzodiazepine usw. beschrieben. Die Zielsymptomatik ist die vegetative Reaktion auf die Auslösesituation, und zwar durch die sedierende Wirkung von Benzodiazepinen bzw. die Dämpfung der peripheren Erregungsvorgänge durch β-Blocker. Wenn Patienten unter Medikamenteneinnahme ansonsten angstauslösende Situationen aufsuchen, attribuieren sie häufig das Nichteintreten der befürchteten Konsequenzen und Angstreaktionen auf das Medikament, so daß in der Regel keine der Angstbewältigung dienenden korrigierenden Erfahrungen gemacht werden.

6.4.2 Verhaltenstherapeutische Verfahren

Alle verhaltenstherapeutischen Verfahren zielen auf eine Konfrontation mit den angstauslösenden Situationen und den dabei erfolgenden Angstreaktionen ab. Das erste systematisierte und von lerntheoretischen Modellvorstellungen abgeleitete Verfahren zur Phobiebehandlung war die **systematische Desensibilisierung.** Sie wurde von WOLPE Ende der 50er Jahre erstmals als ein direkt symptomorientiertes Verfahren eingeführt und bildete damit einen Kontrapunkt gegenüber der bis dahin vorherrschenden psychoanalytischen Psychotherapie. Das Vorgehen bei der systematischen Desensibilisierung setzt sich aus drei Schritten zusammen:

- der Vermittlung eines **Entspannungsverfahrens,** zumeist der progressiven Muskelentspannung nach JAKOBSON, zur Antagonisierung der Angstreaktion
- der Aufstellung einer **Angsthierarchie,** bei der der Patient unterschiedliche angstauslösende Situationen in ansteigender Reihenfolge auf einer Intensitätsskala zwischen 0 und 100 anordnet
- dem graduierten Durcharbeiten der Angsthierarchie mittels **Vorstellungsübungen.** Der Patient wird dabei, ausgehend vom Zustand der Entspannung, mit den angstauslösenden Situationen in der Vorstellung (in sensu) konfrontiert. Sobald merkliche Angst auftritt, wird die Vorstellung beendet und erneut Entspannung induziert. In wiederholten Durchgängen konfrontieren sich die Patienten mit den einzelnen Situationen, bis diese keine Angst mehr auslösen und der Patient bei der Vorstellung entspannt bleibt. Nachdem Angstfreiheit bei den leichteren Vorstellungsübungen erreicht ist, wird die weitere Angsthierarchie bis zur maximal angstbesetzten Situation durchgearbeitet.

Die systematische Desensibilisierung sieht keine therapeutenbegleiteten Übungen in der Realität (in vivo) vor. Es wurde erwartet, daß dem Patienten nach dieser Behandlung eine Übertragung auf die realen Situationen gelingt.

Dieses Verfahren galt lange Zeit als eine der am besten untersuchten Therapietechniken. Seit Ende der 60er Jahre trat es aber aufgrund theoretischer Einwände, des hohen zeitlichen Aufwandes und der zunehmenden Etablierung der In-vivo-Expositionsverfahren in den Hintergrund. Heute spielt die systematische Desensibilisierung in ihrer „klassischen" Form in der Phobiebehandlung kaum noch eine Rolle. Wichtige Grundprinzipien wie das Vorgehen in kleinen Schritten, die hierarchische Anordnung der angstauslösenden Situationen, die Vermittlung von Bewältigungsstrategien für Angstreaktionen, der praktisch übende Aspekt usw. haben jedoch die Entwicklung der nachfolgenden verhaltenstherapeutischen Interventionen entscheidend geprägt.

Expositionsorientierte Verfahren

Wie in der Behandlung der Agoraphobie hat sich auch bei spezifischen Phobien die In-vivo-Konfrontation durchgesetzt. Als deren zentrale Merkmale sind hervorzuheben:

- Es findet eine **direkte Konfrontation** mit den angstauslösenden Stimuli und Situationen statt.
- Die Exposition erfolgt über längere Zeit.
- Flucht- und Vermeidungsverhalten – auf der motorischen und kognitiven Ebene – wird verhindert, so daß der Patient mit seinen physiologischen und emotionalen Reaktionsanteilen konfrontiert ist.

Ziele der Exposition sind die Aufgabe des Vermeidungsverhaltens, die Wiederannäherung an die angstauslösenden Situationen und das Erleben des Abklingens der Angst durch Verbleib in der Situation. Nur so kann der Patient erfahren, daß die von ihm befürchteten Konsequenzen, von einer weiteren Eskalation der Angstreaktion bis hin zu den antizipierten katastrophalen Folgen, nicht eintreten. Außerdem werden neue Einschätzungen über die von den angstauslösenden Stimuli ausgehenden tatsächlichen – im Gegensatz zu den phantasierten – Gefahren und Bedrohungen möglich.

Wie bereits bei der Therapie der Agoraphobie beschrieben, können mehrere Varianten der Konfrontationstherapie unterschieden werden:

- therapeutenbegleitet vs. in Eigenregie
- graduiert vs. massiert
- unterschiedliche Expositionsdauer.

Die Auswahl der jeweiligen Expositionsmodalitäten kann nur in Abhängigkeit von der Symptomatik des Patienten, seinen Voraussetzungen und seiner Risikobereitschaft, letztendlich auch von den Erfahrungen des Therapeuten im Umgang mit den Varianten sowie den äußeren Rahmenbedingungen getroffen werden.

Es gibt Hinweise, daß bestimmte Monophobien in einer Sitzung effektiv behandelbar sind. Bei Tier- und Höhenphobien kann die Expositionstherapie durch eine Form des teilnehmenden Modell-Lernens ergänzt werden. Hier übernimmt der Therapeut vorübergehend die Rolle eines Modells, das zunächst demonstriert, wie der Umgang mit dem angstauslösenden Objekt (z.B. Spinne) aussehen kann, bevor der Patient angehalten wird, dieses Verhalten selbst auszuführen. Die Technik der „applied relaxation" ist eine modifizierte Form der systematischen Desensibilisierung, in der bei aufkommender Angst in den Realsituationen als gegensteuernde Coping-Maßnahme Muskelentspannung eingesetzt werden soll.

6.5 Therapie der Panikstörung

6.5.1 Pharmakotherapie

Die beiden Syndrome der Agoraphobie und der Panikstörung zeigen zumindestens in klinischen Stichproben eine so erhebliche Überschneidung, daß eine getrennte Betrachtung der therapeutischen Verfahren willkürlich wäre. Dieses gilt um so mehr, als in älteren Studien, d.h. vor der Operationalisierung der Panikstörung im DSM-III (1980), eine genaue diagnostische Unterscheidung nicht vorgenommen worden war. Es muß als wahrscheinlich gelten, daß die vormals als „Agoraphobiker" diagnostizierten Patienten dieser Studien aufgrund ihrer Störungsbilder vergleichbar waren mit den später so bezeichneten Stichproben der Patienten mit „Panikstörung mit Agoraphobie". In klinischen Untersuchungen sind Patienten mit „reinen" Panikstörungen ohne phobisches Vermeidungsverhalten selten. Auf diese Untergruppe hat sich die Forschung tatsächlich erst verstärkt seit der Operationalisierung der Panikstörung zu Beginn der 80er Jahre konzentriert.

Da sich die Psychopharmakotherapie der Panikstörung nicht von der Pharmakotherapie der Agoraphobie mit oder ohne Panikstörung unterscheidet, sei auf die ausführliche Darstellung in Abschnitt 6.2.1 verwiesen.

6.5.2 Verhaltenstherapeutische Verfahren

Bei Panikstörungen ohne relevantes Vermeidungsverhalten ist als psychotherapeutisches Vorgehen eine **kognitiv orientierte Behandlung** der Angstanfälle angezeigt, wie sie bereits in Abschnitt 6.2.2 bei der Agoraphobie mit Panikstörung beschrieben wurde.

Die Therapie findet zunächst im Therapeutenzimmer statt. Sie nutzt die aus der kognitiven Therapie bekannten Gesprächsformen des „geleiteten Entdeckens" durch intensives Nachfragen. Angsttagebücher und Aktivitätsprotokolle dienen einer differenzierten Verlaufsbeobachtung und bilden die Grundlage für die Entwicklung eines angemessenen Verständnisses der bei Angstattacken ablaufenden psychophysiologischen Mechanismen. Der übende Anteil beschränkt sich im wesentlichen auf sogenannte Simulationsübungen, bei denen die Patienten z.B. durch körperliche Belastungen, willkürliche Hyperventilation und Übungen zur Schwindelinduktion mit entsprechenden interorezeptiven Angststimuli konfrontiert werden. Expositionssitzungen außerhalb des Therapiezimmers finden, sofern sich doch Auslösesituationen finden lassen, die mit einer erhöhten Wahrscheinlichkeit zum Auftreten von Panikattacken führen, nicht therapeutenbegleitet, sondern in Eigenregie statt. Die kognitive Therapie gilt als hochstrukturierte, zielbezogene und gegenwartsbezogene Form der Kurzzeittherapie bei Panikstörungen, für die entsprechende Behandlungsmanuale zur Verfügung stehen.

Die deutliche Überlegenheit der kognitiven Therapie gegenüber unbehandelten und placebobehandelten Kontrollgruppen ist nachgewiesen. Im direkten Vergleich mit wirksamen psychopharmakologischen Behandlungsverfahren waren die positiven Effekte nach etwa 2- bis 3monatiger Anwendung vergleichbar. In einzelnen Vergleichsstudien (speziell bei Verwendung von Benzodiazepinen) wurde bei den kognitiven Verfahren ein etwas langsamerer Wirkungseintritt beobachtet, der aber bei Therapiebeendigung ausgeglichen werden konnte. Systematische Nachuntersuchungsstudien liegen noch nicht in so großer Anzahl vor wie bei der Agoraphobie. Die bisherige Datenlage bestätigt jedoch ebenfalls eine hohe Stabilität der erreichten Veränderungen, eine erhebliche Verminderung des Inanspruchnahmeverhaltens medizinischer Dienstleistungen und ein verbessertes Zurechtkommen in der Lebensführung. Bei der Panikstörung ohne Phobie ist langfristig von einer **Besserungsquote unter der kognitiven Therapie von bis zu 90 %** auszugehen. Wahrscheinlich ist nicht die Frage einer völligen Remission das entscheidende Erfolgskriterium, sondern das in der Therapie erlernte aktive „Coping-Verhalten" gegenüber aufkommenden Angstattacken.

Die Rolle von **Entspannungsverfahren** in der Behandlung der Panikstörung verdient besondere Beachtung. Es gibt Hinweise, daß die Durchführung von Entspannung zu einer verstärkten Wahrnehmung interozeptiver Vorgänge führt, was zumindest in der Anfangsphase und bei einem Teil von Panikpatienten das Auftreten von Panikattacken begünstigen kann. Hier ist darauf zu achten, daß es nicht unbeabsichtigt durch die therapeutisch intendierte Verwendung von Entspannungsverfahren zu einer initialen Symptomverschlechterung kommt.

Unklarheit herrscht zum gegenwärtigen Zeitpunkt über die relative Wirksamkeit und Notwendigkeit einzelner Bestandteile kognitiven Vorgehens. Die bisherigen Studien können demnach zunächst als Nachweise der Effektivität der komplexen Behandlungsmaßnahmen, bestehend aus Psychoedukation, Atemtraining, Reattribution und interorezeptiver Exposition, angesehen werden.

6.6 Therapie der generalisierten Angststörung (GAS)

6.6.1 Pharmakotherapie

In älteren Studien wurden die Krankheitssyndrome der GAS unter dem Begriff der **Angstneurose** geführt. Die Studien weisen darauf hin, daß **trizyklische Antidepressiva** wie Imipramin, Amitriptylin oder Doxepin bereits in niedrigen Dosen wie 25–50 mg anxiolytisch und sedierend wirken können. Der Wirksamkeitsnachweis gegenüber Placebo zeigte sich in den Studien zu Imipramin bei Dosierungen von 125–150 mg. Der Wirkungseintritt soll dabei wesentlich schneller erfolgen als bei der Panikstörung oder depressiven Erkrankungen.

Eine Reihe von **Benzodiazepinen** zeigten sich in vielen kontrollierten Studien gegenüber Placebo überlegen. Es konnten dabei keine eindeutigen Unterschiede der einzelnen Benzodiazepine in ihrer Wirkung gefunden werden. Es wurde berichtet, daß auch depressive Symptome im Rahmen von Angststörungen mit Lorazepam oder Alprazolam gebessert werden. Nicht nur für die Antidepressiva, sondern auch für Benzodiazepine wie Alprazolam waren niedrigere Dosen als bei der Panikstörung ausreichend, um eine Anxiolyse zu erzielen.

In zahlreichen Studien zeigte sich ein Wirkungsnachweis für den 5-HT_{1a}-Agonisten **Buspiron**. Buspiron wirkt anxiolytisch, ohne gleichzeitig zu sedieren. Buspiron hat keinen Effekt bei Panikattacken. Als Dosierung sind 15–30 mg oft ausreichend. Zu beachten ist, daß der Wirkungseintritt verzögert erfolgt und beim Umsetzen von Benzodiazepinen auf Buspiron Entzugssymptome nicht unterdrückt werden.

6.6.2 Verhaltenstherapeutische Verfahren

Im Gegensatz zu den konzeptuell klar definierten und empirisch gut belegten Behandlungskonzepten für phobische Ängste und Panikattacken sind verhaltenstherapeutische Behandlungsverfahren des generalisierten Angstsyndroms weniger gut abgesichert. Gründe für die geringe Anzahl an vorliegenden Studien sind zum einen die noch immer unschärfere Operationalisierung dieses Syndroms und zum anderen die Tatsache, daß Patienten mit GAS weniger häufig in psychiatrischen und psychotherapeutischen Behandlungssettings als vielmehr in haus- oder anderen fachärztlichen Praxen behandelt werden.

Die seit 1980 durchgeführten Untersuchungen zur isolierten oder kombinierten Wirksamkeit verhaltenstherapeutischer, kognitiv-behavioraler Verfahren und verschiedener Entspannungstechniken führten im wesentlichen zu den folgenden Ergebnissen. Verhaltenstherapie stellt eine sinnvolle Alternative oder auch Ergänzung zur medikamentösen Therapie dar, ist dieser in ihrer Wirksamkeit klinisch zumindestens nicht unterlegen. Besonders gut ließen sich Verbesserungen hinsichtlich des erhöhten Erregungsniveaus und der Neigung zum sorgenvollen Grübeln nachweisen. Studien, die kognitive Verfahren untersuchten, fanden, insbesondere auch im Hinblick auf die Dauerhaftigkeit der erzielten Verbesserungen, die besten Resultate. Verglichen mit den Erfolgsraten bei den anderen Angststörungen, blieben die beim generalisierten Angstsyndrom dokumentierten erfolgreichen Veränderungen aber deutlich zurück.

Als Probleme sowohl für die Entwicklung von adäquaten Behandlungskonzepten als auch für deren Evaluation erweisen sich die Komplexität des Störungsbildes und die Schwierigkeit der differentialdiagnostischen Abgrenzung gegenüber den affektiven Störungen – hier vor allem der Dysthymie –, den somatoformen Störungen und den (ängstlich vermeidenden) Persönlichkeitsstörungen. Grundlegende Voraussetzung der Behandlung der generalisierten Angststörung ist eine individuelle Analyse der symptomatischen Beschwerden, ihrer Interaktion mit anderen Symptombildungen und eine differenzierte Längsschnittbetrachtung des bisherigen Störungsverlaufs. Die Berücksichtigung der individuellen Lerngeschichte, möglicher Konflikte und Belastungen sowie von intrapsychischen und interaktionellen Funktionen (s. Abschn. 5.4) ist unbedingte Voraussetzung.

Bei den bisher entwickelten Behandlungsprogrammen handelt es sich um komplexere Ansätze, die auf unterschiedliche Aspekte der Symptomatik abzielen. Die wichtigsten Programmbestandteile sind:

- Informationsvermittlung über die Angst
- Entspannungsverfahren zur Reduktion des erhöhten Erregungsniveaus
- kognitive Techniken zum Abbau angstinduzierender oder angsterhaltender unangemessener Kognitionen
- verhaltensorientierte Verfahren wie Aktivitätenaufbau und andere Verfahren zur Stärkung des Selbstvertrauens.

Die Angstbewältigungsprogramme wurden bisher immer als Gesamtprogramme wissenschaftlich evaluiert. Untersuchungen über die spezifischen Wirkmechanismen und die notwendigen Bestandteile dieser Programme liegen bisher nicht vor. Auch fehlen noch Befunde über die Langzeiteffekte entsprechender Verfahren. Angesichts des persistierenden Verlaufs der GAS und der Probleme einer alternativen psychopharmakologischen Behandlung kommt einer spezifischen verhaltenstherapeutischen Behandlung der GAS ein hoher Stellenwert zu.

6.7 Psychodynamische Therapie der Angststörungen

Empirische Forschung zur Effektivität psychodynamischer Therapie bei Angstkrankheiten im Sinne kontrollierter Studien fehlt weitgehend. Breite klinische Erfahrung und Einzelfallberichte sprechen jedoch für die Wirksamkeit der psychodynamischen Therapie. Der Vergleich mit den empirisch-wissenschaftlich besser gesicherten verhaltenstherapeutischen Verfahren zeigt, daß psychodynamisch orientierte Verfahren vergleichsweise weniger rasch und in der Symptomreduktion weniger wirksam sind. Demgegenüber ist jedoch auch die andere Zielsetzung psychodynamischer Verfahren zu bedenken, die mehr auf die Vulnerabilität, Biographie und die Persönlichkeitsstruktur als auf die Symptomreduktion fokussiert.

Zunehmend rückt in der psychodynamischen Therapie auch das Symptom und seine Auswirkung in den Vordergrund, so daß der Aufforderung von FREUD (1919) nachgekommen wird, daß man bei phobischem Vermeidungsverhalten den Patienten auffordern müsse, sich aktiv mit seiner Angst zu konfrontieren. Häufig wird für die psychodynamisch fundierte Psychotherapie das Setting im Sitzen mit einer Frequenz von 1–2 Stunden pro Woche und einer mittleren Gesamtdauer von 40–60 Stunden gewählt. Dieses Setting ist weniger regressionsfördernd als die Therapie im Liegen mit einer Frequenz von 3–4 Stunden pro Woche. Bei der Auswahl des Verfahrens sind der Umfang der Ich-Stärke, die Therapiemotivation, das Therapieziel und die Introspektionsfähigkeit des Patienten von hoher Bedeutung.

In der eigentlichen diagnostischen Phase der ersten Stunden sind daher neben der Symptomatik und der angstauslösenden Situation soweit möglich der basale **Konflikt** und die zugrundeliegenden **unbewußten Phantasien** zu identifizieren. Der Charakter der vorherrschenden Ängste ist zu klären und kann die Ich-Struktur des Patienten und seine Möglichkeiten aufzeigen. Die Organisation der unbewußten Abwehr- und Widerstandsprozesse ist zu bestimmen.

In der eigentlichen Therapie steht zunächst häufig die Stärkung bzw. Nachreifung der Ich-strukturellen Störung im Vordergrund. Die Verbesserung der Angstbewältigung steht dabei vor dem Aufdecken von Konflikten und Triebimpulsen. Herausgearbeitet werden die angstauslösenden Reize und die damit assoziierten unbewußten Phantasien. Die unzureichend entwickelten Ich-Funktionen sollen sich in der therapeutischen Beziehung darstellen und in der Erfahrung der aktuellen therapeutischen Beziehung im Hier und Jetzt nachreifen können. Wesentlich ist dabei, dem Patienten auch zu vermitteln, daß nicht das Ziel darin besteht, künftig angst- und konfliktfrei zu leben, sondern in der Lage zu sein, mit Konflikten besser umgehen zu können und eine verbesserte Toleranz gegenüber Spannung und Angst zu erlernen. Notwendig ist dabei eine aktive Therapietechnik, um zu erreichen, daß der Patient die unbewußten Ursachen seiner pathologischen Ängste besser versteht und mit ihnen angemessener umgeht.

Bereits früh sollten die **Beziehungen** zum Partner und zu anderen nahen Bezugspersonen des Patienten in die Überlegungen mit einbezogen werden.

Empfehlungen für den Umgang mit Medikamenten gehen dahin, daß bei stabiler therapeutischer Beziehung eine konsequente schrittweise Dosisreduktion von Anxiolytika als sinnvoll erachtet wird. Bei Abhängigkeit von Anxiolytika oder Alkohol ist mitunter die Vorschaltung einer stationären Therapie unumgänglich.

Problematisch bei der Psychotherapie von Angstpatienten ist, daß diese den Therapeuten instrumentalisieren und ihn gern zur Stützung und Beruhigung einsetzen. Der Patient klammert sich häufig an den Therapeuten. Das Aufarbeiten der Angst und die Arbeit an den Hintergründen der Problematik werden dagegen eher vermieden. Daher wurde empfohlen, bereits frühzeitig diese Art der Objektbeziehung zu beschreiben und sie dem Patienten widerzuspiegeln.

6.8 Rahmenbedingungen der Therapie von Angststörungen

6.8.1 Therapiesetting

Bei Angststörungen kann im allgemeinen eine **ambulante Behandlung** durchgeführt werden. Diese ist nicht nur aus pragmatischen und ökonomischen Gründen zu bevorzugen. Sie entspricht in den meisten Fällen auch den Vorstellungen der Patienten und hat durch die Lebens- und Alltagsnähe eine Reihe von therapeutischen Vorteilen für die Durchführung von Übungen zur aktiven Angstbewältigung. Stationäre Behandlungen sind in der Regel nur bei Vorliegen erheblich komplizierender Faktoren angezeigt. Dabei kann es sich um ausgeprägte komorbide Störungen (z.B. Substanzabhängigkeiten, schwere Depression mit Suizidalität), um besondere medizinische (gleichzeitiges Bestehen schwerer körperlicher Erkrankungen) oder psychosoziale Belastungsfaktoren oder außergewöhnlich schwere und chronifizierte Verlaufsformen mit ambulant therapieresistenten Behandlungsversuchen handeln.

6.8.2 Kombinationsbehandlungen

Darunter versteht man eine parallele oder zeitlich sequentielle Kombination mindestens zweier in der Therapie von Angststörungen erprobter Verfahren im gleichen Behandlungsintervall. Die Frage, ob eine solche Kombinationstherapie zu besseren, schlechteren oder gleichbleibenden Ergebnissen führt, kann wegen fehlender oder unzureichender Studien noch nicht hinlänglich beantwortet werden. Die Wirksamkeit medikamentöser Behandlungen bei Angststörungen ist an deren dauerhafte Einnahme gebunden, da nach Absetzen der Medikamente hohe Rückfallraten bekannt sind. Deswegen wird die zusätzliche Vermittlung aktiver Bewältigungsressourcen für einen langfristigen Therapieerfolg unentbehrlich gehalten. Verhaltenstherapeutische Prinzipien der aktiven Angstbewältigung werden deshalb auch bei Pharmakotherapie zunehmend als notwendig für den Langzeiterfolg angesehen.

Ob umgekehrt eine verhaltenstherapeutische Behandlung durch medikamentöse Begleittherapie wirksamer wird, ist stärker umstritten. Kurzfristig ergaben sich Hinweise auf additive Wirkungen (z.B. bei der Kombination von Verhaltenstherapie mit Antidepressiva bei Agoraphobie und Panikstörung), die aber bei Katamnesen zumeist nicht mehr nachweisbar waren. Die parallele Kombination von Verhaltenstherapie mit einem Psychopharmakon wird bei den Phobien, bei denen die Verhaltenstherapie hohe Erfolgsquoten nachgewiesen hat, in der Regel nicht für notwendig erachtet. Manche Kombinationen, z.B. eine Expositionstherapie unter gleichzeitiger Einnahme von Benzodiazepinen bei phobischen Ängsten, sind nicht sinnvoll.

Bei der generalisierten Angststörung könnte möglicherweise eine Kombinationstherapie die Wirkung der Monotherapien verbessern.

Kombinationstherapien sind zusammenfassend nicht als Therapie der ersten Wahl anzusehen. Sie sollten auf Fälle beschränkt bleiben, in denen sich **besondere Indikationen** ergeben, z.B. bei zusätzlich zur Angststörung vorliegender starker Depression.

6.8.3 Differentielle Indikationen

Die Frage, welches Therapieverfahren bei welchen Ausgangsbedingungen des Patienten, bei welcher Angststörung kurz- und langfristig am besten geeignet ist, kann in dieser Form nicht beantwortet werden. Weder die empirische Therapieforschung noch klinische Erfahrungen erlauben prospektiv optimale Entscheidungen. Auch muß bedacht werden, daß Kostenfragen, die Verfügbarkeit in der Versorgungspraxis, die Akzeptanz von Therapieverfahren durch Patienten und andere praktische Gesichtspunkte ausschlaggebend dafür sind, welche Behandlung schließlich im Einzelfall zur Anwendung kommen kann. Grundsätzlich sollte das Prinzip der „minimalen Intervention" gelten, d.h. therapeutische Maßnahmen sollen sich auf das Maß von Hilfe beschränken, das für den Patienten notwendig ist, und stets seine aktiven Bewältigungsbemühungen stärken.

Angesichts der Verbreitung von Angststörungen in der Allgemeinbevölkerung wird auch in Zukunft ein großer Teil von Angstpatienten nicht im Rahmen fachpsychiatrischer oder -psychotherapeutischer Therapien behandelt werden. Eine qualifizierte Beratung, Aufklärung und Vermittlung basaler Prinzipien der Angsttherapie durch Haus- und Fachärzte ist möglicherweise für leichtere Fälle (kurze Symptomdauer, keine Komorbidität) ausreichend. Im Bereich mittlerer Schweregrade liegt das Indikationsfeld für ambulante psychiatrische und psychotherapeutische Verfahren, die in diesem Kapitel ausführlich dargestellt wurden. Die psychopharmakologische Therapie sollte um Methoden der aktiven Angstbewältigung ergänzt werden. Die Durchführung systematischer Verhaltenstherapien ist nur durch in diesem Psychotherapieverfahren qualifizierte Ärzte und Diplom-Psychologen anwendbar. Kombinationstherapien aus Verhaltenstherapie und Psychopharmakotherapie können bei schweren Formen und bei spezieller Indikation sinnvoll sein. In schwersten Fällen ist zusätzlich häufig eine stationäre Behandlung notwendig.

Fragen der differentiellen Indikation, sequentieller Behandlungsstrategien und Mißerfolge der heute verfügbaren Therapieverfahren bei Angststörungen bedürfen einer dringenden Klärung durch weiterführende empirische Untersuchungen.

Resümee

Verhaltenstherapie und Psychopharmakotherapie dominieren in den letzten drei Jahrzehnten die klinisch-empirische Therapieforschung bei Angststörungen und haben eine Reihe effektiver Therapieverfahren hervorgebracht. Auf seiten der Verhaltenstherapie stehen mit den Expositionsverfahren, kognitiven und Entspannungsverfahren wichtige Therapietechniken zur Verfügung. Die kurzfristigen Effekte der entsprechenden Verfahren bei den einzelnen Angststörungen sind gegenüber Kontrollgruppen deutlich überlegen, gegenüber anderen wirksamen Therapieverfahren (z.B. Pharmakotherapie) mindestens gleichwertig. Die hohe Wirksamkeit ist besonders für die Phobien (Agoraphobie, soziale und spezifische Phobie), aber auch für die Panikstörung nachgewiesen. Die Langzeiteffekte nach Verhaltenstherapien weisen auf eine hohe Stabilität und geringe Rückfallquoten hin. Bei der GAS ist die Entwicklung der Verfahren noch weniger weit fortgeschritten.

Für die Pharmakotherapie der Panikstörung und Agoraphobie stehen mit trizyklischen Antidepressiva

Resümee

(v. a. Imipramin), MAO-Hemmern, selektiven Serotonin-Wiederaufnahmehemmern und Benzodiazepinen kurzfristig ebenfalls wirksame Behandlungsverfahren zur Verfügung. Ihr Einsatz wird durch zum Teil bedeutende Nebenwirkungen begrenzt. Insbesondere bei Betrachtung der Langzeitentwicklungen nach Absetzen der Medikation stellen die Rückfälle einen Nachteil dieser Therapieform dar.

Für die spezifischen Phobien ist in der Regel keine Pharmakotherapie angezeigt. Bei sozialen Phobien sprechen kontrollierte Studien für eine Wirksamkeit von MAO-Hemmern, möglicherweise auch der Serotonin-Wiederaufnahmehemmer. Eine medikamentöse Behandlung bei generalisierten sozialen Ängsten ist nur in Kombination mit einer Psychotherapie empfehlenswert. Eine empirisch begründete Pharmakotherapie der GAS ist mit trizyklischen Antidepressiva und Buspiron möglich.

Angstgestörte Patienten sollten ambulant behandelt werden. Stationäre Behandlungen sind vor allem bei schweren komorbiden Zuständen (Abhängigkeitserkrankungen, Depressionen mit Suizidalität) oder massiven psychosozialen und familiären Belastungen angezeigt.

Nach der intensiven Therapiephase empfiehlt sich in vielen Fällen die Vereinbarung von Nachuntersuchungsterminen in zunehmenden Abständen, um den Behandlungserfolg zu sichern. Häufig ist auch das explizite Angebot, sich bei erneut auftretenden, selbst nicht bewältigbaren Schwierigkeiten wieder an den Therapeuten wenden zu können, sehr hilfreich und stellt eine Form von geeigneter Hintergrundsicherheit für den Patienten dar.

Literatur

1 Terminologie

American Psychiatric Association: Diagnostic and Statistical Manual of Mental Disorders, 4th ed. American Psychiatric Press, Washington (D. C.) 1994.

American Psychiatric Association: Diagnostic and Statistical Manual of Mental Disorders. 3rd ed., revised. American Psychiatric Press, Washington (D. C.) 1987.

American Psychiatric Association: Diagnostic and Statistical Manual of Mental Disorders, 3rd ed. American Psychiatric Press, Washington (D. C.) 1980.

Benedikt, N.: Über „Platzschwindel". Allg. Wien. med. Z. 15 (1870) 488–489.

Degkwitz, R., H. Helmchen, G. Kockott, W. Mombour (Hrsg.): Weltgesundheits-Organisation (WHO): Diagnosenschlüssel und Glossar psychiatrischer Krankheiten. 5. Aufl., korrigiert nach der 9. Revision der ICD. Springer, Berlin–Heidelberg–New York 1980.

Dilling, H., W. Mombour, M. H. Schmidt (Hrsg.): Weltgesundheits-Organisation (WHO): Internationale Klassifikation psychischer Störungen ICD 10. Kap. V (F): Klinisch diagnostische Leitlinien. Huber, Bern–Göttingen–Toronto 1991.

Freud, S.: Über die Berechtigung, von der Neurasthenie einen bestimmten Symptomencomplex als „Angstneurose" abzutrennen. Neurol. Centralbl. 12 (1895) 50–66.

Klein, D. F., M. Fink: Psychiatric reaction patterns to imipramine. Amer. J. Psychiat. 119 (1962) 432–438.

Langs, G., H. G. Zapotoczky: Neuere Entwicklungen in der Terminologie bei Angsterkrankungen. In: Kasper, S., H. J. Möller (Hrsg.): Angst- und Panikerkrankungen, S. 23–38. Fischer, Jena–Stuttgart 1995.

Marks, I. M.: Fears, Phobias and Rituals. Anxiety and their Disorders. Oxford University Press, Oxford–New York–Tokyo 1987.

Saß, H., H. U. Wittchen, M. Zaudig: Diagnostisches und Statistisches Manual Psychischer Störungen DSM-IV. Übersetzt nach der 4. Aufl. des Diagnostic and Statistical Manual of Mental Disorders der American Psychiatric Association. Hogrefe, Göttingen 1996.

Schmidt-Degenhard, M.: Zur Begriffsgeschichte von Angst und Depression in der Psychiatrie. In: Helmchen, H., M. Linden (Hrsg.): Die Differenzierung von Angst und Depression, S. 33–43. Springer, Berlin–Heidelberg–New York 1986.

Strian, F.: Angst. Grundlagen und Klinik. Springer, Berlin–Heidelberg–New York 1983.

Westphal, C.: Die Agoraphobie, eine neuropathische Erscheinung. Arch. Psychiat. Nervenkrankh. 3 (1871) 138–161.

2 Epidemiologie und Verlauf

Fyer, A., S. Mannuzza, T. Chapman, M. Liebowitz, D. Klein: A direct interview family study of social phobia. Arch. gen. Psychiat. 50 (1993) 286–293.

Kessler, R. C., K. A. Mc Gonagle, S. Zhao, C. B. Nelson, M. Hughes, S. Eshleman, H.-U. Wittchen, K. S. Kendler: Lifetime and 12-months prevalence of DSM-III-R psychiatric disorders in the United States: Results from the National Comorbidity Survey. Arch. gen. Psychiat. 51 (1994) 8–19.

Marks, I. M.: Fears, Phobias and Rituals. Anxiety and their Disorders. Oxford University Press, Oxford–New York–Tokyo 1987.

Maser, J. D., C. R. Cloninger (eds.): Comorbidity of Mood and Anxiety Disorders. American Psychiatric Press, Washington (D. C.) 1990.

Perkonigg, A., H.-U. Wittchen: Epidemiologie von Angststörungen. In: Kasper, S., H.-J. Möller (Hrsg.): Angst- und Panikerkrankungen, S. 137–156. Fischer, Jena–Stuttgart 1995.

Wittchen, H.-U., D. v. Zerssen (Hrsg.): Verläufe behandelter und unbehandelter Depressionen und Angststörungen. – Eine klinisch-psychiatrische und epide-

miologische Verlaufsuntersuchung. Springer, Berlin–Heidelberg–New York 1987.
Wittchen, H.-U.: Zum Spontanverlauf unbehandelter Fälle mit Angststörungen und Depression. In: Wittchen, H.-U., D. v. Zerssen (Hrsg.): Verläufe behandelter und unbehandelter Depressionen und Angststörungen, S. 252–284. Springer, Berlin–Heidelberg–New York 1987.
Wittchen, H.-U.: Implikationen von Komorbidität. Verhaltenstherapie 5 (1995) 120–133.
Wittchen, H.-U.: Der Langzeitverlauf unbehandelter Angststörungen: Wie häufig sind Spontanremissionen? Verhaltenstherapie 1 (1991) 273–282.
Wittchen, H.-U., W. W. Eaton: DSM-III-R generalized anxiety disorder in the National Comorbidity Survey. Arch. gen. Psychiat. 51 (1994) 355–364.
Wolfersdorf, M., R. Straub: Suizidalität bei Angsterkrankungen. In: Kasper, S., H.-J. Möller (Hrsg.): Angst- und Panikerkrankungen, S. 77–96. Fischer, Jena–Stuttgart 1995.

3 Symptomatik und Typisierung

American Psychiatric Association: Diagnostic and Statistical Manual of Mental Disorders, 4th ed. American Psychiatric Press, Washington (D. C.) 1994.
American Psychiatric Association: Diagnostic and Statistical Manual of Mental Disorders. 3rd ed., revised. American Psychiatric Press, Washington (D. C.) 1987.
American Psychiatric Association: Diagnostic and Statistical Manual of Mental Disorders, 3rd ed. American Psychiatric Press, Washington (D. C.) 1980.
Barlow, D. H.: Anxiety and its Disorders: The Nature and Treatment of Anxiety and Panic. Guiltford, New York–London 1988.
Degkwitz, R., H. Helmchen, G. Kockott, W. Mombour (Hrsg.): Weltgesundheits-Organisation (WHO): Diagnosenschlüssel und Glossar psychiatrischer Krankheiten. 5. Aufl., korrigiert nach der 9. Revison der ICD. Springer, Berlin–Heidelberg–New York 1980.
Dilling, H., W. Mombour, M. H. Schmidt (Hrsg.): Weltgesundheits-Organisation (WHO): Internationale Klassifikation psychischer Störungen ICD 10. Kap. V (F): Klinisch diagnostische Leitlinien. Huber, Bern–Göttingen–Toronto 1991.
Lang, P. J.: Die Anwendung psychophysiologischer Methoden in Psychotherapie und Verhaltensmodifikation. In: Birbaumer, N. (Hrsg.): Neuropsychologie der Angst, S. 11–79. Urban & Schwarzenberg, München–Wien–Baltimore 1973.
Marks, I. M.: Fears, Phobias and Rituals. Anxiety and their Disorders. Oxford University Press, Oxford–New York–Tokyo 1987.
Rapee, R. M., D. H. Barlow (eds.): Chronic Anxiety – Generalized Anxiety Disorder and Mixed Anxiety Depression. Guiltford, New York–London 1990.
Reinecker, H.: Phobien. Agoraphobien, soziale und spezifische Phobien. Hogrefe, Göttingen 1993.
Strian, F.: Angst. Grundlagen und Klinik. Springer, Berlin–Heidelberg–New York 1983.
Thorpe, G. L., L. E. Burns: The Agoraphobic Syndrome. Wiley, New York–Chicester 1983.
Tyrer, P. (ed.): Psychopharmacology of Anxiety. Oxford University Press, Oxford–New York–Tokyo 1989.
Walker, J. R., G. R. Norton, C. A. Ross (eds.): Panic Disorder and Agoraphobia. A Comprehensive Guide for the Practitioner. Brooks/Cole, Pacific Grove 1991.

4 Ätiologie und Pathogenese

Alsobrook, J. P., D. L. Pauls: Genetics of anxiety disorders. Curr. Opin. Psychiat. 7 (1994) 137–139.
Ballenger, J. C.: Panic disorder in the medical setting. J. clin. Psychiat. 58 (Suppl. 2) (1997) 13–19.
Bassler, M., S. O. Hoffmann: Psychoanalytische Therapie bei Patienten mit Angsterkrankungen (Angstneurosen). In: Möller, H.-J. (Hrsg.): Psychiatrische Therapie, S. 547–555. Springer, Berlin–Heidelberg–New York 1991.
Beitman, B. D., G. L. Klerman: Integrating Pharmacotherapy and Psychotherapy. American Psychiatric Press, Washington (D. C.) 1991.
Bowlby, J.: Trennung. Psychische Schäden als Folge der Trennung von Mutter und Kind. Kindler, München 1976.
Clark, C. R., A. C. McFarlane, D. L. Weber, M. Batteryby: Enlarged frontal P300 to stimulus change in panic disorder. Biol. Psychiatry 39 (1996) 845–856.
Dilling, H., W. Mombour, M. H. Schmidt (Hrsg.): Weltgesundheits-Organisation (WHO): Internationale Klassifikation psychischer Störungen ICD 10. Kap. V (F): Forschungskriterien. Huber, Bern–Göttingen–Toronto 1994.
Freud, S.: Über die Berechtigung von der Neurasthenie einen bestimmten Symptomenkomplex als „Angstneurose" abzutrennen. 1895. In: Freud, S.: Studienausgabe. Bd. VI, S.. Fischer, Frankfurt 1982.
Freud, S.: Hemmung, Symptom und Angst. 1926. In: Freud, S.: Studienausgabe. Bd. VI, Fischer, Frankfurt 1982.
Goddard, A. W., D. S. Charney: Toward an integrated neurobiology of panic disorder. J. clin. Psychiat. 58 (Suppl. 2) (1997) 4–12.
Goldstein, R. B., M. M. Weissman, P. B. Adams, E. Horwath, J. D. Lish, D. Charney, S. W. Woods, C. Sobin, P. J. Wickramaratne: Psychiatric disorders in relatives of probands with panic disorder and/or major depression. Arch. gen. Psychiat. 51 (1994) 383–394.
Gorman, J. M., M. R. Liebowitz, A. J. Fyer, J. Stein: Neuroanatomical hypotheses for panic disorder. Amer. J. Psychiat. 146 (1989) 148–161.
Hoffmann, S. O., M. Bassler: Psychodynamik und Psychotherapie von Angsterkrankungen. Nervenheilkunde 11 (1992) 8–11.
Kendler, K., M. Neale, R. Kessler, A. Heath, L. Eaves:

Panic disorder in women: A population-based twin study. Psychol. Med. 23 (1993) 397–406.

Kendler, K., M. Neale, R. Kessler, A. Heath, L. Eaves: The genetic epidemiology of phobias in women: The interrelationship of agoraphobia, social phobia, situational phobia, and simple phobia. Arch. gen. Psychiat. 49 (1992) 273–281.

Kendler, K., J. Neale, R. Kessler, A. Heath, L. Eaves: Major depression and generalized anxiety disorder: Same genes, (partly) different environments? Arch. gen. Psychiat. 49 (1992) 716–722.

Klein, D. F.: Panic disorder and agoraphobia: Hypothesis hothouse. J. clin. Psychiat. 57 (Suppl. 6) (1996) 21–27.

Klein, D. F.: False suffocation alarms, spontaneous panics, and related conditions. Arch. gen. Psychiat. 50 (1993) 306–317.

Lucki, I.: Serotonin receptor specificity in anxiety disorders. J. clin. Psychiat. 57 (Suppl. 6) (1996) 5–10.

Maier, W., D. Lichtermann, J. Minges, A. Oehrlein, P. Franke: A controlled family study in panic disorder. J. psychiat. Res. 27 (1993) 79–87.

Maier, W., J. Minges, D. Lichtermann: Alcoholism and panic disorder: co-occurrence and co-transmission in families. Europ. Arch. Psychiat. clin. Neurosci. 243 (1993) 205–211.

Margraf, J., A. Ehlers: Etiological models of panic – psychophysiological and cognitive aspects. In: Baker, R. (ed.): Panic Disorder: Research and Therapy, pp. 205–231. Wiley, London 1989.

Margraf, J., A. Ehlers, W. T. Roth: Biological models of panic disorder and agoraphobia: A review. Behav. Res. Ther. 24 (1986) 553–567.

Marks, I. M.: Fears, Phobias and Rituals. Anxiety and their Disorders. Oxford University Press, Oxford–New York–Tokyo 1987.

Mentzos, S.: Angstneurose. Psychodynamische und psychotherapeutische Aspekte. Fischer, Frankfurt 1984.

Miner, C. M., J. R. T. Davidson: Biological charactcrization of social phobia. Europ. Arch. Psychiat. clin. Neurosci. 244 (1995) 304–308.

Mowrer, O. H.: On the dual nature of learning – a reinterpretation of „conditioning" and „problem solving". Harvard educat. Rev. 17 (1947) 102–148.

Nutt, D., C. Lawson: Panic attacks. A new chemical overview of models and mechanisms. Brit. J. Psychiat. 160 (1992) 165–178.

Reinecker, H.: Phobien. Agoraphobien, soziale und spezifische Phobien. Hogrefe, Göttingen 1993.

Seligman, M. E. P.: Phobias and preparedness. Behav. Ther. 2 (1971) 307–320.

Shear, M. K., A. M. Cooper, G. L. Klerman, F. N. Busch, T. Shapiro: Psychodynamic model of panic disorder. Amer. J. Psychiat. 150 (1993) 859–866.

Strian, F.: Angst. Grundlagen und Klinik. Springer, Berlin–Heidelberg–New York 1983.

Thorpe, G. L., L. E. Burns: The Agoraphobic Syndrome. Wiley, New York–Chichester 1983.

Thorpe, G. L., J. E. Hecker: Psychosocial aspects of Panic Disorder. In: Walker, J. R., G. R. Norton, C. A. Ross (eds.): Panic Disorder and Agoraphobia. A Comprehensive Guide for the Practitioner, pp. 157–207. Brooks/Cole, Pacific Grove 1991.

Tress, W., G. Scheibe, G. Reister: Psychoanalytische Modellvorstellungen zur Ätiologie von Angsterkrankungen. In: Kasper, S., H.-J. Möller (Hrsg.): Angst- und Panikerkrankungen, S. 366–382. Fischer, Stuttgart–Jena 1995.

Wolfe, B. E., J. D. Maser (eds.): Treatment of Panic Disorder. American Psychiatric Press, Washington (D. C.) 1994.

Zapotoczky, H. G., G. Herzog: Lerntheoretische Modellvorstellungen zur Ätiologie von Angsterkrankungen. In: Kasper, S., H.-J. Möller (Hrsg.): Angst- und Panikerkrankungen, S. 349–365. Fischer, Stuttgart–Jena 1995.

5 Differentialdiagnostischer Prozeß

Bandelow, B., J. Margraf: Empfehlungen für die Verwendung von Meßinstrumenten in der klinischen Angstforschung. Fortschr. Neurol. Psychiat. 62 (1994) 361–365.

Expertenkreis zur Erarbeitung eines Stufenplans zur Diagnose und Therapie von Angsterkrankungen in Zusammenarbeit mit der DEGAM: Angst-Manual. Kybermed, Emsdetten 1994.

Frommberger, U., S. Hurth-Schmidt, H. Dieringer, B. Tettenborn, R. Buller, O. Benkert: Panikstörung und Schwindel. Zur psychopathologischen Differenzierung zwischen neurologischer und psychiatrischer Erkrankung. Nervenarzt 64 (1993) 377–383.

Hand, I.: Verhaltenstherapie und kognitive Therapie in der Psychiatrie. Kisker, K. P., H. Lauter, J. E. Meyer, C. Müller, E. Strömgen (Hrsg.): Psychiatrie der Gegenwart. Bd. 1, S. 277–306. Springer, Berlin–Heidelberg 1986.

Shear, K. M., J. D. Maser: Standardized assessment for panic disorder research. Arch. gen. Psychiat. 51 (1994) 346–354.

Strian, F.: Angst und Angstkrankheiten. Beck, München 1994.

Strian, F.: Klinische Angstsyndrome. In: Faust, V. (Hrsg.): Psychiatrie. Ein Lehrbuch für Klinik, Praxis und Beratung, S. 463–478. Fischer, Stuttgart–Jena–New York 1995.

6 Therapie der Angststörungen

Ballenger, J. C., G. D. Burrows, R. L. DuPont Jr., I. M. Lesser, R. Noyes Jr., J. C. Pecknold, A. Rifkin, R. P. Swinson: Alprazolam in panic disorder and agoraphobia: Results from a multicenter trial. I. Efficacy in short-term treatment. Arch. gen. Psychiat. 45 (1988) 413–422.

Bandelow, B., K. Sivert, M. Röthemeyer, G. Hajak, A.

Brooks, E. Rüther: Panikstörung und Agoraphobie: Was wirkt? Fortschr. Neurol. Psychiat. 63 (1995) 451–464.

Barlow, D. H., J. A. Cerny: Psychological Treatment of Panic. Guiltford, New York–London 1988.

Bartling, G., W. Fiegenbaum, R. Krause: Reizüberflutung. Theorie und Praxis. Kohlhammer, Stuttgart 1980.

Cassano, G. B., G. Perugi, D. M. McNair: Panic disorder: review of the empirical and rational basis of pharmacological treatment. Pharmakopsychiat. Neuro-Psychopharmakol. 21 (1988) 157–165.

Clum, G. A.: Psychological interventions vs drugs in the treatment of panic. Behav. Ther. 20 (1988) 429–457.

Davidson, J. R. T.: Use of benzodiazepines in panic disorder. J. clin. Psychiat. 58 (Suppl. 2) (1997) 26–31.

Frommberger, U., J. Angenendt, M. Berger: Die Behandlung von Panikstörungen und Agoraphobien – Psychotherapie, Psychopharmakotherapie und deren Kombinationen. Nervenarzt 66 (1995) 173–186.

Hand, I.: Verhaltenstherapie bei schweren Phobien und Panik – psychologische und medizinische Aspekte. In: Hand, I., H. U. Wittchen (Hrsg.): Verhaltenstherapie in der Medizin, S. 42–61. Springer, Berlin–Heidelberg–New York 1989.

Hand, I.: Verhaltenstherapie und Psychopharmaka bei Phobien? Welche Konsequenzen hat die „Entdeckung" der Panic-Disorder wirklich für die verhaltenstherapeutische Praxis und Forschung? In: Götze, P. (Hrsg): Leitsymptom Angst, S. 127–150. Springer, Berlin–Heidelberg–New York 1984.

Hand, I.: Expositions-Reaktions-Management (ERM) in der strategisch-systemischen Verhaltenstherapie. Verhaltenstherapie 3 (1993) 61–65.

Hinsch, R., U. Pfingsten: Gruppentraining sozialer Kompetenzen (GSK). Grundlagen, Durchführung, Materialien. Psychologie Verlags Union, München 1991.

Hope, D. A., R. G. Heimberg: Social phobia and social anxiety. In: Barlow, D. H. (ed.): Clinical Handbook of Psychological Disorders: A Step-by-Step Approach. 2nd ed., pp. 99–136. Guiltford, New York–London 1993.

International Clinical Trial Group on Moclobemide in Social Phobia: Moclobemide in social phobia. A double blind, placebo-controlled clinical study. Europ. Arch. Psychiat. clin. Neurosci. 247 (1997) 71–80.

Jefferson, J. W.: Antidepressants in panic disorder. J. clin. Psychiat. 58 (Suppl. 2) (1997) 20–25.

Kasper, S.: Neue psychopharmakologische Strategien bei der Behandlung von Angsterkrankungen. In: Kasper, S., H.-J. Möller (Hrsg.): Angst- und Panikerkrankungen, S. 331–347. Fischer, Jena 1995.

Katschnig, H., M. Amering, J. M. Stolk, G. L. Klerman, J. C. Ballenger, A. Briggs, R. Buller, G. Cassano, M. Garvey, M. Roth, C. Solyom: Long-term follow-up after a drug trial for panic disorder. Brit. J. Psychiat. 167 (1995) 487–494.

Katschnig, H., M. B. Stein, R. Buller: Moclobemide in social phobia. A double-blind, placebo-controlled clinical study. Europ. Arch. Psychiat. clin. Neurosci. 247 (1997) 71–80.

Klerman, G. L.: Overview of the cross-national collaborative panic study. Arch. gen. Psychiat. 45 (1988) 407–412.

Lesser, I. M., R. T. Rubin, J. C. Pecknold, A. Rifkin, R. P. Swinson, R. B. Lydiard, G. D. Burrows, R. Noyes, R. L. DuPont Jr.: Secondary depression in panic disorder and agoraphobia. I. Frequency, severity, and response to treatment. Arch. gen. Psychiat. 45 (1988) 437–443.

Margraf, J., S. Schneider: Panik. Angstanfälle und ihre Behandlung. Springer, Berlin–Heidelberg–New York 1989.

Marks, I.: Fears, phobias and rituals. Oxford University Press, Oxford–New York–Tokyo 1987.

Marks, I.: Gegenwärtiger Stand von Reizkonfrontation („Exposure") und Reizüberflutung („Flooding"). Verhaltenstherapie 3 (1993) 53–55.

Mathews, A. M., M. Gelder, D. Johnston: Platzangst. Ein Übungsprogramm für Betroffene und Angehörige. (Dtsch. Bearb.: Hand, I., C. Fisser-Wilke). Karger, Basel 1994.

Michelson, L. K., K. Marchione: Behavioral, cognitive, and pharmacological treatments of panic disorder with agoraphobia: Critique and synthesis. J. Consult. Clin. Psychol. 59 (1991) 100–114.

Noyes, R. Jr., R. L. DuPont Jr., J. C. Pecknold, A. Rifkin, R. T Rubin, R. P. Swinson: Alprazolam in panic disorder and agoraphobia: Results from a multicenter trial. II. Patient acceptance, side effects, and safety. Arch. gen. Psychiat. 45 (1988) 423–428.

Öst, L. G.: Applied relaxation: Description of a coping technique and review of controlled studies. Behav. Res. Ther. 25 (1987) 397–409.

O'Sullivan, G., I. Marks: Long-term outcome of phobic and obsessive compulsive disorders after exposure: A review chapter. In: Noyes, R., M. Roth, G. Burrows (eds.): Handbook of Anxiety. Vol. 4, pp. 87–108. Elsevier, Amsterdam 1990.

Pecknold, J. C., R. P. Swinson, K. Kuch, C. P. Lewis: Alprazolam in panic disorder and agoraphobia: Results from a multicenter trial. III. Discontinuation effects. Arch. gen. Psychiat. 45 (1988) 429–436.

Pollack, M. H., M. W. Otto: Long-term course and outcome of panic disorder. J. clin. Psychiat. 58 (Suppl. 2) (1997) 57–60.

Rapee, R. M., D. H. Barlow: The cognitive-behavioral treatment of panic attacks and agoraphobic avoidance. In: Walker, J. R., G. R. Norton, C. A. Ross (eds.): Panic Disorder and Agoraphobia, pp. 252–305. Brooks/Cole, Pacific Grove 1991.

Rosenbaum, J. F.: Treatment-resistant panic disorder. J. clin. Psychiat. 58 (Suppl. 2) (1997) 61–65.

Swinson, R. P., K. Kuch, M. M. Antony: Combining pharmacotherapy and behavioral therapy for panic disorder and agoraphobia. In: Walker, J. R., G. R. Norton, C. A. Ross (eds.): Panic Disorder and Agoraphobia, pp. 306–334. Brooks/Cole, Pacific Grove 1991.

13 Zwangsstörungen

1 Terminologie

Zwangsrituale und Zwangsvorstellungen wie beispielsweise die Scheu, auf Türschwellen zu treten, oder das nochmalige Kontrollieren von Elektrogeräten vor Verlassen der Wohnung, sind relativ häufig und werden von vielen Menschen berichtet. In den meisten Fällen kommt ihnen kein Krankheitswert zu. In bestimmten kindlichen Entwicklungsphasen scheinen Zwangsrituale, wie z.B. bestimmte Einschlafrituale, ritualisierte Spiele und Reime, sogar eine wichtige Funktion in der Persönlichkeitsentwicklung wahrzunehmen.

Von zwanghaften Phänomenen des täglichen Lebens, denen kein Krankheitswert zukommt, muß die Zwangsstörung als psychische Erkrankung abgegrenzt werden.

Eine der ersten Schilderungen eines Zwangspatienten finden wir im „Malleolus maleficarum", dem berüchtigten „Hexenhammer", in dem beschrieben wird, wie ein besorgter Vater mit seinem angeblich besessenen Sohn zum Priester kommt und um Rat bittet. Der Sohn leidet unter dem zwanghaften Impuls, die Zunge herauszustrecken und Blasphemien auszustoßen, sobald er eine Kirche betritt. Der Eindruck von Besessenheit mußte den Menschen im Mittelalter um so stärker erscheinen, als der Betroffene nicht in der Lage war, diesen Impuls aus freier Willensanstrengung längere Zeit zu unterdrücken, obwohl er ihm als lästig und ungehörig erschien.

Erste wissenschaftlich-phänomenologische Beschreibungen von Zwangsphänomenen findet man bei ESQUIROL in der Mitte des 18. Jahrhunderts sowie Anfang dieses Jahrhunderts bei JASPERS und KURT SCHNEIDER.

2 Epidemiologie und Verlauf

Während man früher die Zwangsstörung als eine seltene Erkrankung ansah, belegen neuere epidemiologische Untersuchungen, daß die Zwangsstörung mit einer Sechsmonats-Punktprävalenz zwischen 1 und 2% und einer Lebenszeitprävalenz von 2–3% zu den vier häufigsten psychischen Störungen gehört. Transkulturelle Untersuchungen konnten nachweisen, daß die Häufigkeit der Erkrankung in verschiedenen Kulturen ähnlich hoch liegt, Themen und Inhalte der Zwänge aber durchaus unterschiedlich sein können. Solche kulturvergleichende Studien lassen vermuten, daß zwar das klinische Bild der Zwangsstörung kulturell geprägt wird, die Prävalenz der Erkrankung jedoch weitgehend unabhängig von soziokulturellen Gegebenheiten ist. Auch die Schichtzugehörigkeit scheint neueren Untersuchungen zufolge keinen Einfluß auf die Auftretenswahrscheinlichkeit der Zwangsstörung zu haben, ebensowenig konnten Geschlechtsunterschiede in der Prävalenz von Zwangserkrankungen nachgewiesen werden.

Die Zwangsstörung beginnt meist in der Adoleszenz bzw. im frühen Erwachsenenalter. Ca. 95% aller Zwänge manifestieren sich vor dem 40. Lebensjahr; ein Beginn nach dem 50. Lebensjahr stellt eine Rarität dar. Somit manifestiert sich die Zwangsstörung zu einem früheren Zeitpunkt, als es für Angststörungen oder Depressionen typisch ist. Der frühe Beginn stellt vermutlich auch einen der Hauptgründe dar, warum die Rate der Unverheirateten bzw. Alleinlebenden bei Zwangspatienten mit 50% höher liegt als beispielsweise bei Patienten mit Angststörungen. Dieses Phänomen ist wahrscheinlich dadurch zu erklären, daß der frühe Beginn dieser schwerwiegenden psychischen Erkrankung die Entwicklung sozialer und interpersoneller Fertigkeiten erschwert. Schwerwiegende Defizite in diesen Bereichen sind somit bei Zwangspatienten häufig anzutreffen. Der Verlauf der Zwangsstörung ist in der Regel chronisch, Spontanremissionen stellen die Ausnahme dar.

> **Resümee**
> Zwangsstörungen gehören mit einer Punktprävalenz von 1–2% zu den häufigsten psychischen Erkrankungen. Im Gegensatz zu depressiven Erkrankungen und Angststörungen sind Männer und Frauen gleich häufig betroffen. Es handelt sich um eine fast immer chronisch verlaufende Erkrankung ohne nennenswerte Tendenz zu Spontanremissionen mit ausgeprägten psychosozialen Beeinträchtigungen.

3 Symptomatik und Typisierung

Die Zwangsstörung manifestiert sich klinisch als Zwangsgedanken und/oder Zwangshandlungen, die in der angelsächsischen Literatur als „obsessions" und „compulsions" bezeichnet werden (obsessive-compulsive disorder). **Zwangsgedanken** sind Ideen, Vorstellungen oder Impulse, die sich dem Betroffenen gegen seinen Willen aufdrängen und ihn stereotyp beschäftigen. Sie werden fast immer als sinnlos oder quälend erlebt. Meist handelt es sich um Zwangsvorstellungen aggressiven Inhalts oder um Zwangsgedanken, die sich mit Verschmutzung oder Kontamination befassen. Die Betroffenen versuchen erfolglos, Widerstand zu leisten oder die

Brooks, E. Rüther: Panikstörung und Agoraphobie: Was wirkt? Fortschr. Neurol. Psychiat. 63 (1995) 451–464.

Barlow, D. H., J. A. Cerny: Psychological Treatment of Panic. Guiltford, New York–London 1988.

Bartling, G., W. Fiegenbaum, R. Krause: Reizüberflutung. Theorie und Praxis. Kohlhammer, Stuttgart 1980.

Cassano, G. B., G. Perugi, D. M. McNair: Panic disorder: review of the empirical and rational basis of pharmacological treatment. Pharmakopsychiat. Neuro-Psychopharmakol. 21 (1988) 157–165.

Clum, G. A.: Psychological interventions vs drugs in the treatment of panic. Behav. Ther. 20 (1988) 429–457.

Davidson, J. R. T.: Use of benzodiazepines in panic disorder. J. clin. Psychiat. 58 (Suppl. 2) (1997) 26–31.

Frommberger, U., J. Angenendt, M. Berger: Die Behandlung von Panikstörungen und Agoraphobien – Psychotherapie, Psychopharmakotherapie und deren Kombinationen. Nervenarzt 66 (1995) 173–186.

Hand, I.: Verhaltenstherapie bei schweren Phobien und Panik – psychologische und medizinische Aspekte. In: Hand, I., H. U. Wittchen (Hrsg.): Verhaltenstherapie in der Medizin, S. 42–61. Springer, Berlin–Heidelberg–New York 1989.

Hand, I.: Verhaltenstherapie und Psychopharmaka bei Phobien? Welche Konsequenzen hat die „Entdeckung" der Panic-Disorder wirklich für die verhaltenstherapeutische Praxis und Forschung? In: Götze, P. (Hrsg): Leitsymptom Angst, S. 127–150. Springer, Berlin–Heidelberg–New York 1984.

Hand, I.: Expositions-Reaktions-Management (ERM) in der strategisch-systemischen Verhaltenstherapie. Verhaltenstherapie 3 (1993) 61–65.

Hinsch, R., U. Pfingsten: Gruppentraining sozialer Kompetenzen (GSK). Grundlagen, Durchführung, Materialien. Psychologie Verlags Union, München 1991.

Hope, D. A., R. G. Heimberg: Social phobia and social anxiety. In: Barlow, D. H. (ed.): Clinical Handbook of Psychological Disorders: A Step-by-Step Approach. 2nd ed., pp. 99–136. Guiltford, New York–London 1993.

International Clinical Trial Group on Moclobemide in Social Phobia: Moclobemide in social phobia. A double blind, placebo-controlled clinical study. Europ. Arch. Psychiat. clin. Neurosci. 247 (1997) 71–80.

Jefferson, J. W.: Antidepressants in panic disorder. J. clin. Psychiat. 58 (Suppl. 2) (1997) 20–25.

Kasper, S.: Neue psychopharmakologische Strategien bei der Behandlung von Angsterkrankungen. In: Kasper, S., H.-J. Möller (Hrsg.): Angst- und Panikerkrankungen, S. 331–347. Fischer, Jena 1995.

Katschnig, H., M. Amering, J. M. Stolk, G. L. Klerman, J. C. Ballenger, A. Briggs, R. Buller, G. Cassano, M. Garvey, M. Roth, C. Solyom: Long-term follow-up after a drug trial for panic disorder. Brit. J. Psychiat. 167 (1995) 487–494.

Katschnig, H., M. B. Stein, R. Buller: Moclobemide in social phobia. A double-blind, placebo-controlled clinical study. Europ. Arch. Psychiat. clin. Neurosci. 247 (1997) 71–80.

Klerman, G. L.: Overview of the cross-national collaborative panic study. Arch. gen. Psychiat. 45 (1988) 407–412.

Lesser, I. M., R. T. Rubin, J. C. Pecknold, A. Rifkin, R. P. Swinson, R. B. Lydiard, G. D. Burrows, R. Noyes, R. L. DuPont Jr.: Secondary depression in panic disorder and agoraphobia. I. Frequency, severity, and response to treatment. Arch. gen. Psychiat. 45 (1988) 437–443.

Margraf, J., S. Schneider: Panik. Angstanfälle und ihre Behandlung. Springer, Berlin–Heidelberg–New York 1989.

Marks, I.: Fears, phobias and rituals. Oxford University Press, Oxford–New York–Tokyo 1987.

Marks, I.: Gegenwärtiger Stand von Reizkonfrontation („Exposure") und Reizüberflutung („Flooding"). Verhaltenstherapie 3 (1993) 53–55.

Mathews, A. M., M. Gelder, D. Johnston: Platzangst. Ein Übungsprogramm für Betroffene und Angehörige. (Dtsch. Bearb.: Hand, I., C. Fisser-Wilke). Karger, Basel 1994.

Michelson, L. K., K. Marchione: Behavioral, cognitive, and pharmacological treatments of panic disorder with agoraphobia: Critique and synthesis. J. Consult. Clin. Psychol. 59 (1991) 100–114.

Noyes, R. Jr., R. L. DuPont Jr., J. C. Pecknold, A. Rifkin, R. T Rubin, R. P. Swinson: Alprazolam in panic disorder and agoraphobia: Results from a multicenter trial. II. Patient acceptance, side effects, and safety. Arch. gen. Psychiat. 45 (1988) 423–428.

Öst, L. G.: Applied relaxation: Description of a coping technique and review of controlled studies. Behav. Res. Ther. 25 (1987) 397–409.

O'Sullivan, G., I. Marks: Long-term outcome of phobic and obsessive compulsive disorders after exposure: A review chapter. In: Noyes, R., M. Roth, G. Burrows (eds.): Handbook of Anxiety. Vol. 4, pp. 87–108. Elsevier, Amsterdam 1990.

Pecknold, J. C., R. P. Swinson, K. Kuch, C. P. Lewis: Alprazolam in panic disorder and agoraphobia: Results from a multicenter trial. III. Discontinuation effects. Arch. gen. Psychiat. 45 (1988) 429–436.

Pollack, M. H., M. W. Otto: Long-term course and outcome of panic disorder. J. clin. Psychiat. 58 (Suppl. 2) (1997) 57–60.

Rapee, R. M., D. H. Barlow: The cognitive-behavioral treatment of panic attacks and agoraphobic avoidance. In: Walker, J. R., G. R. Norton, C. A. Ross (eds.): Panic Disorder and Agoraphobia, pp. 252–305. Brooks/Cole, Pacific Grove 1991.

Rosenbaum, J. F.: Treatment-resistant panic disorder. J. clin. Psychiat. 58 (Suppl. 2) (1997) 61–65.

Swinson, R. P., K. Kuch, M. M. Antony: Combining pharmacotherapy and behavioral therapy for panic disorder and agoraphobia. In: Walker, J. R., G. R. Norton, C. A. Ross (eds.): Panic Disorder and Agoraphobia, pp. 306–334. Brooks/Cole, Pacific Grove 1991.

Trull, T. J., M. T. Nitzel, A. Main: The use of meta-analysis to assess the clinical significance of behavior therapy for agoraphobia. Behav. Ther. 19 (1988) 527–538.

Tyrer, P.: Choice of treatment in anxiety. In: Tyrer, P. (ed.): Psychopharmacology of Anxiety, pp. 252–282. Oxford University Press, Oxford–New York–Tokyo 1989.

Ullrich de Muynck, R., R. Ullrich: Das Assertiveness-Training-Programm ATP. Einübung von Selbstvertrauen und sozialer Kompetenz (3 Bde.). Pfeiffer, München 1976.

Volz, H.-P.: Serotonin-Wiederaufnahmehemmer (SSRI) bei Angsterkrankungen. In: Kasper, S., H.-J. Möller (Hrsg.): Angst- und Panikerkrankungen, S. 320–330. Fischer, Jena 1995.

13 Zwangsstörungen

Fritz Hohagen

Inhalt

1 **Terminologie** 620
2 **Epidemiologie und Verlauf** 620
3 **Symptomatik und Typisierung** 620
4 **Ätiologie und Pathogenese** 623
   - 4.1 Psychologische Erklärungsmodelle der Zwangsstörung 623
   - 4.1.1 Psychoanalytisches Modell 623
   - 4.1.2 Lerntheoretische Modelle 624
   - 4.2 Neurobiologische Modelle der Zwangsstörung 626
   - 4.2.1 Neuroanatomische Hypothese 626
   - 4.2.2 Neurotransmitter-Hypothese 627
5 **Differentialdiagnostischer Prozeß und Komorbidität** 628
   - 5.1 Differentialdiagnose 628
   - 5.2 Komorbidität mit anderen psychischen Störungen 629
6 **Therapie** 630
   - 6.1 Medikamentöse Behandlung 630
   - 6.2 Psychotherapeutische Behandlung 631
   - 6.2.1 Diagnostische Phase 631
   - 6.2.2 Phase der therapeutischen Interventionen 634
   - 6.2.3 Kognitive Techniken 635
   - 6.2.4 Verhaltenstherapeutische Behandlung von Zwangsgedanken . 636
   - 6.2.5 Angehörigenarbeit 637
   - 6.2.6 Interventionen in weiteren Problembereichen 637
   - 6.3 Kombination von Pharmakotherapie mit Verhaltenstherapie . 637

1 Terminologie

Zwangsrituale und Zwangsvorstellungen wie beispielsweise die Scheu, auf Türschwellen zu treten, oder das nochmalige Kontrollieren von Elektrogeräten vor Verlassen der Wohnung, sind relativ häufig und werden von vielen Menschen berichtet. In den meisten Fällen kommt ihnen kein Krankheitswert zu. In bestimmten kindlichen Entwicklungsphasen scheinen Zwangsrituale, wie z.B. bestimmte Einschlafrituale, ritualisierte Spiele und Reime, sogar eine wichtige Funktion in der Persönlichkeitsentwicklung wahrzunehmen.

Von zwanghaften Phänomenen des täglichen Lebens, denen kein Krankheitswert zukommt, muß die Zwangsstörung als psychische Erkrankung abgegrenzt werden.

Eine der ersten Schilderungen eines Zwangspatienten finden wir im „Malleolus maleficarum", dem berüchtigten „Hexenhammer", in dem beschrieben wird, wie ein besorgter Vater mit seinem angeblich besessenen Sohn zum Priester kommt und um Rat bittet. Der Sohn leidet unter dem zwanghaften Impuls, die Zunge herauszustrecken und Blasphemien auszustoßen, sobald er eine Kirche betritt. Der Eindruck von Besessenheit mußte den Menschen im Mittelalter um so stärker erscheinen, als der Betroffene nicht in der Lage war, diesen Impuls aus freier Willensanstrengung längere Zeit zu unterdrücken, obwohl er ihm als lästig und ungehörig erschien.

Erste wissenschaftlich-phänomenologische Beschreibungen von Zwangsphänomenen findet man bei ESQUIROL in der Mitte des 18. Jahrhunderts sowie Anfang dieses Jahrhunderts bei JASPERS und KURT SCHNEIDER.

2 Epidemiologie und Verlauf

Während man früher die Zwangsstörung als eine seltene Erkrankung ansah, belegen neuere epidemiologische Untersuchungen, daß die Zwangsstörung mit einer Sechsmonats-Punktprävalenz zwischen 1 und 2% und einer Lebenszeitprävalenz von 2–3% zu den vier häufigsten psychischen Störungen gehört. Transkulturelle Untersuchungen konnten nachweisen, daß die Häufigkeit der Erkrankung in verschiedenen Kulturen ähnlich hoch liegt, Themen und Inhalte der Zwänge aber durchaus unterschiedlich sein können. Solche kulturvergleichende Studien lassen vermuten, daß zwar das klinische Bild der Zwangsstörung kulturell geprägt wird, die Prävalenz der Erkrankung jedoch weitgehend unabhängig von soziokulturellen Gegebenheiten ist. Auch die Schichtzugehörigkeit scheint neueren Untersuchungen zufolge keinen Einfluß auf die Auftretenswahrscheinlichkeit der Zwangsstörung zu haben, ebensowenig konnten Geschlechtsunterschiede in der Prävalenz von Zwangserkrankungen nachgewiesen werden.

Die Zwangsstörung beginnt meist in der Adoleszenz bzw. im frühen Erwachsenenalter. Ca. 95% aller Zwänge manifestieren sich vor dem 40. Lebensjahr; ein Beginn nach dem 50. Lebensjahr stellt eine Rarität dar. Somit manifestiert sich die Zwangsstörung zu einem früheren Zeitpunkt, als es für Angststörungen oder Depressionen typisch ist. Der frühe Beginn stellt vermutlich auch einen der Hauptgründe dar, warum die Rate der Unverheirateten bzw. Alleinlebenden bei Zwangspatienten mit 50% höher liegt als beispielsweise bei Patienten mit Angststörungen. Dieses Phänomen ist wahrscheinlich dadurch zu erklären, daß der frühe Beginn dieser schwerwiegenden psychischen Erkrankung die Entwicklung sozialer und interpersoneller Fertigkeiten erschwert. Schwerwiegende Defizite in diesen Bereichen sind somit bei Zwangspatienten häufig anzutreffen. Der Verlauf der Zwangsstörung ist in der Regel chronisch, Spontanremissionen stellen die Ausnahme dar.

> **Resümee**
> Zwangsstörungen gehören mit einer Punktprävalenz von 1–2% zu den häufigsten psychischen Erkrankungen. Im Gegensatz zu depressiven Erkrankungen und Angststörungen sind Männer und Frauen gleich häufig betroffen. Es handelt sich um eine fast immer chronisch verlaufende Erkrankung ohne nennenswerte Tendenz zu Spontanremissionen mit ausgeprägten psychosozialen Beeinträchtigungen.

3 Symptomatik und Typisierung

Die Zwangsstörung manifestiert sich klinisch als Zwangsgedanken und/oder Zwangshandlungen, die in der angelsächsischen Literatur als „obsessions" und „compulsions" bezeichnet werden (obsessive-compulsive disorder). **Zwangsgedanken** sind Ideen, Vorstellungen oder Impulse, die sich dem Betroffenen gegen seinen Willen aufdrängen und ihn stereotyp beschäftigen. Sie werden fast immer als sinnlos oder quälend erlebt. Meist handelt es sich um Zwangsvorstellungen aggressiven Inhalts oder um Zwangsgedanken, die sich mit Verschmutzung oder Kontamination befassen. Die Betroffenen versuchen erfolglos, Widerstand zu leisten oder die

3 Symptomatik und Typisierung

Tabelle 13-1 Diagnostische Kriterien der Zwangsstörung nach ICD-10.

Zwangsgedanken oder Zwangshandlungen bestehen über wenigstens zwei Wochen. Sie sind quälend oder stören die normalen Aktivitäten

Merkmale:
- die Gedanken oder Impulse sind für den Patienten als eigene erkennbar
- wenigstens einem Gedanken oder einer Handlung gegenüber wird noch Widerstand geleistet, wenn auch erfolglos
- der Gedanke oder die Handlung werden nicht als angenehm erlebt
- die Gedanken, Vorstellungen oder Impulse wiederholen sich in unangenehmer Weise

dazugehörige Begriffe:
- Zwangsneurose
- anankastische Neurose

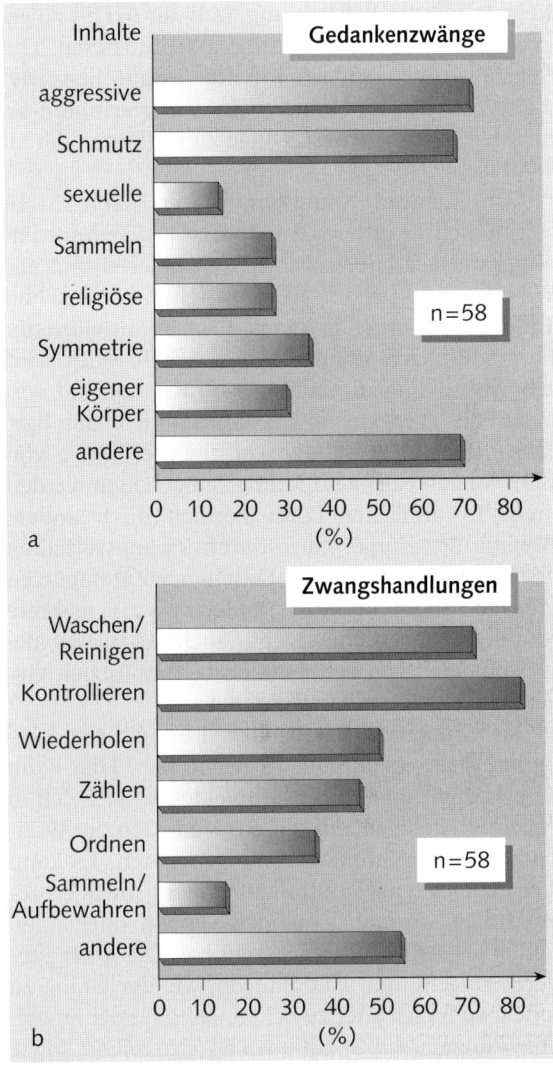

Abbildung 13-1 Inhalte der Zwangssymptomatik und ihre Auftretenshäufigkeit – erfaßt mit der Yale-Brown Obsessive Compulsive Scale (Y-BOCS).

Zwangsgedanken zu ignorieren oder zu unterdrücken. Im Gegensatz zu den psychotischen Störungen werden die Zwangsgedanken nicht als von außen kommend oder von anderen eingegeben, sondern als eigene Gedanken erlebt.

Zwangshandlungen sind ursprünglich zweckgerichtete Verhaltensweisen, die meist in ritualisierter Form stereotyp durchgeführt werden. Sie werden weder als angenehm empfunden, noch dienen sie dazu, eine sinnvolle Aufgabe zu erfüllen. Sie sollen vielmehr Anspannung oder Angst reduzieren oder ein befürchtetes Ereignis unwirksam machen bzw. verhüten. Im allgemeinen wird dieses Verhalten von der betroffenen Person als ineffektiv und sinnlos erlebt. Die Patienten versuchen meist erfolglos, dagegen anzugehen. Bei sehr lange andauernden Störungen kann der Widerstand jedoch auch deutlich abnehmen.

Zwangsgedanken und Zwangshandlungen verursachen ein erhebliches subjektives Leid, sind zeitraubend und beeinträchtigen den normalen Tagesablauf, die beruflichen Leistungen und soziale Aktivitäten oder Beziehungen (Übersicht der Diagnosekriterien nach ICD-10 s. Tab. 13-1). Zwangsgedanken und Zwangshandlungen können sich auf die verschiedensten Bereiche erstrecken (Abb. 13-1a). Eine eigene Untersuchung mit der Yale Brown Obsessiv-Compulsive Scale (Y-BOCS) an Zwangspatienten zeigte, daß aggressive Zwangsvorstellungen und Zwangsgedanken, die sich auf Verschmutzung oder Kontamination beziehen, am häufigsten vorkommen.

Aggressive Zwangsgedanken können sich äußern in Befürchtungen, sich selbst wie auch andere zu verletzen, aufgrund unkontrollierbarer Impulse zu handeln oder durch Unachtsamkeit andere zu schädigen.

Zwangsgedanken, die um das Thema **Verschmutzung** kreisen, beinhalten oft Sorgen oder Ekel im Zusammenhang mit körperlichen Ausscheidungen oder Bedenken hinsichtlich Schmutz und

Keimen mit der Befürchtung, (z.B. an AIDS) zu erkranken bzw. sich oder andere zu infizieren. Die Subsumierung **„andere Inhalte"** erfaßt beispielsweise den Drang, Dinge wissen oder erinnern zu müssen, oder die Angst, Dinge zu verlieren oder zu vergessen.

Als häufigste Zwangshandlungen (Abb. 13-1b) zeigen sich in unserer Stichprobe in Übereinstimmung mit der Literatur das Kontrollieren und das Waschen bzw. Reinigen. **Zwanghaftes Waschen** äußert sich meist in exzessivem, in ritualisierter Form durchgeführtem Händewaschen. Dies wird z.B. bis zu 100mal am Tag nach Kontakt mit vermeintlich „verseuchten" Gegenständen durchgeführt, wobei oft eine ganz bestimmte, häufig von Zählritualen begleitete Abfolge eingehalten werden muß. In ähnlicher Form können auch andere Abläufe der Körperpflege durch Zwangsverhalten beeinträchtigt werden (Duschen, Zähneputzen etc.), so daß für die Morgentoilette bis z.T. mehrere Stunden beansprucht werden. Auch das zwanghafte Desinfizieren von vermeintlich verschmutzten Gegenständen wird hier zugeordnet.

Das **zwanghafte Kontrollieren** bezieht sich häufig auf Elektrogeräte oder Türschlösser. Hier kann das „Haften" an einzelnen Objekten so viel Zeit in Anspruch nehmen, daß für das Verlassen der Wohnung mehrere Stunden benötigt werden. Es kann sich aber auch um Kontrollen handeln, die überprüfen sollen, ob man jemanden verletzt oder einen Fehler am Arbeitsplatz gemacht hat. Die unter „andere" aufgeführten Handlungen, wie der Drang zu reden, zu fragen oder zu bekennen, oder der Drang, Dinge anzufassen, anzutippen oder zu reiben, sowie magische Verhaltensweisen stellen mit einer Häufigkeit von 55% eine ebenfalls beachtenswerte Untergruppe dar.

Zwangsgedanken (ICD-10: F 42.0) oder Zwangshandlungen (ICD-10: F 42.1) treten selten isoliert, sondern meist in Kombination auf (ICD-10: F 42.2). Bei nahezu allen Patienten kommt es in unterschiedlich stark ausgeprägtem Maße zu einem **Vermeidungsverhalten.** Kleidung wird nach einmaligem Gebrauch vernichtet oder nicht mehr angezogen. In der eigenen Wohnung können nur noch einzelne „saubere" Gegenstände oder Räume benutzt werden. Aus Kontaminationsängsten werden beispielsweise Geschäfte, Wohngebiete oder auch ganze Städte nicht mehr aufgesucht.

Neben den Zwangsgedanken und Zwangshandlungen wird noch eine eher selten auftretende Sonderform der Zwangsstörungen beschrieben, die **zwanghafte Langsamkeit** („obsessional slowness"). Die betroffenen Patienten führen Alltagshandlungen wie unter Zeitlupe durch. Umstritten ist, ob die verlangsamte Motorik als Ausdruck einer hirnorganischen Schädigung oder als Ausdruck besonders intensiver und repetitiver Denkzwänge interpretiert werden muß.

Zwangspatienten zeigen häufig eine **hohe Verheimlichungstendenz,** weswegen meist gezielt nach Zwangssymptomen gefragt werden muß, um die Diagnose stellen und das Ausmaß der Zwangserkrankung abschätzen zu können. Grund für die hohe Verheimlichungstendenz bei Zwangspatienten dürfte sein, daß die meisten Patienten ihre Zwänge als so abstrus, bizarr und unsinnig erleben, daß sie es aus Scham nicht wagen, anderen von ihren Zwangsvorstellungen und -handlungen zu berichten. Dies führt dazu, daß sich der Zwangskranke im Alltagsleben wie auch in der Krankenversorgung mit seinen Symptomen lange verbergen kann bzw. in seinem Leidensdruck verkannt wird. Die Zwangsstörung gilt als „heimliche Krankheit", womit dem Phänomen Rechnung getragen wird, daß die Betroffenen oft über Jahre eine ungeheure Energie aufbringen, neben den Anforderungen des Zwangs ihr normales Leben fortzusetzen, Beruf und andere soziale Rollen auszufüllen. Ein jahrelanges Verbergen der Krankheit wird neben der Einsicht in die Sinnlosigkeit des Zwangsverhaltens auch durch die Unkenntnis über wirkungsvolle Therapieverfahren mitbedingt. In weitgehender Übereinstimmung mit der Literatur lagen bei unseren Patienten durchschnittlich elf Jahre zwischen Erstmanifestation der Erkrankung und Behandlungsbeginn. Gerade die Frühdiagnose erscheint jedoch wichtig, um eine Chronifizierung der Störung zu verhindern, zumal durch die Entwicklung effizienter medikamentöser und psychotherapeutischer Verfahren die Prognose der Zwangsstörung erheblich verbessert werden konnte.

> **Resümee**
>
> Das klinische Bild der Zwangsstörung wird durch Zwangsgedanken und Zwangshandlungen charakterisiert. Meist treten Zwangshandlungen und Zwangsgedanken gemeinsam auf. Zwangsgedanken sind vorwiegend aggressive Impulse oder Zwangsgedanken, die sich mit Kontamination und Schmutz beschäftigen. Bei den Zwangshandlungen stellen Kontrollzwänge und Waschzwänge die häufigsten Zwangshandlungen dar. Die Zwangsimpulse werden von den meisten Patienten als sinnlos erlebt. Die Zwangssymptomatik wird sehr häufig verheimlicht, weswegen der gezielten Exploration ein besonderer Stellenwert bei der Erfassung des Krankheitsbildes zukommt.

4 Ätiologie und Pathogenese

4.1 Psychologische Erklärungsmodelle der Zwangsstörung

4.1.1 Psychoanalytisches Modell

Über viele Jahrzehnte hinweg hat das psychoanalytische Modell der Zwangsneurose Verständnis und Therapievorstellungen zu dieser Erkrankung geprägt. Aus psychoanalytischer Sicht liegt der pathogene Konflikt bei Zwangsstörungen in der sogenannten analen Phase, d.h. im zweiten bis dritten Lebensjahr, in dem das Kind seinen Aktionsradius erweitert und Selbständigkeit erlangt und damit in Konflikt mit der Mutter bzw. dem Vater kommt, die seine Selbständigkeitsbestrebungen einschränken. Hat FREUD bei der Entwicklung des psychoanalytischen Modells der Zwangsneurose noch die Triebproblematik dieser Entwicklungsphase sehr in den Vordergrund gestellt, so steht aus heutiger Sicht allgemein formuliert ein **„Abhängigkeit versus Autonomie"-Konflikt** im Vordergrund. Auf Verbote, Strafen oder Aufforderungen reagiert das Kind entweder mit ängstlichem Gehorsam oder mit auflehnender Wut. Werden die Selbständigkeitsbestrebungen des Kindes rigide eingeschränkt oder gar mit Entzug von Zuwendung bestraft, kann sich nach dem 3-Instanzen-Modell ein strenges und übermoralisches Über-Ich ausbilden. Dieses rigide Über-Ich „verurteilt" sexuelle oder aggressive Triebimpulse, so daß das Ich als Vermittler zwischen Es und Über-Ich in einen „Zwei-Fronten-Krieg" gerät. Aus dem externen Konflikt mit Mutter oder Vater ist ein interner Konflikt geworden. Da Autonomiebestrebungen bzw. aggressive Impulse nicht gänzlich unterbunden werden können, entstehen Angst, Anspannung und Schuldgefühle, wenn die Triebimpulse nicht in Einklang mit dem rigiden Über-Ich gebracht werden können.

Dieser interne Konflikt kann in entsprechenden Belastungssituationen im späteren Leben reaktiviert werden. Auslöser können beispielsweise sexuelle Versuchungssituationen, aber auch Konflikte sein, in denen Aggressionen mobilisiert und gleichzeitig nicht zugelassen werden. In der Tat empfinden viele Zwangspatienten eigene aggressive Impulse als unerträglich, da sie Angst und Schuldgefühle auslösen, so daß eine „Ritualisierung von Aggressionen" in Form von Zwangsgedanken bzw. Zwangshandlungen als neurotische Konfliktverarbeitung erfolgt. Beispielsweise würde eine junge Mutter, die auf der einen Seite ehrgeizige berufliche Pläne hegt, auf der anderen Seite ein sehnlichst erwünschtes Kind bekommen hat, vor dem für sie unlösbaren Konflikt stehen, neben der Zuneigung zu dem Kind auch aggressive Impulse zu verspüren, da ihre beruflichen Karrierewünsche durch die Geburt des Kindes deutlich erschwert werden. Da sie aggressive Impulse dem Kind gegenüber aufgrund eines rigiden Über-Ichs nicht akzeptieren und aushalten kann, könnte die junge Frau Zwangsimpulse entwickeln, dem Kind etwas anzutun, die dann durch magische Gegengedanken bzw. Zwangsrituale zurückgenommen werden.

Viele Zwangspatienten zeigen Denk- und Verhaltensmuster, wie man sie in der Entwicklungsphase des **zweiten bzw. dritten Lebensjahres** oder in sogenannten „primitiven" Kulturen häufig antrifft. Zwangspatienten sind von der „Allmacht ihrer Gedanken" überzeugt, so daß sie befürchten, daß allein der Gedanke, einer nahen Bezugsperson etwas anzutun, Realität wird. Umgekehrt haben die magischen Gedanken oder symbolischen Rituale die Macht, Unheil von sich und anderen abzuwenden. So meinen die Patienten, daß ein Unglück von den Kindern ferngehalten werden kann, wenn bestimmte Zählrituale eingehalten werden oder wenn sich der Betroffene in ritualisierter Form dreimal um die eigene Achse dreht.

Charakteristische **Abwehrmechanismen** von Zwangspatienten sind Affektisolierung, Intellektualisierung und Rationalisierung sowie Ungeschehenmachen und Reaktionsbildung. Neuere psychoanalytische Veröffentlichungen betonen die strukturbildende Funktion von Ritualen im Rahmen der kindlichen Entwicklung und interpretieren die Ausbildung von Zwangssymptomen über das 3-Instanzen-Modell hinausgehend im Rahmen der Entwicklung von Selbstkonzept bzw. Objektbeziehungen.

Resümee

Frühere psychoanalytische Erklärungsmodelle der Zwangsstörung gehen von einem „Abhängigkeit versus Autonomie"-Konflikt aus, in dem das Ich zwischen triebhaften Es-Impulsen und rigiden Über-Ich-Vorstellungen vermitteln muß. Durch Aktualisierung dieses internen Konfliktes in entsprechenden Belastungssituationen kommt es zu neurotischer Konfliktverarbeitung mit charakteristischen Abwehrmechanismen wie Affektisolierung, Intellektualisierung und Rationalisierung sowie Ungeschehenmachen und Reaktionsbildung. Im Sinne einer „Ritualisierung von Aggressionen" können zumindest einige Zwänge als Versuch verstanden werden, aggressive oder andere Triebimpulse zu neutralisieren.

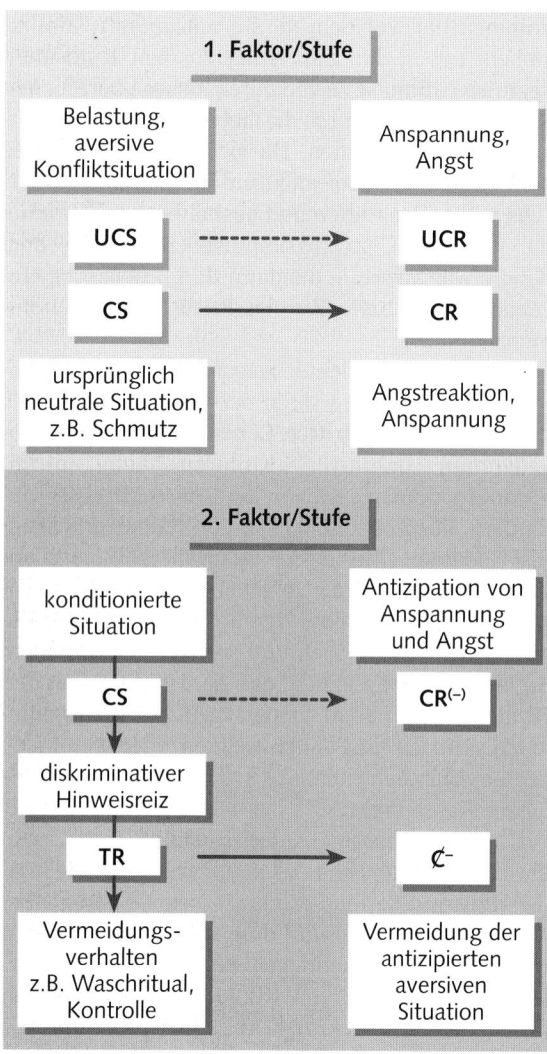

Abbildung 13-2 Lerntheoretisches Modell der Zwangsstörung: 2-Faktoren-Modell (UCS = unkonditionierter Stimulus, UCR = unkonditionierte Reaktion, CS = konditionierter Stimulus, CR = konditionierte Reaktion) (nach REINECKER, 1991).

4.1.2 Lerntheoretische Modelle

Bislang ist kein einheitliches lerntheoretisches Modell zur Entstehung und Aufrechterhaltung von Zwängen entwickelt worden, so daß verschiedene theoretische Modelle unterschiedliche Aspekte der Zwangsstörung beleuchten. Das älteste und vielleicht einflußreichste lerntheoretische Erklärungsmodell ist das **2-Faktoren-Modell**, welches 1947 von MOWRER zunächst für Angststörungen, später zur Erklärung von Vermeidungsverhalten bei Zwangsstörungen entwickelt wurde (Übersicht: REINECKER, 1991). Das 2-Faktoren-Modell geht davon aus, daß zwei lerntheoretische Prinzipien, das klassische und das operante Konditionieren, an der Entstehung und Aufrechterhaltung von Zwängen beteiligt sind (Abb. 13-2).

In einer ersten Stufe kommt es nach den Prinzipien der klassischen Konditionierung zu einer Kopplung zwischen einem unkonditionierten Stimulus (UCS), d.h. einer Belastung oder als aversiv erlebten Konfliktsituation, mit einem ursprünglich neutralen Stimulus, z.B. Schmutz. Die Konfliktsituation (UCS) führt zu einer Anspannungs- oder Angstreaktion (unkonditionierte Reaktion = UCR). Wenn gleichzeitig die aversive Konfliktsituation und Schmutz dargeboten werden, kommt es zu einer Kopplung beider Stimuli, so daß der ursprünglich neutrale Hinweisreiz Schmutz die Fähigkeit erlangt, eine vergleichbare emotionale Reaktion hervorzurufen wie die Konfliktsituation. Im weiteren Verlauf genügt dann der alleinige Anblick von Schmutz, damit ein Zustand von Anspannung und Angst erzeugt wird.

In einer zweiten Stufe kommt es nach den Prinzipien des operanten Konditionierens zu Vermeidungsverhalten und Generalisierung. Der Patient hat die Erfahrung gemacht, daß realer oder phantasierter Schmutz zu einem unangenehmen Anspannungs- und Angstzustand führt. Er möchte diesen Zustand um jeden Preis vermeiden. Er macht die Erfahrung, daß er durch Händewaschen die Angst vor Verschmutzung und damit den Angst- und Spannungszustand reduzieren kann. Während zunächst das Handwaschritual lediglich durch den Anblick oder die Vermutung von Schmutz oder durch Kontaminationsängste ausgelöst wird, lernt der Patient im weiteren Verlauf der Erkrankung, daß auch Spannungszustände anderer Genese durch das Handwaschritual ebenfalls reduziert bzw. vermieden werden können. Es kommt zur Generalisierung von Stimuli, die das zwanghafte Verhalten auslösen. Letztendlich können die verschiedenartigsten Stimuli, wie der Anblick von Schmutz, soziale Konfliktsituationen (z.B. Streit mit dem Partner) oder interne Stimuli wie beispielsweise angstauslösende Gedanken, zu Angst oder Anspannung führen und das Zwangsverhalten auslösen. Der Patient hat im Sinne des operanten Konditionierens gelernt, daß sich unangenehme Angst- oder Anspannungszustände verschiedener Art durch das Zwangsritual vermeiden oder reduzieren lassen.

Von verschiedenen Autoren wurde bezweifelt, daß der erste Schritt des klassischen Konditionierens zur Ausbildung von Zwängen notwendig ist. Weitgehend übereinstimmend geht man jedoch da-

4 Ätiologie und Pathogenese

von aus, daß den Kernpunkt lerntheoretischer Modelle zur Entstehung von Zwängen die Angstreduktion bzw. Vermeidung von Anspannung oder Angst darstellt.

Mit Hilfe des 2-Faktoren-Modells bzw. des Angstreduktions-Modells gelingt es, Entstehung und Aufrechterhaltung eines Großteils der Zwangshandlungen plausibel zu erklären. Es kann auch zum Verständnis von Zwangsgedanken, die eingesetzt werden, um eine bedrohliche Situation zu vermeiden bzw. ungeschehen zu machen, herangezogen werden. Bei der Erklärung von Zwangsimpulsen, die Angst und Anspannung auslösen, ist es wenig hilfreich. Hier bieten **kognitive Modelle** für die Aufnahme, Verarbeitung und Bewertung von Informationen Ansätze, die Entstehung von Zwangsimpulsen zu verstehen und therapeutische Interventionen zu entwickeln. Strenggenommen handelt es sich nicht um rein kognitive Modelle, da emotionale Faktoren, wie beispielsweise die emotionale Bewertung von Gedanken, ebenfalls eine große Rolle spielen.

Verschiedene Untersuchungen konnten belegen, daß aufdringliche oder beängstigende Gedanken normale Phänomene sind, die praktisch bei jedem Menschen vorkommen. In den verschiedensten Alltagssituationen gehen uns Gedanken durch den Kopf, die aber in der Regel affektiv neutral sind bzw. emotional nicht bewertet und somit wieder ausgeblendet werden. Die Gedanken erlangen erst dann Bedeutung, wenn sie affektiv bewertet werden. Wird ein Gedanke als beängstigend oder schuldhaft erlebt, wird es wesentlich schwieriger gelingen, ihn wieder zu vergessen. Dies ist der Grund, weshalb in kognitiven Modellen Selektion und Bewertung von Gedanken eine zentrale Rolle spielen.

Auch bei affektiv besetzten Gedanken gelingt es uns in der Regel, diese Gedanken abzuschalten. Wenn wir beispielsweise einen Fahrradfahrer mit dem Auto knapp überholen, so kann uns der beängstigende Gedanke kommen, daß wir den Fahrradfahrer gestreift haben. Ein Blick in den Rückspiegel und die Versicherung, daß dem Radfahrer nichts passiert ist, genügt in der Regel, daß wir diesen Gedanken abschalten können. Er wird uns nicht weiter beschäftigen. Ein Patient, der unter Zwangsgedanken leidet, würde ständig darüber nachgrübeln, ob er den Radfahrer nicht doch angefahren hat, obwohl er sich von dessen Unversehrtheit im Rückspiegel überzeugt hat. Er wird gegebenenfalls die Fahrstrecke noch einmal abfahren, manchmal sogar zu Fuß ablaufen, um zu kontrollieren, daß niemand durch ihn zu Schaden gekommen ist. Noch nach Tagen wird er in der Zeitung nach Hinweisen suchen, ob nicht ein Fahrradfahrer von einem fahrerflüchtigen PKW-Lenker angefahren wurde. Der Zwangsgedanke gewinnt deshalb an Bedeutung, weil er als katastrophal bewertet wird. Aggraviert wird die Unsicherheit des Zwangspatienten dadurch, daß er seiner eigenen Wahrnehmung nicht traut und ständig zweifelt, ob nicht doch etwas passiert sein könnte.

Kognitive Modelle gehen weiterhin davon aus, daß bestimmte Grundannahmen, die bei Zwangspatienten häufig anzutreffen sind, zu einer weiteren negativen affektiven Bewertung des Zwangsgedanken führen. Zwangspatienten verknüpfen den Zwangsgedanken mit dem Gefühl von Verantwortung, der Befürchtung, schuldig zu werden, und der abnorm hohen subjektiven Erwartung, daß etwas Furchtbares passiert. Die affektive Bewertung des Zwangsgedankens vor dem Hintergrund typischer Grundüberzeugungen führt zu einem Teufelskreis von Angst, Anspannung und Grübeln über die Zwangsinhalte. Dabei erscheint der Gedanke dem Patienten so fürchterlich, daß er oft nicht zu Ende gedacht wird (Vermeidungsverhalten) oder aber sofort durch ein Gegenritual neutralisiert werden muß. Kurzfristig führt das Neutralisieren zu einem Spannungsabfall, längerfristig jedoch zu einer noch stärkeren affektiven Bewertung des ursprünglichen Zwangsgedankens, so daß die Anspannung wieder zunimmt und erneut durch ein Gegenritual neutralisiert werden muß (Abb. 13-3).

Wie in Abschnitt 6.2.3 dargestellt, gibt es eine Reihe kognitiver Behandlungsstrategien, die an verschiedenen Punkten der kognitiven Kette ansetzen können (Entkatastrophisierung, Realitätsüberprüfung, emotionale Distanzierung und Konzepte der Kontrolle und Verantwortung).

> **Resümee**
>
> Lerntheoretische Modelle gehen nach dem Prinzip des operanten Konditionierens davon aus, daß Zwangspatienten Angst- und Spannungszustände durch Zwangsrituale vermeiden oder reduzieren können. Kognitive Modelle stellen die Bewertung der Zwangsimpulse in den Mittelpunkt. Zwangsgedanken gewinnen deshalb an Bedeutung, weil sie als katastrophal bewertet werden. Durch Verknüpfung der Zwangsgedanken mit dem Gefühl von Verantwortung und Schuld führt die affektive Bewertung des Zwangsgedankens vor dem Hintergrund typischer Grundüberzeugungen zu einem Teufelskreis von Angst, Anspannung und Grübeln über den Zwangsinhalt. Die Anspannung wird durch Vermeidungsverhalten umgangen oder durch ein Gegenritual kurzfristig neutralisiert.

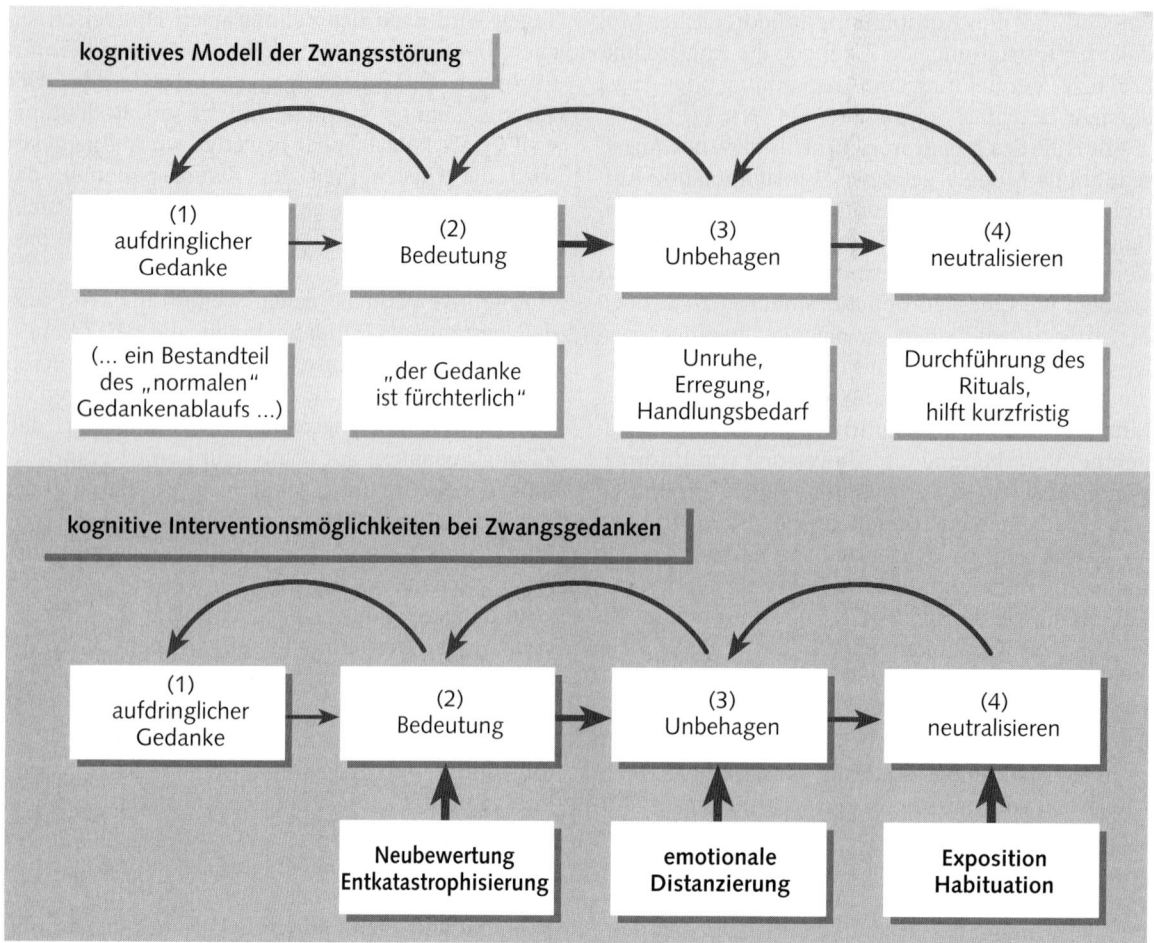

Abbildung 13-3 Kognitives Modell der Zwangsstörung und der Interventionsmöglichkeiten (nach REINECKER, 1991).

4.2 Neurobiologische Modelle der Zwangsstörung

In den letzten Jahren haben neurobiologische Hypothesen zur Entstehung der Zwangsstörung mehr und mehr an Bedeutung gewonnen. Bereits im Jahre 1894 vertrat TUKE die Hypothese, daß die Ursache der Zwangsstörung in einer kortikalen Dysfunktion zu suchen sei. Die Weiterentwicklung elektrophysiologischer, biochemischer und neuroradiologischer Untersuchungsmethoden hat die Möglichkeit eröffnet, die Rolle neurobiologischer Faktoren für die Pathogenese von Zwangssymptomen systematisch zu untersuchen.

4.2.1 Neuroanatomische Hypothese

Verschiedene Untersuchungen haben einen Zusammenhang zwischen neurologischen Erkrankungen und Zwangsstörungen gefunden. Zwangssymptome wurden nach Schädel-Hirn-Traumata und bei Epilepsien beschrieben. Verschiedene Autoren haben vermehrt Geburtstraumata in der klinischen Vorgeschichte von Zwangspatienten nachgewiesen. Außerdem zeigen Patienten mit Zwangsstörungen eine erhöhte Inzidenz für unspezifische neurologische Abweichungen („neurological soft-signs").

Zwangssymptome treten ebenfalls gehäuft bei neurologischen Erkrankungen auf, die mit einer Schädigung der Basalganglien einhergehen. Dies gilt für die von ECONOMO beschriebene Encephalitis lethargica, für das Gilles-de-la-Tourette-Syndrom, die Chorea minor Sydenham und für Störungen nach bilateraler Nekrose des Nucleus pallidus.

Die Ergebnisse neurochirurgischer Eingriffe bei therapierefraktären Zwangspatienten geben Hinweise darauf, daß neben einer Schädigung der Basalganglien eine gestörte Interaktion zwischen

Frontalhirn und Basalganglien ursächlich am Entstehen von Zwangssymptomen beteiligt sein könnte. Von den verschiedenen neurochirurgischen Verfahren hat sich vor allem die anteriore Zingulotomie, bei der Projektionsbahnen zwischen Frontalhirn und subkortikalen Arealen wie Basalganglien und Thalamus unterbrochen werden, als effektive Operationsstrategie erwiesen. In neueren prospektiven, sorgfältig kontrollierten Studien zeigte sich, daß ca. ein Drittel der therapierefraktären Zwangspatienten von einem stereotaktischen neurochirurgischen Eingriff deutlich profitieren konnten, während weitere 16% eine Symptomreduktion zeigten, ohne das vor der Studie definierte Erfolgskriterium zu erfüllen.

Die rasche Weiterentwicklung bildgebender Verfahren in den letzten Jahren hat die Überprüfung neuroanatomischer Hypothesen zur Entstehung der Zwangsstörung ermöglicht. Sowohl Studien mit der Positronen-Emissions-Tomographie (PET) als auch Studien mit der Single-Photon-Emission-Computed-Tomography (SPECT) konnten zeigen, daß die zerebrale Blutflußrate bzw. die Glukoseutilisation im frontoorbitalen Kortex und im Nucleus caudatus sowie in einigen Studien auch im Gyrus cinguli anterior des limbischen Systems erhöht sind. In Studien mit der funktionellen Kernspintomographie konnte gezeigt werden, daß die Konfrontation mit zwangsauslösenden Stimuli Areale des Frontalhirns, der Basalganglien und des limbischen Systems aktivierte. Einschränkend muß jedoch gesagt werden, daß die Frage noch nicht endgültig geklärt ist, ob es sich bei diesem Aktivierungsmuster um spezifische Veränderungen bei der Zwangsstörung oder um ein unspezifisches emotionales Aktivierungsmuster im Sinne einer Angstreaktion handelt. Zusammenfassend unterstützen die Befunde der bildgebenden Verfahren die Hypothese, daß der Regelkreis zwischen Frontalhirn, Basalganglien und limbischem System bei Zwangspatienten gestört ist.

Die Ergebnisse vor allem der bildgebenden Verfahren lieferten einen wichtigen Beitrag zur neuroanatomischen Hypothese der Zwangsstörung. Das Frontalhirn weist enge Verbindungen zu dem phylogenetisch älteren striatalen und limbischen System auf und scheint eine wichtige Funktion bei der Fokussierung von Aufmerksamkeit, bei der Integration externer sensorischer Information (z.B. akustischer, visueller und taktiler Reize) sowie interner Informationen auszuüben. Darüber hinaus fällt ihm eine wichtige Rolle bei der Planung und Durchführung motorischer und kognitiver Vorgänge zu. Außerdem scheint das Frontalhirn maßgeblich an der Regulation des Sozialverhaltens beteiligt zu sein. Befunde aus der Neuroanatomie deuten darauf hin, daß funktionale Regelkreise kortikale, striatale und thalamische Areale im Sinne von „feed forward loops" verbinden. Den Basalganglien, insbesondere dem Nucleus caudatus, scheint eine wichtige Filterfunktion in diesen Regelkreisen zuzukommen.

Das neuroanatomische Modell der Zwangsstörung geht von einer **„neuronalen Überaktivität" im frontoorbitalen Kortex** aus. Die integrative Kapazität des Nucleus caudatus als Filterstelle orbitofronto-thalamischer Verbindungen reicht nicht aus, um die orbitofrontale Überaktivität zu modulieren. Somit liegt bei Zwangspatienten nach diesem Modell entweder eine Dysfunktion der modulatorischen Aktivität des Nucleus caudatus oder eine primäre Überaktivität des orbitofrontalen Kortex vor. Die „Enthemmung von Frontalhirnfunktionen" führt nach dieser Hypothese dazu, daß Zwangspatienten an einmal eingeschlagenen motorischen und kognitiven Vorgängen haften und diese nicht situationsadäquat abändern können. Diese mangelnde Flexibilität, motorische und kognitive Vorgänge den Umweltbedingungen anzupassen, führt zu stereotyp ablaufenden Gedanken- und Verhaltensmustern, die klinisch als Zwangsgedanken oder Zwangshandlungen in Erscheinung treten.

Für die Hypothese eines gesteigerten neuronalen Regelkreises zwischen Frontalhirn, Basalganglien und limbischem System sprechen Behandlungsstudien, die zeigen konnten, daß sowohl die erfolgreiche pharmakologische Behandlung mit einem Serotonin-Wiederaufnahmehemmer als auch erfolgreiche kognitive Verhaltenstherapie zu einer Reduktion der Glukoseutilisation in den betroffenen Hirnarealen führt. Weiterhin würde dafür sprechen, daß die neurochirurgischen Eingriffe, die bei therapierefraktären Zwangspatienten eine Reduktion der Zwangssymptomatik erzielen konnten, diese Regelkreise unterbrechen.

4.2.2 Neurotransmitter-Hypothese

Die **Serotonin-Hypothese** als Neurotransmitter-Modell zur Erklärung der Pathogenese von Zwängen basiert in erster Linie auf psychopharmakologischen Befunden. Lange Zeit galt die Zwangsstörung als eine Erkrankung, die durch medikamentöse Behandlung nicht oder nur unwesentlich beeinflußt werden kann. Die Gabe von Benzodiazepinen, Neuroleptika und trizyklischen Antidepressiva und auch die Elektrokonvulsionstherapie führten zu keiner wesentlichen Besserung der klinischen Symptomatik. Episodische Berichte in den 60er und 70er Jahren und systematische, placebokontrollierte Studien in den 80er Jahren konnten nachweisen, daß Clomipramin, ein vorwiegender Hemmer der Serotonin-Wiederaufnahme, der Behandlung mit anderen trizyklischen Antidepressiva oder Placebo signifikant überlegen ist. Verschiedene Studien wiesen weiterhin nach, daß die klinische Besserung der Zwangssymptomatik mit dem Plasmaspiegel des Serotonin-Wiederaufnahmehemmers Clomipramin und nicht mit dem Plasmaspiegel von Desmethyl-Clomipramin, einem Metabolit von Clomipramin mit Noradrenalin-Wiederaufnahme-hemmenden Eigenschaften, korreliert. Somit scheint die Serotonin-Wiederaufnahmehemmung und nicht die Noradrenalin-Wiederaufnahmehemmung für die klinische Wirkung von Clomipramin entscheidend zu sein. Die positive Beeinflussung der Zwangssymptomatik durch Clomipramin war unabhängig von der Besserung einer sekundären Depression, und auch Zwangspatienten ohne begleitende Depression zeigten eine signifikante Reduktion ihrer Zwänge unter Clomipramin.

Kontrollierte Studien mit den neuen selektiven Serotonin-Wiederaufnahmehemmern Zimelidin, Fluoxetin, Fluvoxamin und Paroxetin zeigten ebenfalls eine spezifische Wirksamkeit dieser Substanzen auf die Zwangssymptomatik. Die Gabe von Buspiron, einem 5-HT$_{1A}$-Partialagonisten, führte ebenfalls zu einer Besserung der Zwangssymptomatik und hatte einen vergleichbar guten Effekt wie Clomipramin. Hervorzuheben ist in diesem Zusammenhang, daß bei ausgeprägten Zwangsstörungen die Placeboerfolgsrate bei ca. 5% liegt. Dies steht im Gegensatz zu fast allen psychischen Störungen. Das selektive Ansprechen der Zwangssymptomatik auf Serotonin-Wiederaufnahmehemmer ist ein bemerkenswerter Befund, da sich andere psychische Störungen wie Depressionen, schizophrene Psychosen oder Angsterkrankungen auf verschiedene pharmakologische Wirkprinzipien bessern.

> **Resümee**
> Bei der Pathogenese von Zwängen sind neben psychologischen auch neurobiologische Faktoren beteiligt. Klinische Beobachtungen an neurologischen Erkrankungen, die mit einer Schädigung der Basalganglien einhergehen, neurochirurgische Untersuchungsbefunde und die Ergebnisse bildgebender Verfahren (PET, SPECT, funktionelle Kernspintomographie) sprechen dafür, daß bei Zwangspatienten eine Dysfunktion von Frontalhirn, Basalganglien und limbischem System vorliegt. Neben diesem neuroanatomischen Modell wird als Neurotransmitter-Hypothese eine Störung des serotonergen Systems diskutiert. Mit dieser Hypothese vereinbar ist das selektive Ansprechen von Zwangssymptomen auf die Gabe von Serotonin-Wiederaufnahmehemmern, während alle anderen Psychopharmaka wie Noradrenalin-Wiederaufnahmehemmer, Neuroleptika und Benzodiazepine sowie die Elektrokonvulsionstherapie bei der Behandlung von Zwängen weitgehend wirkungslos sind.

5 Differentialdiagnostischer Prozeß und Komorbidität

5.1 Differentialdiagnose

Zwangsphänomene können bei verschiedenen neurologischen bzw. psychischen Störungen auftreten. Insofern ist eine umfassende neurologisch-internistische und psychiatrische Diagnostik notwendig. Zwangsphänomene wurden bei **neurologischen Erkrankungen** wie bilateraler Nekrose des Nucleus pallidus, beim Gilles-de-la-Tourette-Syndrom, bei der Sydenham-Chorea und selten nach Schädel-Hirn-Traumata und raumfordernden Prozessen des zentralen Nervensystems beschrieben. Zwänge können auch unter Gabe dopaminerger Substanzen wie L-Dopa oder Amphetaminen auftreten, so daß eine gründliche Medikamentenanamnese zur Abklärung von Zwangspatienten gehört.

Die wichtigste Differentialdiagnose aus psychiatrischer Sicht stellt die **Depression** dar. Bei rezidivierenden depressiven Erkrankungen können in der Erkrankungsphase Zwangsgedanken (Zwangsgrübeln) und Zwangshandlungen auftreten. Eine Längsschnittanamnese kann wichtige differentialdiagnostische Hinweise geben. Wenn die Zwangssymptome nach Abklingen der depressiven Phase vollständig verschwinden und mit einer erneuten depressiven Phase wieder auftreten, sollte eine Depression als primäre Störung diagnostiziert werden. Bei sekundärer Depression und primärer Zwangsstörung ist die Zwangssymptomatik kontinuierlich vorhanden, und die sekundäre Depression tritt phasenhaft vor dem Hintergrund der chronischen Zwangserkrankung auf.

Ängste gehören bei den meisten Zwangspatienten zum klinischen Bild, so daß die Differentialdiagnose zwischen Angst- und Zwangsstörung ein Problem darstellen kann. In älteren Klassifikationsschemata (z.B. DSM-III-R) wurden deshalb die Zwangsstörungen zu den Angststörungen gerechnet. Es gibt jedoch eine Reihe von Hinweisen dafür, daß es sich bei beiden Krankheitsbildern um eigenständige Störungen handelt, weswegen im ICD-10 und DSM-IV beide Störungen als eigenständige Krankheitsbilder aufgeführt werden. Die Angst bei Zwangspatienten tritt vor allem dann auf, wenn ein bestimmtes Zwangsritual nicht durchgeführt werden kann, das ein befürchtetes Ereignis verhindern soll. Die differentialdiagnostische Abgrenzung zur Angststörung erfolgt durch die Exploration von zwanghaften Gedanken und Zwangshandlungen.

Im Rahmen einer **schizophrenen Störung** können oft bizarr anmutende Zwänge auftreten. Auf der anderen Seite konnten Langzeitstudien zeigen, daß Zwangspatienten kein höheres Risiko als die Normalbevölkerung aufweisen, im weiteren Verlauf an einer Schizophrenie zu erkranken.

Die Zwangsstörung muß weiterhin gegenüber der zwanghaften Persönlichkeitsstörung abgegrenzt werden. Bei der **zwanghaften Persönlichkeitsstörung** handelt es sich um Menschen, die sehr perfektionistisch, genau und in ihren Einstellungen rigide sind. Übermäßige Gewissenhaftigkeit und unverhältnismäßige Leistungsbezogenheit und eine Vernachlässigung von Vergnügen und zwischenmenschlichen Beziehungen sind weitere Bestandteile der zwanghaften (anankastischen) Persönlichkeitsstörung. Die beharrlichen und unerwünschten Gedanken oder Impulse erfüllen jedoch nicht die Schwere einer Zwangsstörung. Viele Menschen mit einer zwanghaften Persönlichkeitsstörung leiden nicht unter ihrer Persönlichkeitsakzentuierung, sondern es ist häufig die Umgebung, die sich an den zwanghaften Persönlichkeitszügen stört.

> **Resümee**
> Differentialdiagnostisch muß beim Vorliegen von Zwangssymptomen an neurologische Erkrankungen wie Gilles-de-la-Tourette-Syndrom, Sydenham-Chorea, bilaterale Nekrose des Nucleus pallidus oder an substanzinduzierte Zwänge durch Gabe dopaminerger Substanzen gedacht werden.
> Aus psychiatrischer Sicht muß die Zwangsstörung gegen Depressionen und Angststörungen sowie die schizophrene Störung und die zwanghafte Persönlichkeitsstörung abgegrenzt werden.

5.2 Komorbidität mit anderen psychischen Störungen

Die häufigste komorbide Störung bei Zwangspatienten stellt die **sekundäre Depression** dar. In Übereinstimmung mit der Literatur fand sich in einer eigenen Studie eine aktuell vorliegende sekundäre Depression bzw. Dysthymie bei ca. 30% der untersuchten Zwangspatienten, während sich eine de-

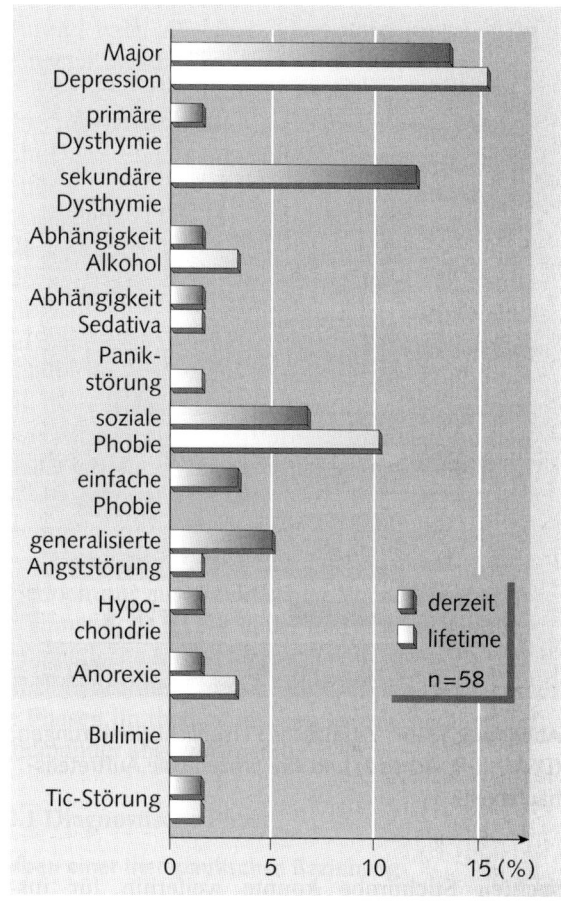

Abbildung 13-4 Psychiatrische Zusatzdiagnosen (DSM-III-R, Achse 1) und ihre prozentuale Auftretenshäufigkeit.

pressive Episode bzw. Dysthymie in der psychiatrischen Vorgeschichte der Patienten bei 30% fand (Abb. 13-4). Die hohe Komorbidität von Zwangsstörungen mit Depressionen veranlaßte einige Autoren zu Überlegungen, inwieweit beide Krankheitsbilder gemeinsame biologische Wurzeln haben und ob die Depressivität zu den Kernsymptomen der Zwangsstörung gehört. Plausibler erscheinen lerntheoretische Erklärungsmodelle, die die sekundäre Depression als Ausdruck einer „erlernten Hilflosigkeit" bei Zwangspatienten auffassen, die über viele Jahre hin die Erfahrung machen, daß Zwänge alle Bereiche ihres Lebens bestimmen und daß sie den Zwangsimpulsen trotz Widerstand ausgeliefert sind. Die Depression wäre dann Ausdruck der Resignation und Demoralisierung bei chronischer Zwangsstörung.

Zweithäufigste Zusatzdiagnose war die einer Angststörung (s. Abb. 13-4). Bei der von uns unter-

wird im familiären Umfeld aufrechterhalten, so daß einige Autoren von einer „Ritualisierung von Aggressionen" sprechen. Nicht selten spielt sich dieser Machtkampf auch in der therapeutischen Beziehung ab, indem der Patient versucht, den Therapeuten in die Abwicklung von Zwängen mit einzubeziehen. Dies kann beispielsweise durch den ständigen Wunsch nach Rückversicherung geschehen, daß durch unterlassene Kontrollrituale wirklich nichts geschehen könne, oder durch fruchtlose Diskussionen um die Sinnhaftigkeit einzelner Zwangsrituale. Es gilt, die Gefahr eines aggressiven Gegenreagierens aufgrund eines Überzeugenwollens von eigenen Standpunkten möglichst zu umgehen. Eine tragfähige therapeutische Beziehung kann weiterhin dadurch erschwert werden, daß es vielen Zwangspatienten schwerfällt, engere emotionale Beziehungen einzugehen.

Motivationsklärung und Motivationsaufbau

In vielen Fällen gelingt es Zwangspatienten, die Familie in exzessiver Weise in die Zwangsrituale mit einzubeziehen, so daß einzelne Familienmitglieder häufig Teile der Zwangsrituale abwickeln oder das Vermeidungsverhalten des Patienten durch Abnahme von Verantwortung unterstützen. Nicht selten kommen deshalb Zwangspatienten fremdmotiviert in psychotherapeutische Behandlung, da nahe Bezugspersonen den Druck der Erkrankung nicht mehr aushalten und auf einer Behandlung bestehen. Eigenmotivation und Fremdmotivation können durch möglichst frühzeitige gemeinsame Angehörigengespräche leichter voneinander getrennt werden. Eine fragile Eigenmotivation bzw. Widerstände, die Symptomatik aufzugeben, können sich manchmal erst in einer Funktionsanalyse herausstellen. Hat die Zwangssymptomatik beispielsweise eine wichtige Funktion in einem Partnerschaftskonflikt („Machtkampf") oder schützt die Symptomatik den Patienten vor einer unbefriedigenden beruflichen Situation, wird er sein Zwangsverhalten erst dann aufgeben, wenn für ihn eine Alternative zumindest erkennbar wird. Durch die gemeinsame Erarbeitung der Hypothesen über die intra- bzw. interpersonelle Funktionalität der Symptomatik wird gleichzeitig der Grundstein für den Aufbau einer tragfähigen Eigenmotivation gegeben. Mit therapeutischer Unterstützung wird eine angemessenere Konflikt- bzw. Problemlösung möglich und damit eine Alternative zum Krankheitsverhalten sichtbar.

Problem- und Verhaltensanalyse

Gemeinsam mit dem Patienten werden zunächst unterschiedliche Problembereiche definiert. Diese Problembereiche können als auslösende oder aufrechterhaltende Bedingungen auf die Hauptsymptomatik Einfluß nehmen oder aber mit ihr funktional verknüpft sein.

In der **biographischen Anamnese** wird die zeitliche Entwicklung der Symptomatik exploriert. Es können auslösende Faktoren in zeitlichem Zusammenhang mit dem Erstauftreten gefunden werden, die derzeit vielleicht nicht mehr wirksam sind, zum Verständnis der Erkrankung aber einen großen Beitrag liefern. Lerngeschichtliche Faktoren, die die jetzige Symptomatik geprägt haben, können zum besseren Verständnis des Krankheitsbildes beitragen (z.B. Erziehungsstil der Eltern, Beziehungsmuster in der Familie, psychosexuelle Entwicklung).

In der **Bedingungsanalyse** werden die Faktoren erfaßt, die als Auslöser, Voraussetzungen oder Ursachen der Symptomatik wirken, selbst aber nicht durch das symptomatische Verhalten beeinflußt werden. Beispielsweise kann eine junge Mutter, die auf der einen Seite ehrgeizige berufliche Pläne hegt, auf der anderen Seite unbedingt Kinder möchte, durch die Geburt ihres ersten Kindes mit der Situation konfrontiert werden, daß ihre beruflichen Vorstellungen nicht realisiert werden können und daß sie unter Umständen ihr Lebenskonzept ändern muß. Diese ambivalent erlebte Situation (Zuneigung/Aggression gegenüber dem Kind, beruflicher Ehrgeiz/Angst vor Überforderung etc.) kann auslösende Situation und aufrechterhaltender Faktor einer Zwangsstörung sein.

Die **Funktionsanalyse** hingegen beschreibt die Auswirkungen des Symptomverhaltens auf den Erkrankten selbst und auf sein direktes psychosoziales Umfeld. Man unterscheidet intraindividuelle Funktion (= „innerhalb" der Person) und interaktionelle Funktion (= zwischen Patient und Umwelt). Als intraindividuelle Funktionalität kann bei Waschzwängen das Erreichen einer vollständigen „Pseudosicherheit" vor vermeidlichen Risiken wie Kontamination und Infektion genannt werden. Kontroll- und Ordnungszwänge als Übererfüllung sozialer Normen in den Bereichen Ordentlichkeit, Zuverlässigkeit und Gewissenhaftigkeit sollen soziale Zustimmung sicherstellen, wobei die zugrundeliegende Selbstunsicherheit reduziert wird. Zwangsrituale können auch eine wichtige Funktion in Partnerschaftskonflikten im Sinne eines „Machtkampfs" darstellen, wenn der Patient nicht gelernt hat, auf adäquatere Weise seine Wünsche und Bedürfnisse zu artikulieren und durchzusetzen oder wenn eine ausgeprägte Kommunikationsstörung besteht.

ständige Störungen handelt, weswegen im ICD-10 und DSM-IV beide Störungen als eigenständige Krankheitsbilder aufgeführt werden. Die Angst bei Zwangspatienten tritt vor allem dann auf, wenn ein bestimmtes Zwangsritual nicht durchgeführt werden kann, das ein befürchtetes Ereignis verhindern soll. Die differentialdiagnostische Abgrenzung zur Angststörung erfolgt durch die Exploration von zwanghaften Gedanken und Zwangshandlungen.

Im Rahmen einer **schizophrenen Störung** können oft bizarr anmutende Zwänge auftreten. Auf der anderen Seite konnten Langzeitstudien zeigen, daß Zwangspatienten kein höheres Risiko als die Normalbevölkerung aufweisen, im weiteren Verlauf an einer Schizophrenie zu erkranken.

Die Zwangsstörung muß weiterhin gegenüber der zwanghaften Persönlichkeitsstörung abgegrenzt werden. Bei der **zwanghaften Persönlichkeitsstörung** handelt es sich um Menschen, die sehr perfektionistisch, genau und in ihren Einstellungen rigide sind. Übermäßige Gewissenhaftigkeit und unverhältnismäßige Leistungsbezogenheit und eine Vernachlässigung von Vergnügen und zwischenmenschlichen Beziehungen sind weitere Bestandteile der zwanghaften (anankastischen) Persönlichkeitsstörung. Die beharrlichen und unerwünschten Gedanken oder Impulse erfüllen jedoch nicht die Schwere einer Zwangsstörung. Viele Menschen mit einer zwanghaften Persönlichkeitsstörung leiden nicht unter ihrer Persönlichkeitsakzentuierung, sondern es ist häufig die Umgebung, die sich an den zwanghaften Persönlichkeitszügen stört.

> **Resümee**
> Differentialdiagnostisch muß beim Vorliegen von Zwangssymptomen an neurologische Erkrankungen wie Gilles-de-la-Tourette-Syndrom, Sydenham-Chorea, bilaterale Nekrose des Nucleus pallidus oder an substanzinduzierte Zwänge durch Gabe dopaminerger Substanzen gedacht werden.
> Aus psychiatrischer Sicht muß die Zwangsstörung gegen Depressionen und Angststörungen sowie die schizophrene Störung und die zwanghafte Persönlichkeitsstörung abgegrenzt werden.

5.2 Komorbidität mit anderen psychischen Störungen

Die häufigste komorbide Störung bei Zwangspatienten stellt die **sekundäre Depression** dar. In Übereinstimmung mit der Literatur fand sich in einer eigenen Studie eine aktuell vorliegende sekundäre Depression bzw. Dysthymie bei ca. 30% der untersuchten Zwangspatienten, während sich eine depressive Episode bzw. Dysthymie in der psychiatrischen Vorgeschichte der Patienten bei 30% fand (Abb. 13-4). Die hohe Komorbidität von Zwangsstörungen mit Depressionen veranlaßte einige Autoren zu Überlegungen, inwieweit beide Krankheitsbilder gemeinsame biologische Wurzeln haben und ob die Depressivität zu den Kernsymptomen der Zwangsstörung gehört. Plausibler erscheinen lerntheoretische Erklärungsmodelle, die die sekundäre Depression als Ausdruck einer „erlernten Hilflosigkeit" bei Zwangspatienten auffassen, die über viele Jahre hin die Erfahrung machen, daß Zwänge alle Bereiche ihres Lebens bestimmen und daß sie den Zwangsimpulsen trotz Widerstand ausgeliefert sind. Die Depression wäre dann Ausdruck der Resignation und Demoralisierung bei chronischer Zwangsstörung.

Zweithäufigste Zusatzdiagnose war die einer Angststörung (s. Abb. 13-4). Bei der von uns unter-

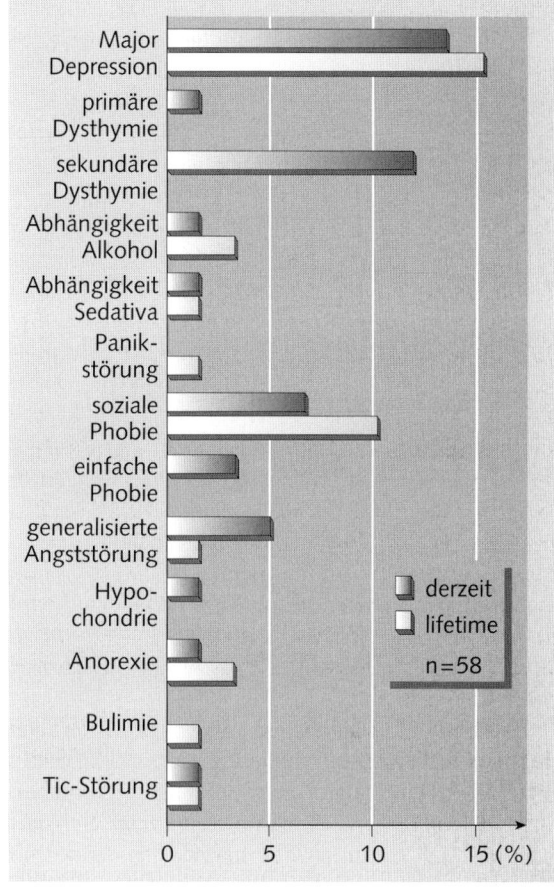

Abbildung 13-4 Psychiatrische Zusatzdiagnosen (DSM-III-R, Achse 1) und ihre prozentuale Auftretenshäufigkeit.

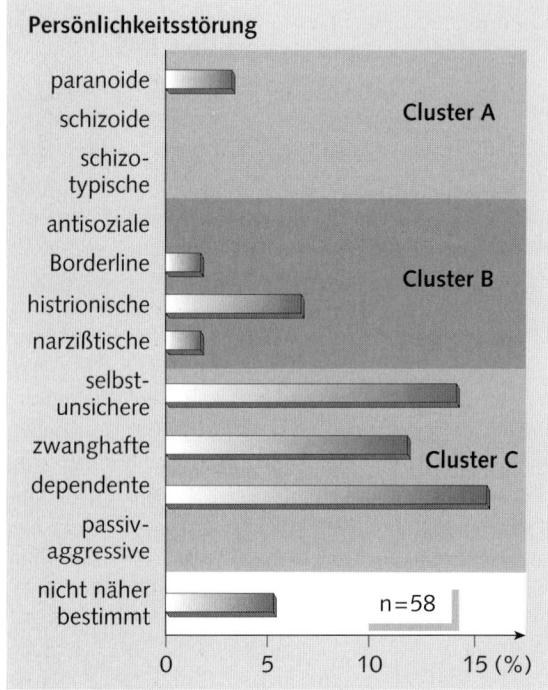

Abbildung 13-5 Zusätzliche Persönlichkeitsstörungen (DSM-III-R, Achse 2) und ihre prozentuale Auftretenshäufigkeit.

suchten Stichprobe konnte weiterhin für insgesamt 65% der Patienten mit einem strukturierten Diagnoseinstrument (SKID II) die Diagnose einer Persönlichkeitsstörung gestellt werden (Abb. 13-5). In Übereinstimmung mit anderen Untersuchungen zeigte sich eine Häufung von Cluster-C-Persönlichkeitsstörungen.

Während frühere Theorien einen engen Zusammenhang von Zwangsstörungen mit der zwanghaften Persönlichkeitsstörung im Sinne eines quantitativen Kontinuums zwischen beiden Störungsbildern postulierten, kann diese Annahme durch die Ergebnisse aktueller Studien nicht unterstützt werden. Damit kann festgestellt werden, daß zwar bei einem Großteil der Patienten mit Zwangsstörungen die Diagnose einer Persönlichkeitsstörung besteht, jedoch handelt es sich nur zu einem geringen Teil (zwischen 2 und 28%) um zwanghafte Persönlichkeitsstörungen. Somit ist das Vorliegen einer zwanghaften Persönlichkeitsstörung keine notwendige Voraussetzung für die Entwicklung einer Zwangsstörung. Es muß daher von einem qualitativen Unterschied ausgegangen werden.

6 Therapie

Wie bereits dargelegt, spielen neurobiologische und psychische Faktoren eine entscheidende Rolle bei der Pathogenese von Zwängen, wobei eine enge reziproke Interaktion zwischen diesen Ebenen besteht. Entsprechend dieser Vorstellung können bei der Behandlung von Zwangspatienten sowohl eine somatische als auch eine psychotherapeutische Behandlungsstrategie erfolgreich eingesetzt werden. Die Gabe eines Serotonin-Wiederaufnahmehemmers als somatische Intervention führt zu Veränderungen auf der psychischen Ebene im Sinne einer Reduktion von Zwangs- und depressiven Symptomen, während umgekehrt die psychotherapeutische Intervention zu neurobiologischen Veränderungen wie Verminderung der Glukoseutilisation im Nucleus caudatus führt. Die mehrdimensionale Betrachtungsweise unter Einbeziehung beider Ebenen hat entscheidend zum besseren Verständnis und zur effizienteren Behandlung von Zwangsstörungen beigetragen.

6.1 Medikamentöse Behandlung

Zwangsstörungen zeigen weitgehend nur eine klinische Besserung auf **Serotonin-Wiederaufnahmehemmer.** Dies gilt sowohl für nicht-selektive Serotonin-Wiederaufnahmehemmer wie Clomipramin als auch für selektive neuere Substanzen wie Fluoxetin, Fluvoxamin und Paroxetin. Die Behandlung der Zwangsstörung mit Serotonin-Wiederaufnahmehemmern zeigt einige Besonderheiten, verglichen mit ihrem Einsatz als Antidepressiva. Zum einen müssen die Substanzen in der Behandlung von Zwangspatienten in der Regel ca. doppelt so hoch dosiert werden wie bei der antidepressiven Therapie, da ihre antiobsessionelle Wirkung nur in diesem Dosisbereich nachgewiesen wurde und verschiedene Studien eine Dosis-Wirkungs-Beziehung zeigen konnten. Durch langsames Aufdosieren der Substanzen kann man in der Regel unerwünschte Nebenwirkungen, wie gastrointestinale Beschwerden, vermeiden.

Zum anderen ist die Wirklatenz bis zum Eintreten einer klinischen Veränderung deutlich länger im Vergleich mit der Gabe dieser Substanzen als Antidepressiva. Einige Patienten zeigen eine klinische Wirkung erst nach sechs bis acht Wochen, so daß Serotonin-Wiederaufnahmehemmer ausreichend hochdosiert und ausreichend lange gegeben werden müssen, bis man die klinische Wirksamkeit abschätzen kann.

Betrachtet man Metaanalysen zur klinischen Wirksamkeit von Serotonin-Wiederaufnahmehemmern bei der Zwangsstörung, so findet man eine Erfolgsrate von 60–80%. Auf der anderen Seite liegt der Grad der Symptomreduktion bei durchschnittlich 40–50%, d.h., Komplettremissionen sind die Ausnahme. Eine Symptomreduktion um die Hälfte ist jedoch klinisch durchaus relevant, da sie eine erhebliche Verbesserung des Leidens darstellt und dem Patienten ermöglichen kann, soziale und berufliche Aktivitäten wieder aufzunehmen.

Zur Zeit liegen wenige Untersuchungen zu der Frage vor, ob es nach Absetzen der Serotonin-Wiederaufnahmehemmer wieder zu einer Verstärkung der Zwangssymptomatik kommt. Erste Studien deuten darauf hin, daß die Symptomreduktion an die kontinuierliche Einnahme der Serotonin-Wiederaufnahmehemmer gebunden ist und daß es bei den meisten Patienten nach Absetzen der Medikamente zu einer erneuten Verstärkung der Zwänge kommt. Aus diesem Grund erscheint die alleinige medikamentöse Behandlung bei einer chronischen Erkrankung wie der Zwangsstörung nicht ausreichend.

> **Resümee**
> Als somatisches Behandlungsverfahren stellt die Gabe eines Serotonin-Wiederaufnahmehemmers das Mittel der Wahl bei Zwangspatienten dar.

6.2 Psychotherapeutische Behandlung

Von allen psychotherapeutischen Verfahren ist die kognitive und Verhaltenstherapie das einzige Verfahren, dessen klinische Wirksamkeit in kontrollierten Studien nachgewiesen werden konnte. Auch psychoanalytische Autoren sind sich weitgehend darüber einig, daß psychoanalytische bzw. psychodynamische Ansätze bei der Behandlung von Zwangspatienten in der Regel nicht zu einer Symptomreduktion führen.

Die Einführung verhaltenstherapeutischer Techniken, insbesondere die Exposition mit Reaktionsverhinderung bzw. Reaktionsmanagement, hat die Behandlungsprognose der Zwangsstörung entscheidend verbessert. Faßt man die Vielzahl von Evaluationsstudien zur verhaltenstherapeutischen Behandlung von Zwängen zusammen, so kann man von einer Erfolgsrate von 60–80% ausgehen. Metaanalysen zur Langzeitkatamnese ergeben, daß im Zeitraum von zwei bis sechs Jahren ca. 75% der Patienten gebessert bleiben. Eine sehr gute Besserung können ca. 55% der Patienten über diesen Zeitraum aufrechterhalten. Damit ist der Langzeiteffekt verhaltenstherapeutischer Behandlung gut abgesichert, während nach Absetzen einer alleinigen medikamentösen Behandlung die Rückfallquote sehr hoch ist. Das Erlernen aktiver Bewältigungsstrategien geht somit mit einer besseren Behandlungsprognose einher als die alleinige Einnahme eines Medikaments.

Als Therapie der Wahl wird heute die **multimodale Verhaltenstherapie** angesehen. Die multimodale Verhaltenstherapie berücksichtigt neben der Behandlung auf Symptomebene durch die Technik der Exposition auch die krankheitsaufrechterhaltenden psychosozialen Faktoren, die Funktionalität, die die Erkrankung für den Patienten besitzt, sowie intrapsychische Faktoren. In einer multimodalen Verhaltenstherapie läßt sich der Therapieprozeß in zwei größere Phasen unterteilen, die diagnostische Phase und die Phase der therapeutischen Interventionen. Eine starre Abgrenzung dieser Phasen ist jedoch nur aus didaktischen Vorstellungen heraus sinnvoll, da bereits in der diagnostischen Phase therapeutische Interventionen genutzt werden (z.B. Selbstbeobachtung durch Protokollführung) und die Phasen im therapeutischen Prozeß nicht scharf voneinander abgegrenzt sind.

6.2.1 Diagnostische Phase

Aufbau einer therapeutischen Beziehung

Der Aufbau einer tragfähigen therapeutischen Beziehung, Grundbestandteil jeder Psychotherapie, ist bei der Behandlung der Zwangsstörungen besonders wichtig und verlangt ein großes Maß an therapeutischem Geschick. Bereits die Erfassung der Symptomatik kann auf Widerstände stoßen, da wie bereits dargestellt Zwangspatienten ihre Symptomatik aus Schamgefühlen häufig verheimlichen. Die detaillierte und umfangreiche Erfassung der Symptomatik ist jedoch Voraussetzung für die später erfolgenden therapeutischen Interventionen. Außerdem wird sich der Patient nur dann auf das später erfolgende Expositionstraining einlassen, wenn eine besondere Vertrauensbeziehung zum Therapeuten besteht, da im Rahmen der Exposition belastende Anspannung und Ängste auftreten.

Die Zwangsstörung ist außerdem häufig von interaktionellen Besonderheiten geprägt, die die Beziehungsarbeit erschweren können. Während auf der einen Seite bei vielen Zwangspatienten eine ausgeprägte Angst vor eigenen aggressiven Impulsen und eine „Aggressionshemmung" anzutreffen sind, werden auf der anderen Seite häufig nahe Bezugspersonen durch das Ausüben von Zwangsritualen dominiert, und die Machtposition des Patienten wird im familiären Umfeld aufrechterhalten, so daß einige Autoren von einer „Ritualisierung von Aggressionen" sprechen. Nicht selten spielt sich dieser Machtkampf auch in der therapeutischen Beziehung ab, indem der Patient versucht, den Therapeuten in die Abwicklung von Zwängen mit einzubeziehen. Dies kann beispielsweise durch den ständigen Wunsch nach Rückversicherung geschehen, daß durch unterlassene Kontrollrituale wirklich nichts geschehen könne, oder durch fruchtlose Diskussionen um die Sinnhaftigkeit einzelner Zwangsrituale. Es gilt, die Gefahr eines aggressiven Gegenreagierens aufgrund eines Überzeugenwollens von eigenen Standpunkten möglichst zu umgehen. Eine tragfähige therapeutische Beziehung kann weiterhin dadurch erschwert werden, daß es vielen Zwangspatienten schwerfällt, engere emotionale Beziehungen einzugehen.

Motivationsklärung und Motivationsaufbau

In vielen Fällen gelingt es Zwangspatienten, die Familie in exzessiver Weise in die Zwangsrituale mit einzubeziehen, so daß einzelne Familienmitglieder häufig Teile der Zwangsrituale abwickeln oder das Vermeidungsverhalten des Patienten durch Abnahme von Verantwortung unterstützen. Nicht selten kommen deshalb Zwangspatienten fremdmotiviert in psychotherapeutische Behandlung, da nahe Bezugspersonen den Druck der Erkrankung nicht mehr aushalten und auf einer Behandlung bestehen. Eigenmotivation und Fremdmotivation können durch möglichst frühzeitige gemeinsame Angehörigengespräche leichter voneinander getrennt werden. Eine fragile Eigenmotivation bzw. Widerstände, die Symptomatik aufzugeben, können sich manchmal erst in einer Funktionsanalyse herausstellen. Hat die Zwangssymptomatik beispielsweise eine wichtige Funktion in einem Partnerschaftskonflikt („Machtkampf") oder schützt die Symptomatik den Patienten vor einer unbefriedigenden beruflichen Situation, wird er sein Zwangsverhalten erst dann aufgeben, wenn für ihn eine Alternative zumindest erkennbar wird. Durch die gemeinsame Erarbeitung der Hypothesen über die intra- bzw. interpersonelle Funktionalität der Symptomatik wird gleichzeitig der Grundstein für den Aufbau einer tragfähigen Eigenmotivation gegeben. Mit therapeutischer Unterstützung wird eine angemessene Konflikt- bzw. Problemlösung möglich und damit eine Alternative zum Krankheitsverhalten sichtbar.

Problem- und Verhaltensanalyse

Gemeinsam mit dem Patienten werden zunächst unterschiedliche Problembereiche definiert. Diese Problembereiche können als auslösende oder aufrechterhaltende Bedingungen auf die Hauptsymptomatik Einfluß nehmen oder aber mit ihr funktional verknüpft sein.

In der **biographischen Anamnese** wird die zeitliche Entwicklung der Symptomatik exploriert. Es können auslösende Faktoren in zeitlichem Zusammenhang mit dem Erstauftreten gefunden werden, die derzeit vielleicht nicht mehr wirksam sind, zum Verständnis der Erkrankung aber einen großen Beitrag liefern. Lerngeschichtliche Faktoren, die die jetzige Symptomatik geprägt haben, können zum besseren Verständnis des Krankheitsbildes beitragen (z.B. Erziehungsstil der Eltern, Beziehungsmuster in der Familie, psychosexuelle Entwicklung).

In der **Bedingungsanalyse** werden die Faktoren erfaßt, die als Auslöser, Voraussetzungen oder Ursachen der Symptomatik wirken, selbst aber nicht durch das symptomatische Verhalten beeinflußt werden. Beispielsweise kann eine junge Mutter, die auf der einen Seite ehrgeizige berufliche Pläne hegt, auf der anderen Seite unbedingt Kinder möchte, durch die Geburt ihres ersten Kindes mit der Situation konfrontiert werden, daß ihre beruflichen Vorstellungen nicht realisiert werden können und daß sie unter Umständen ihr Lebenskonzept ändern muß. Diese ambivalent erlebte Situation (Zuneigung/Aggression gegenüber dem Kind, beruflicher Ehrgeiz/Angst vor Überforderung etc.) kann auslösende Situation und aufrechterhaltender Faktor einer Zwangsstörung sein.

Die **Funktionsanalyse** hingegen beschreibt die Auswirkungen des Symptomverhaltens auf den Erkrankten selbst und auf sein direktes psychosoziales Umfeld. Man unterscheidet intraindividuelle Funktion (= „innerhalb" der Person) und interaktionelle Funktion (= zwischen Patient und Umwelt). Als intraindividuelle Funktionalität kann bei Waschzwängen das Erreichen einer vollständigen „Pseudosicherheit" vor vermeidlichen Risiken wie Kontamination und Infektion genannt werden. Kontroll- und Ordnungszwänge als Übererfüllung sozialer Normen in den Bereichen Ordentlichkeit, Zuverlässigkeit und Gewissenhaftigkeit sollen soziale Zustimmung sicherstellen, wobei die zugrundeliegende Selbstunsicherheit reduziert wird. Zwangsrituale können auch eine wichtige Funktion in Partnerschaftskonflikten im Sinne eines „Machtkampfs" darstellen, wenn der Patient nicht gelernt hat, auf adäquatere Weise seine Wünsche und Bedürfnisse zu artikulieren und durchzusetzen oder wenn eine ausgeprägte Kommunikationsstörung besteht.

Die **Verhaltensanalyse auf Symptomebene** erfolgt nach dem sogenannten **S-O-R-K-Schema:**

- **S** steht für **Stimulusbedingungen.** Hierunter versteht man typische Situationen, die bei dem Patienten Zwangsverhalten auslösen, z.B. das Berühren einer Türklinke löst den Waschzwang aus, aber auch Streit mit dem Ehepartner kann Stimulus für Kontrollzwang sein. Auch kognitive Stimuli wie Gedanken an potentielle Gefahren oder emotionale Stimuli wie Enttäuschung, Trauer oder Wut können als Auslöser für Zwangsverhalten wirken.
- **Organismusvariablen (O)** können die Zwangssymptomatik modifizieren. Hierbei kann es sich beispielsweise um einen frühkindlichen Hirnschaden handeln, der das Verhaltensrepertoire des Patienten einschränkt. In erweitertem Sinn werden hier auch die Grundüberzeugungen („core-beliefs") des Patienten einbezogen, die Grundlagen des Zwangsverhaltens sein können. Beispielsweise kann die Grundüberzeugung „Ich bin dafür verantwortlich, daß keine Katastrophe passiert" und „Elektrizität ist gefährlich" zu einem ausgeprägten Kontrollzwang von Elektrogeräten führen.
- Das krankhafte Verhalten selbst, die **Reaktion (R)**, wird in vier Komponenten unterteilt: In eine **motorische,** eine **emotionale,** eine **physiologische** und eine **kognitive** Komponente. Das Krankheitsverhalten (Reaktion, R) wird durch Stimulusbedingungen (S) ausgelöst. Während die verhaltensmäßige Reaktion im beobachtbaren Zwangsverhalten bzw. Vermeidungsverhalten besteht, versteht man unter der kognitiven Reaktion die begleitenden Gedanken wie z.B. „Wenn ich den Elektroherd nicht kontrolliere, brennt das Haus ab". Die physiologische Reaktion besteht aus psychovegetativen Begleiterscheinungen des Zwangsverhaltens wie Schwitzen, Tachykardie, Zittern etc. Die emotionale Reaktion ist die Gefühlsebene, die sich in Angst, Wut, Scham, aber auch Gefühl innerer Leere, Hilflosigkeit und Depression äußern kann.
- Die **Konsequenzen (K)** werden in kurz- und langfristige Konsequenzen unterteilt. Die **kurzfristigen** Konsequenzen sind häufig positiv, wie Spannungsreduktion bei Ausüben des Zwangsverhaltens, Vermeiden sozialer Konflikte etc. Die **langfristigen** Konsequenzen eines Aufrechterhaltens der Zwangssymptomatik, wie familiäre Konflikte, soziale Isolierung, sekundäre Depression, sind weitgehend negativ. Die kurzfristigen, meist positiven Konsequenzen wirken handlungsbestimmend; d.h., das Zwangsritual wird ausgeübt, um eine kurzfristige Spannungsreduktion zu erreichen, während die negativen langfristigen Konsequenzen nicht berücksichtigt werden.

Eine detaillierte Verhaltensanalyse auf Symptomebene ist unverzichtbar für die Expositionsbehandlung. Zur Erarbeitung der Verhaltensanalyse führt der Patient Selbstbeobachtungsprotokolle, in denen er die auslösende Situation und die durch den jeweiligen Stimulus ausgelöste Reaktion (Zwangsverhalten, Emotionen, Kognitionen, physiologische Reaktionen) protokolliert. Neben der diagnostischen Funktion liefern Selbstbeobachtungsbogen zum einen erste Hinweise auf eine mögliche Funktionalität der Zwänge (z.B. auslösende Situation = Streit mit Ehepartner), zum anderen verdeutlichen sie dem Patienten die aktive Rolle, die er im therapeutischen Prozeß übernehmen muß.

Zielanalyse

Die Therapieziele werden vom Patienten sowohl symptombezogen als auch hinsichtlich Veränderungen in anderen Problembereichen formuliert. Hierbei sollen keine abstrakten Ziele wie die Zwänge „loswerden", sondern nachprüfbare konkrete Teilziele angestrebt werden. Dies bedeutet für die Zwangssymptomatik, daß vom Patienten genau festgelegt wird, in welchen Situationen, wie lange und wie häufig er sich die Hände waschen möchte oder welche Kontrollmaßnahmen vor dem Verlassen der Wohnung sinnvoll sind und welche als Kontrollrituale abgebaut werden sollen. Die Klärung von Standards und Normen ist in diesem Zusammenhang besonders wichtig, da chronisch kranke Zwangspatienten häufig verunsichert sind, was als „normal" gilt und was als Zwangsverhalten aufgefaßt werden muß. Zum anderen darf der Therapeut dem Patienten nicht seine Standards aufdrängen, da eine Divergenz von Patientenziel und Therapeutenziel den Therapieprozeß scheitern lassen würde. Im Einzelfall muß mit dem Patienten diskutiert werden, ob das von ihm angegebene Ziel therapeutisch vertretbar ist oder ob es noch im Bereich des Zwangsverhaltens liegt.

Behandlungsplanung

Nach Erarbeitung erster Hypothesen über den funktionalen Zusammenhang der Symptomatik mit anderen Problembereichen sowie nach Verhaltensanalyse auf Symptomebene wird die weitere Behandlungsstrategie festgelegt. Die Therapieplanung

13 Zwangsstörungen

umfaßt zum einen Interventionsstrategien auf der Symptomebene, zum anderen die Bearbeitung und Beeinflussung von Problembereichen, die als krankheitsaufrechterhaltende Faktoren angesehen wurden.

6.2.2 Phase der therapeutischen Interventionen

Graduierte Exposition mit Reaktionsmanagement

Zur Vorbereitung der Expositionsbehandlung wird auf der Grundlage der erarbeiteten Verhaltensanalyse eine **Hierarchisierung der zwangsauslösenden Situationen** erstellt. Die einzelnen zwangsauslösenden Situationen werden nach Stärke der Anspannung in eine bestimmte Reihenfolge gebracht.

Unverzichtbarer Bestandteil der Behandlung von Zwangspatienten stellt **das graduierte Expositionstraining mit Reaktionsmanagement** dar. Der Patient soll sich in abgestufter Weise mit Situationen konfrontieren, die bei ihm das Zwangsverhalten auslösen, wobei er mit den leichteren Situationen beginnt und nach Beherrschen der Übung zu den nächstschwereren Situationen übergeht.

Grundlage des Expositionstrainings ist die Beobachtung, daß bestimmte, für den jeweiligen Patienten typische Situationen Angst bzw. Spannung hervorrufen. Dieser sehr unangenehme Spannungszustand wird durch das Zwangsritual wieder abgebaut. Beispielsweise verspürt ein Patient, der der Meinung ist, sich über Berühren mit einer Türklinke mit AIDS zu infizieren, nach Kontakt mit der Türklinke Angst

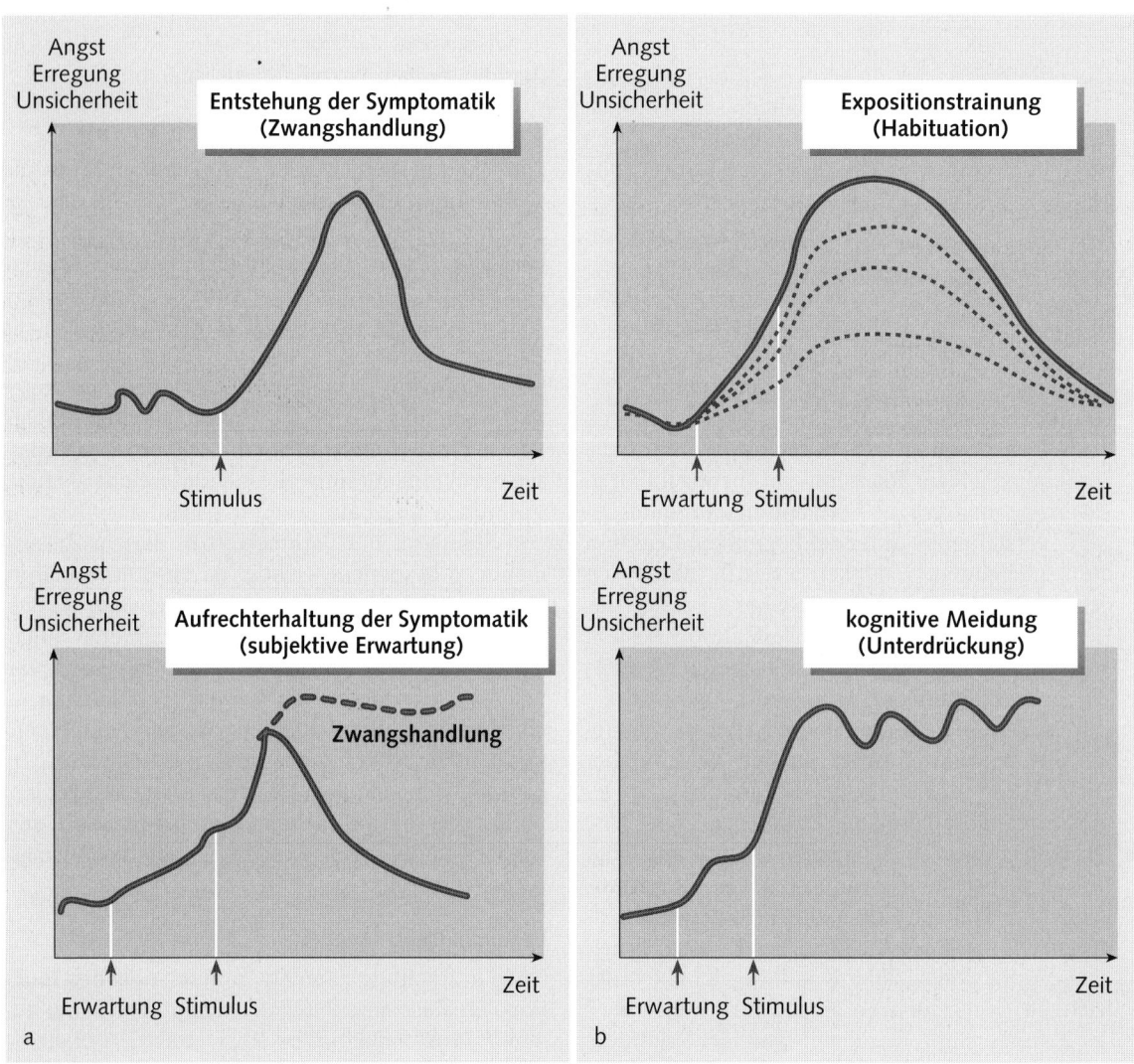

Abbildung 13-6 Modell des Expositionstrainings, Anspannungsverlaufskurven.

und Anspannung und baut den angstgetönten Spannungszustand mit einem Handwaschritual ab. Der Patient ist hierbei der Meinung, daß sich der extrem beeinträchtigende Spannungszustand immer weiter steigern und niemals aufhören würde, wenn er nicht das Zwangsritual ausführte. In Wirklichkeit handelt es sich hierbei um eine physiologisch erschöpfliche Reaktion, die zwar vorübergehend ein Anspannungsplateau erreicht, aber auch ohne Ausübung des Zwangsrituals nach einer gewissen Zeit abfallen würde. Diese Erfahrung kann der Patient jedoch nie machen, da er den Spannungszustand jeweils nach kurzer Zeit durch das Zwangsritual reduziert, ohne den Abfall der Spannungskurve abzuwarten, der von alleine eintreten würde (Abb. 13-6a).

Im Verlaufe der Expositionsbehandlung lernt der Patient, z.B. Türklinken zu berühren. Er wird dabei einen Spannungsanstieg verspüren, aber gleichzeitig die Erfahrung machen, daß die Anspannung auch ohne Ausübung des Waschrituals von selbst wieder abfällt. Er wird also aus eigener Erfahrung lernen, daß es sich bei dem Spannungsanstieg um eine erschöpfliche physiologische Reaktion handelt, die im Verlaufe der Expositionsübung immer schwächer auftritt, bis er bei Berühung der Türklinke kaum noch Angst verspürt (Habituation, siehe Abb. 13-6b). Hat er diese Situation erfolgreich gemeistert, wird er die nächstschwierigere Situation in Angriff nehmen (graduierte Exposition).

Neben der Habituation stellt die Aufgabe des Vermeidungsverhaltens einen wichtigen Therapiefaktor dar. Die Aufrechterhaltung der Zwänge wird als Vermeidungsverhalten von schwer erträglichen Befindlichkeiten wie Anspannung, Unbehagen und Angstreaktion erklärt. Die zwangsauslösenden Situationen sind entweder gänzlich gemieden worden (aktive Vermeidung), oder adäquate Wahrnehmung und Verarbeitung der physiologischen und emotionalen Prozesse sind durch die Zwangsrituale verhindert worden (passive Vermeidung). Die Auslösesituationen werden nunmehr aufgesucht, ohne daß es zu der gewohnten motorischen oder kognitiven Meidung (Zwangsverhalten, Zwangsgedanken) kommt. Die emotionalen und kognitiven Reaktionen auf den zwangsauslösenden Stimulus sollen nicht verhindert werden, wie das in der Literatur immer wieder gebrauchte Wort „Reaktionsverhinderung" suggeriert, der Patient soll vielmehr lernen, mit den ausgelösten Emotionen, Kognitionen und physiologischen Reaktionen adäquat umzugehen, sie zu „managen" (Reaktionsmanagement). Während der Expositionsübung soll die Situation erst dann verlassen werden, wenn es zu einem merklichen Abfall der physiologischen, emotionalen und kognitiven Erregung gekommen ist (Habituation).

Die wichtigsten Komponenten des Expositionstrainings sind nach HAND:

- die Erfahrung, auch ohne Zwangsrituale eine Spannungsreduktion als natürliche physiologische Reaktion zu erreichen
- die direkte Symptomreduktion, die den Patienten zu weiteren Therapieschritten motiviert und neue Lernerfahrungen ermöglicht
- eine realistischere Wahrnehmung der auslösenden Stimuli und die Korrektur verzerrter Kognitionen und Selbstbilder
- eine erweiterte Selbstexploration, d.h. bislang unzugängliche Inhalte, z.B. Erinnerungen an frühere traumatische Erlebnisse, und auch aktuelle Problemkonstellationen können durch die intensive Gefühlsbeteiligung bewußtgemacht und anschließend bearbeitet werden
- eine Intensivierung der therapeutischen Beziehung durch die emotionsreiche Zusammenarbeit an realen Problemfeldern des Patienten.

Die graduierte Exposition wird zunächst in Begleitung des Therapeuten durchgeführt. So früh wie möglich soll die Verantwortung für die Expositionsübungen jedoch an den Patienten zurückgegeben werden, d.h., der Patient wird sich im Selbstmanagement mit den nach Schwierigkeit gestuften Situationen alleine auseinandersetzen und das Therapierationale anwenden.

Im weiteren Verlauf der Therapie soll der Patient das in einzelnen Übungen Erlernte auf andere Situationen, die Zwänge auslösen, generalisieren. Er hat in der Expositionsübung aktive Bewältigungsstrategien erlernt, die er nun selbständig auf andere Situationen übertragen kann. Bei stationären Verhaltenstherapien werden zu diesem Zeitpunkt, wenn möglich therapeutenbegleitet, ansonsten im Selbstmanagement, Expositionsübungen im häuslichen Umfeld des Patienten durchgeführt, um den erzielten Therapieerfolg zu stabilisieren und einen Rückfall in die Zwänge nach Entlassung zu verhindern. In der Regel schließt sich nach der stationären Verhaltenstherapie eine ambulante Verhaltenstherapie an. Rehabilitative Aspekte wie Arbeitsprobung, Wiedereingliederung in den Arbeitsplatz und in das soziale Umfeld müssen ebenfalls berücksichtigt werden.

6.2.3 Kognitive Techniken

Eine Reihe von kognitiven Interventionsstrategien

haben sich in der Behandlung von Zwängen bewährt. Die wichtigsten kognitiven Strategien stellen die Entkatastrophisierung, die Realitätsüberprüfung, die emotionale Distanzierung und Konzepte der Kontrolle und Verantwortung dar (s. Abb. 13-3).

Die Techniken der **Entkatastrophisierung** und **Realitätskontrolle** hängen eng miteinander zusammen. Der Patient soll konkret, meist auf einer Skala zwischen 0 und 100, einschätzen, wie wahrscheinlich es tatsächlich ist, sich über Berührung mit einer Türklinke mit AIDS zu infizieren. Von größter Wichtigkeit ist es, den Patienten nicht zu „beschwichtigen" oder zu beruhigen, sondern die von ihm subjektiv erlebte Verunsicherung aufzeichnen zu lassen. In Form eines „sokratischen Dialogs" wird dann geklärt, ob die Wahrscheinlichkeit der Gefährdung realistisch eingeschätzt wurde. Der Patient setzt sich somit mit der Irrationalität seiner Befürchtungen auseinander und lernt, die wirkliche Gefährdung realitätsgerecht einzuschätzen. Dabei fällt häufig auf, daß Zwangspatienten nach 100%iger Sicherheit und Kontrolle streben. Im Verlaufe des Therapieprozesses muß der Patient lernen, daß jede Aktivität mit einer geringen Gefährdung verbunden ist. Er muß vor jeder Expositionsübung klären, ob er bereit ist, die, wenn auch minimale, Gefährdung auf sich zu nehmen. Die Problematik der Eigenverantwortung und Risikobereitschaft wird meist dann relevant, wenn die Expositionsübungen vom therapeutenbegleiteten Setting in Selbstmanagement übergehen. Die Entscheidung, ein minimales Restrisiko auf sich zu nehmen und dafür neue Möglichkeiten und Freiheiten zu gewinnen, muß der Patient selbst für sich treffen.

In den letzten Jahren wurden vor allem in den Vereinigten Staaten kognitive Techniken der **emotionalen Distanzierung** vorgeschlagen. Hierbei wird der Patient über die neurobiologische Mitverursachung seiner Zwangserkrankung aufgeklärt, erhält Informationen über neurobiologische Hypothesen der Zwangsstörung und lernt, Zwangsimpulse als Ausdruck einer psychischen Erkrankung aufzufassen, die unter anderem von einer „Fehlregulation" zentralnervöser Prozesse verursacht wird. Er selbst als Persönlichkeit könne sich jedoch gegen die neurobiologischen Impulse der Erkrankung wehren („mind versus brain"). Indem der Patient lernt, mit kognitiven Techniken gegen die „neurobiologisch verursachten Zwangsimpulse" anzugehen, verliert er zum einen das Gefühl, den Zwangsimpulsen ausgeliefert zu sein, zum anderen kann er sich emotional von den Zwangsimpulsen distanzieren. Sie werden als Teil der Erkrankung angesehen, die nicht unbedingt eigenen Strebungen entsprechen (z.B. eine nahe Bezugsperson zu schädigen), und verlieren damit einen Teil ihrer angstauslösenden Wirkung.

6.2.4 Verhaltenstherapeutische Behandlung von Zwangsgedanken

Lange Zeit galten Zwangsgedanken als therapeutisch kaum beeinflußbar. Mit der Einführung kognitiver Techniken und Übertragung des Expositionsrationales auf die Behandlung von Zwangsgedanken ließen sich die Behandlungserfolge deutlich verbessern. Dennoch wirft die therapeutische Beeinflussung von Zwangsgedanken weiterhin größere Probleme auf als die Behandlung von Zwangshandlungen.

Von entscheidender klinischer Bedeutung ist die Unterscheidung in Zwangsgedanken mit Stimulus-Charakter und Zwangsgedanken mit Reaktions-Charakter. **Stimulus-Charakter** haben alle Zwangsgedanken, die zu einem Anstieg von Angst und Unruhe führen, z.B.: „Ich muß meinem Kind die Augen ausstechen." Der Gedanke ist in der Regel für den Betroffenen so beängstigend, daß er vermeidet, ihn zu Ende zu denken, und entweder vorher abbricht oder einen Gegengedanken einsetzt, um den angstauslösenden Zwangsgedanken zu neutralisieren. Die therapeutische Intervention besteht darin, den Gedanken zu Ende zu denken und die Erfahrung zu machen, daß er zum einen nicht ausgeführt wird, zum anderen die Angst nur bis zu einem gewissen Punkt ansteigen kann, anschließend jedoch wieder abfällt. Der Patient kann entweder diesen Gedanken immer wieder evozieren oder über einen Walkman mit Endlosschleife hören, bis eine Habituation eintritt. Die Einführung dieser Expositionstechnik hat die Behandlungsprognose von Zwangsgedanken entscheidend verbessert.

Zwangsgedanken mit **Reaktions-Charakter** dienen dazu, beängstigende Impulse oder Gedanken zu neutralisieren und „unschädlich" zu machen. Der Patient muß lernen, diese Gedanken nicht mehr einzusetzen, z.B. nach einem aggressiven Gedanken zu beten oder einen beschwichtigenden Gedanken einzusehen, da sie beispielsweise dem Handwaschritual auf der Handlungsebene entsprechen, das die Befürchtung, sich mit AIDS kontaminiert zu haben, neutralisieren soll. Es geht also um „Reaktionsmanagement", indem der Patient lernen soll, Angst und Unruhe nicht mehr mit Zwangsgedanken vom Reaktionstyp zu neutralisieren.

Weitere Strategien zur Behandlung von Zwangsgedanken sind der „**Gedankenstop**" oder **Methoden der Stimuluskontrolle,** die unserer Erfahrung nach bei weitem nicht so wirkungsvoll sind wie die Übertragung des Expositionsrationales auf den Bereich der Zwangsgedanken.

6.2.5 Angehörigenarbeit

Ein wichtiger Bestandteil in der Behandlung von Zwängen stellen Angehörigengespräche über die Zwangserkrankung dar. Nach Krankheitsaufklärung geht es gerade bei Zwangshandlungen häufig darum, die Angehörigen zu motivieren, sich nicht mehr in die Ausübung der Zwänge einbinden zu lassen (z.B. Kontrolle zu übernehmen, Rückversicherung zu geben oder selbst den auferlegten Hygienestandards des Zwangssystems zu entsprechen). Eine klare Distanzierung von Zwangsritualen ist die beste Unterstützung für den Patienten. Der Rückzug von Angehörigen aus Zwangsritualen, die sie oft jahrelang mit den Patienten zusammen durchgeführt haben, stellt häufig eine schwierige Aufgabe dar, weil der Patient sich nicht völlig von engen Bezugspersonen verlassen fühlen soll. Eine Alternative zum Zwangsverhalten muß für ihn bereits sichtbar sein, um auf die Einbindung von Angehörigen in seine Zwangsrituale verzichten zu können. Die Angehörigen müssen über die Technik der Expositionsbehandlung informiert werden, damit sie den Patienten bei Expositionsübungen zu Hause unterstützen können. Inwieweit Angehörige als Kotherapeuten beim Expositionstraining mit einbezogen werden, muß im Einzelfall jedoch sorgfältig unter Berücksichtigung interaktioneller Probleme geprüft werden, da es eventuell zu einem Festschreiben der Krankenrolle des Patienten kommen kann oder die „Machtverhältnisse" in der Familie zuungunsten des Patienten beeinflußt werden können.

6.2.6 Interventionen in weiteren Problembereichen

Neben den psychoedukativen Anteilen in Angehörigengesprächen werden diese Kontakte auch zur Klärung und Problembewältigung von Konfliktkonstellationen innerhalb der Familie genutzt. Hypothesen über die interpersonelle Funktionalität der Zwangssymptomatik können erarbeitet und Ansätze einer adäquateren Problemlösung entwickelt werden. In Paargesprächen können durch Kommunikationstraining Defizite auf diesem Gebiet verbessert und Fertigkeiten zur konstruktiven Konfliktlösung trainiert werden.

Einen großen Raum in der multimodalen Therapie bei Zwangserkrankungen nimmt die Förderung von sozialen Fertigkeiten ein. Die Fähigkeit, eigene Wünsche zu äußern, seine eigene Meinung zu vertreten, sich von nahestehenden Personen abzugrenzen und die Einübung weiterer sozialer Fertigkeiten können in Gruppensitzungen eingeübt werden.

Zugrundeliegende Konfliktthemen wie selbstverantwortliche Normfindung, eigene Lebens- und Berufsorientierung, Versagensängste müssen ebenso mit dem Patienten bearbeitet werden wie Probleme, mit Emotionen und Aggressionen umzugehen.

> **Resümee**
>
> Als psychotherapeutisches Behandlungsverfahren ist die Wirksamkeit der Verhaltenstherapie am besten belegt, da eine Vielzahl von kontrollierten Studien ihre klinische Effektivität bei der Behandlung der Zwangsstörung nachweisen konnten. Kernstück der Verhaltenstherapie stellt die symptomorientierte Reizkonfrontation mit Reaktionsverhinderung bzw. Reaktionsmanagement dar. Nach detaillierter Verhaltensanalyse auf der Symptomebene, der Lerngeschichte und der Funktionalität konfrontiert sich der Patient graduiert mit Situationen, die bei ihm Zwänge auslösen. Er lernt in diesen Situationen, daß es sich bei der hierdurch ausgelösten Anspannung um ein erschöpfliches physiologisches Phänomen handelt, das auch ohne Ausübung des Zwangsrituals wieder abfällt. Durch wiederholte Konfrontation mit den zwangsauslösenden Situationen macht der Patient die Erfahrung, daß die Spannung immer geringer ansteigt, daß er habituiert, bis er die zwangsauslösende Situation ohne Probleme bewältigen kann. Anschließend geht er zur nächstschwierigeren Übung über. Daneben kommen weiterhin kognitive Techniken zum Einsatz. Außerdem werden krankheitsaufrechterhaltende psychosoziale und intrapsychische Faktoren bearbeitet.

6.3 Kombination von Pharmakotherapie mit Verhaltenstherapie

Neurobiologische und psychische Faktoren sind an der Pathogenese von Zwängen beteiligt. Sowohl ein somatisches Behandlungsverfahren wie die Gabe von Serotonin-Wiederaufnahmehemmern als auch ein psychotherapeutisches Behandlungsverfahren, die kognitive und Verhaltenstherapie, stellen effiziente Therapiestrategien bei Zwangsstörungen dar. Damit stellt sich die Frage, inwieweit eine Kombination von Verhaltenstherapie mit Psychopharmakologie der alleinigen Verhaltenstherapie überlegen ist.

Zum jetzigen Zeitpunkt existieren wenige kontrollierte Studien zu dieser Fragestellung. Zwei Behandlungsstudien mit Clomipramin bzw. Fluvoxamin in Kombination mit Expositionsbehandlung fanden eine leichte, vorübergehende Überlegenheit der Kombination Verhaltenstherapie plus Serotonin-Wiederaufnahmehemmer auf Zwangsrituale gegenüber der Therapie mit Verhaltenstherapie allein. In einer eigenen, placebokontrollierten Multicenter-Studie zeigte sich, daß die Kombination Verhaltenstherapie mit Fluvoxamin der Verhaltenstherapie mit Placebo bei der Behandlung von Zwangsgedanken und bei Zwangspatienten, die an einer sekundären Depression litten, signifikant überlegen war. Damit erscheint die Kombination von Verhaltenstherapie mit einem Serotonin-Wiederaufnahmehemmer indiziert, wenn Zwangsgedanken das klinische Bild bestimmen und wenn eine sekundäre Depression vorliegt. Zwangsgedanken sind nicht in gleichem Maße wie Zwangshandlungen durch Expositionsbehandlung zu beeinflussen. Das depressive Syndrom erschwert eventuell die Anwendung verhaltenstherapeutischer Techniken, wenn der Patient an einer sekundären Depression leidet.

Ausgehend von dieser Multicenterstudie und von Studien, die in der Literatur berichtet werden, kann aus der differentiellen Betrachtung des klinischen Syndroms eine **Differentialindikation** zur Behandlung von Zwangsstörungen abgeleitet werden:

- Bei Patienten, bei denen vorwiegend Zwangshandlungen vorliegen, ist die alleinige kognitive und Verhaltenstherapie die Methode der Wahl. Eine zusätzliche Medikation mit Serotonin-Wiederaufnahmehemmern verbessert in der Regel nicht das Behandlungsergebnis.
- Dominieren Zwangsgedanken das klinische Bild, ist die Kombination von kognitiver und Verhaltenstherapie mit einem Serotonin-Wiederaufnahmehemmer der alleinigen Verhaltenstherapie überlegen.
- Liegt zusätzlich zur Zwangsstörung eine sekundäre Depression vor, sollte ebenfalls ein Serotonin-Wiederaufnahmehemmer in Kombination mit kognitiver und Verhaltenstherapie gegeben werden.
- Bei Zwangsstörungen, die zusammen mit einer Tic-Erkrankung auftreten, oder bei Zwangspatienten, die ihre Zwangssymptome nicht als ichdyston erleben und sich schwer von ihrem Zwangssystem distanzieren können (überwertige Ideen), ist die Kombination von kognitiver und Verhaltenstherapie mit einem Serotonin-Wiederaufnahmehemmer und einem Neuroleptikum die Behandlungsmethode, die die besten Ergebnisse aufweist.

Resümee

Neuere Untersuchungen weisen darauf hin, daß die Kombination von Verhaltenstherapie mit einem Serotonin-Wiederaufnahmehemmer der alleinigen Verhaltenstherapie überlegen ist, wenn Zwangsgedanken das klinische Bild bestimmen oder wenn eine sekundäre Depression zusätzlich zur Zwangsstörung vorliegt.

Literatur

1 Terminologie

Hand, I.: Verhaltenstherapie bei Patienten mit Angsterkrankungen. In: Möller, H.-J. (Hrsg.): Therapie psychiatrischer Erkrankungen, S. 534–547. Enke, Stuttgart 1993.

Hand, I.: Verhaltenstherapie der Zwangsstörungen: Therapieverfahren und Ergebnisse. In: Hand, I., W. K. Goodman, U. Evers (Hrsg.): Zwangsstörungen. Neue Forschungsergebnisse, S. 157–180. Springer, Berlin–Heidelberg–New York 1992.

Hohagen, F.: Neurobiologische Modelle zur Pathogenese der Zwangsstörung. Nervenarzt (im Druck).

Hohagen, F., M. Berger (eds.): New perspectives in research and treatment of obsessive compulsive disorder. Brit. J. Psychiat. (Suppl.) (in press).

Montgomery, S. A., N. Fineberg, D. Montgomery: Phänomenologie und differentialdiagnostischer Stellenwert der Zwangsstörung. In: Hand, I., W. K. Goodman, U. Evers (Hrsg.): Zwangsstörungen. Neue Forschungsergebnisse, S. 15–23. Springer, Berlin–Heidelberg–New York 1992.

Rasche-Räuchle, H., G. Winkelmann, F. Hohagen: Zwangsstörungen – Diagnose und Grundlagen. Extr. Psychiat. 5 (1995) 22–31.

Reinecker, H. S.: Zwänge. Diagnose, Theorien und Behandlung. Huber, Bern–Göttingen–Toronto 1991.

Süllwold, L.: Neue Ansätze zum Verständnis der Zwangsstörung und deren Therapie. In: Hand, I., W. K. Goodman, U. Evers (Hrsg.): Zwangsstörungen. Neue Forschungsergebnisse, S. 102–110. Springer, Berlin–Heidelberg–New York 1992.

Yaryura-Tobias, I., F. A. Neziroglu: Obsessive-compulsive disorders: Pathogenesis, diagnosis, treatment. Dekker, New York 1983.

2 Epidemiologie und Verlauf

Bebbington, P. E.: The epidemiology of obsessive compulsive disorder. Brit. J. Psychiat. (im Druck).

Degonda, M., M. Wyss, J. Angst: The Zurich Study. XVIII. Obsessive-compulsive disorders and syndromes in the general population. Europ. Arch. Psychiat. clin. Neurosci. 243 (1993) 16–22.

Hand, I.: Verhaltenstherapie für Zwangskranke und deren Angehörige. In: Möller, H.-J. (Hrsg.): Therapie psychiatrischer Erkrankungen, S. 509–528. Enke, Stuttgart 1993.

Rasmussen, S. A., J. L. Eisen: The epidemiology and differential diagnosis of obsessive-compulsive disorder. In: Hand, I., W. K. Goodman, U. Evers (Hrsg.): Zwangsstörungen. Neue Forschungsergebnisse, S. 1–14. Springer, Berlin–Heidelberg–New York 1992.

Reinecker, H. S.: Zwänge. Diagnose, Theorien und Behandlung. Huber, Bern–Göttingen–Toronto 1991.

Robins, L. N., J. E. Helzer, M. M. Weissman, H. Orvaschel, E. Gruenberg, J. D. Burke, D. A. Regier: Lifetime prevalence of specific psychiatric disorders in three sites. Arch. gen. Psychiat. 41 (1984) 317–322.

Wittchen, H. U., D. von Zerssen: Verläufe behandelter und unbehandelter Depressionen und Angststörungen. Springer, Berlin–Heidelberg–New York 1989.

3 Symptomatik und Typisierung

Dilling, H., W. Mombour, M. H. Schmidt: Internationale Klassifikation psychischer Störungen (WHO). ICD-10, Kap. V (F): Klinisch-diagnostische Leitlinien. Huber, Bern–Göttingen–Toronto 1991.

Hand, I.: Verhaltenstherapie bei Patienten mit Angsterkrankungen. In: Möller, H.-J. (Hrsg.): Therapie psychiatrischer Erkrankungen, S. 534–547. Enke, Stuttgart 1993.

Marks, I. M.: Fears, Phobias and Rituals. Oxford University Press, New York 1986.

Rasche-Räuchle, H., G. Winkelmann, F. Hohagen: Zwangsstörungen – Diagnose und Grundlagen. Extr. Psychiat. 5 (1995) 22–31.

Reinecker, H. S.: Zwänge. Diagnose, Theorien und Behandlung. Huber, Bern–Göttingen–Toronto 1991.

Winkelmann, G., H. Rasche-Räuchle, F. Hohagen: Zwangsstörung: Comorbidität und Implikation für die Behandlung. Prax. klin. Verhaltensmed. Rehab. 25 (1994) 32–40.

4 Ätiologie und Pathogenese

Baer, L., S. L. Rauch, H. T. Ballantine, R. Martuza, R. Cosgrove, E. Cassem, I. Giriunas, P. A. Manzo, C. Dimino, M. A. Jenike: Cingulotomy for intractable obsessive-compulsive disorder: Prospective long-term follow-up of 18 patients. Arch. gen. Psychiat. 52 (1995) 384–392.

Baumgarten, H. G.: Neuroanatomie und Neurophysiologie des zentralen 5-HT-Systems. In: Heinrich, K., H. Hippius, W. Pöldinger (Hrsg.): Serotonin – ein funktioneller Ansatz für die psychiatrische Diagnose und Therapie, S. 17–44. Springer, Berlin–Heidelberg–New York 1991.

Baxter, L. R.: Neuroimaging studies of human anxiety disorders. In: Bloom, F. E., D. J. Kupfer (eds.): Psychopharmacology: The Fourth Generation of Progress, pp. 1287–1299. Raven, New York 1995.

Baxter, L. R.: Neuroimaging in obsessive-compulsive disorder. In: Jenike, M. A., L. Baer, W. E. Minichiello (eds.): Obsessive Compulsive Disorders: Theory and Management. 2nd ed. Yearbook Medical Publishing, Chicago 1990.

Baxter, L. R., S. Saxena, A. L. Brody: Brain mediation of obsessive-compulsive disorder symptoms: Evidence from functional brain imaging studies in the human and non-human primate. Semin. clin. Neuropsychiat. 1 (1996) 32–47.

Hohagen, F.: Neurobiologische Grundlagen der Zwangsstörung. In: Hand, I., W. K. Goodman, U. Evers (Hrsg.): Zwangsstörungen. Neue Forschungsergebnisse, S. 57–71. Springer, Berlin–Heidelberg–New York 1992.

Hohagen, F.: Neurobiologische Modelle zur Pathogenese der Zwangsstörung. Nervenarzt (im Druck).

Hohagen, F., M. Berger (eds.): New perspectives in research and treatment of obsessive compulsive disorder. Brit. J. Psychiat. (Suppl.) (in press).

Lesch, K. P.: Psychobiologie der Zwangskrankheit. Fortschr. Neurol. Psychiat. 59 (1990) 404–412.

Nagera, H.: Obsessional Neuroses. Jason Aronson, New York 1976.

Quint, H.: Psychoanalytische Therapie von zwangsneurotischen Patienten. In: Möller, H.-J. (Hrsg.): Therapie psychiatrischer Erkrankungen, S. 528–534. Enke, Stuttgart 1993.

Salkovskis, P. M., J. Kirk: Obsessional disorders. In: Hawton, K., P. M. Salkovskis, J. Kirk, D. M. Clark (eds.): Cognitive Behaviour Therapy for Psychiatric Problems. A Practical Guide, pp. 129–168. Oxford University Press, Oxford–New York–Tokyo 1989.

5 Differentialdiagnostischer Prozeß

Rasmussen, S. A., J. L. Eisen: Epidemiologie und Differentialdiagnose der Zwangsstörung. In: Hand, I., W. K. Goodman, U. Evers (Hrsg.): Zwangsstörungen. Neue Forschungsergebnisse, S. 1–14. Springer, Berlin–Heidelberg–New York 1992.

6 Therapie

Hand, I.: Verhaltenstherapie der Zwangsstörungen: Therapieverfahren und Ergebnisse. In: Hand, I., W. K. Goodman, U. Evers (Hrsg.): Zwangsstörungen. Neue Forschungsergebnisse, S. 157–180. Springer, Berlin–Heidelberg–New York 1992.

Hand, I.: Outpatient, multimodal behaviour therapy for obsessive compulsive disorder. Brit. J. Psychiat. (Suppl.) (in press).

Hohagen, F.: Kombination von Psychotherapie und

Pharmakotherapie bei der Zwangsstörung. In: Ambühl, H. (Hrsg.): Psychotherapie der Zwangserkrankung. Thieme, Stuttgart–New York 1998.

Hohagen, F., G. Winkelmann, H. Rasche-Räuchle, I. Hand, A. König, N. Münchau, H. Hiss, C. Geiger-Kabisch, C. H. Käppler, P. Schramm, E. Rey, J. Aldenhoff, M. Berger: Combination of behaviour therapy with fluvoxamine in comparison to behaviour therapy and placebo – results of a multicenter study. Brit. J. Psychiat. (in press).

Marks, I.: Bewältigung der Angst, 2. Aufl. Springer, Berlin–Heidelberg–New York 1992.

Rasche-Räuchle, H., F. Hohagen: Therapie der Zwangsstörungen. Extr. Psychiat. 10 (1996) 21–32.

Reinecker, H. S.: Zwänge. Diagnose, Theorien und Behandlung. Huber, Bern–Göttingen–Toronto 1991.

Winkelmann, G., F. Hohagen: Zwangsstörungen – stationäre Verhaltenstherapie. Fortschr. Neurol. Psychiat. 1 (1995) 19–22.

14
Somatoforme Störungen

Wolfgang Hiller und Winfried Rief

1	**Terminologie**	642
2	**Epidemiologie und Verlauf**	643
3	**Symptomatik und Typisierung**	644
4	**Ätiologie und Pathogenese**	647
	4.1 Biologische und neurophysiologische Faktoren	647
	4.2 Traumatische Erfahrungen und lebensgeschichtliche Belastungen	647
	4.3 Enterozeptiver Wahrnehmungsstil	648
	4.4 Prädisponierende Persönlichkeitszüge	649
	4.5 Soziale und lerngeschichtliche Wirkfaktoren	649
5	**Differentialdiagnostischer Prozeß**	649
6	**Therapie**	650
	6.1 Die ärztliche Beratung und Führung	650
	6.2 Weitergehende psychotherapeutische Ansätze	651
	6.3 Therapie mit Psychopharmaka	654

14 Somatoforme Störungen

1 Terminologie

Der Begriff der „Somatisierung" ist seit langem fester Bestandteil der klinischen Terminologie und mittlerweile auch vielerorts in die Umgangssprache übernommen worden. Er bezeichnet ein klinisches Bild, bei dem Patienten über körperliche Beschwerden oder Symptome klagen, ohne daß hierfür eine organische Grunderkrankung oder ein spezifischer pathophysiologischer Prozeß gefunden werden können.

Die Symptomatik wird als **somatoform** bezeichnet, da sie zunächst auf eine organische Ätiologie hinzudeuten scheint, dies jedoch mit dafür angemessenen Untersuchungsmethoden nicht bestätigt werden kann. Es wird deswegen davon ausgegangen, daß bei der Entstehung, Auslösung und Aufrechterhaltung der körperlichen Symptome psychische Faktoren eine wichtige Rolle spielen.

In der Vergangenheit sind viele unterschiedliche, schulenspezifische und zum Teil widersprüchliche Begriffe geprägt und verwendet worden. Die historischen Wurzeln liegen im Krankheitskonzept der **Hysterie,** das bereits in der Medizin der ägyptischen Kultur zur Beschreibung von Somatisierungssyndromen verwendet wurde. Das griechische Wort „hystera" bedeutet Gebärmutter und wurde früher mit der Vorstellung verbunden, daß ein „wandernder Uterus" mit den dazugehörigen Körperempfindungen und Beschwerden den unerfüllten Kinderwunsch einer Frau ausdrücken könne.

Ähnliche Ideen lagen später dem von psychoanalytischen Autoren geprägten Begriff der **Konversion** zugrunde, wonach innere Triebkräfte oder Konflikte in körperliche Symptome „umgewandelt" werden.

Als Begründer der modernen und wissenschaftlich fundierten Vorstellungen der Somatisierung gilt der französische Arzt Paul Briquet, der Mitte des 19. Jahrhunderts in Paris Patienten mit dem Krankheitsbild der Hysterie systematisch untersuchte und dabei sowohl typische Symptomenkonstellationen als auch Verlaufsformen identifizierte. Etwa 100 Jahre später erlebten diese Arbeiten in den USA eine Renaissance unter der Bezeichnung des **Briquet-Syndroms**.

Der Begriff der somatoformen Störungen wurde erst 1980 in den USA in die klinische Diagnostik eingeführt und später durch ICD-10 übernommen. Zuvor wurden Störungsbilder mit unklaren körperlichen Symptomen als **funktionelle Syndrome** oder noch allgemeiner als **psychosomatische Erkrankungen, psychovegetative Dystonie, Erschöpfungszustand** u. ä. bezeichnet.

Inzwischen liegt durch ICD-10 und DSM-IV ein klares und recht einheitliches Konzept der Krankheitsgruppe der somatoformen Störungen vor. In beiden Klassifikationssystemen sind diese Krankheitsbilder in der Gruppe der somatoformen Störungen zusammengefaßt, wobei je nach Art und Ausprägungsgrad der körperlichen Symptomatik unterschiedliche Diagnosen zur Verfügung stehen (Tab. 14-1).

Als Prototyp und zentrale Diagnose gilt die **Somatisierungsstörung,** die durch vielfältige und im Verlauf häufig wechselnde Symptome wie etwa Schmerzen, Übelkeit, Blähungen, Atemnot oder Störungen der Ausscheidungs- und Genitalfunktionen gekennzeichnet ist. Die **somatoforme autonome Funktionsstörung** (ICD-10) bezieht sich auf Beschwerden, die mit einer erhöhten vegetativen Erregbarkeit einhergehen. Falls Schmerzen für eine

Tabelle 14-1 Somatoforme Störungen nach ICD-10 und DSM-IV.

ICD-10	DSM-IV
Somatisierungsstörung	Somatisierungsstörung
undifferenzierte Somatisierungsstörung	undifferenzierte somatoforme Störung
somatoforme autonome Funktionsstörung	–
anhaltende somatoforme Schmerzstörung	Schmerzstörung
[dissoziative Störung (Konversionsstörung)]	Konversionsstörung
hypochondrische Störung	hypochondrische Störung
[dysmorphophobe Störung]	körperdysmorphe Störung
andere/nicht näher bezeichnete somatoforme Störung	nicht näher bezeichnete somatoforme Störung

längere Zeit im Vordergrund des klinischen Bildes stehen, sollte eine **somatoforme Schmerzstörung** diagnostiziert werden.

Die **dissoziativen oder Konversionsstörungen** können in einem erweiterten Sinne auch den somatoformen Störungen zugerechnet werden, da sie mit nicht organisch bedingten körperlichen Veränderungen wie Gedächtnisverlust (Amnesie), Bewegungs- oder Koordinationsstörungen, epilepsieähnlichen krampfartigen Anfällen oder Sensibilitäts- und Empfindungsstörungen verbunden sind.

Von besonderer Bedeutung ist ferner die **hypochondrische Störung**, die durch ausgeprägte Krankheitsängste und -überzeugungen sowie die entsprechende Fehlinterpretation körperlicher Symptome charakterisiert ist.

Während bei der hypochondrischen Störung die Angst oder Überzeugung besteht, an einer schweren und möglicherweise zum Tode führenden Krankheit zu leiden, sind Personen mit **körperdysmorpher Störung** überwiegend mit vermeintlichen körperlichen Entstellungen oder Mißbildungen beschäftigt (z.B. häßliche Form der Nase).

Nach ICD-10 werden derartige dysmorphophobe Vorstellungen jedoch unter dem Gesamtkonzept der hypochondrischen Störung zusammengefaßt. In beiden Klassifikationssystemen stehen ferner **Restkategorien** der sogenannten undifferenzierten somatoformen Störung bzw. nicht näher bezeichneten somatoformen Störungen zur Verfügung.

> **Resümee**
>
> Die Gruppe der somatoformen Störungen stellt ein neues und eigenständiges Kapitel in den neuen Klassifikationssystemen ICD-10 und DSM-IV dar. Hauptkennzeichen sind körperliche Symptome, die nicht durch eine organische Erkrankung oder einen spezifischen pathophysiologischen Prozeß erklärt werden können.
> Die historischen Wurzeln der somatoformen Störungen liegen in dem traditionellen Krankheitskonzept der Hysterie.

2 Epidemiologie und Verlauf

Nach epidemiologischen Untersuchungen aus den USA beträgt die **Lebenszeitprävalenz** der Somatisierungsstörung zwischen 0,05 und 0,38%. Diese niedrigen Zahlen werden jedoch der klinischen und gesundheitspolitischen Bedeutung dieses Krankheitsbildes nicht gerecht, da den Untersuchungen eine sehr restriktive Definition der Somatisierungsstörung mit mindestens 13 verschiedenen körperlichen Symptomen zugrunde lag.

Mittlerweile gehen viele Untersuchungen bereits dann von einem klinisch relevanten Somatisierungssyndrom aus, wenn bei Männern mindestens 4 und bei Frauen mindestens 6 Somatisierungssymptome festgestellt werden können. Dieses Kriterium wird im anglo-amerikanischen Sprachraum als „**Somatic Symptom Index**" (**SSI**) bezeichnet. Danach beträgt die Auftretenshäufigkeit in der Bevölkerung westlicher Industrienationen etwa 4–5%.

Für die anderen Diagnosegruppen der somatoformen Störungen sind keine verläßlichen Prävalenzangaben bekannt. Jedoch gehören Schmerzbeschwerden zu den häufigsten Symptomen in der Allgemeinmedizin und die 6-Monats-Prävalenz speziell für chronische Kopf- und Rückenschmerzen wird auf etwa 4–12% geschätzt.

Zu den typischen Merkmalen der somatoformen Störungen zählt es, daß die betroffenen Personen sich als körperlich krank ansehen und entsprechend bevorzugt einen Hausarzt, Internisten oder anderen Facharzt aufsuchen. Dementsprechend ist die Häufigkeit von Patienten mit somatoformen Störungen in Einrichtungen der psychiatrisch-psychotherapeutischen Versorgung eher gering, obwohl hierzu bislang keine verläßlichen Angaben bekannt sind.

Einige Studien belegen jedoch, daß unter den **Patienten von Allgemeinarztpraxen,** die sich dort wegen unterschiedlicher körperlicher Symptome vorstellen, etwa 5–20% an einer deutlichen bis schwerwiegenden somatoformen Störung leiden.

Eine neuere Studie aus dem Raum Mainz/Wiesbaden mit 400 Patienten aus Allgemeinarztpraxen erbrachte einen Anteil von 13,6% für die Schmerzstörung, 3,0% für die Somatisierungsstörung und 1,2% für die hypochondrische Störung. Bei etwa 20% der Patienten wurde mindestens eine Diagnose aus dem Bereich der somatoformen Störungen gestellt (WEIFFENBACH ET AL., 1995).

Bei den **Patienten von Allgemeinkrankenhäusern** wird mit einem Anteil von somatoformen Störungen zwischen 17 und 30% gerechnet. Nach einer Studie aus Großbritannien liegen in stationären neurologischen Abteilungen bei etwa einem Drittel der Patienten Somatisierungssymptome vor (CREED ET AL., 1990).

Eigene Daten aus einer psychosomatischen Fachklinik belegen, daß 40–45% aller für Allgemeinstationen angemeldeten Patienten in den zwei vorausgegangenen Jahren über ein klinisch bedeutsames Somatisierungssyndrom im Sinne des oben genannten „SSI" klagten (RIEF, 1995).

Einige **soziodemographische Besonderheiten**

sind speziell für die Somatisierungsstörung bekannt. So besteht ein erheblich erhöhtes Erkrankungsrisiko bei Frauen mit einem Verhältnis von etwa 5:1 und somit eine erhöhte Lebenszeitprävalenz von etwa 0,5–1,5% bei der obengenannten restriktiven Definition.

Außerdem treten Somatisierungssyndrome gehäuft in unteren sozialen Schichten sowie bei Personen mit einem geringen Bildungsgrad auf. Weitere Häufungen finden sich nach Trennung oder Scheidung. Es bestehen auch erhebliche interkulturelle Unterschiede mit einer höheren Auftretenshäufigkeit von Somatisierungssyndromen in nichtwestlichen Kulturen.

Bei längerdauernder und chronifizierter Somatisierung sind meist vielfältige **körperliche und psychosoziale Beeinträchtigungen** zu finden. Es kommt bei dieser Störungsgruppe zu einer überproportionalen Zunahme von Arbeitsunfähigkeitszeiten und der als „doctor-shopping" bezeichneten Tendenz, sich häufig in ärztliche Behandlung zu begeben, immer wieder neue Fachärzte aufzusuchen und aufwendige diagnostische und therapeutische Maßnahmen in Anspruch zu nehmen.

Dementsprechend führen diese Störungen zu erhöhten **Krankheitskosten.** Es wird geschätzt, daß bei Patienten mit dem kompletten Bild der Somatisierungsstörung die Kosten für ambulante Behandlung um den Faktor 14 und für stationäre Behandlung um den Faktor 6 gegenüber den Durchschnittskosten in der Bevölkerung erhöht sind.

Bei etwa zwei Drittel aller Personen mit somatoformen Störungen liegt eine **Komorbidität** mit anderen psychischen oder psychiatrischen Erkrankungen vor. Besonders eng ist der Zusammenhang zwischen Somatisierung und Depression, was sich in dem klinisch sehr populären Konzept der somatisierten bzw. larvierten Depression niedergeschlagen hat.

Hierbei wird angenommen, daß die Somatisierung keine wirklich eigenständige Störungsgruppe darstellt und vielmehr als Variante der Depression anzusehen ist. Obwohl viele primär depressive Personen auch über somatische Symptome wie Müdigkeit, Antriebsverlust oder Appetitlosigkeit klagen, sollten die Störungsbereiche aufgrund des neueren Konzepts der deskriptiven Diagnostik besser voneinander trennbar sein.

In einer klinischen Studie wurde demonstriert, daß trotz der hohen Komorbidität zwischen somatoformen und depressiven Störungen häufig ein langer Zeitraum von bis zu mehreren Jahren zwischen dem Erstauftreten der beiden Syndrome besteht. So lag zwischen dem Beginn der somatoformen und dem der depressiven Störung in den meisten Fällen mehr als ein Jahr, und bei 46% der untersuchten Patienten waren es sogar mehr als 5 Jahre (RIEF ET AL., 1992).

Insofern bleibt unklar, inwieweit Somatisierung und Depression auf gemeinsamen pathogenetischen Bedingungen beruhen oder ob ein Syndrom als Risikofaktor oder mitauslösende Bedingung für das jeweilige andere Syndrom anzusehen ist.

In stationären klinischen Stichproben wurde für die Komorbidität mit **depressiven Störungen** eine Häufigkeit zwischen 50 und 90% unter somatoform gestörten Patienten ermittelt. Bei chronischen Schmerzpatienten beträgt die Wahrscheinlichkeit zur Entwicklung einer depressiven Störung durchschnittlich 30–60%.

Angststörungen wie Phobien, Panikstörungen oder generalisierte Angststörungen scheinen demgegenüber seltener mit somatoformen Störungen einherzugehen, doch wurden in der Literatur entsprechende Komorbiditätsraten von immerhin 2–17% berichtet.

Für den Bereich der **Persönlichkeitsstörungen** wurde ein erheblicher Zusammenhang zwischen Somatisierung einerseits und histrionischer und antisozialer Persönlichkeit andererseits demonstriert. Hierbei zeigten sich deutliche Geschlechtsunterschiede: Bei Frauen mit somatoformen Störungen koexistierte häufiger eine histrionische und bei Männern eine antisoziale Persönlichkeitsstörung.

> **Resümee**
> Mit einer Auftretenshäufigkeit allein des multiplen Somatisierungssyndroms von 4 bis 5% in der Bevölkerung ist die Krankheitsgruppe der somatoformen Syndrome von erheblicher Bedeutung. Frauen und Angehörige unterer sozialer Schichten sind häufiger betroffen.
> Da Patienten mit somatoformen Störungen nur selten primär eine psychiatrisch-psychotherapeutische Einrichtung aufsuchen, muß in den Praxen von Allgemein- und Fachärzten sowie in Allgemeinkrankenhäusern mit einem hohen Anteil dieser Patienten gerechnet werden.
> Im chronischen Verlauf sind somatoforme Störungen meist mit erheblichen körperlichen und psychosozialen Beeinträchtigungen verbunden, und es besteht nicht selten eine Komorbidität mit depressiven, Angst- und Persönlichkeitsstörungen.

3 Symptomatik und Typisierung

Die Diagnose einer somatoformen Störung kann gestellt werden, wenn körperliche Symptome vorliegen, die weder durch eine feststellbare körperliche Erkrankung noch durch die Auswirkungen psychotroper Substanzen (d.h. Drogen, Medikamente oder Alkohol) erklärt werden können.

Nach der Definition von ICD-10 können jedoch somatische Beschwerden auch bei körperlichen Krankheiten als somatoform angesehen werden, falls diese nicht die Schwere, das Ausmaß, die Vielfalt und die Dauer der körperlichen Symptome oder der damit verbundenen sozialen Beeinträchtigungen erklären. In den Klassifikationssystemen sind Auflistungen mit körperlichen Symptomen aus unterschiedlichen Organsystemen vorgegeben, die bei der Untersuchung systematisch berücksichtigt werden sollten.

So werden für die **Somatisierungsstörung** nach ICD-10 insgesamt 14 Symptome aufgezählt, darunter sechs gastrointestinale, vier kardiovaskuläre, drei urogenitale sowie drei Haut- und Schmerzsymptome, während in DSM-IV sogar 33 mögliche Symptome beschrieben sind. Die einzelnen Symptome und diagnostischen Kriterien der Somatisierungsstörung nach ICD-10 sind in Tabelle 14-2 und die Symptomenliste des DSM-IV in Tabelle 14-3 zusammengefaßt.

Falls die Mindestdauer der somatoformen Symptomatik von zwei Jahren noch nicht erreicht ist oder weniger als die Mindestzahl von sechs somatoformen Symptomen vorliegt, kann im Sinne einer „inkompletten Somatisierungsstörung" die sogenannte **undifferenzierte Somatisierungsstörung** nach ICD-10 diagnostiziert werden.

Die weiteren in ICD-10 vorgesehenen Kategorien der anhaltenden somatoformen Schmerzstörung und der dissoziativen bzw. Konversionsstörung sind speziellen Symptomenkonstellationen vorbehalten. Bei der **somatoformen Schmerzstörung** muß ein schwerer und belastender Schmerz in irgendeinem Körperteil mindestens sechs Monate lang durchgehend an den meisten Tagen bestanden haben und den Hauptfokus in der Aufmerksamkeit des Patienten darstellen. Dagegen sollte die **Konversions-**

Tabelle 14-2 Diagnostische Kriterien der Somatisierungsstörung nach ICD-10 (F45.0).

A. Eine Vorgeschichte von mindestens zwei Jahren mit anhaltenden Klagen über multiple und wechselnde körperliche Symptome, die durch keine diagnostizierbare körperliche Krankheit erklärt werden können. Eine eventuell vorliegende bekannte körperliche Krankheit erklärt nicht die Schwere, das Ausmaß, die Vielfalt und die Dauer der körperlichen Beschwerden oder die damit verbundene soziale Behinderung. Wenn einige vegetative Symptome vorliegen, bilden sie nicht das Hauptmerkmal der Störung, d.h., sie sind nicht besonders anhaltend oder belastend.

B. Die ständige Sorge um die Symptome führt zu andauerndem Leiden und dazu, daß die Patienten mehrfach (drei- oder mehrmals) um Konsultationen oder Zusatzuntersuchungen in der Primärversorgung oder beim Spezialisten nachsuchen. Wenn aus finanziellen oder geographischen Gründen medizinische Einrichtungen nicht erreichbar sind, kommt es zu andauernder Selbstmedikation oder mehrfachen Konsultationen bei örtlichen Laienhelfern.

C. Hartnäckige Weigerung, die medizinische Feststellung zu akzeptieren, daß keine ausreichende körperliche Ursache für die körperlichen Symptome vorliegt. Akzeptanz der ärztlichen Mitteilung allenfalls für kurze Zeiträume bis zu einigen Wochen oder unmittelbar nach einer medizinischen Untersuchung.

D. Insgesamt sechs oder mehr Symptome aus der folgenden Liste, mit Symptomen aus mindestens zwei verschiedenen Gruppen: *gastrointestinale Symptome:* 1) Bauchschmerzen, 2) Übelkeit, 3) Gefühl von Überblähung, 4) schlechter Geschmack im Mund oder extrem belegte Zunge, 5) Klagen über Erbrechen oder Regurgitation von Speisen, 6) Klagen über häufigen Durchfall oder Austreten von Flüssigkeit aus dem Anus; *kardiovaskuläre Symptome:* 7) Atemlosigkeit ohne Anstrengung, 8) Brustschmerzen; *urogenitale Symptome:* 9) Dysurie oder Klagen über die Miktionshäufigkeit, 10) unangenehme Empfindungen im oder um den Genitalbereich, 11) Klagen über ungewöhnlichen oder verstärkten vaginalen Ausfluß; *Haut- und Schmerzsymptome:* 12) Klagen über Fleckigkeit oder Farbveränderungen der Haut, 13) Schmerzen in den Gliedern, Extremitäten oder Gelenken, 14) unangenehme Taubheit oder Kribbelgefühl.

E. *Häufigstes Ausschlußkriterium:* Die Störung tritt nicht ausschließlich während einer Schizophrenie oder einer verwandten Störung (F2), einer affektiven Störung (F3) oder Panikstörung (F41.0) auf.

14 Somatoforme Störungen

Tabelle 14-3 Körperliche Symptome aus der Definition der Somatisierungsstörung nach DSM-IV.

Schmerzsymptome:
1. Kopf- oder Gesichtsschmerzen, 2. abdominelle Schmerzen, 3. Rückenschmerzen, 4. Gelenkschmerzen, 5. Schmerzen in den Extremitäten, 6. Brustschmerzen, 7. Schmerzen im Rektum, 8. schmerzhafte Menstruation, 9. Schmerzen beim Geschlechtsverkehr, 10. Miktionsschmerzen

Gastrointestinale Symptome:
11. Übelkeit, 12. Völlegefühl, 13. Erbrechen (außer während einer Schwangerschaft), 14. Durchfall, 15. Unverträglichkeit von Speisen

Sexuelle Symptome:
16. sexuelle Gleichgültigkeit, 17. Erektions- oder Ejakulationsstörungen, 18. unregelmäßige Menstruation, 19. übermäßige menstruelle Blutungen, 20. Erbrechen während der gesamten Schwangerschaft

Pseudoneurologische Symptome:
21. Koordinations- oder Gleichgewichtsstörungen, 22. Lähmung oder Muskelschwäche, 23. Schwierigkeiten beim Schlucken oder Kloßgefühl, 24. Flüsterstimme (Aphonie), 25. Harnverhalt, 26. Halluzinationen, 27. Verlust der Berührungs- oder Schmerzempfindung, 28. Doppelbilder, 29. Blindheit, 30. Verlust des Hörvermögens, 31. (Krampf-)Anfälle, 32. Gedächtnisverlust, 33. Bewußtlosigkeit (anders als einfacher Kollaps)

Tabelle 14-4 Diagnostische Kriterien der hypochondrischen Störung nach ICD-10 (F45.2).

A. Entweder (1) Eine mindestens sechs Monate anhaltende Überzeugung, an höchstens zwei schweren körperlichen Krankheiten (von denen mindestens eine speziell von den Patienten benannt sein muß) zu leiden; oder (2) anhaltende Beschäftigung mit einer vom Betroffenen angenommenen Entstellung oder Mißbildung (dysmorphophobe Störung).

B. Die ständige Sorge um diese Überzeugung und um die Symptome verursacht andauerndes Leiden oder eine Störung des alltäglichen Lebens und veranlaßt die Patienten, um medizinische Behandlungen oder Untersuchungen (oder entsprechende Hilfe von Laienhelfern) nachzusuchen.

C. Hartnäckige Weigerung, die medizinische Feststellung zu akzeptieren, daß keine ausreichende körperliche Ursache für die körperlichen Symptome bzw. Entstellungen vorliegt. Akzeptanz der ärztlichen Mitteilung allenfalls für kurze Zeiträume bis zu wenigen Wochen oder unmittelbar nach einer medizinischen Untersuchung.

D. *Häufigstes Ausschlußkriterium:* Die Störung tritt nicht ausschließlich während einer Schizophrenie oder einer verwandten Störung (F2, insbesondere F22) oder einer affektiven Störung (F3) auf.

störung dann erwogen werden, wenn hauptsächlich pseudoneurologische Symptome vorliegen oder ein teilweiser oder völliger Verlust der normalen Integration besteht, bezogen auf Erinnerungen an die Vergangenheit, das Identitätsbewußtsein und die unmittelbaren Empfindungen sowie auf die Kontrolle von Körperbewegungen. Zwischen dem Beginn der Symptomatik und belastenden Ereignissen, Problemen oder Bedürfnissen muß bei der Konversionsstörung außerdem ein überzeugender zeitlicher Zusammenhang bestehen.

Während bei den bislang genannten Störungen körperliche Symptome das zentrale diagnostische Kriterium darstellten, liegt bei der **hypochondrischen Störung** der Schwerpunkt auf der Angst und der Überzeugung, an einer schweren körperlichen Krankheit zu leiden. Jedoch darf diese Störung nur diagnostiziert werden, wenn die entsprechenden Ängste und Überzeugungen über mindestens sechs Monate hinweg bestehen und wenn damit erhebliches Leiden oder soziale Beeinträchtigungen im Alltagsleben verbunden sind.

Die kompletten Kriterien nach ICD-10 für die hypochondrische Störung sind in Tabelle 14-4 zusammengefaßt. Wie aus dieser Darstellung nochmals deutlich wird, ist die dysmorphophobe bzw. körperdysmorphe Störung anders als in DSM-IV nicht als eigenständige Kategorie konzipiert, sondern Teil des A-Kriteriums (vorherrschendes Beschäftigtsein mit einer vom Patienten angenommenen körperlichen Mißbildung oder Entstellung).

> **Resümee**
> Während die Somatisierungsstörung durch ein polysymptomatisches Bild mit multiplen und häufig wechselnden körperlichen Beschwerden gekennzeichnet ist, stehen bei der somatoformen Schmerzstörung anhaltende Schmerzen in irgendeinem Körperteil und bei der Konversionsstörung

pseudoneurologische Symptome im Vordergrund. Bei der hypochondrischen Störung steht im Mittelpunkt des klinischen Bilds die Angst oder Überzeugung, an einer schweren körperlichen Krankheit zu leiden.

4 Ätiologie und Pathogenese

Für die somatoformen Störungen sind bis heute keine einheitlichen Entstehungs- und Verlaufsdeterminanten bekannt. Wie bei anderen psychischen Störungen wird davon ausgegangen, daß sowohl biologische als auch psychologische Faktoren in interindividuell unterschiedlicher Ausprägung an der Genese beteiligt sind. Diese ätiologisch bedeutsamen Bedingungen sollen im Folgenden näher dargestellt werden.

4.1 Biologische und neurophysiologische Faktoren

In einer norwegischen **Zwillingsstudie** wurde eine erhöhte Konkordanz somatoformer Störungen bei monozygoten Zwillingen (29%) im Vergleich zu dizygoten Zwillingen (10%) festgestellt. Auch bestand bei den Zwillingsgeschwistern der untersuchten Patienten mit somatoformen Störungen ein auffällig erhöhtes Erkrankungsrisiko für eine generalisierte Angststörung (Torgersen, 1986).

Zur familiären Häufung liegen Daten aus einer schwedischen **Adoptionsstudie** vor, in der bei den Eltern von Frauen mit ausgeprägten Somatisierungssyndromen gehäuft Alkoholismus und antisoziales Verhalten gefunden wurden (Bohman et al., 1984).

Familien von Patienten mit somatoformen Störungen weisen wiederholt eine erhöhte Rate von Angehörigen mit der gleichen (somatoformen) Symptomatik auf, dieses kann jedoch neben einer biologisch erhöhten Prädisposition auch auf Lernprozesse in der Kindheit und Jugendzeit zurückgeführt werden (Modellernen).

Als **neurophysiologische Basis** der somatoformen Störungen werden gestörte Aufmerksamkeitsprozesse und insbesondere gestörte Formen der enterozeptiven Wahrnehmung diskutiert. Zudem wird vermutet, daß der Habituationsprozeß an körperliche Veränderungen durch neurophysiologische oder eventuell auch endokrinologische Besonderheiten bzw. Dysfunktionen gestört sein könnte, über deren Wirkmechanismen im einzelnen bislang jedoch wenig bekannt ist.

Aus Untersuchungen mit bildgebenden Verfahren liegen Hinweise für einen reduzierten Metabolismus im Frontalhirnbereich sowie in der nichtdominanten Hemisphäre vor. In einer Untersuchung mit Frauen mit chronischen „idiopathischen" Unterbauchbeschwerden, d.h. einer Untergruppe der somatoformen Störungen, ergaben sich im Vergleich zu einer gesunden Kontrollgruppe erniedrigte Morgen-Cortisolspiegel sowie erniedrigte Reaktionen im CRH(Corticotropin-Releasing-Hormone)-Stimulationstest.

In einer eigenen Untersuchung bei Patienten mit Somatisierungssyndrom und Hypochondrie haben wir jedoch erhöhte Cortisolwerte sowohl am frühen Morgen als auch am Nachmittag gefunden. Da erhöhte Cortisolspiegel auch bei Depressiven bekannt sind, haben wir den Depressivitätsgrad statistisch als Kovariate kontrolliert und dennoch weiterhin einen Unterschied zwischen Patienten mit Somatisierungssyndrom und einer nichtklinischen Kontrollgruppe gefunden (Rief et al., 1997). Ob derartige Besonderheiten auf einen relevanten pathogenetischen Mechanismus oder eine Begleiterscheinung der Erkrankung hinweisen, bleibt unklar.

Neurophysiologische Studien haben bei Patienten mit somatoformen Störungen gewisse Auffälligkeiten im **EEG** und in den **evozierten Potentialen** gezeigt. So fanden sich bei Personen mit Somatisierungsstörungen kleinere Differenzwerte zwischen ereigniskorrelierten Potentialen auf erwartete vs. nichterwartete Reize (sog. „mismatch negativity"), was mit einer verminderten Fähigkeit zur Differenzierung von relevanten und irrelevanten Informationen in Zusammenhang gebracht wird.

Bei emotional bedeutsamem Reizmaterial wurden in einer anderen Studie bei Personen mit einer Vielzahl körperlicher Beschwerden weniger ausgeprägte Negativierungen im evozierten Potential des EEG gefunden (vor allem im Bereich von 560 bis 1000 Millisekunden nach dem Stimulus und vor allem rechtsparietal) (James et al., 1990). Insgesamt können die vorliegenden Befunde heute noch nicht zu einem einheitlichen und in sich schlüssigen psychobiologischen Modell zusammengefaßt werden.

4.2 Traumatische Erfahrungen und lebensgeschichtliche Belastungen

In der Entwicklungsgeschichte vieler Patienten mit somatoformen Störungen finden sich gehäuft traumatische Erlebnisse oder schwierige Lebensbedingungen. Dabei scheint **sexuellen Mißbrauchs- und Gewalterfahrungen** sowohl in der Kindheit als auch in späteren Lebensabschnitten eine besondere Bedeutung zuzukommen. Der familiäre Hintergrund ist in einer erheblichen Zahl der Fälle durch zerrüttete und geschiedene Ehen sowie durch problematische Partnerschaften gekennzeichnet.

Eine erhöhte Rate körperlicher Symptome ohne organisches Korrelat wurde auch im Anschluß an schwerwiegende Ereignisse wie **Kriege oder Umweltkatastrophen** gefunden. Schwere traumatische Erfahrungen finden sich ebenfalls vermehrt bei Personen mit dissoziativen oder pseudoneurologischen Symptomen im Sinne der Konversionsstörung.

Unabhängig von der genauen Zuordnung zu einer diagnostischen Kategorie sind auch neuere Studien über sexuell mißbrauchte Frauen aufschlußreich. Diese Frauen schätzten insgesamt ihre körperliche Gesundheit schlechter ein als Frauen einer Vergleichsgruppe, fühlten sich psychisch stärker belastet und nahmen häufiger die medizinischen Dienste des Gesundheitssystems in Anspruch.

Es ist zu vermuten, daß **Veränderungen in der eigenen Körperwahrnehmung und -akzeptanz,** aber auch persönliche Einstellungen zu den Körperfunktionen und der eigenen Leistungsfähigkeit wichtige Verbindungsstücke zwischen den traumatischen oder belastenden Ereignissen einerseits und der Entstehung der somatoformen Symptomatik andererseits darstellen.

4.3 Enterozeptiver Wahrnehmungsstil

Eine zentrale Determinante der somatoformen Störungen stellt möglicherweise ein besonderer **Wahrnehmungsstil für enterozeptive Reize** dar, der in der angloamerikanischen Literatur mit dem Begriff der **„somatosensory amplification"** (somatosensorische Verstärkung) eingeführt wurde. Es handelt sich dabei um eine interindividuell unterschiedlich ausgeprägte Neigung, körperlichen Vorgängen gegenüber übermäßig sensibel zu sein, Körperempfindungen sehr genau wahrzunehmen und sie sehr rasch als bedrohlich oder gefährlich im Sinne eines krankhaften Prozesses zu bewerten.

Unklar ist noch, inwieweit es sich bei diesem somatosensorischen Wahrnehmungsstil um eine längerdauernde Eigenschaft handelt (etwa im Sinne einer Persönlichkeitsprädisposition) oder ob hiermit die bei somatisch oder psychosomatisch erkrankten Personen vorübergehend erhöhte körperliche Besorgnis umschrieben wird.

Durch eine hohe somatosensorische Empfindlichkeit könnte der Prozeß der Somatisierung angestoßen und aufrechterhalten werden, wenn beispielsweise normale und harmlose Körperreaktionen (z.B. Hunger, körperliche Anstrengung, Schwindelgefühle nach Lagewechsel) oder die körperlichen Begleiterscheinungen intensiver Emotionen (z.B. Herzrasen, Schwitzen, Nervosität) übermäßig beachtet werden.

Durch die **selektive Aufmerksamkeitszuwendung** auf diese Symptome kann es zu einer Erhöhung des physiologischen Erregungsniveaus kommen, was wiederum die körperliche Symptomatik verstärkt oder neue Symptome produziert und somit einen unheilvollen „Teufelskreis" in Gang setzt.

Mit Hilfe dieses Modells könnte erklärt werden, warum aus zunächst harmlosen körperlichen Bagatellsymptomen durch übermäßige Beachtung und Fehlinterpretation schließlich ein schwerwiegender und chronischer Somatisierungsprozeß entstehen kann.

Der somatosensorische Verstärkungsstil kann natürlich auch bei tatsächlichen körperlichen Erkrankungen von Bedeutung sein. So ist in diesem Zusammenhang wiederholt beschrieben worden, daß körperlich kranke Personen ihren Symptomen gegenüber empfindlicher, ängstlicher und schließlich auch hypochondrischer gegenüberstehen.

Durch selektive Aufmerksamkeits- und Bewertungsprozesse wäre auch das von Medizinstudenten häufig berichtete Phänomen der „vorübergehenden Hypochondrie" zu erklären, bei dem es im Anschluß an den Erwerb von neuem medizinischem Wissen zu einer verstärkten Selbstbeobachtung und der Entdeckung vermeintlicher „Symptome" kommt.

Die ätiologische Bedeutung dieses Ansatzes ist bis heute noch nicht ausreichend geklärt. In einer Reihe von Querschnittsuntersuchungen konnte gezeigt werden, daß bei Patienten und hypochondrischen Personen entsprechende auffällige Veränderungen in der Wahrnehmung und Bewertung körperlicher Symptome bestehen.

So zeigen Personen mit somatoformen Syndromen und Hypochondrie im Vergleich zu gesunden Kontrollpersonen signifikant längere Reaktionszeiten auf krankheitsbezogene Substantive und Adjektive, was auf eine besondere Art der Informationsverarbeitung hindeutet. Bei Personen mit Somatisierungsstörung ist bei derartigen Experimenten das psychophysiologische Erregungsniveau erhöht.

In weiteren prospektiven Untersuchungen müßte jedoch abgeklärt werden, inwieweit der somatosensorische Verstärkungsstil tatsächlich auch zur Entwicklung klinisch relevanter somatoformer Syndrome führt und eine Art „trait"-Eigenschaft darstellt.

4.4 Prädisponierende Persönlichkeitszüge

Als Erklärungsmodell der Somatisierung ist in der Vergangenheit wiederholt das aus der psychoanalytischen Literatur stammende Konzept der **Alexithymie** herangezogen worden. Der Ausdruck bedeutet wörtlich „Lesestörung für Gefühle" und beschreibt die reduzierte Fähigkeit, eigene Emotionen wahrzunehmen und auszudrücken und Emotionen und körperliche Sensationen zu unterscheiden. Insgesamt eingeschränkt ist auch die Fähigkeit, Imagination und Phantasie entwickeln zu können.

In der Tat sind in der klinischen Literatur Patienten mit somatoformen Störungen und insbesondere Schmerzpatienten häufig als affektarm, emotional wenig ausdrucksfähig und übermäßig rational im Denken beschrieben worden. Mittlerweile liegen jedoch eine Reihe von Studien vor, die belegen, daß Defizite im Emotionsausdruck nicht nur bei somatoformen Störungen auftreten, sondern in zum Teil noch ausgeprägterer Form bei Patienten mit Angststörungen und Depressionen zu finden sind.

Auch bleibt weiterhin die Frage offen, inwieweit Störungen des affektiven Ausdrucks erst im Verlauf einer somatoformen oder anderen psychischen Störung auftreten und somit mehr als Folge denn als Ursache anzusehen sind.

4.5 Soziale und lerngeschichtliche Wirkfaktoren

Ein lern- und sozialpsychologisch geprägter Ansatz geht davon aus, daß sich somatoforme Störungen über eine Art soziale Kommunikation vermitteln und fortwährend verstärken. Die körperliche Symptomatik ermöglicht es den betroffenen Personen, eine **Patientenrolle** einzunehmen und ein entsprechendes Krankheitsverhalten zu entwickeln (z.B. häufige Arztbesuche, Behandlungs- und Pflegebedürftigkeit).

Körperliche Symptome werden in vielen Fällen als akzeptabler und weniger stigmatisierend erlebt als die Entwicklung einer psychischen Symptomatik. Der Patient benötigt jedoch dazu die Diagnose und Bestätigung des (somatomedizinischen) Arztes, der ihm die Krankenrolle zuweist. Wenn der Arzt andererseits erwartet, daß der Patient das Fehlen krankheitswertiger körperlicher Befunde akzeptiert und keine weiteren diagnostischen oder therapeutischen Maßnahmen mehr fordert, kann es zu erheblichen Spannungen in der Arzt-Patienten-Kommunikation kommen.

Auch außerhalb der Beziehung zwischen Arzt und Patient kann durch die somatoforme Störung und die damit verbundenen psychosozialen Folgen für den Patienten ein psychologischer Vorteil (sog. **Krankheitsgewinn**) entstehen, so z.B. durch die Vermeidung von als unangenehm erlebten Arbeitsverpflichtungen oder durch erwünschte Zuwendung von seiten der Familie.

Auch **materielle Kompensationen** etwa in Form von Rentenzahlungen können die Symptomatik und das Krankheitsverhalten letztlich verstärken, so daß hierdurch der Chronifizierungsprozeß fortschreiten kann.

Frühere psychoanalytische Hypothesen, wonach der Patient mit Hilfe der körperlichen Symptomatik seine aggressiven Impulse quasi passiv ausdrückt (indem die Hilfe anderer als ineffektiv abgewertet wird) oder inakzeptierte Schuldgefühle abwehrt (durch die „Umwandlung" von psychischen in körperliche Insuffizienzgefühle), haben sich bis heute empirisch nicht bestätigen lassen.

> **Resümee**
>
> Ergebnisse aus Zwillings- und Adoptionsstudien deuten auf eine genetische Komponente als Vulnerabilitätsfaktor für die Entwicklung einer somatoformen Störung hin.
> Obwohl bis heute nur wenig über die biologisch relevanten pathogenetischen Mechanismen bekannt ist, scheint sensorischen Funktionen wie gestörten Aufmerksamkeitsprozessen oder besonderen Formen der enterozeptiven Wahrnehmung eine besondere Bedeutung zuzukommen.
> Als psychologische Risikofaktoren gelten traumatische Ereignisse und schwierige Lebensbedingungen in der Kindheit und Adoleszenz, bei Frauen speziell sexuelle Mißbrauchserfahrungen. Die Disposition zu einer selektiven Aufmerksamkeitszuwendung auf körperliche Sensationen und deren Fehlbewertung als Krankheitszeichen sowie möglicherweise Defizite im Emotionsausdruck gelten ebenfalls als Risikofaktoren.
> Krankheitsverhalten und sogenannter Krankheitsgewinn mit z.T. auch psychologisch vorteilhaften Folgen für den Betreffenden tragen zur Aufrechterhaltung der somatoformen Störungen bei.

5 Differentialdiagnostischer Prozeß

Eine somatoforme Störung kann nur diagnostiziert werden, nachdem organische Erkrankungen, die

14 Somatoforme Störungen

ebenfalls die vorliegenden somatischen Symptome erklären könnten, ausgeschlossen worden sind. Daher ist stets eine gründliche und adäquate **somatomedizinische Abklärung** erforderlich.

Insbesondere sollte der Kliniker an Erkrankungen denken, in deren Gefolge unklare oder multiple körperliche Symptome auftreten können (z.B. multiple Sklerose, Myasthenia gravis, systemischer Lupus erythematodes, HIV-Infektionen und AIDS, Porphyrie, Polymyalgia rheumatica, Schilddrüsenerkrankungen).

Eine organische Ätiologie liegt vor allem dann nahe, wenn die multiplen somatischen Symptome erstmals nach dem 40. Lebensjahr auftreten. Abzugrenzen sind die somatoformen Störungen auch von der Simulation und der vorgetäuschten Störung, bei der die Symptome absichtlich durch den Patienten selbst erzeugt werden.

Obwohl grundsätzlich eine Komorbidität zwischen somatoformen Störungen einerseits und vielen anderen psychischen Störungen andererseits bestehen kann, sollten die in den Klassifikationssystemen vorgegebenen **diagnostischen Ausschlußregeln** beachtet werden.

Nach ICD-10 darf beispielsweise keine Somatisierungsstörung diagnostiziert werden, falls die körperlichen Symptome ausschließlich im Rahmen von Angstattacken einer Panikstörung auftreten. Gleichfalls sollte auf die Diagnose einer somatoformen Störung verzichtet werden, wenn die entsprechende Symptomatik nur während des Verlaufs einer Schizophrenie (oder verwandten Störung) oder einer affektiven Störung aufgetreten ist.

Dies schließt jedoch die Komorbidität zwischen somatoformen und affektiven Störungen nicht grundsätzlich aus, da sich eine somatoforme Symptomatik häufig schon vor Beginn einer Depression entwickelt oder auch nach Abklingen eines depressiven Syndroms fortbestehen kann. Obwohl viele depressive Patienten über körperliche Begleitsymptome klagen, sollten stets das Vorliegen eventuell weiterer somatoformer Symptome und die zeitlichen Überlappungsbereiche der Symptome überprüft werden.

Bei der Differentialdiagnose innerhalb der Gruppe der somatoformen Störungen ist zu beachten, daß sich die Diagnosen der Somatisierungsstörung und der somatoformen autonomen Funktionsstörung gegenseitig ausschließen. Nach den Entscheidungsregeln von ICD-10 muß die somatoforme autonome Funktionsstörung als übergeordnet angesehen werden, da die Somatisierungsstörung nicht diagnostiziert werden darf, wenn Symptome vegetativer Erregung das Hauptmerkmal der Störung darstellen.

Die anhaltende somatoforme Schmerzstörung ist nur dann zu erwägen, wenn der Schmerz das klinische Bild beherrscht und keine weiteren klinisch relevanten Somatisierungssymptome vorliegen (andernfalls sollte die Somatisierungsstörung gewählt werden).

Bei der hypochondrischen Störung gelten nach ICD-10 keinerlei Ausschlußkriterien in bezug auf die anderen somatoformen Störungen, so daß beispielsweise sowohl die Diagnose der Somatisierungsstörung als auch die der hypochondrischen Störung bei einem Patienten gestellt werden kann. Dies erscheint auch klinisch sinnvoll, da nicht jede somatoforme Symptomatik mit ausgeprägten Krankheitsängsten oder -befürchtungen einhergeht, obwohl dies bei vielen Patienten und insbesondere bei chronischen Fällen häufig vorliegt.

> **Resümee**
> Der Ausschluß einer tatsächlichen organischen Erkrankung stellt die zentrale Voraussetzung für die Diagnose einer somatoformen Störung dar. Im Bereich der psychischen Störungen sollte besonderes Augenmerk auf die Abgrenzung gegenüber Panikstörung, Schizophrenie und affektiven Störungen gelegt werden.

6 Therapie

Patienten mit ausgeprägter Somatisierung und speziell mit Schmerzsyndromen akzeptieren oft nicht die Untersuchungsergebnisse des Arztes, zweifeln unter Umständen sogar seine fachliche Kompetenz an und sind psychologischen Aspekten ihrer Symptomatik gegenüber nur schwer zugänglich. Daher gelten sie häufig als **„Problempatienten"**.

6.1 Die ärztliche Beratung und Führung

Die Weichenstellung für eine auf psychotherapeutischen Prinzipien basierende Behandlung erfolgt meist in der Praxis des Haus- oder Facharztes. Daher ist es schon hier erforderlich, genügend Zeit und Verständnis aufzubringen und dem Patienten behutsam eine nicht ausschließlich somatische Bewertung seiner Beschwerden näherzubringen. Es empfiehlt sich ein dreistufiges Vorgehen mit den Schwerpunkten,

- den Patienten ausreichend zu verstehen,
- das Thema zu verändern und
- Verbindungen zwischen körperlichen und psychischen Faktoren herzustellen.

Im ersten Stadium ist es ratsam, die **komplette Anamnese** aller körperlichen Beschwerden zu erheben und sich beispielsweise einen „typischen Tag mit den Beschwerden" schildern zu lassen. Bereits hier sollte auf emotionale Belastungen geachtet werden und der Patient kann für entsprechende Äußerungen empathisch verstärkt werden. Neben der Erhebung der sozialen und familiären Anamnese kann nach den Gesundheitsüberzeugungen des Patienten gefragt werden. Abschließend sollte eine körperliche Untersuchung erfolgen. Die Untersuchungsergebnisse werden dann beim nächsten Kontakt dem Patienten mitgeteilt.

Zum Aufbau einer **tragfähigen Beziehung** mit dem Patienten ist es in dieser Phase unverzichtbar, das tatsächliche Vorhandensein der Symptome anzuerkennen und keinesfalls Simulation oder Aggravationstendenzen zu unterstellen.

Im weiteren Vorgehen können Verbindungen zwischen der körperlichen Symptomatik und verschiedenen psychischen Faktoren hergestellt werden. Der Arzt sollte allerdings darauf achten, daß die körperlichen Beschwerden als Gesprächsthemen zunehmend in den Hintergrund treten und statt dessen Äußerungen zu Gefühlen oder zur aktuellen Lebenssituation betonen. Hier bietet es sich an, Verbindungen zu Lebensereignissen aufzuzeigen (z.B. zu außergewöhnlichen Belastungen, Arbeitsdruck, familiären Konflikten) oder dem Patienten die Zusammenhänge zwischen körperlichen Symptomen und Muskelanspannung sowie ängstlichen oder depressiven Verstimmungen zu erläutern.

6.2 Weitergehende psychotherapeutische Ansätze

Zur systematischen Behandlung von somatoformen Störungen und speziell von hypochondrischen Ängsten liegen heute eine Reihe von psychotherapeutischen Strategien vor, die symptomorientiert oder zur Verbesserung der allgemeinen Lebensqualität eingesetzt werden können.

Das **Ziel der Therapie** kann meist nicht die völlige Beseitigung der körperlichen Symptome sein, jedoch können mit dem Patienten aktive Möglichkeiten der Bewältigung und Maßnahmen zu einer Steigerung der Lebenszufriedenheit – trotz eventuell weiterbestehender körperlicher Beschwerden – erarbeitet werden.

Hierzu ist es im allgemeinen erforderlich, daß der Patient selbst seine Symptome nicht nur als medizinische Dysfunktionen oder Krankheitszeichen ver-

Tabelle 14-5 Psychotherapeutische Ziele und Maßnahmen bei somatoformen Störungen.

Ziele	Maßnahmen
vertrauensvolle Beziehung herstellen	den Patienten seine körperlichen Beschwerden ausführlich darstellen lassen, Verständnis zeigen, Akzeptanz signalisieren
Behandlungsmotivation aufbauen	mit dem Patienten Ziele und Teilziele der Therapie erarbeiten, unrealistische Ziele (z.B. „Heilung") relativieren, psychotherapeutische Möglichkeiten aufzeigen (z.B. Streßreduktion, Entspannung, Problemlösung)
psychosomatisches Krankheitsverständnis entwickeln	Zusammenhänge zwischen körperlichen und psychischen Prozessen demonstrieren (z.B. durch Verhaltensexperimente, Symptomtagebücher, Biofeedbackmethoden)
somatomedizinische Maßnahmen auf ein vertretbares Minimum reduzieren	Vereinbarung einer zeitkontingenten ärztlichen Versorgung, Medikamentenkonsum auf medizinisch notwendige Mittel reduzieren, ärztliche Rückversicherungen möglichst vermeiden
Abbau von inadäquatem Schon- und Vermeidungsverhalten	Aufbau von körperlichen oder sportlichen Aktivitäten, Übernahme von Verantwortung in Familie und Beruf
Umattribuierung von Krankheitsüberzeugungen	Krankheitsängste und -überzeugungen offen ansprechen, Alternativerklärungen suchen und überprüfen
Verbesserung der Lebensqualität	Förderung von sozialen Kontakten, Unternehmungen in der Freizeit, Hobbys, Interessen usw., „Genußtraining"

steht, sondern im Therapieverlauf ein weitergefaßtes Beschwerdemodell entwickelt, das sowohl somatische als auch psychische Aspekte einschließt.

Die psychotherapeutischen Behandlungsschwerpunkte sollten je nach Schwere und Chronifizierungsgrad der Symptomatik sowie entsprechend der Therapiebereitschaft des Patienten zusammengestellt werden. Tabelle 14-5 gibt einen Überblick über die wichtigsten Ziele und damit verbundene Maßnahmen.

Eine **vertrauensvolle therapeutische Beziehung** stellt die „Conditio sine qua non" für einen erfolgversprechenden Therapieprozeß dar. Dazu ist vor allem in der sensiblen Anfangsphase Verständnis und Akzeptanz gegenüber den Beschwerden des Patienten unbedingt erforderlich, und die Symptomatik sollte nicht mit Bemerkungen wie „das ist bei Ihnen sowieso alles psychisch ..." oder „vielleicht bilden Sie sich das ein ..." abgewertet werden.

Der Patient sollte in seinen Erwartungen und Veränderungszielen ernst genommen werden, auch wenn zunächst unrealistische und absolute Ziele wie „völlige Heilung" oder ein „Leben in totaler Gesundheit" genannt werden.

Bereits hier kann er jedoch ermuntert werden, sich kleinere Teilziele vorzunehmen wie beispielsweise eine verbesserte Entspannung, Streßreduktion oder vermehrte soziale Aktivitäten.

Patienten, bei denen zusätzlich auch eine Angst- oder depressive Störung besteht, sollten auf die Möglichkeiten des Angstabbaus bzw. der Verbesserung der Stimmung durch Aktivitätsaufbau oder Neuinterpretation von belastenden Ereignissen hingewiesen werden.

Im weiteren Therapieverlauf nimmt die **Auseinandersetzung mit dem persönlichen Krankheitsverständnis des Patienten** eine zentrale Rolle ein. Viele Patienten neigen dazu, ihre körperlichen Beschwerden in sehr einseitiger Form nur somatisch zu erklären. Sie interpretieren Körpersymptome als untrügliche Zeichen einer Krankheit und setzen Gesundheit mit völliger Symptomfreiheit gleich. Auch haben sie überhöhte Erwartungen an die diagnostischen und therapeutischen Möglichkeiten der heutigen Medizin. Bei der Behandlung drängen sie auf die Verordnung von Medikamenten oder auf operative Eingriffe.

Es ist daher Aufgabe des Psychotherapeuten, den Patienten über die **alternativen psychosomatischen Modelle** zu informieren und mit ihm gemeinsam zu überprüfen, inwieweit diese Modelle seine persönliche Symptomatik erklären könnten. Dabei sind die Symptome beispielsweise als Anzeichen von Anspannung, Streß, intensiven Gefühlen oder Lebenskrisen zu bewerten.

Für viele Patienten ist es auch plausibel und nachvollziehbar, daß sich die Sensibilität gegenüber Schmerzen und anderen Beschwerden in Abhängigkeit von Umwelteinflüssen verändern kann und sich die Symptomatik subjektiv verschlimmert, wenn der Betreffende ständig seine Aufmerksamkeit auf die entsprechenden Körperregionen richtet.

Durch sogenannte **Verhaltensexperimente** können unmittelbare Zusammenhänge zwischen körperlichen und psychischen Vorgängen demonstriert werden wie etwa beim Hyperventilationstest (erzeugt Symptome ähnlich wie in Angstzuständen), dem längeren Halten eines Buches mit ausgestrecktem Arm (erzeugt starken Anspannungsschmerz in der Armmuskulatur) oder der bewußten Konzentration auf den eigenen Hals für einige Minuten (erzeugt z.B. Kratzen, Trockenheitsgefühl oder Räusperimpuls).

Weitere therapeutische Techniken sind **Übungen zur Aufmerksamkeitslenkung** (durch gezielte innere oder äußere Ablenkung kann der Patient die Erfahrung machen, daß sich seine Symptome subjektiv bessern) sowie das **Führen von Symptomtagebüchern.** Hiermit können Schwankungen in der Intensität der Beschwerden sowie Zusammenhänge zwischen körperlichen und psychischen Veränderungen verdeutlicht werden.

Sehr effektiv kann der Zusammenhang zwischen körperlichen und psychischen Funktionen durch den Einsatz von **Biofeedback** verdeutlicht werden. Dabei werden psychophysiologische Parameter wie z.B. Muskelanspannung, Hauttemperatur, Hautleitfähigkeit, Herzfrequenz oder Blutdruck gemessen und dem Patienten über Bildschirm oder ein akustisches Signal rückgemeldet.

Zum einen kann so unmittelbar demonstriert werden, daß durch psychische Veränderung (z.B. bei gezielter Phantasietätigkeit oder der Vorstellung persönlicher Problemsituationen) unmittelbar und meist unwillkürlich eine körperliche Reaktion erfolgt (z.B. Verspannung der Muskulatur). Zum anderen kann der Patient durch die Rückmeldung des Biofeedbacks lernen, die einzelnen körperlichen Prozesse bewußt in die gewünschten Richtungen zu beeinflussen. So kann gezielt eine muskuläre Entspannung herbeigeführt werden, um aktiv den eigenen Schmerzen entgegenzusteuern.

Die genannten Maßnahmen zur Neubewertung der Krankheitsvorstellungen sollten stets von Bemühungen flankiert sein, die Neigung des Patienten zu übertriebener oder unangemessener **Inan-**

spruchnahme der medizinischen Dienste zu korrigieren. Hierzu gehören übermäßige ärztliche Konsultationen, die übertriebene Forderung nach Wiederholung oder weiterer Spezialisierung der diagnostischen Methoden und die Einnahme von überflüssigen Medikamenten.

Insbesondere **Schmerzmittel und Tranquilizer** stellen bei Patienten mit somatoformen Störungen oft ein erhebliches Problem dar, da sich ein Abhängigkeitssyndrom entwickeln kann und durch unerwünschte Nebenwirkungen gegebenenfalls sogar weitere somatoforme Symptome ausgelöst werden.

Es kann hilfreich sein, mit dem Patienten in klarer und allgemeinverständlicher Form die Ernsthaftigkeit von bestimmten Einzelsymptomen durchzusprechen und zu vereinbaren, unter welchen Umständen tatsächlich neue medizinische Maßnahmen erforderlich sind.

Um zu verhindern, daß die mit ärztlichen Untersuchungen verbundene Aufmerksamkeit und Zuwendung im Sinne eines beliebig verfügbaren positiven Verstärkers wirkt, kann mit dem Patienten eine **zeitkontingente ärztliche Versorgung** (beispielsweise regelmäßige Konsultationen oder Untersuchungen alle zwei oder vier Wochen) vereinbart werden.

Besondere Beachtung sollte auch den **ärztlichen Rückversicherungen** geschenkt werden, wonach (aufgrund der Untersuchungsergebnisse) alles in Ordnung sei und keine gefährliche körperliche Krankheit bestehe. Untersuchungen haben gezeigt, daß derartige „Beruhigungen" bei Patienten mit Somatisierungsstörung und hypochondrischen Personen nur kurzfristig zu einem Rückgang der Krankheitsängste führen. Langfristig bleibt aber die Fixierung auf die Symptome bzw. die entsprechenden Ängste aufrechterhalten.

Falls derartige Rückversicherungen systematisch reduziert oder am besten gar nicht mehr gegeben werden, erhält der Patient die Chance, wieder Strategien zur Entwicklung von Selbständigkeit im Umgang mit seinen Symptomen zu erlernen. Um ihn zur Mitarbeit zu motivieren, muß dem Patienten jedoch die Logik und die Chance eines derartigen Vorgehens verständlich gemacht werden.

Weitere therapeutische Maßnahmen zielen auf die Veränderung von Verhaltensweisen und Gewohnheiten, die längerfristig zur **Chronifizierung** der körperlichen Symptomatik und zu Einschränkungen des Lebensradius führen.

So sollte in der Therapie Wert darauf gelegt werden, daß der Patient übermäßige Schonung abbaut und sich körperlich wieder fordert durch tägliche Spaziergänge, Einkäufe, Radfahren u.ä. Er sollte wieder eine aktivere Rolle im Familienleben einnehmen, beispielsweise durch Übernahme von Verpflichtungen im Haushalt, oder sich berufliche Ziele setzen wie die Suche nach einer neuen Arbeitsstelle, Verhandlungen über eine Versetzung usw.

Körperliche Aktivierungsprogramme können bei untrainierten Patienten zunächst eine gewisse Verstärkung der körperlichen Beschwerden zur Folge haben. Daher sollte der Patient gezielt motiviert und darauf hingewiesen werden, daß längerfristig durch regelmäßig Übung eine deutliche Symptombesserung erwartet werden kann.

In der therapeutischen Grundhaltung ist es wichtig, an die **Eigenverantwortung** des Patienten für seine Symptome und seine Alltagsgestaltung zu appellieren und ihm die konkreten Entscheidungen für Veränderungen selbst zu überlassen.

Während die einzelnen Verfahren zur Aktivierung und Verhaltensänderung geeignet sind, rasche Erfolgserlebnisse beim Patienten und somit eine weitere Motivierung zu erreichen, muß begleitend mit Hilfe von **kognitiven Therapiemethoden** auf die Wahrnehmungen und Kognitionen des Patienten eingegangen werden.

Es bestehen oftmals ein sehr **negatives Selbstbild** („schwach", „kränklich", „nicht belastbar") und Selbstabwertungen („ich gehöre zum alten Eisen"), die Grundlage für weitere depressive Entwicklungen sein können. Durch körper- und bewegungstherapeutische Übungen kann sich der Patient wieder als körperlich belastbarer und leistungsfähiger erleben und Vertrauen in seine Körperfunktionen entwickeln.

Vielfach können symptombedingte Einschränkungen in bestimmten Körperbereichen besser akzeptiert werden, wenn andere Körperteile bewußt als gesund und gut funktionierend erlebt werden (z.B., zwar an Gesichtsschmerzen zu leiden, aber gut und ausdauernd joggen oder schwimmen zu können).

Besondere Beachtung sollte übertriebenen und zum Teil irrationalen **Krankheitsängsten und -überzeugungen** geschenkt werden. So neigen einige Patienten zu willkürlichen Schlußfolgerungen (z.B. „meine Kopfschmerzen sind sicher Zeichen eines Hirntumors") oder haben naive Vorstellungen von physiologischen Vorgängen (z.B. „ein Engegefühl im Brustbereich ist sicheres Zeichen eines bevorstehenden Herzinfarkts"). In diesem Fall sollten mit dem Patienten alternative Bewertungen erarbeitet und anschließend überprüft werden.

So kann er beispielsweise die Aufgabe bekom-

in somatization disorder. J. psychiat. Res. 24 (1990) 155–163.
Morrison, J.: Childhood sexual histories of women with somatization disorder. Amer. J. Psychiat. 146 (1989) 239–241.
Rief, W., R. Shaw, M. M. Fichter: Elevated levels of psychophysiological arousal and cortisol in patients with somatization syndrome. Psychosom. Med. (in press).
Torgersen, S.; Genetics of somatoform disorders. Arch. gen. Psychiat. 43 (1986) 502–505.
Warwick, H. M. C.: A cognitive-behavioural approach to hypochondriasis and health anxiety. J. psychosom. Res. 33 (1989) 705–710.

4 Symptomatik und Typisierung

American Psychiatric Association (APA): Diagnostic and Statistical Manual of Mental Disorders, 4th ed. APA, Washington, D. C. 1994.
Dilling, H., W. Mombour, M. H. Schmidt, E. Schulte-Markwort (Hrsg): Internationale Klassifikation psychischer Störungen: ICD-10, Kapitel V (F), Forschungskriterien, Weltgesundheitsorganisation. Huber, Bern 1994.
Rief, W.: Multiple somatoforme Symptome und Hypochondrie. Empirische Beiträge zur Diagnostik und Behandlung. Huber, Bern 1995.

5 Differentialdiagnostischer Prozeß

American Psychiatric Association (APA): Diagnostic and Statistical Manual of Mental Disorders, 4th ed. APA, Washington, D. C. 1994.
Creed, F., E. Guthrie: Techniques for interviewing the somatising patient. Brit. J. Psychiat. 162 (1993) 467–471.
Dilling, H., W. Mombour, M. H. Schmidt., E. Schulte-Markwort (Hrsg): Internationale Klassifikation psychischer Störungen: ICD-10, Kapitel V (F), Forschungskriterien, Weltgesundheitsorganisation. Huber, Bern 1994.
Lobo A., R. Campos, M.-J. Pérez-Echeverría, J. Izuzquiza, J. García-Campayo, P. Saz, G. Marcos: A new interview for the multiaxial assessment of psychiatric morbidity in medical settings. Psychol. Med. 23 (1993) 505–510.
Rief W., W. Hiller, M. M. Fichter: Somatoform symptoms in depressive and panic syndromes. Int. J. Behav. Med. 2 (1995) 51–65.

6 Therapie

Goldberg, D. P., L. Gask., T. O' Dowd: The treatment of somatization: teaching techniques of reattribution. J. psychosom. Res. 33 (1989) 689–695.
Rief, W., W. Hiller, E. Geissner, M. M. Fichter: A two-year follow-up study of patients with somatoform disorders. Psychosomatics 36 (1995) 376–386.
Rost, K., T. M. Kashner, G. R. Smith: Effectiveness of psychiatric intervention with somatization disorder patients: improved outcomes at reduced costs. Gen. Hosp. Psychiatry 16 (1994) 381–387.
Salkovskis, P. M., H. M. C. Warwick: Morbid preoccupations, health anxiety and reassurance: a cognitive-behavioural approach to hypochondriasis. J. psychosom. Res. 24 (1986) 597–602.
Volz, H. P., R. D. Stieglitz, H. J. Möller: Somatoforme Störungen. Diagnose und Behandlung. Psychopharmakotherapie 1 (1994) 2–5.
Warwick, H. M. C.: A cognitive-behavioural approach to hypochondriasis and health anxiety. J. psychosom. Res. 33 (1989) 705–710.

spruchnahme der medizinischen Dienste zu korrigieren. Hierzu gehören übermäßige ärztliche Konsultationen, die übertriebene Forderung nach Wiederholung oder weiterer Spezialisierung der diagnostischen Methoden und die Einnahme von überflüssigen Medikamenten.

Insbesondere **Schmerzmittel und Tranquilizer** stellen bei Patienten mit somatoformen Störungen oft ein erhebliches Problem dar, da sich ein Abhängigkeitssyndrom entwickeln kann und durch unerwünschte Nebenwirkungen gegebenenfalls sogar weitere somatoforme Symptome ausgelöst werden.

Es kann hilfreich sein, mit dem Patienten in klarer und allgemeinverständlicher Form die Ernsthaftigkeit von bestimmten Einzelsymptomen durchzusprechen und zu vereinbaren, unter welchen Umständen tatsächlich neue medizinische Maßnahmen erforderlich sind.

Um zu verhindern, daß die mit ärztlichen Untersuchungen verbundene Aufmerksamkeit und Zuwendung im Sinne eines beliebig verfügbaren positiven Verstärkers wirkt, kann mit dem Patienten eine **zeitkontingente ärztliche Versorgung** (beispielsweise regelmäßige Konsultationen oder Untersuchungen alle zwei oder vier Wochen) vereinbart werden.

Besondere Beachtung sollte auch den **ärztlichen Rückversicherungen** geschenkt werden, wonach (aufgrund der Untersuchungsergebnisse) alles in Ordnung sei und keine gefährliche körperliche Krankheit bestehe. Untersuchungen haben gezeigt, daß derartige „Beruhigungen" bei Patienten mit Somatisierungsstörung und hypochondrischen Personen nur kurzfristig zu einem Rückgang der Krankheitsängste führen. Langfristig bleibt aber die Fixierung auf die Symptome bzw. die entsprechenden Ängste aufrechterhalten.

Falls derartige Rückversicherungen systematisch reduziert oder am besten gar nicht mehr gegeben werden, erhält der Patient die Chance, wieder Strategien zur Entwicklung von Selbständigkeit im Umgang mit seinen Symptomen zu erlernen. Um ihn zur Mitarbeit zu motivieren, muß dem Patienten jedoch die Logik und die Chance eines derartigen Vorgehens verständlich gemacht werden.

Weitere therapeutische Maßnahmen zielen auf die Veränderung von Verhaltensweisen und Gewohnheiten, die längerfristig zur **Chronifizierung** der körperlichen Symptomatik und zu Einschränkungen des Lebensradius führen.

So sollte in der Therapie Wert darauf gelegt werden, daß der Patient übermäßige Schonung abbaut und sich körperlich wieder fordert durch tägliche Spaziergänge, Einkäufe, Radfahren u.ä. Er sollte wieder eine aktivere Rolle im Familienleben einnehmen, beispielsweise durch Übernahme von Verpflichtungen im Haushalt, oder sich berufliche Ziele setzen wie die Suche nach einer neuen Arbeitsstelle, Verhandlungen über eine Versetzung usw.

Körperliche Aktivierungsprogramme können bei untrainierten Patienten zunächst eine gewisse Verstärkung der körperlichen Beschwerden zur Folge haben. Daher sollte der Patient gezielt motiviert und darauf hingewiesen werden, daß längerfristig durch regelmäßig Übung eine deutliche Symptombesserung erwartet werden kann.

In der therapeutischen Grundhaltung ist es wichtig, an die **Eigenverantwortung** des Patienten für seine Symptome und seine Alltagsgestaltung zu appellieren und ihm die konkreten Entscheidungen für Veränderungen selbst zu überlassen.

Während die einzelnen Verfahren zur Aktivierung und Verhaltensänderung geeignet sind, rasche Erfolgserlebnisse beim Patienten und somit eine weitere Motivierung zu erreichen, muß begleitend mit Hilfe von **kognitiven Therapiemethoden** auf die Wahrnehmungen und Kognitionen des Patienten eingegangen werden.

Es bestehen oftmals ein sehr **negatives Selbstbild** („schwach", „kränklich", „nicht belastbar") und Selbstabwertungen („ich gehöre zum alten Eisen"), die Grundlage für weitere depressive Entwicklungen sein können. Durch körper- und bewegungstherapeutische Übungen kann sich der Patient wieder als körperlich belastbarer und leistungsfähiger erleben und Vertrauen in seine Körperfunktionen entwickeln.

Vielfach können symptombedingte Einschränkungen in bestimmten Körperbereichen besser akzeptiert werden, wenn andere Körperteile bewußt als gesund und gut funktionierend erlebt werden (z.B., zwar an Gesichtsschmerzen zu leiden, aber gut und ausdauernd joggen oder schwimmen zu können).

Besondere Beachtung sollte übertriebenen und zum Teil irrationalen **Krankheitsängsten und -überzeugungen** geschenkt werden. So neigen einige Patienten zu willkürlichen Schlußfolgerungen (z.B. „meine Kopfschmerzen sind sicher Zeichen eines Hirntumors") oder haben naive Vorstellungen von physiologischen Vorgängen (z.B. „ein Engegefühl im Brustbereich ist sicheres Zeichen eines bevorstehenden Herzinfarkts"). In diesem Fall sollten mit dem Patienten alternative Bewertungen erarbeitet und anschließend überprüft werden.

So kann er beispielsweise die Aufgabe bekommen, gezielt zu beobachten, inwieweit seine Kopfschmerzen mit Streß, angestrengtem Lesen oder Alkoholgenuß in Zusammenhang stehen. Ziel dieser Maßnahmen ist es, die einseitigen Krankheitsüberzeugungen des Patienten abzubauen und ihm eine mehrdimensionale Sicht und Erklärung seiner Symptome zu ermöglichen.

Wenn körperliche Symptome wie beispielsweise Schmerzen oder Verdauungsbeschwerden fortbestehen und den Patienten in seinen alltäglichen Handlungsmöglichkeiten beeinträchtigen, sollte im weiteren Therapieverlauf besonderer Wert auf Möglichkeiten zur **Verbesserung der Lebensqualität** gelegt werden. Es ist häufig der Fall, daß Patienten mit somatoformen Störungen in recht eintönig und reizarm gestalteten Verhältnissen leben und die Kommunikation mit Bekannten, Nachbarn oder Arbeitskollegen minimal ist. Die geringe externe Ablenkung kann die übermäßige Aufmerksamkeitsfokussierung und Beschäftigung mit den eigenen Symptomen begünstigt haben.

Es sollte erprobt werden, wie die einzelnen Lebensbereiche wieder aktiver und abwechslungsreicher gestaltet werden können. Dabei muß es Aufgabe der Patienten selbst sein, die Auswirkungen von sozialen Kontakten, Unternehmungen in der Freizeit, Hobbys oder anderen Interessen auf die eigene Stimmung und körperliche Befindlichkeit zu beobachten und beispielsweise in den Symptomtagebüchern zu protokollieren.

Von besonderer Bedeutung sind in diesem Zusammenhang etwaige **operante aufrechterhaltende Bedingungen** der Symptome und des Krankheitsverhaltens wie Entlastung in der Familie (z.B. Rücksichtnahme, Schonung, Rückzug bei partnerschaftlichen Auseinandersetzungen), Vermeidung beruflicher Verpflichtungen (z.B. Absage eines Vortrags bei einem sozial ängstlichen Patienten) oder finanzielle Vorteile einschließlich Berentung.

Bei diesen Themen sollte der Therapeut sehr behutsam vorgehen und dem Patienten für den Fall der Aufgabe der operanten Vorteile Alternativen darstellen (z.B. Aufmerksamkeit und Rücksicht anderer nicht durch die Symptome, sondern durch aktive Aussprache und direktes Äußern eigener Gefühle und Bedürfnisse). Um relevante Verstärkungsbedingungen dauerhaft und konstruktiv zu verändern, ist es oftmals wichtig, Bezugspersonen des Patienten wie beispielsweise die Partner oder andere Familienangehörige in die Therapie mit einzubeziehen.

6.3 Therapie mit Psychopharmaka

Nur wenige Erkenntnisse liegen bis heute zum Wirkspektrum von Psychopharmaka bei somatoformen Störungen vor. Die Ergebnisse entsprechender Studien sind z.T. schwer interpretierbar, da meistens nicht mit der Doppelblindmethode zur Effektivitätskontrolle gearbeitet wurde und zudem die diagnostische Zuordnung nicht immer eindeutig rekonstruierbar ist.

Nach vorsichtiger Interpretation der vorliegenden Befunde zeichnet sich ab, daß sowohl Antidepressiva als auch Neuroleptika und Benzodiazepine eine gewisse Wirkung haben, im Bereich der **Antidepressiva** jedoch sicherlich nicht so deutlich wie bei depressiven oder bestimmten Angststörungen. Möglicherweise kann die Wirkung von Antidepressiva auf die häufige Komorbidität zwischen somatoformen und depressiven Störungen zurückgeführt werden, so daß hauptsächlich der auf die Stimmungslage gerichtete Effekt zu einer Besserung des Gesamtbildes beiträgt.

Von Bedeutung kann unter Umständen auch der analgetische Effekt sein, der bei der Verabreichung von Antidepressiva in einigen Studien beschrieben worden ist.

Insgesamt liegt für keine Gruppe der Psychopharmaka eine klare Indikation zur Behandlung somatoformer Störungen vor, obwohl dies in der Praxis häufig geschieht (z.B. „Aufbauspritzen"). In der bereits erwähnten Studie in Allgemeinarztpraxen im Raum Mainz/Wiesbaden wurde ermittelt, daß etwa ein Sechstel der Patienten mit Störungen aus dem somatoformen Bereich psychotrope Medikamente (ohne Analgetika) erhielten.

Wegen der Besonderheiten im klinischen Bild der somatoformen Störungen, die ja meist durch ein ausgeprägtes Krankheitsverhalten sowie eine Überbetonung der organischen Aspekte durch den Patienten charakterisiert sind, sollte grundsätzlich bei einer medikamentösen Therapie sehr behutsam vorgegangen werden.

Empfohlen wird, die pharmakologische Behandlung so einfach und transparent wie nur möglich zu gestalten und komplizierte Kombinationsbehandlungen zu vermeiden.

Bei Schmerzmitteln und Benzodiazepinen sollte das Risiko einer körperlichen und psychischen **Abhängigkeit** berücksichtigt werden. Aus einigen klinischen Studien wurde berichtet, daß Patienten mit somatoformen Störungen die verordneten Medikamente zum Teil sehr unregelmäßig und unzuverlässig einnehmen und gegenüber potentiellen

Nebenwirkungen eine sehr hohe Empfindlichkeit besteht.

Der Arzt sollte berücksichtigen, daß im Rahmen der **Fehlattributionen** bei Patienten mit somatoformen Störungen durch die Verordnung von Medikamenten leicht das organische Krankheitsmodell unterstützt werden kann.

Daher empfiehlt es sich, die Überlegungen zur Verordnung von Medikamenten und die zu erwartenden Wirkungen und Nebenwirkungen durchaus im Sinne einer **transparenten Therapie** mit dem Patienten zu besprechen. Dies gilt auch beim Absetzen von Benzodiazepinen wegen der zu erwartenden Intoleranz gegenüber der Zunahme von körperlichen Symptomen im Entzug. Die Reduktion sollte langsam erfolgen und z.B. Carbamazepin zur Dämpfung des Entzugssyndroms gegeben werden.

Resümee

Patienten mit somatoformen Störungen gelten vielfach als schwierig, da sie auch bei bereits chronifizierter Symptomatik häufig auf somatische Behandlungsmaßnahmen drängen und psychiatrisch-psychotherapeutischen Ansätzen gegenüber nur wenig aufgeschlossen sind. Daher ist es von grundlegender Bedeutung, den Patienten zu einer Betrachtung von psychischen Einflußfaktoren auf seine Symptomatik zu motivieren und gemeinsam mit ihm ein alternatives psychosomatisches Krankheitsverständnis zu erarbeiten. Dabei können Verhaltensexperimente, strukturierte Übungen zur gezielten Ablenkung, das Führen von Symptomtagebüchern sowie Biofeedbackdemonstrationen eingesetzt werden.

Bei Patienten mit einer ausgeprägten Inanspruchnahme medizinischer Dienste ist es wichtig, die Zahl der ambulanten Arztkonsultationen und stationären Behandlungen auf ein sinnvolles Minimum zu reduzieren und statt dessen die Selbstverantwortlichkeit des Patienten für sein körperliches Wohlbefinden zu stärken. Hierzu gehören körperliche Aktivierungsprogramme, die Aufgabe von übermäßiger Schonung und generell die Verbesserung der Lebensqualität durch die Förderung von sozialen Kontakten und positiven eigenen Interessen.

Für Psychopharmaka liegt bislang keine klare Indikation zur Behandlung somatoformer Störungen vor, jedoch kann die Gabe von Antidepressiva bei einer gleichzeitig bestehenden depressiven Störung oder bei im Vordergrund stehenden Schmerzen für den Patienten hilfreich sein.

Literatur

1 Terminologie

Bass, C. M. (ed.): Somatization. Physical Symptoms and Psychological Illness. Blackwell Scientific Publications, Oxford 1990.

Ford, C. V.: The Somatizing Disorder: Illness as a Way of Life. Elsevier Science, New York 1983.

Kellner, R.: Somatization and Hypochondriasis. Praeger Publishers, New York 1986.

Kirmayer, L. J., J. M. Robbins: Current Concepts of Somatization: Research and Clinical Perspectives. American Psychiatric Press, Washington 1991.

Rief, W., W. Hiller: Somatoforme Störungen. Körperliche Symptome ohne organische Ursache. Huber, Bern 1992.

Rief, W., W. Hiller, E. Geissner, M. M. Fichter: Hypochondrie: Erfassung und erste klinische Ergebnisse. Z. Klin. Psychol. 23 (1994) 34–42.

2 Epidemiologie und Verlauf

Creed, F., D. Firth, M. Timol, R. Metcalfe, S. Pollock: Somatization and illness behaviour in a neurology ward. J. psychosom. Res. 34 (1990) 427–437.

Katon, W., R. K. Ries, A. Kleinmann: The prevalence of somatization in primary care. Comprehens. Psychiat. 25 (1984) 208–215.

Rief, W., S. Schaefer, W. Hiller, M. M. Fichter: Lifetime diagnoses in patients with somatoform disorders: which came first? Eur. Arch. Psychiat. Clin. Neurosci., 241 (1992) 236–240.

Rief, W.: Multiple somatoforme Symptome und Hypochondrie. Empirische Beiträge zur Diagnostik und Behandlung. Huber, Bern 1995.

Smith, G. R., R. A. Monson, D. C. Ray: Patients with multiple unexplained symptoms. Their characteristics, functional health, and health care utilization. Arch. intern. Med. 146 (1986) 69–72.

Weiffenbach, O., M. Gänsicke, G. Faust, W. Maier: Psychische und psychosomatische Störungen in der Allgemeinarztpraxis. Münch. med. Wschr. 137 (1995) 528–534.

3 Ätiologie und Pathogenese

Barsky, A. J., G. Wyshak: Hypochondriasis and somatosensory amplification. Brit. J. Psychiat. 157 (1990) 404–409.

Bohmann, M., R. Cloninger, A.-L. von Knorring, S. Sigvardsson: An adoption study of somatoform disorders. Cross-fostering analysis and genetic relationship to alcoholism and criminality. Arch. gen. Psychiat. 41 (1984) 872–878.

James, L., E. Gordon, C. Kraiuhin, A. Howson, R. Meares: Augmentation of auditory evoked potentials in somatization disorder. J. psychiat. Res. 24 (1990) 155–163.

Morrison, J.: Childhood sexual histories of women with somatization disorder. Amer. J. Psychiat. 146 (1989) 239–241.

Rief, W., R. Shaw, M. M. Fichter: Elevated levels of psychophysiological arousal and cortisol in patients with somatization syndrome. Psychosom. Med. (in press).

Torgersen, S.; Genetics of somatoform disorders. Arch. gen. Psychiat. 43 (1986) 502–505.

Warwick, H. M. C.: A cognitive-behavioural approach to hypochondriasis and health anxiety. J. psychosom. Res. 33 (1989) 705–710.

4 Symptomatik und Typisierung

American Psychiatric Association (APA): Diagnostic and Statistical Manual of Mental Disorders, 4th ed. APA, Washington, D. C. 1994.

Dilling, H., W. Mombour, M. H. Schmidt, E. Schulte-Markwort (Hrsg): Internationale Klassifikation psychischer Störungen: ICD-10, Kapitel V (F), Forschungskriterien, Weltgesundheitsorganisation. Huber, Bern 1994.

Rief, W.: Multiple somatoforme Symptome und Hypochondrie. Empirische Beiträge zur Diagnostik und Behandlung. Huber, Bern 1995.

5 Differentialdiagnostischer Prozeß

American Psychiatric Association (APA): Diagnostic and Statistical Manual of Mental Disorders, 4th ed. APA, Washington, D. C. 1994.

Creed, F., E. Guthrie: Techniques for interviewing the somatising patient. Brit. J. Psychiat. 162 (1993) 467–471.

Dilling, H., W. Mombour, M. H. Schmidt., E. Schulte-Markwort (Hrsg): Internationale Klassifikation psychischer Störungen: ICD-10, Kapitel V (F), Forschungskriterien, Weltgesundheitsorganisation. Huber, Bern 1994.

Lobo A., R. Campos, M.-J. Pérez-Echeverría, J. Izuzquiza, J. García-Campayo, P. Saz, G. Marcos: A new interview for the multiaxial assessment of psychiatric morbidity in medical settings. Psychol. Med. 23 (1993) 505–510.

Rief W., W. Hiller, M. M. Fichter: Somatoform symptoms in depressive and panic syndromes. Int. J. Behav. Med. 2 (1995) 51–65.

6 Therapie

Goldberg, D. P., L. Gask., T. O' Dowd: The treatment of somatization: teaching techniques of reattribution. J. psychosom. Res. 33 (1989) 689–695.

Rief, W., W. Hiller, E. Geissner, M. M. Fichter: A two-year follow-up study of patients with somatoform disorders. Psychosomatics 36 (1995) 376–386.

Rost, K., T. M. Kashner, G. R. Smith: Effectiveness of psychiatric intervention with somatization disorder patients: improved outcomes at reduced costs. Gen. Hosp. Psychiatry 16 (1994) 381–387.

Salkovskis, P. M., H. M. C. Warwick: Morbid preoccupations, health anxiety and reassurance: a cognitive-behavioural approach to hypochondriasis. J. psychosom. Res. 24 (1986) 597–602.

Volz, H. P., R. D. Stieglitz, H. J. Möller: Somatoforme Störungen. Diagnose und Behandlung. Psychopharmakotherapie 1 (1994) 2–5.

Warwick, H. M. C.: A cognitive-behavioural approach to hypochondriasis and health anxiety. J. psychosom. Res. 33 (1989) 705–710.

15 Dissoziative Störungen

Harald J. Freyberger und Rolf-Dieter Stieglitz

1	Terminologie	658
2	Epidemiologie und Verlauf	658
3	Symptomatik und Typisierung	660
4	Ätiologie und Pathogenese	661
5	Differentialdiagnostischer Prozeß	662
6	Therapie	663

1 Terminologie

Das mit dem Hysteriebegriff eng verbundene Konzept der Dissoziation wurde 1859 von Paul Briquet in die psychiatrische Krankheitslehre eingeführt und in der Folgezeit von Jean Martin Charcot, Paul Janet und Sigmund Freud modifiziert. Sie suchten nach Erklärungsmodellen für die damals häufigen „hysterischen Phänomene" wie psychogene Störungen des Bewußtseins, des Sensoriums und der Motorik. Janet formulierte 1907 als entscheidenden Pathomechanismus die **Abspaltung bestimmter Erlebnisanteile aus dem Bewußtsein**. Die dissoziierten Vorstellungs- und Funktionssysteme entziehen sich danach der willkürlichen Kontrolle, bleiben jedoch weiterhin aktiv und sind so für die dissoziativen Phänomene verantwortlich. Freud, der die Dissoziation mehr als Bewußtseinszustand und weniger als Prozeß verstand, formulierte als zentralen Mechanismus der Hysterie den **Konversionsprozeß**. Der intrapsychische Konflikt besteht zwischen nicht zugelassenen Wünschen und Phantasien (meist sexueller Natur), die in das Bewußtsein drängen, und dem Bestreben, diese Wünsche nicht im Bewußtsein zuzulassen. Um diesen Konflikt zu lösen, werden die Triebregungen in ein Körpersymptom umgewandelt, das den Konflikt symbolhaft darstellt.

Unter dem Einfluß dieses psychoanalytischen Konversionsmodells geriet der Dissoziationsbegriff lange in Vergessenheit und wurde erst mit der Einführung operationalisierter Diagnosesysteme reaktualisiert. Vor dem Hintergrund der empirisch gesicherten Beobachtung, daß dissoziative Phänomene bzw. Konversionssymptome durchaus auch unabhängig von psychosexuellen Konflikten bzw. Auslösesituationen im weitesten Sinne auftreten können und keineswegs allein an hysterische Persönlichkeitsstrukturen gebunden sind, wurde im angloamerikanischen Raum bei der Entwicklung vom DSM-III zum DSM-IV das bis dahin überfrachtete Hysteriemodell aufgelöst. Statt dessen wurden vier Störungskategorien gebildet, die die unterschiedlichen symptomatologischen Akzentuierungen berücksichtigen (Tab. 15-1):

- **Somatisierungsstörung** (im Sinne eines polysymptomatischen Typs der Hysterie, s. Kap. 14): Auftreten disseminierter körperlicher Symptome im raschen Wechsel
- **Konversionsstörungen**: Betonung pseudoneurologischer Störungen (Anfälle, motorische und sensorische Störungen)
- Gruppe der **dissoziativen Störungen** im engeren Sinne: Subsumierung dissoziativer Phänomene auf rein psychischem Niveau (Amnesien, Trance, Besessenheit, Dämmerzustände, Fugue, multiple Persönlichkeit)
- **histrionische Persönlichkeitsstörung** (Kap. 21).

Die ICD-10 nähert die hysterischen Funktionsausfälle auf kognitiv-psychischer und pseudoneurologischer Ebene einander an, indem die dissoziativen und die Konversionsstörungen in einer einzigen diagnostischen Kategorie als dissoziative Störungen zusammengefaßt werden. Dies basiert auf der Beobachtung, daß diese Patienten eine Reihe gemeinsamer anderer Symptome haben und sich beide Störungsgruppen durch eine hohe Komorbidität auszeichnen. Außerdem wird vermutet, daß die gleichen psychologischen Mechanismen eine entscheidende Rolle spielen. Hingegen wird der polysymptomatische Typ der Hysterie, die Somatisierungsstörung, ebenso wie die somatoforme Schmerzstörung zu den somatoformen Störungen gerechnet.

> **Resümee**
>
> Anstelle des veralteten Hysteriekonzepts treten im DSM-IV vier Störungskategorien: Somatisierungsstörung, Konversionsstörung, histrionische Persönlichkeitsstörung und die Gruppe der dissoziativen Störungen im eigentlichen Sinne. In der ICD-10 werden dagegen die dissoziativen und die Konversionsstörungen in einer als dissoziative Störung bezeichneten Gruppe zusammengefaßt.

2 Epidemiologie und Verlauf

Die Prävalenzraten dissoziativer Störungen sind uneinheitlich aufgrund der methodischen Probleme bei der Erfassung sowie der Abhängigkeit von kulturellen Einflüssen. Bei Verwendung von standardisierten Instrumenten (Interviews, Selbstbeurteilungsskalen; s.a. Tab. 15-2) ergeben sich z.B. hohe Häufigkeiten von dissoziativen Symptomen. Saxe et al. (1993) fanden diese bei bis zu 30% der stationär aufgenommenen Patienten (mit einem Cut-off-Wert > 15 in der Dissociative Experience Scale). Davon erfüllten viele auch die Kriterien einer spezifischen dissoziativen Störung, die jedoch klinisch oft übersehen wird.

Für die dissoziativen Störungen auf psychischem Niveau lassen sich nur wenige und zum Teil erheblich sich widersprechende Angaben aus der Literatur nennen. In der Allgemeinbevölkerung ist für den Gesamtbereich dissoziativer Störungen von einer Prävalenz von 1,4–4,6% auszugehen, wobei die

Tabelle 15-1 „Hysterie" in der ICD-10, dem DSM-III-R und dem DSM-IV.

ICD-10		DSM-III-R und DSM-IV	
F44	**dissoziative Störungen**	**dissoziative Störungen**	
F44.0	dissoziative Amnesie	300.12	psychogene Amnesie
F44.1	dissoziative Fugue	300.13	psychogene Fugue
F44.2	dissoziativer Stupor		
F44.3	dissoziative Trance- und Besessenheitszustände		
F44.4	dissoziative Bewegungsstörungen	300.11	Konversionsstörung (gehört zu den somatoformen Störungen)
F44.5	dissoziative Krampfanfälle		
F44.6	dissoziative Sensibilitäts- und Empfindungsstörungen		
F44.7	dissoziative Störungen, gemischt		
F44.8	sonstige dissoziative Störungen		
F44.80	Ganser-Syndrom		
F44.81	multiple Persönlichkeit	300.14	multiple Persönlichkeitsstörung
F44.88	sonstige näher bezeichnete dissoziative Störungen (Konversionsstörungen)		
F44.9	nicht näher bezeichnete dissoziative Störungen	300.15	nicht näher bezeichnete dissoziative Störungen
F45	**somatoforme Störungen**	**somatoforme Störungen**	
F45.0	Somatisierungsstörung	300.81	Somatisierungsstörung
F45.1	undifferenzierte Somatisierungsstörung	300.70	undifferenzierte somatoforme Störung
F45.3	somatoforme autonome Funktionsstörung		
F45.4	anhaltende somatoforme Schmerzstörung	307.80	somatoforme Schmerzstörung
F48	**sonstige neurotische Störungen**		
F48.1	Depersonalisations-/Derealisationsstörung	300.60	Depersonalisationsstörung (gehört zu den dissoziativen Störungen)
F60	**Persönlichkeitsstörungen**	**Persönlichkeitsstörungen (Achse II)**	
F60.4	histrionische Persönlichkeitsstörung	301.50	histrionische Persönlichkeitsstörung

Frauen im Geschlechterverhältnis mit 3:1 überwiegen. Auch pseudoneurologische dissoziative Störungen werden bei Frauen sehr viel häufiger als bei Männern diagnostiziert (Verhältnis ca. 3:1). Sie finden sich im stationären neurologischen Bereich bei ca. 8–9% aller Patienten und im stationären psychiatrischen Bereich bei ca. 6–8%.

Obgleich umfassendere epidemiologische und Verlaufsstudien fehlen, muß davon ausgegangen werden, daß bei klinisch relevanten dissoziativen Störungen der Gipfel des Krankheitsbeginns vor Beginn bzw. am Anfang des dritten Lebensjahrzehnts liegt. In größeren klinisch behandelten Populationen wird bei ca. 75% der Patienten der Erkrankungsbeginn zwischen dem 17. und 32. Lebensjahr gesehen.

In Abhängigkeit von der Art der dissoziativen Störung und der Komorbidität mit anderen psychischen Störungen ließen sich in den vergangenen Jahren zumindest einige **Verlaufsmuster** herausarbeiten. Danach zeigt sich, daß dissoziative Störungen mit einem hohen Ausmaß an Desintegration psychischer Funktionen, wie dissoziative Krampfanfälle, Fugue oder eine multiple Persönlichkeitsstörung bei isoliertem Vorkommen eher einen chronischen Verlauf aufweisen, während die Amnesie, die Bewegungs-, Sensibilitäts- und Empfindungsstörungen bei isoliertem Vorkommen häufig episodenhaft verlaufen.

In **Komorbiditätsstudien** konnte darüber hinaus gezeigt werden, daß Patienten mit dissoziativen Störungen eine hohe Komorbidität mit Persönlichkeitsstörungen (ca. 30%; s. Kap. 21), Phobien und anderen Angsterkrankungen (12–25%) und somatoformen Störungen (ca. 15%) aufweisen. Eigene Untersuchungen zeigten, daß darüber hinaus Entzugssyndrome, vor allem von Benzodiazepinen, dissoziative Phänomene hervorrufen und vorbestehende dissoziative Störungen verstärken können. Das Risiko einer ungünstigen Prognose scheint dabei mit dem Ausmaß der Komorbidität, mit dem Zeitpunkt einer adäquaten Diagnosestellung und der Erkrankungsdauer zu steigen. Als problematisch erweist sich dabei vor allem, daß zahlreiche Patienten zum Teil über lange Zeiträume als neurologisch erkrankt verkannt und damit zusätzlich iatrogen fixiert werden. In Stichproben von Patienten mit dissoziativen Störungen, die in der Neurologie hospitalisiert wurden, wurde eine mittlere Erkrankungsdauer von ca. 7 Jahren gefunden, bevor erstmalig eine psychiatrische Intervention erfolgte. Während zu Beginn einer dissoziativen Störung auslösende Ereignisse und Auftreten der Symptomatik inhaltlich und zeitlich korreliert sind, kommt es im Verlauf häufig zu einer zunehmenden Ausweitung auf konfliktunspezifische innere und äußere Stimuli.

> **Resümee**
> Zuverlässige Prävalenzraten zu dissoziativen Symptomen und Störungen sind nur schwer zu erhalten, sie weisen jedoch auf ein deutliches Überwiegen des weiblichen Geschlechts hin. Der Erkrankungsbeginn liegt in der Regel vor dem 30. Lebensjahr. Dissoziative Symptome finden sich häufig bei Patienten mit anderen psychiatrischen Störungen. Ebenso ist in vielen Fällen eine Komorbidität von dissoziativen Störungen mit anderen psychiatrischen Störungen (insbesondere Persönlichkeitsstörungen) feststellbar.

3 Symptomatik und Typisierung

Für dissoziative Symptome und Störungen gilt, wie auch für andere psychische Erkrankungen, daß diese als ein Kontinuum zu konzeptualisieren sind, das von alltäglichen, subklinischen Symptomen bis zu schwersten Formen der multiplen Persönlichkeit reicht. Viele Menschen erleben unter bestimmten Bedingungen, wie z.B. in starker Müdigkeit oder kurz nach dem Erwachen, dissoziative Phänomene. Diese unterscheiden sich jedoch gegenüber dissoziativen Störungen hinsichtlich Qualität, Dauer und Stärke und beeinträchtigen darüber hinaus meist nicht soziale, interpersonelle oder berufliche Funktionen. Auf symptomatologischem Niveau lassen sich hinsichtlich des dissoziativen Erlebens vier Dimensionen unterscheiden:

- Amnesie
- Tendenz zu imaginativen Erlebnisweisen
- Depersonalisation/Derealisation
- pseudoneurologische Phänomene.

Dabei ist besonders zu beachten, daß sich im Lauf der Zeit ein Gestaltwandel in der Phänomenologie der früher als „hysterisch" bezeichneten Störungen vollzogen hat. Theatralische Formen, wie z.B. der „arc de cercle" und monosymptomatische Konversionsstörungen, sind subtileren und polysymptomatischen Formen gewichen. Dies ist vermutlich dadurch begründet, daß die fortschreitende medizinische Aufklärung den Patienten eine ausdrucksstarke Symbolisierung ihrer Konflikte erschwert.

Für die Diagnose einer dissoziativen Störung müssen nach ICD-10 bestimmte Eingangskriterien erfüllt sein, bevor eine spezifische Störung in Erwägung gezogen wird:

- klinische Charakteristika, wie sie für die einzelnen Störungen typisch sind (Amnesie, Fugue, Anfälle, Paresen etc.)
- Ausschluß einer körperlichen Erkrankung, die die Symptome ausreichend erklären könnte, unter Beachtung der hohen Komorbidität dissoziativer und körperlicher Erkrankungen, wie sie etwa im Terminus „Hysteroepilepsie" (gleichzeitiges Vorliegen epileptischer und dissoziativer Anfälle) zum Ausdruck kommt (für dissoziative und verschiedene neurologische Erkrankungen werden in der Literatur Komorbiditätsraten von 3–17% angegeben)
- Nachweis einer psychogenen Verursachung, d.h. das Bestehen eines zeitlichen Zusammenhangs mit einer psychosozialen Belastung, auch wenn diese vom Patienten selbst geleugnet und nur fremdanamnestisch erhoben wird.

Bezüglich der klinischen Charakteristika werden nach dem oben genannten Konzept die (pseudoneurologischen) Konversionsstörungen von den dissoziativen Störungen auf ausschließlich psychischem Niveau unterschieden. Zur Gruppe der pseudoneurologischen Störungen gehört die **dissoziative Bewegungsstörung**, bei der alle Funktionen der Willkürmotorik einschließlich der Sprache betroffen sein können. Am häufigsten sind dissoziative Lähmungen, es kommen aber auch Aphonien, Dysphonien, Dysarthrien, Akinesien, Dyskinesien und Ataxien vor. Wie bei den dissoziativen Sensibilitäts- und Empfindungsstörungen folgen die Symptomausgestaltungen häufig den subjektiven Vorstellungen der Patienten, die von physiologischen oder anatomischen Gegebenheiten abweichen können.

Die **dissoziativen Sensibilitäts- und Empfindungsstörungen** zeichnen sich entweder dadurch aus, daß es zu einem teilweisen oder vollständigen Verlust einer oder mehrerer Hautempfindungen oder der Seh-, Hör- oder Riechfähigkeit kommt.

Bei **dissoziativen Krampfanfällen** kommt es plötzlich zu unerwarteten krampfartigen Bewegungen sowie seltener zu weiteren Symptomen, die epileptischen Anfällen jeder Art ähneln können (unter anderem Bewußtseinsstörungen und Verletzungen infolge eines Sturzes).

Bei den auf psychische Funktionen beschränkten dissoziativen Störungen ist die **dissoziative Amnesie** am häufigsten. Hier liegt ein teilweiser oder vollständiger Erinnerungsverlust (Amnesie) für zumeist aktuelle traumatisierende oder belastende Ereignisse vor. Letztere können unter Umständen nur fremdanamnestisch aufgeklärt werden.

Bei der **dissoziativen Fugue** kommt es bei Aufrechterhaltung der sonstigen psychosozialen Kompetenzen zu einer zielgerichteten Ortsveränderung über den täglichen Aktionsradius hinaus, ohne daß den Betroffenen dies bewußt ist. Das persönliche Identitätserleben ist gestört oder der Patient nimmt während dieser Episode eine neue Identität als Person an. Für den Zeitraum der Fugue besteht häufig eine dissoziative Amnesie (für das Geschehen).

Beim **dissoziativen Stupor** zeigt sich der Patient überwiegend völlig bewegungslos, ohne daß körperliche oder andere psychische Störungen, die das Zustandsbild erklären können, vorliegen.

Dissoziative Trancezustände gehen mit einem zeitweiligen vollständigen oder teilweisen Verlust des persönlichen Identitätsgefühls und der Umgebungswahrnehmung einher, die zusätzlich mit einer ausgeprägten Einschränkung der Gestik, Mimik und Motorik assoziiert sein kann.

Während **dissoziativer Besessenheitszustände** sind die Betroffenen davon überzeugt, von einem anderen oder einer fremden Macht gesteuert und beherrscht zu werden und vor diesem Hintergrund einen Teil des persönlichen Identitätsgefühls zu verlieren.

Das Kennzeichen der sogenannten **multiplen Persönlichkeitsstörung** (dissoziative Identitätsstörung im DSM-IV) ist das Vorhandensein von zwei oder mehr verschiedenen Persönlichkeiten in einem Individuum, von denen jeweils nur eine nachweisbar ist und keine Zugang zu der Existenz oder den Erinnerungen der anderen hat. Die nosologische Stellung dieses Störungsbilds ist umstritten, es wird von zahlreichen Autoren der Borderline-Persönlichkeitsstörung zugeordnet (Kap. 21). Das Vorkommen scheint darüber hinaus stark kulturabhängig zu sein und von Faktoren abzuhängen, die die Integration des Individuums in die Gesellschaft und kulturabhängige Ausdrucksformen betreffen.

Bei dem **Ganser-Syndrom** handelt es sich um eine Störung, die durch das dissoziative Vorbeireden und Vorbeiantworten des Betroffenen im Gespräch charakterisiert ist.

Vor dem Hintergrund der empirisch gesicherten engen Assoziation zwischen Dissoziation und Depersonalisation/Derealisation wird im DSM-IV die **Depersonalisierungsstörung** ebenfalls zu den dissoziativen Störungen gerechnet, während die ICD-10 das Depersonalisations-/Derealisationssyndrom den anderen neurotischen Störungen zuweist. Die Depersonalisierungsstörung ist im DSM-IV gekennzeichnet durch anhaltendes oder rezidivierendes Entfremdungserleben gegenüber eigenen psychischen Prozessen oder dem eigenen Körper bei intakter Realitätsprüfung während des Depersonalisationserlebens.

> **Resümee**
> Dissoziative Symptome und Störungen sind als ein Kontinuum zu betrachten, das von alltäglichen Phänomenen bis zu schwersten Formen reichen kann. Auf symptomatologischem Niveau lassen sich Unterscheidungen treffen hinsichtlich der Bereiche Amnesie, Tendenz zu imaginativen Erlebnisweisen, pseudoneurologischen Phänomenen sowie Depersonalisation/Derealisation.

4 Ätiologie und Pathogenese

Grundlage aller dissoziativen Störungen ist der **Abwehrmechanismus „Dissoziation"**. Danach werden konflikthafte Impulse oder Ereignisse von den Patienten aus einem vorgegebenen situativen Kontext herausgelöst und die integrativen Funktionen des „Ich" vorübergehend ausgeschaltet. Die Dissoziation dient dabei der Neutralisierung subjektiv unerträglicher Inhalte. Für die schweren dissoziativen Störungen des Bewußtseins ist die besondere ätiologische Bedeutung kumulativer realtraumatisierender Ereignisse in verschiedenen Untersuchungen gezeigt worden. Deprivation in der Kindheit und Jugend, sexueller Mißbrauch und frühe Erfahrungen von Gewalt und Aggressivität seitens zentraler Bezugspersonen spielen in diesem Zusammenhang eine Rolle. Darüber hinaus sind lerntheoretische und kognitive Aspekte von besonderer Bedeutung. Bei Patienten mit dissoziativen Störungen lassen sich überzufällig häufig in der Umgebung neurologische und andere körperliche Erkrankungen finden, die in die Symptomausgestaltung der Patienten miteinfließen. Bisweilen wird die Symptomatik z.B. naher Angehöriger oder früherer eigener Erkrankungen fast vollständig kopiert, ohne daß dem Patienten dies bewußt wird.

Dissoziative Symptome sind keineswegs konfliktspezifisch und nicht allein an hysterische Strukturen oder sogenannte ödipale Konstellationen gebunden. Sie kommen vielmehr bei zahlreichen psychischen Störungen unterschiedlichen Strukturniveaus vor. Zu unterscheiden sind dissoziative Störungen im Rahmen von Konfliktreaktionen, neurotischen Störungen (vor allem Angst- und somatoformen Störungen) und als Begleitsymptomatik schwererer Persönlichkeitsstörungen (Kap. 21). Vor allem bei der narzißtischen und Borderline-Persönlichkeitsstörung werden dissoziative Phänomene häufig beobachtet. Zahlreiche Untersuchungen belegen zudem, daß dissoziative Phänomene mit posttraumatischen Belastungsstörungen (Kap. 19) und mit frühen Realtraumatisierungen, z.B. sexueller Mißbrauch, assoziiert sind. Bezogen auf den Abwehrcharakter der Dissoziation bedeutet dies, daß die Patienten sich mittels der Symptombildung in einen Zustand versetzen, in dem sie sich selbst und die Erinnerung an die Traumatisierung anders, fremdartig und damit weniger intensiv erleben können. Umgekehrt können dabei komplexe dissoziative Phänomene als klinisch relevanter Hinweis auf eventuellen früheren sexuellen oder psychischen Mißbrauch betrachtet werden.

> **Resümee**
> Der Abwehrmechanismus „Dissoziation" wird als Grundlage aller dissoziativen Störungen angenommen, wobei zusätzlich lerntheoretische und kognitive Aspekte bei der Entwicklung eine Rolle spielen. Die betroffenen Patienten weisen häufig kumulierte realtraumatische Erlebnisse in ihrer Vorgeschichte auf.

5 Differentialdiagnostischer Prozeß

Die Erfassung dissoziativer Phänomene erfordert eine genaue Exploration der betroffenen Funktionsbereiche hinsichtlich Häufigkeit, Dauer und Intensität. Da es sich meist um schwer zu erfassende Symptome handelt, wurden in den letzten Jahren spezifische diagnostische Untersuchungsverfahren entwickelt, von denen einige in Tabelle 15-2 aufgeführt sind. Diese Interviews und Selbstbeurteilungsverfahren können zur Diagnosestellung verwendet bzw. als Screeninginstrumente eingesetzt werden. Sie weisen meist eine befriedigende bis gute Reliabilität und Validität auf. So konnten z.B. für die Dis-

Tabelle 15-2 Dissoziative Störungen: Erhebungsinstrumente.

Art	Bezeichnung (Abkürzung)	Autor(en)
strukturierte Interviews*	Structured Clinical Interview for DSM-IV DSM-IV Dissociative Disorders (SCID-D)	STEINBERG ET AL.
	Dissociative Disorders Interview Schedule (DDIS)	ROSS ET AL.
Selbstbeurteilungsverfahren*	Dissociative Experience Scale (DES)	BERNSTEIN und PUTNAM
	Fragebogen zu Dissoziativen Symptomen (FDS)	FREYBERGER ET AL.
	Questionnaire on Experiences and Dissociation (QED)	RILEY
	Dissociation Questionnaire (DIS-Q)	VANDERLINDEN ET AL.

* Nähere Angaben zu dem Verfahren siehe SPITZER ET AL. (1996), FREYBERGER ET AL. (1998)

sociative Experience Scale (DES) für einen Cut-Off-Wert über 30 die höchsten Werte für Sensitivität und Spezifität ermittelt werden. Da die Verfahren große inhaltliche Überschneidungen aufweisen, haben sie in der Regel eine hohe Korrelation. Neben diesen spezifischen Verfahren lassen sich dissoziative Störungen auf Diagnoseebene auch durch einige allgemeine Interviewverfahren wie das „Composite International Diagnostic Interview" (CIDI; s. Kap. 2) erfassen. Da dissoziative Symptome im klinischen Alltag oft übersehen werden, bietet sich zumindest die Anwendung von Selbstbeurteilungsverfahren zu Screeningzwecken an.

Differentialdiagnostische Probleme ergeben sich unter drei Blickwinkeln:

- viele Patienten erfüllen nur knapp nicht die Kriterien einer dissoziativen Störung (subkategorial, subsyndromal)
- eine Reihe von Patienten erfüllt im Krankheitsverlauf die Kriterien mehrerer, sich ausschließender psychischer Störungen
- viele Patienten mit anderen psychiatrischen Störungen weisen dissoziative Phänomene auf.

Differentialdiagnostisch sind bei den dissoziativen Störungen auf **somatischem** Niveau in erster Linie neurologische Erkrankungen auszuschließen, die die Beschwerden hinreichend erklären könnten. Am relevantesten sind hier Epilepsien, zerebrovaskuläre Erkrankungen, Kleinhirnsyndrome und die Encephalitis disseminata. Obgleich in dieser Hinsicht zahlreiche Versuche unternommen wurden, ist davon auszugehen, daß sich dissoziative Störungen allein aufgrund des klinischen Bildes nicht von neurologischen Störungen differenzieren lassen. Wie bereits oben erwähnt, ist eine Komorbidität zwischen neurologischen Erkrankungen und dissoziativen Störungen nicht selten, obgleich präzisere Studien hierzu bislang fehlen.

Auch bei den dissoziativen Phänomenen auf **psychischem** Niveau kann die Differentialdiagnose gegenüber anderen psychischen Erkrankungen häufig erst im Verlauf gestellt werden, da dissoziative Störungen so vielgestaltig sind, daß keine sicheren phänomenologischen Unterscheidungskriterien existieren. Hingewiesen wird in der Literatur in diesem Zusammenhang vor allem auf die Differenzierung gegenüber narzißtischen und Borderline-Persönlichkeitsstörungen, akuten Psychosen, Schizophrenien, „rapid cycling" und bipolaren Störungen. Dabei sollte im diagnostischen Prozeß sorgfältig differenziert werden, ob die dissoziative Symptomatik als Teil etwa einer schizophrenen Störung in psychotisches Erleben eingebettet ist oder sich als eigenständige Symptomatik abgrenzen läßt.

> **Resümee**
> Zur Diagnostik dissoziativer Störungen sind in den letzten Jahren eine Reihe reliabler und valider Selbstbeurteilungsverfahren entwickelt worden, die eine wichtige Hilfe bei der Diagnosestellung sein können.

6 Therapie

Therapeutische Erwägungen müssen zunächst davon ausgehen, daß ein beträchtlicher Teil der Patienten mit vor allem pseudoneurologischen dissoziativen Störungen nicht in der Psychiatrie, sondern in der Neurologie ambulant oder stationär erstbehandelt wird. Typischerweise erscheinen die Patienten mit einem somatischen Krankheitskonzept und den Symptomen einer neurologischen Erkrankung in der Praxis oder Klinik und werden dann einem umfangreichen diagnostischen Programm unterworfen, das den psychischen Kern ihrer Problematik verkennt und nicht selten zu iatrogenen Fixierungen führt.

Das **Behandlungskonzept** hat also zu berücksichtigen, daß Patienten mit dissoziativen Störungen überzufällig häufig bereits über einen längeren Zeitraum neurologisch auffällig waren, bevor sie erstmalig psychiatrisch-psychotherapeutisch gesehen werden. Vor diesem Hintergrund ist es notwendig, den durch die Symptomatik ausgedrückten Beschwerdedruck zu respektieren und **nicht durch vorschnelle Konfrontation** einen Beziehungskonflikt auszulösen, in dem der Behandler das Psychogenesekonzept vertritt und der Patient über die Verstärkung alter und die Entwicklung neuer Symptome eine zugrundeliegende körperliche Störung nachzuweisen versucht. Am Anfang jeder psychotherapeutischen Behandlung hat daher eine **sorgfältige Analyse des Krankheitskonzepts, der Behandlungsbereitschaft, symptomauslösender und -aufrechterhaltender Faktoren sowie der Introspektionsfähigkeit und Psychotherapiemotivation** zu stehen. In Abhängigkeit von den Ergebnissen sollten konfrontative Schritte sorgfältig vorbereitet und in einen Gesamtbehandlungsplan integriert werden. Dabei kann es im stationären Bereich notwendig sein, die Patienten im Rahmen eines Konsultations-Liaison-Angebots über einen längeren Zeitraum in der Neurologie zu betreuen, mit dem Ziel, Aspekte eines psychischen Krankheitskonzepts und eine differenzierte Psychotherapiemotivation zu erarbeiten.

Nach übereinstimmender Auffassung zahlreicher Autoren empfiehlt sich folgendes Vorgehen:

- **Aufklärung des Patienten (Psychoedukation)**, daß mit hoher Wahrscheinlichkeit psychische Geschehnisse und Konflikte einen verlaufsmodifizierenden, teilursächlichen oder ursächlichen Einfluß auf seine derzeitige Symptomatik haben. Dabei sollte nachdrücklich betont werden, daß dem Untersucher die Schwere der Symptomatik, der damit verbundene Leidensdruck und die resultierenden psychosozialen Konsequenzen im persönlichen und beruflichen Umfeld durchaus bewußt sind und nicht davon ausgegangen wird, daß der Patient „nichts hat".
- Einleitung einer **symptomorientierten Behandlung**, die die Symptompräsentation und den somatischen Beschwerdedruck der Patienten respektiert, z.B.:
  – Krankengymnastik bei motorischen Störungen
  – logopädische Therapie bei Sprach- und Sprechstörungen
  – kognitive Verfahren bei Amnesien.
- Angebot **suggestiv-hypnotherapeutischer Verfahren** (etwa Autogenes Training, Muskelrelaxation nach Jacobson), die in ein supportiv-psychotherapeutisches Angebot eingebettet sein sollten, zuungunsten konfliktbearbeitender psychotherapeutischer Verfahren, bei denen den Patienten initial ein eher passiv-rezeptiver Zugang gestattet werden kann.
- Auf der Grundlage der hierdurch gewonnenen Behandlungserfahrungen kann die **differentielle Indikation einer konfliktbearbeitenden bzw. verhaltenstherapeutischen Therapie** gestellt werden.

Obgleich mittlerweile verhaltenstherapeutische Programme vor allem für den Bereich dissoziativer Bewegungsstörungen vorliegen, ist nach den vorliegenden Therapiestudien die konfliktbearbeitende Psychotherapie der Verhaltenstherapie vorzuziehen. Verhaltenstherapeutische Interventionen sind vor allem dann sinnvoll, wenn sich die individuelle Konfliktdynamik mit dem Patienten nicht angemessen herausarbeiten läßt, aus intellektuellen oder kognitiven Gründen eine konfliktbearbeitende Therapie nicht in Frage kommt oder angesichts eines hohen Chronifizierungsgrades die Therapieziele vor allem auf symptomatologischem Niveau anzusiedeln sind. Die hierzu vorliegenden Einzelfallstudien orientieren sich im wesentlichen an Interventionen zur Beeinflussung symptomverstärkender dysfunktionaler Kognitionen und anderen Interventionstechniken, die in der Therapie von Angststörungen eingesetzt werden.

Darüber hinaus werden vor allem in den USA **Hypnoseverfahren** relativ breit in der Therapie eingesetzt, ohne daß deren Effekte bisher in kontrollierten Studien untersucht worden wären. Von der Mehrzahl der Autoren wird dabei hervorgehoben, daß Hypnosetechniken nicht allein, sondern im Kontext multimodaler Ansätze appliziert werden sollten, da es bei unkontrolliertem Einsatz auch zur Verstärkung dissoziativer Phänomene kommen kann.

Auch im Zusammenhang mit dissoziativen Störungen, vor allem aber bei posttraumatischen Belastungsstörungen, wurde in letzter Zeit das sogenannte **Eye Movement Desensitization and Reprocessing (EMDR)** eingesetzt. Hierbei handelt es sich im weitesten Sinne um ein Expositionsverfahren, bei dem durch Induktion sakkadischer Augenbewegungen bei gleichzeitiger Wiedererinnerung traumatischer Erlebnisanteile die Erlebnisverarbeitung unterstützt werden soll. Auch hierzu liegen bisher vorwiegend Einzelfalldarstellungen vor, in denen zudem als wesentliche Nebenwirkung traumaassoziierte Flashbacks bei bis zu 50% der untersuchten Patienten berichtet werden.

Die **Indikation zu einer stationären Psychotherapie** ist bei einer laufenden Behandlung gegeben, wenn

- die Symptomatik eine ambulante Behandlung nicht zuläßt (z.B. dissoziative Halbseitenlähmung, wiederholte dissoziative Krampfanfälle)
- eine Therapieresistenz über einen Zeitraum von mehr als 6 Monaten in der ambulanten Behandlung vorliegt
- rezidivierende Störungen auftreten
- eine Komorbidität mit anderen psychischen Störungen vorliegt
- Symptomverschiebungen und Komplikationen im therapeutischen Prozeß (siehe unten) auftreten.

Dabei sollte die symptomorientierte Behandlung auch bei einem Rückgang der Symptomatik prinzipiell über einen längeren Zeitraum fortgesetzt werden.

Neben dem Ziel einer symptomatologischen Besserung und einer Differenzierung der Krankheitsverarbeitung besteht die Aufgabe stationärer psychotherapeutischer Ansätze vor allem darin, die zugrundeliegende Konfliktdynamik herauszuarbeiten. Nach den wenigen bisher vorliegenden Therapiestudien scheinen dabei Patienten mit dissoziativen

Störungen vor allem von **gruppenpsychotherapeutischen** Ansätzen zu profitieren, in denen dissoziative Abwehrprozesse offenbar besser als in einzeltherapeutischen Settings identifiziert und korrigiert werden können. Für die therapeutische Bearbeitung der realtraumatischen Aspekte ist allerdings eine Kombination mit einer Einzeltherapie indiziert.

Empirische Hinweise für die Wirksamkeit **psychopharmakologischer** Interventionen liegen bisher nicht vor. Vor dem Einsatz von Benzodiazepinen ist in diesem Zusammenhang zu warnen, da diese Substanzen in der Regel dissoziative Phänomene verstärken.

Die **multiple Persönlichkeitsstörung** ist in den USA Gegenstand zahlreicher Therapiestudien geworden, die von psychoanalytischer Psychotherapie bis zur Elektrokonvulsionstherapie reichen. Ihre nosologische Bedeutung wird aber von vielen Autoren immer wieder bezweifelt, so daß eine umfangreiche Literatur existiert. Angesichts einer hohen internen Komorbidität mit komplexen Persönlichkeitsstörungen und einer hohen, iatrogene Effekte nahelegenden Suggestibilität der betroffenen Patienten ist derartigen Studien eher skeptisch zu begegnen. Es muß bezweifelt werden, ob sich die multiple Persönlichkeit tatsächlich von komplexen Persönlichkeitsstörungen diagnostisch trennen läßt, was unter ätiopathogenetischen Aspekten wahrscheinlich wenig sinnvoll erscheint. Ob das Vorliegen dissoziativer Phänomene bei anderen psychischen Erkrankungen das Ansprechen auf eine Therapie und die Prognose verbessert oder verschlechtert, ist bislang empirisch nicht ausreichend geklärt worden.

Resümee
Die Behandlung dissoziativer Störungen beinhaltet die Psychoedukation des Patienten über seine Erkrankung, die Einleitung einer symptomorientierten Behandlung, das Angebot suggestiv-hypnotherapeutischer Verfahren sowie gegebenenfalls den Beginn einer konfliktbearbeitenden bzw. verhaltenstherapeutischen Behandlung. Bei einer ausgeprägten Symptomatik ist eine stationäre Psychotherapie indiziert.

Literatur

American Psychiatric Association (APA): Diagnostic and Statistical Manual of Mental Disorders DSM-IV. APA, Washington, D. C. 1994.

Bernstein, E. M., F. W. Putnam: Development, reliability, and validity of a dissociation scale. J. nerv. ment. Dis. 174 (1986) 727–735.

Briquet, P.: Traite clinique et therapeutique de l'hysterie. J. B. Baillière, Paris 1859.

Chu, J. A., D. L. Dill: Dissociative symptoms in relation to childhood physical and sexual abuse. Amer. J. Psychiat. 147 (1990) 887–892.

Dilling, H., W. Mombour, M. H. Schmidt: Internationale Klassifikation psychischer Störungen: ICD-10 Kapitel V (F), Klinisch-diagnostische Leitlinien, 2. Aufl. Huber, Bern–Göttingen–Toronto 1993.

Dilling, H., W. Mombour, M. H. Schmidt, E. Schulte-Markwort: Internationale Klassifikation psychischer Störungen: ICD-10 Kapitel V (F), Forschungskriterien. Huber, Bern–Göttingen–Toronto 1994.

Eschenröder, C. T.: Augenbewegungs-Desensibilisierung und Verarbeitung traumatischer Erinnerungen – eine neue Behandlungsmethode. Verhaltensther. psychosoz. Praxis 3 (1995) 341–371.

Freud, S., J. Breuer: Studien über Hysterie. GW 1, 1895, 75–312.

Freyberger, H. J., C. Spitzer, R.-D. Stieglitz: Fragebogen zu Dissoziativen Symptomen (FDS). Huber, Bern–Göttingen–Toronto 1998.

Freyberger, H. J., S. Drescher, B. Dierse, C. Spitzer: Psychotherapeutic outcome among inpatients with neurotic and personality disorders with and without benzodiazepine dependence syndrome. Eur. Add. Res. 2 (1996) 53–61.

Freyberger, H. J.: Supportive psychotherapy. Psychother. and Psychosom. 61 (1994) 132–142.

Michelson, L. K., W. J. Ray (eds.): Handbook of Dissociation. Theoretical, Empirical and Clinical Aspects. Plenum Press, New York–London 1996.

Saxe, G. N., B. A. van der Kolk, R. Berkowitz, G. Chinman, K. Hall, G. Lieberg, J. Schwartz: Dissociative disorders in psychiatric inpatients. Amer. J. Psychiat. 150 (1993) 1037–1042.

Spitzer, C., H. J. Freyberger, C. Kessler: Hysterie, Dissoziation und Konversion. Eine Übersicht zu Konzepten, Klassifikation und diagnostischen Erhebungsinstrumenten. Psychiatrische Praxis 23 (1996) 63–68.

Spitzer, C., H. J. Freyberger, D. Kömpf, Ch. Kessler: Psychiatrische Komorbidität dissoziativer Störungen. Nervenarzt 65 (1994) 680–688.

Wölk, W.: Vergangenheit und Zukunft des Hysteriekonzepts. Nervenarzt 63 (1992) 149–156.

Zielke, M., P. Kosarz, L. Leidug, H. J. Weidhaas: Motorische Störungen – Behandlungskonzepte unter besonderer Berücksichtigung des Torticollis spasmodicus und des Blepharospasmus. In: Zielke, M., J. Sturm (Hrsg.): Handbuch Stationäre Verhaltenstherapie, S. 882–900. Beltz, Weinheim 1994.

16
Schlafstörungen

Dieter Riemann, Magda Hornyak, Jutta Backhaus, und Ulrich Voderholzer

Inhalt

1	Grundlagen der Schlafforschung	668
2	Der normale Schlaf	668
3	Klassifikation der Schlafstörungen	670
4	Primäre Schlafstörungen	671
	4.1 Dyssomnien	671
	4.1.1 Primäre Insomnie	671
	4.1.2 Primäre Hypersomnie	678
	4.1.3 Narkolepsie	680
	4.1.4 Atmungsgebundene Schlafstörungen	682
	4.1.5 Schlafstörung mit Störung des zirkadianen Rhythmus	684
	4.1.6 Andernorts nicht spezifizierte Dyssomnien	686
	4.2 Parasomnien	688
	4.2.1 Nächtliche Alpträume	688
	4.2.2 Pavor nocturnus	689
	4.2.3 Somnambulismus	690
	4.2.4 Andernorts nicht spezifizierte Parasomnien	691
5	Schlafstörungen im Rahmen einer anderen psychiatrischen Störung	692
6	Andere Schlafstörungen	693
	6.1 Schlafstörungen im Rahmen einer organischen Erkrankung	693
	6.2 Substanzinduzierte Schlafstörungen	693

1 Grundlagen der Schlafforschung

Ausgangspunkt der modernen Schlafforschung war die Entdeckung des REM (Rapid Eye Movement)-Schlafs durch Aserinsky und Kleitman im Jahre 1953. In den darauffolgenden Jahren wurde mit Hilfe der Polysomnographie das physiologische Schlafprofil gesunder Probanden beschrieben.

Bei der **Polysomnographie** werden standardmäßig das Elektroenzephalogramm (EEG), das Elektrookulogramm (EOG) und das Elektromyogramm (EMG) simultan registriert. Darüber hinaus können u.a. die Herz- und Atemtätigkeit, die Sauerstoffsättigung, Schnarchgeräusche, die Beinaktivität und Peniserektionen im Schlaf erfaßt werden. Das Schlaf-EEG wird international nach der Nomenklatur von Rechtschaffen und Kales (1968) ausgewertet. Jedem 30-Sekunden-Abschnitt einer Aufzeichnung wird ein Schlafstadium zugeordnet und daraus das Schlafprofil erstellt (Abb. 16-1).

Neben der Ganznacht-Polysomnographie wird in der Schlaflabordiagnostik – vor allem bei V.a. Hypersomnie – der sogenannte **Multiple-Schlaflatenz-Test** (MSLT) eingesetzt. Dabei wird tagsüber zu fünf Zeitpunkten (9, 11, 13, 15 und 17 Uhr) über 20 min unter Ruhebedingungen in einem abgedunkelten Raum das Schlaf-EEG abgeleitet um zu prüfen, ob eine erhöhte Einschlafneigung vorhanden ist.

2 Der normale Schlaf

Der Schlaf des Menschen ist charakterisiert durch die zyklische Abfolge von Non-REM-Schlafstadien und den REM-Schlaf.

- Unter den **Non-REM-Stadien** werden die Schlafstadien 1 bis 4 verstanden:
  - **Stadium 1** bezeichnet den Übergang zwischen Wachen und Schlafen. Es ist durch Theta-Aktivität im EEG, einen etwas herabgesetzten Muskeltonus im Vergleich zum Wachzustand und langsame, rollende Augenbewegungen charakterisiert. Der gesunde Erwachsene verbringt etwa 5% seiner gesamten Schlafzeit in diesem Schlafstadium.
  - **Stadium 2** kennzeichnet den eigentlichen Schlafbeginn mit umschriebenen EEG-Wellen (Schlafspindeln und K-Komplexe). Es umfaßt ungefähr 50% der Gesamtschlafzeit.
  - **Stadien 3 und 4** (auch als Tiefschlaf oder Slow-Wave-Sleep [SWS] bezeichnet) sind die tiefsten Schlafphasen und nehmen beim jungen gesunden Erwachsenen etwa 20% der Gesamtschlafdauer ein. Mit zunehmendem Alter vermindert sich der Anteil des Tiefschlafs deutlich.
- Im **REM-Schlaf** zeigen sich eine dem Stadium 1 des Non-REM-Schlafs sehr ähnliche EEG-Aktivität, eine ausgeprägte Muskelatonie und schnelle Augenbewegungen. Er nimmt etwa 20–25% der Gesamtschlafdauer in Anspruch. Nach Weckungen aus diesem Schlafstadium berichten Probanden über längere und lebhaftere Träume als bei Non-REM-Schlaf-Weckungen.

Die verschiedenen Schlafstadien folgen einem relativ stabilen zyklischen Muster. Zu Beginn der Nacht werden die Stadien 1 bis 4 durchlaufen und nach etwa 70–90 min tritt die erste REM-Periode auf, welche häufig noch sehr kurz ist. Später nimmt der Anteil des Tiefschlafs ab und die REM-Schlafperioden werden länger (s. Abb. 16-1). Auf autonomer Ebene (Herzfrequenz, Atemfrequenz) kommt es im Laufe

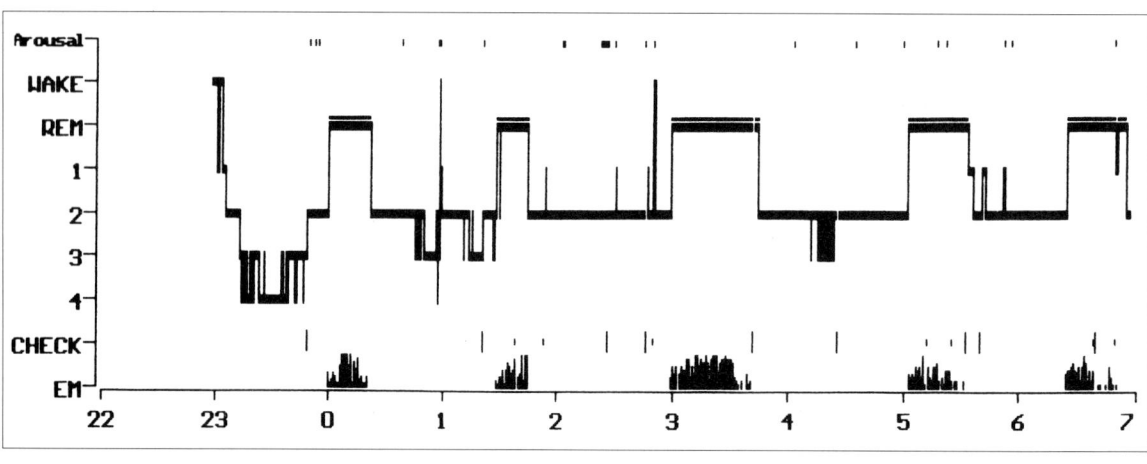

Abb. 16-1 Schlafprofil eines jungen gesunden Probanden.

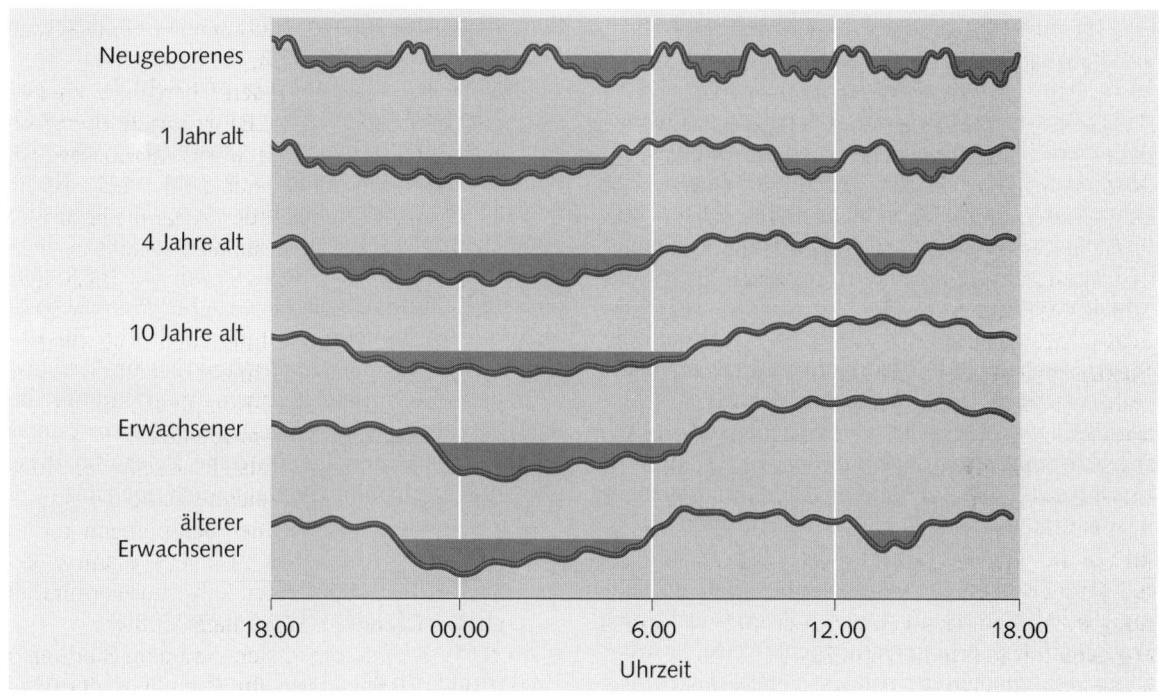

Abb. 16-2 Schlaf-Wach-Muster vom Säuglingsalter bis ins hohe Lebensalter.

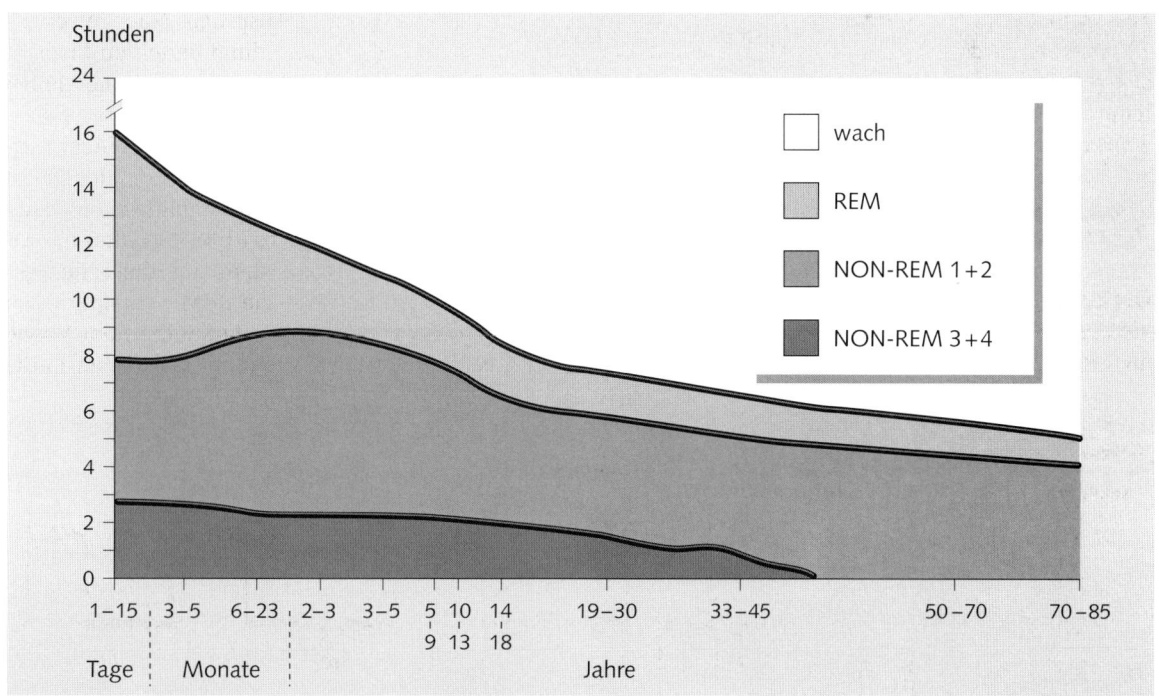

Abb. 16-3 Schlafarchitektur über die Lebensspanne.

der Nacht zu einer Aktivitätsreduktion. Im REM-Schlaf ist die Herz- und Atemfrequenz kurzfristig erhöht, und beim Mann treten Peniserektionen auf.

Das **Lebensalter** ist eine der wichtigsten Determinanten des Schlaf-Wach-Verhaltens. Beim Neugeborenen findet sich ein polyphasisches Schlafmuster, wobei die Schlafphasen etwa 3–4stündlich durch Wachphasen unterbrochen werden (Abb. 16-2). Beim Kleinkind konsolidiert sich die Hauptschlafphase in der Nacht. Ab dem 6. Lebensjahr entfällt meist der Mittagsschlaf. Mit zunehmendem Alter verringert sich die Gesamtschlafdauer und pendelt sich ab dem 30. Lebensjahr bei 7–8 Std. ein. Im höheren Lebensalter zeigt sich häufig wieder ein biphasisches Schlafmuster mit Wiederaufnahme des Mittagsschlafs.

Mit dem Lebensalter verändert sich nicht nur die Schlaf-Wach-Rhythmik, sondern auch die Schlafarchitektur (Abb. 16-3). Während der REM-Schlaf beim Säugling 50% der Gesamtschlafzeit in Anspruch nimmt, pendelt sich dieser Wert ab der Pubertät bei 20% ein. Im höheren Alter nimmt der Anteil der Stadien 3 und 4 an der Gesamtschlafzeit ab. So sind bei 50–60jährigen häufig schon keine Tiefschlafanteile mehr nachweisbar. Die Wiederaufnahme des Mittagsschlafs und häufigere nächtliche Wachperioden erklären möglicherweise, warum ältere Menschen ihren Schlaf im Vergleich zu früher als unerholsam und oberflächlich erleben. Eine Reduktion der Gesamtschlafdauer im höheren Lebensalter konnte nicht nachgewiesen werden.

Fragen nach der **Funktion des Schlafs** können hier nicht erschöpfend abgehandelt werden. Vor allem im metabolischen Sinn wird eine restaurative Funktion des Tiefschlafs diskutiert. Dem REM-Schlaf wird beim Säugling Bedeutung für die Ausbildung neuronaler Regelkreise zugeschrieben, beim Erwachsenen soll er eine Rolle bei der Informationsverarbeitung spielen. Neueste Forschungsergebnisse der Psychoneuroimmunologie lassen Zusammenhänge zwischen Immunfunktion und Schlaf vermuten. Chronische Schlaflosigkeit könnte danach auch zu einer Schwächung des Immunsystems führen. Überzeugende empirische Belege für diese Hypothese stehen im Humanbereich noch aus.

3 Klassifikation der Schlafstörungen

1990 wurde von der „Association of Sleep Disorders Centers" (ASDC) die „International Classification

Tabelle 16-1 Klassifikation der Schlafstörungen nach DSM-IV.

primäre Schlafstörungen	Schlafstörungen im Rahmen einer anderen psychiatrischen Erkrankung	andere Schlafstörungen

Dyssomnien
– primäre Insomnie (307.42)
– primäre Hypersomnie (307.44)
– Narkolepsie (347)
– atmungsgebundene Schlafstörung (780.59)
– Schlafstörung mit Störung des zirkadianen Rhythmus (307.45)
  – verzögerte Schlafphase
  – Jet Lag
  – Schichtarbeit
  – unspezifisch
– andernorts nicht spezifizierte Dyssomnie (307.47)
 	
Parasomnien
– nächtliche Alpträume (307.47)
– Pavor nocturnus (307.46)
– Somnambulismus (307.46) (Schlafwandeln)
– andernorts nicht spezifizierte
– Parasomnie (307.47)
	– Insomnie im Rahmen einer Achse-I-/-II-Störung (307.42)
	– Hypersomnie im Rahmen einer Achse-I-/-II-Störung (307.44)
		– Schlafstörung im Rahmen einer organischen Erkrankung (780.xx)
		– Insomnie (.52)
		– Hypersomnie (.54)
		– Parasomnie (.59)
		– Mischtypus (.59)
		– substanzinduzierte Schlafstörung
		– Insomnie
		– Hypersomnie
		– Parasomnie
		– Mischtypus (differenziert nach dem Beginn: während der Intoxikation/während der Entzugsphase)

4 Primäre Schlafstörungen

Tabelle 16-2 Klassifikation der Schlafstörungen nach ICD-10.

nicht-organische Schlafstörungen a) Dyssomnien b) Parasomnien	organische Schlafstörungen
F51.0 nicht-organische Insomnie	G47.8 Kleine-Levin-Syndrom
F51.1 nicht-organische Hypersomnie	G47.4 nicht-psychogene Störung mit exzessivem Schlaf (Narkolepsie)
F51.2 nicht-organische Störung des Schlaf-Wach-Rhythmus	G47.2 nicht-psychogene Störung mit unangebrachten Schlafenszeiten
F51.3 Schlafwandeln	G47.3 Schlafapnoe
F51.4 Pavor nocturnus	G25.8 episodische Bewegungsstörungen und nächtliche Myoklonien
F51.5 Alpträume	R33.8 primäre Enuresis nocturna
F51.8 andere nicht-organische Schlafstörungen	F98.0 sekundäre Enuresis nocturna
F51.9 nicht näher bezeichnete nicht-organische Schlafstörungen	

of Sleep Disorders" (ICSD) veröffentlicht, welche einem primär ätiologischen Einteilungsprinzip folgt und mehr als 80 Krankheitsbilder beinhaltet (ASDA 1990; dt.: SCHRAMM und RIEMANN, 1995). Dieses Klassifikationssystem ist für Schlafspezialisten konzipiert und setzt zur Diagnosestellung in der Regel eine polysomnographische Untersuchung voraus.

Inzwischen liegt im DSM-IV (APA, 1994) eine modifizierte Gliederung von Schlafstörungen vor. Ebenso bietet die ICD-10 eine Orientierungshilfe zur diagnostischen Einordnung von Schlafstörungen, die auch für Nicht-Schlafspezialisten geeignet ist (Tab. 16-1 und 16-2). Die beiden Systeme sind kaum vergleichbar und folgen gänzlich anderen Klassifikationsprinzipien. Den folgenden Ausführungen wird das DSM-IV zugrunde gelegt, da es für den Bereich der Schlafstörungen umfassender und besser operationalisiert ist und auch den Schlafstörungen im Rahmen anderer psychischer Erkrankungen adäquaten Raum gibt. Die Einteilung nach ICD-10 wird dazu in Bezug gesetzt.

4 Primäre Schlafstörungen

4.1 Dyssomnien

Unter Dyssomnien werden Schlafstörungen verstanden, die entweder mit Ein- und Durchschlafstörungen oder übermäßiger Tagesmüdigkeit einhergehen.

4.1.1 Primäre Insomnie (DSM-IV: 307.42)

Die operationalisierten Diagnosekriterien für die primäre Insomnie nach DSM-IV sind in Tabelle 16-3 dargestellt. Nach ICD-10 wird die primäre Insomnie ähnlich als nicht-organische Insomnie (F51.0) kodiert.

Klinik. Patienten mit primärer Insomnie klagen über Störungen des Ein- und Durchschlafens, frühmorgendliches Erwachen, unerholsamen Schlaf bzw. Beeinträchtigungen der Tagesbefindlichkeit durch erhöhte Müdigkeit und Konzentrati-

Tabelle 16-3 DSM-IV-Kriterien für primäre Insomnien.

A. Die vorherrschende Beschwerde besteht in Einschlaf- oder Durchschlafschwierigkeiten oder nicht erholsamem Schlaf für mindestens einen Monat.

B. Die Schlafstörung (oder damit assoziierte Tagesmüdigkeit) führt zu klinisch signifikantem Leiden oder Beeinträchtigungen in sozialen, beruflichen oder anderen wichtigen Funktionsbereichen.

C. Die Schlafstörungen sind nicht ausschließlich zurückzuführen auf eine Narkolepsie, atmungsgebundene Schlafstörung, Schlafstörung mit Störung des zirkadianen Rhythmus oder eine Parasomnie.

D. Die Schlafstörung ist nicht primär zurückzuführen auf eine psychiatrische Erkrankung (z.B. Major Depression, generalisierte Angststörung, Delirium etc.).

E. Die Schlafstörung ist nicht direkt auf die Wirkung einer Substanz (Droge, Medikament) oder eine medizinische Erkrankung zurückzuführen.

onsstörungen. Auch bei gründlicher Exploration und Untersuchung lassen sich keine psychiatrischen bzw. organischen Erkrankungen als Ursache der Schlafstörungen ausfindig machen. Häufig stehen bei den Patienten eine intensive Beschäftigung mit dem Thema Schlaf sowie Befürchtungen im Hinblick auf gesundheitliche Folgen der Schlafstörung im Vordergrund. Viele zeigen in Persönlichkeitstests psychische Auffälligkeiten, z.B. erhöhte Werte für Depressivität, Hypochondrie und Ängstlichkeit, ohne jedoch an einer psychiatrischen Störung zu leiden und die entsprechenden Diagnosekriterien zu erfüllen.

Epidemiologie. Untersuchungen auf der Grundlage des DSM-III-R (die Kriterien wurden im DSM-IV weitestgehend beibehalten) erbrachten, daß unter Einbeziehung der Kriterien A und B (s. Tab. 16-3) 15–25 % der Bevölkerung in westlichen Industrienationen unter ausgeprägten Schlafstörungen leiden (Überblick bei WEYERER und DILLING, 1991). Bei schätzungsweise einem Drittel davon besteht eine primäre Insomnie.

Es gibt viele Hinweise dafür, daß primäre Insomnien chronisch verlaufen. HOHAGEN ET AL. (1993) zeigten, daß ca. zwei Drittel der schlafgestörten Patienten in allgemeinärztlicher Behandlung länger als ein Jahr unter ihrer Störung litten. Bei einer Nachbefragung nach drei Monaten bestand die Schlafstörung in 70 % der Fälle fort. Von gesundheitspolitischer Relevanz sind Hinweise darauf, daß unbehandelte bzw. nicht adäquat behandelte Patienten mit primären Insomnien ein erhöhtes Risiko haben, an psychiatrischen Komplikationen, wie z.B. Major Depression, zu erkranken (FORD und KAMEROW, 1989).

Ätiologie: Abbildung 16-4 zeigt ein Krankheitsmodell, das die gängigen Vorstellungen zur Genese und Aufrechterhaltung der primären Insomnie integriert. Danach wird die primäre Insomnie als Folge bzw. Wechselwirkung von vier verschiedenen Problembereichen interpretiert:

- **Aktivierung/Erregung:** Arousal, d.h. Angespanntheit bzw. Erregtheit, wird als zentraler Faktor primärer Insomnien angesehen. Erhöhte

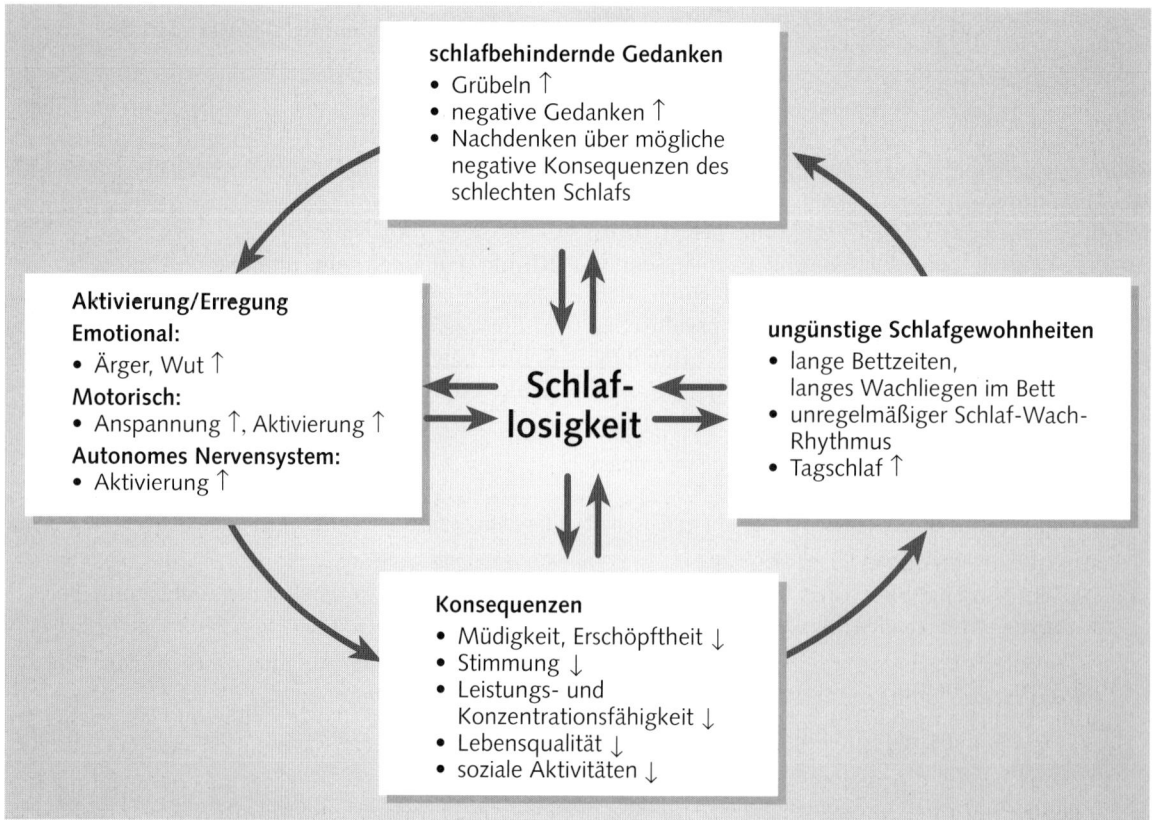

Abb. 16-4 Modell zur Genese und Aufrechterhaltung primärer Insomnien (nach MORIN, 1993).

Angespanntheit kann einzeln oder simultan auf emotionaler, kognitiver und physiologischer Ebene bestehen. Auf kognitiver Ebene findet sich bei vielen Patienten eine ausgeprägte Hyperaktivität vor allem in der Nacht (sie können „nicht abschalten"). Ihre oft negativ getönten Gedanken können sich auf belastende, möglicherweise aber auch nur auf unzureichend bewältigte Tagesereignisse oder auf den Schlafvorgang selbst beziehen. Häufig ist die Angst vor der Schlaflosigkeit und den erwarteten Konsequenzen sogar der ausschlaggebende kognitive Faktor. Emotional treten bei vielen Patienten Ängstlichkeit, aber auch Ärger und Wut über das Nichteinschlafenkönnen auf, was wiederum eine erhöhte kognitive und physiologische Anspannung auslöst.

- **Schlafbehindernde Gedanken:** Viele Patienten mit primärer Insomnie entwickeln im Laufe ihrer Erkrankung dysfunktionale und schlafinkompatible Kognitionen wie Sorge um den Schlaf, Grübeln über die Folgen der Schlaflosigkeit und unrealistische Erwartungen im Hinblick auf das eigene Schlafverhalten. Ausgeprägte Selbstbeobachtung, ein innerer Druck, einschlafen zu müssen, sowie die Erwartung unangenehmer Folgen der Schlaflosigkeit erhöhen das Anspannungsniveau. Die Kluft zwischen dem subjektiv erlebten Schlaf und oftmals unrealistischen Erwartungen („jeder Mensch braucht acht Stunden Schlaf") vergrößern diese Diskrepanz. Viele der Patienten zeigen darüber hinaus eine Fehlwahrnehmung ihres Schlafs: Sie überschätzen nächtliche Wachzeiten und unterschätzen Länge und Qualität des Schlafs.
- **Ungünstige Schlafgewohnheiten:** Viele schlafgestörte Patienten entwickeln im Verlauf ihrer Erkrankung Gewohnheiten, die sie für schlafförderlich halten, die aber tatsächlich den Schlaf auf Dauer negativ beeinflussen. Dazu zählen zu lange Bettzeiten, zu frühes Zubettgehen, unregelmäßige Schlaf-Wach-Rhythmik, Tagschlaf sowie das Ausführen schlafbehindernder Aktivitäten wie Fernsehen, Lesen oder Arbeiten im Bett.
- **Konsequenzen der Insomnie:** Durch die Schlafstörung kommt es zu einer Stimmungsbeeinträchtigung mit erhöhter Ängstlichkeit, Depressivität, Müdigkeit, Leistungs- und Konzentrationsstörungen. Erhöhte Depressivität kann auch Folge des Kontrollverlusts über den Schlaf sein, weil Patienten frustrane Anstrengungen durchführen, die den Schlaf nicht verbessern. Erhöhte Tagesmüdigkeit und gestörte Konzentrations- und Leistungsfähigkeit können aus einem realen Schlafverlust resultieren. Es kann sich andererseits auch um die Überbewertung einer eigentlich noch norm- und altersgerechten Vigilanzminderung handeln, die fälschlicherweise der Insomnie zugeschrieben wird.

Häufig leiden schlafgestörte Patienten nicht unter allen genannten Faktoren gleichzeitig. Ein oder mehrere der Komponenten finden sich jedoch bei jedem Patienten mit primärer Insomnie. Durch eine exakte horizontale und vertikale Verhaltensanalyse muß individuell geprüft werden, inwiefern die unterschiedlichen Faktoren eine Rolle bei Entstehung und Aufrechterhaltung der Insomnie spielen.

Diagnostik. Zur Einschätzung einer Insomnie nach DSM bietet sich der von SCHRAMM ET AL. (1991) entwickelte, strukturierte Interview-Leitfaden an, mit dem die entsprechenden Symptome in Kurzform abzufragen sind. Darüber hinaus kann der Patient seine Schlaflosigkeit anhand eines Fragebogens selbst einschätzen. Zur generellen differentialdiagnostischen Abklärung steht z.B. der Pittsburger Schlafqualitäts-Index (PSQI) zur Verfügung (BUYSSE ET AL., 1988), der zu allen Bereichen von Schlafstörungen Fragen enthält und dem Untersucher eine grobe Orientierung ermöglicht.

Zentral für die Diagnostik von Schlafstörungen ist das Führen eines **Schlaftagebuchs** durch den Patienten über einen Zeitraum von 7–14 Tagen, in dem Zubettgeh- und Aufstehzeiten, geschätzte Einschlafzeit, Anzahl und Dauer nächtlicher Wachperioden sowie Tagschlaf und Tagesbefindlichkeit dokumentiert werden. Das Schlaftagebuch ist ein diagnostisches Instrument und stellt oft bereits den ersten therapeutischen Schritt dar: Behandler und Patient können damit sogar generalisierte negative Urteile über den gestörten Schlaf relativieren. Zudem können Zusammenhänge zwischen Tagesereignissen und gestörtem Schlaf erkannt werden.

In jedem Fall ist eine gründliche Anamneseerhebung mit allgemeinmedizinischer und psychiatrischer Untersuchung wichtig, um Hinweise auf organische/psychiatrische Ursachen bzw. schlafspezifische organische Ursachen (Myoklonien, Apnoe-Syndrom) zu erfassen. Die polysomnographische Untersuchung im Schlaflabor sollte bei V.a. schlafspezifische organische Ursachen und bei chronisch-therapierefraktären Insomnien, die weder auf medikamentöse noch auf nicht-medikamentöse Therapiemaßnahmen ansprechen, durchgeführt werden. Eine kostengünstige Alternative zur Polysomnographie bietet die Aktometrie (Bewegungsmessung),

| Tabelle 16-4 | Diagnostisches Vorgehen bei Insomnien. |

1. **Körperliche Anamnese/Diagnostik**
   - frühere und jetzige körperliche Erkrankungen
   - Medikamente, Alkohol, Nikotin, Drogen
   - Labor, z.B. TSH, T_3, T_4
   - EEG, EKG, CCT

2. **Psychiatrische/psychologische Anamnese**
   - jetzige bzw. frühere neurotische bzw. psychotische Erkrankungen
   - Persönlichkeitsfaktoren
   - Konflikte

3. **Schlafanamnese**
   - Interview-Leitfaden nach DSM-III-R/-IV
   - Schlaftagebuch
   - Tagesbefindlichkeit
   - besondere Ereignisse, äußere Faktoren
   - Fremdanamnese: Myoklonien, Atempausen, Schnarchen
   - Vorgeschichte der Schlafstörungen
   - Kindheit, Familienanamnese

4. **Aktometrie**

5. **Polysomnographie**
   - Verdacht auf Schlafapnoe
   - Verdacht auf Restless-Legs-Syndrom/ nächtliche Myoklonien
   - chronische therapierefraktäre Insomnie

mit der eine grobe Abschätzung des Ruhe-Aktivitätszyklus des Patienten möglich ist. Sie kann ambulant über mehrere Tage oder Wochen durchgeführt werden. Die zentralen Aspekte des diagnostischen Vorgehens bei Insomnien sind in Tabelle 16-4 zusammengefaßt.

Medikamentöse Therapie. Seit ihrer Einführung in den 60er Jahren haben **Benzodiazepine** und benzodiazepinähnliche Hypnotika eine Spitzenposition in der Insomniebehandlung eingenommen. Benzodiazepine führen selbst in hohen Dosen nicht zu lebensgefährlichen Intoxikationen. Einen Überblick über verschiedene Benzodiazepine und benzodiazepinähnliche Hypnotika gibt Tabelle 16-5.

In den letzten Jahren haben sich jedoch viele Einwände gegen die unkritische Verschreibung von Benzodiazepin-Hypnotika ergeben (BORBÉLY, 1986):

- Benzodiazepine verändern die physiologische Schlafstruktur. Neben dem erwünschten Effekt einer Reduktion der Einschlaflatenz sowie nächtlicher Aufwachphasen unterdrücken die meisten Benzodiazepine den REM-Schlaf und die Tiefschlafanteile. Die klinische Relevanz dieser Befunde ist bislang ungeklärt.
- Das plötzliche Absetzen der Benzodiazepine kann eine Absetz-Insomnie (Rebound-Effekt) provozieren. Dies gilt insbesondere für Präparate mit kurzer und mittlerer Halbwertszeit. Bereits nach mehrtägiger Einnahme kann es bei abruptem Absetzen zu einer deutlich ausgeprägteren Schlafstörung kommen als vor Medikamenteneinnahme. Dieser Effekt und eine verstärkte Ängstlichkeit während des Tages begünstigen die Fortsetzung der Medikamenteneinnahme.
- Benzodiazepine mit relativ kurzer Halbwertszeit sind mit dem erhöhten Toleranz- und Abhängigkeitsrisiko verbunden und können frühmorgendliches Erwachen mit erhöhter Ängstlichkeit verstärken. Sie haben allerdings das geringste Kumulationsrisiko und führen nicht zu einem „hangover".
- Insbesondere bei älteren Patienten wurden bedenkliche Nebenwirkungen beobachtet: z.B. an-

| Tabelle 16-5 | Halbwertszeit von Benzodiazepinhypnotika und benzodiazepinähnlichen Hypnotika (inkl. wirksamer Metaboliten). |

lang (> 8 Std.)	mittel (4–8 Std.)	kurz (< 4 Std.)
Flunitrazepam (Rohypnol®)	Brotizolam (Lendormin®)	Triazolam (Halcion®)
Flurazepam (Dalmadorm®)	Temazepam (Planum®)	Midazolam (Dormicum®)
Lormetazepam (Noctamid®)		Zopiclone (Ximovane®)
Loprazolam (Sonin®)		Zolpidem (Stilnox®, Bikalm®)
Nitrazepam (Mogadan®)		

terograde Amnesien, Zustände nächtlicher Verwirrtheit und Stürze mit Frakturgefahr bedingt durch die für Benzodiazepine charakteristische Muskelrelaxation.
- Patienten mit nächtlichen Atemregulationsstörungen, z.B. Schlafapnoe, können durch Benzodiazepine gefährdet werden, da diese nächtliche Apnoe-Phasen verstärken können.

Generelle Richtlinien für die Benzodiazepin-Verordnung sind klare Indikation, kleine Dosis, kurze Verordnungsdauer und langsames Absetzen. Bei mangelnder Wirksamkeit sollte ein Benzodiazepinhypnotikum nicht länger als 3 Wochen, bei gutem therapeutischem Effekt nicht länger als 3 Monate verordnet werden. Benzodiazepine dürfen auf keinen Fall bei einer Sucht- bzw. Abhängigkeitsanamnese gegeben werden.

In den letzten Jahren wurden zwei neue Substanzen entwickelt: **Zopiclone** und **Zolpidem** sind keine Benzodiazepine, besetzen aber dieselben Rezeptoren im ZNS und sollen ein günstigeres Nebenwirkungsprofil haben. Ihre Halbwertszeit liegt bei 2–5 Std. Wissenschaftlich spricht vieles dafür, daß diese Präparate den Benzodiazepinen im Hinblick auf Nebenwirkungen und Risiken überlegen sind.

Vor der Einführung der Benzodiazepine dominierten die **Barbiturate** die Insomniebehandlung. Aufgrund der Verfügbarkeit weitaus ungefährlicherer Präparate sind sie heute obsolet. Dasselbe gilt für bromhaltige Schlafmittel, die um die Jahrhundertwende in Mode waren.

Antihistaminika, Chloralhydrat und pflanzliche Präparate haben in der Behandlung von Insomnien eine gewisse Existenzberechtigung. **Antihistaminika** sind meist ohne Rezept erhältlich und somit für Patienten leicht zugänglich. Sie wirken sedierend und können daher als Schlafmittel verwendet werden. Eine psychische Abhängigkeit ist bei Antihistaminika nicht auszuschließen. Eine Indikation besteht nur bei leichteren Formen der Insomnie.

Chloralhydrat ist eines der ältesten Schlafmittel und scheint bei Insomnikern für kurze Zeiträume gut zu wirken. Das Schlafprofil wird nicht beeinflußt, die Wirkungsdauer liegt bei 4–8 Std. Es kommt jedoch zu rascher Gewöhnung und Wirkverlust. Zudem ist die therapeutische Breite des Präparats relativ gering. Die Abhängigkeitsgefahr ist niedrig.

Pflanzliche Präparate auf der Basis von Baldrian, Johanniskraut, Hopfen, Melisse und Passionsblumen haben eine lange Tradition in der Behandlung von Insomnien, gerieten aber aufgrund der besseren Wirksamkeit nicht-pflanzlicher Substanzen weitgehend in Vergessenheit. In der Selbstmedikation werden sie jedoch häufig zuerst eingesetzt. Die wissenschaftliche Evaluation der Wirksamkeit steht für die meisten pflanzlichen Präparate noch aus. Es gibt allerdings Hinweise, daß Baldrian-Präparate auch im Schlaflabor Plazebos objektiv überlegen sind und die Schlafeffizienz und -kontinuität leicht bessern. Ausgeprägte Nebenwirkungen oder Abhängigkeitsrisiken sind bei pflanzlichen Präparaten nicht bekannt.

Antidepressiva und Neuroleptika wurden primär zur Therapie von Schlafstörungen bei psychiatrischen Patienten eingesetzt. Beide Präparategruppen sind nicht mit Abhängigkeits- und Suchtproblemen behaftet. In den letzten Jahren wurden sie auch bei primären/psychophysiologischen Insomnien eingesetzt.

Bei sedierenden Antidepressiva wie Amitriptylin, Doxepin oder Trimipramin werden in der Regel viel niedrigere Dosen (10–50 mg) als in der Depressionsbehandlung verordnet. Allerdings können auch hier unangenehme, v.a. anticholinerge Nebenwirkungen und Blutbildveränderungen auftreten. Mögliche Nebenwirkungen und Risiken müssen – insbesondere bei Einsatz höherer Dosen – durch therapiebegleitende Blutbild-, EKG- und EEG-Kontrollen frühzeitig erfaßt werden. Antidepressiva stellen keineswegs eine unkritisch zu bewertende Alternative zu den Benzodiazepinen dar und sollten Patienten mit therapierefraktären Insomnien vorbehalten bleiben.

Von den verfügbaren Neuroleptika werden vor allem Substanzen mit schlafförderndem Effekt wie Promethazin, Thioridazin, Levomepromazin, Prothipendyl, Pipamperon und Melperon gerade bei älteren Patienten mit Insomnien auch ohne psychotische Symptomatik eingesetzt. Zu bedenken sind hier jedoch die möglichen, v.a. extrapyramidalen Nebenwirkungen und das Risiko von Spätdyskinesien. Von einem generellen Einsatz von Neuroleptika bei primären Insomnien wird daher abgeraten.

Ein intensives Betätigungsfeld der Schlafforschung ist die Suche nach sogenannten „natürlichen" Schlafsubstanzen. **L-Tryptophan,** eine Vorstufe des Serotonins, galt längere Zeit als natürliches Schlafmittel. Die Substanz führt nur zu einer leichten Sedierung, und es wurde die Meinung vertreten, daß erst die längerfristige Einnahme den Schlaf normalisiert. Kontrollierte Untersuchungen in Schlaf-EEG-Labors konnten tatsächlich eine mäßige Reduktion der Einschlaflatenz demonstrieren. Nach Auftreten schwerer Nebenwirkungen,

v. a. des sogenannten Eosinophilie-Myalgie-Syndroms, wurde das Präparat vom Markt genommen. Die Nebenwirkungen waren aber wahrscheinlich weniger auf Tryptophan als auf Verunreinigungen beim Herstellungsprozeß zurückzuführen. Inzwischen ist L-Tryptophan wieder zugelassen.

Ebenso intensiv diskutiert wurde in den letzten Jahren das sogenannte **Delta-Sleep-Inducing-Peptid** (DSIP), für das zwar tierexperimentell, jedoch nicht beim Menschen eine schlafinduzierende Wirkung nachgewiesen wurde. Ebenso noch im experimentellen Stadium ist die Therapie mit dem Hormon **Melatonin,** das von der Epiphyse sezerniert wird und zeitlich eng mit dem Schlaf-Wach-Rhythmus korreliert. Es gibt Hinweise dafür, daß Melatonin Schlaf-Wach-Rhythmus-Störungen bei Blinden, Jet-Lag, „delayed sleep phase syndrome" und eventuell auch bei primären Insomnien günstig beeinflussen kann.

Nicht-medikamentöse Therapieverfahren. Bei primären Insomnien sollte generell nicht-medikamentösen Therapieverfahren der Vorzug vor medikamentösen Therapieansätzen gegeben werden. Angesichts des in Abbildung 16-4 vorgestellten Modells zur Genese und Aufrechterhaltung primärer/psychophysiologischer Insomnien bieten psychologische Techniken einen kausalen Behandlungszugang. Den verschiedenen auslösenden und aufrechterhaltenden Faktoren der Insomnie können spezifische, nicht-medikamentöse Therapiemaßnahmen zugeordnet werden (Tab. 16-6).

Entspannungsmethoden wie autogenes Training und die Muskelentspannung nach Jacobson haben sich in vielen Untersuchungen bewährt, da sie das erhöhte Arousal physiologischer bzw. kognitiver und emotionaler Art verringern. Die Muskelentspannung kann mit kognitiven Entspannungsmethoden kombiniert werden, um dem häufigen zwanghaften Grübeln während der Wachphasen entgegenzuwirken. Dabei wird die Vorstellung angenehmer und beruhigender Bilder eingeübt. Die Entspannung scheint durch Lenkung der Aufmerksamkeit auf das Ruhebild zu wirken, womit dysfunktionale und schlafinkompatible Kognitionen unterbrochen werden.

Vor Beginn der Entspannungsübungen sind die Patienten darüber aufzuklären, daß keine sofortige Wirkung zu erwarten ist. Zu Behandlungsbeginn sollten die Übungen zudem nicht im Bett ausgeführt werden, da mögliche initiale Mißerfolge demotivierend auf die weitere Compliance wirken können.

Ein zentraler Punkt in der Beratung und Behandlung schlafgestörter Patienten sind die **Regeln zur Schlafhygiene.** Dazu gehört, daß ein regelmäßiger Schlaf-Wach-Rhythmus eingehalten (auch an Wochenenden!) und Tagschlafepisoden vermieden werden, um den Schlafdruck in der Nacht zu erhöhen. Patienten sollten nur dann zu Bett gehen, wenn sie wirklich müde sind, und Alkohol, Nikotin und Koffein meiden. Eine weitere wichtige schlafhygienische Regel ist, nachts nicht auf die Uhr zu schauen. Einerseits werden viele schlafgestörte Patienten um so aufgeregter, ärgerlicher und wacher, je mehr Zeit vergeht, in der sie wachliegen. Andererseits konditionieren die Betroffenen ihr Aufwachen dadurch regelhaft auf bestimmte Uhrzeiten.

Dysfunktionale Einstellungen und Erwartungen bezüglich des Schlafs können durch Aufklärung über die normale Schlaf-Wach-Rhythmik bereinigt werden. Schlafbedürfnis und Schlaffähigkeit können beim Gesunden erheblich variieren und zwischen 4 und 10 Std. liegen! Zudem müssen Patienten darüber informiert werden, daß mit dem Alter

Tabelle 16-6 Schlafstörungen aufrechterhaltende Faktoren und nicht-medikamentöse Therapieansätze (nach RIEMANN und BACKHAUS, 1996).

Schlafstörungen aufrechterhaltende Faktoren	Therapiemaßnahmen
körperliche Anspannung	Muskelentspannung
geistige Anspannung	Ruhebild, Phantasiereisen, angenehme Gedanken
ungünstige Schlafgewohnheiten	Regeln für einen gesunden Schlaf, Stimuluskontrolle, Schlafrestriktion
schlafbehindernde Gedanken	Grübelstuhl, Gedankenstopp, Ersetzen negativer Gedanken und Erwartungen zum Schlaf durch schlaffördernde Gedanken

die Tiefschlafanteile abnehmen und der Schlaf hierdurch als leichter und störanfälliger empfunden wird. Viele schlafgestörte Patienten nehmen unrealistischerweise an, auch im höheren Alter noch 8 h ununterbrochen schlafen zu können. Diese Annahmen müssen durch Vermittlung von Erkenntnissen der Schlafforschung korrigiert werden. Auch Befürchtungen, daß zuwenig Schlaf auf Dauer die Gesundheit schädige, sollten entkräftet werden.

Die **Stimuluskontrolle** basiert bei schlafgestörten Patienten auf der Annahme, daß das Bett seine Qualität als Auslöser für Schlaf verloren hat. Um die ursprüngliche Assoziation „Bett = Schlaf" wiederherzustellen, wird die Einhaltung folgender Verhaltensregeln empfohlen:

- das Bett nur zum Schlafen benutzen (Ausnahme: sexuelle Aktivitäten)
- das Bett verlassen und einer entspannenden Tätigkeit (Lesen, Musikhören etc.) nachgehen, wenn man nach einer bestimmten Zeit nicht einschlafen kann
- morgens konsequent zur selben Zeit aufstehen
- tagsüber nicht schlafen.

Die Stimuluskontrolle hat sich bei konsequenter Befolgung der Verhaltensmaßregeln in vielen Untersuchungen als effektives Verfahren bewährt. Sie ist nicht geeignet für Patienten, die sich lediglich halbherzig, mit Abneigung und Widerwillen darauf einlassen.

Der **Schlafrestriktion** liegt die Annahme zugrunde, daß chronisch schlafgestörte Patienten im Verlauf ihrer Schlafstörung eine Destabilisierung biologischer Rhythmen entwickelt haben. Um den Schlafdruck zu stärken, wird mit dem Patienten zu Beginn der Behandlung eine Bettzeit vereinbart, die der vorher durchschnittlich geschlafenen Zeit, z.B. 5 Std., entspricht. Die Patienten werden dann angehalten, nur von 2–7 Uhr morgens ins Bett zu gehen. Die dadurch erzeugte höhere Müdigkeit führt dazu, daß Patienten wieder rasch ein- und durchschlafen. Falls sich der Schlaf konsolidiert, wird die Schlafzeit nach einer Woche um 30 min ausgedehnt und dann durch konsekutive Verlängerungen auf einen Wert von 6–7 Std. eingependelt. Dieses Verfahren ist bei konsequenter Einhaltung sehr effektiv.

Eine **kognitive Technik** zur Behandlung von Schlafstörungen ist die **paradoxe Intention.** In vielen Untersuchungen konnte gezeigt werden, daß viele schlafgestörte Patienten eine „try hard"-Einstellung zu ihrem Schlaf haben: sie wollen ihn mit Gewalt erzwingen. Jedoch führt die Unmöglichkeit, Schlaf bewußt herbeizuführen, zu Frustrationen, verstärkt das Arousal und hält damit Schlafstörungen weiter aufrecht. Bei der paradoxen Intention wird mit der Methode der Symptomverschreibung gearbeitet. Anstelle des üblichen Versuches, sich zum Einschlafen zu zwingen, wird der Patient instruiert, ins Bett zu gehen und die Augen so lange wie möglich offenzuhalten und wach zu bleiben. Durch die paradoxe Intention wird das sonst übliche Grübeln und die „try hard"-Einstellung unterbrochen und das Einschlafen erleichtert. Der Wirkmechanismus basiert somit auf ähnlicher Grundlage wie die kognitive Entspannung.

Weitere kognitive Methoden sind **Gedankenstopp und Umstrukturierung des dysfunktionalen Schlafdialogs.** Mit Hilfe des Gedankenstopps kann der Patient Gedankenketten, die sich ihm immer wieder aufdrängen, unterbrechen und eventuell positive bzw. entspannungsverändernde Vorstellungen dagegensetzen. Die Umstrukturierung des dysfunktionalen Schlafdialogs soll auf den Schlaf bezogene irrationale Annahmen und Kognitionen verändern. Dazu gehören die exzessive Auseinandersetzung mit dem Thema Schlaf und katastrophisierende Befürchtungen. Mit dem Patienten werden alternative Gedankengänge besprochen, die des Nachts angewandt werden sollen.

Viele schlafgestörte Patienten reagieren inadäquat auf belastende Ereignisse während des Tages. Sie können „nicht abschalten" und nehmen die Ereignisse mit in die Nacht hinein. Zudem entwickeln viele eine Schonhaltung, so daß abends soziale Aktivitäten reduziert werden. Zur Bewältigung belastender Ereignisse empfehlen sich **Streßbewältigungsprogramme.** Auch **Wiederaufbau sozialer Aktivitäten** wird während der Therapie angestrebt.

Als besonders wirksam hat sich die Kombination obengenannter psychologischer Techniken in Kurzzeitprogrammen zur Gruppenbehandlung schlafgestörter Patienten erwiesen. Die Zusammenfassung dieser Techniken in 6 Gruppensitzungen bewirkte bei 75% der Patienten mit primärer Insomnie eine deutliche Reduktion des Symptoms Schlaflosigkeit, die auch nach Beendigung der Therapie anhielt. In einer 3-Monats-Katamnese hatten sich die Patienten sogar noch weiter gebessert (RIEMANN und BACKHAUS, 1996). Die Gruppenbehandlung ist nicht nur kostensparend, sondern hat viele andere Vorteile: den Austausch der Patienten untereinander, die Erkenntnis, Leidensgenossen zu haben und ernstgenommen zu werden, sowie den Modellcharakter von Mitpatienten, die schnell von der Behandlung profitieren.

Tabelle 16-7 Stufenschema der Therapie primärer Insomnien.

Tag 0–14	Diagnostik	Ausschluß psychiatrisch/organischer Ursachen Schlaftagebuch über 7–14 Tage und therapiebegleitend
Tag 15–35	schlafhygienische Beratung, Entspannungstraining	allein oder in Kombination mit – pflanzlichen Stoffen – Chloraldurat – Benzodiazepin-Hypnotika (max. 3 Wochen) – Benzodiazepin-ähnlichen Hypnotika (max. 3 Wochen)
Tag 36–56	„Schlaf"-spezifische Therapie – Stimuluskontrolle – Schlafrestriktion – kognitive Techniken	allein oder in Kombination mit o.g. Medikamenten
Tag 57–180	konfliktzentrierte Psychotherapie (6–12 Monate)	allein oder in Kombination mit sedierenden Antidepressiva (max. 3 Monate, dann Reevaluation)

Medikamentöse vs. nicht-medikamentöse Therapieverfahren. Die medikamentöse Behandlung einer primären Insomnie muß in jedem Fall mit Bestandteilen der nicht-medikamentösen Therapie kombiniert werden. Beratung, die Vermittlung einfacher Entspannungsmethoden und schlafhygienischer Regeln sollten bei jedem schlafgestörten Patienten durchgeführt werden, auch wenn eine pharmakologische Behandlung unumgänglich scheint. Nicht-pharmakologische Ansätze haben den Vorteil, daß sie das Krankheitsgeschehen im Vergleich zu pharmakologischen Ansätzen kausal beeinflussen. Die Durchführung bestimmter verhaltenstherapeutischer Techniken sollte in der Hand eines ausgebildeten Therapeuten liegen.

Da die meisten Schlafgestörten, die einen Psychiater und/oder Psychotherapeuten konsultieren, bereits mehrere Behandlungsversuche mit Hypnotika hinter sich haben, stellt sich oft die Frage, ob und wie medikamentöse und nicht-medikamentöse Therapieansätze kombiniert werden können. Auf jeden Fall sollte vor Einleitung der Behandlung mit dem Patienten eine klare Linie für die Einnahme von Medikamenten vereinbart werden.

Die Psychotherapie stellt hohe Anforderungen an die Motivation des Patienten. Die intermittierende Medikamenteneinnahme kann die Bereitschaft zur Mitarbeit schwächen, da der Patient erlebt, daß er mit Medikamenten seinen Schlaf – zumindest kurzfristig – mühelos beeinflussen kann. Bei der gleichzeitigen Durchführung nicht-medikamentöser Maßnahmen ist daher eine konsequente durchgehende Medikation vorzuziehen. Später kann ein schrittweiser, langsamer Absetzversuch unternommen werden. Tabelle 16-7 faßt ein Stufenschema zur Therapie primärer Insomnien zusammen.

> **Resümee**
> Ein- und/oder Durchschlafstörungen bzw. frühmorgendliches Erwachen und damit assoziierte Beeinträchtigungen der Tagesbefindlichkeit sind weit verbreitet und betreffen etwa ein Fünftel der Bevölkerung westlicher Industrienationen. Zur Behandlung von primären Insomnien stehen sowohl medikamentöse als auch psychotherapeutische Ansätze zur Verfügung. Das Repertoire der psychotherapeutischen Verfahren stützt sich in erster Linie auf verhaltenstherapeutische Techniken, deren gute Wirksamkeit belegt ist. Bei den pharmakologischen Behandlungsverfahren dominieren die Benzodiazepin-Hypnotika. Ihre Kurzzeiteffektivität ist zwar gut belegt, jedoch ist ihre Anwendung mit Risiken (z.B. Abhängigkeit) verbunden, so daß sie auf kurze Zeiträume begrenzt sein sollte.

4.1.2 Primäre Hypersomnie (DSM-IV: (307.44)

Die primäre Hypersomnie wird nach DSM-IV analog den Kriterien für eine primäre Insomnie definiert (Tab. 16-8). In der ICD-10 wird die primäre Hypersomnie nach sehr ähnlichen Kriterien als nicht-organische Hypersomnie (F51.1) kodiert. In früheren Veröffentlichungen findet sich der Terminus idiopathische (ZNS-)Hypersomnie.

Klinik. Bei Patienten mit primärer Hypersomnie steht eine durchgängig vermehrte, exzessive Tagesmüdigkeit im Vordergrund. Monotone Situationen

Tabelle 16-8 Kriterien der primären Hypersomnie nach DSM-IV.

A. Die vorherrschende Beschwerde besteht in erhöhter Schläfrigkeit seit mindestens einem Monat (oder auch weniger, falls es sich um eine wiederkehrende Störung handelt), die sich entweder in einer verlängerten Nachtschlafepisode bzw. in täglich vorkommenden Schlafepisoden am Tage äußert.

B. Die exzessive Tagesschläfrigkeit führt zu einem klinisch signifikanten Leiden oder einer Beeinträchtigung in sozialen, beruflichen oder anderen wichtigen Funktionsbereichen.

C. Die exzessive Schläfrigkeit während des Tages wird nicht durch Schlafstörungen in der Nacht hervorgerufen, ist nicht ausschließlich auf eine andere Schlafstörung zurückzuführen (z.B. Narkolepsie, atmungsgebundene Schlafstörung, Schlafstörung des zirkadianen Rhythmus oder Parasomnie) und kann nicht durch eine inadäquate oder kurze Schlafdauer in der Nacht erklärt werden.

D. Die Störung ist nicht ausschließlich auf eine psychiatrische Erkrankung zurückzuführen.

E. Die Störung ist nicht auf die pharmakologischen Effekte einer Substanz (z.B. Drogen, Medikamente) oder auf eine körperliche Erkrankung zurückzuführen.

begünstigen das Einschlafen, nach dem Aufwachen fühlen sich die Patienten nicht erfrischt. Sofern die Betroffenen nicht geweckt werden, können sie sehr lange schlafen. Imperative Einschlafattacken, wie für die Narkolepsie typisch, sind selten. Der Nachtschlaf ist im Vergleich zur Norm deutlich verlängert, die Patienten sind morgens schlaftrunken bis hin zur Desorientiertheit. Manchen Patienten gelingt es trotz mehrerer Wecker nicht, rechtzeitig zur Schule oder zur Arbeit zu kommen. Der Erkrankungsbeginn liegt meist in der Adoleszenz, die korrekte Diagnose wird jedoch häufig erst viele Jahre später gestellt. Wahrscheinlich handelt es sich um eine chronische, während des ganzen Lebens bestehende Erkrankung, wobei sich die Tagesmüdigkeit nach initialer Progredienz später auf stabilem Niveau einpendelt. Häufig wird der Krankheitswert nicht rechtzeitig erkannt.

Epidemiologie. Schätzungen gehen von einer Prävalenz von 0,03–0,06% der Allgemeinbevölkerung aus. Bei 5–8% der Patienten, die sich mit der Symptomatik einer Hypersomnie an einem Schlafzentrum vorstellen, liegt eine primäre Hypersomnie vor (z.B. MEIER-EWERT, 1989).

Ätiologie. Familienuntersuchungen haben Hinweise auf eine genetische Mitverursachung der primären Hypersomnie geliefert. Darüber hinaus gibt es bisher keine weitere ätiologische Erklärung. Neurophysiologisch wird eine Störung der Schlaf-Wach-Regulation mit einem Überwiegen des Non-REM-Schlaf-Systems gegenüber dem aktivierenden System der Formatio reticularis angenommen.

Diagnostik. Von zentraler Bedeutung für die Diagnosestellung ist die korrekte Erfassung der Symptomatik und die Abgrenzung von anderen Krankheitsbildern. Hier ist an psychiatrische Erkrankungen (z.B. Depressionen, Substanz-induzierte Hypersomnien), organische Krankheitsbilder, Narkolepsie oder ein Schlafapnoe-Syndrom zu denken. Zur differentialdiagnostischen Abklärung von anderen Hypersomnie-Erkrankungen empfehlen sich die in Tabelle 16-9 dargestellten Fragen.

Zur diagnostischen Abklärung ist in der Regel die Polysomnographie im Schlaflabor mit zusätzlicher Durchführung eines MSLT nötig (CARSKADON ET AL., 1986). Das Führen eines Schlaftagebuchs oder, falls möglich, die Aktometrie, liefern oft zusätzliche Informationen. Im Polysomnogramm zeigt sich in der Regel eine unauffällige Schlafstruktur und eine normale Verteilung der Non-REM- und REM-Zyklen. Auffällig am Nachtschlaf ist die verkürzte Einschlaflatenz und eine insgesamt verlängerte Schlafperiode. Im MSLT läßt sich eine verkürzte Einschlaflatenz objektivieren. Allerdings ist die im MSLT gefundene mittlere Einschlaflatenz häufig länger als bei Narkolepsie (> 5 min).

Therapie. Wichtiger Bestandteil der Behandlung sind nicht-medikamentöse Maßnahmen, wie etwa die Etablierung eines stabilen Schlaf-Wach-Rhythmus mit regelmäßigen Zubettgeh- und Aufstehzeiten und die Vermeidung sedierender Substanzen. Im Hinblick auf die eingeschränkte Vigilanz und Tagesschläfrigkeit kann ein Versuch mit vigilanzsteigernden Stimulanzien, die auch bei der Narkolepsie eingesetzt werden, unternommen werden (s.u.).

Schlafstörungen

Tabelle 16-9 Anamnestische Fragen zur Erfassung der Erkrankungen, die am häufigsten einer Hypersomnie zugrunde liegen (nach Dressing und Riemann, 1994).

Schlafapnoe-Syndrom
- Schnarchen und Aussetzen der Atmungstätigkeit während des Nachtschlafs (Fremdanamnese!)
- morgendliche Abgeschlagenheit, nicht erfrischender Schlaf
- tagsüber auftretende, nicht erfrischende Schlafattacken
- Übergewicht

Narkolepsie
- kataplektische Anfälle ausgelöst durch emotionale Anspannung
- imperative Schlafattacken
- Schlaflähmung, d.h. besonders beim Einschlafen und Aufwachen auftretende Unfähigkeit, sich zu bewegen
- hypnagoge Halluzination, d.h. lebhafte, traumähnliche Sinneseindrücke während des Einschlafens

Hypersomnie im Rahmen einer psychiatrischen Störung
- nervenärztliche oder psychotherapeutische Vorbehandlung
- psychische Probleme wie Depressionen, Suizidversuche, Psychosen, Angststörungen etc.
- Familienanamnese für psychiatrische Erkrankungen

Hypersomnie im Rahmen periodischer Myoklonien oder eines „Restless-legs"-Syndroms
- nächtliches Muskelzucken in den Extremitäten
- Mißempfindungen in den Waden
- Bedürfnis, nachts aufzustehen und umherzulaufen

Primäre Hypersomnie
- Schlaftrunkenheit am Morgen
- verlängerter Nachtschlaf
- wenig imperative, lange und kaum erholsame Einschlafattacken während des Tages

4.1.3 Narkolepsie

In der ICD-10 wird die Narkolepsie in der Kategorie nicht-psychogene Störung mit exzessivem Schlaf (G47.4) kodiert.

Klinik. Tabelle 16-10 faßt die beim Vollbild der Narkolepsie vorhandenen, zentralen Symptome der Narkolepsie zusammen. Zunächst tritt meist eine vermehrte Einschlafneigung in monotonen Situationen auf. Diese wird von den Patienten häufig noch nicht als krankhaft empfunden, und sie adaptieren an den veränderten Zustand. Erster Anlaß für eine Konsultation des Arztes sind Einschlafattacken in Situationen, in denen Gesunde nicht einschlafen können, z.B. während einer anregenden Unterhaltung, beim Essen oder während einer wichtigen Prüfung. Die Einschlafattacken sind „imperativ", d.h. die Patienten können sich nicht dagegen wehren. Die Schlafepisoden dauern in der Regel 10–20 min, danach sind die Patienten erfrischt. Innerhalb kurzer Zeit stellt sich jedoch wieder erhöhte Müdigkeit mit weiteren Einschlafattacken ein. Meist sind die Patienten aus den Einschlafattacken weckbar. Im Verlauf der Erkrankung entwickelt sich eine andauernde Müdigkeit, woraus eine massive Beeinträchtigung der Lebensqualität resultiert.

Die kurze Dauer der Einschlafattacken und das erfrischte Aufwachen sind wichtige Kriterien zur Abgrenzung der Narkolepsie von der primären Hypersomnie sowie der Schlafapnoe-bedingten Hypersomnie (s.u.).

Tabelle 16-10 Symptome der Narkolepsie.

- imperative Einschlafattacken und/oder kontinuierliches Müdigkeitsgefühl
- kataplektische Attacken
- hypnagoge Halluzinationen
- Schlafparalyse
- automatisches Verhalten
- nächtliche Schlafstörungen mit häufigem Erwachen

Kataplektische Attacken (plötzliche Erschlaffung des Muskeltonus, meist bilateral symmetrisch) sind ein weiteres charakteristisches Symptom der Narkolepsie. Solche Attacken können einige Sekunden, in Extremfällen im Sinne eines Status kataplecticus mehrere Stunden bis Tage dauern. Das Erscheinungsbild ist sehr variabel und reicht von einer kaum wahrnehmbaren, vorübergehenden kurzen Erschlaffung einzelner Gesichtsmuskeln bis zum Hinstürzen bei Hypotonie der Beinmuskulatur. Während kataplektischer Attacken ist das Bewußtsein der Patienten meist vollständig erhalten. Typischerweise treten kataplektische Anfälle in Kopplung mit spezifischen Affekten auf. Aus diesem Grund werden sie auch mit dem Begriff „affektiver Tonusverlust" umschrieben. Die Symptomatik ist bedrohlich für die Patienten und kann einschneidende Konsequenzen für die Lebensführung haben. Patienten mit Narkolepsie leiden zudem unter **hypnagogen Halluzinationen:** lebhaften Sinneswahrnehmungen vor allem visueller Art, die beim Einschlafen auftreten. Meist handelt es sich um negativ geprägte Erlebnisse und damit verbundene Emotionen wie Angst, Furcht und Schrecken. Patienten mit dem Vollbild einer Narkolepsie berichten außerdem über Symptome einer **Schlafparalyse:** Sie können sich beim Aufwachen für einige Sekunden bis Minuten nicht bewegen und nicht sprechen. Diese Symptome sind für die Patienten vor allem dann sehr beängstigend, wenn sie von hypnagogen Halluzinationen begleitet werden. **Automatische Handlungen** werden bei Ermüdung vorgenommen: in einer Art Halbschlaf führen die Patienten Routine-Tätigkeiten wie Schreiben, Rechnen oder Autofahren durch, wobei es zu gravierenden Fehlleistungen kommen kann. Patienten, die bereits mehrere Jahre an Narkolepsie leiden, zeigen im Nachtschlaf zudem **häufige Wachperioden.** Unter dem Begriff **narkoleptische Tetrade** werden die Symptome Einschlafattacken, Kataplexien, hypnagoge Halluzinationen und Schlafparalyse zusammengefaßt.

Epidemiologie. Die Narkolepsie ist eine seltene Erkrankung. Das Vorkommen in der Allgemeinbevölkerung wird auf 0,03–0,16% geschätzt. Die Erkrankung beginnt häufig in der Jugend und selten nach dem 35. Lebensjahr. Männer und Frauen sind gleich häufig betroffen.

Ätiologie. Eine genetische Komponente spielt wahrscheinlich eine wichtige Rolle. Das Risiko, an Narkolepsie zu erkranken, ist beim Vorhandensein von blutsverwandten erkrankten Familienmitgliedern mit 2,5% im Vergleich zur Allgemeinbevölkerung deutlich erhöht. Das Vorhandensein des HLA-DR2-Gens bei über 99% aller Narkolepsie-Patienten weist deutlich auf eine genetische Vermittlung der Erkrankung hin. Ein negativer HLA-DR2-Befund macht die Diagnose einer Narkolepsie sehr unwahrscheinlich. Allerdings ist der Nachweis des HLA-DR2 nicht gleichbedeutend mit der Diagnose einer Narkolepsie, da immerhin 10–35% der Normalbevölkerung HLA-DR2-positiv sind.

Charakteristische Auffälligkeiten des REM-Schlafs bei Narkolepsie-Patienten führten zur Formulierung der Hypothese, daß bei dieser Erkrankung eine Regulationsstörung des REM-Schlafs im Sinne einer Desinhibition besteht.

Diagnostik. Zur Sicherung der Diagnose Narkolepsie sind polysomnographische Untersuchungen, der MSLT sowie eine HLA-DR2-Bestimmung unabdingbar. Im Nachtschlaf zeigen Patienten mit Narkolepsie sehr häufig „Sleep Onset"-REM (SOREM, REM-Schlaf innerhalb von 10 min nach dem Einschlafen) und fragmentierten Nachtschlaf. Im MSLT liegt die Einschlaflatenz im Mittel unter 5 min und es treten mindestens zweimal sofort mit dem Einschlafen REM-Perioden auf. Der HLA-DR2-Befund ist positiv. Im Einklang mit dem angeführten klinischen Bild erlauben die Untersuchungen im Schlaflabor die zweifelsfreie Diagnose einer Narkolepsie.

Therapie. Obwohl die Narkolepsie eine rein organische Erkrankung ist, empfehlen sich bei allen Patienten einige nicht-medikamentöse Maßnahmen: Es gibt Hinweise dafür, daß eine Gewichtsreduktion zu einer leichten Minderung der Einschlafneigung führt und daß Verzicht auf Alkohol und Nikotin sich ebenfalls positiv auswirken. Schlafhygienische Maßnahmen wie ein stabiler Schlaf-Wach-Rhythmus und geplante Nickerchen während des Tages reduzieren das Risiko plötzlicher Einschlafattacken.

Neben auf den Schlaf abzielenden Maßnahmen sind zudem flankierende sozio- und psychotherapeutische Maßnahmen geeignet. Dazu gehört die Aufklärung des Patienten und seiner Familie über das Krankheitsbild und der Ratschlag, sich einer Selbsthilfeorganisation (Deutsche Narkolepsiegesellschaft) anzuschließen. Die Erkrankung rechtfertigt einen Behinderungsgrad von 30–80%. Psychotherapeutisch müssen oft Bewältigungsmechanismen zum Umgang mit dieser chronischen Erkrankung vermittelt werden.

Kataplexien, Schlafparalyse und hypnagoge Halluzinationen sind REM-Schlaf-assoziierte Symptome und können daher gut durch Substanzen behandelt werden, die den REM-Schlaf unterdrücken. Hierzu zählen vor allem trizyklische Antidepressiva (z.B. Clomipramin, Imipramin oder auch Desmethylimipramin) und Monoaminoxidase-Hemmer (z.B. Tranylcypromin, Moclobemid und Selegilin). Bei Tranylcypromin-Gabe müssen die strengen Diätvorschriften beachtet werden (Vermeiden tyraminhaltiger Lebensmittel!).

Zur Behandlung ausgeprägter Tagesmüdigkeit empfiehlt sich u.U. die zusätzliche Gabe vigilanzsteigernder Präparate wie Pemolin bzw. Fenetyllin, Methylphenidat, Amfetaminil oder Metamphetamin, die unter das Betäubungsmittelgesetz fallen. Der Einsatz dieser Substanzen sollte sehr sorgfältig abgewogen werden und nur nach genauer Indikationsstellung erfolgen. Zudem ist davon auszugehen, daß damit erzielte Verbesserungen der Tagesmüdigkeit in der Regel nur auf einige Monate beschränkt sind. Um die Wirksamkeit der Substanzen zu erhalten, müssen regelmäßige Medikamentenpausen eingelegt werden (2–4mal jährlich).

4.1.4 Atmungsgebundene Schlafstörungen (DSM-IV: 780.59)

Die atmungsgebundenen Schlafstörungen werden in der ICD-10 als Schlafapnoe (G47.3) kodiert.

Klinik. Schlafapnoe-Syndrome sind durch mindestens 10 s andauernde Atemstillstände während des Schlafs charakterisiert. Die Atemstillstände können bis zu über 60 s andauern. Gewöhnlich sinkt währenddessen die Sauerstoffsättigung im Blut ab. Unterschieden werden das **obstruktive Schlafapnoe-Syndrom** (SAS), dem primär eine Obstruktion der oberen Atemwege zugrunde liegt, und das **zentrale Apnoe-Syndrom,** bei dem die Apnoe durch mangelnde Aktivierung sämtlicher an der Atmung beteiligter Muskelgruppen bedingt ist. Häufig liegen Mischformen vor.

Epidemiologie. Die Prävalenz des SAS liegt bei etwa 0,5–2%. Während obstruktive Schlafapnoe-Syndrome prinzipiell in jedem Lebensalter, bevorzugt aber bei Männern zwischen dem 40. und 60. Lebensjahr auftreten, werden die zentralen Schlafapnoe-Syndrome mit zunehmendem Lebensalter häufiger.

Ätiologie. Bei der obstruktiven Schlafapnoe ist das komplexe, zentralnervös gesteuerte Zusammenspiel der verschiedenen Muskeln beim Atmungsvorgang gestört, so daß es besonders in Rückenlage zu pharyngealen Obstruktionen kommt, mitunter sogar zu einem vollständigen Kollaps des Rachenschlauches. Tagsüber ist die Atemfunktion in der Regel unauffällig. Faktoren, die die obstruktive Apnoe begünstigen, sind Adenoide, vergrößerte Tonsillen, Nasenseptumdeviation, Makroglossie, Mikrognathie und vermehrte Fetteinlagerungen bei Adipositas. Die Einnahme von Tranquilizern, Alkohol und anderen atemdepressorischen Substanzen wirkt sich negativ auf die Kontrolle der Atemfunktion im Schlaf aus. Neben kompletten pharyngealen Obstruktionen mit daraus resultierender Apnoe zeigen viele Apnoe-Patienten auch Hypoventilationen. Hierbei ist der Luftstrom auf weniger als 50% reduziert, und es kann ebenfalls eine Abnahme der Sauerstoffsättigung auftreten.

Dem zentralen Schlafapnoe-Syndrom können verschiedene Ursachen zugrunde liegen, z.B. organische Läsionen, vor allem im Hirnstamm. Meist finden sich jedoch keine umschriebenen organischen Läsionen, so daß eine funktionelle Störung des Regelkreises zwischen Lunge und Atmungszentrum angenommen wird.

Diagnostik. Tabelle 16-11 faßt die charakteristischen Symptome des Schlafapnoe-Syndroms zusammen. Wenn der Bettpartner die Leitsymptome des Schlafapnoe-Syndroms wie lautes und unregelmäßiges Schnarchen sowie nächtliche Atempausen beobachtet, ist die weitere Diagnostik angezeigt. Eine erhöhte Tagesmüdigkeit kann besonders bei leichten Schlafapnoe-Syndromen fehlen.

An die gründliche Anamneseerhebung muß sich die allgemein-körperliche, internistische und neurologische Untersuchung anschließen. Zudem sollte bei V.a. ein Schlafapnoe-Syndrom auf jeden Fall eine HNO-ärztliche Untersuchung veranlaßt werden, um Stenosen im Bereich der oberen Atemwege auszuschließen.

Anschließend werden ambulante Monitoring-Systeme eingesetzt, mit denen unter häuslichen Bedingungen während des Schlafs kontinuierlich die Sauerstoffsättigung, Herzaktion und Schnarchgeräusche aufgezeichnet werden können. Sollten sich Verdachtsmomente auf ein Schlafapnoe-Syndrom erhärten, ist die weitere Diagnostik im Schlaflabor mit Polysomnographie angezeigt. Dabei wird neben dem EEG, dem EOG und dem EMG die Atemtätigkeit durch Atemfühler an Mund und Nase sowie thorakal und abdominal registriert. Schnarchgeräusche und Sauerstoffsättigung werden

4 Primäre Schlafstörungen

Tabelle 16-11 Charakteristische Symptome des Schlafapnoe-Syndroms.

- lautes, unregelmäßiges Schnarchen
- Beobachtung nächtlicher Atempausen durch den Bettpartner
- erhöhte Tagesmüdigkeit
- unspezifische psychische Symptome wie Abgeschlagenheit, Leistungsknick, Wesensänderung, intellektueller Leistungsverfall
- unruhiger Schlaf
- morgendliche Abgeschlagenheit, diffuse, dumpfe Kopfschmerzen, Mundtrockenheit
- Libido- und Potenzstörungen
- Adipositas
- Hypertonie, Herzrhythmusstörungen

aufgezeichnet, um festzustellen, ob es sich um obstruktive, zentrale oder gemischte Apnoe-Phasen handelt. Abbildung 16-5 zeigt das Schlafprofil eines Schlafapnoe-Patienten.

Gesicherte Erkenntnisse darüber, ab welcher Anzahl von Apnoe-Phasen ein pathologisches Schlafapnoe-Syndrom besteht, liegen derzeit noch nicht vor. Allgemein wird ein Index von mehr als 10 Pha-

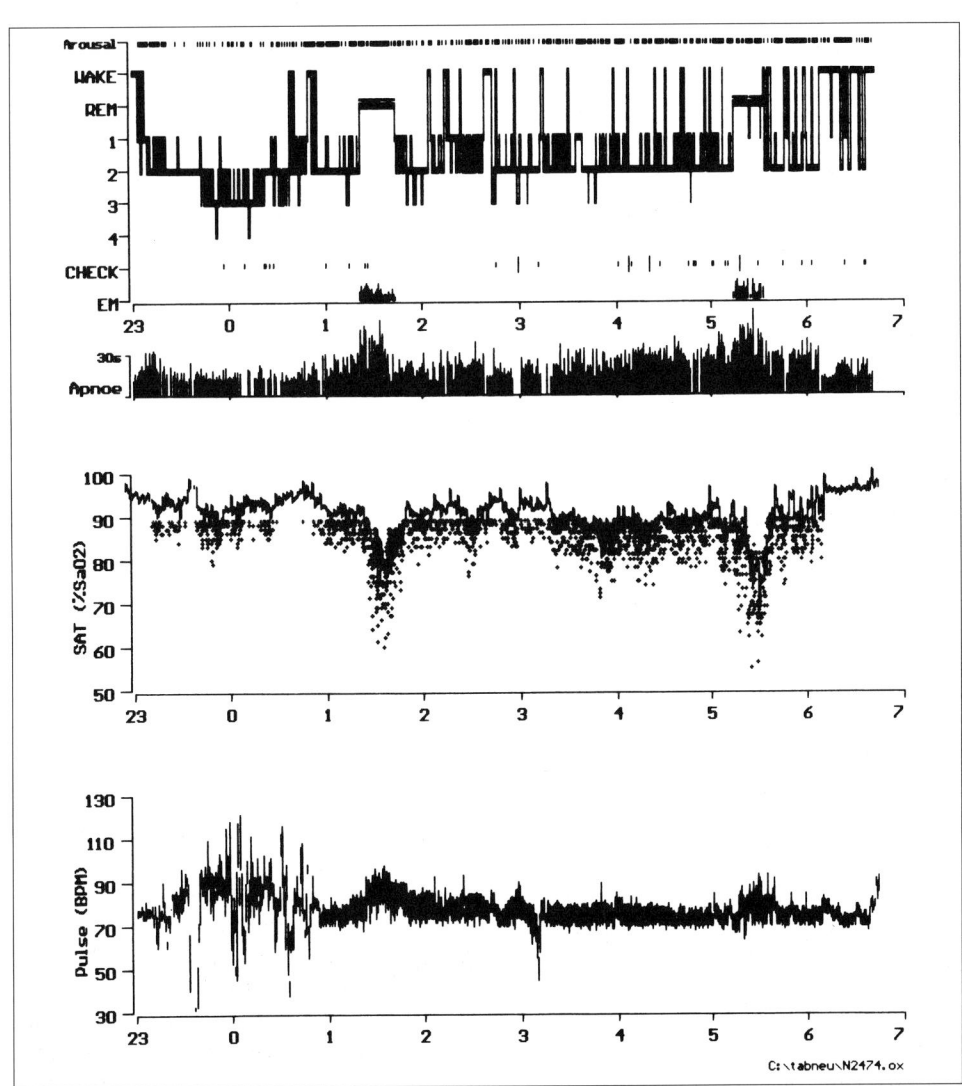

Abb. 16-5 Schlafprofil eines Schlafapnoe-Patienten.

sen/Std. als pathologisch angesehen. Jedoch darf sich die Diagnostik nicht allein auf den Apnoe-Index verlassen, da dieser allein keine Therapiebedürftigkeit begründet. Es kann auch bei einem Apnoe-Index von < 10 Phasen/Std. eine Behandlungsindikation bestehen, wenn ausgeprägte Tagesmüdigkeit oder mit der Apnoe assoziierte schwere internistische Erkrankungen vorliegen. Ebenso gibt es Patienten, bei denen zwar keine vollständigen Apnoe-Phasen, sondern nur partielle Obstruktionen auftreten, die jedoch auch eine ausgeprägte Tagesmüdigkeit auslösen können. Für diese Patienten wurden hohe Korrelationen zwischen Schnarchen, Hypertonie und Hypersomnie sowie kardiovaskulären Komplikationen nachgewiesen, so daß die Behandlung oft indiziert ist.

Therapie. An erster Stelle in der Therapie des obstruktiven Schlafapnoe-Syndroms stehen verhaltensmedizinische Maßnahmen wie Gewichtsreduktion, Alkohol- und Nikotinkarenz, das Weglassen sedierender atemdepressorischer Substanzen, das Vermeiden der Rückenlage im Schlaf, die Etablierung eines geregelten Schlaf-Wach-Rhythmus und das Vermeiden von Schlaf in Höhen > 1000 m über dem Meeresspiegel. Bei sehr leichten Apnoe-Syndromen können allein diese Maßnahmen eine deutliche Besserung bewirken. Auch bei schweren Apnoe-Syndromen sollten sie flankierend eingesetzt werden.

Bei leichten und mittelschweren obstruktiven Apnoe-Syndromen kann ein Therapieversuch mit retardiertem Theophyllin, das das Atmungszentrum stimuliert, indiziert sein. Zudem können bei nicht akut bedrohten Apnoe-Patienten mechanische Therapieverfahren, wie die Kontrolle der Schlafposition zur Vermeidung der Rückenlage, erfolgreich sein. Man kann dem Patienten z.B. raten, in das Rückenteil des Schlafanzugs einen Tennisball einzunähen, so daß die Rückenlage in der Nacht automatisch gemieden wird.

Therapie der Wahl bei ausgeprägtem obstruktivem Schlafapnoe-Syndrom ist C-PAP (Continuous Positive Airway Pressure). Bei dieser Therapie wird über eine Nasenmaske ein kontinuierlicher Überdruck in den Atemwegen erzeugt, so daß die oberen Atemwege pneumatisch geschient werden und ein Kollaps des Rachenschlundes verhindert wird. Die Einstellung auf C-PAP muß in einem Schlaflabor unter intensivmedizinischen Bedingungen erfolgen, um mögliche Komplikationen zu beherrschen. Unter C-PAP kommt es meist zu einer völligen Normalisierung der Atmung und des Schlafs. Die in der Regel gut verträgliche, häusliche Dauertherapie darf nur bei motivierten Patienten angewandt werden.

Bei lebensbedrohlichen Schlafapnoe-Syndromen wird als Ultima ratio eine Tracheotomie durchgeführt. Andere operative Maßnahmen wie etwa die Uvulopalatopharyngo-Plastik (UPPP) sind umstritten.

Beim zentralen Schlafapnoe-Syndrom ist die Therapie der Wahl die sogenannte intermittierende positive Beatmung (IPPV), bei der im Gegensatz zur C-PAP-Behandlung der Überdruck nicht kontinuierlich, sondern periodisch gegeben wird.

> **Resümee**
> Hypersomnien sind Störungen mit verlängertem Nachtschlaf, erhöhter Tagesmüdigkeit und unerwünschten Schlafepisoden während des Tages. Ursache können sogenannte primäre Hypersomnien, atmungsgebundene Schlafstörungen oder die Narkolepsie sein. Für die Schlafapnoe-Syndrome steht mit der C-PAP-Behandlung eine hocheffektive Therapie zur Verfügung. Bei der Narkolepsie und der primären Hypersomnie kann eine medikamentöse Behandlung die Symptome deutlich lindern.

4.1.5 Schlafstörung mit Störung des zirkadianen Rhythmus (DSM-IV: 307.45)

In der ICD-10 werden Schlafstörungen mit Störung des zirkadianen Rhythmus in nicht-organische Störungen des Schlaf-Wach-Rhythmus (F51.2) bzw. nicht-psychogene Störungen mit unangebrachten Schlafenszeiten (G47.2) unterteilt. Unter Schlafstörungen mit Störung des zirkadianen Rhythmus nach DSM-IV werden Schlafstörungen zusammengefaßt, bei denen es zur Desynchronisation zwischen biologischen Rhythmen wie Körpertemperatur, Hormonausschüttung und Schlaf-Wach-Rhythmik kommt. Dies sind so unterschiedliche Störungen wie das Syndrom der verzögerten Schlafphase (Delayed Sleep Phase Syndrome), der „Jet Lag" und Schlafstörungen bei Schichtarbeit (WAGNER 1990; KNAUTH und RUTENFRANZ 1992).

Syndrom der verzögerten Schlafphase

Klinik. Für das Syndrom der verzögerten Schlafphase sind unverrückbar späte Einschlaf- und Aufwachzeiten typisch. Die Betroffenen sind zu sozial üblichen Zubettgehzeiten nicht müde. In der Regel klagen sie nicht über Schlafstörungen, solange sie ihrem eigenen Rhythmus folgen und aufstehen können, wann sie wollen. Problematisch wird es, wenn sie bedingt durch Berufstätigkeit oder Schulbesuch gezwungen werden, einen Rhythmus einzuhalten, der ihrem eigenen zuwiderläuft. An Wochenenden und in den Ferien folgen sie meist ihrem eigenen Rhythmus: Sie gehen spät nach Mitternacht zu Bett und schlafen bis mittags, gelegentlich auch bis nachmittags, ohne beeinträchtigt zu sein.

Epidemiologie. Bei Jugendlichen ist das Syndrom der verzögerten Schlafphase in milder Form mit bis zu 25% in westlichen Industrienationen recht häufig. Im Erwachsenenalter sind ausgeprägte Symptome selten. Die Grenzziehung, ob und in welchem Ausmaß es sich um ein pathologisches Phänomen handelt, ist schwierig. Gelingt es einem Betroffenen, eine Beschäftigung zu finden, die seinem Rhythmus entgegenkommt, und kann er zufriedenstellende soziale Kontakte aufbauen, ist eine Störung kaum zu diagnostizieren, da kein Leidensdruck besteht. In der Regel wird man sich bei der Diagnosestellung am Leidensdruck des Patienten und seiner Unfähigkeit, den Rhythmus umzustellen, orientieren.

Ätiologie. Untersuchungen zu hormonellen Rhythmen, Körpertemperatur und Schlaf-Wach-Rhythmik konnten zeigen, daß Minima und Maxima, z.B. der Cortisolausschüttung und Körpertemperatur, im Vergleich zur Norm „nach hinten" verschoben sind. Wahrscheinlich besteht hierfür eine genetische Prädisposition.

Diagnostik. Beim Syndrom der verzögerten Schlafphase empfiehlt sich das Führen eines Schlaftagebuches über einen Zeitraum von mindestens 14 Tagen. Um das Syndrom sicher zu diagnostizieren, ist eine polysomnographische Untersuchung über mehrere Tage mit zusätzlichen Bestimmungen der Hormonrhythmik und der Körpertemperatur notwendig.

Therapie. Beim verzögerten Schlafphasen-Syndrom haben sich chronotherapeutische Maßnahmen bewährt. Die Patienten können in der Regel ihre Schlafphase nicht willentlich vor-, jedoch nach hinten verschieben. Zur Behandlung wird deshalb das Zubettgehen und Aufstehen progressiv jeden Tag um 3 Std. nach hinten verschoben, bis sozial erwünschte Zubettgeh- und Aufstehzeiten erreicht werden. Die Patienten müssen sich strikt an diese Zeiten halten.

Sehr helles Licht am Morgen und die Behandlung mit Melatonin können erfolgreich eingesetzt werden. Darüber hinaus spielen bei einem Teil dieser Patienten Persönlichkeitsstörungen und psychiatrische Auffälligkeiten eine so große Rolle, so daß unter Umständen spezielle psycho- und pharmakotherapeutische Maßnahmen in die Behandlung mit einbezogen werden müssen.

Jet-lag-Syndrom

Klinik. Beim Jet-lag-Syndrom leiden die Betroffenen unter Ein- und/oder Durchschlafstörungen, erhöhter Tagesmüdigkeit, Beeinträchtigung der Leistungsfähigkeit und körperlichen Beschwerden wie Appetitstörungen, Übelkeit und allgemeinem Unwohlsein.

Epidemiologie. Das Jet-lag-Syndrom betrifft fast regelhaft alle, die Transmeridianflüge mit schnellem Wechsel der Zeitzonen unternehmen. Ältere Menschen leiden stärker unter der Jet-lag-Symptomatik als jüngere. Die Anpassung an neue Zeitgeber erfolgt meistens schneller nach einem Flug in Richtung Westen als in Richtung Osten, da es leichter fällt, willentlich die Länge des Tages zu verlängern als zu verkürzen.

Ätiologie. Als Folge des schnellen Wechsels der Zeitzonen kommt es zu einer Diskrepanz zwischen innerer biologischer Rhythmik (insbesondere Regulation der Körpertemperatur und Hormonsekretion), Schlaf-Wach-Rhythmus und Hell-Dunkel-Wechsel. Dabei kann der Schlaf-Wach-Rhythmus relativ schnell an den neuen Hell-Dunkel-Wechsel angepaßt werden. Die Wiederangleichung biologischer Rhythmen erfolgt mit einer Geschwindigkeit von ca. 1 Std./Tag.

Diagnostik. Eine gesonderte Diagnostik ist nicht erforderlich. In der Regel kann das Jet-lag-Syndrom durch den engen Zusammenhang zwischen Schlafstörung und Zeitzonenflug gesichert werden.

Therapie. Zur Reduktion von Jet-lag-Symptomen empfehlen sich präventive Maßnahmen. Bei nur kurzen Aufenthalten in der neuen Zeitzone sollte die alte Rhythmussynchronisation möglichst aufrechterhalten werden (Termine entsprechend legen!). Bei längeren Aufenthalten sollte man sich bereits im Flugzeug auf die neue Ortszeit einstellen und am Ankunftsort sofort neuen sozialen Zeitgebern aussetzen. Die Lichtexposition am Zielort ist sehr wichtig, da natürliches Licht ein potenter Stimulus zur Modifikation zirkadianer Rhythmen ist.

Die Patienten fühlen sich oft nicht ernstgenommen, wenn vielfältige organische Untersuchungen keinerlei richtungweisende Befunde erbringen. Sekundär kommt es nicht selten zu psychiatrischen Komplikationen, z.B. depressiver Verstimmung.

Epidemiologie. Wissenschaftliche Untersuchungen zur Häufigkeit des CFS liegen noch nicht vor. Es ist zu vermuten, daß viele Patienten mit der Diagnose eines CFS an anderen Formen der Schlafstörung leiden, die ähnliche Symptome hervorrufen, z.B. einem Schlafapnoe-Syndrom, nächtlichen Myoklonien, einer depressiven Erkrankung oder einer Persönlichkeitsstörung.

Ätiologie. Als Ursache des CFS werden akute und chronische Virusinfektionen diskutiert. Bisher ist es jedoch noch nicht gelungen, bei CFS-Patienten einen gemeinsamen, immunologisch auffälligen Parameter zu finden.

Diagnostik. Bei der Diagnostik des CFS ist der ausführlichen Anamnese ein großer Stellenwert einzuräumen. Besonders wichtig ist die Abgrenzung gegenüber erhöhter Tagesmüdigkeit mit Tagschlafepisoden. Spezifische polysomnographische Befunde konnten bisher nicht erhoben werden. Selten liefert der MSLT pathologische Ergebnisse.

Therapie. Auch wenn bei V.a. CFS keine pathologischen organischen Befunde erhoben werden, ist es wichtig, die Patienten mit ihrem Beschwerdebild ernst zu nehmen. Gute Erfolge wurden für die kognitive Verhaltenstherapie beschrieben, deren primäres Ziel weniger die Heilung als die Vermittlung von Bewältigungsstrategien ist.

Falls sich ein immunologisch auffälliger Befund feststellen läßt, sollte ein entsprechender Behandlungsversuch unternommen werden. Zudem können Therapieversuche mit antriebs- und vigilanzsteigernden Antidepressiva, wie selektiven Serotonin-Wiederaufnahmehemmern (z.B. Fluoxetin) oder neuen reversiblen MAO-A-Hemmern (z.B. Moclobemid) in Betracht kommen.

4.2 Parasomnien

Unter Parasomnien werden Schlafstörungen verstanden, die zwar den Schlafprozeß unterbrechen, jedoch keine primären Störungen des Schlaf-Wach-Zustands darstellen.

4.2.1 Nächtliche Alpträume (DSM-IV: 307.47)

In der ICD-10 werden Alpträume unter F51.5 kodiert.

Klinik. Alpträume werden in der Regel detailliert erinnert. Es dominieren Inhalte mit vitaler Gefährdung, wie Verfolgung und Bedrohung. Häufig treten starke Angstgefühle auf, die jedoch weniger von peripheren Symptomen (z.B. Herzrasen) begleitet werden als beim differentialdiagnostisch abzugrenzenden Pavor nocturnus (s.u.). Nach dem Erwachen aus einem Alptraum sind die Betroffenen in der Regel sofort vollständig orientiert, die Umgebung wird klar und deutlich wahrgenommen. Häufig herrscht die im Alptraum aufgetretene unangenehme Stimmung noch eine Zeitlang vor.

Epidemiologie. Alpträume kennt fast jeder Mensch. Frauen sollen häufiger betroffen sein als Männer. Das mittlere Ersterkrankungsalter für Alpträume im Sinne einer klinisch relevanten Störung mit erheblichem Leidensdruck soll im zweiten Lebensjahrzehnt liegen.

Ätiologie. Im Gegensatz zu den meisten anderen Parasomnien werden nächtliche Alpträume primär psychogen verursacht. Das erstmalige Auftreten von Alpträumen steht häufig im Zusammenhang mit einem belastenden Lebensereignis. Dies gilt insbesondere für schwere, einschneidende und traumatische Lebensereignisse wie Verkehrsunfälle, Naturkatastrophen, Folter etc. (KRAMER, 1979).

Im Erwachsenenalter ist das gehäufte Auftreten von Alpträumen meist Hinweis auf eine ausgeprägte Psychopathologie oder extreme Belastungssituation. Patienten mit Alpträumen zeigen vermehrt andere Schlafstörungen, zusätzlich auch andere Parasomnien wie Pavor nocturnus und Somnambulismus. Besonders häufig treten Alpträume bei Patienten mit posttraumatischer Streßerkrankung auf (s. Kap. 19). Wahrscheinlich tragen die häufig wiederkehrenden Alpträume zur Aufrechterhaltung posttraumatischer Erkrankungen bei, wie z.B. bei Überlebenden des Holocaust gezeigt werden konnte.

Alpträume treten auch nach Absetzen von REM-Schlaf-unterdrückenden Substanzen wie Alkohol, Antidepressiva oder MAO-Hemmern auf. Darüber hinaus können Vergiftungen mit Insektiziden, die die Cholinesterase hemmen und so den REM-Schlaf vermehren, quälende Träume provozieren.

Diagnostik. Nächtliche Alpträume müssen in erster Linie vom Pavor nocturnus abgegrenzt werden

gezwungen werden, einen Rhythmus einzuhalten, der ihrem eigenen zuwiderläuft. An Wochenenden und in den Ferien folgen sie meist ihrem eigenen Rhythmus: Sie gehen spät nach Mitternacht zu Bett und schlafen bis mittags, gelegentlich auch bis nachmittags, ohne beeinträchtigt zu sein.

Epidemiologie. Bei Jugendlichen ist das Syndrom der verzögerten Schlafphase in milder Form mit bis zu 25 % in westlichen Industrienationen recht häufig. Im Erwachsenenalter sind ausgeprägte Symptome selten. Die Grenzziehung, ob und in welchem Ausmaß es sich um ein pathologisches Phänomen handelt, ist schwierig. Gelingt es einem Betroffenen, eine Beschäftigung zu finden, die seinem Rhythmus entgegenkommt, und kann er zufriedenstellende soziale Kontakte aufbauen, ist eine Störung kaum zu diagnostizieren, da kein Leidensdruck besteht. In der Regel wird man sich bei der Diagnosestellung am Leidensdruck des Patienten und seiner Unfähigkeit, den Rhythmus umzustellen, orientieren.

Ätiologie. Untersuchungen zu hormonellen Rhythmen, Körpertemperatur und Schlaf-Wach-Rhythmik konnten zeigen, daß Minima und Maxima, z.B. der Cortisolausschüttung und Körpertemperatur, im Vergleich zur Norm „nach hinten" verschoben sind. Wahrscheinlich besteht hierfür eine genetische Prädisposition.

Diagnostik. Beim Syndrom der verzögerten Schlafphase empfiehlt sich das Führen eines Schlaftagebuches über einen Zeitraum von mindestens 14 Tagen. Um das Syndrom sicher zu diagnostizieren, ist eine polysomnographische Untersuchung über mehrere Tage mit zusätzlichen Bestimmungen der Hormonrhythmik und der Körpertemperatur notwendig.

Therapie. Beim verzögerten Schlafphasen-Syndrom haben sich chronotherapeutische Maßnahmen bewährt. Die Patienten können in der Regel ihre Schlafphase nicht willentlich vor-, jedoch nach hinten verschieben. Zur Behandlung wird deshalb das Zubettgehen und Aufstehen progressiv jeden Tag um 3 Std. nach hinten verschoben, bis sozial erwünschte Zubettgeh- und Aufstehzeiten erreicht werden. Die Patienten müssen sich strikt an diese Zeiten halten.

Sehr helles Licht am Morgen und die Behandlung mit Melatonin können erfolgreich eingesetzt werden. Darüber hinaus spielen bei einem Teil dieser Patienten Persönlichkeitsstörungen und psychiatrische Auffälligkeiten eine so große Rolle, so daß unter Umständen spezielle psycho- und pharmakotherapeutische Maßnahmen in die Behandlung mit einbezogen werden müssen.

Jet-lag-Syndrom

Klinik. Beim Jet-lag-Syndrom leiden die Betroffenen unter Ein- und/oder Durchschlafstörungen, erhöhter Tagesmüdigkeit, Beeinträchtigung der Leistungsfähigkeit und körperlichen Beschwerden wie Appetitstörungen, Übelkeit und allgemeinem Unwohlsein.

Epidemiologie. Das Jet-lag-Syndrom betrifft fast regelhaft alle, die Transmeridianflüge mit schnellem Wechsel der Zeitzonen unternehmen. Ältere Menschen leiden stärker unter der Jet-lag-Symptomatik als jüngere. Die Anpassung an neue Zeitgeber erfolgt meistens schneller nach einem Flug in Richtung Westen als in Richtung Osten, da es leichter fällt, willentlich die Länge des Tages zu verlängern als zu verkürzen.

Ätiologie. Als Folge des schnellen Wechsels der Zeitzonen kommt es zu einer Diskrepanz zwischen innerer biologischer Rhythmik (insbesondere Regulation der Körpertemperatur und Hormonsekretion), Schlaf-Wach-Rhythmus und Hell-Dunkel-Wechsel. Dabei kann der Schlaf-Wach-Rhythmus relativ schnell an den neuen Hell-Dunkel-Wechsel angepaßt werden. Die Wiederangleichung biologischer Rhythmen erfolgt mit einer Geschwindigkeit von ca. 1 Std./Tag.

Diagnostik. Eine gesonderte Diagnostik ist nicht erforderlich. In der Regel kann das Jet-lag-Syndrom durch den engen Zusammenhang zwischen Schlafstörung und Zeitzonenflug gesichert werden.

Therapie. Zur Reduktion von Jet-lag-Symptomen empfehlen sich präventive Maßnahmen. Bei nur kurzen Aufenthalten in der neuen Zeitzone sollte die alte Rhythmussynchronisation möglichst aufrechterhalten werden (Termine entsprechend legen!). Bei längeren Aufenthalten sollte man sich bereits im Flugzeug auf die neue Ortszeit einstellen und am Ankunftsort sofort neuen sozialen Zeitgebern aussetzen. Die Lichtexposition am Zielort ist sehr wichtig, da natürliches Licht ein potenter Stimulus zur Modifikation zirkadianer Rhythmen ist.

Schichtarbeit

Schichtarbeit, d.h. Arbeit zu wechselnden Tageszeiten (Früh-, Spät- und Nachtschicht) oder auch Arbeit zu konstant ungewöhnlichen Zeiten (Dauernachtschicht) betrifft in Deutschland etwa 20% aller Berufstätigen.

Ätiologie. Schichtarbeiter leben gegen ihre „innere Uhr": Zur Nachtzeit, wenn biologische Systeme endogen auf Erholung geschaltet sind, müssen sie aktiv sein; zur Tageszeit, wenn der Organismus auf Leistung programmiert ist, schlafen. Es kommt zu einer Diskrepanz zwischen endogenen biologischen Rhythmen und dem durch die Schichtarbeit forcierten, veränderten Schlaf-Wach-Rhythmus bzw. dem Hell-Dunkel-Wechsel.

Klinik. Ein- und Durchschlafstörungen, das Gefühl nicht erholsamen Schlafs, die Beeinträchtigung von Stimmung, Konzentration und Antrieb und auch Hypersomnie mit entsprechenden psychischen und sozialen Folgen können durch Schichtarbeit bedingt sein.

Epidemiologie. Schlafstörungen im Rahmen von Schichtarbeit treten etwa bei 25% aller regelmäßigen Schichtarbeiter auf. Man geht davon aus, daß ab dem 45. Lebensjahr die Flexibilität und Anpassungsfähigkeit an die Erfordernisse der Schichtarbeit deutlich abnimmt. Konstitutionelle Faktoren, Lebensalter, Persönlichkeit, familiäres Umfeld und Wohnbedingungen haben einen erheblichen Einfluß darauf, ob Schichtarbeit zu den genannten Symptomen führt.

Diagnostik. Bei Schichtarbeitern empfiehlt sich zur Klärung der Frage, ob die beklagten Schlafstörungen ausschließlich auf Schichtarbeit oder auf andere Faktoren zurückzuführen sind, das Führen eines Schlafprotokolls mit gleichzeitigem Protokollieren der Arbeitszeiten. Eine spezielle Diagnostik im Schlaflabor ist nicht notwendig, wenn sich anamnestisch keine Hinweise auf eine organische oder psychiatrische Ursache finden lassen.

Therapie. Bei Schichtarbeit kann eine sinnvolle Schichtplanung zur Reduktion von Schlafstörungen beitragen. Kurze Nachtschichtperioden verursachen deutlich weniger Probleme als z.B. wöchentlicher Schichtwechsel. Besonders günstig scheinen einzelne Nachtschichten, die häufig problemlos bewältigt werden können, da nur eine geringfügige Dissoziation biologischer Rhythmen auftritt. Bedeutsam ist zudem die Rotationsrichtung der einzelnen Schichten: Ein Vorwärtswechsel in der Reihenfolge Früh-, Spät- und Nachtschicht wird am besten toleriert.

> **Resümee**
> Schlafstörungen, die auf Störungen des zirkadianen Rhythmus zurückzuführen sind, spielen insbesondere in der Arbeitsmedizin eine große Rolle, da hiervon in erster Linie Schichtarbeiter betroffen sind. Mit der Lichttherapie und verhaltensmedizinischen Interventionen stehen effektive Therapieverfahren zur Verfügung.

4.1.6 Andernorts nicht spezifizierte Dyssomnien (DSM-IV: 307.47)

Diese Kategorie dient der Klassifikation von Dyssomnien, die nicht in die vorher genannten Dyssomnie-Kategorien eingeordnet werden können. Die wichtigsten dieser Störungen sind das Restless-legs-Syndrom (ICD-10: F25.8), die nächtlichen Myoklonien (periodic leg movements [PLM]/periodische Beinbewegungen; ICD-10: episodische Bewegungsstörung mit nächtlichen Myoklonien, G25.8) und das Chronic-fatigue-Syndrom (ICD-10: F48.0).

Restless-legs-Syndrom und nächtliche Myoklonien

Klinik. Beim Restless-legs-Syndrom schildern die Betroffenen unangenehme, quälende, jedoch schwer zu beschreibende Mißempfindungen in den Beinen, gelegentlich auch in den Armen, die in Ruhe auftreten und das Ein- und Durchschlafen massiv stören. Aktive Bewegung kann die Mißempfindungen für kurze Zeit lindern. Daher folgen die Patienten ihrem schwer zu unterdrückenden Bewegungsdrang, brechen Einschlafversuche ab und laufen unruhig hin und her. Sie klagen über erhebliche Ein- und Durchschlafstörungen, in Einzelfällen sind sie verzweifelt bis hin zur Suizidalität.

Das Restless-legs-Syndrom tritt immer gemeinsam mit nächtlichen Myoklonien auf. Darunter versteht man während des Schlafs in rhythmischen Abständen (20–40 s) auftretende Extensionsbewegungen der Großzehe, teilweise auch Flexionsbewegungen im Fuß-, Knie- und Hüftgelenk. Selten ist der Arm betroffen. Die rhythmischen und stereotypen Bewegungen dauern von 0,5–5 s. Gehen sie mit einer Beschleunigung des EEG oder kurzen Aufwachphasen einher, kann eine erhebliche Störung des Schlafs resultieren. Die Weckreaktionen sind häufig so kurz, daß sie vom Patienten selbst nicht wahrgenommen werden.

Epidemiologie. Das Restless-legs-Syndrom soll in nicht selektierten Populationen eine Prävalenz von bis zu 5% haben (EKBOM, 1960). Diese Angaben sind jedoch wahrscheinlich als eher (zu) hoch einzuschätzen. Bis zu 10% der Insomnie-Patienten sollen unter dieser Störung leiden. Exakte Daten zur Prävalenz nächtlicher Myoklonien liegen nicht vor.

Ätiologie. Für das Restless-legs-Syndrom und nächtliche Myoklonien wird ein gemeinsamer zentralnervöser Entstehungsmechanismus diskutiert. Dabei wird eine gesteigerte Erregbarkeit mono- und polysynaptischer Reflexbögen auf der Ebene des Hirnstamms und Rückenmarks angenommen, die zu Enthemmungsphänomenen im absteigenden retikulären System führt und sowohl für die Parästhesien als auch die motorischen Phänomene verantwortlich sein könnte. Das gute Ansprechen der Beschwerden auf L-Dopa stützt die Hypothese einer Dysfunktion der dopaminergen Neurotransmission als Ursache der Erkrankung.

Beim Restless-legs-Syndrom findet sich in etwa 50% der Fälle eine familiäre Häufung mit Hinweisen auf einen autosomal dominanten Erbgang. Darüber hinaus gibt es sekundäre Formen, die gehäuft mit Niereninsuffizienz, Eisenmangel, Schilddrüsenfunktionsstörungen und Schwangerschaft auftreten (DANEK und POLLMÄCHER, 1990).

Diagnostik. Aufgrund der Beschwerdeschilderung kann das Restless-legs-Syndrom diagnostisch Schwierigkeiten bereiten. Charakteristischerweise gelingt es den Patienten nicht, ihre Symptome in passende Worte zu fassen. Polyneuropathien, vaskuläre Erkrankungen der Extremitäten und die Neuroleptika-induzierte Akathisie sind die wichtigsten Differentialdiagnosen. Bei der Neuroleptika-induzierten Akathisie tritt der Bewegungsdrang hauptsächlich im Wachzustand auf, und es bestehen kaum Einschlafschwierigkeiten. Vor der Diagnosestellung muß daher eine Polyneuropathie ausgeschlossen und eine dopplersonographische Messung der Beindurchblutung durchgeführt werden. Auch sekundäre Formen der Erkrankung müssen ausgeschlossen werden (s.o.).

Bei nächtlichen Myoklonien sind differentialdiagnostisch die physiologischen Einschlafmyoklonien sowie die Myoklonus-Epilepsie abzugrenzen, die durch einen entsprechenden EEG-Befund gekennzeichnet ist.

Zur Sicherung der Diagnose Restless-legs-Syndrom/nächtliche Myoklonien sind polysomnographische Untersuchungen im Schlaflabor mit Ableitung des Oberflächen-EMG vom Musculus tibialis anterior beidseits indiziert. Bei Restless-legs-Patienten zeigt sich in der Regel ein Schlafprofil mit verlängerten Einschlafzeiten und gehäuften nächtlichen Wachperioden. Meist ist die Schlafeffizienz stark vermindert und der Tiefschlafanteil reduziert. Periodische Beinbewegungen im Schlaf können elektromyographisch nachgewiesen werden und treten typischerweise im Schlafstadium 1 und 2 auf, während der Tiefschlafstadien nehmen sie ab und im REM-Schlaf sind sie eher selten. Bei gleichzeitigem Restless-legs-Syndrom treten die periodischen Myoklonien bereits im Wachzustand auf. Wichtig ist festzustellen, ob die Myoklonien von einem EEG-Arousal, z.B. einem K-Komplex oder Alpha-Aktivität, gefolgt werden.

Therapie. Zur Behandlung des idiopathischen Restless-legs-Syndroms haben sich mehrere medikamentöse Strategien als erfolgreich erwiesen. L-Dopa (62,5–450 mg), insbesondere in seiner retardierten Form, ist Mittel der ersten Wahl. Gegebenenfalls muß neben einer Dosis zur Nacht eine weitere Dosis in der Nachtmitte gegeben werden. Alternativ kommen Carbamazepin, Bromocriptin, Pergolid bzw. Clonazepam in Frage. Dieselben Pharmaka werden auch bei nächtlichen periodischen Beinbewegungen mit gutem Erfolg eingesetzt. Bei ausgeprägter Restless-legs-Symptomatik mit schwersten Schlafstörungen und Depressivität bis hin zur Suizidalität kann bei Versagen aller anderen medikamentösen Behandlungsversuche eine Therapie mit Opioiden versucht werden.

Bei sekundären Formen der Erkrankung steht die Behandlung der Grunderkrankung im Vordergrund. Die zusätzliche Gabe von L-Dopa führt auch in diesen Fällen meist zu einer deutlichen Symptomreduktion.

Chronic-fatigue-Syndrom

Klinik. Das Chronic-fatigue-Syndrom (CFS) wurde erst kürzlich als eigenständige Krankheitsentität beschrieben. Im Vordergrund der Symptomatik steht eine permanente Müdigkeit im Sinne einer erhöhten Erschöpfbarkeit, die jedoch nicht unbedingt mit Tagschlaf und verlängertem Nachtschlaf verbunden sein muß. Die Patienten berichten über eine Vielzahl körperlicher Beschwerden, wie Muskel- und Kopfschmerzen, Arthralgien, Tinnitus, Parästhesien, Pharyngitis und Lymphadenopathien. Zusätzlich geht das CFS häufig mit depressiven Verstimmungen einher. Der Nachtschlaf wird häufig als leicht, oberflächlich, durch Wachperioden unterbrochen und unerfrischend beschrieben.

Die Patienten fühlen sich oft nicht ernstgenommen, wenn vielfältige organische Untersuchungen keinerlei richtungweisende Befunde erbringen. Sekundär kommt es nicht selten zu psychiatrischen Komplikationen, z.B. depressiver Verstimmung.

Epidemiologie. Wissenschaftliche Untersuchungen zur Häufigkeit des CFS liegen noch nicht vor. Es ist zu vermuten, daß viele Patienten mit der Diagnose eines CFS an anderen Formen der Schlafstörung leiden, die ähnliche Symptome hervorrufen, z.B. einem Schlafapnoe-Syndrom, nächtlichen Myoklonien, einer depressiven Erkrankung oder einer Persönlichkeitsstörung.

Ätiologie. Als Ursache des CFS werden akute und chronische Virusinfektionen diskutiert. Bisher ist es jedoch noch nicht gelungen, bei CFS-Patienten einen gemeinsamen, immunologisch auffälligen Parameter zu finden.

Diagnostik. Bei der Diagnostik des CFS ist der ausführlichen Anamnese ein großer Stellenwert einzuräumen. Besonders wichtig ist die Abgrenzung gegenüber erhöhter Tagesmüdigkeit mit Tagschlafepisoden. Spezifische polysomnographische Befunde konnten bisher nicht erhoben werden. Selten liefert der MSLT pathologische Ergebnisse.

Therapie. Auch wenn bei V.a. CFS keine pathologischen organischen Befunde erhoben werden, ist es wichtig, die Patienten mit ihrem Beschwerdebild ernst zu nehmen. Gute Erfolge wurden für die kognitive Verhaltenstherapie beschrieben, deren primäres Ziel weniger die Heilung als die Vermittlung von Bewältigungsstrategien ist.

Falls sich ein immunologisch auffälliger Befund feststellen läßt, sollte ein entsprechender Behandlungsversuch unternommen werden. Zudem können Therapieversuche mit antriebs- und vigilanzsteigernden Antidepressiva, wie selektiven Serotonin-Wiederaufnahmehemmern (z.B. Fluoxetin) oder neuen reversiblen MAO-A-Hemmern (z.B. Moclobemid) in Betracht kommen.

4.2 Parasomnien

Unter Parasomnien werden Schlafstörungen verstanden, die zwar den Schlafprozeß unterbrechen, jedoch keine primären Störungen des Schlaf-Wach-Zustands darstellen.

4.2.1 Nächtliche Alpträume (DSM-IV: 307.47)

In der ICD-10 werden Alpträume unter F51.5 kodiert.

Klinik. Alpträume werden in der Regel detailliert erinnert. Es dominieren Inhalte mit vitaler Gefährdung, wie Verfolgung und Bedrohung. Häufig treten starke Angstgefühle auf, die jedoch weniger von peripheren Symptomen (z.B. Herzrasen) begleitet werden als beim differentialdiagnostisch abzugrenzenden Pavor nocturnus (s.u.). Nach dem Erwachen aus einem Alptraum sind die Betroffenen in der Regel sofort vollständig orientiert, die Umgebung wird klar und deutlich wahrgenommen. Häufig herrscht die im Alptraum aufgetretene unangenehme Stimmung noch eine Zeitlang vor.

Epidemiologie. Alpträume kennt fast jeder Mensch. Frauen sollen häufiger betroffen sein als Männer. Das mittlere Ersterkrankungsalter für Alpträume im Sinne einer klinisch relevanten Störung mit erheblichem Leidensdruck soll im zweiten Lebensjahrzehnt liegen.

Ätiologie. Im Gegensatz zu den meisten anderen Parasomnien werden nächtliche Alpträume primär psychogen verursacht. Das erstmalige Auftreten von Alpträumen steht häufig im Zusammenhang mit einem belastenden Lebensereignis. Dies gilt insbesondere für schwere, einschneidende und traumatische Lebensereignisse wie Verkehrsunfälle, Naturkatastrophen, Folter etc. (KRAMER, 1979).

Im Erwachsenenalter ist das gehäufte Auftreten von Alpträumen meist Hinweis auf eine ausgeprägte Psychopathologie oder extreme Belastungssituation. Patienten mit Alpträumen zeigen vermehrt andere Schlafstörungen, zusätzlich auch andere Parasomnien wie Pavor nocturnus und Somnambulismus. Besonders häufig treten Alpträume bei Patienten mit posttraumatischer Streßerkrankung auf (s. Kap. 19). Wahrscheinlich tragen die häufig wiederkehrenden Alpträume zur Aufrechterhaltung posttraumatischer Erkrankungen bei, wie z.B. bei Überlebenden des Holocaust gezeigt werden konnte.

Alpträume treten auch nach Absetzen von REM-Schlaf-unterdrückenden Substanzen wie Alkohol, Antidepressiva oder MAO-Hemmern auf. Darüber hinaus können Vergiftungen mit Insektiziden, die die Cholinesterase hemmen und so den REM-Schlaf vermehren, quälende Träume provozieren.

Diagnostik. Nächtliche Alpträume müssen in erster Linie vom Pavor nocturnus abgegrenzt werden

(s. u.). Im Gegensatz zum Pavor nocturnus, welcher im ersten Nachtdrittel auftritt, ereignen sich die an den REM-Schlaf gebundenen Alpträume meist im letzten Nachtdrittel, wo der REM-Schlaf am ausgeprägtesten ist. Alpträume sind gekennzeichnet durch lebhafte, detaillierte Traumberichte, was beim Pavor nocturnus fast nie der Fall ist. Die autonome Aktivierung ist weitaus geringer als beim Pavor nocturnus. Es erfolgt kein Schrei beim Erwachen, die Orientierung ist sofort gegeben. Die Diagnostik im Schlaflabor ist in der Regel nicht notwendig.

Therapie. Bei gelegentlichen oder seltenen Alpträumen ist in der Regel keine Behandlung indiziert. Treten Alpträume jedoch gehäuft auf (einmal pro Woche über einen längeren Zeitraum), sollte professionelle Hilfe in Anspruch genommen werden. Alpträume können auf eine Konfliktsituation hinweisen, die im Rahmen einer Psychotherapie bearbeitet werden sollte. Spezielle Verfahren für Patienten mit Alpträumen arbeiten mit imaginärer Konfrontation und emotionaler Umdeutung/Neubewertung des belastenden Inhalts. Sie sind meist auf eine begrenzte Zahl von Sitzungen (10–40) limitiert. Mit der Gabe von REM-Schlaf-supprimierenden Substanzen wie trizyklischen Antidepressiva kann vorübergehend versucht werden, Alpträume unmittelbar zu unterdrücken und den Leidensdruck zu lindern.

4.2.2 Pavor nocturnus (Sleep Terror Disorder; [DSM-IV: 307.46])

In der ICD-10 wird der Pavor nocturnus mit F51.4 kodiert.

Klinik. Die Episoden des Pavor nocturnus beginnen mit einem lauten, angstbesetzten Schrei im ersten Drittel der Nacht. Meist besteht eine enge Korrelation mit dem Hauptanteil des Tiefschlafs. Die auftretende Angst kann das Ausmaß von Panik erreichen. Die Patienten setzen sich im Bett auf, springen unter Umständen aus dem Bett und zeigen perseverierende und aufgeregte Verhaltensweisen. Der Gesichtsausdruck ist von Angst geprägt. Es bestehen Anzeichen autonomer Aktivation wie Mydriasis, Schwitzen, Gänsehaut, beschleunigte Atem- und Pulsfrequenz (bis 160/min). Zuspruch oder Trost bewirken in diesem Zustand keine Änderung, die Erregung legt sich in der Regel von selbst. Traumberichte können in der Regel nicht bzw. nur fragmentarisch wiedergegeben werden. Morgens besteht meist Amnesie für die Attacken.

Epidemiologie. Der Pavor nocturnus tritt primär im Kindes- und Jugendalter auf. Etwa 3% aller Kinder/Jugendlichen unter 15 Jahren sollen mindestens einmal eine Episode zeigen. Das Ersterkrankungsalter liegt in der Regel zwischen dem 6. und 15. Lebensjahr. Die Erstmanifestation nach dem 30. Lebensjahr ist selten. Im Kindesalter ist die Störung meist selbstlimitiert, beim Erwachsenen sind häufige Pavor-Episoden oft mit psychopathologischen Auffälligkeiten verknüpft.

Ätiologie. Pavor nocturnus tritt wie das Schlafwandeln in enger Verknüpfung mit dem hohen Tiefschlafanteil des ersten Nachtdrittels auf. Nach BROUGHTON (1968) wird bei Pavor nocturnus und Somnambulismus eine Störung des Arousal-Prozesses beim Übergang vom Tiefschlaf zum Erwachen angenommen. Schlafwandeln und Pavor sind häufig gekoppelt, für beide Störungen besteht eine erhöhte familiäre Belastung. Im Gegensatz zu nächtlichen Alpträumen spricht bei Pavor nocturnus wenig für eine Psychogenese.

Beim Erwachsenen geht das Auftreten von Pavor nocturnus meist mit psychopathologischen Auffälligkeiten einher. Ebenso können belastende Lebensereignisse und Streß die Frequenz der Pavor-Episoden erhöhen. Es liegt meist eine positive Anamnese für die Störung in der Kindheit vor. Einige Berichte sprechen dafür, daß die Kombination von Neuroleptika und Lithium bei prädisponierten Individuen Pavor-Episoden induzieren kann.

Diagnostik. Die wichtigste Differentialdiagnose des Pavor nocturnus ist der Alptraum (s.o.). Abgrenzungsprobleme können hypnagoge Halluzinationen bei depressiven Patienten oder Patienten mit Narkolepsie bereiten, welche jedoch meist direkt nach dem Einschlafen aus dem REM-Schlaf und nicht aus dem Tiefschlaf heraus auftreten. Eine weitere wichtige Differentialdiagnose des Pavor nocturnus sind nächtliche Anfallsleiden. Unter Umständen können auch Episoden nächtlicher Atemnot bei Schlafapnoe der Symptomatik des Pavor ähneln. Hier ist zur Differentialdiagnostik die Durchführung einer Ganznacht-Polysomnographie mit Atmungsdiagnostik wichtig. Die Abgrenzung von einer REM-Schlaf-Verhaltensstörung (s. u.) ist durch deren spätes Ersterkrankungsalter (meist > 50 Jahre) relativ einfach.

Gelegentlich können nächtliche Panikattacken bei Patienten mit Panikstörung dem Pavor ähneln. Diese Patienten zeigen aber auch im Tagesverlauf Panikattacken. Während einer Panikattacke ist der

Patient bei vollem Bewußtsein, während beim Pavor initial oft Desorientiertheit vorherrscht.

Therapie. Bei einem seltenen oder gelegentlichen Auftreten des Pavor nocturnus im Kindesalter ist in der Regel keine Behandlung notwendig. Treten die Pavor-Episoden häufiger auf, ist in erster Linie die Aufklärung der Eltern über die Harmlosigkeit des Phänomens wichtig. Flankierend können Maßnahmen wie die Etablierung fester Schlafenszeiten, eventuell auch die Wiederaufnahme des Mittagsschlafs empfohlen werden, um den Tiefschlafdruck am Abend zu reduzieren. Bestehen Hinweise auf erhöhte Ängstlichkeit auch während des Tages, empfiehlt es sich, diese Ängste zum Fokus einer psychotherapeutischen Behandlung unter Einbeziehung der Eltern zu machen. Die medikamentöse Behandlung sollte nur kurzfristig und bei strenger Indikationsstellung erfolgen, z.B. wenn das Kind ins Schullandheim fährt und aufgrund der nächtlichen Attacken soziale Schwierigkeiten zu befürchten sind.

Bei Erwachsenen ist das Auftreten von Pavor fast immer mit psychopathologischen Auffälligkeiten gekoppelt, die eine Psychotherapie nahelegen. Im Vordergrund sollte dabei die zugrundeliegende neurotische Erkrankung oder Persönlichkeitsstörung stehen. Zur medikamentösen Intervention bieten sich Substanzen wie Diazepam oder Imipramin an. Als Wirkmechanismus wird die Tiefschlafreduktion vermutet.

4.2.3 Somnambulismus (DSM-IV: 307.46)

In der ICD-10 kodiert als Schlafwandeln: F51.3.

Klinik. Die sprichwörtliche Sicherheit des Schlafwandlers wird durch Untersuchungen im Schlaflabor nicht gestützt. Schlafwandeln tritt wie der Pavor nocturnus während der Haupttiefschlafphase im ersten Nachtdrittel auf. Die Betroffenen setzen sich im Bett auf und führen sinnlose Bewegungen aus. Die Augen sind offen, der Schlafwandler kann beim Umhergehen bekannten Objekten ausweichen. In der Regel werden bestimmte Handlungen einfacher Art, wie der Gang zur Toilette, ausgeführt. Gelegentlich spricht der Schlafwandler. Komplexe Verhaltensweisen wie das Führen eines Fahrzeugs sind extrem selten.

Die Episoden dauern von wenigen Sekunden bis zu einigen Minuten, längere Episoden sind ungewöhnlich. Am nächsten Morgen besteht meist Amnesie. Äußere Reize werden während des Schlafwandelns nicht wahrgenommen, der Augenkontakt wird vermieden. Bei Weckung des Schlafwandlers ist dieser für einige Zeit desorientiert. Traumberichte werden kaum wiedergegeben. Dem Schlafwandeln geht im EEG eine hochamplitudige, langsamwellige Delta-Aktivität voraus.

Epidemiologie. Der Somnambulismus ist – wie der Pavor nocturnus – primär eine Störung des Kindes- und Jugendalters. Nach epidemiologischen Untersuchungen weisen ca. 15% aller 5–12jährigen mindestens eine Episode und 3–6% mehrere Episoden auf. Das Schlafwandeln ist bei Jungen häufiger als bei Mädchen. Es beginnt meist zwischen dem 4. und 6. Lebensjahr und verliert sich bis zum 16. Lebensjahr.

Bei Erwachsenen ist Schlafwandeln selten. Schätzungsweise 2,5% der Erwachsenenpopulation schlafwandelt gelegentlich. Die reale Prävalenz ist jedoch schwer zu bestimmen, da viele Episoden wahrscheinlich nicht registriert werden.

Ätiologie. Für das Schlafwandeln wird – wie für den Pavor nocturnus – eine Störung des Arousal-Prozesses angenommen, die im Kindes- und Jugendalter durch eine Unreife des ZNS verursacht sein soll. Da das Schlafwandeln aus dem Tiefschlaf heraus erfolgt, handelt es sich nicht um das Ausagieren von Träumen. Im Kindes- und Jugendalter liegt zudem meist keine nennenswerte Psychopathologie vor, so daß das Schlafwandeln nicht als neurotisches Symptom aufzufassen ist. Wie für den Pavor gibt es für das Schlafwandeln eine genetische Komponente: 80% der Patienten haben Verwandte, die ebenfalls schlafwandeln oder an Pavor leiden. Bekannt ist zudem, daß der Somnambulismus im Kindes- und Jugendalter vermehrt nach Übermüdung, Streß und emotionaler Belastung auftritt.

Beim Erwachsenen liegen häufig psychopathologische Auffälligkeiten vor. Darüber hinaus gibt es Hinweise dafür, daß die Kombination bestimmter Psychopharmaka, z.B. von Lithium und Neuroleptika, Episoden des Somnambulismus induzieren kann.

Diagnostik. Der Somnambulismus muß vor allem von nächtlichen Anfallsleiden abgegrenzt werden. Psychomotorische Anfälle im Schlaf sind meist von kürzerer Dauer und häufig von bestimmten Automatismen (Kauen, Schmatzen, Lecken usw.) begleitet. Die Schilderung konstanter, fremdartiger, körperlicher Mißempfindungen im Sinne einer elementaren Aura, epileptische Anfälle tagsüber oder epilepsietypische Aktivität im EEG sprechen für die epileptische Genese. Interiktal ist jedoch bei komplex-partiellen Anfällen häufig keine EEG-Veränderung nachweisbar, so daß im Rahmen der Differentialdiagnostik eine Ableitung während des Schlafs nach Schlafentzug indiziert ist. Die Nachtschlafpolysomnographie sowie Langzeit-EEG-Ableitungen können darüber hinaus zur Sicherung der Differentialdiagnose wichtig sein. Bildgebende Verfahren können eingesetzt werden, um strukturelle Veränderungen nachzuweisen.

Sogenannte „Fugue"-Zustände bei dissoziativen Störungen können ebenfalls differentialdiagnostische Schwierigkeiten bereiten. Allerdings treten diese Zustände auch tagsüber auf, gehen mit zielgerichteten, komplexen Verhaltensweisen einher und dauern länger (bis zu mehreren Stunden). Bei Kindern sind sie selten. Es gibt bei diesen Patienten keine familiäre Belastung für Schlafwandeln, und sie sind psychopathologisch meist erheblich auffällig.

Zustände nächtlicher Verwirrtheit bei älteren Personen sind – im Gegensatz zum Schlafwandeln – über die ganze Nacht verteilt. Sie kommen vor allem in hohem Alter vor, während sich der Somnambulismus vorwiegend im Kindesalter manifestiert. Auch die REM-Schlaf-Verhaltensstörung ist aufgrund des späten Ersterkrankungsalters meist einfach vom Schlafwandeln abzugrenzen (s.u.).

Therapie. Schlafwandeln in Kindheit und Jugend ist in der Regel harmlos und sistiert meist in der Pubertät, so daß es keiner Therapie bedarf. In erster Linie müssen präventive Maßnahmen zur Sicherung des Schlafwandlers ergriffen werden (z.B. Verschließung von Fenstern und Türen, Bett in Bodenhöhe, um gefährliche Stürze zu vermeiden).

Bei häufigem Schlafwandeln können verhaltenstherapeutische Techniken die Symptomatik beeinflussen. Antizipatorisches Erwecken, ca. 10–15 min vor dem Schlafwandeln, hat sich als erfolgreich erwiesen. Allerdings ist diese Therapie nur dann einsetzbar, wenn das Schlafwandeln sehr regelmäßig zu einer bestimmten Uhrzeit auftritt. Ebenso werden Entspannungstechniken wie die Muskelentspannung empfohlen. Darüber hinaus sind einfache Maßnahmen zur Schlafhygiene einsetzbar wie die Einhaltung eines regelmäßigen Schlaf-Wach-Rhythmus und das Ausschalten aller Faktoren, die eine Zunahme des Tiefschlafs bewirken.

Zur medikamentösen Behandlung werden in der Literatur Pharmaka wie Diazepam, Imipramin und Stimulanzien empfohlen, die tiefschlafreduzierend wirken. Beim erwachsenen Schlafwandler, der meist psychopathologisch auffällig ist, empfiehlt sich eine Kombination von Psycho- und Pharmakotherapie. Vielversprechende Einzelfallberichte liegen zudem für hypnotherapeutische Verfahren vor.

4.2.4 Andernorts nicht spezifizierte Parasomnien

Neben nächtlichen Alpträumen, Pavor nocturnus und Schlafwandeln gibt es eine Vielzahl weiterer Parasomnien: z.B. Bruxismus (nächtliches Zähneknirschen), das Sprechen im Schlaf (Somniloquie), die Jactatio capitis nocturna und die Enuresis nocturna. Mit Ausnahme der Enuresis nocturna, die als kinder- und jugendpsychiatrische Störung angesehen wird, handelt es sich dabei jedoch nicht um psychiatrisch oder psychotherapeutisch relevante Störungen, weshalb sie hier nicht besprochen werden sollen. Erwähnt werden soll aber die sogenannte REM-Schlaf-Verhaltensstörung (REM Sleep Behavior Disorder [RSBD]), die erst vor kurzem beschrieben wurde.

REM-Schlaf-Verhaltensstörung

Klinik. Die Patienten zeigen eine erhöhte motorische Aktivität während des Schlafs, zum Teil einhergehend mit komplexen Handlungen, die aus dem REM-Schlaf heraus erfolgen. Nicht selten kommt es dadurch zu erheblichen Selbstverletzungen und zu Verletzungen anderer. In der Regel können sich die Patienten nach dem Erwachen detailliert an ihre von Verfolgung und Bedrohung handelnden Träume erinnern.

Epidemiologie. Die REM-Schlaf-Verhaltensstörung ist selten und wurde erst kürzlich beschrieben, so daß noch keine genauen Zahlen zu Häufigkeit und Verlauf vorliegen. Männer sind wahrscheinlich häufiger betroffen als Frauen. Das Ersterkrankungsalter liegt in der Regel nicht vor dem 50. Lebensjahr.

Ätiologie. Viele Patienten mit einer REM-Schlaf-Verhaltensstörung haben ausgeprägte neurologische Erkrankungen. SCHENCK ET AL. (1986) beschreiben in ihrem Patientengut viele Betroffene mit schweren neurologischen Erkrankungen wie Subarachnoidalblutungen oder Guillain-Barré-Syndrom. Es wird angenommen, daß diese Erkrankungen zu Läsionen und Unterbrechungen der Nervenbahnen führen, die die Muskelatonie während des REM-Schlafs aufrechterhalten. Diese Hypothese wird durch kernspintomographische Untersuchungen gestützt.

Tabelle 16-12 Schlafstörungen bei psychiatrischen Erkrankungen (nach BENCA et al., 1992).

Erkrankung	Beeinträchtigung der Schlafkontinuität	Tiefschlafreduktion	REM-Schlaf-Desinhibition	Hypersomnie
affektive Erkrankungen (Major Depression, Dysthymie)	+++	++	+++	+
Angststörungen	+	–	–	–
Alkoholismus	++	+++	+	–
Borderline-Störung	+	–	+	–
dementielle Erkrankungen	+++	+++	–	+
Eßstörungen	+	–	–	–
Schizophrenie	+++	++	++	+

+++: bei fast allen Patienten vorhanden ++: bei ca. 50% der Patienten vorhanden
+: bei 10–20% der Patienten vorhanden –: bisher nicht beschrieben

Diagnostik. Im Gegensatz zum Schlafwandeln und zum Pavor nocturnus ist bei der REM-Schlaf-Verhaltensstörung meist ein detaillierter Traum erinnerlich. Während die Muskulatur im REM-Schlaf normalerweise atonisch ist, zeigt die Polysomnographie bei den Betroffenen häufige Unterbrechungen der Atonie. Die Diagnose basiert wesentlich auf der Dokumentation der Aufhebung der Muskelatonie im REM-Schlaf während der Attacken.

Therapie. Bisher wurden gute Therapieerfolge mit Pharmaka berichtet, die den REM-Schlaf unterdrücken, z.B. Clonazepam und trizyklische Antidepressiva. Darüber hinaus empfehlen sich Maßnahmen zur Sicherung des Betroffenen und eventuell des Bettpartners, wie ein bodennahes Anbringen des Betts, um Verletzungen bei Stürzen aus dem Bett zu vermeiden.

> **Resümee**
> Parasomnien wie nächtliche Alpträume, Pavor nocturnus, Schlafwandeln u.a. sind im Kindes- und Jugendalter häufig und nicht per se behandlungsbedürftig. Wichtig ist die Abgrenzung zu Anfallsleiden. Bei Parasomnien mit Krankheitswert haben sich medikamentöse und psychotherapeutische Verfahren bewährt.

5 Schlafstörungen im Rahmen einer anderen psychiatrischen Störung (DSM-IV: 307.42/307.44)

In der ICD-10 werden Schlafstörungen im Rahmen psychiatrischer Erkrankungen nicht gesondert kodiert, sondern es wird nur die zugrundeliegende psychische Störung verschlüsselt.

Störungen des Schlafs wie Beeinträchtigungen des Ein- und Durchschlafens, frühmorgendliches Erwachen und/oder das Gefühl nicht erholsamen Schlafs sind häufige Symptome vieler psychischer Erkrankungen. Insbesondere affektive Erkrankungen gehen fast immer mit Schlafstörungen einher. Bei psychiatrischen Erkrankungen können jedoch nicht nur Insomnien, sondern auch Hypersomnien auftreten. Dies gilt insbesondere für bipolare depressive Störungen. Tabelle 16-12 gibt einen Überblick über Schlafstörungen bei verschiedenen psychiatrischen Krankheitsbildern.

Die Diagnostik und Therapie von Schlafstörungen bei anderen psychiatrischen Störungen werden bei der jeweiligen psychiatrischen Störungsgruppe besprochen. Neben den störungsspezifischen Therapiemaßnahmen sind in der Regel die im Rahmen von Insomnien/Hypersomnien aufgeführten Therapiemaßnahmen auch bei psychiatrischen Insomnien/Hypersomnien einsetzbar (s.o.). Sie können gut mit den jeweiligen störungsspezifischen Therapiemaßnahmen kombiniert werden.

6 Andere Schlafstörungen

6.1 Schlafstörungen im Rahmen einer organischen Erkrankung (DSM-IV: 780.xx).

Fast alle organischen Erkrankungen können den Schlaf im Sinne einer Insomnie oder Hypersomnie erheblich beeinträchtigen, die wichtigsten sind in Tabelle 16-13 aufgeführt. Dabei kann die Beeinträchtigung des Schlafs verschiedene Ursachen haben:

- spezifische Veränderungen der Schlafregulation durch organische Erkrankungen (z.B. nächtliche Myoklonien und „Restless-legs"-Syndrom bei Niereninsuffizienz)
- Schmerzen
- durch schwere organische Erkrankungen ausgelöste Ängste und Sorgen
- schlafstörende Pharmaka, die im Rahmen der Grundkrankheit verordnet werden (s.u.).

Im Vordergrund der Behandlung von Schlafstörungen bei organischen Erkrankungen steht die Behandlung der Grunderkrankung. Nicht in jedem Fall ist damit eine umfassende Therapie gewährleistet, insbesondere dann nicht, wenn die verordnete Pharmako-Therapie unverzichtbar ist und als Nebenwirkung den Schlaf stört. Als zusätzliche Behandlung bieten sich die im Kapitel zur primären Insomnie aufgeführten pharmakologischen und nichtpharmakologischen Therapiemaßnahmen an.

6.2 Substanzinduzierte Schlafstörungen

Eine Vielzahl zentralnervös wirksamer Substanzen können als Nebenwirkung Symptome einer Insomnie oder Hypersomnie provozieren. Bei diesen Substanzen handelt es sich einerseits um ärztlich verordnete Medikamente zur Behandlung einer organischen Grunderkrankung, andererseits um die gängigen Suchtmittel wie Alkohol und Drogen (PARKES, 1985). Unterschieden werden muß darüber hinaus zwischen akutem und chronischem Substanzgebrauch bzw. einem Entzugseffekt. Tabelle 16-14 gibt einen Überblick über zentralnervös wirksame Substanzen, die als Nebenwirkung Symptome einer Insomnie/Hypersomnie herbeiführen können.

Ob eine Schlafstörung substanzinduziert ist, läßt sich am ehesten durch das Absetzen der betreffenden Substanz prüfen. Kommt es darunter zu einer Besserung bzw. zum Sistieren der Symptomatik, bestehen wenig Zweifel daran, daß die Insomnie/Hypersomnie durch die spezifische Substanz verursacht wurde. Bei Insomnie/Hypersomnie als Folge der Einnahme von Rauschmitteln wird auf die entsprechenden Kapitel zur Suchttherapie in diesem Buch verwiesen.

Problematisch kann die Behandlung substanzinduzierter Schlafstörungen sein, wenn die Symptomatik als Folge einer medikamentösen Therapie auftritt, die für den Patienten vital ist. In jedem Fall ist dann die Aufklärung über die möglichen Nebenwirkungen der Behandlung essentiell, um eine Verunsicherung des Patienten zu vermeiden. Je nach Einzelfall müssen zusätzlich entsprechende medikamentöse und nicht-medikamentöse Therapiemaßnahmen ergriffen werden (s.o.).

Tabelle 16-13 Organische Erkrankungen, die die Schlafqualität beeinträchtigen.

- Herz- und Lungenerkrankungen
- chronische Nierenerkrankungen/Magen-Darm-Erkrankungen
- endokrinologische Erkrankungen
- chronischer Schmerz, z.B. bei rheumatischen Erkrankungen
- maligne Erkrankungen und chronische Infektionen
- Epilepsien
- extrapyramidalmotorische Erkrankungen
- Polyneuropathien

Tabelle 16-14 Zentralnervös wirksame Substanzen, die mit Insomnie/Hypersomnie einhergehen können.

- Hypnotika (Benzodiazepine, Barbiturate) → Rebound-Insomnie/Hangover
- Antihypertensiva (z.B. β-Blocker) und Asthma-Medikamente (Theophyllin, β-Sympathikomimetika)
- Hormonpräparate (z.B. Thyroxin, Steroide etc.)
- Antibiotika (z.B. Gyrasehemmer)
- Nootropika (z.B. Piracetam)
- Diuretika
- antriebssteigernde Antidepressiva (z.B. MAO-Hemmer, Serotonin-Wiederaufnahmehemmer)
- Alkohol und andere Rauschmittel
- stimulierende Substanzen (Koffein und synthetische Substanzen)

Literatur

1 Grundlagen der Schlafforschung

Aserinsky, E., N. Kleitman: Regularly occurring periods of eye motility and concomitant phenomena during sleep. Science 118 (1953) 273–274.

Rechtschaffen, A., A. Kales: A Manual of Standardized Terminology, Techniques and Scoring System for Sleep Stages of Human Subjects. U.S. Government Printing Office, Washington D. C. 1968.

2 Der normale Schlaf

Berger, M.: Handbuch des normalen und gestörten Schlafs. Springer, Heidelberg–Berlin–New York 1992.

3 Klassifikation der Schlafstörungen

American Psychiatric Association (APA): Diagnostic and Statistical Manual of Mental Disorders, 4th ed. APA, Washington D. C. 1994.

American Sleep Disorders Association (ASDA): International Classification of Sleep Disorders: Diagnostic and Coding Manual. Allen Press, Lawrence, Kansas 1990.

Dilling, H., W. Mombour, M. H. Schmidt: Internationale Klassifikation psychischer Störungen: ICD-10 Kapitel V (F), Klinisch-diagnostische Leitlinien, 1. Aufl. Huber, Bern–Göttingen–Toronto 1991.

Schramm, E., D. Riemann (Hrsg.): Internationale Klassifikation der Schlafstörungen. PVU, Weinheim 1995.

4 Primäre Schlafstörungen

Borbély, A. A.: Benzodiazepinhypnotika: Wirkungen und Nachwirkungen von Einzeldosen. In: Hippius, H., R. Engel, G. Laakmann (Hrsg.): Benzodiazepine, S. 96–99. Springer, Berlin–Heidelberg–New York 1986.

Broughton, R.: Sleep disorders: Disorders of arousal? Science 159 (1968) 1070–1078.

Buysse, D. J., C. F. Reynolds, T. H. Monte, S. R. Berman, D. J. Kupfer: The Pittsburgh Sleep Quality Index: A new instrument for psychiatric practice and research. Psychiat. Res. 28 (1988) 193–213.

Carskadon, M. A., W. C. Dement, M. M. Mitler, T. Roth, P. R. Westbrook, S. S. Keenan: Guidelines for the multiple sleep latency test (MSLT): A standard measure of sleepiness. Sleep 9 (1986) 519–524.

Danek, A., T. Pollmächer: Restless-legs-Syndrom. Klinik, Diffferentialdiagnose, Therapieansätze. Nervenarzt 61 (1990) 69–76.

Dreßing, H., D. Riemann: Diagnostik und Therapie von Schlafstörungen. Fischer, Stuttgart–Jena 1994.

Ekbom, K. A.: Restless legs syndrome. Neurology 10 (1960) 868–873.

Ford, D. E., D. B. Kamerow: Epidemiologic study of sleep disturbances and psychiatric disturbances. J. Amer. med. Ass. 262 (1989) 1479–1484.

Hohagen, F., K. Rink, E. Schramm, D. Riemann, S. Weyerer, M. Berger: Prevalence and treatment of insomnia in general practice a longitudinal study. Europ. Arch. Psychiat. clin. Neurosci. 242 (1993) 329–336.

Knauth, P., J. Rutenfranz: Schlafstörungen bei Verschiebungen des Schlaf-Wach-Zyklus. In: Berger, M., D. Riemann, A. Steiger (Hrsg.): Handbuch des normalen und gestörten Schlafs, S. 219–243. Springer, Berlin–Heidelberg–New York 1992.

Kramer, M.: Dream disturbances. Psychiat. Ann. 9 (1979) 366–376.

Meier-Ewert, K. H.: Tagesschläfrigkeit. VCH, Weinheim 1989.

Morin, C.: Insomnia. Guilford-Press, New York–London 1993.

Riemann, D., J. Backhaus (Hrsg.): Bewältigung von Schlafstörungen. PVU, Weinheim 1996.

Schenck, C., S. Bundlie, M. Ettlinger, M. Mahowald: Chronic behavioral disorders of human REM sleep: A new category of parasomnias. Sleep 9 (1986) 293–308.

Schramm E., F. Hohagen, U. Graßhoff, M. Berger: Strukturiertes Interview für Schlafstörungen nach DSM-III-R (SIS-D). Beltz, Weinheim 1991.

Wagner, D. R.: Circadian Rhythm Sleep Disorders. In: Thorpy, M. J. (ed.): Handbook of Sleep Disorders, pp. 493–527. Dekker, New York 1990.

Weyerer, S., H. Dilling: Prevalence and treatment of insomnia in the community: Results from the upper bavarian field study. Sleep 14 (1991) 392–398.

5 Schlafstörungen im Rahmen einer anderen psychiatrischen Störung

Benca, R. M., W. H. Obermeyer, R. A. Thisted, J. C. Gillin: Sleep and psychiatric disorders. A meta-analysis. Arch. gen. Psychiat. 49 (1992) 651–668.

6 Andere Schlafstörungen

Parkes, J. D.: Sleep and its disorders. W. B. Saunders Company, London 1985.

17
Sexualstörungen

Götz Kockott

1	**Einleitung**	696
2	**Sexuelle Funktionsstörungen**	696
2.1	Epidemiologie	696
2.2	Symptomatik und Typisierung	696
2.2.1	Störungen beim Mann	698
2.2.2	Störungen bei der Frau	699
2.3	Ätiologie und Pathogenese	700
2.3.1	Körperliche Ursachen	700
2.3.2	Psychische Ursachen	701
2.3.3	Eine lerntheoretische Sicht	702
2.4	Therapie	704
2.4.1	Psychotherapeutische Basisbehandlung – Beratung	704
2.4.2	Therapie organisch bedingter Funktionsstörungen	704
2.4.3	Psychotherapie	704
2.4.4	Modifikationen	705
3	**Paraphilien – sexuelle Deviationen**	706
3.1	Symptomatik und Typisierung	706
3.2	Ätiologie und Pathogenese – Entstehungstheorien	706
3.2.1	Psychoanalytische Theorien	706
3.2.2	Lerntheorien	707
3.2.3	Eine integrierende Theorie	707
3.2.4	Sexuelle Delinquenz	708
3.3	Therapie	708
3.3.1	Psychotherapeutische Basisbehandlung – Beratung	708
3.3.2	Medikamentöse Behandlung	708
3.3.3	Spezifische Psychotherapie, insbesondere Verhaltenstherapie	709
3.3.4	Therapieergebnisse	710
4	**Geschlechtsidentitätsstörungen**	710
4.1	Symptomatik und Typisierung	710
4.2	Ätiologie und Pathogenese	711
4.3	Therapie	711
4.3.1	Therapeutische Maßnahmen	711
4.3.2	Nachuntersuchungen	712
4.4	Das sogenannte Transsexuellen-Gesetz (TSG)	712

17 Sexualstörungen

1 Einleitung

Die Sexualität ist ein sehr komplexer Bereich menschlichen Verhaltens. An ihr sind „biologische, psychologische und soziologische Faktoren beteiligt, aber sie alle wirken gleichzeitig, und das Endergebnis ist ein einziges, zur Einheit verschmolzenes Phänomen, das seiner Natur nach nicht nur biologisch, psychologisch oder soziologisch ist" (Kinsey et al., 1948). Das gilt für die ungestörte Sexualität genauso wie für sexuelle Störungen.

Der psychische Bereich wird ausführlich in diesem Kapitel dargestellt. Den biologischen Aspekt betreffend ist festzustellen, daß in den letzten Jahren eine ganze Reihe urologischer und neurologischer Untersuchungsmethoden neu entwickelt wurden, die eine verbesserte Diagnostik vor allem bei sexuellen Störungen des Mannes erlauben, insbesondere zur Abklärung gefäßbedingter Ursachen. Hierauf wird im entsprechenden Abschnitt kurz eingegangen. Die soziologischen Aspekte der Sexualität sind nicht zu übersehen. Ende der 50er, Anfang der 60er Jahre erlebten wir einen sogenannten sexuellen Liberalisierungsprozeß (Sigusch und Schmidt, 1973), der zu einem erfreulich offeneren Umgang mit der Sexualität führte; er brachte aber auch neue Normen, und zwar sexuelle Leistungsnormen hervor, die für viele zum Problem wurden.

Heute beobachten wir zwei neue Entwicklungen, zum einen eine „Medikalisierung der männlichen Sexualität" (Bancroft, 1991; Schmidt, 1993), welche die psychische Betrachtung sexueller Störungen des Mannes in den Hintergrund drängt. Zum anderen sehen wir eine Zunahme von Störungen mit herabgesetzter sexueller Lust, die bei Frauen auch soziologisch interpretiert werden kann – nämlich als Zeichen einer Gegenwehr der Frauen im Rahmen der Emanzipationsbewegung gegen eine noch immer vorhandene Dominanz des Mannes (Schmidt, 1993). Dieser Aspekt sollte nicht aus den Augen verloren werden.

2 Sexuelle Funktionsstörungen

2.1 Epidemiologie

Aus mehreren Gründen ist es schwierig, verläßliche Angaben zur **Häufigkeit** sexueller Funktionsstörungen zu erhalten. Es gibt insgesamt wenige Studien, die sich hiermit beschäftigt haben. In diesen Studien sind sehr unterschiedliche Klassifikationen sexueller Störungen benutzt worden, so daß sie kaum vergleichbar sind. Manche Untersuchungen sind methodisch unzulänglich, weil sie über Personengruppen berichten, die nicht als repräsentativ angesehen werden können. Außerdem besteht beim Thema Sexualstörungen eine große Dunkelziffer.

In den Untersuchungen von Kinsey et al. (1953) berichten 5–10% der Frauen, die mindestens ein Jahr regelmäßig Geschlechtsverkehr hatten, daß sie nie einen Orgasmus erlebten. „Permanente" Erektionsstörungen fanden Kinsey et al. (1948) bei 1,6% der Männer unter 30 Jahren, bei 2% der 40jährigen und bei 7% der 55jährigen Männer. Gebhard (1966) stellte bei 4% der verheirateten Männer aus Kinseys Stichprobe eine vorzeitige Ejakulation fest. Schnabl (1973) berichtet, daß 25% der befragten Frauen angaben, nie oder nur sehr selten einen Orgasmus erlebt zu haben. Etwa 30% der Männer beschrieben eine vorzeitige Ejakulation und 20% gelegentlich aufgetretene mangelhafte Erektionen.

Im Jahre 1986 reanalysierte Nathan die Ergebnisse von 22 Studien zur Prävalenz und Verteilung funktioneller Sexualstörungen entsprechend den Kategorien des DSM-III, die in einem Zeitraum von 50 Jahren veröffentlicht worden waren. Demnach verteilt sich das Vorkommen der funktionellen Sexualstörungen folgendermaßen: gehemmter weiblicher Orgasmus 5–30%, gehemmter männlicher Orgasmus 5%, Ejaculatio praecox 35%, gehemmte sexuelle Appetenz 1–15% für Männer, 1–35% für Frauen.

Spector und Carey (1990) faßten 23 Studien zur Prävalenz zusammen und kamen dabei zu folgendem Ergebnis: In Studien an der Allgemeinbevölkerung (Ad-hoc-Stichproben) gaben 5–10% der Frauen Orgasmusprobleme, 4–9% der Männer Erektionsstörungen, 4–10% der Männer ausbleibende oder verzögerte Ejakulation und 36–38% eine vorzeitige Ejakulation an.

> **Resümee**
> Wegen der genannten Einschränkungen können die berichteten Zahlen nur als Schätzwerte angesehen werden. Sie zeigen aber sehr deutlich, daß sexuelle Funktionsstörungen häufige Probleme sind. In klinischen Populationen (ambulant und stationär) sind alle Formen sexueller Störungen noch häufiger.

2.2 Symptomatik und Typisierung

Auf Vorschlag von Sigusch (1980) werden mit dem Oberbegriff **„sexuelle Funktionsstörungen"** alle Beeinträchtigungen der sexuellen Funktionen subsumiert, und zwar unabhängig von ihrer angenom-

2 Sexuelle Funktionsstörungen

menen oder nachgewiesenen Genese; "**sexuelle Dysfunktionen**" sind jene Störungen, bei denen eine vorwiegende oder ausschließliche körperliche Ursache vorliegt, während unter "**funktionellen Sexualstörungen**" Beeinträchtigungen verstanden werden, die als psychisch bedingt anzusehen sind.

Letztere werden genauer definiert als jene Beeinträchtigungen im sexuellen Verhalten, Erleben und in den physiologischen Reaktionsweisen, die eine für beide Partner befriedigende sexuelle Interaktion behindern oder unmöglich machen, obwohl die organischen Voraussetzungen bestehen und keine Fixierung auf unübliche Sexualziele oder -objekte vorliegt.

Unter praktischen, therapierelevanten Gesichtspunkten hat es sich bewährt, die funktionellen Sexualstörungen unter inhaltlichen und formalen Gesichtspunkten näher zu beschreiben. **Inhaltlich** lassen sich diese Störungsbilder danach unterscheiden, in welcher Phase der sexuellen Erregung sie auftreten (Tab. 17-1).

Formale Beschreibungskriterien für sexuelle Funktionsstörungen sollten die Häufigkeit der Problematik (z.B. immer oder gelegentlich), die Umstände und Bedingungen ihres Auftretens sowie die Dauer und den Schweregrad beinhalten. Eine solche Diagnostik sexueller Symptomatik hat den Vorteil einer genauen und therapierelevanten Syndrombeschreibung. Diese Erfassung ist gleichzeitig ein guter Leitfaden für die Exploration von Patienten.

Die neuen Klassifikationssysteme DSM-IV und ICD-10 haben sich weitestgehend an der Unterteilung der sexuellen Funktionsstörungen nach diesen inhaltlichen und formalen Gesichtspunkten orientiert (Tab. 17-2).

Tabelle 17-1 Funktionelle Sexualstörungen in den verschiedenen Phasen der sexuellen Interaktion (nach Arentewicz und Schmidt, 1993).

Phasen	Störungen beim Mann	Störungen bei der Frau
1. Appetenz		• anhaltend stark herabgesetzte oder aufgehobene sexuelle Lust
2. Erregung	• Erektionsstörungen: Gliedsteife nicht ausreichend für befriedigenden Geschlechtsverkehr	• Erregungsstörungen: Erregung nicht ausreichend für befriedigenden Geschlechtsverkehr • Vaginismus (Scheidenkrampf): Einführung des Penis durch krampfartige Verengung des Scheideneingangs gar nicht oder nur unter Schmerzen möglich
	• schmerzhafter Geschlechtsverkehr: Schmerzen im Genitalbereich während oder unmittelbar nach dem Koitus	
3. Orgasmus	• vorzeitiger Samenerguß schon vor dem Einführen des Penis in die Scheide, beim Einführen oder unmittelbar danach • verzögerter oder ausbleibender Samenerguß trotz voller Erektion • Samenerguß ohne Lust und Orgasmusgefühl	• Orgasmusschwierigkeiten: Orgasmus nie oder nur sehr selten
4. Entspannung	• nachorgastische Verstimmung: Gereiztheit, innere Unruhe, fehlende Entspannung	

Sexualstörungen

Tabelle 17-2 Einteilung der sexuellen Funktionsstörungen nach DSM-IV und ICD-10.

	DSM-IV	ICD-10
Störung mit verminderter Appetenz	302.71	F52.0
Störung mit sexueller Aversion	302.79	F52.10
Störung mit mangelnder sexueller Befriedigung	–	F52.11
Störung der sexuellen Erregung (Erektion)	302.72	F52.2
Orgasmusstörung bei der Frau	302.73	F52.3
Orgasmusstörung beim Mann	302.74	
Ejaculatio praecox	302.75	F52.4
Dyspareunie — nicht körperlich oder durch Substanzen bedingt (DSM-IV)	302.76	F52.6
Vaginismus	306.51	F52.5

2.2.1 Störungen beim Mann

Appetenzstörungen

Patienten mit dieser Störung erleben unterschiedlich stark ausgeprägt sexuelle Lustlosigkeit, sexuelle Desinteressiertheit bis zu einer ausgesprochenen Aversion, die zum Vermeiden sexuell getönter Situationen führen kann.

Erektionsstörungen

Die Gliedsteife ist für einen befriedigenden Koitus nicht stark genug, entwickelt sich überhaupt nicht, oder sie hält nicht lange genug an. Sehr häufig ist die Erektion während des Vorspiels noch ausreichend, läßt aber im Moment der versuchten Vereinigung deutlich nach; dies stellt einen deutlichen Hinweis auf eine psychische Bedingtheit dar. Entwickelt sich während des sogenannten Pettings die Erektion nur sehr schwach und schwankend oder kommt gar nicht zustande und besteht diese Symptomatik „durchgängig", d.h. also auch bei Masturbation und den morgendlichen Erektionen, dann ist eine körperliche Ursache zu vermuten.

Das Gegenteil zu dieser Form der Erektionsstörung ist der sogenannte **Priapismus**, die starke, über lange Zeit bestehende Erektion, die schließlich schmerzhaft werden kann. Als Nebenwirkung einer neu entwickelten Behandlungsmethode der Erektionsstörung, der sogenannten Schwellkörper-Injektionstherapie (s. Abschn. 2.4.2), sieht man diese bisher seltene Symptomatik öfter.

Dys- oder Algopareunie (Schmerzen beim Verkehr)

Diese Symptomatik tritt bei Männern sehr selten auf. Schmerzen werden dann vorwiegend an der Glans penis empfunden. Gibt es hierfür keine körperliche Ursache, wie z.B. eine Phimose, dann ist es meistens eine Überempfindlichkeit bzw. eine starke Angst vor der Berührung der Glans.

Störungen beim Samenerguß

Die verschiedenen Formen von Ejakulationsstörungen können unterteilt werden in Störungen, in denen zeitliche Veränderungen des Ejakulationsprozesses auftreten, und in solche, in denen der Ejakulationsprozeß selbst gestört ist. Erstgenannte sollte man als **Orgasmusstörungen** des Mannes bezeichnen, da der Ejakulationsprozeß selbst nicht verändert ist. Hierzu gehören:

- Vorzeitiger Samenerguß (Ejaculatio praecox, Orgasmus praecox). Die Übergänge vom als rasch, aber noch normal erlebten Geschlechtsverkehr zur vorzeitigen Ejakulation sind fließend. Am besten definiert man die Ejaculatio praecox bzw. den vorzeitigen Orgasmus des Mannes als eine Störung, bei der der Patient kaum oder keine Kontrolle über den zeitlichen Ablauf des Ejakulationsprozesses besitzt, er also den Zeitpunkt der Ejakulation nicht mehr steuern kann.
- Stark verzögerter oder ausbleibender Orgasmus (Anorgasmie des Mannes). Diese Symptomatik ist selten. Sie kann Ausdruck einer Gehemmtheit sein, sie kann auch durch verschiedene Pharmaka, insbesondere Psychopharmaka, und Alkohol verursacht werden. Eine verzögerte oder gelegentlich ausbleibende Ejakulation ist im höheren Lebensalter ein nicht seltenes – quasi physiologisches – Ereignis.

Zu den Veränderungen des Ejakulationsprozesses gehören u.a. die retrograde Ejakulation (Ejakulation in die Blase) und die Ejakulation ohne Orgasmus. Da diese Formen wahrscheinlich ausschließlich körperlich bedingt sind, wird hierauf nicht näher eingegangen.

2.2.2 Störungen bei der Frau

Appetenzstörungen

Sie sind sehr häufig. Die Frauen berichten, bei sexuellen Kontakten gelegentlich einen Orgasmus zu erleben, aber dennoch insgesamt ein sehr geringes Interesse an Sexualität zu haben. Im weiteren Verlauf kann es zu Ekelgefühlen beim Geschlechtsverkehr und schließlich zum Ekel vor allem Sexuellen kommen.

Hiervon abzugrenzen sind verschiedene Erscheinungsbilder reduzierten sexuellen Interesses, die nicht als eine gestörte Funktion angesehen werden müssen. Wie bei Männern gibt es auch Frauen, deren sexuelles Interesses nie sonderlich stark war. Sie sind mit ihrem eher geringen sexuellen Interesse zufrieden. Probleme tauchen auf, wenn sich in einer Partnerschaft große Diskrepanzen zwischen dem Ausmaß sexueller Wünsche der beiden Partner auftun.

Erregungsstörungen

Während der sexuellen Stimulierung entwickelt sich die sogenannte Lubrikations-Schwellreaktion ungenügend, oder sie kommt überhaupt nicht zustande, d.h., die Vagina wird ungenügend oder überhaupt nicht feucht und die Labia majora und minora schwellen kaum oder gar nicht an. Die individuellen Unterschiede dieser Lubrikationsreaktion sind groß, das völlige Ausbleiben geht mit einem Gefühl der Enttäuschung über die fehlende körperliche Reaktion einher. Es gibt aber auch die Möglichkeit, daß die üblichen körperlichen Reaktionen auf sexuelle Stimulierung eintreten, die Frau jedoch subjektiv keine sexuelle Erregung spürt, was am ehesten als Abwehr sexuellen Erlebens zu interpretieren ist. Isolierte sexuelle Erregungsstörungen sind selten. Sie sind oft kombiniert mit Störungen der sexuellen Appetenz und mit Orgasmusstörungen.

Vaginismus

Der Vaginismus ist eine unwillkürliche und reflexartige Verkrampfung der Beckenbodenmuskulatur und des äußeren Drittels der Vagina, die beim Koitusversuch auftritt. Die Einführung des Penis wird meist völlig unmöglich. Die Verkrampfung kann unterschiedlich stark sein, in ausgeprägten Fällen ist der Frau nicht einmal das Einführen eines Tampons möglich. Bei den meisten Frauen mit dieser Problematik besteht aber ungestörte Orgasmusfähigkeit über andere Formen der Stimulation.

Algo- oder Dyspareunie (Schmerzen beim Verkehr)

Bei dieser häufigen sexuellen Störungsform ist eine körperliche Ursache (vorwiegend gynäkologische Probleme) am wahrscheinlichsten. Die jeweilige Schmerzsymptomatik ist für den Gynäkologen diagnostische Richtschnur. Eine Dyspareunie kann auch auftreten, wenn aufgrund ausbleibender Lubrikation bei geringer oder fehlender sexueller Appetenz der Sexualakt schmerzhaft wird.

Orgasmusstörungen

Von Orgasmusstörungen sollte man nur sprechen, wenn der Orgasmus meistens bzw. regelhaft bei sexuellen Aktivitäten ausbleibt und die Frau darunter leidet. Frauen erleben sehr unterschiedlich häufig einen Höhepunkt, da dieses Erleben in hohem Maße situations- und stimmungsabhängig ist. Höchstens die Hälfte aller Frauen kommt immer oder fast immer beim Geschlechtsverkehr zum Orgasmus. Der subjektive Leidensdruck ist ebenfalls sehr unterschiedlich. Gelegentlich oder auch öfter ausbleibender Orgasmus wird in der Regel nicht als Problem erlebt.

Wir unterscheiden vollständige und koitale Orgasmusstörungen. Frauen mit **vollständigen Orgasmusstörungen** haben im Verlauf ihres sexuellen Lebens bisher niemals bei irgendeiner sexuellen Aktivität einen Orgasmus erreicht. Sie schildern unterschiedliche Grade sexueller Erregung ohne Orgasmus, und es bleibt ein Gefühl des Unbefriedigtseins. Frauen mit einer **koitalen Orgasmusstörung** haben mehr oder weniger regelmäßig einen Orgasmus, z.B. bei der Masturbation, jedoch nicht beim Koitus. Trotz prinzipiell bestehender Orgasmusfähigkeit scheinen diese Frauen unter ihrer Problematik in stärkerem Maße zu leiden als Frauen mit anderen sexuellen Problemen. Orgasmus beim Geschlechtsverkehr wird als die einzig richtige Befriedigung empfunden. Oft scheint eine Angst vor einer Art Kontrollverlust eine Rolle zu spielen, eine Angst, beim Erleben des Orgasmus „das Gesicht zu verlieren". Das könnte erklären, warum die Problematik nur in Anwesenheit eines Partners auftritt.

> **Resümee**
> Die häufigsten sexuellen Funktionsstörungen des Mannes sind Erektionsprobleme und der vorzeitige Orgasmus. Frauen leiden vor allem an herabgesetzter sexueller Lust, an Erregungs- und Orgasmusstörungen sowie an Schmerzen beim Verkehr.

> **Resümee**
>
> Zwischen den sexuellen Funktionsstörungen der Frau und des Mannes besteht ein wesentlicher Unterschied. Während die Störungen beim Mann sehr isoliert bestehen können, zum Beispiel eine Erektionsstörung bei sonst voll erhaltenen sonstigen sexuellen Funktionen, treten die Störungen bei der Frau sehr viel seltener isoliert auf. Die Symptomatik einer Störung ist dann oft die Folge oder auch die Ursache einer anderen, z.B. Orgasmusstörungen als Folge von Erregungsstörungen. Lediglich der Vaginismus der Frau scheint isoliert vorzukommen.

2.3 Ätiologie und Pathogenese

Die Angaben in der Literatur zum prozentualen Anteil organischer bzw. psychisch bedingter sexueller Funktionsstörungen schwanken erheblich, insbesondere bei den Funktionsstörungen des Mannes. Das hat mehrere Gründe:

- **Patientenstichprobe:** Ein Psychotherapeut sieht andere sexuell gestörte Patienten als zum Beispiel der Internist am Diabetikerzentrum. Weiterhin spielt das Lebensalter eine entscheidende Rolle. In der Gruppe der Männer ab ca. 50 Jahren sind körperliche Ursachen sexueller Störungen häufiger anzutreffen als z.B. bei den jüngeren Männern zwischen 18 und 30 Jahren.
- **Multifaktorielle Bedingtheit:** Sexuelle Störungen sind nur in ganz seltenen Fällen durch eine alleinige Ursache zu erklären. In einem Ursachenbündel greifen häufig körperliche und psychische Bedingungen ineinander. Dann ist eine Entscheidung im Sinne eines Entweder-Oder nicht zu treffen. Hierfür zwei Beispiele:
  - In einer eigenen Untersuchung (KOCKOTT, 1981) wurden bei Diabetikern mit Erektionsstörungen erhebliche sexuelle Versagensängste festgestellt. Die psychische Komponente verstärkt deutlich die diabetesbedingte Sexualproblematik.
  - Eine französische Arbeitsgruppe (BUVAT ET AL., 1983) behandelte 23 erektionsgestörte Patienten mit pathologischen Angiogrammen der Beckenarterien konservativ mit Psychotherapie und/oder gefäßerweiternden Mitteln. Nach sechs Monaten fanden sich leichte bis deutliche Besserungen, auch bei alleiniger Psychotherapie.

Das zweite Beispiel läßt Zweifel daran aufkommen, ob eine nachgewiesene Organpathologie immer auf die entscheidende Ursache einer sexuellen Störung hinweist. Eine wesentliche Mithilfe zur Klärung kann hier die Befragung des Partners bzw. der Partnerin sein. Er oder sie ist oft deutlich besser in der Lage, eine psychische Beteiligung bei der Problematik zu erkennen als der Patient selbst.

2.3.1 Körperliche Ursachen

Wie bereits erwähnt, werden sexuelle Funktionsstörungen meist durch eine Reihe von Faktoren verursacht. Sexuelle Störungen im Zusammenhang mit einer körperlichen Erkrankung können bedingt sein durch diese Krankheit, ihre Folgekrankheiten und/oder die notwendigen Behandlungsmaßnahmen. Außerdem ist immer mit einer psychischen Mitbeteiligung zu rechnen.

Die häufigsten körperlichen Ursachen sexueller Funktionsstörungen (besonders beim Mann) stellen vaskuläre Störungen dar. Außerdem kommen neurogene Störungen, endokrinologische Veränderungen (selten), Folgen von Operationen im Genitalbereich, toxische Einflüsse (Drogen, Alkohol) und Nebeneffekte von Pharmaka in Frage.

Eine Reihe von **Pharmaka,** vor allem auch Psychopharmaka, können sexuelle Probleme verursachen. Bei den meisten dieser Präparate ist keine klare Dosisabhängigkeit bekannt; deshalb sind weitere Faktoren für das Auftreten einer Sexualstörung anzunehmen. Ein Beispiel ist die Hypertonie: 17% der unbehandelten und 25% der behandelten Hypertoniker leiden an Erektionsstörungen (BULPITT ET AL., 1976). Beide Prozentzahlen liegen deutlich höher als in der Normalbevölkerung.

Will man den Einfluß der Psychopharmaka auf die Sexualität klären, muß zuerst zwischen Akut- und Dauerbehandlung bzw. prophylaktischer Therapie unterschieden werden. In der Akutbehandlung verbessern die Psychopharmaka in der Regel die akute psychiatrische Erkrankung und damit auch die durch die Erkrankung gestörte Sexualität. In der prophylaktischen Dauerbehandlung ist es, wie bei allen anderen Erkrankungen auch, äußerst schwierig, Krankheits- und Medikamenteneinflüsse auf die Sexualität zu differenzieren.

In einer eigenen umfangreichen Untersuchung (KOCKOTT und PFEIFFER, 1996) an gut in den Alltag integrierten, ambulant behandelten, nicht akut psychotischen Patienten unter Langzeitmedikation zogen wir folgende Schlußfolgerung: Sexuelle Störungen berichteten ca. 50% der befragten schizophrenen Patienten. Am häufigsten waren Erkrankte unter einer Erhaltungsmedikation, seltener die Patienten ohne Medikation betroffen; ihr Prozentsatz lag aber signifikant höher als in der Normalbevölkerung. Die sexuellen Störungen waren durch ein Zusammenspiel pharmakologischer, krankheitsbezogener, partnerschaftlicher und innerpsychischer Ursachen bedingt.

Bei vorwiegend körperlich bedingten Störungen existiert eine gewisse **Ursachenspezifität:** Vaskuläre Störungen beim Mann führen vorwiegend zu Erektionsproblemen, endokrinologische Veränderungen zu Störungen der sexuellen Appetenz. Lokale dermatologische Probleme können beim Mann einen vorzeitigen Samenerguß, bei der Frau vor allem eine Dyspareunie verursachen. Für weitere Ausführungen zu vorwiegend organisch verursachten Sexualstörungen wird auf die einschlägige Literatur verwiesen (z.B. HERTOFT, 1989).

2.3.2 Psychische Ursachen

Psychische Ursachen sexueller Störungen sind deutlich häufiger als körperliche, insbesondere bei der Frau. Beim Mann kann man als Regel aufstellen: Sexuelle Störungen des jungen Mannes sind eher psychisch bedingt, beim älteren Mann kommen häufig körperliche Ursachen hinzu.

Die psychischen Entstehungsbedingungen, die im Folgenden besprochen werden, gelten für alle Formen von Sexualstörungen; es gibt also keine Ursachenspezifität. Wieder gilt, daß nicht eine Problematik allein das Störungsbild erklären kann. Mehr noch als bei den körperlich bedingten Störungen finden wir als **Ursachenbündel** ein Zusammenspiel von Persönlichkeitseigenschaften, Lebenserfahrungen, auslösenden Bedingungen und Eigendynamik des Symptoms.

Die Ursachen funktioneller Sexualstörungen sind schwerpunktmäßig in folgenden vier Bereichen zu finden:
- innerpsychischen Ängsten,
- partnerschaftlichen Problemen,
- Lerndefiziten, sexuellen Erfahrungslücken,
- dem Selbstverstärkungsmechanismus der Versagensangst.

Innerpsychische Ängste

Aus psychoanalytisch-psychodynamischer Sicht sind psychogene sexuelle Symptome das Resultat eines Konflikts von angstauslösenden Triebimpulsen und deren Abwehr. Die sexuelle Symptomatik dient also einer Stabilisierung des psychischen Gleichgewichtes. Es wird sozusagen die sexuelle Symptomatik in Kauf genommen, um den angstbesetzten „tieferen" Konflikt zu vermeiden. ARENTEWICZ und SCHMIDT (1993) nennen als wesentliche Bereiche Trieb-, Beziehungs-, Gewissens- und Geschlechtsidentitätsängste; mit letzterem meinen sie die Selbstunsicherheit gegenüber der eigenen Geschlechtsrolle.

Partnerschaftliche Probleme

Partnerprobleme und sexuelle Schwierigkeiten sind eng miteinander verzahnt. Sie bedingen sich oft gegenseitig und schaukeln sich dadurch auf. Besteht eine Sexualproblematik, dann kann der Partner nicht unbeteiligt bleiben. Bestehen partnerschaftliche Schwierigkeiten, so wird meist die Sexualsphäre als ein Teil der partnerschaftlichen Kommunikation in die Störung mit einbezogen oder die Partnerproblematik sogar ausschließlich auf den Sexualbereich verlagert. Es kann dann sehr schwierig werden, den Zusammenhang zwischen dieser sexuellen Störung und einer „verdeckten Partnerproblematik" zu erkennen.

ARENTEWICZ und SCHMIDT (1993) haben hierzu einige typische partnerdynamische Prozesse beschrieben; sie werden meistens erst erkennbar, wenn die sexuelle Problematik in der Psychotherapie zum Fokus der Behandlung wird. Auf die Wechselwirkung zwischen individuellen, partnerschaftlichen und sexuellen Problemen hat besonders ZIMMER (1985) hingewiesen. Diese Wechselwirkung der verschiedenen Probleme macht die diagnostische Abklärung und Verhaltensanalyse nicht leichter; dieses Wissen ist jedoch wichtig für die Therapieplanung.

Lerndefizite – sexuelle Erfahrungslücken

Damit sind fehlende Informationen über die gegenwärtig üblicherweise praktizierte und gelebte Sexualität gemeint. Traditionelle, aber überholte Vorstellungen von weiblicher und männlicher Sexualität können in Kontrast geraten zu den Erwartungen des Partners. Außerdem können Lücken in den eigenen sexuellen Erfahrungen Probleme bedingen.

Selbstverstärkungsmechanismus der Versagensangst

Vertreter der unterschiedlichsten theoretischen Richtungen von Sexualtherapeuten geben der Angst eine wesentliche Rolle, nicht nur in der Entwicklung, vor allem in der Aufrechterhaltung von funktionellen Sexualstörungen bei Männern und Frauen.

MASTERS und JOHNSON (1973) unterstrichen vor allem die Bedeutung der Leistungsangst als wichtige Komponente bei Paaren mit sexuellen Störungen. Man nimmt an, daß diese Ängste die sexuelle Erregung verhindern und das autonome Nervensystem in einem großen Ausmaß hemmen, so daß physiologische Erregung unmöglich wird. Diese Annahmen blieben nicht ganz unwidersprochen, da die Evidenz, daß die Angst der wichtigste ätiologische Faktor von funktionellen Sexualstörungen ist, vorwiegend auf klinischen Erfahrungen beruhte und nicht auf empirischen Daten (SCHIAVI, 1976).

Aufgrund eigener Untersuchungen konnte BARLOW (1986) nachweisen, daß mehrere Faktoren Personen mit einer ungestörten und einer gestörten Sexualität unterscheiden:

- Bei Männern mit Sexualstörungen wird sexuelle Erregung durch Angst gehemmt, während Angst bei Männern ohne Sexualstörungen die Erregung häufig erleichtert.
- Sexuelle Leistungsanforderung erhöht bei ungestörten Männern die sexuelle Erregung, sexuell gestörte Männer werden dadurch abgelenkt und behindert.
- Personen mit Sexualstörungen erleben in Situationen mit sexuellem Kontakt häufig negative Gefühle, während Personen mit einem ungestörten Sexualleben vorwiegend positive Emotionen berichten.
- Im Vergleich zu sexuell ungestörten Männern unterschätzten sexuell gestörte das Ausmaß ihrer sexuellen Erregung.

Aus diesen empirischen Ergebnissen leitet BARLOW ein Arbeitsmodell zur Erklärung der psychisch bedingten Sexualstörungen ab: Ein kognitiver Ablenkungsprozeß, der mit Angst interagiert, ist verantwortlich für die Sexualstörungen.

2.3.3 Eine lerntheoretische Sicht

Man kann die verschiedenen klinischen Erfahrungen und empirischen Ergebnisse systematisieren und zu einer neuen theoretischen Sicht zusammenfügen (in Anlehnung an FAHRNER und KOCKOTT, 1994; Abb. 17-1).

Zur leichteren Übersicht trennen wir zwischen den Bedingungen, die die Störung auslösen, und jenen, die sie aufrechterhalten. Das Bindeglied ist die Persönlichkeit. Eine einzelne negative Erfahrung wird in den meisten Fällen keine sexuelle Störung auslösen. Erst die **Summierung von ungünstigen Erfahrungen** in verschiedenen Bereichen kann dazu führen, d.h., die auslösenden Bedingungen schließen sich gegenseitig nicht aus, sondern summieren bzw. potenzieren sich. Ob nun eine Person aufgrund dieser negativen Ereignisse eine sexuelle Störung entwickelt und eine andere mit ähnlichen Erfahrungen nicht, scheint von Persönlichkeitsvariablen abzuhängen.

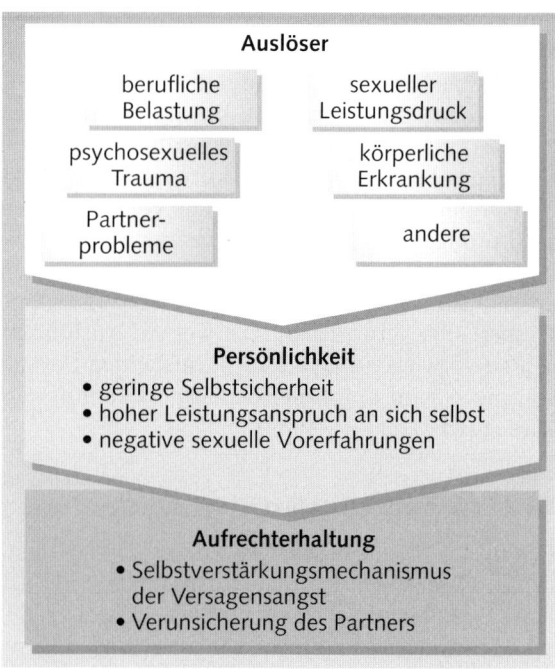

Abbildung 17-1 Entstehung und Aufrechterhaltung funktioneller Sexualstörungen.

Zu dieser Frage liegen aus der Forschung allerdings nur wenige Ergebnisse vor. Ungünstig wirken sich mangelnde Selbstsicherheit, ein geringes Selbstwertgefühl und eine starke Leistungsbezogenheit aus (ANSARI, 1975; KOCKOTT, 1981). Hier spielt auch die **individuelle Lerngeschichte** mit hinein. Vergleichbar mit dem Modell von BECK zur Entstehung von Depressionen, kann man auch bei sexuell gestörten Personen annehmen, daß Lebensereignisse vor allem dann zu Auslösern sexueller Gestörtheit werden, wenn sie frühere negative sexuelle Erfahrungen und die damit verbundenen Emotionen reaktivieren.

Bei der Aufrechterhaltung einer sexuellen Funktionsstörung spielen fast immer Erwartungs- und Versagensängste sowie eine gesteigerte Selbstbeobachtung eine zentrale Rolle (es sei denn, die sexuelle Problematik ist ausschließlich Ausdruck einer Partnerproblematik).

Hier wird der sogenannte **Selbstverstärkungsmechanismus** wirksam. Darunter versteht man – vereinfacht dargestellt – folgendes: In erotischen Situationen läuft eine lange Verhaltenskette ab (Abb. 17-2). Sie beginnt bei ungestörtem Sexualverhalten mit Zeichen gegenseitiger Zuneigung, Blickkontakt und verbalen Äußerungen. Langsam entsteht eine sexuelle Erregung. Es folgen erotische Körperkontakte, die in das Vorspiel oder Petting übergehen und schließlich zum Geschlechtsakt und Orgasmus führen können. Die Verhaltenskette endet mit einem Gefühl zufriedener Entspannung, also mit einer positiven Konsequenz. Sexueller Kontakt wird somit vor allem nach dem Prinzip der positiven Verstärkung aufrechterhalten.

Bei gestörtem Sexualverhalten (Abb. 17-3) entwickelt sich zunächst ebenfalls über Zeichen gegenseitiger Zuneigung und verbale Kontakte eine Erotisierung. Aufgrund eines oder mehrerer der in Abbildung 17-1 genannten Auslöser bleibt die weitergehende Erregung aus. Ein Geschlechtsakt kommt nicht zustande. Die Verhaltenskette endet unangenehm, meistens mit Anspannung und Enttäuschung, also mit einer negativen Reaktion.

Bei wiederholten Versuchen läßt die Angst vor diesem unangenehmen Ende keine sexuelle Erregung mehr aufkommen, da sich eine Leistungs- und Versagensangst entwickelt hat, die nach BARLOW die sexuelle Erregung erheblich herabsetzt. Damit ist der Teufelskreis der Selbstverstärkung geschlossen: Die Versagensängste halten die Sexualstörung aufrecht. Der Partner erlebt das gestörte Sexualverhalten ebenfalls als enttäuschend. Diese Enttäuschung steigert die Angst des Betroffenen vor dem Versagen. Um der Situation aus dem Wege zu gehen, beginnt er, Sexualität zu vermeiden. Dadurch kommt der Betroffene in einen weiteren Konflikt: Einerseits bringt ihm das Vermeiden des sexuellen Kontaktes eine Erleichterung, andererseits registriert der Partner diesen Rückzug und interpretiert ihn vielleicht als „nicht mehr geliebt werden". Damit sind Partnerkonflikten die Tore geöffnet; sie vergrößern wiederum die Angst vor erneutem Versagen.

Dieses Modell stellt zwar die komplexen psychischen Ursachen von sexuellen Störungen vereinfacht dar. Es hat aber den großen Vorteil, einleuchtend und für den Patienten gut verständlich zu sein. Man kann es benutzen, um betroffenen Paaren das therapeutische Vorgehen zu erklären und deutlich zu machen, warum es so wichtig ist, den Partner in die Behandlung einer sexuellen Störung mit einzubeziehen.

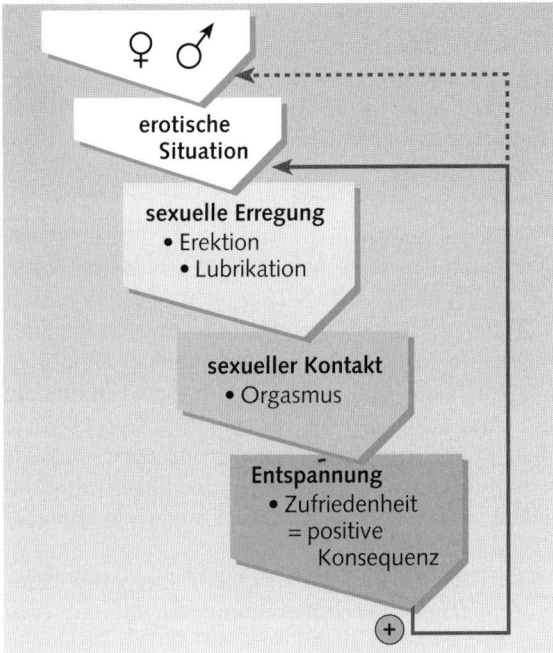

Abbildung 17-2 Verhaltenskette ungestörten Sexualverhaltens.

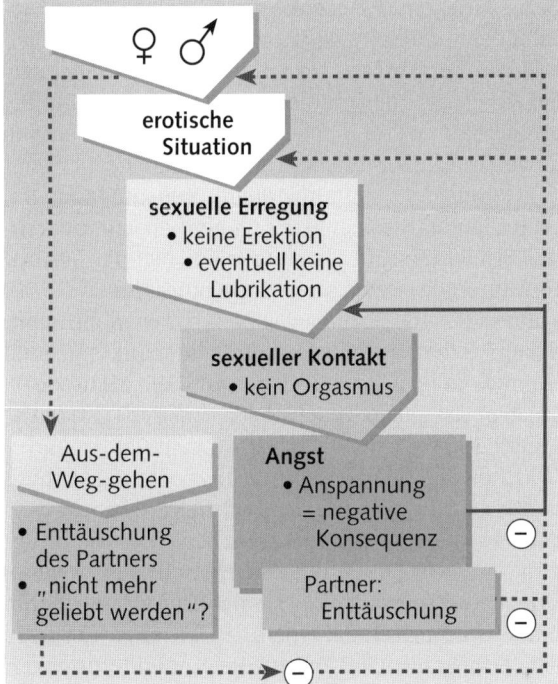

Abbildung 17-3 Verhaltenskette gestörten Sexualverhaltens.

> Sexuelle Funktionsstörungen haben keine einzelne Ursache; immer läßt sich ein ganzes Ursachenbündel finden. Dabei können körperliche und psychische Bedingungen ineinander greifen. Obwohl die Psychogenese überwiegt, sollte jeder Patient mit sexuellen Funktionsstörungen gründlich körperlich untersucht werden. Das trifft insbesondere für Frauen mit Schmerzen beim Verkehr und Männer mit Erektionsstörungen im höheren Lebensalter zu.
> Die häufigsten psychischen Ursachen sind innerpsychische Ängste, Partnerprobleme, Lerndefizite und der Selbstverstärkungsmechanismus der Versagensangst.

2.4 Therapie

2.4.1 Psychotherapeutische Basisbehandlung – Beratung

Nicht jede sexuelle Störung bedarf einer spezifischen Psychotherapie. Eine Reihe sexueller Probleme ist allein durch Unwissenheit, fehlende Aufklärung oder sexuelle Fehleinstellung bedingt. Diese Probleme können durch **beratende und entlastende Gespräche** erfolgreich angegangen werden. Für den Arzt, der das Paar und dessen soziales Umfeld kennt, dürfte es am leichtesten sein, entsprechende Gespräche zu führen. Vielleicht ist zunächst auch nur eine Vermittlung einer ersten Aussprache ausreichend, die durch seine Anwesenheit nicht wie sonst üblich in einem sinnlosen Streit endet. Oder der Arzt muß dem schwächeren Partner helfen, Probleme zur Sprache zu bringen, die er bisher nicht zu sagen wagte. Weitere Informationen hierzu finden sich z.B. bei BUDDEBERG (1987).

2.4.2 Therapie organisch bedingter Funktionsstörungen

Bei vorwiegend organisch bedingten Funktionsstörungen ist die körperliche Grundkrankheit zu behandeln; es wird auf die entsprechende Literatur verwiesen (z.B. HERTOFT, 1989). Hier sei nur erwähnt, daß in der Behandlung vorwiegend organisch bedingter Störungen des Mannes in den letzten Jahren deutliche Fortschritte erzielt wurden. Gefäßchirurgische Eingriffe, die inzwischen nicht mehr unumstritten sind, und die Schwellkörper-Injektionstherapie haben die bisher vorwiegend ausgeübte Penisprothesenchirurgie in den Hintergrund gedrängt.

Bei der **Schwellkörper-Autoinjektionstherapie** (sogenannte SKAT-Methode), die der Patient selbst durchführt, ist die Indikation sehr entscheidend. Bei Männern mit Störungen vorwiegend organischer Ursache kann die Selbstinjektion eine entscheidende Hilfe darstellen. Der Betroffene *und* seine Partnerin müssen aber einer solchen Behandlung zustimmen können. Sehr bedenklich ist, daß die SKAT-Methode in letzter Zeit äußerst leichtfertig, oft ohne genauere diagnostische Abklärung, angewandt wird.

Der alleinige Einsatz von SKAT bei psychisch bedingten Erektionsstörungen geht an den Ursachen vorbei. SKAT kann dann sogar die psychischen Probleme verstärken und damit die Störung verschlimmern, wenn z.B. Partnerprobleme der Grund für die Erektionsstörungen sind. SKAT kann also, wenn überhaupt, nur ein Hilfsmittel in der Psychotherapie sein, um z.B. Versagensängste zu reduzieren.

2.4.3 Psychotherapie

Die Psychotherapie richtet sich nach der Grundproblematik. Bestehen vorwiegend partnerschaftliche Probleme oder liegen die Schwierigkeiten im wesentlichen in der Persönlichkeit des Patienten begründet, so sind Therapieverfahren indiziert, die z.B. in Kapitel 21 beschrieben sind.

Stehen die sexuellen Probleme im Vordergrund, so hat sich das **Vorgehen nach MASTERS und JOHNSON** (1970) bewährt. Das Therapieprogramm basiert auf ihren physiologischen Untersuchungen über das ungestörte Sexualverhalten und auf einer Kombination von Verfahren, die bis dahin zum Teil einzeln und unsystematisch angewendet wurden. Obwohl MASTERS und JOHNSON selbst ihr Vorgehen nicht als verhaltenstherapeutisch beschreiben, läßt es sich in vielem auf lerntheoretische Annahmen zurückführen.

Die Therapie besteht aus einer Reihe von aufeinanderfolgenden **Verhaltensübungen,** die das Paar zwischen den Sitzungen durchführt. Die Erfahrungen mit den Übungen werden jeweils in der nächsten Sitzung besprochen und ausgewertet. Zusätzlich werden alle sonstigen Probleme bearbeitet, die den sexuellen Bereich beeinträchtigen. Über verschiedene, im Schwierigkeitsgrad ansteigende Zwischenstufen wird das sexuelle Verhalten wieder aufgebaut. Unter dem initialen Gebot, keinen Koitus auszuüben, werden folgende Stufen durchlaufen: abwechselndes Streicheln des ganzen Körpers mit Ausnahme der Genitalregionen („sensate focus I"), erkundendes Streicheln der Genitalien, stimulierendes Streicheln und Umgang mit Erregung, Petting, Einführen des Penis ohne Bewegung, Koitus mit erkundenden Bewegungen bis hin zu nicht mehr durch Verhaltensanweisungen beschränktem sexuellem Kontakt („sensate focus II"); die Methode ist andernorts genau beschrieben worden (KOCKOTT, 1988a, 1988b; FAHRNER u. KOCKOTT, 1993).

Mit diesem Vorgehen können die häufig vorhandenen Leistungsängste des Patienten reduziert werden, da das Ziel der einzelnen Kontakte nicht der Orgasmus ist. Durch die Offenheit für sensorisches Erleben können sich langsam wieder als angenehm und erotisch erlebte Körperkontakte entwickeln, so daß nun Schritt für Schritt die Kontakte erweitert werden. Anschließend werden weitere symptomspezifische Behandlungsprogramme benutzt.

Für die Therapie der Erektionsstörungen schlagen MASTERS und JOHNSON die sogenannte **„teasing-Methode"** (mehrfach sehr kurzfristiges Einführen des Penis in die Scheide), für die Behandlung der frühzeitigen Ejakulation die **„squeeze-Technik"** (Reduktion des Ejakulationsdrangs durch Fingerdruck auf den Penis) und für die Therapie des Vaginismus den Einsatz von **Hegarstiften** vor. Diese Behandlungstechniken wurden ebenfalls andernorts detailliert beschrieben (FAHRNER und KOCKOTT, 1993; KOCKOTT und FAHRNER, 1993).

MASTERS und JOHNSON (1970) berichten über gute Erfolgsquoten, allerdings bei nicht exakt definierten Erfolgskriterien. Dennoch ist den Angaben zu entnehmen, daß Patienten mit frühzeitiger Ejakulation (über 90%) und mit einer primären Anorgasmie in 80% der Fälle von dieser Art Therapie profitieren, während bei Patienten mit einer sekundären Anorgasmie und bei Patienten mit einer primären Erektionsstörung in reichlich der Hälfte der Fälle die Behandlung erfolgreich war. Diese Zahlen waren auch bei einer katamnestischen Befragung bis zu 5 Jahren nach Therapieabschluß weitgehend konstant. Andere Autoren bestätigen diese Ergebnisse (z.B. ARENTEWICZ und SCHMIDT, 1993). Neuerdings werden die guten Erfolgszahlen wieder angezweifelt (HARTMANN und UHLEMANN, 1995).

2.4.4 Modifikationen

Seit 1970 wurden zahlreiche Weiterentwicklungen des Vorgehens nach MASTERS und JOHNSON vorgeschlagen und zum Teil wissenschaftlich überprüft; das Grundprinzip der Behandlung blieb immer gleich.

Die wichtigsten Weiterentwicklungen zielen auf die **Reduktion des Aufwands**. In verschiedenen Therapiestudien wurde untersucht, ob die Therapie nur mit einem anstatt zwei Therapeuten und ambulant mit ein bis zwei Sitzungen wöchentlich anstatt quasi unter stationären Bedingungen erfolgreich durchgeführt werden kann. Dies konnte belegt werden (ARENTEWICZ und SCHMIDT, 1993).

Weiterhin zeigte sich, daß die sexuelle Problematik in Gruppen von Paaren mit homogenen und unterschiedlichen sexuellen Störungen mit gleichem Erfolg wie in Einzelpaartherapie zu behandeln ist.

Unterschiedliche Verfahren wurden zur **Verbesserung der sexuellen Erlebnisfähigkeit** erprobt. Hierzu gehören z.B. Übungen zur Selbsterfahrung des Körpers, der Einübung mechanischer Stimulation, z.B. beim Ausbleiben der Ejakulation; der Einsatz von sexuellen Phantasien und die Anwendung von Rollenspielen.

Die Behandlungsansätze bei Frauen mit primärer Anorgasmie stellen sich neben dem Vorgehen nach MASTERS und JOHNSON wie folgt dar: In einem Neun-Stufen-Programm lernt die Frau in systematischer Weise, ihre Angst und ihre Schuldgefühle gegenüber dem eigenen Körper abzubauen, neue positive Gefühle sowie bestimmte sexuelle Fertigkeiten aufzubauen und über die Selbststimulierung einen Orgasmus zu erreichen (LoPICCOLO und LOBITZ, 1972).

Auch Frauen ohne Partner wurden mit dem Selbststimulierungsprogramm mit sehr gutem Erfolg behandelt. Zusätzlich wurde Wert auf den Aufbau des Selbstvertrauens gelegt. Schwieriger ist die Situation für Männer, die z.B. durch ihre Erektions- und Ejakulationsstörungen so entmutigt sind, daß sie sich nicht mehr trauen, den Kontakt zu einer Frau aufzunehmen. Eine befriedigende empirisch überprüfte Behandlungsmethode existiert für diese alleinstehenden Männer noch nicht. Das therapeutische Vorgehen orientiert sich heute an dem von ZILBERGELD (1978) vorgeschlagenen Behandlungsprogramm. Dabei werden hauptsächlich Elemente des Selbstsicherheitstrainings eingesetzt, um die Fähigkeit zu fördern, Kontakte mit Frauen aufzubauen, sowie eine Art systematischer Desensibilisierung, die der Mann bei der Masturbation durchführt, um die sexuellen Versagensängste abzubauen.

Therapeuten verschiedener Orientierungen haben die Techniken von MASTERS und JOHNSON in ihr jeweiliges theoretisches Bezugssystem integriert und dadurch Therapievariationen entwickelt. KAPLAN (1981) integrierte psychodynamische und partnerdynamische Aspekte in die Therapie und nennt diese Richtung „the new sex therapy".

Verhaltenstherapeuten übernahmen die einzelnen Techniken von Masters und Johnson, setzten sie aber entsprechend der Verhaltensanalyse und mit individuellen Therapieplänen ein. Ein Beispiel für diese Integration in die Verhaltenstherapie ist das von ANNON (1974, 1975) entwickelte **Plissit-Modell** (PLISSIT: „permission, limited information, specific suggestion, intensive therapy"). Außerdem werden bei der Behandlung von Sexualstörungen Elemente der kognitiven Verhaltenstherapie zunehmend berücksichtigt (HAWTON ET AL., 1989).

> **Resümee**
> Viele sexuelle Probleme sind durch kompetente Sexualberatung zu lösen.
> In der Behandlung psychosexueller Funktionsstörungen haben sich die Therapie nach MASTERS und JOHNSON und ihre Variationen als ganz entscheidender psychotherapeutischer Fortschritt erwiesen.

> **Resümee**
>
> Modifikationen erstrecken sich insbesondere auf verkürzte Therapieprogramme sowie die Verbindung mit tiefenpsychologischen und kognitiven Therapieansätzen.

3 Paraphilien – sexuelle Deviationen

3.1 Symptomatik und Typisierung

Die menschliche Sexualität hat eine große Variationsbreite, sowohl in der Intensität des Wünschens und Erlebens als auch in den sexuellen Ausrichtungen. Diese große Variabilität macht es sehr schwer, Grenzen zwischen „Normalität" und „Abweichung" zu ziehen (Kockott, 1988). Auf der Ebene des Verhaltens ist eine Paraphilie am besten zu beschreiben als sexueller Drang nach einem unüblichen Sexualobjekt oder nach unüblicher Art sexueller Stimulierung. Zur „Normalität" gibt es fließende Übergänge. Von einer Paraphilie spricht man erst, wenn unübliche sexuelle Phantasien und/oder Handlungen das deutliche Übergewicht oder Ausschließlichkeit in der Sexualität erreicht haben.

Nach Schorsch (1985) kann man **vier Intensitätsstufen** unterscheiden:

- Stufe 1: Ein devianter Impuls taucht einmalig oder sporadisch auf, gebunden an einen aktuellen Konflikt oder eine besondere Lebenskrise.
- Stufe 2: Eine deviante Reaktion wird zum immer wiederkehrenden Konfliktlösungsmuster, ohne die sexuelle Orientierung zu bestimmen.
- Stufe 3: Es entwickelt sich eine stabile deviante Orientierung. Sexualität ist ohne devianten Inhalt nicht oder nicht intensiv zu erleben (sogenannte Fixierung).
- Stufe 4: Die stabile deviante Orientierung geht in eine progrediente Entwicklung über.

Die letzte Stufe ist von Giese (1962) als **„sexuelle Süchtigkeit"** beschrieben worden. Er hat charakteristische **Leitsymptome** herausgearbeitet:

- Verfall an die Sinnlichkeit: spezifische Reize erhalten Signalcharakter,
- zunehmende Häufigkeit sexuell devianten Verhaltens mit abnehmender Befriedigung,
- Trend zur Anonymität und Promiskuität,
- Ausbau devianter Phantasien und Praktiken,
- „süchtiges Erleben".

Eine **fixierte Paraphilie** (ab Stufe 3) wird u.a. durch folgende Gesichtspunkte charakterisiert:

- Stereotypes ritualisiertes sexuelles Verhalten: Dieselbe sexuelle Verhaltensweise wird immer wieder erneut durchgespielt, nur dadurch ist sexuelle Befriedigung möglich.
- Der Partner wird zum Objekt. Die individuellen Bedürfnisse des Partners sind zweitrangig und werden nur akzeptiert, wenn sie den Erwartungen des Devianten entsprechen. Vom Partner wird erwartet, daß er eine bestimmte Rolle spielt, er darf nicht er selbst sein.
- Die orgastische Befriedigung, sowohl physisch als auch psychisch, wird nur unter den ganz speziellen Bedingungen erreicht, die für die Abweichung charakteristisch sind, nicht dagegen beim gewöhnlichen Koitus. Dieser wird als ein Ersatz aufgefaßt.

Paraphilien sind keine abgegrenzten Entitäten, die mit einer jeweils typischen Persönlichkeitsauffälligkeit einhergehen, wie früher angenommen wurde. Sie treten auch nicht immer isoliert auf, sondern manchmal kombiniert. Die häufigsten Formen sind mit den Definitionen nach DSM-IV in Tabelle 17-3 zusammengestellt.

Sexuell Deviante müssen als Persönlichkeit keineswegs aggressive Menschen sein; die meisten sind eher gehemmte Personen, die unter Umständen in ihrer Sexualität aggressive Impulse ausleben. Sie sind zu unterscheiden von Personen, die Straftaten gegen die sexuelle Selbstbestimmung begehen. Diese sexuell Delinquenten sind meistens nicht paraphil, sondern sehr aggressiv im Rahmen üblicher Sexualität.

> **Resümee**
>
> Eine Paraphilie ist der sexuelle Drang nach einem unüblichen Sexualobjekt oder nach unüblicher Art sexueller Stimulierung. Die Übergänge zur „Normalität" sind fließend. Man sollte von einer Paraphilie erst sprechen, wenn sie „fixiert" ist. Sexuell delinquent sind Personen, die Straftaten gegen die sexuelle Selbstbestimmung begehen.

3.2 Ätiologie und Pathogenese – Entstehungstheorien

3.2.1 Psychoanalytische Theorien

In der frühen psychoanalytischen Literatur wurde eine sexuelle Deviation als die neurotisch bedingte Regression auf einen kindlichen Partialtrieb angesehen, bei einer polymorph-perversen Anlage, die jeder Person eigen ist. Mehrfach wurde die Perversionslehre ergänzt.

Nach Stoller (1979) ist das Entscheidende der Deviation die Sexualisierung von Konflikten, die

3 Paraphilien – sexuelle Deviationen

Tabelle 17-3 Sexuelle Deviationen, Paraphilien (nach DSM-IV).

Über einen Zeitraum von mindestens 6 Monaten bestanden wiederkehrende, starke sexuelle Impulse, Handlungen und/oder sexuell erregende Phantasien,

Exhibitionismus:	die das Entblößen der eigenen Geschlechtsteile gegenüber einem nichtsahnenden Fremden beinhalten.
Fetischismus:	die den Gebrauch lebloser Objekte (z. B. weibliche Unterwäsche) beinhalten.
Pädophilie:	die sexuelle Aktivität mit einem vorpubertären Kind oder Kindern (gewöhnlich im Alter von 13 Jahren oder jünger) beinhalten.
Transvestitismus (transvestitischer Fetischismus):	die im Zusammenhang mit weiblicher Verkleidung bei einem heterosexuellen Mann standen.
Voyeurismus:	die die Beobachtung argloser Personen, die nackt sind, sich gerade entkleiden oder sexuelle Handlungen ausführen, beinhalten.
Frotteurismus:	die das Berühren und Sich-Reiben an Personen betreffen, die mit der Handlung nicht einverstanden sind.
sexueller Masochismus:	die mit einem realen, nicht simulierten Akt der Demütigung, des Geschlagen- und Gefesseltwerdens oder sonstigen Leidens verbunden sind.
sexueller Sadismus:	die reale, nicht simulierte Handlungen beinhalten, in denen das psychische oder physische Leiden (einschließlich Demütigung) des Opfers für die Person sexuell erregend ist.
Sodomie:	die sexuelle Aktivität mit Tieren beinhalten.
Erotophonie:	die obszöne Telefonanrufe beinhalten mit Personen, die ahnungslos oder damit nicht einverstanden sind.

dadurch gebunden würden und für die Person ein psychisches Gleichgewicht herstellten. Für Morgenthaler (1974) ist die sexuelle Deviation eine Plombe, die sozusagen die Lücke im Selbstbild schließe.

Beide Autoren sehen also sexuelle Deviationen unter einem reparativen Aspekt, sie seien etwas Kreatives. Diesen Gedanken hat besonders Schorsch (1980) aufgegriffen und weiter ausgestaltet. Für ihn sind es vor allem Männlichkeitsängste, hervorgerufen durch problematische Mutterbindungen, die durch deviante Symptombildungen neutralisiert werden sollen.

3.2.2 Lerntheorien

Es wird angenommen, daß sich eine sexuelle Erregung auf unübliche Stimuli über klassische und operante Konditionierung entwickle, sowohl bei sexuellen Kontakten als auch über die Masturbationsphantasien. Die Aufrechterhaltung einer sexuellen Deviation geschieht aus lerntheoretischer Sicht im wesentlichen über operante Konditionierung. Dabei ist als positiver Verstärker das Orgasmuserleben wirksam, das einer devianten Handlung unmittelbar folgt. Da nicht jeder Versuch eines sexuell devianten Ausagierens zum Erfolg führt, wird deviantes Verhalten „intermittierend" verstärkt. Das verfestigt – „fixiert" – die Devianz.

3.2.3 Eine integrierende Theorie

Von Money (1986) wird hervorgehoben, daß sich die Sexualität des Menschen unter dem Einfluß und im Zusammenspiel von biologischen und psychischen Faktoren entwickelt, die zu bestimmten Zeiten wirksam sind. Diese Triade – biologische und psychische Faktoren und ihre Einwirkung in kritischen Zeitperioden – gilt nach Money für die Entstehung der Geschlechtsidentität, der sexuellen Partnerorientierung und der sogenannten „lovemaps", der sexuell-erotischen Vorstellungswelt.

In seiner Sicht ist die sexuelle Devianz ein Kunstgriff, der sozusagen ein sündig erlebtes sexuelles Begehren zu einer „erlaubten" sexuellen Lust werden läßt. Der Sadomasochist zum Beispiel sühnt durch seine sadomasochistische Handlung die Sünde der erlebten sexuellen Lust, der Fetischist richtet seine sexuelle Lust auf einen leblosen Fetisch und umgeht dadurch die Sünde des Koitus.

Nach Money sind jene Erfahrungen für die Entwicklung einer sexuellen Devianz besonders wichtig, die ein Kind um das achte Lebensjahr herum erfährt. Das ist die Zeit, in der Kinder beginnen, sexuell Gemeintes als Sexuelles gedanklich zu erfassen. Zusätzlich diskutiert MONEY verschiedene Vulnerabilitätsfaktoren als vorgeburtliche Prädisposition.

3.2.4 Sexuelle Delinquenz

Nach MARSHALL ET AL. (1990) müssen Männer in ihrer Entwicklung lernen, eine biologisch vorgegebene Kraft der Selbsterhaltung zu kontrollieren, in der Sexualität und Aggression eng miteinander verbunden sind. Aufgrund negativer Kindheitserfahrungen, fehlender Modelle u.ä. lernen sexuell Delinquente in ihrer Entwicklung nicht, Aggressivität und Sexualität voneinander zu trennen und zu kontrollieren.

> **Resümee**
> Die Entstehung paraphiler Entwicklungen ist unbekannt. Vor allem psychoanalytische und lernpsychologische Theorien bemühen sich um eine Erklärung. Am umfassendsten ist zur Zeit die Theorie von JOHN MONEY, der ein Zusammenwirken von biologischen und psychischen Faktoren in kritischen Zeitperioden annimmt. Die Theorie von MARSHALL u. BARBAREE zur Entwicklung sexueller Delinquenz hat hiermit Ähnlichkeit.

3.3 Therapie

3.3.1 Psychotherapeutische Basisbehandlung – Beratung

Paraphilien sind nicht ohne weiteres als Krankheiten anzusehen, die behandlungsbedürftig sind. Die meisten Devianten leiden zwar unter ihrer Andersartigkeit, oft jedoch nicht so sehr unter der Devianz selbst als vielmehr unter der Ächtung und Ablehnung, die sie vermeintlich oder tatsächlich deswegen erfahren. Das macht sehr häufig beratende Gespräche notwendig. Sie können als therapeutische Intervention ausreichend sein. **Beratende Gespräche** erfüllen eine Reihe von Aufgaben:
- Sie können für den paraphilen Patienten die erstmalige Chance zu einem offenen Gespräch sein. Dabei kann geklärt werden, ob das sexuelle Verhalten als deviant anzusehen ist oder nur vom Patienten oder dessen Partner als „pervers" erlebt wird. Aufklärung über die Variationsbreite üblichen sexuellen Verhaltens ist dann die Hauptaufgabe.
- Sie können klären, ob der Patient eine Veränderung will. Häufig ist der Druck von Angehörigen und der sozialen Umgebung sehr erheblich. Es wird zu entscheiden sein, ob eine Therapie indiziert ist und entsprechende Motivationsarbeit geleistet werden muß oder ob Gespräche mit Angehörigen nötig sind, um Verständnis für die sexuellen Besonderheiten des Patienten zu wecken.
- Sie sollen die Frage klären, ob das Akzeptieren der sexuellen Devianz zumindest teilweise möglich ist, wie z.B. bei Transvestiten oder Sadomasochisten, die ihre Deviation in Transvestitenclubs oder sadomasochistischen Zirkeln leben können.
- Die beratenden Gespräche haben auch das Ziel, Informationen über therapeutische Möglichkeiten zu geben. Man kann damit bei devianten Patienten erreichen, daß sie sich ihrer sexuellen Devianz nicht mehr hilflos ausgeliefert fühlen.

3.3.2 Medikamentöse Behandlung

Die Therapie sexueller Deviationen besteht primär in einer spezifischen Psychotherapie, eventuell kombiniert mit einer medikamentösen Behandlung. Für letzteres steht das **Cyproteronacetat, ein kompetitiver Testosteronhemmer,** zur Verfügung. Seine klinische Wirkung kann man folgendermaßen zusammenfassen: Eine Tagesdosis von 100–200 mg führt nach einer bis maximal drei Wochen zu einer Verminderung der sexuellen Appetenz. Außerdem läßt die Erektionsfähigkeit nach. Drei Wochen nach Therapiebeginn wird in der Regel eine Verminderung des Ejakulats und eine Ejakulationsverzögerung angegeben. Bei hohen Dosen kann vollständige Aufhebung der Erektions- und Ejakulationsfähigkeit eintreten. Sexuelle Phantasien und Träume nehmen erst im Laufe von Monaten ab. Der Testosteronspiegel wird signifikant erniedrigt. Die appetenzreduzierende Wirkung des Cyproteronacetats hängt vom Alter des Patienten und von der Dosis ab. Alkohol hebt die Wirksamkeit teilweise auf.

Die **individuelle Ansprechbarkeit** ist sehr unterschiedlich. Eine Veränderung der Triebrichtung ist niemals beobachtet, aber auch von niemandem ernsthaft erwartet worden. Etwa ein Drittel der Patienten klagt in der zweiten und dritten Behandlungswoche über leichtere Nebenwirkungen wie Müdigkeit, Adynamie und allgemeine Leistungsminderung, die bei fortlaufender Medikation wieder abklingen. Nach Absetzen der Medikation normalisieren sich sexuelle Appetenz und Erektions- bzw. Ejakulationsfähigkeit im Laufe weniger Wochen.

Die Cyproteronacetat-Behandlung sollte unbedingt mit einer **Psychotherapie** kombiniert werden. Psychotherapie wird allerdings oft erst unter der anfänglichen medikamentösen Dämpfung der sexuellen Appetenz möglich.

3.3.3 Spezifische Psychotherapie, insbesondere Verhaltenstherapie

Die Psychotherapie sexueller Deviationen hat einige besondere Probleme. Auf seiten der Patienten stehen häufig eine schwierige soziale Lage (besonders bei Sexualstraftätern) und eine sehr ambivalente Therapiemotivation der Behandlung entgegen. Die Therapeuten übernehmen die Behandlung einer sozial unerwünschten Personengruppe und unterliegen damit leicht sozialen Wertungen. Außerdem werden sie sehr viel mehr als bei anderen Therapien – teils berechtigt, teils nicht – zur Verantwortung mit herangezogen, wenn es während der Behandlung zu Ereignissen kommt, die eine dritte Person schädigen. Diese Besonderheiten erschweren die Aufnahme einer Psychotherapie auf beiden Seiten.

Die **Verhaltenstherapie** bei Paraphilien, ursprünglich schwerpunktmäßig auf die Beseitigung, zumindest aber auf die Kontrollierbarkeit des sexuell devianten Verhaltens gerichtet, ist in den letzten Jahren in ihren Behandlungsplänen sehr viel breiter und individueller geworden. Heute wird neben diesem Therapieziel der Aufbau üblichen heterosexuellen Verhaltens betont. Es wurde deutlich, daß man bei alleiniger Reduzierung des devianten Verhaltens ein „posttherapeutisches Vakuum" mit depressiven Verstimmungen herbeiführt, wenn sexuell deviantes Verhalten bisher der einzige Weg war, über den ein Patient befriedigende Sexualität erleben konnte. Weiterhin zeigte sich mit zunehmender Erfahrung, daß bei vielen Paraphilen erhebliche Defizite in sozialen und Kommunikationsfähigkeiten bestehen, die zu behandeln sind.

So ergeben sich heute in der Verhaltenstherapie einer Paraphilie vier therapeutische Schwerpunkte:

- **Methoden zur Reduktion bzw. Kontrolle sexuell devianten Verhaltens:**
  - **Verdeckte Sensibilisierung:** Der Patient soll sich seine deviante Handlung so lebhaft wie möglich ins Gedächtnis rufen. Ist das Bild klar, so wird der Patient angehalten, diese Vorstellung plötzlich zu ändern und an ein besonders unangenehmes Ereignis in Verbindung mit der devianten Handlung zu denken, z.B. von einem Familienmitglied überrascht zu werden.
  - **Selbstkontrollmethoden:** Der Patient lernt, sich selbst von devianten Handlungen abzulenken und alternative Verhaltensformen zu entwickeln; das sind z.B. starke gedankliche Ablenkung oder gut trainierte Verhaltensalternativen, die dem Patienten angenehm sind, aber unvereinbar mit einer devianten Handlung. Beispiel: Ein Exhibitionist geht auf die Frau zu, vor der er ursprünglich exhibieren wollte, und läßt sich die Uhrzeit sagen.
  - **Masturbatorische Sättigung:** Der Patient masturbiert bis zum Orgasmus mit üblichen sexuellen Phantasien und danach längere Zeit weiter zu devianten Phantasien, bis diese Handlung langweilig oder gar unangenehm wird. Der theoretische Gedanke dahinter ist, übliche sexuelle Phantasien positiv zu verstärken und deviante Phantasien zu löschen.
  - **Stimuluskontrollmethoden:** Der Patient lernt, Umstände zu erkennen, unter denen deviantes Verhalten häufig auftritt (z.B. unstrukturierte Freizeit), und sein Verhalten so zu ändern, daß er möglichst selten in solche Situationen gerät (z.B. Freizeit strukturieren).

- **Methoden zur Verbesserung bzw. zum Aufbau üblichen, nichtdevianten sexuellen Verhaltens:**
  Alle Variationen des Vorgehens nach MASTERS und JOHNSON (1973) zum Aufbau üblicher Sexualität sind je nach den individuellen Gegebenheiten verwendbar. Eine weitere Methode ist das sogenannte „orgasmic reconditioning": Der Patient wird angehalten, zunächst mit seinen devianten Phantasien zu masturbieren; kurz vor dem Orgasmus soll er sich auf übliche Phantasien umstellen und das bei Wiederholung immer zeitiger tun. Über die verstärkende Wirkung des Orgasmus sollen dadurch übliche Masturbationsphantasien vermehrt und deviante Phantasien gelöscht werden. Die Erfolge mit dieser Methode, obwohl häufig angewandt, sind umstritten.

- **Verbesserung bzw. Aufbau sozialer Fertigkeiten und interpersoneller Kommunikation:**
  Es werden die üblichen Methoden zur Verbesserung sozialer Kompetenz, der Kommunikation und des Problemlöseverhaltens benutzt und die neu zu erlernenden Verhaltensweisen im Rollenspiel eingeübt. Beim Paraphilen liegt dabei die Betonung auf einer Verbesserung des Umgangs und Verhaltens gegenüber Frauen, aber auch einer Verbesserung der Sicht seiner selbst.

- **Rückfallprävention:**
  Diesem Anteil des Behandlungsprogramms bei sexuell Devianten wird in den letzten Jahren zunehmende Bedeutung zugesprochen. Einige amerikanische Behandlungszentren haben das ursprünglich für Alkoholabhängige entwickelte Rückfallpräventionsmodell übernommen und an die Verhältnisse Paraphiler angepaßt. Es werden verschiedene Copingstrategien trainiert, die vom Patienten in den verschiedenen Schritten zum

Rückfall hin eingesetzt werden können, um ihn zu vermeiden.

Bei der Behandlung sexuell Delinquenter kommt zusätzlich der **Veränderung kognitiver Verzerrungen** eine große Bedeutung zu. Sexuell aggressive Täter haben oft gegenüber ihren Opfern sehr verzerrte Einstellungen („Frauen wollen vergewaltigt werden", „Kinder haben Spaß am Sex mit mir"), und alle tendieren dazu, die Verantwortung von sich wegzuschieben. Für die Aufhebung dieser Verzerrungen ist es nötig, sie dem Delinquenten bewußtzumachen, über das tatsächliche Erleben der Opfer zu informieren und die kognitive Umstrukturierung z.B. im Rollenspiel zu vertiefen, indem der Täter den Part des Opfers und der Therapeut die Rolle des Täters übernimmt.

Ausführliche Darstellungen der Psychotherapie bei sexueller Devianz und sexueller Delinquenz finden sich unter anderem bei Schorsch et al. (1985) und Kockott (1996).

3.3.4 Therapieergebnisse

Schorsch und Mitarbeiter haben 1985 die Ergebnisse einer Untersuchung an 86 Paraphilen vorgelegt, die mit dem Gesetz in Konflikt geraten waren und ambulant psychotherapeutisch behandelt wurden. Aufgrund der klinischen Symptomatik konnten sie nach einer Varianzanalyse 5 Untergruppen beschreiben:

- Gruppe 1: psychisch eher stabile, sozial integrierte Patienten; sie stellten die „gesündeste" Gruppe dar.
- Gruppe 2: depressive Patienten; sie wurden als selbstunsicher beschrieben. Viele Patienten dieser Gruppe zeigten die progrediente Verlaufsform (s. Abschn. 3.1) und litten unter ihrer sexuellen Devianz.
- Gruppe 3: Patienten mit ausgeprägter Depressionsabwehr; sie wurden in ihren Beziehungen als instabil beschrieben, somatisierten und agierten kriminell.
- Gruppe 4: Patienten, die sich nicht zu einem beschreibbaren Bild zusammenfügen ließen.
- Gruppe 5: schwer gestörte, sozial desintegrierte Patienten; sie wirkten bindungsunfähig, strukturlos, chaotisch und agierten antisozial aggressiv. In dieser Gruppe fanden sich die meisten Patienten mit sexuell aggressiver Delinquenz.

Für die Behandlung benutzten Schorsch und Mitarbeiter neben gesprächstherapeutischen und psychodynamischen vorwiegend verhaltenstherapeutische Techniken. Unmittelbar nach Beendigung der Behandlung fanden sich die besten Ergebnisse in der Gruppe 2, die schlechtesten in der Gruppe 5. Aber auch in dieser ungünstigsten Gruppe wurden noch bei einem Drittel der Patienten therapeutische Erfolge erreicht.

Von 51 Patienten teilen Schorsch und Mitarbeiter 6 Monate bis 7 Jahre (im Mittel 2,4 Jahre) lange Katamnesen mit. Die globale ursprüngliche Erfolgsquote einer deutlichen Besserung in zwei Drittel der Fälle konnte zum Katamnesezeitpunkt gehalten werden. Die Ergebnisse wurden auf verschiedenen Ebenen, wie Aktualität der Devianz, soziale Situation, Einstellung zur Sexualität und psychische Symptomatik, berichtet.

> **Resümee**
>
> Die Beratung sexuell Devianter ist oft notwendig und bereits therapeutisch wirksam. Die Anzahl gut kontrollierter Untersuchungen zur Therapie sexueller Deviationen ist gering. Die wenigen Studien zeigen aber, daß diese Patienten erfolgreich psychotherapeutisch behandelbar sind; allerdings hat die Therapie Grenzen, wenn die Psychopathologie besonders ausgeprägt ist. Eine medikamentöse Behandlung kann in Einzelfällen den therapeutischen Prozeß unterstützen.

4 Geschlechtsidentitätsstörungen

Das charakteristische Zeichen dieser Störungen ist die fehlende Übereinstimmung des biologischen Geschlechts und der psychischen Geschlechtsidentität einer Person. Die klinisch bedeutsamste Form ist die **Transsexualität,** die konstante und irreversible vollständige psychische Identifikation mit dem Gegengeschlecht. Daneben gibt es vorübergehende Geschlechtsidentitätsstörungen in der Kindheit oder Jugend oder im Rahmen anderer psychischer Störungen, z.B. bei Schizophrenen oder bei Patienten mit Persönlichkeitsstörungen, insbesondere bei einer Borderline-Symptomatik.

4.1 Symptomatik und Typisierung

Die Hauptsymptomatik der **Transsexualität** läßt sich wie folgt zusammenfassen (Kockott, 1988):

- Vollständige psychische Identifikation mit dem Gegengeschlecht: Transsexuelle sind davon überzeugt, irrtümlich im falschen Körper zu leben.

- Drängender Wunsch nach Geschlechtswechsel: Transsexuelle streben die volle juristische und soziale Anerkennung im erlebten Geschlecht an und drängen deshalb auf geschlechtstransformierende Maßnahmen (Hormonbehandlung und Operation) und auf Namens- und Personenstandsänderung.
- Das Tragen der Kleidung des anderen Geschlechts („cross-dressing") beginnt oft in der Kindheit, meist in der Pubertät, wenn den Patienten die Inkongruenz zwischen dem biologischen Geschlecht und der psychischen Geschlechtsidentität sehr deutlich wird. Im Gegensatz zum Transvestitismus geht das „cross-dressing" nicht mit sexueller Erregung einher. Transsexuelle bemühen sich, oft mit Erfolg, auch die Mimik und Gestik sowie typische Berufe des erlebten Geschlechts zu übernehmen.
- Die geschlechtsspezifischen biologischen Merkmale (Brust, Vagina, Menstruation bei der Frau und Penis, Hoden, Bartwuchs beim Mann) werden vehement abgelehnt, durch Einschnürungen oder weite Kleidung verdeckt oder durch Eigeneingriffe zu beseitigen versucht; Selbstkastrationen sind beschrieben.

Wegen der irreversiblen therapeutischen Maßnahmen bei einer ausgeprägten Transsexualität (s. Abschn. 4.3) kommt einer **verantwortungsvollen Differentialdiagnostik** eine große Bedeutung zu. So sind neben den einleitend erwähnten anderen psychischen Störungen mit vorübergehender transsexueller Symptomatik vor allem eine bisher nicht akzeptierte Homosexualität mit transvestitischen Zügen und ein fetischistischer Transvestitismus auszuschließen (SPRINGER, 1981); ein Homosexueller akzeptiert grundsätzlich seinen biologischen Körper, ein Transvestit erlebt das „cross-dressing" sexuell erregend.

Die **sexuelle Partnerorientierung** ist bei Mann-zu-Frau-Transsexuellen meistens auf heterosexuell empfindende Männer gerichtet, manchmal auf Frauen; Frau-zu-Mann-Transsexuelle scheinen fast ausschließlich auf Frauen ausgerichtet zu sein. Bei beiden Geschlechtern gibt es auch asexuelle Personen. Die sexuelle Ausrichtung sollte nach DSM-IV zusätzlich klassifiziert werden.

Über die Häufigkeit der Transsexualität gibt es unterschiedliche Angaben. Wahrscheinlich liegt die Prävalenz bei Mann-zu-Frau-Transsexuellen bei 1:30 000 und bei Frau-zu-Mann-Transsexuellen bei 1:100 000. Der Unterschied ist möglicherweise soziokulturell zu erklären: Die weibliche Geschlechtsrolle ist in unserer Gesellschaft flexibler; dadurch sind für Frau-zu-Mann-Transsexuelle Kompromißlösungen leichter zu erreichen.

4.2 Ätiologie und Pathogenese

Eine überzeugende ätiologische Erklärung des transsexuellen Syndroms gibt es bisher nicht. Am ehesten ist anzunehmen, daß bei Transsexuellen ein Zusammenwirken von umweltbedingten, hormonalen und genetischen Einflüssen zu einer Uneindeutigkeit in der Geschlechtsdifferenzierung führt. Kommen Umwelteinflüsse hinzu, die diese fehlende Eindeutigkeit verstärken, ist die Entwicklung einer Transsexualität möglich. Es wird an die Theorie von MONEY (s. Abschn. 3.2.3) erinnert.

4.3 Therapie

Versuche, das transsexuelle Syndrom psychotherapeutisch zu bearbeiten und damit aufzulösen, sind fast immer gescheitert. So scheint in den meisten Fällen eine unterschiedlich weit führende Anpassung an das gewünschte Geschlecht der einzige Weg zu sein, rehabilitativ zu helfen.

4.3.1 Therapeutische Maßnahmen

Nach detaillierter Diagnostik besteht das therapeutische Vorgehen aus einer über Jahre laufenden Kette von Maßnahmen, an deren Ende die Transformationsoperation stehen kann.

- Als erster Schritt erfolgt eine mindestens einjährige **Betreuung und Beobachtung.** Dabei wird darauf geachtet, ob der transsexuelle Wunsch stabil bleibt und der Geschlechtswechsel psychisch verarbeitet werden kann. Es hat sich als äußerst wichtig erwiesen, Transsexuelle wiederholt darauf hinzuweisen, daß nicht die Operation der entscheidende therapeutische Schritt ist, sondern die jahrelange Vorbereitung darauf, mit der ständigen Überprüfung, ob ihnen der Wechsel der Geschlechtsrolle auch möglich ist. Diese Zeitspanne wird auch vom Therapeuten benötigt, um seine Diagnose immer wieder zu überprüfen und zu erhärten.
- Als zweiter Schritt erfolgt der sogenannte „**Alltagstest**": Der Patient lebt mindestens ein Jahr in der angestrebten Geschlechtsrolle; dabei wird erprobt, ob ihm das möglich ist. Er muß sich weiterhin mit den Reaktionen seines näheren und weiteren sozialen Umfelds auf seine Veränderung auseinandersetzen.

- Hat der Patient weitgehende Sicherheit in seiner neuen Geschlechtsrolle gewonnen, kann mit dem dritten Schritt, der **gegengeschlechtlichen Hormonmedikation,** begonnen werden. Sie muß mindestens ein halbes Jahr lang vor einer Transformationsoperation erfolgt sein. Die Hormonbehandlung ermöglicht dem Patienten, schon vor der irreversiblen Operation den postoperativen Zustand zu erleben: bei Mann-zu-Frau-Transsexuellen Erniedrigung der Libido, Brustwachstum, Umverteilung des Unterhautfettgewebes mit Zunahme an den Hüften; bei Frau-zu-Mann-Transsexuellen: Vertiefung der Stimme, eventuell Bartwuchs, Vergröberung der Haut und der Gesichtszüge.
- Wenn alle bisherigen Stufen positiv durchlaufen sind, ist der vierte Schritt die **Transformationsoperation.** Bei Mann-zu-Frau-Transsexuellen werden üblicherweise Penektomie, Kastration und Konstruktion einer Neovagina vorgenommen. Im Einzelfall kann auch eine Mammaaufbauplastik notwendig sein. Bei Frau-zu-Mann-Transsexuellen erfolgen beidseitige Mastektomie, Ovarektomie und eventuell Hysterektomie. Die Ergebnisse von Phalloplastiken sind noch unbefriedigend. Statt dessen wird heute meist die sogenannte Klitorismobilisierung durchgeführt (EICHER, 1984).

Nach der Operation ist die **Weiterbetreuung** des Transsexuellen wegen der medizinischen, aber auch wegen möglicher psychischer Probleme unbedingt zu empfehlen.

4.3.2 Nachuntersuchungen

Es existieren inzwischen zahlreiche Katamnesen Transsexueller nach einer Transformationsoperation, die von PFÄFFLIN und JUNGE (1992) zusammengefaßt wurden. Die Autoren kommen zu dem Schluß, daß „die Behandlung, die den gesamten Prozeß der Geschlechtsumwandlung umfaßt, wirkt". Aus der Sicht der Patienten erbringe die Behandlung eine „Linderung von Leiden" und eine „Zunahme subjektiver Zufriedenheit", die sich in verschiedenen Lebensbereichen (Partnerschaft, Sexualität, Beruf usw.) niederschlägt.

Prognostisch günstig für den weiteren Lebensverlauf Transsexueller schätzen PFÄFFLIN und JUNGE nach ihrer Literaturübersicht folgende Faktoren ein:

- den kontinuierlichen Kontakt mit einer Behandlungseinrichtung,
- den erwähnten Alltagstest,
- die Durchführung einer Hormonbehandlung,
- die Beratung bzw. psychiatrische oder supportive psychotherapeutische Behandlung,
- die Transformationsoperation und deren Qualität,
- die juristische Anerkennung des Geschlechtswechsels durch Namens- und Personenstandsänderung.

4.4 Das sogenannte Transsexuellen-Gesetz (TSG)

In der Bundesrepublik wurde am 10.09.1980 das Transsexuellen-Gesetz im Bundesgesetzblatt (1980, Teil 1, Seite 1654–1658) verkündet. Danach können deutsche Transsexuelle beim zuständigen Amtsgericht eine Namens- und Personenstandsänderung beantragen. In zwei unabhängig voneinander erstellten ärztlichen Gutachten muß für die Namensänderung festgestellt sein,

- daß der Antragsteller sich nicht mehr dem in seinem Geburtseintrag angegebenen, sondern dem anderen Geschlecht als zugehörig empfindet,
- daß er seit mindestens drei Jahren unter dem Zwang steht, seinen Vorstellungen entsprechend zu leben, und
- daß nach den derzeitigen Erkenntnissen der medizinischen Wissenschaft sich das Zugehörigkeitsempfinden zur neuen Geschlechtsrolle mit hoher Wahrscheinlichkeit nicht mehr ändern wird.

Für eine Personenstandsänderung ist zusätzlich erforderlich, daß der Patient nicht verheiratet ist, daß der Antragsteller „dauernd fortpflanzungsunfähig ist und sich einem seine äußeren Geschlechtsmerkmale verändernden operativen Eingriff unterzogen hat, durch den eine deutliche Annäherung an das Erscheinungsbild des anderen Geschlechts erreicht worden ist".

Man muß es begrüßen, daß die rechtliche Situation Transsexueller in Deutschland geklärt ist.

> **Resümee**
> Die Transsexualität ist die klinisch bedeutsamste Form der Geschlechtsidentitätsstörungen. Transsexuelle identifizieren sich konstant mit dem Gegengeschlecht und streben vehement die juristische und soziale Anerkennung im erlebten Geschlecht an.
> Das transsexuelle Syndrom ist psychotherapeutisch fast niemals aufzulösen. Eine über Jahre laufende schrittweise Behandlung zu einer individuell unterschiedlich weit führenden Anpassung an das erlebte

Geschlecht hat sich bei irreversibler Transsexualität als sinnvolles Therapievorgehen erwiesen. Die Anpasssung geht häufig mit einer gegengeschlechtlichen Hormonbehandlung und einer Geschlechtstransformations-Operation einher. Eine Namens- und Personenstandsänderung ist auf Antrag bei Gericht möglich.

Literatur

2 Sexuelle Funktionsstörungen

Epidemiologie

Gebhard, P. H.: Factors in marital orgasm. J. soc. Iss. (1966) 88–95.
Kinsey, A. C., W. B. Pomeroy, C. E. Martin: Sexual Behavior in the Human Male. Saunders, Philadelphia–London 1948.
Kinsey, A. C., W. B. Pomeroy, C. E. Martin, P. H. Gebhard: Sexual behavior in the human female. Saunders, Philadelphia–London 1953.
Nathan, S. G.: The epidemiology of the DSM-III psychosexual dysfunctions. J. sex. marit. Ther. 12 (1986) 267–281.
Schnabl, S.: Partnerschaftsverhalten, Sexualstörungen, Persönlichkeit. VEB Deutscher Verlag der Wissenschaften, Berlin 1973.
Spector, J. P., M. P. Cary: Incidence and prevalence of the sexual dysfunctions: A critical review of the empirical literature. Arch. sex. Behav. 19 (1990) 389–408.

Symptomatik und Typisierung

Bancroft, J.: Die Zweischneidigkeit der Medikalisierung männlicher Sexualität. Z. Sexualforsch. 4 (1991) 294–308.
Kinsey, A. C., W. B. Pomeroy, C. E. Martin: Sexual Behavior in the Human Male. Saunders, Philadelphia–London 1948.
Schmidt, G.: Tendenzen und Entwicklungen. In: Arentewicz, G., G. Schmidt (Hrsg.): Sexuell gestörte Beziehungen. 3. Aufl., S. 1–11. Enke, Stuttgart 1993.
Sigusch, V. (Hrsg.): Therapie sexueller Störungen. Thieme, Stuttgart–New York 1980.
Sigusch, V., G. Schmidt: Jugendsexualität. Beiträge zur Sexualforschung 52. Enke, Stuttgart 1973.

Ätiologie und Pathogenese

Ansari, J. M.: A study of 65 impotent males. Brit. J. Psychiat. 127 (1975) 337–341.
Arentewicz, G., G. Schmidt (Hrsg.): Sexuell gestörte Beziehungen. Konzept und Technik der Paartherapie, 3. Aufl. Enke, Stuttgart 1993.
Barlow, D. H.: Causes of sexual dysfuntion: The role of anxiety and cognitive interference. J. consult. clin. Psychol. 54 (2) (1986) 140–148.
Bulpitt, C. J., C. T. Dollery, S. Carne: Change in symptoms of hypertensive patients after referral to hospital clinic. Brit. Heart J. 38 (1976) 121–128.
Buvat, J., L. Dehaene, A. Lemaire, Th. Buvat-Herbaut: Arteriell bedingte erektile Impotenz. Sexualmedizin 12 (1983) 248–251.
Fahrner, E. M., G. Kockott: Funktionelle Sexualstörungen. In: Reinecker, H. (Hrsg.): Lehrbuch der klinischen Psychologie. 2. Aufl., S. 459–478. Hogrefe, Göttingen 1994.
Hertoft, P.: Klinische Sexologie. Deutscher Ärzte Verlag, Köln 1989.
Kockott, G.: Sexuelle Funktionsstörungen des Mannes. Enke, Stuttgart 1981.
Kockott, G., W. Pfeiffer: Sexual disorders in nonacute psychiatric outpatients. Comprehens. Psychiat. 37 (1996) 1–7.
Masters, W. H., V. E. Johnson: Human Sexual Inadequacy. Little Brown, Boston 1970. (Dtsch. Ausg.: Impotenz und Anorgasmie. Goverts, Krüger und Stahlberg, Hamburg 1973).
Schiavi, R.: Sexual therapy and psychophysiological research. Amer. J. Psychiat. 133 (1976) 562–566.
Zimmer, D.: Sexualität und Partnerschaft. Urban & Schwarzenberg, München 1985.

Therapie

Annon, J. S.: The Behavioral Treatment of Sexual Problems, vol. 1. Enabling Systems Inc., Honolulu (Hawaii) 1974.
Annon, J. S.: The Behavioral Treatment of Sexual Problems, vol. 2.). Enabling Systems Inc., Honolulu (Hawaii) 1975.
Arentewicz, G., G. Schmidt (Hrsg.): Sexuell gestörte Beziehungen. Konzept und Technik der Paartherapie, 3. Aufl. Enke, Stuttgart 1993.
Buddeberg, C.: Sexualberatung, 2. Aufl. Enke, Stuttgart 1987.
Fahrner, E. M., G. Kockott: Sensualitätstraining (sensate focus). In: Linden, M., M. Hautzinger (Hrsg.): Verhaltenstherapie, S. 277–281. Springer, Berlin–Heidelberg–New York 1933.
Hartmann, U., H. Uhlemann: Phänomenologische und psychophysiologische Merkmale der Ejaculatio praecox: Ergebnisse einer empirischen Vergleichsstudie. Sexologie 3 (1995) 131–147.
Hawton, K., P. M. Salkovskis, J. Kirk, C. M. Clark (eds.): Cognitive Behavior Therapy for Psychiatric Problems. A Practical Guide. Oxford Medical Publications, Oxford 1989.
Hertoft, P.: Klinische Sexologie. Deutscher Ärzte Verlag, Köln 1989.
Kaplan, H. S.: The New Sex Therapy: Active Treatment of Sexual Dysfunctions. Brunner & Mazel, New York 1981.

Kockott, G., E. M. Fahrner: Ejakulationskontrolle (Squeeze-Method). In: Linden, M., M. Hautzinger (Hrsg.): Verhaltenstherapie. 2. Aufl., S. 125–128. Springer, Berlin–Heidelberg–New York 1993.

Kockott, G., E. M. Fahrner: Hegarstifttraining (Dilatation Method). In: Linden, M., M. Hautzinger (Hrsg.): Verhaltenstherapie. 2. Aufl., S. 161–163. Springer, Berlin–Heidelberg–New York 1993.

Kockott, G.: Weibliche Sexualität. Funktionsstörungen. Erkennen – Beraten – Behandeln. Hippokrates, Stuttgart 1988a.

Kockott, G.: Männliche Sexualität. Funktionsstörungen. Erkennen – Beraten – Behandeln. Hippokrates, Stuttgart 1988b.

LoPiccolo, J., W. Ch. Lobitz: The role of masturbation in the treatment of orgasmic dysfunction. Arch. sex. Behav. 2 (1972) 163–171.

Masters, W. H., V. E. Johnson: Human Sexual Inadequacy. Little Brown, Boston–Toronto 1970 (Dtsch. Ausgabe: Impotenz und Anorgasmie. Goverts, Krüger & Stahlberg, Hamburg, 1973).

Zilbergeld, B.: A Guide to Sexual Fulfillment. Little Brown, Boston–Toronto 1978. (Dtsch. Ausg.: Männliche Sexualität, Bd. 5. DGVT-Forum, Tübingen 1983).

3 Paraphilien – sexuelle Deviationen

Symptomatik und Typisierung

Giese, H.: Psychopathologie der Sexualität. Enke, Stuttgart 1962.

Kockott, G.: Sexuelle Variationen. Hippokrates, Stuttgart 1988.

Schorsch, E., G. Galedary, A. Haag, M. Hauch, H. Lohse: Perversionen als Straftat. Springer, Berlin–Heidelberg–New York 1985.

Schorsch, E.: Sexuelle Perversionen. MMG 10 (1985) 253–260.

Ätiologie und Pathogenese – Entstehungstheorien

Marshall, W. L., D. R. Laws, H. E. Barbaree (eds.): Handbook of Sexual Assault: Issues, Theories and Treatment of the Offender. Plenum Press, New York 1990.

Money, J.: Lovemaps. Irvington, New York 1986.

Morgenthaler, F.: Die Stellung der Perversion in Metapsychologie und Technik. Psyche 28 (1974) 1077.

Schorsch, E.: Sexuelle Perversionen: Ideologie, Klinik und Kritik. In: Sigusch, V. (Hrsg.): Therapie sexueller Störungen, S. 119–158. Thieme, Stuttgart–New York 1980.

Stoller, R. J.: Perversion, die erotische Form von Haß. Rowohlt, Hamburg 1979.

Therapie

Kockott, G.: Sexuelle Störungen. In: Margraf, J. (Hrsg.): Lehrbuch der Verhaltenstherapie., S. 295–318. Springer, Berlin–Heidelberg–New York 1996.

Masters, W. H., V. E. Johnson: Human Sexual Inadequacy. Little Brown, Boston–New York 1970. (Dtsch. Ausg.: Impotenz und Anorgasmie. Goverts, Krüger & Stahlberg, Hamburg 1973).

Schorsch, E., G. Galedary, A. Haag, M. Hauch, H. Lohse: Perversion als Straftat. Springer, Berlin–Heidelberg–New York 1985.

4 Geschlechtsidentitätsstörungen

Eicher, W.: Transsexualismus. Möglichkeit und Grenzen der Geschlechtsumwandlung. Fischer, Stuttgart–New York 1984.

Kockott, G.: Sexuelle Variationen. Hippokrates, Stuttgart 1988.

Pfäfflin, F., A. Junge: Geschlechtsumwandlung. Schattauer, Stuttgart 1992.

Springer, A.: Pathologie der geschlechtlichen Identität. Springer, Wien–New York 1981.

18
Anorektische und bulimische Eßstörungen

Manfred M. Fichter

1	**Terminologie**	716
2	**Epidemiologie und Verlauf**	718
	2.1 Anorexia nervosa	718
	2.2 Bulimia nervosa	718
	2.3 Psychogene Hyperphagie („Binge Eating Disorder", BED)	719
3	**Symptomatik und Typisierung**	719
	3.1 Anorexia nervosa	719
	3.2 Bulimia nervosa	719
	3.3 Psychogene Hyperphagie ohne gegensteuernde Maßnahmen	720
4	**Ätiologie und Pathogenese von Anorexia nervosa und bulimischen Eßstörungen**	721
	4.1 Biologische Faktoren	721
	4.2 Gezügeltes Eßverhalten: Hungern, Fasten und Diäten	722
	4.3 Soziokulturelle Einflüsse	722
	4.4 Ängste und Pubertät	723
	4.5 Anorexia nervosa, Bulimia nervosa und Sucht	723
	4.6 Eßstörungen als affektive Erkrankung	723
	4.7 „Setpoint"-(Sollwert-)Theorie zur Regulation des Körpergewichts	724
	4.8 Hypothese der erhöhten Außenreizabhängigkeit für die Entstehung von psychogener Hyperphagie	724
	4.9 Folgen gestörten Eßverhaltens	725
5	**Differentialdiagnostischer Prozeß**	726
6	**Therapie**	726
	6.1 Allgemeine Aspekte	726
	6.1.1 Psychologische Behandlung	727
	6.1.2 Medikamentöse Behandlung	729
	6.2 Therapie bei Anorexia nervosa	729
	6.2.1 Therapieziel Gewichtsnormalisierung	729
	6.2.2 Weitere Therapieziele	732
	6.3 Therapie bei Bulimia nervosa	732
	6.4 Therapie bei psychogener Hyperphagie	734

1 Terminologie

Essen erfüllt nicht nur den biologischen Zweck der Lebenserhaltung, sondern ist darüber hinaus Quelle von Genuß und spielt eine wichtige Rolle im sozialen Kontext. Im Rahmen psychischer Erkrankungen kommt ein Zuviel oder Zuwenig an Essen bei Depressionen, Manien oder beim Vergiftungswahn vor.

Die ersten klinischen Fallbeschreibungen von Magersucht stammen von dem Londoner Arzt RICHARD MORTON aus dem Jahre 1669; er verwandte den Begriff „nervous consumption". Im 19. Jahrhundert berichteten gleichzeitig in Frankreich CHARLES LASÈGUE und in England SIR WILLIAM GULL detailliert über Fälle von Magersucht. GULL prägte den Begriff „Anorexia nervosa", LASÈGUE verwandte den Begriff „Anorexia hysterica". Verwirrung stiftete für die Jahrzehnte nach 1916 der Hamburger Pathologe MORRIS SIMMONDS: Besonders in Deutschland wurden für längere Zeit die Simmondsche Krankheit (primäre Insuffizienz des Hypophysenvorderlappens) und Magersucht gleichgesetzt. Die Implantation von Hypophysen wurde sogar als Therapie vorgeschlagen und (nicht gänzlich erfolglos) versucht.

Über die Jahrzehnte wurden zahlreiche Begriffe neben den bereits genannten für Magersucht verwendet, wie z.B. „juvenile Magersucht", „Pubertätsmagersucht", „Pubertal-Dystrophie", „psychogene Anorexie", „Pubertätsneurose", „weight phobia" und „Kachexia nervosa". In der psychiatrischen Klassifikation nach ICD-10 und DSM-IV sind **Anorexia nervosa** und **Bulimia nervosa** als eigenständige psychische Erkrankungen definiert. Neu sind im Appendix B von DSM-IV Forschungskriterien für eine **psychogene Hyperphagie ohne gegensteuernde Maßnahmen** („Binge Eating Disorder" = BED) (Tab. 18-1 und 18-2).

Tabelle 18-1 Diagnostische Kriterien für Anorexia nervosa nach ICD-10 und DSM-IV.

ICD-10	DSM-IV
F50.0 Anorexia nervosa	**307.1 Anorexia nervosa**
A. Gewichtsverlust oder bei Kindern fehlende Gewichtszunahme; dies führt zu einem Körpergewicht von mindestens 15% unter dem normalen oder dem für das Alter und die Körpergröße erwarteten Gewicht	A. Weigerung, das Körpergewicht über einer für Alter und Größe minimalen Schwelle zu halten (Gewicht unter 85% des extrapolierten normalen Gewichts)
B. der Gewichtsverlust ist selbst herbeigeführt durch Vermeidung von „fettmachenden" Speisen	B. ausgeprägte Angst vor einer Gewichtszunahme oder davor, dick zu werden, obgleich Untergewicht besteht
C. Selbstwahrnehmung als „zu fett", verbunden mit einer sich aufdrängenden Furcht, dick zu werden; die Betroffenen legen für sich selbst eine sehr niedrige Gewichtsschwelle fest	C. Vorliegen von Körperschemastörungen; Selbstwertgefühl wird übermäßig durch subjektive Wahrnehmung der eigenen Figur und des eigenen Körpergewichts beeinflußt oder Leugnung der Ernsthaftigkeit eines bestehenden Untergewichts
D. umfassende endokrine Störung der Achse Hypothalamus–Hypophyse–Gonaden; sie manifestiert sich bei Frauen als Amenorrhö, bei Männern als Interesseverlust an Sexualität und Potenzverlust. Eine Ausnahme stellt das Persistieren vaginaler Blutungen bei anorektischen Frauen dar, die eine Hormonsubstitution erhalten (meist als kontrazeptive Medikation)	D. Amenorrhö bei Frauen nach Eintreten der Menarche, d.h. Aussetzen von mindestens drei konsekutiven Menstruationszyklen
E. die Kriterien A. und B. für eine Bulimia nervosa (F50.2) werden nicht erfüllt	**Untertypen nach DSM-IV:** 1. asketischer Magersuchttyp („restricting type"). Hier liegen keine „Freßattacken" oder „purging behaviour" (selbstinduziertes Erbrechen oder Laxanzienmißbrauch, Diuretikaeinnahme) vor 2. bulimische Magersucht („purging type"). Hier liegen zusätzlich zu den Magersuchtsymptomen „Freßattacken" und „purging behaviour" (selbstinduziertes Erbrechen, Mißbrauch von Laxanzien oder Mißbrauch von Diuretika) vor

Tabelle 18-2 Diagnostische Kriterien für bulimische Erkrankungen nach ICD-10 und DSM-IV.

ICD-10

F50.2 Bulimia nervosa

A. häufige Episoden von Freßattacken (in einem Zeitraum von drei Monaten mindestens zweimal pro Woche), bei denen große Mengen an Nahrung in sehr kurzer Zeit konsumiert werden

B. andauernde Beschäftigung mit dem Essen, eine unwiderstehliche Gier oder Zwang zu essen

C. die Patienten versuchen, der Gewichtszunahme durch die Nahrung mit einer oder mehreren der folgenden Verhaltensweisen entgegenzusteuern
   1. selbstinduziertes Erbrechen
   2. Mißbrauch von Abführmitteln
   3. zeitweilige Hungerperioden
   4. Gebrauch von Appetitzüglern, Schilddrüsenpräparaten oder Diuretika; wenn die Bulimie bei Diabetikern auftritt, kann es zu einer Vernachlässigung der Insulinbehandlung kommen

D. Selbstwahrnehmung als „zu dick", mit einer sich aufdrängenden Furcht, zu dick zu werden (was meist zu Untergewicht führt)

DSM-IV

307.51 Bulimia nervosa

A. wiederholte Episoden von „Freßattacken", die charakterisiert sind durch
   1. Essen in relativ kurzer Zeit und
   2. das Gefühl, während der Episode die Kontrolle über das Essen zu verlieren

B. wiederholt unangemessene Verhaltensweisen zur Gegensteuerung einer Gewichtszunahme, wie z.B. Einnahme von Laxanzien oder Diuretika, Fasten, exzessives Maß an Körperaktivität

C. die „Freßattacken" und unangemessenen gegensteuernden Maßnahmen erfolgten mindestens zweimal pro Woche über drei Monate

D. das Selbstwertgefühl ist übermäßig durch die subjektive Wahrnehmung der eigenen Figur und des Körpergewichts beeinflußt

E. die Störung erfolgt nicht ausschließlich während einer Episode von Anorexia nervosa

Untertypen von Bulimia nervosa nach DSM-IV:

1. Bulimia nervosa mit Erbrechen oder Laxanzien- bzw. Diuretikaeinnahme („purging type") und
2. Bulimia nervosa ausschließlich verbunden mit Fasten, Diät oder exzessiver körperlicher Bewegung, doch ohne Erbrechen oder Mißbrauch pharmakologischer Substanzen („non-purging type")

Forschungskriterien für „Binge Eating Disorder" nach DSM-IV – Appendix B

A. wiederholte Episoden von „Freßattacken", charakterisiert durch
   1. Essen in relativ kurzer Zeit
   2. Gefühl des Kontrollverlusts über Essen

B. Episoden von „Freßattacken" gehen einher mit mindestens drei der folgenden Verhaltensweisen:
   1. sehr viel schnelleres Essen als normalerweise üblich
   2. Essen, bis man sich in unangenehmer Weise voll fühlt
   3. Essen größerer Nahrungsmengen, obwohl kein Hungergefühl besteht
   4. Einnahme des Essens alleine, wegen Scham über die Menge des Gegessenen
   5. Ekel vor sich selbst, Depression oder ausgeprägte Schuldgefühle im Anschluß an eine „Freßattacke"

C. „marked distress" bezüglich der „Freßattacken"

D. „Freßattacken" mindestens an zwei Tagen in der Woche über sechs Monate

E. die Störungen erfolgen nicht ausschließlich im Verlauf einer Anorexia oder Bulimia nervosa

18 Anorektische und bulimische Eßstörungen

Anorexia nervosa und Bulimia nervosa sind keine nosologischen Entitäten. HILDE BRUCH formulierte 1973 in ihrem berühmt gewordenen Buch „Eating Disorders: Obesity, Anorexia Nervosa and the Person Within" für diese und andere Eßstörungen folgende Gemeinsamkeiten:

- Vorliegen von Körperschemastörungen
- Störungen der proprio- und enterozeptiven sowie der emotionalen Wahrnehmung
- ein alles durchdringendes Gefühl eigener Unzulänglichkeit.

Diese Formulierungen von BRUCH erwiesen sich für spätere empirische Untersuchungen als sehr fruchtbar.

Resümee

Die wesentlichen Eßstörungen nach der internationalen diagnostischen Klassifikation ICD-10 und der amerikanischen DSM-IV sind Anorexia nervosa (Magersucht) und Bulimia nervosa. Darüber hinaus wird zunehmend eine psychogene Hyperphagie ohne gegensteuernde Maßnahmen meist in Verbindung mit Übergewicht („Binge Eating Disorder" = BED) diskutiert.

2 Epidemiologie und Verlauf

2.1 Anorexia nervosa

Prävalenz

Eine Reihe von Befunden sprechen dafür, daß sich in den Industrieländern die Prävalenz der Anorexia nervosa über die Jahrzehnte dieses Jahrhunderts erhöht hat. Die jährliche Inzidenz stieg in einer Fallregisterstudie seit den 60er Jahren von ca. 0,3 pro 100 000 Einwohner auf 1 pro 100 000 Einwohner an. Bei jungen Frauen ist Anorexia nervosa erheblich mehr verbreitet als bei jungen Männern (Verhältnis etwa 12:1). Der Erkrankungsbeginn liegt im Durchschnitt bei 16 Jahren. In **ländlichen Regionen** wurde bei Mädchen im Alter zwischen 11 und 20 Jahren eine Prävalenzrate für Anorexia nervosa von 0,6% ermittelt, während in besonders gefährdeten Gruppen (Mädchen zwischen 15 und 19 Jahren) die Schätzungen für die Verbreitung von Anorexia nervosa bis auf 3% reichen.

Verlauf

Da in jüngster Zeit mehrere Langzeit-Verlaufsuntersuchungen zur Anorexia nervosa veröffentlicht wurden, ist viel dazu bekannt und belegt. Der Anteil remittierter Patientinnen nahm bei langen Verlaufsstrecken (7–20 Jahre) deutlich zu; andererseits fand sich bei denselben Patientenkohorten nach einem Verlauf von 10–20 Jahren auch eine hohe Mortalität von 10–20%. Diese Ergebnisse gelten für Patientinnen, die als Erwachsene und nicht bereits als Kinder behandelt wurden. Patientinnen mit frühem Krankheitsbeginn, die in jungen Jahren einer Therapie zugeführt wurden (Pädiatrie, Kinder- und Jugendpsychiatrie), haben eine günstigere Prognose.

2.2 Bulimia nervosa

Prävalenz

Die Prävalenz der Bulimia nervosa in der Bevölkerung ist höher als die der Anorexia nervosa. Viele der vorliegenden Studien dazu haben die relativ weit gefaßten amerikanischen DSM-III-Kriterien benutzt und wurden bei ausgewählten Zielgruppen (Schüler, Studenten) zumeist mit einfachen Fragebogenverfahren erhoben. Auf der Basis fundierter epidemiologischer Untersuchungen wird geschätzt, daß etwa 1–3% der Frauen im kritischen Alter (15–35 Jahre) von Bulimia nervosa nach den DSM-III-R- bzw. -IV-Kriterien betroffen sind. So berichteten GARFINKEL ET AL. (1995) auf der Basis des Composite International Diagnostic Interview (CIDI) bei 8116 Personen einer Bevölkerungsstichprobe eine Lebenszeitprävalenz für Bulimia nervosa von 1,1% für Frauen und 0,1% für Männer.

Die Alters- und Geschlechtsverteilung ist ähnlich der bei Anorexia nervosa, aber das Alter zum Zeitpunkt der Diagnosestellung ist meist etwas höher. Bulimia nervosa tritt seltener bei Kindern unter 14 Jahren auf. Ein Teil der bulimischen Patientinnen hatte zuvor eine Episode mit Anorexia nervosa. Personen mit voll oder teilweise ausgeprägter bulimischer Eßstörung zeigen relativ häufig affektive oder Angststörungen, Alkoholabhängigkeit sowie psychische Auffälligkeiten in der Familie.

Verlauf

In den letzten Jahren sind mehrere empirische Untersuchungen zum Verlauf der Bulimia nervosa veröffentlicht worden. Da die Diagnose Bulimia nervosa erst begrenzte Zeit operationalisiert ist, liegen derzeit – anders als bei Anorexia nervosa – keine Langzeit-Verlaufsuntersuchungen vor. Kurzzeit-Verlaufsuntersuchungen (0,5–3 Jahre nach Behandlung) zeigten uneinheitliche Ergebnisse bei – im Vergleich zur Anorexia nervosa – geringerer Mortalität.

2.3 Psychogene Hyperphagie („Binge Eating Disorder", BED)

Prävalenz

Verläßliche Angaben zur Prävalenz von psychogener Hyperphagie („Binge Eating Disorder") werden derzeit erst erarbeitet, da die diagnostische Operationalisierung erst in jüngster Zeit erfolgte. Einer norwegischen Studie zufolge fand sich die Diagnose „Binge Eating Disorder" mit einer Häufigkeit von 1,5 % in der Bevölkerung (GÖTESTAM und AGRAS, 1995).

Verlauf

Zahlreiche empirische Untersuchungen liegen über den kurz-, mittel- und langfristigen Verlauf nach Interventionen bei Übergewicht und Adipositas vor. Zum Verlauf der speziellen psychiatrisch relevanten Untergruppe „psychogene Hyperphagie ohne gegensteuernde Maßnahmen" liegt nur wenig vor, da sie erst in jüngster Zeit (vorläufig) mit operationalen diagnostischen Kriterien in DSM-IV definiert wurde.

In einer eigenen Untersuchung an 68 Frauen mit „Binge Eating Disorder" zeigte sich ein im Vergleich zu Bulimia nervosa sehr ähnlicher Verlauf nach intensiver (stationärer) Behandlung (FICHTER ET AL., im Druck). Alle Patientinnen nahmen unter der Therapie auf der Basis eines „Anti-Diät-Konzepts" signifikant an Gewicht ab (auch wenn dies nicht Therapieziel war) und besserten sich in eßspezifischer und allgemeiner Psychopathologie. Über den weiteren 6-Jahres-Beobachtungszeitraum blieb die Besserung in eßspezifischer und allgemeiner Psychopathologie im wesentlichen stabil. Die Erhaltung der therapeutisch induzierten Gewichtsabnahme bedarf allerdings zusätzlicher Maßnahmen (Maintenance-Programm, Auffrischung des Erlernten).

Resümee

Alle Evidenzen sprechen dafür, daß Anorexia nervosa und Bulimia nervosa zwar schon lange bekannt sind, in den letzten drei Jahrzehnten jedoch deutlich an Häufigkeit zugenommen haben. Frauen sind wesentlich häufiger betroffen als Männer (Relation 12:1). Bei Langzeitkatamnesen erweist sich Anorexia nervosa als eines der psychiatrischen Krankheitsbilder mit der höchsten Mortalität. Der Verlauf von Bulimia nervosa und von „Binge Eating Disorder" erscheint etwas günstiger zu sein, wenngleich Langzeit-Verlaufsuntersuchungen dazu noch fehlen.

3 Symptomatik und Typisierung

Aus den in Tabelle 18-1 und 18-2 genannten diagnostischen Kriterien gehen – soweit diagnostisch relevant – auch die wesentlichen Symptome hervor.

3.1 Anorexia nervosa

Anorexia nervosa ist gekennzeichnet durch einen absichtlich herbeigeführten Gewichtsverlust und Untergewicht mit entsprechenden Folgen. Das Verhalten der Patientinnen ist darauf ausgerichtet, Körpergewicht durch übertriebene körperliche Aktivitäten, Fasten oder Diäten oder durch Mißbrauch von Laxanzien, Diuretika oder Schilddrüsentabletten oder durch Erbrechen zu reduzieren. Magersüchtige beschäftigen sich übermäßig mit ihrem Körpergewicht und ihrer Figur. Sie definieren ihren Selbstwert in hohem Maße über Figur, Gewicht und Leistung und zeigen meist große Angst vor einer z.B. therapeutisch induzierten Gewichtszunahme (**Gewichtsphobie**). Selbst bei krassem Untergewicht können sie sich noch als zu dick empfinden.

Infolge des Gewichtsverlusts kommt es zu zahlreichen körperlichen Veränderungen (Amenorrhö, endokrine Veränderungen, Veränderungen der Neurotransmitterregulation mit Bradykardie und Hypotonie etc.). Nach den DSM-IV-Kriterien der American Psychiatric Association (1994) werden zwei **Subtypen von Anorexia nervosa** differenziert:

- asketische Anorexia nervosa („restricting type", bei dem keine Eßattacken oder kein „purging behaviour" vorliegen)
- bulimischer Typ („binge eating/purging type", bei dem zusätzlich zu den Anorexia-nervosa-Symptomen Eßattacken und/oder „purging behaviour" vorhanden sind).

3.2 Bulimia nervosa

Das klinische Erscheinungsbild der Bulimia nervosa weist keine wesentlichen altersspezifischen Unterschiede auf. Die Erkrankung ist charakterisiert durch häufiges Auftreten von sogenannten **Heißhungerattacken** („binge eating"). Betroffene essen in relativ kurzer Zeit relativ große Nahrungsmengen. Es wird nicht zwischen subjektiv empfundenen und objektiven Eßattacken unterschieden. Bei subjektiv empfundenen Heißhungerattacken kann die Menge gering sein und dennoch bei den Betroffenen Angst vor dem Dickwerden und vor dem Kontrollverlust bezüglich des Essens auslösen. Bei einer objektiven Eßattacke wird eine größere Kalorienmenge in relativ kurzer Zeit gegessen (mehr als ein gesunder Mensch in derselben Zeit essen würde); dabei werden besonders jene Nahrungsmittel in hohem Maße verschlungen, die die Betroffenen beim Essen außerhalb der „Freßattacken" meiden (Nahrungsmittel mit hohem Fettgehalt). Diese Heißhungerattacken sind mit dem Gefühl verbunden, die Kontrolle über das eigene Eßverhalten zu verlieren.

Um nicht an Gewicht zuzunehmen, werden unmittelbar nach einer Eßattacke **gegenregulierende Maßnahmen,** wie z.B. Erbrechen, Mißbrauch von Abführmitteln, Appetitzüglern oder Diuretika, veranlaßt. Das Vorliegen gegenregulierender Maßnahmen („inappropriate compensatory behaviour") ist der Hauptunterschied dieser bulimischen Störung zu der in Abschnitt 3.3 beschriebenen psychogenen Hyperphagie („Binge Eating Disorder" – BED). Patientinnen mit BED ergreifen keine der genannten gewichtsregulierenden Maßnahmen, so daß die meisten von ihnen übergewichtig werden, da es schwer ist, allein durch Diät, zeitweiliges Fasten oder viel körperliche Betätigung einer Gewichtszunahme entgegenzusteuern.

Sowohl bei Anorexia als auch bei Bulimia nervosa findet sich eine übermäßige Beschäftigung mit Körpergewicht, Figur und Essen mit einer kognitiven Fixierung auf diesen besonderen Bereich des Lebens (Nahrungsaufnahme und körperliche Erscheinung gemäß den sozialen Normen), während andere wichtige Lebensbereiche zunehmend in den Hintergrund treten und ausgeblendet werden. Im Vergleich zu asketisch Magersüchtigen (restriktive Anorexia nervosa) sind bulimische Patientinnen impulsiver und extrovertierter.

Psychodynamisch bestehen bei Bulimia nervosa eine sehr niedrige Selbstachtung und eine besonders hohe Abhängigkeit von sozialen Normen und der Meinung anderer. Das Selbstwertgefühl ist stark davon abhängig, wie gut den sozialen Normen und Idealen von Körpergewicht und Figur entsprochen wird. Dichotomes Denken in „Alles-oder-Nichts"-Kategorien ist sowohl bei Anorexia nervosa als auch bei Bulimia nervosa sehr häufig. Es wird diskutiert, inwieweit bulimisch Magersüchtige jenen mit Bulimia nervosa näher stehen als jenen mit restriktiver Anorexia nervosa.

3.3 Psychogene Hyperphagie ohne gegensteuernde Maßnahmen

Adipositas ist gekennzeichnet durch eine übermäßige Vermehrung von Fettgewebe. Da eine direkte Messung der Fettmasse und des Fettanteils aufwendig ist, werden meist indirekte Schätzungen des Fettanteils, z.B. durch Messung der Hautfaltendicke oder der Bioimpedanz, vorgenommen. In der Adipositasforschung hat sich der **Body-mass-Index (BMI)** als Maß für das Ausmaß an Über- oder Untergewicht durchgesetzt. Der BMI berechnet sich nach folgender Formel:

$$BMI = \frac{\text{Körpergewicht in kg}}{\text{Quadrat der Körpergröße in m}^2}$$

Die für Übergewicht bzw. Adipositas zugrunde gelegten BMI-Werte sind in der Literatur uneinheitlich. BRAY (1978) definiert Adipositas als das Vorliegen eines BMI > 30. Sinnvoll erscheint eine Bestimmung der Gewichtsabweichung unter Zugrundelegung altersbezogener Perzentilwerte (HEBEBRAND ET AL., 1996). Dabei wird aus entsprechenden Tabellen unter Berücksichtigung des BMI und des Alters abgelesen, in welche Perzentile ein Patient fällt. Dieses Vorgehen ist besonders relevant für Jugendliche und junge Erwachsene.

Während Adipositas bisher in psychiatrischen Klassifikationsschemata gar nicht auftauchte, erscheint sie in der ICD-10 (1991) in Form einiger kleinerer Subgruppen als Reaktion auf schmerzvolle Ereignisse, als eine Ursache für eine psychische Störung und als ein unerwünschter Effekt von Langzeitmedikation mit Neuroleptika oder Antidepressiva. Soweit Adipositas allein durch den BMI definiert ist, sagt dies nichts über den psychischen Zustand aus. Wie in der ICD-10 schon angedeutet ist, gibt es jedoch einige Patientengruppen, bei denen Übergewicht und psychische Auffälligkeiten kombiniert vorkommen. In jüngster Zeit wurde versucht, eine Gruppe mit Heißhungerattacken und Gefühl des Kontrollverlusts im Zusammenhang mit diesen „Freßattacken" herauszuarbeiten, die keine gegensteuernden Maßnahmen („compensatory behaviour") wie Erbrechen, Laxanzien-, Diuretika-, Schilddrüsenpräparateabusus aufweist. Bei vielen dieser Betroffenen besteht ein Übergewicht, da sie – bedingt durch psychische Faktoren – mehr essen, als sie durch Diät, Fasten oder erhöhte Körperaktivität verbrennen können.

Verschiedene Termini werden für dieses Syndrom verwendet: psychogene Hyperphagie, meist verbunden mit Übergewicht, „Recurrent Overeating" und „Binge Eating Disorder". In den amerikanischen DSM-IV-Kriterien ist „Binge Eating Disorder" im Appendix B aufgeführt. Die Kriterien müssen als vorläufig betrachtet werden und bedürfen weiterer empirischer Erforschung. Wie bei Bulimia nervosa bestehen Eßattacken, doch fehlen die obengenannten gegensteuernden Maßnahmen (z.B. Erbrechen), so daß es sich um ein **Hyperphagiesyndrom („Binge Eating") mit Übergewicht** handelt (vorläufige diagnostische Kriterien s. Tab. 18-2).

> **Resümee**
> Bei Anorexia nervosa wird ein restriktiver (asketischer) und ein bulimischer Untertyp differenziert. Bulimische Patienten sind meist mehr oder weniger normalgewichtig. Bulimische Patienten, die keine gegensteuernden Maßnahmen für eine Gewichtszunahme, wie z.B. Erbrechen, Laxanzien- oder Diuretikaabusus zeigen, nehmen in der Folge an Gewicht zu und weisen ein bulimisches Syndrom mit Übergewicht („Binge Eating Disorder") auf. Der Stolz auf eine Fastenleistung bzw. das Essen in einer Heißhungerattacke haben kurzfristig emotional stabilisierende Funktion und wirken deshalb verstärkend. Erbrechen oder andere gegenregulierende Maßnahmen dienen in der Regel lediglich dem Zweck, eine Gewichtszunahme zu verhindern.

4 Ätiologie und Pathogenese von Anorexia nervosa und bulimischen Eßstörungen

Folgende **ätiologisch relevante Faktoren** werden bezüglich dieser Eßstörungen diskutiert:

- biologische Faktoren (genetisch, neurochemisch und physiologisch)
- soziokulturelle Faktoren (vermittelt durch Familie, Schule und Massenmedien)
- entwicklungsbedingte Faktoren (Störungen der früheren und späteren Kindheit und Pubertät)
- gestörte Beziehungsmuster in der Familie
- chronische Schwierigkeiten und belastende Lebensereignisse (Verlust von Bezugspersonen, Konflikt mit dem Partner, Einsamkeit).

4.1 Biologische Faktoren

Ergebnisse von Zwillingsstudien zeigen insbesondere für die Anorexia nervosa eine hohe Übereinstimmungsrate für monozygote im Vergleich zu dizygoten Zwillingen. Die Bedeutung genetischer Faktoren ist auch bei Bulimia nervosa gegeben, scheint allerdings etwas geringer zu sein.

In tierexperimentellen Untersuchungen sowie bei Menschen mit einer hypothalamischen Erkrankung konnte gezeigt werden, daß Stimulation bzw. Läsion bestimmter hypothalamischer Regionen eine Hyperphagie bzw. eine Aphagie zur Folge haben. Nach der vereinfachten „Zwei-Zentren-Theorie" wurden ein im lateralen Hypothalamus lokalisiertes Hungerzentrum und ein im ventromedialen Hypothalamus lokalisiertes Sättigungszentrum angenommen. Tatsächlich ist die neuronale Regulation von Eßverhalten und Sättigung jedoch erheblich komplexer. β_2-adrenerge Rezeptoren im Nucleus paraventricularis und β_2-adrenerge Rezeptoren im perifornikalen Bereich sowie serotonerge Neurone steuern das Eßverhalten. Es besteht vor allem eine enge Wechselwirkung zwischen zentralen und peripheren Regulationsmechanismen (u.a. Signale aus dem Gastrointestinaltrakt).

Bei der Regulation der Nahrungsaufnahme bestehen komplexe Wechselwirkungen zwischen biologischen, situativ-umgebungsbedingten und psychologischen Variablen. Folgende **körpereigene Substanzen** können den Hunger bzw. die Nahrungszufuhr **reduzieren**:

- der im Hypothalamus ausgeschüttete **Corticotropin-Releasing-Faktor (CRF)**
- das Monoamin **Serotonin**
- bestimmte **Peptide,** die sowohl zentral als auch peripher (z.B. im Verdauungstrakt) freigesetzt werden (z.B. Cholezystokinin [CCK], Glukagon, Bombesin, Gastrin-Releasing-Peptid).
- die Substanz **Leptin,** die in jüngster Zeit in experimentellen Untersuchungen isoliert und deren Genort auf der Basis molekulargenetischer Untersuchungen identifiziert wurde. Leptin hat vermutlich eine wichtige Funktion bei der Regulation von Hunger und Sättigung und des Körpergewichtes.

Peptide, wie z.B. das **Neuropeptid Y und das Peptid YY** (beide in der Bauchspeicheldrüse sezerniert), **erhöhen** dagegen den Hunger bzw. die Nahrungszufuhr.

Allerdings spielen für die Nahrungsaufnahme auch andere Faktoren wie die Nahrung selbst (Schmackhaftigkeit, Kaloriengehalt, Anteil an Kohlenhydrat, Eiweiß und Fett) und Umgebungsbedingungen eine Rolle. So konnte in Tierversuchen gezeigt werden, daß z.B. Streßbedingungen (Immobilisation, Schmerzreize) sowie eine Erhöhung der Schmackhaftigkeit der Nahrung (Palatibilität) zu einer experimentell erzeugten Adipositas führen können.

Auch **Lernprozesse** spielen für die Regulation der Nahrungsaufnahme eine wichtige Rolle. Es wurden konditionierte Reaktionen des Eßverhaltens beschrieben, bei denen die Nahrungsaufnahme nicht erst dann eingestellt wurde, wenn gastrointestinale Hormone (z.B. CCK) ausgeschüttet wurden und dadurch ein Sättigungsgefühl hervorgerufen wurde, sondern dies bei entsprechender Konditionierung antizipatorisch erfolgte.

Bei Patientinnen mit Anorexia oder Bulimia nervosa besteht eine deutliche **Störung der Sättigungswahrnehmung**. Es ist ungeklärt, inwieweit diese Folge oder Ursache des gestörten Eßverhaltens ist.

4.2 Gezügeltes Eßverhalten: Hungern, Fasten und Diäten

Fasten und das Einhalten von Diäten kann als „Eintrittskarte" für die Entwicklung einer Eßstörung betrachtet werden. In westlichen Industrieländern sind das **Ideal körperlicher Schlankheit** und wiederholte Diäten zur Erreichung dieses Ziels weit verbreitet. Mehr als die Hälfte der 11- bis 18jährigen Mädchen haben bereits mindestens einmal eine Diät gemacht. Derartige Diäten werden nicht nur von Übergewichtigen vorgenommen: Etwa ein Fünftel der untergewichtigen Mädchen halten ebenfalls Diäten ein.

Vieles deutet darauf hin, daß dieses Eßverhalten die Wahrscheinlichkeit erhöht, eine Eßstörung zu entwickeln. Gefährdet sind insbesondere jene Jugendliche, die ein niedriges Selbstwertgefühl oder entwicklungsbedingte Konflikte durch eine übermäßige Anpassung an das herrschende Schlankheitsideal zu kompensieren suchen. Einigen Hinweisen zufolge können auch Geschmacks- und Süßstoffe die Hunger- und Sättigungswahrnehmung beeinträchtigen.

HERMAN und POLIVY (1975) entwickelten dementsprechend das für die Eßstörungsforschung wegweisende **Konzept des „restrained eating" (gezügeltes Eßverhalten)**. Wenn Menschen, z.B. durch Fasten oder Diät, weniger Nahrung zu sich nehmen, als zur Deckung des Bedarfs für eine ausgeglichene Energiebilanz erforderlich ist, sprechen wir von gezügeltem Eßverhalten. In zurückliegenden Jahrzehnten wurde üblicherweise bei Eßstörungen das Körpergewicht als leicht meßbare Variable verwendet. Dagegen lenkt das Konzept des „gezügelten Eßverhaltens" unseren Blick mehr auf das Eßverhalten und die damit zusammenhängenden Motive.

Das Körpergewicht ist das langfristige Resultat der Energiebilanz. Gezügeltes Eßverhalten führt zu metabolischen Veränderungen, die relativ leicht meßbar sind. Nach dem Fasten erhöht sich z.B. die β-Hydroxybuttersäure innerhalb von Stunden oder Tagen, und das Schilddrüsenhormon T_3 ist im Blutplasma über ca. 2–3 Wochen vermindert. Zahlreiche andere Veränderungen der neuroendokrinen Sekretion und des Neurotransmitterstoffwechsels werden im Zustand erniedrigter Energiezufuhr (Nahrungsdeprivation, Starvation) beobachtet. Besonders hervorzuheben ist, daß diese Veränderungen weniger mit dem absoluten Gewicht als vielmehr mit der temporär verminderten Nahrungszufuhr zusammenzuhängen scheinen. Sie sind somit nicht diagnosen- oder gewichtsspezifisch, sondern stehen im engeren Zusammenhang mit gezügeltem Eßverhalten und bestätigen die Relevanz dieses Konzepts. Zusammenhänge zwischen Eßverhalten (gezügelt vs. ungezügelt) und dem Körpergewicht sind in Tabelle 18-3 dargestellt.

Das pathologische Eßverhalten hat **kurzfristig verstärkende Wirkung:** Eine Magersüchtige empfindet Stolz, ihr Gewicht durch Willensanstrengung trotz vorhandenen Appetits zu reduzieren. Bei bulimischen bzw. hyperphagen Patientinnen führt die Nahrungsaufnahme meist zu einer kurzfristigen Besserung dysphorischer Verstimmungen oder hilft, Gefühle der Leere, Einsamkeit oder Verletztheit zu zudecken.

4.3 Soziokulturelle Einflüsse

Nichtessen (z.B. vorösterliches Fasten, Ramadan) und Essen (z.B. in Form des Gastmahls) wurden schon immer in hohem Maße von kulturellen Geboten reguliert. Mit wem, wie und was wir wo essen,

Tabelle 18-3 Konzept des gezügelten Eßverhaltens („restraint eating").

Eßverhalten	Körpergewicht		
	Untergewicht	Normalgewicht	Übergewicht
gezügelt („restraint")	Magersucht	latente Adipositas	Adipositas (unter individuellem „Setpoint")
nicht gezügelt („unrestraint")	normale Schlankheit	normal	„normale" Adipositas

wird in hohem Maße von der Kultur determiniert, in der wir leben. Zahlreiche Gebote des Talmuds erstrecken sich auf Fragen der Essenszubereitung und des Essens.

Das in westlichen Industrieländern besonders für Frauen bestehende **Schlankheitsideal** mag auf den ersten Blick als unsinnige Mode erscheinen. Aus anthropologisch-evolutionärer Perspektive ist es allerdings ein bedeutungsvolles Ideal, das beim einzelnen über gesellschaftliche Einflüsse wie Medien, Familie und Gleichaltrige einschneidende Verhaltensweisen bedingen kann. Während in der Menschheitsgeschichte körperliches Übergewicht und dessen Folgen allenfalls ein Problem einer kleinen herrschenden Schicht waren, sind Nahrungsüberfluß und körperliches Übergewicht derzeit in westlichen Industrieländern sowohl bei Reichen als auch bei Armen verbreitet. Noch nie lebte ein so hoher Anteil der Bevölkerung in westlichen Industriestaaten über so lange Zeit im Nahrungsüberfluß. Biologisch hat unser Körper im Laufe der Evolution gelernt, mit Nahrungsmangel umzugehen – für Nahrungsüberfluß sind wir biologisch unzureichend gerüstet.

Übergewicht in westlichen Industrieländern wäre bei dem bestehenden Nahrungsüberfluß erheblich weiter verbreitet, wenn keine entsprechende Gegenregulation mit gesellschaftlicher Breitenwirkung, wie das Schlankheitsideal, bestehen würde. Nach dieser anthropologischen Theorie (BROWN und KONNER, 1986) kann durch die gegenregulierende Kraft des Schlankheitsideals auf soziokultureller Ebene die Häufigkeit von schwerer Fettsucht und deren Folgeerkrankungen und Risiken, wie Hypertension, kardiovaskulären Erkrankungen, Diabetes mellitus und bestimmten Krebsformen, vermindert werden. Eßstörungen können nach dieser Sichtweise als ein Preis gesehen werden, der für die Verminderung von Gesundheitsrisiken der Adipositas gesamtgesellschaftlich zu „zahlen" ist.

4.4 Ängste und Pubertät

Phobisches Vermeidungsverhalten bezüglich Essen und Reifungskonflikte im Jugendalter wurden von CRISP (1980) als besonders wichtig für die Pathogenese der Anorexia nervosa hervorgehoben. Durch eine „Regression" in die Geborgenheit der Kindheit und die biologische Verhinderung des Erwachsenwerdens durch Nichtessen mit folglichem Untergewicht und Amenorrhö können sexuelle Ängste, Ängste in Verbindung mit neuen Anforderungen und Verantwortungen im Erwachsenenalter vermieden und umgangen werden, ohne sie zu lösen.

BRUCH (1973) vertrat auf der Basis ihrer breiten klinischen Erfahrungen aus psychoanalytischer Sicht die Meinung, daß sich die von ihr beschriebenen „Kardinalsymptome" (Körperschemastörungen, Wahrnehmungsstörungen, Selbstwertstörungen) in pathologischen Mutter-Kind-Beziehungen entwickelten. Allerdings ist dies empirisch nicht belegt, und es ist nach wie vor offen, in welchem Ausmaß Störungen der Wahrnehmung von Hunger und Sättigung primär als Symptome der Eßstörung oder sekundär als Folge von Veränderungen an Neurotransmittern und Peptiden als Konsequenz abnormen Eßverhaltens auftreten.

4.5 Anorexia nervosa, Bulimia nervosa und Sucht

Auch wenn sich die letzte Silbe des Wortes Magersucht etymologisch von „siechen" ableitet, bestehen einige **Überschneidungen mit dem Suchtbereich,** die von gewisser therapeutischer Relevanz sind. Einige Magersüchtige verhalten sich puristisch und asketisch (restriktive Anorexia nervosa), während andere auch bulimische Symptome aufweisen.

Ein nicht unbeträchtlicher Anteil der Patientinnen mit bulimischer Anorexia nervosa oder Bulimia nervosa zeigt erhöhten Alkoholkonsum oder -mißbrauch (während dies bei restriktiver Anorexia nervosa selten ist). Bulimische Frauen zeigten ähnlich wie Frauen mit Alkohol- oder Drogenmißbrauch erhöhte Werte in Persönlichkeitsskalen, welche Impulsivität, Depression, Agressivität, Angst und Rückzug erfassen. Anorexia nervosa und „Freßsucht" primär als Suchterkrankungen aufzufassen würde allerdings dem komplexen Bild dieser Erkrankungen nicht gerecht.

4.6 Eßstörungen als affektive Erkrankung

Folgende Befunde sprechen für engere Zusammenhänge zwischen (bulimischen und anorektischen) Eßstörungen und affektiven Erkrankungen:

- bei Patientinnen mit Eßstörungen ist die Komorbidität mit affektiven Erkrankungen erhöht
- systematische Familienstudien zeigen, daß affektive Störungen auch bei Familienangehörigen von Patientinnen mit Anorexia bzw. Bulimia nervosa überzufällig häufig vorkommen.

HUDSON und POPE (1989) gingen so weit, Eßstörungen als eine „affective spectrum disorder" zu bezeichnen. Das Konzept hält einer stringenten Analyse allerdings nicht stand, außer daß eine Wirksamkeit von Antidepressiva sowohl für Bulimia nervosa (und zum Teil auch für Hyperphagie mit Übergewicht) als auch für affektive Erkrankungen nachgewiesen wurde.

Die Kausalitätsfrage ist auch für depressive Symptome im Rahmen von Eßstörungen ungelöst. Depressive Denkschemata, Gefühle eigener Unzulänglichkeit und die durch die hier diskutierten Eßstörungen ausgelösten sozialen Isolierungen und Einsamkeitsgefühle lassen annehmen, daß es sich zumindest bei einem Teil der bei Eßstörungen beobachteten depressiven Symptome um Folgesymptome handelt.

4.7 „Setpoint"-(Sollwert-)Theorie zur Regulation des Körpergewichts

Experimentelle Untersuchungen haben gezeigt, daß es offensichtlich einen **„Ponderostaten"** – eine im Körper eingebaute Waage – gibt. Auf bisher weitgehend noch unbekannte Weise ist es dem Gehirn möglich, das eigene Körpergewicht bzw. die Fettmasse zu erfassen. Der Sollwertregler für die Regulation des Körpergewichts liegt vermutlich im lateralen Hypothalamus. Nach der kybernetischen Sollwert-(„Setpoint"-)Theorie erfolgen biologische Gegenregulationen, wenn das reale Gewicht von dem zentral vorgegebenen Sollgewicht abweicht. Über die in jüngster Zeit isolierte körpereigene Substanz **Leptin** wird spekuliert, sie sei zumindest eine der relevanten Substanzen, die in einem kybernetischen Regelkreis das Körpergewicht regulieren helfen.

Medikamente, die den Appetit erhöhen oder vermindern, können dieser Theorie zur Folge eine Wirkung auf die relevanten Zentren im Hypothalamus haben und für die Zeit ihrer Wirkung den Sollwert verändern. Abbildung 18-1 zeigt das Ergebnis experimenteller Untersuchungen zum Gewichtsverlauf während und nach Nahrungsdeprivation bzw. Gabe einer appetithemmenden Substanz (Amphetamin). Nach Beendigung der Nahrungsdeprivation bzw. nach Beendigung der Amphetamingabe erfolgt eine zügige Normalisierung des Gewichts auf den Sollwert hin.

4.8 Hypothese der erhöhten Außenreizabhängigkeit für die Entstehung von psychogener Hyperphagie

SCHACHTER (1971) ging von BRUCHS Beschreibung der Störungen in der Sättigungswahrnehmung bei Adipösen aus, daß diese Störungen infolge eines mangelnden Diskriminationslernens in der Kindheit bezüglich Hunger und anderer Körperrelationen sowie infolge von Gefühlen (z.B. Angst, Ärger, Wut) entstanden. Bei dem Versuch, eine **kognitive Emotionstheorie** zu entwickeln, untersuchte SCHACHTER den Einfluß kognitiver Faktoren für die

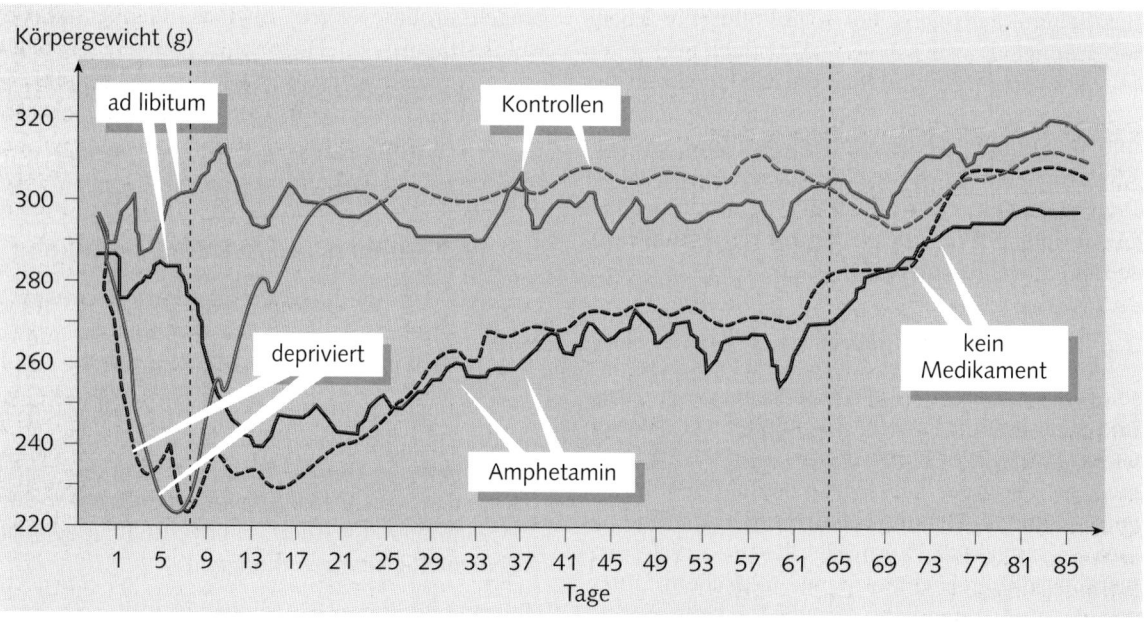

Abb. 18-1 Verlauf des Körpergewichts bei Ratten, die entweder nach Zugang zur Nahrung ad libitum oder nach Nahrungsdeprivation Amphetamin als appetithemmende Substanz erhielten. Alle Tiere hatten in der Phase der Amphetaminbehandlung Zugang zum Futter ad libitum (nach Levitsky et al., 1976).

Benennung von Empfindungen: In einem seiner Experimente wurden gesunde Probanden durch Injektion von Adrenalin (die Kontrollgruppe erhielt Placebo) in einen medikamentös ausgelösten Erregungszustand versetzt und dann einem bestimmten situativen Kontext (Freude, Ärger oder Angst) ausgesetzt. In diesen Experimenten erwies sich der situative Kontext für die Benennung des eigenen Gefühls als wesentlich (Externalitätshypothese).

In weiteren Untersuchungen zeigte SCHACHTER, daß Übergewichtige (im Vergleich zu Kontrollpersonen) eine besonders ausgeprägte Außenreizsteuerung in ihrem Eßverhalten aufwiesen. Diesen Befunden zufolge wurde angenommen, daß Eßverhalten im besonderen Maße durch „environmental food cues" wie z.B. Geschmack, Aussehen und Geruch der Nahrung sowie Menge und Uhrzeit bestimmt wird. Bei Adipösen war die Fähigkeit hinsichtlich der Wahrnehmung innerer Signale von Hunger und Sättigung weniger ausgeprägt.

Die **Externalitätshypothese** von SCHACHTER fand in konzeptionellen Replikationen durch andere Arbeitsgruppen jedoch nur ungenügende Bestätigung. So ging NISBETT (1972) aufgrund seiner eigenen Untersuchungen davon aus, daß die bei Adipösen gefundene intensive Reaktion auf externe Reize nicht Folge gestörten Diskriminationslernens, sondern Folge von Nahrungsdeprivation sei. Bekanntlich zeigen viele Übergewichtige in westlichen Industrieländern zumindest zeitweise ein gezügeltes Eßverhalten, so daß trotz Übergewicht ein Zustand der temporären Nahrungsdeprivation entstehen kann.

4.9 Folgen gestörten Eßverhaltens

Als Modell für die Erklärung zahlreicher körperlicher Symptome von Anorexia nervosa (Hypotonie, Bradykardie, Leukopenie, Lanugo-Behaarung, Amenorrhö) erwies sich das **Modell der Nahrungsdeprivation (Starvationsmodell)** als wichtig.

Zahlreiche Veränderungen der hormonellen Regulation und des Neurotransmitterhaushaltes sind Folge und nicht Ursache einer Anorexia nervosa, Bulimia nervosa oder Hyperphagie mit Übergewicht. Sowohl bei kachektisch Magersüchtigen als auch bei gesunden Probanden unter Fastenbedingungen finden sich ein Hyperkortisolismus und eine unzureichende Kortisolsuppression nach Gabe von Dexamethason, eine Reduktion nächtlicher sekretorischer „Spikes" der Prolaktinsekretion, eine Regression des Sekretionsmusters des von der Hypophyse ausgeschütteten Luteinisierungshormons (LH) und follikelstimulierenden Hormons (FSH), eine reduzierte Tätigkeit der Schilddrüse (verminderte T_3- und TSH-Ausschüttung nach Injektion von TRH) und ein verminderter Noradrenalin-Turnover. Bei Gesunden sind diese genannten Veränderungen durch Nahrungskarenz induzierbar; sie sind – ebenso wie bei Magersüchtigen – bei ausreichender Energiezufuhr durch Nahrung reversibel.

Im Zusammenhang mit **Erbrechen bei bulimischer Symptomatik** kommt es zu Elektrolytverlusten (Hypokaliämie, Hypochlorämie bei hypokaliämischer Alkalose), die auch letale Herzrhythmusstörungen oder eine irreversible chronische Niereninsuffizienz nach sich ziehen können. Außerdem kann es im Zusammenhang mit bulimischen Eßstörungen zu Sialadenose, ausgeprägter Karies und Refluxösophagitis kommen.

Bei Menschen besteht hinsichtlich der Verteilung des Körperfetts ein **sexueller Dimorphismus:** Frauen entsprechen typischerweise einem anderen Fettverteilungstyp (Fettdepots mehr an Körperstamm und Extremitäten) als Männer (Fettspeicherung im Abdominalbereich). Bekanntlich sind kardiovaskuläre Erkrankungen, Hypertension und Diabetes mellitus häufige Folgen von pathologischem Übergewicht mit andromorpher Fettverteilung. Bei adipösen Männern ist das Risiko für Karzinome an Kolon, Rektum oder Prostata erhöht, während adipöse Frauen eine erhöhte Karzinomrate an Ovarien, Uterus, Brust und Gallenblase aufweisen.

Mit dem Terminus **Jo-jo-Diät** („weight cycling") werden wiederholte Zyklen von diätinduzierter Gewichtsabnahme mit darauffolgender Gewichtszunahme bezeichnet. Nicht wenige Patienten, die einmal mit restriktiver Nahrungszufuhr begonnen haben, geraten in ein „Jo-jo-Diät-Verhalten". Einige tierexperimentelle Untersuchungen über „weight cycling" zeigen, daß es nach einem oder mehreren Zyklen von Gewichtsab- und -wiederzunahme zu einer besseren Futterverwertung kam (BROWNELL ET AL., 1986; REED ET AL., 1988; DULLOO und GIRARDIER, 1990). In einigen Untersuchungen wurden auch beim Menschen ähnliche Befunde erhoben (STEEN ET AL., 1988). Danach soll nach wiederholtem „weight cycling" die Grundumsatzrate signifikant absinken, und der Körper adaptiert sich an die wiederholt auftretende (obgleich selbst induzierte) Kalorienverknappung, indem er auf „Sparflamme" schaltet und zugeführte Kalorien besser verwertet und speichert. Nach diesen Befunden würden Schlankheitsdiäten paradoxerweise langfristig nicht schlank, sondern dick machen. Das Thema „weight cycling" wird in der wissenschaftlichen Literatur al-

Tabelle 18-4 Gestörte Funktionen, sinnvolle therapeutische Ziele und Bereiche sowie spezielle Maßnahmen zur Therapie bulimischer Syndrome.

gestörte Funktionen bzw. Grund für Maßnahmen	therapeutische Ziele und Bereiche	spezielle Maßnahmen
Informationsdefizite		Vermittlung von Informationen über: ■ Streßreaktion ■ Ernährung ■ Therapiemöglichkeiten und -grenzen ■ Selbsthilfe ■ Rückfallprophylaxe ■ Folgen bulimischen Verhaltens
Störung der enterozeptiven und emotionalen Wahrnehmung	Wahrnehmungstraining	■ körperorientierte Übungen ■ Schulung der enterozeptiven Wahrnehmung ■ Schulung der emotionalen Wahrnehmung
Störung des emotionalen Ausdrucks	Training des emotionalen Ausdrucks	■ adäquater Ausdruck von Emotionen ■ Katharsisübungen ■ Training der sozialen Kompetenz im Rollenspiel
dysfunktionale, irrationale Gedanken, Überzeugungen und Werthaltungen	kognitive Therapie	■ Aufdeckung und Infragestellung ■ „reframing"
chronische Belastungen im sozialen Umfeld und ineffiziente Interaktionen	Einbeziehung des sozialen Umfeldes	■ Partnertherapie ■ Familientherapie
pathologisches Ernährungsverhalten	Ernährungsberatung	■ Antidiätkurs ■ geordneter Plan für Mahlzeiten ■ Zusammenhang Streß und pathologisches Eßverhalten
Passivität und Mangel an Übernahme von Verantwortung und unzureichendes Vertrauen in die eigenen Fähigkeiten	Aktivierung eigener Initiative und Verantwortung	■ aktive Teilnahme an Selbsthilfegruppen ■ Selbstregulation
Angst vor Rückfall	Maintenance-Programm	■ Antizipation von Problemen ■ relevante Belastungen exponieren ■ Planung weiterer Behandlungen und Teilnahme an Selbsthilfegruppen ■ Umgang mit Medikamenten

Bei Patientinnen mit ausgeprägtem Untergewicht, z.B. im Rahmen einer Anorexia nervosa, bzw. bei Patientinnen mit massivem Übergewicht ergeben sich weitere therapeutische Anforderungen in der Gewichtsnormalisierung. Therapeutisch wünschenswert ist eine stetige Gewichtszunahme bzw. -abnahme, keine „Rekorde" unter drastischen Maßnahmen. Magersüchtige, die sich „aus der Klinik

Benennung von Empfindungen: In einem seiner Experimente wurden gesunde Probanden durch Injektion von Adrenalin (die Kontrollgruppe erhielt Placebo) in einen medikamentös ausgelösten Erregungszustand versetzt und dann einem bestimmten situativen Kontext (Freude, Ärger oder Angst) ausgesetzt. In diesen Experimenten erwies sich der situative Kontext für die Benennung des eigenen Gefühls als wesentlich (Externalitätshypothese).

In weiteren Untersuchungen zeigte SCHACHTER, daß Übergewichtige (im Vergleich zu Kontrollpersonen) eine besonders ausgeprägte Außenreizsteuerung in ihrem Eßverhalten aufwiesen. Diesen Befunden zufolge wurde angenommen, daß Eßverhalten im besonderen Maße durch „environmental food cues" wie z.B. Geschmack, Aussehen und Geruch der Nahrung sowie Menge und Uhrzeit bestimmt wird. Bei Adipösen war die Fähigkeit hinsichtlich der Wahrnehmung innerer Signale von Hunger und Sättigung weniger ausgeprägt.

Die **Externalitätshypothese** von SCHACHTER fand in konzeptionellen Replikationen durch andere Arbeitsgruppen jedoch nur ungenügende Bestätigung. So ging NISBETT (1972) aufgrund seiner eigenen Untersuchungen davon aus, daß die bei Adipösen gefundene intensive Reaktion auf externe Reize nicht Folge gestörten Diskriminationslernens, sondern Folge von Nahrungsdeprivation sei. Bekanntlich zeigen viele Übergewichtige in westlichen Industrieländern zumindest zeitweise ein gezügeltes Eßverhalten, so daß trotz Übergewicht ein Zustand der temporären Nahrungsdeprivation entstehen kann.

4.9 Folgen gestörten Eßverhaltens

Als Modell für die Erklärung zahlreicher körperlicher Symptome von Anorexia nervosa (Hypotonie, Bradykardie, Leukopenie, Lanugo-Behaarung, Amenorrhö) erwies sich das **Modell der Nahrungsdeprivation (Starvationsmodell)** als wichtig.

Zahlreiche Veränderungen der hormonellen Regulation und des Neurotransmitterhaushaltes sind Folge und nicht Ursache einer Anorexia nervosa, Bulimia nervosa oder Hyperphagie mit Übergewicht. Sowohl bei kachektisch Magersüchtigen als auch bei gesunden Probanden unter Fastenbedingungen finden sich ein Hyperkortisolismus und eine unzureichende Kortisolsuppression nach Gabe von Dexamethason, eine Reduktion nächtlicher sekretorischer „Spikes" der Prolaktinsekretion, eine Regression des Sekretionsmusters des von der Hypophyse ausgeschütteten Luteinisierungshormons (LH) und follikelstimulierenden Hormons (FSH), eine reduzierte Tätigkeit der Schilddrüse (verminderte T_3- und TSH-Ausschüttung nach Injektion von TRH) und ein verminderter Noradrenalin-Turnover. Bei Gesunden sind diese genannten Veränderungen durch Nahrungskarenz induzierbar; sie sind – ebenso wie bei Magersüchtigen – bei ausreichender Energiezufuhr durch Nahrung reversibel.

Im Zusammenhang mit **Erbrechen bei bulimischer Symptomatik** kommt es zu Elektrolytverlusten (Hypokaliämie, Hypochlorämie bei hypokaliämischer Alkalose), die auch letale Herzrhythmusstörungen oder eine irreversible chronische Niereninsuffizienz nach sich ziehen können. Außerdem kann es im Zusammenhang mit bulimischen Eßstörungen zu Sialadenose, ausgeprägter Karies und Refluxösophagitis kommen.

Bei Menschen besteht hinsichtlich der Verteilung des Körperfetts ein **sexueller Dimorphismus:** Frauen entsprechen typischerweise einem anderen Fettverteilungstyp (Fettdepots mehr an Körperstamm und Extremitäten) als Männer (Fettspeicherung im Abdominalbereich). Bekanntlich sind kardiovaskuläre Erkrankungen, Hypertension und Diabetes mellitus häufige Folgen von pathologischem Übergewicht mit andromorpher Fettverteilung. Bei adipösen Männern ist das Risiko für Karzinome an Kolon, Rektum oder Prostata erhöht, während adipöse Frauen eine erhöhte Karzinomrate an Ovarien, Uterus, Brust und Gallenblase aufweisen.

Mit dem Terminus **Jo-jo-Diät** („weight cycling") werden wiederholte Zyklen von diätinduzierter Gewichtsabnahme mit darauffolgender Gewichtszunahme bezeichnet. Nicht wenige Patienten, die einmal mit restriktiver Nahrungszufuhr begonnen haben, geraten in ein „Jo-jo-Diät-Verhalten". Einige tierexperimentelle Untersuchungen über „weight cycling" zeigen, daß es nach einem oder mehreren Zyklen von Gewichtsab- und -wiederzunahme zu einer besseren Futterverwertung kam (BROWNELL ET AL., 1986; REED ET AL., 1988; DULLOO und GIRARDIER, 1990). In einigen Untersuchungen wurden auch beim Menschen ähnliche Befunde erhoben (STEEN ET AL., 1988). Danach soll nach wiederholtem „weight cycling" die Grundumsatzrate signifikant absinken, und der Körper adaptiert sich an die wiederholt auftretende (obgleich selbst induzierte) Kalorienverknappung, indem er auf „Sparflamme" schaltet und zugeführte Kalorien besser verwertet und speichert. Nach diesen Befunden würden Schlankheitsdiäten paradoxerweise langfristig nicht schlank, sondern dick machen. Das Thema „weight cycling" wird in der wissenschaftlichen Literatur allerdings kontrovers diskutiert, und es gibt auch Studien mit negativen Befunden.

> **Resümee**
>
> Die Ätiologie der beschriebenen Eßstörungen wird als multifaktorell gesehen. Unsere Erkenntnisse zur Pathogenese sind fragmentarisch. Diese Eßstörungen stellen die gemeinsame Endstrecke einer Vielzahl verschiedener Entstehungsbedingungen und ihrer Wechselwirkungen dar. Verschiedene biologische Faktoren (Neurotransmitter, Neuropeptide), soziokulturelle Einflüsse (gesellschaftlicher Druck, schlank zu sein, gezügeltes Eßverhalten) und persönliche Belastungsfaktoren werden als ätiologisch relevante Bereiche diskutiert. Für Anorexia nervosa und Bulimia nervosa zeigt sich eine relativ hohe Komorbidität mit affektiven Erkrankungen. Auch kommen bulimische Syndrome und Suchterkrankungen nicht selten gemeinsam vor. Das Konzept der Regulation des Gewichtssollwerts ist relevant für die Konzeptualisierung von Eßstörungen mit Untergewicht, Übergewicht oder Gewichtsschwankungen.

5 Differentialdiagnostischer Prozeß

Bei **Anorexia nervosa** sind differentialdiagnostisch somatische Erkrankungen (z.B. Tumor, Infektionskrankheiten), die mit einer Appetitlosigkeit und daraus resultierender Gewichtsabnahme bis zur Kachexie verbunden sind, zu beachten. Selbst wenn eine entsprechende körperliche Grunderkrankung nicht bekannt ist, ist in einer fundierten psychiatrischen Exploration relativ gut zu unterscheiden, ob es sich um eine absichtlich herbeigeführte Gewichtsabnahme handelt oder nicht. Auch im Rahmen anderer psychischer Erkrankungen wie z.B. einer Depression kann es zu Appetitlosigkeit und daraus resultierender Gewichtsabnahme kommen.

Patienten mit Depression oder körperlich bedingter sekundärer Appetitlosigkeit (= Anorexie im wörtlichen Sinne) haben – anders als Magersüchtige – keine Angst vor einer Gewichtszunahme. Bei typischen Fällen von Anorexia nervosa und Bulimia nervosa ist es am sinnvollsten, im ersten Schritt den Gesamtkontext und mögliche Motive für die Eßstörung und Gewichtsabweichung zu eruieren. Sind diese nicht erkennbar oder bleiben Aspekte der Symptomatik unklar (z.B. wenn eine Patientin, anders als hyperaktive Magersüchtige, laufend müde ist und sich wenig bewegt), sollten entsprechende **somatisch-diagnostische Maßnahmen** eingeleitet werden. Wenn tatsächlich Anorexia nervosa oder Bulimia nervosa vorliegt, ist ein das übliche Maß der Routine übersteigendes Diagnostikprogramm von begrenztem Wert, da es im wesentlichen unspezifische Folgesymptome des veränderten Eßverhaltens aufzeigt.

Eine Schwierigkeit in der Diagnostik anorektischer und bulimischer Eßstörungen bereitet die Tatsache, daß viele Patienten – auch wenn sie in anderen Bereichen sehr vertrauenswürdig sind – über ihr Eßverhalten oft nicht aufrichtig berichten. Das Eßverhalten wird als etwas Intimes gesehen, und die Eßstörung wird mit Schuld und Schamgefühlen assoziiert. Wenn eßgestörte Patienten nicht von sich aus klar ihre Symptome schildern, erfordert es eine geschickte Explorationstechnik, die einzelnen Symptome herauszuarbeiten.

Bei Verdacht auf **Bulimia nervosa** sind andere Erkrankungen, die mit Heißhungerattacken einhergehen können, wie z.B. Diabetes mellitus oder hypothalamische Tumoren, differentialdiagnostisch auszuschließen. Erbrechen kann z.B. auch im Rahmen einer Vergiftung vorkommen; bei Bulimia nervosa oder bulimischer Anorexia nervosa ist das Erbrechen allerdings im wesentlichen selbst induziert. Entsprechendes gilt auch für **„Binge Eating Disorder"**.

> **Resümee**
>
> Differentialdiagnostisch sind zu beachten:
> – bei Anorexia nervosa:
>   – somatische, mit Kachexie einhergehende Erkrankungen (z.B. Tumor),
>   – Appetitlosigkeit und folglicher Gewichtsverlust aufgrund einer Depression,
>   – Nahrungsverweigerung im Zusammenhang mit Wahnerkrankungen.
> – bei Bulimia nervosa:
>   – somatische Erkrankungen, die Heißhunger bedingen können (Diabetes mellitus, hypothalamischer Tumor).

6 Therapie

6.1 Allgemeine Aspekte

Für die gemeinsamen Störungsbereiche von Anorexia nervosa, Bulimia nervosa und psychogener Hyperphagie lassen sich einige allgemeine therapeutische Grundsätze ableiten. Die Eßstörung kann als ein zum Scheitern verurteilter Lösungsversuch gesehen werden, der eine kurzfristige emotionale Balance ermöglicht. Die Therapie zielt auf Veränderungen, die dem/der Patienten/in ermöglichen, das pathologische Eßverhalten aufzugeben.

Bei der **Therapieplanung** sind daher Leidensdruck, Therapiemotivation und Änderungsbereitschaft im Gesamtkontext zu beurteilen. Die Patientinnen sollten aktiv in die Analyse der Gesamtsituation und die Therapieplanung mit einbezogen werden. Transparenz über Entstehungsbedingungen, Funktionen und Folgen von Eßstörungen sowie Behandlungsmöglichkeiten erleichtern für Patientinnen den Aufbau einer intrinsischen Motivation und die aktive Mitarbeit. Parallel zur Reduktion der Symptomatik, die bisher für die Betroffene Sinn und Funktion hatte, müssen alternative Grundhaltungen entwickelt und alternative Verhaltensweisen zur adäquaten Problembewältigung eingeübt werden.

Bei der **Therapiedurchführung** sind konkrete Hilfestellungen, klare Vereinbarungen und ein Vorgehen in kleinen Schritten sinnvoll. Ein besonders wichtiger Bereich in der Therapie stellt die Verbesserung der körperlichen und emotionalen Wahrnehmung und des direkteren Ausdrucks von Gefühlen dar (z.B. nein sagen, wenn sie wirklich nein meinen; Gefühle der Kränkung und Verletzung direkt zum Ausdruck bringen).

Die eingeschränkte Wahrnehmung eigener Körpersignale und eigener Gefühle kann in speziellen Übungssitzungen neu oder wieder erlernt werden. Die **Wahrnehmungsfokussierung** sollte sich auf verschiedene Bereiche erstrecken wie z.B. Hunger und Sättigung, taktile Berührungsempfindung, bewußtes Wahrnehmen von Körpersensationen und von eigenen Gefühlen.

In Einzel- oder Gruppensitzungen kann mit Hilfe von **Rollenspielen** der angemessene Ausdruck von Gefühlen erlernt und vertieft werden. Es können dabei, vom Einfachen zum Schwierigen aufsteigend, konkrete Situationen „durchgespielt" werden, die es in Interaktionen mit anderen erfordern, eigene Gefühle wahrzunehmen und hinzunehmen und in angemessener Weise zum Ausdruck zu bringen. Viele Eßgestörte haben offensichtliche ausgeprägte Defizite in ihren sozialen Fertigkeiten; andere erscheinen auf den ersten Blick selbstsicher, obwohl sie einige spezielle, oft basale Fähigkeiten in der Interaktion mit wichtigen anderen Personen nicht beherrschen.

Einige Patienten verfügen über theoretische Kenntnisse der sozialen Interaktion und Konfliktlösung, sind aber durch ihre Grundhaltungen (wie z.B. „Ansprüche stehen mir nicht zu", „Ich muß mit allen Menschen gut stehen", „Jeder muß mich akzeptieren") oder mangels Übung nicht in der Lage, dies in die Praxis umzusetzen. Die Therapie bietet einen sicheren Rahmen, um mit dem Ausdruck eigener Gefühle zu experimentieren. Anfangs geht es dabei mehr um den kathartischen Ausdruck „primitiver" Gefühle. Im weiteren Verlauf wird zunehmend gelernt, soziale Nuancen zu differenzieren und den Ausdruck eigener Gefühle kontextgerecht und situationsangemessen zu gestalten.

Verfahren der **kognitiven Verhaltenstherapie** können hilfreich sein, wenn ein geringes Selbstvertrauen, verbunden mit depressiven Gedanken und einer Tendenz zu selbstabwertenden Aussagen, vorliegt. Elemente der Therapie sind hier die „kognitive Umstrukturierung", die „Strategie der kleinen Schritte" sowie das oben skizzierte Training sozialer Fertigkeiten. Es ist hilfreich, kleine Fortschritte positiv zu verstärken und dadurch zu ermutigen.

Auch wenn Eßgestörte oft Experten im Kalorienzählen sind, so ist ihr Wissen über die wirklich gesunde Ernährung meist gering. Zum Erreichen eines normalen Eßverhaltens mit sinnvoller zeitlicher Strukturierung der Essenszeiten und Zuführung eines breiten Nahrungsspektrums ist deshalb eine gezielte **Ernährungsberatung** sinnvoll.

Manche Patientinnen bedürfen der Anleitung, selbstauferlegte Verbote hinsichtlich bestimmter Nahrungsmittel abzubauen. Die Patientin lernt in der Therapie, Probleme nicht mehr bewußt oder unbewußt zu „schlucken" – um dann entweder aus Enttäuschung und Kummer zu essen oder aus innerer Erstarrung das Essen zu verweigern –, sondern künftig flexibel und angemessen auf Problemsituationen zu reagieren. Dies setzt voraus, daß gelernt wurde, funktionelle Zusammenhänge zwischen äußeren Ereignissen (z.B. ungerechte Behandlung) und inneren Reaktionen (Ärger, Wut) zu erkennen, verschiedene mögliche Handlungspläne zu erwägen und die Durchführung eines situationsangemessenen, das Problem wirklich lösenden Handlungsplans zu beherrschen.

6.1.1 Psychologische Behandlung

Die in Tabelle 18-4 gegebene Übersicht über gestörte Funktionen und therapeutische Maßnahmen bei bulimischen Eßstörungen ist mit unterschiedlicher Akzentuierung für alle hier abgehandelten Eßstörungen (Anorexia nervosa, Bulimia nervosa, psychogene Hyperphagie) relevant.

Zur Erreichung eines normalen Eßverhaltens kann es erleichternd sein, wenn die Patientin kurzfristig aus Alltagsbelastungen und Konflikten, z.B. durch eine **stationäre Behandlung**, herausgenommen wird. Es gelingt dann leichter, alte, eingefahrene Muster durch neue, sinnvollere zu ersetzen und zu stabilisieren.

Tabelle 18-4 Gestörte Funktionen, sinnvolle therapeutische Ziele und Bereiche sowie spezielle Maßnahmen zur Therapie bulimischer Syndrome.

gestörte Funktionen bzw. Grund für Maßnahmen	therapeutische Ziele und Bereiche	spezielle Maßnahmen
Informationsdefizite		Vermittlung von Informationen über: ■ Streßreaktion ■ Ernährung ■ Therapiemöglichkeiten und -grenzen ■ Selbsthilfe ■ Rückfallprophylaxe ■ Folgen bulimischen Verhaltens
Störung der enterozeptiven und emotionalen Wahrnehmung	Wahrnehmungstraining	■ körperorientierte Übungen ■ Schulung der enterozeptiven Wahrnehmung ■ Schulung der emotionalen Wahrnehmung
Störung des emotionalen Ausdrucks	Training des emotionalen Ausdrucks	■ adäquater Ausdruck von Emotionen ■ Katharsisübungen ■ Training der sozialen Kompetenz im Rollenspiel
dysfunktionale, irrationale Gedanken, Überzeugungen und Werthaltungen	kognitive Therapie	■ Aufdeckung und Infragestellung ■ „reframing"
chronische Belastungen im sozialen Umfeld und ineffiziente Interaktionen	Einbeziehung des sozialen Umfeldes	■ Partnertherapie ■ Familientherapie
pathologisches Ernährungsverhalten	Ernährungsberatung	■ Antidiätkurs ■ geordneter Plan für Mahlzeiten ■ Zusammenhang Streß und pathologisches Eßverhalten
Passivität und Mangel an Übernahme von Verantwortung und unzureichendes Vertrauen in die eigenen Fähigkeiten	Aktivierung eigener Initiative und Verantwortung	■ aktive Teilnahme an Selbsthilfegruppen ■ Selbstregulation
Angst vor Rückfall	Maintenance-Programm	■ Antizipation von Problemen ■ relevante Belastungen exponieren ■ Planung weiterer Behandlungen und Teilnahme an Selbsthilfegruppen ■ Umgang mit Medikamenten

Bei Patientinnen mit ausgeprägtem Untergewicht, z.B. im Rahmen einer Anorexia nervosa, bzw. bei Patientinnen mit massivem Übergewicht ergeben sich weitere therapeutische Anforderungen in der Gewichtsnormalisierung. Therapeutisch wünschenswert ist eine stetige Gewichtszunahme bzw. -abnahme, keine „Rekorde" unter drastischen Maßnahmen. Magersüchtige, die sich „aus der Klinik herausessen", und Übergewichtige, die „sturzflugartig" (z.B. durch Nulldiät) normales Gewicht erreichen wollen, haben eine eher schlechte Prognose.

Allen in diesem Kapitel abgehandelten Eßstörungen gemeinsam ist die Störung der enterozeptiven und emotionalen Wahrnehmung sowie der emotionalen Ausdrucksmöglichkeiten. Je nach Ausprägung weiterer Störungen ist bei chronischen Belastungen im sozialen Umfeld **Partner- oder Familientherapie** sowie bei dysfunktionalen, irrationalen Gedanken, Überzeugungen und Werthaltungen eine **kognitiv-verhaltenstherapeutische Behandlung** indiziert.

6.1.2 Medikamentöse Behandlung

Weder Antidepressiva und Neuroleptika noch andere Psychopharmaka haben sich bei **Anorexia nervosa** in bisher durchgeführten kontrollierten Studien bezüglich der Eßstörung als ausreichend wirksam erwiesen. Sie sind lediglich bei bestehender psychiatrischer Komorbidität mit einer dysthymen oder depressiven Erkrankung indiziert. Der Nutzen einer Osteoporoseprophylaxe bei langfristig untergewichtigen Magersüchtigen (z.B. durch Östrogen-Gestagen-Kombinationen) ist derzeit empirisch bei dieser Indikation nicht ausreichend belegt.

Bei **Bulimia nervosa** war eine medikamentöse Behandlung mit Antidepressiva in den meisten kontrollierten Untersuchungen statistisch signifikant, wenn auch nicht immer klinisch substantiell wirksam (FICHTER, 1993; HUDSON und POPE, 1989). Antidepressiva erscheinen besonders dann indiziert, wenn ein depressives Syndrom vorliegt und besonders wenn zusätzlich affektive Erkrankungen in der Familie vorkommen. Antidepressiva stabilisieren – vermutlich aufgrund unterschiedlicher Wirkmechanismen – die oft depressive Stimmung bei bulimischen Patienten und das Eßverhalten.

Trizyklische und viele andere **Antidepressiva** wirken appetitanregend und gewichtssteigernd; selektive Serotonin-Wiederaufnahmehemmer („selective serotonin reuptake inhibitors" = SSRI) haben dagegen eine appetitmindernde Wirkung, was gezielt in der Behandlung eingesetzt werden kann. Die appetitmindernde Wirkung von SSRI kann die Compliance erhöhen. Bei bulimischen Syndromen muß aufgrund der Nebenwirkungen von MAO-Hemmern abgeraten werden, da viele Patienten die dafür erforderliche tyraminarme Ernährung nicht einhalten können. Zu reversiblen MAO-A-Hemmern (RIMA) fehlen überzeugende Nachweise der Wirksamkeit bei Bulimia nervosa.

6.2 Therapie bei Anorexia nervosa

In den Practice Guidelines for Eating Disorders der American Psychiatric Association (1993) sind folgende acht **Therapieziele** genannt:

1. Gewichtsnormalisierung
2. Vermittlung eines normalen Eßverhaltens
3. Behandlung körperlicher Folgen der Anorexia nervosa
4. Behandlung dysfunktionaler Gedanken, Überzeugungen und Werthaltungen
5. Behebung von Defiziten im Bereich der Regulation von Gefühlen und Verhalten
6. Verbesserung psychischer Schwierigkeiten, die im Zusammenhang mit der Eßstörung stehen
7. Einbeziehung von Familie und/oder Partner, wenn erforderlich
8. Rückfallprophylaxe.

Für gut motivierte Patientinnen mit Anorexia nervosa, deren Gewichtsverlust nicht besonders stark ist (bis ca. 70% des durchschnittlichen Gewichts bei entsprechender Größe), kann eine ambulante oder teilstationäre Behandlung ausreichend sein. Magersüchtige mit ausgeprägtem Untergewicht, ausgeprägter Verheimlichungstendenz und Krankheitsdissimulation, Patienten, die einer psychotherapeutischen Intervention schwer zugänglich sind, und Patientinnen, die infolge von Untergewicht und Störung des Eßverhaltens eine ausgeprägte metabolische Instabilität (Säure-Basen-Haushalt, Elektrolyte) aufweisen, bedürfen in der Regel einer stationären Behandlung.

6.2.1 Therapieziel Gewichtsnormalisierung

Eine psychologische Therapie bei Anorexia nervosa ist kaum möglich, wenn der/die Patient/in sehr untergewichtig ist. Am Beginn einer Therapie bei Anorexia nervosa steht meist eine Diskrepanz zwischen den Therapiezielen des Therapeuten (Patient soll an Gewicht zunehmen) und der Änderungsbereitschaft beim Patienten. Eine Magersüchtige ist stolz, wenn sie es geschafft hat, lange zu fasten und abzunehmen. Dies stärkt vorübergehend ihr Selbstwertgefühl. Gewichtsabnahme oder Halten eines niedrigen Gewichtes hat für Magersüchtige am Beginn der Therapie eine wichtige Funktion.

Nicht selten wird die Therapie durch Angehörige initiiert, und die Magersüchtige ist trotz Lippenbekenntnissen nicht bereit oder in der Lage, wirklich an Gewicht zuzunehmen. Sie braucht in diesem Stadium die Erkrankung für ihre emotionale Balance.

Klarheit, Informiertheit und Entschlossenheit auf seiten des Therapeuten sind förderlich; eine forcierte Gewichtsnormalisierung einseitig durch den Therapeuten ist, von lebensbedrohlichen Extremfällen abgesehen, kontraindiziert.

Für einen therapeutischen Umgang mit dem Problem Untergewicht ist es wichtig, daß der behandelnde Arzt versteht, daß das Untergewicht in der Krankheit für die Magersüchtige eine wichtige Funktion erfüllt. Ein ausgeprägtes Untergewicht beinhaltet bewußt oder unbewußt auch, daß bestimmte, oft stark angstbesetzte Bereiche entaktualisiert werden. Für eine kachektische Patientin stellen sich Fragen von partnerschaftlicher Beziehung, Vertrauen im Rahmen der Beziehung und Sexualität nicht. Auch die Themen Leistung und Versagensängste sind weitgehend ausgeklammert, da ein Nachlassen z.B. der schulischen Leistungen leicht durch das Untergewicht und die damit verringerte Konzentrationsfähigkeit erklärt und entschuldigt werden kann.

Zum **Verständnis der Ängste** von Magersüchtigen vor einer Gewichtszunahme ist die Beschreibung eines „Gefühls eigener Unzulänglichkeit" durch HILDE BRUCH wichtig. Hinter der Fassade der rigiden Kontrolliertheit und Willensstärke bestehen bei untergewichtig Magersüchtigen große, alles Lebensbereiche betreffende Ängste. Diese sind ihnen im Anfangsstadium der Therapie kognitiv oft nicht zugänglich. Um sie kognitiv zugänglich zu machen, bewährt sich u.a. die Übung der **Zeitprojektion.** Diese beinhaltet die Aufforderung an den Patienten, konkrete Vorstellungen zu äußern, wie er etwa in 10 Jahren lebt (Familie, Beruf, Kinderwunsch). Der Therapeut versucht von diesen Zukunftsvorstellungen die Brücke zur Gegenwart zu schlagen und auf Widersprüche aufmerksam zu machen. Je mehr eine Magersüchtige an diesen Ängsten hat arbeiten können, je mehr sie über die Ängste hinweg Perspektiven und Wege sieht, desto weniger braucht sie die „Notbremse" des ausgeprägten Untergewichts.

Am Anfang einer Therapie sehen die Patienten nicht die positiven Perspektiven. Sie fühlen nur den nach dem Essen „aufgetriebenen" Bauch, und geringfügige Gewichtszunahmen können schon starke Ängste auslösen. Mit fortschreitender Therapie läßt sich der Magersüchtigen vermitteln, daß die Diskrepanz in den Therapiezielen nicht zwischen Therapeut und ihr, sondern in ihr zu suchen ist, und zwar der Konflikt zwischen ihren gesunden und ihren kranken Anteilen. Nicht zwischen Therapeut und ihr, sondern in ihr sollte auch der weitere „Kampf", die Fortentwicklung stattfinden.

Hilfreich sind Informationsvermittlung, Bearbeitung tiefer sitzender Ängste (z.B. Leistungsängste, Ängste vor Nähe und Intimität), Förderung der Körperwahrnehmung und der Wahrnehmung von Gefühlen, des emotionalen Ausdrucks und ein Aufbau sozialer Fertigkeiten. Ein wichtiges Ziel ist dabei das Thema „Nein-sagen-Können", was auch bei Untergewicht im Rollenspiel geübt und bearbeitet werden kann.

Wenn die Magersüchtige erste Einsichten über die Zusammenhänge ihrer Anorexia nervosa und ihre Lebensumstände gewonnen hat, kann und sollte über Möglichkeiten und konkretes Vorgehen für eine **kontrollierte Gewichtszunahme** gesprochen werden. Eine von seiten des Therapeuten forcierte Gewichtszunahme oder aufgedrängte Gewichtsverträge werden vom Patienten schnell als bevormundend oder bestrafend erlebt und beeinträchtigen die Arzt-Patient-Beziehung. Magersüchtige haben – dem Alter bei Krankheitsbeginn entsprechend – ein ausgeprägtes Autonomiebestreben, und eine Bevormundung im wörtlichen Sinne wäre letztlich kontraproduktiv.

In extremeren, lebensbedrohlichen Fällen von Untergewicht im Rahmen einer Anorexia nervosa kann eine **Sondenernährung** für sich oder auch im Kontext eines verhaltenstherapeutischen Gewichtsprogramms helfen, in normalere Gewichtsbereiche zu kommen.

Therapeutisches Empfehlungsprogramm

Nach den geschilderten Vorarbeiten und ersten Motivierungsarbeiten sollte ein **strukturierter Plan für die Gewichtszunahme** gemeinsam zwischen Patientin und Therapeut erarbeitet werden. Die Magersüchtige versucht, im Rahmen eines unterstützenden therapeutischen Gesamtkontextes selbständig eine definierte Gewichtszunahme zu erzielen, und holt sich Hilfen, wo sie sie braucht.

Für das Ausmaß einer sinnvollen Gewichtszunahme gibt es keine starren Regeln, jedoch gilt, daß allzu kleine Gewichtsziele (z.B. 50 Gramm pro Tag) die Geduld aller Beteiligten oft sehr strapazieren und mit der Zeit auch den Patienten demotivieren können. Allzu hohe Gewichtsziele bergen bereits den Mißerfolg in sich, denn auch wenn es der Patientin kurzfristig gelingt, schnell zuzunehmen, wird sie dies über eine längere Zeitstrecke vermutlich nicht einhalten. Selbst wenn es ihr gelingt, ist dies meist im Gesamtkontext nicht sinnvoll, denn Magersüchtige haben Angst, die Kontrolle über das Essen zu verlieren. Dies wird bei einer schnellen Gewichtszunahme eher provoziert. Ziel soll nicht eine möglichst schnelle Gewichtszunahme sein, sondern eine Verbesserung des Gefühls der Kontrolle über Essen und Gewicht im Verlaufe einer dosierten Gewichtszunahme.

In dem empfohlenen **selbstregulierten Kontrakt**, der am besten schriftlich fixiert werden sollte, sollten Mindestgrenzen (z.B. 0,7 kg Gewichtszunahme pro Woche) und obere Gewichtsgrenzen (z.B. 2–3 kg Gewichtszunahme pro Woche) festgelegt werden. Die Magersüchtige versucht innerhalb dieses Bereichs selbständig zuzunehmen. Ein Teil der Patientinnen schafft es unter diesen Bedingungen im Kontext der begleitenden psychologischen Therapie zuzunehmen. Einige stoßen jedoch gleich oder nach initialer Gewichtszunahme auf eine Gewichtsschwelle, über die sie nicht hinauskommen.

Kontingenter Gewichtsvertrag

Gelingt es einer Magersüchtigen nicht, innerhalb einer vereinbarten Zeit (bei engmaschiger, intensiver, z.B. stationärer Therapie 10–14 Tage, bei weitmaschigerer ambulanter Therapie 4 Wochen) ihr Gewicht zu steigern, reicht die Selbstkontrolle der Patientin dafür nicht aus, und es bedarf **zusätzlicher externer Hilfestellungen.**

Das Gewicht kann zu einem geringen Teil gesteigert werden durch **Reduktion des Energieverbrauchs** (z.B. weniger Treppensteigen, gymnastische Übungen, lange Läufe) sowie durch **Erhöhung der Energiezufuhr.**

Für Magersüchtige, die altersgemäß stark ausgeprägte Autonomiebestrebungen haben, ist es wichtig, sie in Entscheidungen mit einzubeziehen, sie schrittweise Verantwortung übernehmen zu lassen und ihnen da, wo es sinnvoll, möglich und vertretbar ist, Entscheidungsfreiheit einzuräumen. Eine Magersüchtige, die gesehen hat, daß sie aus eigener Kraft das Gewicht nicht steigern kann, wird eher für einen kontingenten Gewichtsvertrag zu motivieren sein. Dieser unterscheidet sich von dem Empfehlungsprogramm hauptsächlich nur in einem Punkt: dem gezielten **Einsatz von Verstärkern** zur Erhöhung der Wahrscheinlichkeit des Auftretens sinnvollen Eßverhaltens. Dies beinhaltet ausreichende Nahrungszufuhr in mehreren über den Tag verteilten Mahlzeiten mit Zwischenmahlzeiten, Einschränken der Möglichkeiten für Erbrechen und folglicher Gewichtszunahme.

Es gibt kein Patentrezept für einen Gewichtsvertrag, doch es gibt einige **Grundregeln.** Diese sind:

- Eine **vertrauensvolle Arzt-Patient-Beziehung** und die **Glaubwürdigkeit** des Therapeuten sind wesentlich für den Aufbau einer ausreichenden Motivation, diesen Konflikt in sich zu lösen und es zuzulassen, daß der Körper mehr und mehr reift.
- **Vermeiden eines Machtkampfes:** Ein Machtkampf zwischen Therapeut und Patientin ist kontraproduktiv. Es geht nicht darum, wer gewinnt, sondern darum, die Magersüchtige aufzubauen und zu motivieren, sich mit ihren inneren Konflikten auseinanderzusetzen, innerlich auf die Ängste, die eine Gewichtszunahme auslöst, zuzugehen – ganz im Sinne der Expositionstherapie bei Angsterkrankungen – und es auszuhalten, es durchzustehen, um Bewältigung zu lernen.
- **Transparenz und Information:** Das Ausmaß, in dem der Patientin Wissen vermittelt und sie überzeugt wurde über die Sinnhaftigkeit einer Gewichtszunahme und darüber, daß es auch für sie spezielle Wege geben wird, trägt entscheidend zum Gelingen bei.
- Weiterhin trägt entscheidend zum Gelingen eines Gewichtsvertrages bei, welche **konkreten Abmachungen** vereinbart werden, und vor allen Dingen, mit welchen Verstärkern sie auf welche Weise gekoppelt sind. Für die **Auswahl von Verstärkern** gilt, sie im Einvernehmen mit der Magersüchtigen auszuwählen. Es ist sehr wichtig, Verstärker zum Einsatz zu bringen, die einen wirklichen Anreiz bieten. Für einen großen Fußballfan wird die Möglichkeit, ein relevantes Spiel am Fernseher in der Klinik verfolgen zu dürfen oder gar es im Stadion erleben zu können, ein großer Motivator sein können. Für Fußball-Desinteressierte hätte dies keine Zugkraft. Je wirkungsvoller der Verstärker ist, desto niedriger ist die Wahrscheinlichkeit, daß ein Fehlschlag des Gewichtsprogramms eintritt. Je mehr der Verstärker (Zugang zur Geige für den Violinvirtuosen, Möglichkeiten zum Malen für den künstlerisch Begabten, Möglichkeiten zum Joggen für den Fitneßfreak) zugkräftig auf die Patientin abgestimmt ist, desto günstiger wird der weitere Gewichtsverlauf sein.
- **Klare Rahmenbedingungen** hinsichtlich minimaler und maximaler Gewichtszunahme pro Woche (s.o.). Je nach Umständen kann ein Gesamtzielgewicht oder können einzelne Etappenzielgewichte vereinbart werden. Für eine ausreichende Transparenz ist auch regelmäßiges Wiegen sehr wichtig (täglich). Relevant ist ein konsequentes, aber nicht hartes Vorgehen des Therapeuten. Eine Inkonsequenz wirkt sich meist im weiteren Verlauf negativ aus.

Es ist nicht sinnvoll, in Verträgen Konsequenzen

zu vereinbaren, die dann doch nicht durchzuhalten sind, z.B. bei Nichteinhaltung bestimmter Regeln Therapiebeendigung oder Entlassung aus stationärer Therapie. Da dies bei dem Gesundheitszustand der Patientin oft nicht möglich ist und den Therapeuten in ein schwieriges Dilemma bringen kann, ist dringend davon abzuraten, Gewichtsverträge derart überspitzt zu formulieren.

- Jeder Gewichtsvertrag sollte den individuellen Bedingungen unter Berücksichtigung des Gesamtkontextes und der Eigenschaften der jeweiligen Patientin angepaßt werden. Oft ist es hilfreich, wenn die Magersüchtige den Gewichtsverlauf in einer Graphik darstellt und für Therapeut, Patientin und andere sichtbar auslegt oder aufhängt. Da der Vertrag ein Kontrakt zwischen Therapeut und Patientin ist, sollten beide ihn unterschreiben und am besten jeder eine Kopie haben.

Verhaltenstherapie

Eine auf Emotionen und Kognitionen ausgerichtete Therapie bei Anorexia nervosa ist kaum möglich, wenn die Patientin sehr untergewichtig ist, und nicht selten wird die Patientin jeglichen Versuchen, das Körpergewicht zu normalisieren, Widerstand entgegensetzen, wenn sie die erforderliche Gewichtszunahme noch nicht akzeptieren kann. Verhaltenstherapeutische Programme zur Erhöhung des Körpergewichts sind – wenn kompetent durchgeführt – sehr wirkungsvoll. Bei inkonsequenter Durchführung sind sie allerdings ineffektiv.

6.2.2 Weitere Therapieziele

Normalisierung des Körpergewichts ist eines von mehreren wesentlichen Therapiezielen. Andere Therapieziele, wie Verbesserung der Körperwahrnehmung und der emotionalen Ausdrucksmöglichkeiten, Verbesserung der sozialen Kompetenz, Klärung familiärer Konflikte und Abbau von Ängsten vor Pflichten und Verantwortung eines Erwachsenen sollten in einen **Gesamttherapieplan** einbezogen werden. In dem Maße, wie sich „Lebensängste" verringern und das Gefühl eigenen Wertes aufbaut, kann die Patientin eine Gewichtszunahme und Normalisierung des Gewichts zunehmend leichter annehmen.

Neben der Gewichtsnormalisierung spielen in unterschiedlicher Akzentuierung alle in Tabelle 18-3 aufgeführten Bereiche eine Rolle. Gut die Hälfte der Magersüchtigen weisen auch bulimische Symptome auf. Näheres dazu findet sich unten bei der Beschreibung der Therapie von Bulimia nervosa. In größeren kontrollierten Studien erwiesen sich weder Antidepressiva noch Neuroleptika, noch andere Psychopharmaka bei Anorexia nervosa als wirkungsvoll (s. Abschn. 6.1.2).

6.3 Therapie bei Bulimia nervosa

Patientinnen mit **unkomplizierter Bulimia nervosa**, die lediglich Eßattacken und Erbrechen, aber keine weiteren psychischen Probleme wie Alkoholmißbrauch/-abhängigkeit, Suizidalität, Psychose, ausgeprägte Persönlichkeitsstörungen etc. aufweisen, werden nicht selten allein durch die Teilnahme an Selbsthilfegruppen und/oder ambulante Therapie die Eßstörungen bewältigen.

Patientinnen mit einer **komplexeren Bulimia nervosa**, bei denen die Eßstörung chronifiziert ist oder bei denen zusätzlich zu der bulimischen Eßstörung weitere psychopathologische Auffälligkeiten vorliegen, bedürfen einer intensiveren, eventuell auch stationären Therapie.

Tabelle 18-4 gibt eine Übersicht über gestörte Funktionen, sinnvolle therapeutische Ziele und Bereiche für spezielle therapeutische Interventionen bei Bulimia nervosa und anderen bulimischen Syndromen (z.B. bulimische Anorexia nervosa, Hyperphagie mit Übergewicht [„Binge Eating Disorder"]).

Zusätzlich zu den im Abschnitt 6.1 beschriebenen allgemeinen therapeutischen Ansätzen bei Eßstörungen sind besondere Probleme in die Behandlung der Bulimia nervosa zu beachten. Dies ist der Fall, wenn zusätzlich zur Eßstörung Alkohol- oder Drogenmißbrauch/-abhängigkeit, multi-impulsives Verhalten wie wiederholte Diebstähle oder selbstverletzendes Verhalten, exzessives Erbrechen, Laxanzienabusus, Depressionen oder psychotische Symptome bestehen.

Wahrnehmungstraining

Die meisten bulimischen Patientinnen weisen Störungen der körperlichen und emotionalen Wahrnehmung auf. Die Verbesserung der Körperwahrnehmung und ein angstfreier Umgang mit dem eigenen Körper sowie die Förderung des Körperausdrucks sind Ziele verschiedener **körperorientierter Therapieansätze** wie der Tanztherapie. Durch eine größere Akzeptanz des eigenen Körpers kann es auch zu einer Verbesserung des Selbstwertgefühls und des seelischen Wohlbefindens kommen.

Auch das Erlernen von **Entspannungstechniken** ist hier zu nennen. Heißhungeranfälle dienen der temporären Spannungsreduktion und treten häufig nach spannungsinduzierenden Interaktionen oder

Erlebnissen auf. Daher ist die Vermittlung alternativer Bewältigungsstrategien zum Spannungsabbau wichtig. Autogenes Training (AT) oder progressive Muskelentspannung (PME) können eine physiologische Spannungsreduktion herbeiführen und damit die Wahrscheinlichkeit eines „Freßanfalls" für die unmittelbar folgende Zeit reduzieren.

Training des emotionalen Ausdrucks

Eine **Gestalttherapie** kann Betroffenen die Möglichkeit bieten, über ein nonverbales Medium den Zugang zu ihren Emotionen zu bekommen. Die so gewonnen Erkenntnisse und ausgelösten Emotionen können weiter therapeutisch bearbeitet werden. Adäquater Ausdruck von Gefühlen setzt voraus, daß diese wahrgenommen werden. Die Förderung des emotionalen Ausdrucks wird anfangs mehr im Sinne von Katharsis-Übungen laufen, in denen es den Betroffenen überhaupt gelingt, Gefühle, die als Folge von Kränkungen, Verletzungen etc. aufgetreten sind, wahrzunehmen und zum Ausdruck zu bringen.

Im nächsten Schritt kann ein **Training der sozialen Kompetenz** erfolgen. In Rollenspielen werden hier konkrete alltagsrelevante Situationen durchgespielt und den Betroffenen zunehmende Kompetenz vermittelt, Gefühle künftig nicht mehr unbemerkt „hinunterschlucken zu müssen", sondern Probleme in angemessener Weise sozial kompetent zu bewältigen und zu lösen.

Verhaltenstherapie

Häufig finden sich bei Bulimia nervosa dysfunktionale, irrationale Gedanken, Überzeugungen und Werthaltungen. Betroffene neigen dazu, nach Art des dichotomen Denkens das Leben in Schwarzweißmustern zu sehen. Für die Bearbeitung dieser Störung haben sich Verfahren der **kognitiven Verhaltenstherapie,** wie sie bei Depressionen zum Einsatz kommen, bewährt (s. Kap. 11).

In einer größeren Anzahl empirischer Untersuchungen wurde die Wirksamkeit konventioneller Verhaltenstherapie, multimodaler Verhaltenstherapie, kognitiver Verhaltenstherapie sowie einzelner Komponenten komplexerer Verhaltenstherapien aufgezeigt. In einer interessanten prospektiven Therapieevaluationsstudie verglichen FAIRBURN ET AL. (1995) die Wirksamkeit einfacher konventioneller Verhaltenstherapie, kognitiver Verhaltenstherapie (CBT) und fokaler interpersoneller Therapie (IPT). Bereits nach der 12-Monats-Katamnese war kognitive Verhaltenstherapie und interpersonelle Therapie der einfachen konventionellen Verhaltenstherapie überlegen. Nach sechs Jahren war dieser Effekt noch deutlicher. Interessant ist bei diesem Ergebnis auch, daß eine Therapie, die nicht direkt auf das Eßverhalten, sondern auf Interaktionen und Beziehungsfragen eingeht (interpersonelle Therapie, IPT), ebenso wirksam wie und langfristig sogar geringfügig besser als kognitive Verhaltenstherapie war. Die Studie bedarf der Replikation, was derzeit auch geschieht.

Einbeziehung des sozialen Umfelds

Chronische Belastungen im sozialen Umfeld können als Ursache oder Folge der Erkrankung vorliegen. Je nach Konstellation des Falles können in **Familien- oder Partnersitzungen** problemaufrechterhaltende Bedingungen innerhalb der Familie oder der Partnerschaft identifiziert und ggf. auch verändert werden. Dysfunktionale Interaktionen und Kommunikationsstrukturen, in denen sich Betroffene und Angehörige in alten Mustern festfahren, können erkannt und es können z.B. im Rollenspiel konstruktive Alternativen aufgezeigt und eingeübt werden.

Informationsvermittlung

Am Beginn der Therapie bestehen nicht selten Informationsdefizite über gesunde Ernährung, Möglichkeiten und Grenzen einer Therapie, Selbsthilfe, Umgang mit Streß, Folgen bulimischen Verhaltens etc. Informierten Patientinnen gelingt die effektive Mitarbeit in der Behandlung in der Regel wesentlich leichter. Eine kompetente **Vermittlung relevanter Informationen** gibt der Therapie Transparenz, vermittelt den Betroffenen Erklärungsmodelle für ihre Erkrankung und kann motivierend wirken, indem Wege und Perspektiven aus der Symptomatik heraus aufgezeigt werden.

Ernährungsberatung

Pathologisches Eßverhalten wird in Therapien heute sehr viel direkter thematisiert, als dies früher der Fall war. Ein **„Ernährungstagebuch"** schärft die Selbstbeobachtung und ermöglicht es, schrittweise funktionelle Zusammenhänge zwischen äußeren Ereignissen, Gefühlen und Eßverhalten deutlicher zu machen. Auf diese Weise werden Auslöser und Konsequenzen für das Auslassen einer Mahlzeit oder übermäßiges Essen identifiziert und damit der Aufbau eines geregelten Eßverhaltens erleichtert. Nicht selten führt allein die Selbstbeobachtung durch schriftliche Aufzeichnungen zu Verhaltensänderungen.

Das Ernährungstagebuch kann z.B. so aussehen,

daß Uhrzeit, Situation vor dem Essen, Kontext während des Essens, Ausprägung von Hunger und Sättigung, konsumierte Lebensmittel und Getränke sowie Situation nach dem Essen in tabellarischer Form über Tage und Wochen notiert und mit dem Therapeuten besprochen werden. Ziel ist nicht, die gedankliche Zentriertheit auf den Essensbereich weiter zu fördern, sondern funktionelle Zusammenhänge zwischen äußeren Ereignissen (Anruf der Mutter, die die Patientin drängt, mehr für ihr Studium zu arbeiten) und Eßverhalten (Heißhungerattacke mit nachfolgendem Erbrechen) zu finden.

Der **Aufbau eines geregelten Eßverhaltens** erfolgt anfangs – mangels ausreichender Orientierung an Hunger und Sättigung – durch eine starke Vorstrukturierung der Mahlzeiten. In der Klinik kann an einem Gruppeneßtisch mit anderen Eßgestörten „normales Essen" unter Anleitung eines Therapeuten oder Kotherapeuten eingeübt werden. Mit der Verbesserung der Orientierung an der eigenen Wahrnehmung bezüglich Hunger und Sättigung können die Freiheitsgrade zunehmend bis in die Alltagssituation hinein erhöht werden.

Diätverhalten war häufig ein Weg in die Eßstörung hinein. In Spezialgruppen mit anderen Eßgestörten (**„Antidiätgruppe"**) können folgende Ziele bearbeitet werden:

- Steuerung des Eßverhaltens durch verbesserte interozeptive Wahrnehmung von Hunger und Sättigung,
- Abbau eines restriktiven (gezügelten) Eßverhaltens, weil dieses das Risiko für Heißhungerattacken erhöht, und Verbesserung der sozialen Kompetenz.

In der **Ernährungsberatung** und, wo die Möglichkeit dazu besteht, in der Lehrküche können Fehlinformationen über gesunde Ernährung korrigiert werden. Eßgestörte sind meist Experten im Kalorienzählen, doch ist ihr Wissen über wirklich gesunde Ernährung oft gering. Eine sinnvolle Ernährungsberatung kann der Tendenz, sich Nahrungsmittel zu verbieten und zunehmend selektiv zu essen, entgegenwirken. In einer **Lehrküche** haben Patientinnen die Möglichkeit, im Sinne einer Ernährungskonfrontation analog zur Expositionstherapie bei Angsterkrankungen konkret mit Einkauf, Zubereitung und Verzehr von Lebensmitteln umzugehen. Den Betroffenen werden Grundwissen über gesunde, ausgewogene Ernährung und Basiskochkenntnisse zum Kochen gesunder Mahlzeiten vermittelt. Darüber hinaus lernen die Betroffenen, Ängste im Umgang mit bestimmten Lebensmitteln abzubauen und zuvor „verbotene" Nahrungsmittel wieder ohne Schuldgefühle genießen zu können. Die Wahrnehmung von Hunger und Sättigung wird gefördert. Eine Lehrküche kann die Alltagssituation, in der Betroffene das, was sie essen, selbst bestimmen, simulieren.

Aktivierung von Eigeninitiative und Verantwortung

Viele, wenngleich nicht alle Patienten mit einem bulimischen Syndrom neigen in relevanten Lebensbereichen zu Passivität und Mangel an Übernahme von Verantwortung. Im Zusammenhang damit besteht unzureichendes Vertrauen in die eigenen Fähigkeiten und Fertigkeiten. Die Therapie soll Selbstregulation, Aktivierung eigener Initiativen und die Verantwortungsübernahme fördern. Dies kann durch schrittweises Vorgehen und Bestärkung für erfolgreich bewältigte Schritte erfolgen.

Antidepressivatherapie

Nach den Practice Guidelines for Eating Disorders der American Psychiatric Association (1993) kann eine **antidepressive Medikation** die Häufigkeit von Heißhungerattacken oder Erbrechen unabhängig von der Ausprägung depressiver Symptomatik reduzieren. Antidepressiva sollten nicht als alleinige Therapie, sondern in Kombination mit relevanten psychotherapeutischen Maßnahmen gegeben werden. Trizyklische Antidepressiva sollten etwa in derselben Dosis wie bei Depressionen verabreicht werden; für Fluoxetin – 60 statt 20 mg (und möglicherweise andere Serotonin-Wiederaufnahmehemmer) – empfiehlt sich eine etwas höhere Dosis (s. a. Abschn. 6.1.2).

6.4 Therapie bei psychogener Hyperphagie

Über die allgemeinen Interventionsansätze bei Eßstörungen hinaus besteht bei Hyperphagie mit Adipositas die Notwendigkeit, einen sinnvollen therapeutischen Umgang mit dem mehr oder weniger ausgeprägten Übergewicht zu finden. Hierzu ist viel aus der Literatur bekannt, aber nicht direkt übertragbar, da es sich um eine spezielle Subgruppe von Übergewichtigen handelt.

Reine Reduktionsdiäten und Abmagerungskuren führen zwar erfolgreich zu einer kurzfristigen Gewichtsabnahme, bei Betrachtung einer längeren Zeitstrecke von fünf und mehr Jahren zeigen sie allerdings höchst unbefriedigende Ergebnisse. **Multimodale Behandlungsprogramme** zur Reduktion von Übergewicht bestehen in der Regel aus:

- einer Reduktionsdiät zur Gewichtsreduktion
- körperlichen Übungen zur Steigerung des Energieverbrauchs und Verbesserung der körperlichen Fitneß
- verhaltenstherapeutischen Strategien zur Normalisierung des Eßverhaltens.

Wichtig ist eine **funktionale Analyse von Auslösebedingungen** (Stressoren) abnormen Eßverhaltens, die zu der Reaktion vermehrten Essens mit der Konsequenz von Gewichtszunahme und damit verbundenem Gefühl von Scham oder Ärger führen. Für psychogen Hyperphage ist es wie für Patientinnen mit Bulimia nervosa relevant, die körperliche und emotionale Wahrnehmung, den emotionalen Ausdruck in relevanten persönlichen Aspekten und soziale Fähigkeiten und Fertigkeiten zu verbessern. Zwar ist es plausibel, hier vieles von dem, was wir über Bulimia nervosa wissen, auf hyperphage Menschen mit Übergewicht zu übertragen. Offen und unklar ist derzeit noch, was Bulimia nervosa und psychogene Hyperphagie („Binge Eating Disorder") über die Eßstörung hinaus gemeinsam haben und was sie über das Eßverhalten und gegensteuernde Maßnahmen hinaus unterscheidet.

Lediglich bei sehr **extrem ausgeprägter Adipositas** erscheint die Durchführung chirurgischer Maßnahmen wie eine künstliche Verkleinerung des Magens oder ein gastroduodenaler Bypass indiziert. Risiken und negative Folgen können allerdings beträchtlich sein.

Die mäßige Wirksamkeit von derzeit auf dem Markt befindlichen **Medikamenten zur Appetitminderung und Gewichtsreduktion** wird durch zahlreiche Studien belegt. Beispielsweise konnte die Überlegenheit einer kombinierten Behandlung von D-Fenfluramin und Phentermin gegenüber Placebo aufgezeigt werden. Die Wirkung hielt – wie zu erwarten – allerdings nur so lange an, wie das Medikament verabreicht wurde. Es bleibt abzuwarten, welche Relevanz neue molekulargenetische Entdeckungen über Genetik und Physiologie der Gewichtsregulation und die künstliche Erzeugung und Applikation körpereigener Substanzen (z.B. Leptin) langfristig haben werden.

> **Resümee**
>
> Es gibt heutzutage wirkungsvolle Therapien für Anorexia nervosa, Bulimia nervosa und psychogene Hyperphagie („Binge Eating Disorder"). Die meisten empirischen Untersuchungen liegen zur Wirksamkeit von verschiedenen verhaltenstherapeutischen Verfahren (z.B. kognitiver Verhaltenstherapie und interpersoneller Therapie [IPT]) vor. Trizyklische Antidepressiva oder Serotonin-Wiederaufnahmehemmer können bei Bulimia nervosa sowie „Binge Eating Disorder" hilfreich sein. Bei Anorexia nervosa konnte eine statistisch signifikante und klinisch substantielle Wirkung durch eine medikamentöse Therapie bis dato nicht nachgewiesen werden.
> Die psychologische Therapie der drei Eßstörungen (Anorexia nervosa, Bulimia nervosa und „Binge Eating Disorder") umfaßt die Bearbeitung von Wahrnehmungsdefiziten (Hunger- und Sättigungswahrnehmung, Wahrnehmen eigener Emotionen), die Vermittlung, Emotionen im sozialen Kontext angemessen ausdrücken zu können, die Bearbeitung dysfunktionaler Kognitionen, den Aufbau sozialer Fertigkeiten, Informationen über wirklich gesunde Ernährung (nutritional counselling) und die Bearbeitung eventuell vorliegender komorbider psychischer Erkrankungen.
> Bei Magersüchtigen kommt hinzu die Bearbeitung des Untergewichts, anfangs durch supportive Therapie und, wenn dies nicht zielführend ist, im Rahmen eines verhaltenstherapeutischen Gewichtsprogramms. Bei bulimischen Syndromen steht die Bearbeitung der funktionalen Zusammenhänge zwischen Auslösern (Konflikten, Belastungen) und Heißhungerattacken im Vordergrund. Bei Eßstörungen sind Eßverhalten und oft das Körpergewicht abnorm; im Wesen sind es jedoch Erkrankungen der Gefühlswahrnehmung, des Gefühlsausdrucks – Störungen der emotionalen Balance. Wenn der/die Patient/in eine dauerhafte emotionale Balance gefunden hat, werden die Symptome der Eßstörung überflüssig. Eine symptombezogene Behandlung von Heißhungerattacken kann helfen, aus einem festgefahrenen gewohnheitsmäßigen, suchtartigen Circulus vitiosus herauszukommen. Bei bulimischen Syndromen mit Übergewicht spielen, wie bei Bulimia nervosa, die Bearbeitung von Heißhungerattacken und die Bearbeitung von emotionaler Perzeption und Ausdruck von Gefühlen eine wichtige Rolle. Darüber hinaus ist es sinnvoll, das Gewicht langfristig zu reduzieren. Dies ist im wesentlichen durch eine Veränderung der Lebenshaltung und nicht durch kurzfristige Diäten zu erreichen.

Literatur

Übersichtsliteratur

American Psychiatric Association: Practice guideline for eating disorders. Amer. J. Psychiat. 150 (1993) 212–228.

Brownell, K. D., C. G. Fairburn (eds.): Eating Disorders and Obesity: A Comprehensive Handbook. Guilford Press, New York 1995.

Fairburn, C. G.: Overcoming Binge Eating. Guilford Press, New York 1995.

Fairburn, C. G., P. A. Norman, S. L. Welch, M. E. O'Connor, H. A. Doll, R. C. Peveler: A prospective study of outcome in bulimia nervosa and the long-term effects of three psychological treatments. Arch. gen. Psychiat. 52 (1995) 304–312.

Fichter, M. M. (ed.): Bulimia nervosa. Wiley, Chichester 1991.

Fichter, M. M.: Die medikamentöse Behandlung von Anorexia und Bulimia nervosa. Eine Übersicht. Nervenarzt 64 (1993) 21–35.

Garner, D. M., P. E. Garfinkel (eds.): Handbook of Treatment for Eating Disorders. Guilford Press, New York 1996.

Hudson, J. I., H. G. Pope: Psychopharmakologische Behandlung der Bulimia. In: Fichter, M. M. (Hrsg.): Bulimia nervosa. Grundlagen und Behandlung, S. 284–292. Enke, Stuttgart 1989.

Klibanski, A., B. M. K. Biller, D. A. Schoenfeld, D. B. Herzog, V. C. Saxe: The effects of estrogen administration on trabecular bone loss in young women with anorexia nervosa. J. clin. Endocr. 80 (1995) 898–904.

Linehan, M. M: Cognitive Behavioral Treatment of Borderline Personality Disorder. Guilford Press, New York 1993.

1 Terminologie

American Psychiatric Association: Diagnostic and Statistical Manual of Mental Disorders, 4th ed. – DSM IV. American Psychiatric Press, Washington (D.C.) 1994.

American Psychiatric Association: Practice Guideline for Eating Disorders. Amer. J. Psychiat. 150 (1993) 212–228.

Bruch, H.: Eating Disorders. Obesity, Anorexia Nervosa and the Person Within. Basic Books Inc. Publishers, New York 1973.

Bliss, E. L., C. H. H. Branch: Anorexia Nervosa. It's History, Psychology and Biology. Hoeber, New York 1960.

Fichter, M. M.: Magersucht und Bulimia. Empirische Untersuchungen zur Epidemiologie, Symptomatologie, Nosologie und zum Verlauf. Springer, Berlin–Heidelberg–New York 1985.

2 Epidemiologie und Verlauf

Fichter, M. M., N. Quadflieg: Comparative studies on the course of eating disorders in adolescents and adults. Is age at onset a predictor of outcome? In: Steinhausen, H.-Ch. (ed.): Eating Disorders in Adolescence, pp. 301–337. De Gruyter, Berlin–New York 1995.

Fichter, M. M., N. Quadflieg, W. Rief: The german longitudinal bulimia nervosa study I. In: Herzog, W., H. C. Deter, W. Vandereycken: The Course of Eating Disorders, pp. 133–149. Springer, Heidelberg–New York–Tokyo 1992.

Fichter, M. M., N. Quadflieg, B. Brandl: Recurrent overeating: An empirical comparison of binge eating disorder, bulimia nervosa, and obesity. Int. J. Eat. Disord. 14 (1993) 1–16.

Fichter, M. M., N. Quadflieg, A. Gnutzmann: Binge eating disorder – treatment and outcome over a six-year course. J. psychosom. Res. (in press).

Garfinkel, P. E., E. Lin, P. Goering, C. Spegg, D. S. Goldbloom, S. Kennedy, A. S. Kaplan, B. Woodside: Bulimia nervosa in a Canadian community sample: Prevalence and comparison of subgroups. Amer. J. Psychiat. 152 (1995) 1052–1058.

Götestam, K. G., W. S. Agras: General population-based epidemiological study of eating disorders in Norway. Int. J. Eat. Disord. 18 (1995) 119–126.

Joergensen, J.: The epidemiology of eating disorders in Fyn County, Denmark, 1977–1986. Acta psychiat. scand. 85 (1992) 30–34.

Johnson-Sabine, E., D. Reiss, D. Dayson: Bulimia nervosa: A 5-year follow-up study. Psychol. Med. 22 (1992) 951–959.

Nielsen, S.: The epidemiology of anorexia nervosa in Denmark from 1973 to 1987: A nationwide register study of psychiatric admission. Acta psychiat. scand. 81 (1990) 507–514.

Rathner, G., K. Messner: Detection of eating disorders in a small rural town: An epidemiological study. Psychol. Med. 23 (1993) 175–184.

Ratnasuriya, H., I. Eisler, G. I. Szmukler, G. F. M. Russell: Anorexia nervosa: Outcome and prognostic factors after 20 years. Brit. J. Psychiat. 158 (1991) 495–502.

Theander, S.: Outcome and prognosis in anorexia nervosa and bulimia: Some results of previous investigations compared with those of a Swedish long-term study. J. psychosom. Res. 19 (1985) 493–508.

Theander, S.: Anorexia nervosa. Acta psychiat. scand. 214 (1970) 1–300.

Willi, J., S. Grossmann: Epidemiology of anorexia nervosa in a defined region of Switzerland. Amer. J. Psychiat. 140 (1983) 564–567.

3 Symptomatik und Typisierung

American Psychiatric Association: Diagnostic and Statistical Manual of Mental Disorders, 4th ed. – DSM IV. American Psychiatric Press, Washington, (D.C.) 1994.

Bray, G. A.: Definitions, measurements and classification of the syndromes of obesity. Int. J. Obes. 2 (1978) 99–112.

Hebebrand, J., G. W. Himmelmann, H. Heseker, H. Schäfer, H. Remschmidt: Use of percentiles for the body mass index in anorexia nervosa: Diagnostic, epidemiological, and therapeutic considerations. Int. J. Eat. Disord. 19 (1996) 359–369.

Weltgesundheitsorganisation: Internationale Klassifikation psychischer Störungen, ICD-10, Kapitel V (F). Huber, Bern–Göttingen–Toronto 1991.

4 Ätiologie und Pathogenese von Anorexia nervosa und bulimischen Eßstörungen

Brown, O. J., M. J. Konner: An Anthropological Perspective on Obesity. Paper Presented at the Conference on Human Obesity. New York Academy of Science, New York 1987.

Brownell, K., M. R. C. Greenwood, E. Stellar, E. E. Shrager: The effects of repeated cycles of weight loss and regain in rats. Physiol. Behav. 38 (1986) 459–464.

Bruch, H.: Eating Disorders: Obesity, Anorexia nervosa and the Person Within. Basic Books, New York 1973.

Dulloo, A., L. Girardier: Adaptive changes in energy expenditure during refeeding following low-calorie intake: Evidence for a specific metabolic component favoring fat storage. Amer. J. clin. Nutr. 52 (1990) 415–420.

Fichter, M. M., K. M. Pirke: Starvation models and eating disorders. In: Szmukler, G., C. Dare, J. Treasure (eds.): Handbook of Eating Disorders: Theory, Treatment and Research, pp. 38–107. John Wiley & Sons Ltd., Chichester 1995.

Fichter, M. M., K. M. Pirke: Hormonelle Dysfunktion bei Bulimia. In: Fichter, M. M. (Hrsg.): Bulimia nervosa. Grundlagen und Behandlung, S. 200–218. Enke, Stuttgart 1989.

Herman, C. P., J. Polivy: Anxiety, restrained and eating behavior. J. abnorm. Psychol. 84 (1975) 666.

Hudson, J. I., H. G. Pope: Psychopharmakologische Behandlung der Bulimia. In: Fichter, M. M. (Hrsg.): Bulimia nervosa. Grundlagen und Behandlung, S. 284–292. Enke, Stuttgart 1989.

Levitsky, D. A., B. J. Strupp, J. Lupoli: Tolerance to anorectic drugs: Pharmacological or artifactual. Pharmacol. Biochem. Behav. 14 (1981) 661–667.

Nisbett, R. E.: Hunger, obesity and the ventromedical hypothalamus. Psychol. Rev. 79 (1972) 433.

Pirke, K. M., M. B. Kellner, E. Frieß, J.-C. Krieg, M. M. Fichter: Satiety and Cholecystokinin. Int. J. Eat. Disord. 15 (1994) 63–69.

Pirke, K. M., M. B. Kellner, E. Phillip, R. Laessle, J.-C. Krieg, M. M. Fichter: Plasma norepinephrine after a standardized testmeal in acute and remitted patients with anorexia nervosa and healthy controls. Biol. Psychiat. 31 (1992) 1074–1077.

Reed, D. R., R. J. Contreras, C. Maggio, M. R. C. Greenwoods, J. Rodin: Weight cycling in female rats increases dietary fat selection and adiposity. Physiol. Behav. 42 (1988) 389–395.

Schachter, S.: Emotion, Obesity and Crime. Academic Press, New York 1971.

Steen, S., R. A. Oppliger, K. D. Brownell: Metabolic effects of repeated weight loss and regain in adolescent wrestlers. J. Amer. med. Ass. 260 (1988) 47–50.

5 Differentialdiagnostischer Prozeß

Bruch, H.: Eating Disorders: Obesity, Anorexia Nervosa and the Person Within. Basic Books, New York 1973.

Crisp, A. H.: Anorexia Nervosa: Let Me Be. Academic Press, London 1980.

Fairburn, C. G.: Eating disorders. In: Clark, D. M., C. G. Fairburn (eds.): Science and Practice of Cognitive Behaviour Therapy, pp. 209–241. Oxford University Press, Oxford 1987.

Fichter, M. M.: Magersucht und Bulimia. Empirische Untersuchungen zur Epidemiologie, Symptomatologie, Nosologie und zum Verlauf. Springer, Berlin–Heidelberg–New York 1985.

6 Therapie

American Psychiatric Association: Diagnostic and Statistical Manual of Mental Disorders, 4th ed. – DSM-IV. American Psychiatric Press, Washington (D.C.) 1994.

American Psychiatric Association: Practice guideline for eating disorders. Amer. J. Psychiat. 150 (1993) 212–228.

Basdevant, A., M. Pouillon, N. Lahlou, M. Le Barzic, M. Brillant, B. Guy-Grand: Prevalence of binge eating disorder in different populations of French women. Int. J. Eat. Disord. 18 (1995) 309–315.

Bemis, K. M.: The present status of operant conditioning for the treatment of anorexia nervosa. Behav. Modific. 11 (1987) 432–463.

Blundell, J. E. et al.: The CNS and feeding group report. In: Silverstone, T. (ed.): Appetite and Food Intake, pp. 112–123. Dahlem Konferenzen, Berlin 1976.

Booth, D. A.: Food-conditioned eating preferences and aversions with interceptive elements: Conditioned appetite and satieties. Ann. N. Y. Acad. Sci. 443 (1985) 22–41.

Bray, G. A.: Definitions, measurements and classification of the syndromes of obesity. Int. J. Obes. 2 (1978) 99–112.

Brown, O. J., M. J. Konner: An Anthropological Perspective on Obesity. Paper Presented at the Conference on Human Obesity. New York Academy of Science, New York 1987.

Brownell, K., M. R. C. Greenwood, E. Stellar, E. E. Shrager: The effects of repeated cycles of weight loss and regain in rats. Physiol. Behav. 38 (1986) 459–464.

Bruch, H.: Eating Disorders: Obesity, Anorexia Nervosa and the Person Within. Basic Books, New York 1973.

Crisp, A. H.: Anorexia Nervosa: Let Me Be. Academic Press, London 1980.

Dulloo, A., L. Girardier: Adaptive changes in energy expenditure during refeeding following low-calorie intake: Evidence for a specific metabolic component favoring fat storage. Amer. J. clin. Nutr. 52 (1990) 415–420.

Fairburn, C. G., P. A. Norman, S. L. Welch, M. E. O'Connor, H. A. Doll, R. C. Peveler: A prospective study of outcome in bulimia nervosa and the long-term effects of three psychological treatments. Arch. gen. Psychiat. 52 (1995) 304–312.

Fichter, M. M.: Magersucht und Bulimia. Empirische

Untersuchungen zur Epidemiologie, Symptomatologie, Nosologie und zum Verlauf. Springer, Berlin–Heidelberg–New York 1985.

Fichter, M. M., N. Quadflieg: Comparative studies on the course of eating disorders in adolescents and adults. Is age at onset a predictor of outcome? In: Steinhausen, H.-Ch. (Hrsg.): Eating Disorders in Adolescence, pp. 301–337. De Gruyter, Berlin–New York 1995.

Fichter, M. M., N. Quadflieg, W. Rief: The German longitudinal bulimia nervosa study I. In: Herzog, W., H. C. Deter, W. Vandereycken (eds.): The Course of Eating Disorders, pp. 133–149. Springer, Heidelberg–New York–Tokyo 1992.

Fichter, M. M.: Die medikamentöse Behandlung von Anorexia und Bulimia nervosa. Eine Übersicht. Nervenarzt 64 (1993) 21–35.

Fichter, M. M., R. Nögel: Concordance for bulimia nervosa in twins. Int. J. Eat. Disord. 9 (1990) 255–263.

Fichter, M. M., K. M. Pirke, F. Holsboer: Weight loss causes neuroendocrine disturbances: Experimental study in healthy starving subjects. Psychiat. Res. 17 (1986) 61–72.

Fichter, M. M., N. Quadflieg, B. Brandl: Recurrent overeating: An empirical comparison of binge eating disorder, bulimia nervosa, and obesity. Int. J. Eat. Disord. 14 (1993) 1–16.

Garfinkel, P. E., E. Lin, P. Goering, C. Spegg, D. S. Goldbloom, S. Kennedy, A. S. Kaplan, B. Woodside: Bulimia nervosa in a Canadian community sample: Prevalence and comparison of subgroups. Amer. J. Psychiat. 152 (1995) 1052–1058.

Götestam, K. G., W. S. Agras: General population-based epidemiological study of eating disorders in Norway. Int. J. Eat. Disord. 18 (1995) 119–126.

Hatsukami, J., J. Mitchell, E. Eckert: Similarities and differences on the MMPI between women with bulimia nervosa and women with alcohol and drug abuse problems. Addict. Behav. 7 (1982) 435–439.

Herman, C. P., J. Polivy: Anxiety, restrained and eating behavior. J. abnorm. Psychol. 84 (1975) 666.

Holland, A. J., A. Hall, R. Murray, G. F. M. Russell, A. H. Crisp: Anorexia nervosa: A study of 34 twin pairs and one set of triplets. Brit. J. Psychiat. 145 (1984) 414–419.

Hudson, J. I., H. G. Pope: Psychopharmakologische Behandlung der Bulimia. In: Fichter, M. M. (Hrsg.): Bulimia nervosa. Grundlagen und Behandlung, S. 284–292. Enke, Stuttgart 1989.

Joergensen, J.: The epidemiology of eating disorders in Fyn County, Denmark, 1977–1986. Acta psychiat. scand. 85 (1992) 30–34.

Johnson-Sabine, E., D. Reiss, D. Dayson: Bulimia nervosa: A 5-year follow-up study. Psychol. Med. 22 (1992) 951–959.

Jones, D., M. M. Fox, H. M. Babigian, H. E. Hutton: Epidemiology of anorexia nervosa in Monroe County, New York: 1960–1976. Psychosom. Med. 42 (1980) 551–558.

Keesey, R. E., P. C. Boyle, W. Kemnitz, J. S. Mitchel: The role of the lateral hypothalamus in determining the body weight set point. In: Novin, D., W. Wyrwicka, G. A. Bray (eds.): Hunger, Basic Mechanisms and Clinical Implications, pp. 243–256. Raven, New York 1976.

Lask, B., R. Bryant-Waugh: Early-onset anorexia nervosa and related eating disorders. J. Child Psychol. 33 (1992) 281–300.

Levine, M. P., L. Smolak, A. F. Moodey, M. D. Shuman, L. D. Hessen: Normative developmental challenges and dieting and eating disturbances in middle school girls. Int. J. Eat. Disord. 15 (1994) 11–20.

Levitsky, D. A., J. Faust, M. Glassmann: The ingestion of food and the recovery of body weight following fasting in the native rat. Physiol. Behav. 17 (1976) 575–578.

Maloney, M. J., J. McGuire, S. R. Daniels, B. Specker: Dieting behavior and eating attitudes in children. Pediatrics 84 (1989) 482–489.

Moses, N., M. M. Banilivy, F. Lifshitz: Fear of obesity among adolescent girls. Pediatrics 83 (1989) 393–398.

Nielsen, S.: The epidemiology of anorexia nervosa in Denmark from 1973 to 1987: A nationwide register study of psychiatric admission. Acta psychiat. scand. 81 (1990) 507–514.

Nisbett, R. E.: Hunger, obesity and the ventromedical hypothalamus. Psychol. Rev. 79 (1972) 433.

Patton, G. C., E. Johnson-Sabine, K. Wood, A. H. Mann, A. Wakeling: Abnormal eating attitudes in London schoolgirls – a prospective epidemiological study: Outcome at twelve month follow-up. Psychol. Med. 20 (1990) 383–394.

Paxton, S. J., E. H. Wertheim, K. Gibbons, G. L. Szmukler, L. Hillier, J. L. Petrovich: Body image satisfaction, dieting beliefs, and weight loss behaviors in adolescent girls and boys. J. Youth Adolesc. 20 (1991) 361–379.

Rathner, G., K. Messner: Detection of eating disorders in a small rural town: An epidemiological study. Psychol. Med. 23 (1993) 175–184.

Ratnasuriya, H., I. Eisler, G. I. Szmukler, G. F. M. Russell: Anorexia nervosa: Outcome and prognostic factors after 20 years. Brit. J. Psychiat. 158 (1991) 495–502.

Reed, D. R., R. J. Contreras, C. Maggio, M. R. C. Greenwoods, J. Rodin: Weight cycling in female rats increases dietary fat selection and adiposity. Physiol. Behav. 42 (1988) 389–395.

Schachter, S.: Emotion, Obesity and Crime. Academic Press, New York 1971.

Spitzer, R. L., M. Devlin, B. T. Walsh, D. Hasin, R. Wing, M. Marcus, A. Stunkard, T. Wadden, S. Yanovski, S. Agras, J. Mitchell, C. Nonas: Binge eating disorder: A multisite field trial of the diagnostic criteria. Int. J. Eat. Disord. 11 (1992) 191–203.

Steen, S., R. A. Oppliger, K. D. Brownell: Metabolic effects of repeated weight loss and regain in adolescent wrestlers. J. Amer. med. Ass. 260 (1988) 47–50.

Stunkard, A. J.: Obesity. In: Kaplan, H. I., B. J. Sadock (eds.): Comprehensive Textbook of Psychiatry/IV, pp. 548–555. Williams & Wilkins, Baltimore 1985.

Theander, S.: Outcome and prognosis in anorexia nervosa and bulimia: Some results of previous investigations compared with those of a Swedish long-term study. J. psychosom. Res. 19 (1985) 493–508.

Theander, S.: Anorexia nervosa. Acta psychiat. scand. 214 (1970) 1–300.

Weintraub, M.: Long-term weight control: The national Heart, Lung, and Blood Institute founded multimodal intervention study. Clin. Pharmacol. Ther. 51 (1992) 581–646.

Weltgesundheitsorganisation: Internationale Klassifikation psychischer Störungen, ICD-10, Kapitel V (F). Huber, Bern–Göttingen–Toronto 1991.

Willi, J., S. Grossmann: Epidemiology of anorexia nervosa in a defined region of Switzerland. Amer. J. Psychiat. 140 (1983) 564–567.

Woell, C., M. M. Fichter, K.-M. Pirke, G. Wolfram: Eating behavior of patients with bulimia nervosa. Int. J. Eat. Disord. 8 (1989) 557–568.

19 Posttraumatische Belastungsstörungen

Ulrich Frommberger, Elisabeth Nyberg und Mathias Berger

1	**Terminologie**	742
2	**Epidemiologie und Verlauf**	743
3	**Symptomatik und Typisierung**	744
	3.1 Diagnostische Kriterien	744
	3.2 Symptomatik	744
	3.3 Weitere Typisierungen	747
4	**Ätiologie und Pathogenese**	748
	4.1 Das Trauma	748
	4.2 Genetische Faktoren	749
	4.3 Neurobiologie	749
	4.3.1 Biochemie und Transmitter	749
	4.3.2 Physiologie	750
	4.3.3 Morphologie	750
	4.3.4 Biologische Modelle	750
	4.4 Psychosoziale Modelle	751
	4.4.1 Psychodynamik	751
	4.4.2 Lerntheoretische, kognitive und behaviorale Aspekte	751
	4.4.3 Persönlichkeit und andere Risikofaktoren	752
5	**Differentialdiagnostischer Prozeß**	753
6	**Therapie**	755
	6.1 Psychopharmakotherapie	755
	6.2 Psychotherapie	755
	6.2.1 Krisenintervention nach einem akuten Trauma	756
	6.2.2 Psychodynamische Therapie	757
	6.2.3 Kognitive und Verhaltenstherapie	757

1 Terminologie

Bereits im Altertum wurden abnorme psychische Reaktionen nach seelischen Belastungen berichtet, z.B. ein Fall von psychogener Blindheit bei einem Soldaten, der den Tod seines Kameraden miterlebt hatte. DA COSTA beschrieb 1871 bei einem Soldaten des amerikanischen Bürgerkriegs als Folge einer erheblichen seelischen Traumatisierung ein Syndrom mit ausgeprägter, vor allem vegetativer Symptomatik. Als **„Da Costa-syndrome", „irritable heart", „effort-syndrome" oder „neurocirculatory asthenia"** finden sich in internistischen oder psychiatrischen Lehrbüchern Beschreibungen von Streßreaktionen, die auch als historische Vorläufer der „Angstneurose" oder „Panikstörung" erwähnt werden.

Am Ende des 19. Jahrhunderts befaßte sich CHARCOT in Paris mit der **Hysterie.** In der Vorgeschichte seiner Patienten fand er häufig Hinweise auf sexuelle Traumatisierungen in der Kindheit. 1888 gebrauchte der deutsche Nervenarzt OPPENHEIM den Begriff **„traumatische Neurose".** Er war der Auffassung, daß „das Trauma gleichzeitig ein organisches Nervenleiden und eine Neurose im Gefolge haben kann, so daß sich die Symptome dieser beiden differenten Krankheitsformen miteinander vereinigen". Die traumatischen Neurosen seien eine „Folge der psychischen und physischen Erschütterung". Bezüglich der Pathogenese nahm er an, daß beide „vornehmlich auf das Großhirn" wirken und „molekulare Veränderungen" hervorrufen (FISCHER-HOMBERGER, 1975).

Die traumatische Neurose als Paradigma einer durch körperliches Geschehen ausgelösten psychischen Erkrankung diente FREUD ursprünglich als Modell für sein Konzept der Neurosen. FREUD war der Auffassung, daß bei der traumatischen Neurose nicht die körperliche Verletzung die wirksame Krankheitsursache sei, sondern „der Schreckaffekt, das psychische Trauma" im Vordergrund stehe. FREUD (1920) ging davon aus, daß eine traumatische Situation dann zu einer Neurose führen könne, wenn die von außen einstürmenden Erregungen den **„Reizschutz"** durchbrechen würden.

Im Ersten Weltkrieg waren traumatische Reaktionen als „Schütteltremor" zu beobachten. Die **„Kriegszitterer"** gehörten in jenen Jahren zum Straßenbild. Dieser Tremor wurde als traumatisch bedingte Neurose infolge eines **„shell-shock"** (Granatenschock) aufgefaßt. Manche Autoren hielten die Kriegsneurose für eine Willensschwäche. Posttraumatische Syndrome sollen während des Ersten Weltkrieges bei mindestens 10% der amerikanischen Soldaten zur Kampfunfähigkeit geführt haben. Eine „Kriegsneurose" oder ein „shell-shock" habe bei ca. 40% der verletzten britischen Soldaten vorgelegen (MATSAKIS, 1994). Bei Soldaten des Ersten Weltkrieges sah KARDINER als Reaktionen auf ein Trauma ausgeprägte psychovegetative Symptome (DRESSING und BERGER, 1991). Zur Kennzeichnung dieses engen Zusammenhanges verwendete er den Begriff **„Physioneurosis".**

Extremen Belastungen waren die Opfer der **Konzentrationslager** im Dritten Reich ausgesetzt. Neben der erheblichen Unterernährung, die auch zu zerebralen Schäden führte, waren für die Opfer alle sozialen Beziehungen radikal verändert, ihre Werte und ihr Vertrauen in Grundannahmen menschlichen Verhaltens waren erschüttert und ihre Individualität aufgehoben. Der grenzenlose psychische und körperliche Terror wie auch Entwürdigung und beständige Lebensgefahr, Hoffnungslosigkeit und Rechtlosigkeit führten zu psychischen Folgen, die als **„KZ-Syndrom"** oder **„Survivor-Syndrome"** gekennzeichnet wurden. Zum Überlebendensyndrom gehörten z.B. rasche psychophysische Erschöpfbarkeit sowie depressive, asthenische oder ängstliche Syndrome, die bei Nachuntersuchungen auch heute noch nachgewiesen werden können. Die psychopathologischen Folgen korrelierten dabei mit der Schwere und Dauer der Traumata. War die Traumatisierung als Konsequenz der Verfolgung nicht so stark ausgeprägt gewesen, traten eher Persönlichkeitsstörungen und Charakterneurosen auf. Bei einem Teil dieser Opfer wurden bereits vorher psychosoziale Auffälligkeiten festgestellt, die als ein möglicher Vulnerabilitätsfaktor angesehen wurden. Mehr als 45 Jahre nach Ende der Verfolgung erfüllten in einer Untersuchung 46% der Überlebenden des Holocaust die Kriterien für eine Posttraumatic Stress Disorder (PTSD) nach DSM-III-R. Unter mit Identifizierungsnummern tätowierten Auschwitz-Überlebenden lag die Zahl mit 65% noch höher. Daß diese Traumata auch die familiären Strukturen der Überlebenden veränderten und nachhaltig beeinflußten, zeigen neuere Untersuchungen, die Auswirkungen bis in die nächsten Generationen feststellten (STOFFELS, 1994).

Seit der völligen Neustrukturierung diagnostischer Kategorien im Sinne operationalisierter Kriterien im DSM-III (1980) wurde der Begriff der **„Posttraumatic Stress Disorder" (PTSD)** geprägt. Diese Begriffsbildung wurde über DSM-III-R (1987) und DSM-IV (1994) beibehalten. Eingeordnet wird die Posttraumatic Stress Disorder unter die Angsterkrankungen. Die ICD-10 der WHO (1993) folgte dem DSM-III in der Operationalisierung psychiatrischer Störungen und kategorisiert die Reaktionen auf ein belastendes Ereignis in der deutschen Übersetzung als **„posttraumatische Belastungsstörung"** (ICD-10: F43.1). In Abweichung vom amerikanischen DSM-IV wird die posttraumatische Belastungsstörung (PTBS) nicht unter die Angststörungen, sondern unter die Belastungsreaktionen und diese wiederum unter die Kategorie F4 „Neurotische, Belastungs- und somatoforme Störungen" eingeordnet. Auch die Angststörungen sind hier kategorisiert. Im Folgenden wird der (sprachlich etwas unglückliche) deutsche Begriff der ICD-10 „posttraumatische Belastungsstörung" (PTBS) verwendet. In der Forschungsliteratur hat sich jedoch vor allem der amerikanische Begriff der „posttraumatic Stress Disorder" (PTSD) durchgesetzt.

> **Resümee**
>
> Die seit Jahrhunderten beschriebenen, verschiedenen psychischen Reaktionen auf Traumatisierungen wurden 1980 operationalisiert und unter dem Begriff der Posttraumatic Stress Disorder (PTSD) bzw. posttraumatischen Belastungsstörung (PTBS) zusammengefaßt. In der Klassifikation gehen das amerikanische DSM-IV und die ICD-10 der Weltgesundheitsorganisation unterschiedliche Wege: das DSM-IV ordnet die PTBS als Angsterkrankung ein, während die ICD-10 der WHO sie zu den Belastungsstörungen gruppiert.

2 Epidemiologie und Verlauf

Prävalenzstudien wurden sowohl in der Allgemeinbevölkerung durchgeführt wie auch an Populationen mit einer erhöhten Wahrscheinlichkeit, ein Trauma erlebt zu haben, z.B. Vietnamveteranen. Die Zahl der in Behandlung befindlichen Patienten gibt die Relevanz des Problems nicht wieder, da nur jeder 20. Patient mit PTBS um Hilfe nachsucht. In zwei großen epidemiologischen Studien an Personen aus der Allgemeinbevölkerung zeigten sich Lebenszeitprävalenzraten von 1 bzw. 1,3% (DAVIDSON und FAIRBANK, 1993). In einer anderen Studie an jungen Erwachsenen in einer amerikanischen Großstadt betrug die Lebenszeitprävalenz, ein traumatisches Ereignis zu erleben, 39% (BRESLAU ET AL., 1991). Ein Viertel der traumatisierten Probanden entwickelte eine PTBS, d.h. 9,2%. Die bisher größte epidemiologische Studie zur PTBS in der Allgemeinbevölkerung fand eine Lebenszeitprävalenz von 7,8% mit einer unterschiedlichen Geschlechtsverteilung von 10% für Frauen und 5% für Männer (KESSLER ET AL., 1995). Die unterschiedlichen Prävalenzraten in den Studien beruhen auf methodischen Unterschieden. Die Ergebnisse zeigen, daß **traumatische Ereignisse nicht außerhalb der normalen menschlichen Erfahrung liegen müssen,** sondern daß sie **häufig** sind und psychische Reaktionen im Sinne der PTBS oft auftreten.

In **Risikogruppen** für PTBS, wie z.B. Kriegsveteranen, Opfer von Naturkatastrophen, Unfällen oder kriminellen Handlungen, findet man beachtliche Prävalenzraten. Nach dem Vulkanausbruch des Mount St. Helens zeigten 6,3% der Betroffenen eine PTBS. Nach einem australischen Buschfeuer litten noch Monate danach ein Drittel der Feuerwehrleute an einer PTBS. Je nach Studie schwanken die Lebenszeitprävalenzraten an PTBS bei Kriminalitätsopfern von 19 bis 71%. In einer sehr großen Studie an Vietnamveteranen fanden sich PTBS-Lebenszeitprävalenzraten von 30% für in Kampfhandlungen verwickelte männliche und 26% für weibliche Vietnamsoldaten (National Vietnam Readjustment Study; KULKA ET AL., 1990). Weitere 22% der Veteranen zeigten partielle oder subsyndromale Störungsbilder. Die Prävalenzraten waren abhängig von der Intensität, mit der die Soldaten in Kampfhandlungen verwickelt waren. Insgesamt wurde geschätzt, daß noch 1988, d.h. viele Jahre nach Ende des Vietnamkrieges, 480 000 (15%) der 3,2 Millionen Veteranen des Vietnamkriegs an einer PTBS litten.

Auch **häufig und alltäglich auftretende Unfälle** im Straßenverkehr, bei der Arbeit, im Haushalt, oder beim Sport können traumatisch sein. In Deutschland ereignen sich jährlich über 8 Millionen solcher Unfälle. Bei mehr als 2,2 Millionen Verkehrsunfällen im Jahr werden über 520 000 Unfallopfer verletzt, davon 126 000 schwer (STATISTISCHES BUNDESAMT, 1995). Nach den bisherigen Untersuchungen zu den psychischen Folgen von Verkehrsunfällen ist wahrscheinlich mit psychischen Beeinträchtigungen wie posttraumatischen Belastungsstörungen, Depressionen und phobischem Vermeidungsverhalten in einer Häufigkeit von mindestens einem Drittel der Verletzten zu rechnen.

Insgesamt zeigen die Studien, daß **der größte Teil der Traumatisierten die Erlebnisse ohne gravierende Probleme bewältigt.** Untersuchungen belegen, daß es den meisten Betroffenen gelingt, innerhalb von Tagen bis Wochen die Erlebnisse und ihre Folgeerscheinungen zu überwinden. Eine **bedeutende Minderheit** von ca. einem Drittel der Opfer eines Traumas entwickelt jedoch **erhebliche psychische Probleme** bis hin zu diagnostizierbaren psychischen Erkrankungen. Dauern die Symptome drei Monate nach dem Trauma noch an, besteht die hohe Gefahr einer Chronifizierung. In den Jahren nach dem traumatischen Ereignis nimmt die Zahl derer, die noch an einer posttraumatischen Belastungsstörung leiden, langsam ab. So sank nach einer Flutkatastrophe die Zahl der PTBS-Prävalenzraten von 44% zwei Jahre nach dem Trauma bis auf 28% 14 Jahre nach dem Trauma ab. In vier Studien an Veteranen des Zweiten Weltkrieges zeigten sich PTBS-Prävalenzraten 40 Jahre nach Ende des Krieges von 29–55,7%. Zwei Studien an Vergewaltigungsopfern fanden nach 15 Jahren noch PTBS-Prävalenzraten von 12,5 bzw. 16,5%. Vergewaltigung nimmt als Ursache für PTBS eine besondere Stellung ein, da die Betroffenen mit einer hohen Rate an PTBS unmittelbar nach dem Trauma reagieren und die Symptomatik noch lange Zeit persistiert (DAVIDSON und FAIRBANK, 1993; KILPATRICK und RESNICK, 1993).

Verlaufsuntersuchungen ergaben, daß die PTBS **keine homogene Reaktionsform** ist, sondern unterschiedliche Verläufe im Sinne von akuter, verzögerter, chronischer und intermittierender Form zeigt.

Resümee
Traumatische Erfahrungen sind häufig und liegen innerhalb der normalen menschlichen Erfahrung. Posttraumatische Belastungsstörungen treten wahrscheinlich mit einer Lebenszeitprävalenz von ca. 5–10% in der Allgemeinbevölkerung auf. Während der größte Teil Traumatisierter die Erlebnisse ohne gravierende Probleme bewältigt, ist eine bedeutsame Minderheit langfristig und schwerwiegend betroffen.

3 Symptomatik und Typisierung

3.1 Diagnostische Kriterien

Die posttraumatische Belastungsstörung ist eine der wenigen diagnostischen Kategorien des DSM-IV, die einen ätiologischen Faktor als Eingangskriterium und Conditio sine qua non verlangt. Da die diagnostische Kategorie erst vor kurzem (1980) in die psychiatrische Diagnostik eingeführt wurde, unterliegt sie Wandlungen, die durch neuere Forschungsergebnisse notwendig werden.

Das **Stressorkriterium im DSM-IV** macht zur Bedingung, daß die Person ein oder mehrere Ereignisse erlebt, davon Zeuge wird oder mit einem lebensbedrohlichen Ereignis, schwerer Verletzung oder einer Bedrohung der körperlichen Unversehrtheit der eigenen Person oder anderer konfrontiert wird. Außerdem erfordert das Kriterium, daß die Person als Reaktion auf das Trauma intensive Furcht, Hilflosigkeit oder Entsetzen zeigt. Neu ist die **Betrachtung psychosozialer Funktionen,** indem „die Störung in klinisch bedeutsamer Weise Leiden oder Beeinträchtigungen in sozialen, beruflichen oder anderen wichtigen Funktionsbereichen ..." hervorruft.

Die **ICD-10** (DILLING ET AL., 1993) definiert als Stressorkriterium ein „belastendes Ereignis oder eine Situation außergewöhnlicher Bedrohung oder katastrophenartigen Ausmaßes (kurz- oder langanhaltend), die bei fast jedem eine tiefe Verzweiflung hervorrufen würde. Hierzu gehören eine durch Naturereignisse oder von Menschen verursachte Katastrophe, eine Kampfhandlung, ein schwerer Unfall oder Zeuge des gewaltsamen Todes anderer oder selbst Opfer von Folterung, Terrorismus, Vergewaltigung oder anderen Verbrechen zu sein."

Bei der Entscheidung, ob ein Ereignis als traumatisch gewertet wird, sind daher verschiedene Faktoren zu berücksichtigen: die **Intensität und Dauer des Ereignisses, physische Verletzung, Verlust von Körperteilen oder Körperfunktionen, Verletzung** oder **Tod anderer Personen** oder Konfrontation mit bedrohlichen Situationen. Wichtig ist auch die **Bedeutung,** die die Betroffenen dem Ereignis beimessen. Die **affektiven und kognitiven Reaktionen** auf das Ereignis spielen eine große Rolle, z.B. ob das Ereignis als lebensbedrohlich gewertet wurde, ob eine physische Verletzung befürchtet wurde, ob Gefühle von Angst oder Hilflosigkeit auftraten. Der **Verlust von Kontrolle** über eine Situation ist bei der Entwicklung einer PTBS von erheblicher Bedeutung. Neben objektiven Charakteristika erhält damit die subjektive Wahrnehmung des Ereignisses einen wichtigen Stellenwert in der Bewertung eines Ereignisses als Trauma.

Die posttraumatische Belastungsstörung wird in der US-amerikanischen Klassifikation des DSM-IV unter die **Angsterkrankungen** eingeordnet. Studienergebnisse konnten diese Einordnung nur teilweise unterstützen, und führende Experten auf diesem Gebiet, u.a. die Expertenkommission zur Erstellung des DSM-IV, diskutierten, eine **eigene Kategorie von Störungen** zu schaffen, die als **Reaktion auf Streß** anzusehen sind. Die ICD-10 entspricht mit der Kategorie F43, **Reaktionen auf schwere Belastungen und Anpassungsstörungen,** am ehesten dieser Ansicht.

3.2 Symptomatik

Bereits während oder kurz nach dem Trauma können intensive Reaktionen auftreten. Daher kann z.B. ein Unfall, der keiner stationären Krankenhausbehandlung bedurfte, als traumatisch erlebt werden, wenn das Unfallopfer in der Unfallsituation starke **Angst** und **Hilflosigkeit** verspürte und das Auftreten schwerer Verletzungen befürchten mußte. Während oder kurz nach dem Trauma können **dissoziative Symptome** auftreten wie Amnesie, Derealisation, Depersonalisation, Einengung der Wahrnehmung oder das Empfinden, sich selbst als gefühllos oder abwesend zu erleben.

Kurze Zeit nach dem Trauma kehrt das Ereignis immer wieder in das Gedächtnis zurück, plötzlich und unkontrollierbar steht die Szene den Patienten wieder vor Augen und ruft ähnliche psychische und körperliche Reaktionen hervor wie das Trauma selbst. Die **Erinnerungen** können so intensiv sein, daß Realität und Erinnerung für den Patienten kaum oder gar nicht mehr voneinander getrennt werden können. Gedanken an das Ereignis, Erinnerungen an die eigenen Handlungen, an mögliche Fehler oder unterlassene Handlungen treten ungewollt auf, führen zu psychophysiologischen Reaktionen und können z.B. intensive Schuldgefühle hervorrufen. Depressive Verstimmungen mit Selbstvorwürfen und einer Minderung des Selbstwertgefühls sind eine häufige Folge.

Das Trauma verfolgt das Opfer bis in den **Schlaf** hinein. Der Schlaf ist gestört, oberflächlich, es kommt zu Alpträumen, und das Opfer erwacht schweißgebadet mit einer vegetativen Symptomatik ähnlich der einer Panikattacke: Herzklopfen, Engegefühl in der Brust, Atembeschwerden, Zittern, starke innere Unruhe und Katastrophenphantasien.

Reize, die an das Trauma erinnern, z.B. das Martinshorn eines Feuerwehrwagens, rufen die psychophysiologischen Reaktionen wie bei dem Trauma hervor und verursachen wiederkehrend erhebliches Leiden. Allmählich führen die Lernprozesse während der Reaktionen zu einer Ausweitung der Auslösereize, einer generalisierten Reaktion und letztlich zu einem phobischen Vermeidungsverhalten. Das Vermeidungsverhalten im Rahmen einer PTBS deckt sich nur teilweise mit dem einer Phobie. Im Unterschied zur Phobie erlebt der Patient bei Konfrontation mit an das Trauma erinnernden Reizen wiederkehrende Erinnerungen an das traumatische Ereignis, welche mit einer anhaltenden, gesteigerten psychophysiologischen Aktivität verbunden sind.

Am Beispiel **typischer Symptome bei Verkehrsunfallopfern** mit einer PTBS sollen die Art der Erinnerungen, die Auslösereize und das Vermeidungsverhalten verdeutlicht werden. Diese Patienten berichten über immer wiederkehrende Erinnerungen an den Unfall, vor allem wenn sie mit traumabezogenen Reizen konfrontiert werden. Dies können sein:

- das Fahren derselben oder einer ähnlichen Strecke wie bei dem Unfall
- ähnliche Wetterbedingungen (z.B. starker Wind oder Schnee), wie sie zum Zeitpunkt des Unfalls vorherrschen
- Autofahren zu der Jahreszeit, als der Unfall passierte
- ein dem des Unfallgegners ähnliches Fahrzeug
- Medienberichte über Unfälle
- der Jahrestag des Unfalls.

Die Patienten leiden unter **Alpträumen,** die Verkehrsunfälle zum Thema haben. Im Straßenverkehr kann die **Wahrnehmung** dieser Patienten gestört sein. Entfernungen und Größen werden falsch eingeschätzt. So befürchten die Patienten z.B., daß der Abstand zu anderen Fahrzeugen viel geringer sei, als er tatsächlich ist. Daher erleben sie das Gefühl von Beinaheunfällen. Diese Ängste verstärken die Befürchtungen, die seit dem Trauma bestehen, und führen zu einer weiteren Steigerung der schon durch die PTBS erhöhten psychophysiologischen Aktivierung. Insgesamt wird der **Straßenverkehr** als viel **bedrohlicher** als vor dem Unfall eingeschätzt. Die Patienten sind beim Autofahren ängstlich und angespannt (vor allem auf Wegstrecken, die an den Unfall erinnern) und **vermeiden** das Autofahren womöglich ganz. Sie berichten von Schuldgefühlen und fragen sich immer wieder, warum sie gerade zu diesem Zeitpunkt Auto gefahren seien. Häufig wird auch die Frage gestellt: „Warum gerade ich?"

An psychophysiologischer Symptomatik ist eine größere Wachsamkeit im Verkehr zu beobachten, stärkere Irritabilität und verminderte Frustrationstoleranz bei problematischen Situationen und eine ausgeprägte Schreckhaftigkeit bei unerwarteten Vorkommnissen im Straßenverkehr. Außer der primären Traumatisierung durch das Ereignis selbst können die Reaktionen der sozialen Umgebung oder Institutionen zu einer weiteren, der sekundären Traumatisierung führen. Unverständnis, Ablehnung oder Beschuldigungen können das Opfer nach einem Trauma zusätzlich schädigen und zu einer Verstärkung der Symptomatik wie auch zur Verzögerung eines Heilungsprozesses führen.

Eine **persistierende Symptomatik** führt zu komorbiden depressiven Verstimmungen und Leistungseinbußen. Alkohol oder beruhigende Medikamente reduzieren die beständig erhöhte Wachsamkeit und Angespanntheit. Die erhöhte Reizbarkeit belastet die Familie und die Situation am Arbeitsplatz. Körperliche Folgen des Traumas, z.B. Schmerzen, erinnern immer wieder an das Trauma und behindern eine normale Lebensführung. Langwierige recht-

Tabelle 19-1 DSM-IV – Diagnostische Kriterien der posttraumatischen Belastungsstörung.

A. Die Person hat ein Ereignis erlebt, das die folgenden beiden Komponenten enthält:
   1. die Person erlebte, war Zeuge oder wurde mit einem oder mehreren Ereignis(sen) konfrontiert, die lebensbedrohlich war(en) oder schwere Verletzung oder Bedrohung der physischen Integrität der eigenen Person oder anderer beinhaltete(n)
   2. die Reaktion der Person zeichnet sich durch Angst, Hilflosigkeit und Schrecken aus

B. Das traumatische Ereignis wird ständig auf mindestens eine der folgenden Arten wiedererlebt:
   1. wiederholte und sich aufdrängende Erinnerungen an das Ereignis (auch Bilder, Gedanken oder Wahrnehmungen)
   2. wiederholte, stark belastende Träume
   3. plötzliches Handeln oder Fühlen, als ob das traumatische Ereignis wiedergekehrt wäre (dazu gehören das Gefühl, das Ereignis wieder zu durchleben, Vorstellungen, Halluzinationen und dissoziative Episoden [Flashbacks], auch im Wachzustand oder bei Intoxikationen)
   4. intensives psychisches Leid bei der Konfrontation mit Situationen, die das traumatische Ereignis symbolisieren oder ihm in irgendeiner Weise ähnlich sind
   5. physiologische Reaktivität bei der Konfrontation mit internalen oder externalen Reizen, die das traumatische Ereignis symbolisieren oder ihm in irgendeiner Weise ähnlich sind

C. Anhaltende Vermeidung von Stimuli, die mit dem Trauma in Verbindung stehen, oder eine Einschränkung der allgemeinen Reagibilität (war vor dem Trauma nicht vorhanden), was sich in mindestens drei der folgenden Merkmale ausdrückt:
   1. Versuche, Gedanken, Gefühle oder Gespräche, die mit dem Trauma in Verbindung stehen, zu vermeiden
   2. Versuche, Aktivitäten, Situationen oder Menschen, die Erinnerungen an das Trauma wachrufen, zu vermeiden
   3. Unfähigkeit, sich an einen wichtigen Bestandteil des Traumas zu erinnern
   4. auffallend vermindertes Interesse an bedeutenden Aktivitäten
   5. Gefühl der Isolierung bzw. Entfremdung von anderen
   6. eingeschränkter Affekt, z.B. keine zärtlichen Gefühle mehr zu empfinden
   7. Gefühl, keine Zukunft zu haben, z.B. nicht zu erwarten, Karriere zu machen, zu heiraten, Kinder zu haben oder eine normale Lebenserwartung zu haben

D. Anhaltende Symptome eines erhöhten Erregungsniveaus (waren vor dem Trauma nicht vorhanden), durch mindestens zwei der folgenden Merkmale gekennzeichnet:
   1. Ein- und Durchschlafstörungen
   2. Reizbarkeit oder Wutausbrüche
   3. Konzentrationsschwierigkeiten
   4. Hypervigilanz
   5. übertriebene Schreckreaktion

E. Die Dauer der Störung (Symptome aus B, C und D) beträgt mindestens einen Monat

F. Die Störung führt zu einer klinisch bedeutsamen Belastung oder Beeinträchtigung der Funktionsfähigkeit im sozialen, beruflichen oder einem anderen Bereich

akut: Dauer der Symptomatik kürzer als drei Monate

chronisch: Dauer der Symptomatik drei Monate oder länger

verzögerter Beginn: Beginn der Symptomatik mindestens sechs Monate nach dem Trauma

3 Symptomatik und Typisierung

Tabelle 19-2 ICD-10 – Diagnostische Kriterien der posttraumatischen Belastungsstörung.

A. Die Betroffenen sind einem kurz- oder langhaltenden Ereignis oder Geschehen von außergewöhnlicher Bedrohung oder mit katastrophalem Ausmaß ausgesetzt, das nahezu bei jedem tiefgreifende Verzweiflung auslösen würde.

B. Anhaltende Erinnerungen oder Wiedererleben der Belastung durch aufdringliche Nachhallerinnerungen (Flashbacks), lebendige Erinnerungen, sich wiederholende Träume oder durch innere Bedrängnis in Situationen, die der Belastung ähneln oder mit ihr in Zusammenhang stehen.

C. Umstände, die der Belastung ähneln oder mit ihr im Zusammenhang stehen, werden tatsächlich oder möglichst vermieden. Dieses Verhalten bestand nicht vor dem belastenden Erlebnis.

D. Entweder 1. oder 2.
   1. teilweise oder vollständige Unfähigkeit, einige wichtige Aspekte der Belastung zu erinnern.
   2. anhaltende Symptome einer erhöhten psychischen Sensitivität und Erregung (nicht vorhanden vor der Belastung) mit zwei der folgenden Merkmale:
      a. Ein- und Durchschlafstörungen
      b. Reizbarkeit oder Wutausbrüche
      c. Konzentrationsschwierigkeiten
      d. Hypervigilanz
      e. erhöhte Schreckhaftigkeit.

E. Die Kriterien B, C und D treten innerhalb von sechs Monaten nach dem Belastungsereignis oder nach Ende einer Belastungsperiode auf (in einigen speziellen Fällen kann ein späterer Beginn berücksichtigt werden, dies sollte aber gesondert angegeben werden).

liche Auseinandersetzungen tragen zur Persistenz des Leidens bei (Tab. 19-1 und Tab. 19-2).

3.3 Weitere Typisierungen

Da die Kategorie und die Kriterien der posttraumatischen Belastungsstörung nur einen Teil der möglichen Reaktionen auf Traumata abdecken, wurden weitere Typisierungen der psychischen Reaktionen vorgeschlagen.

Akute Belastungsstörung (Acute Stress Disorder, ASD) ist eine neue Kategorie des DSM-IV. Das Zeitkriterium unterscheidet sich von dem der PTBS. Das Symptomenmuster der ASD sollte innerhalb von vier Wochen nach dem traumatischen Ereignis auftreten und innerhalb einer weiteren Vier-Wochen-Periode wieder abklingen. Differenzierter als bei der PTBS werden dissoziative Phänomene betrachtet. Mindestens drei dissoziative Symptome wie Depersonalisation, Derealisation, dissoziative Amnesie, Gefühl der emotionalen Taubheit oder des Losgelöstseins sind zur Erfüllung der ASD-Kriterien erforderlich. Zur Erstellung der Diagnose ASD muß die Symptomatik mindestens zwei Tage anhalten.

Für die Diagnose einer **partiellen, subsyndromalen PTBS** werden neben der Erfüllung des Stressorkriteriums und der Mindestdauer von einem Monat nur fünf oder weniger DSM-IV-Symptome aus den Bereichen Wiedererinnern, Vermeidung und Übererregbarkeit verlangt. Bei Erreichen von sechs Symptomen sind die Kriterien für eine PTBS erfüllt.

Entsprechend der Erkenntnis, daß die Traumata sehr unterschiedlich in ihrer Natur sind, ist vorgeschlagen worden, zwischen **Typ-I-Trauma** (unerwartetes Ereignis, kurz dauernd) und **Typ-II-Trauma** (anhaltend, wiederholtes Auftreten) zu unterscheiden.

HERMAN (1993) spricht von **komplexer PTBS und Störungen extremen Stresses.** Sie beschreibt die Symptomenmuster bei Personen, die über einen längeren Zeitraum andauernde oder wiederholte Traumata erlebt haben, z.B. als Geiseln, Kriegsgefangene, Überlebende von Traumatisierungen innerhalb religiöser Kulte oder als Opfer totaler Unterdrückung in sexuellen oder familiären Beziehungen. Die Opfer wurden als Kinder physisch oder sexuell mißbraucht oder als Erwachsene von organisierten Banden sexuell ausgebeutet. HERMAN schließt als Symptome in dieser Kategorie auch Störungen der

Affektregulation, z.B. anhaltende Dysphorie, chronische Suizidgedanken, Selbstverletzung, aufbrausende oder extrem unterdrückte Wut und zwanghafte oder extrem gehemmte Sexualität mit ein. Als weiterer Bestandteil dieser Störung werden **Bewußtseinsveränderungen** angesehen. Diese können als Amnesie oder Hypermnesie der traumatischen Ereignisse, in zeitweilig dissoziativen Phasen oder Depersonalisation bzw. Derealisation wie auch in Form von häufiger Wiederholung des traumatischen Geschehens, z.B. als Intrusionen oder Grübeln, auftreten. Die **Selbstwahrnehmung** ist z.B. durch Ohnmachtsgefühle, Schuldgefühle, Gefühl der Beschmutzung oder Stigmatisierung gestört. Es kann auch zu einer gestörten Wahrnehmung des Täters, kommen, z.B. in Form von ständigem Nachdenken über die Beziehung zum Täter, einer unrealistischen Einschätzung des für allmächtig gehaltenen Täters, z.B. Idealisierung oder paradoxer Dankbarkeit. Aus den traumatischen Erlebnissen resultieren aktuelle Beziehungsprobleme und eine Veränderung des Wertesystems.

VAN DER KOLK und HERMAN (1996) haben diese Kategorisierung erweitert, indem sie der **Somatisierung** eine größere Bedeutung einräumten. Auch die ICD-10 schuf eine neue Kategorie einer „**andauernden Persönlichkeitsänderung nach Extrembelastung – ICD-10: F62.0**", die als chronische, irreversible Folge der Belastungen angesehen wird. Diese andauernde Persönlichkeitsänderung kann sich auch ohne vorangegangene posttraumatische Belastungsstörung entwickeln. Die Persönlichkeitsänderung muß über mindestens zwei Jahre bestehen und soll sich nicht auf eine vorher bestehende Persönlichkeitsstörung oder auf andere psychische Störungen zurückführen lassen. Nicht kurzfristige Traumata, wie z.B. ein Autounfall, sondern Extrembelastungen, wie Erlebnisse in einem Konzentrationslager, Folter, andauernde Katastrophen oder lebensbedrohliche Situationen, werden hier als Kriterium gefordert.

> **Resümee**
>
> Posttraumatische Belastungsstörungen zeigen sich in den drei Symptombereichen: wiederkehrende Erinnerungen, Vermeidungsverhalten und Übererregbarkeit. Die Definition des Traumas unterliegt Wandlungen. Neuerdings wird neben objektiven Kriterien das subjektive Erleben stärker betont. In anderen Typisierungen wird versucht, weiteren Aspekten der Traumatisierung Rechnung zu tragen, z.B. akute vs. chronische Traumata, nur kurzfristig anhaltende Belastungsreaktionen (Acute Stress Disorder), Reaktionen mit nur wenigen Symptomen, die jedoch über lange Zeit anhalten können (partielle PTBS), oder andauernde Persönlichkeitsveränderungen.

4 Ätiologie und Pathogenese

Die Kategorie posttraumatische Belastungsstörung besteht erst seit 1980. Das wissenschaftlich gesicherte Wissen um die Ätiopathogenese der Störung ist daher zur Zeit noch relativ begrenzt. Bei der Fülle möglicher Traumata sind die Auslöser inhomogen und lösen verschiedene Reaktionsformen bei den Opfern aus. Selbst die Bedingungen und Charakteristika, die das Ereignis erfüllen muß, um als Trauma mit tiefgreifenden Folgen erlebt zu werden, sind nicht ausreichend bekannt. In den letzten Jahren sind neben psychodynamischen Konzepten Modelle entstanden, die versuchen, neurobiologische und lerntheoretische Hypothesen zur Ätiologie und Pathogenese zu integrieren.

4.1 Das Trauma

Die posttraumatische Belastungsreaktion ist eine der wenigen Störungen in den Klassifikationen seit der Einführung des DSM-III oder der ICD-10, die auf einen **umschriebenen Auslöser** zurückgeführt werden. Ohne ein umschriebenes, definiertes Trauma kann diese Störung nicht diagnostiziert werden. Andererseits ist die Existenz des Traumas nicht ausreichend für die Entstehung der posttraumatischen Belastungsstörung. Zwar besteht eine positive Korrelation zwischen dem Schweregrad des Traumas und dem Risiko, eine PTBS zu entwickeln, jedoch entwickelt eine beträchtliche Zahl von Opfern schwerster Traumatisierungen keine PTBS. Diese Beziehung ist daher nicht linear, und es gibt keine Hinweise auf einen Schwellenwert, ab dem eine PTBS entsteht.

Bei Traumaopfern sind verschiedene Verläufe der posttraumatischen Reaktionen zu verzeichnen. Die meisten Personen entwickeln keine längerfristigen Störungen. Daher ist anzunehmen, daß über das Kriterium des Traumas hinaus weitere Faktoren an der Entstehung der PTBS beteiligt sind. Individuelle Einflüsse und Bedingungen spielen vor, während und nach dem Ereignis eine wichtige Rolle. Zudem sind nicht nur einzelne Faktoren zu berücksichtigen, sondern es muß ein komplexes, sich wechselseitig beeinflussendes **Interaktionsgefüge der verschiedenen traumaspezifischen und individuellen biologischen, intrapsychischen und sozialen Faktoren** betrachtet werden.

4.2 Genetische Faktoren

Untersuchungen an Veteranen des Zweiten Weltkrieges ergaben, daß zur Ausbildung einer PTBS-Symptomatik genetische Faktoren bei denjenigen Veteranen eine Rolle spielten, die nur leichteren Streß erlebt hatten. Eine Symptombildung bei schwerem Streß war jedoch unabhängig von einer familiären Belastung mit psychischen Störungen.

In einer Untersuchung wiesen monozygote im Vergleich zu dizygoten Zwillingen eine doppelt so hohe Prävalenzrate für PTBS auf. Auch dies könnte auf einen genetischen Einfluß bei der Entwicklung einer PTBS hindeuten (GOLDBERG ET AL., 1990).

4.3 Neurobiologie

Psychophysiologische Symptome im Sinne des **Hyperarousals** bilden einen wesentlichen Bestandteil der diagnostischen Kriterien einer posttraumatischen Belastungsstörung. Die Intensität und Vielfalt der Symptome weist darauf hin, daß mehrere psychophysiologische und neurochemische Systeme bei diesem Krankheitsbild beteiligt sind. Da zumeist vor dem Trauma die Symptomatik nicht vorhanden war, ist es naheliegend, die funktionellen und strukturellen neurobiologischen Veränderungen auf den Einfluß des Traumas zurückzuführen.

Die Symptomatik der PTBS kann in **tonische**, d.h. **andauernde**, und **phasische**, d.h. **intermittierende Komponenten** aufgegliedert werden. In den neurobiologischen Befunden zeigen sich beide Bestandteile. Die neurobiologischen Untersuchungen wurden zumeist mit Populationen nach Kriegserlebnissen (z.B. Vietnamveteranen, israelischen Soldaten oder Zivilisten) oder zivilen Katastrophen (z.B. Reaktorunfall in Three-Mile-Island) durchgeführt. Manche Befunde sind widersprüchlich. Problematisch bei der Befunderhebung und für den Vergleich der Studien miteinander sind u.a. die Unterschiede bei der Art der Traumata, dem Zeitraum seit der Traumatisierung sowie den Untersuchungsmethoden.

4.3.1 Biochemie und Transmitter

Erhöhte Werte für **Katecholamine** im 24-Stunden-Urin weisen auf eine Beteiligung des sympathischen Nervensystems an der gesteigerten physiologischen Erregbarkeit bei der PTBS hin. Eine verminderte Aktivität der Monoaminoxidase (MAO) und der α_2-Adrenorezeptoren in den Thrombozyten unterstützen diese Auffassung. Es wird daher eine Down-Regulation der α_2-Rezeptoren als Reaktion auf die erhöhten Katecholamine angenommen.

Erniedrigte Serotoninspiegel bei tierexperimentellen Untersuchungen an Schockmodellen sowie bei impulsiven, aggressiven und suizidalen Verhaltensweisen bei Menschen mit einer Vorgeschichte von Traumatisierungen weisen auf eine Beteiligung des **serotoninergen Systems** bei der PTBS hin. Bei Provokationstests mit einem Serotoninagonisten berichten Vietnamveteranen über Panikattacken und Flashbacks (CHARNEY ET AL., 1993; SOUTHWICK ET AL., 1995).

Störungen der Hypothalamus-Hypophysen-Nebennierenrinden (HPA)-Achse zeigen sich durch erhöhte, aber auch erniedrigte Werte für **Kortisol** im 24-Stunden-Urin. Erhöhte Kortisolspiegel fanden sich bei Betroffenen eines Atomreaktorunfalls. Eine Studie zeigte eine positive Korrelation zwischen der Zahl der Glucokortisol-Rezeptoren und dem Schweregrad der PTBS-Symptomatik bei Vietnamveteranen (YEHUDA ET AL., 1995). Bei diesen fand sich auch eine erniedrigte Adrenocorticotropin (ACTH)-Ausschüttung auf Corticotropin-Releasinghormon(CRH)-Stimulation. Da der Befund mit der Schwere der PTBS-Symptomatik, nicht jedoch mit der Schwere der Depression korrelierte, wurde auf eine von der Depression unabhängige Beziehung zwischen PTBS und HPA-Achse geschlossen. Ein abnormer Dexamethason-Hemmtest wurde nur in wenigen Fällen gefunden. Insgesamt wird von einer **Erhöhung des Kortisolspiegels bei akutem Streß** ausgegangen. Der Zusammenhang zu dem ebenfalls berichteten **Hypokortisolismus bei chronischer PTBS** ist bislang jedoch nicht vollständig aufgeklärt. Weitere Befunde weisen auf eine erhöhte Sensitivität und Zunahme von Glucokortikoidrezeptoren bei Vietnamveteranen mit PTBS hin. Möglicherweise entwickelt sich eine erhöhte Sensitivität des Feedbacksystems der HPA-Achse bei traumatisierten Patienten. Die Hypothese einer generellen Dysregulation der Streßreaktionsachsen wird durch weitere Befunde zu Störungen der Hypothalamus-Hypophysen-Schilddrüsen-Achse, der Wachstumshormonsekretion und des Immunsystems nach einem Trauma unterstrichen.

Neurobiologische Modelle verbinden Lernprozesse nach einem Trauma, z.B. Konditionierung, Löschung oder Sensitivierung, mit den neurochemischen Systemen der NMDA-Rezeptoren und des dopaminergen Systems.

Bei Vietnamveteranen konnte eine Analgesie durch die Erinnerung an ein Kriegstrauma induziert werden. Die Analgesie war nach Naloxon, einem Opioid-Antagonisten, reversibel. Dies deutet auf eine Beteiligung des **Opioidsystems** an der Symptomatik der PTBS, z.B. bei dissoziativen Phänomenen, hin (VAN DER KOLK, 1996).

4.3.2 Physiologie

Die nur in geringer Zahl vorhandenen Daten zum prämorbiden tonischen sympathikotonen Erregungsniveau bei späteren Vietnamveteranen weisen darauf hin, daß es erst durch den Einfluß des Traumas zu einer **Steigerung der Aktivität des sympathischen Nervensystems** kommt. In mehreren Studien zeigte sich eine gesteigerte Aktivität des sympathischen Nervensystems bei chronischer PTBS. Erhöhte Werte von Herzfrequenz, Blutdruck, elektromyographischen und elektrodermalen Parametern bei Konfrontation mit den Erinnerungen an traumatische Erfahrungen konnten bei Vietnamveteranen mit PTBS nachgewiesen werden. Die andauernde Erhöhung dieser Variablen fand sich nicht bei Vietnamveteranen, die an einer Angststörung im engeren Sinn litten. Diese Befunde weisen auf eine Spezifität traumabezogener Reize bei Entstehung und Aufrechterhaltung der PTBS hin. Da die Reaktionsformen der PTBS-Patienten nicht nur von Angst, sondern auch von Reizbarkeit, Wut oder Depression begleitet waren, wurde dies als ein Argument angesehen, die PTBS nicht als Angststörung, sondern als eine separate Kategorie zu klassifizieren.

Eine Studie zum **Schlaf** bei PTBS-Patienten zeigte, daß diese auch während des Schlafes stärker auf unspezifische akustische Reize reagierten (PITMAN, 1993). Studien berichteten über langfristige Auswirkungen von Traumatisierungen auf den Schlaf bei Überlebenden des Holocaust oder bei Kriegsgefangenen des Zweiten Weltkrieges, die mehr als 40 Jahre nach der Traumatisierung noch nachweisbar waren. Das dauerhaft gesteigerte Erregungsniveau führte zu längeren Schlaflatenzen, häufigerem Erwachen, geringerer Schlafdauer und Schlafeffizienz als bei Kontrollen oder gut adaptierten Überlebenden. Die Befunde der Schlafuntersuchungen sind denjenigen ähnlich, die bei Patienten mit einer Panikstörung gefunden werden, nicht jedoch bei Depressiven. Eine Vermehrung des REM-Schlafs ist mit dem gesteigerten Auftreten von Alpträumen und der Chronifizierung der PTBS in Zusammenhang gebracht worden.

4.3.3 Morphologie

In einer NMR-Studie (BREMNER ET AL., 1995) an Vietnamveteranen mit chronischer PTBS fand sich gegenüber einer Kontrollgruppe eine Verminderung des Volumens des **rechten und linken Hippocampus**. Dies ging einher mit Störungen des Kurzzeitgedächtnisses. Weitere Replikationen der Befunde an einer größeren Stichprobe und eine schlüssige Erklärung der Phänomene stehen noch aus.

4.3.4 Biologische Modelle

Aus Studien wurden biologische Modelle der PTBS, zum Teil in Analogie zu tierexperimentellen Befunden, abgeleitet. So besteht eine Analogie der Befunde bei Vietnamveteranen mit Tiermodellen zu den Konzepten der **gelernten Hilflosigkeit** und **streßinduzierten Analgesie.**

Die **erhöhte Sensitivität** von PTBS-Patienten gegenüber Stimuli, die mit dem Trauma assoziiert sind, weist eine gewisse Ähnlichkeit zum tierexperimentellen **Kindling**phänomen auf.

Das abnorm **intensive Gedächtnis für das Trauma** wurde mit tierexperimentellen Befunden in Verbindung gebracht, die zeigten, daß Neurohormone und Neuromodulatoren die Stärke von konditionierten Reizen und ihre Konsolidierung im Gedächtnis beeinflussen. Ein Modell geht davon aus, daß sensorische Reize nach Filterung im Thalamus zu den Amygdalae weitergeleitet werden. Die eingehende sensorische Information werde in den Amygdalae mit einer emotionalen Bewertung versehen. Projektionsbahnen zum Hirnstamm leiten die Information weiter mit Konsequenzen für vegetative und neurohormonelle Reaktionen. Die weitere Strukturierung und Integration der Information im Hippocampus ist von der Intensität der emotionalen Stimulierung durch die Amygdalae abhängig. Tierversuche haben gezeigt, daß eine hochfrequente Stimulierung der Amygdalae die integrative Funktion des Hippocampus beeinträchtigt. Dieser Befund wurde mit der Fragmentierung traumatischer Erinnerungen in Verbindung gebracht.

Die **intensiven sympathikotonen Reaktionen** bei PTBS-Patienten könnten mit einer abnormen Aktivität des noradrenergen Locus coeruleus in Verbindung stehen, dessen Aktivität auch bei der Panikstörung erhöht sein soll. Neben Veränderungen der noradrenergen Neurotransmission fanden sich Hinweise auf die Beteiligung des Dopamins, Serotonins, endogener Opioide, Glucokortikoide sowie der Neurohormone Vasopressin und Oxytocin bei der PTBS.

Veränderungen an Synapsen könnten durch eine exzessive Stimulation aufgrund des Traumas hervorgerufen werden und die erhöhte Sensitivität auf Stimuli, aber auch die mangelnde Habituation oder

4 Ätiologie und Pathogenese

Diskrimination von Reizen bewirken. Mit synaptischen Veränderungen wird auch ein möglicher Zelltod, z.B. durch chronische Kortisoleinwirkung im Hippocampus, in Verbindung gebracht.

4.4 Psychosoziale Aspekte

4.4.1 Psychodynamik

Die psychoanalytischen Modellbildungen (BRETT, 1993) zum Trauma gehen auf die Arbeiten von FREUD und FENICHEL zurück. FREUD ging zunächst davon aus, daß durch das Trauma im Stadium des Erwachsenenseins **kindliche Traumata oder Konflikte reaktiviert** würden. Nach FENICHEL tritt die Symptombildung auf, wenn gegenwärtige Frustrationen infantile Konflikte reaktivieren. Die daraufhin einsetzende **Regression** stoße zu dem Punkt des ursprünglichen Konfliktes vor, an dem die Fixierung erfolgte. In einer späteren Formulierung ging FREUD davon aus, daß eine traumatische Situation dann zu einer Neurose führen könne, **wenn die von außen einstürmenden Erregungen den „Reizschutz des Ichs" durchbrechen würden.** Das Ich werde von Außenreizen überschwemmt und aus dem Gleichgewicht gebracht. Die Bewältigung der überschießenden Reize werde mit einer Regression und dem Einsatz früher Abwehrmechanismen und einer zwanghaften Wiederholung der traumatischen Situation versucht. Entgegengesetzte Reaktionen verfolgten das Ziel, das Trauma nicht zu erinnern und nichts zu wiederholen. Diese Abwehrreaktionen bedingten ein Vermeidungsverhalten bis hin zu voll ausgebildeten Phobien. Außerdem erfolge durch die Bewältigungsversuche eine Fixierung an das Trauma. Da die Symptome der Neurose Kompromißbildungen seien, überwiege bald der eine, bald der andere Anteil. Diese Phänomene hätten Zwangscharakter und zeigten eine weitgehende Unabhängigkeit von den anderen seelischen Vorgängen bis hin zu psychotischen Zuständen.

Andere Autoren vertraten extreme Positionen. Zum einen wurde für die Entwicklung der Symptomatik das Individuum, **das Opfer allein, verantwortlich gemacht,** und zwar auf dem Hintergrund früher Konflikte und Abwehrmechanismen. Hierfür war das aktuelle Trauma ohne wesentliche Bedeutung. Die andere extreme Position bestand darin, daß **ausschließlich die Schwere und die Charakteristika des Traumas** die daraus resultierende psychische Störung bestimmten. Die gegenwärtige Position betont hauptsächlich die **Wechselbeziehung** zwischen aktuellem traumatischem Ereignis und der Persönlichkeit des Betroffenen, seinem Erleben von Hilflosigkeit und der individuellen Bedeutung des Ereignisses für ihn.

Der **Begriff des Traumas** wird in der analytischen Literatur wesentlich weiter als im DSM-IV verwendet. Unter dem Aspekt, daß dieser Traumabegriff für die Erlebnisse bei Katastrophen unzureichend ist, wurde von KRYSTAL der Begriff des „catastrophic trauma" geprägt. Zudem unterscheidet KRYSTAL (1985) zwischen dem infantilen und dem adulten Trauma. Die Konzeptualisierung des infantilen Traumas unterscheidet sich kaum von derjenigen FREUDS. Für das adulte Trauma jedoch beschrieb KRYSTAL eine „katatonoide Reaktion", bei der unter dem Eindruck des Erlebens der Hilflosigkeit die Affekte blockiert würden. Diese affektive Einengung und Blockierung führe auch zu kognitiven Einschränkungen bis hin zur Hemmung lebenserhaltender Maßnahmen.

Ein weiteres Konzept bezieht sich auf die Aggression, die in dem Trauma enthalten ist. Das **Erleben der traumatischen Situation als einen aggressiven Akt** gegen die Person des Opfers, sei es durch eine Person oder ein Ereignis, führe zu einer Aufspaltung des Ichs, das zu einer doppelten Identifikation mit dem Aggressor und dem Opfer führe. Aus dieser doppelten Identifikation ließen sich unterschiedliche und widersprüchliche Handlungsweisen der Opfer erklären.

So ist das ursprüngliche Modell, das für alle Formen der Neurosen galt, durch verschiedene Modifikationen ergänzt und auf die spezifischen Symptome und Phänomene der PTBS adaptiert worden.

4.4.2 Lerntheoretische, kognitive und behaviorale Aspekte

Häufig wird zur theoretischen Erklärung der Ätiologie und Symptomatik der posttraumatischen Belastungsstörung die **2-Faktoren-Theorie der Angst** von MOWRER herangezogen. Da diese Theorie im Kapitel über Angststörungen ausführlich abgehandelt wird, soll sie hier nur kurz erwähnt werden (s.a. Kap. 12). Danach entsteht das Vermeidungsverhalten sowohl durch klassische als auch durch instrumentelle Konditionierung. Die **klassische Konditionierung einer Angstreaktion** ist der erste Faktor dieses Modells. Das Opfer erfährt einen unkonditionierten Stimulus (UCS), das Trauma. Dieses Trauma führt zu einer Angstreaktion (UCR). Vor dem Trauma neutrale Stimuli wie Bilder, Geräusche, Gerüche und taktile Reize, die zeitlich mit dem Trauma zusammenfallen und dadurch mit dem

Ereignis verknüpft werden, werden zu konditionierten Stimuli (CS). In Zukunft lösen diese konditionierten Reize als konditionierte Reaktion (CR) Angst aus. Später können im Sinne einer Stimulusgeneralisierung die konditionierten Reize generalisieren. Z.B. kann die Farbe Rot (CS) eine heftige emotional-vegetative Reaktion (CR) auslösen, nachdem ein Unfallopfer in einer traumatischen Situation (UCS) mit Blutlachen (UCS) konfrontiert wurde und dabei massive Ängste (UCR) erlebte.

Der zweite Faktor dieser Theorie beinhaltet das **instrumentelle Lernen.** Demnach versucht das Traumaopfer, die durch den konditionierten Reiz ausgelöste Angst durch Vermeidung zu reduzieren. Das Vermeidungsverhalten führt zu einer Reduktion der Angstreaktion. Aufgrund dieses Lernprozesses wird das Vermeidungsverhalten aufrecht erhalten (Prinzip der negativen Verstärkung).

Ein kognitiv orientiertes Modell der PTBS ist von FOA ET AL. (1992) vorgestellt worden. Sie betonen die Rolle der **kognitiven Interpretation der traumatischen Situationen**, z.B. in welchem Ausmaß die traumatische Situation vom Opfer als bedrohlich beurteilt wird. Die theoretische Basis dieses Modells ist das Konstrukt der kognitiven Netzwerke der Furcht von LANG (1979). Er postuliert **drei grundlegende Bestandteile** des kognitiven Netzes von Furchtstrukturen:

- Informationen über die angstauslösenden Stimuli,
- Informationen über Reaktionen auf der kognitiven, motorischen und psychophysiologischen Ebene und
- die Bedeutung, die solche Stimuli und Reaktionen für die Person haben.

Bei der psychotherapeutischen Behandlung müssen alle drei Elemente angesprochen werden.

FOA ET AL. gehen davon aus, daß die Furchtstrukturen bei PTBS-Patienten in ihrer Verknüpfung pathologische Elemente enthalten. Ein Beispiel für ein pathologisches Element ist das Vermeidungsverhalten vieler Traumaopfer. Im therapeutischen Ansatz müssen die Erinnerungen an das Trauma aktiviert und neue Informationen (z.B. über die Habituation der psychophysiologischen Erregung bei Angst) vom Therapeuten vermittelt sowie vom Opfer aufgenommen und verarbeitet werden, damit in der Therapie eine Veränderung zustande kommt.

4.4.3 Persönlichkeit und andere Risikofaktoren

Die Kenntnis von Risikofaktoren für die Entwicklung einer PTBS ist noch sehr lückenhaft. Das Ausmaß des Stressors scheint bei Kriegserlebnissen mit der Entwicklung posttraumatischer Reaktionen zu korrelieren. Bei zivilen Traumata ist diese Korrelation weniger konsistent gefunden worden.

Prämorbide Persönlichkeitseigenschaften werden seit langer Zeit mit der Entwicklung psychischer Störungen nach einem Trauma in Verbindung gebracht. So wurde bereits 1919 aufgrund von Beobachtungen an häufig in Unfälle verwickelte Arbeiterinnen eine Unfallpersönlichkeit postuliert. In weiteren Untersuchungen zeigten sich Verhaltens- und Denkweisen bei Unfallopfern, die als eine Wendung der Aggressionen gegen sich selbst interpretiert wurden. Spätere Untersuchungen mit anderer Methodik konnten diese ersten Befunde nicht bestätigen (NOYES, 1985; TSUANG, 1985). Andere Autoren stellten chronische oder aktuell **belastende Lebensereignisse vor dem Trauma** als Bedingungsfaktor für die Genese posttraumatischer Störungen in den Vordergrund.

Prämorbide psychopathologische Auffälligkeiten bzw. manifeste psychische Erkrankungen gelten als Prädiktoren für eine PTBS. Das Risiko, ein Trauma zu erleben, erhöhe sich, wenn **prämorbid bereits psychische Erkrankungen** vorliegen. So erlitten US-Soldaten mit psychiatrischen Vorerkrankungen häufiger Verwundungen. Untersuchungen an US-amerikanischen Vietnamveteranen und Soldaten anderer Länder fanden vermehrt **auffällige Persönlichkeitszüge** bei Soldaten mit schwereren Formen einer PTBS. Dies konnte jedoch nicht in allen Studien bestätigt werden, so daß die Frage nach dem Einfluß der prämorbiden Persönlichkeit oder Psychopathologie auf die Genese der PTBS bisher nicht sicher beantwortet werden kann. Insgesamt ist festzustellen, daß prämorbide psychische Störungen weder notwendige noch hinreichende Bedingungen für die Entwicklung der PTBS sind (REICH, 1990).

In einer US-amerikanischen Studie einer Gesundheitsorganisation an 1200 jungen Erwachsenen fanden die Untersucher, daß Probanden männlichen Geschlechts mit einer geringeren Bildungsstufe, schwarzer Hautfarbe und höheren Werten an Neurotizismus und Extraversion eher traumatische Ereignisse erlebten und damit einem höheren Risiko für PTBS ausgesetzt waren (BRESLAU ET AL., 1995). Innerhalb eines prospektiv untersuchten 3-Jahres-Zeitraums gaben 19% der Probanden mindestens ein traumatisches Ereignis an, von denen 11% die Kriterien für eine PTBS erfüllten. Diejenigen, die bereits vorher einem traumatischen Ereignis ausgesetzt waren, wiesen ein höheres Risiko auf, erneut ein Trauma zu erleben. Es wurde daher aus diesen Daten der Schluß gezogen, daß **Traumata nicht immer zufällige Ereignisse** sind.

Die Verarbeitung eines Traumas manifestiert sich bereits in den unmittelbaren Reaktionen auf das Ereignis, so daß anhand dieser Symptomatik mit einer gewissen Wahrscheinlichkeit die Entwicklung einer PTBS bereits vorausgesagt werden kann. Deutlich wird in klinischen Beobachtungen wie auch in Studien, daß **kognitive Aspekte** wie z.B. die Bedeutung, die das Opfer dem Trauma beimißt, ein wichtiger Faktor in der Genese einer PTBS sind. Andere Autoren weisen darauf hin, daß die Attribution von Ereignissen als external und unkontrollierbar und das damit gekoppelte Gefühl der Hilflosigkeit von Bedeutung sei.

Weitgehende Übereinstimmung besteht darüber, daß die Folgen des Traumas und der PTBS-Symptomatik zu **überdauernden Persönlichkeitsveränderungen** führen können. Studien, die retrospektiv Traumaopfer untersuchen, sollten daher dieses Problem ausreichend berücksichtigen, um nicht prämorbide Persönlichkeitseigenschaften und Traumafolgen zu verwechseln.

Biologische Prädiktoren sind bisher nicht identifiziert worden.

> **Resümee**
> Neurobiologische Untersuchungen weisen darauf hin, daß Traumatisierungen so erhebliche Stressoren sind, daß biochemische, psychophysiologische und sogar morphologische Veränderungen als Reaktion auf anhaltenden Streß auftreten können. Psychodynamische, kognitive und verhaltenstheoretische Konstrukte betonen sowohl die Relevanz der objektiven Eigenschaften des Traumas wie auch die große Bedeutung der subjektiven Interpretation des Traumas für die Genese einer PTBS. Gelingt die Integration objektiver wie subjektiver Faktoren des Erlebten in das bisherige emotionale, kognitive und Beziehungsgefüge des Patienten nicht, so entwickeln sich intensive und anhaltende posttraumatische Reaktionen. Als Risikofaktoren für die Entwicklung einer posttraumatischen Belastungsstörung gelten prämorbide Persönlichkeitszüge, belastende Lebensereignisse vor dem Trauma, prämorbid bereits vorhandene psychische Erkrankungen und erste Reaktionen (z.B. Angst, Hilflosigkeit) auf das Trauma.

5 Differentialdiagnostischer Prozeß

Gerade bei der posttraumatischen Belastungsstörung kommt dem differentialdiagnostischen Prozeß eine wichtige Funktion zu, da die **PTBS häufig mit anderen psychischen Störungen verknüpft** ist. Außerdem werden Patienten mit einer PTBS eher wegen der depressiven, ängstlichen oder somatischen Symptome behandelt. Die Ursache liegt sowohl in dem geringen Bekanntheitsgrad der PTBS als eigenständige Störung wie auch in der geringen Kenntnis adäquater Therapieansätze. Zusätzlich geben die Patienten das Trauma mitunter nicht an. Es ist ihnen zuweilen unangenehm, darüber zu sprechen, und viele verstehen die Symptomatik nicht als Erkrankung, sondern als ein Problem, mit dem man allein fertig werden müsse. Da in diesen Fällen weder das Trauma adäquat diagnostiziert wird noch eine spezifische Behandlung erfolgt, führen die unspezifischen Therapieversuche meist zu unbefriedigenden Resultaten. Bei den nachfolgend beschriebenen psychischen Störungen sind daher die Nachfrage nach traumatischen Erlebnissen, die zeitliche Zuordnung der Symptomatik und die Bedeutungszuschreibung des Patienten zu dem Trauma von entscheidender Bedeutung.

Wenn der Patient während des traumatischen Ereignisses eine Kopfverletzung erlitten hat, so muß das **Ausmaß der Hirnverletzung** festgestellt werden (z.B. klinisch-neurologische Untersuchung, EEG, CCT oder NMR). Die Symptome einer posttraumatischen Belastungsstörung können durch andere organische Einflüsse, wie z.B. Epilepsie, Intoxikation oder Entzug von Alkohol oder anderen Drogen hervorgerufen oder verstärkt werden. Häufig ist bei einer posttraumatischen Belastungsstörung eine Komorbidität mit **Alkohol- oder Drogenabusus** zu beobachten. Bei **Schmerzsyndromen** kann die Unterscheidung zwischen primär „somatischem" oder „psychischem" Schmerz sehr schwer fallen, wenn nicht gar unmöglich sein. Symptome der posttraumatischen Belastungsstörung, die sich insbesondere mit den **organischen Psychosyndromen** überschneiden können, sind Gedächtnis- und Konzentrationsstörungen, Übererregbarkeit, Reizbarkeit sowie dissoziative Symptome. Bei Überlebenden von Konzentrationslagerhaft oder Kriegsgefangenen spielte auch die Frage nach ernährungsbedingten organischen Schäden eine wichtige Rolle. Studien zeigten, daß Patientinnen mit chronischem Unterbauchschmerz unklarer Genese häufig über sexuellen Mißbrauch berichteten. Auch Patientinnen mit Somatisierungsstörung sollen während der Kindheit in großer Zahl sexuell oder physisch mißbraucht worden sein.

Bei der Abgrenzung gegenüber anderen psychischen Störungen ist die **unterschiedliche Genese der Krankheitsbilder** zu beachten. Ob ein Ereignis als belastend erlebt wird oder gar die Kriterien für ein schwerwiegendes Trauma erfüllt, trennt die Kategorien Anpassungsstörung und posttraumatische Belastungsstörung (ausführlichere Diskussion s. Kap. 12). Während die posttraumatischen Belastungsstörungen ätiologisch auf ein psychisches Trauma zurückzuführen sind, ist dies bei Angsterkrankungen nicht der Fall. Gemeinsam mit der **Panikstörung** und der **generalisierten Angststörung** zeigt die PTBS eine ausgeprägte Überaktivität des autonomen Nervensystems. Tritt dieses Hyperarousal nach einem Trauma auf, ist eher an die Diagnose einer posttraumatischen Belastungsstörung als an eine generalisierte Angststörung oder Panikstörung zu denken.

Patienten mit einer PTBS weisen häufig **Zwangssymptome** auf. Gemeinsam treten bei beiden Erkrankungen wiederkehrende belastende Erinnerungen auf, d.h. spontane, ungewollte Gedanken oder Bilder, gegen die sich der Patient häufig nicht wehren kann. Bei der Differenzierung zwischen beiden Störungen ist wiederum nach einem Trauma zu fragen und die Frage zu klären, ob die Intrusionen thematisch mit einem Trauma zusammenhängen. In einer großen Studie fand sich bei Patienten mit Angststörungen in 35% der Fälle eine Geschichte erheblicher Traumata, und 10% der Patienten erfüllten die Kriterien für eine posttraumatische Belastungsstörung nach DSM-III-R.

Studien zur PTBS zeigten, daß Angstsymptome mit der Zeit allmählich abnahmen, während depressive Beschwerden eher zunahmen. Gemeinsam mit **depressiven Störungen** finden sich bei der PTBS Symptome von reduziertem Interesse und ein Zustand, in dem die Patienten sich als fremd, entfernt von anderen, leer und abgestumpft empfinden. Bei beiden Störungsbildern bestehen zudem eine Minderung der Konzentration und Schlafstörungen. Patienten mit einer PTBS können auch Grübeln aufweisen, jedoch ist der Inhalt auf das Trauma und seine Folgen bezogen.

Flashbacks, emotionale Abgestumpftheit und Amnesien können auch **dissoziative Störungen** andeuten. In Abgrenzung hierzu sind jedoch Intrusionen, Vermeidungsverhalten und Übererregbarkeit weniger häufig bei dissoziativen Störungen als bei der PTBS vorhanden.

Die Abgrenzung einer PTBS von einer **Borderline-Persönlichkeitsstörung** ist häufig schwer, da Patienten mit Borderline-Persönlichkeitsstörung in einem sehr hohen Prozentsatz von frühen Traumatisierungen berichten. Nur ein Teil der Borderline-Patienten erfüllt die Kriterien der PTBS.

Patienten mit PTBS weisen eine achtfach **erhöhte Rate an Suizidversuchen** gegenüber der Allgemeinbevölkerung auf (GREEN, 1994). Daher ist in der Anamnese nach Suizidversuchen auch die Frage nach Traumatisierungen zu stellen.

Der diagnostische Prozeß kann mit Hilfe von **Fremd- und Selbstbeurteilungsskalen** sowie **diagnostischen Instrumenten** zusätzlich verbessert werden. In strukturierten klinischen Diagnostikinventaren (z.B. DIPS, SCID oder CIDI; s. Kap. 3) gibt es Module zur posttraumatischen Belastungsstörung. Seit wenigen Jahren findet ein spezifisches Inventar für posttraumatische Belastungsstörungen Verbreitung, das sich an der amerikanischen Klassifikation des DSM anlehnt und zusätzliche Symptome abfragt. Diese Clinician-Administered PTSD Scale (CAPS) wird in klinischen Untersuchungen zunehmend verwandt und ermöglicht neben der Diagnosestellung auch die Feststellung eines Schweregrades und der Frequenz der Symptome im Fremdbeurteilungsverfahren.

Als Selbstbeurteilungsskalen für die posttraumatische Belastungsstörung stehen die Impact of Event Scale (IES; HOROWITZ ET AL., 1980) und die erst vor kurzem entwickelte und enger an das DSM angelehnte Posttraumatic Stress Symptom Scale (PSS; FOA ET AL., 1993) zur Verfügung. Bei der Differentialdiagnose bzw. Erhebung komorbider Störungen können Skalen der Depressionsforschung (z.B. Beck-Depressions-Inventar), der Angstforschung (State-Trait-Angstinventar, Beck Angstinventar) oder der allgemeinen Psychopathologie (Symptom-Checkliste 90-R) verwendet werden (s. a. Kap. 3).

> **Resümee**
> Posttraumatische Belastungsstörungen weisen häufig eine Komorbidität mit anderen psychischen Störungen auf. Bei der Abgrenzung gegenüber anderen Diagnosen spielt das Trauma eine besondere Rolle, da sich die Symptome der PTBS im Gegensatz zu den differentialdiagnostisch abzugrenzenden Erkrankungen auf das Trauma beziehen. Von entscheidender Bedeutung sind daher die Identifikation des Traumas sowie die Beziehung des Traumas zu der Symptomatik.

6 Therapie

6.1 Psychopharmakotherapie

Es existieren zwar eine Fülle von Einzelfallberichten, jedoch **nur wenige kontrollierte Studien** zur Pharmakotherapie der posttraumatischen Belastungsstörung. Diese wurden meist bei männlichen Kriegsveteranen mit lang bestehender, chronifizierter Symptomatik durchgeführt. Depressive Syndrome und Alkohol- bzw. Substanzmißbrauch waren häufige Komplikationen. Eine erhebliche Anzahl von Patienten brach die Therapie vorzeitig ab.

Bei den **trizyklischen Antidepressiva** kann die Wirkung von **Amitriptylin** und **Imipramin** noch am ehesten als gesichert gelten. Die Wirkung soll sich hauptsächlich auf die Übererregbarkeit, wiederkehrende Erinnerungen, Flashbacks und Alpträume beziehen; weniger effizient sollen Vermeidungsverhalten und emotionale Abgestumpftheit reduziert werden. Damit wäre mit den Antidepressiva eine Verbesserung von Symptomen erreicht, die spezifisch für eine PTBS und nicht nur als antidepressive Effekte anzusehen sind.

Der in Deutschland nicht erhältliche **MAO-Hemmer Phenelzin** ist ebenfalls besser untersucht als viele andere Substanzen und reduziert in Studien die Intrusionen sowie Übererregbarkeit besser als das Vermeidungsverhalten.

Es gibt zunehmend Hinweise, daß **serotoninerg wirksame Antidepressiva** (SSRI wie Fluoxetin, Fluvoxamin, Paroxetin und Sertralin) eine Verbesserung der PTBS-Symptomatik erreichen können.

Bei der **Behandlung mit Antidepressiva** ist zu beachten, daß der Effekt erst verzögert einsetzt und daher ein Therapieversuch mindestens acht, eher zwölf Wochen andauern sollte. Die Dosierung ist initial in der üblichen antidepressiven Dosierung zu wählen. Oft erfordert der Verlauf jedoch höhere Dosen, d.h. für Amitriptylin oder Imipramin bis zu 300 mg, Fluoxetin bis 60 mg, Fluvoxamin bis 300 mg, Paroxetin bis 50 mg. Die Erhaltungstherapie sollte einen Zeitraum von einem Jahr nicht unterschreiten.

Die **Placeboresponse** bei chronifizierter PTBS ist niedrig und zeigt die Persistenz posttraumatischer Symptome an. Im Einzelfall oder für geringe Patientenzahlen wurden Symptomreduktionen unter Propranolol, Carbamazepin, Buspiron, Clonidin, Lithium, Clonazepam, Alprazolam oder Valproinsäure berichtet. Das Benzodiazepin Alprazolam zeigte keinen positiven therapeutischen Effekt, es wurde über Entzugssymptomatik beim Absetzen des Medikamentes berichtet. Neuroleptika werden nur bei psychotischer Symptomatik als hilfreich angesehen. Für die meisten der obengenannten Substanzen fehlen kontrollierte Studien.

Bei der frühen Behandlung nach akutem Trauma werden Benzodiazepine oder Clonidin als Medikamente zur kurzfristigen Dämpfung der Übererregbarkeitssymptome empfohlen. Ist bereits eine PTBS entwickelt, so sind trizyklische oder serotoninerg wirksame Antidepressiva einzusetzen.

Angesichts der **hohen Abbrecherquote** bei medikamentöser Therapie der PTBS ist besonderer Wert auf **compliancesichernde Maßnahmen** zu legen. Dazu gehört unter anderem eine **gründliche Edukation** über das Krankheitsbild, den Verlauf und die Therapiemöglichkeiten. Des weiteren ist darauf hinzuweisen, daß die therapeutischen Effekte mit zeitlicher Verzögerung auftreten und die Therapie oftmals längere Zeit in Anspruch nimmt. Die Bewertung einer medikamentösen Therapie durch den Patienten ist zu erfragen. Da Aspekte von Kontrolle und Ohnmacht für PTBS-Patienten eine wichtige Rolle spielen, ist dies in der **Arzt-Patient-Interaktion** und auch in der Gabe von Medikamenten besonders zu beachten.

6.2 Psychotherapie

Wie in der Psychopharmakologie liegen auch für die Psychotherapie der posttraumatischen Belastungsstörung **nur wenige kontrollierte Untersuchungen** vor. Der größte Teil der Untersuchungen besteht aus Einzelfallberichten oder offenen Studien. Die Zahl der verschiedenen therapeutischen Ansätze zur PTBS steigt stetig. Leider sind nur wenige wissenschaftlich evaluiert. Neben den klassischen Verfahren individueller Therapie und Gruppentherapie werden nonverbale künstlerische oder körperorientierte Verfahren angewendet. Es wird die Bedeutung von Symbolen und Ritualen innerhalb einer Gruppe hervorgehoben. Bei dem Versuch, dem Unerklärlichen einen Sinn zu verleihen, können religiöse Erklärungsansätze eine Rolle spielen. Der in den Grundfesten seiner Überzeugungen und seines Wertbildes erschütterte Patient versucht hiermit eine Rekonstruktion seiner Orientierungshilfen und Leitlinien.

Zu **Art und Dauer der Therapie** können noch keine allgemeingültigen Empfehlungen gegeben werden. Bei einmaligem, kurzfristigem und noch nicht lange zurückliegendem Trauma ist eine zeitlich limitierte, fokussierte Psychotherapie möglich. Bei länger zurückliegendem Trauma bedarf jedoch ein Teil der Patienten zunächst der vorsichtigen supportiven Therapie, um erst nach längerem Aufbau einer therapeutischen Beziehung über das Trauma sprechen zu können. Jegliche Form der Psychotherapie muß daher den Zustand und die Verfassung des Patienten berücksichtigen. Dieser sollte durch die Therapie nicht von den Erinnerungen an das Trauma überwältigt und damit erneut traumatisiert werden, was zu langwierigen Verschlimmerungen führen könnte. Gerade bei Expositionsbehandlungen kann diese Gefahr bestehen.

In den wenigen bisher vorliegenden **kontrollierten Psychotherapiestudien** zeigte sich eine Effizienz in der Reduktion der Symptomatik sowohl für psychodynamische Psychotherapie, Hypnotherapie wie auch kognitive und Verhaltenstherapie. Für die **kognitive und Verhaltenstherapie** liegen derzeit die am **besten gesicherten Daten** vor.

Möglicherweise ist der Vielschichtigkeit der posttraumatischen Belastungsstörung nicht mit einer Methode allein, sondern vielmehr mit einem **multimodalen Ansatz** gerecht zu werden. So werden in der kognitiven und Verhaltenstherapie mitunter parallel oder nebeneinander Entspannungstraining, Streßbewältigungstraining, Expositionstraining und kognitive Umstrukturierung verwendet. Die Expositionsbehandlung wird als entscheidender Faktor in der Verhaltenstherapie angesehen; sie kann in sensu oder in vivo stattfinden. Zusätzliche Unterstützung kann eine Gruppentherapie bieten, die den Patienten auch aus seiner Isolierung herausführen kann. Die Familie oder Verwandte und Freunde können in die Behandlung mit einbezogen werden, um ein besseres Verständnis der Erkrankung zu gewinnen und den Patienten besser unterstützen zu können.

Angesichts der vielfältigen Bedingungen und Auswirkungen posttraumatischer Reaktionen wurde ein **integratives Therapiemodell** vorgeschlagen, das Elemente der Psychopharmakotherapie, Debriefing-Interventionen, psychodynamische, kognitive Aspekte und verhaltenstherapeutische Methoden mit einbezieht. Es berücksichtigt dabei den phasenhaften Ablauf der Verarbeitung traumatischer Erlebnisse wie auch das Ausmaß an zusätzlichen Störungen im Sinne einer Komorbidität.

Wesentliche Elemente der Therapie sind auch die **Rahmenbedingungen.** Es ist auf eine vertrauensvolle, sichere Umgebung zu achten, in der der Patient die Kontrolle über sich selbst und seine Symptome wiedererlangen kann. Bei Traumatisierten, die weiterhin in einem bedrohlichen Umfeld leben, kann es sinnvoll sein, vor Beginn einer Psychotherapie zunächst die äußeren Bedingungen zu verbessern.

6.2.1 Krisenintervention nach einem akuten Trauma

Über die Behandlung eines akuten Traumas und die Bedeutung der ersten Reaktionen ist wissenschaftlich noch wenig gearbeitet worden.

Die Linderung akuter psychischer Not steht im Vordergrund. Dazu ist es u.a. wichtig, dem Patienten aufzuzeigen, daß seine Reaktionen auf das Trauma verständlich sind im Sinne einer „normalen Reaktion auf eine abnorme Situation". Angestrebt wird die Verlagerung einer Sicht von sich selbst als ein hilfloses Opfer zu der eines Überlebenden, der das Trauma aktiv bewältigt.

Bei der individuellen psychotherapeutischen Intervention nach einem Trauma ist zunächst im Sinne der **Krisenintervention** die Behandlung supportiv. Informationen und spezifische Psychoedukation zu traumatischen Ereignissen und ihren Folgen werden gegeben. Gefördert werden die Bewältigungsmechanismen im Hier und Jetzt und die Beachtung allgemeinmedizinischer Hilfen bei somatischen Folgen der Traumatisierung. Der Patient wird darin unterstützt, seine mit dem Trauma in Verbindung stehenden Gedanken, Gefühle und Bilder mitzuteilen. Nur sehr vorsichtig ist eine Konfrontation vorzunehmen, da der Patient sehr vulnerabel ist, zudem oft voller Zweifel, Mißtrauen und Schuldgefühle ist.

Vom Therapeuten wird verlangt, daß er ruhig und sicher auf die Erzählungen der Ereignisse reagiert und durch sein konkretes Nachfragen bereits eine Struktur für den oft irritierten und orientierungslosen Patienten vorgibt. Es fällt den Patienten oft schwer, das unwiderruflich Geschehene als gegeben zu akzeptieren. Soweit als möglich sind zur Unterstützung Familie oder Freunde mit einzubeziehen. Ergänzend zum Gespräch kann eine kurzdauernde Verschreibung sedierender Medikation bei sehr intensiven Reaktionen angezeigt sein, wenn für eine eingehende psychoedukative oder psychotherapeutische Intervention kein ausreichender Kontakt zum Patienten hergestellt werden kann. Quälende Schlafstörungen können mit den REM-Schlaf unterdrückenden Antidepressiva verbessert werden.

Als Gruppenverfahren zur „psychologischen Ersten Hilfe" unmittelbar nach einem Trauma wird als Intervention das Debriefing-Konzept verwendet (Psychological Debriefing, PD, oder **Critical Incident Stress Debriefing, CISD**). Dieses Konzept besteht aus einem oder mehreren Gruppengesprächen z.B. für Personen, die an den Rettungsaktionen nach einer Katastrophe beteiligt sind. Diese Gespräche finden in den ersten Tagen nach dem Ereignis statt und sollen den Betroffenen die Möglichkeit geben, sich mit anderen Betroffenen über ihre Gedanken und Gefühle auszutauschen und Anleitung für den Umgang mit möglicherweise auftretenden Beschwerden zu bekommen. Die Struktur des Debriefing beinhaltet eine detaillierte Mitteilung über das Trauma (Gefühle, Gedanken, sensorische Eindrücke, Fakten). Auch inbegriffen sind die Unterrichtung über die Symptomatik der akuten Streßreaktion, der posttraumatischen Belastungsstörung und die Vermittlung von Coping-Strategien. Diese Interventionsform ist kurz, fokussiert, unmittelbar nach dem Trauma beginnend und bewußt an der Oberfläche bleibend. Sie wird nicht als Psychotherapie im engeren Sinne verstanden.

6.2.2 Psychodynamische Therapie

Ein psychodynamisches Modell geht davon aus, daß die Verarbeitung des Traumas in **mehreren Phasen** abläuft. Diese Phasen können verschiedene zeitliche Länge aufweisen und sich auch überlappen. Phasen der Verleugnung und Verdrängung können auftreten wie auch Phasen der Trauer oder Wut, der beständigen Erinnerung an das Trauma, Phasen der Ambivalenz wie auch der Durcharbeitung und Konfrontation mit dem Ereignis bis schließlich eine Integration des Geschehenen erreicht ist.

Zunächst wird am **Aufbau einer tragfähigen, sicheren Beziehung** gearbeitet, die den Patienten in die Lage versetzt, über seine Erlebnisse zu berichten. Empathisches, verständnisvolles Zuhören ohne Wertung stützt den Patienten. In der Beziehung wird der Therapeut vom Patienten immer wieder auf seine Fähigkeit geprüft, ob er die Erlebnisse aushalten und mit dem Patienten tragen kann.

Die Symptome und Verhaltensweisen sind innerhalb eines Krankheitskonzeptes zu erklären und für den Patienten einzuordnen. Bezüge zum Trauma und die Auswirkungen auf den Alltag sind herzustellen. Zu erfassen ist auch die **Bedeutung, die das Trauma für den Patienten hat.** Die Symptome, das Verhalten und das Ereignis an sich sind für den Patienten von Relevanz und wirken sich auf sein **Selbstkonzept** aus. Die Gewinnung von Einsicht und Verständnis in das Geschehen und die Rolle des Patienten in der Situation fördert die Integration und Bewältigung des Ereignisses. Hierdurch kann idealerweise der durchbrochene „Reizschutz" wieder aufgerichtet werden. Es wird der Regression und Fixierung auf primitive Abwehrformen entgegengearbeitet und die Entwicklung von Charakterveränderungen verhindert.

Die aktuelle Erfahrung wird in Beziehung gesetzt zu **früheren Traumatisierungen.** Bewußte und unterbewußte Assoziationen decken frühere Konflikte und Erlebnisse von Gefahr und Verletzung, aber auch Sicherheit und Schutz auf. Die Prozesse der **Übertragung und Gegenübertragung** können sehr intensive Ausmaße annehmen, wenn inadäquate Verhaltensmuster und frühe Abwehrmechanismen die Beziehung beeinflussen.

Für die Bewältigung aktueller Traumata wurde von HOROWITZ und Mitarbeitern (1986) eine strukturierte psychodynamische Kurztherapie entwickelt.

6.2.3 Kognitive und Verhaltenstherapie

Zur verhaltenstherapeutischen Behandlung von Angststörungen werden gewöhnlich Expositionsverfahren und Angstbewältigungstechniken eingesetzt.

Die erste moderne Form der **Expositionstherapie,** die zur Behandlung von Phobien eingesetzt wurde, war die systematische Desensibilisierung. Der Patient wird im entspannten Zustand auf der Vorstellungsebene mit der angstauslösenden Situation konfrontiert. Die angstauslösenden Situationen können gestuft vorgegeben werden. In der Expositionsbehandlung wird der Patient mit der gefürchteten Situation konfrontiert. Um eine Entkoppelung von der real traumatisierenden Situation zu schaffen und die unangenehmen psychophysiologischen Reaktionen in einem bewältigbaren Rahmen zu halten, muß auf ein sicheres Setting geachtet werden. Dem Flucht- und Vermeidungsverhalten des Patienten wird damit entgegengewirkt. Die verschiedenen Expositionstechniken unterscheiden sich je nach Medium der Exposition (in sensu bzw. in vivo), Dauer der Exposition (kurz bzw. lang) und Erregungsniveau bei der Exposition (niedrig bzw. hoch). Varianten sind abgestufte Konfrontationsverfahren in vivo oder in sensu ohne Entspannung. Eine andere Form der Exposition ist die Reizüberflutung („flooding"). Bei dieser Methode wird der Reiz massiv, entweder in vivo oder in sensu, vorgegeben und fortgesetzt, bis ein deutlicher Rückgang des Angstniveaus erreicht ist. Die Exposition ist vor allem dann indiziert, wenn ein **ausgeprägtes Vermeidungsverhalten** vorhanden ist. Die Furchtstruktur soll durch die Konfrontation mit dem Furcht auslösenden Reiz aktiviert und durch die neue Erfahrung modifiziert werden. Die Expositionsbehandlung hat sich in Studien als effektiv bei der Behandlung von vergewaltigten Frauen erwiesen. Nicht nur das Vermeidungsverhalten, sondern auch Alpträume, Intrusionen und psychophysiologische Beschwerden konnten reduziert werden.

Im **Angstbewältigungstraining** werden dem Patienten Fertigkeiten vermittelt, die er zur Kontrolle seiner Ängste im Alltag einsetzen kann. Dies ist dann sinnvoll, wenn der gesamte Alltag des Patienten durch Angst geprägt ist. Angstbewältigungstechniken sind unter anderem das Entspannungstraining, Streßimpfungstraining, kognitive Umstrukturierung, soziales Kompetenztraining und Ablenkungstechniken. In einer von FOA ET AL. (1991) durchgeführten kontrollierten Studie mit vergewaltigten Frauen zeigte sich das Angstbewältigungstraining am Ende der Therapie als effektiv in der Behandlung von posttraumatischen Beschwerden. Die erhöhte psychophysiologische Erregung ist durch diese Methode gut zu beeinflussen.

Zur Behandlung der posttraumatischen Belastungsstörung nach einer Vergewaltigung ist von FOA ET AL. (1995) ein kurzes, strukturiertes Therapieprogramm entwickelt worden. Diese Behandlung besteht aus einer Kombination von Streßbewältigungstraining und Exposition in sensu und in vivo. Auf die Vermittlung eines Krankheitsmodells wird Wert gelegt. Es finden neun 90- bis 120minütige Sitzungen, jeweils zweimal pro Woche, statt.

Ablaufschema für eine Verhaltenstherapie

Im Folgenden wird ein Schema für die strukturierte Verhaltenstherapie dargestellt, das aus dem Therapieprogramm von FOA ET AL. abgeleitet ist. Diese Therapieform eignet sich zur Behandlung eines **einmaligen, kurzdauernden Traumas** (Typ-I-Trauma). Es ist nicht zur Therapie langandauernder, repetitiver Traumata konzipiert (Typ-II-Trauma).

Vor dem Beginn der Verhaltenstherapie finden **zwei bis fünf diagnostische Sitzungen** statt. In diesen Sitzungen werden neben Selbstbeurteilungsskalen (z.B. Impact of Event Scale, Posttraumatic Stress Scale, Symptom-Checkliste 90-R) die klinischen Interviews „Clinician-Administered PTSD Scale" (CAPS) zu Art und Ausmaß der Symptomatik der posttraumatischen Belastungsstörung und z.B. „Diagnostisches Interview bei psychischen Störungen" (DIPS) zur Abklärung einer komorbiden Störung durchgeführt.

Die Grundzüge der Behandlung und deren Ablauf werden mit dem Patienten ausführlich besprochen. Es wird darauf hingewiesen, daß der Fokus der Therapie die **Beschwerden der posttraumatischen Belastungsstörung** ist, daß die Dauer der Therapie auf 12 Sitzungen à 90 Minuten begrenzt ist und daß **aktive Mitarbeit** des Patienten in Form von **Hausaufgaben** erforderlich ist. Es wird auch besprochen, daß die Therapie mitunter sehr anstrengend oder belastend sein kann und am Anfang vorübergehend zu einer Zunahme der Beschwerden führen kann.

Zu Beginn jeder Sitzung werden die Hausaufgaben der letzten Woche besprochen und am Ende jeder Sitzung die Hausaufgaben für die kommende Woche geplant. In der **ersten Sitzung** liegt der Schwerpunkt in der Psychoedukation. Dem Patienten wird ein Krankheitsmodell der PTBS vermittelt. Das Ziel ist die Einordnung seiner Reaktionen als eine normale und verständliche Reaktion auf das traumatische Ereignis. Ihm wird ein **Informationsblatt** zu typischen Beschwerden, die nach einem Trauma auftreten können, ausgehändigt. Anhand dieses Informationsblattes werden seine psychischen Reaktionen auf das Trauma und deren Auswirkungen im Alltag ausführlich besprochen. Am Ende der ersten Sitzung erhält der Patient eine Einführung in eine **Atemtechnik,** in der die Zwerchfellatmung und langsames Ausatmen betont werden. Der Patient wird aufgefordert, diese Übung bis zur nächsten Sitzung täglich mehrmals zu üben. Als weitere Hausaufgabe soll der Patient in Form eines therapeutischen Tagebuchs in der kommenden Woche wiederkehrende Erinnerungen und Gedanken an das Trauma sowie auslösende Reize notieren.

In der **zweiten Sitzung** werden anhand des **Tagebuchs** die wiederkehrenden Erinnerungen an das Trauma und die Einordnung in das **Krankheitsmodell** der PTBS weiter besprochen. Dem Patienten wird u.a. die Zwei-Faktoren-Theorie der Angst von MOWRER erläutert, damit er ein besseres Verständnis für die Entstehung und Aufrechterhaltung seiner Beschwerden bekommt. Anschließend wird die Technik der **progressiven Muskelrelaxation** nach JACOBSON vermittelt und deren Übung als Hausaufgabe besprochen. Am konkreten Einzelfall wird aufgezeigt, wie der Patient die Technik zur Reduktion seiner psychophysiologischen Beschwerden einsetzen kann.

In der **dritten Sitzung** beginnt die **Exposition in sensu,** die das Kernstück der Therapie darstellt. Das Rationale für die Expositionsübungen wird dem Patienten ausführlich erläutert. Bei dieser Form der Exposition wird der Patient aufgefordert, sich das Trauma nochmals ins Gedächtnis zu rufen. Bei geschlossenen Augen soll er den Ablauf des Traumas so umfassend und detailliert wie möglich berichten. Dieser Bericht soll nicht nur den Ablauf darstellen, sondern auch die Gedanken, Ängste und die sensorischen Wahrnehmungen auf verschiedenen Ebenen wie Körperempfindungen, Geräusche oder Gerüche mitteilen. Die Schilderung soll so lebhaft sein, daß ein SUD („subjective units of distress"; Angstskala von 0–100) von mindestens 50–70 erreicht wird. Nach jeweils 5 Minuten und an herausragenden Momenten der Darstellung bittet der Therapeut den Patienten seinen Angstpegel (SUD) auf der Skala von 0 bis 100 einzustufen. Der Patient sollte zur besseren Aktivierung der Furchtstrukturen und Ängste nicht in der dritten Person erzählen, sondern in der Ich-Form und im Hier und Jetzt, so als ob das Trauma gerade nochmals passieren würde. Für die Exposition in sensu werden 45–60 Minuten gebraucht. Wenn ein Durchgang der traumatischen Szene weniger als 45 Minuten beansprucht, wird der Patient sofort nach Beendigung des ersten Durchgangs aufgefordert, nochmals von vorne mit der Schilderung der Szene zu beginnen. Je nach Länge des Traumas sind mehrere Durchgänge in der vorgegebenen Zeit möglich. Wenn der Patient unter starken Schuldgefühlen (z.B. Tod oder Verletzung anderer Personen), Schamgefühlen oder Wut leidet und dysfunktionale kognitive Schemata erkennbar sind, werden diese Problembereiche vor der Exposition in sensu und in vivo anhand **kognitiver Therapiestrategien** (kognitive Umstrukturierung nach BECK und ELLIS) bearbeitet.

In der **vierten Sitzung** wird die Exposition in sensu wiederholt. Anschließend wird eine Hierarchie für die **Exposition in vivo** erstellt. Die Exposition in vivo findet je nach Ausprägung des Vermeidungsverhaltens parallel als Hausaufgabe oder nach Abschluß der Exposition in sensu statt. Unserer Erfahrung nach ist der Patient meist in der Lage, eigenständig oder in der Begleitung z.B. eines Familienmitglieds die Übungen durchzuführen. Häufiger Inhalt der Exposition in vivo ist das Aufsuchen des Ortes, an dem das Trauma stattfand, z.B. Unfallstelle.

In der **fünften bis zehnten Sitzung** wird die Exposition in sensu, wie in der dritten und vierten Sitzung beschrieben, wiederholt. Die kognitive Therapie wird fortgesetzt. In der **elften und zwölften Sitzung** werden die gelernten **Copingstrategien** zusammengefaßt, evtl. in der Zukunft auftretende schwierige Situationen und deren Bewältigung besprochen. Danach wird die Therapie beendet.

Mit Hilfe dieses Therapieschemas kann nach unseren Erfahrungen oftmals innerhalb eines Zeitraumes von drei Monaten eine deutliche Reduktion der PTBS-Symptomatik erreicht werden. Zusätzliche Problembereiche wie familiäre Konflikte oder Probleme am Arbeitsplatz können weitere Therapiestunden erfordern.

> **Resümee**
>
> Sowohl in der Psychopharmakotherapie als auch in der Psychotherapie existieren nur wenige kontrollierte Studien zur Wirksamkeit der Verfahren. In der Psychopharmakotherapie sind trizyklische Antidepressiva, MAO-Hemmer und Serotonin-Wiederaufnahmehemmer am besten untersucht, in der Psychotherapie die kognitiven und verhaltenstherapeutischen Verfahren. Zumeist wird eine Reduktion einzelner Symptombereiche erreicht, eine vollständige Remission ist eher die Ausnahme.

Literatur

1 Terminologie

American Psychiatric Association: Diagnostic and Statistical Manual of Mental Disorders. DSM-IV. American Psychiatric Association, Washington (D.C.) 1994.

American Psychiatric Association: Diagnostic and Statistical Manual of Mental Disorders. DSM-III-R. American Psychiatric Association, Washington (D.C.) 1987.

American Psychiatric Association: Diagnostic and Statistical Manual of Mental Disorders. DSM-III. American Psychiatric Association, Washington (D.C.) 1980.

Baeyer, W. von, H. Häfner, K. Kisker: Psychiatrie der Verfolgten: Psychopathologische und gutachtliche Erfahrungen an Opfern der nationalsozialistischen Verfolgung und vergleichbaren Extrembelastungen. Springer, Berlin–Heidelberg–New York 1964.

Dilling, H., W. Mombour, M. H. Schmidt (Hrsg.): WHO – Internationale Klassifikation psychischer Störungen. Huber, Göttingen–Bern–Toronto 1993.

Dressing, H., M. Berger: Posttraumatische Streßerkrankungen. Nervenarzt 62 (1991) 16–26.

Fischer-Homberger, E.: Die traumatische Neurose. Huber, Göttingen–Bern–Toronto 1975.

Freud, S.: Jenseits des Lustprinzips. 1920. Studienausgabe, Bd. 3. Fischer, Frankfurt 1983.

March, J. S.: What constitutes a stressor? The „criterion A" issue. In: Davidson, J. R. T., E. B. Foa (eds.): Posttraumatic Stress Disorders: DSM-IV and Beyond, pp. 37–56. American Psychiatric Press, Washington (D.C.)–London 1993.

Matsakis, A. M.: Posttraumatic Stress Disorder: A Complete Treatment Guide. New Harbinger Publications, Oakland (CA.) 1994.

Matussek, P.: Die Konzentrationslagerhaft und ihre Folgen. Springer, Berlin–Heidelberg–New York 1971.

Wilson, J. P.: The historical evolution of PTSD diagnostic criteria: From Freud to DSM-IV. In: Everly Jr., G. S., J. M. Lating (eds.): Psychotraumatology. Key Papers and Core Concepts in Post-Traumatic-Stress, pp. 9–26. Plenum Press, New York–London 1995.

Stoffels, H.: Terrorlandschaften der Seele. Roderer, Regensburg 1994.

2 Epidemiologie und Verlauf

Breslau, N., G. Davis, P. Andreski, E. Peterson: Traumatic events and Posttraumatic Stress Disorder in an urban population of young adults. Arch. gen. Psychiat. 48 (1991) 216–222.

Davidson, J. R. T., J. A. Fairbank: The epidemiology of Posttraumatic Stress Disorder. In: Davidson, J. R. T, E. B. Foa (eds.): Posttraumatic Stress Disorders: DSM-IV and Beyond, pp. 147–172. American Psychiatric Press, Washington (D.C.)–London 1993.

Dilling, H., W. Mombour, M. H. Schmidt (Hrsg.): WHO – Internationale Klassifikation psychischer Störungen ICD-10. Huber, Bern–Göttingen–Toronto 1993.

Frommberger, U., R.-D. Stieglitz, E. Nyberg, M. Berger: Die psychischen Folgen von Verkehrsunfällen. Psychotherapie in Psychiatrie, Psychotherapeutischer Medizin und Klinischer Psychologie 2 (1997) 45–51.

Kessler, R. C., A. Sonnega, E. Bromet, M. Hughes, C. B. Nelson: Posttraumatic Stress Disorder in the national comorbidity survey. Arch. gen. Psychiat. 52 (1995) 1048–1060.

Kilpatrick, D. G., H. S. Resnick: Postraumatic Stress Disorder associated with exposure to criminal victimization in clinical and community populations. In: Davidson, J. R. T., E. B. Foa (eds.): Posttraumatic Stress Disorders: DSM-IV and Beyond, pp. 113–146. American Psychiatric Press, Washington (D.C.)–London 1993.

Kulka, R. A., W. E. Schlenger, J. A. Fairbank, R. L. Hough, B. K. Jordan, C. R. Marmar, D. S. Weiss: Trauma and the Vietnam War Generation: Report of Findings from the National Vietnam Veterans Readjustment Study. Brunner/Mazel, New York 1990.

Malt, U., G. Blikra, B. Hoivik: The three-year biopsychosocial outcome of 551 hospitalized accidentally injured adults. Acta psychiat. scand. 80 (Suppl. 355) (1989) 84–93.

Scotti, J. R., B. K. Beach, L. M. E. Northrop, C. A. Rode, J. P. Forsyth: The psychological impact of accidental injury. A conceptual model for clinicians and researchers. In: Freedy, J. R., S. E. Hobfoll (eds.): Traumatic Stress. From Therapy to Practice. Plenum Press, New York–London 1995.

Statistisches Bundesamt: Verkehrsunfälle 1994. Metzler Poeschel, Stuttgart 1995.

Taylor, S., W. J. Koch: Anxiety disorders due to motor vehicle accidents: Nature and treatment. Clin. Psychol. Rev. 15 (1995) 721–738.

3 Symptomatik und Typisierung

American Psychiatric Association: Diagnostic and Statistical Manual of Mental Disorders. DSM-IV. American Psychiatric Association, Washington (D.C.) 1994.

American Psychiatric Association: Diagnostic and Statistical Manual of Mental Disorders. DSM-III-R. American Psychiatric Association, Washington (D.C.) 1987.

Bremner, J. D., P. Randall, T. M. Scott, R. A. Bronen, J. P. Seibyl, S. M. Southwick, R. C. Delaney, G. McCarthy, D. S. Charney, R. B. Innis: MRI-based measurement of hippocampal volume in patients with combat-related Posttraumatic Stress Disorder. Amer. J. Psychiat. 152 (1995) 973–981.

Brett, E. A.: Classifications of Posttraumatic Stress Disorder in DSM-IV: Anxiety disorder, dissociative disorder, or stress disorder? In: Davidson, J. R. T, E. B. Foa (eds.): Posttraumatic Stress Disorders: DSM-IV and Beyond, pp. 191–206. American Psychiatric Press, Washington (D.C.)–London 1993.

Dilling, H., W. Mombour, M. H. Schmidt (Hrsg.): WHO – Internationale Klassifikation psychischer Störungen ICD-10. Huber, Bern–Göttingen–Toronto 1993.

Herman, J. L.: Complex PTSD: A syndrome in survivors of prolonged and repeated trauma. In: Everly, Jr. G. S., J. M. Lating (eds.): Psychotraumatology. Key Papers and Core Concepts in Post-Traumatic-Stress, pp. 87–102. Plenum Press, New York–London 1995.

Herman, J. L.: Sequelae of prolonged and repeated trauma: Evidence for a complex posttraumatic syndrome (DESNOS). In: Davidson, J. R. T., E. B. Foa (eds.): Posttraumatic Stress Disorders: DSM-IV and Beyond, pp. 213–228. American Psychiatric Press, Washington (D.C.)–London 1993.

Meichenbaum, D.: A Clinical Handbook/Practical Therapist Manual. For Assessing and Treating Adults with Post-Traumatic Stress Disorder (PTSD). Institute Press, Waterloo (Ontario) 1994.

Van der Kolk, B. A., J. L. Herman: Dissociation, somatization, and affect dysregulation. Amer. J. Psychiat. 153 (1996) 83–93.

4 Ätiologie und Pathogenese

Blanchard, E. B., E. J. Hickling, N. Mitnick, A. E. Taylor, W. R. Loos, T. C. Buckley: The impact of severity of physical injury and perception of life threat in the development of Post-Traumatic Stress Disorder in motor vehicle accident victims. Behav. Res. Ther. 33 (1995) 529–534.

Bremner, J. D., J. M. Scott, D. S. Charney: Deficits in Short-term memory in PTSD. Amer. J. Psychiat. 150 (1993) 1015–1019.

Bremner, J. D., P. R. Randall, T. M. Scott, R. A. Bronen, R. C. Delaney, J. P. Seibyl, S. M. Southwick, G. McCarthy, D. S. Charney, R. B. Innis: MRI-based measurement of hippocampal volume in posttraumatic stress disorder. Amer. J. Pychiat. 152 (1995) 973–981.

Breslau, N., G. C. Davis, P. Andreski: Risk factors for PTSD-related traumatic events: a prospective analysis. Amer. J. Psychiat. 152 (1995) 529–535.

Brett, E.: Psychoanalytic contributions to a theory of

traumatic stress. In: Wilson, J. P., B. Raphael (eds.): International Handbook of Traumatic Stress Syndromes, pp. 61–68. Plenum Press, New York 1993.

Charney, D. S., A. Y. Deutch, J. H. Krystal, S. M. Southwick, M. Davis: Psychobiologic mechanisms of posttraumatic stress disorder. Arch. Gen. Psychiat. 50 (1993) 294–305.

Connolly, J.: Accident proneness. Brit. J. Hosp. Med. (1981) 470–481.

Freud, S.: Der Mann Moses und die monotheistische Religion: drei Abhandlungen. Studienausgabe Bd. IX. Fischer, Frankfurt 1939.

Freud, S.: Jenseits des Lustprinzips. Studienausgabe Bd. III. Fischer, Fankfurt 1920.

Goldberg, J., W. R. True, S. A. Eisen, W. G. Henderson: A twin study of the effects of the Vietnam War on posttraumatic stress disorder. J. Amer. med. Ass. 263 (1990) 1227–1232.

Gurvits, T. V., R. K. Pitman: MRI study of hippocampal volume. Biol. Psychiat. 40 (1996) 1091–1099.

Horowitz, M.: Stress Response Syndromes. Jason Aronson, New York 1986.

Kohn, Y., R. K. Pitman: Absence of reduced platelet adenylate cyclase activity in Vietnam veterans with PTSD. Biol. Psychiat. 37 (1995) 205–208.

Krystal, H.: Trauma and the stimulus barrier. Psychoanalyt. Inquiry 5 (1985) 131–161.

Lang, P. J., D. N. Levin, G. A. Miller, M. J. Kozak: Fear behavior, fear imagery, and the psychophysiology of emotion: The problem of affective integration. J. abnorm. Psychol. 92 (1983) 276–306.

Mayou, R.: Psychiatric aspects of road traffic accidents. Int. Rev. Psychiat. 4 (1992) 45–54.

McFarlane, A.C.: Resilience, vulnerability, and the course of posttraumatic reactions. In: van der Kolk, B., A. C. McFarlane, L. Weisaeth (eds.): Traumatic Stress, pp. 214–241. Guilford Press, New York–London 1996.

Mikulincer, M., Z. Solomon: Attributional style and combat-related posttraumatic stress disorder. J. abnorm. Psychol. 97 (1988) 308–313.

Mitchell, J. T., G. S. Everly Jr.: Critical Incident Stress Debriefing (CISD) and the prevention of work-related traumatic stress among high risk occupational groups. In: Everly Jr., G. S., J. M. Lating (eds.): Psychotraumatology. Key Papers and Core Concepts in Post-Traumatic-Stress, pp. 267–280. Plenum Press, New York–London 1995.

Noyes, R.: Motor vehicle accidents related to psychiatric impairment. Psychosomatics 26 (1985) 569–580.

Orr, S. P.: Psychophysiologic studies of Posttraumatic Stress Disorder. In: Giller, E. L. (ed.): Biological Assessment and Treatment of Posttraumatic Stress Disorder, pp. 137–157. American Psychiatric Press, Washington (D.C.) 1990.

Paige, S. R., J. E. O. Newton: Psychophysiological correlates of PTSD in Vietnam veterans. Biol. Psychiat. 27 (1990) 419–430.

Pitman, R. K., S. P. Orr, D. F. Forgue, J. B. de Jong, J. M. Claiborn: Psychophysiologic assessment of posttraumatic stress disorder imagery in Vietnam combat veterans. Arch. gen. Psychiat. 44 (1987) 970–975.

Pitman, R. K.: Biological findings in Posttraumatic Stress Disorder: Implications for DSM-IV classification. In: Davidson, J. R. T., E. B. Foa (eds.): Posttraumatic Stress Disorders: DSM-IV and Beyond, pp. 173–190. American Psychiatric Press, Washington (D.C.)–London 1993.

Reich, J. H.: Personality disorders and Posttraumatic Stress Disorder. In: Wolf, M. E., A; D. Mosnaim (eds.): Posttraumatic Stress Disorder. Etiology, Phenomenology, and Treatment, pp. 64–79. American Psychiatric Press, Washington (D.C.) 1990.

Southwick, S. M., J. H. Krystal, A. Morgan, D. Johnson, L. M. Nagy, A. Nicolaou, G. R. Heninger, D. S. Charney: Abnormal noradrenergic function in posttraumatic stress disorder. Arch. gen. Psychiat. 50 (1993) 266–274.

Southwick, S. M., J. H. Krystal, D. R. Johnson, D. Charney: Neurobiology of PTSD. In: Everly Jr., G. S., J. M. Lating (eds.): Psychotraumatology. Key Papers and Core Concepts in Post-Traumatic-Stress, pp. 49–72. Plenum Press, New York–London 1995.

Van der Kolk, B.: The body keeps the score. Approaches to the psychobiology of posttraumatic stress disorder. In: Van der Kolk, B., A. C. McFarlane, L. Weisaeth (eds.): Traumatic Stress, pp. 214–241. Guilford Press, New York–London 1996.

Yehuda, R., D. Boisoneau, M. T. Lowy, E. L. Giller: Dose-response changes in plasma cortisol and lymphocyte glucocorticoid receptors following dexamethasone administration in combat veterans with and without Posttraumatic Stress Disorder. Arch. gen. Psychiat. 52 (1995) 583–593.

Yehuda, R., E. L. Giller, W. T. Mason: Hypothalamic-pituitary-adrenal dysfunction in PTSD. Biol. Psychiat. 30 (1991) 1031–1048.

5 Differentialdiagnostischer Prozeß

American Psychiatric Association: Diagnostic and Statistical Manual of Mental Disorders, DSM-IV. American Psychiatric Press, Washington (D.C.) 1994.

Blake, D. D., L. M. Nagy, D. G. Kaloupek, F. D. Gusman, D. S. Charney, T. M. Keane: A clinical rating scale for assessing current and lifetime PTSD: the CAPS-1. Behav. Therap. 13 (1990) 187–188.

Derogatis, L. R.: Administration, Scoring and Procedures Manual I for the R(revised) Version of the Psychopathology Rating Scale Series (SCL-90). Johns Hopkins University School of Medicine, Chicago 1977.

Foa, E. B., D. S. Riggs, C. V. Dancu, B. O. Rothbaum: Reliability and validity of a brief instrument for assessing Post-Traumatic Stress Disorder. J. Traumatol. 6 (1993) 459–473.

Green, B. L.: Psychosocial research in traumatic stress: An update. J. Traumatic Stress. 7 (1994) 341–362.

Horowitz, M., N. Wilner, N. Kaltreider, W. Alvarez:

Signs and symptoms of Posttraumatic Stress Disorder. Arch. gen. Psychiat. 37 (1980) 85–92.

Margraf, J., S. Schneider, A. Ehlers: Diagnostisches Interview bei psychischen Störungen: DIPS. Springer, Berlin 1991.

6 Therapie

Bisson, J. I., M. P. Deahl: Psychological debriefing and prevention of post-traumatic stress. Brit. J. Psychiat. 165 (1994) 717–720.

Brom, D., R. J. Kleber, P. B. Defares: Brief psychotherapy for posttraumatic stress disorders. J. consult. clin. Psychol. 57 (1989) 607–612.

Busuttil, W., G. J. Turnbull, L. A. Neal, J. Rollins, A. G. West, N. Blanch, R. Herepath: Incorporation psychological debriefing techniques within a brief group psychotherapy program for the treatment of Posttraumatic Stress Disorder. Brit. J. Psychiat. 167 (1995) 495–502.

Davidson, J.: Drug therapy of PTSD. Brit. J. Psychiat. 160 (1992) 309–314.

Dreßing, H., M. Berger: Posttraumatische Streßerkrankungen. Nervenarzt 62 (1991) 16–26.

Foa, E. B, D. Hearst-Ikeda, K. J. Perry: Evaluation of a brief cognitive-behavioral program for the prevention of chronic PTSD in recent assault victims. J. consult. clin. Psychol. 63 (1995) 948–955.

Foa, E. B., B. O. Rothbaum, D. S. Riggs, T. B. Murdock: Treatment of Posttraumatic Stress Disorder in rape victims: A comparison between cognitive-behavioral procedures and counseling. J. consult. clin. Psychol. 59 (1991) 715–723.

Foa, E. B., B. O. Rothbaum: Kognitiv-verhaltenstherapeutische Behandlung posttraumatischer Belastungsreaktionen. In: Fiegenbaum, W. (Hrsg.): Zukunftsperspektiven der Klinischen Psychologie, S. 129–156. Springer, Berlin–Heidelberg–New York 1992.

Frommberger, U., E. Nyberg, R.-D. Stieglitz, M. Berger: Psychotherapie und Psychopharmakotherapie in der Behandlung posttraumatischer Belastungsstörungen. In: Mundt, Chr., M. Linden, W. Barnett (Hrsg.): Psychotherapie in der Psychiatrie, S. 275–280. Springer, Berlin–Heidelberg–New York 1997.

Frommberger, U., R.-D. Stieglitz, E. Nyberg, M. Berger: Die psychischen Folgen von Verkehrsunfällen. Epidemiologie, Symptomatologie und Therapie. Psychotherapie 2 (1997) 45–51.

Herman, J. L.: Die Narben der Gewalt. Traumatische Erfahrungen verstehen und überwinden. Kindler, München 1994.

Hobbs, M., R. Mayou, B. Harrison, P. Worlock: A randomised controlled trial of psychological debriefing for victims of road traffic accidents. Brit. med. J. 313 (1996) 1438–1439.

Horowitz, M. J., N. B. Kaltreider: Brief therapy of the Stress Response Syndrome. In: Everly Jr., G. S., J. M. Lating (eds.): Psychotraumatology. Key Papers and Core Concepts in Post-Traumatic-Stress, pp. 231–244. Plenum Press, New York–London 1995.

Horowitz, M.: Stress-response syndromes: A review of posttraumatic and adjustment disorders. Hosp. Community Psychiat. 37 (1986) 241–249.

Lang, P. J., D. N. Levin, G. A. Miller, M. J. Kozak: Fear behavior, fear imagery, and the psychophysiology of emotion: The problem of affective integration. J. abnorm. Psychol. 92 (1983) 276–306.

Lindy, J. D.: Focal psychoanalytic psychotherapy of posttraumatic stress disorder. In: Wilson, J. P., B. Raphael (eds.): International Handbook of Traumatic Stress Syndromes, pp. 803–809. Plenum Press, New York 1993.

Maercker, A. (Hrsg.): Therapie der posttraumatischen Belastungsstörungen. Springer, Berlin–Heidelberg 1997.

Matsakis, A.: Post-traumatic Stress Disorder. A Complete Treatment Guide. New Harbinger Publications, Oakland (C.A.) 1994.

Nyberg, E., U. Frommberger, M. Berger: Therapie posttraumatischer Streßreaktionen bei Verkehrsunfallopfern. In: Maercher, A. (Hrsg.): Therapie der Posttraumatischen Belastungsstörung, S. 337–355. Springer, Berlin–Heidelberg–New York 1997.

Shalev, A. Y., O. Bonne, S. Eth: Treatment of Posttraumatic Stress Disorder: A review. Psychosom. Med. 58 (1996) 165–182.

Solomon, S. D., E. T. Gerrity, A. M. Muff: Efficacy of treatments for Posttraumatic Stress Disorder. An empirical review. J. Amer. med. Ass. 268 (1992) 633–638.

Van der Hart, O., P. Brown, B. A. van der Kolk: Pierre Janet's treatment of Post-Traumatic Stress. In: Everly, Jr., G. S., J. M. Lating (eds.): Psychotraumatology. Key Papers and Core Concepts in Post-Traumatic-Stress, pp. 195–210. Plenum Press, New York–London 1995.

Van der Kolk, B., A. McFarlane, L. Weisaeth: Traumatic Stress. Guilford, NewYork–London 1996.

Williams, M. B., J. F. Sommer Jr.: Handbook of Posttraumatic Therapy. Greenwood Press, Westport (Conn.)–London 1994.

Wilson, S. A., L. A. Becker, R. H. Tinker: Eye movement desensitization and reprocessing (EMDR). Treatment for psychologically traumatized individuals. J. consult. clin. Psychol. 63 (1995) 928–937.

20
Anpassungsstörungen

Ulrich Frommberger

Inhalt		
1	Terminologie	764
2	Epidemiologie und Verlauf	764
3	Symptomatik und Typisierung	766
4	Ätiologie und Pathogenese	767
5	Differentialdiagnostischer Prozeß	768
6	Therapie der Anpassungsstörungen	768

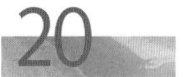

Anpassungsstörungen

1 Terminologie

Der Umgang mit belastenden Situationen gehört zum menschlichen Dasein. Belastende Situationen entstehen fast täglich, und der Umgang mit ihnen ruft zumeist keine psychischen Symptome hervor. Gelingt es jedoch nicht, die Belastungen adäquat zu bewältigen, können Anpassungsstörungen auftreten.

Die ICD-10 definiert Anpassungsstörungen als „Zustände von subjektivem **Leid** und emotionaler **Beeinträchtigung, die soziale Funktionen und Leistungen behindern** und während des Anpassungsprozesses nach einer entscheidenden **Lebensveränderung** oder nach belastenden **Lebensereignissen**, wie auch schwerer **körperlicher Erkrankung,** auftreten". Die Belastungen können nach ICD-10 das engere soziale Netz (z.B. Trauerfall oder Trennungserlebnis) oder das weitere soziale Umfeld (z.B. Emigration oder Flucht) betreffen. Nach DSM-IV sind es einzelne (z.B. Beendigung einer Liebesbeziehung) oder mehrere **Belastungsfaktoren** (z.B. erhebliche Schwierigkeiten am Arbeitsplatz und in der Ehe). Die Belastungen können sowohl **wiederkehrend** als auch **kontinuierlich** sein und können im Zusammenhang mit spezifischen **Lebensphasen** stehen (DSM-IV: z.B. Schulbeginn, Verlassen des Elternhauses, Heirat, Elternschaft, Nichterreichen beruflicher Ziele, Pensionierung). Es ist definiert, daß die Störung innerhalb eines Monats (ICD-10) bzw. innerhalb dreier Monate (DSM-IV) nach Beginn des Stressors auftritt und die Symptome sechs Monate nach Abklingen der Belastung nicht mehr vorhanden sind (DSM-IV und ICD-10).

Bei der Häufigkeit psychosozialer Belastungsfaktoren ist es nicht verwunderlich, daß die Anpassungsstörung eine **weitverbreitete Diagnose** darstellt. Es handelt sich jedoch um eine in der Abgrenzung problematische und wissenschaftlich wenig untersuchte Kategorie. Im Gegensatz zu den Prinzipien der modernen Klassifikationssysteme, ausschließlich an der Phänomenologie orientierte Diagnosen zu stellen, gehören die Anpassungsstörungen – neben wenigen anderen Kategorien, wie den posttraumatischen Belastungsstörungen – zu den Diagnosen, die auf einem **definierten Auslöser** basieren und damit **ätiologisch definiert** sind.

Wissenschaftlich ist diese Diagnose unbefriedigend, da sie nur begrenzt operationalisiert ist und nicht auf Symptomkriterien beruht. Der **komplexe Zusammenhang** zwischen Vulnerabilität, belastendem Ereignis und psychischer Symptomatik ist unzureichend erforscht und kann im klinischen Alltag häufig nur vermutet werden. Die Diagnose Anpassungsstörung ist daher eine **Restkategorie,** die benutzt wird, wenn die Symptomatik für andere, spezifischere Krankheitsbilder nicht erfüllt wird. Damit ist aber auch das Risiko verbunden, eine genauere diagnostische Kategorisierung zu vermeiden und letztlich eine inadäquate Therapie durchzuführen.

Klinisch relevant sind die kurzen und länger dauernden **depressiven Reaktionen,** die vor allem bei Trennung oder Verlust wichtiger Beziehungen oder im Rahmen von Kränkungserlebnissen auftreten. Obwohl zur Diagnosestellung die Kriterien des Vollbilds einer depressiven Episode nicht erfüllt sein dürfen, sind dennoch Suizidhandlungen in diesem Zusammenhang häufig (Tab. 20-1).

> **Resümee**
> Anpassungsstörungen treten nach belastenden Lebensereignissen, z.B. Konflikten in der Partnerschaft oder beruflichen Schwierigkeiten, auf. Die Diagnose wird häufig gestellt. Diese Störungskategorie ist wissenschaftlich nur wenig untersucht und stellt eine Restkategorie dar, wenn die Kriterien für spezifische Störungen, die ebenfalls durch einen „Stressor" ausgelöst sein können, nicht erfüllt werden.

2 Epidemiologie und Verlauf

Es gibt nur wenige Angaben zur Häufigkeit von Anpassungsstörungen, u.a. weil die strukturierten Interviews großer epidemiologischer Studien zu psychischen Störungen keinen Algorithmus für Anpassungsstörungen aufwiesen. Die **Prävalenzraten** beruhen bisher auf klinischen Patientenuntersuchungen. In einer umfangreichen Studie an ambulanten und stationären psychiatrischen Patienten fanden sich 10% Anpassungsstörungen, die damit die zweitgrößte diagnostische Kategorie darstellten. Bei Adoleszenten zeigen sich zumeist noch höhere Prävalenzraten. In der Notfallambulanz einer psychiatrischen Klinik fanden sich 13% Anpassungsstörungen. 10% Anpassungsstörungen wurden im Konsil-Liaisondienst bei internistischen und chirurgischen Kliniken diagnostiziert (AROLT ET AL., 1995). Die Angaben in verschiedenen Studien schwanken jedoch erheblich und sind abhängig von den spezifischen Bedingungen, in denen die Erhebungen erfolgten (s. Übersicht bei NEWCORN und STRAIN, 1995). So fand sich die hohe Rate von 50% Anpassungsstörungen bei älteren Patienten nach Herzoperation.

Zusammenfassend kann davon ausgegangen werden, daß 5–20% der Patienten, die sich in ambulan-

Tabelle 20-1 ICD-10-Klassifikation von Anpassungsstörungen.

F43.2 Anpassungsstörung

A. Identifizierbare psychosoziale Belastung, von einem nicht außergewöhnlichen oder katastrophalen Ausmaß; Beginn der Symptome innerhalb eines Monats

B. Symptome und Verhaltensstörungen (außer Wahngedanken und Halluzinationen), wie sie bei affektiven Störungen (F3), bei Störungen des Kapitels F4 (neurotische, Belastungs- und somatoforme Störungen) und bei den Störungen des Sozialverhaltens (F91) vorkommen. Die Kriterien einer einzelnen Störung werden aber nicht erfüllt. Die Symptome können in Art und Schwere variieren

Das vorherrschende Erscheinungsbild der Symptome sollte mit der fünften Stelle weiter differenziert werden:

F43.20 *kurze depressive Reaktion*
ein vorübergehender leichter depressiver Zustand, der nicht länger als einen Monat andauert.

F43.21 *längere depressive Reaktion*
ein leichter depressiver Zustand als Reaktion auf eine länger anhaltende Belastungssituation, der zwei Jahre aber nicht überschreitet

F43.22 *Angst und depressive Reaktion gemischt*
sowohl Angst als auch depressive Symptome sind vorhanden, das Ausmaß ist jedoch nicht größer als bei Angst und depressive Störung gemischt (F41.2) oder anderen gemischten Angststörungen (F41.3)

F43.23 *mit vorwiegender Beeinträchtigung von anderen Gefühlen*
die Symptome betreffen zumeist verschiedene affektive Qualitäten, wie etwa Angst, Depression, Besorgnis, Anspannung und Ärger; die Symptome für Angst und Depression können die Kriterien für Angst und depressive Störung gemischt (F41.2) oder andere gemischte Angststörungen (F41.3) erfüllen, sind aber nicht so dominierend, daß andere, spezifischere depressive oder Angststörungen diagnostiziert werden können. Diese Kategorie sollte auch für Reaktionen im Kindesalter verwandt werden, bei denen regressives Verhalten wie Bettnässen oder Daumenlutschen zusätzlich vorliegen

F43.24 *mit vorwiegender Störung des Sozialverhaltens*
die hauptsächliche Störung betrifft das Sozialverhalten, z.B. kann sich eine Trauerreaktion in der Adoleszenz in aggressivem oder dissozialem Verhalten äußern

F43.25 *mit gemischter Störung von Gefühlen und Sozialverhalten*
sowohl emotionale Symptome als auch Störungen des Sozialverhaltens sind bestimmende Symptome

F43.28 *mit sonstigen vorwiegend genannten Symptomen*

C. Die Symptome dauern nicht länger als sechs Monate nach Ende der Belastung oder ihrer Folgen an, außer bei der längeren depressiven Reaktion (F43.21); bis zu einer Dauer von sechs Monaten kann die Diagnose einer Anpassungsstörung gestellt werden

F43.8 sonstige Reaktionen auf schwere Belastung

F43.9 nicht näher bezeichnete Reaktion auf schwere Belastung

---

ter psychiatrisch-psychotherapeutischer Behandlung befinden, als Hauptdiagnose eine Anpassungsstörung haben (DSM-IV).

Definitionsgemäß – wenn auch etwas willkürlich erscheinend – beginnt eine Anpassungsstörung innerhalb von einem (ICD-10) bzw. drei Monaten (DSM-IV) nach Beginn des belastenden Ereignisses und dauert nicht länger als sechs Monate, nachdem das belastende Ereignis beendet ist. Bei anhaltender Belastung kann auch die Anpassungsstörung bestehenbleiben und damit chronifizieren. Zur Diagnostik von mehr als sechs Monate anhaltenden oder wiederholten emotionalen Reaktionen auf chronische oder rezidivierende körperliche Erkrankungen wurde daher eine Kategorie „**chronische Anpassungsstörung**" vorgeschlagen (LEIGH, 1993). Besteht ein Belastungsfaktor nur kurz, so wird davon ausgegangen, daß die Störung sofort nach Eintreten des Ereignisses beginnt und die Symptomatik nur wenige Tage bis Wochen anhält.

Anpassungsstörungen können **in jeder Altersgruppe** auftreten. Männer und Frauen sind wahrscheinlich gleich häufig betroffen, möglicherweise haben Frauen ein leicht höheres Risiko.

> **Resümee**
> In klinischen Studien fanden sich – je nach Patientengruppe – Anpassungsstörungen zumeist bei 5–20% der Patienten. Die Anpassungsstörung setzt kurz nach dem Ereignis ein und dauert definitionsgemäß nicht länger als ein halbes Jahr.

3 Symptomatik und Typisierung

Nach der ICD-10 hängt die Diagnose ab von einer „sorgfältigen Bewertung der Beziehung" zwischen

- Art, Inhalt und Schwere der Symptome
- Anamnese und Persönlichkeit
- belastendem Ereignis, Situation oder Lebenskrise.

Es wird gefordert, daß „überzeugende, wenn auch vielleicht nur vermutete Gründe" dafür sprechen, daß die **Störung ohne Belastung nicht aufgetreten** wäre. Bei geringem Schweregrad der Belastung oder fehlendem zeitlichem Zusammenhang zwischen Belastung und Symptomatik wird die Störung nicht als Anpassungsstörung, sondern anhand der Symptomatik, z.B. als Depression, zu klassifizieren sein.

Die unmittelbare Reaktion auf den Tod eines Partners oder Ehegatten ist nicht unter Anpassungsstörungen in der ICD-10 zu klassifizieren. Dagegen werden **abnorme Trauerreaktionen** jeglicher Dauer zu den Anpassungsstörungen gerechnet. Sehr heftige und länger als sechs Monate andauernde Trauerreaktionen werden unter der „längeren depressiven Reaktion" verschlüsselt.

Nach verschiedenen Studien wurde die Diagnose einer Anpassungsstörung eher gestellt bei folgenden Merkmalen (s. Übersicht bei DESPLAND ET AL., 1995):

- Bewertung des Stressors als schwer
- jüngere Patienten
- besser adaptierte Patienten
- Patienten mit emotionaler Instabilität

- Persönlichkeitsstörungen
- interpersonelle Konflikte.

Häufige Stressoren, die zu Anpassungsstörungen führen können, sind familiäre Probleme und Ehekonflikte.

Die **Symptomatik** einer Anpassungsstörung kann breit variieren. Wie bei anderen Störungen können die Symptome auf der **kognitiven, emotionalen** und der **physischen** Ebene auftreten. Aber auch **dramatische Verhaltensweisen,** Gewaltausbrüche, **Störungen des Sozialverhaltens** (z.B. aggressives oder dissoziales Verhalten) wie auch rücksichtsloses Autofahren, exzessives Trinken und sozialer Rückzug können das Bild bestimmen. In einer Studie fanden sich bei stationären Patienten mit einer Anpassungsstörung im Vergleich zu anderen psychiatrischen Patienten häufiger Suizidalität, kürzere Aufenthaltsdauern, mehr Substanzmißbrauch und eine geringere Zahl erneuter stationärer Aufnahmen in den folgenden zwei Jahren (GREENBERG ET AL., 1995). Am häufigsten treten Anpassungsstörungen mit **depressiver Symptomatik** auf. Die Schwere der Depression scheint bei einer Anpassungsstörung geringer zu sein als bei anderen depressiven Störungen. Eine Studie fand einen zunehmenden Schweregrad der Depression von Anpassungsstörungen über Dysthymie bis hin zur Major Depression (SPALLETTA ET AL., 1996).

Die Symptomatik bewirkt eine gewisse **Einschränkung bei der Bewältigung der alltäglichen Routine,** und dies wirkt sich sowohl auf interpersonelle, soziale wie berufliche Aspekte aus.

Bei den einzelnen **Subtypen** der Anpassungsstörungen, z.B. depressive Reaktion, können Symptome depressiver Verstimmung vorherrschen mit Weinerlichkeit, Gefühlen von Hoffnungslosigkeit oder Irritierbarkeit. Steht eher Angst im Vordergrund, herrschen Symptome wie Nervosität, Sorgen oder Ängstlichkeit vor. Ängstliche und depressive Verstimmung können auch kombiniert sein. Sind Symptome der Angst und Depression nicht vorherrschend und Symptome wie Besorgnis, Anspannung oder auch Ärger im Vordergrund, so kann die ICD-10-Klassifikation F43.23 „mit vorwiegender Beeinträchtigung von anderen Gefühlen" codiert werden.

Die ICD-10-Codierung F43.24 „mit vorwiegender Störung des Sozialverhaltens" betrifft primär das Sozialverhalten, wenn sich z.B. die Trauerreaktion eines Jugendlichen in aggressivem oder dissozialem Verhalten manifestiert. Hier sind – sowohl bei Adoleszenten wie Erwachsenen – vor allem Verletzungen von Rechten anderer gemeint oder Verletzungen von altersgemäßen sozialen Normen und Regeln, z.B. Schuleschwänzen, Vandalismus, rücksichtsloses Fahren, Schlägereien und Mißachtung von rechtlichen Verpflichtungen. Stehen emotionale Störungen und Störungen des Sozialverhaltens gleichzeitig im Vordergrund der Symptomatik, so kann auch dieses klassifiziert werden als „gemischte Störung von Gefühlen und Sozialverhalten" (ICD-10: F43.25). Läßt sich die Symptomatik nicht einem der bisher beschriebenen, i.a. vorherrschenden Prägnanztypen zuordnen, so bietet die ICD-10 die Möglichkeit, „andere spezifische Anpassungsstörungen" (F43.28) zu klassifizieren.

Unklar ist die **Stabilität der Diagnose** über die Zeit, da hierzu widersprüchliche Befunde vorliegen. In einer Studie behielten 79% der Patienten während des stationären Aufenthaltes die Diagnose einer Anpassungsstörung (SNYDER ET AL., 1990). Dagegen wurden in einer anderen Studie nur 40% der Patienten mit der Aufnahmediagnose einer Anpassungsstörung auch mit dieser Diagnose entlassen. Nur bei 18% dieser Patienten wurde bei erneuter stationärer Behandlung innerhalb von zwei Jahren wieder die Diagnose einer Anpassungsstörung gestellt (GREENBERG ET AL., 1995).

> **Resümee**
> Die Symptomatik der Anpassungsstörung steht in zeitlichem Zusammenhang mit dem belastenden Ereignis. Sie kann sehr variieren, am häufigsten werden depressive Symptome berichtet. Der Schweregrad der depressiven Anpassungsstörung scheint geringer zu sein als bei anderen depressiven Störungen. Die Symptomatik hat Auswirkungen auf das intrapersonelle, soziale und berufliche Funktionsniveau.

4 Ätiologie und Pathogenese

Eine Conditio sine qua non als Auslösefaktor für die Anpassungsstörung ist das Vorliegen eines **Stressors**. Dieser Stressor kann vielfältiger Natur sein. Entscheidend ist, daß eine wichtige Lebensveränderung eintritt, daß belastende Lebensereignisse geschehen oder der Betroffene eine schwere körperliche Erkrankung erleidet und es ihm mit seinen Abwehrmechanismen und Bewältigungsstrategien **nicht gelingt, mit der Situation fertig zu werden**. Dadurch kommt es zur Entwicklung von beeinträchtigenden psychischen und physischen Symptomen.

Beispiele für Stressoren sind die **Mitteilung der Diagnose einer Krebserkrankung**, das Erleiden eines Herzinfarkts oder andere **körperliche Erkrankungen**. Depressive Störungen nach einem Schlaganfall sind zum großen Teil Anpassungsstörungen (SHIMA ET AL., 1994). Belastungsfaktoren wie z.B. der **Verlust** des Ehepartners können auch zu Veränderungen des Tagesrhythmus und zu Schlafstörungen führen und mit einer depressiven Symptomatik einhergehen (BROWN ET AL., 1996).

Bei der gegenwärtigen Datenlage in der Forschung zu Anpassungsstörungen bleiben leider viele Fragen offen. So können Fragen, was die individuelle Varianz der Symptome anbelangt, welche Person innerhalb einer Gruppe die höchste Wahrscheinlichkeit hat, weitere Anpassungsstörungen zu entwickeln, oder ob frühere Anpassungsstörungen die Wahrscheinlichkeit künftiger Anpassungsstörungen erhöhen, nicht beantwortet werden.

Offen ist die **Rolle des Stressors** für die Entwicklung einer Anpassungsstörung. **Einflußfaktoren** wie z.B. qualitative oder quantitative Art des belastenden Ereignisses, subjektive Bewertung des Ereignisses, Rolle des sozialen Umfeldes bei der Genese und Reaktion auf das Ereignis sowie den Streß unterhaltenden Faktoren sind in ihrer Bedeutung und in ihrem **komplexen Zusammenspiel bei der Entwicklung und Aufrechterhaltung** einer Anpassungsstörung wissenschaftlich kaum untersucht. Studien zur Life-event-Forschung haben zwar die vielfältigen Auswirkungen eines Lebensereignisses auf die Betroffenen untersucht, dies jedoch nicht in Beziehung gesetzt zu diagnostischen Kategorien wie Anpassungsstörungen. Daher können nur indirekte Schlüsse gezogen werden.

In der Regel erklärt ein Lebensereignis allein nicht die Entwicklung von psychischen Störungen. Eher scheint die **Akkumulation von Risikofaktoren** wie vorbestehende psychische Störungen, mangelnde familiäre Unterstützung und Defizite individueller Bewältigungsstrategien bei der Entwicklung von Anpassungsstörungen eine Rolle zu spielen. Möglicherweise kommt neben Umgebungsfaktoren auch genetischen Faktoren eine gewisse Bedeutung zu.

> **Resümee**
> Die Diagnose setzt voraus, daß ein Stressor vorhanden ist. Dem Betroffenen gelingt es nicht, mit seinen Abwehrmechanismen und Bewältigungsstrategien die Situation ohne Beeinträchtigung zu handhaben. Zur Entwicklung und Aufrechterhaltung einer Anpassungsstörung tragen der Stressor, Risikofaktoren für psychische Störungen und vielfältige Einflüsse auf psychischer, sozialer oder körperlicher Ebene bei.

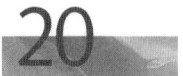

Anpassungsstörungen

5 Differentialdiagnostischer Prozeß

Zunächst ist der **Ausschluß einer organischen Erkrankung** wichtig. Gerade bei Anpassungsstörungen in Zusammenhang mit organischen Erkrankungen sind differentialdiagnostische Überlegungen auf der somatischen Ebene notwendig.

Da die Anpassungsstörungen eine **Restkategorie** darstellen, die verwendet wird, um klinische Bilder zu beschreiben, die nicht die Kriterien für andere spezifische psychische Störungen erfüllen, sind diese **anderen Störungen auszuschließen.** So schließt z.B. die Diagnose einer Major Depression oder Dysthymie eine Anpassungsstörung aus. Eine Anpassungsstörung kann jedoch zusätzlich z.B. zu einer Major Depression oder Schizophrenie diagnostiziert werden, wenn nach einer Belastung Symptome auftreten, die durch die Grunderkrankung nicht erklärt werden können. Das gleiche gilt für Persönlichkeitsstörungen.

Das Problem der Abgrenzung depressiver Anpassungsstörungen von einer Dysthymie oder Major Depression zeigte sich z.B. in der Studie von SPALLETTA ET AL., 1996. Zum einen nahm die Schwere der depressiven Symptomatik in der Reihenfolge Anpassungsstörung, Dysthymie, Major Depression zu. Zum anderen wurde auf die oftmals schwierige Abgrenzung der Störungen voneinander hingewiesen.

Schwierig ist es oftmals auch, Anpassungsstörung, akute Belastungsstörung und posttraumatische Belastungsstörung voneinander abzugrenzen. Alle drei Kategorien erfordern das Vorhandensein eines **psychosozialen Belastungsfaktors.** Die posttraumatische Belastungsstörung sowie die akute Belastungsreaktion werden jedoch durch einen stärkeren, extremen Stressor ausgelöst und führen zu einer spezifischen Symptomenkonstellation, die mit operationalisierten Kriterien beschrieben ist und entsprechend einem Algorithmus diagnostiziert werden kann. Die Anpassungsstörung dagegen kann durch Belastungsfaktoren jeglichen Schweregrades bedingt sein und vielfältige, unspezifische Symptome enthalten. Trauerreaktionen, z.B. nach Tod eines Partners oder Ehegatten, werden nicht als Anpassungsstörung diagnostiziert. Die Diagnose einer Anpassungsstörung wird erst gestellt, wenn Trauerreaktionen bezüglich Inhalt, Ausmaß und Dauer der Symptomatik das übliche Maß deutlich übersteigen.

Letztlich sollten Anpassungsstörungen auch von normal-menschlichen Reaktionen auf Belastungsfaktoren unterschieden werden, die nicht zu einer das übliche Maß übersteigenden sozialen oder beruflichen Funktionseinbuße führen.

> **Resümee**
>
> Andere Achse-I-Störungen, wie Depressionen, organische Psychosyndrome und posttraumatische Belastungsstörungen, müssen ausgeschlossen sein, wenn die Diagnose einer Anpassungsstörung gestellt wird. Können Symptome nach einem belastenden Ereignis durch eine bereits vorliegende Grunderkrankung, z.B. Schizophrenie, nicht ausreichend erklärt werden, so kann die Diagnose einer Anpassungsstörung zusätzlich gestellt werden.

6 Therapie der Anpassungsstörungen

Zwar sind Anpassungsstörungen häufig, doch ist die Wirksamkeit **spezifischer Behandlungsinterventionen** nicht belegt. Klinische Studien sind dringend notwendig, da Anpassungsstörungen im ambulanten Bereich, d.h. in Praxen oder im stationären Konsil-Liaisondienst, vorkommen und von hoher Relevanz für die ambulanten und stationären Versorgungssysteme sind. Da bei einem kleineren Teil der Patienten sowohl die Symptomatik wie auch die Therapie der Anpassungsstörung länger andauern, sind hier differentielle Therapieansätze zu entwickeln. Eine Krisenintervention mit persönlichkeits- und verhaltensstabilisierenden Maßnahmen ist dann notwendig, wenn die eigenen Kräfte nicht ausreichen, die Situation zu bewältigen.

Zur Bewältigung eines akuten belastenden Ereignisses haben sich folgende **Regeln der Krisenintervention** bewährt (nach HÄFNER, 1991):

- **Dauer:** kurz bis 20 Stunden
- **Pharmakotherapie:** ggf. kurzfristige medikamentöse Entlastung
- **Psychotherapie:** zur Förderung der Einsicht und Mobilisierung von Ressourcen zur Problembewältigung
- **zu Beginn:** Entlastung von emotionalem Druck, Schuldgefühlen, Ängsten, Feindseligkeit, Depression
- **Beziehung:** verständnisvolle supportive Zuwendung des Therapeuten
- **weitere Ziele:** Förderung der Motivation des Patienten, Stärkung der eigenen Kräfte, Auswahl geeigneter Problemlösungsstrategien, Wiedergewinnen der Selbstkontrolle
- **Fokus:** Bewältigungsstrategien im Hier und Jetzt erarbeiten
- ggf. **Einbeziehung der Partner** bei Konflikten

LINDEMANN skizzierte bereits 1944 die wesentlichen Elemente zur **Bewältigung von Verlusten,** z.B. nach plötzlichem Tod von nahen Bezugspersonen infolge eines Traumas:

- Reflexion der Beziehung zu dem Verstorbenen
- Akzeptanz und Durcharbeitung des Schmerzes sowie der eigenen Gefühle und Gedanken
- Ausdruck des Schmerzes und des Gefühls des Verlustes
- Bearbeitung der Schuldgefühle
- Finden einer Formulierung für die zukünftige Beziehung zu dem Verstorbenen.

Die Behandlung einer Anpassungsstörung setzt voraus, daß Art und Schwere der Störung wie auch ihre Folgen sorgfältig erhoben werden. Zu berücksichtigen sind dabei **Risikofaktoren,** die auch den Schweregrad und die Dauer der Erkrankung mitbestimmen. Wichtig ist, ein Verständnis darüber zu gewinnen, welche Bedeutung der Stressor für den Patienten hat und wieso die Belastung zur Entwicklung einer psychischen Symptomatik führte. Darüber hinaus ist auch zu bestimmen, welche Vulnerabilitätsfaktoren, Coping-Strategien und Adaptationsfähigkeit der Patient aufweist. Zu erfragen ist auch, wie der Patient mit früheren Lebensereignissen umgegangen ist, ob er sich gerade in einer weiteren akuten oder chronischen Streßsituation befindet, wie sein körperlicher Gesundheitszustand ist und in welchem Maße mit der Unterstützung der Familie und Freunden gerechnet werden kann. Es sollte berücksichtigt werden, wie Interventionen den Einfluß von Stressoren im Alltagsleben reduzieren.

Therapiestrategien über eine Beratung oder konkrete Hilfe zur Problemlösung hinaus (z.B. durch Sozialarbeiter) können im weiteren Sinne psychodynamische Therapien, kognitiv-behaviorale Therapien, aber auch supportive psychotherapeutische Gespräche sein. Nach Suizidversuchen sind Kriseninterventionen durchzuführen. Zu entscheiden ist dann, ob die Therapie kurz- oder langfristig zu planen ist. Sowohl in einem individuellen wie auch einem Gruppensetting sind spezifische Hilfen möglich, die den Bedürfnissen, Ressourcen oder Defiziten der Patienten anzupassen sind.

Psychopharmakologische Studien haben sich bisher kaum mit diesen häufigen Störungen befaßt. **Psychopharmakologische Strategien** müssen daher bei dem gegenwärtigen Stand des Wissens auf individuelle Erfahrungen oder Analogieschlüsse zu den Therapien spezifischer Störungen, wie z.B. Angsterkrankungen oder depressiver Störungen, zurückgreifen. Ungeachtet dessen ist eine psychopharmakologische Strategie ohne ausreichende Interventionen zur Bewältigung der psychosozialen Stressoren nicht sinnvoll und für den Patienten wenig hilfreich.

Angesichts der Erkenntnis aus Studien, daß – entgegen der Definition – viele diagnostizierte Anpassungsstörungen länger als die erwarteten und in den Klassifikationen festgelegten sechs Monate dauern, scheint die **Spontanremissionsrate** innerhalb weniger Wochen nur einen Teil der Patienten zu betreffen und erhöht damit die Bedeutung spezifischer Psychotherapieverfahren oder psychopharmakologischer Strategien.

> **Resümee**
> Kontrollierte Studien zur Therapie der Anpassungsstörungen fehlen weitgehend, so daß spezifische Therapiestrategien nicht evaluiert sind. Wissenschaftliche Daten und Erfahrungen bei spezifischen Störungen können ersatzweise Hilfen geben. Die Therapiestrategien haben die Symptome und die oft komplizierten Einflußfaktoren zu berücksichtigen, so daß auch Anpassungsstörungen häufig einen multimodalen Therapieansatz benötigen.

Literatur

Andreasen, N., P. Wasek: Adjustment disorders in adolescents and adults. Arch. gen. Psychiat. 37 (1980) 1166–1170.

Arolt, V., M. Driessen, A. Bangert-Verleger, H. Neubauer, A. Schürmann, W. Seibert: Psychische Störungen bei internistischen und chirurgischen Krankenhauspatienten. Prävalenz und Behandlungsbedarf. Nervenarzt 66 (1995) 670–677.

Bird, H. R., Gl. Canino, M. Rubio-Stipec, M. S. Gould, J. Ribera, M. Sesman, M. Woodbury, S. Huertas-Goldman, A. Pagan, A. Sanchez-Lacay, M. Moscoso: Estimates of the prevalence of childhood maladjustment in a community survey in Puerto Rico. Arch. gen. Psychiat. 45 (1988) 1120–1126.

Brown, L. F., C. F. Reynolds, T. H. Monk, H. G. Prigerson, M. A. Dew, P. R. Houck, S. Mazumdar, D. J. Buysse, C. C. Hoch, D. J. Kupfer: Social rhythm stability following late-life spousal bereavement: Associations with depression and sleep impairment. Psychiat. Res. 62 (1996) 161–169.

Despland, J. N., L. Monod, F. Ferrero: Clinical relevance of adjustment disorder in DSM-III-R and DSM-IV. Comprehens. Psychiat. 36 (1995) 454–460.

Fabrega Jr., H., J. E. Mezzich, A. C. Mezzich: Adjustment disorder as a marginal or transitional illness category in DSM-III. Arch. gen. Psychiat. 44 (1987) 567–572.

Freud, S.: Trauer und Melancholie (1917). Studienausgabe Bd. III. Fischer, Stuttgart–Jena–New York 1975.

Greenberg, W. M., D. N. Rosenfeld, E. A. Ortega: Adjustment disorder as an admission diagnosis. Amer. J. Psychiat. 152 (1995) 459–461.

Häfner, H.: Krisenintervention. In: Häfner, H. (Hrsg.): Psychiatrie: Ein Lesebuch für Fortgeschrittene, S. 300–310. Fischer, Stuttgart–Jena–New York 1991.

Kendler, K. S., M. Neale, R. Kessler, A. Heath, L. Eaves: A twin study of recent life events and difficulties. Arch. gen. Psychiat. 50 (1993) 789–796.

Kendler, K. S., M. C. Neale, R. C. Kessler, A. C. Heath, L. J. Eaves: Childhood parental loss and adult psychopathology in women. A twin study perspective. Arch. gen. Psychiat. 49 (1992) 109–116.

Kovacs, M., C. Gastonis, M. Pollock, P. L. Parrone: A controlled prospective study of DSM-III. Adjustment disorder in childhood. Short-term prognosis and long-term predictive validity. Arch. gen. Psychiat. 51 (1994) 535–539.

Leigh, H.: Physical factors affecting psychiatric condition. A proposal for DSM-IV. Gen. Hosp. Psychiat. 15 (1993) 155–159.

Lindemann, E.: Symptomatology and management of acute grief. Amer. J. Psychiat. 151 (1994) 155–160.

Newcorn, J. H., J. Strain: Adjustment disorders. In: Kaplan, H. I., B. J. Sadock (eds.): Comprehensive Textbook of Psychiatry, pp. 1418–1424. Williams & Wilkins, Baltimore–Philadelphia–Hong Kong–London–Munich–Sydney–Tokyo 1995.

Saß, H., H. U. Wittchen, M. Zaudig: Diagnostisches und statistisches Manual psychischer Störungen DSM-IV. Übersetzt nach der 4. Aufl. des Diagnostic and Statistical Manual of Mental Disorders der American Psychiatric Association. Hogrefe, Göttingen 1996.

Shima, S., Y. Kitagawa, T. Kitamura, A. Fujinawa, Y. Watanabe: Poststroke depression. Gen. Hosp. Psychiat. 16 (1994) 286–289.

Snyder, S., J. J. Strain, D. Wolf: Differentiating major depression from adjustment disorder with depressed mood in the medical setting. Gen. Hosp. Psychiat. 12 (1990) 159–165.

Spalletta, G., A. Troisi, M. Saracco, N. Ciani, A. Pasini: Symptom profile, Axis II comorbidity and suicidal behaviour in young males with DSM-III-R depressive illness. J. affect. Dis. 39 (1996) 141–148.

21
Persönlichkeitsstörungen

Martin Bohus, Rolf-Dieter Stieglitz, Peter Fiedler und Mathias Berger

1	**Terminologie**	772
2	**Epidemiologie**	772
3	**Diagnostik**	774
	3.1 Kategoriale und dimensionale Modelle	774
	3.2 Moderne Klassifikationssysteme	775
	3.2.1 Diagnostische Einteilung nach ICD-10	775
	3.2.2 Diagnostische Einteilung nach DSM-IV	776
	3.3 Diagnostische Instrumente	778
4	**Ätiologie und Pathogenese**	780
	4.1 Die tiefenpsychologische Sichtweise	780
	4.2 Die interpersonelle Sichtweise	783
	4.3 Die kognitiv-behaviorale Sichtweise	785
	4.4 Die dimensionale und neurobiologische Sichtweise	786
	4.5 Die biosoziale Sichtweise	787
	4.6 Ausblick	789
5	**Therapie**	789
	5.1 Psychotherapie	789
	5.1.1 Allgemeine Leitlinien	789
	5.1.2 Strukturmerkmale der Psychotherapie	791
	5.2 Psychopharmakotherapie	793
6	**Spezifische Persönlichkeitsstörungen nach ICD-10**	795
	6.1 Abhängige/dependente (asthenische) Persönlichkeitsstörung	795
	6.2 Ängstliche (vermeidende) Persönlichkeitsstörung	800
	6.3 Emotional instabile Persönlichkeitsstörung, Borderline-Typus	804
	6.4 Dissoziale Persönlichkeitsstörung	814
	6.5 Schizoide Persönlichkeitsstörung	819
	6.6 Anankastische (zwanghafte) Persönlichkeitsstörung	823
	6.7 Histrionische Persönlichkeitsstörung	830
	6.8 Paranoide Persönlichkeitsstörung	836

1 Terminologie

Der Begriff **Persönlichkeit** subsumiert in der wissenschaftlichen Psychologie zeitlich überdauernde Eigenschaften und Verhaltensweisen eines Menschen, die in ihrer jeweiligen Konstellation seine Reaktionen erklären und Vorhersagen auf sein künftiges Verhalten ermöglichen (Sass et al., 1996).

Im Zentrum psychologisch-psychiatrischen Interesses steht, spätestens seit Pinels (1809) Charakterisierung der „manie sans délire", die **abweichende, gestörte Persönlichkeit.** Damals wurde erstmals in der Geschichte der neuzeitlichen Psychiatrie eine Klassifizierung gestörter Persönlichkeiten vorlegt.

In Kurt Schneiders 1923 erschienenem Buch „Die psychopathischen Persönlichkeiten" finden sich Konzepte, die noch in den aktuellen Klassifikationssystemen ICD-10 und DSM-IV zu erkennen sind: „Abnorme Persönlichkeiten sind Abweichungen von einer uns vorschwebenden Durchschnittsbreite von Persönlichkeiten. Maßgebend ist also die Durchschnittsnorm, nicht etwa eine Wertnorm. Überall gehen abnorme Persönlichkeiten ohne Grenzen in die als normal zu bezeichnenden Lagen über" (S. 9). Psychopathische Persönlichkeiten sind diejenigen, „die an ihrer Abnormität leiden oder **unter** deren Abnormität die Gesellschaft leidet" (S. 9).

Die in der traditionellen psychiatrischen Nomenklatur gebräuchlichen, häufig stigmatisierenden Begriffe wie „Psychopathie" oder „Soziopathie" als Formen extrem abweichender und ins krankhafte reichender Störungen des Beziehungs- und Sozialverhaltens wurden seit den 80er Jahren durch den Begriff **Persönlichkeitsstörung** (engl. „personality disorders") ersetzt. Die zunehmende Bedeutung, die Persönlichkeitsstörungen derzeit im modernen wissenschaftlichen psychiatrisch-psychotherapeutischen Kontext gewinnen, kann auf **vier Faktoren** zurückgeführt werden:

1. Die Einführung eines **deskriptiven Störungsbegriffes,** d. h. einer weitgehend theoriefreien Beschreibung und Auflistung diagnostischer Merkmale seit dem DSM-III, eröffnet die Möglichkeit der „Operationalisierung". Damit entfällt eine Diagnostik, die lange Zeit weitgehend auf klinischer Erfahrung, Intuition und entwicklungspsychologischen Konstrukten basierte.
2. Die **Aufgabe der Jasperschen Schichtenregel** und die **Einführung des Komorbiditätsprinzips** in den aktuellen Klassifikationssystemen ermöglicht, mehr als eine Diagnose zu stellen, was vor allem zu einer Zunahme von Diagnosen aus dem Bereich der Persönlichkeitsstörungen geführt hat. Zudem wurde im **multiaxialen System** des DSM-III erstmals eine separate Achse für die Persönlichkeitsstörungen eingeführt, die deren Bedeutung herausstellen sollte.
3. Weiterhin zeigen **Verlauf- und Therapieergebnisstudien** fast aller relevanten psychiatrischen Erkrankungen, daß die Zusatzdiagnose einer Persönlichkeitsstörung die Prognose der Grunderkrankung erheblich verschlechtert, so daß sich daraus ein ausgeprägter, klinischer und wissenschaftlicher Handlungsdruck ergibt.
4. Schließlich wurden mittlerweile erste **theoriegeleitete, manualisierte Behandlungskonzepte** für unterschiedliche Persönlichkeitsstörungen entwickelt, die einer empirisch gesicherten Validierung standhalten. Dazu war es nötig, neben der störungsspezifischen Ausrichtung auch Dimensionen wie Schweregrad der Störung bzw. aktuelle Komorbidität zu berücksichtigen und diese dynamisch zu organisieren. So erfordert zum Beispiel ein Patient mit anankastischer Persönlichkeit, der seit einem Jahr arbeitslos ist, seither stark trinkt, so daß sich seine Frau von ihm getrennt und er daher eine ausgeprägte Depression entwickelt hat, eine grundlegend andere Behandlungsstrategie als ein Patient mit der gleichen Persönlichkeitsstörung, der wegen Arbeitsstörungen bei Entscheidungskonflikten therapeutische Hilfe sucht. Auch wenn derzeit nur für einige wenige Störungsbilder entsprechende standardisierte Behandlungskonzepte vorliegen, so weisen diese doch Modellcharakter auf, so daß mit weiteren Entwicklungen in den nächsten Jahren zu rechnen ist.

2 Epidemiologie

Untersuchungen zu Häufigkeit und Verteilung von Persönlichkeitsstörungen, die auf operationalisierten Diagnosensystemen beruhen, liegen nur sehr begrenzt vor.

Es ist zu berücksichtigen, daß bis zur Einführung des DSM-III-R keine komorbiden Diagnosen erlaubt waren und zudem bestimmte Ausschlußkriterien erfüllt sein mußten. Erst seit 1991, mit der Einführung der ICD-10, kann von einer weitgehend übereinstimmenden Kriteriensetzung der beiden Diagnosesysteme gesprochen werden. Dennoch sollten die wenigen verbleibenden Unterschiedlichkeiten bei der Beurteilung von epidemiologischen

Untersuchungen berücksichtigt werden. Untersuchungen zur Diagnosenübereinstimmung zwischen ICD-10 und DSM-III-R ergaben Konkordanzraten um die 90%.

Die **unbehandelte Prävalenz**, also die Häufigkeit von Persönlichkeitsstörungen in der deutschen Bevölkerung kann weitgehend konsistent, auch unter Berücksichtigung aller methodischen Mängel, ungefähr mit 11% angegeben werden (MAIER ET AL., 1992). Daraus läßt sich schließen, daß Persönlichkeitsstörungen in der Bevölkerung etwa gleich häufig auftreten, wie beispielsweise Depressionen oder Angststörungen. Allerdings sind Persönlichkeitsstörungen wegen ihres ichsyntonen Charakters weitaus seltener behandlungsbedürftig als die genannten symptomatischen Störungen. Die Geschlechterverteilung über alle Persönlichkeitsstörungen ist gleich, wobei jedoch erhebliche Geschlechtsunterschiede bei spezifischen Störungsbildern auftreten. Die Altersverteilung läßt eine Tendenz zur Abnahme im Alter erkennen, Stadtbevölkerung und sozial schwächere Schichten sind stärker betroffen.

Erwartungsgemäß liegt der Anteil von Persönlichkeitsstörungen bei klinischen Gruppen (**behandelte Prävalenz**) deutlich höher. 30 bis 40% der Poliklinikpatienten und 40 bis 50% der stationären Patienten erfüllen unter anderem die Kriterien einer Persönlichkeitsstörung (CASCY, 1989). Die prozentuale Verteilung der **spezifischen Persönlichkeitsstörungen** in psychiatrische Klinikpopulationen ist der Tabelle 21-1 zu entnehmen (Mehrfachdiagnosen möglich). Diese bezieht sich auf eine im Auftrag der WHO durchgeführte Studie zur Akzeptanz und Reliabilität des im Auftrag der WHO entwickelten diagnostischen Instrumentariums zur Diagnostik von Persönlichkeitsstörungen, die IPDE (International Personality Disorder Examination, s.a. Tab. 21-6) (LORANGER ET AL., 1994).

Auffallend ist der hohe Anteil an Borderline-Persönlichkeitsstörungen und ängstlich-vermeidenden Persönlichkeitsstörungen, während narzißtische Persönlichkeitsstörungen mit 1,3% in der DSM-Klassifikation ausgesprochen selten diagnostiziert wurde.

Zahlreiche klinische Studien wie epidemiologische Untersuchungen weisen auf die zum Teil hohe **Komorbidität** der Persönlichkeitsstörungen mit anderen psychiatrischen Störungen sowie auf die hohe innere Komorbidität der Persönlichkeitsstörungen selbst hin (DITTMANN und STIEGLITZ, 1994). Nach VAN VELZEN und EMMELKAMP (1996) lassen sich die Ergebnisse zur Komorbidität mit anderen Störungsgruppen in Tabelle 21-2 zusammenfassen:

Tabelle 21-1 Prozentuale Verteilung spezifischer Persönlichkeitsstörungen (PS) bei psychiatrischen Patienten mit Verdacht auf Persönlichkeitsstörungen (nach LORANGER ET AL., 1994).

Spezifische PS	ICD-10	DSM-III-R
paranoide PS	2,4%	6%
schizoide PS	1,8%	2,8%
schizotypische PS	–	3,5%
zwanghafte PS	3,6%	3,1%
histrionische PS	4,3%	7,1%
abhängige PS	4,6%	4,5%
dissoziale PS	3,2%	6,4%
narzißtische PS	–	1,3%
ängstliche PS	15,2%	11%
Borderline-PS	14,9%	14,5%
andere PS	6,8%	12,8%

Tabelle 21-2 Komorbidität von Persönlichkeitsstörungen mit Achse-I-Störung.

- *Angststörungen:* Komorbiditätsraten 50–60%, dependente und zwanghafte Persönlichkeitsstörung als häufigste komorbide Störungen
- *depressive Störungen:* Komorbiditätsraten um 40%, Borderline- und histrionische Persönlichkeitsstörung am häufigsten in stationären, zwanghafte, ängstlich-vermeidende und abhängige in ambulanten Patientenstichproben
- *Eßstörungen:* Komorbiditätsraten um 50% (Median 59%)

Patienten mit einer komorbiden Persönlichkeitsstörung zeigen häufig eine stärkere Ausprägung der Grundsymptomatik (z.B. Ängstlichkeit, Depressivität) (FYDRICH ET AL., 1996). Eine Reihe von Studien weisen zudem darauf hin, daß Patienten mit einer komorbiden Diagnose aus dem Bereich der Persönlichkeitsstörungen einen schwierigeren Behandlungsverlauf zeigen (u.a. Komplikationen) und oft auch einen geringeren Therapieerfolg. So berichten z.B. SHEA ET AL. (1992), daß Patienten mit einer Depression und einer Persönlichkeitsstörung weniger stark von einer Behandlung profitieren als Patienten mit einer Depression allein. Dies gilt sowohl im Hinblick auf eine psychotherapeutische als auch psychopharmakologische Behandlung. Patienten mit einer komorbiden Diagnose bessern sich oft weniger vollständig und nicht so schnell. Die Gründe hierfür scheinen komplex und bisher nicht systematisch untersucht zu sein.

Nach van Velzen und Emmelkamp (1996) werden in der Literatur folgende **Erklärungsmodelle zur Komorbidität** diskutiert:

- **Vulnerabilitätsmodell:** Persönlichkeitsstörungen disponieren zur Entwicklung einer Achse-I-Störung.
- **Kontinuitätsmodell:** Persönlichkeitsstörungen sind subklinische Manifestationen einer sich langsam entwickelnden Achse-I-Störung.
- **Komplikationsmodell:** Persönlichkeitsstörungen entwickeln sich als Ergebnis einer andauernden oder latenten Achse-I-Störung.
- **Koeffektmodell:** Gemeinsam auftretende Persönlichkeitsstörungen und Achse-I-Störungen sind separate Störungen, die durch einen dritten, beiden gemeinsamen Faktor oder kausalen Prozeß erklärt werden können.
- **Attenuationsmodell:** Beide Störungen sind unterschiedliche Ausgestaltungen derselben genetischen oder konstitutionellen Labilität.

Hinsichtlich der **Suizidhäufigkeit** unterscheiden sich die einzelnen Persönlichkeitsstörungen erheblich. Während Patienten mit Borderline-Persönlichkeitsstörungen eine Suizidrate von fast 10 % aufweisen, liegt diese zum Beispiel für Patienten mit paranoiden Persönlichkeitsstörungen unter 1 %. In neueren sogenannten **psychologischen Autopsiestudien** wird bei ca. einem Drittel der durch Suizid Verstorbenen eine Persönlichkeitsstörung zusätzlich zu einem depressiven Syndrom oder einer Alkoholabhängigkeit diagnostiziert (Henriksson et al., 1993). Auch bei Patienten mit Suizidversuchen konnte eine Häufung von Persönlichkeitsstörungen festgestellt werden (Frances et al., 1988).

> **Resümee**
> Untersuchungen zur Prävalenz von Persönlichkeitsstörungen sind im Vergleich zu anderen psychiatrischen Störungsgruppen seltener, was u. a. mit der komplexeren und schwierigeren Erfassung zu begründen ist. Schätzungen weisen auf einen Anteil von 10–12 % in der Allgemeinbevölkerung hin, in klinischen Populationen liegt der Anteil deutlich höher (bis 50 %).

3 Diagnostik

3.1 Kategoriale und dimensionale Modelle

Die Problematik psychiatrischer Diagnostik allgemein wird am Beispiel der Persönlichkeitsstörungen besonders deutlich. Traditionellerweise unterscheidet man kategoriale von dimensionalen Modellen. Die moderne Diagnostik entschied sich für einen Mittelweg, die Orientierung an Prototypen. Das **kategoriale Modell** postuliert eine Einteilung der Persönlichkeitsstörungen in klar unterscheidbare Typen (als Krankheitskategorien mit einheitlicher Symptomatik, Ursache, Verlauf und Prognose). Im klinischen Alltag erscheint es bisweilen hilfreich. Auch wenn nur einige wenige Verhaltensmuster identifiziert werden, so konnte angenommen werden, daß weitere, der jeweiligen Kategorie zugeordnete Verhaltensmuster vorliegen. Bei einem als anankastisch diagnostizierten Patienten, der durch Perfektionismus, Skrupelhaftigkeit und Sparsamkeit auffällt, wird man also potentielle Arbeitsstörungen durch Detailbesessenheit vermuten und weiterhin annehmen, daß dieser auch unter dem Andrängen von unerwünschten Gedanken und Impulsen leidet. Kategoriales Denken erleichtert und beschleunigt daher die Diagnostik, birgt jedoch die Gefahr, die jeweiligen individuellen Komponenten des Betroffenen und die Bedeutung der subjektiven Wahrnehmung des Patienten zu übergehen. Auch besteht die Tendenz, atypische Fälle oder Mischformen zu übersehen. Darüber hinaus lassen sich weitere **Probleme eines kategorialen Ansatzes** nennen (van Velzen und Emmelkamp, 1996; Herpertz et al., 1997):

- Epidemiologische wie klinische Studien weisen auf eine hohe Komorbiditätsrate von Persönlichkeitsstörungen untereinander hin. Erfüllt ein Patient die Kriterien **einer** Persönlichkeitsstörung, so ist die Wahrscheinlichkeit ausgesprochen hoch, daß noch mehr (bis zu fünf) Persönlichkeitsstörungen diagnostiziert werden.
- Für die Annahme einer klaren Trennung zwischen normaler und abnormaler Persönlichkeit gibt es keine hinreichende empirische Evidenz. Die Cut-off-Festsetzungen erscheinen relativ willkürlich.
- Das ursprünglich mit einer operationalisierten Diagnostik angestrebte Ziel, für Studien homogene Störungsgruppen zu bekommen, ist nur schwer zu realisieren. So gibt es z. B. allein für die schizoide Persönlichkeitsstörung nach ICD-10 über 400 unterschiedliche Möglichkeiten der

Symptomenkonfigurationen, wenn gefordert ist, daß vier von neun Kriterien erfüllt sein müssen.

Dimensionale Modelle postulieren eine quantitative Ausprägung grundlegender Faktoren, von denen angenommen wird, daß sie im Zusammenspiel das Phänomen „Persönlichkeit" beschreiben (s. a. AMELANG und BARTUSSEK, 1997). Faktorenanalytisch begründet gilt derzeit das **„Fünf-Faktoren-Modell"** (Big-Five-Modell; siehe im Detail Abschnitt 4.4) als aussichtsreich, störungsspezifische Profile zu erstellen. Der Vorteil dieses Ansatzes, der sich auf langjährige differenzierte klinisch-psychologische Forschung bezieht, liegt sicherlich darin, daß die fließenden Übergänge zwischen „normalen" und pathologischen Verhaltensmustern berücksichtigt werden und die individuelle Charakteristik des jeweiligen Patienten besser erfaßt wird. Derzeit handelt es sich noch weitgehend um rein deskriptive Modelle, die nicht durch eine integrierende Theorie gestützt werden. Auch bezüglich der Relevanz für den klinischen, therapeutischen Alltag steht eine Überprüfung noch aus.

Das **Modell der Prototypen** kann als Synthese dieser beiden Modelle gesehen werden. Ein Prototyp beinhaltet die häufigsten spezifischen Eigenschaften und Merkmale einer bestimmten Kategorie. Das bedeutet, daß eine Reihe von Verhaltensmerkmalen aufgelistet wird, die insgesamt ein theoretisches Ideal bzw. einen Standard beschreibt, mit dem reale Personen verglichen werden können. Um also einer bestimmten Kategorie anzugehören, ist es nicht unbedingt nötig, spezifische herausragende Merkmale oder gar alle Verhaltensweisen dieser Gruppe aufzuweisen. Vielmehr genügt es, eine gewisse Anzahl unterschiedlicher Eigenschaften einer Merkmalsgruppe abzudecken, was auch als **polythetischer Ansatz** bezeichnet wird. Je mehr Eigenschaftsmerkmale eine Person aufweist, desto eher entspricht sie dem Gesamtkonzept.

Diagnostik anhand prototypischer Modelle berücksichtigt also sowohl kategoriale Ansätze, indem es Personen bestimmten Eigenschaftsclustern zuordnet, als auch dimensionale Ansätze, indem es den Ausprägungsgrad berücksichtigt. Da gleichlautende Kriterien in den Merkmalslisten verschiedener Persönlichkeitsstörungen aufgeführt werden und einzelne Personen die Kriterien verschiedener Persönlichkeitsstörungen erfüllen können, entstehen Überschneidungen. Weist eine Person die geforderte Mindestzahl von Kriterien verschiedener Persönlichkeitsstörungen auf, so werden mehrere Diagnosen gestellt (Komorbidität).

3.2 Moderne Klassifikationssysteme

Die Bedeutung der Einführung des DSM-III durch die American Psychiatric Association für psychiatrische Diagnostik, Therapie und Forschung ist an anderer Stelle dieses Lehrbuchs bereits diskutiert worden (s. Kap. 2). Die wichtigsten Veränderungen hinsichtlich Diagnostik und Klassifikation von Persönlichkeitsstörungen durch das DSM-III und seine Nachfolger (DSM-III-R und DSM-IV) sowie die ICD-10 (DILLING ET AL., 1991) betreffen neben einer **Neuordnung der Sprachregelung** insbesondere die **Operationalisierung** der diagnostischen Beurteilung, die sich auf konkret beobachtbare Verhaltensindikatoren und Verhaltensmuster bezieht. Die „klinische Intuition" oder entwicklungstheoretisch gestützte Gesamteindrücke haben als diagnostische Basis weitgehend an Bedeutung verloren. Die dritte Neuerung betrifft das Prinzip der **Komorbidität,** das die gleichzeitige Diagnose von mehreren psychiatrischen Krankheits- und Störungsbildern, also auch die gleichzeitige Diagnose mehrerer Persönlichkeitsstörungen ermöglicht.

3.2.1 Diagnostische Einteilung nach ICD-10

Die ICD-10 definiert die Persönlichkeitsstörungen in den klinisch-diagnostischen Leitlinien wie folgt: „Diese Störungen umfassen tief verwurzelte, anhaltende Verhaltensmuster, die sich in starren Reaktionen auf unterschiedliche persönliche und soziale Lebenslagen zeigen. Dabei findet man gegenüber der Mehrheit der betreffenden Bevölkerung deutliche Abweichungen im Wahrnehmen, Denken, Fühlen und in Beziehungen zu anderen. Solche Verhaltensmuster sind meistens stabil und beziehen sich auf vielfältige Bereiche von Verhalten und psychischen Funktionen. Häufig gehen sie mit persönlichem Leiden und gestörter sozialer Funktions- und Leistungsfähigkeit einher" (DILLING ET AL., 1991).

Unter dem Abschnitt **F6 „Persönlichkeits- und Verhaltensstörungen"** werden neben spezifischen Persönlichkeitsstörungen und kombinierten Persönlichkeitsstörungen auch **Persönlichkeitsveränderungen** als Folge einer Extrembelastung oder psychischen Erkrankung, abnorme Gewohnheiten und Störungen der Impulskontrolle sowie Störungen der Geschlechtsidentität, der sexuellen Präferenz und der sexuellen Entwicklung und Orientierung subsumiert. Die Gruppe der spezifischen Persönlichkeitsstörungen gliedert sich auf in acht prototypisch definierte Störungen und eine Untergruppe der „anderen" Persönlichkeitsstörungen (Abb. 21-1).

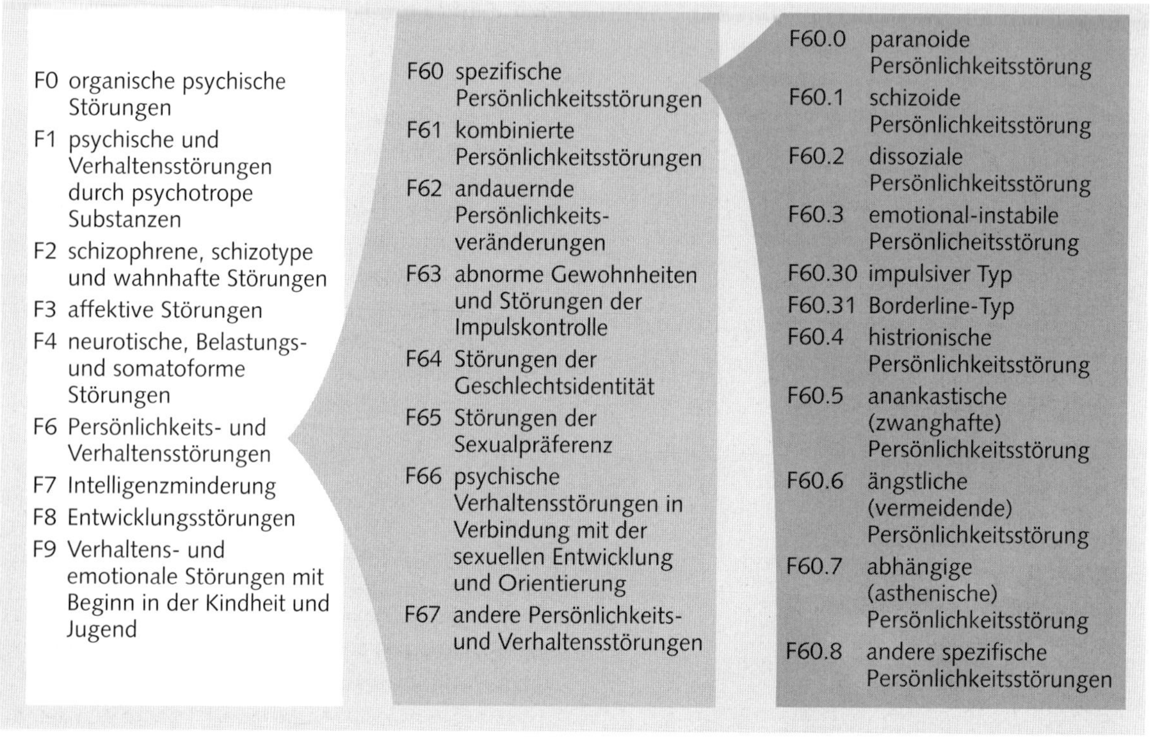

21 Persönlichkeitsstörungen

F0 organische psychische Störungen	F60 spezifische Persönlichkeitsstörungen	F60.0 paranoide Persönlichkeitsstörung
F1 psychische und Verhaltensstörungen durch psychotrope Substanzen	F61 kombinierte Persönlichkeitsstörungen	F60.1 schizoide Persönlichkeitsstörung
	F62 andauernde Persönlichkeitsveränderungen	F60.2 dissoziale Persönlichkeitsstörung
F2 schizophrene, schizotype und wahnhafte Störungen	F63 abnorme Gewohnheiten und Störungen der Impulskontrolle	F60.3 emotional-instabile Persönlichkeitsstörung
F3 affektive Störungen		F60.30 impulsiver Typ
F4 neurotische, Belastungs- und somatoforme Störungen	F64 Störungen der Geschlechtsidentität	F60.31 Borderline-Typ
	F65 Störungen der Sexualpräferenz	F60.4 histrionische Persönlichkeitsstörung
F6 Persönlichkeits- und Verhaltensstörungen	F66 psychische Verhaltensstörungen in Verbindung mit der sexuellen Entwicklung und Orientierung	F60.5 anankastische (zwanghafte) Persönlichkeitsstörung
F7 Intelligenzminderung		F60.6 ängstliche (vermeidende) Persönlichkeitsstörung
F8 Entwicklungsstörungen		F60.7 abhängige (asthenische) Persönlichkeitsstörung
F9 Verhaltens- und emotionale Störungen mit Beginn in der Kindheit und Jugend	F67 andere Persönlichkeits- und Verhaltensstörungen	F60.8 andere spezifische Persönlichkeitsstörungen

Abbildung 21-1 Ausfaltungsstruktur der psychischen Syndrome und Persönlichkeitsstörungen in der ICD-10 (nach FIEDLER, 1995).

Die spezifischen Subtypen sind, wie bereits bei K. SCHNEIDER, durch die das klinische Bild beherrschenden Eigenschaften definiert.

Die Diagnose einer **Persönlichkeitsveränderung** (F62) sollte gemäß ICD-10 gestellt werden, wenn „eindeutige und andauernde Veränderungen im Wahrnehmen, Denken und Verhalten bezüglich der Umwelt und der eigenen Person vorliegen, die sich bei Personen ohne vorbestehende Persönlichkeitsstörung nach extremer oder übermäßiger, anhaltender Belastung entwickelt haben, oder nach schwerer psychiatrischer Krankheit". „Die Belastung muß so extrem sein, daß die Vulnerabilität der betroffenen Person als Erklärung für die tiefgreifende Auswirkung auf die Persönlichkeit nicht ausreicht" (DILLING ET AL., 1991, S. 234 ff.). Als Beispiele werden Erlebnisse in Konzentrationslagern, Folter oder Geiselnahme angeführt. Änderungen der Persönlichkeit nach psychiatrischen Erkrankungen sollten erst nach vollständiger Rückbildung der klinischen Symptomatik festgestellt und von einem Residualzustand unterschieden werden.

Die **Diagnostik der Persönlichkeitsstörung** nach ICD-10 erfolgt auf zwei Ebenen. Auf der ersten Ebene muß geprüft werden, ob überhaupt eine solche vorliegt. In Tabelle 21-3 sind die zu prüfenden allgemeinen Kriterien aufgeführt, die alle erfüllt sein müssen.

Sind die **allgemeinen Kriterien** erfüllt, kann der Subtyp anhand einer bestimmten Anzahl von Erlebens- und Verhaltensweisen spezifiziert werden. In den nachfolgenden Abschnitten zu den **spezifischen Persönlichkeitsstörungen** wird darauf näher eingegangen. Entsprechend dem polythetischen Ansatz der Diagnostik müssen drei oder vier aus einer Gruppe von fünf bis neun Kriterien erfüllt sein.

3.2.2 Diagnostische Einteilung nach DSM-IV

Wie bereits im DSM-III-R werden Persönlichkeitsstörungen auch im DSM-IV als **extremisierte Persönlichkeitszüge** definiert und wie folgt beschrieben:

„Persönlichkeitszüge sind überdauernde Formen des Wahrnehmens, der Beziehungsgestaltung und des Denkens über die Umwelt und über sich selbst. Sie kommen in einem breiten Spektrum sozialer und persönlicher Situationen und Zusammenhänge zum Ausdruck. Nur dann, wenn Persönlichkeits-

Tabelle 21-3 Allgemeine Kriterien einer Persönlichkeitsstörung nach ICD-10 (Forschungskriterien).

1. charakteristische und dauerhafte innere Erfahrungs- und Verhaltensmuster der Betroffenen weichen insgesamt deutlich von kulturell erwarteten und akzeptierten Vorgaben (Normen) ab; Abweichungen in mehr als einem der folgenden Bereiche: Kognition, Affektivität, Impulskontrolle und Bedürfnisbefriedigung, zwischenmenschliche Beziehungen und Art des Umgangs mit ihnen
2. die Abweichung ist so ausgeprägt, daß daraus resultierende Verhalten in vielen persönlichen und sozialen Situationen unflexibel, unangepaßt oder auch auf andere Weise unzweckmäßig ist
3. persönlicher Leidensdruck, nachteiliger Einfluß auf die soziale Umwelt oder beides
4. Nachweis, daß die Abweichung stabil, von langer Dauer ist und im späten Kindesalter oder in der Adoleszenz begonnen hat
5. die Abweichung kann nicht durch das Vorliegen oder die Folge einer anderen psychischen Störung des Erwachsenenalters erklärt werden
6. eine organische Erkrankung, Verletzung oder deutliche Funktionseinschränkung des Gehirns muß als mögliche Ursache für die Abweichung ausgeschlossen werden

Tabelle 21-4 Allgemeine Kriterien einer Persönlichkeitsstörung nach DSM-IV.

1. das überdauernde Erlebens- und Verhaltensmuster muß sich in mindestens zwei der nachfolgenden Bereiche manifestieren: Kognition, Affektivität, Gestaltung zwischenmenschlicher Beziehungen, Impulskontrolle
2. das überdauernde Muster ist unflexibel und tiefgreifend in einem weiten Bereich persönlicher und sozialer Situationen
3. das überdauernde Muster führt in klinisch bedeutsamer Weise zu Leiden oder Beeinträchtigungen in sozialen, beruflichen oder anderen wichtigen Funktionsbereichen
4. das Muster ist stabil und langdauernd, und sein Beginn ist zumindest bis in die Adoleszenz oder ins frühe Erwachsenenalter zurückzuverfolgen
5. das überdauernde Muster läßt sich nicht besser als Manifestation oder Folge einer anderen psychiatrischen Störung erklären
6. das überdauernde Muster geht nicht auf die direkte körperliche Wirkung einer Substanz (z.B. Droge, Medikament) oder eines medizinischen Krankheitsfaktors (z.B. Hirnverletzung) zurück

züge unflexibel und unangepaßt sind und in bedeutsamer Weise zu Funktionsbeeinträchtigungen oder subjektivem Leid führen, bilden sie eine Persönlichkeitsstörung. Das wesentliche Merkmal einer Persönlichkeitsstörung ist ein andauerndes Muster von innerem Erleben und Verhalten, das merklich von den Erwartungen der soziokulturellen Umgebung abweicht..." (SAß ET AL., 1996).

Im DSM-IV sind, wie bereits im DSM-III-R und ähnlich im ICD-10, **allgemeine diagnostische Kriterien** den spezifischen Kriterien der einzelnen Subgruppen vorgeordnet (SAß ET AL., 1996) (Tab. 21-4). Seit dem DSM-III werden die Persönlichkeitsstörungen im DSM-System in **drei Hauptgruppen** unterteilt, die in der Literatur oft auch als sog. **Cluster** bezeichnet werden. Dabei handelt es sich nicht um mittels einer Clusteranalyse ermittelte Gruppen, sondern um Gruppen, die anhand des klinischen, im Vordergrund stehenden Erscheinungsbildes gebildet wurden. Tabelle 21-5 enthält die Einteilung in die drei Hauptgruppen sowie die Gemeinsamkeiten und Unterschiede beider Diagnosesysteme.

- Die **Hauptgruppe A** umfaßt unter dem Stichwort „sonderbar, exzentrisch" die paranoiden, schizoiden und schizotypischen Persönlichkeitsstörungen. Die beiden letzteren lösten seit 1980 die Kategorie „schizoide Persönlichkeit" der ICD-9 ab, die in der klassischen deutschen Psychiatrie noch als prämorbider Vorläufer und Vulnerabilitätsfaktor für die Entwicklung einer Erkrankung des schizophrenen Spektrums galt. Diese Charakteristika ordnet man nun allein der **schizotypischen Störung** und in der ICD-10 nicht mehr den Persönlichkeitsstörungen zu, sondern der Gruppe der Schizophrenien und wahnhaften Störungen (F2).
- Die **Hauptgruppe B** faßt die histrionische, narzißtische, antisoziale und Borderline-Persönlichkeitsstörung zusammen. Die Charakteristika „dramatisch, emotional und launisch" weisen konzeptionell auf Gemeinsamkeiten im Bereich der Affektregulation hin. Während sich die histrionische Persönlichkeitsstörung im DSM-IV und ICD-10 überschneiden, die antisoziale Per-

Tabelle 21-5 Klassifikation der Persönlichkeitsstörungen (PS) in ICD-10, ICD-9, DSM-III-R und DSM-IV.

Cluster	ICD-10	ICD-9	DSM-IV	DSM-III-R
A	paranoide PS	paranoide PS	paranoide PS	paranoide PS
	schizoide PS	schizoide PS	schizoide PS	schizoide PS
	–	–	schizotypische PS	schizotypische PS
B	dissoziale PS	soziopath. PS	antisoziale PS	antisoziale PS
	emotional instabile PS:	explosible PS	Borderline-PS	Borderline-PS
	• Borderline-Typ			
	• impulsiver Typ			
	• histrionische PS	hysterische PS	histrionische PS	histrionische PS
	–	–	narzißtische PS	narzißtische PS
C	ängstliche PS	–	selbstunsichere PS	selbstunsichere PS
	abhängige PS	asthenische PS	abhängige PS	abhängige PS
	anankastische PS	anankastische PS	zwanghafte PS	zwanghafte PS
	–	affektive PS	–	passiv-aggressive PS
ASP*			depressive PS	
			passiv-aggressive PS	

* Andere spezifische Persönlichkeitsstörungen

sönlichkeitsstörung des DSM sich lediglich begrifflich von der dissozialen Störung der ICD-10 unterscheidet, weisen die beiden anderen Kategorien Unterschiedlichkeiten zwischen den beiden Systemen auf.

Die „Borderline-Persönlichkeitsstörung" des DSM-IV ist als „Borderline-Typus" eine von zwei Unterformen der „emotional instabilen Persönlichkeitsstörung" der ICD-10. Der „impulsive Typus", die zweite Form wird im DSM-IV auf der Achse I kodiert und den „Störungen der Impulskontrolle" zugeordnet. Die Kategorien „narzißtische oder passiv-aggressive Persönlichkeitsstörung" findet sich in der ICD-10 lediglich in der Restkategorie „andere Persönlichkeitsstörungen". In den Forschungskriterien finden sich im Anhang I jedoch vorläufige Kriterien, die aufgenommen wurden, um die Forschung anzuregen.

- In der **Hauptgruppe C** finden sich Persönlichkeitsstörungen, die Verhaltensmerkmale aus dem Spektrum der Angststörungen aufweisen: die selbstunsicheren, dependenten und zwanghaften Persönlichkeitsstörungen.

Die „passiv-aggressive Persönlichkeitsstörung" des DSM-III-R wird im DSM-IV lediglich in der Restkategorie „andere spezifische Persönlichkeitsstörungen" aufgeführt. Damit übernehmen die Autoren die Sichtweise der ICD-10.

> **Resümee**
> Der diagnostischen Zuordnung zu spezifischen Persönlichkeitsstörungen in den aktuellen Klassifikationssystemen wie ICD-10 und DSM-IV sind allgemeine Kriterien vorgeordnet, die zunächst erfüllt sein müssen und eine Abgrenzung von sekundären Persönlichkeitsveränderungen ermöglichen.

3.3 Diagnostische Instrumente

Das zunehmende Interesse an Persönlichkeitsstörungen in Praxis wie Forschung spiegelt sich auch in einer Vielzahl neu entwickelter Erfassungsinstrumente wider (Tab. 21-6).

Gegenüber der Diagnostik anderer psychiatrischer Störungen (sog. Achse-I-Störungen) ergeben sich eine Reihe von Besonderheiten:

- **Formal inhaltlich:**
  - Die Kriterien zur Diagnostik von Persönlichkeitsstörungen sind oft subtilere Phänomene.
  - Die Diagnostik von Persönlichkeitsstörungen muß eine größere Zeitperspektive berücksichtigen (nicht nur Querschnitt von z. B. den letzten 4 Wochen, sondern mindestens mehrere Jahre).
- **Methodisch:**
  - Die Frage einer dimensionalen oder kategorialen Diagnostik von Persönlichkeitsstörungen ist bis heute ungeklärt.

Tabelle 21-6 Untersuchungsinstrumente zur Erfassung von Persönlichkeitsstörungen (nach Dittmann und Stieglitz, 1994; Bronisch, 1992; Stieglitz, 1998).

Kennzeichen	Verfahren (Abkürzung)	Diagnosen-systeme	Datenquelle
Gesamtbereich			
■ Selbstbeurteilungsverfahren	Personality Diagnostic Questionnaire (PDQ-R)	DSM-III-R/IV	P
	Screening Test for Co-morbid Personality Disorders (STCPD)	DSM-III-R	P
	Computerized DSM-III-R Personality Disorder Questionnaire (CDPDQ)	DSM-III-R	P
■ Checklisten	Internationale Diagnosenchecklisten Persönlichkeitsstörungen (IDCL-P)	ICD-10/DSM-IV	P, I, R, KG
	Aachener Merkmalsliste zur Erfassung von Persönlichkeitsstörungen (AMPS)	ICD-10/DSM-IV	P, I, R, KG
■ Interview	Strukturiertes Klinisches Interview für DSM-IV-Persönlichkeits-Störungen (SKID-II)	DSM-IV	P, R
	Standardized Assessment of Personality (SAP)	ICD-10/DSM-III-R	I
	International Personality Disorder Examination (IPDE)	ICD-10/DSM-V*	P, R, I
Teilbereiche			
■ Selbstbeurteilung	Borderline Syndrome Index (BSI)	DSM-III-R	P
	Narcissism Trait Scale (NTS)	DSM-III	P
	Borderline-Persönlichkeits-Inventar (BPI)	kein	P
■ Interview	Schedules for Interviewing Borderlines (SIB)	DSM-III	P
	Diagnostic Interview for Borderline (DIB-R)	kein	P, R
	Diagnostic Interview for Narcissism (DIN)	kein	P, R

P: Patient, I: Informant, R: Rater, KG: Krankengeschichte, *nur englisch

- Die Kriterien von Persönlichkeitsstörungen sind einer Selbstbeurteilung schwerer zugänglich.
■ **Erfassung:**
  - Die Beurteilung von Persönlichkeitsstörungen ist zeitgleich mit einer akuten Achse-I-Störung (z.B. depressive Störung) nur schwer möglich.
  - Die Umsetzung der Kriterien von Persönlichkeitsstörungen in entsprechende Items in Selbstbeurteilungsverfahren oder Fragen in Interviews ist oft schwierig.
  - Bei der Diagnostik sind oft weitere Informationsquellen einzubeziehen (z.B. Beobachtung Angehöriger, Krankengeschichtsaufzeichnungen).

– Die standardisierte Erfassung von Persönlichkeitsstörungen bedarf immer des Einsatzes separater Instrumente, da sie in umfangreicheren Instrumenten wie z.B. dem Composite International Diagnostic Interview (CIDI; s.a. Kap. 2) nicht enthalten sind.

Die zur Diagnostik von Persönlichkeitsstörungen entwickelten Instrumente lassen sich grob in **drei Gruppen** unterteilen: Selbstbeurteilungsverfahren, Checklisten und Interviews. In Tabelle 21-6 finden sich Beispiele für alle drei Gruppen (zur umfassenden Darstellung s. DITTMANN und STIEGLITZ, 1994). Die **Selbstbeurteilungsverfahren** sind ähnlich konzipiert wie diejenigen zur Erfassung der Persönlichkeit im Sinne von Traits (s.a. Kap. 3). In den **Checklisten** finden sich Zusammenstellungen der Kriterien zur Diagnostik von Persönlichkeitsstörungen, entweder über alle Störungen hinweg nach inhaltlichen Bereichen zusammengefaßt oder getrennt für die jeweiligen Störungen. Ähnliches gilt auch für die **Interviewverfahren.** Zwei Interviewverfahren (SKID-II, IPDE) enthalten zusätzlich Selbstbeurteilungsbogen zum Screening und ermöglichen sowohl eine kategoriale als auch eine dimensionale Auswertung.

Alle drei Verfahrensgruppen lassen sich weiterhin dadurch unterscheiden, inwieweit sie versuchen, alle Störungen oder nur bestimmte Subgruppen eines Klassifikationssystems zu erfassen (z.B. Borderline-Störungen). Ein weiteres Unterscheidungskriterium betrifft die konzeptuelle Grundlage. Die meisten Verfahren orientieren sich an ICD-10 oder DSM-III-R/DSM-IV resp. versuchen die Störungen in bezug auf beide Systeme abzubilden (sog. polydiagnostisches Vorgehen; s.a. Kap. 2). Nur wenige Verfahren basieren auf eigenen theoretischen Annahmen.

Metaanalysen von **Methodenstudien,** die vorliegende Instrumente vergleichen, weisen zwar auf eine deutliche Verbesserung in der Zuverlässigkeit bei der Erfassung von Persönlichkeitsstörungen gegenüber Erhebungen hin, die auf der ICD-8/9 basieren, andererseits konnten jedoch zum Teil nur geringe Übereinstimmungen zwischen den Verfahren gefunden werden. Dies betrifft sowohl den Vergleich zwischen Interviewverfahren, insbesondere aber den Vergleich zwischen Interview- und Selbstbeurteilungsverfahren. Selbstbeurteilungsverfahren führen eher zu einer falsch-positiven Diagnose und sind daher auch eher im Sinn eines Screeninginstruments zu betrachten. Interviewverfahren führen zwar zu einer höheren Zuverlässigkeit der Erfassung, setzen jedoch ein umfassendes Training voraus und sind zudem oft sehr zeitaufwendig, was die Durchführung betrifft (bis zu mehreren Stunden). Checklisten nehmen hier eine Zwischenstellung ein, sind auch in der klinischen Routine einsetzbar, erfordern jedoch gründliche Kenntnisse in den jeweils zugrundeliegenden Klassifikationssystemen sowie umfangreiche klinische Erfahrungen. Die in Tabelle 21-6 enthaltenen Checklisten (IDCL-P, AMPS) wie Interviews (SKID-II; IPDE) liegen in deutschen Übersetzungen vor mit hinreichenden Angaben zu verschiedenen Aspekten der Reliabilität und Validität. Am gegenwärtig elaboriertesten kann das **IPDE** angesehen werden, daß aus einem ICD-10- und einem DSM-IV-Modul besteht. Es ermöglicht neben einer kategorialen Diagnostik auch eine dimensionale Beschreibung der Patienten und ist das offizielle Instrument der WHO für Persönlichkeitsstörungen (LORANGER ET AL., 1997). Bisher liegt jedoch auf deutsch nur das ICD-10-Modul vor (MOMBOUR ET AL., 1996). In der Forschung werden vermutlich in Zukunft diejenigen Verfahren Anwendung finden, die Diagnosen sowohl nach ICD-10 als auch nach DSM-IV erlauben. Zur Zeit kann jedoch kein Instrument als Goldstandard angesehen werden (VAN VELZEN und EMMELKAMP, 1996).

> **Resümee**
> Zur Erfassung von Persönlichkeitsstörungen liegen zwischenzeitlich eine Reihe von diagnostischen Instrumenten vor. Insbesondere strukturierte Interviews erlauben eine zuverlässige Beurteilung. Sie sind jedoch zeitaufwendig und setzen ein Training voraus. Selbstbeurteilungsverfahren sind allein zur Diagnostik einer Persönlichkeitsstörung nicht geeignet.

4 Ätiologie und Pathogenese

Zur Ätiologie und Pathogenese der Persönlichkeitsstörungen gibt es keine allgemein akzeptierten Modellvorstellungen mit überzeugender empirischer Evidenz. Vielmehr konkurrieren gegenwärtig unterschiedliche Konzepte, die nachfolgend dargestellt werden sollen.

4.1 Die tiefenpsychologische Sichtweise

Auch wenn mittlerweile gut ausgearbeitete interpersonelle, lerntheoretische, kognitive oder biosozial begründete Konzepte vorliegen, um die Entstehung von Persönlichkeitsstörungen zu erklären, sind jedoch primär die Bedeutung und der Einfluß psychoanalytisch orientierter Theorien hervorzuheben. Autoren wie HARTMANN, KOHUT oder KERNBERG beeinflussen vor allem im deutschsprachigen Raum auch heute noch maßgeblich die klassische Sichtweise.

FREUD selbst beschäftigte sich primär nicht mit der Genese von Persönlichkeitsstörungen, sondern mit der von neurotischen Symptomen, in denen er die Manifestation unbewußter, insbesondere triebvermittelter Konflikte sah. So war es FREUDS Schülern vorbehalten, die Auseinandersetzung um die Entwicklung und die Funktion von Persönlichkeitsstörungen, in der analytischen Terminologie „Charakterneurosen" genannt, voranzutreiben. FREUDS grundlegendes Denkmodell aufgreifend, sahen diese in den unterschiedlichen Ausprägungen der menschlichen Charaktertypen die Manifestation von Frustrationen oder Schädigungen triebvermittelter Bedürfnisse, die spezifischen psychosexuellen Reifungstadien zugeordnet werden konnten. In der Sichtweise der Analytiker der „ersten Generation" formt sich der „Charakter" in einem fortwährenden Abwehr- und Verteidigungsprozeß gegenüber intrapsychischen oder zwischenmenschlichen Bedrohungen. Im Gegensatz zum neurotischen Symptom wird der Charakter jedoch als „alloplastisch", d. h. ichsynton wahrgenommen. Subjektives Leiden entsteht demgemäß erst in der Interaktion mit dem sozialen Umfeld.

Dem von FREUD zur Erklärung der Neurosendynamik entwickelten **„Strukturmodell"** kam auch bei der Theorieentwicklung zur Charakterprägung erhebliche Bedeutung zu. Demgemäß hat das „Ich" die Aufgabe, die Balance zu wahren zwischen den (unbewußten) Triebbedürfnisse des „Es" und den strengen Ansprüchen des „Über-Ichs" bzw. der Außenwelt. Obgleich das „Ich" als rein intrapsychische Instanz zu verstehen ist, so ist es doch zwischenmenschlich organisiert und vermittelt den Kontakt zwischen Umwelt und intrapsychischem Apparat. Entwicklungsbedingte Störungen in der Balance zwischen „Über-Ich" und „Es", also vor allem Störungen in der Wahrnehmung oder Steuerung der triebgebundenen Bedürfnisse, manifestieren sich daher als Störungen des „Ichs" insbesondere im Kontakt mit der Umwelt.

Als zukunftsweisend für psychoanalytische Theorieentwicklung erwies sich das Konzept der „Fixierung". Dieses besagt, daß Bedürfnisse, die zu entsprechenden Entwicklungsphasen nicht befriedigt, erheblich frustriert oder durch Verwöhnung fixiert wurden, zwar aus dem Bereich der Wahrnehmung abgespalten, jedoch latent, d. h. unbewußt weiterwirken und insbesondere in Krisensituationen zum Tragen kommen. Die Aktivierung dieser verdrängten Bedürfnisse galt bei FREUD als Conditio sine qua non für die Entwicklung des neurotischen Symptoms.

Vor allem KARL ABRAHAM (1925) machte die Fixierung auf Bedürfnisse früherer **Entwicklungsphasen** für die Ausgestaltung des „Charakters" verantwortlich. Er führte die Begriffe der „oral-festhaltenden" bzw. „oral-sadistischen" Fixierung ein und beschrieb damit einen Charaktertypus, dessen Entwicklung durch unbewußte Bedürfnisse gesteuert wird, deren Ursprung vor der von FREUD beschriebenen „analen" Phase liegt. Für Charaktertypen, deren Genese in einer Fehlbewältigung der „ödipalen" Phase postuliert wird, prägte OTTO FENICHEL (1945) den Begriff des hysterischen Charakters.

Insbesondere das Konzept der **„charakterspezifischen Abwehrmechanismen"**, von FENICHEL und ANNA FREUD (1936) entwickelt, beeinflußt bis heute das psychoanalytische Denken. Abwehrmechanismen stellen unbewußt ablaufende Prozesse dar, die primär zur Verringerung von intrapsychischen Spannungszuständen eingesetzt werden. Eine zentrale Hypothese der psychoanalytischen Entwicklungstheorie ist die Zuordnung spezifischer Abwehrformen zu entsprechenden Phasen der Ich-Entwicklung. Die Dominanz der jeweiligen Abwehrmechanismen beim Erwachsenen läßt so Rückschlüsse auf den entwicklungsgeschichtlichen Zeitpunkt der Fixierung zu. Zu den „unreifsten" Formen der Abwehr zählen „Spaltungsprozesse", „projektive Identifizierungen" und „Idealisierungen", wie sie für Patienten mit Borderline-Störungen typisch sein sollen. Diese können somit als Hinweise für das Vorliegen von „frühen Störungen" gedeutet werden. Abwehrmuster wie „Intellektualisierung", „Isolierung" oder „Reaktionsbildung" weisen auf Störungen der Ich-Entwicklung in der sog. analen Phase und damit auf zwanghafte Charaktere hin. Die „Verdrängung" schließlich gilt als „reife Abwehr", typisch für hysterische Charaktere, die ihren Ursprung wie erwähnt in der ödipalen Phase haben soll.

Bereits ein Jahrzehnt vor den Arbeiten FENICHELS hatte WILHELM REICH (1933) einen weit umfassenderen Begriff der Abwehr formuliert. Sein Begriff des „Charakterpanzers" beschreibt das Ergebnis eines länger währenden Bewältigungsprozesses psychosexueller Frustrationen auf kognitiver, emotionaler sowie motorischer Ebene. Das heißt, der gesamte psycho-motorische Mechanismus eines Individuums steht im Dienste der Trieb- oder Bedürfnisabwehr. Dieses „Falsche-Selbst" wird als ichsynton wahrgenommen. In Krisensituationen führen jedoch die hohe Anstrengung und der Energieverbrauch, der zur Aufrechterhaltung dieses Charakterpanzers benötigt wird, potentiell zur Dekompensation des psychischen sowie des physischen Apparates. Damit öffnete W. REICH nicht nur das Feld der Psychosomatik, sondern auch der körpereinbeziehenden Psychotherapien.

Der pathozentristische Blick der Psychoanalyse, also die Annahme, daß die gesamte Entwicklung der Persönlichkeit primär im Dienste der Abwehr von triebgesteuerten Bedürfnissen steht, wurde erst durch die „Selbst-Analytiker" in der Nachkriegszeit modifiziert. FENICHEL (1945), HARTMANN (1950), RAPAPORT (1958) und ERIKSON (1956) griffen zwar das Strukturmodell auf, würdigten jedoch die Funktion von „instinktiven", d.h. **genuinen Reifungsprozessen,** welche die Differenzierung von kortikalen Prozessen wie Wahrnehmung, Gedächtnis oder Motorikkontrolle steuern. Die Möglichkeit einer nicht konfliktgesteuerten Persönlichkeitsentwicklung wurde damit erstmals in Betracht gezogen. An die Stelle der traditionellen triebtheoretischen Konzeption traten nun Modelle, die sog. Repräsentanzen postulierten, d. h. genuin angelegte, affektiv und kognitiv konnotierte intrapsychische „Räume", die das Erleben der eigenen Person, also des „Selbst", und des anderen, also des „Objektes", speichern. Die Entwicklung der Persönlichkeit vollzieht sich demgemäß im Wechselspiel zwischen der Erfahrung real vorhandener Objekte und innerer Objekte bzw. der inneren Wahrnehmung des „Selbst" und der Wahrnehmung des „Selbsts" im interpersonellen Kontext.

MAHLERS „Objekt-theoretisches Entwicklungsmodell" grenzt sich klar gegen das traditionelle triebtheoretische Drei-Phasen-Modell ab, indem es fünf aufeinanderfolgende Subphasen postuliert, die sich jeweils durch spezifische Vorgaben und Erfordernisse hinsichtlich der Subjekt-Objekt-Differenzierung auszeichnen (MAHLER ET AL., 1975). Sie nennt diese Phasen „Symbiose", „Differenzierung", „Übungsphase", „Wiederannäherung (Rapprochement)" und „Konsolidierung". Auch wenn die Ergebnisse der empirischen Säuglingsforschung mittlerweile erhebliche Zweifel an der Existenz einer symbiotischen Phase aufkommen lassen, so galt diese Entwicklungstheorie bis in jüngste Zeit akzeptiert und diente als Basis weiterer Theorieentwicklung.

In das Zentrum des Interesses rückten Störungen der **frühen Reifungsprozesse des „Selbst".** KOHUT (1971) betonte die Bedeutung narzißtischer Kräfte für die Entwicklung des „Selbst" aus einem infantilen, fragilen und fragmentierten Stadium zu einer kohäsiven, stabilen erwachsenen Struktur. Auch er greift das Modell der Selbst- und Objektrepräsentanzen auf, postuliert jedoch eine erste, „primäre narzißtische Phase", in welcher das Kind sich als omnipotenten Bestandteil idealisierter „Selbst- und Eltern-Imagos" erlebt. Die Revision dieser großartigen Repräsentanzen, also deren Relativierung, erfolgt im Idealfall durch fortwährende „liebevolle Frustrationen", die schließlich in einer stabilen Selbst- und Objektkonstanz münden. Störungen dieses Differenzierungsprozesses führen zu einer Fixierung an archaisch idealisierte Selbst- und Eltern-Imagos, welche in unbewußter Form handlungs- und emotionssteuernd wirksam bleiben. Hohe Leistungsorientierung bei ausgeprägter Selbstunsicherheit und Anfälligkeit für Kränkungen kennzeichnen demzufolge „narzißtische Störungen".

OTTO KERNBERG schließlich klassifizierte die narzißtischen Störungen im Rahmen seines neudefinierten Strukturmodells als mittelschwere Störungen ein. Am wenigsten ausgereift, also noch auf der Stufe fragmentierter „Selbst- und Objekt-Repräsentanzen", die streng in „gute" und „böse" Anteile gespalten werden, sieht KERNBERG (1989) die Borderline-Störung, gefolgt von der antisozialen Persönlichkeitsstörung. Hysterische, zwanghafte oder depressive Persönlichkeitsstörungen werden als „reif" klassifiziert. Vereinfacht ausgedrückt können diese Reifungsgrade im Sinne eines „Zwiebelschalenmodells" beschrieben werden, wobei um einen „psychotischen Kern" die erreichten Entwicklungsstufen mehr oder minder gut strukturiert erscheinen. Im Rahmen dieses Modells erscheint es durchaus möglich, daß eine Person, deren intrapsychische Organisationsstruktur sich auf Borderline-Niveau befindet, unter ausgewogenen psychosozialen Bedingen auf einem reiferen Niveau, etwa einer zwanghaften Struktur, funktioniert. Unter Streß jedoch drohen die schlecht ausgereiften Strukturen zu dekompensieren und der jeweils niedrigere Organisationsgrad zutage zu treten.

Es braucht an dieser Stelle nicht grundlegend ausgeführt werden, daß sich der Wert der psychoanalytischen Theoriebildung nicht an den Kategorien „richtig oder falsch" ermessen läßt. Die tiefenhermeneutische Erkenntnismethode beruht auf der therapeutischen Erfahrung im Einzelfall und entzieht sich damit der empirischen Überprüfbarkeit. Die Qualität der therapeutischen Praxis jedoch, welche sich auf die jeweiligen Modelle beruft, sollte als Maßstab herangezogen werden können. Um so notwendiger erscheint die ausstehende empirische

Überprüfung der Wirksamkeit analytisch orientierter Behandlungformen.

Bezieht man einen integrativen Standpunkt, so könnte der analytischen Sichtweise insbesondere das Festhalten am Modell der Fixierung vorgehalten werden, welches die Persönlichkeitsstörung nach wie vor als das Resultat entwicklungsgeschichtlich weit zurückliegender Bewältigungsversuche sieht. Der Gedanke, daß die Entwicklung von pathologischen Persönlichkeitszügen nicht nur auf psychosozialen Konflikten beruht, sondern auch das Ergebnis mangelhafter oder inadäquater Lernerfahrung sein könnte und durch psychosoziale Faktoren im Hier und Jetzt aufrechterhalten wird, findet bisher im analytischen Verständnis kaum Beachtung.

4.2 Die interpersonelle Sichtweise

Als SULLIVAN in den 50er Jahren (1953) erstmals eine Systematik der interpersonellen Theorie formulierte, entwickelte er damit nicht nur eine Alternative zur psychoanalytischen Theorie, sondern legte auch den Grundstein für eine fulminante Entwicklung, die vor allem die nordamerikanische Sichtweise psychischer Störungen entscheidend prägen sollte. In seiner bemerkenswerten Übersichtsarbeit extrahiert KIESLER (1982) die **zentralen, konsensbildenden Hypothesen der Interpersonellen Schule:**

1.) Die Persönlichkeit ist bestimmt durch ein relativ **stabiles Muster von sich wiederholenden zwischenmenschlichen Situationen,** die das menschliche Leben charakterisieren. Die interpersonelle Theorie fokussiert daher grundsätzlich zwischenmenschliche Beziehungen und nicht individuelles Verhalten. Damit stellt sich die interpersonelle Theorie explizit gegen den klassisch-psychoanalytischen Ansatz, der Verhalten primär durch intrapsychische Prozesse gesteuert sieht. Die Untersuchung von Persönlichkeit oder Persönlichkeitsstörungen ist also angewiesen auf Beobachtung interaktioneller Prozesse, zumindest auf dem Niveau der Dyade. Wobei diese Dyade als System zu untersuchen ist und nicht das Individuum, das zu gegebener Zeit mit einem anderen Individuum interagiert. Persönlichkeit aus Sullivans Sicht ist nichts mehr (oder weniger) als die beobachtbaren wiederkehrenden Muster, mit denen ein Individuum seine Beziehungen zu wichtigen anderen regelt. Diese anderen können real vorhanden sein, und zwar entweder physisch präsent oder zur Zeit abwesend oder auch nur imaginär existieren.

2.) Im Rahmen der interpersonellen Theorie nimmt das **Konstrukt des „Selbst"** eine zentrale Position ein. Dieses „Selbst" ist während seines gesamten Entwicklungsprozesses und im weiteren Verlauf des Lebens von seinem Wesen her „sozial", „interpersonell" und „durch Beziehungen definiert". Die Entwicklung dieses „Selbst-Systems" vollzieht sich demgemäß in permanentem Dialog mit wichtigen Bezugspersonen, dessen Erfahrungen als Selbst-Schemata internalisiert werden. Diese Selbst-Schemata steuern zum einen die Wahrnehmung und Interpretation von neuen interpersonellen Beziehungen, zum anderen die Kommunikations- und Handlungsebene des Individuums. Die Interaktion ist also bidirektional. Grundsätzlich besteht dabei die Tendenz, Schema-konform wahrzunehmen bzw. zu kommunizieren. Schema-nonkonforme Wahrnehmungen induzieren in der Regel negative Emotionen.

Eine der wichtigsten Funktionen dieses „Selbst-Systems" ist die Steuerung der Selbstdarstellung gegenüber anderen Personen. Mittels einer Vielzahl meist nonverbaler Kommunikationsmuster versucht das Individuum sich selbst in dem Licht zu präsentieren, in dem es seiner Erfahrung gemäß vom Gegenüber gesehen werden möchte. Diese Interaktionsmuster sollen den anderen in eine Position bringen, die gemäß der Selbst-Schemata des Individuums am wenigsten bedrohlich oder am angenehmsten ist.

LEARY (1957) beschrieb als erster Mikroprozesse der Reaktionsinduktion durch Selbst-Repräsentation. Er prägte den Begriff des „komplementären Verhaltens" am Beispiel submissiven, devoten Verhaltens, welches beim Gegenüber Dominanz hervorruft und umgekehrt. Diese Verhaltensmuster können bewußt oder unbewußt eingesetzt werden. Man kann jedoch davon ausgehen, daß nur ein Bruchteil dieser Selbstschemata oder der dadurch gesteuerten Interaktionsmuster dem jeweiligen Individuum bewußt sind. Auch der jeweilige Interaktionspartner nimmt in der Regel nicht bewußt wahr, wie seine Einstellung oder sein Verhalten vom Gegenüber gesteuert wird. BEIER (1966) beschreibt diesen Prozeß: „Das Ziel ist die Etablierung von Bedingungen, die das Gegenüber dazu bringen, sich den Vorstellungen des Akteurs gemäß zu verhalten, ohne sich darüber gewahr zu werden, daß es manipuliert wurde. Der Akteur verstärkt dieses wunschgemäße Verhalten des Gegenübers, so daß sich nach und nach dessen ursprünglich breites Verhaltensrepertoire einengt. Hierdurch schafft sich der Akteur ein Schema-konformes Umfeld, das seine Sicht von sich selbst und der Welt bestätigt."

Die eingesetzten Signale sind als starke Kräfte

einzuschätzen. Selbst die gutwilligste Person wird nicht umhinkommen, einen scheuen, selbstunsicheren und verschlossen sich darstellenden Menschen nach einiger Zeit als langweilig, uninteressant oder eigenbrötlerisch einzuschätzen, sich von diesem abzuwenden und damit dessen Selbst-Schema zu bestätigen.

3.) Eine weiterer Schritt in der Entwicklung der interpersonellen Theorie war die zunächst grobe Gliederung reziproker Interaktionsmuster in die zwei **Dimensionen Kontrolle und Zuneigung**.

Leary (1957) entwickelte seinen „interpersonellen Zirkel" um die beiden Achsen „Dominanz–Submission" und „Liebe–Haß" indem er sechzehn Cluster interpersoneller Verhaltensmuster definierte. Dieser erste Versuch der empirischen Erfassung zwischenmenschlicher Interaktionsmuster gilt mittlerweile als Meilenstein, der die Psychotherapieforschung bis heute maßgeblich beeinflußt hat.

Neben Kiesler und Lorr sind vor allem Forscher wie M. Horowitz und L. Benjamin zu nennen. Letztere entwickelte mit der „Structural Analysis of Social Behavior (SASB)" eine semiquantitative Methodik zur Einschätzung zwischenmenschlichen Verhaltens (Benjamin, 1993). Neben den beiden Achsen „Zuneigung und Interdependenz" berücksichtigt dieses Inventar verschiedene Foci wie „Inneres Selbst" oder „Gegenüber" oder „Imaginierte Objekte". Damit eröffnet sich die Möglichkeit, auch intrapsychische Prozesse, soweit sie sich sprachlich abbilden lassen, während psychotherapeutischer Behandlungen zu erfassen.

4.) Zwischenmenschliches Verhalten ist stets determiniert von mindestens zwei Komponenten: zum einen durch die **Vorannahmen** und **Interpretationsmöglichkeiten,** die ein Individuum mitbringt, zum anderen durch die realen Gegebenheiten, d.h., daß verhaltensbedingende Umweltfaktoren ihre Wirkung immer durch die je eigene, spezifische Wahrnehmung des Individuums entfalten. In der Regel besteht ein gewisser Grad an Übereinstimmung zwischen der subjektiven Wahrnehmung von Ereignissen und der „objektiven" Bewertung durch Dritte. Der Ausprägungsgrad einer Persönlichkeitsstörung läßt sich ermessen am Ausmaß von selektiver Aufmerksamkeit und Wahrnehmungsverzerrung, die eingesetzt werden, um Umweltereignisse schemakonform, d.h. der eigenen Erfahrung entsprechend, zu interpretieren. Im Extremfall finden sich kaum mehr Übereinstimmungen zwischen „subjektiver" und „objektiver" Wahrnehmung. Die Handlungsweisen einer Person erscheinen für die Umwelt gänzlich unverständlich und rufen häufig aversive Reaktionen hervor.

5.) In ihrem Bemühen, zwischenmenschliche Verhaltensmuster zu verstehen, betonen die Theoretiker der interpersonellen Schule die Bedeutung einer „zirkulären Kausalität" anstelle traditioneller „linearer Kausalität", d.h., statt menschliches Verhalten als die direkte Konsequenz situativer Ereignisse zu interpretieren, wird Verhalten als Folge bidirektionaler Beeinflussung zwischen mindestens zwei Personen (oder psychischen Repräsentationen) gesehen.

Soziales Verhalten ist also eingebettet in ein Netzwerk von „feed-forward"-Schleifen, wobei der „Effekt" jeweils die „Ursache" beeinflußt und verändert. Abhängige und unabhängige Variablen sind demnach zufällig und austauschbar. Ereignisse, die uns beeinflussen, sind also zum großen Teil von uns selbst induziert und können als Konsequenzen unserer Wahrnehmung und Motivation bewertet werden.

Die wissenschaftliche Auswertung von interaktiven Mikroprozessen konnte zeigen, daß die Verhaltensmuster von zwei Personen ein hohes Maß an Redundanz aufweisen, d.h., bestimmte reziproke Reaktionsmuster wiederholen sich überzufällig häufig. Dies eröffnet die Möglichkeit, bestimmte Reaktionsmuster zu Clustern zusammenzufassen und Persönlichkeitstypologien zuzuordnen. Je geringer der Freiheitsgrad der induzierten Reaktionsmuster ist, je rigider und starrer also die Verhaltensmöglichkeiten und die Reaktionen sind, die eine Person beim Gegenüber induziert, desto größer ist das Ausmaß seiner Persönlichkeitsstörung.

Probleme der Lebensbewältigung eröffnen sich also durch wiederkehrende gestörte, inadäquate oder ineffektive Kommunikation mit relevanten Mitmenschen. Dabei ist der Betroffene nicht oder nur kaum in der Lage, sein Verhalten zu korrigieren. Vielmehr tendiert er dazu, vor allem unter Streß oder in Krisensituationen seine rigiden Wahrnehmungen und Verhaltensmuster zu verstärken und das Gegenüber zu ebensolchen Reaktionen zu zwingen. Dabei leidet die betroffene Person oft erheblich unter den Konsequenzen dieser pathologischen zwischenmenschlichen Beziehungen, ohne sich jedoch ihres Anteils an diesem Prozeß bewußt zu sein. Ein zentraler Aspekt des therapeutischen Prozesses liegt im Bewußtmachen wahrnehmungs- und handlungssteuernder Schemata.

Wie oben ausgeführt, haben Schemata die Tendenz, sich zu replizieren, d.h., Wahrnehmungen, die erheblich von den verinnerlichten „Selbst"-Schemata einer Person abweichen, lösen heftige negative Emotionen aus, die handlungsinduzierend zu einer Korrektur dieser Wahrnehmung führen. Das Abnehmen negativer Emotionen wird als angenehm empfunden, verstärkt also die pathologischen Handlungsmuster und führt erst sekundär zu einer Verschlechterung der sozialen Situation. Logischerweise wird eine betroffene Person die Wahrnehmung dieser Verschlechterung nicht auf ihr Handeln zurückführen, das ja als subjektiv stimmig und angenehm empfunden wird, sondern die Umwelt für erlittenes Unbill verantwortlich machen. Leiden und Klagen, das den Patienten zur Therapie führt, werden sich also zunächst nicht auf das eigene Wahrnehmen oder Handeln beziehen, sondern auf Probleme, die durch die Reaktion der Umwelt entstehen.

4.3 Die kognitiv-behaviorale Sichtweise

Inspiriert von der interpersonellen Schule, griffen BECK und seine Mitarbeiter die kognitiven Aspekte der Schematheorie auf und entwickelten ein umfassendes Konzept zur Analyse der Persönlichkeitsstörungen (BECK ET AL., 1989). Die **kognitive Grundannahme** besagt, daß die Reaktionen eines Individuums auf Umweltereignisse gesteuert werden durch die jeweilige kognitive Interpretation dieser Ereignisse. Diese Interpretation wiederum ist Bestandteil relativ stabiler Strukturen, also **„Schemata"**, welche die weitere Verarbeitung der Informationen steuern. Emotionen, durch die jeweiligen kognitiven Prozesse induziert, wirken schließlich handlungssteuernd. Indem also der sensorisch vermittelten Wahrnehmung „Bedeutung" zugemessen wird, erfolgt der Start einer Art Kettenreaktion, die schließlich in Verhaltensmustern mündet, durch welche die jeweiligen Persönlichkeiten charakterisiert werden.

Dysfunktionale oder zu rigide kognitive Schemata führen demgemäß zu maladaptiven Verhaltensmustern und damit zu repetitiven Schwierigkeiten im interpersonellen Kontext. Werden diese Schwierigkeiten wiederum schemakonform interpretiert, so schließt sich ein „maladaptiver Zirkel", der nicht nur die Entwicklung, sondern auch die Aufrechterhaltung einer Persönlichkeitsstörung bedingt.

BECK beschreibt das Beispiel einer dependenten Persönlichkeit, die aufgrund eines basalen kognitiven Schemas „Ich kann ohne Hilfe und Unterstützung durch einen starken anderen nicht überleben" hypersensitiv auf mögliche Anzeichen von Trennung oder Verlust reagiert. Die Wahrnehmung geringfügiger Autonomiebewegungen des Partners initiiert das kognitive Schema „Er wird mich verlassen", damit die Emotion Angst und ein handlungssteuerndes Schema, in diesem Fall die Demonstration von Hilflosigkeit. Je nach Konfiguration des Partners wird dieser entweder seine Autonomiebedürfnisse reduzieren oder ausweiten. Beide Verhaltensmuster aber bestätigen die Wahrnehmung der dependenten Persönlichkeit und führen damit zu Verfestigung des Schemas „Wenn ich nicht die geringsten Anzeichen erkenne und dementsprechend handle, wird er mich verlassen".

Dysfunktionale kognitive Schemata haben nicht nur die Tendenz, sich im interpersonellen Kontext zu bestätigen, sondern behindern vor allem die Aktivierung anderer, adäquaterer Kognitionen und damit neue Lernprozesse. Es erscheint wichtig, darauf hinzuweisen, daß BECK die Bedeutung sowohl überentwickelter als auch unterentwickelter kognitiver Grundannahmen betont. So ist, um beim obigen Beispiel zu bleiben, bei dependenten Persönlichkeiten die Annahme, von einem anderen abhängig zu sein, zu stark ausgeprägt, während das für schizoide Persönlichkeiten typische Konzept, am besten unabhängig von allen anderen zu überleben, zu gering manifestiert erscheint. Antisozialen Persönlichkeiten ist das kognitive Schema der sozialen Verantwortlichkeit weitgehend fremd.

Auch wenn BECK bei der Frage nach der Ätiologie kognitiver Schemata über die interpersonelle Sichtweise hinausweist, indem er Wurzeln im genetischen, biologischen oder phylogenetischen Bereich sucht, so liegt die Stärke dieses Konzeptes sicherlich nicht in der Frage nach der Entstehungsgeschichte, sondern in der Praxisrelevanz. Mittlerweile liegen Beschreibungen der jeweils typischen kognitiven Schemata aller spezifischen Persönlichkeitsstörungen nach DSM-III-R vor, einschließlich der davon abhängigen interaktionellen Muster und der entsprechenden therapeutischen Basisstrategien, auf die in den jeweiligen Passagen eingegangen werden wird.

Umfassende verhaltenstheoretisch fundierte Modelle zur Entwicklung von Persönlichkeitsstörungen liegen derzeit nicht vor. Dennoch gewinnen verhaltenstherapeutische Denkansätze zunehmend Bedeutung insbesondere hinsichtlich der Fragestellung nach Faktoren, welche die Aufrechterhaltung von maladaptiven Verhaltensmustern bedingen. Die von LINEHAN (1993) entwickelte **„kognitiv-behaviorale Psychotherapie für Borderline-Störungen"** gilt als erste störungsspezifische Therapie für Persönlichkeitsstörungen, die dezidiert verhaltenstherapeutische Aspekte in das Zentrum der Therapie stellt. Die Autorin betont, daß dysfunktionale

Verhaltensmuster erlernt sind und daher den bekannten lerntheoretisch fundierten Gesetzmäßigkeiten unterliegen: Entweder sind sie konditioniert, d. h. an auslösende Stimuli gekoppelt, oder sie werden durch die ausgelösten Konsequenzen aufrechterhalten.

Eine ausschließlich Schema-theoretisch orientierte Analyse (s. o.) neigt dazu, diejenigen Faktoren zu übersehen, die gegenwärtig als Verstärker der betreffenden Verhaltensmuster fungieren. Am obigen Beispiel der dependenten Patientin erläutert, würde eine Reduktion der Autonomiebestrebungen des Ehemannes als negativer Verstärker (Abnahme der Angst vor dem Verlassenwerden) für die Demonstration von Hilflosigkeit seitens der Partnerin dienen. Bei nächster Gelegenheit wird dieses Verhalten also wiederholt bzw. eventuell verstärkt eingesetzt werden. Vor diesem theoretischen Hintergrund lassen sich auch die individuellen biographischen Aspekte lerntheoretisch entwickeln.

Von einem integrativen Standpunkt betrachtet, erscheint die Verknüpfung kognitiver und behavioraler Aspekte als die praxisorientierte Weiterentwicklung der interpersonellen Schematheorie, wobei beide Schulen der Funktion von Emotionen nur wenig Beachtung schenken.

4.4 Die dimensionale und neurobiologische Sichtweise

In vieler Hinsicht orientiert sich die Denkweise biologisch ausgerichteter Autoren an einem „dimensionalen Persönlichkeitsmodell", wie es die klinisch orientierte differentielle Psychologie, in Abgrenzung zur klassischen und kategorialen psychiatrischen Klassifikation, vertritt. Ausgehend von der Annahme, daß sich persönlichkeitsgestörte Menschen nur quantitativ vom Durchschnitt unterscheiden, postuliert man einige wenige, normalverteilte basale Persönlichkeitseigenschaften, deren unterschiedliche Ausprägungsgrade im Zusammenwirken die spezifische Art des Denkens, Fühlens und Handelns eines Menschen organisieren.

Methodisch werden Persönlichkeitseigenschaften (Typen) faktorenanalytisch aus Merkmalen auf dem Eigenschaftsniveau rekonstruiert. EYSENCK (1970) hatte zunächst drei Dimensionen auf der Temperamenten-Ebene postuliert: „Extraversion – Introversion", „Neurotizismus – Stabilität" und „Psychotizismus" versus „Impuls- oder Antriebskontrolle" (s. a. EYSENCK und EYSENCK, 1985). Mittlerweile liegen Fragebogen vor, mit denen sich der individuelle Ausprägungsgrad dieser Dimensionen einschätzen läßt. Die Versuche allerdings, diese von Eysenck ermittelten Dimensionen mit der kategorialen psychiatrischen Klassifikation abzugleichen, erwiesen sich bislang als wenig erfolgreich.

Zu deutlich besseren Ergebnissen scheint das „**Fünf-Faktoren-Modell**" („Big-Five-Model") zu führen. Basierend auf Metaanalysen von faktorenanalytisch ausgewerteten Datensätzen gelten derzeit fünf Dimensionen als hinreichend, um die konstanten Wesensmerkmale einer Persönlichkeit zu beschreiben:

- „Extraversion" (kontaktfreudig – zurückhaltend)
- „Verträglichkeit" (friedfertig – streitsüchtig)
- „Gewissenhaftigkeit" (gründlich – unsorgfältig)
- „Neurotizismus" (entspannt – überempfindlich)
- „Offenheit" (kreativ – phantasielos).

Auch wenn es noch keine Einigkeit hinsichtlich der Faktoreninterpretation und der Dimensionsbenennungen gibt, so deutet sich an, daß der klinischen Psychologie ein Instrumentarium erwächst, mit dessen Hilfe eine empirisch überprüfbare dimensionale Beurteilung der Persönlichkeitsstörung möglich werden könnte. Erste Untersuchungen zur Beschreibung von klinisch manifesten, kategorisierbaren Persönlichkeitsstörungen durch faktorenanalytisch auswertbare Merkmalsbeschreibungen im Selbst- und Fremdrating stützen diese Hypothese (Übersicht siehe FIEDLER, 1995).

Bereits EYSENCK hatte betont, daß die von ihm postulierten „Temperamente" zum Teil genetisch determiniert und erst im Laufe der Entwicklung einer psychosozialen Überformung unterworfen würden. Die biologisch orientierte Forschung steht vor dem Problem, daß die phänomenologisch erfaßbare Verhaltensebene sich wohl immer als Resultat dieser **Interaktion zwischen genetischen Faktoren und Umweltfaktoren** darstellt. Versuche, faktorenanalytisch rekonstruierte komplexe Dimensionen wie „Extravertiertheit" oder „Kreativität" neurobiologischen Systemen zuzuordnen, sind daher von erheblicher Unschärfe gezeichnet. Autoren wie CLONINGER ET AL. (1993) oder SIEVER und DAVIS (1991) konzentrieren sich daher auf basale Prozesse, die sich auf der Ebene einfacher Reiz-Reaktions-Muster, Such- und Meidungsverhalten oder Reaktionen auf Belohnung und Strafe im sozialen Kontext beziehen. CLONINGER stellte ein weiterentwickeltes Modell vor, in dessen Zentrum **drei neurobiologisch verankerte Dimensionen** stehen, durch die die erwähnten basalen Verhaltensmuster gesteuert werden:

- Die **„Suche nach Neuem"** wird beschrieben als angeborene Tendenz, ein hohes Maß an Aufregung und Lust bei der Darbietung unbekannter Reize zu verspüren.
- Die **„Vermeidung von Schaden"** beschreibt die Fähigkeit, rasch auf aversive Reize zu reagieren und Verhaltensmuster zu blockieren, um Strafen zu vermeiden.
- Die **„Abhängigkeit von Belohnung"** beschreibt die angeborene Tendenz, intensiv auf positive Verstärker im Sinne sozialer Akzeptanz zu reagieren und das eigene Verhalten entsprechend danach auszurichten.

Tierversuche gaben Hinweise, daß die „Suche nach Neuem", also das explorative Verhalten, vor allem dopaminerg vermittelt ist, während das serotonerge System die Verhaltensinhibition steuert und die funktionelle Aktivität durch das noradrenerge System beeinflußt wird. Nach CLONINGER erscheint die biogenetische Prädisposition dieser drei basalen Prozesse zunächst unabhängig voneinander arrangiert, während sie im Zusammenwirken das soziale Verhalten charakterisieren und sich im Rahmen der weiteren psychosozialen Entwicklung als unterschiedliche Selbstkonzepte manifestieren. Eine ausgewogene Balance der drei basalen Dimensionen erscheint erforderlich, um in adäquate Reifungsprozesse zu münden. Das Ausmaß der Dysbalance, also die dimensionale Klassifizierung, entscheidet, ob sich eine Persönlichkeitsstörung im Sinne der kategorialen Klassifizierung entwickelt. Neben den erwähnten drei Neurotransmittersystemen wird auch der HPA-Achse eine funktionale Bedeutung bei adaptiven Prozessen zugewiesen.

4.5 Die biosoziale Sichtweise

Auch wenn jedes der bislang skizzierten Modelle ein Zusammenwirken biologischer und psychosozialer Faktoren in der Entwicklung von Persönlichkeitsstrukturen betont, so stehen die postulierten Interaktionen jedoch häufig am Rande des eigentlichen Interesses. MILLONS und DAVIS' Konzept der biosozialen Lerntheorie (1996) stellt jedoch die Bedeutung biologischer Vorgaben im Prozeß des sozialen Lernens und der bidirektionalen Wirkung beider Dimensionen in den Mittelpunkt seiner Theorie. Diese stellt derzeit das wohl differenzierteste Konzept der klinischen Psychologie zum Thema allgemeine und spezielle Persönlichkeitsstörungen dar.

In Anlehnung an EYSENCK liegen auch MILLONS Konzept **drei polare Dimensionen** zugrunde, die das „instrumentelle Verhalten" eines Individuums bestimmen. Dies betrifft die Art und Weise, wie positive Verstärker gesucht und negative Konsequenzen vermieden werden (aktiv oder passiv), wo diese gesucht werden (im Subjekt oder im Objekt), und schließlich die Präferenz der Wahl, also was bevorzugt wird (die Suche nach Belohnung oder die Vermeidung von Strafe).

Genetische Faktoren sowie frühe, d. h. auch prä- und perinatale, biologische Einflüsse beeinflussen zwar die Gewichtung der drei Polaritäten, deren Entwicklung jedoch ist nach MILLON und DAVIS an **vier neuropsychologische Entwicklungsstadien** gekoppelt:

- Im ersten Lebensjahr (**„Sensory-Attachment-Stage"**) steht die Sicherung des Überlebens durch die Interaktion mit der Mutter im Vordergrund. Das sich entfaltende interpersonale Netzwerk kann stimulierend oder unterstimulierend wirken, Sicherheit oder tödliche Gefahr vermitteln. In dieser Phase sehen MILLON und DAVIS die Festschreibung der Polarität zwischen „lustsuchendem" und „angstmeidendem Verhalten".
- Die in der Kleinkindzeit sich herausbildende Fähigkeit, zunehmend unabhängig von elterlicher Unterstützung zu agieren (**„Sensomotor-Autonomy-Stage"**), bedingt eine Verschiebung des Entwicklungsschwerpunktes von der Sicherung der Existenz zur Anpassung an die sozialen Erfordernisse. In dieser Phase werden demgemäß primär die adaptiven Polaritäten geprägt, d. h. die Tendenz, sich die jeweilige ökologische Nische aktiv zu gestalten oder sich passiv an die Gegebenheiten anzupassen.
- Die Adoleszenz schließlich (**„Pubertal-Gender-Identity-Stage"**) beinhaltet nicht nur die Entwicklung der Geschlechtsidentität, sondern auch der Präferenz der Bedürfnisbefriedigung bei anderen oder bei sich selbst.
- Das vierte, zum Teil die anderen überlappende „Reifungsstadium" erstreckt sich über einen Zeitraum vom 4. bis zum 18. Lebensjahr (**„Intercortical-Integration"**) und betrifft die Ausreifung komplexerer kortikaler Hirnfunktionen. Hierdurch wird die Polarität zwischen emotionalen und rationalen Kapazitäten geprägt. Im Verlauf dieser Entwicklung ergeben sich zahlreiche bidirektionale Beeinflussungsmöglichkeiten: So steuert ein Kind durch sein basales Temperament die Reaktionen der Bezugspersonen im Sinne einer reziproken Verstärkung, umgekehrt erweisen sich auch die biologischen Substrate als plastisch, d. h. durch Umwelteinflüsse formbar.

Auf die klassischen Lernkonzepte zurückgreifend unterscheidet MILLON zwischen Prozessen der klassischen Konditionierung, der operanten Konditionierung und des Lernen am Modells. Als einer der wenigen Theoretiker betont er die zusätzliche Bedeutung von fehlenden Lernerfahrungen durch ungenügende Stimulation oder Frustration („underlearning") für die Entwicklung von pathogenen Verhaltensmustern. Im Unterschied zu analytisch orientierten Modellen, die ja ebenfalls den Erwerb von persistierenden Persönlichkeitsmerkmalen spezifischen Entwicklungsstadien zuordnet, betont MILLON zudem die Bedeutung von lebensgeschichtlich späteren Faktoren für die Aufrechterhaltung, also Löschungsresistenz dieser Verhaltensmuster. Vor diesem pathogenetischen Hintergrund benennt Millon **vier Leitgedanken bzw. Grundprinzipien der integrativen Sichtweise:**

1. **Persönlichkeitsstörungen sind keine Erkrankungen per se.**
   Damit soll zum Ausdruck gebracht werden, daß das klassische „medizinische Modell", welches externe oder interne auslösende Faktoren nur unter dem Aspekt der kausalen Verantwortlichkeit für manifeste Störungen sieht, sich für das Verständnis der Persönlichkeitsstörungen als hinderlich erwiesen hat. Vielmehr ist davon auszugehen, daß die beobachtbaren Verhaltensweisen dynamische und veränderbare Interaktionen zwischen individuellen Bewältigungsstrategien und dem sozialen Umfeld darstellen, d.h. jetzt als Störung imponierendes Verhalten in früheren Lebensabschnitten oder in einem anderen sozialen Kontext als adäquat zu beurteilen ist. Die therapeutische Arbeit kann sich also nicht auf die Aufdeckung entwicklungsgeschichtlich bedeutsamer Faktoren für die Etablierung jetzt pathologischer Verhaltensmuster beschränken, sondern sollte stets deren Funktion im früheren und gegenwärtigen psychosozialen Umfeld berücksichtigen.

2. **Die Grenze zwischen Persönlichkeit und Persönlichkeitsstörung ist fließend.**
   Trotz vielseitiger Bemühungen können keine allgemeingültigen klaren Grenzen zwischen pathologischem und „normalen" Verhalten gezogen werden. „Normales" Verhalten könnte dahingehend definiert werden, daß es sich an die Gepflogenheiten der jeweiligen sozialen Bezugsgruppe anpaßt. Umgekehrt kann pathologisches Verhalten als störend oder abweichend von diesen Normen definiert werden. Daß diese Definition unzureichend ist, ermißt sich aus der Tatsache, daß die Normen sozialer Subgruppen oft erheblich vom größeren sozialen Kontext abweichen und bei Erweiterung des Blickwinkels gerade die hohe Normkonvergenz pathologische Formen annimmt. Ein Individuum, das in der Lage ist, auf verändernde Anforderungen der Umgebung **flexibel** zu reagieren, und dabei eine Balance zwischen Autonomie und sozialer Integration aufrechterhält, kann jedoch kontrastiert werden zu jemanden, der gezwungen ist, **starr und repetitiv** die gleichen Verhaltensmuster zu wiederholen. Die Unfähigkeit, kontinuierliche soziale Lernprozesse zu verinnerlichen, führt bei letzterem zu Diskrepanzen zwischen den Anforderungen an die eigene Autonomie und denen des sozialen Umfeldes. Die Grenzen zwischen diesen beiden Extremen sind jedoch fließend.

3. **Persönlichkeitsstörungen basieren auf internalisierten funktionellen und strukturellen Systemen.**
   Die intrapsychische Struktur des Systems „Persönlichkeit" repräsentiert ein relativ fest verwurzeltes Muster von Erinnerungen, Affekten, Wünschen, Einstellungen und Konflikten – also Schemata, die dem jeweiligen Individuum die Orientierung im sozialen Umfeld erleichtern. Obgleich Assimilations- und Adaptationsprozesse eine Angleichung und Revision dieser Strukturen an ein sich änderndes soziales System erleichtern, so beeinflussen diese intrapsychischen Strukturen doch lebenslang die individuelle Sichtweise und Interpretation der Außenwelt. Je traumatisierender, rigider oder eingeschränkter die Lernerfahrungen waren, desto starrer und inflexibler wird an diesen Schemata festgehalten.

4. **Persönlichkeitsstörungen sind dynamische Systeme.**
   Gerade kategorisierende diagnostische Systeme bergen die Gefahr, Persönlichkeitsstörungen als situativ unabhängige, in der Vergangenheit begründete Verhaltensauffälligkeiten zu betrachten. Die funktionelle Sichtweise fordert jedoch die Berücksichtigung der Interaktion zwischen intrapsychischen und zwischenmenschlichen Strukturen. Ein dynamisches System ist gehalten, seine Sinnhaftigkeit fortwährend zu überprüfen und zu bestätigen. Da systemnonkonforme Informationen negative Emotionen auslösen, herrscht ein hoher Anpassungsdruck hinsichtlich der Wahrnehmung bzw. Interpretation intrapsychischer oder zwischenmenschlicher Ereignisse. Strukturen, die sich zur Vermeidung

eines hohen Leidensdrucks entwickelt haben, besitzen eine ausgeprägte Tendenz, sich permanent zu „verifizieren", um die Gefahr erneuten Leidensdrucks abzuwenden. Kognitive Verzerrungen oder Manipulation der Umgebung können in diesem Sinne verstanden werden.

Diese systemische Konzeption birgt nach MILLON weitreichende Konsequenzen für Psychotherapie und Psychotherapieforschung. Optimistisch formuliert, eröffnet jede Veränderung, sei es auf der kognitiven, der neurobiologischen oder der Verhaltensebene, die Möglichkeit einer Beeinflussung des gesamten Systems. Pessimistisch formuliert, tendieren Systeme, wie ausgeführt, zur Homöostase. Beeinflussungen auf einer Ebene können jederzeit Regulationsmechanismen in Gang setzen, die das gesamte System stabilisieren und sich Veränderungsprozessen widersetzen.

4.6 Ausblick

Die Qualität einer wissenschaftlichen Theorie bemißt sich an zwei Voraussetzungen: Ein überschaubares und überprüfbares Modell muß eine Vielzahl von Beobachtungen adäquat beschreiben (deskriptive Funktion), und es muß bestimmte Voraussagen über die Ergebnisse zu künftigen Untersuchungen ermöglichen (prognostische Funktion). Angesichts der Komplexität des Forschungsgebietes erscheint es zweifelhaft, ob eine solche idealtypische Theorie für Persönlichkeitsstörungen entwickelt werden kann. Als führendes, quasi pragmatisches Qualitätsmerkmal wird daher die **„klinische Relevanz"**, also die Bedeutung eines Modells als theoretischer Hintergrund und Bezugsrahmen für Verlauf und Erfolg von psychiatrisch-psychotherapeutischen Behandlungen, herangezogen. Der Evaluation psychotherapeutischer Verfahren kommt daher eine hohe Bedeutung zu. Ein empirisch überprüfbares therapeutisches Konzept sollte folgende vier Dimensionen integrieren:

- „theoriegesteuerte Entwicklung eines Behandlungskonzepts"
- „manualisiertes therapeutisches Vorgehen"
- „Therapeutencompliance", d.h. Übereinstimmung der durchgeführten Therapien mit dem Manual
- „Meßinstrumente für die unterschiedlich relevanten Erfolgskriterien des therapeutischen Prozesses".

Ergebnisse von Therapieverlaufsstudien erwachsen immer aus einem Zusammenwirken dieser vier Dimensionen, die jede für sich durch eine Vielzahl von Variablen bestimmt ist. Rückschlüsse von erfolgreichen Behandlungsstudien auf die Stimmigkeit der zugrunde gelegten Theorie sind daher von erheblichen Unschärfen geprägt. Auch ein schlüssiges und handlungsrelevantes theoretisches Modell zur Entstehung und Aufrechterhaltung von Persönlichkeitsstörungen kann daher im besten Fall als Ausgangspunkt für kontinuierliche Weiterentwicklung gesehen werden.

> **Resümee**
>
> Gegenwärtig existiert kein allgemein akzeptiertes Modell zur Ätiologie und Pathogenese mit hinreichender empirischer Absicherung. Konkurrierende und sich ergänzende Modelle wurden vorgelegt aus psychoanalytischer, interpersoneller, kognitiv-behavioraler, neurobiologischer und biosozialer Perspektive.

5 Therapie

5.1 Psychotherapie

5.1.1 Allgemeine Leitlinien

„Es gibt nichts Praktischeres als eine gute Theorie" (KURT LEWIN).

Nach wie vor gilt die psychotherapeutische Behandlung von Persönlichkeitsstörungen als schwierig, langwierig und häufig frustran. Dieses weitverbreitete Vorurteil basiert einerseits auf der Annahme, daß therapeutische Hilfe bei dieser Störungsgruppe grundsätzlich mit „Strukturveränderung" gleichzusetzen sei, andererseits liegen bis heute tatsächlich nur **wenige ausgearbeitete therapeutische Konzepte** vor, die einer wissenschaftlichen Evaluation standhalten. So sind zwar in den letzten Jahren eine Vielzahl störungsspezifischer, manualgesteuerter Therapien für klar abgrenzbare einzelne psychiatrische Krankheitsbilder, z.B. Depressionen, Angst- oder Zwangserkrankungen, entwickelt worden, die Behandlung komplexerer, mehrdimensionaler Störungen erfordert jedoch mehr als die reine Aneinanderreihung dieser Therapieprotokolle. So wird z.B. die Behandlung der suizidalen Krise einer Frau mit dependenter Persönlichkeitsstörung, die zwei kleine Kinder zu betreuen hat, dabei immer wieder von ihrem Ehemann mißhandelt wird, zudem die Diagnose einer Panikstörung und Alkoholmißbrauch aufweist, Interventionen erfordern, die sich an der momentanen Bedrohlichkeit und daher an rasch wechselnden **Behandlungszielen** orientieren. Die Organisation dieser Behandlungsziele, also die Frage, welches Problem zu welchem Zeitpunkt und mit welchen Mitteln bearbeitet wird, sollte sich an klaren Regeln orientieren.

Linehan (1996) schlägt vor, die jeweiligen Erkrankungen in Stadien einzuteilen, um so den aktuellen Schweregrad als Leitlinie einer störungsspezifischen Behandlung zu berücksichtigen:

- **Stadium I: schwere selbst- oder fremdgefährdende Probleme auf der Verhaltensebene.**
Hierzu zählen z.B. Suizidalität, Fremdgefährdung, drohende Stoffwechselentgleisung bei Anorexie, Drogenüberdosierung, sexuelle Gefährdung. Häufig weisen die Patienten neben der Persönlichkeitsstörung in diesem Stadium also eine oder mehrere Erkrankungen der Achse I oder IV nach DSM auf.

    In diesem Stadium ist zunächst unter allen Umständen darauf zu achten, daß der Patient möglichst rasch die Kontrolle über sein Verhalten wiedererlangt. Höchste Priorität hat immer die Therapie der Suizidalität bzw. der Fremdgefährdung. An zweiter Stelle steht die Entwicklung einer Allianz mit dem Helfenden. An dritter Stelle die Etablierung grundlegender psychosozialer stabilisierender Faktoren. Sind die Ressourcen des Patienten zur Problemlösung in diesem Stadium nicht ausreichend, so ist der Therapeut gehalten, aktiv einzugreifen.

    Nach einer fundierten Problem- und Bedingungsanalyse, die insbesonders die aufrechterhaltenden Faktoren für unkontrolliertes Verhalten erfaßt, reicht das Spektrum der Hilfestellung von der stationären Aufnahme des Patienten bis zur einschneidenden Einflußnahme auf sein psychosoziales Netzwerk.

- **Stadium II: schweres traumatisierendes und emotionales Leid.**
In diesem Stadium ist der Patient zwar in der Lage, seine Handlungen zu kontrollieren, leidet jedoch in hohem Maße an starken negativen Emotionen. Die Regulation der Affekte selbst ist gestört, was zusätzlich als traumatisierend erlebt wird. Eine posttraumatische Belastungsstörung (PTBS) gilt als prototypisch für dieses Stadium. Der therapeutische Schwerpunkt in diesem Stadium liegt in der Vermittlung von Fähigkeiten zur Emotionsregulation. In einem zweiten Schritt erfolgt die Identifikation von auslösenden Faktoren, von Fehlinterpretationen, kognitiven Schemata und dysfunktionalen Handlungen und schließlich die Integration des emotionalen Erlebens in ein neu formiertes kognitives Bewertungssystem.

- **Stadium III: Probleme in der Lebensführung, verbunden mit negativen Emotionen.**
Auch wenn die Probleme in diesem Stadium, wie zum Beispiel eine schwerwiegende Partnerschaftsproblematik, als sehr belastend erlebt werden, so unterscheiden sie sich doch von Stadium I und II, indem zum einen das Verhalten adäquat gesteuert werden kann, andererseits die emotionale Problematik nicht als eigenständiges traumatisierendes Problem erlebt wird. Der Großteil des therapeutischen Prozesses während der Behandlung von Persönlichkeitsstörungen findet in diesem Stadium statt und sollte in aller Regel ambulant durchgeführt werden. Es ist darauf zu achten, daß sich Verschlechterungen während der therapeutischen Arbeit häufig in Sprüngen in andere Stadien abbilden, die in aller Regel eine Änderung der spezifischen therapeutischen Strategien erfordern.

- **Stadium IV: Gefühle der Unzufriedenheit und Unerfülltheit.**
Die meisten Therapien im ambulanten Sektor dürften dieses Stadium betreffen. Aber auch viele Encounter- und spirituelle Praktiken zielen auf das Bedürfnis nach innerer Wahrnehmung und einem tieferen Verständnis der eigenen Geschichte und der Bezogenheit zu anderen. Therapeutische Strategien werden also primär auf eine Verbesserung des „Selbstgefühls" und Sinngebung der Lebensführung zielen.

Wie bereits ausgeführt, können Patienten mit Persönlichkeitsstörungen durchaus im Stadium IV eine Therapie beginnen und niemals in Problemzonen der Stadien I, II oder III geraten. Andererseits beobachtet man häufig eine Reorganisation von Verhalten und Erleben von Stadium I zu Stadium III. Auch mit Verschlechterungen während der Therapie ist zu rechnen. Übersieht der Therapeut Verschlechterungen und fährt zum Beispiel trotz Suizidalität oder Selbstschädigung mit der Bearbeitung traumatisierender Erfahrungen in der Kindheit fort, so ist dies als therapeutischer Fehler zu erachten.

Zu warnen ist an dieser Stelle auch vor der weitverbreiteten Ansicht, daß eine Bearbeitung und Aufklärung ätiopathogenetischer Zusammenhänge oder der Ursachen von psychischem Leiden notwendigerweise auch Veränderungen auf der Erlebens- oder Verhaltensebene mit sich bringe. Vielmehr ist grundsätzlich bei einer **therapiebedingten Irritation** eingefahrener kognitiv-emotionaler Schemata mit einer **Destabilisierung** zu rechnen, die sich auch auf der Handlungsebene niederschlagen kann. Entstehende zwischenmenschliche Konflikte können dann einen Teufelskreis initiieren, der durch therapeutische Interventionen, die die Verhaltensebene betreffen, abgefangen werden muß.

Die Psychotherapie der Persönlichkeitsstörung sollte verschiedene Dimensionen integrieren (Tab. 21-7).

Tabelle 21-7 Strukturmerkmale einer Therapie bei Persönlichkeitsstörungen.

- Diagnostik und Therapievereinbarung
- Aufbau einer therapeutischen Beziehung
- Verbesserung der psychosozialen Kompetenzen
- Strukturierung des sozialen Umfeldes
- Bearbeitung dysfunktionaler Ziele oder Verhaltensmuster
- Generalisierung des Erlernten im sozialen Umfeld
- Supervision des Therapeuten

5.1.2 Strukturmerkmale der Psychotherapie

Diagnostik und Therapievereinbarung

In aller Regel suchen Patienten mit Persönlichkeitsstörungen die psychiatrische Praxis oder Klinik nicht mit der Bitte um Veränderung ihrer Persönlichkeitsstruktur auf. Vielmehr führen klinisch abgrenzbare Störungsbilder wie affektive Erkrankungen, Angsterkrankungen oder somatoforme Störungen den Patienten zur Behandlung. Nicht selten sind diese Störungsbilder durch krisenförmige Zuspitzung im psychosozialen Umfeld bedingt, welche die Bewältigungsstrategien und -ressourcen des Patienten gegenwärtig überfordern.

Nicht immer ergibt sich der Verdacht auf das Vorliegen einer Persönlichkeitsstörung schon beim Erstkontakt; eventuell führt erst die Fremdanamnese oder ein therapierefraktärer Krankheitsverlauf auf die Spur. Spätestens dann sollten zumindest die Kriterien nach ICD-10 oder DSM-IV erfragt werden. Fakultativ können spezifischere Instrumente herangezogen werden (s. Abschn. 3.3). Neben der Abklärung anderweitiger klinisch relevanter psychiatrischer Syndrome sollten Erkrankungen aus dem schizophrenen Spektrum ausgeschlossen werden.

Weiterhin dient eine gründliche **internistische und neurologische Befunderhebung** zur Erfassung von Komponenten, die eventuell Hinweise auf organisch bedingte Persönlichkeitsänderungen, wie etwa ein postkontusionelles Syndrom oder eine Schilddrüsenerkrankung, geben könnten. Eine möglichst sorgfältige Erhebung des sozialen Umfeldes und die Identifizierung gegenwärtig relevanter Stressoren rundet die Diagnostik ab.

Unabhängig vom Stadium der Störung sollte jede Therapie auf klaren **Therapievereinbarungen** basieren. Dies schließt die Reihenfolge der Behandlungsziele, die Behandlungsmethodik sowie die Dauer, Frequenz und Finanzierung der Therapie ein. Die Bedeutung dieser Behandlungsvorbereitung wird gerade im Falle krisenhafter Dekompensationen bei Persönlichkeitsstörungen häufig unterschätzt, stellt aber bei manchen Störungen, wie etwa bei Borderline- oder narzißtischen Störungen, ein substantielles Problem dar, das spezifische therapeutische Strategien erfordert.

Aufbau einer therapeutischen Beziehung

Alle therapeutischen Schulen betonen die Bedeutung der Vertrauen herstellenden, von Expertise und Zuversicht geprägten Grundhaltung des Therapeuten. Im Rahmen der Behandlung von Patienten mit Persönlichkeitsstörungen kommt der therapeutischen Beziehung jedoch eine **besondere Funktion** zu. Im Gegensatz zu den meisten psychischen Störungen erleben die betroffenen Patienten ihr Verhalten in weiten Bereichen nicht als ichdyston, also nicht als unsinnig oder behandlungsbedürftig, sondern als in sich stimmig und logisch. Sie erwarten zunächst vom Therapeuten, daß dieser ihre Wahrnehmung bestätigt und sich „schemakonform" verhält. Therapieabbrüche in einem frühen Stadium der Behandlung sind sehr häufig auf Irritationen dieser Erwartung zurückzuführen. Es bedarf daher eines hohen Maßes an Flexibilität seitens des Therapeuten, in der Anfangsphase der Therapie der Erwartungshaltung des jeweiligen Patienten zu entsprechen.

So sollte zum Beispiel einem dependenten Patienten zunächst das Gefühl von Sicherheit, Stützung und Umsorgung vermittelt werden, während die Kontaktaufnahmen mit schizoiden Patienten Distanz und klare Vereinbarungen fordert. Die Fähigkeit, sich in die spezifischen und jeweils einzigartigen Denk- und Handlungsweisen seines Patienten zu versetzen, ermöglicht einem guten Therapeuten, diese Anpassungsleistung zu vollziehen, ohne zu „schauspielern". Es sollte gelingen, ein Klima der Authentizität zu schaffen, welches als unabdingbare Voraussetzung für nachfolgende Veränderungsprozesse gelten darf.

Verbesserung der psychosozialen Kompetenzen

Die Verbesserung der **Problemlösekompetenz** des Patienten gilt als empirisch gesicherter Wirkfaktor psychotherapeutischer Prozesse. Je nach Stadium der Erkrankung stehen daher Methoden der Beratung, der Instruktion, des modellhaften Lernens und der Psychoedukation im Zentrum der Therapie. Aber auch bei Therapien, die sich in Stadium III oder IV nach LINEHAN abspielen (s. o.), sollten diese Methoden nicht vernachlässigt werden.

Wie oben ausgeführt, können die Entstehungsbedingungen von Persönlichkeitsstörungen sowohl in einer früheren Überforderung durch altersentsprechende psychosoziale Stressoren gesehen werden als auch in einer Unterforderung, die nicht zur Ausbildung entsprechender Fähigkeiten geführt hatte.

Während tiefenpsychologisch orientierte Therapeuten dazu tendieren, die mangelhaften Handlungskompetenzen ihrer Klienten zu übersehen, laufen rein verhaltenstherapeutisch ausgebildete Therapeuten Gefahr, diejenigen Faktoren zu unterschätzen, die eine Anwendung vorhandener adäquater Fertigkeiten blockieren. Als **Leitlinie** gilt, daß die Bereitschaft zur Aufgabe etablierter, pathologischer Verhaltensmuster mit dem Erwerb neuer Fertigkeiten steigt. Der Therapeut sollte seine Behandlungsstrategie also daran orientieren, ob der Patient über entsprechende adäquate Fertigkeiten gar nicht verfügt oder ob intra- bzw. interpersonelle Faktoren die Anwendung vorhandener Fertigkeiten blockieren. Es liegen mittlerweile gut ausgearbeitete **Manuale** zum psychosozialen Fertigkeitentraining vor, die jedoch nach störungsspezifischen Kriterien selektiert werden sollten.

Strukturierung des psychosozialen Umfeldes

Wie bereits ausgeführt, sollte zu Beginn der Therapie, aber auch bei Wechseln der jeweiligen Erkrankungsstadien eine **Verhaltens- und Bedingungsanalyse** erstellt werden, die Aufschluß über das jeweilige Problemverhalten und die auslösenden bzw. aufrechterhaltenden Faktoren gibt. Nicht selten erweist sich das psychosoziale Umfeld und nicht ausschließlich die intrapsychischen Schemata des Patienten als pathogenetisch bedeutsam. Das Spektrum kann vom dominierenden Verhalten des Partners einer dependenten Persönlichkeit bis zum fortgesetzten Mißbrauch bei Borderline-Patienten reichen. Je nach Kompetenz des Patienten und Dringlichkeit der Problematik variieren auch die Behandlungsstrategien von der beraterischen Tätigkeit, dem Einsatz von Sozialarbeitern bis zum Einschalten der Justiz.

Nicht nur zu Beginn der Behandlung, auch während der angestrebten Veränderungsprozesse sollte das psychosoziale Umfeld berücksichtigt werden, da nicht selten die Beibehaltung dysfunktionaler Verhaltensmuster zum Beispiel durch Eltern oder Partner, aber auch am Arbeitsplatz positiv verstärkt wird.

Bearbeitung dysfunktionaler Ziele und Verhaltensmuster

Dysfunktionale Muster (oder Schemata) können sich intrapsychisch oder im sozialen Umfeld manifestieren. Während psychoanalytische und tiefenpsychologisch orientierte Theorien davon ausgehen, daß sich diese dysfunktionalen Schemata grundsätzlich in der therapeutischen Beziehung abbilden, weshalb ein geschulter Therapeut sein Augenmerk auf pathologische Muster in Übertragung und Gegenübertragung legt, sehen kognitiv-behaviorale oder interpersonelle Therapeuten den Schwerpunkt der Behandlung außerhalb der therapeutischen Beziehung, d.h., es müssen vorrangig möglichst viele Informationen über **Verhaltensmuster im psychosozialen Umfeld** erhoben werden. Dies kann mittels Protokollen, Rollenspielen oder Fremdanamnesen erfolgen. Auch die Einbeziehung relevanter Bezugspersonen ist möglich.

Ob der Schwerpunkt auf einer Analyse der Bedingungsfaktoren, der handlungsbestimmenden Kognitionen, der aufrechterhaltenden Verstärker oder der lerngeschichtlichen und damit biographischen Bedeutungen gelegt wird, ist abhängig vom jeweiligen theoretischen Konzept des Therapeuten. Es sollte jedoch versucht werden, möglichst viele Determinanten zu erfassen und die jeweiligen Blickwinkel zu variieren.

Schemakonforme Verhaltensweisen werden als in sich stimmig und sinnvoll erlebt. Des weiteren zeichnen sich Schemata durch die Tendenz zur Replikation aus, d.h., die handlungsbestimmende Wahrnehmung des Selbsts und der Welt orientiert sich an diesen Mustern, bestätigt und verstärkt diese. Irritationen, d.h. vorübergehende Destabilisierungen dieser sonst selbst-verständlichen Sichtweise, gelten daher als Grundvoraussetzung für Veränderungsprozesse. Vereinfacht ausgedrückt sollte der Patient gewahr werden, daß außerhalb seiner eingeengten, rigiden Wahrnehmung oder Handlungsweisen weitere Möglichkeiten bestehen, die eventuell zur Verwirklichung seiner Ziele beitragen könnten. Ob nun diese neue Erlebensweise im psychoanalytischen Setting, durch kognitive Therapie, durch Exposition auf der Verhaltensebene, kathartisch, hypno- oder körpertherapeutisch induziert wird, als Conditio sine qua non für Veränderungsprozesse gilt die **Aktivierung** der jeweiligen pathologischen Schemata und zwar mit einer affektiven Beteiligung.

Die Auswahl der therapeutischen Methode sollte sich dabei nach der Persönlichkeitsstruktur des Patienten richten. Daher sollte der Therapeut über ein möglichst **breites Spektrum von Techniken** verfügen, um gezielt und rasch Emotionen induzieren und die aktivierten Prozesse steuern zu können. Die Irritation etablierter Schemata induziert in der Regel zunächst negative Emotionen wie Angst, Wut, Schuld oder Scham, aber auch Neid und Eifersucht. Die passagere Toleranz dieser negativen Emotionen ist Voraussetzung für die Revision der emotionsauslösenden, basalen Wahrnehmungen und Interpretationen des Patienten. Hier kommt die Bedeutung der therapeutischen Beziehung zum Tragen. Die Qualität der therapeutischen Arbeit ermißt sich auch an der Fähigkeit, gerade während der oft als schwierig erlebten Irritationsprozesse gezielt die jeweiligen positiven Ressourcen des Patienten zu aktivieren. Während jeder einzelnen Therapiestunde sollte der Patient sich vergegenwärtigen können, daß die angestrebten Veränderungsprozesse seinen Freiheitsgrad im Erleben und Verhalten erweitern, daß er selbst über Fähigkeiten verfügt, die er bislang zuwenig nutzte. Das Gefühl der wachsenden Kompetenz gilt als „Positivverstärker" für weitere Veränderungsprozesse.

Generalisierung des Erlernten im sozialen Umfeld

Die im therapeutischen Prozeß erworbenen neuen Erfahrungen bedürfen einer **Verankerung im sozialen Alltag** des Patienten. Die angestrebte Generalisierung sollte nicht am Ende der Therapie stehen, sondern immanenter Bestandteil sein. Nicht selten stellt sich heraus, daß das Umfeld des Patienten die Aufrechterhaltung der dysfunktionalen Verhaltensweisen verstärkt bzw. von Veränderungen, die sich abzeichnen, irritiert ist. Bisweilen ist die Einbeziehung der nahen Bezugspersonen daher unumgänglich. Immer aber sollte der Patient angehalten werden, die Erfahrungen **außerhalb** des therapeutischen Rahmens in die Therapie mit einzubeziehen, nicht zuletzt, um die Sichtweise des Therapeuten auf dysfunktionale, d.h. sozial schlecht verträgliche Ziele zu lenken, die einer sorgfältigen Analyse und Revision bedürfen.

Bedeutung der Supervision

Der veränderungsrelevante Prozeß bei der Behandlung der Persönlichkeitsstörung organisiert sich um eine therapeutische Grundhaltung, die sich als Balance zwischen Akzeptanz dysfunktionaler Verhaltensweisen und dem Drängen auf deren Veränderung beschreiben läßt. Ausschließlich schemakonformes, also akzeptierendes Verhalten seitens des Therapeuten führt zwar zu Sympathie und Wohlbehagen beim Patienten, wird dabei jedoch kaum Veränderungen induzieren. Die einseitige Betonung der Pathologie und der Behandlungsnotwendigkeit führt rasch zu starken Irritationen und damit zum Abbruch der Therapie. Die Fähigkeit, diese Balance zu gestalten, erfordert ein reiches Maß an klinischem Wissen und Erfahrung. Einzel- oder Gruppensupervision haben sich für Therapeuten in den ersten Jahren ihrer Tätigkeit als hilfreich, wenn nicht als notwendig erwiesen. Audio- oder Videotechnik eröffnen heute die Möglichkeit einer detaillierten Verhaltensbeobachtung und -korrektur des Therapeuten und sollte der auf meist undifferenzierten Mitschriften basierenden Fallberichterstattung vorgezogen werden.

> **Resümee**
>
> Die Psychotherapie einer Persönlichkeitsstörung ist in der Regel eine mehrdimensionale Therapie, deren Behandlungsziele hierarchisch in Abhängigkeit von den im Vordergrund stehenden Problemen zu setzen sind.
> Die Strukturmerkmale der Therapie lassen sich wie folgt kennzeichnen:
>
> - Diagnostik und Therapievereinbarung
> - Aufbau einer therapeutischen Beziehung
> - Verbesserung der psychosozialen Kompetenzen
> - Strukturierung des sozialen Umfeldes
> - Bearbeitung dysfunktionaler Ziele und Verhaltensmuster
> - Generalisierung des Erlernten im sozialen Umfeld.
>
> Eine wichtige Rolle spielt die kontinuierliche Supervision des Therapeuten.

5.2 Psychopharmakotherapie

Die Einsatzmöglichkeiten psychopharmakologischer Behandlung bei Persönlichkeitsstörungen lassen sich in **drei Bereiche** gliedern:

- die psychopharmakologische Behandlung einer spezifischen Persönlichkeitsstörung (z.B. die Behandlung der Borderline-Störung mit Lithium)
- die Behandlung eines Syndroms oder Verhaltensmusters, welches einen integralen Bestandteil einer spezifischen Persönlichkeitsstörung darstellt (z.B. die Behandlung dissoziativer Phänomene bei Borderline-Störungen mit Naltrexon)

- die medikamentöse Behandlung assoziierter Erkrankungen oder Störungen, die nicht per definitionem Bestandteil der Persönlichkeitsstörung sind (z.B. die Therapie depressiver Episoden bei Borderline-Patienten mit einem Antidepressivum).

Angesichts der Tatsache, daß Persönlichkeitsstörungen in komplexer Weise kognitive, emotionale, interpersonelle, intentionale, motivationale sowie psychovegetative Symptome aufweisen, überrascht es nicht, daß pharmakologische Ansätze mit einem einzelnen Medikament wenig Erfolg auf die Gesamtsymptomatik versprechen. Bei den wenigen hierzu vorliegenden kontrollierten Studien ergibt sich das Problem, daß die dargestellten unterschiedlichen Stadien im Erkrankungsverlauf nicht adäquat berücksichtigt wurden. So kann ein Medikament bei akuten suizidalen Krisen von Patienten mit Borderline-Störungen (Stadium I) sehr effektiv sein, sich jedoch bei Einsatz im Stadium IV, d.h. einem chronischen Zustand von Unzufriedenheit und Unerfülltheit, als ineffektiv erweisen.

Trotz dieser Einschränkungen gibt es Hinweise, daß Neuroleptika bei Patienten mit Borderline-Störungen die Symptomatik verbessern können (SOLOFF ET AL., 1986). Gleiches gilt für trizyklische Antidepressiva, die bei einem Teil von Borderline-Patienten, und zwar denen mit ausgeprägter affektiver Symptomatik, sich als wirksam erweisen. Die Wirksamkeit von selektiven Serotonin-Wiederaufnahmehemmern (SSRI = selective serotonin reuptake inhibitors) auf das Borderline-Syndrom wurde bislang lediglich in unkontrollierten Studien untersucht. Die Befunde gelten als vielversprechend (MARKOVITZ ET AL., 1991). Drei kontrollierte Studien fanden Effekte von Monoaminooxidase(MAO)-Hemmern bei der gleichen Patientengruppe (STEIN, 1992).

Der Ansatz, spezifische verlaufsrelevante Symptome von Patienten mit Persönlichkeitsstörungen gezielt pharmakologisch in **Kombination mit Psychotherapie** zu behandeln, hat sich mittlerweile im klinischen Alltag durchgesetzt. Dies gilt etwa für die Angstsymptomatik bei dependenten bzw. ängstlich-vermeidenden Persönlichkeiten. Hier können Trizyklika in niederer Dosierung und Serotonin$_{1A}$-Agonisten eingesetzt werden. Da viele Patienten mit Persönlichkeitsstörungen per definitionem Schwierigkeiten haben, sich an Veränderungen in der Umwelt anzupassen, ist davon auszugehen, daß neurobiologische Alterationen der Streßregulationssysteme in **Krisensituationen** eine nicht unerhebliche Rolle als auslösende oder aufrechterhaltende Faktoren spielen und hier gegensteuernde Medikamente hilfreich sein können.

Grundsätzlich lassen sich mindestens **acht neurobiologische Systeme** benennen, deren Zusammenwirken die menschliche Streßadaptation reguliert: Fehlerhafte Anpassungsprozesse sind demgemäß häufig assoziiert mit **Störungen** der

- cholinerg-aminergen Balance
- der HPA-Achse
- des Opioidsystems
- des dopaminergen Systems
- der Schilddrüsenfunktion
- des serotonergen Systems
- des Gamma-Aminobuttersäure(GABA)-Systems
- des N-methyl-D-aspartat(NMDA)-Systems.

Bislang ist über gemeinsame Endstrecke dieser unterschiedlichen Systeme wenig bekannt, so daß sich die klinische Pharmakologie an der Phänomenologie zu orientieren hat, um möglichst spezifisch anzusetzen. Für die folgenden Angaben liegen bislang keine kontrollierten Studien vor. Einzelfallberichte und unkontrollierte Daten lassen sich allenfalls als klinisch relevante Hinweise interpretieren:

Zur Regulation von adrenerger Hyperaktivität, wie sie häufig bei Patienten mit Borderline-Störungen oder dissozialen Persönlichkeiten beschrieben wird, haben sich der α_2-Agonist Clonidin, oder auch β-Blocker wie Propranolol als hilfreich erwiesen. Angstsymptomatik, depressive Begleiterkrankungen, aber auch Aggressivität, Impulskontrollverluste, Eßstörungen und Suizidimpulsstörungen können auf Gabe von selektiven Serotonin-Wiederaufnahmehemmern, aber auch auf Serotonin$_{1A}$-Agonisten wie Buspiron ansprechen. Neuroleptika sollten sich auf die Behandlung intermittierender produktiv-psychotischer Symptomatik beschränken. Ausgeprägte dissoziative Zustände scheinen bisweilen auf Opiatantagonisten wie Naltrexon anzusprechen.

Ein schwerwiegender, im praktischen Alltag jedoch **sehr häufiger Fehler** ist das Übersehen von pharmakologisch behandlungsbedürftigen psychiatrischen Syndromen, die sich **zusätzlich** zur vorbestehenden Persönlichkeitsstörung entwickeln. Dies gilt insbesondere für depressive Episoden, für die sich unschwer Erklärungsmodelle aus den jeweils spezifischen Verhaltensmustern des betroffenen Patienten konstruieren lassen. Wie im Kapitel 11 ausgeführt, sollte jedoch jede schwerere depressive Episode, unabhängig von der Grunderkrankung oder zugrundeliegenden Persönlichkeitsstruktur, einer spezifischen medikamentösen Behandlung zugeführt werden. Gleiches gilt für Störungen des Schlafes und für Angsterkrankungen (s. a. Kap. 12 u. Kap. 16).

Mittlerweile liegen gesicherte Daten vor, daß die Remissionsrate, also das Ansprechen von depressiven Störungen auf antidepressive Standardmedikation bei Patienten mit Persönlichkeitsstörungen, signifikant schlechter ist. Es ist also mit prolongierten Krankheitsverläufen, Teilremissionen und erhöhter Rückfallgefahr zu rechnen.

> **Resümee**
> Die psychopharmakologische Behandlung von Persönlichkeitsstörungen ist im Vergleich zu anderen psychiatrischen Störung bisher wenig differenziert untersucht worden. Die meisten Berichte in der Literatur basieren auf Einzelfallbeobachtungen oder methodisch weniger aussagekräftigen Studien, so daß zum gegenwärtigen Zeitpunkt keine allgemeingültigen Empfehlungen gegeben werden können.

6 Spezifische Persönlichkeitsstörungen nach ICD-10

Nachdem in den vorausgegangenen Abschnitten allgemeine Überlegungen zur Diagnostik und Therapie der Persönlichkeitsstörungen diskutiert wurden, sollen in den nachfolgenden Abschnitten die einzelnen Subtypen genauer vorgestellt werden. Als diagnostische Kriterien wurden die Forschungskriterien der ICD-10 zugrunde gelegt (DILLING ET AL., 1994).

Die unterschiedlichen Störungsbilder werden zunächst anhand eines Fallbeispiels skizziert. Daran anschließend werden folgende Bereiche abgehandelt: Diagnostik, typische Verhaltensmuster und Grundannahmen, Prävalenz, Differentialdiagnose und Komorbidität, Ätiologie und Pathogenese sowie Therapie. Bei Subgruppen, zu denen kontrollierte Therapiestudien vorliegen, werden diese am Ende erwähnt.

6.1 Abhängige/dependente (asthenische) Persönlichkeitsstörung

Fallbeispiel

Seit 5 Monaten befindet sich die 53jährige Patientin mit einer depressiven Episode in einer psychiatrisch-psychotherapeutischen Klinik. Fremdanamnestisch wird sie als ausgesprochen verantwortungsbewußte, liebevolle Mutter und Ehefrau beschrieben, die bisher keinerlei Anzeichen einer psychischen Störung aufgewiesen hatte. Vor einem halben Jahr war ihr Ehemann im Alter von 64 Jahren plötzlich an einem Herzinfarkt verstorben. Die Patientin schildert ihn als tatkräftigen, erfolgreichen Geschäftsmann, der ihr jede eigenverantwortliche Entscheidung abgenommen habe. Er sei eigentlich immer für sie dagewesen, habe sie in die Gesellschaft eingeführt, sie auf Reisen mitgenommen und ihr die Welt gezeigt. Sie habe sich ausgesprochen wohl gefühlt in dieser Rolle. Schon als Kind sei sie eigentlich sehr unsicher und weitgehend unfähig gewesen, irgendwelche Entscheidungen alleine zu treffen. Zu ihrem großen Glück habe sie diesen Mann kennengelernt und bereits mit 18 Jahren geheiratet. Seither habe sie sich sicher und geborgen gefühlt. Auch im Geschäft habe sie eigentlich lediglich die Rolle einer Art „fürsorglichen Mutter für alle" innegehabt. Wichtige Angelegenheiten habe stets ihr Mann, und zwar meisterhaft, fast spielerisch erledigt. Seit dessen plötzlichem Tod fühle sie sich völlig überfordert. Sie sei nicht im geringsten in der Lage, irgendwelche Geschäfte zu führen, auch die Kinder wüchsen ihr über den Kopf. Sie fühle sich vollkommen ausgeliefert und preisgegeben. Es hätten sich zwar alle um sie bemüht, ihr weitgehend alle Arbeit abgenommen, dennoch habe sie keinerlei Perspektiven mehr.

Diagnostik

Kognitionen und Verhaltensmuster von Patienten mit abhängigen Persönlichkeitsstörungen (ICD-10 F60.7) scheinen ein hohes Maß an Konsistenz aufzuweisen, so daß die psychoanalytischen Beschreibungen in der ersten Hälfte dieses Jahrhunderts als „orale Charakterneurosen" hohe Übereinstimmung mit der Klassifikation der ICD-10 und des DSM-IV besitzen. Die heute der Diagnostik zugrundeliegenden Kriterien der ICD-10 sind in Tabelle 21-8 aufgeführt.

Typische Verhaltensmuster und Grundannahmen

Patienten mit abhängigen Persönlichkeitsstörungen sind charakterisiert durch weitgehendes Fehlen von Selbstvertrauen. Einzig in der Bindung an einen als stark und versorgend erlebten Partner erscheint es ihnen möglich, die Schwierigkeiten dieser Welt zu meistern, und sei es um den Preis der Unterwerfung.

BENJAMIN (1993) beschreibt die **zwischenmenschlichen Interaktionsmuster:** „Die primäre Position ist eine fundamentale Abhängigkeit von einer dominierenden Person, die als fortwährend versorgend und schutzgewährend idealisiert wird. Alle Bestrebungen zielen auf die Aufrechterhaltung dieser Beziehung, selbst wenn dafür Mißbrauch in Kauf genommen werden muß."

Tabelle 21-8 Diagnostische Kriterien der abhängigen Persönlichkeitsstörung (F60.7; ICD-10-Forschungskriterien).

Mindestens vier der folgenden Eigenschaften oder Verhaltensweisen müssen vorliegen:

1. Ermunterung oder Erlaubnis an andere, die meisten wichtigen Entscheidungen für das eigene Leben zu treffen
2. Unterordnung eigener Bedürfnisse unter die anderer Personen, zu denen eine Abhängigkeit besteht, und unverhältnismäßige Nachgiebigkeit gegenüber deren Wünschen
3. mangelnde Bereitschaft zur Äußerung selbst angemessener Ansprüche gegenüber Personen, von denen man abhängt
4. unbehagliches Gefühl, wenn die Betroffenen alleine sind, aus übertriebener Angst, nicht für sich alleine sorgen zu können
5. häufiges Beschäftigtsein mit der Furcht, verlassen zu werden und auf sich selber angewiesen zu sein
6. eingeschränkte Fähigkeit, Alltagsentscheidungen zu treffen, ohne zahlreiche Ratschläge und Bestätigungen von anderen

Vom klinischen Aspekt betrachtet imponieren dependente Patienten vor allem durch ihr mangelhaftes Selbstvertrauen. Dies drückt sich in Körpersprache, Stimmbildung und sozialen Interaktionsmustern aus: betont freundlich, kooperativ, niemals fordernd oder aggressiv. Entferntere Bekannte bewundern nicht selten deren Sanftheit, Großzügigkeit und Herzlichkeit – eine sozialkompetente Strategie, um Anerkennung und Verbindlichkeiten zu sichern.

Unter Belastung verfügen dependente Persönlichkeitsstrukturen über ein äußerst eingeschränktes, jedoch sehr wirkungsvolles Bewältigungsrepertoire zur Signalisierung von Hilflosigkeit – Stimmgebung, Mimik und Körperhaltung können einen flehenden, ja kindhaften Ausdruck annehmen, der durch Klagen und Lamentieren verstärkt wird. In der Regel ist gerade der Einsatz dieser passiven Bewältigungsmuster kurzfristig sehr erfolgreich, da er beim Gegenüber nicht nur Besorgnis, sondern meist aktive Hilfeleistungen aktiviert, wodurch die Strategien der Patienten positiv verstärkt und das Erlernen handlungsorientierter Bewältigungsstrategien verhindert wird.

Geleitet von Kognitionen wie: „Ich bin nichts wert", „Ich bin vollkommen hilflos", erleben abhängige Persönlichkeiten sozial stärkere Mitmenschen als wesentlich besser ausgestattet im Kampf ums Überleben. Kognitionen wie „Ich kann nur funktionieren, wenn ich die Unterstützung von einem Mächtigen habe", „Wenn ich verlassen werde, dann gehe ich unter" steuern ein Verhalten, das unterwürfig, schwach und passiv manipulativ versucht, die Gunst des Stärkeren zu erringen und unter allen Umständen zu erhalten. „Ich werde alles tun, was er will, nur damit er mich nicht verläßt."

Vergegenwärtigt man sich diese Interaktionsmuster, so wird leicht ersichtlich, daß die Frage einer klinisch manifesten Dekompensation dieser Persönlichkeitsstruktur in hohem Maße von der Partnerwahl abhängt. Findet sich ein solch fürsorglicher, sozial kompetenter Mitmensch, so kann sich durchaus eine liebevolle, harmonische und gut kompensierte Beziehung entwickeln, die jedoch vor allem von Trennung oder Tod des Partners bedroht ist.

Abhängige Persönlichkeiten sind sehr gut in der Lage, ihrem „überlegenen" Partner ein Gefühl der Wichtigkeit und Bedeutung, der Stärke und Kompetenz zu vermitteln, also genau derjenigen Eigenschaften, die der Dependente so sehr vermißt und so sehr sucht. Problematisch gestalten sich jedoch einseitige Veränderungen oder Autonomiebestrebungen des Partners, da abhängige Persönlichkeiten häufig ausgezeichnete Sensoren für Distanzbewegungen besitzen und sofort mit einer Aggravierung von Hilflosigkeit und anklammerndem Verhalten reagieren. Werden dadurch die Abgrenzungsbedürfnisse des Gegenübers verstärkt, so ist dies mit der Aktivierung eines interaktionellen Teufelskreises gleichzusetzen, der potentiell zum Abbruch der Beziehung und damit, aus Sicht des Patienten, zur „größten anzunehmenden Katastrophe" führt.

Die klinische Erfahrung zeigt, daß dependente Persönlichkeiten eine Präferenz für pseudokompetente, nur vordergründig stark wirkende Charaktere, wie paranoide Persönlichkeitsstörungen aufweisen, welche die Abhängigkeit von Dependenten bisweilen sadistisch ausnutzen und mißbrauchen.

Prävalenz

Die Angaben zur Häufigkeit abhängiger Persönlichkeitsstörungen in stationärer Behandlung konvergieren etwa bei 10 %. In der Allgemeinbevölkerung kann die unbehandelte Prävalenz auf 1,6 % geschätzt werden.

Differentialdiagnose und Komorbidität

Da seit dem DSM-III-R Mehrfachdiagnosen möglich sind, sollten im klinischen Alltag die Diagnosen sorgfältig geprüft und auch gewichtet werden, da dies Einflüsse auf die Therapieplanung haben sollte. Dies betrifft im Falle der dependenten Persönlichkeitsstörung vor allem affektive Störungen und Angststörungen, unter den Persönlichkeitsstörungen die histrionischen sowie ängstlich-vermeidenden Störungen.

Zur Differenzierung zwischen letzterer und der abhängigen Persönlichkeitsstörung ist anzumerken, daß sich zwar beide durch ein hohes Maß an Selbstunsicherheit und Bedürftigkeit auszeichnen, daß aber ängstlich-vermeidende Persönlichkeiten große Angst vor Demütigung und Erniedrigung zeigen, daher die ersehnte Nähe aktiv meiden, während abhängige Personen diese bedingungslos suchen. Dabei bedienen sich abhängige Patienten vor allem passiver, hilfeinduzierender Methoden, während z.B. histrionische Charaktere häufig sehr aktiv erscheinen, die Initiative übernehmen und jede Möglichkeit nutzen, Aufmerksamkeit zu erregen und zu binden. Abhängige Persönlichkeitsstörungen zeichnen sich durch eine hohe Vulnerabilität für die Entwicklung und Chronifizierung von psychischen Störungen aus.

Da im klinischen Alltag **Persönlichkeitsstörungen als krankheitsaufrechterhaltende Faktoren** häufig übersehen werden, sei an dieser Stelle noch einmal darauf hingewiesen: Häufig findet sich bei der dependenten Persönlichkeitsstörung eine Angsterkrankung, und zwar am häufigsten eine generalisierte Angststörung, deren wichtigstes diagnostisches Kriterium ja die starke Besorgnis darstellt. Die ausgeprägte Abhängigkeit von versorgenden Bezugspersonen nährt Katastrophengedanken für den Fall, daß dieser etwas zustoßen könnte. Auch Panikstörungen treten häufig auf und haben die Neigung zu chronifizieren, da gerade die Demonstration von Angst häufig Hilfestellung bei anderen auslöst und damit die zugrundeliegende Dependenz verstärkt. Weiterhin sind Phobien, Agoraphobien und Zwangsstörungen zu nennen. An somatoformen Störungen imponieren hypochondrische Bilder. An erster Stelle nach den Angststörungen stehen jedoch sicherlich affektive Episoden. Vornehmlich antizipierte bzw. reale Verlustereignisse oder Rollenwechsel, die die Bewältigungskapazitäten der Betroffenen übersteigen, können Depressionen auslösen. Bei prolongierten Verläufen von depressiven Episoden, insbesondere in Verbindung mit schwierigen Trennungssituationen, sollte an das Vorliegen dieser Persönlichkeitsstörung gedacht werden.

Ätiologie und Pathogenese

FREUD, ABRAHAM, FENICHEL, REICH und KAREN HORNEY, um nur einige Namen zu nennen, bezeichnen abhängige Persönlichkeitsstörungen als **orale Charakterstrukturen**. Sie beschreiben damit die Folge einer Fixierung in der gleichnamigen Phase. Frustration oder Überversorgung während der Stillzeit – so vereinfacht die analytische Theorie – führen zur Unterentwicklung autonomer Versorgungskapazitäten und damit zur Identifikation mit überidealisierten, versorgenden Objekten. Die „Suche nach der nährenden Mutter" dominiere daher die zukünftigen Objektbeziehungen. Auch die zeitgemäßeren Objekt- und Bindungstheorien (BOWLBY, 1969) haben sich ausführlich mit der Entstehung dependenter Strukturen beschäftigt.

BECK (1989) betont zwei zentrale **kognitive Schemata** für die Entwicklung und Aufrechterhaltung dependenter Persönlichkeitsstörungen: „Zunächst sehen sich diese Menschen als von Geburt an **ungenügend und hilflos**, deshalb als unfähig, alleine in der Welt zurechtzukommen. Des weiteren aber sind sie davon überzeugt, daß die Lösung dieses Dilemmas nur darin liegt, jemanden zu finden, der in der Lage ist, das Leben zu meistern, und sie beschützen und versorgen wird. Sie entschließen sich dazu, daß dieser Schutz es wert ist, auf eigene Interessen und Wünsche zu verzichten und sich dieser Person bedingungslos unterzuordnen."

Empirisch gesicherte Hinweise auf genetische Belastungsfaktoren oder neurobiologische Vulnerabilitätsfaktoren für die Entwicklung einer dependenten Persönlichkeitsstörung finden sich bislang nicht. Wie für die meisten Erklärungsmodelle gilt daher, daß sie auf der Grundlage von Fallberichten zumeist intuitiv und generalisierend durch Rückschlüsse auf postulierte Reifungsprozesse entwickelt wurden.

Im Falle der dependenten Persönlichkeit herrscht weitgehend Einigkeit, daß **zwischenmenschliche Lernprozesse** eine zentrale Rolle spielen. Psychoanalytische, verhaltenstherapeutische und kognitive Modelle integrierend, beschreiben MILLON und DAVIS (1996) ein schlüssiges Modell: Weichenstellungen für die Entwicklung einer dependenten Struktur während eines Entwicklungsprozesses sind immer dann gegeben, wenn das heranwachsende Kind Möglichkeiten vergibt, autonome, handlungsorientierte Lernerfahrungen zu machen.

Dies kann bereits im Säuglingsalter geschehen,

wenn expressive, suchende Handlungsmuster sich als frustran oder sinnlos erweisen. Ununterbrochene, sorgende und nährende Zuwendung machen affektgesteuerte eigene Suchbewegungen von seiten des Säuglings überflüssig. Fehlende Reaktionen der Bezugsperson auf die Bedürfnisse des Säuglings werden die Entwicklung von affektgesteuerten Handlungsmustern nicht verstärken sondern löschen. Ein gesundes Maß an Frustration oder „the good enough mother" (WINNICOTT) sorgt für eine interaktive Balance zwischen Signalproduktion des Säuglings und Versorgungsbemühung der Bezugsperson und damit zur Entwicklung expressiver und expansiver Handlungsmuster.

Während der weiteren Reifung durchschreitet das Kind fortwährend Phasen, in denen autonome Lernerfahrungen gemacht und eine gewisse Unabhängigkeit von der Bezugsperson, später von der Primärfamilie erreicht werden sollte. Auch hier greifen oft mehrere prädisponierende Faktoren ineinander: Ein ängstliches, unsicheres Kind, vielleicht im körperlichen Entwicklungsprozeß etwas verzögert, kann bei überängstlichen Eltern ein starkes Schutzverhalten auslösen, so daß, oft in bester Absicht, dem Kind die mühevolle Eroberung des Alltags weitgehend abgenommen wird: keine Belastungen, keine negativen Erfahrungen, keine Frustrationen und Fehler, aber auch keine positiven, auf die eigenen Fähigkeiten attribuierbaren Lernerfahrungen.

Schlecht ausgestattet mit sozialen Kompetenzen wird für diese Kinder der Eintritt in die sekundäre Sozialisation (Schulbesuch, Sportvereine usw.) nur bewältigbar, wenn sie sich an stärkere Kinder klammern. Dies mag erfolgreich sein, häufig jedoch erfahren sich diese Kinder in der Rolle des geschmähten Außenseiters, der selbst durch gute Schulleistungen kein soziales Ansehen erringt. Rückzug auf die Normen und den Schutz der Primärfamilie wird die Folge sein.

Ungenügend ausgestattet für den sozialen Wettbewerb, erweist sich die Partnersuche häufig als schwierig. Lediglich über eine Signalsystem der Hilflosigkeit und Passivität verfügend, werden sie als „graue Mäuschen" häufig übersehen. Da die eigenen Wahlmöglichkeiten als gering eingeschätzt werden, binden sich dependente Persönlichkeiten häufig an den ersten Partner, der sie erhört, um fortan eine Trennung mit allen Mitteln zu verhindern. Dennoch gilt zu betonen, daß dependente Menschen in aller Regel ausgesprochen gut sozial integriert und vor allem zu langwährenden, tragfähigen und häufig gegenseitig schützenden Partnerschaften fähig sind.

Therapie

Aufbau der therapeutischen Beziehung

Dependente Menschen wirken in der Regel freundlich, kooperativ und Kontakt suchend. Je mehr Expertise und Struktur ein Therapeut aufweist, desto wohler werden sie sich fühlen.

BENJAMIN (1993) beschreibt die **prototypischen Interaktionsmuster:** „Die Medikamente werden genommen, die Hausaufgaben gemacht, alle Formulare ausgefüllt, Termine eingehalten und die Rechnungen gezahlt. Trotz aller guten Hoffnung bleiben die Verhaltensmuster des Patienten jedoch bestehen, und dieser vertraut darauf, daß der Therapeut es schon schaffen wird. Patient und Therapeut laufen Gefahr, eine Art Ko-Abhängigkeit zu entwickeln und dabei den Status quo aufrechtzuerhalten. Die Patienten trauen dem Therapeuten, bewundern ihn und kooperieren, die Therapeuten sorgen sich und bieten wohlige Wärme. Diese Arrangements können sich ins Unendliche prolongieren, bis die finanziellen Mittel ausgehen, oder die Geduld des Therapeuten, oder beides."

Auch BECK weist darauf hin, daß von Anfang an Zielanalysen das therapeutische Vorgehen leiten und in strukturierten Untereinheiten erreichbare Teilziele erarbeitet werden sollten. Da abhängige Persönlichkeiten häufig von der Vorstellung geleitet sind, daß die Aufrechterhaltung der Symptomatik eine mögliche Prolongierung der Therapie zur Folge hat, sollte man diese Kognition konsequent löschen: Therapievereinbarungen werden lediglich für die Dauer von drei Monaten geschlossen, eine Verlängerung ist von Fortschritten auf der Verhaltensebene abhängig.

Verbesserung der psychosozialen Kompetenzen

Getragen von der Grundannahme, für die Anforderungen des Lebens nur mangelhaft gerüstet und daher auf die Akzeptanz starker Mitmenschen angewiesen zu sein, entwickeln abhängige Persönlichkeiten häufig ein hohes Maß an Fähigkeiten, Beziehungen durch unterwürfiges Verhalten zu stabilisieren. Die **zielgerichtete Handlungskompetenz,** d. h. die Wahrnehmung, Planung und Durchführung autonomer Bedürfnisse oder auch die Abgrenzung gegenüber Grenzverletzungen durch andere, ist dementsprechend häufig unterentwickelt.

Es reicht sicherlich nicht aus, dem Patienten Zugang und Einsicht in die biographisch bedingte Entwicklung seiner Grundannahmen zu ermöglichen. Vielmehr kommt der Vermittlung **zwischenmenschlicher Fertigkeiten,** also dem Training sozialer Kompetenz, ein hoher Stellenwert in der Psychotherapie abhängiger Persönlichkeiten zu.

Gruppen, die nicht unbedingt vom gleichzeitigen Einzeltherapeuten geleitet werden müssen, sind aus zwei Gründen sehr hilfreich: Zum einen ist der Lerneffekt größer, da der Patient die Möglichkeit hat, ihm bekannte Verhaltensmuster und deren Auswirkungen im zwischenmenschlichen Bereich an anderen wahrzunehmen und gemeinsam Alternativen zu trainieren, zum anderen können Fortschritte besser intern attribuiert und nicht der Allmacht des Therapeuten angelastet werden.

Strukturierung des psychosozialen Umfeldes

Nicht selten gehen dependente Persönlichkeiten Beziehungen mit antisozialen, impulsiven oder anderweitig übergriffigen Partnern ein. Unterwürfiges Verhalten wird durch diese Partner häufig verstärkt. Dies bezieht auch die Toleranz von Mißhandlungen ein. Die Abhängigkeit vom „starken" Partner andererseits verhindert Trennungen und Autonomieentwicklung. Nicht selten verstehen es mißhandelnde Partner, auf therapeutisch gestützte Trennungsbestrebungen mit Gewalt- oder Suiziddrohungen zu reagieren bzw. der Patientin „das Blaue vom Himmel" zu versprechen, so daß intendierte Veränderungsprozesse verhindert werden.

Die **Einbeziehung des Partners** sollte daher bei gegebener Konstellation in Erwägung gezogen werden. In gefährdeten psychosozialen Milieus sollte auch auf die Erziehungskompetenz der Betroffenen geachtet werden, in schwierigen Fällen ist sozialarbeiterische Unterstützung indiziert.

Bearbeitung dysfunktionaler Ziele und Verhaltensmuster

Das Lernfeld für die Wahrnehmung von dependenten Verhaltensmustern ist zum einen die therapeutische Beziehung selbst, zum anderen auch die Familien- oder Arbeitsplatzsituation.

BECK ET AL. (1989) betonen, daß diese Patienten von stark dichotomen Kognitionen, die die Unabhängigkeit betreffen, geprägt sind: Entweder man ist vollständig abhängig oder vollständig allein und verlassen. Es erscheint wichtig, dem Patienten zu vermitteln, daß das Therapieziel nicht ein Zustand der Verlassenheit ist, sondern die Aneignung von Graduationen.

Vor der Anwendung **verhaltenstherapeutischer Methoden** sollte eine funktionale Analyse der dependenten Verhaltensmuster zunächst Klarheit bringen über spezifische oder generalisierte Auslöser und aufrechterhaltende Konsequenzen dependenten Verhaltens. Der kurzfristig als erleichternd erlebte Problemlösungsversuch kann sich langfristig als problematisch erweisen, daher kann die Differenzierung kurzfristiger von langfristigen Folgen häufig die Therapiemotivation steigern. Eine Angsthierarchie bezüglich selbstbewußten Verhaltens kann aufgestellt werden und zur graduellen Implementierung dienen. Es empfiehlt sich, nach Identifizierung der wichtigsten dependenten Verhaltensmuster diese durch den Patienten protokollieren zu lassen. Wann immer spezifische Kognitionen oder Interaktionen auftreten, sollten diese vordringlich bearbeitet werden.

Mikroverhaltensanalysen dysfunktionalen Verhaltens und die Fokussierung auf sinnvollere Alternativen bilden die strukturelle Grundlage der Einzeltherapie. Es sollte fortwährend darauf geachtet werden, daß der Patient adäquate Verhaltensmuster, die im Bereich der sozialen Kompetenz (Gruppe) erlernt wurden, im täglichen Leben einsetzt und trainiert. Kompetentes Verhalten sollte durch den Therapeuten sofort positiv verstärkt, dependentes Verhalten dezent aversiv bewertet werden. Treten im Rahmen der therapeutischen Situation dependente Muster auf, die dem Problemverhalten im sozialen Umfeld entsprechen, so sind diese vordringlich zu bearbeiten.

Rollenspiele und Lernen am Modell sind sicherlich unentbehrliche Methoden, um dem Patienten die wichtigsten Fertigkeiten des neuen Verhaltensrepertoires zu vermitteln. Techniken aus dem Bereich der **Gestalttherapie oder des Psychodramas** eröffnen die Möglichkeit der Veränderung von Schemata unter Aktivierung starker Affekte und gleichzeitiges Erlernen neuer, sozial kompetenter Verhaltensmuster. Vor allem **aggressive Affekte,** die von Dependenten häufig vermieden werden, zur Etablierung zielgesteuerten Handelns aber unabdingbar erscheinen, lassen sich mit diesen Techniken leichter aktivieren und dem Erlebens- und Handlungsbereich zugänglich machen.

Unter der Vielzahl von **kognitiven Techniken** sollte der Therapeut diejenigen wählen, die zur Verbesserung des dependenten Selbstwertgefühles führen und den Patienten ermutigen, aktive Problemlösetechniken im täglichen Leben anzuwenden. Da dependente Patienten häufig dazu tendieren, vom Therapeuten Ratschläge einzuholen, sollte der sokratische Dialog helfen, dem Patienten eigenständige Entschlußfähigkeit zu vermitteln.

Generalisierung des Erlernten im sozialen Umfeld

Wie bereits ausgeführt, birgt die Therapie mit dependenten Persönlichkeiten die Gefahr, zwischen

Therapeut und Patienten ein wohlwollendes, unterstützendes Binnenklima zu kreieren, das die Bedeutung des psychosozialen Umfeldes für die Aufrechterhaltung der Verhaltensmuster übersieht. Von Beginn an sollte die Therapieplanung die Notwendigkeit der graduellen Generalisierung von erlernten Verhaltensmustern berücksichtigen. Der Weg führt Woche für Woche von der Therapiesitzung in die Paarbeziehung, an den Arbeitsplatz oder in den Freizeitbereich.

Die therapeutische Beziehung kann anfangs dazu genützt werden, zielkongruentes Verhalten im sozialen Umfeld durch Lob und Zuwendung zu verstärken. Im weiteren Verlauf sollte der Patient lernen, weitgehend unabhängig vom Therapeuten sich für neue, autonomiefördernde Verhaltensweisen zu belohnen.

Auf lange Sicht erscheinen die therapeutischen Prognosen bei dependenten Persönlichkeitsstörungen günstig. Veränderungsprozesse hängen jedoch in hohem Maße von der Kompetenz und Disziplin des Therapeuten ab, die Balance zwischen emotionaler Wärme und hoher Anforderung an die Autonomieentwicklung des Patienten zu tarieren.

> **Resümee**
>
> Die abhängige (oder asthenische) Persönlichkeitsstörung ist geprägt von der Grundannahme, den Anforderungen des alltäglichen Lebens ohne Unterstützung durch starke und mächtige andere nicht gewachsen zu sein. Daraus resultieren eine ausgeprägte Angst, verlassen zu werden, und die hohe Bereitschaft zur Unterordnung eigener Bedürfnisse. Die zielgerichtete Handlungskompetenz ist dementsprechend gering entwickelt. Krisenhafte Zuspitzungen mit depressiver oder angstbesetzter Symptomatik entwickeln sich in der Regel bei drohenden oder vollzogenen Trennungen.
> Psychotherapeutische Maßnahmen zielen zunächst auf die Identifizierung der handlungsbestimmenden Grundannahmen („Alleine bin ich nicht überlebensfähig") sowie auf dysfunktionale Verhaltensmuster (Signale von Hilflosigkeit und Unterwerfung). Der therapeutische Prozeß entwickelt sich im Zusammenwirken von neu zu erlernenden zwischenmenschlichen Kompetenzen (eventuell in der Gruppe) und deren Anwendung im realen psychosozialen Umfeld. Als therapeutische Fehler gelten die Etablierung des Therapeuten als starken und mächtigen Helfer, die ausschließliche Fokussierung auf die entwicklungspsychologischen Entstehungsbedingungen der Störung sowie die Vernachlässigung des Neuerwerbs sozialer Kompetenzen und deren Etablierung im realen sozialen Umfeld.

6.2 Ängstliche (vermeidende) Persönlichkeitsstörung

Fallbeispiel

Sie sei sich nicht sicher, ob eine Psychotherapie für sie das richtige sei, betont die knapp vierzigjährige Germanistin. Eine Freundin habe ihr den Rat gegeben. Seit Monaten fühle sie sich erschöpft und niedergeschlagen. Ihr Lebensgefährte habe nun nach achtjähriger Beziehung darauf gedrängt, eine gemeinsame Wohnung zu beziehen und sie zu heiraten. Sie könne sich zu diesem Schritt nicht entschließen, sie sei sich einfach nicht sicher, ob er der Richtige sei. Seither spreche er davon, sie zu verlassen. Schon der Gedanke daran erfülle sie mit Angst. Sie könne sich nicht vorstellen, ohne Partner zu leben. Ständig nörgle der Freund an ihr herum, weil sie ungern ausgehe, sondern die freie Zeit lieber im Bett verbringe und lese. Sie habe einfach kein Interesse an den gesellschaftlichen Aktivitäten des Partners, zudem fühle sie sich sehr unsicher und gehemmt in fremder Gesellschaft. Am liebsten hätte sie ihren Freund ganz für sich alleine, doch schon die Planung von gemeinsamen Urlauben scheitere an Streitereien.

Diagnostik

Im Zentrum des diagnostischen Bemühens steht der Versuch, eine Begrifflichkeit für die beiden vorherrschenden, widersprüchlichen Verhaltensmuster dieser Persönlichkeitsstörung zu finden: Die Suche nach Unterstützung und Geborgenheit paart sich mit der Vermeidung von Nähe und Bindung. Weder die englischsprachige Bezeichnung „avoidant personality disorder" noch das Attribut „selbstunsicher" repräsentiert die Gesamtheit der vorherrschenden Wesensmerkmale.

Erst mit der Neusetzung der Persönlichkeitsstörungen im DSM-III wurde dieses Störungsbild von der schizoiden Persönlichkeitsstörung abgegrenzt. Im Gegensatz zu dieser basiert die Absonderung vom sozialen Umfeld bei ängstlich-vermeidenden Personen nicht auf sensitiven Defiziten, sondern kann als aktive, selbstprotektive Handlung gesehen werden.

In Tabelle 21-9 sind die diagnostischen Kriterien nach ICD-10 enthalten.

Typische Verhaltensmuster und Grundannahmen

Patienten mit ängstlich-vermeidenden Persönlichkeitsstörungen sind in hohem Maße empfindsam für Geringschätzung oder Demütigungen. Da sie ein feines Gespür für ihre schmerzhafte Einsamkeit und

6 Spezifische Persönlichkeitsstörungen nach ICD-10

Tabelle 21-9 Diagnostische Kriterien der ängstlichen (vermeidenden) Persönlichkeitsstörung (F60.6; ICD-10-Forschungskriterien).

Mindestens vier der folgenden Eigenschaften oder Verhaltensweisen müssen vorliegen:

1. andauernde und umfassende Gefühle von Anspannung und Besorgtheit
2. Überzeugung, selbst sozial unbeholfen, unattraktiv oder minderwertig im Vergleich mit anderen zu sein
3. übertriebene Sorge, in sozialen Situationen kritisiert oder abgelehnt zu werden
4. persönliche Kontakte nur, wenn Sicherheit besteht, gemocht zu werden
5. eingeschränkter Lebensstil wegen des Bedürfnisses nach körperlicher Sicherheit
6. Vermeidung beruflicher oder sozialer Aktivitäten, die intensiven zwischenmenschlichen Kontakt bedingen, aus Furcht vor Kritik, Mißbilligung oder Ablehnung

emotionale Isolation haben, sind sie gezeichnet durch eine ausgeprägte, starke Sehnsucht nach Zugehörigkeit und Akzeptanz. Doch diese wird kontrastiert von starker Angst vor emotionaler Nähe und Verbindlichkeit. Gefangen im Konflikt zwischen Bindungsbedürfnis und Angst vor Abhängigkeit, legen diese Patienten großen Wert auf sichere Distanz. Obwohl sie also unter ihrer sozialen Zurückgezogenheit und Einsamkeit oft sehr leiden, wenden sie sich nur selten anderen zu, da sie mit Zurückweisung und Kränkung rechnen. Die mangelhafte Ausdrucksfähigkeit ihrer ausgeprägten, oft hypersensitiven emotionalen Wahrnehmung mündet nicht selten in Phantasien und Tagträumen und bildet zuweilen die Matrix für künstlerische Aktivitäten.

Im sozialen Kontakt wirken die Betroffenen häufig unzufrieden, gequält und distanziert, auf Außenstehende manchmal kühl, ja arrogant. Die Sprachmodulation wird bisweilen als zäh oder stockend beschrieben. Potentielle Partner durchlaufen oft jahrelange subtile „Testmanöver", bis wirkliche Intimität zugelassen werden kann. Beziehungen gestalten sich daher häufig sehr konfliktbeladen. Gebunden im Spannungsfeld zwischen Sehnsucht nach Liebe einerseits und Mißtrauen andererseits, lösen bei den Patienten gerade Wahrnehmungen von Verbundenheit und Abhängigkeit starke Angst vor Enttäuschung und Zurückweisung aus. Die eingeleiteten Rückzugsmanöver provozieren nicht selten Beziehungsabbrüche und damit die Wiederholung der gefürchteten Erfahrung.

Der kognitive Stil ist geprägt durch ein ausgesprochen hohes Aufmerksamkeitsniveau für potentielle Gefahren im sozialen Bereich. Diese Vigilanz wird nicht selten gestört durch Tagträume oder dissoziative Momente, die bisweilen erhebliche Störfaktoren darstellen können. Manche Autoren betonen die Funktion der Phantasie als regulatives Moment, wobei vor allem eine Verleugnung, Vernebelung und Diffusion der Wahrnehmungen von emotionalen Befindlichkeiten von Bedeutung zu sein scheint. Ein diffuses Gefühl des Unbehagens und des Leidens scheint für ängstlich-vermeidende Persönlichkeiten leichter erträglich zu sein als das reale Ausmaß ihrer intrapsychischen und interpersonellen Situation. Auch die Funktion der Verleugnung von Demütigung oder aggressiven Impulsen wird den Tagträumen zugewiesen. Die Diskrepanz zwischen Phantasie und Realität ist jedoch häufig erschreckend und führt zur Aggravierung der Störung.

Das Selbstbild könnte als sozial inadäquat und unterlegen bezeichnet werden. Leitsätze wie „Ich bin nichts wert," „Andere Menschen sind mir überlegen und werden mich ablehnen oder kritisch über mich denken, wenn sie mich kennenlernen", „Es ist kein Wunder, wenn ich so alleine bin" dominieren die kognitiven Schemata.

Auf der Handlungsebene zeigen sich Defizite in handlungsorientierter Problemlösekompetenz. Konflikthafte oder angstbesetzte Situationen werden entweder gemieden, delegiert oder durch Rückzug in die Phantasie „gemeistert". Es ist naheliegend, daß diese Patienten nicht zur Gruppe der „erlebnishungrigen Freizeitgestalter" gehören, sondern ihre Zeit möglichst in kleinen, vertrauten und „sicheren" Kreisen verbringen.

Prävalenz

WIDIGER (1992) kommt in einer Metaanalyse aus 8 Studien zu Prävalenzraten (diagnostiziert nach DSM-III) in einem Bereich zwischen 5 und 35%, je nachdem, ob ambulant oder stationär Patienten untersucht wurden resp. welche Erhebungsstrategien verwendet wurden. In der Allgemeinbevölkerung wird die Prävalenzrate auf 0,9% geschätzt.

Differentialdiagnose und Komorbidität

Patienten mit ängstlich-vermeidenden Persönlichkeitsstörungen scheinen eine hohe Anfälligkeit für die Entwicklung von anderen psychischen Erkrankungen aufzuweisen. An erster Stelle sind Angststörungen, vor allem die generalisierte Angststörung, anzumerken. Aber auch soziale Phobien, Zwangserkrankungen, somatoforme Störungen und Depressionen finden sich häufig.

Im klinischen Alltag bereitet insbesondere die Abgrenzung zur sozialen Phobie Schwierigkeiten. Da es große Überlappungsbereiche gibt, erscheint MILLONS und DAVIS' (1996) Differenzierung hilfreich: Sie betont vor allem die Ambivalenz des sozial aversiven Verhaltens bei selbstunsicheren Patienten im Kontrast zu den eindeutig meidenden Verhaltensmustern und den ausgeprägten Reaktionen bei sozialen Phobikern. Auch das niedrige Selbstwertgefühl und die ausgeprägte Sehnsucht nach Akzeptanz scheinen bei Patienten mit sozialen Phobien weniger stark ausgeprägt zu sein.

Die Abgrenzung zu schizoiden, schizotypischen und abhängigen Persönlichkeitsstörungen bereitet bisweilen Schwierigkeiten. Wie bereits erwähnt sehnen sich selbstunsichere Patienten ausgesprochen intensiv nach sozialer Akzeptanz und fühlen ihre Isolation, während schizoide Patienten sozialen Beziehungen weitgehend indifferent und uninteressiert gegenüberstehen. Die bizarren Denk- und Sprachmuster, wie sie für schizotypische Persönlichkeitsstörungen charakteristisch sind, finden sich bei ängstlich-vermeidenden Patienten nicht.

Patienten mit dependenten Persönlichkeitsstörungen leiden wie Selbstunsichere an negativem Selbstwertgefühl. Im Gegensatz zu letzteren, die auf Unsicherheit mit Distanz und Rückzug reagieren, verstärken dependente Patienten ihre submissiven Verhaltensmuster, wenn sie Zurückweisung oder Ablehnung spüren, um die Beziehung unter allen Umständen, auch um den Preis der Selbsterniedrigung, zu retten.

Ätiologie und Pathogenese

Wie bereits erwähnt, lassen sich zum derzeitigen Wissensstand keinerlei empirisch gesicherte pathogenetische Modelle für Persönlichkeitsstörungen entwickeln. Die vorgestellten Konzepte basieren weitgehend auf klinischer Erfahrung und sollen die klinische Arbeit strukturieren und stützen helfen.

Trotz der mangelhaften Datenlage betonen Autoren wie SIEVER und DAVIS (1991) oder MILLON und DAVIS (1996), daß die Hinweise für **genetische Prädisposition** von selbstunsicheren Persönlichkeitsstörungen nicht übersehen werden sollten. Sie beziehen sich vor allem auf Untersuchungen von hochirritierbaren, ängstlichen Säuglingen, die im weiteren Verlauf der Entwicklung sozial als scheu und zurückgezogen auffallen. Verzögerungen der Reifungsentwicklung können die altersentsprechenden Kompetenzen überfordern und zur Etablierung defizitärer Selbstschemata führen. Auch Irritationen des limbischen Systems, der aminergcholinergen Balance bzw. des serotonergen Systems können für eine Hypersensitivität bezüglich Angstentwicklung herangezogen werden.

Die **biosoziale Lerntheorie** bietet ein umfassendes Entstehungsmodell, in dessen Zentrum die Überformung biologisch prädisponierter Ängstlichkeit durch soziale Determinanten steht, also die Wahrnehmung einer mangelhaften Fähigkeit zur Angstregulation im Kleinkindesalter bei ungenügender sozialer Unterstützung oder Forderung.

Ob nun auf neurobiologischen Faktoren basierend oder bedingt durch mangelhafte Aufmerksamkeit bzw. Wärme und Sorgfalt der Pflegepersonen, die Wahrnehmung von Angst beinhaltet immer die Wahrnehmung von Bedrohung bei fehlenden Bewältigungsstrategien und induziert auf physiologischer Ebene die Aktivierung von Sympathikotonus, damit vor allem Spannung.

Die Reduktion der sozialen Bezogenheit, die Vermeidung des Kontaktes hat eine wichtige Bedeutung für die Autoregulation von Angst- und Spannungszuständen. Damit wird offensichtlich das Ausmaß der Bedrohlichkeit gemindert. Was bleibt, so MILLON und DAVIS (1996), ist jedoch „das Gefühl der Isolation, der Hilflosigkeit und Zurückgewiesenheit".

Auch Kritik, Verachtung oder Überbesorgtheit in der Phase der Autonomieentwicklung kann die Etablierung von Vertrauen in die eigenen Fähigkeiten blockieren. Die Erfahrung der Bewältigung von angstbesetzten Situationen wird verhindert und damit die ängstlichen Befürchtungen bestätigt. Identifizierung mit der Kritik oder Ängstlichkeit der Eltern führt schließlich zur Etablierung von äußerst negativen Selbstschemata mit weitreichenden Konsequenzen. Gerade weil sie ihren eigenen Wert so gering einschätzen, können sie sich nicht zurückziehen, um die negativen sozialen Erfahrungen auszubalancieren. „Als Konsequenz der fortwährenden Selbstbeschuldigung haben selbstunsichere Persönlichkeiten Schwierigkeiten, positive Verstärker sowohl von außen als auch von innen zu generieren, so werden sie beständig zur Quelle negativer Wahrnehmung" (MILLON und DAVIS, 1996).

Auch wenn die Anzeichen der Entwicklung selbstunsicherer Persönlichkeiten in der Regel bereits vor der Phase der sekundären Sozialisation wahrnehmbar sind, so scheinen doch vor allem die Erfahrungen während der Schulzeit, im Sport und im ersten Kontakt mit dem anderen Geschlecht die Weichen zu stellen. Bisweilen gelingt es, durch vertrauensvolle Förderung unterstützt, Erfahrungen zu sammeln, die dem eigenen, ängstlich vermeidenden Schema nicht entsprechen, und Vertrauen in die Handlungskompetenz zu entwickeln.

Häufig erfahren Kinder, die als ängstlich, scheu, überbesorgt und linkisch imponieren, Spott oder Zurückweisung und werden zur Zielscheibe von Aggressionen durch Gleichaltrige. Im Rückzug aus den negativ besetzten Sozialzusammenhängen orientieren sich die Kinder wieder an den Normen und der Beschränktheit ihrer Familie oder flüchten sich in Phantasien und Tagträume. Je stärker sie sich zurückziehen, desto eher verlieren sie den Kontakt zu sozial relevanten Gleichaltrigen und verstärken so die Erfahrung von Minderwertigkeit. Die biosoziale Theorie betont, daß diese Strategien selbstunsicherer Persönlichkeiten keine willensfreie Entscheidung darstellen, sondern die einzig verfügbare Möglichkeit, sich den schmerzhaften sozialen Erfahrungen zu entziehen.

Therapie

Aufbau der therapeutischen Beziehung
Im Umgang mit selbstunsicheren Patienten sollte man sich stets vergegenwärtigen, daß diese von einem extrem schlechten Selbstwertgefühl bei hoher Erwartungsangst vor Zurückweisung oder Demütigung bestimmt sind. Der Aufbau der therapeutischen Beziehung wird sich häufig langsam und zögerlich gestalten. Die Befürchtung, „daß der Therapeut bemerkt, wie lächerlich ich eigentlich bin", lähmt die Selbstexploration.

Ähnlich wie in der Gestaltung von Paarbeziehungen haben Therapeuten in der Anfangsphase fortwährend mit „Testsituationen" zu rechnen. Provokative, paradoxe oder konfrontative Techniken sind zu Beginn am besten zu unterlassen. Empathie, freundliche Zugewandtheit und Sicherheit sollte das therapeutische Klima auszeichnen.

Hat der Patient Vertrauen gefaßt und erlebt, daß auch die Selbstexploration von als minderwertig konnotierten Schemata nicht der Lächerlichkeit preisgegeben wird, so sind die Beziehungen häufig sehr tragfähig und fruchtbar. Ist diese vertrauende therapeutische Beziehung auch als Conditio sine qua non aufzufassen, so sollte der Therapeut dennoch gewahr sein, daß sie nicht zum Selbstzweck der Therapie wird. Ohne veränderungsorientierte Arbeit an den spezifischen dysfunktionalen Mustern ist mit therapeutischem Stillstand und zeitlich schlecht begrenzbaren Behandlungen zu rechnen.

Verbesserung der psychosozialen Kompetenzen
Viele ängstliche (vermeidende) Persönlichkeiten leiden unter sozialen Ängsten. Auch wenn sie nicht immer das Ausmaß einer sozialen Phobie erreichen, so haben sich doch störungsspezifische Verfahren zur Behandlung sozialer Phobien auch bei dieser Patientengruppe als hilfreich erwiesen.

Die Verbesserung der sozialen Kompetenz kann in Form von etablierten Gruppentherapieprogrammen geschehen, die Rangreihung der Exposition sollte jedoch sehr sorgsam, wenn möglich vom Einzeltherapeuten durchgeführt werden, da besonders in der Anfangsphase Erfolgserlebnisse wichtig sind. Es sollte stets versucht werden, die gesamten individuellen Problemsituationen (Angst vor Kritik, Angst vor Ablehnung und negatives Selbstbild) zu fokussieren.

RENNEBERG (1996) betont die Vorzüge der Exposition in der Gruppenbehandlung, die Bedeutung von Rollenspielen und den Einsatz von Videotechnik: „Die eigentliche Durchführung der systematischen Desensibilisierung erfolgt zwar in der Gruppe, aber in einem sehr individualisierten Format... Für viele Teilnehmer ist die Betrachtung des Videos von entscheidender Bedeutung, weil es eine objektive Art der Rückmeldung ermöglicht."

Stukturierung des psychosozialen Umfeldes
Die ausgeprägte Ambivalenz zwischen Sehnsucht nach Nähe und Geborgenheit einerseits und der Angst vor Zurückweisung andererseits führt häufig dazu, daß wichtige Bezugspartner demütigend oder zurückweisend reagieren. Nicht selten suchen sich selbstunsichere Patienten „triangulierte" Partnerschaften: eine Geliebte, die ihre Ehe nicht aufgeben wird, homosexuelle oder anderweitig letztlich unerreichbare Wunschpartner (Pfarrer), aber auch alkohol- oder arbeitssüchtige Freunde, so daß ein Arrangement zwischen Sehnsucht und Distanz etabliert bleibt.

Nach sorgfältiger Analyse der aufrechterhaltenden Bedingungen mag es sinnvoll erscheinen, Veränderungen im sozialen Kontext anzustreben. Bisweilen ist es sinnvoll, Partner mit einzubeziehen, da diese beschriebenen Triangulierungen Veränderungsprozesse häufig blockieren.

Bearbeitung dysfunktionaler Ziele und Verhaltensmuster
Die Therapie sollte dem Patienten den Teufelskreis zwischen allgemeiner Ängstlichkeit, Angst vor Zurückweisung, sozialem Rückzug, sozialer Isolation, Bestätigung negativer Schemata, Sehnsucht nach

Nähe und Flucht in die Phantasie verständlich machen. Gerade der soziale Rückzug als Schutzmechanismus vor Zurückweisung verhindert neue positive Erfahrungen.

Um das Therapieziel einer Balance zwischen Genuß- und Leidensfähigkeit sowie zwischen Aktivität und Passivität zu erreichen, sollte während des gesamten therapeutischen Prozesses jede Möglichkeit genutzt werden, positiv erlebte Sozialkontakte zu stärken und die aktive Meidung ängstigender Ereignisse abzuschwächen. Verhaltensbeobachtungen und Aufzeichnungen von Rückzugsverhalten, von selbstabwertenden Kognitionen oder auch physiologischen Erregungszuständen können als Ausgangsbasis für ein individuell zugeschnittenes kognitives Training vor der sozialen Exposition dienen.

Die therapeutischen Interventionen sollten dem Patienten ermöglichen, sich kognitive Schemata zu erarbeiten, die ein gewisses Maß an Unabhängigkeit gegenüber dem Urteil anderer ermöglichen. Verhaltenstherapeutische Strategien haben sich als hilfreich erwiesen, effektiver mit bedrohlichen Situationen umzugehen. Grundsätzlich sollte dabei die In-vivo-Exposition der kognitiven Desensibilisierung vorgezogen werden.

Auf kognitiver Ebene kann die therapeutische Beziehung als Modell für die Aktivierung, Aufdeckung und Reorganisation kognitiver Schemata dienen. BECK schlägt vor, vor allem mit Befürchtungen bezüglich Zurückweisung durch den Therapeuten zu experimentieren und den Realitätsgehalt der Kognitionen fortwährend zu überprüfen. Auch positive Selbstverbalisation im Sinne eines kognitiven Expositionstrainings hat sich als hilfreich erwiesen.

BENJAMIN betont die therapeutischen Möglichkeiten von „geführten" Gruppen. D. h., der Therapeut sollte versuchen, Mißerfolge und Abwertungen im Gruppenkontext zu verhindern, statt dessen lernzielorientiert an Verbesserungen der Kompetenzen zu arbeiten, so daß die Nähe und Unterstützung, die sich der selbstunsichere Patient wünscht, auch von ihm in dieser Situation erlebt werden kann.

Generalisierung des Erlernten im sozialen Umfeld
Wie bereits beschrieben, sollte die Verankerung der neu erworbenen sozialen Erfahrungen und Fertigkeiten nicht am Ende der Therapie stehen, sondern in die fortlaufende Behandlung integriert werden. Die positive Verstärkung, die der Patient durch selbstsicheres Auftreten, durch Bewältigung seiner Angst vor Zurückweisung und daher aktive soziale Kontaktaufnahme erfährt, kann als wertvoller Bestandteil des therapeutischen Prozesses genützt werden.

Therapiestudien

Empirisch gesicherte Daten liegen bislang lediglich für kognitiv-behaviorale Therapien vor. Im Rahmen einer offenen sowie einer kontrollierten Studie konnte die Wirksamkeit einer **Kurzzeit-Gruppentherapie** im Prä-post-Vergleich nachgewiesen werden (RENNEBERG ET AL., 1990; ALDEN, 1989). Das Programm beinhaltet Komponenten der progressiven Muskelrelaxation, systematische Desensibilisierung sowie Training sozialer Fertigkeiten, Kommunikationsfertigkeiten und Rollenspiele. Am stärksten konnte die Angst vor negativer Bewertung und Ablehnung reduziert werden. Im kontrollierten Vergleich zwischen Einzel- und Gruppentherapie (CAPPE und ALDEN, 1986) zeigte letztere bessere Ergebnisse hinsichtlich sozialer Aktivitäten, Schüchternheit und Wohlbefinden. Beide Behandlungsformen schnitten besser ab als die Wartekontrollen.

> **Resümee**
> Die ängstliche (vermeidende) Persönlichkeitsstörung ist charakterisiert durch Grundannahmen, die zu widersprüchlichen Verhaltensmustern führen: Die ausgeprägte Sehnsucht nach Zugehörigkeit und Akzeptanz wird kontrastiert von einer starken Angst vor emotionaler Nähe und Verbindlichkeit. Der Rückzug in Phantasiewelten, mangelhafte aktive Problemlösekompetenz und soziale Ängste können als Folge dieser Grundannahmen gesehen werden. Angststörungen und depressive Erkrankungen sind vor allem in Krisensituationen häufig. Im Zentrum der Therapie steht neben einer Verbesserung der sozialen Kompetenz und der Angstbewältigung der Aufbau selbstreferentieller Wertschätzung, die ein gewisses Maß an Unabhängigkeit von anderen und damit eine vertrauensvollere Zuwendung ermöglichen.

6.3 Emotional instabile Persönlichkeitsstörung, Borderline-Typus

Fallbeispiel

Eine 28jährige Patientin wird im Rettungswagen aus der chirurgischen Klinik kommend in der psychiatrisch-psychotherapeutischen Ambulanz vorgestellt. Laut Überweisungsbericht hatte sie sich zunächst oberflächliche Schnittwunden an beiden Armen zugefügt und schließlich 1,5 Liter Blut venös entnommen. Trotz ihrer ausgeprägten Anämie habe sie in der chirurgischen Notaufnahme randaliert, den Kopf gegen die Wand geschlagen und sich heftigst gegen die Transfusion gewehrt.

Die Patientin wirkt bei Aufnahme zwar gespannt, jedoch kontrolliert und kooperativ. Sie berichtet, daß sie seit Tagen unter unerträglichen Spannungen leide, die sie schließlich gezwungen hätten, sich Blut abzunehmen. Jetzt gehe es ihr deutlich besser. Sie benötige keine stationäre Behandlung, vielmehr wünsche sie, sofort nach Hause entlassen zu werden, da in den nächsten Tagen ihr ambulanter Therapeut aus dem Urlaub zurückkomme. Man möge ihn doch umgehend schriftlich benachrichtigen.

Diagnostik

Mit der Aufnahme der „Borderline-Persönlichkeitsstörung" (BPS) in das DSM-III fanden die Bemühungen um eine empirische Validierung dieser Diagnose, wie sie seit den späten 70er Jahren vorangetrieben wurden, ihre Bestätigung. Basierend auf den Arbeiten von SPITZER und ENDICOTT (1979) wurde der unscharfe Begriff der „Borderline-Schizophrenie" oder „pseudoneurotischen Schizophrenie" fallengelassen und durch zwei abgrenzbare Störungsbilder, die „schizotypische Persönlichkeitsstörung" und die „Borderline-Persönlichkeitsstörung" ersetzt. Insbesondere die Abgrenzung gegenüber schizophrenen Erkrankungen kann damit als gut operationalisiert gelten.

Durch die Einführung des Paradigmas der Komorbidität verbesserte sich die Validität der Borderline-Diagnostik. Im Vergleich zu DSM-III wurden im DSM-IV lediglich ein zusätzliches Item (kurze, situativ bedingte paranoide oder dissoziative Symptomatik) und die Hierarchisierung der diagnostischen Kriterien aufgenommen. Die ICD-10 übernahm weitgehend die phänomenologische, deskriptive Sichtweise des DSM-IV, ordnete die Borderline-Störung jedoch zusammen mit dem „impulsiven Typus" den emotional instabilen Persönlichkeitsstörungen unter (F60.3).

In Tabelle 21-10 sind die diagnostischen Kriterien aufgeführt. Während die erste Kriteriengruppe auch für den „impulsiven Typus" gilt (F60.30), müssen für den „Borderline-Typus" (F60.31) **zusätzlich** Kriterien aus der zweiten Gruppe erfüllt sein. Diese von der Systematik der Operationalisierung der anderen Persönlichkeitsstörungen abweichende Einteilung ergab sich u. a. dadurch, daß die Borderline-Persönlichkeitsstörung erst zu einem relativ späten Stadium der Entwürfe zur ICD-10 eingefügt wurde (DITTMANN ET AL., 1992). Ein weiterer Unterschied zu den anderen Persönlichkeitsstörungen zeigt sich darin, daß sich in den klinisch-diagnostischen Leitlinien keine expliziten Kriterien finden; diese liegen nur für die Forschungskriterien vor! Da die Borderline-Persönlichkeitsstörung den „impulsiven Typus" auf der Kriterienebene mit einschließt und daher weitergefaßt ist, soll nachfolgend nur die Borderline-Störung vorgestellt werden.

Untersuchungen mit der „International Personality Disorder Examination" (IPDE) erbrachten sehr gute Ergebnisse hinsichtlich Interrater-Reliabilität und zeitlicher Stabilität der Borderline-Diagnose nach ICD-10 und DSM-III-R. Mit dem „Diagnostischen Interview für Borderline-Störungen" (DIB) nach GUNDERSON (1985) liegt ein weiteres strukturiertes Interview vor, das sowohl im klinischen als auch im Forschungsbereich eingesetzt werden kann. Für die revidierte Version (DIB-R) (1987) liegen derzeit noch keine testtheoretischen Daten vor.

Tabelle 21-10 Diagnostische Kriterien der emotional instabilen Persönlichkeitsstörungen vom Borderline-Typus (F60.31; ICD-10-Forschungskriterien).

Mindestens drei der folgenden Eigenschaften oder Verhaltensweisen müssen vorliegen:
1. deutliche Tendenz, unerwartet und ohne Berücksichtigung der Konsequenzen zu handeln
2. deutliche Tendenz zu Streitereien und Konflikten mit anderen, vor allem dann, wenn impulsive Handlungen unterbunden oder getadelt werden
3. Neigung zu Ausbrüchen von Wut oder Gewalt mit Unfähigkeit zur Kontrolle explosiven Verhaltens
4. Schwierigkeiten in der Beibehaltung von Handlungen, die nicht unmittelbar belohnt werden
5. unbeständige und unberechenbare Stimmung

Zusätzlich müssen mindestens zwei der folgenden Eigenschaften und Verhaltensweisen vorliegen:
1. Störungen und Unsicherheit bezüglich Selbstbild, Zielen und „inneren Präferenzen" (einschließlich sexueller)
2. Neigung, sich in intensive aber instabile Beziehungen einzulassen, oft mit der Folge von emotionalen Krisen
3. übertriebene Bemühungen, das Verlassenwerden zu vermeiden
4. wiederholt Drohungen oder Handlungen mit Selbstbeschädigung
5. anhaltende Gefühle von Leere

Typische Verhaltensmuster und Grundannahmen

Für Borderline-Persönlichkeitsstörungen gilt eine **Störung der Affektregulation** als pathognomonisch. Diese kennzeichnet sich durch eine niedrige Reizschwelle für interne oder externe emotionsinduzierende Ereignisse, durch einen hohen Erregungsgrad und prolongierte Angleichung an das emotionale Ausgangsniveau.

Betroffene können an sich unterschiedliche Emotionen wie Wut, Enttäuschung oder Angst häufig nicht differenziert wahrnehmen, sondern erleben sie undifferenziert als äußerst quälende, aversive Spannungszustände. Hiermit in Zusammenhang werden Körperwahrnehmungsstörungen, Analgesien und dissoziative Phänomene beschrieben.

Selbstschädigende Verhaltensmuster wie Schneiden, Brennen oder Blutabnehmen, aber auch aggressive Durchbrüche können zur Reduktion dieser Spannungszustände eingesetzt, dadurch aber auch verstärkt werden. Ausgeprägte Schlafstörungen, Alpträume und sogenannte „flashbacks", d.h. szenisches Wiedererleben traumatisierender Erfahrungen mit hohem Realitätsgehalt, werden von den Betroffenen häufig als nicht beeinflußbar erlebt.

Im zwischenmenschlichen Bereich dominieren Schwierigkeiten in der Regulation von Nähe und Distanz. So fühlen sich Borderline-Patienten einerseits existentiell abhängig von der Gegenwart anderer, jedoch induziert gerade die Wahrnehmung von Nähe und Geborgenheit gleichzeitig ein hohes Maß an Angst. Langwierige, schwierige Beziehungen mit häufigen Trennungs- und Wiederannäherungsprozessen sind die Folge. Die Tendenz, durch Demonstration von Hilflosigkeit und Leid Kontakte aufzunehmen und Unterstützung zu erlangen, ist häufig von der Kognition bestimmt: „Wenn mein Gegenüber tatsächlich wahrnehmen würde, wie es mir geht, dann würde er alles tun, damit sich mein Befinden verbessert." Aktive Kontaktaufnahme und kompetente Suche nach adäquater Unterstützung stellen eher die Ausnahme dar.

Auf der **kognitiven Ebene** dominieren handlungssteuernde negative Grundannahmen wie: „Ich bin nichts wert, ich bin der letzte Dreck, bin schuldig und verdammenswert." Auch die Inhalte magischer Größenideen sind häufig negativ, d.h. Vorstellungen, mit übernatürlich destruktiver Macht ausgestattet zu sein. Während dissoziativer Phasen oder starker Erregungszustände erscheint das Denken bisweilen fragmentiert und psychosenah. Das innere Erleben ist gekennzeichnet durch ausgeprägte Störungen der Identität wie auch Unsicherheiten hinsichtlich der sexuellen Präferenz. Einschießende Gefühle der Leere, eines diffusen, stark angstbesetzten Grauens werden beschrieben.

Prognostisch muß aufgrund von Metaanalysen von retrospektiven Studien der Krankheitsverlauf als ungünstig bezeichnet werden. Persistierende schwerwiegende psychopathologische Auffälligkeiten sind trotz oft jahrelanger psychotherapeutischer Behandlung eher die Regel. 70 bis 75% aller Patienten vollziehen regelmäßig selbstschädigende Handlungen, die Suizidrate liegt je nach Studie zwischen 5 und 10%.

Auch die hohe Rate an stationären Aufenthalten und Therapieabbrüchen weist auf die Schwierigkeiten der ambulanten Versorgung hin. Wenn man berücksichtigt, daß bei der Frage nach generellen Belastungsfaktoren für Psychotherapeuten an erster Stelle Suizidversuche von Patienten, an zweiter Stelle Suiziddrohungen und an dritter Stelle aggressives Verhalten der Patienten genannt werden, so erscheint es verständlich, daß selbstschädigende und suizidale Borderline-Patienten häufig die Kapazität und Belastbarkeit ihrer Therapeuten überfordern.

Prävalenz

Die Prävalenzrate der Borderlinestörung kann mit ca. 1,5% der Gesamtbevölkerung angegeben werden. Ca. 10% aller stationär und 20% aller ambulant behandelten psychisch kranken Patienten erfüllen die diagnostischen Kriterien. Weltweit kann der Anteil an Patienten mit Borderline-Störungen unter den stationär behandelten Patienten mit Persönlichkeitsstörungen mit 30% angegeben werden. Etwa 70% der Patienten mit Borderline Störungen sind weiblich (WIDIGER und WEISSMAN, 1991). Dieses Überwiegen der weiblichen Patienten stellt jedoch eventuell ein diagnostisches Artefakt dar, da autoaggressive Handlungsweisen und damit Aktivierung des psychosozialen Hilfssystems eher bei Frauen vorkommen als bei Männern, deren fremdaggressive Impulse häufig früh zur Delinquenz und daher zu Gefängnisaufenthalten führen.

Differentialdiagnose und Komorbidität

Mit Einführung der operationalisierten Diagnostik kann die Borderline-Störung gegenüber Erkrankungen aus dem schizophrenen oder affektiven Spektrum relativ klar abgegrenzt werden. Die Komorbidität hinsichtlich weiterer Persönlichkeitsstörungen hingegen ist bei Patienten mit Borderline-Persönlichkeitsstörungen ausgesprochen hoch. Am häufigsten finden sich narzißtische Persönlichkeitsstörungen (45%), paranoide Persönlichkeitsstörungen (41%) sowie abhängige und histrionische Persönlichkeitsstörungen (30%): Entgegen weitverbreiteter Meinung ist hingegen die Komorbidität mit schizoiden bzw. schizotypischen Störungen eher gering ausgeprägt (Nurnberg et al., 1991). Ein hoher Prozentsatz der Patienten weist zusätzliche psychische Störungen auf. Im Vordergrund stehen dabei affektive Erkrankungen, d. h. depressive Episoden, Dysthymie und biopolare Störungen. 10 bis 25% der Patienten haben zusätzlich eine Panikstörung.

Ätiologie und Pathogenese

Psychodynamische Schulen ordnen die Borderline-Störung zu den sogenannten frühen Störungen. Intrapsychische und interpersonelle Prozesse, wie sie von Borderline-Patienten zur Emotionsregulation eingesetzt werden, versteht man demgemäß als Abwehrmechanismen, die ihren Ursprung in einer Fixierung auf entwicklungsgeschichtlich frühere Stadien haben. Die vorherrschende Konfliktkonstellation wird als präödipal definiert, da die sexuellen Konflikte mit Themen aus der frühesten Mutter-Kind-Beziehung durchsetzt sind.

Die Unfähigkeit zur Verdrängung, dissoziative Ich-Zustände und andere „primitive" Abwehrmechanismen gelten für die gegenwärtige psychoanalytische Theorie als Indiz für eine Fixierung oder Regression auf eine Entwicklungsstufe, die dem Erreichen der Objektkonstanz und der Konsolidierung dreigeteilter Strukturen (Ich-Es-Über-Ich) vorausgeht und nach Mahler et al. (1975) als Separations- und Individuationsphase bezeichnet wird. Störungen in diesem Zeitraum zwischen dem 2. und 4. Lebensjahr führen zu einer mangelhaften Integration primitiver Selbst- und Objektvorstellungen und der zugehörigen primitiven Affekte.

Insbesondere die „Spaltung", also die weitgehende Unfähigkeit von Borderline-Patienten, ambivalente oder ambitendente Wahrnehmungen und Gefühle zu tolerieren, gilt als Hinweis auf die Persistenz fragmentierter Objektrepräsentanzen, denen wahlweise gut bzw. böse Eigenschaften zugeordnet werden. Die mangelhafte Integration dieser Objekte führt zu starken inneren Spannungen, die lediglich durch die Projektion, also die Auslagerung der jeweils widersprüchlichen Anteile, bewältigt werden kann. Das jeweilige Gegenüber dient dabei als „Hilfsobjekt", dem wahlweise grausam-sadistische oder großartige, versorgende Anteile zugeordnet werden (Kernberg, 1989). Das untrennbare Zusammenwirken dieser widersprüchlichen Attribute wird durch Identifikation mit diesem Außenstehenden bewältigt (projektive Identifizierung). Der Borderline-Patient erlebt sich also gleichermaßen existentiell abhängig und gequält von seiner geliebten und gehaßten Bezugsperson. Ohne im Detail darauf einzugehen, postuliert die Psychoanalyse ein Zusammenwirken kontitutioneller Faktoren mit traumatisierenden Erfahrungen als Ursache dieser Reifungsverzögerung. Mittlerweile werden auch bei dieser Sichtweise real erlittenen Traumata in der späteren Kindheit größere Bedeutung zuerkannt. So warnt etwa Rhode-Dachser davor, „Frühstörungskonzepte dazu zu benutzen, um traumatische Erfahrungen zu verleugnen" (Rhode-Dachser, 1996).

Daß die Biographien von Borderline-Patienten eine hohe Rate an sexuellem oder körperlichem Mißbrauch und schwerwiegender Vernachlässigung aufweisen, gilt mittlerweile als allgemein akzeptiert. Bryer et al. (1987) berichten über 86% Mißbrauch bei stationären Patienten mit BPS gegenüber 34% bei anderen stationären Patienten. Nicht alle Kinder mit dergestalten Erfahrungen entwickeln Störungen vom Borderline-Typus.

Es ist bisher weitgehend unbekannt, welche Faktoren schützen bzw. besonders anfällig machen. Sicherlich spielen der Zeitpunkt und die Dauer des Mißbrauchs eine Rolle, aber auch die Funktion der Mutter oder einer anderen „sicheren" Bezugsperson. Auch die Bedeutung neurobiologischer Vulnerabilitätsfaktoren ist bislang nicht geklärt. Eine wichtige Rolle bei der Entwicklung des Störungsbildes scheint jedoch der Frage zuzukommen, ob die Betroffenen in der Lage sind, ihren eigenen emotionalen Wahrnehmungen trauen und diese mitteilen zu können, oder ob die Kinder in Lebensumständen aufwachsen, die diesen Prozeß unmöglich machen (s. u.).

Ein Großteil der Borderline-Patienten stammt aus einem Milieu, in dem der sexuell bzw. anderweitig körperlich mißhandelnde Täter gleichzeitig eine dringend benötigte wichtige Bezugsperson ist. Gerade diese Identität von traumatisierendem Täter und geliebter primärer Bezugsperson hat nicht nur für die Genese der Borderline-Störung, sondern auch für das Verständnis der Übertragungsphänomene während der Therapie eine besondere Bedeutung. Kinder, in einem solchen gewalttätigen Klima aufgewachsen, entwickeln intensive pathologische Bindungen an diejenigen, die sie mißhandeln und vernachlässigen.

In der Regel ist die mißhandelnde Familie sozial isoliert; Geheimhaltung und Kontrolle sind wichtige Funktionen zur Aufrechterhaltung des Binnensystems. Zudem erlebt das Kind häufig, daß der zweite Erwachsene, von dem es sich Schutz vor dem anderen Elternteil erhofft, dieser Erwartung nicht nachkommt, sondern entweder den Mißbrauch toleriert oder ihn nicht wahrhaben will (Übersicht s. HIRSCH, 1990).

Die beschriebenen borderlinetypischen Störungen der Emotionswahrnehmung und -regulation könnten durch die spezifische Beziehung zwischen Opfer und Täter erklärt werden, wie es HERMAN (1992) eingehend beschrieben hat: „...die Beziehung zum Täter wird eine unauflösbare: je stärker die Traumatisierung, desto größer die Abhängigkeit und das Bedürfnis nach Schutz beim und vor dem Täter. Um die überlebensnotwendige Beziehung zum Täter aufrechterhalten zu können, muß das Opfer die eigenen, situationsadäquaten Emotionen mißachten und umleiten. Wut, Haß, Ekel und Scham werden nicht auf den Täter gerichtet, sondern gegen sich selbst. Mit Hilfe von Negation und Verkehrung der eigenen Gefühle kann das Opfer sich auch eine ‚Erklärung' für die Taten liefern: Nimmt es sich selbst als bösartig, ekelerregend und schuldig wahr, so erhält der Mißbrauch seine subjektive Berechtigung."

Dennoch reichen ausschließlich kognitive Modelle nicht aus, um die Entstehung und Aufrechterhaltung dieses komplexen Störungsbildes zu erklären. Ein schlüssiges Modell sollte vielmehr behaviorale, kognitive und neurobiologische Variablen integrieren.

Es liegt nahe, Forschungsergebnisse heranzuziehen, die bei der Untersuchung der posttraumatischen Belastungsstörung (PTBS) gewonnen wurden. So leiden Patienten mit PTBS wie Borderline-Patienten an andrängenden Erinnerungen des traumatisierenden Ereignisses, an einer Übererregbarkeit des autonomen Nervensystems und sogenannten „flashbacks", d.h. an Bildern und Szenen, die zwar als Erinnerungen erkannt, jedoch emotional wie „echt" erlebt werden. Letztere werden sowohl durch externe Auslöser als auch durch eigene Gedanken ausgelöst, die mit dem eigentlichen Ereignis nichts mehr zu tun haben. Konsequenterweise vermeiden die betroffenen Patienten zunehmend Situationen, in denen sie mit derartigen Stimuli konfrontiert werden könnten.

Klassische Konditionierungsphänomene, wie sie in experimentellen Studien durchgeführt werden, können einen Teil dieser Prozesse erklären: Die gleichzeitige Darbietung neutraler Reize während einer Schmerzinduktion im Tierversuch führt zu konditionierten Angstreaktionen bei späterer Exposition neutraler Reize. Dieses Phänomen nennt man „Generalisierung". Vergewaltigte Frauen reagieren zum Beispiel häufig allein auf den Anblick von bestimmten Bärten bei Männern mit einer Reaktivierung der traumatischen Erinnerung.

Mittlerweile weiß man, daß subkortikale Zentren im limbischen System wie Amygdala, Hippocampus und Septum eine entscheidende Rolle bei der Etablierung dieses „emotionalen Gedächtnisses" spielen (Übersicht s. CHARNEY ET AL., 1993). Visuelle, akustische, somatosensorische und kognitive Reize können diese Zentren des limbischen Systems aktivieren und hoch emotional gekoppelte Bilder induzieren. Neben der Generalisierung von Auslösern scheint eine chronisch gesteigerte Reagibilität des limbischen Systems selbst eine wichtige Rolle zu spielen, wodurch physiologische Phänomene wie die „Löschung" konditionierter Reize und neues Lernen verhindert werden. Die Aktivierung einer traumatischen Erinnerung wird dabei selbst zu einem neu traumatisierenden Ereignis.

Die betroffenen Patienten leiden oft Jahrzehnte an den beschriebenen Phänomenen. Bisweilen tauchen die Erinnerungen lange Jahre nicht auf, bis sie durch irgendein einschneidendes Erlebnis (nicht selten eine beginnende Psychotherapie) wieder aktiviert werden. Das „Überlernen" oder „Löschen" genetisch älterer Erfahrung scheint bei dieser Patientengruppe erheblich behindert. Im Normalfall folgt der fortgesetzten Exposition gleichbleibender Reize ein Anpassungsprozeß des Organismus, der als **Habituation** bezeichnet wird. D.h., die Reaktion des Organismus wird bei gleichbleibender Reizdarbietung zunehmend schwächer. Wenn sich Patienten mit Phobien z.B. lange genug dem angstbesetzten Objekt aussetzen, so erleben sie sehr bald, daß die Angstreaktion zunächst schwächer wird und sich schließlich vollständig verliert.

Auf diesem Prinzip beruhen viele verhaltenstherapeutische Behandlungsformen, auch die von FOA ET AL. (1990) entwickelte Reizexpositionstherapie zur Behandlung der PTBS. Hierbei werden die Patienten angehalten, das traumatisierende Ereignis immer wieder zu erinnern und alle dabei auftretenden schmerzhaften Gefühle zuzulassen, bis schließlich eine Habituation erfolgt, d.h., das Trauma ruft zwar noch Erinnerungen hervor, das Ausmaß der emotionalen Erregung bleibt jedoch gering, so daß die **erinnernde Aktivierung** der Ereignisse schließlich ihren extrem bedrohlichen Charakter verliert. Mittlerweile ist jedoch erwiesen, daß diese Form der Expositionsbehandlung bei Borderline-Patienten nicht zu den gewünschten Erfolgen, sondern zu einer drastischen Verschlechterung der Symptomatik führen kann.

Konfrontation mit belastenden Erinnerungen führt bei diesen Patienten in aller Regel zu peinigenden Emotionen, zu schweren Schlafstörungen mit Alpträumen und ausgeprägten „flashbacks" und infolgedessen nicht selten zur Zunahme selbstschädigender Verhaltensmuster und von Suizidgedanken. Tiefenpsychologen führten die Reaktivierung dieses Problems auf eine ausgeprägte Regressionsneigung der Patienten zurück. Neuro-behaviorale Theoretiker sprechen von **Sensitivierungsphänomenen.** Darunter versteht man generell das Gegenteil von Habituation, also eine Zunahme der Reaktion auf die wiederholte Konfrontation mit Reizen. Dieses Phänomen ist in der Neurobiologie weit verbreitet im Zusammenhang mit komplexeren Systemen wie Verhalten, aber erst in jüngster Zeit untersucht.

Es scheint ein Zusammenhang zwischen der Frequenz der dargebotenen Reize und Sensitivierungsprozessen zu bestehen. Man geht davon aus, daß gerade längere Abstände zwischen einzelnen Ereignissen mit der Möglichkeit von Sensitivierungsphänomenen einhergehen. Auch die Sensitivität des limbischen Systems selbst, also das Ausmaß seiner neurobiologischen Erregbarkeit, scheint die Weichenstellung zwischen Habituation und Sensitivierung zu beeinflussen.

Ein weiteres Problem bei der Reizexposition von Borderline-Patienten stellt die Möglichkeit der **Dissoziation** dar. Hierin scheint einer der entscheidenden Unterschiede zwischen Patienten mit PTBS und Borderline-Patienten zu liegen, da bei ersteren dieses Symptom nicht zum Krankheitsbild gehört.

Zum Verständnis dissoziativer Phänomene scheinen die folgenden Befunde der vergleichenden Verhaltensforschung von Relevanz: Die Wahrnehmung von **existentieller Bedrohung** führt bei Säugetieren und Menschen zunächst zu einer starken psychophysiologischen Aktivierungsreaktion. Bei äußerer Bedrohung hängen die daraus resultierenden unterschiedlichen Emotionen wie Wut oder Furcht davon ab, ob sich der Betroffene der Bedrohung über- oder unterlegen fühlt. Die jeweiligen Handlungen, also Angriff oder Flucht, sind durch die entsprechenden Emotionen determiniert.

Kann die Bedrohung nicht lokalisiert werden oder erweisen sich die situationsadäquaten Handlungsmuster wie Flucht oder Angriff als aussichtslos, so verfallen Säugetiere in einen Zustand, der in der angloamerikanischen Literatur als **„freezing"** oder „tonic immobility", im Deutschen als „Totstellreflex" bezeichnet wird. Neben einer Zentralisierung des Kreislaufs entwickeln sich ausgeprägte Schmerzunempfindlichkeit (Analgesie) und tonische Lähmung.

Borderline-Patienten beschreiben neben diesen Phänomenen noch weitere Eigenschaften dissoziativer Prozesse wie Veränderungen in der Zeit- und Raumwahrnehmung bis hin zu Zuständen, in denen sie sich als „neben sich stehend" und völlig gefühllos erleben. Tierexperimentelle Untersuchungen geben Hinweise, daß auch diese „freezing"-Phänomene im limbischen System gesteuert und vor allem über Opiatrezeptoren vermittelt werden, da sie durch Opiatantagonisten leicht zu unterbrechen sind. Zahllose Tierversuche konnten zeigen, daß diese Totstellreflexe konditionierbar und häufig sehr löschungsresistent sind.

Berücksichtigt man diese unterschiedlichen Aspekte, so kann man ein **neuro-behaviorales Modell der Borderline-Störung** wie folgt skizzieren:

Die Betroffenen wachsen in einem psychosozialen Klima auf, in dem sie fortwährende, extrem bedrohliche Traumatisierungen erleben und über diese nicht kommunizieren können. Diese Traumatisierung führt auf der neurobiologischen Ebene zu einer **Hypersensitivierung des limbischen Systems** und auf der kognitiven Ebene zur Entwicklung von Schemata, die die **Schuldzuweisung** intern attribuieren.

Auf der Verhaltensebene wird das Kind lernen, alles zu tun, um die häufig völlig willkürlich erfolgenden Traumata zu verhindern, d.h., es wird eine ausgeprägte Sensitivität gegenüber möglichen Auslösern entwickeln. Dies führt zu einer raschen **Generalisierung der Auslöser.** Neue, fortgesetzte Traumata führen nicht zur Habituation, sondern zur Sensitivierung, d.h., die emotionale wie neurobiologische Reaktion nimmt zu und mündet schließlich in der Auslösung von „freezing"-Prozessen. Diese dissoziativen Totstellreflexe haben den unmittelbaren Vorteil, daß die Betroffenen die Qual der Mißhandlung nicht mehr ertragen müssen.

Die Frequenz von Dissoziationen kann erstens durch eine bereits beschriebene Generalisierung der Angstauslöser im visuellen, sensorischen, akustischen und kognitiven Bereich zunehmen, zweitens aber auch durch die zunehmend verstärkenden Konsequenzen dieses Symptoms.

So sinnvoll diese Mechanismen zunächst erscheinen, so fatal wirken sie sich im weiteren Verlauf der Entwicklung aus: Die Möglichkeit des „Überlernens", also der kognitiv emotionalen Überprüfung hinsichtlich der fortbestehenden Gefährlichkeit der jeweiligen Auslöser, scheint durch diese dissoziativen Phänomene erheblich behindert. Die Entwicklung einer altersentsprechenden Spannungs- und Frustrationstoleranz wird durch häufiges „Dissoziieren" ebenfalls beeinträchtigt. Damit können alle wichtigen psychosozialen Lern- und Entwicklungsprozesse blockiert sein, d.h., da Borderline-Patienten gelernt haben, auf eine Vielzahl von Auslösern, also auch auf die Wahrnehmung von Spannung oder Streß, reflexartig zu dissoziieren, verbleibt ihnen wenig Möglichkeit, soziale Reifungsprozesse aktiv zu gestalten. Dies betrifft natürlich insbesondere den Umgang mit andrängenden sexuellen Impulsen während der Adoleszenz. Mangelhaft ausgeprägte Fertigkeiten („skills") auf fast allen Gebieten des täglichen Lebens sind die Folge.

Da die Induktion dieser „freezing"- und Dissoziationsphänomene wie beschrieben häufig stark generalisiert ist, erleben die Patienten diese Phänomene außerhalb ihrer Kontrolle. Nicht selten entwickeln sich kognitive Schleifen, da die plötzliche Wahrnehmung von Schmerzunempfindlichkeit, von Verlust der Kontrolle über die Motorik, von Verzerrung der Zeit und Raumwahrnehmung, auch wenn längst bekannt, doch immer wieder als höchst bedrohlich wahrgenommen wird. „Es ist, als ob ich verschwinden würde, mein Körper wird völlig unwirklich, ich habe keinerlei Gefühl und Kontrolle mehr über mich."

Die meisten Borderline-Patienten lernen zu unterschiedlichen Zeitpunkten ihrer Entwicklung, daß **Selbstverletzungen** sehr rasch zur Beendigung dieser bedrohlichen Zustände eingesetzt werden können. Ähnlich wie Opiatantagonisten auf pharmakogenem Weg führen auch Schnitt- oder Brandverletzungen zu einer raschen Reorientierung und Auflösung der Analgesie. Schwere körperliche Erschöpfung scheint eine ähnliche Wirkung zu haben. Aus gutem Grund werden Borderline-Patienten also nicht „freiwillig" darauf verzichten, sich zu schneiden oder anderweitig zu verletzen.

Therapie
Aufbau der therapeutischen Beziehung

Auch wenn die funktionale Bedeutung der therapeutischen Beziehung aus der psychodynamischen und der verhaltenstherapeutischen Sichtweise unterschiedlich gewertet wird, so besteht doch Übereinstimmung, daß die Etablierung eines tragfähigen Arbeitsbündnisses hohe Anforderungen an Patient und Therapeut stellt. Ob die vielfach beschriebenen Muster der Nähe-Distanz-Regulation, die stark fluktuierende Idealisierung und Abwertung oder die Tendenz, den therapeutischen Rahmen zu sprengen, nun als Manifestation archaischer fragmentierter Objektrepräsentanzen gesehen wird oder als Ergebnis jetzt dysfunktionaler Bewältigungsprozesse, sollte der Therapeut eine Reihe von **Richtlinien** berücksichtigen: Wie bereits beschrieben, nehmen Patienten mit Persönlichkeitsstörungen ihre Verhaltensmuster als ichsynton wahr. Dies trifft in besonderem Maße für Borderline-Patienten zu. Bei zu starker Betonung der pathologischen Dimension fühlt der Patient seine eigene Wahrnehmung bedroht, wodurch das peinigende Gefühl, „anders zu sein als alle anderen", verstärkt wird. Erhebliche Turbulenzen oder Abbrüche der Therapie sind häufig die Folge.

Zu Beginn der Therapie sollte der Patient über die bei ihm diagnostizierte Erkrankung genau aufgeklärt werden. Dauer und Anzahl der Behandlungsstunden sollten festgelegt und klare Behandlungsziele abgesprochen werden. Auch die grundlegenden Rahmenbedingungen bezüglich Konsequenzen von Suizidankündigungen oder schwerem selbstschädigendem Verhalten sollten von Beginn an transparent gemacht werden.

Die psychodynamisch orientierten Schulen gehen davon aus, daß sich die wichtigsten dysfunktionalen Muster im interpersonellen Kontext, also in der therapeutischen Beziehung widerspiegeln. Folgerichtig wird das Augenmerk auf die fortwährende Analyse und Korrektur pathologischer Übertragungs- und Gegenübertragungsprozesse gelegt.

Die Verhaltenstherapie mißt der therapeutischen Beziehung eher die Funktion des „Coachings" zu, also der gemeinsamen Analyse und Bearbeitung von repetitiven Mustern im sozialen Alltag. Dies erfordert zum einen ein höheres Maß an Flexibilität, um nicht fortwährend nur Beziehungsaspekte zu bearbeiten, zum anderen mehr Informationen über das Verhalten des Patienten in der psychosozialen Umgebung.

Verbesserung der psychosozialen Kompetenzen

Da Borderline-Patienten nicht selten gerade im therapeutischen Setting scheinbar selbstsicher, fordernd, anklagend und durchsetzungsstark wirken, werden Kompetenzdefizite im zwischenmenschlichen Bereich häufig in der Behandlung der Borderline-Störung unterschätzt. Getragen von einem eigentlich sehr gering ausgeprägten Selbstwertgefühl scheint die Balance zwischen Zielorientierung und Beziehungsbelastung häufig gestört. Schwierigkeiten, sich abzugrenzen, „nein" zu sagen oder sich diplomatisch durchzusetzen, finden sich so häufig wie Komplikationen in der Nähe-Distanz-Regulation oder in der Fähigkeit, wichtige Beziehungen „reparieren" zu können. Soziale Signale wie „Hilflosigkeit" oder „schweres Leid" führen meist zu kurzfristiger Zuwendung, langfristig aber zu Hilflosigkeit, Aggression und Abwendung beim anderen.

Die Verbesserung der Streßtoleranz und der Emotionsregulation sowie die Fokussierung des Bewußtseinszustandes im „Hier und Jetzt", um drohende dissoziative Zustände zu kompensieren, sollten integrale Bestandteile jeder Borderline-Therapie darstellen. Diese Fertigkeiten können in der Gruppe erlernt, im sozialen Umfeld trainiert und in die Einzeltherapie integriert werden.

Strukturierung des psychosozialen Umfeldes
Bei der Therapie der Borderline-Störung sieht sich der Therapeut immer wieder mit einer Vielzahl psychosozialer Problemstellungen, wie Arbeitslosigkeit, Obdachlosigkeit, Kontakt mit Drogenszenen oder mißhandelnden Partnern, konfrontiert, die nicht nur Folge maladaptiver Verhaltensmuster des Patienten darstellen, sondern auch als aufrechterhaltende Faktoren gewertet werden müssen. In Abhängigkeit von der Dringlichkeit der Situation und der gegenwärtigen Problemlösekompetenz sollte sich das Repertoire der Behandlungsstrategien von der Beratung über den Einsatz von Sozialarbeitern oder das aktive Eingreifen des Therapeuten bis hin zur stationären Aufnahme erstrecken.

Bearbeitung dysfunktionaler Ziele und Verhaltensmuster
Aufgrund der bisherigen Erfahrungen und klinischen Studien sind zur Behandlung der Borderline-Störung zwei unterschiedliche Behandlungskonzepte zu empfehlen: Die psychodynamisch orientierte „expressive Psychotherapie" nach KERNBERG und die „Dialektisch-Behaviorale Psychotherapie (DBT)" nach LINEHAN.

Wie oben ausgeführt, interpretiert KERNBERG die pathognomonischen Verhaltensmuster der Borderline-Patienten als primitive Abwehrmechanismen von andrängenden archaischen Affekten. Diese resultieren aus einer Fixierung oder Regression auf die entwicklungsgeschichtliche Stufe der „Separations-Individuations-Phase" während des 2. bis 4. Lebensjahres. Die „expressive Psychotherapie" (KERNBERG ET AL., 1993) konzentriert sich daher auf die Aktivierung primitiver internalisierter Objektbeziehungen, die sich in der therapeutischen Beziehung abbilden.

Der Schwerpunkt der Behandlungstechnik liegt daher auf der Untersuchung der Übertragungs- und Gegenübertragungsprozesse. Die Aktivierung dieser internalisierten Repräsentanzen und der zugehörigen Affekte, deren Deutung und Zuordnung zu genetisch früheren Lebensereignissen führen allmählich zur Integration dieser abgespaltenen Fragmente und damit zur Einleitung eines „Nachreifungsprozesses". Die Untersuchung psychosozialer Prozesse außerhalb der therapeutischen Beziehung ist nachrangig. Das von KERNBERG entwickelte Therapiehandbuch gibt klare Vorgaben bezüglich Rahmenbedingungen, Behandlungsverträgen und Umgang mit Regelüberschreitungen. Der Schwerpunkt jedoch liegt auf der Interpretation von Gegenübertragungswahrnehmungen und Hinweisen auf situationsadäquate Deutungs- und Klärungstechniken.

Die **Dialektisch-Behaviorale Therapie (DBT)** wurde von LINEHAN als störungsspezifische Behandlung von chronisch suizidalen Patienten mit Borderline-Persönlichkeitsstörungen entwickelt (LINEHAN, 1993). Auch wenn es sich bei der DBT prinzipiell um eine kognitive Verhaltenstherapie handelt, so waren doch grundlegende Modifikationen notwendig, um den Anforderungen gerecht zu werden, die an eine Psychotherapie für Borderline-Patienten gestellt werden (BOHUS und BERGER, 1996). So muß z.B. die Dauer der Therapie auf mindestens zwei Jahre veranschlagt werden. Die vielfältigen Defizite im Bereich der Spannungstoleranz, der Emotionsregulation oder der zwischenmenschlichen Kompetenz erfordern von den Patienten zusätzlich zur Einzeltherapie die Teilnahme am Fertigkeitentraining in der Gruppe. Die starke Tendenz zur Meidung affektiver Belastung durch Dissoziation benötigt Konzentrationsübungen und das Erlernen von Techniken der Aufmerksamkeitsfokussierung im „Hier und Jetzt", die der Zen-Meditation entliehen wurden. Die bekannten Schwierigkeiten der Nähe-Distanz-Regulation erfordern Leitlinien zur Beziehungsgestaltung für den Therapeuten, die sicherlich über die gängigen Empfehlungen für Verhaltenstherapeuten hinausweisen.

Schließlich bedarf es einer dynamischen Hierarchisierung der jeweiligen Behandlungsziele in Abhängigkeit von den dominierenden Verhaltensmustern des Patienten und eines breiten Repertoires an therapeutischen Methoden aus dem Bereich der Gestalttherapie, der Hypnotherapie, der kognitiv-behavioralen Schulen und der Körpertherapie, um nur einige zu nennen. Das therapeutische Procedere ist durch abgrenzbare Therapiephasen, durch hierarchisch geordnete Behandlungsziele bis hin zur

Gestaltung der einzelnen Therapiestunden klar strukturiert. Dabei bietet die DBT ausreichend Raum, um flexibel auf die häufig rasch wechselnden Erfordernisse zu reagieren.

Die DBT basiert auf der Theorie, daß die typischen Borderline-Verhaltensmuster entweder funktionell in Zusammenhang mit einer grundlegenden Störung der Emotionsregulation stehen oder Konsequenzen fehlgesteuerter Emotionen sind. Diese Defizite verhindern zum einen adäquate Problemlösungen und werden andererseits zur Quelle vielfältiger Probleme.

Maladaptive Verhaltensweisen wie Selbstschädigung, Suizidphantasien, Dissoziationen oder Beziehungsabbrüche können verstanden werden als Versuche, unerträgliche Spannungszustände zu regulieren. Die Konsequenz der subjektiv empfundenen Erleichterung verstärkt die beschriebenen Verhaltensmuster und verhindert das Erlernen neuer, situationsadäquater Strategien. Die Motivation, diese kurzfristig so erfolgreichen „Problemlösungsstrategien" aufzugeben, erwächst bei Borderline-Patienten primär aus einer guten therapeutischen Beziehung und der konsequenten Vermittlung adäquater Verhaltensfertigkeiten.

Im Kern organisiert sich der therapeutische Prozeß um eine therapeutische Grundhaltung, welche von LINEHAN als „dialektisch" bezeichnet wird. Damit betont sie, daß die treibende Kraft für Veränderungen aus Widersprüchen erwächst. Der Therapeut ist also gehalten, diese fortwährend herauszuarbeiten und auszubalancieren, um die entstehenden Spannungen für die Modifikation eingefahrener Verhaltensmuster zu nutzen.

Lerntheoretisch formuliert geht die DBT davon aus, daß auch dysfunktionale Verhaltensmuster wie Selbstverletzungen entweder an Auslöser gekoppelt oder durch die jeweiligen Konsequenzen aufrechterhalten werden, also aus Sicht des Patienten in sich stimmig erscheinen. Die einseitige Betonung des pathologischen Charakters dieser Handlungen und zu forciertes Drängen auf Veränderung implizieren die Gefahr, daß der Patient seine subjektive Wahrnehmung negiert sieht. Dies führt in der Regel zur Zunahme dysfunktionaler Verhaltensmuster oder zum Abbruch der Therapie. Erst die sorgfältige Analyse der aufrechterhaltenden Bedingungen mißt diesen Verhaltensmustern ihre Bedeutung als Problemlösestrategien zu und eröffnet dem Patienten die Möglichkeit, Alternativen zu erarbeiten. Hinzu kommt, daß Borderline-Patienten häufig ausgeprägte Defizite auf der Ebene der psychosozialen Fertigkeiten aufweisen, die neu erlernt werden müssen.

Die DBT trägt diesen Anforderungen Rechnung, indem die Aufgaben sowohl verteilt als auch integriert werden: In der wöchentlich stattfindenden **Gruppentherapie** lernen die Patienten Fertigkeiten zur Verbesserung der Spannungstoleranz, zur Emotionsregulation und zur sozialen Kompetenz sowie die Fokussierung der Aufmerksamkeit auf das momentane innere Erleben.

Im Rahmen der **ambulanten Einzeltherapie** (zweimal wöchentlich) arbeiten Patient und Therapeut an der Motivation zur Veränderung, indem spezifische Muster wie automatisierte Kognitionen oder basale kognitive Schemata identifiziert werden, die in Verbindung mit dysfunktionalem Verhalten stehen (kognitive Umstrukturierung). Hoher Wert wird gelegt auf die Analyse verstärkender Konsequenzen (**Kontingenzmanagement**) und die fortwährende Verbesserung der Habituationsfähigkeit unangenehmer Affekte (**Emotionsexposition**). Wann immer es möglich erscheint, sollten die Fähigkeiten zur Problemlösekompetenz verbessert werden (**Problemlösen**).

Um zu gewährleisten, daß die automatisierten dysfunktionalen Verhaltensmuster auch im realen sozialen Umfeld aufgegeben und durch adäquate Kompetenzen ersetzt werden, steht der Therapeut auch für **Telefonberatung** zur Verfügung bzw. fördert jede Form der In-vivo-Therapie (Hausaufgaben). Zur Strukturierung des sozialen Umfeldes steht ein **Sozialarbeiter** beratend zur Seite. Die wöchentliche **Supervisionsgruppe** integriert alle Therapeuten und sollte den notwendigen emotionalen und fachlichen Rückhalt bieten, der für die effektive Durchführung der Therapie unumgänglich ist (**Video-Supervision**).

Der Ablauf der ambulanten Therapie gliedert sich in folgende **Behandlungsphasen** (s. a. Tab. 21-11):

- Die **Vorbereitungsphase** dient der Diagnostik und Informationsvermittlung über das Krankheitsbild, die Grundzüge der DBT sowie der Zielanalyse und Motivationsklärung.
- Anschließend folgt die **erste Therapiephase**, in der diejenigen Problembereiche bearbeitet werden, die in direktem Zusammenhang mit Verhaltensweisen wie Suizidalität und Selbstdestruktion, Gefährdung der Therapie oder schwerwiegender Beeinträchtigung der Lebensqualität stehen. In dieser Phase sollte vor allem die emotionale Belastbarkeit erhöht und damit die Voraussetzung geschaffen werden für die folgende Therapiephase.

Tabelle 21-11 Therapiephasen und Hierarchie der jeweiligen Problembereiche.

Vorbereitungsphase:
- Aufklärung über die Behandlung
- Zustimmung zu den Behandlungszielen
- Motivations- und Zielanalyse

erste Therapiephase:
1. suizidales und parasuizidales Verhalten
2. therapiegefährdendes Verhalten
3. Verhalten, das die Lebensqualität beeinträchtigt
4. Verbesserung von Verhaltensfertigkeiten
   a. „Achtsamkeit"
   b. „zwischenmenschliche Fähigkeiten"
   c. „bewußter Umgang mit Gefühlen"
   d. „Streßtoleranz"
   e. Selbstmanagement

zweite Therapiephase:
Bearbeitung des posttraumatischen Streßsyndroms

dritte Therapiephase:
- Steigerung der Selbstachtung
- Entwickeln und Umsetzen individueller Ziele

- In der **zweiten Therapiephase** steht dann die Bearbeitung traumatischer Erfahrungen und der bisher meist blockierten Trauer im Mittelpunkt. Methodisch orientiert sich die DBT in dieser Phase an der von Foa entwickelten Expositionsbehandlung (Foa et al., 1990). Die Reaktivierung traumatisierender Ereignisse und der damit verbundenen Emotionen aktiviert die gelernten dysfunktionalen Bewältigungsstrategien der Patienten. Wurden diese während der ersten Behandlungsphase nicht gelöscht bzw. durch adäquate Muster ersetzt, so resultieren daraus zwei Problembereiche: Zum einen führt die hohe emotionale Belastung zur Aggravierung der pathologischen Muster und damit nicht selten zur vitalen Gefährdung des Patienten. Zum zweiten machen dissoziative Muster oder kognitive Meidungen die Erfahrung der Habituation, d.h. der Abnahme peinigender Emotionen durch autoregulative Prozesse, unmöglich.
- Die **dritte Therapiephase** zielt auf die Integration der erlittenen Erfahrung in das Selbstkonzept. Häufig entwickeln sich neue Ziele, deren Umsetzung der Unterstützung bedarf.

Zusammenfassend könnte man formulieren, daß die Kunst in der Behandlung der Borderline-Störung darin liegt, die Expositionsbehandlung vorzubereiten und unter Verhinderung von dissoziativen oder kognitiven Meidungsverhalten durchzuführen. Die Reihenfolge der Therapiephasen sollte unbedingt berücksichtigt werden.

Generalisierung des Erlernten im sozialen Umfeld

Wohl an keinem Punkt kristallisiert sich der unterschiedliche Blickwinkel zwischen der expressiven Psychotherapie und der DBT so klar heraus wie bei der Bedeutung, die dem realen sozialen Umfeld zugemessen wird. Während erstere den Fokus der Behandlung primär in die therapeutische Beziehung legt, sieht sich der DBT-Therapeut eher als Begleiter, der dem Patienten bei der **Bewältigung intrapsychischer und zwischenmenschlicher Problemsituationen** hilft.

Demgemäß orientiert sich die Auswahl der jeweils thematisierten Problematik im Rahmen der DBT Stunde für Stunde an einem vom Patienten geführten **Wochenprotokoll**. Verhaltensanalysen auf Mikroebene schlüsseln die jeweiligen Auslöser, situationsspezifischen Emotionen und Kognitionen auf und untersuchen aufrechterhaltende Bedingungen für dysfunktionales Verhalten. Von Beginn an wird Wert gelegt auf die Umsetzung neu erlernter Verhaltensweisen im Alltag. Ausschließliche Fokussierung auf die therapeutische Beziehung gilt als therapiegefährdendes Verhalten.

Therapiestudien

Obgleich sich die längere Anwendung psychodynamisch orientierter Behandlungsansätze nicht nur im klinischen Alltag, sondern auch in der kaum zu überblickenden Anzahl von Publikationen niederschlägt, kann die Datenlage insbesondere hinsichtlich kontrollierten Therapieverlaufs- und Effektivitätsstudien tiefenpsychologischer Schulen als ungenügend bezeichnet werden. An randomisierten, kontrollierten Studien zu BPS liegen bislang lediglich Untersuchungen von Munroe-Blum und Marziali (1988), Turner (1993) und die Arbeiten von Linehan et al. (1991, 1993) vor.

Munroe-Blum und Marziali untersuchten eine zeitlich limitierte störungsspezifische Gruppenpsychotherapie im Vergleich mit unlimitierter psychodynamisch orientierter Individualtherapie und fanden keine Unterschiede zwischen diesen beiden Gruppen.

Linehan verglich die von ihr entwickelte Dialektisch-Behaviorale Psychotherapie (DBT) randomisiert mit Therapien, welche von Verhaltenstherapeuten und tiefenpsychologisch orientierten Therapeuten durchgeführt wurden. Diese Therapeuten hatten keine störungsspezifische Ausbildung. Es zeigte sich eine signifikante Überlegenheit der DBT hinsichtlich Compliance, Verringerung von stationären Krankenhausaufenthalten, der Abnahme von selbstschädigenden Verhaltensmustern und anderen Parametern.

Im stationären Bereich konnte die Überlegenheit der DBT gegenüber einem psychodynamischen Konzept im Sinne eines Prä-post-Vergleichs gezeigt werden (Barley, 1993). Kontrollierte, randomisierte Studien zu Therapieergebnissen oder Verlauf tiefenpsychologisch orientierter Behandlungsformen, wie von Kernberg vertreten und mittlerweile manualisiert, sind derzeit in Vorbereitung.

> **Resümee**
>
> Die emotional instabile Persönlichkeitsstörung vom Borderline-Typus ist charakterisiert durch eine ausgeprägte Störung der Emotionsregulation. Psychoanalytische Theorien sehen darin die Folge schlecht integrierter archaischer Selbst- und Objektrepräsentanzen aus der Individuationsphase (2. bis 4. Lebensjahr). Neuro-behaviorale Theorien postulieren Störungen subkortikaler basaler Zentren der Emotionsregulation und erlernter kognitiver Schemata, die wohl großteils aus realen schweren Traumatisierungen herrühren. Mit der „expressiven Psychotherapie" nach Kernberg und der „Dialektisch-Behavioralen Psychotherapie" nach Linehan stehen derzeit zwei störungsspezifische Therapieformen zur Verfügung. Letztere konnte ihre Wirksamkeit empirisch absichern, dieser Nachweis steht für psychodynamische Behandlungsformen noch aus.

6.4 Dissoziale Persönlichkeitsstörung

Fallbeispiel

Ein 37jähriger Geschäftsmann stellt sich in alkoholisiertem Zustand in der Notaufnahme einer psychiatrisch-psychotherapeutischen Klinik mit der dringenden Bitte um stationäre Aufnahme vor. Er fühle sich seit Wochen niedergeschlagen und hoffnungslos. Der Patient berichtet über ein seit mehreren Jahren entwickeltes, weitverzweigtes Netzwerk geschäftlicher Aktivitäten, das jedoch unmittelbar vor dem Zusammenbruch stehe. Bei genauerer Nachfrage ergibt sich, daß er sich bei unbedachten Transaktionen hoch verschuldet und seither zahlreiche „Briefkastenfirmen" gegründet habe, um durch Scheinaktivitäten potentielle Geldgeber und Kunden zu gewinnen. Die geliehenen Gelder hätten jeweils ausgereicht, um anstehende Schulden zu tilgen. Er habe sich bislang nie größere Gedanken über die verheerenden Konsequenzen für die Gläubiger gemacht, sie seien schließlich „selbst schuld", wenn sie auf ihn reinfallen würden. Ihm selbst seien Schuldgefühle fremd, er habe gelernt, sich durchzusetzen. Am morgigen Tag stehe nun ein Gerichtstermin an, zu dem er unmöglich erscheinen könne, da es ihm psychisch zu schlecht gehe.

Diagnostik

Die diagnostische Einordnung von sogenannten psychopathischen, soziopathischen oder auch antisozialen Persönlichkeitsstörungen ist historisch von einer Vermengung von juristischen und psychopathologischen Kriterien bestimmt. Die Bemühungen, diese Dimensionen zu trennen, reichen bis auf Kurt Schneider (1923) zurück und schlugen sich schließlich in der ICD-10 nieder, die sich klar gegenüber dem DSM-III-R absetzt. Dieses basierte noch mehr auf strafrechtlich als psychopathologisch relevanten Verhaltensmustern, deren Validität insbesondere durch die empirischen Untersuchungen von Hare et al. (1991) in Frage gestellt wurden.

Etwa die Hälfte einer repräsentativen Klientel von inhaftierten Straftätern erhielt demgemäß die DSM-III-R-Diagnose einer dissozialen Persönlichkeitsstörung während nur 12% der Untersuchten die Kriterien der **„Psychopathy Checklist (PCL)"** (Hare, 1985) erfüllten. Letztere beinhaltet Items, die geringe Verhaltenskontrolle, Reizhunger, Sorglosigkeit oder Verweigerung von Verantwortung erfassen und damit die kriminelle Handlung nicht mehr in den Vordergrund stellen, eine Sichtweise, die auch von den Autoren der ICD-10 geteilt wird.

Das DSM-IV übernahm weitgehend diese Kriterienänderungen, legt jedoch nach wie vor einen Akzent in Richtung gewohnheitsmäßiger Kriminalität und Delinquenz. Zudem wird gefordert, daß bereits **vor dem 15. Lebensjahr** Störungen des Sozialverhaltens beobachtbar gewesen sein müssen, die sich bis ins Erwachsenenalter zur antisozialen Persönlichkeitsstörung entwickelt haben. Als Hauptkriterien der Störungen des Sozialverhaltens in Kindheit und Jugend werden „Aggressionen gegenüber Menschen und Tieren", „Zerstörung fremden Eigentums", „Unehrlichkeit und Diebstähle" sowie „schwerwiegende Verletzungen der sozialen Normen" benannt (Tab. 21-12).

6 Spezifische Persönlichkeitsstörungen nach ICD-10

Tabelle 21-12 Diagnostische Kriterien der dissozialen Persönlichkeitsstörung (F60.2; ICD-10-Forschungskriterien).

Mindestens drei der folgenden Eigenschaften oder Verhaltensweisen müssen vorliegen:

1. herzloses Unbeteiligtsein gegenüber den Gefühlen anderer
2. deutliche und andauernde verantwortungslose Haltung und Mißachtung sozialer Normen, Regeln und Verpflichtungen
3. Unfähigkeit zur Aufrechterhaltung dauerhafter Beziehungen, obwohl keine Schwierigkeit besteht, sie einzugehen
4. sehr geringe Frustrationstoleranz und niedrige Schwelle für aggressives, einschließlich gewalttätiges Verhalten
5. fehlendes Schuldbewußtsein oder Unfähigkeit, aus negativer Erfahrung, insbesondere Bestrafung, zu lernen
6. deutliche Neigung, andere zu beschuldigen oder plausible Rationalisierung anzubieten für das Verhalten, durch welches die Betreffenden in einen Konflikt mit der Gesellschaft geraten sind

Typische Verhaltensmuster und Grundannahmen

Typisch für dissoziale Persönlichkeitsstörungen ist eine **geringe Frustrationstoleranz,** ungestümes, manchmal planlos erscheinendes Handeln, das von kurzfristig zu erreichenden Vorteilen oder Vergnügungen gesteuert wird. Das impulsive Verhalten wirkt auf andere häufig ruhelos und unvorsichtig, dabei wenig um langfristige Konsequenzen oder Alternativen bedacht.

Da alltägliche Routine im Beruf oder in der Partnerschaft bei den Betroffenen leicht Langeweile und damit ein tiefes Gefühl des Unbehagens auslöst, wird ihre Sprunghaftigkeit, die Suche nach Aufregung, Abenteuern und Gefahr verständlich. Im **zwischenmenschlichen Bereich** dominiert eine ausgeprägte Unzuverlässigkeit. Dies betrifft die Partnerschaften, ihre Rolle als Eltern und finanzielle Belange. Zudem besteht die Tendenz, persönliche Grenzen anderer zu verletzen, diese zu manipulieren und zu mißbrauchen. Viele dissoziale Persönlichkeiten haben ein ausgesprochenes Vergnügen daran, andere zu übervorteilen. Betrug und Schwindel werden subjektiv höher gewertet als der Lohn harter Arbeit.

Davon überzeugt, lediglich sich selbst vertrauen zu können, ist ihnen das Gefühl der Loyalität gegenüber Autoritäten oder Gesetzen fremd. Die Anpassung an soziale Normen wird vielmehr als individuelle Schwäche gesehen. Dennoch sind auch dissoziale Persönlichkeiten häufig in der Lage, sich vordergründig anzupassen. MILLON spricht von „sozialen Masken". Ungetrübt von Schuldgefühlen entwickeln sie nicht selten ein hohes Talent, zu täuschen und die Umgebung durch Vorspiegelung von Kompetenz und Grandiosität zu fesseln. Dabei kommt ihnen oft ein gewisses Maß an Charme und Eloquenz zugute.

Die kognitive Struktur wird übereinstimmend als klar beschrieben, jedoch scheinen insbesondere moralische Kategorien lediglich abstrakt wahrnehmbar und nicht handlungssteuernd zu wirken. Die Selbstwahrnehmung ist geprägt durch die Vorstellung, etwas Besonderes und damit von den Regeln der anderen entbunden zu sein. Bewunderung wird daher weniger im sozialen Kontext als vielmehr bei sich selbst gesucht. Die beschriebenen Verhaltensmuster können auch unter dem Blickwinkel der **Kompetenz** betrachtet werden: „Nimmt man die unstete Lebensführung, das ständige Suchen nach neuen Reizen und Herausforderungen, nach Sensationen und Risiken hinzu und denkt man in diesem Zusammenhang einmal über die Merkmale der Devianz und Kriminalität hinaus, dann läßt sich feststellen, daß diese Merkmale nicht nur für sozial deviante Menschen kennzeichnend sind, sondern daß sie sich gelegentlich auch bei besonders erfolgreichen Sportlern, Entdeckern, Hasardeuren, Managern oder Politikern finden lassen, wenn es ihnen nur gelingt, die gefährlichsten Situationen zu meiden." Oder, wie SASS (1988) dazu mit Verweis auf LYKKEN aphoristisch formuliert: „Es ist genau diese Furchtlosigkeit ein besonderer Stoff, aus dem die Helden und die antisozialen Persönlichkeiten sind."

Prävalenz

Die Metaanalyse epidemiologischer Studien weist auf Prävalenzraten von 1 bis 3% in der Normalbevölkerung hin. Die Schätzungen für stationär behandelte Patienten liegen zwischen 3 und 37%, in Strafvollzugsanstalten zwischen 12 und 70%, je nach Verwendung unterschiedlicher diagnostischer Kriterien. Die Diagnose wird bei Männern etwa viermal so häufig gestellt wie bei Frauen und korreliert mit niedrigem sozioökonomischem Status. Am häufigsten wird sie bei jungen Erwachsenen gestellt. Mit zunehmendem Alter scheint sich eine

Tendenz zur sozialen Anpassung und damit zur Remission abzuzeichnen.

Differentialdiagnose und Komorbidität

Da das Kriterium der Delinquenz als Merkmal der DSM-III-R-Diagnostik sich auch bei anderen Persönlichkeitsstörungen findet, überrascht die hohe Komorbiditätsrate der dissozialen Persönlichkeitsstörungen nicht, wenn nach diesem Klassifikationssystem vorgegangen wird. Dies betrifft insbesondere die Störungen der Impulskontrolle und Borderline-Persönlichkeitsstörung sowie narzißtische und histrionische Störungsbilder. Unter den Achse-I-Störungen sind Alkoholmißbrauch und -abhängigkeiten an erster Stelle zu nennen. Untersuchungen nach DSM-IV- oder ICD-10-Kriterien liegen derzeit noch nicht vor.

Ätiologie und Pathogenese

Zwillings- und Adoptionsstudien weisen auf eine Beteiligung hereditärer Faktoren an der Entwicklung dissozialer Persönlichkeitsstörungen hin. So liegt die Konkordanzrate bei monozygoten Zwillingen bei 50 bis 60%, bei dizygoten Zwillingen bei 10 bis 20%. Als bedeutender prädiktiver Faktor gelten weiterhin Alkoholabhängigkeiten der Eltern.

Physiologische Befunde, wie erniedrigte Aktivitäten im EEG, niedrige elektrodermale Erregung und andere Parameter niedriger sympathotoner Erregung werden herangezogen, um eine genetische Prädisposition zu untermauern, die bei den Betroffenen dazu führt, auf reizarme und ermüdende Situationen mit Unbehagen zu reagieren und Aktivitäten zu entwickeln („sensation seeking behaviour"). Auch die auffällige Angstfreiheit wird mit genetischer Prädisposition in Verbindung gebracht.

Auf der pädagogischen Ebene haben Langzeitstudien (CADORET, 1978) inkonsistente und fehlende Orientierung an Erwachsenen bei strenger Disziplinierung oder das Vorliegen antisozialen Verhaltens beim Vater als pathogenetisch bedeutsame Faktoren ermittelt. Übereinstimmend wird jedoch antisoziales Verhalten im Kindesalter als wichtigster Prädiktor für die Entwicklung einer dissozialen Persönlichkeitsstörung bei Erwachsenen gesehen.

Psychoanalytische Konzepte unterscheiden dissoziale Persönlichkeiten, die befähigt sind, Schuld und Reue zu erleben, und Persönlichkeiten, deren Über-Ich-Funktionen nur mangelhaft ausgeprägt sind. Während die Triebkräfte ersterer sich aus ödipalen Konflikten speisen und deren unbewußte Suche nach Strafe als handlungssteuernd gilt, zählen letztere zu den narzißtischen Störungen mit einseitiger Ich-Bezogenheit. Die Ausbildung einer therapeutischen Übertragungsbeziehung, als Conditio sine qua non psychoanalytischer Therapie, gilt daher als unwahrscheinlich, so daß sie von einer klassisch psychoanalytischen Behandlung nicht profitieren können.

Die **kognitiven Schulen** sehen eine ausgeprägte Impulsivität des Denkens im Zentrum der Pathogenese. Kategorien wie „richtig" und „falsch" seien nicht präzise ausgeprägt, sondern verwischt und unscharf, daher beliebig variierbar. Das hohe assoziative Tempo, die Steuerung der Aufmerksamkeit durch kurzfristige Reize und das Fehlen übergeordneter Pläne, Ziele und Werte werden im Rahmen einer **intentionalen Störung** gesehen, um die sich, abhängig vom interpersonellen Kontext, die antisoziale Persönlichkeit organisiert.

Dimensionale Persönlichkeitstheorien sehen eine schlecht ausgeprägte Lernfähigkeit, d.h. Konditionierbarkeit, als Basis für die Entwicklung antisozialer Störungen. Biologisch bedingte niedrige Angst und hohe Risikobereitschaft führen zu mangelhaft ausgeprägtem Gewissen, das aus einer Reihe konditionierter Reaktionen auf Reize besteht, die mit antisozialem Handeln verbunden sind. Geringe Ausbildung von Emotionen wie Schuld oder Scham ist die Folge.

Die **biosoziale Lerntheorie** betont neben den biologischen Faktoren Umgebungsvariablen wie fehlende Modelle für Normorientierung, inkonstante Erziehungsstile sowie erlebte elterliche Gewalt.

Therapie

Aufbau der therapeutischen Beziehung

Das Motiv, sich in psychotherapeutische Behandlung zu begeben, ist bei dissozialen Persönlichkeitsstörungen sehr häufig fremdbestimmt. Auflagen des Gerichts, des Strafvollzuges, des Jugendamtes oder finale Drohungen des Partners motivieren zu diesem Schritt. Der Therapeut sieht sich daher rasch mit zwei Alternativen konfrontiert: Entweder wird der Patient versuchen, den Therapeuten als Verbündeten gegen diejenigen zu gewinnen, die diese Therapie erzwungen haben, oder er sieht sich beeindruckt von einem Übermaß an rascher Einsicht, Veränderungsmotivation und bisweilen devoten Verhaltensmustern, die ebenfalls eine Parteinahme des Therapeuten (evtl. vor Gericht) erwirken sollen. Die Entwicklung einer tragfähigen Arbeitsbeziehung ist unter diesen Umständen sicherlich eine besondere Herausforderung an das therapeutische Geschick.

BENJAMIN (1993) betont, daß es kaum möglich ist, eine sinnvolle Beziehung aufzubauen, ohne zumindest zeitweise auf die manipulativen Angebote des Patienten einzugehen. Machtkämpfe sollten unbedingt vermieden werden, da der Patient sonst Gefahr läuft, sich in Lügengebäude und phantastische Konstrukte zurückzuziehen. Die manipulativen Fähigkeiten des Patienten sollten in Hinblick auf eine Gefährdung des therapeutischen Settings und der Therapieziele rasch angesprochen werden. Andererseits ist der Therapeut gehalten, das pathologische Verhalten des Patienten nicht etwa durch Bewunderung seiner „Heldentaten" zu verstärken.

BECK ET AL. (1990) nennen „Selbstbewußtsein", „Realitätssinn", „ein sicheres Gefühl für die eigenen Grenzen" und einen „ausgeprägten Humor" als wichtigste Eigenschaften eines Therapeuten im Umgang mit diesem Klientel.

Verbesserung der psychosozialen Kompetenzen

Die Fähigkeit, kurzfristige Ziele zugunsten längerfristiger Pläne zurückzustellen, erfordert ein gewisses Maß an Frustrations- und Spannungstoleranz, das trainiert werden sollte. Auch die Angst vor Langeweile, das sprunghafte Denken und die getriebene Suche nach neuen Herausforderungen bedürfen spezieller Fertigkeiten. Achtsamkeitsübungen, Teil der DBT von Borderline-Patienten, also das stete Training von Aufmerksamkeitsfokussierung im „Hier und Jetzt", können empfohlen werden. Ähnlich wie bei körpereinbeziehenden Entspannungsübungen sollte jedoch auf tägliches Training Wert gelegt werden.

Hypnotherapeuten arbeiten mit Induktionen von inneren Ruhebildern, die bei Spannungszuständen aktiviert werden können. Gezielt trainiert werden sollte auch die Fähigkeit zur „Rollenübernahme", also die Kompetenz, sich in die Wahrnehmung und das Erleben von anderen hineinzuversetzen.

Strukturierung des psychosozialen Umfeldes

Nicht selten befinden sich dissoziale Patienten in einem Gewirr von sozialen Verstrickungen, Verbindlichkeiten, Schulden, Halbwahrheiten und Lügen, die sich zu einem selbst-perpetuierenden System entwickelt haben. Es bereitet häufig außerordentliche Mühe, Klarheit zu gewinnen und Fakten von Vermutungen zu trennen. Deshalb erscheint es insbesondere zu Beginn der Therapie oder während akuter Verstrickungen angeraten, den Realitätsgehalt von Angaben präzise herauszuarbeiten.

Die fakultative Einbeziehung wichtiger Bezugspersonen ist manchmal unumgänglich. Weiterhin zu berücksichtigen sind die Eigengesetze der kulturellen Subgruppen, in denen sich dissoziale Patienten bewegen. Häufig wird dissoziales Verhalten innerhalb dieser Subgruppen positiv verstärkt und löst nur langfristig negative Konsequenzen aus. Ohne Veränderungen auf der Ebene der Kontingenzen verlaufen Therapien häufig frustran.

Bearbeitung dysfunktionaler Ziele und Verhaltensmuster

Es erscheint hilfreich, dem Patienten die Abweichung seiner Verhaltensmuster von der sozial akzeptablen Norm sehr früh klar vor Augen zu führen. Der Patient sollte wissen, daß er Defizite im Bereich der Wahrnehmung von Schuld aufweist, daß sein Vergnügen an der Übervorteilung anderer zumeist einseitiger Art ist und daß er Schwierigkeiten bei der Differenzierung von moralischen Grundkategorien und damit bei der Trennung von wahr und falsch hat. Auf die Gefahr dieser Unschärfe, der pseudologischen Verstrickungen sollte von Anfang an hingewiesen werden.

Gerade weil die intrinsische Motivation häufig nur sehr gering ausgeprägt erscheint, sollte im Rahmen der Zielbestimmung vor allem darauf hingearbeitet werden, daß dem Patienten die Einschränkung seiner Handlungs- und Denkweisen gewahr wird. Seine Abhängigkeit von kurzfristig zu erreichenden Zielen macht ihn anfällig für Manipulation von außen. Dies aber widerspricht der kognitiven Grundannahme dissozialer Persönlichkeiten.

Das **Therapieziel** als gemeinsame Arbeitsbasis sollte daher in der Verbesserung der langfristigen Planung, Entwicklung, Beibehaltung von Plänen und realer Kompetenz liegen. Schemakongruent steht daher die Entwicklung einer sozial akzeptablen Autonomie anstelle der sozial gebundenen Pseudoautonomie im Zentrum. Versucht der Patient, „sich selbst auf die Schliche" zu kommen, so können zahlreiche Verhaltensmuster identifiziert werden, die allesamt durch kurzfristige Verstärker aufrechterhalten werden. Nicht selten wird sich die Kognition, „schlauer, gerissener oder ausgebuffter" zu sein als der Geschädigte, als wichtiger Verstärker erweisen.

Die Erkenntnis, daß sich seine favorisierten Verhaltensmuster, die ja in aller Regel durch seine eigene Bewunderung verstärkt werden, bei genauer Betrachtung als untauglich erweisen, daß sie vielmehr in fortwährende Verstrickungen und Abhängigkeiten führen, daß schließlich der Patient derjenige ist, der durch diese von ihm gesteuertern Verhaltensweisen manipuliert wird anstelle der außenstehenden Personen, treibt den therapeutischen Prozeß voran und bedient sich der basalen Grundannahmen des Patienten.

Auch BECK ET AL. (1989) betonen, daß nicht die Verstärkung von moralischen Instanzen wie Scham oder Schuld der therapeutische Grundgedanke ist, sondern die Verbesserung der kognitiven Fähigkeit, von der konkreten Operation zur abstrakten Planung zu gelangen. Erst im zweiten Schritt sollte eventuell versucht werden, Grundannahmen zu irritieren oder korrigieren.

Generalisierung des Erlernten im sozialen Feld

Auch wenn die Einzeltherapie den Grundstein legt, so ist der Erwerb von Vertrauen in andere, die Erfahrung, daß man nicht grundsätzlich von anderen manipuliert oder mißbraucht wird, essentiell. Auf dieser Annahme basieren Therapien, die soziales Überleben unter Extrembedingungen (**„wilderness therapy"**) trainieren. Die Ergebnisse bei jugendlichen Delinquenten erscheinen zum Teil widersprüchlich.

Therapiestudien

Es liegen einige Studien zur Wirksamkeit kognitiv-behavioraler Psychotherapie bei dissozialen Kindern vor (KAZDIN, 1990). Als vielversprechend hat sich insbesondere die Integration der beteiligten Eltern im Rahmen strukturierter Programme erwiesen. Kontrollierte Behandlungsstudien bei erwachsenen dissozialen Persönlichkeiten liegen nicht vor. Es gibt Hinweise, daß Medikamente wie Lithium, Carbamazepin oder Serotonin-Wiederaufnahmehemmer aggressives Verhalten positiv beeinflussen. Dennoch sind diese Ergebnisse aufgrund der spezifischen Untersuchungsbedingungen nicht zu verallgemeinern.

Zur Frage der Schuldfähigkeit

Bezüglich der Begutachtung der Schuldunfähigkeit im strafrechtlichen Sinn gilt übereinstimmend, daß allein die Diagnose einer dissozialen Persönlichkeitsstörung keine Beeinträchtigung der Schuldfähigkeit impliziert. Eine Abwägung der Schuldfähigkeit sollte immer vor dem Hintergrund des Persönlichkeitsbildes, der Lebensumstände und der Tatkonstellation gewichtet werden. SASS (1987) entwickelte **Kriteriengruppen,** die als Anhaltspunkte in der Urteilsbildung dienen können (Tab. 21-13).

Tabelle 21-13 Kriteriengruppen zur Beurteilung der Schuldfähigkeit (nach SASS, 1997)

■ **Gesichtspunkte, die für die Beeinträchtigung der Schuldfähigkeit beim Vorliegen einer schwerwiegenden psychischen Gestörtheit sprechen:**

- psychopathologische Disposition der Persönlichkeit
- chronische konstellative Faktoren, z. B. Abusus, deprivierende Lebensumstände
- Schwäche der Abwehr- und Realitätsprüfungsmechanismen
- Einengung der Lebensführung
- Stereotypisierung des Verhaltens
- häufige soziale Konflikte auch außerhalb des Delinquenzbereiches
- emotionale Labilisierung in der Zeit vor dem Delikt
- aktuelle konstellative Faktoren, z. B. Alkohol, Ermüdung, affektive Erregung
- Hervorgehen der Tat aus neurotischen Konflikten bzw. neurotischer Primordialsymptomatik
- bei sexuellen Deviationen: Einengung, Fixierung und Progredienzphänomen

■ **Gesichtspunkte, die gegen eine erhebliche Beeinträchtigung der Schuldfähigkeit sprechen:**

- Tatvorbereitung
- planmäßiges Vorgehen bei der Tat
- Fähigkeit zu warten
- lang hingezogenes Tatgeschehen
- Vorsorge gegen die Entdeckung
- Möglichkeit anderen Verhaltens unter vergleichbaren Umständen

Resümee

Die dissoziale Persönlichkeit erscheint getragen von der Grundannahme, daß soziale Normen und Regeln für sie keine Gültigkeit haben. Delinquenz tritt häufig als Folge antisozialen Verhaltens auf, muß aber nicht zwingend damit konnotiert sein. Unter günstigen sozialen Bedingungen können dissoziale Verhaltensmuster zu wirtschaftlichem oder politischem Erfolg führen. Die Therapie zielt auf die Verbesserung von Spannungs- und Frustrationstoleranz, von plangestütztem Verhalten und auf die Etablierung moralischer Grundkategorien.

6.5 Schizoide Persönlichkeitsstörung

Fallbeispiel

Weshalb seine Frau auf die Idee gekommen sei, eine Paartherapie machen zu wollen, so berichtet der 34jährige Wissenschaftler, sei ihm eigentlich völlig unklar. Er habe nicht das Gefühl, daß mit der Partnerschaft irgendwas nicht stimme. Wenn sie wolle, würde er jedoch gerne mitmachen. Er selbst beschreibt sich als nicht unzufrieden. Die Ehefrau jedoch berichtet, daß ihr Mann bereits kurz nach der Trauung nur noch sehr wenig Interesse an ihr gezeigt habe. Die sexuellen Kontakte, die ja schon immer von ihr ausgegangen seien, haben sich auf Null reduziert. Er sitze eigentlich Tag und Nacht über seinem Computer und arbeite an hochkomplexen mathematischen Problemen. Freunde habe er keine, lediglich sein Bruder rufe ab und zu an. All ihre Vorschläge, mal ins Kino oder ins Theater zu gehen, riefen bei ihm eher Unverständnis als klare Ablehnung hervor. Vor allem aber mache ihr zu schaffen, daß ihr Freundeskreis sich von ihr zurückgezogen habe, da ihr Mann auch in dieser Runde eigentlich nichts spreche, sondern sich rasch zurückziehe, um in Zeitschriften zu blättern. „Es ist, als wären alle irgendwie Luft für ihn." Auf Nachfrage gibt sie an, daß er sich eigentlich nicht verändert habe, vielmehr sei er wohl immer schon so gewesen, alle Initiative sei ja von ihr ausgegangen. Sie habe zunächst geglaubt, er sei schüchtern, was sich in der Ehe schon legen werde.

Diagnostik

Um die Definition des Begriffs der „Schizoidie" im Zusammenhang mit ICD-10 und DSM-IV zu verstehen, erscheint es notwendig, sich kurz die historischen Zusammenhänge zu vergegenwärtigen. Der Begriff geht zurück auf BLEULER (1922), der darunter Charaktereigenschaften subsumierte, die er gehäuft bei nahen Angehörigen von schizophrenen Patienten oder bei den Patienten selbst nach Abklingen der floriden Symptomatik fand: eine gewisse Tendenz, sich von den äußerlichen Dingen abzuwenden, das Fehlen von emotionaler Expressivität bei oft gleichzeitig bestehender diffuser Gereiztheit oder Abgestumpftheit.

KRETSCHMER (1921) entwickelte BLEULERS Sichtweise weiter und differenzierte zwischen „schizothymen", „schizoiden" und „schizophrenen" Persönlichkeiten. Er formulierte zwei unterschiedliche Charakterzüge der Schizoidie: Vor dem gemeinsamen Hintergrund der sozialen Isolation und der Abgeschlossenheit zeichnen sich manche Betroffene durch Überempfindlichkeit, Exzentrik und hohe Reizbarkeit aus (Hyperästhesie), während andere die eher abweisende Scheu des stillen, gleichmütigen und kühl wirkenden (anästhetischen) Typus verkörpern.

Die Frage, ob tatsächlich ein fließender Übergang zwischen ausgeprägten schizoiden Persönlichkeitszügen, der Schizophrenia simplex und manifesten schizophrenen Erkrankungen postuliert werden kann, wurde zum Gegenstand zahlreicher Untersuchungen und kann derzeit nicht abschließend beantwortet werden. Es scheint jedoch gesichert, daß Personen mit ausgeprägten „anästhetischen" Eigenschaften, wie sie von KRETSCHMER beschrieben wurden, keine erhöhte Prävalenz für schizophrene Erkrankungen aufweisen, im Gegensatz zu den als „hyperästhetisch" beschriebenen Charakteren.

Diese Forschungsergebnisse aufgreifend wurde bei der Entwicklung des DSM-III der alte Begriff der „Schizoidie" in drei Kategorien aufgeteilt: ängstlich-vermeidende, schizoide und schizotypische Persönlichkeitsstörungen. Die ICD-10 greift diese Entwicklung auf und ordnet die „schizotype Störung" dem Syndrombereich der Schizophrenie zu (Tab. 21-14).

Typische Verhaltensmuster und Grundannahmen

Menschen mit schizoiden Persönlichkeitsstörungen leben in aller Regel sozial zurückgezogen, ohne ausgeprägte Ängste oder Wünsche gegenüber anderen. Ihre grundlegende Position kann mit dem Begriff der **Autonomie** beschrieben werden. Jede Form der Expressivität, des Demonstrativen oder Vitalen erscheint ihnen fremd. Der bisweilen mechanisch anmutende Gesamteindruck, nicht selten durch eine monotone, nur schwach modulierte Stimmgestaltung sowie auffallend unrhythmische oder lethargische Motorik unterstrichen, löst beim Gegenüber das Gefühl von Fremdheit und Distanz aus. Dabei scheint nicht Unfreundlichkeit zu dominieren, sondern eher eine ausgeprägte Tangentialität und Unberührtheit von den emotionalen Belangen dieser Welt.

MILLON und DAVIS (1996) und andere Autoren sehen in der Unempfindlichkeit gegenüber emotionsauslösenden Reizen, in der gedämpften emotionalen Auslenkung und der raschen Habituierung das zentrale Organisationsprinzip der schizoiden Störung. Aktivierung und zielorientierte Motivierung sind in aller Regel an intellektuelle Aufgaben gekoppelt.

Der **zwischenmenschliche Bereich** ist mit Indifferenz und Desinteresse zu beschreiben. In Grup-

Tabelle 21-14 Diagnostische Kriterien der schizoiden Persönlichkeitsstörung (F60.1; ICD-10-Forschungskriterien).

Mindestens vier der folgenden Eigenschaften oder Verhaltensweisen müssen vorliegen:
1. wenn überhaupt, dann bereiten nur wenige Tätigkeiten Freude
2. zeigt emotionale Kühle, Distanziertheit oder einen abgeflachten Affekt
3. reduzierte Fähigkeit, warme, zärtliche Gefühle für andere oder Ärger auszudrücken
4. erscheint gleichgültig gegenüber Lob oder Kritik von anderen
5. wenig Interesse an sexuellen Erfahrungen mit einem anderen Menschen (unter Berücksichtigung des Alters)
6. fast immer Bevorzugung von Aktivitäten, die alleine durchzuführen sind
7. übermäßige Inanspruchnahme durch Phantasien und Introvertiertheit
8. hat keine oder wünscht keine engen Freunde oder vertrauensvollen Beziehungen (oder höchstens eine)
9. deutlich mangelhaftes Gespür für geltende soziale Normen und Konventionen. Wenn sie nicht befolgt werden, geschieht das unabsichtlich

penverbänden tendieren sie unweigerlich dazu, sich in der Peripherie anzusiedeln. Es scheint nicht soziale Angst zu sein oder Furcht vor Bloßstellung und Kränkung, sondern mangelhaft ausgeprägte Energie und ein weitreichendes Defizit im Bereich der Genußfähigkeit, so daß intensive soziale Beziehungen eher Unverständnis denn Furcht auslösen. Auch das genuine **Interesse an Sexualität** ist nicht stark ausgeprägt, wird subjektiv eher im Bereich der sozialen Belästigung angesiedelt. Es braucht nicht ausgeführt werden, daß das verschrobene, manchmal linkische Verhalten ohne Gefühl und Verständnis für soziale Regeln den Betroffenen bisweilen zum Nachteil gereicht.

Der **kommunikative Stil** wird als unfokussiert beschrieben. Lexikalisches Wissen, gepaart mit der Tendenz, zirkulär, ja weitschweifig zu denken, ermüdet den anderen und leitet häufig Kommunikationsabbrüche ein. Manche Autoren erwähnen eine Unterentwicklung der sensorischen Wahrnehmung emotionaler Qualitäten. So neigen schizoide Persönlichkeiten dazu, ausschließlich die semantische Bedeutung des Gesprochenen wahrzunehmen, dabei jedoch die Dimension des nonverbal Mitschwingenden auszublenden. Auch die Introspektionsfähigkeit, also die Neugierde auf eigene handlungssteuernde und motivationale Mechanismen, ist häufig unterentwickelt.

Prävalenz

Die Schätzungen zur Häufigkeit der schizoiden Störung in der Allgemeinbevölkerung basieren auf Feldstudien in den USA und schwanken zwischen 0,5 und 1,5% (KALUS ET AL., 1993).

Differentialdiagnose und Komorbidität

Eine Abgrenzung zur ängstlich-vermeidenden und schizotypischen Persönlichkeitsstörung sollte erfolgen. Die schizotypische Störung charakterisiert sich durch ein höheres Maß an Verschrobenheit, an ungewöhnlichem Verhalten und vor allem schwer nachvollziehbaren, magischen Denkinhalten. Die ICD-10 wie das DSM-IV fordern zudem die Abgrenzung vom Asperger-Syndrom, einer frühkindlichen Entwicklungsstörung, die sich durch extreme Gestörtheit der sozialen Interaktion auszeichnet. Symptomatische Erkrankungen auf Achse I sind selten.

Schizoide Personeneigenarten können auch in der Folge von Extrembelastungen oder nach längerer medizinischer Behandlung körperlicher wie psychischer Störungen als Persönlichkeitsänderungen auftreten.

Ätiologie und Pathogenese

Auf wissenschaftlich gesicherten Daten basierende Vorstellungen zur Pathogenese schizoider Persönlichkeitsstörungen liegen derzeit nicht vor. Die Vorläufigkeit und Begrenztheit des Wissens zu dieser Form der Persönlichkeitsstörung übertrifft noch die anderer Störungsbilder, da selbst die auf Fallberichten basierenden ätiopathologischen Hypothesen der „klassischen Schulen" wenig überzeugend erscheinen. Auch die Bedeutung biologischer Faktoren kann allenfalls spekulativ gewürdigt werden. Einige Autoren führen eine verminderte Sensitivität des limbischen Systems oder der Formatio reticularis an, auch ein Überwiegen cholinerger Neurotransmission wird diskutiert. Verhaltenstherapeuten betonen die Bedeutung der emotionalen und sensorischen Unterstimulation, psychodynamisch orientierte Autoren sehen in der schizoiden Symptomatik vornehmlich die Manifestation frühkindlicher Abwehrstrukturen.

Ein klinisch fundierteres Konzept mit therapeutischen Konsequenzen wurde von JOHNSON (1987) entwickelt. Johnson versteht sich als Vertreter der anthropologischen Schule und integriert neben psychoanalytischen Objektbeziehungstheorien kognitive und lerntheoretische Aspekte sowie Modellfragmente aus der Körpertherapie.

Es sei an dieser Stelle noch einmal auf den „pathozentristischen Charakter" der Theorieentwicklung hingewiesen: Ausgehend von intrapsychischen und interpsychischen Auffälligkeiten, die als charakteristisch für spezifische Persönlichkeitsstörungen gelten, werden entwicklungsgeschichtliche Besonderheiten retrospektiv postuliert und mit der jeweils geltenden „physiologischen" Entwicklungsgeschichte abgeglichen. Der Nutzen oder Wert der so gewonnenen ätiopathogenetischen Theorien läßt sich allein an seiner Bedeutung für die therapeutische Arbeit ermessen. Die Kriterien empirischer Wissenschaftlichkeit erfüllen sie nicht. Gerade wegen der Relevanz hypothesengesteuerter Therapieplanung kann derzeit jedoch auf diese Modelle nicht verzichtet werden.

JOHNSON geht davon aus, daß schizoide Persönlichkeiten bereits im frühen Säuglingsalter ausgeprägten Störungen der Affektregulation ausgesetzt waren. Dem derzeitigen Wissensstand entsprechend (Übersicht s. MOSER u. ZEPPELIN, 1996) können Affekte bereits kurz nach der Geburt als zentrale Bestandteile eines interpersonellen Regulationssystems beschrieben werden. Da die Bedürfnisbefriedigung des Säuglings vital von funktionierenden Interaktionen mit der primären Bezugsperson abhängt, verfügt dieser über auch enkodierte subkortikale Grundaffekte und die entsprechenden Verhaltenskorrelate, deren primäre Funktion die Koordination des reziproken Austausches mit der Bezugsperson darstellt.

In den ersten sechs Monaten entwickeln sich, mimisch unterscheidbar, die **Affekte** „Interesse, Erregung, Freude, Ekel, Traurigkeit und Verzweiflung". Interesse dient der Suche nach dem Objekt und der Herstellung und Sicherung der Verbindung. Erregung signalisiert Präsenz und Antwort in bezug auf das Verhalten des Objekts, durch Freude erhält das Pflegeobjekt ein Signal der Bestätigung, damit positive Verstärkung seines Handelns, Ekel und Abneigung haben einen gegenteiligen Effekt.

Die Frage, ob die mimisch differenzierbaren und enkodierten Affekte neben ihrem funktionalen kommunikativen Charakter vom Säugling bereits als Affekte wahrgenommen werden und nicht nur rein subkortikale Phänomene darstellen, wird derzeit kontrovers diskutiert. Es scheint jedoch nicht unwahrscheinlich, daß die subjektive Affektwahrnehmung bzw. Interpretation derselben, im Gegensatz zu den enkodierten kommunikativen Funktionen der Affekte, sich erst während des ersten Lebensjahres entwickeln in Abhängigkeit reziproker Interaktionsmuster mit der Bezugsperson.

Eine fortwährende Negierung der affektiv gesteuerten Signale „Interesse und Erregung" durch das Bezugsobjekt löst, das zeigt die Säuglingsforschung, zunächst das Signal „Verzweiflung" als Hinweis für drohenden Zusammenbruch der Interaktion aus. Im weiteren Verlauf reduziert sich das kommunikative Verhalten des Säuglings auf ein Minimum. Dieses Schutzverhalten, so vermutet JOHNSON, könnte zu einer mangelhaft ausgeprägten subjektiven Affektwahrnehmung und -kommunikation führen. Die Verleugnung der eigenen Bedürftigkeit nach Nähe und lebendigem Kontakt sowie die Verleugnung einer verzweifelten Wut, dies nicht bekommen zu haben, führt während der weiteren Entwicklung zu einer Abspaltung jedweder Emotionen, die im interpersonellen Kontext entstehen würden. Auch das Körpergefühl scheint weitgehend unterentwickelt, viele schizoide Patienten wirken seltsam steif, ungelenk, fast maschinenhaft.

Die Figur des Don Quijote könnte als literarisches Beispiel dienen: Auch dieser verfügt, wie viele Schizoide, über eine blühende Phantasie und die Neigung zu rationalisieren. JOHNSON prägt die Metapher „Flucht in den Intellekt". Er beschreibt damit nicht nur die Phantasieproduktion, sondern auch die häufig exzellent entwickelten intellektuellen Fähigkeiten schizoider Patienten. Doch auch der kognitive Raum ist autonom, wird selten mit jemandem geteilt, kann aber durchaus emotional sehr lebendig sein. Nicht selten entwickeln schizoide Patienten einen sehr ausgeprägten Leistungsanspruch auf intellektuellem Gebiet.

JOHNSON faßt die Dynamik dieser Entwicklung in der kognitiven Grundannahme zusammen: „Irgendwas ist falsch mit mir, ich habe per se kein Recht zu existieren, einzig meine geistige Leistungsfähigkeit hebt mich über die anderen heraus und gibt mir ein Recht zu leben."

Therapie

Aufbau der therapeutischen Beziehung

Nur sehr selten suchen Patienten mit schizoiden Persönlichkeitsstörungen therapeutische Hilfe mit der Intention, ihre schizoiden Muster zu bearbeiten. In aller Regel führen Komorbiditäten wie Depressionen, Angsterkrankungen oder psychosomatische Störungen zur Behandlung. Die Therapie dieser Erkrankungen steht zunächst im Vordergrund und kann über die Vermittlung von Fachkompetenz zum Aufbau der therapeutischen Beziehung genutzt werden. Die Entwicklung einer vertrauensvollen Beziehung mit schizoiden Patienten nimmt sehr viel Zeit in Anspruch und erfordert, gerade wegen der wie abgestorbenen wirkenden Affekte, ein hohes Maß an Geduld und menschlicher Wärme.

Schizoide Patienten zeichnen sich durch ein ausgeprägtes Desinteresse an Bindung und Abhängigkeit aus, jeder Versuch, sie manipulativ in die therapeutische Beziehung einzubinden, ist vom Scheitern bedroht. Vielmehr gilt es in stärkerem Maße als bei allen anderen Persönlichkeitsstörungen, dem Patienten zunächst die Kontrolle der Nähe-Distanz-Regulation zu überlassen. Da Schizoide häufig über ausgeprägte kognitive Fähigkeiten verfügen, bietet sich in der Regel diese Ebene an, um Kongruenz herzustellen. Im weiteren Verlauf ist jedoch dringend darauf zu achten, nicht nur „schemakongruent" zu arbeiten und mit dem Patienten zu diskutieren.

Ist es gelungen, eine vertrauensvolle Beziehung aufzubauen, so entpuppen sich schizoide Patienten häufig als sehr konstant und tolerant auch gegenüber therapeutischen Fehlern.

Verbesserung der psychosozialen Kompetenzen
Störungen der Emotionswahrnehmung, der Emotionsinduktion und Emotionsintensität prägen das affektive Spektrum schizoider Persönlichkeitsstörungen. Das Training der Sensorik, der Körperwahrnehmung, der emotionalen Differenzierung sollte im Zentrum der Therapie stehen. Gelingt es dem Patienten, Graduierungen wahrzunehmen, empfiehlt es sich, diese kurzfristig zu verstärken. Bisweilen gelingt es, Unterschiede im Erleben herauszuarbeiten, auslösende Bedingungen für Modifikationen und Modulierungen zu entdecken und diese zu verstärken.

Therapeutische Methoden aus dem Spektrum der Hypnotherapie, Gestalttherapie oder insbesondere körperorientierten Psychotherapieformen vermögen rasch und gezielt Affekte zu induzieren. Sie sollten in der Therapie schizoider Persönlichkeiten auf keinen Fall fehlen. Stützend und daher hilfreich für die Entwicklung affektiver Wahrnehmungsfähigkeit sind grundsätzlich alle Erfahrungen auf kinästhetischem Gebiet: berühren, sehen, riechen, schmecken. Zu Verbesserung der Körperwahrnehmung tragen Atemübungen und Entspannungsübungen bei.

Auch die Sorgfalt gegenüber Angelegenheiten und Dingen des täglichen Lebens sollte nicht vernachlässigt werden: die Wohnung, die Körperpflege usw. Auch der bewußte Umgang mit Fehlern, die Reduktion von „Katastrophen-Kaskaden", sollte geschult werden. Eventuell ist es nötig, ganz reale Lern- und Arbeitstechniken zu vermitteln, da nicht selten der übertriebene Perfektionismus die Aneignung adäquater Techniken verhindert.

Strukturierung des psychosozialen Umfeldes
Schizoide Personen sind häufig sozial isoliert. Ihr mangelhaft ausgeprägtes Gespür für andere läßt sie skurril, linkisch oder einfach nur fremdartig erscheinen.

Es erscheint daher hilfreich, darauf zu achten, daß der Patient sein Engagement in kleinen Gruppen oder überschaubaren Gemeinschaften verstärkt. „Training sozialer Kompetenz" ist sicherlich hilfreich, wird jedoch nicht immer akzeptiert werden. Bisweilen helfen die detaillierte Analyse von repetitiven Interaktionsmustern, das Training von einfachen Kommunikationstechniken (Augenkontakt, Lächeln, das Zeigen und Verbalisieren von Gefühlen usw.), manchmal ist auch zur Teilnahme an scheinbar banalen sozialen Veranstaltungen wie Fußballspielen, Faschingsveranstaltungen oder Tanzabenden zu raten. Da sich schizoide Patienten in der Regel aus sozialen Zusammenhängen zurückziehen, ist auf die auslösenden Faktoren von Rückzugsverhalten zu achten. Bisweilen finden sich auch passiv-aggressive Verhaltensmuster, die häufig zur Legitimation des Rückzugsverhaltens dienen.

Bearbeitung dysfunktionaler Ziele und Verhaltensmuster
Da schizoide Patienten oft sehr stark kognitiv gesteuert sind, dürfte es nicht schwerfallen, auf dieser Ebene die individuellen Schemata herauszuarbeiten. Häufig finden sich Denkmuster wie: „Ich bin anders als alle anderen. Nur durch Leistung habe ich ein Recht auf Existenz. Die Nähe eines anderen ist bedrohlich. Die Dinge des alltäglichen Lebens bedürfen keiner Aufmerksamkeit."

Der therapeutische Prozeß kommt in Gang, wenn es dem Therapeuten gelingt, dem Patienten zu helfen, emotionales Erleben wahrzunehmen. Wie bereits erwähnt, eignen sich alle therapeutischen Techniken, die auf **Affektinduktion** zielen. Ausschließliche Verwendung von kognitiven Techniken dürfte zu Schwierigkeiten führen, da die Patienten es gelernt haben, durch Phantasieproduktion oder Rationalisierung Affekte abzuwehren. Dasselbe gilt für ein streng analytisches Setting, da freies Assoziieren bei schizoiden Patienten zur Affektmeidung eingesetzt wird.

Die therapeutische Induktion von Affekten erweist sich als sinnlos, wenn es nicht gelingt, die gelernten Reaktionsmuster zu blockieren: „Flucht in die Phantasie, Dissoziation oder Rationalisierung" sollten vom Therapeuten unterbunden werden. Nur so werden Affekte erlebbar und vom Patienten als Bereicherung empfunden.

Im Zentrum der problematischen Affekte stehen häufig Wut und Trauer. JOHNSON nimmt an, daß die oft als „grauenvoll" und äußerst wuchtig erlebte Wut gespeist ist von den frühen Erfahrungen des „vernichtenden" Beziehungsabbruches. Das Erleben dieser essentiellen Wut, deren Akzeptanz und Wiederaneignung führt schließlich einerseits zur Verbesserung des zielgerichteten Handelns, andererseits zur Einleitung eines Trauerprozesses, der Akzeptanz der Sehnsucht nach „dem anderen" und damit zur Beziehungsfähigkeit.

Um an der Revision der kognitiven Schemata zu arbeiten, ist es unabdingbar, daß der Patient deren Funktion für die Affektabwehr erkennt. Erst dann wird er in der Lage sein, seine häufig überaus strengen Maßstäbe zu modifizieren, sich Fehler und Mittelmäßigkeit zuzugestehen. Ein Weg zur Blockierung der kognitiven Automatismen könnte der Humor sein. Viele schizoide Patienten besitzen eine beeindruckende Selbstironie und tolerieren therapeutische Interventionen, die mit einem gewissen „Augenzwinkern" vorgebracht werden.

Generalisierung des Erlernten im sozialen Umfeld
Dient zunächst die therapeutische Beziehung als „soziales Übungsfeld", innerhalb dessen gerade an der Reduktion von Rückzugsverhalten gearbeitet wird, so sollte der Patient nach und nach angehalten werden, diese Erfahrungen in den offenen sozialen Raum zu transferieren. Das gesamte Spektrum der Sexualität ist längerfristig sorgfältig zu erschließen. Auch hier bedarf es sicherlich einiger Instruktionen hinsichtlich Sensitivitätstraining, Akzeptanz von Passivität und Hingabe. Die Einbeziehung des Partners wäre in diesem Stadium der Therapie eventuell sinnvoll.

> **Resümee**
> Die schizoide Persönlichkeit erlebt sich als autonomes, kognitiv gesteuertes Individuum, ohne ausgeprägte Ängste vor oder Wünschen gegenüber anderen wahrzunehmen. Affektinduktion, -differenzierung und -auslenkung sind reduziert. Zur Behandlung führen in aller Regel sekundäre Störungen wie Depressionen oder psychosomatische Erkrankungen. Die Therapie zielt auf die Verbesserung der affektiven Wahrnehmung und der sozialen Integration.

6.6 Anankastische (zwanghafte) Persönlichkeitsstörung

Fallbeispiel

Ausgeprägte Schlafstörungen und weitere Symptome einer depressiven Episode führen einen 38jährigen Patienten zur psychiatrisch-psychotherapeutischen Behandlung. Er berichtet, daß die Symptomatik bereits vor einem Jahr begonnen habe. Im Vordergrund hätten damals quälender Grübelzwang und Entscheidungsunfähigkeit gestanden. Dies habe sich nun so weit verschlimmert, daß er nicht mehr in der Lage sei, seinen Pflichten am Arbeitsplatz nachzukommen. Anamnestisch gibt er an, daß er bis vor einem Jahr mit seiner Lebensführung sehr zufrieden war. Sein Leben habe vornehmlich aus Arbeit bestanden. Als Botaniker habe er sich vor allem mit Klassifikationssystemen auseinandergesetzt. Dies habe seinem ausgeprägten Ordnungssinn sehr entsprochen. Er habe als rechte Hand eines von ihm sehr verehrten Professors gearbeitet. Die Abteilung habe lediglich drei Mitarbeiter gehabt, alles sei überschaubar und klar strukturiert gewesen. Seine überraschende Berufung auf einen Lehrstuhl habe neben Stolz erstmals ein tiefes Gefühl der Angst ausgelöst. Bereits bei den Berufungsverhandlungen sei ihm regelmäßig übel geworden. Bald nach dem Umzug hätten die Beschwerden begonnen. Obgleich er bis spät in die Nacht am Schreibtisch gesessen sei, habe er nur Bruchteile der anstehenden Arbeit bewältigt. Ständig sei er beschäftigt gewesen, sich Zeitpläne zu strukturieren, jedoch ohne Erfolg. Vor allem die Vorbereitung der Vorlesung sei quälend gewesen. Tagelang habe er Quellen und Originalarbeiten studiert, um potentielle Fehler zu vermeiden. Vor jeder Frage der Studenten habe er innerlich gezittert. Er habe das Gefühl, jede einzelne Diplomarbeit bis ins Detail durcharbeiten zu müssen. Man könnte ihm ja Nachlässigkeit vorwerfen. Am belastendsten sei jedoch die Gremienarbeit an der Universität gewesen. Ständig seien von ihm Entscheidungen gefordert. Anfangs habe er oft seine Frau um Rat gebeten. Diese habe ihm auch zunächst geholfen. Jetzt drohe sie, ihn zu verlassen. Vielleicht habe er sie auch überfordert. Er habe sie zuletzt sogar gefragt, welche Krawatte er zu welcher Sitzung tragen solle.

Diagnostik

Bereits THEOPHRAST (370–288 v. Chr.) beschreibt in seinen „Charakteren" den „Kleinlichen" (griech.: mikrológos), der weitgehend die Verhaltensmerkmale einer zwanghaften Persönlichkeit aufweist. Für die Neuzeit hat Esquirol (1839) zu Beginn des vorigen Jahrhunderts die wichtigsten zwanghaften Persönlichkeitszüge zusammengefaßt. Seither herrscht in der Psychiatrie weitgehend Einigkeit über die Kernsymptomatik der anankastischen Persönlichkeit (Tab. 21-15).

Ein klinisch bedeutsamer Wandel ergab sich jedoch hinsichtlich der Trennung zwischen der personentypischen Zwanghaftigkeit einerseits und der symptomatischen Zwangsstörung andererseits. Insbesonders die psychoanalytische Schule, aber auch die deutschsprachige Psychiatrie sah in der zwanghaften Persönlichkeit die Matrix, aus der sich in belastenden Situationen ichdystone Symptome wie Zwangshandlungen oder Zwangsgedanken herausbilden. Heute haben sich die psychiatrischen Diagnosesysteme die Perspektive einer Trennung dieser beiden Symptomfelder zu eigen gemacht und ordnen die Zwangsstörungen dem Bereich der Angststörungen zu.

Tabelle 21-15 Diagnostische Kriterien der anankastischen Persönlichkeitsstörung (F60.5; ICD-10-Forschungskriterien).

Mindestens vier der folgenden Eigenschaften oder Verhaltensweisen müssen vorliegen:
1. Gefühle von starkem Zweifel und übermäßiger Vorsicht
2. ständige Beschäftigung mit Details, Regeln, Listen, Ordnungen, Organisation oder Plänen
3. Perfektionismus, der die Fertigstellung von Aufgaben behindert
4. übermäßige Gewissenhaftigkeit und Skrupelhaftigkeit
5. unverhältnismäßige Leistungsbezogenheit unter Vernachlässigung bis zum Verzicht auf Vergnügen und zwischenmenschliche Beziehungen
6. übertriebene Pedanterie und Befolgung sozialer Konventionen
7. Rigidität und Eigensinn
8. unbegründetes Bestehen darauf, daß andere sich exakt den eigenen Gewohnheiten unterordnen, oder unbegründete Abneigung dagegen, andere etwas machen zu lassen

Typische Verhaltensmuster und Grundannahmen

Ausdauernd, zuverlässig und ordnungsliebend, dabei oft pedantisch bis ins Detail, verinnerlichen zwanghafte Persönlichkeiten die Anforderungen hierarchisch organisierter Systeme. Von Vorgesetzten geschätzt, von Mitarbeitern häufig isoliert, widmen sie ihr Leben der Arbeit und der Pflege von Struktur und Ordnung. Gerade diese Abhängigkeit von klaren Positionen im sozialen Gefüge erwirkt jedoch eine hohe Anfälligkeit in Phasen der Veränderung und Umstrukturierung. Die Schwierigkeiten, Entscheidungen zu treffen bzw. Wichtiges von Unwichtigem zu unterscheiden, manifestieren sich charakteristischerweise in ausgeprägten Arbeitsstörungen, die wiederum auslösend für Depressionen sein können.

Schon im Auftreten geben sich anankastische Persönlichkeiten geordnet. Sie wirken kontrolliert, die Bewegungen nicht selten etwas gespannt bis eckig. Es wird Wert gelegt auf akkurate, passende Kleidung ohne modische Finessen. Auch im Sozialverhalten imponiert eine hohe Bereitschaft, sich an Normen und Konventionen anzupassen bzw. diese zu verinnerlichen. So steuern häufig soziale Strukturen und Regeln die zwischenmenschlichen Beziehungen, während emotionale Anteile eher eine untergeordnete Rolle spielen. Dies spiegelt sich wider in sehr unterschiedlichem Verhalten gegenüber Vorgesetzten oder untergeordneten Mitarbeitern. Anankastische Persönlichkeiten erscheinen in hohem Maße abhängig von der Akzeptanz, Aufmerksamkeit und Belohnung durch Vorgesetzte. In der Hoffnung, diese zu beeindrucken, entwickeln sie überdurchschnittliche Arbeitsleistungen und Akkuratesse in der Einhaltung bürokratischer Normen.

Der häufig beschriebene Perfektionismus, die bisweilen zwanghafte Bestrebung, „alles richtig" zu machen, keine Schwächen zu zeigen, keine Fehler zu übersehen, prädisponiert diese Persönlichkeiten für Organisations- und Verwaltungsaufgaben. Ihre hohe, nicht selten überfordernde Leistungsbereitschaft wird nicht nur gespeist durch die starke Identifikation mit den jeweiligen Systemen, sondern auch durch die permanente Angst, „nicht zu genügen" bzw. „in Ungnade zu fallen". Unsicherheiten bezüglich der eigenen Position, aber auch Phasen der Umstrukturierung und Veränderungen wirken angstauslösend. Dieses Verhalten kontrastiert mit der Einstellung gegenüber untergeordneten Mitarbeitern. Hier imponiert häufig ein sehr rigider, autokratischer bis autoritärer Führungsstil, wobei typischerweise die aggressiven Impulse durch die Bezugnahme auf einzuhaltende Regeln kaschiert werden. Anankastische Persönlichkeiten reagieren selbst häufig ausgesprochen sensitiv und empfindlich auf Zurückweisungen oder Kritik. Dies schützt sie nicht davor, gegenüber Mitarbeitern bisweilen verletzend, sarkastisch und denunziant aufzutreten.

Der **kognitive Stil** darf als formalistisch und strukturiert bezeichnet werden. Das inhaltliche Denken organisiert sich um Konventionen, Regeln, Zeitpläne und hierarchische Strukturen. Diese bestimmen zumeist auch individuelle Handlungsentwürfe, so daß zum einen emotionsgesteuerte Handlungen, zum anderen aber auch „strategisches Handeln", d. h. die Fähigkeit zur intuitiven Erfassung sich rasch ändernder Situationen, häufig schlecht ausgeprägt sind.

BECK ET AL. (1990) formulieren charakteristische kognitive Strukturen: insbesondere dichotome Muster, d.h. die Tendenz, Phänomene entweder ausschließlich und allumfassend als „gut" oder als „schlecht" bzw. „richtig" oder „falsch" einzustufen. Die Fähigkeit, in der Beurteilung Nuancen oder gar Widersprüchlichkeiten zu akzeptieren, ist dementsprechend gering ausgeprägt. Die häufig beschriebene Ambivalenz, die Unfähigkeit zur Entscheidungsbildung zwanghafter Menschen, kann vor dem Hindergrund dieser kognitiven Störung verstanden werden. Urteile werden also typischerweise „bis zur letzten Minute" aufgeschoben oder höheren Autoritäten überlassen.

Auch die Tendenz zur „Generalisierung und Katastrophisierung" gilt als typisch für anankastische Persönlichkeiten. Kleinigkeiten oder vernachlässigbare Details erlangen so im Denken zwanghafter Menschen bisweilen hohe Wichtigkeit und drängen in den Vordergrund. Im Gespräch bildet sich diese Fokussierungsschwierigkeit ab durch Weitschweifigkeit und ermüdendes Fehlen spannungserzeugender Modulation. Das Dilemma, Wesentliches von Unwesentlichem zu unterscheiden, begünstigt die Tendenz, sich zu „verzetteln". Die Schwierigkeiten, strukturiert zu arbeiten, bildet zusammen mit der beschriebenen Ambivalenz die Voraussetzung für ausgeprägte, oft in hohem Maße quälende Arbeitsstörungen. Laut BECK können die folgenden Imperative als „**kognitive Leitsätze**" formuliert werden:

- Ich muß mich kontrollieren.
- Ich darf keine Fehler machen.
- Ich weiß, was korrekt ist.
- Jedes Detail ist wichtig.
- Ich muß mich und andere beständig fordern.

Nach akzeptablen Merkmalen gefragt, die im Sinne eines **Selbstbildes** anankastische Persönlichkeiten charakterisieren, werden häufig Eigenschaften wie „Fleiß", „Verantwortungsbewußtsein", „Loyalität", „Gerechtigkeit" und „Konstanz" angegeben. Einsichten in intrapsychische Prozesse, in handlungssteuernde und motivationsbildende Emotionen sind zwanghaften Persönlichkeiten hingegen in der Regel nur schwer zugänglich.

Prävalenz

Die Häufigkeit anankastischer Persönlichkeitsstörungen in der Allgemeinbevölkerung kann auf 2% geschätzt werden. Der Anteil dieses Störungsbildes an stationär behandelten Patienten mit der Diagnose Persönlichkeitsstörung liegt zwischen 6 und 9%.

Differentialdiagnose und Komorbidität

Die Abgrenzung der zwanghaften Persönlichkeitsstörung von Zwangsstörungen mit wiederkehrenden Zwangsgedanken und Zwangsimpulsen ist klinisch von erheblicher Relevanz. Arbeiten, die eine hohe Korrelation zwischen diesen beiden Störungsbildern finden, stammen aus den 50er und 60er Jahren und basieren weitgehend auf methodisch zweifelhaften retrospektiven Untersuchungen. Aktuelle Komorbiditätsstudien weisen jedoch auf Korrelationen hin, die deutlich unter 10% liegen. Zwangsstörungen treten am häufigsten bei dependenten, histrionischen und schizotypen Persönlichkeitsstörungen auf.

Gesichert scheint mittlerweile die Prädisposition von anankastischen Persönlichkeiten für die Entwicklung von Angststörungen und affektiven Störungen. Im Vordergrund stehen bei ersteren neben Phobien die generalisierte Angststörung und damit auch somatoforme Störungen und hypochondrische Störungen.

Von differentialdiagnostischer und damit therapiesteuernder Relevanz ist die Abgrenzung zur abhängigen Persönlichkeitsstörung. Da Überlappungen hinsichtlich einzelner Verhaltensweisen häufig sind, kann angeführt werden, daß dependente Personen ihre Existenz an einzelne Menschen binden und zu diesen ein ausgeprägtes Abhängigkeitsverhältnis entwickeln, wohingegen Zwanghafte sich an Autoritäten und Strukturen orientieren, im zwischenmenschlichen Bereich hingegen eher kühl und reserviert wirken.

Ätiologie und Pathogenese

FREUDS grundlegende Arbeit über „Charakter und Analerotik" (1908) lieferte nicht nur die Basis für die lange bestehende Annahme eines ätiologischen Zusammenhangs zwischen Zwangsstörung und zwanghaftem Charakter. Auch das von der Psychoanalyse lange Zeit vertretene Triebkonzept, welches in den anankastischen Charaktereigenschaften Fixierungen von Impulsen aus der „analen Phase" sieht, beruft sich auf diese Arbeit. Störungen in der Sauberkeitserziehung des Kleinkindes führen laut FREUD zu tiefgreifenden Autonomie-Abhängigkeits-Konflikten, wobei insbesondere die aggressiven Anteile des Kindes zunächst abgespalten, später verdrängt bzw. sublimiert werden.

Analytisch orientierte Autoren sehen in den oben beschriebenen Verhaltensmustern zum einen ein Ventil für verdrängte aggressive Impulse, zum anderen auch die Abwehr tiefer Insuffizienz- und Minderwertigkeitsgefühle im Sinne einer Reaktionsbildung. Bereits FREUD beschrieb die ausgeprägte Sparsamkeit als pathognomonisch und deutete sie auf dem Boden eines unbewußten Kampfes um Autonomie. Auch wenn nicht immer ausgeprägter Geiz das Bild prägt, so ist den meisten anankastischen Personen die Tendenz, zu sammeln und zu horten, eigen. FROMM (1947) sah darin den Ausdruck einer ausgeprägten Kontaktstörung, einer Angst vor allem Neuen und von außen Kommenden, dem auch die sprichwörtliche zwanghafte Reinlichkeit zuzuordnen sei.

Auch in dem ausgeprägten Kontrollbedürfnis, das sowohl die Handlungs- als auch die kognitive Ebene dominiert, sieht die psychoanalytische Theorie die Manifestation einer tiefgreifenden Angst vor aggressiven oder sozial unerwünschten Impulsen. Schlecht integriert in das psychische Gesamterleben drängen unerwünschte Denkinhalte, Impulse und Bilder in den Vordergrund. Sexuelle und aggressive Komponenten amalgamieren nicht selten zu beängstigender Obszönität, die als peinigend und höchst schambesetzt erlebt wird.

Die sorgfältige Trennung zwischen Affekten und Inhalten, zwischen widersprüchlichen Impulsen, zwischen ichsyntoner Wahrnehmung und als ichfremd erlebten Anteilen führt zu einer ausgeprägten Segmentierung des psychischen Erlebens. MILLON und DAVIS (1996) beschreiben diese Fragmentierung: „... um widersprüchliche Gefühle und Impulse daran zu hindern, in Kontakt zu kommen, um die bewußte Wahrnehmung von Ambivalenzen und konflikthafte Wünschen frei zu halten, ist die innere Welt anankastischer Personen in strikte Kompartimente unterteilt. Sie verfügen über ein festgefügtes System, welches in zahlreiche, unterschiedliche und strikt getrennte Segmente unterschiedlichster Erinnerungen, Gefühle und Einstellungen unterteilt ist. Dabei ist sorgfältigst darauf zu achten, daß diese Segmente nicht in Kontakt treten. Denn angetrieben von tiefgreifenden Ambivalenzen und Konflikten droht dieser innere Tumult beständig an die Oberfläche der bewußten Wahrnehmung bzw. der Handlungsebene durchzubrechen."

Vor allem gegenüber Autoritäten, von deren Beachtung und Sicherheit anankastische Persönlichkeiten sich als abhängig erleben, müssen diese beschriebenen Anteile kontrolliert werden. Bisweilen reicht der strafende Blick des Vorgesetzten, um die Betroffenen in tiefste Selbstzweifel zu stürzen, die lediglich durch eine Verbesserung der Leistungsfähigkeit kompensiert werden können. Die Kluft zwischen akzeptiertem Selbstbild und „verbotenen" Impulsen erscheint zu tief und angstbesetzt. „Rationalisierungen", also scheinbar logisch begründbare Zusammenhänge, finden als Erklärungsmuster für zielbestimmtes Handeln häufig Verwendung.

Zur Aufrechterhaltung des beschriebenen fragilen Gleichgewichtes entwickelten anankastische Persönlichkeiten **Regulationsmechanismen,** die von Autoren der psychoanalytischen Schulen als Abwehrmechanismen bezeichnet und teilweise als spezifisch und charakterbildend verstanden werden. Unter „Reaktionsbildung" versteht man die Tendenz, fortwährend eigene Gedanken und Handlungen zu entwickeln, die den verdrängten, verbotenen Gefühlen diametral widersprechen. Aggressive Impulse gegenüber einem Vorgesetzten zum Beispiel werden umgewandelt in eine submissiv freundliche Haltung. Weitere typische Regulationsmechanismen sind „Identifikationsprozesse" mit autoritären Strukturen und „Sublimierungen" in Form von Transformierung abgewehrter Impulse in sozial akzeptierte Formen. Als klassische Beispiele für Sublimierung aggressiver Impulse gilt die Berufswahl des Richters, des Militärs oder auch des Chirurgen.

Modernere psychodynamische Konzepte sehen die Triebproblematik eher im Hintergrund. Betont wird mittlerweile die Bedeutung des Autonomieproblems sowie einer ausgeprägt normorientierten Über-Ich-Entwicklung.

Kognitive Theoretiker, wie BECK ET AL. (1990), aber auch SHAPIRO (1981), betonen die Bedeutung dysfunktionaler Schemata im Sinne der Dichotomisierung, der Katastrophisierung sowie der Regelorientierung. Das Phänomen der „Detailorientiertheit" bei mangelhafter Fähigkeit, hierarchisch zu abstrahieren bzw. zu fokussieren, kann insbesondere unter Streß erhebliche pathogenetische Bedeutung erlangen. Heuristische Kompetenzen, also die Fähigkeiten zur problemlösungsorientierten Strategieentwicklung, sind unterentwickelt. Alternativ kommen Techniken der Rückversicherung und Übersorgfalt zum Tragen, wodurch störende Verzögerungen und damit erneut Streß induziert werden.

Interpersonelle und lerntheoretische Sichtweisen, wie sie von BENJAMIN (1993) sowie MILLON und DAVIS (1996) vertreten werden, orientieren sich an dem Bedürfnis des Klinikers, die therapeutisch relevanten Aspekte modellhaft zu integrieren. Wie alle ätiopathologischen Modelle beruhen auch diese bestenfalls auf generalisierten Einzelfallanalysen.

Die Autoren postulieren, daß anankastische Persönlichkeiten einem relativ stringenten, überkontrollierenden Erziehungsstil ausgesetzt waren. Im Unterschied zu histrionischen Persönlichkeiten, deren Verhaltensmodifikation als Kinder häufig positiver oder negativer Verstärkung unterworfen ist, erfolgt der anankastische Erziehungsstil vorwiegend durch Bestrafung unerwünschten Verhaltens. D. h., das Kind lernt primär, was es **nicht** zu tun hat, um negative Konsequenzen zu vermeiden. Da der erlaubte oder erwünschte Spielraum in diesen Familien häufig sehr eng ist, sind sie gehalten, rasch Regeln und Grenzen zu lernen, um den Bestrafungen zu entgehen.

Autonomie im Sinne eigenständiger Handlungsentwürfe wird laut diesem Modell durch die Bezugspersonen kaum positiv verstärkt, so herrscht große Unsicherheit und Orientierungslosigkeit im normfreien Raum. Die Orientierung an Strukturen gewährt die Möglichkeit, **nicht** bestraft zu werden und gleichzeitig der Unsicherheit des Freiraums zu entgehen.

Noch ein weiteres Problem kann qua Identifizierung mit Normen und Strukturen gelöst werden: Aversive Konsequenzen induzieren grundsätzlich Aggressionen gegen den Erziehenden. Ein Erziehungsstil, der primär an Bestrafung orientiert ist, läuft Gefahr, durch permanente Aggressionsentwicklung diese Beziehung zu gefährden. „Diese Strafe erfolgt nur zu deinem Besten", „Du wirst uns später danken, daß wir so streng zu dir waren...", „...wie kannst du uns dies antun, nach alldem, was wir für dich getan haben..." – diese oder ähnliche Sätze haben anankastische Personen verinnerlicht.

Gerade weil das Autonomiegefühl dieser Kinder schlecht entwickelt ist, wirkt die Wahrnehmung eigener aggressiver Impulse zunächst höchst bedrohlich. Später lösen diese starke **Schuldgefühle** aus. Erst die „Wiedergutmachung" im Sinne einer noch strengeren Normorientierung reduziert diese Emotion. Dieser Teufelskreis „Normverletzung" – „Bestrafung" – „Aggression" – „Schuldgefühl" – „Wiedergutmachung im Sinne der strengeren Normorientierung" findet zunächst im interpersonellen, später im intrapsychischen Raum statt und führt zu einem hohen Anpassungsdruck.

Da Schuldgefühle nicht nur durch moralverletzende Handlungen, sondern auch durch diesbezügliche Phantasien ausgelöst werden, eröffnet sich für anankastische Personen die Notwendigkeit, aggressive Phantasien entweder „abzuspalten" in einem „moralfreien", weil nicht dem eigenen Ich zugehörig erlebten Kompartiment oder entsprechend zu kanalisieren und rationalisieren. Einige Kognitionstheoretiker vertreten den Standpunkt, daß sich gerade die Hemmung aggressiver Komponenten in den kognitiven Fokussierungsschwierigkeiten anankastischer Persönlichkeitsstörungen äußert.

Im weiteren Verlauf ihrer psychosozialen Entwicklung wird sich die defizitäre Autonomieentwicklung insbesondere in einem mangelhaft ausgeprägten Selbstwertgefühl und wenig Vertrauen in eigene Fähigkeiten niederschlagen. Da jedoch ein sicheres, tragfähiges, hierarchisch strukturiertes und moralisch integres System zur Verfügung steht, besteht wenig Notwendigkeit, Neugierde zu entwickeln, Spontaneität zu fördern, Abenteuer zu bestehen und sich Gefahren auszusetzen.

Die Imitation bzw. kritiklose Übernahme von tradierten Rollen wird durch die Umgebung positiv verstärkt, so daß die Heranwachsenden sehr früh, meist ohne ausgeprägte Adoleszenzkrisen zu „anständigen jungen Leuten" werden. Ein adäquates psychosoziales Umfeld, das klare, verläßliche Rahmenstrukturen vorgibt, ermöglicht in aller Regel eine gute Integration. Turbulenzen am Arbeitsplatz, Positionsveränderungen und insbesondere Rollenwechsel, also Situationen, während deren strategische Fähigkeiten und kreative Entscheidungen gefordert wären, können sich jedoch zu ernsthaften Krisen entwickeln. Die einzige Möglichkeit, Krisensituationen zu bewältigen – so hat er gelernt –, besteht darin, keine Fehler zu machen. Also will jede Entscheidung, jedes Detail genauestens abgewogen sein. Gerade dann, wenn Kompromisse unumgänglich sind, können sie von anankastischen Persönlichkeiten nicht ohne tiefe Schuldgefühle und lähmende Konsequenzen getragen werden.

Therapie

Aufbau der therapeutischen Beziehung

In aller Regel werden zwanghafte Patienten nicht eine psychiatrisch-psychotherapeutische Behandlung aufsuchen, um ihre Kognitionen, Emotionen oder Handlungsmuster zu verändern. Vielmehr stehen Angsterkrankungen, affektive Erkrankungen oder psychosomatische und sexuelle Störungen im Vordergrund.

Da die Vorstellung, an einer „psychischen" Erkrankung zu leiden, gerade für anankastische Patienten in hohem Maße beunruhigend und angstbesetzt ist, ist der Therapeut gehalten, zu Beginn der Therapie ein möglichst rational begründetes, auch empirisch abgesichertes „medizinisches" Erklärungsmodell der jeweiligen Erkrankung anzubieten. Dieses Erklärungsmodell eröffnet ihm zum einen die Möglichkeit, auf der rationalen, logischen Ebene einen Zugang zum Patienten zu gewinnen, andererseits eine gewisse Fachkompetenz anzubieten, die es dem Patienten ermöglichen sollte, dem Therapeuten die Expertenrolle zu übertragen. Dies erscheint von Bedeutung, da anankastische Patienten in hohem Maße von der Angst besetzt sind, die Kontrolle zu verlieren. Zur Reduktion dieser Angst ist große Sorgfalt darauf zu verwenden, daß sämtliche Interventionen und Veränderungsvorschläge für den Patienten logisch nachvollziehbar erscheinen.

Der therapeutische Rahmen sollte gewissenhaft und klar strukturiert sein, spontane Lockerheit des Therapeuten zumindest in der Anfangsphase unterbleiben. Da der Patient gelernt hat, ein ordentlicher und zuverlässiger Mensch zu sein, wird er sich auch bemühen, nicht nur ein „guter", sondern ein „perfekter" Patient zu sein. Solange es sich um symptomorientierte Behandlung handelt, kann dieses Phänomen vom Therapeuten genutzt werden. Schwierigkeiten drohen immer dann, wenn der Patient gehalten ist, eigene Emotionen wahrzunehmen, oder wenn therapeutische Fehler beim Patienten Ärger oder Aggression auslösen. Gerade in der Anfangsphase werden diese Emotionen vom Patienten nicht wahrgenommen, sondern kommen in detailorientiertem Denken oder weitschweifenden Rationalisierungen zum Ausdruck. Nicht selten spürt der Therapeut diese Aggression in Form von Gegenübertragung. Eine frühe Interpretation der Aggression kann heftige Schuldgefühle beim Patienten auslösen, die nicht selten zum Therapieabbruch führen.

Die Wahrnehmung der Mißbilligung durch den Therapeuten wird die Beziehung nicht unbedingt gefährden, die Vorstellung des Patienten, daß Fehlverhalten bestraft wird, jedoch bestärken. Am ehesten empfiehlt sich, auf einer rational logischen Erklärungsebene den Fehler beim Therapeuten zu suchen und sich damit als Modell für spätere Veränderungsprozesse zu installieren.

Die therapeutische Arbeit mit zwanghaften Patienten gilt als anstrengend. Lange, detaillierte Rationalisierungen, die Schwierigkeiten des Patienten, emotionale Einsichten zu gewinnen, die Tendenz, sich in Machtkämpfe zu verwickeln, führen nicht selten zu vorzeitiger Resignation beim Therapeuten. Es bedarf einer hoch entwickelten Sensitivität, hinter den rigiden Strukturen die Konfusion, Hilflosigkeit und Angst wahrzunehmen, mit der die Patienten gerade dann konfrontiert werden, wenn sie beginnen, eigene Wünsche und Sehnsüchte zu entdecken. Die therapeutische Aufgabe besteht darin, den Wechsel der therapeutischen Rolle vom „nüchternen Experten" zum „wohlwollend unterstützenden Objekt" an die kognitiven und emotionalen Veränderungen des Patienten anzupassen.

Verbesserungen der psychosozialen Kompetenzen

Anankastische Patienten erleben sich selbst häufig als angespannt, quasi in ständiger Bereitschaftshaltung. Das Erlernen von Entspannungstechniken nach JACOBSON oder autogenes Training ist sicherlich gerade bei Patienten mit somatoformen Störungen oder Angsterkrankungen hilfreich. Gezieltes Training erfordert bisweilen auch die ausgeprägte Entscheidungsunfähigkeit, die Schwierigkeit, Wichtiges von Unwichtigem zu differenzieren und kognitiv zu abstrahieren.

Strukturierung des sozialen Umfeldes

Die Einbeziehung des Partners gilt allgemein als hilfreich, nicht nur, weil sich auf dem Gebiet der Sexualität viele Symptome zwanghafter Personen niederschlagen (bei Frauen steht die Anorgasmie, bei Männern eine Ejaculatio praecox im Vordergrund).

Häufig verstärken die jeweiligen Partner dysfunktionale Verhaltensmuster, indem sie Entscheidungen abnehmen oder dysfunktionale Kognitionen, wie die Angst vor Normüberschreitung, teilen. Wie im Fallbeispiel ausgeführt, bergen Rollenwechsel häufig Krisenmomente in sich. Eine differenzierte Analyse sinnvoller oder dysfunktionaler Verhaltensmuster in der neuen Rolle erscheint wichtig und steht während akuter Krisen häufig an erster Stelle. Ist der Patient vor allem bei Führungsaufgaben oder in Positionen, die hohe Flexibilität bedingen, überfordert, so ist gegebenenfalls eine Veränderung in klarer strukturierte Positionen anzuraten.

Als schwierig und häufig problematisch haben sich **Gruppentherapien** mit zwanghaften Patienten erwiesen. Die Patienten tendieren dazu, sich dauerhaft mit dem Therapeuten zu identifizieren. Die Angst und Unsicherheit bezüglich emotionaler Wahrnehmung ist im öffentlichen Raum sicherlich größer als in der Einzeltherapie.

Bearbeitung dysfunktionaler Ziele und Verhaltensmuster

Zwanghafte Menschen haben in besonderem Maße gelernt, daß ihre eigenen Bedürfnisse falsch und daher zu bestrafen sind. Da die Wahrnehmung systemnonkonformer Wünsche als Kind zu Aggressionen und damit Schuldgefühlen führte, war es eine Frage des psychischen Überlebens, auf die Wahrnehmung dieser individuellen Bedürfnisse zugunsten der Anerkennung von Regeln zu verzichten. Da jedoch gerade die schrittweise Annäherung an diese Bedürfnisse während des therapeutischen Prozesses starke schuld- und aggressionsbesetzte Schemata auslösen wird, die häufig Therapieabbrüche induzieren, erscheint es ratsam, den Schwerpunkt bei Therapiebeginn auf die Bearbeitung der **kognitiven Schemata** zu legen.

BECK ET AL. (1990) betonen dabei vor allem die emotions- und handlungssteuernden Komponenten von kognitiven Automatismen, die für anankastische Personen in der Regel gut verständlich sind, da sie sich selbst als kognitionsgesteuert erleben. Dies betrifft insbesondere Annahmen wie:

- „Es gibt immer richtige und falsche Verhaltensmuster, Emotionen und Entscheidungen."
- „Ein Fehler bedeutet eine Verfehlung."
- „Ich muß ständig mich selbst und meine Umgebung unter Kontrolle haben."
- „Der Verlust von Kontrolle bedeutet Gefahr."
- „Ohne Regeln und Riten bricht alles zusammen."

Im Zentrum der Psychotherapie anankastischer Persönlichkeiten stehen eine Relativierung externer Normen sowie die Entwicklung und Wahrnehmung individueller Bedürfnisse und Ziele.

Der **interpersonelle Ansatz** eröffnet die Möglichkeit, die frustranen Perspektiven eines lebenslangen Strebens nach Perfektion und absoluter Kontrolle zu erfahren. Es gilt, motivationssteuernde Schemata und Lernerfahrungen herauszuarbeiten. Die Identifizierung der strengen Selbstkritik als Folge einer kritiklosen Übernahme elterlicher Regeln ist häufig gepaart mit dem Wiedererleben emotionaler Zurückweisung und einer Reaktivierung von Trauer und aggressiven Impulsen.

BENJAMIN (1993) betont: „Der erste Schritt zur emotionalen Heilung liegt darin, dem Patienten zu ermöglichen, die Art und Weise seiner frühen Lernerfahrungen nachzuvollziehen und Empathie, wenn nicht Mitleid für das Kind zu entwickeln, das er einmal war. Erst dann wird es möglich, realisierbare und weniger frustrierende Standards zu entwickeln. Vor allem sollte die unvermeidliche Angst bearbeitet werden, die auftritt, wenn die ersten Schritte in diese Richtung gemacht werden."

Generalisierung des Erlernten im sozialen Umfeld

Ob Arbeitsplatzstrukturen oder Partnerschaften, es ist davon auszugehen, daß anankastische Patienten durch ihr Umfeld in ihren Verhaltensmustern Verstärkung erfahren. Sei es der Chef, der die uneingeschränkte Leistungsbereitschaft und Identifikation mit der Firma hochschätzt, sei es die Ehefrau, die in den Dingen des täglichen Lebens längst die Entscheidungen trägt, da sie die zeitkonsumierenden Ambivalenzen des Partners nicht länger erträgt. Veränderungen des Verhaltens werden also Irritationen auslösen, für Unruhe sorgen. Da anankastische Menschen jedoch gerade Anzeichen von Unsicherheit und Umbruch aufs höchste irritiert, sind diese Auswirkungen im therapeutischen Rahmen genau vorzubesprechen. Es empfiehlt sich, gemeinsame „Experimente" zu planen, um so dem Patienten das Gefühl der steuernden Kontrollinstanz zu vermitteln.

> **Resümee**
>
> Die anankastische (oder zwanghafte) Persönlichkeitsstörung ist charakterisiert durch ein durchgehendes Muster von Perfektionismus, Streben nach Sorgfalt und Kontrollbedürfnis auf Kosten von Effektivität und Flexibilität. Veränderungen im psychosozialen System, die rasche Neuorientierung und strategisches Handeln bedingen, führen häufig zur Überforderung und damit krisenhaften Zuspitzung dysfunktionaler Verhaltensmuster. Angststörungen, somatoforme Störungen und Erkrankungen aus dem affektiven Spektrum können auftreten. Im Zentrum der Psychotherapie anankastischer Persönlichkeiten stehen nach der Behandlung dieser Störungen die Relativierung externer Normen und die Entwicklung und Wahrnehmung individueller Bedürfnisse und Ziele.

6.7 Histrionische Persönlichkeitsstörung

Fallbeispiel

Nach Intoxikation mit Benzodiazepin-Präparaten wird die knapp 40jährige Sozialpädagogin von ihrem langjährigen Therapeuten in die Notaufnahme begleitet. Dort gleitet sie leb- und hilflos zu Boden, nicht ohne sich an den etwas überforderten Begleiter zu klammern und an dessen Hilfsbereitschaft zu appellieren. Am nächsten Morgen berichtet sie weitschweifig über einen schwerwiegenden Fall von Mobbing, der ihr in der Beratungsstelle für Frauenfragen widerfahren sei. Obwohl sie dort seit nun über zwei Jahren arbeite, würden vor allem die weiblichen Mitarbeiter versuchen, sie fertigzumachen. Man sage ihr sogar sexuelle Beziehungen zum Chef nach. Dies sei völlig an den Haaren herbeigezogen. Seit sie während der letzten Therapie mißbraucht worden sei, müsse sie jedweden sexuellen Impuls mit Benzodiazepinen bekämpfen. Auf Nachfrage gibt sie an, zahlreiche psychotherapeutische Ausbildungen begonnen zu haben, jedoch keine zum Abschluß gebracht zu haben. Derzeit beschäftige sie sich mit Zen und dessen Implikationen für das Patriarchat. Die Vorgänge an ihrem Arbeitsplatz lassen sich erst durch einen Anruf beim Arbeitgeber erhellen, der berichtet, daß die befristete ABM-Maßnahme auslaufe und sich keine weiteren Finanzierungsmöglichkeiten ergäben.

Diagnostik

Diese Störung der Persönlichkeitsentwicklung, die sich durch ein Übermaß an Emotionalität und Verlangen nach Aufmerksamkeit charakterisiert, wurde zusammen mit den Konversionsstörungen sowie den dissoziativen Störungen bis zur Neugestaltung im DSM-III unter die Diagnosekategorie „Hysterie" gefaßt.

Diese Begrifflichkeit läßt sich bis auf HIPPOKRATES zurückführen, der, eine altägyptische Überlieferung aufgreifend, in einer hypermobilen Gebärmutter die Ursache von zahlreichen Frauenleiden ohne nachweisbares organisches Korrelat vermutete. Erst um die Wende zum 20. Jahrhundert setzte sich die Theorie einer psychologischen Verursachung der Hysterie durch. BRIQUET legte bereits 1859 eine richtungweisende Systematisierung hysterischer Symptome vor, CHARCOT (1873) postulierte eine traumatische Genese, und JANET (1894) thematisierte dissoziative Phänomene, die er als Verlust der bewußten Kontrolle über ein Muster von Verhaltensweisen und Erinnerungen definierte.

Auch FREUD schloß sich zunächst der Traumatheorie an, revidierte dann jedoch seine Meinung und entwickelte die bekannte ödipale Konflikthypothese. Mit dem Postulat, daß es sich bei der hysteriformen Symptombildung um eine aktive Umformung andrängender, reaktivierter unbewußter Triebanteile handelt, stellte er sich gegen die Annahme der französischen Schule, die in der hysterischen Symptomatik den Ausdruck autoregulativer Bewältigungsprozesse traumatischer Erfahrung sah (s. a. FIEDLER und MUNDT, 1997).

Gerade vor dem Hintergrund neuerer Forschungsergebnisse zur Symptomatik des posttraumatischen Belastungssyndroms hat dieser Diskurs nichts von seiner Brisanz verloren. So entwickeln Opfer von schweren Unfällen oder Vergewaltigungen auch bei psychiatrisch unauffälliger Anamnese nicht selten schwerwiegende dissoziative Phänomene, die nach psychotherapeutischer Bearbeitung der traumatisierenden Erfahrung remittieren. Auch die zahlreichen Hinweise auf reale frühkindliche Traumatisierung bei ausgeprägt dissoziierenden Patienten läßt eine triebtheoretisch begründete Theorie der ödipalen Fixierung als zweifelhaft erscheinen.

Das DSM-III trug der jahrzehntelangen Kontroverse Rechnung, indem der ätiologietheoretisch überfrachtete Hysteriekomplex fragmentiert in unterschiedliche Störungsgruppen aufgeteilt bzw. zugeordnet wurde. Die Konversionsstörungen wurden zusammen mit den dysmorphen Störungen, der Hypochondrie und der Somatisierungsstörung der Hauptgruppe der **somatoformen Störungen** zugeordnet. Die Hauptgruppe der **dissoziativen Störungen** wurde neu etabliert und der Begriff der „hysterischen Persönlichkeit" in die „histrionische Persönlichkeitsstörung" umgewandelt. Die ICD-10 übernahm weitgehend diese Neustrukturierung, ordnete die Konversionsstörungen jedoch den dissoziativen Störungen zu (Tab. 21-16).

Typische Verhaltensmuster und Grundannahmen

Getrieben vom fast suchtartigen Verlangen nach Aufmerksamkeit, nach Akzeptanz und Bewunderung bewegen sich histrionische Persönlichkeiten auf realen oder imaginierten Bühnen. Extravertiert, häufig charmant und attraktiv, bisweilen sehr erfolgreich und beliebt, sorgen sie für Flair, Tempo und Abwechslung. In der Nähe jedoch scheint ihr Glanz sich zu verlieren. Sie wirken unecht, bisweilen diffus oder stumpf, um sich im nächsten Moment neuen Reizen zuzuwenden.

Als charakteristisch für histrionische Persönlich-

> **Tabelle 21-16** Diagnostische Kriterien der histrionischen Persönlichkeitsstörung (F60.4; ICD-10-Forschungskriterien).
>
> Mindestens vier der folgenden Eigenschaften oder Verhaltensweisen müssen vorliegen:
> 1. dramatische Selbstdarstellung, theatralisches Auftreten oder übertriebener Ausdruck von Gefühlen
> 2. Suggestibilität, leichte Beeinflußbarkeit durch andere oder durch Ereignisse (Umstände)
> 3. oberflächliche, labile Affekte
> 4. ständige Suche nach aufregenden Erlebnissen und Aktivitäten, in denen die Betreffenden im Mittelpunkt der Aufmerksamkeit stehen
> 5. unangemessen verführerisch in Erscheinung und Verhalten
> 6. übermäßige Beschäftigung damit, äußerlich attraktiv zu erscheinen

keiten gelten Verhaltensmerkmale, die auf einen sehr expressiven, theatralischen, kapriziösen und sexualisierenden Stil hinweisen. Bei geringer Spannungs- und Frustrationstoleranz besteht eine ausgeprägte Tendenz zu kurzfristigen Abwechslungen und Vergnügungen. Der erste Eindruck ist häufig impressiv.

Im Gegensatz zu dependenten Persönlichkeiten, die primär passiv agieren, verfügen histrionische Persönlichkeiten über ein weites Repertoire, ihr Bedürfnis nach Zuneigung und Aufmerksamkeit aktiv umzusetzen. Frauen wirken häufig charmant, bisweilen kokett und sexuell aufreizend, Männer großzügig, eloquent und verführerisch. Als „Meister des ersten Eindrucks" verstehen sie es häufig ausgezeichnet, „sich zu verkaufen", haben aber enorme Schwierigkeiten, tiefergehende und dauerhafte Beziehungen zu gestalten.

Zwischenmenschliche Signale, die Unzufriedenheit oder Enttäuschung des Gegenübers andeuten, lösen rasch Reaktionen aus, die darauf zielen, die Bedürfnisse des anderen zu befriedigen. Diese hohe „soziale Vigilanz", das Gespür für Stimmungen und Trends befähigt histrionische Menschen im besonderen Maße zur Führung von Gruppen. Sie erleben sich dabei jedoch häufig als „außengesteuert", wenig lebendig; wie „leere Organismen ohne Kern, die auf Außenreize reagieren".

Ausgeprägte Ablenkbarkeit, Sprunghaftigkeit im Denken und Suggestibilität führen zu einem typischen kognitiven Stil, der durch eine gewisse Flüchtigkeit, Diffusität und Ungenauigkeit auffällt. Abstrakte, logische kognitive Prozesse fallen häufig schwer, impressionistisches, wolkiges Denken wird bevorzugt.

Viele Menschen suchen Außenreize, Aufmerksamkeit und Beachtung, histrionische Persönlichkeiten aber sind geprägt von einem schier unersättlichen Bedürfnis danach. Es scheint ein tiefgreifendes Gefühl des Mangels, der fehlenden Authentizität, der inneren Leere vorzuherrschen, die durch Außenreize kompensiert werden soll. Fatalerweise scheinen histrionische Persönlichkeiten jedoch sehr wohl zu spüren, welch artifiziellen Charakter ihre kognitiven und sozialen Simulationen haben. Das Gefühl, sich selbst und anderen etwas „vorzuspielen", am „wirklichen" Leben vorbeizuleben, die „wahre" Liebe zu versäumen, die „echte Berufung" zu übersehen, führt jedoch nicht dazu, innezuhalten und eigene, ichgesteuerte Entschlüsse reifen zu lassen. Statt dessen wird die Intensität der Inszenierung erhöht.

MENTZOS (1980) prägte den Aphorismus: „Das Über-Ich sitzt in der ersten Reihe, das Publikum im Parkett" und beschreibt damit die Rollenverteilung im verzweifelten Bemühen der histrionischen Persönlichkeit um Lebendigkeit und Berühmtheit. So wird der Partner gewechselt, eine neue Ausbildung begonnen, ein neues Instrument gelernt, der Therapeut ausgetauscht. Wie bei allen Persönlichkeitsstörungen sollte davon ausgegangen werden, daß die etablierten Verhaltensmuster sich selbst aufrechterhalten, d. h. neues Lernen unmöglich machen.

Basierend auf klinischer Erfahrung, Cluster- und Faktorenanalysen beschreiben MILLON und DAVIS (1996) **Subtypen der histrionischen Persönlichkeitsstörung:**

- Der „**theatralische Typus**" zeichnet sich aus durch ausgeprägte Flexibilität und Anpassungsfähigkeit an Erfordernisse der jeweiligen Umgebung. Er scheint in jede Rolle schlüpfen zu können und arbeitet hart daran, sich diese Rolle selbst zu glauben. Ein hohes Maß an Verführungskunst und Attraktivität für das andere Geschlecht, gepaart mit einem Sinn für Dramatik und Romantik, prädisponiert diesen Typus als „femme fatale" oder „bonvivant". Vornehmlich für Menschen gleichen Geschlechts ist das histrionische Gebaren doch rasch offensichtlich, wenn man nicht gerade selbst von der histrionischen Persönlichkeit bewundert oder umworben wird.

- Der **„hypomane Typus"** besticht durch ein hohes Maß an Energie, Lebenslust und Naivität. Getrieben von der Sucht nach aufregenden Ereignissen, ist dieser Typus in hohem Maße irritabel, impulsiv und sprunghaft, dabei oft äußerst charmant, eloquent und witzig. Selten gelingt es, eine Weile stillzusitzen oder sich auszuruhen, „ständig auf dem Sprung", neuen Gedanken und Ideen nachjagend. Die Fähigkeit zur Expressivität, die rasche Auffassungsgabe und Suggestibilität ermöglichen kurzfristige Erfolge auf dem Sektor der Schauspielkunst. So erfrischend der hypomane Typus auch wirkt, so unzuverlässig, oft unverantwortlich sind die zwischenmenschlichen Beziehungen. Nicht selten hinterlassen sie eine „Schneise der Enttäuschungen und nicht eingehaltenen Versprechungen".
- Der **„infantile Typus"** leidet unter affektiver Labilität, dysthymen Phasen und ausgeprägten Gefühlen der Abhängigkeit und Hilflosigkeit. Die Angst, verlassen zu werden, kann ähnlich stark ausgeprägt sein wie bei dependenten Persönlichkeitsstörungen, führt jedoch bei histrionischen Persönlichkeiten zu starken Schwankungen zwischen submissiven, kindlich naiven und sehr abweisenden, fast trotzigen oder aggressiven Verhaltensmustern. Von allen histrionischen Subtypen suchen diese sicherlich am häufigsten psychiatrische Hilfe. Die Schwierigkeiten, sexuelle Impulse und Emotionen zu kontrollieren, das tiefgreifende Gefühl, nicht verstanden zu werden, das rasche Schwanken zwischen bitteren Klagen und erotisch submissivem Verhalten führt nicht selten zu tiefgreifenden interpersonellen Konflikten, auch dramatisch verlaufenden Psychotherapien. Gerade weil diese Patienten klare Grenzen häufig als Zurückweisung fehlinterpretieren, besteht die Gefahr, daß Therapeuten ihre Rollen überschreiten und private Kontakte aufnehmen, was fatale Konsequenzen für beide Teile nach sich ziehen kann.
- Der **„schmeichelnde Typus"** wird beherrscht durch das Bestreben, Anerkennung und Bewunderung von anderen zu erwirken. Die Tendenz, allen und jedem zu Gefallen und zu Diensten zu sein, basiert auf dem nicht ausgesprochenen, selten bewußten Anspruch, im Gegenzug von allen geliebt zu werden. So zeigen sich diese Personen äußerst hilfsbereit, besorgt und zuvorkommend, was das Wohlergehen anderer anbelangt. Nicht selten sind sie bereit, sich schier aufzuopfern, um die ersehnte Anerkennung zu gewinnen. MILLON betont, daß ein ausgeprägtes Defizit an Selbstwertgefühl, daß ein dumpfe Ahnen, im Grunde unliebsam, unwillkommen und überflüssig zu sein, die Triebkraft für ihre beständige Suche nach Bestätigung darstellt. Spürend, daß die mühsam erworbene Anerkennung jedoch lediglich um den Preis der Erniedrigung erlangt wird, bestätigt sich das Gefühl der Wertlosigkeit gerade in Momenten der ersehnten Aufmerksamkeit durch andere.
- Der **„verschlagene Typus"** trägt nur oberflächlich Verhaltensmerkmale von Freundlichkeit und Geselligkeit zur Schau. Gegenüber näher Vertrauten wirkt er eher launisch, impulsiv und unzuverlässig. Ständig auf der Suche nach stimulierenden Ereignissen pflegt er häufig wechselnde Beziehungen und kurzfristige Engagements. Er gilt als egozentrisch, dabei häufig interpersonelle Konflikte suchend, um diese rationalisierend bis beleidigend zu lösen. Ihren oberflächlichen Charme und ihr ausgeprägtes Gespür für soziale Strukturen einsetzend, verstehen diese Personen es häufig meisterhaft, Mitmenschen im eigenen Sinne zu manipulieren, für ihre jeweiligen Zwecke zu mißbrauchen und zu kontrollieren. Konkurrenz wird häufig gesucht, dann jedoch mitleidlos, bisweilen überzogen bekämpft. Wechselt das Interesse, werden in kürzester Zeit aus ehemals Bekämpften neue Bündnispartner. Mit zunehmendem Alter drängt zunehmend kalter Zynismus in den Vordergrund. Die größte Angst, daß niemand freiwillig, aus eigenem Antrieb, um ihrer selbst willen ihnen Zuneigung entgegenbringt, ist Wirklichkeit geworden.

Prävalenz

Prävalenzschätzungen in der Allgemeinbevölkerung liegen bei ca. 2–3%, bei behandelten Patienten (ambulant und stationär) schwanken die Prävalenzraten zwischen 10 und 15%.

Differentialdiagnostik und Komorbidität

Da histrionische Persönlichkeitsstörungen sehr abhängig von Aufmerksamkeit und Zuwendung durch Außenstehende sind, lösen Trennungssituationen bisweilen tiefgreifende Gefühle der Leere und Unruhe aus. Die Entwicklung von Angststörungen wird häufig beschrieben. Zahlreiche somatoforme Störungen und Konversionssyndrome sind bekannt.

Die Ausgestaltung der Symptomatik ist stark an das Umfeld adaptiert und damit von kulturellen Faktoren abhängig. Während zu Zeiten CHARCOTS epileptiforme Syndrome die Aufmerksamkeit der Fachwelt auf sich zogen, dürften heute eher Gangstörungen, Lähmungen, Schmerzsyndrome und Schwindelattacken im Vordergrund stehen.

Ätiologie und Pathogenese

Auch wenn es Hinweise dafür gibt, daß histrionische Patientinnen gehäuft aus Familien stammen, deren Väter die Kriterien einer dissozialen Persönlichkeitsstörung erfüllen, so kann dies bei der Vielzahl sozialer Variablen sicherlich nicht zwingend im Sinne einer genetischen Prädisposition interpretiert werden. Auch neurobiologische Hypothesen, die Alterationen des limbischen oder retikulären Systems für die hohe emotionale Auslenkung verantwortlich machen, können derzeit empirisch nicht belegt werden.

Die klassische **psychoanalytische Theorie** ging davon aus, daß eine insuffiziente Bewältigung der ödipalen Problematik der hysterischen Charakterentwicklung zugrunde liegt. Libidinös gefärbte Bedürfnisse gegenüber dem gegengeschlechtlichen Elternteil, gepaart mit aggressiven Anteilen gegenüber dem gleichgeschlechtlichen, sind schlecht mit dem Selbst vereinbar und fallen daher der Verdrängung anheim. Im Unbewußten bleiben sie jedoch wirksam und verhindern einerseits die adäquate Identifikation mit der genuinen Rolle als Frau oder Mann, andererseits eine tiefgreifende sexuelle Befriedigung. Unter gegebenen Umständen werden die verdrängten psychosexuellen Konflikte reaktiviert. Die starke affektive Belastung dieser Triebderivate führt schließlich, nach psychoanalytischer Sicht, zur Symptombildung im Sinne einer Kompromißbildung zwischen Wunschäußerung und Abwehr der Wünsche.

Im Sinne einer Erweiterung der klassischen Hypothese unterscheiden psychoanalytische Theoretiker heute zwischen „reifen" hysterischen Störungen auf ödipalem Niveau und „frühen" hysterischen Störungen auf oralem, analem oder urethralem Niveau.

Als Vertreter modernen psychoanalytischen Denkens beschreibt Mentzos (1980) die **Simulation** als typisches histrionisches Abwehrphänomen. Um ein häufig quälendes inneres Insuffizienzerleben abzuwehren, produziert der Patient Szenarios, in denen er entsprechend großartige (bisweilen auch minderwertige) Rollen einnimmt, um sich damit sekundär zu identifizieren. In der Regel, so Mentzos, gelingt diese Identifizierung nicht völlig, da stets das Gefühl des „Unechten", des „Gemachten" bleibt, was häufig zur Verstärkung der theatralischen Bemühungen führt. Vom Außenstehenden wird (unbewußt) erwartet, daß dieser den Realitätsgehalt der jeweiligen Szenerie verifiziert.

Die „histrionische Simulation" als Bewältigungsmechanismus kann durchaus zur Ausbildung charakteristischer Persönlichkeitsmerkmale führen, steht aber als Abwehrfigur jeder Charakterstruktur zur Verfügung. So können auch zwanghaft oder dependent veranlagte Persönlichkeiten unter Krisenbedingungen „histrionisch" erscheinen oder Konversionssymptomatik entwickeln.

Die Theoretiker der **biosozialen Lerntheorie** betonen die Bedeutung sich verstärkender Interaktionsmuster im frühen psychosozialen Umfeld (Millon und Davis, 1996). Extravertierte, lebhafte Kinder, die von häufig wechselnden Bezugspersonen mit starken aber kurzen emotionalen Kontakten konfrontiert werden, lernen, daß Zuwendung und Aufmerksamkeit anderer durch gefällige „Darbietungen" zu bekommen ist.

Ein Erziehungsstil, der Bestrafung oder negative Konsequenzen vermissen läßt, aber auffälliges, an den Normen und Bedürfnissen des erwachsenen Umfeldes orientiertes Verhalten positiv verstärkt, diese Verstärkung jedoch nicht regelmäßig, sondern intermittierend einsetzt, wird in den Heranwachsenden ein histrionisches Muster an Kognitionen und Verhaltensweisen induzieren. Insbesonders wenn die Entwicklung eigener Wertmaßstäbe, Urteile und Leistungen negiert wird, ist das Kind gehalten, sich aktiv um die Aufmerksamkeit und Beachtung durch Außenstehende zu bemühen, ohne dabei Regelmäßigkeiten zu erfahren, so daß die Aneignung von Normen und klaren Regeln unterbleibt. Damit wird die Entwicklung eines stabilen sozialbezogenen Selbstkonzeptes verhindert. In der Krisensituation verfügt der Betroffene kaum über intrapsychische Ressourcen, sondern aktiviert die bekannten interpersonellen Beziehungsmuster.

Die **kognitiven Schulen** gruppieren sich einerseits um verhaltenstherapeutisch orientierte Theoretiker wie Beck oder Lazarus (Beck et al., 1989), andererseits um analytisch orientierte Autoren wie Horowitz (1981) oder Shapiro (1965).

Erstere ordnen kognitive Bewertungsprozesse grundsätzlich den Affekten vor (Ereignis – Bewertung – Affekte – Handlung), während letztere den Affekt der Kognition vorordnen (Ereignis – Affekt – Bewertung – Handlung). Beide Schulen aber betonen die Bedeutung von Rollenrepräsentation als gelerntes Problemlöseverhalten.

Beck formuliert die zugrundeliegende Annahme der histrionischen Persönlichkeit: „Ich bin unzulänglich und unfähig, mein Leben selbst zu bewältigen." In Abgrenzung zu dependenten Persönlichkeiten führt er weiter aus, daß histrionische Personen zu dem pragmatischen Ansatz neigen, nichts dem Zufall zu überlassen, sondern „... andere auf irgendeine Weise dazu bringen müssen, sich um sie zu kümmern, da sie selbst unfähig sind, für sich zu sorgen... Darauf machen sie sich aktiv auf die Suche nach Aufmerksamkeit und Anerkennung, um Mittel und Wege zu finden, die sicherstellen, daß ihre Bedürfnisse ausreichend von anderen befriedigt werden... Da sie sich nur wenig mit ihren eigenen Ressourcen befaßt haben, wissen sie nicht, wie sie reagieren sollen, wenn jegliche Art von Tiefe in einer Beziehung vonnöten ist."

SHAPIRO macht die „globale, relativ diffuse, unscharfe, impressionistische Denkstruktur" der histrionischen Persönlichkeit verantwortlich für Sprunghaftigkeit und Unregelmäßigkeit, aber auch für die ausgeprägte Rollenorientierung und Abhängigkeit von emotionalen Stimuli durch die Außenwelt. Affektiv bewertete Ereignisse entbehren einer klaren kognitiven Steuerung, so daß der Betroffene durch die jeweiligen Ereignisse „mitgerissen" wird, diese aggraviert und ausgestaltet. Häufig wirken diese gesuchten affektiv beladenen Ereignisse handlungsleitend, so daß fortwährende Umorientierungen und Sprunghaftigkeit die Folge sind.

Therapie

Das Ziel therapeutischer Interventionen oder Behandlungen sollte darin liegen, die exklusive Außenorientierung histrionischer Patienten zugunsten eines verbesserten und stabileren Selbstwertgefühls zu relativieren.

Aufbau der therapeutischen Beziehung

Viele histrionische Persönlichkeiten tendieren ihren kognitiven Schemata entsprechend dazu, den jeweiligen Therapeuten zu glorifizieren, ihm die Rolle eines omnipotenten Helfers zuzuordnen. Dieser will umworben, unterhalten, ja gefesselt sein. Es besteht sicherlich kein Problem darin, eine therapeutische Beziehung zu beginnen – schwieriger gestaltet sich der Umgang mit Enttäuschungen und Zurückweisungen. Übernimmt der Therapeut, den Wünschen des Patienten entsprechend, weitgehend die Verantwortung für Entscheidungen oder Planungen, so wird der Patient wenig neue Lernerfahrung machen. Hält er sich diesbezüglich zu stark zurück, so werden sich zunächst hilfesuchende, histrionische Verhaltensmuster verstärken und gegebenenfalls die Aufrechterhaltung der Therapie bedrohen. Wie stets bei der therapeutischen Arbeit mit Persönlichkeitsstörungen liegt die Kunst in der Balance zwischen Akzeptanz der Bedürftigkeit und dem Drängen auf Aneignung eigener Kompetenz.

Es empfiehlt sich, bereits zu Beginn der Therapie die Behandlungsziele klar festzulegen, da diese häufig irrational und universalistisch erscheinen. Auch ist die potentielle Gefahr des Therapieabbruches bei drohender Enttäuschung durch den Therapeuten früh anzusprechen.

Verbesserung der psychosozialen Kompetenzen

Die hysteriespezifischen psychosozialen Defizite betreffen mehrere Dimensionen. Zum einen die **kognitive Ebene:** Der typische impressionistische Denkstil mit tangentialem, d. h. schlecht fokussiertem und unpräzisem Denken kann sich als schwere Behinderung in der beruflichen Entwicklung erweisen. Spezifisches kognitives Training gilt als hilfreich, aber auch der Einzeltherapeut sollte fortwährend präzisieren, assoziativen Lockerungen und Weitschweifigkeiten Einhalt gebieten und auf klare, rationale Sprachgebung achten. Klar strukturierte Modelle, wie z.B. „Problemlösen", eine Methodik aus dem Feld der kognitiven Therapie sollten erlernt und zunächst unter Anleitung („guided discovery") später im Selbstmanagement so häufig wie möglich angewandt werden.

Auf der **Handlungsebene** imponierten Sprunghaftigkeit und Inkohärenz. Hier gilt es, Langeweile zu tolerieren, angefangene Projekte zu Ende zu bringen, den Verlockungen und Reizen neuer Ideen zu widerstehen. Die Kunst des „Weglassens", der Minimierung und Konzentration aufs Wesentliche sollte gelernt werden. Achtsamkeitsübungen aus dem Bereich der Zen-Meditation bieten sich als ideales Training zur Fokussierung und Hemmung dissoziativer Zustände an.

Auf der **Ebene der Emotionswahrnehmung** verfällt der histrionische Patient immer wieder in Inszenierungen und simulative Prozesse. Diffuse Gefühle der Leere können durch starke Affekte zumindest zeitweise kupiert werden. Die Differenzierung „stimmiger", d. h. situationsadäquater von inszenierten Emotionen bedarf einer sorgfältigen therapeutischen Führung. Entspannungsverfahren, Verbesserung der Problemlösekompetenz und die Teilnahme am Training sozialer Kompetenz sollten den Abbau manipulativer Strategien zugunsten der Verbesserung adäquater Kommunikationsmuster zum Ziel haben.

Strukturierung des psychosozialen Umfeldes

Sicherlich suchen histrionische Persönlichkeiten Umgebungen, die auf ihre Denk- und Verhaltensmuster positiv reagieren (z.B. expressionistisches, exaltiertes Auftreten der Stars im Film-, Theater- und Modebusineß); davon leben ganze Branchen. Bisweilen führen erst Veränderungen im sozialen Umfeld zur Krise. Nicht selten lösen Alterungsprozesse, d.h. der Verlust körperlicher und sexueller Attraktivität, depressive Episoden aus. Alterungsbedingte Rollenwechsel implizieren bisweilen den Wechsel des sozialen Umfeldes und bedürfen einer sorgfältigen Klärung.

Bearbeitung dysfunktionaler Ziele und Verhaltensmuster
Tiefenpsychologisch orientierte Theoretiker differenzieren zwischen konfliktpsychologischen und ichstrukturellen Dimensionen, deren Zusammenwirken die histrionische Persönlichkeit gestaltet. Die unterschiedlichen Ausprägungsgrade berücksichtigend, zielt die **Psychoanalyse** auf die Aufdeckung und Durcharbeitung verdrängter ödipaler Triebkonflikte. Durch Deutung von Übertragungs- und Gegenübertragungsprozessen innerhalb der therapeutischen Beziehung werden neben der basalen ödipalen Problematik auch die starken Versorgungs- und Aufmerksamkeitswünsche reaktiviert und bewußtgemacht. Insbesondere die Einsicht, daß die ausschließliche Orientierung an Außenstehenden nur um den Preis eines grundlegenden Identitätsverlustes erkauft werden kann, bildet die motivationale Grundlage für eine progrediente Neuorientierung und damit Stabilisierung des Selbst.

Kognitiv-behaviorale Therapeuten fokussieren zum einen den globalen, impressionistischen Denkstil und daraus resultierende Problemfelder, zum anderen das fast suchtartige Verlangen nach Aufmerksamkeit und kurzfristig wirksamen Positivverstärkern.

Der Therapeut ist zunächst gehalten, pro Sitzung möglichst nur einen Problembereich herauszuarbeiten, diesen genau zu benennen, Abschweifungen zu verhindern und den Patienten anzuhalten, aktiv konkrete Lösungsmöglichkeiten zu entwickeln. Bisweilen erscheint es hilfreich, Grundannahmen und automatisierte kognitive Muster zu identifizieren und im täglichen Alltag zu bestimmen.

Der Einsatz von Hausaufgaben ist gerade bei histrionischen Patienten günstig, da die Erfahrung, selbst etwas zum Gelingen der Therapie beizutragen, die phantasierte Omnipotenz des Therapeuten reduziert. Je knapper und präziser die Hausaufgaben erledigt werden, um so besser. Die bewußte Lenkung und Überprüfung handlungsleitender Kognitionen sollte auch zur Reduktion impulsiver Handlungen führen. Im Sinne eines Selbstinstruktionstrainings sollten hierarchisch gestufte Kontrollmuster erlernt und trainiert werden, um so schon im Anfangsstadium sprunghafter, impulsgesteuerter Reaktionen innezuhalten. Die Vor- und Nachteile alternativer Optionen können dann untersucht und die Konsequenzen des Handelns abgeschätzt werden.

Die Steuerung der Emotionen, die Aneignung von Planungskompetenz sowie die Toleranz „langweiliger" Alltagssituationen sind weitere Therapieschritte. Defizite im Bereich des Selbstwertgefühls und des Identitätssinns steuern die Grundannahmen, auf die Hilfe anderer angewiesen zu sein. Es erscheint hilfreich, wenn der Therapeut nicht in ähnliche globale und mystische Annahmen verfällt wie der histrionische Patient, für den Unabhängigkeit und Identität häufig schwer verständlich und unerreichbar erscheinen. Die kognitiv-behaviorale Therapie verfügt mittlerweile über ausgearbeitete Konzepte zur Stärkung von Identität und Wahrnehmung der individuellen Stärken (FLEMING, 1996).

Generalisierung des Erlernten im sozialen Umfeld
Wie häufig bei der Therapie von Persönlichkeitsstörungen sollten reale Lernerfahrungen außerhalb der therapeutischen Beziehung nicht an das Ende der Behandlung gestellt werden, sondern integraler Bestandteil sein.

Das **Selbstinstruktionstraining** zur Kontrolle emotionsgesteuerter, impulsiver sprunghafter Handlungen erfolgt stufenweise:

1. didaktische Vermittlung des Konzepts
2. Entwicklung individuell wirksamer kognitiver Items
3. Training im Rollenspiel während der Therapie
4. gezielte Anwendung im Sinne von gesteuerten Übungen im sozialen Umfeld
5. die Automatisierung der Anwendung bei zufällig auftretenden Ereignissen durch positive Verstärkung („shaping").

Resümee

Die histrionische Persönlichkeitsstörung ist charakterisiert durch ein ausgeprägtes Verlangen nach Aufmerksamkeit, Außenreizen und „authentischen" Gefühlen. Das Auftreten ist oft theatralisch, der Denkstil unscharf und sprunghaft, dabei stark suggestibel. Konfrontation mit realen Defiziten und Umbruchsituationen im sozialen Umfeld können zur krisenhaften Zuspitzung führen. Das Ziel therapeutischer Interventionen oder Behandlungen sollte darin liegen, die exklusive Außenorientierung zugunsten eines verbesserten und stabileren Selbstwertgefühls zu relativieren. Psychoanalytiker sehen den Zugang in der Aufdeckung unbewußter ödipaler Triebkonflikte, kognitive Therapeuten fokussieren den impressionistischen Denkstil, und Verhaltenstherapeuten sehen den Abbau manipulativer Strategien zugunsten adäquater Kommunikationsmuster im Vordergrund.

6.8 Paranoide Persönlichkeitsstörung

Fallbeispiel

Herr B. wird vom Notarzt, der von der Ehefrau alarmiert wurde, in die medizinische Klinik gebracht. Ihr Mann, so berichtet sie, habe vor kurzem in suizidaler Absicht ein Pflanzenschutzmittel eingenommen, nachdem er sie seit Wochen gedrängt habe, gemeinsam mit ihm aus dem Leben zu scheiden. Sie finde jedoch nicht den Mut dazu. Ausschlaggebend für die krisenhafte Zuspitzung sei die Kündigung des Arbeitsplatzes. Ihr Mann habe eine wichtige, leitende Position in einem Wirtschaftsunternehmen innegehabt. Er habe Tag und Nacht gearbeitet und sei sehr erfolgreich gewesen. Dies habe sehr viel Neid bei seinen Kollegen geweckt, die seit Jahren schon versuchten, ihm das Leben schwerzumachen. Ständig habe sich ihr Mann bedroht gefühlt und sei nun sicher, Opfer einer von langer Hand geplanten Intrige geworden zu sein. Natürlich habe er sich gewehrt, auch mit seitenweisen Beschwerdebriefen an die Verwaltung, um auf die Machenschaften der Kollegen hinzuweisen. Man habe ihn jedoch nicht ernst genommen. Belastend sei zudem noch der Prozeß, den er seit Jahren gegen seinen Nachbarn führe. Dieser habe mittlerweile die gesamte Nachbarschaft aufgehetzt, so daß sie niemand mehr grüße. Auch die Kinder in der Schule würden von den Kameraden „geschnitten". Sie sei die einzige, die wirklich zu ihm halte, doch zu dem letzten, gemeinsamen Schritt habe sie nun keinen Mut, schon der Kinder wegen.

Diagnostik

Der Begriff „paranoid" findet sich in der psychiatrischen Diagnostik als paranoide Schizophrenie, als wahnhafte (paranoide) Störung und als Attribut einer Persönlichkeitsstörung. Letztere ist von den psychotischen Erkrankungen klar abzugrenzen und bezeichnet ein durchgängiges Muster von Mißtrauen und Kränkbarkeit sowie die Neigung zu streitsüchtigem Beharren auf den eigenen Ansichten und Rechten. Trotz der Mehrdeutigkeit hat sich dieser Begriff in den Diagnosesystemen bereits sehr früh durchgesetzt und löste damit ältere Bezeich-

Tabelle 21-17 Diagnostische Kriterien der paranoiden Persönlichkeitsstörung (F60.0; ICD-10-Forschungskriterien).

Mindestens vier der folgenden Eigenschaften oder Verhaltensweisen müssen vorliegen:

1. übertriebene Empfindlichkeit auf Rückschläge und Zurücksetzungen
2. Neigung, dauerhaft Groll zu hegen, d. h. Beleidigungen, Verletzungen oder Mißachtungen werden nicht vergeben
3. Mißtrauen und anhaltende Tendenz, Erlebtes zu verdrehen, indem neutrale oder freundliche Handlungen anderer als feindlich oder verächtlich mißdeutet werden
4. Streitbarkeit und beharrliches, situationsunangemessenes Bestehen auf eigenen Rechten
5. häufiges ungerechtfertigtes Mißtrauen gegenüber der sexuellen Treue des Ehe- oder Sexualpartners
6. ständige Selbstbezogenheit, besonders in Verbindung mit starker Überheblichkeit
7. häufige Beschäftigung mit unbegründeten Gedanken an Verschwörungen als Erklärungen für Ereignisse in der näheren oder weiteren Umgebung

nungen wie „expansive Persönlichkeit", „Pseudoquerulant" oder „fanatische Persönlichkeit" ab (Tab. 21-17).

Typische Verhaltensmuster und Grundannahmen

„Ist es nicht schrecklich, allein unter lauter Feinden zu sitzen?" – „Überhaupt nicht schrecklich. Ich habe mein Leben lang Feinde gehabt. Und sie haben mir weitergeholfen, statt mir zu schaden. Und wenn ich einmal sterbe, kann ich sagen: Ich bin keinem etwas schuldig und ich habe nichts geschenkt bekommen. Alles hab ich mir selbst erkämpft" (STRINDBERG, „Der Totentanz").

Als Hauptmerkmal der paranoiden Persönlichkeitsstörung wird die durchgehende Tendenz beschrieben, neutralen oder freundlichen Handlungen zu mißtrauen und diese als feindselig oder kränkend zu interpretieren.

MILLON (1996) betont die hohe Vigilanz dieser Patienten und beschreibt die Körperhaltung als gespannt, in ständiger Abwehrbereitschaft und weitgehend unfähig zu relaxieren. Geprägt von tiefem Groll und der Unfähigkeit zu verzeihen, werden vergangene Beziehungskrisen nicht beigelegt. Auch die gegenwärtigen Beziehungen zeichnen sich häufig durch provokantes Verhalten und die beständige Angst aus, „übervorteilt" zu werden. Grundsätzlich sehen sich paranoide Persönlichkeiten in Konkurrenz zu gleich- oder höhergestellten Kollegen. Nur selten gelingt es ihnen, fremde Leistungen anzuerkennen. Vielmehr herrscht ständig das Gefühl vor, benachteiligt und ungerecht behandelt und um die ihnen zustehenden hohen Positionen betrogen zu werden.

BENJAMIN (1993) beschreibt die handlungsleitenden kognitiven Grundmuster: „Paranoide Persönlichkeiten gehen davon aus, daß sie jederzeit unerwartet angegriffen werden können, ohne triftigen Grund, selbst von nahestehenden Freunden. Häufig fühlen sie sich zutiefst und dauerhaft gekränkt von Personen, von denen sie manchmal nicht einmal wahrgenommen werden. Gerade Freunde oder Kollegen, die Loyalität versichern, sind ihnen häufig verdächtig. Die Vorstellung, bei Bedürftigkeit oder gar in Notsituationen Hilfe zu erlangen, erscheint weitgehend fremd. Da sie häufig erwarten, daß Informationen gegen sie gewendet werden, haben sie große Schwierigkeiten, jemanden ins Vertrauen zu ziehen. Die Vorstellung, daß andere jederzeit bereit seien, sie zu kränken oder zu attackieren, führt dazu, daß auch neutrale oder freundliche Bemerkungen bzw. Handlungen fehlinterpretiert werden. Beim Gegenüber entsteht häufig das Gefühl, nichts „richtig" machen zu können.

Diese Patienten tendieren dazu, kleinere Fehler ihrer Mitmenschen rücksichtslos auszunützen und anhaltend zu ahnden. Auch die Diffamierung von Kollegen wird häufig als gerechtfertigte Maßnahme gesehen. Gelingt es, eine Partnerschaft einzugehen, so besteht auch hier die Tendenz, über Lebenspartner bedingungslose Kontrolle zu erlangen, geplagt von Eifersucht und der zehrenden Angst davor, daß ihnen jemand den Partner streitig macht. Die Partnerwahl fällt daher häufig auf schwächere, dependente Persönlichkeiten, von denen bedingungslose Loyalität erwartet wird.

Diese Auflistung der interaktionellen Muster sowie kognitiven Grundannahmen läßt unschwer auf die Auswirkungen im zwischenmenschlichen Bereich schließen. Patienten mit paranoiden Persönlichkeitsstörungen sind in der Regel sozial isoliert. Basierend auf empirischen Untersuchungen formuliert LEMERT (1962) das soziale Milieu:

„Außenstehende charakterisieren Personen mit ausgeprägten paranoiden Persönlichkeitszügen konsistent als unfähig, die Werte und Normen der Primärgruppe zu achten. Dabei wird häufig auf der verbalen Ebene Loyalität versichert, während vor allem die impliziten Regeln ständig verletzt werden. Vertrauen wird mit Mißachtung gestraft, insbesondere Personen in schwächeren Positionen gedemütigt und verfolgt. Die Unfähigkeit, soziale Strukturen einzuhalten, zeigt sich vor allem in Situationen, wenn Gruppenmitglieder Privilegien erhalten, die vermeintlich ihm zustehen. Grundsätzlich wird jede Gelegenheit genutzt, sich Vorteile zu verschaffen."

Die Gruppenmitglieder reagieren meist sehr konform: Der Betroffene wird häufig als unberechenbar, ja bedrohlich und gefährlich erlebt, da von ihm eine beständige Mißachtung der informellen Strukturen des Systems ausgeht. Häufig wird er in die Position des Außenseiters gedrängt, über den man Witze macht, den man nicht ins Vertrauen zieht und tatsächlich jede Gelegenheit wahrnimmt, um kleine Racheakte zu vollziehen. Diese fast stereotypen Reaktionsmuster der sozialen Gruppe bestätigen de facto die Befürchtungen des Betroffenen, der seine Verhaltensmuster daher gerechtfertigt sieht und diese verstärkt.

Bisweilen gelingt es jedoch vor allem charismatischen und fanatischen Persönlichkeiten, eine Gruppe von Anhängern um sich zu scharen. Die Etablierung eines paranoiden Systems, in welchem jede Form der Kritik als Angriff auf das Gesamtsystem definiert wird, stabilisiert sich gerade unter starkem äußerem Druck. Im Extremfall kann von paranoiden Sektenführern der Angriff auf die Gesellschaft bzw. der Massenselbstmord gefordert werden. Häufiger jedoch dürfte die „Dekompensation" das sozial isolierte Individuum betreffen, das sich gegebenenfalls in kurzen, rauschhaften Ausbrüchen von unkontrollierbarer Aggression hingerissen sieht und dabei im Extremfall auch zu Morden fähig ist.

Prävalenz

Da Personen mit paranoiden Persönlichkeitszügen oder Persönlichkeitsstörungen sich gerade dadurch auszeichnen, daß sie die Ursachen ihrer Schwierigkeiten in der sozialen Umgebung sehen, begeben sie sich naturgemäß selten in psychotherapeutische oder psychiatrische Behandlung. Es ist daher davon auszugehen, daß die vorliegenden Daten aus Untersuchungen zur Prävalenz dieser Störung nicht repräsentativ sind.

MOREY (1988) fand unter Anwendung des DSM-III-R bei 22% von 291 ambulanten Patienten mit Persönlichkeitsstörungen die spezifischen Muster einer paranoiden Störung. Etwas niedriger liegen die Ergebnisse einer von der WHO mit dem IPDE durchgeführten Untersuchung (LORANGER ET AL., 1994). 11% aller untersuchten stationär behandelten persönlichkeitsgestörten Patienten erfüllten die DSM-III-R-Kriterien einer paranoiden Persönlichkeitsstörung.

Die unbehandelte Prävalenz, also die Häufigkeit in der Allgemeinbevölkerung, kann zwischen 1,5 und 3% eingeschätzt werden, wobei männliche Betroffene überwiegen. Als Risikogruppen werden in der Literatur Gefangene, Flüchtlinge, Immigranten, Ältere und Hörgestörte angegeben.

Differentialdiagnose und Komorbidität

Laut ICD-10 ist die paranoide Persönlichkeitsstörung von wahnhaften Störungen und der paranoiden Schizophrenie abzugrenzen. Auch Persönlichkeitsänderungen infolge chronischer somatischer Erkrankungen oder Behinderungen bzw. Substanzmißbrauch (insbesondere Alkoholabhängigkeit) sind auszuschließen. Komorbidität bzw. Überlappungen mit anderen Persönlichkeitsstörungen betreffen insbesondere die narzißtischen Persönlichkeitsstörungen, die passiv-aggressiven Persönlichkeitsstörungen sowie Borderline-Störungen.

Ätiologie und Pathogenese

In der **psychoanalytischen Theorie** gilt die projektive Wahnbildung, also die Wahrnehmung des Verfolgtwerdens durch äußere Objekte, auf die das betroffene Individuum seine eigenen, meist aggressiven Impulse projiziert hat, nach wie vor als pathognomonische Konfliktabwehr der paranoiden Persönlichkeit.

Auch das von der **kognitiven** Schule vorgelegte Modell greift analytische Annahmen auf, indem es postuliert, daß die paranoiden Grundmuster eine Zusammensetzung von Strategien darstellen, um Scham und Erniedrigung zu minimieren. So seien paranoide Personen von dem kognitiven Schema geprägt, daß sie unzulänglich, untauglich und unvollkommen seien. Um das unerträgliche Gefühl der Scham zu reduzieren, machen sie Außenstehende für Probleme oder Schikanen verantwortlich. Die „Böswilligkeit" der anderen sei leichter zu ertragen als das eigene zugrundeliegende Gefühl.

MILLON und DAVIS (1996) unterscheiden **fünf Subtypen**:

- Den **„paranoid-narzißtischen"** Subtypus, der von ausgeprägten Größenphantasien geprägt ist, die bei Konfrontation mit eigenen Unzulänglichkeiten aktiviert werden. „Ich werde bekämpft, weil ich einfach besser bin als die anderen."
- Den **„paranoid antisozialen"** Typus, der geprägt ist von der Ansicht, daß die Welt grausam und sadistisch sei und ihn daher zu rebellischem und feindseligem Verhalten zwinge. „Ich kann nur überleben, wenn ich zuerst zuschlage."
- Den **„paranoid-zwanghaften"** Typus, der geprägt ist durch ein hohes Maß an Kontrolle, Perfektionismus und Selbstkritik, die häufig nach außen projiziert wird. „Die anderen lauern nur darauf, daß ich einen Fehler mache, um mich der Lächerlichkeit preiszugeben."
- Den **„paranoid-passiv-aggressiven"** Typus, der durch soziale Isolation und hoher Reizbarkeit auffällt. „Sobald ich das Bedürfnis nach Nähe und Geborgenheit zulasse oder gar zu erkennen gebe, werde ich schwach und verletzbar."
- Die **„dekompensierte paranoide"** Persönlichkeit, die eine hohe Vulnerabilität für psychotische Episoden aufweist.

Tatsächlich weisen einige High-risk-Studien bei biologischen Verwandten von Schizophrenen ein deutlich gehäuftes Vorkommen von paranoiden Persönlichkeitsstörungen, verglichen mit gesunden Kontrollen, nach. KENDLER ET AL. (1985) fanden bei 5% der Angehörigen ersten Grades von Patienten mit paranoiden Persönlichkeitsstörungen klinisch relevante wahnhafte Störungen.

Da bislang keine systematischen Untersuchungen zur Ätiologie der paranoiden Persönlichkeitsstörung vorliegen, stützen sich sowohl die psychoanalytischen als auch die lerntheoretischen oder interpersonalen Perspektiven lediglich auf Einzelfallschilderungen. Subsumiert man die Gemeinsamkeiten dieser Modelle, so lassen sich einige **theorieübergreifende Grundannahmen** zur Entstehungsgeschichte herausarbeiten:

Es kann angenommen werden, daß Kinder, die später eine paranoide Persönlichkeitsstörung entwickeln, gehäuft in Familien aufwachsen, die sich durch einen äußerst rigiden, bisweilen grausamen und erniedrigenden Erziehungsstil und vor allem durch eine starke Abschottung nach „außen" auszeichnen. Die wohl häufig auch körperlichen Bestrafungen scheinen von den Eltern durchwegs als „wohlbegründete, angemessene und notwendige Maßnahmen" vermittelt zu werden, um „das Kind auf den rechten Weg zu bringen". Auch die frühkindliche Entwicklung scheint durch eine wenig liebevolle, meist betont funktionelle Mutter-Kind-Beziehung geprägt zu sein. Insbesondere Signale der subjektiven Hilflosigkeit oder Bedürftigkeit des Kindes werden häufig von der Mutter falsch kodiert und als Angriff auf ihre Kompetenz aufgefaßt. Nicht selten wird das Kind so lange geschlagen, bis es aufhört oder „endlich einen Grund hat zu weinen". Auch unter den Geschwistern scheint es wenig liebevolle Solidarität zu geben, sondern intensiven Wettbewerb um die Gunst der Eltern, geprägt von einem Klima von Neid, Mißgunst und Verrat.

Zusammenfassend kann man sich ein heranwachsendes Kind vorstellen, das bereits in der Wiege „gelernt" hat, Äußerungen von Bedürftigkeit und Nähe zu vermeiden, das aufwächst in einem kalten, kontrollierenden Klima, ständig bedroht von Bestrafungen und Erniedrigung. Dies alles geschieht jedoch nur „zum Besten" des Kindes, damit es die Normen und Regeln der Familie zu achten erlernt und nicht so wird, wie die „anderen" dort draußen.

Die daraus resultierende Mischung aus hoher Ängstlichkeit, Selbstunsicherheit und dem Gefühl, „was Besonderes" zu sein, führt notgedrungen sehr früh zu Schwierigkeiten im Kontakt mit Gleichaltrigen. Die erfahrene Ablehnung bestätigt jedoch lediglich die Wahrnehmung, „anders" und vor allem „besser" zu sein und sich daher wehren zu müssen. Damit ist die Entwicklung des Circulus vitiosus zwischen sozialer Ängstlichkeit, dominantem und arrogantem Verhalten und sozialer Isolation gegeben.

Im weiteren Verlauf stellt gerade die Widersprüchlichkeit der beiden Selbstschemata „Minderwertigkeit" und „Anspruch auf soziale Privilegiertheit" eine pathogenetische Quelle dar: Um das zehrende und quälende Insuffizienzgefühl zu kompensieren, arbeiten die Betroffenen oft mit hohem Einsatz am sozialen (oder antisozialen) Aufstieg. Gerade mit Erreichen der privilegierten Position wird jedoch die Angst vor dem Offenkundigwerden der Minderwertigkeit oder gar Lächerlichkeit aktiviert. Erhöhtes Mißtrauen, ständige Bedrohung und die Bereitschaft, bei der geringsten Kränkung zuzuschlagen, sind die Folge.

Therapie
Die wesentlichen Probleme paranoider Persönlichkeiten betreffen den interpersonellen Sektor. So fühlen sich denn Partner, Kollegen oder Nachbarn häufig stärker in Mitleidenschaft gezogen als der Betroffene selbst. Gerade weil die Gründe subjektiv wahrgenommener Spannung ja in der Bedrohung von außen gesehen werden, suchen die Betroffenen ausgesprochen selten therapeutische Hilfe. Wenn, dann führen häufig somatoforme Störungen, Schwierigkeiten in der Streßbewältigung, Konflikte mit Ehepartnern, Substanzmißbrauch oder depressive Verstimmungen in die Behandlung. TURKAT und MEISTER (1985) weisen darauf hin, daß paranoide Persönlichkeitsstörungen in der Praxis häufig nicht diagnostiziert und zu frühem Therapieabbruch führen.

Aufbau der therapeutischen Beziehung
Das Hauptproblem bei der Behandlung von Patienten mit paranoiden Persönlichkeitsstörungen ist die Etablierung einer vertrauensvollen, kooperativen Beziehung. Daran gewöhnt, von nahen Bezugspersonen verletzt und gedemütigt zu werden, wird der Patient dazu tendieren, den Therapeuten als überkritisch und aburteilend zu erleben, als einen, der nur darauf wartet, Fehler und Schwächen von ihm aufzudecken und sich darüber lustig zu machen.

Zudem ist es häufig schwierig, familiengeschichtlich bedingte Begründungszusammenhänge aufzudecken, da Patienten mit paranoiden Störungen gelernt haben, unter keinen Umständen Familienangelegenheiten nach „draußen" zu tragen. Die Entwicklung der therapeutischen Beziehung aktiviert daher zum einen Ängste vor einer Offenlegung tiefgreifender Insuffizienzgefühle und andererseits einen starken Loyalitätskonflikt gegenüber der Herkunftsfamilie.

Die therapeutische Basis ist daher freundliche, geduldige, raumgebende Zugewandtheit, die Fähigkeit, auch sehr aggressive Attacken zu ertragen, ohne seinerseits aggressiv zu werden, und das Wissen, daß geringste Unregelmäßigkeiten ausreichen, gerade in der Phase des Beziehungsaufbaus paranoide Kognitionen zu aktivieren, die nicht selten zum Abbruch der Beziehung führen.

Verbesserung der psychosozialen Kompetenzen
Da sich Patienten mit paranoiden Persönlichkeitsstörungen in ständiger Abwehrbereitschaft sehen, leiden sie häufig unter ausgeprägten körperlichen Spannungszuständen und deren Folgen. Somatoforme Störungen, aber auch hartnäckige muskuläre Verspannungen oder Migräne werden beschrieben.

Gerade zu Beginn der Therapie ermöglicht das Erlernen von Entspannungstechniken einen ausgezeichneten Zugang zum Patienten. Es bietet sich in diesem Falle an, die Entspannungsverfahren nicht in eine Gruppe auszulagern, sondern als integrativen Bestandteil der Einzeltherapie anzusetzen. Gerade wenn paranoide Kognitionen den Entspannungszustand stören, kann ein gemeinsames Interesse an deren Bearbeitung entwickelt werden.

Im weiteren Verlauf der Therapie wird der Patient lernen müssen, seine paranoiden Kognitionen zu identifizieren und fortwährend im Alltag zu überprüfen. Die gezielte Schulung von Rollenübernahmen, d. h. der Fähigkeit, sich passager und spielerisch in die Gedanken- und Erlebnisweise eines anderen hineinzuversetzen, gilt als hilfreich und kann im Rahmen von Gruppentherapien geschult werden. Erfahrungsgemäß stellen Gruppentherapien das beste Lernfeld für diese Persönlichkeitsstörung dar. Aufgrund der spezifischen Grundannahmen ist die Abbruchquote jedoch gerade zu Beginn einer Therapie sehr hoch. Daher sollte diese Form der Therapie erst im Anschluß oder zu einem fortgeschritteneren Verlauf der Einzeltherapie angeregt werden.

Strukturierung des psychosozialen Umfeldes
Paranoide Persönlichkeiten sehen sich umgeben von Feinden. Im Sinne maladaptiver interpersoneller Zirkel provozieren sie, daß sich diese Befürchtungen bewahrheiten. Da also in den Klagen der Patienten sehr häufig ein „Körnchen Wahrheit" steckt, ist der Therapeut gehalten, sorgfältig zwischen Realitätsgehalt und paranoiden Inhalten zu differenzieren. Weiterhin ist darauf zu achten, daß sich das unmittelbare Umfeld bisweilen erlebniskongruent verhält. Ehepartner oder einzelne Freunde, bisweilen ganze Gruppen bestätigen sich dann jeweils in der Wahrnehmung äußerer Bedrohung und schaffen veränderungsresistente Binnensysteme. Gelingt es nicht, diese Bezugssysteme in die Behandlung zu integrieren oder den Patienten aus diesem System herauszulösen, so wird der Therapie wenig Erfolg beschieden sein.

Bearbeitung dysfunktionaler Ziele und Verhaltensmuster
Paranoide Menschen begeben sich häufig in psychotherapeutische Behandlung, entweder um einen Begleiter zu finden im Kampf gegen Außenstehende oder wegen des Wunsches, die eigenen Fähigkeiten zur Wahrnehmung und Zerstörung von Bedrohendem zu verbessern. Es besteht also eine Diskrepanz zwischen den Zielen des Patienten und den Zielen einer adäquaten Psychotherapie. Im Gegensatz zu Psychotherapien, bei denen Zielkongruenz vorliegt und gemeinsam an einer Verbesserung der Verhaltensfertigkeiten gearbeitet werden kann, droht bei Zielinkongruenz immer der vorzeitige Abbruch.

„Ich bekämpfe dich, also mußt du mich respektieren. Wenn du mich respektierst, mußt du mich mögen. Wenn du mich nicht magst, wenn ich dich bekämpfe, so ist das ein Zeichen dafür, daß du mich bedrohst." Dieser von BENJAMIN beschriebene logische Zirkelschluß charakterisiert ein typisches paranoides kognitives Schema.

Diese Patienten müssen lernen, daß ihre Furcht vor Angriffen und übergriffiger Kontrolle entwicklungsgeschichtlich zwar verständlich ist, daß diese Wahrnehmungsmuster unter veränderten sozialen Bedingungen jedoch nicht mehr unbedingt adäquat sind. Sie müssen vor allem lernen, daß feindseliges und kompetitives Verhalten wiederum feindseliges Verhalten induziert. Besonders schwierig, weil zutiefst verunsichernd ist der Lernschritt, daß die eigene Wahrnehmung von Verletztheit oder Bedrohtheit nicht als „Beweis" zu werten ist, daß vom konkreten Umfeld, also dem Therapeuten, der Ehefrau oder den Kollegen, tatsächlich Bedrohung ausgeht.

Voraussetzung für die Bereitschaft, die repetitiven paranoiden Muster aufzugeben, ist die Entwicklung eines Grundgefühls an Sicherheit im interpersonalen Kontext. Ein gutes Übungsfeld hierfür ist die therapeutische Beziehung. Aber auch die Einbeziehung des Partners oder, zu einem späteren Zeitpunkt, eine Gruppentherapie hat sich als hilfreich erwiesen.

Sind die dysfunktionalen kognitiven und interaktionellen Schemata erkannt, so kann der Patient beginnen, systematisch neue Erfahrungen zu machen. In aller Regel sind diesbezüglich rasch soziale Lernprozesse zu erwarten, da die Umwelt auf freundliche Signale positiv reagieren wird. Dies schützt den Patienten jedoch nicht vor tiefgreifenden, zum Teil sehr schmerzhaften intrapsychischen Erfahrungen, da gerade die Aufgabe der paranoiden Größenvorstellung die abgewehrten Insuffizienzgefühle aktiviert. Die Wahrnehmung der eigenen Gehässigkeit und Feindseligkeit kann sorgsam gemiedene Aggressionen gegenüber den als sadistisch erlebten Elternteilen wachrufen. Hierbei sollte der Therapeut unbedingt das hohe Maß an Loyalität des Patienten gegenüber den Eltern beachten, da er sonst Gefahr läuft, infolge eines Übertragungsprozesses als „familienstörender Aggressor" identifiziert zu werden, was zum Abbruch der Therapie führen würde.

Verhaltenstherapeutische Interventionen sollten sich in der Regel zunächst auf das Einüben von Entspannungsverfahren und eventuell ein Training in sozialer Kompetenz beschränken. Insbesondere Maßnahmen zum Kontingenzmanagement sind in der Regel kontraindiziert, da sie das Bestreben des Patienten, Kontrolle zu erlangen, verstärken und dysfunktionale Kognitionen aktivieren. Eine Bedingungs- und Funktionsanalyse sollte jedoch Bestandteil jeder Therapie sein, schon um eventuelle „realistische" Bedrohungen im sozialen Umfeld auszumachen und diese gegebenenfalls zu berücksichtigen. TURKAT und MEISTER (1985) beschrieben erweiterte verhaltenstherapeutische Exposition gegenüber Angst vor Kritik und Erniedrigung.

Auf der **kognitiven Ebene** betonen BECK ET AL. (1993), daß eine zu rasche Bearbeitung der kognitiven Grundannahmen vom Patienten häufig als „Verharmlosung realer Bedrohung" gesehen wird. Vielmehr sollte im Auge behalten werden, daß es Zeit erfordert, Vertrauen bei paranoiden Menschen aufzubauen, und daß die Patienten nicht gedrängt werden sollten, über heikle Gedanken und Gefühle zu sprechen, bevor eine ausreichende Vertrauensbeziehung gewährleistet ist.

Zu Beginn scheint es förderlich, die Eigeneffizienz des Patienten bezüglich Problemsituationen zu verbessern, so daß die Einschätzung der Bedrohung von außen sich zunehmend relativiert. Erst dann sollte begonnen werden, die Tendenz zur Generalisierung und zu dichotomem Denken zu bearbeiten. Wenn es dem Patienten gelingt, seine eigenen Denkstrukturen zu relativieren und den Vorteil zu erahnen, der im kollegialen Miteinander liegt, so ist ein erster Schritt erreicht.

Generalisierung des Erlernten im sozialen Umfeld
Nicht immer ist davon auszugehen, daß Veränderungen im zwischenmenschlichen Bereich sofort positive Verstärkung erfahren. Vielmehr sollte der Therapeut wissen, daß sich paranoide Persönlichkeiten aufgrund der beschriebenen Besonderheiten tatsächlich viele Feinde im sozialen Umfeld schaffen, die die negativen Grundannahmen des Patienten verstärken und aufkeimende Veränderungsprozesse behindern. Darauf sollte der Patient hingewiesen werden, um sozial kompetent reagieren zu können.

> **Résümee**
> Die paranoide Persönlichkeitsstörung ist charakterisiert durch die Tendenz, neutralen oder freundlichen Handlungen zu mißtrauen und diese als feindselig oder kränkend zu interpretieren. Die Grundannahme der permanenten potentiellen Bedrohung von außen führt dazu, die Ursachen interpersoneller Konflikte, grundsätzlich beim Gegenüber auszumachen. Psychotherapeutische Hilfe wird demgemäß selten, und wenn, dann wegen Sekundärerkrankungen wie somatoformer Störungen oder depressiver Entwicklungen gesucht. Der therapeutische Prozeß zielt primär auf die Wahrnehmung und Transformation der kognitiven Grundannahmen und auf die Bearbeitung der dabei freigesetzten Insuffizienzgefühle.

Literatur

1 Terminologie

Pinel, P.: Traité Médico – Philosophie sur l'Aliénation Mentale, 2^{ieme} éd. Brosson, Paris 1809.

Saß, H., I. Houben, F. Herpertz, E. M. Steinmeyer: Kategorialer versus dimensionaler Ansatz in der Diagnostik von Persönlichkeitsstörungen. In: Schmitz, B., T. Fydrich, K. Limbacher (Hrsg.): Persönlichkeitsstörungen: Diagnostik und Psychotherapie, S. 42–56. Beltz, Weinheim 1996.

Schneider, K.: Die psychopathischen Persönlichkeiten, 2. wesentl. veränd. Aufl. (1928); bis: 9. Aufl. (1950). Deuticke, Wien 1923.

2 Epidemiologie

Casey, P. R.: The Epidemiology of personality disorder. In: Tyrer, P. (ed.): Personality Disorders: Diagnosis, Management and Course (pp. 74–81). Wright, London – Boston – Singapore – Sydney – Toronto – Wellington 1989.

Dittmann, V., R.-D. Stieglitz: Diagnostik von Persönlichkeitsstörungen. In: Stieglitz, R.-D., U. Baumann (Hrsg.): Psychodiagnostik psychischer Störungen, S. 230–244. Enke, Stuttgart 1994.

Frances, A., M. Fyer, J. Clarkin: Personality and suicide. Ann. NY Acad. Sci. 487 (1988) 281–293.

Fydrich, T., B. Schmidt, G. Dietrich, F. Heinike, J. König: Prävalenz und Komorbidität von Persönlichkeitsstörungen. In: Schmitz, B., T. Fydrich, K. Limbacher (Hrsg.): Persönlichkeitsstörungen: Diagnostik und Psychotherapie, S. 56–91. Beltz, Weinheim 1996.

Henriksson, M. M., H. M. Aro, M. J. Marttunen, M. E. Heikkinen, E. T. Isometsä, K. I. Kuopasalmi, J. K. Lönnqvist: Mental disorders and comorbidity in suicide. Amer. J. Psychiatry 150 (1993) 935–940.

Loranger, A. W., N. Sartorius, A. Andreoli, P. Berger, P. Buchheim, S. M. Channabasavanna, B. Coid, A. Dahl, R. F. W. Diekstra, B. Ferguson, L. B. Jacobsberg, W. Mombour, C. Pull, Y. Ono, D. A. Regier: The International Personality Disorder Examination. Arch. gen. Psychiatry 51 (1994) 215–224.

Maier, W., D. Lichtermann, T. Klinger, R. Heun, J. Hallmayer: Prevalences of disorders (DSM-III-R) in the community. J. pers. Disorders 6 (1992) 187–196.

Morey, L. C.: Personality disorders in DSM-III and DSM-III-R. Convergence, coverage, and internal consistancy. Amer. J. Psychiatry 145 (1988) 573–577.

Rapaport, D.: The theory of ego: A generalization. Bull. Meninger Klin. 22 (1958) 13–35.

Shea, M. T., T. A. Widiger, M. H. Klein: Comorbidity of personality disorders and depression: Implications for treatment. J. consult. clin. Psychol. 60 (1992) 857–868.

Van Velzen, C. J. M., P. M. G. Emmelkamp: The assessment of personality disorders: Implications for cogniti-

ve and behavior therapy. Behav. Res. Ther. 34 (1996) 655–668.
Zimmerman, M.: Diagnosing personality disorders. Arch. gen. Psychiatry 51 (1994) 225–245.

3 Diagnostik

Amelang, M., D. Bartussek: Differentielle Psychologie und Persönlichkeitsforschung, 4. Aufl. Kohlhammer, Stuttgart 1997.
Bronisch, T.: Diagnostik von Persönlichkeitsstörungen nach den Kriterien aktueller Klassifikationssysteme. Verhaltenstherapie 2 (1992) 140–150.
Bronisch, T., W. Hiller, W. Mombour, M. Zaudig: Internationale Diagnosen-Checkliste für Persönlichkeitsstörungen nach ICD-10 und DSM-IV (IDCL-P). Huber, Bern–Göttingen–Toronto 1995.
Dilling, H., W. Mombour, M. H. Schmidt: Internationale Klassifikation psychischer Störungen. ICD-10, Kapitel V (F). Klinisch-diagnostische Leitlinien, Weltgesundheitsorganisation, 2. Aufl. Huber, Bern–Göttingen–Toronto 1991.
Dilling, H., W. Mombour, M. H. Schmidt, E. Schulte-Markwort: Internationale Klassifikation psychischer Störungen. ICD-10, Kapitel V (F). Forschungskriterien. Huber, Bern–Göttingen–Toronto 1994.
Dittmann, V., R.-D. Stieglitz: Diagnostik von Persönlichkeitsstörungen. In: Stieglitz, R.-D., U. Baumann (Hrsg.): Psychodiagnostik psychischer Störungen, S. 230–244. Enke, Stuttgart 1994.
Herpertz, S., E. M. Steinmeyer, R. Pukrop, M. Woschnik, H. Saß: Persönlichkeit und Persönlichkeitsstörungen. Eine facettentheoretische Analyse der Ähnlichkeitsbeziehungen. Z. Klin. Psychol. 26 (1997) 109–117.
Loranger, A. W., A. Janca, N. Sartorius: Assessment and Diagnosis of Personality Disorders. The ICD-10 Internatinal Personality Disorder Examination (IPDE). Cambridge University Press, Cambridge U.K. 1997.
Mombour, W., M. Zaudig, P. Berger, K. Gutierrez, W. Berner, K. Berger, M. v. Cranach, O. Giglhuber, M. v. Bose: International Personality Disorder Examination (IPDE). ICD-10 Modul. Huber, Bern–Göttingen–Toronto 1996.
Saß, H., H.-U. Wittchen, M. Zaudig: Diagnostisches und Statistisches Manual Psychischer Störungen DSM-IV. Hogrefe, Göttingen–Bern–Toronto–Seattle 1996.
Stieglitz, R.-D.: Diagnostik und Klassifikation psychischer Störungen. Hogrefe, Göttingen–Bern–Toronto–Seattle 1998.
Van Velzen, C. J. M., P. M. G. Emmelkamp: The assessment of personality disorders: Implications for cognitive and behavior therapy. Behav. Res Ther. 34 (1996) 655–668.

4 Ätiologie und Pathogenese

Abraham, K.: Gesammelte Schriften, Bd. 2: Psychoanalytische Studien zur Charakterbildung (1925). Fischer, Frankfurt 1982.
Beck, A. T., A. Freeman, J. Pretzer, D. D. Davis, B. Fleming, R. Ottaviano, J. Beck, K. M. Simon, C. Padesky, J. Meyer, L. Trexler: Cognitive Therapy of Personality Disorders. Guilford, New York–London 1996 (dt. Ausg.: Kognitive Therapie der Persönlichkeitsstörungen. Psychologie Verlags Union, Weinheim 1993).
Beier, E. G.: The Silent Language of Psychotherapy: Social Reinforcement of Unconscious Processes. Oldine, Chicago 1966.
Benjamin, L. S.: Interpersonal Diagnosis in Treatment of Personality Disorders. Guilford, New York–London 1993.
Cloninger, T. R., D. M. Svrakic, T. R. Przybeck: A psychobiological model of temperament and character. Arch. gen. Psychiatry 50 (1993) 975–990.
Erikson, E. H.: A problem of ego identity. J. Amer. psychoanal. Ass. 4 (1956) 54–121 (überarb. dt. Fassung: Ericson, E. H.: Das Problem der Ich-Identität. In: Erikson, E. H. (Hrsg.): Identität und Lebenszyklus, S. 123–315. Suhrkamp, Frankfurt 1981).
Eysenck, H. J.: A Structure of Human Personality, 3rd ed. Methuen, London 1970.
Eysenck, H. J., M. W. Eysenck: Personality and Individual Differences. A Natural Science Approach. Plenum Press, New York 1985 (dt. Ausg.: Persönlichkeit und Individualität. Ein naturwissenschaftliches Paradigma, 2. Aufl. Psychologie Verlags Union, Weinheim 1987).
Fenichel, O.: Psychoanalytische Neurosenlehre, Bd. II. Olten, Freiburg 1945.
Fiedler, P.: Persönlichkeitsstörungen, 2. Aufl. Psychologie Verlags Union, Weinheim 1995.
Freud, A.: Das Ich und die Abwehrmechanismen. Mayo, London 1936.
Hartmann, H.: Comments on the psychoanalytic theory of the Ego (1950). In: Hartmann, H. (ed.): Essays on Ego Psychology. International Universities Press, New York 1964 (dt.: Bemerkungen zur psychoanalytischen Theorie des Ichs. Psyche 18 (1964 / 1965) 330–353).
Kernberg, O. F., M. A. Selzer, H. W. Koenigsberg, A. C. Carr, A. H. Appelbaum: Psychodynamic Psychotherapy of Borderline Patients. Basic Books, New York 1989 (dt. Ausg.: Psychodynamische Therapie bei Borderline-Patienten. Huber, Bern–Göttingen–Toronto 1993).
Kiesler, D. J.: Interpersonal theory for personality and psychotherapy. In: Anchim, J. C., D. J. Kiesler (eds.): Handbook of Interpersonal Therapy, pp. 3-24. Pergamon, New York 1982.
Kohut, H.: The Analysis of the Self. A Systematic Approach to the Psychoanalytic Treatment of Narcissistic Personality Disorders. International Universities Press, New York 1971 (dt. Ausg.: Narzißmus. Eine Theorie

der Behandlung narzißtischer Persönlichkeitsstörungen, 2. Aufl. Suhrkamp, Frankfurt 1973).
Leary, T.: Interpersonal Diagnosis of Personality. Ronald, New York 1957.
Linehan, M. M.: Cognitive-Behavioral Treatment of Borderline-Personality Disorder. Guilford, New York–London 1993 (dt. Ausg.: Dialektisch-behaviorale Psychotherapie der Borderline-Störung. CIP-Medien, München 1996).
Mahler, N. S., F. Pine, A. Bergmann: The Psychological Birth of Human Infant. Basic Books, New York 1975 (dt. Ausg.: Die psychische Geburt des Menschen. Fischer, Frankfurt 1975/1993).
Millon, T. H., R. D. Davis: Disorders of Personality DSM-IV and Beyond, 2nd ed. Wiley, New York 1996.
Reich, W.: Charakteranalyse. Techniken und Grundlagen. Berlin 1933 (Wiederaufl: Kiepenheuer & Witsch, Köln 1971).
Siever, L. J., K. L. Davis: A psychobiological perspective on the personality disorders. Amer. J. Psychiatry 148 (1991) 1647–1658.
Sullivan, H. S.: The Interpersonal Theory of Psychiatry. Norton & Company, New York 1953 (dt. Ausg.: Die interpersonale Theorie der Psychiatrie. Fischer, Frankfurt 1980).

5 Therapie

Linehan, M. M.: Development, Evaluation and Dissemination of Effective Psychological Treatments: Stages of Disorder, Levels of Care and Stages of Treatment Research. Presentation at the APA Meeting, New York 1996.
Markovitz, P. J., J. R. Calabrese, S. C. Schulz, H. Y. Meltzer: Fluoxetine in the treatment of borderline and schizotypal personality disorders. Amer. J. Psychiatry 148 (1991) 1064–1067.

6 Spezifische Persönlichkeitsstörungen

Alden, L.: Short-term structured treatment for avoidance personality disorder. J. consult. clin. Psychol. 57 (1989) 756–764.
Barley, W. D., S. E. Buie, E. W. Peterson, A. S. Holingswos, M. Griva, S. C. Hickerson, J. E. Larson, B. J. Bailey: Development of an inpatient cognitive-behavioral treatment program for borderline personality disorder. J. personal. Disord. 7 (1993) 232–240.
Beck, A. T., A. Freeman: Cognitive Therapy of Personality Disorders. Guilford, New York–London 1996 (dt. Ausg.: Kognitive Therapie der Persönlichkeitsstörungen. Psychologie Verlagsunion, Weinheim 1993).
Beier, E. G.: The Silent Language of Psychotherapy: Social Reinforcement of Unconscious Processes. Oldine, Chicago 1966.
Benjamin, L. S.: Interpersonal Diagnosis in Treatment of Personality Disorders. Guilford, New York–London 1993.
Bernstein, D. P., D. Useda, L. J. Siever: Paranoid personality disorder: Review of the literature and recommendations for DSM-IV. J. personal. Disord. 7 (1993) 53–63.
Bleuler, E.: Die Probleme der Schizoidie und der Synthonie. Z. gesamt. Neurol. Psychiat. 78 (1922) 375.
Bohus, M., M. Berger: Die dialektisch-behaviorale Psychotherapie nach M. Linehan. Nervenarzt 67 (1996) 911–923.
Bowlby, J.: Attachment and Loss, Vol. 1. Basic Books Attachment, New York 1969 (dt. Ausg.: Bindung: Eine Analyse der Mutter-Kind-Beziehung. Kindler, München 1975).
Briquet, P.: Traité Clinique et Thérapeutique de l'Hystérie. Bailliére et Fils, Paris 1859.
Bryer, J. B., B. A. Nelson, J. B. Miller, P. A. Kroll: Childhood sexual and physical abuse as factors in adult psychiatric illness. Amer. J. Psychiatry 144 (1987) 1426–1430.
Cadoret, R. J.: Psychopathology in adoptives – a way off spring of biological parents with antisocial behavior. Arch. gen. Psychiatry 35 (1978) 176–184.
Cappe, R., L. E. Alden: A comparison of treatment strategies for clients functionally impaired by extreme shyness and social avoidance. J consult. clin. Psychol. 54 (1986) 796–801.
Charcot, J. M.: LeVon sur les maladies du système nerveaux faites à la Salpétrière. De la Haye, Paris 1873 (dt. Ausg.: Neue Vorlesungen über die Krankheiten des Nervensystems, insbesondere über Hysterie. Übers.: Freud, S., Toeplitz & Deuticke, Leipzig 1886).
Charney, D. S., A. Y. Deutch, J. H. Krystal, S. M. Southwick, M. Davies: Psychobiological mechanisms of posttraumatic disorder. Arch. gen. Psychiatry 50 (1993) 294–305.
Dilling, H., W. Mombour, M. H. Schmidt, E. Schulte-Markwort: Internationale Klassifikation psychischer Störungen. ICD-10, Kapitel V (F). Forschungskriterien. Huber, Bern–Göttingen–Toronto 1994.
Dittmann, V., H. J. Freyberger, R.-D. Stieglitz, W. Mombour: Persönlichkeits- und Verhaltensstörungen. In: Dittmann, V., H. Dilling, H. J. Freyberger (Hrsg.): Psychiatrische Diagnostik nach ICD-10 – Klinische Erfahrungen bei der Anwendung, S. 99–110. Huber, Bern–Göttingen–Toronto 1992.
Esquirol, E.: Des maladies mentales considérées sous les rapports médicals, hygiéniques et médico-legals. Baillière, Paris 1839 (zugrunde gelegt die in Buchform vorliegende deutsche Übersetzung des 1. Kapitels: Von den Geisteskrankheiten. Huber, Bern–Göttingen–Toronto 1968).
Fiedler, P., Ch. Mundt: Dissoziative Störungen, vorgetäuschte Störungen und Störungen der Impulskontrolle. In: Ehlers, A., K. Hahlweg (Hrsg.): Enzyklopädie der Psychologie, Bd. 2: Klinische Psychologie, S. 355–436. Hogrefe, Göttingen–Bern–Toronto–Seattle 1997.

Fleming, B.: Kognitiv-verhaltenstherapeutische Behandlung der histrionischen Persönlichkeitsstörung. In: Schmitz, B., T. Fydrich, K. Limbacher (Hrsg.). Persönlichkeitsstörungen: Diagnostik und Psychotherapie (S. 219–243). Beltz, Weinheim 1996.

Foa, E. D., D. S. Riggs, E. D. Marsill, M. Yarczower: The impact of fear activation and anger on the efficacy of exposure treatment for PTSD. Behav. Ther. 26 (1990) 487–499.

Freud, S.: Charakter und Analerotik. Psychiat.-neurol. Wschr. 9 (1908) 465–467 (ebenso in: Freud, S.: Gesammelte Werke, Bd. 10, S. 203–209. Fischer, Frankfurt a. M. 1960).

Fromm, E.: Man for Himself. An Inquiry into Psychology of Ethic. Holt, Rinehart & Winston, New York 1947 (dt. Ausg.: Psychoanalyse und Ethik, 2. Aufl. Diana, Zürich 1954).

Gunderson, J. G., M. C. Giannarini: Current overview of a borderline diagnosis. J. clin. Psychiatry 48 (1987) 5–11 (dt. Ausg.: In: Rhode-Dachser, C. H. (Hrsg.): Das Borderline-Syndrom, 5. Aufl. Huber, Bern–Göttingen–Toronto 1995).

Hare, R. D.: A comparison of procedures for the assessment of psychopathy. J. consult. clin. Psychol. 53 (1985) 7–16.

Hare, R. D., S. D. Hart, T. J. Harpur: Psychopathy and the DSM-IV criteria for antisocial personality disorder. J. abnorm. Psychol. 100 (1991) 391–398.

Hart, S. D., R. D. Hare: Discriminant validity of the psychopathic checklist in the forensic psychiatric population. Psychological assessment. J. consult. clin. Psychol. 1 (1989) 211–218.

Herman, J. L.: Trauma and Recovery. Basic Books, New York 1992.

Hirsch, M.: Realer Inzest. Springer, Berlin–Heidelberg–New York 1990.

Horowitz, M. J.: Hysterical personality style in the histrionic personality disorder. Jason Eronson, North Vale–New York 1981.

Janet, P.: Etat mental des hystériques. Rueff, Paris 1894.

Johnson, S. M.: Humanizing the Narcistic Style. Norton & Company, New York 1987 (dt. Ausg.: Der narzißtische Persönlichkeitsstil. Ed. Humanistische Psychologie, Köln 1988).

Kalus, O., D. P. Bernstein, L. J. Siever: Schizoid personality disorder: A review of current status and implications for DSM-IV. J. person. Disord. 7 (1993) 43–53.

Kazdin, A. E.: Premature termination from treatment among children referred for antisocial behavior. J. Child Psychol. Psychiatry all. Discipl. 13 (1990) 415–425.

Kendler, K. S., C. C. Mastersen, K. L. Davis: Psychiatric illness in first degree relatives of patients with paranoid psychosis, schizophrenia and medical illness. Brit. J. Psychiatry 147 (1985) 524–531.

Kernberg, O. F.: Borderline Conditions and Pathological Narcissism. Alison, New York 1975 (dt. Ausg.: Borderline-Störungen und pathologischer Narzißmus, 4. Aufl. Suhrkamp, Frankfurt 1980).

Kernberg, O. F., M. A. Selzer, H. W. Koenigsberg, A. C. Carr, A. H. Appelbaum: Psychodynamic Psychotherapy of Borderline Patients. Basic Books, New York 1989 (dt. Ausg.: Psychodynamische Therapie bei Borderline-Patienten. Huber, Bern–Göttingen–Toronto 1993).

Kretschmer, E.: Körperbau und Charakter (1921), 25. Aufl. Springer, Berlin–Heidelberg–New York 1967.

Lemert, E. M.: Paranoia and the dynamics of execution. Sociometry 25 (1962) 2–20.

Linehan, M. M., H. E. Armstrong, A. Suarez, D. Almend, H. L. Hurt: Cognitive-behavioral treatment of chronically suicidal borderline patients. Arch. gen. Psychiatry 48 (1991) 1060–1064.

Linehan, M. M., H. L. Hart, H. E. Armstrong: Naturalistic follow-up of a behavioral treatment for chronically suicidal borderline patients. Arch. gen. Psychiatry 50 (1993) 971–974.

Linehan, M. M.: Cognitive-Behavioral Treatment of Borderline-Personality Disorder. Guilford, New York–London 1993 (dt. Ausg.: Dialektisch-behaviorale Psychotherapie der Borderline-Störung. CIP-Medien, München 1996).

Loranger, A. W., N. Sartorius, A. Andreoli, P. Berger, P. Buchheim, S. M. Channabasavanna, B. Coid, A. Dahl, R. F. W. Diekstra, B.: The International Personality Disorder Examination. Arch. gen. Psychiatry 51 (1994) 215–224.

Mahler, M. S., F. Pine, A. Bergmann: The Psychological Birth of Human Infant. Basic Books, New York 1975 (dt. Ausg.: Die psychische Geburt des Menschen. Fischer, Frankfurt 1975/1993).

Mentzos, S.: Hysterie. Zur Psychodynamik unbewußter Inszenierungen. Kindler, München 1980.

Millon, T. H., R. D. Davis: Disorders of Personality DSM-IV and beyond, 2nd ed. Wiley, New York 1996.

Moser, U., I. von Zeppelin: Die Entwicklung des Affektsystems. Psyche 50 (1996) 32–84.

Munroe-Blum, H., E. Marziali: Time-limited, group psychotherapy for borderline patients. Can. J. Psychiatry 33 (1988) 364–369.

Nurnberg, H. G., M. Raskin, P. E. Levine, S. Pollack, O. Siegel, R. Prince: The comorbidity of borderline personality disorder and other DSM-III-R Axis II personality disorders. Amer. J. Psychiatry 148 (1991) 1371–1377.

Renneberg, B.: Verhaltenstherapeutische Gruppentherapie bei Patienten mit selbstunsicherer Persönlichkeitsstörung. In: Schmitz, B., T. Friedrich, K. Limbacher (Hrsg.): Persönlichkeitsstörungen, Diagnostik und Psychotherapie, S. 344–358. Beltz, Weinheim 1996.

Renneberg, B., A. J. Goldstein, D. Philips, D. L. Chamblers: Intensive behavioral group treatment of avoidant personality disorders. Behav. Ther. 21 (1990) 363–377.

Rhode-Dachser, C. H.: Psychoanalytische Therapie bei Borderline-Störungen. In: Senf, W., M. Broda (Hrsg.):

Praxis der Psychotherapie, S. 297–302. Thieme, Stuttgart–New York 1996.

Saß, H.: Psychopathie, Soziopathie, Dissozialität. Zur Differentialtypologie der Persönlichkeitsstörungen. Springer, Berlin–Heidelberg–New York 1987.

Schneider, K.: Die psychopathischen Persönlichkeiten. Deuticke, Leipzig 1923 (2., wesentl. veränd. Aufl. 1928; 9. Aufl.: Deuticke, Wien 1950).

Shapiro, D.: Autonomy and the Rigid Character. Basic Books, New York 1981.

Shapiro, D.: Neurotic Styles. Basic Books, New York 1965 (dt. Ausg.: Neurotische Stile. Vandenhoek & Ruprecht, Göttingen 1961).

Siever, L. J., K. L. Davis: A psychobiological perspective on the personality disorders. Amer. J. Psychiatry 148 (1991) 1647–1658.

Soloff, P. H., A. George, N. R. Swami, P. M. Schulz, R. F. Ulrich, J. M. Perel: Progress in pharmacotherapy of borderline disorders. Arch. gen. Psychiatry 43 (1986) 691–697.

Spitzer, R. L., J. Endicott: Justification for separating schizotypical and borderline personality disorders. Schizophrenia Bull. 5 (1979) 95–100.

Stein, G.: Drug treatment of the personality disorders. Brit. J. Psychiatry 161 (1992) 167–184.

Turkat, E. D., S. A. Meisto: Personality disorders: Explication of the experimental method to the formulation and modification of personality disorders. In: Balau, D. H. (ed.): Clinical Handbook of Psychological Disorders. A Step by Step Treatment Manual, pp. 502–570. Guilford, New York–London 1985.

Turner, R. M.: Dynamic cognitive-behavior therapy for borderline personality disorder. Paper presented at the meeting of the Association for Advancement of Behavior Therapy, Atlanta 1993.

Widiger, T. A.: Generalized social phobia versus avoidant personality disorder: A commentary on three studies. J. abnorm. Psychol. 101 (1992) 340–343.

Widiger, T. A., M. M. Weissman: Epidemiology of borderline personality disorder. Hosp. Commun. Psychiatry 42 (1991) 1015–1021.

22
Nicht-stoffgebundene Süchte, Impulskontrollstörungen

Dieter Ebert

Inhalt

1 **Allgemeines** 848
   1.1 Terminologie 848
   1.2 Epidemiologie und Verlauf 850
   1.3 Symptomatik und Typisierung 851
   1.4 Ätiologie und Pathogenese 851
   1.5 Differentialdiagnostischer Prozeß 851
   1.6 Therapie 852

2 **Das pathologische Glücksspiel** 852
   2.1 Epidemiologie und Verlauf 852
   2.2 Symptomatik und Typisierung 853
   2.3 Ätiologie und Pathogenese 854
   2.4 Differentialdiagnostischer Prozeß 855
   2.5 Therapie 855

3 **Pathologische Brandstiftung** 857
   3.1 Epidemiologie und Verlauf 857
   3.2 Symptomatik und Typisierung 857
   3.3 Ätiologie und Pathogenese 858
   3.4 Differentialdiagnostischer Prozeß 858
   3.5 Therapie 858

4 **Pathologisches Stehlen** 859
   4.1 Epidemiologie und Verlauf 859
   4.2 Symptomatik und Typisierung 859
   4.3 Ätiologie und Pathogenese 859
   4.4 Differentialdiagnostischer Prozeß 860
   4.5 Therapie 860

5 **Trichotillomanie** 860
   5.1 Epidemiologie und Verlauf 860
   5.2 Symptomatik und Typisierung 861
   5.3 Ätiologie und Pathogenese 861
   5.4 Differentialdiagnostischer Prozeß 862
   5.5 Therapie 862

6 **Störungen mit intermittierend auftretender Reizbarkeit** 862
   6.1 Epidemiologie und Verlauf 862
   6.2 Symptomatik und Typisierung 863
   6.3 Ätiologie und Pathogenese 863
   6.4 Differentialdiagnostischer Prozeß 863
   6.5 Therapie 864

1 Allgemeines

1.1 Terminologie

Unter den Störungen der Impulskontrolle werden verschiedene, nicht an anderer Stelle klassifizierbare **Verhaltensauffälligkeiten oder -störungen** zusammengefaßt. Gemeinsam ist allen das Auftreten von unkontrollierbaren Impulsen, also wiederholten Handlungen ohne vernünftige Motivation, die in den meisten Fällen die betroffene Person oder andere Menschen schädigen. In der Internationalen Klassifikation psychischer Störungen (ICD-10) werden sie in der Gruppe F63 zusammengefaßt (Tab. 22-1).

Es gehören dazu:
- das pathologische Spielen (Glücksspiel),
- die pathologische Brandstiftung (Pyromanie),
- das pathologische Stehlen (Kleptomanie) und
- die Trichotillomanie.

Darüber hinaus werden auch dazu gezählt:
- die Störungen mit intermittierend auftretender Reizbarkeit,
- das pathologische (impulsive) Kaufen und
- impulsive Selbstverletzungen.

Ob diese zuletzt genannten Syndrome tatsächlich eigene abgrenzbare Krankheitsbilder darstellen, ist derzeit noch umstritten.

Definitionsgemäß werden in der ICD-10 andere Störungen mit unkontrollierbaren Impulsen, wie schädlicher Gebrauch oder Abhängigkeit von Alkohol und psychotropen Substanzen, bestimmte sexuelle Störungen (Paraphilien, zwanghaft-impulsive Masturbation, repetitiv-impulsive Promiskuität) oder manche Eßstörungen (impulsive Eßattacken), die in vielen Bereichen phänomenologisch durchaus ähnlich erscheinen, nicht in diese Kategorie eingeordnet. Das DSM-IV trifft die gleiche Einteilung, führt aber die Störung mit intermittierend auftretender Reizbarkeit („intermittend explosive disorder") als eigenständige Diagnose auf.

Der im DSM-IV verwendete Begriff „Störungen der Impulskontrolle, nicht andernorts klassifiziert" weist auf die **immanente Problematik dieser Klassifizierung** hin: Diese heterogene Gruppe von Störungen ist nur lose durch das eine Symptom verbunden, daß die Betroffenen Handlungsimpulsen oder -antrieben nicht widerstehen können, die ihnen schaden und die gleichzeitig durch eine zunehmende Anspannung und Erregung vor der Handlung und Erleichterung, Bestätigung oder sogar Lust bei der Handlung gekennzeichnet sind.

Gerade solche Impulse sind aber ein ubiquitäres Phänomen, das sowohl im gesunden Seelenleben als auch bei anderen psychiatrischen Störungen (z.B. Störungen durch psychotrope Substanzen, manche Persönlichkeitsstörungen, Störungen der Sexualpräferenz, Eßstörungen, Schizophrenien oder affektive Störungen) vorkommt.

Es handelt sich um keine „neuen" Krankheiten, vielmehr sind fast alle Syndrome bereits vor über 100 Jahren in der Form beschrieben worden, wie sie heute in die Klassifikationssysteme Eingang gefunden haben. Vor etwa 200 Jahren führte MATTHEY den Begriff „Klopemanie" ein, um impulsives Stehlen von wertlosen Objekten zu beschreiben. 1838 änderten MARC und ESQUIROL den Namen in Kleptomanie. Sie subsumierten sie unter die **Monomanien** zusammen mit dem Alkoholismus, dem impulsiven Homizid und der Pyromanie, die schon 1833 von MARC beschrieben worden war. ESQUIROL definierte die Monomanien als Erkrankungen, bei denen unfreiwillige Handlungen als Antwort auf nicht beherrschbare Impulse ausgeführt werden.

Um die Jahrhundertwende zählten KRAEPELIN und BLEULER die Kleptomanie zu den **pathologischen und reaktiven Impulsen.** Auch die Oniomanie (impulsives oder pathologisches Kaufen), die bisher in keine Klassifikation aufgenommen worden war, ist als ein Subtyp erwähnt. Der Begriff Trichotillomania wurde als unwiderstehlicher Drang, Haare auszureißen, auch bereits im letzten Jahrhundert in die psychiatrische Literatur eingeführt (HALLOPEAU, 1889).

Das Phänomen des pathologischen Spielens ist zwar ebenfalls seit mehreren 100 Jahren bekannt, allerdings vor allem aus der nicht-psychiatrischen Literatur, wogegen die Auffassung, daß es einen Krankheitswert besitzt, erst in den letzten 20 Jahren akzeptiert wurde. Andere Störungen der Impuls-

Tabelle 22-1 Klassifikation der Störungen der Impulskontrolle nach ICD-10.

Abnorme Gewohnheiten und Störungen der Impulskontrolle nach ICD-10-Klassifikation	
F63.0	pathologisches Spielen
F63.1	pathologische Brandstiftung (Pyromanie)
F63.2	pathologisches Stehlen (Kleptomanie)
F63.3	Trichotillomanie
F63.8	sonstige abnorme Gewohnheiten, dazugehörig: Störung mit intermittierender Reizbarkeit (intermittend explosive disorder)
F63.9	nicht näher bezeichnete Störungen

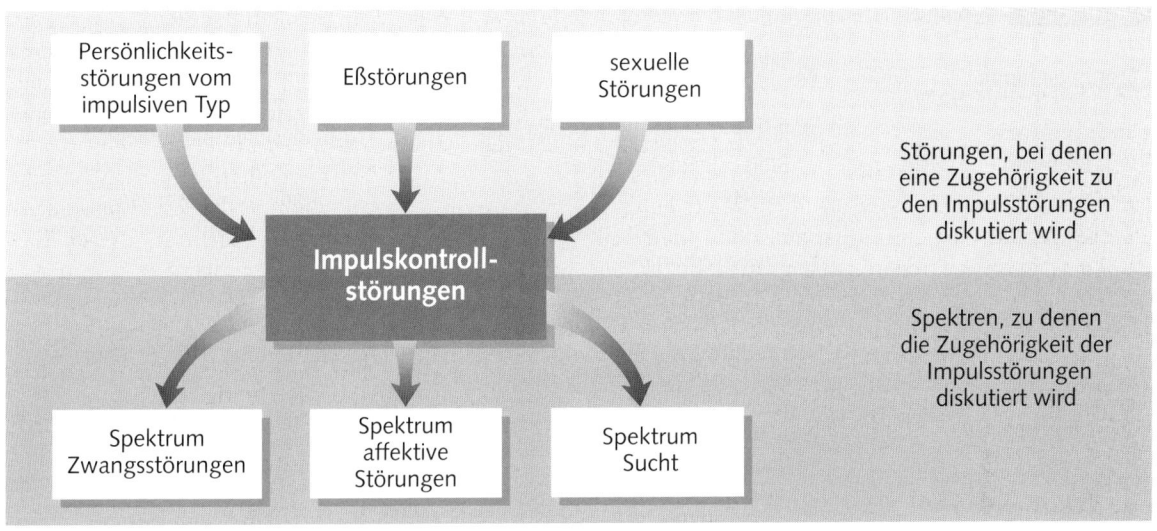

Abbildung 22-1 Die Position der Störungen der Impulskontrolle in der psychiatrischen Systematik.

kontrolle wurden erst spät als eigenständige Störungen konzipiert, wie z.B. die Störung mit intermittierend auftretender Reizbarkeit (MENNINGER, 1963).

Obwohl die psychopathologischen Bilder seit langem bekannt sind, so blieben sie doch bis jetzt im Deskriptiven, d.h., es fehlt ein verbindendes Krankheitsmodell. Für diese Gruppe gilt deswegen ganz besonders die in der Einleitung des DSM-IV ausgesprochene Warnung, daß die Aufnahme einzelner Diagnosen in Klassifikationssysteme nichts über deren Krankheitswert, geschweige denn Ätiologie oder forensische Bedeutung aussagt. Die Diagnose einer Impulsstörung, wie sie hier rein deskriptiv konzipiert ist, hat per se nichts mit einer psychiatrischen Krankheit im forensischen Sinne, bei der die Steuerungsfähigkeit krankheitsbedingt eingeschränkt ist, zu tun.

Besonders prägnant zeigt sich das **Fehlen eines Krankheitsmodells** in der anhaltenden Diskussion, wie die Störungen der Impulskontrolle in einer übergeordneten psychiatrischen Systematik einzuordnen sind. Die Abbildung 22-1 und Tabelle 22-2 veranschaulichen die Überschneidungen mit anderen Störungsgruppen.

Einige Psychiater, die die Eigenständigkeit von Impulskontrollstörungen anzweifeln, bezeichnen diese als Variation anderer Erkrankungen oder als Süchte im Sinne einer nicht-substanzgebundenen Abhängigkeit. Schließlich bleibt noch die Möglichkeit, die Symptome als unspezifischen Ausdruck einer neurotischen Konfliktverarbeitung anzusehen, ohne daß spezielle Beziehungen zu bestimmten Störungsgruppen bestehen müssen.

Solche vorerst theoretischen Erwägungen verdeutlichen einerseits, daß die Zusammenfassung der verschiedenen Störungen unter eine Kategorie eine vorläufige sein kann, andererseits sollten aber die therapeutischen Konsequenzen hierbei nicht übersehen werden: Die Art der gewählten Psychotherapie bzw. Pharmakotherapie wird nämlich in Abhängigkeit von der gewählten Klassifikation unterschiedlich sein.

> **Resümee**
>
> Unter „abnorme Gewohnheiten und Störungen der Impulskontrolle" werden Störungen zusammengefaßt, bei denen Betroffene den unwiderstehlichen Drang oder Impuls verspüren, Handlungen auszuführen, die ihnen oder der Allgemeinheit schaden. Definitionsgemäß werden dazu das pathologische Spielen, das pathologische Stehlen, die pathologische Brandstiftung und die Trichotillomanie gezählt. Unter diese Kategorie können auch andere Impulskontrollstörungen wie die intermittierend auftretende Reizbarkeit subsumiert werden, während der Mißbrauch und die Abhängigkeit von psychotropen Substanzen oder Eßstörungen definitionsgemäß davon abgegrenzt werden. Auch wenn die meisten Störungen dieser Gruppe seit bereits über 100 Jahren exakt beschrieben wurden, wird immer noch kontrovers diskutiert, ob es sich bei den Störungen der Impulskontrolle um eine eigenständige Krankheitsgruppe handelt, um ein unspezifisches Symptom verschiedener neurotischer Störungen oder um Unterformen anderer Erkrankungsgruppen wie Suchterkrankungen, Zwangsstörungen oder affektive Störungen.

Tabelle 22-2 Wohin gehören die Impulskontrollstörungen? Für und Wider der Krankheitsmodelle.

Störungsgruppe	Pro	Kontra
Suchtspektrum (vor allem pathologisches Glücksspiel)	ähnlicher Verlauf mit Kontrollverlust, Unfähigkeit zur Abstinenz, Dosissteigerung, Verleugnung. Schilderung von psychischen Entzugssymptomen. Schilderung von Euphorie und rauschähnlichen Zuständen. Komorbidität mit Suchterkrankungen. Familiäre Belastung mit Suchterkrankungen	keine physische Abhängigkeit. Keine Substanz. Komorbidität und familiäre Belastung auch mit vielen anderen psychischen Störungen. Therapieerfolge auch durch Therapie anderer Konflikte ohne Abstinenzgebot wie bei Sucht
affektives Spektrum	hohe Komorbidität und familiäre Belastung. Symptomprovokation in depressiven Episoden. Verlauf parallel zu affektiven Störungen. Wirksamkeit antidepressiver Medikamente	Vorkommen häufig auch ohne begleitende affektive Störung
Zwangsspektrum (vor allem Pyromanie, Kleptomanie, Trichotillomanie)	oft sind psychopathologische Kriterien des Zwangs erfüllt. Komorbidität und familiäre Belastung. Ähnliche Therapien sind wirksam. Oft ähnliche Auffälligkeiten in neurobiologischen Untersuchungen	oft werden Handlungen als lustvoll erlebt und nicht als unsinnig. Vermeidung nur wegen negativer Konsequenzen. Komorbidität und familiäre Belastung nicht eindeutig
allgemeines „Neurosemodell" oder „Symptommodell"	oft Konflikte auf verschiedenen Ebenen. Komorbidität und familiäre Belastung sind variabel. Therapie durch unspezifische Konzentration auf Konflikte möglich	keine Erklärung für spezifische Impulskontrollstörung

1.2 Epidemiologie und Verlauf

Zuverlässige epidemiologische Untersuchungen zu den Störungen fehlen weitgehend. Der Anteil der Bevölkerung, der an diesen Impulskontrollverlusten leidet, kann daher nur für jede Störung einzeln geschätzt werden. Unter diesen Einschränkungen wird angenommen, daß etwa 10% der Bevölkerung aktive Glücksspieler sind, davon erfüllen 1 bis 3% die diagnostischen Kriterien des pathologischen Spielens. Die Störung tritt häufiger bei Männern auf und verläuft meist chronisch. Die Pyromanie ist selten, ist ebenfalls häufiger bei Männern und zeigt einen episodischen Verlauf. Die Kleptomanie ist ebenfalls selten und tritt häufiger bei Frauen auf. Bei der Trichotillomanie wird die Lebenszeitprävalenz auf 0,6 bis 2% geschätzt. Sie kann wie die Kleptomanie sowohl einen chronisch-einfachen als auch einen intermittierend-episodischen Verlauf zeigen. Alle genannten Störungen der Impulskontrolle beginnen überwiegend im Adoleszentenalter mit Ausnahme der Trichotillomanie, die auch schon bei Kindern auftreten kann.

Pathologisches Kaufen wurde in einigen kleineren Studien untersucht (MCELROY ET AL., 1995): Danach wäre es eine relativ häufige Störung, wenn 1,1 bis 5,9% der Bevölkerung davon betroffen sein sollen. 80 bis 92% der Patienten waren Frauen. Die Erkrankung begann meist vor dem 20. Lebensjahr, auch wenn die Erkrankung oft später diagnostiziert wird. Über 50% der Patienten berichten einen kontinuierlich-chronischen Verlauf, etwa 40% symptomfreie Intervalle, die Monate bis mehrere Jahre lang anhalten können.

1.3 Symptomatik und Typisierung

Klinisch-psychopathologisch ist allen Störungen der Impulskontrolle gemeinsam,

- daß den Impulsen, spezifische Handlungen zu begehen, kein Widerstand entgegengesetzt werden kann,
- daß Anspannung und Erregung vor der Tat mit Erleichterung, Euphorie oder Lustempfinden während der Tat kombiniert sind,
- daß die Impulshandlungen in der Regel wiederholt auftreten und zu psychosozialen Komplikationen führen.

Alle Störungen sind häufig mit anderen psychiatrischen Krankheitsbildern assoziiert, und eine eigenständige Diagnose sollte nur erfolgen, wenn das Verhalten nicht durch andere psychiatrische Erkrankungen erklärbar ist.

1.4 Ätiologie und Pathogenese

Störungen der Impulskontrolle können als **erlerntes Verhalten** verstanden werden, d.h., sie sind unter bestimmten Bedingungen erworben, aufrechterhalten und modifiziert. Diese Theorie wurde vor allem für das Glücksspiel erstellt. Sie geht davon aus, daß von den mit der Impulshandlung verbundenen Affekten und Emotionen, wie Aufbau und Reduktion von Anspannung, Reiz des Risikos, Selbstbestätigung, eine unmittelbare positive Verstärkerwirkung ausgeht.

Infolgedessen wird dieses Verhalten in Zukunft zunehmend häufiger genutzt, besonders dann, wenn andere Verstärkerquellen mit vergleichbarer Wirkung nicht zur Verfügung stehen. Zunehmend werden lustvoll erlebte Stimmungen nicht nur von der Tat selbst, sondern auch von den damit verbundenen Umständen ausgelöst. Umgekehrt können dysphorische Stimmungen, z.B. Langeweile oder Schuldgefühle, nur durch erneute Impulshandlungen behoben werden.

Zu dieser affektiven Komponente kommt eine **verzerrte Wahrnehmung der Realität.** Der Betroffene erliegt der Illusion, er habe die Impulshandlung und mit ihr einen Teil der Realität unter Kontrolle. Dies führt dazu, daß trotz negativer Sanktionen das Verhalten beibehalten wird, weil die positive Illusion, alles kontrollieren zu können, die objektiv drohenden Risiken entkräftet.

Zur Beschreibung der Ätiopathogenese dienen auch aus der **Suchttheorie** entlehnte Modelle. Gemäß ihrer biologischen Veranlagung sprechen Menschen auf bestimmte, potentiell suchterzeugende Substanzen oder Verhaltensweisen unterschiedlich an. Menschen mit chronisch verminderter Anspannung suchen vorübergehende Anspannung und Erregung. Wogegen Menschen mit übermäßiger Erregung versuchen, Entspannung zu induzieren. In Verbindung mit einem geringen Selbstwertgefühl kann z.B. das Ausagieren von Impulsen dazu dienen, das Identitätsbewußtsein zu ändern.

Zwischen den Polen Erregungssuche und Erregungsvermeidung, positive Anregung und Angst sowie Entspannung und Langeweile hilft das Ausagieren von Impulsen, immer wieder von dem einen in den anderen Zustand zurückzukehren bzw. den unangenehmen Zustand zu vermeiden.

Psychodynamische Modelle konzentrieren sich auf frühkindliche Störungen der Objektbeziehung, der Libidoentwicklung und damit verbundener unkontrollierbarer narzißtischer Wut, Allmachtsphantasien und das symbolische Ausagieren sexueller Perversionen.

Bei einer gestörten Impulskontrolle werden u.a. eine **verminderte Aktivität des Serotonin- und Dopaminsystems und eine Funktionsstörung der frontalen Hirnregionen** postuliert: unkontrollierte Impulshandlungen sind in vielen Studien mit einer verminderten Konzentration der Serotoninabbauprodukte (5-Hydroxyindolessigsäure) verbunden, die Patienten zeigen eine überschießende Antwort auf Dopaminagonisten bei neuroendokrinologischen Studien und eine verminderte frontale Aktivität bei Untersuchungen mit funktionellen bildgebenden Verfahren. Vor allem der letzte Befund spräche für eine diskrete, noch nicht spezifizierte organische zerebrale Dysfunktion als Risikofaktor. Dazu paßt, daß die Patienten häufig gleichzeitig eine Hyperaktivitätsstörung haben bzw. im Kindesalter hatten.

1.5 Differentialdiagnostischer Prozeß

Die differentialdiagnostische Abgrenzung ist in zwei entgegengesetzte Richtungen vorzunehmen. Unter Beachtung der Motive und der Rahmenbedingungen des Handelns müssen zum einen **normalpsychologische, sozial akzeptierte Verhaltensmuster,** wie Spielen in Gesellschaft, und **intendierte Handlungen,** wie Diebstahl oder Brandstiftung, um sich zu bereichern, in Betracht gezogen werden. Außerdem können impulsive Verhaltensweisen als Reaktion auf psychosoziale Stressoren auftreten.

Zum anderen sollten **andere psychiatrische Störungen,** bei denen der Verlust der Impulskontrolle nur ein Symptom unter vielen ist, wie manische oder depressive Episoden, aber auch Schizophrenien, organische psychische Störungen und manche Persönlichkeitsstörungen, unter Betrachtung der gesamten Psychopathologie differentialdiagnostisch abgegrenzt werden. Es gibt die Regel: Alle anderen psychischen Störungen haben bei der Diagnose Vorrang, und die Impulskontrollstörung ist dann nur als Symptom zu werten, es sei denn, sie besteht bereits vor und auch nach Therapie der anderen Störung.

1.6 Therapie

Kontrollierte Untersuchungen sind selten und reichen für eine allgemeingültige Therapieempfehlung nicht aus. Sicher sind viele Patienten, ähnlich wie bei Suchterkrankungen, erst spät bei Eintritt von sozialen Komplikationen therapiemotiviert und vom Krankheitswert ihrer Störung überzeugt, so daß die gemeinsame Erarbeitung von Diagnosekriterien und eine individuelle „Kosten-Nutzen-Analyse" an erster Stelle stehen müssen.

Kommt es zur Therapie, so sind **verhaltenstherapeutische Techniken** (Verhaltensanalyse, Rückfallanalyse, Erkennen von Stimuli, automatisierten Handlungsabläufen und „falschen" Kognitionen, Aufbau alternativer Verhaltensstrategien, Expositionstraining) wahrscheinlich effektiv in der Reduktion impulsiven Verhaltens.

Da der „Verlust der Impulskontrolle" oft mit multiplen „neurotischen" Verhaltensmustern und sozialen Problemen assoziiert ist, wird im Rahmen einer **multimodalen Therapie** wahrscheinlich jedes Verfahren die Wirksamkeit eines Verhaltenstherapieprogramms erhöhen, das diese Aspekte behandelt und deren Funktionalität für die Symptomatik thematisiert.

Pharmakologisch sind wahrscheinlich alle **Pharmaka** unterstützend wirksam, die die **Serotoninwiederaufnahme hemmen** (z.B. Clomipramin, Fluvoxamin, Paroxetin). Selektive Serotonin-Wiederaufnahmehemmer (Fluoxetin, Fluvoxamin, Paroxetin, Citalopram, Sertralin) sind vom Nebenwirkungsprofil am geeignetsten. Sie sollen bei Verträglichkeit möglichst in Höchstdosis über Monate gegeben werden, erst dann sind in der Regel positive Effekte zu erwarten.

2 Das pathologische Glücksspiel

2.1 Epidemiologie und Verlauf

Glücksspiel ist ein ubiquitäres Phänomen. Die Spielmöglichkeiten reichen von Spielbanken (Roulette, Black Jack, Glücksspielautomaten) über Geldspielautomaten, Pferdewetten, Lotterien bis hin zu Kartenspielen um höhere Geldbeträge oder Börsenspekulationen.

Bei Erhebungen in den alten Bundesländern 1984/85, 1987 sowie 1990 an 30000 repräsentativ ausgewählten Erwachsenen haben etwa zwei Drittel noch nie um Geld gespielt, bei 15 bis 20% lag das letzte Spiel um Geld länger als drei Monate zurück, und 10% konnten als aktive Spieler bezeichnet werden. Von diesen aktiven Spielern verbrachte 1% fünf und mehr Stunden pro Woche vor dem Spielautomaten. Das ist die Gruppe, die definitionsgemäß als **Vielspieler** bezeichnet wird.

Nach diesen Untersuchungen sind von 1984 bis 1990 keine Änderungen des Spielverhaltens festzustellen. Wie viele dieser Spieler ein pathologisches Spielverhalten aufweisen, kann für die BRD nur geschätzt werden.

In Ländern, in denen epidemiologische Studien durchgeführt wurden (USA, Kanada, Australien, Spanien), lagen die **Prävalenzraten** des pathologischen Glücksspiels zwischen 0,1 und 3,4%. Die verschiedenen Schätzungen für die BRD liegen innerhalb dieses großen Bereichs.

Die Teilnahme an Glücksspielen galt früher als Domäne des Mannes. Eine repräsentative Erfassung der Prävalenz in New York ergab aber, daß 36% der pathologischen Spieler Frauen waren und ihr Anteil zunimmt.

Weitgehende Übereinstimmung besteht, daß pathologisches Spielen meist in der Adoleszenz beginnt und daß vor allem Automatenspieler hauptsächlich junge Menschen (im Alter von 18 bis 30 Jahren) sind. In der Gesamtgruppe der Spieler lassen sich keine eindeutigen Schicht-, Bildungs- oder Einkommensmerkmale erkennen. Als Trend sind unter den Spielbankbesuchern häufiger Personen mit höherer Schulbildung und höherem Nettoeinkommen anzutreffen als unter den Automatenspielern, die zumindest in einigen Studien ein niedrigeres Bildungsniveau besitzen als die Allgemeinbevölkerung.

Der **Verlauf** einer „Spielerkarriere" vom anfänglich gelegentlichen Glücksspiel bis zur Manifestierung des pathologischen Glücksspiels läßt sich in drei Phasen unterteilen: die **Gewinn-**, die **Verlust-**

und die **Verzweiflungsphase.** Bei Anwendung eines Suchtmodells läßt sich auch von einem **positiven Anfangsstadium,** einem **kritischen Gewöhnungsstadium** und einem **Suchtstadium** sprechen.

Die meisten pathologischen Spieler haben bereits in der Adoleszenz mit dem Glücksspiel begonnen. Durchschnittlich soll die Phase gelegentlichen Spielens ca. 2,5 Jahre andauern, die des häufigen intensiven Glücksspiels bis zur Therapie ca. 5,5 Jahre. Das „Spiel als Problem" wird für Betroffene und Angehörige im Mittel nach ca. 3,5 Jahren evident.

Im positiven Anfangsstadium folgt zufälligen Kontakten zum Glücksspielen die gelegentliche Teilnahme mit in der Regel kleineren oder größeren Gewinnen, anregenden oder euphorischen Gefühlen, gesteigertem Selbstwertgefühl. In dieser **Gewinnphase** ist das Glücksspiel auf die Freizeit beschränkt, Verluste werden immer wieder ausgeglichen, glücksspielspezifische Kenntnisse erweitert, bis die Risikobereitschaft wächst und sich aus gelegentlichen Besuchen der einschlägigen Einrichtungen regelmäßige entwickeln.

Der Übergang zur **Verlustphase** oder zum kritischen Gewöhnungsstadium ist fließend: Die Spielintensität steigt, höhere Einsätze und Gewinne sind erforderlich, um Gewöhnungseffekte auszugleichen. Daraus resultierende Verluste müssen zunehmend über die Beleihung von Angehörigen und Kredite finanziert werden, und der Bezug zum realen Geldwert geht verloren.

In dieser Phase beginnt der Spieler, seine Glücksspielaktivitäten zu verheimlichen, entwickelt ein System von Lügen, um Abwesenheit und finanzielle Engpässe zu erklären. Soziale Probleme im Bereich von Partnerschaft und Ehe, Ausbildung und Beruf beginnen. Trotzdem ist in dieser Phase noch die Kontrolle über das Spielverhalten vorhanden. Der Spieler kann aufhören, bevor kein Geld mehr zur Verfügung steht, also auch mit Gewinnen nach Hause gehen.

In der **Verzweiflungsphase** ist diese Kontrolle nicht mehr möglich, alles verfügbare Geld ebenso wie Gewinne werden verspielt, ein Aufhören ist nicht mehr möglich. Trotz erkennbarer Folgeschäden wird weitergespielt, Geld um jeden Preis beschafft, auch durch Straftaten. Versuche, glücksspielabstinent zu leben, enden regelmäßig im Rückfall.

Psychopathologische Symptome wie Reizbarkeit, Ruhelosigkeit, Schuldgefühle, Antriebsminderung und soziale Komplikationen wie Scheidung, Verlust des Arbeitsplatzes, Kriminalität werden deutlich. Zunehmend entstehen Schulden bei einer Vielzahl von Personen und bei Kreditinstituten. Untersuchungen zufolge haben nur 10 bis 13% der behandelten Spieler keine, 5 bis 9% haben mehr als 100000 DM Spielschulden. Mehr als die Hälfte von ihnen verschafft sich Geld durch strafbare Handlungen.

Die Verlaufsdarstellung zeigt, daß es sich beim pathologischen Glücksspiel in der Regel um einen **chronisch-kontinuierlichen Krankheitsverlauf** handelt. Es ist unbekannt, inwieweit Spontanremission oder Selbstheilungen vorkommen. Adäquate Therapien scheinen den Verlauf beeinflussen zu können, da bei manchen Nachuntersuchungen stationär behandelter pathologischer Glücksspieler 55–63% nach einem längerfristigen Zeitraum völlig abstinent lebten und ein kleinerer Prozentsatz kontrolliert spielte. Manche Studien fanden jedoch auch deutlich geringere Remissionsraten.

Abweichungen vom genannten Verlauf kommen vor allem bei Spielern vor, bei denen Glücksspiel als Reaktion auf Streßsituationen oder psychische Störungen (z.B. Depressionen) auftritt. Hier sind intermittierend-fluktuierende Verläufe häufiger.

2.2 Symptomatik und Typisierung

Die Störung ist charakterisiert durch **häufiges, wiederholtes, episodenhaftes Glücksspiel,** das die Lebensführung der betroffenen Personen beherrscht mit einem intensiven, kaum kontrollierbaren Spieldrang und einer gedanklichen und bildlichen

Tabelle 22-3 Diagnostische Kriterien des pathologischen Glücksspiels nach ICD-10.

A. Wiederholte (zwei oder mehr) Episoden von Glücksspiel über einen Zeitraum von mindestens einem Jahr.

B. Diese Episoden bringen den Betroffenen keinen Gewinn, sondern werden trotz subjektiven Leidensdrucks und Störungen der sozialen und beruflichen Funktionsfähigkeit fortgesetzt.

C. Die Betroffenen beschreiben einen intensiven Drang zu spielen, der nur schwer kontrolliert werden kann. Die Betroffenen schildern, daß sie nicht in der Lage sind, das Glücksspiel durch Willensanstrengung zu unterbrechen.

D. Die Betroffenen sind ständig mit Gedanken und Vorstellung vom Glücksspiel oder mit dem Umfeld des Glücksspiels beschäftigt.

Bindung an den Spielvorgang und seine Begleitumstände. Anders als in der ICD-10 wird der Verfall der sozialen und beruflichen Werte und Funktionsfähigkeit in den diagnostischen Leitlinien des DSM-IV nicht gefordert, um auch frühere Phasen der Störung zu erkennen. Ansonsten sind die beiden Diagnosesysteme ähnlich strukturiert (Tab. 22-3).

Die intensive und häufige Beschäftigung mit dem Glücksspiel zeigt sich daran, daß die Betroffenen auch außerhalb der Spielzeit vergangene „Spielerlebnisse" erneut durchleben, und damit beschäftigt sind, das nächste Spiel zu planen oder über Wege nachdenken, um an Geld zum Spielen zu kommen.

Die meisten pathologischen Spieler berichten, daß sie mehr die **Stimulierung** suchen als den Geldgewinn. Um dieses Erregungsniveau aufrechtzuerhalten, sind zunehmend höhere Einsätze und Risiken notwendig, ähnlich einer Dosissteigerung bei substanzgebundenen Süchten. Der intensive, schwer kontrollierbare Drang zu spielen zeigt sich, wenn die Betroffenen wiederholt erfolglos versuchen, das Spielverhalten zu kontrollieren, weniger zu spielen oder aufzuhören. Viele verspüren dann Unruhe, sind reizbar oder deprimiert.

Das Spiel kann zum Vergessen von Problemen bzw. bei ängstlicher oder deprimierter Stimmungslage, bei Schuldgefühlen oder Gefühlen von Hilflosigkeit und Hoffnungslosigkeit zur Stimmungsverbesserung dienen. Typisch, wenn auch nicht obligat, sind Spielmuster, bei denen vorangegangenen Verlusten „nachgejagt" wird, um eine Verlustserie „ungeschehen zu machen". Zunehmend werden vorsichtigere Spielstrategien aufgegeben, um alle Verluste „mit einem Schlag" wettzumachen. Nur für pathologische Spieler ist es typisch, auch langfristig solche Spielmuster beizubehalten.

Längerfristig folgen Probleme in den verschiedensten Lebensbereichen, die ähnliche Muster wie bei Suchtkranken aufweisen und die in die operationalisierten Diagnosekriterien der ICD-10 aufgenommen wurden, obwohl sie den Frühverlauf nicht charakterisieren (s. Abschn. 2.1).

Begleiterkrankungen und assoziierte psychische Störungen

Auch wenn somatische Komplikationen selten sind, so können Hypertonie, Ulcus duodeni und Migräne als stressassoziierte Erkrankungen auftreten. Affektive Störungen und Mißbrauch oder Abhängigkeit von psychotropen Substanzen sind häufig, genauso hyperkinetische Störungen im Kindesalter (s. Abschn. 2.3). Dissoziale, narzißtische und emotional instabile (Borderline-)Persönlichkeitsstörungen kommen vermehrt vor. Das Risiko für Suizidversuche oder Suizide ist ähnlich wie bei Suchtkranken erhöht. Untersuchungen zufolge begingen 20% der behandelten Spieler bereits einen Suizidversuch.

2.3 Ätiologie und Pathogenese

Wahrscheinlich müssen drei Komponenten zusammentreffen: bestimmte Charakteristika des Glücksspiels, des Spielers und seines sozialen Umfelds. Die Bedeutung der einzelnen Komponenten variiert von Spieler zu Spieler und im individuellen Lebensverlauf.

Beim Spiel ist entscheidend, daß es sich unmittelbar positiv auf die physiologische, emotionale und mentale Verfassung des Spielers auswirkt, etwa im Hinblick auf Einsatz von Geld, das Eingehen von Risiken mit Stimulation und Erregung, Euphorie und Erfolgserlebnissen etc. Deswegen erzielen Spielformen mit einer raschen Spielabfolge (Roulette, Spielautomat u.ä.) die größte Wirkung, da sie einerseits für schnell ablaufende Stimulation sorgen, andererseits aufkommende Mißstimmungen infolge von Verlusten nur von kurzer Dauer sind.

Wahrscheinlich sind nur bestimmte Personen für die psychologische Wirkungen des Glücksspiels empfänglich. Wie bei substanzgebundenen Süchten gibt es aber keinen spezifischen Persönlichkeitstypus. Besonders gefährdet sind jedoch Menschen, die Reize suchen, um Langeweile zu vermeiden („sensation seeker"), oder impulsive, dissoziale oder narzißtische Persönlichkeiten. Depressive Episoden sind gehäuft am Anfang einer pathologischen Spielentwicklung zu eruieren.

Verwandte ersten Grades von Spielern haben in 30% affektive Störungen und in 30% Suchterkrankungen. Dies spricht für eine genetische Beziehung zum affektiven wie zum Suchtspektrum.

Neurobiologische Untersuchungen fanden frontal und temporal lokalisierte Abnormalitäten im EEG, die eine Verbindung zu Aufmerksamkeitsstörungen, ähnlich den hyperaktiven Störungen, nahelegen. Bisher nicht replizierte Befunde, daß Noradrenalinmetaboliten im Liquor erhöht sind, sprechen für ein erhöhtes Arousalniveau und eine erhöhte „sensation seeking"-Bereitschaft. Personen mit diesen Eigenschaften können unter bestimmten sozialen Umständen, wie dem Fehlen alternativer Stimulationsquellen oder vorübergehenden „schwierigen" Lebenssituationen, für die keine adäquaten Bewältigungsstrategien zur Verfügung stehen, entsprechend den obengenannten allgemeinen Kriterien des Lernens und der kognitiven Verzerrungen eine Entwicklung zum pathologischen Glücksspiel zeigen.

2.4 Differentialdiagnostischer Prozeß

Es gibt auch ein nichtpathologisches, sozial akzeptiertes oder sogar erwünschtes Glücksspiel, das typischerweise im Familien-, Freundes- oder Bekanntenkreis stattfindet, wenig Zeit in Anspruch nimmt und nur begrenzte Verluste zuläßt. Die Übergänge vom sozial akzeptierten zum pathologischen Glücksspiel können fließend sein, und eine Verdachtsdiagnose kann bereits bei einigen pathologischen Charakteristika noch vor dem Auftreten sozial negativer Konsequenzen gestellt werden.

Professionelle Spieler sind auch abzugrenzen. Sie limitieren Risiken bei einer auffallenden Spieldisziplin. Es wird um des Gewinns, nicht um des Spiels willen gespielt, und es werden bevorzugt Glücksspiele, bei denen Können eine gewisse Rolle spielt, mit schlechteren Gegnern gesucht. Auch hier können Übergänge fließend sein, vor allem wenn ein vorübergehender Kontrollverlust eintritt oder Verlusten kurzfristig „nachgejagt" wird.

Exzessives Glücksspiel kommt auch in **manischen Episoden** vor. Ist es darauf beschränkt, sollte nur die affektive Störung diagnostiziert werden. Euphorische oder hypomanische Stimmungen beim Glücksspiel sind zwar häufig, verschwinden aber nach dem Spiel und sind nicht von überdauernden manischen Symptomen begleitet.

Pathologisches Spielen kann ein **Symptom anderer psychiatrischer Störungen** sein, die leicht abzugrenzen sind: Schizophrenien oder schizoaffektiven Störungen, organischen psychischen Störungen wie Demenz, organischen affektiven Störungen oder organischen Persönlichkeitsänderungen.

Verschiedene **Persönlichkeitsstörungen** sind gelegentlich mit der Entwicklung zum pathologischen Glücksspiel verbunden, vor allem die dissoziale, aber auch die emotional instabile und narzißtische Persönlichkeitsstörung. Hier bedarf es keiner Differentialdiagnose im eigentlichen Sinn. Sind die Kriterien für beide Störungen erfüllt, so müssen beide diagnostiziert werden (siehe im Kapitel Persönlichkeitsstörungen).

2.5 Therapie

Spieler, bei denen sich eine „Suchtdynamik" von Krankheitswert entwickelt hat mit Kontrollverlust, Dosissteigerung, Entzugserscheinungen, mißglückten Abstinenzversuchen und Unfähigkeit zur Abstinenz, sollten mit **suchtspezifischen Methoden** behandelt werden. Spieler, bei denen sich das Spielen in seiner Funktionalität als Konfliktlöseversuch im Rahmen anderer psychischer Störungen herausarbeiten läßt, können „am Symptom vorbei" fokussiert auf die primäre psychische Störung behandelt werden. Bei diesen Patienten hat das Symptom „Spielen" meist nicht (oder noch nicht) eine Eigendynamik entwickelt, und häufig sind auch die diagnostischen Kriterien der ICD-10 oder des DSM-IV nur unvollständig erfüllt.

Bezüglich eines **Gesamtbehandlungsplans** haben sich ähnliche Strukturen und eine ähnliche Verzahnung ambulanter und stationärer Versorgung wie bei der Therapie der Alkohol- und Drogenabhängigkeit herauskristallisiert: Eine Therapie gliedert sich danach in drei Phasen:

- die Kontakt- und Motivationsphase,
- die eigentliche Entwöhnungsphase und
- die Nachsorgephase.

Teil 1 und 3 erfolgen in der Regel ambulant, Teil 2 ambulant oder stationär.

Selbsthilfegruppen (Anonyme Spieler) oder **Suchtberatungsstellen** sind meist die erste Anlaufstelle, in denen durch Informationen, Vermittlung von Krankheitskonzepten und -einsicht, Definition der Problembereiche und Aufzeigen erster Therapiemöglichkeiten eine Therapiemotivation erzeugt wird. In dieser Phase sollten bereits sich anbahnende gravierende psychosoziale Komplikationen, vor allem durch die Schuldenbelastung, zumindest ansatzweise gelöst werden. Informations- und Motivationsgruppen sind darüber hinaus wesentlicher Bestandteil.

Ziel der sich anschließenden eigentlichen **Entwöhnungsphas**e ist die Spielabstinenz. Wenn diese im ambulanten Rahmen aufgrund von Erfahrungen durch mißglückte Vorversuche, ausgeprägte soziale Komplikationen oder zusätzliche psychische Störungen, z.B. Persönlichkeitsstörungen oder ein ausgeprägt inadäquates Muster der Konfliktverarbeitung, auch nicht kurzfristig zu erreichen ist, so ist eine stationäre Entwöhnungsbehandlung angebracht.

Nach der aktuellen Situation bundesdeutschen Rechts ist vorher zu klären, welche Kostenträger (Krankenversicherung, Rentenversicherungsträger) zuständig sind, ob die Kosten einer solchen Therapie übernommen werden und ob aufgrund der Anamnese und Analyse des Spielverhaltens eher eine Suchtklinik mit den entsprechenden Leistungsträgern (Rentenversicherung) oder eine psychiatrisch-psychotherapeutische Klinik (Krankenversicherung) indiziert ist.

Bereits während der Entwöhnungstherapie muß der Kontakt zu ambulanten weiterbetreuenden Stellen und Selbsthilfeorganisationen aufrechterhalten oder eingeleitet werden. Falls möglich, sollten Fragen der beruflichen Wiedereingliederung, Rehabilitation und der familiären Situation vor Beginn der Nachsorgephase gelöst sein.

In der **Nachsorgephase** sollte versucht werden, langfristig die Abstinenzmotivation durch regelmäßige Besuche von Selbsthilfegruppen und Therapiegruppen aufrechtzuerhalten. Es sollte auch die Möglichkeit bestehen, bei erneuten Rückfällen frühzeitig in intensivere Therapieprogramme zu wechseln.

Bei Spielern ähnelt die **psychotherapeutische Behandlung** der Suchttherapie: Es gibt keine Technik, den Wunsch oder den Impuls zu unterdrücken, sondern nur die Möglichkeit, willentlich auf die Befriedigung zu verzichten. Die Therapie zielt also auf die immer wieder zu erneuernde Motivation des Patienten, auf positive Erlebnisse bewußt zu verzichten. Techniken hierzu sind: „Kosten-Nutzen-Analysen", wobei eingetretene negative Konsequenzen detailliert erarbeitet werden müssen und positive Gefühle, auf die verzichtet wird, nicht ungesagt bleiben dürfen. Verzicht ist nur bewußt möglich. Der Wille und die Fähigkeit zur Abstinenz können gefördert werden, wenn die Verhaltenssequenzen und Situationen, die zu Rückfällen führen, analysiert und parallel Gegenstrategien (z.B. Vermeiden, alternative Handlungen) erarbeitet werden.

Spezielle therapeutische Verfahren

Bis in die 60er Jahre hinein wurden pathologische Spieler fast ausschließlich mit psychoanalytisch orientierten Therapien behandelt. Nach einer Studie von BERGLE (1958) waren von 60 behandelten Spielern 15 nach der Behandlung symptomfrei, und bei einer größeren Zahl wurde die neurotische Entwicklung erfolgreich aufgearbeitet. Die Daten sind allerdings nicht ausreichend dokumentiert, und aussagekräftigere spätere Studien fehlen.

Die **psychodynamisch orientierten Therapien** arbeiten nicht fokussiert mit der Spielsymptomatik, sondern konzentrieren sich auf psychische Konflikte, die nach den Regeln der analytischen Therapie bearbeitet werden, in der Vorstellung, daß die Spielsymptomatik damit erlischt.

Verschiedene verhaltenstherapeutische Techniken wurden angewandt ohne ausreichend nachgewiesenen Effekt: Aversionstherapie, imaginäre Desensibilisierung, Selbstkontrolltechniken, kognitive Therapien.

In der sogenannten **systemisch-strategischen Verhaltenstherapie** werden die aufrechterhaltenden Bedingungen und Funktionen des Spiels analysiert und möglichst modifiziert (KLÖPSCH ET AL., 1989). Die nicht bewußten Spielintentionen werden unter Einbeziehung der persönlichen und beruflichen Verhältnisse, einer eventuellen Therapie der Paarbeziehung und der Förderung sozialer Kompetenzen im Rahmen eines sozialen Kompetenztrainings bewußtgemacht. Copingstrategien für private und berufliche Verlustsituationen werden erarbeitet. Rückfälle, kritische Situationen, die erneut zum Spiel verführten, werden analysiert und alternative Verhaltensstrategien entwickelt.

Zumindest Spieler, die noch wenig ausgeprägte sozioökonomische Konsequenzen aus ihrem Spielverhalten entwickelt hatten, waren mit dieser Methode in einer kontrollierten Studie mit über 100 Personen in 46 bis 66% der Fälle gebessert, davon ca. 50% abstinent (die Zahlen unterscheiden sich je nach Beurteilungskriterium).

Eine Integration von Elementen der verschiedenen psychotherapeutischen Behandlungsmethoden im Sinne eines **multimodalen Behandlungskonzepts** ist die am häufigsten angewandte Form der ambulanten wie stationären Therapie. Einen Schwerpunkt des breit angelegten Therapiekonzepts bildet dabei die **Gruppentherapie,** die häufig gemeinsam mit Suchtpatienten durchgeführt wird. In einem solchen Therapierahmen, der nicht auf die Wirksamkeit einzelner Elemente untersucht werden kann, fanden amerikanische Evaluationsstudien Abstinenzraten von 27–49%.

Selbsthilfegruppen sind ein Bestandteil solcher multimodalen Therapiepläne und stellen das weltweit am meisten verbreitete und wohl auch am häufigsten frequentierte Hilfsangebot für süchtige Spieler dar (siehe oben). Kontrollierte Untersuchungen zur Erfolgsrate solcher Gruppen zeigten allerdings, daß etwa 70% der Patienten die Gruppen verlassen und nur 8% nach einem Jahr abstinent waren.

Zur **medikamentösen Therapie** liegen nur Einzelfallberichte vor. Theoretisch spricht die Verbindung zu den affektiven Störungen für einen Einsatz von selektiven Serotonin-Wiederaufnahmehemmern (Fluvoxamin, Fluoxetin, Paroxetin, Sertralin). In Einzelfällen waren auch Lithium und Clomipramin sehr gut wirksam. Vor einer allgemeinen medikamentösenTherapieempfehlung sollten aber kontrollierte Studien abgewartet werden.

> **Resümee**
> Das pathologische Glücksspiel ist gekennzeichnet durch häufiges Glücksspiel, das die Lebensführung der betroffenen Person zunehmend beherrscht, zu negativen psychosozialen Konsequenzen führt und einen den Suchtkrankheiten ähnelnden Verlauf (positives Anfangsstadium, kritisches Gewöhnungsstadium, Suchtstadium) zeigt. Die Prävalenzraten lagen in Untersuchungen verschiedener Länder zwischen 0,1 und 3,4%. Therapeutisch sind die systemisch-strategische Verhaltenstherapie und multimodale Behandlungskonzepte wie bei Suchterkrankungen am besten evaluiert.

Tabelle 22-4 Diagnostische Kriterien der pathologischen Brandstiftung nach ICD-10.

A. Zwei oder mehrere vollzogene Brandstiftungen ohne erkennbares Motiv.

B. Die Betroffenen beschreiben einen intensiven Drang, Feuer zu legen, mit einem Gefühl von Spannung vorher und Erleichterung nachher.

C. Die Betroffenen sind ständig mit Gedanken oder Vorstellungen des Feuerlegens oder den Umständen des Feuerlegens beschäftigt (z.B. mit Feuerwehrautos oder damit, die Feuerwehr zu rufen).

3 Pathologische Brandstiftung

3.1 Epidemiologie und Verlauf

Die Pyromanie ist eine sehr seltene Störung. Weder zur Häufigkeit noch zum Verlauf existieren aussagekräftige epidemiologische Studien. Auch wenn Brandlegung ein Hauptproblem des Kindes- und Jugendalters zu sein scheint, da z.B. über 40% der festgenommenen Brandstifter in den Vereinigten Staaten unter 18 Jahre alt sind, ist es auch in diesem Alter eine seltene Störung. Brandstiftungen im kindlichen und jugendlichen Alter sind in der Regel mit anderen psychischen Störungen kombiniert. Nach dem zur Verfügung stehenden Datenmaterial sind Pyromanen häufiger männlichen Geschlechts und gehören eher niedrigeren sozialen Schichten an mit einem niedrigeren Bildungsniveau und anamnestisch berichteten Lern- und Schulschwierigkeiten.

Auch wenn der Langzeitverlauf der Störung unbekannt ist, so sprechen Einzelfallbeschreibungen dafür, daß Brandstiftungen bei den betroffenen Personen episodisch auftreten mit freien Intervallen, die unterschiedlich lange andauern und individuell keine Regelmäßigkeit erkennen lassen.

3.2 Symptomatik und Typisierung

Die Pyromanie ist durch wiederholte vollendete oder versuchte Brandstiftung an Häusern oder anderen Objekten ohne verständliches Motiv charakterisiert. Sie ist mit einem intensiven Drang und Spannungsgefühl vorher und Erleichterung nachher verbunden.

Zu den diagnostischen Kriterien gehört auch, daß sich diese Personen mit allem beschäftigen, was mit Feuer und Brand in Zusammenhang steht, sie interessieren sich z.B. übermäßig für Löschfahrzeuge und Gegenstände zur Brandbekämpfung. Die diagnostischen Kriterien der ICD-10 und des DSM-IV unterscheiden sich nur insofern, als daß im DSM-IV differentialdiagnostische Ausschlußkriterien aufgenommen wurden (Tab. 22-4).

Der Kliniker oder forensisch tätige Psychiater muß bei einer ersten Brandstiftung auf **begleitende Symptome** achten, um den Verdacht auf eine Pyromanie äußern zu können: Die Betroffenen empfinden Anspannung, oft auch Lustgefühle oder Euphorie vor der Brandlegung, die über die Nervosität hinausgeht, die bei illegalen Handlungen oft zu finden ist. Die Brandlegung selbst ist ebenfalls mit Lustgefühlen, Selbstbestätigung oder einem angenehm empfundenen Spannungsabfall verbunden, vor allem dann, wenn der Brandstifter die Effekte und das Feuer beobachten, vielleicht sogar auch an den Löscharbeiten teilhaben kann.

Unabhängig von den Taten selbst sind die betroffenen Personen von Feuer und allem, was damit zu tun hat, fasziniert. Entsprechend engagieren sie sich häufig bei den lokalen Feuerwehren, beobachteten oder melden überzufällig häufig Brände oder geben falschen Feueralarm. Das Fehlen jeden Motivs, einen Brand zu legen, ist typisch und obligat, und tatsächlich können die Betroffenen selbst auch nichts über ihre Motive berichten. Auch wenn impulsive Handlungen ohne Planung vorkommen, so treffen die pathologischen Brandstifter häufiger Vorbereitungen zur Ausführung der Tat und sind meist indifferent gegenüber möglichen Personen- oder Sachschäden.

Begleiterkrankungen und assoziierte psychische Störungen

Im Jugendalter ist pathologische Brandstiftung häufig mit hyperkinetischen Störungen oder Aufmerksamkeitsstörungen, Anpassungsstörungen oder

Störungen des Sozialverhaltens verbunden. Es wird angenommen, daß auch umschriebene Entwicklungsstörungen und Intelligenzminderungen vermehrt bestehen.

3.3 Ätiologie und Pathogenese

Psychodynamische Konzepte basieren nur auf Kasuistiken und betonen die Nähe zu den Perversionen, das Ausagieren eines sexuellen Konflikts oder primitiver, destruktiver und aggressiver Impulse, die als Folge einer Zurückweisung durch eine geliebte Person entstehen. Warum und bei wem Feuer zum Ziel und Anreiz impulsiver Handlungen werden kann, ist ungeklärt. Manche Autoren betonen die Faszination von Feuer bei Kindern und Jugendlichen.

Gegen eine spezifische Bedeutung des Feuers spricht, daß Pyromane auch überzufällig häufig andere Impulshandlungen, wie Stehlen, Alkoholmißbrauch oder sexuelle Störungen, zeigen.

Viele Untersuchungen fanden, daß Pyromanie mit Lernschwierigkeiten, Hyperaktivität im Kindesalter, Sprachproblemen, physischen Defiziten oder neurologischen Störungen, Enuresis, einem niedrigen IQ und der Zugehörigkeit zu niedrigen sozialen Schichten verbunden ist.

3.4 Differentialdiagnostischer Prozeß

Vorsätzliche Brandstiftung kommt auch ohne psychische Störung vor. Das wesentliche Unterscheidungskriterium zur Pyromanie ist das **Motiv:** In Frage kommen Sabotage, Rache, Versicherungsbetrug, terroristische Aktivitäten und das Verbergen eines Verbrechens.

Auch der Wunsch, Aufmerksamkeit und Anerkennung zu finden, z.B. durch das Legen und gleichzeitige Entdecken und Löschen eines Feuers, ist von der Pyromanie abzugrenzen, genauso wie das Spielen mit Feuerwerkzeugen im Kindesalter. Auch **kommunikative Brandstiftung** wird von der Pyromanie getrennt, wenn Personen Brandstiftung dazu benützen, um Wünsche oder Bedürfnisse mitzuteilen, auf sich aufmerksam machen oder Veränderungen ihrer Situation erreichen wollen.

Eine gesonderte Diagnose „Pyromanie" erfolgt nicht, wenn die Brandstiftungen bei Jugendlichen mit Störung des Sozialverhaltens und wiederholten Diebstählen, Aggressivität oder Schulschwänzen auftreten oder bei Erwachsenen mit dissozialen Persönlichkeitsstörungen.

Brandstiftungen bei **Schizophrenien** führen nicht zur Diagnose einer Pyromanie, da sie typischerweise im Zusammenhang mit Wahnideen oder halluzinierten Stimmen stehen. Genauso sind Brandstiftungen bei organisch bedingten psychiatrischen Störungen abzugrenzen, wo es zufällig aufgrund von Verwirrtheitszuständen oder Impulsstörungen im Rahmen von organischen Persönlichkeitsänderungen zu Bränden kommen kann.

Das gleiche gilt, wenn die Brandstiftungen bei einer **Intoxikation mit psychotropen Substanzen** (Alkohol, Drogen, Medikamente) erfolgen. Bei wiederholten Brandstiftungen im intoxizierten Zustand ist aber darauf zu achten, ob die Impulse erst im intoxizierten Zustand entstanden sind oder ob der Impuls zur Tat, die Anspannung und Erregung bereits im nüchternen Zustand vorhanden waren und die Substanz nur benützt wurde, um sich zu beruhigen oder Mut zu machen. Nur im letzten Fall ist eine Pyromanie zu diskutieren.

3.5 Therapie

Abgesehen von einzelnen Berichten fehlen zur Behandlung der pathologischen Brandstiftung allgemeine Erfahrungen mit psychoanalytischen Therapieverfahren. Medikamentöse Therapieversuche werden nicht berichtet. Verschiedene verhaltenstherapeutische Techniken werden in der Literatur als erfolgreich bezeichnet, auch wenn hier aufgrund des Datenmaterials keinerlei Aussage über die tatsächliche Wirksamkeit möglich ist.

Gewisse Erfahrungen bestehen zur ambulanten Therapie mit der graphischen Interviewtechnik und mit soziotherapeutischen Psychoedukationsprogrammen in den Vereinigten Staaten. Bei der **graphischen Interviewtechnik** wird mit Hilfe des Patienten eine bildliche Darstellung erarbeitet, in der die Ereignisse, Verhaltensweisen und Emotionen, die mit der Brandstiftung verbunden waren, detailliert aufgezeichnet und in eine graphische Darstellung umgesetzt werden. Der Patient soll sich der Interdependenz des pathologischen Verhaltens mit anderen Verhaltens- und Fühlmustern bewußt werden und initiale Auslöser auf verschiedensten Ebenen identifizieren, um angepaßte „Copingstrategien" zu entwickeln. Nachuntersuchungen nach eineinhalb bis zwei Jahren und nach fünf Jahren zeigten, daß diese Methode relativ erfolgreich ist, denn von den 26 nachuntersuchten Brandstiftern haben nur zwei weiterhin Feuer gelegt.

Bei den **psychosozialen Programmen** in mehreren amerikanischen Städten werden Brandstifter, meistens Kinder oder Jugendliche, wöchentlich mehrstündig an der örtlichen Feuerwehrarbeit beteiligt, dort auch ausgebildet und informiert. Nachuntersuchungen zeigten, daß von den beteiligten Kindern weniger als 5% wiederholt Feuer legten. Hinsichtlich der Brandstiftung im Erwachsenenalter fehlen entsprechende Untersuchungen.

> **Resümee**
> Die sehr seltene pathologische Brandstiftung ist durch häufige impulsive Brandstiftung ohne Motiv gekennzeichnet. Sie ist häufiger im Kindes- und Jugendalter und oft mit Lernschwierigkeiten, Hyperaktivität im Kindesalter und leichten neurologischen Defiziten kombiniert. Therapeutisch sind die graphische Interviewtechnik und Psychoedukationsprogramme evaluiert.

4 Pathologisches Stehlen

4.1 Epidemiologie und Verlauf

Es wird angenommen, daß es sich beim pathologischen Stehlen um eine sehr seltene Störung handelt. Zwar ist Ladendiebstahl ein häufiges Phänomen, Studien fanden darunter aber nur einen geringen Anteil von Impulskontrollstörungen (< 5%). Die Störung scheint bei Frauen (71–77%) häufiger vorzukommen. Aus der Literatur lassen sich drei Verlaufstypen beschreiben:

- ein intermittierender Verlauf mit kurzen symptomatischen Episoden und langer Symptomfreiheit,
- ein intermittierender Verlauf mit protrahierten lang anhaltenden symptomatischen Episoden und kürzeren symptomfreien Zeiten,
- ein einfach chronischer Verlauf mit fluktuierender Intensität der Symptome.

Bei der Hälfte der Patienten beginnt die Impulsstörung vor dem 20. Lebensjahr. Die Erkrankung wird jedoch oft sehr spät erkannt, denn etwa bei 50% der Patienten waren die ersten Symptome schon mindestens 5 Jahre vor der endgültigen Diagnosestellung aufgetreten.

4.2 Symptomatik und Typisierung

Kleptomane sind nicht fähig, dem Impuls zu widerstehen, Dinge, die nicht dem persönlichen Gebrauch oder der Bereicherung dienen, zu stehlen. Neben dem intensiven Drang gehören die Anspannung vor dem Diebstahl und die Erleichterung nachher zum Krankheitsbild. Auch wenn im DSM-IV die Kriterien und vor allem die Ausschlußkriterien explizit aufgelistet sind, so unterscheidet sich

Tabelle 22-5 Diagnostische Leitlinien des pathologischen Stehlens nach ICD-10.

> A. Zwei oder mehr Diebstähle ohne das erkennbare Motiv, sich selbst oder andere zu bereichern.
>
> B. Die Betroffenen umschreiben einen intensiven Drang zum Stehlen mit einem Gefühl von Spannung vor dem Diebstahl und Erleichterung nachher.

hinsichtlich der diagnostischen Leitlinien die ICD-10 nicht wesentlich (Tab. 22-5).

Wie bei allen Impulsstörungen wird für eine sichere Diagnose gefordert, daß wiederholt Impulsen kein Widerstand geleistet werden kann. Ähnlich wie bei der Pyromanie sollte kein Motiv vorhanden sein, d.h., die gestohlenen Dinge dienen nicht dem persönlichen Gebrauch, haben keinen Wert, werden häufig sogar nach der Tat weggeworfen oder zu Hause gehortet.

Zu achten ist auf die Emotionen und Affekte vor, während und nach der Tat: Eine zunehmende Anspannung, Erregung bis hin zum Lustempfinden vor dem Diebstahl und die Erleichterung, Selbstbestätigung und das Lustempfinden während der Tat. Typischerweise werden die Diebstähle nicht begangen, um Ärger, Rachegefühle oder Wut auszuagieren. Im DSM-IV ist dies ein wichtiges Ausschlußkriterium.

Die Taten sind in der Regel nicht so vorgeplant, daß eine Entdeckung unwahrscheinlich wird. Helfer oder Komplizen sind nie beteiligt. Trotzdem werden die Diebstähle so gut wie nie begangen, wenn eine Festnahme offensichtlich ist, z.B. angesichts eines aufmerksamen Polizisten. Die meisten Betroffenen erleben die Diebstähle als ich-dyston und sind sich bewußt, daß die Taten verboten oder sinnlos sind, und ähneln in dieser Hinsicht Patienten mit Zwangsstörungen. Schuldgefühle nach der Tat und deprimierte Verstimmungszustände sind häufig.

Begleiterkrankungen und assoziierte psychische Störungen

Depressive Episoden, Angststörungen, Eßstörungen, insbesondere die Bulimia nervosa, und verschiedenste Persönlichkeitsstörungen sind überzufällig häufig mit der Kleptomanie assoziiert (s. Abschn. 4.3).

4.3 Ätiologie und Pathogenese

Es wird in der Literatur immer wieder auf die kindlichen Wurzeln des pathologischen Stehlens hingewiesen: Das Kleinkind hat noch keine Vorstellungen von Besitzverhältnissen und nimmt Dinge, die ihm nicht gehören. Stehlen soll eine Regression auf solch frühe Omnipotenzphantasien, aber auch eine symbolische Handlung mit meist erotisch-sexuellen Inhalten oder eine Suche nach risikobehafteten und selbstbestätigenden Handlungen darstellen. In der psychoanalytischen Literatur wird immer wieder eine Verbindung zu den sexuellen Perversionen angenommen.

Neuere kontrollierte Studien zur Ätiologie weisen jedoch in eine andere Richtung. McElroy und Mitarbeiter fanden bei 36 bis 100% der Patienten mit Kleptomanie auch die Kriterien einer affektiven Störung, außerdem traten bei diesen Personen andere impulsive Handlungen, Angstsymptome, Eßstörungen und Zwangsstörungen gehäuft auf. Die Intensität der Stehlhandlungen soll zumindest bei einigen Patienten auch mit der Intensität der affektiven Symptomatik korrelieren.

Bei Angehörigen ersten Grades von Patienten mit Kleptomanie zeigte sich das gehäufte Auftreten von affektiven Störungen, eines Mißbrauchs psychotroper Substanzen und von Angst- oder Zwangsstörungen. Solche Befunde stellen die Kleptomanie als Symptom anderer psychischer Erkrankungen dar.

4.4 Differentialdiagnostischer Prozeß

Die meisten Ladendiebstähle werden nicht im Rahmen einer Kleptomanie begangen. In der Regel sind die Handlungen dann sorgfältiger geplant, und der persönliche Nutzen ist offensichtlich. Bei forensischen Beurteilungen sollte eine Kleptomanie auch dann nicht in Erwägung gezogen werden, wenn diagnostische Kriterien erfüllt sind, aber deutlich zu erkennen ist, daß ausreichende Vorsichtsmaßnahmen ergriffen wurden, nicht entdeckt zu werden, und daß die gestohlenen Gegenstände dem persönlichen Gebrauch dienen.

Vor allem Jugendliche stehlen auch als Mutprobe, als Zeichen der Ablehnung etablierter Normen oder als Ausdruck einer Gruppenzugehörigkeit. Auch hier handelt es sich nicht um Kleptomanie.

Genauso ist bei jugendlichen Personen mit Störungen des Sozialverhaltens oder Erwachsenen mit dissozialen Persönlichkeitsstörungen wiederholter Diebstahl in ein Muster anderer aggressiver, impulsiver oder dissozialer Verhaltensauffälligkeiten eingebettet, und es sollte dann nicht gesondert die Diagnose einer Kleptomanie gestellt werden.

Bei einigen psychiatrischen Erkrankungen, manischen Episoden, Schizophrenie, Bulimie, Mißbrauch von psychotropen Substanzen, Demenz oder Verwirrtheitszuständen, kommen Diebstähle in den symptomreichen Zeiten vor. Die sonstigen Symptome machen aber hier die Differentialdiagnose leicht. Auch einige depressive Patienten stehlen wiederholt, solange die depressive Störung anhält.

4.5 Therapie

Zu keiner bei der Kleptomanie angewendeten Therapieform existieren kontrollierte Studien. Einzelfallberichten zu erfolgreichen analytischen Therapieformen stehen eine ähnliche Zahl negativer Berichte gegenüber. **Verhaltenstherapeutische Techniken,** die mit verschiedenen Methoden der Konditionierung oder kognitiven Techniken arbeiteten, wurden als erfolgreicher beschrieben, aussagekräftige Studien fehlen aber auch hier.

Verschiedene **antidepressive Medikamente** (Amitriptylin, Imipramin, Nortriptylin, Trazodon, Fluoxetin, Lithium, Valproat) wurden auch bei größeren Patientenzahlen erfolgreich eingesetzt, und Absetzversuche führten zur erneuten Symptomatik. Dies scheint aber nur für die Subgruppe zu gelten, die gleichzeitig ausgeprägte affektive Störungen besitzt, und für die Patienten, die vor allem im Rahmen von depressiven Episoden stehlen.

> **Resümee**
>
> Beim sehr seltenen pathologischen Stehlen kann dem Impuls, persönlich wertlose Gegenstände zu stehlen, kein Widerstand geleistet werden. Es ist häufiger bei Frauen, beginnt meist vor dem 20. Lebensjahr und ist gehäuft mit anderen psychischen Störungen assoziiert. Verhaltenstherapeutische Techniken wurden als wirksam beschrieben, Antidepressiva scheinen effektiv zu sein, wenn gleichzeitig affektive Störungen bestehen.

5 Trichotillomanie

5.1 Epidemiologie und Verlauf

Zwar fehlen systematische epidemiologische Studien in der Allgemeinbevölkerung, doch zeigten Untersuchungen an College-Studenten in den Vereinigten Staaten eine Lebenszeitprävalenz von 0,6–2%. Im Kindesalter sind Jungen und Mädchen gleich häufig, im Erwachsenenalter mehr Frauen als Männer betroffen. Ob es sich dabei um tatsächlich unterschiedliche Inzidenzen handelt oder nur um unterschiedliche geschlechtsspezifische Bereitschaften, sich in Behandlung zu begeben, ist unklar.

Die Störung beginnt in der Regel bereits im Kindes- oder frühen Jugendalter mit zwei Erkrankungsgipfeln (5–8 Jahre und 13 Jahre) bei einem durchschnittlichen Ersterkrankungsalter von etwa 10 Jahren. Dabei ist zu berücksichtigen, daß „Haare ausreißen" durchaus eine vorübergehende Gewohnheit im frühen Kindesalter sein kann, die spontan wieder verschwindet. Nur ein Teil dieser Kinder entwickelt typische Symptome einer Trichotillomanie.

Eine Verlaufsregelmäßigkeit läßt sich aus bisherigen Studien nicht erkennen. Es kommen sowohl kontinuierliche chronische Verläufe vor mit jahrzehntelanger Symptomatik als auch intermittierend fluktuierende Verläufe mit wochen-, monate- oder jahrelangen symptomatischen Zeiten und ähnlich langen freien Intervallen. Vor allem Patienten mit Erkrankungsbeginn im Erwachsenenalter scheinen von einem chronischen Verlauf mit fluktuierender Symptomintensität ohne freie Intervalle betroffen zu sein.

5.2 Symptomatik und Typisierung

Die Störung ist durch die Unfähigkeit charakterisiert, dem Impuls zu widerstehen, sich Haare auszureißen, was in der Regel zu einem sichtbaren Haarverlust führt. Eine zunehmende Spannung vor dem Haareausreißen wird von einem Gefühl von Entspannung oder Befriedigung abgelöst, wenn dem Impuls nachgegeben wird.

Die diagnostischen Kriterien der ICD-10 und des DSM-IV unterscheiden sich hierzu im wesentlichen nicht (Tab. 22-6). Für die Diagnose der Störung wird gefordert, daß sie zu einem **sichtbaren Haarverlust** führt, so daß in Frühphasen die Diagnose falsch gestellt werden kann. Jede Körperregion kann betroffen sein, am häufigsten das Kopfhaar und die Augenregion.

Manche Patienten berichten über nur kurze, über den Tag verteilte Episoden, andere über stundenlang anhaltende Perioden. Immer tritt eine zunehmende Anspannung, Erregung unmittelbar vor dem Haareausreißen auf. Manche versuchen, den Impulsen zu widerstehen, empfinden sie als unsinnig, ähnlich wie bei Zwangsstörungen. Bei den Aktionen entsteht Erleichterung, teilweise auch Lustempfinden.

In der Regel wird das auffällige Verhalten vor anderen Menschen verleugnet und tritt nicht in der Öffentlichkeit auf. Die meisten Betroffenen versuchen, ihre Alopezie auf verschiedene Art zu verheimlichen. Gelegentlich ist das Haareausreißen damit verbunden, daß anschließend die Haarwurzeln untersucht werden, die Haare durch die Zähne gezogen oder gegessen werden. Manche verspüren auch den Drang, nicht nur die eigenen Haare auszureißen, sondern auch die anderer Menschen oder die von Puppen, Haustieren oder Textilien. Auch Nägelkauen oder Kratzen tritt gleichzeitig gehäuft auf.

Begleiterkrankungen und assoziierte psychische Störungen

Die Trichotillomanie ist häufig assoziiert mit affektiven Störungen, Angststörungen, Mißbrauch von psychotropen Substanzen, aber auch Eßstörungen (vor allem Bulimie), Entwicklungsstörungen und möglicherweise auch Zwangsstörungen.

5.3 Ätiologie und Pathogenese

Psychodynamische kasuistische Interpretationen betonen den Symbolcharakter des Verhaltens „Haare ausreißen" als Übergangsobjekt und als Abwehr gegen Separationsängste, als symbolische Kastration, die ungeschehen gemacht werden kann, wenn die Haare nachwachsen, als Symbol für Selbstkontrolle bei Autoritätskonflikten oder als symbolischer Ausdruck einer symbiotischen Eltern-Kind-Beziehung.

Behaviorale Ansätze betonen, daß es sich bei der Trichotillomanie um eine unangepaßte Gewohnheit handelt, wenn das Spielen an Haaren als ein häufiges, primär nicht pathologisches Verhaltensmuster bei Kindern exzessiv aufgrund der beruhigenden Wirkung eingesetzt wird.

Auch bei der Trichotillomanie ist die Eigenständigkeit des Krankheitsbildes in Frage gestellt. Hohe Raten von gleichzeitig auftretenden affektiven

---

Tabelle 22-6 Diagnostische Leitlinien der Trichotillomanie nach ICD-10.

A. Sichtbarer Haarverlust aufgrund der anhaltenden wiederholten Unfähigkeit, Impulsen des Haareausreißens zu widerstehen.

B. Die Betroffenen beschreiben einen intensiven Drang, Haare auszureißen, mit einer zunehmenden Spannung vorher und einem Gefühl von Erleichterung nachher.

C. Fehlen einer vorbestehenden Hautentzündung; nicht im Zusammenhang mit einem Wahn oder mit Halluzinationen.

Störungen (bis zu 65%), Angststörungen (bis zu 57%), Substanzmißbrauch (bis zu 22%) oder Zwangssymptomen (bis zu 17%) wurden gefunden. Auch Eßstörungen treten möglicherweise gehäuft gemeinsam mit der Trichotillomanie auf. In Familienuntersuchungen hatten Angehörige vermehrt Zwangsstörungen, affektive Störungen oder litten ebenfalls unter einer Trichotillomanie (8% der Erstgradangehörigen von 161 Trichotillomaniepatienten hatten die gleichen Symptome).

Neurobiologische Untersuchungen zur Trichotillomanie, die sich bisher hauptsächlich auf das Serotoninsystem beschränkten, ergaben uneinheitliche Ergebnisse. Einzelne Befunde sprechen für eine Verbindung zur Zwangsstörung, z.B. daß die Perfusion des anterioren cingulären Kortex und des orbitofrontalen Kortex, ähnlich wie bei Zwangsstörungen, negativ mit der Therapieantwort auf Clomipramin korreliert. Beim Tier gibt es Hinweise auf Beteiligungen des Serotonin- und Dopaminsystems, aber auch des Opioidsystems in der Elektdermatitis, so daß eine pathophysiologische Bedeutung dieser Systeme auch beim Menschen diskutiert wird.

5.4 Differentialdiagnostischer Prozeß

Andere Ursachen einer Alopezie sind auszuschließen, wenn die Betroffenen ihre psychische Symptomatik verleugnen: Alopecia areata, Lupus erythematodes, Lichen planum pilaris, Follikulitis, Alopecia mucinosa, Pseudopeladus, Glatzenbildung bei Männern. Bei geringem Haarausfall ist auch zu berücksichtigen, daß manche Menschen bei Angst oder Erregung gewohnheitsmäßig an ihren Haaren ziehen oder spielen. Auch bei Kindern ist Haareziehen oder -reißen ein häufiges, meist vorübergehendes Phänomen.

Wenn der Haarverlust nicht sichtbar ist, sollte die Diagnose der Trichotillomanie nur gestellt werden, wenn die Betroffenen unter ihrer Angewohnheit leiden und sie als störend empfinden und nichts dagegen tun können oder wenn Kinder die Angewohnheit monate- oder jahrelang beibehalten.

Die Diagnose einer Trichotillomanie sollte nicht gestellt werden bei anderen psychischen Störungen, die das Verhalten erklären. Schizophrene Patienten können sich bei Wahneinfällen oder Halluzinationen an der Kopfhaut verletzen. Bei Zwangsstörungen können die Patienten im Rahmen von Ritualen oder Zwangsimpulsen Haare ausreißen. Meist sind aber bei der Zwangsstörung auch andere Zwangssymptome vorhanden, und das Haareausreißen wird nicht als Impuls verspürt und mit Befriedigung vollzogen, sondern ist in der Regel Folge von Zwangsgedanken.

Wenn auch nicht immer, so wird bei der Trichotillomanie das Verhalten als lustvoll und angenehm erlebt und nur wegen der Folgen (Haarverlust) abgelehnt, während bei der Zwangsstörung die Patienten die stereotypen Gedanken und Verhaltensimpulse primär als unangenehm oder verwerflich empfinden.

5.5 Therapie

Zum Erfolg der psychodynamisch-psychoanalytischen Therapie existieren nur Einzelfallberichte. Verschiedene Formen der **Verhaltenstherapie** wurden bisher als wirksam beschrieben: Selbstkontrolltechniken, in denen eine Sensitivierung für pathologische Verhaltensweisen trainiert wird, positive und negative Verstärkertechniken, Relaxationstechniken zur Reduktion des allgemeinen Angstniveaus, Aufbau kompetitiver Verhaltensweisen.

Medikamentöse Therapien, die in Kombination mit Verhaltenstherapie eingesetzt werden sollten, waren in mehreren offenen Studien erfolgreich. Es scheint ein präferenzieller Effekt der Serotonin-Wiederaufnahmehemmer vorhanden zu sein, nachdem Noradrenalin-Wiederaufnahmehemmer weniger erfolgreich waren. Die Ergebnisse sind nicht konsistent, da in placebokontrollierten Studien die Wirksamkeit der Serotonin-Wiederaufnahmehemmer nicht zweifelsfrei nachgewiesen wurde und in offenen Studien auch Lithium oder Pimozid wirksam waren.

> **Resümee**
> Die Trichotillomanie ist durch die Unfähigkeit charakterisiert, dem Impuls zu widerstehen, sich Haare auszureißen, mit der Folge eines sichtbaren Haarverlustes. Sie ist mit 0,6 bis 2% Lebenszeitprävalenz relativ häufig und beginnt in der Regel bereits im Kindes- oder Jugendalter. Die Eigenständigkeit des Krankheitsbildes ist durch die häufige Assoziation mit anderen psychischen Störungen in Frage gestellt. Therapeutisch sind verhaltenstherapeutische Techniken und Serotonin-Wiederaufnahmehemmer wirksam.

6 Störungen mit intermittierend auftretender Reizbarkeit

6.1 Epidemiologie und Verlauf

Die Störung mit intermittierend auftretender Reizbarkeit ist wahrscheinlich sehr selten und tritt häufiger bei Männern als bei Frauen auf. Der Erkrankungsbeginn scheint zwischen der späten Adoleszenz und dem 30. Lebensjahr zu liegen und kann plötzlich, aber auch langsam progredient sein.

6.2 Symptomatik und Typisierung

In der ICD-10 ist diese Störung nur erwähnt, aber nicht näher beschrieben. Gekennzeichnet ist sie durch wiederholte Episoden, in denen die Betroffenen aggressiven Impulsen nicht widerstehen können und Menschen angreifen oder verschiedenste Gegenstände zerstören bzw. beschädigen. Im DSM-IV sind diagnostische Leitlinien angegeben (Tab. 22-7).

Bei der Häufigkeit aggressiven Verhaltens ist für die Diagnose entscheidend, daß die aggressiven Handlungen nicht Folge einer Provokation sind, nicht in einem nachvollziehbaren Zusammenhang mit psychosozialen Belastungen stehen und nicht unter bestimmten sozialen Umständen auftreten. Die Betroffenen beschreiben die aggressiven Episoden als attackenartig, wie aus heiterem Himmel auftretend. Wie bei den anderen Impulskontrollstörungen bemerken sie im Vorfeld eine zunehmende Anspannung, Unruhe und eine Erleichterung und Entspannung beim Durchführen der Handlungen.

Zwischen den Episoden können Zeichen vermehrter Impulsivität oder Aggressivität vorhanden sein. Häufig führt die Störung zu psychosozialen Komplikationen wie Arbeitsplatzverlust, Beziehungs-/Eheproblemen, Schulproblemen, Unfällen, Krankenhausaufenthalten oder Strafanzeigen.

Begleiterkrankungen und assoziierte psychische Störungen

Häufig sind unspezifische EEG-Befunde, z.B. eine Zunahme langsamer Wellen. Bei der klinischen Untersuchung finden sich diskrete Auffälligkeiten bei der neurologischen Untersuchung oder neuropsychologischen Testung, wie z.B. diskrete Reflexasymmetrien oder Koordinationsstörungen, verzögerte Sprachentwicklung. Im Vorfeld der Erkrankung können somatische Störungen (wie Kopfverletzungen, Zustände von Bewußtlosigkeit, Fieberkrämpfe im Kindesalter) gehäuft auftreten. Falls neurologische Auffälligkeiten oder eine hyperkinetische Störung die Verhaltensauffälligkeiten erklären können, sollte die Diagnose aber nicht gestellt werden. Ebenso sind viele Persönlichkeitsstörungen, z.B. narzißtische, paranoide oder schizoide Persönlichkeitsstörungen, assoziiert.

Tabelle 22-7 Diagnostische Leitlinien der Störung mit intermittierend auftretender Reizbarkeit („intermittend explosive disorder") nach DSM-IV.

A. Mehrere Episoden, in denen die Betroffenen aggressiven Impulsen keinen Widerstand entgegensetzen können und die in Angriffen von Personen oder Zerstörung von Sachen enden.

B. Das Ausmaß der Aggressivität während dieser Episoden steht in keinem Verhältnis zu vorangegangenen psychosozialen Stressoren oder Belastungen.

C. Die aggressiven Episoden werden nicht besser durch andere psychische Störungen erklärt (z.B. dissoziale Persönlichkeitsstörung, Borderline-Persönlichkeitsstörung, psychotische Störung, manische Episode, Hyperaktivitätsstörung, Anpassungsstörung) und lassen sich nicht auf die unmittelbaren Effekte einer psychotropen Substanz oder einer somatischen Erkrankung (z.B. Schädel-Hirn-Trauma, Alzheimersche Erkrankung, Alkohol oder andere Drogen, Medikamente) zurückführen.

6.3 Ätiologie und Pathogenese

Ätiologische Theorien fehlen, auch wenn diskrete zerebrale Schädigungen und eine Hyperaktivitätsstörung im Kindesalter möglicherweise entscheidende Risikofaktoren sind und Aggressivität in Studien oft mit einer Hypoaktivität im serotonergen System assoziiert wird.

6.4 Differentialdiagnostischer Prozeß

Aggressives Verhalten ist häufig, die Diagnose einer Impulsstörung ist deswegen nur eine **Ausschlußdiagnose**. Treten aggressive Verhaltensweisen neu auf, so ist vor allem an **organische psychische Störungen** wie Demenz, Delir, organische Persönlichkeitsänderung zu denken und eine intensive Zusatzdiagnostik notwendig (Schädel-Hirn-Trauma, Epilepsie, Entzündungen, Tumoren). Auch ein **Mißbrauch von psychotropen Substanzen** ist intensiv zu untersuchen. Sowohl während der Intoxikation als auch im Entzug aller psychotrop wirksamen Substanzen sind aggressive Verhaltensweisen möglich. Selbst kleine Mengen, z.B. Alkohol, können bei prädisponierten Personen zu aggressiven Impulsdurchbrüchen führen.

Darüber hinaus sollte eine eigene Diagnose einer Impulskontrollstörung nicht gestellt werden, wenn die wiederholten aggressiven Impulse im Rahmen von **Persönlichkeitsstörungen** auftreten, die typischerweise ein solches Muster aufweisen (dissoziale Persönlichkeitsstörung, emotional instabile Persönlichkeitsstörung) oder bei persönlichkeitsgestörten Patienten, die nur bei bestimmten, auch nichtigen Anlässen aggressiv-gereizt reagieren (paranoide Persönlichkeitsstörung, schizoide Persönlichkeitsstörung) oder bei ins Erwachsenenalter persistierenden Hyperaktivitätsstörungen. Schließlich sind noch einige andere Erkrankungen auszuschließen, die jedoch anhand der zusätzlich bestehenden Symptomatik evident werden: Manie, Schizophrenie, Angststörungen.

6.5 Therapie

Kontrollierte Therapiestudien fehlen, zumal fraglich ist, ob es sich um ein eigenständiges Erkrankungsbild handelt oder um ein Symptom einer anderen Störung.

Es empfiehlt sich, die begleitende Psychopathologie zu beachten (auch nach Persönlichkeitsstörungen zu suchen), um diese bevorzugt zu behandeln. Eventuell können **verhaltenstherapeutische Techniken** wie Verhaltensanalyse, Erkennen auslösender Situationen, Entwicklung von Alternativstrategien die aggressiven Handlungen supprimieren.

> **Resümee**
> Die Störung mit auftretender Reizbarkeit ist durch aggressive Impulse mit Personen- und Sachbeschädigung gekennzeichnet, denen nicht widerstanden werden kann. Es ist fraglich, ob es sich um ein Symptom anderer Störungen oder um eine eigenständige Störung handelt. Diskrete neurologische Auffälligkeiten sind gehäuft. Erfolgreiche Therapien sind nicht etabliert.

Literatur

1 Übersicht der Impulskontrollstörungen

American Psychiatric Association: Diagnostic and Statistical Manual of Mental Disorders (DSM-IV). American Psychiatric Association, Washington, D. C. 1994.

Apter, N.J.: The experience of motivation: The theory of psychological reversals. Academic Press, London 1982.

Dilling, H., W. Mombour, M. H. Schmidt: Internationale Klassifikation psychischer Störungen, ICD-10 Kapitel V (F). Klinisch diagnostische Leitlinien. 2. Auflage. Huber, Bern–Göttingen–Toronto 1993.

Dilling, H., W. Mombour, M.H. Schmidt: Internationale Klassifikation psychischer Störungen, ICD-10 Kapitel V (F). Forschungskriterien. Huber, Bern–Göttingen–Toronto 1994.

Esquirol, E.: Des Maladies Mentales. Baillière, Paris 1838.

Hollander, E., C. M. Wong: Obsessive compulsive spectrum disorders. J. clin. Psychiat. 56 (Suppl. 4) (1995) 3–6.

Hollander, E., C.M. Wong: Body dysmorphic disorder, pathological gambling and sexual compulsions. J. clin. Psychiat. 56 (Supp. 4) (1995) 7–13.

Kraepelin, E.: Psychiatrie, 8. Aufl. Barth, Leipzig 1915.

Marc, M.: Considérations médico-légales sur la monomanie et particulièrement sur la monomanie incendiaire. Ann. Hyg. publ. Med. leg. 10 (1833) 367.

Marohn, R. C.: Impulse control disorders not elsewhere classified. In: American Psychiatric Association. Treatments of Psychiatric Disorders. Vol. 3. American Psychiatric Association, Washington, D. C. 1989.

Menninger, K.: Vital Balance. Viking, New York 1963.

Möller, H.-J.: Therapie psychiatrischer Erkrankungen. Enke, Stuttgart 1993.

2 Das pathologische Glücksspiel

Bergle, E.: The Psychology of Gambling. International University Press, New York 1958.

Commission on the Review of the National Policy toward Gambling. Gambling in America. GPO, Washington 1976.

Custer, R. L.: The diagnosis and scope of pathological gambling. In: Galski, T.: The Handbook of Pathological Gambling. Thomas, Springfield 1987.

Hand, I.: Pathologisches Spielen und delinquentes Verhalten – Probleme der forensischen Begutachtung. In: Payk, T. R.: Dissozialität – psychiatrische und forensische Aspekte. Schattauer, Stuttgart 1992.

Jahrreiss, R.: Stationäre Therapie pathologischen Glücksspiels. Informationen zur Suchtkrankenhilfe I, 1993.

Klöpsch, R., I. Hand, Z. Lazlo, M. Fischer, B. Friedrich, D. Buddeck: Langzeiteffekte multimodaler Verhaltenstherapie bei krankhaftem Glücksspielen, 3: Die prospektive Katamnese der Hamburger Projektstudie. Suchtgefahren 35 (1989) 35–49.

Klöpsch, R., I. Hand, Z. Lazlo, E. Conisto, B. Friedrich: Pathologisches Spielen. In: Hand, I., H. U. Wittchen (Hrsg.): Verhaltenstherapie in der Medizin, S. 313 bis 326. Springer, Berlin–Heidelberg–New York 1989.

Lesieur, H. R., R. J. Rosenthal: Pathological gambling: A review of literature. J. gambl. Stud. 7 (1991) 5–39.

Meyer, G., M. Bachmann: Glücksspiel. Springer, Berlin–Heidelberg–New York 1993.

Russo, A. M., J. I. Taber, R. A. McCormick, L. F. Ramirez: An outcome study of an impatient treating program for pathological gamblers. Hosp. Community Psychiat. 35 (1984) 823–827.

Stewart, R. M., R. I. F. Brown: An outcome study of gamblers anonymous. Brit. J. Psychiat. 152 (1988) 284–288.

Volberg, R. A., H. J. Steadman: Refining prevalence estimates of pathological gambling. Amer. J. Psychiat. 145 (1988) 502–505.

3 Pathologisches Stehlen

McElroy, S. L., P. E. Keck, K. A. Philips: Cleptomania, compulsive buying and binge-eating disorder. J. clin. Psychiat. 56 (Suppl. 4) (1995) 14–27.

Seguier, H.: Revue historique de la notion de kleptomania. Encephale 55 (1966) 336–369.

5 Trichotillomanie

Hallopeau, X.: Alopecia par grottage. Ann. Derm. Syphil. 10 (1889) 440.

Stein, D. J., D. Simen, L. J. Cohen, E. Hollander: Trichotillomania and obsessive compulsive disorder. J. clin. Psychiat. 56 (Suppl. 4) (1995) 28–35.

Volberg, R. A., H. J. Steadman: Refining prevalence estimates of pathological gambling. Amer. J. Psychiat. 145 (1988) 502–505.

1 Terminologie

Die diagnostische Bezeichnung Intelligenzminderung entstammt der in Zusammenarbeit mit der WHO entstandenen **Internationalen Klassifikation psychischer Störungen (ICD)**. In der deutschsprachigen Literatur werden die Begriffe geistige Behinderung, geistige Retardierung, Oligophrenie, Debilität, Schwachsinn, Imbezillität, Idiotie für Intelligenzminderungen und Störungen des Anpassungsverhaltens unterschiedlicher Ausprägung benutzt. Um zu einer einheitlichen Terminologie zu gelangen, können die verschiedenen diagnostischen Bezeichnungen anhand der diagnostischen ICD-10-Leitlinien definiert und voneinander abgegrenzt werden.

Die in der ICD-10 beschriebene Intelligenzminderung (F70–79) wird als eine sich in der Entwicklung manifestierende, stehengebliebene oder unvollständige Entwicklung der geistigen Fähigkeiten definiert, mit besonderer Beeinträchtigung von Fertigkeiten, die zum Intelligenzniveau beitragen, wie z.B. Kognition, Sprache, motorische und soziale Funktionen. Die gewählte ICD-Kategorie soll sich auf eine umfassende Einschätzung der Fähigkeit und nicht auf einen einzelnen Bereich spezifischer Beeinträchtigungen oder Fertigkeiten stützen.

Für die Einteilung werden **IQ-Werte** zugrunde gelegt, die durch standardisierte, transkulturell unterschiedliche Intelligenztests individuell bestimmt werden. Die angegebenen IQ-Werte sind als Richtlinien gemeint und stellen eine willkürliche Einteilung eines komplexen Kontinuums dar. Sie können nicht mit absoluter Genauigkeit voneinander abgegrenzt werden.

Hinzu kommt die Beurteilung spezifischer Leistungsminderungen und Behinderungen wie verzögerte Sprachentwicklung, Hörverminderung u.a. körperliche Schwierigkeiten. Darüber hinaus wird die Entwicklung der sozialen Reife sowie der Fertigkeiten bezüglich der Alltagsaktivitäten – bestimmt mittels skalierter Tests und Interviews der Vertrauenspersonen – diagnostisch richtungweisend hinzugezogen. Ohne die Anwendung standardisierter Verfahren, sowohl für das Intelligenzniveau als auch die soziale Anpassung, muß die Beurteilung vorläufig bleiben.

Aus diesen o.g. Beurteilungskriterien ergibt sich für die Intelligenzminderung folgende diagnostische Einteilung in vier Gruppen:

- **leichte Intelligenzminderung**
  Synonyme:
  – leichte geistige Behinderung
  – leichte geistige Retardierung
  – leichte Oligophrenie
  – Debilität
  – Schwachsinn

- **mittelgradige Intelligenzminderung**
  Synonyme:
  – mittelgradige geistige Behinderung
  – mittelgradige geistige Retardierung
  – mittelgradige Oligophrenie
  – Imbezillität

- **schwere Intelligenzminderung**
  Synonyme:
  – schwere geistige Behinderung
  – schwere geistige Retardierung
  – schwere Oligophrenie

- **schwerste Intelligenzminderung**
  Synonyme:
  – schwerste geistige Behinderung
  – schwerste geistige Retardierung
  – schwereste Oligophrenie
  – Idiotie

Die in der ICD-10 noch vorhandenen Kategorien „sonstige Intelligenzminderung" und „nicht näher bezeichnete Intelligenzminderung" sollten nur dann verwendet werden, wenn die Beurteilung aufgrund körperlicher oder sensomotorischer Beeinträchtigungen besonders schwierig ist oder wenn die entsprechenden Tests und Befragungen nicht durchgeführt werden können.

Der Begriff der Oligophrenie wird in der Literatur auch häufig nur für die angeborene oder früh erworbene Form der Intelligenzminderung verwandt, dem im Englischen die Bezeichnung „mental deficiency" bzw. „mental retardation" entspricht.

Eine Intelligenzminderung kann alleine oder zusammen mit anderen psychischen oder körperlichen Störungen auftreten, die einen großen Einfluß auf das klinische Bild und die Entwicklung der Alltagsfertigkeiten haben. Außerdem treten bei geistig behinderten Personen vermehrt psychische Erkrankungen auf. Es besteht darüber hinaus ein höheres Risiko, ausgenutzt sowie körperlich und sexuell mißbraucht zu werden. Die Intelligenzminderung kann zu einer mehr oder weniger ausgeprägten Anpassungsstörung führen, die dann eine besondere Betreuungsform verlangt. Trotz der vorhandenen Klassifikationssysteme bleibt die Differenzierung geistiger Behinderung weit hinter derjenigen psychischer Erkrankungen zurück.

gram for pathological gamblers. Hosp. Community Psychiat. 35 (1984) 823–827.

Stewart, R. M., R. I. F. Brown: An outcome study of gamblers anonymous. Brit. J. Psychiat. 152 (1988) 284–288.

Volberg, R. A., H. J. Steadman: Refining prevalence estimates of pathological gambling. Amer. J. Psychiat. 145 (1988) 502–505.

3 Pathologisches Stehlen

McElroy, S. L., P. E. Keck, K. A. Philips: Cleptomania, compulsive buying and binge-eating disorder. J. clin. Psychiat. 56 (Suppl. 4) (1995) 14–27.

Seguier, H.: Revue historique de la notion de kleptomania. Encephale 55 (1966) 336–369.

5 Trichotillomanie

Hallopeau, X.: Alopecia par grottage. Ann. Derm. Syphil. 10 (1889) 440.

Stein, D. J., D. Simen, L. J. Cohen, E. Hollander: Trichotillomania and obsessive compulsive disorder. J. clin. Psychiat. 56 (Suppl. 4) (1995) 28–35.

Volberg, R. A., H. J. Steadman: Refining prevalence estimates of pathological gambling. Amer. J. Psychiat. 145 (1988) 502–505.

23 Intelligenzminderung

Gerd Lehmkuhl

Inhalt

1 **Terminologie** 868
2 **Epidemiologie und Verlauf** 869
3 **Symptomatik und Typisierung** 869
    3.1 Leichte Intelligenzminderung 870
    3.2 Mittelgradige Intelligenzminderung 870
    3.3 Schwere und schwerste Intelligenzminderung 871
    3.4 Verhaltensauffälligkeiten und psychiatrische Symptomatik 871
4 **Ätiologie und Pathogenese** 874
    4.1 Pränatale Ursachen 874
    4.2 Perinatale Ursachen 875
    4.3 Postnatale Ursachen 875
5 **Differentialdiagnostischer Prozeß** 875
6 **Therapie** 876
7 **Rechtliche und gesetzliche Bestimmungen** 878

1 Terminologie

Die diagnostische Bezeichnung Intelligenzminderung entstammt der in Zusammenarbeit mit der WHO entstandenden **Internationalen Klassifikation psychischer Störungen (ICD)**. In der deutschsprachigen Literatur werden die Begriffe geistige Behinderung, geistige Retardierung, Oligophrenie, Debilität, Schwachsinn, Imbezillität, Idiotie für Intelligenzminderungen und Störungen des Anpassungsverhaltens unterschiedlicher Ausprägung benutzt. Um zu einer einheitlichen Terminologie zu gelangen, können die verschiedenen diagnostischen Bezeichnungen anhand der diagnostischen ICD-10-Leitlinien definiert und voneinander abgegrenzt werden.

Die in der ICD-10 beschriebene Intelligenzminderung (F70–79) wird als eine sich in der Entwicklung manifestierende, stehengebliebene oder unvollständige Entwicklung der geistigen Fähigkeiten definiert, mit besonderer Beeinträchtigung von Fertigkeiten, die zum Intelligenzniveau beitragen, wie z.B. Kognition, Sprache, motorische und soziale Funktionen. Die gewählte ICD-Kategorie soll sich auf eine umfassende Einschätzung der Fähigkeit und nicht auf einen einzelnen Bereich spezifischer Beeinträchtigungen oder Fertigkeiten stützen.

Für die Einteilung werden **IQ-Werte** zugrunde gelegt, die durch standardisierte, transkulturell unterschiedliche Intelligenztests individuell bestimmt werden. Die angegebenen IQ-Werte sind als Richtlinien gemeint und stellen eine willkürliche Einteilung eines komplexen Kontinuums dar. Sie können nicht mit absoluter Genauigkeit voneinander abgegrenzt werden.

Hinzu kommt die Beurteilung spezifischer Leistungsminderungen und Behinderungen wie verzögerte Sprachentwicklung, Hörverminderung u.a. körperliche Schwierigkeiten. Darüber hinaus wird die Entwicklung der sozialen Reife sowie der Fertigkeiten bezüglich der Alltagsaktivitäten – bestimmt mittels skalierter Tests und Interviews der Vertrauenspersonen – diagnostisch richtungweisend hinzugezogen. Ohne die Anwendung standardisierter Verfahren, sowohl für das Intelligenzniveau als auch die soziale Anpassung, muß die Beurteilung vorläufig bleiben.

Aus diesen o.g. Beurteilungskriterien ergibt sich für die Intelligenzminderung folgende diagnostische Einteilung in vier Gruppen:

- **leichte Intelligenzminderung**
  Synonyme:
  – leichte geistige Behinderung
  – leichte geistige Retardierung
  – leichte Oligophrenie
  – Debilität
  – Schwachsinn

- **mittelgradige Intelligenzminderung**
  Synonyme:
  – mittelgradige geistige Behinderung
  – mittelgradige geistige Retardierung
  – mittelgradige Oligophrenie
  – Imbezillität

- **schwere Intelligenzminderung**
  Synonyme:
  – schwere geistige Behinderung
  – schwere geistige Retardierung
  – schwere Oligophrenie

- **schwerste Intelligenzminderung**
  Synonyme:
  – schwerste geistige Behinderung
  – schwerste geistige Retardierung
  – schwereste Oligophrenie
  – Idiotie

Die in der ICD-10 noch vorhandenen Kategorien „sonstige Intelligenzminderung" und „nicht näher bezeichnete Intelligenzminderung" sollten nur dann verwendet werden, wenn die Beurteilung aufgrund körperlicher oder sensomotorischer Beeinträchtigungen besonders schwierig ist oder wenn die entsprechenden Tests und Befragungen nicht durchgeführt werden können.

Der Begriff der Oligophrenie wird in der Literatur auch häufig nur für die angeborene oder früh erworbene Form der Intelligenzminderung verwandt, dem im Englischen die Bezeichnung „mental deficiency" bzw. „mental retardation" entspricht.

Eine Intelligenzminderung kann alleine oder zusammen mit anderen psychischen oder körperlichen Störungen auftreten, die einen großen Einfluß auf das klinische Bild und die Entwicklung der Alltagsfertigkeiten haben. Außerdem treten bei geistig behinderten Personen vermehrt psychische Erkrankungen auf. Es besteht darüber hinaus ein höheres Risiko, ausgenutzt sowie körperlich und sexuell mißbraucht zu werden. Die Intelligenzminderung kann zu einer mehr oder weniger ausgeprägten Anpassungsstörung führen, die dann eine besondere Betreuungsform verlangt. Trotz der vorhandenen Klassifikationssysteme bleibt die Differenzierung geistiger Behinderung weit hinter derjenigen psychischer Erkrankungen zurück.

> **Resümee**
>
> Bei den allgemeinen Definitionskriterien und diagnostischen Leitlinien der Intelligenzminderung fallen besonders die Anpassungsstörungen an Anforderungen des alltäglichen Lebens ins Gewicht. Begleitende psychische oder körperliche Erkrankungen haben einen großen Einfluß auf den weiteren Verlauf. Zusätzliche Behinderungen wie Sprachprobleme, Hörverminderung und andere körperliche Erkrankungen sind besonders zu überprüfen. Informationen von den Eltern bzw. Betreuungspersonen werden zur Beurteilung der Symptomatik herangezogen.

2 Epidemiologie und Verlauf

Es wird geschätzt, daß insgesamt ca. 400 000 geistig Behinderte in Deutschland leben. Bei den epidemiologischen Untersuchungen zur Intelligenzminderung ist zwischen einer altersspezifischen Prävalenz und einer Totalprävalenz zu unterscheiden.

Im Schulalter ist eine weitgehend vollständige Erfassung z.B. durch Einbeziehung spezifischer Schulen und Einrichtungen möglich. Außerdem wird die geistige Behinderung in vielen Fällen erst mit erhöhten Anforderungen an die Intelligenz und die sozialen Fähigkeiten im Laufe des Schulalters evident und diagnostiziert. Dies sind die Gründe, weshalb die Prävalenzraten altersabhängig eine steigende Tendenz bis zum 20. Lebensjahr aufweisen (0,5–0,7%).

Nach dem Schulalter können die Intelligenzminderungen nicht mehr exakt erfaßt werden, da nicht alle Erwachsenen mit Intelligenzminderungen die entsprechenden Institutionen besuchen bzw. bewohnen. Daher sinken die Prävalenzwerte bei den über 20jährigen auf 0,4% ab. Außerdem führt die erhöhte Mortalität in der Altersgruppe über 30 Jahre zu einer stark verminderten Totalprävalenz. Bei den schweren Intelligenzminderungen erreichen sogar nur knapp 70% der Kinder das 20. Lebensjahr.

Darüber hinaus ergeben Untersuchungen, die sich auf eine Feldstichprobe aus der Allgemeinbevölkerung beziehen, höhere Prävalenzraten als solche, die sich auf administrative Fallregister stützen. Bei einer Differenzierung nach dem Schweregrad der Intelligenzminderung ergeben sich ebenfalls unterschiedliche Prävalenzen (Tab. 23-1).

Auch die Angaben zur Geschlechtsverteilung sind je nach Untersuchung unterschiedlich. Während einige Autoren bei den leichten Behinderungsformen ein Überwiegen der Jungen berichten (1,6:1), konnten andere Studien nur in der Gruppe schwergradig geistig Behinderter ein Überwiegen des männlichen Geschlechts feststellen. Untersuchungen auf der Basis von Fallregistern oder administrativen Daten stellten ebenfalls ein deutliches Überwiegen des männlichen Geschlechts fest.

Dies kann mit einem stärkeren Bedürfnis nach Hilfe und Betreuung bei Jungen zusammenhängen, während für geistig behinderte Mädchen eine höhere Toleranz innerhalb der Familie besteht. Nach dem 12. Lebensjahr scheinen sich jedoch die Geschlechtsdifferenzen bei allen Oligophrenieformen auszugleichen. Ein Einfluß kommt auch den sozialen Bedingungen zu. Familiäre Belastungen, die meistens die Mädchen/Frauen mehr betreffen, wirken sich negativ auf den weiteren Verlauf aus, so daß vielleicht auch deshalb die Anzahl der geistigen Behinderungen bei den Mädchen steigen.

> **Resümee**
>
> Es gibt in Deutschland etwa 400 000 geistig Behinderte (0,5%). Die Prävalenzraten sind altersabhängig mit einer steigenden Tendenz bis zum 20. Lebensjahr. Nach dem 12. Lebensjahr scheinen sich Geschlechtsdifferenzen bei allen Oligophrenieformen auszugleichen. Aufgrund einer erhöhten Mortalitätsrate nimmt die Prävalenz ab dem 3. Lebensjahrzehnt ab.

3 Symptomatik und Typisierung

Bei der Beurteilung von Intelligenzminderungen ist es notwendig, eine **Einteilung nach dem Schwere-**

Tabelle 23-1 Prävalenzraten der verschiedenen Formen der Intelligenzminderung (nach HERBST und BAIRD, 1983).

Klassifikation der Intelligenzminderung nach ICD-10	IQ-Werte	Prävalenzwerte (N/1000) Mädchen/Jungen	Anteil an allen geistig Behinderten (%)
leichte (F70)	50–69	1,1/1,4	80–85
mittelgradige (F71)	35–49	0,9/1,3	10–12
schwere (F72)	20–34	0,4/0,6	3–7
schwerste (F73)	<20	0,3/0,5	1–2

grad vorzunehmen, was auch der Klassifizierung in der ICD-10 (F70-79) entspricht (s. Abschn. 1). Die Ausprägung der intellektuellen Behinderung wirkt sich sowohl auf die kognitiven sozialen Fähigkeiten als auch auf die psychiatrische Symptomatik aus. Außerdem ist sie meistens von somatischen Erkrankungen begleitet.

Die diagnostischen Leitlinien der verschiedenen Schweregrade der Intelligenzminderung sind vor allem deshalb von Bedeutung, weil sie bestehende Fertigkeiten und Fähigkeiten definieren und hiermit den **Grad der Versorgung** einbeziehen, der im alltäglichen Lebensablauf notwendig ist. Trotz dieser Definitionsversuche muß kritisch angemerkt werden, daß es eine hohe Variabilität in der Ausprägung verschiedener Teilleistungen sowie der sozialen Adaptation gibt, die sich nicht nur auf das Ausmaß der Intelligenzminderung zurückführen lassen.

Bei der Intelligenzminderung ist daher nicht von einer Krankheitseinheit auszugehen, sondern von einem **Zusammenwirken verschiedener Einflußgrößen** wie Ätiologie, somatischer Erkrankungen, Alter, Geschlecht, Grad der Intelligenzminderung, sozioökonomischer Faktoren. Sofern Grunderkrankungen mit Auswirkungen auf die Gehirnfunktion bekannt sind, werden diese in den Kapiteln für hirnorganische Erkrankungen gesondert beschrieben, wie z.B. Epilepsie, Zerebralparese, Stoffwechselstörungen oder Chromosomenaberrationen.

3.1 Leichte Intelligenzminderung

Eine leichte Intelligenzminderung (ICD-10: F70) führt zu einem verzögerten Spracherwerb, wobei im täglichen Leben eine normale Konversation möglich ist. Es besteht meistens eine vollständige Unabhängigkeit in der Selbstversorgung (Essen, Waschen, Anziehen, Darm- und Blasenkontrolle) und in praktischen und häuslichen Tätigkeiten, wenn auch die Entwicklung deutlich verlangsamt ist.

Die Hauptprobleme treten in der Schulausbildung auf, insbesondere beim Lesen und Schreiben. Die Defizite können durch eine entsprechende Ausbildung, die sich mehr auf praktische Fähigkeiten bezieht, z.T. ausgeglichen werden. Die Betroffenen besuchen häufig die Sonderschule für lernbehinderte Kinder und ergreifen meist einen praktischen Beruf, bei dem nicht die intellektuellen Fähigkeiten im Vordergrund stehen.

Besteht darüber hinaus eine deutliche emotionale und soziale Unreife, dann können sie manche kulturelle Anforderungen wie Ehe, Familienführung, Kindererziehung nur mit großen Schwierigkeiten

Tabelle 23-2 Diagnostische Leitlinien der leichten Intelligenzminderung (ICD-10: F70).

- IQ-Bereich von 50–69, erhoben mit standardisierten Intelligenztests
- Sprachverständnis und Sprachgebrauch in unterschiedlichem Ausmaß verzögert
- bis ins Erwachsenenalter andauernde Probleme beim Sprechen, die die Entwicklung zur Selbständigkeit behindern
- organische Ursache nur bei einer Minderheit der Betroffenen
- Begleiterkrankungen wie Autismus, andere Entwicklungsverzögerungen, Epilepsie, Störungen des Sozialverhaltens oder körperliche Behinderungen möglich

erfüllen und brauchen bei größeren sozialen oder finanziellen Problemen häufig Hilfe. Nur 1% von ihnen – meist verhaltensauffällige Jugendliche – wird in eine Institution eingewiesen.

Werden standardisierte Intelligenztests zur Diagnostik angewendet, so ist ein IQ-Bereich von 50–69 ein Hinweis auf eine leichte Intelligenzminderung. Nur bei einer Minderheit der geistig leicht Behinderten gibt es Hinweise auf eine organische Ursache. Sie entstammen in den meisten Fällen Unterschichtsfamilien mit ebenfalls niedrigen IQ-Werten. Begleiterkrankungen, wie Autismus, Epilepsie oder körperliche Behinderungen, treten unterschiedlich häufig auf (Tab. 23-2).

3.2 Mittelgradige Intelligenzminderung

Bei Personen mit einer mittelgradigen Intelligenzminderung (ICD-10: F71) ist die sprachliche Leistungsfähigkeit deutlich begrenzt, ebenso ist der Erwerb von Fähigkeiten im Bereich der Selbstversorgung und der motorischen Fertigkeiten verzögert.

Die Behinderung wird im allgemeinen schon im Säuglingsalter festgestellt, da die Koordinationsstörungen sowie die verzögerte sprachliche und soziale Entwicklung nicht zu übersehen sind. Mittelgradig intelligenzverminderte Kinder besuchen in den meisten Fällen die Sonderschulen für geistig Behinderte. Hier wird weniger das Erlernen von Schulwissen vermittelt, als Wert auf die Entwicklung einer gewissen Selbständigkeit gelegt. Einige Personen benötigen eine lebenslange Beaufsichtigung.

Als Erwachsene sind mittelgradig intelligenzgeminderte Personen gewöhnlich in der Lage, einfa-

> **Tabelle 23-3** Diagnostische Leitlinien der mittelgradigen Intelligenzminderung (ICD-10: F71).
>
> - IQ zwischen 35 und 49
> - stark unterschiedliche Leistungsprofile mit individuellen Fertigkeiten und Defiziten
> - Sprachgebrauch schwankt zwischen der Fähigkeit, an einfachen Unterhaltungen teilzunehmen und niemals sprechen zu lernen
> - organische Ursachen bei der Mehrzahl der Personen
> - frühkindlicher Autismus oder eine andere tiefgreifende Entwicklungsstörung bei einer nicht zu vernachlässigenden Minderheit
> - Epilepsie, neurologische und körperliche Behinderungen häufig

> **Tabelle 23-4** Diagnostische Leitlinien der schwersten Intelligenzminderung (ICD-10: F73).
>
> - Intelligenzquotient unter 20
> - Sprachverständnis und Sprachgebrauch im günstigsten Fall als Verständnis grundlegender Anweisungen und Formulierung einfacher Forderungen
> - grundlegendste und einfachste visuell räumliche Fertigkeiten wie Sortieren und Zuordnen
> - bei entsprechender Beaufsichtigung und Anleitung Beteiligung an häuslichen und praktischen Aufgaben in geringem Maße möglich
> - eine organische Ursache in den meisten Fällen diagnostizierbar
> - häufig schwere neurologische oder die Bewegungsfähigkeit betreffende körperliche Defizite, z.B. Epilepsie, Seh- und Hörfunktionsstörungen
> - tiefgreifende Entwicklungsstörungen in ihren schwersten Formen, insbesondere der atypische Autismus vor allem bei denen, die sich bewegen können

che praktische Tätigkeiten zu verrichten, wenn die Aufgaben sorgsam strukturiert sind und für eine ausreichende Beaufsichtigung gesorgt ist. Nur selten ist ein völlig unabhängiges Leben möglich. Sie sind unfähig, einer Erwerbstätigkeit nachzugehen. Bei möglichst früher heilpädagogischer Betreuung entwickeln sie ihre sozialen Fähigkeiten und können Kontakt aufnehmen und mit anderen kommunizieren.

Der IQ liegt im Bereich von 35–49, wobei einzelne Teilbegabungen, wie z.B. Gedächtnis und Musikalität, hervorragend entwickelt sein können. Im Unterschied zur leichten geistigen Behinderung findet sich die mittelgradige Intelligenzverminderung in allen sozioökonomischen Schichten. Frühkindlicher Autismus und andere Entwicklungsstörungen sowie zahlreiche neurologische und körperliche Begleiterkrankungen können zusätzlich vorhanden sein (Tab. 23-3).

3.3 Schwere und schwerste Intelligenzminderung

Von einer schweren Intelligenzminderung (ICD-10: F72) wird gesprochen, wenn der Intelligenzquotient im Bereich zwischen 20 und 34 liegt. Es finden sich häufig Zeichen einer organischen Schädigung oder Fehlentwicklung des zentralen Nervensystems, die sprachlichen Fähigkeiten reichen zur Verständigung meistens nicht aus.

Von einer schwersten Intelligenzminderung (ICD-10: F73) spricht man, wenn die betroffenen Personen unfähig sind, Aufforderungen oder Anweisungen nachzukommen. Es besteht bei der Mehrzahl eine Immobilität und eine Einschränkung der Bewegungsfähigkeit mit Inkontinenz und einer rudimentären nonverbalen Kommunikation (Tab. 23-4).

Bei beiden Formen sind die Personen hochgradig pflegebedürftig und müssen in Institutionen untergebracht werden.

3.4 Verhaltensauffälligkeiten und psychiatrische Symptomatik

In einer epidemiologischen Studie von LIEPMANN (1979) weisen 29,1% der 7- bis 16jährigen geistig behinderten Kinder und Jugendlichen mit einem IQ unter 60 ausgeprägte Verhaltensstörungen auf. Die Ausprägung und Schwere der Intelligenzminderung spielt dabei eine entscheidende Rolle für die Prävalenz der Verhaltensauffälligkeiten und ist häufig Grund dafür, warum verschiedene Raten psychiatrischer Störungen angegeben werden. So erhöht sich die Prävalenz psychischer Auffälligkeiten bei einem IQ unter 50 auf 47% (CORBETT, 1979).

Ebenso gibt es verschiedene Angaben zum Spektrum der bereits im Kindesalter auftretenden Symptome. Hierbei werden **Stereotypien** am häufigsten genannt (Tab. 23-5). Insbesondere liegt bei tiefgehenden Entwicklungsstörungen wie dem **frühkindlichen Autismus** nach KANNER in drei Viertel der Fälle eine Intelligenzminderung vor. Diese Kinder

Intelligenzminderung

Tabelle 23-5 Prävalenzangaben (%) von Verhaltensstörungen bei Kindern mit ausgeprägter Intelligenzminderung.

Verhaltensstörung	Prävalenz (%)
Stereotypien	40
autoaggressives Verhalten	13
Pica	5–10
motorische Unruhe	10–14
emotionale Störungen	4–12
soziale Auffälligkeiten	4–6

erlernen häufig die Sprache nicht und sind in der Mehrzahl auf langfristige betreute Wohnformen angewiesen. Nach neuesten Schätzungen leben in Deutschland ca. 40 000 autistische Menschen, davon sind 8000–10 000 jünger als 21 Jahre.

Viele Verhaltensauffälligkeiten sind auch Ausdruck der erfahrenen Ablehnung durch die Umgebung sowie einer möglichen sozialen Isolierung. Bei früh einsetzender heilpädagogischer Förderung lassen sich insbesondere bei den leichten bis mittelschweren Formen der Intelligenzminderung Störungen des sozialen Verhaltens reduzieren.

Die **Persönlichkeit** von geistig Behinderten ist vielfach wenig differenziert. Auch leichte Intelligenzstörungen können mit Persönlichkeitsstörungen einhergehen, die die Behandlung und den Verlauf der Erkrankung erschweren. Hierbei sind insbesondere instabile und unreife Persönlichkeitsstörungen zu finden, gefolgt von impulsiven und ängstlichen Verhaltensauffälligkeiten. Psychopathologische Symptome können daher auch Ausdruck der begleitenden Persönlichkeitsstörung sein.

In Abhängigkeit von der Ausprägung der Intelligenzminderung ist auch das Risiko, bereits in der frühen Kindheit psychiatrisch zu erkranken, bedeutsam erhöht. Die Prävalenzrate für **psychische Störungen** ist bei intelligenzgeminderten Personen mindestens 3- bis 4mal so hoch wie in der Allgemeinbevölkerung. Die Angaben in der Literatur lassen sich dahingehend zusammenfassen, daß bei leicht behinderten Jugendlichen die Prävalenz von psychischen Störungen bei 20–35%, bei mittleren Ausprägungen bei 30–40% und bei schwer geistig Behinderten bei 60–70% liegt, was durch die Untersuchungen von CORBETT (1979) bestätigt wird, der bei einem IQ unter 50 bei 47% der Betroffenen psychiatrisch relevante Symptome feststellte.

Unter Einbeziehung des Schweregrads der Intelligenzminderung läßt sich feststellen, daß schizophrene Psychosen, affektive Störungen und neurotische Symptome mit stärkerer Ausprägung der Behinderung abnehmen, während autistische Störungen und allgemeine Verhaltensauffälligkeiten zunehmen.

SCHMIDT (1995) entwickelt verschiedene Erklärungsansätze für das erhöhte psychiatrische Morbiditätsrisiko bei geistig Behinderten. Neben einer genetisch determinierten Disposition geht er von einer erworbenen Vulnerabilität in Kombination mit chronischen bzw. akuten Streßfaktoren und ungenügenden Fähigkeiten der Streßbewältigung aus.

In einer epidemiologischen Studie über die Prävalenz von psychischen Erkrankungen bei geistig be-

Tabelle 23-6 Prävalenzangaben (%) psychiatrischer Störungen bei geistig behinderten Erwachsenen (nach LUND, 1985).

	Altersgruppen			
	20–29 Jahre (n=97) (%)	30–44 Jahre (n=111) (%)	45–64 Jahre (n=67) (%)	65 Jahre und älter (n=27) (%)
Schizophrenie	–	0,9	3,1	3,7
affektive Störungen	1,0	–	6,0	–
frühkindlicher Autismus	5,2	4,5	1,5	–
Psychose (unklarer Typ)	3,1	9,0	1,5	–
Neurosen	2,1	2,7	1,5	–
Verhaltensstörungen	14,4	11,0	10,4	–
Demenz	–	0,9	6,0	22,2
keine Störung	74,2	71,2	70,1	70,4

hinderten Erwachsenen (170 Männer und 132 Frauen) kommt Lund (1985) auf eine Rate von 28,1%. Neben allgemeinen Verhaltensauffälligkeiten (10,9%) stellen untypische Psychosen (5%) die häufigsten Diagnosen dar. Autistische Syndrome konnten in 3,6% festgestellt werden, Neurosen traten mit 2% wesentlich seltener auf, auch schizophrene Psychosen (1,3%) und affektive Störungen (1,7%) waren weniger häufig vertreten. Alkohol- oder Drogenkonsum wurde nicht gefunden. Es zeigte sich, daß die verschiedenen diagnostischen Kategorien eine gewisse Altersabhängigkeit aufweisen (Tab. 23-6).

Hinsichtlich der Wohnsituation ergibt sich folgende Tendenz: Personen, die alleine oder mit einem Partner zusammenleben, zeigen die geringsten Auffälligkeiten (14,3%). Bei denjenigen, die bei ihren Eltern wohnen, und bei Personen, die in kleinen Institutionen, Langzeitkrankenhäusern sowie spezialisierten Einrichtungen, in denen insbesondere Patienten mit schizophrenen und affektiven Störungen untergebracht sind, betreut werden, treten psychiatrische Symptome häufiger auf (57,2%). Betrachtet man die einzelnen Symptome bei intelligenzverminderten Personen in Abhängigkeit von ihrer Wohnsituation, dann ergibt sich nach einer Untersuchung von Corbett (1979) das in Tabelle 23-7 dargestellte Profil. Auch wenn verschiedene Einflußgrößen wie Geschlecht, Ausmaß der Intelligenzminderung und Alter zu berücksichtigen sind, stellt sich die Frage, inwieweit Verhaltensauffälligkeiten und -merkmale durch die Art der Langzeitbetreuung mitbedingt sind.

Nach der ICD-10-Klassifikation kann das Ausmaß zusätzlich auftretender Verhaltensstörungen mit der vierten Stelle nach der F70- bis F79-Kodierung (F71.1) angefügt werden (s.a. ICD-10, 1993). Zusätzliche psychiatrische Diagnosen werden ebenfalls nach der ICD-10, Kapitel V, kodiert und mit „plus" hinzugefügt. Die Diagnose, der die größte aktuelle Bedeutung zukommt, wird als Hauptdiagnose geführt. Das ist in der Regel die Auffälligkeit, die zur Vorstellung in der jeweiligen Institution Anlaß gab.

> **Resümee**
> Psychische Störungen kommen bei geistig behinderten Erwachsenen in ca. 27% vor und umfassen das gesamte Spektrum der psychiatrischen Störungsbilder. Untypische Psychosen stellen

Tabelle 23-7 Individuelle Symptome bei geistig behinderten Erwachsenen nach der Camberwell-Studie (nach Corbett, 1979).

Symptome	Versorgung in stationären Einrichtungen (n=245) (%)	Unterbringung zu Hause (n=157) (%)
Halluzinationen	2	4,5
paranoide Ideen	4,5	5,7
Depression	10,6	9,5
Schreianfälle	17,5	5,1
hypochondrische Beschwerden	6,1	5,7
Schlafstörungen	9	10,2
spezielle Ängste	9,8	22,3
generalisierte Angst	11,8	22,3
Kopfschlagen	2,9	4,5
selbstverletzendes Verhalten	9,4	12,7
manieristisches Verhalten	11,8	4,5
Beharren auf Gewohnheiten	34,3	28,7
abhängig von bestimmten Objekten	26,9	9,5
Negativismus	22,9	14,0
Unruhe	8,6	8,3
Destruktivität	15,5	7,6
Wutanfälle	31,4	38,2
Lügen und Stehlen	10,6	17,2

Resümee: neben allgemeinen Verhaltensauffälligkeiten die häufigsten Diagnosen dar. Je autonomer und eigenständiger die Wohnsituation und Lebensform der Betroffenen ist, um so besser ist ihre psychische Stabilität.

4 Ätiologie und Pathogenese

Die zugrundeliegende Ursache der Intelligenzminderung kann mit zunehmendem Schweregrad häufiger aufgeklärt werden. Bei 50–70% der schweren Behinderungsformen ist die Ätiologie bekannt, hingegen nur bei 30–50% der leichteren Formen (Tab. 23-8). Im Einzelfall ist jedoch die Zuordnung der möglichen ursächlichen Faktoren aufgrund der multifaktoriellen Pathogenese nicht immer möglich.

4.1 Pränatale Ursachen

Den molekulargenetischen und zytogenetischen Methoden wird in der Zukunft eine große Bedeutung bei der Erkennung der Ätiologie von Intelligenzminderungen zukommen. Bei den hereditären Störungen sind neben den chromosomal vererbten Störungen die monogenen Ursachen von besonderer Wichtigkeit. Die Vererbung kann autosomal-dominant, autosomal-rezessiv und X-gebunden-rezessiv erfolgen. Bei den **chromosomalen Aberrationen** stellen das Down-Syndrom mit ca. 20% (Häufigkeit ca. 1,25/1000) und das Fragile X mit ca. 1–6% (Häufigkeit ca. 0,5–1,6/1000) sowie andere chromosomale Störungen mit 4–5% die häufigsten Ursachen dar.

Eine spezielle Gruppe der chromosomal vererbbaren Erkrankungen, die mit einer Intelligenzminderung einhergehen, sind die **angeborenen Stoffwechselstörungen:**

- Störungen des Aminosäurestoffwechsels, z.B. Phenylketonurie, Homozystinurie, Ahornsirup-Krankheit, Hyperammonämien
- Störungen des Kohlenhydratstoffwechsels, z.B. Galaktosämie
- Mukopolysaccharidosen, z.B. Hurler- und Hunter-Syndrom
- Lipidosen und Leukodystrophien
- Störungen des Pyrimidin- und Purinstoffwechsels
- Störung des Kupfertransports (Morbus Wilson)

Bei einigen Stoffwechselstörungen besteht die Möglichkeit einer **pränatalen Diagnostik.** In jedem Fall ist aber die Frühdiagnose entscheidend, weil in den meisten Fällen durch eine entsprechende Diät den ersten Symptomen vorgebeugt werden kann (weiterführende Literatur: Dupont 1988, Eggers und Bilke 1995).

Bei den pränatalen Ursachen ist neben dem fetalen Alkoholsyndrom noch der Einfluß von physikalischen Noxen wie Strahlen und Infektionen der Mutter während der Gravidität mit Rubeola-, Herpes- und Zytomegalie-Viren zu beachten. 90% der Kinder, die mit einer **Alkoholembryopathie** geboren werden, sind minderbegabt. Der Alkohol führt zu hypoplastischen und hypotrophen Veränderungen an allen Organen und am Gehirn zu einer Mikrozephalie. Pro Jahr werden mehr als 2000 Kinder mit einer Alkoholembryopathie geboren. Eine große

Tabelle 23-8 Ätiologie der schweren und leichten geistigen Behinderung (nach Hagberg et al., 1981).

Ätiologie	schwere geistige Behinderung (n = 73) (%)	leichte geistige Behinderung (n = 91) (%)
pränatale Ursachen	55	23
chromosomal	29	4
monogen	5	1
Fehlbildungen	12	10
exogen	8	8
perinatale Ursachen	15	18
postnatale Ursachen	11	2
unbekannte Ursachen	18	55
familiär	4	29
sporadisch	26	14

Mehrzahl von ihnen besucht später eine Sonderschule oder eine Einrichtung für geistig Behinderte.

4.2 Perinatale Ursachen

Perinatale Schäden können durch Komplikationen unter der Geburt sowie durch Unreife des Neugeborenen bedingt sein. Intrazerebrale Blutungen und Sauerstoffmangel wirken sich trotz der hohen Plastizität der zentralnervösen Strukturen in unterschiedlichem Ausmaß auf die weitere kognitive Entwicklung aus und führen häufig zu einer Komorbidität mit körperlichen Symptomen.

4.3 Postnatale Ursachen

Für postnatale Schädigungen, die zu einer Intelligenzminderung führen können, gehören vor allem ausgeprägte umschriebene oder diffuse Schädel-Hirn-Traumen sowie entzündliche Erkrankungen des zentralen Nervensystems. Auch hypoxische Mangelversorgung und Vergiftungen mit bestimmten Metallen wie Quecksilber und Blei können zu einer leichten bis schweren zerebralen Funktionsbeeinträchtigung führen.

Die Auflistung der Hintergründe für eine gestörte Intelligenzentwicklung verdeutlicht die ätiologische Heterogenität. Hieraus leitet sich auch eine gründliche diagnostische Früherkennung ab, die sowohl eine medizinische als auch testdiagnostische Verlaufsuntersuchung notwendig macht. Dabei ist besonders auf die häufigen psychiatrischen und somatischen Komplikationen zu achten, die bereits im Vorschulalter auftreten und durch gezielte therapeutische Interventionen in ihren negativen prognostischen Auswirkungen begrenzt werden können.

Resümee Insbesondere bei schweren Intelligenzminderungen läßt sich ein pathogenetischer Mechanismus feststellen, bei dem pränatale Ursachen überwiegen. Vor allem bei angeborenen Stoffwechselstörungen ist eine möglichst frühe diagnostische Zuordnung notwendig, um einer Schädigung vorzubeugen. Die ätiologische Heterogenität erschwert jedoch in vielen Fällen präventive Maßnahmen. Methoden der pränatalen Diagnostik gewinnen zunehmend an Bedeutung.

5 Differentialdiagnostischer Prozeß

Eine Intelligenzminderung ohne körperliche Begleiterkrankungen wird meist durch eine verzögerte psychomotorische und sprachliche Entwicklung bis zum 3. Lebensjahr diagnostiziert. Bei leichten Formen wird die Erkrankung erst im Kindergarten oder in der Schule evident, wenn das Kind die dortigen Anforderungen nicht erfüllen kann. Abzugrenzen sind hier psychoreaktive Gründe, die auch zu einem Leistungsdefizit führen können.

Bei einem Verdacht auf eine geistige Behinderung und im Interesse einer möglichst früh einsetzenden und gezielten Förderung sollten verschiedene Aspekte kognitiver und sozialer Funktionen anhand **testpsychologischer Untersuchungen** erfaßt und in ihrem weiteren Entwicklungsverlauf kontrolliert werden (Tab. 23-9).

Kritisch muß angemerkt werden, daß die in der Tabelle 23-9 genannten Verfahren in den unteren Bereichen nicht gut differenzieren und mit zunehmendem Alter Normierungsprobleme auftreten. Prinzipiell geht es jedoch darum, ein differenziertes, breites Spektrum an Leistungs- und Verhaltensparametern zu erheben, das dann eine Orientierung für die Fördermaßnahmen darstellt. In den diagnostischen Prozeß sind die Angehörigen bzw. die Betreuungspersonen mit einzubeziehen, da viele Informationen über die Ausübung alltäglicher Routineaufgaben und Verhaltensweisen nur durch sie zu gewinnen sind. Hierzu stehen auch entsprechende Verfahren zur Verfügung, z.B. das Interview zur Erfassung von Fähigkeiten und Fertigkeiten und Verhaltensauffälligkeiten (IFFV, siehe LIEPMANN, 1979).

Neben einer Untersuchung der intellektuellen

Tabelle 23-9 Untersuchungsverfahren zur Erfassung sozialer und kognitiver Leistungen.

Soziale Anpassung und Kompetenz
- Vineland Social Maturity Scale
- Progress Assessment Charts
- Adaptive Behavior Scale

Leistungsdefizite
(Gesamtbegabung und Teilleistungsdefizite)
- Testbatterie für Geistigbehinderte (TBGB)
- Luria-Nebraska-Neuropsychological-Battery (LNNB)
- Kaufman-ABC-Battery
- Pibody Picture-Vocabulary-Test (PPVT)

Lernfähigkeit
- Lerntests nach dem Prinzip des Testing-the-Limits
- Verhaltensbeobachtung, z.B. Auftreten von Stereotypien, Auto- und Heteroaggressionen, unruhigem Verhalten

Fähigkeiten und Defizite ist auch die Erhebung des körperlichen Befundes, verbunden mit entwicklungspsychologischen Fragestellungen, wichtig, da insbesondere bei den schwereren Intelligenzminderungen Begleiterkrankungen und Anomalien differentialdiagnostisch ausgewertet werden müssen.

Zur endgültigen Diagnosestellung und **differentialdiagnostischen Abgrenzung** sind neben der Familienanamnese und Angaben zum Verlauf der Schwangerschaft und Geburt eine sorgfältige somatische Frühdiagnostik sowie eine Beurteilung des kognitiven und körperlichen Entwicklungsverlaufs mit den jeweiligen psychopathologischen Auffälligkeiten zu erheben:

- körperlicher Befund mit Beurteilung der motorischen Entwicklung, somatischer Komplikationen und Behinderungen
- kognitiver Entwicklungsstand
- psychopathologische Auffälligkeiten
- spezielle Untersuchungsverfahren wie biochemisches Screening, EEG, evozierte Potentiale, Elektroretinogramm, bildgebende Verfahren, chromosomale sowie molekulargenetische Untersuchungen.

Um mögliche pränatale Ursachen zu erkennen, ist eine **besondere körperliche Untersuchung,** die möglichst schon im Kindes- und Jugendalter erhoben werden sollte, notwendig. Sie ermöglicht nach Wiedemann et al. (1985) eine Erfassung und Gruppierung spezieller Syndrome:

- Anomalien des Schädels und/oder des Gesichts
- Hochwuchs oder Wachstumshemmung (proportioniert, unproportioniert)
- altes oder mageres Aussehen
- Adipositas
- Anomalien im Nacken- bzw. Schulterbereich, im Abdomen und in der Beckenregion
- Pigmentanomalien
- Bindegewebsschwäche
- Anomalien des knöchernen und muskulären Bewegungsapparats (Extremitäten, Hände, Füße, Wirbelsäule)
- Anomalien innerer Organe, z.B. des kardiovaskulären Systems.

Die genaue körperliche Untersuchung gibt in den meisten Fällen auch Hinweise auf **Begleiterkrankungen,** die bei geistig Behinderten besonders häufig vorkommen. Bei ca. 20% der Kinder mit Intelligenzminderung besteht eine Zerebralparese, die oft mit sensorischen Funktionsstörungen kombiniert

Tabelle 23-10 Art und Häufigkeit von Zusatzbehinderungen bei geistig behinderten Kindern (nach Liepmann 1979 und Schmidt 1995).

Art	%	Häufigkeit	%
Motorik	17	keine	12
Sehen	50	eine	26
Hören	8	zwei	39
Sprache	77	drei	20
Epilepsie	14	vier	3

ist. Anfallsleiden sind mit einer Lebenszeitprävalenz von 31% (Corbett et al. 1975) sehr häufig, die bei jedem vierten medikamentös behandelt werden muß. Bei der Beurteilung des Krankheitsverlaufs sind in diesen Fällen neben der Grunderkrankung auch die Folgen der Epilepsie sowie die Nebenwirkungen der pharmakologischen Behandlung in Betracht zu ziehen. Neben einer Verminderung der muskulären Leistungsfähigkeit findet sich bei geistig Behinderten auch eine 100fach erhöhte Prävalenz von Sehstörungen (Tab. 23-10).

Entsprechend den begleitenden somatischen Symptomen sollten die notwendigen Untersuchungen auch im Entwicklungsverlauf kontrolliert werden. Hierzu gehören insbesondere das EEG einschließlich sensorisch evozierter Potentiale, Röntgen- und CT-Untersuchungen des Schädels sowie bei entsprechender Indikation Single-Photon-Emissions-Computer-Tomographie (SPECT), Elektromyographie und -neurographie.

> **Resümee**
> Der Frühdiagnostik der motorischen und kognitiven Entwicklung kommt eine besondere Bedeutung zu. Bei einem Fünftel der geistig Behinderten besteht eine Lähmung, oft mit sensorischen Funktionsstörungen kombiniert. Auch Anfallsleiden haben mit gut 30% eine hohe Lebenszeitprävalenz, ebenso wie Ausfälle im Bereich des Sehens und Hörens. Die zur Verfügung stehenden testpsychologischen Verfahren differenzieren leider mit zunehmendem Alter und ausgeprägterer Behinderung nur unzureichend.

6 Therapie

Treten bei geistig Behinderten psychiatrische Erkrankungen wie eine schizophrene Psychose oder eine affektive Störung auf, dann sollten sie entsprechend der psychopathologischen Symptomatik das ganze Spektrum an möglichen Behandlungsmaßnahmen erhalten. Nach Sovner und Hurley (1983) sollte z.B. bei den affektiven Psychosen eine **Pharmakotherapie** mit Antidepressiva bzw. Lithiumsalzen mit psychotherapeutischen Verfahren kombiniert werden. 30–60% der in speziellen Einrichtungen lebenden geistig Behinderten erhalten Psychopharmaka, wobei in den meisten Fällen die Medikation ohne eine eindeutige psychiatrische Diagnose verschrieben wird (Dosen 1993). In den letzten Jahren wurde jedoch aufgrund verstärkter verhaltenstherapeutischer Ansätze die Behandlung mit Psychopharmaka um 20–30% gesenkt.

Branford (1994) beschrieb den Anteil an psychotropen Substanzen, die für geistig Behinderte verschrieben werden, mit Antikonvulsiva 29%, Neuroleptika 23%, Thymoleptika 4% und Anxiolytika 2%. Die Medikamentengabe stieg auf fast das Doppelte, wenn die Patienten in speziellen Institutionen untergebracht waren.

Die therapeutischen Interventionen sollten jedoch entsprechend den psychiatrischen Diagnosen bzw. den psychopathologischen Auffälligkeiten und unter Berücksichtigung der kognitiven Möglichkeiten und des Schweregrades der Intelligenzminderung ausgewählt werden. Es wird zunehmend deutlich, daß sich **pädagogische Förderung** und psychiatrische Behandlung bei der Versorgung geistig Behinderter ergänzen müssen.

Aufgrund der besseren Früherkennung und Frühförderung spricht Rave-Schwank (1988) von den „alten geistig Behinderten", die in Landeskrankenhäusern ohne entsprechende Frühförderung und Sonderschulen hospitalisiert wurden und bei denen durch eine fehlende Förderung oft irreparable Hospitalisierungsschäden aufgetreten sind. Sie unterscheidet sie von den sogenannten neuen geistig Behinderten, die durch Sonderkindergärten und spezielle Schulprogramme eine Förderung erhielten und sprach- und artikulationsfähiger geworden sind.

Berufliche Rehabilitation und **soziale Integration** stellen zwei zentrale Ziele in der Behandlung geistig Behinderter dar, wobei es ca. 350 Werkstätten mit 85 000 Arbeits- oder Trainingsplätzen in der Bundesrepublik gibt. Ihr Ausbau auf ca. 120 000 ist geplant. Ähnlich wie in den USA ist ein gestuftes Versorgungssystem im Aufbau. Neben einer ambulanten speziellen Behandlungseinheit sollten kurzfristige akute stationäre Aufnahmen möglich sein mit enger Vernetzung zu den Werkstätten und anderen ambulanten Diensten. Hinzu kommen spezielle Wohngruppen mit überwiegend verhaltenstherapeutisch orientierten Übungsprogrammen zum Aufbau der sozialen Kompetenzen und konkreten Problemlösungsstrategien. Der Austausch in Gruppen und das gemeinsame Lernen ist eine hilfreiche, noch zu wenig angewandte Methode.

Funktionelles Kommunikationstraining und der Transfer von erreichten Verhaltensänderungen in neue soziale Situationen gewinnen zunehmend an Bedeutung. Emerson (1993) konnte durch funktionelle Analysen von auffälligen Verhaltensweisen zeigen, daß z.B. die Aggression einer Person durch das konsequente Ausweichen vor sozialen Anforderungen aufrechterhalten wird.

Es geht insbesondere bei Personen mit leichten Intelligenzminderungen darum herauszufinden, welche Anforderungen zu aversiven Stimuli und damit zu wirksamen negativen Verstärkern werden. Hierbei kann es sich um die unterschiedlichsten Faktoren handeln wie Müdigkeit, körperliche Symptome, Sedierung, die Art vorausgegangener Aktivitäten, das Vorhandensein von bevorzugten konkurrierenden Aktivitäten sowie den Verlauf oder die Art der Anforderungen. Die Modifizierung solcher Variablen könnte dann dazu beitragen, daß soziale Anforderungen ihre aversiven Eigenschaften verlieren.

Wird die Bedeutung von bestimmten auslösenden Ereignissen für funktionelle Verhaltenskonsequenzen erkannt, so lassen sich Ersatzverhaltensweisen finden, die dann deutlich effektiver sind als das Problemverhalten. Die Angemessenheit von Interventionen ist dabei immer an einer eigenständigeren Lebensführung und der Unabhängigkeit einer Person zu messen. Unangebracht ist z.B. das Beibringen eines funktionell gleichwertigen Verhaltens für ein Problemverhalten, welches durch soziale Flucht und Vermeidung aufrechterhalten wird, wenn das Ersatzverhalten selbst zu extremer Passivität oder umfangreicher Vermeidung sozial angemessener Reaktionen führt. Unter solchen Umständen müßte ein funktionelles Kommunikationstraining mit Maßnahmen kombiniert werden, welche die individuelle Toleranz der auslösenden aversiven Reize steigert. Eine Weiterentwicklung und Differenzierung dieser verhaltenstherapeutischen Techniken in Kombination mit einer genauen funktionellen Verhaltensanalyse verbessert die Behandlungsstrategien beträchtlich.

> **Resümee**
> Es sollte immer darauf ankommen, einen Behandlungsplan im Sinne einer multimodalen Betreuung individuell zu entwickeln.
> Eine medikamentöse Therapie der Intelligenzminderung ist nicht möglich. Psychiatrische

Resümee

Begleitsymptome sollten in Abhängigkeit vom Schweregrad psychopharmakologisch behandelt werden. Verhaltenstherapeutische Interventionen, insbesondere die funktionelle Verhaltensanalyse, verbunden mit einem Kommunikationstraining, reduzieren in vielen Fällen den Einsatz von Psychopharmaka. Mögliche zusätzliche Erkrankungen anderer Organe müssen je nach Fachgebiet ophthalmologisch, internistisch, neurologisch oder orthopädisch therapiert werden.
Die meisten geistig Behinderten bedürfen einer heilpädagogischen Förderung, die bei leichten und mittelschweren Formen ambulant und nur in schweren Fällen stationär in einer entsprechenden Institution erfolgt. Besonders wichtig für den Therapieerfolg sind hierbei die Aufklärung und die positive Mitarbeit der Eltern, die erst einmal die Behinderung ihres Kindes akzeptieren lernen müssen, um dann hilfreich mitzuwirken. Die heilpädagogische Förderung schließt auch krankengymnastische und logopädische Behandlungen mit ein.
Berufliche Rehabilitation und soziale Integration stellen zwei zentrale Ziele in der Behandlung geistig Behinderter dar. Der Austausch in Gruppen und das gemeinsame Lernen ist eine hilfreiche, noch zu wenig angewandte Methode.

7 Rechtliche und gesetzliche Bestimmungen

Im **Bundessozialhilfegesetz** (BSHG) sind die rechtlichen Grundlagen für eine vorbeugende Gesundheitshilfe, Krankenhilfe und die Eingliederungshilfe für Behinderte geregelt. Das **Betreuungsgesetz** regelt beim Vorliegen einer psychischen Krankheit oder einer körperlichen, geistigen oder seelischen Behinderung, durch die eine freie Entscheidung der Betroffenen eingeschränkt ist, u.a. Fragen der Geschäftsfähigkeit, Aufenthaltsbestimmung und Vermögensangelegenheit (§§ 1896 und 1903 BGB). Durch das **Vormundschaftsgericht** ist bei einer persönlichen Anhörung zu überprüfen, ob eine Betreuung für den Betroffenen angeordnet werden muß, wobei ein ärztliches Gutachten zu Fragen der medizinischen, psychopathologischen und sozialen Situation vorliegen muß. Es ist darauf zu achten, daß diejenigen Funktionen, die vom Betroffenen noch wahrgenommen werden können, durch die Betreuungsmaßnahmen nicht eingeschränkt werden sollten.

Bei der rechtlichen Stellung der Behinderten stellt sich häufig die Frage, ob und unter welchen Bedingungen eine **Sterilisation** durchgeführt werden sollte. Mit der Neufassung des Betreuungsgesetzes (§ 1905 BtG) wird festgelegt, daß Volljährige, die unter Betreuung stehen, in die Sterilisation selbst einwilligen können, wenn sie hinreichend einsichts- und steuerungsfähig sind.

Fehlt dem Betreuten die Einwilligungsfähigkeit, darf der Betreuer mit gerichtlicher Genehmigung nur dann einwilligen, wenn die Sterilisation nicht dem Willen – sei er noch so unvernünftig begründet – des Betreuten widerspricht. Der Widerspruch des – dauernd und nicht nur vorübergehend – einwilligungsfähigen (!) Betreuten schließt eine Sterilisation aus. Zulässig ist eine Sterilisation auch nur bei begründeter Gefahr einer Schwangerschaft, die ihrerseits eine schwerwiegende Gefahr für Leben oder Gesundheit darstellen würde. Unter „Gefahr" wird auch verstanden, wenn vormundschaftsrichterlich eine Trennung vom Kind wegen Erziehungsunfähigkeit angeordnet werden mußte. Die Schwangerschaftsverhütung mit anderen, zumutbaren Mitteln muß ausgeschlossen sein.

Zur **Fahreignung** siehe Kapitel 28.

Literatur

2 Epidemiologie und Verlauf

Branford, D., R. A. Collacott: Comparison of community and institutional prescription of antiepileptic drugs for individuals with learning disabilities. J. intellect. disabl. Res. 38 (1994) 561–566.

Branford, D.: A study of the prescribing for people with learning disabilities living in the community and in National Health Service care. J. intellect. disabl. Res. 38 (1994) 577–586.

Cooper, B.: Ein epidemiologischer Ansatz zur Klassifikation geistiger Behinderung. In: Schmidt, M. H. (Hrsg.): Fortschritte in der Psychiatrischen Epidemiologie. S. 161–176. VHC, Weinheim 1990.

Hagberg, B., G. Hagberg, A. Lewerth et al.: Mild mental retardation in Swedish school children. 2. Etiologic and pathogenetic aspects. Acta psychiat. scand. 70 (1981b) 445–452.

Herbst, D. S., P. A. Baird: Sib risks for nonspecific mental retardation in British Columbia. Amer. J. med. Genet. 13 (1982) 197–208.

Iverson, J. C., R. A. Fox: Prevalence of psychopathology among mentally retarded adults. Research in developmental Disabilities 10 (1989) 77–93.

Liepmann, M. C.: Geistig behinderte Kinder und Jugendliche. Eine epidemiologische, klinische und sozialpsychologische Studie in Mannheim. Huber, Bern-Göttingen-Toronto 1979.

Lund, J.: The prevalence of psychiatric morbidity in mentally retarded adults. Acta psychiat. scand. 72 (1985) 563–570.

McLaren, J., S. E. Bryson: Review of recent epidemiological studies of mental retardation: Prevalence, Associated disorders, and Eetiology. Amer. J. ment. Retardation 92 (1987) 243–254.

Wiedemann, H. R., K. R. Grosse, H. Dibbern: Das charakteristische Syndrom. Schattauer, Stuttgart–New York 1985.

3 Symptomatik und Typisierung

Ballinger, B. R., A.H. Reid: Psychiatric disorder in an adult training centre and a hospital for the mentally handicapped. Psychol. Med. 7 (1977) 525–528.

Bernsen, A. H.: Severe mental retardation in the county of Aarhus, Denmark. A community study on prevalence and provision of service. Acta psychiat. scand. 54 (1976) 43–66.

Corbett, J. A., D. A. Pond: Epilepsy and behaviour disorders in the mentally handicapped. In: James, F. E., R. P. Snaith (eds.): Psychiatric Illness and Mental Handicaps. pp 37–44. Gaskell, London 1979.

Eaton, I. F., F. J. Menolascino: Psychiatric disorders in the mentally retarded: Types, problems, and challenges. Amer. J. Psychiat. 139 (1982) 1297–1303.

Emerson, E.: Self-injurious behaviour: A review of recent developments in epidemiological and behavioural research. Mental Handicap Research 5 (1992) 49–81.

Forrest, A. D.: Neurosis in the mentally handicapped. In: James, F. E., R. P. Snaith (eds.): Psychiatric Illness and Mental Handicaps. pp 45–51. Gaskell, London 1979.

Hucker, S. J., K. A. Day, S. George et al.: Psychosis in mentally handicapped adults. In: James, F. E., R. P. Snaith (eds.): Psychiatric Illness and Mental Handicaps. pp 27–35. Gaskell, London 1979.

Jacobson, J. W.: Problem behavior and psychiatric impairment within a developmentally disabled population I: Behavior Frequency. Applied Research in Mental Retardation 3 (1982) 121–139.

Koller, H., S. A. Richardson, M. Katz et al.: Behaviour disturbance in childhood and the early adult years in populations. Who were and were not mentally retarded? J. Preventive Psychiatry 1 (1982) 453–468.

Lishman, W. A.: Organic Psychiatry. The Psychological Consequences of Cerebral Disorder. Blackwell Scientific Pub., Oxford–London–Edinburgh–Boston–Palo Alto–Melbourne 1987.

Reid, A. H., B. R. Ballinger, B. B. Heather: Behavioural syndromes identified by cluster analysis in a sample of 100 severely and profoundly retarded adults. Psychol. Med. 8 (1978) 399–412.

Sovner, R., A. D. Hurley: Do the mentally retarded suffer from affective illness? Arch. gen. Psychiat. 40 (1983) 61–67.

Wing, L.: The MRC handicaps, behaviour & skills (HBS) schedule. In: Strömgren, E., A. Dupont, J. A. Nielsen (eds.): Epidemiological research as basis for the organization of extramural psychiatry. Acta psychiat. scand. 285 (1980) 241–247.

6 Therapie

Bird, F., P. A. Dores, D. Moniz et al.: Reducing severe aggressive and self-injurious behaviors with functional communication training. Amer. J. ment. Retardation 94 (1989) 37–48.

Day, R. M., J. A. Rea, N. G. Schussler et al.: A functionally based approach to the treatment of self-injurious behavior. Behavior Modification 12 (1988) 565–589.

Durand, V. M., E. G. Carr: Functional communication training to reduce challenging behavior: Maintenance and application in new settings. Journal of Applied Behavior Analysis 24 (1991) 251–264.

Emerson, E.: Challenging behaviours and severe learning disabilities: Recent developments in behavioural analysis and intervention. Behav. Cog. Psychotherapy 21 (1993) 171–198.

Fletcher, R. J.: Mental illness-mental retardation in the United States: Policy and treatment challenges. J. intellect. disabl. Res. (1993) 25–33.

Rave-Schwank, M.: Geistige Behinderung: pädagogische Förderung und psychiatrische Behandlung. In: Böcker, F., W. Weig (Hrsg.): Aktuelle Kernfragen in der Psychiatrie. S. 285–290. Springer, Berlin–Heidelberg–New York 1988.

Übersichtsartikel

Corbett, J. A., R. Harris, R. G. Robinson: Epilepsy. In: Wortis, J. (ed.): Mental Retardation and Developmental Disabilities. Vol. VII, pp 79–111. Bruner Mazel, New York 1975.

Corbett, J. A.: Psychiatric morbidity and mental retardation. In: James, F. E., R. P. Snaith (eds.): Psychiatric Illness and Mental Handicaps. pp 11–25. Gaskell, London 1979.

Dosen, A.: Diagnosis and treatment of psychiatric and behavioural disorders in mentally retarded individuals: The state of the art. J. intellect. disabl. Res. 37, Suppl. 1 (1993) 1–7.

Dupont, A.: Oligophrenien. Psychiatrie der Gegenwart 7. Kinder- und Jugendpsychiatrie. Springer, Berlin–Heidelberg–New York 1988.

Eggers, C., O. Bilke (Hrsg.): Oligophrenien und Demenzprozesse im Kindes- und Jugendalter. Thieme, Stuttgart 1995.

Reid, A. H.: The Psychiatry of Mental Handicap. Blackwell Scientific, Oxford 1982.

Schmidt, M. H.: Psychische Störungen infolge von Intelligenzminderungen. In: Petermann, F. (Hrsg.): Lehrbuch der Klinischen Kinderpsychologie. S. 351–379. Hogrefe, Göttingen 1995.

Gontard, A. von: Genetische und biologische Grundlagen der geistigen Behinderung. In: Neuhäuser, G., H.-C. Steinhausen (Hrsg.): Geistige Behinderung. 2. Aufl., Kohlhammer, Stuttgart 1996.

24
Artifizielle Störungen

Harald J. Freyberger und Rolf-Dieter Stieglitz

1	Terminologie	882
2	Epidemiologie und Verlauf	883
3	Symptomatik und Typisierung	884
4	Ätiologie und Pathogenese	884
5	Diagnose und Differentialdiagnose	886
6	Therapie	886

1 Terminologie

1951 beschrieb Asher mit dem Terminus „Münchhausen-Syndrom" (benannt nach der historischen Figur des „Lügenbarons" von Münchhausen) einen Patienten, der bei sich durch Selbstmanipulation verschiedenste Körpersymptome erzeugte, mit denen er die behandelnden Ärzte zu zahlreichen, auch invasiven diagnostischen und therapeutischen Maßnahmen zwang. Das Krankheitsbild ist seit 1847 in etwa 2200 Einzelfallstudien und Übersichtsarbeiten unter den verschiedensten Bezeichnungen dargestellt worden: artifizielle Störung, Koryphäen-Killer-Syndrom, „factitious disease", Mimikry-Syndrom, Operationssucht, „hospital-hopper-syndrome" u.a.

Abhängig vom Krankheitsverhalten werden in der klinischen Praxis unter artifiziellen Störungen drei Syndrome subsumiert:

- Beim Münchhausen-Syndrom ziehen die Patienten mit erfundenen oder inszenierten Beschwerden von einer Klinik in die nächste – immer bereit, sich diagnostischen und therapeutischen Eingriffen zu unterziehen.
- Patienten, die der **Kerngruppe artifizieller Störungen** zugerechnet werden, fügen sich selbst invasive und langfristig u.U. letale Schäden zu.
- Ein **Münchhausen-„by-proxy"-Syndrom** liegt vor, wenn eine primäre Bezugsperson anstelle einer Selbstschädigung ihrem Kind Schaden zufügt.

1980 wurden artifizielle Störungen erstmals unter der Bezeichnung „vorgetäuschte Störungen" in einem Klassifikationssystem, dem DSM-III, berücksichtigt. Obwohl der Klassifikationsansatz nach DSM-III, DSM-III-R und DSM-IV weit verbreitet ist, haben konkurrierende ätiopathogenetische Konzepte und damit verbundene unterschiedliche Begriffsbildungen bisher einer Vereinheitlichung der Terminologie und der Klassifikation im Wege gestanden.

Der deskriptive Ansatz des DSM-IV, nach dem artifizielle Störungen in solche mit psychischen bzw. körperlichen Symptomen sowie eine nicht näher bezeichnete Form unterteilt werden, erscheint ebenso unzureichend wie der operationale Ansatz der ICD-10, nach dem die Störung in einer diagnostischen Kategorie erfaßt wird. In beiden Fällen (Systemen) bleiben psychogenetische Gesichtspunkte für das selbstschädigende Verhalten unberücksichtigt, und die Diagnose stützt sich fast ausschließlich auf Ausschlußkriterien in Zusammenhang mit dem sekundären Krankheitsgewinn (Tab. 24-1).

Für die über den deskriptiven Ansatz hinausgehende Definition der artifiziellen Störungen und Münchhausen-Syndrome sind folgende Aspekte von Bedeutung:

- Psychische und/oder körperliche artifizielle Störungen werden **heimlich** erzeugt. Der Arzt und das psychosoziale Umfeld werden über die

Tabelle 24-1 Diagnostische Kriterien für die artifizielle Störung nach ICD-10 und DSM-IV.

ICD-10	DSM-IV
F68.1: absichtliches Erzeugen oder Vortäuschen von körperlichen oder psychischen Symptomen oder Behinderungen (artifizielle Störung)	**300.16:** artifizielle Störung mit vorwiegend psychischer Symptomatik **300.19:** artifizielle Störung mit vorwiegend körperlicher Symptomatik **300.19:** artifizielle Störung mit psychischen und körperlichen Symptomen
A. anhaltende Verhaltensweisen, mit denen Symptome erzeugt oder vorgetäuscht werden, und/oder Selbstverletzungen, um Symptome herbeizuführen	A. absichtliches Erzeugen oder Vortäuschen körperlicher und/oder psychischer Symptome
B. es kann keine äußere Motivation gefunden werden (z.B. finanzielle Entschädigung, Flucht vor Gefahr, mehr medizinische Versorgung etc.). Wenn ein solcher Hinweis gefunden wird, sollte die Kategorie Z76.5 (Simulation) verwendet werden	B. Bedürfnis des Betroffenen, die „Patienten"-Rolle zu übernehmen
C. häufigstes Ausschlußkriterium: Fehlen einer gesicherten körperlichen oder psychischen Störung, die die Symptome erklären könnte	C. äußere Anreize für dieses Verhalten (z.B. ökonomischer Nutzen, Vermeidung von Strafverfolgung oder besseres körperliches Wohlbefinden wie bei der Simulation) liegen nicht vor.

Ursachen im unklaren gelassen, so daß die Störungen als psychische und/oder somatische Erkrankungen verkannt werden. Die sogenannte offene Selbstschädigung bei anderen psychischen Störungen ist in aller Regel ein bewußtseinsnaher Akt, dessen Motiv und Genese innerhalb der Arzt-Patient-Beziehung vergleichsweise leicht zugänglich sind.

- Die selbst- oder fremdschädigenden Handlungen werden zumindest teilweise in einem **Zustand qualitativer Bewußtseinsveränderung** unternommen, der als hochangespannter, dissoziierter Bewußtseinszustand beschrieben werden kann. Sie unterliegen daher Verleugnungs- und Abspaltungsprozessen und sind den Patienten oft nicht bewußt. Ihr Motiv bleibt in der Arzt-Patient-Beziehung zumeist unklar.

> **Resümee**
> Obwohl artifizielle Störungen wie auch Münchhausen-Sydrome seit über 100 Jahren immer wieder in der Literatur beschrieben wurden, haben auch die neueren Diagnosensysteme wie ICD-10 und DSM-IV nicht zu einer Vereinheitlichung der Terminologie und Klassifikation geführt.

2 Epidemiologie und Verlauf

Obwohl zahlreiche Einzelfallstudien und einige systematische Untersuchungen vorliegen, lassen sich bisher keine empirisch gesicherten Angaben zur **Prävalenz** artifizieller Störungen und Münchhausen-Syndrome machen. Es wird geschätzt, daß 1–5% der Patienten in Großkliniken, insbesondere in der Inneren Medizin, der (plastischen) Chirurgie und der Dermatologie, an derartigen Störungen leiden. Von diesen entfallen über 90% auf artifizielle Störungen im engeren Sinne. Das Münchhausen-Syndrom ist wahrscheinlich häufiger als das Münchhausen-„by-proxy"-Syndrom.

Die unterschiedlichen artifiziellen Störungen weisen bestimmte **epidemiologische Charakteristika** auf: Patienten mit **Münchhausen-Syndromen** sind überwiegend männlichen Geschlechts (Verhältnis 4:1 bis 6:1) und meist zwischen 25 und 40 Jahren alt. Ihr Bildungs- und Ausbildungsniveau ist überzufällig häufig niedrig, und sie gelten als sozial desintegriert. Es besteht eine hohe Komorbidität mit dissozialen Persönlichkeitsstörungen.

Demgegenüber sind Patienten mit **artifiziellen Störungen im engeren Sinne** überwiegend weiblichen Geschlechts (Verhältnis 4:1 bis 5:1), überzufällig häufig allein oder getrennt lebend, und ihr Bildungs- und Ausbildungsniveau weicht nicht von der Normalbevölkerung ab. Unter diesen Patienten sind solche mit medizinischen Assistenzberufen eindeutig überrepräsentiert – in einigen Studien machen sie bis zu 50% der untersuchten Gruppen aus. Die Komorbidität mit (Borderline-)Persönlichkeitsstörungen, Suchterkrankungen und Eßstörungen ist hoch.

Das Überwiegen des weiblichen Geschlechts bei artifiziellen Störungen wird mit der Tendenz männlicher Patienten erklärt, ihre bewußten oder unbewußten Selbstbeschädigungstendenzen eher im dissozialen Bereich auszuagieren, z.B. als sogenannte „Schlucker" in Haftanstalten, durch Fremdbeschädigung oder andere Formen der Kriminalität.

Für die **Münchhausen-„by-proxy"-Syndrome** gilt, daß fast ausschließlich Mütter als Verursacherinnen auftreten, und ohne Präferenz des Geschlechts oder der Stellung in der Geschwisterreihe Kinder unter 5 Jahren das höchste Risiko dafür tragen, mißhandelt zu werden. Die Prognose der betroffenen Kinder ist schlecht. Vermutlich sterben über 50% im Verlauf weniger Jahre an den Folgen der Mißhandlungen. Zu Unrecht wird als Todesursache vermutlich in bis zur Hälfte der Fälle ein „plötzlicher Kindstod" diagnostiziert. Andere Geschwisterkinder sind wahrscheinlich in etwa 70% mit betroffen.

Zum **Gesamtverlauf** artifizieller Störungen und Münchhausen-Syndrome gibt es nur wenige Angaben: Die Prognose ist schlecht aufgrund einer zunehmenden iatrogenen Invalidisierung, z.B. durch zahlreiche Klinikaufenthalte. Es kommt zu schweren Beeinträchtigungen der sozialen und beruflichen Leistungsfähigkeit. Für den Verlauf entscheidend und prognostisch ungünstig scheint die Komorbidität mit Persönlichkeitsstörungen und Suchterkrankungen zu sein. Es wird angenommen, daß weniger als 50% der Patienten mit artifiziellen Störungen und Münchhausen-Syndromen 10 Jahre überleben. Jedoch stellt bei 10–15% aller Patienten mit diagnostizierten artifiziellen Störungen die heimliche Selbstbeschädigung ein einmaliges Ereignis im Rahmen einer Anpassungsstörung dar.

> **Resümee**
> Bis zum heutigen Tag gibt es keine exakten Angaben zur Prävalenz von artifiziellen Störungen und Münchhausen-Syndromen. Schätzungen gehen von 1–5% aller Patienten in Großkliniken aus. Münchhausen-Syndrome finden sich häufiger bei Männern, artifizielle Störungen bei Frauen. Beide weisen eine hohe Komorbidität mit anderen psychiatrischen Störungen, insbesondere Persönlichkeitsstörungen, auf.

3 Symptomatik und Typisierung

Im Hinblick auf das Krankheitsverhalten und die Ausprägung einzelner Symptome lassen sich **idealtypisch drei Syndrome** unterscheiden, die in der klinischen Praxis allerdings eine hohen Überschneidungsbereich aufweisen:

Charakteristisch für das **Münchhausen-Syndrom** ist das „Behandlungswandern" von Klinik zu Klinik. Die häufig sozial desintegrierten Patienten stellen sich mit z.T. hochakuten Beschwerden immer wieder in ambulanten und/oder stationären Einrichtungen von Großkliniken vor. Mit erfundenen oder phantasievoll ausgeschmückten Anamnesen (Stichwort: Pseudologia phantastica) provozieren sie kurzzeitige diagnostische und therapeutische Interventionen.

Die eigentliche **Kerngruppe artifizieller Störungen** ist durch die dissoziierte und invasive Selbstbeschädigung gekennzeichnet. Die mittelbare oder unmittelbare Beschädigung des eigenen Körpers erfolgt akut, rezidivierend oder chronisch. Ein ausgeprägtes Behandlungswandern ist nur gelegentlich als akzessorisches Merkmal vorhanden. Die Störungen können fast jedes Organsystem betreffen und zeichnen sich daher durch entsprechend vielfältige und heterogene Symptomatik aus.

Ein **erweitertes Münchhausen-Syndrom** oder **Münchhausen-„by-proxy"-Syndrom** liegt vor, wenn eine primäre Bezugsperson, in der Regel die Mutter, stellvertretend für eine Selbstschädigung dem kindlichen Körper Schaden zufügt. In der Literatur sind bisher etwa 400 Fälle beschrieben worden. Immer wieder ist befunden worden, daß die manipulierenden Mütter sich selbst artifizielle Schäden zufügen oder andere autodestruktive Symptomäquivalente wie Suizidversuche, episodische Eßstörungen oder süchtiges Verhalten aufweisen. Die Kinder werden im Verborgenen heimlich mißhandelt und unmittelbar danach dem Arzt vorgestellt, wobei die zur Symptomatik passenden Anamnesen erfunden und therapeutische Maßnahmen befürwortet werden.

Darüber hinaus lassen sich artifizielle Störungen – abhängig von der Art der Selbstschädigung – in mindestens sieben Subgruppen unterteilen, die häufig kombiniert vorkommen (Tab. 24-2). Ihre diagnostische Relevanz beziehen sie aus der inszenierten Todesnähe und dem mit der Selbstschädigung verbundenen Invalidisierungsrisiko.

Die wahrscheinlich häufigste Art der Selbstschädigung besteht im Einbringen von pharmakologisch wirksamen Substanzen in den Körper. Bei den invasiv selbstschädigend handelnden Patienten erscheint es sinnvoll, zwischen nichtchirurgisch und chirurgisch manipulierenden Patienten zu unterscheiden, da der Schweregrad der möglichen Invalidisierung unterschiedlich ausgeprägt ist. Die einzelnen Maßnahmen der Selbstschädigung sind außerordentlich vielfältig und erfassen praktisch jeden Bereich der Medizin (Tab. 24-3).

Tabelle 24-2 Subgruppen selbstschädigenden Verhaltens bei artifiziellen Störungen.

- Erfinden und/oder Inszenieren von Symptomen
- Fälschen des Krankenblatts oder Manipulation an medizinischen Geräten (z.B. Thermometermanipulation)
- Manipulation von Körpersekreten
- Einwilligung zu Eingriffen unter Verschweigen bekannter Kontraindikationen
- Einnahme pharmakologisch wirksamer Substanzen (Medikamente oder Drogen)
- direkte nichtchirurgische Manipulation am eigenen Körper
- direkte chirurgische Manipulation am eigenen Körper, z.B. artifizielle Wundheilungsstörungen

> **Resümee**
> Idealtypisch lassen sich bei den artifiziellen Störungen 3 Syndrome unterscheiden: das Münchhausen-Syndrom, die Kerngruppe artifizieller Störungen und das erweiterte Münchhausen- oder Münchhausen-„by-proxy"-Syndrom. Abhängig von der Art des selbstschädigenden Verhaltens lassen sich die artifiziellen Störungen darüber hinaus in 7 Subgruppen unterteilen.

4 Ätiologie und Pathogenese

Nach **psychodynamischer Sicht** stellen die selbstschädigenden Handlungen der Patienten mit artifiziellen Störungen und Münchhausen-Syndromen **Reinszenierungen kumulativer realer Traumata** dar, die sie erlitten haben. Die Vorgeschichte ist häufig durch schwere Mißhandlungen und soziale Deprivation in der frühen Entwicklung gekennzeichnet. Der Beginn der Störung ist in der Regel mit medizinischen Interventionen verknüpft.

Aus dieser Tatsache ist von verschiedenen Autoren geschlossen worden, daß die zumeist durch Eltern oder Elternersatzfiguren praktizierte Mißhandlung durch die Patienten in der **Artefakterzeugung** ihre Fortsetzung findet. Hierfür spricht, daß Arte-

Tabelle 24-3 Überblick über häufige Maßnahmen zur Verursachung artifizieller Symptome.

Artifizielle Hauterkrankungen
- Kratzen
- Infektion mit pyogenem Material

Artifizielle interne Erkrankungen

artifizielles Fieber:
- Thermometermanipulation
- Infektion mit pyogenem Material
- Einnahme fiebersteigernder Medikamente und Substanzen (z.B. Zahnpasta)
- Fälschung des Krankenblatts

artifizielle Bluterkrankungen:
- selbst herbeigeführtes Bluten
- artifizielle Anämien durch Einnahme von Antikoagulanzien

artifizielle Stoffwechselstörungen:
- Hyperthyreose durch Einnahme von Schilddrüsenhormonen
- Hypoglykämie durch orale Antidiabetika
- Hypokaliämie durch Diuretika, Laxanzien- oder Lakritzenmißbrauch
- Hyperkalzämie durch Kalzium oder Vitamin D
- Cushing-Syndrom durch Prednison
- Hyperamylasurie durch Speichelzusatz zum Urin
- Anticholinergikaintoxikation durch Atropin
- Pseudo-Phäochromozytom durch Sympathomimetika

artifizielle kardiologische Syndrome:
- Vortäuschung einer koronaren Herzkrankheit
- Einnahme von Betablockern oder Clonidin

artifizielle pulmologische Symptome:
- Hämoptysis

Artifizielle gynäkologische Symptome
- abdominale Schmerzen
- vaginale Blutungen durch Eigen- oder Fremdblut
- Verletzungen im Brust- oder Vaginalbereich

Artifizielle chirurgische Symptome
- Wundheilungsstörungen
- Injektion von Fremdkörpermaterial

Artifizielle urologische Syndrome
- Hämaturie mit und ohne Koliken
- Automanipulation im Bereich des Genitales

faktpatienten durch ihr Krankheitsverhalten den untersuchenden und diagnostische und therapeutische Interventionen einleitenden Arzt in die (Übertragungs-)Rolle eines „körperlich eindringenden", besitzergreifenden und verletzenden Täters bringen. Auch das für Artefaktpatienten charakteristische Umschlagen einer heimlichen in eine offene Selbstbeschädigung, zumeist im Rahmen der psychiatrisch-psychotherapeutischen Behandlung, wenn die Korrelation zwischen Realtraumata und Artefakthandlungen deutlicher wird, untermauert diese These.

Die Tatsache, daß Artefaktpatienten gerade das Gesundheitswesen als „Bühne" für ihre Handlungen benutzen, scheint – neben den besonderen regressiven Angeboten – damit in Zusammenhang zu stehen, daß sie in etwa 50% der Fälle medizinischen Assistenzberufen angehören und über eine vergleichsweise „hohe Kompetenz" im Hinblick auf verdecktes selbstschädigendes Verhalten verfügen.

Darüber hinaus dürfte von Bedeutung sein, daß Patienten mit artifiziellen Störungen in der frühen Entwicklung emotionale Nähe und Zuwendung nur bei eigenen Erkrankungen, etwa im Rahmen einer Hospitalisierung, erlebten und es sich also im Sinne des Verhaltens um eine Fortsetzung positiver Verstärker handelt.

Nicht zuletzt vor dem Hintergrund des im Verlauf auftretenden Symptomwechsels und der häufigen präpsychotischen bzw. kurzzeitig psychotischen Episoden wird die dieser Erkrankung zugrundeliegende strukturelle Störung von der Mehrzahl der Autoren auf Borderline-Niveau angesiedelt.

Die Analyse der vorliegenden Einzelfallstudien ergibt für die drei Störungsgruppen **unterschiedliche Komorbiditätsmuster:** Während in Stichproben aus psychosomatischen oder psychiatrischen Kliniken die Münchhausen-Syndrome überzufällig häufig mit dissozialen Persönlichkeitsstörungen assoziiert sind, finden sich bei Patienten mit artifiziellen Störungen und Münchhausen-„by-proxy"-Syndromen häufiger Eßstörungen, Störungen durch psychotrope Substanzen, Borderline- und narzißtische Persönlichkeitsstörungen.

In Konsiliardienststudien hingegen zeigen kaum mehr als die Hälfte aller Patienten mit artifiziellen Störungen eine Komorbidität mit Persönlichkeitsstörungen. Die Komorbidität mit Persönlichkeitsstörungen geht regelmäßig mit einem maligneren, d.h. todesnäheren artifiziellen Verhalten einher. In den Fällen, in denen die Störung in Assoziation mit einer Persönlichkeitsstörung auftritt, findet man häufiger einen „malignen" Verlauf, der auch mit einer schlechteren Prognose (d.h. einer erhöhten Mortalität) einhergeht.

> **Resümee**
> Zur Ätiologie und Pathogenese von artifiziellen Störungen und Münchhausen-Syndromen liegen bisher psychodynamische Konzepte vor, die von einer Reinszenierung kumulativer realer Traumata ausgehen (z.B. schwere Mißhandlungen, soziale Deprivation).

5 Diagnose und Differentialdiagnose

Die Differentialdiagnostik besteht vor allem im **Ausschluß einer zugrundeliegenden körperlichen Erkrankung**. Sie wird erschwert durch die Tatsache, daß etwa 20–30% der Patienten mit artifiziellen Störungen eine chronische körperliche Erkrankung aufweisen, in die das artifizielle Agieren gewissermaßen eingebaut wird. Dazu gehören z.B. Patienten mit Diabetes mellitus, Patienten unter einer Antikoagulanzientherapie oder Patienten mit wiederholten Wundheilungsstörungen nach indizierten operativen Eingriffen.

Die Verdachtsdiagnose kann durch einen Psychiater/Psychotherapeuten gestellt werden. Grundlage für die Diagnosestellung sind die Erhebung einer differenzierten biographischen Anamnese und Krankheitsgeschichte und die systematische Einbeziehung fremdanamnestischer Angaben in die diagnostische Zuordnung. Durch die Analyse der sich ergebenden Informationen können die äußerst seltene bewußte und absichtliche Vortäuschung und Nachahmung von Krankheitssymptomen (Simulation) oder sekundäre Motive (z.B. Rentenbegehren) in der Regel rasch ausgeschlossen werden.

Diagnostisch wegweisend ist in diesem Zusammenhang die multiple Symptomatik der Patienten, die sich daraus ergebenden Komorbiditätsmuster im Quer- und Längsschnitt, die charakteristischen Aspekte der Arzt-Patient-Beziehung und das Fehlen einer äußeren Motivation. Insbesondere bei Patienten mit einem Münchhausen-Syndrom kann der Verdacht in der Regel durch eine Anfrage bei der vom Patienten angegebenen Krankenkasse erhärtet werden. Entweder sind die Patienten nicht mehr versichert oder es liegen Rechnungen einer nicht mehr überschaubaren Anzahl von Krankenhäusern vor.

Abzugrenzen sind zudem suizidale Handlungen, selbstbeschädigendes Verhalten schizophrener Patienten, die meist ungezielten, stereotypen Formen der Selbstverletzung bei geistig Behinderten sowie Selbstverletzungen bei Patienten mit Epilepsien (vor allem Temporallappenepilepsie) oder anderen psychoorganischen Syndromen. Diese Selbstbeschädigungen sind in der Regel offen, d.h. dem Behandler oder den Angehörigen ist bewußt, daß der Patient selbst diese verursacht. Patienten mit hirnorganischen Erkrankungen können die Kontrolle über ihre Handlungen verlieren, Psychosekranke setzen in der Selbstbeschädigung psychotisches Erleben um oder stimulieren als tot erlebte Körperzonen. Selbstverletzungen bei Persönlichkeitsstörungen etwa vom Borderline-Typ werden zumeist relativ bewußtseinsnah und nicht primär mit dem Ziel der Aktivierung nichtindizierter ärztlicher Hilfe ausgeführt.

> **Resümee**
> Der Ausschluß einer körperlichen Erkrankung ist für die Diagnose artifizieller Störungen von zentraler Bedeutung. Diese Ausschlußdiagnose ist oft schwierig, da fast ein Drittel der Patienten zusätzlich an einer chronischen körperlichen Erkrankung leidet. Abzugrenzen ist das selbstschädigende Verhalten bei anderen psychiatrischen Störungsgruppen (z.B. schizophrene Störungen, organische Störungen, Borderline-Persönlichkeitsstörungen).

6 Therapie

Wie bei anderen autoaggressiven Erkrankungen tendieren Patienten mit artifiziellen Störungen dazu, ihre behandelnden Ärzte in ein **komplexes Beziehungsgeflecht** zu verwickeln. Dies ist schon beim Erstkontakt zu berücksichtigen. Häufig präsentieren sie sich initial als „ideale" Patienten für die jeweiligen medizinischen Fächer. Auf der Grundlage eines betont somatischen Krankheitskonzepts zeigen sie eine hohe vordergründige Behandlungsmotivation und signalisieren ihre Bereitschaft, auch größere Eingriffe in Kauf zu nehmen.

Die Erfolglosigkeit der ärztlichen Bemühungen lassen bei den Ärzten Verhaltensauffälligkeiten zunehmend ins Blickfeld geraten und Zweifel an der „Echtheit" der Erkrankung auftreten. Die behandelnden Personen ergreifen häufig „kriminalistisch-detektivisch" anmutende Maßnahmen.

Vor diesem Hintergrund kann es auf Krankenhausstationen zu erheblicher Beunruhigung und Verunsicherung unter Ärzten und Pflegekräften kommen. Die Bestätigung des Verdachts mit den dazugehörigen aggressiv-konfrontativen Impulsen der sich getäuscht fühlenden Ärzte führt zu einem –

für die Qualität der Arzt-Patient-Beziehung deletären – Beziehungsumschwung mit offener aggressiver Entwertung und Beziehungsabbruch von seiten des Patienten.

Häufig reagiert der Patient auch mit sofortiger Konfrontationsverleugnung im Sinne eines Ungeschehenmachens und verhält sich, als ob in der Arzt-Patient-Beziehung nichts Besonderes geschehen wäre. Die abgespaltenen, dem bewußten Erleben nicht oder kaum zugänglichen Selbstschädigungstendenzen können dabei für den Patienten kaum faßbar bleiben: Er fühlt sich vom behandelnden Arzt mißverstanden, abgelehnt oder gedemütigt. In der Regel wird bei einem anderen Arzt neuer Kontakt gesucht, das gleiche Beziehungsmuster wiederholt sich hier in ähnlicher Abfolge.

Im Hinblick auf **psychopharmakologische Behandlungsansätze** liegen derzeit keine kontrollierten Studien vor. In einigen Einzelfalldarstellungen und offenen Studien werden im Hinblick auf das selbstschädigende und impulskontrollgestörte Verhalten positive Effekte durch Lithium- oder Carbamazepinbehandlung hervorgehoben. Obgleich eine Reihe von Arbeiten einschlägige Veränderungen des Serotoninstoffwechsels in Assoziation mit diesen Verhaltensmerkmalen belegen, liegen bisher keine systematischen Erfahrungen mit der Therapie von Serotonin-Wiederaufnahmehemmern oder analog wirkenden Substanzen vor (vgl. hierzu auch Kap. 21).

Der erste und wesentliche Schritt zur Therapie besteht im **Aufbau einer stabilen Arzt-Patient-Beziehung**. In der Regel obliegt dies dem Psychiater/Psychotherapeuten als Konsiliararzt in einem anderen medizinischen Bereich. Beim psychotherapeutischen Erstkontakt ist von einer anklagenden Haltung und direkten Konfrontation, z.B. durch „Überführung" des Patienten, abzuraten. Häufig führt dies zu einem plötzlichen Beziehungsabbruch durch den Patienten, zumindest aber zu einer erheblich verminderten Bereitschaft zu seiner Mitarbeit.

In einer Art **indirekten Konfrontationsarbeit** soll in mehreren Gesprächen versucht werden, einerseits eine tragfähige supportiv orientierte Arzt-Patient-Beziehung zu etablieren, andererseits das Symptom ohne eine nachdrückliche Erwähnung der artifiziellen Note zum Mittelpunkt der Thematik zu machen. Ziel dieses therapeutischen Vorgehens ist die schrittweise Förderung der Bereitschaft des Patienten, sich einer stationär-psychotherapeutischen Behandlung zu unterziehen. Diese ist bei fast allen Patienten mit einer artifiziellen Störung indiziert.

Nach den bisher vorliegenden stationär-psychotherapeutischen Behandlungserfahrungen hat der einmalige stationäre Aufenthalt bei Patienten mit artifiziellen Störungen keinen bleibenden Einfluß auf das Krankheitsbild. Effektiver scheint dagegen eine **Intervalltherapie mit wiederholten stationären Aufnahmen** und zwischengeschalteten ambulanten Therapiephasen zu sein. Am größten scheint der Therapieerfolg, wenn dem Patienten – unter der Voraussetzung einer positiven Therapiemotivation – das Angebot einer langfristigen Behandlungsbeziehung auf der Basis konfliktorientierter Arbeit gemacht werden kann. Allerdings erfüllen nur etwa 25% der Artefaktpatienten die Eingangsvoraussetzungen für stationäre konfliktbearbeitende psychotherapeutische Verfahren. Der wesentlich größere Teil muß im Rahmen psychiatrisch-psychotherapeutischer Krisenintervention behandelt werden. Die Einbeziehung von Familienangehörigen in die Therapie kann hilfreich sein, um Informationen zu vermitteln und Verständnis zu schaffen.

Es bleibt übergeordnetes Ziel jeder Therapie, mit den Patienten gemeinsam die intrapsychischen Mechanismen der Störung und ihre biographische Einbettung herauszuarbeiten. Dabei muß vor allem bei Patienten mit artifiziellen Störungen und Münchhausen-„by-proxy"-Syndromen die Frage gestellt werden, ob angesichts der vitalen Selbstgefährdung bzw. der Gefährdung der betroffenen Kinder eine Behandlung gegen den expliziten Willen des Patienten erfolgen sollte.

Die **Effektivität** der Behandlung dieser Patientengruppe ist im wesentlichen nur durch psychodynamisch orientierte Einzelfallstudien belegt. Kontrollierte Gruppenstudien zum Vergleich verschiedener Therapieansätze (z.B. Psychotherapie vs. Pharmakotherapie; Verhaltenstherapie vs. psychodynamische Therapie) stehen bislang noch aus. Aufgrund sehr geringer Fallzahlen in einzelnen psychiatrischen bzw. psychosomatischen Einrichtungen sind multizentrische Studien erforderlich.

Resümee

Ausgangspunkt der Therapie ist der Aufbau einer stabilen Arzt-Patient-Beziehung, wobei auf eine anklagende Haltung und direkte Konfrontation verzichtet werden sollte. Ziel sollte die Motivation für eine stationär-psychotherapeutische Behandlung sein. Dabei haben sich wiederholte stationäre Aufenthalte mit zwischengeschalteten ambulanten Therapiephasen als günstig erwiesen.

Literatur

American Psychiatric Association: Diagnostic and Statistical Manual of Mental Disorders (3rd ed.), Revised (DSM-III-R). Washington, APA 1987. Deutsche Bearbeitung und Einführung von Wittchen, H.-U., H. Saß, M. Zaudig, H. Koehler: Diagnostisches und Statistisches Manual Psychischer Störungen (DSM-III-R), Beltz, Weinheim 1989.

American Psychiatric Association: Diagnostic and Statistical Manual of Mental Disorders (4th ed.) (DSM-IV). Washington, APA 1995.

Asher, R.: Munchhausen's syndrome. Lancet 1 (1951) 339–341.

Dilling, H., W. Mombour, M. H. Schmidt, E. Schulte-Markwort (Hrsg.): Internationale Klassifikation psychischer Störungen. ICD-10, Kapitel V (F), Forschungskriterien. Huber, Bern–Göttingen–Toronto 1994.

Fischer, G. C., I. Mitchell: Munchhausen's syndrome by proxy (factitious illness by proxy). Current opinion in psychiatry 5 (1992) 224–227.

Freyberger, H. J., G. Schröder, W. Schneider: Phänomenologie und Psychodynamik artifizieller Störungen. Psycho 16 (1990) 73–80.

Freyberger, H. J., W. Schneider: Diagnoses and Classification of Factitious Disorders with Operational Diagnostic Systems. Psychother. and Psychosom. 62 (1994) 27–29.

Freyberger, H., J. P. Nordmeyer, H. J. Freyberger, J. Nordmeyer: Patients suffering from factitious disorders in the clinico-psychosomatic consultation-liaison service: Psychodynamic processes, psychotherapeutic initial care and clinicointerdisciplinary cooperation. Psychother. and Psychosom. 62 (1994) 108–122.

Meadow, R.: Munchhausen's syndrome by proxy: The hinterland of child abuse. Lancet 2 (1977) 343–346.

Paar, G. H., A. Eckhardt: Chronisch vorgetäuschte Störungen mit körperlichen Symptomen – eine Literaturübersicht. Psychotherapie – Medizinische Psychologie 37 (1987) 197–204.

Palmer, A. J., J. Yoshimura: Munchhausen syndrome by proxy. J. Amer. Acad. Child Psychiatry 23 (1984) 503–508.

Plassmann, R.: Der Arzt, der Artefakt-Patient und der Körper. Psyche 41 (1987) 883–889.

Plassmann, R.: Artifizielle Krankheiten und Münchhausen-Syndrome. In: Hirsch, M. (Hrsg.): Der eigene Körper als Objekt. Zur Psychodynamik selbstdestruktiven Körperagierens, S. 118–154. Springer, Berlin–Heidelberg–New York 1989.

Sachsse, U.: Selbstbeschädigung als Selbstfürsorge. Forum Psychoanalyse 3 (1987) 51–70.

Waller, D.: Obstacles to the treatment of a Munchhausen by proxy syndrome. J. Amer. Acad. Child Psychiatry, 22 (1983) 80–85.

25 Suizidalität

Manfred Wolfersdorf

1	**Einleitung – Historische Anmerkungen**	890
2	**Definition und Terminologie**	890
3	**Epidemiologie**	892
	3.1 Suizidzahlen und -raten in Deutschland	892
	3.2 Suizidhäufigkeit in bestimmten Krankheitsgruppen	893
4	**Ätiologie und Pathogenese**	894
	4.1 Ätiologische Modelle von Suizidalität	895
	4.1.1 Krisenmodell	895
	4.1.2 Krankheitsmodell	896
	4.2 Entwicklung von Suizidalität	897
5	**Suizidprävention**	898
	5.1 Allgemeine Grundregeln der notfallpsychiatrischen Krisenintervention bei Suizidalität	898
	5.2 Psychopharmakotherapie	902
	5.3 Hilfsangebote für Menschen in suizidalen Krisen	903

25 Suizidalität

1 Einleitung – Historische Anmerkungen

Die Frage „Warum bringe ich mich nicht um?" bzw. „Warum lebe ich weiter?" beschäftigen die meisten Menschen zu irgendeinem Zeitpunkt ihres Lebens. Die Einstellung des Menschen zu Leben und Tod wird von der Möglichkeit zum Suizid beeinflußt. Eine Vorstellung vom Menschen ganz ohne diese fällt schwer.

Kein Denken und Handeln hat im Laufe der Menschheitsgeschichte eine so unterschiedliche Beurteilung erfahren wie das suizidale Verhalten. Der Bewertungsbogen hierfür reicht von Suizidalität als dem Ausdruck größter Freiheit bis hin zum Ausdruck stärkster Einengung durch psychische Krankheit oder Unfreiheit seelischer, körperlicher oder sozialer Art. Einerseits als von der Gesellschaft geforderte, sittlich hochstehende Tat gewertet, wird der Suizid andererseits von vielen Religionen als Sündhaftigkeit und Schuld angesehen, verboten und gesellschaftlich verpönt.

Das **Phänomen Suizidalität** wird bei allen Völkern und Kulturen angetroffen. Die Beurteilung von Suizidalität in den verschiedenen Religionen ist unterschiedlich: Der Koran des Islam und der jüdische Talmud verbieten den Suizid, obgleich der Suizid des jüdischen Soldaten in Feindeshand zur Wahrung von Staatsgeheimnissen Pflicht war. Buddhismus oder Hinduismus negieren Suizidalität, während in der Bibel eine Verurteilung des Suizids fehlt, die christlichen Kirchen ihn aber ablehnen.

Aus **medizinischer Sicht** ist Suizidalität meist als Melancholiesymptom beschrieben worden. Unter dem Einfluß der französischen Aufklärung und einer zunehmend humanistischen Betrachtungsweise psychischer Störungen wurde suizidales Verhalten Thema einer sich entwickelnden Medizin und Psychiatrie; vor diesem Hintergrund ist die Aussage von Esquirol (1838) zu verstehen: „Der Selbstmord bietet alle Merkmale der Geisteskrankheit." Hiermit war bereits eine therapeutische Vorstellung verbunden, nämlich eine „moralische Behandlung" im Sinne einer psychotherapeutischen Orientierung. So wurden zur Therapie von Suizidenten ein familiäres Milieu, eine das Selbstwertgefühl stützende „Psychotherapie" und eine freiheitliche Behandlung vorgeschlagen. Griesinger (1887) diskutierte den Suizid im Zusammenhang mit „Schwermut mit Äußerung von Zerstörungstrieben", sah darin jedoch „durchaus nicht immer das Symptom oder das Ergebnis einer psychischen Krankheit".

Faßt man die historische Entwicklung des 19. und 20. Jahrhunderts bezüglich des Verständnisses von Suizidalität und einer sich entwickelnden „Suizidologie" zusammen, dann finden sich psychiatrisch-phänomenologische sowie tiefenpsychologisch-psychodynamische Beschreibungen von Suizidalität. Daneben wurde mit dem Buch von Durkheim (1897) „Der Selbstmord" die Grundlage einer soziologisch-epidemiologischen Suizidologie gelegt (Literatur bei Wolfersdorf, 1994). Beginnend in den 70er Jahren entstand ein dritter suizidologischer Bereich als Bereicherung der bisher psychodynamisch-soziologischen Suizidologie: die heutige biologische, im wesentlichen neurobiochemische Suizidforschung. Heute ist man sich der multifaktoriellen Bedingtheit von Suizidalität bewußt. Psychische, soziologische und biologische wie auch spirituell-religiöse Aspekte tragen dazu bei. Daraus läßt sich die Notwendigkeit verschiedener kombinierter therapeutischer Ansätze im Bereich von Versorgung und Prävention von Suizidalität wie auch im Bereich der Suizidforschung ableiten.

> **Resümee**
> Die sich im 19. und 20. Jahrhundert entwickelnde „Suizidologie" beinhaltet psychiatrisch-phänomenologische sowie tiefenpsychologisch-psychodynamische Beschreibungen von Suizidalität. Beginnend in den 70er Jahren entstand ein dritter suizidologischer Bereich: die heutige biologische, im wesentlichen neurobiochemische Suizidforschung.

2 Definition und Terminologie

Diagnostik und Therapie setzen eine Definition des „Symptoms" bzw. der „Krankheit" voraus. Im Sinne einer medizinisch definierbaren Entität gibt es eine **Krankheit „Suizidalität"** nicht. Suizidalität läßt sich als multifaktoriell bedingtes komplexes und **grundsätzlich allen Menschen mögliches Verhalten** verstehen, welches nicht Krankheit per se ist, jedoch erfahrungsgemäß ein häufig lebensbedrohlicher Zustand im Rahmen subjektiven und/oder objektiven Leidens, von Krankheit und krisenhafter Zuspitzung von Erleben und Wahrnehmung sowie Lebenssituation (Wolfersdorf, 1995, 1996). Suizidalität zielt auf ein äußeres oder inneres Objekt, eine Person, ein Lebenskonzept. Suizidales Verhalten will etwas verändern, den anderen, die Umwelt, sich selbst in der Beziehung zur Umwelt. Dabei sind suizidales Verhalten und Denken in den meisten Fällen kein Ausdruck von freier Wahlmöglichkeit, sondern von Einengung durch objektive und/oder subjektiv erlebte Not, durch psychische und/oder körperliche Befindlichkeit bzw. deren Folgen.

Dieses „**medizinisch-psychosoziale Paradigma von Suizidalität**" besagt, daß suizidales Denken und Handeln häufig auf dem Boden einer psychischen Störung, einer psychischen Ausnahmeverfassung oder einer psychosozialen Krisensituation mit Bedrohtheitscharakter zustande kommen und aus der Beziehung zum sogenannten signifikanten anderen, zu sich selbst und dem Umfeld zu verstehen sind. Dabei ist das Erleben von Situation und Interaktion, das Erkennen von Veränderungs- und Entwicklungsmöglichkeiten am Höhepunkt suizidalen Handelns meist durch Verzweiflung, Angst und Wut, Depressivität, Hilflosigkeit und Hoffnungslosigkeit, Denk- und Wahrnehmungsstörungen eingeengt und beeinträchtigt. Die Hoffnungslosigkeit einer tiefen Depression, die Bedrohtheit in einer schizophrenen Wahrnehmungsstörung, die Erkenntnis des drohenden geistigen Abbaus in einer beginnenden Demenz, aber auch die schwere Einengung und Perspektivelosigkeit im Rahmen einer existentiell bedrohlichen sozialen Situation führen den Menschen näher an die Möglichkeit einer vorzeitigen Beendigung seines eigenen Lebens durch Suizid heran.

Eine **geäußerte Suizidabsicht** („Ich werde mich umbringen, wenn ich Ihre Praxis verlassen habe") weist einen sehr viel stärkeren Handlungsdruck mit Umsetzungsrisiko auf als der geäußerte Wunsch nach einer „**Pause im Leben**" durch die Einnahme von z.B. 20 Tabletten Diazepam. Häufig wird letzteres als „sich nur einmal ausschlafen wollen und dann sollen alle Probleme vorbei sein" bezeichnet, was leicht zu Bagatellisierung und Dissimulation des auch darin enthaltenen tödlichen Risikos sowie des Rezidivproblems führt. Impuls- und raptusartig einschießende **Suizidgedanken,** oft mit hohem Handlungsdruck („Wenn ich ein Messer sehe, kommt sofort der Gedanke, jetzt mußt du es tun"), sind oft mit Kontrollverlust verbunden. Ihnen geht häufig keine passive Vorphase des Erwägens, der Ambivalenz und des inneren Dialogs beim Suizidenten voraus.

Suizidale Handlungen sind alle begonnenen, vorbereiteten, abgebrochenen oder durchgeführten Versuche, sich das Leben zu nehmen, sofern sie in dem Glauben, in der Hoffnung oder mit dem Wissen durchgeführt wurden, daß mit der angewandten Methode der Tod erreicht werden könne. Die Handlung mit tödlichem Ausgang, ob unmittelbar oder als Folge der durchgeführten Handlung, wird als **Suizid** bezeichnet. Wird die Handlung überlebt (die Gründe sind für die Benennung unwesentlich, z.B. insuffiziente Suizidmethode, rasche Rettungsmöglichkeit, abgebrochener Suizidversuch usw.), handelt es sich um einen **Suizidversuch.** Manchmal findet sich in der Literatur statt dessen die Bezeichnung „**Parasuizid**", insbesondere für nicht tödlich verlaufene suizidale Handlungen mit hohem sozialem Kommunikationswert. Beim Parasuizid zeigen sich oft deutlich appellative, zuweilen auch manipulative Elemente, so daß als Hauptziel dieser Handlung nicht der eigene Tod, sondern der Hilferuf, der Appell zu sehen ist.

Unter dem Begriff „**erweiterter Suizid/erweiterte suizidale Handlung**" wird das Miteinbeziehen anderer Personen in eine eigene suizidale Handlung verstanden, wobei ein Mord mit nachfolgendem Suizidversuch davon unterschieden werden muß. Derartige erweiterte suizidale Handlungen sind selten (z.B. bei wahnhaften Depressionen). Wenn sie geschehen, sind sie von juristischer bzw. forensischer Relevanz. Unter „**Doppelsuizid**" versteht man die gemeinsame Selbsttötung zweier Menschen, unter „**Massensuizid**" die Selbsttötung ganzer Gruppen in Situationen existentieller Bedrohung, wobei meistens auch Mord- bzw. Totschlagsdelikte vorliegen.

Der Begriff „**chronische Suizidalität**" ist in der Literatur unscharf definiert; meist ist damit das Auftreten von mehr als zwei suizidalen Krisen (Ankündigungen, Suizidversuche) in engem zeitlichem Zusammenhang gemeint.

Von „**erhöhtem Suizidrisiko**" spricht man, wenn eine beschriebene Population eine höhere Suizidrate aufweist als die Allgemeinbevölkerung. So ist z.B. das Suizidrisiko während einer akuten Depression deutlich erhöht. Bei depressiv kranken Menschen findet man auch in bezug auf die Lebenszeit eine erhöhte Suizidmortalität.

Bei den **Suizidmethoden** unterscheidet man zwischen den sogenannten harten (Erhängen, Erschießen, Sturz aus großer Höhe, z.B. von einer Brücke, aus dem Fenster, vom Hochhaus, Sturz vor die Eisenbahn oder ein Kraftfahrzeug) und den weichen Methoden (Vergiftung mit Autoabgasen oder Medikamentenintoxikation). Die Wahl von harten Methoden führt meist rasch zum Tod. Daher überwiegen diese bei den Suiziden, während bei weichen Methoden Rettungs- und Überlebensmöglichkeiten größer sind. Zumindest im westlichen Kulturkreis werden harte Methoden von Männern, weiche von Frauen bevorzugt.

In der Alltagssprache trifft man häufig auf die Begriffe „**Selbstmord**" und „**Selbstmordversuch**". Sie werden jedoch zunehmend der diskriminierenden Konnotation wegen (ein Suizident ist im Sinne des

Strafgesetzbuches kein „Mörder", sondern ein Mensch in einer ausweglos erscheinenden inneren Not) durch die Benennungen „Selbsttötung/Selbsttötungsversuch" bzw. „Suizid/Suizidversuch" ersetzt. Auch die Verwendung des Begriffes **„Freitod"** entspricht in den allermeisten Fällen nicht der Realität; die meisten suizidalen Handlungen geschehen in einem Zustand subjektiv erlebter oder objektiv bestehender psychosozialer und psychischer Not. Die Bezeichnung **„Bilanz-Suizid"** unterstellt, daß Suizidenten Selbsttötungshandlungen kühl und nüchtern im Sinne einer Aufrechnung des bisherigen Lebens durchführen. Bilanzierende Elemente sind zwar im Sinne der Abwägung in jeder suizidalen Handlung zu finden, belegen jedoch in keiner Weise nüchterne Rationalität bei der Entwicklung von Suizidalität.

Umgangssprachliche Bezeichnungen wie „sich umbringen" oder „aus dem Leben gehen", „sich das Leben nehmen" sind nicht falsch, verführen aber zur Verharmlosung des wahren innerseelischen Geschehens im Rahmen der gegebenen Erkrankung bzw. sozialen Situation.

> **Resümee**
> **Suizidalität läßt sich als multifaktoriell bedingtes komplexes und grundsätzlich allen Menschen mögliches Verhalten verstehen. Suizidales Denken und Handeln kommt häufig auf dem Boden einer psychischen Störung, einer psychischen Ausnahmeverfassung oder einer psychosozialen Krisensituation mit Bedrohtheitscharakter zustande. Terminologisch ist vor allem der „Suizid" abzugrenzen vom „Suizidversuch" bzw. „Parasuizid".**

3 Epidemiologie

Die epidemiologische Forschung in der Suizidologie gilt der Erfassung suizidalen Verhaltens in Zahlen und Raten (letzteres als Mortalitätsraten auf 100 000 der jeweiligen Bezugsgruppe und Zeiteinheit) bei verschiedenen Populationen, Ländern und Gesellschaftsformen, bei unterschiedlichen Alters-, Geschlechts- oder anderweitig definierten, z.B. nosologischen Gruppen.

Neben der Feststellung des allgemeinen suizidalen Niveaus in der jeweiligen Untersuchungsgruppe geht es um die **Identifikation von Hochrisikogruppen für Suizidalität.** Letztere sind definiert als Populationen mit einer Suizidrate von mindestens 100 auf 100 000 der jeweiligen Bezugsgruppe pro Zeiteinheit (meist ein Jahr). Zudem bildet die Epidemiologie die Basis für Forschungsstrategien, für versorgungspolitische und präventive Maßnahmen.

3.1 Suizidzahlen und -raten in Deutschland

Die Suizidraten in der Alt-Bundesrepublik Deutschland lagen in den letzten drei Jahrzehnten bis etwa Mitte der 80er Jahre relativ konstant um 20–21 auf 100 000 der mittleren Allgemeinbevölkerung. 1990 verstarben in der Alt-BRD 9995 Personen (6853 Männer, 3142 Frauen) durch Suizid; damit lag die Suizidrate der Männer bei 22,2, die der Frauen bei 9,5, die Gesamtsuizidrate bei 15,7. Suizidraten in der Alt-BRD bzw. der ehemaligen DDR sind in Tabelle 25-1 gezeigt, außerdem die Aufschlüsselung der **Suizidraten** auf Länderebene nach **Geschlecht** und **Alter.** Besonderes Interesse haben nach dem Zusammenschluß der Alt-BRD und der ehemaligen DDR in der sogenannten Wende die Suizidraten in den östlichen Bundesländern erfahren. Hier repräsentiert der Suizid, der zweifellos ein sehr persönliches und individuelles Ereignis ist, auch einen gesellschaftlichen Aspekt, der durch politische Verhältnisse bestimmt wird; die Suizidraten in Sachsen lagen allerdings auch früher schon sehr hoch. Deutlich werden zusätzlich Unterschiede zwischen den Geschlechtern: Die **Suizidraten der Männer** liegen deutlich höher als die der **Frauen.** Bezogen auf Altersgruppen weisen beide Geschlechter **jenseits des 60. Lebensjahres** deutlich höhere Suizidraten auf. Mit zunehmendem Lebensalter steigt die Suizidrate und erreicht ihren Gipfel ab dem 80. Lebensjahr.

Suizidversuche sind in Deutschland nicht meldepflichtig. Daher ist die Dunkelziffer bei den Suizidversuchen wesentlich höher als bei den Suiziden, die kriminalpolizeilich erfaßt werden. SCHMIDTKE und WEINACKER (1994) schätzen auf der Basis der WHO/Euro-Multicenter-Studie zum Parasuizid eine **Suizidversuchsrate** von 81 je 100 000 Männer und 112 je 100 000 Frauen bei der über 15jährigen deutschen Bevölkerung. Nach WEDLER ET AL. (1995) werden jährlich etwa 100 000 Suizidversuchspatienten in den Kliniken der Alt-BRD stationär versorgt, mindestens noch einmal die gleiche Zahl überstehen Suizidversuchshandlungen außerhalb des Krankenhauses, betreut von Hausärzten bzw. Psychiatern oder ohne ärztlich Hilfe. Die Suizidversuchsrate nimmt dabei mit höherem Alter ab und ist bei jungen Menschen am höchsten. Jüngere Frauen führen etwa zweimal so häufig Suizidversuche durch wie jüngere Männer.

Zur Häufigkeit von **Suizidideen** in der Allgemeinbevölkerung gibt es kaum Daten. Es wird geschätzt, daß sich etwa 30% der Heranwachsenden schon einmal mit Suizidideen beschäftigt haben.

Tabelle 25-1 Suizidraten in Deutschland, bezogen auf 100 000 der Allgemeinbevölkerung (nach SCHMIDTKE und WEINACKER, 1994).

	Männer 1991	Frauen 1991	Männer 1992	Frauen 1992
Alt-BRD	22,09	9,30	22,28 (N = 7019)	9,20 (N = 3068)
Länder der ehemaligen DDR (sog. FNL)	36,22	15,34	30,37 (N = 2290)	12,86 (N = 1052)

nach Ländern (1991)	Männer insgesamt	>60 J.	Frauen insgesamt	>60 J.
Bayern	24,38	47,62	9,70	19,80
Baden-Württemberg	24,71	51,50	9,94	19,20
Brandenburg	33,53	71,51	11,29	30,98
Berlin	21,40	44,10	11,57	27,71
Bremen	30,47	60,88	14,91	25,33
Hamburg	26,26	47,86	14,88	30,16
Hessen	19,46	41,91	9,00	18,88
Mecklenburg-Vorpommern	32,37	66,31	10,61	25,17
Niedersachsen	24,45	50,23	10,78	23,76
Nordrhein-Westfalen	18,21	22,23	7,33	12,60
Rheinland-Pfalz	22,22	42,36	7,39	16,19
Saarland	19,02	25,87	8,81	8,96
Sachsen	42,68	88,87	19,92	44,18
Sachsen-Anhalt	37,27	55,38	10,73	22,21
Schleswig-Holstein	24,15	55,38	10,73	22,21
Thüringen	36,38	93,49	15,07	37,72

(Datenquelle: Statistisches Bundesamt)

Tabelle 25-2 Suizid und Suizidversuch bei psychischer Krankheit – Schätzungen nach Literatur (nach WOLFERSDORF und MÄULEN, 1992).

	Depression %	Alkoholkrankheit %	Schizophrenie %
Anteil der Diagnosegruppe am Suizid	40–70	20–30	2–12
Anteil der Diagnosegruppe an Suizidversuch	10–50	30–50	2–17
Suizidversuche im Krankheitsverlauf	20–60	3–25	20–30
Suizidmortalität im Krankheitsverlauf	12–18	5–10	5–10
Anteil der Diagnosegruppe am Suizid in psychiatrischen Krankenhäusern	20–30	–7	40–60

3.2 Suizidhäufigkeit in bestimmten Krankheitsgruppen

Der **Anteil an der Suizidhäufigkeit,** der sich bei den Erkrankungen Depression, Alkoholkrankheit und Schizophrenie schätzen läßt, ist aus Tabelle 25-2 zu ersehen. Diese Daten wurden auf der Basis der wichtigsten Untersuchungen zur Suizidmortalität in der Allgemeinbevölkerung erhoben. So ergab eine Studie zum Anteil psychischer Erkrankungen bei 545 durch Suizid verstorbenen Menschen im oberschwäbischen Raum bei 66% die Diagnose primäre Depression, bei 7% Schizophrenie und bei 28% Alkoholkrankheit (Übersicht bei WOLFERSDORF und MÄULEN, 1992).

Die **Lebenszeit-Suizidmortalität** bei der Depression wird laut Literatur mit bis zu 15% angegeben; dies gilt für schwer depressiv erkrankte Menschen, z.B. solche im stationären Behandlungsetting. Die Lebenszeit-Suizidmortalität bei schizophrenen Patienten wird mit 5–10% berichtet; dabei soll vor allem der Anteil der jüngeren schizophrenen Männer und Frauen, die sich während stationärer psychiatrischer Behandlung suizidierten, in den letzten 3 bis 4 Jahrzehnten zugenommen haben. Hierzu werden Veränderungen der Klientel, der psychiatrischen Einrichtungen, der diagnostischen und therapeutischen Maßnahmen sowie der Einfluß einer veränderten Einstellung zur Suizidalität in der Allgemeinbevölkerung als Begründung herangezogen (WOLFERSDORF, 1989). Damit ist die Depression diejenige psychische Erkrankung mit dem höchsten Suizidrisiko. AHRENS (1996) gibt ein 15- bis 30fach höheres Suizidrisiko für psychisch Kranke im Vergleich zur Allgemeinbevölkerung an; ergänzend zur Suizidmortalität bei depressiven Störungen, Alkoholabhängigkeit und Schizophrenie nennt er eine Suizidmortalität von 5–10% bei Persönlichkeitsstörungen und 8–16% bei Angst- und Panikerkrankungen.

Die Suizidmortalität ist in der Risikogruppe „Patienten mit Suizidversuch" besonders hoch; die Rezidivhäufigkeit, d.h. die Wiederholung eines Suizidversuches im weiteren Lebensverlauf, wird mit 10–15% angegeben. Dabei liegt der Schwerpunkt im ersten Jahr nach dem Index-Suizidversuch. Die Suizidmortalität soll dann bei ca. 5% liegen. Als weitere **Risikogruppe** zu nennen sind: alte Menschen (z.B. nach Verwitwung); junge Erwachsene in Entwicklungsphasen, mit familiären Problemen oder Drogenproblemen; Menschen in traumatischen und Veränderungsphasen (z.B. Partnerverlust, chronische Arbeitslosigkeit) sowie Menschen mit chronischen, schmerzhaften, lebenseinschränkenden Erkrankungen.

> **Resümee**
> Suizid und Suizidversuch sind epidemiologisch ein Gesundheitsproblem eminenten Ausmaßes, dessen sich Politik und Gesellschaft zunehmend bewußt werden. So gehört z.B. in Deutschland der Suizid zu den zehn häufigsten Todesursachen. Fast überall dominiert bei den Suiziden das männliche Geschlecht; bei den Suizidversuchen überwiegt das weibliche. Alte Menschen versterben häufiger durch Suizid; mit zunehmendem Alter nimmt die Suizidrate zu. Junge Menschen führen häufiger Suizidversuche durch. Dieses Verteilungsmuster gilt für einen Großteil der westlichen Länder. Risikogruppen für eine erhöhte Suizidmortalität sind neben Menschen im höheren Lebensalter primär depressive, alkoholkranke sowie schizophrene Patienten.

4 Ätiologie und Pathogenese

Ein umfassendes Modell zur Ätiologie und Pathogenese von Suizidalität gibt es bis heute nicht. Zur **Erklärung suizidalen Verhaltens** stehen sich verschiedene Modelle gegenüber:

- **psychiatrisch-phänomenologische Beschreibungen** (z.B. suizidales Verhalten bei psychischen Erkrankungen)
- **tiefenpsychologisch-psychodynamische Modelle** (Suizidalität als Lösung eines Aggressionskonfliktes; suizidales Verhalten als Ausdruck einer narzißtischen Krise)
- **lerntheoretisch-verhaltenstherapeutische Modelle** (Suizidalität als gelerntes Verhalten bei Streß mit einem dysfunktionalen Ergebnis)
- **biologische Hypothesen** (z.B. Suizidalität, hervorgerufen durch eine Störung des genetischen Faktors für Impulskontrolle, oder als Ausdruck eines Defizits im zerebralen Serotoninstoffwechsel, als Aggressionskrankheit)
- **soziologische Modelle.**

Man kann darüber streiten, ob nur ein einziger Weg zu suizidalem Handeln führt oder ob es verschiedene gibt. Hinsichtlich einiger Gesichtspunkte ist man sich auf klinischer wie auch auf wissenschaftlicher Seite einig. Dazu gehören die engere präsuizidale Entwicklung, psychodynamisch-psychopathologische Aspekte, die Bedeutung der Interaktion zwischen Suizidenten und Umfeld und das Auftreten von Suizidalität im Zusammenhang mit psychischen Erkrankungen. Hierzu liegen auch ausreichend plausible Modelle vor. Die unterschiedlichen Ansätze psychiatrisch-psychodynamischer, biologischer oder soziologischer Art zeigen die Vielfältigkeit des Phänomens Suizidalität. Man muß es sowohl im Hinblick auf die Aktualität wie auch auf die Lebenszeitmortalität, unter dem Aspekt der Notfallpsychiatrie bzw. der Krisenintervention, unter neurobiochemischen und psychopharmakologischen, unter individuellen wie auch global soziologischen Gesichtspunkten besprechen.

Ursprünglich ging die Diskussion des Phänomens Suizidalität von einem Krankheitsmodell aus, der Suizidalität bei der Melancholie. Diese Diskussion führte schließlich zur Betrachtung von Suizidalität bei verschiedenen psychischen Erkrankungen. So bezeichnete RINGEL (1953) den Suizid als Abschluß einer abnormen seelischen Entwicklung. Psychoanalytisch orientierte Autoren beschrieben intrapsychische und interaktionelle Abläufe, meist ausgehend von FREUDS „Trauer und Melancholie" (1917), wo Suizidalität als Endpunkt einer depressiven Dynamik und ungelöster Aggressionsprobleme gesehen wird. Neuerdings wird Suizidalität von HENSELER (1974) und REIMER (1985) als Ausdruck einer gestörten Selbstwertentwicklung beschrieben, die zu einer „narzißtischen Krise" führt. KIND (1992) hebt den Aspekt der Objektsicherung hervor, also der Sinnhaftigkeit suizidalen Verhaltens jenseits der Selbstzerstörung. GÖTZE (1995) versucht in seinem theoretischen Ansatz eine Integration der Aspekte Aggression und Selbstwertstörung.

Auf die **soziologischen Modelle** kann an dieser Stelle nur kurz eingegangen werden. Hier wird Suizidalität allgemein als Ausdruck der Psychohygiene einer Gesellschaft gesehen und der Zusammenhang mit gesellschaftsformenden Charakteristika beschrieben. Es werden u.a. die Zusammenhänge zwischen dem Merkantilismus in der Mitte des 19. Jahrhunderts, Religion, Wertestruktur wie auch politischer Kultur einerseits und Suizid- bzw. Suizidversuchsraten andererseits aufgezeigt. DURKHEIM (1897) gilt als der bekannteste soziologische Suizidforscher, und der von ihm geprägte Begriff „anomischer Suizid" hat sich bis heute erhalten. Darunter sind suizidale Handlungen im Zusammenhang mit dem jeweils herrschenden Wertesystem einer Gesellschaft zu verstehen: Zeiten der Anomie sind Zeiten zwischen Veränderungen von Wertesystemen, in denen noch keine neue Wertorientierung vorliegt, so daß kontrollierende Rahmenbedingungen für auffälliges Verhalten, wie z.B. Kriminalität, Scheidungsraten und eben Suizidalität, noch nicht gegeben sind.

4.1 Ätiologische Modelle von Suizidalität

Derzeit liegen zwei **ätiologisch-pathogenetische Modelle von Suizidalität** vor, ein **Krisenmodell** und ein **Krankheitsmodell** (Abb. 25-1). Beim **Krisenmodell** wird Suizidalität als psychodynamischer Ausdruck bzw. Endpunkt der Zuspitzung einer psychosozial belastenden Situation verstanden. Bei einer solchen „suizidalen Krise" besteht m.E. keine psychische Erkrankung im engeren Sinne. Es handelt sich eher um eine Anpassungs- oder Belastungsreaktion mit oder ohne depressiv-ängstlicher Symptomatik, mit emotionaler oder Verhaltensstörung. Beim **Krankheitsmodell** wird Suizidalität im Kontext einer psychischen Erkrankung verstanden, als Verhaltensweise bei reaktiver oder endogener Depression, Schizophrenie, Suchterkrankung oder Angststörung.

Neben diesen ätiologischen Modellen bestehen auch **Entwicklungsmodelle zur Suizidalität**. Ohne etwas zur Ursache der Disposition zu einer suizidalen Reaktion aussagen zu wollen, wird hier nur die Entwicklung aufgezeigt. Dabei geht man meistens von einem Ereignis, einem Zustand, einer Situation aus und beschreibt das Fortschreiten und die Wechselwirkungen zwischen verschiedenen Faktoren, z.B. Suizidalität fördernden und bremsenden Ressourcen.

4.1.1 Krisenmodell

Das Krisenmodell geht aus von einer bisher psychisch unauffälligen Persönlichkeit, die in der Vergangenheit in der Lage gewesen ist, Lebensereignisse und Belastungen mit ihren eigenen Bewältigungsstrategien zu meistern und dabei gegebenenfalls auch Hilfe von außen einzusetzen. In der Lebensgeschichte solcher Personen findet man jedoch häufig selbstdestruktive Stile der Konfliktbewältigung, depressive Attributionsstile, die Neigung zur Selbstentwertung und Gefühle von existentieller Lebensunfähigkeit. Im Umfeld dieser Menschen sind häufig auch Modelle für suizidales Verhalten auffindbar; z.B. Suizid oder Suizidversuche in der Familie oder im näheren sozialen Umfeld (gelerntes Verhalten am Beispiel von Modellen, Imitationseffekt). Es scheinen auch suizid-permissive Erziehungsstile der Gesellschaft eine Rolle zu spielen; so gilt z.B. in Ungarn die Selbsttötung in ausweglos erscheinenden Situationen als positiv besetzte Handlung.

Beim Eintreten eines Lebensereignisses, das mit den bisherigen Strategien nicht mehr zu bewältigen ist, und bei zusätzlichem Versagen äußerer Ressourcen entwickelt sich ein innerer Spannungszustand, der mit der folgenden Symptomatik einhergeht: Spannungszustände, Angst, Panikgefühle, Wut, Depression, ängstlich-dysphorische Stimmung, Gefühle von Hilf- und Hoffnungslosigkeit, körperliche Unruhe, Schlafstörungen, Herzklopfen, Appetitstörungen, Angst vor Kontrollverlust usw.

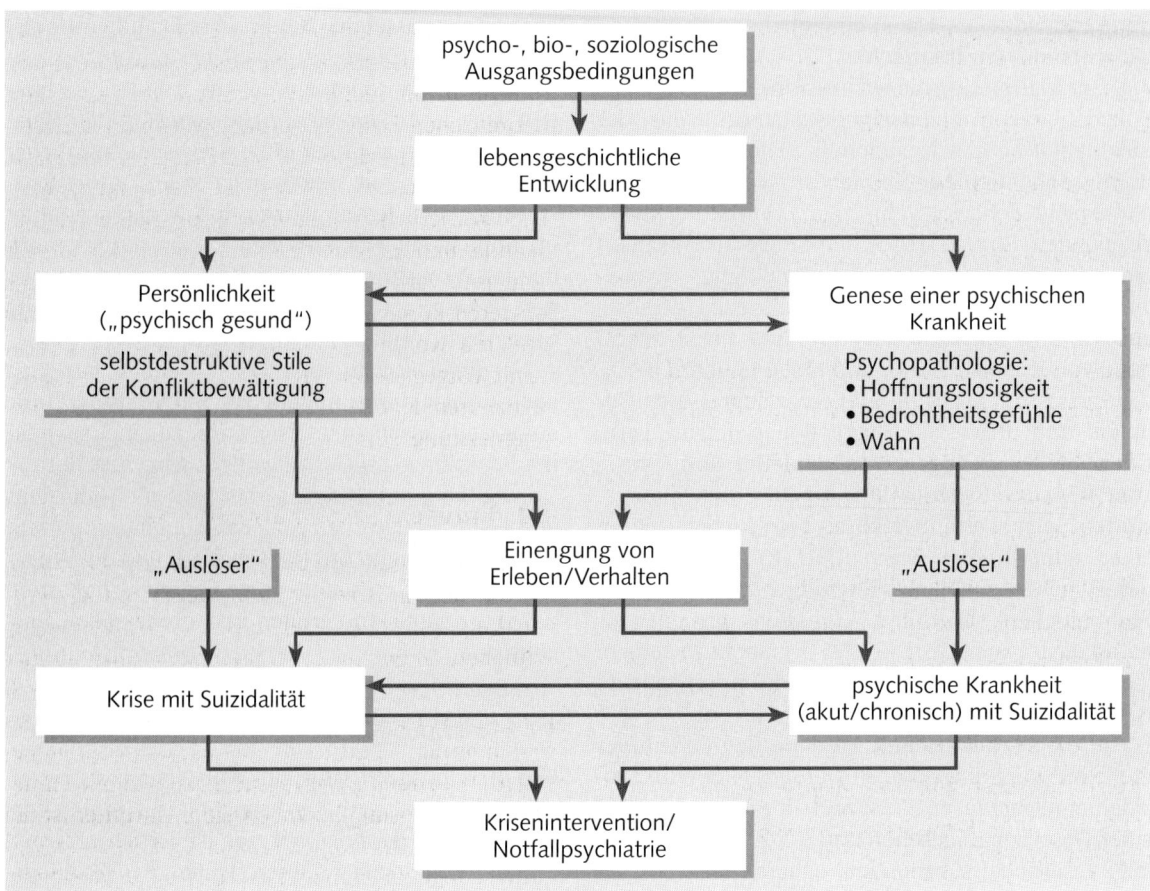

Abb. 25-1 Ätiologische Modelle von Suizidalität (Krisenmodell/Krankheitsmodell)

Belastungssituationen können sein: plötzlicher Partnerverlust, Kriegssituation, Diagnose einer lebensverkürzenden und -beeinträchtigenden Erkrankung oder auch eine notwendige psychobiologische Entwicklung, z.B. das Verlassen des Elternhauses mit Autonomiebestrebungen, Schwangerschaft, Klimakterium, Berentung usw. Suizidalität erscheint dann als Möglichkeit, Spannung abzuführen und „aus dem Feld zu gehen".

CAPLAN (1964) und CULLBERG (1978) haben von Veränderungs- und traumatischen Krisen geschrieben; hiermit sind notwendige Entwicklungsschritte biologischer und psychologischer Art im Leben bzw. traumatische Ereignisse gemeint. HENSELER (1974) und C. REIMER (1985) verstehen suizidales Verhalten als Ausdruck einer sogenannten narzißtischen Krise, in der eine im Selbstwertgefühl instabile bzw. bedrohte Persönlichkeit insbesondere bei Beziehungsgefährdung suizidal reagiert (Tab. 25-3).

Das Modell der narzißtischen Krise läßt sich nicht nur bei Suizidalität im Rahmen von Beziehungsstörungen anwenden, sondern bei allen suizidalen Krisen, bei denen das Selbstwertgefühl eines Menschen bedroht ist. Das Konzept der narzißtischen Krise hat die klassische Annahme abgelöst, Suizidalität sei ein intrapsychischer Aggressionskonflikt und damit ein Problem der Person in sich selbst.

4.1.2 Krankheitsmodell

Der Großteil der durch Suizid verstorbenen Menschen litt zum Zeitpunkt ihrer suizidalen Handlung an einer psychischen Erkrankung. Am häufigsten sind Depressionen, gefolgt von Alkoholismus und schizophrenen Erkrankungen. Der zeitliche Zusammenhang zwischen Suizid und psychischer Erkrankung legitimiert es, suizidales Verhalten als von der jeweiligen Erkrankung mitbestimmtes Denken und Handeln zu bezeichnen. Dies gilt insbesondere immer dann, wenn ein direkter Zusammenhang zwischen suizidaler Handlung und gestörter Wahrnehmung, Erlebnisweise des Umfeldes und der eige-

4 Ätiologie und Pathogenese

Tabelle 25-3 Suizidalität als Ausdruck einer Selbstwertkrise. Psychodynamisches Modell der Ätiopathogenese suizidalen Verhaltens nach Henseler, 1974; C. Reimer, 1985; J. Kind, 1992; Götze, 1994).

Ätiopathogenetische Aspekte
- Störung des primären Narzißmus (Selbstwertentwicklung)
- instabiles Selbstwertgefühl
- Aggressionshemmung
- dependent-depressive Persönlichkeitsstruktur
- spezifische (kompensatorische) Partnerwahl

Auslösesituation in Beziehungen
- Trennungs- und Verlustphantasien
- Trennungen, Zurückweisungen, Kränkungen

Symptomatik am Krisenhöhepunkt
- Angst, Panik, Gedanken existentieller Bedrohtheit
- Depressivität, Verzweiflung
- narzißtische Wut (Aggressivität), Rachegefühle
- Rückzugsverhalten

Suizidales Verhalten, Denken verstehbar als
- Versuch der aktiven Rettung des eigenen Selbstwertgefühls
- aktive Vorwegnahme antizipierten Untergangs
- direkte fremdaggressive Reaktion
- Versuch einer Objektsicherung

nen Personen beobachtbar ist, z.B. im Rahmen einer Depression oder Schizophrenie. Beispiele hierfür sind die wahnhafte Depression, angstgetönte Verfolgungsideen oder zum Suizid auffordernde akustische Halluzinationen bei der Schizophrenie, unerträgliche Ich-Störungen mit dem Gefühl des Gesteuert-, des Gemacht-, des Bedrohtwerdens sowie der Desintegration des Ichs. Hoffnungslosigkeit, Angst und Panik spielen dabei jeweils eine große Rolle.

Weitere Befunde, die für eine „Impulskontrollstörung" als zum Suizid disponierende Störung sprechen, stammen aus dem neurobiochemischen Bereich. Eine „Serotoninmangel-Hypothese" bei Suizidalität wurde erstmals 1976 von Marie Åsberg et al. vorgestellt und in der Zwischenzeit auch mehrfach bestätigt. Auch periphere biologische, z.B. psychophysiologische Marker, oder Ergebnisse der genetischen Forschung weisen in die Richtung einer Mitbeteiligung biologischer Aspekte (Übersicht bei Wolfersdorf und Kaschka, 1995).

Im Krankheitsmodell von Mann und Stanley (1988) wird eine biologische Disposition für Impulskontrollstörung neben einer psychogenetisch-lerntheoretischen Disposition und Entwicklung postuliert. Diese Disposition sei unabhängig von einer jeweils vorliegenden psychischen Erkrankung bzw. einer körperlichen Erkrankung mit Schmerz, Entstellung und Lebensbeeinträchtigung, welche als Moderatorvariable in der suizidalen Entwicklung fungieren können. Suizidalität wird somit in einen größeren Kontext von Impulskontrolle und einer damit vorgegebenen Störung, z.B. im Sinne einer reduzierten Kompensationskapazität oder Anpassungsleistung, gestellt.

4.2 Entwicklung von Suizidalität

Das „präsuizidale Syndrom" wurde 1953 von Ringel auf der Basis seiner Untersuchungen zur Entwicklung suizidalen Denkens und Handelns beschrieben. In diesem Zusammenhang führte Ringel den Begriff der „Einengung" ein. „Einengung" heißt hier, sich situativ, dynamisch, zwischenmenschlich und in bezug auf die Wertewelt wie in einem immer enger werdenden Hohlweg auf eine suizidale Handlung als Endlösung hinzubewegen. Darunter ist der zunehmende Verlust von inneren und äußeren Verhaltensmöglichkeiten und Ressourcen zu verstehen, der passiv erlitten, z.B. im Rahmen eines depressivhoffnungslosen Rückzugs, oder auch selbst herbeigeführt sein kann, z.B. durch aktive Selbstisolation. Beispiele hierfür sind die Hoffnungslosigkeit und Hilflosigkeit in einer Depression, depressive und hoffnungslose Kognitionen, die Entwicklung paranoiden Denkens und ängstlicher Gestimmtheiten. Ein weiteres Beispiel ist der Verlust zwischenmenschlicher Beziehungen, die damit ihren Wert verlieren, nicht mehr lebenserhaltend sind, keinen bindenden Charakter und keine subjektive Bedeutung mehr haben.

Derartige Entwicklungen finden sich nicht nur bei psychisch Kranken – der depressive Mensch gilt in der Tat als der präsuizidale Prototyp –, sondern auch bei Langzeitarbeitslosen, bei Ausländern, Übersiedlern oder Menschen, die außerhalb von Beziehungen isoliert leben. Hier sind auch körperlich kranke Menschen zu nennen, die durch ihre Erkrankung zum Abbruch ihrer sozialen Beziehungen gezwungen sind, Menschen im höheren Lebensalter mit zunehmendem Kommunikationsverlust durch Verlust von Freunden und Bekannten, durch Verlust der Familie, Menschen, die verwitwet und vereinsamt sind, usw.

PÖLDINGER (1968) hat die **"Stadien der suizidalen Entwicklung"** beschrieben und mit den Bezeichnungen **"Erwägung"**, **"Ambivalenz"** und **"Entschluß"** benannt. Das **Stadium der Ambivalenz** ist unter therapeutischen Gesichtspunkten besonders wesentlich, da hier Hilferufe und Ankündigungen geschehen. Der hinsichtlich suizidaler Umsetzung ambivalente Patient empfindet bei sich unterschiedliche Impulse, nämlich sich zu töten, weil er so nicht mehr weiterleben kann, sowie am Leben zu bleiben, weil er eigentlich nicht sterben, sondern seine Lebenssituation verändern möchte.

Der ambivalente Patient äußert hier **Appelle**, die ernst genommen werden müssen und nach denen offen und aufmerksam gefragt werden soll. Das Sprichwort "Bellende Hunde beißen nicht" gilt gerade hier nicht; wer von seiner Suizidalität und Hoffnungslosigkeit spricht, ist in Gefahr, dies in Handlung umzusetzen. Die Motivstruktur suizidaler Handlungen enthält sehr häufig appellative Aspekte, die oftmals leider nicht ernst genommen werden. Formulierungen wie "demonstrativ" oder "erpresserisch" mißachten die Notlage des appellativ nach Hilfe Suchenden und drücken, verschärft formuliert, die aggressive Gegenübertragung des Gesprächspartners aus, unterstellen "böse Absichten", wo es eigentlich um Hilfsbedürftigkeit geht.

KIND (1992) hat darauf hingewiesen, daß auch bei sogenannter chronischer Suizidalität, z.B. bei Patienten mit Borderline-Persönlichkeitsstörungen, letztlich die Sicherung des Objektes "Beziehungspartner" im Mittelpunkt steht. Damit geht es um die Kompensation der eigenen Hilflosigkeit und des Gefühles existentieller Bedrohtheit, was häufig als "manipulativ" oder "erpresserisch" mißverstanden wird. Hier wird reagiert auf den aggressiven Teil im Motivcluster von Suizidalität. Der Suizident läuft Gefahr, in seinen appellativ-depressiven, verwirrt-chaotischen Anteilen von seiner Umwelt nicht erkannt zu werden.

Tabelle 25-4	Fragen nach Suizidalität.

- **Suizidalität** vorhanden?
- **frühere suizidale Krisen?**
  - Suizidversuche?
- in welcher **Form?**
  - Todes- und Ruhewünsche
  - Suizidideen mit oder ohne konkrete Planung, sich aufdrängend
  - Suizidabsichten
- **Faktoren, die das Suizidrisiko erhöhen**
  - Psychopathologie
  - Hoffnungslosigkeit
  - Wahn
- **akuter Handlungsdruck jetzt?**
  - verschiebbar in die Zukunft?
  - impulshaft?
- **Hoffnungslosigkeit?**
  - Fantasien zum morgigen Tag, nächsten Monat?
  - nächstes Jahr?
- **Faktoren, die im Leben halten,** bindend sind?
  - externe Bindungen (Familie, Partner, Kinder, Schande usw.)
  - Bindungen für sich (Glaube, Hoffnung auf Veränderung usw.)?
- **Zukunftsperspektiven** entwickelbar?
  - entlastet durch Gespräch?
  - weitere Planung möglich?
  - Zusagen bei Verschlechterung möglich?

> **Resümee**
>
> Die heutigen Erklärungen suizidalen Verhaltens und Denkens gruppieren sich um ein Krisen- und ein Krankheitsmodell. "Präsuizidales Syndrom" (RINGEL) bzw. "Stadien der suizidalen Entwicklung" beschreiben, unabhängig von der Ätiologie, den Weg in die Suizidalität.

5 Suizidprävention

5.1 Allgemeine Grundregeln der notfallpsychiatrischen Krisenintervention bei Suizidalität

Unter **"Suizidprävention"** ist die Verhinderung von suizidaler Handlung und Suizid zu verstehen. Es handelt sich dabei immer um Erste Hilfe in psychischer und psychosozialer Not. Der suizidgefährdete Mensch ist "intensivpflichtig". Er benötigt Zeit zum erneuten Überdenken seiner Situation ein optimales Therapieangebot und die bestmögliche, dem Standard einer Therapie bei Krisen und akuten Erkrankungen entsprechende Behandlung. Die Ziele sind die Vermeidung von suizidalen Problemlösungen und Krankheitsausgängen, die Auflösung der "Einengung" und die Klärung der Ambivalenz. Anstelle von Hoffnungslosigkeit sollen konkrete Zukunftsperspektiven wie auch Hilfe und Planung bezüglich des weiteren Vorgehens angeboten werden.

Jede Form von Suizidprävention und Krisenintervention in suizidalen Krisen beinhaltet die folgenden Aspekte:

Tabelle 25-5 Einschätzung suizidaler Menschen: Faktoren, die der Arzt beachten muß (nach BLUMENTHAL, 1990).

Umstände eines Suizidversuchs:
- vorausgegangenes kränkendes Lebensereignis
- Vorbereitung getroffen
- Methode ausgewählt; Angelegenheiten in Ordnung gebracht; Reden über Suizid; Weggeben von wertgeschätzten Dingen; Abschiedsbrief
- Verwendung einer gewaltsamen Methode oder von Medikamenten, Gift mit höherer Letalität
- Letalität der gewählten Methode bekannt
- Vorkehrungen gegen Entdeckung getroffen

aktuelle Symptomatik:
- Hoffnungslosigkeit
- Selbstanklage, Gefühle von Versagen und Minderwertigkeit
- depressive Stimmung
- Agitiertheit und Ruhelosigkeit
- andauernde Schlafstörungen
- Gewichtsverlust
- verlangsamte Sprache, Erschöpfung, sozialer Rückzug
- Suizidideen und -pläne

psychische Krankheit:
- früherer Suizidversuch
- affektive Erkrankung
- Alkoholismus oder/und Substanzmißbrauch
- Verhaltensstörung und Depression bei Heranwachsenden
- präsenile Demenz und Verwirrtheitszustände bei alten Menschen
- Kombination verschiedener Krankheiten

psychosoziale Vorgeschichte:
- gegenwärtig getrennt, geschieden oder verwitwet
- lebt alleine
- arbeitslos; gegenwärtig Wechsel oder Verlust der Erwerbstätigkeit
- zahlreiche Lebensbelastungen (frühkindlicher Verlust, Abbruch wichtiger Beziehungen, Schulprobleme, Umzug, bevorstehende Bestrafung)
- chronische körperliche Krankheit
- exzessives Trinken oder Mißbrauch anderer Substanzen

Persönlichkeitsfaktoren:
- Impulsivität, Aggressivität, Feindseligkeit
- kognitive Rigidität und Negativismus
- Hoffnungslosigkeit
- niedriges Selbstwertgefühl
- Borderline- oder antisoziale Persönlichkeitsstörung

Familiengeschichte:
- suizidales Verhalten in der Familie
- affektive Erkrankung und/oder Alkoholismus in der Familie

- **Gesprächs- und Beziehungsangebot**
- **Diagnostik** von Suizidalität und psychischer Störung bzw. Krise
- **Krisenmanagement** und **akute Intervention**
- weitere **Therapieplanung** und **Behandlung der Grundstörung**.

Tabelle 25-6 Psychopathologische und andere Faktoren, die auf ein erhöhtes Suizidrisiko bei der Depression hinweisen.

Psychopathologie

- Hoffnungslosigkeit, fehlende Zukunftsperspektive
- Gedanken von jetziger und zukünftiger Wertlosigkeit, für sich, für Umfeld, Familie, Partner
- Erleben der eigenen Person als Belastung, Schande für andere (z.B. Familie, Kinder) und sich selbst (sich nicht mehr ertragen, aushalten können), pseudoaltruistische Suizidmotive (Erlösung anderer von sich, Einbeziehung anderer in suizidales Denken „Mit-Erlösung"), Selbst-„Erlösung"
- depressiver Wahn, starke Einengung im Denken mit Versagens-, Untergangs-, Schuld-, Selbstbestrafungsideen
- imperative Stimmen (akustische Halluzinationen) mit Aufforderung zum Suizid, zur Nachfolge ins Grab (nach Tod des Partners) u.ä.
- paranoide Beziehungsideen vom Charakter existentieller Bedrohtheit, drohender Verfolgung, Qual u.ä.
- aktuell erlebte Gefühle von Nicht-gemocht-Werden, Überflüssigsein, eine Belastung zu sein, Gekränktsein
- Gefühle von überwältigender Hilflosigkeit, Nichts-tun-Können, Ausgeliefertsein
- ausgeprägte innere Spannungs- und Druckgefühle
- quälende Unruhe, Getriebenheit
- deutliche, selbst fremd imponierende Weglauf- und Fluchtimpulse
- Angst vor Kontrollverlust über eigene Suizidimpulse
- ausgeprägte, langanhaltende Schlafstörungen
- allgemein schwere Depression

offensichtliche Suizidalität

- Suizidversuch, suizidale Krise in der kurz- oder längerfristigen Vorgeschichte
- gegenwärtig Suizidideen, -ankündigungen, erklärte Suizidabsichten
- offensichtlich suizidales Denken und Handeln

Nosologie

- Kombination mit Persönlichkeitsstörungen
- erhöhtes Suizidrisiko bei bipolaren affektiven Störungen (Depression und Manie)
- Komorbidität bzw. sekundäre Depression bei Schizophrenie, Suchtkrankheiten (Rückfallproblem), chronischer Eßstörung, körperlicher Krankheit

Verlaufs-, Behandlungsaspekte

- Beginn der Erkrankung, prästationär, Aufnahmezeitraum im Vollbild und nach Abklingen eines depressiven Wahns
- nach Entlassung aus stationärer Behandlung (Belastungsfaktoren, Lebensereignisse)
- Wiedererkrankung
- unzureichender Behandlungsbeginn, inadäquate Therapie (Antidepressiva, Psychotherapie)
- fehlende Compliance des Patienten
- suizidfördernde Einstellungen des Umfeldes (Familie, Arzt etc.)
- Suizide im Umfeld (Modelle)

Wesentliche Fragen zur Diagnostik von Suizidalität sind in Tabelle 25-4 zusammengefaßt. Um die Notsituation eines Menschen erkennen zu können, werden Informationen benötigt. Die Eigenverantwortung des Menschen in einer suizidalen Krise ist darin zu sehen, Zeichen zu setzen, seine Suizidgefährdung offensichtlich zu machen. Der Empfänger einer derartigen Information muß über **Sensibilität** verfügen, aber auch über **Kenntnisse bezüglich der Gruppen mit erhöhter Suizidgefährdung.**

Besonders schwierig wird das Erkennen von Suizidalität, wenn diese nicht „offen", sondern nur indirekt durch Hinweise auf die patienteneigene Hoffnungslosigkeit oder ähnliche Informationen angezeigt wird. Bei dieser „nicht offensichtlichen Suizidalität" ist der Arzt besonders auf sein Wissen um Risikogruppen und um Risikopsychopathologie angewiesen.

Neben dem **direkten Fragen nach Suizidalität** sollen also immer auch Fragen nach der **Zugehörigkeit zu einer Risikogruppe** und dem **Vorliegen von Risikopsychopathologie** geklärt werden. Die Zugehörigkeit zu einer Risikogruppe spricht grundsätzlich für ein aktuell erhöhtes suizidales Risiko, unter Umständen auch für eine erhöhte Lebenszeit-Suizidmortalität. Dies erlaubt jedoch im individuellen Fall nicht, einen Patienten von vorneherein z.B. wegen depressiver Symptomatik als suizidal gefährdet zu erklären und z.B. nach dem Unterbringungsgesetz gegen seinen Willen stationär einzuweisen. Umgekehrt allerdings ist es auch stets notwendig, bei Patienten mit entsprechender Risikopsychopathologie bzw. Zugehörigkeit zu einer Risikogruppe die aktuelle Suizidalität abzuklären und, solange dies nicht besprochen ist, von einem Basisrisiko auszugehen.

Durch testpsychologische Untersuchungen oder durch biologische Marker wird der Untersucher nicht klären können, ob sich ein Mensch in einer akuten präsuizidalen Entwicklung befindet. Die einzige diagnostische Möglichkeit, Suizidalität zu klären und gleichzeitig den Patienten zu entlasten, ist das direkte, einfühlsame und offene Gespräch darüber. Dies beinhaltet neben **Fragen nach der Suizidalität** auch Fragen zur Bereitschaft, wieder Hoffnung zu schöpfen, und zur Fähigkeit zum Verschieben einer suizidalen Handlung. Die Prävention von Suizidalität bezieht sich dabei immer auf die aktuelle Situation. Eine mittel- oder langfristige Prävention von Suizidalität ebenso wie die Prädiktion zukünftigen suizidalen Verhaltens für den individuellen Menschen ist aus der aktuellen Situation heraus nicht möglich.

BLUMENTHAL (1990) hat Faktoren zusammengestellt, die der Arzt beachten muß (Tab. 25-5). Tabelle 25-6 enthält psychopathologische und andere

Tabelle 25-7 Gespräch und Umgang mit suizidalen Menschen.

- **Gesprächsmöglichkeit** und -atmosphäre schaffen
- Suizidalität offen und direkt **ansprechen** (Todeswunsch, Intensität, Suizidgedanken, aktive Suizidabsichten und -pläne)
- Suizidalität ist (meist) **Krisenzeit** im Leben, in einer Krankheitsepisode, die naheliegt, aber vorbeigehen kann
- **ernst nehmen,** nicht beschönigen oder verharmlosen, aber auch nicht dramatisieren
- **Bindungen** im Leben ansprechen (Familie; religiöse Bindungen; Partner, sofern vorhanden), auch eigene Wertigkeit (Hoffnung für sich)
- Diagnostik körperlicher und psychischer **Erkrankungen** und aktueller Behandlungsnotwendigkeit
- bedeutsame **Bezugspersonen** einbeziehen (sofern derzeit positiv erlebt), Kontakte herstellen
- Einbeziehung **psychosozialer Dienste** in der Gemeinde
- Klärung der **sozialen Situation** (Wohn-, Versorgungs-, Betreuungssituation)
- **medikamentöse Therapie** (Psychopharmaka) bedenken (Compliance, Problematik der Psychopharmakotherapie)
- Einweisungsnotwendigkeit in **stationäre** internistische, chirurgische oder psychiatrische Behandlung abklären
- **Einweisung in psychiatrische Klinik** bei akuter Suizidalität bzw. hohem Suizidrisiko, bei Suizidankündigung trotz Therapieangebot (fehlende Entlastung), bei wahnhaft depressiver Symptomatik, Verwirrtheit, Hilflosigkeit, Hoffnungslosigkeit, Vereinsamung, schwieriger sozialer Situation, eigenem Wunsch etc.
- weiteren **Therapieplan** festlegen, kurzfristige Gesprächstermine anbieten

Faktoren, die auf ein erhöhtes Suizidrisiko bei der Depression hinweisen können. Die hier beschriebene Psychopathologie gilt selbstverständlich auch für andere psychische Erkrankungen und muß, z.B. bei der Schizophrenie, durch die diesem Krankheitsbild eigene suizidfördernde Symptomatik ergänzt werden. Hierzu gehört z.B. das Vorliegen von imperativen Stimmen mit der Aufforderung zum Suizid, welche auf ein enorm hohes aktuelles Suizidrisiko hinweisen. Auch das Auftreten von panikartiger Angst vor Ich-Desintegration, im Rahmen paranoider Verfolgungsängste, bei denen es um Lebensbedrohtheit und Vernichtung der eigenen Existenz geht, ist mit einer erhöhten Suizidwahrscheinlichkeit verbunden.

In den Tabellen 25-7 und 25-8 werden wesentliche Aspekte zusammengefaßt, die im Rahmen der Beziehungsgestaltung und des Gesprächs mit suizidalen Menschen von Bedeutung sind.

5.2 Psychopharmakotherapie

Hinsichtlich der psychopharmakologischen Maßnahmen bei Suizidalität sind zwei Aspekte zu bedenken. Zum einen ist immer die **Möglichkeit einer medikamentösen Hilfe** in Betracht zuziehen. Dies ist auch der Fall beim Vorliegen aktueller psychosozialer Krisen mit Krisensymptomatik, z.B. Schlafstörung, Unruhe und Agitiertheit, Einengung im Denken, Angstzuständen, wie auch bei Suizidalität, die im Rahmen z.B. einer Depression, einer schizophrenen Erkrankung oder einer Angststörung aufgetreten ist. Hier geht es um **unterstützende Medikation,** mit dem Ziel der Dämpfung des Handlungsdrucks, von Sedierung und Anxiolyse, von Entspannung und emotionaler Distanzierung. Als Medikamente kommen hier kurzfristig angesetzt Benzodiazepin-Tranquilizer in Frage sowie nieder- bis mittelpotente Neuroleptika, die sedierend-anxiolytisch wirken.

Bezüglich der **Psychopharmakotherapie bei einer Basiserkrankung,** z.B. einer schweren depressiven Episode oder einer schizophrenen Störung, ist Suizidalität möglichst in Betracht zu ziehen. Die früher klassische Regel, bei depressiven Patienten mit Suizidalität eher sedierende Antidepressiva zu verwenden (z.B. Typ Amitriptylin, Trimipramin, Doxepin, Mianserin), ist in den letzten Jahren nach Einführung der neuen, antidepressiv wirkenden selektiven Serotonin-Wiederaufnahmehemmer in die Diskussion geraten. Letztere Substanzen sind zwar nicht sedierend, sie wirken jedoch anxiolytisch und stehen wegen ihrer Beeinflussung des zentralen Serotoninstoffwechsels dem biologischen Konzept von Suizidalität und Impulskontrollstörung nahe. Wenn eine Therapie mit einem sedierenden trizyklischen Antidepressivum bei schwer und schwerst depressiven Patienten mit drängender Suizidalität nicht ausreichend ist, muß in all diesen Fällen an die Kombination mit Benzodiazepin-Tranquilizern gedacht werden.

Grundsätzlich ist neben der adäquaten Psychopharmakotherapie der Grundkrankheit, einschließlich Psychotherapie und Soziotherapie, stets auch an eine psychopharmakotherapeutische Unterstützung als Mitbehandlung der Suizidalität zu denken (WOLFERSDORF, 1993).

Tabelle 25-8 Zur Beziehungsgestaltung und Fürsorge bei akuter Suizidgefahr.

Therapeutische Beziehung und Fürsorge sollen gekennzeichnet sein durch:

- **Akzeptanz** suizidalen Verhaltens als Ausdruck von seelischer Not (depressives Erleben mit Hoffnungslosigkeit, Wahn usw.)
- **Offenheit,** Verständnis, direktes Ansprechen
- therapeutisch-pflegerisches **Hilfsangebot** zur Begleitung durch suizidale Krise
- „sichernde Fürsorge":
  ambulant **engmaschige Begleitung** durch positiv erlebte Bezugsperson;
  stationär engmaschige bzw. Einzelbetreuung, **Kontaktdichte** und **gemeinsame Aktivität** je nach Handlungsdruck, Weglaufgefahr, Psychopathologie (bei Weglaufgefahr geschlossene Station, Sichtkontakt, Sitzwache)
- Regelung von **Ausgang und Freiraum** (ambulant z.B. zum Einkaufen, Arztbesuch; stationär z.B. erlaubter Rückzug, Hygiene)
- Regelung von **Besuchsdichte** (keine Besuche durch Konfliktpartner vorerst; nur enge, positiv erlebte Personen); (suizidale Krise erfordert eine der Intensivmedizin entsprechende Behandlung)

5.3 Hilfsangebote für Menschen in suizidalen Krisen

Einrichtungen zur Suizidprävention gehören zum **sekundärpräventiven** Versorgungsangebot. In Deutschland bestehen zahlreiche Einrichtungen der Telefonseelsorge in kirchlicher Trägerschaft, deren Tätigkeit in einem Bereich zwischen Primärprävention und sekundär-präventiven Interventionen liegt, von Früherkennung bis zu Gesprächsangeboten bei suizidalen Krisen. Menschen in suizidalen Krisen suchen Hilfe bei ihrem Hausarzt, wenn es sich im engeren Sinne um psychische Störungen handelt, auch bei einem niedergelassenen Psychiater und Psychotherapeuten. Auch Seelsorger, z.B. der Gemeindepfarrer, werden mit suizidalen Krisen konfrontiert. Daneben gibt es Kriseninterventionseinrichtungen und Beratungsstellen, die sich speziell der Suizidprävention widmen, z.B. „Die Arche" in München, „Neuland" als Einrichtung für suizidgefährdete Jugendliche in Berlin, die „Arbeitskreise Leben" (AKL) in Baden-Württemberg usw. Auch für durch den Suizid eines Angehörigen Betroffene (in USA „survivor" genannt) gibt es heute Selbsthilfegruppen.

Das Bild derjenigen Einrichtungen in Deutschland, die sich auf Suizidprävention spezialisiert haben, ist bunt und vielgestaltig. In anderen europäischen Ländern, z.B. Finnland oder Norwegen, gibt es für das gesamte Land gesundheitspolitisch getragene suizidpräventive Programme. Sekundärpräventiv arbeiten auch all diejenigen Einrichtungen, die akut suizidgefährdeten Menschen mit psychischen Störungen oder in psychischen Ausnahmesituationen eine ambulante oder stationäre Behandlung anbieten. Dies sind psychiatrische Abteilungen, Kriseninterventionseinrichtungen, psychiatrische Kliniken, im Einzelfall auch psychotherapeutisch-psychosomatische Einrichtungen.

Bei der **Tertiärprävention** von Suizidalität geht es um Rezidivprophylaxe und um die Reintegration in das Umfeld (Bezugsgruppe, Arbeits- und Lebenssituation). Hierzu werden auch längerfristige Psycho- und Psychopharmakotherapie einschließlich soziotherapeutischer Maßnahmen gerechnet.

Primärprävention wird in Deutschland im wesentlichen den Familien, Schulen, Kirchen und anderen Einrichtungen zugewiesen. In den letzten Jahren erst wird dabei in den Schulen dieser Thematik sowohl im Unterricht als auch in der Lehrerausbildung vermehrt Aufmerksamkeit gewidmet.

Resümee

Unter Suizidprävention versteht man:
- Gesprächs- und Beziehungsangebote
- Diagnostik von Suizidalität und psychischer Störung
- Krisenmanagement mit fürsorglicher Betreuung (auch stationär!)
- Psycho- und Pharmakotherapie der Suizidalität und der Grundkrankheit.

Einrichtungen der Suizidprävention sind einzubeziehen.

Literatur

1 Einleitung – Historische Anmerkungen

Darkheim (vgl. Kap. 4)
Esquirol, J. E. D.: Von den Geisteskrankheiten. Voß-Verlag, Berlin 1838 (Neuaufl.: Huber, Stuttgart 1968).
Freud, S.: Trauer und Melancholie (1917). In: Studienausgabe Bd. III. Fischer, Frankfurt/Main 1975.
Haenel, T.: Suizidhandlungen. Neue Aspekte der Suizidologie. Springer, Berlin–Heidelberg–New York 1989.
Henseler, H.: Narzißtische Krisen. Rowohlt, Reinbek bei Hamburg 1974.
Reimer, C.: Prävention und Therapie der Suizidalität. In: Kisker, K. P. et al. (Hrsg.): Psychiatrie der Gegenwart 2, S. 123–173. Springer, Berlin–Heidelberg–New York 1986.
Ringel, E.: Der Selbstmord. Abschluß einer krankhaften psychischen Entwicklung. Mandrich, Wien 1954.
Wolfersdorf, M.: Suizidologie als moderne Wissenschaft. Suizidprophylaxe 2 (1994) 47–53.
Wolfersdorf, M.: Der suizidgefährdete Mensch. Zur Diagnostik und Therapie. In: Wenglein, E., A. Hellwig, M. Schoof (Hrsg.): Selbstvernichtung. Psychodynamik und Psychotherapie bei autodestruktivem Verhalten, S. 89–112. Vandenhoeck & Ruprecht, Göttingen–Zürich 1996.
Wolfersdorf, M., Kaschka, W. P.: Zur Psychobiologie suizidalen Verhaltens: abschließende Bemerkungen. In: Wolfersdorf, M., W. P. Kaschka (Hrsg.): Suizidalität – Die biologische Dimension, S. 229–231. Springer, Berlin–Heidelberg–New York 1995.

2 Definition und Terminologie

Bronisch, T.: Der Suizid. Ursachen, Warnsignale, Prävention. Beck, München 1995
Haenel, T.: Suizidhandlungen. Neue Aspekte der Suizidologie. Springer, Berlin–Heidelberg–New York 1989.
Welz, R.: Definition, Suizidmethoden, Epidemiologie und Formen der Suizidalität. In: Wedler, H., M. Wolfersdorf, R. Welz (Hrsg.): Therapie bei Suizidgefährdung. Ein Handbuch, S. 11–22. Roderer, Regensburg 1992.

Wolfersdorf, M.: Suizidalität. Begriffsbestimmung und Entwicklungsmodelle suizidalen Verhaltens. In: Wolfersdorf, M., W. P. Kaschka (Hrsg.): Suizidalität. Die biologische Dimension, S. 1–16. Springer, Berlin–Heidelberg–New York 1995.

Wolfersdorf, M.: Der suizidgefährdete Mensch. Zur Diagnostik und Therapie. In: Wenglein, E., A. Hellwig, M. Schoof (Hrsg.): Selbstvernichtung. Psychodynamik und Psychotherapie bei autodestruktivem Verhalten, S. 89–112. Vandenhoeck & Ruprecht, Göttingen–Zürich 1996.

3 Epidemiologie

Ahrens, B.: Mortalität und Suizidalität bei psychischen Störungen. In: Freyberger, H. J., R.-D. Stieglitz (Hrsg.): Kompendium der Psychiatrie und Psychotherapie, S. 533–551. Karger, Basel–Freiburg–Paris 1996.

Diekstra, R. F. W.: An International Perspective on Epidemiology and Prevention of Suicide. In: Blumenthal, S. J., D. J. Kupfer (eds.): Suicide over the Life Cycle, pp. 533–569. American Psychiatric Press, Washington (D. C.)–London 1990.

Pritchard, T.: Suicide in the People's Republic of China categorized by age and gender: evidence of the influence of culture on suicide. Acta psychiat. scand. 93 (1996) 362–367.

Schmidtke, A.: Suizid- und Suizidversuchsrate in Deutschland. In: Wolfersdorf, M., W. P. Kaschka (Hrsg.): Suizidalität – Die biologische Dimension, S. 17–35. Springer, Berlin–Heidelberg–New York 1995.

Schmidtke, A., U. Bille-Brahe, D. DeLeo et al.: Attempted suicide in Europe: rate, trends and soziodemographic characteristics of suicide attempters during the period 1989–1992. Results of the WHO/Euro-Multicentre-Study on parasuicide. Acta psychiat. scand. 93 (1996) 372–378.

Schmidtke, A., B. Weinacker: Suizidalität in den alten und neuen Bundesländern: Status und Trends. Suizidprophylaxe 21 (1994) 4–16.

Wolfersdorf, M.: Suizid bei stationären psychiatrischen Patienten. Roderer, Regensburg 1989.

Wolfersdorf, M., B. Mäulen: Suizidprävention bei psychisch Kranken. In: Wedler, H., M. Wolfersdorf, R. Welz (Hrsg.): Therapie bei Suizidgefährdung. Ein Handbuch, S. 175–197. Roderer, Regensburg 1992.

4 Ätiologie und Pathogenese

Åsberg, M., L. Transkman, P. Thoren: 5-HIAA in the cerebrospinal fluid: A biochemical suicide predictor? Arch. gen. Psychiat. 33 (1976) 1193–1197.

Caplan, G.: Principles of Preventive Psychiatry. Basic Books, New York 1964.

Cullberg, J.: Krisen und Krisentherapie. Psychiat. Praxis 5 (1978) 25–34.

Durkheim, E.: Der Selbstmord (Neuaufl.). Luchterhand, Neuwied–Berlin 1973.

Freud, S.: Trauer und Melancholie (1917). In: Studienausgabe Bd. III. Fischer, Frankfurt/Main 1975.

Götze, P.: Die Fokaltherapie in der Behandlung Suizidgefährdeter. In: Schneider, V., M. Israel, W. Felber (Hrsg.): Suizidprävention und gesellschaftlicher Wandel, S. 119–128. Roderer, Regensburg 1994.

Henseler, H.: Narzißtische Krisen. Rowohlt, Reinbek 1974.

Mann, J., M. Stanley: Afterword. In: Francis, A. J., R. E. Hales (eds.): Review of Psychiatry, Vol. 7. Section II Suicid, S. 422–426. American Psychiatric Press, Washington (D. C.) 1988.

Pöldinger, W.: Die Abschätzung der Suizidalität. Huber, Bern–Göttingen–Toronto 1968.

Reimer, C.: Psychotherapie der Suizidalität. In: Pöldinger, W., C. Reimer (Hrsg.): Psychiatrische Aspekte suizidalen Verhaltens. Tropon, Köln 1985.

Ringel, E.: Der Selbstmord. Abschluß einer krankhaften psychischen Entwicklung. Mandrich, Wien 1953.

Wolfersdorf, M.: Der suizidgefährdete Mensch. Zur Diagnostik und Therapie. In: Wenglein, E., A. Hellwig, M. Schoof (Hrsg.): Selbstvernichtung. Psychodynamik und Psychotherapie bei autodestruktivem Verhalten, S. 89–112. Vandenhoeck & Ruprecht, Göttingen–Zürich 1996.

5 Suizidprävention

Bronisch, T.: Der Suizid. Beck, München 1995.

Haenel, T.: Suizidhandlungen. Neue Aspekte der Suizidologie. Springer, Berlin–Heidelberg–New York 1989.

Henseler, H.: Krisenintervention – Vom bewußten zum unbewußten Konflikt des Suizidanten. In: Henseler, H., T. Reimer (Hrsg.): Selbstmordgefährdung. Zur Psychotherapie. Frommann-Holzbook, Stuttgart–Bad Cannstadt 1981.

Schmidtke, A.: Verhaltenstheoretisches Erklärungsmodell suizidalen Verhaltens. Roderer, Regensburg 1988.

Wedler, H., M. Wolfersdorf, R. Weltz (Hrsg.): Therapie bei Suizidgefährdung. Ein Handbuch. Roderer, Regensburg 1992.

Wieners, J. (Hrsg.): Handbuch der Telefonseelsorge. Vandenhoeck & Rupprecht, Göttingen 1995.

Wolfersdorf, M.: Therapie der Suizidalität. In: Möller, H. J. (Hrsg.): Therapie psychiatrischer Erkrankungen, S. 715–732. Enke, Stuttgart 1993.

Wolfersdorf, M.: Erkennen und Beurteilen von Suizidalität. Therapiewoche 39 (1989) 2947–2958.

III
Spezielle Aspekte

26
Gerontopsychiatrie und -psychotherapie

Rainer Wolf

1	**Grundlagen**	908
	1.1 Demographische Entwicklung	908
	1.2 Theorien über Altern und Krankheit	909
	1.3 Standortbestimmung	909
2	**Psychische Störungen im höheren Lebensalter**	910
	2.1 Dementielle Syndrome	910
	2.2 Affektive Störungen	911
	2.3 Schizophrenie und wahnhafte Störungen	913
	2.4 Angst- und Anpassungsstörungen	913
3	**Spezielle Problembereiche**	914
	3.1 Kompetenz	914
	3.2 Gedächtnisstörungen	915
	3.3 Schlafstörungen	917
	3.4 Schmerzen	919
	3.5 Mißbrauch und Abhängigkeit	920
	3.6 Suizid und Suizidalität	922
	3.7 Sexualität	924
	3.8 Multimorbidität	925
	3.8.1 Kardiovaskuläre und zerebrovaskuläre Erkrankungen	925
	3.8.2 Endokrinologische Erkrankungen	926
	3.8.3 Beeinträchtigungen der Sensorik	926
	3.8.4 Beeinträchtigungen der Mobilität	926
	3.8.5 Inkontinenz	928
4	**Psychopharmakotherapie**	929
5	**Psychotherapie**	931
6	**Gedächtnistraining**	932
7	**Recht und Ethik**	933
	7.1 Rechtliche Aspekte	933
	7.2 Ethische Aspekte	935
8	**Sterben und Tod**	936

Gerontopsychiatrie und -psychotherapie

1 Grundlagen

1.1 Demographische Entwicklung

Die demographische Entwicklung der letzten 100 Jahre zeigt in den westlichen Ländern eine Zunahme der Zahl älterer Menschen. Die Lebenserwartung Neugeborener hat sich in Deutschland zwischen 1890 und 1990 etwa verdoppelt: 1890 lag sie für Frauen bei 39 und für Männer bei 36 Jahren, 1990 bei 78 bzw. 72 Jahren. Zum einen haben die Verbesserung der hygienischen Bedingungen und die Entwicklung von Impfstoffen zu einer Abnahme der Neugeborenen- und Kindersterblichkeit geführt, zum anderen haben der Aufbau eines modernen medizinischen Versorgungsnetzes und der Anstieg des allgemeinen Lebensstandards eine Verringerung der Krankheits- und Sterberisiken im Erwachsenenalter bewirkt. 60jährige Frauen haben eine durchschnittliche Lebenserwartung von 22, 60jährige Männer von 17 weiteren Jahren. Neben der altersspezifischen Sterberate beeinflußt die Geburtenziffer den demographischen Bevölkerungsbaum. Dieser hatte 1910 in Deutschland die Form eines auf der Basis stehenden Dreiecks und wird nach Modellrechnungen Anfang des nächsten Jahrtausends im oberen Bereich, d.h. im Bereich des höheren Lebensalters, eine deutliche Verbreiterung erfahren (Abb. 26-1). Gelegentlich wird der Vergleich mit den Umrissen einer Pyramide (1910) bzw. eines Pilzes (2030) gewählt.

Der Vergleich der prozentualen Verteilung verschiedener Altersgruppen in den Jahren 1885 und 1985 zeigt im Verhältnis zu den jüngeren Altersgruppen einen relativ hohen Anstieg des Anteils der über 80jährigen (von 0,43 auf 3,27%) (Tab. 26-1).

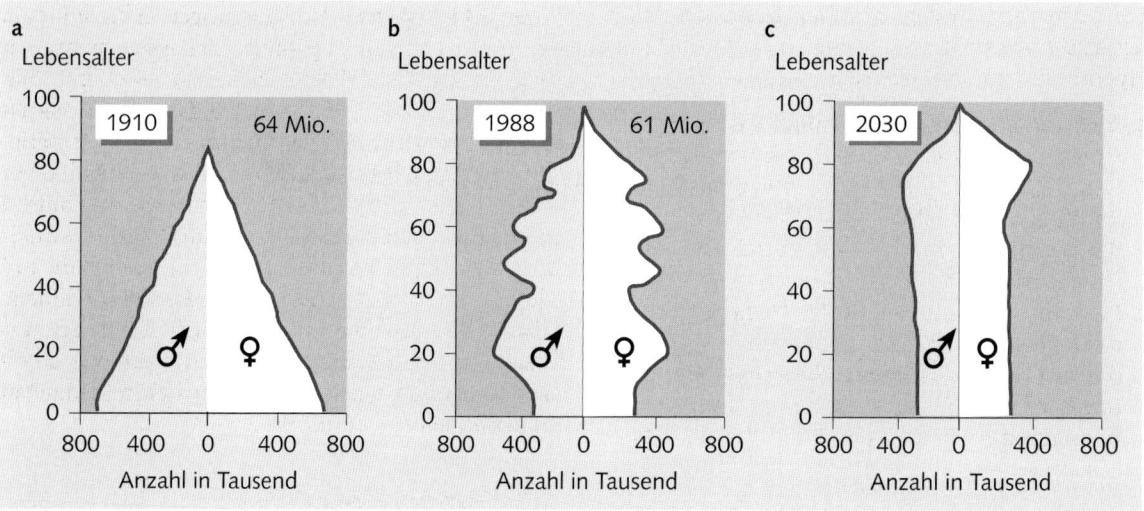

Abbildung 26-1 Die demographischen Bevölkerungsbäume zeigen die nach Geschlechtern unterschiedliche Verteilung der Altersklassen im Deutschen Reich (a: 1910), in seinen Nachfolgestaaten (b: 1988) bzw. hochgerechnet (c: 2030) (nach FISCHER, 1991).

Tabelle 26-1 Anteil verschiedener Altersgruppen an der Bevölkerung des Deutschen Reiches (1885) und der Bundesrepublik Deutschland (1985) in Prozent der Gesamtpopulation (Statistik des Deutschen Reichs 1888, Statistisches Jahrbuch der BRD 1987; nach KRAUSS, 1989).

Alter in Jahren	prozentualer Anteil der verschiedenen Altersgruppen	
	im Jahre 1885	im Jahre 1985
60–69	5,46%	9,04%
70–79	2,22%	8,06%
≥ 80	0,43%	3,27%

1.2 Theorien über Altern und Krankheit

Wann ist ein Mensch alt? Eine allgemeingültige Definition, die die verschiedenen Dimensionen des Alterns umfaßt, ist kaum möglich. Ebenso schwierig ist es, die während des Alterungsprozesses auftretenden „normalen" Veränderungen und ihren „normalen" zeitlichen Beginn eindeutig zu beschreiben. Aus biologischer Sicht beginnt das Altern bereits in der Pubertät und endet mit dem Tod. Soziologisch betrachtet ist das Alter u.a. die Zeit nach der Berentung. Das Rentenalter ist jedoch in verschiedenen Ländern unterschiedlich festgelegt. Außerdem können kalendarisches und biologisches Alter voneinander abweichen. Nach einem Vorschlag der Weltgesundheitsorganisation (WHO) werden Menschen ab dem 60. Lebensjahr zum älteren Teil der Bevölkerung gezählt.

Ursachen des Alterns

Bei Versuchen, die biologischen Ursachen des Alterns zu erklären, lassen sich im wesentlichen zwei Hypothesen unterscheiden:

- **Aktives oder „programmiertes" Altern:** Die maximale Lebensdauer einer Spezies ist genetisch festgelegt, da die allmähliche Abnahme der Zellfunktionen und schließlich der Zelltod genetisch determiniert sind (z.B. Altern durch eine „innere Uhr", sexuelle Reifung, Stammzelltheorie).
- **Passives oder „stochastisches" Altern:** Im Laufe des Lebens werden zufällige Fehler angesammelt, die zu Funktionsstörungen innerhalb von Zellen und Organen führen (z.B. „cross-linkage"-, Irrtums-Katastrophen-, Freie-Radikale- oder Mutationstheorien).

Da es aber wahrscheinlich nicht nur eine einzelne Ursache des Alterns gibt, wird heute überwiegend ein Zusammenwirken der intrinsischen (genetischen) und extrinsischen Faktoren (Umwelteinflüsse, Lebensführung) diskutiert. Darüber hinaus versuchen evolutionäre Alterstheorien das Phänomen des Alterns im Kontext der Arterhaltung zu beschreiben.

Alter als ätiologischer Faktor für psychische Erkrankungen?

Symptomatik, Verlauf und Folgeerscheinungen vieler, auch bereits früher erworbener Erkrankungen sind im höheren Lebensalter durch biologische Faktoren des Alterungsprozesses mitbestimmt. Die Multimorbidität nimmt mit dem Alter deutlich zu (s. Abschn. 3.8). Krankheiten verlaufen im Alter häufiger chronisch. Komplizierend wirken die altersabhängig verminderten Abwehr- und Adaptationsfunktionen des Organismus. Von vielen psychischen Erkrankungen im höheren Alter ist bekannt, daß sie auf das Zusammenwirken mehrerer Faktoren zurückgehen können, z.B. genetische Disposition, Persönlichkeitsfaktoren, Lebensstil, chronische Vorerkrankungen, soziale Lebenssituation (Vereinsamung) und belastende Lebensereignisse (Tod naher Angehöriger oder Freunde). Die generelle Frage, ob es spezifische alterskorrelierte Charakteristika als ätiologische Faktoren für psychische Erkrankungen (im höheren Lebensalter) gibt, ist häufig diskutiert worden; eine definitive Antwort ist derzeit jedoch nicht möglich.

Abgrenzung von Alter und Krankheit

Normale Altersveränderungen sind von krankhaften Veränderungen im Alter häufig schwer zu unterscheiden. So beruhen wissenschaftliche Studien über alterstypische Veränderungen z.T. auf dem Vergleich von jungen gesunden mit alten, mehr oder weniger kranken Probanden. Auch andere Phänomene können die wissenschaftlichen Aussagen erschweren: z.B. das sogenannte selektive Überleben (bevorzugtes Überleben von Personen mit einer bestimmten körperlich-seelischen Konstitution) oder Kohorteneffekte (Effekte durch die Auswahlkriterien der Untersuchungsgruppen). Auch die mit dem Alter zunehmende intra- und interindividuelle Variabilität erschwert die Unterscheidung von normalen und krankhaften Veränderungen, was damit zusammenhängt, daß Altern ein in der individuellen Biographie verankerter Prozeß ist.

1.3 Standortbestimmung

Als Reaktion auf die demographischen, epidemiologischen und humanmedizinischen Entwicklungen und Erkenntnisse der letzten Jahre hat innerhalb der Psychiatrie eine im Grunde altbekannte Disziplin, die Gerontopsychiatrie (von griechisch γερων: Greis), neue Bedeutung erlangt. Es handelt sich dabei um die Wissenschaft und Lehre von den psychiatrischen Krankheiten im Alter und ihren Folgen. Auf den Langzeitstationen der psychiatrischen Landes- bzw. Bezirkskrankenhäuser, jetzt z.T. umbenannt in Zentren für Psychiatrie, hat man bereits vor dieser Wende Gerontopsychiatrie betrieben und jahrzehntelange Erfahrung sammeln können.

Bereits in der antiken Medizin wurden die Begriffe „Demenz" und „Delir" für Zustände sozialen Kompetenzverlustes verwendet. Aber erst zu Beginn des 20. Jahrhunderts haben Ärzte und Forscher wie ALOIS ALZHEIMER (1864–1915) und OTTO BINSWANGER (1852–1929) sich mit der Klinik und Neuropathologie verschiedener Demenzen beschäftigt. Mit ihren Arbeiten haben sie die noch heute anhaltenden Diskussionen innerhalb der Gerontopsychiatrie angeregt. EUGEN BLEULER (1857–1939) hat mit seinem Begriff des „organischen Symptomenkomplexes" auf spezielle organisch bedingte Aspekte der Alterspsychopathologie hingewiesen.

Vor dem Hintergrund der komplexen Wechselwirkungen des Alterns wurde in den letzten Jahren dem rein biologischen, soziologischen oder psychologischen Denken eine „ganzheitliche Betrachtungsweise" gegenübergestellt. Dieser Begriff lädt zu Mißverständnis und Mißbrauch ein: Spezifität und Effektivität des wissenschaftlichen und des praktischen medizinischen Handelns beruhen auf einer Konzentration auf das Wesentliche. Die „ganzheitliche Betrachtungsweise", wie sie in jüngster Zeit gerade in geriatrischen Fächern favorisiert wird, kann deshalb nur darin bestehen, die wesentlichen Faktoren mit unterschiedlichen fachspezifischen Mitteln aus einem möglichst umfassenden Untersuchungsbereich herauszufiltern.

Die Wissenschaft vom Altern, die **Gerontologie**, benötigt daher einen interdisziplinären und mehrdimensionalen Arbeitsansatz, der die somatischen, psychischen und sozialen Dimensionen des Alterns zusammenfaßt. Zentrale Fragen betreffen Ursachen und Mechanismen des Alterungsprozesses und die Unterscheidung zwischen physiologischem Altern und Krankheit. Über diese und andere Fragen ist die Gerontologie eng mit der Wissenschaft von den Alterskrankheiten, der **Geriatrie**, verknüpft. Da in der Geriatrie mehrere selbständige medizinische Fachgebiete zusammenwirken, ist es häufig sinnvoll, von einzelnen geriatrischen Fächern wie Gerontoneurologie, internistischer und orthopädischer Geriatrie oder Gerontopsychiatrie zu sprechen. Die Gerontopsychiatrie ist also eine Disziplin der Psychiatrie, die sich – in Zusammenarbeit mit anderen geriatrischen und gerontologischen Fächern – um adäquate Diagnostik, Therapie und Erforschung von psychiatrischen Erkrankungen im Alter bemüht.

> **Resümee**
> Die demographische Entwicklung in den westlichen Ländern zeigt eine absolute Zunahme der Zahl älterer Menschen in den letzten 100 Jahren. Auf Empfehlung der Weltgesundheitsorganisation (WHO) werden Menschen ab dem 60. Lebensjahr zum älteren Bevölkerungsteil gezählt. Die Gerontopsychiatrie ist eine psychiatrische Disziplin, die sich – in Zusammenarbeit mit anderen geriatrischen und gerontologischen Fächern – um adäquate Diagnostik, Therapie und Erforschung von psychiatrischen Erkrankungen im Alter bemüht.

2 Psychische Störungen im höheren Lebensalter

2.1 Dementielle Syndrome

Epidemiologie

Die Prävalenz psychisch Kranker wird zwischen 1/4 und 1/3 aller älteren Menschen angegeben. Die häufigste psychische Erkrankung im hohen Lebensalter ist die Demenz: In der über 64jährigen Bevölkerung liegt die Prävalenz mittelgradiger und schwerer Demenzen bei ca. 6%. Die Prävalenz aller dementieller Prozesse wird in der BRD in dieser Bevölkerungsgruppe auf etwa 12% geschätzt. Die Metaanalyse von 8 Studien aus 8 Ländern ergab für schwere und mittelgradige Demenzen Prävalenzen von 1–4% bei den 65- bis 69jährigen, von 8–15% bei den 80- bis 84jährigen und über 30% bei den über 90jährigen (Abb. 26-2).

Der exponentielle Anstieg von Demenzerkrankungen in den Altersgruppen über 60 Jahre ist nicht allein durch die Addition hinzugekommener Fälle, sondern durch den exponentiellen Anstieg des Erkrankungsrisikos erklärbar. Nach der Berliner Altersstudie (MAYER und BALTES, 1996) steigt die Prävalenz bis zur Altersgruppe der 90- bis 94jährigen exponentiell an (JORM ET AL., 1987), bleibt für die höchste Altersstufe jedoch deutlich unter der nach einer Exponentialfunktion zu erwartenden Steigerung. Auf der Grundlage epidemiologischer Daten und demographischer Projektionen und unter der Voraussetzung unveränderter Erkrankungshäufigkeiten erwarten HÄFNER und LÖFFLER (1991) in den alten Bundesländern für den Zeitraum von 1989 bis zum Jahr 2040 folgende Entwicklung:

- Rückgang der Gesamtbevölkerung von 61,25 Mio. um 32,0% auf 41,65 Mio.
- Anstieg der über 64jährigen von 9,5 Mio. auf 13,37 Mio. (142% des Ausgangswerts)
- Zunahme der an mittelschwerer und schwerer Demenz Erkrankten von 485 500 auf 733 140 (151% des Ausgangswerts).

Zu Ätiopathogenese und klinischem Bild der dementiellen Syndrome siehe Kapitel 8.

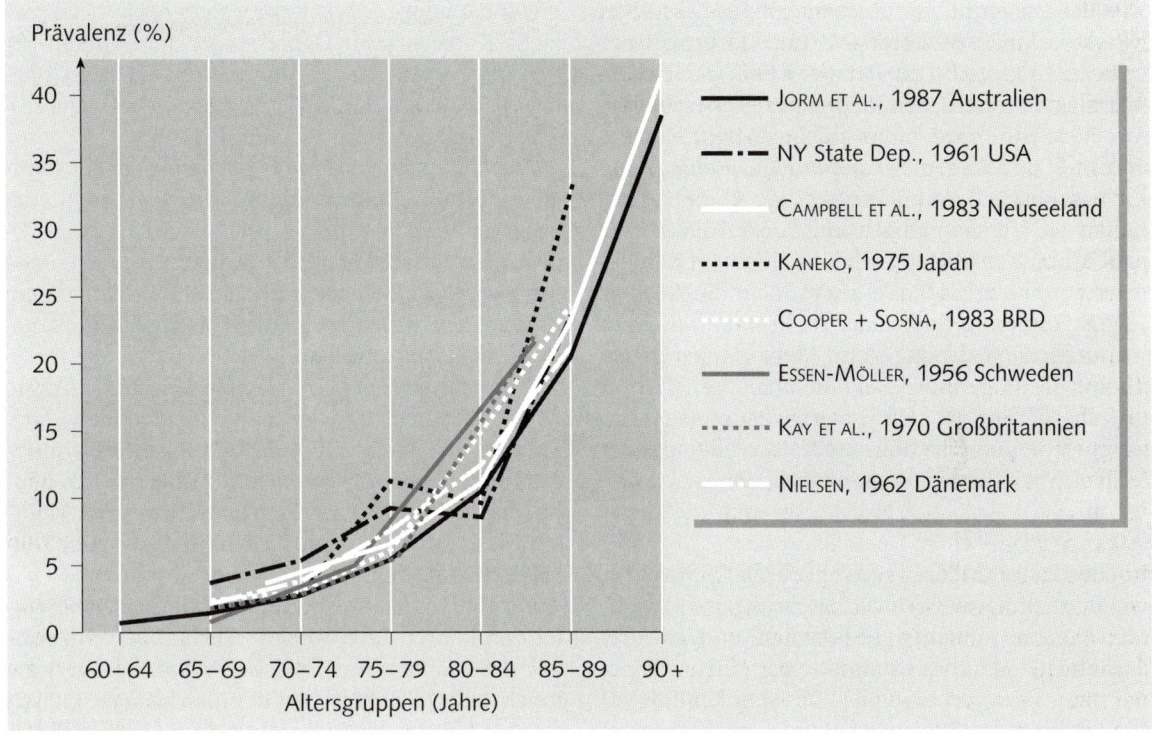

Abbildung 26-2 Altersbezogene Prävalenzraten für mittelschwere und schwere Demenzen (nach COOPER und BICKEL, 1989; HÄFNER, 1993).

2.2 Affektive Störungen

Epidemiologie

Depressive Symptome werden bei 2/3–3/4 aller funktionellen psychischen Störungen im höheren Lebensalter gefunden, häufig kombiniert mit anderen psychischen Erkrankungen. Da Depressivität eine kontinuierlich verteilte Krankheitsdimension ist, die von sehr leichten und kurzfristigen depressiven Verstimmungen bis zu schweren und anhaltenden depressiven Psychosen reicht, sind epidemiologische Daten von der Definition der depressiven Erkrankung abhängig. Bei Einschluß leichter depressiver Syndrome ohne Krankheitswert wurden bei den über 65jährigen Prävalenzen von etwa 20% gefunden. Die Häufigkeitsangaben für schwere Depressionen schwanken zwischen 0,45 und 3,7%. Die Erstmanifestation von schweren affektiven Störungen jenseits des 65. Lebensjahres ist selten. Wie im mittleren Lebensalter sind die Prävalenzen für schwere depressive Syndrome beim weiblichen Geschlecht annähernd doppelt so hoch wie bei Männern.

Biologische Faktoren

Seit langem wird diskutiert, ob zerebrales Altern ein ursächlicher Faktor für Depressionen ist, die erstmals im höheren Alter auftreten. Untersuchungen an gesunden Menschen zeigten einen altersbezogenen Konzentrationsabfall der Neurotransmitter Noradrenalin und Serotonin im Gehirn, während die Monoaminooxidase (MAO) und 5-Hydroxyindolessigsäure (5-HIAA) mit dem Alter anstiegen, wobei der Anstieg der MAO bei Frauen höher war. Insgesamt konnten bisher jedoch weder die Monoaminmangel-Hypothese noch die Vermutung, daß diese Veränderungen ältere Menschen zu Depressionen prädisponieren, schlüssig belegt werden (s. Kap. 11).

Zahlreiche neuroendokrinologische Untersuchungen haben einen Zusammenhang zwischen Hyperkortisolämie und Depression gefunden. Bei remittierten depressiven Patienten bildete sich dieser Anstieg in der Regel zurück. Die hieraus abgeleitete ursächliche Bedeutung der erhöhten Kortisolsekretion für die Ätiopathogenese der Depression wurde inzwischen relativiert: Es wird nunmehr eine Bidirektionalität zwischen Hyperkortisolismus und Depression angenommen.

Außerdem wird ein Zusammenhang zwischen zerebrovaskulären Störungen und Depressionen diskutiert: Etwa 40% der Patienten entwickeln nach einem Schlaganfall eine depressive Verstimmung, etwa 50% von ihnen leiden an einer Major Depression und sprechen meist gut auf die Behandlung mit trizyklischen Antidepressiva an. Unbehandelt dauern die Verstimmungen in 2/3 der Fälle länger als 6 Monate. Die Depression nach einem Schlaganfall wird nicht als bloße Reaktion auf die körperliche Behinderung angesehen, da sie mit ihr nicht in quantitativer Beziehung steht. Mehr als die Größe scheint die Lokalisation der ischämischen Läsion ausschlaggebend zu sein: Lateralitätsuntersuchungen sprechen für eine höhere Prävalenz depressiver Zustände bei links-anterioren Ischämien.

Psychosoziale Faktoren

Psychosoziale Faktoren resultieren aus komplexen, wissenschaftlich nur schwer beschreibbaren Wechselwirkungen zwischen Individuum und sozialer Umwelt. Im Alltag ist es unmittelbar einleuchtend, daß diese Faktoren besonders im Alter Einfluß auf Entstehung oder Verlauf affektiver Erkrankungen haben. Aber auch die individuelle biographische Entwicklung eines Menschen scheint für Gesundheit und Krankheit im Alter von großer Bedeutung zu sein: Biographisches Material – dazu gehören oft Erlebnisse der frühen Kindheit und Jugend – wird bis ins hohe Lebensalter nicht vergessen. Gelernte Strategien einer mehr oder weniger gelungenen Kompensation und Anpassung können in der späteren Lebensphase wieder aktuell werden. Dies gilt insbesondere, wenn stabilisierende Faktoren durch Verluste wegfallen. Es kann dadurch zu einer Lockerung der sozialen Integration und schließlich zur sozialen Isolation kommen. Zu den alterstypischen Verlusterlebnissen mit der Notwendigkeit zu einem Rollenwechsel gehören u.a.:

- Aufgabe der Berufstätigkeit durch Berentung
- räumliche Trennung von Kindern und Enkelkindern
- Tod des Ehepartners und von Freunden
- finanzielle Einbußen durch den Rentenstatus
- Einschränkung der unmittelbaren Kommunikationsfähigkeit durch Schwerhörigkeit oder Sehbehinderung
- Einschränkung der sozialen Kontakte durch Immobilität oder schambesetzte Inkontinenz.

Klinisches Bild und Verlauf

Die depressive Erkrankung im Alter läßt sich nicht durch eine spezifische Psychopathologie von derjenigen bei jüngeren Menschen abgrenzen. Eine spezielle Kodierung für Depressionen im höheren Lebensalter wurde in der internationalen Klassifikation ICD-10 und DSM-IV aufgegeben (vgl. Depression im Involutionsalter in der ICD-9).

Die Altersdepression zeigt häufig ein „atypisches" Erscheinungsbild: Es wird oft nicht von trauriger Verstimmtheit geprägt, sondern von körperlichen Beschwerden wie Schmerzen, die gerade bei multimorbiden Patienten so dominierend sein können, daß Monate vergehen, bis die Diagnose gestellt wird. Außerdem können Wahngedanken (z.B. die Vorstellung, daß das Innere verfaule), Ängste vor Bestrafung und dem bevorstehenden Tod, Schuld- oder Verarmungsvorstellungen im Vordergrund stehen. Die kognitiven Störungen gehen häufig mit Störungen der Konzentration und Merkfähigkeit, des Kurzzeitgedächtnisses sowie der zeitlichen und örtlichen Orientierung einher.

Ferner sind Depressionen im höheren Lebensalter durch ihren „atypischen" Verlauf gekennzeichnet: Die depressiven Episoden dauern länger, die freien Intervalle zwischen den depressiven Phasen werden bei gleichzeitiger Abflachung des Schweregrades kürzer. Stationäre Behandlungen werden seltener erforderlich. Der längerfristige Verlauf wird im Vergleich zu jüngeren Menschen ungünstiger eingeschätzt: Etwa 12–17% der älteren Depressiven bleiben ohne Remission. Nur etwa 1/3 zeigt eine vollständige Heilung. Da depressive Syndrome einem körperlichen Leiden auch vorausgehen können, ist die gründliche allgemeinmedizinische Untersuchung unverzichtbar!

Daneben gibt es im Alter auch **manische Phasen** im Rahmen einer rezidivierenden affektiven Störung, wobei die Frage der Phasenhäufigkeit kontrovers diskutiert wird. Wie bei den Depressionen scheint es eine Tendenz zur Phasenverlängerung und zur Chronifizierung zu geben.

Depression vs. Demenz

Die differentialdiagnostische Unterscheidung der initialen Symptomatik von Depression und Demenz kann im höheren Lebensalter zuweilen erhebliche Schwierigkeiten bereiten. Als gemeinsame Symptome können in diesem Stadium psychomotorische Verlangsamung, Interessens- und Leistungsminderung, Störungen der Aufmerksamkeit, der Konzentration und des Kurzzeitgedächtnisses beobachtet werden. Eine Differenzierung der kognitiven Defizite bei Depression von denen bei Demenz erfolgt mit Hilfe neuropsychologischer Testverfahren (s. Kap. 3). Für die differentialtherapeutischen Überlegungen hat der Begriff **depressive Pseudodemenz** kaum praktischen Nutzen, da ausgeprägte depressive Störungen unabhängig von der zugrundeliegenden Erkrankung eine syndrombezogene Behandlung erfordern.

2.3 Schizophrenie und wahnhafte Störungen

Paranoid-halluzinatorische Syndrome sind im höheren Lebensalter oft Ausdruck einer multifaktoriell bedingten, nosologisch nicht einheitlichen Störung. In einer Feldstudie fand sich bei 4% der untersuchten über 65jährigen ein Verfolgungswahn; etwa 3/4 dieser Patienten litten unter Sehstörungen und etwa die Hälfte unter Hörstörungen. Die Prävalenz paranoid-halluzinatorischer Syndrome bei schizophrenen Erkrankungen nimmt im höheren Lebensalter leicht (auf etwa 1,7%), die Ersterkrankungshäufigkeit stark ab.

Katamnestische Langzeitstudien mit alt gewordenen schizophrenen Patienten zeigen eine Abnahme der produktiv-psychotischen Symptomatik (z.B. Halluzinationen und Wahn) bei gleichzeitiger Zunahme schizophrener Minussymptomatik (z.B. Vitalitätsminderung, sozialer Rückzug). Schwere Residualzustände (früher: schizophrene Defektzustände), die eine Dauerhospitalisierung erfordern, finden sich nur bei einem kleinen Teil der Patienten. Die in jüngeren Jahren klar unterscheidbaren schizophrenen Subtypen verwischen im Alter und verlieren ihren diagnostischen Wert.

Die häufigste Erscheinungsform der Schizophrenie im Alter ist der unspezifische Residualzustand mit vorwiegend unproduktiven Symptomen. Aus Einzelfallstudien ist bekannt, daß im Alter selbst nach jahrzehntelangem chronischem Leiden mit Dauerhospitalisation eine weitgehende Besserung der schizophrenen Symptomatik auftreten kann, so daß die Krankenhausentlassung möglich wird. Eine Erklärung für die Entspezifizierung und Verflachung der schizophrenen Symptomatik wurde auf **psychodynamischer Ebene** versucht: Die produktiven schizophrenen Symptome sind Ausdruck einer ungebrochenen Auseinandersetzung mit widerstreitenden inneren Tendenzen, insbesondere hinsichtlich des narzißtischen Gleichgewichts. Mit der Abschwächung der Triebdynamik kommt es zur Beruhigung und damit zum Rückgang der Symptome. Auf **neurobiologischer Ebene** wird ein Zusammenhang mit der altersspezifischen Abnahme der Konzentrationen von Dopamin und des Enzyms Tyrosinhydroxylase diskutiert.

Daneben kommen schizophrene Symptome bei organischen Psychosyndromen vor. Diese werden nach ICD-10 als organische Halluzinose, organische katatone, organische wahnhafte oder schizophreniforme Störung eingeordnet. Generell beziehen sich die Inhalte von Wahn und Halluzinationen im Alter häufig auf die konkrete Lebens- bzw. Krankenhaussituation des Patienten. Die Wahnthematik knüpft an Veränderungen des Körperschemas, der Körperfunktionen, insbesondere der Sexualfunktionen, an. Wahn und Halluzinationen thematisieren häufig die Bedrohung der Wohn- bzw. Krankenzimmergrenzen durch Eindringlinge.

Die Prävalenz des Dermatozoenwahns nimmt im Alter zu (etwa 4% bei den 60- bis 69jährigen) und ist ab dem 50. Lebensjahr bei Frauen deutlich höher als bei Männern. Die Wahndauer beträgt im Mittel etwa zwei Jahre. In der Psychiatrie fällt dieses Störungsbild weniger auf, da die Patienten vorwiegend Hautkliniken und Gesundheitsämter konsultieren.

2.4 Angst- und Anpassungsstörungen

Angstzustände und Zwangsstörungen im höheren Lebensalter haben bisher nur wenig Beachtung gefunden. Nach neueren epidemiologischen Studien in drei amerikanischen Großstädten liegt die 6-Monats-Prävalenz von Zwangsstörungen bei den über 65jährigen bei rund 1%. Die Prävalenz phobischer Störungen in dieser Altersgruppe liegt bei Frauen mit 7,1% doppelt so hoch wie bei Männern. Die Inzidenz von Angststörungen zeigte in der LUNDBY-Studie bei Männern und Frauen in der 4. Lebensdekade einen Gipfel. Nach dem 50. Lebensjahr nahm sie stark ab, war bei Frauen aber immer noch 3mal höher als bei Männern (HAGNELL, 1989).

Klinisch hat sich die Unterscheidung von Primärängsten und Sekundärängsten bewährt. **Primärängste** sind Angsterkrankungen im engeren Sinne (ICD-10: F40 Phobien und F41 Panikstörung, generalisierte Angststörung). Im Alter spielen die organbezogenen Phobien eine besondere Rolle, z.B. die Herzphobie. Hier stehen Herzangstattacken mit Tachykardien, Palpitationen, präkordialem Schmerz und Befürchtung des Herzstillstands im Vordergrund. Differentialdiagnostisch müssen Angina pectoris, Myokardinfarkt, Kardiomyopathie, Mitralklappenprolaps-Syndrom, Herzrhythmusstörungen und kardiale Angstsyndrome ausgeschlossen werden. Ebenso ist an Depressionen, Angst- und Panikstörungen zu denken. **Sekundärängste** sind Angstformen im Rahmen von psychiatrischen und körperlichen Grunderkrankungen.

Sekundäre Angst kann auch bei diffusen oder fokalen Gehirnerkrankungen bzw. bei Funktionstörungen aufgrund von extrazerebralen Erkrankungen auftreten. Bei beginnender zerebrovaskulärer Insuffizienz wird häufig eine unbestimmte „Vitalangst" (stark körperlich erlebte Angst) beobachtet, die einer durch die Gefäßerkrankung verursachten Leistungsminderung und emotionalen Labilisierung vorausgeht.

Anpassungsstörungen (F43.2) sind Zustände subjektiven Leidens und emotionaler Beeinträchtigung, die soziale Funktionen und Leistungen behindern. Sie treten während des Anpassungsprozesses nach einer entscheidenden Lebensveränderung, nach belastenden Lebensereignissen oder auch nach schwerer körperlicher Erkrankung auf. Die Störung beginnt meist innerhalb des ersten Monats nach dem auslösenden Ereignis. Die Symptome halten meist nicht länger als 6 Monate an (außer bei der längeren depressiven Reaktion). Das Krankheitsbild kann folgendes umfassen: depressive Stimmung, Angst, Besorgnis, Insuffizienzgefühle, aber auch Störungen des Sozialverhaltens wie Aggressionen. Typische Lebensveränderungen, die im Alter Anpassungsstörungen auslösen können, sind Tod des Ehe-/Lebenspartners und nahestehender Personen oder plötzliche soziale Isolation durch Krankenhaus- oder Heimaufnahme. Zu den Belastungen gehören akute körperliche Ereignisse wie Myokardinfarkt, plötzliche Immobilität nach Sturz und Fraktur, aber auch chronische Erkrankungen wie koronare Herzkrankheit, Diabetes mellitus, Inkontinenz, Seh- und Hörschädigungen (s. Abschn. 3.8).

> **Resümee**
>
> Die Prävalenz mittelgradiger und schwerer Demenzen wird in der über 64jährigen Bevölkerung auf ca. 6%, der Anteil aller dementieller Prozesse auf etwa 12% geschätzt. Bis in die Altersgruppe der 90- bis 94jährigen steigt die Prävalenz mittelgradiger und schwerer Demenzen exponentiell auf über 30% an; in den höchsten Altersklassen bleibt sie unter dem nach der Exponentialfunktion zu erwartenden Wert.
> Schwere Depressionen haben ab dem 65. Lebensjahr eine Prävalenz < 4%; bei Einschluß leichter Formen wird die Prävalenz auf ca. 20% geschätzt. Erscheinungsbild und Verlauf der Altersdepression sind häufig „atypisch". Etwa 12–17% der älteren Depressiven bleiben ohne Remission, nur etwa 1/3 zeigt eine vollständige Heilung.
> Erstmanifestationen schizophrener Erkrankungen sind im Alter selten. Man nimmt an, daß sich mit dem Alter eine Entspezifizierung und Verflachung und damit eine Beruhigung der Symptomatik einstellt. Daneben kommen schizophrene Symptome im Alter als Teil von organischen Psychosyndromen vor. Die organischen Zustandsbilder zeigen jedoch – mit Ausnahme der Epilepsie – selten das Vollbild einer Schizophrenie.
> Bei den Primärängsten spielen im Alter die organbezogenen Phobien eine besondere Rolle. Sekundäre Angst kann z.B bei diffusen oder fokalen Gehirnerkrankungen bzw. bei Funktionsstörungen aufgrund extrazerebraler Erkrankungen auftreten. Anpassungsstörungen werden im Alter insbesondere durch Lebensveränderungen wie Tod des Lebenspartners und nahestehender Personen oder durch plötzliche soziale Isolation bei Krankenhaus- und Heimaufnahme ausgelöst. Zusätzlich können belastende körperliche Faktoren wie ein Myokardinfarkt hinzukommen.

3 Spezielle Problembereiche

3.1 Kompetenz

Nach neueren Untersuchungen gelten die früheren **„Defizit-Modelle"**, welche von einem altersabhängigen generellen Abbau von Fähigkeiten und Fertigkeiten ausgingen, als widerlegt. Beobachtungen, daß in bestimmten Funktionsbereichen ein hohes Maß an Konstanz oder sogar eine Zunahme von Fähigkeiten zu bemerken ist, finden daher in **„Kompetenz-Modellen"** ihren Ausdruck. Unter Kompetenz werden jene individuellen Leistungen zusammengefaßt, die die zum Leben in unserer sozialen und physikalischen Umwelt erforderlichen Anpassungs- und Verhaltensprozesse ohne spezielle Hilfe – d.h., ohne hilfsbedürftig zu sein – ermöglichen. Kompetenz leitet sich demnach aus der Relation zwischen persönlichen Ressourcen und Umweltanforderungen ab. Die Kompetenz im Alter wird graduell zwischen völlig selbständig, in unterschiedlichem Maße hilfsbedürftig und nicht selbständig eingestuft. Hierzu werden Beurteilungsskalen verwendet, mit denen die Aktivitäten des täglichen Lebens (ATL) wie Essen, Waschen, Anziehen, Fortbewegung etc. oder die instrumentellen Aktivitäten des täglichen Lebens (IATL) wie Telefonieren, Einkaufen, Kochen, Medikamenteneinnahme etc. erfaßt werden (Tab. 26-2 und 26-3).

Die im Alter an Zahl und Stärke zunehmenden körperlichen, geistigen und seelischen Beeinträchtigungen führen zu einem Verlust der Alltagskompetenz: Der Mensch wird zunehmend in seiner Selbständigkeit eingeschränkt, auf fremde Hilfe angewiesen und schließlich pflegebedürftig. Zur Verlaufs-

Tabelle 26-2 Beurteilungsskala der Aktivitäten des täglichen Lebens (ATL, nach Mahoney und Barthel, 1965).

Essen
10 = völlig selbständig
5 = mit Hilfe (z.B. Schneiden)
0 = nicht selbständig (muß gefüttert werden)

Waschen (Gesicht waschen, Kämmen, Zähneputzen)
5 = selbständig
0 = nicht selbständig

Toilette
10 = selbständig (auch mit Bettpfanne, -flasche)
5 = mit Hilfe
0 = nicht selbständig

Baden/Duschen
5 = völlig selbständig
0 = mit Hilfe

Ankleiden
10 = völlig selbständig
5 = mit Hilfe
0 = nicht selbständig

Stuhlkontinenz
10 = Stuhlgang unter Kontrolle
5 = gelegentlich nicht unter Kontrolle
0 = andauernd nicht unter Kontrolle

Harnkontinenz
10 = Wasserlassen unter Kontrolle (braucht keine Hilfe bei der täglichen Katheterpflege)
5 = gelegentlich nicht unter Kontrolle
0 = andauernd nicht unter Kontrolle

Bett/Stuhltransfer
15 = völlig selbständig (auch mit einem Rollstuhl unabhängig)
10 = mit geringfügiger Hilfe (bzw. Supervision)
5 = mit umfangreicher bis maximaler Hilfe
0 = bettlägerig

Fortbewegung
15 = selbständig 50 m (auch mit Gehhilfe)
10 = mit Hilfe 50 m
5 = Rollstuhlfahrer unabhängig für 50 m
0 = auch mit Hilfe unter 50 m

Treppensteigen
10 = selbständig, mindestens ein Stockwerk (auch mit Gehhilfe)
5 = mit Hilfe (inkl. Supervision) mindestens ein Stockwerk
0 = nicht möglich

Summe: 100 Punkte = völlig selbständig;
0 Punkte = völlig unselbständig

kontrolle, aber auch zur Qualitätssicherung wurden für die adäquate Erfassung der komplexen körperlichen, geistigen und seelischen Beeinträchtigungen im Alter sogenannte **geriatrische Assessments** entwickelt, die hauptsächlich aus einer Zusammenstellung verschiedener operationalisierter Testverfahren der einzelnen geriatrischen Fächer bestehen.

In Kontrast zur Reduktion der Alltagskompetenz ist der heute in der öffentlichen Diskussion anscheinend überholte Begriff der „**Altersweisheit**" zu sehen. Es wird immer wieder beobachtet, daß einige Menschen bis ins hohe Alter nicht nur selbständig bleiben, sondern eine besondere Ausstrahlung haben, weil sie auf neue und souveräne Weise künstlerisch, wissenschaftlich oder politisch aktiv sind. Die Altersweisheit kann vielleicht als Fortsetzung eines lebenslangen Reifungsprozesses angesehen werden, bei dem (nicht erst im hohen Alter) die Fähigkeiten zur Neubewertung, zum Kompromiß und zum ethischen Urteil angesichts der Grenzen des eigenen Lebens eine zentrale Rolle spielen. Obwohl seit langem bekannt und von anderen Kulturen geschätzt, widmet sich die gerontologische Forschung erst seit wenigen Jahren diesen Potentialen.

3.2 Gedächtnisstörungen

Unter „Gedächtnis" verstehen wir im allgemeinen eine mehr oder weniger langfristige Speicherung von Informationen. Die neurobiologische Lokalisation dieser Funktion im Zentralnervensystem ist bislang nur unvollständig gelungen, obwohl daran seit über einem Jahrhundert geforscht wird. Als gedächtnisrelevante anatomische Regionen gelten in erster Linie der Temporallappen, das Dienzephalon, das basale Vorderhirn und der präfrontale Kortex. Viele neuropsychologische Gedächtnismodelle wurden entwickelt, die sich hinsichtlich ihrer Orientierung an zeitlichen oder inhaltlichen Kriterien unterscheiden (zeitabhängige Einteilung in sensorisches, Kurzzeit- und Langzeitgedächtnis; inhaltsabhängige Einteilung in deklaratives und prozedurales Gedächtnis).

Die „**kognitiven Fähigkeiten**" umfassen z.B. Wahrnehmen, Erkennen, Denken, Vorstellen, Erinnern und Urteilen. Es gilt als gesichert, daß im Jugendalter viele kognitive Einzelfunktionen wie verbale, numerische oder räumlich-konstruktive Fähigkeiten unabhängig voneinander variieren, daß mit zunehmendem Alter jedoch eine Dedifferenzierung kognitiver Funktionen in nur noch zwei Dimensionen stattfindet. Diese werden als „kristallisierte" und „flüssige" (fluide) kognitive Funktionen beschrieben.

Tabelle 26-3 Beurteilungsskala der instrumentellen Aktivitäten des täglichen Lebens (IATL, nach LAWTON und BRODY, 1969).

Telefon
1 = völlig selbständig oder mit unterschiedlich umfangreicher Hilfe
0 = keine Telefonbenutzung

Einkaufen
1 = völlig selbständig oder nur geringfügig eingeschränkt
0 = wenige bis gar keine Einkäufe möglich

Kochen
1 = selbständig in Planung und Durchführung
0 = mit Hilfe (inkl. Supervision) oder Notwendigkeit von vorbereiteten und servierten Mahlzeiten

Haushalt
1 = völlig selbständig oder nur mit Hilfe bei allen Haushaltsverrichtungen
0 = keine täglichen Verrichtungen im Haushalt möglich

Wäsche
1 = völlig selbständig oder mit unterschiedlich umfangreichen Einschränkungen
0 = unselbständig, gesamte Wäsche muß versorgt werden

Transportmittel
1 = völlig selbständig (öffentliche Verkehrsmittel, eigenes Auto), allein oder in Begleitung
0 = in beschränktem Umfang oder überhaupt keine Benutzung von Verkehrsmitteln

Medikamente
1 = völlig selbständig
0 = korrekte Einnahme von vorbereiteten Medikamenten bis völlig unselbständig

Geldhaushalt
1 = völlig selbständig oder mit Hilfe
0 = unselbständig in finanziellen Angelegenheiten

Summe: 8 Punkte = völlig selbständig; 0 Punkte = völlig unselbständig

---

Unter der Hypothese einer Dedifferenzierung kognitiver Funktionen mit zunehmendem Lebensalter wurde ein gerontopsychologisches Gedächtnismodell entwickelt, das diese zwei Funktionen unterscheidet:

- **kristallisierte Funktionen,** mit denen stark übungs- und bildungsabhängige Leistungen umschrieben werden, in die z.B. Sprachwissen, kulturelles und soziales Wissen einfließen und die nicht unter Zeitdruck erbracht werden müssen. Zu diesen Leistungen gehören logisches Denkvermögen, Rechenfähigkeit, allgemeines Wissen, Gedichte, Auswendiglernen usw.
- **flüssige Funktionen,** die jene inhaltsübergreifenden kognitiven Grundfunktionen umfassen, die eine flexible Aufnahme und Verarbeitung von Informationen ermöglichen. Diese sind stark geschwindigkeitsorientiert (Speed-Leistungen) – auch der Terminus Informationsverarbeitungsgeschwindigkeit ist üblich. Die intellektuell wissensbezogenen Anforderungen sind dabei eher gering, es kommt also nicht nur darauf an, die richtige Lösung zu finden, sondern vor allem, sie schnell zu finden. Diese Leistungen sind weniger milieu- oder bildungsabhängig, sondern überwiegend genetisch bedingt. Beispiele sind das Bearbeiten eines Konzentrationstests oder das Überqueren einer Fußgängerampel.

Neuere Untersuchungen über den kognitiven Alterungsprozeß haben frühere Annahmen widerlegt, nach denen die kognitiven Fähigkeiten altersabhängig einem generellen Abbau unterliegen. Während kristallisierte Leistungen bis ins hohe Alter durch Training gesteigert werden können, unterliegen flüssige Leistungen bereits ab dem 30. Lebensjahr einem progredienten Abbau, bei hirnorganischen

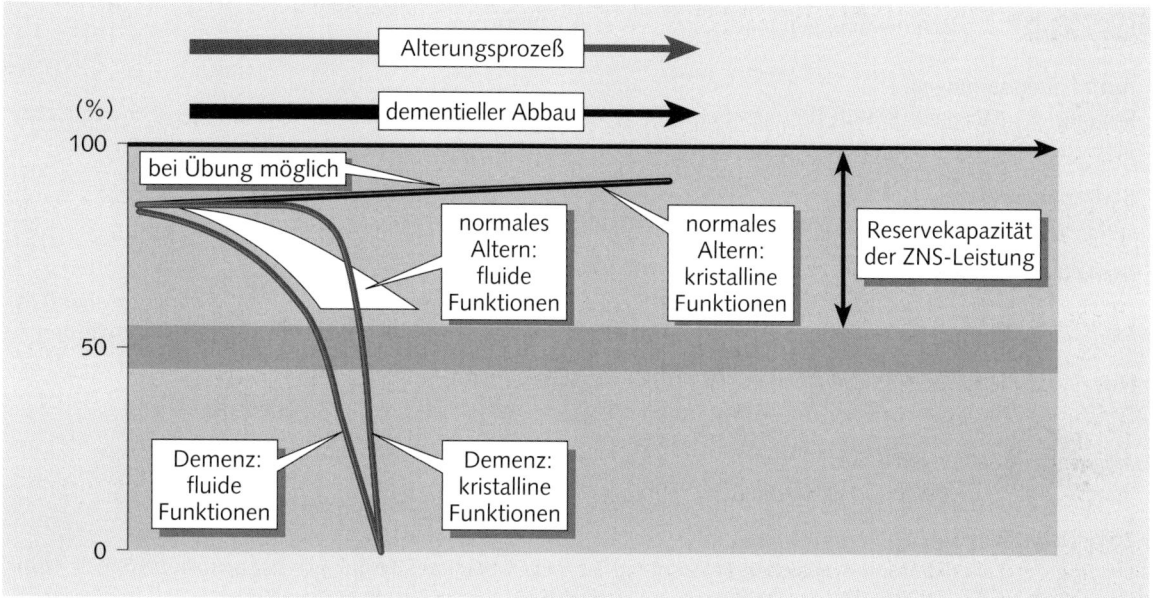

Abbildung 26-3 Hirnleistung bei normalem Altern und bei dementiellen Prozessen (nach OSWALD, 1992).

Veränderungen ist dieser ausgeprägt (Abb. 26-3). Die experimentelle neurobiologische Überprüfung dieses neuropsychologischen Gedächtnismodells steht noch aus.

In der psychiatrischen Praxis hat es sich bewährt, Gedächtnisstörungen in Anlehnung an die Definitionen des AGP-Systems der Arbeitsgemeinschaft für Gerontopsychiatrie zu beschreiben (Tab. 26-4). Die Differentialdiagnose bei Gedächtnisstörungen im Alter umfaßt sowohl Gedächtnisstörungen ohne Krankheitswert als auch solche bei Alzheimer-Demenz, vaskulärer Demenz, Delirium tremens, Korsakow-Syndrom, akuten Intoxikationen, hirntraumatischen Folgezuständen, Epilepsien, depressiven Störungen etc. Unabhängig davon, ob es sich um alters- oder krankheitskorrelierte Symptome handelt, sind Gedächtnisstörungen bei gerontopsychiatrischen Patienten eines der häufigsten Symptome. Einbußen in den Gedächtnisleistungen haben negative Auswirkungen auf die Kompetenz bei der Alltagsbewältigung, das subjektive Erleben dieser Kompetenz und die Aufrechterhaltung sozialer Kontakte. So können Aktivitäten wie Einkaufen, Kochen, die Erledigung finanzieller Angelegenheiten, Teilnahme am Straßenverkehr, Termineinhaltung oder die regelmäßige Medikamenteneinnahme im Verlauf der Krankheit zunehmend eingeschränkt werden, so daß die Selbständigkeit des alten Menschen bedroht ist, häusliche Hilfe und schließlich die Aufnahme in ein Pflegeheim notwendig werden.

Diese Tatsache stellt derzeit eine der größten gesundheitspolitischen Herausforderungen für unsere Gesellschaft dar.

3.3 Schlafstörungen

Die Parameter der Schlafqualität wie Schlafdauer und Schlafstadien verändern sich mit zunehmendem Alter deutlich. Es gilt als gesichert, daß die Dauer der Nachtschlafs abnimmt. Gleichzeitig nimmt die dafür benötigte Liegezeit durch eine verlängerte Einschlaflatenz und ein „Noch-liegen-Bleiben" nach dem morgendlichen Erwachen zu. Die Zahl der nächtlichen Wachperioden verdoppelt sich im Alter gegenüber dem mittleren Lebensalter auf etwa 7–8. Die **Schlafeffizienz** reduziert sich auf einen Index von 0,7–0,8.

Die Zahl der **Schlafstadienwechsel** nimmt im Alter zu, der Schlaf wird unruhiger. Es kommt zu einer Verschiebung zu den „leichteren" Schlafstadien 1 und 2, während die Tiefschlafstadien 3 und 4 abnehmen. Die Forschungsergebnisse zum REM-Schlaf im Alter sind unterschiedlich: Zu einer REM-Schlaf-Reduktion scheint es erst im hohen Lebensalter zu kommen. Die Schlafarchitektur zeigt bis ins hohe Alter ihren zyklischen Verlauf. Den verkürzten Nachtschlaf ergänzen mehrere Schlafperioden am Tag, insbesondere um die Mittagszeit. Die aufsummierte Dauer des 24-h-Schlafs bleibt also erhalten, sie hat allerdings in dieser polyphasischen

Tabelle 26-4 Gedächtnisstörungen (nach GUTZMANN ET AL., 1990).

Auffassungsstörungen
Störung der Fähigkeit, Wahrnehmungserlebnisse in ihrer Beziehung zu begreifen und sinnvoll miteinander zu verbinden. Die Auffassung kann falsch oder verlangsamt sein, oder sie kann fehlen

Konzentrationsstörungen
Unfähigkeit zur Ausrichtung, Sammlung und Hinordnung auf einen Gegenstand

Merkfähigkeitsstörungen
Herabsetzung bis Aufhebung der Fähigkeit, sich frische Eindrücke über eine Zeit von ca. 10 min zu merken. Es werden Merkfähigkeitstörungen für Zahlen, Wörter, Gegenstände, Formen, Personen und Farben unterschieden

Neugedächtnisstörungen
Erinnerungsstörungen für Stunden oder Tage zurückliegende Ereignisse

Altgedächtnisstörungen
Erinnerungsstörungen für länger (Monate bis Jahre) zurückliegende Ereignisse

Zeitgitterstörungen
Störung des Zeiterlebens, der zeitlichen Einordnung. Einzelne Ereignisse, die für sich präsent sind, können nicht mehr in die richtige Reihenfolge gebracht werden, wobei die Vergangenheit als Gegenwart erlebt werden kann (Ekmesie). Zeitgitterstörungen können sowohl an biographischen als auch an historischen Ereignissen überprüft werden

gesteigerte Löschvorgänge
Vergessen der Erstinformation, wenn sofort danach eine Zweitinformation gegeben wird, z.B. bei der Aufgabe, zunächst ein erstes, dann ein zweites Wort zu behalten

„Hypermnesie" des Altgedächtnisses („Telescopage")
Sehr lebhafte und genaue, in alle Einzelheiten gehende Erinnerung an lange zurückliegende Ereignisse

Konfabulationen
Erinnerungslücken werden mit Einfällen ausgefüllt, die vom Patienten selbst für Erinnerungen gehalten werden. Dabei können vom Patienten immer wieder andere Inhalte für dieselbe Erinnerungslücke angeboten werden

Paramnesien
Wahnhafte Erinnerung des Patienten an Ereignisse, die nie oder nur in anderer Form stattgefunden haben. Zu den Paramnesien gehören das sogenannte falsche Wiedererkennen – schon einmal gesehen, einmal gehört, erlebt (déjà vu) – und auch das Gegenteil, die vermeintliche Fremdheit – noch nie gehört, erlebt, gesehen (jamais vu)

Amnesien
Zeitlich begrenzte Gedächtnislücken. Es werden Amnesien für einen bestimmten Zeitraum vor und nach einem schädigenden Ereignis unterschieden (retrograde Amnesie/anterograde Amnesie); hinsichtlich der inhaltlichen Begrenzung werden Gedächtnislücken für einzelne und für alle Ereignisse in einem bestimmten Zeitraum unterschieden (lakunäre Amnesie/totale Amnesie)

Umverteilung nicht mehr die erholsame Funktion wie in früheren Jahren. Letzteres wird auf die Verminderung des Tiefschlafanteils zurückgeführt.

Die frühere Annahme, daß ältere Menschen weniger Schlaf benötigten als jüngere, kann also nicht aufrechterhalten werden. Verbindliche Kriterien zur **Abgrenzung vom normalen zum gestörten Schlaf** im Alter gibt es – wie in jüngeren Lebensjahren – nicht. Maßgebend sind das subjektive Erleben des Patienten und die Einschätzung des behandelnden Arztes. Für die wissenschaftliche Arbeit ist jedoch eine Klassifikation der Schlafstörungen notwendig (s. Kap. 16).

Unter den gerontopsychiatrischen Erkrankungen sind es vor allem die **depressiven Syndrome,** die mit Schlafstörungen eng verknüpft sind. Mindestens 90% der älteren Depressiven klagen über Ein- oder Durchschlafstörungen oder morgendliches Früherwachen. Etwa 10–15% der depressiven Patienten klagen über exzessive Tagesschläfrigkeit. Morgendliches Früherwachen wird eher bei unipolaren Depressionen, exzessive Tagesschläfrigkeit eher bei bipolaren Depressionen beobachtet.

Bei **dementiellen Syndromen** kann es sich zu Beginn der Erkrankung um depressionsbedingte Schlafstörungen handeln, die entsprechend zu behandeln sind. Mit fortschreitender Erkrankung wird zunehmend der zirkadiane Rhythmus des Schlafs aufgehoben. Schließlich kann eine Tag-Nacht-Umkehr entstehen, die nicht selten iatrogen bedingt ist, z.B. durch dämpfende Medikamente, die wegen Unruhe oder Aggressivität tagsüber verordnet werden. Polysomnographische Untersuchungen haben bei dementen Patienten außerdem eine Reduktion der Gesamtschlafzeit und der Tief- und REM-Schlaf-Dauer ergeben. Schlafapnoe und andere Atmungsunregelmäßigkeiten können bei Alzheimer-Patienten vorkommen.

Etwa 2/3 der Patienten mit **paranoid-halluzinatorischen Syndromen** sind von Schlafstörungen betroffen. Der gestörte Schlaf wird von den Betroffenen – im Gegensatz zu Patienten mit affektiven Psychosen – selbst in schwerer Ausprägung häufig klaglos hingenommen und als gut bewertet. Bei starken Antriebsstörungen und paranoid-halluzinatorischen Syndromen ist deshalb auch an mitverursachende nächtliche Schlafstörungen zu denken.

Neben der differentialdiagnostischen Abklärung einer möglichen somatischen oder psychischen Grunderkrankung der Schlafstörung und anschließender Somatotherapie können **verhaltenstherapeutische Interventionen** durchgeführt werden. Den häufigen Klagen älterer Menschen über Schlafprobleme entsprechen meistens falsche Vorstellungen und unrealistische Erwartungen über den Schlaf. Die Selbstbeobachtung durch ein Aktivitäts- und Schlaftagebuch, Informationen über den Schlaf und Erwartungskorrekturen bewirken häufig schon eine positive Veränderung. Weitere verhaltenstherapeutische Möglichkeiten sind Entspannungsübungen, Änderungen der Tagesaktivitäten und Schlafgewohnheiten, der Tagesstrukturierung und der Schlafumgebung.

3.4 Schmerzen

Obwohl Schmerzen die häufigste Ursache menschlichen Leidens sind, stellen sie gleichzeitig ein lebenswichtiges Warnsignal dar. Alle Definitionsansätze sind jedoch Versuche geblieben: Schmerzen als körperliche Empfindung und psychisches Erlebnis zugleich oder Schmerzen als individuelles psychophysisches Erlebnis. Schmerz ist ein unangenehmes Sinnes- und Gefühlserlebnis, das mit aktueller oder potentieller Gewebsschädigung verknüpft ist oder mit den Begriffen einer solchen Schädigung beschrieben wird. Schmerzsyndrome sind der Anlaß von ca. 60% aller Arztkonsultationen. Unter den Patienten in Schmerzkliniken und -ambulanzen sind ältere Menschen unterrepräsentiert, obwohl die Schmerztoleranz im Alter eher abnimmt und die Schmerzschwelle unverändert bleibt. Allerdings sehen ältere Menschen alle langsam progredienten körperlichen Veränderungen, ebenso auch chronische Schmerzen eher durch das Alter als durch eine Krankheit verursacht. Bei akuten Schmerzsyndromen fühlen sie sich jedoch bedroht und neigen zu einer schnelleren diagnostischen Abklärung als jüngere Patienten. Chronische Schmerzzustände können zu **psychischen Veränderungen** führen wie

- dysphorisch-depressive Verstimmung
- erhöhte Reizbarkeit
- affektive Labilität
- Verschiebung und Einengung von Interessen und Erlebnisfähigkeit.

Eine große Gefahr besteht außerdem in der Entwicklung von **Schmerz- und Schlafmittelabusus bzw. -abhängigkeit.** Die Angst vor starken Schmerzen im Alter ist sehr häufig. In vielen Fällen ist die Angst vor dem Sterben hauptsächlich eine Angst vor den Schmerzen. Ausgeprägte Schmerzsyndrome im Alter können mit Tumorerkrankungen, Osteoporose, Polymyalgia rheumatica, Trigeminusneuralgie, postherpetischer Neuralgie oder „Restless-legs"-Syndrom in Zusammenhang stehen.

Ältere Menschen drücken ihre **Depression** häufig durch körperliche Störungen und Hypochondrie aus. Diese Ausdrucksform wird durch Multimorbidität begünstigt, da sie die Aufmerksamkeit auf körperliche Störungen lenkt. Hypochondrische Symptome und diffuse Schmerzen sind bei alten depressiven Patienten sehr häufig, bei etwa 1/3 dieser Patienten sind es die ersten Symptome. Bei älteren depressiven Patienten wurden charakteristische Copingstrategien festgestellt: Sie suchen rasche emotionale Entlastung und neigen zu Vermeidungsverhalten. Im Gegensatz zu nicht-depressiven Menschen glauben sie, daß ihre Probleme nicht gelöst werden können.

Bei **Demenzkranken** wurden zwei Reaktionsweisen auf Schmerzreize beschrieben. Auf starke äußere Schmerzreize (Kneifen, heiße Gegenstände) reagieren die Patienten adäquat, d.h., sie schreien laut oder schützen reflektorisch die gefährdeten Körperpartien. Schädigungen oder Unfälle sind also hauptsächlich im Rahmen überlegter Handlungen zu erwarten. Bei verletzungs- oder entzündungsbedingten Schmerzen, insbesondere von inneren Organen, scheinen entsprechende Reaktionen häufig zu fehlen. Obwohl es noch keine ausreichenden Untersuchungen zu einer veränderten Schmerzwahrnehmung bei Demenz gibt, sollten plötzliche Veränderungen der Stimmung, zunehmende Aggressivität oder unmotiviertes Schreien als Hinweis auf mögliche Schmerzen verstanden werden.

Schmerzen werden im Alter häufig nicht ernst genommen, nicht ausreichend diagnostiziert und therapiert. Dies kann die Verzweiflung steigern und zu **Suizidhandlungen** führen. In einer Untersuchung über Suizide in den staatlichen Pflegeheimen Hamburgs zwischen 1969 und 1993 waren von 64 Suiziden mindestens 15 auf schwere körperliche Erkrankungen mit unzureichend behandelten Schmerzen zurückzuführen (WOJNAR und BRUDER, 1993).

Nach einer interdisziplinären differentialdiagnostischen Abklärung der Schmerzsymptomatik (organisch oder psychogen?) besteht neben der adäquaten somatischen Therapie die Möglichkeit, primäre oder sekundäre psychische Störungen einer psychopharmakologischen Therapie mit Antidepressiva oder Neuroleptika oder einer Psychotherapie zuzuführen. Unabhängig von der Schmerzursache gilt es zu lernen, die Unannehmlichkeiten zu ertragen und den alltäglichen Verpflichtungen wieder nachzukommen. Dazu werden verhaltenstherapeutische Verfahren der kognitiven Selbstkontrolle („Bewußtmachen" und Modifizieren von negativen Wahrnehmungs- und Verarbeitungsprozessen) oder operante Methoden eingesetzt (insbesondere Veränderung spezifischer Umweltbedingungen, die den Schmerz aufrechterhalten). Daneben wurden Biofeedback-, Entspannungs- und Meditationsverfahren erfolgreich angewendet.

3.5 Mißbrauch und Abhängigkeit

Zum Thema „Sucht im Alter" gibt es weder für zu Hause noch für in Heimen lebende alte Menschen genügend aussagefähige Zahlen und Fakten. Begriffe wie „doppeltes Tabu: Alter und Sucht", „Flächenbrand Sucht" oder „süchtige Gesellschaft" zeugen von der täglich erfahrenen Hilflosigkeit der in diesem Bereich tätigen Berufsgruppen.

Epidemiologie

Im höheren Lebensalter überwiegen Mißbrauch und Abhängigkeit von Alkohol und Medikamenten: Die Alkoholabhängigkeit betrifft meistens Männer, die Medikamentenabhängigkeit überwiegend Frauen. Außerdem ist die Kombination von Alkohol- und Medikamentenmißbrauch weit verbreitet.

Nach neueren Schätzungen sind 2–6% der über 65jährigen in der Bundesrepublik Deutschland **alkoholabhängig,** der überwiegende Teil davon sind Männer. Unter Pflegeheimbewohnern wird der Anteil der Alkoholkranken auf 10–20% geschätzt. Bei etwa 1/3 der Patienten soll es sich um echte Späterkrankungen im höheren Lebensalter handeln, bei etwa 2/3 liegt ein langandauernder Alkoholkonsum vor, mit dem die Patienten alt geworden sind. Ältere Alkoholkranke werden daher in zwei Gruppen unterteilt:

- „Early-onset": langjährige oder „überlebende" Alkoholkranke. Erkrankungsbeginn vor dem 60. Lebensjahr. Diese Gruppe beginnt im frühen oder mittleren Alter übermäßig zu trinken. Sie überleben die Folgestörungen wie Leberzirrhose oder Korsakow-Syndrom. Vielfach haben sie ein intaktes soziales Netz, auch wenn sie wirtschaftlich abgestiegen sind.
- „Late-onset": „Spätabhängige". Erkrankungsbeginn nach dem 60. Lebensjahr. Diese Gruppe entwickelt die Alkoholsucht erst im fortgeschrittenen Alter, meistens sind es Problemtrinker (α-Typ nach JELLINEK). Die Betroffenen sind überwiegend Männer (M : F = 5 : 1).

Repräsentative Angaben über **Medikamentenmißbrauch und -abhängigkeit** im Alter gibt es nicht. Untersuchungen zum Psychopharmakagebrauch zeigen einen exponentiellen Anstieg mit zunehmendem Alter (s.a. Abb. 26-5), wobei die Verordnungs- und Einnahmerate bei Frauen besonders hoch ist. Über die Hälfte aller Psychopharmakaverordnungen betreffen Benzodiazepine, diese sind an 2/3 bis 3/4 aller behandelten Fälle von Medikamentenabhängigkeit beteiligt. Etwa 35% der Medikamentenabhängigen begannen im Alter von 51 bis 60 Jahren mit dem Mißbrauch.

Ätiopathogenese

Nach dem heutigen Wissensstand tragen unterschiedliche biologische, psychische und soziale Faktoren zur Suchtentstehung bei. Es gibt keine repräsentativen Untersuchungen zu einem speziellen Bedingungsgefüge der Suchtentwicklung bei älteren Menschen. So bleibt der Kliniker weitgehend auf eigene Erfahrungen und ungeprüfte Hypothesen angewiesen. Zu den psychosozialen und biologischen

Bedingungen, die im Verdacht stehen, das Suchtverhalten im Alter zu fördern, zählen:

- das negative Altersbild der Gesellschaft
- die Nichtverarbeitung von Aufgaben und Krisen auf früheren Altersstufen
- soziale Isolation und Einsamkeit
- Multimorbidität und Chronizität von Erkrankungen, insbesondere Schmerzsyndrome
- Schlafstörungen, Unruhe- und Angstzustände, somatoforme Störungsbilder.

Im Alter sind es hauptsächlich chronisch-körperliche Erkrankungen, depressive Verstimmungen, Schlafstörungen, Angst- und Unruhezustände, die mit Schmerz-, Beruhigungs- und Schlafmitteln ärztlich behandelt werden. Einige dieser Arzneistoffe besitzen ein bekanntes Abhängigkeitspotential. Ihre Verordnung wird als ein wesentlicher Risikofaktor für die mißbräuchliche Verwendung angesehen. Die Medikamentenabhängigkeit gilt deshalb als Suchterkrankung, die meistens nicht ohne die Mitwirkung des Arztes möglich ist **(iatrogene Exposition).** Ein fahrlässiges ärztliches Verschreibungsverhalten liegt dann vor, wenn die Indikation und die Dauer einer Therapie mit diesen Mitteln nicht streng gestellt werden. Beispielsweise können Schlafstörungen in den meisten Fällen mit verhaltensmedizinischen Maßnahmen (Schlafhygiene) oder Psychopharmaka ohne Abhängigkeitspotential wie trizyklischen Antidepressiva (z.B. Amitriptylin, Trimipramin) oder niederpotenten Neuroleptika (z.B. Melperon) erfolgreich behandelt werden. Benzodiazepine werden von Patienten zwar als sehr wirksam und gut verträglich empfunden, müssen aber wegen des großen Suchtpotentials auf nur wenige Ausnahmefälle beschränkt bleiben. Sie sind kein Standardschlafmittel! Bei Angst-, Unruhe-, Schlaf- und Schmerzzuständen ist außerdem differentialdiagnostisch zu prüfen, ob es sich um Störungen im Rahmen eines depressiven Syndroms handelt, das dann spezifisch antidepressiv – psychotherapeutisch und/oder psychopharmakologisch – zu behandeln wäre.

Krankheitsbild und Folgen

Bei Anamnese, körperlichem und psychischem Befund, Zusatzdiagnostik und Folgeerkrankungen gibt es nach heutigem Wissen keine grundsätzlichen Unterschiede zwischen der **Alkoholkrankheit** in jüngerem und in höherem Lebensalter. Dennoch werden einzelne **Symptome häufig als normale Alterserscheinungen mißgedeutet** (z.B. Zittern oder Gangunsicherheit). Ebenso werden Folgeerkrankungen wie die Polyneuropathie als andere Alterserkrankungen verkannt. Während jüngere Alkoholkranke durch ihr Fehlverhalten am Arbeitsplatz, in der Familie und im Straßenverkehr auffällig werden, finden ältere Kranke in der Öffentlichkeit weniger Beachtung. Die reduzierten sozialen Kontakte und der Ausstieg aus dem Berufsleben machen die Sucht unauffälliger, außerdem wird das Leiden von Angehörigen, zuweilen auch vom Betroffenen selbst bagatellisiert („ein Gläschen wird ja nicht schaden"). Bei Vorliegen einer Alkoholabhängigkeit wird dies bei älteren Patienten nur in 37% der Fälle – im Vergleich zu 60% bei jüngeren Patienten – vom Hausarzt diagnostiziert. Bei Krankenhauspatienten ist die richtige Diagnosestellung noch seltener.

Die **Alkoholtoleranz** sinkt mit zunehmenden Alter: Bei älteren Menschen werden nach der Zufuhr der gleichen Alkoholmenge höhere Blutalkoholspiegel gemessen als bei jüngeren. Dies wird auf eine verminderte Aktivität der Alkoholdehydrogenase in der Leber und auf ein vermindertes Wasserverteilungsvolumen im Körper zurückgeführt. Der geschlechtsbedingte Unterschied im Wasseranteil am Körpergewicht führt dazu, daß bei Frauen mit gleichem Körpergewicht und gleicher Alkoholmenge eine höhere Blutalkoholkonzentration und damit eine höhere Alkoholgefährdung resultiert als bei Männern.

Exzessives Trinken verursacht **Mangelerscheinungen.** Da ältere Menschen sich aus anderen Gründen häufig unausgewogen ernähren, begünstigt Alkoholkonsum das Auftreten von Mangelerscheinungen (z.B. Vitamin B_{12} und Folsäure). Die Abnahme der Reaktionsgeschwindigkeit und des Gleichgewichtsvermögens unter Alkoholeinfluß begünstigt insbesondere bei multimorbiden Patienten Unfälle und damit verknüpft Frakturen.

Die Diagnose der **Medikamentenabhängigkeit** ist schwierig, da die Symptome wenig eindeutig sind und bei den Patienten eine Verheimlichungstendenz besteht. In Verdachtsfällen ist eine Urinuntersuchung empfehlenswert, da praktisch alle Suchtstoffe mit immunologischen Methoden nachweisbar sind. Einem Teil der Patienten ist selbst nicht klar, daß eine Abhängigkeit existiert.

Unter der Dauereinnahme entwickelt sich bei zahlreichen, aber nicht bei allen Suchtstoffen eine **Toleranz.** Diese entsteht bei Opioiden, Barbituraten und barbituratähnlichen Substanzen schnell, bei Benzodiazepinen relativ langsam. Bei vielen Abhängigen besteht eine Tendenz zur **Progression:** Die Dosis und Vielfalt des Medikamentenkonsums steigen an, bis es schließlich zur Einengung des Verhaltensrepertoires auf die Suchtstoffbeschaffung kommt. Antriebsminderung, gleichförmiges Klagen über körperliche Beschwerden sowie „Jammern nach Medikamenten" können den Tagesablauf beherrschen. Bei einigen beginnt im späteren Verlauf ein Alkoholabusus.

Besteht keine Progressionstendenz, spricht man von **„stabiler Abhängigkeit".** Diese Suchtform führt in der Regel zu keiner feststellbaren psychischen, psychomotorischen und sozialen Behinderung, solange die Suchtstoffzufuhr gesichert ist. Die klinische Diagnose ist lediglich in Entzugsphasen möglich, weil dann eindeutige Entzugserscheinungen bestehen. Die stabile Abhängigkeit kommt vor allem bei langwirksamen Opioiden und Benzodiazepinen im sogenannten „low dose"-Bereich vor: Sie kann lebenslang bestehen, spätere Progressionen sind jedoch möglich. Unter dem Einfluß von Hypnotika und Sedativa steigt – ebenso wie unter Alkoholeinfluß – das Risiko für Unfälle und Frakturen.

Therapie und Prognose

Die Entzugsbehandlung bei älteren Alkoholkranken kann durch Begleiterkrankungen kompliziert werden (s. Abschn. 3.8). Im Vordergrund der Entgiftungsmaßnahmen steht die Motivationsförderung zur Teilnahme an Selbsthilfegruppen, an einer ambulanten Behandlung oder einer stationären Entwöhnungstherapie. Die Möglichkeiten zur Entwöhnungsbehandlung im Alter sind jedoch begrenzt. Die meisten Suchtfachkliniken setzen Altersgrenzen und nehmen keine Patienten über 65 Jahre auf. Ambulante Suchtberatungsstellen und Selbsthilfegruppen sind nur selten Anlaufstellen für ältere Süchtige, und die Frage des Kostenträgers ist fast immer schwierig zu klären. Bestenfalls in einzelnen stationären Einrichtungen gibt es bereits erste Ansätze, aber noch kaum wissenschaftlich überprüfte spezielle Therapiekonzepte (z.B. zur Festigung des Abstinenzwunsches) für ältere Suchtkranke.

Ein therapeutischer Nihilismus ist jedoch nicht angebracht. Die Erfolgsraten der stationären Entwöhnungstherapie werden bei älteren als ähnlich günstig wie bei jüngeren Patienten beschrieben. Kurzfristig liegen die Erfolgsraten bei 50 bis 60%, mittel- und langfristig ist eine stabile Besserung bei 40 bis 50% der Patienten zu erreichen.

Suchtprävention

Studien zur Sozio- und Psychodynamik von Suchterkrankungen weisen auf die Möglichkeit einer bereits im Kindergarten beginnenden und während des Berufslebens fortgesetzten Prävention hin (Ich-Stärkung). Insbesondere für erst im späteren Lebensalter abhängig werdende Menschen ist das Angebot sozialpsychologisch orientierter Aufklärung und altersrelevanter Krisenbewältigung in Altenbegegnungsstätten und Heimen lohnend. Die Einbeziehung von Angehörigen, Betreuenden, Pflegepersonal und Ärzten in die Suchtprävention ist unverzichtbar.

3.6 Suizid und Suizidalität

Epidemiologie

In allen europäischen Ländern ist die Suizidrate in allen Altersstufen bei Männern höher als bei Frauen. In Deutschland nehmen die Suizidraten bei beiden Geschlechtern mit steigendem Alter zu. Obwohl die Suizidrate 1993 im Vergleich zu 1975 insgesamt rückläufig war, gilt dies nicht für die Altersgruppen der über 75jährigen Männer (Abb. 26-4). Die Gesamtzahl der Suizidtoten erreichte 1993 in den alten Bundesländern den niedrigsten Wert in der Nachkriegsgeschichte mit 9625 Personen. Die Suizidversuchsraten liegen für Männer zwischen 225/100000 (1972) und 80/100000 (1990), für Frauen zwischen 250/100000 (1972) und 95/100000 (1990). Seit 1985 sind sie weitgehend stabil geblieben. Die Altersverteilung der Personen mit Suizidversuch entspricht nicht der Altersverteilung der Personen mit vollendetem Suizid: Die höchsten Suizidversuchsraten finden sich bei Frauen in der Altersgruppe von 15–30 Jahren. Die Relation von Suizidversuch zu Suizid beträgt für alle Altersstufen ca. 10 : 1, bei den unter 25jährigen ca. 20 : 1, bei den über 65jährigen ca. 1 : 2.

Suizidmethoden

In allen Altersgruppen wählen Männer zum Suizid meist „harte" Methoden wie Erhängen, Erschießen oder Schnitt- und Stichverletzungen, während bei Frauen „weiche" Methoden, vor allem die Einnahme von Arzneimitteln, überwiegen. Mit steigendem Alter nimmt bei beiden Geschlechtern der Gebrauch „harter" Suizidmethoden zu.

Risikokonstellationen im Alter

Neben sozialer Isolation und Vereinsamung als wichtigsten Ursachen spielen der Verlust aktivgestalterischer Fähigkeiten und die Auseinandersetzung mit chronischen Erkrankungen und Gebrechlichkeit eine Rolle für den Suizid (s. Abschn. 3.8).

3 Spezielle Problembereiche

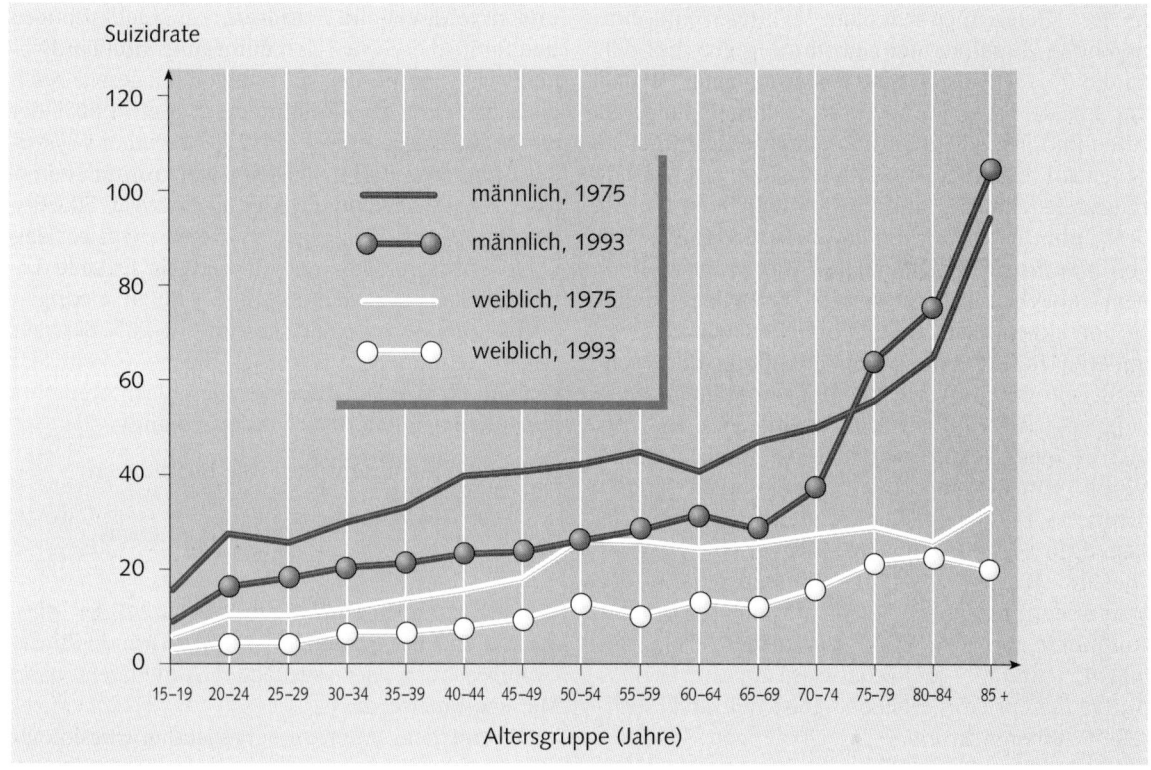

Abbildung 26-4 Suizidraten für Männer und Frauen in Deutschland in Abhängigkeit vom Alter. Die Suizidrate (= Anzahl der Suizide pro Untersuchungsgruppe pro Jahr, bezogen auf 100 000 der Allgemeinbevölkerung) ist für Männer und Frauen in den Jahren 1975 und 1993 in Abhängigkeit von der Altersgruppe dargestellt (5-Jahres-Intervall) (nach WOLFERSDORF und WELZ, 1997).

Daher folgen Suizidversuche im höheren Alter selten raptusartig einer augenblicklichen Verstimmung. Viel häufiger tragen sich ältere Menschen längere Zeit mit Suizidideen, suchen Alternativen und äußern versteckt oder offen ihre Suizidtendenzen. Ältere Menschen bilanzieren also durchaus, allerdings nicht nüchtern und kühl abwägend, sondern zunehmend verzweifelt. Ist der Entschluß gefallen, versuchen sie konsequent, den Tod herbeizuführen. Deshalb besteht bei Suizidankündigungen älterer Menschen immer akute Lebensgefahr!

Im Vergleich zu jüngeren Patienten fällt im Alter die multifaktorielle Genese suizidaler Verhaltensweisen auf. Soziale, körperliche, seelische und geistige Faktoren sind zu berücksichtigen. Auffällig ist der mit 55% hohe Anteil organischer Psychosen bei suizidalen Patienten im höheren Lebensalter; gefolgt von reaktiven psychischen Störungen mit 20%, Alkoholismus und anderen Suchtformen mit 15% sowie zyklothymen Depressionen mit 10%. Hinzu kommen häufig auch zwischenmenschliche Konfliktsituationen, z.B. Auseinandersetzungen mit dem Lebenspartner oder den Kindern. Ferner gibt es soziale Konfliktsituationen wie Übertritt in den Ruhestand, Wohnungswechsel, Schwierigkeiten im Altenheim, Probleme bei der täglichen persönlichen Versorgung, finanzielle Notlagen. Gerade in den kalten Monaten des Jahres erfahren ältere Menschen eine Einschränkung ihrer sozialen Kontakte (Dunkelheit, Eisglätte), was erkennbar mit einem Anstieg der Suizide älterer Menschen im Herbst und Winter verbunden ist. Körperliche Gebrechen von seiten der Wirbelsäule, des Gelenksystems, der Atmungsorgane, des Herzens oder des Gleichgewichtssystems engen die Aktionsmöglichkeiten älterer Menschen mitunter deutlich ein. Sie können das Lebensgefühl schließlich so erheblich beeinträchtigen, daß sie Anlaß zum Suizid geben.

Suizid als gescheiterte Wertorientierung

Sinn- und Wertfragen sowie die positiven und negativen Antworten darauf begleiten einen Menschen von den ersten Kindheitstagen an. Die persönliche Antwort auf die Frage nach dem aktuellen Wert des eigenen Lebens und der Lebenswelt entscheidet darüber, ob ein Mensch weiterleben will oder nicht.

In der Altersgruppe der über 75jährigen fällt eine deutliche Zunahme der Suizidrate gegenüber den 65- bis 75jährigen auf. Eine Erklärung dafür ist, daß die soziale Integration der sogenannten jüngeren Alten und ihre Identifikation mit gesellschaftlichen Aufgaben relativ leicht fallen, weil intensive Gestaltungsmöglichkeiten und ihre „Nützlichkeit für andere" ohne Frage vorhanden sind. Ihre Entlastung von beruflichen und familiären Aufgaben wird zudem vielfach als befreiend erlebt. Außerdem werden sie von akzeptierten außerberuflichen, vor allem familiären Rollen, und damit verknüpft von einem großen Vorrat an Wertvorstellungen, aufgefangen.

Jenseits des 75. Lebensjahres ist jedoch ein Verlust an positiven Verwirklichungschancen durch Verlust von Lebenspartner oder Freunden, zunehmende Morbidität und Gebrechlichkeit zu verzeichnen. Den Betroffenen wird eine Orientierung an „neuen" Werten abverlangt. Dieser Prozeß der Wertorientierung bedeutet nichts anderes als das Auffinden von dem, was „das Leben lebenswert macht" – und dies möglicherweise angesichts eines progredienten körperlichen, geistigen und seelischen Abbaus. In einer so schwierigen Situation kann der Prozeß der Wertorientierung zum einen durch eine kontinuierliche Förderung eines Selbstwertgefühls und zum anderen durch überzeugende Werteangebote seitens des persönlichen Umfelds erleichtert werden.

3.7 Sexualität

Die Bedeutung der Sexualität für das Leben älterer Menschen scheint ähnlich wie die Sucht im Alter mit einem doppelten Tabu belegt zu sein. Die wissenschaftliche Literatur über sexuelle Wünsche, Phantasien und Aktivitäten von älteren und von psychisch kranken Menschen ist spärlich. Sexualität scheint – wenn überhaupt – nur als Gegenstand unerwünschter, aber wenig relevanter Nebenwirkungen von Medikamenten zu existieren. Die älteren Menschen von heute gehören einer Generation an, in der das Thema Sexualität tabuisiert ist; viele haben in ihrer Jugend keine oder nur eine minimale Aufklärung erhalten und sind bis heute unvollständig informiert. Außerdem herrscht vielfach – nicht nur bei Jüngeren – die Meinung vor, daß sexuelle Aktivitäten im Alter physiologischerweise nachlassen und ihre Bedeutung verlieren. Beides führt dazu, daß Gespräche über Sexualität zwischen Jung (Arzt/Ärztin) und Alt (Patient/Patientin) von Unkenntnis und Verlegenheit geprägt sind.

Bei älteren Menschen stehen **psychoerotische und psychosexuelle Faktoren,** z.B. Liebkosungen oder ähnliche Gesten der Zuneigung und Zärtlichkeit, mehr im Vordergrund als bei jüngeren. Nach einer Studie in Großbritannien sind etwa 80% der 60- bis 65jährigen sowie 50–70% der über 78jährigen Männer weiterhin am Thema Sexualität interessiert. Bei Frauen sind die Anteile niedriger: 50–70% bei den 60- bis 65jährigen und etwa 30% bei den über 78jährigen. Die Prozentanteile für sexuelle Aktivität liegen bei Männern und Frauen niedriger: 50–60% der 60- bis 65jährigen und 10–20% der über 78jährigen berichten über Geschlechtsverkehr. Als Gründe für die Abnahme des Geschlechtsverkehrs mit zunehmendem Alter wurden genannt:

- Krankheit, Libidoverlust und Impotenz in 70% der Fälle
- der Tod des Lebensgefährten/der Lebensgefährtin in 30% der Fälle.

Bei den befragten Paaren gaben etwa 2/3 der Männer und 3/4 der Frauen an, daß die Gründe für die Unterbrechung der sexuellen Aktivitäten beim Mann zu suchen seien.

Die mit dem Alter einhergehenden physiologischen Veränderungen können zu einer Abnahme der sexuellen Aktivität führen und ihr eine andere Qualität verleihen. Bei älteren Männern vollzieht sich die Erektion langsamer und erfolgt weniger spontan auf psychische Impulse, die Ejakulation kann leichter hinausgezögert werden, es wird weniger Sperma ausgestoßen, der Orgasmus ist von kürzerer Dauer, die Erektion klingt rascher ab und nach der Ejakulation ist die Refraktärperiode erheblich länger. Trotz dieser Veränderungen kann die sexuelle Aktivität bis ins hohe Alter erhalten bleiben. Bei älteren Frauen kann der Östrogenmangel nach der Menopause zur Atrophie der Vaginalwand und zum Dünnerwerden der Vaginalschleimhaut führen. Gelegentlich kann dies zusammen mit der geringeren Befeuchtung der Vagina eine Dyspareunie verursachen.

Impotenz beim Mann, z.B. bei schlecht eingestelltem Diabetes mellitus oder Angstsyndrom nach Myokardinfarkt, muß nicht mit einem Libidoverlust einhergehen. Nach einer Prostatektomie kann es durch Schädigung des Nervus pudendus und aufgrund psychischer Faktoren zur Impotenz kommen. Nach einer Hysterektomie können psychische Faktoren bei der Frau ein vermindertes sexuelles Interesse oder Anorgasmie verursachen. Psychotrop wirkende Medikamente wie Antidepressiva oder Neuroleptika fallen in der Regel in die Kategorie derjenigen Medikamente, die die Sexualität hemmen und Impotenz bzw. Anorgasmie verursachen können. Eine entsprechende Aufklärung vor der Verordnung ist deshalb sehr wichtig. Chronischer Alkoholabusus kann ebenfalls Impotenz zur Folge haben.

Im großen und ganzen scheint die individuelle Sexualität eines Menschen in jungen Jahren ein wichtiger Faktor für die Sexualität im Alter zu sein. Hat sich ein junger Mensch intensiver sexueller Aktivität hingegeben und auf psychoerotischem Gebiet umfangreiche Erfahrung gesammelt, wird sich seine Sexualität in der Regel bis ins hohe Alter fortsetzen.

3.8 Multimorbidität

Multimorbidität (oder Polymorbidität) bezeichnet die Koexistenz von zwei oder mehr körperlichen, geistigen und/oder seelischen Erkrankungen, an denen eine Person gleichzeitig leidet. Die Anzahl der körperlichen Erkrankungen nimmt mit dem Alter deutlich zu (Tab. 26-5). Beispielsweise haben etwa 1/3 der über 80jährigen sieben oder mehr körperliche Erkrankungen, während in der Altergruppe von 65–69 Jahren nur etwa jeder zehnte so hochgradig multimorbid ist. Zur Beurteilung der Multimorbidität gehören sinnvollerweise auch die geistigen und seelischen Erkrankungen, die jedoch häufig noch separat erhoben werden. Zwischen somatischen und psychiatrischen Erkrankungen besteht im Alter eine enge Beziehung: Etwa 30% der älteren Menschen mit körperlichen Erkrankungen weisen psychiatrische Störungen auf, während es bei den körperlich Gesunden deutlich weniger sind. Außerdem nimmt mit zunehmendem Alter die Beeinträchtigung der Kommunikation durch Störungen des Hörens, des Sehens oder zentrale Störungen des Sprachverständnisses und/oder der -produktion zu.

Zwischen körperlichen, geistigen und seelischen Erkrankungen besteht häufig nicht nur eine bloße Koexistenz, sondern auf verschiedenen Ebenen auch eine kausale Verknüpfung, z.B.:

- eine Hypoglykämie bei Diabetes mellitus kann zu einer Vigilanzminderung führen
- ein Olfaktoriusmeningeom kann zu einer allmählichen Verschlechterung der kognitiven Funktionen und der sozialen Kompetenz im Alltag führen
- das Bewußtwerden und Erleben einer Veränderung, z.B. von plötzlicher Immobilität, unwiederbringlichem Verlust von körperlichen oder geistigen Fähigkeiten, unheilbarer oder tödlicher Erkrankung kann reaktive psychische Phänomene wie depressive Verstimmung, psychomotorische Erregung oder Antriebsminderung hervorrufen
- umgekehrt können psychische Störungen zum Auslöser körperlicher Störungen werden: z.B. können depressive und demente Patienten ihre Medikamente z.T. lebensbedrohlich unter- oder überdosieren.

Da sich somatische Erkrankungen im Alter auf die Entstehung und Behandlungsmöglichkeiten von psychischen Erkrankungen auswirken können, sollen im folgenden die wichtigsten gerontopsychiatrischen Aspekte der Multimorbidität dargestellt werden. Gleichzeitig sei auf die Lehrbücher der jeweiligen geriatrischen Fächer hingewiesen.

3.8.1 Kardiovaskuläre und zerebrovaskuläre Erkrankungen

Körperliche Beeinträchtigungen im Alter werden am häufigsten durch kardiovaskuläre Erkrankungen verursacht wie koronare Herzkrankheit (KHK), arterielle Hypertonie, Herzinsuffizienz, Herzrhythmusstörung und die periphere arterielle Verschlußkrankheit (pAVK). In der Todesursachenstatistik stehen diese Erkrankungen an erster Stelle.

Tabelle 26-5 Prozentuale Verteilung der Multimorbidität in verschiedenen Altersgruppen (WELZ ET AL. 1989; zitiert nach HÄFNER, 1993).

Alter in Jahren	Anzahl der körperlichen Beeinträchtigungen				
	0	1–2	3–4	5–6	≥7
65–69	10,9%	27,3%	34,5%	18,2%	9,1%
70–74	4,5%	25,0%	36,4%	13,6%	20,5%
75–79	5,4%	18,9%	27,0%	21,6%	27,0%
≥80	0%	15,4%	25,6%	28,2%	30,8%

Die zerebrovaskulären Erkrankungen stehen in der Todesursachenstatistik an dritter Stelle. Mit dem Begriff „vaskuläre Enzephalopathie" wird die Gesamtheit der Krankheitsbilder bezeichnet, die durch makro- oder mikroangiopathische Durchblutungsstörungen des Hirnkreislaufs verursacht werden. Als Risikofaktoren gelten arterielle Hypertonie, Diabetes mellitus, Hypercholesterinämie und Nikotinabusus. Bei der Makroangiopathie überwiegt als Ursache die arterielle Hypertonie, bei der Mikroangiopathie der Diabetes mellitus. Depressive Verstimmungen werden nach einer zerebralen Ischämie bei bis zu 40% der Patienten beobachtet, 50% davon entsprechen einer Major Depression (s. Abschn. 2.2). Dementielle Syndrome entstehen auf der Grundlage einer zerebralen Mikroangiopathie, insbesondere wenn Thalamus und periventrikuläres Marklager betroffen sind (s. Kap. 8).

3.8.2 Endokrinologische Erkrankungen

Endokrinopathien können zu einem endokrinen Psychosyndrom führen, das durch Veränderungen von Antrieb, Stimmung und vitalen Einzelfunktionen gekennzeichnet ist. Die Regel von der **Unspezifität der Psychopathologie** bei organischen Grunderkrankungen gilt auch hier. Bei allen endokrinen Psychosyndromen ist bei längerem Bestehen mit neuroradiologisch nachweisbaren Hirnatrophien und irreversiblen organischen Psychosyndromen zu rechnen. Zu den häufigsten Endokrinopathien im Alter zählen Diabetes mellitus und Schilddrüsenerkrankungen.

Etwa 2–4% der Bevölkerung in Mitteleuropa leiden an **Diabetes mellitus,** wobei die Häufigkeit mit steigendem Alter zunimmt: 10–20% der über 60jährigen sind Diabetiker. Häufige Manifestationsfaktoren des Typ-II-Diabetes (nicht-insulinabhängiger Diabetes, früher: „Altersdiabetes") sind Adipositas, Bewegungsarmut, Infekte, Streßsituationen. Bei Hypoglykämie sind ängstlich-depressive Episoden und Verwirrtheitszustände relativ häufig.

Etwa die Hälfte der **Hyperthyreosen** im Alter sind sogenannte funktionelle Autonomien. Hier beginnen ausgedehnte Areale der Schilddrüse autonom das Schilddrüsenhormon Thyroxin zu bilden. Eine Hyperthyreose kann Ursache für psychomotorische Unruhe, Schlafstörungen und wiederholte Verwirrtheitszustände bei älteren Menschen sein. Eine langjährige **Hypothyreose** kann zur sekundären senilen Demenz führen, typischerweise unter dem Bild einer subkortikalen Demenz mit den Leitsymptomen Antriebsmangel, Apathie und Hypokinese.

3.8.3 Beeinträchtigungen der Sensorik

Einschränkungen der sensorischen Funktionen des Hörens und Sehens beeinträchtigen häufig die Kommunikationsfähigkeit alter Menschen. Resignation, sozialer Rückzug, Mißtrauen, depressive Verstimmungen bis hin zur Suizidalität und paranoid-halluzinatorische Symptome können die Folge sein. Viele Hör- und Sehbehinderte verheimlichen ihr Leiden. Für den Umgang mit ihnen ist es wichtig, sich zunächst einen Überblick über die Art und das Ausmaß der Behinderung zu verschaffen. Für Hörbehinderte ist es wichtig, deutlich zu artikulieren, langsam in kurzen Sätzen zu sprechen, nachzufragen, ob das Gesprochene verstanden wurde, und ggf. Wichtiges zu wiederholen. Hör- und Sehbehinderte sind häufig unsicher, kontaktgehemmt, ängstlich, überempfindlich oder resigniert. Ähnlich reagieren oft auch Angehörige und professionelle Betreuer. Der hieraus entstehende Teufelskreis kann unterbrochen werden, wenn es gelingt, auf den am wenigsten gestörten „Kanälen" der Kommunikation eine ruhige und vertrauensvolle Atmosphäre herzustellen, z.B. durch Gesten oder Körperkontakt.

3.8.4 Beeinträchtigungen der Mobilität

Die Fähigkeit zur Selbsthilfe ist direkt abhängig von der Mobilität. Folgen eingeschränkter Mobilität sind beispielsweise: Reduktion der Lebensqualität, eingeschränkter Aktionsradius, psychosoziale Isolation, reaktive Depression oder Pflegeheimeinweisung. Zu Einschätzung und Verlaufsbeurteilung kann der Mobilitätstest nach TINETTI (1986) verwendet werden (Tab. 26-6).

Stürze

Unfälle bzw. Unfallfolgen sind eine der häufigsten Todesursachen bei über 75jährigen. Meist handelt es sich um Stürze, deren Häufigkeit im höheren Alter deutlich zunimmt. Von den zu Hause lebenden älteren Menschen stürzt 1/3 mindestens einmal im Jahr; Heimbewohner stürzen etwa doppelt so häufig. Neben den Sturzfolgen wie knöchernen, Kopf- oder Weichteilverletzungen sind die psychischen Auswirkungen nicht zu unterschätzen. Die Furcht vor einem erneuten Sturz kann zu wachsender Unsicherheit, Unselbständigkeit und Immobilität führen, die mit der Unterbringung im Pflegeheim endet. Trotz erfolgreich versorgter Schenkelhalsfraktur kann die Remobilisierung durch eine Angststörung erheblich erschwert sein. Nach einem Sturz

Tabelle 26-6 Mobilitätstest Teil A und B (nach Tinetti, 1986).

Teil A: Gleichgewicht

Gleichgewicht im Sitzen
0 = unsicher
1 = sicher, stabil, ohne eine Lehne zu gebrauchen

Aufstehen vom Stuhl
0 = nicht möglich
1 = nur mit Hilfe
2 = diverse Versuche, rutscht nach vorne
4 = in einer fließenden Bewegung

Balance in den ersten fünf Sekunden
0 = Unsicherheit, starkes Schwanken, macht Korrekturschritte, sucht Halt
1 = sicher, aber nur mit Halt (z.B. Gehhilfe, Person)
2 = sicher, ohne Halt

Stehsicherheit
0 = Unsicherheit (starkes Schwanken, macht Korrekturschritte, sucht Halt)
1 = sicher, aber ohne geschlossene Füße
2 = sicher mit geschlossenen Füßen, ohne Halt

Balance mit geschlossenen Augen und Füßen
0 = Unsicherheit (starkes Schwanken, macht Korrekturschritte, sucht Halt)
1 = sicher, ohne Halt, geschlossene Füße

Drehung um 360°
0 = Unsicherheit (starkes Schwanken, macht Korrekturschritte, sucht Halt)
1 = diskontinuierlich (Patient setzt den ersten Fuß ganz auf dem Boden ab, bevor er den anderen abhebt)
2 = kontinuierlich und sicher, ohne Halt, fließende Drehung

Stoß gegen die Brust
0 = würde ohne Hilfe oder Halt fallen
1 = muß Korrekturschritt ausführen, behält aber das Gleichgewicht
2 = gibt sicheren Widerstand

Absitzen
0 = läßt sich fallen, schätzt Distanz falsch ein (landet nicht in der Stuhlmitte)
1 = flüssige Bewegung, fähig, sich mit einer fließenden Bewegung zu setzen

Teil B: Gehprobe

Schrittauslösung (Patient wird aufgefordert zu gehen)
0 = Gehen ohne fremde Hilfe nicht möglich
1 = zögert, mehrere Versuche, stockender Beginn
2 = Beginn zu gehen, ohne zu zögern, fließende Bewegung

Schritthöhe (von der Seite beobachtet)
0 = Gehen ohne fremde Hilfe nicht möglich
1 = Schlurfen oder übertriebenes Hochziehen (Schritthöhe über 5 cm)
2 = Fuß berührt, Boden nicht, Schritthöhe 2,5 bis 5 cm

Schrittlänge (Distanz zwischen Zehe des Standbeins und Ferse des Schwingbeins von der Seite beobachtet)
0 = Gehen ohne fremde Hilfe nicht möglich
1 = weniger als Fußlänge
2 = mindestens Fußlänge

Schrittsymmetrie (von der Seite beobachtet)
0 = Schrittlänge variiert oder Patient hinkt (immer mit dem gleichen Fuß nach vorn)
1 = Schrittlänge ist beidseits gleich

Gangkontinuität
0 = Gehen ohne fremde Hilfe nicht möglich
1 = Phasen mit beiden Beinen am Boden, diskontinuierliches Gangbild
2 = beim Absetzen des einen Fußes wird der andere gehoben, keine Pausen (Schrittlänge beidseits gleich)

Wegabweichung (von hinten beobachtet)
0 = der Fuß weicht mal auf die eine, mal auf die andere Seite ab, oder ständig in eine Richtung
1 = leichte Abweichung
2 = Füße werden entlang einer geraden imaginären Linie abgesetzt

Rumpfstabilität (von hinten beobachtet)
0 = Rücken und Knie nicht gestreckt, unsicher, Arme werden zur Stabilität benötigt
1 = Rücken und Knie gestreckt, kein Schwanken, Arme werden nicht zur Stabilität gebraucht

Schrittbreite (von hinten beobachtet)
0 = Gang breitbeinig oder überkreuzt
1 = Füße berühren sich beinahe beim Gehen

Summe aus A (max. 15 Pkt.) und B (max. 13 Pkt.): 20–28 Punkte: Mobilität kaum eingeschränkt. 15–19 Punkte: Mobilität leicht eingeschränkt, Sturzrisiko gering. 10–14 Punkte: Mobilität mäßig eingeschränkt, Sturzrisiko mäßig. <10 Punkte: Mobilität stark eingeschränkt, hohes Sturzrisiko, Hilfsmittel nötig

ist neben der Beruhigung des Patienten und dem Ausschluß von Verletzungen eine genaue Ursachenabklärung notwendig (Tab. 26-7).

3.8.5 Inkontinenz

Harn- und Stuhlinkontinenz erzeugen bei den Betroffenen, aber auch bei den Angehörigen tiefe psychische und soziale Probleme. Inkontinenz bedeutet Kontrollverlust über eine wichtige Körperfunktion. Die Betroffenen erleben diesen Defekt als ein persönliches Versagen, als Selbstentwertung und Demütigung. Ihre Angst, von der Umwelt nicht mehr akzeptiert zu werden, kann zu Einsamkeit und Isolation führen.

Die Dunkelziffer der **Harninkontinenz** wird sehr hoch geschätzt, da Patienten aus Angst-, Scham- und Schuldgefühlen ihre Kontinenzprobleme verheimlichen. Schätzungen gehen von etwa 10% der älteren zu Hause lebenden Menschen aus. Der Anteil inkontinenter Menschen in Pflegeheimen liegt bei 50%. Voraussetzung für eine Linderung oder sogar Heilung ist die exakte pathophysiologische Diagnose der Miktionsstörung: Dazu gehören Anamnese, körperliche Untersuchung, Urinanalyse, Sonographie und Restharnbestimmung. Es werden Drang-, Streß-, Überlauf- und funktionelle Inkontinenz unterschieden.

Die Häufigkeit der **Stuhlinkontinenz** ist deutlich geringer als die der Harninkontinenz, jedoch für die Betroffenen belastender und unangenehmer. Häufig weisen stuhlinkontinente Patienten auch eine Harninkontinenz auf. Nach Schätzungen in Großbritannien leiden 1–3% aller Personen über 65 Jahre an einer Stuhlinkontinenz. Bei der Diagnostik stehen Anamnese und rektale digitale Untersuchung im Vordergrund. Es werden Überlauf-(Overflow)-, anorektale, neurogene und symptomatische Inkontinenzen unterschieden.

Da die Inkontinenz im Alter fast immer multifaktoriell bedingt ist, wird neben der pathophysiologischen Untersuchung und anschließender somatischer Therapie zusätzlich eine **verhaltensmedizinische Diagnostik** durchgeführt. Durch ein verhaltensanalytisches Interview, Untersuchung des kognitiven Status, Verhaltensbeobachtung und Symptomtagebuch sollen jene Verhaltensfaktoren ausfindig gemacht werden, die Einfluß auf das Auftreten von Inkontinenz haben und einer **verhaltenstherapeutischen Intervention** zugänglich sind (s. Abschn. 5). Beispielsweise können anhand des Symptomtagebuchs gezielte zeitliche Veränderungen der Miktionsgewohnheiten eingeleitet werden, so daß der Patient seiner Inkontinenz mit einem neuen Zeitplan zuvorkommen kann. Außer einer Verhaltensmodifikation durch Zeitpläne gehören zu den bewährten verhaltensmedizinischen Interventionen die adäquate Gestaltung von Umwelt-

Tabelle 26-7 Diagnostische Maßnahmen nach einem Sturz.

1. **Anamnese:**
   - aktueller Sturz (wann, wo, wie?)
   - frühere Stürze (wann, wo, wie?)
   - Krankheiten, Behinderungen?
   - Gleichgewichts-, Gangstörungen?
   - Medikamentenanamnese
   - gefährdende Umweltfaktoren, „Stolperfallen" (Hindernisse, abgetretene Treppenstufen; mangelhafte Beleuchtung?)

2. **Klinische Untersuchung**
   - neurologischer Status, insbesondere Seh- und Hörprüfung, Gleichgewichts- oder Gangprüfung
   - psychischer Status

3. **Zusatzuntersuchungen**
   - Blutzucker, Blutbild, Elektrolyte, Kreatinin, Urinstatus
   - RR im Sitzen und Stehen, Schellong-Test
   - EKG, Langzeit-EKG, Echokardiographie
   - Röntgen-Thorax, andere Röntgenuntersuchungen, Schädel-CT
   - Karotissinus-Kompressionsversuch
   - EEG

bedingungen, Beckenbodengymnastik, operante Methoden (Shaping, Chaining), Biofeedback und Elektrostimulation.

> **Resümee**
>
> In der Gerontopsychiatrie gibt es häufig wiederkehrende Themen und Problembereiche, die wegen der komplexen biologischen, psychischen und sozialen Situation im Alter auch dann von Bedeutung sind, wenn sie nicht primär im Vordergrund der Erkrankung stehen.
> - Kompetenz bezeichnet individuelle Leistungen, die die zum Leben in unserer sozialen und physikalischen Umwelt erforderlichen Anpassungs- und Verhaltensprozesse ohne spezielle Hilfe – d.h., ohne hilfsbedürftig zu sein – ermöglichen.
> - Kognitive Fähigkeiten unterliegen nicht generell einem altersabhängigen Abbau: Kristallisierte Leistungen können bis ins hohe Alter durch Training gesteigert werden, flüssige Leistungen unterliegen bereits ab dem 30. Lebensjahr einem progredienten Abbau.
> - Die Parameter der Schlafqualität erfahren mit zunehmenden Alter deutliche Veränderungen: die nächtliche Schlafdauer nimmt ab, die Zahl der Schlafstadienwechsel zu.
> - Chronische Schmerzen werden in den Augen älterer Menschen eher durch das Alter als durch eine Krankheit verursacht. Eine große Gefahr besteht in der Entwicklung von Schmerz- und Schlafmittelabusus bzw. -abhängigkeit.
> - Alkohol- und Medikamentenabhängigkeit im Alter verursachen Unfälle, Frakturen und Verlust der Selbständigkeit. Der Themenkomplex ist wenig untersucht, und es gibt erst wenige Ansätze, den therapeutischen Nihilismus zu überwinden.
> - Die Suizidraten nehmen mit dem Alter zu. Die Relation von Suizidversuch zu Suizid über alle Altersstufen beträgt etwa 10:1; bei den unter 25jährigen 20:1, bei den über 65jährigen jedoch 1:2. Suizid im Alter kann als gescheiterte Wertorientierung aufgefaßt werden.
> - Die Sexualität älterer Menschen kann durch physiologische Veränderungen, Erkrankungen und Medikation beeinträchtigt werden. Psychoerotische und psychosexuelle Faktoren stehen bei den Älteren im Vordergrund.
> - Die Multimorbidität nimmt mit dem Alter zu. 30% der über 80jährigen leiden an sieben oder mehr körperlichen Erkrankungen.

4 Psychopharmakotherapie

Mit zunehmendem Alter wird jede Pharmakotherapie durch Multimorbidität (s. Abschn. 3.8), Polypharmazie und Veränderungen der Pharmakokinetik und Pharmakodynamik erschwert. Die Voraussagbarkeit bestimmter therapeutischer Effekte wird durch das gleichzeitige Vorliegen mehrerer, durch verschiedene Arzneimittel zu behandelnder Krankheiten oft sehr problematisch. Das gehäufte Auftreten unerwünschter Arzneimittelwirkungen im Alter mit oft ernsten Komplikationen macht eine Beachtung pharmakokinetischer und pharmakodynamischer Altersveränderungen dringend erforderlich. Die strenge Beachtung jeder Kontraindikation ist selbstverständlich.

Polypharmazie

Polypharmazie bezeichnet den gleichzeitigen Gebrauch von zwei oder mehr Medikamenten bei einem Individuum. Diese Definition wird jedoch zur Bezeichnung unterschiedlicher Sachverhalte eingeschränkt:

1. gleichzeitiger Gebrauch von zwei oder mehr Medikamenten gegen verschiedene Symptomgruppen oder Krankheiten eines Individuums
2. gleichzeitiger Gebrauch von zwei oder mehr Medikamenten gegen das gleiche Zielsymptom oder -syndrom bei einem Individuum
3. unangemessener, weil nicht notwendiger Gebrauch von zwei oder mehr Medikamenten bei einem Individuum.

Während die beiden ersten einschränkenden Definitionen einen medizinisch sinnvollen Arzneimittelgebrauch beschreiben, wird in der letzten Kritik an einer unangemessenen ärztlichen Verordnungspraxis ausgedrückt. Durch die Entwicklung von Medikamenten mit spezifischen biochemischen Eigenschaften hat sich in den zurückliegenden Jahren die „rationale Polypharmazie" im Sinne der zweiten Definition, z.B. bei Schizophrenie, Depressionen, Bluthochdruck oder Epilepsie, etabliert.

Die Zahl der verordneten Arzneimittel pro Tag und Versicherten nimmt mit dem Lebensalter zu (Abb. 26-5). Auf die Versicherten der gesetzlichen Krankenkassen mit einem Alter ab 60 Jahren (lediglich 22,2% der Gesamtpopulation) entfallen 53,7% des gesamten Fertigarzneimittelumsatzes. Nach übereinstimmenden Ergebnissen mehrerer Studien nehmen die über 65jährigen durchschnittlich 2–6 ärztlich verordnete und 1–2 nicht-verordnete Medikamente ein. Daraus ergibt sich ein zunehmendes Risiko für unerwünschte Medikamentenneben- und -wechselwirkungen mit neuen Symptomen, die ihrerseits eine medikamentöse Behandlung erfordern können. Ein inzwischen bekanntes Beispiel ist die nächtliche „Verwirrtheit" mit Gleichgewichtsstö-

26 Gerontopsychiatrie und -psychotherapie

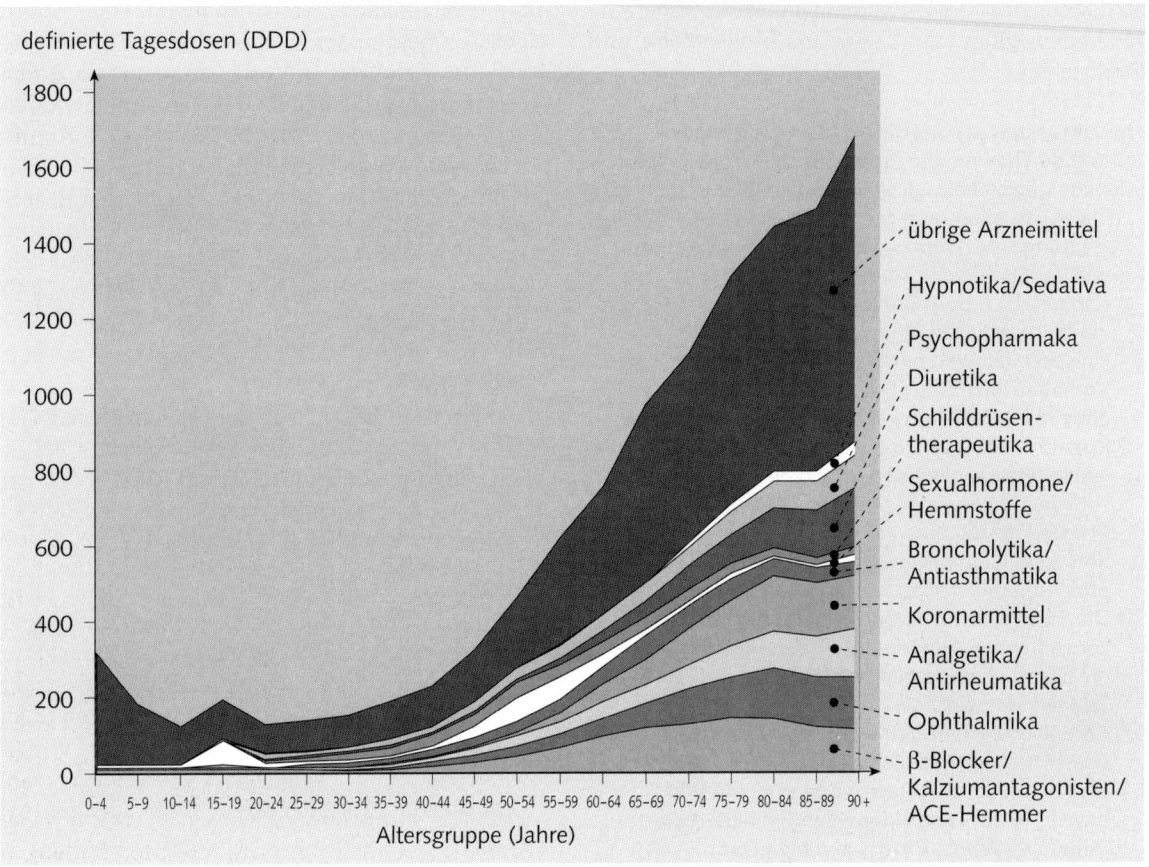

Abbildung 26-5 Gestapeltes Flächendiagramm für den Arzneimittelverbrauch pro Versichertem in der Gesetzlichen Krankenversicherung (GKV) in Abhängigkeit von der Altersgruppe für die Bundesrepublik Deutschland im Jahr 1995. (X-Achse: Altersgruppen in 5-Jahres-Intervallen; Y-Achse: durchschnittlicher Arzneimittelverbrauch nach definierten Tagesdosen [DDD] pro Versichertem und Jahr).
Dargestellt sind die verordneten Arzneimittelmengen von 10 verschiedenen Arzneimittelgruppen (Zusammensetzung entsprechend der Roten Liste). Der höchste Arzneimittelverbrauch insgesamt über alle Altersgruppen liegt bei der Gruppe der β-Blocker/Kalziumantagonisten/ACE-Hemmer, gefolgt von Ophthalmika, Analgetika/Antirheumatika, Koronarmitteln, Broncholytika/Antiasthmatika, Sexualhormonen und ihren Hemmstoffen, Schilddrüsenhormonen, Diuretika und der Gruppe der Psychopharmaka (Platz 9 der Verordnungshäufigkeit). Außerdem ist die Gruppe der Hypnotika/Sedativa angegeben (Platz 21 der Verordnungshäufigkeit). Die verbleibenden Arzneimittel sind als „übrige Arzneimittel" zusammengefaßt (nach Klauber et al., 1996).

rungen und erhöhtem Risikos für Stürze und Schenkelhalsfrakturen nach Einnahme psychotroper Medikamente wie Benzodiazepinen.

Pharmakokinetik und Pharmakodynamik

Die **Pharmakokinetik** untersucht die Wirkung des menschlichen Körpers auf den Verbleib eines Medikaments, d.h. Vorgänge wie Absorption, Verteilung, Metabolismus und Elimination. Da fast alle Organsysteme im Laufe des Lebens eine Abnahme ihrer funktionellen Kapazität zeigen, sind im Alter je nach Medikament veränderte pharmakokinetische Eigenschaften zu erwarten. Wegen der Fülle der Daten sei hier auf Lehrbücher der Pharmakologie verwiesen. Die wichtigste Veränderung betrifft die Nierenfunktion: bei 2/3 der Bevölkerung wurde eine alterskorrelierte Abnahme der Kreatinin-Clearance beobachtet. Daher ist bei bestimmten Medikamenten mit einer deutlichen Verlängerung der Halbwertszeit und einer Akkumulation bis in den toxischen Bereich zu rechnen, falls die durchschnittliche Dosis nicht reduziert wird. Leider besteht bislang nur wenig Klarheit über die Relation zwischen Lebensalter und Blutspiegeln verschiedener Arzneimittel bei konstanter Dosierung bzw. über eine Altersabhängigkeit zwischen klinischer Wirkung und Blutspiegel.

Die **Pharmakodynamik** untersucht die Wirkung des Medikaments auf den menschlichen Körper. Sie beschreibt z.B. Wirkungstyp, -intensität und -dauer eines Medikaments am Wirkort. Die Frage, ob und in welchem Ausmaß es altersbedingte Veränderungen der Pharmakodynamik von Medikamenten gibt, ist derzeit noch umstritten. Ein Hauptproblem ist die klare Trennung von pharmakokinetischen und pharmakodynamischen Effekten.

Psychopharmaka

Mit zunehmendem Alter veränderte pharmakokinetische und/oder pharmakodynamische Eigenschaften von Medikamenten, gefolgt von Unter-, meistens aber Überdosierung und Intoxikationen, können zu den unerwarteten körperlichen oder psychischen Symptomen einer Krise oder eines Notfalls führen. Die Nebenwirkungsprofile der Psychopharmaka erfordern erhöhte Aufmerksamkeit. Es empfiehlt sich, die Initialdosis von Antidepressiva und Neuroleptika niedriger als bei jüngeren Patienten anzusetzen, während die Ziel- oder Erhaltungsdosis nicht von vornherein niedriger sein sollte. Spezielle Gerontopsychopharmaka gibt es nicht, jedoch sollten nach Abklärung des individuellen somatischen Status Medikamente mit besonders günstigem Nebenwirkungsprofil bevorzugt werden.

Besondere Beachtung verdient das medikamentös induzierte **paranoid-halluzinatorische Syndrom bei M. Parkinson.** Die Symptomatik des M. Parkinson beruht auf einem Untergang dopaminerger Neurone in der Substantia nigra. Eine pharmakotherapeutische Strategie ist daher die Gabe von Dopaminergika. Dies sind Medikamente mit dopaminähnlichem (dopaminergem) Wirkungsmechanismus, die

- die Dopaminvorstufe L-Dopa bereitstellen
- durch Hemmung der MAO-B den Dopaminabbau hemmen
- durch eigene dopaminagonistische Wirkung den dopaminergen Tonus im Gehirn erhöhen.

In Übereinstimmung mit der Dopaminhypothese der Schizophrenie kann durch Erhöhung des dopaminergen Tonus als unerwünschte Wirkung eine schizophreniforme Störung erzeugt werden. Als therapeutische Konsequenz kommen nach Abwägung der Schwere der Parkinson- und der schizophrenen Symptomatik eine Reduktion der Dopaminergika und/oder eine vorsichtige, niedrig dosierte Therapie mit dem atypischen Neuroleptikum Clozapin (beginnend mit 6,25 mg/d) in Frage. Zu beachten ist, daß für Clozapin (Leponex®) nur eine vom BfArM angeordnete „kontrollierte Anwendung" möglich ist. Zu den Verfahrensregeln siehe entsprechende Lehrbücher der Pharmakologie.

> **Resümee**
> Die Pharmakotherapie im Alter wird durch Multimorbidität, Polypharmazie und Veränderungen der Pharmakokinetik und Pharmakodynamik erschwert. Die Initialdosis von Antidepressiva und Neuroleptika sollte reduziert werden.

5 Psychotherapie

Im Vergleich zu ihrem Bevölkerungsanteil sind ältere Menschen in psychotherapeutischen Behandlungen deutlich unterrepräsentiert. Der Bedarf an psycho- und soziotherapeutischer Intervention wird auf etwa 19% bei den 50- bis 64jährigen und auf etwa 7% bei den über 65jährigen geschätzt. Nur etwa 1% der über 60jährigen wird mit tiefenpsychologisch orientierten, psychoanalytischen oder verhaltenstherapeutisch orientierten Verfahren behandelt. Als Gründe für diesen therapeutischen Nihilismus werden Normen, Vorurteilsbildungen, fehlende Konzepte für die Alterspsychotherapie, das negative Altersbild der Gesellschaft, das negative Selbstbild der Älteren und Eigenübertragungsprobleme der Therapeuten diskutiert.

Seit Anfang der 90er Jahre gibt es eine zunehmende Auseinandersetzung mit Psychotherapieverfahren für Ältere. Unter den psychodynamischen Verfahren sind psychoanalytisch orientierte Einzel- und Gruppentherapien bei Depressionen als erfolgreich beschrieben worden. Die für Ältere modifizierte kognitive Therapie hat sich in mehreren kontrollierten Studien als wirksam erwiesen. Da die einzelnen psychotherapeutischen Verfahren in Kapitel 5 ausführlich beschrieben sind, sollen hier nur die im Alter relevanten Aspekte der Interpersonellen Psychotherapie (IPT), der Verhaltenstherapie und der Verhaltensmedizin dargestellt werden. Aufgrund der häufig komplexen Problematik ist bei alten Menschen die Integration von psychotherapeutischen, somato- und soziotherapeutischen Maßnahmen in einem Behandlungsplan angezeigt. Dazu gehört auch therapeutische Hilfe für die Angehörigen.

Interpersonelle Psychotherapie bei Altersdepression

Die „Interpersonelle Psychotherapie Late Life" (IPT-LL) ist ein zur Behandlung der Altersdepressionen modifiziertes Verfahren, das ursprünglich Ende der 60er Jahre von KLERMANN und WEISSMANN (1984) entwickelt wurde. Das Ziel besteht in der Bewältigung depressiver Symptome und daraus resultierender interpersoneller und psychosozialer Schwierigkeiten bei älteren Patienten. Die Therapie gliedert sich in:

- Auseinandersetzung mit der Symptombewältigung
- problembereichsspezifische Bearbeitung interpersoneller Schwierigkeiten
- Vorbereitung auf das Behandlungsende.

Für ältere Patienten sind die in der IPT fokussierten Problembereiche Trauer, Rollenwechsel, interpersonelle Konflikte, interpersonelle Defizite besonders relevant. Die IPT-LL kann als Kurzzeit- oder Erhaltungstherapie durchgeführt werden. In der Kombination mit antidepressiver Medikation sind gute Ergebnisse erzielt worden.

Verhaltenstherapie und Verhaltensmedizin

In der Verhaltenstherapie geht es primär um die Veränderung beobachtbaren und nicht-beobachtbaren menschlichen Verhaltens. Ansatzpunkte der funktionellen Verhaltensanalyse sind Phänomene auf körperlicher, kognitiver, emotionaler und Verhaltensebene. Ziel bei älteren Patienten ist es, durch den Einsatz einer Reihe von therapeutischen Methoden erlerntes und nicht durch einen Krankheitsprozeß zwangsläufig erzeugtes menschliches Fehlverhalten in Richtung eines konkret formulierten Ziels zu verändern. **Indikationskriterien** für die Verhaltenstherapie sind:

- der Wille zum Erlernen selbstverändernder Fähigkeiten, z.B. von vermehrter sozialer Kompetenz
- die Fähigkeit, eine Beziehung zwischen Gedanken und Gefühlen herzustellen
- die Fähigkeit und Bereitschaft zum Ausführen von Hausaufgaben, z.B. Tagesstrukturierung.

Durch die problemorientierte Therapie wird der Gegenwartsbezug älterer Menschen gefördert, indem die Lösung eines Problems gezielt und strukturiert innerhalb eines begrenzten zeitlichen Rahmens angestrebt wird. Neben der Problemlösung besteht die Zielsetzung auch in der Entwicklung neuer Fähigkeiten, z.B. Zuwachs an Selbständigkeit und sozialer Kompetenz. Weitere Ziele sind: Akzeptanz des eigenen Älterwerdens, Rollenwechsel, Bewältigung von Verlust und Trennung, Lebensbilanzierung und Auseinandersetzung mit Sterben und Tod. Die veränderte Lernfähigkeit im Alter wird z.B. durch selbstgesetztes Tempo, häufige Wiederholungen und ausführliches verbales Durchspielen vor einer Aufgabe berücksichtigt.

Verhaltensmedizin ist die systematische Anwendung von Prinzipien, Modellen und Techniken der Verhaltensanalyse, der Verhaltenspsychologie und der Verhaltenstherapie in der Medizin mit Bezug zu Gesundheit und Krankheit, Evaluation, Prävention und Behandlung körperlicher Krankheiten und zu physiologischen Störungen. Auf spezielle Behandlungskonzepte wird unter Schlafstörungen (s. Abschn. 3.3), Schmerzen (s. Abschn. 3.4), Inkontinenz (s. Abschn. 3.8.5) und dementielle Syndrome (s. Abschn. 6) eingegangen.

Angehörigengruppen

Ziel der Arbeit mit den Angehörigen von psychiatrischen Alterspatienten ist vor allem die Aufklärung der Angehörigen über die Krankheit des Patienten, ihre psychische Entlastung und die Besprechung des angemessenen Umgangs mit dem Kranken. Dadurch können das Zusammenleben im häuslichen Umfeld erleichtert und die Heimunterbringung bei einer chronisch progredienten Erkrankung wie der Demenz hinausgezögert werden.

> **Resümee**
> Ältere Menschen sind in der psychotherapeutischen Behandlung deutlich unterrepräsentiert. Als Gründe für den therapeutischen Nihilismus werden Normen, Vorurteilsbildungen, fehlende Konzepte für die Alterspsychotherapie, negatives Altersbild der Gesellschaft, negatives Selbstbild der Älteren und Eigenübertragungsprobleme der Therapeuten diskutiert. Seit Anfang der 90er Jahre werden zunehmend Psychotherapieverfahren für Ältere entwickelt: psychoanalytisch orientierte Einzel- und Gruppentherapie, kognitive Therapie, Verhaltenstherapie, Verhaltensmedizin und Interpersonelle Psychotherapie (IPT).

6 Gedächtnistraining

Die Nürnberg-Erlanger Arbeitsgruppe um OSWALD führte 1991/92 eine Langzeituntersuchung über die „Bedingungen der Erhaltung und Förderung von Selbständigkeit im höheren Lebensalter (SIMA)" durch. Die Studie überprüfte über einen Zeitraum von zwei Jahren verschiedene Aktivierungstherapien (Gedächtnistraining, psychomotorisches Training, Kompetenztraining sowie Kombinationen dieser Ansätze) an über 300 mehrheitlich gesunden Probanden im Alter von 77–93 Jahren. Es zeigte sich, daß eine isolierte Trainingsmethode die Einzelfunktionen stabilisieren konnte. Die deutlichste Effektsteigerung hinsichtlich kognitiver Funktionen wurde durch eine Kombination aus Gedächtnistraining und psychomotorischem Training erzielt. Diese **Überlegenheit der multimodalen gegenüber der unimodalen Aktivierung** war sogar noch nach einem trainingsfreien Jahr meßbar. Die Autoren vermuten, daß durch die allgemeine Aktivierung durch ein psychomotorisches Training auch neuropsychologisch günstige Bedingungen geschaffen werden, die zusammen mit dem Gedächtnistraining den Hirnstoffwechsel günstig beeinflussen. Interessanterweise gelten diese Ergebnisse auch für eine Untergruppe der Probanden, bei denen bei der Eingangsuntersuchung eine leichte dementielle Symptomatik festgestellt wurde. Auch andere Autoren haben erste Hinweise für derartige Behandlungserfolge bei Demenzerkrankungen gefunden.

Bei der Beurteilung einer Gedächtnistrainingsmethode für Demenzkranke geht es nicht nur um die Verbesserung der kognitiven Fähigkeiten, sondern ganz wesentlich um die Verbesserung des emotionalen Befindens und der sozialen Integration – im Grunde sind dies Ziele jeder Rehabilitation. Bei jüngeren Patienten mit lokal verursachten hirnorganischen Gedächtnisdefiziten können diese Ziele häufig über eine Wiederherstellung der kognitiven Leistungsfähigkeit erreicht werden. Das psychische und soziale Wohlbefinden kommt dann „automatisch". Bei einem mäßig dementen Patienten können dagegen vielleicht in einzelnen kognitiven Bereichen gewisse Verbesserungen bzw. eine Verzögerung des chronisch-progredienten Abbaus erzielt werden. Es kommt also vielmehr darauf an, den Patienten von Anfang an psychisch zu stützen und seiner Familie beim Umgang mit der bedrohlichen Erkrankung zu helfen, damit die soziale Integration, gemessen an den verbliebenen Fähigkeiten des dementen Patienten, möglichst erhalten bleibt. Realistische Therapieziele sind:

- Stärkung noch vorhandener Fähigkeiten
- Steigerung der Aktivität
- Schaffung und Aufrechterhaltung von sozialen Kontakten.

Empirische Untersuchungen belegen, daß durch **verhaltentherapeutische Techniken** wie Stimuluskontrolle, Modellernen und operante Techniken Verhaltensänderungen bei dementen Patienten erzielt werden können. Ziel der **Milieutherapie** ist es, den gesamten Wohn- und Lebensbereich der Patienten im Sinne einer optimalen Förderung und Anregung umzugestalten. Das **Realitätsorientierungstraining** (ROT) vereinigt Elemente der Verhaltenstherapie und der Milieutherapie. Es zielt auf die Verbesserung der zeitlichen, örtlichen und personellen Orientierung des verwirrten älteren Menschen sowie auf die Förderung der Selbständigkeit und der sozialen Kompetenz. Mit fortschreitendem dementiellem Abbau werden sich die therapeutischen Maßnahmen immer mehr von der Realitätsorientierung zugunsten einer Verbesserung des emotionalen Befindens und der sozialen Integration verschieben. Mit der **Selbst-Erhaltungs-Therapie** (SET) wird versucht, mit neuropsychologischen Interventionen das Selbstwissen bei Alzheimer-Kranken zu bewahren.

> **Resümee**
> Bei einer Gedächtnistrainingsmethode für demente Menschen geht es nicht nur um die Verbessung der kognitiven Fähigkeiten, sondern auch um eine Verbesserung des emotionalen Befindens und der sozialen Integration – im Grunde sind dies die Ziele jeder Rehabilitation.

7 Recht und Ethik

Beeinträchtigungen der körperlichen und psychischen Fähigkeiten nehmen mit dem Alter zu. Dadurch sind oder fühlen sich Angehörige oder Dritte häufig aufgefordert, fürsorglich für den Betroffenen zu handeln. In einigen Situationen kann dabei auf Rechtsnormen zurückgegriffen werden, in anderen nicht. In jedem Fall bedarf es bei Interessenkonflikten ethischer Überlegungen.

7.1 Rechtliche Aspekte

Am 01.01.1992 trat das neue „Gesetz zur Reform des Rechts der Vormundschaft und Pflegschaft für Volljährige" in Kraft (Betreuungsgesetz, BtG). Damit wurden Vormundschaft und Gebrechlichkeitspflegschaft abgelöst. Ziel war es, zu einer Weiterentwicklung und Humanisierung der Rechtsprechung für Menschen mit einer psychischen Krankheit oder körperlicher, geistiger oder seelischer Behinderung beizutragen. Allerdings ist das neue Betreuungsgesetz kein eigenständiges Gesetz. Die materiellen Rechtsgrundlagen finden sich in den §§ 1896 ff. des Bürgerlichen Gesetzbuches (BGB); das verfahren ist in den §§ 65 ff. des Gesetzes über die Angelegenheiten der freiwilligen Gerichtsbarkeit (FGG) geregelt (s. Kap. 28).

Betreuung und Einwilligungsvorbehalt

Wenn ein Patient nicht mehr eigenverantwortlich am Rechtsleben teilnehmen kann, muß für folgende, präzise festzulegende Aufgaben ein gesetzlicher Vertreter (Betreuer) vom Vormundschaftsgericht bestellt werden (§ 1896 BGB):

- Personensorge, z.B. ärztliche Behandlungsmaßnahmen oder Aufenthaltsbestimmung
- Vermögenssorge.

Durch die Bestellung eines Betreuers wird die **Geschäftsfähigkeit** des Betreuten nicht berührt. Er kann weiterhin am Rechtsverkehr teilnehmen. Seine Willenserklärungen sind gültig und bedürfen nicht der Genehmigung des Betreuers. Auch auf die Ehemündigkeit und die Testierfähigkeit hat die Bestellung eines Betreuers keine Auswirkung.

Der **Einwilligungsvorbehalt** (§ 1903 BGB) geht über den Umfang einer Betreuung hinaus und besagt, daß der Betreute zu einer den Aufgabenkreis des Betreuers betreffenden Willenserklärung dessen Einwilligung bedarf. So sind einseitige Rechtsgeschäfte, die der Betreute ohne die erforderliche Einwilligung des Betreuers geschlossen hat, unwirksam.

Ärztliche Behandlungsmaßnahmen

Ein einwilligungsfähiger Patient muß selbst in ärztliche Behandlungsmaßnahmen einwilligen. Bei Einwilligungsunfähigkeit muß der Betreuer nach § 1904 BGB die Einwilligung erteilen. Besteht die begründete Gefahr, daß der Betreute an einer ärztlichen Maßnahme stirbt oder einen schweren, anhaltenden Schaden erleidet, muß das Vormundschaftsgericht die Einwilligung des Betreuers genehmigen. Vor der Genehmigung muß vom Richter ein Gutachten über den geplanten Eingriff eingeholt werden.

In **akuten Notfällen** ist der Eingriff gerechtfertigt, soweit die Voraussetzungen der „mutmaßlichen Einwilligung" vorliegen. Zur Ermittlung des „mutmaßlichen Patientenwillens" können nahestehende Personen, z.B. Angehörige, befragt werden. Sie haben jedoch kein Entscheidungsrecht.

Häufig werden von den Patienten sogenannte **Patiententestamente** oder „Patientenverfügungen" verfaßt, in denen sie jede oder eine bestimmte Art der Behandlung (z.B. auf einer Intensivstation) für sich ablehnen oder fordern. Maßgebend ist bei Einwilligungsunfähigkeit aber grundsätzlich der mutmaßliche Wille des Patienten zum Zeitpunkt der ärztlich notwendigen Maßnahme. Der zu einem früheren Zeitpunkt geäußerte Wille kann dafür allenfalls Anhaltspunkte liefern. Gleiches gilt für Äußerungen von Angehörigen. Soweit ein Angehöriger nicht als Betreuer eingesetzt ist, können seine Äußerungen nur Hilfe bei der Ermittlung des mutmaßlichen Patientenwillens sein, ihn aber nicht ersetzen.

Der reine **Probandenversuch** am alten, einwilligungsunfähigen Patienten zur Erprobung neuer Medikamente ohne medizinische Indikation (**auch: Humanexperiment**) ist unzulässig. Der **Heilversuch,** d.h. der Versuch mit medizinischer Indikation, ist dagegen mit Einwilligung des Betreuers, in gravierenden Fällen unter Einschaltung des Vormundschaftsgerichts, zulässig. Bei einer Notfallindikation ist der Heilversuch nach § 41 Arzneimittelgesetz (AMG) zulässig. In dem bislang noch nicht von der Europäischen Union (EU) verabschiedeten und in einzelnen Ländern noch engagiert diskutierten „Übereinkommen zum Schutz der Menschenrechte und der Menschenwürde im Hinblick auf die Anwendung von Biologie und Medizin: Menschenrechtsübereinkommen zur Biomedizin" (früher: „Bioethics Convention") werden Minimalforderungen an die biomedizinische Forschung gestellt, die in keinem der EU-Länder unterschritten werden dürfen. Es wird darin u.a. auch die Forschung an dementen Menschen geregelt.

Unterbringung

Für die zivilrechtliche Unterbringung des Betreuten ist neben der Zustimmung des Betreuers die Genehmigung des Vormundschaftsgerichts erforderlich. Sie ist gemäß § 1906 BGB nur zulässig, wenn sie „zum Wohl des Betreuten erforderlich ist":

- wenn eine Indikation vorliegt (wenn aufgrund einer Erkrankung die Gefahr besteht, daß der Betreute sich tötet oder sich erheblichen Gesundheitsschaden zufügt) oder
- wenn eine Untersuchung oder Behandlung notwendig ist und der Betreute nicht über die entsprechende Einsicht verfügt.

Ohne Genehmigung des Vormundschaftsgerichts ist die Unterbringung nur zulässig, wenn mit dem Aufschub Gefahr verbunden wäre; die Genehmigung ist dann aber unverzüglich einzuholen. Voraussetzung für die richterliche Unterbringung ist ein Sachverständigengutachten zur Erforderlichkeit, das nach Ablauf von vier Jahren zu erneuern ist.

Der Unterbringung gleichgestellt sind „**unterbringungsähnliche Maßnahmen**": längere oder regelmäßige Freiheitsentziehungen durch mechanische Vorrichtungen (Bettgitter, Gurte), Medikamente u.a. Die Genehmigungspflicht betrifft dabei nur Personen, die sich in einer Klinik oder einem Heim befinden; häusliche Maßnahmen im Rahmen der Familienpflege bleiben genehmigungsfrei. Bei unterbringungsähnlichen Maßnahmen genügt zur richterlichen Genehmigung ein ärztliches Attest.

Daneben bestehen die öffentlich-rechtlichen Unterbringungsgesetze der Bundesländer, die z.B. im Falle einer Fremdgefährdung angewendet werden. Das Verfahren wird einheitlich für die zivilrechtliche und die öffentlich-rechtliche Unterbringung in den §§ 70 ff. FGG geregelt.

Autofahren und Demenz

Nach der vierten Auflage (November 1992) des Gutachtens „Krankheit und Kraftverkehr" des Gemeinsamen Beirats für Verkehrsmedizin beim Bundesminister für Verkehr und beim Bundesminister für Gesundheit sind Personen, die an einer senilen und präsenilen Hirnkrankheit oder unter einer schweren altersbedingten Persönlichkeitsstörung leiden, zum Führen von Kraftfahrzeugen aller Klassen ungeeignet.

7.2 Ethische Aspekte

Selbst in einem noch so ausgefeilten Rechtssystem verbleibt wegen der Unvorhersehbarkeit und der Komplexität menschlicher Verhaltensweisen ein Entscheidungsbereich, der ausschließlich zwischen den beteiligten Individuen gestaltet werden muß. Außerdem entbindet kein Rechtssystem die Individuen davon, ihr eigenes und anderer Handeln zu bewerten.

Recht ist – im Gegensatz zur Ethik – ein System von Regeln, das die normativen Verbindlichkeiten einer konkreten politischen Gemeinschaft zu einer bestimmten Zeit festlegt. Ethik bezeichnet die Disziplinen von Philosophie und Theologie, die sich mit den Bewertungen „gut" oder „schlecht" hinsichtlich Verhalten und Charakter befassen. Die medizinische Ethik oder Bioethik beschäftigt sich mit ethischen Problemen in Medizin, Pflege und Biowissenschaften. Die ethischen Grundlagen ärztlichen Handelns – auch in der biomedizinischen Forschung am Menschen – sind in den sogenannten Ethischen Codices niedergelegt, die jedoch nicht den Status eines Gesetzes haben: dem Nürnberger Codex (1947), der Deklaration von Helsinki des Weltärztebundes (1964), ergänzt in den Versionen von Tokio (1975), Venedig (1983), Hongkong (1989) und Somerset West, Republik Südafrika (1996), und der Erklärung von Hawaii (1977) des Weltbundes der Psychiatrie. Die Richtlinien der Europäischen Gemeinschaft von 1990 – Good Clinical Practice (GCP) – legen Standards für die klinische Prüfung von Arzneimitteln fest. Die Aufgabe von Ethikkommissionen in Krankenhäusern und Forschungseinrichtungen ist es, die verantwortlichen Ärzte und Forscher hinsichtlich der Einhaltung rechtlicher und ethischer Standards zu beraten.

In der Ethik werden Konflikte zwischen ethischen Prinzipien und zwischen den Interessen verschiedener Parteien unterschieden. In der großen Gruppe ethischer Konflikte zwischen Parteien – z.B. Patient, Arzt, Angehörige, Krankenhaus, pharmazeutischer Industrie, wissenschaftlicher Gemeinschaft, Regierung, Krankenversicherung – treffen sehr verschiedene Interessen aufeinander.

Wichtig für die **Bewertung medizinischen Handelns** sind folgende vier Prinzipien:

- das Prinzip der Autonomie
- das Prinzip der Fürsorge
- das Prinzip des Nicht-Schadens
- das Prinzip der Fairneß bzw. Solidarität.

Ein Konflikt zwischen dem Prinzip der Autonomie des Patienten und dem Prinzip der Fürsorge entsteht beispielsweise, wenn ein Patient eine für ihn lebenswichtige Therapie ablehnt und die Frage aufgeworfen wird, ob es ethisch zulässig ist, die Therapie zu erzwingen.

„Ageism"

Alten Menschen wird von jüngeren aufgrund ihres veränderten äußerlichen Aspekts bei geistigem und körperlichem Abbau häufig Ablehnung bis Ekel entgegengebracht. Die amerikanische Geriatrie-Ethik hat dafür den Begriff „ageism" (Vorurteil gegen das Alter) geprägt. Man muß sich sicher fragen, inwieweit dieses Phänomen darin gründet, daß wir unser eigenes Altern und unsere eigene Vergänglichkeit, die uns im gebrechlichen alten Menschen unmittelbar vor Augen geführt wird, verdrängen möchten. Es stellen sich im Alltag also immer wieder zwei Fragen: Ob „die Noch-Jüngeren" die psychische und physische Gebrechlichkeit der „Schon-Älteren" angemessen wahrnehmen möchten, und zu welchem Zweck sie dies tun sollten? Hier könnte die medizinische Aus- und Fortbildung Impulse zu Selbstwahrnehmung und Selbstreflexion geben.

> **Resümee**
> Durch Beeinträchtigungen der körperlichen und psychischen Fähigkeiten älterer Menschen sind oder fühlen sich Angehörige oder Dritte häufig aufgefordert, fürsorglich für den Betroffenen zu handeln. In einigen dieser Situationen kann dabei auf Rechtsnormen (z.B. Betreuung, Einwilligungsvorbehalt, Unterbringung) zurückgegriffen werden, in anderen nicht. In jedem Fall bedarf es bei Interessenkonflikten ethischer Überlegungen. Die ethischen Grundlagen ärztlichen Handelns sind in den sogenannten Ethischen Codices niedergelegt, die jedoch keinen Gesetzesstatus haben.

8 Sterben und Tod

Während in früheren Generationen alle Altersgruppen ein ähnliches Todesrisiko hatten, sterben Menschen heute typischerweise erst in höherem Lebensalter. Die Sterblichkeit bis zum Alter von 50 Jahren liegt bei lediglich 9% aller Verstorbenen. Der Tod ist in modernen Gesellschaften zu einem Altersphänomen geworden. Die Sterbephase dauert länger und findet immer häufiger (ca. 60%) in Institutionen statt. Thanatopsychologie und -soziologie haben gezeigt, daß das Verhältnis zu Sterben und Tod individuell stark variiert. Es hängt weniger von sozialen Merkmalen wie Geschlecht, Alter oder Beruf als vielmehr von negativen Lebensereignissen, instabilen biographischen Verläufen, fehlenden Zukunftsperspektiven, mangelnder sozialer Integration oder mangelnden religiösen Bindungen ab.

Alte Menschen haben häufig das Bedürfnis, sich rückblickend mit ihrer Lebensgeschichte auseinanderzusetzen. Bei dieser Suche nach Orientierung und Vorbereitung auf den Tod werden sie von ihrem Umfeld meist nicht verstanden und bleiben auf sich allein gestellt. Die gedankliche Auseinandersetzung mit dem Tod nimmt zwar mit steigendem Lebensalter zu, die Angst vor dem Tod jedoch eher ab, und es kommt zu einer positiv-akzeptierenden Einstellung gegenüber dem eigenen Tod. Die verschiedenen Stadien, in denen sich Sterbende mit dem nahenden Tod auseinandersetzen, sind in der klassischen „Ars Moriendi" ebenso beschrieben worden wie in Studien über die Bewältigung von ärztlichen Diagnosen bei unheilbar Kranken. Die Stufen der klassischen Lehre und der aktuellen Forschung werden, auch wenn sie nicht aus der gleichen Perspektive stammen, in Tabelle 26-8 gegenübergestellt.

Die Hospizbewegung hat es sich zur Aufgabe gemacht, nicht nur die Sterbenden, sondern auch die Angehörigen zu begleiten. **Hospize verstehen sich als Stätten des Lebens für Sterbende** und nicht als Sterbekliniken. Sie grenzen sich eindeutig gegen aktive Sterbehilfe ab. Interdisziplinäre Teams bemühen sich insbesondere um palliative Schmerz- und Symptomkontrolle, Kontinuität der (häuslichen) Versorgung und Unterstützung bei psychosozialen Problemen von Patient und Familie. Wichtigster Aspekt eines friedvollen Todes ist die Linderung von Schmerzen und quälenden Symptomen wie Dyspnoe, Unruhe und Agitiertheit. Daher werden bei Sterbenden häufig Opiat-Analgetika eingesetzt.

Die Begleitung von Sterbenden erfordert von den betreuenden Personen nicht nur spezifisches Wissen und technische Fertigkeiten, sondern auch ein Zuhören-Können und Tolerieren-Können über kulturelle und weltanschauliche Grenzen hinweg. Sterbebegleitung verlangt vom einzelnen ein Nachdenken über die Bedeutung von Sterben und Tod, vor allem aber eine bewußte Haltung zum eigenen Sterben und Tod. Es geht für den Betreuenden also um Erkennen, Annehmen und Verarbeiten eigener Unsicherheit, eigener Ohnmachtsgefühle und eigener Ängste.

> **Resümee**
> Der Tod ist in modernen Gesellschaften zu einem Altersphänomen geworden. Die Sterblichkeit bis zum Alter von 50 Jahren liegt bei lediglich 9% aller Verstorbenen. Die Sterbephase dauert länger und findet immer häufiger in Institutionen statt.

Tabelle 26-8 Stadien des Sterbens.

Ars Moriendi	Phasen nach Kübler-Ross
Glaube/Unglaube	Nicht-wahr-haben-Wollen
Hoffnung/Verzweiflung	Wut
Geduld/Ungeduld	Verhandeln
Demut/Hochmut	Depression
Armut/Geiz	Akzeptieren des Sterbens

Literatur

1 Grundlagen der Gerontopsychiatrie und -psychotherapie

Fischer, G. C. (Hrsg.): Geriatrie für die hausärztliche Praxis. Springer, Berlin–Heidelberg–New York 1991.

Krauss, B.: Epidemiologie. In: Kisker, K. P., H. Lauter, J.-E. Meyer, C. Müller, E. Strömgren (Hrsg.): Psychiatrie der Gegenwart. Bd. 8: Alterspsychiatrie, S. 59–84. Springer, Berlin–Heidelberg–New York 1989.

2 Psychische Störungen im höheren Lebensalter

Bauer, J.: Die Alzheimer-Krankheit. Schattauer, Stuttgart–New York 1994.

Bleza, D., L. K. George, D. Hughes: Schizophrenic symptoms in an elderly community population. In: Rody, J. A., G. L. Meddocks (eds.): Epidemiology and Aging. An International Perspective, pp. 134–149. Springer, Berlin–Heidelberg–New York 1988.

Bleza, D., C. D. Williams: Epidemiology of dysphoria and depression in an elderly population. Amer. J. Psychiat. 137 (1980) 439–444.

Cooper, A., A. F. Curry: The pathology of deathness in the paranoid and affective psychosis of later life. J. psychosom. Res. 20 (1976) 97–105.

Cooper, B., H. Bickel: Prävalenz und Inzidenz von Demenzerkrankungen in der Altenbevölkerung. Ergebnisse einer populationsbezogenen Längsschnittstudie in Mannheim. Nervenarzt 60 (1989) 472–482.

Dilling, H., R. Weyerer, R. Lastell: Psychische Erkrankungen in der Bevölkerung. Eine Felduntersuchung zur psychiatrischen Morbidität und zur Inanspruchnahme ärztlicher Institutionen in drei kleinen städtischen Gemeinden des Landkreises Traunstein/Oberbayern. Enke, Stuttgart 1984.

Förstl, H.: Lehrbuch der Gerontopsychiatrie. Enke, Stuttgart 1997.

Häfner, H.: Epidemiologie psychischer Störungen im höheren Lebensalter. In: Möller, H.-J., A. Rohde (Hrsg.): Psychische Krankheit im Alter, S. 45–68. Springer, Berlin–Heidelberg–New York 1993.

Häfner, H., P. Löffler: Die Entwicklung der Anzahl der von Altersdemenzkranken und Pflegebedürftigkeit in den kommenden 50 Jahren – Eine demographische Projektion auf der Basis epidemiologischer Daten für die Bundesrepublik Deutschland (alte Länder). Öff. Gesundh.-Wesen 53 (1991) 681–686.

Hagnell, O.: Repeated incidence in prevalence studies of mental disorders in a total population followed during 25 years. The Lundby Study, Sweden. Acta psychiat. scand. 79 (Suppl. 348) (1989) 61–78.

Helmchen, H., M. Linden: The differentiation between depression and dementia in the very old. Aging Soc. 13 (1993) 589–617.

Jorm, A. F., A. E. Korten, A. S. Henderson: The prevalence of dementia: a quantitative integration of the literature. Acta psychiat. scand. 76 (1987) 465–479.

Kisker, K. P., H. Lauter, J.-E. Meyer, C. Müller, E. Strömgren (Hrsg.): Psychiatrie der Gegenwart. Bd. 6: Organische Psychosyndrome. Springer, Berlin–Heidelberg–New York 1989.

Krauss, B.: Epidemiologie. In: Kisker, K. P., H. Lauter, J.-E. Meyer, C. Müller, E. Strömgren (Hrsg.): Psychiatrie der Gegenwart. Bd. 8: Alterspsychiatrie, S. 59–84. Springer, Berlin–Heidelberg–New York 1989.

Maurer, K., R. Ihl, L. Fröhlich: Alzheimer. Springer, Berlin–Heidelberg–New York 1993.

Mayer, K. U., P. B. Baltes (Hrsg.): Die Berliner Altersstudie. Akademie Verlag, Berlin 1996.

Müller, C.: Altersveränderungen vorausgegangener psychischer Erkrankungen. In: Kisker, K. P., H. Lauter, J.-E. Meyer, C. Müller, E. Strömgren (Hrsg.): Psychiatrie der Gegenwart. Bd. 8: Alterspsychiatrie, S. 397–410. Springer, Berlin–Heidelberg–New York 1989.

Murphy, E.: Social origins of depressions in old age. Brit. J. Psychiat. 1441 (1982) 135–142.

Myers, J. K., M. M. Weissman, G. L. Tischler: 6 months prevalence of psychiatric disorders in 3 communities. Arch. gen. Psychiat. 41 (1984) 959–967.

Raskind, M., E. Peskind, M. Rivard, R. Veith, R. Barnes: DST and cortisol circadian rhythm in primary degenerative dementia. Amer. J. Psychiat. 179 (1982) 1468–1471.

Retterstol, N.: Schizophrenie – Verlauf und Prognose. In: Kisker, K. P., H. Lauter, J.-E. Meyer, C. Müller, E. Strömgren (Hrsg.): Psychiatrie der Gegenwart. Bd. 4: Schizophrenien, S. 71–115. Springer, Berlin–Heidelberg–New York 1987.

Robinson, D. S., J. M. Davies, A. Nies: Aging monoamines and monamine oxidate levels. Lancet 1 (1972) 1290.

Robinson, R. G., L. Buck Starr, T. R. Price: A two year longitudinal study of mood disorders following stroke: A six months follow-up. Brit. J. Psychiat. 144 (1984) 256–262.

Strian, F.: Angst – Grundlage und Klinik. Springer, Berlin–Heidelberg–New York 1983.

3 Spezielle Problembereiche der Gerontopsychiatrie

Atkinson, R. C., R. N. Schiffrin: Human memory: A proposed system and its control processes. In: Sbence, K. W., J. T. Sbence (eds.): The Psychology of Learning and Motivation: Advances in Research and Theory, pp. 89–195. Academic Press, New York 1968.

Baddeley, A. D.: Working memory. Science 255 (1986) 556–559.

Baltes, P. B.: Entwicklungspsychologie der Lebensspanne. Psychologische Rundschau 41 (1990) 1–24.

Bron, B., A. Lowack: Mißbrauch und Abhängigkeit von Alkohol und Medikamenten im höheren Lebensalter. Z. Geront. 20 (1989) 219–226.

Bronisch, Th.: Der Suizid. Ursachen, Warnsignale, Prävention. Beck, München 1995.

Böcker, F.: Suizide und Suizidversuche. Thieme, Stuttgart–New York 1973.

Bruder, J.: Suchtmittelgebrauch und Suchtmittelmißbrauch im Alter aus gerontologischer Sicht. In: Hamburgische Landesstelle gegen die Suchtgefahren (Hrsg.): Zukunft des Alterns und gesellschaftliche Entwicklung, S. 204–230. De Gruyter, Berlin 1992.

Butler., R. N., M. I. Lewis: Alte Liebe rostet nicht. Über den Umgang mit Sexualität im Alter. Huber, Bern 1995.

Cattell, R. B.: Abilities. Their Structure, Growth, and Action. Houghton, Boston 1971.

Cramon, D. Y. von, N. Mai, W. Ziegler: Neuropsychologische Diagnostik. Chapman & Hall, London–Glasgow–Weinheim–New York–Tokyo–Melbourne–Madras 1995.

Cooper, B.: Mental illness, disability and social conditions among old people in Mannheim. In: Häfner, H., G. Moschel, N. Sartorius (eds.): Mental Health in the Elderly. A Review of the Present State of Research, pp. 35–45. Springer, Berlin–Heidelberg–New York 1986.

Cunningham, W. R., J. E. Birren: Age changes in the factor structure of intellectual abilities in adulthood and old age. Educational and psychological Measurement. 40 (1980) 271–290.

Deutsche Hauptstelle gegen die Suchtgefahren: Jahrbuch Sucht 1996. Neuland Verlagsgesellschaft, Geesthacht 1995.

Feinberg, I.: Changes of sleep cycle patterns with age. J. psychiat. Res. 19 (1974) 283–306.

Feuerlein, W., H. Küchner, Ch. Ringer, K. Antons: Der Münchner Alkoholismus-Test (MALT) – Testmanual. Beltz, Weinheim 1979.

Fleischmann, U. M.: Gedächtnis und Alter. Huber, Bern–Göttingen–Toronto 1989.

Grond, E.: Rahmenbedingungen des Alters für Alkoholismus und Medikamentenmißbrauch. In: Kath. Sozialethische Arbeitsstelle e.V.: Sucht und Alter. Heft 10: Aktuelle Orientierungen: Suchtgefahren, S. 7–10. Hoheneck, Hamm 1985.

Grüneberg, F.: Zur Phänomenologie suizidaler Handlungen im höheren Lebensalter. Akt. Geront. 7 (1977) 91–100.

Gutzmann, H., S. Kanowski, H. Krüger, R. Urban, L. Ciompi: Das AGP-System. Manual zur Dokumentation gerontopsychiatrischer Befunde. Springer, Berlin–Heidelberg–New York 1990.

Huber, G.: Körperlich begründbare psychische Störungen bei Intoxikationen, Allgemein- und Stoffwechselstörungen, bei inneren und dermatologischen Erkrankungen, Endokrinopathien, Generationsvorgängen, Vitaminmangel und Hirntumoren. In: Kisker, K. P., H. Lauter, J.-E. Meyer, C. Müller, E. Strömgren (Hrsg.): Psychiatrie der Gegenwart. Bd. 6: Organische Psychosen, S. 197–252. Springer, Berlin–Heidelberg–New York 1988.

Illhardt, F. J., R. Wolf: Suizid im Alter: Zusammenbruch der Wertorientierung? Z. Gerontol. Geriat. 31 (1998) 1–8.

Kreitmann, N.: Die Epidemiologie von Suizid und Parasuizid. Nervenarzt 51 (1980) 131–138.

Lawton, M. P., E. M. Brody: Assessment of older people: Self-maintaining and instrumental activities of daily living. Gerontologist 9 (1969) 179–186.

Lehr, U: Psychologie des Alterns. UTB, Heidelberg 1972.

Mahoney, F., D. Barthel: Functional evaluation: The Barthel index. Med. Stat. med. J. 14 (1965) 61–65.

Markowitsch, H. J.: Gedächtnisstörungen. In: Markowitsch, H. J. (Hrsg.): Biologische Psychologie. Bd. 2: Klinische Neuropsychologie, S. 28–42. Hogrefe, Göttingen–Bern–Toronto–Seattle 1996.

Mersky, H., F. G. Spear: Pain: Psychological and Psychiatric Aspects. Bailliere, Tindall and Cassel, London 1967.

Miles, L. E., W. C. Dement: Sleep and aging. Sleep 3 (1980) 119–121.

Nikolaus, Th.: Harninkontinenz. In: Kruse, W., Th. Nikolaus (Hrsg.): Geriatrie, S. 63–74. Springer, Berlin–Heidelberg–New York 1992.

Oefele, K. von, E. Rüther: Schlafverhalten und Schlafstörungen. In: Platt, D. (Hrsg.): Handbuch der Gerontologie. Bd. 5, S. 356–372. Fischer, Stuttgart–Jena–New York 1989.

Olbrich, E.: Kompetenz im Alter. Z. Geront. 20 (1987) 319–330.

Oswald, W. D.: Kognitive Abbauerscheinungen im Alter und bei dementiellen Prozessen. Münch. med. Wschr. 134 (1992) 514–517.

Pfeiffer, E., A. Verwoerdt, H.-S. Wang: Sexual behavior in aged men and women. Arch. gen. Psychiat. 19 (1968) 753–758.

Poser, W.: Klinik der Medikamentenabhängigkeit. In: Kisker, K. P., H. Lauter, J.-E. Meyer, C. Müller, E. Strömgren (Hrsg.): Psychiatrie der Gegenwart. Bd. 3: Abhängigkeit und Sucht, S. 401–424. Springer, Berlin–Heidelberg–New York 1989.

Schmidtke, A., B. Weinacker: Suizidalität in der Bundesrepublik und den einzelnen Bundesländern: Situation und Trends. Suizidprophylaxe 21 (1994) 4–16.

Schmitz-Moormann, K.: Alkoholprobleme im Alter. In: Deutsche Hauptstelle gegen die Suchtgefahren (Hrsg.): Sinnfrage und Suchtprobleme, S. 273–280. Hoheneck, Hamm 1986.

Spiegel, R.: Sleep and Sleeplessness in Advanced Age. Advances in Sleep Research (5). Spectrum, New York 1981.

Staudinger, U., P. B. Baltes: Gedächtnis, Weisheit und Lebenserfahrung im Alter: zur Ontogenese als Zusammenwirken von Biologie und Kultur. In: Dörner, D., E. van der Meer (Hrsg.): Das Gedächtnis, S. 433–484. Hogrefe, Göttingen 1995.

Sydow, K. von: Die Lust auf Liebe bei älteren Menschen. Reinhardt, München 1994.

Tinetti, E.: Performance-oriented assessment of mobility problems in elderly patients. J. Amer. Geriat. Soc. 34 (1986) 119–126.

Tresch, D., M. F. Folstein, P. V. Rabins, W. R. Hazzard: Prevalence and significance of cardiovascular disease and high potention in elderly patients with dementia and depression. J. Amer. psychiat. Soc. 33 (1985) 530–537.

Weg, R. B.: Sexuality in the later years. Academic Press, New York 1983.

Welz, R., M. Lindner, M. Klose, H. Pohlmeier: Psychiatrische Störungen und körperliche Erkrankungen im Alter. Fundam. Psychiat. 3 (1989) 223–229.

Wertheimer, J.: Polymorbidität. In: Kisker, K. P., H. Lauter, J.-E. Meyer, C. Müller, E. Strömgren (Hrsg.): Psychiatrie der Gegenwart. Bd. 8: Alterspsychiatrie, S. 253–270. Springer, Berlin–Heidelberg–New York 1989.

Weyerer, S., H. Dilling: Psychiatric and physical illness, sociodemographic characteristics, and the use of psychotropic drugs in the community: Results from the upper Bavarian field study. J. clin. Epidem. 44 (1991) 303–311.

Wojnar, J., J. Bruder: Suicidal tendency among demented residents of nursing homes in Hamburg. In: Böhme, K., R. Freytag, H. Wächtler (Hrsg.): Suicidal Behavior. The State of the Art, pp. 158–162. Roderer, Regensburg 1993.

Wolfersdorf, M., R. Welz: Suizidalität im höheren Lebensalter. In: Förstl, H. (Hrsg.): Lehrbuch der Gerontopsychiatrie, S. 419–438. Enke, Stuttgart 1997.

4 Psychopharmakotherapie

Benkert, O., H. Hippius: Psychiatrische Pharmakotherapie. Springer, Berlin–Heidelberg–New York 1992.

Kanowski, S.: Somatotherapie. In: Kisker, K. P., H. Lauter, J.-E. Meyer, C. Müller, E. Strömgren (Hrsg.): Psychiatrie der Gegenwart. Bd. 8: Alterspsychiatrie, S. 271–312. Springer, Berlin–Heidelberg–New York 1989.

Klauber, J., H. Schröder, G. W. Selke: Arzneimittelverordnungen nach Alter und Geschlecht. In: Schwabe, U., D. Pfaffrath (Hrsg.): Arzneiverordnungsreport '96, S. 497–511. Fischer, Stuttgart–Jena–New York 1996.

Palm, D., G. Wiener: Alter, Rezeptoren und Neurotransmitter. In: Bentall, D., H. Coper, S. Kanowski. (Hrsg.): Hirnorganische Psychosyndrome im Alter, S. 162–175. Springer, Berlin–Heidelberg–New York 1982.

Sunderland, T.: Neurotransmission in the aging central nervous system. In: Salzman, C. (ed.): Clinical Geriatric Psychopharmacology, pp. 41–59. Williams & Wilkins, Baltimore–Philadelphia–Hongkong–London–Munich 1992.

5 Psychotherapie

Beck, A. T., A. J. Rush, B. F. Shaw, G. Emery: Kognitive Therapie der Depression. Urban & Schwarzenberg, München–Wien–Baltimore 1981.

Dilling, J.: Zur Notwendigkeit psychotherapeutischer Interventionen zwischen dem 50. und 80. Lebensjahr. Vortrag Weltkongreß für Gerontologie, Hamburg 1981.

Folsom, J. C., L. R. Taubee: Reality orientation for geriatric patients. J. Hosp. Com. Psychiat. 17. (1966) 133–135.

Hautzinger, M.: Verhaltenstherapie bei Depression im Alter. Verhaltenstherapie 2 (1992) 217–221.

Heuft, G., C. Marschner: Psychotherapeutische Behandlung im Alter. Psychotherapeut 39 (1994) 205–219.

Hirsch, R. D.: Lernen ist immer möglich. Verhaltenstherapie mit Älteren. Reinhardt, München 1991.

Klermann, G. L., M. M. Weissmann, B. J. Rounsaville, E. S. Chevron. Interpersonal Psychotherapy of Depression. Basic Books, New York 1984.

Lehr, U.: Interventionsgerontologie. Praxis der Sozialpsychologie, Bd. 11. Steinkopff, Darmstadt 1979.

Patterson, R. L.: Senile dementias. In: Daitzman, R. J. (ed.): Diagnosis and Intervention in Behavior Therapy and Behavioral Medicine, pp. 88–129. Springer, Berlin–Heidelberg–New York 1985.

Radebold, H.: Psychodynamik und Psychotherapie Älterer. Springer, Berlin–Heidelberg–New York 1992.

Wahl, R., M. Hautzinger: Verhaltensmedizin. Konzepte, Anwendungsgebiete, Perspektiven. Deutscher Ärzteverlag, Köln 1989.

6 Gedächtnistraining

Ermini-Fünfschilling, D., W. von Kritzing, C. Hendrikson, D. Meier, H. B. Stählin: Mental Training for Patients with Beginning Senil Dementia: Effects on Verbal Fluency. INS Meeting, Madeira 1993.

Fleischmann, U. M.: Kognitives Training im höheren Lebensalter unter besonderer Berücksichtigung von Gedächtnisleistungen. In: Klauer, K. J.: Kognitives Training, S. 343–359. Hogrefe, Göttingen 1993.

Oswald, W. D., G. Rödel: Gedächtnistraining. Ein Programm für Seniorengruppen. Hogrefe, Göttingen 1995.

Oswald, W. D., R. Rupprecht, T. Gunzelmann: Das Sima-Projekt: Effekte eines einjährigen kognitiven und psychomotorischen Trainings auf die Hirnleistungsfähigkeit im höheren Lebensalter. In: Kruse, A. (Hrsg.): Jahrbuch der Medizinischen Psychologie. Psychosoziale Gerontologie, Bd. 2: Intervention. Hogrefe, Göttingen 1998.

Rahmann, H., M. Rahmann: Das Gedächtnis. Neurobiologische Grundlagen. Springer, Berlin–Heidelberg–New York 1988.

Romero, B., G. Eder: Selbst-Erhaltungs-Therapie (SET): Konzept einer neuropsychologischen Therapie bei Alzheimer-Kranken. Z. Gerontopsychiat. Psychol. 4 (1992) 267–282.

7 Recht und Ethik

Beauchamp, T. L., J. F. Childress: Principles of Biomedical Ethics, 3rd ed. Oxford University Press, Oxford–New York–Tokyo 1989.

Betreuungsgesetz: Gesetz zur Reform des Rechts der Vormundschaft und Pflegschaft für Volljährige. Bundesgesetzblatt I (1990) 2002–2027.

Butler, R. N.: Successful aging and the role of life review. J. Amer. Geriat. Soc. 22 (1974) 529–535.

Helmchen, H., H. Lauter: Dürfen Ärzte mit Demenzkranken forschen? Thieme, Stuttgart–New York 1995.

Illhardt, F. J.: „Ageism": Vorurteile gegen das Alter. Z. Geront. 26 (1993) 335–338.

Illhardt, F. J.: Ageism im Umgang mit alten Menschen und seine Auswirkung auf die therapeutische Beziehung. Z. Gerontopsychologie und -psychiatrie 8 (1995) 9–16.

Lewrenz, H., W. Friedel: Krankheit und Kraftverkehr. Gutachten des Gemeinsamen Beirats für Verkehrsmedizin beim Bundesminister für Verkehr und beim Bundesminister für Jugend, Familie und Gesundheit. Schriftenreihe des Bundesministers für Verkehr, Heft 71. Köllen, Bonn 1992.

Neubauer, H., T. Wetterling, W. Neubauer: Einwilligungsfähigkeit bei dementen und verwirrten (deliranten) älteren Patienten. Fortschr. Neurol. Psychiat. 62 (1994) 306–312.

Wagner, W.: Arzneimittel und Verantwortung. Springer, Berlin–Heidelberg–New York 1993.

Wolf, R.: General medical and ethical problems in drug treatment in the elderly. Thérapie 51 (1996) 424–428.

Zimmermann, S.: Betreuungsrecht. Beck, München 1992.

8 Sterben und Tod

Feifel, H.: New Meanings of Death. McGrawhill, New York 1977.

Illhardt, F. J.: Tod – Trauer – Transzendenz. Europäische Traditionen in Auseinandersetzung mit dem Tod. In: Sich, D., H. H. Figge, P. Hinderling (Hrsg.): Sterben und Tod. Eine kulturvergleichende Analyse, S. 23–34. Vieweg, Braunschweig 1986.

Kübler-Ross, E.: Leben bis wir Abschied nehmen. Kreuz, Stuttgart 1982.

Kübler-Ross, E.: Interviews mit Sterbenden. Kreuz, Stuttgart 1980.

Meyer, J. E.: Todesangst und das Todesbewußtsein der Gegenwart. Springer, Berlin–Heidelberg–New York 1979.

Tausch, A.-M., R. Tausch: Sanftes Sterben. Rowohlt, Hamburg 1991.

27
Konsiliarpsychiatrie und -psychotherapie

Rolf Saupe und Albert Diefenbacher

1	**Komorbidität psychiatrischer und somatischer Erkrankungen: die Entwicklung der Konsiliarpsychiatrie und -psychotherapie**	942
2	**Organisation der Konsiliarpsychiatrie und -psychotherapie**	943
2.1	Allgemeines	943
2.2	Praktische Durchführung der Konsile	944
2.3	Qualitätssicherung und Ausbildung	945
3	**Aufgabenbereiche und allgemeine Fragestellungen der Konsiliarpsychiatrie und -psychotherapie**	945
3.1	Delirien	946
3.2	Suchterkrankungen	946
3.3	Gerontopsychiatrische Störungen	947
3.4	Depressionen	947
3.5	Komorbidität mit somatischen Störungen	948
3.6	Der körperlich erkrankte psychiatrische Patient	949
3.7	Die Bedeutung des hirnorganischen Befundes	949
3.8	Die psychotherapeutische Intervention in der Konsiliarpsychiatrie	950
4	**Fachspezifische Probleme**	950
4.1	AIDS	951
4.2	Brandstation: Intensivpatienten unter Extrembedingungen	952
4.3	HNO: Tinnitus	952
4.4	Transplantationspsychiatrie	953

1 Komorbidität psychiatrischer und somatischer Erkrankungen: die Entwicklung der Konsiliarpsychiatrie und -psychotherapie

Mehr als 30% aller nicht-psychiatrischen Krankenhauspatienten leiden zusätzlich zu ihrer somatischen Erkrankung an einer psychischen Beeinträchtigung, die die Kriterien einer psychiatrischen Diagnose erfüllt. Psychiatrische Komorbidität hat bestimmte Auswirkungen. Sie kann:
- die Krankenhausliegedauer verlängern
- die Morbidität auch im somatischen Bereich verstärken
- die Mortalität erhöhen.

Die konsiliarpsychiatrisch-psychotherapeutische Mitbetreuung der stationären Patienten im Allgemeinkrankenhaus dient also der Linderung von Leid, der allgemeinen Qualitätsverbesserung der Behandlung und der Kostensenkung in speziellen Bereichen. Konsiliarpsychiatrisch-psychotherapeutische Dienste haben andere Aufgabenschwerpunkte, als sie dem Diagnose- und Problemspektrum des stationären Bereichs einer psychiatrischen Fachabteilung entsprechen. Der Konsiliarpsychiater sieht vornehmlich nicht den „typischen", psychisch kranken Patienten, der auch körperlich krank wird: In eigenen Untersuchungen an über 1000 Patienten waren etwa zwei Drittel der Konsilpatienten vor dem Konsil noch nie in psychiatrischer Behandlung, umgekehrt waren aber rund zwei Drittel der im Konsil gesehenen Patienten in den vorausgegangenen zwei Jahren ein- oder mehrmals in stationärer somatischer Behandlung (Saupe und Diefenbacher, 1995a). Der „typische" konsiliarpsychiatrische Patient ist ein sogenannter Problempatient, der körperliche Symptome zeigt und bereits eine Zeitlang in somatischen Abteilungen „zirkulierte".

In der Klientel eines Allgemeinkrankenhauses findet sich eine hohe somatopsychische Komorbidität, die im Vergleich zur somatopsychischen Komorbidität in der Allgemeinbevölkerung noch akzentuiert ist und oft mit verlängerten Krankenhausaufenthalten und häufigen stationären Wiederaufnahmen einhergeht. Diese Patientenklientel stellt einen Schwerpunkt in der Konsilpsychiatrie und -psychotherapie dar.

Die **Geschichte der Konsiliarpsychiatrie** ist keine Ideen-, sondern eine Organisationsgeschichte. Levy datiert in seiner Übersicht (1989) den konzeptionellen Beginn der Konsiliarpsychiatrie auf eine Veröffentlichung von George Henry von 1929. Die Etablierung psychiatrischer Dienste wurde noch vor dem Zweiten Weltkrieg in den USA durch ein massives Förderprogramm vorangetrieben.

In der Bundesrepublik Deutschland wurden die speziellen Fragestellungen einer Konsiliarpsychiatrie besonders durch die zunehmend selbstverständlich werdende Einrichtung von psychiatrischen Abteilungen an Allgemeinkrankenhäusern deutlich. Außer im universitären Bereich, wo schon lange

Tabelle 27-1 Einsatzgebiete des Psychiaters im Allgemeinkrankenhaus (nach Saupe, 1996).

Bezeichnung	Ort der Tätigkeit	Zielgruppe
Psychiater im Allgemeinkrankenhaus	psychiatrische Station bzw. psychiatrische Abteilung	psychiatrische Patienten im Allgemeinkrankenhaus - psychiatrische somatisch kranke Patienten mit stationär behandlungsbedürftiger körperlicher Erkrankung - Patienten mit Somatisierungsstörungen
Konsilpsychiater	somatische Station im Allgemeinkrankenhaus	- körpermedizinische Patienten mit psychiatrischer Nebendiagnose - körpermedizinische Patienten mit ausgeprägten Belastungsreaktionen und erheblichen Bewältigungsproblemen
Liaisonpsychiater	- somatische Station - somatische Abteilung	- Patienten: K/L-Psychiater ist fest in Stationsablauf integriert - Personal der jeweiligen somatischen Abteilung

fachpsychiatrische Konsiliardienste bestehen, wurde bis dahin (und auch heute noch oft) der Patient mit psychiatrischer Komorbidität nur vom Stationsarzt der somatischen Station behandelt. Die meisten Fälle einer psychiatrischen Komorbidität wurden in diesem Setting nicht identifiziert.

Die Einführung der psychiatrisch-psychotherapeutischen Abteilungen an Allgemeinkrankenhäusern in der Bundesrepublik Deutschland bedeutet also nicht nur eine Verbesserung der Versorgung von primär psychiatrisch Kranken einer Region durch Umsetzung des Konzeptes der gemeindenahen Versorgung, sondern auch eine Verbesserung der Versorgung von körperlich Kranken mit psychiatrischer Komorbidität und psychisch Kranker mit somatischer Komorbidität.

Je nach organisatorischer Nähe zum medizinischen Bereich eines Allgemeinkrankenhauses werden **Konsiliarpsychiatrie und Liaisonpsychiatrie bzw. -psychotherapie** unterschieden. Tabelle 27-1 gibt eine Übersicht über die verschiedenen Einsatzgebiete und Definitionen des Fachgebietes.

Unter **Konsiliarpsychiatrie und -psychotherapie** versteht man die diagnostische und therapeutische Beratung anderer medizinischer Disziplinen für dort in Behandlung befindliche Patienten, die zusätzlich ein psychisches Problem haben. Soweit unterscheidet sich die psychiatrische Konsiliartätigkeit nicht von der des Chirurgen oder des Internisten. Eine Besonderheit bei der psychiatrischen Konsiliartätigkeit ist aber die Tatsache, daß viele primär körperlich Kranke, durch die somatische Erkrankung bedingt, psychisch leiden. Beispielhaft genannt seien der chronisch hautkranke Patient (Selbstwertproblematik), der Patient auf der Intensivstation (Kontrollverlust), der krebskranke Patient oder die Patientin mit unerfülltem Kinderwunsch.

LIPOWSKI (1987) spricht von **Liaisonpsychiatrie**, wenn der Psychiater auf der somatisch-medizinischen Station mitarbeitet und nicht nur Patienten mit zusätzlich aufgetretenen psychischen Erkrankungen betreut. Hier sind zwei Varianten möglich: Entweder der Psychiater hat keinen direkten Kontakt zum somatischen Patienten, sondern schult bzw. betreut in einer regelmäßigen Zusammenarbeit Mediatoren der Therapie, z.B. das Pflegepersonal, in psychologischen/psychiatrischen Aspekten bestimmter Erkrankungen. Alternativ ist der Liaisonpsychiater voll in das jeweilige Stationsteam integriert, geht mit auf Visiten und übernimmt unter Umständen auch direkte Therapieverantwortung.

Wegen dieser Bedeutungsvielfalt wird in der Literatur auch häufig der zusammenfassende Begriff Konsiliar-/Liaisonpsychiatrie (engl.: „consultation-liaison-psychiatry") verwendet, was dann im Jargon (auch in Veröffentlichungen) oft zu „K/L"-(bzw: „C/L"-)Psychiatrie geführt hat. Wir schlagen hier als Oberbegriff für die verschiedenen Organisationsformen des Fachgebietes „Konsiliarpsychiatrie und -psychotherapie" vor.

Bei der Konsiliarpsychiatrie entstehen Überschneidungen zu den angewandten Bereichen der Medizinpsychologie (z.B. Psychogynäkologie, Psychokardiologie oder Psychonephrologie). Außerdem überschneidet sich dieser Bereich mit dem Begriff der „behavioral medicine" in den USA bzw. neuerdings auch der Verhaltensmedizin in der Bundesrepublik Deutschland. Die im deutschsprachigen Raum noch sehr strikte Trennung zwischen Psychosomatik und Psychiatrie/Psychotherapie löst sich bei dieser aus dem angelsächsischen Raum stammenden Entwicklung tendenziell auf.

> **Resümee**
> Konsiliarpsychiatrisch-psychotherapeutische Dienste haben andere Aufgabenschwerpunkte, als sie dem Diagnose- und Problemspektrum der eigenen psychiatrischen Fachabteilung entsprechen. Je nachdem, ob der Konsiliarpsychiater bzw. -psychotherapeut nur auf Anforderung tätig wird oder fest in die Abläufe der jeweiligen somatischen Station eingebunden ist, unterscheidet man zwischen Konsiliar- und Liaisonpsychiatrie.

2 Organisation der Konsiliarpsychiatrie und -psychotherapie

2.1 Allgemeines

Die ärztlich-psychologische Betreuung von Patienten mit somatopsychischer Komorbidität zeichnet sich in der Bundesrepublik Deutschland durch eine Besonderheit aus, die im internationalen Vergleich weitgehend einzigartig ist: die Koexistenz von separaten psychiatrischen **und** psychosomatischen Konsildiensten sowie ein Netz spezifischer psychosomatischer Kliniken und Abteilungen. Im Jahr 1990 gab es in Deutschland 8283 psychosomatische Betten, davon 6086 in Rehabilitationskliniken, 1885 in Kliniken mit Krankenhausstatus bzw. Krankenhausabteilungen und 312 in Universitätsabteilungen. Zusätzlich gibt es vereinzelt – vor allem im universitären Bereich – medizin-psychologische Konsiliardienste, die häufig verhaltensmedizinisch orientiert arbeiten.

Die Koexistenz psychiatrischer und psychosomatischer Konsiliardienste – ein dichotomes System (im Gegensatz zum amerikanischen unitarischen) – hätte durchaus unter dem Aspekt der differentiellen Indikationsstellung für differentielle Therapien intensivere empirische Forschung verdient, solche Ansätze sind aber selten. So fanden KNORR ET AL. (1995) beim Vergleich eines psychiatrischen mit einem psychosomatischen Konsiliardienst zweier Universitätskliniken folgende Schwerpunkte: Der psychiatrische Konsiliardienst wurde häufiger bei hirnorganischen Störungen (ICD-10: F0) und Störungen durch Substanzmißbrauch (ICD-10: F1) gerufen, der psychosomatische Konsiliardienst dagegen bei Verhaltensauffälligkeiten in Verbindung mit körperlichen Störungen (ICD-10: F5) und relativ häufiger bei neurotischen, Belastungs- und somatoformen Störungen (ICD-10: F4), wobei es deutliche Überschneidungen bei der letztgenannten Patientenkategorie gab, und bei den affektiven Störungen. Es bleibt zu untersuchen, inwieweit sich hier diagnostisches und therapeutisches Vorgehen in Abhängigkeit von unterschiedlichen konzeptuellen Perspektiven unterscheidet.

Interessante Beispiele interdisziplinärer Zusammenarbeit zwischen Psychiatrie und somatischem Fach sind die sogenannten **„medical-psychiatric units"** in den USA. Darunter werden Stationen verstanden, auf denen z.B. Internisten mit Psychiatern unmittelbar zusammenarbeiten, gemeinsame Visiten abhalten und auch therapeutische Entscheidungen zusammen treffen.

2.2 Praktische Durchführung der Konsile

Realität in Deutschland ist derzeit meist die oberärztliche Konsiliartätigkeit am Abend. Ebenso ist es gängige Praxis, Kenntnisse und Fertigkeiten in der Konsiliarpsychiatrie hauptsächlich (wenn überhaupt) durch „learning by doing" zu erwerben. Konsile sollten von einem erfahrenen Psychiater und Psychotherapeuten durchgeführt werden, der auch unscharf formulierte Fragestellungen in Handlungsanweisungen „übersetzen" kann.

Eine Alternative zum Konsil durch den Facharzt ist das Konsil durch erfahrene Assistenten, die im Rahmen ihrer Facharztweiterbildung eine Pflichtrotation durchführen. Die Tätigkeit als Stationsarzt kann dabei beibehalten werden, wenn für entsprechende Entlastung auf Station gesorgt wird. Fachgebiete des Allgemeinkrankenhauses können unter den psychiatrischen Assistenten so aufgeteilt werden, daß zwischen Psychiatern und somatischer Station Quasi-Liaison-Beziehungen entstehen. Die Arbeit von in Ausbildung befindlichen Assistenten muß – entsprechend der Oberarztvisite auf Station – von fachärztlicher Supervision begleitet werden. Die konsiliarpsychiatrische Rotation sollte durch entsprechende Seminarveranstaltungen, die über das kasuistische Niveau hinausgehen, ergänzt werden. Interdisziplinär ausgerichtete kurrikulare Ansätze können als Orientierung dienen (wie z.B. das „Model for Counseling the Medically Ill" [1992] der amerikanischen Academy of Psychosomatics).

Durchgeführte Konsile werden dokumentiert. Der anfordernden Stelle muß eine schriftliche Diagnose und Therapieempfehlung gegeben werden, die ggf. mit dem behandelnden Arzt und dem Pflegepersonal gemeinsam besprochen werden sollte. Häufig werden die vom Konsiliardienst gestellten psychiatrischen Diagnosen oder durchgeführten Behandlungen nicht im Entlassungs- oder Verlegungsarztbrief erwähnt, was die Chancen einer adäquaten ambulanten, eventuell fachärztlichen Weiterbehandlung verschlechtern und zu unnötigem zusätzlichem Zeitaufwand bei Wiederaufnahme führen kann. Der Konsiliar sollte sich daher nicht scheuen, auf die Notwendigkeit einer Aufnahme von psychiatrischer Diagnose und Therapieempfehlung in den Entlassungsbrief hinzuweisen. Die Erfahrung zeigt, daß der behandelnde somatische Arzt für Formulierungshilfen dankbar ist. Der Einsatz einer Dokumentationsroutine sollte für die Konsiliartätigkeit genauso selbstverständlich werden, wie sie es bereits im allgemeinpsychiatrischen Bereich durch die sogenannte Basisdokumentation ist.

Die Entscheidung, ob nach einem klassischen Konsultationsmodell (Arbeit auf Anforderung) oder nach dem Liaison-Prinzip (regelmäßige Präsenz) gearbeitet werden soll, muß nicht zuletzt von den Wünschen der anfordernden Abteilungen abhängig gemacht werden. Unterschiedliche Fachabteilungen haben unterschiedliche Bedürfnisse, die vorab geklärt werden sollten, um auf einer gemeinsamen Basis zu arbeiten und Einigkeit über die zu behandelnden Zielparameter herzustellen. Angesichts der Verknappung von Ressourcen mit abteilungsinterner Budgetierung müssen konsiliarpsychiatrische Dienste hinsichtlich der von ihnen erbrachten Leistungen quantitativ erfaßt und budgetbezogen berücksichtigt werden. Konsiliarische Dienste sind laut Psychiatrie-Personalverordnung gegenüber den Kostenträgern im Sinne eines zusätzlichen Personalbedarfs zu berücksichtigen.

2.3 Qualitätssicherung und Ausbildung

Standards für die Konsilpsychiatrie und -psychotherapie liegen nicht vor. Für die Qualitätssicherung erweist es sich als hinderlich, daß es bislang keine Standards für genuine konsiliarpsychiatrische Interventionen gibt. Eine konsiliarpsychiatrische Therapie muß die vorliegende somatische Komorbidität und deren Behandlung berücksichtigen (z.B. veränderte Pharmakokinetik bei Leber- und Niereninsuffizienz, Interaktionen von Psychopharmaka mit anderen Medikamenten etc.). Die durch die Liegedauer zeitlich beschränkte Möglichkeit psychotherapeutischer Interventionen muß bedacht werden. Daher ist das Augenmerk auf die ambulante Weiterbetreuung zu richten und vermehrt stationär-ambulante Kooperationsformen auch im Versorgungsalltag der Krankenhäuser und niedergelassenen Ärzte zu praktizieren. Solche Ansätze haben sich im universitären Setting bewährt (FAWZY ET AL., 1990).

Resümee

Im deutschsprachigen Raum gibt es die organisatorische Sonderentwicklung psychiatrisch-psychotherapeutischer und psychosomatischer Konsiliardienste oft im gleichen Haus mit überlappender, fachlich nicht klar abgegrenzter Aufgabenstellung. Dies sollte in Zukunft durch den Aufbau der Versorgungsstruktur in einem Haus vermieden bzw. abgebaut werden. Auch wenn Qualitätssicherung in der Konsiliarpsychiatrie und -psychotherapie erst in den Anfängen steht, sind bereits jetzt einige Mindestanforderungen für die Durchführung von Konsilen formulierbar.

3 Aufgabenbereiche und allgemeine Fragestellungen der Konsiliarpsychiatrie und -psychotherapie

Nicht jede psychische Komorbidität wird eine konsiliarärztliche Intervention erforderlich machen. Deswegen sind Studien, die zur Begründung der Notwendigkeit konsiliarpsychiatrischer Dienste lediglich auf das Vorliegen von Komorbidität verweisen, nicht überzeugend und können für die Planung solcher Dienste nicht eingesetzt werden. Es ist von mehreren Bedingungen abhängig, ob zu einem gegebenen Zeitpunkt eine zusätzliche psychiatrische Intervention indiziert ist:

- **Akuität der psychischen Erkrankung:** So sind z.B. die akute Suizidalität nach mitgeteilter infauster Prognose einer Tumorerkrankung oder die Entwicklung eines deliranten Syndroms Gründe für ein Notfallkonsil, nicht aber die Nikotinabhängigkeit bei einem uneinsichtigen Patienten nach Herzinfarkt.
- **Ausmaß der psychischen Erkrankung in bezug auf das zu erreichende Behandlungsziel:** Ein wegen eines Partnerschaftkonflikts leicht depressiver Patient kann nach einer Oberschenkelhalsfraktur durch geeigneten Zuspruch am postoperativen Mobilisationsprogramm teilnehmen und braucht keine gezielte psychotherapeutische Intervention während der stationären Behandlung, sondern ggf. eine Familienberatung nach Entlassung. Ein schwer depressiver Patient dagegen ist bei der gleichen unfallchirurgischen Erkrankung nicht in der Lage, ausreichend zu kooperieren. Bei ihm besteht durch die Immobilisation ein erhöhtes Thromboserisiko, die krankengymnastische Behandlung verläuft suboptimal und eine psychiatrische Therapie ist erforderlich, um das Behandlungsziel zu gewährleisten.
- **Dauer der Krankenhausbehandlung:** Ein Konsil am Entlassungstag wird sich auf eine Kurzdiagnostik und auf eine Therapieempfehlung oder die Vermittlung von Adressen weiterbehandelnder Psychiater und Psychotherapeuten beschränken. Die Diagnose einer depressiven Episode bei einem Patienten mit Polytrauma nach Verkehrsunfall mit zu erwartender mehrwöchiger Bettruhe erfordert hingegen eine kombinierte psychotherapeutische und psychopharmakotherapeutische Behandlung mit mehreren Folgeterminen noch während des stationären Aufenthalts.

Im Aufgabenbereich der Konsiliarpsychiatrie verteilen sich Problemfelder und Diagnosen anders als im stationären psychiatrischen Bereich. Die Aufgabenbereiche des Konsiliarpsychiaters zeigen etwa eine Gleichverteilung zwischen folgenden Diagnosen: organische neuropsychiatrische Störungen, dementielle und delirante Zustände einerseits und allgemeinpsychiatrische Störungen, Psychosen, Belastungsreaktionen und Bewältigungsprobleme andererseits. Besonders in einem Allgemeinkrankenhaus mit vielen älteren Patienten ist mit Anfragen bezüglich Einrichtung von kurz- oder längerfristiger juristischer Betreuung zu rechnen. Hintergrund ist dabei die Sicherung der akuten Behandlung oder eine längerfristige Betreuung (u.a. zur Lösung allgemeiner Versorgungsprobleme des alten Menschen) bei nicht sicher bzw. nicht einsichts- oder zustimmungsfähigen Patienten.

Der psychiatrisch-psychotherapeutische Konsiliararzt sollte im Sinne einer Vorklärung im Rahmen eines Konsils lediglich feststellen, ob er die Einrichtung der Betreuung nach dem Betreuungsgesetz sinnvoll findet. Der externe Gutachter, z.B. vom sozialpsychiatrischen Dienst des Gesundheitsamtes oder ein anderer vom Gericht Beauftragter, wird dann die zusammenfassende Bewertung von Versorgungssituation, aktuellen Notwendigkeiten und psychopathologischem Befund mit Blick auf die in Frage stehende Einrichtung einer Betreuung vornehmen.

Der psychiatrische Konsilarius ist in der Arbeitsteilung eines Allgemeinkrankenhauses der Spezialist für die Erhebung des psychopathologischen Befundes, seine diagnostische Einordnung und die Formulierung therapeutischer Konsequenzen.

> **Resümee**
>
> Die Aufgabenbereiche der Konsiliarpsychiatrie umfassen sowohl neuropsychiatrische wie auch psychotherapeutische und psychosomatische Fragestellungen. Der psychiatrische Konsiliardienst muß für diese Bereiche Kompetenz und Therapievorschläge bereithalten. Bei somatischen Abteilungen mit einem hohen Anteil älterer Patienten spielen Fragen der Einwilligungs- und Entscheidungsfähigkeit sowie Fragen bezüglich der Einrichtung einer juristischen Betreuung eine wichtige Rolle.

3.1 Delirien

Etwa 10–15% aller Patienten eines Allgemeinkrankenhauses entwickeln im Laufe ihrer stationären Behandlung ein Delir, bei den über 65jährigen Patienten liegt dieser Prozentsatz sogar bei 15–20%. Delire gehören zu den häufigsten psychiatrischen Störungen im Allgemeinkrankenhaus. Ein Delir ist definiert, entsprechend der Nomenklatur von ICD-10 und DSM-IV, als ein meist reversibler akuter oder subakuter Verwirrtheitszustand multifaktorieller Ätiologie. Der Begriff darf nicht nur im Zusammenhang mit Substanzgebrauch und Entzug gesehen werden.

Zur Entwicklung eines akuten Delirs können viele Faktoren beitragen. Im Vordergrund stehen:

- Anämie
- Hypoxie
- Substanzmißbrauch
- Infektionskrankheiten
- Schädel-Hirn-Traumen
- zerebrale Insulte.

Grundsätzlich gilt immer noch die Feststellung von ENGLE und ROMANO aus dem Jahr 1959, die das Delir als Folge eines metabolischen Ungleichgewichts definieren (LIPOWSKI, 1990).

Der akute Verwirrtheitszustand ist ein Notfall, der umgehende Diagnostik und rasches therapeutisches Einschreiten erforderlich macht! Akuter Behandlungsbedarf mit medikamentöser Sedierung besteht bei erregten, psychomotorisch sehr unruhigen, selbst- bzw. fremdgefährdenden Patienten. Mittel der Wahl ist das hochpotente Butyrophenonderivat Haloperidol, das keine delirogene Potenz hat und weitgehend kreislaufinert ist. Ist die orale Gabe möglich, können Haloperidol-Tropfen appliziert werden: 5 mg bei geringer bis mittelgradiger, 10 mg bei starker Erregung. Bei über 60jährigen Patienten und Patienten mit bekannter Enzephalopathie oder Leberkrankheiten kann eine reduzierte Dosis (z.B. 0,5–5 mg) Haloperidol durchaus genügen. Bei i.v. Gabe können, ebenfalls nach dem Grad der vorliegenden psychomotorischen Erregung, $^{1}/_{2}$–3 Ampullen à 5 mg Haloperidol verabreicht werden. Neben dem akuten pharmakotherapeutischen Management des Verwirrten muß unbedingt die Ursache der zerebralen Fehlfunktion, der oft therapierbare Störungen zugrunde liegen, gesucht werden. Die häufig anzutreffende pauschale resignative Grundhaltung gegenüber dem verwirrten alten Menschen, den man nur noch als „auf der somatischen Station nicht führbar" verlegen möchte, ist nicht gerechtfertigt.

Der Patient mit dem sogenannten **hyperaktiven Delir** wird selten übersehen, da er erregt und antriebsgesteigert ist, seine Bettruhe nicht einhält, eventuell postoperativ Versorgungsschläuche abreißt oder eigenmächtig die Station unzureichend bekleidet verlassen will. Häufiger wird das **hypoaktive Delir** nicht diagnostiziert oder als Depression verkannt, da diese Patienten sich passiv im Bett verhalten, mimisch verarmen, keinen Kontakt suchen, z.B. nur schwer zum Essen zu bewegen sind. Die Überprüfung der kognitiven Funktionen erleichtert die Differentialdiagnose.

3.2 Suchterkrankungen

Neben unerkannten hirnorganisch bedingten kognitiven Störungen und depressiven Syndromen stellt der Abusus von Substanzen (darunter immer noch am häufigsten Alkohol) eines der größten, oft nicht diagnostizierten Probleme im Allgemeinkrankenhaus dar. Wenn der Patient wegen eines anderen Problems in das Krankenhaus kommt, wird der Abusus zunächst nicht erkannt, obwohl bis zu 25% aller Allgemeinkrankenhauspatienten die Diagnose eines Alkoholmißbrauchs oder einer Alkoholabhängigkeit erfüllen.

Um einem häufigen Übernahmebegehren entsprechen zu können, sollte die psychiatrische Abteilung ein eigenes zur Suchttherapie motivierendes Programm besitzen. Die längerfristige Prognose scheint besser zu sein, wenn solche Programme schon in der Phase der Entgiftung ansetzen. Diese Programme können entweder auf spezialisierten Sucht-/Entgiftungsstationen angeboten werden; oder die Patienten können von verschiedenen Stationen des somatischen Bereiches für diese Suchttherapie-Motivationsangebote zusammenkommen. In diesem Fall hätte der Konsiliararzt oder ein speziell dafür abgestellter Suchttherapeut (das kann auch eine dafür speziell geschulte Pflegekraft sein) die Aufgabe, nach Meldung des Patienten an ihn, den Patienten anzusprechen und zur Teilnahme am ergänzenden Suchtmotivationsprogramm des Hauses zu bewegen. Darüber hinaus sollte er auf den somatischen Stationen Aufgeschlossenheit für dieses Programm wecken, damit die in Frage kommenden Patienten überhaupt identifiziert werden. Wegen der weiten Verbreitung des Suchtproblems gilt auch in Zukunft, daß Suchtprobleme zum Aufgabengebiet einer jeden Station eines Allgemeinkrankenhauses gehören und nicht pauschal zur Verlegung in eine psychiatrische Abteilung führen dürfen. Die meisten Patienten mit der Kodiagnose einer Suchtproblematik werden auf den internistischen und chirurgischen Stationen anzutreffen sein. Spezialisierte konsiliarpsychiatrische Angebote könnten sich hier als vorteilhaft erweisen.

Der akut intoxikierte Patient ist in der Regel kein Patient für die psychiatrische Abteilung, da Kreislaufsicherung und allgemeine somatische Versorgung im Vordergrund stehen. Eine Entscheidung für eine Entgiftung oder Entwöhnung wird der Patient erst nach fortgeschrittener Detoxikation treffen können.

Der Konsiliararzt übernimmt lediglich eine Rolle bei der Mitbehandlung substanzbedingter Krisen, wie z.B. dem postoperativen Entzugsdelir (Spies und Eyrich, 1994), und bei der Beratung und Einbindung des Patienten in eine längerfristige Therapiekette. Hat die Abteilung ein eigenes suchttherapeutisches Angebot, stellt sich die Frage der Übernahme nach Abklingen z.B. der akuten Intoxikation zum sogenannten qualifizierten Entzug (s. Kap. 9).

3.3 Gerontopsychiatrische Störungen

Mit der zunehmenden Zahl älterer Patienten in Allgemeinkrankenhäusern rückt das Problem der Behandlung hirnorganischer und dementieller Syndrome für den psychiatrischen Konsiliararzt zunehmend in den Vordergrund. Alte Menschen tragen außerdem ein erhöhtes Risiko für die Entwicklung von deliranten Syndromen. Neben dem üblichen Management der Delirbehandlung kommt es für den Konsiliararzt darauf an, den Durchgangscharakter des Syndroms gegenüber Pflegepersonal und somatischen Ärzten deutlich zu machen.

Alte Menschen kommen in ihrer vertrauten Umgebung häufig noch zurecht, entwickeln nach der stationären Aufnahme jedoch schnell einen akuten Verwirrtheitszustand (Delir mit und ohne Demenz: ICD-10 F05.0 und 05.1) Der Konsiliararzt, der diese Diagnose stellt, muß darauf achten, daß die medizinische Umgebung des Patienten, die unter Umständen mit der psychiatrischen Terminologie nicht ausreichend vertraut ist, nicht aus der Diagnose „Delir" auf dem Konsilschein vorschnell auf das Vorliegen eines Substanzmißbrauchs schließt. Die moderne Bedeutung des Begriffs des Delirs muß immer wieder ausdrücklich verdeutlicht werden. Häufig verbessern sich diese akuten Zustände kurz nach Aufnahme allein schon durch eine reizärmere angstreduzierende Umgebung (kleines Zimmer, Bezugspflege) und Flüssigkeitszufuhr (Dehydratation auch infolge einer unter Umständen langgezogenen Aufnahmeprozedur!).

Es ist daran zu erinnern, daß ältere Patienten meist nicht wegen eines dementiellen Syndroms in das Allgemeinkrankenhaus gekommen sind, sondern weil eine körperliche Grunderkrankung vorgelegen hat, die eine mehr oder weniger akute Behandlung erforderlich machte. Auch hier gilt, daß dem häufig vorschnell geäußerten Wunsch nach einer Übernahme eines vorübergehend deliranten alten Menschen in die psychiatrische Abteilung in der Regel nicht nachgegeben werden sollte: Patienten mit hirnorganischen Psychosyndromen sollten so schnell wie möglich wieder in ihre häusliche Umgebung reintegriert werden. Hierbei kann ein effizienter, der jeweiligen Abteilung angeschlossener Sozialdienst eine wichtige Aufgabe übernehmen.

3.4 Depressionen

Typischerweise werden depressive Patienten auf somatischen Stationen dem K/L-Psychiater und -Psychotherapeuten vorgestellt, wenn sie aus Sicht der somatischen Abteilung nicht ausreichend kooperieren oder wenn Suizidalität besteht.

Die Mehrzahl depressiver Patienten auf nicht-psychiatrischen Stationen des Allgemeinkrankenhauses werden nicht von K/L-Psychiatern gesehen, da der somatische Arzt die depressive Störung nicht erkennt. Die dem depressiven Syndrom inhärente Tendenz zum Rückzug und zur Passivität wird oft als eingeschränkte Kooperationsbereitschaft mißdeutet. Die Häufigkeit der Diagnose wird im nichtpsychiatrischen Bereich unterschätzt.

Die meisten Konsilanforderungen wegen des Verdachts auf ein depressives Syndrom ohne Suizidalität beruhen somit auf der fehlenden Kooperation des Patienten. „Depression" wird im somatischen Bereich oft anders verstanden als vom Psychiater. Um so wichtiger ist es, daß der K/L-Psychiater sich um eine präzise Differentialdiagnose bemüht.

Ein von Nicht-Psychiatern häufig fehleingeschätzter und fälschlicherweise als Depression bezeichneter Zustand ist der eines **leichten bis mittleren hirnorganischen Psychosyndroms.** Ein leicht verwirrter Patient mit diskreter, aber doch gut überspielter Ratlosigkeit wirkt oft vordergründig depressiv. Die Auffassungsverzögerungen, der Mangel an Spontaneität, die verminderte oder inadäquat erscheinende affektive Modulation eines diskret dementen Patienten oder eines Patienten mit Frontalhirn- oder Temporalhirnschaden wird oft fehlinterpretiert bzw. falsch zugeordnet. Hier kann erst der komplette psychopathologische Befund, insbesondere auch mit kognitiver Funktionsprüfung mittels eines Kurztestes, differentielle Hinweise bringen.

Für den K/L-Psychiater ist der Begriff der **depressiven Episode** nach ICD-10 im Gegensatz zum traditionellen Begriff der endogenen Depression hilfreich, da damit deutlich wird, daß depressive Zustände unabhängig von ihrer Verursachung psychotherapeutisch und/oder pharmakotherapeutisch behandelt werden sollten, sofern sie schwer genug sind, länger anhalten und durch die Beseitigung sekundärer Ursachen nicht unmittelbar gebessert werden können.

Im Konsildienst sollte der Psychiater sein besonderes Augenmerk auf die kognitiven und affektiven Störungen des Patienten legen. Er sollte also die typischen depressiven Kognitionen („Ich bin schuld, es ist unveränderbar, es wird auch in Zukunft so sein, mir wird keiner helfen, und ich habe es auch nicht verdient etc.") und die für die depressive Episode charakteristischen Einschränkungen der affektiven Modulation für die Diagnosestellung besonders heranziehen. Ausführlich diskutiert werden die Schwierigkeiten in der Diagnosestellung einer Depression bei körperlich kranken Patienten von Cassem (1995) und Cavanaugh (1995).

Es gibt vier Ansätze in der konsilpsychiatrischen Literatur, das Problem der Diagnosestellung einer Depression bei körperlich kranken Patienten anzugehen (nach Cohen-Cole und Stoudemire, 1987):

- **inklusiv:** Alle vorliegenden Symptome werden gewertet, ungeachtet, ob sie möglicherweise durch die körperliche Erkrankung mitbedingt sein könnten.
- **exklusiv:** Kriterien wie Erschöpfung und Appetitlosigkeit werden z.B. bei Krebspatienten nicht gewertet.
- **substitutiv:** Diagnostische Kriterien werden modifiziert oder durch andere ersetzt, wie z.B. die vegetativen Symptome Erschöpfung und Appetitlosigkeit durch kognitive Symptome wie Grübeln und Entscheidungsunfähigkeit.
- **ätiologisch:** Symptome, die eindeutig durch die körperliche Grunderkrankung oder deren Behandlung verursacht werden, werden nicht gewertet.

3.5 Komorbidität mit somatischen Störungen

Bevor die Diagnose einer „somatoformen Störung" gestellt wird, sollten mehrere differentialdiagnostische Erwägungen berücksichtigt werden. In einer Untersuchung von Patienten mit angeblichen Konversionssymptomen zeigten Verlaufskontrollen bei bis zu 30% doch das Vorliegen einer organischen Erkrankung, welche die Symptome rückwirkend erklären konnte (Lazare, 1981).

Deshalb sollte sich der Konsiliarpsychiater einen eigenständigen Überblick über die vorliegenden organischen Untersuchungen verschaffen, ggf. mit Durchsicht bereits vorhandener Krankenakten. Besonders sollte man auch an solche organischen Krankheiten denken, die häufig mit scheinbar unerklärlichen körperlichen Symptomen einhergehen, wie z.B. Encephalomyelitis disseminata, systemischer Lupus erythematodes, andere Kollagenosen mit ZNS-Beteiligung oder Hypothyreose.

Andererseits können aber auch körperliche Symptome bei einer Reihe psychischer Erkrankungen vorliegen. Im Sinne der eingangs gemachten Bemerkung muß der Konsiliararzt in somatischen Abteilungen zu einem wesentlich höheren Anteil als in der stationären Allgemeinpsychiatrie mit psychisch erkrankten Patienten rechnen, die fast ausschließlich über Körpersymptomatik klagen.

An **psychiatrischen Differentialdiagnosen** sind zu erwägen: das Vorliegen von depressiven Erkrankungen mit vegetativ-somatischen Beschwerden (sogenannte larvierte Depression), Angst-(Panik-)Attacken, Substanzmißbrauch und Entzugssyndrome (z.B. gastrointestinale Beschwerden, Zittern, Schlafstörungen), hypochondrische Störungen, selbstschädigendes Verhalten oder Simulation und auch psychotische Erkrankungen, wie der Dermatozoenwahn. Der bevorzugte Gebrauch von somatisierender Sprache als kommunikativem Instrument zur Mitteilung von krisenhaftem Selbsterleben sollte vor allem auch bei den nicht-deutschsprachigen Patienten im Allgemeinkrankenhaus bedacht werden (DIEFENBACHER und HEIM, 1994).

3.6 Der körperlich erkrankte psychiatrische Patient

Durch die Einführung der psychiatrisch-psychotherapeutischen Abteilungen an Allgemeinkrankenhäusern hat sich auch die Versorgungssituation schwerwiegend körperlich erkrankter psychiatrischer Patienten verändert. Ein z.B. durch einen Suizidversuch schwer verletzter depressiver oder paranoider Patient setzt eine intensive Mitbetreuung durch den psychiatrischen Konsiliararzt voraus. Patienten mit der akuten Anamnese einer Selbstverletzung oder allein schon mit der Grunddiagnose einer paranoiden Psychose verursachen oft beim Pflegepersonal Angst und Unsicherheit. Der Psychiater muß bei seinen Empfehlungen die therapeutische Mediatorfunktion des Teams einkalkulieren und unter Umständen gezielt nutzen, um z.B. den Aufenthalt eines akut Schizophrenen auf einer chirurgischen Station zu ermöglichen. Er geht idealerweise wiederholt in Teambesprechungen, hinterläßt nicht nur seine Medikamentenempfehlungen, sondern erläutert auch das Krankheitsbild im allgemeinen, relativiert die typischen Befürchtungen vor eventuellen aggressiven Ausbrüchen und ist auch zwischenzeitlich für das Pflegeteam leicht erreichbar.

Der Patient selbst benötigt in dieser nicht auf seine psychische Erkrankung abgestimmten Umgebung eine intensive Betreuung. Werden eingreifende und schmerzhafte Untersuchungen durchgeführt, können diese Angst-, aber auch paranoide Symptome bedingen. Erläuterungen werden oft für die Bedürfnisse eines denkgestörten Menschen zu knapp, zu unverständlich, zu sehr unter Zeitdruck gegeben.

Häufig muß mit sedierender und anxiolytischer Medikation großzügiger umgegangen werden als auf einer psychiatrischen Fachstation, da hier viele psychischen Begleitreaktionen allein durch das Stationsklima abgefangen werden können. Auch mit Schmerzmedikationen sollte großzügig umgegangen werden. Eventuelle Suchtimplikationen einer Medikation können immer noch nach Übernahme des dann körperlich gebesserten Patienten auf der psychiatrischen Fachstation angegangen werden.

3.7 Die Bedeutung des hirnorganischen Befundes

Die Diagnostik kognitiver Störungen stellt einen hohen Anteil in der konsiliarpsychiatrischen Tätigkeit dar. Selbstverständlich können nicht nur bei älteren, sondern auch bei jüngeren Patienten hirnorganische Veränderungen durch eine körperliche Grunderkrankung oder iatrogen (Medikamenteneffekte!) bedingt, vorliegen. Häufig kommt es bei hirnorganischen Psychosyndromen, die sich primär in Form einer affektiven Symptomatik (Affektlabilität, Depressivität) präsentieren, zu Fehldiagnosen, wenn gleichzeitig vorliegende kognitive Störungen, die auf die hirnorganische Genese hinweisen, nicht diagnostiziert werden (s. Abschn. 3.3). Es muß davon ausgegangen werden, daß 30–50% aller kognitiven Störungen bei Patienten im Allgemeinkrankenhaus von den Stationsärzten oder auch vom Pflegepersonal nicht registriert werden. Gerade in der Diagnose kognitiver Störungen muß der Konsiliarpsychiater also seine besondere Aufgabe sehen.

Bislang gibt es aber kein allgemein akzeptiertes „Set" für eine neuropsychologische Untersuchung, die vom Psychiater als Screening oder Bedside-Test durchgeführt wird. Da aber eine Überweisung zu einer neuropsychologischen Diagnostik nur bei gezielter Fragestellung erfolgen soll (zeitaufwendige Untersuchungen, beschränkte Ressourcen), sollte sich gerade der Konsilpsychiater eine Reihe psychodiagnostischer Untersuchungen zusammenstellen, die er dann je nach zu beantwortender Fragestellung kürzen oder ergänzen kann:

- Der Mini Mental Test (MMT) nach FOLSTEIN ermöglicht einen raschen Überblick über die kognitiven Funktionen. Sein Gesamtergebnis kann mit einem Zahlenwert zusammengefaßt werden. Mittlerweile gibt es für den MMT auch auf das Bildungsniveau bezogene Cut-Off-Scores, wodurch die Sensitivität dieses Tests verbessert werden kann (BURKER ET AL., 1995).
- Als Alternative haben die Autoren einen Screening-Test vorgestellt, der eher auf die differentielle Diagnostik von Werkzeugstörungen und hypothesenhaft auf Hirnlokalisatorik abzielt (SAUPE und DIEFENBACHER, 1996). Auch dieses Verfahren

ist am Krankenbett mit einem Zeitbedarf von wenigen Minuten anwendbar.

3.8 Die psychotherapeutische Intervention in der Konsiliarpsychiatrie

Psychosoziale Interventionen sind auch bei primär körperlichen Krankheiten effektiv (APA TASK FORCE REPORT, 1993). Dies gilt nicht nur für längerfristig angelegte Therapien, sondern auch für Kurzpsychotherapien.

Krankheit stellt für den betroffenen Patienten einen Verlust einer zuvor bestehenden Funktionsfähigkeit dar. Die kognitive und affektive Bearbeitung dieses Verlustes ähnelt einer Trauerarbeit, durch die der Patient diesen Verlust zu bewältigen versucht. Die Leugnung der Krankheit, Ängstlichkeit, Ärger und Wut sowie Depression und Hilflosigkeit können die Stadien sein, die der Patient zu durchschreiten hat, bevor ein erneutes Gleichgewicht wiederhergestellt ist. Den meisten Patienten gelingt das Durchschreiten dieser Stadien, bei einigen kommt es aber zu einer „pathologischen Trauerreaktion". Die Aufgabe des Konsiliars ist es, hier zu erkennen, ob eine derartige pathologische Reaktion vorliegt, die etwa die Form einer pathologischen Leugnung vorliegender krankheitsbedingter Probleme beinhaltet, oder aber eine ausgeprägte Abhängigkeit vom Behandlungsteam angenommen hat.

Der Konsiliararzt muß unter Berücksichtigung der Persönlichkeit des Patienten und der Ausprägung der vorliegenden pathologischen Reaktion entscheiden, ob er eine eher supportive oder eher aufdeckende psychotherapeutische Behandlung für indiziert hält. Der Abwehrmechanismus der Verleugnung kann gerade bei lebensbedrohlicher Erkrankung eine das Individuum schützende Funktion haben und durch eine aufdeckende Psychotherapie unterminiert werden. Angezeigt wäre ein supportives (Angst unterdrückendes) Herangehen unter Einsatz von Suggestion oder Abreagieren von Affekten auf der Grundlage einer positiven Arzt-Patient-Beziehung, die durch den Konsiliar aktiv gefördert wird. Teil eines solchen supportiven Vorgehens kann auch der Einsatz von Psychopharmaka sein.

Orientierend könnte man sagen, daß bei ausgeprägten affektiven, kognitiven oder Verhaltensstörungen der Einsatz von Psychopharmaka zur raschen Beherrschung ausgeprägter Leidenszustände nützlich ist und oft erst die Basis für den Aufbau einer therapeutischen Beziehung schafft.

Wenn dagegen mehr persönlichkeitseigene Charakteristika das klinische Bild dominieren, sollte das Gespräch im Vordergrund stehen, wobei entsprechend der Ich-Stärke des Patienten wiederum ein eher supportiver oder ein eher aufdeckender psychotherapeutischer Zugang gewählt werden kann.

Bei manchen Patienten ist eine Serie kurzer, höher frequenter stützender Gespräche notwendig. Die Atmosphäre etwa einer onkologischen oder unfallchirurgischen Station mit ihrem hohen Grad an technischen Routinen läßt oft für den Wunsch einzelner Patienten, z.B. mit einem komorbiden ausgeprägten depressiven Syndrom, nach emotionaler Zuwendung nicht ausreichend Raum. Allein das schnell realisierte, zuverlässige und regelmäßige Angebot von Gesprächen mit dem Ziel, daß sich der Patient in seinen Sorgen geborgener und ernst genommen fühlt, kann zur erheblichen Stützung beitragen.

> **Resümee**
>
> Entsprechend den im Vergleich zum stationären psychiatrischen Bereich anderen Aufgabenschwerpunkten der Konsiliarpsychiatrie und -psychotherapie muß der Konsilpsychiater besondere Kompetenzen im Bereich der Betreuung des Delirs und von Abhängigkeitserkrankungen haben. Weiterhin sind gerontopsychiatrische und affektive Störungen ein Schwerpunkt. Somatoforme Störungen werden oft vom Konsilpsychiater gesehen. Umgekehrt ist die Mitversorgung der körperlich erkrankten psychiatrischen Patienten durch den Konsiliararzt ein großer Fortschritt, da es hier früher eine Tendenz zur prämaturen Verlegung in die psychiatrischen Kliniken gab. Der Konsilpsychiater muß sowohl in der Einschätzung des hirnorganischen Befundes und im Gebrauch von am Bett applizierbaren formalen Untersuchungsverfahren kompetent sein wie auch ggf. psychotherapeutische Kurzintervention unter den besonderen Bedingungen einer somatischen Station einsetzen können.

4 Fachspezifische Probleme

Jedes medizinische Fachgebiet hat typische Komplikationen, die den Patienten besondere Bewältigungsleistungen abverlangen. Im folgenden werden einige solcher typischen Aufgaben für den Konsiliarpsychiater aus jeweils verschiedenen Fachgebieten beispielhaft angesprochen. Die Betonung spezieller Fachgebiete ist dabei weitgehend willkürlich. So ist die ökonomische Bedeutung des Konsiliardienstes in einem Allgemeinkrankenhaus z.B. wiederholt für den orthopädischen Bereich erfolgreich untersucht worden. Beim Aufbau eines Konsildienstes sollte auch eine Analyse der Angebotssituation des jeweiligen Krankenhauses vorgenommen werden. Eine psychiatrische Abteilung mit dem Anspruch eines guten Konsildienstes wird versuchen, das eigene Qualifikations- und Angebotsprofil daran auszurichten.

4.1 AIDS

Die konsiliarpsychiatrischen Fragestellungen bei AIDS-Patienten reichen von neuropsychiatrischen Komplikationen durch die Infektion selbst über begleitenden Drogenmißbrauch bis hin zu einem vermehrten Auftreten von Medikamentennebenwirkungen und mangelnder Compliance bei erforderlichen diagnostischen oder therapeutischen Eingriffen. Die Fragestellungen betreffen außerdem das gesamte Spektrum affektiver Belastungsreaktionen. Die psychiatrische Komorbidität ist hoch, im Vordergrund stehen kognitive und depressive Störungen. ULDALL ET AL. (1994) fanden bei 14% stationär aufgenommener AIDS-Patienten mindestens eine psychiatrische Diagnose sowie eine um durchschnittlich 6,6 Tage längere Krankenhausliegedauer im Vergleich zur Patientengruppe ohne psychiatrische Komorbidität.

Für den Konsiliarpsychiater ist die sogenannte **AIDS-Demenz** wichtig, die sich bei 40–70% der an AIDS erkrankten Patienten mit dem Fortschreiten der Erkrankung entwickelt. Es handelt sich dabei um eine subkortikale Demenz mit initialen Gedächtnis- und Konzentrationsstörungen, zu denen im weiteren Verlauf Aufmerksamkeitsstörungen, eine allgemeine Verlangsamung und neurologische Auffälligkeiten, wie Koordinations-, Gleichgewichtsstörungen und Schwäche in den Beinen, hinzukommen. Im klinischen Alltag können gerade beginnende neuropsychologische Auffälligkeiten ein Bild von depressiver Zurückgezogenheit, Desinteresse am Behandlungsfortschritt oder Unverständnis gegenüber anstehenden medizinischen Maßnahmen bieten. Es ist die Aufgabe des Konsilpsychiaters, differentialdiagnostisch zwischen beginnendem organischem Psychosyndrom und depressiven Störungen zu unterscheiden, wobei strukturierte neuropsychologische Tests eingesetzt werden können. Gerade leichtere kognitive Defizite werden häufig im nicht-psychiatrischen Bereich nicht erkannt, so daß oft erst durch den Konsilpsychiater der Hinweis auf das Vorliegen einer solchen Störung erfolgt.

Eine häufige Konsilanforderung seitens der somatischen Abteilung lautet auf Abklärung depressiver Störungen. Differentialdiagnostisch sind hier Trauerreaktionen, Anpassungsstörungen und depressive Episoden zu unterscheiden, wobei erneut das Problem zu berücksichtigen ist, inwieweit vegetative Symptome auf die Depression zurückzuführen oder Resultat des Krankheitsprozesses selber sind (s. Abschn. 3.4).

Demgegenüber variieren die Angaben über das Auftreten psychotischer Störungen. In einer Untersuchung von 1046 HIV-positiven Patienten fanden NIEDERECKER ET AL. (1995) lediglich in neun Fällen Psychosen, wobei eine kausale Verknüpfung von HIV-Infektion und Psychose allenfalls in drei Fällen wahrscheinlich war. Eine deutlich erhöhte Prävalenz von Psychosen bei HIV-Positiven oder AIDS-Patienten erscheint daher unwahrscheinlich.

Der **therapeutische Umgang** mit AIDS-Patienten umfaßt Techniken, wie sie aus der Behandlung anderer schwerkranker Patienten gebräuchlich sind. Am häufigsten wird supportive Psychotherapie eingesetzt werden, um den Patienten im Umgang mit den real vorhandenen Problemen zu unterstützen. Je nach Indikation werden aber auch andere Therapieverfahren wie kognitiv-verhaltenstherapeutische, psychodynamisch orientierte oder körperorientierte Techniken, wie z.B. die progressive Muskelrelaxation, eingesetzt. HIV-Tests sollten stets mit einer Beratung verbunden werden, die folgende Aspekte umfassen muß: Feststellen psychiatrischer Symptome, insbesondere Suizidalität, aktuelle Gründe für die Entscheidung zur Testung, antizipatorische Reflexion des Umgangs mit möglichen Testergebnissen und Information über mögliche Behandlungsangebote.

Die psychopharmakologische Behandlung psychischer Symptome bei HIV-infizierten Patienten sollte ein erhöhtes Auftreten von Nebenwirkungen in Rechnung stellen. Das heißt, es sollten nebenwirkungsarme Präparate ausgewählt, niedrig dosiert und die Dosierungen langsamer, als dies üblicherweise der Fall ist, gesteigert werden. Bevorzugt sollten Medikamente mit geringen anticholinergen Nebenwirkungen eingesetzt werden. Eine Verbesserung kognitiver Funktionen bzw. Stimmungsaufhellung bei geringen Nebenwirkungen wurde auch unter der Gabe von Psychostimulanzien (wie z.B. 20 mg Methylphenidat täglich) beschrieben (FERNANDEZ, 1991); der Gebrauch von Amphetaminen für solche Indikationen ist in der angelsächsischen Literatur beschrieben, im deutschsprachigen Raum allerdings unüblich.

4.2 Brandstation: Intensivpatienten unter Extrembedingungen

In kaum einem anderen Bereich muß die Medizin ihren Patienten einen so extremen Kontrollverlust über seine eigenen Überlebensbedingungen zumuten. Der Patient lebt für Wochen, unter Umständen für Monate unter sterilen OP-Bedingungen. Er ist isoliert in einer sterilen Kabine, Besucher dürfen ihn nicht berühren, Kontakt vermittelt sich bei mundschutztragenden Besuchern fast nur über Blickkontakt, der Kontakt zum äußeren Leben besteht im - Radio oder im in der Regel fast ständig laufenden Fernseher. Ist der Patient am Anfang durch die Schwere des Brandtraumas noch hirnorganisch alteriert und macht oft delirante Zustände durch, so stehen im weiteren Verlauf heftigste Schmerzen und affektive Belastungsreaktionen im Vordergrund. Die Arbeit auf einer Brandintensivstation stellt auch für das Personal eine Extrembelastung dar.

Eine Brandstation ist der typische Ort für eine liaisonpsychiatrische Form der Kooperation. Initial wird der Konsilarius meist wegen der deliranten Zustände gerufen. Typischerweise treten sie ca. 48 Stunden nach dem Trauma auf. Der limitierende Faktor für niederpotente Neuroleptika ist in der Regel der Blutdruck. Wegen der geringen blutdrucksenkenden Potenz sollte Haloperidol mit sedierenden Medikamenten kombiniert werden. Erneute delirante Syndrome entstehen häufig bei den brandintensivmedizinischen Wechseln von Extubieren zu erneutem Intubieren. Ein Konsilarius, der im späteren Verlauf wegen „unerklärlicher" Delirien gerufen wird, sollte routinemäßig die Geschwindigkeit des Entzugs von Morphiaten (z.B. Fentanyl) erfragen.

Schizophrene und alkoholkranke Menschen sind unter den schwer Brandverletzten überrepräsentiert. Dies sind beides Personengruppen mit typischen Anpassungsproblemen an Extremsituationen. Bei schizophrenen Patienten muß mit einem Fortdauern des akuten psychotischen Erlebens gerechnet werden, das vermutlich auch zu der die Brandverletzung verursachenden Handlung geführt hat. In den ersten Tagen ist die akute Psychose oft durch die Narkose überdeckt und wird später bei nicht sprachfähigem Patienten leicht übersehen. Bei „unerklärlicher Unruhe" trotz ausreichend erscheinender Sedierung sollte der Konsilararzt sich um eine entsprechende Fremdanamnese bezüglich etwaiger Gewöhnung an Substanzen (Alkohol, Benzodiazepine) bemühen. Auch hier gilt wieder, daß mit wesentlich höheren Medikamentendosierungen gearbeitet werden muß als in der Allgemeinen Psychiatrie.

Auch bei der Dosierung der Schmerzmedikation sollte der primär limitierende Faktor das physiologisch noch Verträgliche, nicht aber allgemeine Prinzipien des Suchtrisikos und daraus folgernder Niedrigdosierung sein. Der Patient darf auf keinen Fall die Erfahrung machen, daß er dem Schmerz ohne Hilfe ausgeliefert ist! Die Autoren haben gute Erfahrungen mit der Kombination von langwirkenden Opiaten mit trizyklischen Antidepressiva und niederpotenten Neuroleptika (Vorsicht jedoch bei Serotonin-Wiederaufnahmehemmern wegen medizinischer Interaktionen). Wichtig ist dabei, daß über die Dauermedikation hinaus noch eine Regelung für zusätzliche Ad-hoc-Gaben besteht, so daß der Patient wenigstens ansatzweise Eigenkontrollerfahrungen bei der Beeinflussung seiner Schmerzen machen kann.

Erst in einer späteren Phase des stationären Aufenthaltes wird die psychische Traumaverarbeitung das vorherrschende Thema. Hier muß das Gespräch gesucht werden. Ein Aspekt, der leicht übersehen wird, ist der der Schuldgefühle der Angehörigen, die vielleicht den Brandunfall mitverursacht haben. Gerade in der ersten Phase, wo die Betreuung des Brandopfers sich primär auf ein medikamentöses Management konzentrieren wird, sollte der Konsiliararzt sich einen Eindruck von der Situation der für den Patienten wichtigsten Angehörigen verschaffen, denn auf deren Unterstützung wird die langfristige Rehabilitation des Patienten aufbauen.

4.3 HNO: Tinnitus

Tinnitus ist ein oft plötzlich, manchmal auch schleichend einsetzendes Ohrgeräusch. Das erste Auftreten geschieht oft in zeitlichem Zusammenhang mit einem Hörsturz. Tinnitus ist ein häufiges Phänomen, GOEBEL (1992) nennt für die Bundesrepublik etwa 100 000 schwer Beeinträchtigte, TÖNNIES (1991) zitiert Schätzungen, daß etwa 10% der Bundesbürger gelegentlich unter Ohrgeräuschen leiden. Die Mehrzahl der Fälle wird zunächst ausschließlich HNO-ärztlich behandelt. Eine garantiert erfolgreiche Therapie gibt es nicht. Der HNO-ärztliche Zugang konzentriert sich auf die Gabe von Mitteln, die die Innenohrdurchblutung verbessern sollen. In schwerwiegenden Fällen werden die Patienten stationär aufgenommen, um eine parenterale medikamentöse Therapie mit ausgeprägter Ruhe für den Patienten zu kombinieren.

Tinnitus kann für die Betroffenen sehr beeinträchtigend sein. In der Regel ist die Konzentration gestört, die Patienten sind reizbarer, manche auch ängstlicher, der Schlaf ist gestört, eine Neigung zu erhöhter Selbstbeobachtung entwickelt sich; bei längerem Verlauf treten nicht selten (40%) affektive Störungen hinzu. Der Konsilpsychiater wird in der Regel beim primären Tinnituspatienten nur hinzugezogen, wenn der Patient eine massive, in der Regel ängstliche Belastungsreaktion auf die Symptomatik zeigt und bei der HNO-ärztlichen Routine nicht gut kooperieren kann. Bei längerem Krankheitsverlauf werden gerade in psychosomatisch aufgeschlossenen HNO-Abteilungen Konsile mit der Bitte um psychotherapeutische Mitbetreuung angefordert.

Es gibt eine sehr engagierte **Selbsthilfeorganisation** (die „Deutsche Tinnitus-Liga"). Dem Konsiliararzt sollte deren Literatur bekannt sein. Der Psychiater und Psychotherapeut kann den HNO-Arzt durch konzentrierte Vermittlung von Entspannungstechniken unterstützen; ob dabei autogenes Training, progressive Muskelrelaxation oder Biofeedback-Verfahren eingesetzt werden, sollte nach dem Qualifikationsspektrum der eigenen Abteilung entschieden werden. Wenn in der HNO-Abteilung ein regelmäßiger Konsilbedarf anfällt, sollte der Konsiliarius die gezielte Schulung von Pflegekräften dieser Abteilung als Therapiemediatoren erwägen. Es ist auf Dauer arbeitsökonomischer, und es beeinflußt auch das Klima einer typischerweise auf schnellen Patientendurchlauf orientierten Abteilung. Darüber hinaus sind psychotherapeutische Zugänge zur Krankheitsbewältigung und zuweilen auch zur Symptomminderung sinnvoll. Der primäre psychotherapeutische Zugang auf Station sollte sich auf die Entwicklung eines Krankheitskonzeptes und Vermittlung von ambulant möglichen psychotherapeutischen Hilfen konzentrieren. Mittelfristig steht die Entwicklung von aktiver Bewältigungskompetenz im Vordergrund (HALLAM, 1994). Hierzu sind verhaltenstherapeutische Techniken wie kognitive Umstrukturierungen und gezieltes Aufmerksamkeitstraining bzw. ein allgemeines Streßbewältigungstraining sinnvoll. Die stationäre Intervention wird sich auf wenige Sitzungen beschränken, in denen dem Patienten exemplarisch solche Techniken gezeigt werden. Damit wird die in der Regel vorhandene Ablehnung der Betroffenen gegen den psychologischen Zugang zur Störung abgebaut. Zu Recht wehren sich die Betroffenen dagegen, von der Medizin, die ihnen erst nicht wesentlich helfen konnte, dann noch eine persönlichkeitskritische Kommentierung zu erfahren. Bei komorbider depressiver Symptomatik und bei Insomnien kann die Gabe eines sedierenden Antidepressivums sinnvoll sein.

4.4 Transplantationsmedizin

Organtransplantationen gehören in den Krankenhäusern der Maximalversorgung mittlerweile fast schon zur Routine. Nach Angaben der „Deutschen Stiftung Organtransplantation" sind im Jahr 1995 in Deutschland 3368 Organe verpflanzt worden, davon 2128 Nieren, 498 Herzen und 595 Lebern. Die Rolle des Konsilpsychiaters kann z.B. in einer Stellungnahme zur erwarteten Compliance von Patienten nach erfolgreicher Operation bestehen, aber auch in der Diagnostik und Behandlung von neuropsychiatrischen Komplikationen. Hierbei ist besondere Kompetenz in der Handhabung von medikamentösen Interventionen Voraussetzung. Eine psychotherapeutische Begleitung bei Krisen nach erfolgter Transplantation kann erforderlich werden. Konsilanforderungen, neuropsychiatrische und pharmakotherapeutische Aspekte betreffend, gehen häufig eher an den Psychiater (KAPFHAMMER, 1993), wogegen Fragestellungen wie etwa die nach der psychischen Integration des Transplantats in das eigene Körperschema eher an psychoanalytisch orientierte Konsiliarärzte psychosomatischer Abteilungen herangetragen werden (BUNZEL ET AL., 1990).

Wird die psychiatrische Evaluation eines Kandidaten für ein Transplantationsprogramm angefordert, so muß grundsätzlich zunächst eine ausführliche psychopathologische Diagnostik erfolgen. Hierbei sollten standardisierte psychometrische Tests eingesetzt werden, um das Ausmaß vorhandener kognitiver, ängstlicher, depressiver oder „süchtiger" Symptomatik zu untersuchen. Vorgeschlagen wurde auch der Einsatz von Skalen, um klinische Entscheidungsprozesse im Vorfeld von Transplantationen zu untersuchen. Solche Skalen, wie z.B. der „PACT" (Psychosocial Assessment of Candidates for Transplantation), dienen vor allem dazu, die klinischen Urteilsprozesse der Untersucher zu strukturieren. Der „PACT" umfaßt Items wie Ausmaß sozialer Unterstützung, Persönlichkeit und Psychopathologie, Lebensgewohnheiten, Alkohol- und Drogenabusus und Wissen über die Transplantation und läßt sich in nur wenigen Minuten im Anschluß an die Exploration ausfüllen (OLBRISCH ET AL., 1989).

US-amerikanische Autoren weisen darauf hin, daß **die Ergebnisse von Lebertransplantationen bei alkoholkranken Patienten nicht schlechter** sind als bei anderen Lebertransplantierten, vielmehr sogar besser als die Ergebnisse bei einigen Patienten mit anderen nicht-alkoholbedingten Formen der Leberzirrhose. Sie schließen daraus, daß es keinen kategorischen Ausschluß solcher Patienten von

Transplantationsprogrammen geben sollte (BERESFORD, 1992).

Eine vorbestehende psychiatrische Erkrankung ist zunächst keine prinzipielle Kontraindikation für eine Transplantation, vielmals kann mit einem Rückgang psychiatrischer Komorbidität nach erfolgreicher Transplantation gerechnet werden. Um diesen Erfolg und das Ergebnis der Transplantation möglichst zu unterstützen, sollte eine adäquate psychiatrisch-psychotherapeutische Behandlung durchgeführt werden.

Welche Kriterien sind für die psychiatrische Evaluation wichtig? Zumindest kurzfristig gibt es **keine absoluten psychosozialen Kontraindikationen**. Psychisch Kranke haben die gleiche Überlebenschancen bei einer Narkose und Transplantationsoperation wie psychisch gesunde Patienten. Wichtig sind demgegenüber Aspekte des langfristigen Operationserfolgs, wobei aus psychiatrischer Sicht vor allem eine mögliche oder wahrscheinliche **postoperative Non-Compliance** bei der doch recht komplexen weiteren Nachsorge als Kontraindikation einzustufen ist. Entsprechend ist der Abklärung von Coping-Fähigkeiten neben eigentlichen psychiatrisch-psychologischen und sozialen Faktoren ein großer Raum in der präoperativen psychosozialen Evaluation einzuräumen. Psychotische Erkrankungen können durch entsprechende Medikation ausreichend kontrolliert werden, und z.B. eine Nierentransplantation kann bei geistig Behinderten gerade dann indiziert sein, wenn ein Patient aufgrund seiner Behinderung Schwierigkeiten hätte, an einem Dialyseprogramm teilzunehmen.

Eine psychopharmakotherapeutische Behandlung kann bei organtransplantierten Patienten sicher durchgeführt werden.

Resümee

Für jedes Fachgebiet und für jeden Problembereich der Medizin können spezialisierte konsiliarpsychiatrische Fragestellungen herausgearbeitet werden. Beispielhaft wurden in diesem Abschnitt die konsiliarpsychiatrischen Aspekte der extremen Versorgungsbedingungen der Brandstation und der Transplantationsmedizin angesprochen sowie der immer noch schwerwiegenden Diagnose einer HIV-Infektion. Umgekehrt ist der Tinnitus ein Beispiel einer nicht lebensbedrohlichen Erkrankung, die aber oft tief in das Leben der davon Betroffenen eingreifen kann. Der Konsilpsychiater sollte gezielt Forschungsdaten und Handlungsstandards zum Aufbau einer guten Versorgung heranziehen, die in der Systematik der Allgemeinen Psychiatrie unter Umständen nur einen randständigen Platz einnehmen.

Literatur

1 Komorbidität psychiatrischer und somatischer Erkrankungen: die Entwicklung der Konsiliarpsychiatrie und -psychotherapie

Arolt, V., M. Driessen, A. Bangert-Verleger, H. Neubauer, A. Schürmann, W. Seibert: Psychische Störungen bei internistischen und chirurgischen Krankenhauspatienten. Nervenarzt 66 (1995) 670–677.

Arolt, V.: Psychische Störungen bei Krankenhauspatienten. Springer, Berlin–Heidelberg–New York 1997.

Bönisch, E., P. Götze, J. E. Meyer: Zur Psychologie und Psychopathologie bei schweren und unheilbaren Organerkrankungen. In: Kisker, K. P., H. Lauter, J. E. Meyer, C. Müller, E. Strömgren: Psychiatrie der Gegenwart. Bd. 2: Krisenintervention, Suizid, Konsiliarpsychiatrie, S. 177–228. Springer, Berlin–Heidelberg–New York 1986.

Cassem, E. H.: Depressive disorders in the medically ill. Psychosomatics 36 (Suppl.) (1995) 2–10.

Diefenbacher, A., R. Saupe: Neuropsychiatrische Krankenpflege auf der Intensivstation als Aspekt konsiliarpsychiatrischer Tätigkeit. Psychiatrische Praxis 20 (1993) 224–226.

Kisker, K. P., H. Lauter, J. E. Meyer, C. Müller, E. Strömgren: Psychiatrie der Gegenwart. Bd. 2: Krisenintervention, Suizid, Konsiliarpsychiatrie. Springer, Berlin–Heidelberg–New York 1986.

Knights, E. B., M. F. Folstein: Unsuspected emotional and cognitive disturbance in medical patients. Ann. intern. Med. 87 (1977) 723–724.

Levy, N. B.: Psychosomatik und Konsultations-/Liaisonpsychiatrie: Ein Überblick. Nervenarzt 60 (1989) 724–731.

Lindesay, J., A. MacDonald, I. Starke: Delirium in the Elderly. Oxford Medical Publications, Oxford 1990.

Lipowski, Z. J.: The interface of psychiatry and medicine: towards integrated health care. Canad. J. Psychiat. 32 (1987) 743–748.

Margraf, J., K. Heidmeier, H. Spörkel: Psychische Störungen bei internistisch-psychosomatischen Patienten. Nervenarzt 61 (1990) 658–666.

Rosemeier, H. P.: Medizinische Psychologie, 4. Aufl. Enke, Stuttgart 1991.

Saravay, S. M., M. Lavin: Psychiatric comorbidity and length of stay in the general hospital. Psychosomatics 35 (1994) 233–252.

Saravay, S. M., M. D. Steinberg, B. Weinschel, S. Pollack, N. Alovis: Comorbidity and length of stay in the general hospital. Amer. J. Psychiat. 148 (1991) 324–329.

Saupe, R.: Konsiliarpsychiatrie. In: Freyberger, H. J., R.-D. Stieglitz (Hrsg.): Kompendium der Psychiatrie und Psychotherapie, S. 511–519. Karger, Basel 1996.

Saupe, R., A. Diefenbacher: Konsiliar-Liaison-Psychiatrie: sozial- und angewandte Neuropsychiatrie. In: Peters, U. H., M. Schifferdecker, A. Krahl (Hrsg): 150

Jahre Psychiatrie – eine vielgestaltige Psychiatrie für die Welt von morgen. Kongreßband des DGPPN-Jubiläumskongresses 1992, S. 593–597. Martini, Köln 1995a.

Saupe, R., A. Diefenbacher: Konsilpsychiatrie: Sozial- und angewandte Neuropsychiatrie. In: Kipp, J., P. M. Wehmeier (Hrsg.): Handeln und Atmosphäre im therapeutischen Raum psychiatrischer Abteilungen, S. 263–269. Roderer, Regensburg 1995b.

Stauber, M.: Psychosomatik der Frauenheilkunde. In: Kisker, K. P., H. Lauter, J. E. Meyer, C. Müller, E. Strömgren: Psychiatrie der Gegenwart. Bd. 2: Krisenintervention, Suizid, Konsiliarpsychiatrie, S. 229 bis 258. Springer, Berlin–Heidelberg–New York 1986.

Wahl, R., M. Hautzinger: Verhaltensmedizin. Deutscher Ärzte-Verlag, Köln 1989.

2 Organisation der Konsiliarpsychiatrie und -psychotherapie

Delius, P., A. Schürmann, V. Arolt, U. Schüffelgen-Dans, H. Dilling: Indikation psychiatrischer Konsile: Eine fallbezogene Parallelbefragung von Psychiatern und behandelnden Ärzten. Psychiat. Prax. 20 (1993) 218–223.

Diefenbacher, A., R. Saupe: Consultation-Liaison-Psychiatry: At the Interface of Social Psychiatry, Neuropsychiatry, and Psychosomatics. Symposium Konsiliarpsychiatrie auf dem XIV. Weltkongreß für Sozialpsychiatrie. Sozialpsychiatrische Informationen, Sonderband zum XIV. Weltkongreß für soziale Psychiatrie, S. 81. Hamburg 1994.

Diefenbacher, A., R. Saupe: Erwartungen an den Konsildienst: Berücksichtigung der Konsumentenperspektive. TW Neurologie/Psychiatrie 7/8 (1996) 540–548.

Fawzy, F. I., N. Cousins, N. W. Fawzy: A structured psychiatric intervention for cancer patients. I. Changes over time in methods: Coping and affective disturbance. Arch. gen. Psychiat. 47 (1990) 720–725.

Gaebel, W. (Hrsg.): Qualitätssicherung im psychiatrischen Krankenhaus. Springer, Berlin–Heidelberg–New York 1995.

Green, S. A.: Treating concurrent medical and psychiatric illness. In: Leibenluft, E., A. Tasman, S. A. Green (eds.): Less Time to do More – Psychotherapy on the Short-Term Inpatient Unit, pp. 205–228. American Psychiatric Press, Washington (D.C.) 1993.

Kapfhammer, H. P.: Nieren- und leberinsuffiziente Patienten – ein therapeutisches Problem. In: Möller, H. J., H. Przuntek (Hrsg.): Therapie im Grenzgebiet von Psychiatrie und Neurologie, S. 75–92. Springer, Berlin–Heidelberg–New York 1993.

Knorr, C., A. Diefenbacher, S. Paetzmann, ECLW: Vergleich eines psychosomatischen und eines psychiatrischen Konsiliardienstes zweier Universitätskliniken in Berlin. In: Peters, U. H., M. Schifferdecker, A. Krahl (Hrsg.): 150 Jahre Psychiatrie – eine vielgestaltige Psychiatrie für die Welt von morgen. Kongreßband des DGPPN-Jubiläumskongresses, S. 635–638. Martini, Köln 1992.

Lupke, U., U. Ehlert, L. Hellhammer: Effekte psychologischer Behandlung im Allgemeinkrankenhaus: Verlaufsuntersuchung an Patienten mit Somatisierungsverhalten. Psychother. Psychosom. Med. Psychol. 45 (1995) 358–365.

Lupke, U., U. Ehlert, L. Hellhammer: Verhaltensmedizin im Allgemeinkrankenhaus: Verlaufsuntersuchung an Patienten mit somatoformen Störungen. Verhaltenstherapie 6 (1996) 22–32.

Saupe, R., A. Diefenbacher: Praktische Konsiliarpsychiatrie und -psychotherapie. Enke, Stuttgart 1996.

Skop, B. P., T. M. Brown: Potential vascular and bleeding complications of treatment with selective serotonin reuptake inhibitors. Psychosomatics 37 (1996) 12–16.

Stotland, N. L., T. R. Garrick: Manual of Psychiatric Consultation. American Psychiatric Press, Washington (D.C.) 1990.

Strain, J. J.: An appraisal of marketing approaches for consultation/liaison psychiatry. Gen. Hosp. Psychiat. 9 (1987) 368–371.

Strain, J. J., J. S. Hammer, G. Fulop: APM Task Force on psychosocial interventions in the general hospital inpatient setting – a review of cost-offset studies. Psychosomatics 35 (1994) 253–262.

Templeton, B., H. S. Selarnick: Evaluation consultation psychiatry residents. Gen. Hosp. Psychiat. 16 (1994) 326–334.

The Linda Pollin Foundation: Approach: A model for counseling the medically ill. Gen. Hosp. Psychiat. 14 (Suppl.) (1992) 6.

Thompson, T. L.: Some advantages of consultation-liaison (medical-surgical). Psychiatry becoming an added qualification subspecialty. Psychosomatics 34 (1993) 343–349.

3 Aufgabenbereiche und allgemeine Fragestellungen der Konsiliarpsychiatrie und -psychotherapie

American Psychiatric Association – Task Force Report: Psychosocial Treatment Research in Psychiatry. American Psychiatric Association, Washington (D.C.) 1993.

Arolt, V., M. Driessen, A. Bangert-Verleger, H. Neubauer, A. Schürmann, W. Seibert: Psychische Störungen bei internistischen und chirurgischen Krankenhauspatienten. Nervenarzt 66 (1995) 670–677.

Bickel, H., B. Cooper, J. Wancata: Psychische Erkrankungen von älteren Allgemeinkrankenhauspatienten: Häufigkeit und Langzeitprognose. Nervenarzt 64 (1993) 53–61.

Burker, E. J., J. A. Blumenthal, M. Feldman, R. Burnett, W. White, L. R. Smith: The Mini Mental State Exam as a predictor of neuropsychological functioning after cardiac surgery. Int. J. psychiat. Med. 23 (1995) 263–276.

Cassem, E. H.: Depressive disorders in the medically ill: An overview. Psychosomatics 36 (Suppl. 1) (1995) 1–10.

Cavanaugh, S.: Depression in the medically ill – critical issues in diagnostic assessment. Psychosomatics 36 (1995) 48–59.

Cohen-Cole, S. A., A. Stoudemire: Major Depression and physical illness. Psychiat. Clin. N. Amer. 10 (1987) 1–17.

Diefenbacher, A., G. Heim: Somatic symptoms in Turkish and German depressed patients. Psychosom. Med. 56 (1994) 551–556.

Fuller, M. G., M. L. Jordan, The Substance Abuse Consultation Team: Addressing the problem of hospitalized substance abusers. Gen. Hosp. Psychiat. 16 (1994) 73–77.

Groves, J. E., A. Kucharski: Brief psychotherapy. In: Hackett, T. P., N. H. Cassem (eds.): Handbook of General Hospital Psychiatry, pp. 309–331. PSG Publishing Company, Littleton-Massachusetts 1987.

Kissane, D. W.: Psychotherapy for physical disorders. Curr. Opin. Psychiat. 6 (1993) 332–336.

Kornstein, S. G., D. F. Gardner: Endocrine disorders. In: Stoudemire, A., B. F. Fogel (eds.): Psychiatric Care of the Medical Patient, pp. 657–679. Oxford University Press, New York–Oxford 1993.

Lazare, A.: Conversion symptoms. New Engl. J. Med. 305 (1981) 745–748.

Levenson, H., R. E. Hales: Brief psychodynamically informed therapy for medically ill patients. In: Stoudemire, A., B. S. Fogel (eds.): Medical-Psychiatric Practice. Vol. 2, pp. 3–37. American Psychiatric Press, Washington (D.C.) 1993.

Lipowski, Z.: Delirium: Acute Confusional States. Oxford University Press, New York–Oxford 1990.

Saupe, R., A. Diefenbacher: Praktische Konsiliarpsychiatrie und -psychotherapie. Enke, Stuttgart 1996.

Spies, C., K. Eyrich: Perioperative Problemsituation bei chronischem Alkoholmißbrauch. In: Tretter, F., S. Bussello-Spieth, W. Bender (Hrsg.): Therapie von Entzugssyndromen, S. 240–256. Springer, Berlin-Heidelberg–New York 1994.

Wetterling, T., C. Feltrup: Diagnostik und Therapie der Alkoholabhängigkeit – ein Leitfaden. Springer, Berlin–Heidelberg–New York 1997.

4 Fachspezifische Probleme

Craven, J., G. Rodin (eds.): Psychiatric Aspects of Organ Transplantation. Oxford University Press, New York–Oxford 1992.

Fernandez, F.: Ritalin in HIV dementia. In: Greenhill, L. L., B. B. Osman (eds.): RITALIN – Theory and Patient Management, pp. 177–185. Mary Ann Liebert Inc., Publishers, New York 1991.

Goebel, G.: Ohrgeräusche. Quintessenz, Berlin 1992.

Hallam, R.: Leben mit Tinnitus. Quintessenz, Berlin 1994.

Hollweg, W.: Streik im Innenohr. Unimed, Hamm 1989.

Kapfhammer, H. P.: Nieren- und leberinsuffiziente Patienten – ein therapeutisches Problem. In: Möller, H. J., H. Przuntek (Hrsg.): Therapie im Grenzgebiet von Psychiatrie und Neurologie, S. 75–92. Springer, Berlin–Heidelberg– New York 1993.

Levy, N. B.: Psychopharmacology in patients with renal failure. Int. J. Psychiat. Med. 20 (1990) 325–334.

Lucey, M. R., R. M. Merion, T. Beresford: Liver Transplantation and the Alcoholic Patient: Medical, Surgical and Psychosocial Issues. Cambridge University Press, New York 1994.

MacArthur, J. D., F. D. Moore: Epidemiology of burns. J. Amer. med. Ass. 231(3) (1975) 259–263.

Mai, F. M., F. N. McKenzie, W. J. Kostuk: Psychosocial adjustment and quality of life following heart transplantation. Canad. J. Psychiat. 35 (1990) 223–227.

Niederecker, M., D. Naber, R. Riedel, C. Perro, F. D. Goebel: Zur Häufigkeit und Ätiologie von Psychosen bei HIV-Infizierten. Nervenarzt 66 (1995) 367–371.

Olbrisch, M. E., J. L. Levenson, R. Hemer: The PACT: A rating scale for the study of clinical decision-making in psychosocial screening of organ transplant candidates. Clin. Transplant. 3 (1989) 164–169.

Surman, O.: Psychiatric aspects of organ transplantation. Amer. J. Psychiat. 146 (1989) 972–981.

Tönnies, S.: Leben mit Ohrgeräuschen. Asanger, Heidelberg 1991.

Tross, S.: Acquired Immunodeficiency Syndrome (AIDS). In: Holland, J. C., J. H. Rowland (eds.): Handbook of Psychooncology – Psychological Care of the Patient with Cancer, pp. 254–270. Oxford University Press, New York–Oxford 1990.

Uldall, K. K., L. A. Koutsky, D. H. Bradshaw, S. G. Hopkins, W. Katon, W. E. Lafferty: Psychiatric comorbidity and length of stay in hospitalized AIDS patients. Amer. J. Psychiat. 151 (1994) 1475–1478.

Welch, C. A.: Psychiatric care of the burn victim. In: Cassem, N. H.: Handbook of General Hospital Psychiatry, pp. 465–476. Mosby-Year-Book Inc., St. Louis 1987.

28
Forensische Psychiatrie und rechtliche Aspekte

Hildburg Kindt

Inhalt

1	**Einführung**	958
2	**Das psychiatrische Gutachten**	959
	2.1 Befundbericht, Zeugnis, Attest, Gutachten	959
	2.2 Technik und Aufbau des Sachverständigengutachtens	961
3	**Medizinrechtliche Grundlagen**	963
	3.1 Behandlungsauftrag – Behandlungspflicht – Haftung	963
	3.2 Schweigepflicht	964
	3.3 Dokumentationspflicht	965
	3.4 Geschäftsfähigkeit (§ 104 BGB) und Einwilligung nach Aufklärung	965
	3.5 Testierfähigkeit (§ 229 BGB)	966
	3.6 Einsichtsrecht in psychiatrische Krankenunterlagen	967
4	**Begutachtung im Strafrecht (StGB)**	967
	4.1 Schuldunfähigkeit (§ 20 StGB), verminderte Schuldfähigkeit (§ 21 StGB)	968
	4.2 Forensisch-psychiatrische Prognose (Sozialprognose)	972
	4.3 Unterbringung in einem psychiatrischen Krankenhaus/ einer Entziehungsanstalt (§§ 63, 64 StGB)	973
	4.4 Vernehmungs-, Verhandlungs- und Haftfähigkeit als besondere gutachterliche Fragestellungen	974
5	**Begutachtung im Jugendstrafrecht – Strafmündigkeit (§ 3 JGG)/Anwendung des Jugendstrafrechts auf Heranwachsende (§§ 105, 106 JGG)**	974
6	**Begutachtung bei Unterbringung (nach UBG und PsychKG)**	976
	6.1 Freiheitsbeschränkende/-entziehende Maßnahmen – Fixierung	978
7	**Begutachtung bei Betreuung nach BtG (§ 1896 BtG)**	979
8	**Begutachtung der Fahreignung psychisch Kranker**	983
9	**Begutachtung im Sozialrecht**	985
	9.1 Gesetzliche Krankenversicherung – Arbeitsunfähigkeit	986
	9.2 Gesetzliche Rentenversicherung – Berufsunfähigkeit (§ 43 Abs. 2 SGB IV)	987
	9.3 Gesetzliche Rentenversicherung – Erwerbsunfähigkeit (§ 44 Abs. 2 SGB IV)	987
	9.4 Gesetzliche Unfallversicherung – Minderung der Erwerbsfähigkeit (MdE)	988
	9.5 Bundesbeamtengesetz – Dienstfähigkeit von Beamten (§ 42 BBG)	988
	9.6 Schwerbehindertengesetz – Grad der Behinderung (GdB)	989
	9.7 Soziales Entschädigungsrecht	989

28 Forensische Psychiatrie und rechtliche Aspekte

1 Einführung

Forensische Psychiatrie (forum, lat. = Markt, Gerichtsplatz, im erweiterten Sinne auch Öffentlichkeit) umfaßt den Aufgabenbereich, in dem der Psychiater als Sachverständiger Behörden und Gerichten juristische Aspekte psychischer Störungen und Krankheiten für deren Entscheidungsfindung und Beschlußfassung zu verdeutlichen hat.

Die Aufgaben, Pflichten und Rechte eines forensisch tätigen **medizinischen Sachverständigen** haben sich in den letzten Jahren nicht grundsätzlich geändert. Er soll dem Gericht allgemeine Erfahrungssätze seines spezifischen Fachwissens übermitteln. Aus bestimmten, vom Gericht unterbreiteten oder von ihm selbst ermittelten Anknüpfungstatsachen soll er Schlußfolgerungen im Hinblick auf das Vorliegen oder Nichtvorliegen rechtserheblicher Sachverhalte ziehen. Für diese Tätigkeit muß er über eine besondere Sachkunde **(Kompetenz)** auf seinem Fachgebiet verfügen. Er hat sich dabei kritisch mit auch kontroversen Lehrmeinungen auseinanderzusetzen und seine eigenen Aussagen so weit als möglich auf wissenschaftlich gesicherte Erkenntnisse zu stützen. Er hat dem Gericht oder anderen behördlichen Instanzen die richtige Auswertung und Beurteilung der erhobenen medizinischen Befunde im Hinblick auf jeweils unterschiedliche Fragestellungen zu ermöglichen.

Der **psychiatrische Sachverständige**, als spezieller medizinischer Gutachter, hat noch weitergehende Beurteilungen zu treffen. In unserer Rechtsgemeinschaft wird davon ausgegangen, daß ihre Mitglieder grundsätzlich in der Lage sind, ab dem 18. Lebensjahr eigenverantwortlich zu denken, zu wollen, sich entscheiden zu können und aufgrund freier Willensentscheidungen zu handeln. Der „Sachverstand" des Psychiaters wird benötigt, zu beurteilen, ob störungs- oder krankheitsbedingte Einschränkungen dieser grundsätzlich als gegeben angesehenen Fähigkeiten vorliegen.

Daß den Kriterien wie Vernunft, Vernünftigkeit und Willensfähigkeit, also der Einsichtsfähigkeit und der Fähigkeit, entsprechend dieser Einsicht zu handeln, ein derart hoher Wert beigemessen wird, liegt daran, daß in einer Rechtsordnung Vorsatz und Absicht, Motivation und Wille als tragende Strukturelemente des sozialen Zusammenlebens gelten. Sind diese Funktionen und Leistungen krankheitsbedingt beeinträchtigt, folgern daraus nicht nur Risiken und Gefährdungen des individuellen Lebens und der Gesundheit, sondern auch fremder Rechtsgüter. Vernunft, Kritik- und Einsichtsvermögen, Kommunikationsfähigkeit und Dialogfähigkeit garantieren letztlich das Einhalten rechtsstaatlicher Ordnungen. Sich so zu verhalten, daß weder eine Person selbst noch eine andere Person gefährdet wird, ist ein „vernünftiges" und damit auch ein moralisch zu forderndes Grundprinzip. Hierfür sind folgende Voraussetzungen verantwortlich:

- Die sogenannte freie, d.h. autonome Willensentscheidung im medizinischen wie auch im juristischen Sinne mit ihren komplexen Denk- und Handlungsabläufen wird als ein dynamisch und prozeßhaft ablaufendes Geschehen und nicht statisch begriffen.
- Kritik- und Urteilsvermögen einer Person mit ihren Fähigkeiten zu angemessener Realitätseinschätzung, zur Überprüfung, Relativierung und zur Korrektur gefaßter Entschlüsse bestimmen über Realitätswahrnehmung, Realitätskontrolle, Realitätsanpassung das Verhalten als realitätsgerecht.
- Glaubwürdigkeit, Eindeutigkeit und Konstanz im Denken und Handeln signalisieren gleichzeitig das Vorhandensein von sozialer Verantwortlichkeit, von Kommunikations- und Dialogfähigkeit.

Sind eine oder mehrere dieser Funktionen durch psychische Krankheit in Frage gestellt, wird üblicherweise ein psychiatrischer Sachverständiger zu Rate gezogen, von dem die kompetente Beurteilung von Einschränkung oder Aufhebung dieser Fähigkeiten aufgrund feststellbarer medizinisch-psychiatrischer Befunde erwartet wird. Gefragt sind keine Vermutungen, sondern nachvollziehbare Ergebnisse einer gezielten und umfassenden psychiatrischen Untersuchung. Daran gebunden sind häufig Aussagen über gesellschaftliche und medizinische Normen wie psychisch gesund, psychisch krank, psychisch gestört, psychisch normal oder abweichend. Beurteilungen dieser Art vermitteln dem Auftraggeber ebenso wie die speziellen Krankheitsdiagnosen einen besseren Zugang zum Verständnis des Grades von Funktions- und Leistungseinschränkungen psychosozialer Kompetenzen.

> **Resümee**
>
> Der sogenannte Sachverstand des forensisch-psychiatrischen Sachverständigen bezieht sich auf die kompetente Untersuchung und Differenzierung psychischer Fähigkeiten oder Unfähigkeiten. Zu prüfen sind autonome Willensentscheidung, Kritik- und Urteilsvermögen, Realitätseinschätzung und

realitätsgerechtes Verhalten in bezug auf den erfragten juristischen Sachverhalt. Zu krankheitsbedingten Normabweichungen ist Stellung zu nehmen. Die psychiatrische Sachverständigentätigkeit ist immer eine gutachterliche Tätigkeit.

2 Das psychiatrische Gutachten

2.1 Befundbericht, Zeugnis, Attest, Gutachten

Die psychiatrische Sachverständigentätigkeit ist immer eine **gutachterliche Tätigkeit,** die Gerichten und Behörden bei der Wahrheitsfindung und bei der Anwendung rechtlicher Maßnahmen behilflich ist. Sie dient auch dazu, von psychisch kranken Personen mit ihrer spezifischen und individuellen physischen, psychischen und/oder sozialen Beeinträchtigung Schaden abzuwenden.

Gelegentlich scheinen sich Zielsetzungen der Gesellschaft mit ihren psychosozialen Normvorstellungen und Gesetzen und Ansprüche des Individuums mit der Schutzwürdigkeit von Persönlichkeitsrechten zu widersprechen. Die Tätigkeit des psychiatrischen Sachverständigen ist von daher umstritten. Hier ist aber zu bedenken: Die psychiatrisch-medizinische und die juristische Fachdisziplin repräsentieren zwei jeweils unterschiedliche soziale Systeme, die sich in ihren Grundlagenwissenschaften wie auch in deren praktischer Anwendung deutlich unterscheiden. Das Wechseln von einer Denkebene in die andere ist schon wegen der unterschiedlichen Fachsprache schwierig:

- Die **Jurisprudenz ist eine Normwissenschaft,** die überwiegend dogmatisch-deduktiv vorgeht und sich häufig abstrakter Begriffe und Schlußfolgerungen bedient. Für den Nichtjuristen kommt erschwerend hinzu, daß sich in verschiedenen Rechtsgebieten auch unterschiedliche Kausalitätstheorien etabliert haben. Aufgrund der Konstruktion unseres Rechtssystems müssen Juristen oft mit starren Grenzen, Gesetzen und Generalisierungen arbeiten. Für sie ist der Grad einer Störung oder Erkrankung wichtiger als die Art der Erkrankung. Die in den verschiedenen Gesetzen genannten juristischen Krankheitsbegriffe sind deshalb nicht identisch mit psychiatrischen Diagnosen, selbst wenn ähnliche Termini verwendet werden.
- **Die Psychiatrie als Teil der Medizin** ist dagegen mehr persönlichkeits- als normbezogen. Empirische Befunde bilden die Basis, wobei sowohl hinsichtlich der Qualität als auch hinsichtlich der Quantität psychischer Störungen von fließenden Übergängen ausgegangen wird. Methodisch geht es mehr um die Operationalisierung von Befunden als um deren Gesetzmäßigkeiten.

Die Grundhaltung des **psychiatrischen Arztes** ist diagnostisch wie therapeutisch eine einfühlende und empathische. Vom **forensisch tätigen Psychiater** werden dagegen in erster Linie Neutralität, Unabhängigkeit und Objektivität in bezug auf die Fragestellung verlangt. Dies bedeutet allerdings nicht das Aufgeben der ärztlichen Haltung. Im juristischen Verfahren hat der Psychiater bei der schriftlichen wie bei der mündlichen Abgabe seines Gutachtens die Stellung eines **Beraters des Gerichts.** Das Objektivitäts- und Unabhängigkeitsgebot verlangt, daß der Gutachter weder eine protektive Haltung dem zu Begutachtenden gegenüber noch die Rolle eines Ermittlers im Sinne der Staatsanwaltschaft übernimmt. Der Sachverständige hat sich immer streng an seinen Auftrag zu halten und sollte deshalb nur die Fragen beantworten, für die sein Fachgebiet auch die wissenschaftlichen Grundlagen bereitstellt. Seine wichtigste Aufgabe bleibt die medizinische Analyse eines konkreten und individuellen Einzelfalls vor dem Hintergrund des anerkannten psychiatrischen Erfahrungswissens. Durch das psychiatrische Gutachten sollten Juristen in die Lage versetzt werden, die Schlußfolgerungen des Sachverständigen nachzuvollziehen. Sie verlangen daher in erster Linie verständliche Gutachten mit eindeutigen und begründbaren Aussagen.

Der **psychiatrische Sachverständige** sollte ein Vorher und ein Nachher eines psychopathologischen Zustandsbildes und dessen spätere Entwicklung beurteilen. Die Entwicklung und Veränderbarkeit von medizinischen Befunden, deren Konstanz und Beeinflußbarkeit innerhalb der individuellen psychischen Funktionen und Leistungen präzise zu beschreiben, zu benennen, abzugrenzen und zu beurteilen gehört zu den schwierigsten Aufgaben des psychiatrischen Alltags, wird aber häufig – sogar im eigenen Fachbereich – unterschätzt. So besteht gelegentlich auch keine Klarheit darüber, wie Aussagen eines **Befundberichts** (der lediglich über einen medizinischen Sachverhalt informiert) abzugrenzen sind gegen die Inhalte ärztlicher Atteste, Bescheinigungen oder gegen kurze **gutachterliche Stellungnahmen,** deren Inhalt eine Beurteilung des medizinischen Sachverhaltes in bezug auf eine spezielle Frage ist. In einem psychiatrischen **Sachverständigengutachten** dagegen sind Aussagen, Begründungen und Interpretationen nachvollziehbar zu machen. Der Entscheidungsweg ist zu diskutieren und zu begründen.

Ärztliches Zeugnis und ärztliches Gutachten unterscheiden sich aber auch juristisch: Ein **Zeugnis** kann nur von einem Zeugen ausgestellt werden, der etwas beobachtet hat. Ein behandelnder Arzt oder Facharzt ist dagegen immer ein sogenannter **sachverständiger Zeuge,** dessen Beobachtungen auf dem dafür notwendigen medizinischen Sachverstand beruhen. In einem Zeugnis eines sachverständigen Zeugen sind regelmäßig nicht nur Beobachtungen, sondern bereits Bewertungen, z.B. Diagnosen oder Aussagen wie Arbeitsunfähigkeit enthalten. Ein **ärztliches Sachverständigengutachten** sollte deshalb nicht durch einen sachverständigen Zeugen (d.h. durch den behandelnden Arzt), sondern durch einen unabhängigen medizinischen Sachverständigen abgegeben werden, der frei von therapeutischen Beziehungen und Bindungen zum Untersuchten ist. Ein Gutachter verschafft sich die Grundlagen von Bewertung und Beurteilung eines Sachverhaltes erst durch die eigene fachkompetente Untersuchung, um seine Schlußfolgerungen mit Befundtatsachen angemessen korrelieren zu können.

Aus Zeit- und Kostengründen hat es sich leider eingebürgert, sich über diesen Unterschied zwischen Zeugnis und Gutachten hinwegzusetzen – besonders im Betreuungsrecht ist es durchaus üblich, den behandelnden Arzt mit einem Formularvordruck um ein „Gutachten" zu bitten, das eigentlich ein Zeugnis eines Sachverständigen ist.

Bei kritischer Wahrnehmung der unterschiedlichen Aufgaben und Pflichten eines Sachverständigen sollten diese Unterschiede wenigstens bekannt sein, um gegebenenfalls aus Befangenheitsgründen einen Gutachtenauftrag ablehnen zu können. Andererseits sind Kenntnis und Erfahrung des behandelnden Arztes durchaus sinnvoll und hilfreich und oft eine bessere Grundlage für richterliche Entscheidungen – sie sollten deshalb zusätzlich genutzt werden.

Die **Sicherheit** gutachterlicher Aussagen und Beurteilungen ist einerseits abhängig von der Regelhaftigkeit statistisch erfaßter Normen, andererseits von einer ausreichend guten Kenntnis der Person in ihrer konkreten Lebenssituation. Der psychiatrische Sachverständige trägt darüber hinaus der Erkenntnis Rechnung, daß Aussagen über eine Person weit über das hinausgehen, was Menschen über andere Menschen mit Bestimmtheit „wissen" und aussagen können. Aus diesem Grund sind in den Gesetzestexten die Kriterien von Willensfreiheit, Geschäftsfähigkeit, Schuldfähigkeit, Dienst- oder Arbeitsfähigkeit auch niemals positiv definiert. Es werden vielmehr Negativformulierungen verwandt, d.h. vom Gutachter sind mögliche und vorhandene Einschränkungen und Beeinträchtigungen oder eben die Aufhebung dieser Grundfähigkeiten und Eigenschaften des gesunden, mündigen und vernünftigen Menschen zu beurteilen.

Ein Sachverständiger sollte die Grenzen der Sicherheit gutachterlicher Aussagen nicht überschreiten. Die eigene Erfahrung im Umgang mit Normenverstößen lehrt, daß bei kritischer Überprüfung der Frage: „Hätte X auch anders handeln können?" die Antwort immer offenbleiben muß (d.h. sogar eher verneint werden muß, vor allem wenn wir fragen, ob wir wirklich die Freiheit hatten, einen Regelverstoß zu einem bestimmten Zeitpunkt zu vermeiden), ohne daß dies die Schuld- oder Verantwortungsfähigkeit in Frage stellt.

Dennoch werden bei der psychiatrischen Begutachtung – wenn auch vorsichtige – Urteile über ebendiesen Sachverhalt einer „freien Entscheidung" abverlangt, d.h. Aussagen über die Freiheitsgrade von Persönlichkeiten, deren Entwicklung, deren Fähigkeiten, Störungen und Defizite. Darüber hinaus werden Analysen erwartet von Verhaltens- und Motivationsstrukturen in einem auch situativen Vorfeld. So geht es im Strafrecht um Analysen von (Täter-)Persönlichkeiten und deren grundsätzliche Entscheidungsmöglichkeiten, um die Darstellung von Störungen der Persönlichkeitsentwicklung in ihrer grundsätzlichen biologischen oder psychosozialen Determiniertheit (Vulnerabilität) und den zugehörigen Belastungsfaktoren – all dies immer im Hinblick auf eine zugrunde gelegte krankhafte Störung aus dem psychiatrischen Fachgebiet.

Diese Probleme sind schon im psychiatrischen Alltag schwierig zu bewältigen. Nahezu alle psychiatrischen Beurteilungen mit ihren sozialen Konsequenzen basieren auf höchst problematischen Abwägungen und Aussagen über unterschiedliche Risiken und Gefährdungen im sozialen Umfeld. Der Jurist, der ein medizinisch-psychiatrisches Gutachten für seine Entscheidung benötigt, überprüft die Schlüssigkeit psychiatrischer Aussagen und Begründungen daraufhin, ob sich ein attestierter Zusammenhang zwischen Befund und Begründung im konkreten Einzelfall auch juristisch nachvollziehen läßt. Generalisierungen wie z.B. die Aussage, daß psychische Erkrankungen mit paranoiden Symptomen immer zu einer Leistungsbeeinträchtigung, zu einer persönlichen Gefährdung oder zu einer verminderten Schuldfähigkeit führen oder daß Suizidalität niemals anders als durch Aufnahme in einer psychiatrischen Klinik abzuwenden sei, sind von daher unzulässig. Vielmehr muß in jedem Einzelfall die unmittelbare, individuelle und konkrete Beeinträchtigung mit ihren Auswirkungen so differenziert dargestellt werden, daß sich eine richterliche Entscheidung begründen läßt.

2.2 Technik und Aufbau des Sachverständigengutachtens

In der Regel erhält der Sachverständige vom Gericht einen schriftlichen **Gutachtenauftrag mit detaillierter Fragestellung**. Gleichzeitig werden die vorhandenen Akten über den in Rede stehenden Vorgang übersandt. Bei Unklarheiten, der Notwendigkeit zur Ergänzung und Hinzuziehung weiterer Gutachter aus anderen Fachgebieten oder bei Zweifeln an der Zuständigkeit des Fachgebiets sollte sofort Kontakt mit dem Auftraggeber aufgenommen werden.

- Ein psychiatrisches Gutachten beantwortet einen Sachverhalt, d. h. korreliert einen medizinischen Befund im Hinblick auf eine bestimmte juristische Fragestellung.
- Der Gutachter ist nur Sachverständiger für einen bestimmten Sachverhalt im Hinblick auf eine bestimmte Fragestellung. Weitergehende Probleme oder Empfehlungen sollten deshalb von der gutachterlichen Fragestellung deutlich abgegrenzt werden.

Zum **Aufbau** eines Gutachtens siehe Tabelle 28-1.

Aktenstudium

Durch das Aktenstudium verschafft sich der Gutachter einen Überblick über den bisherigen Sachstand, den er am besten als **Aktenauszug** diktiert. Sinnvoll sind Formulierungen wie:

- „Die Aktenlage wird als bekannt vorausgesetzt. Auf die für die Begutachtung wesentlichen Unterlagen wird in der Beurteilung im einzelnen Bezug genommen", oder
- „Die Aktenlage wird als bekannt vorausgesetzt. Für die Beurteilung von besonderer Bedeutung ist . . ."
- „Wegen der schwierigen Sachlage ist es erforderlich, die für die Beurteilung wichtigen Tatsachen noch einmal im einzelnen aufzuführen" (nur selten erforderlich).

Ausführlich sollte eingegangen werden auf vorliegende ärztliche und/oder psychologische Vorbefun-

Tabelle 28-1 Aufbau eines schriftlichen Gutachtens.

- **Personalien des zu Begutachtenden, Aktenzeichen, Auftraggeber, Auftragsdatum, kurze Bezeichnung des Sachverhalts, Fragestellung, Angabe der Quellen, angewandte Untersuchungsmethoden**

- **zusammengefaßter Aktenauszug**
  aktuelles Verfahren, Vorverfahren, Zusammenfassung medizinischer Befunde und Vorgutachten, vor allem bei abweichender Beurteilung

- **Vorgeschichte**
  - Angaben des zu Begutachtenden: Familienanamnese, Biographie, Krankheitsanamnese, Angaben zum Sachverhalt in der gutachterlichen Untersuchungssituation
  - Angaben zur Vorgeschichte über Bezugspersonen (wenn zulässig)

- **Untersuchungsbefunde**
  psychischer Befund, internistischer und neurologischer Befund, Zusatzuntersuchungen (Labor, EEG, CT, eventuell andere bildgebende Verfahren), Testpsychologie, gegebenenfalls Hinweise auf eigenständiges psychologisches Zusatzgutachten bzw. dessen Zusammenfassung

- **Zusammenfassung**
  Darstellung der wesentlichen Materialien, auf denen die psychiatrische Beurteilung beruht

- **Diskussion und Beurteilung der Ergebnisse, Beweisfragenbeantwortung**
  diagnostische Klassifikation, Differentialdiagnosen, Zuordnung zu den Rechtsbegriffen mit Auswirkung der Störung auf den juristisch zu beurteilenden Sachverhalt (im Strafrecht: differenzierte Diskussion von Einsichts- und Steuerungsfähigkeit gemäß der §§ 20, 21 StGB)

- **Prognose, empfohlene Therapie oder sonstige Maßnahmen**

de, die nicht wörtlich zitiert, sondern als Zusammenfassung erscheinen sollten.

Untersuchung

Die **persönliche Untersuchung** des zu Begutachtenden (er ist kein Patient!) erfolgt je nach Fragestellung ambulant oder stationär. Vor der Einbestellung des zu Begutachtenden ist zu prüfen, ob weitere Unterlagen erforderlich oder anzufordern sind. Sind Unterlagen nicht vollständig übersandt, sollten die Akten zurückgegeben werden, damit seitens des Auftraggebers Fehlendes besorgt werden kann. Ohne Einverständniserklärung des Auftraggebers dürfen – vor allem im Strafrecht – keine weitergehenden Informationen eingeholt werden.

Exploration und Befunderhebung des zu Begutachtenden erfolgen nach den Kriterien der psychiatrischen Untersuchungstechnik. Zu Beginn der Untersuchung ist deutlich zu machen, daß der Arzt als Gutachter, d.h. als Sachverständiger des Gerichts und nicht als behandelnder Arzt, tätig wird und damit gegenüber dem Gericht nicht der Schweigepflicht unterliegt. Die Heranziehung auch von eigenen Krankenunterlagen des Untersuchten bedarf immer dessen schriftlicher Zustimmung. Dies gilt auch für Befunde aus der eigenen Institution, die vor der Begutachtungssituation erhoben und archiviert wurden.

Meist wird vom Auftraggeber ein schriftliches Gutachten erbeten und für ausreichend gehalten. Nur im Strafrecht hat das schriftliche Gutachten vorläufigen Charakter, da hier das sogenannte Unmittelbarkeitsprinzip gilt: Entscheidend ist das mündlich in der Hauptverhandlung erstattete Gutachten des geladenen Sachverständigen, wobei dieser nur die Tatsachen werten darf, die auch ordnungsgemäß in die Hauptverhandlung eingeführt worden sind.

Beurteilung

Der **wichtigste Teil des Gutachtens** ist die Beurteilung: Die Fragestellung wird wiederholt. Dann folgt die Zusammenfassung der medizinischen Sachverhalte in bezug auf die bestehende Fragestellung, um daraus die medizinische Diagnose des Gutachters abzuleiten. Hier sollte auch diskutiert und begründet werden, warum ggf. von Diagnosen der Vorgutachter abgewichen wird. Auf die entsprechenden Aktenstellen ist zu verweisen. Es folgt die aus den medizinischen Sachverhalten präzisierte Akzentuierung der Fragestellung.

Im zweiten Teil der Beurteilung ist das medizinische Ergebnis zu den juristischen Fragen in Beziehung zu setzen (rechtliche Würdigung), um dann die Beweisfragen im einzelnen beantworten zu können. Vom Gericht gesucht ist derjenige Sachverständige, der seine Aussage auch wissenschaftlich begründen kann. Für einen Juristen, der Sachverhalte und deren Folgen im Hinblick auf Normatives zu beurteilen hat, gilt der Gutachter als „gut", der in der Lage ist, Gesetzestexte und Ermittlungsergebnisse (die beide in Allgemeinformulierungen gehalten sind) mit den festgestellten medizinischen Befunden zu verknüpfen, um diesen Sachverhalt als **rechtserhebliche Befundtatsache** dem Richter für seine Entscheidung zugängig zu machen. Das ist nur möglich, wenn der psychiatrische Sachverständige die juristische Fragestellung im jeweils konkreten Einzelfall erfaßt hat und mit den eigenen Anknüpfungstatsachen und deren Beurteilung adäquat zu korrelieren vermag.

So ist vor allem darauf zu achten, daß die juristische Fragestellung in den verschiedenen Rechtsbereichen durchaus unterschiedlich ist: Bei der Frage nach der **Schuldfähigkeit** muß der Zustand des Betroffenen zu einem bestimmten Zeitpunkt in der Vergangenheit beurteilt werden. Im **Betreuungsrecht** muß die Fähigkeit des Betroffenen, bestimmte Angelegenheiten zu besorgen, auch für die Zukunft eingeschätzt werden. In der **Unfallversicherung** geht es, ebenso wie beim Bundesversorgungsgesetz und bei Entschädigungsgesetzen um Geschädigte mit der Frage, ob es sich um ein schädigendes Ereignis im Sinne des Gesetzes handelt, das sich in der Vergangenheit ereignet und zu nachweisbaren Folgen geführt hat. Bei der Prüfung von **Dienstfähigkeit** geht es darum, ob die betreffende Person ihren Dienst mit den ihr zugewiesenen Tätigkeitsbereichen und Verantwortungen noch ausführen kann. Bei der Klärung von **Berufsfähigkeit** soll begründet werden, warum die Tätigkeit in einer bestimmten Berufs- oder Fachrichtung noch oder nicht mehr geleistet werden kann.

Immer aber müssen die Ursachen für die Veränderungen in der Person des Betroffenen, in seinem jeweiligen sozialen Umfeld mit den Folgeerscheinungen sowie der Einfluß auf die physio-psychosozialen Fähigkeiten des Betroffenen zu einem bestimmten Zeitpunkt beurteilt werden.

Bei der jeweiligen Beurteilung ist besonders zu beachten, welche Anforderungen an die **Sicherheit** der psychiatrischen Aussage in den verschiedenen Rechtsbereichen gestellt werden – im Strafrecht muß das Gericht **sicher** sein, daß der Angeklagte schuldfähig ist, ein erheblicher Zweifel wirkt sich zu seinen Gunsten aus. Im Privatrecht dagegen müssen behauptete **Zweifel** von demjenigen, der zweifelt, auch **belegt** und **bewiesen** werden. Wie schon ausgeführt, hat der medizinische Gutachter auf normativem Gebiet nur eine begrenzte Kompetenz, deshalb ist auf vorsichtige Formulierungen bei der Beantwortung der **Beweisfragen** zu achten. Sinnvoll sind Formulierungen wie

- „Aus psychiatrisch-psychotherapeutischer Sicht läßt sich sagen ...", oder
- „Soweit von psychiatrisch-medizinischer Sicht dazu Stellung genommen werden kann, läßt sich sagen ..."

Muß oder will der Sachverständige über die gutachterliche Fragestellung hinausgehen und etwa vom ärztlichen Standpunkt dem Gericht oder den beauftragenden Behörden zusätzliche **Empfehlungen** abgeben, so sind diese eindeutig vom Gutachten und von seiner Beurteilung abzuheben und mit einer entsprechenden Bemerkung einzuleiten, so daß ersichtlich wird, daß zwischen ärztlicher Sachverständigentätigkeit als Gutachter und allgemeiner ärztlicher Tätigkeit unterschieden worden ist.

Gutachten sind als Untersuchungsunterlagen auch Dokumente und gehören dem Auftraggeber. Mit hoher Wahrscheinlichkeit werden sie vom Untersuchten oder von seinen Rechtsvertretern eingesehen. Schon deshalb sollte das Gutachten keine entwertenden oder verletzenden Formulierungen, aber auch keinen Fachjargon enthalten. Bei einem berechtigten Wunsch nach Einsichtnahme in das Gutachten wird sich der Auftraggeber tunlichst mit dem Gutachter in Verbindung setzen, um sich mit ihm über die Zulässigkeit eines Einsichtsrechts in psychiatrische Befundunterlagen abzustimmen. Wenn von vornherein feststeht, daß eine Einsichtnahme des Betroffenen nicht indiziert ist (nur aus gesundheitsgefährdenden Gründen zulässig!), muß dies zusätzlich vermerkt werden.

Resümee

Psychiatrischer Befundbericht, Zeugnis/Attest, gutachterliche Stellungnahmen und Gutachten sind inhaltlich wie juristisch zu unterscheiden. Die Schlüssigkeit psychiatrischer Aussagen und Begründungen muß als rechtserhebliche Befundtatsache nachvollziehbar sein und die juristische Fragestellung der jeweiligen Rechtsgebiete aufnehmen. Die Anforderungen an die Sicherheit psychiatrischer Aussagen ist in den verschiedenen Rechtsbereichen unterschiedlich.

3 Medizinrechtliche Grundlagen

3.1 Behandlungsauftrag – Behandlungspflicht – Haftung

Die spezifische Fürsorgepflicht und Behandlungspflicht und der jeweilige Versorgungsauftrag des Psychiaters ergeben sich aus dem Arzt-Patient-Verhältnis, das als Vertrag aufzufassen ist, mit dem ein Patient in Diagnostik und Therapie einwilligt **(Vertragshaftung)**. Zwischen Arzt und Patient wird in der Regel durch schlüssiges Verhalten (Konkludenz) ein Vertrag geschlossen, indem der Patient den Arzt aufsucht und dieser die Behandlung übernimmt. Vertragsrechtlich handelt es sich bei der Übernahme von Diagnostik und Therapie um „Leistungen höherer Art" (§ 611 BGB) nach den zu diesem Zeitpunkt anerkannten Regeln seines Fachgebiets.

Diese rechtliche Absicherung dient einerseits einer ordnungsgemäßen Erbringung von Leistungen mit gebotener Sorgfalt und soll andererseits dem Schutz anderer Rechtsgüter (Selbstbestimmungsrecht des Patienten, Geheimnishaltung über Schweigepflicht, Dokumentationspflicht) dienen. Jeder – auch zu Heilzwecken – nach den Regeln der ärztlichen Kunst vorgenommene Eingriff in die körperliche Integrität einer Person erfüllt juristisch den Tatbestand der Körperverletzung (Delikthaftung) und bedarf grundsätzlich einer doppelten Rechtfertigung: der **medizinischen Indikation** und der **Einwilligung** des Patienten nach dessen Aufklärung.

Nur im Notfall – bei einem nicht-einwilligungsfähigen Patienten – sind Diagnostik und Therapie als **Geschäftsführung ohne Auftrag** im Sinne des rechtfertigenden Notstandes (§ 34 StGB) zu betrachten. Ist nach gezielter Aufklärung und Information über ärztliches Eingreifen keine Einwilligungserklärung zu erhalten, muß der Patient so behandelt werden, wie anzunehmen ist, daß er zu gesunden Zeiten für sich selbst entscheiden würde **(mutmaßliche Einwilligung)**.

Dies gilt nicht für die Beurteilung und Handlungskonsequenzen von Suizidimpulsen und suizidalem Verhalten, auch wenn diese einem natürlichen Willen des Patienten entsprechen sollten oder gegebenenfalls sogar schriftlich als Willenserklärung niedergelegt sind. In einer Notsituation, in der ein Arzt zu einem suizidgefährdeten Patienten gerufen wird, ist niemals mit genügender Sicherheit zu entscheiden, ob Suizidgedanken oder Suizidimpulse oder abgelaufene Suizidhandlungen sogenannte freie Willensentscheidungen oder krankhafter Natur sind. Die arztrechtliche, d.h. die berufsrechtliche wie auch die zivilrechtliche (haftrechtliche), Situation ist bei nicht auszuschließender krankhafter Willensbildung eine andere als bei Suizidhandlungen aus autonomer Willensentscheidung heraus.

Die Notwendigkeit, einen Patienten persönlich zu untersuchen, d.h. mit ihm zu sprechen und sich seine spezifische Situation in seinem spezifischen sozialen Umfeld zu verdeutlichen, bevor eine ärztliche Maßnahme angeordnet wird, muß deutlich hervorgehoben werden. Ärztliche Entscheidungen per Telefon (z.B. eine Verbringung in eine Klinik) ohne stattgehabte persönliche Untersuchung können als Freiheitsverletzung der Person betrachtet und als Behandlungsfehler (Haftung aus unerlaubter Handlung – **deliktische Haftung**) angezeigt werden. Ein deliktischer Haftungsgrund ist – wie auch im vertraglichen Bereich – eine schuldhafte Verletzung des gebotenen fachärztlichen Standards in Diagnostik und Therapie oder aber eine Behandlung, die zwar nach den Regeln der Kunst, jedoch ohne rechtswirksame Einwilligung des Patienten durchgeführt wurde. Diesem Anspruch liegt zugrunde, daß jeder die **körperliche Integrität des Patienten beeinträchtigende ärztliche Eingriff tatbestandlich eine Körperverletzung** im Sinne von § 823 Abs. 1 BGB bzw. § 223 StGB darstellt, dem lediglich die Rechtswidrigkeit fehlt, sofern der über Bedeutung und Tragweite des Eingriffs aufgeklärte Patient oder dessen gesetzlicher Vertreter diesem Eingriff vorab zugestimmt hat. Bei nichteinwilligungsfähigen Patienten und/oder Gefahr im Verzug wird davon ausgegangen, daß dieser mutmaßlich zugestimmt hätte, weil der Eingriff in seinem wohlverstandenen objektiven Interesse gelegen hätte und ein entgegenstehender Wille im Entscheidungszeitpunkt nicht zu erkennen war.

Bei einer strafrechtlich, gegebenenfalls auch zivilrechtlich wie auch berufsrechtlich zu überprüfenden Fehlhandlung kann also **Schadensersatz** beansprucht werden wegen Qualitätsmängeln in der medizinischen Behandlung. Ein Behandlungsmißerfolg darf allerdings nicht als Beweis für eine schlechte Behandlungsqualität angesehen werden.

Hervorzuheben ist, daß auch bei der sogenannten Geschäftsführung ohne Auftrag im rechtfertigenden Notstand (bei Gefahr im Verzug im Notfall bei einem krankheitsbedingt nicht einwilligungsfähigen Patienten) ein vertragsähnliches Verhältnis zwischen Arzt und Patient besteht. Der Arzt schuldet gerade im psychiatrischen Notfall einen Qualitätsmaßstab, der sich an einer Qualitätskontrolle seines eigenen Berufsstandes und seiner besonderen Fachrichtung mißt.

Der Arzt muß die Grenzen seines Könnens einschätzen und insbesondere erkennen und reagieren können, wenn er für die Deutung eines Krankheitsbildes oder für die Durchführung einer bestimmten Behandlung nicht kompetent genug ist. Hieraus folgt die Verpflichtung, sich ständig fortzubilden. Dem Arzt kann zwar nicht vorgeschrieben werden, welche Methode er zur Diagnostik und Therapie wählt, im Rahmen seines Ermessensspielraums ist er jedoch verpflichtet, dem Prinzip des sichersten Weges zu folgen. Über die in Frage kommenden Behandlungsverfahren und Maßnahmen muß der Patient angemessen aufgeklärt werden (Aufklärung und Einwilligung, „informed consent", s. Abschn. 3.4, Kap. 1, Kap. 2, Kap. 29.2).

3.2 Schweigepflicht

Da das Arzt-Patient-Verhältnis nicht nur auf rechtlichen Grundlagen, sondern vor allem auf Vertrauen basiert, ist die ärztliche Schweigepflicht Eckpfeiler des ärztlichen Handelns. Ärzte sind gesetzlich verpflichtet, die Schweigepflicht einzuhalten. Verstöße gegen dieses Gesetz können strafrechtlich verfolgt werden (§ 203 Abs. 1 StGB). Verletzungen der Schweigepflicht und alle sich daraus ableitenden berufsständischen Regeln können gegebenenfalls zusätzlich zu der strafrechtlichen Verfolgung zu einem Disziplinarverfahren über die Berufsordnung führen. Ärzte und andere im Gesundheitswesen tätige Personen haften zivilrechtlich für Schäden, die Patienten aufgrund einer Verletzung der Schweigepflicht entstanden sind.

Auch wenn die Verletzung der Schweigepflicht als eine rechtswidrige Handlung angesehen werden muß, sollte berücksichtigt werden, daß die Beurteilung eines psychiatrischen Notfallpatienten fast immer auf die Angaben Dritter angewiesen ist, was möglicherweise zu einer geringeren Beachtlichkeit der ärztlichen Schweigepflicht gegenüber den Maßgaben des **rechtfertigenden Notstandes (§ 34 StGB)** führen kann (Pflichtenkollision). Dennoch sollte, wenn möglich, der Patient vor der Weitergabe von Informationen immer darüber unterrichtet und von ihm eine Schweigepflichtsentbindung eingeholt werden.

Bezüglich des **Umfangs der Schweigepflicht** ist inhaltlich alles geschützt, was der Patient dem Arzt **anvertraut** hat und was seinen Gesundheitszustand betrifft: Befunde, Diagnosen, Prognosen, Krankheitsvorgeschichte und sonstige Anamnese,

Lebensgewohnheiten und Lebenseinstellungen sowie Privatgeheimnisse wie z.B. strafbare Handlungen.

Zum **Mitwissen befugt** ist, wer eine Funktion im Berufsfeld des schweigepflichtigen Arztes ausübt. Das Ausmaß der Befugnis zum Mitwissen ist unterschiedlich, je nachdem wie weit die Mitwirkung am eigentlichen Behandlungsgeschehen reicht.

Ein **Recht zur Offenbarung** folgt aus Gesetzen, ggf. der Entbindung von der Schweigepflicht/Einwilligungserklärung und/oder rechtfertigendem Notstand.

In der Regel hat die Entbindung von der Schweigepflicht schriftlich zu erfolgen. Da sie den Verzicht auf Geheimhaltung bedeutet, muß der Patient auch wissen, auf was er verzichtet (Aufklärung und Einwilligung). Nur er ist selbst verfügungsberechtigt über das zu offenbarende Geheimnis.

3.3 Dokumentationspflicht

Ärztliche, diagnostische und therapeutische Maßnahmen müssen nach der Rechtsprechung des BGH auch **dokumentiert** werden. Eine Krankengeschichte, eine Ambulanzkarte, ein Arztbericht dokumentieren, was und weshalb es getan wird. Bei jeder Dokumentation sollte bedacht werden, daß der Inhalt gegebenenfalls Gegenstand eines juristischen Verfahrens werden kann. Gleichzeitig sollten die Aussagen genügend informativ für nachbehandelnde Ärzte sein, welche die Aufzeichnungen als Grundlage für ihre darauf aufbauenden klinischen Entscheidungen benötigen. Die Dokumentation sollte transparent machen, ob die Qualität der Versorgung des Patienten innerhalb der obengenannten Richtlinien gebotener Sorgfalt lag (Qualitätskontrolle). Sie sollte vollständig und genau sein und vor allem die wesentlichen Kriterien für die Begründung von Diagnostik und Therapie und deren Änderung enthalten.

Insbesondere bei **Notfallentscheidungen** sollten die ärztlichen Maßnahmen (vor allem solche, die gegen den erklärten Willen des Patienten indiziert und durchgeführt wurden) besonders gut dokumentiert sein. So ist auch bei jedem Patienten, der sich nicht behandeln lassen will, zu dokumentieren, ob er in der Lage war, die Folgen des Unterlassens einer ärztlich indizierten Maßnahme zu verstehen und in ihren Konsequenzen nachzuvollziehen (Aufklärung und Einwilligung s.a. Abschn. 3.4 u. Kap. 29).

3.4 Geschäftsfähigkeit (§ 104 BGB) und Einwilligung nach Aufklärung

Nach bundeseinheitlichem Gesetz sind alle Erwachsenen geschäftsfähig, es sei denn, daß die gesetzlichen Voraussetzungen für eine Einschränkung oder Aufhebung der freien Willensbildung vorliegen (§§ 104, 105 und 1896 BGB). Grundsätzlich wird bei volljährigen Personen die **Geschäftsfähigkeit,** also die Fähigkeit, durch eigenes Denken (kritisches Abwägen, Urteilen und Handeln) die eigenen Rechte und Pflichten wahrzunehmen und zu begründen, um damit alle Rechtsgeschäfte eingehen zu können, vorausgesetzt.

Geschäftsunfähig (§ 104 BGB) ist:
– wer nicht das 7. Lebensjahr vollendet hat
– wer sich in einem die freie Willensbestimmung ausschließenden Zustand krankhafter Störung der Geistesfähigkeit befindet, sofern nicht der Zustand seiner Natur nach ein vorübergehender ist (§ 105 BGB).

Nichtigkeit einer Willenserklärung:
– Die Willenserklärung eines Geschäftsunfähigen ist nichtig.
– Nichtig ist auch eine Willenserklärung, die im Zustand der Bewußtlosigkeit oder vorübergehenden Störung der Geistestätigkeit abgegeben wird.

Die **Einwilligungsfähigkeit** als Teil der Geschäftsfähigkeit eines Patienten ist immer zu prüfen, wenn er einer ärztlich indizierten diagnostischen oder therapeutischen Maßnahme oder einer stationären Aufnahme zustimmt oder sie aber ablehnt. Für eine rechtswirksame Einwilligung nach Aufklärung („informed consent") sind mindestens vier Funktionsbereiche zu überprüfen:

- Informationsvermittlung
- Informationsverständnis
- Freiwilligkeit, d.h. Entscheidung ohne Zwang und äußeren Druck
- Einwilligungsfähigkeit

Obwohl die Einwilligung eines Patienten grundsätzlich die rechtliche Voraussetzung des sogenannten Arzt-Patienten-Vertrags und damit für jede ärztliche Intervention darstellt, liegen bis heute keine Standards zur Feststellung von Einwilligungsfähigkeit vor. Gründe dafür sind u.a., daß Einwilligungsfähigkeit meist unterstellt wird oder daß der Arzt die Einwilligung oder Nichtablehnung der von ihm vorgeschlagenen Maßnahmen für nicht überprüfungsbedürftig hält.

Die Einwilligungsfähigkeit eines psychisch Kranken kann bezüglich konkreter Entscheidungen durchaus gegeben oder aber aufgehoben sein. Sie kann zu einem Konflikt zwischen dem Selbstbestimmungsrecht des Patienten und der Fürsorge des behandelnden Arztes im Sinne des Patientenwohls führen. In der Regel taucht die Notwendigkeit einer psychiatrischen Beurteilung von Einwilligungsfähigkeit Erwachsener nur dann auf, wenn der Patient eine dringliche oder lebensnotwendige Diagnostik oder Behandlung ohne erkennbare oder nachvollziehbare Gründe ablehnt.

Einwilligungs**fähigkeit** ist im übrigen nicht identisch mit Geschäftsfähigkeit (obwohl die Prüfung dieser Funktionen meist als psychiatrische Konsiliartätigkeit in Auftrag gegeben und beurteilt werden soll). Das bedeutet aber, daß auch Einwilligungsunfähigkeit nicht identisch mit Geschäfts**unfähigkeit** ist. Es gibt keine generelle Einwilligungsfähigkeit für ärztlich indizierte Maßnahmen, sondern nur eine Einwilligungsfähigkeit in bezug auf eine konkrete Situation und die sich daraus abzuleitenden Konsequenzen.

Um sicherzustellen, daß eine **psychiatrische Einschätzung von Einwilligungsfähigkeit** vorgenommen wurde, sollte dokumentiert werden:

- Bewußtseinslage mit Orientierung des Patienten zu Zeit, Ort, Person und Situation
- Information über die ärztliche Einschätzung der klinischen Situation sowie über das Vorgehen hinsichtlich der vorgesehenen konkret benannten diagnostischen und/oder therapeutischen Maßnahme (gegebenenfalls sollte der Patient aufgefordert werden, die Information in eigenen Worten zu wiederholen sowie Fragen und Kommentare zu äußern)
- Information des Patienten über die Risiken bei Unterlassung der geplanten Maßnahme mit Darstellung möglicher unerwünschter Wirkungen und Nebenwirkungen
- wenn möglich, Unterzeichnung einer schriftlichen Einverständniserklärung, sonst aber Dokumentation der mündlich gegebenen Einwilligung (Zeugen) und/oder schriftliche Dokumentation (Zeugen), daß der Patient keine weitergehende Aufklärung und Information wünscht
- Einschätzung der Einwilligungsfähigkeit/-unfähigkeit mit Begründung; Prüfung in Korrelation zu den bereits erarbeiteten Vorschlägen für die Prüfung von Einwilligungsfähigkeit wie z.B.
  – Fähigkeit zum Treffen und Vermitteln einer Entscheidung
  – Fähigkeit zum Verständnis der relevanten Informationen
  – Fähigkeit zu rationalem und schlußfolgerndem Umgang und Verarbeitung von Informationen
  – Erkennen der Einwilligungssituation und ihrer Konsequenzen.

Es zeigt sich zwingend, daß Einwilligungsfähigkeit und Geschäftsfähigkeit auch **medizinrechtlich** nicht identisch sind. Eine Person, die einwilligen kann, d.h. die Tragweite einer geplanten ärztlichen Maßnahme verstehen kann, muß nicht auch für alle anderen Rechtsgeschäfts geschäftsfähig sein.

Andererseits kann eine Person, die im üblichen Sinne geschäftsunfähig ist, für eine ärztlich indizierte Maßnahme durchaus einwilligungsfähig sein. Wenn keine unmittelbare Lebensgefahr besteht, sollte sich der psychiatrische Sachverständige für die Klärung von Einwilligungsfähigkeit/-unfähigkeit immer genügend Zeit und Raum nehmen, um keine Fehlentscheidungen zu treffen.

3.5 Testierfähigkeit (§ 229 BGB)

Unter **Testierfähigkeit** als spezieller Form von Geschäftsfähigkeit versteht man die Fähigkeit zur Abfassung eines rechtswirksamen Testaments. Ist ein psychisch Kranker wegen krankhafter Störung seiner Geistestätigkeit, Geistesschwäche oder Bewußtseinsstörung nicht in der Lage, die Bedeutung einer derartigen Willenserklärung einzusehen oder einsichtsgemäß zu handeln, besteht Testierunfähigkeit (§ 229 BGB).

Der psychiatrische Sachverständige sollte sich an die obengenannten Kriterien zur Prüfung von Einwilligungsfähigkeit bzw. -unfähigkeit halten. Eine psychiatrische Beurteilung der Fähigkeit zur Abfassung eines Testaments erfordert einen gerichtlichen Auftrag zu einem Sachverständigengutachten. Grundsätzlich gelten die gleichen Voraussetzungen wie bei der Beurteilung von Geschäftsfähigkeit (§§ 104, 105 BGB).

Eine besondere Schwierigkeit liegt darin, daß die Testierfähigkeit meist erst nach dem Ableben eines Erblassers in Frage gestellt wird. Das bedeutet aber, daß derjenige, der die Testierfähigkeit anzweifelt, auch beweisen muß, daß eine rechtserhebliche krankhafte psychiatrische Störung zum Zeitpunkt des Abfassens des Testaments vorgelegen hat. Der psychiatrische Gutachter muß sich anhand der vom Auftraggeber beizubringenden Befundunterlagen zu ebendieser Fragestellung äußern. Zweifel an der Testierfähigkeit reichen nicht aus.

3.6 Einsichtsrecht in psychiatrische Krankenunterlagen

In obergerichtlichen Rechtsprechungen der letzten Jahre sind zum Teil widersprüchliche Entscheidungen zur Frage ergangen, unter welchen Voraussetzungen und in welchem Umfang **Einsicht in ärztliche Behandlungsunterlagen** bei psychisch kranken Personen zu gewähren ist. Gegenüber Krankengeschichten der anderen medizinischen Disziplinen kommt den psychiatrischen Aufzeichnungen insofern eine Sonderstellung zu, weil häufig Persönlichkeitsrechte Dritter betroffen sind, über die private Angaben in den Krankengeschichten festgehalten wurden.

Bei Gewährung eines Einsichtsrechts müssen grundsätzlich die Selbstbestimmungsrechte des Patienten gegenüber therapeutischen und fürsorglichen Erwägungen des Arztes abgewogen und berücksichtigt werden. Eine ungeschützte Einsichtnahme in Krankenunterlagen kann für den Patienten durchaus mit einer erheblichen Gefährdung seiner psychischen Gesundheit verbunden sein. Psychiatrische Behandlungsnotizen enthalten überdies subjektive Wertungen und Interpretationen auch Dritter, deren Vertraulichkeit durchaus schutzwürdig ist.

Unter Berücksichtigung dieser Gesichtspunkte ist zu beachten, wie eine Balance zwischen dem berechtigten Informationsinteresse des Patienten und dem notwendigen Schutz von Persönlichkeitsrechten Betroffener und Beteiligter hergestellt werden kann. Aus der besonderen Natur der psychiatrischen Behandlung, die in vielen Fällen über ein einfaches rechtsgeschäftliches Vertragsverhältnis hinausgehen, hat der BGH den Grundsatz entwickelt, daß die einem psychiatrischen Patienten geschuldete Einsichtnahme sich nur auf **objektivierbare Befunde** bezieht. **Gegen eine vom Patienten geforderte uneingeschränkte Einsichtnahme** können drei Gründe sprechen, sogenannte **Privilegien**:

1. therapeutische Gründe, wie z.B. das Risiko einer gesundheitlichen Schädigung oder die Belastung des Arzt-Patient-Vertrauensverhältnisses (therapeutisches Privileg)
2. die Interessen Dritter, deren Informationen Eingang in die Krankengeschichte gefunden haben (datengeschützte Angaben Dritter)
3. die Interessen des Arztes, der mit seinen subjektiven Bewertungen persönlich in diagnostische und therapeutische Prozesse involviert sein kann.

Trotz Berücksichtigung dieser Privilegien besteht derzeit Einigkeit darüber, daß eine Güterabwägung stärker zugunsten der Autonomie eines Patienten und seiner Selbstbestimmungsrechte ausfallen muß.

In der psychiatrischen Praxis wird man so lange wie möglich ein einverständliches Vorgehen zwischen Arzt und Patient und seinen Angehörigen anstreben. Bei einem vorgebrachten Einsichtswunsch empfiehlt es sich, ein ausführliches Gespräch mit dem Patienten zu führen und ihm die gemeinsame Erörterung der ihn interessierenden Fragen aus seiner Krankengeschichte anzubieten. Auf diese Weise kann auch auf seine derzeitige gesundheitliche Verfassung und seine psychische Belastbarkeit Rücksicht genommen werden. Eine Variante kann in der Einschaltung einer dritten Person liegen, die als Vertrauensperson vom Patienten benannt wird. Scheitern beide Möglichkeiten, kann eine Herausgabe von Fotokopien über die sogenannten objektiven oder die naturwissenschaftlich gesicherten Befunde erfolgen, währenddessen subjektive Wertungen, Daten Dritter und die aus dem therapeutischen Privileg her für schädlich gehaltenen Informationen diagnostischer und prognostischer Art unkenntlich gemacht oder zurückgehalten werden dürfen.

Resümee

Jeder ärztliche Eingriff in die körperliche Integrität einer Person erfüllt juristisch den Tatbestand einer Körperverletzung und bedarf grundsätzlich der doppelten Rechtfertigung: der medizinischen Indikation und der Einwilligung nach Aufklärung des Patienten. Bei eigenmächtigem Handeln des Arztes und/oder Verletzungen der Schweigepflicht sind zivilrechtliche, strafrechtliche und berufsrechtliche Haftungskonsequenzen zu unterscheiden. Gegebenenfalls kann es zwischen Schweigepflicht und Offenbarungsbefugnis zu einer „Pflichtenkollision" kommen. Ärztliche, diagnostische wie therapeutische Maßnahmen unterliegen der Dokumentationspflicht. Das Einsichtsrecht psychiatrischer Patienten in ihre Krankenunterlagen bedarf spezieller Güterabwägung von Privilegien. Einwilligungsfähigkeit/-unfähigkeit ist nicht identisch mit Geschäftsfähigkeit/-unfähigkeit – sie muß nach speziellen Gesichtspunkten geprüft werden, ebenso die Testierfähigkeit.

---

4 Begutachtung im Strafrecht (StGB)

Das Strafrecht wird umschrieben als der Teil der Rechtsordnung, der Merkmale krimineller Handlungen festlegt (Deliktvoraussetzungen) und sie an eine Strafe oder Maßregel zur Besserung und Sicherung knüpft (Deliktfolgen). Das Strafrecht ist Teil des Öffentlichen Rechts und von der Unterordnung des Bürgers unter den Träger der Staatsgewalt bestimmt.

Die Aufgabe des Strafrechts besteht darin, Vorkehrungen zu treffen für ein möglichst ungefährdetes Zusammenleben der im Verband einer Rechtsgemeinschaft zusammengefaßten Menschen. Es greift aus der Vielzahl werthafter Gegenstände diejenigen heraus, die als unerläßliche Voraussetzung für eine gemeinsame Existenz besonders wichtig sind.

Als **schutzwürdige Rechtsgüter** werden Leben, Gesundheit, Freiheit, Eigentumbestand des Staates u.a. definiert und mit einem besonderen Schutz versehen, indem der Staat ihre Verletzung mit Strafe bedroht. Der Katalog strafrechtlich geschützter Rechtsgüter ist nicht unumstößlich festgelegt – ein gewisser Grundbestand hat sich aber trotz veränderter gesellschaftlicher, kultureller, wirtschaftlicher und sozialer Gegebenheiten erhalten.

Bedeutsam ist, daß das Strafrecht nur dann angewendet werden kann, wenn die Solidargemeinschaft vor schweren Schädigungen geschützt werden soll und wenn eine Strafe als stärkste Reaktionsweise der Rechtsgemeinschaft erforderlich ist. Das Strafrecht ist aber kein Moralinstitut, sondern sollte vielmehr das begrenzte Ziel verfolgen, solche Verhaltensweisen und Lebensformen zu bekämpfen, die die Gemeinschaft und ihre Glieder in grober Weise gefährden.

Das Strafrecht als Teil des Öffentlichen Rechts basiert auf mehreren Theorien – dazu gehören u.a.

- die **Vergeltungsidee** (wonach Strafe als Zufügung angesehen wird, um einen Unrechtszustand auszugleichen und Gerechtigkeit wiederherzustellen)
- die **Verhinderung** von **Selbstjustiz**
- die **Prävention,** hierunter fallen die Gedanken von Sicherung durch Verwahrung, eine spezielle Behandlung und Resozialisierung sowie die Verminderung von Rückfallgefährdung.

Für **strafrechtliche Maßnahmen** reicht allein nicht aus, daß das fragliche Verhalten nicht dem entspricht, was gemäß den Rechtsbestimmungen erwartet wird. Vielmehr ist erforderlich, daß rechtswidrige Taten dem Täter auch persönlich zugerechnet werden können, d.h., daß er für das von ihm verwirklichte Unrecht auch verantwortlich ist.

Verantwortlichkeit für rechtswidrige Handlungen ist die **Grundlage der Schuld,** d.h., dem Täter wird persönlich vorgeworfen, daß er rechtswidrige Handlungen nicht unterlassen hat, obwohl er anders hätte handeln können. Erst wenn dem Täter dieser Vorwurf gemacht werden kann, wird seine rechtswidrige Tat zu einem Verbrechen.

Damit wird das **Schuldprinzip** zur Grundlage des Strafrechts: Ein Täter kann nur dann zur Rechenschaft gezogen werden, wenn er auch schuldfähig ist (in ähnlicher Bedeutung werden die Begriffe der Zurechnungsfähigkeit oder der strafrechtlichen Verantwortlichkeit verwendet).

Ohne Schuldfähigkeit, d.h. ohne die Fähigkeit, das Unrechtmäßige einer Tat einzusehen und nach dieser Einsicht zu handeln, gibt es keine Schuld im strafrechtlichen Sinn. Schuldfähigkeit wird dabei als Teil der allgemeinen Fähigkeit des Menschen zu sinngemäßer Selbstbestimmung, der sogenannten Willensfreiheit, gesehen. Der Gesetzgeber versucht im Strafrecht nicht, diese grundsätzlich gegebenen Fähigkeiten positiv zu formulieren. Er umschreibt sie von daher auch nicht von der positiv gegebenen, sondern von der negativen Seite, nämlich von ihrer Einschränkung oder Aufhebung her.

Von daher sind die Aufgaben des psychiatrischen Sachverständigen definiert: Abgesehen von den Zuständen, in denen aus besonderen Gründen die Fähigkeit sinngemäßer Selbstbestimmung nicht gegeben ist, hat der Sachverständige zu klären, ob bei einem Beschuldigten psychische Störungen vorliegen und wie sich diese gegebenenfalls auf Erleben, Befinden und Verhalten bei der Tat ausgewirkt haben (vgl. zu diesen Ausführungen besonders DITTMANN, 1996).

4.1 Schuldunfähigkeit (§ 20 StGB), verminderte Schuldfähigkeit (§ 21 StGB)

§ 20 StGB Schuldunfähigkeit wegen seelischer Störung:
Ohne Schuld handelt, wer bei Begehung der Tat wegen einer krankhaften seelischen Störung, wegen einer tiefgreifenden Bewußtseinsstörung oder wegen Schwachsinns oder einer schweren anderen seelischen Abartigkeit unfähig ist, das Unrecht der Tat einzusehen oder nach dieser Einsicht zu handeln.

§ 21 StGB Verminderte Schuldfähigkeit:
Ist die Fähigkeit des Täters, das Unrecht der Tat einzusehen oder nach dieser Einsicht zu handeln, aus einem der in § 20 bezeichneten Gründen bei Begehung der Tat erheblich vermindert, so kann die Strafe nach § 49 Abs. 1 gemildert werden.

Wird Schuldunfähigkeit festgestellt, so kann der Täter nicht bestraft werden, der Beschuldigte ist wegen Schuldunfähigkeit für das ihm zur Last gelegte Delikt freizusprechen.

Die Verhängung einer **Maßregel** (nach den §§ 63 und 64 StGB) ist möglich, wenn der Zustand des Betreffenden dies erfordert. Dabei geht es um eine **Unterbringung in einer psychiatrischen Anstalt,** einer Entziehungsanstalt oder einer sozialtherapeutischen Einrichtung.

Im Falle der verminderten Schuldfähigkeit können zu der Strafe besondere Maßregeln der Besserung und der Sicherung treten. Sind nach dem medizinischen Befund und dem Zustand des Betroffenen besondere therapeutische Mittel und soziale Hilfen zur Resozialisierung besser geeignet als die Behandlung in einer psychiatrischen Anstalt, könnte er in eine sozialtherapeutische Einrichtung eingewiesen werden (§ 65 Abs. 3 StGB). Die seit der Strafrechtsreform vorgesehenen sozialtherapeutischen Anstalten waren zwar eine der wichtigsten Neuerungen – ihre Realisierung steht allerdings immer noch aus.

Anders als bei Schuldunfähigen kommt bei vermindert Schuldfähigen auch eine **Sicherungsverwahrung** in Betracht, wenn sie die besonderen Voraussetzungen des § 66 StGB erfüllen: Aufgrund der Gesamtwürdigung des Täters sind weitere vorsätzliche Straftaten zu erwarten, die mit erheblicher und schwerer Schädigung, d. h. mit Gefährlichkeit, einhergehen. Wenn es die öffentliche Sicherheit erfordert und dringende Gründe dafür sprechen, daß eine Unterbringung in einer psychiatrischen Anstalt nach § 63 StGB angeordnet wird, und wenn ein rechtskräftiger Abschluß eines Straf- und Sicherungsverfahrens wegen der Gefährlichkeit des Täters nicht abgewartet werden kann, kann ein Täter auch gemäß § 126a der Strafprozeßordnung (StPO) in einer psychiatrischen Krankenanstalt schon vorab untergebracht werden.

Einer ambulanten psychiatrischen Untersuchung auf seinen psychischen/psychopathologischen Befund hin muß sich ein Beschuldigter in jedem Fall unterziehen (§ 81a StPO). Ist eine Begutachtung zur Frage der Schuldfähigkeit nur möglich, wenn der Sachverständige Gelegenheit erhält, den Beschuldigten für eine gewisse Zeit in einer Klinik zu beobachten, so ist zur **Vorbereitung eines psychiatrischen Gutachtens** für die Dauer von höchstens sechs Wochen eine Unterbringung in einer psychiatrischen Krankenanstalt möglich (§ 81 StPO).

Psychiatrische Voraussetzungen zur Begutachtung von Schuldfähigkeit
Vordringliche Aufgabe des psychiatrischen Sachverständigen ist die Prüfung, ob beim Beschuldigten oder Angeklagten eine psychische Störung oder Erkrankung vorliegt, die die Zuordnung zu einer oder mehreren psychiatrischen Diagnosen erlaubt.

Aus den gesetzlichen Bestimmungen der §§ 20 und 21 StGB ergibt sich ein **zweistufiges Vorgehen** bei der psychiatrischen Beurteilung von Schuldfähigkeit:

- **Psychiatrische oder diagnostische Ebene** (erste Stufe)
  Als juristische Eingangskriterien werden vier psychische Zustände genannt, die zur Schuldfähigkeit oder zur erheblich verminderten Schuldfähigkeit führen können:
  – krankhafte seelische Zustände
  – tiefgreifende Bewußtseinsstörung
  – Schwachsinn
  – schwere andere seelische Abartigkeit
- **Normative Ebene** (zweite Stufe)
  Liegt eine der genannten Störungen vor, ist zu prüfen, ob der Täter zum Tatzeitpunkt in der Lage war, das Unrecht seiner Tat einzusehen und gemäß dieser Einsicht zu handeln. War eine Einsichtsfähigkeit zum Zeitpunkt der Tat krankheitsbedingt nicht vorhanden, braucht auch nicht über die sogenannte Handlungsfähigkeit (Steuerungs- oder Hemmungsfähigkeit) nachgedacht zu werden. War eine grundsätzliche Einsichtsfähigkeit jedoch gegeben oder lediglich erheblich vermindert gegeben, ist zu prüfen, ob die Fähigkeit des Täters, nach dieser Einsicht zu handeln, in Form von Beeinträchtigung der Steuerungs- oder Hemmungsfähigkeit eingeschränkt war.

Tabelle 28-2 versucht eine Zuordnung möglicher psychiatrischer Diagnosen zu den vier juristisch relevanten psychopathologischen Zuständen, die eine Schuldunfähigkeit bedingen oder zumindest eine erheblich verminderte Schuldunfähigkeit nahelegen.

Die Akzeptanz eines psychiatrischen Gutachtens wird deutlich erhöht, wenn sich der Sachverständige eines international akzeptierten psychiatrischen Diagnosen- und Klassifikationssystems, z.B. ICD-10 oder DSM-IV, bedient. Auch wenn die internationalen Diagnose- und Klassifikationsschemata vorläufigen Charakter haben und einem ständigen Wandel unterworfen sind, impliziert die Zuordnung psychiatrischer Diagnosen zu den rechtsrelevanten psychopathologischen Zuständen eine gewisse generelle Übertragbarkeit von gegebener Einsichts- und

Tabelle 28-2 Zuordnung juristischer Begriffe im Strafrecht zu psychiatrischen Diagnosen nach ICD-10 (nach DITTMANN, 1996).

krankhafte seelische Störungen

F0	organische und symptomatische Störungen
F1	Störungen durch psychotrope Substanzen (Intoxikation, Delir, psychotische Störungen, Korsakow-Syndrom, verzögerte psychotische Reaktion, Restzustände)
F2	Schizophrenie und wahnhafte Störungen
F3	affektive Störungen (nur schwere Formen)

tiefgreifende Bewußtseinsstörungen

F43.0	akute Belastungsreaktion / „Affektstörungen"

Schwachsinn

F7	Intelligenzminderung

schwere andere seelische Abartigkeit

F1x.2	Abhängigkeit von psychotropen Substanzen
F21	schizotype Störungen
F34	anhaltende affektive Störungen
F4	neurotische, Belastungs- und somatoforme Störungen
F6	Persönlichkeits- und Verhaltensstörungen

Handlungsfähigkeit. Das bedeutet aber nicht, daß auf eine spezielle Korrelation zwischen Krankheit und Fähigkeit des Betroffenen, das Unrechtmäßige rechtswidriger Taten einzusehen und nach dieser Einsicht zu handeln, verzichtet werden könnte.

Neben der diagnostischen Zuordnung ist die wichtigste Aufgabe des psychiatrischen Sachverständigen die **Quantifizierung des Schweregrads einer psychischen Störung**. Nach V. DITTMANN gehen Juristen davon aus, daß für die Anwendung des § 20 StGB (Schuldunfähigkeit) das seelische Gefüge aus Motivation, Willensbildung, Einsichtsfähigkeit und Handlungsfähigkeit zerstört sein muß. Bei den Voraussetzungen für die Anwendung des § 21 StGB (erheblich verminderte Schuldfähigkeit) sollte es zumindest erschüttert sein. (Wenig hilfreich sind psychiatrische Aussagen zum sogenannten Krankheitswert einer psychischen Störung oder Krankheit. Der Schweregrad, d.h. der Grad der Beeinträchtigung, läßt sich darüber nicht vermitteln oder adäquat abbilden.)

Das Strafrecht beruht neben den eingangs erwähnten Theorien von Vergeltung und Prävention letztlich auch auf einer sozial vergleichenden Beurteilung von Freiheitsgraden für Handlungsspielräume und damit auf der Frage, in welchem Ausmaß einem Beschuldigten in der Tatsituation ein rechtskonformes Verhalten zuzumuten war. Selbst wenn dies letztlich eine juristische Frage ist, sollte der Sachverständige auf eine Antwort vorbereitet sein. Dafür entscheidend ist seine möglichst anschauliche und umfassende **Beschreibung der Täterpersönlichkeit** im Rahmen seiner biographischen Entwicklung (Lebens-, Lern- und Krankheitsgeschichte) sowie eine lebendige Darstellung der bisher gezeigten Verhaltensweisen. Des weiteren wird von ihm eine Analyse der Motivationszusammenhänge, des situativen **Vorfeldes der Tat,** der **Tatsituation** und des **Nachtatverhaltens,** immer im Kontext mit der Persönlichkeitsentwicklung und ihrer Abweichungen durch die psychiatrische Erkrankung, erwartet.

Bei den psychiatrischen Störungen und Erkrankungen, bei denen eine erhebliche Beeinträchtigung kognitiver Funktionen oder des Realitätsbezugs maßgebend ist (alle psychiatrischen Diagnosen, die der juristischen Aussage „krankhafte seelische Störung" zuzuordnen sind), ist in der Regel von zumindesten erheblicher Beeinträchtigung, meist sogar von Aufhebung der Einsichtsfähigkeit auszugehen. Das gleiche gilt für die juristische Aussage „Schwachsinn" mit ihren nachweisbaren erheblichen kognitiven Beeinträchtigungen und den daraus resultierenden Handlungseinschränkungen.

Ungleich viel schwieriger ist die Beurteilung der juristischen Kriterien „tiefgreifende Bewußtseinsstörung" und der „schweren anderen seelischen

Abartigkeit". Unter „tiefgreifender Bewußtseinsstörung" sind nicht etwa zerebralorganisch bedingte Vigilanzstörungen zu verstehen, sondern die schwerwiegenden Affektstörungen in akuten Belastungssituationen, die zu Beeinträchtigung kognitiver Funktionen und zu **Affektdelikten** führen.

Die medizinische Einschätzung von Schuldunfähigkeit oder erheblich verminderter Schuldfähigkeit bei Affektdelikten oder schwerer seelischer Abartigkeit gehört zu den schwierigsten Aufgaben eines psychiatrischen Sachverständigen (Tab. 28-3).

Aus dem Gesetzestext ergibt sich, daß nicht schon jede psychische Normabweichung zu berücksichtigen ist, wenn der Gesetzgeber von **schwerer anderer seelischer Abartigkeit** spricht. Häufig wird aus einer nicht nachvollziehbaren, d.h. uneinfühlbaren Tat, oder aus häufigem delinquentem oder dissozialem Verhalten bereits auf eine auch forensisch relevante psychische Störung oder Erkrankung geschlossen. Für Juristen schwer verständlich sind Angaben wie „unbewußte" Motivationen oder Verhaltensstrategien, die sich aus einer unbewußten Psychodynamik ergeben. Voraussetzung für die **Nachvollziehbarkeit** einer zumindest erheblich verminderten Schuldfähigkeit muß die **Schwere der seelischen Abartigkeit** oder die **Schwere der akuten Belastungssituation mit einer Affektstörung** in der konkreten Tat sein. Tat und Tathergang (Gefährlichkeit) allein sind noch nicht zwingend für die Annahme einer schweren seelischen Abartigkeit. So unterscheidet der Bundesgerichtshof zwischen unbeachtlichen Charaktermängeln und beachtlichen Charakterfehlern und -defiziten.

H. BRESSER hat hierzu überzeugend ausgeführt, daß Persönlichkeitseigenschaften keine Befundtatsachen sind und damit auch keine normativen Kriterien abgeben können: Die Persönlichkeitsstruktur als Ganzes muß schon zerstört oder zumindest erschüttert/zerrüttet sein, um ein normengerechtes Verhalten unmöglich zu machen. Dies soll verdeutlichen, daß es um die **Prüfung aller psychopathologischen Symptome** geht, die erst in ihrer Gesamtheit das Leben des Beschuldigten mit ähnlichen, auch sozialen, Folgen stören, belasten oder erheblich einengen, wie dies für krankhafte seelische Störungen medizinisch zu begründen ist.

Für den psychiatrischen Sachverständigen kann es also bei der Beurteilung akuter Belastungsreaktionen und Persönlichkeitsstörungen nur darum gehen, nachvollziehbar zu schildern, mit welchen vergleichbar krankhaften seelischen Störungen und Beeinträchtigungen zum Tatzeitpunkt bei dem Beschuldigten zu rechnen war.

So sollten z.B. der Verlust an Individualität, die eingeschränkte Lebensgestaltung, der Verlust von Distanz zum eigenen Tun, gegebenenfalls verzerrte

Tabelle 28-3 Merkmalstabelle (Affektmerkmale) mit rechtsrelevantem Einfluß auf die Steuerungsfähigkeit (nach SASS, 1997).

Merkmale, die eher *für* die Annahme einer tiefgreifenden Bewußtseinsstörung sprechen (Positivmerkmale)	Tatmerkmale, die eher *gegen* eine tiefgreifende Bewußtseinsstörung sprechen können (Negativmerkmale)
■ spezifische Vorgeschichte und Tatanlaufzeit ■ affektive Ausgangssituation mit Tatbereitschaft ■ psychopathologische Disposition der Persönlichkeit ■ konstellative Faktoren ■ abrupter, elementarer Tatablauf ohne Sicherungstendenzen ■ charakteristischer Affektauf- und -abbau ■ Folgeverhalten mit schwerer Erschütterung ■ Einengung des Wahrnehmungsfeldes und der seelischen Abläufe ■ Mißverhältnis zwischen Tatanstoß und Reaktion ■ Erinnerungsstörungen ■ Persönlichkeitsfremdheit der Tat ■ Störung der Sinn- und Erlebniskontinuität	■ aggressive Vorgestalten in der Phantasie ■ Ankündigung der Tat ■ aggressive Handlungen in der Tatanlaufzeit ■ Vorbereitungshandlungen für die Tat ■ Konstellierung der Tatsituation durch den Täter ■ fehlender Zusammenhang: Provokation–Erregung–Tat ■ zielgerichtete Gestaltung des Tatablaufs ■ lang hingezogenes Tatgeschehen ■ komplexer Handlungsablauf in Etappen ■ erhaltene Introspektionsfähigkeit bei der Tat ■ exakte, detailreiche Erinnerung ■ zustimmende Kommentierung des Tatgeschehens ■ Fehlen von vegetativen, psychomotorischen und psychischen Begleiterscheinungen heftiger Affekterregung

Wahrnehmungen von Realität und Bedürfnissen anderer aufgrund einseitiger Interpretationen der gemeinsamen sozialen Realität sowie auch ein Verlust an sozialer Kompetenz geschildert werden. Deutlich werden muß, daß durch die beschriebene anhaltende seelische Störung nicht nur die Tathandlung, sondern auch das alltägliche Verhalten empfindlich und nachhaltig so gestört ist, daß keine Sinngesetzlichkeit mehr enthalten ist oder diese nur noch teilweise aufrechtzuerhalten war. Erst aus einer beschriebenen Störung kann sich zwingend die eingeschränkte oder fehlende Steuerungs- oder Handlungsfähigkeit ergeben – Denken und Handeln sind nicht mehr kohärent.

Kann „schwere seelische Abartigkeit" vom psychiatrischen Sachverständigen in dieser Form nachvollziehbar begründet werden, liegen die medizinischen Voraussetzungen zur Anwendung zumindestens des § 21 StGB vor.

4.2 Forensisch-psychiatrische Prognose (Sozialprognose)

Forensisch-prognostische Fragen nehmen an Umfang und Differenziertheit der geforderten Einschätzung deutlich zu – auch im Sinne von eher sozialpragmatischen Handlungskonzepten im Strafvollzug und im Hinblick auf die Bedeutung angemessener und spezieller Behandlungskonzeption bei einer sinnvollen und erfolgversprechenden Resozialisierung.

Eine sichere Vorhersage menschlicher Verhaltensweisen ist selbstverständlich weder mit wissenschaftlichen Mitteln noch aufgrund noch so großer Erfahrung möglich. Außerdem fehlt eine empirisch-wissenschaftliche Grundlagenforschung, die sich auf strukturierte Kriterien und verlaufsorientierte Vorgehensweisen stützen kann.

Bei der häufig gestellten Frage nach möglicher Wiederholung von Straftaten und deren „**Gefährlichkeit**" handelt es sich um einen juristischen Begriff, der auf einer Rechtsgüterabwägung beruht. Als „für die Allgemeinheit gefährlich" werden solche Täter angesehen, von denen eine **konkrete ernsthafte Bedrohung für Leib, Leben oder psychische Gesundheit** Dritter ausgeht. Das Ausmaß von Gefährlichkeit ergibt sich aus der Art der zu befürchtenden Tat, der zu erwartenden Häufigkeit und der Wahrscheinlichkeit ihrer Verwirklichung.

Nach DITTMANN (1996) sind bei der Risikoeinschätzung folgende **prognostische Kriterien** zu berücksichtigen:

Tabelle 28-4 Kriterien für die gutachterliche Sozialprognose-Beurteilung.

- **Ausgangsdelikt**
  - Rückfallwahrscheinlichkeit
  - Delikt und situativer Kontext
  - Kontext Delikt und psychiatrische Erkrankung
  - Kontext Delikt und Persönlichkeitsstruktur
  - Motivationszusammenhänge

- **prädeliktische Persönlichkeitsentwicklung**
  - biographische Anamnese und Persönlichkeitsentwicklung
  - soziale Integrationsfaktoren (Ressourcen für soziale Kompetenz)
  - bisherige Coping-Strategien in Belastungssituationen
  - Entwicklung von Persönlichkeitsauffälligkeiten (Art und Dauer)

- **Postdeliktische Persönlichkeitsentwicklung (Verhaltensbeobachtung)**
  - Coping-Strategien bezüglich bisheriger Delinquenz
  - Persistieren deliktischer Prsönlichkeitszüge und Konfliktbereitschaft
  - Entwicklung sozialer Anpassungsleistungen (psychosoziale Kompetenz, Hemmungsfaktoren, Ressourcenmobilisierung, Reifekriterien)
  - Entwicklung von Institutionalisierungs-/Hospitalisierungs-Syndromen

- **soziales Umfeld bei Entlassung**
  - Arbeit, Unterkunft, soziales Beziehungsfeld, soziale Kontrollmöglichkeiten

- bisherige kriminelle Entwicklung
- vorhandene psychische Störung
- Krankheitseinsicht
- soziale Kompetenz
- spezifisches Konfliktverhalten
- bisherige Auseinandersetzung mit der Tat
- theoretische und reale Therapiemöglichkeiten
- Therapiebereitschaft
- soziales Umfeld, in das der Betroffene nach Entlassung zurückkehrt.

Es bedarf stets der Gesamtwürdigung von Persönlichkeit und sozialem Umfeld in ihrem Kontext. Ungünstige Faktoren, z.B. das Fehlen einer erfolgversprechenden Therapie oder soziale Belastungen im Umfeld, bestimmen letztlich das Gesamtrisiko (Tab. 28-4).

Das Strafrecht läßt zu, daß Strafen durch verhängte Maßnahmen zur Besserung und Sicherung ersetzt oder ergänzt werden können (Strafen und Maßregeln [Maßregelbehandlung], forensisch-psychiatrische Therapie).

4.3 Unterbringung in einem psychiatrischen Krankenhaus/einer Entziehungsanstalt – Maßregel (§§ 63, 64 StGB)

§ 63 StGB regelt die Unterbringung in einem psychiatrischen Krankenhaus: Hat jemand eine rechtswidrige Tat im Zustand der Schuldunfähigkeit (§ 20 StGB) oder der erheblich verminderten Schuldfähigkeit (§ 21 StGB) begangen, so ordnet das Gericht die Unterbringung in einem psychiatrischen Krankenhaus an, wenn die Gesamtwürdigung des Täters und seiner Taten ergibt, daß von ihm infolge seines Zustandes erhebliche rechtswidrige Taten zu erwarten sind und er deshalb für die Allgemeinheit gefährlich ist.

Rechtliche Voraussetzungen sind die mit Hilfe eines psychiatrischen Sachverständigen beurteilte **Schuldunfähigkeit** oder wenigstens die erheblich **verminderte Schuldfähigkeit.** Außerdem muß es sich um eine länger anhaltende und nicht nur vorübergehende psychiatrische Störung handeln, ihre Prognose muß entsprechend den dargestellten Kriterien ungünstig sein, außerdem muß die aktuelle Tat symptomatisch für die vorliegende Störung, d.h. in den Kontext von Krankheit zu stellen sein. Die bloße psychiatrische Behandlungsbedürftigkeit ist nicht ausreichend für die Verhängung einer Maßregel, wenn die anderen Kriterien nicht gegeben sind.

Die Durchführung des Maßregelvollzugs erfolgt in Deutschland in forensisch-psychiatrischen Spezialkliniken oder in spezialisierten geschlossenen Abteilungen psychiatrischer Krankenhäuser und berücksichtigt die Vorstellung des Gesetzgebers von einer **Maßregelbehandlung** in einem Krankenhaus. Die Details des Vollzugs sind durch Ländergesetze geregelt. Eine Unterbringung gemäß § 63 StGB ist zunächst unbefristet, eine weitere Vollstreckung der Unterbringung kann zur Bewährung ausgesetzt werden, sobald verantwortet werden kann, zu erproben, ob der Untergebrachte außerhalb des Maßregelvollzugs keine rechtswidrigen Taten begehen wird.

Eine verhängte Maßregel schon primär zur Bewährung auszusetzen sieht der Gesetzgeber ausdrücklich vor.

§ 64 StGB regelt die Unterbringung in einer Entziehungsanstalt, wenn ein Beschuldigter wegen der rechtswidrigen Tat, die er im Rausch begangen hat oder die auf seine Abhängigkeit zurückgeht, verurteilt oder nur deswegen nicht verurteilt wird, weil seine Schuldunfähigkeit erwiesen oder nicht auszuschließen ist. Voraussetzung ist, daß die Gefahr besteht, daß er infolge seines Hanges erheblich rechtswidrige Taten begehen wird. Die **Erheblichkeit** muß begründet werden. Eine derartige Anordnung kann unterbleiben, wenn eine Entziehungskur von vornherein aussichtslos erscheint. Die Dauer der Unterbringung nach § 64 StGB ist auf zwei Jahre begrenzt.

Maßregeln dürfen nur nach dem Verhältnismäßigkeitsprinzip angeordnet werden. Sie sind nur zulässig, wenn das Interesse der Allgemeinheit im konkreten Fall schwerer wiegt als die Freiheitsbeschränkung für den Betroffenen und wenn weniger einschneidende Maßnahmen nicht ausreichen.

Die **Maßregelbehandlungen** nach den §§ 63, 64 StGB erfolgen prinzipiell wie sonst in psychiatrischen Kliniken nach den jeweiligen **störungsspezifischen Behandlungsgrundsätzen.** Da viele forensisch-psychiatrische Patienten aber zusätzlich schwere psychosoziale Beeinträchtigungen aufweisen, die eine Behandlung und Resozialisierung erheblich erschweren, sind inzwischen differenzierte forensisch-psychiatrische Therapiekonzepte entwickelt worden, deren Umsetzung wegen des hohen Personalaufwandes vielerorts noch aussteht. Wegen möglicher gefährlicher Konsequenzen sind Therapieverlauf und -erfolg regelmäßig zu evaluieren und in eine empirische Grundlagenforschung einzubinden. Auch dies geschieht bisher nur in Ansätzen. Vor allem die Umsetzung des im Strafreformgesetz ausdrücklich vorgesehenen § 65 StGB (Unterbringung in einer sozialpsychiatrischen Einrichtung) wurde bisher noch nicht realisiert.

> **Resümee**
>
> Grundlage des Strafrechts ist das Schuldprinzip: Der psychiatrische Sachverständige hat die strafrechtliche Verantwortlichkeit für rechtswidrige Handlungen und die Möglichkeit ihrer krankheitsbedingten Einschränkung für die Feststellung von Schuldunfähigkeit (§ 20 StGB) oder verminderter Schuldfähigkeit (§ 21 StGB) zu prüfen.
> Wird Schuldunfähigkeit oder verminderte Schuldfähigkeit zugesprochen, können Maßregeln angeordnet werden; dazu gehören die Unterbringung in einem psychiatrischen Krankenhaus oder bei entsprechender Gefährlichkeit auch Sicherungsverwahrung.
> Die Differenzierung und Beurteilung psychopathologischer Störungsbilder, die mit den juristischen Kriterien „tiefgreifende Bewußtseinsstörungen" (Affektdelikte) und/oder mit dem Inhalt „schwere andere seelische Abartigkeit" korrelieren, bedürfen besonderer psychiatrischer Kompetenz. Ähnliches gilt für die forensisch-psychiatrische Prognose (Sozialprognose) und die Einschätzung von Gefährlichkeit.

4.4 Vernehmungs-, Verhandlungs- und Haftfähigkeit als besondere gutachterliche Fragestellungen

Unter **Vernehmungsfähigkeit** wird die Fähigkeit zur situationsadäquaten Kommunikation mit Ermittlungsbehörden verstanden. Zu beurteilen durch einen psychiatrischen Sachverständigen sind die Fähigkeit, den Sinn von Fragen zu verstehen und in Form eines Dialogs sinnvoll darauf eingehen zu können. Darüber hinaus ist häufig zu beurteilen, ob sich der Beschuldigte durch eine Vernehmung gesundheitlich schädigen würde.

Bei der **Verhandlungsfähigkeit** geht es um die Fähigkeit zur Wahrnehmung eigener Prozeßrechte. Der Betreffende sollte in der Lage sein, seine eigenen Interessen vernünftig zu vertreten. Er muß aufgrund seiner körperlichen und psychischen Verfassung der Verhandlung folgen und die Bedeutung der einzelnen Verfahrensschritte auch erkennen können. Hierbei sind allerdings nur erhebliche kognitive und/oder emotionale Beeinträchtigungen zu berücksichtigen. Gegebenenfalls muß eine Betreuung (siehe dort) errichtet werden.

Die Beurteilung der **Haftfähigkeit** bedeutet, den psychischen und körperlichen Zustand eines Beschuldigten in bezug auf die Folgen eines Freiheitsentzuges zu bewerten. Für den psychiatrischen Sachverständigen empfiehlt es sich, nur die psychische und psychosoziale konkrete Situation des zu Beurteilenden in seinem Befund zu berücksichtigen und die somatischen medizinischen Beeinträchtigungen von einem auf somatischem Gebiet tätigen Arzt bzw. einer Notfallambulanz mit Labor- und technischer Zusatzausrüstung beurteilen zu lassen. Die alleinige psychiatrische Beurteilung von Haftfähigkeit bzw. von Haftunfähigkeit einer Person reicht in der Praxis nicht aus. Bei vorhandener oder angegebener Suizidgefährdung ist darauf zu achten, daß die betroffene Person bei allen Untersuchungsgängen begleitet wird.

Der Gutachter sollte sich darauf beschränken, den vorliegenden psychiatrischen Befund und die wahrscheinlichen Konsequenzen der Freiheitsentziehung aufzuzeigen. Eine Entscheidung über die Haftfähigkeit liegt letztlich beim Gericht, da sie auf einer Rechtsgüterabwägung (Zumutbarkeit, Erforderlichkeit, Gefahrenabwendung) beruht.

5 Begutachtung im Jugendstrafrecht – Strafmündigkeit (§§ 3 JGG)/ Anwendung des Jugendstrafrechts auf Heranwachsende (§§ 105, 106 JGG)

Das Jugendgerichtsgesetz (JGG) ist anzuwenden auf Jugendliche von 14 bis 21 Jahren, dabei sind Jugendliche zwischen 14 und 18 Jahren **bedingt strafmündig,** vom vollendeten 18. bis noch nicht vollendeten 21. Lebensjahr kann für jugendliche Täter als Heranwachsende das Jugendrecht unter bestimmten Voraussetzungen noch angewandt werden. Bis zum 14. Lebensjahr gilt das Kind als **nicht strafmündig,** d.h., es ist nicht strafrechtlich verantwortlich zu machen (Rechtsstellung von Kindern und Jugendlichen) (Tab. 28-5).

§ 3 JGG regelt die strafrechtliche Verantwortlichkeit (Strafmündigkeit): Ein Jugendlicher ist **strafrechtlich verantwortlich,** wenn er zum Zeitpunkt der Tat nach seiner sittlichen und geistigen Entwicklung **reif genug** ist, das Unrecht der Tat einzusehen und nach dieser Einsicht zu handeln. Zur Erziehung eines Jugendlichen, der mangels Reife strafrechtlich nicht verantwortlich ist, kann der Richter dieselben Maßnahmen anordnen wie ein Vormundschaftsrichter.

Im Jugendstrafrecht steht grundsätzlich der Erziehungsgedanke im Vordergrund: Sogenannte **Strafen** werden als Mittel der erzieherischen Beein-

Tabelle 28-5 Übersicht über die Rechtsstellung in Abhängigkeit vom Lebensalter (nach REMSCHMIDT und SCHÜLER-SPRINGORUM, 1997).

Alter	Bedeutung	zugehörige §§
Vollendung der Geburt	Rechtsfähigkeit Grundrechtsfähigkeit (zivilprozessuale) Parteifähigkeit	1 BGB Art. 1 ff. GG
6 Jahre	Schulpflicht	
7 Jahre	beschränkte Geschäftsfähigkeit beschränkte Deliktfähigkeit	106 BGB 828 II BGB
14 Jahre	bedingte Strafmündigkeit Ende des strafrechtlichen Kinderschutzes bes. Mitbestimmungs- und Anhörungsrechte	1, 3 JGG 176 StGB
15 Jahre	Ende der allgemeinen Schulpflicht; Berufsschulpflicht	
16 Jahre	bedingte Ehemündigkeit Testierfähigkeit, Eidesmündigkeit teilweise Ende des strafrechtlichen Jugendschutzes	1 EheG 2229 BGB
18 Jahre	Volljährigkeit, Heranwachsendenalter	2 BGB pp1, 105 JGG
21 Jahre	Ende der Anwendbarkeit des JugendStrR Ende der Hilfe für junge Volljährige	1, 105 JGG, 41 KJHG
24 Jahre	Ende des Jugendstrafvollzugs	92 JGG

flussung angesehen. Dahinter tritt ein Vergeltungsgedanke zurück. Nach dem Jugendgerichtsgesetz dürfen weder Strafen noch andere Zuchtmittel angewandt werden, wenn Erziehungsmaßregeln wie Weisungen oder besondere Aufsicht schon ausreichend sind. Zuständig sind spezielle Jugendgerichtskammern, die zur Vorbereitung der Verfahren mit der Jugendgerichtshilfe zusammenarbeiten. Deren Aufgabe ist, im Vorfeld der Gerichtsverhandlung das soziale Umfeld und die Familienverhältnisse des Jugendlichen zu analysieren und in einem schriftlichen Bericht niederzulegen. Das Kinder- und Jugendhilfegesetz (KJHG) sieht die Zusammenarbeit mit den Möglichkeiten der Jugendhilfe ausdrücklich vor und erlaubt von daher die Umsetzung einer spezifischen Hilfeplanung.

Der psychiatrische Sachverständige hat den Entwicklungsstand des Jugendlichen zu analysieren und kritisch abzuwägen. Im psychiatrischen Gutachten ist die ausdrückliche **Feststellung der strafrechtlichen Verantwortlichkeit nach §3 JGG** zu treffen. Erst dann kann zu den §§ 20, 21 StGB Stellung genommen werden. Anschließende oder begrenzende Kriterien wären u.a. die mangelnde Fähigkeit zum selbständigen Urteilen, eine noch überwiegend emotionale Verhaltenssteuerung, eine noch ungenügende Stabilität der Persönlichkeitsentwicklung oder andere Entwicklungsrückstände, die zu kognitiv-emotionalen Beeinträchtigungen geführt haben.

Der Reifegrad des Jugendlichen muß durch den Sachverständigen, meist zusätzlich erweitert durch ein psychologisches Zusatzgutachten, **positiv festgestellt** werden.

§§ 105 und 106 JGG regeln den strafrechtlichen Umgang mit Heranwachsenden: Begeht ein Heranwachsender (vollendetes 18. bis noch nicht vollendetes 21. Lebensjahr) eine Verfehlung, die nach den allgemeinen Vorschriften mit Strafe bedroht ist, so wendet der Richter die für einen Jugendlichen geltenden Vorschriften der §§ 4 bis 32 JGG an, wenn

- die Gesamtwürdigung der Persönlichkeit des Täters bei Berücksichtigung auch der Umweltbedingungen ergibt, daß er zur Zeit der Tat nach

seiner sittlichen und geistigen Entwicklung noch einem Jugendlichen gleichstand oder
- es sich nach der Art, den Umständen oder den Beweggründen der Tat um eine Jugendverfehlung handelt.

Das Höchstmaß einer Jugendstrafe für Heranwachsende beträgt 10 Jahre. § 106 JGG läßt eine Milderung des allgemeinen Strafrechts für Heranwachsende zu und verbietet Sicherheitsverwahrung.

Kann ein Jugendlicher für seine Tat nicht voll verantwortlich gemacht werden, so kommen erzieherische Maßnahmen (z.B. Weisungen nach § 10 JGG zum Aufenthalt in Familien, Pflegefamilien, in betreuter Wohngemeinschaft, Heim oder anderen Einrichtungen) in Betracht. Angeordnete erzieherische Maßnahmen wie die Auferlegung besonderer Pflichten, Freizeitarrest und Freizeitarbeit bedürfen der besonders kritischen Reflexion.

Nach § 7 JGG kann als Maßregel zur Besserung und Sicherung im Sinne des allgemeinen Strafrechts bei Jugendlichen eine Unterbringung in einem psychiatrischen Krankenhaus, in einer Erziehungsanstalt oder eine Führungsaufsicht angeordnet werden.

> **Resümee**
> Im Jugendgerichtsgesetz ist Strafmündigkeit (strafrechtliche Verantwortlichkeit) am Reifegrad (Entwicklungsstand) des Jugendlichen orientiert. Grundsätzlich steht der Erziehungsgedanke im Vordergrund – Strafen werden nur als Mittel zur Erziehung eingesetzt, nicht zur Vergeltung.

6 Begutachtung bei Unterbringung (nach UBG und PsychKG)

Die Freiheit der Person, insbesondere vor staatlichen Maßnahmen, ist durch das Allgemeine Persönlichkeitsrecht in Artikel 2 des Grundgesetzes geschützt. Gleichzeitig wird ein freies Selbstbestimmungsrecht auf körperliche Unversehrtheit eingeräumt, in das nur aufgrund eines förmlichen Gesetzes eingegriffen werden darf.

Gesetzlich vorgeschriebene, d.h. erlaubte Maßnahmen mit Freiheitsentziehung müssen den Grundsatz der Verhältnismäßigkeit wahren, d.h., sie müssen grundsätzlich

- geeignet sein, einen Mißstand zu beheben
- erforderlich sein
- im Einzelfall angemessen und auch zumutbar sein.

Rechtlich ist diejenige Maßnahme vorgeschrieben, die eine Person am wenigsten beeinträchtigt und dennoch zum Ziel führt, wobei eine zu erwartende persönliche Beeinträchtigung im angemessenen Verhältnis zum angestrebten Erfolg stehen muß. Über die Zulässigkeit und die Dauer einer freiheitsbeschränkenden oder freiheitsentziehenden Maßnahme hat ein Richter zu entscheiden. Die psychiatrischen Voraussetzungen, die jeweils mit der gleichen Aussage **„Unterbringung in einem psychiatrischen Krankenhaus"** verknüpft werden, beruhen auf juristisch vom Maßregelvollzug zu unterscheidenden Voraussetzungen. Zu unterscheiden sind:

- Maßnahmen **gegen den Willen** und zum **Schutz psychisch Kranker** nach den landesrechtlich geregelten Unterbringungsgesetzen (PsychKG, UBG) und/oder dem Betreuungsgesetz
- Unterbringung in einem psychiatrischen Krankenhaus als Maßregelvollzug (der eigentlich als **Maßregelbehandlung** indiziert werden sollte) zur Sicherung und Besserung psychisch kranker Rechtsbrecher nach § 63, 64 StGB (s. Abschn. 4.4)
- **einstweilige Unterbringung** zur Beobachtung eines Beschuldigten nach § 81 StPO zur Vorbereitung eines psychiatrischen Gutachtens.

In diesem Kapitel sollen Unterbringungsmaßnahmen **gegen den Willen und zum Schutz psychisch Kranker** behandelt werden. (Auf den mißverständlichen Begriff Zwangsmaßnahme wird bewußt verzichtet!)

Regelungen für psychisch Kranke, die krankheitsbedingt sich oder andere Personen gefährden, sind zivilrechtlich in den unterschiedlichen Unterbringungsgesetzen der Bundesländer (UBG und/oder PsychKG, d.h. Psychisch-Kranken-Gesetze) und bundeseinheitlich im Betreuungsgesetz (BtG) verankert. Sie beruhen ausnahmslos auf der **Fürsorgepflicht des Staates** gegenüber kranken Personen. (Das Polizei- und Ordnungswesen ist Angelegenheit der einzelnen Bundesländer, was sich in den leider unterschiedlichen Unterbringungsrichtlinien der Länder niederschlägt.)

Eine Unterbringung nach dem Betreuungsgesetz, also nach bürgerlichem Recht, darf nur unter den Voraussetzungen von § 1906 BGB erfolgen, also nur bei Selbstgefährdung und zur Durchführung ärztlicher Maßnahmen. Sie ist dagegen nicht zum Schutze Dritter oder im öffentlichen Interesse erlaubt. Sind durch den Zustand des Betroffenen Rechtsgüter Dritter bedroht, so kommt nur eine

6 Begutachtung bei Unterbringung (nach UBG und PsychKG)

öffentlich-rechtliche Unterbringung nach UBG oder PsychKG in Betracht.

Kriterien für die Unterbringung psychisch Kranker, die sich oder andere Personen gefährden

Für jede freiheitsentziehende oder freiheitsbeschränkende Maßnahme in einer dafür vorgesehenen psychiatrischen Einrichtung ist eine vormundschaftsgerichtliche Genehmigung durch das zuständige Amtsgericht erforderlich. Die ärztliche Indikationsstellung zur Unterbringung setzt voraus:

- die Feststellung einer psychischen Krankheit, infolge deren eine erhebliche Eigen- und/oder Fremdgefährdung vorliegt, die nicht anders als durch Unterbringung und Behandlung in einer psychiatrischen Klinik abzuwenden ist
- das Erkennen einer akuten und unmittelbar bevorstehenden konkreten Gefahr
- die Begründung des Zusammenhangs zwischen psychischer Krankheit und der daraus resultierenden Gefährdung, so daß aus fürsorglichen Gründen Maßnahmen zum Schutz und auch gegen den Willen des Betroffenen anzuordnen sind
- die medizinische Erkenntnis, daß mit einer Besserung des Krankheitszustandes durch die ärztlich erforderliche und richterlich angeordnete Maßnahme gerechnet werden kann.

Auf seiten der von diesen Maßnahmen betroffenen psychisch kranken Personen besteht im allgemeinen auch eine Duldungspflicht hinsichtlich von ärztlich angeordneten und richterlich legitimierten freiheitsbeschränkenden Maßnahmen, sofern sie keine Nachteile für Leben oder Gesundheit bringen oder die Persönlichkeit nicht verändern. Hier gelten für die Bundesländer wiederum unterschiedliche Bestimmungen, die bei den zuständigen Vormundschaftsgerichten zu erfragen sind (z.B. Fixierung, Langzeitbehandlung mit Psychopharmaka, Clozapinbehandlung).

Alle ärztlichen Maßnahmen gegen den Willen des Patienten sind zwingend unter ärztlicher Leitung und Verantwortung durchzuführen. Sie gelten als **Heilbehandlung.** Dies gilt für jede Form medikamentöser, psychotherapeutischer oder sozialtherapeutischer, d.h. für diagnostische wie auch für therapeutische, Maßnahmen.

Praktisches Vorgehen bei einer Unterbringung
(Abb. 28-1)

Im Regelfall läuft ein Unterbringungsverfahren nach den Unterbringungsgesetzen in drei Stufen ab:

1. Die mittlere Verwaltungsbehörde (Amt für Öffentliche Ordnung/Polizeibehörde) leitet das Verfahren unter Beifügung eines ärztlichen Zeugnisses beim Vormundschaftsgericht ein.

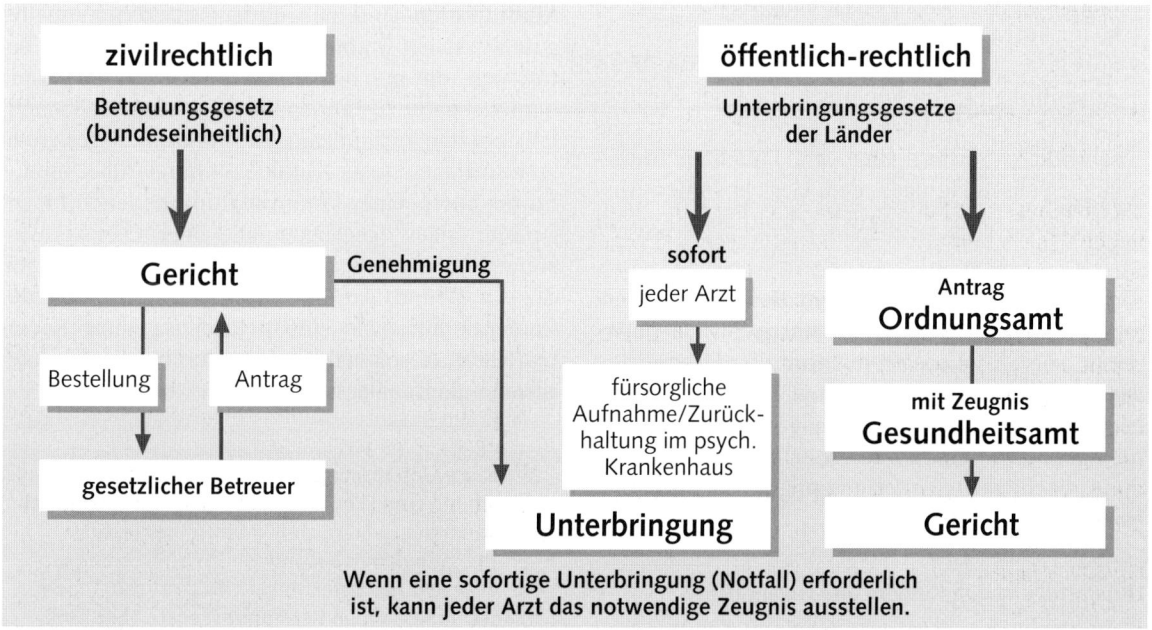

Abbildung 28-1 Unterbringung in einem psychiatrischen Krankenhaus gegen den Willen und zum Schutz psychisch Kranker (nach Arbeitsmaterialien des Arbeitskreises Unterbringung, Offenburg 91/7)

2. Ein Arzt für Psychiatrie nimmt zu den obengenannten Voraussetzungen gutachterlich Stellung (Zeugnis).
3. Ein Richter beim zuständigen Vormundschaftsgericht entscheidet.

Im **Notfall** geschieht ein Unterbringungsverfahren mit einer Überweisung/Einweisung eines betroffenen Patienten (der Einweisungs-/Überweisungsschein des ausstellenden Arztes gilt üblicherweise bereits als Zeugnis, wenn darauf die Kriterien der Selbst- oder Fremdgefährdung und die Erforderlichkeit der Unterbringung vermerkt sind) und/oder über die Polizei bei Aufgreifen einer hilflosen Person.

Die **fürsorgliche Aufnahme und Zurückhaltung** in einer psychiatrischen Klinik läuft nach folgenden Kriterien ab:

- Klärung der Voraussetzung für eine fürsorgliche Zurückhaltung (psychische Krankheit, unmittelbar bevorstehende konkrete Gefahr, Zusammenhang zwischen Krankheit und Gefährdung, Besserungsaussicht durch stationäre Aufnahme und Behandlung) in Form eines **Zeugnisses**. Es muß eine Aussage darüber enthalten, ob eine Anhörung des Patienten durch den Richter möglich ist, wie lange voraussichtlich die Unterbringung erforderlich ist sowie eine Angabe von Bezugspersonen, die nicht Angehörige, aber Personen des Vertrauens sein müssen. Dem fachärztlichen Zeugnis ist ein von der Klinikleitung unterschriebener **Antrag** beizufügen.
- Sobald der Gerichtsbeschluß einer **einstweiligen Anordnung** für die Rechtmäßigkeit der Zurückhaltung oder Unterbringung vorliegt, ist die schriftliche Ausfertigung dem Patienten unverzüglich auszuhändigen, dem Gericht sollten Aushändigung und Zeitpunkt schriftlich mitgeteilt werden.

Eine **Unterbringung nach dem Betreuungsgesetz** folgt letztlich den gleichen Verfahrensgesichtspunkten (s. Abb. 28-1), basiert aber auf den Grundlagen des bundeseinheitlich geregelten Betreuungsrechts (siehe dort). Ein unter Betreuung stehender Patient ist im Falle von ärztlich festgestellter Fremdgefährdung nach dem Unterbringungsgesetz unterzubringen.

Unterbringung von Kindern und Jugendlichen

Die geschlossene Unterbringung von Kindern und Jugendlichen in psychiatrischen Kliniken erforderte früher keine rechtlichen Maßnahmen, sofern die Eltern und Erziehungsberechtigten (als Personensorgeberechtigte mit Recht auf Aufenthaltsbestimmung) einverstanden waren. Seit 1980 gilt gemäß §1631b BGB, daß für eine Unterbringung von Kindern und Jugendlichen, die mit Freiheitsentziehung verbunden ist, die Genehmigung des zuständigen Vormundschaftsgerichts erforderlich ist. Ohne Genehmigung ist die Unterbringung von Kindern und Jugendlichen nur zulässig, wenn Gefahr im Verzug ist – die Genehmigung ist aber unverzüglich nachzuholen. Das Gericht hat die Genehmigung zurückzunehmen, wenn Sorgeberechtigte dies beantragen und das Wohl des Kindes die Unterbringung nicht mehr erfordert.

Sind sorgeberechtigte Eltern eines unmittelbar gefährdeten Kindes oder Jugendlichen mit der Unterbringung in einer psychiatrischen Klinik nicht einverstanden, gefährden aber dadurch das körperliche, geistige oder seelische Wohl des Kindes durch mißbräuchliche Ausübung ihrer elterlichen Sorge, so hat das Vormundschaftsgericht (wenn die Eltern nicht gewillt oder in der Lage sind, die Gefahr abzuwenden) die zur Abwendung der Gefahr erforderlichen Maßnahmen zu treffen (§ 1666 BGB – Gefährdung des Kindeswohls).

6.1 Freiheitsbeschränkende/-entziehende Maßnahmen – Fixierung

Als **freiheitsbeschränkende oder -entziehende Maßnahmen** sind neben der Unterbringung auf geschlossenen Stationen auch **Fixierungen** zu betrachten, die nur bei Gefahr für Gesundheit und/oder Leben anzuwenden sind. Sie sind gegebenenfalls bei den zuständigen Vormundschaftsgerichten zu beantragen. Jeder Klinikleiter hat darüber hinaus für die unter seiner Verantwortung stehenden Heilbehandlungen (gegebenenfalls über Dienstanweisungen) Standards der Durchführung festzulegen, die u.a. Grund, Art und Dauer der Maßnahme dokumentieren sowie eine Beurteilung ihrer Rechtmäßigkeit (Geeignetheit, Erforderlichkeit, Verhältnismäßigkeit) zulassen.

> **Resümee**
> Befristete Unterbringungsmaßnahmen gegen den Willen und zum Schutz psychisch Kranker bedürfen als freiheitseinschränkende oder freiheitsentziehende Maßnahmen besonderer Voraussetzungen, die entweder landesrechtlich (UBG, PsychKG) oder bundeseinheitlich im Betreuungsgesetz über förmliche Antragsverfahren mit richterlichem Beschluß geregelt sind.

> Das ärztliche Zeugnis mit begründeter Indikation zur Abhilfe von Eigen- oder Fremdgefährdung hat psychische Krankheit sowie eine unmittelbar bevorstehende konkrete Gefahr festzustellen und einen Zusammenhang zwischen psychischer Krankheit und der daraus resultierenden Gefährdung herzustellen. Alle unter ärztlicher Leitung und Verantwortung durchzuführenden Maßnahmen gelten als Heilbehandlung. Die Unterbringung ist zu beenden, wenn ihre Begründung weggefallen ist.

7 Begutachtung bei Betreuung nach BtG (§ 1896 BtG)

Durch das seit dem 1.1.1992 geltende Gesetz zur Reform des Rechts der **Vormundschaft** und **Pflegschaft** für Volljährige – Betreuungsgesetz (BtG) – wurde eine umfassende Änderung des bisher geltenden Rechts der Vormundschaft und Pflegschaft vorgenommen. Nach § 6 Abs. 1 BGB konnte bis zum 31.12.1991 entmündigt werden, wer infolge von Geisteskrankheit oder Geistesschwäche oder infolge Trunksucht oder Rauschgiftsucht seine Angelegenheiten nicht zu besorgen vermochte oder sich und seine Familie der Gefahr des Notstandes aussetzte oder die Sicherheit anderer gefährdete.

Die Rechtsfolge der **Entmündigung** war bei Geisteskrankheit die **Geschäftsunfähigkeit** (§ 104 Nr. 3 BGB), in allen übrigen Fällen die beschränkte Geschäftsfähigkeit (§ 114 BGB). Die Vormundschaft umfaßte die Sorge für die persönlichen und Vermögensangelegenheiten sowie die gesetzliche Vertretung.

Gemäß § 1910 BGB konnte unter **Gebrechlichkeitspflegschaft** gestellt werden, wer infolge körperlicher Gebrechen seine Angelegenheiten nicht zu besorgen vermochte und wer infolge geistiger oder körperlicher Gebrechen einzelne seiner Angelegenheiten oder einen bestimmten Kreis seiner Angelegenheiten nicht zu besorgen vermochte. Voraussetzung war die Einwilligung des Betroffenen oder aber die mangelnde Verständigungsmöglichkeit mit ihm.

Die Rechtsfolge der Anordnung hatte keinen Einfluß auf die Geschäftsfähigkeit des Betroffenen: War er voll geschäftsfähig, so hatte der Gebrechlichkeitspfleger die Stelle eines staatlich bestellten Bevollmächtigten, der Pflegling blieb voll handlungsfähig, sein Wille hatte Vorrang. Bei Geschäftsunfähigkeit war sein Pfleger gesetzlicher Vertreter.

Die Ziele des **neuen Betreuungsgesetzes** BtG waren, die Entmündigung abzuschaffen, Vormundschaft und Pflegschaft über Volljährige durch das neue Rechtsinstitut der **Betreuung** zu ersetzen. Entsprechend den Intentionen des Gesetzgebers ist die neue Regelung nunmehr stärker auf das individuelle Betreuungsbedürfnis ausgerichtet und berücksichtigt mehr als bisher die verbliebenen Fähigkeiten: Den Wünschen des Betroffenen soll grundsätzlich entsprochen werden. Weitere Ziele sind, daß die **Voraussetzungen für eine Heilbehandlung** oder z.B. eine Wohnungsauflösung gesetzlich geregelt sind und daß der Betroffene ohne Rücksicht auf seine Geschäftsfähigkeit **verfahrensfähig** ist. Insgesamt ist die Stellung des Betreuten im Betreuungsverfahren erheblich gestärkt.

Ein Betreuer darf dem Volljährigen nur bestellt werden, wenn er an einer psychischen Krankheit oder an einer körperlichen, geistigen oder seelischen Behinderung leidet:

- Als **psychische Krankheiten** gelten:
  - körperlich nicht begründbare Psychosen,
  - seelische Störung als Folge von Krankheit oder Verletzung des Gehirns, von Anfallsleiden oder anderen Krankheiten oder körperlichen Beeinträchtigungen,
  - Abhängigkeitskrankheiten sowie Neurosen oder Persönlichkeitsstörungen.
- **Geistige Behinderungen** sind angeborene oder frühzeitig erworbene Intelligenzdefizite verschiedener Schweregrade.
- Unter **seelischer Behinderung** werden bleibende psychische Beeinträchtigungen infolge von psychischen Erkrankungen verstanden.

Diese Aufzählung ist abschließend, d.h., andere Normabweichungen oder Auffälligkeiten wie soziale Behinderungen, unangepaßtes Verhalten, charakterliche Bedingtheiten oder Neigungen zu Straftaten rechtfertigen keine Betreuerbestellung.

Die verwendeten Begriffe entsprechen zwar gegenwärtiger medizinischer Fachterminologie, sind aber gleichzeitig **Rechtsbegriffe**. Der Begriff der Krankheit geht mehr von einer vorübergehenden, der der Behinderung mehr von einer bleibenden Beeinträchtigung aus.

Der Betreuungstatbestand als solcher ist zweigliedrig: Zum einen ist ein bestimmter medizinischer Befund erforderlich, der unter einen der obengenannten Oberbegriffe subsumiert werden kann, und zum anderen muß dieser Befund dazu führen, daß der Volljährige seine Angelegenheiten ganz oder teilweise nicht besorgen kann. Medizinischer Befund und juristische Konsequenz müssen kausal miteinander verknüpft werden.

Als materiellrechtliche Voraussetzung für die Errichtung einer Betreuung gilt also ein **medizinischer Befund** (§ 1896 Abs. 1 BGB) einer Krankheit und/oder einer Behinderung.

Neben dem medizinischen Befund setzt das Gesetz weiter das **Fehlen der Fähigkeit** (Unfähigkeit) zur **Besorgung der eigenen Angelegenheiten** voraus. Hier handelt es sich eindeutig um juristische Begriffe. Angelegenheiten können sowohl rechtliche als auch tatsächliche sein. Zu den **rechtlichen** Angelegenheiten gehören nicht nur die rechtsgeschäftlichen, sondern auch die rechtsgeschäftsähnlichen Angelegenheiten, wie z. B. sich in ärztliche Behandlung, in ein Krankenhaus, in ein Pflegeheim zu begeben. Immer muß es sich aber um Angelegenheiten des Betroffenen handeln. Für den medizinischen Gutachter ist wichtig zu prüfen, welche Angelegenheiten für den Betroffenen überhaupt in Betracht kommen. Grundlage für die Beurteilung, daß jemand seine Angelegenheiten nicht zu besorgen vermag, wird die Erfahrung sein, daß er in der Vergangenheit seine Angelegenheiten schlecht oder gar nicht mehr besorgt hat. Das Nichtbesorgen von Angelegenheiten darf aber nicht auf seiner freien Willensentscheidung, auf einer sozialen Fehlhaltung oder in einer charakterlich bedingten Eigenheit beruhen.

Bei Vorliegen der genannten Voraussetzungen darf das Gericht den Betreuer nur bestellen, soweit der Betroffene dessen tatsächlich bedarf, weil auch eine Betreuerbestellung einen erheblichen Eingriff in die Rechte des Betroffenen bedeutet. Grundsätzlich ist die **Betreuung subsidiär**, d.h., sie kann erst dann eintreten, wenn keine anderen Hilfsmöglichkeiten bestehen.

So darf ein Betreuer nicht bestellt werden (§ 1896 Abs. 2 BGB), wenn dem Betroffenen im tatsächlichen Bereich seine Angelegenheiten durch andere Maßnahmen (seiner Familie, seiner Bekannten, sozialer Dienste oder anderes) geholfen werden kann oder er für den rechtlichen Bereich seiner Angelegenheiten bereits eine wirksame Vollmacht erteilt hat oder wirksam erteilen kann. Zu beachten ist hier, daß nach bisher geltendem Recht derartige (auch Altersvorsorge-)Vollmachten den Bevollmächtigten nicht auch dazu ermächtigen können, gleichzeitig Einwilligungen zu Eingriffen in Persönlichkeitsrechte (wie ärztliche Behandlung, geschlossene Unterbringung u. a.) zu erteilen.

Der Betreuer darf nur für die **Aufgabenkreise** bestellt werden, in denen eine **Betreuung** auch **erforderlich** ist (§ 1896 Abs. 2 Satz 1 BGB). Prinzipiell ist das Wohl des Betreuten der Maßstab für das Verhalten des Betreuers. Dem Betreuer wird derjenige Aufgabenkreis zugewiesen, für den der Betroffene der

Unterstützung bedarf. Die Dauer der Betreuung darf das erforderliche Maß nicht überschreiten, wobei nach längstens fünf Jahren die Betreuerbestellung grundsätzlich überprüft werden muß. Soll eine Betreuerbestellung verlängert werden, sind die Voraussetzungen erneut festzustellen.

Anders als bei der bisherigen Vormundschaft und dem Regelfall der bisherigen Gebrechlichkeitspflegschaft soll eine Betreuerbestellung für „alle Angelegenheiten" die Ausnahme sein.

Die **Bestellung eines Betreuers** bedarf grundsätzlich keines Antrags. Sie erfolgt vielmehr von Amts wegen, zumeist auf Anregung, wobei jederman diese Anregung geben kann. Nur der Betroffene kann einen Antrag stellen, ohne daß dies seine Geschäftsfähigkeit voraussetzt (§ 1896 Abs. 1 Satz 2 BGB). Eines Antrags bedarf es dann, wenn nur eine körperliche Behinderung vorliegt – es sei denn, daß er seinen Willen nicht kundtun kann.

Die Betreuung hat keine automatischen Auswirkungen auf die **Geschäftsfähigkeit.** Wer Wesen, Bedeutung und Tragweite seiner Erklärungen im Rechtsverkehr einzusehen und nach dieser Einsicht zu handeln vermag, kann auch als Betreuter Verträge und andere Rechtsgeschäfte abschließen, heiraten oder ein Testament abfassen. Allerdings kann das Gericht einen **Einwilligungsvorbehalt** anordnen, wonach der Betreute nur mit Einwilligung seines Betreuers rechtswirksame Willenserklärungen abgeben kann. Dieser Einwilligung bedarf es allerdings nicht, wenn die Willenserklärung dem Betreuten lediglich einen rechtlichen Vorteil bringt. **Ein Betreuter ist durch den Einwilligungsvorbehalt einem Minderjährigen gleichgestellt** (§ 1903 Abs. 1 Satz 2 BGB).

Voraussetzung für die Anordnung eines Einwilligungsvorbehalts ist, daß dies zur Abwendung einer **erheblichen Gefahr für die Person oder das Vermögen** des Betreuten (also nicht dritter Personen) erforderlich ist. Der Einwilligungsvorbehalt kommt daher nicht in Betracht, wo der Betreute gar nicht mehr am Rechtsverkehr teilnimmt oder seinen Willen gar nicht mehr äußern kann oder aber für jederman erkennbar ist, daß er es mit einem Geschäftsunfähigen zu tun hat.

Entscheidend wichtig bei dem neuen Betreuungsgesetz ist die Absicht des Gesetzgebers, daß der Betroffene **persönlich betreut** werden soll. Der Betreuer soll den persönlichen Kontakt mit ihm suchen. Ob durch die ausdrückliche Ausklammerung der Geschäftsfähigkeit des Betroffenen künftig die Stigmata von Pfleglingen oder Entmündigten beseitigt werden, muß offenbleiben.

Für bestimmte Angelegenheiten aus dem Bereich der Personensorge ist eine **zusätzliche Genehmigung des Vormundschaftsgerichts** erforderlich:

- **Heilbehandlung** oder ärztlicher Eingriff, bei denen die **begründete Gefahr** besteht, daß der Betreute einen schweren oder länger dauernden gesundheitlichen Schaden erleidet oder sterben kann (die Maßnahme darf ohne diese Genehmigung nur durchgeführt werden, wenn mit dem Aufschub Gefahr verbunden ist – § 1904 BGB)
- **schwerwiegende** chirurgische **Eingriffe** und längerfristige (über Monate oder Jahre dauernde) Behandlung mit Pharmaka mit eindeutig **gefährlichen Nebenwirkungen**
- Eingriff für eine **Sterilisation** (§ 1905 BGB).

Ein Betreuer darf erst dann bestellt werden, wenn ein ärztliches **Gutachten** (gutachterliche Stellungnahme) eines Sachverständigen über die Notwendigkeit einer Betreuung eingeholt worden ist. Nur bei Bestellung auf Antrag des Betroffenen selbst reicht ein **ärztliches Zeugnis** aus.

Für einen **Einwilligungsvorbehalt** bedarf es immer eines **Sachverständigengutachtens.** Ebenso wie bei der Genehmigung zur Sterilisation, bei der Gutachten von Sachverständigen einzuholen sind, die sich auf die medizinischen, psychologischen, sozialen, sonderpädagogischen und sexualpädagogischen Gesichtspunkte erstrecken.

Das Betreuungsgesetz unterscheidet zwischen ärztlichem **Zeugnis** (Attest) und **Gutachten** des Sachverständigen, ohne den Unterschied zu definieren, es setzt ihn als bekannt voraus (siehe Abschn. 2). Beide Aussagen, Zeugnis wie Gutachten, müssen den Umfang des Betreueraufgabenkreises bzw. des Einwilligungsvorbehalts und die voraussichtliche Dauer der Betreuerbestellung enthalten. Vorgeschrieben ist, daß der Sachverständige den Betroffenen vor Erstattung seines Gutachtens **persönlich zu untersuchen** und/oder zu befragen hat, damit das Gutachten aufgrund eigener Erkenntnisse des Sachverständigen und zeitnah erstellt wird und keinesfalls nur aufgrund von Akten oder Berichten. Das Gesetz sieht die Möglichkeit vor, den Betroffenen dem Gutachter auch gegen seinen Willen vorzuführen oder ihn nach Anhörung eines Sachverständigen zum Zwecke der Gutachtenerstattung gegen seinen Willen auf die Dauer bis zu sechs Wochen, höchstens drei Monaten, in einer dafür vorgesehenen Einrichtung unterzubringen.

Abgesehen von der Sterilisationseinwilligung ist nur bei vorgesehenen **Unterbringungsmaßnahmen in einem psychiatrischen Krankenhaus** vorgeschrieben, daß der Sachverständige in der Regel ein Arzt für Psychiatrie sein soll, zumindestens muß er ein Arzt mit Erfahrung auf dem Gebiet der Psychiatrie sein. Dem Gericht ist im übrigen nicht vorgeschrieben, welches Arztes oder Sachverständigen es sich bedient.

Im Vordergrund der medizinischen Beurteilung steht wiederum die Feststellung, welche konkreten Defizite sich für den Betroffenen aus seiner Krankheit oder Behinderung ergeben und welche Folgen dies für die Besorgung seiner Angelegenheiten hat. Zunehmend wird es zur Aufgabe des psychiatrischen Sachverständigen, dem Gericht auch aufzuzeigen, in welchen Bereichen dem Betroffenen noch **Fähigkeiten verblieben** sind, die es ihm ermöglichen, seine Angelegenheiten selbst zu erledigen.

In diesem Zusammenhang taucht immer wieder die Frage nach der **Schweigepflicht** des beurteilenden Arztes auf. Die tatbestandlichen Voraussetzungen für einen Bruch der Schweigepflicht sind selbstverständlich nicht gegeben, wenn der Betroffene in die Offenbarung durch den Sachverständigen selbst einwilligt. Ein Attest des behandelnden Arztes wird daher, soweit ein Antrag des Patienten auf Betreuerbestellung vorliegt, unproblematisch sein (die Einwilligung setzt keine Geschäftsfähigkeit, sondern nur Einsichts- und Urteilsfähigkeit, d.h. die Fähigkeit, Bedeutung und Tragweite abzuschätzen, voraus).

Nicht unbefugt, sondern rechtmäßig handelt, wer zur **Offenbarung verpflichtet** ist. Das betrifft vor allem den gerichtlich bestellten Sachverständigen, weil die gesetzlich für zulässig angesehene Duldung der Untersuchung mit der Befugnis der Mitteilung über deren Ergebnis korreliert. Rechtmäßig handelt aber auch der Arzt, der im Rahmen des sogenannten **rechtfertigenden Notstandes** (§ 34 StGB) „Patientengeheimnisse" offenbart. Hierzu ist er befugt, wenn das Interesse an der Offenbarung das individuelle wie das allgemeine Vertrauen in die Verschwiegenheit des ärztlichen Berufsstandes **wesentlich** überwiegt. Das ist dann der Fall, wenn durch die Offenbarung eine ernstliche Gefahr für Leib, Leben oder die persönliche Freiheit oder sonstige höherwertige Güter des Patienten abgewehrt werden. In diesem Fall darf der behandelnde Arzt auch Anregungen zur Betreuerbestellung nicht nur an Familienangehörige, sondern auch an das Vormundschaftsgericht oder die Betreuungsbehörde geben.

Unterbringung eines Betreuten

Das Betreuungsgesetz hat die Vorschriften für **Verfahren über Unterbringungsmaßnahmen** nach den

§ 70 bis 70n FGG (Gesetz über die Angelegenheiten der freiwilligen Gerichtsbarkeit) neu geregelt. Dadurch wurde das Verfahrensrecht für alle zivilrechtlichen und öffentlich-rechtlichen Unterbringungsmaßnahmen bundeseinheitlich. Die materiellen Voraussetzungen für die Unterbringung psychisch Kranker sind auch künftig durch die Ländergesetze gegeben, d. h., die jeweiligen Ländergesetze über die Unterbringung psychisch Kranker bleiben inhaltlich voll in Kraft, sind aber bezüglich der verfahrensrechtlichen Regelungen bundeseinheitlich anzugleichen.

Die **Unterbringung eines Betreuten** über den Betreuer ist in den Gesetzesvorschriften des § 1906 BGB geregelt. Eine **Unterbringung durch den Betreuer** ist nur dann möglich, wenn **gesundheitliche Schäden des Betreuten** zu befürchten sind. Die mit Freiheitsentziehung verbundene Unterbringung ist nur zulässig, solange sie zum **Wohle** des Betreuten **erforderlich** ist, wenn

- aufgrund einer psychischen Krankheit oder geistigen oder seelischen Behinderung des Betreuten die Gefahr besteht, daß er sich selbst tötet oder erheblichen gesundheitlichen Schaden zufügt, oder
- eine Untersuchung des Gesundheitszustandes, eine Heilbehandlung oder ein ärztlicher Eingriff notwendig sind, die ohne die Unterbringung des Betreuten nicht durchgeführt werden können und der Betreute aufgrund einer psychischen Krankheit oder geistigen oder seelischen Behinderung die Notwendigkeit der Unterbringung nicht erkennen oder entsprechend dieser Einsicht handeln kann.

Unter **Gefahr** ist hier wie bei den Unterbringungsgesetzen psychisch Kranker nur eine **ernstliche** und **konkrete** unmittelbar bevorstehende Gefahr zu verstehen. Die Heilbehandlung oder andere Maßnahmen müssen also **notwendig sein,** d. h., sie müssen einen hinreichenden Erfolg versprechen. Die Gefährdung muß ihre Ursache in der psychischen Krankheit oder geistigen oder seelischen Behinderung haben.

Nur wenn die erforderliche Maßnahme nicht auf andere Weise durchführbar ist, darf eine Unterbringung erfolgen. Die **Unterbringung bedarf der Genehmigung des Vormundschaftsgerichts,** sie ist unverzüglich zu beenden, wenn die Voraussetzungen für die Unterbringung entfallen sind (s. Abb. 28-1).

Bevor das Gericht eine Unterbringungsmaßnahme anordnet, muß das **Gutachten** eines Sachverständigen eingeholt werden, der in der Regel Arzt für Psychiatrie sein soll. Dieser Sachverständige hat den Betroffenen persönlich zu untersuchen und/oder zu befragen. Diese Regelungen gelten entsprechend, wenn der Betreute durch sogenannte **unterbringungsähnliche Maßnahmen** ununterbrochen am Verlassen seines Aufenthaltsortes gehindert werden soll, ohne untergebracht zu sein (mechanische Vorrichtungen wie Bettgitter, verschlossene Türen, Medikamente). Für die Anordung unterbringungsähnlicher Maßnahmen genügt dem Gericht das Vorliegen eines **ärztlichen Zeugnisses.** Werden vom Vormundschaftsgericht unterbringungsähnliche Maßnahmen angeordnet, so sind diese ebenfalls näher zu bezeichnen. Auch der Zeitpunkt, zu dem die Unterbringungsmaßnahme endet, ist festzulegen.

Voraussetzung der Unterbringung nach § 1906 BGB ist die **Bestellung eines Betreuers.** Nur ausnahmsweise, bei Gefahr im Verzug, kommt eine Unterbringung ohne vorherige Betreuerbestellung als Eil- oder vorübergehende Maßnahme des Vormundschaftsgerichts gemäß § 1908i und § 1846 BGB in Betracht: Sie geschieht als **einstweilige Anordnung** bis zu höchstens sechs Wochen und kann ausnahmsweise nach Anhörung eines Sachverständigen bis zu insgesamt höchstens drei Monaten verlängert werden. Zu beachten ist, daß in diesem Falle auch die ärztliche Behandlung der gerichtlichen Genehmigung bedarf, wenn der Patient nicht selbst einwilligungsfähig ist, da bisher kein Betreuer bestellt wurde.

Weitere Voraussetzungen sind das Bestehen einer konkreten eigenen Gefahr oder Gefährdung (Fremdgefährdung oder eigene Vermögensschädigung reichen nicht aus). Die Selbstgefährdung muß ihre Ursache in der psychischen Krankheit oder in der geistigen oder seelischen Behinderung haben.

Das neue Betreuungsrecht stellt sehr flexible Interventionsmöglichkeiten für die Beeinträchtigungen und sozialen Konsequenzen vor allem chronisch psychisch Kranker sowie geistig und seelisch Behinderter zur Verfügung. Sie tragen den Interessen der Betroffenen in vollem Umfang Rechnung. Die verfahrensrechtliche Umsetzung in die Praxis scheint vereinfachungsbedürftig.

> **Resümee**
>
> Das seit 1992 geltende Betreuungsgesetz löst die früheren Gesetze über Vormundschaft und Pflegschaft ab. Betroffene sind chronisch psychisch Kranke, körperlich, geistig oder seelisch Behinderte, die ihre Angelegenheiten teilweise oder ganz nicht besorgen können. Das Gericht bestellt nach Vorlage eines ärztlichen Gutachtens einen persönlichen Betreuer für Aufgaben, in denen die Betreuung erforderlich ist. Die Betreuung hat grundsätzlich keine Auswirkungen auf die Geschäftsfähigkeit, es sei

denn, daß ein Einwilligungsvorbehalt richterlich angeordnet wird. Das Betreuungsgesetz regelt auch Fragen der Unterbringung in einem psychiatrischen Krankenhaus bei vorliegender Eigengefährdung.

8 Begutachtung der Fahreignung psychisch Kranker

Die Beurteilung von Fahrtauglichkeit bzw. -tüchtigkeit ist eine kombinierte psychiatrische wie somatisch-medizinische Beurteilung vorhandener Leistungsbeeinträchtigungen durch Krankheiten und deren Störungen von Aufmerksamkeit, Wahrnehmung und Urteilsbildung und erfordert von daher differenzierte diagnostische Kriterien und Verhaltensstrategien.

Jeder Arzt ist ohnehin verpflichtet, seinen Patienten darüber **aufzuklären,** wenn Störung, Krankheit und/oder medikamentöse Behandlung zu einer Beeinträchtigung seiner Fahrtüchtigkeit führen. Es wird empfohlen, die erfolgte Aufklärung des Patienten zu dokumentieren und sich gegebenenfalls diese Aufklärung auch schriftlich bestätigen zu lassen (s.a. Kap. 29).

Eng verbunden mit der Frage der Aufklärung eines fahruntauglichen Patienten ist das Problem der **Offenbarungsbefugnis** des Arztes. Dieses Problem wird aktuell, wenn ein fahruntauglicher Patient gegen den Rat des Arztes ein Kraftfahrzeug führt. Einerseits ist der Arzt gegenüber Dritten zur Verschwiegenheit verpflichtet. – Eine Mitteilungspflicht fahruntauglicher, uneinsichtiger Patienten gibt es in Deutschland bisher nicht. Der Bundesgerichtshof hat dem Arzt andererseits aber eine Offenbarungsbefugnis gegenüber dem Gesundheitsamt oder der zuständigen Straßenverkehrsbehörde zugebilligt, wenn es um die **Wahrung eines höherwertigen Rechtsguts** als dem des Patientengeheimnisses geht. Im Hinblick auf fahruntaugliche Patienten ist das höherwertige Rechtsgut der Schutz von Leben und Gesundheit der Betroffenen und anderer Verkehrsteilnehmer. Zur Gefahrenabwehr muß der Arzt alles unternommen haben (u. a. Belehrung des Patienten, Hinweise auf eine eventuelle Meldung, gegebenenfalls auch Aufklärung und Einbeziehung von Angehörigen), ehe er sich zu einer Meldung entschließt. Die Einbehaltung der Fahrerlaubnis – rechtlich nicht zulässig – ist keine genügende Absicherung gegen das eigenmächtige Führen eines Kraftfahrzeugs und dient von daher nicht ausreichend genug dem Schutz der Betroffenen und anderer Verkehrsteilnehmer.

Bei speziellen Fragestellungen zur Fahreignung psychisch Kranker ist das Grundsatzgutachten **„Krankheit und Kraftverkehr"** – Gutachten des gemeinsamen Beirats für Verkehrsmedizin beim Bundesminister für Verkehr und beim Bundesminister für Gesundheit – hinzuzuziehen. Dieses Gutachten ist kein behördlicher Erlaß, sondern eine Zusammenstellung von Leitsätzen und Empfehlungen zur Fahreignung psychisch kranker Personen. Es stellt **keine Normen** auf, sondern vermittelt **Empfehlungen.** Wenn ein Gutachter im Einzelfall von diesen Leitsätzen abweicht, empfiehlt sich, diese Abweichung besonders zu begründen.

Gegenüber früheren Auflagen des Textes ist die medizinische Terminologie an die ICD-10 angepaßt. Die inhaltlichen Aussagen, vor allem bei der Beurteilung von affektiven und schizophrenen Erkrankungen, sind differenziert worden. Das bedeutet im einzelnen, daß Personen mit schizophrenen, schizoaffektiven und affektiven Störungen nicht mehr generell die Fahrerlaubnis verweigert wird, sondern nur dann, wenn bestimmte pathologische Symptome das **Realitätsurteil erheblich beeinträchtigen** oder die **allgemeine Leistungsfähigkeit unter das erforderliche Maß** herabsetzen.

Für die Wiedererteilung der Fahrerlaubnis sind Fristen angegeben, die sich zwar nicht wissenschaftlich begründen lassen, rechtlich aber wohl unverzichtbar sind. Von diesen Fristen kann abgewichen werden – allerdings ist eine **Begutachtung durch einen Arzt für Psychiatrie und Psychotherapie** aufgrund seiner eigenen zeitnahen Untersuchung unabdingbar. So berechtigen besonders günstige Umstände (z.B. des Verlaufs einer ersten depressiven Phase) bereits früher als sechs Monate nach Abklingen der akuten Krankheitserscheinungen zu einer positiven Beurteilung nach psychiatrischer Begutachtung.

Ist innerhalb von zehn Jahren eine erneute entsprechend schwere psychotische Episode aufgetreten, so ist vor einer positiven Beurteilung der Eignung eine längere Zeit, d. h. in der Regel drei bis fünf Jahre, abzuwarten. (Besonders günstige Umstände erlauben eine positive Beurteilung bereits nach kürzerer Zeit.) Eine Wiedererkrankung nach zehn oder mehr Jahren ist als Neuerkrankung anzusehen und dementsprechend zu beurteilen.

Die Bedeutung des Einwirkens von **Psychopharmaka** ist in der 4. Auflage des Gutachtens „Krankheit und Kraftverkehr" im positiven wie im negativen Sinne berücksichtigt worden – deren stabilisierende Wirkung einerseits und andererseits die mögliche Beeinträchtigung psychischer Funktionen sind zu beachten. Eine Langzeitbehandlung schließt also

Tabelle 28-6 Gefährdung der Verkehrs- und Arbeitssicherheit durch Medikamente
(Quelle: Prüfstelle für Medikamenteneinflüsse auf Verkehrs- und Arbeitssicherheit, PMVA, beim TÜV Rheinland)

a) Verschiedene Substanz- bzw. Indikationsgruppen

	mittlerer Gefährdungsindex[1]	Standardabweichung	Variation[2]
Benzodiazepine	3,45	0,57	*
Barbiturate	3,55	0,51	*
Antihistaminika	2,60	0,99	**
Antidepressiva	2,56	0,95	**
Antikonvulsiva	2,38	1,04	***
Analgetika			
– Non-Opioide	2,17	0,93	****
– Opioide	2,51	0,98	***
Anticholinerika	3,62	0,52	**
relativ wenig Untersuchungen gibt es zu den folgenden Gruppen:			
Neuroleptika	2,86	1,03	**
H$_2$-Antagonisten	1,33	0,28	**
Muskelrelaxanzien	1,75	0,50	****
Herz-/Kreislaufmittel	2,76	1,21	***
β-Blocker	1,34	0,40	**
Stimulanzien	2,45	0,91	***

1: berechnet aus Einzelbewertungen zu verschiedenen Substanzen unter Berücksichtigung von Dosierungen. Range von 1 = keine bis 4 = starke Beeinträchtigung der Leistungsfähigkeit
2: aus dem Variationskoeffizient ermittelte Einteilung: * = geringe bis **** = große Variation, d.h., es gibt bei großer Variation Alternativen mit geringen oder fehlenden Leistungsbeeinträchtigungen.

b) Mittlere Bewertungsskala zu Antidepressiva
(nur ausgewählte Beispiele, alle Substanzen führen den Verkehrswarnhinweis)

Substanz (INN)	Dosierung (mg)	Ausmaß der Beeinträchtigung[1]
Desipramin	75	4,0
Trazodon SR	100	4,0
Imipramin	75	4,0
Amitriptylin	25/50/75	3,9
Trazodon	50	3,5
Imipramin	50	3,3
Desipramin	50	3,0
Imipramin	25	2,7
Maprotilin	25	2,2
Fluvoxamin	50	2,2
Fluoxetin	40	2,0
Fluoxetin	20	1,8
Paroxetin	30	1,4
Paroxetin	20	1,0[2]
Moclobemid	200	1,0[2]

1: Daten aus: Wolschrijn et al. (1991)
2: Einschätzung aufgrund Studien PMVA/TÜV Rheinland
Bewertungsschema: 1 = keine, 2 = mäßige, 3 = deutliche, 4 = ernsthafte Beeinträchtigung der Verkehrssicherheit.

die positive Beurteilung von Fahreignung nicht aus. Auch diese **Begutachtung kann nur durch einen Arzt für Psychiatrie und Psychotherapie** erfolgen. Hinweise für die Berücksichtigung der sedierenden Wirkung von z.B. Antidepressiva gibt Tabelle 28-6.

Die **Leitsätze des Gutachtens** beziehen sich im psychiatrischen Bereich zwar weitgehend auf **schizophrene** und **affektive Psychosen** (Leitsatz: „Die Eignung zum Führen von Kraftfahrzeugen aller Klassen ist ausgeschlossen bei schizophrenen und affektiven Psychosen und psychotischen Reaktionen, wenn bezüglich der Teilnahme am motorisierten Straßenverkehr manische Syndrome, paranoid-halluzinatorische Syndrome, katatone Syndrome, hebephrene Syndrome, psychotische Residual-Syndrome, Angst-, paranoide und depressive Syndrome das Realitätsurteil erheblich beeinträchtigen oder die allgemeine Leistungsfähigkeit unter das erforderliche Maß herabsetzen."). Diese Sachlage kann durchaus aber auch gegeben sein bei **Anpassungsstörungen, Belastungsstörungen** und **Persönlichkeitsstörungen,** wenn sie mit Suizidneigung, Agitiertheit, Hemmung, Uneinsichtigkeit und vermindertem Kritikvermögen sowie mit Antriebs- oder Konzentrationsstörungen einhergehen.

Für den **psychiatrischen Gutachter** sollte gelten, eine gegebene krankheitsbedingte Beeinträchtigung schlüssig und nachvollziehbar darzustellen, um die Handlungskonsequenzen der vorhandenen, partiell eingeschränkten oder nicht gegebenen Fahrtauglichkeit begründen zu können. Auch hier gilt: Psychische Krankheit hebt die Fahreignung nicht grundsätzlich auf, der psychisch Kranke muß keinen Beweis antreten, daß er fahrtüchtig ist, sondern nur bei erwiesener Beeinträchtigung von Fahrtüchtigkeit sollte die Fahrerlaubnis diskutiert werden. Die Beurteilung der Fahreignung gehört heute zur **allgemeinen ärztlichen Beratung,** d.h. zu der ärztlich gebotenen **Information** und **Aufklärung** von Patienten dazu.

Die Entziehung der Fahrerlaubnis und deren Rücknahme kann nur über Verwaltungsbehörden oder durch Gerichte erfolgen.

Für Kraftfahrer mit **Alkohol- und Drogenmißbrauch** enthält das Gutachten „Krankheit und Kraftverkehr" den folgenden **Leitsatz:** „Wer, ohne abhängig zu sein, regelmäßig Stoffe der obengenannten Art zu sich nimmt, die entweder durch ihre lange Wirkungsdauer oder durch intervallären Wirkungsablauf die körperlich-geistige Leistungsfähigkeit eines Kraftfahrers ständig unter das erforderliche Maß herabsetzen oder die durch den besonderen Wirkungsablauf jederzeit unvorhersehbar und plötzlich seine Leistungsfähigkeit beeinträchtigen können, ist ebenfalls zum Führen von Kraftfahrzeugen aller Klassen ungeeignet."

Die Begutachtung des alkoholgefährdeten Kraftfahrers setzt ebenfalls eine eingehende medizinisch-psychiatrische und eine psychologische Diagnostik und Beurteilung voraus. Die **Prognose** bei gesicherter Alkoholauffälligkeit im Straßenverkehr richtet sich nicht nur nach der Häufigkeit von Alkoholdelikten, dem individuellen Trinkverhalten, dem Sozialverhalten und der Qualität einer zugrundeliegenden psychischen Störung, sondern muß sich auf Tatsachen gründen, die vor allem eine **positive Persönlichkeitsentwicklung** erkennen lassen, z.B. Einsicht, ausreichende Selbstkritik, berufliche und familiäre Stabilität, geändertes Trinkverhalten.

> **Resümee**
>
> Die Beurteilung von Fahrtauglichkeit psychisch Kranker (mit und ohne medikamentöse Behandlung) erfordert differenzierte medizinisch-somatische wie psychodiagnostische und psychiatrische Untersuchungen über vorhandene kognitive Funktionen und krankheitsbedingte Beeinträchtigungen. Sie gehört zur allgemeinen ärztlichen Beratung, zu gebotener Information und Aufklärung von Wirkungen und Nebenwirkungen von Medikamenten dazu. Die Entscheidung über Fahreignung oder über Fahruntauglichkeit hat sich nach Leitsätzen und gutachterlichen Empfehlungen des Bundesministeriums für Verkehr zu richten, muß aber die individuellen Gegebenheiten berücksichtigen und notfalls Abweichungen schlüssig begründen.

9 Begutachtung im Sozialrecht

Das Sozialrecht ist eine außerordentlich umfangreiche Spezialmaterie geworden. Durch den ständigen Wechsel der jeweils maßgebenden Vorschriften und deren Korrelation mit einer Unzahl von Gesetzen, Verordnungen und Erlassen ist es schwierig geworden, das gesamte Sozialrecht zu übersehen. Die Aufgaben für den psychiatrischen Sachverständigen sind vielfältig, aber von großer sozialmedizinischer und auch gesellschaftspolitischer Bedeutung und haben erheblich zugenommen. Dieser Bedeutung steht gegenüber, daß die empirischen Grundlagen der sozialrechtlichen Begutachtung, vor allem bei funktionellen psychischen Störungen, nicht sehr sicher sind, was jahrelange Rechtsstreitigkeiten zwischen den Instanzen und psychiatrischen Sachverständigen zur Folge haben kann.

Wie im Abschnitt 2 hervorgehoben, muß sich der psychiatrische Sachverständige über seine Aufgaben und deren Einschränkung im klaren sein. Seine sachverständige Beratung und Hilfe für den Richter erstreckt sich auf die notwendige Feststellung von entscheidungserheblichen Tatsachen, auf die Darstellung möglicher Zusammenhänge und auf die hieraus abzuleitenden Erfahrungssätze, nicht aber auf die Rechtsanwendung seiner festgestellten medizinischen Befundtatsachen.

Grundsätzlich sind drei Bereiche auseinanderzuhalten:

- die psychiatrisch-psychotherapeutische Diagnose einschließlich der Einschätzung des Schweregrads einer vorliegenden psychischen Störung oder Erkrankung mit Darstellung der Prognose
- die darauf basierende gutachterliche Stellungnahme mit Beantwortung der Beweisfragen
- die den Auftraggebern vorbehaltene Entscheidung und Rechtsfindung

Bezüglich der verschiedenen sozialrechtlichen Fragestellungen und Rechtsgebiete sind nach FOERSTER (1994) vor allem vier Gruppen psychiatrischer Erkrankungen und Störungen abzuhandeln:

1. schizophrene und affektive Störungen
2. hirnorganische Psychosyndrome
3. Alkohol- und Drogenabhängigkeit
4. Persönlichkeitsstörungen, Belastungsreaktionen und funktionelle Syndrome

Für alle Anwendungsbereiche des Sozialrechts sind für den Inhalt „Krankheit" und dessen Folgen (Beeinträchtigungen) recht unterschiedliche Definitionen entwickelt worden. Eine für ein bestimmtes Rechtsgebiet bestehende Krankheitsdefinition darf nicht auf ein anderes Rechtsgebiet übertragen werden.

Die **anspruchsbegründenden Tatsachen,** also das Vorliegen von Krankheit, das Vorliegen eines Unfallereignisses, das Vorliegen einer Schädigung und die daraus resultierende mögliche Einschränkung des Leistungsvermögens müssen **immer bewiesen** sein. Eine solche Voraussetzung liegt dann vor, wenn „kein vernünftiger, die Lebensverhältnisse klar überschauender Mensch noch zweifelt" (Entscheidung des Bundessozialgerichts BSGE 6, 144). Kann ein Beweis nicht in dieser Weise angetreten werden, so geht dies zu Lasten des Antragstellers, der eine bestimmte Leistung begehrt.

Die rechtliche Selbständigkeit der einzelnen Sozialleistungsträger hat zur Folge, daß jeder Versicherungsträger über die bei ihm erhobenen Ansprüche in eigener Zuständigkeit entscheidet. Kommt es für die Gewährung einer Sozialleistung auf die **Fest-**

stellung eines Kausalzusammenhangs an, wie im Unfallversicherungsrecht und im sozialen Entschädigungsrecht, muß dieser nicht bewiesen werden, sondern es genügt dessen **Wahrscheinlichkeit.** (Es muß sich ein solcher Grad von Wahrscheinlichkeit ergeben, daß ernste Zweifel hinsichtlich einer anderen Verursachung ausscheiden.)

Insgesamt ist zu sagen, daß das Sozialrecht vorwiegend eine **Schutzfunktion** hat, es bezweckt, den Versicherten gegenüber wirtschaftlichen Folgen bestimmter Ereignisse oder Zustände zu sichern, nämlich vor den Folgen von Gesundheitsstörungen, den Beeinträchtigungen von Erwerbsfähigkeit, den Folgen von sozialer Not. Sozialleistungen werden nur gewährt, wenn ein Ereignis oder ein Zustand eintritt, der juristisch auch als Versicherungsfall der entsprechenden Leistungsträger bezeichnet wird. Für Klagen sind in der ersten Instanz die Sozialgerichte zuständig. Berufungsgerichte sind die Landessozialgerichte und letztlich das Bundessozialgericht.

9.1 Gesetzliche Krankenversicherung – Arbeitsunfähigkeit

Arbeitsunfähigkeit liegt dann vor, wenn ein Versicherter wegen seiner Krankheit nicht oder nur mit der Gefahr, seinen Zustand zu verschlimmern, fähig ist, seiner bisher ausgeübten oder einer ähnlich gearteten, leichteren Erwerbstätigkeit nachzugehen. Die Feststellung von Arbeitsunfähigkeit führt zum Anspruch auf Krankengeld. Die Gefahr der Verschlimmerung begründet Arbeitsunfähigkeit, wenn die Verschlimmerung in absehbarer naher Zukunft zu erwarten wäre. Ärztliche Atteste, die Arbeitsunfähigkeit begründen („Krankschreibung"), sind Zeugnisse, die innerhalb der kassenärztlichen Versorgung ausgestellt werden und für deren Richtigkeit der Arzt auch haftet (§ 46 SGB V).

Ein Sonderfall innerhalb der Krankenversicherung ist die Unterscheidung des sogenannten **Pflegefalls** vom sogenannten **Behandlungsfall.** Rechtlich-terminologisch sind beide Inhalte nicht voneinander abzugrenzen, sondern sie werden über den Leistungsrahmen des Sozialgesetzbuchs differenziert. Das bedeutet für den psychiatrischen Sachverständigen erhebliche Schwierigkeiten, weil um die Anwendung und Auslegung des entsprechenden § 39 SGB V zwischen den Kostenträgern häufig gestritten wird. Konkret geht es darum, ob ein Krankheitsfall im Sinne einer Krankenhauspflegebedürftigkeit oder ein Pflegefall vorliegt, der auch außerhalb eines Krankenhauses behandelt werden kann. (Die Aussage Krankenhaus beinhaltet u. a. die ständige Anwesenheit eines Arztes, das Vorhandensein eines multiprofessionellen Pflegeteams und krankenhausspezifische Behandlungsmaßnahmen.)

Zunächst ist festzustellen, ob die Voraussetzungen des Krankheitsbegriffs im Sinne der gesetzlichen Krankenversicherung vorliegen (regelwidriger physischer oder psychischer Zustand, Behandlungsbedürftigkeit und/oder Arbeitsunfähigkeit). Sind diese Voraussetzungen gegeben, ist zu erörtern, ob die vorliegende Krankheit mit den Mitteln eines Krankenhauses auch zu behandeln oder ob hierzu ambulante ärztliche Versorgung ausreichend ist oder ob die Voraussetzungen von Pflegebedürftigkeit vorliegen. Als **medizinische Therapieziele** sind einzuschätzen: Heilung oder Besserung, Leidenslinderung, Verhinderung oder Verzögerung einer Verschlimmerung, Lebensverlängerung, gegebenenfalls auch Lebensqualität. Immer muß im Einzelfall die konkrete pathologische Symptomatik mit den jeweiligen Auswirkungen nachgewiesen und diskutiert werden.

9.2 Gesetzliche Rentenversicherung – Berufsunfähigkeit (§ 43 Abs. 2 SGB IV)

Berufsunfähigkeit liegt dann vor, wenn die Erwerbsfähigkeit eines Versicherten wegen Krankheit oder Behinderung auf weniger als die Hälfte derjenigen von körperlich, geistig oder seelisch gesunden Versicherten mit ähnlicher Ausbildung und gleichwertigen Kenntnissen und Fähigkeiten gesunken ist. **Vollständige** Berufsunfähigkeit liegt vor, wenn der Versicherte infolge Krankheit, Körperverletzung oder Kräfteverfalls, die ärztlich nachzuweisen sind, voraussichtlich dauernd außerstande ist, seinen Beruf oder eine andere Tätigkeit auszuüben, die aufgrund seiner Ausbildung und Erfahrung ausgeübt werden kann und seiner bisherigen Lebensstellung entspricht. **Teilweise** Berufsunfähigkeit liegt vor, wenn die vorstehenden Voraussetzungen nur in einem bestimmten Grad voraussichtlich dauernd erfüllt sind.

Im Bereich der **privaten Versicherungen** ist der Begriff der Berufsunfähigkeit in § 2 der Allgemeinen Versicherungsbedingungen für eine Berufsunfähigkeitsversicherung definiert. Es zeigt sich, daß Begriff und Inhalt von Berufsfähigkeit aus der gesetzlichen Rentenversicherung nicht in die Bereiche der privaten Versicherungen übertragen werden können.

9.3 Gesetzliche Rentenversicherung – Erwerbsunfähigkeit (§ 44 Abs. 2 SGB IV)

Erwerbsunfähigkeit gemäß § 44 Abs. 2 SGB IV liegt vor, wenn ein Versicherter wegen Krankheit oder Behinderung auf unabsehbare Zeit außerstande ist, eine Erwerbstätigkeit in gewisser Regelmäßigkeit auszuüben oder Arbeitsentgelt oder Arbeitseinkommen zu erzielen.

Das bedeutet, daß es weder auf das Vorliegen von Behandlungsbedürftigkeit und/oder Arbeitsunfähigkeit noch auf das Vorliegen eines kausalen Zusammenhangs zu einem äußeren Ereignis ankommt. Als Krankheit im Sinne der gesetzlichen Rentenversicherung ist rechtsrelevant nur ein solcher Zustand, der die Erwerbsfähigkeit des Betroffenen **erheblich und dauerhaft beeinträchtigt.** Dabei ist die Frage, ob Berufs- oder Erwerbsunfähigkeit vorliegt, keine ärztliche Entscheidung, sondern eine Rechtsfrage. Dem Sachverständigen obliegt lediglich die Feststellung, welche konkreten gesundheitlichen Einschränkungen der Leistungsfähigkeit vorliegen.

Entsprechend der Rechtsprechung des Bundessozialgerichts ist von entscheidender Bedeutung, ob ein Versicherter bestimmte Tätigkeiten noch **vollschichtig** ausüben kann oder nicht (wobei dies eine Frage ist, die der medizinische Sachverständige zu beantworten hat). Kann eine zumutbare Arbeit auch vollschichtig ausgeführt werden, so liegt weder Berufs- noch Erwerbsunfähigkeit vor. Kann eine solche Arbeit nur noch untervollschichtig ausgeführt werden und kann einem Versicherten kein entsprechend geeigneter Arbeitsplatz angeboten werden, so ist er erwerbsunfähig.

Von der medizinischen Einschätzung des psychiatrischen Sachverständigen her ist die **Begutachtung von Persönlichkeitsstörungen, Belastungsreaktionen** und **funktionellen Syndromen** außerordentlich schwierig geworden: Rechtsgrundlage ist, daß der Krankheitsbegriff „Neurose" (der sich in der ICD-10 nicht mehr findet!) diejenigen seelischen und seelisch bedingten Störungen umfaßt, die der Versicherte – auch bei zumutbarer Willensanspannung – aus eigener Kraft nicht überwinden kann. Vom psychiatrischen Sachverständigen festgestellt und begründet werden müssen also Störungen, welche die Arbeits- und Erwerbsfähigkeit in einer vom Betroffenen selbst nicht zu überwindenden Weise hemmen. Das Vorhandensein der Störung, ihre Unüberwindbarkeit aus eigener Kraft und ihre Auswirkung auf die Arbeits- und Erwerbsfähigkeit muß der Rentenbewerber mittels ärztlicher Zeugnisse beweisen.

Wie eine **„zumutbare Willensanspannung"** terminologisch wie auch inhaltlich zu fassen und gegen **„Unzumutbarkeit"** abzugrenzen ist, ist generell offen. Es kann nur versucht werden, für den Einzelfall zu begründen. Häufig wird der psychiatrische Sachverständige auf die gestellten Beweisfragen nicht mit erforderlicher oder gewünschter Sicherheit antworten können.

Die Diagnose sollte entsprechend der internationalen Klassifikationssysteme gestellt werden. Die **Erheblichkeit der Störung** ist eine der Voraussetzungen zur Leistungsgewährung. Bei der Frage, ob es sich um eine dauerhafte Einschränkung von Leistungsfähigkeit handelt, ist nur selten mit genügender Sicherheit zu beantworten, ebenso ob die Störung bei Ablehnung des Anspruchs verschwinden würde. Gewisse Anhaltspunkte für eine nicht normenorientierte Beantwortung sind ein mehrjähriger Verlauf, ein primär chronischer Verlauf von Störungen oder Krankheit und die Inanspruchnahme ambulanter bzw. stationärer Behandlungsversuche, die ohne Erfolg geblieben sind.

Im Bereich der Rentenversicherung muß der Prophylaxe und Prävention irreparabler und psychischer Folgeschädigungen besonderes Gewicht zugemessen werden. Bei Verdacht auf eine beginnende Entwicklung in Richtung von Rententendenzen sollte frühzeitig neben Rehabilitationsmaßnahmen (Rehabilitation vor Rente) auch an Alternativen wie an berufsfördernde Maßnahmen, Umschulungsmaßnahmen, Arbeitsplatzwechsel gedacht werden.

9.4 Gesetzliche Unfallversicherung – Minderung der Erwerbsfähigkeit (MdE)

Die Träger der gesetzlichen Unfallversicherung gewähren nach Eintritt eines Arbeitsunfalls bestimmte Leistungen, deren Voraussetzungen im dritten Buch der Reichsversicherungsordnung geregelt sind.

Es ist Aufgabe der Unfallversicherung,

- Arbeitsunfälle zu verhüten
- nach Eintritt eines Arbeitsunfalls den Verletzten, seine Angehörigen und seine Hinterbliebenen zu entschädigen, und zwar
    - durch Wiederherstellung der Erwerbsfähigkeit des Verletzten, durch Arbeits- und Berufsförderung und durch Erleichterung der Verletzungsfolgen und
    - durch Leistungen in Geld an den Verletzten, seine Angehörigen und seine Hinterbliebenen.

Die Unfallversicherung ist nur für Unfälle in dem genannten Rahmen zuständig. Sie beruht auf dem Gedanken, daß der zivilrechtliche Schadensersatzanspruch eines Arbeitnehmers gegen seinen Arbeitgeber abgelöst wird und er einen von einem Verschulden des Arbeitgebers unabhängigen Entschädigungsanspruch hat, der darüber hinaus auch bei eigener Fahrlässigkeit gilt. Dieser Entschädigungsanspruch muß gegen die genossenschaftlich zusammengefaßten Unternehmer, die sogenannten Berufsgenossenschaften, geltend gemacht werden. Die Unternehmer müssen dementsprechend auch die Beiträge für die gesetzliche Unfallversicherung aufbringen.

Vom psychiatrischen Sachverständigen ist zu beantworten, ob das Unfallereignis den psychischen Gesundheitsschaden herbeigeführt hat. Es geht um eine **Kausalitätsbeurteilung** in dem Sinne, daß ein wesentlicher innerer ursächlicher Zusammenhang bestehen muß. Nach der im Recht der gesetzlichen Unfallversicherung geltenden Kausalitätsnormen ist rechtlich wesentlich jede Ursache, die **wesentlich mitgewirkt** hat. Für den Nachweis des wesentlichen Zusammenhangs genügt das Vorliegen von **Wahrscheinlichkeit**.

Neben der Kausalitätsbeurteilung wird der psychiatrische Sachverständige im Rahmen der gesetzlichen Unfallversicherung auch nach der Einschätzung von **Minderung der Erwerbsfähigkeit (MdE)** gefragt. Die Minderung der Erwerbsfähigkeit ist der teilweise Verlust von Erwerbsfähigkeit und richtet sich nach der Einschränkung der Erwerbsfähigkeit des Verletzten auf dem Gesamtgebiet des Erwerbslebens. Für die Einschätzung der Höhe der MdE sind nicht die erhobenen Befunde, sondern der Umfang der dadurch bedingten konkreten Beeinträchtigung des Leistungsvermögens maßgebend. Wichtig ist, daß der Begriff der MdE nicht identisch ist mit den Begriffen Arbeitsunfähigkeit, Berufsunfähigkeit und Erwerbsunfähigkeit. Die Minderung der Erwerbsfähigkeit bezieht sich auf verlorene Fähigkeiten – sie wird in Prozentsätzen angegeben.

9.5 Bundesbeamtengesetz – Dienstfähigkeit von Beamten (§ 42 BBG)

Für Beamte gelten die Bestimmungen des Bundesbeamtengesetzes bzw. der Landesbeamtengesetze. Das Beamtenrecht kennt nicht die Begriffe der Berufs- und Erwerbsunfähigkeit, sondern nur den der **Dienstunfähigkeit** (§ 42 Bundesbeamtengesetz – BBG):

Der Beamte auf Lebenszeit ist in den Ruhestand

zu versetzen, wenn er infolge eines körperlichen Gebrechens oder wegen Schwäche seiner körperlichen und geistigen Kräfte zur Erfüllung seiner Dienstpflichten dauernd unfähig (dienstunfähig) ist.

Die rechtlichen Voraussetzungen der Dienstunfähigkeit werden analog zur Berufs- und Erwerbsunfähigkeit von der vorgesetzten Behörde entschieden, obwohl es sich ebenfalls um ärztliche Tatbestände handelt. In zunehmendem Maße werden amtsärztliche Gutachten erforderlich, die häufig nicht mehr ohne eine psychiatrische Einschätzung des medizinischen Sachverhalts (Belastungsreaktionen, depressive Störungen, Burn-out-Syndrom) zur begründeten Feststellung von Dienstunfähigkeit führen.

9.6 Schwerbehindertengesetz – Grad der Behinderung (GdB)

Rechtliche Grundlage ist das Schwerbehindertengesetz. Danach sind Schwerbehinderte Personen mit einem Grad der Behinderung von wenigstens 50%. Der Grad der Behinderung GdB wird definiert als Auswirkung einer nicht nur vorübergehenden Funktionsbeeinträchtigung, die auf einem regelwidrigen körperlichen, geistigen oder seelischen Zustand beruht. Regelwidrig ist dabei ein Zustand, der von dem für das Lebensalter typischen abweicht. Als nicht vorübergehend gilt ein Zeitraum von mehr als sechs Monaten. Die Auswirkung der Funktionsbeeinträchtigung wird ohne Rücksicht auf die Ursache festgehalten.

9.7 Soziales Entschädigungsrecht

Für das soziale Entschädigungsrecht, u. a. Bundesversorgungsgesetz, Soldatenversorgungsgesetz, Zivildienstgesetz, Gesetz über die Entschädigung von Opfern von Gewalttaten, gelten die gleichen Beurteilungsgrundlagen. Festzustellen ist ein kausaler Zusammenhang zwischen einem schädigenden Ereignis und einem geltend gemachten Gesundheitsschaden, der nach den gesetzlichen Vorschriften auszugleichen ist. Im Sinne der Versorgungsgesetze ist diejenige Bedingung als Ursache anzuerkennen, die wegen ihrer besonderen Beziehung für den Eintritt einer Schädigung wesentlich war oder entscheidend daran mitgewirkt hat. Die Wahrscheinlichkeit eines ursächlichen Zusammenhangs reicht aus. Sie ist gegeben, wenn mehr für als gegen einen ursächlichen Zusammenhang spricht.

Resümee

Für alle Anwendungsbereiche des Sozialrechts (Krankenversicherung, Rentenversicherung, Unfallversicherung, Schwerbehindertengesetz, Entschädigungsgesetz u. a.) liegen für Begriff und Inhalt von Krankheit unterschiedliche Definitionen vor, die sich nicht auf die anderen Rechtsbereiche übertragen lassen. Anspruchsbegründende Tatsachen und die daraus resultierenden Einschränkungen des Leistungsvermögens müssen mit unterschiedlichem Sicherheits-/Wahrscheinlichkeitsgrad bewiesen werden. Für den psychiatrischen Sachverständigen sind insbesondere die Beweisfragen zur medizinischen Einschätzung von Persönlichkeitsstörungen, Belastungsreaktionen und somatogenen Störungen schwierig zu beantworten.

Literatur

1 Einführung

Dittmann, V.: Forensische Psychiatrie. In: Freyberger, H. J., R.-D. Stieglitz (Hrsg.). Kompendium der Psychiatrie, S. 446–473. Karger, Basel–Freiburg–Paris–London–New York–New Delhi–Bangkok–Singapore–Tokyo–Sydney 1996.

Kind, H.: Gedanken zum Problem des Sachverstandes bei der psychiatrischen Begutachtung. Die Psychotherapeutin 3 (1996) 25–32.

Lempp, R.: Gerichtliche Kinder- und Jugendpsychiatrie. Ein Lehrbuch für Ärzte, Psychologen und Juristen. Huber, Bern–Göttingen–Toronto 1983.

Nedopil, N.: Forensische Psychiatrie. Klinik, Begutachtung und Behandlung zwischen Psychiatrie und Recht. Thieme, Stuttgart–New York und Beck, München 1996.

Rasch, W.: Forensische Psychiatrie. Kohlhammer, Stuttgart 1986.

Venzlaff, U., K. Foerster: Psychiatrische Begutachtung. Ein praktisches Handbuch für Ärzte und Juristen, 2. Aufl. Fischer, Stuttgart–Jena–New York 1994.

Warnke, A., G. E. Trott, H. Remschmidt: Forensische Kinder- und Jugendpsychiatrie. Ein Handbuch für Klinik und Praxis. Huber, Bern–Göttingen–Toronto 1997.

2 Das psychiatrische Gutachten

Dittmann, V.: Forensische Psychiatrie. In: Freyberger, H. J., R.-D. Stieglitz (Hrsg.). Kompendium der Psychiatrie, S. 446–473. Karger, Basel–Freiburg–Paris–London–New York–New Delhi–Bangkok–Singapore–Tokyo–Sydney 1996.

Kind, H.: Psychiatrische Untersuchung, 5. Aufl. Springer, Berlin–Heidelberg–New York 1997.

Stieglitz, R.-D.: Diagnostik und Klassifikation psychischer Störungen. Hogrefe, Göttingen–Bern–Toronto–Seattle 1998.
Venzlaff, U.: Die Erstattung des Gutachtens. In: Venzlaff, U., K. Foerster (Hrsg.). Psychiatrische Begutachtung. Ein praktisches Handbuch für Ärzte und Juristen, 2. Aufl., S. 139–152. Fischer, Stuttgart–Jena–New York 1994.

3 Medizinrechtliche Grundlagen

Gaidzik, P. W.: Aktuelle Forensische Probleme in der Psychiatrie. Spektrum 25 (1996) 178–190.
Kleinewefers, H.: Zur ärztlichen Verantwortung. Eine Übersicht über die neuere Rechtsprechung. Vers. Med. 46 (1994) 37–43.
Laufs, A.: Arztrecht, 5. Aufl. Beck, München 1993.
Wolfslast, G.: Psychotherapie in den Grenzen des Rechts. Enke, Stuttgart 1985.

Dokumentationspflicht

Barta, T.: Datenschutz im Krankenhaus. Deutsche Krankenhaus Verlagsgesellschaft mbH, Düsseldorf 1990.
Hinweise zur Dokumentation der Krankenhausbehandlung. Deutsche Krankenhaus Verlagsgesellschaft mbH, Düsseldorf 1990.

Geschäftsfähigkeit (§ 104 BGB) und Einwilligung nach Aufklärung

Amelung, K.: Über die Einwilligungsfähigkeit. Zschr. f. Ges. Strafrechtswiss. 104 (1992) 526–558 u. 821–833.
Baer, R.: Normalität und Willensfreiheit als Problem der Forensischen Psychiatrie. Fundamenta Psychiatrica 3 (1988) 150.
Deutsch, E.: Theorie der Aufklärungspflicht des Arztes – ethische und rechtliche Grundlagen der Information des Patienten. Versicherungsrecht 32 (1981) 293–297.
Göppinger, H.: Die Aufklärung und Einwilligung bei der ärztlichen, besonders der psychiatrischen Behandlung. Fortschr. Neurol. Psychiat. 24 (1956) 53–107.
Helmchen, H.: Die Beurteilung der Einwilligungsfähigkeit aus ärztlicher Sicht. Zeitschrift für Ärztliche Fortbildung 86 (1992) 773–777.
Kern, B.-R.: Fremdbestimmung bei der Einwilligung in ärztliche Eingriffe. NJW 12 (1994) 753–759.
Nedopil, N.: Die Behandlung einwilligungsunfähiger Patienten. In: Reimer, F. (Hrsg.). Die Versorgungsstrukturen in der Psychiatrie. Springer, Berlin–Heidelberg–New York 1994.
Neubauer, H.: Kriterien für die Beurteilung der Einwilligungsfähigkeit bei psychisch Kranken. Psychiat. Prax. 20 (1993) 166–171.
Vollmann, J., H. Helmchen: Aufklärung und Einwilligung („informed consent") in der klinischen Praxis. Dtsch. med. Wschr. 122 (1997) 870–873.

Einsichtsrecht in psychiatrische Krankenunterlagen

Eingeschränktes Recht des psychiatrischen Patienten auf Einsichtnahme in die Behandlungsunterlagen. Med. R. (1993) 6.
Kick, H.: Die Einsichtnahme von Patienten in ärztliche Unterlagen und ihre medizinischen Voraussetzungen. Spektrum 12 (1983) 119–121.
Kind, H., C. Haring: Die Problematik des Einsichtrechts in psychiatrische Krankenunterlagen. Spektrum 10 (1981) 160–166.
Rechtsprechung zur Einsichtnahme in Krankenunterlagen über psychiatrische Behandlungen. Med. R. 3 (1989) 145–147.
Saß, H.: Zur Frage des Einsichtrechtes in Krankenunterlagen bei psychiatrischen Patienten. Nervenheilkunde 11 (1992) 273–277.

4 Strafrecht (StGB)

Bresser, P.: Probleme bei der Schuldfähigkeits- und Schuldbeurteilung. NJW (1978) 1188–1193.
Dittmann, V.: Forensische Psychiatrie. In: Freyberger, H. J., R.-D. Stieglitz (Hrsg.). Kompendium der Psychiatrie, S. 446–473. Karger, Basel–Freiburg–Paris–London–New York–New Delhi–Bangkok–Singapore–Tokyo–Sydney 1996.
Fiedler, P.: Persönlichkeitsstörungen, 2. Aufl. PVU Beltz, Weinheim 1995.
Foerster, K., U. Venzlaff: Die „tiefgreifende Bewußtseinsstörung". In: Venzlaff, U., K. Foerster (Hrsg.): Psychiatrische Begutachtung. Ein praktisches Handbuch für Ärzte und Juristen, 2. Aufl. S. 245–255. Fischer, Stuttgart–Jena–New York 1994.
Heimann, H.: Verantwortung und Schuld aus psychiatrisch-psychotherapeutischer Sicht. Fundamenta Psychiatrica 6 (1992) 165–173.
Leygraf, N.: Psychisch kranke Straftäter. Springer, Berlin–Heidelberg–New York 1988.
Leygraf, N.: Die Begutachtung der Prognose im Maßregelvollzug. In: Venzlaff, U., K. Foerster (Hrsg.). Psychiatrische Begutachtung. Ein praktisches Handbuch für Ärzte und Juristen, 2. Aufl. S. 469–481. Fischer, Stuttgart–Jena–New York 1994.
Saß, H.: Ein psychopathologisches Referenzsystem zur Begutachtung von Schuldfähigkeit. Forensia 6 (1985) 33–43.
Saß, H.: Psychopathie, Soziopathie, Dissozialität zur Differentialtypologie der Persönlichkeitsstörungen. Springer, Berlin–Heidelberg–New York 1987.
Saß, H.: Affektdelikte. Interdisziplinäre Beiträge zur Beurteilung von affektiv akzentuierten Straftaten. Springer, Berlin–Heidelberg–New York 1993.
Saß, H., H. Ebel, I. Houben: Affektdelikte bei Jugendlichen und Heranwachsenden. In: Warnke, A., G. E. Trott, H. Remschmidt (Hrsg.). Forensische Kinder- und Jugendpsychiatrie. Ein Handbuch für Klinik und Praxis. Huber, Bern–Göttingen–Toronto 1997.

Witter, H.: Der psychiatrische Sachverständige im Strafrecht. Springer, Berlin–Heidelberg–New York 1987.

5 Jugendstrafrecht

Lempp, R.: Gerichtliche Kinder- und Jugendpsychiatrie. Ein Lehrbuch für Ärzte, Psychologen und Juristen. Huber, Bern–Göttingen–Toronto 1983.

Warnke, A., G. E. Trott, H. Remschmidt: Forensische Kinder- und Jugendpsychiatrie. Ein Handbuch für Klinik und Praxis. Huber, Bern–Göttingen–Toronto 1997.

6 Unterbringungsrecht (nach UBG und PsychKG)

Arbeitsmaterialien des Arbeitskreises Unterbringung, Offenburg 91/7.

Forster, R.: Psychiatrische Macht und rechtliche Kontrolle. Internationale Entwicklungen und die Entwicklung des österreichischen Unterbringungsgesetzes. Döcker, Wien 1997.

Helle, J.: Patienteneinwilligung und Zwang bei der Heilbehandlung untergebrachter psychisch Kranker. Med. R 4 (1993) 134–139.

Juchart, K., J. Warmbrunn: Unterbringungsgesetz Baden-Württemberg. Kurzkommentierung. Integra, Walldorf 1992.

Kind, H.: Ärztliches Handeln gegen den Willen des Patienten. In: Lenk, H., H. Staudinger, E. Stöker (Hrsg.): Medizinische Ethik und soziale Verantwortung. Ethik der Wissenschaften, Bd. 8, S. 49–60. Schöningh, Paderborn–München–Wien–Zürich 1989.

Kind, H.: Dauerbehandlung gegen den Willen des Patienten – ärztlich-ethischer Auftrag oder permanenter Rechtsbruch. Ethik Med. 3 (1991) 199–203.

Riecker-Rössler, A., W. Rössler: Die Zwangseinweisung psychiatrischer Patienten im nationalen und internationalen Vergleich – Häufigkeiten und Einflußfaktoren. Fortschr. Neurol. Psychiat. 60 (1992) 375–382.

Steinert, T., R. Brenner, G. Deifel, R. P. Gebhardt, K. Koch, T. Kohler, V. Onnen, P.-O. Schmidt-Michel, C. Süss, E. Vollmer: Zwangsmaßnahme im psychiatrischen Krankenhaus. Spektrum 27 (1998) 35–39.

7 Betreuung nach BtG (§1896 BtG)

Diederichsen, U.: Juristische Voraussetzungen. In: Venzlaff, U., K. Foerster (Hrsg.): Psychiatrische Begutachtung. Ein praktisches Handbuch für Ärzte und Juristen, 2. Aufl. S. 485–600. Fischer, Stuttgart–Jena–New York 1994.

Dodege, G.: Entwicklungen des Betreuungsrechtes I. NJW (1993) 2353 ff.

Dodege, G.: Entwicklungen des Betreuungsrechtes II. NJW (1994) 2383–2392.

Feuerlein, W.: Psychiatrische Aspekte des neuen Betreuungsgesetzes. Spektrum 21 (1992) 2–5.

Foerster, K.: Das neue Betreuungsgesetz. Extracta Psychiatrica 6 (1993) 37–41.

Foerster, K.: Psychiatrische Begutachtung im Zivilrecht. In: Venzlaff, U., K. Foerster (Hrsg.): Psychiatrische Begutachtung. Ein praktisches Handbuch für Ärzte und Juristen, 2. Aufl (S. 601–620). Fischer, Stuttgart–Jena–New York 1994.

Helle, J.: Das neue Betreuungsrecht. Dt. Ärzteblatt 88 (1991) 2638–2642.

Maltzahn, W. von: Schwierigkeiten mit dem neuen Betreuungsgesetz. Spektrum 23 (1994) 45–51.

Oefele, K. von: Forensisch-psychiatrische Gesichtspunkte des neuen Betreuungsrechts. Tilin, Klingenmünster 1993.

8 Fahreignung psychisch Kranker

Barbey, I.: Verkehrspsychiatrie. In: Venzlaff, U., K. Foerster (Hrsg.). Psychiatrische Begutachtung. Ein praktisches Handbuch für Ärzte und Juristen, 2. Aufl. S. 691–716. Fischer, Stuttgart–Jena–New York 1994.

Herberg, K.-W.: Antidepressiva und Verkehrssicherheit. In: Berichte der Prüfskala für Medikamenteneinflüsse auf Verkehrs- und Arbeitssicherheit (PMA). TÜV Rheinland 1992.

Herberg, K.-W.: Antidepressiva und Verkehrssicherheit. Forschr. Neurol. Psychiat. 62 (Sonderheft 1) (1994) 24–28.

Bundesminister für Verkehr (Hrsg.): Krankheit und Kraftverkehr. Gutachten des Gemeinsamen Beirats für Verkehrsmedizin beim Bundesminister für Verkehr und beim Bundesminister für Gesundheit, bearb. von Lewrenz, H., B. Frische, 4. Aufl. Bonn 1992.

Kröber, H.: Fahrtauglichkeitsprobleme bei ambulanten psychiatrischen Patienten. Spektrum 22 (1993) 104–108.

Püllen, R.: Demenz und Verkehrstauglichkeit. Versicherungsmedizin 47 (1995) 99–100.

Wolschrijn, H., J. J. de Gier, P. A. G. M. de Smet: Drugs & Driving, a New Categorisation System for Drugs Affecting Psychomotor Performance. Institute for Drugs, Safety and Behavior, University of Limburg. Koninklijke Bibliothek, Den Haag 1991.

9 Sozialrecht

Dohmen, M.: Die medizinische Begutachtung und die sozialversicherungsrechtliche Beurteilung von abnormen erlebnisreaktiven Entwicklungen. Med. Diss. Köln, 1983.

Foerster, K.: Psychiatrische Begutachtung im Sozialrecht. In: Venzlaff, U., K. Foerster (Hrsg.). Psychiatrische Begutachtung. Ein praktisches Handbuch für Ärzte und Juristen, 2. Aufl. S. 657–679. Fischer, Stuttgart–Jena–New York 1994.

Gasser, S.: Zum Begriff der „Arbeitsunfähigkeit" – neue Rechtsentwicklung, neue Probleme. Med. Sach. 94 (1998) 69–72.

Kater, H.: Begutachtungsmängel und ihre Quellen – aus der Sicht der Unfallversicherung. Med. Sach. 94 (1998) 56–59.

Kranig, A.: Datenschutz in der Sozialversicherung unter dem Blickwinkel der Begutachtung – aus juristischer Sicht. Med. Sach. 94 (1995) 73–77.

Rauschelbach, H. H.: Begutachtungsmängel und ihre Quellen aus Gutachtersicht – Rechtsgrundlagen als Fehlerquellen. Med. Sach 94 (1998) 40–43.

29
Ethische Probleme in der Psychiatrie

Jochen Vollmann

Inhalt

1	**Medizinethische Grundlagen**	994
2	**Medizinethische Probleme in der psychiatrischen Praxis**	995
	2.1 Aufklärung und Einwilligung („informed consent")	995
	2.2 Einwilligungsfähigkeit	996
3	**Ressourcenbegrenzung und Allokationsprobleme**	998

1 Medizinethische Grundlagen

Traditionell werden ethische Probleme in der Medizin als Fragen des ärztlichen Standesethos diskutiert, wobei seit über 2000 Jahren der sogenannte **Eid des Hippokrates** als moralische Grundlage für ärztliche Tugenden und Verhaltensweisen herangezogen wird. Doch ein Festhalten am hippokratischen Eid als einer vermeintlich überzeitlichen Grundlage ärztlicher Ethik kann gegenwärtige ethische Probleme der modernen Medizin nicht zufriedenstellend regeln und verdeckt allenfalls die aktuelle ethische Problematik und Brisanz heutigen medizinischen Handelns.

Ein wie auch immer formulierter Berufseid kann als festgeschriebene Norm keine apodiktische Gültigkeit in einer modernen, wertepluralistischen Gesellschaft beanspruchen. Hierbei stellt sich nicht nur die Frage nach der Legitimität von Normen, sondern auch die Frage nach der diese Regeln aufstellenden Institutionen. Zur Regelung der heutigen medizinethischen Probleme erscheint es daher nicht sinnvoll, diese Regeln durch eine Berufsgruppe als sogenannte ärztliche Ethik festzulegen, sondern bei medizinethischen Fragen ist ein breiterer gesellschaftlicher Konsens erforderlich.

Der hippokratische Eid ist inhaltlich von der traditionellen ärztlichen Haltung eines benevolenten Paternalismus geprägt, d.h., der Arzt soll zum Wohle seines Patienten handeln und dabei Schaden von ihm abwenden. Dabei bleibt jedoch offen, wie der behandelnde Arzt im Einzelfall herausfinden kann, was für den individuellen Patienten „gut" und zu seinem Wohl ist.

Weder die Selbstbestimmung des Kranken (Patientenautonomie) noch medizinethische Konflikte zwischen dem Individualwohl des Kranken und dem Gemeinwohl der Gesellschaft werden im Eid des Hippokrates thematisiert. Da gerade diese medizinethischen Probleme in der heutigen Psychiatrie eine zentrale Rolle spielen, sollen sie im folgenden exemplarisch untersucht werden.

Die oben skizzierten Ausführungen zeigen, daß eine moderne Medizinethik ohne eine theoretische und legitimatorische Grundlage nicht auskommt. Weder das Standesethos einer einzelnen Berufsgruppe noch der Bezug auf moraltheologische Positionen reicht wegen der fehlenden Allgemeinverbindlichkeit aus, um tragfähige normative Grundlagen für die moderne Medizin zu schaffen. Vielmehr ist es in einer wertepluralistischen Gesellschaft dringend erforderlich, jenseits von Glaubens- und Standesfragen eine säkulare Moralphilosophie zu entwickeln, die mit rational überprüfbaren Argumenten arbeitet.

Da es bei dieser ethischen Begründungs- und Legitimitätsstrategie unwahrscheinlich ist, bei moralischen Letztbegründungsfragen Einigkeit zu erzielen, haben besonders angloamerikanische Medizinethiker ein pragmatisches und praxisorientiertes **Regelsystem** für die **Medizinethik** vorgeschlagen. In der internationalen medizinethischen Literatur werden dabei folgende Ebenen unterschieden:

- Metaethik (Letztbegründungsfragen)
- Prinzipien
- Regeln
- Kasuistik.

Hierbei wird bewußt auf eine Klärung von philosophischen, theologischen oder weltanschaulichen Letztbegründungsfragen verzichtet. Doch trotz unterschiedlicher philosophischer und theologischer Positionen auf der Ebene der Metaethik kann bei der Formulierung von Prinzipien für praktisch relevante Fragen der Medizinethik Einigkeit erzielt werden. In der internationalen medizinethischen Literatur haben folgende **medizinethische Prinzipien** – trotz verschiedener Kritik – breite Akzeptanz gefunden (BEAUCHAMP und CHILDRESS, 1994):

- Autonomy (Patientenselbstbestimmung)
- Nonmaleficence (Nichtschadens-Gebot)
- Beneficence (Handeln zum Wohl des Kranken)
- Justice (Fairness).

Aus den genannten medizinethischen Prinzipien leiten sich **medizinethische Regeln** ab. Aus dem Respekt vor der Selbstbestimmung des Patienten (Autonomieprinzip) folgt z.B., daß dieser vor medizinischen Eingriffen aufgeklärt werden muß, um in die Lage versetzt zu werden, selbstbestimmt und verantwortlich zustimmen bzw. ablehnen zu können. Die medizinethischen Regeln, die ihrerseits noch weiter differenziert und konkretisiert werden können, werden in der klinischen Praxis schließlich auf den einzelnen Patienten (Kasuistik) angewandt. Die **kasuistische Arbeitsweise** in der Medizinethik benutzt die gleichen Ebenen, geht jedoch in ihrem Vorgehen nicht von der Prinzipienebene, sondern vom einzelnen Fall aus, während die Tugendethik auf der normativen Ebene nicht mit Prinzipien, sondern mit ärztlichen Tugenden arbeitet (Übersicht bei BEAUCHAMP und CHILDRESS 1994).

Während die grundsätzliche Akzeptanz dieser Prinzipien in der Medizinethik kaum umstritten ist, stellt die Abwägung von miteinander konkurrierenden Prinzipien im klinischen Einzelfall häufig ein

Problem dar. In der psychiatrischen Praxis können z.B. das Prinzip des Respekts vor der Selbstbestimmung des Patienten (Autonomie) und die Pflicht des Arztes, zum Wohl des Kranken zu handeln (Beneficence) und Schaden von ihm abzuwenden (Nonmaleficence), bei einer fürsorglichen Zurückhaltung oder einer Zwangsbehandlung gegen den geäußerten Willen des Patienten miteinander in Konflikt geraten.

Ein weiteres Beispiel stellt die gerechte Ressourcenverteilung (s. Abschn. 3) in der Psychiatrie und Psychotherapie dar, bei der das Gerechtigkeitsprinzip im Einzelfall mit dem Wohl des einzelnen Patienten (Beneficence-Prinzip) in Konkurrenz treten kann. Bei diesen medizinethischen Dilemmata gibt es häufig keine überzeugende allgemeingültige medizinethische Antwort, sondern es muß im Einzelfall mittels einer Abwägung der konkurrierenden Werte im Sinne der **Güterabwägung** verfahren werden. Im folgenden sollen diese Problembereiche anhand von klinischen Beispielen konkretisiert werden.

> **Resümee**
> Zur Regelung der ethischen Probleme der modernen Medizin in einer wertepluralistischen Gesellschaft reicht das traditionelle ärztliche Ethos (Eid des Hippokrates) oder der Bezug auf die christliche Moraltheologie nicht aus. Eine zeitgemäße Medizinethik muß sich wissenschaftlich auf rationale moralphilosophische Argumente stützen, die jenseits von Glaubens- und Letztbegründungsfragen gesellschaftlich legitimiert werden können. Hierbei stellen die medizinethischen Prinzipien eine Möglichkeit der theoretischen Konzeptionalisierung und praktischen Regelungsmöglichkeit dar.

2 Medizinethische Probleme in der psychiatrischen Praxis

2.1 Aufklärung und Einwilligung („informed consent")

Die Aufklärung und Einwilligung des Patienten vor medizinischen Eingriffen durch den Arzt gilt heute als medizinethischer und rechtlicher Standard in der Medizin. Vor jedem medizinischen Eingriff muß der Patient (bzw. der Proband) hierzu in der Regel seine **ausdrückliche Einwilligung** geben. Um dabei selbstbestimmt entscheiden zu können, muß der Arzt den Patienten über das Ziel, den Nutzen sowie über die Risiken und Behandlungsalternativen aufklären.

Doch die Information des Patienten durch den Arzt stellte in der Medizin, besonders in der Psychiatrie, keine Selbstverständlichkeit dar, sondern ist medizinhistorisch in Ansätzen erst seit Ende des letzten Jahrhunderts nachweisbar. Dabei ging die Initiative zu mehr Information und Mitbestimmung des Patienten nicht von ärztlicher Seite aus, sondern war überwiegend eine politische Folge nach skandalösen medizinischen Experimenten an nicht aufgeklärten Kranken. Patienten trugen einen dauernden gesundheitlichen Schaden davon oder starben an den Folgen medizinischer Experimente, was in Preußen und im Deutschen Reich bereits vor den Naziverbrechen und dem Nürnberger Kodex von 1947 zu staatlichen Regulierungen der medizinischen Forschung am Menschen mit der Pflicht zur Aufklärung und Einwilligung führte (VOLLMANN, 1998).

Später wurde die Pflicht zur Aufklärung und Einwilligung („**informed consent**") auch auf die reguläre Krankenversorgung ausgeweitet, wobei wieder außermedizinische Faktoren wie höchstrichterliche Entscheidungen in Kunstfehlerprozessen und ein gewachsenes Patientenselbstbewußtsein den Ausschlag gaben. Eine große Zahl empirischer Studien, auch aus der Psychiatrie, belegt einen überwiegenden Wunsch der Patienten nach Information und Beteiligung an Behandlungsentscheidungen (Übersicht bei VOLLMANN und HELMCHEN, 1997).

Wie oben theoretisch gezeigt wurde, leitet sich aus dem Prinzip des Respekts vor der Selbstbestimmung des Patienten die medizinethische Regel ab, den Kranken über medizinische Eingriffe aufzuklären und danach seine Einwilligung einzuholen. Für einen gültigen „informed consent" ist es erforderlich, daß der Patient die für seine Entscheidung notwendigen Informationen erhält (Informationsvermittlung), diese versteht (Informationsverständnis), ohne Zwang entscheiden kann (freie Entscheidung) und schließlich aufgrund psychischer Fähigkeiten zu einer autonomen Entscheidung in der Lage ist (Einwilligungsfähigkeit).

Elemente des „informed consent":

- Informationsvermittlung
- Informationsverständnis
- Freiwilligkeit
- Einwilligungsfähigkeit („competence").

Für einen gültigen „informed consent" müssen alle vier Elemente erfüllt sein (APPELBAUM ET AL., 1987). In der psychiatrischen Praxis stellt dabei allerdings die **Einwilligungsunfähigkeit** des Patienten häufig ein Problem dar, weil durch die psychische Störung eine Einwilligungsfähigkeit bezüglich konkreter Entscheidungen aufgehoben sein kann.

Nach welchen medizinethischen Leitlinien soll sich der behandelnde Psychiater richten, wenn Arzt und Patient bezüglich einer konkreten medizinischen Maßnahme, wie z.B. einer Neuroleptikabehandlung, nicht übereinstimmen und der Psychiater gleichzeitig Zweifel an der Einwilligungsfähigkeit des Kranken hat? In diesem Fall liegt ein Konflikt zwischen dem Selbstbestimmungsrecht des Patienten und der Sorge des behandelnden Arztes für das Wohl seines Patienten vor.

Vom Selbstbestimmungsrecht des Patienten im medizinethischen Sinn kann jedoch nur angemessen gesprochen werden, wenn es sich um eine autonome Willensäußerung des Kranken handelt, er also selbstbestimmungs- bzw. einwilligungsfähig ist.

Für die psychiatrische Praxis folgt daraus, daß bei diesen Konflikten stets zu prüfen ist, ob der Patient einwilligungsfähig ist. Bisher wird in der Praxis die **Prüfung der Einwilligungsfähigkeit** durch den Psychiater meist anhand subjektiver Kriterien vorgenommen. Daher ist eine möglichst unabhängige, nachvollziehbare und objektive Feststellung der Einwilligungsfähigkeit im Einzelfall anhand empirisch getesteter reliabler und valider Kriterien zu fordern.

Resümee

Aus dem medizinethischen Prinzip der Patientenautonomie folgt, daß Patienten medizinischen Eingriffen zustimmen müssen (Einwilligung). Um hierbei selbstbestimmt entscheiden zu können, muß der Patient durch den Arzt über Ziel, Nutzen, Risiken und Behandlungsalternativen aufgeklärt werden. In der Psychiatrie stellt sich dabei häufig die Frage der Einwilligungsfähigkeit, die durch die psychische Störung des Patienten beeinträchtigt oder aufgehoben sein kann.

2.2 Einwilligungsfähigkeit

Aus der medizinethischen Literatur und aus der Rechtsprechung hat sich in den letzten Jahren ein relativ klares Konzept der Einwilligungsfähigkeit („competence") entwickelt. Hiernach muß ein einwilligungsfähiger Patient eine Präferenz bilden und kommunizieren können, die Fähigkeit zum Verständnis der relevanten Information besitzen, die Natur sowie die wahrscheinlichen Konsequenzen der eigenen Situation erkennen und die vermittelten Informationen selbständig und rational verarbeiten können (APPELBAUM ET AL., 1987).

Standards für die Einwilligungsfähigkeit sind:

- Fähigkeit zum Verständnis der relevanten Information
- Fähigkeit zu rationalem und schlußfolgerndem Umgang und Verarbeitung der Information
- Fähigkeit zum Treffen und Kommunizieren einer Entscheidung
- Erkennen der Einwilligungssituation und ihrer Konsequenzen (z.B. Krankheitseinsicht).

Abbildung 29-1 zeigt die Zusammenhänge von Aufklärung und Einwilligung in der klinischen Praxis.

Neue empirische Befunde zeigen eine Korrelation zwischen psychischen Störungen (z.B. Schizophrenie) und Einwilligungsunfähigkeit, wobei jedoch aus der medizinischen Diagnose nicht auf den Grad der Einwilligungsunfähigkeit geschlossen werden kann. Es kommt vielmehr darauf an, ob der aktuelle psychopathologische Zustand des Patienten in der Einwilligungssituation die Einwilligungsfähigkeit für die konkret anstehende Entscheidung beeinträchtigt.

Die o.g. Korrelation besagt also nur, daß das Risiko der Einwilligungsunfähigkeit bei schizophrenen Patienten größer als bei anderen Personengruppen ist. Denn auch bei Patienten mit internistischen Krankheitsbildern und sogar bei gesunden Probanden kann die Einwilligungsfähigkeit eingeschränkt sein.

Je mehr der oben genannten Standards für die Einwilligungsfähigkeit zugrunde gelegt werden, um so höher ist der Anteil der einwilligungsunfähigen Patienten in allen Diagnosegruppen (GRISSO und APPELBAUM, 1995). Hierbei wird deutlich, daß aus dem wissenschaftlichen Bemühen um mehrdimensionale und sichere Standards zur Prüfung der Einwilligungsfähigkeit ein **hoher Anforderungsmaßstab** resultiert, der in der klinischen Praxis selbst von gesunden Probanden nicht in allen Fällen erfüllt werden kann.

Bei der zugrunde gelegten ethischen Maxime, jede Person grundsätzlich als autonomes Wesen zu respektieren, werfen diese empirischen Befunde schwerwiegende und bislang ungelöste Probleme bei der theoretischen Konzeptionalisierung und bei der klinischen Prüfung der Einwilligungsfähigkeit auf, denn durch die Aufklärung und Einwilligung des Patienten soll dessen Selbstbestimmung geschützt und nicht durch zu hohe kognitive Anforderungen bei der Einwilligungsfähigkeitsprüfung beschnitten werden.

Für die psychiatrische Praxis wurde deshalb vorgeschlagen, die **Schwelle für die Einwilligungs-**

2 Medizinethische Probleme in der psychiatrischen Praxis

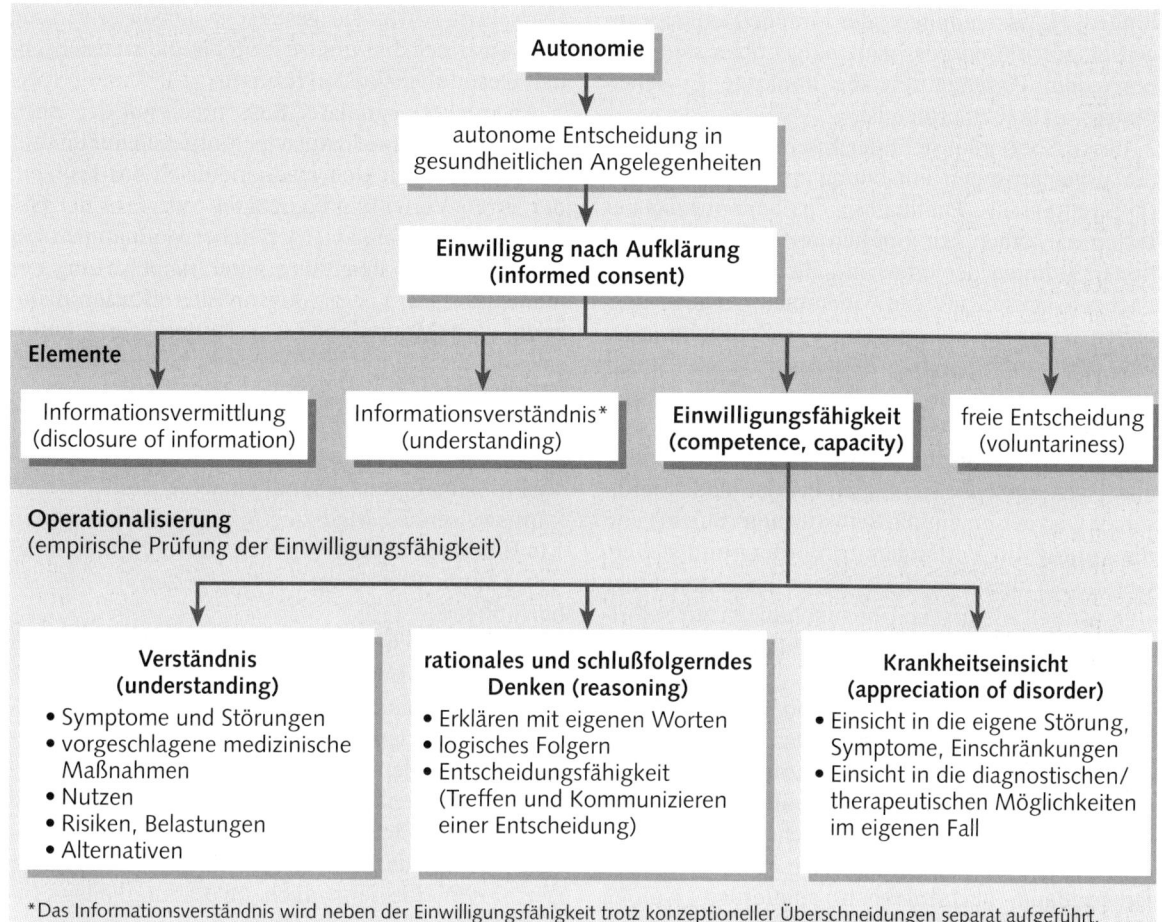

Abbildung 29-1 Übersicht: Aufklärung und Einwilligung („informed consent") in der klinischen Praxis.

fähigkeit (Autonomieprinzip) vom Risiko des medizinischen Eingriffs abhängig zu machen, in den der Patient einwilligen soll. Bei einem risikoarmen Eingriff sollten dabei die Anforderungen an die Einwilligungsfähigkeit niedriger sein bzw. bei einem risikoreichen Eingriff die Schwelle höher angesetzt werden (HELMCHEN ET AL., 1989). Dadurch würde in der klinischen Praxis das Urteil des Arztes zum Wohl des Patienten an Gewicht gewinnen („Beneficence"-Prinzip) und die Gültigkeit des Autonomieprinzips relativieren.

Dieses grundlegende medizinethische Problem der Selbstbestimmungs- bzw. Einwilligungsfähigkeit und der damit zusammenhängende Konflikt zwischen den medizinethischen Prinzipien Autonomie versus „Beneficence" liegt vielen Entscheidungskonflikten im psychiatrischen Alltag zugrunde. Hierzu gehören alle Situationen, in denen der Psychiater gegen den Willen des Kranken handelt, wie sie z.B. bei der fürsorglichen Zurückhaltung, der Zwangsunterbringung und Zwangsbehandlung sowie bei der Einrichtung einer Betreuung auftreten können (APPELBAUM ET AL., 1987).

Ein häufig anzutreffendes klinisches Beispiel für das Problem der Einwilligungsfähigkeit stellt ein psychotischer Patient auf einer geschlossenen psychiatrischen Station dar, der die Station verlassen will und versucht, die Stationstür zu öffnen. Dabei äußert der Patient zwar eindeutig einen Willen (sogenannter natürlicher Wille), woraus jedoch noch nicht auf eine autonome Willensäußerung geschlossen werden kann. Hierfür muß der Kranke in der Lage sein, die Folgen seines Tuns realistisch abschätzen und die vom Arzt gegebenen Informationen und Ratschläge verstehen, abwägen und auf seine eigene Situation übertragen zu können. In der Praxis können diese Voraussetzungen einer autonomen Willensbestimmung z.B. durch Wahnvorstellungen, Halluzinationen oder formale Denkstörungen eingeschränkt oder ganz aufgehoben sein, was bei jedem Patienten für die konkrete Entscheidungssituation zu prüfen ist.

Einen Sonderfall stellt der Interessenskonflikt in der psychiatrischen Forschung sowie bei der wissenschaftlichen Publikation patientenbezogener Daten dar. Nach den kürzlich revidierten Publikationsrichtlinien der internationalen medizinischen Fachzeitschriften müssen Patienten ihren ausdrücklichen „informed consent" zur Veröffentlichung geben, was in der psychiatrischen Praxis zu schwerwiegenden Abwägungsproblemen führen kann.

Neben grundlegenden ethischen Problemen sollte die Frage nach der Selbstbestimmungsfähigkeit aus psychiatrischer Sicht auch bei der medizinethischen Diskussion um die **Selbsttötung** (Suizid) und die **Tötung auf Verlangen** im Vordergrund stehen. Gerade zu dieser medizinethisch brisanten Frage stehen noch empirische Untersuchungen zur Selbstbestimmungsfähigkeit von Patienten mit Todeswunsch aus.

Zur Unterstützung der behandelnden Ärzte in schwierigen medizinethischen Fragen haben sich in amerikanischen Kliniken **Ethikkonsile** und **klinische Ethikberatungsdienste** bewährt, die zum Erreichen eines international üblichen medizinethischen Standards in der klinischen Medizin auch in Deutschland nachdrücklich empfohlen werden (VOLLMANN, 1995).

Resümee

Die Einwilligungsfähigkeit eines Patienten kann nicht aus seiner medizinischen Diagnose abgeleitet werden, sondern muß im Einzelfall in Relation zum Einwilligungstatbestand anhand möglichst objektiver Kriterien festgestellt werden. Zur möglichst unparteilichen und fairen Feststellung der Einwilligungsfähigkeit sind weitere empirische Untersuchungen erforderlich, da diese medizinethische Frage grundlegend für viele Problembereiche in der Psychiatrie (Zwangsunterbringung, Zwangsbehandlung etc.) ist.

3 Ressourcenbegrenzung und Allokationsprobleme

Nachdem sich in den letzten Jahrzehnten das Gesundheitswesen der westlichen Länder ohne wesentliche finanzielle Knappheit entwickeln konnte, stößt die moderne Medizin gegenwärtig auf zunehmende Ressourcenbegrenzungen. Hierbei sind neben den schlechteren ökonomischen Rahmenbedingungen der diagnostische und therapeutische Fortschritt sowie die gestiegene Lebenserwartung und Anspruchshaltung zu nennen, die zu wachsenden Gesundheitskosten führen.

Angesichts begrenzter Ressourcen auf der einen und steigender medizinischer Ausgaben auf der anderen Seite stellt sich medizinethisch das Problem der fairen Verteilung begrenzter Mittel. In der Gesundheitsökonomie werden dabei Maßnahmen zur reinen Effizienzsteigerung unter Beibehaltung des medizinischen Versorgungsniveaus (**Rationalisierung**) von Maßnahmen der **Rationierung** unterschieden, worunter das Vorenthalten medizinisch wirksamer und vom Patienten erwünschter Maßnahmen verstanden wird.

Entgegen des weitverbreiteten Tabuisierens dieser Problematik im Gesundheitswesen muß eine zukunftsweisende Medizinethik diesen brisanten Konfliktbereich thematisieren, um zu einer möglichst fairen Verteilung der begrenzten Ressourcen beizutragen.

Als erster Schritt ist dabei die Erarbeitung einer soliden empirischen Grundlage erforderlich, da es in der Praxis häufig an Daten und praktikablen Bewertungskriterien mangelt. Hierzu gehören die Dokumentation der medizinischen Therapie und Versorgung (sogenannte Basisdokumentation) und Maßnahmen zur Sicherung der Qualität im Gesundheitswesen (Qualitätsmanagement; HAUG und STIEGLITZ, 1995), die jetzt auch im Gesundheitswesen Einzug erhalten.

Hieraus müssen **praktische Behandlungsleitlinien** für die wichtigsten psychischen Erkrankungen entwickelt werden, wie sie z.B. die „American Psychiatric Association" empfiehlt. Wie notwendig solche von Psychiatern erarbeiteten Behandlungsrichtlinien sind, wird z.B. durch die national wie international erheblich variierenden Behandlungszeiten („Liegezeiten") in psychiatrischen Krankenhäusern deutlich.

Auch ist es medizinethisch nicht zu rechtfertigen, daß z.B. in Deutschland psychotherapeutisch behandelbare Störungen in einem Ausmaß kostenaufwendig stationär behandelt werden, wie in kaum einem anderen Land. Dabei spielt die eklatante geographische Ungleichverteilung ambulanter psychotherapeutischer Behandlungsangebote eine entscheidende Rolle, die angesichts begrenzter Ressourcen medizinethisch nicht zu rechtfertigen ist.

Aus medizinethischer Sicht muß eine psychische Störung mit der medizinisch erfolgreichsten und kostengünstigsten Therapieform behandelt werden, um angesichts begrenzter Ressourcen möglichst vielen Patienten effizient helfen zu können. Für den

Psychiater und Psychotherapeuten folgt daraus eine Verpflichtung, im individuellen Behandlungsfall wissenschaftlich erprobte psychiatrische und psychotherapeutische Methoden einzusetzen, für die er schulenübergreifend ausgebildet sein muß.

Auf der anderen Seite zeichnen sich bei der Reform des Gesundheitswesens nach Kosten- und Qualitätsgesichtspunkten einseitige Kürzungen von Leistungen zu Lasten von psychisch Kranken ab. So wird z.B. bei den Leistungen im Rahmen der neuen Pflegeversicherung in der Bundesrepublik Deutschland fast ausschließlich die Pflegebedürftigkeit aufgrund rein körperlicher Gebrechen, jedoch nicht aufgrund einer psychischen Krankheit (z.B. Alzheimer-Demenz) berücksichtigt. Private Krankenversicherungen schränken die Leistungen für psychiatrische und psychotherapeutische Behandlung zunehmend ein (SHARFSTEIN ET AL., 1993), und bei der – an sich wünschenswerten – Auflösung stationärer Langzeitbehandlungsplätze in psychiatrischen Krankenhäusern werden häufig die notwendigen Finanzmittel für eine angemessene gemeindenahe Versorgung der entlassenen psychisch Kranken nicht zur Verfügung gestellt.

Bei der amerikanischen Gesundheitsreform („managed care", „managed competition") zeichnen sich gegenwärtig Tendenzen ab, die ärztliche Therapiefreiheit einzuschränken und Patienten medizinisch indizierte diagnostische und therapeutische Maßnahmen vorzuenthalten, was bei den „weichen" Indikationskriterien in der Psychiatrie und Psychotherapie besonders leicht möglich ist (SCHLESINGER ET AL., 1996).

Bei der notwendigen Rationalisierung und Rationierung im Gesundheitswesen dürfen die Allokationsfragen nicht in die individuelle Arzt-Patient-Beziehung verlagert werden, weil dadurch der behandelnde Arzt in einen unlösbaren Loyalitätskonflikt zwischen seiner Behandlungspflicht gegenüber dem Patienten und finanziellen Abhängigkeiten gerät. Diese Entscheidungen müssen daher auf gesellschaftlicher Ebene getroffen und verantwortet werden, was politisch unpopulär und schwierig sein mag, medizinethisch aber zum Schutz eines vertrauensvollen und loyalen Verhältnisses von Arzt und Patient nachdrücklich gefordert werden muß.

Resümee

Angesichts begrenzter Ressourcen darf sich die Medizinethik Allokationsproblemen bei der Rationalisierung und Rationierung im Gesundheitswesen nicht entziehen. Dabei muß jedoch erstens eine Gleichbehandlung von sogenannten körperlichen und psychischen Störungen gefordert werden, und zweitens müssen die Allokationsentscheidungen öffentlich und transparent festgelegt werden, anstatt sie in die individuelle Arzt-Patient-Beziehung zu verlagern, wo sie zu unlösbaren ärztlichen Loyalitätskonflikten führen.

Literatur

Appelbaum, P. S., C. W. Lidz, A. Meisel: Informed Consent. Legal Theory and Clinical Practice. Oxford University Press, New York 1987.

Beauchamp, T. L., J.F. Childress: Principles of Biomedical Ethics, 4th ed. Oxford University Press, New York 1994.

Grisso, T., P. S. Appelbaum: Comparison of standards for assessing patients' capacities to make treatment decisions. Amer. J. Psychiat. 152 (1995) 1033–1037.

Haug, H. J., R. D. Stieglitz: Qualitätssicherung in der Psychiatrie. Enke, Stuttgart 1995.

Helmchen, H., S. Kanowski, H. G. Koch: Forschung mit dementen Kranken: Forschungsbedarf und Einwilligungsproblematik. Ethik Med. 1 (1989) 83–98.

Koch, H. G., S. Reiter-Theil, H. Helmchen (Hrsg.): Informed Consent in Psychiatry. European Perspectives of Ethics, Law and Clinical Practice. Nomos, Baden-Baden 1996.

Schlesinger, M., R. A. Dorwart, S. S. Epstein: Managed care constraints on psychiatrists' hospital practices: Bargaining power and professional autonomy. Amer. J. Psychiat. 153 (1996) 256–260.

Sharfstein, S. S., A. M. Stoline, H. H. Goldman: Psychiatric care and health insurance reform. Amer. J. Psychiat. 150 (1993) 7–18.

Vollmann, J.: Der klinische Ethiker – ein Konzept mit Zukunft? Zur Integration von philosophischer Ethik in die praktische Philosophie. Ethik Med. 7 (1995) 181–192.

Vollmann, J.: Das Informed Consent-Konzept als Politikum in der Medizin. Patientenaufklärung und Einwilligung aus historischer und medizinethischer Perspektive. In: Kettner, M. (Hrsg): Angewandte Ethik als Politikum. Suhrkamp, Frankfurt a. M. 1998.

Vollmann, J., H. Helmchen: Aufklärung und Einwilligung (Informed Consent) in der klinischen Praxis. Dtsch. med. Wschr. 122 (1997) 870–873.

30
Qualitätsmanagement in der psychiatrisch-psychotherapeutischen Versorgung

Martin Härter, Rolf-Dieter Stieglitz und Mathias Berger

Inhalt

1	Einleitung	1002
2	Die industrielle Tradition und Entwicklung in der Medizin	1002
3	Gesetzliche Maßnahmen zur Qualitätssicherung	1003
4	Definition und Konzepte medizinischen Qualitätsmanagements	1004
	4.1 Qualität und ihre Dimensionen	1004
	4.2 Qualitätssicherung und Qualitätsmanagement	1005
	4.3 Wichtige Begriffe des Qualitätsmanagements	1006
5	Etablierung von internem Qualitätsmanagement	1007
6	Qualitätsmanagement in der Psychiatrie und Psychotherapie	1009
	6.1 Psychiatrie-Personalverordnung	1009
	6.2 Basisdokumentation psychiatrisch-psychotherapeutischer Behandlung	1009
	6.3 Psychosomatische Grundversorgung	1010
	6.4 Qualitätszirkel in der psychiatrisch-psychotherapeutischen Versorgung	1011
	6.5 Konsil- und Liaisondienste im Allgemeinkrankenhaus	1011
	6.6 Klinische Depressionsbehandlung	1012
	6.7 Psychotherapie	1012

1 Einleitung

Qualitätssicherung und Qualitätsmanagement sind in den letzten Jahren zu Schlagworten in der Gesundheitspolitik geworden. Mit diesen Begriffen werden einerseits große Hoffnungen verbunden, da Maßnahmen des Qualitätsmanagements dazu beitragen, daß medizinische Versorgungsprozesse adäquat beschrieben, kritisch reflektiert und – wenn notwendig – verbessert werden können. Andererseits bestehen vielerorts Befürchtungen, daß damit Kostenträgern und politischen Entscheidungsträgern Möglichkeiten stärkerer Kontrolle ärztlichen, pflegerischen und therapeutischen Handelns an die Hand gegeben werden.

Qualitätsmanagement wird in den nächsten Jahren auch in der psychiatrisch-psychotherapeutischen Versorgung immer bedeutsamer werden. Im folgenden werden Zielsetzungen, Herausforderungen und Chancen, aber auch Probleme, die mit der Etablierung von Qualitätsmanagement in der psychiatrisch-psychotherapeutischen Versorgung verbunden sind, dargestellt. Zunächst werden Konzepte des Qualitätsmanagements, die ursprünglich aus der Industrie stammen, beschrieben und ihre Umsetzung im medizinischen Bereich skizziert (s. Abschn. 2–5). Im Anschluß werden ausgewählte Maßnahmen und Modellprojekte des Qualitätsmanagements in der psychiatrisch-psychotherapeutischen Versorgung vorgestellt (s. Abschn. 6).

2 Die industrielle Tradition und Entwicklung in der Medizin

In der Industrie wurde der **Qualitätsbegriff** (lat. „qualitas" = Eigenschaft/Beschaffenheit bzw. Güte) bereits in der zweiten Hälfte des 19. Jahrhunderts eingeführt. Um ausschließlich Waren mit hoher Güte auf den Markt zu bringen, wurde eine genaue Prüfung des Produktes am Ende des Produktionsprozesses durchgeführt (sogenannte **End-of-the-pipe-Prüfung**). In den USA wurde dieser Prüfprozeß in der ersten Hälfte dieses Jahrhunderts auf einen kontinuierlichen Kontrollprozeß während des gesamten Produktionsablaufs ausgedehnt. Außerdem mußten Zulieferfirmen über ein kontinuierliches Qualitätskontrollsystem als Voraussetzung weiterer Warenabnahme verfügen. Am Ende dieser Entwicklung stand in amerikanischen Firmen schließlich die Schaffung der Position eines Qualitätsmanagers. Einen weiteren entscheidenden Impuls erhielt die Entwicklung des Qualitätsmanagements durch den Aufbau „integrierter Qualitätssicherungssysteme" in den 50er und 60er Jahren durch die japanische Industrie. Der Kerngedanke war hierbei, daß optimale Qualitätssicherung nicht allein durch externe Kontrolle, sondern vielmehr duch Beteiligung der Mitarbeiter an einer fortwährenden Qualitätsverbesserung der Produkte gewährleistet werden kann. In den letzten Jahren endete die Entwicklung im Prinzip des **Total Quality Management.** Grundmerkmale des verkürzt TQM genannten Prinzips sind eine ausgesprochene Kundenorientierung, der Null-Fehler-Ansatz (Abkehr von zulässigen Toleranzbereichen) und die Kommunikation auf allen Hierarchieebenen („bottom up" und „top down"). Konkret heißt letzteres, daß z.B. durch die Einrichtung von **Qualitätszirkeln,** die regelmäßig und problemorientiert tagen und den beteiligten Mitarbeitern die Möglichkeit bieten, Vorschläge zur Verbesserung des Produktionsprozesses umzusetzen, ein höheres Maß an Identifikation mit der Tätigkeit und dem Unternehmen (**„corporate identity"**) sowie eine höhere Arbeitszufriedenheit erreicht werden.

In den USA haben qualitätssichernde Maßnahmen in der Medizin eine fast 80jährige Tradition. So wurde z.B. aus einer Initiative des amerikanischen Chirurgenverbandes ein **Zertifizierungsverfahren** für Krankenhäuser entwickelt, das die „Joint Commission on Accreditation of Health Care Organizations" (JCAHO) durchführt (JCAHO, 1985). Schon in den 50er Jahren wurde diese „**Akkreditierung**" Voraussetzung für die Teilnahme an den staatlichen Versorgungssystemen „Medicare" und „Medicaid". Aufgrund des Kostendrucks des öffentlichen Gesundheitssystems und mangelnden Erfolgs krankenhausinterner Arbeitsgruppen wurden ab 1972 sogenannte „**Professional Standard Review Organizations" (PSRO's)** eingerichtet, um erstmals eine externe Qualitätsüberprüfung – speziell bezogen auf die Indikationsstellung für stationäre Aufnahmen – durchzuführen. Obwohl diese Bemühungen letztlich zu keiner entscheidenden Kostendämpfung im Krankenhausbereich führten, waren diese Maßnahmen sehr wichtig für die Etablierung einer adäquaten Versorgungsqualität und als Schutz gegen die Häufung von Haftpflichtprozessen.

Im Jahre 1982 verlagerte sich der Schwerpunkt deutlicher zugunsten der Ausgabeneindämmung, als sich durch eine neue Steuergesetzgebung die Art der Finanzierung der PSRO's änderte. Zur Überprüfung der Güte diagnostischer Zuweisungen und angewandter therapeutischer Maßnahmen wurden sogenannte „**Utilization and Quality Control Peer Review Organizations" (PRO's)** gegründet (AMERI-

CAN HOSPITAL ASSOCIATION, 1984). Diese privatwirtschaftlich arbeitenden Organisationen hatten die Aufgabe, Qualitätsmängel der Leistungsanbieter aufzudecken. In ihrer konzeptionellen Ausrichtung waren diese den Ideen einer Qualitätsüberprüfung und -sicherung durch die Ärzte bzw. andere Leistungsanbieter aber schon sehr fern. Solche Arbeitsgruppen waren seit den 70er und 80er Jahren v. a. in Großbritannien und den Niederlanden entwickelt worden: Hier wurden v. a. im ambulanten hausärztlichen Bereich sogenannte **„Peer Review Groups"** gegründet, die sich die kritische Bestandsaufnahme und Verbesserung der Qualität ihrer Patientenversorgung sowie deren Evaluation zum Ziel gemacht haben.

Die Ergebnisse der an Zeit und Geld aufwendigen Programme der JCAHO wurden in den letzten Jahren kritisch bewertet, da die Krankenhäuser mehr die Bedingungen für eine Akkreditierung erfüllten, als daß sie die Qualität der Patientenversorgung verbesserten. 1987 wurde schließlich das Programm „Agenda for Change" entwickelt. Sein Schwerpunkt lag darauf herauszufinden, ob eine Gesundheitsorganisation tatsächlich Qualität herstellt – im Sinne guter Behandlungsergebnisse (hohe Ergebnisqualität) –, statt zu untersuchen, ob die Institution, z.B. aufgrund ihrer Ausstattung und Organisation, prinzipiell in der Lage ist, Qualität herzustellen (FAUMAN, 1989).

Auch in der deutschen Medizin hat Qualitätssicherung eine lange Tradition, allerdings ohne daß die entsprechenden Maßnahmen expressis verbis mit dem Begriff der Qualitätssicherung belegt waren. **Interne Qualitätssicherung** als im System des Krankenhauses oder im ambulanten Bereich eigenständig organisierte Maßnahmen sind seit langem etabliert: Fort- und Weiterbildung der verschiedenen Berufsgruppen, interkollegiale Supervision, Chefarztvisiten, Krankenblattführung und Arztbriefe stellen ein umfangreiches System der Sicherung von Qualität dar (BERGER und VAUTH, 1997). Dagegen spielte die sogenannte **externe Qualitätssicherung** in der deutschen Medizin bisher eine geringere Rolle. Dies hat sich in den letzten Jahren deutlich verändert. An vielen Orten wurden Modellprojekte initiiert, die sich um eine Qualitätssicherung und Verbesserung der medizinischen Leistung bemühen (SELBMANN ET AL., 1994). Beispielhaft wurden in der Deutschen Perinatologie ausgewählte Qualitätsindikatoren kontinuierlich dokumentiert und im Vergleich zu anderen Krankenhäusern zurückgemeldet. Auf diesem Wege der freiwilligen Teilnahme an einer externen, anonymisierten Qualitätssicherung gelang es z.B. in der Geburtshilfe, die perinatale Mortalität entscheidend zu senken. Entsprechende externe Qualitätssicherungsprogramme anhand von Tracer-Diagnosen gibt es z.B. auch in der Allgemein- und Herzchirurgie und weiteren Versorgungsbereichen, z.B. im Labor (SCHEIBE, 1997). In der Psychiatrie und Psychotherapie sind in den letzten Jahren ebenfalls verstärkt Bemühungen unternommen worden, in wichtigen Versorgungsbereichen Ansätze des Qualitätsmanagements zu etablieren (s. Abschn. 6).

3 Gesetzliche Maßnahmen zur Qualitätssicherung

Auf politischer Ebene forderte 1984 die Weltgesundheitsorganisation (WHO) mit ihrem Konzept „Gesundheit 2000", Maßnahmen zur Qualitätssicherung als eine wichtige Voraussetzung für ein funktionierendes Gesundheitswesen zu forcieren. In Deutschland besteht seit dem Gesundheitsreformgesetz (1989) und dem Gesundheitsstrukturgesetz (1993) die **gesetzliche Verpflichtung zur Qualitätssicherung (Sozialgesetzbuch V).** Zentrale Vorgaben für die ambulante Versorgung sind in den §§ 135, 136 und für die stationäre Versorgung im § 137 SGB V formuliert. Der Deutsche Ärztetag 1988 schloß sich an und verpflichtete seitens der Ärztekammern jeden Arzt zur Teilnahme an qualitätssichernden Maßnahmen. 1992 legte der Deutsche Ärztetag außerdem fest, daß eingehende Erkenntnisse, Erfahrungen und Fertigkeiten in der Qualitätssicherung der ärztlichen Berufsausübung in den meisten der mittlerweile 41 Fachgebiete erforderlich sind. 1993 wurden von der Kassenärztlichen Bundesvereinigung (KBV) Richtlinien für Verfahren der Qualitätssicherung verabschiedet. Neben den strukturellen Voraussetzungen für Qualitätssicherung (Schaffung einer Geschäftsstelle „Qualitätssicherung", „Qualitätssicherungsbeauftragter" etc.) wurde der Schwerpunkt auf die Bildung von **Qualitätszirkeln,** auf die Durchführung von **Ringversuchen** (z.B. im Laborbereich) und **Qualitätsprüfungen im Einzelfall** gelegt. 1994 wurden die im Gesundheitsstrukturgesetz geforderten **„Arbeitsgemeinschaften zur Förderung der Qualitätssicherung in der Medizin",** die sich paritätisch aus Ärzteschaft, Krankenkassen und Krankenhausträgern zusammensetzen, konstituiert. 1995 wurde die „Zentralstelle der Deutschen Ärzteschaft zur Qualitätssicherung in der Medizin" gegründet, 1996 das Ausbildungscurriculum für ärztliches Qualitätsmanagement entwickelt. Derzeit werden verschiedenen Ansätze diskutiert, wie die Qualität stationärer Versorgung „zertifiziert" werden kann. Trotz dieser detaillierten Vorgaben sind aber die gesetzlichen Regelungen zur Qualitätssicherung bisher nur teilweise umgesetzt worden. Die Ursachen lassen sich im wesentlichen mit fünf Stichworten benennen (SELBMANN ET AL., 1994):

- unzureichende Anerkennung bisheriger Qualitätssicherungsbemühungen
- Einengung auf den Aspekt von Kostenreduktion
- unkritische Übertragungen der industriellen Qualitätssicherung und Warenproduktion auf das System der medizinischen Versorgung
- Drohung mit externer Reglementierung durch Regierung und Kostenträger, falls die Medizin weiter untätig bleiben sollte
- Unklarheit in der Kostenübernahme für systematische Qualitätssicherung.

4 Definition und Konzepte medizinischen Qualitätsmanagements

4.1 Qualität und ihre Dimensionen

Im Vergleich zu qualitätssichernden Maßnahmen in der Industrie ist davon auszugehen, daß sich Qualität im medizinischen Bereich erheblich komplexer darstellt. So läßt sich das „Produkt Gesundheit" in seinen wesentlichen Aspekten nicht materiell bestimmen. Nicht nur technologisch optimale medizinische Versorgung, sondern u.a. die subjektive Zufriedenheit der Patienten mit der Behandlung ist ein wesentlicher Aspekt guter Versorgung. Darüber hinaus läßt sich die unidirektionale Sichtweise in der industriellen Fertigung – Qualität des Produktes – nicht derart vereinfacht auf die Medizin übertragen, da u.a. dem Patienten selbst eine aktive Rolle beim Zustandekommen des Ergebnisses zukommt. Die US-amerikanische „Joint Commission on Accreditation of Health Care Organizations" versteht unter Qualität **„den unter Anwendung des derzeitigen Wissens vom jeweiligen medizinischen Versorgungssystem erreichten Grad der Wahrscheinlichkeit, für den Patienten erwünschte Therapieresultate zu erzeugen und unerwünschte Behandlungsergebnisse zu vermeiden"**. Diese Definition thematisiert v.a. das Behandlungsergebnis und vernachlässigt die Bedeutung des Behandlungsprozesses. Eine stärker am Patienten ausgerichtete Definition versteht unter **Qualität im psychiatri**schen Bereich **„die optimale Versorgung psychisch kranker Menschen nach dem jeweils neuesten Stand der wissenschaftlichen Erkenntnisse unter Beachtung der besonderen Eigenarten und Ziele sowie behandlungsbezogenen Vorstellungen der einzelnen Persönlichkeit"** (s.a. MASS, 1997). Qualität ist also kein Merkmal medizinischer Versorgung per se, sondern wird von verschiedenen Zielgruppen aus unterschiedlichen Perspektiven gesehen. Besonders im psychiatrischen Bereich ist die Herstellung von „Gesundheit" und „Qualität" in wichtigen Aspekten, etwa in der Patientenzufriedenheit, Lebensqualität oder der psychischen Gesundheit immateriell. Dem Prozeß der Behandlung kommt gegenüber dem Ergebnis höhere Bedeutung zu. Außerdem besitzt die Mitarbeit der Patienten entscheidende Bedeutung für das erzielbare und erzielte Ergebnis. All dies erfordert eine spezielle Differenzierung der Qualitätskriterien nach unterschiedlichen Teilaspekten.

DONABEDIAN (1980) führte daher die notwendige Trennung zwischen **technischer** und **interpersoneller Qualität** ein. Erstere umfaßt die Anwendung der medizinischen Technik und ihrer Methoden in der Behandlung eines Patienten. Dazu zählt die Angemessenheit der diagnostischen und therapeutischen Maßnahmen. Die interpersonelle Qualität enthält die sozialen und psychologischen Komponenten einer Behandlung. Sie bezieht sich auf die Erwartungen und Empfindungen im Kontakt zwischen Patienten und dem medizinischen Personal, also die Therapeut-Patienten-Beziehung. Häufig wird noch eine dritte Qualitätsdimension unterschieden, die **„amenities"**, die Annehmlichkeiten, die sich aus der Umgebung der Behandlung ergeben. Sie wird bez. des Krankenhausbereichs auch als **Hotelqualität** bezeichnet.

Bei der Übersetzung der industriellen Qualitätssicherungsterminologie wurde zudem klar, daß Begriffe wie Arbeitsvorbereitungs-, Fertigungs- und Montagequalität nicht auf die Medizin übertragbar waren, so daß der Gesamtbehandlungsprozeß bereits in den 60er Jahren in die heute noch gültigen Komponenten der **Struktur-, Prozeß-** und **Ergebnisqualität** unterteilt wurde (DONABEDIAN, 1966). Unter **Strukturqualität** ist das quantitative und qualitative Gesamt an gesundheitspolitischen, organisatorischen, finanziellen, baulich-räumlichen, apparativen und personellen Ressourcen zu verstehen, die den gezielten Einsatz medizinischer Maßnahmen ermöglichen. Unterhalb der Ebene von Versorgungspolitik und -programmen ist als übergeordnete Struktur das nationale bzw. regionale Versor-

4 Definition und Konzepte medizinischen Qualitätsmanagements

gungssystem angesiedelt. Die Qualität dieses Systems ergibt sich wesentlich aus einer definierten Kriterien genügenden Befriedigung des Versorgungsbedarfs (GAEBEL, 1997). In der Bundesrepublik Deutschland haben die Psychiatrie-Enquete 1975 und die Expertenkommission 1988 sowie die Psychiatrie-Personalverordnung 1991 entscheidende Anstöße zu einer strukturellen Qualitätsverbesserung des psychiatrischen Versorgungssystems gegeben, ohne daß alle Konzepte umgesetzt wurden. Ein jüngstes Beispiel für Bemühungen um eine verbesserte Strukturqualität ist die Neuordnung der gebietsärztlichen Weiterbildungsordnung mit Schaffung eines Gebietsarztes für Psychiatrie und Psychotherapie.

Unter **Prozeßqualität** wird die Gesamtheit diagnostischer und therapeutisch-rehabilitativer Maßnahmen hinsichtlich ihrer Kongruenz zwischen expliziten Leitlinien und Standards sowie den konkreten Durchführungsmodalitäten verstanden. Diese Dimension umfaßt alle Maßnahmen, die im Laufe einer Behandlung des Patienten ergriffen oder auch nicht ergriffen werden. Sie sollten sich an den Leitlinien oder Standards des jeweiligen Fachgebietes orientieren. In der psychiatrischen Versorgung sind sie u.a. an den Vorgaben der Psychiatrie-Personalverordnung orientiert (s. Abschn. 6.1). Auch die Gestaltung der Beziehung zwischen Patient und therapeutischem Team bzw. das Stationsklima gehen in die Prozeßqualität entscheidend mit ein. Bezogen auf die Diagnostik sind die Einführung und Weiterentwicklung operationaler Diagnosensysteme wie der ICD-10 und des DSM-IV als eine Verbesserung der Prozeßdimension zu werten. Auch ein korrekter und auf empirischer Basis geprüfter Einsatz des weiten Spektrums verschiedener Therapieformen (Pharmakotherapie, Psychotherapie, Sozio- und Ergotherapie etc.) auf der Basis abgestimmter Leitlinien kann in Zukunft die Qualität in der Patientenversorgung fördern.

Die **Ergebnisqualität** oder der Outcome einer medizinischen Behandlung stellt die eindeutigste Bezugsbasis für eine Qualitätsbeurteilung dar. Jede Maßnahme muß sich daran messen lassen, ob sie zu einer Ergebnisverbesserung beigetragen hat oder nicht. Ergebnisqualität kann als das Ausmaß an Kongruenz zwischen Behandlungsziel (Soll) und Behandlungsergebnis (Ist) definiert werden. Ergebnisqualität spiegelt am ehesten das Zusammenspiel von Struktur- und Prozeßqualität wider, auch wenn selbst unter optimalen Behandlungsbedingungen und lege artis durchgeführter Therapie nicht davon ausgegangen werden kann, daß diese in linearer Beziehung zu den Eingangsgrößen steht (GAEBEL, 1997). Bei Untersuchungen zum Outcome muß daher der Einfluß anderer Moderatorvariablen (Schweregrad, soziodemographische Unterschiede etc.) – v.a. beim Abgleich verschiedener Institutionen – unbedingt berücksichtigt werden (FAUMAN, 1989).

4.2 Qualitätssicherung und Qualitätsmanagement

Bezogen auf die Begriffe **Qualitätssicherung** und **Qualitätsmanagement** in der stationären und ambulanten Versorgung besteht häufig eine definitorische Unschärfe. Drei Fehlinterpretationen werden besonders häufig vorgenommen:

- **Verwechslung mit Datenerfassung:** „Hauptsache, es werden erst einmal Daten erhoben. Wie damit die Qualität gesichert werden kann, wird später überlegt."
- **Verwechslung mit Forschung:** „Wir sind Forscher, also auch ohne Qualitätssicherung gut", oder: „Wir sind für die Versorgung zuständig, für Forschung brauchen wir nicht zu zahlen."
- **Verwechslung mit Kontrolle:** „Die Leistungserbringer sollen Daten liefern, damit die Qualität kontrolliert werden kann. Wie sie damit ihre Qualität sichern, ist ihnen überlassen" (SELBMANN, 1995).

Diese Verwechslungen kommen nicht zufällig zustande, denn die Erhebung und Aufbereitung von Daten (**Qualitätsmonitoring**) ist eine Conditio sine qua non für Qualitätssicherung, macht aber nur einen kleinen Teil dessen aus, was man unter Qualitätsmanagement versteht (Abb. 30-1). **Qualitätsmanagement** umfaßt nach den DIN-ISO 8402 und 9000–9004 „alle Tätigkeiten, mit denen die Qualitätsphilosophie, die Qualitätsziele und Verantwortungen festgelegt sowie diese durch Qualitätsplanung, Qualitätslenkung (-kontrolle), Qualitätssicherung und -verbesserung verwirklicht werden" (DEUTSCHES INSTITUT FÜR NORMUNG E.V., 1992; SELBMANN, 1995). Bemißt man Qualität am Grad der Übereinstimmung zwischen dem Erreichten und dem bei gegebenen strukturellen Rahmenbedingungen und derzeitigem medizinischem Wissen Erreichbaren, dann ist es Ziel des Qualitätsmanagements, erreichbare Qualität tatsächlich zu verwirklichen (s. Abb. 30-1).

In Bereichen, in denen erreichte Qualität mit der erreichbaren übereinstimmt, wird man sich um eine **Qualitätssicherung** bemühen. Dieser Begriff fokussiert die Aufrechterhaltung optimaler Qualität. Bei

Qualität der medizinischen Versorgung		
ungünstig	optimal	
erreichbar		nicht erreichbar
nicht erreicht	erreicht	Ressourcen-Reallokation oder medizinische Forschung
Qualitätsmonitoring		
Qualitätsverbesserung	Qualitätssicherung	
Qualitätsmanagement		

Abbildung 30-1 Zusammenhang zwischen Qualitätsmanagement, strukturellen Rahmenbedingungen und medizinischer Forschung (nach SELBMANN, 1995).

Auseinanderklaffen zwischen erreichter und erreichbarer Qualität (Schwachstelle!) geht es darum, Prozesse zur **Qualitätsverbesserung** anzustoßen. Schließlich gilt es zur Erreichung einer maximalen Qualität, die noch nicht erreicht werden konnte, Ressourcen in medizinische Forschung zu investieren. Auf dem Wege zu einer Qualitätsverbesserung

werden in der Regel mehrere Arbeits- und Teilschritte durchlaufen, die als **Zyklus der Qualitätsverbesserung** bezeichnet werden und gleichsam als allgemeingültiger Ablauf jeglicher Maßnahmen des Qualitätsmanagements gelten können (Abb. 30-2). Sie gehen auf den von DEMING entwickelten sogenannten **Plan-Do-Check-Act-Zyklus** zurück, wobei „Aktion" in die Schritte Qualitätssicherung und Problemerkennung unterteilt ist. Das mehrmalige Durchlaufen des Zyklus führt mit jeder Beseitigung von Schwachstellen und Qualitätsmängeln zu einer kontinuierlichen Verbesserung der Qualität (meßbar anhand von Kriterien der Struktur-, Prozeß- und Ergebnisqualität).

4.3 Wichtige Begriffe des Qualitätsmanagements

Prozesse des Qualitätsmanagements haben ihre eigene Terminologie. Zu den traditionellen Konzepten gehören die Begriffe **Norm, Kriterium, Standard, Indikator** und **Leitlinien**.

Als **Normen** lassen sich Messungen aktueller klinischer Praxis im Sinne statistischer Zusammenfassungen (z.B. Mittelwerte) bezeichnen, ohne daß die Angemessenheit der Versorgung bewertet wurde. Beispiel für eine klinische Norm ist die durchschnittliche Dosis eines antidepressiven Medika-

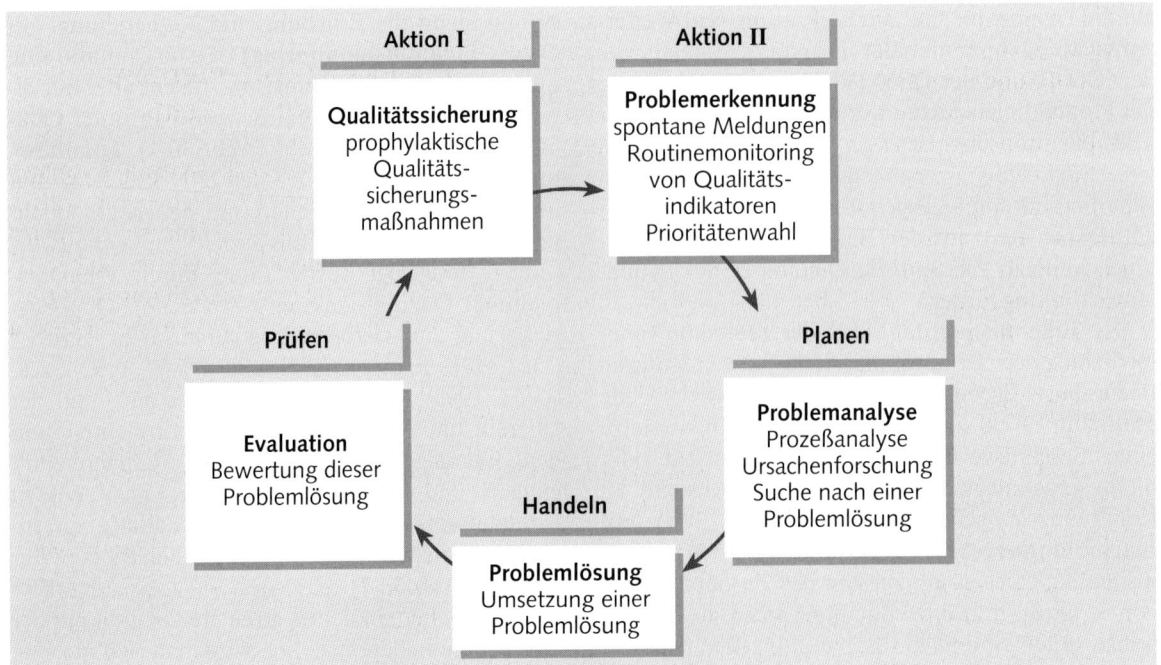

Abbildung 30-2 Qualitätsverbesserungszyklus (PDCA-Zyklus)

mentes, die Patienten mit der Diagnose einer schweren depressiven Episode verschrieben wurde.

Kriterien sind meßbare Größen, die eine adäquate klinische Versorgung definieren. Kriterien werden auf der Basis von Expertenwissen (klinische Erfahrung) und dem gegenwärtigen Stand der wissenschaftlichen Erkenntnis festgelegt. Ein quantitativ definiertes Kriterium legt z.B. fest, daß die schwere depressiven Episode zunächst mit einer Dosis von 100–200 mg eines trizyklischen Antidepressivums behandelt werden sollte. Kriterien können zudem als implizit (z.B. Qualitätsmessung durch Experten aufgrund ihrer klinischen Erfahrung) oder explizit, d.h. als klar spezifizierte, schriftliche Kriterien (z.B. Diagnosekriterien der ICD-10) bezeichnet werden. Schließlich können Kriterien in normative oder empirisch fundierte differenziert werden. Normative Kriterien sind z.B. Behandlungsempfehlungen, die auf der Basis von Bewertungen durch klinische Experten vorgenommen wurden. Empirisch abgeleitete Kriterien entstehen hingegen z.B. durch Studien über die aktuelle klinische Praxis.

Standards werden allgemein als die erwartete oder geforderte Güte der Versorgung definiert, bei der spezifische Kriterien über die gesamte Zeit eingehalten werden. Sie geben die „Grenze zwischen akzeptabler und nicht mehr akzeptabler Versorgungsgüte" an (BERTOLOTE, 1993). In vielen Fällen ist es schwierig, eine vollständige Erfüllung eines Kriteriums zu erreichen, so daß häufig Versorgungsstandards formuliert werden, die unterhalb der 100%-Marke liegen.

Indikatoren werden schließlich als gut definierte, neutrale, aber meßbare Variablen definiert, die die Herstellung und das Ergebnis einer qualitativ hochwertigen Versorgung anzeigen. Im psychiatrischen Bereich sind die Anzahl von Patienten mit Spätdyskinesien bei neuroleptischer Medikation oder die Prozentzahl von Patienten, die auf eine spezifische Medikamentendosis mit einer Symptomreduktion reagieren, Beispiele für Indikatoren.

Leitlinien sind schriftliche Empfehlungen bzw. Entscheidungshilfen zur Diagnostik und Behandlung sowie zum Umgang mit schwierigen Behandlungssituationen (zur Risikominimierung), die auf epidemiologischen und wissenschaftlichen Untersuchungen sowie Expertenwissen (klinische Erfahrung) basieren. Leitlinien entsprechen Orientierungshilfen im Sinne von „Handlungskorridoren", von denen in begründeten Fällen auch abgewichen werden kann. Meist werden sie im Rahmen von Konsensus-Konferenzen – bezogen auf einzelne Störungsbilder (z.B. Depression, Demenz) – erstellt und spiegeln den aktuellen Wissensstand („state of the art") wider. Optimalerweise enthalten sie Handlungsanweisungen zum konkreten Vorgehen bei diagnostischen und therapeutischen Maßnahmen (HÄRTER und TAUSCH, 1998). Leitlinien unterliegen einer dynamischen Entwicklung, d.h., sie müssen ständig auf den neuesten Wissensstand gebracht werden. Leitlinien sollten v.a. folgende Fragen beantworten:

- Was sind notwendige (diagnostische und therapeutische) Maßnahmen?
- Was ist in Einzelfällen nützlich?
- Was ist überflüssig oder obsolet?
- Welche Probleme müssen stationär und welche ambulant behandelt werden?
- Welche effektiven Behandlungsverfahren können eingesetzt werden?

5 Etablierung von internem Qualitätsmanagement

Ein wesentliches Ziel internen Qualitätsmanagements in der psychiatrisch-psychotherapeutischen Versorgung liegt darin, die Mitarbeiter verschiedener Berufsgruppen und unterschiedlicher Hierarchiestufen zu befähigen, selbständig die Qualität ihrer Arbeit zu analysieren, Problemfelder und

Tabelle 30-1 Notwendigkeit von Qualitätsmanagement in Psychiatrie und Psychotherapie.

- Notwendigkeit multiprofessioneller Teams, um eine optimale Prozeß- und Ergebnisqualität zu erreichen
- Anwendung komplexer Behandlungskonzepte
- lange stationäre, teilstationäre und ambulante Behandlungen und hohes Chronifizierungsrisiko der Störungen
- einschneidende Veränderungen im Behandlungsparadigma der nur noch historisch gültigen Aufspaltung in biologisch-psychiatrische und psychotherapeutische Behandlungsansätze
- im Vergleich zu anderen Fachbereichen der Medizin und im internationalen Vergleich späte Entwicklung systematischer Leitlinien der Diagnostik und Therapie psychischer Störungen

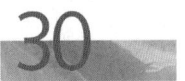

Tabelle 30-2 Aufgabenstellungen von Qualitätszirkeln in Psychiatrie und Psychotherapie.

- Analyse und Verbesserung der Patientenversorgung bei Aufnahme, Behandlung und Nachbehandlung in der Klinik
- Analyse und Verbesserung von Arbeits- und Organisationsabläufen in der Versorgung (z.B. Aufnahmeroutine, Visitengestaltung)
- Entwicklung von Dokumentationssystemen für die Analyse der Prozeß- und Ergebnisqualität der Patientenversorgung bzw. Optimierung bestehender Systeme
- Entwicklung von Leitlinien und Standards in der Patientenversorgung

Schwachstellen zu definieren, sie systematisch zu bearbeiten und Lösungsansätze zu erproben (s. Abschn. 4.2). Die Notwendigkeit systematischen Qualitätsmanagements in der stationären psychiatrisch-psychotherapeutischen Versorgung ergibt sich aufgrund spezifischer Anforderungen und Probleme, die in Tabelle 30-1 zusammengefaßt sind.

Von Anfang an sollen die Mitarbeiter in diesen Prozeß einbezogen werden, da sie am besten innerhalb ihres Arbeitsfeldes Problemfelder kennen, die die Zufriedenheit sowohl der Patienten als auch der Mitarbeiter und die Effektivität **und** Effizienz der Behandlung einschränken. Zur Etablierung von Qualitätsmanagement hat sich die Einrichtung zielgerichteter Arbeitsgruppen (Qualitätszirkel) bewährt. Ein **Qualitätszirkel** stellt den (freiwilligen) Zusammenschluß von Mitgliedern unterschiedlicher Berufsgruppen dar, die an der Patientenversorgung beteiligt sind, mit dem Ziel, die eigene Arbeit und Patientenversorgung in ihrer Qualität zu verbessern. Qualitätszirkel arbeiten ziel- und problemorientiert anhand von spezifischen Datenquellen mit Hilfe spezieller Monitoringverfahren (Checklisten, Basisdokumentation von Patienten bei Aufnahme und Entlassung, Pflegeplanung, Patientenbefragungen etc.). Sie bestehen aus einem festen Teilnehmerkreis und setzen sich z.B. aus der Stationsleitung und weiteren Pflegekräften, den Stationsärzten und – je nach Thema – aus Mitarbeitern anderer Berufsgruppen (Psychologen, Ergotherapeuten, Sozialdienst etc.) zusammen. Qualitätszirkel treffen sich in regelmäßigem Abstand (z.B. zweiwöchentlich). Die Teilnehmerzahl soll idealerweise auf sechs bis zehn Personen beschränkt sein, um ein möglichst effektives Arbeiten zu erreichen. Die Organisation und Moderation der Qualitätszirkel obliegt z.B. kontinuierlich auf der Station arbeitenden und erfahrenen Mitarbeitern (z.B. Stationsleitung oder Stationsarzt/-psychologe) oder externen Personen. Die Moderatoren müssen für diese Aufgabe durch spezifische Trainingsseminare vorbereitet werden. Mögliche Aufgabenstellungen für Qualitätszirkel sind in Tabelle 30-2 zusammengestellt.

Die vorliegenden Erfahrungen belegen, daß sowohl Mitarbeiter als auch Patienten und die beteiligten Institutionen von berufsgruppenübergreifenden Qualitätszirkeln profitieren. Dies läßt sich u.a. darauf zurückführen, daß sich alle Beteiligten noch deutlicher der Gemeinsamkeiten ihrer Versorgungsaufgaben bewußt werden. Durch die gemeinsame Arbeit wächst die Identifikation mit der eigenen Tätigkeit, den Arbeitsergebnissen und dem Krankenhaus insgesamt („corporate identity"). Im Qualitätszirkel werden zudem Brücken über tradierte Berufsgruppenabgrenzungen im Krankenhaus geschlagen, dadurch verbessert sich der Kontakt unter den Mitarbeitern und zu den Patienten.

Eine unabdingbare Voraussetzung für die Entwicklung und Durchführung von Qualitätsmanagement ist, daß diese Maßnahmen „von oben" („top down") und „von unten" („bottom-up") aufgebaut und getragen werden. Für die Klinikleitung bedeutet dies, durch den Aufbau notwendiger Strukturen die Voraussetzungen zu schaffen, um Qualitätsmanagementkonzepte dauerhaft zu etablieren. Sinnvoll ist es, **interne Qualitätsentwicklungskommissionen** als Beschlußorgane für institutionsspezifische Grundsätze der Qualitätsentwicklung und für Schwerpunktsetzungen von einzelnen Qualitätsmanagementprojekten zu bilden. Ihnen gehören idealerweise leitende Vertreter der beteiligten Berufsgruppen sowie diejenigen Mitarbeiter an, die Projekte begleiten (interne Qualitätsbeauftragte/-manager) (Abb. 30-3).

Die **Qualitätsbeauftragten bzw. -manager** sind für das eigentliche Projektmanagement zuständig und nehmen eine Mittelstellung zwischen der Qualitätsentwicklungskommission und den Qualitätszirkeln ein. Sie sind zuständig für die Planung, Begleitung, Moderation, Datenerhebung, Auswertung und zeitnahe Datenrückmeldung usw. von Projekten. Sie erstellen u.a. auch den jährlichen Qualitäts-

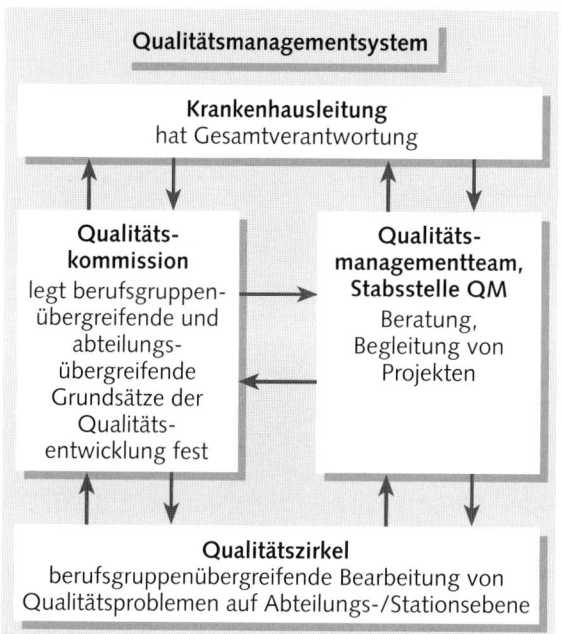

Abbildung 30-3 Organigramm zur Etablierung von Qualitätsmanagement.

bericht der Institution und berichten der Qualitätsentwicklungskommission über die Projektentwicklung und ihre Ergebnisse.

6 Qualitätsmanagement in der Psychiatrie und Psychotherapie

6.1 Psychiatrie-Personalverordnung

Der Erlaß der Psychiatrie-Personalverordnung (Psych-PV) im Jahre 1991 war ein wesentlicher Schritt zur Optimierung der Struktur- und Prozeßqualität durch leistungsbezogene Bemessung der Personalstruktur psychiatrischer Kliniken (KUNZE und KALTENBACH, 1994; KUNZE, 1997). Die Personalaufstockung wurde bis Ende 1995 realisiert. Nach Berechnungen führte die Umsetzung der Psych-PV zu einem Anstieg von Personalstellen für therapeutisches Personal um durchschnittlich etwa 20%, bei einzelnen psychiatrischen Krankenhäusern bis zu 40%. Im Sinne der Qualitätssicherung verknüpft die Psych-PV die Personalbemessung mit Aufgaben und Leistungen, denen ein therapeutisches Konzept zugrunde gelegt ist. Das heißt, das finanzierte therapeutische Personal kann von den Leistungserbringern (Krankenhäusern) nicht für jede beliebige Aktivität eingesetzt werden, sondern die Leistungsträger (Krankenkassen) können nachprüfen, ob durch die Personalaufstockung eine entsprechende Verbesserung der Behandlung erreicht wird. Andererseits können von den Kassen keine Personalkürzungen verlangt werden, ohne daß zugleich die Verantwortung übernommen werden muß, welche Aufgaben und Leistungen damit wegfallen. Zum ersten Mal wurde damit eine rechtsverbindliche Verknüpfung zwischen Aufgaben und Mitteln zur Aufgabenerfüllung geschaffen. Die Umsetzung der Psych-PV ist somit nicht nur ein quantitatives Problem der richtigen Personalberechnung, sondern ein differenzierter Prozeß der Qualitätsverbesserung und -sicherung. Zentrale Mittel zum Erreichen des Behandlungsziels sind das gemeinsame, zielgerichtete Handeln eines multiprofessionellen Teams unter ärztlicher Verantwortung und die am Bedarf des Patienten orientierte Zusammenarbeit zwischen Kliniken und außerstationären Hilfsnetzen.

6.2 Basisdokumentation psychiatrisch-psychotherapeutischer Behandlung

Im Zuge des Engagements zur Schaffung einer systematischen und fachlich fundierten Qualitätssicherung in der stationären Psychiatrie und Psychotherapie wurde von der Deutschen Gesellschaft für Psychiatrie, Psychotherapie und Nervenheilkunde (DGPPN) eine Arbeitsgruppe gegründet, die den seit 1982 gültigen Minimalkatalog für eine Basisdokumentation (BADO) für Zwecke der Qualitätssicherung weiterentwickelt hat (CORDING ET AL., 1995; CORDING, 1997). Diese Basisdokumentation wird von der DGPPN allen stationären und teilstationären psychiatrischen Einrichtungen in Deutschland zur Einführung empfohlen. Die BADO ist modular strukturiert, wobei das Kernmodul aus 71 Items besteht (Verwaltungsdaten, Aufnahme- und Entlassungsbogen), die den kleinsten gemeinsamen Nenner für alle Kliniken und Abteilungen darstellen. Außerdem sind 35 fakultative Zusatzitems definiert, unter denen jede Institution auswählen kann, bzw. kann sie selbst Items hinzufügen. Schließlich sind für spezielle Bereiche oder Projekte Zusatzmodule vorgesehen (z.B. für den Suchtbereich). Zirka die Hälfte der Merkmale bezieht sich auf die Struktur der Patientenstichprobe (soziodemographische, psychiatrisch-anamnestische Angaben), die andere auf die diagnostischen und therapeutischen Prozesse (Prozeßqualität) sowie die Behandlungsergebnisse (Ergebnisqualität). Mit diesem System kann einerseits erfaßt werden,

Tabelle 30-3 Qualitätsscreening mit der BADO (CORDING, 1997).

Ziele/Dimensionen
- Versorgungsfunktion der jeweiligen Klinik für Einzugsgebiet
- überregionale Versorgungsleistungen
- Art und Güte der diagnostischen und therapeutischen Prozesse
- Behandlungsergebnisse
- Identifikation von Problemgruppen

Erhebungsart
jeweils als Routinemonitoring
oder für Tracer-Diagnosen
oder spezielle Stichprobenanalysen

Anwendungen
- Daten für internes Qualitätsmanagement („Qualitätsprofile")
- Daten für externes Qualitätsmanagement (Vergleich zwischen Kliniken)
- Routinestatistiken (z.B. Jahresbericht, Diagnosenstatistik)
- „Sofort-Info" bei Wiederaufnahme
- Krankengeschichten (Anfangs- und Schlußteil)
- Arztbriefe (Textbausteine)
- Sonderauswertungen

welchen Beitrag eine bestimmte Klinik oder Abteilung zur Versorgung der Bevölkerung des Einzugsgebietes oder außerhalb davon leistet. Andererseits kann eine Analyse der Prozeß- und Ergebnisqualität der Einrichtung vorgenommen werden (Tab. 30-3).

Über die Verwendung für die interne und externe Qualitätssicherung hinaus lassen sich die patientenbezogenen Daten nicht nur für Gruppenstatistiken, sondern auch für den Einzelfall nutzen. Außerdem kann das System bei Wiederaufnahme des Patienten ein „Sofort-Info" mit den wichtigsten Informationen (frühere Diagnosen, Medikamentenunverträglichkeiten etc.) ausgeben. Damit dieses schon weit entwickelte Dokumentationssystem aber tatsächlich für Zwecke der Qualitätssicherung und -verbesserung genutzt wird, bedarf es eines flexiblen und unbürokratischen Rückmeldeverfahrens. Dies setzt personelle (z.B. Qualitätssicherungsbeauftragte) und sächliche Ressourcen (vernetzte Computer, Software etc.) sowie festgeschriebene Regelungen bezüglich des Datenschutzes voraus.

6.3 Psychosomatische Grundversorgung

Studien aus den letzten beiden Dekaden zeigen, daß bei ca. einem Drittel aller Patienten in der hausärztlichen Versorgung psychische bzw. psychosomatische Störungen bestehen (v.a. affektive Störungen und neurotische, Belastungs- sowie somatoforme Störungen). Viele dieser Patienten werden in haus- und fachärztlichen Praxen im Rahmen der psychosomatischen Grundversorgung (PSGV) versorgt, die 1987 in die kassenärztliche Versorgung eingeführt und 1992 in die Weiterbildungscurricula der meisten Facharztbereiche integriert wurde (VAUTH ET AL., 1998). In dieser Situation förderte das Bundesministerium für Gesundheit (BMG) im Rahmen des Modellprogramms zur Förderung der medizinischen Qualitätssicherung in der ambulanten Versorgung ein multizentrisches Verbundprojekt an acht Zentren, das über insgesamt drei Jahre (1994–97) durchgeführt wurde. Ziel des Modellprojektes war die Entwicklung, Erprobung und Evaluation von Qualitätssicherungsprogrammen in der hausärztlichen psychosomatischen Grundversorgung, der Schnittstelle zur ambulanten Psychotherapie und der psychosomatischen Grundversorgung in der Pädiatrie unter enger Beteiligung von niedergelassenen Haus- und Kinderärzten (HARTER ET AL., 1996, 1998). Als wichtiger Baustein des Modellprojektes wurde eine kurze Basisdokumentation für das Prozeß- und Ergebnismonitoring in der PSGV entwickelt und unter Praxisbedingungen erprobt. Schwerpunkte wurden dabei auf das Erkennen und Behandeln psychischer und psychosomatischer Störungen sowie die rechtzeitige Überweisung zur fachpsychiatrischen bzw. fachpsychotherapeutischen Behandlung gelegt. Im nächsten Schritt wurden dann Maßnahmen zur Umsetzung von Veränderungen im Bereich der psychosomatischen Grundversorgung durchgeführt. Dies beinhaltete u.a. die Durchführung eines gestuften Interventionskonzepts auf Praxisebene, wobei Methoden wie die Arbeit in Qualitätszirkeln und andere qualitätsverbessernde Maßnahmen (Optimierung der Weiterbildungscurricula zur PSGV, familienmedizinische Fortbildungsansätze etc.) erprobt wurden.

6.4 Qualitätszirkel in der psychiatrisch-psychotherapeutischen Versorgung

Sowohl im ambulanten wie im stationären Sektor werden Qualitätszirkel als didaktische Strategie favorisiert, um Prozesse des Qualitätsmanagements zu erarbeiten und umzusetzen. In einigen Nachbarländern (v.a. den Niederlanden und Großbritannien) existieren mit diesem Ansatz mehr als 15jährige, gute Erfahrungen. Seit 1994 wird mit Unterstützung des Berufsverbandes Deutscher Nervenärzte (BVDN) und der Deutschen Gesellschaft für Psychiatrie, Psychotherapie und Nervenheilkunde (DGPPN) die Gründung, Etablierung und Evaluation von Qualitätszirkeln im Bereich der ambulanten psychiatrisch-psychotherapeutischen Versorgung gefördert (HÄRTER und BERGER, 1997; HÄRTER ET AL., 1997).

Allgemein bieten Qualitätszirkel niedergelassenen und in Klinikambulanzen sowie in Kliniken arbeitenden Ärzten (und ggf. anderen Berufsgruppen) die Möglichkeit, in kollegialer Diskussion und durch Koordination eines geschulten Moderators ihr diagnostisches und therapeutisches Handeln bei der Versorgung psychisch Kranker zu vergleichen und zu bewerten. Die Qualitätszirkelteilnehmer treffen sich regelmäßig in Gruppen von acht bis zwölf Personen im Abstand von sechs bis acht Wochen. Ziel der Qualitätszirkelarbeit ist neben den allgemeinen Zielen von Qualitätszirkeln die Erarbeitung von eigenen, d.h. an die bestehenden lokalen Gegebenheiten angepaßten diagnostischen und therapeutischen Leitlinien. Daher stellen die kritische Auseinandersetzung mit dem eigenen psychiatrisch-psychotherapeutischen Alltagshandeln der Teilnehmer und die interkollegiale Diskussion des diagnostischen und therapeutischen Vorgehens die Kernelemente der Qualitätszirkel dar. Zur Erkennung von Problembereichen und zur Optimierung der Patientenversorgung werden den Moderatoren der Qualitätszirkel speziell entwickelte Materialien (sogenannte Moderatormanuale) zur Verfügung gestellt. Diese Moderatormanuale enthalten Leitgedanken, um die zu dokumentierende „reale" Handlungspraxis mit einem möglichen „Maßstab" vergleichen zu können. Bislang wurden neun Moderatormanuale entwickelt zu den Themen:

- Depression
- Schizophrenie
- dementielle Erkrankungen
- Alkoholismus
- Schlafstörungen
- Angststörungen
- Kopfschmerzen
- somatoforme Störungen
- Borderline-Persönlichkeitsstörung.

Der Etablierungsprozeß und die Effektivität der Qualitätszirkel wurden wissenschaftlich untersucht (HÄRTER ET AL., 1997).

6.5 Konsil- und Liaisondienste im Allgemeinkrankenhaus

In den letzten Jahrzehnten gewannen psychosomatische und psychiatrisch-psychotherapeutische Konsil-/Liaisondienste (CL) zunehmend an klinischer, wissenschaftlicher und auch gesundheitspolitischer Bedeutung (s. Kap. 27). 10% der Allgemeinkrankenhäuser in Deutschland haben psychiatrische, psychosomatische oder medizinpsychologische Abteilungen, die für die psychosoziale Versorgung und Mitbehandlung von Patienten der somatischen Abteilungen des Hauses zuständig sind. Durch die Europäische Verbundstudie „Quality Management in Consultation Liaison Psychiatry and Psychosomatics" der ECLW (European Consultation Liaison Workgroup) wurden die konzeptionellen und instrumentellen Voraussetzungen für die Entwicklung von Qualitätsmaßnahmen in diesem Bereich geschaffen (HERZOG und HARTMANN, 1990). Aufbauend auf diese Studie nehmen seit 1997 deutsche Konsildienste an einer multizentrischen Studie zur exemplarischen Erprobung von Qualitätsmanagement teil. Die Studie überprüft die Effekte von Qualitätsmaßnahmen und untersucht, unter welchen Bedingungen Qualitätsmanagement in diesem Bereich realisiert werden kann. Basierend auf Vorerfahrungen mit früheren Dokumentationssystemen wurde ein an die CL-Versorgung angepaßtes Dokumentationsblatt entwickelt (HUYSE ET AL., 1996). Neben der Leistungsdokumentation (Patientenanzahl, erbrachte Leistungen wie Zeit, diagnostische und therapeutische Maßnahmen usw.) können aus den erhobenen Informationen Qualitätsindikatoren der Konsilversorgung abgeleitet werden. Zusätzlich wurde ein Fortbildungsprogramm entwickelt, dessen Schwerpunkt auf der Umsetzung von Qualitätsmanagement in die CL-Praxis liegt und das gezielt Methoden (z.B. Teamentwicklung, Präsentationstechniken, Auswertungsstrategien) zur Durchführung von Qualitätsmanagementprojekten vermittelt.

6.6 Klinische Depressionsbehandlung

Vor dem Hintergrund bislang fehlender Untersuchungen zur Qualitätssicherung in der klinischen Psychiatrie und Psychotherapie wurde an vier baden-württembergischen psychiatrischen Einrichtungen 1995 und 1996 ein Pilotprojekt durchgeführt (WOLFERSDORF ET AL., 1997a, b; STIEGLITZ ET AL., 1998). Ziel war es, für die Tracer-Diagnose „Depression" die Prozeß- und Ergebnisqualität systematisch zu untersuchen. Weitere Ziele waren die Entwicklung und Evaluation von Erhebungsinstrumenten sowie die Überprüfung, ob die Durchführung eines derartigen Projektes praktikabel ist. Mittels einer Dokumentation in Anlehnung an die Basisdokumentation der DGPPN (s. Abschn. 6.2), die im Hinblick auf depressive Störungen modifiziert und ergänzt wurde, wurden unterschiedliche Qualitätsindikatoren erfaßt (u.a. durchgeführte diagnostische und therapeutische Maßnahmen, Komplikationen in der Behandlung, Behandlungszufriedenheit, Aufenthaltsdauer u.a.). Die Auswertungen ergaben, daß sich mit den ausgewählten Prozeß- und Ergebnisindikatoren bedeutsame Unterschiede zwischen den Einrichtungen abbilden lassen und daß die Ergebnisparameter als veränderungssensitiv zu bewerten sind. Unter dem Blickwinkel qualitätssichernder Maßnahmen können derartige Informationen genutzt werden, Schwachstellen in den Behandlungsabläufen (z.B. fehlende oder unzureichende Therapieangebote) und in den Behandlungsergebnissen (z.B. unbefriedigendes Outcome) zu identifizieren und Lösungen zur Beseitigung zu entwickeln. Dabei ist primäres Ziel derartiger externer Qualitätssicherungsprojekte die Lösung von Problemen in der Behandlung und nicht – wie oft befürchtet – die externe Kontrolle von Behandlungsabläufen und -ergebnissen. Inzwischen wurde das Qualitätssicherungsprojekt „Stationäre Depressionsbehandlung" auf alle Baden-Württembergischen Psychiatrischen Kliniken ausgedehnt.

6.7 Psychotherapie

Eine systematische Qualitätssicherung in der Psychotherapie ist zwar schon lange ein Anliegen in diesem Bereich, inhaltlich beschränkte sie sich aber bisher insbesondere auf eine professionelle Supervision psychotherapeutischer Behandlungen. In den letzten Jahren wurden daher Konzeptionen entwickelt, wie Ansätze zum Qualitätsmanagement in der Praxis etabliert werden können (GRAWE und BRAUN, 1994; LAIREITER und VOGEL, 1998). Überlegungen zur Umsetzung qualitätssichernder Maßnahmen müssen sich auch hier an den Dimensionen der Struktur-, Prozeß- und Ergebnisqualität orientieren, d.h. sich daran messen lassen, ob und inwieweit z.B. adäquate diagnostische Maßnahmen durchgeführt wurden und welche Ergebnisse durch die psychotherapeutische Behandlung erreicht werden. Eine wichtige Funktion kommt daher u.a. der therapiebegleitenden Diagnostik zu. Hierunter sind alle diagnostischen Maßnahmen zu verstehen, die vor bzw. bei Beginn, im Verlauf und am Ende sowie – wenn möglich – auch in einer Katamnese Anwendung finden. Im Hinblick auf die Prozeß- und Ergebnisqualität stehen dabei jeweils unterschiedliche Assessmentziele im Vordergrund. Während es vor und zu Beginn der Therapie um Fragen der Indikation und der Informationsgewinnung für die Therapieplanung geht, stehen im Verlauf der Therapie stärker Fragen wie z.B. die Patient-Therapeut-Beziehung oder die Evaluation der Therapiefortschritte im Vordergrund. Am Ende der Therapie geht es um die Evaluation der erzielten Veränderungen, in der Katamnese z.B. um die Überprüfung ihrer Stabilität. Im Hinblick auf die konkrete Umsetzung in die Praxis lassen sich drei allgemeine Strategien entlang der Dimension Standardisierung versus Individualisierung unterscheiden: generelle störungsgruppenbezogene und individuelle Strategien. **Generelle Strategien** zielen auf eine Zusammenstellung von Verfahren zur Prozeß- und Ergebnisqualität, die für alle Patienten anwendbar sind. **Störungsgruppenbezogene Strategien** haben das Ziel, Instrumente möglichst eng an eine bestimmte Störungsgruppe orientiert auszuwählen (z.B. Depression, Angst), während **individuelle Strategien** eine hypothesengeleitete Auswahl der Verfahren anstreben, um der Individualität des Patienten gerecht zu werden.

Resümee

Die aus der Industrie hervorgegangenen Überlegungen zum Qualitätsmanagement (Qualitätssicherung) werden in den nächsten Jahren auch in der psychiatrisch-psychotherapeutischen Versorgung zunehmend bedeutsamer werden. Ausgehend von den Komponenten Struktur-, Prozeß- und Ergebnisqualität sowie der Unterscheidung von interner und externer Qualitätssicherung liegen bereits erste Konzeptualisierungsversuche sowie praktische Erfahrungen für den Bereich der Psychiatrie vor. Zu nennen sind hier u. a. die Entwicklung von Qualitätszirkeln oder die Etablierung klinikinterner Strukturen zur Qualitätskontrolle. Ein Hilfsmittel vor allem in Hinblick auf die Prozeß- und Ergebnisqualität kann dabei die Basisdokumentation der DGPPN sein, die wichtige Informationen zur Bewertung von Qualität liefern kann. Darüber hinaus wurden Überlegungen zur Qualitätssicherung bereits konkret in einigen Projekten im Bereich der Psychiatrie umgesetzt (z. B. Depressionsbehandlung).

Literatur

1 Einleitung

2 Die industrielle Tradition und Entwicklung in der Medizin

3 Gesetzliche Maßnahmen zur Qualitätssicherung

4 Definition und Konzepte medizinischen Qualitätsmanagements

5 Etablierung von internem Qualitätsmanagement

American Hospital Association: PRO Implementation and Medical Review Requirements. American Hospital Association, Chicago 1984.

Berger, M., R. Vauth: Grundelemente der Qualitätssicherung in der Medizin. In: Berger, M., W. Gaebel (Hrsg.): Qualitätssicherung in der Psychiatrie, S. 1–9. Springer, Berlin–Heidelberg–New York 1997.

Bertolote, J. M.: Quality assurance in mental health care. In: Sartorius, N., G. De Girolamo, G. Andrews, G. A. German, L. Eisenberg (eds.), Treatment of Mental Disorders. A Review of Effectiveness, pp. 443–461. WHO, American Psychiatric Press, Washington–London 1993.

DIN Deutsches Institut für Normung e.V. (Hrsg.): Qualitätssicherung und angewandte Statistik. Verfahren 3: Qualitätssicherungssysteme. DIN-Taschenbuch 226. Beuth, Berlin–Köln 1992.

Donabedian, A.: The Definition of Quality and Approaches to its Assessment. Health Administration Press, Ann Arbor 1980.

Donabedian, A.: Evaluating the quality of medical care. Milbank mem. Fund Quart. 44 (1966) 166–203.

Fauman, M. A.: Quality assurance monitoring in psychiatry. Amer. J. Psychiat. 146 (1989) 1121–1130.

Gaebel, W.: Grundzüge der Qualitätssicherung in der Psychiatrie. In: Berger, M., W. Gaebel (Hrsg.): Qualitätssicherung in der Psychiatrie, S. 13–31. Springer, Berlin–Heidelberg–New York 1997.

Härter, M., B. Tausch (Hrsg.): Qualitätszirkel erfolgreich gestalten. Ein Arbeitsbuch für hausärztliche Qualitätszirkel, Springer, Berlin–Heidelberg–New York 1998.

Joint Commission on Accreditation on Healthcare Organizations: Accreditation Manual for Hospitals. JCAHO, Chicago 1985.

Maß, E.: „Rat und Hilfe für Angehörige psychisch Kranker". Die Qualität der Versorgung psychisch Kranker aus Sicht der Angehörigen. In: Berger, M., W Gaebel (Hrsg.): Qualitätssicherung in der Psychiatrie, S. 103 bis 109. Springer, Berlin–Heidelberg–New York 1997.

Scheibe, O. (Hrsg.): Qualitätsmanagement in der Medizin. Ecomed, Landsberg 1997.

Selbmann, H. K., B. Pietsch-Breitfeld, H. G. Krumpaszky, B. Schelp, G. Blumenstock, M. Geraedts (Hrsg.): Maßnahmen der medizinischen Qualitätssicherung in der Bundesrepublik Deutschland – Bestandsaufnahme. Nomos Verlagsgesellschaft, Baden-Baden 1994.

Selbmann, H. K.: Konzept und Definition medizinischer Qualitätssicherung. In: Gaebel, W. (Hrsg.): Qualitätssicherung im psychiatrischen Krankenhaus, S. 3–10. Springer, Berlin–Heidelberg–New York 1995.

6 Qualitätsmanagement in der Psychiatrie und Psychotherapie

Cording, C.: Basisdokumentation als Grundlage qualitätssichernder Maßnahmen. In: Berger, M., W. Gaebel (Hrsg.): Qualitätssicherung in der Psychiatrie, S. 33–49. Springer, Berlin–Heidelberg–New York 1997.

Cording, C., W. Gaebel, A. Spengler, R.-D. Stieglitz, H. Geiselhart, U. John, D. W. Netzold, H. Schönell: Die neue psychiatrische Basisdokumentation. Eine Empfehlung der DGPPN zur Qualitätssicherung im (teil)stationären Bereich. Spektrum Psychiat. Nervenheilk. 24 (1995) 3–41.

Grawe, K., U. Braun: Qualitätskontrolle in der Psychotherapiepraxis. Z. klin. Psychol. 23 (1994) 242–267.

Härter, M., M. Berger: Qualitätszirkel – eine Maßnahme der Qualitätssicherung in der ambulanten psychiatrisch-psychotherapeutischen Versorgung. In: Berger, M., W. Gaebel (Hrsg.): Qualitätssicherung in der Psychiatrie, S. 89–101. Springer, Berlin–Heidelberg–New York 1997.

Härter, M., M. Groß-Hardt, M. Berger: Psychiatrisch-psychotherapeutische Qualitätszirkel. In: Scheibe, O. (Hrsg.): Qualitätsmanagement in der Medizin. Kap. IV-3.3.2, S. 1–7. Ecomed, Landsberg 1997.

Härter, M., A. Kenk, M. Berger: Qualitätszirkel in der psychosomatischen Grundversorgung. In: Helmchen, H., H. Hippius (Hrsg.): Psychiatrie für die Praxis 23, S.76–84. MMV Medizin Verlag, München 1996.

Härter, M., A. Kenk, K. Reuter, M. Berger: Qualitätszirkel zur verbesserten Grundversorgung depressiver Patienten. Mnch. med. Wschr. 140 (1998) 150–154.

Herzog, T., A. Hartmann: Psychiatrische, psychosomatische und medizinpsychologische Konsiliar- und Liaisontätigkeit in der Bundesrepublik Deutschland. Ergebnisse einer Umfrage. Nervenarzt 61 (1990) 281–293.

Huyse, F. J., T. Herzog, U. F. Malt, A. Lobo, European Consultation Liaison Workgroup (ECLW): The European Consultation Liaison Workgroup (ECLW) collaborative study. I. General overview. Gen. Hosp. Psychiat. 18 (1996) 44–55.

Kunze, H., L. Kaltenbach (Hrsg.): Psychiatrie-Personalverordnung. Textausgabe mit Materialien und Erläuterungen für die Praxis, 2. Aufl. Kohlhammer, Stuttgart 1994.

Kunze, H.: Die Psychiatrie-Personalverordnung als Instrument der Qualitätssicherung in der stationären Psychiatrie. In: Berger, M., W. Gaebel (Hrsg.): Qualitätssicherung in der Psychiatrie, S. 54–63. Springer, Berlin–Heidelberg–New York 1997.

Schmidt, J., R. Nübling: Qualitätssicherung in der Psychotherapie. Teil 2: Realisierungsvorschläge, Modellprojekte und bereits laufende Maßnahmen. GwG-Z. 99 (1995) 42–53.

Stieglitz, R.-D., M. Wolfersdorf, R. Metzger, A. Ruppe, S. Stabenow, Ch. Hornstein, F. Keller, G. Schell, M. Berger: Stationäre Behandlung depressiver Patienten. Konzeptuelle Überlegungen und Ergebnisse eines Pilotprojektes zur Qualitätssicherung in Baden-Württemberg. Nervenarzt 69 (1998) 59–65.

Vauth, R., M. Härter, F. Hohagen, C. Kemmerich, J. M. Herrmann, G. Haag, J. Nolte, W. Niebling, G. Stadtmüller, K. Fritzsche, M. Berger: Entwicklung und Evaluation einer Weiterbildungskonzeption für die psychosomatische Grundversorgung auf der Grundlage des sogenannten PLISSIT-Modells. Nervenarzt (im Druck).

Wolfersdorf, M., R.-D. Stieglitz, R. Metzger, A. Ruppe, S. Stabenow, Ch. Hornstein, F. Keller, G. Schell, M. Berger: Modellprojekt zur Qualitätssicherung der klinischen Depressionsbehandlung. In: Berger, M., W. Gaebel (Hrsg.): Qualitätssicherung in der Psychiatrie, S. 67–86. Springer, Berlin–Heidelberg–New York 1997.

Wolfersdorf, M., R.-D. Stieglitz, R. Metzger, A. Ruppe, S. Stabenow, Ch. Hornstein, F. Keller, G. Schell, M. Berger: Qualitätssicherung der stationären Depressionsbehandlung. Psychiat. Prax. 24 (1997) 120–128.

Weiterführende Literatur

Berger, M., W. Gaebel (Hrsg.): Qualitätssicherung in der Psychiatrie. Springer, Berlin–Heidelberg–New York 1997.

Bundesministerium für Gesundheit (Hrsg.): Leitfaden zur Qualitätsbeurteilung in Psychiatrischen Kliniken. Aktion Psychisch Kranke e.V., Projekt im Auftrag des BMG 1994–1996. Nomos, Baden-Baden 1996.

Gaebel, W. (Hrsg.): Qualitätssicherung im psychiatrischen Krankenhaus. Springer, Berlin–Heidelberg–New York 1995.

Härter, M., M. Groß-Hardt, M. Berger (Hrsg.): Manual Qualitätszirkel in Psychiatrie und Psychotherapie. Hogrefe, Göttingen (im Druck).

Haug, H.-J., R.-D. Stieglitz (Hrsg.): Qualitätssicherung in der Psychiatrie. Enke, Stuttgart 1995.

Hell, D., J. Bengel, M. Kirsten-Krüger (Hrsg.): Qualitätssicherung der psychiatrischen Versorgung. Modelle und Projekte in der Schweiz und in Deutschland. Karger, Basel 1998.

Laireiter, A.-R., H. Vogel (Hrsg.): Qualitätssicherung in der Psychotherapie und psychosozialen Versorgung – ein Werkstattbuch. DGVT-Verlag, Tübingen 1998.

Linster, H., M. Härter, R.-D. Stieglitz (Hrsg.): Qualitätsmanagement in Psychotherapie und Beratung. Grundlagen – Methoden – Anwendung. Ein Lehrbuch. Hogrefe, Göttingen–Bern–Toronto–Seattle 1998.

31
Evidence-based Medicine – „up to date" im klinischen Alltag

Alric Rüther und Michael M. Berner

Inhalt		
1	**Begriffsbestimmung**	1016
2	**Evidence-based Medicine in der Praxis**	1016
2.1	Problemdefinition	1017
2.2	Literatursuche	1017
2.3	Kritische Bewertung der aufgefundenen Evidenz	1019
2.4	Integration der aufgefundenen Evidenz in die klinische Arbeit	1020
2.5	Evaluation der ärztlichen Leistung	1020
3	**Schlußfolgerungen**	1021

1 Begriffsbestimmung

Das medizinische Wissen ist ständig im Fluß. Jährlich werden rund 2 Millionen medizinische Arbeiten veröffentlicht, darunter über 9000 randomisierte Studien. Untersuchungen bei amerikanischen und englischen Assistenzärzten ergaben, daß im Stationsalltag wöchentlich nur 30 bis 60 Minuten Lesezeit für medizinische Fachliteratur verwendet werden kann. Angesichts dieser Zahlen ist es verständlich, daß medizinische Entscheidungen immer wieder als „überholt" oder „veraltet" kritisiert werden. Bei dem hohen Zeitanspruch der klinischen Routine ist es schwierig, oft sogar unmöglich, im Berufsalltag den Anspruch zu verwirklichen, medizinische Entscheidungen jeweils auf dem aktuellen Stand der Wissenschaft zu treffen. Neben der Bewältigung der Informationsflut stellt sich zudem die Frage der Interpretation der ausgewählten Arbeiten: Unter anderem finden sich Überbewertungen statistischer Effekte, eine unkritische Verallgemeinerung von Studienergebnissen (z.B. aufgrund unzutreffender Interpretation von Surrogatmarkern[1]) oder eine Berichterstattung, bei der Interessenkonflikte (z.B. Einfluß von Sponsoren) nicht kenntlich gemacht worden sind.

Wer auf der Basis aktueller wissenschaftlicher Ergebnisse therapieren will, sieht sich demnach mit dem Problem konfrontiert, die für die klinischen Fragestellungen relevanten Arbeiten kontinuierlich und in möglichst kurzer Zeit aus einer oft unübersehbaren Literaturfülle herauszufiltern.

Ein Ansatz, die individuelle medizinische Entscheidungsfindung durch den systematischen Rückgriff auf die wissenschaftliche Literatur anzugehen, ist die aus der angloamerikanischen klinischen Praxis stammende **Evidence-based Medicine** (evidence, engl.: Beleg; im folgenden wird der deutsche Begriff „Evidenz" synonym gebraucht), die in der letzten Zeit auch im deutschen Sprachraum zunehmend Anhänger gewinnt. Unter diesem Konzept versteht man die gewissenhafte und vernünftige **Anwendung der besten zur Zeit vorhandenen externen Evidenz in Kombination mit der individuellen klinischen Erfahrung** (klinische Expertise) bei medizinischen Entscheidungen in der Patientenversorgung. Die beste verfügbare externe Evidenz ergibt sich aus den Ergebnissen klinisch relevanter Forschung. Hierzu gehört ebenso Grundlagenforschung wie Ergebnisse klinischer Studien. Klinische Expertise befähigt zu einer klaren Beurteilung des jeweiligen Krankheitsbildes und den resultierenden Handlungsmöglichkeiten. Sie kann nur durch klinische Praxis erworben werden. Entscheidungen, die allein auf externer Evidenz oder klinischer Erfahrung beruhen, sind in der Regel gleichermaßen insuffizient. Der Einsatz bestimmter Antidepressiva kann beispielsweise, trotz ausgezeichneter Studienergebnisse, bei einem Patienten nicht gerechtfertigt sein, der das mögliche Nebenwirkungsspektrum nicht tolerieren würde. Ebenso reicht klinische Erfahrung allein nicht aus, über die genaue Prognose einer Krankheit und ihre Beeinflußbarkeit durch unterschiedliche Therapien eine Aussage zu machen. Die Praxis der Evidence-based Medicine wird als ein kontinuierlicher Lernprozeß verstanden, der dem einzelnen Arzt helfen soll, sein Handeln an dem sich immer rascher entwickelnden medizinischen Wissensstand adäquat zu orientieren.

2 Evidence-based Medicine in der Praxis

Das medizinische Vorgehen der Evidence-based Medicine läßt sich in einem fünfstufigen Handlungsalgorithmus zusammenfassen (SACKETT ET AL., 1997):

1. **Problemdefinition:** Der aus der Praxis entstandene Informationsbedarf wird als klinische Frage formuliert, die mindestens drei bzw. vier Komponenten enthalten muß:
   - die genaue Definition des Patientenproblems,
   - die zur Frage stehende Intervention (diagnostischer Test, Therapieform, prognostischer Faktor, präventive Maßnahme o.ä.)
   - fakultativ zum Vergleich herangezogene Alternativen
   - die Definition des jeweils intendierten Ergebnisses
2. **Literatursuche:** Mit maximaler Effizienz wird die beste Evidenz ausfindig gemacht, um diese Fragen zu beantworten (im Idealfall randomisierte kontrollierte klinische Studien, aber auch Evidenz aus methodisch weniger aussagekräftigen Studien oder Fallberichten (Tab. 31-1).

---

[1] Unter einem *Surrogatmarker* versteht man eine Outcome-Variable, die ein (meist positives) Ergebnis hinsichtlich einer überprüften Intervention liefert, aber keine Aussage über den tatsächlichen Nutzen (benefit) zuläßt und so zur Fehlinterpretation verleitet. Bekanntestes Beispiel sind die Antiarrhythmika, die jahrzehntelang aufgrund ihrer rhythmisierenden Wirkung (Surrogatmarker) verabreicht wurden, bis sich herausstellte, daß einige Substanzen in Wirklichkeit die Lebenserwartung der Patienten (relevante Outcome-Variable) verringern.

Tabelle 31-1	Graduierung der Evidenz (nach Canadian Task Force on Periodic Health Examination, 1994).
Grad I	wenigstens eine systematische Übersichtsarbeit auf der Basis methodisch hochwertiger, randomisierter, kontrollierter Studien
Grad II	wenigstens eine ausreichend große, methodisch hochwertige, randomisierte, kontrollierte Studie
Grad III	methodisch hochwertige Studien ohne Randomisierung (Kohortenstudien, Fallkontrollstudien)
Grad IV	mehr als eine methodisch hochwertige nichtexperimentelle Studie
Grad V	Meinungen von respektierten Autoritäten (aus klinischer Erfahrung), Expertenkommissionen; beschreibende Studien

Grade der Evidenz: I = hohe Evidenz, V = niedrige Evidenz

3. **Bewertung:** Es folgt die kritische Überprüfung der Validität (Nähe zur Wahrheit) und Relevanz (Praktikabilität) der aufgefundenen Evidenz mit epidemiologisch-statistischen Methoden („critical appraisal").
4. **Integration:** Die Ergebnisse der Überprüfung werden in das klinische Handeln integriert, wobei hier sowohl objektivierbare („Ist die aufgefundene Evidenz auf den jeweiligen Patienten anwendbar?") wie subjektive Kriterien („Läßt sich die aufgefundene Evidenz mit den (Wert-)Vorstellungen und Wünschen des Patienten in Einklang bringen?") Anwendung finden.
5. **Evaluation:** eine sorgfältige, kritische Betrachtung der eigenen Leistungen und Ergebnisse der klinischen Arbeit und Praxis einer Evidence-based Medicine.

2.1 Problemdefinition

Ein klinisches Beispiel soll die Vorgehensweise veranschaulichen:

Eine Patientin ruft morgens die Assistenzärztin einer psychiatrisch-psychotherapeutischen Poliklinik an, die ihr am Vortag wegen einer Depression mittelgradigen Schweregrades ein trizyklisches Antidepressivum verordnet hat. Sie ist verunsichert: Ihr Hausarzt habe ihr soeben empfohlen, anstelle des verschriebenen ein Johanniskraut-Präparat (Hypericum) einzunehmen. Diese Präparate hätten wesentlich weniger Nebenwirkungen und seien mindestens genauso wirksam. Die Assistenzärztin vereinbart einen erneuten Termin mit ihr für den Nachmittag. Im Nachschlagewerk „Psychiatrische Pharmakotherapie" von Benkert und Hippius findet sie in der aktuellsten Auflage zum Thema Johanniskraut nur den Hinweis, daß die vorliegenden Studien, v.a. wegen methodologischer Mängel, eine Wirksamkeit nicht nachweisen könnten. Dieser Meinung schließt sich auch der von ihr befragte Oberarzt an: Er verweist das Johanniskraut in den Bereich der homöopathischen Medizin. Die Ärztin möchte sich mit dieser Auskunft nicht zufriedengeben. Sie **definiert** das klinische **Problem** in der Frage: „Sind Hypericum-Präparate in ihrer Wirkung bei mittelgradiger Depression den Standardantidepressiva vergleichbar?"

2.2 Literatursuche

Gute Lehrbücher für den jeweiligen Fachbereich bilden die Wissensbasis für die medizinische Tätigkeit. Sie werden jedoch erfahrungsgemäß nur im Abstand von einigen Jahren überarbeitet. Der praktisch tätige Mediziner ist daher zusätzlich auf die aktuelle Fachliteratur angewiesen, um bei seinen Entscheidungen neue wissenschaftliche Ergebnisse berücksichtigen zu können. Auch hier spielt der Zeitfaktor eine Rolle. Deshalb sollen kurz die verschiedenen Möglichkeiten vorgestellt werden, die gesuchte Literatur zu finden:

- **Primärliteratur-Datenbank:** Elektronische Datenbanken lassen eine schnelle Literatursuche zu und sind im Zuge der Modernisierung wahrscheinlich bald auf allen Stationsarbeitsplätzen verfügbar. Die bekannteste medizinische Datenbank ist MEDLINE. Zu beachten ist, daß sich Datenbanken jeweils auf einen Teil der veröffentlichten Zeitschriften beschränken und somit nicht unbedingt alle Studien zu einem Thema gefunden werden können. Fehlerhafte Indizierung sowie komplizierte Bedienung führen außerdem zu einer Verringerung der Trefferquote (**Retrieval-Bias**).
- **Sekundärliteratur:** In Zeitschriften der Sekundärliteratur werden Artikel nach methodologischen Gesichtspunkten aus einer Reihe Fachzeitschriften ausgewählt, zusammengefaßt und, mit einem Kommentar versehen, dem Leser zur Verfügung gestellt. Ein Beispiel für eine Zeitschrift, die auch psychiatrische Fachliteratur berücksichtigt, ist das Journal „**Evidence-based Medicine**" (auch auf CD-ROM), in der zudem alle ausge-

wählten Originalartikel in eine standardisierte Struktur gebracht werden. Somit können Thematik, Ergebnis und Validität einer Arbeit schnell beurteilt werden. Zwei weitere entsprechend strukturierte Journals für die Psychiatrie sind „**Evidence-based** Mental Health" und „Current Opinion in Psychiatry". Zu beachten ist jedoch, daß jeweils nur eine Auswahl von Fachzeitschriften berücksichtigt wird **(Selection-Bias)**.

- **Systematische Übersichtsarbeiten:** Übersichtsarbeiten fassen Forschungsergebnisse zusammen und bewerten sie in einer kritischen Diskussion. Die Arbeiten sind jedoch von höchst unterschiedlicher Qualität hinsichtlich Studienauswahl, Vollständigkeit und der angewendeten methodischen Verfahren. Aus dieser Problematik entwickelte sich die Form der systematischen Übersichtsarbeit, die aus wissenschaftlichen Studien gewonnene Evidenz systematisch zusammenfaßt und in einheitlicher Struktur darstellt. Dabei sind sämtliche Vorgehensweisen von der Literaturbeschaffung über die Bewertung der Studien bis zur Datensynthese für den Leser nachvollziehbar.

Die Möglichkeiten, schnell die für eine Fragestellung relevante Literatur zu finden, sind nach wie vor eingeschränkt. Neben der geringen Verfügbarkeit elektronischer Medien im Krankenhaus und in der Praxis ist vor allem die internationale Desorganisation medizinischer Publikationen und Studien dafür verantwortlich. Es gibt daher internationale Anstrengungen, diesen Mißstand zu beseitigen. Einen wesentlichen Beitrag hierzu leistet die **Cochrane Collaboration,** ein weltweites Netz von Medizinern und Wissenschaftlern. Sie hat sich zum Ziel gesetzt, systematische Übersichtsarbeiten herzustellen, zu verbreiten und aktuell zu halten. Die Arbeiten werden von international zusammengesetzten Review-Gruppen nach strengen methodologischen Kriterien angefertigt und als Cochrane Library in Form einer elektronischen Datenbank auf CD-ROM verbreitet. In dieser Cochrane Library wird auch eine Datenbank gepflegt, die diejenigen kontrollierten und randomisierten klinischen Studien auflistet, die bei der Erstellung der Übersichtsarbeiten identifiziert wurden (beispielsweise durch manuelle Suche, d.h. das systematische Durchblättern aller Ausgaben eines Journals für einen definierten Zeitraum) oder aus verschiedenen medizinischen Datenbanken stammen (z.B. Medline, Embase). Die Cochrane Library bietet damit einerseits den Zugriff auf zusammengefaßte medizinisch-wissenschaftliche Erkenntnis, andererseits die Möglichkeit, klinische Studien aus der Primärliteratur effektiv aufzufinden.

Das klinische Beispiel
Hier führt die **Literatursuche** in MEDLINE mit dem Suchparameter „Hypericum" und „review" zu einer aktuellen systematischen Übersichtsarbeit mit einer Auswertung von insgesamt 23 randomisierten kontrollierten Studien (LINDE ET AL., 1996).

Es handelt sich hierbei um eine **Metaanalyse.** Metaanalysen sind quantitative Methoden, um die Ergebnisse der einzelnen Studien mit Hilfe statistischer Methoden zu kombinieren. Oft läßt sich ein signifikanter Effekt wegen zu kleiner Studienpopulationen erst in der Zusammensicht vieler einzelner Studien zeigen. Doch sind auch Metaanalysen nicht vor falschen Schlußfolgerungen gefeit und müssen kritisch betrachtet werden. Verzerrungen können zum Beispiel dadurch entstehen, daß nicht alle vorhandenen relevanten Studien in die Metaanalyse einbezogen wurden. Hätte die Ärztin beispielsweise den Versuch unternommen, die in der Übersichtsarbeit dargestellten Arbeiten direkt aufzufinden, hätte sie in der einzigen ihr zur Verfügung stehenden Datenbank MEDLINE nur insgesamt drei der 23 in der Übersichtsarbeit gepoolten Studien aufgefunden (Publication-Bias, Retrieval-Bias).

Besondere Schwierigkeiten der Identifikation stellen sich für Studien, die – oftmals wegen negativer Ergebnisse – niemals publiziert wurden **(Publication-Bias)**. Somit würde die verfügbare (publizierte) Evidenz einen zu großen Effekt der experimentellen Behandlung vorspiegeln. Deshalb werden beim Abfassen einer systematischen Übersichtsarbeit im Idealfall die Autoren der Studien noch einmal angeschrieben, um nichtpublizierte Studien aufzufinden.

Ebenso läßt sich am gewählten Beispiel der sogenannte **English-language-Bias** demonstrieren: Hätte man sich in der Übersichtsarbeit, wie oft üblich, rein auf englischsprachige Publikationen beschränkt, wäre keine einzige Studie aufgefunden worden. Diese Benachteiligung der landessprachlichen Publikationen ist ein weitverbreitetes Problem. MOHER ET AL. zeigten 1996, daß nicht in englischer Sprache erfaßte Publikationen den englischsprachigen qualitativ nicht unterlegen sind. Es besteht jedoch eine Tendenz, signifikante Ergebnisse in Englisch zu publizieren.

Eine zentrales Problem einer Metaanalyse ist die Auseinandersetzung mit der **Heterogenität der einzelnen Studien,** zum Beispiel unterschiedliche Applikationsmodi der Therapie oder verschiedene Patientenkollektive. Werden, wie bei systematischen Reviews, Datenlage und Entscheidungen der Verfasser konsequent aufgezeigt, kann der Leser anhand der Inkonsistenzen der wissenschaftlichen Studien Schlußfolgerungen ziehen, die zum kritischen Einsatz der bewerteten klinischen Maßnahmen führen können.

2.3 Kritische Bewertung der aufgefundenen Evidenz

Der zentrale Schritt der Anwendung der **Evidence-based Medicine** ist die kritische Beurteilung der aufgefundenen Evidenz. Da in der Medizin der Grundsatz „publish or perish" große Bedeutung hat, zeigt sich eine unübersehbare Tendenz, auch unbedeutende und methodisch schlecht erhobene Daten mit Hilfe statistischer oder graphischer Tricks bzw. gezieltem Weglassen der erforderlichen methodischen Informationen zu schönen.

Um dem klinisch tätigen Arzt Beurteilungsmethoden zur Verfügung zu stellen, wurden an der McMaster University und dem **Centre for Evidence-based Medicine** in Oxford Kriterien für einen Bewertungsprozeß **(critical appraisal)** entwickelt, der die Validität und Relevanz überprüfbar macht. Insgesamt werden Beurteilungs- und Anwendungskriterien für 8 Einsatzfelder angegeben (Therapie, Diagnostik, Prognose, Nebenwirkungen, systematische Übersichtsarbeiten, Behandlungsrichtlinien, ökonomische Analysen, Qualitätssicherung). Tabelle 31-2 listet die Kriterien zur Überprüfung der Validität systematischer Übersichtsarbeiten auf.

Das klinische Beispiel
Hier gibt die systematische Übersichtsarbeit einen Überblick über die vorliegenden randomisierten Studien. Sie enthält einen ausführlichen Abschnitt zur Methodik und kommentiert und bewertet die einzelnen Studien nach klaren Kriterien. Sie wird somit von der Ärztin als valide **bewertet.** Ein großes Problem dieser Metaanalyse stellen zum Teil unterschiedlich angelegte diagnostische und psychometrische Meßmethoden in den einzelnen Studien dar, die die Autoren allerdings detailliert kommentieren.

Die Arbeit kommt zu dem Schluß, daß genug Evidenz für eine Überlegenheit des Hypericums in der antidepressiven Wirkung gegenüber Placebo vorliegt (55,1% Responder auf Hypericum gegenüber 22,3% auf Placebo) und dieses dabei sehr wenig Nebenwirkungen aufweist (19,8% gegenüber 52,8% bei Standardantidepressiva). Zum Nachweis einer Überlegenheit oder Gleichwertigkeit gegenüber Standardantidepressiva reichen jedoch weder die Gruppengrößen noch die vorliegenden Studiendesigns sowie Studienanzahl (lediglich 5) aus, und somit würde die Präferenz gegenüber einem Trizyklikum nicht von Evidenz unterstützt.

Für die Suche und Literaturbeschaffung benötigte die Ärztin rund 30 min.

Oft stellt sich in der klinischen Praxis das Problem, die Ergebnisse einer als valide beurteilten Studie oder Übersichtsarbeit in für die klinische Arbeit wertvolle und konkret anwendbare Meßgrößen zu übersetzen, also eine Beurteilung der Relevanz durchzuführen. Hierbei sollen in der kritischen Bewertung der Evidenz besondere Parameter der klinischen Epidemiologie helfen. Zum Beispiel ist die oft in klinischen Studien angegebene Verminderung des relativen Risikos durch eine bestimmte Intervention nicht immer eine wertvolle Information. Sie ist von der Inzidenz des jeweiligen Ereignisses unabhängig. Es kann also nicht zwischen häufigen und seltenen Effekten unterschieden werden. Hier liefert die **„number needed to treat"** (NNT) – diejenige Anzahl von Patienten, die behandelt werden muß, damit genau ein bestimmtes positives Ergebnis erreicht bzw. ein negatives Ergebnis verhindert wird – wertvollere Information (Tab. 31-3). Sie berechnet sich aus dem Reziprokwert der Verminderung des absoluten Risikos (NNT = 1/ARR; ARR= absolute Risikoreduktion, d.h. die Differenz zwischen Ereignisrate in der Kontrollgruppe und in der experimentellen Gruppe; s. Tab. 31-3). Somit wird der Informationsgehalt einer Studie für den Kliniker verständlicher. Für Hypericum und Placebo aus dem angeführten Beispiel gilt im Vergleich: Bei Behandlung von drei Patienten mit Hypericum stellt sich ein Behandlungserfolg im Sinne einer deutlichen klinischen Besserung gegenüber Placebo ein. Da Placebo zum Vergleich herangezogen wurde, ist diese NNT

Tabelle 31-2 Kriterien der Validität einer systematischen Übersichtsarbeit (nach SACKETT ET AL., 1997).

- Handelt es sich um einen Überblick über **randomisierte Studien** im Sinne der klinischen Fragestellung?
- Ist ein **Methoden-Abschnitt** enthalten, der einschließt
    a. **Suchmethodik** und **Einschluß** aller relevanten Studien
    b. Einschätzung der jeweiligen **Validität?**
- Handelt es sich um **konsistente Ergebnisse** von Studie zu Studie?

Evidence-based Medicine – „up to date" im klinischen Alltag

Tabelle 31-3 Methodische Begriffe zur Interpretation therapeutischer Studien.

Beispiel: Klinische Studie mit der Hypothese: ein neues Neuroleptikum verhindert im Vergleich zu Placebo bei chronisch Schizophrenen einen psychotischen Schub. Beobachtungszeit: 2 Jahre.

In der Placebogruppe erlitten 60% innerhalb eines Jahres einen psychotischen Schub. **Ereignisrate der Kontrollgruppe: CER = 60%.** In der Therapiegruppe erlitten 30% innerhalb eines Jahres einen psychotischen Schub. **Ereignisrate der experimentellen Gruppe: EER = 30%.**

Daraus läßt sich errechnen:
- **die relative Risikoreduktion (RRR):**
RRR = (CER–EER)/CER = (60%–30%)/60% = 50%
Das bedeutet, daß sich das Risiko, innerhalb eines Jahres einen psychotischen Schub zu erleiden, durch Einnahme des Neuroleptikums um 50% relativ zum Risiko der Patienten der Placebogruppe reduziert.

- **die absolute Risikoreduktion (ARR):**
ARR = (CER–EER) = 60%–30% = 30%
Das bedeutet, daß ein Patient durch Einnahme des Neuroleptikums ein um 30% niedrigeres Risiko hat, innerhalb eines Jahres einen psychotischen Schub zu erleiden, als ein Patient der Placebogruppe.

- **die „number needed to treat" (NNT):**
NNT = 100/ARR[%] = 100/30 = 3 (abgerundet)
Die NNT gibt an, wie viele Patienten mit dem neuen Neuroleptikum behandelt werden müssen, damit während der Beobachtungszeit ein psychotischer Schub im Vergleich zu einer Behandlung mit Placebo verhindert wird.

Für dieses hypothetische Beispiel bedeutet das, daß 3 Patienten mit dem Neuroleptikum behandelt werden müßten, um einen psychotischen Schub innerhalb eines Jahres im Vergleich zu einer Behandlung mit Placebo zu verhindern.

(bezüglich der Wichtigkeit und Bedeutung von Konfidenzintervallen siehe Sackett et al., 1997)

---

sehr klein. Höhere Werte für die NNT, die zu vermehrten Überlegungen über die Anwendbarkeit der jeweiligen Behandlung (z.B. bei Abwägung von Nutzen und Nebenwirkungen) Anlaß geben, liefern Vergleiche zwischen verschiedenen Pharmaka. So gilt z.B. für Clozapin im Vergleich zu Standardneuroleptika, daß bei jeweils 17 mit Clozapin behandelten schizophrenen Patienten im Vergleich zu mit Standardneuroleptika behandelten Patienten einmal ein erneuter Klinikaufenthalt verhindert wird (Wahlbeck et al., 1997).

2.4 Integration der aufgefundenen Evidenz in die klinische Arbeit

An dieser Stelle kommt die klinische Erfahrung zum Tragen: Treffen die jeweiligen Studienergebnisse auf den Patienten zu, der zur Fragestellung Anlaß gegeben hat? Hätte der Patient in die entsprechenden Studien aufgenommen werden können? Zudem ist es unverzichtbar, daß der Arzt im Gespräch mit seinem Patienten die Ergebnisse der Literatursuche mit dessen Wertvorstellungen und Zielen abgleicht.

Das klinische Beispiel
Am Nachmittag schildert die Ärztin ihrer Patientin kurz die Inhalte der Übersichtsarbeit und erläutert die Gründe, warum sie bei ihrer Therapieempfehlung bleibt; sie **integriert** so die Ergebnisse aktueller Forschung in ihr klinisches Handeln. Nach einer erneuten Aufklärung über die möglichen unerwünschten Effekte der trizyklischen Therapie ist die Patientin beruhigt und erklärt, sie werde das Medikament weiter einnehmen.

2.5 Evaluation der ärztlichen Leistung

Das klinische Beispiel:
Am darauffolgenden Tag referiert die Assistenzärztin ihrem Oberarzt die Ergebnisse der Recherche. Dieser bittet die Ärztin um eine Zusammenfassung dieser Ergebnisse im Rahmen der täglichen Dienstbesprechung und regt eine ambulante Studie mit niedergelassenen Ärzten zum Vergleich der Wirksamkeit von Hypericum mit Standardantidepressiva an.

Evidence-based Medicine kann den Austausch von Informationen im klinischen Team fördern. Sie kann sowohl vom Medizinstudenten wie vom klinisch tätigen Arzt erlernt werden. Durch eine kontinuierliche Evaluation der eigenen Leistung und der

Effektivität von angewandten Maßnahmen kann sie in einer Zeit der knapper werdenden finanziellen Ressourcen ein **entscheidendes Instrument der Qualitätssicherung** darstellen. Sie verbessert den Informationsstand des klinisch Tätigen durch kontinuierliche Weiterbildung und liefert methodische Kriterien zur Beurteilung neuer Behandlungsmethoden.

3 Schlußfolgerungen

Evidence-based Medicine ist gekennzeichnet durch die Forderung, medizinische Entscheidungen nach wissenschaftlichen Erkenntnissen zu treffen. Diese Evidenz ist jedoch für viele therapeutische und diagnostische Verfahren noch mangelhaft. Systematische Übersichtsarbeiten oder randomisierte, methodisch hochwertige Studien sind häufig nicht verfügbar. So wird es weiterhin viele medizinische Entscheidungen geben, die auf Ergebnissen einer niedrigeren Stufe von Evidenz beruhen (s. Tab. 31-1). Dies schließt Evidence-based Medicine nicht aus. Sie verlangt nur die Kenntnis und Bewertung der zur Zeit am besten verfügbaren Evidenz als Hilfsmittel zur individuellen, am Patienten orientierten Entscheidungsfindung. Evidence-based Medicine ist eine Vorgehensweise, die das naturwissenschaftliche Handwerkszeug zur Verfügung stellt, um vorhandene wissenschaftliche Erkenntnis kontinuierlich in die medizinische Praxis zu integrieren.

Man wird jedoch bei der Integration der Evidenz in den klinischen Alltag, d.h. der Nutzung des wissenschaftlich gewonnenen Wissens („knowledge utilization"), oft auf strukturelle und organisatorische Probleme innerhalb der jeweiligen Institution treffen. Das trifft vor allem für Therapiekonzepte zu, die einschneidende Umstrukturierungsprozesse erfordern (z.B. konsequente multidisziplinäre Teamarbeit in der Familientherapie bei schizophrenen Psychosen oder der kognitiv-behavioralen Therapie von Borderline-Störungen). Deshalb wird die Einführung einer konsequenten Evidence-based Medicine im Sinne einer Qualitätsverbesserung eine fortlaufende Überprüfung und gegebenenfalls **Erweiterungen oder auch Umstellung** (re-engineering) **der bisherigen Therapiekonzepte und Arbeitsabläufe** bedeuten. Dies gilt sowohl für die einzelne Praxis und Institution wie für das Gesundheitssystem als Ganzes. Neben einer Reihe notwendiger apparativer Voraussetzungen (z.B. computergestützte Literaturdatenbanken) ist eine Grundvoraussetzung die Bereitschaft des einzelnen „Klinikers", im Sinne einer kontinuierlichen Weiterbildung sein therapeutisches Vorgehen permanent nach den Kriterien der Evidence-based Medicine zu überprüfen und anzupassen.

Dieser Lehrbuchartikel kann keine vollständige Anleitung zur Praxis der Evidence-based Medicine sein. Weiterführende Literatur, praktische Beispiele sowie Kursangebote und Schritt-für-Schritt-Anleitungen sind im folgenden aufgeführt.

> **Resümee**
> Im klinischen Alltag sollten medizinische Entscheidungen auf der Basis der aktuellen wissenschaftlichen Erkenntnisse getroffen werden. Ein sinnvolles Konzept, die individuelle medizinische Entscheidungsfindung durch den systematischen Rückgriff auf die wissenschaftliche Literatur anzugehen, ist die „Evidence-based Medicine". Darunter versteht man die gewissenhafte und vernünftige Anwendung der besten zur Zeit vorhandenen wissenschaftlichen Evidenz in Kombination mit der individuellen klinischen Erfahrung. Die einzelnen Schritte des praktischen Vorgehens sind: Problemdefinition, Literatursuche, Bewertung, Integration und Evaluation.
> Evidence-based Medicine gibt dem klinisch tätigen Mediziner die Möglichkeit, die vorhandenen wissenschaftlichen Erkenntnisse kontinuierlich in die medizinische Praxis zu integrieren. Ein effizienter Einsatz diese Konzeptes erfordert jedoch die Erfüllung einiger Bedingungen, vor allem die Bereitschaft zum Umdenken hinsichtlich Ablauf und Organisation der bisherigen medizinischen Praxis.

Informationsquellen

Workshops/Informationen in Englisch: UK Centre for Evidence-based Medicine (http://cebm.jr2.ox.ac.uk)

Workshops/Informationen in Deutsch: Deutsches Cochrane Zentrum, Institut für Medizinische Biometrie und Medizinische Informatik, Universität Freiburg, Stefan-Meier-Str. 26, D-79104 Freiburg i. Brsg. (http://www.cochrane.de)

Evidence-based Medicine in der Psychiatrie: Homepage der Abteilung Psychiatrie und Psychotherapie, Freiburg (http://www.ukl.uni-freiburg.de/psych/allgemei/homede.html)

Zeitschriften, die nach Kriterien der Evidence-based Medicine ihre Beiträge auswählen: Evidence-based Medicine, Evidence-based Mental Health (Sekundärpublikationen mit standardisierten Zusammenfassungen valider Studien, beide BMJ Publications), Current Opinion in Psychiatry (Übersichten über die relevante Literatur der einzelnen Fachgebiete, Rapid Science Publishers)

Literatur

Canadian Task Force on the Periodic Health Examination: The Canadian Guide to Clinical Preventive Health Care. Minister of Supply and Services No. H21–117/ 1994Ei, Ottawa 1994.

Evidence-based Medicine Working Group: Users guide to the medical literature. J. Amer. med. Ass. 270 (1993) 2093–2095 and 274 (1995) 1630–1632.

Greenhalgh, T.: How to Read a Paper – The Basics of Evidence Based Medicine. Brit. med. J. Publishing Group, London 1997.

Linde, K., G. Ramirez, C. Mulrow, A. Pauls, W. Weidenhammer, D. Melchart: St. John's work for depression – an overview and meta-analysis of randomised clinical trials. Brit. med. J. 313 (1996) 253–258.

Moher, D., P. Fortin, A. R. Jadad, P. Juni, T. Klassen, J. Le Lorier, A. Liberati, K. Linde, A. Penna: Assessing the completeness of reporting of trials published in languages other than English: Implications for the conduct of systematic reviews. Lancet 347 (1996) 363–366.

Sackett, D., W. Richardson, W. Rosenberg, R. Haynes: Evidence-based Medicine. How to Practice and Teach EBM. Churchill Livingstone, New York–Edinburgh–London 1997.

Wahlbeck, K., M. Cheine, M. A. Essali, E. Rezk: Clozapine vs. „typical" neuroleptic medication for schizophrenia. In: Adams, C. E., L. Duggany, K. Wahlbeck, P. White (eds.): Schizophrenia Module of the Cochrane Database of Systematic Reviews (updated 01. December 1997). Cochrane Collaboration, Oxford 1997.

Sachverzeichnis

Fette Ziffern kennzeichnen die Hauptfundstelle.

A

Aachener Merkmalsliste, Persönlichkeitsstörungen 779
Abetalipoproteinämie, Differentialdiagnose 304
Abgrenzung, Familientherapie, strukturelle 189
Abhängigkeits-Autonomie-Konflikt, Psychotherapie, störungsspezifische 206
Abhängigkeit(ssyndrom) 170
– s.a. Alkoholabhängigkeit
– s.a. Analgetika(abhängigkeit)
– s.a. Suchterkrankungen
– Benzodiazepine 122–123
– Betreuung 979
– Leitlinien, diagnostische 347
– psychotrope Substanzen 348
– stabile 922
– Zwangsstörungen 623
Ablehnung, wütende, Kindesalter 166
Ablenkbarkeit, Persönlichkeitsstörungen, histrionische 830
Absetz-Insomnie 674
– s.a. Insomnie
Abstimmung, individuelle, Psychotherapie 199
Abstinenzregel, Psychoanalyse 174
Abstraktionsvermögen, Demenz, vaskuläre, subkortikale 293
Abulie, Schizophrenie 419
Abwehrmechanismen **171–172**, 174
– Anpassungsstörungen 767
– präödipale 173
– primitive 807
– psychoneurotische 172
– psychosoziale 172, 174
– reife 172, 174
– unreife 171–174
Acamprosat, Alkoholabhängigkeit 366
Acetaldehydabbau, Alkoholabhängigkeit 350
Acetylsalicylsäure, Abhängigkeitspotential 395, 399
Achillessehnenreflex, Polyneuropathie, alkoholbedingte 356

Achroma(top)sie
– Amnesie 320
– kortikobasale Degeneration 301
Achtsamkeitsübungen, Persönlichkeitsstörungen, dissoziale 817
Acne rosacea, Alkoholabhängigkeit 356
ACTH (adrenokortikotropes Hormon)
– Angst-/Panikstörungen 588
– Belastungsstörungen, posttraumatische 749
Acute Stress Disorder (ASD) 747
ADAMHA (Alcohol, Drug Abuse and Mental Health Administration) 41
Adaptive Behavior Scale, Intelligenzminderung 875
ADAS (Alzheimer's Disease Assessment Scale) 281
Addiction Severity Index (ASI) 26
– Alkoholabhängigkeit 365
– Drogenabhängigkeit 379
Addison-Syndrom
– Delir 333
– Depression 525
ADDTC-Kriterien
– Alzheimer-Demenz 296
– Demenz, vaskuläre 296
Adenylatzyklase-Aktivität, Lithiumion 104
ADH-Blockade durch Lithium 557
ADH-Rezeptoren, Carbamazepin 109
Adipositas 720
– BMI-Werte 720
– extrem ausgeprägte, Chirurgie 735
– Freßattacken 720
ADRDA (Alzheimer's Disease and Related Disorders Association) 279
Adrenalin, Angststörungen 587
adrenerges Syndrom, Antidepressiva 534–536
adrenokortikotropes Hormon s. ACTH
Adrenoleukodystrophie
– Demenz 314
– Multiple Sklerose 313
adrenolytisches Syndrom, Antidepressiva 534–536

α_2-Adrenorezeptor-Antagonisten, Panikstörungen 586
Advanced Progressive Matrices 88
Änderungsbereitschaft, Alkoholabhängigkeit 357–359
Ängste/Ängstlichkeit s. Angststörungen
AEP (akustisch evozierte Potentiale) 70
Ärger
– Krankheit 950
– Nikotinentzugssyndrom 368
ärztliche Leistung
– Einwilligungsvorbehalt 934
– Evaluation 1020–1021
Äthanolvergiftung, Labordiagnostik 79
Äthylenglykolvergiftung, Labordiagnostik 79
Affektarmut 18
Affektdelikte 971
Affektdurchlässigkeit 18
Affekt(e)
– Abwehrmechanismen, reife 172
– Aktivierung 202
– archaische, Borderline-Störungen 811–812
– aversive 202
– – Modulation 203
– differenzierbare 821
– enkodierte 821
– Entwicklung 821
– handlungsgesteuerte, Schematheorie 200
– Ich-Funktion 163
– Inkontinenz 18, 336
– Interpretation 174
– Negierung 821
– primitive 807
– Starrheit 18
– überschießende 200
affektive Störungen 9, 18–19, 336, 483–562
– Ätiologie 507–508
– Akuttherapie 529–549
– Alter 911–912
– Alzheimer-Demenz 267
– Amine, biogene 509
– Amphetaminintoxikation 377
– anhaltende 486
– Ansprechen, therapeutisches 550
– Aspekte, chronobiologische 523
– – psychodynamische 518–519

affektive Störungen
– – psychosoziale 517–518
– Aufopferungsbereitschaft 517
– Belastung, genetische 507
– Belastungsstörungen, posttraumatische 748
– bipolare 77, 336, 486, **490–491**
– – Antikonvulsiva 560–561
– – Lithium 560
– – Psychotherapie 561
– – Rezidivprophylaxe 560
– – Therapie 551
– – Verlaufsmuster 492
– Carbamazepin 108, 111
– Delir 322
– Depression 241, 336
– Differentialdiagnose 461, 471
– Drogenabhängigkeit 380, 382
– DSM-IV 485–487
– Early-onset-Gene 511
– Entwicklung, historische 484
– Episode 550
– Episodenkalender 552
– Erhaltungstherapie 550–551
– Eßstörungen 723–733
– Faktoren, genetische 508
– – neurobiologische 507
– – psychosoziale 508
– Genesung 550
– Genetik 508
– Glücksspiel, pathologisches 854
– Grundversorgung, psychosomatische 1010
– Hyperkortisolismus 513–515
– Hypophysen-Nebennierenrinden-Achse 514–515
– ICD-10 485–487
– Imbalance-Hypothese 510–511
– Impulskontrollstörungen 848
– Inkludenz 517
– Intelligenzminderung 872
– Introvertiertheit 517
– Katecholaminmangel-Hypothese 508
– Klassifikation 486
– Kokainintoxikation 377
– Lithium 111
– 3-Methoxy-4-Hydroxy-Phenylglykol 509

Sachverzeichnis

affektive Störungen
- α-Methylparathyrosin 508, 510
- Monoaminmangel-Hypothese 508
- Neuroendokrinologie 513–515
- Neurotizismus 517
- Neurotransmittersysteme 508–511
- nicht-organisch bedingte, Differentialdiagnose 528–529
- Ordentlichkeitsphänomen 517
- organisch bedingte 336
- Pathogenese 507–508
- Patientenratgeber 241–242
- Persönlichkeitsfaktoren 517–518
- Persönlichkeitsstörungen, abhängige 799
- – – anankastische 826
- – – prämorbide 517
- – – schizoide 821–823
- Phasenprophylaktika 103
- Psychotherapie 201
- rapid cycling 111, 487
- Regelkreisvorgänge, biokybernetische 523
- Remanenz 517
- Remission 550
- REM-Schlaf-Muster 511–512
- response 550
- β-Rezeptoren 510
- Rezidivprophylaxe 551–562
- Rückfall 550
- Schizophrenie 406, 411–412, 419, **528**
- Schlafentzug 512
- Schlafstörungen 511–513
- Schmerzen 919
- Schmerzmittelabhängigkeit 398
- schwere 971
- Second-messenger-Systeme 510
- Selbst- und Fremdbeurteilungsverfahren 26
- serotoninerges System/Serotonin 509–510
- Sozialrecht 986
- Subtypen 507
- Suizidalität 241
- Symptomatik 492–507
- Terminologie 549–550
- Trichotillomanie 861–862
- Typisierung 492–507
- Tyrosinhydroxylase 510
- unipolare, Therapie 550–551
- Valproat 110–111

affektive Störungen
- Vulnerabilität 507
- Wiedererkrankung 550
- Wilson-Syndrom 313

Affektstörungen s. affektive Störungen

age-associated memory impairment 337

Ageism 935

Aggression/Aggressivität 20
- Alzheimer-Demenz 287, **288**
- Angststörungen 589
- Belastungsstörungen, posttraumatische 751
- Bulimia nervosa 723
- Chorea Huntington 302
- Delir 326
- Depression 518
- dissoziative Störungen 662
- forensische Bedeutung 460
- Persönlichkeitsstörungen 794
- – – anankastische 827
- Suizidalität 894–895, 897
- Wilson-Syndrom 313
- Zwangsstörungen 623

Aggressionshemmung
- Suizidalität 897
- Zwangsstörungen 631

Aggressor 172

Agitation/Agitiertheit
- Amphetaminintoxikation 377
- Delir 326
- Depression 494–495
- Hyperthyreose 333
- Hypoglykämie 333
- Hypothyreose 333
- Koffeinintoxikation 377
- Kokainintoxikation 377

Agnosie
- Alzheimer-Demenz 268
- Chorea Huntington 303
- Demenz, subkortikale 301
- visuelle 301

Agoraphobie 570, **575–578**
- s.a. Phobie
- Alprazolam 603
- Angststörungen 598
- Auswirkungen, soziale 573
- Benzodiazepine 602–603
- Desensibilisierung 605
- Entspannungsverfahren 606
- Erwartungsangst 576
- Expositionsverfahren 604
- – – graduiertes 605
- – – Wirksamkeit 606
- Flooding-Therapie 605
- Habituationstraining 605

Agoraphobie
- home-based treatment program 251
- ICD-10 577
- MAO-Hemmer 602
- Modellvorstellungen, biologische 584
- Objekte 598
- Paartherapie 187
- Panikstörungen 575, 577
- Persönlichkeitsstörungen, abhängige 797
- Psychoedukation 251
- Reaktionsüberflutung 605
- Reizexposition 605
- Selbstbeobachtungsprotokolle 599
- Selbsthilfemanual 243
- Selbsthilfe-Manual 605
- SSRI 602
- Therapie 601–606
- vegetative Symptome 577
- Verhaltenstherapie 603–606
- Verlauf 573
- Vermeidung 576–578

Agranulozytose
- Antidepressiva 102
- Clozapin 446
- Neuroleptika 119

Agraphie, Gyrus-angularis-Syndrom 292

Ahornsirup-Krankheit, Intelligenzminderung 874

AIDS
- Angststörungen 596
- Demenz 951
- Depression 526
- Differentialdiagnose 650
- Konsiliarpsychotherapie 951
- Phobie 309
- Psychosen 951
- Umgang, therapeutischer 951

AIREN-Kriterien, Demenz, vaskuläre 298

Akalkulie
- Alzheimer-Demenz 268
- Gerstmann-Syndrom 292

Akathisie
- Differentialdiagnose 495
- Neuroleptika 117–118, 443, **444**, 687
- Parkinson-Krankheit 307

Akinese 19

Akkommodation 200

Akkommodationsstörungen 20
- Antidepressiva 102, 535

Akoasmen 17
- Schizophrenie 413

Akromegalie, Labordiagnostik 76

Aktion Psychisch Kranke 222

Aktivierung, parallele, Schematheorie 200, 202

Aktivitäten des täglichen Lebens (ATL) 915

Aktivitätstraining
- Depression 540
- Manie 504

Aktometrie 673
- Insomnie 674

Aktualisierungstendenz 178

Akupunktur, Nikotinabhängigkeit 369

akustisch evozierte Potentiale s. AEP

Akutdystonie, Neuroleptika 443–444

Akute-Phase-Proteine, Alzheimer-Demenz 276

Alarmreaktionen, Panikstörungen 586

Alexie
- Amnesie 320
- Gyrus-angularis-Syndrom 292

Alexithymie, somatoforme Störungen 649

Algopareunie
- bei der Frau 699
- beim Mann 698

Alkohol
- Abbau, oxidativer 350
- Transmission, dopaminerge 349

Alkoholabhängigkeit 351–367, 816
- s.a. Abhängigkeit(ssyndrom)
- s.a. Suchterkrankungen
- Acamprosat 366
- Acetaldehydabbau 350
- Addiction Severity Index (ASI) 365
- Änderungsbereitschaft 357–359
- Ätiologie 357
- Alkoholtoleranz 358
- Alpträume 688
- Alter 920–922
- – – Suizidalität 923
- Amnesie 355
- Angststörungen 352–353, **365**
- Anticravingsubstanzen 366
- Aversionsverfahren 363
- Behandlungsstrategien, multimodale 363
- Belastungsstörungen, posttraumatische 753
- Benzodiazepine 361
- Bewältigungsstrategien 365
- Brandverletzte 952

1024

Sachverzeichnis

Alkoholabhängigkeit
- Bulimia nervosa 723
- Buspiron 366
- Carbohydrate-deficient transferrin 352
- Clomethiazol 361
- coping skills 365
- D_2-Rezeptor-Locus 350
- Definition 351–352
- Delir 324
- Demenz 321
- Depression 352–353, 365, 489, 501, 526
- Diagnostik 351–352
- Differentialdiagnose 316, 597
- Disulfiram 364
- Dopaminagonisten/-antagonisten 366
- dopaminerges System 366
- Drogenscreening 74
- Early-onset-Form 920
- Eifersuchtswahn 355
- β-Endorphine 349
- Entgiftungsbehandlung, stationäre 361
- Entwöhnungsbehandlung 362–365
- Epidemiologie 353
- Erythrozytenvolumen, mittleres 352
- Fahreignung 985
- Faktoren, individuelle 357
- Familientherapie 364–365
- Focusänderung 358
- Folgen, soziale 356
- Fragebogenverfahren 352, 358
- Genetik 350
- Gesundheitsinformationsgruppen 248
- glutamaterges System 366
- Häufung, familiäre 350
- Halluzinose 354
- Handlungsbereitschaft 359
- harm avoidance 352
- 5-Hydroxytryptophan 352
- Hypersomnie 693
- Insomnie 693
- Intelligenzminderung 874
- Interventionen 359–360
- – paradoxe 358
- körperliche 349
- kognitive Therapie 363
- Kommunikationstraining 155
- Komorbidität 352–353, 365–366
- Konditionierung, verdeckte 363
- Kontrollverlust 351
- Korsakow-Syndrom 355
- Laborwerte, klinisch-chemische 351
- Late-onset-Form 920

Alkoholabhängigkeit
- Lebenserwartung 356
- Leberenzyme 352
- Lebertransplantation 953
- Lisurid 366
- Mangelerscheinungen 921
- Manie 503
- Marker, biologische 352
- MATCH 365
- Methadon 392
- Moderatormanuale 1011
- Motivation 357–359
- Nachbetreuung, ambulante 365
- Naltrexon 366
- Neuroleptika 366
- novelty seeking 352
- opioiderges System 366
- Paartherapie 187, 364
- Pathogenese 357
- Patientenratgeber 242, **244**
- Persönlichkeitsstörungen 352
- Polyneuropathie 355–356
- Prognose 367
- Pro-und-Kontra-Liste, Erstellung 359
- Psychotherapie 206, 362–363
- Pyromanie 858
- Rausch 353–354, 360
- Reflexion 358
- Rezidivprophylaxe 363–367
- Rückfallrate 364
- Schlafapnoe-Syndrom 682
- Schlafstörungen 692
- Selbsthilfe(gruppen) 364–365
- Selbstkontrolltechniken 362–363
- serotoninerges System 367
- Sozialrecht 986
- Suchtentstehung 351
- Suizidalität 893
- Suizidmortalität 894
- Symptomatik 353–356
- Therapie 357–367
- Toleranz 349, 351
- Trait-Modell 358
- Typologie 352
- Umweltbedingungen 357
- Veränderungsplan, Entscheidung, freiwillige 359
- Verlauf 367
- (Vor-)Besinnungsphase 358
- Wernicke-(Korsakow-)Enzephalopathie 321, 355
- Zwölf-Stufen-Programm 365
- Zyklothymie 491

Alkoholembryopathie, Intelligenzminderung 874
Alkoholentzug(ssyndrom) 351, 354
- Behandlung, ambulante 361
- Benzodiazepine 354
- Carbamazepin 354
- Delir 17, 326
- Differentialdiagnose 434
- EEG 68
- Halluzinationen, optische 17
- Motivationsarbeit 361
Alkoholikerpersönlichkeit, prädisponierende 357
Alkoholintoxikation
- akute 353–354
- Entgiftung 360–362
- Therapie 360
Alkoholismus s. Alkoholabhängigkeit
Alkoholkrankheit s. Alkoholabhängigkeit
Alkoholtoleranz
- Alkoholabhängigkeit 358
- Alter 921
allergische Reaktionen, Antidepressiva 535
Allgemeinkrankenhaus, Konsil-/Liaisondienste 1011–1012
Allokationsprobleme 998
Alltagsbewältigung, Gedächtnisleistungen 917
Alltagstest, Transsexualität 711
Alogie, Schizophrenie 419
Alopecia areata/mucinosa, Differentialdiagnose 862
L-alpha-acetylmethadol (LAAM), Drogenentzugstherapie 388
Alpha-Blockade, EEG 66
alphanumerisches System, offenes 40
Alpha-Wellen, EEG 66
Alprazolam 119–120
- Abhängigkeitspotential 397
- Agoraphobie 603
- Angststörungen, generalisierte 610
- Eliminationshalbwertszeit 122
- Panikstörungen 603
Alpträume 670, **688–689**
- Angststörungen 688
- Antidepressiva, trizyklische 689
- Belastungsstörungen, posttraumatische 745
- Borderline-Störungen 806
- Delir 322

Alpträume
- Konfrontation, imaginäre 689
- Pavor nocturnus 688
- Schlafstörungen 688
- Somnambulismus 688
ALS s. Lateralsklerose, amyotrophe
Altentagesklinik, psychiatrische Versorgung 225
Alter(n) 908
- affektive Störungen 911–912
- aktives 909
- Alkoholabhängigkeit 920–922
- Alkoholtoleranz 921
- Alzheimer-Demenz 276
- Angehörigenarbeit 932
- Angststörungen 913–914
- Anorgasmie 924
- Anpassungsstörungen 914
- Autofahren 935
- Betreuung 934
- Dedifferenzierung 915
- Defizit-Modelle 914–915
- Demenz 910, 919, 935
- Depression 911, 932
- Dermatozoenwahn 913
- Dyspareunie 924
- Einwilligungsvorbehalt 934
- endokrinologische Erkrankungen 926
- Entwicklung, demographische 908, 910
- Erektion 924
- ethische Aspekte 935–936
- Gedächtnisstörungen 915–917
- Gedächtnistraining 932–933
- Gehprobe 927
- Geschäftsfähigkeit 934
- Hirnleistung 917
- hirnorganische Veränderungen 916
- 5-Hydroxyindolessigsäure 911
- Hyper-/Hypothyreose 926
- Impotenz 924
- Inkontinenz 928
- kardiovaskuläre Erkrankungen 925–926
- kognitive Fähigkeiten 915
- Kompetenz-Modelle 914–915
- und Krankheiten 909–910
- Leistungsdiagnostik 90
- Libidoverlust 924
- MAO 911
- Medikamentenabhängigkeit 920–922
- Menschenwürde 934

Sachverzeichnis

Alter(n)
- Mobilitätsbeeinträchtigung 926–927
- Mobilitätstest 927
- Multimorbidität 925–929
- Neurotransmitter 911
- Noradrenalin 911
- Olfaktoriusmeningeom 925
- paranoid-halluzinatorisches Syndrom 913
- passives 909
- Pharmakodynamik/-kinetik 930–931
- Polypharmazie 929–931
- programmiertes 909
- psychische Entwicklung 165
- psychische Störungen 909–911
- Psychopharmaka 929, 931
- Psychosyndrome, organische 913
- Psychotherapie 931–932
- REM-Schlaf 917
- Schizophrenie 913
- Schlafstörungen 917–919
- Schmerzen 919–920
- Schmerzmittelabusus 919
- Sekundärängste 913
- Sensorikstörungen 926
- Serotonin 911
- Sexualität 924–925
- Sterben 936
- Sterblichkeit 936
- stochastisches 909
- Stürze 926–928
- Sucht 920–922
- Suizidalität 920, 922–923
- Tag-Nacht-Umkehr 919
- Tod 936
- Unterbringung 934–935
- Veränderungen, krankhafte 909
- Vergeßlichkeit 337
- Verhaltenstherapie 931–932
- Vigilanzminderung 925
- Wahnstörungen 913
- Weisheit 915
- zerebrovaskuläre Erkrankungen 925–926

Alters-Konzentrations-Test 90

Altgedächtnisstörungen **918**
- Amnesie 320
- Hypermnesie 918

Alzheimer's Disease and Related Disorders Association (ADRDA) 279

Alzheimer's Disease Assessment Scale 90

Alzheimer's Disease Diagnostic and Treatment Centers (ADDTC) 296

Alzheimer-Demenz **267–289**
- s.a. Demenz
- Abklärung, diagnostische 278
- ADAS 281
- ADDTC-Kriterien 296
- ADRDA-Kriterien 279
- affektive Störungen 267
- Aggressivität 287, **288**
- Agnosie 268
- Alltagssyndrom 268
- Alter 276
- Amantadin 286
- Amyloidablagerungen, Gefäßwände 275–276
- Amyloid-Plaques 270, 273
- Antidepressiva 287
- antiinflammatorische Substanzen 278
- Antiphlogistika, nichtsteroidale 286
- Apathie 268, 287, **288**
- Aphasie 268
- Apolipoprotein-E-Gen 270–271
- APP 269
- Apraxie 268
- Arthritis, rheumatoide 277–278
- Atrophie 283
- Beginn, schleichender 267
- Begleitsymptome 269
- Benzodiazepine 287
- Chromosomenmutationen 269
- Computertomographie, kraniale 282
- Defizite, kognitive, Therapie, nicht-medikamentöse 286–288
- Degeneration, neurofibrilläre 273
- L-Deprenyl 285–286
- Depression 287, **288**, 526
- Differentialdiagnose 307, 917
- Diskonnektionssyndrom, kortikokortikales 271–272
- Donepezil 285
- EEG/EKG 281
- Epidemiologie 276–278
- familiäre 270
- Frühphase 267
- GDS 281
- Gedächtnisstörungen 268
- Genetik 269–271
- Geschlechtsabhängigkeit 277
- Ginkgo-Präparate 284
- Glutamatmodulatoren 286
- Hachinski-Ischämie-Score 292
- Häufung, familiäre 277
- Halluzinationen 287
- ICD-10 278

Alzheimer-Demenz
- Indometacin 278
- Infarkte, kortikale 282
- Ischämie-Score 293
- Kaskaden-Theorie, umgekehrte 273, 275
- Kernspinresonanz-Spektroskopie 284
- Kernspintomographie 283
- kognitive Defizite 267
- Kreischen 288
- MAO-Hemmer 286–287
- Marker, histopathologische 272–276
- Marklagerveränderungen 282
- Memantin 285–286
- Mißtrauen **288**
- MMSE 281
- mnestische Störungen 267
- Nervenzellen, große, Schrumpfung 276
- Neurobiologie 271
- neurofibrilläre Degeneration 274
- Neuroleptika 287
- Neurone 276
- Neurotransmitter 276
- – Beeinflussung, medikamentöse 285
- Nicergolin 284
- nicht-kognitive Symptome 287–288
- NINCDS-Kriterien 279
- Nootropika 124, 284–285
- Östrogene 277
- paranoides Verhalten 287
- Parkinson-Krankheit 305
- Pathogenese 271
- Patientenratgeber 244
- PET 86, 283
- Piracetam 284
- Plaques, diffuse 273–274
- – kortikale 267
- – neuritische 273–274
- Polyneuropathie 280
- präsenile 269
- Präsenilin 1/2 270
- Prävalenz 267, 277
- Progression 269
- – gleichförmige 267
- – psychosoziale Aktivität 277
- Risikofaktoren, kardiovaskuläre 280
- Rivastigmin 285
- Röntgen-Thorax 281
- Rückzug, sozialer 267, **287**, 288
- Rufen 288
- Schädel-Hirn-Trauma 277
- Schulbildung 277
- Selegilin 285–286
- SIDAM-Interview 281

Alzheimer-Demenz
- Sinnesleistungen, primäre 280
- Sorgfalt, verminderte 267
- SPECT 85, 283
- Steroide 286
- Synapsenverlust 271–272
- Tacrin 285
- Tag-Nacht-Rhythmusstörungen 288
- tau-Protein 274
- Therapie, antiinflammatorische 286
- Untersuchung, internistische 280
- – – laborchemische 281–282
- – – neurologische 280
- – – neuropsychologische 281
- – – psychiatrische 280
- Veränderungen, immunologische 273, **276**
- Verhaltensstörungen 287
- Wach-Rhythmus 269
- Wandertrieb 287, **288**
- Zusatzdiagnostik, apparative 281

Amantadin, Alzheimer-Demenz 286

Ambivalenz 18
- Schizophrenie 411
- Suizidalität 898

AMDP-System 10, **22**, 24–25
- Befunderhebung 11
- Dilling-Minimalkatalog 23
- Interview, strukturiertes 54
- Interviewleitfäden 10, 24, 54

amenities, Qualitätsdimension 1004

Amenorrhö, Anorexia nervosa 719, 723

American Psychiatric Association s. APA

Amfetaminil, Tagesmüdigkeit 682

Amimie, Pick-Krankheit 299

Amine, biogene
- affektive Störungen 509
- Depression 521

γ-Aminobuttersäure s. GABA

Aminpräkursoren 96

Amitriptylin 97
- Angststörungen, generalisierte 610
- Belastungsstörungen, posttraumatische 755
- Depression 530–533
- Dosierung 101
- Insomnie 675
- Kleptomanie 860
- Metaboliten, aktive 99
- Nebenwirkungen 533

Sachverzeichnis

Amitriptylin
– Schlafstörungen 123
– Suizidalität 902
– Verkehrswarnhinweis 984
Amnesie 261, **319–321**, 918
– Alkoholabhängigkeit 316, 355
– Altgedächtnis 320
– anterograde 13, 320
– – Benzodiazepine 675
– Belastungsstörungen, posttraumatische 745
– Demenz, subkortikale 301
– – vaskuläre 291
– dissoziative Störungen **322**, 659–660
– Encephalomyelitis disseminata **321**
– Gliome 321
– Herpes-simplex-Enzephalitis 330
– Hirnerkrankungen 320
– Immediatgedächtnis 320
– Kraniopharyngeome 321
– Neugedächtnis 320
– Pavor nocturnus 689
– posttraumatische, Schädel-Hirn-Trauma 317
– psychogene 659
– Rausch, pathologischer 354
– retrograde 13, 320
– Schädel-Hirn-Trauma 320–321
– transiente, globale 320–321
– Ursachen, zerebrovaskuläre 320
Amobarbital, Barbituratentzug 400
Amphetamine 125, 375–377
– Abhängigkeitspotential 349, 394
– Depression 527
– Drogenscreening 74, 379
– Gebrauchsmuster 376
– Halbwertszeit 376
– Intoxikation 377
– Intoxikation 376–377
– Psychosen 465
– Schizophrenie 424
– Toleranz 349
– Wahrnehmungsstörungen 377
– Zwangsstörungen 628
Amygdala, Angststörungen 586
Amyloid(ablagerungen)
– Alzheimer-Demenz 270, 273, 275–276
– Virchow-Robin-Räume, perivaskuläre 275–276
Amyloidangiopathie
– s.a. Angiopathie
– zerebrale 295

Amyloid-Präkursor-Protein (APP)
– Alzheimer-Demenz 269
– Chromosom 21 273
Amyotrophie, distale, Neuroakanthozytose 304
Anabolika, Drogenabhängigkeit 378
Anästhesiezwischenfälle, Wernicke-Korsakow-Enzephalopathie 322
Analgesien, Borderline-Störungen 806
Analgetika(abhängigkeit) 395, 399
– s.a. Abhängigkeit(ssyndrom)
– Delir 328
– Polytoxikomanie 400
– Schmerzsymptomatik, Berücksichtigung 400
– Verkehrs- und Arbeitssicherheit 984
anal-sadistische Phase, Persönlichkeitsentwicklung 165–166
Anamnese 6
– s.a. Familienanamnese
– Dokumentation 22
– Paartherapie 185
Anerkennung, Familientherapie, systemische 190
Aneurysmablutungen, Amnesie 320
Anfälle
– epileptische s.a. Epilepsie
– – Amyloidangiopathie 295
– – durch Antidepressiva 535
– – Benzodiazepine 124
– – Demenz, vaskuläre, subkortikale 294
– – EKT 126
– – Neuroakanthozytose 304
– – Somnambulismus 690
– fokale
– – EEG 68
– – Enzephalopathie, hypertensive 332
– – Herpes-simplex-Enzephalitis 330
– – Hyponatriämie 333
– generalisierte
– – Enzephalopathie, hypertensive 332
– – Herpes-simplex-Enzephalitis 330
– – Hyponatriämie 333
– – Hypothyreose 333
– – kataplektische, Narkolepsie 680
– – komplex-partielle, Herpes-simplex-Enzephalitis 321

Anfälle
– vertebrobasiläre Insuffizienz 321
– zerebrale
– – Angststörungen 585, 596
– – Antidepressiva 102
– – Disäquilibriumsyndrom 333
– – HIV-Meningitis 330
– – Hyperglykämie 333
– – Hyperkalzämie 333
– – Hypoglykämie 333
– – durch Lithium 558
– – Lupus erythematodes 332
– – Meningitis, bakterielle 329
– – – tuberkulöse 329
– – – virale 330
– – Mykosen 331
– – Purpura, thrombotische, thrombozytopenische 332
– – Toxoplasmose 331
– – Zystizerkose 331
Angehörigenarbeit
– Alter 932
– Arzt-Patient-Beziehung 3
– Drogenabhängigkeit 386
– Gemeindepsychiatrie 224
– Schizophrenie 250, 449, 456
Angehörigengruppen 247–248
Angel Dust 378
Angina pectoris, Differentialdiagnose 913
Angiokeratoma corporis diffusum
– Demenz 314
– Multiple Sklerose 313
Angiomatose, bazilläre, HIV-Infektion 310
Angiopathie
– s.a. Amyloidangiopathie
– kongophile **295**
Angststörungen, Alter 913
Angst s. Angststörungen
Angst-Glück-Psychose 463
Angsthysterie/-neurose s. Angststörungen
Angstreduktion 201
– Erklärungsmodelle, lerntheoretische 147
Angst(störungen) 15–19, 68
Angststörungen **567–618**, 839
– s.a. Phobie
– 2-Faktoren-Theorie 751
– Ätiologie 583–595
– Agoraphobie 576, 598
– Alkoholabhängigkeit 352–353, **365**
– Alpträume 688
– Alter 571–572, 912–914

Angststörungen
– Amphetaminintoxikation 376–377
– Amygdala 586
– durch Antidepressiva 536
– Anxiolytikaüberdosierung 396
– Auslöser, situative 574–575, **576**
– Auswirkungen, soziale 573
– Autonomiekonflikte 590
– Basisbehandlung, psychotherapeutische 600
– Basisdiagnostik 597
– Beck-Angst-Inventar (BAI) 599
– Belastungsstörungen, posttraumatische 572, 744, 757
– Bewältigungsstrategien 579, 590, 757
– Bindungskonflikte 589
– biological preparedness 592, 594
– Bulimia nervosa 723
– Cannabisintoxikation 372
– Clinical Global Assessment (CGI) 599
– clinical management 600
– Clinician Rated Anxiety Scale (CRAS) 599
– Composite International Diagnostic Interview (CIDI) 598
– Creutzfeldt-Jakob-Krankheit 309
– Déjà vu 596
– Delir 322
– Depression 488–489, 493, 572, 582, **597**, 612
– – Alter 912
– Desensibilisierung, systematische 139, 147
– Diagnostik, klassifikatorische 598
– – therapierelevante 598–600
– Diagnostisches Interview für Psychische Störungen (DIPS) 598
– Differentialdiagnose 528, 595–600, 949
– dissoziative Störungen 660
– Drogenabhängigkeit 351, 380
– DSM-III 569
– DSM-IV 574
– Durchblutung, zerebrale 585
– endokrine 596
– episodische 574–575
– – paroxysmale 581
– Erwartungsangst 593

1027

Sachverzeichnis

Angststörungen
- Exposition, graduierte 148
- Flooding 148
- GABA 584
- GABA-Benzodiazepin-Rezeptor-Komplex 586
- Gefahr, intrapsychische, Verlagerung 589
- geistige Behinderung 873
- gemischte 582
- generalisierte 380, 570, **580–582**
- – Antidepressiva, trizyklische 610
- – Belastungsstörungen, posttraumatische 754
- – Benzodiazepine 121–122, 587, 610
- – Buspiron 611
- – Entspannungsverfahren 611
- – genetische Faktoren 585
- – ICD-10 583
- – kognitive Therapie 611
- – Kombinationsbehandlungen 613
- – Overprotection 144
- – Therapie 610–611
- – Verhaltenstherapie 611
- genetische Faktoren 584–585
- Geschlechtsverteilung 572
- Halluzinationen 596
- Halluzinogenintoxikation 373
- Hamilton Anxiety Scale 599
- Hilfs-Ich 590
- Hirndurchblutung, regionale 585
- Hirnstamm 586
- Hyperventilation 585
- Hypnotikaüberdosierung 396
- ICD-10 569, 574
- Ich-Struktur 589, 612
- Impotenz 924
- innerpsychische, sexuelle Funktionsstörungen 701
- Insomnie 673
- Intelligenzminderung 872
- Klassifikation 570
- Kokainintoxikation 377
- Kombinationsbehandlungen 612–613
- Kommunikationstraining 155
- Komorbidität 572–573
- komplexe 594
- Konditionierung, klassische 591, 594, 751
- – operante 594
- Kortex 586
- Krankheit 950
- Lebenszeitprävalenz 571

Angststörungen
- Lernen am Modell 592
- limbisches System 586
- Locus coeruleus 586
- Magersüchtige 730
- Makropsie 596
- Meßinstrumente zur Beurteilung 599
- metabolische 596
- Mikropsie 596
- Modellvorstellungen, biologische 584–588
- – – integrative 593–594
- – – lerntheoretische und kognitive 590–593
- – – psychodynamische 588–590
- Moderatormanuale 1011
- Motivationsförderung 601
- Neuroanatomie 585–587
- Neuroendokrinologie 587–588
- Neurophysiologie 585–587
- nicht-situationsgebundene 598
- Nikotinentzugssyndrom 368
- Noradrenalin 584
- Objektrepräsentanz 590
- Opioidentzugssyndrom 375
- organische Erkrankungen **336**
- – – Ausschluß 596–597
- Panikstörungen 598
- Partnerschaftskonflikte 590
- Partnertherapie 612
- Pathogenese 583–595
- Patientenaufklärung 600
- Patientenratgeber 242, **243**
- persistente 574–575
- Persönlichkeitsstörungen 572, 773
- – – ängstliche 802
- – – schizoide 821
- PET 585
- Phantasien, unbewußte 612
- Phencyclidin-Intoxikation 378
- Phobie, spezifische 608
- phobische 574
- Prävalenz 571
- primäre 570, 598
- Provokationstests 587
- psychiatrische Erkrankungen, Ausschluß 597
- Psychoedukation 251, 601
- Psychophysiologie 588
- Psychotherapie 611–612
- psychotrope Substanzen 597
- pulmonale 596

Angststörungen
- Punktprävalenz 571
- Rausch, schwerer 360
- Reiz, (un)konditionierter 591
- Reizüberflutung 589
- Risikofaktoren 571–572
- Schizophrenie 431
- Sedativaüberdosierung 396
- sekundäre 570
- Selbst- und Fremdbeurteilungsverfahren 26
- Selbsthilfemanuale 243, 246
- Selbstidentifizierung 243
- Selbst-Struktur 589
- Serotonin 584, 586
- sexuelle, Anorexia nervosa 723
- Signalangsttheorie 588
- Situationen, zwischenmenschliche 578
- somatoforme Störungen 572, 644
- Sorgen, übermäßige 598
- soziale 206, 578
- SSRI 586
- State-Trait-Angstinventar (STAI) 599
- Stimulus, unkonditioniertes 751
- Strukturiertes Interview zur Diagnose 598
- subklinische 582
- Substanzabhängigkeit 597, 612
- Suchterkrankung 572
- – Alter 921
- Suizidalität 589, 612, 891, 894
- Symptom Check List 599
- Symptomatik 574–575
- Temporallappenveränderungen 585
- Therapie 600–614
- – ambulante 612
- – Indikationen, differentielle 613
- – psychodynamische 611–612
- – Rahmenbedingungen 612–614
- Therapiesetting 612
- Tinnitus 953
- Traumata 588
- Trennungen 590
- Trichotillomanie 861–862
- Triebenergie, libidinöse, Stauung 588
- Triebimpuls 612
- Typisierung 574–575
- unangemessene 139
- unerwartete 598
- Verhaltensanalyse 599

Angststörungen
- Verlauf 573
- Vermeidung 591, 594, 598
- Verstärkung 591
- Verwirrtheitspsychose 464
- Vulnerabilitäts-Streß-Modell 594
- Warnsignal 588
- zerebrale 596
- Zwangsstörungen 572, 624, 627–628, **629–630**
- Zwei-Faktoren-Theorie 591–592

Anhedonie
- Depression 494
- Opioidentzugssyndrom 375
- Schizophrenie 412–413, 419

Anhörungsrechte 975

ANIS (Anorexia-nervosa-Inventar zur Selbstbeurteilung) 26

Anklagen, Familientherapie, systemische 190

Anlehnungsbedürfnis, Kindesalter 166

Annäherungsverhalten, Suchterkrankungen 361

Anonyme Alkoholiker 364

Anonyme Spieler 855

Anorexia nervosa 716, **718**
- s.a. Eßstörungen
- s.a. Magersucht
- Ätiologie und Pathogenese 721
- Amenorrhö 723
- Antidepressiva 729
- asketische 719
- biologische Faktoren 721
- bulimische 719
- Depression 489
- Differentialdiagnose 726
- DSM-IV 716–717
- Energieverbrauch, Reduktion 731
- Energiezufuhr, Erhöhung 731
- Eßattacken 719
- Gesamttherapieplan 732
- Gewichtsnormalisierung 729–730
- Gewichtsvertrag, kontingenter 731
- Gewichtszunahme, sinnvolle 730
- Hilfestellungen, externe 731
- ICD-10 716
- Kontrakt, selbstregulierender 731
- kontrollierte Gewichtszunahme 730
- Machtkampf, Vermeidung 731

Sachverzeichnis

Anorexia nervosa
- Nahrungsdeprivation 725
- Neuroleptika 729
- Neurotransmitter 725
- Parkinson-Krankheit 306
- Patientenratgeber 244
- Prävalenz 718
- psychogene 716
- Psychotherapie 727
- – störungsspezifische 206
- purging behavior 719
- Regression 723
- restriktive 723
- Sättigungswahrnehmung 722
- Sondenernährung 730
- Starvationsmodell 725
- Subtypen 719
- Sucht 723
- Symptomatik und Typisierung 719
- Therapie 729–732
- Untergewicht 728
- Verhaltenstherapie 732
- Verlauf 718
- Verstärker 731
- Zeitprojektion 730

Anorexia-nervosa-Inventar zur Selbstbeurteilung (ANIS) 26

Anorgasmie
- Alter 924
- Antidepressiva 535, 925
- Hysterektomie 924
- Neuroleptika 444, 925

Anosmie, Herpes-simplex-Enzephalitis 321

Anpassungsstörungen 763
- Abwehrmechanismen 767
- Alter 914
- Belastungsfaktoren 764
- – psychosoziale 768
- Belastungsstörungen 765, 768
- – posttraumatische 753, 768
- Bewältigungsstrategien 767–768
- chronische 765–766
- Depression 764–766
- Diagnose 767
- Differentialdiagnose 768
- DSM-IV 764
- Epidemiologie 764–766
- Erkrankungen, körperliche 767
- – körperliche 764
- Fahreignung 985
- ICD-10 764–765
- kognitive Therapie 769
- Konflikte, interpersonelle 766
- Krebserkrankung 767
- Krisenintervention 768

Anpassungsstörungen
- Lebensereignisse, belastende 764
- Partnertherapie 768
- Persönlichkeitsstörungen 766
- Prävalenz 764
- psychodynamische Therapie 769
- Psychotherapie 768
- Restkategorie 764, 768
- Risikofaktoren 769
- – Akkumulation 767
- soziales Umfeld 767
- Sozialverhaltensstörungen 765–766
- Spontanremission 769
- Stressoren 764, 766–767
- Subtypen 766
- Suizidalität 769
- Symptomatik und Typisierung 766
- Terminologie 764–766
- Therapie 768–769
- Trauerreaktion, abnorme 766
- Verlauf 764–766
- Verlustbewältigung 769

Anspannung, motorische, Angststörungen, generalisierte 581

Antiarrhythmika
- Delir 328
- Depression 527

Antiasthmatika
- Delir 328
- Intoxikation, Labordiagnostik 78

Antibiotika
- Delir 328
- Depression 527

anticholinerges Syndrom
- Antidepressiva 534–536
- Physostigmin 326

Anticholinergika
- Delir 326, 328
- Verkehrs- und Arbeitssicherheit 984

α_1-Antichymotrypsin, Alzheimer-Demenz 276

Anticravingsubstanzen, Alkoholabhängigkeit 366

Antidepressiva, tri-/tetrazyklische **96–103**, 729
- adrenerges/adrenolytisches Syndrom 534–536
- Alpträume 689
- Alzheimer-Demenz 287
- Angststörungen 536
- – generalisierte 610
- Anorexia nervosa 729
- Anorgasmie 925
- anticholinerges Syndrom 534–536

Antidepressiva
- antihistaminerges Syndrom 534–536
- antiserotoninerges Syndrom 534–536
- Anwendungsbereiche, spezifische 101–102
- Benommenheit 533–534
- Benzodiazepinentzugssyndrom 400
- Bewertungsskala, mittlere 984
- Brandverletzte 952
- Bulimia nervosa 734
- Chronic-fatigue-Syndrom 688
- Delir 328
- Depression 532
- – Alter 912
- – monopolare 111
- – postschizophrene 473
- – therapieresistente 545
- – unipolare 553
- Differentialdiagnose 532
- Dosierungen 101
- Dosierungsbreite 100
- down regulation 98
- Drogenentzugstherapie 387
- Dysthymie 545
- EEG-Wellen 69
- EKG-Veränderungen 73
- Entzugssyndrome 101
- Gewichtszunahme 535
- Historie 96
- Impotenz 925
- Insomnie 101, 675
- Intelligenzminderung 877
- Klassifikation 96
- Kleptomanie 860
- Kokainintoxikation 377
- Kontraindikationen 103
- Kontrolluntersuchungen 103
- Metaboliten, aktive 99
- Nebenwirkungen 102–103, 530–536, 602
- – kardiovaskuläre 536
- neuartige 96
- neurologische Nebeneffekte 535
- Nikotinabhängigkeit 369
- Noradrenalin-Wiederaufnahme 98
- Panikstörungen 601–602
- Pharmakokinetik 99–101
- Phobie, spezifische 608
- Plasmakonzentration 80
- REM-Schlaf-Verhaltensstörungen 692
- Rezeptoren, histaminerge 98
- schizodepressives Syndrom 473

Antidepressiva
- Schizophrenie 447, 449
- Schlafstörungen 123, 536
- Schmerzen 920
- Schwindel 533–534
- sedierende 97, 533–534
- – Depression 532
- – Drogenentzugstherapie 382
- serotoninerges Syndrom 534–536
- Serotonin-Wiederaufnahme 98
- sexuelle Funktionsstörungen 535
- somatoforme Störungen 654
- Stimulanzienintoxikation 377
- Suizidalität 536
- Verkehrs- und Arbeitssicherheit 984
- Wechselwirkungen 99–101
- Wirkmechanismen 97–99, 535
- Zwangsstörungen 628
- Zyklothymie 548

Antidiabetikavergiftung, Labordiagnostik 78

Antidiätgruppe, Bulimia nervosa 734

Antiepileptika **107–108**
- Intoxikation, Labordiagnostik 78
- Plasmakonzentration 80–82
- Schizophrenie 447

Antiglaukom-Medikamente, Depression 527

antihistaminerges Syndrom, Antidepressiva 534–536

Antihistaminika
- Delir 328
- Insomnie 675
- Schlafstörungen 123
- Verkehrs- und Arbeitssicherheit 984

Antihypertensiva
- Delir 328
- Depression 527–528

antiinflammatorische Substanzen, Alzheimer-Demenz 278

Antikonvulsiva
- affektive Störungen 560–561
- bipolare Störungen 560–561
- Delir 328
- Depression 527–528
- – unipolare 559
- Manie 548
- Verkehrs- und Arbeitssicherheit 984

1029

Sachverzeichnis

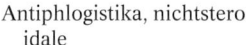

Antiphlogistika, nichtsteroidale
- Alzheimer-Demenz 286
- Delir 328

Antipsychotika
- s.a. Neuroleptika
- EEG-Wellen 69
- Goldstandard, Schizophrenie 446
- Wahnstörungen 462

Antipyretikavergiftung, Labordiagnostik 79

antiserotoninerges Syndrom, Antidepressiva 534–536

Antrieb(sstörungen) 11, 19, 786
- Alkoholentzugssyndrom 354
- Depression 495
- Fahreignung 985
- paranoid-halluzinatorisches Syndrom 919
- unheilbare/tödliche 925

Anxiolytika 119–124
- Historie 119
- Intoxikation 395
- Medikamentenabhängigkeit 394, **395–398**

Anxiolytikaentzug
- Entzugssyndrom 397
- Medikamentenabhängigkeit **396**

APA (American Psychiatric Association) 33, 53
- Klassifikationssysteme 34–36

Apathie 21
- Alzheimer-Demenz 268, 287, **288**
- Chorea Huntington 302
- Delir 322
- Hyperkalzämie 333
- Hyponatriämie 333
- Inhalanzienintoxikation 374
- mediofrontale Läsion 338
- Meningitis, tuberkulöse 329
- Multiple Sklerose 313
- Opioidintoxikation 375
- Schizophrenie 419
- Trypanosomiasis 312
- Vitamin-B_{12}-Mangel 315

Aphagie 721

Aphasie 301
- Alzheimer-Demenz 268
- Chorea Huntington 303
- Demenz, subkortikale 301
- Gyrus-angularis-Syndrom 292
- Herpes-simplex-Enzephalitis 321
- kortikobasale Degeneration 301
- Trypanosomiasis 312

Aphonie 20

Apnoe-Syndrom s. Schlafapnoe-Syndrom

Apolipoprotein E, Alzheimer-Demenz 276

Apolipoprotein-E-Gen
- Alzheimer-Demenz 270–271
- Arteriosklerose 271
- Demenzen, vaskuläre 271

Appetenzstörungen 20
- bei der Frau 699
- beim Mann 698, **699**

Appetitstörungen 20
- Creutzfeldt-Jakob-Krankheit 309
- Depression 494
- Differentialdiagnose 726
- Dysthymie 502
- Hyperphagie, psychogene 735
- schizoaffektive Störungen 471

Apraxie 301
- Alzheimer-Demenz 268
- Chorea Huntington 303
- Demenz, vaskuläre, subkortikale 294, 301
- konstruktive, Gyrus-angularis-Syndrom 292
- kortikobasale Degeneration 301
- Trypanosomiasis 312

Arbeitsbereich, komplementärer, Gemeindepsychiatrie 230

Arbeitsbündnis, Tiefenpsychologie 176

Arbeitsfähigkeit 960

Arbeitsgemeinschaften zur Förderung der Qualitätssicherung in der Medizin 1003

Arbeitslosigkeit, Borderline-Störungen 811

Arbeitsplätze für psychisch Kranke, Selbsthilfefirmen 230

Arbeitssicherheit, Medikamenteneinflüsse 984

Arbeitstherapie/-training
- Drogenabhängigkeit 384
- Kostenträger 231
- Rehabilitation 233

Arbeitsunfähigkeit 960, 986–987

Arbeitsweise, kasuistische 994

Area entorhinalis 428

Arousal
- Insomnie 672
- Somnambulismus 690

ARR (absolute Risikoreduktion) 1020

Arrhythmie
- Antidepressiva 102
- durch Lithium 558

Arsenvergiftung, Labordiagnostik 80

Artefakterzeugung, Störungen, artifizielle 884

arterielle Verschlußkrankheit, periphere
- Alter 926
- Alzheimer-Demenz 280
- Demenz, vaskuläre 289

Arteriitis temporalis, Demenz **296**

arteriovenöse Mißbildungen, neurofibrilläre Degeneration 274

Arthralgie, Toxoplasmose 331

Arthritis, rheumatoide, Alzheimer-Demenz 277–278

artifizielle Störungen 881–888
- Ätiologie und Pathogenese 884–886
- Artefakterzeugung 884
- Arzt-Patient-Beziehung 887
- Behandlungswandern 884
- Bewußtseinsveränderung 883
- Diagnose 886
- Differentialdiagnose 886
- Epidemiologie 883
- Gesamtverlauf 883
- Geschlechtsbeurteilung 883
- körperliche Erkrankung 886
- Komorbidität 885
- Konfrontationsarbeit 887
- Kriterien, diagnostische 882
- Persönlichkeitsstörungen 885
- Prävalenz 883
- Selbstmanipulation 882
- Selbstmutilation 884–885
- Symptomatik und Typisierung 884
- Terminologie 882–883
- Therapie 886–887
- Typisierung 884
- Verleugnung 883, 887
- Verstärkung 885

Arylsulfatase-A-Mangel 314

Arzt, Offenbarungsbefugnis, Fahrtauglichkeit 983

Arztbrief 3

Arzt-Patient-Beziehung 2
- Angehörigenkontakt 3
- Anorexia nervosa 731
- artifizielle Störungen 887

Arzt-Patient-Beziehung
- Behandlungs-/Fürsorgepflicht 963
- Belastungsstörungen, posttraumatische 755
- Gespräch 6
- Psychotherapie 212
- Schizophrenie 449
- Schweigepflicht 964–965
- therapeutische 2
- Vertraulichkeit 213

ASD (Acute Stress Disorder) 747

ASI (Addiction Severity Index) 26

Asperger-Syndrom, Differentialdiagnose 820

Assessments, geriatrische 915

Assimilation 200

Association of Sleep Disorders Centers (ASDC) 670

Assoziationen
- Interpretation 174
- Schizophrenie 406, 411, 422

Assoziationsgebiete, neokortikale 276

Assoziieren, freies, Psychoanalyse 174

Asterixis, Toxoplasmose 331

asthenische Störungen
- Depression 336
- organisch bedingte 336

Astrozytose, Creutzfeldt-Jakob-Krankheit 309

Ataraktika, Medikamentenabhängigkeit 394

Ataxie
- Alkoholabhängigkeit 355
- Alkoholentzugssyndrom 354
- Barbituratentzug 400
- Barbituratüberdosierung 396
- Benzodiazepinüberdosierung 396
- Creutzfeldt-Jakob-Krankheit 308–309
- HIV-Infektion 309
- Phencyclidin-Intoxikation 378
- Rausch, schwerer 360
- Vitamin-B_{12}-Mangel 315
- Wernicke-Enzephalopathie 355
- zerebelläre, Vitamin-E-Mangel 317

Atemregulationsstörungen 20
- nächtliche, Benzodiazepine 675

Atemstillstand, Nikotinintoxikation 368

Sachverzeichnis

Atemübungen
– Belastungsstörungen, posttraumatische 758
– Persönlichkeitsstörungen, schizoide 822
ATL (Aktivitäten des täglichen Lebens) 915
Atmosphäre, angstfreie, Psychotherapie 178
Atropin, Abhängigkeitspotential 394
Attenuationsmodell, Persönlichkeitsstörungen 774
Attest 959
Attraktoren 201
Attribution(en)
– Depression 519–520
– – melancholische 499
– kognitive Therapie 144
– Veränderung 158
Auffassungsstörungen **918**
Aufgaben, Nichtverarbeitung, Sucht im Alter 921
Aufgabenkreise, Betreuer 980
Aufklärung 995–996
– Praxis, klinische 997
Aufmerksamkeits-Belastungs-Test 89
Aufmerksamkeitsfokussierung, Schematheorie 200
Aufmerksamkeit(sleistung) 11, 833
– Untersuchung 89
Aufmerksamkeitsstörungen 13–14
– AIDS 951
– Alkoholintoxikation 354
– Medikamentenmißbrauch 395
– Persönlichkeitsstörungen, dissoziale 817
– Schizophrenie 419
– somatoforme Störungen 652
Aufnahme, fürsorgliche, psychiatrische Klinik 978
Aufnahmebogen, Basisdokumentation 23
Aufnahmediagnose 57
Aufopferungsbereitschaft, affektive Störungen 517
Aufwachhalluzinationen 334
– s.a. Halluzinationen
Augenbewegungen, schmerzhafte, Virusmeningitis 330
Augenmuskelstörungen, Wernicke-Enzephalopathie 355
Aura
– continua, EEG 68
– Somnambulismus 690
Ausdrucksbewegungen, Schizophrenie 412

Ausdrucksfähigkeit, mangelhafte, Persönlichkeitsstörungen, ängstliche 801
Ausformung s. Shaping
Ausgangsdelikt, Sozialprognose 972
Ausschlußdiagnose 56
Außenwohngruppen 229
Auswertungsprogramme, computerisierte 47
Auszeit s. Time out
Autismus
– Differentialdiagnose 434
– frühkindlicher, Intelligenzminderung 871
– Schizophrenie 411
Autofahren s. Fahreignung/-tauglichkeit
Autofahrphobie 579
– s.a. Phobien
Autogenes Training 196
– Bulimia nervosa 732
– dissoziative Störungen 664
– Insomnie 676
– Nikotinabhängigkeit 369
– Persönlichkeitsstörungen, anankastische 827
– Tinnitus 953
autohypnoide Verfahren, Nikotinabhängigkeit 369
Autoimmunerkrankungen, Differentialdiagnose 265, 434
Automatisierung, Verhaltensmuster 201
autonome Funktionsstörung, somatoforme 642, 659
Autonomie-Abhängigkeits-Konflikt 169
– Kindesalter 166
– Persönlichkeitsstörungen, anankastische 826
Autonomie(konflikte) 997
– Angststörungen 589–590
– Bestrebungen 173
– intrapsychische 169
– Persönlichkeitsstörungen, anankastische 827
– – dissoziale 817
– Zwangsstörungen 623
AV-Block
– durch Antidepressiva 536
– durch Lithium 558
Aversionsverfahren
– Alkoholabhängigkeit 363
– Depression 519
NAzetyl-α-Glukosaminidase-Mangel 314

B

Babinski-Reflex
– Hyponatriämie 333
– Normaldruckhydrozephalus 318
Baclofen, Depression 527
BADO (Minimalkatalog für eine Basisdokumentation) 1009
– Qualitätsscreening 1010
Bagatellerkrankungen, Panikstörungen 592
Bahn(en)
– dopaminerge 112
– mesofrontokortikale 423
– mesohippokampale 423
– mesokortikale 113
– mesolimbische 113
– nigrostriatale 113
– tuberoinfundibuläre 113
Baldrian, Insomnie 675
Barbituratabhängigkeit 349, 394–395, **396**
– Drogenscreening 74, 379
– Schmerzen 398
– Toleranz 398
Barbiturate
– Demenz 316
– Depression 527
– Enzyminduktion 100
– Historie 119
– Insomnie 675
– Intoxikation 396
– Kokainintoxikation 377
– Stimulanzienintoxikation 377
– Toleranz 349, 398, 921
– Verkehrs- und Arbeitssicherheit 984
Barbituratentzug(ssyndrom) 397
– Amobarbital 400
– Differentialdiagnose 434
– Phenobarbital 400
Barbituratkater 396
Barrett Impulsiveness Scale (BIS) 26
Basilaristhrombose, Amnesie 320
Basisdokumentation
– s.a. Dokumentation
– Aufnahmebogen 23
– Dilling-Minimalkatalog 23
– Entlassungsbogen 23
– psychiatrisch-psychotherapeutische Behandlung 1009–1010
– Qualitätsmanagement 1009
– Qualitätszirkel 1008
Bassen-Kornzweig-Erkrankung, Differentialdiagnose 304

Bauchhautreflexe, Vitamin-B_{12}-Mangel 316
BDI (Beck-Depressions-Inventar) 26
Beamten, Dienstfähigkeit 988–989
Bech-Rafaelsen-Manie-Skala (BRMAS) 26
Bech-Rafaelsen-Melancholie-Skala (BRMS) 26
Beck-Angst-Inventar (BAI), Angststörungen 599
Beck-Depressions-Inventar (BDI) 26
– Depression 525
Beck-Therapie, kognitive 157
Bedingungsanalyse, Persönlichkeitsstörungen 792
Bedingungsgefüge, funktionales, Verhaltensanalyse 143
Bedürfnisabwehr, Persönlichkeitsstörungen 781
Bedürfnisse, Äußerungen 338
Beeinflussungsgedanken, Schizophrenie 437
Beeinträchtigungswahn 16
Befehlsautomatismus 19
– Schizophrenie, katatone 418
Befindlichkeit, Selbstbeurteilungsverfahren 25
Befindlichkeitsskala (Bf-S) 25
Befürchtungen, Entkatastrophisierung 158
Befundbericht 959
Befunddokumentation 22
– s.a. Dokumentation
Befund(erhebung) 6–8
– s.a. psychopathologischer Befund
– s. somatischer Befund
– AMDP-System 11–12
– Instrumente 21
– Interviewleitfäden 10
– Merkmalsbereiche 21
– objektivierbarer 967
– psychopathologische 8, 22
– psychotherapeutische 2
– rechtserhebliche, Sachverhalt 962
– soziodemographische Angaben 6
Begriffe, verlaufsrelevante 58–59
Begriffszerfall, Schizophrenie 412
Begutachtung
– s.a. Gutachten
– Fahreignung 985
– Schuldfähigkeit, psychiatrische Voraussetzung 969

1031

Sachverzeichnis

Behandlungsauftrag 963
Behandlung(skonzept)
- Ablehnung 20
- individuelles, Psychotherapie 199
- Klassifikationssysteme, psychiatrische 51
- Krankenversicherung, gesetzliche 986
- medizinisches, Qualitätsmängel 964
- Planung 10–12
- praktisches, psychische Erkrankungen 998
- sozialpsychologisches 141
- störungsspezifisches, Maßregelbehandlungen 973
- Verhaltenstherapie 141
Behandlungspflicht 963
- Arzt-Patient-Verhältnis 963
Behandlungsunterlagen, Einsicht 967
Behandlungswandern
- artifizielle Störungen 884
- Münchhausen-Syndrom 884
behavior modification 136
behavior therapy s. Verhaltenstherapie
behavioral medicine 943
behavioral rehearsal, Schizophrenie 451
Behindertenwerkstatt **231**, 234
Behinderungsgrad (GdB) 989
Beine, Schweregefühl 20
Belastungen, lebensgeschichtliche, somatoforme Störungen 647–648
Belastungserprobung, Rehabilitation 233
Belastungsreaktionen
- Erwerbsunfähigkeit 987
- Sozialrecht 986
Belastungsstörungen
- Anpassungsstörungen 765, 768
- Fahreignung 985
- Grundversorgung, psychosomatische 1010
- Konsiliardienst, psychosomatischer 944
- Physiologie 750
- posttraumatische 741–762
– – ACTH 749
– – Aggressivität 751
– – Alkoholabusus 745
– – Alpträume 745
– – Analgesie 750
– – Angstbewältigungstraining 757

Belastungsstörungen
– – Angststörungen 572, 744
– – – generalisierte 754
– – Anpassungsstörungen 768
– – Arzt-Patient-Interaktion 755
– – Atemtechnik 758
– – Auslöser, umschriebener 748
– – Bedeutung für den Patienten 757
– – belastendes Ereignis 743
– – Biochemie 749
– – Borderline-Störungen 754, 808
– – Coping 759
– – Critical Incident Stress Debriefing (CISD) 756
– – Depression 754
– – Differentialdiagnose 753–754
– – dissoziative Störungen 662, 745, 754
– – Drogenabusus 753
– – DSM-IV 743–744, 746
– – Entspannungstraining 756
– – Epidemiologie und Verlauf 743–744
– – Erinnerungen 745
– – Exposition 756–759
– – Faktoren, genetische 749
– – Gruppentherapie 756
– – Hausaufgaben 758
– – Hilflosigkeit 744
– – – gelernte 750
– – Hippocampusvolumen 750
– – Hirnverletzung 754
– – Hyperarousals 749
– – Hypokortisolismus 749
– – Hypothalamus-Hypophysen-Nebennierenrinden-Achse 749
– – ICD-10 743–744, 747
– – Ich, Reizschutz 751
– – Informationsblatt 758
– – integratives Therapiemodell 756
– – kognitive Reaktionen 744
– – kognitive Therapie 756–759
– – komplexe 747
– – Kontrollverlust 744
– – Konzentrationslager 742
– – Kortisol 749
– – Krankheitsmodell 758
– – Krisenintervention 756
– – Kriterien, diagnostische 744
– – Lernen, instrumentelles 752
– – Modelle, biologische 749

Belastungsstörungen
– – Morphologie 750
– – Muskelrelaxation, progressive 758
– – Nervensystem, sympathisches 750
– – Neurobiologie 749
– – NMDA-Rezeptoren 749
– – Opioidsystem 749
– – Panikstörungen 754
– – Persönlichkeitsstörungen 748, 752–753
– – – histrionische 830
– – Phobien 751
– – Placeboresponse 755
– – Prävalenz 743
– – Psychodynamik 751
– – psychodynamische Therapie 757
– – Psychological Debriefing (PD) 756
– – Psychopharmakotherapie 754–755
– – Psychosen 743
– – psychosoziale Aspekte 751–753
– – Psychotherapie 755
– – Rahmenbedingungen 756
– – Regression 751
– – Risikofaktoren/-gruppen 743, 752–753
– – Schlafstörungen 745, 750
– – Schmerzen 753
– – Selbst- und Fremdbeurteilungsverfahren 26, 754
– – Selbstkonzept 757
– – serotoninerges System 749
– – Somatisierung 748
– – Streßbewältigungstraining 756
– – streßinduzierte 744, 747, 750
– – Symptomatik 744–747
– – Tagebuch 758
– – Terminologie 742–743
– – Therapie 758
– – Transmitter 749
– – Trauma 751, 757–758
– – Typisierungen 747–748
– – Übertragung 757
– – Verhaltenstherapie 756–759
– – Vermeidung 757
– – Wahrnehmungsstörungen 745
- Suizidalität 895
Belohnung
- Abhängigkeit 787
- Lernen 348–349
- Neuronen, Aktivierung 349

Belohnung
- Paartherapie 184
- Suchterkrankungen 348
Beneficence 997
Benommenheit 12
- Agoraphobie 577
- Alkoholintoxikation 354
- Angststörungen, generalisierte 583
- Antidepressiva 533
- Nikotinintoxikation 368
Benperidol 112
- Dosierung 115
- Schizophrenie 441
Benton-Test 89
Benzamide 112
- Schizophrenie 441, 446
Benzodiazepinabhängigkeit 395, **396**, 397–398
- Carbamazepin 400
- Differentialdiagnose 597
- Entgiftung 399
- somatoforme Störungen 654
- Substitutionsbehandlung 400
Benzodiazepinantagonisten 121
Benzodiazepine
- Abhängigkeitspotential 122–123, 394, 397
- Agoraphobie 602–603
- Alkoholabhängigkeit 361
- Alkoholentzugssyndrom 354
- Alzheimer-Demenz 287
- Amnesie, anterograde 675
- Angststörungen, generalisierte 121–122, 587, 610
- Anwendungsbereiche 121–123
- Atemregulationsstörungen, nächtliche 675
- Delirium tremens 354
- Demenz 316
- Depression 527–528
- Dosen, supratherapeutische 399
- Drogenentzugstherapie 382–383
- Drogenscreening 74, 379
- EEG-Wellen 69
- Eliminationshalbwertszeiten 122
- Entzugssymptome 123
- Halbwertszeit 674
- hangover 121, 396, 674
- Historie 119
- Insomnie 674
- Intoxikation 123
- Klassifikation 119–120
- Kumulationsrisiko 674
- low-dose dependency 397
- und Methadon 392

1032

Sachverzeichnis

Benzodiazepine
- Nebenwirkungen **123–124**, 674–675
- Nikotinabhängigkeit 369
- Omegarezeptoren 121
- Panikstörungen 121–122, 602–603
- Pharmakokinetik 121
- Phobie, soziale 606
- – spezifische 608
- Schizophrenie 447
- Schlafapnoe 675
- Schlafstörungen 122
- Schlafstruktur, physiologische 674
- Strukturen 120
- Toxizität 123
- Verkehrs- und Arbeitssicherheit 984
- vertebrobasiläre Insuffizienz 321
- Wechselwirkungen 121
- Wirkmechanismen 120–121

Benzodiazepinentzug(ssyndrom) 396
- Antidepressiva 400
- Beta-Rezeptorenblocker 400
- Clonidin 400
- Delir 326
- Differentialdiagnose 434, 495
- EEG 68
- kognitive Therapie 400
- Opioide 400
- Psychotherapie 400
- Reboundphänomen 397

Benzodiazepinrezeptoren 120–121
Beobachtung 158
- diagnostischer Prozeß 43
- Transsexualität 711
- Verhaltensanalyse 145

Beratungsaufgaben, psychiatrische Versorgung 226
Berentung, Depression, Alter 912
Berufsförderungswerke, Rehabilitation 234
Berufsschulpflicht, Ende 975
Berufsunfähigkeit 987
- Gutachten 962
- Rentenversicherung, gesetzliche 987
Berufung, religiöse, Schizophrenie 414
Beschäftigungstherapie
- psychisch Kranke 231
- Rehabilitation 233
Beschaffungskriminalität, Drogenabhängige 356
Beschwerden, Selbstbeurteilungsverfahren 25
Beschwerden-Liste 25

Beschwichtigung, Familientherapie, systemische 190
Besessenheitszustände, dissoziative s. dissoziative Störungen
Bestrafung
- Depression, Alter 912
- Paartherapie 184
- Persönlichkeitsstörungen, anankastische 827
- Verhaltenstherapie 149
Beta-Rezeptorenblocker
- affektive Störungen 510
- Benzodiazepinentzugssyndrom 400
- Kokainintoxikation 377
- Panikstörungen 603
- Phobie, soziale 606
- – spezifische 608
- Stimulanzienintoxikation 377
Beta-Wellen, EEG 66
Betelnüsse, Drogenabhängigkeit 378
Betreuer
- Aufgabenkreise 980
- Bestellung 980
- Unterbringung 981–983
Betreuung
- ärztliches Gutachten/Zeugnis 981
- Alter 934
- Angelegenheiten, eigene, Besorgung, Unfähigkeit 980
- Anordnung, einstweilige 982
- Beurteilung, medizinische 981
- Eingriffe, schwerwiegende 981
- Einwilligungsvorbehalt 980
- Geschäftsfähigkeit 980
- Heilbehandlung 979, 981
- medizinischer Befund 979–980
- Notstand, rechtfertigender 981
- psychische Krankheiten 979
- Rechtsbegriffe 979
- Schweigepflicht 981
- Sterilisation 981
- subsidiäre 980
- Tatbestand 979
- Transsexualität 711
- Vormundschaftsgericht 981
Betreuungsgesetz (BtG) 933, 976, 979–983
- Intelligenzminderung 878
- Sachverständigengutachten 981

Betreuungsgesetz (BtG)
- Unterbringung 976, 978
- Zeugnis, ärztliches 981
- Ziele 979
Betreuungsrecht 960
- Gutachten 962
Beurteilung(sverfahren)
- Cut-off-Werte 25
- diagnostische 10
- differentialdiagnostische 6
- Ergebnis, medizinisches 962
- Forschung, klinische 21
- Gutachten 962–963
- klinische 21
- medizinische, Betreuung 981
Bevölkerungsbäume, demographische 908
Bewältigungsstrategien
- Alkoholabhängigkeit 365
- Angststörungen 590
- Anpassungsstörungen 768
- infantile, Konfliktlösung 171
- Persönlichkeitsstörungen 788
- – abhängige 797
- Psychotherapie 200, 202
- Schizophrenie 454
- Schwierigkeiten 202
Bewegungen, unwillkürliche, abnorme, Schizophrenie 417
Bewegungsfreiheit, neugewonnene, Kindesalter 166
Bewegungsstereotypien, Schizophrenie 416
Bewegungsstörungen
- dissoziative 659, **661**
- – s.a. dissoziative Störungen
Beweisfragen, Gutachten 963
Bewertung
- alternative, Situation 158
- Evidence-based Medicine 1017
- katastrophisierende, Versprecher 157
- negative, Phobie, soziale 578
Bewußtlosigkeit s. Bewußtseinsstörungen
Bewußtsein 11
- dissoziative Störungen 662
- Einengung 12
- erweitertes 12
- – Förderung 201
- Verminderung/Verschiebung 12

Bewußtseinsstörungen 12
- Alkoholintoxikation 354
- artifizielle Störungen 883
- Belastungsstörungen, posttraumatische 748
- Delir 322
- EEG 68
- durch Lithium 558
- Meningitis, virale 330
- psychogene, Schwankungen 20
- qualitative/quantitative 12
- Rausch, schwerer 360
- Reizbarkeit, intermittierend auftretende 663
- Subarachnoidalblutung 332
- tiefgreifende 970
- – Strafrecht 970
- Wernicke-Enzephalopathie 355
Bewußtseinstrübung s. Bewußtseinsstörungen
Beziehungen
- Familientherapie, psychoanalytische 189
- Klassifikationssysteme, psychiatrische 51
Beziehungsabbruch, Borderline-Störungen 812
Beziehungsangst, sexuelle Funktionsstörungen 701
Beziehungsarbeit, Psychotherapie 200, 203–204
Beziehungsaufnahme, Gespräch 6
Beziehungsideen/-störungen
- Fokalpsychotherapie 176
- Halluzinogenintoxikation 373
- Suizidalität 896
- Übertragung 175
Beziehungswahn 16
- sensitiver 459
Bezugspersonen, frühere, Übertragung 175
Bf-S (Befindlichkeitsskala) 25
Bibliotherapie, Nikotinabhängigkeit 369
Biegel-Murphy-Manie-Skala (BMMS) 26
Biegsamkeit, wächserne 19
- Schizophrenie, katatone 418
Bilanz-Suizid 892
Bilderleben, katathymes 196
Bindungskonflikte/-verlust
- Angststörungen 589
- Depression 518
Binge Eating Disorder BED)
- s. Heißhungerattacken
- s. Hyperphagie, psychogene

1033

Sachverzeichnis

Binswanger-Enzephalo-
pathie 294
- Demenz 298
Bioethics Convention 934
Biofeedback
- Harninkontinenz 929
- somatoforme Störungen
  652
- Tinnitus 953
Biographie 8–9
Biographisches Persönlich-
keits-Interview 91
biological preparedness,
Angststörungen 592, 594
bio-psycho-soziale Modelle
- integrative, Depression
  520–524
- Verhaltenstherapie 141
Biotin-Mangel, Labordia-
gnostik 77
bipolare Störungen 484
- affektive s. affektive
  Störungen, bipolare
- Antikonvulsiva 560–561
- Differentialdiagnose 663
- Drogenabhängigkeit 380
- Faktoren, genetische 508
- Geschlechtsverteilung
  490
- Klassifikation 486
- Lebenszeitrisiko 490
- Lithium 560
- Paartherapie 187
- Psychotherapie 561
- Rezidivprophylaxe 560
- Therapie 551
BIS (Barrett Impulsiveness
Scale) 26
Bizarrheit 19
Bleiintoxikation
- Intelligenzminderung
  875
- Labordiagnostik 79
Blessed-Roth Dementia
Scale 26
Blickkontakt, Schizophrenie
412
Blicklähmungen, konju-
gierte, Wernicke-Enzephalopa-
thie 355
Blockierungen, Familienthe-
rapie, systemische 190
Bluterkrankungen, artifizi-
elle 885
Blutfluß, zerebraler, SPECT
85
Blutungsneigung, Labordia-
gnostik 78
BMI-Werte, Adipositas 720
BMMS (Biegel-Murphy-
Manie-Skala) 26
Bombesin, Hungerregulation
721
bonvivant 831

Borderline Syndrome Index
(BSI), Persönlichkeits-
störungen 779
Borderline-Persönlichkeits-
Inventar (BPI),
Persönlichkeitsstörungen
779
Borderline-Persönlichkeits-
störungen 168, 804–814,
883
- s.a. Persönlichkeits-
  störungen
- Ätiologie 807
- Affektregulation 806
- Aktivierung, erinnernde
  808
- Auslöser, Generalisierung
  809
- Behandlungsphasen
  812–814
- Belastungsstörungen,
  posttraumatische 754, 808
- Clonidin 794
- Diagnostik 805
- Differentialdiagnose 663,
  806
- Dissoziation 809–810
- dissoziative Störungen
  662, 778
- DSM-III 805
- dysfunktionale Verhal-
  tensmuster, Bearbeitung
  811
- Emotion, Exposition 812
- – Wahrnehmung 808
- flashbacks 808
- freezing 809–810
- Frustrationstoleranz 810
- Generalisierung 808
- Gestalttherapie 811–812
- Glücksspiel, pathologi-
  sches 854
- Grundannahmen 806
- Habituation 808
- Hilfsobjekt 807
- Hyperaktivität 794
- Hypnotherapie 811–812
- Identifizierung, projektive
  807
- International Personality
  Disorder Examination
  (IPDE) 805
- körperlicher Mißbrauch
  807
- Körpertherapie 811–812
- Komorbidität 806
- Konditionierung, klassi-
  sche 808
- Kontingenzmanagement
  812
- limbisches System, Hyper-
  sensivierung 809
- Lithium 793
- Löschung 808
- MAO-Hemmer 794

*Borderline-Persönlichkeits-
störungen*
- Modell, neuro-beha-
  viorales 809
- Moderatormanuale 1011
- Mutter-Kind-Beziehung
  807
- Nähe-Distanz-Regulation
  810
- Naltrexon 793
- narzißtische 174
- Negation 808
- Neuroleptika 794
- Pathogenese 807
- Präferenzen, innere 805
- Prävalenz 806
- Problemlösen 812
- psychosoziale Kompe-
  tenzen 810–811
- Psychotherapie 211
- – kognitive-behaviorale
  785
- Regression 809
- Reize, Exposition 809
- – konditionierte 808
- Schizophrenie 805
- Schlafstörungen 692
- Schuldzuweisung 809
- Selbstverletzungen 810
- Sensitivierung 809
- sexueller Mißbrauch 807
- skills 810
- soziales Umfeld 811, 813
- Sozialarbeiter 812
- Spannungstoleranz 810
- Suizidalität 806, 898
- Supervisionsgruppe 812
- Telefonberatung 812
- therapeutische Beziehung
  810
- Therapiestudien 813
- Traumata, real erlittene
  807
- Übererregbarkeit 808
- Übertragung 807
- Verhalten(smuster),
  selbstschädigendes 199
- – typisches 806
- Verhaltenstherapie 810
- Wochenprotokoll 813
Borreliose s. Neuroborre-
liose
bouffée delirante s.
Heißhungerattacken
Boxer-Demenz **318**
- Differentialdiagnose
  265
- neurofibrilläre Degenera-
  tion 274
BPRS (Brief Psychiatric
Rating Scale) 24
- Interviewleitfäden 24
Bradykinesie
- Alzheimer-Demenz 268
- Parkinson-Krankheit 304

Bradyphrenie, Parkinson-
Krankheit 305
Brain-Mapping 66
Brainstorming, Problemlöse-
training 154
Brand(intensiv)station 952
- Konsiliarpsychiatrie 952
Brandstiftung, pathologische
848, 851, 857–858, **859**
- kommunikative 858
Brandverletzte
- Antidepressiva,
  trizyklische 952
- Delir 952
- Haloperidol 952
- Neuroleptika, nieder-
  potente 952
- SSRI 952
Brief Cognitive Rating Scale
(BCRS) 90
Brief Psychiatric Rating
Scale (BPRS) 24
Briquet-Syndrom 642
BRMAS (Bech-Rafaelsen-
Mania-Skala) 26
BRMS (Bech-Rafaelsen-
Melancholie-Skala) 26
Bromazepam, Eliminations-
halbwertszeit 122
Bromharnstoffderivate,
Abhängigkeitspotential
394
Bromide, Historie 119
Bromocriptin
- Parkinson-Krankheit 307
- Restless-legs-Syndrom 687
Bromperidol 112
- Dosierung 115
- Schizophrenie 441
Brotizolam
- Eliminationshalbwertszeit
  122
- Halbwertszeit 674
Bruxismus 691
Bürgerhelfer, Gemeinde-
psychiatrie 224
Bulimia nervosa 716,
718–721, 734
- s.a. Eßstörungen
- Antidepressiva 734
- Antidiätgruppe 734
- Autogenes Training 732
- biologische Faktoren 721
- Depression 489
- Differentialdiagnose 726
- Eigeninitiative, Aktivie-
  rung 734
- emotionaler Ausdruck,
  Training 733
- Entspannungstechniken
  732
- Erbrechen 725
- Ernährungsberatung
  733–734
- Ernährungstagebuch 733

Sachverzeichnis

Bulimia nervosa
– Heißhungerattacken 719
– Informationsvermittlung 733
– interpersonelle Therapie 733
– Kleptomanie 859–860
– komplexere 732
– MAO-Hemmer, reversible 729
– Maßnahmen, gegenregulierende 720
– Muskelentspannung, progressive 733
– Neurotransmitter 725
– Partnertherapie 733
– Patientenratgeber 244
– Prävalenz 718
– Psychotherapie 727
– Sättigungswahrnehmung 722
– soziale Kompetenz, Training 733
– soziales Umfeld 733
– Sucht 723
– Tanztherapie 732
– Therapie 728, 732–733, **734**
– Trichotillomanie 861
– Verantwortung 734
– Verhaltenstherapie 733
– Verlauf 718
– Wahrnehmungstraining 732
Bundesbeamtengesetz 988–989
Bundessozialhilfegesetz, Intelligenzminderung 878
Bundesverband Psychiatrie-Erfahrener 224
Buprenorphin 393
– Drogenentzugstherapie 383, 387–393
– Opiatentzugstherapie 393
Buspiron 96
– Alkoholabhängigkeit 366
– Angststörungen, generalisierte 611
– Depression 532
– Panikstörungen 603
Butyrophenone 112
– Delirium tremens 354
– Schizophrenie 441
– Verwirrtheit 946

C

CADASIL (Cerebral Autosomal Dominant Arteriopathy with Subcortical Infarcts and Leukencephalopathy) **295**, 337
CAGE Questionnaire 26
Calciumacetylhomotaurinat s. Acamprosat
CAM (Confusion Assessment Method), Delir 325
Camberwell Family Interview (CFI) 191
Candida-Infektionen, HIV-Infektion 310
Cannabinoide s. Cannabis(abhängigkeit)
Cannabinoidrezeptoren 371
Cannabis(abhängigkeit) 349, **371**, 372
– Depression 527
– Drogenscreening 74, 379
– Entzug 372
– Intoxikation 372
– Toleranz 349
– Wahrnehmungsstörungen 372
Capgras-Syndrom 336, **460**
Carbamazepin 107, **108–109**
– ADH-Rezeptoren 109
– affektive Störungen 108, 111, 242
– Alkoholentzugssyndrom 354
– artifizielle Störungen 887
– Autoinduktion 109
– Benzodiazepinabhängigkeit 400
– Bioverfügbarkeit 108
– Clusterkopfschmerz 109
– Depression, unipolare 559
– Dysarthrie, paroxysmale 109
– EEG-Wellen 69
– EKG-Veränderungen 73
– Enzyminduktion 100
– Epilepsie 108–109
– Gilles-de-la-Tourette-Syndrom 109
– Hormonclearance 108
– Kalziumflux 108
– Kopfschmerzen, posttraumatische 109
– Manie 548
– Migräne 109
– Nebenwirkungen 106, 109
– Neuropathie 109
– Plasmakonzentration 80, 109
– Psychosen, schizomanische 472
– Restless-legs-Syndrom 687
– Schizophrenie 447, 449
– Schmerzen, paroxysmale 109
– Singultus, persistierender 109
– Teratogenität 110
– Tics 109
– Trigeminusneuralgie 109
– Vergiftung, Labordiagnostik 78

Carbamazepin
– Zyklothymie 548
Carbaminsäurederivate, Abhängigkeitspotential 394
Carbohydrate-deficient transferrin (CDT), Alkoholabhängigkeit 352
case management, sozialpsychiatrische Dienste 226
CATEGO-Algorithmus 46–47
– Schizophrenie 406, 408, 433
Category Test, Halstead-Reitan-Testbatterie, Schizophrenie 416
CBT s. Verhaltenstherapie, kognitive
CDC-Klassifikation, HIV-Infektion 310
CDR (Clinical Dementia Rating), Demenz 262, **264**
Centre for Evidence-based Medicine 1019
Cerebral Autosomal Dominant Arteriopathy with Subcortical Infarcts and Leukencephalopathy s. CADASIL
CFS s. Chronic-fatigue-Syndrom
Chaining, Verhaltenstherapie 150
Charles-Bonnet-Syndrom 334
Checklisten
– Diagnose **45–46**
– Persönlichkeitsstörungen 780
– Qualitätszirkel 1008
CHF (Clinical History Schedule) 46
chirurgische Symptome, artifizielle 885
Chloralhydrat, Insomnie 675
Chlordiazepoxid
– Eliminationshalbwertszeit 122
– Strukturen 120
Chlorpromazin 111
– Depression 527
– Schizophrenie 441
Chlorprothixen 112
– Dosierung 115
– Schizophrenie 441
Cholezystokinin (CCK), Hungerregulation 721
Cholinacetyltransferase, Parkinson-Krankheit 307
cholinerg-aminerge Balance, Streßadaptation 794
Cholinergika, Depression 527

Cholinesterasehemmer, Demenz 316
Chorea
– gravidarum, Differentialdiagnose 303
– Huntington 270
– – Angststörungen 596
– – Demenz 302–304
– – Differentialdiagnose 265, 300, 303–304, 313, 434
– – Haloperidol 303
– – Kaudatumkopfatrophie 303
– – Lupus erythematodes 296
– – Neuroleptika 303, 444
– – PET/SPECT 303
– – Putamenatrophie 303
– – Tiaprid 303
– – Ventrikelerweiterung 303
– – Westphal-Variante 302
– minor Sydenham, Differentialdiagnose 303
– – Zwangsstörungen 626, 628
– senile, Differentialdiagnose 303
– vaskulär bedingte, Differentialdiagnose 303
Choreakanthozytose 304
Choreoathetose
– Creutzfeldt-Jakob-Krankheit 308
– Neuroakanthozytose 304
– Parkinson-Krankheit 307
– Wilson-Syndrom 313
Chromosom 21, APP 273
Chromosomenmutationen, Alzheimer-Demenz 269
Chronic-fatigue-Syndrom 687–688
– Verhaltenstherapie, kognitive 688
Chvostek-Zeichen, Hypokalzämie 333
CIDI (Composite International Diagnostic Interview) 46–48
Cimetidin, Depression 527–528
Citalopram 96
– Depression 531–532
– Dosierung 101
– Impulskontrollstörungen 852
Clérambault-Syndrom 335
Client-centered Therapy 178
Clinical Dementia Rating s. CDR
Clinical Global Assessment (CGA), Angststörungen 599
Clinical History Schedule s. CHF

1035

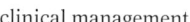

Sachverzeichnis

clinical management
- Depression 530
- Manie 546

Clinical Rated Anxiety Scale (CRAS) 26
- Angststörungen 599

Clobazam **119**
- Eliminationshalbwertszeit 122
- Strukturen 120

Clomethiazol
- Alkoholabhängigkeit 361
- Delirium tremens 354

Clomipramin
- Depression 531–532
- Dosierung 101
- Glücksspiel, pathologisches 856
- Kataplexie 682
- Metaboliten, aktive 99
- Narkolepsie 682
- Nebenwirkungen 533
- Zwangsstörungen 628, 630, 638

Clonazepam
- Eliminationshalbwertszeit 122
- REM-Schlaf-Verhaltensstörungen 692
- Restless-legs-Syndrom 687

Clonidin
- Benzodiazepinentzugssyndrom 400
- Borderline-Störungen 794
- Drogenentzugstherapie 382, 387
- Panikstörungen 586, 603

Clotiazepam 119
- Eliminationshalbwertszeit 122
- Strukturen 120

Clozapin 112
- Dopaminrezeptoren 114
- Dosierung 115
- Negativsymptomatik 116
- Parkinson-Syndrom 931
- Plasmakonzentration 81
- Schizophrenie 423, 441, **445–446**, 449

Cluster
- Depression 490
- Major Depression 497
- Zwangsstörungen 630

Clusterkopfschmerz, Carbamazepin 109

Coaching, Familientherapie, verhaltenstherapeutische 192

Coca-Paste 376

Cochrane Collaboration/Library 1018

Codein
- Drogenentzugstherapie 383
- Drogenscreening 379
- Opiatabhängigkeit 392–393
- Opiatentzugstherapie 392
- Schmerzmittelabhängigkeit 398
- synthetisches 375

Coenästhesien 17

Coeruloplasmin, Wilson-Syndrom 313

Colored Progressive Matrices 88

comorbidity s. Komorbidität

compensation behavior s. Maßnahmen, gegenregulierende

Compliance
- Therapiebesprechung 7
- Therapieplanung 7
- Untersuchungsverfahren 27

Composite International Diagnostic Interview (CIDI)
- Angststörungen 598
- Substance Abuse Module (CIDI-SAM), Drogenabhängigkeit 379

Comprehensive Psychiatric Rating Scale (CPRS) 24

Computertomographie s. CT

Computer-unterstütztes klinisches differentialdiagnostisches Expertensystem s. DIA-CDE

Conjoint Interpersonal Psychotherapy for Depressed Patients with Marital Dispute 186

contingent negative variation (CNV) 71

Continuous Performance Test 89

contract management s. Kontingenzverträge

co-occurrence s. Komorbidität

Coping
- Belastungsstörungen, posttraumatische 759
- Hypochondrie 919
- Pyromanie 858
- Untersuchungsverfahren 27

coping skills, Alkoholabhängigkeit 365

core beliefs, Zwangsstörungen 633

corporate identity 1002

Corticotropin-Releasing-Faktor/Hormon s. CRF/CRH

Cortisol
- Angststörungen 587
- Belastungsstörungen, posttraumatische 749
- Depression 523
- Hypochondrie 647
- Panikstörungen 588
- Schlaf-Wach-Rhythmusstörungen 685
- somatoforme Störungen 647

Cotard-Syndrom **335**

Cotininrezeptoren 349

CPAP (Continuous Positive Airway Pressure), Schlafapnoe-Syndrom, obstruktives 684

CPRS (Comprehensive Psychiatric Rating Scale) 24

Crack 376

crackling sound 376

CRAS (Clinical Rated Anxiety Scale) 26

crash 377

C-reaktives Protein, Alzheimer-Demenz 276

Creutzfeldt-Jakob-Krankheit 270
- amyotrophe 309
- ataktische 309
- Demenz 308–309
- Differentialdiagnose 265, 300
- EEG 69
- Heidenhain-Form 309
- Stern-Carcin-Form 309

CRF (Corticotropin-Releasing-Faktor)
- Belastungsstörungen, posttraumatische 749
- Hungerregulation 721
- Panikstörungen 588

CRH-Test
- Hypochondrie 647
- somatoforme Störungen 647

critical appraisal, Evidence-based Medicine 1019

Critical Incident Stress Debriefing (CISD), Belastungsstörungen, posttraumatische 756

cross-dressing, Transsexualität 711

cross-linkage-Theorien, Altern 909

CT (Computertomographie) **82–83**
- Alzheimer-Demenz 282
- Demenz, vaskuläre, subkortikale 290, 294
- Schizophrenie 427

cue exposure treatment, Drogenabhängigkeit 386

Current Opinion in Psychiatry
- Evidence-based Medicine 1018

Cushing-Syndrom
- Angststörungen 596
- Delir 333
- Depression 525

Cut-off-Scores, Beurteilungsverfahren 25

Cut-Off-Scores, MMT 949

Cyproteronacetat, sexuelle Deviation 708

D

DaCosta-Syndrom 742

Dämmerzustand 354
- EEG 68

Danebenreden, Schizophrenie 411

Darmatonie, Antidepressiva 102

Daten(erfassung)
- biographische 8
- Qualitätsmanagement/-sicherung 1005

Dauerdepolarisation, Neuroleptika 114

DBI s. Dialektisch-Behaviorale Therapie

DBT s. Dialektisch-Behaviorale Therapie

DDAVP-Test, Lithium 558

DDIS s. Dissociative Disorders Interview Schedule

DDT, Demenz 316

Debilität 868

Dedifferenzierung, Alter 915

Deinstitutionalisierung, Schizophrenie 456

Déjà vu 13, 918
- Angststörungen 596

Delayed Sleep Phase Syndrome 684

Delegation, Familientherapie, psychoanalytische 189

Deliktfähigkeit, beschränkte 975

Deliktfolgen/-voraussetzungen, Strafrecht 967–968

Delikthaftung 963

Delinquenz
- Persönlichkeitsstörungen, dissoziale 816
- sexuelle 708

Delir(ium) **322–328**
- Addison-Syndrom 333
- Alkoholentzug 326

1036

Sachverzeichnis

Delir(ium)
- Amphetaminintoxikation 377
- Anticholinergika 326
- Antidepressiva 102, 535
- Benzodiazepine 326
- Brandverletzte 952
- Confusion Assessment Method (CAM) 323, 325
- Cushing-Syndrom 333
- Diagnostik 323–324
- DIC 332
- Differentialdiagnose 324, 326–327, 863
- Disäquilibriumsyndrom 333
- Elektrolytstörungen 333
- endokrinologische Erkrankungen 333
- Enzephalopathie, hypertensive 332
- Fremdbeurteilung 323
- Halluzinogenintoxikation 373
- Haloperidol 326
- Hyperadrenalismus 333
- hyperaktives 946
- Hyperglykämie 333
- Hyperkalzämie 333
- Hyperthyreose 333
- Hypoadrenalismus 333
- hypoaktives 946
- Hypoglykämie 333
- Hypokalzämie 333
- Hyponatriämie 333
- Hypothyreose 333
- Kokainintoxikation 377
- Konsiliarpsychiatrie 946
- durch Lithium 558
- Lupus erythematodes 332
- medikamentös bedingtes 328
- MMSE 323, 325
- Myxödem 333
- Notfallkonsil 945
- Purpura, thrombotische, thrombozytopenische 332
- Risikofaktoren 324–325
- stilles, Lupus erythematodes 332
- Subarachnoidalblutung 332
- Therapie 324–328
- thyreotoxische Krise 333
- tremens 354
- – Differentialdiagnose 917
- Vitamin-B$_{12}$-Mangel 316
- Wernicke-Korsakow-Enzephalopathie 321
- zerebrovaskuläre Erkrankungen 332
Delirium Rating Scale 26
Delta-Alkoholiker 352
Delta-Sleep-Inducing-Peptid (DSIP), Insomnie 676

Delta-Wellen, EEG 66
Dementia
- s.a. Demenz
- praecox 406, 459
- pugilistica 318
- – neurofibrilläre Degeneration 274
Demenz 261–319
- s.a. Alzheimer-Demenz
- s.a. Boxer-Demenz
- s.a. Dementia
- s.a. Lewy-Körperchen-Demenz
- s.a. Multi-Infarkt-Demenz
- s.a. Pseudodemenz
- s.a. Thalamusdemenz
- Alter 418, 910, 919
- – Differentialdiagnose 912
- – Konsiliarpsychiatrie 947
- Angststörungen 596
- Anstieg, exponentieller 910
- Arteriitis temporalis **296**
- Auftreten, familiäres 270
- Barbiturate 316
- Benzodiazepine 316
- Binswanger-Syndrom 298
- CDR 262, **264**
- Cholinesterasehemmer 316
- Chorea Huntington 302–304
- Creutzfeldt-Jakob-Krankheit 308–309
- Cryptococcus neoformans 309
- DDT 316
- Definition 261–262
- Denkstörungen 262
- Diagnose 262
- Differentialdiagnose 262–266, 324, 326, 863, 917
- endokrinologisch-metabolisch bedingte 315–319
- Epidemiologie 261–262
- Extrinsic-Factor-Mangel 315–316
- FAST 262, **265**
- Frontallappendegeneration 301
- Gedächtnisstörungen 262
- Gedächtnistraining 933
- genetisch bedingte 270
- HIV-Infektion 309–311
- Homozystinurie 295
- Hyperparathyreoidismus 315
- Hyperthyreose 315
- Hypoparathyreoidismus 315
- Hypothyreose 315, 333, 926
- Insektizide 316
- Kleptomanie 860

Demenz
- kognitive Defizite 262
- Kohlenmonoxidexposition 317
- kortikale **301**, 302
- Leistungsdiagnostik 90
- Lipidstoffwechselstörungen, zerebrale 314
- Lösungsmittel, organische 316
- Lupus erythematodes 296
- Mikroangiopathie, zerebrale 926
- Mini-Mental-State-Test 262–263
- Moderatormanuale 1011
- Multiple Sklerose 312–313
- Neuroborreliose 312
- Nootropika 124
- Normaldruckhydrozephalus 317
- nutritiv-toxisch bedingte 315–316
- Organophosphate 316
- Panarteriitis nodosa 296
- Paralyse, progressive 311
- Parese, progressive, supranukleäre 307
- Parkinson-Krankheit 304–308
- Patientenratgeber 242, **244**
- Perniziosa 315
- PET 86
- Pharmaka 316
- Pick-Krankheit 298–302
- Polymyalgia rheumatica 296
- präsenile 267
- Riesenzellarteriitis **296**
- Schädel-Hirn-Trauma 317
- Schlafstörungen 692
- Schmerzen 919
- Schwermetalle 316
- senile 267
- Sneddon-Syndrom 295–296
- SPECT 85
- Speicherkrankheiten, genetisch bedingte 270
- subkortikale 295, **301**, 302
- Suizidalität 891
- Syphilis 311
- Territorialinfarkte 296
- Trypanosomiasis, zerebrale 312
- vaskuläre 262, **289–298**, 337
- – ADDTC-Kriterien 296
- – AIREN-Kriterien 298
- – Befund, neuroradiologischer 298
- – Beginn, akuter 291
- – Computertomographie 290
- – Diagnose 290–291

Demenz
- – Differentialdiagnose 266
- – EEG/EKG 291
- – Epidemiologie 289–290
- – gemischte 294–295
- – ICD-10 278, 289–296
- – Inzidenz 289
- – ischämische, Diagnose 297
- – Kernspintomographie 290
- – kortikale 294–295
- – NINDS-Kriterien 298
- – PET 291
- – Prävention 296
- – Schlaganfall 291
- – SPECT 291
- – subkortikale 293–294
- – Thalamusinfarkte 291
- – Therapie 296
- – Untersuchung, neuropsychologische 290
- Vitamin-B$_{12}$-Mangel 315–316
- Vitamin-E-Mangel 317
- Wilson-Syndrom 313
Demenztest 90
Demoxepam, Eliminationshalbwertszeit 122
Denken
- dichotomes, Bulimia nervosa 720
- Eindeutigkeit 958
- Konstanz 958
- magisches 167
- umständliches 14
- Zwangsstörungen 623
Denkstörungen 10, 14, **15**
- Demenz 262
- Depression 541
- eingeengte 14
- eingeschränkte, Depression 495
- formale 11, 14–15
- – Einwilligungsfähigkeit 998
- – Schizophrenie 411
- inhaltliche 11, 15
- – Neuroleptika 111
- – Schizophrenie 411
- paranoide 338, 897
- präsuizidales Syndrom 897
- schizoaffektive Störungen 471
- Schizophrenie 411–412, 419, 448
- Suizidalität 891
- Wahn 15
Dentalphobie 579
- s.a. Phobien
Depersonalisation 17, 659, **661**
- Agoraphobie 577

1037

Sachverzeichnis

Depersonalisation
- Angststörungen, generalisierte 583
- Belastungsstörungen, posttraumatische 745
- Benzodiazepinentzugssyndrom 397
- dissoziative Störungen 660
- Halluzinogenintoxikation 373
- Ich-Störungen 163
- Panikstörungen 581
- Schizophrenie 415

Depolarisationsblock, Neuroleptika 114

Depot-Neuroleptika
- s.a. Neuroleptika
- Panikstörungen 603
- Phobie, spezifische 608
- Schizophrenie 443
- Spätdyskinesie 603

L-Deprenyl, Alzheimer-Demenz 285–286

Depression 18, 21, 493–501
- s.a. double depression
- s.a. Major bzw. Minor Depression
- s.a. smiling depression
- s.a. Untergrunddepression
- abklingende, Suizidalität 496
- affektive Störungen 241, 336
- Aggressionen/Aggressivität 518
- Agitiertheit 21, 494–495
- – Hyperthyreose 315
- Aktivitätstraining 540
- Alkoholabhängigkeit 352–353, 365, 489
- Alter 911–912
- – Differentialdiagnose 912
- – Faktoren, biologische 911
- – Manie 912
- – Schlafstörungen 918
- – Sucht 921
- Alzheimer-Demenz 268, 287–288
- Amine, biogene 521
- Amphetaminmißbrauch 527
- anaklitische 516
- – Säuglinge 518
- Angststörungen 488–489, 572, 582, **597**, 612
- Anhedonie 494
- Anorexia nervosa 489
- Anpassungsstörungen 764–766
- Antidepressiva, atypische 532
- – Nebenwirkungen 530–536

Depression
- – sedierende 532
- – tri- und tetrazyklische 530–531
- Antriebslosigkeit 495
- Aspekte, kognitive 519–520
- – lerntheoretische 519–520
- – psychodynamische 518–519
- – psychosoziale 517–518
- asthenische Störungen 336
- Attribution, externale 520
- – internale 519
- aversive Reize, Nicht-Kontrollierbarkeit 519
- Beck-Depressions-Inventar (BDI) 525
- Behandlung, ambulante 529
- – klinische, Qualitätssicherung 1012
- Belastungsstörungen, posttraumatische 754
- Beschwerden, körperliche 493
- Bindungen, symbiotische 518
- bio-psycho-soziale Modelle, integrative 520–524
- Bulimia nervosa 489, 723
- Cannabisabhängigkeit 527
- Chorea Huntington 302
- Chronic-fatigue-Syndrom 688
- Chronifizierung 489
- clinical management 530
- Cluster 490
- Creutzfeldt-Jakob-Krankheit 309
- Cushing-Syndrom 333
- Delir 322
- Denkschemata, selbstabwertende 541
- Denkvermögen, eingeschränktes 495
- Differentialdiagnose 471, 525, 628, 726
- doppelte 488
- – Dysthymie 491
- Down-Regulation 517
- Drogenabhängigkeit 351, 380, 489
- DSM-IV 41, 485
- Dysthymie 501
- EKT 126
- Elektrokonvulsionstherapie **539**
- endogene, Dichotomisierung 485
- – ICD-9 50
- – ICD-10 50

Depression
- – Konsiliarpsychiatrie 948
- – unipolare 484
- Endokrinopathie 525
- Energielosigkeit 495
- Entgleisung, biochemische 523
- Entlastungsversuche, überstürzte 496
- Entscheidungslosigkeit 495
- Episodendauer 488
- Erfassungsskalen 24
- Ermüdbarkeit 495
- Erstmanifestation 488
- Eßstörungen 489, 724
- Extinktionsprinzip 519
- Familientherapie 543
- Feedback-System 520
- final common pathway 521
- Fokaltherapie, tiefenpsychologische 540
- Forschung, tierexperimentelle 515–517
- Fremdbeurteilungsskalen 525
- Gedanken, automatische 520
- Gegenübertragung 540
- Gehemmtheit, psychomotorische 494–495
- geistige Behinderung 873
- Geschlechtsverteilung 487
- Gewichtsverlust 494
- Glukosemetabolismus 512
- Gruppenprogramm, kognitiv-verhaltenstherapeutisches 251
- Gruppentherapie 543
- Halluzinationen 496
- Halluzinogenintoxikation 373
- Hamilton-21-Item-Depressionsskala 525
- Hilflosigkeit, gelernte 519
- Hospitalisierung 529
- Hyperkortisolismus 514, 911
- Hypersomnie 494
- Hyperthyreose 333
- Hypochondrie 919
- Hypokalzämie 333
- Hypothyreose 315
- – subklinische 525
- ICD-10 35, 41, 485
- Imbalance-Hypothese, aminerg-cholinerge 521
- Impotenz 497
- Inhalte, schemakongruente 520
- Insomnie 494, 673
- Intensivierung 540
- interpersonelle Psychotherapie (IPT) 542–543

Depression
- Katastrophentheorie 524
- Katecholamine 515
- Kausalattribution 519
- kindling 517
- Kleptomanie 859
- körperliche Störungen 919
- kognitive Therapie 541, 544
- kognitive Tirade 541
- Kohorten-Effekt 488
- Kokainabhängigkeit 527
- Kommunikationstraining 155
- Komorbidität 488
- Konflikte, familiäre 529
- Konsiliarpsychiatrie 947–948
- Konzentrationsvermögen, eingeschränktes 495
- Kortisol 523
- Krankheit 950
- Krankheitsmodell, medizinisches 530, 542
- kurze, wiederkehrende 501
- – Therapie 546
- larvierte 494
- – Differentialdiagnose 949
- Lebenszeitrisiko 487
- Lebenszeit-Suizidmortalität 894
- Lichttherapie 539
- Life-event-Forschung 542
- Manie 490, 503
- MAO-Hemmer 531
- maskierte **494**
- Medikamentenabhängigkeit 489, 527
- melancholische 490, **498–500**
- – s.a. Melancholie
- Modell, kognitives 520
- Moderatormanuale 1011
- monophasische 487–490
- monopolare, Antidepressiva 111
- – Lithium 111
- Montgomery-Asberg-Skala 525
- Multiple Sklerose 313
- narzißtische 518, 539
- Neuroakanthozytose 304
- Neuroendokrinologie 514
- neurotische 485
- Neurotransmitter 524
- nicht-endogene 485
- nicht-melancholische 490
- Nikotinentzugssyndrom 368
- Objektbeziehung, symbiotische 518
- Objektverlust, früher 539
- organische Erkrankung, Ausschluß 525–528

Sachverzeichnis

Depression
- Paartherapie 186, 543
- Panikstörungen 488–489
- Parkinson-Krankheit 305–306
- Peer-Separations-Modell 516
- Persönlichkeitsfaktoren 517–518
- Persönlichkeitsstörungen 773
- – abhängige 797
- – ängstliche 802
- – schizoide 821
- Pharmakotherapie 530–536
- Phasen 488
- postschizophrene 410, 413, **418**, 471
- – Antidepressiva 473
- primäre 501
- Prognose, ungünstige 488
- Pseudodemenz 537
- Psychoedukation 251, 530
- Psychosen 496
- Psychosyndrome, hirnorganische 949
- Psychotherapie 211, 530
- – interpersonelle (IPT) 251
- – – Alter 932
- – kognitive 541–542
- – störungsspezifische 206
- – tiefenpsychologisch-psychoanalytische 539
- psychotische 485, **497–498**
- Punktprävalenz 487
- reaktiv-situative, Dichotomisierung 485
- Reinforcement-System 521
- REM-Schlaf-Disinhibition 523
- Reserpin 98, 527
- rezidivierende 486, 490
- Rollenspiele 544
- Rückfallprophylaxe 560
- saisonale 127, **500**
- – Lichttherapie 500
- schizoaffektive Störungen 471
- Schizophrenie 413, 431
- Schlafentzug(stherapie) 126, 536–539
- Schlafphasenvorverlagerung 538
- Schlafstörungen 494
- Schmerzen 919
- Schuldgefühl 495–496
- sekundäre 501
- Selbstbeurteilungsskalen 525
- Selbsthilfemanuale 246
- Selbstkontrollverfahren 540
- Selbstwertgefühl 518

Depression
- Selbstwertmangel 495
- Sexualstörungen 497
- somatische Störungen **498–500**, 530, 644
- SSRI 531–532
- Sterben 936
- Stressoren 522–523
- Studien, pharmakologische 517
- Suizidalität 489–490, **496–497**, 529, 891, 893, 897
- Tagesschwankungen 493
- Therapie 529–545
- therapieresistente, Behandlungsverfahren 544–545
- Transmitterbalance, Vulnerabilität, biologische 522
- Übertragung 540
- unheilbare/tödliche 925
- unipolare 484
- – Antidepressiva 553
- – Antikonvulsiva 559
- – Imipramin 553
- – Maprotilin 553
- – Phasenprophylaktika 103
- – Rezidivprophylaxe 553
- – SSRI 553
- – Suizidalität 553
- – Verlaufsmuster 489
- Valproat 110
- vegetative Symptome 497
- Verhaltensanalyse, vertikale 541
- Verhaltenstherapie 142–143, 540–541, 544
- – kognitive nach Beck 251
- Verlusterlebnisse 515
- Verstärkung 519, 521
- Vitamin-B$_{12}$-Mangel 315
- wahnhafte **496**, 497–498
- – EKT 126
- – Halluzinationen, akustische 498
- – Suizidalität 897
- Wahrnehmungsschemata, selbstabwertende 541
- Wertlosigkeitsgefühl 495
- Widerstand 540
- wiederkehrende 487–490
- zerebrale Ischämie 926
- zerebrovaskuläre Störungen 912
- Zuwendung, selektive 520
- Zwangsstörungen 489, 628–629
- zyklothyme, Suizidalität 923
- Zykluslänge, mittlere 490

depressive Episode 336, 488, **493–501**
- Hauptsymptome 493
- Klassifikation 486
- Konsiliarpsychiatrie 948
- rezidivierende 336
- somatische Störungen 499
- Subtypisierung 497–501
- Suizidalität 490
depressives Syndrom s. Depression
Depressivitäts-Skala (DS) 26
Deprivation
- dissoziative Störungen 662
- sensorische 335
- Wahnstörungen 462
Derealisation 17, 659
- Agoraphobie 577
- Angststörungen, generalisierte 583
- Belastungsstörungen, posttraumatische 745
- Benzodiazepinentzugssyndrom 397
- dissoziative Störungen 660
- EEG 68
- Halluzinogenintoxikation 373
- Ich-Störungen 163
- Panikstörungen 581
- Schizophrenie 415
Dermatozoenwahn 334
- Alter 913
- Differentialdiagnose 949
DES (Dissociative Experience Scale) 26
Desensibilisierung
- Agoraphobic 605
- kognitive, Persönlichkeitsstörungen, ängstliche 804
- Panikstörungen 605
- systematische 146–147
- – Angst 139
- – Phobie 609
- – spezifische 608–609
Designerdrogen 373
Desinteresse, AIDS 951
Desipramin 97
- Depression 531, 533
- Dosierung 101
- Drogenentzugstherapie 386
- Metaboliten, aktive 99
- Verkehrswarnhinweis 984
Desmethyldiazepam, Eliminationshalbwertszeit 122
Desmethylimipramin
- Kataplexie 682
- Narkolepsie 682

Desorientiertheit
- Dämmerzustand, iktaler 68
- Delir 322
- durch Lithium 558
- Rausch, schwerer 360
Destabilisierung, Persönlichkeitsstörungen 791
Destruktivität, geistige Behinderung 873
Deutsche Gesellschaft
- für Psychiatrie, Psychotherapie und Nervenheilkunde (DGPPN) 25, 1009
- für Soziale Psychiatrie (DGSP) 222
- für Suchtmedizin (DGDS) 388
- für Zwangserkrankungen 244
Deutsche Narkolepsiegesellschaft 681
Deutsche Tinnitus-Liga 953
Deutung(en)
- Psychoanalyse 174
- Psychotherapie 202
- Tiefenpsychologie 176
Dexamethason-Test
- Schizophrenie 467
- schizophreniforme Störungen 467
DGDS s. Deutsche Gesellschaft für Suchtmedizin
DGPPN s. Deutsche Gesellschaft für Psychiatrie, Psychotherapie und Nervenheilkunde
DGSP s. Deutsche Gesellschaft für Soziale Psychiatrie
Diabetes insipidus, Amnesie 320
Diabetes mellitus
- Alter 926
- Alzheimer-Demenz 280
- Delir 324
- Demenz, vaskuläre 289
- Depression 526
- Impotenz 924
DIA-CDE (Computer-unterstütztes klinisches differentialdiagnostisches Expertensystem) 47
Diacetylmorphin s. Heroin
Diagnose/Diagnostik 53–57
- s.a. Symptomdiagnose
- Ansätze, computerisierte 47–48
- Befundintegration 55–57
- Checklisten 45–46, 56
- Ebenen 53–54
- Fehlerquellen 43, 54–55
- Grundlagen 53

Diagnose/Diagnostik
- Informationsvarianz 54
- klassifikatorische 43–49
- – Definition 32
- – Erhebungsinstrumente 43–49
- komorbide 56
- – s. Komorbidität
- LEAD-Ansatz 56
- mehrdimensionale 38
- multiaxiale 37–39
- multiple 56
- operationalisierte 10, 36
- Persönlichkeitsstörungen 779
- psychiatrische 31–62
- Routine, klinische 55
- Schizophrenie 191
- Sicherheit, DSM-IV/ICD-10 57
- testpsychologische 87–93
- Untersuchung, körperliche 56
- Varianzquellen 43
- Verfahren, Vergleich 48–49
- Zielsetzungen 57

Diagnostic Interview
- for Borderline-Störungen 779
- for Narcissism (DIN) 779

Diagnostisches Interview für Psychische Störungen (DIPS), Angststörungen 598

Dialektisch-Behaviorale Therapie (DBT) 811–812

Dialog
- Identifizierung, Verhaltenstherapie 140
- innerer 159
- sokratischer 157

Diazepam 119
- Abhängigkeitspotential 397
- Eliminationshalbwertszeit 122
- Medikamentenabhängigkeit 396
- Pavor nocturnus 690
- Somnambulismus 691
- Strukturen 120

Diazylglycerin, Lithiumion 104

Dibenzepin 112
- Metaboliten, aktive 99

DIC (disseminierte intravasale Koagulation), Delir 332

Dichotomisierung
- Depression, endogene 485
- – reaktiv-situative 485

Diebstahl 851

Dienstfähigkeit 960
- Beamte 988, 989
- Gutachten 962

Dienstunfähigkeit 988

Differentialdiagnose, Psychotherapie 198

Digitalisvergiftung, Labordiagnostik 79

Dihydrocodein
- Drogenentzugstherapie 383, 392–393
- Opiatabhängigkeit 392–393

Dihydroergotamin, Abhängigkeitspotential 395

Dikaliumclorazepat, Eliminationshalbwertszeit 122

Dilling-Minimalkatalog
- AMDP-System 23
- Basisdokumentation 23
- IMPS 23

Dimorphismus, sexueller, Körperfett 725

DIN-Normen, Qualitätsmanagement 1005

Diphenylbutylpiperidine 112
- Schizophrenie 441

Diplopie
- Barbituratüberdosierung 396
- Inhalanzienintoxikation 374
- Meningitis, tuberkulöse 329

DIPS s. Diagnostisches Interview für Psychische Störungen

direct reference, Gesprächspsychotherapie 182

DIS-Q s. Dissociation Questionnaire

Disäquilibriumsyndrom, Delir 333

Diskonnektionssyndrom, kortikokortikales, Alzheimer-Demenz 272

Diskriminationslernen 152

Dissociation Questionnaire (DIS-Q) 662

Dissociative Disorders Interview Schedule (DDIS) 662

Dissociative Experience Scale (DES) 26, 662

dissoziative Störungen 11, 20, 657–665, 830
- s.a. Bewegungsstörungen, dissoziative
- s.a. Empfindungsstörungen, dissoziative
- Ätiologie 661–662
- Aggressivität 662
- Amnesie 660
- Angststörungen 660
- Autogenes Training 664

dissoziative Störungen
- Behandlung, symptomorientierte 663–664
- Belastungsstörungen, posttraumatische 662, 745, 754
- Besessenheitszustände **659**, 661
- Bewußtsein 662
- Borderline-Persönlichkeitsstörungen 662, 806
- Borderline-Störungen 809–810, 812
- Depersonalisation 660
- Deprivation 662
- Derealisation 660
- Differentialdiagnose 662–663
- Epidemiologie 658–660
- Erhebungsinstrumente 662
- Erlebnisanteile, Abspaltung aus dem Bewußtsein 658
- Erlebnisweisen, imaginative 660
- Eye Movement Desensitization and Reprocessing (EMDR) 664
- gemischte 659
- Glücksspiel, pathologisches 854
- Gruppentherapie 665
- Hypnose 664
- Ich 662
- Introspektionsfähigkeit 663
- Komorbidität 660
- Konfrontation 663
- Konversion 658
- Krankheitskonzept, Analyse 663
- Mißbrauch, sexueller 662
- Muskelrelaxation nach Jacobson 664
- organisch bedingte 336–337
- Pathogenese 661–662
- Persönlichkeitsstörungen 660, 662
- – narzißtische 662
- Phobie 660
- Prävalenz 658
- pseudoneurologische Phänomene 660
- Psychoedukation 664
- Psychotherapie 663–664
- Selbst- und Fremdbeurteilungsverfahren 26
- somatoforme Störungen 660
- Symptomatik 660–661
- Terminologie 658
- Therapie 663–665
- Typisierung 660–661

dissoziative Störungen
- Verfahren, suggestivhypnotherapeutische 664
- Verlauf 658–660

Distanzierung, Alkoholentzugssyndrom 354

Distanzminderung, Alkoholabhängigkeit 355

Distanzverlust, eigenes Tun 971

Disulfiram
- Alkoholabhängigkeit 364
- Depression 527

Diversifizierung, Drogenabhängigkeit 384

Dokumentation 22–23
- s.a. Basisdokumentation
- s.a. Befunddokumentation
- Anamnese 22
- Konsiliarpsychiatrie 944
- modular-aufgebaute 23

Dokumentationspflicht 965
- Notfallentscheidungen 965

Dominanz-Submission 784

Donepezil 124
- Alzheimer-Demenz 285

L-Dopa 112
- Depression 527–528
- Myoklonien, nächtliche 687
- Parkinson-Krankheit 305, **307**
- Restless-legs-Syndrom 687
- Wahnstörungen 461

Dopamin
- Impulskontrollstörungen 851
- Kokain 376
- Parkinson-Krankheit 307
- Schizophrenie 423–424

Dopaminagonisten/-antagonisten
- Alkoholabhängigkeit 366
- Überdosierung, Manie 336

Dopamin-D$_2$-Rezeptor-Gen, Alkoholabhängigkeit 350

dopaminerges System 112
- Streßadaptation 794

Dopaminergika, Parkinson-Syndrom 931

Dopaminhypothese
- Schizophrenie 423–424
- Suchterkrankungen 349

Dopaminkonzentration, Schizophrenie 425

Dopaminrezeptoren
- Blockade, Schizophrenie 423
- Clozapin 114
- postsynaptische 113
- Schizophrenie 425–426
- Typen 113

Doppelbilder, Inhalanzienintoxikation 374

Sachverzeichnis

Doppelsuizid 891
double depression 501
– s.a. Depression
Down-Regulation
– Antidepressiva 98
– Depression 517
Doxepin 97
– Angststörungen, generalisierte 610
– Depression 531
– Dosierung 101
– Drogenentzugstherapie 382
– Insomnie 101, 675
– Metaboliten, aktive 99
– Nebenwirkungen 533
– Schlafstörungen 123
– Suizidalität 902
Drei-Personen-Beziehung, Kindesalter 167
Drift-Theorie, Schizophrenie 409
Drogen
– s.a. psychotrope Substanzen
– harte 370–371
– illegale 370
– weiche 370
Drogenabhängigkeit 370–394
– Addiction Severity Index (ASI) 379
– Ätiologie 379
– affektive Störungen 382
– Amphetamine 375–377
– Angehörigenarbeit 386
– Arbeitstherapie 384
– Beschaffungskriminalität 356
– Borderline-Störungen 811
– Bulimia nervosa 723
– Cannabis 371–372
– Composite International Diagnostic Interview Substance Abuse Module (CIDI-SAM) 379
– cue exposure treatment 386
– Depression 489, 526
– Diagnose, duale 380
– Differentialdiagnose 379
– Diversifizierung 384
– Doppeldiagnose 386
– Entgiftung, forcierte 382–383
– – körperliche 381–384
– – medikamentengestützte 382
– – opioidgestützte 383
– Entwöhnung 384–387
– – ambulante 384
– – stationäre 384–385
– Entzug, kalter/warmer 382
– Epidemiologie 370–371

Drogenabhängigkeit
– Fahreignung 985
– Familientherapie 386
– Flexibilisierung 384
– Freizeitgestaltung 384
– gemeinschaftliche 468
– Halluzinogene 372–374
– harm reduction 381
– Hepatitis 380
– HIV-Infektion 371, 380
– Hypersomnie 693
– Infektionskrankheiten 380
– Inhalanzien 374
– Insomnie 693
– körperliche Störungen 380–381
– Koffein 377–378
– Kokain 375–377
– Komorbidität 380
– Konditionierung, klassische 351
– Kontaktaufnahme 381
– Kurzinterventionen 386
– Mißbrauch, polyvalenter 371
– Motivationsförderung 381–384
– Nachsorge 393–394
– needle sharing 371
– NLP 386
– Opioide 374, 389
– Pathogenese 379
– Persönlichkeitsmerkmale 385
– Persönlichkeitsstörungen 790
– Pharmakotherapie 386
– Phencyclidin 378
– Polytoxikomanie 382
– Professionalisierung 384
– psychosoziale Stabilisierung 393 394
– Psychotherapie 384–387
– Rehabilitation 393–394
– Schadensminderung 381
– social skills training 386
– Sozialrecht 986
– Stimulanzien 375–377
– Substanzgebrauch, multipler 378
– Suchtentstehung 351
– Symptomatik 371–378
– Teilentgiftung 383
– Tetanus 380
– Therapie 380–394
– Tuberkulose 380
– Typisierung 371–378
– Veränderungsbereitschaft 380
– Verhaltenstherapie 386
– – kognitive 385
– Verlauf 370–371
– Verstärkung, operante 351
– Wahnstörungen, induzierte 468

Drogenabhängigkeit
– Weiterbehandlung 381–384
– Zyklothymie 491
Drogenanamnese, Wahnstörungen 461
Drogenentzugstherapie 382, 387
– Antidepressiva 387
– – sedierende 382
– Benzodiazepine 382–383
– Bestimmungen, rechtliche 387
– Buprenorphin 383, 387–393
– Clonidin 382, 387
– Codein 383
– Desipramin 386
– Dihydrocodein 383
– Doxepin 382
– LAAM 388
– Methadon 383, 387–392
– Naloxon 383
– Naltrexon 383, 387–393
– Neuroleptika 383
– NUB-Richtlinien 388
– Opiatagonisten 387–393
– – partielle 387–393
– Opiatantagonisten 383, 387–393
– Teilentgiftung 383
Drogenmißbrauch s. Drogenabhängigkeit
Drogenscreening 74, **379–380**
– schizoaffektive Störungen 471
drug seeking 348
drug taking 348
Drusen, senile 273
DS (Depressivitäts-Skala) 26
DSM-III 34
– Angststörungen 569
– Ansatz, deskriptiver 34
– – multiaxialer 34
– Borderline-Störung 805
– Entscheidungsbäume, diagnostische 34
– Jaspersche Schichtenregel 37
– Kriterien, diagnostische 34
– Kurzglossar 34
– Persönlichkeitsstörungen 772
– Struktur, systematische 34
DSM-III-R 34–35, 47
– Anhang 42
– Anwendungsfragen 48
– Diagnostik, Untersuchungsinstrumente 44
– Erhebungsinstrumente 48
– Hysterie 659
– Panikstörungen 579

DSM-IV 35, **41–42**, 776–778
– affektive Störungen 485–487
– Angststörungen 574
– Anorexia nervosa 716–717
– Anpassungsstörungen 764
– Ansätze, multiaxiale 38
– Anwendungsfragen 48
– Belastungsstörungen, posttraumatische 743, 746
– Depression 41, 485
– Diagnosesicherheit 57
– dissoziative Störungen 662
– Dysthymie 485
– Erhebungsinstrumente 48
– Familientherapie 192
– Fehlerquellen 55
– Hauptgruppen, diagnostische 40
– Hyperinsomnie, primäre 679
– Hysterie 659
– und ICD-10, Unterschiede 42–43
– Insomnie, primäre 671
– Kodierungsebenen 41
– Major Depression 493–501
– Manie 485
– Mood Disorders 485
– Nachteile 50
– Panikstörungen 575, 579
– Paraphilie 707
– Persönlichkeitsstörungen 777, 779, 814
– Psychosen, schizoaffektive 528
– Relevanz, klinische, Kriterien 42
– Schizophrenie 433
– sexuelle Deviation 707
– somatoforme Störungen 642
– Strukturierung, klare 42
– Tutorials 47
– Untersuchungsinstrumente 44
– V-Codes 57
– Vorteile 50
– Zyklothymie 485, 487, 506
DSM-IV-R
– Anhang 42
– Persönlichkeitsstörungen 777
Dupuytrensche Kontrakturen, Alkoholabhängigkeit 356
Durchblutungsstörungen
– zerebrale, Angststörungen 585
– – Depression 526
– – SPECT 85
Durchschlafstörungen 20
– s.a. Schlafstörungen

1041

Sachverzeichnis

Durchschlafstörungen
– Benzodiazepine 122
– Depressionen, Alter 918
– Jet-lag-Syndrom 685
Durst(gefühl) 166
– gesteigertes 20
Dynamismus 349
Dysarthrie 20
– Alkoholabhängigkeit/
  -intoxikation 354–355
– HIV-Infektion 309
– Hypothyreose 333
– kortikobasale Degeneration 301
– durch Lithium 558
– Parese, progressive, supranukleäre 307
– paroxysmale, Carbamazepin 109
– Phencyclidin-Intoxikation 378
– Rausch, schwerer 360
– Schmerzmittelabhängigkeit 398
Dysfunktionalität, Familientherapie, strategische 190
Dysgraphie, Gerstmann-Syndrom 292
Dyskalkulie, Alzheimer-Demenz 268
Dyskinesie
– Amphetaminintoxikation 377
– faziale, Neuroakanthozytose 304
– Kokainintoxikation 377
– tardive, Differentialdiagnose 303
– – Neuroleptika 118
dyskinetisch-dystones Syndrom, Neuroleptika 117
dysmorphe Störungen 642, 830
Dyspareunie
– Alter 924
– bei der Frau 699
– beim Mann 698
Dysphasie, Normaldruckhydrozephalus 318
Dysphorie 18
– Alkoholintoxikation 354
– Benzodiazepinentzugssyndrom 397
– Drogenabhängigkeit 351
– Opioidintoxikation 375
– Schmerzen 919
– Valproat 110
Dyssomnie 670, **671–688**
– nicht spezifizierte 686–688
Dysthymie 488, **491**
– Antidepressiva 545
– Depression 501
– – doppelte 491

Dysthymie
– Diagnose 501–502
– Differentialdiagnose 768
– DSM-IV 485, 502
– Faktoren, genetische 508
– ICD-10 485
– Klassifikation 486
– Major Depression 491
– Placeboresponse 546
– Psychotherapie 546
– Schlafstörungen 692
– Therapie 545–546
– Zwangsstörungen 629
Dystonie
– Amphetaminintoxikation 377
– Chorea Huntington 303
– Kokainintoxikation 377
– Neuroleptika 444
– Parese, progressive, supranukleäre 307
– Parkinson-Krankheit 307
– psychovegetative 642

E

Early-onset-Gene, affektive Störungen 511
Eating Disorder Inventory (EDI) 26
Ebstein-Anomalie, Lithium 105
Echolalie
– Pick-Krankheit 299
– Schizophrenie, katatone 418
Echopraxie
– Schizophrenie 415–416
– – katatone 418
Echtheit, Gesprächspsychotherapie 181
ECLW (European Consultation Liaison Workgroup) 1011
Ecstasy 370, **372**, 373
EDI (Eating Disorder Inventary) 26
EEG (Elektroenzephalographie) 64–70
– Ableitungen 65–66
– Alpha-Blockade 66
– Demenz, vaskuläre 291
– Elektroden 66
– Entstehungsmechanismen 64
– Epilepsie 67–68
– Erkrankungen, entzündliche 69
– Erwartungspotentiale 71
– Feldpotentialänderungen 64
– Fotostimulation 66
– Grundlagen, klinische 65–67

EEG
– Hirntumoren 68–69
– Hyperventilation 66
– Kindesalter 66
– Normalisierung, forcierte 68
– P300-Komponente 70–71
– Polysomnographie 72
– Potentiale, ereigniskorrelierte 64, **70–71**
– – Schwankungen 64
– Psychopharmaka 67, 69
– Registrierung 65
– REM-Schlaf 66
– sharp waves 67
– somatoforme Störungen 647
– Spike-Wave-Komplexe 67
EEG-Mapping 66
Effektivitätsbelege, Schizophrenie 457
Effort-Syndrom 742
Ehe, Biographie 8
Ehebindung und -stabilität, Paartherapie 185
Ehemündigkeit, bedingte 975
Eheprobleme, Kommunikationstraining 155
Ehezufriedenheit, Paartherapie 185
Eid des Hippokrates 994
Eidesmündigkeit 975
Eifersuchtswahn 16, **335**, **459**
– alkoholischer 355, 461
– forensische Bedeutung 460
– Pimozid 462
Eigenaktivität 178
Eigenmotivation
– Bulimia nervosa 734
– Verhaltenstherapie 160
Eigenschaftswörterliste (EWL) 25
Eigenverantwortlichkeit 178
Einfühlungsvermögen, Psychotherapie 212
Eingangstrainingsbereich, Kostenträger 231
Eingliederungsvorschlag, Rehabilitation 233
Einheitserleben, Störung 17
Einschlafhalluzinationen 334
– s.a. Halluzinationen
Einschlafstörungen 20
– s.a. Schlafstörungen
– Angststörungen, generalisierte 583
– Benzodiazepine 122
– Jet-lag-Syndrom 685
Einschlußkörperchen, argentophile, Pick-Krankheit 299

Einsichtnahme/Einsichtsrecht
– Gewährung 967
– Krankenunterlagen, psychiatrische 967
– Privilegien 967
– uneingeschränkte 967
Einstellungstests 91
Einwilligung 995–996
– nach Aufklärung 965–966
– ausdrückliche 995–996
– mutmaßliche 963
– Patienten 963
– Praxis, klinische 997
Einwilligungsfähigkeit 965–966, **996–998**
– Anforderungsmaßstab, hoher 996
– Feststellung 965
– Intelligenzminderung 878
– Probleme 997
– Prüfung 996
– psychische Störungen 965–966, 995–996
– Schizophrenie 996
– Schwelle 996
– Standards 996
Einwilligungsvorbehalt
– ärztliche Behandlungsmaßnahmen 934
– Alter 934
– Anordnung 980
– Betreuung 980
– Sachverständigengutachten 981
Einzeltherapie, Problemlösetraining 153
Einzelwohnen, betreutes 230
Ejaculatio praecox 698
Ejakulation
– ohne Orgasmus 698
– retrograde 698
– schmerzhafte durch Antidepressiva 535
Ejakulationsstörungen, somatoforme 646
Ekbom-Syndrom **334**
Ekel, Zwangsgedanken 621
EKG (Elektrokardiographie) 73
– Demenz, vaskuläre 291
– Veränderungen durch Lithium 558
Ekmesie 918
EKP s. Potentiale, ereigniskorrelierte
EKT s. Elektrokonvulsionstherapie
Elektroenzephalographie s. EEG
Elektrokardiographie s. EKG
Elektrokoagulationstherapie, stereotaktische, Parkinson-Krankheit 307

Elektrokonvulsionstherapie (EKT) 126
– Depression **539**
– Manie 548
– Persönlichkeitsstörungen, multiple 665
– Psychosen, akute, polymorphe 465
– – schizomanische 473
– Puerperalpsychosen 475
– Schizophrenie 449
Elektrolytstörungen, Delir 324, **333**
Elektromyographie s. EMG
Elektrookulographie s. EOG
Elektrostimulation, Harninkontinenz 929
Elternimagin, Idealisierung 170
Eltern-Kind-Beziehung, Interaktionsstörungen 169
Eltern-Kind-Therapien 141
Elternrepräsentanz, Idealisierung 170
Elterntraining/-therapien 141
Embolie
– Demenz 78
– Labordiagnostik 78
– vaskuläre 289
EMG (Elektromyographie), Polysomnographie 72
emotionale Störungen
– Bulimia nervosa 728, 733
– Hyperphagie, psychogene 735
– orbitofrontale Läsion 338
– organisch bedingte 336
– Persönlichkeitsstörungen 790
Emotionen 140
– Kognitionen, Zusammenhang, bidirektionaler 157
Emotionspsychosen
– oneiroide 463
– schizophrenieähnliche 463
Emotionstheorie, kognitive, Hyperphagie, psychogene 724
Emotionswahrnehmung
– Borderline-Störungen 808
– Persönlichkeitsstörungen, histrionische 834
Empathie
– begrenzte, Psychotherapie 212
– Gesprächspsychotherapie 181, 183
Empfehlungen, Gutachten 963
Empfindungsstörungen
– Belastungsstörungen, posttraumatische 745

Empfindungsstörungen
– dissoziative 659, **661**
– – s.a. dissoziative Störungen
Encephalitis
– s.a. Enzephalitis
– chronica subcorticalis progressiva 294
Encephalomyelitis disseminata s. Multiple Sklerose
End-of-the-pipe-Prüfung 1002
endokrinologische Erkrankungen/Endokrinopathien
– Alter 926
– Delir 324, 333
– Depression 525
– Differentialdiagnose 434
– Labordiagnostik 75
Endorphine 349
– Alkohol 349
Energiebilanz, Körpergewicht 722
Energielosigkeit
– Depression 495
– – saisonale 500
– Dysthymie 502
– Zyklothymie 491
English Language Bias, Evidence-based Medicine 1018
Enkodierung, Schizophrenie 416
Entängstigung 201
Entgiftung
– Alkoholintoxikation 360–362
– Drogenabhängigkeit 382–383
Enthemmung, Rausch, leichter 360
Enthemmungs-(Release-)Halluzinationen 334
Entkatastrophisierung
– Befürchtungen 158
– Zwangsstörungen 636
Entlassung, soziales Umfeld 972
Entlassungsbogen, Basisdokumentation 23
Entlassungsdiagnose 57
Entlastungsversuche, überstürzte, Depression 496
Entmarkungsherde, Vitamin-B$_{12}$-Mangel 316
Entmündigung, Geschäftsunfähigkeit 979
Entschädigungsrecht, soziales 989
Entscheidungsbäume, diagnostische, DSM-III 34
Entscheidungslosigkeit, Depression 495
Entschluß, Suizidalität 898

Entspannungsverfahren 202
– Agoraphobie 606
– Angststörungen, generalisierte 611
– Belastungsstörungen, posttraumatische 756
– Bulimia nervosa 732
– Insomnie 676
– Panikstörungen 610
– Persönlichkeitsstörungen, histrionische 834
– – schizoide 822
– Phobie, spezifische 608
Enttäuschung, Persönlichkeitsstörungen, histrionische 830
Entwicklung
– berufliche 8
– frühkindliche 8
– Kindesalter 165
– neuropsychologische 787
– vorschulische/schulische 8
Entwicklungsstörungen
– Differentialdiagnose 820
– Trichotillomanie 861
Entziehungsanstalt, Unterbringung 969, **973–974**
Entzug
– kalter/warmer, Drogenabhängigkeit 382
– qualifizierter 947
Entzugsdelir, postoperatives 947
Entzugssyndrome
– Alkoholabhängigkeit 351
– Antidepressiva, trizyklische 101
– Benzodiazepine 123
– Differentialdiagnose 949
Enuresis nocturna 691
environmental food cues, Eßverhalten 725
Enzephalitis
– s.a. Encephalitis
– chronische, Syphilis 311
– Differentialdiagnose 304
– EEG 69
– Labordiagnostik 76
– limbische, Differentialdiagnose 265
– – paraneoplastische 319
– PET 86
– Trypanosomiasis 312
Enzephalomalazie, Depression 526
Enzephalopathie
– bovine, spongiforme 309
– Creutzfeldt-Jakob-Krankheit 309
– Haloperidol 946
– hypertensive, Delir 332
– – Demenz, vaskuläre 291
– iatrogene 309

Enzephalopathie
– durch Valproat 110
– vaskuläre, subkortikale, Differentialdiagnose 266, 300
Enzyminduktion, Psychopharmaka 100
Enzyminhibition, Psychopharmaka 100
EOG (Elektrookulographie), Polysomnographie 72
Eosinophilie-Myalgie-Syndrom, L-Tryptophan 676
Ephedrin, Abhängigkeitspotential 394
Epidemiologie 57–58
Epilepsie
– s.a. Anfälle, epileptische
– s.a. Hysteroepilepsie
– s.a. Temporallappenepilepsie
– Carbamazepin 108–109
– Depression 526
– Differentialdiagnose 434, 663, 917
– EEG 64, 67–68
– Lithium, Kontraindikation 555
– Negativsymptome 335
– Persönlichkeitsstörungen, histrionische 832
– Psychosen, schizophrene 335
– Zwangsstörungen 626
Epsilon-Alkoholiker 352
Erbrechen 20
– Bulimia nervosa 725
– Meningitis, syphilitische 329
Ereignisse, Interpretation 156
Erektionsstörungen 697–698
– Alter 924
– somatoforme 646
– squeeze/teasing-Methode 705
Erfahrungen
– korrigierende, Tiefenpsychologie 176
– soziale, Verhalten, soziales 153
– traumatische, somatoforme Störungen 647–648
Ergebnisqualität **1005**, 1009
Ergotamin, Abhängigkeitspotential 395
Ergotismus, Demenz, vaskuläre 291
Erhaltungsphase, Psychotherapie 208, **209**
Erhebungsinstrumente 21–22
Erhebungsverfahren, standardisierte 21

1043

Sachverzeichnis

Erinnerungen
- Belastungsstörungen, posttraumatische 745
- Schizophrenie 416

Erkenntnis, geleitete 157

Erleben
- aktuelles, gefühlsmäßiges, Gesprächspsychotherapie 182
- Ebene, unbewußte/vorbewußte 163

Erlebensmuster, aggressives 11, 20

erlebnisorientierte Therapie 196

Erlebnisweisen, imaginative, dissoziative Störungen 660

Ermüdbarkeit
- Alkoholintoxikation 354
- Depression 495

Ermutigung, Familientherapie, systemische 190

Ernährungsberatung
- Bulimia nervosa 728, 733–734
- Eßstörungen 727

Ernährungstagebuch, Bulimia nervosa 733

erogene Zonen 165

Eros 165

Erotomanie 459

Erotophonie 707

Erregungsstörungen 697, 699
- Insomnie, primäre 672
- isolierte sexuelle 699
- Koffeinintoxikation 377
- Persönlichkeitsstörungen, ängstliche 804
- psychomotorische, Neuroleptika 116
- – unheilbare/tödliche 925
- Rausch, schwerer 360

Erscheinungsbild, äußeres 11

Erschöpfungszustand 642
- Psychosyndrom, organisches 339

Erstarrung, Familientherapie, systemische 190

Erstgespräch
- s.a. Gespräch(sführung)
- Fragen, offene 3
- Grundlagen 3
- Hinweise, verbale und nonverbale 3
- psychiatrisches 2
- Situationen, schwierige 5–6
- Teile 2

Erstmanifestation 58

Erwachsenenalter, Biographie 8

Erwägung, Suizidalität 898

Erwartungen
- kognitive Therapie 144
- negative, Phobie, soziale 607
- Paartherapie 185
- unvereinbare, Paartherapie 185
- verhaltenstherapeutischer Prozeß 160

Erwartungsangst
- Agoraphobie 576
- Angststörungen 593
- Panikstörungen 579, 593
- Phobie, spezifische 579

Erwerbsfähigkeitsminderung (MdE) 988

Erwerbsunfähigkeit
- Rentenversicherung, gesetzliche 987–988
- Willensanpassung, zumutbare 988

Erziehungsstile, Suizidalität 895

Es **164**, 165
- Persönlichkeitsstörungen 781

Es-Impuls 171
- Bewußtsein 171

Eßstörungen 715–739, 883
- s.a. Anorexia nervosa
- s.a. Bulimia nervosa
- affektive Störungen 723–733
- Depression 489, 724
- Ernährungsberatung 727
- Familientherapie 729
- Folgen 725–726
- FSH 725
- Gewichtsnormalisierung 728
- Impulskontrollstörungen 848
- Jojo-Diät 725
- Kleptomanie 859
- Körperschemastörungen 718
- Leidensdruck 727
- LH 725
- Partnertherapie 729
- Patientenratgeber 244
- Persönlichkeitsstörungen 773, 794
- Psychotherapie 727–729
- Rollenspiele 727
- Schlafstörungen 692
- Selbst- und Fremdbeurteilungsverfahren 26
- Terminologie 716–718
- Therapie 726–735
- Trichotillomanie 861–862
- Unzulänglichkeitsgefühle 724
- Verhaltenstherapie, kognitive 727, 729

Eßstörungen
- Wahrnehmungsfokussierung 727

Eßverhalten
- abnormes 735
- Einflüsse, soziokulturelle 722–723
- environmental food cues 725
- geregeltes, Bulimia nervosa 734
- gezügeltes 722
- – Körpergewicht 722
- pathologisches, Wirkung, verstärkende 722
- Pubertät 723
- Schlankheitsideal 723

Ethikberatungsdienste, klinische 998

Ethikkonsile 998

ethische Aspekte
- Alter 935–936
- Psychiatrie 993–999

Euphorie 18, 338
- Cannabisintoxikation 372
- Cushing-Syndrom 333
- Delir 322
- Inhalanzienintoxikation 374
- Kokain 376
- Manie 503
- Opioidintoxikation 375
- Rausch, mittelschwerer 360

Europäischer Sozialfond (ESF) 231

Evaluation
- ärztliche Leistung 1020–1021
- Evidence-based Medicine 1017
- Gemeindepsychiatrie 235
- Kriterien 87–88
- Selbsthilfemanuale 245
- wissenschaftliche 235

Eve 373

Evidence-based Medicine 1015–1022
- ärztliche Leistung 1020–1021
- Bewertung 1017
- – kritische 1019–1020
- critical appraisal 1019
- Current Opinion in Psychiatry 1018
- English language Bias 1018
- Evaluation 1017
- Integration 1017
- – in die klinische Arbeit 1020
- Interpretation, methodische Begriffe 1020
- Literatursuche 1016, **1017**

Evidence-based Medicine
- number needed to treat (NNT) 1019
- in der Praxis 1016–1021
- Primärliteratur-Datenbank 1017
- Problemdefinition 1016, **1017**
- Publication Bias 1018
- Qualitätsverbesserung 1021
- re-engineering 1021
- Retrieval Bias 1017
- Sekundärliteratur 1017
- Selection Bias 1018
- Übersichtsarbeiten, systematische 1018

Evidence-based Mental Health 1018

evozierte Potentiale, somatoforme Störungen 647

EWL (Eigenschaftswörterliste) 25

Examensreaktionen, Fokalpsychotherapie 176

Exazerbation 59

Exhibitionismus 707

Exophthalmus, Mykosen 331

experiencing, Gesprächspsychotherapie 178, 182

Experte, Verhaltenstherapie 136

Exploration
- Gesprächstherapie 5
- Psychotherapie 196, 198
- Verhaltensanalyse 145

Expositionstraining
- Agoraphobie 604
- Belastungsstörungen, posttraumatische 756–759
- graduiertes, Agoraphobie 605
- Panikstörungen 604–605
- Phobie, soziale 608
- – spezifische 609
- Verhaltenstherapie 147–148
- Zwangsstörungen 634–635

Expressed-Emotion(EE)-Index
- Familientherapie 191
- Schizophrenie 431–432, 438

Externalitätshypothese, Hyperphagie, psychogene 725

extrapyramidalmotorische Störungen
- Demenz, vaskuläre, subkortikale 294
- HIV-Infektion 311
- durch Neuroleptika 117
- Neuroleptika 443
- Wilson-Syndrom 313

Extravaganz, Manie 503

Sachverzeichnis

Extraversion, Persönlichkeit 786
Extrinsic-Factor-Mangel, Demenz 315–316
Eye Movement Desensitization and Reprocessing (EMDR), dissoziative Störungen 664

F

Fabry-Syndrom, Demenz 314
factitious disease 882
Fading, Verhaltenstherapie 150
Fahreignung/-tauglichkeit
– Arzt, Offenbarungsbefugnis 983
– Begutachtung 985
– Beratung, ärztliche 985
– Demenz, Alter 935
– Intelligenzminderung 878
– psychisch Kranke 983–985
– Psychopharmaka 983
– Psychose, affektive 985
– – schizophrene 985
Falldefinitionen 58
Familie 188
– Biographie 8
Familienanamnese 7–8
– s.a. Anamnese
– Disposition, genetische 8
– Suizidalität 899
Familienkonflikte, Zwangsstörungen 633
Familienpflege 230
Familienstammbaum 8, 193
Familientherapie 133, 141, **188–195**
– Alkoholabhängigkeit 364–365
– ambulante 188
– Basis, empirische 195
– Begriffsbestimmung 188
– Behandlungsmodus 188
– Bulimia nervosa 733
– Charakteristika 188
– Depression 543
– Diagnostik 192–194
– Drogenabhängigkeit 386
– DSM-IV 192
– Erwartungen 194
– Eßstörungen 729
– Expressed-Emotion(EE)-Index 191
– Fragen, zirkuläres 193
– Fremdbeurteilungsverfahren 194
– Gefahren 194
– Gemeinsamkeiten 195
– Genogramm 193
– Hausaufgaben 195

Familientherapie
– Hierarchie, familiäre, Störung 189
– Hypothesenbildung 193
– ICD-10 192
– Indikation 194–195
– Interaktionen, familiäre 193
– – therapeutische 194
– Interventionen, paradoxe 195
– – schulenübergreifende 194–195
– Joining 194
– Kontraindikationen 194
– Kotherapeut 188
– Kurzzeittherapie 190
– psychoanalytische 188–189
– Psychoedukation 250
– – Schizophrenie 191
– Reframing 195
– Richtungen 188
– Schizophrenie 250, 455–456
– Schulen 188
– Selbstbeurteilungsverfahren 194
– Skulpturverfahren 193–194, 202
– stationäre 188
– strategische 189–190
– strukturelle 189
– Subsysteme 189
– systemische 190, 195
– Therapiedauer 188
– verhaltenstherapeutische 195
– – Coaching 192
– – Schizophrenie 191
Family of Instruments, ICD-10 41
Farbe-Wort-Inferenztest 89
FAST (Functional Assessment Staging) 90
– Demenz 262, **265**
Fasten 722
– Hyperkortisolismus 725
– vorösterliches 722
Faszikulationen, Neuroakanthozytose 304
FBF (Frankfurter Beschwerde-Fragebogen) 26
FBL-R (Freiburger Beschwerden-Liste) 25
FDS s. Fragebogen zu dissoziativen Symptomen
Fear Questionnaire (FQ), Panikstörungen 599
Feedback 140
– Depression 520
Fehlanpassungen
– psychologische 178
– Schematheorie 200

Fehlbildungsraten, Neuroleptika 119
Fehlernährung, Delir 324
Fehlerquellen
– diagnostischer Prozeß 43, 54–55
– DSM-IV 55
– ICD-10 55
– Kontrolle bzw. Ausschaltung 54
Fehlhandlung, Schadenersatz 964
Feighner-Kriterien 34
Feindseligkeit
– forensische Bedeutung 460
– Manie 503
– Psychotherapie 212
Feldpotentialänderungen, EEG 64
femme fatale 831
Fenetyllin 125
– Tagesmüdigkeit 682
Fenfluramin, Depression 527
Fentanyl, Abhängigkeitspotential 394
Fertigkeitstraining, soziales, Schizophrenie 451–452
Fetischismus 707
Fettleber, Alkoholabhängigkeit 356
Fieber, artifizielles 885
Fieberkrämpfe, Reizbarkeit, intermittierend auftretende 863
final common pathway, Depression 521
Fingeragnosie, Gerstmann-Syndrom 292
Fixierung
– Persönlichkeitsstörungen 781
– Unterbringung 978
FKV (Freiburger Fragebogen zur Krankheitsverarbeitung) 27
flashbacks
– Borderline-Störungen 806, 808
– Halluzinogenintoxikation 373
Flexibilisierung, Drogenabhängigkeit 384
Flexibilitas cerea, katatone Störung 335
Flooding-Therapie
– Agoraphobie 605
– Panikstörungen 605
– verhaltenstherapeutische 147–149
Flucht, Panikstörungen 603
Flugangst/-phobie 579
– s.a. Phobien
– Flooding 148

fluid tap test/fluid void sign, Normaldruckhydrozephalus 318
Flumazenil 121
Flunitrazepam
– Eliminationshalbwertszeit 122
– Halbwertszeit 674
Fluoxetin 96–97
– Belastungsstörungen, posttraumatische 755
– Chronic-fatigue-Syndrom 688
– Depression 531–532
– Dosierung 101
– Impulskontrollstörungen 852
– Kleptomanie 860
– Metaboliten, aktive 99
– Schizophrenie 447
– Verkehrswarnhinweis 984
– Zwangsstörungen 628, 630
Flupentixol 112
– Dosierung 115
– Negativsymptomatik 116
– Schizophrenie 441
Fluphenazin 112
– Dosierung 115
– Schizophrenie 441
Flurazepam
– Eliminationshalbwertszeit 122
– Halbwertszeit 674
Fluspirilen 112
Flutkatastrophe, PTBS-Prävalenz 744
Fluvoxamin 96
– Agoraphobie 602
– Depression 531–532
– Dosierung 101
– Glücksspiel, pathologisches 856
– Impulskontrollstörungen 852
– Metaboliten, aktive 99
– Panikstörungen 602
– Schizophrenie 447
– Verkehrswarnhinweis 984
– Zwangsstörungen 628, 630, 638
FLZ (Fragebogen zur Lebenszufriedenheit) 27
FMRT (funktionelle Magnetresonanztomographie) 82, **87**
Fokalpsychotherapie 176
– Depression 540
Fokusänderung, Alkoholabhängigkeit 358
Fokussing, Gesprächspsychotherapie 178, 182
Folie
– à communiquée 468
– à deux 16, 468–469
– à famille 468

1045

Sachverzeichnis

Folie
- à trois 468
- induite 468
- simultanée 468
- transformée 468

Follikulitis, Differentialdiagnose 862

Folsäuremangel
- Depression 526
- Differentialdiagnose 316
- Labordiagnostik 77

forensisch-psychiatrische Prognose 972–973

Forschung, Qualitätsmanagement/-sicherung 1005

Fortbildungsaufgaben, psychiatrische Versorgung 226

Fotostimulation, EEG 66

Fragebogen
- zur Angst vor körperlichen Symptomen, Panikstörungen 599
- zur angstbezogenen Kognition (ACO), Panikstörungen 599
- zu dissoziativen Symptomen (FDS) 662
- zur Lebenszufriedenheit (FLZ) 27
- zur sozialen Unterstützung (F-SOZU) 27

Fragen
- obligatorische 46
- offene, Erstgespräch 3
- optionale 46

Fragenformulierung, Gespräch 3

Frankfurter Beschwerde-Fragebogen (FBF) 26

Frau-zu-Mann-Transsexuelle 711

freezing, Borderline-Störungen 809–810

Fregoli-Syndrom/-Wahn **336**, 460

Freiburger Beschwerden-Liste (FBL-R) 25

Freiburger Fragebogen zur Krankheitsverarbeitung (FKV) 27

Freiburger Persönlichkeitsinventar 91

Freie-Radikale-Theorien, Altern 909

Freiheitsgrade, Persönlichkeiten 960

Freitod 892

Freiwilligkeit, informed consent 995

Freizeit(aktivitäten)
- Aufbau 142
- Biographie 8
- Drogenabhängigkeit 384
- Gemeindepsychiatrie 227

Fremdanamnese 3
- Persönlichkeitsstörungen 10

Fremdbeeinflussungserlebnisse 17

Fremdbeurteilungsverfahren **21**, 22
- Beispiele, störungsgruppenbezogene 26
- Belastungsstörungen, posttraumatische 754
- Depression 525
- Einsatz 23
- Familientherapie 194
- Klassifikationssysteme, psychiatrische 51
- Kriterien, psychomotorische 24
- mehrdimensionale 24–25
- Objektivierung, psychopathologische Befunde 24
- Persönlichkeitsstruktur 10
- Quantifizierung, psychopathologische Befunde 23–24

Fremdgefährdung
- Manie 529
- Persönlichkeitsstörungen 790

Fremdmotivation, verhaltenstherapeutischer Prozeß 160

Fremdratingverfahren, Paartherapie 184

Freßattacken, Adipositas 720

Freudlosigkeit, Depression 494

Fröhlichkeit 338

Frösteln 20

Frontalhirnfunktionen, Enthemmung, Zwangsstörungen 627

Frontallappenatrophie/-degeneration
- Amnesie 320
- Demenz, kortikale 301
- Lateralsklerose, amyotrophe 301
- Manie 336
- Non-Alzheimer-Typ 300
- Pick-Krankheit 299–300
- Schizophrenie 415

Frontallappensyndrom **338**

Frotteurismus 707

Frühdyskinesien, Neuroleptika 117

frühe Störungen 807
- Objektbeziehung 168
- Persönlichkeitsentwicklung 173
- Psychoanalyse 175
- Strukturmodell 172

Früherwachen 20

Frustrationstoleranz 171
- Belastungsstörungen, posttraumaatische 745
- Persönlichkeitsstörungen, dissoziale 815

Frustrierbarkeit, Nikotinentzugssyndrom 368

FSH (follikelstimulierendes Hormon), Eßstörungen 725

F-SOZU (Fragebogen zur sozialen Unterstützung) 27

Fürsorge, Suizidalität 902

Fürsorgepflicht
- Arzt-Patient-Verhältnis 963
- des Staates, Unterbringungsrichtlinien 976

Fugue
- dissoziative 659, **661**
- multiple 660
- psychogene 659
- Somnambulismus 691

fully functioning person s. Person, funktionsfähige

Functional Assessment Staging s. FAST

funktionelle Magnetresonanztomographie s. FMRT

funktionelle Syndrome 642
- Angststörungen 585
- Erwerbsunfähigkeit 987
- Sozialrecht 986

funktionelle Verfahren 83–88

Funktionen, Gespräch 6

Funktionsanalyse, Verhaltenstherapie 145

Furcht, Panikstörungen 586

G

GABA (γ-Aminobuttersäure)
- Angststörungen 584
- Streßadaptation 794

GABA-(Benzodiazepin-)Rezeptoren 120
- Angststörungen 586
- Medikamentenabhängigkeit 398
- Panikstörungen 586–587

GAF (Global Assessment of Functioning Scale) 38

Galaktorrhö durch Neuroleptika 444

Galaktosämie, Intelligenzminderung 874

β-Galaktosidase-Mangel 314

Galaktozerebrosid-β-Galaktosidase 314

Gamma-Alkoholiker 352

Gangstörungen/-unsicherheit
- Binswanger-Syndrom 296
- Demenz, vaskuläre, subkortikale 294
- Inhalanzienintoxikation 374
- Medikamentenmißbrauch 395
- Normaldruckhydrozephalus 318
- Schmerzmittelabhängigkeit 398

Ganser-Syndrom 659, **661**
- Differentialdiagnose 265

GAS s. Angststörungen, generalisierte

Gastrin-Releasing-Faktor, Hungerregulation 721

Gastritis/gastrointestinale Beschwerden 20
- Alkoholabhängigkeit 356
- Differentialdiagnose 949

Gaucher-Krankheit, Demenz 314

GDS (Global Deterioration Scale) 90
- Alzheimer-Demenz 281

Gebrechlichkeitspflegschaft 933, 979

Gedächtnis 11
- Differenzierung 782
- Neuerwerb, Hippocampus/Kortex, entorhinaler 271
- Speed-Leistungen 916

Gedächtnisleistungen, Alltagsbewältigung 917

Gedächtnisstörungen 13–14, **918**
- Alter 337, 915–917
- Alzheimer-Demenz 268
- Belastungsstörungen, posttraumatische 750
- Cushing-Syndrom 333
- Definition 13
- Demenz 262
- – vaskuläre, subkortikale 290, 293
- Depression 494
- Differentialdiagnose 917
- Herpes-simplex-Enzephalitis 330
- Hirnfunktionsstörungen 14
- kognitive Defizite 337
- Löschvorgänge, gesteigerte 918
- Medikamentenmißbrauch 395
- Pseudodemenz, depressive 280
- psychiatrische Störungen 14
- Schizophrenie 416, 437
- subjektive 337

Gedächtnistest 89

1046

Sachverzeichnis

Gedächtnistraining
- Aktivierung, multimodale 933
-- unimodale 933
- Alter 932–933
- Demenz 933
- Techniken, verhaltenstherapeutische 933

Gedanken 156
- automatische, Depression 520
-- Identifikation 157
- negative, Tagesprotokolle 157
- religiöse, Schizophrenie 437
- schlafbehindernde, Insomnie 673
- zwanghafte 15
-- Schizophrenie 412

Gedankenabreißen 14
- Schizophrenie 412

Gedankenausbreitung 17
- Schizophrenie 415

Gedankendrängen 14

Gedankeneingebung 17
- Schizophrenie 415

Gedankenentzug 17
- schizoaffektive Störungen 470
- Schizophrenie 415

Gedankenfluß, Koffeinintoxikation 377

Gedankenjagen, Manie 504

Gedankenlautwerden, Schizophrenie 413

Gedankenlesen 17

Gedankenstopp, Insomnie 677

Gefühle 156

Gefühllosigkeit 18, 171
- Depression 493

Gegenüber 784

Gegenübertragung **175**
- Belastungsstörungen, posttraumatische 757
- Depression 540
- Psychoanalyse 175
- Psychotherapie 206
- Reaktion, unbewußte 175

Gehemmtheit, psychomotorische
- Depression 21, 494–495
- Zyklothymie 491

Gehirn, kognitive Leistungen 271

Gehprobe, Alter 927

geistige Behinderung/Retardierung
- Betreuung 979
- Intelligenzminderung 874
- Schweregrade 868
- Symptome 873

Gemeindepsychiatrie 223–232
- Angebote 223
- Angehörige 224
- Arbeitsbereich, komplementärer 230
- Bürgerhelfer 224
- Evaluation 235
- Freizeitclubs 227
- Freizeitstrukturierung 227
- komplementäre Dienste 226–227
- Kontaktclubs 227
- Nervenarztpraxen 225
- Prävention 223
- Primärprävention 223
- Psychose-Seminar 224
- Selbsthilfegruppen 224
- soziales Netzwerk 224
- Tagesstrukturierung 227
- (Wieder-)Eingliederung 224
- Wohnbereich, komplementärer 228–230

Gemeindepsychiatrischer Verbund (GPV) 228

gemeindepsychiatrisches Zentrum 228

Genesung 59

Genetik
- schizoaffektive Störungen 472
- schizophreniforme Störungen 466

Genogramm
- Beziehungen, biologische und rechtliche 193
- Familientherapie 193
- Interpretation 193

Geräusche, halluzinierte s. Halluzinationen, akustische

Gereiztheit 18
- Alkoholintoxikation 354
- Rausch, mittelschwerer 360

Geriatrie s. Alter(n)

geriatrische Assessments 915

Gerichtsberater 959

Gerinnungsstörungen, Liquorpunktion 74

Gerontologie 910

Gerontopsychiatrie 907
- Bedeutung 909
- Konsiliarpsychiatrie 947

Gerstmann-Sträussler-(Scheinker-)Syndrom **270**, 292, 309

Geschäftsfähigkeit 960, 965–966
- Alter 934
- beschränkte 975
- Betreuung 980

Geschäftsführung ohne Auftrag 963–964

Geschäftsunfähigkeit 965–966
- Entmündigung 979
- Willenserklärung 965

Geschlechtsidentität, Pubertät 167

Geschlechtsidentitätsangst/-störungen 710–712
- Persönlichkeitsstörungen 775
- sexuelle Funktionsstörungen 701

Geschlechtsverkehr, schmerzhafter 697–699

Geschlechtswechsel, Transsexualität 711

Geschmackshalluzinationen s. Halluzinationen, gustatorische

Gesetz über die Angelegenheiten der freiwilligen Gerichtsbarkeit 982

Gesichtsausdruck, Schizophrenie 412

Gesichtsfeldausfälle, Amnesie 320

Gesichtsrötung, Alkoholabhängigkeit 356

Gesichtsschmerzen, somatoforme 646

Gespräch(sführung)
- s.a. Erstgespräch
- Anamnese 6
- Arzt-Patient-Beziehung 6
- Aspekte, spezielle 5
- Atmosphäre, entspannte 5
- Bedingungen, äußere 5–6
- Beendigung 3
- Beziehungsaufnahme 6
- Dreiteilung 2–3
- Explorationstechniken 5
- Fragenformulierung 3
- Funktionen 6
- Grundlagen 3
- Hinweise, allgemeine 4
- Möglichkeiten, individuelle 3
- psychiatrisch-psychotherapeutische 2–6
- Strukturierung 2–3
- Verfassung, momentane 3
- Widerstand 5

Gesprächspsychotherapie 133, 177–183
- s.a. Psychotherapie
- Basis, empirische 182–183
- Begriffsbestimmung 177
- Beziehungsangebot, therapeutisches 180
- Diagnostik 179
- direct reference 182
- Echtheit 181
- Empathie 183
- erfolgreiche 183

Gesprächspsychotherapie
- Erleben, aktuelles, gefühlsmäßiges 182
- experiencing 178, 182
- focusing 178, 182
- Historie 177–178
- Indikation 179
- Inkongruenz 178
- klientenzentrierte 177
- Kongruenz 181
- Kontraindikation 179
- Kreativität 180
- Methodenkombinationen 179
- Modifikationen 182
- Prozeßforschung 182
- Ratingskalen 181
- Selbstbestimmung 180
- Selbstexploration 180
- Selbst-Organisation 180
- Selbstvertrauen 180
- Selbstverwirklichung 180
- Situation, therapeutische 180
- Skalen, spezielle 179
- Techniken 181–182
- Therapiekonzept 179–181
- Tonbandaufzeichnung 179
- Weiterentwicklungen 182
- Wertschätzung 183
- Wirksamkeitsstudien 182
- Ziele 180

Gestalttherapie
- Borderline-Störungen 811–812
- Persönlichkeitsstörungen, abhängige 799
-- schizoide 822

Gesundheitsförderung 220

Gesundheitsinformationsgruppen, Psychoedukation 248

Gesundheitsreform, amerikanische 999

Gesundheitsvorsorge 220

Gesundheitswesen
- Kosten- und Qualitätsgesichtspunkte 999
- Rationalisierung 999
- Rationierung 999

Gewaltbereitschaft, wahnbedingte 469

Gewalterfahrungen, somatoforme Störungen 647

Gewalttätigkeit 20
- wahnbedingte 469

Gewichtsnormalisierung, Eßstörungen 728

Gewichtsphobie
- s.a. Phobien
- Anorexia nervosa 719

Gewichtsreduktion/-verlust
- Antidepressiva 102
- Depression 494

1047

Gewichtsreduktion/-verlust
– Differentialdiagnose 726
– Hyperphagie, psychogene 735
Gewichtsvertrag, Anorexia nervosa 731
Gewichtszunahme
– Antidepressiva 102, 535
– Depression, saisonale 500
– Lithium 558–559
Gewissenhaftigkeit, Persönlichkeit 786
Gewissensangst, sexuelle Funktionsstörungen 701
Gewöhnung s. Toleranz
Gewohnheiten, Biographie 8
Gießen-Test 91
Gilles-de-la-Tourette-Syndrom 303–304
– Carbamazepin 109
– Haloperidol 304
– Zwangsstörungen 626, 628
Ginkgo biloba 124
– Alzheimer-Demenz 284
Glabellareflex, Pick-Krankheit 299
Glatzenbildung, Differentialdiagnose 862
Glaubwürdigkeit 958
Glaukomanfall, Antidepressiva 535
Gleichgewichtsstörungen
– AIDS 951
– Alkoholabhängigkeit, Alter 921
Gliome, Amnesie 321
Gliose, kortikobasale Degeneration 301
Global Assessment of Functioning Scale s. GAF
Global Deterioration Scale s. GDS
globale Störungen, Delir 322
Globoidzell-Leukodystrophie, Demenz 314
Glossar, Definition 32
Glücksspiel, pathologisches 848, **852–857**
– Ätiologie 854
– Anfangsstadium 853
– Begleiterkrankungen 854
– Differentialdiagnose 854
– Entwöhnungsphase 855
– Gewinnphase 852–853
– Gewöhnungsstadium 853
– Gruppentherapie 856
– Krankheitsverlauf, chronisch-kontinuierlicher 853
– Nachsorgephase 856
– Pathogenese 854
– Prävalenz 852
– psychische Störungen 854
– Psychotherapie 856

Glücksspiel, pathologisches
– Selbsthilfegruppen 855–856
– Spieler, professionelle 855
– Spielerkarriere 852
– Stimulierung 854
– Suchtberatungsstellen 855
– Suchterkrankungen 854
– Suchtstadium 853
– Symptomatik 853–854
– Therapie 855–856
– Typisierung 853–854
– Untersuchungen, neurobiologische 854
– Verhaltenstherapie 856
– Verlauf 852
– Verlustphase 852–853
– Verzweiflungsphase 853
– Vielspieler 852
Glukagon, Hungerregulation 721
Glukokortikoide, Depression 528
Glukokortikoidrezeptoren
– affektive Störungen 514
Glukosemetabolismus, Depression 512
β-Glukozerebrosidase-Mangel 314
Glutamathypothese/-modulatoren
– Alzheimer-Demenz 286
– Schizophrenie 426
GM1-Gangliosidose, Demenz 314
GM2-Gangliosidose, Multiple Sklerose 313
GOT/GPT, Alkoholabhängigkeit 352
GPV (Gemeindepsychiatrischer Verbund) 228
Grammophon-Symptom, Pick-Krankheit 299
Granatenschock 742
Grand mal
– Alkoholentzugssyndrom 354
– Clozapin 446
– EEG 68
– Sedativa-, Hypnotika- und Anxiolytikaüberdosierung 396
granulomatöse Erkrankungen, Labordiagnostik 75
Grimassieren
– Chorea Huntington 302
– Gilles-de-la-Tourette-Syndrom 304
– Schizophrenie 415
Größenideen/-phantasien bzw. -wahn 16, 468
– Manie 503
– omnipotente 170
– paranoide 840

Größenideen/-phantasien
– Schizophrenie, paranoide 418
– unrealistische 170
Größenselbst, fixiertes 170
Großhirnatrophie, Alkoholabhängigkeit 355
Grübelneigung 10, 14
– Angststörungen, generalisierte 581
Grundbegriffe
– diagnostische 57
– epidemiologische 57–58
– psychiatrisch relevante 57–59
– statistische 58
Grundlagenforschung 22
Grundrechtsfähigkeit 975
Grundsatzgutachten, Krankheit und Kraftverkehr 983
Grundversorgung, psychosomatische 1010–1011
Grunzen, Gilles-de-la-Tourette-Syndrom 304
Gruppenprogramm, kognitiv-verhaltenstherapeutisches nach Lewinsohn, Depression 251
Gruppentherapie 141, 812
– Belastungsstörungen, traumatische 756
– Depression 543
– dissoziative Störungen 665
– Glücksspiel, pathologisches 856
– Orientierung 212
– Persönlichkeitsstörungen, anankastische 829
– – paranoide 840
– Problemlösetraining 153
γ-GT (Gamma-Glutamyl-Transferase), Alkoholabhängigkeit 352
Gütekriterien s. Evaluationskriterien
Güterabwägung, Medizinethik 995
Gutachten 959, 961
– s.a. Begutachtung
– s.a. Sachverständigengutachten
– ärztliches 960
– – Betreuung 981
– Aktenauszug 961
– Aussagen, Sicherheit 960
– Befunderhebung 962
– Berufsfähigkeit 962
– Betreuungsrecht 962
– Beurteilung 960, 962–963
– Beweisfragen 963
– Dienstfähigkeit 962
– Dokumente 963
– Empfehlungen 963

Gutachten
– Fragestellung, detaillierte 961
– Motivationsstrukturen 960
– Normenverstöße 960
– psychiatrisches 959–963
– – Akzeptanz 969
– – Sachverhalt 961
– – Vorbereitung 969
– schriftliches, Aufbau 961
– Schuldfähigkeit 962
– soziales Umfeld 960
– Unfallversicherung 962
– Untersuchung, persönliche 962
– Verhaltensstrukturen 960
Gutachter, Konsiliarpsychiatrie 946
gynäkologische Symptome, artifizielle 885
Gynäkomastie durch Neuroleptika 444
Gyrasehemmer, Depression 528
Gyrus-angularis-Syndrom **292**

H

Haarausreißen s. Trichotillomanie
Haarzell-Leukoplakie, HIV-Infektion 310
Habituation(straining)
– Agoraphobie 605
– Borderline-Störungen 808
– Desensibilisierung, systematische 147
– Panikstörungen 605
– somatoforme Störungen 647
– Verhaltenstherapie 148
– Zwangsstörungen 635
Hachinski-Ischämie-Score
– Alzheimer-Demenz 292
– Multi-Infarkt-Demenz 292
Hämatome, subdurale, Angststörungen 585
Hämochromatose, Labordiagnostik 77
Hämodialyse, Wernicke-Korsakow-Enzephalopathie 321
Haftfähigkeit 974
Haftung 963
– deliktische 964
Halluzinationen 15, 913
– s.a. Aufwachhalluzinationen
– s.a. Einschlafhalluzinationen
– s.a. Geruchshalluzinationen
– s.a. Illusionen

Halluzinationen
- s.a. Körperhalluzinationen
- s.a. Pseudohalluzinationen
- akustische 17, **334**
- – Depression 494
- – – wahnhafte 498
- – Manie 503
- – Schizophrenie 413
- – – paranoide 418
- Alkoholentzugssyndrom 354
- Alzheimer-Demenz 269, 287
- Angststörungen 596
- Creutzfeldt-Jakob-Krankheit 309
- Cushing-Syndrom 333
- Delir 326
- Depression 496
- EEG 68
- Einwilligungsfähigkeit 998
- geistige Behinderung 873
- Gesundheitsinformationsgruppen 248
- gustatorische 17
- Halluzinogenintoxikation 373
- haptische 17
- Hyperthyreose 333
- hypnagoge 17, 334, **681**
- – Differentialdiagnose 689
- – Narkolepsie 680
- – REM-Schlaf-assoziierte 682
- hypnopompe 334
- Hypokalzämie 333
- Hypothyreose 315, 333
- Lewy-Körperchen-Demenz 308
- Lupus erythematodes 332
- Manie, psychotische 505
- MEG 71
- Motilitätspsychose 464
- musikalische 334
- olfaktorische 17
- – Wahnstörungen 460
- optische 17, **334**
- – Delir(ium) 322
- – – tremens 354
- – Schizophrenie 414
- – parathyme 498
- – Parkinson-Krankheit 305–306
- pedunkuläre, Charles-Bonnet-Syndrom 334
- schizoaffektive Störungen 470
- Schizophrenie 413–414, 419, 437, 453
- – paranoide 417
- Sedativa-, Hypnotika- und Anxiolytikaüberdosierung 396
- Suizidalität 897

Halluzinationen
- taktile 17, **334**
- – Schizophrenie 414
- – Wahnstörungen 460
- – Trypanosomiasis 312
- – Vitamin-B_{12}-Mangel 316
Halluzinogene 372–374
- Drogenscreening 74
- Flashback 373
- 5-HT_1-Rezeptoren 373
- Intoxikation 373
- Makropsie/Mikropsie 373
- Wahrnehmungsstörungen, persistierende 373
Halluzinosen, organische 328–334
Haloperidol 112
- Alkoholhalluzinose 354
- Brandverletzte 952
- Chorea Huntington 303
- Delir(ium) 326
- – tremens 354
- Dosierung 115
- Enzephalopathie 946
- Gilles-de-la-Tourette-Syndrom 304
- Neuroleptika 440
- Schizophrenie 441, **442**
- Verwirrtheit 946
- Wahnstörungen 462
Halothan, Depression 527
Halstead-Reitan-Testbatterie, Category Test, Schizophrenie 416
Haltungsstereotypien
- s.a. Stereotypien
- Schizophrenie 416
- – katatone 418
Hamburger Zwangsinventar (HZI) 26
Hamburg-Wechsler-Intelligenztest für Erwachsene 88
HAMD s. Hamilton-Depressionsskala
Hamilton Anxiety Scale (HAS) 26
- Angststörungen 599
Hamilton-Depressionsskala (HAMD) 21, 24, 26
- Depression 525
- Interview, strukturiertes 54
- Interviewleitfäden 24, 26, 54
Handeln/Handlungen
- automatische, Narkolepsie 681
- Ebene, unbewußte/vorbewußte 163
- Eindeutigkeit 958
- Entwürfe 201
- intendierte 851
- Konstanz 958

hangover
- Barbiturate 396
- Benzodiazepine 121, 396
H_2-Antagonisten, Verkehrs- und Arbeitssicherheit 984
harm avoidance, Alkoholabhängigkeit 352
harm reduction, Drogenabhängigkeit 381
Harninkontinenz
- s.a. Inkontinenz
- Alter 928
- Alzheimer-Demenz 268
- Binswanger-Syndrom 296
- Biofeedback 929
- Demenz, vaskuläre, subkortikale 294
- Elektrostimulation 929
- Miktionsgewohnheiten 929
- Normaldruckhydrozephalus 318
Harnretention/Harnsperre
- Antidepressiva 102, 535
- Vitamin-B_{12}-Mangel 315
HAS s. Hamilton Anxiety Scale
Haschisch, THC-Gehalt 371
Hauptdiagnose 56
Hausaufgaben
- Belastungsstörungen, posttraumatische 758
- Familientherapie, verhaltenstherapeutische 192
Hauterkrankungen, artifizielle 885
Heilbehandlung
- Betreuung 979, 981
- Unterbringung 977
Heim(platz)
- s.a. Pflegeheim
- s.a. Wohnheim
- Kostenübernahme 229
Heißhungerattacken 463
- Bulimia nervosa 719
- Differentialdiagnose 726
Hell-Dunkel-Wechsel
- Jet-lag-Syndrom 685
- Schichtarbeit 686
Hemiparese
- Amnesie 320
- Amyloidangiopathie, zerebrale 295
Hemmung
- konditionierte 146
- reziproke 146
- – Muskelrelaxation, progressive 147
Hepatitis
- Alkoholabhängigkeit 356
- Drogenabhängigkeit 380
hepatolentikuläre Degeneration s. Wilson-Syndrom

Heranwachsende 975
- Umgang, strafrechtlicher 975
Herdsymptome/-zeichen
- Hyperglykämie 333
- Hypoglykämie 333
- Meningitis, virale 330
- Mykosen 331
- Zystizerkose 331
Heredoataxien, Differentialdiagnose 316
Heroin 374–375
- und Kokain 376
Herpes-simplex-Infektion
- Enzephalitis **321**, 330
- – Differentialdiagnose 265, 434
- HIV-Infektion 310
Herpes zoster, HIV-Infektion 310
Herz-Angstsyndrome 596
Herzdruck 20
Herzerkrankungen, Lithium 554
Herzinsuffizienz, Alter 926
Herzklopfen 20
Herzrasen, Phobie, soziale 578
Herzrhythmusstörungen
- Alter 926
- Demenz, vaskuläre 289
- Differentialdiagnose 913
Herzvitien, Angststörungen 336
Hexosaminidase-A-Mangel 314
Hierarchien, pathologische, Familientherapie, strategische 190
high expressed emotion(HEE)-Muster, Schizophrenie 431, 455
Hilflosigkeit 170
- Belastungsstörungen, posttraumatische 744
- Borderline-Störungen 806
- gelernte 515
- – Depression 519
- Persönlichkeitsstörungen 796
- – abhängige 796, 798
- – präsuizidales Syndrom 897
- Suizidalität 891
Hilfs-Ich 175
- Angststörungen 590
Hilfsobjekt, Borderline-Störungen 807
Hintergrunddepression 484
Hippocampus 276
- Gedächtnis, Neuerwerb 271
Hippocampusvolumen, Belastungsstörungen, posttraumatische 750

1049

Sachverzeichnis

Hirnatrophie/-degeneration
- Alkoholabhängigkeit 355
- CT 82
- Depression 526
- frontale 300
- kortikale, fokale, Differentialdiagnose 266
- - Prädilektionstypen 301
- - Sonderformen 301

Hirndurchblutung
- Angststörungen 585
- PET 86

Hirnerkrankungen/-funktionsstörungen
- Alter 916
- - Konsiliarpsychiatrie 947
- Amnesie 320
- Angststörungen 336
- Gedächtnisstörungen 14
- hypoxische, Demenz, vaskuläre 291
- ischämische, SPECT 85
- Konsiliardienst, psychiatrischer 944
- präsenile, Autofahren 935

Hirninfarkt
- Angststörungen 336
- kortikaler, Alzheimer-Demenz 282
- Meningitis, tuberkulöse 329
- Sneddon-Syndrom 295

Hirnleistung, Alter 917

Hirnnervenausfälle, Amyloidangiopathie, zerebrale 295

Hirnnervenlähmung
- HIV-1-Meningitis 330
- Meningitis, syphilitische 329
- - tuberkulöse 329
- Mykosen 331
- Neuroborreliose 312

Hirnstamm, Angststörungen 586

Hirntrauma s. Schädel-Hirn-Trauma

Hirntumoren
- Angststörungen 336, 585
- EEG 68–69
- Hydrozephalus, nichtkommunizierender 318–319
- MRT 83

Hirnvenenthrombose, Demenz, vaskuläre 291

Histoplasmose, HIV-Infektion 310

Hitzegefühl 20

HIV-Enzephalopathie 310
- Differentialdiagnose 266
- SPECT 85

HIV-Infektion
- CD4-/CD8-Zellen 310
- CDC-Klassifikation 310
- Demenz 309–311
- Differentialdiagnose 650
- Drogenabhängigkeit 371, 380
- Kryptokokkose 309
- Labordiagnostik 76
- Meningitis 330
- Mycobacterium avium intracellulare 310
- Toxoplasmose 309

HIV-Test, Beratung 951

Hörminderung
- Intelligenzminderung 868
- Meningitis, syphilitische 329

Hoffnungslosigkeit 18
- Anpassungsstörungen 766
- Depression 493–494
- Dysthymie 502
- schizoaffektive Störungen 471
- Suizidalität 891, 897

Hog 378

home-based treatment program, Agoraphobie 251

Homizid 848

Homosexualität, Züge, transvestitische 711

Homozystinurie
- Demenz **295**
- Intelligenzminderung 874

Hopfen, Insomnie 675

Hormontherapie, Transsexualität 712

Hornhauttransplantation 309

hospital-hopper syndrome 882

Hospize, Sterbende 936

Hotelqualität, Qualitätsdimension 1004

Hot-Spot-Techniken, kognitive Therapie 202

humanistische Therapie 196

Hunger(n) 166, 722

Hungerregulation
- Hypothalamus 721
- Substanzen, körpereigene 721

Hunter-Syndrom, Intelligenzminderung 874

Hurler-Syndrom, Intelligenzminderung 874

Husten, Gilles-de-la-Tourette-Syndrom 304

Hydrocephalus
- s.a. Hydrozephalus
- e vacuo 318

5-Hydroxyindolessigsäure, Alter 911

26-Hydroxylasemangel 314

9-Hydroxyrisperidon s. Risperidon

5-Hydroxytryptamin
- Alkoholabhängigkeit 352
- Schizophrenie 426–427

5-Hydroxytryptamin-Rezeptoren, Halluzinogene 373

Hydrozephalus 329
- s.a. Hydrocephalus
- s.a. Normaldruckhydrozephalus
- Meningitis, tuberkulöse 329
- neurofibrilläre Degeneration 274
- nicht-kommunizierender 318
- - Hirntumoren 318–319
- Zystizerkose 331

Hypästhesien, Polyneuropathie, alkoholbedingte 356

Hyperadrenalismus, Delir 333

Hyperaktivität
- Borderline-Störungen 794
- Delir 322
- Insomnie 673
- katatone Störung 334–335
- Reizbarkeit, intermittierend auftretende 864

Hyperakusis, Phencyclidin-Intoxikation 378

Hyperalimentation, Wernicke-Korsakow-Enzephalopathie 321

Hyperammonämie
- Intelligenzminderung 874
- durch Valproat 110

Hyperarousals, Belastungsstörungen, posttraumatische 749

Hypercholesterinämie
- Alter 926
- vertebrobasiläre Insuffizienz 321

Hyperemesis gravidarum
- Wernicke-Korsakow-Enzephalopathie 321

Hyperglykämie
- Delir 333
- Labordiagnostik 77

Hyperhidrosis durch Methadon 392

Hyperinsomnie
- Ätiologie 679
- Diagnostik 679
- Non-REM-Schlaf 679
- Prävalenz 679
- primäre 678–680
- - DSM-IV 679
- Schlaf-Wach-Rhythmus 679
- Therapie 679

Hyperkalzämie, Delir 333

Hyperkinese/hyperkinetisches Syndrom 19
- Chorea Huntington 302
- Psychostimulanzien 126
- Reizbarkeit, intermittierend auftretende 863
- Schizophrenie 416
- Wilson-Syndrom 313

Hyperkortisolismus
- affektive Störungen 513–515
- Depression 514, 911
- - melancholische 499
- Fasten 725
- Labordiagnostik 75
- STH 514
- TRH-Test 514

Hyperlipidämie, Demenz, vaskuläre 289

Hypermetamorphose, Pick-Krankheit 299

Hypermnesie 13
- Altgedächtnis 918

Hypermotilität s. Hyperaktivität

Hyperparathyreoidismus
- Angststörungen 596
- Demenz 315
- Depression 526
- Labordiagnostik 75
- Lithium 105

Hyperphagie, psychogene 716, **719**, 721
- Appetitminderung 735
- Außenreizabhängigkeit, erhöhte 724–725
- Emotionstheorie, kognitive 724
- Externalitätshypothese 725
- Gewichtsreduktion 735
- Neurotransmitter 725
- Prävalenz 719
- Psychotherapie 727
- Symptomatik und Typisierung 720–721
- Therapie 734–735
- Übergewicht 721, 725
- Verlauf 719
- Wahrnehmung, emotionale 735

Hyperprolaktinämie durch Neuroleptika 444

Hyperreflexie
- HIV-Infektion 309
- Hyperthyreose 333

Hypersalivation 20
- durch Neuroleptika 446
- Nikotinintoxikation 368

Hypersomnie 670
- Anamnese 680
- Depression 494
- - saisonale 500
- Myoklonie, periodische 680

Sachverzeichnis

Hypersomnie
– organisch bedingte 693
– primäre 670, 680
– psychiatrische Erkrankungen 692
– Restless-legs-Syndrom 680
– Schlafapnoe-bedingte 680
hypertensive Krise
– s.a. Hypertonie
– Antidepressiva 102
– MAO-Hemmer 602
Hyperthyreose
– Alter 926
– Angststörungen 596
– Delir 333
– Demenz 315
– Depression 526
– Labordiagnostik 75
– stille 315
Hypertonie
– s.a. hypertensive Krise
– Alzheimer-Demenz 280
– arterielle, Alter 926
– Demenz, vaskuläre 289
– Gyrus-angularis-Syndrom 292
– Nikotinintoxikation 368
Hypertriglyzeridämie
– Alkoholabhängigkeit 356
– vertebrobasiliäre Insuffizienz 321
Hyperventilation
– Angststörungen 585
– EEG 66
– Panikstörungen 610
Hypervigilanz, Amphetaminintoxikation 376
Hypnose 196
– dissoziative Störungen 664
– Nikotinabhängigkeit 369
Hypnotherapie
– Borderline-Störungen 811–812
– Persönlichkeitsstörungen, dissoziale 817
– – schizoide 822
Hypnotika 119–124
– benzodiazepinähnliche, Halbwertszeit 674
– Delir 328
– Intoxikation 395
– Medikamentenabhängigkeit 394, **395–398**
Hypnotikaentzug(ssyndrom) **396**, 397
Hypoadrenalismus, Delir 333
Hypoaktivität
– Delir 322
– katatone Störung 335
Hypochondrie 15, 459, 642–643, 646–647, 830
– Coping-Strategien 919
– Cortisol 647

Hypochondrie
– CRH-Test 647
– Demenz, vaskuläre, subkortikale 293
– Depression 919
– Diagnose 646
– Differentialdiagnose 949
– geistige Behinderung 873
– Reaktionszeiten 648
Hypofrontalität, Schizophrenie 428
Hypoglykämie
– Alkoholabhängigkeit 356
– Angststörungen 336, 596
– Delir 333
– Differentialdiagnose 280
– Labordiagnostik 78
– durch Lithium 559
– vertebrobasiliäre Insuffizienz 321
Hypokaliämie, Angststörungen 596
Hypokalzämie, Delir 333
Hypokinese 19
– Demenz, vaskuläre, subkortikale 294
– durch Neuroleptika 444
– Parkinson-Krankheit 304, 307
– Schizophrenie 416
– Wilson-Syndrom 313
Hypokortisolismus
– Belastungsstörungen, posttraumatische 749
– Labordiagnostik 75
Hypomanie 505–506
– s.a. Manie
– Hypothyreose 315
– Zyklothymie 506
Hypomimie, Parkinson-Krankheit 304
Hypomnesie 13
Hyponatriämie, Delir 333
Hypoparathyreoidismus
– Demenz 315
– Depression 526
– Labordiagnostik 75
Hypophonie, Parkinson-Krankheit 304
Hypophyseninsuffizienz, Labordiagnostik 76
Hypoproteinämie, Depression 526
Hyporeflexie, Vitamin-E-Mangel 317
Hyposomnie
– Benzodiazepine 122
– Schlafentzug 126
Hypotension s. Hypotonie
Hypothalamus
– Hungerzentrum 721
– Sättigungszentrum 721

Hypothalamus-Hypophysen-Nebennierenrinden-Achse
– affektive Störungen 514–515
– Belastungsstörungen, posttraumatische 749
Hypothalamustumor, Differentialdiagnose 726
Hypothermie, Amnesie 320
Hypothesenbildung, Familientherapie 193
Hypothyreose
– Alter 926
– Angststörungen 596
– Delir 333
– Demenz 315
– – senile 926
– Depression 525–526
– Konsiliarpsychiatrie 948
– Labordiagnostik 75
– durch Lithium 559
Hypotonie
– durch Antidepressiva 102, 535–536
– Barbituratüberdosierung 396
– Demenz, vaskuläre 289
– DIC 332
Hypovitaminosen, Differentialdiagnose 265
Hypoxie
– Delir, akutes 946
– zerebrale, Differentialdiagnose 265
Hysterektomie, Anorgasmie 924
Hysterie 642, 658, 742, **830–836**
– s.a. Massenhysterie
– DSM-III-R 659
– DSM-IV 659
– ICD-10 659
– Persönlichkeitsstörungen, histrionische 833
Hysteroepilepsie 660
– s.a. Epilepsie
HZI s. Hamburger Zwangsinventar

I

IATL (instrumentelle Aktivitäten des täglichen Lebens) 916
Ibuprofen, Abhängigkeitspotential 395
ICD-8 34
ICD-9 34
– Depression, endogene 50
– Versionen, verschiedene 41
ICD-10 25, 34, **39–41**
– Adipositas 720

ICD-10
– affektive Störungen 485–487
– Agoraphobie 577
– alphanumerisches System, offenes 40
– Alzheimer-Demenz 278
– Angststörungen 569, 574
– – generalisierte 583
– Anorexia nervosa 716
– Anpassungsstörungen 765
– Ansätze, multiaxiale 38
– Anwendungsfragen 48
– Belastungsstörungen, posttraumatische 743–744, 747
– Demenz, vaskuläre 278, 289–291, **292–296**
– Depression 35, 41, 485
– – endogene 50
– Diagnosesicherheit 57
– Diagnostik, multiaxiale 39
– – operationalisierte 35
– – Untersuchungsinstrumente 44
– und DSM-IV, Unterschiede 42–43
– Dysthymie 485
– Erhebungsinstrumente 48
– Familientherapie 192
– Family of Instruments 41
– Fehlerquellen 55
– Hauptgruppen, diagnostische 40
– Hysterie 659
– Impulskontrollstörungen 848
– Kapitel V, Versionen 41
– Kodierungsebenen 41
– Major Depression 493–501
– Manie 485
– Mood Disorders 485
– Nachteile 50
– Panikstörungen 575, 581
– Persönlichkeitsstörungen 777, 795–841
– schizoaffektive Störungen 470, 528
– Schizophrenie 44, 432–433
– Schlafstörungen 671
– somatoforme Störungen 642
– Tutorials 47
– Veränderungen, formale 39
– – konzeptuelle 40
– Versionen, verschiedene 41
– V-Kodes 57
– Vorteile 50
– Wahnstörungen 461
– Zwangsstörungen 621
– Zyklothymie 485, 487

1051

Sachverzeichnis

Ice 376
Ich 163, 165
- Entwicklung 163
- - defizitäre 164
- Funktion, adaptive 163
- körperliches 163
- Neugeborene 166
- Omnipotenz 169
Ich-Erleben
- körperliches 163
- psychisches 163
- Stabilisierung 166
Ich-Funktion 163
- Affekte, Steuerung 163
- Festigung 169
- Impulssteuerung 163
- Realität, innere/äußere 164
Ich-Haftigkeit 15
Ich-Ideal **164**, 165
- Triebbefriedigung 171
Ich-Leistungen, kognitive 163
Ich-Sätze, Phobie, soziale 607
Ich-Stärke, Konsiliarpsychotherapie 950
Ich-Störungen 11, 15, 17
- Angststörungen 589, 612
- Belastungsstörungen, posttraumatische 751
- dissoziative Störungen 662, 807
- Motilitätspsychose 464
- Persönlichkeitsstörungen 781
- schizoaffektive Störungen 470
- Schizophrenie 415
- - Neuroleptika 111
- Suizidalität 897
- Wahnstörungen 461
Ich-Struktur
- Angststörungen 589
- Defekte 173
IDCL (Internationale Diagnosechecklisten) 44–45, 48
Ideen, überwertige 15
Ideenflucht 14
- Manie 503–504
Identifikation
- Abwehrmechanismen, unreife 172
- Persönlichkeitsstörungen, anankastische 826
- sexuelle 166
Identitätsstörung, dissoziative s. Persönlichkeitsstörung, dissoziative
Idiotie 868
IES (Impact of Event Scale) 26

Illusionen 15, 17
- s.a. Halluzinationen
- auditorische, Cannabisintoxikation 372
- Delir 322
- Halluzinogenintoxikation 373
- Inhalanzienintoxikation 374
- schizoaffektive Störungen 470
- Sedativa-, Hypnotika- und Anxiolytikaüberdosierung 396
- taktile, Cannabisintoxikation 372
- visuelle, Cannabisintoxikation 372
Imaginationsübungen 157
Imbalance-Hypothese
- affektive Störungen 510
- aminerg-cholinerge, affektive Störungen 511
- - Depression 521
- - REM-Schlaf-Disinhibition 521
Imbezilität 868
Imidazol-Benzodiazepine 119
- Strukturen 120
Imipramin
- Angststörungen, generalisierte 610
- Belastungsstörungen, posttraumatische 755
- Depression 531–533
- - unipolare 553
- Dosierung 101
- Kataplexie 682
- Kleptomanie 860
- Metaboliten, aktive 99
- Narkolepsie 682
- Panikstörungen 601–602
- Pavor nocturnus 690
- Somnambulismus 691
- Verkehrswarnhinweis 984
Immediatgedächtnis 13
- Amnesie 320
Immobilität, Depression, Alter 912
Immunhypothese, Schizophrenie 428–430
Immunsystem, Schlafstörungen, chronische 670
Impact of Event Scale (IES) 26
Implikationen, theoretische/therapeutische, Komorbidität 37
Impotenz
- Alter 924
- Angststörungen, Alter 924
- Antidepressiva 925
- Depression 497
- Diabetes mellitus 924

Impotenz
- Myokardinfarkt 924
- Neuroleptika 925
IMPS (Inpatient Multidimensional Psychiatric Scale) 23–25
- Dilling-Minimalkatalog 23
Impulse
- Äußerungen 338
- Interpretation 174
- Kontrolle 786
- pathologische 848
- reaktive 848
- sexuelle 171
- Steuerung, Ich-Funktion 163
- triebhafte 163
Impulshandlungen, katatone Störung 335
Impulskontrollstörungen **847–865**
- Ätiologie 851
- affektive Störungen 848, 850
- aggressive 171
- - Neutralisation 173
- Differentialdiagnose 851–852
- Dopamin 851
- Epidemiologie 850
- Eßstörungen 848
- ICD-10 848
- Ich-Störungen 163
- Intelligenzminderung 872
- Klassifizierung 848
- Konfliktverarbeitung, neurotische 849
- Kosten-Nutzen-Analyse 852
- Krankheitsmodell, Fehlen 849
- Neurosemodell 850
- Pathogenese 851
- Persönlichkeitsstörungen 794, 848
- psychodynamische Modelle 851
- Pyromanie 858
- Reizbarkeit 849
- - intermittierend auftretende 864
- Schizophrenie 848
- Serotonin 851
- SSRI 852
- Stressoren, psychosoziale 851
- Suchttheorie 850–851
- Symptommodell 850
- Therapie 852
- Typisierung 851
- Verhalten, erlerntes 851
- Verhaltensstörungen 848
- Verhaltenstherapie 852
- Verlauf 850

Impulskontrollstörungen
- Wahrnehmungsstörungen 851
- Zwangsspektrum 850
Indikationsmodell, Verhalten, soziales 153
Indikatoren, Qualitätsmanagement 1007
Individualität, Verlust 971
Individuation
- bezogene, Familientherapie, psychoanalytische 189
- Objektbeziehung 168
Indolalkaloide 372
Indometacin
- Alzheimer-Demenz 278
- Depression 527–528
Infarkte s. Hirninfarkt
Infektionshypothese, Schizophrenie 428–430
Infektionskrankheiten
- Delir, akutes 946
- Depression 526
- Drogenabhängigkeit 380
- Labordiagnostik 76
Information(en)
- Anorexia nervosa 731
- Bulimia nervosa 733
- Erhebung 2
- Gewichtsvertrag 731
- informed consent 995
- Verhaltenstherapie 240
- wahrnehmen 139
Informationsblatt, Belastungsstörungen, posttraumatische 758
Informationsgruppe für Psychosepatienten von Stark 249
Informationsphase, Schizophrenie 192
Informationsvarianz, diagnostischer Prozeß 43, 54
informed consent 995–997
Inhalanzien 374
Inkludenz, affektive Störungen 517
Inkohärenz 14
- Persönlichkeitsstörungen, histrionische 834
Inkongruenz, Gesprächstherapie 178
Inkontinenz
- s.a. Harninkontinenz
- s.a. Stuhlinkontinenz
- Alter 928
- schambesetzte, Depression, Alter 912
- Verhaltenstherapie 928
Inpatient Multidimensional Psychiatric Scale s. IMPS
Insektizide, Demenz 316

Sachverzeichnis

Insomnie 309, 670
- s.a. Absetz-Insomnie
- s.a. Schlafstörungen
- Aktometrie 673–674
- Amitriptylin 675
- Antidepressiva 102, 675
- – trizyklische 101
- Antihistaminika 675
- Apnoe-Syndrom 673
- Autogenes Training 676
- Barbiturate 675
- Benzodiazepine 674
- Chloralhydrat 675
- Delir 324
- Delta-Sleep-Inducing-Peptid (DSIP) 676
- Depression 494
- Diagnostik 673–674
- Doxepin 675
- Entspannungsmethoden 676
- familiäre 270
- Gedanken, schlafbehindernde 673
- Gedankenstopp 677
- Hyperaktivität 673
- Intention, paradoxe 677
- kognitive Therapie 677
- Manie 503
- Melatonin 676
- Muskelrelaxation nach Jacobson 676
- Myoklonie 673
- Neuroleptika 675
- organisch bedingte 693
- Parkinson-Krankheit 306
- Patientenratgeber 242, **244**
- Pittsburgher Schlafqualitäts-Index (PSQI) 673
- Polysomnographie 673–674
- Präparate, pflanzliche 675
- primäre 670, **671–678**
- psychiatrische Erkrankungen 692
- psychophysiologische 251
- Psychotherapie 678
- Schlafanamnese 674
- Schlafdialog, dysfunktionaler, Umstrukturierung 677
- Schlafgewohnheiten, ungünstige 673
- Schlafhygiene 676
- Schlafrestriktion 677
- Schlaftagebuch 673
- Selbsthilfemanuale 246
- Stimuluskontrolle 677
- Therapie, nicht-medikamentöse 676
- – Stufenschema 678
- Trimipramin 675
- L-Tryptophan 675
- Verhaltenstherapie 142

Instanzenkonflikt/-modell 171
Institutsambulanzen, psychiatrische Versorgung 225
Instruktionen, Verhalten, soziales 153
Instrumente, Befunderhebung 21
instrumentelle Aktivitäten des täglichen Lebens s. IATL
Insuffizienzgefühle 18
Insulinom, Labordiagnostik 78
Integration
- berufliche, psychisch Kranke 231
- Evidence-based Medicine 1017

Integriertes Psychologisches Trainingsprogramm (IPT)
- Schizophrenie 452

Integrität, körperliche, Patienten 964
Intellektualisierung, Abwehrmechanismen, reife 172
Intelligenzleistungen, Untersuchung 88
Intelligenzminderung 20–21, 867–880
- Abgrenzung, differentialdiagnostische 876
- Ätiologie 874–875
- Angststörungen 872
- Antidepressiva 877
- Autismus, frühkindlicher 871
- Begleiterkrankungen 876
- Betreuungsgesetz 878
- Bundessozialhilfegesetz 878
- Chromosomenaberrationen 874
- Differentialdiagnose 875–876
- Einwilligungsfähigkeit 878
- Epidemiologie 869–870
- Fahreignung 878
- Förderung, pädagogische 877
- Geschlechtsverteilung 869
- Impulskontrollstörungen 872
- Integration, soziale 877
- IQ-Werte 868, 871
- Kommunikationstraining, funktionelles 877
- leichte 868, **870**
- Lithium 877
- mittelgradige 868, **870–871**
- Pathogenese 874

Intelligenzminderung
- Persönlichkeitsstörungen 872
- Psychosen, affektive 877
- Rehabilitation, berufliche 877
- schwere 868, **871**
- schwerste 868, **871**
- Sonderschulen 870
- Stereotypien 871
- Symptomatik 869–870, 873
- Terminologie 868
- Therapie 876–878
- Typisierung 869–870
- Untersuchung, körperliche 876
- – testpsychologische 875
- Ursachen, peri-/pränatale 874–875
- Verhaltensstörungen 871
- Verlauf 869–870
- Vormundschaftsgericht 878

Intelligenz-Struktur-Test-70 88
Intensivpatienten, Konsiliarpsychiatrie 952
intentionale Störung
- Persönlichkeitsstörungen, dissoziale 816
Intentionstremor
- Alkoholabhängigkeit 355
- Chorea Huntington 302
Interaktionsmuster, reziproke 784
Interaktionsstörungen
- Eltern-Kind-Beziehung 169
- Familientherapie 193
- Paartherapie 184
- Persönlichkeitsstörungen 795–796
- Psychotherapie 212
Intercortical Integration 787
Interessentests 91
Interessenverlust
- Depression 494
- Parkinson-Krankheit 306
Interferenz, affektive/kognitive, Verhalten, soziales 153
International Personality Disorder Examination s. IPDE
International Pilot Study of Schizophrenia (IPSS) 438
International Statistical Classification of Diseases, Injuries and Causes of Death s. ICD
Internationale Diagnosechecklisten s. IDCL

interpersonelle Defizite, Psychotherapie, interpersonelle 543
interpersonelle Psychotherapie (ITP) s. unter Psychotherapie
Interpersonelle Schule 783
Interpretation, nichtbewußte, Schematheorie 200
Interpretationsstörungen, Schizophrenie 431
Intervention, schemagesteuerte, relevante 201
Interventionstechniken
- klinische 136
- paradoxe, Familientherapie 195
- Verhalten 784
- Verhaltenstherapie 141
Interview
- standardisiertes 46–47
- strukturiertes 46
- – AMDP 54
- – Hamilton-Depressions-Skala 54
- – Verhaltensanalyse 145
Interviewleitfäden
- AMDP-System 10, 23, 54
- Befunderhebung 10
- BPRS 24
- graphische, Pyromanie 858
- HAMD 23
Intoxikationen s. Vergiftungen
Introjekte, böse, Mutter-Kind-Beziehung 173
Introversion 786
Introvertiertheit, affektive Störungen 517
Inzidenz 57–58
IPDE (International Personality Disorder Examination) 46
- Borderline-Störungen 805
- Persönlichkeitsstörungen 779–780
IPPV (intermittierende positive Druckbeatmung), Schlafapnoe-Syndrom 684
IPSS (International Pilot Study of Schizophrenia) 438
IPT s. Psychotherapie, interpersonelle
IPT-CM (Conjoint Interpersonal Psychotherapy for Depressed Patients with Marital Dispute) 186
IQ-Werte, Intelligenzminderung 871
Irresein
- induziertes 468
- manisch-depressives 484
irritable heart 742

1053

Sachverzeichnis

Irritation/Irritierbarkeit
- Anpassungsstörungen 766
- Belastungsstörungen, posttraumatische 745
- Depression 493
- Manie 503
- Nikotinentzugssyndrom 368
- Persönlichkeitsstörungen 791
- Schemata 202

Irrtums-Katastrophen-Theorien, Altern 909

Ischämie-Score
- Alzheimer-Demenz 293
- Multi-Infarkt-Demenz 293

Isolation s. soziale Isolation
Itemdefinition 46
Itemgruppen/-name bzw. -nummer 46

J

Jactatio capitis nocturna 691
Jamais-vu-Erlebnisse 13, 918
Jammern 18
Jaspersche Schichtenregel 37
- DSM-III 37
- Persönlichkeitsstörungen 772

Jet-lag-Syndrom 670, **685–686**
Johanniskraut, Insomnie 675
Joining, Familientherapie 194
Joint Commission of Accreditation of Health Care Organizations (JCAHO) 1002
Jojo-Diät, Eßstörungen 725
Jugendliche, Unterbringung 978
Jugendschutz, strafrechtlicher, Ende 975
Jugendstrafrecht 974–976
- Anwendbarkeit, Ende 975
- - auf Heranwachsende 974–976
- Höchstmaß 976
- Strafmündigkeit 974
- Verantwortlichkeit, strafrechtliche 974

Jugendstrafvollzug, Ende 975
Jurisprudenz 959

K

Kachexia nervosa 716
Kaltschweißigkeit, Nikotinintoxikation 368
Kalziumflux, Carbamazepin 108

Kaposi-Sarkom, HIV-Infektion 310
Kardiaka
- Depression 527–528

Kardinalsymptome, Anorexia nervosa 723
kardiologische Syndrome, artifizielle 885
Kardiomyopathie
- Demenz, vaskuläre 289
- Differentialdiagnose 913

kardiorespiratorische Symptome 20
kardiovaskuläre Erkrankungen, Alter 925–926
Karotisstenose, Demenz, vaskuläre 289
Karzinoidsyndrom, Angststörungen 596
Kaskaden-Theorie, Alzheimer-Demenz 273, 275
Kastration, symbolische, Trichotillomanie 861
Kastrationsangst 167
Kasuistik 994
Katalepsie 19
- Schizophrenie 415–416
- - katatone 418

Kataplexie 681
- Charles-Bonnet-Syndrom 334
- Symptome, REM-Schlaf-assoziierte 682

Katastrophentheorie, Depression 524
Katastrophisierung
- Persönlichkeitsstörungen, abhängige 797
- - anankastische 825

Katatonie
- organische 334
- perniziöse 418
- - Elektrokonvulsionstherapie 449
- Schizophrenie 411, 415–416, 448

Katecholamine, Depression 515
Katecholaminmangel-Hypothese, affektive Störungen 508
Kaudatumkopfatrophie, Chorea Huntington 303
Kaufen, pathologisches 848
Kaufman-ABC-Battery, Intelligenzminderung 875
Kausalattribution, Depression 519
Kausalität, zirkuläre, Verhalten 784
Kausalzusammenhang, Sozialrecht 986
Kava, Drogenabhängigkeit 378

Kayser-Fleischer-Ring, Wilson-Syndrom 280, 313
Kernspinresonanz-Spektroskopie, Alzheimer-Demenz 284
Kernspintomographie
- Alzheimer-Demenz 283
- Demenz, vaskuläre 290
- - - subkortikale 294
- Schizophrenie 427

Ketamin 378
Kinderschutz, strafrechtlicher 975
Kinderwunsch, unerfüllter, Konsiliarpsychiatrie 943
Kindesalter
- Autonomie-Abhängigkeits-Konflikt 166
- Bewegungsfreiheit, neugewonnene 166
- Biographie 8
- Drei-Personen-Beziehung 167
- EEG 66
- Entwicklung 165
- Pavor nocturnus 689
- Somnambulismus 690
- Stimmungsschwankungen 169
- Unterbringung 978

Kindlingphänomen
- Belastungsstörungen, posttraumatische 750
- Depression 517

Kindstod, plötzlicher, Münchhausen-by-proxy-Syndrom 883
KK-Skala (Krankheitskonzept-Skala) 27
Klänge, halluzinierte 17
Klärung, Psychotherapie 200
Klagen 18
Klassifikation(ssysteme)
- aktuelle, Kennzeichen 36–39
- APA 34–36
- Definition 32
- Entwicklung, historische 32–33
- Kennzeichen 32–33
- multiaxiale s. Diagnostik, multiaxiale
- psychiatrische 31–62
- - Aspekte, forschungsbezogene 51–53
- - Möglichkeiten und Grenzen 49–53
- WHO 33–34
- Ziele 32–33

Klaustrophobie 579
Kleinhirnoberwurmatrophie, Alkoholabhängigkeit 355
Kleinhirnsyndrome, Differentialdiagnose 663

Kleptomanie 848
- Ätiologie 859
- Begleiterkrankungen 859
- Differentialdiagnose 860
- Pathogenese 859
- psychische Störungen 859
- Symptomatik 859
- Typisierung 859

Klimakterium, Suizidalität 896
klinische Eindrücke
- Objektivierung 25
- Quantifizierung 25

Kloßgefühl, Angststörungen, generalisierte 583
Klüver-Bucy-Syndrom 299
- Herpes-simplex-Enzephalitis 321

Koalitionen, generationsübergreifende, Familientherapie, strategische 190
Kodein s. Codein
Koeffektmodell, Persönlichkeitsstörungen 774
Körperakzeptanz, somatoforme Störungen 648
körperdysmorphe Störung 642–643
Körperfett, Dimorphismus, sexueller 725
Körpergewicht
- Energiebilanz 722
- Eßverhalten, gezügeltes 722
- Sollwert 724
- Theorie 724

Körperhalluzinationen 17
- s.a. Halluzinationen

Körperhaltung
- Persönlichkeitsstörungen 796
- - paranoide 836

körperliche Bedürfnisse, Befriedigung 166
körperliche Erkrankungen
- Depression 919
- Konsiliardienst, psychosomatischer 944
- und psychiatrische Störungen 949
- psychische Störungen 9
- Selbst- und Fremdbeurteilungsverfahren 26

Körperschemastörungen
- Anorexia nervosa 723
- Eßstörungen 718
- Psychotherapie, störungsspezifische 206

Körpersprache, Persönlichkeitsstörungen, abhängige 796
Körpertherapie, Borderline-Störungen 811–812
Körperverletzung 963–964

Körperwahrnehmung
- Borderline-Störungen 806
- Persönlichkeitsstörungen, schizoide 822
- somatoforme Störungen 648

Koffein 377–378
- Entzugskopfschmerz 398
- Intoxikation 377
- Mißbrauch, Depression 528
- Schmerzmittelabhängigkeit 398

Kognitionen 140
- depressionstypische 157
- dysfunktionale, Persönlichkeitsstörungen, anankastische 827
- Emotionen, Zusammenhang, bidirektionaler 157
- hoffnungslose, präsuizidales Syndrom 897
- selbstabwertende, Persönlichkeitsstörungen, ängstliche 804
- verzerrte, Zwangsstörungen 635

kognitive Defizite/Störungen 338
- Alter 914–915
- – Depression 912
- Alzheimer-Demenz 267, 286–288
- Demenz 262
- – vaskuläre 291
- Hypothyreose 315
- Konsiliarpsychiatrie 949
- leichte 337
- durch Lithium 559
- Lyme-Krankheit 329
- Parkinson-Krankheit 305–306
- Persönlichkeitsstörungen 785, 792
- – schizoide 822
- Pseudodemenz 267
- Psychosyndrome, hirnorganische 949
- Schädel-Hirn-Trauma 317
- Schizophrenie 452, 822

kognitive Faktoren, Paartherapie 184

kognitive Leistungen, Gehirn 271

kognitive Modelle 140
- Verhaltenstherapie 143

kognitive Schulen
- Persönlichkeitsstörungen, dissoziative 816
- – histrionische 833

kognitive Therapie 135–162
- Alkoholabhängigkeit 363
- Angststörungen, generalisierte 611
- Anpassungsstörungen 769

kognitive Therapie
- nach Beck 157
- Belastungsstörungen, posttraumatische 756–759
- Benzodiazepinentzug 400
- Bulimia nervosa 728
- Depression 541, 544
- Hot-Spot-Techniken 202
- Insomnie 677
- Methoden 156–158
- Paartherapie 186
- Panikstörungen 606, 610
- Phobie, soziale 607
- somatoforme Störungen 653
- Verhalten, soziales 153
- Verhaltenstherapie 140
- Zwangsstörungen 635

kognitive Triade 157
- Depression 541

kognitive Verhaltenstherapie s. Verhaltenstherapie, kognitive

kognitive Wende, Verhaltenstherapie 139–141

kognitives Neubenennen 157

Kohlenmonoxidvergiftung
- Demenz 317
- Labordiagnostik 80
- Wernicke-Korsakow-Enzephalopathie 322

Kokain(abhängigkeit) 349, 375, **376–377**
- Amine, biogene 376
- Depression 527
- Dopamin 376
- Drogenscreening 74, 379
- und Heroin 376
- Intoxikation 377
- und Methadon 392
- Psychosen 465
- Toleranz 349
- Transmission, dopaminerge 349
- Wahrnehmungsstörungen 377

Kokzidioidomykose, HIV-Infektion 310

Kollagenosen, Konsiliarpsychiatrie 948

Koma 12
- Alkoholintoxikation 354
- Amphetaminintoxikation 377
- Disäquilibriumsyndrom 333
- Hyper-/Hypoglykämie 333
- Hyper-/Hypokalzämie 333
- Hyponatriämie 333
- Hypothyreose 333
- Inhalanzienintoxikation 374

Koma
- Kokainintoxikation 377
- Medikamentenmißbrauch 395
- Phencyclidin-Intoxikation 378
- Trypanosomiasis 312

Kommunikation
- inadäquate/inkongruente, Familientherapie, systemische 190
- interpersonelle, sexuelle Deviation 709

Kommunikationsfähigkeit 145

Kommunikationsstörungen
- Depression, Alter 912
- Zwangsstörungen 632

Kommunikationssystem
- Entwicklung, körperliche 166
- – psychische 166

Kommunikationstraining **154–155**, 202
- Intelligenzminderung 877
- Paartherapie 185–186
- Schizophrenie 192, 250, 452
- Sprecherfertigkeiten 155
- Zuhörerfertigkeiten 155

Kommunikationsverhalten, differenziertes, Neugeborene 166

kommunikativer Stil, Persönlichkeitsstörungen, schizoide 820

Komorbidität 36–37
- Aufgabenbereiche 945–950
- Fragestellungen, allgemeine 945–950
- Implikationen, theoretische/therapeutische 37
- Psychotherapie 209–210, 212

Kompetenz
- Persönlichkeitsstörungen, dissoziale 815–816
- soziale s. soziale Kompetenz

Kompetenz-Modelle, Alter 914–915

komplementäre Dienste, Gemeindepsychiatrie 226–227

Komplikationsmodell, Persönlichkeitsstörungen 774

konditionierte Reize, Borderline-Störungen 808

Konditionierung
- klassische 137–138
- – Angstreaktion 751
- – Angststörungen 591, 594

Konditionierung
- – Borderline-Störungen 808
- – Drogenabhängigkeit 351
- – sexuelle Erregung 707
- – Verhaltenstherapie 139, 142
- – Zwangsstörungen 624
- Modelle 137–139
- operante 137–139
- – Angststörungen 594
- – sexuelle Erregung 707
- – Verhalten, abweichendes 138
- – – soziales 153
- – Verhaltenstherapie 139, 142
- – Zwangsstörungen 624
- psychotrope Substanzen 351
- verdeckte, Alkoholabhängigkeit 363
- Verhaltenstherapie 136, 139

Konfabulationen 13, 918
- Korsakow-Syndrom 355

Konflikt
- äußerer/innerer 171
- Klassifikationssysteme, psychiatrische 51

Konflikte
- familiäre, Depression 529
- interpersonelle, Anpassungsstörungen 766
- Paartherapie 185
- Suizidalität 895
- Ursprungsfamilie 176

Konfliktlösung
- Bewältigungsmuster, infantiles 171
- pathologische 173
- – Abwehrmechanismen 171
- – Regression 171

Konfliktmodell
- Abwehrmechanismen 171
- objektbeziehungstheoretisches 172–174
- strukturelles 170–174

Konfliktverarbeitung, neurotische, Impulskontrollstörungen 849

Konfrontation
- imaginäre, Alpträume 689
- Psychoanalyse 174
- Psychotherapie 202
- Streßimpfungstraining 159

Kongruenz, Gesprächspsychotherapie 181

Konsiliardienste, psychosomatische 944

Konsiliarpsychiatrie 942–944
- AIDS 951

1055

Konsiliarpsychiatrie
– Allgemeinkrankenhaus 1011–1012
– Brandstation 952
– Delir 946
– Demenz, Alter 947
– Depression 947–948
– Dokumentation 944
– Durchführung, praktische 944
– Entwicklung 942–943
– gerontopsychiatrische Störungen 947
– Gutachter, externe 946
– hirnorganische Syndrome, Alter 947
– Historie 942
– Ich-Stärke 950
– Intensivpatienten 952
– Intervention, psychotherapeutische 950–951
– kognitive Störungen 949
– Krankenhausbehandlung 945
– Organisation 943–944
– Psychiatrie-Personalverordnung 944
– Psychosyndrom, hirnorganisches 947
– Qualitätssicherung und Ausbildung 945
– Suchterkrankungen 946–947
– Suggestion 950
– Tinnitus 952–953
Konsolidierung
– Objektbeziehung 169
– Schizophrenie 416
Konstanz, Denken/Handeln 958
Konstellationen, lebensgeschichtliche, Tiefenpsychologie 176
Kontaktclubs, Gemeindepsychiatrie 227
Kontamination 14
Kontext, psychosozialer 161
Kontingenzmanagement
– komplexes, Verhalten 151
– Persönlichkeitsstörungen, paranoide 840
Kontingenzverträge, Verhalten 151
Kontinuitätsmodell, Persönlichkeitsstörungen 774
Kontrakt, selbstregulierender, Anorexia nervosa 731
Kontrazeptiva, orale
– Depression 527–528
Kontrolle 784
– Qualitätsmanagement 1005
– Qualitätssicherung 1005
Kontrollgewinn 201

Kontrollieren, zwanghaftes 622
Kontrollverlust
– Alkoholabhängigkeit 351
– Belastungsstörungen, posttraumatische 744
– Konsiliarpsychiatrie 943
Kontrollzwänge 632
Konvergenzprüfung, Psychotherapie 199
Konversion(sstörungen) 20, 642, **646**, 658–659, 830
– dissoziative Störungen 658
– Es 164
– Über-Ich 164
Konvexitätsläsion, Pick-Krankheit 299
Konvulsionstherapie, adjuvante, Schizophrenie 449
Konzentrationslager, Belastungsstörungen, posttraumatische 742
Konzentrations-Leistungs-Test 89
Konzentrationsstörungen 13, 918
– Demenz, vaskuläre 290
– Depression 495
– Dysthymie 502
– Fahreignung 985
– Insomnie 673
– Korsakow-Syndrom 355
– Nikotinentzugssyndrom 368
– Pseudodemenz, depressive 280
– Psychosyndrom, organisches 339
– Schizophrenie 437
– Tinnitus 952
Koordinationsstörungen
– AIDS 951
– Alkoholintoxikation 354
– Benzodiazepinüberdosierung 396
– Cannabisintoxikation 372
– Halluzinogenintoxikation 373
– Inhalanzienintoxikation 374
– durch Lithium 558
– Medikamentenmißbrauch 395
– Wilson-Syndrom 313
Kopfdruck 20
Kopfschlagen, geistige Behinderung 873
Kopfschmerzen
– s.a. Migräne
– Amyloidangiopathie, zerebrale 295
– Antidepressiva 101
– Benzodiazepinentzugssyndrom 397

Kopfschmerzen
– Chronic-fatigue-Syndrom 687
– Depression 497
– Disäquilibriumsyndrom 333
– Enzephalopathie, hypertensive 332
– Herpes-simplex-Enzephalitis 330
– HIV-1-Meningitis 330
– Hyperkalzämie 333
– Hyponatriämie 333
– Lyme-Krankheit 329
– Meningitis, syphilitische 329
– – tuberkulöse 329
– – virale 330
– Moderatormanuale 1011
– Nikotinintoxikation 368
– posttraumatische, Carbamazepin 109
– Psychosyndrom, organisches 339
– Purpura, thrombotische, thrombozytopenische 332
– somatoforme 646
– Subarachnoidalblutung 332
– Zystizerkose 331
Kopfverletzungen s. Schädel-Hirn-Trauma
Kopplung, Schizophrenie 421
Koprolalie/Kopropraxie, Gilles-de-la-Tourette-Syndrom 304
koronare Herzkrankheit (KHK)
– Alter 926
– Demenz, vaskuläre 289
Korsakow-Syndrom 355
– Differentialdiagnose 917
Kortex
– Angststörungen 586
– bewußtseinsgenerierender, Schematheorie 200
– entorhinaler 276
– – Gedächtnis, Neuerwerb 271
kortikobasale Degeneration 301
Kortikosteroide, Depression 527
Kortikotropin, Angststörungen 588
Kortisol s. Cortisol
Koryphäen-Killer-Syndrom 882
Kostenträger, Tagesstätten 228
Kotherapeut, Familientherapie 188

Krabbe-Krankheit, Demenz 314
Kräfte, systeminhärente, Familientherapie, systemische 190
Kränkungen
– Persönlichkeitsstörungen, ängstliche 801
– Suizidalität 897
Krampfanfälle
– Amphetaminintoxikation 377
– dissoziative 659–660, **661**
– generalisierte, Alkoholentzugssyndrom 354
– – Benzodiazepinentzugssyndrom 397
– Halluzinogenintoxikation 373
– Kokainintoxikation 377
– Phencyclidin-Intoxikation 378
– Sedativa-, Hypnotika- und Anxiolytikaüberdosierung 396
Krampfschwelle, gesenkte
– durch Antidepressiva 535
Kraniopharyngeom, Amnesie 321
Krankengeschichte **22**, 23
– Aufbau 22
Krankenhaus, Maßregelbehandlung 973
Krankenunterlagen, psychiatrische, Einsichtsrecht 967
Krankenversicherung, gesetzliche 986–987
– Behandlungs-/Pflegefall 986
– Therapieziele, medizinische 986
Krankheiten
– und Altern 909–910
– und Kraftverkehr, Grundsatzgutachten 983
Krankheitsängste, somatoforme Störungen 653
Krankheitsanamnese 6–7
Krankheitseinsicht, Mangel 20
Krankheitserleben, Klassifikationssysteme, psychiatrische 51
Krankheitsgefühl, Mangel 20
Krankheitsgewinn, somatoforme Störungen 649
Krankheitskonzept
– Patienten 7
– Untersuchungsverfahren 27
Krankheitskonzeptskala 27
Krankheitsmodell
– Belastungsstörungen, posttraumatische 758
– Suizidalität 896

Sachverzeichnis

Krankheitsüberzeugungen, somatoforme Störungen 653
Krankheitsverhalten 11, 20
Kreativität, Gesprächspsychotherapie 180
Krebserkrankungen
– Alkoholabhängigkeit 356
– Anpassungsstörungen 767
– Depression 526
– Konsiliarpsychiatrie 943
Kreischen, Alzheimer-Demenz 288
Kriegszitterer 742
Krisenintervention, Verhaltenstherapie 141
Krisenmodell, Suizidalität 895
Krisensituationen
– Fokalpsychotherapie 176
– Nichtverarbeitung, Sucht im Alter 921
Kritikvermögen 958
Kryptokokkose
– HIV-1-Meningitis 330
– HIV-Infektion 309–310
Kryptosporidiose, intestinale, HIV-Infektion 310
Kufs-Syndrom, Demenz 314
Kuru 309
Kurzglossar, DSM-III 34
Kurzzeitgedächtnis 13
– Depression, Alter 912
Kurzzeit-Gruppentherapie, Persönlichkeitsstörungen, ängstliche 804
Kussmaul-Atmung, Hyperglykämie 333
KZ-Syndrom 742

L

LAAM (L-alpha-acetyl-methadol), Drogenentzugstherapie 388
Labilität, Manie 503
Lachgas, Drogenabhängigkeit 378
Ladendiebstahl 859
Längsschnittprozeß, Psychotherapie 209
Langzeitgedächtnis 14
– Delir 322
– Wernicke-Korsakow-Enzephalopathie 321
Langzeitwohnheim 229
LASS (Leitfragen zur Anamnese sexueller Störungen) 26
Latenzphase, Persönlichkeitsentwicklung 165, **167**

Lateralsklerose, amyotrophe 316
– Frontallappendegeneration 301
LEAD-Ansatz, diagnostischer Prozeß 56
Leben, existentielles, Suizidalität 895
Lebensalter, Schlaf-Wach-Verhalten 669
Lebensbewältigung, Probleme 784
Lebensereignisse, belastende/negative
– Belastungsstörungen, posttraumatische 752
– Psychotherapie 211
Lebensführung, Probleme, Persönlichkeitsstörungen 790
Lebensgeschichte 22
– äußere 8
– innere 9
Lebensgestaltung, eingeschränkte 971
Lebenspläne, kognitive Therapie 144
Lebensqualität, Untersuchungsverfahren 27
Lebenszeitdiagnose 56
Lebenszeit-Suizidmortalität 894
Lebenszufriedenheit, Untersuchungsverfahren 27
Lebertransplantation, Alkoholabusus 953
Leberzirrhose, Alkoholabhängigkeit 356
Lehrküche, Bulimia nervosa 734
Leibessensationen, qualitativ abnorme 17
Leid
– emotionales, Persönlichkeitsstörungen 790
– subjektives 764
– – Zwangsgedanken 621
– – Zwangshandlungen 621
– traumatisierendes, Persönlichkeitsstörungen 790
Leidensdruck
– Eßstörungen 727
– Zwangsstörungen 622
Leistungen, visuomotorische, Demenz, vaskuläre, subkortikale 293
Leistungsangst, sexuelle Funktionsstörungen 703
Leistungsdiagnostik 88–90
– Alter 90
– neuropsychologische 88
Leistungsniveau, prämorbides 93

Leistungsstörungen
– Insomnie 673
– Persönlichkeitsstörungen 782
– – anankastische 824
– Prüfsystem 88, 90
– Schizophrenie 416
– Schmerzmittelabhängigkeit 398
Leistungstests 88
Leitfragen zur Anamnese sexueller Störungen (LASS) 26
Leitlinien, Qualitätsmanagement 1007
Leonhard-Klassifikation
– Psychosen, zykloide 470
– Schizophrenie, unsystematische 470
Leptin
– Hungerregulation 721
– Körpergewicht, Regulation 724
Lerndefizite, sexuelle Funktionsstörungen 701
Lernen
– Belohnung 348–349
– instrumentelles, Belastungsstörungen, posttraumatische 752
– am Modell, Angststörungen 592
– – Phobien 592
– operantes, Gedächtnistraining 933
– psychotrope Substanzen 351
– Suchterkrankungen 348
– Verhalten 138
Lerngeschichte
– persönliche 139
– Verhaltensanalyse 143
Lernprozesse, Nahrungsaufnahme 721
Lernstörungen
– Fokalpsychotherapie 176
– kognitive Defizite 337
– Persönlichkeitsstörungen, abhängige 797
– Untersuchung, experimentelle 136
Lerntest 89
lerntheoretische Aspekte 751
Lerntheorie 136
– biosoziale, Persönlichkeitsstörungen, dissoziale 816
– sozialpsychologische 141
– Suchterkrankungen 350–351
Lesestörung für Gefühle s. Alexithymie

Lethargie
– Cryptococcus neoformans 309
– DIC 332
– Inhalanzienintoxikation 374
Leukenzephalopathie, progressive, multifokale, HIV-Infektion 310
Leukoaraiosis
– Alzheimer-Demenz 282
– Demenz, vaskuläre, subkortikale 294
Leukodystrophie
– Demenz 314
– Intelligenzminderung 874
– Multiple Sklerose 313
Leukopenie
– Clozapin 446
– Neuroleptika 119
Leukotomie 338
Levine-Critchley-Syndrom **304**
Levodopa s. L-Dopa
Levomepromazin 111
– Dosierung 115
– Schlafstörungen 123
Levo-Methadon s. Methadon
Lewy-Körperchen-Demenz 308
– s.a. Demenz
– Differentialdiagnose 307
– Parkinson-Krankheit 306–307
LH (luteinisierendes Hormon), Eßstörungen 725
Liaisondienste, Allgemeinkrankenhaus 1011–1012
Liaisonpsychiatrie 942–943
Libido s. Sexualtrieb
Libidostörungen
– Alter 924
– durch Antidepressiva 535
– Manie 503
– Schlafapnoe-Syndrom 683
Lichen planus pilaris, Differentialdiagnose 862
Lichttherapie 127
– Depression 539
– – saisonale 500
Liebeswahn 16, **335**, **459**
life events, Puerperalpsychosen 475
Liliput-Wahrnehmungen, Charles-Bonnet-Syndrom 334
limbisches System
– Angststörungen 586
– Borderline-Störungen 809
Links-rechts-Verwechslung, Gerstmann-Syndrom 292
Lipidstoffwechselstörungen, zerebrale
– Demenz 314

Sachverzeichnis

Methadon
- Enzyminduktion 391
- Erhaltungsdosis 390
- Ersteinstellung, Dosierungsschema 390
- Hepatotoxizität 391
- Indikationskriterien 389
- und Kokain 392
- Nebenwirkungen 391–392
- Opiatentzugstherapie 389, 392–393
- Plasmaeliminationshalbwertszeit 391
- Tagesdosis, einmalige 391
- Therapie, Beendigung 392
- Wirkungen, Beurteilung 390

Methadon-Racemat 391
Methamphetamin, Tagesmüdigkeit 682
Methanolvergiftung, Labordiagnostik 79
Methodenvergleich 22
3-Methoxy-4-Hydroxyphenylglykol (MHPG)
- affektive Störungen 509
- Panikstörungen 586

Methylendioxyamphetamin s. MDA
Methylendioxyethylamphetamin s. MDE
Methylendioxymethamphetamin s. MDMA
α-Methylparathyrosin, affektive Störungen 508, 510
Methylphenidat 125
- AIDS 951
- Tagesmüdigkeit 682

Methylquecksilbervergiftung, Labordiagnostik 79
Mianserin 96
- Depression 532
- Dosierung 101
- Metaboliten, aktive 99
- Suizidalität 902

MID s. Multi-Infarkt-Demenz
Midazolam 119
- Eliminationshalbwertszeit 122
- Halbwertszeit 674
- Medikamentenabhängigkeit 396
- Strukturen 120

Migräne 334, 839
- s.a. Kopfschmerzen
- Angststörungen 336
- Carbamazepin 109
- Demenz, vaskuläre 291
- vertebrobasiläre Insuffizienz 321

Migränemittel, Medikamentenabhängigkeit 395
Migrationsstörungstheorie, Schizophrenie 428

Mikroangiopathie
- Alter 926
- Demenz, vaskuläre, subkortikale 294

Mikrographie, Parkinson-Krankheit 304
Mikroinfarkte, Purpura, thrombotische, thrombozytopenische 332
Mikropsie
- Angststörungen 596
- Halluzinogenintoxikation 373

Miktionsstörungen/-schmerzen 20
- Antidepressiva 102
- Harninkontinenz 929
- somatoforme 646

Milieutherapie, Gedächtnistraining 933
Millon Clinical Multiaxial Inventory (MCMI) 26
Mimik, Persönlichkeitsstörungen 796
Mimikry-Syndrom 882
Minderwertigkeitsgefühle
- Persönlichkeitsstörungen, anankastische 826
- – paranoide 839

Mineralkortikoidrezeptoren, affektive Störungen 514
Mini Mental State Examination s. MMSE
Mini Mental Status Test s. MMSE
Mini Mental Test (MMT) 949
Minimalkatalog für eine Basisdokumentation 1009
Minnesota Multiphasic Personality Inventory 91
- Wahnstörungen 461

Minor Depression **501**
- s.a. Depression

Minus-Symptomatik, schizophrene 913
Miosis
- durch Methadon 392

Mirtazapin 96
- Depression 532
- Dosierung 101

Mißbrauch
- körperlicher s. sexueller Mißbrauch
- sexueller s. sexueller Mißbrauch

Mißempfindungen s. Parästhesien
Mißtrauen 338
- Alzheimer-Demenz 288
- Psychotherapie 212

Mitbestimmungsrecht 975
Mitralklappenprolaps-Syndrom, Differentialdiagnose 913

Mitwissen, Schweigepflicht 965
MMSE (Mini Mental State Examination) 90
- Alzheimer-Demenz 281
- Delir 323, 325
- Demenz 262, **263**
- – vaskuläre 290

mnestische Störungen
- Alzheimer-Demenz 267
- durch Lithium 558

MNS s. neuroleptisches Syndrom, malignes
Mobilitäts-Inventar (MI), Panikstörungen 599
Mobilitätsstörungen, Alter 926–927
Mobilitätstest, Alter 927
Moclobemid 96
- Chronic-fatigue-Syndrom 688
- Depression 531, 533
- Dosierung 101
- Kataplexie 682
- Metaboliten, aktive 99
- Narkolepsie 682
- Nikotinabhängigkeit 369
- Verkehrswarnhinweis 984

Modelle
- psychodynamische, Suizidalität 897
- psychophysiologische, Panikstörungen 592

Modelling, Verhalten, soziales 153
Modell-Lernen 139, 143, **151–152**
- Auftrittshäufigkeit, Modifikation 152
- Gedächtnistraining 933
- Interventionsmethoden 152
- Phobie, soziale 607
- Repertoire, Erweiterung 152
- Stimulusbedingungen, komplexe 152
- Verhalten, soziales 153

Modellprogramm Psychiatrie der Bundesrepublik 222
Modellverhalten, Familientherapie, verhaltenstherapeutische 192
Moderatormanuale 1011
Monoaminmangel-Hypothese, affektive Störungen 508
Monoaminooxidase s. MAO
Monoaminooxidase-Inhibitoren/-Hemmer s. MAO-Hemmer
Monomanie 848
Monophobie 579
- s.a. Phobien

Montgomery-Asberg-Depressionsskala (MADRS) 26, 525
Mood Disorders
- DSM-IV 485
- ICD-10 485

Morbiditätsrisiko 58
Morgentief 20
Morphin(e) 374
- Abhängigkeitspotential 349, 394
- Depression 527
- Drogenscreening 379
- endogene 349
- Toleranz 349

Morphinrezeptoren 349
Mother-and-Baby-Units, Puerperalpsychosen 475
Motilitätspsychose 464
- hyperkinetische 463

Motivation
- Alkoholabhängigkeit 357–359
- Angststörungen 601
- Drogenabhängigkeit 384
- mediofrontale Läsion 338
- Paartherapie 185
- Therapeut-Patient-Beziehung 141
- Verhaltenstherapie 141

Motivationsstrukturen, Gutachten 960
Motorik
- Differenzierung 782
- Entwicklung 166
- extrapyramidale 423

MRS (Magnetresonanzspektroskopie) 83
MRT (Magnetresonanztomographie) 82–83
Müdigkeit 20, 166
- Antidepressiva 102, 535
- Insomnie 673
- durch Lithium 558

Münchhausen-by-proxy-Syndrom 882–884
Münchhausen-Syndrom 882
- Ätiologie und Pathogenese 884–886
- Behandlungswandern 884
- erweitertes 884
- Gesamtverlauf 883
- Prävalenz 883

Münchner Alkoholismustest (MALT) 26, 352
Münchner Persönlichkeitstest 91
Münzverstärkung, Verhalten 151
Mukopolysaccharidose
- Demenz 314
- Intelligenzminderung 874

multiaxiale Diagnostik s. Diagnostik, multiaxiale

Krankheitsüberzeugungen, somatoforme Störungen 653
Krankheitsverhalten 11, 20
Kreativität, Gesprächspsychotherapie 180
Krebserkrankungen
- Alkoholabhängigkeit 356
- Anpassungsstörungen 767
- Depression 526
- Konsiliarpsychiatrie 943
Kreischen, Alzheimer-Demenz 288
Kriegszitterer 742
Krisenintervention, Verhaltenstherapie 141
Krisenmodell, Suizidalität 895
Krisensituationen
- Fokalpsychotherapie 176
- Nichtverarbeitung, Sucht im Alter 921
Kritikvermögen 958
Kryptokokkose
- HIV-1-Meningitis 330
- HIV-Infektion 309–310
Kryptosporidiose, intestinale, HIV-Infektion 310
Kufs-Syndrom, Demenz 314
Kuru 309
Kurzglossar, DSM-III 34
Kurzzeitgedächtnis 13
- Depression, Alter 912
Kurzzeit-Gruppentherapie, Persönlichkeitsstörungen, ängstliche 804
Kussmaul-Atmung, Hyperglykämie 333
KZ-Syndrom 742

L

LAAM (L-alpha-acetyl-methadol), Drogenentzugstherapie 388
Labilität, Manie 503
Lachgas, Drogenabhängigkeit 378
Ladendiebstahl 859
Längsschnittprozeß, Psychotherapie 209
Langzeitgedächtnis 14
- Delir 322
- Wernicke-Korsakow-Enzephalopathie 321
Langzeitwohnheim 229
LASS (Leitfragen zur Anamnese sexueller Störungen) 26
Latenzphase, Persönlichkeitsentwicklung 165, **167**

Lateralsklerose, amyotrophe 316
- Frontallappendegeneration 301
LEAD-Ansatz, diagnostischer Prozeß 56
Leben, existentielles, Suizidalität 895
Lebensalter, Schlaf-Wach-Verhalten 669
Lebensbewältigung, Probleme 784
Lebensereignisse, belastende/negative
- Belastungsstörungen, posttraumatische 752
- Psychotherapie 211
Lebensführung, Probleme, Persönlichkeitsstörungen 790
Lebensgeschichte 22
- äußere 8
- innere 9
Lebensgestaltung, eingeschränkte 971
Lebenspläne, kognitive Therapie 144
Lebensqualität, Untersuchungsverfahren 27
Lebenszeitdiagnose 56
Lebenszeit-Suizidmortalität 894
Lebenszufriedenheit, Untersuchungsverfahren 27
Lebertransplantation, Alkoholabusus 953
Leberzirrhose, Alkoholabhängigkeit 356
Lehrküche, Bulimia nervosa 734
Leibessensationen, qualitativ abnorme 17
Leid
- emotionales, Persönlichkeitsstörungen 790
- subjektives 764
- - Zwangsgedanken 621
- - Zwangshandlungen 621
- traumatisierendes, Persönlichkeitsstörungen 790
Leidensdruck
- Eßstörungen 727
- Zwangsstörungen 622
Leistungen, visuomotorische, Demenz, vaskuläre, subkortikale 293
Leistungsangst, sexuelle Funktionsstörungen 703
Leistungsdiagnostik 88–90
- Alter 90
- neuropsychologische 88
Leistungsniveau, prämorbides 93

Leistungsstörungen
- Insomnie 673
- Persönlichkeitsstörungen 782
- - anankastische 824
- Prüfsystem 88, 90
- Schizophrenie 416
- Schmerzmittelabhängigkeit 398
Leistungstests 88
Leitfragen zur Anamnese sexueller Störungen (LASS) 26
Leitlinien, Qualitätsmanagement 1007
Leonhard-Klassifikation
- Psychosen, zykloide 470
- Schizophrenie, unsystematische 470
Leptin
- Hungerregulation 721
- Körpergewicht, Regulation 724
Lerndefizite, sexuelle Funktionsstörungen 701
Lernen
- Belohnung 348–349
- instrumentelles, Belastungsstörungen, posttraumatische 752
- am Modell, Angststörungen 592
- - Phobien 592
- operantes, Gedächtnistraining 933
- psychotrope Substanzen 351
- Suchterkrankungen 348
- Verhalten 138
Lerngeschichte
- persönliche 139
- Verhaltensanalyse 143
Lernprozesse, Nahrungsaufnahme 721
Lernstörungen
- Fokalpsychotherapie 176
- kognitive Defizite 337
- Persönlichkeitsstörungen, abhängige 797
- Untersuchung, experimentelle 136
Lerntest 89
lerntheoretische Aspekte 751
Lerntheorie 136
- biosoziale, Persönlichkeitsstörungen, dissoziale 816
- sozialpsychologische 141
- Suchterkrankungen 350–351
Lesestörung für Gefühle s. Alexithymie

Lethargie
- Cryptococcus neoformans 309
- DIC 332
- Inhalanzienintoxikation 374
Leukenzephalopathie, progressive, multifokale, HIV-Infektion 310
Leukoaraiosis
- Alzheimer-Demenz 282
- Demenz, vaskuläre, subkortikale 294
Leukodystrophie
- Demenz 314
- Intelligenzminderung 874
- Multiple Sklerose 313
Leukopenie
- Clozapin 446
- Neuroleptika 119
Leukotomie 338
Levine-Critchley-Syndrom **304**
Levodopa s. L-Dopa
Levomepromazin **111**
- Dosierung 115
- Schlafstörungen 123
Levo-Methadon s. Methadon
Lewy-Körperchen-Demenz 308
- s.a. Demenz
- Differentialdiagnose 307
- Parkinson-Krankheit 306–307
LH (luteinisierendes Hormon), Eßstörungen 725
Liaisondienste, Allgemeinkrankenhaus 1011–1012
Liaisonpsychiatrie 942–943
Libido s. Sexualtrieb
Libidostörungen
- Alter 924
- durch Antidepressiva 535
- Manie 503
- Schlafapnoe-Syndrom 683
Lichen planus pilaris, Differentialdiagnose 862
Lichttherapie 127
- Depression 539
- - saisonale 500
Liebeswahn 16, **335**, **459**
life events, Puerperalpsychosen 475
Liliput-Wahrnehmungen, Charles-Bonnet-Syndrom 334
limbisches System
- Angststörungen 586
- Borderline-Störungen 809
Links-rechts-Verwechslung, Gerstmann-Syndrom 292
Lipidstoffwechselstörungen, zerebrale
- Demenz 314

Lipidstoffwechselstörungen
- Intelligenzminderung 874
- Multiple Sklerose 313

Lipofuszinose, adulte, Demenz 314

Lipofuszin-Speicherung 314

Lipohyalinose, Demenz, vaskuläre, subkortikale 294

Liquordiagnostik/-punktion 73–74
- Gerinnungsstörungen 74
- Indikation 73

Liquorpendelphänomen, Normaldruckhydrozephalus 318

Listeriose, HIV-Infektion 310

Lisurid
- Alkoholabhängigkeit 366
- Parkinson-Krankheit 307

Literatursuche, Evidence-based Medicine 1016, **1017**

Lithium **104–107**, 553–559
- affektive Störungen 111, 242, 560
- artifizielle Störungen 887
- bipolare Störungen 560
- Borderline-Störungen 793
- Depression, monopolare 111
- – therapieresistente 545
- Diät 557
- Differentialindikation 553
- Dosisreduktion 555
- EEG-Wellen 69
- Effekte, systemische 554
- Eingriff, chirurgischer 557
- EKG-Veränderungen 73
- Feineinstellungen, individuelle 555
- Flüssigkeits- und Salzaufnahme, verminderte 557
- Gewichtszunahme 559
- Glücksspiel, pathologisches 856
- Herzerkrankungen 554
- Hypoglykämie 559
- Hypothyreose 559
- Intelligenzminderung 877
- Kleptomanie 860
- kognitive Störungen 559
- Kontraindikationen 553
- Kontrolluntersuchungen 107–108
- Manie 547
- Medikamenteninteraktionen 555–556
- Monitoring, kontinuierliches 555
- Myokardinfarkt 554
- Nebenwirkungen 104–106, 108, 557–558

Lithium
- Nebenwirkungsmanagement 557
- Neurotoxizität 107, 559
- Nierenfunktionsstörungen 556–557
- Non-Responder 108
- Pavor nocturnus 689
- Plasmakonzentration 82, 107, 555
- Polyurie 557
- Psychosen, akute, polymorphe 465
- – schizomanische 472
- rapid cycling 108
- Schilddrüsenfunktion 555–556
- schizoaffektive Störungen 473
- Schizophrenie 447, 449
- Schwangerschaft 555
- Somnambulismus 690
- Stillzeit 555
- Teratogenität 105
- therapeutische Breite 104
- Therapieüberwachung 555
- Tremor 557
- Voruntersuchungen, notwendige 557
- Wechselwirkungen 105–107
- Wirkungsverstärkung 107
- Zyklothymie 548

Lithiumintoxikation 105, 558–559
- Plasmakonzentration 82

Livedo racemosa, Sneddon-Syndrom 280, 295

Lobotomie 338

Locked-in-Syndrom 338

Locus coeruleus
- Aktivierung 587
- – noradrenerge 586
- Angststörungen 586
- Panikstörungen 585

Löschung
- Borderline-Störungen 808
- Gedächtnisstörungen 918
- Verhalten 150
- Verhaltenstherapie 149

Lösung, unteroptimale, Abwehrmechanismen 171

Lösungsmittel, organische 374
- Schnüfflerausschlag 374

Lösungsmöglichkeiten
- alternative, Psychotherapie 203
- Familientherapie, verhaltenstherapeutische 192
- Problemlösetraining 154

Logorrhoe 19

Loprazolam, Eliminationshalbwertszeit 122

Lorazepam 119
- Abhängigkeitspotential 397
- Angststörungen, generalisierte 610
- Eliminationshalbwertszeit 122
- Medikamentenabhängigkeit 396
- Schizophrenie 448
- Strukturen 120

Lormetazepam
- Eliminationshalbwertszeit 122
- Halbwertszeit 674

Loslösungsphase, Objektbeziehung 168

low-dose dependency, Benzodiazepine 397

LSD 372
- Drogenscreening 74
- Psychosen 465

Lubrikations-Schwellreaktion 699

Lügen, geistige Behinderung 873

Lues s. Syphilis

Lupus erythematodes 106
- Delir 332
- Demenz 296
- Depression 526
- disseminatus, Differentialdiagnose 434
- Labordiagnostik 76
- systemischer, Differentialdiagnose 304, 650
- – Konsiliarpsychiatrie 948

Luria-Nebraska Neuropsychological Battery (LNNB), Intelligenzminderung 875

Lyell-Syndrom 106

Lyme-Krankheit 312, **329**
- Meningitis/Meningoenzephalitis 329

M

Machtgebrauch, Psychotherapeut 213

MADRS s. Montgomery-Asberg-Depressionsskala

Magenbeschwerden 20

Magersucht
- s.a. Anorexia nervosa
- Angststörungen 730
- juvenile 716

Magnetenzephalographie s. MEG

Magnetresonanzspektroskopie s. MRS

Magnetresonanztomographie
- s. MRT
- funktionelle s. FMRT

Maintenance-Programm, Bulimia nervosa 728

Major Depression **493–501**, 926
- s.a. Depression
- Alter 912
- Cluster 497
- Differentialdiagnose 434, 528, 768
- Drogenabhängigkeit 380
- DSM-IV 493–501
- Dysthymie 491
- Faktoren, genetische 508
- ICD-10 493–501
- Klassifikation 486
- Punktprävalenz 487
- Schizophrenie 415
- Schlafstörungen 692
- Subtypisierung 497–501

Makroangiopathie
- Alter 926
- Demenz, vaskuläre, subkortikale 294

Makropsie
- Angststörungen 596
- Halluzinogenintoxikation 373

Malaria, Meningoenzephalitis 331

Mallory-Weiss-Syndrom, Alkoholabhängigkeit 356

MALT (Münchner Alkoholismustest) 26, 352

managed care/competition 999

Manganvergiftung, Labordiagnostik 80

Mangelerkrankungen, Labordiagnostik 77

Manie 19, 21, 336, 484, 490–491, **502–506**
- s.a. Hypomanie
- Aktivitäten, zielgerichtete 504
- Antikonvulsiva 548
- Carbamazepin 548
- clinical management 546
- Depression 490, 503
- – Altern 912
- Differentialdiagnose 471
- Drogenabhängigkeit 380
- DSM-IV 485
- Elektrokonvulsionstherapie 548
- Episoden 336, 505
- Fremdgefährdung 529
- Gedankenjagen 504
- Größenideen 503
- Hospitalisierung 529, 547
- ICD-10 485
- Ideenflucht 504
- Kleptomanie 860
- Kommunikations- und Problemlösetraining 155
- Lithium 547
- Neuroleptika 116, 547

Sachverzeichnis

Manie
- Pharmakotherapie 547–548
- Psychotherapie 546–547
- psychotische **504–505**
- rapid cycling 491
- Rededrang 504
- Reizbarkeit 503
- Schlafbedürfnis, vermindertes 504
- Schlafinduktion 547
- Selbstgefährdung 529
- Selbstwertgefühl, gesteigertes 503
- Subtypisierung 504–506
- Suizidalität 491, 503
- Symptomatik 502–503
- Therapie 546–548
- unipolare 491
- Unruhe, psychomotorische 504
- Valproat 110
- Valproinsäure 548
- verworrene 464

Manierismus
- geistige Behinderung 873
- Schizophrenie 415–416

Manipulation, Umgebung 789

Mann-zu-Frau-Transsexuelle 711

Manuale 792
- Verhaltenstherapie 142

MAO (Monoaminooxidase), Alter 911

MAO-Hemmer 96
- Agoraphobie 602
- Alpträume 688
- Alzheimer-Demenz 286–287
- Belastungsstörungen, posttraumatische 755
- Borderline-Störungen 794
- Bulimia nervosa 729
- Chronic-fatigue-Syndrom 688
- Depression 531–532
- – therapieresistente 545
- hypertensive Krise 602
- Kataplexie 682
- Kokainintoxikation 377
- Narkolepsie 682
- Panikstörungen 602
- Phobie, soziale 606
- Stimulanzienintoxikation 377

Maprotilin 97
- Depression 531
- – unipolare 553
- Dosierung 101
- Metaboliten, aktive 99
- Verkehrswarnhinweis 984

Marihuana, THC-Gehalt 371

Marklagererkrankungen/-veränderungen
- Alzheimer-Demenz 282
- Binswanger-Syndrom 296
- Demenz, vaskuläre, subkortikale 294
- Differentialdiagnose 266

Masochismus, sexueller 707

Massenblutung, Demenz, vaskuläre 291

Massenhysterie 468
- s.a. Hysterie

Massensuizid 891
- s.a. Suizidalität
- Persönlichkeitsstörungen, paranoide 837

Massenwahn 468

Maßregelbehandlung
- Behandlungsgrundsätze, störungsspezifische 973
- Krankenhaus 973
- Strafgesetzbuch 973
- Unterbringung 976
- Verhängung, Schuldunfähigkeit 969

MATCH, Alkoholabhängigkeit 365

materielle Kompensation, somatoforme Störungen 649

Matrizentests, progressive 88

MCMI (Millon Clinical Multiaxial Inventory) 26

MD s. Major Depression

MDA (Methylendioxyamphetamin) 370, **372**

MDE (Methylendioxyethylamphetamin) 370, 373

MDMA (Methylendioxymethamphetamin) 370, **372**, 373

Mecamylamin, Nikotinabhängigkeit 369

Medazepam, Eliminationshalbwertszeit 122

medical-psyciatric units 944

Medikamentenabhängigkeit 394–401
- Ätiologie 398–399
- Alter 920–922
- Analgetika 395
- Anxiolytika 394, **395–398**
- Ataraktika 394
- Barbiturate 395, **396**
- Benzodiazepine 395, **396**
- Depression 489, 526
- Entzugssymptome 398
- Epidemiologie 395
- GABA-Rezeptoren 398
- Hypnotika 394, **395–398**
- Migränemittel 395
- Pathogenese 398–399
- Patientenratgeber 242, **244**
- Prävention 399–401
- Schmerzmittel 394

Medikamentenabhängigkeit
- Sedativa 394, **395–398**
- Stimulanzien 394
- Symptomatik 395
- Therapie 399–401
- Toleranzentwicklung 398
- Tranquilizer 394–395
- Typisierung 395
- Zyklothymie 491

mediofrontale Läsion 338

Medizinethik 994–995
- Güterabwägung 995
- Prinzipien 994
- Probleme, psychiatrische Praxis 995

medizinische Dienste, Sozialpsychiatrie 224–226

medizinische Indikation 963

medizinisches Handeln
- Autonomie 935
- Fairness bzw. Solidarität 935
- Fürsorge 935
- Nicht-Schaden 935

medizinrechtliche Grundlagen 963–967

MEG (Magnetenzephalographie) 64, **71–72**

Megalomanie 459

Mehrfachwahl-Wortschatz-Intelligenztest 88

Mehrgenerationenperspektive, Familientherapie, psychoanalytische 189

Melancholie 484
- s.a. Depression, melancholische
- Diagnose 499
- Eigenständigkeit, nosologische 499
- Prädisposition 521
- Stressoren 521
- Suizidalität 890, 895

Melatonin
- Insomnie 676
- Schlaf-Wach-Rhythmusstörungen 685

Melisse, Insomnie 675

Melperon 112
- Dosierung 115
- Schizophrenie 441

Memantin, Alzheimer-Demenz 285–286

memory complaints 337

Meningeom, frontobasales 338

Meningitis
- bakterielle 329
- Labordiagnostik 76
- Lyme-Krankheit 329
- subakute, Zystizerkose 331
- syphilitische 329
- tuberkulöse 329
- virale 330

Meningoenzephalitis
- bakterielle 329
- – Delir 324
- Cryptococcus neoformans 309
- Lyme-Krankheit 329
- Malaria 331
- mykotische 331
- – Delir 324
- Neuroborreliose 312
- parasitäre 312, **331**
- – Delir 324
- subklinische 318
- Toxoplasmose 309, 331
- virale 330
- – Delir 324
- Zystizerkose 331

Menschenrechtsübereinkommen zur Biomedizin 934

Menschenwürde, Alter 934

Menstruationsstörungen 20

mental deficiency/retardation s. Oligophrenie

Merkfähigkeitsstörungen 918
- Depression, Alter 912

Merkmalslisten s. Checklisten

Mescalin 372
- Abhängigkeit, körperliche 349
- Psychosen 465
- Toleranz 349

mesokortikale/mesolimbische Bahnen 113

Metaanalyse 1018
- Psychotherapie 134, 210

metabolische Störungen, Differentialdiagnose 434

Metaclazepam, Eliminationshalbwertszeit 122

Metaethik 994

Metallothionein, Alzheimer-Demenz 276

Metamizol
- Abhängigkeitspotential 395
- Medikamentenabhängigkeit 399

Metamphetamine 376

Metastasen, MRT 83

Met-Enkephalin 374

Methadon 375, 390–391
- Abhängigkeitspotential 394
- Alkoholabhängigkeit 392
- Alkoholeinnahme, Kontrollen 391
- und Benzodiazepine 392
- Dosierungspraxis 390–391
- Dosisänderung 390
- Drogenentzugstherapie 383, 387–392
- Drogenscreening 379

Sachverzeichnis

Methadon
- Enzyminduktion 391
- Erhaltungsdosis 390
- Ersteinstellung, Dosierungsschema 390
- Hepatotoxizität 391
- Indikationskriterien 389
- und Kokain 392
- Nebenwirkungen 391–392
- Opiatentzugstherapie 389, 392–393
- Plasmaeliminationshalbwertszeit 391
- Tagesdosis, einmalige 391
- Therapie, Beendigung 392
- Wirkungen, Beurteilung 390

Methadon-Racemat 391
Methamphetamin, Tagesmüdigkeit 682
Methanolvergiftung, Labordiagnostik 79
Methodenvergleich 22
3-Methoxy-4-Hydroxyphenylglykol (MHPG)
- affektive Störungen 509
- Panikstörungen 586

Methylendioxyamphetamin s. MDA
Methylendioxyethylamphetamin s. MDE
Methylendioxymethamphetamin s. MDMA
α-Methylparathyrosin, affektive Störungen 508, 510
Methylphenidat 125
- AIDS 951
- Tagesmüdigkeit 682

Methylquecksilbervergiftung, Labordiagnostik 79
Mianserin 96
- Depression 532
- Dosierung 101
- Metaboliten, aktive 99
- Suizidalität 902

MID s. Multi-Infarkt-Demenz
Midazolam 119
- Eliminationshalbwertszeit 122
- Halbwertszeit 674
- Medikamentenabhängigkeit 396
- Strukturen 120

Migräne 334, 839
- s.a. Kopfschmerzen
- Angststörungen 336
- Carbamazepin 109
- Demenz, vaskuläre 291
- vertebrobasiläre Insuffizienz 321

Migränemittel, Medikamentenabhängigkeit 395
Migrationsstörungstheorie, Schizophrenie 428

Mikroangiopathie
- Alter 926
- Demenz, vaskuläre, subkortikale 294

Mikrographie, Parkinson-Krankheit 304
Mikroinfarkte, Purpura, thrombotische, thrombozytopenische 332
Mikropsie
- Angststörungen 596
- Halluzinogenintoxikation 373

Miktionsstörungen/-schmerzen 20
- Antidepressiva 102
- Harninkontinenz 929
- somatoforme 646

Milieutherapie, Gedächtnistraining 933
Millon Clinical Multiaxial Inventory (MCMI) 26
Mimik, Persönlichkeitsstörungen 796
Mimikry-Syndrom 882
Minderwertigkeitsgefühle
- Persönlichkeitsstörungen, anankastische 826
- – paranoide 839

Mineralkortikoidrezeptoren, affektive Störungen 514
Mini Mental State Examination s. MMSE
Mini Mental Status Test s. MMSE
Mini Mental Test (MMT) 949
Minimalkatalog für eine Basisdokumentation 1009
Minnesota Multiphasic Personality Inventory 91
- Wahnstörungen 461

Minor Depression **501**
- s.a. Depression

Minus-Symptomatik, schizophrene 913
Miosis
- durch Methadon 392

Mirtazapin 96
- Depression 532
- Dosierung 101

Mißbrauch
- körperlicher s. sexueller Mißbrauch
- sexueller s. sexueller Mißbrauch

Mißempfindungen s. Parästhesien
Mißtrauen 338
- Alzheimer-Demenz 288
- Psychotherapie 212

Mitbestimmungsrecht 975
Mitralklappenprolaps-Syndrom, Differentialdiagnose 913

Mitwissen, Schweigepflicht 965
MMSE (Mini Mental State Examination) 90
- Alzheimer-Demenz 281
- Delir 323, 325
- Demenz 262, **263**
- – vaskuläre 290

mnestische Störungen
- Alzheimer-Demenz 267
- durch Lithium 558

MNS s. neuroleptisches Syndrom, malignes
Mobilitäts-Inventar (MI), Panikstörungen 599
Mobilitätsstörungen, Alter 926–927
Mobilitätstest, Alter 927
Moclobemid 96
- Chronic-fatigue-Syndrom 688
- Depression 531, 533
- Dosierung 101
- Kataplexie 682
- Metaboliten, aktive 99
- Narkolepsie 682
- Nikotinabhängigkeit 369
- Verkehrswarnhinweis 984

Modelle
- psychodynamische, Suizidalität 897
- psychophysiologische, Panikstörungen 592

Modelling, Verhalten, soziales 153
Modell-Lernen 139, 143, **151–152**
- Auftrittshäufigkeit, Modifikation 152
- Gedächtnistraining 933
- Interventionsmethoden 152
- Phobie, soziale 607
- Repertoire, Erweiterung 152
- Stimulusbedingungen, komplexe 152
- Verhalten, soziales 153

Modellprogramm Psychiatrie der Bundesrepublik 222
Modellverhalten, Familientherapie, verhaltenstherapeutische 192
Moderatormanuale 1011
Monoaminmangel-Hypothese, affektive Störungen 508
Monoaminooxidase s. MAO
Monoaminooxidase-Inhibitoren/-Hemmer s. MAO-Hemmer
Monomanie 848
Monophobie 579
- s.a. Phobien

Montgomery-Asberg-Depressionsskala (MADRS) 26, 525
Mood Disorders
- DSM-IV 485
- ICD-10 485

Morbiditätsrisiko 58
Morgentief 20
Morphin(e) 374
- Abhängigkeitspotential 349, 394
- Depression 527
- Drogenscreening 379
- endogene 349
- Toleranz 349

Morphinrezeptoren 349
Mother-and-Baby-Units, Puerperalpsychosen 475
Motilitätspsychose 464
- hyperkinetische 463

Motivation
- Alkoholabhängigkeit 357–359
- Angststörungen 601
- Drogenabhängigkeit 384
- mediofrontale Läsion 338
- Paartherapie 185
- Therapeut-Patient-Beziehung 141
- Verhaltenstherapie 141

Motivationsstrukturen, Gutachten 960
Motorik
- Differenzierung 782
- Entwicklung 166
- extrapyramidale 423

MRS (Magnetresonanzspektroskopie) 83
MRT (Magnetresonanztomographie) 82–83
Müdigkeit 20, 166
- Antidepressiva 102, 535
- Insomnie 673
- durch Lithium 558

Münchhausen-by-proxy-Syndrom 882–884
Münchhausen-Syndrom 882
- Ätiologie und Pathogenese 884–886
- Behandlungswandern 884
- erweitertes 884
- Gesamtverlauf 883
- Prävalenz 883

Münchner Alkoholismustest (MALT) 26, 352
Münchner Persönlichkeitstest 91
Münzverstärkung, Verhalten 151
Mukopolysaccharidose
- Demenz 314
- Intelligenzminderung 874

multiaxiale Diagnostik s. Diagnostik, multiaxiale

Sachverzeichnis

Multi-Infarkt-Demenz 292–293
– s.a. Demenz
– Differentialdiagnose 266
– Hachinski-Ischämie-Score 292
– Ischämie-Score 293
– SPECT 85
– Symptomatik 292
Multimorbidität 36
– Alter 925–929
– Sucht im Alter 921
multiple diagnoses s. Komorbidität
Multiple Sklerose 312–313
– Amnesie 321
– Angststörungen 336, 596
– Depression 526
– Differentialdiagnose 313, 316, 650, 663
– Konsiliarpsychiatrie 948
– Labordiagnostik 76
Multiple-Schlaflatenz-Test (MSLT) 668
Mundtrockenheit 20
– Antidepressiva 102, 535
Muskelatrophie
– Alkoholabhängigkeit 353
– Polyneuropathie, alkoholbedingte 356
Muskeleigenreflexe
– Alzheimer-Demenz 268
– Hypothyreose 333
Muskelfibrillationen, Creutzfeldt-Jakob-Krankheit 308
Muskelkrämpfe
– Depression 497
– Hyponatriämie 333
Muskelrelaxanzien, Verkehrs- und Arbeitssicherheit 984
Muskelrelaxation, progressive nach Jacobson 147
– Belastungsstörungen, posttraumatische 758
– Bulimia nervosa 733
– dissoziative Störungen 664
– Insomnie 676
– Tinnitus 953
Muskelschwäche
– Amphetaminintoxikation 377
– Inhalanzienintoxikation 374
– Kokainintoxikation 377
– durch Lithium 558
Muskelsteifigkeit, Phencyclidin-Intoxikation 378
Muskelzucken, Benzodiazepinentzugssyndrom 397
Mutations-Theorien, Altern 909

Mutismus 19
– akinetischer, Demenz, vaskuläre 291
– – mediofrontale Läsion 338
– Pick-Krankheit 299
– Schizophrenie 411
Mutter, genügend gute, Persönlichkeitsstörungen, abhängige 798
Mutter-Kind-Beziehung
– Anorexia nervosa 723
– Borderline-Störungen 807
– Distanz 169
– Introjekte, böse 173
– Nähe 169
Mutter-Kind-Einheit, empathische 168
Myalgie
– Benzodiazepinentzugssyndrom 397
– durch Tacrin 285
– Toxoplasmose 331
Myasthenia gravis
– Differentialdiagnose 650
– Lithium, Kontraindikation 555
Mycobacterium avium intracellulare
– HIV-Infektion 310
Mydriasis
– Halluzinogenintoxikation 373
– Hypoglykämie 333
Myelinolyse, zentrale, pontine
– Hyponatriämie 333
– Wernicke-Korsakow-Enzephalopathie 327
Myelopathie, Zystizerkose 331
Myelose, funikuläre, Vitamin-B_{12}-Mangel 315
Mykobakteriosen, Labordiagnostik 76
Mykosen, Meningoenzephalitis 331
Myokardinfarkt
– Differentialdiagnose 913
– Impotenz 924
Myoklonien
– Alzheimer-Demenz 268
– durch Antidepressiva 536
– durch Clozapin 446
– Creutzfeldt-Jakob-Krankheit 308
– Diagnostik 673
– Disäquilibriumsyndrom 333
– Hypersomnie 680
– nächtliche 686–687
– – Chronic-fatigue-Syndrom 688
– – L-Dopa 687
– – Oberflächen-EMG 687

Myoklonien
– – Reflexbögen, synaptische 687
– Toxoplasmose 331
Myoklonus-Epilepsie, Differentialdiagnose 687
Mythenbildung 201
Myxödem, Delir 333

N

Nachtatverhalten 970
Nachtklinik, psychiatrische Versorgung 225
Nachvollziehbarkeit, Schuldfähigkeit, verminderte 971
Nackensteife
– Herpes-simplex-Enzephalitis 330
– Lyme-Krankheit 329
– Meningitis, syphilitische 329
– – tuberkulöse 329
– – virale 330
– Subarachnoidalblutung 332
Nähe-Distanz-Problematik, Kindesalter 166
Nahrungsaufnahme
– körpereigene 721
– Lernprozesse 721
– Regulationssubstanzen 721
Nahrungsdeprivation
– Anorexia nervosa 725
– Differentialdiagnose 726
Naloxon
– Drogenentzugstherapie 383
– Opioidentzugssyndrom 375
Naltrexon
– Alkoholabhängigkeit 366
– Borderline-Störungen 793
– Drogenentzugstherapie 383, 387–393
– Opioidentzugssyndrom 375
– Persönlichkeitsstörungen 794
Narcissism Trait Scale (NTS), Persönlichkeitsstörungen 779
Narkolepsie 670, **680**
– Ätiologie 681
– Differentialdiagnose 689
– Epidemiologie 681
– Handlungen, automatische 681
– HLA-DR2 681
– Psychostimulanzien 126
– Schlafparalyse 680

Narkolepsie
– Schlafstörungen, nächtliche 680
– Sleep Onset-REM 681
– Therapie 681–682
narkoleptische Tetrade 681
Narkotika, Delir 328
Narzißmus/narzißtische Krise 168, **169–170**, 173
– s.a. Persönlichkeitsstörungen, narzißtische
– s.a. Selbstachtung
– Depression 518, 539
– dissoziative Störungen 662
– Glücksspiel, pathologisches 854
– Suizidalität 894–896
narzißtisch-phallische Phase, Persönlichkeitsentwicklung 166
Nasenausfluß, Inhalanzienintoxikation 374
National Institute of Neurological and Communicative Disorders and Stroke (NINCDS) 279
Nausea
– Antidepressiva 102
– Nikotinintoxikation 368
Nebendiagnose 56
needle sharing, Drogenabhängigkeit 371
Nefazodon
– Dosierung 101
– Schlafstörungen 123
Negation, Borderline-Störungen 808
Negativismus 19, 960
– geistige Behinderung 873
– Schizophrenie 415–416
– – katatone 418
Negativsymptome, Epilepsie 335
NEO-Fünf-Faktoren-Inventar 91
Neokortex, Diskonnektion, Alzheimer-Demenz 271
Neokortexatrophie 301
Neologismen 14
– Schizophrenie 411
Neoplasmen s. Krebserkrankungen
Nervenarztpraxen, Gemeindepsychiatrie 225
Nervenzellen, große, Schrumpfung, Alzheimer-Demenz 276
Neubenennen, kognitives 157
Neugeborene
– Ich 166
– Kommunikationsverhalten, differenziertes 166
– Nicht-Ich 166

1061

Sachverzeichnis

Neugedächtnisstörungen **918**
– Amnesie 320
– Delir 322
Neuralrohrdefekt
– Carbamazepin 110
– Valproat 110
Neuraminidase-Mangel, Demenz 314
Neurinome, MRT 83
Neuroakanthozytose 304
– Differentialdiagnose 303
Neuroborreliose 312
– Labordiagnostik 76
neurocirculatory asthenia 742
Neuroendokrinologie
– affektive Störungen 513–515
– Depression 514
neurofibrilläre Degeneration
– Alzheimer-Demenz 273, **274**
– arteriovenöse Mißbildungen 274
– Boxer-Demenz 274
– Dementia pugilistica 274
– Hydrozephalie 274
– Panenzephalitis, subakute, sklerosierende 274
– Parkinson-Syndrom, postenzephalitisches 274
– PET 86
neurofibrillary tangles (NFT) s. neurofibrilläre Degeneration
Neuroleptika 111–119
– s.a. Antipsychotika
– s.a. Depot-Neuroleptika
– Agranulozytose 119
– Akathisie 117–118
– Alkoholabhängigkeit 366
– Alkoholhalluzinose 354
– Alzheimer-Demenz 287
– Anorexia nervosa 729
– Anorgasmie 925
– Anwendungsgebiete 116
– Begleitwirkungen, anticholinerge 444
– – unerwünschte 444–445
– Borderline-Störungen 794
– Brandverletzte 952
– Chorea Huntington 303
– Dauerdepolarisation 114
– Delir 328
– Denkstörungen, inhaltliche 111
– Depolarisationsblock 114
– Dosierungen 115
– Drogenentzugstherapie 383
– Dyskinesie, tardive 118
– dyskinetisch-dystones Syndrom 117
– Early-peak-Phänomen 115

Neuroleptika
– Erregungszustände, psychomotorische 116
– extrapyramidalmotorische Störungen 443
– Fehlbildungsraten 119
– Frühdyskinesien 117
– Haloperidol 440
– Historie 111
– hochpotente 112
– Ich-Störungen, schizophrene 111
– Impotenz 925
– Insomnie 675
– Klassifikation 111–112
– Kontrolluntersuchungen 118–119
– Langzeittherapie 115
– Leukopenie 119
– Lipophilie 114
– Manie 116, 547
– mittelpotente 112
– Nebenwirkungen 115, **116–118**
– niedrigpotente 112
– Nikotinabhängigkeit 369
– non-compliance 115
– Pavor nocturnus 689
– Pharmakokinetik 114–116
– Plasmakonzentration 80–81, 114
– Positivsymptomatik 111
– Psychosen, akute, polymorphe 465
– – schizomanische 472–473
– – schizophrene 111, 116
– schizoaffektive Störungen 116
– Schizophrenie 423–424, 440–446, 467
– Schlafstörungen 123
– Schmerzen 920
– Schwangerschaft 119
– Somnambulismus 690
– Spätdyskinesien 118
– Struktur 111–112
– Verkehrs- und Arbeitssicherheit 984
– Wahnstörungen 462
– Wechselwirkungen 114–116
– Wirkmechanismen 112–114
– Zytochrom P450 115
neuroleptisches Syndrom 338
– Halluzinogenintoxikation 373
– Lewy-Körperchen-Demenz 308
– malignes **118–119**, 444
Neurolinguistisches Programmieren (NLP), Drogenabhängigkeit 386

neurological soft signs
– Schizophrenie 417
– Zwangsstörungen 626
neurologische Störungen, Demenz, vaskuläre 291
Neurolues 311
Neurone
– Aktivierung, Belohnung 349
– Alzheimer-Demenz 276
– ballonierte, Pick-Krankheit 299
– Verlust, Creutzfeldt-Jakob-Krankheit 309
Neuropathie
– Antidepressiva 101
– Carbamazepin 109
– periphere, HIV-Infektion 310
– sensorische, HIV-Infektion 309
Neuropeptid Y, Hungerregulation 721
neuropsychologische Defizite, Schizophrenie 416–417
neuropsychologische Entwicklungsstadien 787
Neurosen 484
– Betreuung 979
– Erwerbsunfähigkeit 987
– Es 164
– experimentelle 590
– Psychoanalyse 175
– reaktive 261
– reife 175
– – Strukturmodell 174
– Selbst- und Fremdbeurteilungsverfahren 26
– traumatische 742
– – Reizschutz 742
– Über-Ich 164
– Übertragung 175
Neurosyphilis
– Differentialdiagnose 434
– Meningitis 329
Neurotizismus 786
– affektive Störungen 517
– Persönlichkeit 786
Neurotoxizität
– Lithium 559
– Toluol 316
– Trichloräthylen 316
Neurotransmitter
– Alter 911
– Alzheimer-Demenz 276
– Anorexia nervosa 719
– Depression 522
– Gentranskription, Kontrolle 512
– Schizophrenie 422
– Signaltransduktionsprozesse 512

NFT (neurofibrillary tangles) s. neurofibrilläre Degeneration
Niazinmangel, Differentialdiagnose 316
Nicergolin 124
– Alzheimer-Demenz 284
Nicht-wahrhaben-Wollen, Sterben 936
Nicht-Ich, Neugeborene 166
Nichtigkeit, Willenserklärung 965
Niedergeschlagenheit, Depression 493
Niemann-Pick-Krankheit, Demenz 314
Nierenversagen, akutes, Halluzinogenintoxikation 373
nigrostriatale Bahn 113
Nikotinabhängigkeit 367–370
– Depression 528
– Entzugssyndrom 368
– Intoxikation 368
– Nasenspray 370
– Nikotinkaugummi/-pflaster 369
– Pharmakologie 368
– Therapie 369–370
– Transmission, dopaminerge 349
Nikotinrezeptoren 349
Nikotinsäuremangel, Labordiagnostik 77
Nimodipin 124
NINCDS (National Institute of Neurological and Communicative Disorders and Stroke) 279
NINCDS-Kriterien
– Alzheimer-Demenz 279
– Demenz, vaskuläre 298
Nitrazepam
– Eliminationshalbwertszeit 122
– Halbwertszeit 674
Nitritinhalanzien, Drogenabhängigkeit 378
NLP s. Neurolinguistisches Programmieren
NMDA-Rezeptoren
– Belastungsstörungen, posttraumatische 749
– Schizophrenie 426
NMDA-System, Streßadaptation 794
N-methyl-D-aspartat-System s. NMDA-System
NMR (Magnetresonanztomographie) s. Kernspintomographie
NNT s. number needed to treat
Nomenklatur, Definition 32

Sachverzeichnis

Non-Compliance
- Neuroleptika 115
- Transplantationsmedizin 954

Non-Hodgkin-Lymphom, HIV-Infektion 310

Non-Opioide, Verkehrs- und Arbeitssicherheit 984

Non-REM-Schlaf 668
- Hyperinsomnie 679
- Regulation, Hobson-McCarley-Modell 513

Nootropika 124–125
- Alzheimer-Demenz 124, 284–285
- Demenz 124
- Psychosyndrom, hirnorganisches 124
- Wirkmechanismen 124

Noradrenalin
- Alter 911
- Angststörungen 584, 587
- Kokain 376
- Panikstörungen 586

Noradrenalin-Wiederaufnahme, Antidepressiva 98

Normaldruckhydrozephalus 318–319
- s.a. Hydrozephalus
- Demenz 317
- Differentialdiagnose 266, 307
- fluid tap test/fluid void sign 318
- Liquorpendelphänomen 318

Normen
- Qualitätsmanagement 1006
- Verhaltenstherapie 161

Normenverstöße, Gutachten 960

Normverletzung, Persönlichkeitsstörungen, anankastische 827

Normvorstellungen, kognitive Therapie 144

Nortriptylin 97
- Alzheimer-Demenz 287
- Depression 533
- Dosierung 101
- Kleptomanie 860
- Metaboliten, aktive 99
- Nebenwirkungen 533

NOSIE (Nurses Observation Scale for Inpatient Evaluation) 24

Nosologie
- Definition 32
- Suizidalität 900

Notfall, Unterbringung 978

Notfallentscheidungen, Dokumentationspflicht 965

Notstand, rechtfertigender
- Betreuung 981
- Schweigepflicht 964

novelty seeking, Alkoholabhängigkeit 352

NTS s. Narcissism Trait Scale

NUB-Richtlinien, Drogenabhängigkeit, Substitutionsbehandlung 388

Nucleus-pallidus-Nekrose, bilaterale, Zwangsstörungen 626

Nürnberger Alters-Inventar 90

Nukleosidanaloga, HIV-Infektion 311

number needed to treat (NNT) 1020
- Evidence-based Medicine 1019

Nurses Observation Scale for Inpatient Evaluation (NOSIE) 24

Nystagmus
- Alkoholabhängigkeit 355
- Barbituratentzug 400
- Barbituratüberdosierung 396
- Inhalanzienintoxikation 374
- Medikamentenmißbrauch 395
- Phencyclidin-Intoxikation 378
- Rausch, schwerer 360
- Wernicke-Enzephalopathie 355

O

Obdachlosigkeit, Borderline-Störungen 811

Oberflächen-EMG
- Myoklonien, nächtliche 687
- Restless-legs-Syndrom 687

Objekt
- Agoraphobie 598
- Definition 168
- imaginiertes 784

Objektbeziehung 168–169, **170**
- Bedeutung 168
- Defizite, strukturelle 173
- Differenzierung 168
- Entwicklung 168–170
- frühe Störungen 168
- Individuationsphase 168
- internalisierte, primitive 811
- Konsolidierungsphase 169
- Loslösungsphase 168

Objektbeziehung
- Persönlichkeitsstörungen, abhängige 797
- symbiotische 168
- – Depression 518
- Theorien 821
- Übungsphase 169
- Umweltgrenzen 169
- Wiederannäherungsphase 169
- Zwangsstörungen 623

Objekterleben
- Entwicklung 164
- Über-Ich 164

Objektivierung
- klinische Eindrücke 25
- psychopathologische Befunde 23–24

Objektivität 87
- Verhaltenstherapie 135

Objektkonstanz 169

Objektrepräsentanz 168
- Angststörungen 590
- Ausbildung 169
- Ausdifferenzierung 173
- Entwicklung 164
- Persönlichkeitsstörungen 782
- Über-Ich 164

Objektsicherung, Suizidalität 897

Objektverlust, früher, Depression 539

Objektvorstellungen, primitive 807

Obstipation 20
- Antidepressiva 102, 535

odds-ratio 58

Ödeme durch Lithium 558

ödipale Konflikthypothese, Persönlichkeitsstörungen, histrionische 830

ödipale Phase
- Persönlichkeitsentwicklung 165–166
- Über-Ich 164

Ödipuskomplex 167
- Auflösung, adäquate 164
- Konfliktmodelle, objektbeziehungstheoretische 164
- Persönlichkeitsentwicklung 165

Ösophagitis
- Alkoholabhängigkeit 356
- HIV-Infektion 310

Ösophagusvarizenblutung, Alkoholabhängigkeit 356

Östrogene, Alzheimer-Demenz 277

Offenbarung, Sachverständige 981

Offenbarungsbefugnis/-recht, Schweigepflicht 965

Offenbarungsbefugnis/-recht, Arzt, Fahrtauglichkeit 983

Offenheit, Persönlichkeit 786

Ohnmachtsgefühle, Belastungsstörungen, posttraumatische 748

Ohrgeräusche s. Tinnitus

okulogyre Krise
- durch Neuroleptika 443–444

Olanzapin
- Dosierung 115
- Schizophrenie 441, 446

Olfaktoriusmeningeom, Alter 925

Oligophrenie 868

Omegarezeptoren 121

Omnipotenz, Ich 169

On-off-Phänomen, Angststörungen 336

OPD (operationalisierte psychodynamische Diagnostik) 51
- System, multiaxiales 52

operante Methoden, Verhaltenstherapie 149–151

operationalisierte psychodynamische Diagnostik s. OPD

Operationalisierung 36
- Panikstörungen 609
- Persönlichkeitsstörungen 772
- Verhaltenstherapie 135

Operationssucht 882

Ophthalmoplegie, Wernicke-Enzephalopathie 355

Opiatabhängigkeit 389
- Buprenorphin 393
- Codein 392–393
- Dihydrocodein 392–393
- Opiatantagonisten 393
- Pentazocin 393
- Tilidin 393

Opiatagonisten/-antagonisten
- Drogenentzugstherapie 383, 387–393
- Opiatabhängigkeit 393
- Persönlichkeitsstörungen 794

Opiate/Opioide 374–375
- Abhängigkeitspotential 394
- Benzodiazepinentzugssyndrom 400
- Depression 527
- Drogenscreening 74
- Schmerzmittelabhängigkeit 398
- Tod, friedvoller 936
- Toleranz 921
- Transmission, dopaminerge 349

Opiate/Opioide
- Verkehrs- und Arbeitssicherheit 984

Opiat-/Opioidentzugstherapie 37
- Buprenorphin 393
- Codein 392–393
- Dihydrocodein 392–393
- Methadon 392–393
- Naloxon 375
- Naltrexon 375
- Opiatantagonisten 393
- Pentazocin 393
- Tilidin 393

Opioidabhängigkeit 375
Opioide s. Opiate/Opioide
Opioidintoxikation 375
- Wahrnehmungsstörungen 375

Opioidsystem
- Belastungsstörungen, posttraumatische 749
- Streßadaptation 794

orale Phase, Persönlichkeitsentwicklung 165, **166**
Orbitalläsion, Pick-Krankheit 299
orbitofrontale Läsionen 338
Ordentlichkeitsphänomen, affektive Störungen 517
Ordnungszwänge 632
organische Erkrankungen, Schlafstörungen 693
Organophosphate, Demenz 316
orgasmic reconditioning 709
Orgasmus
- ausbleibender 698
- praecox 698
- verzögerter 698

Orgasmusstörungen 697
- bei der Frau 699
- koitale 699
- beim Mann 698
- vollständige 699

Orientierung 11
- allgemeine, Psychotherapie 198
- örtliche 13
- situative 12
- zeitliche 13
- zur Person 13

Orientierungsstörungen 12–13
- Delirium tremens 354
- Depression, Alter 912
- Korsakow-Syndrom 355

Orthostase, Antidepressiva 102
Osteodysplasie, polyzystische, lipomembranöse, Demenz 314
Othello-Syndrom 335, 459
Overprotection, Verhaltensstörungen 144

Oxazepam 119
- Eliminationshalbwertszeit 122
- Strukturen 120

Oxazolam, Eliminationshalbwertszeit 122

P

Paartherapie 133, 141, **183–188**
- s.a. Partnertherapie
- Agoraphobie 187
- Alkoholabhängigkeit 187, 364
- Anwendungsbereiche 184–185
- Basis, empirische 187
- Begriffsbestimmung 183–184
- Belohnungs-/Bestrafungsrate 184
- bipolare Störungen 187
- Depression 186, 543
- Diagnostik 184
- Fremdratingverfahren 184
- Hausaufgaben 184
- Indikation 184–185
- Interaktionsverhalten 184
- IPT-CM 186
- kognitive Techniken 184, 186
- Kommunikationstraining 186
- Kontraindikationen 185
- Planung, konkrete 184
- Prinzipien, allgemeine 184
- Problemlösetraining 186
- Psychoedukation 188
- sexuelle Funktionsstörungen 187
- Störungsbereiche, ausgewählte 185–187
- Struktur 184
- Symptomreduzierung 188
- systemorientierte 188
- Techniken 185–186
- Therapeuten 184
- Untersuchungsinstrumente 184–185
- Verhalten, positives, Erhöhung 185
- verhaltenstherapeutische 187

Paarwohnen, betreutes, Wohngemeinschaften 230
Paced Auditory Serial Addition Test 89
PACT (Psychosocial Assessment of Candidates for Transplantation) 953
Pädophilie 707
Palilalie, Pick-Krankheit 299

Palmomentalreflex, Pick-Krankheit 299
Palor, Nikotinintoxikation 368
Palpitationen
- Antidepressiva 102
- Halluzinogenintoxikation 373

Panarteriitis nodosa
- Demenz **296**
- Depression 526

Panenzephalitis, subakute, sklerosierende 274
Panikattacken/-störungen 569–570, **580**
- ACTH 588
- α_2-Adrenorezeptor-Antagonisten 586
- Agoraphobie 575, 577
- Alarmreaktionen 586
- Alprazolam 603
- Alter 913
- Angststörungen 598
- Antidepressiva, trizyklische 601–602
- Auswirkungen, soziale 573
- Bagatellerkrankungen 592
- Bedrohungserleben 579
- Belastungsstörungen, posttraumatische 754
- Benzodiazepine 121–122, 602–603
- Buspiron 603
- Clonidin 586, 603
- Corticotropin-releasing-Hormon (CRH) 588
- Depersonalisation 581
- Depot-Neuroleptika 603
- Depression 488–489, 501
- Derealisation 581
- Desensibilisierung 605
- Differentialdiagnose 949
- Drogenabhängigkeit 380
- DSM-III-R 579
- DSM-IV 575, 579
- Entspannungsverfahren 610
- Erwartungsangst 579, 593
- Expositionsverfahren 604
- – graduiertes 605
- Fear Questionnaire (FQ) 599
- Flooding-Therapie 605
- Flucht 603
- Fragebogen zur Angst vor körperlichen Symptomen 599
- – zur angstbezogenen Kognition 599
- Furcht 586
- GABA-Benzodiazepinrezeptoren 586–587
- genetische Faktoren 585
- Habituationstraining 605

Panikattacken/-störungen
- Hyperventilation 610
- ICD-10 575, 581
- Imipramin 601–602
- Koffeinmißbrauch 597
- kognitive Therapie 606, 610
- Locus coeruleus 585
- MAO-Hemmer 602
- 3-Methoxy-4-Hydroxyphenylglykol 586
- Mobilitäts-Inventar (MI) 599
- Modellvorstellungen, biologische 584
- – – psychophysiologische 592
- Neuroendokrinologie 587–588
- Noradrenalin 586
- Operationalisierung 609
- Panik-Ratgeber 243
- Persönlichkeitsstörungen, abhängige 797
- Phantasien, katastrophisierende 604
- Phobie, soziale 578
- Provokationstests 587
- Psychoedukation 251, 606
- Psychophysiologie 588
- Reaktionsüberflutung 605
- Reattribution 606
- Reizexposition 605
- β-Rezeptorenblocker 603
- Rückkoppelung 592
- Selbstbeobachtungsprotokolle 599
- Selbsthilfe-Manual 605
- Simulationsübungen 610
- SSRI 602
- Streß 592
- Suizidalität 897
- Suizidmortalität 894
- Therapie 601–606, 609–610
- – Programme, standardisierte 251
- Verhaltenstherapie 142, 603–606, 610
- Verlauf 573
- Vermeidung 603
- Vulnerabilität 590
- Yohimbin 586

Pankreatitis, Alkoholabhängigkeit 356
Paracetamol, Abhängigkeitspotential 395
Paradoxien, Psychotherapie 202
Parästhesien 20
- Chronic-fatigue-Syndrom 687
- Drogenabhängigkeit 351
- Polyneuropathie, alkoholbedingte 356

Sachverzeichnis

Paragrammatismus, Schizophrenie 411
Parakinesen 19
Paralogik, Schizophrenie 411
Paralyse, progressive
– Demenz 311
– Differentialdiagnose 265
– Meningitis, syphilitische 329
– Syphilis 311
Paramimie, Schizophrenie 412
Paramnesie 13, 918
– reduplikative 336
Paranoia 459, **836–841**, 949
– Alzheimer-Demenz 287
– Demenz, vaskuläre, subkortikale 293
– geistige Behinderung 873
Paranoia-Skala, Wahnstörungen 461
paranoide Ideen s. Paranoia
paranoid-halluzinatorisches Syndrom 21, 335
– Alter 913
– Antriebsstörungen 919
– Benzodiazepine 124
– EEG 68
– Parkinson-Krankheit 305, 931
– Schizophrenie 424, 467
– Schlafstörungen 919
– Sensorikstörungen 926
Paraparese, Vitamin-B$_{12}$-Mangel 315
Paraphilie 706–710
– DSM-IV 706–707
– fixierte 706
– Psychoanalyse 706–707
– Psychotherapie 708
– Sättigung, masturbatorische 709
– Selbstkontrollmethoden 709
– Sensibilisierung, verdeckte 709
– Stimuluskontrollmethoden 709
– Verhaltenstherapie 709
Parasomnien 670, **688–692**
Parasuizid 891
Parathymie 18
– Schizophrenie 411–412
Parese, progressive, supranukleäre, Differentialdiagnose 300, 307
Paresen
– progressive, supranukleäre 307
– psychogene 20
Parkinson-Demenz-Komplex von Guam 316

Parkinson-Krankheit
– Alzheimer-Demenz 268, 305
– Angststörungen 336, 596
– Beurteilungsskalen 306
– Bromocriptin 307
– Cholinazetyltransferase 307
– Clozapin 931
– Demenz 304–308
– Depression 526
– Differentialdiagnose 265, 307
– L-Dopa 305, **307**
– Dopamin 307
– Dopaminergika 931
– Elektrokoagulationstherapie, stereotaktische 307
– Lewy-Körperchen 306–307
– Lisurid 307
– Lithium, Kontraindikation 555
– paranoid-halluzinatorisches Syndrom 931
– Pick-Krankheit 299
– postenzephalitisches 274
– Schweregradeinteilung 305
– Selegilin 307
– SPECT 85
Parkinsonoid
– Neuroakanthozytose 304
– durch Neuroleptika 443–444
Parkinsontherapeutika, Delir 328
Paroxetin 96
– Belastungsstörungen, posttraumatische 755
– Depression 531–533
– Dosierung 101
– Glücksspiel, pathologisches 856
– Impulskontrollstörungen 852
– Metaboliten, aktive 99
– Verkehrswarnhinweis 984
– Zwangsstörungen 628, 630
Parteifähigkeit, zivilprozessuale 975
Partialremission 59
Partnerorientierung, sexuelle, Frau-zu-Mann-/Mann-zu-Frau-Transsexuelle 711
Partnerschaften, Biographie 8
Partnerschaftskonflikte
– Angststörungen 590
– Kommunikationstraining 155
– Verhaltenstherapie 143
– Zwangsstörungen 632

Partnerstile, Paartherapie 185
Partnertherapie
– s.a. Paartherapie
– Angststörungen 612
– Bulimia nervosa 733
– Eßstörungen 729
Partnerverlust, Suizidalität 896
Passionsblumen, Insomnie 675
Passivität, Persönlichkeitsstörungen, abhängige 798
Patient Rated Anxiety Scale (PRAS) 26
Patienten
– ängstliche 6
– aggressiv-gespannte 5
– depressiv-gehemmte 6
– dysphorische 6
– Einwilligung 963
– Integrität, körperliche 964
– Krankheitskonzept 7
– motorisch-unruhige 6
Patientenaufklärung s. Psychoedukation
Patienteneinsicht, Psychotherapie 202
Patienteneinwilligung, Psychotherapie 213
Patientenorientierung, Psychoedukation 240
Patientenratgeber 240–244
– affektive Störungen 241–242
– Alkoholabhängigkeit 242, 244
– Alzheimer-Demenz 244
– Angststörungen 242–243
– Anorexia nervosa 244
– Bulimia nervosa 244
– Demenz 242, 244
– Eßstörungen 244
– Informationen 241
– Informationsvermittlung 240
– Insomnien 242, 244
– Medikamentenabhängigkeit 242, 244
– Schizophrenie 242–243
– Schlafstörungen 244
– Schmerzen 244
– Themenbereiche 241
– Unterstützung 240–241
– Zwangsstörungen 242–244
Patientenrolle, aktive,
 - Verhaltenstherapie 136
Patientenschulung 201
Patientenselektion, Studien, klinische 21
Patiententestamente 934
Pause im Leben, Suizidalität 891

Pavor nocturnus 670, **689–690**
– Alpträume 688
– Amnesie 689
– Differentialdiagnose 688
– Kindesalter 689
– Lithium 689
– Neuroleptika 689
– Psychotherapie 690
PCP s. Phencyclidin
PDCA-Zyklus 1006
Peace Pill 378
Peer Groups 167
Peer Review Groups 1003
Peer-Separations-Modell, Depression 516
Pellagra, Differentialdiagnose 316
Pemolin 125
– Tagesmüdigkeit 682
Penisneid 167
Pentazocin
– Depression 527
– Opiatabhängigkeit 393
– Opiatentzugstherapie 393
Peptid YY, Hungerregulation 721
Peptide
– Hungerregulation 721
– synthetische 374
Perazin 112
– Dosierung 115
perceptual disturbances s. Wahrnehmungsstörungen
Perfektionismus, Persönlichkeitsstörungen, anankastische 824
Pergolid, Restless-legs-Syndrom 687
Perniziosa, Demenz 315
Perphenazin 112
– Dosierung 115
– Schizophrenie 441
Perseveration 14
Persönlichkeit 9–10, 772, 788
– abnorme 772
– aktuelle 90
– Belastungsstörungen, posttraumatische 753
– Charakteristik 22
– Diagnostik 90–91
– Dimensionen, strukturelle 9
– Extraversion 786
– fanatische 837
– Freiheitsgrade 960
– Gewissenhaftigkeit 786
– Grenze 788
– Modell, entwicklungspsychologisches 165–168
– multiple 659
– Normalzustand 9
– Offenheit 786
– Psychopathisierung 211

1065

Sachverzeichnis

Persönlichkeit
- Situationen, zwischenmenschliche, sich wiederholende 783
- Strukturmodell 163–165
- Theorie 178–179
- Verträglichkeit 786

Persönlichkeiten, charismatische 837

Persönlichkeits-Entfaltungstests 90–91

Persönlichkeitsentwicklung 166
- anal-sadistische Phase 165–166
- frühe Störungen 173
- Kontinuum 166
- Latenzphase 165, **167**
- narzißtisch-phallische Phase 165–166
- ödipale Phase 165–166
- orale Phase 165–166
- postdeliktische, Sozialprognose 972
- prädeliktische, Sozialprognose 972
- Pubertät 167
- Regression 165

Persönlichkeitsfaktoren, Suizidalität 899

Persönlichkeitsmerkmale
- Drogenabhängigkeit 385
- Untersuchung 91

Persönlichkeitsstörungen 771–846, 883
- s.a. Borderline-Persönlichkeitsstörungen
- abhängige 778, **795–800**
- – Affektstörungen, aggressive 799
- – Charakterstrukturen, orale 797
- – Gestalttherapie 799
- – Hilflosigkeit 796, 798
- – Interaktionsmuster, prototypische 798
- – Mutter, genügend gute 798
- – Objektbeziehungen 797
- – Partner, Einbeziehung 799
- – Passivität 798
- – Psychodrama 799
- – Verhaltensmuster 795–796
- – Verhaltenstherapie 799
- Abwehrmechanismen, charakterspezifische 781
- Achse-I-Störungen 778
- ängstliche 572, 778, **800–804**
- – Depression 802
- – Komorbidität 801–802
- – Kurzzeit-Gruppentherapie 804

Persönlichkeitsstörungen
- – Lerntheorie, bisoziale 802
- – Phantasien 803
- – Prädisposition, genetische 802
- – Selbstbeschuldigung 802
- – somatoforme Störungen 802
- – Sympathikotonus 802
- – Verstärker 802
- – Zwangsstörungen 802
- Ätiologie 780–789, 826–827
- affektive 778
- Alkoholabhängigkeit 352–353
- anankastische 778, **823–829**
- – Autonomie-Abhängigkeits-Konflikte 826–827
- – Entspannungstechniken nach Jacobsen 827
- – Gruppentherapie 829
- – Katastrophisierung 825
- – Komorbidität 825
- – Perfektionismus 824
- – Sauberkeitserziehung 826
- – Schuldgefühle 827
- – Selbstbild 825–826
- – Sichtweisen, interpersonelle und lerntheoretische 872
- Angststörungen 773
- antisoziale 778
- artifizielle Störungen 885
- asthenische 778, **795–800**
- Attenuationsmodell 774
- Bedürfnisabwehr 781
- Belastungsstörungen, posttraumatische 748, 752–753
- Betreuung 979
- Bewältigungsstrategien 788
- Borderline-Typus s. Borderline-Persönlichkeitsstörung
- Checklisten 780
- Chronic-fatigue-Syndrom 688
- Cluster 777
- dependente s. Persönlichkeitsstörungen, abhängige
- Depression 501, 773, 778
- Destabilisierung 791
- Diagnostik 774–780, 791
- Differentialdiagnose 434
- Dimensionen 786–787
- dissoziale 778, **814–818**
- – Delinquenz 816
- – Frustrationstoleranz 815
- – Komorbidität 816
- – Schuldfähigkeit 818

Persönlichkeitsstörungen
- – sensation seeking behavior 816
- – wilderness therapy 818
- dissoziative Störungen 660, 662
- DSM-III 772, 776–778, 785
- DSM-III-R 777
- DSM-IV 777, 814
- emotional instabile 778, 790, 804–814
- – s.a. Borderline-Persönlichkeitsstörungen
- entwicklungsbedingte 781
- Epidemiologie 772–774
- Erfassung 779–780
- Erwerbsunfähigkeit 987
- Es 781
- Eßstörungen 773
- explosible 778
- Fahreignung 985
- Faktoren, genetische 786
- – krankheitserhaltende 797
- Fixierung 781
- Fremdanamnese 10
- Fremdbeurteilungsverfahren 26
- Fünf-Faktoren-Modell 775, 786
- Geschlechterverteilung 773
- Glücksspiel, pathologisches 855
- Grenze 788
- Gruppen 777–778, 780
- Handlungen, emotionsgesteuerte 825
- histrionische 658–659, 773, 778, 827, **830–836**
- – Belastungsstörungen, posttraumatische 830
- – Emotionswahrnehmung 834
- – Entspannungsverfahren 834
- – Epilepsie 832
- – Hysterie 833
- – kognitive Schulen 833
- – ödipale Konflikthypothese 830
- – Psychoanalyse 833, 835
- – Psychotherapie, kurzfristig wirksame 835
- – Selbstinstruktionstraining 835
- – Simulation 833
- – Subtypen 831
- – Triebderivate 833
- – Typisierung 832
- – hysterische 778
- ICD-10 775–776
- Ich 781
- IDC-10 795–841

Persönlichkeitsstörungen
- Identifizierungen, projektive 781
- Impulskontrollstörungen 848
- Intelligenzminderung 871
- Interaktionsmuster, zwischenmenschliche 795
- IPDE 780
- Irritation 791
- Jaspersche Schichtenregel 772
- Klassifikation 775–778
- Kleptomanie 859
- Koeffektmodell 774
- kognitive Schemata, dysfunktionale 792, 799
- Komorbidität 772–775
- – Erklärungsmodelle 774
- Kompetenzen, soziale 798
- Komplikationsmodell 774
- Kontingenzmanagement 840
- Kontinuitätsmodell 774
- Kriterien, allgemeine 777
- Lebensführung, Probleme 790
- Leid, emotionales/traumatisierendes 790
- Leistungsorientierung 782
- Manuale 792
- Methodenstudien 780
- Minderwertigkeitsgefühle 826
- Modelle, dimensionale 775
- – kategoriale 774
- multiple 659–661
- – Elektrokonvulsionstherapie 665
- – Psychotherapie, psychoanalytische 665
- Naltrexon 794
- narzißtische 778
- – Differentialdiagnose 663
- – dissoziative Störungen 662
- – Reizbarkeit, intermittierend auftretende 863
- Neuroakanthozytose 304
- Neurotizismus 786
- Objekt-Repräsentanzen 782
- Operationalisierung 772, 775
- Opiatantagonisten 794
- organisch bedingte 337–338
- – Differentialdiagnose 863
- paranoide 778, **836–841**
- – dekompensierte 838
- – Gruppentherapie 840
- – kognitive Ebene 841
- – kognitive Schule 838
- – Komorbidität 838

1066

Persönlichkeitsstörungen
– – Massenselbstmord 837
– – paranoid-antisoziale 838
– – paranoid-narzißtische 838
– – paranoid-passiv-aggressive 838
– – paranoid-zwanghafte 838
– – Reizbarkeit, intermittierend auftretende 864
– – Verhaltenstherapie 840
– – Wahnstörungen 461
– passiv-aggressive 778
– Pathogenese 780–789
– Pick-Krankheit 299
– prämorbide 9–10, 90–91, 459
– – affektive Störungen 517
– – Belastungsstörungen, posttraumatische 752
– – Depression 495
– – Wahnstörungen 462
– Prävalenz 796
– – behandelte 773
– – unbehandelte 773
– Problemlösekompetenz 792
– Prototypen 775
– Psychopathy Checklist (PCL) 814
– Psychopharmakotherapie 793–795
– Psychotherapie 789–793
– – Strukturmerkmale 791
– Pyromanie 858
– reaktive 261
– Reizbarkeit, intermittierend auftretende 864
– Relevanz, klinische 789
– Schemata, dysfunktionale 785, 793
– schizoide 778, 802, **819–823**
– – Affektstörungen 821–823
– – Atemübungen 822
– – Autonomie 819
– – Entspannungsübungen 822
– – Gestalttherapie 822
– – Hypnotherapie 822
– – Körperwahrnehmung 822
– – Objektbeziehungstheorien 821
– – Psychotherapie, körperorientierte 822
– – Reizbarkeit, intermittierend auftretende 863–864
– – Sexualität 820
– – schizophrene 819
– – s.a. Schizophrenie
– schizotypische 430, 805

Persönlichkeitsstörungen
– Schweregrad 790
– Selbst, falsches 781
– – Reifungsprozeß, früher 782
– Selbstbeurteilungsverfahren 26, 779–780
– Selbst-Repräsentanz 782
– selbstunsichere 778
– Sichtweise, biosoziale 787–789
– – dimensionale 786–787
– – interaktive 788–789
– – interpersonelle 783–785
– – kognitiv-behaviorale 784–786
– – neurobiologische 786–787
– – somatoforme Störungen 644
– soziale Defizite 206
– soziales Umfeld 788
– – Erlerntes, Generalisierung 793
– Sozialrecht 986
– Spaltungsprozesse 781
– spezifische 773, 775, 795–841
– Störungen, psychische 776
– Störungsbegriff, deskriptiver 772
– Stressoren, psychosoziale 792
– Strukturmodell 781
– Suizidalität 774
– Supervision 793
– Tagträume 803
– therapeutische Beziehung, Aufbau 791
– Therapievereinbarungen 791
– Tiefenpsychologie 780
– Triebabwehr 781
– Typologie 9
– Über-Ich 781
– Umweltfaktoren 786
– Unerfülltheit 790
– Untersuchungsinstrumente 779
– Unzufriedenheit 790
– Verhalten, anklammerndes 796
– Verhaltensmuster 792
– vermeidende s. Persönlichkeitsstörungen, ängstliche
– Vulnerabilitätsmodell 774
– zwanghafte 629, 778, **823–829**
Persönlichkeitsstruktur 9
– Erfassungshilfsmittel 9
– Fremdbeurteilungsverfahren 10
– Selbstbeurteilungsverfahren 9

Persönlichkeitstests, psychometrische 90
Persönlichkeitstheorie 163–170
– Persönlichkeitsstörungen, dissoziale 816
Persönlichkeitsstruktur-Tests 90
Persönlichkeitsvariablen, Suchterkrankungen 350–351
Persönlichkeitsveränderung, Diagnose 776
Person, funktionsfähige 179
personality disorders 772
– Persönlichkeitsstörungen 779
Perspektivlosigkeit, Suizidalität 891
Perzeptionsstörungen, Benzodiazepinentzugssyndrom 397
PET (Positronen-Emissions-Tomographie) 82, **85–87**
– Alzheimer-Demenz 283
– Angststörungen 585
– Chorea Huntington 303
– Demenz, vaskuläre 291
– Positronenstrahler 87
– Schizophrenie 425, 428
– Zwangsstörungen 627
Pethidin, Abhängigkeitspotential 394
Pflegefall, Krankenversicherung, gesetzliche 986
Pflegeheim 230
– s.a. Heim
Pflegschaft 979
Phänomenologie
– Psychotherapie 198
– Sozialmedizin 220
Phäochromozytom
– Angststörungen 336, 596
– Labordiagnostik 75
phallisch-narzißtische Phase, Persönlichkeitsentwicklung 165
Phantasien
– Interpretation 174
– katastrophisierende, Panikstörungen 604
– Persönlichkeitsstörungen, ängstliche 803
– sexuelle 708
– unbewußte, Angststörungen 612
phantom boarders 336
Pharmakodynamik/-kinetik, Alter 930–931
phase advance, Schlafentzug 127
Phasenprophylaktika 103–111

Phencyclidin (PCP) 378
– Drogenscreening 379
– Intoxikation 377–378
– Psychosen 426, 465
– Schizophrenie 426
Phenelzin
– Belastungsstörungen, posttraumatische 755
– Depression 531
Phenobarbital, Barbituratentzug 400
Phenothiazine 111
– Abhängigkeitspotential 394
– Depression 527
– Schizophrenie 441
Phenylalkylamine **372**, 373
Phenylketonurie, Intelligenzminderung 874
Phobien 15, 569
– s.a. Agoraphobie
– s.a. Angststörungen
– s.a. Autofahrphobie
– s.a. Dentalphobie
– s.a. Flugangst/-phobie
– s.a. Gewichtsphobie
– s.a. Monophobie
– Alter 913
– Auswirkungen 573
– Belastungsstörungen, posttraumatische 751
– Blut-Injektions-Verletzungs-Typ 579
– dissoziative Störungen 660
– Drogenabhängigkeit 380
– Es 164
– isolierte, Flooding 148
– Lernen am Modell 592
– Modell, psychodynamisches 589
– Naturgewalten-Typ 579
– Persönlichkeitsstörungen, abhängige 797
– Selbst- und Fremdbeurteilungsverfahren 26
– situativer Typ 579
– soziale 570, **578**
– – Alprazolam 606
– – Benzodiazepine 606
– – Clonazepam 606
– – Differentialdiagnose 802
– – Expositionsverfahren 608
– – generalisierte 578
– – Ich-Sätze 607
– – kognitive Therapie 607
– – Kompetenz, soziale 608
– – MAO-Hemmer 606
– – Moclobemid 606
– – Modell, psychophysiologisches 593
– – β-Rezeptorenblocker 606
– – Serotonin-Wiederaufnahmehemmer, selektive (SSRI) 607
– – Sheehan Disability Scale (SDS) 599

Phobien
- – – Stimm-Modulation 607
- – – Therapie 606–608
- – – Unsicherheits-Fragebogen 599
- – – Verhaltenstherapie 607–608
- – spezifische 570, **578–580**
- – – Angsthierarchie 608
- – – Desensibilisierung, systematische 608–609
- – – Entspannungsverfahren 608
- – – Erwartungsängste 579
- – – Expositionsverfahren 609
- – – Modell, psychophysiologisches 593
- – – Therapie 608–609
- – – Verhaltenstherapie 608–609
- – – Vorstellungsübungen 608
- – Tier-Typ 579
- – Über-Ich 164

Phoneme, schizoaffektive Störungen 470
Phosphoinositol-Zyklus 105
Photophobie
- Benzodiazepine 124
- Lyme-Krankheit 329
- Meningitis, virale 330

Physioneurosis 742
Physostigmin
- anticholinerges Syndrom 326
- Rückzug, verzweifelter 517

Pibody Picture-Vocabulary Test (PPVT), Intelligenzminderung 875
Pick-Körperchen 299–300
Pick-Krankheit
- Demenz 298–302
- Diagnostik 299–301
- Differentialdiagnose 266
- Epidemiologie 299
- Frontallappendegeneration 300
- Symptomatik 299
- Verlauf 299

Pick-Zellen 299–300
Pimozid 112
- Dosierung 115
- Eifersuchtswahn 462
- Negativsymptomatik 116
- Schizophrenie 441

Pipamperon 112
- Dosierung 115

Piracetam 124
- Alzheimer-Demenz 284

Pittsburgh Sleep Quality Index (PSQL) 26, 673
P300-Komponente, EEG 70–71

Placeboresponse
- Belastungsstörungen, posttraumatische 755
- Dysthymie 546

Plan-Do-Check-Act-Zyklus 1006
Plasmaspiegel, Psychopharmaka 74–80
Platzangst s. Agoraphobie
Pneumocystis-carinii-Pneumonie, HIV-1-Meningitis 330
L-Polamidon® s. Methadon
Poliodystrophie, Multiple Sklerose 313
Polymerase Chain Reaction (PCR), Schizophrenie 429
Polymorbidität s. Multimorbidität
Polymyalgia rheumatica
- Demenz 296
- Depression 526
- Differentialdiagnose 650

Polyneuritis, Differentialdiagnose 316
Polyneuropathie
- Alkoholabhängigkeit 355–356
- Alzheimer-Demenz 280
- Demenz 314
- Korsakow-Syndrom 355
- Neuroakanthozytose 304
- Restless-legs-Syndrom 687

Polypharmazie, Alter 929–931
Polysomnographie **72–73**, 668
- Diagnostik 673
- Insomnie 674
- Schlaf-Wach-Rhythmusstörungen 685

Polytoxikomanie
- Analgetikaabhängigkeit 400
- Drogenabhängigkeit 382

Polyurie durch Lithium 557
Ponderostaten 724
poppers, Drogenabhängigkeit 378
Porphyrie
- Depression 526
- Differentialdiagnose 434, 650
- Labordiagnostik 78

portale Hypertension, Alkoholabhängigkeit 356
Positivsymptomatik, Neuroleptika 111
Positronen-Emissions-Tomographie s. PET
Positronenstrahler, PET 87
postenzephalitisches Syndrom 338–339
Posteriorthrombose, Amnesie 320

Posttraumatic Stress Disorder (PTSD) 742
Potentiale
- akustisch evozierte 70
- ereigniskorrelierte 64, **70–71**
- evozierte 64, **70**
- somatosensorisch evozierte 70
- visuell evozierte 70

Potenzstörungen
- Alkoholabhängigkeit 353
- Schlafapnoe-Syndrom 683

PPVT s. Pibody Picture-Vocabulary Test
Prädelir, Alkoholentzugssyndrom 354
Präfrontalkortexschädigung, dorsolaterale 338
Präsenilin 1/2, Alzheimer-Demenz 270
präsuizidales Syndrom 897
Prävalenz 57–58, **58**
Prävention
- Gemeindepsychiatrie 223
- Strafrecht 968
- Verhaltenstherapie 141

PRAS (Patient Rated Anxiety Scale) 26
Prazepam, Eliminationshalbwertszeit 122
Present State Examination (PSE) 24
- Schizophrenie 433

Primärängste, Alter 913
Primärliteratur-Datenbank, Evidence-based Medicine 1017
Primärpersönlichkeit, Wahnstörungen, induzierte 469
Primitivreflexe, Alzheimer-Demenz 268
Prinzipien, Medizinethik 994
Prioritätenregel, Psychotherapie 209
Privilegien
- Einsichtnahme 967
- soziale, Persönlichkeitsstörungen 839
- therapeutische 967

Probandenversuch, Alter 934
Problemaktualisierung, Psychotherapie 200, 202
Problemanalyse
- Paartherapie 185
- Psychotherapie 196, 200
- Verhaltenstherapie 141, 143

Problemdefinition
- Evidence-based Medicine 1016, **1017**
- Problemlösetraining 153

Problemlösetraining 142, 145, 153–154, 202
- Borderline-Störungen 812
- Brainstorming 154
- Modell-Lernen 152
- Paartherapie 186
- Persönlichkeitsstörungen 792
- Problemdefinition 153
- Schizophrenie 192, 250, 452
- Struktur 153
- Verhaltenstherapie 140
- Zieldefinition 153
- Zweispalten-Technik 154

Problemorientierung, Verhaltenstherapie 135
Problem-Trance-Induktionstechniken 202
Prodromalstadium/-symptomatik 59
- Schizophrenie 454–455

Professional Standard Review Organizations (PSRO's) 1002
Professionalisierung, Drogenabhängigkeit 384
Progress Assessment Charts, Intelligenzminderung 875
Projektion
- Abwehrmechanismen, unreife **171**, 173
- Phobie, soziale 607

Prolaktin, Angststörungen 588
Prolintan 125
Promethazin 111
- Dosierung 115
- Schlafstörungen 123

Promiskuität, Manie 503
Prompting
- Familientherapie, verhaltenstherapeutische 192
- Verhaltenstherapie 150

Propoxyphen, Schmerzmittelabhängigkeit 398
Propulsion, Parkinson-Krankheit 304
Propyphenazon
- Abhängigkeitspotential 395
- Medikamentenabhängigkeit 399

Prosopagnosie
- Alzheimer-Demenz 268
- Amnesie 320
- progressive 301

Provokationstests
- Angststörungen 587
- neurohormonelle, Schizophrenie 425
- Panikstörungen 587

Prozeßforschung, Gesprächspsychotherapie 182

Prozeßgleichung, Psychotherapie, klientenzentrierte 181
Prozeßqualität **1005**, 1009
pschiatrisches Krankenhaus, Unterbringung 974
PSE s. Present State Examination
Pseudoautonomie, Persönlichkeitsstörungen, dissoziale 817
Pseudobulbärparalyse
– Normaldruckhydrozephalus 318
– Parese, progressive, supranukleäre 307
Pseudodemenz 14
– s.a. Demenz
– depressive 267, 495, 537
– – Alter 913
– – Diagnose 268
– – Differentialdiagnose 265, **280**
– – PET 86
– – SPECT 85
– kognitive Defizite 267
Pseudohalluzinationen 15, 17
– s.a. Halluzinationen
pseudoneurologische Phänomene, dissoziative Störungen 660
Pseudopelade, Differentialdiagnose 862
Psilocybin 373
Psoriasis, Lithium, Kontraindikation 555
PSQI s. Pittsburgh Sleep Quality Index
Psychiater
– Einsatzgebiete im Allgemeinkrankenhaus 942
– forensisch tätiger 959
– Grundhaltung 959
– Sachverstand 958
Psychiatrie 959
– Basisdokumentation 1009–1010
– forensische 957–992
– gemeindenahe 223
– kommunale s. Gemeindepsychiatrie
– Qualitätsmanagement 1002–1013
– Qualitätszirkel 1011
– Reformbemühungen 222
– soziale s. Sozialpsychiatrie
Psychiatrieenquete 222
Psychiatrie-Personalverordnung
– Konsiliarpsychiatrie 944
– Qualitätsmanagement 1009
psychiatrische Anstalt, Unterbringung 969

psychiatrische Erkrankungen s. psychische Störungen
psychiatrische Klinik
– Aufnahme, fürsorgliche 978
– Unterbringung 976–977
– Zurückhaltung, fürsorgliche 978
psychiatrische Versorgung
– Altentagesklinik 225
– ambulante 225
– Beratungsaufgaben 226
– Fortbildungsaufgaben 226
– Grundlagen 223–232
– Institutsambulanzen 225
– Multiprofessionalität 226
– Nachtklinik 225
– Persönlichkeitsmerkmale, wünschenswerte, von Mitarbeitern 226
– Supervisionsaufgaben 226
– Tagesklinik 225
– teilstationäre 225
– vollstationäre 224
psychiatrisches Krankenhaus, Unterbringung 973
psychiatrisch-psychotherapeutische Abteilungen 943
psychische Entwicklung
– Alter 165
– Regression 165
psychische Störungen 434
– Alter 909–911
– Behandlungsleitlinien, praktische 998
– Behandlungsziel, zu erreichendes 945
– Belastungsstörungen, posttraumatische 752
– Beschäftigungspolitik, aktive 231
– Betreuung 979
– DSM-III-R 51
– DSM-IV 51
– Einwilligungsfähigkeit 965, 996
– Einwilligungsunfähigkeit 995
– Fahreignung 983–985
– Fremdbeurteilungsverfahren 26
– Gedächtnisstörungen 14
– Glücksspiel, pathologisches 855
– ICD-10 51
– Indikatoren 9
– Integration, berufliche 230–231
– Intelligenzminderung 872
– Kleptomanie 859
– und körperliche Erkrankungen 949

psychische Störungen
– kognitive Techniken 140
– Kommunikationstraining 155
– Notfallkonsil 945
– organisch bedingten 9, 261
– Persönlichkeitsstörungen 775
– psychotrope Substanzen 347
– Pyromanie 857–858
– Rehabilitation 232–235
– Reizbarkeit, intermittierend auftretende 863
– Schlafstörungen 670, **692**
– Schmerzen 919
– Schweregrade, Quantifizierung 970
– Selbstbeurteilungsverfahren 25–26
– somatische Erkrankungen, Komorbidität 942–943
– Transplantationsmedizin 954
– Trichotillomanie 861
– Unterbringung 977
– – Kriterien 977
– Zuverdienstprojekte 231
Psychoanalyse 133, 162, **163–177**
– Abstinenzregel 174
– Assoziieren, freies 174
– Deutung 174
– frühe Störungen 175
– Gegenübertragung 175
– Grundregel 174
– Interventionstechniken 174
– Klarifikation 174
– klassische 175–176
– Konfrontation 174
– Konzeptmodell, strukturelles 170–174
– Paraphilie 706–707
– Persönlichkeitsstörungen, dissoziale 816
– – histrionische 833, 835
– Regression 175
– sexuelle Deviation 706–707
– Therapieverfahren 174–177
– Übertragung 174–175
– Vorgehensweise, wissenschaftliche 162
– Wirksamkeit, klinische 162
psychoanalytisches Setting, Couch 174
Psychodrama
– Darstellung, erlebnisaktivierende 202
– Persönlichkeitsstörungen, abhängige 799

psychodynamische Therapie 133, 162–177, 196
– Anpassungsstörungen 769
– Belastungsstörungen, posttraumatische 757
Psychodysleptika
– Schizophrenie 426
– Wahrnehmungsstörungen 426
Psychoedukation **198**, 240, **247–252**
– Agoraphobie 251
– Angststörungen 251, 601
– Ansätze 247–252
– bifokale 248
– Depression 251, 530
– dissoziative Störungen 664
– Familienbetreuung 250
– Gesundheitsinformationsgruppen 248
– Klärungsperspektive 252
– Material, schriftliches 252
– Methoden, ergänzende 252
– monofokale 248
– Paartherapie 188
– Panikstörungen 251, 606
– Patientenorientierung 240
– Problemlöseperspektive 252
– Schizophrenie 249–251, 455
– Schlafstörungen 251–252
– Strukturierung 240
– Systematisierung 240
– Therapeutenmanuale 250
– Therapiemanuale 253
– Unterscheidungsmerkmale, formale 249
Psychoedukative Gruppenarbeit mit schizophrenen und schizoaffektiv erkrankten Menschen (PEGASUS) 249
Psychoedukatives Training für schizophrene Patienten (PTS) 249
Psychological Debriefing (PD), Belastungsstörungen, posttraumatische 756
psychometrische Verfahren, Psychotherapie 213
Psychomotorik 11
psychomotorische Störungen 19
– Delir 322
– Inhalanzienintoxikation 374
– Opioidintoxikation 375
– Sedativa-, Hypnotika- und Anxiolytikaüberdosierung 396
– Somnambulismus 690

1069

Sachverzeichnis

psychomotorisches Training 933
psychopathologischer Befund 10, 772
– s.a. Befund(erhebung)
– Fremdbeurteilungsverfahren 23–24
– Objektivierung, Fremdbeurteilungsverfahren 24
– Persönlichkeit 211
– Prüfung, Schuldfähigkeit 971
– Psychotherapie 212
– Selbstbeurteilungsverfahren 24
– Suizidalität 900
Psychopathy Checklist (PCL), Persönlichkeitsstörungen 814
Psychopharmaka 96–126
– Alter 929, 931
– EEG 64, 67, 69
– Enzyminduktion/-inhibition 100
– Fahreignung 983
– Nebenwirkungen 74
– – kardiale 73
– Nikotinabhängigkeit 369
– Persönlichkeitsstörungen 793–795
– Plasmaspiegel 74–80
– sexuelle Funktionsstörungen 700
– somatoforme Störungen 654
– Wechselwirkungen 74
Psychosen 397, 458–475
– affektive 458, 470, 484
– – bipolare 467
– – Fahreignung 985
– – Intelligenzminderung 877
– – Schizophrenie 430
– AIDS 951
– akute, Differentialdiagnose 663
– – polymorphe 463–466
– amphetamininduzierte 377, 424
– Belastungsstörungen, posttraumatische 743
– Benzodiazepinentzugssyndrom 397
– Depression 496
– Differentialdiagnose 949
– drogeninduzierte 335, 465, **466**
– – Differentialdiagnose 433
– endogene 470, 475, 484
– – bipolare 484
– floride, Parkinson-Krankheit 306
– Gesundheitsinformationsgruppen 248

Psychosen
– Halluzinogenintoxikation 373
– körperliche 261
– Kokainintoxikation 377
– nicht begründbare, Betreuung 979
– organisch bedingte, Differentialdiagnose 471
– paranoide 949
– postpartale **465**, 474
– – s.a. Puerperalpsychosen
– psychogene 463, **465**
– Psychotherapie 210–211
– reaktive 261, **462–463**
– schizoaffektive 458, 471, 474
– – s. schizoaffektive Störungen
– – Disposition, neurobiologische 473
– – DSM-IV 528
– – genetisch determinanter Typ 472
– – ICD-10 528
– – Neuroleptika 116
– – schizomanische, Carbamazepin 472
– – Elektrokonvulsionstherapie 473
– – Lithium 472
– – Neuroleptika 472
– – Valproat 473
– schizophrene 425, 458, 463
– – s.a. Schizophrenie
– – Differentialdiagnose 280
– – Epilepsie 335
– – Fahreignung 985
– – Intelligenzminderung 872
– – Lupus erythematodes 296, 332
– – MEG 71
– – Neuroleptika 111, 116
– – Stimmenhören 17
– schizophreniforme **466–467**
– – Ätiologie 466
– – Diagnose 466
– – Differentialdiagnose 466
– – Epidemiologie 466
– – Pathogenese 466
– substanzinduzierte 434
– und Transplantationen 954
– vorübergehende 458, 463–467
– zykloide 463, 474
– – Leonhard-Klassifikation 470
Psychose-Seminar, Gemeindepsychiatrie 224
psychosexuelle Entwicklung, Phasenmodell 165

psychosomatische Grundversorgung 1010–1011
psychosomatische Störungen 642
– Persönlichkeitsstörungen, schizoide 821
– Schmerzmittelabhängigkeit 398
psychosoziale Aktivität, Alzheimer-Demenz 277
psychosoziale Dienste 227
psychosoziale Programme, Pyromanie 858
psychosoziale Wende, Verhaltenstherapie 139–141
psychosoziales Zentrum 228
Psychostimulanzien 125–126
– AIDS 951
– Differentialdiagnose 434
– hyperkinetisches Syndrom 126
– Narkolepsie 126
– Nebenwirkungen 126
– Suchtpotential 126
Psychosyndrom
– hirnorganisches 21
– – Depression 949
– – Fehldiagnose 948
– – kognitive Störungen 949
– – Konsiliarpsychiatrie 947
– – Nootropika 124
– – Screening-Test 949
– – Sozialrecht 986
– organisches 465
– – Alter 913
– – Belastungsstörungen, posttraumatische 753
– – Differentialdiagnose 461
– – Schädel-Hirn-Trauma 339
Psychotherapeut
– Gesprächspsychotherapie 181
– Machtgebrauch 213
– narzißtisch bedürftiger 212
– Patientenausbeutung, emotionale/narzißtische 213
– Sensibilität 213
– Verhaltenstherapie 136
psychotherapeutische Prozesse, basale 196–204
Psychotherapie 131–134, 163–218
– s.a. Gesprächspsychotherapie
– Abbruchtendenzen 208, 210
– Abstimmung, individuelle 199
– affektive Störungen, bipolare 561
– – Reduktion 201

Psychotherapie
– Akutphase 208
– Alkoholabhängigkeit 362
– Alter 931–932
– ambulante 134
– Angststörungen 600, 611–612
– Anorexia nervosa 727
– Anpassungsstörungen 768
– Arzt-Patient-Interaktion 212
– audio- oder videodokumentierte 213
– Befund, psychopathologischer 212
– Begründung, phänomen- und störungsspezifische 197
– Behandlungskonzept 199
– Belastungsstörungen, posttraumatische 755–756, 777
– Benzodiazepinentzug 400
– Beratungsstellen 134
– Bewältigung 200, 202
– Beziehung, therapeutische 200, 203–204
– bipolare Störungen 561
– Borderline-Störungen 211, 811
– Bulimia nervosa 727
– Depression 211, 530
– – interpersonelle Defizite 543
– – Rollenwechsel 543
– – Rückfallprophylaxe 560
– – Trauerreaktion, abnorme 543
– Deutungen 202
– Diagnose, exakte 212
– Differentialdiagnose 198
– dissoziative Störungen 664
– Drogenabhängigkeit 384–387
– dynamische 176
– Dysthymie 546
– Ebenen 208
– Effekte 210
– – negative 211, 212, 213
– Einfühlungsvermögen 212
– Empathie, begrenzte 212
– Erhaltungsphase 208, **209**
– Erklärungsmodelle, objektiv gesicherte 198
– Erkrankungsstadium 207
– Evaluation 204
– Exploration 196
– – problemanalytische 198
– Feindseligkeit 212
– Gegenübertragung 206
– Glücksspiel, pathologisches 856

Sachverzeichnis

Psychotherapie
- Grundlagen, neurobiologische 134
- Grundversorgung 134
- Gruppenarbeit 212
- Hyperphagie, psychogene 727
- Insomnie 678
- Interaktionsprobleme 212
- interpersonelle (IPT) 176
- – Auseinandersetzung 543
- – Bulimia nervosa 733
- – Depression 542–543, 2551
- – – Alter 932
- – Dysthymie 546
- – Kernelemente 208
- Klärung 200
- klientenzentrierte, Prozeßgleichung 181
- körperorientierte, Persönlichkeitsstörungen, schizoide 822
- kognitiv-behaviorale
- – Borderline-Störungen 785
- – Dysthymie 546
- – Persönlichkeitsstörungen, histrionische 835
- kognitive, Depression 541–542
- Kombinationstherapie 212
- Komorbidität 209–210, 212
- Konfrontationen 202
- Konsiliarpsychiatrie 950–951
- Konvergenzprüfung 199
- Krankheitsbild, gegenwärtiges 207
- Krankheitsphase, Einfluß 208–210
- Längsschnittprozeß 209
- Lebensereignisse, negative 211
- Lösungsentwürfe 201
- Lösungsmöglichkeiten, alternative 203
- Manie 546–547
- Metaanalyse 134, 210
- Mißtrauen 212
- Motivation 196
- nicht-direktive 178
- Orientierung, allgemeine 198–199
- Paradoxien 202
- Patientenangaben 210
- Patienteneinsicht 202
- Patienteneinwilligung 213
- Pavor nocturnus 690
- Persönlichkeitsstörungen 789–793
- – multiple 665
- Phänomenordnung 198

Psychotherapie
- Planung und Durchführung, individuelle 200–204
- Prioritätenregel 209
- Problemaktualisierung 200, 202
- Problemanalyse 196, 200
- psychodynamische s. psychodynamische Therapie
- psychometrische Verfahren 213
- Psychosen 211
- – akute, polymorphe 466
- – psychotische Entgleisung 210–211
- Qualität, nicht-rationale, persönliche 213
- Qualitätsmanagement 1009–1013
- Qualitätssicherung 1012
- Ressourcen, individuelle 203
- Ressourcenaktivierung 200, 203
- Ressourcen-Repertoire 196
- Rückfallbehandlung 208, **209**
- Rückfallprophylaxe 208, **209**
- Schematheorie 200
- Schizophrenie 449–450
- schizophreniforme Störungen 467
- schulengebundene 204–205
- schulenübergreifende 196–204
- Selbstverletzungen 208
- sexuelle Deviation 708–709
- sexuelle Funktionsstörungen 704
- sexueller Mißbrauch 212
- Sich-akzeptiert-Fühlen 178
- Sichtweise, individuelle 196, 198
- Sich-Verstanden-Fühlen 178
- Solidarität 212
- somatoforme Störungen 651–654
- Spontanverlauf, Längsschnitt 207
- Stärken 196
- störungsspezifische 133, 204–210
- – Alkoholismus 206
- – Anorexia nervosa 206
- – Depression 206
- – Konzept 206–207

Psychotherapie
- Strategien 1012
- Stundenbogen 213
- Suchtverhalten 208
- – Alter 922
- Suizidalität 208, 210–211
- Supervision 212
- Symptome, behindernde 208
- – neue 211
- Therapeut, narzißtisch bedürftiger 212
- – Passivität und Schweigen 212
- – Verhaltensweisen, schädigende 212
- tiefenpsychologisch fundierte s. Tiefenpsychologie
- Transfersicherung 204
- Überforderung 212
- Übertragung 206
- Verifizierungen 196
- Verlauf, negativer 211
- Verschlechterung 210
- Versorgung, hausärztliche 134
- Vertrauensbildung 196, 213
- Vorerfahrung 196
- Widerstandsdeutung 206
- Wirkfaktoren, allgemeine 133
- – extrahierte 201
- Zielsetzung 212
- zu kurze 212
- Zukunftsziele 211
- Zupassung, individuelle 199
- Zwangsstörungen 211, 631–637
psychotische Störungen s. Psychosen
Psychotizismus 786
psychotrope Substanzen
- s.a. Drogen
- Abhängigkeitspotential 348
- Angststörungen 597
- Depression 527
- Erstkonsum 350
- Glücksspiel, pathologisches 854
- Intoxikation, Pyromanie 858
- Konditionierung 351
- Lernen 351
- Mißbrauch 347
- – Differentialdiagnose 863
- Kleptomanie 860
- Trichotillomanie 861
- psychische Störungen 347
- Suchterkrankungen 347

psychotrope Substanzen
- Toleranz 348
- Verfügbarkeit 350
- Verhaltensstörungen 3 47
- – – Erscheinungsformen 348
- Verstärkung, positive 351
Ptosis, Mykosen 331
PTSD (Posttraumatic Stress Disorder) 742
Pubertät
- Biographie 8
- Eßverhalten 723
- Persönlichkeitsentwicklung 167
Pubertätsmagersucht 716
Pubertätsneurose 716
Pubertal-Dystrophie 716
Pubertal-Gender-Identity-Stage 787
Publication Bias, Evidence-based Medicine 1018
Puerperalpsychosen 474–475
- Elektrokonvulsionstherapie 475
- life events 475
- Mother-and-Baby-Units 475
pulmologische Symptome, artifizielle 885
Pupillenstörungen
- Opioidentzugssyndrom 375
- Wernicke-Enzephalopathie 355
purging behavior, Anorexia nervosa 719
Purinstoffwechselstörungen, Intelligenzminderung 874
Purpura, thrombotische, thrombozytopenische, Delir 332
Putamenatrophie, Chorea Huntington 303
Pyrazolonderivate
- Medikamentenabhängigkeit 399
- Schmerzmittelabhängigkeit 398
Pyrimidinstoffwechselstörungen, Intelligenzminderung 874
Pyritinol 124
Pyromanie 848, 858
- Alkoholmißbrauch 858
- Begleiterkrankungen 857–858
- Copingstrategien 858
- psychische Störungen 857–858
- psychosoziale Programme 858
- Symptomatik 857
- Typisierung 857

Sachverzeichnis

Q

Qualität
- Begriff 1002
- Dimensionen 1004
- Entwicklungskommissionen, interne 1008
- interpersonelle/technische 1004
- Kontrollsystem 1002

Qualitätsbeauftragter/-manager 1008

Qualitätsmängel, Behandlung, medizinische 964

Qualitätsmanagement 1002–1013
- Basisdokumentation 1009
- Begriffe 1006–1007
- Datenerfassung 1005
- Definition 1004–1007
- DIN-Normen 1005
- Etablierung, Organigramm 1009
- Forschung 1005
- Indikatoren 1007
- internes, Etablierung 1007–1009
- Kontrolle 1005
- Konzepte 1004–1007
- Kriterien 1007
- Leitlinien 1007
- Monitoring 1005
- Normen 1006
- Notwendigkeit 1007
- Psychiatrie 1002–1013
- Psychotherapie 1009–1013
- Qualitätszirkel 1008
- Standards 1007

Qualitätsprüfungen/-screening
- BADO 1010
- im Einzelfall 1003

Qualitätssicherung 23, 1002–1013
- Datenerfassung 1005
- Definition 1005
- externe/interne 1003
- Forschung 1005
- Kontrolle 1005
- Maßnahmen, gesetzliche 1003–1004
- Psychotherapie 1012
- Sozialgesetzbuch 1003
- Verpflichtung, gesetzliche 1003

Qualitätsverbesserung 1006
- Evidence-based Medicine 1021

Qualitätszirkel 1002–1003, 1008
- Aufgabenstellung 1008
- Basisdokumentation 1008
- Checklisten 1008

Qualitätszirkel
- psychiatrisch-psychotherapeutische Versorgung 1011
- Qualitätsmanagement 1008

Quality Management in Consultation Liaison Psychiatry and Psychosomatics 1011

Quantifizierung
- Fremdbeurteilungsverfahren 23–24
- klinische Eindrücke 25
- Selbstbeurteilungsverfahren 24

Quartalstrinker 352

Quecksilbervergiftung
- Intelligenzminderung 875
- Labordiagnostik 79

Querschnittsdiagnose 56

Querulanz 459

Questionnaire
- on Experiences and Dissociation (QED), dissoziative Störungen 662
- Persönlichkeitsstörungen 779

Quetiapin
- Negativsymptomatik 116
- Schizophrenie 446

R

Rabbit-Syndrom durch Neuroleptika 443–444

Rachegefühle, Suizidalität 897

Raclopiid, Schizophrenie 441

Radikuloneuropathie, Neuroborreliose 312

Radiopharmaka, SPECT 85, 722

rapid cycling
- affektive Störungen 111, 487
- Depression, melancholische 500
- Differentialdiagnose 663
- Manie 491
- Valproat 110

Raptus 19

Rastlosigkeit, Koffeinintoxikation 377

Ratingskalen 46
- Gesprächspsychotherapie 181
- Verhaltensanalyse 145

rational-emotive Therapie (RET) 156–157
- ABC-Theorie 156

Rationalisierung
- Familientherapie, systemische 190
- Gesundheitswesen/-ökonomie 998–999

Ratlosigkeit 18
- Delir 322

Rauchen s. Nikotinabhängigkeit

raumfordernde Prozesse, Zwangsstörungen 628

Rausch
- einfacher/leichter 353–354, 360
- mittelschwerer 360
- pathologischer 354
- schwerer 360
- – Suizidalität 360

RDC (Research Diagnostic Criteria) 34

Reaktion(sbildung)
- Abwehrmechanismen, reife 172
- intermittierend verstärkte 138
- kognitive 144
- konditionierte, Vermeidungsverhalten 137
- physiologisch erschöpfliche, Verhaltenstherapie 148
- Rausch, mittelschwerer 360
- Reizkonfrontation, graduierte 147
- unkonditionierte 137

Reaktionsgeschwindigkeit, Alkoholabhängigkeit, Alter 921

Reaktionskontrollstrategien, Schizophrenie 455

Reaktionsmanagement, Verhaltenstherapie 147

Reaktionsüberflutung
- Agoraphobie 605
- Panikstörungen 605

reaktive Störungen 261

Realität 156

Realitätsanpassung 958

Realitätskontrolle 958

Realitätsorientierungstraining (ROT), Gedächtnistraining 933

Realitätstestung 158

Realitätswahrnehmung 958

Reattribution, Panikstörungen 606

Reboundphänomen 674
- Benzodiazepinentzugssyndrom 397

Rechtsbegriffe, Betreuung 979

Rechtsfähigkeit 975

Rechtsgüter, schutzwürdige 968

Rechtsstellung, Abhängigkeit vom Lebensalter 975

rechtswidrige Handlungen, Verantwortlichkeit 968

recognition, Schizophrenie 416

recovery s. Genesung/Wiederherstellung

recurrence s. Wiedererkrankung

recurrent brief depression 501

Rededrang
- Koffeinintoxikation 377
- Manie 503–504
- Rausch, leichter 360

re-engineering, Evidence-based Medicine 1021

Reflexabschwächung/-minderung
- Barbituratüberdosierung 396
- Inhalanzienintoxikation 374
- Polyneuropathie, alkoholbedingte 356

Reflexbögen, synaptische
- Myoklonien, nächtliche 687
- Restless-legs-Syndrom 687

Reflexion, Alkoholabhängigkeit 358

Refluxösophagitis, Bulimia nervosa 725

Reframing, Familientherapie 195

Regelkreismodelle 140

Regeln, starre, Familientherapie, systemische 190

Regression
- Anorexia nervosa 723
- Belastungsstörungen, posttraumatische 751
- Borderline-Störungen 809
- Konfliktlösung 171
- Patienten 174
- Persönlichkeitsentwicklung 165
- psychische Entwicklung 165
- Psychoanalyse 175
- Schizophrenie 430
- tiefgreifende 175

Rehabilitation 232–235
- Arbeitstherapie/-training 233
- Belastungserprobung 233
- berufliche 233
- – Einrichtungen 234
- – Intelligenzminderung 877
- Berufsförderungswerke 234

Rehabilitation
- Beschäftigungstherapie 233
- Drogenabhängigkeit 393–394
- Eingliederungsvorschlag 233
- medizinische 233
- psychisch Kranke 232–235
- Schizophrenie 417
- soziale 232–233
- Trainingszentrum, berufliches 234
- Verhaltenstherapie 141

Rehabilitationseinrichtung für psychisch Kranke und Behinderte (RPK) 234

Reifung
- genuine 782
- Psychotherapie 178

Reinforcement-System, Depression 521
Reintegration 179
Reisberg-Skalen 90

Reiz
- Belastungsstörungen, posttraumatische 745
- konditionierter, Angststörungen 591
- neutraler 200
- unkonditionierter, Angststörungen 591
- – Reaktion, unkonditionierte 137

Reizbarkeit
- Angststörungen, generalisierte 583
- Cushing-Syndrom 333
- erhöhte, Schmerzen 919
- Hypokalzämie 333
- Impulskontrollstörungen 849
- Inhalanzienintoxikation 374
- intermittierend auftretende 848, 862–864
- Manie 503
- orbitofrontale Läsion 338
- Psychosyndrom, organisches 339
- Vitamin-B$_{12}$-Mangel 315

Reizexposition/-konfrontation 148
- Agoraphobie 605
- graduierte mit Reaktionsverhinderung 147–149
- Panikstörungen 605
- Techniken 146

Reizkontrollstrategie, Schizophrenie 453
Reizleitungsstörungen durch Antidepressiva 536
Reizschutz, traumatische Neurose 742

Reizüberflutung s. Flooding
relapse s. Rückfall
Reliabilität 87
- Verhaltenstherapie 135
Remanenz, affektive Störungen 517
Remission, partielle/volle 59
REM-Schlaf 668
- affektive Störungen 511–512
- Alpträume 688
- Alter 917
- Depression, melancholische 499
- EEG 66
- Regulation, Hobson-McCarley-Modell 513
REM-Schlaf-Disinhibition
- Depression 523
- Imbalance-Hypothese, aminerg-cholinerge 521
REM-Schlaf-Entzug 126–127
REM-Schlaf-Verhaltensstörungen 691–692
- Antidepressiva, trizyklische 692
- Clonazepam 692
Rentenversicherung, gesetzliche
- Berufsunfähigkeit 987
- Erwerbsunfähigkeit 987–988
Reorganisation/Replikation, Schemata 200
Repräsentanz, innere 156
Research Diagnostic Criteria (RDC), Schizophrenie 433
Reserpin, Depression 98, 527
Residualsymptome 59
Resorptionsstörungen, Alkoholabhängigkeit 356
Resozialisierung, Verhaltenstherapie 141
Ressourcen(aktivierung) 145
- Begrenzung 998
- Psychotherapie 196, 200, 203
- Schizophrenie 450
Restkategorie, Anpassungsstörungen 764, 768
Restless-legs-Syndrom 686–687
- L-Dopa 687
- Hypersomnie 680
- Oberflächen-EMG 687
- Reflexbögen, synaptische 687
restrained eating s. Eßverhalten, gezügeltes
RET s. rational-emotive Therapie
Retentio urinae s. Harnretention/Harnsperre

Retrieval Bias
- Evidence-based Medicine 1017
- Schizophrenie 416
Retrocollis durch Neuroleptika 443–444
Retropulsion, Parkinson-Krankheit 304
reward dependence, Alkoholabhängigkeit 352
Rezeptoren, histaminerge, Antidepressiva 98
β-Rezeptorenblocker s. Beta-Rezeptorenblocker
Rhabdomyolyse, Halluzinogenintoxikation 373
rheumatische Erkrankungen, Labordiagnostik 76
Rhinophym, Alkoholabhängigkeit 356
Rhinorrhö, Opioidentzugssyndrom 375
Riesenzellarteriitis, Demenz 296
Rigor
- Creutzfeldt-Jakob-Krankheit 308
- Demenz, vaskuläre, subkortikale 294
- kortikobasale Degeneration 301
- durch Lithium 558
- durch Neuroleptika 444
- Parese, progressive, supranukleäre 307
- Parkinson-Krankheit 304, 307
- striärer, Chorea Huntington 302
Ringversuche 1003
Risperidon
- Dosierung 115
- Negativsymptomatik 116
- Schizophrenie 441, 446
Rivastigmin, Alzheimer-Demenz 285
Rollenspiel 157–158, 202
- Depression 544
- Eßstörungen 727
- Persönlichkeitsstörungen, abhängige 797
- Phobie, soziale 607
- Psychotherapie, interpersonelle 543
RRR (relative Risikoreduktion) 1020
Rückenbeschwerden/ -schmerzen 20
- somatoforme 646
Rückfall 59
Rückfallbehandlung/ -prophylaxe
- Psychotherapie 208–209
- Verhaltenstherapie 161

Rückkoppelung, Panikstörungen 592
Rückmeldung
- positive 155
- Verhalten, soziales 153
Rückzug
- Alzheimer-Demenz 287, **288**
- Bulimia nervosa 723
- Persönlichkeitsstörungen, ängstliche 804
- präsuizidales Syndrom 897
- sozialer 20, 913
- – Alzheimer-Demenz 267
- – Cannabisintoxikation 372
- – Phobie 578
- – Schizophrenie 419
- Suizidalität 897
- verzweifelter, Physostigmin 517
Rufen, Alzheimer-Demenz 288

S

Sachverhalt, Befundtatsache, rechtserhebliche 962
Sachverständigengutachten 961–963
- s.a. Gutachten
- ärztliches 960
- Betreuungsgesetz 981
- Einwilligungsvorbehalt 981
- psychiatrisches 959
- Unterbringung 982
Sachverständiger
- Aufgaben 960
- forensisch-psychiatrischer 958
- medizinischer 958
- Offenbarung 981
- Pflichten 960
- psychiatrischer 958–959
- – Gutachten 959
SAD s. Depression, saisonal abhängige
Sadismus 707
Sadomasochismus 707
- Anorexia nervosa 722
Sättigungszentrum, Hypothalamus 721
Säugling, Verhaltensweisen, explorative 168
Säureamide, Abhängigkeitspotential 394
Sakkaden, Schizophrenie 417
Salizylate
- Schmerzmittelabhängigkeit 398

1073

Sachverzeichnis

Salizylate
– Vergiftung, Labordiagnostik 79
Samenerguß, Störungen 697–698
Sanfilippo-Syndrom, Demenz 314
SANS/SAPS (Scale for the Assessment of Negative/Positive Symptoms), Schizophrenie 26, 419
Sarkoidose, Labordiagnostik 75
Sauberkeitserziehung, Persönlichkeitsstörungen, anankastische 826
Sauerstoffkonzentration, FMRT 87
Scale for the Assessment of Positive and Negative Symptoms s. SAPS/SANS
SCAN (Schedules for Clinical Assessment in Neuropsychiatry) 46
Schadenersatz, Fehlhandlung 964
Schadenvermeidung 787
Schädel-Hirn-Trauma
– Alzheimer-Demenz 277
– Amnesie 320–321
– Angststörungen 336
– Belastungsstörungen, posttraumatische 753
– Delir, akutes 946
– Demenz 317
– Differentialdiagnose 265, 434, 863, 917
– Intelligenzminderung 875
– Psychosyndrom, organisches 339
– Reizbarkeit, intermittierend auftretende 863
– Zwangsstörungen 626, 628
Schedules
– for Clinical Assessment in Neuropsychiatry s. SCAN
– for Interviewing Borderlines (SIB), Persönlichkeitsstörungen 779
Scheidenkrampf s. Vaginismus
Schemata
– Aktivierung 202
– dysfunktionale/maladaptive, Reorganisation 201
– Irritation 202
– kognitive, rigide 785
– problematische, Affekte, aversive 203
– Reorganisation 202
– Replikation 200
– widersprüchliche 200

Schematheorie, Psychotherapie 200
Schichtarbeit **686**
– Schlafstörungen 686
Schichtenregel, Jaspersche 37
Schilddrüsenerkrankungen, Differentialdiagnose 650
Schilddrüsenfunktion
– Lithium 555–556
– Streßadaptation 794
Schilling-Test, Vitamin-B_{12}-Mangel 316
schizoaffektive Störungen 458, 463, **470–474**
– s.a. Psychosen, schizoaffektive
– Ätiologie 472
– Definition 470
– depressive 470
– Diagnose 10, 471
– Differentialdiagnose 434, 471
– Disposition, neurobiologische 473
– Drogenscreening 471
– Epidemiologie 471–472
– gemischte 470
– Genetik 472
– Halluzinationen 470
– Hypothesen 470
– ICD-10 470
– Lithium 473
– manische 470
– Neuroleptika 116
– Pathogenese 472
– Phasenprophylaktika 103, 473
– Prognose 471
– Prolaktin 472
– Psychopathologie 470–471
– TRH/TSH 472
– Valproat 110
– Verlauf 471
– Wahnstörungen 470
schizodepressives Syndrom
– Antidepressiva 473
– Differentialdiagnose 471
– Neuroleptika 473
– Therapie 473
Schizoidie 430, **819–823**
schizomanisches Syndrom 470
– Differentialdiagnose 471
– Therapie 472
schizophrener Residualzustand, Differentialdiagnose 265
schizophrenes Residuum 418–419
Schizophrenia simplex 419
Schizophrenie 406–458
– s.a. Persönlichkeitsstörungen, schizophrene

Schizophrenie
– s.a. Psychosen, schizophrene
– Ätiologie 421–432
– affektive Störungen 528
– Affektstörungen 412
– Alter 409, 913
– Amphetamine 424
– Angehörigenarbeit 250, 449, 456
– Anhedonie 412–413
– Antidepressiva 447, 449
– Antiepileptika 447
– Antipsychotika, Goldstandard 446
– Arzt-Patient-Beziehung 449
– Aspekte, psychodynamische 430
– Assoziationen 422
– Ausgang 436–438
– Basistherapie, Kernelemente 450
– Befunde, morphologische 427–430
– behavioral rehearsal 451
– Benperidol 441
– Benzamide 441, 446
– Benzodiazepine 447
– Bewältigungsstrategie 454
– Brandverletzte 952
– Bromperidol 441
– Butyrophenone 441
– Carbamazepin 447, 449
– CATEGO-Algorithmus 406, 408, 433
– Chlorpromazin 441
– Chlorprothixen 441
– Clozapin 423, 441, **445–446**, 449
– CT 427
– Deinstitutionalisierung 456
– Denkstörungen 411–412
– Denkzerfahrenheit 448
– Depotneuroleptika 443
– Depression 413
– desorganisierte 418
– Dexamethason-Test 467
– Diagnose 191, 406, 432–433
– Dichotomisierung 419
– Differentialdiagnose 324, 326, 433–434, 471, 528, 597, 663, 768
– Diphenylbutylpiperidine 441
– Dopamin(hypothese) 423–425
– Dopaminrezeptoren 423, 425–426
– Drift-Theorie 409
– Drogenabhängigkeit 380
– DSM-IV 433
– Effektivitätsbelege 457

Schizophrenie
– Einflüsse, saisonale 409
– Einwilligungsfähigkeit 996
– Elektrokonvulsionstherapie 449
– Epidemiologie 407–410
– Erkrankungsphase, aktive 436
– Expressed-emotion(EE)-Index 431–432, 438
– Faktoren, organische 427–430
– – psychosoziale 430
– Familienbetreuung, psychoedukative 191
– Familienstand 409
– Familientherapie 455–456
– – behaviorale 250
– – verhaltenstherapeutische 191
– Fertigkeitstraining, soziales 451–452
– Fluoxetin 447
– cis-Flupentixol 441
– Fluphenazin 441
– Fluvoxamin 447
– Frühwarnzeichen 436–437
– Geburtskomplikationen 428
– Genetik 421–423
– Geschlechtsabhängigkeit 409
– Gesundheitsinformationsgruppen 248
– Glutamathypothese 426
– Glutamatmessungen 426
– Grundsymptome 406
– Halluzinationen 413–414, 453
– Haloperidol 441, **442**
– hebephrene 418
– high expressed emotion (HEE)-Muster 431, 455
– HIV-Infektion 311
– 5-Hydroxytryptamin 426–427
– Hypofrontalität 428
– ICD-10 44, 432–433
– Ich-Störungen 415
– Immunhypothese 428–430
– Impulskontrollstörungen 848
– Infektionshypothese 428–430
– Informationsphase 192
– Integriertes Psychologisches Trainingsprogramm (IPT) 452
– International Pilot Study of Schizophrenia (IPSS) 438
– Inzidenz 408
– katatone 338, 415–416, **418**, 448
– Kleptomanie 860

Sachverzeichnis

Schizophrenie
- Kommunikations- und Problemlösetraining 155
- Kommunikationstraining 192, 250, 452
- Komorbidität 410
- Komplikationen, perinatale 409
- Kontinuität und Koordination 457
- Konvulsionstherapie, adjuvante 449
- Krankheitsverständnis, funktionelles, Förderung 450
- Langzeitfolgen, psychische 437
- Langzeitprognose 437–438
- Lebensereignisse, kritische 431
- life events 431
- Lithium 447, 449
- Lorazepam 448
- Mehrkomponenten-Rehabilitationsprogramme 451
- Melperon 441
- Migrationsstörungstheorie 428
- Moderatormanuale 1011
- Morphologie, funktionelle 428
- Mortalität 409–410
- Negativsymptomatik 411–412
- Neurochemie 423–427
- Neuroleptika 423–424, 440–446
- – atypische 445–446
- – Auswahl 440
- Neuropathologie 428
- Neuropharmakologie 423–427
- neuropsychologische Defizite 416–417
- Neurotransmission, dopaminerge 422
- NMDA-Rezeptoren 426
- Olanzapin 441, 446
- organisch bedingte 335–336
- paranoide 417–418
- paranoid-halluzinatorisches Syndrom 424
- Pathogenese 421–432
- Patientenbedürfnisse 457
- Patientenratgeber 242–243
- PCR 429
- Perphenazin 441
- Persönlichkeitsfaktoren 430
- PET 425, 428
- Phencyclidin 426
- Phenothiazine 441
- Pimozid 441

Schizophrenie
- Polypharmakotherapie 446–447
- Positiv-Negativ-Konzept 411, 419–420
- Prävalenz 407
- Present State Examination (PSE) 433
- Problemlösetraining 192, 250, 452
- Prodromalphase 436
- Produktivsymptomatik 454–455
- Provokationstests, neurohormonelle 425
- pseudoneurotische 805
- psychiatrische Versorgung, gemeindenahe 456
- Psychodysleptika 426
- Psychoedukation 249–251, 455
- Psychopharmakotherapie 440–449
- Psychosen, affektive 430
- – akute, polymorphe 464–466
- Psychotherapie 449–451
- Puerperalpsychosen 474
- Pyromanie 858
- Quetiapin 446
- Racloprid 441
- Reaktionskontrollstrategien 455
- Regression 430
- Regressionstheorien, psychodynamische 430
- Rehabilitation 417
- Reizkontrollstrategie 453
- Research Diagnostic Criteria (RDC) 433
- Ressourcen 450
- Rezidivhäufigkeit 432
- Risikofaktoren 408
- Risperidon 441, 446
- Rückfallprävention 457
- SANS/SAPS 419
- Schlafstörungen 692
- Sektorisierung 456
- sekundäre 433
- Selbst- und Fremdbeurteilungsverfahren 26
- Selbstkontrollmodell 453
- Selbstwirksamkeitserwartung 450
- Serotonin 426–427
- Sertindol 441, 446
- Social and Independent Living Skills Program 452
- somatische Störungen 417
- Sozialrecht 986
- Sozialverhalten 451
- Soziotherapie 449–450
- SPECT 428
- Spontanbewältigung 454
- Sprachstörungen 411–412

Schizophrenie
- Status, sozioökonomischer 409
- Subtypen 417–420
- – Bewertung 419
- Suizidalität 410, 893–894, 897
- Sulpirid 441
- symptomatische 433
- Symptome 410–417
- Therapeutenmanuale 250
- Therapie, adäquate 447–449
- – individuumzentrierte 250
- – kognitiv-behaviorale 453
- Thioridazin 441, 446
- Thioxanthene 441
- Tiefenpsychologie 450–451
- Trimipramin 446
- Trisomie, partielle 422
- UCLA-Training of Social and Independent Living Skills 453
- Umfeld, familiäres 431
- undifferenzierte 418
- unsystematische, Leonhard-Klassifikation 470
- Untersuchung, neuroradiologische 467
- vegetative Störungen 417
- Ventricle-to-Brain-Ratio (VBR) 427
- Verhaltensanalyse 191
- – individuelle 250
- Verhaltenstherapie 142
- Verlauf 435–436, 438–439
- Vulnerabilitäts-Streß-Kompetenz-Modell 191, 449, 455
- Vulnerabilitäts-Streß-Modell 243, 250, 430
- Wahnstörungen 414–415, 453–454
- Wahrnehmung, soziale 452
- Wiedererkrankungsrisiko 431
- Wisconsin Card Sorting Test (WCST) 428
- Zotepin 441, 446
- Zuclopenthixol 441
- Zuclopentixolacetat 448
- Zwangsstörungen 629
schizophreniforme Störungen 458, 463, **466–467**
- Ätiologie 466
- Dexamethason-Test 467
schizotypische Störungen 458, 777
- Selbst- und Fremdbeurteilungsverfahren 26
- Skalen 430

Schläfrigkeit, exzessive, Hyperinsomnie 679
Schlaf
- Funktionen 670
- normaler 668–670
Schlafanamnese, Insomnie 674
Schlafapnoe-Syndrom 682–684
- Ätiologie 682
- Benzodiazepine 675
- Chronic-fatigue-Syndrom 688
- CPAP 684
- Depression 526
- Diagnostik 673, 682
- Differentialdiagnose 265, 689
- Epidemiologie 682
- IPPV 684
- Libidostörungen 683
- obstruktives 682, 684
- Potenzstörungen 683
- Symptome 683
- Uvulopalatopharyngo-Plastik 684
- zentrales 682
Schlafattacken, imperative, Narkolepsie 680
Schlafbedürfnis, vermindertes, Manie 504
Schlafdauer, Verkürzung 20
Schlafdialog, dysfunktionaler, Insomnie 677
Schlafeffizienz, Alter 917
Schlafentzug(stherapie) 126–127
- affektive Störungen 512
- Behandlungsmöglichkeiten 127
- Depression 536–539
- – therapieresistente 545
- Insomnie 677
- Nachteile 537
- partieller 127, 537
- phase advance 127
- REM-Schlaf-Entzug 126–127
- totale 127
Schlafforschung, Grundlagen 668
Schlafhygiene, Insomnie 673, 676
Schlafinduktion, Manie 547
Schlafkrankheit 312
Schlaflähmung
- s. Schlafparalyse
- Charles-Bonnet-Syndrom 334
Schlafmittelabusus, Alter 919
Schlafparalyse 681
- Narkolepsie 680
- Symptome, REM-Schlaf-assoziierte 682

Sachverzeichnis

Schlafphasen 670
– Alter 917
– verzögerte 670
Schlafphasenvorverlagerung
– Depression 538
– – therapieresistente 545
Schlafprotokoll, Schlafstörungen 252
Schlafstörungen 20, 667–694
– s.a. Durchschlafstörungen
– s.a. Einschlafstörungen
– s.a. Insomnien
– affektive Störungen 511–513
– Alkoholabhängigkeit/-entzugssyndrom 353–354
– Alkoholismus 692
– Alpträume 688
– Alter 917–919
– – Depression 918
– – Hyperthyreose 926
– Amitriptylin 123
– Amphetaminintoxikation 377
– Antidepressiva 123, 536
– Antihistaminika 123
– atmungsgebundene 670, **682–684**
– Belastungsstörungen, posttraumatische 745, 750
– Benzodiazepine 122
– Borderline-Störungen 692, 806
– Charles-Bonnet-Syndrom 334
– Chronic-fatigue-Syndrom 688
– chronische, Immunsystem 670
– Creutzfeldt-Jakob-Krankheit 309
– Delir 322
– Demenz 692, 919
– durch L-Deprenyl 285
– Depression 494
– – Alter 494
– Differentialdiagnose 123
– Doxepin 123
– DSM-IV 670
– Dysthymie 502, 692
– Eßstörungen 692
– Faktoren, aufrechterhaltende 676
– Gesundheitsinformationsgruppen 248
– ICD-10 671
– Inhalanzienintoxikation 374
– Klassifikation 670–671
– Koffeinintoxikation 377
– Kokainintoxikation 377
– Levomepromazin 123
– Major Depression 692
– Moderatormanuale 1011
– Narkolepsie 680

Schlafstörungen
– Nefazodon 123
– Neuroleptika 123
– nichtorganische 251
– Nikotinentzugssyndrom 368
– Opioidentzugssyndrom 375
– organische Erkrankungen 693
– paranoid-halluzinatorisches Syndrom 919
– Patientenratgeber 244
– Polysomnographie 72
– primäre 670, **671–688**
– Promethazin 123
– Pseudodemenz, depressive 280
– psychiatrische Erkrankungen 670, **692**
– Psychoedukation 251–252
– durch Psychostimulanzien 126
– Psychosyndrom, organisches 339
– Rhythmusstörungen, zirkadiane 684–686
– Schichtarbeit 686
– schizoaffektive Störungen 471
– Schizophrenie 437, 692
– Schlafprotokoll 252
– Schlafverhalten 252
– Schmerzmittelabhängigkeit 398
– Sedativa-, Hypnotika- und Anxiolytikaüberdosierung 396
– Selbst- und Fremdbeurteilungsverfahren 26
– durch Selegilin 285
– substanzinduzierte 693
– Sucht im Alter 921
– Therapie, nicht-medikamentöse 676
– Thioridazin 123
– Tinnitus 953
– Trimipramin 123
– zirkadiane Rhythmusstörung 670
Schlaftagebuch, Diagnostik 673
Schlafverhalten, Schlafstörungen 252
Schlaf-Wach-Rhythmus(störungen) 684–685
– Cortisol 685
– Delir 322
– Hyperinsomnie 679
– Jet-lag-Syndrom 685
– Melatonin 685
– Polysomnographie 685
– Schichtarbeit 686
– Somnambulismus 691

Schlafwandeln s. Somnambulismus
Schlaganfall, Demenz, vaskuläre 291
Schlankheitsideal 722
– Eßverhalten 723
Schluckbeschwerden, Angststörungen, generalisierte 583
Schlußfolgerungen, willkürliche 157
Schmerzambulanz 400
Schmerzempfindlichkeit, Phencyclidin-Intoxikation 378
Schmerzen
– affektive Labilität 919
– Alter 919–920
– Antidepressiva 920
– Belastungsstörungen, posttraumatische 753
– Demenz 919
– Depression, Alter 912
– Depression 919
– Dysphorie 919
– Neuroleptika 920
– paroxysmale, Carbamazepin 109
– Patientenratgeber 244
– Polyneuropathie, alkoholbedingte 356
– psychische Veränderungen 919
– Reizbarkeit, erhöhte 919
– somatoforme 642–643, **646**, 659
– Sucht im Alter 921
– Suizidalität 920
Schmerzfreiheit 166
Schmerzmittel(abhängigkeit) 394, 398
– Alter 919
– somatoforme Störungen 653–654
Schnüffelstoffe 374
– Drogenscreening 74
Schreckhaftigkeit, Belastungsstörungen, posttraumatische 745
Schreianfälle, geistige Behinderung 873
Schuldfähigkeit 960, 968–972
– Begutachtung/Beurteilung, psychiatrische 969
– erheblich verminderte 970
– Gutachten 962
– Persönlichkeitsstörungen, dissoziale 818
– psychopathologische Symptome 971
– seelische Störungen 968
– verminderte 968–972
– – Sicherungsverwahrung 969
– – Unterbringung 973

Schuldgefühle 18
– Belastungsstörungen, posttraumatische 748
– Depression 495–496
– Kleptomanie 859
– Persönlichkeitsstörungen, anankastische 827
– schizoaffektive Störungen 471
Schuldpflicht 975
Schuldprinzip, Strafrecht 968
Schuldunfähigkeit
– Einschätzung, medizinische 971
– Maßregel, Verhängung 969
– Unterbringung 973
Schuldwahn 16
Schulpflicht, Ende 975
Schulterzucken, Gilles-de-la-Tourette-Syndrom 304
Schutzfunktion, Sozialrecht 986
Schutzlosigkeit, Angststörungen 589
Schwachsinn 868
– Strafrecht 970
Schwäche, Agoraphobie 577
Schwangerschaft
– Lithium 555
– Neuroleptika 119
– Suizidalität 896
Schwangerschaftstest 74
Schwarzsehen 18
Schwarzweißdenken 157
Schweigepflicht 6, 964–965
– Betreuung 981
– Mitwissen 965
– Notstand, rechtfertigender 964
– Offenbarungsrecht 965
– Umfang 964
Schwerbehindertengesetz 989
Schweregefühl, Beine 20
Schweregrad-Hierarchisierung, Verhaltenstherapie 147
Schwerhörigkeit, Depression, Alter 912
Schwermetallvergiftung
– Demenz 316
– Differentialdiagnose 434
Schwindel 20
– Agoraphobie 577
– Amyloidangiopathie, zerebrale 295
– Angststörungen, generalisierte 583
– durch Antidepressiva 533, 535
– Benzodiazepinüberdosierung 396

1076

Sachverzeichnis

Schwindel
- Demenz, vaskuläre, subkortikale 294
- durch L-Deprenyl 285
- Depression 497
- Inhalanzienintoxikation 374
- Lyme-Krankheit 329
- Meningitis, syphilitische 329
- Psychosyndrom, organisches 339
- Rausch, schwerer 360
- Schmerzmittelabhängigkeit 398
- durch Selegilin 285

Schwitzen
- Antidepressiva 102
- vermehrtes 20

SCL-90-R 24–25
Screening(-Test) 21
- for Co-morbid Personality Disorders (STCPD) 779
- Psychosyndrom, hirnorganisches 949
- für Somatoforme Störungen (SOMS) 26

seasonal affective disorder (SAD) 500
Seborrhoe 20
Sechs-Faktoren-Test 91
Second-messenger-Systeme, affektive Störungen 510

Sedativa
- Delir 328
- Entzugssyndrom 396–397
- Intoxikation 395
- Medikamentenabhängigkeit 394, **395–398**

Sedierung durch Antidepressiva 533
Seele-Richardson-Olszewski-Syndrom, Differentialdiagnose 265

seelische Abartigkeit 971
- Schwere 971
- Strafrecht 970

seelische Störungen
- Betreuung 979
- krankhafte 970
- – Strafrecht 970
- Schuldfähigkeit 968
- unbewußte 170

Sehen
- verschwommenes, Benzodiazepinentzugssyndrom 397
- – Halluzinogenintoxikation 373

Sehstörungen
- Depression, Alter 912
- Enzephalopathie, hypertensive 332
- Meningitis, syphilitische 329

Sehstörungen
- Mykosen 331

Selbst
- falsches, Persönlichkeitsstörungen 781
- grandioses, Beibehaltung 170
- inneres 784
- Konstrukt 783
- verinnerlichtes 784

Selbstachtung 168
- s.a. Narzißmus
- Borderline-Störungen 813
- Bulimia nervosa 720

Selbstattribution 157
Selbstbeobachtungsbogen/-protokoll
- Verhaltensanalyse 145
- Zwangsstörungen 633

Selbstbeschädigungen 20
Selbstbeschuldigung, Persönlichkeitsstörung, ängstliche 802

Selbstbestimmungsfähigkeit 997
- Gesprächspsychotherapie 180
- Selbsttötung 998
- Tötung auf Verlangen 998

Selbstbeurteilungsverfahren 21–22
- Befindlichkeit 24
- Beispiele, störungsgruppenbezogene 26
- Belastungsstörungen, posttraumatische 754
- Beschwerden 25
- Depression 525
- dissoziative Störungen 662
- Familientherapie 194
- Fehler 23
- klinische 24
- Kriterien, psychomotorische 24
- mehrdimensionale 24–25
- Objektivierung, psychopathologische Befunde 23
- Persönlichkeitsstörungen 780
- Persönlichkeitsstruktur 10
- psychische Erkrankungen 25
- Quantifizierung, psychopathologische Befunde 23–24
- Stimmung 24

Selbstbild
- negatives, somatoforme Störungen 653
- Persönlichkeitsstörungen, anankastische 825–826
- verzerrtes, Zwangsstörungen 635

Selbstdarstellung, Steuerung 783
Selbstentwertung
- schizoaffektive Störungen 471
- Suizidalität 895

Selbst-Erhaltungs-Therapie (SET), Gedächtnistraining 933

Selbsterleben
- Entwicklung 164
- Über-Ich 164

Selbstexploration, Gesprächspsychotherapie 180

Selbstgefährdung, Manie 529
Selbsthilfe, Verhaltenstherapie 136
Selbsthilfefirmen, Arbeitsplätze für psychisch Kranke 230

Selbsthilfegruppen
- Alkoholabhängigkeit 362, 364–365
- Gemeindepsychiatrie 224
- Glücksspiel, pathologisches 855–856

Selbsthilfemanuale 244–247
- Agoraphobie 605
- Angststörungen 243, 246
- Depression 246
- Insomnien 246
- Panikstörungen 605
- Sexualität 246
- Zwangsstörungen 243, 246

Selbsthilfeorganisation, Tinnitus 953
Selbsthilfeprogramme, Einsatz 245
Selbstidentifizierung, Angststörungen 243
Selbstinstruktion, positive, konstruktive 159
Selbstinstruktionstraining 159
- Persönlichkeitsstörungen, histrionische 835
- Verhaltenstherapie 140

Selbstisolation, präsuizidale Syndrom 897
Selbstjustiz, Verhinderung, Strafrecht 968

Selbstkontrollverfahren
- Alkoholabhängigkeit 363
- Depression 540
- Paraphilie 709
- Schizophrenie 453
- Verhaltenstherapie 140

Selbst-Konzept 178
- Zwangsstörungen 623

Selbstkritik, verminderte, Rausch, mittelschwerer 360

Selbstmanagement
- Borderline-Störungen 813
- therapeutenbegleitetes, Verhaltenstherapie 147

Selbstmanipulation, artifizielle Störungen 882
Selbstmord s. Suizidalität
Selbstmutilation, artifizielle Störungen 885
Selbstobjekt-Übertragung 175
- s.a. Übertragung

Selbst-Organisation, Gesprächspsychotherapie 180

Selbstrepräsentanz 168, 783
- Ausbildung 169, 173
- Persönlichkeitsstörungen 782

Selbstschädigung
- artifizielle Störungen 884
- Borderline-Störungen 199, 812
- Differentialdiagnose 949
- geistige Behinderung 873

Selbst-Schemata 783
Selbstsicherheitstraining 145, 202
- Modell-Lernen 152
- Programme, offene 152

Selbststimulierung, sexuelle Funktionsstörungen 705

Selbst-Struktur
- Angststörungen 589
- Entwicklung 783

Selbsttötung s. Suizidalität
Selbstunsicherheit 839
Selbstverbalisationen 157–159

Selbstverletzung
- Borderline-Störungen 8
- impulsive 848
- Psychotherapie 208
- Suizidalität 20

Selbstverstärkung
- sexuelle Funktionsstörungen 701–702
- Streßimpfungstraining 159

Selbstvertrauen 168
- Gesprächspsychotherapie 180
- Persönlichkeitsstörungen, abhängige 796

Selbstverwirklichung
- Gesprächspsychotherapie 180
- Psychotherapie 178

Selbstvorstellungen, primitive 807
Selbstwahrnehmungsstörungen, Belastungsstörungen, posttraumatische 748

Sachverzeichnis

Selbstwertgefühl
– Anorexia nervosa 723
– Bulimia nervosa 720
– Depression 495, 518
– Dysthymie 502
– Entwicklung 169–170
– Familientherapie, systemische 190
– gesteigertes 18
– – Manie 503
– Konsiliarpsychiatrie 943
– Psychotherapie, störungsspezifische 206
– Schizophrenie 450
– Störungen, tiefgreifende 170
– Suizidalität 897
Selbstzweifel, tiefste 170
Selection Bias, Evidence-based Medicine 1018
selective serotonin reuptake inhibitors s. Serotonin-Wiederaufnahmehemmer, selektive
Selegilin
– Alzheimer-Demenz 285–286
– Kataplexie 682
– Narkolepsie 682
– Parkinson-Krankheit 307
Sendungswahn, Schizophrenie, paranoide 418
sensation seeking behavior
– Glücksspiel, pathologisches 854
– Persönlichkeitsstörungen, dissoziale 816
Sensibilisierung, verdeckte, Paraphilie 709
Sensibilität, Psychotherapeut 213
Sensibilitätsstörungen
– Alter 926
– Amphetaminintoxikation 376
– dissoziative 659, 661
– Neuroakanthozytose 304
– paranoid-halluzinatorisches Syndrom 926
– Polyneuropathie, alkoholbedingte 356
– Suizidalität 926
– Vitamin-E-Mangel 317
Sensitivität 58
– Belastungsstörungen, posttraumatische 750
– Borderline-Störungen 809
Sensomotor Autonomy Stage 787
Sensorikstörungen s. Sensibilitätsstörungen
Sensory Attachment Stage 787
SEP (somatosensorisch evozierte Potentiale) 70

Separationsängste, Trichotillomanie 861
Separationsexperimente, Streß, chronischer 515
Serotonin 96
– affektive Störungen 509
– Alter 911
– Angststörungen 584, 586
– Hungerregulation 721
– Impulskontrollstörungen 851
– Kokain 376
– Schizophrenie 426–427
serotoninerges Syndrom, Antidepressiva 534–536
serotoninerges System
– affektive Störungen 510
– Angststörungen 586
– Belastungsstörungen, posttraumatische 749
– Streßadaptation 794
– Zwangsstörungen 627
Serotoninmangel
– artifizielle Störungen 887
– Halluzinogenintoxikation 373
– Suizidalität 894, 897
Serotonin-Wiederaufnahmehemmer, selektive (SSRI) 96, 729
– Agoraphobie 602
– Angststörungen 586
– artifizielle Störungen 887
– Belastungsstörungen, posttraumatische 755
– Borderline-Störungen 794
– Brandverletzte 952
– Chronic-fatigue-Syndrom 688
– Depression 531–532
– – unipolare 553
– Glücksspiel, pathologisches 856
– Impulskontrollstörungen 852
– und Lithium 107
– Nebenwirkungen 103
– Panikstörungen 602
– Phobie, soziale 607
– Suizidalität 902
– Zwangsstörungen 628, 630, 637
Sertindol
– Negativsymptomatik 116
– Schizophrenie 441, 446
Sertralin 96
– Belastungsstörungen, posttraumatische 755
– Depression 531–532
– Dosierung 101
– Glücksspiel, pathologisches 856
– Impulskontrollstörungen 852

Setpoint-Theorie, Körpergewicht 724
Sexualängste, Psychotherapie, störungsspezifische 206
Sexualität 696
– Alter 924–925
– Lerntheorien 707–708
– Persönlichkeitsstörungen, schizoide 820
– Selbsthilfemanuale 246
– Theorie, integrierende 707–708
– verminderte 20
Sexualitätswahn s. Erotomanie
Sexualstörungen s. sexuelle Funktionsstörungen
Sexualtrieb, reifer 165
Sexualverhalten
– gestörtes 703
– ritualisiertes, stereotypes 706
– ungestörtes 703
– verändertes 338
sexuelle Delinquenz 708
sexuelle Deviation 706–710
– Cyproteronacetat 708
– DSM-IV 707
– Verzerrungen, kognitive 710
sexuelle Funktionsstörungen 695–714
– Ätiologie und Pathogenese 700
– Amphetaminintoxikation 377
– durch Antidepressiva 535
– Bedingtheit 700
– Beschreibungskriterien, formale 697
– Depression 497
– DSM-IV, ICD-10 698
– Epidemiologie 696
– Erfahrungen, ungünstige, Summierung 702
– Erfahrungslücken, sexuelle 701
– Erlebnisfähigkeit, sexuelle 705
– bei der Frau 697, 699
– Kokainintoxikation 377
– Kommunikationstraining 155
– Lerndefizite 701
– lerntheoretische Sicht 702–703
– beim Mann 697–698
– multifaktorielle 700
– durch Neuroleptika 444
– organisch bedingte, Therapie 704
– Paartherapie 187
– Patientenstichprobe 700
– Plissit-Modell 705

sexuelle Funktionsstörungen
– Probleme, partnerschaftliche 701
– Psychotherapie 704–705
– Pyromanie 858
– Schwellkörper-Autoinjektionstherapie (SKAT) 704
– Selbst- und Fremdbeurteilungsverfahren 26
– Selbststimulierung 705
– Selbstverstärkungsmechanismus 701–702
– Typisierung 696–698
– Ursachen, körperliche 700–701
– – psychische 701
– vaskuläre 701
– Verhaltenskette 703
– Verhaltenstherapie 704–705
– Versagensangst 701
sexuelle Gefährdung, Persönlichkeitsstörungen 790
sexuelle Identifikation 166
sexuelle Interaktion, Phasen 697
sexueller Mißbrauch
– Borderline-Störungen 807
– dissoziative Störungen 662
– Psychotherapie 212
– somatoforme Störungen 647
Shaping, Verhaltenstherapie 149–150
Sharp Waves, EEG 67
Sheehan Disability Scale (SDS), Phobie, soziale 599
shell-shock 742
Sialadenose, Bulimia nervosa 725
Sich-akzeptiert-Fühlen, Psychotherapie 178
Sich-Bemühen, aktives 178
Sich-Einstimmen s. Joining
Sicherheitsbedürfnis
– basales 168
– Kindesalter 166
Sicherungsverwahrung 969
Sichtweise, individuelle, Psychotherapie 196
Sich-verstanden-Fühlen, Psychotherapie 178
SIDAM (Strukturiertes Interview für die Diagnose von Demenzen) 45, 48
– Alzheimer-Demenz 281
Sieben-Phasen-Modell, verhaltenstherapeutischer Prozeß 159–162
Signalangsttheorie, Angststörungen 588
signs 10
Simulation, Differentialdiagnose 434

Sachverzeichnis

Simulationsübungen, Panikstörungen 610
Single-Photon-Emissions-Computer-Tomographie s. SPECT
Singultus, persistierender, Carbamazepin 109
Sinnesmodalitäten, führende, Schematheorie 200
Sinnestäuschungen 11
– Schizophrenie 411
Sinusknotensyndrom
– durch Antidepressiva 536
– durch Lithium 558
Situation
– Bewertung, alternative 158
– schwierige, Erstgespräch 6
Situationsvarianz, diagnostischer Prozeß 43
skill training s. Kompetenzen, Aufbau
skills, Borderline-Störungen 810
Skrupulantenwahn 498
Skulpturverfahren, Familientherapie 193–194, 202
Sleep Onset-REM, Narkolepsie 681
Sleep Terror Disorder s. Pavor nocturnus
smiling depression 494
– s.a. Depression
smooth pursuit eye movement (SPEM), Schizophrenie 417
Sneddon-Syndrom
– Demenz 295–296
– Livedo racemosa 280
Social and Independent Living Skills Program
– Drogenabhängigkeit 386
– Schizophrenie 452
Sodomie 707
SOGS (South Oaks Gambling Screen) 26
sokratischer Dialog 157
Solidarität, Psychotherapie 212
Sollwert, Körpergewicht 724
Somatic Symptom Index (SSI) 643
somatische Störungen s. somatoforme Störungen
somatischer Befund 9
– s.a. Befund
Somatisierung
– Definition 642
– Selbst- und Fremdbeurteilungsverfahren 26
Somatisierungsstörung s. somatoforme Störungen

somatoforme Störungen 11, 20, 434, 641–656, 658–659, 830, 839
– Abklärung, somatomedizinische 650
– Adoptionsstudie 647
– ärztliche Beratung und Führung 650–651, 653
– Ätiologie 647–649
– Aktivierungsprogramme, körperliche 653
– Alexithymie 649
– Anamnese, komplette 651
– Angststörungen 572, 644
– Antidepressiva 654
– Aufmerksamkeitslenkung 648, 652
– Bedingungen, operante 654
– Beeinträchtigung, körperliche/psychosoziale 644
– Belastungen, lebensgeschichtliche 647–648
– Belastungsstörungen, posttraumatische 748, 753
– Benzodiazepinabhängigkeit 654
– Besonderheiten, soziodemographische 643–644
– Beziehung, tragfähige 651
– Biofeedback 652
– Chronifizierung 653
– Cortisol 647
– CRH-Test 647
– Depression **498–500**, 530, 644
– depressive Episode 499
– Diagnose 646
– Differentialdiagnose 649–650, 726
– – psychiatrische 948
– dissoziative Störungen 660
– DSM-IV 642
– Eigenverantwortung 653
– Epidemiologie 643
– Erfahrungen, traumatische 647
– Faktoren, neurophysiologische 647
– Fehlattributionen 655
– Gewalterfahrungen 647
– Grundversorgung, psychosomatische 1010
– Habituation 647
– ICD-10 642
– Ich-Störungen 163
– Körperakzeptanz 648
– Körperwahrnehmung 648
– kognitive Therapie 653
– Komorbidität 644, 948–949
– Kompensation, materielle 649

somatoforme Störungen
– Konsiliardienst, psychosomatischer 944
– Krankheitsängste 653
– Krankheitsgewinn 649
– Krankheitskosten 644
– Krankheitsüberzeugungen 653
– Krankheitsverständnis des Patienten 652
– Kriege 648
– Lebensqualität, Verbesserung 654
– medizinische Dienste, Inanspruchnahme 653
– Moderatormanuale 1011
– neurophysiologische Basis 647
– Pathogenese 647–649
– Persönlichkeit, prädisponierende 649
– Persönlichkeitsstörungen 644
– – abhängige 797
– – ängstliche 802
– psychiatrische Erkrankungen, Komorbidität 942–943
– Psychopharmaka 654
– psychosomatische Modelle 652
– Psychotherapie 651–654
– Reaktionszeiten 648
– Reize, enterozeptive 648
– Rückversicherung, ärztliche 653
– Schizophrenie 417
– Schmerzmittel(abhängigkeit) 653–654
– Selbst- und Fremdbeurteilungsverfahren 26
– Selbstbild, negatives 653
– sexueller Mißbrauch 647
– somatosensory amplification 648
– Symptomatik 644–647
– Symptome 646
– Symptomtagebücher 652
– therapeutische Beziehung, vertrauensvolle 652
– Therapie 650–655
– Tranquilizer 653
– Typisierung 644–647
– Umweltkatastrophen 648
– undifferenzierte 642, **646**, 659
– Verhaltensexperimente 652
– Verlauf 643
– Verstärkung, somatosensorische 648
– Wahrnehmungsstil, enterozeptiver 648–649
– Wirkfaktoren, soziale und lerngeschichtliche 649
– Zwillingsstudie 647

Somnambulismus 670, **690–691**
– Alpträume 688
– Anfälle, epileptische 690
– Aura 690
– Fugue 691
– Kindesalter 690
– psychomotorische Anfälle 690
– Schlaf-Wach-Rhythmus 691
– Verwirrtheit, nächtliche 691
– Wecken, antizipatorisches 691
Somniloquie 691
Somnolenz 12
– Hypoglykämie 333
– Trypanosomiasis 312
SOMS (Screening für Somatoforme Störungen) 26
Sonderschulen, Intelligenzminderung 870
Sopor 12
Sorgfalt, verminderte, Alzheimer-Demenz 267
SORK-Schema, Verhaltensanalyse 144
Soufflieren s. Prompting
Source Books 36
South Oaks Gambling Screen (SOGS) 26
Sozialarbeiter, Borderline-Störungen 812
soziale Defizite
– Angststörungen 206
– Anpassungsstörungen 764
– Persönlichkeitsstörungen 206
– sexuelle Deviation 709
soziale Isolation 335
– Alter, Suchterkrankungen 921
– – Suizidalität 922
– Phobie, soziale 578
– Wahnstörungen 462, 469
– Zwangsstörungen 633
soziale Kompetenz 145
– Phobie, soziale 608
– Training, Bulimia nervosa 733
soziale Kontakte, Depression, Alter 912
soziale Normen, Bulimia nervosa 720
sozialer Rückzug s. Rückzug, sozialer
soziales Kompetenztraining 152–153
– Trainingsmanuale, standardisierte 152
soziales Netzwerk
– Gemeindepsychiatrie 224
– Untersuchungsverfahren 27

1079

soziales Umfeld
- Abwehrmechanismen 172
- Anpassungsstörungen 767
- Bulimia nervosa 728, 733
- Entlassung 972
- Gutachten 960
- Persönlichkeitsstörungen 788

Sozialgesetzbuch, Qualitätssicherung 1003

Sozialmedizin
- Folgen 220
- Phänomenologie 220
- Ursachen, soziale 220

Sozialphobie s. Phobie, soziale

Sozialprognose 972–973
- Beurteilung 972

Sozialpsychiatrie 219–237
- Begriffsbestimmung 220–221
- Historie 221–222
- medizinische Dienste 224–226

sozialpsychiatrische Dienste, case management 226

sozialpsychiatrisches Zentrum 228

sozialpsychologische Wende, Verhaltenstherapie 141

Sozialrecht 985–989
- Kausalzusammenhang 986
- Schutzfunktion 986
- Tatsachen, anspruchsbegründete 986
- Wahrscheinlichkeit 986

sozialtherapeutische Einrichtung, Unterbringung 969

Sozialverhalten 11, 20

Sozialverhaltensstörungen
- Anpassungsstörungen 765–766
- gemischte Störung von Gefühlen und Sozialverhalten 765
- Persönlichkeitsstörungen, anankastische 824
- Phobie, soziale 607
- Schizophrenie 451

sozioökonomische Besonderheiten, Biographie 8

Soziopathie 772

Soziotherapie
- Psychotherapie, schulengebundene 205
- Schizophrenie 449–450

Spätdyskinesie
- Depot-Neuroleptika 603
- Neuroleptika 118, 444

Spaltung
- Abwehrmechanismen, unreife **171**, 173

Spaltung
- Persönlichkeitsstörungen 781

Spannungszustände
- Borderline-Störungen 806, 810
- Suizidalität 895
- Zwangsstörungen 635

SPECT (Single-Photon-Emissions-Computer-Tomographie) 82, **85**
- Alzheimer-Demenz 283
- Chorea Huntington 303
- Demenz, vaskuläre 291
- Radiopharmaka 85
- Schizophrenie 428
- Zwangsstörungen 627

Speed(ball) 376

Speed-Leistungen, Gedächtnis 916

Speicherkrankheiten, genetisch bedingte, Demenz 270

Spezifität 58

Sphingomyelinase-Aktivität 314

Spider-Naevi, Alkoholabhängigkeit 353

Spielerkarriere, Glücksspiel, pathologisches 852

Spielregeln, Familientherapie, systemische 190

Spike-Wave-Komplexe, EEG 67

Spina bifida
- Carbamazepin 110
- Valproat 110

spinale Kompression, Mykosen 331

Spinnenphobie, Flooding 148

Spontanbewältigung, Schizophrenie 454

Spontanbewegungen, Schizophrenie 412

Spontanremission 59

Sprache 11
- Persönlichkeitsstörungen, ängstliche 801
- undeutliche, Barbituratentzug 400
- – Inhalanzienintoxikation 374
- – Medikamentenmißbrauch 395
- Veränderungen, auffällige 338

Sprachentwicklung, verzögerte, Intelligenzminderung 868

Sprachstereotypien
- Schizophrenie 416
- – katatone 418

Sprachstörungen
- Demenz, vaskuläre 290

Sprachstörungen
- Kommunikationstraining 155
- Schizophrenie 411–412, 419

Sprechen im Schlaf 691

Sprechverhalten 11

Sprunghaftigkeit
- Handlungsebene 834
- Persönlichkeitsstörungen, dissoziale 815
- – histrionische 830

squeeze-Technik, Erektionsstörungen 705

SSI (Somatic Symptom Index) 643

SSRI (selective serotonin reuptake inhibitors) s. Serotonin-Wiederaufnahmehemmer, selektive

Stabilität 786

Stärkung
- Familientherapie, systemische 190
- Psychotherapie 196

Standard Progressive Matrices 88

Standardized Assessment of Personality (SAP), Persönlichkeitsstörungen 779

Standards, Qualitätsmanagement 1007

State-Trait-Angstinventar (STAI), Angststörungen 599

Status epilepticus, Dämmerzustand 68

Status lacunaris 336
- Demenz, vaskuläre, subkortikale 294

Stauungspapille
- Enzephalopathie, hypertensive 332
- Hypokalzämie 333
- Hyponatriämie 333
- Meningitis, syphilitische 329
- Mykosen 331

Steele-Richardson-Olszewski-Syndrom 307

Stehlen, pathologisches 848, 859, **860**
- geistige Behinderung 873

Stellungnahmen, gutachterliche 959

Stengel-Report 33, 36

Sterbehilfe, aktive 936

Sterbekliniken 936

Sterben 936
- Alter 908, 936
- Stadien 936

Sterbende, Hospize 936

Stereotypien 19
- s.a. Haltungsstereotypien

Stereotypien
- Amphetaminintoxikation 376
- Intelligenzminderung 871
- katatone Störung 335
- Schizophrenie 415

Sterilisation
- Betreuung 981
- Intelligenzminderung 878

Steroide
- Alzheimer-Demenz 286
- Wahnstörungen 461

Steroidrezeptoren, affektive Störungen 514

Stevens-Johnson-Syndrom 106

STH (somatotropes Hormon), Hyperkortisolismus 514

Stichproben
- Beschreibung 21
- Homogenisierung 22

Stigmatisierung, Belastungsstörungen, posttraumatische 748

Stillzeit, Lithium 555

Stimmbildung, Persönlichkeitsstörungen 796

Stimmenhören 17
- Psychose, schizophrene 17
- Schizophrenie 413

Stimmodulation
- Depression, melancholische 500
- Phobie, soziale 607
- Schizophrenie 412, 500
- Selbstbeurteilungsverfahren 25, 500

Stimmungsschwankungen
- Kindesalter 169
- Vitamin-B$_{12}$-Mangel 315

Stimulanzien 375–377
- Medikamentenabhängigkeit 394
- Somnambulismus 691
- Verkehrs- und Arbeitssicherheit 984

Stimulanzienintoxikation 377

Stimulus, unkonditionierter
- Angstreaktionen 751
- Zwangsstörungen 624

Stimuluskontrolle, Gedächtnistraining 933

Stoffwechselerkrankungen/-störungen
- artifizielle 885
- Depression 526
- Labordiagnostik 77

Strabismus, Barbituratüberdosierung 396

Strafgesetzbuch, Maßregelbehandlungen 973

Strafmündigkeit 974–976
- bedingte 975
- Jugendstrafrecht 974
Strafrecht 967–974
- Bewußtseinsstörungen, tiefgreifende 970
- Deliktfolgen 968
- Deliktvoraussetzungen 967
- Maßnahmen 968
- Prävention 968
- Schuldprinzip 968
- Schwachsinn 970
- seelische Störungen, krankhafte 970
- Selbstjustiz, Verhinderung 968
- Vergeltungsidee 968
Straftaten
- Gefährlichkeit 972
- Risikoeinschätzung 972
- Wiederholung 972
Strangulation, Wernicke-Korsakow-Enzephalopathie 322
Straßendrogen 373
Streitlust, Inhalanzienintoxikation 374
Streß/Stressoren
- Adaptation 794
- Anpassungsstörungen 764, 766–767
- Belastungsstörungen, posttraumatische 747
- Borderline-Störungen 813
- chronischer, Separationsexperimente 515
- Depression 522–523
- Panikstörungen 592
- psychosoziale 201
- - Impulskontrollstörungen 851
- - schizophreniforme Störungen 466
Streßbewältigung(straining) 142, 159
- Belastungsstörungen, posttraumatische 756
- Verhaltenstherapie 140
Streßimpfungstraining s. Streßbewältigung (straining)
Streßsyndrom, posttraumatisches
- Alpträume 688
- Borderline-Störungen 813
Structural Analysis of Social Behavior (SASB) 784
Structured Clinical Interview for DSM-IV, dissoziative Störungen 662
Struktur
- Klassifikationssysteme, psychiatrische 51
- systematische, DSM-III 34

strukturelle Verfahren 82
Strukturiertes Interview
- für die Diagnose von Demenzen s. SIDAM
- zur Diagnose psychischer Störungen, Angststörungen 598
Strukturmodell 171
- frühe Störungen 172
Strukturqualität 1004–1005
Struma durch Lithium 558
Stürze
- Alter 926–928
- durch Benzodiazepine 287
- Maßnahmen, diagnostische 928
Stuhlinkontinenz
- s.a. Inkontinenz
- Alter 928
- Alzheimer-Demenz 268
Stundenbogen, Psychotherapie 213
Stupor 19
- Dämmerzustand, iktaler 68
- depressiver 494
- dissoziativer 659, **661**
- Inhalanzienintoxikation 374
- katatone Störung 334
- Medikamentenmißbrauch 395
- Schizophrenie 415–416
- - katatone 418
- Subarachnoidalblutung 332
- Trypanosomiasis 312
Subarachnoidalblutung 318
- Angststörungen 336
- Delir 332
- Stupor 332
Subduralhämatom
- Alzheimer-Demenz 318
- Differentialdiagnose 266
subjektives Erleben, Störungen, Schizophrenie 411
Subjekt-Objekt-Interaktion, frühgestörte 173
Subjektvarianz, diagnostischer Prozeß 43
Sublimierung, Persönlichkeitsstörungen, anankastische 826
Substanzabhängigkeit/-mißbrauch s. Substanzerkrankungen
Substanzerkrankungen
- Angststörungen 612
- Delir, akutes 946
- Differentialdiagnose 949
- Konsiliardienst, psychiatrischer 944
- Trichotillomanie 861

Subsysteme, Familientherapie, strukturelle 189
Suche nach Neuem 787
Suchterkrankungen 345–403, 883
- s.a. Abhängigkeitssyndrom
- s.a. Alkoholabhängigkeit
- Alter 920–922
- Angststörungen 572
- Annäherungsverhalten, Veränderung 361
- Anorexia nervosa 723
- Bedingungen, soziale 350–351
- Belohnung 348
- Bulimia nervosa 723
- Diagnostik 347
- Dopamindefizit-Hypothese 349
- Genetik 350
- Konsiliarpsychiatrie 946–947
- Lernen 348
- Lerntheorie 350–351
- nicht-stoffgebundene 847–865
- Persönlichkeitsvariablen 350–351
- Psychostimulanzien 126
- psychotrope Substanzen 347
- Terminologie 347
- Toleranz 921
- Verstärkung, positive 348
Suchtpersönlichkeit 351
Suchttheorie, Impulskontrollstörungen 850–851
Suchtverhalten
- Paartherapie 185
- Psychotherapie 208
Süchtigkeit, sexuelle 706
Suggestibilität, Persönlichkeitsstörungen, histrionische 831
Suggestion, Konsiliarpsychotherapie 950
Suizid 891–892, 895
- erweiterter 891
- gescheiterter, Wertorientierung 923–924
- harter/weicher 891
Suizidalität 5, 889–904
- s.a. Massensuizid
- Ätiologie und Pathogenese 894–897
- affektive Störungen 241
- Aggressionskrankheit 894–895
- Alter 892, 920, 922–923
- Ambivalenz 898
- Angststörungen 589, 612
- Anmerkungen, historische 890
- Anpassungsstörungen 769

Suizidalität
- Antidepressiva 536
- Belastungssituationen 895
- Beziehungsgestaltung 902
- Beziehungsstörungen 896
- Borderline-Störungen 806, 812–813, 898
- Chorea Huntington 303
- Definition 890–892
- Depression 489–490, **496–497**, 529
- - unipolare 553
- depressive Episode 490
- in Deutschland 892–893
- Diagnostik 900
- Einschätzung suizidaler Menschen 899
- Entschluß 898
- Entwicklung 897–898
- Epidemiologie 892
- Erwägung 898
- Erziehungsstile 895
- Faktoren 890
- Familienanamnese 899
- Fokalpsychotherapie 176
- Fragen, diagnostische 898
- - direkte 901
- Frauen 892
- Fürsorge 902
- geäußerte 891
- Geschlechtsabhängigkeit 892
- Gesprächs- und Beziehungsangebot 900
- Häufigkeit in bestimmten Krankheitsgruppen 893–894
- Hilfsangebote 903
- Hochrisikogruppen, Identifikation 892
- Hypothesen, biologische 894
- Konfliktbewältigungsstörungen 895
- Krankheitsmodell 896–897
- Krisenintervention/-management 898, 900
- Krisenmodell 895
- Leben, existentielles 895
- Männer 892
- Manie 491, 503
- medizinische Sicht 890
- Melancholie 890, 895
- Modelle, ätiologische 895
- - lerntheoretisch-verhaltenstherapeutische 894
- - psychodynamische 897
- - soziologische 894–895
- - tiefenpsychologisch-psychodynamische 894
- Multiple Sklerose 313
- narzißtische Krise 894–896
- Nosologie 900

Suizidalität
- Notfallkonsil 945
- offensichtliche 900
- Paartherapie 185
- Paradigma, medizinisch-psychosoziales 891
- Parkinson-Krankheit 305
- Patientenbewegung 901
- Pause im Leben 891
- Persönlichkeitsfaktoren 899
- Persönlichkeitsstörungen 790, 794
- Prävention 898–903
- psychische Erkrankungen 893
- Psychopathologie 900
- Psychopharmakotherapie 902
- Psychotherapie 208, 210–211
- Puerperalpsychosen 474
- Rausch, schwerer 360
- Risikogruppen 894
- Risikopsychopathologie 901
- schizoaffektive Störungen 471
- Schmerzen 920
- Selbstbestimmungsfähigkeit 998
- Selbstentwertung 895
- Selbstverletzungen 20
- Selbstwertkrise 897
- Sensorikstörungen 926
- Serotoninmangel-Hypothese 894, 897
- Spannungszustände 895
- Symptomatik, aktuelle 899
- Terminologie 890–892
- Therapieplanung 900
- Verhalten, gelerntes 895
- Verlaufs-, Behandlungsaspekte 900
- Vorgeschichte, psychosoziale 899
Suizidideen 892
Sulpirid 112
- Dosierung 115
- Schizophrenie 441
sun-downing 269
Supervision
- Borderline-Störungen 812
- Psychotherapie 212, 226
Survivor-Syndrom 742
Sydenham-Chorea s. Chorea minor Sydenham
Sylvische Fissur, Aufweitung, Pick-Krankheit 300
symbiotische Phase, Objektbeziehung 168
Sympathikotonus
- Belastungsstörungen, posttraumatische 750

Sympathikotonus
- Persönlichkeitsstörungen, ängstliche 802
Symptom(beschreibung) 53–54
- Krankheitsanamnese 7
- Psychotherapie 211
Symptomcheckliste 24
- Angststörungen 599
Symptomdiagnose s. Diagnose
Symptomebene 12–21, 53–54
- Verhaltensanalyse 143
- Verhaltenstherapie 143
Symptomreduzierung, Paartherapie 188
Symptomverschreibungen, offene, Familientherapie 195
Synästhesien, Halluzinogenintoxikation 373
Synapsen
- Medikamente, stimmungsbeeinflussende 509
- noradrenerge 97–98
- serotonerge 97
- serotoninerge 98
Synapsenveränderungen/-verlust
- Alzheimer-Demenz 271–272
- Belastungsstörungen, posttraumatische 750
- Glukoseverbrauch, kortikaler, verminderter 272
Syndrom 21, 53–54
- Bedeutung 21
- der verzögerten Schlafphase **684–685**
Syndromdiagnose s. Diagnose
Syndromebene 21, 54
Syndromprofile 46
Synkopen, Demenz, vaskuläre, subkortikale 294
Syphilis
- Demenz 311
- Enzephalitis, chronische 311
- Labordiagnostik 77
- Paralyse, progressive 311

T

Tabakabhängigkeit 367–370
Tachykardie, Antidepressiva 102
Tacrin 124
- Alzheimer-Demenz 285
Täterpersönlichkeit, Beschreibung 970

Tätigkeitsdrang, Rausch, leichter 360
Tagebuch, Belastungsstörungen, posttraumatische 758
Tagesklinik, psychiatrische Versorgung 225
Tagesmüdigkeit, Jet-lag-Syndrom 685
Tagesprotokolle, Gedanken, negative 157
Tagesschläfrigkeit
- Delir 322
- exzessive, Hyperinsomnie 679
Tagesstätten 227–228
- Angebotsspektrum 227
- Elemente 228
- Kostenträger 228
Tag-Nacht-Rhythmusstörungen
- Alter 919
- Alzheimer-Demenz 288
Tagträume, Persönlichkeitsstörungen, ängstliche 803
Tanztherapie, Bulimia nervosa 732
Tat, Vorfeld 970
Taubheitsgefühl, Phencyclidin-Intoxikation 378
tau-Protein, Alzheimer-Demenz 274
Tay-Sachs-Krankheit, Demenz 314
teasing-Methode, Erektionsstörungen 705
Teleangiektasien, Alkoholabhängigkeit 353, 356
Telescopage 918
Temazepam
- Eliminationshalbwertszeit 122
- Halbwertszeit 674
Temperaturregelung 166
Temporallappenepilepsie 334
- s.a. Epilepsie
- Angststörungen 336
- Depression 526
- Differentialdiagnose 434
Temporallappenveränderungen, Angststörungen 585
Territorialinfarkte
- Demenz 296
- - vaskuläre 291
Testament, Abfassung 966
Testbatterie für geistig Behinderte, Intelligenzminderung 875
Testierfähigkeit 966, 975
Testing-the-Limits, Intelligenzminderung 875
Testosteronhemmer, sexuelle Deviation 708

testpsychologische Untersuchung 87–93
- Auswertung und Interpretation 92
- Grenzen 93
- Möglichkeiten und Grenzen 92–93
- Normierung 92
- Rahmenbedingungen 91–92
- Vertrauensintervall 92
Tetanus, Drogenabhängigkeit 380
Tetrahydroaminoacridin s. Tacrin
Tetrahydrocannabinol (THC) 371
Tetrazepam, Eliminationshalbwertszeit 122
Thalamusdemenz
- s.a. Demenz
- degenerative 291
Thalamusinfarkte
- Demenz, vaskuläre 291
- Differentialdiagnose 266, 300
Thalliumvergiftung, Labordiagnostik 79
Thanatopsychologie 936
Thanatos 165
THC s. Tetrahydrocannabinol
Theatralismus 19
Theophyllinvergiftung, Labordiagnostik 78
Therapeut s. Psychotherapeut
Therapeutenmanuale
- Psychoedukation 250
- Schizophrenie 250
therapeutische Beziehung 174
Therapeut-Patient-Beziehung, Motivationsfaktoren 141
Therapieabbruch, Psychotherapie 210
Therapiebesprechung, Compliance 7
Therapieevaluation 204
Therapiemotivation 196
Therapieplanung, Compliance 7
Therapiesetting/-sitzungen
- Angststörungen 612
- Verhaltenstherapie 136
Therapieverfahren, humanistische 177, 196
Therapievorerfahrung, Psychotherapie 196
Therapieziele, medizinische, Krankenversicherung, gesetzliche 986
Theta-Wellen, EEG 66

Sachverzeichnis

Thiaminmangel
– Wernicke-Enzephalopathie 355
– Wernicke-Korsakow-Enzephalopathie 321
Thieno-Benzodiazepine 119
– Strukturen 120
Thioridazin 111
– Dosierung 115
– Schizophrenie 441, 446
– Schlafstörungen 123
Thioxantene 112
– Schizophrenie 441
Thrombose, Labordiagnostik 78
Thyreotoxikose, Angststörungen 336, 596
thyreotoxische Krise, Delir 333
Tiaprid, Chorea Huntington 303
Tics
– Carbamazepin 109
– Gilles-de-la-Tourette-Syndrom 304
– Neuroakanthozytose 304
– Parkinson-Krankheit 307
Tiefenpsychologie 133, 162, 176, 196
– Alkoholabhängigkeit 363
– Depression 539
– Persönlichkeitsstörungen 780
– Schizophrenie 450–451
Tilidin
– Opiatabhängigkeit 393
– Opiatentzugstherapie 393
Time out, Verhalten 150–151
Tinnitus 952–953
– autogenes Training 953
– Biofeedback 953
 Chronic-fatigue-Syndrom 687
– Depression 497
– Konsiliarpsychiatrie 952–953
– Muskelrelaxation, progressive 953
– Selbsthilfeorganisation 953
– Transplantationsmedizin 953–954
Tod
– Alter 936
– – Depression 912
– friedvoller 936
Tötung auf Verlangen, Selbstbestimmungsfähigkeit 998
token economy s. Münzverstärkung
Toleranz
– Alkoholabhängigkeit 351
– psychotrope Substanzen 348
Toluol, Neurotoxizität 316

Torsionsdystonie
– Differentialdiagnose 303
– idiopathische 303
– durch Neuroleptika 443–444
Torticollis durch Neuroleptika 444
Total Quality Management (TQM) 1002
Toxoplasmose
– Enzephalitis 310
– HIV-Infektion 309
– – Meningitis 330
– Labordiagnostik 76
– Meningoenzephalitis 331
Tränenfluß, Opioidentzugssyndrom 375
Träume, sexuelle 708
Trainingszentrum, berufliches, Rehabilitation 234
Trait-Modell, Alkoholabhängigkeit 358
Trancezustände, dissoziative 659, **661**
Tranquilizer
– Medikamentenabhängigkeit 394–395
– Schlafapnoe-Syndrom 682
– somatoforme Störungen 653
Transaktionen, Familientherapie, strukturelle 189
Transfersicherung, Psychotherapie 204
Transparenz
– Anorexia nervosa 731
– Verhaltenstherapie 135, 240
Transplantationsmedizin
– Non-Compliance, postoperative 954
– psychische Störungen 954
– Tinnitus 953–954
Transsexualität 710
– Alltagstest 711
– Beobachtung 711–713
– Typisierung 710–711
Transsexuellengesetz (TSG) 712
Tranylcypromin 96
– Depression 531–532
– Dosierung 101
– Kataplexie 682
– Metaboliten, aktive 99
– Narkolepsie 682
Trauerarbeit, Krankheit 950
Trauerreaktion, abnorme
– Anpassungsstörungen 766
– Psychotherapie, interpersonelle 543
Trauma 748
– Angststörungen 588
– Belastungsstörungen, posttraumatische 751
– Borderline-Störungen 807

Trazodon 96
– Alzheimer-Demenz 287
– Depression 532–533
– Dosierung 101
– Kleptomanie 860
– Metaboliten, aktive 99
– Nebenwirkungen 533
– Verkehrswarnhinweis 984
Tremor
– Agoraphobie 577
– Alkoholentzugssyndrom 354
– Antidepressiva 102, 535
– Benzodiazepinentzugssyndrom 397
– Creutzfeldt-Jakob-Krankheit 308–309
– Halluzinogenintoxikation 373
– HIV-Infektion 309
– Hyperthyreose 333
– Hyponatriämie 333
– Inhalanzienintoxikation 374
– durch Lithium 557–558
– durch Neuroleptika 444
– Parkinson-Krankheit 304
– Sedativa-, Hypnotika- und Anxiolytikaüberdosierung 396
Trennungen
– Angststörungen 590
– Borderline-Störungen 806
– Familientherapie, psychoanalytische 189
Trennungsangst 169, 173
Trennungsphantasien, Suizidalität 897
TRH-Test, Hyperkortisolismus 514
Triazolam
– Eliminationshalbwertszeit 122
– Halbwertszeit 674
– Medikamentenabhängigkeit 396
– Strukturen 120
Triazolo-Benzodiazepine 119
– Strukturen 120
Trichloräthylen, Neurotoxizität 316
Trichotillomanie 848, **860**, 861–862
– affektive Störungen 861
– Angststörungen 861
– Begleiterkrankungen 861
– Bulimia nervosa 861
– Entwicklungsstörungen 861
– Epidemiologie 860
– Eßstörungen 861
– Haarverlust, sichtbarer 861

Trichotillomanie
– Interpretationen, psychodynamische 861
– Kastration, symbolische 861
– psychische Störungen 861
– Separationsängste 861
– Symptomatik 861
– Typisierung 861
– Übergangsobjekt 861
– Untersuchungen, neurobiologische 862
– Verhaltenstherapie 862
– Verlauf 860
– Zwangsstörungen 861
Triebabwehr, Persönlichkeitsstörungen 781
Triebangst, sexuelle Funktionsstörungen 701
Triebbefriedigung 171
– genitale, Pubertät 167
– Ich-Ideal 171
– Über-Ich 171
Triebimpuls 164
– aggressiver, Zwangsstörungen 623
– Angststörungen 588–589, 612
– Persönlichkeitsstörungen, histrionische 833
– Zwangsstörungen 623
Trigeminusneuralgie
– Antidepressiva 101
– Carbamazepin 109
Trijodthyronin, Depression, therapieresistente 545
Trimipramin 97
– Depression 532–533
– Dosierung 101
– Insomnie 101, 675
– Metaboliten, aktive 99
– Nebenwirkungen 533
– Schizophrenie 446
– Schlafstörungen 123
– Suizidalität 902
Trousseau-Zeichen, Hypokalzämie 333
Trugwahrnehmungen 17
Trunkenheitsfahrten 356
Trypanosomiasis, zerebrale 312
L-Tryptophan
– Eosinophilie-Myalgie-Syndrom 676
– Insomnie 675
TSST s. Tübinger Skalen zur Sexualtherapie
Tuberkulose
– Drogenabhängigkeit 380
– Labordiagnostik 77
tuberoinfundibuläre Bahnen 113, 423
Tübinger Skalen zur Sexualtherapie (TSST) 26

Tumorerkrankung, Notfallkonsil 945
Tumorschmerzen, Antidepressiva 101
Tutorials, DSM-IV/ICD-10 47
Typ-I/II-Alkoholiker 352
Typ-I/II-Schizophrenie 419
Typ-I/II-Trauma 747
Typus
– manicus 9
– melancholicus 9
Tyrosinhydroxylase, affektive Störungen 510

U

UCLA-Training of Social and Independent Living Skills, Schizophrenie 453
UCR/UCS (unkonditionierte Reaktion/Stimulus) 137
Übelkeit 20
– Antidepressiva 102
– Inhalanzienintoxikation 374
Überangepaßtheit, Overprotection 144
Übererregbarkeit
– Angststörungen, generalisierte 581
– Borderline-Störungen 808
Überforderung
– Depression 493
– Psychotherapie 212
Übergangseinrichtung 229
Übergangsobjekt 169
– Trichotillomanie 861
Übergewicht
– Auslösebedingungen 735
– exzessives durch Neuroleptika 444
– Reduktion, Behandlung, multimodale 734
Über-Ich **164**, 165
– ödipale Phase 164
– Persönlichkeitsstörungen 781
– – dissoziale 816
– rigides 171
– Strukturierung 166
– Triebbefriedigung 171
– Vorläufer, präödipaler 164
– Zwangsstörungen 623
Überlaufinkontinenz 928
Überlegungen, differentialdiagnostische, verhaltenstherapeutischer Prozeß 160
Überleitungsstörungen durch Antidepressiva 536
Übersichtsarbeiten, systematische, Evidence-based Medicine 1018

Übertragung 174–175
– s.a. Selbstobjekt-Übertragung
– Bearbeitung, Tiefenpsychologie 176
– Belastungsstörungen, posttraumatische 757
– Borderline-Störungen 807
– Depression 540
– Neurosen, reife 175
– Psychoanalyse 174–175
– Psychotherapie 206
Ultrakurzzeitgedächtnis 13
Umdeuten s. Reframing
Umgebung, Manipulation 789
Umtriebigkeit, soziale 20
Umweltfaktoren, Persönlichkeitsstörungen 786
Umweltgrenzen, Objektbeziehung 169
Unerfülltheit, Persönlichkeitsstörungen 790
Unerschöpfbarkeit, Koffeinintoxikation 377
Unfälle, alltäglich auftretende 743
Unfallversicherung, gesetzliche 988
– Gutachten 962
Ungeschehenmachen, Abwehrmechanismen, reife 172
unkonditionierte Reaktion/Stimulus s. UCR/UCS
Unkontrollierbarkeit, Angststörungen, generalisierte 581
Unruhe
– Alzheimer-Demenz 268
– Antidepressiva 102
– geistige Behinderung 873
– innerliche 18
– motorische 19
– Nikotinentzugssyndrom 368
– psychomotorische, Manie 504
Unsicherheit
– Agoraphobie 577
– soziale, Verhaltenstherapie 143
Unsicherheits-Fragebogen, Phobie, soziale 599
Unterbringung
– Alter 934–935
– Anordnung, einstweilige 978
– Betreuer 982
– Betreuungsgesetz 976, 978
– einstweilige 976
– Entziehungsanstalt 969, **973–974**
– Fixierung 978

Unterbringung
– Fürsorgepflicht des Staates 976
– Heilbehandlung 977
– Jugendliche 978
– Kinder 978
– Maßnahme, freiheitsbeschränkende oder entziehende 978–979
– Maßregelbehandlung 976
– Notfall 978
– psychiatrisches Krankenhaus/Anstalt 969, 973–974
– psychisch Kranker 977
– Sachverständigengutachten 982
– Schuldunfähigkeit 973
– – verminderte 973
– sozialtherapeutische Einrichtung 969
– Vorgehen, praktisches 977–978
– Vormundschaftsgericht 934
– – Genehmigung 982
– Zeugnis, ärztliches 982
Unterbringungsgesetz 976
– der Bundesländer 976
Unterbringungsrecht 976–979
Untergang, antizipierter, Suizidalität 897
Untergewicht, Anorexia nervosa 728
Untergrunddepression 484
– s.a. Depression
Untersuchung
– körperliche, Diagnose 56
– persönliche, Gutachten 962
– psychiatrische 1–28
– standardisierte 21
– testpsychologische s. testpsychologische Untersuchung
Untersuchungsebenen 10–21
Untersuchungssituation, Verhalten 11
Unzufriedenheit
– Persönlichkeitsstörungen 790
– – histrionische 830
Unzulänglichkeitsgefühle, Eßstörungen 724
Unzuverlässigkeit, Persönlichkeitsstörungen, dissoziale 815
urologische Syndrome, artifizielle 885
Ursprungsfamilie, Konflikte 176
Urteilsfähigkeit
– Cannabisintoxikation 372
– Halluzinogenintoxikation 373

Urteilsfähigkeit
– Inhalanzienintoxikation 374
– Opioidintoxikation 375
Urteilsvermögen 958
Urvertrauen 166
Uvulopalatopharyngo-Plastik, Schlafapnoe-Syndrom 684

V

Vaginismus 697, **699**
Valenz, prädiktive, negative/positive 58
Validität 88
– Verhaltenstherapie 135
Valproat 107, **109–111**
– affektive Störungen 110–111
– Bioverfügbarkeit 109
– Carnitin-Plasmaspiegel 110
– Depression 110
– – unipolare 559
– Dysphorie 110
– Hauptmetabolit 110
– Kleptomanie 860
– Manie 110, 548
– Nebenwirkungen 110
– Plasmakonzentration 80
– Psychosen, schizomanische 473
– rapid cycling 110
– schizoaffektive Störungen 110
– Teratogenität 110
– Zyklothymie 548
– Zytochrom-P450-Metabolisierung 110
Valproinsäure s. Valproat
Varianzquellen, diagnostischer Prozeß 43
VAS (Visuelle Analogskala) 25
Vaskulitis 280
– Angststörungen 596
– Labordiagnostik 76
VEE (Verbalisierung emotionaler Erlebnisinhalte), Gesprächspsychotherapie 181
vegetative Störungen 20
– Agoraphobie 577
– Alkoholentzugssyndrom 354
– Depression 497
– Hyperthyreose 315
– Panikstörungen 581
– Schizophrenie 417
Venlafaxin 96
– Dosierung 101
Ventricle-to-Brain-Ratio (VBR), Schizophrenie 427

Sachverzeichnis

Ventrikelerweiterung, Chorea Huntington 303
Ventrikelkolloidzyste, Verwirrtheit 327
VEP (visuell evozierte Potentiale) 70
Veränderung, Attributionsstil 158
Verallgemeinerung
– selektive 157
– unangebrachte 157
Verantwortlichkeit
– Jugendstrafrecht 974
– rechtswidrige Handlungen 968
– strafrechtliche 976
Verantwortung, Bulimia nervosa 728, 734
Verarmungsgefühle/-wahn 16, 18, **498**
– Depression, Alter 912
verbal fluency
– Parkinson-Krankheit 305
– Präfrontalkortex, dorsolateraler, Schädigung 338
Verbigerationen 19
Verblassen s. Fading
Verdienst, Familientherapie, psychoanalytische 189
Verdrängung
– Abwehrmechanismen, reife 172
– Unfähigkeit 807
Verfolgungsideen/-wahn 16, **459**, 468
– forensische Bedeutung 460
– Schizophrenie 414
– Suizidalität 897
– Trypanosomiasis 312
Vergeltungsideen, Strafrecht 968
Vergeßlichkeit
– kognitive Defizite 337
– senile, benigne 337
Vergiftungen
– Differentialdiagnose 280, 917
– Intelligenzminderung 875
– Labordiagnostik 78
– PET 86
Verhalten 156
– Abbaumethoden 150
– abnormes/abweichendes 136
– – Konditionierung, operante 138
– alternatives 161
– anklammerndes, Persönlichkeitsstörungen 796
– erlerntes, Impulskontrollstörungen 851
– – Suizidalität 895
– exploratives, Säugling 168

Verhalten
– Interpretationsmöglichkeiten 784
– Kausalität, zirkuläre 784
– komplementäres 783
– Kontingenzverträge 151
– kontraphobisches, Angststörungen 589
– Lernen 138
– Löschung 150
– löschungsresistentes 138
– Münzverstärkung 151
– nonverbales 174
– normales 136
– positives, Erhöhung, Paartherapie 185
– problematisches, Lern- und Entwicklungsgeschichte 144
– Regelkreismodelle, komplexere 140
– selbstschädigendes s. Selbstschädigung
– selbstunsicher-ängstliches, Overprotection 144
– soziales 784
– Steuerung, normale 136
– Time out 150–151
– Untersuchungssituation 11
– Verstärkung 144, 784
– – intermittierende 138
– – negative 149
– – positive 149
– Vorannahmen 784
– zwischenmenschliches 784
Verhaltensanalogie, Persönlichkeitsstörungen 792
Verhaltensanalyse
– Angststörungen 599
– exakte 143
– Funktions- und Bedingungsmodell 160
– Gutachten 960
– individuelle, Schizophrenie 250
– Instrumente 146
– Schizophrenie 191
– SORK-Schema 144
– Symptomebene 144–145
– verhaltenstherapeutischer Prozeß 141, 160
– vertikale, Depression 541
Verhaltensbeobachtung
– Sozialprognose 972
– Testsituation 93
Verhaltensdiagnostik, Instrumente 145
Verhaltensmedizin, Alter 932
Verhaltensmodelle 144
Verhaltensmuster 11
– aggressive 20
– Automatisierung 201

Verhaltensstörungen
– Alzheimer-Demenz 287
– Drogenabhängigkeit 380
– Herpes-simplex-Enzephalitis 330
– Impulskontrollstörungen 848
– Intelligenzminderung 871
– Konsiliardienst, psychosomatischer 944
– organisch bedingte 337–338
– Overprotection 144
– Persönlichkeitsstörungen 792
– Pick-Krankheit 299
– psychotrope Substanzen 347
– – Erscheinungsformen 348
– reaktive 261
– REM-Schlaf-bedingte 691
– Selbst- und Fremdbeurteilungsverfahren 26
– Zwangsstörungen 623
Verhaltenstherapie 135–162
– Änderungsmotivation 160
– Agoraphobie 603–606
– Alter 931, **932**
– Angststörungen, generalisierte 611
– Anorexia nervosa 732
– Behandlungsansätze, multimodale 141
– Behandlungskonzept 141
– Belastungsstörungen, posttraumatische 756–757
– Bestrafung 149
– bio-psycho-soziales Rahmenmodell 141
– Bulimia nervosa 733
– Chaining 150
– Depression 540–541, 544
– Diagnostik 143–146
– Drogenabhängigkeit 386
– Eigen-/Fremdmotivation 160
– Einengung, technologisch-pragmatische 141
– Entwicklung, frühe 142
– – geschichtliche 136
– Entwicklungsphase 136
– Exposition 147–148
– Fading 150
– Fähigkeiten, Umwelt gestaltende 139
– Faktoren, aufrechterhaltende 143
– Flooding 147, **148–149**
– Funktionsanalyse 145
– Gedächtnistraining 933
– Generalisierung 143
– Glücksspiel, pathologisches 856
– Grundlagen, lerntheoretische 136

Verhaltenstherapie
– Grundorientierung 135–136
– Habituation 148
– Handlungsstrategie, komplexe 141–142
– Hausaufgaben 161
– Impulskontrollstörungen 852
– Informationsvermittlung 240
– Inkontinenz 928
– Interventionstechniken 141
– Kleptomanie 860
– kognitive 139–141, 143
– – Bulimia nervosa 733
– – Chronic-fatigue-Syndrom 688
– – Depression 251
– – Drogenabhängigkeit 385
– – Eßstörungen 727, 729
– – Kompetenzen, Aufbau 152–155
– Konditionierung 139
– – klassische 139, 142
– – Modelle 136
– – operante 139, 142
– Krankheitsbilder 142
– Krisenintervention 141
– Leben ohne die Erkrankung 160
– Limitierung, zeitliche 135
– Löschung 149
– Manuale 142
– Mediatoren 139
– Methoden, operante 149–151
– – und Techniken 146–159
– Modulsystem 142
– Motivationsanalyse 141
– multimodale 142
– Nachuntersuchungstermin 162
– Neuorientierung, konzeptuelle 139
– Nikotinabhängigkeit 369
– Normen 161
– Panikstörungen 603–606, 610
– Paraphilie 709
– Persönlichkeitsstörungen, abhängige 799
– – paranoide 840
– Phobie, soziale 607–608
– – spezifische 608–609
– Prävention 141
– Problemanalyse 141, 143
– Prompting 150
– Prozesse, intrapsychische 139
– psychosoziale Wende 139–141
– Reaktion, physiologisch erschöpfliche 148

1085

Sachverzeichnis

Verhaltenstherapie
- Reaktionsmanagement 147
- Rehabilitation 141
- Reizbarkeit, intermittierend auftretende 864
- Resozialisierung 141
- Rückfallprophylaxe 161
- Schweregrad-Hierarchisierung 147
- Selbsthilfe 136
- Selbstmanagement 147
- sexuelle Deviation 709
- sexuelle Funktionsstörungen 704–705
- Shaping 149–150
- Sieben-Phasen-Modell 159–162
- somatoforme Störungen 652
- soziales Umfeld 162
- sozialpsychologische Wende 141
- Störungsbild, aktuelles 143
- Symptomatik, psychopathologische 143
- Symptomebene 143
- Therapieplanung, exakte 144
- Therapiesitzungen 136
- Transparenz 240
- Trichotillomanie 862
- Überlegungen, differentialdiagnostische 160
- Ursprünge 136
- Verhaltensanalyse 141, 161
- Verhaltensmodifikationen 136
- Wertvorstellungen 161
- Zielanalyse 141, 147, 161
- Zwangsgedanken 636–637
- Zwangsstörungen 631, 636–637

Verhandeln, Sterben 936
Verhandlungsfähigkeit 974
Verheimlichung, Zwangsstörungen 622
Verifizierungen, Psychotherapie 196
Verkehrssicherheit, Medikamenteneinflüsse 984
Verkehrsunfallopfer, Symptome 745
Verkettung s. Chaining
Verkleinerungswahn 16, **498**
Verlangsamung
- Amphetaminintoxikation 377
- Hypothyreose 333
- Kokainintoxikation 377
- Opioidintoxikation 375

Verlaufsbeschreibung/-diagnose 56
- Krankheitsanamnese 7

Verleugnung, artifizielle Störungen 883, 887

Verlustbewältigung, Anpassungsstörungen 769
Verlusterlebnisse, Depression 515
Verlustphantasien, Suizidalität 897
Vermächtnis, Familientherapie, psychoanalytische 189
Vermeidung
- Agoraphobie 576–578
- Angststörungen 591, 594, 598
- Belastungsstörungen, posttraumatische 757
- Panikstörungen 603
- Zwangsstörungen 622, 635

Vermeidungsverhalten
- Overprotection 144
- Reaktion, konditionierte 137

Vernehmungsfähigkeit 974
Versagensangst, sexuelle Funktionsstörungen 701, 703
Verschiebung, Abwehrmechanismen, reife 172
Verschlechterung, Psychotherapie 210
Verschmutzung, Zwangsgedanken 621
Verschuldungswahn **498**
Verschwommensehen s. Sehen, verschwommenes
Verspannungen, muskuläre 839
Versprecher, Bewertung, katastrophisierende 157
Verstärkung
- Angststörungen 591
- Anorexia nervosa 731
- artifizielle Störungen 885
- Depression 519, 521
- Eßverhalten, pathologisches 722
- Familientherapie, verhaltenstherapeutische 192
- intermittierende, Verhalten 138
- negative 149
- operante, Drogenabhängigkeit 351
- – Phobie, soziale 607
- positive 149
- – psychotrope Substanzen 351
- – Suchterkrankungen 348
- – Verhalten 149
- – – soziales 153
- somatoforme Störungen 648
- Verhalten 144, 784

Verstehen, einfühlendes, Gesprächspsychotherapie 181
Verstimmung, nachorgastische 697
Verstummen 19
Versündigungswahn 498
vertebrobasiläre Insuffizienz 321
Verträglichkeit, Persönlichkeit 786
Vertragshaftung 963
Vertrauensbildung, Psychotherapie 196
Vertraulichkeit, Arzt-Patienten-Beziehung 213
Verwirrtheit
- Amphetaminintoxikation 377
- Delir 322
- Hyperthyreose 315
- – Alter 926
- Hypothyreose 315
- Kokainintoxikation 377
- Lewy-Körperchen-Demenz 308
- durch Lithium 558
- Nikotinintoxikation 368
- Notfallkonsil 946
- Puerperalpsychosen 474
- Pyromanie 858
- Somnambulismus 691
- Subarachnoidalblutung 332
- Trypanosomiasis 312
- Ventrikelkolloidzyste 327

Verwirrtheitspsychose 464
- Benzodiazepine 124
- gehemmte 463

Verzerrungen
- Delir 322
- kognitive 200, 789
- – sexuelle Deviation 710

Verzweiflung
- Depression 493
- Suizidalität 891, 897

vestibuläre Störungen, Angststörungen 596
Videoaufzeichnungen, Verhalten, soziales 153
Vigilanzstörungen 12
- Alter 925
- Angststörungen, generalisierte 581
- Benzodiazepinüberdosierung 396
- Persönlichkeitsstörungen, histrionische 830
- – paranoide 836

Viloxazin 96–97
- Metaboliten, aktive 99

Vinca-Alkaloide, Depression 528

Vineland Social Maturity Scale, Intelligenzminderung 875
Virchow-Robin-Räume, perivaskuläre, Amyloid 275–276
Virustatika, Delir 328
Visuelle Analogskala (VAS) 25
visuokonstruktives Defizit, Alzheimer-Demenz 268
Visusminderung/-störungen
- Creutzfeldt-Jakob-Krankheit 308
- Meningitis, tuberkulöse 329
- Mykosen 331

Vitalgefühle, Störung 18
Vitamin-B_1-Mangel, Labordiagnostik 77
Vitamin-B_{12}-Mangel
- Demenz 315–316
- Depression 526
- Entmarkungsherde 316
- Labordiagnostik 77
- Schilling-Test 316

Vitamin-E-Mangel
- Demenz 317
- Differentialdiagnose 304

Vitaminmangel 434
- Alkoholabhängigkeit 356

V-Kodes, DSM-IV/ICD-10 57
Volljährigkeit 975
Vollremission 59
Vorannahmen, Verhalten 784
Vorbeireden 14
Vorbotensymptome, Beschreibung, differenzierte 7
Vorgeschichte 7
- Krankheitsanamnese 7

vorgetäuschte Störungen s. artifizielle Störungen
Vorinformationen 3
Vormundschaft(sgericht) 878, 933–934, 979, 982
Vorstellungsübungen, Phobie, spezifische 608
Voyeurismus 707
Vulnerabilität 960
Vulnerabilitäts-Streß-(Kompetenz-)Modell
- Angststörungen 594
- Persönlichkeitsstörungen 774
- Schizophrenie 191, 243, 250, 430, 449, 455

W

Wach-Rhythmus, Alzheimer-Demenz 269

Sachverzeichnis

Wachstum, Psychotherapie 178
Wachstumshormon, Angststörungen 588
Wahnarbeit 16
Wahngedanken/-ideen s. Wahnstörungen
wahnhafte Störungen s. Wahnstörungen
Wahnstörungen 15–16
– Ätiologie 461–462
– Alter 913
– Alzheimer-Demenz 269
– anhaltende 458, **459–463**
– Antipsychotika 462
– Cushing-Syndrom 333
– Delir 326
– Denkstörungen 15
– Depression 494, **496**
– – Alter 912
– Deprivation 462
– Diagnose 461
– Differentialdiagnose 280, 461, 471, 726
– L-Dopa 461
– Drogenanamnese 461
– Drogenmißbrauch 468
– Dynamik 16
– Einwilligungsfähigkeit 997
– Epidemiologie 461
– forensische Bedeutung 460
– Halluzinationen, olfaktorische 460
– – taktile 460
– – Halluzinogenintoxikation 373
– Haloperidol 462
– Hospitalisierung 463
– Hyperthyreose 333
– hypochondrische 16, **335**, 462, **498**
– – Schizophrenie 414
– Hypothyreose 315, 333
– ICD-10 461
– Ich-Störungen 461
– induzierte 458, **467–470**
– Inhalte 461
– Manie 503, 505
– Merkmale 15
– Minnesota Multiphasic Personality Inventory 461
– Motilitätspsychose 464
– Neuroleptika 462
– nihilistische **16**, **335**, 498
– organisch bedingte **335–336**
– Paranoia-Skala 461
– paranoide 15
– – Lupus erythematodes 332
– Parkinson-Krankheit 305–306
– Pathogenese 461–462

Wahnstörungen
– Persönlichkeitsstörungen, paranoide 461
– – prämorbide 462
– phantastische 16
– Primärpersönlichkeit 469
– Psychopathologie 459–460
– Psychosen, akute 464
– psychosoziale Aspekte 460
– schizoaffektive Störungen 470
– Schizophrenie 411, 414–415, 419, 453
– – paranoide 417
– – Spontanbewältigung 454
– Selbst- und Fremdbeurteilungsverfahren 26
– Sichtweise, psychodynamische 459
– soziale Isolation 462, 469
– Steroide 461
– symbiotische 16, 468
– systematisierte 16
– Themen 459
– Therapie 462
– Verlauf und Prognose 460
– Vitamin-B$_{12}$-Mangel 316
Wahrnehmungen
– Differenzierung 782
– emotionale 718
– Entwicklung 166
– rigide 784
– schemakongruente 200
– subjektiv verzerrte 156
– Veränderungen, selektive 20
– verfälschte 17
– Zwangsstörungen 635
Wahrnehmungsstörungen 15, 17
– Alkoholentzugssyndrom 354
– Alkoholintoxikation 354
– Amphetaminintoxikation 377
– Anorexia nervosa 723
– Belastungsstörungen, posttraumatische 745
– Delir 322
– Depression 541
– Eßstörungen 727
– Halluzinogenintoxikation 373
– Impulskontrollstörungen 851
– Kokainintoxikation 377
– Nikotinintoxikation 368
– Opioidintoxikation 375
– Persönlichkeitsstörungen, anankastische 826
– Phencyclidin-Intoxikation 378
– Psychodysleptika 426

Wahrnehmungsstörungen
– schizoaffektive Störungen 470
– Schizophrenie 431, 452
– Sedativa-, Hypnotika- und Anxiolytikaüberdosierung 396
– Suizidalität 891
Wahrnehmungstraining, Bulimia nervosa 728, 732
Wandertrieb, Alzheimer-Demenz 287, **288**
Waschen, zwanghaftes 622
– s.a. Zwangsstörungen
Waschungen, rituelle 201
wasting syndrome, HIV-Infektion 310
Waterhouse-Friderichsen-Syndrom, Meningitis, bakterielle 329
WCST s. Wisconsin Card Sorting Test
Wechsler Memory Scale Revised 89
Wechsler-Intelligenztest, reduzierter 88
Weckamine s. Amphetamine
Wecken, antizipatorisches, Somnambulismus 691
Wehklagen 18
weight cycling s. Jojo-Diät
weight phobia 716
Weinerlichkeit, Anpassungsstörungen 766
Weltgesundheitsorganisation s. WHO
Werkstatt für Behinderte (WfB) **231**, 234
Wernicke-Korsakow-Enzephalopathie **321–322**, 355
– Alkoholkrankheit 316
– Differentialdiagnose 265
– Myelinolyse, zentrale, pontine 327
Wertlosigkeitsgefühl, Depression 495
Wertorientierung, gescheiterte, Suizid 923–924
Wertschätzung
– Gesprächspsychotherapie 181, 183
– positive 178
Wertvorstellungen, Verhaltenstherapie 161
Wesensänderung, Alkoholabhängigkeit 355
Wesensart, übernachhaltige 459
Whipple-Syndrom
– Depression 526
– Labordiagnostik 77
WHO (Weltgesundheitsorganisation) 32, 53
– Klassifikationssysteme 33–34

WHO-DDS (WHO-Disability Diagnostic Scale) 38
Widerstand
– Depression 540
– Gespräch 5
– Psychotherapie 206
– Tiefenpsychologie 176
Wiederannäherungen
– Borderline-Störungen 806
– Objektbeziehung 169
Wiedererkennen, Schizophrenie 416
Wiedererkrankung 59
Wiedergutmachung, Persönlichkeitsstörungen, anankastische 827
Wiederherstellung 59
wilderness therapy, Persönlichkeitsstörungen, dissoziale 818
Willenlosigkeit
– mediofrontale Läsion 338
– Schizophrenie 419
Willensanpassung, zumutbare, Erwerbsunfähigkeit 988
Willensbeeinflussung, Schizophrenie 415
Willensbestimmung/-entscheidung
– autonome 958, 997
– krankhafte 963
– sogenannte freie 963
Willenserklärung
– Geschäftsunfähigkeit 965
– Nichtigkeit 965
Willensfreiheit 960
Wilson-Syndrom 313
– Angststörungen 596
– Coeruloplasmin 313
– Depression 526
– Differentialdiagnose 265, 303, 434
– Kayser-Fleischer-Ring 280, 313
– Labordiagnostik 78
Winterdepression 500
Wirksamkeitsstudien, Gesprächspsychotherapie 182
Wisconsin Card Sorting Test (WCST)
– Präfrontalkortexschädigung, dorsolaterale 338
– Schizophrenie 416, 428
Witzelsucht, inadäquate 338
Wohnbereich, komplementärer, Gemeindepsychiatrie 228–230
Wohngemeinschaften, therapeutische 230
Wohnheim
– s.a. Heim
– therapeutisches 229

1087

Sachverzeichnis

Wortfindungsstörungen, Pick-Krankheit 299
Wortpaar-Assoziationstest, Schizophrenie 416
Wut(anfälle)
– geistige Behinderung 873
– Krankheit 950
– Sterben 936
– Suizidalität 891

X

Xanthomatose, zerebrotendinöse, Demenz 314

Y

Yale Brown Obsessive-Compulsive Scale (Y-BOCS) 26
– Zwangsstörungen 621
Yohimbin, Panikstörungen 586

Z

Zählrituale, Zwangsstörungen 623
Zähneknirschen, nächtliches 691
Zahlen-Symbol-Test 89
Zahlen-Verbindungs-Test 89
Zeitgitterstörungen 13, **918**
Zeitprojektion, Anorexia nervosa 730
zerebelläre Erkrankungen, Lithium, Kontraindikation 555
zerebraler Insult, Delir, akutes 946
zerebrovaskuläre Erkrankungen
– Alter 925–926
– Delir 324, **332**
– Demenz 926
– Depression 912, 926
– Differentialdiagnose 663
Zerfahrenheit 14
Zeroidlipofuszinose, Multiple Sklerose 313
Zertifizierungsverfahren 1002
Zeuge, sachverständiger 960
Zeugnis, ärztliches 959–960
– Betreuung 981
– Betreuungsgesetz 981
– Unterbringung 982
Zidovudin, HIV-Infektion 311
Zielanalyse, Verhaltenstherapie 141, 147

Zieldefinition, Problemlösetraining 153
Zielorientierung, Verhaltenstherapie 135
Zimelidin, Zwangsstörungen 628
Zingulotomie, anteriore, Zwangsstörungen 627
zirkadiane Besonderheiten 11, **20**
ZNS-Infektion, Differentialdiagnose 434
Zolpidem 675
– Halbwertszeit 674
– Omegarezeptoren 121
Zopiclon 675
– Halbwertszeit 674
– Omegarezeptoren 121
Zotepin, Schizophrenie 441, 446
Zuclopenthixol, Schizophrenie 441, 448
Zuhören, aufnehmendes 155
Zuhörerfertigkeiten, Kommunikationstraining 155
Zuneigung 784
Zungen-Schlund-Krampf durch Neuroleptika 443–444
Zurückgezogenheit, depressive, AIDS 951
Zurückhaltung, fürsorgliche, psychiatrische Klinik 978
Zurückweisungen
– Persönlichkeitsstörungen, ängstliche 801
– Phobie, soziale 578
– Suizidalität 897
Zusatzdiagnostik 56, 63–94
Zuverdienstprojekte, psychisch Kranke 231
Zuwendung 833
– selektive, Depression 520
Zwänge s. Zwangsstörungen
Zwangsgedanken
– s.a. Zwangsstörungen
– aggressive 621
– Ekel 621
– Inhalte 622
– Langsamkeit, zwanghafte 622
– Leid, subjektives 621
– Reaktions-Charakter 636
– Stimulus-Charakter 636
– Verhaltenstherapie 636–637
– Vermeidung 622
– Verschmutzung 621
Zwangsgrübeln 15
Zwangshandlungen 15, 621
– Langsamkeit, zwanghafte 622
– Leid, subjektives 621
– Vermeidung 622

Zwangsimpulse 15
Zwangsrituale 637
– s. Zwangsstörungen
Zwangsstörungen 15–19, 619–640
– s.a. Persönlichkeit, zwanghafte
– s.a. Waschen, zwanghaftes
– s.a. Zwangsgedanken
– Abhängigkeit 623
– Abwehrmechanismen 623
– Ätiologie 623–628
– Aggressionen, Hemmung 631
– – Ritualisierung 623
– Anamnese, biographische 632
– Angstreduktions-Modell 625
– Angststörungen 572, 624, 627–628, **629–630**
– Antidepressiva, trizyklische 628
– Autonomie-Konflikt 623
– Bedingungsanalyse 632
– Behandlungsplanung 633–634
– Belastungsstörungen, posttraumatische 754
– Clomipramin 628, 638
– Cluster-C-Persönlichkeit 630
– core-beliefs 633
– Denk- und Verhaltensmuster 633
– Depression 489, 501, 628–629
– Differentialdiagnose 434, 628–629
– Distanzierung, emotionale 625, 636
– Dysthymie 629
– Entkatastrophisierung 625, 636
– Entwicklung, psychosexuelle 632
– Epidemiologie 620
– Epilepsie 626
– Es 164
– Expositionstraining 148, 634–635
– Expositionsübung 148
– 2-Faktoren-Modell 624–625
– Familienkonflikte 633
– Fehleinschätzungen 243
– Fluvoxamin 638
– Fremdbeurteilungsverfahren 26
– Frontalhirnfunktionen, Enthemmung 627
– Funktionsanalyse 632
– Gedankenstopp 637
– Habituation 635

Zwangsstörungen
– Hypothese, neuroanatomische 626–627
– ICD-10 621
– Interventionen, therapeutische 634–637
– Isolierung, soziale 633
– kognitive Therapie 635
– Kommunikationsstörungen 632
– Komorbidität 629
– Konditionierung, klassische 624
– – operante 624
– Konsequenzen 633
– Leidensdruck 622
– lerntheoretische Modelle 624–626
– Modelle, kognitive 625–626
– – neurobiologische 626–628
– – psychoanalytische 623–624
– Neuroakanthozytose 304
– Neurotransmitter-Hypothese 627–628
– Objektbeziehungen 623
– Organismusvariable 633
– Partnerschaftskonflikte 632
– Pathogenese 623–628
– Patientenratgeber 242, **243–244**
– Persönlichkeitsstörungen, abhängige 797
– – ängstliche 802
– PET 627
– Problemanalyse 632
– Psychotherapie 211, 631–637
– Reaktion 633–634, 636
– Realitätskontrolle 625, 636
– Schädel-Hirn-Trauma 626
– Schizophrenie 629
– Selbstbeobachtungsverfahren 633
– Selbstbeurteilungsverfahren 26
– Selbsthilfemanuale 243, 246
– Selbstkonzept 623
– Serotonin-Hypothese 627
– SPECT 627
– SSRI 628, 630, 637
– Stimulus 633, 636–637
– – unkonditionierter 624
– Symptomatik 620–623
– therapeutische Beziehung, Aufbau 631–632
– Therapie 630
– – Differentialindikation 638
– Trichotillomanie 861

1088

Sachverzeichnis

Zwangsstörungen
- Triebimpulse, aggressive 623
- – – sexuelle 623
- Typisierung 620–623
- Überaktivität, neuronale 627
- Über-Ich 164, 623
- Verhaltensanalyse 632–633
- Verhaltenstherapie 631, 636–637
- Verheimlichung 622
- Verlauf 620

Zwangsstörungen
- Vermeidung 635
- Yale Brown Obsessive-Compulsive Scale 621
- Zählrituale 623
- Zielanalyse 633
- Zingulotomie, anteriore 627

Zwangsvorstellungen s. Zwangsstörungen
Zweispalten-Technik, Problemlösetraining 154
Zyklothymie 484–485, **491–492**, 506

Zyklothymie
- Antidepressiva 548
- Betreuung, psychosoziale 549
- DSM-IV 485, 487, 506
- Faktoren, genetische 508
- Hypomanie 506
- ICD-10 485, 487
- Klassifikation 487
- Pharmakotherapie 548
- Therapie 548–549

Zystizerkose, Meningoenzephalitis 331

Zytochrom-P450-Metabolisierung
- Neuroleptika 115
- Valproat 110

Zytokine, Alzheimer-Demenz 276

Zytomegalie-Enzephalitis, HIV-Infektion 330

Zytomegalie-Retinitis, HIV-Infektion 310

Zytostatika
- Delir 328
- Depression 527